Lexikon der
Liebesmittel

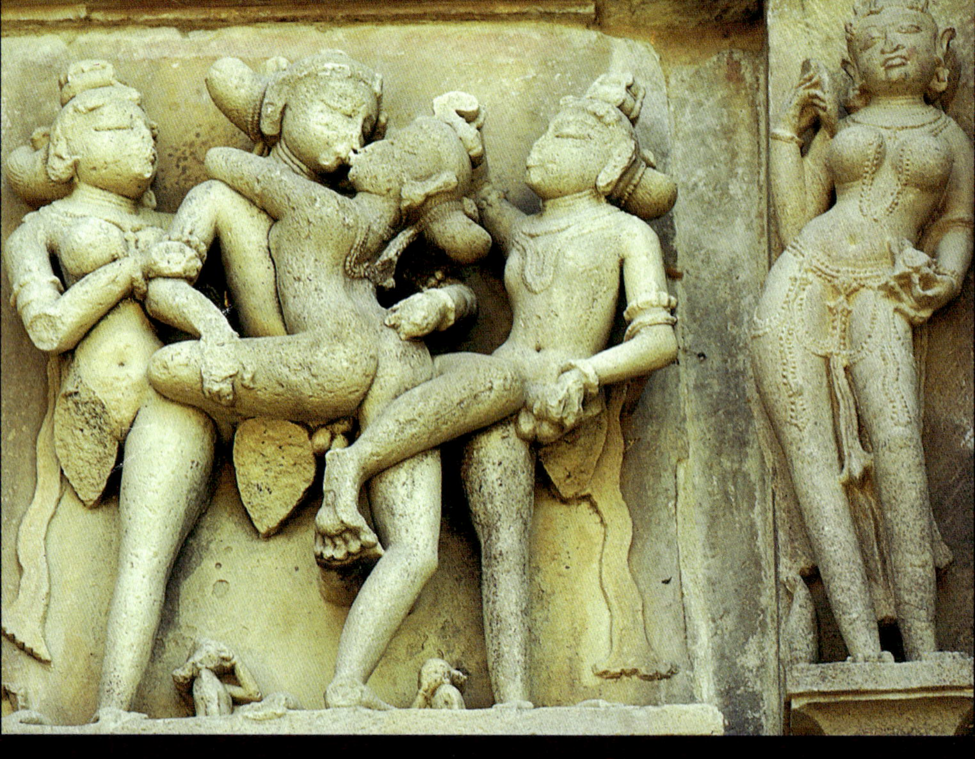

Jeder Tempel von Khajuraho ist ein Abbild des Weltenberges Meru. Die zahlreichen erotischen Szenen und Stellungen symbolisieren die lustvolle Vereinigung des Menschen mit der göttlichen Weltenseele und die mystische Transzendierung der Dualität. Die Deutung heutiger Fremdenführer fällt prüder aus. Sie erklären die irritierend freizügigen Darstellungen als Abwehrzauber gegen böse Geister. (Relief eines Tempels von Khajuraho, Zentralindien, Beginn des 10. Jh.)

Christian Rätsch
Claudia Müller-Ebeling

Lexikon der Liebesmittel

Pflanzliche, mineralische, tierische und synthetische Aphrodisiaka

AT Verlag

Warnung!

An dieser Stelle ist es üblich, vor dem Gebrauch der im Buch beschriebenen Substanzen eine Warnung auszusprechen. Wir halten uns an diesen Brauch. Ein Lexikon dient dem Zugang zu Informationen (die aus diversen Gründen für manche Menschen gefährlich sein können). Wie diese Informationen verstanden, verarbeitet und umgesetzt werden, unterliegt der alleinigen Verantwortung des betreffenden Individuums. Autoren und Verlag übernehmen keinerlei Verantwortung für schädliche Folgen, die aus der Umsetzung der hier dargebotenen Informationen resultieren.

Niemand wird in irgendeiner Form aufgefordert, irgendeine der hier behandelten Substanzen oder Rezepturen zu sich zu nehmen!

Das Buch ist kein Ratgeber für Kranke (die sich zur Einschätzung von Risiken und Gefahren unbedingt medizinischen Rat holen sollten), sondern eine Datensammlung für Interessierte.

Vor allem die Angaben zur rechtlichen Lage sind ohne Gewähr! Die derzeitige Prohibitionspolitik führt zu schnellen Veränderungen in der Gesetzeslage. Was bei Drucklegung dieses Buches noch legal war, mag bei Erscheinen bereits illegal sein!

Achtung – das Leben birgt Risiken und Gefahren und endet immer tödlich! Bis dahin kann es jedoch versüßt werden.

2. Auflage, 2023

Fotos: Christian Rätsch (soweit nicht anders vermerkt),
cme = Claudia Müller-Ebeling
Umschlagbild: © iStock.com/stereohype
Gestaltung: Adrian Pabst
Strukturformeln: Dr. Christian Steup
Mineralogische Beratung: Dr. Jochen Schlüter, Kustos und Leiter des Mineralogischen Museums der Universität Hamburg
Lithos: AZ Grafische Betriebe AG, Aarau
Druck und Bindearbeiten: DZS GRAFIK, d.o.o., Ljubljana
Printed in Slovenia

ISBN 978-3-03902-209-0

www.at-verlag.ch

Der AT Verlag wird vom Bundesamt für Kultur für die Jahre 2021–2024 unterstützt.

Inhaltsverzeichnis

Generelle Hinweise

Fachtermini:

Botanische, zoologische, mineralogische, pharmazeutische und chemische Schreibweisen beruhen auf:

Gerhard WAGENITZ, *Wörterbuch der Botanik: Die Termini in ihrem historischen Zusammenhang*, Jena usw.: Gustav Fischer, 1996.

Fritz ENCKE, Günther BUCHHEIM und Siegmund SEYBOLD, *ZANDER – Handwörterbuch der Pflanzennamen*, 15. Auflage, Stuttgart: Ulmer, 1995. [= ZANDER]

Helmut GENAUST, *Etymologisches Wörterbuch der botanischen Pflanzennamen*, 3. Auflage, Basel usw.: Birkhäuser, 1996.

Ernest SCHOEN, *Nomina popularia plantarum medicinalium*, [Schweiz]: Galenica, 1963.

Elvira GROSS, *Pflanzennamen und ihre Bedeutung*, Köln: DuMont, 2001.

Heinrich DÖRFELT (Hg.), *Lexikon der Mykologie*, Stuttgart, New York: Gustav Fischer Verlag, 1989.

Hans LÜSCHEN, *Die Namen der Steine*, Thun und München: Ott Verlag, 1968.

RÖMPP, *Chemielexikon* (9. Aufl., Hg.: J. FALBE u. M. REGITZ), Stuttgart und New York: Thieme, 1995.

Mengenangaben

1 Drachme	=	ca. 3–4 Gramm
1 fen (chin.)	=	0,36 Gramm
1 Loth/Lot	=	50 Gramm
1 Quentchen/Quintel/Quintlein	=	1,66 Gramm
1 Scrupel/Skrupel	=	1,2 Gramm
1 Unze	=	28,35 Gramm

Vorwort zum Nachdruck von Claudia Müller-Ebeling

Als uns um die Jahrtausendwende Urs Hunziker, der damalige AT-Verlagsleiter fragte, ob wir ein *Lexikon der Liebesmittel* realisieren könnten und wollten, war mir, ehrlich gesagt, mulmig zumute. Sein verlegerischer Mut war verständlich, wurde seine atemberaubende Anfrage vom ebenso atemberaubend unerwarteten Erfolg der 1998 publizierten monumentalen *Enzyklopädie der psychoaktiven Pflanzen* von Christian Rätsch beflügelt. »*Der Rätsch*«, wie das Buch auch genannt wird, ist denn auch längst zu einem Synonym für das bis heute unvergleichliche Standardwerk geworden: Band 1 ist nunmehr in der 17. Auflage erschienen. Ermutigend war auch Christians Erfolg mit *Pflanzen der Liebe*; die aufwendig illustrierte Ergänzung unseres gemeinsamen Erstlings *Isoldens Liebestrank*. Das Buch wurde 1986 zu Beginn unserer Forschungs- und Lebensgemeinschaft erstmals von Kindler in München veröffentlicht. Mulmig zumute war mir nichtsdestotrotz, denn ich befürchtete, dass ein lexikalisches Format den insgeheim nach einem reich illustrierten *Coffee-table-Book* lechzenden Wünschen eines aphrodisisch geneigten Publikums nicht entsprechen würde. Dass ich mich dennoch der enzyklopädisch versierten Expertise meines Lebenspartners Christian Rätsch anvertraute und alle Zweifel in den Wind schlug, bescherte uns keine Liebeswonnen, sondern zwei disziplinierte Jahre. Mit »stichhaltigen« Erinnerungen an Moskitoschwärme, die uns ein ungewöhnlich feuchtheißer Sommer während unserer Bildschirm-Monotonie-Askese bescherte.

2003 erschien unser *Lexikon der Liebesmittel* (auch dank konzertierter AT-Verlags-Kräfte: mit peniblem Lektorat von Monika Schmidhofer und genialem Layout von Adrian Pabst!). Doch erst langfristige Geduld belohnte die investierten Mühen und ermutigt nun, 2023, zum Nachdruck, da das seit langem vergriffene Lexikon mittlerweile zum antiquarischen Objekt der Begierde avancierte.

Unsere Recherchen zur ausführlichen Einleitung, welche die Wirkung, die Ängste und die fünf Sinne als Quellen erotischen Erlebens thematisiert, sowie zu den lexikalischen Einträgen von Aal bis Zyperngras dokumentieren interkulturell sinnliche Erfahrungen mit Aphrodisiaka, die ihren legendären Ruf der Kultivierung der Sinne verdanken. In unserer heutigen Wohlstandsgesellschaft ist es kaum mehr vorstellbar, dass es einst entbehrungsreiche Zeiten gab, wo Not und Mangelernährung herrschten, und Lebensmittel wie Sellerie und Petersilie als begehrte Lenzmittel galten. Nach kärglich düsteren Wintermonaten halfen sie im Frühling auch der Liebe wieder auf die Sprünge. Mit erotisch überraschenden Einblicken (u. a. auf Gips, Mistkäfer, Zinnober) offenbart das lexikalische Format auch den einst betörenden Sympathiezauber von Mineralien und Tieren – und unsere einst sinnliche Nähe zur Natur, die wir mit dem nun dominierenden Fokus auf Wirkung verdrängten!

Unsere Einträge von A bis Z verweisen auch auf geschlechtsspezifische Eigenschaften. Denn viele Liebesmittel entsprechen von Testosteron diktierten Wünschen: Weil Männer meist wollen, jedoch nicht immer können. Nur wenige stimulieren die – für Aphrodisiaka weitaus empfänglichere, weil vom Performance-Stress entlastete – weibliche Sinnlichkeit: Weil Frauen zwar immer können, aber dennoch nicht immer wollen. Hinweise für die LGBTQ-Community obliegen Aphrodisiaka-Erforschungen jüngerer Autorinnen und Autoren und konnten hier nicht ergänzt werden. Dennoch sind vielfältig sinnliche Erkenntnisse mit dem vorliegenden Nachdruck vom *Lexikon der Liebesmittel* nun wieder verfügbar.

Für die verlegerische Initiative danke ich dem AT-Verlagsleiter Urs Hofmann; dem beteiligten Team für die investierten Mühen und allen am Lexikon Interessierten für die hartnäckige Nachfrage!

Für vier sinnlich inspirierende gemeinsame Jahrzehnte bin ich meinem liebsten Lebens- und Forschungspartner Christian Rätsch (1957–2022) unendlich dankbar. Den Pflanzen der Liebesgöttin Aphrodite, die unsere Lebensfreude sinnlich bereichern und uns als »Pflanzen der Götter« visionäre Einblicke schenken, widmete er sein mutiges Lebenswerk. Als unabhängig selbstständiger Wissenschaftler, der unerschrocken »Wissen schaffte« und verdrängte Zugänge zu verborgenen Quellen ermöglichte.

Christian Rätsch ist dieser Nachdruck gewidmet.

Claudia Müller-Ebeling · Christian Rätsch
Isoldens Liebestrank
Aphrodisiaka in Geschichte und Gegenwart
verlegt bei Kindler

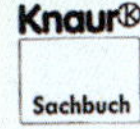

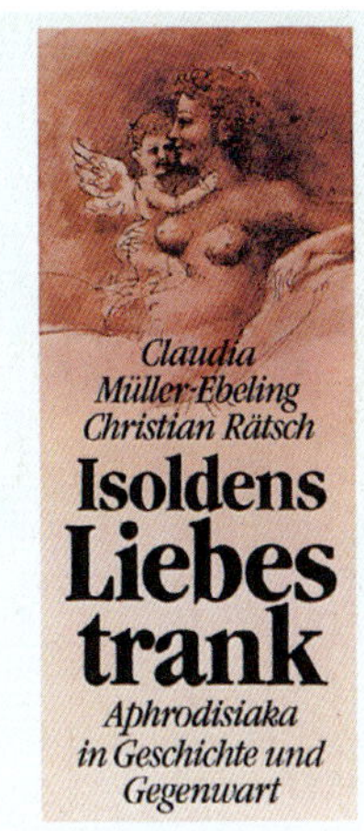

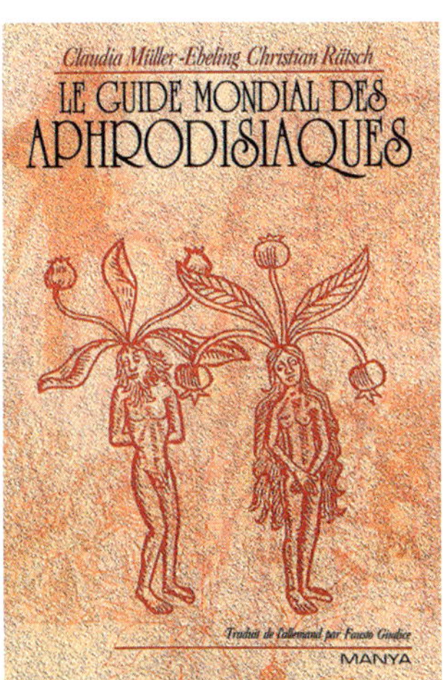

Isoldens Liebestrank, Umschläge der deutschen Ausgaben, Kindler 1986 sowie Knaur-Taschenbuch 1989, und der französischen Ausgabe 1993.

Vorwort

Wir könnten inzwischen Großeltern sein. Doch unsere Kinder kamen nur aus dem Drucker …

Unser gemeinsamer Erstling wäre heute eine junge Dame von sechzehn Jahren, *Isoldens Liebestrank* (1986), die schon früh perfekt Französisch, Japanisch und Chinesisch lernte. Leider verwahrloste das arme Kind in der Obhut renommierter, aber gewissenloser Münchner Pensionate (will sa-

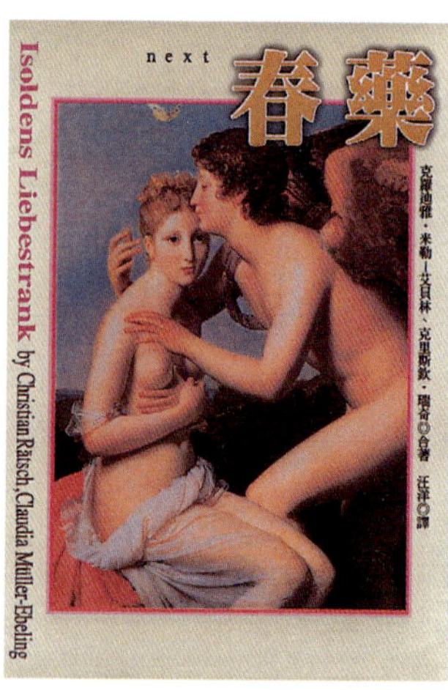

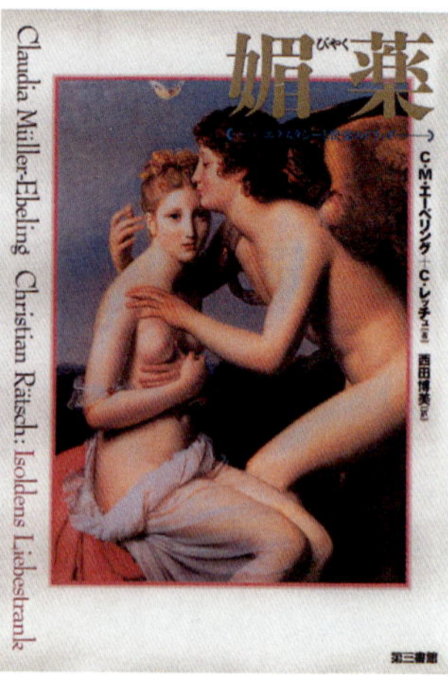

Isoldens Liebestrank, Umschläge der japanischen Ausgabe 1995 und der chinesischen Ausgabe 1998.

gen Verlage), die meinten, es sei allzu musisch veranlagt und naturwissenschaftlich zu schwach auf der Brust. Als wir unsere Isolde eines Tages an der Hand japanischer Konferenzbesucher entdeckten, war dies für uns Eltern, die nie gefragt oder informiert worden waren, nicht nur beglückend.

Zielstrebiger und erfolgreicher verlief die Karriere der *Pflanzen der Liebe* von Christian Rätsch; ein opulent bebildertes Buch mit vielen Rezepten und botanischen Informationen, dabei – wie bei Rätsch üblich – locker und amüsant zu lesen. Der Titel schlug ein und wurde ins Englische, Französische, Polnische, Ungarische und in weitere Sprachen übersetzt und immer wieder aufgelegt.

Da der Inhalt vor einer weiteren Auflage überarbeitungsbedürftig wäre und sich zudem über die Jahre am Ort unserer Forschungsgemeinschaft riesige Materialberge von Dias und Publikationen zum Thema Aphrodisiaka angehäuft hatten, entschlossen wir uns zu diesem Lexikon. Es profitiert vom Fundus einer über zwanzigjährigen emsigen Sammeltätigkeit von Rohdrogen, Medikamenten und Präparaten aus aller Welt, von Medizingefäßen und Apothekerbehältnissen, Amuletten und diesbezüglichen Ethnographica sowie Kunstwerken und Literatur in vielen Sprachen.

Dennoch wird dieses *Lexikon der Liebesmittel* nicht alles umfassen. Wir haben aber unser Bestes getan, um eine größtmögliche Vielfalt wohlsortierter Gesichtspunkte zu bieten, die Interessierten die wichtigsten Daten und Bezugsquellen an die Hand geben.

Wir wollen an dieser Stelle nicht verhehlen, dass dies ein durchaus zwiespältiges Unterfangen ist. Immerhin bringt man Material auf den Markt, dessen Beschaffung oft überaus mühevoll war, von glücklichen Zufällen und Funden abhing, sich über Jahrzehnte erstreckte und Kräfte und Geld verschlang. Solange die Veröffentlichung dieses Materials auf Wertschätzung und Würdigung trifft, ist das Glück auf beiden Seiten. Wenn man die eigenen Funde aber ohne Autoren- und Quellenverweise und ohne Abdruckgenehmigung in diversen Publikationen wiederfindet – was heutzutage leider um sich greift –, fühlt man sich ausgebeutet. Ein solches Verhalten kommt einer Vergewaltigung gleich. Man wird nicht gefragt, sondern »genommen«.

Als die beiden Bücher seinerzeit das Licht der Verlagswelt erblickten, bestürmten uns viele Journalisten, Presse- und Verlagsagenten, die nach medienwirksamen Interviewpartnern für diverse Magazinsendungen im Fernsehen suchten. Mehr als einmal stellten uns vornehmlich männliche Vertreter der Branche mit Glitzern in den Augen die Frage: »Gibt es etwas, das ich einer Frau in den Tee tun kann, und die wird dann sofort spitz auf mich?« (»Nein, gibt es nicht!«, war unsere Antwort.) Gleichzeitig rochen sie misstrauisch am Zucker, da sie natürlich keineswegs selbst zu willenlosen Opfern werden wollten ...

Ebenso stereotyp war die Frage: »Machen Sellerie und Spargel wirklich geil?« – Dabei hielt einmal Margarethe Schreinemakers ratlos eine besonders dicke Spargelstange im 45-Grad-Winkel vor sich hin. Als Christian Rätsch sie breit grinsend fragte, wie das Ding in ihrer Hand denn aussähe, kam die versierte Talkerin errötend aus dem Konzept.

So ist das mit Aphrodisiaka häufig. Wir haben einfach verlernt, richtig hinzuschauen, denn im Aussehen offenbaren viele ihr lustförderndes Geheimnis. Außerdem wirft diese Episode Licht darauf, wie sehr wir verlernt haben, unserer Intuition zu trauen. Wer käme z. B. auf die Idee, die Angeflirtete zuerst nach Laborergebnissen zu fragen, um sicher zu gehen, was in der »Verpackung« ist (obgleich dies in Zeiten von Aids durchaus ratsam wäre)?

Während Männer forsch auf das Thema zusteuern, verhalten sich Frauen eher ängstlich. So wiederholte Erika Berger vor der Aufzeichnung ihrer erotischen Sprechstunde mehrmals: »Wir sprechen aber nur über Petersilie und Tomaten! Sonst bekomme ich Ärger mit dem Sender.« Ob sie dann doch Ärger bekam, haben wir nie erfahren. Kurz darauf wurde die Sendung eingestellt. Aphrodisiaka sind nicht nur ein schlüpfriges Thema. Sie führen auch ins brenzlige Gebiet des Betäubungsmittelgesetzes (BtMG).

Bei unseren Kontakten mit den Medien verblüffte es uns immer wieder, wie stark das Interesse an »knallharten« wissenschaftlichen Fakten war und wie wenig kulturelle Hintergründe interessierten. Im krassen Gegensatz dazu ist es aber seit je gerade der *kulturelle* Gebrauch (siehe Einleitung), der Mittel aus der Pflanzen- und Tierwelt zu Liebesmitteln macht! Vielleicht lag es an den viel beschworenen »harten« Fakten, dass der Mann als Interviewpartner weitaus mehr gefragt war. Eine solche Intuition erwiese sich durchaus als richtig. Denn, ganz klassisch, ist in unserem Autorengespann der Mann auch für zukünftige Anfragen der Spezialist für wirksame Inhaltsstoffe und die Frau fürs kulturelle Beiwerk.

Viel Spaß bei der Lektüre und das nötige Quentchen Fingerspitzengefühl und Achtsamkeit bei praktischen Erkundungen, für die wir als Autoren *keine Verantwortung* übernehmen. Denn jeder Mensch ist für das eigene Leben selbst verantwortlich.

Im Wonnemonat Mai 2002
Christian Rätsch und Claudia Müller-Ebeling

Einleitung

Es gibt keine wissenschaftliche Definition von Aphrodisiakum oder Liebesmittel. Es gibt keine pharmakologische Definition von Aphrodisiakum oder Liebesmittel. Es gibt keine medizinische Definition von Aphrodisiakum oder Liebesmittel.

Was als Aphrodisiakum[1] gilt, ist ebenso wie Entheogen[2] kulturell definiert. Aphrodisiakum ist wörtlich genommen »ein Mittel der Liebesgöttin«. Jede Substanz, die von Menschen als Aphrodisiakum angesehen und für diesen Zweck genutzt wird, *ist* ein Aphrodisiakum! Nur der Umgang, die Anwendung, die kognitive Struktur machen aus einem Ding ein kulturell definiertes Etwas.

Die Frage, *ob* ein Aphrodisiakum überhaupt wirkt, ist falsch. Richtig wäre es zu fragen: *Warum* wurde oder wird eine Substanz als Aphrodisiakum klassifiziert und dementsprechend verwendet? Die Antworten sind vielfältig. Sie beruhen auf den kulturellen Perspektiven, den kognitiven Strukturen und den persönlich interpretierten Erfahrungen.

Dieses Buch ist aus einer solchen kulturanthropologischen, ethnowissenschaftlichen Perspektive geschrieben. Wir nahmen Substanzen in das Lexikon auf, die *kulturell* als Aphrodisiaka und Liebesmittel verwendet wurden. Maßgeblich war *nicht* die Frage nach ihrer wissenschaftlich definierten Wirksamkeit. Doch bereichern die hier integrierten wissenschaftlichen Informationen das Bild.

Eine Substanz kann als Aphrodisiakum wirken, weil sie als Potenz-, Fruchtbarkeits- oder Genussmittel, als Liebeszauber, Liebestrank, Philtrum oder Tonikum eine

- pharmakologische Aktivität hat
- eine kognitive Struktur aktiviert (symbolisch, linguistisch)
- psychologisch suggestiv wirkt
- oder auf sinnlicher Ebene sensorisch stimuliert

Was sind Aphrodisiaka?

Aphrodisiaka sind für Sex und Erotik, was Gewürze für das Essen sind.

Die Griechen nannten diese erregenden Gewächse *choras aphrodisias*, »Reigen der Liebespflanzen«. Die Römer hießen sie *venerea* – Mittel der Venus. *Aphrodisiaka* waren die Mittel der Aphrodite. *Venerea* wurden die Mittel ihrer römischen Schwester Venus genannt. Unzählige Pflanzen und Aphrodisiaka sind Geschenke der Großen Göttin an die Menschen, damit sie ihre Liebe, Lust und Leidenschaft anregen und bis zu mystischen Erfahrungen steigern können. Noch im 18. Jahrhundert waren Linné und anderen Naturforschern, die die ungeheure Mühe unternahmen, Pflanzen und Tiere wissenschaftlich zu klassifizieren, die mythologischen Bezüge bekannt. Daher benannten sie Pflanzen, Mollusken und anderes Meeresgetier, deren Aussehen an menschliche Geschlechtsteile erinnerten, nach den griechisch-römischen Liebesgöttinnen.

Ihre auf der Mythologie basierende Taxonomie ist noch heute Grundlage der biologischen Wissenschaften.

Wer Liebesgöttinnen, seien es Aphrodite, Venus oder Freia, für tot erklärt, erklärt auch sein Leben zum Tode. Wer ihre Mittel nicht anerkennt, verneint das eigene Dasein. Jeder Mensch ist aus der Liebe oder Ekstase seiner Eltern geboren. Er

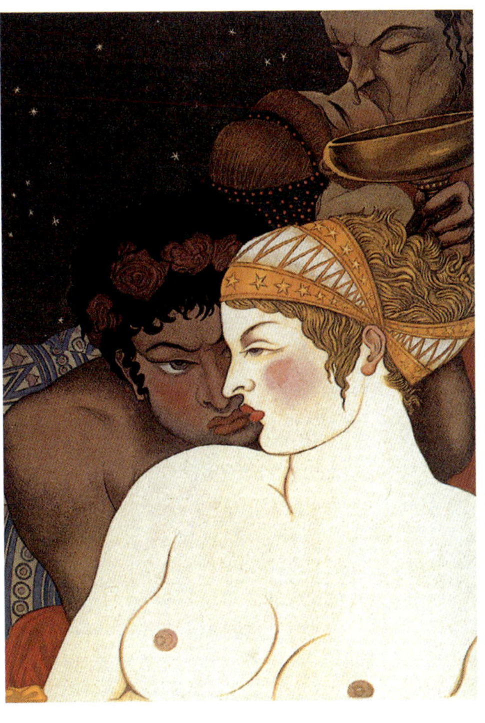

Illustration zu *Aphrodite* von Pierre Louÿs (1954), von Georges Barbier begonnen und 1932 nach dessen Tod von George Lepape (1887–1971) vollendet. (Aus: Claude Lepape und Thierry Defert, *George Lepape – Illustrationen, Plakate, Modedesign*, Frankfurt u. a.: Propyläen Verlag, 1984, S. 166; © 1983 by Éditions Herscher, Paris, 1983)

»Die Pflanzen der Venus werden vorzüglich zur Liebe reizen und Liebe erwecken.« (Agrippa von Nettesheim, *Magische Werke*, 16. Jh.)

»Nichts ist notwendiger als das Überflüssige!« (*La vita è bella*, Kinofilm, Italien 1997)

1 Lat., Singular: Aphrodisiak**um**, Plural: Aphrodisiak**a** (Aphrodisíakum, Aphrodisíaka, mit Betonung auf der vorletzten Silbe gesprochen).

2 Ein Entheogen ist eine materielle (meist psychoaktive) Substanz, die durch ihren kulturellen Umgang definiert wird: »**Entheogen** *nov. verb.* – Pflanzensakramente oder schamanische Rauschmittel, die religiöse Ekstasen oder Visionen evozieren (...) wörtlich: ›göttlich werden von innen heraus‹« (Ott 1995: 88*).

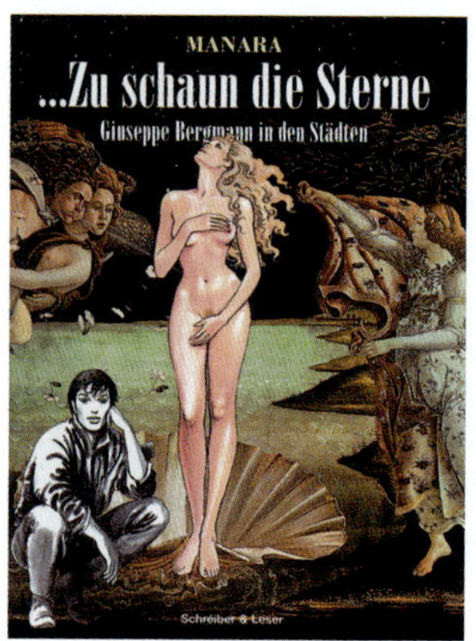

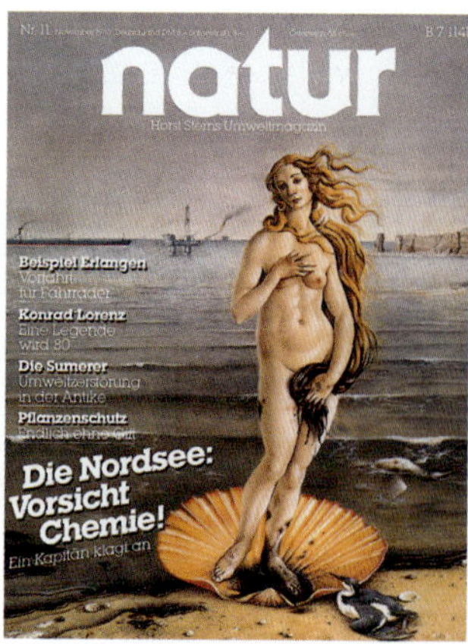

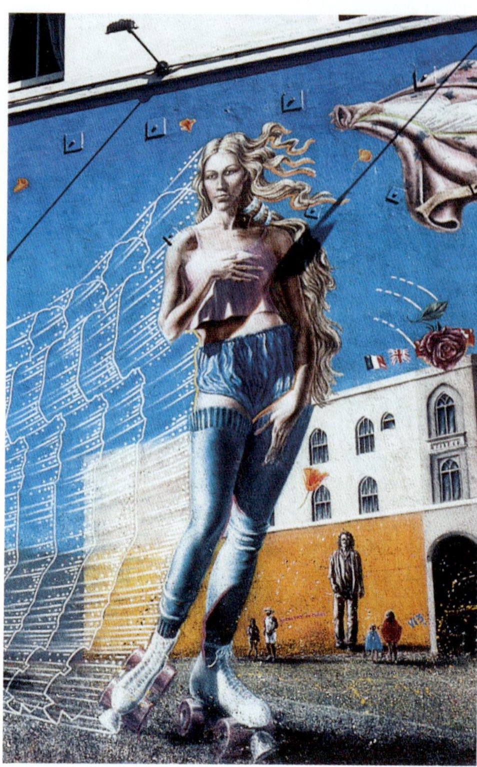

Botticellis Venus in neuem »Gewande«, auf einer Collage eines Comics. (Umschlag: Manara, *Zu schaun die Sterne* [Guiseppe Bergmann-Zyklus], München: Verlag Schreiber & Leser, 1998)

Botticellis Venus in der Kammmuschel muss auch für das Cover eines Umweltmagazins herhalten ... (*Natur – Horst Sterns Umweltmagazin*, 11/1983)

Venus in Venice. (Wandmalerei in Venice Beach bei Los Angeles, Kalifornien, USA)

ist ihr Geschöpf. Seine oder ihre Eltern sind die Liebesgötter, die das Leben und die Fähigkeit zur Liebe schenkten.[3]

Aphrodite und Venus

In unserem Kulturkreis sind Aphrodite und Venus die griechisch-römischen Patinnen der Liebesmittel.

Die historisch jüngere Venus war ursprünglich eine altitalische Gartengöttin, die den Pflanzen Fruchtbarkeit, üppiges Wachstum und reichen Fruchtertrag sicherte. Vom Garten der Fruchtbarkeit war es nur ein kleiner Schritt zum Garten der Wollust. Da es ohne die rauschhaften Gefühle von Lust und Liebe keine Fruchtbarkeit gibt, erweiterte sich das Feld der Venus. Sie wurde als »trunkene Venus«, *Venus ebria*, verehrt. Ihr Garten diente nicht nur dem Anbau von Obstbäumen und Gemüse, sondern wurde ein Hort der Lust. Duftende Blumen und würzige Kräuter wurden zu Ehren der liebreizenden Göttin angepflanzt. Weinberankte Gartenlauben boten den Liebenden Schutz vor den Augen der Moralisten. Im Garten der Lust feierte man die zügellose Liebe.

Dazu floss reichlich Wein, das »Blut des Bacchus«. Bacchus (griech. Dionysos) war nicht nur der Gott des Weines und des Rausches. Er war auch Geliebter und Verbündeter der Venus. Daher das Sprichwort: »Ohne Bacchus friert Venus.« Die Große Göttin der erotischen Liebe und der jugendliche Gott des dionysischen Rausches – welch ein Paar!

Bald war der Garten der Wollust nicht nur von prächtigen Gewächsen geziert, sondern wurde ein orgiastischer Tummelplatz für die bunte Gefolgschaft der Göttin. In den Beeten standen Steinskulpturen des Priapus, des Gottes mit der mächtigen Dauererektion. An den Brunnen saßen lüsterne Faune, in (künstlichen) Grotten räkelten sich liebliche Nymphen. Sicherlich übertrieben – wurde das ausgelassene Treiben von dem römischen Satiriker Juvenal (60–140 u. Z.) beschrieben: »Man kennt auch die geheimen Orgien zu Ehren der Großen Göttin, wenn der Pfeifenton die Lenden erregt und sie, von Doppelflöten und Wein verzückt, rasen und des Priapus Mänaden [= ekstatisch verzückte Frauen] ihr Haar schütteln und heulen. Wie sehr lüsten sie dann nach Geschlechtsverkehr, wie sinnlich ihre Stimmen unter dem Zwang der Geilheit, wie fließt dann alter Wein im Strom über nackte Beine! [Die Venusdienerin] Saufeia setzt ihren Kranz ab und fordert alle Huren zum Wettkampf heraus und bekommt den Preis für den besten Schenkeldruck. (...) Hier gibt's keine symbolischen Darstellungen, hier ist alles echt! (...) Dann wird die Geilheit ungeduldig; sie sind nichts als Weibchen, dann schallt's im Echo von den Wänden der Grotte: ›Schon ist's erlaubt, her mit den Männern!‹ Schläft ihr Liebhaber, so heißt sie

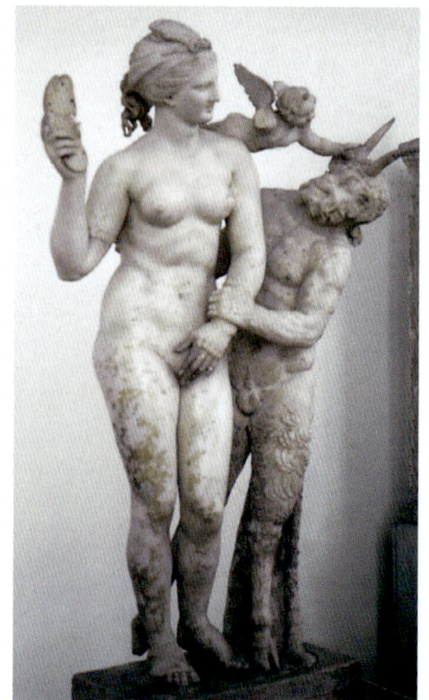

Aphrodite und Pan. Die Liebesgöttin gibt dem Lustgott einen Klapps mit ihrem himmlischen Schuh. (Antike Marmorskulptur, Nationalmuseum Athen, Griechenland)

3 Vor diesem Hintergrund wird deutlich, welchen seelischen Schaden (heute spricht man eher von einem »psychischen« oder »psychosomatischen« Problem) ein Mensch durch das Leben trägt, der nie die Liebe der Eltern erfuhr, weil er oder sie aus einer problematischen Beziehung, einer ungewollten und auch später nicht akzeptierten Schwangerschaft oder gar aus einer Vergewaltigung hervorging! In Schweden zeigte eine Langzeitstudie, die sich über den Zeitraum von zwanzig Jahren erstreckte, dass Heranwachsende aus ungewollten und nicht akzeptierten Schwangerschaften in ihrer Entwicklung deutlich stärker behindert waren als Kinder aus gewollten oder zunächst ungewollten, aber dann akzeptierten Schwangerschaften.

einen jungen Mann, in Kapuze verhüllt, hierher zu eilen; ist's nichts damit, geht man auf die Sklaven los; ist von Sklaven nichts zu erhoffen, so kommt der gemietete Wasserträger an die Reihe; sucht man Männer und es fehlt gänzlich an ihnen, so wird nicht lange gefackelt: den Steiß recken sie empor und lassen sich von einem Esel bespringen« (Juvenal VI 314–334).

Die Römer identifizierten ihre Liebes- und Fruchtbarkeitsgöttin Venus mit der Aphrodite der Griechen. Sie übernahmen die griechische Mythologie der »Schaumgeborenen« und pilgerten nach Griechenland (Korinth) und Zypern, um der Großen Göttin zu huldigen.

Aphrodite ist die meer- oder schaumgeborene Anadyomene, die Göttin der Zeugung, die Freundin der nächtlichen Feiern, die Spenderin des Lebens, die Senderin der Geburt, die Herrin der **Alraune**, die Große Göttin der Schöpfung. In der *Orphischen Hymne* heißt es: »Du verbandest das Weltall im Innern (...) Alles bringst du hervor, was da im Himmel ist, was auf der früchtereichen Erde und in den Schlünden des Meeres lebt.«

Aphrodite ist eine echte Gottheit der Natur – der sinnlichen, erotischen, lustvoll erfahrenen und gewürdigten Natur.

Aphrodite hat unzählige Beinamen. Bildhauer -verehrten sie als *Aphrodite kallipygos*, die »Göttin mit dem schönen Hintern«. Sie wurde zum Wahrzeichen der weiblichen Verlockung und war berühmt für ihre uneigennützige erotische Hingabe. Sie verkörperte die selbstlose Liebe zu jedem Menschen, zum Schönen wie zum Hässlichen, zum Klugen wie zum Dummen, zum Armen wie zum Reichen. Jeder hatte Platz in ihrem Schoß.

Aphrodite ist die Verkörperung der erotischen Kraft, die Zeugung und Schöpfung antreibt. Als *Aphrodite hetaira* oder *porne*, »Hure«, wurde sie von ihren Dienerinnen, den Hetären, keineswegs geringschätzig begrüßt. Dichter nannten sie gerne *Chryse*, die »Goldene« (vgl. **Gold**). In Sparta hieß sie *Ambologera*, »die das Alter Hinausschiebende«. Eine freudig genossene Erotik wirkt nicht nur verjüngend, sondern auch lebensverlängernd. Ein medizinischer Aspekt der Göttin drückt sich in ihrem Beinamen *Genetyllis* aus, womit sie als Schutzgöttin der Geburt angerufen wurde.

Wie alle bedeutsamen Götter polytheistischer Kulturen barg Aphrodite alle Aspekte in sich. Ebenso verehrte man sie als finstere Totengöttin, wie ihre Namen *Melaina*, »die Schwarze«, *Skotia*, »die Dunkle« oder *Tymborychos*, »die Begrabende« andeuten. Schamanische Züge klingen an im Namen *Epitragidia*, »die auf dem Bock reitet«[4] (siehe **Bock**). Als *Mandragoritis*, »die [Göttin] der Alraune«, war sie die Herrin der Zauberkräuter und Liebespflanzen.

Der griechischen Liebesgöttin zu Ehren wurden Tempel und Schreine errichtet. Der berühmteste lag in Paphos auf Zypern, der Insel der Aphrodite. Er war eine Art Baldachin, mit Blumen und Ranken verziert. Das Kultidol darin war ein großer schwarzer Stein, der entfernt an einen Phallus erinnert.

Andere Heiligtümer wurden der Göttin in Korinth und auf Sizilien geweiht. In Rom war sie zunächst unbekannt. Erst Jahrhunderte nach Gründung der Stadt integrierte man sie als Venus in das eigene Pantheon und erbaute ihr einen Venustempel. Die erotischen Riten in diesen Tempeln waren für die freizügigen Griechen eine Quelle der Freude, für die eher prüden Römer allerdings eher ein Ärgernis.

Vor keiner heidnischen Göttin erschauerten die Kirchenväter so sehr wie vor Aphrodite. Eusebios (um 260–339 u. Z.), ein griechischer Kirchenschriftsteller, schrieb über ihre Mysterien: »Hier vergaßen Menschen, die solchen Namen nicht verdienen, die Würde ihres Geschlechtes und ergaben sich mit schändlichem Betragen dem Dämon. Ungesetzlicher Frauenhandel und ehebrecherischer Beischlaf wurden neben anderen scheußlichen und infamen Praktiken betrieben.« Gerade diese diffamierten Praktiken waren den Menschen der Antike heilig, denn durch sie erkannten sie ihren Platz im Universum.

Im Museum in Paphos, Zypern, ist der große, schwarze, phallische Stein zu sehen, der im Zentrum des Aphroditeheiligtums stand.

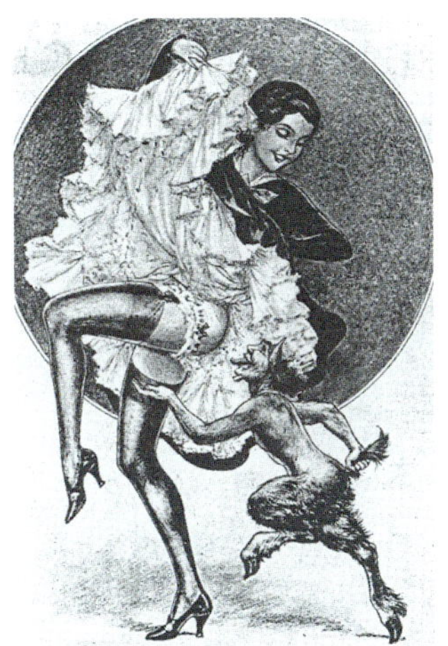

Die Liebesgöttin ist zu einer »tantrischen« Cancan-Tänzerin geworden, Pan zum kleinen lüsternen Teufelchen. (Illustration aus einem Magazin der zwanziger Jahre)

Was ist ein Genussmittel?

»Nirgends auf der ganzen weiten Erde wird ein Land gefunden, dessen menschliche Bewohner sich nicht irgend eines narkotischen Genussmittels bedienen, ja fast alle haben derer sogar mehrere, und während einige dieser Narcotica vielleicht nur von einzelnen Stämmen gebraucht werden, ist die größere, überwiegendere Menge derselben von Millionen Menschen angenommen«, resümiert Dr. Ernst Freiherr von Bibra, *Die Narkotischen Genussmittel und der Mensch* (Nürnberg 1855, Verlag Wilhelm Schmid, S. 390).

Der Genuss ist eine angenehme, freudvolle Sinneserfahrung, die wohlige Gefühle auslöst. Indem der Mensch genießt, lernt er das Leben wertzuschätzen. Die Sphäre der Genüsse reicht weit: Es gibt den Liebesgenuss, den Kunstgenuss,

4 Schamanisch ist dies deshalb, weil die Göttin auf dem Rücken des Bockes in die Lüfte »reitet«. In allen schamanischen Kulturen bedienen sich die Spezialisten der Trance eines Tieres, um in andere Zeiten und Welten zu reisen. Dadurch gewinnen sie eine erweiterte Perspektive auf die Wirklichkeit und können Krankheitsursachen erkennen und heilen. In der christlichen Neuzeit wurden die letzten Schamanen und Schamaninnen Europas als »Hexer« und »Hexen« auf den Scheiterhaufen verbrannt. Der Bock wurde als Teufel dämonisiert.

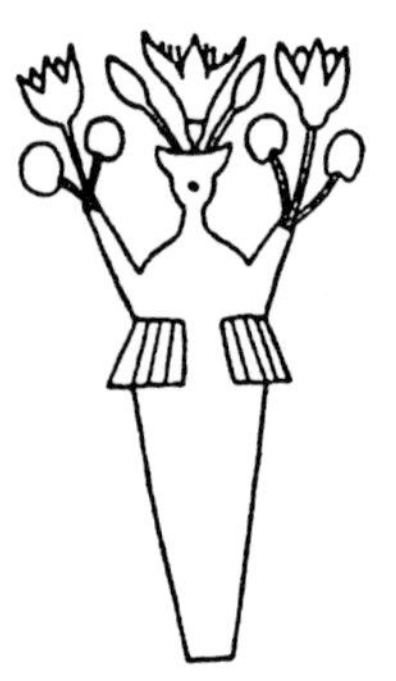

Die Liebesgöttin wurde im ganzen östlichen Mittelmeerraum mit der Alraune in Verbindung gebracht, wie hier auf einer altägyptischen Darstellung.

den Gaumengenuss, den Rauschgenuss – wie auch den Genuss des Lebens.

Ein Genussmittel ist eine kulturell definierte Kategorie von Getränken, Speisen oder getrockneten Substanzen (Drogen[5]), die traditionell eingenommen werden, um den Genuss zu steigern – ob als Gaumenkitzel oder als Berauschung. In der westlichen Welt hat es sich eingebürgert, bei berauschenden Genussmitteln von »Rauschgiften« zu sprechen.

Was ist ein Rauschgift?

Der Mensch ist mit der Fähigkeit geboren worden, einen Rausch zu erleben.[6] Ein Rausch ist eine temporäre Bewusstseinsveränderung, die in einer Veränderung der Sinneseindrücke, der Fantasie und der allgemeinen Erlebnisfähigkeit besteht. Nur im berauschten, veränderten Bewusstseinszustand kann der Mensch die Wirklichkeit des eigenen Lebens wahrnehmen und überschauen. Experten auf diesem Gebiet (Siegel 1989*, Weil 1986*) gehen sogar davon aus, dass es einen Rauschtrieb gibt, vergleichbar dem Sexualtrieb.

Diesem Trieb oder Bedürfnis begegnen die Kulturen auf unterschiedliche Weise. Manche unterdrücken Rauscherfahrungen oder reglementieren sie (das heißt, nur bestimmte Erfahrungen beziehungsweise Stoffe, die bestimmte Räusche auslösen, werden geduldet[7]). Andere Kulturen fördern sie. Daher werden bestimmte Substanzen entweder als »Nahrungsmittel«, »Genussmittel«, »Rauschmittel« oder »Rauschgift« definiert (vgl. Rätsch 1993b*, Weil und Rosen 1983*).

Die Ethnopharmakologie lieferte dazu in den letzten Jahrzehnten aufschlussreiche Erkenntnisse. Die Ethnopharmakologie ist eine relativierende Wissenschaft. In Bezug auf Rausch- und Genusserfahrungen erfasst sie relativ gültige kulturelle Wirklichkeiten. Sie beschäftigt sich mit dem Wissen um die Wirkung von Heilmitteln aus der Perspektive bestimmter (Natur-)Völker und verschafft Einblicke in verschiedene Wirklichkeitssysteme, ohne diese zu bewerten.

Die Ethnopharmakologie erforscht die Wirkung von pharmakologisch aktiven Stoffen *auf die Kultur* des Menschen. Dieser Wissenschaft, die bislang an keiner Universität gelehrt wird[8], verdanken wir die Erkenntnis, dass viele religiöse Bewegungen ebenso wie viele Veränderungen in der Kulturgeschichte auf rauschhafte Erfahrungen zurückgehen.

Einem »Rauschgift« wird in unserer Kultur vorgeworfen, es mache »süchtig« oder »abhängig«. Die Meinungen darüber gehen auseinander. Die von einer Substanz ausgehende »Suchtgefahr« wird oft als einzige Definition für ein Rauschgift (auch »Suchtgift« oder »Suchtmittel«) herangezogen. Da sich Sucht auf fast jede Substanz – und auch jedes Verhalten – (man denke zum Beispiel an Arbeitssucht, Spielsucht, Magersucht oder auch an die Sucht nach Macht und Geld) beziehen lässt, wären viele Nahrungsmittel, Genussmittel und zahlreiche Medikamente zu den Rauschgiften zu zählen. Viele Menschen sind vom morgendlichen Kaffee oder von Schokolade »abhängig« (vgl. Ott 1985*). Auch Zucker sei eine Droge, sogar eine suchterzeugende, behaupten manche ... (McKenna und Pieper 1993; siehe Kräutertees). Sind Schokolade oder Zucker deshalb kräftigende Nahrungsmittel, köstliche Genussmittel oder suchterzeugende Rauschgifte? Was davon zutrifft, bestimmt nicht die Substanz, sondern der kulturell akzeptierte Gebrauch oder der individuelle Umgang mit ihr.

Daher wäre Sucht besser zu definieren als »Sucht nach mehr«, ohne dass dieses »mehr« zu einer Befriedung oder Sättigung führt.

5 Nichts anderes meint der Begriff »Drogen«. Dazu zählen die getrockneten Bohnen und Blätter von Kaffee, Tee und Tabak wie auch andere, die in vielen Kulturen rituell als Stimulanzien »genossen« wurden und heute meist unter das Betäubungsmittelgesetz (BtMG) fallen.

6 Offensichtlich nicht nur der Mensch, wie das Buch *Liebestolle Katzen und berauschte Kühe* von Giorgio Samorini, Aarau: AT Verlag 2002, zeigt.

7 In Deutschland wird der Genuss von Alkohol sowie der Alkoholrausch kulturell gefördert und gesetzlich vorgeschrieben (vgl. Spode 1993). Bei den Rif-Berbern sind Alkohol und Alkoholrausch geächtet, der Genuss von Hanfprodukten wird hingegen gesetzlich und kulturell akzeptiert.

8 Ein Ethnopharmakologe ist kein Pharmakologe (!), da es ihm/ihr *nicht* um die in der westlichen Schulmedizin und Pharmakologie gelehrten Inhalte geht, sondern um die jeweils ethnisch relevanten. Daher ist das Studium der Ethnologie maßgeblich. Ein Ethnopharmakologe ist gefordert, selbständig seine/ihre Kenntnis botanisch, pharmakologisch und chemisch zu erweitern. Ginge man davon aus, dass Ethnopharmakologie nur durch das Studium der Pharmakologie zu rechtfertigen ist, wäre man einem ethnozentristischen Standpunkt verpflichtet, der außereuropäische Modelle nur in Bezug auf die Erkenntnisse der westlichen Schulmedizin gelten lässt.

Wie verwendet man Aphrodisiaka?

Die Beschäftigung mit Aphrodisiaka ist eine Begegnung mit der Natur – der eigenen und der äußeren. Ihre Wirkung entfaltet sich aus dem Zusammenspiel dieser beiden Naturen. Diese Wechselwirkung kann individuell höchst verschieden sein. Nicht jedes Mittel ist für jede und jeden gleich gut.

Es ist wichtig, sich langsam und vorsichtig an die individuell beste Dosierung (siehe dazu Seite 16) heranzutasten und auf die innere Stimme zu hören. Dafür sollte man sich die nötige Zeit nehmen, eine inspirierende Atmosphäre schaffen und nicht alleine der Dinge harren, die da kommen mögen. Kein Aphrodisiakum entfaltet die erhoffte Wirkung beim Rasenmähen oder Zeitunglesen. Kein Liebesmittel überkommt einen. Viele Aphrodisiaka schleichen sich ganz unbemerkt ein und können nur mit feinen Sensorien »wahr«genommen werden. Sie wirken nur dann aphrodisierend, wenn wir »zur Tat« schreiten.

Generell gilt: Je weniger man oder frau ein Aphrodisiakum benötigt, desto besser wirkt es! Hinweise zur Wirkung folgen später.

Von Erwartungen, Enttäuschungen und Wünschen

Da die Wirkung maßgeblich abhängig ist von Erwartungen und Enttäuschungen, sollten wir uns zunächst diesen Aspekten zuwenden. Es ist besser, keine Wunder zu erwarten. Nur wer etwas erwartet, kann enttäuscht werden – eine Binsenweisheit[9] aus der Küchenphilosophie. Eine banale Erkenntnis.

Mit Erwartungen kämpfen wir ständig. Mit unseren eigenen und denen anderer. Sie entstehen aus Wünschen und Fantasien, die durch Informationen genährt werden oder aus enttäuschenden wie auch beglückenden Erfahrungen resultieren. Erwartungen können zu Erwartungshaltungen, zu Ansprüchen oder hartnäckigen Verhaltensmustern führen. Jede Erwartung ist eine Täuschung, eine persönlich gefärbte Illusion unseres Geistes. Selten ist sie nützlich, öfter vernichtend. Den richtigen Weg zwischen zu geringen und zu hohen Erwartungen zu finden, ist ein hindernisreiches Unterfangen. Enttäuschungen frustrieren die Psyche. Sie münden in Unlust, Melancholie, Depression. Enttäuschte Liebe kann zu einer nihilistischen Lebenshaltung, zu Ängsten oder zur Selbstaufgabe führen – ja sogar zu Wahnvorstellungen oder Selbstmord. Wenn dies oder das nicht gewesen wäre, dann ...

Erwartungshaltungen und die Angst vor Enttäuschung werden als kulturelle Viren in das kognitive System implantiert.

Ein historisch gewachsenes kulturelles Muster oder ein immer wiederkehrendes Verhaltensmuster bedingt die Kognition, das heißt das Muster der Wirklichkeitserkennung. Unsere eigenen Gedankenmuster projizieren wir auf die Umwelt. Ist die Wirklichkeit nicht so, wie wir sie uns vorstellten, sind wir enttäuscht und werfen der Wirklichkeit vor, nicht den Erwartungen zu entsprechen. Aus diesem Dilemma führen drei Wege: Wir arrangieren uns. Wir erkennen das Wunder des Seins. Wir gestalten die Wirklichkeit nach eigenen Vorstellungen. Aphrodisiaka erlauben nur die beiden letztgenannten Möglichkeiten.

Oft ersetzen wir das Muster der Wirklichkeitserkennung durch ein unreflektiertes Gemisch aus mythischen Überlieferungen und Glaubenssystemen. In Bezug auf Aphrodisiaka haben sich im Lauf der Zeit viele Mythen eingeschlichen. Sie evozieren Vorstellungen von exotischen Mitteln aus einem fremden, fernen Land. Von alten, selten vorkommenden, von wenigen Eingeweihten seit Generationen gehüteten Geheimnissen aus einem irdischen Paradies. Von einem endlich zugänglichen Geheimmittel potenter Herrscher und Harem-Paschas. Aphrodisiaka erscheinen eingebettet in mystische Kulte und magische Riten. Sagenumwoben, mythisch, legendär, gerühmt, berühmt – oder auch verrucht, berüchtigt und gefährlich.

Das Spektrum von Erwartungen, die wir unbewusst an Aphrodisiaka stellen, ist groß, genauer betrachtet, maßlos. Beim Stichwort »Aphrodisiaka« erwarten wir Mittel, die sinnlich erregen und stimulieren, die geil, lüstern, allzeit bereit und potent machen. Die den Genuss erhöhen (vielleicht sogar ein bisschen die Intelligenz und den Genius?), und unsere eigene Attraktivität sowie die des Partners beziehungsweise der Partnerin steigern. Aphrodisiaka sollen die Lebenslust zum Trällern bringen. Insgeheim hoffen wir, dass sie das Leben verlängern, organische und psychische Leiden beheben oder gar unsterblich machen.

Ein Liebesmittel sollte ein universelles Antidot sein, perfekt und ohne Nebenwirkungen funktionieren. Solch ein Mittel wäre zweifellos göttli-

»Mache einen Umweg, wenn du es eilig hast.« (*Chinesische Weisheit*)

9 Ist die Binse ein Weisheitskraut? – Kommt Binsen von Binsenpfeffer (*Piper cubeba*) oder vom Grünen Binsenöl (Oleum Hyoscyami, Bilsenkrautöl)?

chen Ursprungs und ließe den Menschen zu Gott werden. Kurz gesagt: Es wäre *die* perfekte, gesunde Droge. In der Antike hieß ein derartig kognitiv konstruiertes Wundermittel Panax oder Panacea. In den ältesten erhaltenen Schriften der Menschheit werden solche Panaceen beschrieben und erwähnt als *Soma, Haoma, Amrita, Ambrosia, Nektar, Manna*, Wunderpflanze, *Moly*, Pilz der Unsterblichkeit, Dichtermet, Zaubertrank usw.

Solche mythischen Superdrogen sind geistige Konstrukte, illusionäre Wunschvorstellungen, kulturelle Denkmodelle, literarische Muster, Glaubensüberzeugungen, *belief systems*, wahnwitzige Visionen, Science-Fiction-Fantasien.

Offensichtlich aber existierte dieses Muster einer Wunderdroge in allen Kulturen. Solche Ansprüche erscheinen folglich menschlich – allzumenschlich. Dennoch wurde dieser kulturelle Traum niemals wahr – und wird sicherlich niemals wahr werden.

Doch in Träumen verarbeiten wir die Wirklichkeit und bauen Luftschlösser, die auch als Orientierungshilfen dienen. Träumen nachzuhängen ist schön. Umso schöner, wenn sie Wirklichkeit werden. Träume sollten wir uns nicht nehmen lassen. Nur wer auch eine unsanfte Landung in Kauf nimmt und sich traut, abzuheben und zu fliegen, lernt den Boden der Tatsachen unter den Füßen wirklich schätzen.

Es bereichert das Leben, in allem das Wunder erschauen zu können, das sich sensibilisierten Sinnen offenbart (siehe Seite 121). Das Wunder des Lebens und des Seins ist in jedem Stein verborgen, in jeder Pflanze, jeder Blüte, jedem Tier, jedem Menschen. Deshalb sind Umwege, die wachsam beschritten werden, nützlich. Auch bei Aphrodisiaka gilt der viel bemühte esoterische Spruch: »Der Weg ist das Ziel.« Erkundet man ihre traumhafte Wirkung mit allen Sinnen, nimmt man mit Aspekten des Universums Kontakt auf. Dadurch lernt man etwas über sich und die Welt, so pathetisch wie profan dies auch sein mag.

Wie wirken Aphrodisiaka?

»Der Penis ist die Theorie des Gehirns.« (Lady Neidpath-Feilding, gen. Amanda, 2000)

Die potentesten der traditionell als gut befundenen Aphrodisiaka besitzen eine Wirkung, die man heute gewöhnlich als psychoaktiv bezeichnet. Psychoaktiv heißt: auf das Bewusstsein wirkend. Warum aber soll ein luststeigerndes Mittel auf die Psyche, den Geist, das Bewusstsein des Menschen einwirken? Weil das menschliche Gehirn nicht nur das größte, sondern auch das wichtigste »Geschlechtsorgan« des Menschen ist! Deshalb ist es von großer Bedeutung für das sinnlich-erotische Empfinden, welche Vorstellungen und Bilder in den Köpfen vorhanden sind.

Glaubt man, im Liebesrausch etwas Schweinisches, Unmoralisches oder Verwerfliches zu tun, etwas, das vom Willen nicht kontrolliert werden kann, sondern vom Trieb diktiert wird, prallen die aufkeimenden Bilder an eine Zensurschranke, die jede Lust vergällt. Die Angst, Verbotenes zu tun, hält jeden Liebestaumel im Würgegriff und lässt ihr Opfer Zuflucht suchen in Kopfschmerz, Müdigkeit oder Lustlosigkeit. Deshalb suchten und suchen viele polytheistische, heidnische Völker nach einem Sympathiezauber, der mit wonnevollen Bildern das Feuer der Lust in Hirn und Gliedern entfacht.

Solche »Vor-Bilder« für eine die Lust stimulierende Vorstellungskraft sind in der Natur reichlich zu finden: Ein sich entfaltendes Bananenblatt, aus dem der erste Tropfen Morgentau quillt, erinnert an einen erigierten Penis mit Sehnsuchtstropfen. Eine rosige, feuchte, halbe Erdbeere oder eine geteilte Melone lassen an gut durchblutete, erregte Schamlippen denken. Pralle Papayas am Baum sehen aus wie Brüste oder Hodensäcke. Die Beispiele sind endlos. So bietet die Pflanzenwelt für die lustbetonte Vorstellungskraft einen üppigen Fundus; eine natürliche Bilderwelt, die Liebende ebenso stimulieren kann wie erotische Gemälde, Fotografien oder Pornos. Wie intensiv stimulierend solche Bilder wirken können, kann jeder Mensch bestätigen – auch ohne neurologisch-physiologischen Nachweis der Wissenschaft.

Untersucht man bestimmte Pflanzen pharmakologisch, so verhalten sich nach dem Modell der Neurophysiologie psychoaktive Wirkstoffe wie körpereigene Neurotransmitter und lösen damit die als Möglichkeiten in unserem Nervensystem verankerten Erfahrungen, Gefühle und Empfindungen aus. Unser Gehirn besteht aus einer Unmenge einzelner Nervenzellen oder Neuronen, die miteinander kommunizieren. Die Übertragung von Botschaften geschieht zum einen elektrisch in den Nervenbahnen, zum anderen chemisch in den Synapsen beziehungsweise im synaptischen Spalt. Diese chemischen Botenstoffe sind die Neurotransmitter. Sie werden an den Nervenendigungen (am präsynaptischen Spalt) synthetisiert und können an den postsynaptischen Neuronen von spezifischen Rezeptoren gelesen werden. Die Neurotransmitter wirken hemmend (inhibitorisch) oder erregend (exzitatorisch). Bisher sind über fünfzig Neurotransmitter entdeckt und chemisch-strukturell aufgeklärt worden. Von einigen kennt man die Wirkungen recht gut, von den meisten allerdings noch nicht.

Manche Aphrodisiaka hemmen die körpereigenen Enzyme, welche die Neurotransmitter nach der Informationsübertragung wieder abbauen (wie die **MAO-Hemmer**, zum Beispiel die β-Carboline, Ibogain, Yohimbin). Einige Substanzen (wie THC, Morphin, DMT) sind allerdings den Neurotransmittern chemisch oder strukturell so ähnlich, dass sie die Wirkung des Neurotransmitters am Rezeptor nachahmen.

Ein Indianer erklärt die Wirkung einer heiligen Pflanze anders. Er sieht in ihr ein göttliches Wesen, das sich im Menschen ausbreitet, ihm Informationen zukommen lässt und durch Wonne, Lust oder Visionen »Blicke in die wahre Wirklichkeit« enthüllt.

Welchem Erklärungsmodell man anhängt, ist nebensächlich, denn beide Konzepte betrachten die materielle Natur als Informationsträger, der unseren Geist auf unerklärliche Weise in andere Bewusstseinszustände oder Wirklichkeiten trägt.

Dosis, Set und Setting

Um die Wirksamkeit von Aphrodisiaka besser verstehen zu können, liefert die Theorie von Dosis, Set und Setting ein brauchbares Modell. Als der Harvard-Professor Dr. Timothy Leary (1920–1996) zu Anfang der sechziger Jahre wissenschaftliche Experimente mit psychedelischen Substanzen (LSD, Psilocybin) durchführte, entwickelte er aufgrund eigener Erfahrungen und systematischer Beobachtung seine Theorie. Diese besagt, dass drei Faktoren maßgeblich für die durch Psychedelika ausgelösten Erfahrungen verantwortlich sind. Der erste Faktor ist die *Dosis*. Je nach Menge kann ein und dieselbe Substanz vollkommen unterschiedliche Effekte auslösen, vom Gift bis zum Heilmittel. Das ist seit der Antike, spätestens seit Paracelsus bekannt. Das *Set* bezeichnet die innere Einstellung und Konstitution des Menschen, seine Erwartung, seine Wünsche, seine Ängste. Der dritte Aspekt ist das

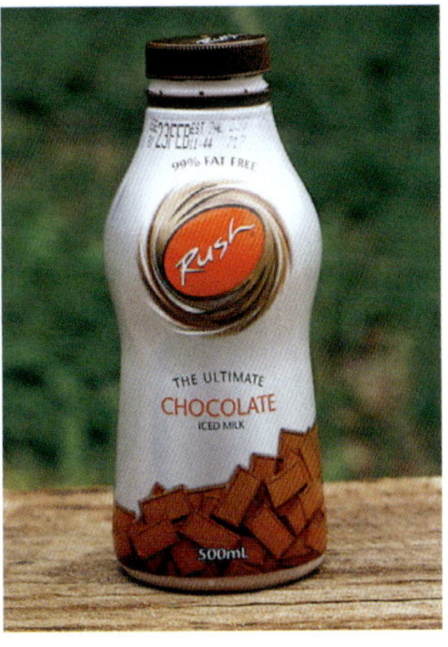

Ein australisches Kakaogetränk namens *Rush* – ein Wort, das in der Drogenszene die anflutende Wirkung einer injizierten Droge (speziell Heroin und Kokain) bezeichnet –, in einer Flasche, die die weiblichen Formen nachzeichnet.

Trotz Erektion wird vor der Vereinigung noch ein aphrodisisches Konfekt genascht (Aphrodisiaka wirken am besten, wenn man sie nicht braucht!). (Illustration aus einer Zeitschrift, England, 19. Jh.)

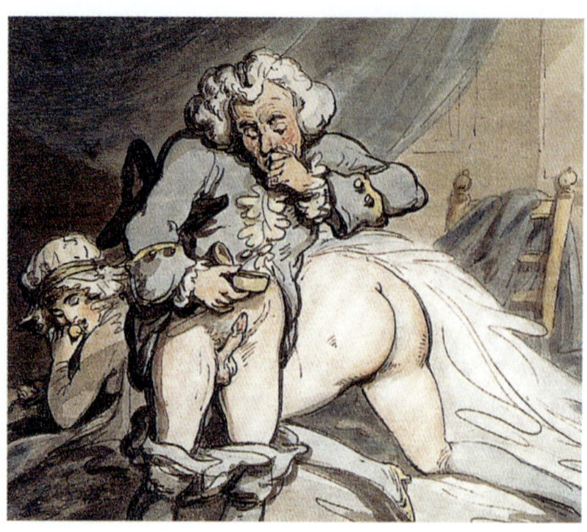

Setting, die Umgebung, der Ort, die Zeit, kurz: der Raum, in dem das Geschehen stattfindet. Die Wirkung resultiert also gleichermaßen aus chemisch-pharmakologischen, psychologischen, physikalischen und atmosphärischen Einflüssen.

Was Timothy Leary für die Psychedelika postulierte, trifft auch auf Erfahrungen mit Aphrodisiaka zu. Um sie genießen und möglichst sinnvoll einsetzen zu können, müssen diese drei Faktoren genau beachtet werden. Dasselbe Aphrodisiakum kann bei ein und demselben Menschen sehr unterschiedliche Wirkungen haben, je nach Dosierung, Set und Setting.

Zuerst kommt es auf die Substanz an, die man gewählt hat und auf die entsprechende richtige *Dosis.* Was aber ist eine »richtige Dosis«? Es ist die Menge, die zur gewünschten Wirkung führt. Da sich die Wirkung nicht ausschließlich aus der Dosis erklären lässt, kann man nur unter Berücksichtigung der anderen Faktoren die »richtige Dosis« finden. »Probieren geht über Studieren« heißt es im Volksmund. Diese Weisheit gilt vor allem hier. Man sollte beim Experimentieren immer mit geringen Dosen beginnen. Lieber zuerst zu wenig als zu viel. Hat man vorschnell zu viel geschluckt, kann es zu unangenehmen Effekten kommen, ja sogar gefährlich werden! Von dramatischer Bedeutung ist die Dosis etwa bei Strychnin. Eine winzige Gabe kann köstliche Gefühle und sexuelle Kraft bewirken. Ein Quentchen mehr kann zum Tode führen.

Indianer unterscheiden zum Beispiel bei Zauberpilzen drei Stufen der Dosierung: eine medizinische, eine aphrodisische und eine schamanische. Bei der medizinischen Dosierung wird eine Menge verabreicht, die keine psychoaktive Wirkung ausübt, aber bei bestimmten Leiden heilsam ist. Die aphrodisische Dosis ist höher. Sie aktiviert den Geist, ohne ihn mit Visionen oder Halluzinationen zu überschütten. Sie steigert die Wahrnehmung und Empfindungsfähigkeit, kräftigt und erregt den Körper. Die schamanische Dosis katapultiert das Bewusstsein in eine andere Wirklichkeit, durchflutet es mit kosmischen Visionen und erlaubt dem Menschen den Blick in die Welten jenseits des gewohnten Raum- und Zeiterlebens.

Das *Set* ist vielleicht der bedeutendste Faktor beim Erspüren der Wirksamkeit eines Aphrodisiakums, besonders wenn es sich um eine psychoaktive Substanz handelt. Solche Stoffe haben die Eigenschaft, alles, was der Mensch in seinem Bewusstsein trägt oder darin vergraben hat, zu aktivieren, zu verstärken und gegebenenfalls gnadenlos zu entblößen. Dualistisch vereinfachend kann man sagen, dass Menschen, die mit rigiden Dogmen aufgezogen (und gepeinigt wurden) und denen Konzepte von »Erbsünde« und Schuld in die Wiege gelegt wurden, sich in den Gefilden der Erotik und Sexualität schwerer tun als andere. Wer ohne solche Konzepte aufwuchs und die Natur verehrt, kann den Partner oder die Partnerin leichter »als Tempel göttlicher Lust« wahrnehmen.

Von welch enormer Bedeutung das *Setting* für die Anwendung von Aphrodisiaka ist, haben schon die antiken Autoren, besonders die Sanskrit-Schriftsteller erkannt (vgl. RÄTSCH 1992*). Viele orientalische, speziell altindische Liebeslehren befassen sich mit dem Raum oder Ort des erotischen Geschehens. Er sollte für den heiligen Akt gut ausgewählt und hergerichtet werden. Köstlich duftendes Räucherwerk soll die Atmosphäre in einen paradiesischen Hauch tauchen. Der Raum sollte geschmückt und mit Blumen veredelt werden. Allerlei erregende und durststillende Getränke werden bereitgestellt. Kräftigende Spezereien (siehe **Latwerge**) sollten sich in Reichweite befinden. In solchen orientalischen Szenarien erhält auch die haschischgefüllte Wasserpfeife einen würdigen Platz. An Menschen, die sich zum erotischen Vergnügen verabredet haben, ergeht der Ratschlag, frisch gebadet, gepflegt und mit duftenden Essenzen gesalbt zu sein. Sie tragen besondere Festtagskleidung und Wäsche. Ein solcherart vorbereitetes Ambiente hat mit Sicherheit eine andere Qualität als ein Bahnhofsklo für einen »Quicky«.

Wer hat Angst vor Aphrodisiaka?

Im ägyptischen Basar von Istanbul biegen sich die Bretter von darauf getürmten Lustmitteln (siehe **Sultansmedizin**). Die Etiketten der Packungen und Kräutermischungen versprechen orientalische Sinnlichkeit. Geschäftstüchtige Händler raunen potenziellen Käufern Poetisches ins Ohr: »Drei Löffel, und du kannst einen ganzen Harem befriedigen.« Oder, frei nach Goethe: »Mit diesem Stoff im Leibe erkennst Helenen du in jedem Weibe!« Männliche Wunschträume …

Am Thema Aphrodisiaka scheiden sich die Geister. Ökologisch bewusste Umweltschützer mahnen – zu Recht –, dass Tiere wie **Robben**, Nashörner (**Nashorn**), Käfer (**Insekten**) oder **Elefanten** aufgrund asiatischer Gier nach »völlig wirkungslosem« Gehörn und getrockneten Phallen skrupellos abgeschlachtet werden.

Machos posaunen lautstark: »Aphrodisiaka? Stehpillen? Brauch' ich nicht. Der steht auch so!« Ein Männerwitz, der von der Angst zeugt, nicht als potenter Held, sondern als kümmerlicher Schlappschwanz dazustehen, der es nötig haben könnte, sich mit Pillen, Wässerchen, Suppositorien und Tinkturen aufzupeppen.

Wenn Frauen diesem Thema gegenüber aufgeschlossen sind, so verhalten sie sich durchaus neugieriger und aufgeschlossener. Sie finden das Thema reizvoll, weiblich, naturverbunden. Ihr Geist scheint eher vom Hauch der alten Liebesgöttinnen durchlüftet.

Viele Menschen glauben, Aphrodisiaka seien Medikamente für Impotente oder Frigide. Eine heute allgemein kursierende Vorstellung von Aphrodisiaka, die nicht nur falsch ist, sondern wesentlich die Erfüllung und Steigerung erotischer Lust verhindert.

Von der Lust und ihrer Dämonisierung

Was genau ist Lust? Das Wort hatte im Althochdeutschen den Sinn von »Neigung«. Im Mittelhochdeutschen erweiterte es sich um die Bedeutungsebenen: Verlangen, Begierde, angenehme Empfindung, Freude und Vergnügen. Lust ist das Feuer der Liebe. Erlischt sie, verglimmt die Liebe. Die Lust ist Anziehungskraft für die Liebe. Im Idealfall transportiert sie Liebe. Lust ist das Urprinzip des Universums. Sind wir Menschen nicht der Materie gewordene Orgasmus eines sich liebenden Paares, der Verschmelzung von weiblicher und männlicher Lust? – Im Tantrakult heißt es: »Aus Wonne geht der Kosmos hervor, wird aus ihr erhalten und in sie wieder aufgelöst.« »Wonne« bedeutet ebenfalls Verlangen, Lust, Freude, Genuss. Das Wort ist verwandt mit dem Namen der germanischen Vegetationsgötter, den Wanen. Zu ihrem Göttergeschlecht zählte Freia, die Liebesgöttin, die mit ihren goldenen Äpfeln – den Früchten vom Baum der Erkenntnis – den Göttern ewiges, lusterfülltes Leben schenkte und den Menschen zu ihrer Wonne – man höre und staune – den Hanf brachte.

Die westliche Medizin erachtet viele traditionelle Aphrodisiaka als wirkungslos oder hält sie für Relikte betrügerischen Aberglaubens. Mehrheitlich geht sie noch heute vom Konzept aus, der menschliche Körper sei ein materieller Organismus, eine Art Maschine, die von Geist und Seele getrennt funktioniert. Solange er gesund ist, funktioniert er einwandfrei. Versagt er, muss er repariert werden wie ein verschlissenes Auto. Werden Liebesmittel mit Schraubschlüsseln für eine verkorkste Sexualität verwechselt, wird man vergeblich auf ihre Wirkung warten. Es gibt darunter kaum eine Substanz, die nach der Einnahme wie auf Knopfdruck den sexuellen Reproduktionsapparat zur anatomischen Funktion und Höchstleistung treibt (siehe Seite 13). Vielleicht ist deshalb Viagra solch ein Kassenschlager.

Außereuropäische oder bei uns überlebende Reste heidnischer Kulturen verehren Aphrodisiaka als kostbare Geschenke der Liebesgötter und -göttinnen. In der Regel erkennen sie im Körper einen Tempel des Bewusstseins. Naturverehrende Menschen pflegen ihren Körper, geben ihm aufbauende und stärkende Nahrung, die lustfördernd Materie und Bewusstsein zur Einheit verschmilzt. »Naturmenschen« nehmen die subtilen Auswirkungen der heiligen Pflanzen in Körper und Geist wahr und spüren, wie sich beide interaktiv zu einer Einheit verbinden (siehe Seite 14).

Naturentfremdung und fanatisch religiös begründete puritanische Strömungen führten nicht nur zur Verleugnung der Existenz von Aphrodisiaka. Die am besten wirkenden Pflanzen, die oft auf einer jahrtausendealten Tradition als Aphrodisiaka basieren, wurden entweder verschreibungspflichtig, durch international verbindliche Betäubungsmittelgesetze (BtMG) verboten, oder sonstige gesetzliche Regelungen machen ihren umsichtigen Gebrauch so gut wie unmöglich. Auch wenn dies provokant klingen mag, sollten wir uns vergegenwärtigen, dass das BtMG eine nicht nur rational begründete moderne Variante des *Hexenhammers* darstellt, ein Instrument, das zur Dämonisierung und Unterdrückung von Rausch, Ekstase und Diffamierung »zügelloser« Erotik führt. Diese gesetz-

»Ich war mutlos und schlapp; mit Zittern und Zagen ging ich an Luise heran. Ich setzte mich hin. Ich tändelte mit ihr. Allein die Kraft zur Lust wollte sich nicht einstellen. Ich empfand eher zarte Liebesregung als heftige sinnliche Begierde. Mir war verdrießlich zumute. Ich glaubte als Buhler nichts zu taugen, dabei hatte ich doch schon manchmal den Gegenbeweis geliefert.« (James Boswell, *Londoner Tagebuch*)

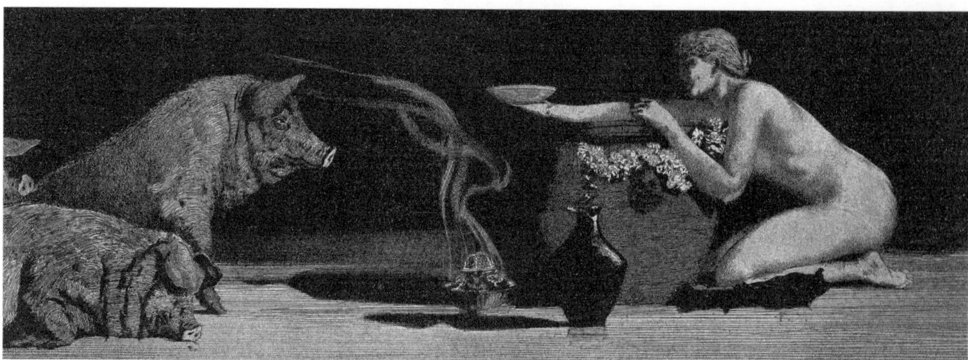

Circe verwandelt die Gefährten des Odysseus in Schweine. Betörende Weihrauchschwaden und Zaubertränke machten sie willenlos. (Maximilian Dasio, *Circe*, Radierung aus *Jugend*, 1896)

lichen Restriktionen dienen nicht immer und ausschließlich der »Volksgesundheit«. Auf erotischer Ebene machen sie es Menschen, die ein natürliches Bedürfnis nach veränderten Bewusstseinszuständen und erotisch intensivierten Erfahrungen haben, schwer, sich lustvoll und sogar gesundheitlich gewinnbringend mit diesen wundersamen Geschenken der Pflanzenwelt zu beschäftigen. Der tibetischen Medizin beispielsweise ist es geläufig, bei der Anamnese auch nach dem Zustand der Lustbefriedigung zu fragen. Offenbart sich in dieser Hinsicht ein Mangel, kommt es durchaus vor, dass tibetische Ärzte und diejenigen, die diesem Medizinmodell verpflichtet sind, zu einer Intensivierung der Libido durch Aphrodisiaka raten.

»... und so entschloss sich die Zippel, noch denselben Tag zu einer Frau zu gehen, die ihr als Hexe bekannt war und ihr auch, wie ich später erfahren, manche Dienste durch ihre geheimnisvolle und verbotene Kunst geleistet hatte.« (Heinrich Heine, *Die Tochter des Scharfrichters*)

Über zweitausend Jahre christlicher (oder auf anderen Dogmen basierender) Indoktrination verankerten im Unterbewusstsein vieler Menschen, in den heiligen Pflanzen der heidnischen Götter nichts als verderbliche Teufelsdrogen zu sehen. Wer den Teufel erfindet, wird die Geister, die er oder sie rief, nicht mehr los und lässt sich vom Teufel reiten, ohne sich dessen bewusst zu sein. Psychologisch und ethisch betrachtet erscheint das Konzept der Sünde als verheerender Virus, in den menschlichen Geist gepflanzt, um die freie Lust, natürliche, sinnliche Bedürfnisse oder gar mystische Erfahrungsebenen zu dämonisieren. Mit Vorstellungen von Erbsünde und sündigen Begierden plagen sich noch immer viele Menschen ab. Bis heute ist die Überzeugung tief verwurzelt, dass »teuflische Elixiere« sündiges Verlangen und frevelhafte Begierden schüren.

Wie konnte es dazu kommen?

In der Literatur und in Hexenarchiven von Museen (wie dem Völkerkundemuseum Hamburg) können Interessierte sich heute einen differenzierten Einblick in die Geschehnisse zu Zeiten der massenhysterischen Hexenverfolgungen in Europa verschaffen. Dabei wird offenbar, dass das Hexenbild der frühen Neuzeit (des 15. und 16. Jahrhunderts) auf antiken Quellen basiert, die aus christlicher Sicht umgewertet und dämonisiert wurden.

In der römischen Literatur ist von Frauen aus der Gefolgschaft der bekannten Zauberin Circe oder der Medea die Rede, die als eine Tochter der dunklen Göttin Hekate galt[10]. Medea war ursprünglich eine skythische Priesterin und Schamanin, die zaubern, durch die Lüfte fliegen und Menschen verjüngen konnte. Im antiken Kontext waren Hexen keine Schadenszauberinnen, sondern starke, weibliche Persönlichkeiten, die anderen nutzen wie auch schaden konnten.

Im dualistisch-monotheistischen Kontext wurden sie zunehmend negativ bewertet. Da sie offensichtlich im Verborgenen wirkten, erschienen sie umso unheimlicher. Dennoch gab es immer wieder Menschen, die sich von der Liebe enttäuscht oder von Impotenz oder Unfruchtbarkeit geschlagen fühlten und daher Frauen aufsuchten, die um tradierte Rezepte geheimer Mittel und Liebestränke wussten (siehe Seitentext).

Zur Zeit des römischen Imperiums waren solche Liebestränke, *aquae amatrices*, »Liebeswässerchen« genannt, sehr begehrt. Die besten Mittel stammten aus Thessalien und hatten eine stark betäubende und erregende Wirkung. Diese Zaubertränke standen meist unter dem Schutz der Venus, wuchsen doch die meisten Ingredienzien im Garten der Wollust. Leider sind nur sehr wenige antike »Rezepte« solcher Tränke überliefert. Sie bestanden offensichtlich vornehmlich aus Wein, dem Kräuter, Pflanzensäfte, Wurzeln und Harze zugesetzt wurden. Unter den wirksamen Zusätzen befanden sich **Nachtschattengewächse** (wie **Alraune, Bilsenkraut, Tollkirsche**), **Opium** und **Hanf** wie auch **Basilikum** und **Zimt**. Wie der prüde römische Philosoph und Staatsmann Seneca (ca. 4 v. u. Z. bis 65 u. Z.) darlegte, galt bereits der **Wein** als eine Art Liebestrank: »Sobald des Weines überwältigende Kraft die Herrschaft über uns gewonnen, tritt jedes bisher verborgene Laster zutage. Die Trunkenheit er-

10 Siehe dazu die Ausführungen von Christian Rätsch in Müller-Ebeling et al. 1998*.

zeugt nicht unsere Untugenden, sie bringt sie nur ans Licht. Da dauert es dem Wollüstling viel zu lange, bis er in sein Schlafgemach kommt, gleich auf der Stelle erlaubt er seinen Begierden, wonach sie Verlangen tragen« (*Epistulae morales* 83).

Als Rom das Christentum als Staatsreligion ausrief, wurden die heidnischen Götter, vor allem aber die Göttinnen, sowie die gesamte Natur, die zum Reich der Venus gehörte, dämonisiert und den Heerscharen des Teufels zugeordnet. Aus der lieblichen Liebesgöttin wurde eine männerfressende Hexenfürstin oder ein blutsaugender Vamp. In christlicher Sicht kehrte sich die Wirkung der Venus ins Gegenteil um. War sie ursprünglich die Liebesgöttin, die den Männern Potenz, den Frauen Fruchtbarkeit und beiden Lust schenkte, wurde sie als Hexe stigmatisiert, die Männer verhexen und impotent machen konnte.

Als die Römer nach Germanien kamen, identifizierten sie die germanischen Götter mit den eigenen Gottheiten. In der germanischen Liebesgöttin Freia oder Holda erkannten sie ihre Venus. Das Mittelalter machte Freia-Holda-Venus zu einem männermordenden Dämon. Man sagte, Frau Venus lebe im Venusberg, zum Beispiel im Hörselberg bei der Wartburg, und verführe tugendhafte Ritter zu unkeuschen Sünden. Die ehemals ausgelassenen Liebesfeste zu Ehren der Göttin wurden angsterfüllt als teuflischer Hexensabbat betrachtet. Frauen, die über heidnisches Kräuterwissen verfügten, wurden als Hexen angeklagt. Man warf ihnen unter anderem vor, züchtige Männer mit zerstörerischen Zaubertränken zu vergiften.

Die (männlichen) Fantasien über das Treiben und Wirken der Hexen erhielten einen zunehmend psychopathischen Charakter und führten zu einem Vernichtungsfeldzug gegen die weisen Frauen. Heute wissen wir, dass im Namen Christi in Europa Millionen von Menschen (nicht nur Frauen) gefoltert und verbrannt wurden, die an heidnischen Fruchtbarkeitskulten festhielten und das antike Pflanzenwissen bewahrten. Das kirchliche Wüten gegen die weibliche Natur dauerte jahrhundertelang an. Die heiligen Pflanzen der Antike, wie die aphrodisische **Alraune** oder das apollinische **Bilsenkraut**, wurden dämonisiert und als teuflische Gewächse verbannt.

Diese Dämonisierungsfeldzüge gehören keineswegs einer religiös verblendeten Vergangenheit an. Erst 1912 fiel das einst der Aphrodite heilige Opium der internationalen Ächtung anheim. Seither enthalten viele Ärzte[11] ihren Patienten Opiate wie Morphium vor, obgleich diese zugegebenermaßen zu den verträglichsten und wirksamsten Schmerzmitteln gehören. Sie tun dies, weil sie entweder ihr Suchtpotenzial fürchten oder die aufwendigen Auflagen des Betäubungsmittelgesetzes scheuen, das die dort aufgelisteten Stoffe gemäß § 12, 3.2 der Meldepflicht unterwirft. Hanf, das heilige Kraut der germanischen Liebesgöttin, wurde sogar erst in den fünfziger Jahren illegal!

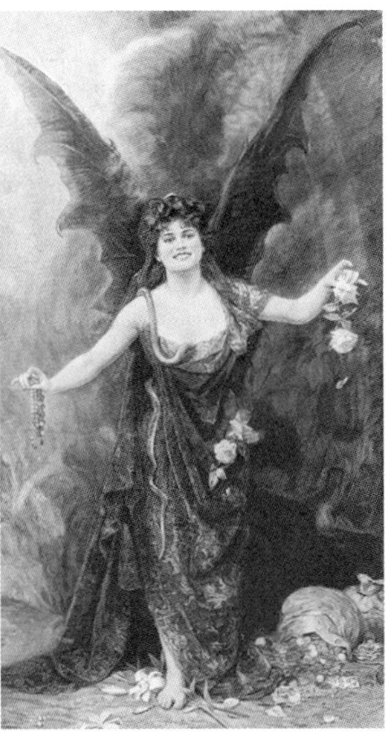

Künstler des 19. Jahrhunderts fürchteten und faszinierte die weibliche Sinnlichkeit. Aus der Rosen streuenden Aphrodite wurde ein Satansweib mit Fledermausflügeln und Schlange, das die Lilien der Keuschheit zertritt und mit Geld und Erotik lockt. (Achille Fould, *Madame Satan*, Stich, 1904)

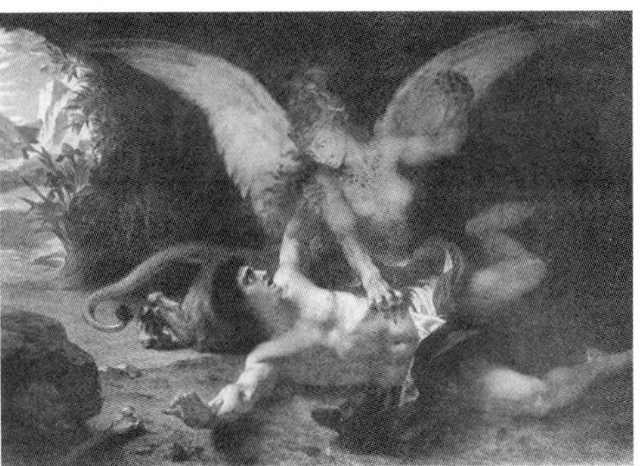

Der allzeit bereiten Lust der Frau fühlten sich Männer wie einem mordenden Vampir ausgeliefert. (*In den Fängen des Vampirs*, anonyme Lithografie, um 1890)

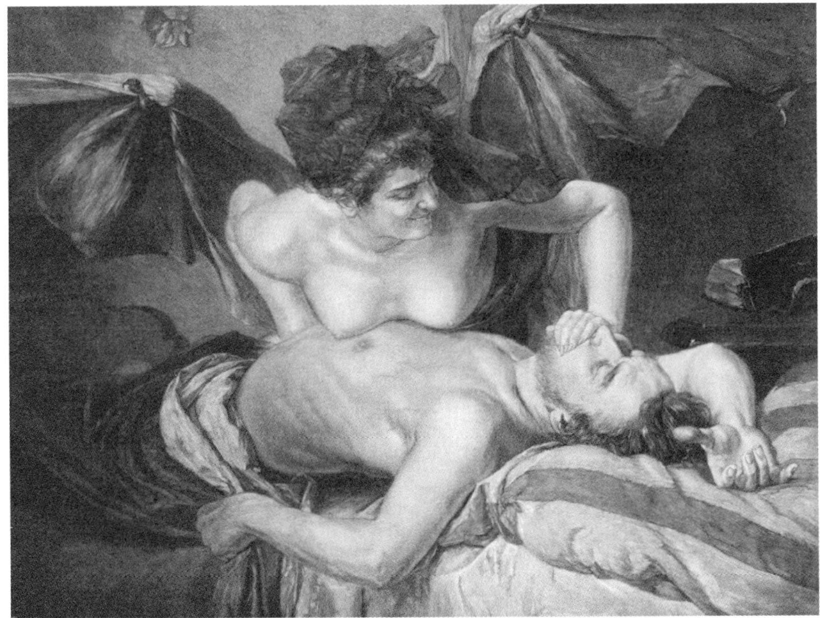

Die Vorstellung, die unersättliche weibliche Sinnlichkeit ersticke das starke Geschlecht wie ein Alpdruck, war insbesondere in der Kunst des 19. Jahrhunderts bildwirksam. (*Die Drud*, Stich nach einem Gemälde von Wilhelm Schade, 1892)

11 Noch heute müssen approbierte (zugelassene) Ärzte den hippokratischen Eid schwören, der sie verpflichtet, ausschließlich zum Wohle des Patienten zu handeln.

Die Trivialkunst des 19. Jahrhunderts paarte Goethes Faust, der zum Hexer wurde, mit tradierten Szenarien von Hexenküchen und Hexensabbat. Nackte Frauenleiber entsteigen den Schwaden des Räucherkessels. Sie benebeln und verzücken die im unterirdischen Gewölbe Versammelten. Hier fühlen sich auch die Hexentiere Eule, Schlange, Katze und Fledermaus wohl. (J. Benlliure, *Hexensabbath*, Stich, vermutlich 19. Jh.)

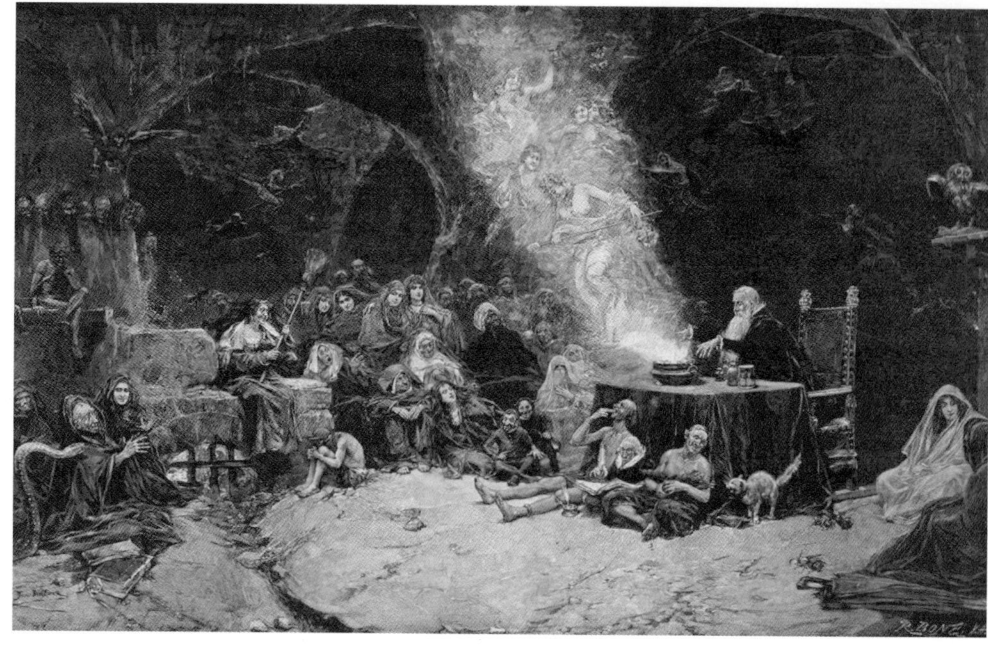

»Im Rahmen des 1. Intern. Opiumabkommens (IOA) vom 23. 1. 1912 in Den Haag (Haager Abkommen) wurde unter Vorsitz von Bischof Brent Opium, Kokain, Morphium geächtet und die Grundlage für die Drogenprohibition im 20. Jahrhundert geschaffen.« (Harald Hans Körner[12], Erläuterung zur 4. Auflage des BtMG, 1994: 3)

Moderne Medien fühlen sich dem Auftrag verpflichtet, unabhängig und unparteiisch Bericht zu erstatten. Die Wissenschaft stützt sich auf »objektive« Fakten und Daten. Dennoch stehen in journalistischen und wissenschaftlichen Publikationen nicht Information und Aufklärung an erster Stelle. Vielmehr werden diese *verdrängt* durch eindringliche Warnungen vor »giftigen« Gewächsen. Umso mutiger erscheinen vor diesem Hintergrund die rühmlichen Ausnahmen von Rufern in der Wüste.

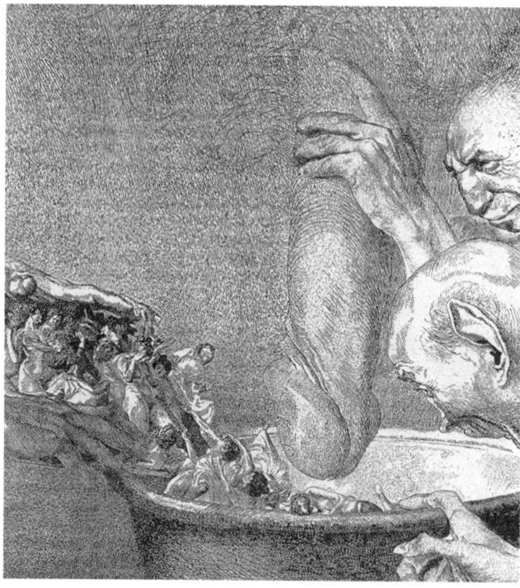

Noch Ende des 19. Jahrhunderts erweist sich das Hexensabbat-Repertoire als bildwirksam. Satyrn schütten nackte Weiber in ihren Hexenkessel und befruchten sie mit einem drastisch-naturalistischen Phallusstößel. (Otto Greiner, »Der Mörser«, Lithografie)

Wohlgemerkt: Es geht hier nicht darum, mögliche Gefahren zu verharmlosen oder gar zu unterschlagen. Vor allem was den Umgang mit Nachtschattengewächsen betrifft, sind Warnungen durchaus berechtigt! Wenn sie jedoch nicht durch korrekte Informationen untermauert oder auch relativiert werden, fördern solche Warnungen keine Glaubwürdigkeit, sondern unreflektierte Hetzkampagnen.

Noch immer sind die lustfeindlichen Tendenzen in unserer Kultur von den Wunden der Inquisition gezeichnet. Dennoch siegte auf lange Sicht das Heidentum. Mehr und mehr Menschen besinnen sich der Großen Göttin. Aphrodisiaka werden nicht mehr ausschließlich als gefährliche Hexengebräue dämonisiert, sondern auch unter neuen, lustvollen Perspektiven betrachtet. Forderungen nach der Legalisierung von Hanf werden laut, und allerorten erwacht das Interesse an heidnischen Ritualpflanzen, natürlich nach wie vor vehement von Gegenkräften bekämpft.

12 H. H. Körner, Oberstaatsanwalt und Leiter der Hessischen Zentralstelle für die Bekämpfung der Betäubungsmittelkriminalität, widmete die 4. Auflage des BtMG der Stadträtin und Vorsteherin des Sozialamtes Zürich, Dr. Emilie Lieberherr, »die mit ihrem unbürokratischen Engagement für Suchtmittelabhängige und todkranke Menschen und mit ihrer humanen Drogenpolitik für viele zu einem leuchtenden Vorbild geworden ist«. Wie gut informierte Kreise wissen, gibt diese Widmung Anlass zur Hoffnung. Sie signalisiert, dass sich Juristen wie Körner (und der Lübecker Richter Wolfgang Nescovic) für eine Entdämonisierung von psychoaktiven Pflanzen und Substanzen einsetzen, die einem gesunden Umgang weitaus dienlicher ist als bloße Kriminalisierung.

Die fünf Sinne – Quellen erotischen Erlebens

An erotischen Abenteuern sind alle fünf Sinne beteiligt; ebenso am erotischen Alltagsvokabular. In Wortgruppen um die Bedeutungen »stimulieren, »erregen« oder »sinnlich« schwingt mehr mit als nur Gefühl oder reiner Anblick. Synästhetische Wahrnehmungsebenen klingen an, wenn Männer von einem »heißen Feger« sprechen, von einer »scharfen Nummer« oder von einer »aufgedonnerten« Person, deren Anblick ein unangenehmes Getöse verursacht. Weitere Beispiele machen die konzertierte Aktion der Sinne deutlich.

Wir alle kennen die folgende Situation: Unser Blick fällt auf einen attraktiven Mann, eine anziehende Frau und verweilt mit angenehmen Vorstellungen auf ihrer Gestalt, einer langhaarigen und kurvenreichen Frau zum Beispiel oder auf der Erscheinung eines knackigen jungen Mannes mit angenehmen Zügen. Dann macht die angeschmachtete Person den Mund auf. Ein unangenehmer Ton trifft auf unser Ohr. Ein übler Dialekt. Eine ungepflegte Aussprache. Eine schrille, schneidende, piepsige oder schnarrende Stimme. Aus der Traum! Jede weitere Annäherung wäre zwecklos. Sanfte, samtige, weiche, tiefe oder helle Töne hingegen wirken unwiderstehlich. Wir könnten uns glatt verlieben in die Stimme am Telefon. Stehen wir aber der betreffenden Person real und dreidimensional gegenüber, können unsere romantischen Höhenflüge ebenso durchkreuzt werden. Die Vorstellung, die wir uns aufgrund der Akustik machen, stimmt selten mit dem optischen Erscheinungsbild überein.

In der Regel wahren wir einen Sicherheitsabstand von mindestens fünfzehn Zentimetern zu einem unbekannten Menschen. Im dichten Gedränge eines öffentlichen Verkehrsmittels oder eines Konzerts rücken uns Menschen dichter »auf die Pelle«. Bevor wir notgedrungen Fühlung aufnehmen, sind wir primär den Ausdünstungen dieser fremden Personen ausgeliefert. Wir riechen Schweiß, Alkohol, Nikotin – und nehmen Abstand, so gut es geht. Über diese Geruchsbarriere tritt niemand in unsere Intimsphäre, dessen Geruchsaura uns nicht behagt. Ein unangenehmer Geruch stößt uns ab, ein angenehmer Geruch zieht uns an. Doch wenn Optik und Akustik nicht mitspielen, hat auch die Nase keine Chance.

Die Hürde dieser drei Sinne müssen wir genommen haben, bevor wir uns darauf einlassen können, wie sich ein Mensch anfühlt. Das erste Signal dafür ist der Händedruck. Wer reagierte besonders positiv auf eine schweißnasse Hand, die schlaff in die eigene fällt? Hände weg! ist das untrügliche Signal, denn Schweiß ist primär Angstschweiß und wird nur in intimer Nähe erregend empfunden. Und besonders dann hat Schlaffes »keinen Stich« ...

Die letzte Hürde nimmt nur der Geschmack. Wen als den Menschen im eigenen Bett, dessen individuelle Körperlandschaft wir mit der Zunge erkundeten, hätten wir »zum Fressen gern«?

Welche untergeordnete Macht das ausgeklügelte Wechselspiel der Sinne hat, das bei uns nur dann zur guten Wahl führt, wenn wir alle Signale wahr- und ernst nehmen, wurde mir unter ungewohnten Umständen deutlich. Als ich mich das erste Mal in einem Dorf von Regenwaldindianern in Chiapas, im Grenzgebiet von Guatemala, im Süden Mexikos aufhielt, erkannte ich drastisch, welchen Einfluss die Bevölkerungsdichte auf das individuelle erotisch-sexuelle Auswahlverfahren hat. In Naha', einem rund hundert Einwohner zählenden Dorf der Lakandonen, folgte ich dem über hundertjährigen Dorfältesten Chan K'in auf die Milpa, das Maisrodungsfeld. Ich wollte mich nützlich machen und hielt es für eine gute Idee, dem Ältesten und Schwächsten des Dorfes zu folgen, um ihm bei der harten Feldarbeit zu helfen. Ein naiver Gedanke, wie mir der erschreckte Ruf meines Mannes zeigte, der insgesamt drei Jahre an diesem Ort gelebt und die Sprache der Mayanachfahren erlernt hatte. »Komm zurück! Wenn Du Chan K'in auf die Milpa folgst, denken alle, du gehst mit ihm ins Maisfeld.« Dass es sich dabei um eine bei den Maya verbreitete Umschreibung für Geschlechtsverkehr handelt, ist einem besseren Verständnis durchaus dienlich. Leider entging den ersten ethnografischen Chronisten diese sprachliche Wendung, wodurch ihre puritanische Sicht der Dinge bis heute in der Mayaliteratur überlebte. Durch diese für mich ungeheuerlich gewagte Unterstellung wurde mir die lebensnotwendige Funktion der Fortpflanzung für eine kleine ethnische Gruppe deutlich. Wo es wenig Geschlechtspartner gibt, kommt jeder in Frage, der dem anderen Geschlecht angehört!

In unserer westlichen Industriegesellschaft hingegen treffen ausgeklügelt verfeinerte Mechanismen die Wahl unter der Masse von Möglichkeiten. In Sekundenbruchteilen überfliegen wir mit all unseren Sinnen das Gegenüber und schätzen ein, ob uns die Person wohlwollend oder feindlich gesonnen ist, ob wir sie sympathisch, unsympathisch, vertrauenerweckend oder attraktiv finden.

»Sappho erlebte als einzige Frau beim Klang der Lyra den Eros, und sie widmete deshalb Aphrodite und den Eroten ihre gesamte Dichtung und wählte als Thema ihrer Lieder die Schönheit und Anmut des jungen Mädchens.« (Himeros, 4. Jh.)

»Sie streifte ihre Kleider ab, bog die Hüften ein wenig seitwärts und sagte: ›Schau Dir diese Farbe an, wie tadellos, wie fleckenlos, wie rein, diese rosigen Hüften und da den Übergang zu den Schenkeln, weder zu dick noch zu mager, auf den Hügeln die Grübchen! Bei Zeus, sie wackeln nicht wie die der Myrrhine!‹« (ALKIPHRON, *Drei Hetärenbriefe – Megara an Bakchis*)

Sehen

Im Allgemeinen räumen wir dem Sehsinn eine übergeordnete Bedeutung zu. Wir kennen die »Liebe auf den ersten Blick«, aber nicht die auf den ersten Ton ... Ohne die Macht des Blickes hätte Voyeurismus (frz. *voyer* = sehen) keinen Reiz, Schamgefühle wären weniger peinlich, Exhibitionisten und Spanner fänden keinen Kanal für ihre Triebbefriedigung.

Das Auge selbst wird in einschlägigen Lexika als weibliches Sexualsymbol beschrieben. Bevor wissenschaftliche Untersuchungen erwiesen, dass große Pupillen begehrenswerter erscheinen lassen, weil sie als Spiegel der Seele Aufschluss darüber geben, dass der Anblick eines Gegenübers erregend wirkt, nutzten italienische Frauen diesen attaktivitätssteigernden Effekt schon im 19. Jahrhundert, indem sie sich Belladonnaextrakt in die Augen träufelten. Das darin enthaltene Atropin erweitert die Pupillen.

Mit den Augen erfassen wir Schönheit, Anmut, Attraktivität. Sie zeigen uns, wen wir erotisch, sexy oder geil finden. Durch sie nehmen wir harmonische Proportionen und ieale Schönheit wahr – auch wenn sich das Schönheitsideal von Zeit zu Zeit und von Kultur zu Kultur wandelte.

Der visuelle Sinn registriert Ähnlichkeiten zwischen unseren eigenen Geschlechtsteilen und Gestaltungen der Natur. Feigen sehen aus wie Hoden, Birnen wie der weibliche Unterkörper, Äpfel wie straffe, runde Brüste von jungen Mädchen. Eine kleine, enge Vagina vergleichen Indianer in Chiapas, Mexiko, mit dem Aussehen einer Auster, eine große, fleischige dagegen mit einem Tapirweibchen.

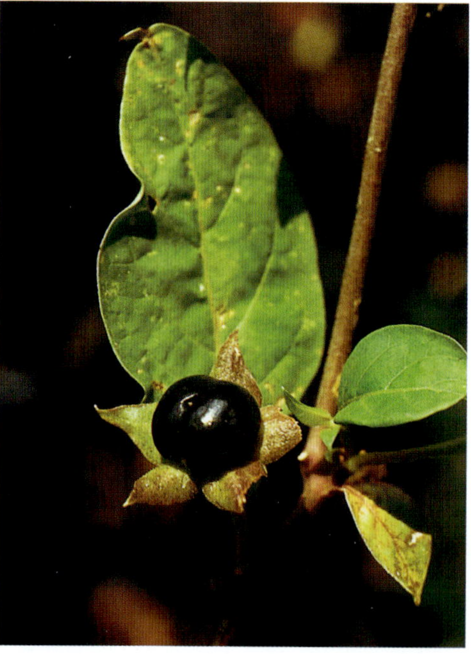

Die leuchtend schwarzen Kirschen der *Atropa belladonna* ähneln der Pupille. Das in diesem Nachtschattengewächs enthaltene Atropin erweitert die Pupillen. (Stich aus MANGIN 1869: 243*)

Um dem Auge des Betrachters mit einem durchtrainierten Körper zu gefallen, nehmen wir viel auf uns. Wir gehen ins Bodybuilding oder ins Fitnessstudio, treiben Sport, bräunen uns in der Sonne, trainieren uns einen Waschbrettbauch an, straffe Hüften, einen imposanten Bizeps oder Idealmaße. Wir suchen verzweifelt nach Mitteln, welche die Orangenhaut bekämpfen oder das Haarwachstum stärken. Wir lassen uns die Zähne richten und arbeiten, um uns prestigeträchtige Markenkleidung oder einen teuren Wagen leisten zu können. Je nach sozialer Schicht und gesellschaftlichen Ansprüchen »werfen wir uns in Schale«, erscheinen »wie aus dem Ei gepellt« oder »takeln uns auf«. – Ohne die Macht des Sehsinns gäbe es keine Werbung, keine Pornoindustrie, keine Kosmetika, keine erotischen Dessous, keine Schönheitschirurgen, keine erotische Kunst oder Fotografie.

Auf optische Reize des anderen Geschlechts reagieren Männer stärker als Frauen. (Deshalb gibt es fast ausschließlich Spanner und Voyeuristen.) Die Herren der Schöpfung blicken zuerst auf verlockende Rundungen, auf Brüste und Po, und nahezu immer schwingt bei ihrem ersten Blick auf ein weibliches (vorzugsweise gleichaltriges) Wesen ein Test auf erotische Eignung mit. Frauen hingegen blicken zuerst auf Augen oder Hände eines Mannes und interessieren sich – laut Umfragen – mehr für die Ausstrahlung des männlichen Gegenübers, für seinen gesellschaftlichen Status und seine Leistungen. Aus diesem geschlechtsspezifischen Grund werden erotisch wirkende und vorzugsweise nackte Frauen verkaufsfördernd eingesetzt. Besonders gern auf Titelseiten von Magazinen oder sich auf Autos oder Motorrädern räkelnd, um das Produkt an den Mann zu bringen. Seit Frauen sich wirtschaftliche Unabhängigkeit eroberten und eine absatzstarke Zielgruppe darstellen, setzen Modemacher, Kosmetikhersteller oder spezielle Zeitschriften verstärkt auf die Werbewirkung nackter männlicher Models mit muskulösen und gebräunten Bodys im Gegenlicht.

Dieser Übermacht des Sehsinns beugte sich auch die Wissenschaft. Mit allen erdenklichen[13] Untersuchungen widmete sie sich der Frage, was visuell erregend wirkt und welchen Unterschied es zwischen den Geschlechtern gibt. Dabei zeig-

13 Aber auch mit unsäglichen wissenschaftlichen Untersuchungen! Man stelle sich z. B. die folgende »erotisch prickelnde« Versuchsanordnung vor, bei welcher der Penis der männlichen Probanden in ein Messgerät aus Glas oder Gummi eingeführt wurde, das mit Strapsen am Körper befestigt war. Mit dieser »stimulierenden« Apparatur sollten Grad und Qualität der Erektion beim Anblick von Fotos nackter Frauen und nackter Männer getestet werden, um eine Aussage über heterosexuelle und homosexuelle Veranlagungen treffen zu können (BOLZ 1992: 150*).

te sich erstaunlicherweise, »dass visuelle erotische Reize keinerlei Wirkung auf den Hormonspiegel haben« und sich auch im Gehirn keine Veränderungen im Adrenalin- und Noradrenalinspiegel ergaben – selbst wenn sich insbesondere männliche Probanden durch die Erotik- oder Pornofilme, die sie zu sehen bekamen, durchaus stimuliert fühlten. Eine Ausschüttung der körpereigenen Luststoffe war erst festzustellen, wenn es »handfest zur Sache« ging[14].

Hören

Beim Hörsinn wirken verschiedene Komponenten sexuell anregend – oder eben nicht: der Klang der Stimme und die Vibration der Tonschwingung wie auch der Inhalt des gesprochenen oder geschriebenen Wortes.

Auf die erotische Macht der wortlosen Kommunikation verweist die deutsche Sprache, wenn wir von einer »guten Stimmung oder Schwingung« sprechen oder davon, dass wir die »gleiche Wellenlänge« teilen. Sind wir verliebt, hängt der Himmel voller Geigen. Wir hören die Engel singen und sind so sehr bei »der Sache«, dass wir sogar das Gras wachsen hören. Unsere Erregung steigt, wenn am Liebesakt Stöhnen, Schreien, Gurren, Wimmern und dergleichen beteiligt sind. Diese individuell unterschiedlich wahrgenommene Skala von Geräuschen wirkt nur im erotischen Kontext erregend. In anderen Zusammenhängen kündet sie eher von Schmerz, Angst und Gefahr[15]. Bestimmte Arten von Gelächter sprechen uns an, andere hingegen wirken aufdringlich oder vulgär.

Von Klang und Schwingung lebt die Musik – und die Musikindustrie, die »Kuschelrock«-Produktionen besonders gut verkauft. Sängerinnen und Sänger mit einer samtigen, dunklen, verrauchten oder hauchigen Stimme wirken unwiderstehlich verführerisch und kommen beim Publikum besonders gut an. Als Serge Gainsbourg und Jane Birkin »Je t'aime« (ich liebe dich) ins Mikrophon hauchten, katapultierten sie sich nicht mit dem trivialen Liebesgeständnis, sondern mit dem Liebesgestöhne in die Charts und lösten damit Skandale aus.

Die Stimme ist ein eindeutiges Geschlechtsmerkmal. Auf Frauen wirkt ein männlicher Bass, Bariton oder Tenor unwiderstehlich; auf Männer der helle (aber nicht schrille) Sopran oder der weiche Alt. Im Stimmbruch bildet sich beim Mann der typische Adamsapfel aus. Wird er vor der Geschlechtsreife entmannt, verliert er nicht nur seine Männlichkeit, sondern auch die tiefe Tonskala der Stimmbänder. Vielleicht war es die sinnliche Verführungskraft der weiblichen Stimme, die Männer fürchteten und aufgrund derer in Europa wie auch in China oder Japan über Jahrhunderte Frauen nicht auf der Bühne geduldet waren oder Kastraten die Rolle der Sopranstimmen übernehmen mussten ....

Wenden wir uns nun Worten und Inhalten zu. Liebespoesie und Liebesbekenntnisse entzücken unser Herz, weil ihre Aussagen die Seele zum Schwingen bringt – und zwar unabhängig davon, ob wir sie hören oder lesen. Liebesserenaden sind leider aus der Mode gekommen. In früheren Zeiten erweichten sie das Herz mancher Angebeteten. Wenn der Gondoliere in lauen venezianischen Nächten »O sole mio« singt, fühlen sich Touristen persönlich romantisch angesprochen. Bei zotigen Ausdrücken sind wir hingegen empfindlicher. Sie können abstoßend wirken oder auch erregend. Die erregende Kombination von Stimmlage und Vokabular machen sich heutzutage zahllose Anbieter von Telefonsex zunutze, eine Dienstleistung, die vor allem von der Männerwelt genutzt wird. Auch Firmen nutzen beim Telefonverkauf den Klang von Frauenstimmen, die ihren Produkten eine höhere Erfolgsquote garantieren.

»Ich vernahm ihre Stimme, eine ruhige, sehr ruhige Stimme. Leise sagte sie mir Liebesworte. Sie waren nur für mich bestimmt. Schwüre, so scheu gesprochen, als könnte sie der Abendwind hinwegtragen.« (Rubén Dario, *Weiße Trauben braune Reiher*)

Obwohl die Faszination der Töne, Schwingungen und Worte in erotischen Belangen eine große Rolle spielt, wurden akustische Reize von der Forschung, vor allem in der Humanmedizin, weitgehend vernachlässigt. In der Zoologie hingegen wurden akustische Signale beim Werbungsverhalten zwischen Tieren ausgiebig untersucht. Auch hier sind Naturbeobachtungen älteren Datums als Laboruntersuchungen. Das Balzverhalten von Vögeln oder Fröschen oder der Brunftschrei von Hirschen manifestierte sich auch im Volksmund und wird seit je auf das Imponiergehabe des starken Geschlechts übertragen. In diesen Kontext gehört auch der markige Schrei des Filmhelden Tarzan, das ratternde Maschinengewehr Rambos; wenn »Halbstarke« einen monströsen Gettoblaster mit sich herumschleppen, den Motor aufheulen lassen oder sich auf die röhrende Maschine setzen.

Kommen wir zum Schluss zum Ohr an sich. Wie dem Auge kommt der Ohrmuschel ein symbolischer Sexualwert zu. Bereits die Wortkombination verweist auf die erotische Wahrnehmung. So verwundert nicht, dass der Vater der Psychoanalyse, Sigmund Freud (1856–1939), in der Ohr-

14 Annette Bolz untersuchte neurophysiologische Prozesse in der Sexualität und stellte sich in Bezug auf die fünf Sinne die Frage, »was macht uns geil?« (1992: 151, 150).

15 Erregungskurven sind wissenschaftlich nur durch die Messung des Hautwiderstandes aufzuzeichnen. Feuchte Hände erhöhen die Leitfähigkeit – doch sagen sie nichts darüber aus, ob das auf Angst oder sexuelle Erregung zurückzuführen ist.

öffnung ein Vulvasymbol erkannte. Feine und zahlreiche Nerven umgeben dieses akustische Organ, das zu den besonders empfindsamen erogenen Zonen gehört, vor allem bei Frauen. Feuchte Küsse, »hauch«zarte Berührungen und gewisperte Worte können regelrecht orgiastische Stürme auslösen. Wem wir Gehör schenken, den erhören wir. Im Alten Testament (44. Psalm Davids) war dies ein Synonym für die Hingabe der Frau an den Mann, und noch immer sprechen wir davon, dass eine Frau einem Manne hörig, also sexuell ergeben ist.

»Priapus, sofort durch ihre niedlichen Hände herbeigezaubert, winkte ihr gefällig mit starrem, erhobenem Zepter. Sobald sie die günstige Gegenwart des Gottes vernommen, umhalste sie mich aufs zärtlichste und küsste mich.« (Lucius APULEJUS, *Die Dame und die Magd*)

Fühlen

Die Haut ist das größte Organ des Menschen. Das wussten schon die Anatomen in der Barockzeit, die in Stichen dem enthäuteten Menschen die eigene Hauthülle über den Arm legten. Über die Haut nehmen wir Druck, Berührung, Temperaturen und Schmerz wahr. Körperberührungen werden durch das lemniscale System verarbeitet, das die längsten Nerven im Körper aufweisen kann; sie können vom Zeh bis zum Nachhirn (Myelencephalon) reichen, das heißt bis über die Halswirbel hinaus« (BOLZ 1992: 157*).

Seit wir als Embryo oder Fötus[16] in »ozeanischer Selbstentgrenzung« im Uterus schwammen und die Mutter entzückt das erste Strampeln des Ungeborenen an der Bauchdecke spürte, sind wir fühlende Wesen und nehmen alles in uns und um uns herum als Konglomerat von Gefühlen wahr, die wir erst allmählich in die fünf Sinne zu unterscheiden lernen. Selig nuckeln wir an der Mutterbrust. Die Mutter wiegt uns in den Schlaf oder nimmt uns beruhigend in den Arm. In ihrem Schoß fühlen wir uns geborgen und an ihrem Rockzipfel vor Fremden sicher. Bei diesen ersten Lebenserfahrungen ist eine Skala von Sinnen im Spiel, gemischt aus Geschmack, Klang, Geruch und dem vertrauten Anblick. Auch wenn Tastsinn und taktile Empfindungen mit tatsächlichen Hautkontakten zu tun haben, stellen sich »Gefühle« bereits vor der Berührung ein. Schon die Stimme oder der Anblick eines geliebten Menschen »berührt« uns so, dass wir »Schmetterlinge im Bauch« haben oder vor lauter Aufregung weder schlafen noch essen können. Von der Macht der Gefühle leben Romanschriftsteller, Filmemacher, Schauspieler, Poeten, Komponisten oder Schlagersänger, die den Zauber der Berührung durch das geliebte Wesen in unendlichen Variationen beschwören.

Im Kontakt mit dem oder der Geliebten wiederholen wir unsere eigene menschliche Entwicklung. Wir tauchen ein in eine höchst intime Situation, die wir als Kleinkind erlebten. Vermissten wir in der frühkindlichen Phase kontinuierliche Zuwendung, Geborgenheit, Ruhe und Liebe, tragen wir traumatische Schäden fürs Leben davon. Lieben können wir nur, wenn wir diese Urerfahrung als Kind kennen lernten. Vor diesem Hintergrund gewinnt der Spruch, »was Hänschen nicht lernt, lernt Hans nimmermehr«, eine neue existenzielle Dimension.

Wir fühlen uns von der Liebe ergriffen »mit Haut und Haar«. Die kleinste Berührung lässt alle »Haare zu Berge stehen«. Die Berührung spielt in Liebesdingen eine hervorragende Bedeutung, der alle anderen Sinne untergeordnet sind. Wir fühlen den Körper des Menschen, der »uns nahe ist«, mit geschlossenen Augen. Bei der ersten zaghaften Kontaktaufnahme, beim Petting und Vorspiel erkunden wir haptisch oder taktil (d. h. mit dem Tastsinn) die Körperlandschaften des anderen Geschlechts und erschauern lustvoll durch die Sensationen, welche die Berührungen in uns auslösen; vor allem an den erogenen Zonen. Bezeichnenderweise unterschlägt die käufliche, schnelle »Liebe« diesen wesentlichen Bereich einer intimeren Kontaktaufnahme.

Hautkontakt ist uns so wichtig wie Streicheleinheiten. Beides tut uns nicht nur psychisch gut, sondern auch organisch. Unter mangelndem Hautkontakt leidet die kindliche Entwicklung ebenso wie das Immunsystem[17]. Kulturvergleichende Studien wiesen nach, dass Kinder, die ihre ersten drei Lebensjahre im engen Hautkontakt mit der Mutter verbrachten, die herumgetragen und sogar im Rhythmus der täglichen Arbeit ihrer Mütter gewiegt wurden, ein intakteres Immunsystem entwickelten als andere. Ebenso sind Menschen weniger anfällig für Allergien, wenn sie in frühen Kindertagen mit Haustieren, Bakterien und natürlichem Dreck konfrontiert wurden, als Stadtkinder, die in einer keimfreien Umgebung aufwuchsen. Wird ein Kind nicht herumgetragen, entwickelt es keinen Greifreflex. Darf es nie über Stangen balancieren oder auf Bäume klettern, verkümmert der Gleichgewichtssinn (siehe Seite 29). Wem alles »vom Leibe gehalten wird« – Erfahrungen und Krankheitskeime –, der bleibt hilflos, unsicher oder entwickelt Allergien.

Auf Berührungen reagieren Frauen empfindlicher als Männer. Versuchsanordnungen zeig-

16 Bis Vollendung des dritten Monats spricht man von Embryo, danach von Fötus. Dieser Unterteilung der vorgeburtlichen Entwicklung folgt auch die Gesetzgebung, die einen Schwangerschaftsabbruch bis Ende des dritten Monats aufgrund bestimmter sozialer oder medizinischer Indikationen zulässt.

17 Psychoneuroimmunologische Studien bewiesen, dass regelmäßige Hautkontakte das Immunsystem deutlich stärken. Fehlen sie, so wird es geschwächt.

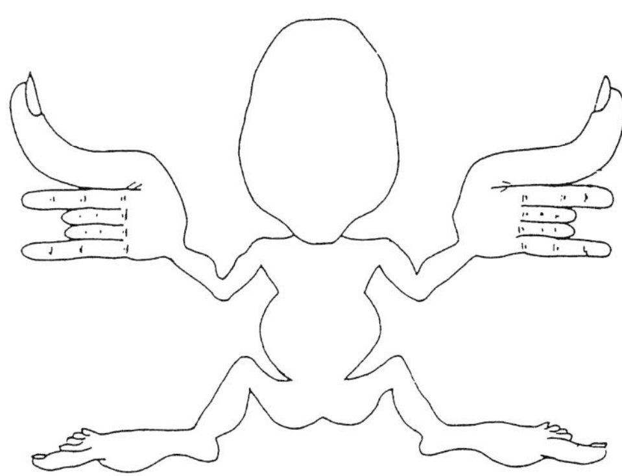

Im somatosensorischen Cortex nehmen Daumen, Finger, Zehen, Füße und der Kopf weitaus größere Fühlbereiche ein als die erogenen Zonen. (Aus Bolz 1992: 158*)

ten, dass sie Punkte am Körper, die Stimulierungen (z. B. durch Akupunktionsnadeln) ausgesetzt werden, deutlicher und genauer als das andere Geschlecht lokalisieren können. Außerdem bewerten sie Berührungen anders als das »starke Geschlecht«, da sie sich taktilen, körperlichen Übergriffen stärker ausgeliefert fühlen. »Diese gesellschaftlich bedingte Unterschiedlichkeit der Interpretation birgt natürlich einige Missverständnisse in den Beziehungen zwischen den Geschlechtern«, folgert Annette Bolz (1992: 158*) zutreffend.

Wir alle spüren, dass erogene Zonen am sensitivsten auf Berührung reagieren. Umso verblüffender ist, dass ihnen neurophysiologisch kein entsprechender Stellenwert zukommt. Im somatosensorischen Cortex wird »wichtigen Fühlzonen« ein größerer Verarbeitungsraum im Gehirn zugewiesen als anderen. Den größten Raum nehmen nicht Brust und Genitalbereich ein – wie man vermuten könnte –, sondern der Kopf, der Daumen und die Zehen! Evolutionsgeschichtlich ist dies sicherlich darauf zurückzuführen, dass wir vor allem mit Fingern und Zehen mit der Umgebung Fühlung aufnehmen und die Umwelt mit den im Kopf lokalisierten Sinnesorganen wahrnehmen.

Was Aphrodisiaka betrifft, so sprechen uns bestimmte Konsistenzen an, die an seidige Haut oder glitschig-feuchte Schleimhäute erinnern. Dazu zählen vor allem Pfirsichhaut, das Innere von **Feigen**, Erdbeeren, Papaya oder anderen **Früchten** sowie **Austern**, **Muscheln** und **Schnecken**. Aufgrund taktiler Qualitäten sprechen wir sinnlich auch auf Dinge an, die sich prall, straff, steif und feucht anfühlen. Im Fetischismus spielen Seide, Samt, Gummi, Lack und Leder eine wichtige Rolle, da ihre Oberflächenbeschaffenheit einen Ersatz für Hautsensationen bietet.

Riechen

Die vergessene Welt der Gerüche vergegenwärtigte auf faszinierende Art Patrick Süskind in seinem Bestseller *Das Parfum*. Sein Held und »Nasenmensch« kann auch über eine Entfernung von Kilometern die Spur der Geliebten aufnehmen. Wir transpirieren vor Erregung und setzen in den Schweiß- und Talgdrüsen der Haut Sexuallockstoffe (Pheromone) frei. Zum Glück ist die Reaktion auf den individuellen Körpergeruch höchst unterschiedlich und wird entsprechend verschieden wahrgenommen. Was für den einen nach »Affenstall« riecht, bedeutet für den, besser die andere (siehe Seite 28) den Himmel!

Mit Gerüchen verbinden wir nicht nur den angenehmen Duft von Flieder und Maiglöckchen, sondern auch Unangenehmes, das nichtsdestotrotz erotische Relevanz erlangte. Beschreibungen der Duftnoten, denen eine besonders verführerische Wirkung nachgesagt wird, lesen sich eher abstoßend. **Ambra** zum Beispiel, das Ausscheidungsprodukt des Pottwals (*Physeter macrocephalus*), wird wenig anziehend als erdig balsamisch und leicht fäkalartig beschrieben. **Bibergeil** (*Castoreum*) riecht rauchig und nikotinartig. Der weiche und süßlich animalische **Moschus**geruch entstammt den Geschlechtsdrüsen des im Himalaya heimischen Moschushirschs (*Moschus moschiferus*), der dem männlichen Hormon Androstenol ähnlich sein soll. **Zibet** vom Drüsensekret der äthiopischen Zibetkatze (*Viverra zibetha*) stinkt regelrecht abstoßend und deutlich fäkalartig.

Der Geruch spielt im sexuellen Bereich eine weitaus wichtigere Rolle, als wir gemeinhin annehmen. So vermuten Verhaltensforscher, dass sich der Kuss aus einem Beschnuppern entwickelte – schließlich ist die nicht weit entfernte Nase unmittelbar an der Aktion beteiligt. Unmissverständlich zeigt sich die Wichtigkeit des Geruchssinns an der Redewendung, jemanden »nicht riechen zu können«, wobei der Akzent auf riechen liegt und nicht auf können. Wessen Geruch uns nicht passt, den lassen wir nicht an uns heran.

Das hat entwicklungsgeschichtliche Gründe. Bereits in der Plazenta waren wir mit den spezifischen Gerüchen der mütterlichen Aura verbunden. Gerüche – flüchtige chemische Substanzen – sind die einzigen Moleküle, welche die Plazentaschranke überwinden, die ansonsten alle Giftstoffe abschirmt, die aus der mütterlichen Atmosphäre an den embryonalen Organismus weitergereicht werden könnten. Deshalb erwecken Gerüche spontan Erinnerungen an vergangene Erfahrungen. Vergegenwärtigen wir uns, dass bereits das Ungeborene Gerüche erlernt, sollten uns EU-Normen alarmieren, die gesetzlich ver-

»Durch eine langsame, aber unaufhaltsame Entwicklung ist der Mensch im Laufe der Jahrtausende vom ›Nasentier‹ mehr und mehr zum ›Augentier‹ geworden.« (Jean Rodolphe 1968*)

»Mit den Worten drückte ich sie fester an mich und küsste sie. Und schon umschlang sie mich, von gleichen Trieben hingerissen und wie ich schmachtend von lechzendem Verlangen, schon sog ich ihren Zimtatem aus halb geöffnetem Munde ein, sog Nektar von ihrer der meinigen begegnenden Zunge und fühlte mich unwiderstehlich zum völligen Genusse hingerissen.« (Lucius Apulejus, *Die Dame und die Magd*)

»Der Geruchssinn als chemischer Sinn (das Übertragungsmedium sind chemische Moleküle) gehört phylogenetisch zu den ältesten Sinnessystemen. Gerüche greifen auf vielfältige Weise in das Leben von Tieren und Menschen ein: Sie dienen der Nahrungssuche und dem Nahrungsgenuss – erst im Zusammenspiel von Schmecken und Riechen erleben wir vollen Genuss –, der Warnung, der Orientierung, sie steuern das Sexualverhalten, beeinflussen Stimmung und Emotionen und den Hormonhaushalt.« (SEITZ 2002: 55)

ankern, dass europaweit Lebensmittel durch Aromen und Geschmacksverstärker »gestylt« werden dürfen. Sollte dies zur allgemein verbindlichen Norm werden, öffnete man im wahrsten Sinne des Wortes Tür und Tor für eine pränatale (vorgeburtliche) Prägung auf bestimmte Aromastoffe, bei welcher die Lebensmittelindustrie auch vor Kleinkindnahrung nicht Halt macht.[18]

Der Geruchssinn bildete sich nicht nur früh in unserer Entwicklung aus, er entstand auch früh in der Evolution, als die olfaktorische (geruchliche) Kommunikation für das Überleben entscheidend verantwortlich war. Möwen, Pinguine oder Seelöwen bringen ihre Nachkommen zur selben Zeit in großen Kolonien zur Welt. Gäbe es keine untrüglichen Geruchsmerkmale, könnten Muttertiere ihre Brut nicht wiederfinden und Jungtiere gierten vergeblich um Nahrung. Berühren Menschen ein hilflos zurückgelassenes Rehkitz, verhindern sie, dass die Ricke es als ihr eigenes erkennt. Geht man »der Nase nach«, gehören Menschen biologisch nicht zu den Einzelgängern, sondern zu den Herdentieren.

Die Physiologie des Geruchssinns gibt der Forschung bis heute Rätsel auf. Sie widmete dem Riechen weit weniger Aufmerksamkeit als etwa dem Sehen oder Hören. Während in Augen und Ohren spezialisierte Sinneszellen Licht und Geräusche in Signale umwandeln, die von Nervenzellen erkannt werden, besitzt die Nase keine echten Sinneszellen. Stattdessen sind die Nervenzellen in der Riechschleimhaut unmittelbar mit dem Gehirn verbunden und Geruchsreizen direkt ausgesetzt. Aus evolutionären und neurophysiologischen Gründen ist der Geruch ein bedeutender Gegenspieler der Vernunft[19]. Es ist wichtig, seinem »guten Riecher« zu folgen, auch wenn die Ratio keine Erklärung für »unbegründete Abneigungen« gegen bestimmte Personen parat hat. Die Verbindung zwischen dem olfaktorischen und dem limbischen System[20] erklärt die *emotional* stimulierenden Qualitäten von Geruchsreizen – und wo ginge es emotionaler zu als bei der Liebe?

Weil Teile des limbischen Systems eng mit dem *Gedächtnis*system verbunden sind, rufen Gerüche schlagartig Erinnerungen mit visueller Deutlichkeit wach. Visuelle Reize hingegen transportieren keine Geruchsinformationen. Geruchsnoten können wir weder abrufen noch besonders differenziert voneinander unterscheiden.

Wie so oft hat die Sprache intuitives Wissen gespeichert, bevor die Wissenschaft Begründungen dafür liefern konnte. Auf die Nase beziehen sich viele Redewendungen, die emotionale Qualitäten vermitteln. Wir rümpfen die Nase, wenn uns etwas nicht gefällt, oder haben sogar »die Nase voll«. Einen arroganten Menschen bezeichnen wir als »hochnäsig«. Fühlen wir uns anderen überlegen, so haben wir »die Nase vorn« oder sind »um eine Nasenlänge voraus«. Die Nase ist prophetischer Sensor für sich anbahnende Gefahren, Gefühle und Trends. Wir »halten die Nase in die Luft«, um Witterung aufzunehmen. Bevor sich Tränen Bahn brechen, beginnen die Nasenflügel zu beben. Wer »eine gute Nase« hat, erkennt Modeströmungen oder die Spur von Tätern früher als andere. Von der Nase schließen wir sogar auf Charaktereigenschaften: Eine Stupsnase zeugt von einem kindlichen Gemüt, eine Hakennase oder ein »großer Zinken« von Charakter, Männlichkeit und Durchsetzungsvermögen. Wer eine feine Nase hat, ist kultiviert und sensibel für Nuancen. Eine klobige und dicke Nase zeugt von Starrsinn und Grobschlächtigkeit. Bei Männern schließen wir sogar von der Nase auf den Schwellkörper, was in der Volksweisheit »Wie die Nase eines Mannes, so ist auch sein Johannes« zum Ausdruck kommt.

Gerüche sind nicht nur mit Emotion und Erinnerungen verknüpft, sondern auch mit Aphrodisiaka, Erotik und Sexualität. Geruchsstimulanzien setzen bei Tieren Sexualhormone frei. Auch die menschliche Libido wird von bestimmten Gerüchen angeregt. Den Duft von **Trüffel**pilzen (*Tuber melanosporum*) und Moschus, der uns »in die Nase steigt«, empfinden wir als erotisch stimulierend. Der begehrte, sündhaft teure unterirdisch wachsende Pilz enthält das Steroidpheromon 3-Alpha-Androstenol, das auch bei Männern vorkommt und auf Frauen überaus anziehend wirkt, wie Studien bestätigten.

Beim Geruchssinn haben die Frauen die Nase vorn. So reagiert ihr vomeronasales Organ sensibler auf körpereigene Sexuallockstoffe (Pheromone), die über Hautausdünstungen und Schweißgeruch wahrgenommen werden. In der Tat schnüffeln Frauen lieber als Männer an ihrem Liebespartner und – ausgehend von der eigenen olfaktorischen Empfindlichkeit – suchen sie den Angebeteten mit Kosmetikprodukten wie Parfüms, Deodorants, Cremes oder Ölen zu bezirzen.

18 Diesen Hinweis verdanken wir dem Apotheker Rainer-Maria WIESHAMMER, *Der fünfte Sinn. Düfte als unheimliche Verführer*, Rott am Inn: F/O/L/T/Y/S Edition 1995: 113.

19 Weiterführende Informationen zu den neuronalen Grundlagen des Geruchssinnes und anderer Sinnesorgane sind enthalten in diversen Beiträgen in: Kenneth A. KLIVINGTON, *Gehirn und Geist*, Heidelberg u. a.: Spektrum Akademischer Verlag 1992 (amerikanische Originalausgabe 1989).

20 Das limbische System ist ein phylogenetisch altes, dem Archipallium zugehöriges, funktionelles System zwischen Hirnstamm und Neocortex.

Für die heimliche Verführung durch Duftnoten, welche die Lebensmittel- und Kosmetikindustrie nutzt, sind wir durchaus anfällig. Weniger nachzuvollziehen ist hingegen der aphrodisierende Reiz getragener Unterwäsche. In Japan gibt es dafür einen regelrechten Markt. Japaner, die gebrauchte Slips von Schülerinnen aus dem Automaten ziehen, bleiben anonym. Für die meisten abstoßend ist der pornografisch gerühmte Duft von Kot, der einschlägig als »Kaviar« bezeichnet wird.

Schmecken

»Liebe geht durch den Magen«, sagt der Volksmund und drückt damit aus, dass ein Mensch, der um unsere geschmacklichen Vorlieben weiß, leichter unser Herz erobern kann und uns eher mit einem wohligen Gefühl zurücklässt als jemand, der nicht in diese persönlichen Geheimnisse eingeweiht ist. Andererseits schlägt Liebeskummer auf den Magen. Wir sprechen davon, »Geschmack« an einer bestimmten Person zu finden oder dass bestimmte Typen »nicht unser Geschmack« sind. Um jemanden »schmecken« zu können, müssen wir ihm oder ihr sehr nahe sein.

Was uns schmeckt, zeigt uns instinktiv, wonach es den Körper gelüstet, das heißt, welche Bausteine der Nahrung er benötigt: Eiweiß, Fette, Kohlenhydrate, Mineralstoffe, Vitamine oder Stoffe, die den Hormonhaushalt regulieren. Eine gute Ernährung und »ein guter Tropfen« wecken die Lebensgeister und stärken die Vitalität – auch im Bett. Essen und trinken gehören wie die Fortpflanzung zu den überlebenswichtigen Trieben.

Der Geschmack geht unmittelbar einher mit dem Geruch und dem taktilen Empfinden. Daher ist »Appetit« im erotischen Kontext ein umfassender Begriff. Ein Genussmensch ist sinnenfreudig. Er liebt Wein, Weib und Gesang und stößt erotische Genüsse nicht so leicht von der Bettkante. Unzählige Kochbücher widmen sich dem erotischen Mahl, das nicht nur Austern, Sekt und Kaviar kredenzt, sondern auch mit Vorschlägen für eine anregende Atmosphäre aufwartet.

Schon Säuglinge zeigen unmissverständlich, dass der Mund die erste erogene Zone ist, die wir kennen lernen. Der Zungenkuss ist eines unserer ersten und beeindruckendsten erotischen Abenteuer im Reich der Sinne. Saugen, Schmatzen, Lutschen, Züngeln gehören zu jedem erotischen Vor- und Nachspiel und spielen bei Fellatio und Cunnilingus die Hauptrolle. Die Zunge ist nicht nur mit Geschmackspapillen ausgestattet, sondern ertastet auch die Textur und Konsistenz von Speisen, Haut, Schleimhäuten und Körpersekreten. Manche lieben es, Honig, Sekt oder Obstsaft vom geliebten Körper zu lutschen. Für andere kommt es einem erotischen Akt gleich, Eis mit heißer Himbeersoße zu »vernaschen«.

Wenn Künstler im 17. Jahrhundert den Geschmack als einen der fünf Sinne bildlich umsetzen wollten, so nutzten sie dafür eine Karaffe **Wein**, Trauben, Früchte oder ein (eiweißhaltiges) Mahl von Meerestieren.

Feuer, Wasser, Luft und Erde

Wie die fünf Sinne am erotischen Erleben beteiligt sind, so auch die vier Elemente im erotischen Vokabular. Ein kurzer Überblick zeigt, dass wir im Rausch der Gefühle gerne den Boden unter den Füßen verlieren – was den entheogenen Charakter von Aphrodisiaka bestätigt, von dem im Kapitel über Kunst die Rede sein wird (Seite 37).

Die aktivste Rolle spielt das Feuer: Die Liebe wird entfacht. Wir fangen Feuer, reagieren auf eine feurige Schöne oder einen feurigen Südländer, werden heiß, lodern vor Begierde und feuern uns im Liebesspiel an. Manches Feuer der Begierden vermag selbst Wasser nicht zu löschen.

Das Luftelement gehört dem schmachtend Liebenden: Wir sind in Liebe entrückt, leben von Luft und Liebe, spüren den Hauch der Liebe, hauchen ins Telefon, und schon der leiseste Liebeshauch gelangt an unser Ohr. Wir schweben auf den Wolken, im siebten Himmel oder auf Wolke sieben, sind im Höhenflug, ganz »high« vor Liebe und schicken der scheidenden Liebe Luftküsse.

Im Gewässer der Liebe lösen wir uns in ozeanischer Selbstentgrenzung auf. Wir werden hinweggetragen von den Wellen der Liebe oder von Freudentränen. Wir baden und schwimmen in Gefühlen, fühlen uns ergriffen von Lust- und Wonneschauern, spüren jede Berührung prickelnd wie Sekt und stürzen uns ins saftige, pralle Liebesleben. Wir flüchten uns auf die Insel der Liebe und werden schließlich in den Hafen der Ehe gespült.

Die Erde hingegen holt uns zurück auf den Boden der Tatsachen, wo es deftig zugeht, wenn wir jemanden flachlegen, nageln oder – etwas lyrischer – ins Moos betten. Realistisch stehen wir mit beiden Beinen auf dem Boden. Vor Scham könnten wir in den Boden versinken, oder wir stehen da, wie angewurzelt. Wer sich vom Rausch der Liebe nicht berühren lässt, ist erdverbunden, mit der Heimat verwurzelt, hängt an der Scholle oder kommt vom Land – wo allerdings ebenso das Dirndl lockt und die Lederhosen krachen, wie uns heimatverbundene Sexstreifen suggerieren.

Mit allen Sinnen erleben?

Die westliche Kultur verpflichtet uns auf eine lineare Sicht der Dinge. Sie verheißt uns Entwicklung und Fortschritt und teilt die Welt ein in rückständige und fortschrittliche Kulturen. Fort-

»... um halb sieben saßen wir zu zweit beim Abendessen. Eine klare Suppe mit Bambussprößlingen (...) Dazu gab es ein schönes, dickes Filetsteak. (Eigentlich sollte er vegetarisch essen und fette Sachen ganz vermeiden, aber um es mit mir aufnehmen zu können, will er jeden Tag eine bestimmte Menge Fleisch haben (...) Auch der getrocknete Kaviar (...) stand auf dem Tisch.« (Junichiro Tatsaki, *Intimes Tagebuch*)

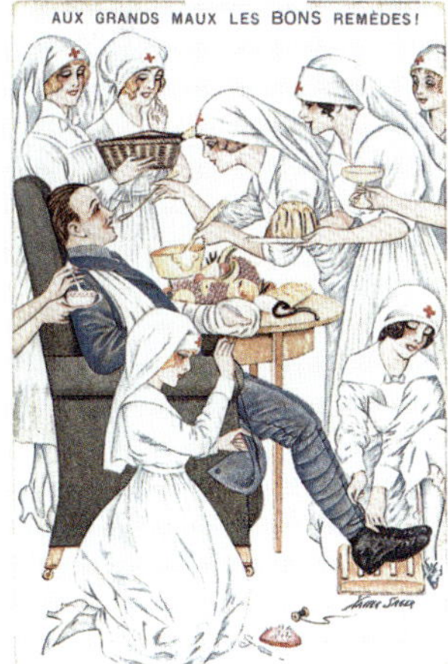

Französische Postkarte aus dem Ersten Weltkrieg aus der Serie »Wie man sie pflegt« (Nr. 41; Paris: Noyer).

»Ihr Atem ist wie Honig, mit
duftender Nelke gewürzt,
Ihr Mund ist so köstlich wie
eine reife Mango.
Ihre Haut zu küssen gleicht
dem Kosten der Lotosblume,
Die Mulde ihres Nabels
birgt Spezereien in Fülle.
Welche Freuden jenseits
davon ruhen,
die Zunge weiß es,
doch kann sie es nicht sagen.«
(Srngarakarika, Kumaradatta,
12. Jh., zit. von ALLENDE 1998*)

schritt lesen wir vornehmlich an technischen Entwicklungen ab. Darauf sind wir (mit Recht) stolz. Sorgen sie doch dafür, dass alles schneller, besser, höher, weiter, perfekter und schöner wird. Weil wir uns auf der Gewinnerseite sehen, erkennen wir selten, dass wir dem viel gelobten Fortschritt auch Qualitäten opfern. Vor allem sinnliche Qualitäten. Sinneserfahrungen. Lusterlebnisse. Emotional prägende Lebenserfahrungen. Wenn uns »neueste wissenschaftliche Erkenntnisse« an die Macht der Gefühle erinnern müssen, die als EQ (Emotional-Quotient) durch die Medien geistern, sind wir dann nicht – mit Verlaub – emotional verkümmert?

Der Überblick über die fünf Sinne erwies, dass Hören und Sehen heutzutage deutlicher im Bewusstsein sind als der Geruchs- und Tastsinn, denen mit Hilfe wägender und messender Methoden weniger beizukommen ist. Folgerichtig stürzte sich die Technik auf die Entwicklung hoch präzisierter akustischer und optischer Geräte. Für den Fortschritt auf diesen Sektoren der Unterhaltungsindustrie sind in erster Linie Männer verantwortlich, die (zumindest in erotischer Hinsicht) auf den Hör- und Sehsinn besser ansprechen als Frauen. Liegt es an pragmatischen oder patriarchalischen Gründen, dass Geruch und Empfindung, worauf Frauen sensibler reagieren als Männer, ins Hintertreffen gerieten? Resultiert die Diskreditierung dieser entwicklungsgeschichtlich älteren Sinne aus dem Fortschritt oder aus einer jahrhundertelangen Männerherrschaft? Historisch ist uns geläufig, dass Männer die weibliche Natur dämonisierten oder diskreditierten (nicht nur, aber besonders in monotheistisch orientierten Kulturen). Verdrängten die herrschenden Männer daher, ohne sich dessen bewusst zu sein, auch Sinne, die dem Verstand weniger zugänglich, weil sie instinktverhafteter sind? Liegt es am natürlichen Ausleseverfahren einer fortschreitenden Zivilisation oder am (unbewussten) männlichen Machtstreben, dass in der Bewertung dessen, was (auch) in sinnlicher Hinsicht wirklich und richtig ist, ältere Schichten »den Kürzeren« ziehen?

Welche Sinne haben wir noch beisammen?

Die folgenden Beispiele sind nicht als schale, miesepetrige Zivilisationskritik gemeint, sondern als Hinweisschilder in vergessene Reiche der Sinne. Sie veranschaulichen, was bei unserer Jagd nach Fortschritt sinnlich auf der Strecke blieb, und sind darüber hinaus als Indizien für den Zustand von Gesellschaften zu werten. Welche Sinne haben wir noch beisammen, so wagen wir uns zu fragen? Was riechen, schmecken, fühlen, hören und sehen wir noch inmitten unserer hoch technisierten Welt?

Eine ganz neue Rangordnung und Perspektive ergibt sich, wenn wir die evolutionsgeschichtliche[21] Entwicklung der fünf Sinne rekonstruieren. Erkenntnisse der Hirnanatomie, Histologie (Lehre von den Körpergeweben) und Embryologie legen die folgende Reihenfolge nahe (man bemerke bei dieser Formulierung den feinen Unterschied zwischen Fakt und Hypothese, das heißt Annahme). Die Trennlinien zwischen Riechen, Schmecken und Fühlen sind dabei nicht so scharf, wie man es einer stringenten Reihenfolge wegen gerne hätte.

Geruchssinn

Der Geruchssinn ist im entwicklungsgeschichtlich ältesten Teil des menschlichen Gehirns, im limbischen System angelegt; einer Gehirnregion, in der sich der so genannte Riechkolben befindet. Dieses evolutionäre Faktum verbindet uns mit den Reptilien. Die Macht des Geruchssinns, der die Partnerwahl und Anziehungskraft der Geschlechter wesentlich beeinflusst, erkannte die Wissenschaft erst spät. Als zivilisierte, moderne Menschen schämen wir uns unserer natürlichen Ausdünstungen und benutzen reichlich Parfüms und Deodorants, um »uns den ganzen Tag sicher zu fühlen« – wie die Werbung verspricht. Dadurch machen wir unser olfaktorisches (geruchsspezifisches) Erscheinungsbild nicht nur attraktiver. Wir übertünchen auch unsere körpereigenen Duftsignale und erschweren dadurch eine instinktiv richtige Partnerwahl, die noch immer darauf basiert, ob wir jemanden »riechen können« oder nicht.

Geschmack

Ob sich das Schmecken vor oder nach dem Riechen ausbildet, ist nicht sicher. Je nach Lebensalter dirigiert jedenfalls der Heißhunger auf bestimmte Nahrungsmittel unseren Körper zielsicher und gesund durch das in unserer westlichen Zivilisation nahezu unübersehbare Angebot. Gelüstet es uns nach Schokolade, braucht unser Gehirn die darin enthaltenen Botenstoffe (exogene Neurotransmitter, Phenethylamine und Anandamide). Haben wir Heißhunger auf Fisch oder Eier, brauchen wir Jod oder Eiweiß. Verlangt es uns nach Obst oder Salat, sind Vitamine und Mineralstoffe für unseren Organismus wichtig. Leider überhören wir diese Signale der Gelüste

21 Die Evolutionsgeschichte wird aufgeteilt in Phylogenese und Ontogenese. Phylogenese bezeichnet die Evolution der Arten. Ontogenetisch – das heißt gemäß der individuellen Entwicklung vom Embryo über Fötus, Säugling, Kleinkind, Adoleszenz bis hin zum Erwachsenen – durchläuft jedes Individuum die phylogenetischen Stufen vom Einzeller bis zum ausgewachsenen Säugetier, Primaten oder Menschen.

mehr und mehr. Presseberichten über die Gefährlichkeit von Fetten, Zucker, Cholesterin oder eingelagerte Schwermetalle schenken wir mehr Glauben als unseren Instinkten. Doch haben unsere Geschmackspapillen längst bemerkt, dass Äpfel nicht mehr so schmecken wie aus Omas Garten und dass Tomaten zwar groß, rot und lange haltbar sind, dafür aber ihren typischen Geschmack eingebüßt haben. In intimer Mission teilt uns unsere Zunge unmissverständlich mit, ob die »Beute im Bett« schmeckt oder nicht ...

Gefühl

Wir drehen Heizung und Herdplatte auf Höchststufe, doch haben wir in der Regel vergessen, mit archaischen Mitteln Feuer zu machen. Lagerfeuerromantik assoziieren wir mit Indianern und Marlboro-Cowboys, mit Pfadfindern oder Wandervögeln. Jedenfalls mit der Vergangenheit. Doch das »bisschen Wärme, das wir alle brauchen«, kommt nicht nur vom Computer oder von der Zentralheizung. Als Säugling und Kleinkind lernten wir Wärme als schützende menschliche Nähe im engen körperlichen Kontakt mit der Mutter schätzen. Gehetzte, vielbeschäftigte, moderne Mütter drücken Einkaufstüten an die Brust. Den Sprößling transportieren sie lieber im praktischen Buggy. Da viele uns in voll besetzten öffentlichen Verkehrsmitteln allzu eng »auf die Pelle rücken«, entwickelten wir eine »gesunde Distanz« zu menschlicher Nähe, was uns in Liebesangelegenheiten durchaus hinderlich ist.

Gehör

Evolutionsgeschichtlich entwickelte sich der Hörsinn relativ spät. Nachgewiesenermaßen aber ist der Fötus bereits im Uterus empfänglich für die Geräusche der Mutter und der Außenwelt. In Stammeskulturen ist das Gehör essenziell wichtig, um Geräusche von Jagdwild orten und Gefahren früh erkennen zu können. In modernen Industrienationen steigerte sich der Geräuschpegel von Maschinen, Flugzeugen und Autos, der uns täglich umgibt, in einem Maß, das wir individuell nicht mehr kontrollieren und in den hohen Frequenzbereichen von Hochleitungsmasten und Handys noch nicht einmal mehr wahrnehmen können. Hörstürze gehören heute zum normalen Krankheitsbild junger Menschen, die Discos und laute Konzerte besuchen. Wie kann man so noch »den Himmel voller Geigen hören«?

Sehsinn

Der entwicklungsgeschichtlich jüngste Sehsinn, der sich auch in der individuellen menschlichen Entwicklung am spätesten differenziert, triumphiert gegenwärtig über alle Sinne. Obwohl die Volksweisheit lehrt, dass der »Schein trügen kann«, verlässt sich die Wirtschaft über Marketing und Werbung zunehmend auf die Macht des schönen Scheins. Mehr denn je gilt: »Kleider machen Leute!« Dabei gerieten die Schönheit der Natur und alltäglicher Dinge ins Hintertreffen. Weil sie normal sind, können wir sie nicht mehr wahrnehmen. Auch die Faszination des kontemplativen Schauens und die mystische Erscheinung der Dinge verloren wir zunehmend aus den Augen.

Der vergessene sechste oder siebte Sinn

Viel wird spekuliert über übersinnliche Erfahrungen. Darunter subsumiert man instinktive oder intuitive Wahrnehmungen, die sich wissenschaftlichen Messmethoden entziehen, zum Beispiel Hellsehen (prophetische Voraussage künftiger Ereignisse), die mentale Beeinflussung der Bewegung von Gegenständen (Telekinese) oder Gedankenübertragung (Telepathie).

Angesichts dieser spektakulären, außersinnlichen PSI-Phänomene geriet ein wesentlicher Sinn gänzlich ins Hintertreffen – nicht nur in erotischer Hinsicht. Die Rede ist vom kinästhetischen Sinn (Bewegungssinn) beziehungsweise Vestibularsinn (Gleichgewichtssinn), der eine Empfindung über die Lage im Raum vermittelt. Dies ist sicherlich der elementarste aller Sinne. Bereits als Ungeborene sind wir den Bewegungen der Mutter ausgeliefert. Schon der Fötus zeigt eine natürliche Neigung, die Lage im Uterus zu ändern, nicht nur aus mechanischen Gründen, sondern auch, um das eigene Wohlbefinden zu steigern. Aus dieser vorgeburtlichen Erfahrung, sich selbst durch eine rhythmische Stimulation des Vestibularsinnes ein Gefühl von Wohlbefinden und Harmonie vermitteln zu können, resultiert zum Beispiel die Freude am Tanzen – die durchaus autoerotischer Natur ist. Bei hospitalisierten Kindern, die ohne konstante Mutterbeziehung in Heimen aufwachsen, wie auch bei Tieren in Gefangenschaft, kann man gehäuft beobachten, dass diese unablässig den Kopf hin und her werfen oder den Körper wiegen, um sich in reizarmer Umgebung eine rudimentäre Autoerotik zu verschaffen. Offensichtlich versuchen sie so, den schmerzlich vermissten sinnlichen Mangel an Kontakt und Körperrhythmus auszugleichen.

Wissenschaftlich unterscheidet man bei der Wahrnehmung des Gleichgewichtssinnes zwischen Eigenwahrnehmung (Propriozeption) und Außenwahrnehmung (Exterozeption). Zur Außenwahrnehmung zählen alle vorgenannten Sinne. Zur Eigen- oder Selbstwahrnehmung zählt die Orientierung im Raum und vor allem der Schmerz.

Gerade im Zusammenhang mit Erotik sollten wir aufmerken, wenn Psychiater berichten, dass

»Ihre Bewegungen nahmen in dem Maße, in dem Rhythmus und Intensität sich steigerten, an Häufigkeit zu und erinnerten dann an die Präzision eines einmal ausgelösten Mechanismus, den aufzuhalten weder in ihrer noch in meiner Macht lag: Diese anfangs trägen, kaum merkbaren Bewegungen schienen zuletzt wie die eines Kolbens, der sich unermüdlich mit automatischer Kraft bewegt.« (Alberto Moravia, *Cecilia*)

»… mein Kopf war voll von Latein und Griechisch und schönen Dichterversen, meine Gedanken voll von Streben und Ehrgeiz, meine Gedanken voll von Streben und Ehrgeiz, meine Phantasien voll von Künstlertraum, aber viel tiefer, stärker und fruchtbarer als all diese lodernden Feuer brannte und zuckte in mir das Feuer der Liebe, der Hunger des Geschlechts, die zehrende Vorahnung der Wollust.« (Hermann Hesse, *Steppenwolf*)

in den letzten zehn bis fünfzehn Jahren deutlich häufiger Fälle von selbstverletzendem Verhalten und Autoaggression auftauchen als zuvor: »Vor allem Frauen, die in der Kindheit Opfer von sexuellem Missbrauch oder anderen körperlichen Misshandlungen wurden, neigen zur Dissoziation. Sie trennen sich ab vom Erlebten wie vom Erleben allgemein und nehmen eine deutliche Abwehrhaltung ein. Aufgrund der traumatischen Überstimulation ihres Körpers in der Kindheit entfremden sie sich unbewusst von der Wahrnehmung des eigenen Körpers. Menschen mit solchen Traumata können kein gesundes und vitales Körper-Ich entwickeln. Ihre Eigenwahrnehmung (Propriozeption) wird gelähmt. Da man oder frau dadurch abgeschnitten wird von jeder lustvollen Empfindung des eigenen Körpers, greifen vor allem Frauen – im verzweifelten Versuch, den eigenen Körper dennoch oder wieder wahrnehmen und empfinden zu können – zu einem selbstverletztenden Verhalten. Mit Rasiermessern, spitzen Gegenständen oder indem sie Zigaretten auf ihrer Haut verbrennen, fügen sie sich selbst Wunden und Schmerzreize zu. Dadurch vermitteln sie sich selbst körperliche Sensationen, die nicht durch andere, sondern ausschließlich durch eigene, selbst bestimmte Handlungen verursacht werden. »Psychiater erkennen darin keinen Masochismus im Sinne einer sexuellen Abweichung von der Norm. Vielmehr erkennen wir darin den verzweifelten Versuch, den eigenen Körper – der durch die fehlgesteuerte Propriozeption infolge der erlittenen Traumata nicht mehr ausreichend wahrgenommen wird – als Reizquelle wiederzufinden«, teilte uns der Göttinger Psychiater Dr. Michael Schlichting mit.

Wenn Masochismus, Sadismus und Hysterie als Krankheitsbilder ein Indiz der gesellschaftlichen Situation des 19. Jahrhundert waren, so muss die Selbstverstümmelung, die in Piercings, Scarings und ähnlichen Phänomenen im 20. Jahrhundert Kultstatus erlangten, als Indiz für die aktuelle Situation unserer modernen Gesellschaft betrachtet werden. Wenn sich Sado-Masochismus heutzutage als industriell expandierende erotische Modeströmung der Aufmerksamkeit der Medien sicher sein kann, so bedeutet das nicht nur, dass daraus ein lukratives Geschäft zu machen ist. Ebenso ist es ein Indiz dafür, dass Frauen oder Männer einen Ausweg suchen aus traumatischen Erfahrungen und gesellschaftlichen Zwängen, die ihnen in Kindertagen wesentliche Gefühls- und Sinneswelten vorenthielten und sie auf eine bestimmte Rolle verpflichteten, die sie aus purem Selbsterhaltungs- und Selbstempfindungstrieb nicht erfüllen wollen oder können.

Wir leben in einer abgesicherten Welt, die uns – vor allem als Gegenreaktion auf das Trauma des 11. Septembers 2001 – absolute Sicherheit vorgaukelt. Wir werden zunehmend abgeschnitten vom Abenteuer des Lebens. Die Suche nach Ekstase, nach Thrill und Neuheit, die viele in Extremsportarten, Börsenspekulation, Spielsucht, Geldgier und Profilierungszwang zu befriedigen versuchen, kommt einer Sucht gleich. Sie entsteht vor allem dadurch, dass wir mit dem wirklichen Leben zunehmend weniger Kontakt haben und in unserer frühkindlichen Entwicklung von allen Sinnen und Bedürfnissen nach Nähe, Körperkontakt, nach Geborgenheit und Sicherheit zunehmend abgeschnitten werden.

Eine sinnliche Verarmung ist immer auch eine erotische Verarmung.

Die Macht der Sinne im Lauf der Zeit

In unserer medienvernetzten Welt sind wir gezwungen, Sinne und Aspekte der Realität partiell auszublenden, um in der alltäglichen Hektik und Reizüberflutung bestehen zu können. Wir fokussieren unsere Wahrnehmung auf die wichtigsten Bereiche und reduzieren sie auf das Notwendigste. Wir sind gepolt auf wesentliche Informationen und Reize. Knallharte Fakten sind gefragt, nicht kulturelle Kinkerlitzchen. Was Aphrodisiaka betrifft, so interessieren uns vor allem nachweisbare Inhaltsstoffe, konkrete wäg- und messbare Daten.

Früher nahmen wir die uns umgebende natürliche Welt auf vielen Ebenen wahr. Tiere waren nicht nur Schlachtvieh, Milch- oder Wolllieferanten. Pflanzen stellten uns nicht allein Vitamine und Mineralstoffe zur Verfügung. Wir erfassten auch symbolische und mythisch-religiöse Aspekte der Natur und stellten Analogien her zwischen ihrer Erscheinung und der Gestalt unserer eigenen Organe. Als wir uns noch mit Muße in der Natur aufhielten und unmittelbarer als heute von ihr abhängig waren, verglichen wir die Gestalt von Pflanzen und das Verhalten der Tiere mit unserem menschlichen Leben. In vorindustriellen Tagen tickten die Uhren langsamer und ließen uns Zeit, uns in den Anblick der natürlichen Umgebung zu versenken und die Fantasie durch Bild- und Gedankenwelten auf die Weiden der Einsicht und Erkenntnis zu führen. Wir erlebten das natürliche Geschehen als Gleichnis für unsere menschlichen Bedürfnisse und Erfahrungen. Die Natur war das Buch des Lebens, in welchem wir studierten.

Damals gingen wir nicht mit Kameras, Ferngläsern und Messgeräten durch die Welt. Käfer und Schmetterlinge landeten nicht aufgespießt in wissenschaftlichen Sammlungen, Frösche und Schlangen nicht in der Konservierungslösung

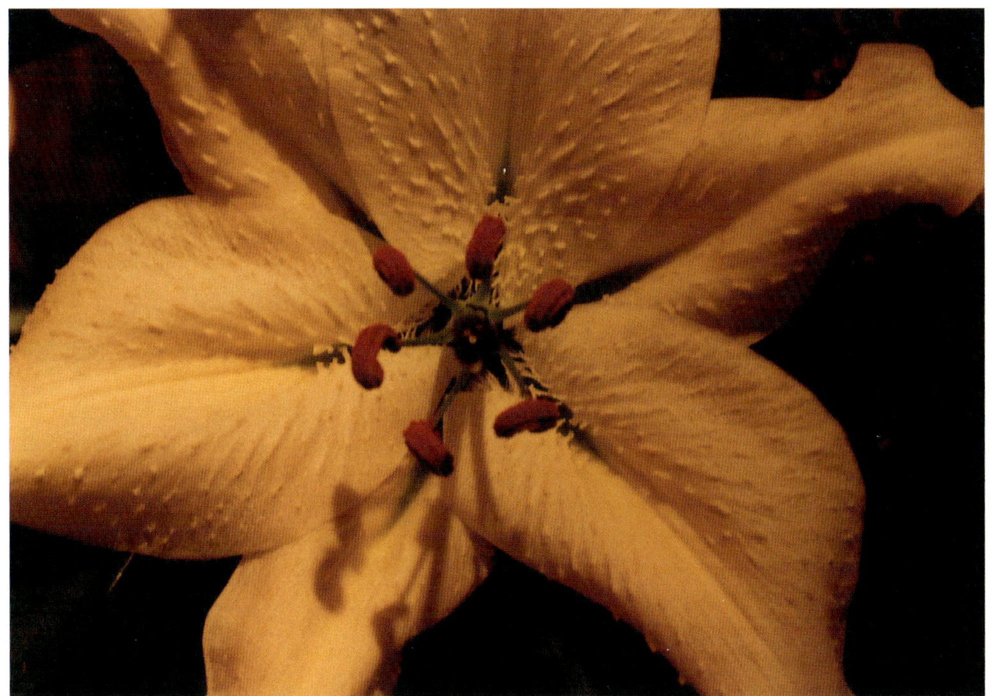

»Phytopornografie«: Kraft unserer Sinne verleihen wir einer Blüte (*Lilium* aff. *speciosum* Hybride), dem »Geschlechtsteil einer Pflanze«, eine erotisch-sexuelle Konnotation.

von Reagenzgläsern, Knochen und Skelette nicht nummeriert in Schubladen. Damals suchten wir nicht nach Inhaltsstoffen oder Kopulationsfrequenzen, sondern nach magischen, mythologischen, göttlichen und symbolischen Bezügen. In der modernen Welt beweisen Flugsimulatoren beispielsweise, dass das Gehirn zwischen Symbol und Wirklichkeit nicht unterscheiden kann. Früher wussten wir um die Macht der Symbole, die sich in Naturerscheinungen und abstrakten künstlerischen Zeichen offenbarten. In Schnecken, Muscheln und dem glitschigen Inneren mancher Früchte zum Beispiel erkannten wir die Vulva. Das Längliche an Wurzeln oder Gurken erschien uns als Phallus.

So ist es in den wenigen verbliebenen naturverbundenen Kulturen noch heute. Dort ist es nach wie vor wichtig, die Wirklichkeit mit allen Sinnen wahrzunehmen, damit einem kein Jagdwild, keine Gefahr und keine aufkeimende soziale Krise entgeht. In Jäger- und Sammlerkulturen werden Menschen von klein auf geschult, die Aufmerksamkeit mit allen Sinnen zu schärfen. In den komplexen Kosmologien so genannter primitiver Völker erscheint das Universum als vielschichtig verzahnte Einheit weiblicher und männlicher Prinzipien und Elemente, die befruchtend und fruchtbar wirken, aktiv und passiv, erschaffend und zerstörend.

Wo immer wir uns jeweils in der menschlichen Entwicklungsgeschichte platzieren mögen: Wir alle verdanken unser individuelles Sein der phylo- und ontogenetischen Vergangenheit. Noch im Atomzeitalter ist der moderne, aufgeklärte Mensch vernetzt mit archaischen Erfahrungsebenen.

Schärfen wir also all unsere Sinne, wenn es um das sinnlichste aller Themen geht, um Aphrodisiaka! Es ist ein offenes Geheimnis, dass wir Liebe, Lust, Erotik und Sexualität mit allen fünf (manchmal sogar sechs oder sieben) Sinnen wahrnehmen. Umso erstaunlicher ist, dass wissenschaftliche Untersuchungen de facto nur zwei Aphrodisiaka anerkennen: Yohimbin und Viagra. Nur dieser einzige Naturstoff und dieses pharmazeutisch registrierte Produkt erhöhen nachweislich die Kopulationsfrequenz.

Würden wir uns auf die harten Fakten der Wissenschaft beschränken, in welchen Empfindungsebenen und Parameter wie »Aktivierung von Lebenskraft und Vitalität« nicht vorkommen, gäbe es dieses Lexikon der Liebesmittel nicht, denn es ließe alles außer Betracht, das auf sinnlicher, symbolischer oder mythischer Ebene die Sinnes- und Liebeslust erregt.

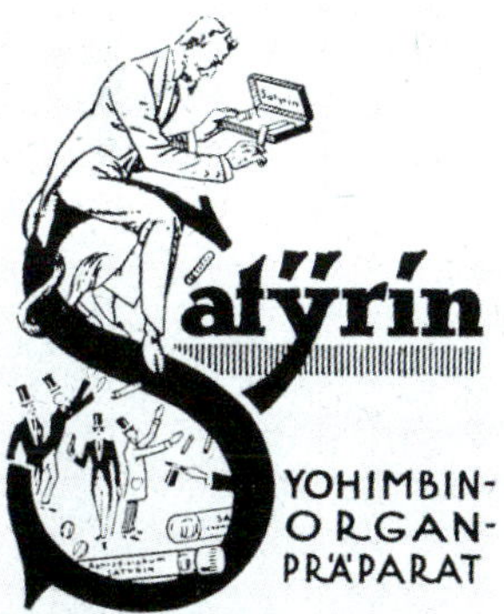

Satyrin wird das Yohimbinpräparat genannt, das der bocksbeinige Kavalier mit Frack aus der Medizinschachtel nimmt. (Anzeige aus *Der Junggeselle*)

Liebesmittel in der Kunst

Der Blick auf Liebesmittel in der Kunst bietet unerwartete Erkenntnisse, die nicht nur kunsthistorisch erhellend sind, sondern uns mitten ins Herz der Frage führen: »Warum ist eine Pflanze ein Aphrodisiakum?« Drei Erkenntnisse seien den Streiflichtern auf Pflanzen vorangestellt, die in der Kunst verschiedener Kulturen und Epochen Karriere machten. Es sind zwar weitaus mehr als die vier hier porträtierten (etwa **Datura**, Erdbeere und **Granatapfel**), doch gehören sie zu den wichtigsten, denn:

- Liebesmittel, das heißt pflanzliche oder tierische Produkte, wurden in der Kunst der Völker überraschenderweise wenig dargestellt.
- Die wenigen der in diesem Lexikon enthaltenen Liebesmittel, die ihren Weg in die Kunst fanden, gehören vornehmlich zur Gruppe von Pflanzen, die stimulierend oder verändernd auf das Bewusstsein wirken.
- Aufschlussreich ist letztlich, dass ihnen nicht Lust und Liebe Zugang zu künstlerischen Gefilden verschafften, sondern ihre symbolische Zuordnung zu Mythos, Religion und Moral.

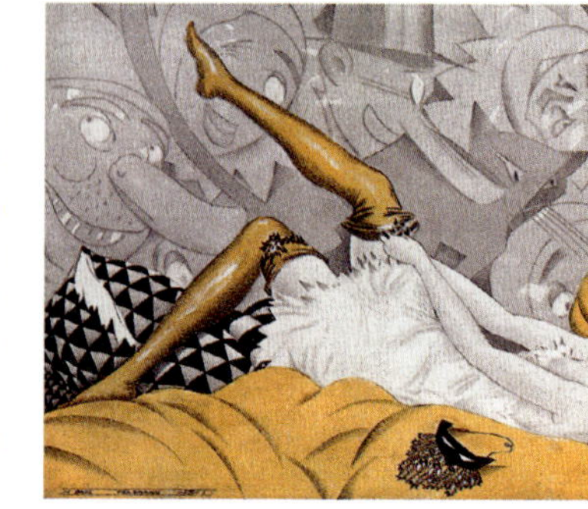

In der Fastnacht (Karneval) überlebte die antike Tradition der Saturnalien bis heute. In diesen närrischen Tagen darf man über die Stränge schlagen. Die laszive Dame rückt das Strumpfband gerade. Im Hintergrund lauern lüsterne Herren mit Langnasen-Masken. (Paul Telemann, *Kehraus*, Farbillustration zu *Der Junggeselle*, Nr. 8, 1925)

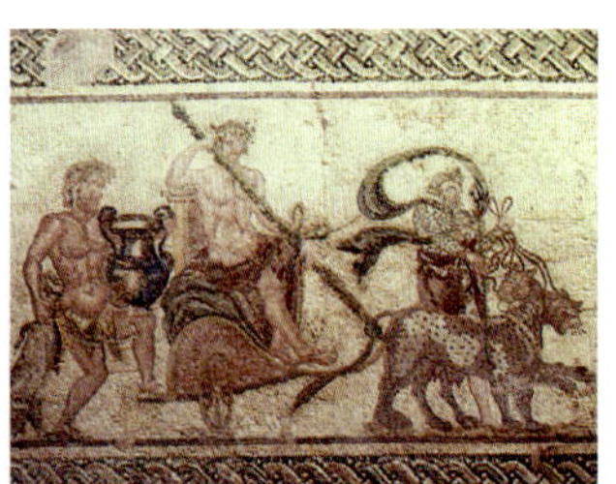

»Der Triumphzug des Dionysos«. Dionysos sitzt mit dem Thyrsosstab in seinem von Panthern gezogenen Wagen und führt den Zug seines ekstatischen, sexuell erregten Gefolges an. Ein Gehilfe trägt einen mit aphrodisischem Wein gefüllten Krug. Bereit zur dionysischen Orgie! (Fußbodenmosaik, »Haus des Dionysos« bei Nea Paphos, Zypern; spätrömische Zeit, 2. Jh.)

Trauben, Rebstock, Wein

Die Griechen weihten den **Wein** Dionysos, dem Gott der Fruchtbarkeit und des Rausches[22]. Sein orgiastischer und ekstatischer Kult führte die von seiner Gewalt erfüllten Frauen (Mänaden, Bakchen) singend, tanzend, nackt und fackelschwingend in die Wälder. Den Griechen öffnete der vergorene Traubensaft die Sinne für dionysische Gefilde. In Maßen genossen befreite der Wein ihren Geist von Sorgen und löste die Zunge für die Wahrheit. Daher schätzten Sokrates, Platon und andere Philosophen den Wein bei ihren Symposien. Er sollte sie berauschen, den Geist für andere Dimensionen der Wirklichkeit öffnen, nicht aber besoffen und blind machen. Daher galten Trinksprüche seit je der körperlichen und geistigen Gesundheit. »Salute!« – »Auf die Gesundheit!« wünschten sich die Römer. «Salut!« ruft man sich in Spanien zu, »Santé!« in Frankreich. Und vom Neulateinischen »Prosit« – »Wohl bekomm's!« leitet sich das in Deutschland übliche »Prost!« ab.

Lyaios, »der Löser«, war einer der Beinamen von Dionysos. Bei den Römern hieß er Bacchus und stand als Weinumkränzter im Mittelpunkt ausschweifender Bacchanalien und Saturnalien. Die Römer überlieferten uns den Sinnspruch: »In vino veritas«, der noch heute über Weinkellern und Ausschänken steht.

22 Siehe dazu Grewenig 1996*.

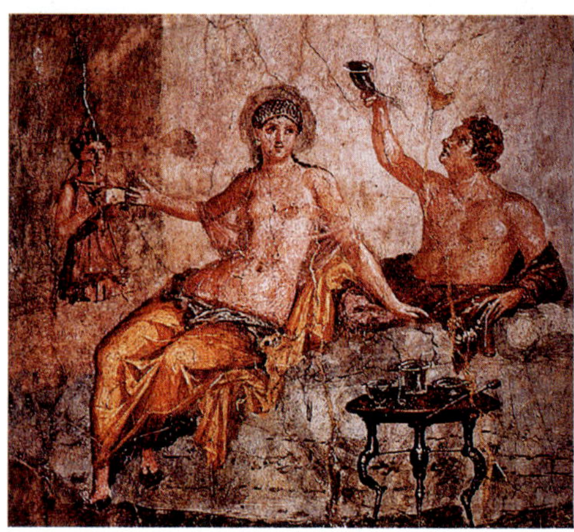

Ein Symposion als Weingelage. (Pompejanische Malerei, römisch, 1. Jh. u. Z., aus: Karl-Wilhelm Weeber, *Die Weinkultur der Römer*, Zürich: Artemis & Winkler, 1993, Tafel 12)

Dionysos-Bacchus zog als einer der wichtigsten Götter in die Kunst der Antike ein – und mit ihm Trauben, Weinstock, **Wein** und sein Hauptattribut, der mit Efeu und Reben umwundenene *Thyrsos*, wodurch er auf antiken Friesen und Mosaiken als Dionysos gekennzeichnet wird. Der Thyrsos verkörpert Liebesmittel auf vielschichtige und exemplarische Weise. Seine Form symbolisiert die Potenz des Gottes und den Weinstock, den er erschuf. Efeu und Wein verweisen auf die vitale Kraft der Natur, den wiederkehrenden Frühling der Begierden und den berauschten Geist, der sich den Spielarten von Lust und Liebe öffnet.

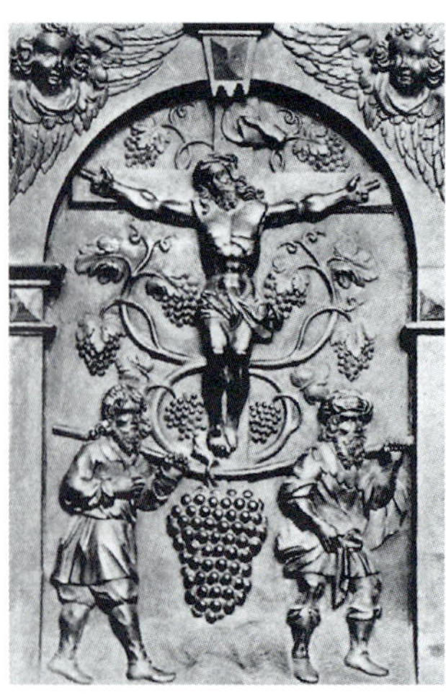

Christus als Weinrebe. (Detail einer Kirchentür, 13. Jh., Schloss von Valère, Sitten/Sion, Schweiz; aus: Erich Neumann, *Die Große Mutter*, Olten, Freiburg: Walter 1987, Tafel 114*)

Die Urmacht der Liebe, die den Menschen wie ein Pfeil mitten ins Herz trifft, vergöttlichten die Griechen in Eros, ihrem Liebesgott, der aus der Verbindung des Kriegsgottes Ares und der Liebesgöttin Aphrodite hervorging. Die Römer nannten ihn Amor. Die Lust versinnbildlichte der antike Mythenschatz im triebhaften Spiel lüsterner Satyrn und Silenen, die zum Gefolge von Dionysos gehören. Als ithyphallische (d. h. mit geil aufgerichteter Männlichkeit gezeigte) Mischgestalten mit Bocksbeinen, spitzen Ohren und Menschenleib verkörpern die Satyrn und die zweibeinigen, halbmenschlichen Pferdewesen der Silenen die Fruchtbarkeit der Natur und den durch Wein berauschten Geist, der sich in Dionysos und Bacchus verkörpert.

Weil Liebe, Lust und Leidenschaft im polytheistischen Pantheon der Antike vergöttlicht wurden, gelangte der Wein in überirdische Gefilde, deren Darstellung die Kunst diente. Nicht sein Mythos als luststimulierendes Aphrodisiakum rechtfertigte die Präsenz von Wein in der antiken Kunst, sondern seine Assoziation mit dem Gott Dionysos und dem durch ihn vergöttlichten berauschten Zustand.

Seine gleichnishafte Erwähnung durch Jesus Christus sicherte dem Wein auch den Einzug in die christliche Kunst. Im Johannesevangelium (Joh. 15,1ff.) bezeichnet sich Christus, der Erlöser[23] der Christenheit, als den »wahren Weinstock«. »Dieser Wein ist mein Blut«, verkündete Jesus seinen Jüngern beim Vollzug des Abendmahls, prophetisch auf seinen Opfertod verweisend.

Dieser gewandelte Sinnzusammenhang untermauert die These, dass der für Mythos und Religion jeweils relevante Symbolcharakter eine Pflanze wie die Weintraube künstlerisch gesellschaftsfähig macht und *nicht* ihr Stellenwert als Aphrodisiakum. Der an der abendländischen Kunst nachvollziehbare symbolische Werdegang des Weins vom dionysischen Rausch- und Lustmittel zum transzendenten Symbol christlicher Eucharistie ist exemplarisch für die Erkenntnis, dass Trauben, Wein & Co. historisch erst durch den kulturellen Kontext und Gebrauch zum Liebesmittel wurden. Die stichwortartigen Ausführungen über den Wein verdeutlichten, dass ein Exkurs über Liebesmittel in der Kunst nicht naturgemäß ein Ausflug in die Welt der Sinne ist.

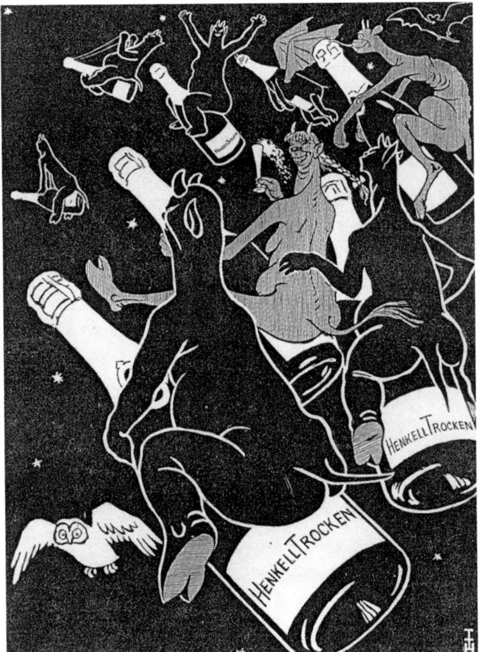

»Henkell Trocken« zur Walpurgisnacht auf dem Brocken. Der Jugendstilkünstler orientierte sich in seiner Auftragsarbeit für den Sekthersteller an römischen Saturnalien und ironisierte die christliche Diffamierung von Rausch und Erotik. (Aquatinta-Radierung von Th. Th. Heine, zwanziger Jahre)

Das gilt auch für Mohn/Opium, Hanf/Cannabis und Coca/Kokain. In der Kultur und Kunst des Orients und der Neuen Welt verehrte man sie als Pflanzen der Götter[24], die Schlaf, Träume, erotische Wonnen oder klare Wachheit bescherten. Der Westen dämonisierte die vermeintlichen kulturellen Outsider[25] als todbringende Rauschgifte. Ihr Auftreten im Westen hat den Pflanzen (und ihren Göttinnen und Göttern) nichts Gutes beschert ...

Die Karriere dieser Genussmittel in der Kunst wurde maßgeblich dadurch bestimmt, wie weit ihre Symboltradition zurückreichte in die Geschichte und wie stark ihre Bande zur Mythologie waren. Ihre Bedeutung als Aphrodisiaka spielte eine meist untergeordnete und von der jeweiligen Kultur abhängige Rolle.

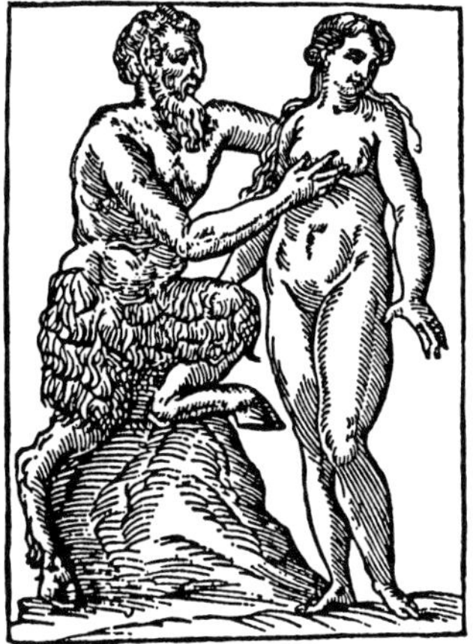

Die Brüste der Nymphe ziehen den bocksbeinigen Satyr magisch an. (Holzschnitt, 16. Jh.)

Mohn und Opium

Der **Mohn** (*Papaver somniferum*) hat eine lange Kulturgeschichte, die sich über Asien und Europa erstreckt und sich archäologisch bis auf die viertausend Jahre alten Funde bei den Pfahlbauten am Bodensee zurückdatieren lässt. Zu den frühesten Zeugnissen aus minoischer Zeit (2000 v. u. Z.) zählt eine etwa 1,20 Meter hohe

23 Bei der Bezeichnung von Christus als Er»löser« kommt der Beiname von Dionysos als »Löser« in den Sinn. Auch in seinem Kreuzestod und seiner Auferstehung verweist Jesus auf Dionysos, den sterbenden und wiederauferstehenden Gott, in dem sich rauschhafte »Frühlingsgefühle« und Naturkräfte verkörpern.

24 Siehe Schultes et al. 1998*.

25 Im Westen wurden Hanf und Cannabis erst seit der Mitte des 20. Jahrhunderts zu Outsidern. Der von den USA ausgehende »war on drugs« ließ vergessen, dass die frühesten kulturellen Zeugnisse beider Entheogene (= Substanzen, deren kultureller Umgang das Göttliche in ihnen hervorbringt) aus der Alten Welt sind. Die ältesten archäologischen Funde von Hanf stammen aus Thüringen (ca. 5500 v. u. Z.) Der 3500 Jahre zurückliegende Gebrauch von Opium wurde durch Ausgrabungen der Pfahlbauten von Überlingen/Bodensee offenbar (vgl. Renfrew 1973*, Willerding 1970*).

Mit einladender Geste lockt eine vergeistigte Schönheit der Nacht ins blühende Mohnfeld. (*Die Brücke des Todes*, Ölgemälde des Präraffaeliten Thomas Cooper Gotch, Kettering, Art Gallery and Museum, aus: Phillipe JULLIAN, *Mythen und Phantasmen*, Rembrand Verlag, 1971)

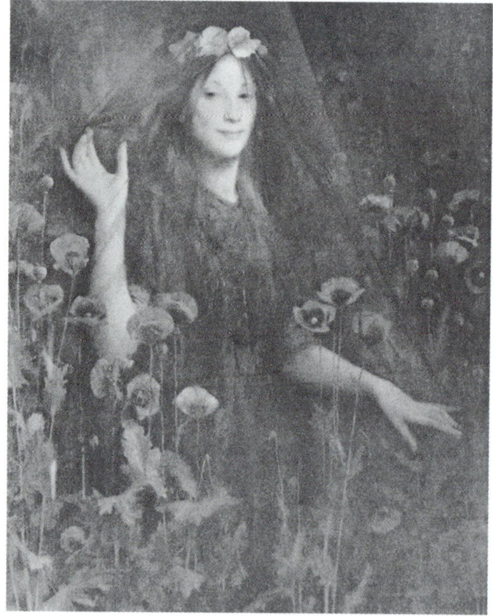

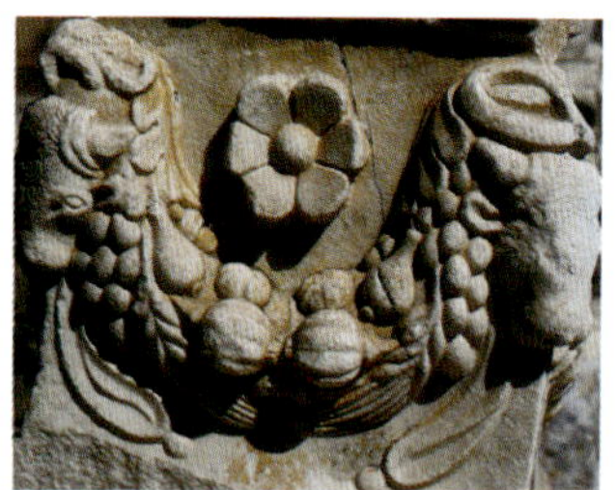

Ähre und Mohnkapsel auf dem Säulenkapitell verweisen auf die wichtige Rolle, die beiden Pflanzen in den eleusinischen Mysterien zukam. Die nur Eingeweihten zugänglichen Initiationsrituale wurden zu Ehren von Demeter begangen. (Bruchstück eines Kapitells in Eleusis, Griechenland, Foto: cme)

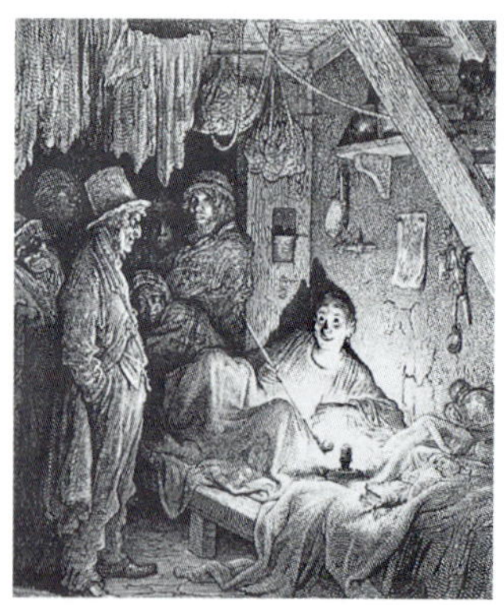

Seit Gustave Doré stellen wir uns eine Opiumhöhle als verruchte Absteige mit chinesischem Ambiente vor. (»The Lascar's Room«, 1873, Lithografie der Mappe »Bilder aus London« von Gustave Doré, Abbildung aus RÄTSCH 1990: 100, EMB-Bildarchiv Luzern)

vollplastische Tonfigur von Kreta. Die weibliche Figur mit kleinen, runden Brüsten und ausladenden Hüften ist bekränzt mit einem Stirnreif, aus dem zwei Mohnkapseln ragen. Diese Vorzeitgöttin mit angewinkelt-erhobenen Armen in ekstatisch entrückter Haltung zeugt von den entheogenen Eigenschaften des Mohns.[26]

In Bildwerken, in denen Mohn dargestellt ist, geht es generell nicht um erotische, sondern um mythologische und pharmakologische Aspekte, in Bild *und* Wort. Wie am Namen abzulesen ist, beschert der Schlafmohn Schlaf, Träume und Vergessen. Auch der lateinische Name »somniferum« bedeutet »schlafbringend«. Daher war er in der Antike Hypnos, dem Gott des Schlafes, geweiht, Morpheus, dem Gott der Träume, und Demeter, der Göttin der Fruchtbarkeit. Ihrem göttlichen Schutz waren vornehmlich Kulturpflanzen, wie Getreide und Mohn, befohlen.

In der christlichen Kunst durchlief der Mohn denselben symbolischen Transformationsprozess wie der Wein. Die Pflanzengemeinschaft von Ähren und Mohn verstanden die Menschen des Mittelalters gleichnishaft als Leib und Blut Christi. Das Korn repräsentierte den Leib Christi und die Fruchtbarkeit der Kirche; die rote Mohnblüte das Blut des Gottessohnes, der sich für die Sünden der Menschheit opferte. Die hauchzarten und schnell welkenden Blütenblätter sahen die Maler von Stillleben im 17. Jahrhundert als moralische Mahnung vor dem trügerischen Leben: »Seht her, das Leben ist trügerisch, gebt nichts auf den äußeren Schein. Lebt es auf die richtige Weise, lasst euch von meiner kurzzeitigen Schönheit nicht allzu sehr bezaubern, in meinen Früchten lauern Vergessen und Tod.«

Abgesehen von dieser Umdeutung in der christlichen Symbolik verweist Mohn in Bildwerken gewöhnlich auf ein »entrücktes« Bewusstsein, auf die Verzauberung des Geistes und auf mythische Ebenen der Wirklichkeit. Daher tritt diese psychoaktive Pflanze vornehmlich in Kulturen und Epochen auf die künstlerische Bühne, die sich veränderten Bewusstseinszuständen, Imagination und Fantasie öffneten. Mohnblüten stehen zwischen Elfen und Faunen auf der Wiese, die zum Schauplatz für Shakespeares »Sommernachtstraum« wurde. Zum Beispiel 1849 im Gemälde von Joseph Noël Paton (1821–1901), *Streit zwischen Oberon und Titania* (National Gallery Edinburgh).

In der zweiten Hälfte des 19. Jahrhunderts erinnerten sich Maler der viktorianischen und symbolistischen Ära an die mythisch-allegorische (und weniger an die moralische) Vergangenheit der Mohnpflanze. In ihren symbolträchtigen, heidnisch inspirierten Gemälden schreitet auffällig oft eine Frau von ätherischer Schönheit als Allegorie für Schlaf, Traum, Vergessen oder die *Brücke des Todes* durchs Mohnfeld.

Die entheogenen Eigenschaften des Mohns versehen die Künstler dieser Epoche mit einer erotischen Note. Verzückt in sinnlicher Ekstase wirkt die 1863 gemalte *Beata Beatrix* von Dante Gabriel Rossetti (1828–1882), die sich Morpheus' Armen hingibt. In ihre ermattenden Hände fällt eine weiße Mohnblüte, überbracht von einem blutroten Vogel (Tate Gallery London).

Im 19. Jahrhundert rückte der Opiumgenuss ins Bewusstsein europäischer Dichter der Spätromantik wie Thomas De Quincey (1785–1859), Charles Baudelaire (1821–1867) oder Marcel Schwob (1867–1905). Die 1873 entstandene Litho-

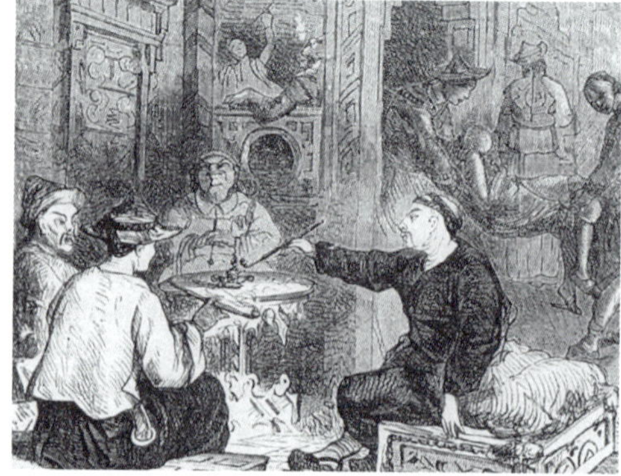

Opiumraucher in China. (Stich aus MANGIN 1869: 213*)

26 Schon Erich NEUMANN hatte die Frontalansicht kretischer Göttinnen als Ausdruck der »Erscheinung des Numinosen« erkannt und die angewinkelten Arme als »göttliche Epiphanie« und nicht als Anbetung gedeutet (*Die große Mutter*, Olten: Walter 1987: 120, 121*).

grafie einer Opiumhöhle in London von Gustave Doré (1832–1883) prägte die Vorstellung, die wir bis heute von einer chinesisch inspirierten Opiumhöhle haben. Dabei bestimmen Drogenelend und zwielichtige Kaschemmenromantik das Bild. Nicht Erotik. Dennoch evoziert der Gedanke an Opium exotisch-sinnliche Genüsse, die in Softpornostreifen wie »Emanuelle in Bangkok« populär Filmgeschichte machten.

In der asiatischen Kunst hingegen herrscht die Verbindung von Opium mit Sex und Erotik vor. Unzählige populäre Holzschnitte beweisen das. Trafen sich in China oder Japan Männer und Frauen zum erotischen Stelldichein, fehlte selten die lange Opiumpfeife. Auch das Teegeschirr gehörte dazu, denn Tee war traditionell beliebt als geeignetes Getränk, das die Wachheit im Opiumrausch fördert.

Wie der Hanf zu den Menschen kam

Shiva war mit Parvati verheiratet und lebte mit ihr zu Füßen des Himalaya. Er strich gerne in der Gegend herum, vergnügte sich mit anderen Göttinnen und beglückte seine Gatttin nur selten mit seiner Gegenwart. Darüber ärgerte sich Parvati. Und sie sprach zu sich: »Was mache ich bloß? Mein Mann ist ständig unterwegs, und ich sitze hier alleine.« Da sah sie eine blühende Hanfpflanze und pflückte sich einige der prächtigen, harzigen und wohlriechenden Blüten. Als Shiva nach Hause zurückkehrte, gab sie ihm die Blüten zu rauchen. Da rauchte Shiva zum erstenmal in der kosmischen Geschichte Ganja. Das machte ihn froh und erregte ihn. Sein Drittes Auge öffnete sich und er erkannte die göttliche Parvati als schönstes Geschöpf des Universums. Begeistert rief er aus: »So ist es am schönsten. Ich bleibe jetzt immer bei dir.« Und so rauchten Shiva und Parvati Ganja und tranken Bhang.

Deshalb rauchen die Menschen noch heute zu Ehren Shivas das Ganja und trinken zu *Shiva rattri*, seinem Geburtstag, Bhang. Die Menschheit hatte ihr Aphrodisiakum (*vajikarana*) bekommen. So gelangte die Medizin der Götter in die Hände der Menschen. Deshalb heißt der Hanf auch *siddhi*, die »wunderbare Kraft«. Davon leitet sich vielleicht auch das im Newari gebräuchliche Sanskritlehnwort *siddha* = »Erleuchtung« ab (zit. nach MÜLLER-EBELING et al. 2000: 167*).

Hanf, Cannabis, Haschisch

Nur der **Hanf** trat explizit als Liebesmittel in der Kunst auf. Sein Stellenwert als Aphrodisiakum ist im hinduistischen Mythos begründet.

Erotisch gefärbt ist auch eine Legende aus dem islamischen Orient, die im 13. Jahrhundert von Marco Polo überliefert wurde und seither durch literarische und malerische Fantasien des Orients und Okzidents geisterte.[27] Die Rede ist vom »Alten vom Berge«, einem legendären Führer eines assassinischen Geheimbundes in Persien. Hoch auf dem Berg, von uneinnehmbaren Mauern umgeben, hatte dieser einen märchenhaften Garten anlegen lassen, in welchem künstlich angelegte Bäche nicht nur klares Wasser führten, sondern auch Milch, Wein und Honig. Dort musizierten und tanzten Mädchen von ausgesuchter Schönheit und waren auserwählten Jünglingen zu Diensten. Sie erwachten in diesem irdischen Paradies von der Wirkung eines berauschenden Trankes, den ihnen der »Prophet« hatte einflössen lassen. Daraufhin versprach der Alte ihnen, dass sie an diesem Ort erotischer Wunder leben dürften, wenn sie erfolgreich von ihrem Auftrag, eine bestimmte Person zu töten, zurückkehrten. Sollten sie dabei umkommen, so würden dieselben Verlockungen im Paradies auf sie warten, von dem der Koran spricht. Die fanatisierten Anhänger des Sektenführers wurden *hasisins*[28] (»Haschischleute«) genannt, woraus sich das französische und englische Wort *assasins*, Meuchelmörder, ableitet.

Haschisch wurde immer wieder als wesentlicher Bestandteil des berauschenden Gebräus aufgeführt, das die Anhänger des legendären Sektenführers zu fanatischen Meuchelmördern machte, obwohl laut diversen Quellen niemals »ein gefangener Assassine etwas über den Gebrauch von Haschisch oder sonstigen Drogen« (GELPKE 1975: 101*) hatte verlauten lassen.

Dass bei den wissenschaftlichen Rekonstruktionen zur Historie der Hasisins und Assassinen keine gute Kenntnis über Entheogene im Spiel war, belegt ein Zitat von Joseph von Hammer-Purgstall, Wiener Orientalist und Verfasser der 1818 erschienenen Geschichte der Assassinen: »Den Jüngling, der durch Kraft und Entschlossenheit würdig erachtet ward, zum Meucheldienste eingeweiht zu werden, lud der Großmeister oder Großprior zu Tisch (...) berauschte ihn mit einem Oppiate (sic!) aus Hyoscyamus (Haschische) und ließ ihn in den Garten tragen, wo er beim Erwachen sich ins Paradies verzückt glaubte, was ihm alle Umgebungen, und namentlich die Huris wörtlich und handgreiflich bestätigten« (zit. von GELPKE 1975: 103*). »Offensichtlich betrachtet [der Gelehrte] ›Haschische‹ und ›Opium‹ als austauschbare Wechselbegriffe für ein

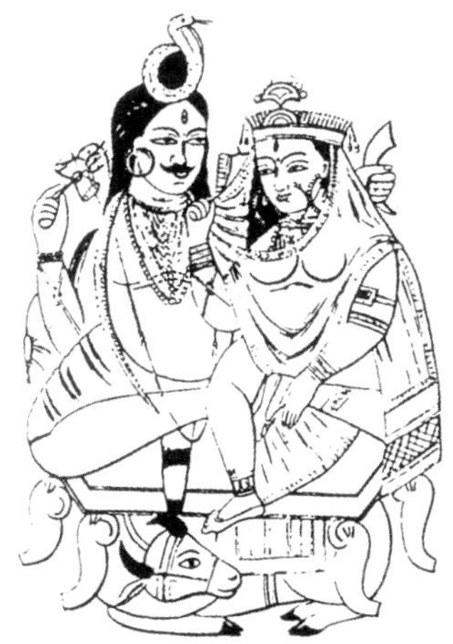

Shiva und Parvati in trauter Zweisamkeit. Hanf und Erotik führen zu ähnlichen Ekstasen. Das zeigt der Gott, der sein Weib umarmt und in der Linken das phallische Chillum hält. (Federzeichnung, Kalkutta, um 1820)

27 Siehe dazu ausführliche Erläuterungen zur Historie und Legendenbildung um den »Alten vom Berge« bei: Rudolf GELPKE, *Drogen und Seelenerweiterung*, München: Kindler, 4. Aufl. 1975. (1995 legte Klett-Cotta, Stuttgart, Gelpkes kulturvergleichende Studie zu Wein, Haschisch und Opium im Orient und Okzident unter dem Originaltitel *Vom Rausch im Orient und Okzident* wieder auf.) Vgl. Sebastian SCHEERER, *Die Zukunft des Terrorismus: Drei Szenarien*, Lüneburg: zu Klampen Verlag, 2002, S. 53ff.

28 Abgeleitet vom arabisch-persischen *haschischiun*, das sich phonetisch zu *haschischin* wandelte. Einen »Club des hashishins« gründeten der Arzt Jacques Joseph Moreau de Tours und die Dichter Gérard de Nerval und Charles Baudelaire im 19. Jahrhundert. Er war der kreativen Erforschung von Haschisch gewidmet (siehe dazu Claudia MÜLLER-EBELING, »Kunst im Rausch«, in: *Esotera*, 4/94: 90–95).

und dieselbe Droge, und überdies bringt er beide mit dem Bilsenkraut (*Hyoscyamus niger*) in Verbindung«, weist der ihn zitierende große Schweizer Orientalist und Übersetzer persischer Liebeslyrik, Rudolf Gelpke (1928–1972), zutreffend auf die gänzlich unwissenschaftliche Vermischung der botanischen Begriffe hin.

Auf den ersten Blick scheint dieser Exkurs nicht von kunsthistorischem Belang zu sein. Die wilde Mischung botanischer Angaben verbindet sich in diesem beispielhaften Zitat aber mit Hinweisen zu »Meucheldiensten« und »Huris« (= Huren) – also zu »Crime« und Sex –, die im Zusammenhang mit Haschisch spätestens seit dem 19. Jahrhundert künstlerische Fantasien berauschten. Bis heute dominiert diese Mischung die Presse, die es nicht müde wird, von plötzlichen Aggressionsausbrüchen zu berichten[29] und gelegentlich auch von erotischen Orgien. Sich auf die erotischen Erlebnisse von Haschischliebhabern beziehend, fügt Rudolf Gelpke hinzu, »dass seine ›erotisierende‹ Wirkung darauf beruht, dass es die Phantasie anregt. Je phantasiebegabter ein Mensch ist und je mehr sich seine Phantasie und sein Eros gegenseitig durchdringen und steigern, umso eher wird eben auch sein Haschischrausch eine erotische Färbung annehmen« (Gelpke 1975: 95*).

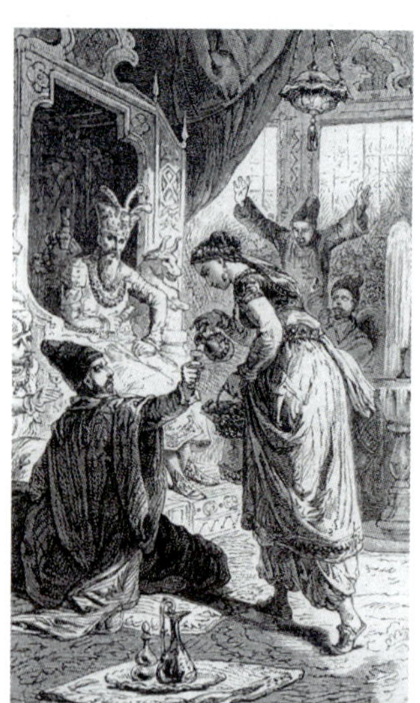

Eine züchtig gekleidete *Huri* kredenzt dem Alten vom Berge Wein. Ein Adept im Hintergrund gerät offensichtlich in Rage. Von Haschischpfeifen fehlt jede Spur. (Stich aus Mangin 1869: 225*)

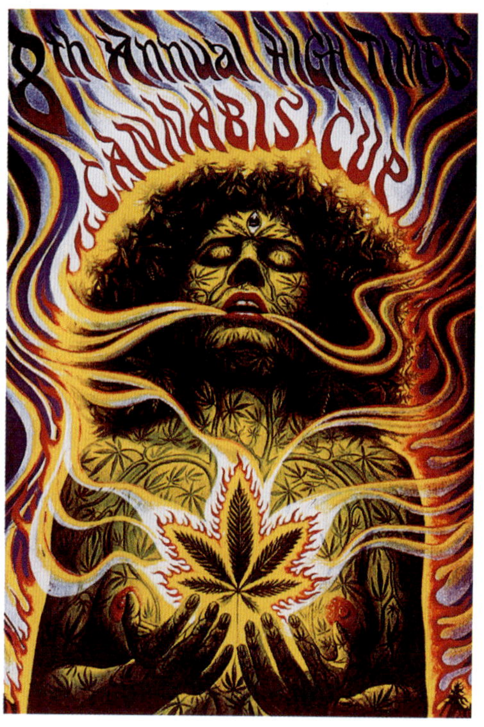

Die Grüne Göttin Hanf. (© Alex Grey, *Cannabia*, Öl auf Holz, 1995, High Times Coll. New York)

Auf den Schwingen erotisierter und idealisierter Orientfantasien gelangte der Hanf im 19. Jahrhundert in die Sittenbilder französischer Orientalisten. Weder in Jean Auguste Dominique Ingres' (1780–1867) erotisch-lasziver Haremszene *Die große Odaliske* von 1814 (Louvre, Paris) noch in Thomas Seddons (1821–1856) Schilderung *Dromedar vor dem Hintergrund der Totenstadt von Kairo* von 1854 fehlt die Pfeife oder *hooka* (= Wasserpfeife), die Türken und Orientalen zum Genuss von Haschisch diente.

Ein Franzose, der den Haschischgebrauch im Orient tatsächlich kennen lernte und studierte, war der Arzt Jacques Joseph Moreau de Tours (1804–1884)[30]. Durch ihn kam die grüne Paste[31] ab 1843 in den Pariser »Club de Hashishins«; ihre stimulierende Wirkung auf Fantasie und Erotik beschrieben Gérard de Nerval (1808–1855) und Charles Baudelaire. So liest man bei Baudelaire: »Haschisch erweckt in der Phantasie, die sich oft mit Liebesangelegenheiten beschäftigt, zärtliche Erinnerungen (...).« Auch der Heros romantischer Malerei, Eugène Delacroix (1798–1863), tauchte sporadisch bei den Haschischzusammenkünften auf. Doch wäre es anmaßend zu behaupten, das vitale Feuer seiner Farben und seine orgiastischen Figurenkompositionen seien auf den Genuss von Haschisch zurückzuführen.

Seit den sechziger Jahren des 20. Jahrhunderts machte Hanf als Psychedelikum *und* Aphrodisiakum Karriere in der Alternativszene Nordamerikas und Europas. An hinduistische Ursprünge erinnernd stellte Alex Grey 1995 in Amsterdam die Hanfpflanze in einem für den »Cannabis Cup« gemalten Bild als göttlich weibliches, grünendes Prinzip dar.

Obgleich der Hanfgenuss mit sinnlichen Freuden und weiblicher Schönheit assoziiert wird, belegen die wenigen ausgewählten Bildbeispiele aus der Vergangenheit Indiens und der westlichen Gegenwart, dass mythologische Aspekte im Vordergrund standen.

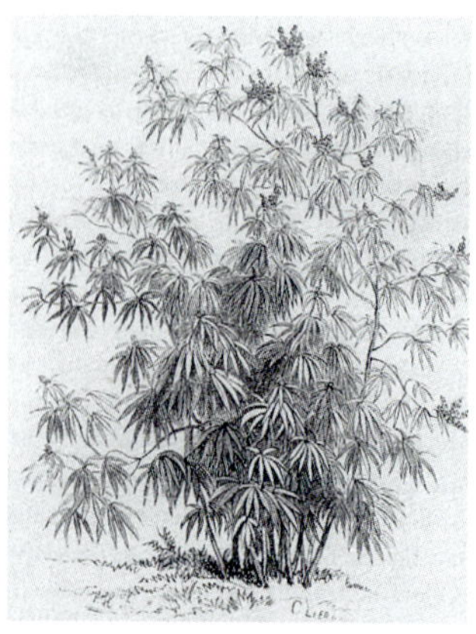

Cannabis indica wächst in Indien, Pakistan, Afghanistan wild zu hohen Sträuchern heran. (Stich aus Mangin 1869: 223*)

29 So ist etwa in der Ausgabe des *Stern*-Magazins Nr. 22, 2002, im Titelbericht über die »Generation Hanf«, auf S. 66 zu lesen: »In einer Julinacht zog er [der 18-jährige Lars, gelegentlicher Kiffer] mit seiner Clique einen Joint durch, wurde danach rätselhaft aggressiv und flippte in der Wohnung eines Freundes total aus. Im Blut seiner Leiche fand man ›geringe Spuren von Cannabis‹.« Ausnahmsweise wird diese Angabe relativiert durch die Aussage eines auf »Cannabisfälle spezialisierten und in einem Berliner ›Therapieladen‹ arbeitenden Experten«, der die Risikogruppe unter den Haschischrauchern auf fünf bis zehn Prozent schätzt.

30 Seine Beobachtungen bei orientalischen Haschischkonsumenten schrieb Moreau de Tours 1845 nieder in: »Du Hachisch et de l'Aliénation mentale«.

31 Charles Baudelaire (1821–1861) beschrieb die Mixtur in seinem 1860 erschienenen Essay »Les paradis artificiels: Opium et Haschisch« als »Absud von indischem Hanf, Butter und einer kleinen Menge Opium«, das eine »grüne, wohlriechende Konfitüre« ergab.

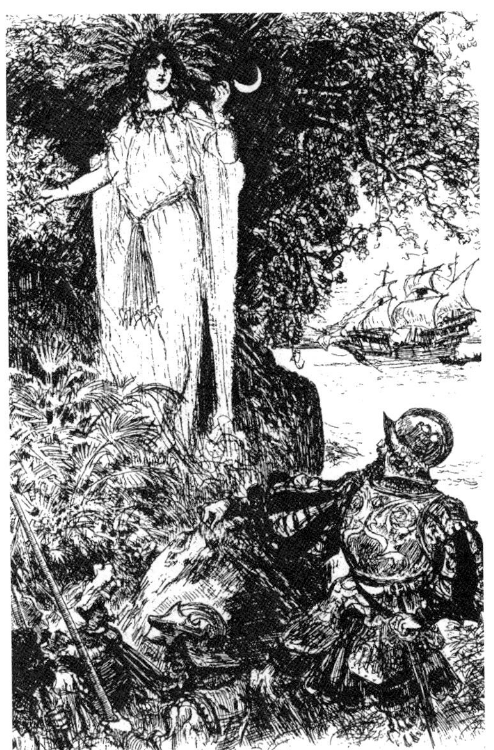

Die Liebesgöttin Mama Coca zeigt den Konquistadores das »heilige Blatt«: Coca. (Radierung von A. ROBIDA, aus: W. G. MORTIMER, *Histoire de la Coca*, Paris 1904)

Cocablätter, Kokain

Die stimulierenden Blätter des südamerikanischen **Coca**strauches (*Erythroxylum coca*) gelangten im 19. Jahrhundert in die europäische Kunst. Nach Legenden der Inka war der Coca»baum« eine Frau von überirdischer Schönheit. Die ersten Menschen, die den Brauch des Cocakauens lehrten, durften die Tasche, die die Blätter enthielt, nur dann öffnen, wenn sie vorher mit einer Frau geschlafen hatten.

Der Kokaingenuss spiegelt sich ab den zwanziger Jahren des 20. Jahrhunderts in der Kunst. Dabei illustrieren die Künstler Abgründe und Gefahren einer neuen Droge der Schickeria und Unterwelt, die Frauenhelden lüsterner und halbseidene Mädchen verfügbarer erscheinen lässt. So etwa im französischen Werbeplakat der vorletzten Jahrhundertwende, »Garçon! Un Coca des Incas«, und in der Illustration von Gerda Wegener für das Magazin *Reigen*, »Geneppte Mädchen – Jazz, Rauch, Make up, Chançons und Kokain« (Heft 9, 1927; in Alfred SPRINGER, *Kokain. Mythos und Realität. Eine kritisch dokumentierte Anthologie*, Wien/München: Christian Brandstätter 1989, Abb. 28 und 68).

Auf die »Potenzrakete Kokain« verweisen erst die Medien unserer Gegenwart in mehr oder weniger reißerischen Fotoaufmachern (siehe **Kokain**).

Der wahre Charakter von Liebesmitteln in der Kunst

Die Reihe von pflanzlichen Liebesmitteln, die ihren Weg in die Kunst fanden, könnte beliebig fortgesetzt werden. Doch würden die bisherigen Erkenntnisse durch weitere Beispiele wenig variiert oder bereichert werden. Selbst ein Blick auf die Muschel, das klassische Aphrodisiakum aus dem Tierreich, führt zurück zum Schöpfungsmythos der Schaumgeborenen *Anadyomene*; zur Liebesgöttin Aphrodite, die den Mitteln, die Liebesgefühle stimulieren, ihren Namen gab (siehe **Kammmuschel**).

Fassen wir zusammen: Die Bedeutung der genannten Pflanzen in der Kunst leitet sich ab von ihrem symbolischen Stellenwert für die Kosmologie, Mythologie und Religion der jeweiligen Kultur und Epoche. Ihre bildliche Darstellung ist begründet durch ihre Wirkung auf den Geist (»psychoaktiv« = auf den Geist wirkend). Diese Wirkung erschafft Welten und öffnet das Bewusstsein für die Wunder der Natur, die Schöpferkraft und Fruchtbarkeit. Das begründete ihren Ruhm als Aphrodisiaka.

Beantworten wir abschließend die Frage, warum eine Pflanze oder ein Produkt aus der Tierwelt ein Aphrodisiakum ist. Weil Aphrodisiaka uns mit dem Göttlichen verbinden (daher die Bezeichnung »Entheogen« = das Göttliche in uns erweckend), in ihrer Wirkung auf unseren Körper, unsere Seele, unsere Empfindung und unseren an Dichtung, Mythos und Religion geschulten Geist.

Die Erkenntnis, dass nur göttliche Aspekte eine Pflanze (oder ein Tier) künstlerisch adeln, verdeutlicht die symbolische und sinnliche Bandbreite von Aphrodisiaka.

Sie wirken als Liebesmittel, weil sie aufgrund ihrer langen evolutionären und kulturhistorischen Geschichte unsere phylo- und ontogenetische Entwicklung beeinflussten. Ferner stimulieren und kräftigen sie uns körperlich und wirken anregend auf unsere fünf Sinne: Sie übermitteln unserer Nase sinnlich erregende Botschaften. Sie schmecken nach dem, was die Zunge bei ihren Ausflügen in erogene Zonen mit ihren Geschmackspapillen ertastet. Sie fühlen sich an, wie unsere teuersten Teile (Banane oder Auster) und sehen auch so aus. Für die stimulierende Akustik, das fünfte Sinnesorgan, das bei Liebesmitteln eine wesentliche Rolle spielt, sorgen wir selbst, mit Worten und unverwechselbaren Stöhngeräuschen.

Der Blick auf Aphrodisiaka heute

Von einem ekstatisch-visionär-religiös entrückten oder verzückten Bewusstsein ist heute kaum mehr die Rede, weder in der Kunst noch in

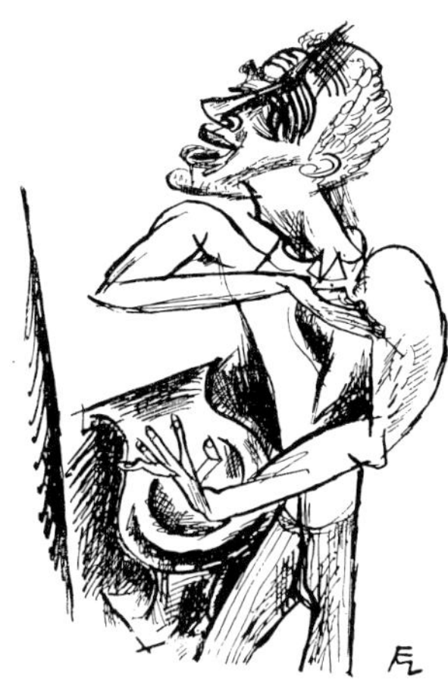

Conrad Felixmüller zeichnete in den zwanziger Jahren ein Bild vom elenden, fixenden Junkie. (Conrad Felixmüller, *Cocainist*, 1917, Abbildung aus: Walter RHEINER, *Kokain. Lyrik, Prosa, Briefe*, hrsg. von Thomas Rietzschel, mit Illustrationen von Conrad Felixmüller, Frankfurt/M./Olten/Wien: Philipp Reclam jun., Lizenzausgabe für die Büchergilde Gutenberg 1985: 199)

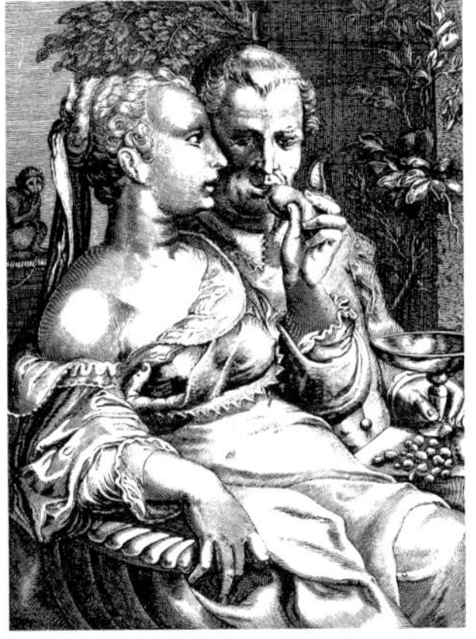

Pflaumen und Pfirsiche gelten aufgrund ihrer Form, die an das weibliche Geschlecht erinnert, als Aphrodisiaka. Der anonyme Künstler bediente sich der Frucht, um die Wollust als Todsünde zu entlarven. (Kupferstich, ca. 17. Jh.)

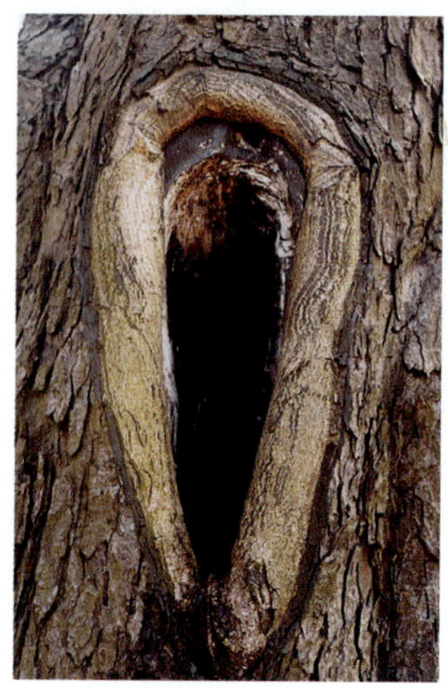

Überall kann der Mensch in den Kunstformen der Natur die menschliche Vulva wiedererkennen, ob in einem Astloch am Baumstamm oder in der Mündung einer marinen Schneckenschale.

der technisierten Mediengesellschaft. Wer solche Worte in den Mund nimmt, wird – ob Mann oder Frau – als Spinner bezeichnet, als religiös Verblendeter oder als Psychotiker, als jemand, er der Realität entfliehen möchte oder vom Trip nie zurückkehrte. Wir aufgeklärten, modernen Menschen glauben zu wissen: Derart pathologisch disponierte Persönlichkeiten leiden unter »Realitätsverlust«. Sie sehen die Welt verharmlosend durch eine »rosarote Brille« oder erlitten, gravierender, einen psychotischen Schub. Wer Lustgefühle stimulieren möchte, betreibt Missbrauch (siehe Kommentar zu **Ephedra**). Wer Aphrodisiaka braucht, wie Männer, die »ihn nicht mehr hoch kriegen«, oder Frauen, die unter Empfindungsarmut und Frigidität leiden, ist krank und gestört – organisch oder seelisch.

Knallharte, wissenschaftlich reproduzierbare Fakten sind heute gefragt. Was macht Frauen feucht? Wodurch wird das Glied des Mannes hart? Welche Mittel erhöhen die Liebesbereitschaft oder die Kopulationsfrequenz signifikant?

Die Darstellungen von Liebesmitteln in der Kunst zeigten, dass uns die Vergangenheit durchaus bereichern kann. Schenkt sie uns doch positive Einstellungen zu den Liebesmitteln der Aphrodite, die dadurch ins Göttliche erhoben werden, und erweitert sie dadurch unsere eingrenzende und pathologisierende Haltung zu den Liebesmitteln. Die folgenden Ausführungen zu Aphrodisiaka und Moral in der Kunst belegen, wie es dazu kommen konnte, dass unter aufgeklärt wissenschaftlichen Blickwinkeln die Liebesgöttin Aphrodite mitsamt ihren Tonika, Psychedelika und Aphrodisiaka nur als käufliche Hure Porne überlebte, die mit vorherrschend lüsternen Aspekten göttlich-spirituelle Dimensionen verdrängte.

Aphrodisiaka und Moral in der Kunst

Künstler verschiedener Epochen und Kulturen interessierten sich *nicht* für Liebesmittel. In den Fokus ihrer (dem Wandel der Sittengeschichte unterworfenen) Aufmerksamkeit rückte vielmehr die Erotik aus Sicht der jeweils anerkannten Perspektive von Lust, Last, Laster und Moral. Der abschließende kunsthistorische Überblick ist nicht gerichtet auf aphrodisische Eigenschaften bestimmter Pflanzen und Tiere, sondern er charakterisiert in Kürze kulturell vorherrschende Moralvorstellungen.

Beginnen wir unsere Stippvisiten erotischer Kunst anderer Zeiten und Völker in heidnisch-polytheistischen Kulturen, die älteren Datums sind als das, was die monotheistischen Religionen

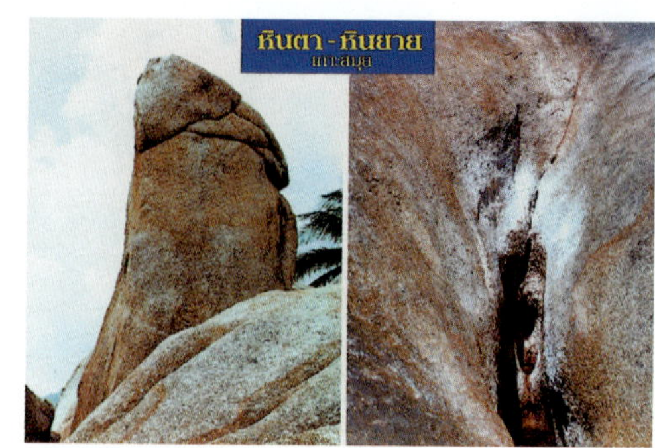

»Großvaterstein« und »Großmutterstein« – Felsen in eindeutig männlicher und weiblicher Gestalt. (Postkarte der Insel Koh Samui, Surat-thani, Südthailand)

Judentum, Christentum und Islam in historischer Reihenfolge künstlerisch hervorbrachten.

Erotik in der Kunst polytheistischer Kulturen

Wie aus der Bezeichnung zu schließen, kennen polytheistische Kulturen nicht nur einen, männlichen Gott (wie der Monotheismus), sondern viele Götter und Göttinnen. Sie alle interpretieren die Schöpfung als kreisförmig ablaufenden Wirkungszusammenhang schöpferischer und zerstörerischer Kräfte, die auch die Urgewalten und das Zusammenspiel der vier[32] Elemente Feuer, Wasser, Luft und Erde beherrschen. Menschen, Pflanzen und Tiere sind eingebunden in die göttlich-kosmische Dynamik von Zeugung, Fruchtbarkeit, Werden und Vergehen. Bereits auf molekularer Ebene entsteht Leben erst durch die Vereinigung von Gegensätzen. Die Wahrnehmung gegensätzlicher *und sich nur so bedingender* kosmisch-natürlicher Kräfte ist das phylo- und ontogenetische Erbe eines jeden Menschen. Ob wir uns im Einzelnen heute dessen bewusst sind und uns dafür interessieren oder nicht.

Wo würden uns Menschen die regenerativen Kräfte der Natur deutlicher vor Augen stehen als im ekstatischen Erleben der Verschmelzung von Mann und Frau? Die Erotik spiegelt daher in ihrer Kunst das kosmologische Geschehen. Sie war in prähistorischer Zeit wie in der Antike allgegenwärtig – und sie ist bis heute selbstverständlicher Bestandteil der Mythologie von Naturvölkern. Zumindest in der Vergangenheit spielte Erotik auch in hinduistisch orientierten Kulturen Indiens, Balis und Nepals eine wichtige Rolle. Die indische Liebesfibel *Kamasutra* und tantrische Ritualanweisungen sind im Westen wohlbekannt. In ihren Ursprungsländern leben sie allerdings nur noch in Tempeln fort.

32 In der europäischen Kulturgeschichte kannte man als fünftes Element Äther, im asiatischen Kulturkreis Metall oder Holz.

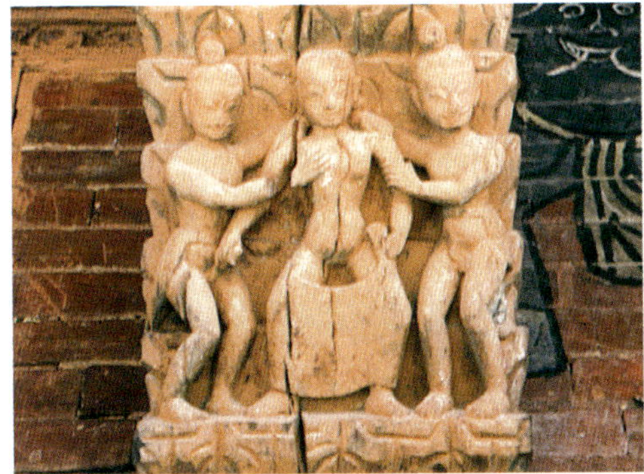

Erotische Darstellungen am Kalitempel von Pashupatinath zeigen, dass Erotik in all ihren Spielarten nichts »Dreckiges«, sondern etwas Kostbares und Heiliges ist. (Kathmandutal, Nepal; Foto: cme)

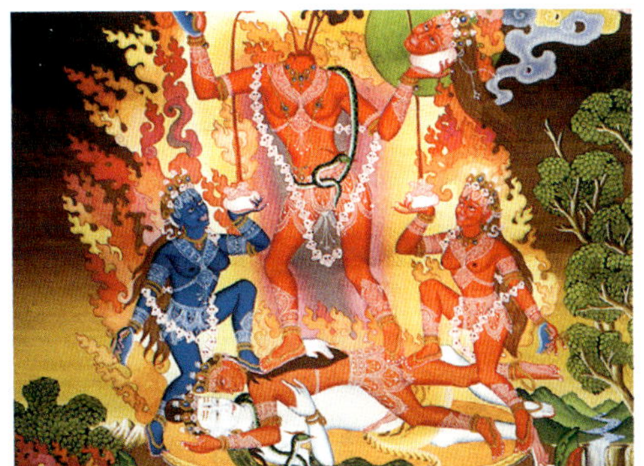

Ein Newari-Tanka mit der tantrischen Darstellung eines erotischen Kali-Rituals. (Kathmandu, 20. Jh.)

»Der Taoismus (...) entwickelte sich durch genaue Beobachtung der Natur. Das Tao, der Weg, begreift die Ordnung der Natur im gesamten Universum als Kausalität, Veränderung und das Wechselspiel der weiblichen und männlichen Prinzipien von Yin und Yang.« (Nik Douglas und Penny Slinger 1979*)

Erotische Kunst der Alten und Neuen Welt

Ob ihrer drastisch direkten und variantenreichen Wiedergabe des Zeugungsaktes verblüfft uns nicht nur die Kunst der griechischen und römischen Antike mit ihren Satyrn und Nymphen, sondern besonders die Keramik der vorkolumbianischen Mochica (1. Jh.) Perus. Kaum eine sexuelle Stellung oder Variante fehlt auf ihren polychrom bemalten Gefäßen mit überwiegend erotischen, naturalistisch-figürlichen Darstellungen, die überraschenderweise auch in Kindergräbern als Beigaben gefunden wurden. Da die wenigen, moralisch gefärbten schriftlichen Zeugnisse erst aus der Zeit der spanischen Eroberer im 15. und 16. Jahrhundert stammen, ist ihr ursprünglicher Symbolcharakter bis heute rätselhaft. Neben Nutzpflanzen wie Mais und Kartoffel tauchen die psychoaktive **Engelstrompete** (*Brugmansia*) und der **San-Pedro**-Kaktus in der Mochica-Keramik auf – allerdings ohne deutlichen aphrodisischen Bezug. Einen zentralen Stellenwert nimmt die Erotik auch bei Fetischen und Fruchtbarkeitssymbolen afrikanischer oder ozeanischer Kulturen ein. Ob naturalistisch direkt wie bei den Bambalas von Zaïre oder den Ashantis von Ghana oder in stilisiert-abstrakter Form wie in ozeanischen Kunstwerken.

Die erotische Kunst Chinas und Japans

Auf eine polytheistische Tradition blicken auch der Taoismus Chinas und der Shintoismus Japans zurück. Heute spielen diese Religionen in der industrialisierten Gegenwart der beiden asiatischen Länder eine marginale und unterdrückte Rolle. In der Vergangenheit aber erlaubten sie Künstlern erotisch direkte Darstellungen in Illustrationen zu so genannten Kopfkissenbüchern von Kurtisanen oder in den japanischen Frühlingsbildern *shunga*[33]. Unzählige Tuschezeichnungen und Holzschnitte rückten in China eine zerbrechliche Weiblichkeit mit verkrüppelten »Lilienfüßen«, auch »gebogener Bambus« genannt, ins Zentrum der Aufmerksamkeit. In Japan steht eine nahezu monströse männliche Potenz im Vordergrund, die an den hohen Stellenwert von Aphrodisiaka denken lässt. Unzweifelhaft tragen Teeservice und Rauchutensilien für Opium und Cannabis zur erotischen Atmosphäre bei, deren voyeuristische Zeugen nicht nur ins Bild gebrachte Beobachter oder Beobachterinnen werden, sondern angesichts aufwendiger Bildbände und Kataloge von Privatsammlungen und Museen auch heutige Betrachter.

Erotik im Orient und Islam

Die Fruchtbarkeit der Natur verkörperte sich in altorientalischen Kulturen in Muttergotthei-

Die Frau trinkt während der Vereinigung eine Schale Tee, um fit zu bleiben und vom Opium nicht einzuschlafen. Neben den Teeparaphernalia liegt eine lange Opiumpfeife. Sex, Tee und Opium waren im alten Japan eine aphrodisische Einheit. (Farbholzschnitt [Shunga] von Utagawa Kunisada, aus: *Shunka shûtô Shiki no nagame*, »Frühling, Sommer, Herbst und Winter: Aussichten auf sinnliche Freuden«, Bd. 2, Abb. 8)

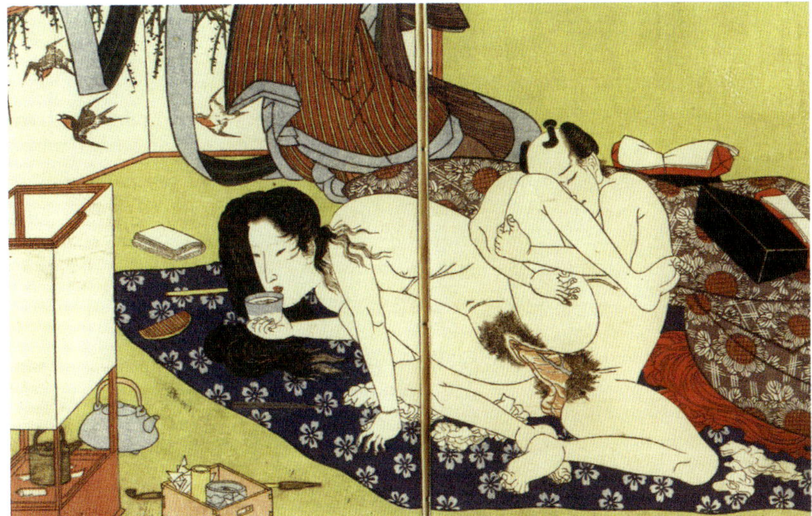

34 *Shunga – Erotic Art in Japan. Erotische Holzschnitte des 16. bis 19. Jahrhunderts*, mit Texten von Dorit Marhenke und Ekkehard May, Heidelberg: Edition Braus 1995.

»Eure Frauen sind für euch ein Vergnügen, wie ihr es für sie seid.« (Koran II 187)

Lippi schildert das Weingelage vor dem Akt. (Lorenzo Lippi, *Die Töchter von Lot machen ihren alten Vater trunken*, 1606–1665, Florenz, Museo di San Marco, Coll. Ferroni)

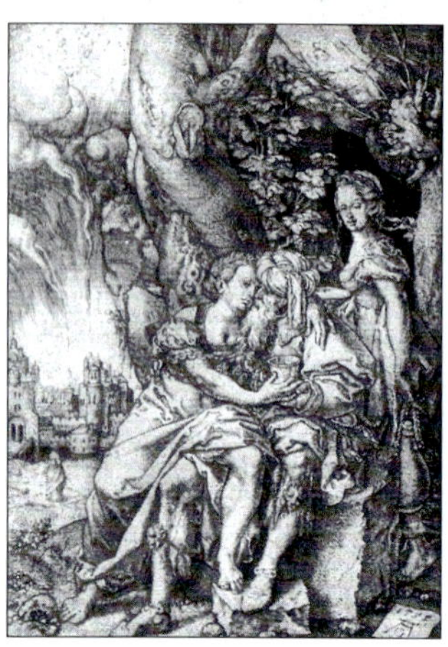

Der Wein zeigt seine Wirkung. Vertraulich sitzt die Tochter auf dem Schoß des Vaters, während die andere mit dem Weinkrug aus der vulvenartigen Grotte tritt. (Heinrich Aldegrever, *Lot und seine Töchter*, Kupferstich, 1555)

ten die männliche Kraft und Potenz im Löwen oder Stier[34].

Auch der Islam – der sich ab dem 6. Jahrhundert von Arabien über das Zweistromland (heute Iran und Irak), Ägypten, Kleinasien (Türkei), bis nach Indien im Osten und Nordafrika im Westen ausbreitete – war ursprünglich nicht so sinnen- und frauenfeindlich wie heute. Ibn' Araby (1119–1240) meinte sogar, dass »Mohammed die Frauen liebt, weil die Gottesversenkung in einer Frau die tiefste und vollkommenste und die vollkommenste Vereinigung der Beischlaf« sei. Noch 1966 betonte der Orientalist Rudolf Gelpke den Unterschied zwischen dem »erosfeindlichen Christentum« und dem erotisch aufgeschlossenen Islam.

Vor allem persische, indische und türkische Miniaturisten feierten die Erotik in intimen Begegnungen, die an Fantasiereichtum und Deutlichkeit nichts zu wünschen übrig lassen. Sie basieren auf einer langen und länderübergreifenden Tradition der Liebeslyrik, die im Sufismus begründet ist und in der Dichtung großer Mystiker wie Rumy (1207–1273) oder in Erzählungen der »Geschichten aus tausendundeiner Nacht« in die erotische Weltliteratur eingingen. Metaphern für die Reize der Frau und die Köstlichkeiten der sexuellen Vereinigung wurden in allen Farben und Formen der Natur beschrieben. Sie wurden saftigen Früchten entlehnt, betörend duftenden Blüten, Rehaugen oder der Anmut und Geschmeidigkeit einer Gazelle. Immer wieder sind Opiumpfeifen und Weinkaraffen beim intimen Stelldichein zugegen.

Erotik in der Kunst monotheistischer Kulturen

Im langen geschichtlichen Prozess der Unterjochung heidnisch-ungläubiger und so genannter primitiver Kulturen durch die drei monotheistischen Religionen Judentum, Christentum und Islam wurde der auf göttlichen Prinzipien beruhende, in der Natur fortwährend wirksame Prozess von Zeugung und Reproduktion durch moralische Wertmaßstäbe diffamiert und ersetzt. Dadurch rückten verbotene Lüsternheit und käufliche Liebe in den Vordergrund.

Judentum und Islam verurteilen das Bestreben, sich ein Bild von der Schöpfung zu machen und sie abzubilden, als menschliche Überheblichkeit und Aufbegehren gegen »göttlichen Ratschluss«[35]. Daher verlagerte sich das Kunstschaffen beider Religionen auf Schrift und Ornamentik. Konzentrieren wir uns deshalb auf die christliche Kunst und verfolgen wir zum Abschluss stichwortartig, wie sich geschlechtliches Begehren in ein verwerfliches und sündiges Thema verwandelte.

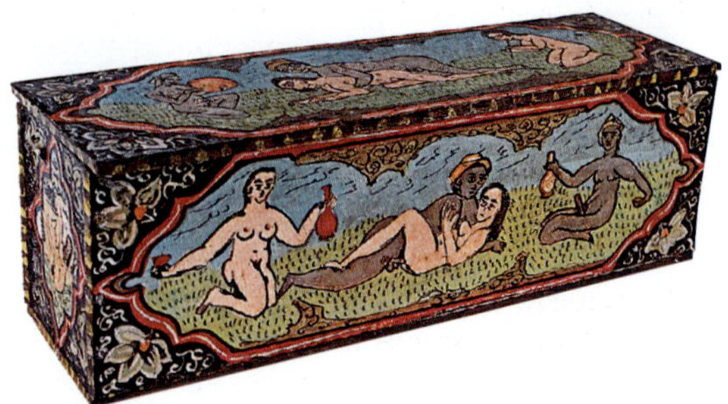

Auf einer Wiese vereinigen sich Mann und Frau, umgeben von einem Paar, das zur Feier der Liebe Wein kredenzt. (Seitenwand einer bemalten Schachtel, algerisch, nach türkischem Vorbild; Abbildung aus: *Islamische Erotik*, Freiburg i. Ü.: Productions Liber 1983: 65)

Das Alte Testament

Beide Testamente der Bibel inspirierten Künstler seit der Romanik zur bildlichen Umsetzung bestimmter Szenen, die sich bildgebend im kollektiven Gedächtnis verankerten.

Die alttestamentarischen Versionen der Genesis vererbten dem Christentum eine sündig gewordene Eva, die der Versuchung der Schlange erlag, vom verbotenen Baum der Erkenntnis zu essen, die den Apfel an Adam weitergab und somit bewirkte, dass die Ureltern derer, die sich auf die Bibel berufen, aus dem Paradies gestoßen wurden und ihre Nachkommen dem Jammertal des Lebens auf Erden anheimfielen, gezeichnet von Erbsünde, Scham, Arbeit und »Geburt unter Schmerzen«.

Im Alten wie später im Neuen Testament wurde geschlechtliches Begehren als verwerfliche Tat geschildert, die Unschuldigen Unglück bringt. Unzählige Künstler schilderten die Szene von Susanna (dt.: Lilie!) im Bade, der lüsterne Alte auflauerten, oder von Potiphars Weib, die sich an Joseph vergehen wollte. Beide, Susanna und Joseph, wurden durch die Verführer beschuldigt, sie verführt zu haben. Nur Susanna gelang es, ihre Unschuld zu beweisen.

Das Alte Testament erwähnt den Wein nicht als göttliches Entheogen, sondern als Narkotikum, mit dem die Töchter von Lot ihren Vater

34 Der Stier war allerdings nicht nur ein Symbol für Männlichkeit, sondern auch eines für die Muttergöttin. Interessanterweise bezog sich die weibliche Symbolik auf die Ähnlichkeit zwischen Stierhörnern und dem Uterus. Außerdem macht die ägyptische Kuhgöttin Hathor darauf aufmerksam, dass männliche und weibliche Tiere der im Orient heimischen Rinder Hörner tragen.

35 »Du sollst dir kein Gottesbild machen« ist das zweite christliche Gebot, das bereits in den Gesetzestafeln Moses im Alten Testament verankert ist.

trunken machten, um den Fortbestand des Stammes zu sichern. Ein Wink auf die (im doppelten Wortsinn) verteufelten, manipulativ nutzbaren Eigenschaften des dionysischen Aphrodisiakums, der bis heute dominiert. Vor allem im Barock gingen Künstler gerne auf dieses Thema ein.

Das Neue Testament

Im Neuen Testament empfängt die Muttergottes den Gottessohn durch Verheißung des Engels in unbefleckter Empfängnis. Selten fehlt in christlichen Bildern der Verkündigung Mariä die weiße Lilie als Symbol der Reinheit. Blumen, die mit ihrem betörenden Duft (Rose, Lilie), mit ihrem phallischen oder vulvenartigen Aussehen (Königskerze, Gurke, Pfirsich, Erdbeere) oder ihrer entheogenen und symbolischen Bedeutung vordem auf aphrodisische Eigenschaften verwiesen und heidnischen Göttinnen heilig gewesen waren, wurden entweder moralisch negativ bewertet oder sie wurden umgedeutet in Blumen der Keuschheit und Unschuld und der Mariensymbolik einverleibt.

Dem Vorbild Mariä folgend rücken Keuschheit, Unschuld und Treue in Wort und Bild ins Zentrum der Aufmerksamkeit. In Gebetsbuchillustrationen des 15. Jahrhundert warnt ein teuflischer Bote mit Krallenfüßen und Fledermausflügeln vor Unkeuschheit und Ehebruch.

In Gemälden, Drucken und moralischen Schriften beschwören Künstler die Gefahren der Liebe und Verführung. Sie setzen sie mit Hinweisen auf käufliche Liebe, Kupplerinnen, betrogene Ehemänner oder ungleiche Partnerschaften zwischen Jung und Alt in Szene. Das »Weib von der Liebe durchs Leben gepeitscht« wird angeprangert, wie auch das weibliche Bestreben, den Ehemann zu unterjochen.

Schönheit und Freude an sinnlichen Reizen werden zum Inbegriff von Eitelkeit und Vergänglichkeit – von Vanitas. Liebesgöttinnen werden zur heidischen Hure Venus. Phallische Gemüse wie Gurken und Rettiche werden zum Inbegriff der »Derbheit des Liebesgebarens«, die Liebende zu Blöden macht.

Heidnisch polytheistische Kulturen hatten die Urmacht der Liebe in göttliche Gefilde transponiert. Das geschah auch im Christentum, das die Liebe zu Gott, zu Jesus oder zur Kirche zur religiösen Tugend machte – allerdings mit dem Akzent auf »Tugend«. Daher konnten sich erotische Aspekte nur im Rahmen der Moraltheologie in die christliche Kunst einschleichen: sublimiert zur Mutterliebe in Darstellungen der lieblichen Muttergottes, die ihre entblößte Brust dem Christuskind darbietet, oder sadistisch pervertiert in Folterszenen und Qualen nackter Märtyrerinnen.

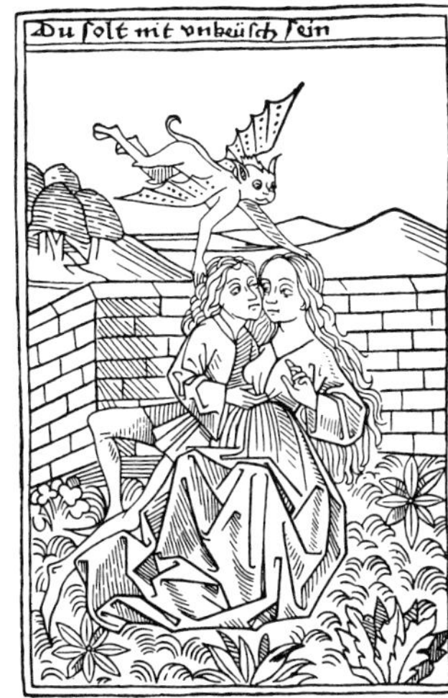

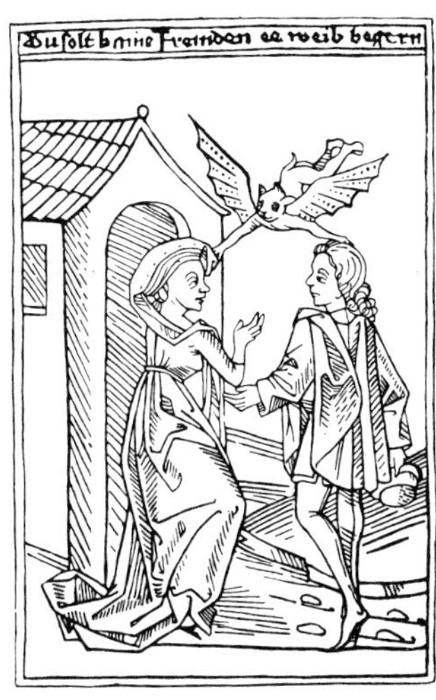

»Du sollst nicht unkeusch sein. Du sollst keine Fremden als Weib begehren«. (Illustrationen zum sechsten Gebot aus einem Gebetbuch des 15. Jahrhunderts)

Interessanterweise spielen sich Begehren und Sinnlichkeit in der christlichen Kunst außerhalb der Ehe ab. Aus dem geheiligten Raum ehelicher Gemeinschaft sind lustfördernde Mittel gänzlich ausgeschlossen. Tatsächlich ist uns kein einziges christliches Bildthema bekannt, das erotische Freuden im Ehebett illustriert. Den Ehestand schildern Künstler als moralische Institution, die kirchlichen Segen erhält und ehelichen Pflichten unterworfen ist. Nicht die Verschmelzung von Mann und Frau erhielt künstlerischen Segen wie in heidnischen Zeiten. Stattdessen avancierte der Kampf der Geschlechter zum Bildthema und die Fesseln, welche die Ehe Mann und Frau auferlegt.

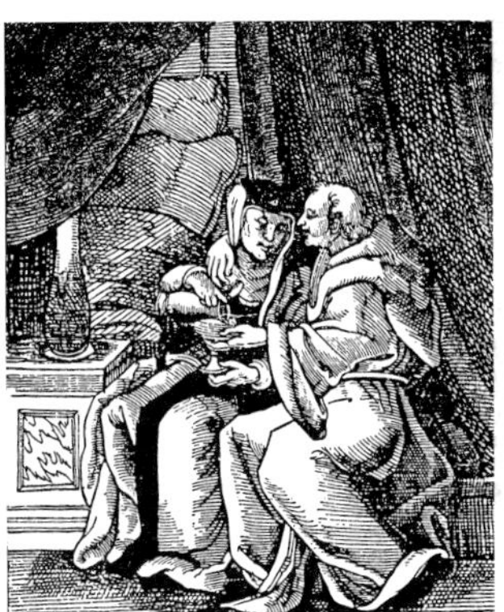

Die Nonne schenkt dem Mönch in ihrer Zelle zum erotischen Stelldichein Wein ein. (Satirischer Holzschnitt, ca. 16. Jh.)

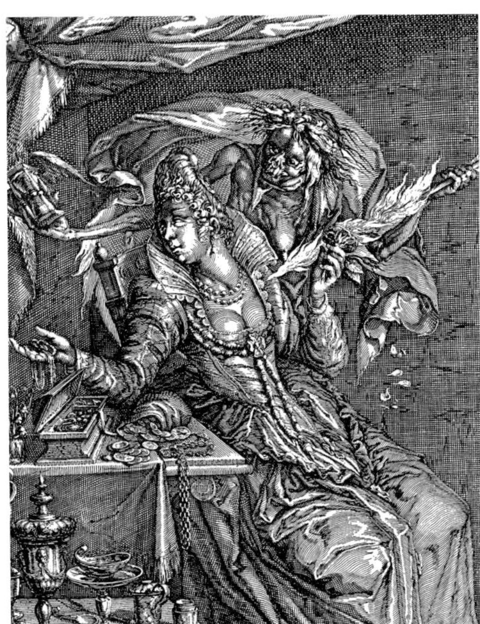

Eine Dame in eleganter Kleidung ist in den Anblick ihres Geschmeides versunken. Ein verwesendes Skelett mit Stundenglas erinnert drastisch an die Vergänglichkeit von Schönheit und irdischen Reichtümern. (Jacob de Gheyn, *Vanitas*, Kupferstich, 17. Jh.)

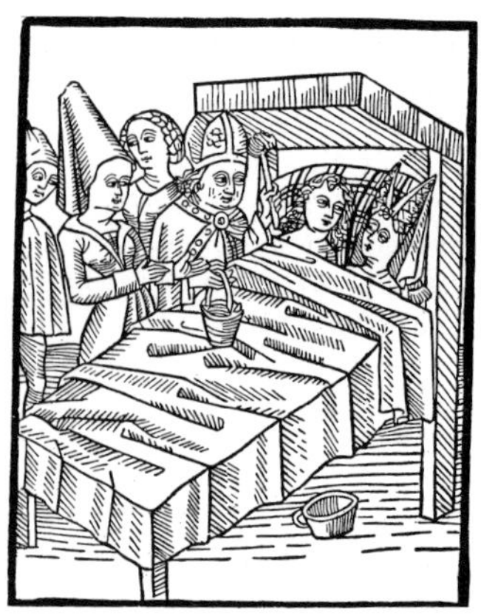

Einsegnung des Ehebettes durch den Bischof während des Beilagers. (Deutscher Holzschnitt, 15. Jh.)

Themen wie diese beschäftigten Künstler der Renaissance ebenso wie die Karikaturisten der Gegenwart.

Erotisches Begehren dagegen entlädt sich in verbotenen Beziehungen und wird ausgelöst durch unterdrückte Begierden. Genüsslich werden Ausschweifungen von Nonnen und Mönchen geschildert, die sich asketischer Lebensführung verschrieben und zölibatäre Gelübde ablegten (S. 41 unten).

Der Stellenwert von Liebesmitteln in der Kunst vermittelte uns neue Perspektiven auf Aphrodisiaka. Der kurze Überblick über die moralische Bewertung der Erotik, die sich in der Verdrängung polytheistischer Kulturen durch monotheistische vollzog, erklärte die dominante skeptische Haltung gegenüber erotischen Stimulanzien.

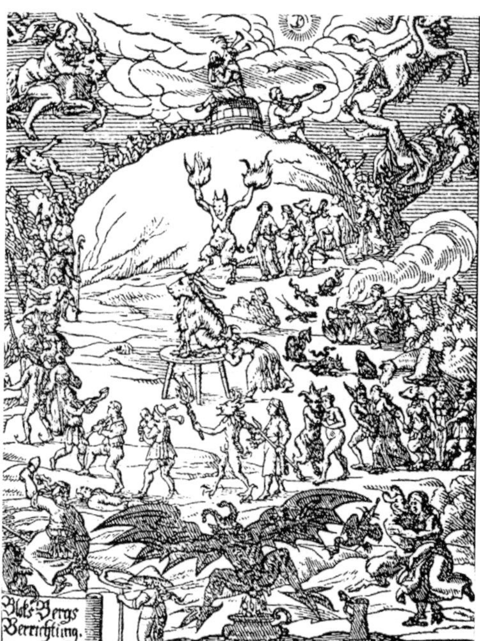

Hexen tanzen um den Blocksberg, auf dessen Gipfel der Teufel sitzt. Seine Gestalt geht auf den antiken Fruchtbarkeitsgott Pan zurück. (Grafik, 1669)

Die Wahrnehmung von Erotik, Sexualität und Liebesmitteln – nicht nur in der Kunst

Im Verlauf der europäischen Kunstgeschichte gab es immer wieder Epochen, die sich den Themen Liebe und Erotik freizügig näherten. Im späten 12. und im 13. Jahrhundert kultivierten Minnesänger an deutschen und französischen Höfen kunstsinniger Fürsten die unerreichbare Liebe zu einer angebeteten, aber verheirateten Frau. Im Rokoko prägten Künstler wie François Boucher (1703–1770) – sich thematisch der antiken Mythologie zuwendend, dem höfischen Leben und der Unschuld auf dem Lande – den galanten Stil und das »Schäferstündchen«. Immer wieder warfen Künstler einen Blick durchs Schlüsselloch oder unter die Röcke der Weiber.

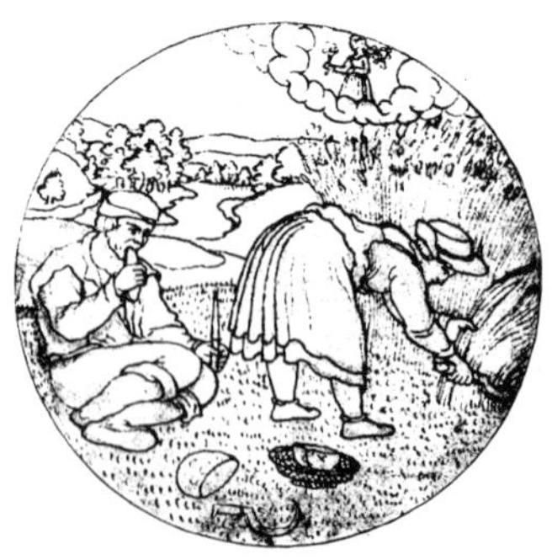

Der lüsterne Bauer hofft auf Einblick unter den Rock der Bäuerin, die mit der Sichel Ähren schneidet. Eindeutig phallisch gestaltete der Künstler das Brot, das er verzehrt, und das Messer, das er aufrecht in der Linken hält. (Federzeichnung, 16. Jh.)

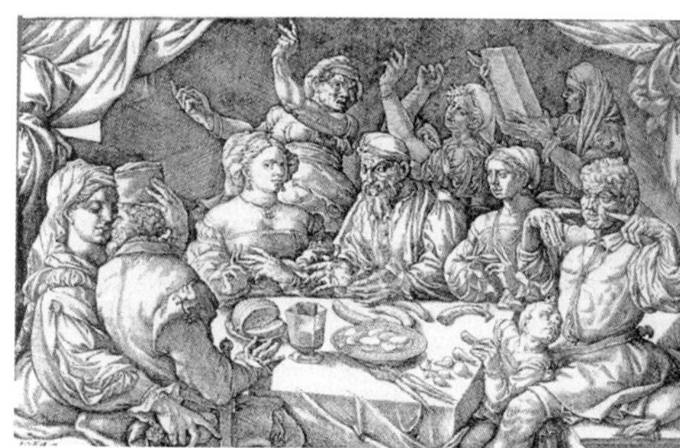

Vor einer lüsternen Festgesellschaft liegen phallische Würste und Rettiche auf dem Tisch und prangern die »Derbheit des Liebesgebarens« an. (Spanischer Kupferstich, 1545)

Gerne auch nutzten sie tradierte Bildsujets als Alibi, den nackten, weiblichen Körper darzustellen. Dafür boten sich seit der Renaissance heidnische Themen an wie »Venus und Amor/Cupido« oder »Diana im Bade«. Anhaltend beliebt war die »Versuchung des heiligen Antonius«, wobei der sinnliche Ansturm nackter oder kostbar gekleideter Frauen zur bevorzugten Versuchung wurde. Zum Alibirepertoire gehörten auch Szenen vom »Hexensabbat«, von der »Hexenküche« oder vom »Tanz auf dem Blocksberg«; in ausschweifenden Orgien mit nackten Hexen ins Bild gebracht von Künstlern wie Hans Baldung, gen. Grien (um 1484/85–1545).

Bilder dieser Art mögen uns heute romantisch erscheinen. Doch sind sie vor dem Hintergrund des massenhysterischen Klimas der Hexenverfolgungen des 15. und 16. Jahrhundert zu sehen. Sie befriedigten nicht nur unterdrückte Gelüste von Malern und Betrachtern. Sie dienten auch nachhaltig den Interessen der kirchlichen Inquisition, heidnische Rituale der Naturverehrung auszumerzen und Hexen mitsamt ihrem Kräu-

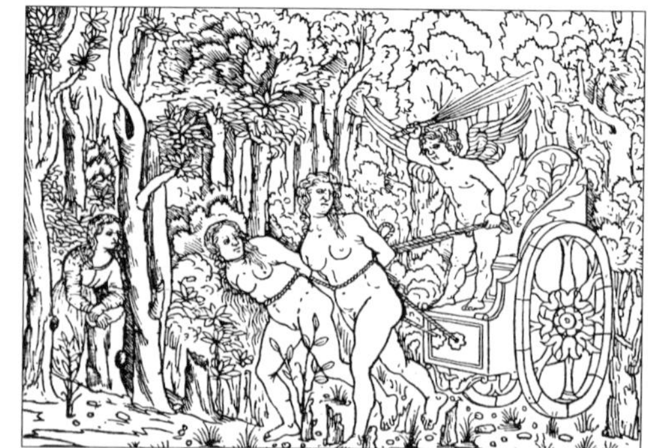

Das Weib von der Liebe durchs Leben gepeitscht. (Holzschnitt aus dem symbolischen Roman *Poliphilo*, 1490)

terwissen auf den Scheiterhaufen zu bringen, vornehmlich neiderregend schöne und selbstbewusste Junge wie auch verwitwete Alte mit überliefertem Heilpflanzenwissen.

In diesem Zusammenhang wurden die Natur und die weibliche Sinnlichkeit, die sie repräsentierte, verteufelt. Daher wurden seit der frühen Neuzeit[36] Liebestränke zu dämonisiertem Teufelszeug vergoren. Sie kamen aus dem Hexenkessel und befinden sich noch heute dort: im Betäubungsmittelgesetz, das die meisten wirksamen Aphrodisiaka und Entheogene als Rauschgifte und Suchtstoffe auflistet und ihren Gebrauch kriminalisiert.

Wie immer schwingt das Pendel historisch zwischen Extremen. Das Thema Erotik und Aphrodisiaka erfreute sich seit der »sexuellen Revolution« der sechziger Jahre des vergangenen Jahrhunderts eines neu erwachten und zunächst von moralischen Zwängen befreiten Interesses. Stimuliert durch die Pille und die größere ökonomische Unabhängigkeit der Frau in den Industrieländern feierten Hippies und Kommunarden die »freie Liebe« und die Lust, die erstmals von den Konsequenzen einer Schwangerschaft befreit war. Sie näherten sich der indischen Tradition des Tantra und integrierten Lust- und Liebesmittel in ihren Alltag. Doch die Gesetze der Marktwirtschaft bemächtigten sich auch dieser idealistischen Tendenzen. Pornoindustrie, Esoterikmarkt, Marketing, Medien und die pharmazeutische Industrie – 1999 brachte Pfizer Viagra® auf den Markt – erkannten in sämtlichen Spielarten der Erotik ein lukratives Geschäft.

Seit Erscheinen der unheimlichen Immunschwäche Aids gewinnen puritanische und moralische Einstellungen allerorten wieder die Oberhand. Diskussionen über sexuelle Übergriffe am Arbeitsplatz, Missbrauch und Kinderpornos im Internet führen in der Gegenwart dazu, dass oft »das Kind mit dem Bade ausgeschüttet« wird. Vor allem in den USA bricht sich eine Diffamierung jeglicher Zärtlichkeit und Erotik bedrohlich Bahn. Perverse Fallbeispiele erschütterten die Presse, wonach sich Eltern strafbar machten, weil sie mit ihren Dreijährigen gemeinsam badeten; Lehrerinnen und Lehrer, weil sie ihren Grundschulzöglingen anerkennende Berührungen zuteil werden ließen. Sogar Kinder landeten in US-amerikanischen Gefängnissen, weil sie ihrem entwicklungsspezifischen Bedürfnis der Erkundung des anderen Geschlechts folgten.

Wie sexuell befreit und aufgeklärt wir heute auch immer sein mögen, der »Mainstream« unserer Kultur führte nicht ins Reich der Liebesgöttin Aphrodite, deren Mittel das erotische Begehren stimulieren, sondern ins Reich der verwünschten, diffamierten oder lukrativ ausgeschlachteten Porne.

Die Wahrnehmung von Erotik und Liebesmitteln war stetigen Wandlungen unterworfen. Das Pendel schwang von puritanischen zu libertären Einstellungen. Das gilt auch für die Wissenschaft,

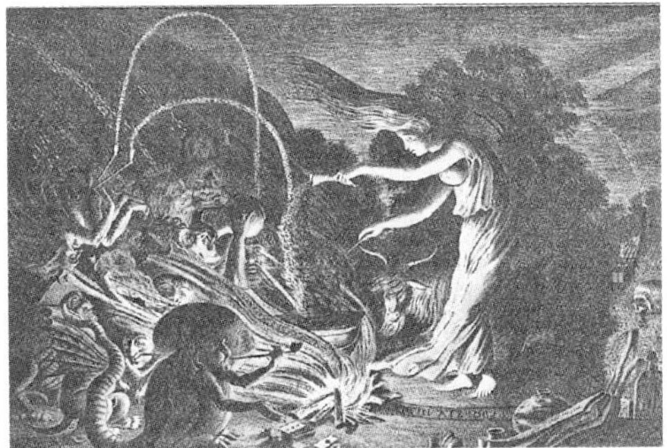

In dieser nächtlichen Szene fehlt kaum ein Detail aus dem Hexensabbat-Repertoire. Die Phiolen, Flaschen, Salbentöpfe, die Mischung aus dem Füllhorn und die Pfeife rauchenden Monster verdammen Liebesmagie als schaurigen Grusel. (Kupferstich, 17. Jh.)

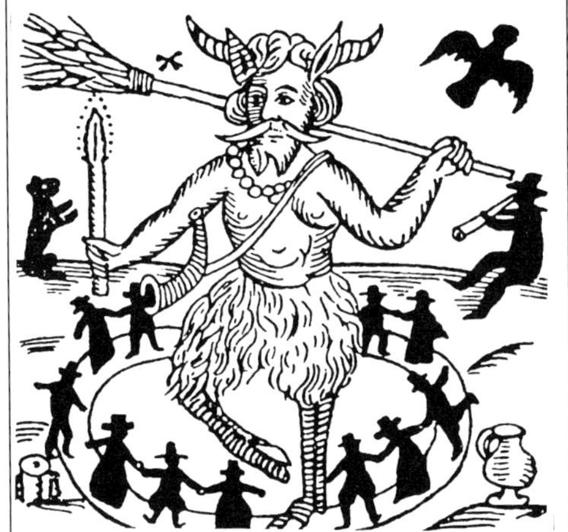

In der Mitte des Tanzkreises steht Pan als Teufel mit spitzen Ohren, Ziegenhörnern und Bocksbeinen. Er hält den Hexenbesen in der einen und einen phallischen Stab in der anderen Hand. Um seinen Körper hängt ein Horn, das an Shivas Chillum erinnert. (Holzschnitt, 16. Jh.)

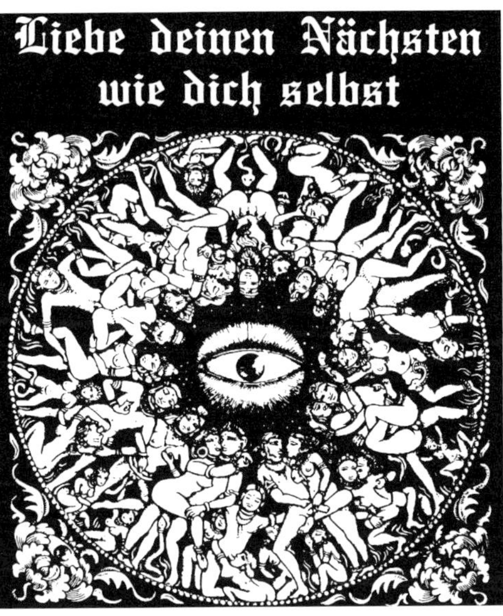

Vom indischen Kamasutra inspiriertes tantrisches Mandala diverser Liebesstellungen aus den sechziger Jahren. (Populärer Sticker)

36 Die Verteufelung der Natur und Erotik fand in der frühen Neuzeit statt. Das viel beschworene »düstere Mittelalter« war eher hell und sinnenfreudig.

Über Jahrhunderte mussten sich Kräuterwissende, Alchemisten und sogar Pharmazeuten gegen den Vorwurf wehren, Giftmischer zu sein. Darstellungen ihrer alchemischen und chemischen Versuchsanordnungen waren überlagert vom Bild der Hexenküche. (Stich aus Mangin 1869: 45*)

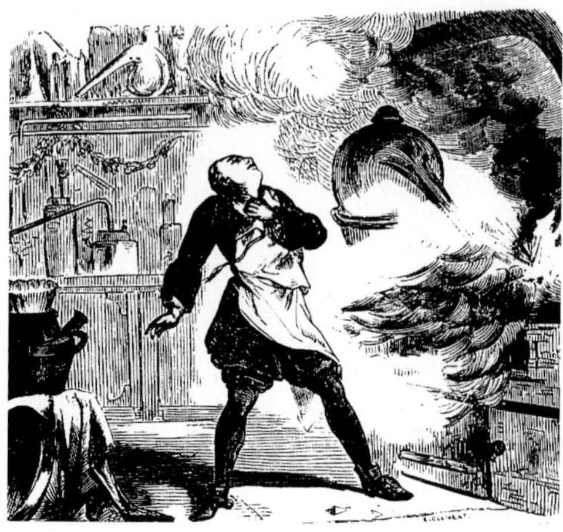

die keineswegs der objektiven Sichtweise verpflichtet ist, die sie für sich beansprucht. Der Blick auf ein kleines anatomisches Detail zeugt von der persönlich geprägten, geschlechtsspezifischen Wahrnehmung der vornehmlich männlichen Wissenschaftler. Erst seit rund fünf Jahren ist in der Medizin bekannt, dass das gesamte Organ der Klitoris sehr viel größer ist als der winzige, für Erregung empfängliche Punkt, den anatomische Atlanten verzeichnen. Das von vielen Blutgefäßen durchströmte Gewebe ist durchaus vergleichbar mit der Größe des männlichen Schwellkörpers. Eine erstaunlich späte Entdeckung ...

Auch weibliches Lustempfinden und der weibliche Orgasmus wurden vornehmlich an einer männlichen Latte gemessen, die von einer linearen Erregungskurve ausgeht, welche sich in sexueller Entladung entspannt. Inzwischen weiß man, dass weibliche Orgasmen nicht nur linear, sondern auch plateauförmig verlaufen.

Außerdem erscheint es merkwürdig, dass wir, die wir uns schämen, vom Affen abzustammen, plötzlich glauben, am Kopulationsverhalten von Labormäusen die aphrodisierende Wirkung eines Mittels auf uns Menschen ablesen zu können! Denn für Mediziner und Pharmakologen sind an Mäusen und Ratten gesammelte Beobachtungen aussagekräftiger als eigene Erfahrungen oder individuelle Aussagen von Menschen.

Andere Zeiten und Kulturen erwiesen sich als deutlich weniger heikel, wenn es um erotische Bezüge zur Tier- und Pflanzenwelt ging. Ihre erotisch gefärbte Perspektive vererbten sie uns bis heute, wenn wir in Böcken, Hirschen, Ochsen und Raubkatzen männliche Zeugungskraft erkennen, die sich besonders in ihren Hörnern, Geweihen, Hoden und Zähnen manifestieren. Ähnlichkeiten zum weiblichen Geschlecht sehen wir in Weichtieren wie Schnecken, Austern, Muscheln oder Meerestieren wie Krabben und Seeigeln, ebenso wie in Früchten wie Erdbeere, Pflaume, Feige, Pfirsich oder Papaya. Kühe, Glucken und Kaninchen repräsentieren weibliche Fürsorge und Fruchtbarkeit; großäugige Rehe, grazile Antilopen, Gazellen oder scheue Katzen künden von weiblicher Anmut. Die Umgangssprache[37] offenbart noch immer eine deutliche assoziative Zuordnung von Tieren mit männlichen respektive weiblichen Qualitäten. Aussagen wie: stark wie ein Stier, bärenstark, affengeil, geiler Bock, Platzhirsch, »mach mir den Hengst«, zeugen von einer meist positiv besetzten männlichen Potenz. Redewendungen wie: »blutsaugender Vamp«, »widerborstige Katze«, »aufsässige Ziege«, zickig, »albernes Huhn« beziehen sich mehrheitlich auf negativ bewertete weibliche Eigenschaften.

Es bleibt jedem Einzelnen überlassen, sich aus dem Spektrum der pharmakologischen Inhaltsstoffe und symbolischen Bezüge die individuell relevanten auszuwählen.

37 Zu erotischen Bezügen in der englischen Sprache siehe: Reinhold Aman (Hg.), *How do they do it? A Collection of Wordplays Revealing the Sexual Proclivities of Man and Beast*, Wisconsin: Maledicta Press 1983.

Fett gedruckte Begriffe verweisen auf selbstständige Monografie-Einträge.

Aufbau der Monografien

Name (botanisch, zoologisch, pharmazeutisch, chemisch); Familie/Gruppe

Andere Namen

Es werden die wichtigsten volkstümlichen und international bekannten Namen und Schreibweisen aufgelistet.

Kommentar

Enthält unsere eigenen Erfahrungen mit den angeführten Stoffen sowie Anekdoten und persönliche Berichte von Freunden, Kollegen oder anderen Menschen.

Bezugsquellen

Fehlen Angaben, ist das jeweilige Mittel im Fachhandel (Obst, Gemüse, Fisch, Fleisch usw.) regulär erhältlich.

Literatur

Die hier angeführte Literatur bezieht sich ausschließlich auf Beiträge, die in der jeweiligen Monografie zitiert sind.

Die mit * gekennzeichneten Literaturangaben befinden sich in der Bibliografie am Ende des Buches.

Pharmacratia aphrodisæ: Zur rechtlichen Lage

Die in diesem Buch behandelten Aphrodisiaka fallen teilweise unter verschiedene gesetzliche Bestimmungen. Diese sind in den jeweiligen Einträgen vermerkt.

Ist eine Droge nicht als Arzneimittel zugelassen, kann sie dennoch legal sein und vice versa.

In Australien sind per Zollgesetz (*Customs [Prohibited Imports] Regulations*, Schedule 8) Aphrodisiaka *per se illegal*! Genauer genommen dürfen keine Pflanzen, Produkte, Chemikalien, Drogen usw., die als Aphrodisiaka deklariert werden, in das Land eingeführt werden. Dennoch findet man in Australien in Health Food Stores und ähnlichen Geschäften eine ganze Reihe aphrodisischer Produkte, die aus Australien selbst stammen.

Das Einzige, was bleibt, sind Räucherstoffe aller Art. Denn sie fallen lediglich unter das Devotionaliengesetz. Sie sind als Devotionalien Substanzen zur Ausübung des persönlichen religiösen Kultes und gehören zur freien religiösen Entfaltung.

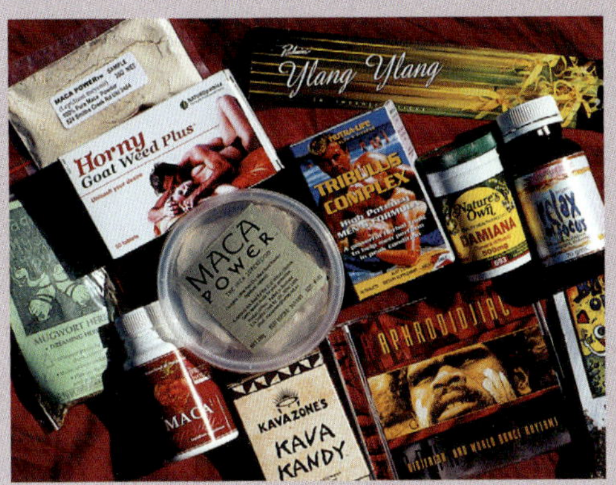

Die »Beute eines Tages«: Verschiedene Produkte, die als Aphrodisiaka in Australien frei verkäuflich sind und an einem einzigen Tag in Byron Bay, der Hippiemetropole in New South Wales, Australien, erworben wurden.

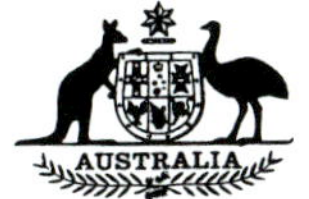

CUSTOMS (PROHIBITED IMPORTS) REGULATIONS

In force under the *Customs Act 1901*

SCHEDULE 8 Regulation 5H (2)

GOODS THE IMPORTATION OF WHICH IS PROHIBITED IF PERMISSION IS NOT GRANTED UNDER REGULATION 5H

Item No.	Description of Goods
1	Abortifacients, that is, substances that purport to produce abortion.
2	Advertising matter (including booklets, pamphlets, leaflets and circulars) relating to preparations, instruments, appliances, and other goods, that purport to be for therapeutic purposes and containing any statements or claims that are misleading, false or extravagant.
3	Aminophenazone (aminopyrine) (4-dimethylamino-2, 3-dimethyl-1-phenyl 3-pyrazolin-5-one), derivatives of aminophenazone (aminopyrine) (4-dimethylamino-2, 3-dimethyl-1-phenyl-3-pyrazolin-5-one) (including dipyrone) and preparations containing aminophenazone (aminopyrine) (4-dimethylamino-2, 3-dimethyl-1-phenyl-3-pyrazolin-5-one) or derivatives of aminophenazone (aminopyrine) (4-dimethylamino-2, 3-dimethyl-1-phenyl-3-pyrazolin-5-one) (including dipyrone).
3A	Natural and manufactured gonadotrophins (including menotrophins, Follicle Stimulating Hormone, Luteinising Hormone and Human Chorionic Gonadotrophin).
3B	Natural and manufactured growth hormones, including somatropin, somatrem, somatomedins and insulin-like growth factors (not insulins) and growth hormone releasing hormone (sornatorelin and synthetic analogues).
3C	Anabolic or androgenic substances.
4	Aphrodisiacs, that is to say, cantharides, cantharidin and yohimbine, preparations containing cantharides, cantharidin or yohimbine, and any other substance or preparation that is, or is likely to be, productive, or is capable of being converted into a substance that is, or is likely to be, productive, of effects substantially of the same character or nature as, or analogous to, those produced by cantharides, cantharidin or yohimbine.
5	Bithionol (2, 2-thiobis (4, 6-dichlorophenol)) and preparations containing bithionol (2, 2-thiobis (4, 6-dichlorophenol)).
6	5-bromo-4-chlorosalicylanilide and preparations containing 5-bromo-4-chlorosalicylanilide.
7	Buniodyl sodium (bunamiodyl) (3-butyramido-a-ethyl-2, 4, 6-triiodocinnamic acid sodium salt) and preparations containing buniodyl sodium (bunamiodyl) (3-butyramido-a-ethyl-2, 4, 6-triiodocinnamic acid sodium salt).
8	Cinchophen methyl ester (methyl-2-phenylcinchoninate) and preparations containing cinchophen methyl ester (methyl-2-phenylcinchoninate).
9	Fenticlor (2, 2-thiobis (4-chlorophenol)) and preparations containing fenticlor (2, 2-thiobis (4-chlorophenol)).
10	Food, drink and oral medicine for human consumption and preparations (including essences and extracts) used in the manufacture of food, drink or oral medicine for human consumption that contain— (a) glycol or a derivative of a glycol other than propylene glycol; or (b) calamus or oil of calamus.
12	(2-Isopropyl-4-pentenoyl) urea and preparations containing (2-isopropyl-4-pentenoyl) urea.
12A	Oil of wormwood, being an essential oil obtained from plants of the genus *Artemisia*, and preparations containing oil of wormwood.
12AA	Laetrile and preparations containing laetrile.
13	Preparations that purport to be a remedy for drunkenness, alcoholic habit or drug habit.
14	3, 3, 4, 5-Tetrachlorosalicylanilide and preparations containing 3, 3, 4, 5-tetrachlorosalicylanilide.
15	Thalidomide and preparations containing thalidomide.
16	Triparanol and preparations containing triparanol.
17	Xylitol and preparations containing xylitol.

Das australische Zollgesetz verbietet explizit die Einfuhr von Aphrodisiaka, speziell von Spanischer Fliege, Cantharidin und Yohimbin. (Faksimile des gedruckten Gesetzes)

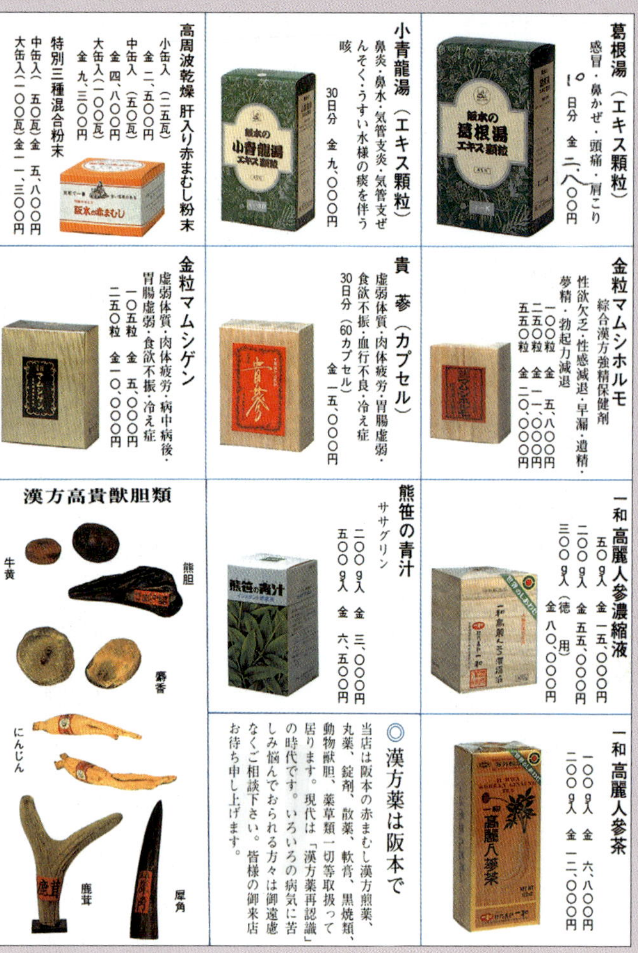

Japanischer Katalog (Faksimile) mit Aphrodisiaka aus der chinesischen Kräuterkunde, die zum Teil wie Nashorn illegal verkauft werden, da der Handel mit Nashorn durch das internationale Artenschutzabkommen strikt verboten ist. Wer weltweit mit solchen Produkten am Zoll erwischt wird, muss mit harten Strafen rechnen.

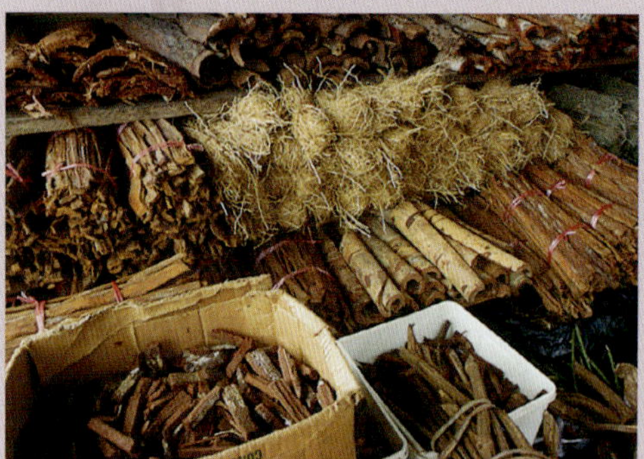

Viele Aphrodisiaka kann man auf Kräutermärkten finden, wie hier in Iquitos, der einst blühenden Kautschukstadt am oberen Amazonas. Die Kräuterfrauen kennen sich sehr gut aus und können individuelle Wünsche erfüllen. (Iquitos, Amazonien, Peru, 1999)

Zu den Abbildungen

Fotos

Soweit es möglich war, sind alle Stammpflanzen, Tiere und Mineralien mit einem Foto illustriert. Wo es die Auswahl erlaubte, wählten wir ein Bild, das in irgendeiner Weise den aphrodisischen Aspekt oder erotischen Bezug des Objektes verdeutlicht.

In den meisten Fällen sind bei den Fotos möglichst detaillierte Angaben zu Ort und Zeitpunkt angeführt. Damit ist zugleich die Reise- und Forschungsgeschichte für dieses Buch dokumentiert.

Historische Darstellungen

Wurde eine Pflanze nicht mit einem Foto illustriert, sondern mit einer historischen Darstellung, so deshalb, weil es sich um so gut bekannte Gewächse wie **Brennnessel**, **Koriander** oder **Schafgarbe** handelt. Außerdem liefern historische Illustrationen (alte Holzschnitte, Stiche, Anzeigen usw.) bei manchen Einträgen mehr Informationen zum Thema als eine fotografische Wiedergabe. Hin und wieder haben wir Buchumschläge oder CD-Covers eingefügt, da sie zusätzliche kulturspezifische Informationen bieten.

Strukturformeln

Die chemischen Strukturformeln von Wirkstoffen sind in erster Linie für Chemiker interessant, können aber auch dem aufgeschlossenen Leser neue Aspekte erschließen. Denn wenn die Formeln miteinander verglichen werden, kann man strukturelle Ähnlichkeiten zwischen den Wirkstoffen und den körpereigenen Chemikalien (Neurotransmitter, Enzyme, Hormone usw.) erkennen.

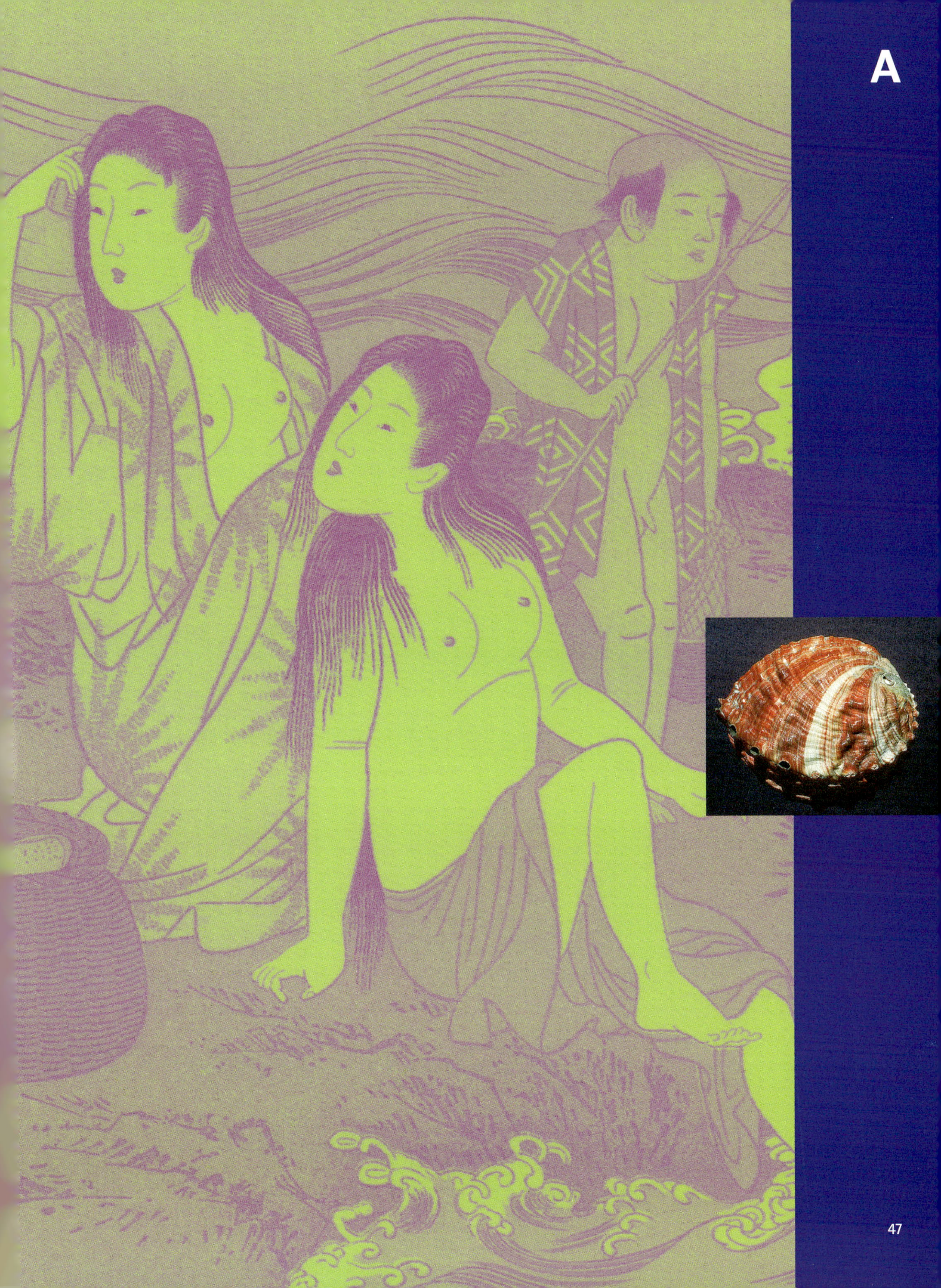
A

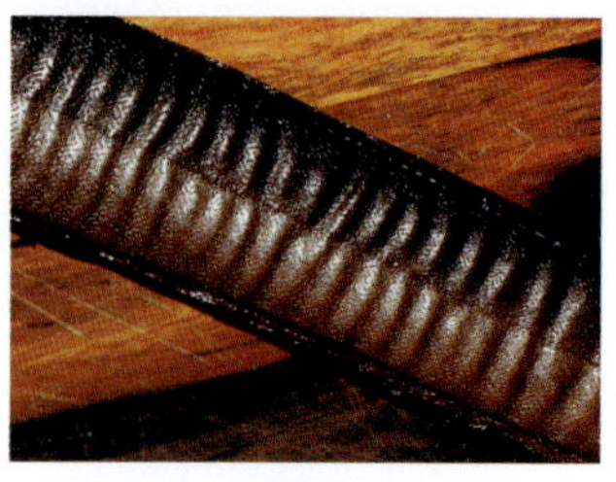

Ein frisch geräucherter Ostseeaal im phallischen Ausschnitt.

Aal

Anguilliformes (Aalartige Fische)

Andere Namen

Anguila (span.), Anguilla (ital.), Anguille (frz.), Apodes (»Fußlose«), Eel (engl.), River Snake, Schlangenfisch, Snakefish

Unter »Aal« werden verschiedene, ähnlich aussehende **Fische** zusammengefasst:

Flussaale, nur eine Gattung Anguilla, mit 16 Arten
- *Anguilla anguilla*, Europäischer Flussaal, Süßwasseraal, Unagi, Ostseeaal
- *Anguilla rostrata*, Amerikanischer Flussaal

Meeraale, Congridae
- *Conger myriaster*, (Japanischer) Meeraal, Hamo
- *Conger conger*, Meeraal
- *Electrophorus electricus*, Zitteraal

Schlangenaale
- *Ophisaurus serpens*, Schlangenaal, »Schlangensaurier«
- *Ophichthys macrops*, Schlangenaal
- *Pisodonophis boro*, Schlangenaal

»Aal ist wohltuend bei Erschöpfung. Er vermehrt das Knochenmark, so dass die Knochen gestärkt werden.« (*Chinesische Weisheit*)

Wer einmal versucht hat, einen Aal zu braten, versteht sofort, warum Menschen in diesem Fisch ein starkes Potenzmittel sehen. Aale sind sprichwörtlich nicht totzukriegen! Sie sind glitschig, schlängeln sich, haben enorme Kraft, bewegen sich weiter, selbst wenn man sie köpft, und springen noch aus der heißen Pfanne.

Auch wenn der Aal zu den **Fischen** gehört, ähnelt er doch mehr den **Schlangen,** und genauso wie diesen wird ihm eine potenzfördernde Kraft zugeschrieben.

Sein phallisches Aussehen hat schon so manchen Künstler inspiriert. Man denke etwa an die von Günther Grass im Roman *Die Blechtrommel* heraufbeschworenen Aale im Pferdeschädel.

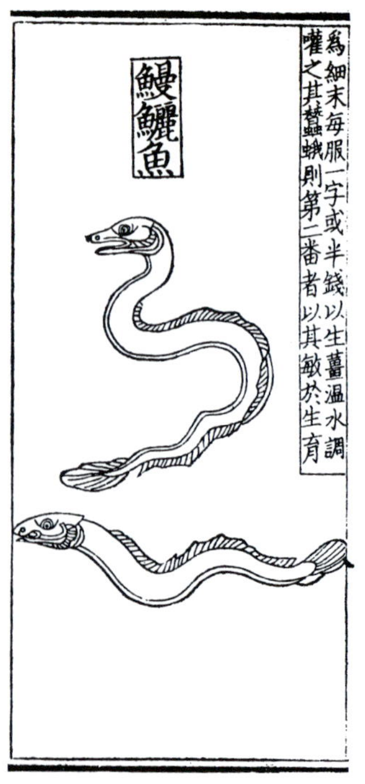

Aale (*man-li-yü*) als chinesische Arznei. (Aus dem *Ch'ung-hsiu cheng-ho pen-ts'ao*)

Gebrauch

Im chinesisch-japanischen Kulturkreis gelten sowohl der Meeraal (Hamo) als auch der Süßwasseraal (Unagi) – besonders aber in Blatt**gold** gehülltes Aalherz – als aphrodisische **Speise**.

Das **Blut** des Aals gilt als Speise, die Impotenz zu heilen vermag. Demgegenüber lautet der einzige Kommentar, der in der toxikologischen Literatur zum Aal zu finden war: »Bekanntlich ist das Blut der Aale, in größeren Mengen eingenommen, für den Menschen giftig. Auch die Galle des Aals ist giftig. Die Wirkung der Sera [Plural von Serum] aus Aalgift ist jenen der Schlangengifte ähnlich« (Leuenberger 1972: 110*). Es gab keine Begründung, warum das Blut giftig sein soll.

Aal wird am liebsten in Deutschland und Japan gegessen, in anderen Kulturen weniger. Für manche ist das sehr fette Fleisch des Aals schwer verdaulich.

Kommentar

Ich (CR) mag am liebsten frisch geräucherten Ostseeaal mit Schwarzbrot und Butter. Oft, vor allem von Januar bis Mai, habe ich einen schier unstillbaren Heißhunger auf Aal. Wenn ich ihn esse, habe ich das Gefühl eines richtigen Energieschubs. Energie im Körper zu haben und zu spüren ist an sich schon aphrodisierend. Der Aal ist für mich ein kulinarischer Genuss.

Mir (cme) ist Aal oft zu fett. Ich kann ihn nur auf Schwarzbrot *ohne* Butter und mit viel scharfem **Meerrettich** essen. Erotisierend wirkt Aal nicht auf mich.

Abalonen

Haliotis spp., Haliotidae (Meerohren)

Andere Namen

Auris marina, Awabi, Meerohren, Schüsselmuscheln, Sehohr, Shi jue ming

Von den Abalonen werden sowohl ihre **Conchylien** (Gehäuse), ihre **Perlen** und ihr Perlmutt wie auch die Weichteile als – vor allem in Asien begehrte – Aphrodisiaka genutzt.

Vorkommen und Arten

Die Abalonen oder Meerohren sind **Mollusken** und gehören zu den meeresbewohnenden **Schnecken**. Sie leben meist an den Felsen in den Gezeitenzonen. Sie haben eine ohrförmige, spiralig gedrehte, meist handtellergroße Schale mit glänzend-irisierenden Perlmuttschichten im Inneren. Abalonen können **Perlen** produzieren (siehe auch **Austern**). Viele Abalonen haben als Nahrungsmittel und Werkstofflieferanten große kulturelle Bedeutung erlangt (Howorth 1988).

Haliotis gigantea Gmelin, Großes Seeohr, Riesenseeohr: Japan, Korea, bis 20 cm

Haliotis iris Martyn, Regenbogenabalone, Paua: Neuseeland, ca. 14 cm

Haliotis tuberculata L., Gemeines Meerohr, Meeröhrchen: Mittelmeer, bis 8 cm

Haliotis corrugata Wood 1828, Rosa Meerohr, Pink Abalone, Rosa Abalone

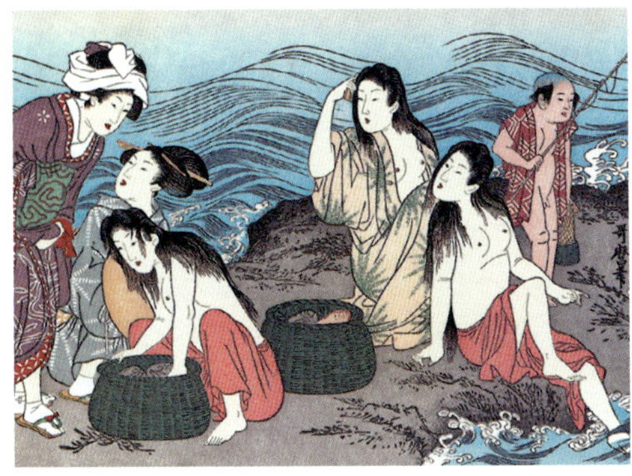

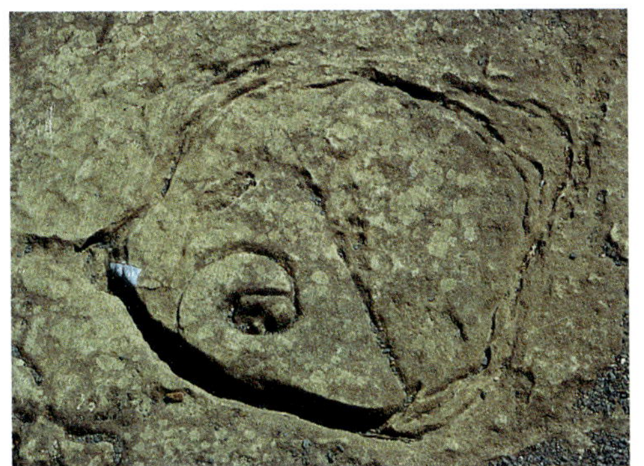

Awabi. Japanische Abalonentaucherinnen in einer erotischen Szenerie. (Farbholzschnitt von Kitagawa Utamaro, 1754–1806)

Die prähistorische Felsgravur einer Abalone der australischen Aborigines zeigt den hohen kulturellen Stellenwert dieser Meeresschnecke als Nahrung, Aphrodisiakum, Schmuck, Symbol und Amulett. (Tasmanien, Australien, 1994)

Haliotis iris MARTYN 1784
Paua, Rainbow Abalone, Regenbogenabalone, Irisierendes Meerohr, Awabi

Die Paua-Abalone ist ein mittelgroßes Meerohr, das nur an den Felsen der Gezeitenzone von Neuseeland vorkommt. Paua-Perlen sind durch ihr intensives Farbspiel von Blau und Grün auf dunklem Hintergrund besonders attraktiv. Das Paua-Perlmutt, der so genannte See-Opal, ist ein international begehrter Rohstoff für die Schmuckfertigung. Schon die Maori, die Ureinwohner von Neuseeland, haben das glitzernde Material für kultischen Schmuck und magische Gegenstände genutzt. Außerdem haben sie Angelhaken, aus Holz geschnitzt und mit Paua inkrustiert, als Blinker für die Hochseefischerei verwendet. Die Paua-Vorkommen sind durch japanische Überfischung stark gefährdet. Das Paua-Fleisch ist ein kostbares Gericht der japanische Küche. Es soll gesund und liebesfördernd sein.

Haliotis rufescens SWAINSON 1822, Haliotidae
Rote Abalone, Rotes Meerohr, Red Abalone

Die bis zu 30 cm große Rote Abalone kommt hauptsächlich im Golf von Kalifornien vor. Sie liefert nicht nur Perlen (Abalonenperlen, Abalone Blister), sondern auch reichlich Perlmutt für die Schmuckindustrie. Das Fleisch ist vor Ort keine begehrte Delikatesse, wird aber in Kalifornien besonders von Chinesen und Japanern gerne konsumiert. Die Asiaten halten das Fleisch für ein Aphrodisiakum.

Gebrauch

Alle möglichen Molluskenschalen, vor allem die perlmutternen, gehören zum traditionellen chinesischen Arzneischatz. Das große Seeohr (*Haliotis gigantea*) heißt auf Chinesisch *shi jue ming* und wird der Kategorie der »leberberuhigenden und windaufhaltenden[38]« Heilmittel zugeordnet. In Japan werden die Schalen (siehe **Conchylien**) pulverisiert als Aphrodisiaka eingenommen.

Die Seeohren – der Name kommt schon bei ARISTOTELES vor – (*Haliotis tuberculata*) werden volkstümlich auch »Venusohren« genannt und als aphrodisische **Amulette** getragen.[39]

Das Gemeine Meerohr wird auch »Venusöhrchen« oder *Orecchio di San Pietro* (ital.) genannt. Diese einzige mediterrane Art gehört zu den »**Muscheln** der Aphrodite«.

Das Fleisch der Abalone wurde schon immer als Delikatesse und eiweißreiches Aphrodisiakum des salzigen Meeres gerühmt. An der kalifornischen Küste hatte man die wohlschmeckende Abalone zum Fressen gern – und rottete sie beinahe aus.

Die großen Gehäuse werden auch als Räucherschalen, vor allem für **Räucherwerk** aus Kräutern (wie Artemisia) benutzt.

Kulturelle Bedeutung

Auch wenn es der Abalone an nachweisbar luststimulierenden Inhaltsstoffen fehlen mag, erregt sie doch, wie sie lebt und aussieht, alle Sinne. Die Schnecke haftet mit einem Muskel an der Innenseite der Schale und glättet diese zeitlebens mit dem Saum ihres Mantels, den sie in das schützende Gehäuse zurückzieht oder herausschiebt, wenn sie sich fortbewegt. Die geglättete Innenseite reflektiert den permanenten Kontakt mit dem glitschigen Sekret des Weichtieres und erinnerte Menschen seit je an die feuchte, glitschige Beschaffenheit der eigenen Schleimhäute – insbesondere an die intime weibliche Körperhöhle. Daher assoziierten die Griechen die *Haliotis* und andere Muscheln und Schnecken mit der Liebesgöttin Aphrodite.

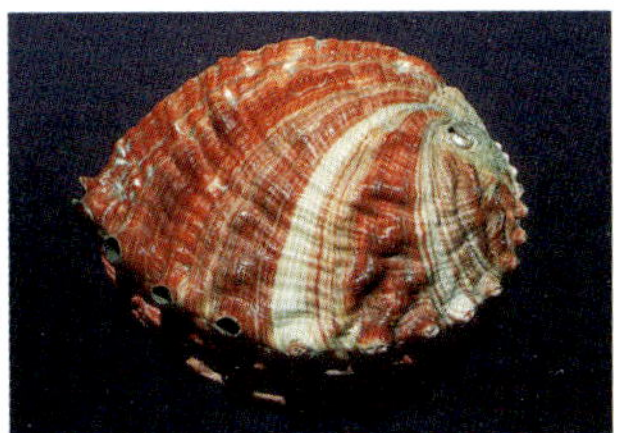

Die Schale des Riesenmeerohres (*Haliotis gigantea* GMELIN) aus Japan (oben). Das Tier (unten) lebt an Felsen in der Gezeitenzone in bis zu 20 Meter Tiefe. Es wird kommerziell gefischt.

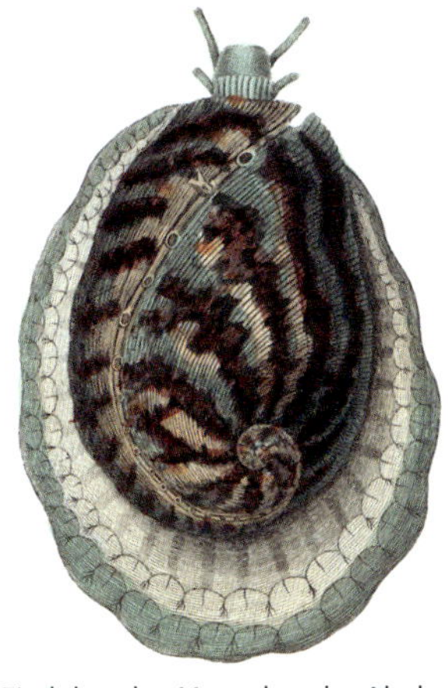

Ein lebendes Meerohr oder Abalone (*Haliotis* sp.). An der einteiligen, spiralig aufgebauten Schale erkennt man die Schneckennatur des Tieres. (Handkolorierter Kupferstich aus BUCHOZ, um 1780)

38 Unter »Wind« versteht man die von einer erkrankten oder entzündeten Leber ausstrahlende nervöse Energie, die andere Organe schädigt, nervöse Störungen, Delirium, Reizbarkeit, Schwindel und Krämpfe verursachen kann. Die Arznei (*Haliotidis concha*) wird bei Leberleiden, Fieber, Sehschwäche, Schwindel, Benommenheit, Augenleiden und grauem Star verordnet in einer Dosis von 15–30 g pro Tag (REID 1988: 123*).

39 Das Riesenseeohr *(Haliotis gigantea)* gilt in Japan als Aphrodisiakum sowie als Symbol der einseitigen, sehnsüchtigen Liebe (HABE 1971: 19*).

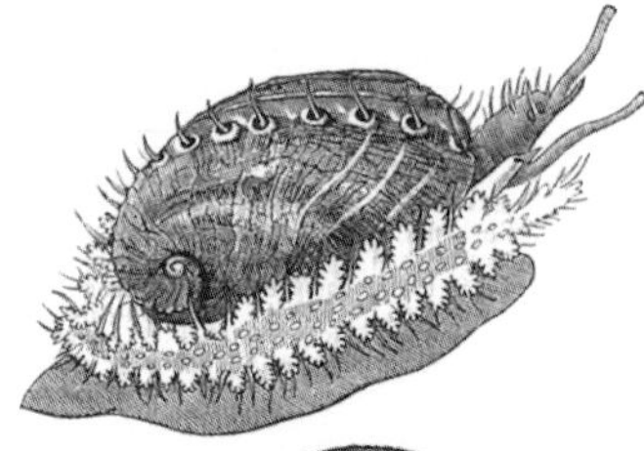

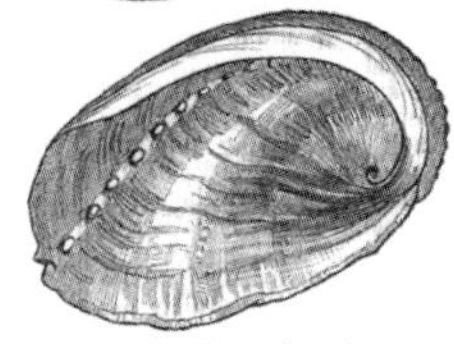

Das Venusöhrchen (*Haliotis tuberculata* L.) aus dem Mittelmeer; oben das lebende Tier, unten die von innen perlmuttglänzende Schale. (Kupferstich, England, frühes 19. Jh.)

In Francis Ford Coppolas *Dracula* kommt eine fantastisch-visionäre und erotische Absinthszene vor. Graf Dracula als verführerischer Mann schenkt seiner Angebeteten reinen Absinth ein und haucht ihr zu:
»Absinth ist das Aphrodisiakum des Ichs« –
Was heißt das? Was bedeutet das?
Gibt es auch ein Aphrodisiakum des Selbstes?
Ist es eine aphrodisische Wirkung auf den Intellekt? –
Die Ich-bezogene Konstruktion des wollenden Geistes? –
Wenn der Geist unwillig ist, der Körper aber verlangt?

Das irisierend funkelnde, blaugrün schimmernde Perlmutt des Venusohrs[40] lässt an den Widerschein eines Regenbogens in glitzernden Tautropfen oder Feuchtigkeitsperlen denken. In seiner berückend metallischen Farbigkeit spiegeln sich die Tiefe des Meeres, die Unendlichkeit des Himmels und die göttlichen Strahlen des Sonnenlichts. Perlmutt galt von jeher als Inbegriff des Weiblichen. Daher der Name – zusammengesetzt aus Perle und Mutter. Perlen – kostbare Symbole der Fruchtbarkeit der göttlichen Mutter.

Was einst der Aphrodite heilig war, übertrug man in christlicher Zeit auf die Muttergottes Maria, die oft mit einer weißen Perlenkette dargestellt wird: »Eine Perle ist auch der durchleuchtende und reinste Jesus, den die Jungfrau aus dem göttlichen Blitze geboren. Denn wie die Perle, in Fleisch und Muschel und Feuchtigkeit geboren, ein Körper ist, feucht und durchscheinend von Licht und von Pneuma, so ist auch der fleischgewordene Gott-Logos geistiges Licht, hindurchscheinend durch feuchten Körper« (Mt 13, 46). Erstaunlich sinnlich überlebte die mythologische Symbolik der Antike in »der Perle« Marias, das heißt in Jesus.

Bezugsquellen

Schalen sind im Conchylienhandel erhältlich, Abalonenfleisch, eingemacht in Dosen oder getrocknet, in Delikatessengeschäften sowie Japan- und Asienläden.

Literatur

Howorth, Peter C.
1988 *The Abalone Book*, Happy Camp, CA: Naturegraph.

Müller-Ebeling, Claudia
1988 »Vom Meerohr zum Lüsterglas«, *Club Conchylia Informationen* 20(3): 15–17.

Rätsch, Christian
1988 »Abalonen-Geschichten der Küsten-Miwok«, *Club Conchylia Informationen* 20(3): 12–14.

Absinth

»Die Grüne Fee«

Andere Namen

Absenta, Absinta, Absinthe, La Folie Verte (frz.), The Green Fairy (engl.), Muse der Dichter

Absinth wurde von Dichtern und Malern Ende des 19. Jahrhunderts als inspirierende »Grüne Fee« und visionäres Aphrodisiakum gefeiert.

Absinth bezeichnet zum einen das **Wermut**kraut *Artemisia absinthium*, zum anderen einen **Schnaps**, der dieses Kraut in größerer Menge enthält. Weil der Wermut als Rauschdroge und illegales Abtreibungsmittel (in der »Kurpfuscherei«) verwendet wurde, geriet er wegen des angeblich »ausufernden Missbrauchs« in Misskredit (Vogt 1981). Absinthdestillerien wurden geschlossen, der Absinth verboten; in Frankreich 1922 (Arnold 1988: 3043), in Deutschland 1923. Etwa zur gleichen Zeit kam in der Schweiz die »Grüne Fee« – so wurde das »psychedelische Getränk« bezeichnet – unter Androhung empfindlicher Geld- und Freiheitsstrafen auf die schwarze Liste (Rätsch 1996).

In Schweizer Szene-Bars werden seit Beginn der neunziger Jahre des 20. Jahrhunderts Getränke unter dem Namen »Grüne Fee« ausgeschenkt. Seit Ende der neunziger Jahre kam Absinth in England, in Tschechien und auch in Deutschland wieder auf den Markt. Dabei handelt es sich nicht um illegalen echten Absinth, sondern um andere kommerzielle Alkoholika mit einem sehr viel geringeren Thujongehalt als in den ursprünglichen Rezepturen. Die echte »Grüne Fee«[41] bekommt man nur privat unter der Hand.

Absinthöl ist das aus Wermut destillierte **ätherische Öl**, das sehr reich an Thujon ist.

Absinth trinkt man auf folgende Weise: Auf ein (normales Wasser-)Glas mit Eiswürfeln oder ein eisgekühltes Glas legt man einen Absinthlöffel mit Zuckerwürfeln (1 bis 3 Stück, je nach Geschmack). Durch den Zucker gießt man Absinth, bis das Glas zu einem Drittel voll ist, und füllt dann mit kaltem (stillem) Wasser auf.

Absinth wirkt nicht wie **Alkohol**, sondern deutlich stärker, visionärer und deliranter. Bei einem echten Absinthrausch fühlt man sich in an-

40 Der für *Haliotis* und andere maritime Perlmuttproduzenten typische irisierende Schimmer faszinierte die Menschen seit je und regte Künstler zur Nachahmung an. Dabei erwiesen sich Glas und Keramikglasuren als besonders geeignet (vgl. Müller-Ebeling 1988). Früheste archäologische Zeugnisse stammen aus ägyptischen Glaskunstwerkstätten (4./5. Jh.); Ausgrabungen brachten auch irisierende antike Gläser aus römischen und persischen Glashütten ans Licht, die Jugendstilkünstler (Ende 19. Jh.) zu eigenen Kreationen inspirierten.

41 Niemand konnte mir erklären, warum Absinth »Die Grüne Fee« genannt wird. Eine Frau mutmaßte, dass es wohl mit der Wirkung zusammenhinge, denn man würde vom Absinth davongetragen, wie von einer Fee verzaubert. Andere vermuteten, dass es sich auf die oft grünliche Farbe des Absinths beziehe. Ein Schweizer erklärte mir, Absinth sei das »Psychedelischste, was es an Alkohol gibt«. (CR)

dere Welten entführt und spürt deutlich den Kuss der Grünen Fee, der Muse der Dichter, das göttliche Gift der Denker, das farbenfrohe Feuer der Maler – aber auch am nächsten Tag das böse Erwachen mit schwerem Kopf und schweren Gliedern.

In den Nachwehen des Absinthkaters brachten Dichter den Schmerz über eine ungerechte Welt zu Papier, fühlten die Verzweiflung des Liebenden und verzehrten sich in Sehn-Sucht.

Absinth in der Kunst

Absinth war eine legendäre Künstler- und Bohèmedroge des ausgehenden 19. Jahrhunderts (CONRAD 1988). Der Absinthgenuss wurde vor allem durch die Bilder des legendären Lithografen Henri de Toulouse-Lautrec (1864–1901) und Edouard Manets (1832–1883) popularisiert. Der manisch-depressive Maler Vincent van Gogh (1853–1890) war angeblich absinthsüchtig. Seine Gemälde, in denen leuchtende Gelbtöne (das berühmte »Van-Gogh-Gelb«) vorherrschen, geben gut die Wahrnehmungsveränderungen durch Thujon wider (ARNOLD 1988). Auch Pablo Picasso verewigte den Absinth (ADAMS 1980). Paul Gaugin nahm sogar einen reichlichen Vorrat an Absinth mit auf seine Reise nach Tahiti. Alfred Jarry nannte den Absinth »heiliges Wasser« (PENDELL 1995: 110*).

Der Absinth beeinflusste Literaten wie Arthur Rimbaud, Ernest Dowson, Charles Cros, H. P. Lovecraft, Charles Baudelaire, Oscar Wilde, Jack London, Ernest Hemingway, Gustave Kahn, Victor Hugo, Alfred de Musset, Paul Verlaine (CONRAD 1988, PENDELL 1995: 103ff.*). Sie hinterließen eine Reihe von Gedichten, die den Absinth preisen.

In der Gegenwart wandten sich auch Filmemacher der erotisierenden Atmosphäre der Grünen Fee zu. In Francis Ford Coppolas *Dracula* kommt eine fantastisch-visionäre und erotische Absinthszene vor. Als verführerischer Mann schenkt Graf Dracula seiner Angebeteten reinen Absinth ein und haucht ihr die rätselhaften Worte zu: »Absinth ist das Aphrodisiakum des Ichs.« Der australische Regisseur und Visionär Baz Luhrmann tauchte seinen Kinofilm *Moulin Rouge* (vgl. LA MURE 1955) mit Nicole Kidman und Ewan McGregor in den Hauptrollen (Twentieth Century Fox, 2001; als DVD 2002) in einen absinthartigen Farben- und Musikrausch, der die erotische Dimension des Absinths erschließt: »Folgen Sie der grünen Fee in die geheime Welt hinter dem roten Vorhang – eine ganz neue Sicht der Wirklichkeit! (...) Lassen Sie sich verzaubern!«, heißt es im Begleitheft der DVD. Die australische Popdiva Kylie Minogue singt und spielt die verführerische Grüne Fee, den Geist aus dem Absinth.

Vom Hit des exzentrischen amerikanischen Rockstars Marilyn Manson »I don't like the drugs (but the drugs like me)« gibt es einen Remix mit dem Untertitel »Absinth makes the heart grow fonder« (Interscope Records, 1999).

Rezepte

1797 erfand der in der Schweiz lebende Franzose M. Pernod durch Destillation einer Kräutermaische aus **Wermut**, Anis (*Pimpinella anisum* L.; syn. *Anisum vulgare* GAERTN.), **Fenchel**, Melisse (*Melissa officinalis* L.), Ysop und anderen Kräutern (ARNOLD 1988: 3043) einen smaragdgrünen Absinth. Eindeutig besser schmeckt Absinth, wenn nur das destillierte Öl von *Artemisia absinthium* benutzt wird. Bei einem Kräuterauszug wird der Schnaps leicht eklig bitter.

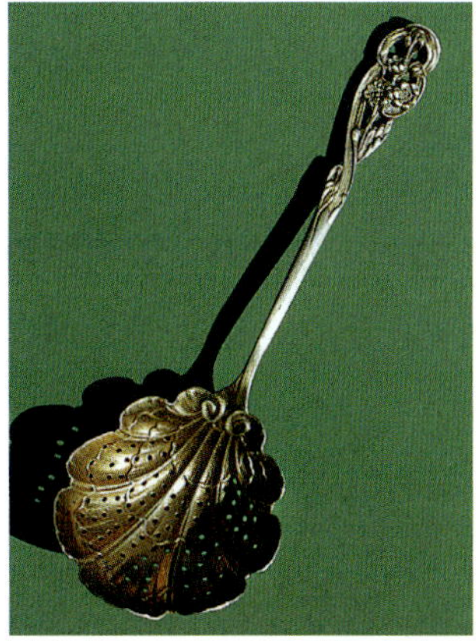

Ein Absinthlöffel, dessen gesiebte Wölbung die Form einer Kammmuschel hat. Soll damit der Bezug zur Muschel der Liebesgöttin angedeutet werden? (Deutschland, um 1900)

Absinth wurde auch durch Mazeration folgender Kräuter in hochprozentigem **Alkohol** (Weinbrand o. ä., bis zu 85% Ethanolgehalt) gewonnen (ALBERT-PULEO 1978: 69):

Wermutblätter	*Artemisia absinthium*
Angelikawurzel (**Engelwurz**)	*Angelica archangelica* L. (vgl. **Theriak**), syn. *Archangelica officinalis* HOFFM.
Kalmuswurzel	*Acorus calamus*
Diptamdostblätter	*Origanum dictamnus* L., syn. *Amaracus dictamnus* (L.) BENTH.
Sternanisfrüchte	*Illicium verum* HOOK. f.
Zimtrinde	*Cinnamomum verum* PRESL.
Pfeffer**minze**	*Mentha piperita* L., *Mentha* spp.
Ysopkraut	*Hyssopus officinalis* L.
Fenchelsamen	*Foeniculum vulgare*

Zur Absinthbereitung wurden zusätzlich verwendet: **Koriander** (*Coriandrum sativum* L.), Majoran (*Majorana hortensis* MOENCH., syn. *Origanum majorana* BOISS), **Muskat** (*Myristica fragrans*), Oregano (*Origanum vulgare* L., *Origanum* spp.), Kamille (*Chamomilla recutita* [L.] RAUSCHERT, syn. *Matricaria chamomilla* L.), **Petersilie** (*Petroselinum crispum*), Wacholder (*Juniperus communis* L.) und Spinat (*Spinacia oleracea* L.) (PENDELL 1995: 103*).

Einen Absinthersatz kann man aus Schnaps und Wermut (*Artemisia absinthium*) herstellen: »Die oberen Teile des blühenden Krautes in Schnaps ansetzen und zwei Wochen an eine sonnige Stelle geben, öfters schütteln. Nach einer Ruhezeit von zwei Wochen filtrieren und vor Benützung eine längere Zeit lagern lassen« (MAYR 1984: 96).

Die noch heute verwendeten (schweizerischen) Absinthrezepte werden als Geheimnisse gehütet. Neben **Wermut** werden andere Kräuter mitdestilliert. Die Farbe ist klar, grünlich oder gelblich. Der Geschmack erinnert sehr an Aniset-

»Das Trinken von Absinth ähnelt dem Rauchen von Cannabis zusammen mit dem Trinken von Wein. Das Geheimnis des Getränkes liegt im richtigen Verhältnis von Alkohol zu Thujonen. Dies führt zu einer synergistischen Wirkung. Absinth ist Cannabis aus der Flasche. Ich trinke es auf die traditionelle Weise mit Zucker und Eiswasser. Aber Vorsicht! Nach drei Schlucken passieren unheimliche Dinge.« (RT/*Absinth*, in: *Entheogene* 5, 1995, S. 49)

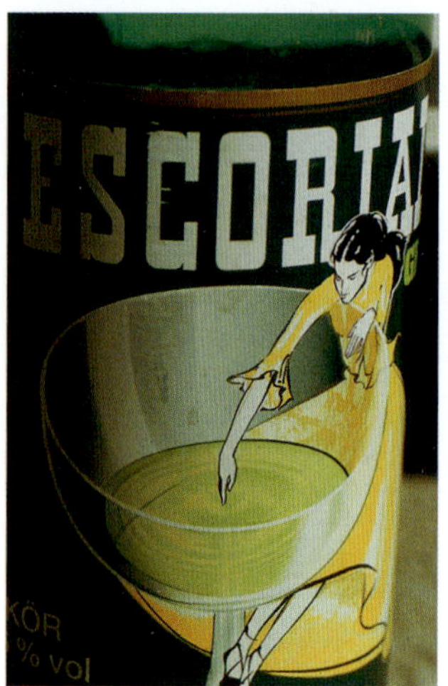

Das Etikett eines absinthähnlichen Schnapses suggeriert das Erscheinen der erotischen Fee nach dem Genuss.

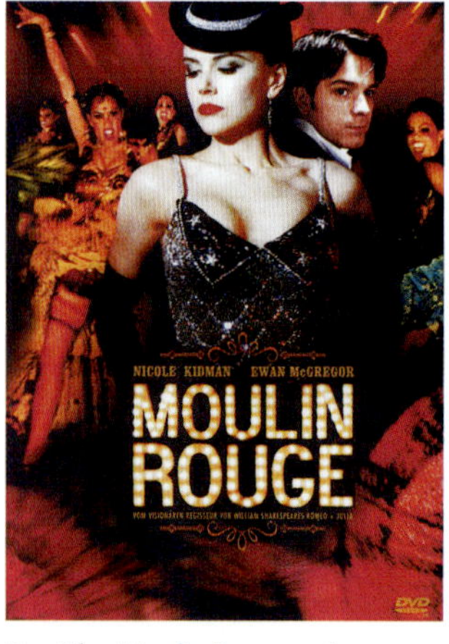

Der Film *Moulin Rouge* – eine Absinthvision. (DVD, Twentieth Century Fox Home Entertainment, 2002)

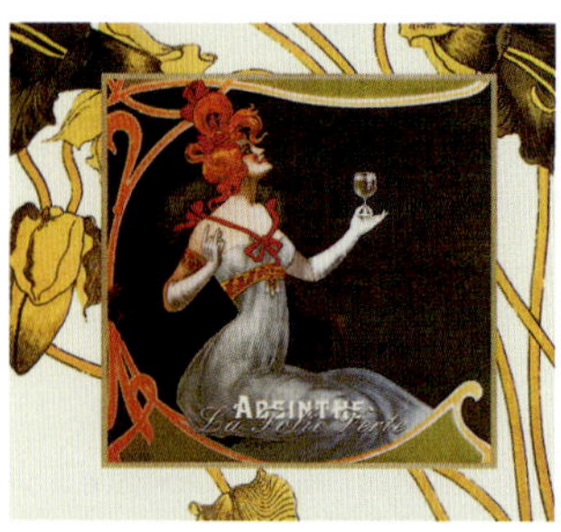

Absinthe – La Folie Verte. Toncollage mit Texten und Melodien aus der klassischen Absinthzeit. (CD-Cover, Museé de l'Absinthe, Paris)

te oder Pernod. Zum Trinken wird Absinth mit Wasser verdünnt (etwa im Verhältnis 1:1). Das Gemisch ist milchig trüb.

In Puebla (Mexiko) wird ein absinthähnliches Getränk namens *yolixpa* (Nahuat »im Angesicht des Herzens«) hergestellt und rituell getrunken (KNAB 1995: 219*). Es wird aus *aguardiente* (Zuckerrohrschnaps; vgl. **Alkohol**) und darin eingelegten Kräutern, zum Beispiel *Artemisia mexicana*, gewonnen. In der Schweiz sind früher ebenfalls absinthartige Liebestränke aus Alkohol und den entsprechenden Kräutern angesetzt worden (LUSSI 1997).

Bezugsquellen

Sowohl die Herstellung als auch der Handel und Ausschank von Absinth ist in Tschechien legal. Dort wird ein 70%iger *Absinth* von grüner Farbe offiziell angeboten. Ebenfalls ist Absinth beziehungsweise Wermutwein in Slowenien legal. Dort wird eine Art **Likör** (28% Alkohol) namens *Pelinkovec* mit Extrakten aus *Artemisia absinthium* frei verkauft.

In der EU ist der Verkauf von Absinth bis zu einem gewissen (viel zu geringen) Thujongehalt wieder erlaubt.

Literatur

ADAMS, B.
1980 »Picasso's Absinth Glasses: Six Drinks to the End of the Era«, *Artforum* 18(8): 30–33.

ALBERT-PUELO, Michael
1978 »Mythobotany, Pharmacology, and Chemistry of Thujone-Containing Plants and Derivatives«, *Economic Botany* 32: 65–74.

ARNOLD, Wilfred Niels
1988 »Vincent van Gogh and the Thujone Connection«, *Journal of the American Medical Association* 260(20): 3042–3044.
1989 »Absinthe«, *Scientific American* 6: 113–117.

CASTILLO, J. D., M. ANDERSON und G. M. RUBBOTON
1975 »Marijuana, Absinthe and the Central Nervous System«, *Nature* 253: 365–366.

CONRAD, Barnaby, III
1988 *Absinthe: History in a Bottle*, San Francisco: Chronicle Books.

DELAHAYE, Marie-Claude
o. J. *L'Absinthe: Histoire de la Fée Verte*, Berger-Levrault.

DELAHAYE, Marie-Claude und Benoît NOËL
1999 *L'Absinthe – Muse des Peintres*, Paris: Les éditions de l'Amateur.

HEIN, Jakob, Lars LOBBEDEY und Klaus-Jürgen NEUMÄRKER
2001 »Absinth – Neue Mode, alte Probleme«, *Deutsche Apotheker Zeitung* 141 (49): 49–55.

KENYON, Michael
1990 »A Bottle of Absinthe«, *Gourmet* 10: 144.

KNIERIEMEN, Heinz
1999 »Der Kuss der Grünen Fee«, *Natürlich* 19(2): 47–48.

LA MURE, Pierre
1955 *Moulin Rouge: Der Lebensroman des Malers Toulouse-Lautrec*, Bertelsmann Lesering.

LUSSI, Kurt
1998 »Innerschweizer Liebestränke: Eine Sammlung ›vergessener‹ Rezepte«, *Jahrbuch für Ethnomedizin und Bewußtseinsforschung* 5(1996): 79–97.

MAYR, Christoph
2001 *Schnapsfibel: Kräutergeist für Gesunde und Kranke*, Bozen: Athesia.

RÄTSCH, Christian
1996 »›Die Grüne Fee‹: Absinth in der Schweiz«, *Jahrbuch für Ethnomedizin und Bewusstseinsforschung* 4(1995): 285–287.
1998 »›Die grüne Fee‹ – Absinthe Suisse«, in: Roger LIGGENSTORFER et al. (Hg.), *Die berauschte Schweiz*, Solothurn: Nachtschatten Verlag, S. 51–63.

SCHMIDT, H.
1915 »L'Absinthe l'aliénation mentale et la criminalité«, *Annales d'Hygiène Publique et Médecine Légale* 23(4. Serie): 121–133.

VOGT, Donald H.
1981 »Absinthium: A Nineteenth-Century Drug of Abuse«, *Journal of Ethnopharmacology* 4(3): 337–342.

VOGT, Donald D. und Michael MONTAGNE
1982 »Absinthe: Behind the Emerald Mask«, *The International Journal of Addictions* 17(6): 1015–1029.

WALKER, E. E.
1906 »The Effects of Absinthe«, *Medical Record* 70: 568–572.

ZOLOTOW, Maurice
1971 »Absinthe«, *Playboy*, Juni, 6/71: 169–174.

Achat

Mineral: Faserquarz, Quarzgruppe (vgl. **Bergkristall**)

Formel: SiO_2, Siliziumdioxid

Andere Namen

Achates, Adlerstein, Agstein, Augenstein, Austernachat (= Achatauster), Blumenachat, Conchinhas (portug. »Muschelchen«), Echiten, Echites, Schlangenachat

Achat ist ein mehrfarbiger Chalzedon. Achate sind recht häufige **Mineralien**, die überall auf der Welt vorkommen und von alters her vom Menschen als Werkmaterial, Schmuckstein, Amulett, Zauberstein, Zutat zu Liebestränken und Aphrodisiakum benutzt werden.

Gebrauch

In verschiedenen Kulturen wurde Männern empfohlen, einen Achat bei sich zu tragen, um die Liebe einer Frau zu erwecken. In Ägypten gelten

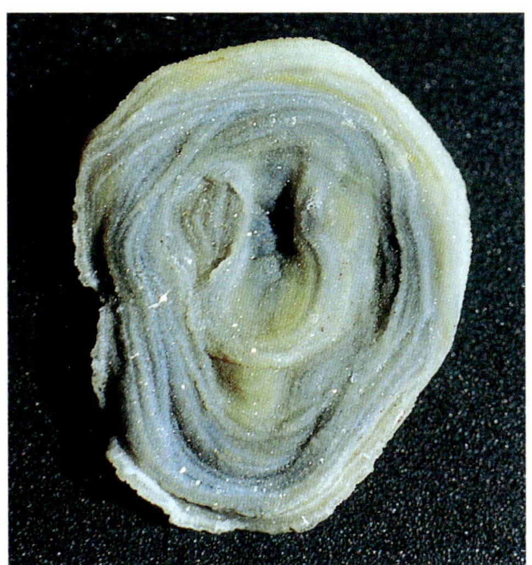

Conchinhas, »Muschelchen«. Eine Achatauster in der Gestalt einer Vulva (Fundort: Umgebung von Esbunoso, Rio Grande do Sul, Brasilien).

noch heute speziell gelbe Achate bei vielen als Liebesamulette, die den Männern den gewünschten Erfolg verschaffen. Auch heißt es, man solle einen gelben Achat in ein Glas Wasser legen, das man am besten in einer Vollmondnacht ins Freie stellt. Am nächsten Morgen soll der Mann das Wasser trinken und sich der begehrten Person zeigen.

Dasselbe gilt für die dZi-Steine des Himalaya. Dabei handelt es sich um Achate aus Mesopotamien, die im Altertum mit einer raffinierten Entfärbungstechnik mit einer Bandzeichnung oder mit einem Augendesign versehen wurden. Sie gelangten bereits im Altertum über Handelswege (Weihrauchstraßen, Seidenstraße usw.) in das Himalayagebiet. Dort hat man ihren Ursprung vergessen oder nie gekannt. Heute noch sind sie die begehrtesten und am höchsten gehandelten Schmucksteine und Amulette des Himalaya (Weihreter 1988).

Bezugsquellen

Selbst sammeln oder in Mineraliengeschäften und Mineralienbörsen. Die gelben ägyptischen Achate sind sehr schwer zu bekommen; die dZi-Steine tauchen hin und wieder zu horrenden Preisen in Kathmandu, Nepal, oder im Antiquitätenhandel auf.

Literatur

Weihreter, Hans

1988 *Schmuck aus dem Himalaja*, Graz: ADEVA.

Adlerholz

Aquilaria agallocha Roxb., Thymeleaceae/ Aquilarioideae (Seidelbastgewächse) syn. *Aquilaria malaccensis* Lamk.[42]

Aquilaria sinensis (Lour.) Gilg., Chen xing, Chinesisches Adlerholz

Aquilaria crassna Pierre ex H. Lec., Siamesisches Adlerholz, Kritsanaa (Thai, vgl. Saralamp et al. 1996: 37*)

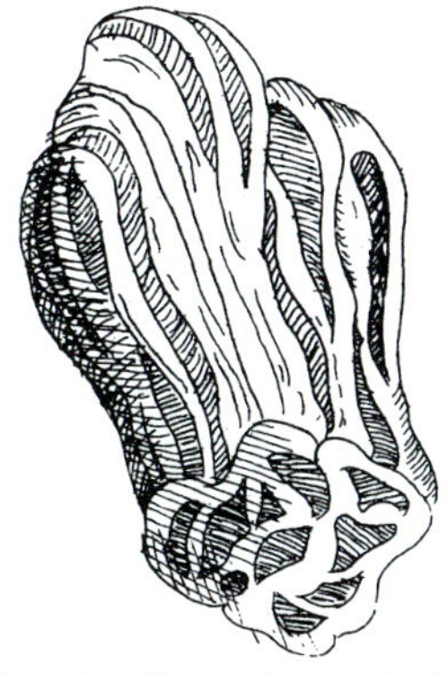

Diese Buchillustration zeigt ein Stück Adlerholz. Im 17. Jahrhundert hatte in Europa niemand die Stammpflanze des begehrten »Paradyßholtzes« gesehen (Kupferstich aus Dioskurides 1610: 16*)

Andere Namen

Agallochon, Agar, Agaru, Agarwood (engl.), Aloe, Aloeholz, Aloen, Aloenholz, Aloewood (engl.), Aloeswood (engl.), Calambac, Chen Xiang (chin. »Sinkender Weihrauch«), Ch'imhyang (kor.), Eagle-wood tree, Gaharu, Garu-Garu, Gharubaum, Grisa-naa (Thai), Jinko (jap.), Mai-hom (Thai), Paradiesholz, Paradyßholtz, Ud-Baum, Ud-Holz (arab., *'ud*, gesprochen *uud*)

Das Adler- beziehungsweise Aloeholz war ein seit dem Altertum hoch geschätztes Aphrodisiakum; sein betörender Duft ist ein Beispiel für eine stark aphrodisierende Wirkung auf den Geruchssinn.

Das Adlerholz stammt von dem bis zu dreißig Meter hohen Adlerholz- oder Gharubaum, der nur in entlegenen Wäldern von Assam (Indien) oder Borneo (Indonesien) wächst. Der Baum war in Indien schon früh bekannt. In den ältesten Sanskritschriften taucht das Adlerholz als *agaru* oder *aguru* auf, woraus später *garu garu* wurde. Der Wortstamm von Adlerholz und dem mythischen Vogel Garuda ist in Indien und im Himalaya gleich. Garuda ist in der frühen Sanskritliteratur der Name für zwei Vögel: den Goldadler (*Aquila chrysaetos*) oder den Himalayageier (*Gyps himalayensis*). Daher wird Garuda, das Reittier des Hindugottes Vishnu, in Zusammenhang mit dem Adlerholz gebracht.

Gebrauch als Aphrodisiakum

Das seit dem Altertum in Indien, Ägypten, Israel und Arabien hoch geschätzte **ätherische Öl** (arab. *ud*) hat möglicherweise eine pheromonartige Wirkung, denn es wird von Männern und Frauen gerne als erotisierendes Parfüm benutzt.

»Das Agallochon ist ein aus Indien und Arabien hergebrachtes Holz, ähnlich dem Thujaholz, gesprenkelt, wohlriechend, beim Kosten etwas zusammenziehend, zugleich mit einer gewissen Bitterkeit, mit lederartiger und gefleckter Rinde.

42 Manchmal wird *Aquilaria malaccensis* Lamk. als eigene Art angesehen, die in Malaya verbreitet ist und *kayu gaharu* oder *malayan eagle-wood tree* genannt wird. Das Holz wurde früher reichlich nach China exportiert, da es dort als Aphrodisiakum sehr beliebt war (Chin und Keng 1992: 27*). Von *A. mallacensis* werden in China auch Latex und Rinde als Aphrodisiaka eingenommen. Heute dürfte es schwer fallen, Produkte dieses Baumes zu finden ...

»Von Myrrhe und Aloe, von Kassia duftet all dein Gewand.« (*Psalm 45,9*)

Es dient zerkaut und in der Abkochung als Spülwasser zum Wohlgeruch des Mundes, auch ist es ein **Parfüm** (Streupulver) für den ganzen Körper. Es wird statt des Weihrauchs zum Räuchern benutzt. Die Wurzel davon zu einer Drachme [ca. 3–4 g] genommen lindert die Schlaffheit, Schwäche und Hitze des Magens. Denjenigen, welche an Seiten- und Leberschmerzen, welche an Dysenterie oder Leibschneiden leiden, hilft es mit Wasser getrunken« (DIOSKURIDES I, 21).

Es ist identisch mit dem *ahloth* der Hebräer, das im *Hohelied 4,14* und im *Psalm 44,9* genannt wird. Bei dem biblischen »Aloe«[43] handelt es sich nicht um die echte Aloe (*Aloe vera* L.), sondern um dieses wertvolle Holz (vgl. PLINIUS XII, 98).

Aloe war und ist auch heute noch in Asien (besonders in Japan und im Himalayaraum) und in Arabien eines der kostbarsten wohlriechenden Räuchermittel (RÄTSCH 1999: 33–35*). Da es die begehrte Eigenschaft nur unter bestimmten natürlichen Bedingungen entfaltet, ist es eine gesuchte Rarität. Sein spezieller Duft entwickelt -sich nur bei sehr alten Bäumen beziehungsweise bei modernden Stämmen. Das aus dem duftenden Holz destillierte Öl ist vermutlich das teuerste **ätherische Öl** der Welt mit einem derzeitigen Marktpreis von 500 000 SFr. pro Kilo. Das duftende Holz kommt fast schwarz sowie in weißen oder rötlichen Varianten auf den Markt.

Das roh nur schwach duftende Holz entfaltet erstaunlicherweise beim Entzünden eine intensive atmosphärische Veränderung. Wird es verbrannt, entwickelt sich rasch ein köstlicher Duft von charakteristischer zarter Feinheit, holziger Frische und leicht süßer Fülle. Lange war der Grund für die aromatischen Exkrete (Harz) des Adlerholzes unbekannt. Inzwischen weiß man, dass die Sekretion durch verschiedene Pilze (*Phomopsis aquilariae* und *Phomopsis* spp.), die im Holz leben, bewirkt wird. Symbiosen von Pflanzen mit Pilzen, durch die bestimmte Wirkstoffe entstehen, sind in der Natur häufiger (etwa bei Mutterkorn, Taumellolch, *Stipa robusta*).

Aloeholz heißt auf Sanskrit *agar*. Von diesem Namen leitet sich das noch heute in Indien gebräuchliche Wort *agarbati* (Hindi), wörtlich »entzündetes Aloeholz«, ab, das zum allgemeinen Ausdruck für Räucherstäbchen geworden ist. In Indien, Nepal und Japan ist das pulverisierte Holz eines der wichtigsten Bestandteile für Mischungen zur Herstellung von Räucherstäbchen. In Nepal, wo Aloeholz unter den Namen *agaru* oder *calambac* bekannt ist, wird auch das Opferfeuer (*yajna*) im Tempel mit dem aromatischen Holz gespeist. In Japan ist das kostbare Aloeholz (*jinkoh*) noch heute die Grundsubstanz aller japanischer Räucherpulver (*nerikoh*) und -stäbchen.

Auch in China ist das Aloeholz spätestens seit dem 4. Jahrhundert bekannt. Es heißt *ch'ên-hsing*, »Sinkendes Parfüm«, denn das harzige Holz ist schwerer als Wasser. Deswegen wird die Qualität der Räucherware auch durch die Wasserprobe bestimmt. Je schneller das Holz im Wasser untergeht, desto hochwertiger die Ware. In China wurde Aloeholz vor allem von den frühen Buddhisten als Räucherstoff für Andachten und Meditationen verwendet. Auch heute noch stellt man in China und Japan mit Aloeholz Joss-Sticks (engl., Räucherstäbchen) her.

Ethnomedizinischer Gebrauch

Das Aloeholz wird in der tibetischen und ayurvedischen Medizin vielseitig verwendet. In Tibet benutzt man es vor allem bei der Behandlung von Geisteskrankheiten (zum Beispiel *rLung*, vgl. EPSTEIN und RABGAY 1982*) und psychischen Störungen (Depressionen). Insbesondere die beiden psychoaktiv wirksamen Zubereitungen A-gar 35 und A-Gar 31, Kombinationspräparate aus 35 beziehungsweise 31 Zutaten auf der Grundlage von Aloeholz, werden als Räucherpulver auf glühende Holzkohle gestreut und inhaliert. Außerdem nutzt man das Holz als Räucherwerk oder als Zusatz zu Räucherpulvern bei der täglichen Andacht und Meditation. Auf der Grundlage beider Rezepte stellt man heutzutage vor allem in Japan stützholzfreie Räucherstäbchen her.

In der traditionellen chinesischen Medizin wird pulverisiertes Aloeholz (von *A. agallocha* und *A. sinensis*) bei Magenschmerzen, Völlegefühl, Brechreiz, Husten, Bronchialasthma, Juckreiz, Gelenkschmerzen und Rheuma innerlich angewendet. Es heißt, das Aloeholz belebt das *chi* (die Lebenskraft), wirkt schmerzstillend, vertreibt Kälte und erwärmt das Körperinnere. Als Tagesdosis gelten 0,9 bis 3 g des pulverisierten Holzes. Gegenanzeigen gibt es nicht; auch keine unerwünschten Nebenwirkungen (PAULUS und DING 1987: 301*). Kombiniert mit *Raphanus-sativus*-Samen wird es gegen rebellierendes *chi* (BENSKY und GAMBLE 1986: 343*) verschrieben.

Ud-Öl

Das aus dem Adlerholz destillierte **ätherische Öl**, in Arabien unter dem Namen *'ud* (auch *uud* geschrieben, wörtl. »Holz«) bekannt, hat einen sehr ähnlichen Duft, wie das geräucherte Holz. *'Ud* gilt in den Ländern aus Tausendundeiner Nacht als das höchste der erotischen **Parfüme** überhaupt. Es ist der Duft des himmlischen Paradieses und seiner himmlischen *houris* (eroti-

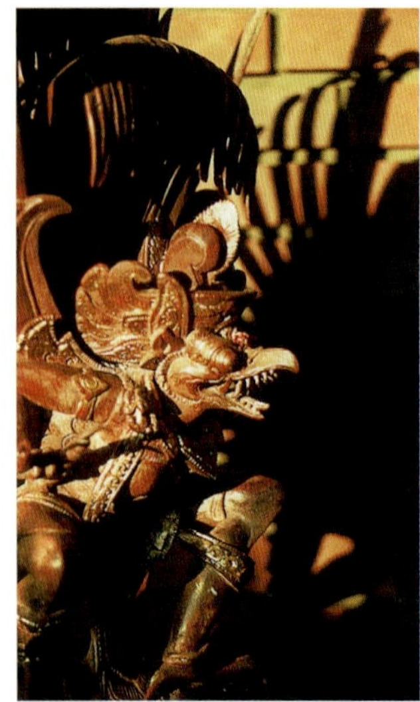

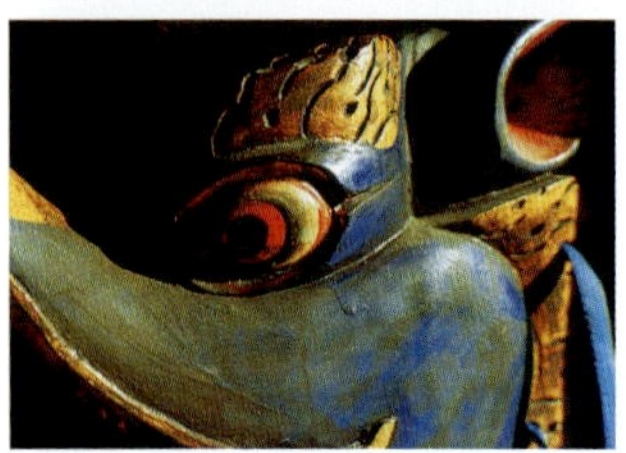

Garuda, das Reittier des Vishnu (Holzschnitzerei, Bali, Indonesien, oben). Ausschnitt einer Garuda-Holzmaske aus Nepal (unten).

43 Aus dem griechischen *agallochon* ist *aloexylon* geworden, woraus dann schließlich Aloeholz entstanden ist.

schen Gespielinnen, auch *huris* geschrieben, wovon sich das gebräuchliche deutsche Wort »Hure« ableitet).

Immer wieder wird berichtet, dass das ätherische Öl des Aloeholzes (*Aquilaria agallocha* ROXB.) psychoaktive Wirkungen entfalten kann: »Als Räucherung oder Duftöl wird es gegen mentale und psychische Störungen und emotionelle Instabilität angewandt, besonders wenn diese durch negative geistige Kräfte hervorgerufen werden. Unserer Erfahrung nach besitzt Aloeholz ungemein beruhigende und stimmungsaufhellende Wirkung. Es erzeugt einen Zustand der Trance und Versenkung und versetzt den Geist in höhere Ebenen der Wahrnehmung. Es erleichtert den Zugang zu hohen Stufen der Meditation. Deshalb sollte man es nicht unbedingt vor einem arbeitsreichen Tag benutzen, wenn Konzentration und schnelle Reaktion gefordert wird« (ASHISHA und MAHAHRADANATHA 1994: 10).

Die Sufis verwenden das kostbare Aloeholz oder das daraus destillierte *ud*-Öl (Essenz) für fortgeschrittene Stadien der islamischen Mystik: »Man könnte sagen, dass den Nutzen von *ud* nur die erfahren, deren Seele höher entwickelt ist. Tatsächlich wird es nur auf Ungleichgewichte in den letzten drei Stadien der Seelenentwicklung angewandt« (MOINUDDIN 1984: 162*).

Rezepte

»Ein japanisches Mittel, um den Perlenstab [= **Penis**] des Mannes groß zu machen:

5 Teile Aloeholz, 6 Teile **Weihrauch** (**Olibanum**), 6 Teile **Myrrhe**, 5 Teile **Magnolie**, 6 Teile Majoran, 1 Teil Gewürz**nelken**, 7 Teile **Wegerich**, 4 Teile Pfirsichkerne.

Diese acht Bestandteile werden pulverisiert und mit Wasser gemischt. Daraus formt man eine Pille in der Größe einer Walnuss. Diese wird in Reiswein eingenommen. Wenn ein Monat vergangen ist, wird der Perlenstab lang und dick sein« (HEILMANN 1991: 65).

Für ein aphrodisisches Pulver »nimm Zimmt [**Zimt**], **Engelwurz**, Gewürznägelein [**Nelken**], Muscat, Muscatnuss [**Muskat**], **Galgant** und indische Blätter [vgl. **Narde**], große und kleine **Kardamome**, von jedem ein Quintel [1,66–2 g]; **Ingwer** anderthalb Quintel; Aloeholz, gelben **Sandel, langen Pfeffer**, zwei Quintel von jedem und pulvere alles. Die Dosis, ein halbes Quintel, wird in Bouillon oder in gutem **Wein** genommen« (aus der *Dreck-Apotheke* o. J.: 79*).

Inhaltsstoffe

Das duftende Adlerholz (*Lignum Aquilariae resinatum*) enthält p-Methoxyzimtsäure, Agarotetrol, die Sesquiterpenoide Agarol, Agarospirol, α- und β-Agarofuran, Dihydroagarofuran, 4-Hydroxidihydroagarofuran, Oxo-nor-agarofuran, Chromonderivate, ein Cumarinlignanderivat und ein Alkaloid (KLETTER 1992: 308; BENSKY und GAMBLE 1986: 343*).

Ein Dekokt hat stark hemmende Wirkung auf *Mycobacterium tuberculosis* und *Shigella flexneri* (ebd.).

Kommentar

Das Adlerholz und die daraus bereiteten hochwertigen Räucherstäbchen verbreiten einen unaufdringlichen, überaus angenehmen Duft. Er zaubert eine stimulierende Atmosphäre, trägt zur Entspannung bei und erhöht die Konzentration. Somit bieten adlerholzhaltige Räucherungen einen festlichen olfaktorischen Raum für erotisch-sexuelle Betätigungen.

Nach wie vor verwechseln viele das echte Aloeholz (Adlerholz) mit dem schwarzen, anthrazitartig eingedickten Blattmilchsaft des Sukkulentengewächses Aloe, *Aloe vera* (L.) N.L. BURM., syn. *A. barbadensis* MILLER, Liliaceae (Asphodelaceae), Liliengewächse (vgl. GRINDLAY und REYNOLDS 1986).[44] *Aloe vera* ist alles andere als wohlriechend oder gar erotisierend. Sie stinkt nach verbranntem Plastik. Aloe wird zwar auch als Einzeldroge oder in Räuchermischungen verwendet, jedoch nicht als Parfüm, sondern meist in magischen Zusammenhängen, zur Bannung von Geistern, negativen Energien und zum Schutz vor Hexerei und Zauberei.

Bezugsquellen

Adlerholzstücke (hochwertige Rohdroge) werden in Europa von Primavera Life® vertrieben.

Die besten japanischen Räucherstäbchen mit Adlerholz (besonders die Seifu genannten) kann man in Deutschland bei Cornelia Schütt, Shoyeido, beziehen.

Das reine ätherische Öl ist noch seltener und teurer. Es wird fast nie als Absolue angeboten.

Da echtes Adlerholz sehr teuer ist, wird die Handelsware oft gestreckt und verfälscht. Gelegentlich wird Nagarmotha, die aromatische Wurzel des Indischen **Zypergrases** (*Cyperus scariosus* BR.; Cyperaceae) als Aloeholz verkauft. Nagarmotha wird bei der Herstellung indischer Räucherstäbchen in großem Maße verwendet und gilt selbst als Aphrodisiakum und Heilmittel bei Frau-

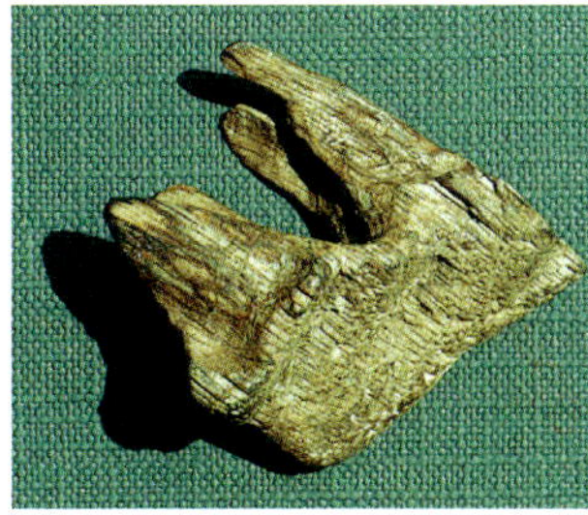

Ein Stück harziges Adlerholz (*Aquilaria agallocha*), das wie ein fossiler Zahn aussieht. An diesem Stück sieht man, dass nur das pilzbefallene, verharzte Holzstück aus dem modernden Stamm geschält wird.

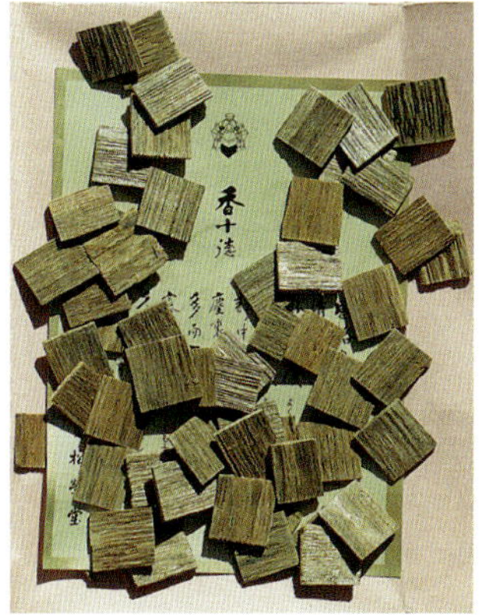

Jinkoh (Adlerholz), kleine Holzstücke, die in der japanischen Räucherzeremonie verwendet werden. (Japantown, San Francisco, Kalifornien, USA, 1996)

44 Die wirksamen Bestandteile im eingetrockneten Aloesaft sind Aloin (ein Hydroxyanthracenderivat), Harze und Bitterstoffe, die eine stark zusammenziehende Wirkung haben. Der eingetrocknete Pflanzensaft ist ein sehr starkes Abführmittel; bereits 16 g können zu tödlichen Vergiftungen führen. Pharmazeutisch wird Aloe oft mit **Tollkirsche**nextrakt kombiniert (WAGNER 1985: 222*).

enleiden. Die Wurzeln enthalten 1% ätherisches Öl, bestehend aus Sesquiterpenen, Sesquiterpenalkoholen, Sesquiterpenketonen, Scariodon und Rotunden.

Im 19. Jahrhundert wurde auch das wohlriechende Holz des mexikanischen Balsamstrauchgewächses *Elaphrium graveolens* KUNTH. (= *Bursera*) als »Aloeholz« gehandelt.

Literatur

ASHISHA, MA DEVA und MAHAHRADANATHA
1994 *Duftkräuter und ätherische Öle in der ayurvedischen Heilkunst*, Tistedt: Yogini Verlag.

HANSEN, Eric
2001 »Aloeholz ('ud) – das Geheimnis eines Duftholzes im Jemen«, *Orient-X-Press* 12 Jg. (Sommer-Special-2001): 1–3.

HEILMANN, Werner (Hg.)
1991 *Japanische Liebeskunst – Das japanische Kopfkissenbuch*, München: Heyne.

GRINDLAY, D. und T. REYNOLDS
1986 »The *Aloe vera* Phenomenon«, *Journal of Ethnopharmacology* 16: 117–151.

KLETTER, Christa
1992 »Aquilaria«, in: *Hagers Handbuch der pharmazeutischen Praxis* (5. Aufl.), Berlin: Springer, Bd. 4: 306–311.

»[Affen] sind keine Menschen – aber sie sind doch eigentlich auch keine Tiere« (Adriaan KORTLANDT)

»Die inneren Organe der Menschenaffen sind in ihrer Gestalt, ihrer Größe, ihren Lagebeziehungen und auch in ihrem feineren Bau den menschlichen so ähnlich, dass sezierte Schimpansen schon hundertfünfzig Jahre vor Darwin als ›Menschen‹ oder sehr nahe Verwandte des Menschen bezeichnet wurden.« (Dietrich HEINEMANN, *Grzimeks Tierleben*, Bd. 10, 1967: 530)

»There's a monkey on my back ...«

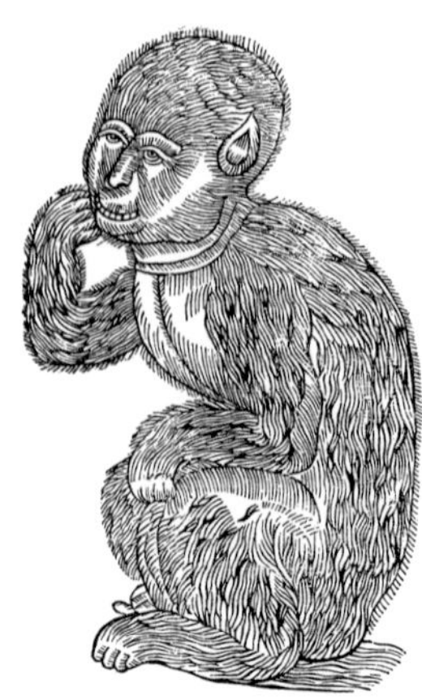

Der Affe »ist äusserlicher Gestalt dem Menschen etwas gleich/ innwendig aber/ am Eingeweid/ ist kein Thier das ihm/ dem Menschen/ ungleicher ist«. (Holzschnitt aus GESNER 1669: 1*)

Affe

Primaten

Andere Namen

Aff, Ma'ax (Lakandon), Monkey (engl.), Mono (span.), Simia (ital.), Singe (frz.)

Das Verhalten von Affen ist sprichwörtlich sexbetont und triebhaft. »Affengeil« ist im modernen Slang eine Steigerung von »tierisch geil«. Als »Affenliebe« bezeichnet man übertriebene Fürsorge oder unreflektierte Hörigkeit; unter »Affengetue« theatralisch vorgetäuschte Liebe. Wer sich »äffisch« verhält, »seinem Affen Zucker gibt« oder »sich zum Affen macht«, verhält sich töricht, närrisch oder naiv und gibt sich dem allgemeinen Gespött preis – wie jemand, der »blind vor Liebe« ist.

Die Verhaltensforschung so genannter Menschenaffen (Primaten; dazu zählen Orang-Utans, indones. »Waldmensch«, Gorillas und Schimpansen) fand heraus, dass sich Bonoboschimpansen (wie auch Orang-Utans und Pottos) von der Bauchseite – also in der für Menschen typischen »Missionarstellung« – begatten. Bei Bonobogemeinschaften beobachtete man alle sexuellen Spielarten, die sonst nur Menschen für sich beanspruchen, so etwa homosexuelle Paarungen, Gruppensex oder spontanen Geschlechtsverkehr aus Lust und Liebe, nicht nur zu speziellen Brunftzeiten und nicht zur Befriedigung des Fortpflanzungstriebes.

Kulturelle Bedeutung

Affen begegnen wir im Zoo, im Zirkus oder auf Reisen nach Afrika oder Asien. Obgleich diese exotischen Wald- und Savannenbewohner nicht zum westlichen Kulturkreis gehören, waren sie schon in der Antike bekannt. Ihr ungebremstes Paarungsverhalten, ihr verspieltes Wesen, ihr Nachahmungstrieb und ihre durchtriebene Intelligenz hielten den Menschen schon immer einen Spiegel vor, in dem sie sich selbst erkannten – und den sie zugleich abwehrten.

In ihnen erkennen wir uns selbst. Gleichzeitig distanzieren wir uns von den in Bäumen lebenden »Herrentieren«. Affen amüsieren, erschrecken und imponieren uns. »Der Mensch stammt vom Affen ab«, dieser viele noch heute erschütternde Satz stammt keineswegs von Charles Darwin (1809–1882), wie allgemein behauptet wird. Vielmehr wurde diese Formel dem berühmten Naturforscher nachhaltig medienwirksam und polemisch von seinen Gegnern aus Kirche und Presse entgegengeschleudert. Trotz aller Vorsicht, die Darwin bei seiner bahnbrechenden Publikation über *Die Entstehung der Arten* 1859 walten ließ, spaltete der Begründer der Lehre von der Veränderlichkeit der Arten die Menschheit in Gläubige und Evolutionisten. Ebenso provozierend behauptete der Zoologe und Verhaltensforscher Desmond Morris in seinem Bestseller Ende der sechziger Jahre des 20. Jahrhunderts: Der Mensch ist ein »nackter Affe«.

Seit Filmen wie *Indiana Jones und der Tempel des Todes* fragen sich viele Kinogänger, ob an den grausigen Szenen, bei denen Gehirne aus lebenden (!) Affenschädeln gelöffelt werden, etwas dran ist. Angeblich sollen dies nicht nur Hollywoodfantasien sein, sondern auf relevanten ethnografischen Fakten beruhen. Bei derlei Kolportagen, wonach lebende Affengehirne besonders »erregende Aphrodisiaka« darstellen, handelt es sich aus unserer Sicht um Fantasievorstellungen von Filmemachern, Sadisten oder Tierquälern. In der ethnografischen Literatur sind derlei aphrodisisch-kulinarische Delikatessen nicht belegt.

Rezept

aus dem 17. Jahrhundert

»Das Affenherz gebraten/ gedörrt/ und gepulvert/ ist eine gute Arzney zum Herzen. Dann desselbigen Pulvers ein Quintlein [1,66 g] in Weinmaet eingenommen/ stärcket/ und machet das Herz dapffer/ keck und freudig/ mehret die Mannhaftigkeit/ vertreibt hingegen die Zaghafftigkeit/ und das Herzklopfen/ stärcket auch und macht die Vernunft spitzfindiger. Ist auch gut für die fallende Sucht« (GESNER 1669: 7*).

Kommentar

Als ich drei Jahre im Regenwald mit den Lakandonenindianern in Chiapas, Mexiko, gelebt habe, konnte ich dort nur essen, was ich durch meiner Hände Arbeit erhielt. Palmenherzen gab es nur, wenn ich durch den Wald streifte und die stacheligen, harten Palmen fällte. Fisch stand nur dann auf der Speisekarte, wenn ich beim Angeln erfolgreich war. Und Fleisch – die beste Nahrung, die der Urwald zu bieten hat (darin stimmen alle Regenwaldvölker überein) – stand nur dann zur Verfügung, wenn man selbst Tiere tötete. Wie die meisten Jäger bevorzugen auch die Lakandonen das Fleisch von Pflanzenfressern, das Fleisch reiner Carnivoren hingegen verschmähen sie. Der Jaguar etwa wird als »Herr des Waldes« verehrt und gefürchtet. Allesfresser wie Nasenbären oder Affen hingegen werden gerne gegessen. Ich habe selbst auch viele Affen geschossen und gegessen. Einmal gab es zum Frühstück gekochtes Affenhirn. Es sah wie ein kleines Menschengehirn in klarer Brühe aus. Ich zerschnitt es und war über die feste, wenig glibberige Konsistenz erstaunt. Ebenso über den Geschmack. Es schmeckte gut, ähnlich wie Kalbshirn oder Lammhirn. Intelligenzsteigernde oder aphrodisische Wirkungen konnte ich nicht beobachten. Mir wurde nur klar, dass mich diese Fleischmahlzeit wirklich gekräftigt hat. (CR)

Bezugsquellen

Affen, ob tot oder lebendig, fallen unter das Artenschutzabkommen. Ausfuhr, Einfuhr und Handel sind verboten!

Auf Märkten in Afrika und Asien werden immer wieder Knochen, Schädel oder getrocknetes Affenfleisch wie auch Affenhoden angeboten. Sie sind zur Herstellung von Liebesmitteln oder zu Zwecken der Zauberei gedacht.

Literatur

MORRIS, Desmond
1969 *Der nackte Affe*, München, Zürich: Knaur.
1970 *Der Menschenzoo*, München, Zürich: Knaur.

Ajo sacha, »Knoblauchkraut«

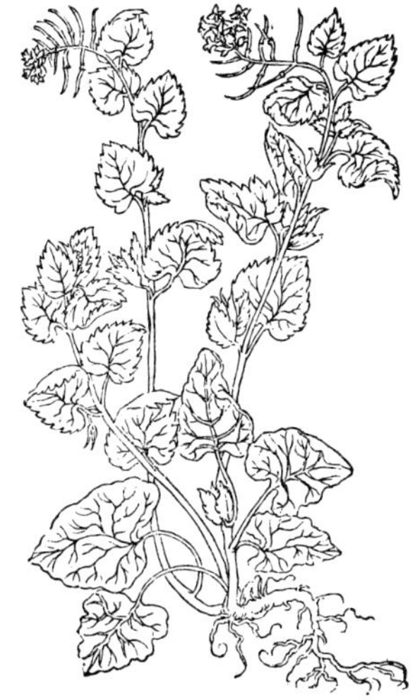

Das heimische Knoblauchkraut (*Alliaria petiolata*). (Holzschnitt aus FUCHS 1545: 57*)

Andere Namen

Ajo-huasca (peruan. »Knoblauch-Liane«)[45], Ajos sacha, Huaira-panga (Quichua), Sacha-ajos, Shansque boains (Shipibo-Conibo)

Wie ihr Namensvetter sollen die diversen Knoblauchkräuter die Lebenskraft stärken, das Leben verlängern und sich positiv auf die Sexualkraft auswirken. Es fragt sich allerdings, ob der Knoblauchgeruch für jeden erotisch stimulierend wirkt.

Der peruanische Name *ajo sacha* setzt sich aus dem spanischen Wort *ajo* für »Knoblauch« und dem Quechua-Taxon *sacha* für »Kraut« zusammen. Mit diesem Namen werden verschiedene Pflanzen benannt – von denen einige noch nicht botanisch identifiziert werden konnten –, die ähnlich wie **Knoblauch** riechen und ethnomedizinisch auch ähnlich wie dieser verwendet werden.

In Eurasien gibt es eine Crucifera, die auf Deutsch Knoblauchkraut heißt (*Alliaria petiolata* [M.B.] CAVARA et GRANDE, syn. *Alliaria officinalis* ANDRZ., syn. *Sisymbrium alliaria* [L.] SCOP.): »Das Knoblauchkraut besitzt nahezu die gleichen Eigenschaften wie der echte Knoblauch, wenn er im frischen Zustand verwendet wird« (KÖLBL 1983: 101*).

Gebrauch

Bei den Shipibo von Yarinacocha (Amazonien, Peru) konnte die von ihnen benutzte Ajo sacha, die in ihrer Sprache *shansque boains* heißt, als *Pseudocalymma alliaceum* (LAM.) SANDWITH (Bignoniaceae) bestimmt werden. Nach ARÉVALO (1994: 280f.*) heißt diese Bignoniacee im lokalen Spanisch *ajo sacha* oder *ajos del monte*, »Knoblauch des Waldes«. Die Shipiboindianer kultivieren das Gewächs in ihren Hausgärten. Ein Tee aus den Blättern, die beim Zerreiben stark nach Knoblauch riechen, wird bei Magenverstimmungen und Magendarmproblemen aufgebrüht oder gekocht. Auch die Wurzelrinde wird mit frischem Wasser getrunken oder in *cañazo* (Aguardiente, Zuckerrohrschnaps) eingelegt. Ein Bad aus dem Kraut wird für »Glück beim Fischen, bei der Jagd und für eine gute Stimmung bei der Arbeit« genommen (ARÉVALO 1994: 280*). Außerdem wird eine Zubereitung mit *ajos sacha hembra* (*nishi boains*, eine botanisch nicht unterscheidbare Varietät von *Pseudocalymma alliaceum*) oder *ajos sacha macho* (*ni boains*) als Tonikum, auch zur Kräftigung der Genitalien getrunken.

45 Man sollte *ajohuasca* nicht mit **Ayahuasca** verwechseln!

Pseudocalymma alliaceum heißt auch in Südkolumbien *sacha-ajo*. In der Gegend von Leticia wird die gesamte Pflanze zerstoßen und als Tee bei Lungenerkrankungen getrunken. Die Pflanze enthält Alkaloide von unbekannter Zusammensetzung (SCHULTES und RAFFAUF 1991: 107*).

Angeblich sollen die Mayoruma (Pano-Gruppe) oder »Katzenmenschen«, Urwaldindianer im südlichen Ucayaligebiet, die noch immer traditionell leben, aus der Wurzel einer im lokalen Spanisch *ajo sacha* genannten Pflanze ein Dekokt kochen, das von ihren Schamanen als Halluzinogen benutzt wird. Die Wirkung der Wurzelabkochung soll sehr ähnlich wie die der **Ayahuasca** sein, aber nur ein bis zwei Stunden andauern. Dieses botanisch bisher nicht identifizierte Kraut (wohl nicht mit *Pseudocalymma* identisch) kommt im peruanischen Amazonasgebiet vor.

Bei LAMB (1985: 209f.*) wird die Pflanze *ajos sacha* als »Liane« beschrieben, die in ganz Amazonien, vor allem aber in der Gegend des Rio Huallaga häufig vorkommen soll. Ein Aufguss der Wurzel soll bei Erkältungen, Grippe, Muskelschmerzen und beginnendem Rheumatismus heilsam wirken. Er berichtet auch, dass die Blätter dieser Pflanze mit *aguardiente* (Zuckerrohrschnaps; vgl. **Alkohol**) mazeriert werden. Diese Zubereitung soll vor Erkältungen schützen (LAMB 1985: 210*).

Eine von Luis Eduardo Luna gesammelte Probe der von peruanischen Mestizo-Ayahuasqueros benutzten Pflanze *sacha-ajos* ist von dem Botaniker Timothy Plowman im Jahr 1982 als *Mansoa alliacea* (LAM.) A. GENTRY (Bignoniaceae) identifiziert worden. Ein Bad aus diesem Kraut wird für *buena suerte*, »gutes Glück«, genommen (LUNA 1986: 70). In der Gegend von Iquitos wird ein **Badezusatz** aus dem Kraut hergestellt, um Glück in der Liebe zu stimulieren, die Gesundheit und die Arbeitskraft zu erhalten. Die Mestizo-Ayahuasqueros laden *Ajo-sacha*-Zubereitungen mit einem *huarmi icaro*, »Frauengesang«, magisch auf (LUNA 1992: 244ff.). Das Kraut wird auch als Ayahuascazusatz benutzt. Über Inhaltsstoffe der Gattung *Mansoa* (sechs Arten in Südamerika) ist so gut wie nichts bekannt (SCHULTES und RAFFAUF 1990: 105*).

Die verwandte Art *Mansoa standleyi* (STEYERM.) A. GENTRY heißt bei den Waorani *wiyagei* und wird bei Fieber, Muskelzerrungen und Arthritis äußerlich angewendet. Ein Dekokt aus der Pflanze fördert das Erbrechen (SCHULTES und RAFFAUF 1990: 105*). In Peru wird diese Art ebenfalls *ajo sacha* genannt. Sie gilt als eine Pflanze für »gutes Glück« und für die Liebe.

Bezugsquellen

Ajo sacha ist nur auf Kräutermärkten in Iquitos oder anderen südamerikanischen Märkten zu finden.

Literatur

LUNA, Luis Eduardo

1986 *Vegetalismo: Shamanism Among the Mestizo Population of the Peruvian Amazon*, Stockholm: Almqvist & Wiskell International (Acta Universitatis Stockholmiensis, Stockholm Studies in Comparative Religion 27).

1992 »Magic Melodies among the Mestizo Shamans of the Peruvian Amazon«, in: E. Jean M. LANGDON und Gerhard BAER (Hg.), *Portals of Power: Shamanism in South America*, Albuquerque: University of New Mexico Press, S. 231–253.

LAMB, F. Bruce

1985 *Rio Tigre and Beyond*, Berkeley, CA: North Atlantic Books.

Akazien

Acacia spp., Leguminosae (Schmetterlingsblütler)

In der Geschichte der Liebesmittel und Aphrodisiaka haben Akazien, die in unzähligen Arten die Kontinente bevölkern, keine besonders große Rolle gespielt. Sie werden in kaum einem einschlägigen Kompendium aufgeführt. Dennoch werden manche Arten als Liebesmittel benutzt.

Die bei uns als Zierstrauch und Schnittblume bekannte *Acacia farnesiana* (L.) WILLD. hat eine gewisse Bedeutung in der aphrodisischen Aromatherapie und Parfümerie. Das **ätherische Öl** der gelben Blüten (Flores farnesianae) wird manchen Liebesdüften (**Parfüm**) zugefügt und dient als Aphrodisiakum. Leider liegen dazu keine genauen Informationen vor (HIRSCHFELD und LINSERT 1930: 178*).

Es gibt etwa 130 Akazienarten – darunter besonders *Acacia arabica* WILLD., *Acacia senegal* (L.) WILLD., syn. *Mimosa senegal* L., *Acacia verek* GUILL. et PEROTT, *Acacia senegalensis* –, die ein gummiartiges Harz ausbilden, das unter dem Sammelnamen Gummi Arabicum bekannt ist. Es enthält ein wohlriechendes Öl, das so genannte Cassiieöl (RÄTSCH 1996: 82f.).

Gebrauch

In Afrika werden einige Akazien als Aphrodisiaka gekaut; von der *Acacia albida* werden die Wurzeln ausgekaut, von *Acacia campylacantha* die Rinde des Stammes. Auch in Asien und Australien dienen Akazien dem Kaugenuss; die australischen Aborigines kauen ihren Pituripriem manchmal mit Akazienasche. Katechu oder *cat-*

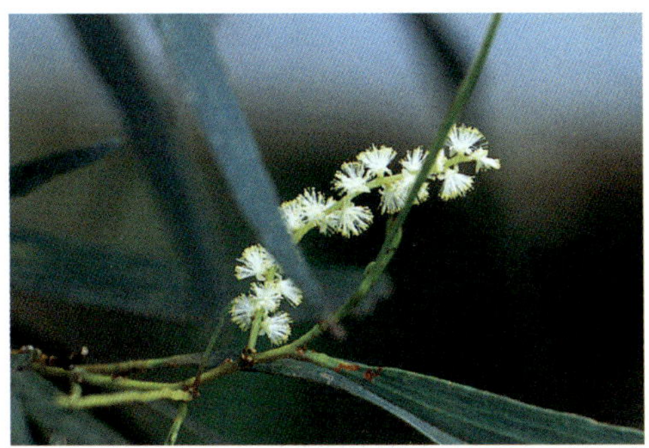

Wattle, *Acacia obtusifolia*. Aus der Rinde dieses schnellwüchsigen Baumes wird ein starker DMT-Extrakt gewonnen. (Minyon Falls, Whian Whian Forest, Australien, 2/2002)

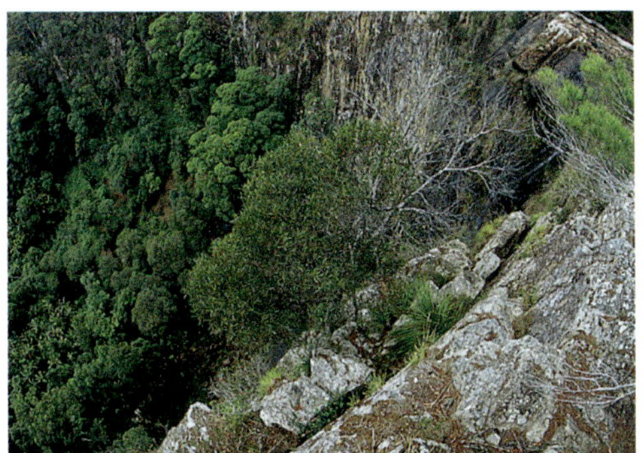

»Wattle on the edge«. Stark DMT-haltige Akazienarten wachsen oft an ausgesetzten Stellen. Die prekäre Lage zwischen Himmel und Erde spiegelt ihre in andere Welten befördernde psychoaktive Wirkung. Die hellgrüne Akazie (*Acacia obtusifolia*) ist ungefähr in der Bildmitte zu sehen; sie hängt direkt am Abhang. (Minyon Falls, Whian Whian Forest, Australien, 2/2002)

ha, das Harz des Katechubaumes (*Acacia catechu* [L. f.] Willd.), ist eine wesentliche Zutat zum **Betel**.

Die Stacheln der neuweltlichen Stierhornakazie (*Acacia cornigera* [L.] Willd.) wurden früher in Apotheken als »**Einhorn**« verkauft. Diese auffällige Akazie hat kräftige, gepaarte Stacheln, die hohl sind und von Ameisen bewohnt werden. Der kleine Baum heißt auf Maya *subin*, »Drache«. Die Maya von San Antonio, Belize, benutzen die Wurzel und Rinde gegen Schlangenbisse. Die Wurzel wird auch als Tee als Aphrodisiakum und Heilmittel gegen Impotenz getrunken. Weitere Zubereitungen werden zur Behandlung von Asthma und Kopfschmerzen gebraucht (Arvigo und Balick 1994: 81*).

Dolo, ein aphrodisisches Akazienbier

Die Blätter der altweltlichen *Acacia campylacantha* Hochst. ex A. Rich (syn. *Acacia polyacantha* Willd. ssp. *campylacantha*) enthalten N,N-**DMT** und andere Tryptamine (Wahba Khalil und Elkeir 1975). Die Rinde wird in Westafrika traditionell als psychoaktiver Zusatz zum *dolo* genannten **Bier** genutzt.[46] Es wird aus Hirse (*Sorghum* spp., *Pennisetum* spp.), manchmal unter Zusatz von **Honig** gebraut. Der Alkoholgehalt liegt normalerweise bei 2 bis 4%, bei Honigzugabe bei 8 bis 10% (Voltz 1981: 176). Es wird als Trankopfer bei Opferzeremonien und anderen Riten wie auch im täglichen Leben getrunken. Die Eigenschaften des *dolo*-Biers werden hoch gelobt: »*dolo* gibt Kraft und Mut und bringt Lebensfreude. Bei mühseligen Arbeiten ist es üblich, *dolo* zu trinken. Der Bauer, der ein Stück Wildnis urbar macht, der Schmied, der schwer am Amboß arbeitet, der Krieger, der sich auf den Kampf vorbereitet, die Wöchnerin, der Tänzer, der die schwere heilige Maske tragen wird (...) alle bekommen Kraft und Mut durch *dolo*, das ihnen die Mutter, Ehefrau oder Schwester anbietet« (Voltz 1981: 178).

Als Tonikum und bei sexueller Schwäche wird Gummi Arabicum, in Indien als Babulbaum bekannt, empfohlen. Dazu werden einige Harzklumpen in Butterschmalz (*ghee*) geröstet und in Speisen oder Getränke gemischt (Meyer 1993: 18).

Inhaltsstoffe

In jüngster Zeit entdeckten ethnobotanische Enthusiasten australische Akazien als Entheogene, die unter Umständen Türen zu erstaunlichen erotischen Erfahrungen öffnen. Es handelt sich dabei um **DMT**-haltige Pflanzenextrakte oder **Ayahuasca**-Analoge (Ott 1996: 246*). Zahlreiche australische Akazienarten (*A. maidenii, A. obtusifolia, A. phlebophylla, A. simplicifolia*) enthalten in ihrer Rinde und/oder ihren (auch trocken abfallenden) Blättern höhere Konzentrationen an *N,N*-**DMT** (Fitzgerald und Sioumis 1965, Rovelli und Vaughan 1967). Die phytochemische Untersuchung der Akazien lässt noch Weiteres vermuten; so sind in *Acacia* spp. kürzlich **Amphetamine**, Harmanalkaloide, Nikotin und **Meskalin** nachgewiesen worden.

Sucht man in New South Wales und Victoria, Australien, das für die genannten Akazien typische Habitat auf, stellt man fest, dass sie bevorzugt an steil abfallenden Felsüberhängen wachsen, in der Nähe von Wasserfällen, die sich in die Tiefe stürzen. Sie wurzeln in Felsspalten, worin sich vom Winde verwehter Sand sammelte, sind der prallen Sonne ausgesetzt und werden hin und wieder von Spritzern versprühender Gischt getroffen. Diese Standorte der stark DMT-haltigen Akazienarten reflektieren ihre psychoaktive Wirkung auf das menschliche Bewusstsein.

»Dünne Spänchen vom Harz der Acacia Catechu nehmen den Geruch der Blüten desjenigen Baumes an, in den man sie hineinlegt, nachdem man ihn ausgehöhlt hat. Das gibt die bei den Gandharven beliebte **Salbe**, die gewinnend wirkt, wie man sagt.«
(*Kamasutra*, Vatsyayana 1984: 272*)

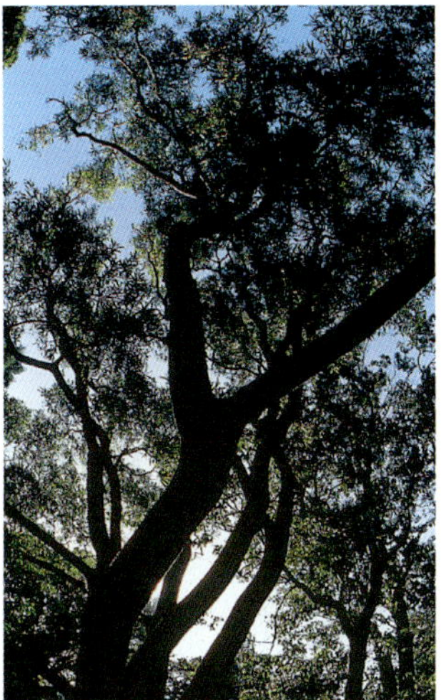

Wattle, *Acacia maidenii*. Diese Akazie enthält in ihrer Rinde wie auch in anderen Pflanzenteilen DMT. (Sydney Botanical Garden, Australien, 2/2002)

Einige Akazienarten kommen im Frühling unter dem Namen »Mimose« bei uns als Schnittblumen auf den Markt. Aus *Acacia farnesiana* (L.) Willd. wird ein **ätherisches Öl** gewonnen, das als Duftstoff in der Aromatherapie und Parfümherstellung verwendet wird (Bärtels 1993: 89*).

46 Dem *dolo*-Bier werden auch die Samen von *Datura stramonium* zugesetzt (Voltz 1981: 176).

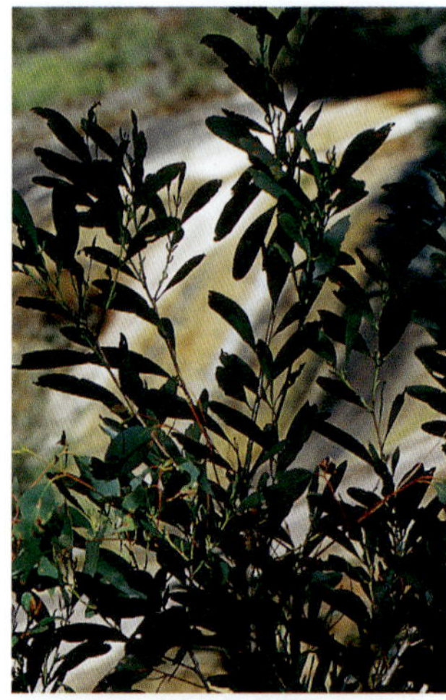

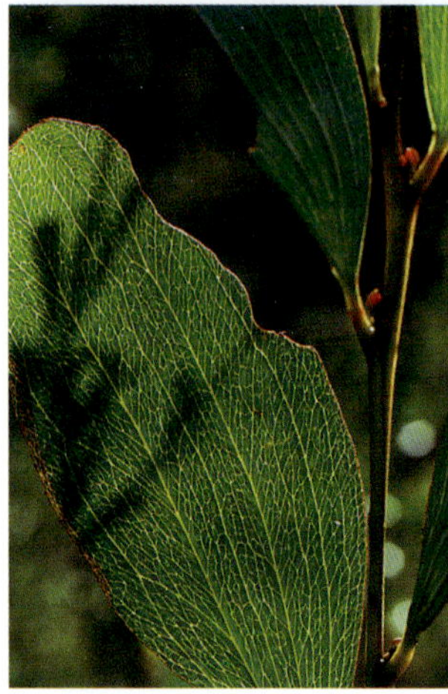

Mount Buffalo Wattle, *Acacia phlebophylla.* (Mount Buffalo, Australien, 2/2002)

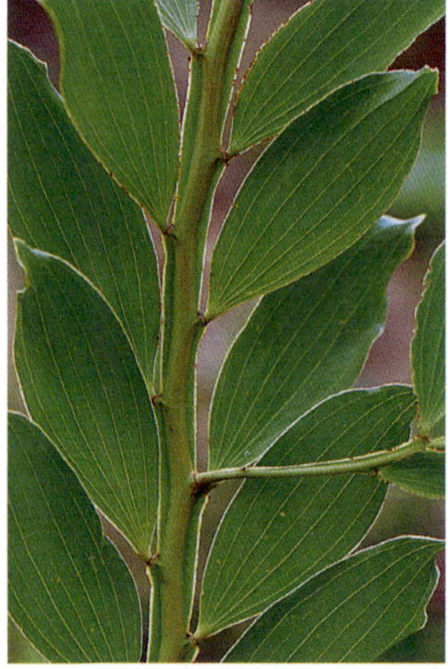

Wattle, *Acacia complanata.* Diese Akazie enthält vor allem β-Carboline vom Harmantyp. Sie eignet wahrscheinlich, um daraus eine »Acaciahuasca« (Ayahuascaanalog) zu kochen. (Nimbin, Uky, Australien, 2/2002)

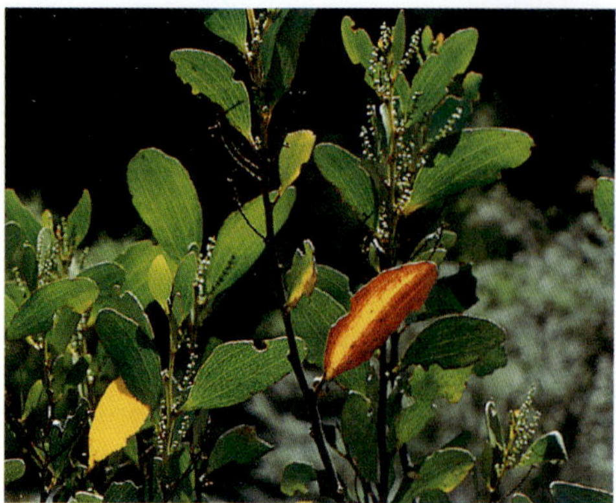

Raucht man chemisch reine DMT-Kristalle, entschwebt das Bewusstsein über die Grenzen und Abhänge der persönlichen Identität in transpersonale Tiefen und Höhen – und verbindet sich unter Umständen lustvoll mit kosmischen Dimensionen. Einen milden DMT-Effekt spürt man bereits, wenn man die verdorrten, zu Boden gefallenen Blätter in eine Zigarette krümelt und raucht.

Kommentar

Für die unter Umständen erotisierende Wirkung von Akazien ist der DMT-Gehalt verantwortlich. Es kommt, von Art zu Art unterschiedlich, in Rinden, Blättern, nicht aber in den Samen vor. Manche Menschen erleben DMT (= Dimethyltryptamin) erotisch sensibilisierend und stimulierend, andere wiederum nicht, da sie in außersinnliche Dimensionen geschleudert werden. Der isolierte Wirkstoff zählt zu den stärksten bekannten Psychedelika. Selbsterfahrungsberichte mit DMT sowie stark DMT-haltigen Pflanzen, wie den genannten Akazien, zeugen von überwältigenden visionären Erlebnissen kosmischer Art, die Persönlichkeitsdimensionen und Naturgesetze in ozeanischer Selbstentgrenzung auflösten.

In Australien erlebten wir, wie ein junger Engländer, der Akazienextrakt inhaliert hatte, bei der Rückkehr vom tief greifenden psychoaktiven Erlebnis in die Alltagsrealität von einer starken erotischen Empfindung ergriffen wurde. Sein Blick war auf eine schöne junge Australierin gefallen, die er augenblicklich heftig begehrte. Aus dieser plötzlichen erotischen Anziehung wurde eine dauerhafte Liebe. Als er uns fragte, ob dies bei DMT normal sei, konnten wir ihm nur antworten, dass generell bei psychoaktiven Substanzen alle Spielarten von Erfahrung möglich sind. Akazienextrakt muss nicht, aber kann auch erotisch wirken.

Bezugsquellen

Samen mancher Akazienarten werden gelegentlich im ethnobotanischen Fachhandel angeboten.

A. longifolia, A. maidenii und andere sind einfach zu ziehen und werden im Pflanzenhandel als Zierpflanzen angeboten. Die beste Keimmethode besteht im Einritzen und anschließenden Einweichen der Samen.

Samen der in Australien endemischen Arten *A. complanata, A. floribunda, A. longifolia, A. longissima, A. maidenii, A. obtusifolia, A. sophorae, A. victoriae* sowie der andernorts vorkommenden *A. confusa, A. kybeanensis, A. nilotica, A. sieberiana* sind zu bekommen bei Shaman Australis®.

Gummi Arabicum ist frei verkäuflich und in Apotheken zu beziehen.

Literatur

Clarce-Lewis, J. W. und L. J. Porter
1972 »Phytochemical Survey of the Heartwood Flavonoids of *Acacia* Species from Arid Zones of Australia«, *Australia Journal of Chemistry* 25: 1943–1955.

Fitzgerald, J. S. und A. A. Sioumis
1965 »Alkaloids of the Australian Leguminosae. V: The Occurence of Methylated Tryptamines in *Acacia maidenii* F. Muell.«, *Australian Journal of Chemistry* 18: 433–434.

Harnischfeger, Götz
1992 »Acacia«, in: *Hagers Handbuch der pharmazeutischen Praxis* (5. Aufl.), Berlin: Springer, Bd. 4: 26–43.

Hitchcock, Maria
1992 *Wattle*, Canberra: AGPS.

Poupat, Christiane, Alain Ahond und Thierry Sévenet
1976 »Alcaloïdes de *Acacia simplicifolia*«, *Phytochemistry* 15: 2019–2020.

Rovelli, B. und G. N. Vaughan
1967 »Alkaloids of Acacia I: N,N-Dimethyltryptamine in *Acacia phlebophylla* F. Muell.«, *Australian Journal of Chemistry* 20: 1299–1300.

Tame, Terry
1992 *Acacias of Southwest Australia*, Kenthurst: Kangaroo Press.

Trout, K. (Hg.)
1998 *Trout's Notes on the Acacia Species Reported to Contain Tryptamines and/or β-Carbolines*, Austin: Better Days Publishing.

Voltz, Michel
1978 »Hirsebier in Westafrika«, in: G. Völger (Hg.), *Rausch und Realität*, Bd. 1, Köln: Rautenstrauch-Joest-Museum, S. 174–181.

Wahba Khalil, S. K. und Y. M. Elkheir
1975 »Dimethyltryptamine from the Leaves of Certain *Acacia* Species of Northern Sudan«, *Lloydia* 38(2): 176–177.

Aktinolith

Actinolitum, Silikate, **Mineralien**

$Ca_2(Mg, Fe^{++})_5(Si_4O_{11})_2OH_2$

Andere Namen

Actinolite (engl.), Actinote, Actinotus, Actynolite, Schorlus radiatus, Strahlschörl, Strahlstein, Yang Qi Shi (chin. »Stein, der das Yang hebt«), Yanggisôk (kor.), Yôkiseki (jap.)

Der Aktinolith ist ein in strahligen oder nadelförmigen Aggregaten vorkommendes Mineral, das eng mit der Hornblende verwandt ist (LÜSCHEN 1968: 329*). Er kommt in Asien, vor allem in China, vor und ist dort als *Yang qi shi* neben **Jade** das wichtigste aphrodisische Mineral.

Gebrauch

In Asien wird Aktinolith gegen verschiedene Sexualleiden eingesetzt. Ein wichtiges Aktinolith-Kombinationspräparat gegen Impotenz, vorzeitigen Samenerguss und Spermatorrhoe besteht aus dem pulverisierten Mineral sowie den pulverisierten Pflanzendrogen Bu Gu Zhi (Fructus Psoralae Corylifoliae, Früchte von *Psoralea corylifolia* L.), Tu Si Zi (Semen Cuscutae, Samen der Japanischen Seide, *Cuscuta chinensis* LAM., *Cuscuta japonica* CHOISY, Convolvulaceae; vgl. **Winden**) und gepulvertem Lu Rong (Cornu Cervi Parvum, **Hirschhorn**).

In der traditionellen chinesischen Medizin wird der Stein gegen Impotenz eingesetzt (BENSKY und GAMBLE 1986: 511f.*). Auch Psoraleafrüchte, Seidensamen (Semen Cuscutae) und Hirschhorn werden als Heilmittel bei Impotenz verschrieben (REID 1988: 148*).

Inhaltsstoffe

Psoraleasamen enthalten Psoralin, Isopsoralin, Bavachin, Bavachinin, Isobavachin, Bavachalcon, Isobavachalcon, Bakuchiol und Raffinose. Die Samen der Japanischen Seide, die in China und Südostasien als Aphrodisiaka eingenommen werden[47], enthalten Vitamin A und Glykoside. Das Cornu Cervi Parvum enthält Pantocrinum, Calcium, Magnesium, **Phosphor** und geringe Mengen Estron (BENSKY und GAMBLE 1986: 505, 512*).

Diese Zusätze zum Aktinolith versprechen eine pharmakologisch interessante Synergie, die allerdings noch erforscht werden müsste.

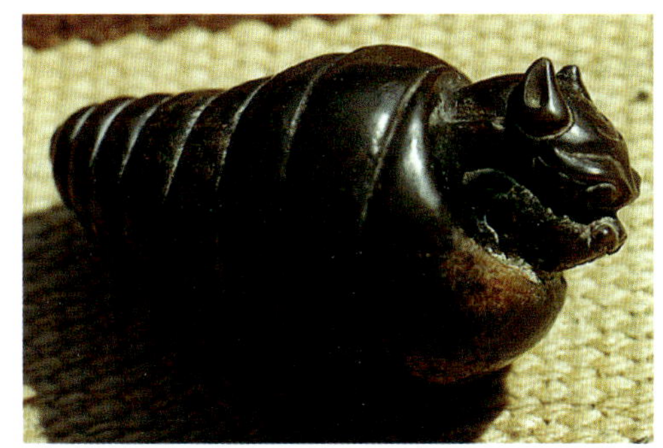

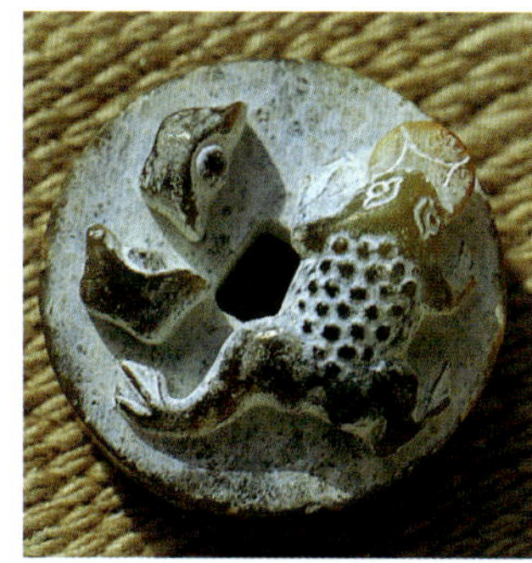

Chinesische Glücksamulette mit erotischen Symbolen: der Kröte, die Geld spuckt, und dem Tiger in der Schlange. Beide sind aus Aktinolith gefertigt (wie eine mineralogische Analyse durch Dr. Jochen Schlüter, Mineralogisches Museum der Universität Hamburg, ergab). So ist der aphrodisische Stein das Werkmaterial für erotische Symbole, die ihrerseits als Aphrodisiaka gelten.

Bezugsquellen

Im Mineralienhandel, auf Messen und in chinesischen Apotheken erhältlich.

Alaun

Alaungruppe (**Mineralien**), Doppelsalze:

Tschermigit	Ammoniumalaun	$(NH_4)Al(SO_4)_2 \times 12H_2O$
Kalinit	Kalialaun	$KAl(SO_4)_2 \times 12H_2O$
Solfatarit	Natronalaun	$NaAl(SO_4)_2 \times 12H_2O$

Andere Namen

Allumi (ital.), Alum (arab.), Alumbres (span.), Alumen (griech.), Alumeno (mex.), Alûn (mhd.), Deostein, Milu (Aymara), Tuvari

Alaun nimmt in der Geschichte der Liebesmittel einen seit alter Zeit überlieferten Platz ein.

Alaun ist ein kalihaltiges Aluminiumsalz (= Kalialaun), das bei den alten Ägyptern neben Natron (dem »Göttlichmacher«) ein wichtiges Mittel zur Mumifizierung war. Alaun wurde zu den Salbmitteln (**Kosmetika**) gezählt und galt als »Heilmittel für das Beseitigen von Schweißabsonderungen am Körper des Menschen im Sommer« (WESTENDORF 1992: 226*). Im klinischen Test hat sich gezeigt, dass Alaun auf verschiedene Bakterien (Streptokokken, *Trichomonas vaginalis* u. a.) einen hemmenden Effekt hat (BENSKY und GAMBLE 1986: 638*). Dadurch wirkt es nicht primär als Liebesmittel, aber indem es unangenehme Schweißgerüche neutralisiert, beseitigt es anaphrodisierende Faktoren und hilft der Nase, Witterung mit subtileren erotischen Geruchsspuren des Partners aufnehmen zu können.

In der Futhark genannten germanischen Runenschrift war ALU eine der mächtigsten Zauberformeln (4. bis 6. Jh.), die umfassenden Schutz

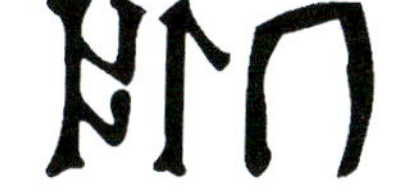

Die Zauberformel ALU in Runen geschrieben.

47 »Über längere Zeit eingenommen, sollen sie den Körper beleben und das Leben verlängern, schweißtreibend, tonisch und lindernd wirken« (STARK 1984: 40*).

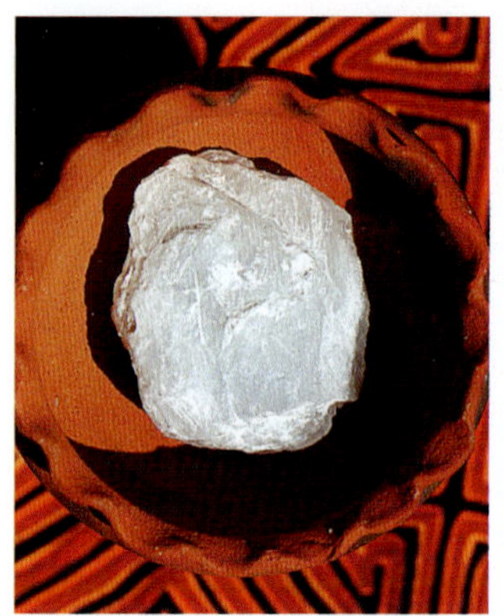

Ein Stück Alaun (Tschermigit) im Räucherkelch (Anden, Südamerika).

vor gefürchteten Widergängern und vor Zauber jeglicher Art gewährte (KRAUSE 1970: 57, 70). In germanischer Zeit war *alu* auch der Name für ein **Bier**, das Liebeszwecken diente, das heißt, es war ein **Liebestrank.**

Das moderne Wort für das Mineral, Alaun, »wird als verwandt angesehen mit der indogermanischen Bezeichnung für Bier oder Met (altpreußisch *alu*, litauisch *alùs*, angelsächs. *ealu* usw.), und der Alaun hätte demnach den Namen von seinem eigentümlichen Geschmack« (LÜSCHEN 1968: 171*). An eben diesem Geschmack erkennt der geübte Mineraloge bei der üblichen »Leckprobe« das Mineral: »Der Alaun hat einen anfangs süßlichen, hernach herben, zusammenziehenden Geschmack«, hieß es in BOURGUETS *Chemisches Handwörterbuch* von 1802.

Gebrauch

Die Ägypter und Griechen kannten verschiedene Salze, wie Steinsalz, **Gips** (griech. *titanos*), Salzblüte, Natron sowie verschiedene Alaune. Die nützlichen Eigenschaften des Alauns waren den alten Griechen und Römern unter dem Ausdruck »Salzsaft der Erde« bekannt. Er wird von DIOSKURIDES und PLINIUS lobend erwähnt: »Die Hauptkraft aller Arten Alaun besteht im Zusammenziehen (...) Er entfernt den Gestank unter den Achseln sowie auch den Schweiß« (PLINIUS, *Naturkunde* 35, 52).

»Der Alaun hat die Eigenschaft, die Scheide trocken zu machen und zusammenzuziehen.« (SCHEIK NEFZAUI 1985: 213*)

Im Mittelalter gehörte Alaun noch zu den wichtigsten mineralischen Heilmitteln. Kalialaun wird seit über zweitausend Jahren erfolgreich in der Körperhygiene und Medizin benutzt. Es ist offizinell und wird in internationalen Arzneimittelverzeichnissen geführt.[48] Alaun ist ein natürliches, ungiftiges und nebenwirkungsfreies Deodorant und Hautpflegemittel. Es findet Verwendung in der Heilkunde (Desinfektionsmittel, Adstringens), Kosmetik (Fußpuder, Rasierhilfsmittel), Schädlingsbekämpfung, Weißgerberei, Färberei, Farblackproduktion, Papier- und Porzellanherstellung (Gipskitt, Kleister, Fällungsmittel).[49] Alaun wirkt antibakteriell und lindert Hautreizungen und wunde Stellen auf natürliche Weise.

In der traditionellen chinesischen Medizin wird Alaun für medizinische Waschungen empfohlen und – kombiniert mit den Samen der **Brenndolde** oder mit **Kurkuma**wurzelpulver – als äußerlich anwendbares Mittel bei Delirien verschrieben (BENSKY und GAMBLE 1986: 637f.*).

Im Ayurveda werden zur Straffung des Gewebes Vaginalduschen mit Alaunwasser verordnet.

Rezepte

Reibt man nach dem Duschen oder Baden Achselhöhlen und Schritt mit einem Alaunstein ab, hält die desodorierende Wirkung bis zu 48 Stunden an.

»Wünscht eine Frau ihre Scheide enger zu machen, so braucht sie nur Alaun in Wasser zergehen zu lassen und ihre Geschlechtsteile mit dieser Lösung zu waschen; noch wirksamer wird dies Mittel, wenn man eine kleine Menge von der stark zusammenziehenden Rinde des Walnussbaums [vgl. **Nüsse**] hinzusetzt« (SCHEIK NEFZAUI 1985: 221*).

Magischer Gebrauch

Alaun hat neben seiner kosmetischen Verwendung auch einen Platz in der lateinamerikanischen *brujería*, wörtlich »Hexerei«; damit sind alle magischen Praktiken gemeint, ganz gleich ob »schwarz« (manipulativ als Schadenszauber), »weiß« (positiv eingesetzte Magie, die ausschließlich der Gesundheit und dem Wohlbefinden aller Beteiligten dient) oder »rot« (als Liebeszauber). Die *brujos*, »Hexer, Zauberer«, und *brujas*, »Hexen, Zauberfrauen«, können je nach Wunsch des Klienten und nach ihrem eigenen ethischen Verständnis negative Magie, das heißt Schadenzauber, oder positive Magie, etwa zur Heilung, sowie etwas dazwischen, den **Liebeszauber** (**Pusanga**), ausüben (SCHEFFLER 1983, SEPULVEDA 1983). Die heute immer noch sehr lebendige lateinamerikanische *brujería* ist eklektizistischer Natur. Sie entwickelte sich historisch aus den im 16. Jahrhundert verbreiteten magischen Praktiken Europas, aus Bräuchen afrikanischer Sklaven (Voodoo) und aus dem jeweils einheimischen Schamanismus. Der europäische Anteil scheint dabei zu dominieren (ANDRITZKY 1987, CHRISTENSEN und MARTÍ 1979, WALKER 1989).

Ob der Gebrauch von Alaun in Liebesmitteln und als wichtige Zutat im **Räucherwerk** der *brujería* aus Europa, Amerika oder aus einer Verbindung der Traditionen beider Kontinente stammt, ist nicht eindeutig zu beantworten. Auch in anderen altweltlichen Kulturen, etwa in Nepal, ist der Gebrauch von Alaun in Räuchermischungen bekannt, die *bokshi* (Hexen) oder *boksha* (Hexer) vertreiben sollen (MÜLLER-EBELING et al. 2000*)[50].

48 Vgl. S. SIEBER, »Aus der Geschichte des Alauns«, *Die Pharmazie* 8, Heft 5.
49 Vgl. Walter KÜHNEL, *Nutzbare Mineralien*, München 1972, S. 21f.
50 Interessanterweise gibt es in Nepal keinen Begriff für »Hexerei« – wie im Spanischen, Englischen oder Deutschen –, sondern nur Worte für die Personen, die aus eigennützigen oder manipulativen Beweggründen schwarze Magie anwenden und ihre Kräfte und ihr Wissen auf negative, niederträchtige und schadenbringende Weise nutzen.

Die Aymara von Peru und Bolivien benutzen Alaun zum Färben, zur Divination, Hexerei und als Heilmittel (La Barre 1951: 176*).

Bezugsquellen

Alaun ist in Drogerien und Mineralienhandlungen erhältlich.

Literatur

ANDRITZKY, Walter

1987 »Die Volksheiler in Peru während der spanisch-kolonialen Inquisition«, *Anthropos* 82: 543–566.

CHRISTENSEN, Bodil und Samuel MARTÍ

1979 *Witchcraft and Pre-Columbian Paper*, México, D. F.: Ediciones Euroamericanas.

KRAUSE, Wolfgang

1970 *Runen*, Berlin: de Gruyter.

MILLONES, Luis

1996 »Love Spells: Supernatural Powers and Love Relationships in the Peruvian Andes«, in: *Perú Mágico*, S. 42–48.

SCHEFFLER, Lilian

1983 *Magia y brujería en México*, México, D. F.: Panorama Editorial.

SEPULVEDA, Maria Teresa

1983 *Magia, brujería y supersticiones en México*, México, D. F.: Editorial Everest Mexicana.

WALKER, Deward E., Jr. (Hg.)

1989 *Witchcraft and Sorcery of the American Native Peoples*, Moscow, Idaho: University of Idaho Press.

Algen

Algae, Phycophyta

In Japan glauben viele an die aphrodisierende Wirkung bestimmter Algen, wie **Chlorella**, *Spirulina*, Rotalgen, Kelp.

Algen leben im Wasser, sowohl im Süßwasser als auch in den Meeren. Wie die Landpflanzen enthalten sie Chlorophyll. In einigen an Küsten oder in Inselarchipelen vom Fischfang lebenden Kulturen haben Algen eine größere kulturelle Bedeutung als bei uns. In China und Japan nutzt man rund 75 Algenarten als Nahrungsmittel (MAJOR 1977). Einige Algen nehmen einen wichtigen Platz in der traditionellen Heilkunde und vielleicht bald auch in der Pharmazie ein (HOPPE 1979).

Einige wenige Algen sind heute als **Nahrungsergänzungsmittel** bekannt und werden als Tonika und »Gesundheitspillen« geschätzt. Vielen Mitteln, die gesund sind, den Körper mit wichtigen Nährstoffen – vor allem Mineralstoffen – versorgen und als Tonika wirken, schreibt man aphrodisische Qualitäten zu.

Speise-Rotalge und Kelp (Riementang)

»Diese beiden Nahrungsmittel der Meere enthalten Substanzen, die für die Erhaltung und Wiederherstellung männlicher Potenz sowie weiblicher Sinnlichkeit eine große Rolle spielen. Diese Stoffe umfassen beinah alle organischen **Mineralien** – einschließlich das den Stoffwechsel regulierende Jod –, Vitamin C, E [vgl. **Vitamin E**] und einige B-Komplexe, die alle für ein gesundes Funktionieren des Körpers, vor allem der Fortpflanzungsorgane, wichtig sind. Rotalge und Kelp wirken bei Langzeiteinnahme, da sie kumulativ im Körper gespeichert werden« (STARK 1984: 114*).

Blasentang (*Fucus vesiculosus*)

ist reich an Jod und wird von Naturheilern bei zu geringer Aktivität der Schilddrüse gegeben. Daneben enthält er phenolische Stoffe, Mucopolysaccharide (inkl. Algin), Brom und Kalium (POLUNIN und ROBBINS 1992: 52, 104*).

Lung nao, »**Drachen**gehirn«

Verkalkte oder versteinerte Algenkolonien (*Collenia sinensis*) wurden in China als »Drachengehirn« gedeutet und medizinisch benutzt. Der legendäre chinesische Arzt T'ao Hung-Ching setzte »diese fette, weiche Substanz« ein, um Diarrhöen zu heilen (READ 1977: 9*).

Inhaltsstoffe

Seit einigen Jahren werden Algen und andere marine Organismen vermehrt auf ihre Inhaltsstoffe untersucht. Die Pharmaindustrie erhofft sich davon neue Ressourcen. Meeresalgen enthalten hoch molekulare und viskose Polysaccharide sowie halogenierte Terpene. Das aus Rotalgen stammende Halomon ist ein hoch halogeniertes Monoterpen, das antitumorale Aktivität zeigt (KÖNIG und WRIGHT 1998). Vielleicht wird demnächst ein marines Sildefanilanalog gefunden (vgl. **Viagra**).

Bezugsquellen

Als **Nahrungsergänzungsmittel** bieten Reformhäuser Kelp, Rotalge und Spirulina als Pillen, Kapseln oder in anderen Handelsformen an.

Literatur

HOPPE, LEVING, TANAKA (Hg.)

1979 *Marine Algae in Pharmaceutical Science*, Berlin: Walter de Gruyter.

KÖNIG, Gabriele und Anthony D. WRIGHT

1998 »Wirkstoffe aus marinen Organismen«, *PZ* 143(48): 4153–4161.

MAJOR, Alan

1977 *The Book of Seaweed*, London: Gordon & Cremonesi.

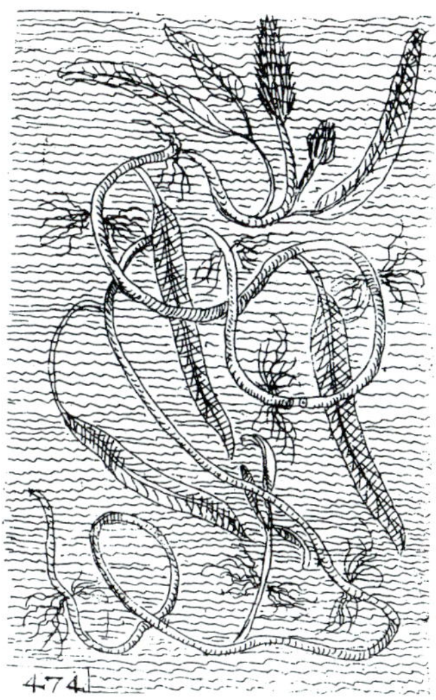

Vermutlich eine der ersten Buchillustrationen von Algen, die als Arzneien gebraucht werden: Meermoß (Kupferstich aus DIOSKURIDES 1610: 301*)

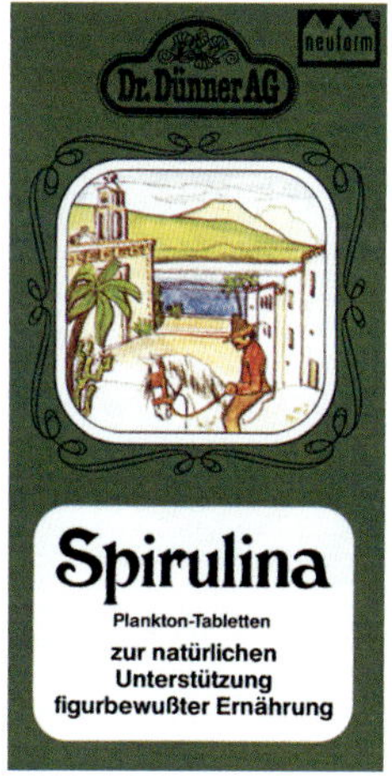

Spirulina ist eine Mikroalge aus den alkalihaltigen Seen im zentralmexikanischen Hochland; sie kam auch in aztekischer Zeit in dem See vor, der von den Spaniern trockengelegt wurde. Heute befindet sich dort Mexico City, die vermutlich größte Metropole der Welt. Die Azteken und andere Indianer schätzten Algen als Nahrungsergänzungsmittel, was sich aus ihrem relativ hohen Gehalt an Eiweiß und verwertbaren Kohlenhydraten erklären lässt.

Alkohol

Andere Namen

Äthanol, Äthylalkohol, Alcohol (engl.), Alk (vulg.), Aqua vitae (lat.), Brandy (engl.), Branntwein, Dharu (Hindi), Ethanol, Ethylalkohol, Pox, Rokshi (nep.), Schnaps, Spirituöses Getränk, Spirituose, Spiritus, Sprit (vulg.), Weinbrand, Weingeist

Die enthemmende und somit lustfördernde Wirkung von in Maßen genossenem Alkohol ist allgemein bekannt.

Seit der Mensch Zucker in seinen verschiedenen Erscheinungsformen (z.B. Fruchtzucker, Zuckerrohr) kennt, stellt er daraus durch Fermentierung mit Hefepilzen Alkohol her (Bush 1974). Das entstandene Produkt kann entweder als **Wein** getrunken oder aber destilliert werden. Da Alkohol schneller als Wasser verdampft, kann man ihn durch vorsichtiges Erwärmen abdestillieren. Alkohol wirkt stark hygroskopisch, das heißt wasseranziehend; daher wird ein Teil des Wassers beim Destillieren in das Destillat eingebracht. Das Destillat enthält rund 38% Alkohol, die beim Destillationsprozess entstehenden **ätherischen Öle** und Wasser.

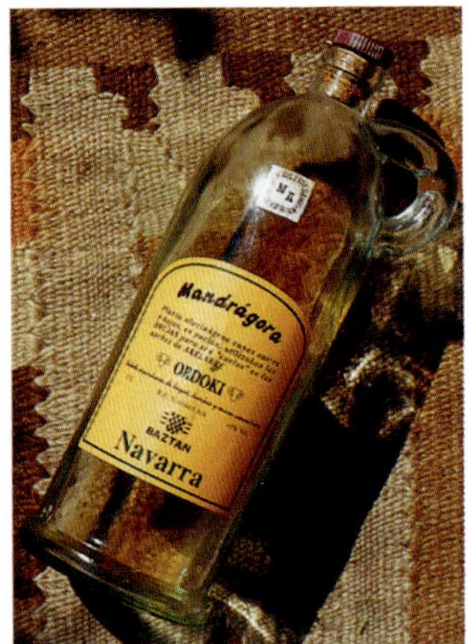

Mandrágora, ein frei verkäuflicher Schnaps, der Alraunenwurzel (*Mandragora*) enthalten soll. (Barcelona, Spanien, 2001)

Der Beginn der Destillierkunst liegt im Dunklen. Im Tempel von Memphis (Ägypten) entdeckte die Archäologie Destilliergeräte. Angeblich sollen die alten Ägypter schon um 4000 v. u. Z. Wein und Apfelwein destilliert haben (Bosi 1994:11). Im 8. Jahrhundert v. u. Z. war in Ägypten das Destillieren zur Herstellung von Schminke und anderen **Kosmetika** bekannt. Ob zu dieser Zeit bereits hochprozentiger Alkohol destilliert wurde, ist dennoch ungewiss. Im 4. Jahrhundert u. Z. wurden in Wales (England) verschiedene Destillationsverfahren ausprobiert. Im 8. Jahrhundert wurde die arabische Kunst der Destillation durch die Sarazenen nach Spanien gebracht und verbreitete sich von dort schnell über ganz Europa (Höschen o. J.).

Das Wort »Alkohol« stammt aus dem Arabischen (vgl. **Kaffee, Kat**). Bei den Arabern galt das Destillat des Weines als »Medikament, welches sowohl körperliche als auch seelische Schmerzen lindern könne« (Bosi 1995: 13). Die arabische Destillierkunst hatte einen starken Einfluss auf die mittelalterliche Alchemie in Europa. In Deutschland und Italien entstand eine facettenreiche Destillierkunst, die nicht nur alkoholische Fermente herstellte, sondern vielfältige pflanzliche und tierische Materialien destillierte (Braunschweig 1610). Daher bezeichnete man den destillierten Alkohol als »geistiges Getränk«, als »Spirituose« und »alchemistisches **Elixier**«.

Schnaps ist ein geeignetes Lösungsmittel für Kräuter. Die Wirkstoffe oder Extrakte gehen nicht nur in die Lösung über, sondern werden auch durch den hohen Alkoholanteil haltbar gemacht (vgl. **Theriak**). Viele Schnäpse werden mit Kräuterauszügen wie auch mit ätherischen Ölen aromatisiert (Mayr 1984). Aquavit etwa, das »Wasser des Lebens«, ist ein Kornbrand, der mit dem ätherischen Öl des Kümmels (*Carum carvi* L.) versetzt wird.

Viele aphrodisische Pflanzen eignen sich zum Ansetzen mit Schnaps: **Hanf** in **Tequila, Alraune** in Weinbrand, **Ephedrakraut** ebenfalls in Weinbrand, **Bois bandé** in Rum (Punch), **Engelstrompeten** in weißem Rum, **Stechapfel** oder **Toloache** in Tequila, **Peyote** in **Mescal**, **Fliegenpilz** in Wodka. Für derlei alkoholische Auszüge eignen sich außerdem **Damiana**, **Sabal**, **Vanille**, diverse **Gewürze** und **Jasmin**.

Die psychotrope Wirkung des Alkohols ist gut bekannt (Spode 1993). Die alten Griechen waren sich der immensen Bedeutung der genauen Dosierung einer Substanz bewusst. Anhand der Wirkung des Weines wurde dieser Zusammenhang verdeutlicht. In der Komödie *Dionysos oder Semele* des Dichters Eubulos (4. Jh. v. u. Z.) heißt es: »Für vernünftige Leute bereite ich nur drei Mischkrüge [mit Wein und Wasser[51]] vor: einen für die Gesundheit (*hygíeia*), den sie als ersten austrinken, den zweiten für die Liebe und das Vergnügen und den dritten für den Schlaf. Wenn der geleert ist, gehen die Leute, die man weise nennt, nach Hause. Der vierte Mischkrug gehört nicht mehr mir, sondern der Maßlosigkeit. Der fünfte ist voll von Schreien; der sechste lässt schwärmen und grölen; der siebente bringt blau geschlagene Augen; der achte ruft den Gerichtsdiener; der neunte ist voll Zorn und Ekel. Der zehnte führt zum Wahnsinn (*manía*) und lässt straucheln. Denn füllt man ihn in ein kleines Gefäß, so schlägt er dem, der es leert, leicht die Beine weg und wirft ihn zu Boden.«

Zusätze

Wein an sich ist eine psychotrope Droge. Im Altertum fügte man dem aus vergorenem Traubensaft hergestellten Wein diverse Pflanzen, darunter auch zahlreiche psychotrope Gewächse (**Bilsenkraut, Tollkirsche, Hanf, Pilze**, Efeu, Oleander usw.) zu, um die Wirkung in der gewünschten Richtung zu beeinflussen. Diese Zusätze wurden als »Blume des Weines« bezeichnet. Berühmt war der Mandragorenwein. Er wurde aus Traubenmost unter Zugabe von frischen oder ge-

51 Die Griechen hielten den Wein für *zu* stark und *zu* berauschend, um ihn unverdünnt zu trinken.

trockneten **Alraunen**wurzeln (*Mandragora officinarum*) gekeltert. Gemäß anderen Rezepten legte man Wurzelstücke in Wein ein.

Auch ohne weitere Zusätze wird deutlich, dass Wein anders wirkt als andere Alkoholika, etwa **Bier**.

In Asien glauben viele Männer, dass Whisky (im Gegensatz zu Cognac) besonders aphrodisisch wirkt. Deshalb werden sämtliche **Hörner**, Wurzeln usw. in Whisky eingelegt. Bedenkt man, dass Asiaten in der Regel wenig Alkohol vertragen (weil ihnen das entsprechende Enzym zum Abbau von Alkohol im Blut fehlt), ist es wahrscheinlich, dass sich aphrodisische Gefühle angesichts der raschen und starken Alkoholwirkung nur selten durchsetzen.

Alkohol eignet sich auch, um **Fliegenpilz** (*Amanita muscaria*) zu konservieren. Als den sibirischen Völkern zur kommunistischen Zeit der schamanische und hedonistische Fliegenpilzgebrauch verboten wurde, griffen viele zu Wodka als Ersatz. Die im Geheimen praktizierenden Schamanen konnten damit umgehen; die meisten Konsumenten aber wurden zu Alkoholikern.

Wirkung

Die euphorisierende Wirkung bestimmter Alkoholdosierungen hängt möglicherweise mit einer durch den Alkohol ausgelösten Ausschüttung von Endorphinen beziehungsweise einer Aktivierung des endophinergen Systems zusammen (Verebey und Blum 1979). Es wurde auch nachgewiesen, dass der erste Metabolit des Alkohols, Acetaldehyd, mit Dopamin und Enzymen reagiert und so morphinartige Substanzen entstehen, die zur eigentlichen »Alkoholsucht« führen (Davis und Walsh 1970). Möglicherweise bilden sich bei Alkoholgenuss im Körper psychoaktive **β-Carboline** (Tetrahydroharman, Harman), die für gewisse stimmungsaufhellende Effekte des Alkohols verantwortlich gemacht werden. Im Organismus von Alkoholikern registrierte man erhöhte Konzentrationen an Harman (Susilo 1994). Inzwischen konnte experimentell bewiesen werden, dass sich durch enzymatische Prozesse aus Acetaldehyd und Tryptamin im Organismus Tetrahydroharman bildet (Callaway et al. 1996).

Die Wirkung von Alkohol kann durch Kombination mit anderen Stoffen variiert, unterdrückt oder verstärkt werden. Unterdrückt wird die Wirkung durch **Coca** oder **Kokain**, **Ephedrakräuter, Ephedrin, Meskalin, Bilsenkraut, Tabak** und Nikotin, **Amphetamine, Speed** und **LSD**. Verstärkt wird die Alkoholwirkung durch Sumpfporst (*Ledum palustre*) oder **Kava-Kava**.

Synergistische Wirkungen (Wechselwirkungen), die äußerst unangenehm bis tödlich sein können, treten bei Kombination mit **MAO-Hemmern** (**β-Carboline**), **MDMA**, **Ecstasy**, Diazepam (Valium) und zahlreichen **Medikamenten** (Psychopharmaka) auf.

Kommentar

Beim Alkohol kommt es auf die richtige Dosierung an. Wenig Alkohol (ein bis zwei Gläser Wein) wirkt deutlich erotisierend. Trinkt man zu viel, werden sämtliche Gefühle betäubt; seine angenehm stimulierende und enthemmende Eigenschaft schlägt dann schnell ins Gegenteil um, und er wirkt betäubend und einschläfernd.

Mehrfach erprobten wir die Wirkung von Mandragorenwein. Durch die in der Alraune enthaltenen Tropanalkaloide wird die Alkoholwirkung deutlich unterdrückt. Wir fühlten uns durchaus erotisch gestimmt und erlebten erotische Fantasien; es können sich sogar Visionen und Schwebegefühle einstellen. Äußerst unangenehme Nebenwirkungen bei zu hoher Dosierung (schon ab zwei Gläsern) waren Schluckbeschwerden und ein trockener Mund.

Ich habe öfter Bilsenkrautbier gebraut und erprobt. **Bilsenkraut** scheint die Alkoholwirkung zu unterdrücken. Ich erlebte erotische Gefühle und ein Vorherrschen von Rotsichtigkeit, das heißt, natürliche rote Farben erschienen verstärkt. Unter kundiger Anleitung stellten sich in Mexiko auch Levitationserlebnisse und rauschhafte Zügellosigkeit ein. Im Zusammenhang mit Nachtschattengewächsen, wie Bilsenkraut, ist es aber überaus wichtig, bei oralen Dosierungen sehr vorsichtig zu sein. Zu viel davon wirkt sehr unangenehm und kann überaus gefährlich sein! (CR)

Literatur

Beyerlein, Frederick M.
1999 *Drink as Much as You Want And Live Longer: The Intelligent Person's Guide to Healthy Drinking*, Port Townsend, Washington: Loompanics Unlimited.

Bosi, Roberto
1995 *I Distillati – Edle Brände: Von der Kunst des Destillierens*, München: Droemer Knaur (Edition Spangenberg).

Braunschweig, Hieronymus
1610 *Ars destillandi oder die rechte Kunst zu Destillieren*, Straßburg.

Bush, Patricia J.
1980 *Drugs, Alcohol and Sex*, New York: Richard Marek.

Callaway, James C., Mauno M. Airaksinen, Katja S. Salmela und Mikko Salaspuro
1996 »Formation of Tetrahydroharman (1-Methyl-1,2,3,4-tetrahydro-beta-Carboline) by *Helicobacter pylori* in the Presence of Ethanol and Tryptamine«, *Life Sciences* 58(21): 1817–1821.

Davis, Virginia und Michael J. Walsh
1970 »Alcohol, Amines, and Alcaloids: A Possible Biochemical Basis for Alcohol Addiction«, *Science* 167: 1005–1007.

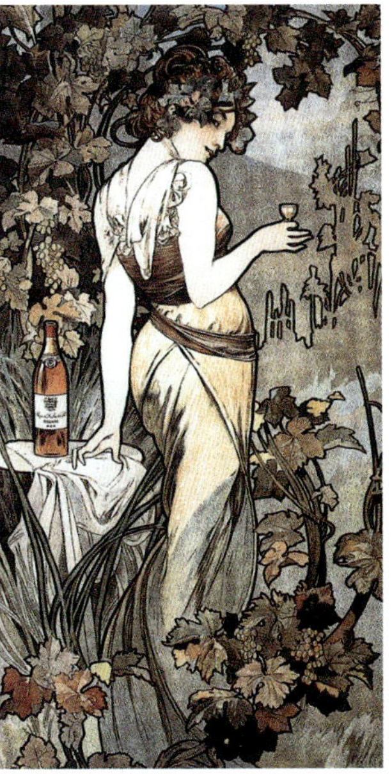

Der Cognac Bisquit wird wie von der Liebesgöttin persönlich angeboten, so als wär es ein Aphrodisiakum, das zum himmlischen vergnügen einlädt. (Werbeplakat von Alfons Mucha, »Cognac Bisquit«, 66 x 33,3 cm, 1899)

Fouce, Paula und Denise Tomecko
1990 *Shiva*, Bangkok: The Tamarind Press.
Frence, Lothar
1995 »Die größten Trunkenbolde des Tierreichs«, *Das Tier* 2/95: 14–17.
Gast, Arbo
1986 *Liköre, Schnäpse und Wein selbstgemacht aus Früchten, Beeren und Kräutern*, München: Heyne.
Höschen, Ulrich
o. J. *Das große Buch der feinen Spirituosen*, Köln: Naumann & Göbel.
McDonald, Maryon (Hg.)
1994 *Gender, Drink and Drugs*, Oxford: Berg Publisher.
Marshall, Mac (Hg.)
1979 *Beliefs, Behaviors, and Alcoholic Beverages: A Cross-Cultural Survey*, Michigan: University of Michigan Press.
Marsteller, Phyllis und Karen Karnchanapee
1980 »The Use of Women in the Advertising of Distilled Spirits«, *Journal of Psychedelic Drugs* 12(1): 1–12.
Mayr, Christoph
1984 *Schnapsfibel: Kräutergeist für Gesunde und Kranke*, Bozen: Athesia.
Rätsch, Christian
1999 »Dall'idromele dell'ispirazione allo spirito del vino: le bevande alcoliche nella medicina popolare, nella scienza medica e nella farmacologia«, *Eleusis* N. S. 3: 3–26.
Rose, A. H. (Hg.)
1977 *Alcoholic Beverages*, New York usw.: Academic Press.
Spode, Hasso
1993 *Die Macht der Trunkenheit: Kultur- und Sozialgeschichte des Alkohols in Deutschland*, Opladen: Leske & Budrich.
Susilo, Rudy
1994 »Metaboliten der Indolaminneurotransmitter: Schlüsselsubstanzen zum Alkoholismus?«, *Pharmazie in unserer Zeit* 23(5): 303–311.
Verebey, Karl und Kenneth Blum
1979 »Alcohol Euphoria: Possible Mediation via Endophinergic Mechanisms«, *Journal of Psychedelic Drugs* 11(4): 305–311.

Aloeholz

Siehe **Adlerholz**

Alpenveilchen

Cyclamen spp., Primulaceae (Primelgewächse)

Cyclamen purpurascens Mill., syn. *Cyclamen europaeum* auct. non L.
Cyclamen hederifolium Ait., syn. *Cyclamen neapoletanum* Ten.

Andere Namen

Arcara, Aspho, Chelonion (griech. »**Schildkröte**«), Chyline, Ciclamino delle alpi (ital.), Erdbrot, Erdnabel, Erdscheibe, Ichthyotheron[52], Kissanthemon (griech. »Efeublüte«), Kissophyllon (griech. »Efeublatt«), Kyklaminos (griech. »Erdscheibe«), Miaspho, Pain de pourceau (frz.), Rapum terrae (lat. »Erdrübe«), Saubrot, Sowbread (engl.), Theske (ägyp.), Trimphalites, Umbilicus terrae (lat. »Erdnabel«)

Wer hätte gedacht, dass Alpenveilchen – wie übrigens auch andere Blumen, etwa Stiefmütterchen (*Viola tricolor* L.), Veilchen (*Viola odorata* L.), Schlüsselblume (*Primula veris* L.), Akelei (*Aquilegia vulgaris* L.), Elfenblume (*Epimedium*) oder Primelgewächse (*Primula*) – im Rufe stehen, Aphrodisiaka zu sein?[53] Diese Blütenpflanzen sind uns als Garten-, Zimmer- oder Zierpflanzen bekannt – nicht aber als geheimnisvolle Drogen, die den sexuellen Appetit anregen.

Um Missverständnisse zu vermeiden, sind zwei wichtige Unterscheidungskriterien in Betracht zu ziehen: die Art des Alpenveilchens und die Zubereitungsform. Die bei unseren Großmüttern beliebte Zimmerpflanze ist kein Aphrodisiakum, sondern ein toxisches Gewächs, das scheußliche Vergiftungserscheinungen auslösen kann, die mit Übelkeit, Erbrechen, Blutzersetzung, Kreislaufstörungen, Krämpfen, Atemlähmung und Durchfall einhergehen (Roth et al. 1994: 282*). Das in manchen Werken als Aphrodisiakum angeführte Alpenveilchen (*Cyclamen purpurascens* Mill.) ist eine wild vorkommende Art. Sie wurde früher in Europa als Aphrodisiakum angesehen und als Zutat für **Liebestränke** verwendet (Aigremont 1987: II 61*, Wedeck 1961: 72*). In England hat man das Kraut der nah verwandten *Cyclamen hederifolium* Ait. als Aphrodisiakum eingenommen.

52 Das griechische Wort für Pflanzen, die man zum Fischfang mit Gift benutzt (Fischgifte, Fischbetäubungsmittel). Tatsächlich wurden die Alpenveilchen früher als Fischgift benutzt (Lewin 1992: 772*). Für Schweine ist die Knolle ganz ungiftig und gut genießbar, deshalb wird die Pflanze auch »Saubrot« genannt.

53 Als Symbole der Liebe haben Alpenveilchen in der europäischen Kunst keine Bedeutung. In der christlichen Ikonographie spielen aber Anemone, **Distel**, Jelängerjelieber, Jungfer im Grünen, Maiglöckchen, **Mohn**, **Myrte**, Nelke und **Rose** eine Rolle (siehe Heilmeyer, Marina, *Die Sprache der Blumen. Von Akelei bis Zitrus*, München u. a.: Prestel 2000). Ende des 19. Jahrhunderts tauchen in der viktorianischen Kunst Englands im Zusammenhang mit Shakespeares *Sommernachtstraum* Windenarten auf, Primeln (wie die Schlüsselblume), Glockenblumen, Margeriten und Fuchsien, um die märchenhafte und berauschte Stimmung der Feen und Satyrn, die blühende Wiesen bevölkern, zu illustrieren (siehe Maas 1997*).

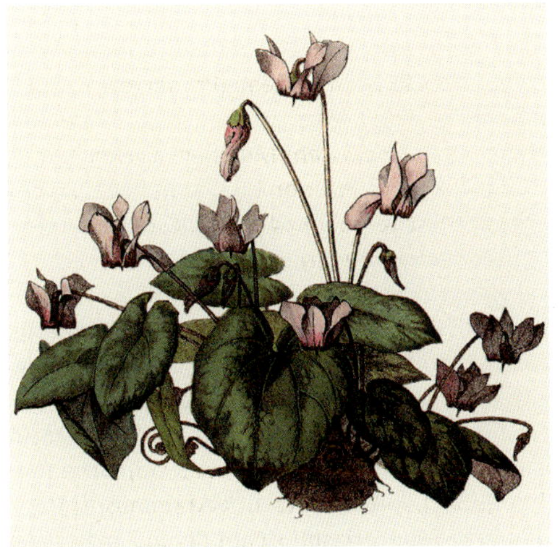

Das Alpenveilchen (*Cyclamen purpurascens*).

Gebrauch

Früher wurden in der Pharmazie die echten, wild gesammelten Alpenveilchenknollen (Cyclaminis rhizoma oder Rhizoma Cyclaminis) als drastisches Abführmittel benutzt. Sie enthalten Saponinglycoside (Cyclamin) und Triterpensaponine (PAHLOW 1993:429*). In der Homöopathie wird *Cyclamen* als Nervenmittel bei verschiedenen Ursachen und Schmerzzuständen verwendet (**Homöopathika**). Die pharmakologische Wirkung des Alpenveilchens hat sicherlich nicht zu seinem Ruf als Aphrodisiakum beigetragen. Wie aber erklärt sich diese?

Schon in vorchristlicher Zeit vermerkte der Aristotelesschüler Theophrast (um 370 bis 287 v. u. Z.) in seiner Pflanzengeschichte (*Hist. pl.* IX 9,3), dass die Wurzel zum Gebrauch als Aphrodisiakum verascht werden müsse. Die pyrochemische Behandlung ist also wichtig, wenn man Pflanzenmaterial von Cyclaminis rhizoma als Aphrodisiakum nutzen will. Im Altertum formte man aus der Pflanzenasche zusammen mit **Wein** Pastillen zur oralen Verwendung.

Demgegenüber heißt es bei DIOSKURIDES: »Man sagt, dass die gestossene Wurzel auch zu Liebesmitteln gebraucht werde, indem sie zu Pastillen geformt wird« (II, 194). Geht die unkorrekte Angabe, die seit langem durch die Literatur geistert, möglicherweise auf Dioskurides zurück, der den wichtigen Hinweis auf die Veraschung unterschlug? Denn es ist ein wesentlicher Unterschied, ob man das zerstoßene Pflanzenmaterial oder dessen Asche einnimmt! Schon im Jahre 1629 meldete der Engländer John Parkinson Zweifel an. Er schrieb in seinem Werk *Paradisi In Sole / Paradisus Terrestris* zum Alpenveilchen-Aphrodisiakum: »Was die amourösen Tugenden angeht, so halte ich sie für erfunden« (MEYER 1993: 39*).

Bezugsquellen

Das wilde Alpenveilchen zählt zu den geschützten Pflanzen (Rote Liste). Die im Pflanzenhandel erhältlichen Züchtungen sind als Aphrodisiaka *nicht* geeignet!

Alprostadil

Andere Namen und Handelsbezeichnungen

Caverject, Muse®

Alprostadil ist eine körpereigene Substanz; ein Abkömmling des **Hormons** Prostaglandin, das auch in der menschlichen Plazenta (vgl. **Mensch**) vorkommt. Da es auf Blutgefäße und Muskulatur wirkt, hilft es bei Erektionsstörungen.

Das 1998 von Astra pharmaceuticals eingeführte Medikament Muse® kann Männern, die unter Erektionsstörungen leiden, als geeignete Therapie dienen. Erektionsstörungen können organische wie auch seelische Ursachen[54] haben oder schlicht dadurch zustande kommen, dass die Bildung von Testosteron in der Regel (das heißt nicht immer) im Alter nachlässt. Der Wirkstoff sorgt dafür, dass mehr Blut in die Schwellkörper einfließen kann und somit eine zuverlässige Erektion zustande kommt.

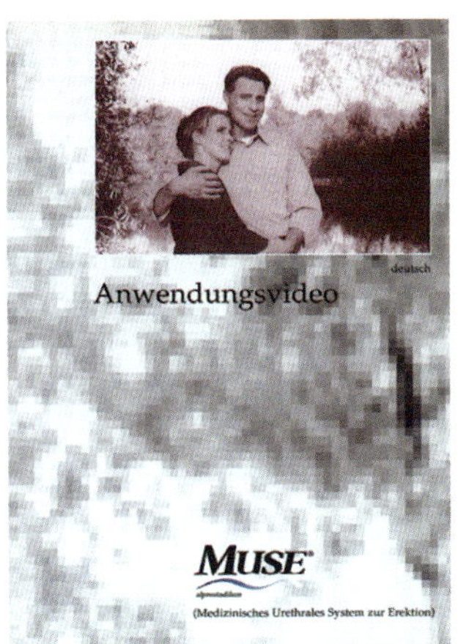

Muse®, Alprostadil. Anwendungsvideo.

Gebrauch

Wie **Papaverin** ist Alprostadil ein Wirkstoff, den der Mann sich injiziert, in diesem Fall jedoch nicht in den Schwellkörper, sondern mit einem speziell konstruierten Applikator in die Harnröhre. »A-Muse« – von Alprostadil und Muse – ist der Werbeslogan der Pharmavertreter: *amuse* (engl.) bedeutet: »Amüsier dich (damit)!«

Alprostadil ist gut verträglich und kann im Verlauf von 24 Stunden zwei Mal angewendet werden. Die Applikation ist einfach zu handhaben und benötigt etwa 10 Minuten Vorbereitungszeit. Es ist unerlässlich, ärztlichen Rat zu

54 80% der Erektionsstörungen sind organisch bedingt, das heißt, die Blutzufuhr in die Schwellkörper des Penis ist beeinträchtigt durch körperliche Leiden, wie Querschnittslähmung, Diabetes, Einnahme bestimmter Medikamente, Operationen, durch übermäßigen Alkoholkonsum und Ähnliches. Seltener sind seelische Gründe (Stress, Überforderung, Missbrauchserlebnisse und traumatische Erfahrungen in früheren sexuellen Begegnungen) für Erektionsstörungen und Impotenz verantwortlich. Doch können organische Ursachen sich seelisch auswirken und so einen Teufelskreis einleiten. Wer unter Erektionsstörungen leidet, die oft komplexer Natur sind, sollte fachärztlichen Rat suchen.

konsultieren, um zu erfahren, ob dieses Medikament für im einzelnen Fall in Frage kommt und wie es richtig angewendet wird.

Bezugsquellen

Muse® und Caverject sind als rezept- und verschreibungspflichtige Medikamente in jeder Apotheke erhältlich.

Literatur

LINET, O. L. und F. G. OGRING
1996 »Efficacy and Savety of Intracavernosal Alprostadil in Men with Erectile Dysfunction«, *New England Journal of Medicine* 334: 873–877.

»Der Saft der Alraunwurzel wurde von alters her als Zaubermittel, Opiat, Liebestrank verwendet. In gewissen Dosierungen schafft er Halluzinationen, in größeren Dosen ist er ein stark wirkendes Betäubungsmittel; als ›Liebeszauber‹ wurde er von allen Hexen verwendet.« (DOUVAL 1955: 56*)

Alraune

Mandragora officinarum L., Solanaceae (**Nachtschattengewächse**)
syn. *Atropa mandragora* L., *Mandragora haussknechtii* HELDREICH, *Mandragora hybrida* HAUSSKN. et HELDR., *Mandragora vernalis* BERT.

Vermutlich kommt *Mandragora officinarum* in mehreren Varietäten vor, die ursprünglich als eigene Arten beschrieben wurden (JACKSON und BERRY 1979):

Mandragora officinarum L. var. *officinarum*
Mandragora officinarum L. var. *haussknechtii*
Mandragora officinarum L. var. *hybrida*
Mandragora officinarum L. var. *vernalis* (sehr früh blühende Form)

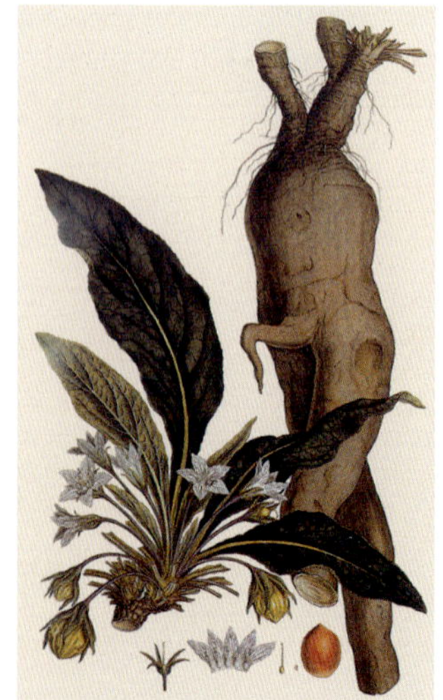

Mandragore officinale, »Die Alraune der Apotheker«. Botanische Darstellung von *Mandragora officinarum*. (Stich aus MANGIN 1869: 283*)

Andere Namen

Abu'l-ruh (altarab. »Meister des Lebensatems«), Abu-roh, Adam-kökü (türk. »Menschen-Wurzel«), Adam koku, Adamova golowa (russ. »Adamshaupt«), Alrauinwortel (ndl.), Alräunchen, Alraun, Alraunmännchen, Alraunwurzel, Alrüneken, Alrune (schwed.), Althergis, Anthropomorphos (altgriech., nach Pythagoras »menschengestaltig«), Antimelon (»an Apfels Stelle«), Antimenion (griech. »dem Zorn entgegen«), Apemum (ägypt./koptisch), Archine, Armesünderblume, Astrang-dastam harysh, Atzmann, Baaras (hebr. »der Brand«), Bayd al-jinn (neuarab. »Hoden des Dämon«), Bhagner, Bid-l-gul, Bombochylos (griech. »ein Saft, der dumpfes Rauschen erzeugt«), Circæa, Circe's plant, Ciceron (lat. »Pflanze der Kirke«), Diamonon, Dirkaia, Dollwurz, Drachenpuppe, Dudaim, Dûdâ'îm (hebr.), Dukkeurt (dän. »Dollwurz), Erdmännchen, Erdmännlein, Folterknechtwurzel, Galgenmännlein, Geldmännlein, Giatya bruz, Gonogeonas, Hausväterchen, Hemionus, Henkerswurzel, Hundsapfel, Hunguruk koku, Jebrûah (syr./aramäisch »menschenähnliches Kraut«), Kalanuropoß (zypriot. »guter Mann«), Kammaros (griech. »dem Schicksal unterworfen«), Kindleinkraut, Kirkaia (»Pflanze der Kirke«), Lakhashmana, Lakmuni, Lebruj, Liebesapfel, Liebeswurzel, Love apple, Lufahat, Luffah manganin (arab. »Tolläpfel«), Luffat, Männlicher Alraun, Main de gloire (frz.), Mala canina (lat. »Hundeapfel«), Mala terrestria (lat. »Erdapfel«), Mandraghorah, Mandragora, Mandragóra, Mandragore, Mandragore officinale, Mandrake, Mann-Trägerin, Mannikin (belg. »Männchen«), Mano di gloria, Mardami, Mardom ghiah (pers. »Manneskraut«), Mardum-gia (altpers. »Menschenkraut«), Matragun (rumän. »Hexentrank«)[55], Matraguna, Matryguna (Galizisch), mcntrcgwrw (ägypt.), Mehr-egiah (pers. »Liebeskraut«), Mela canina (ital. »Hundeapfel«), Menschenwurzel, Minos, Namtar ira (assyr. »die männliche [Pflanze] des Gottes der Plagen« (assyr.), Natragulya (ungar.), Oriental mandrake, Pevenka trava (russ. »das Kraut, das schreit«), Pisdiefje (ndl.), Planta semihominis (lat. »Halbmenschenpflanze«), Pomo di cane (ital. »Hundeapfel«), Putrada, Rakta vindu, rrm.t (ägypt.), Satan's apple, Siradsch elkutrhrub (andalusisches Arab. »Wurzel des Dämon Elscherif«), Sirag al Qutr (arab.), Sirag el-kotrub (arab./Palästina »Teufelslampe«), Taraiba, Taraila (marokk.), Tepillaliloni-patli[56], Thjo-farót (isl. »Diebswurzel«), Thridakias, Tüfus-Beeri, Tufhac el sheitan (arab. »Teufelsäpfel«), Tufah al-jinn (neuarab. »Apfel des Dämon«), Tufah al-Majnun (arab. »Die [Liebes-]Äpfel des Majnun[57]«), Womandrake (engl.), Ya pu lu (chin.), Yabrough (syr. Arab. »Lebenspender«), Yabruh (arab.), Yavruchin (aramäisch), Yubru-jussanam, Zauberwurzel

Die alkaloidreiche Alraune, »die Königin der Zauberkräuter«, ist ein Nachtschattengewächs (Solanaceae) und zählt zu den berühmtesten, auch aphrodisisch wirksamen Pflanzen des Altertums und des Mittelalters.

Die Alraune ist im Mittelmeerraum heimisch. Sie gedeiht an trockenen, sonnigen Orten, meist an Wegen und in Bezirken alter Tempel. Dort findet man ihre Blattkrone in der entsprechenden Jahreszeit auf Schritt und Tritt. Wenn die Früchte

55 Dieser Name wird auch für *Atropa belladonna* (**Tollkirsche**) und *Scopolia carniolica* (**Tollkraut**)verwendet.
56 Unter diesem Namen soll die Alraune angeblich bei den alten Azteken bekannt gewesen sein (CERNA 1932: 304*). Die *Mandragora* gehört aber keinesfalls zur präkolumbianischen Flora.
57 Eine Anspielung auf den arabischen Liebesroman *Majnun und Layla*.

gereift sind, vertrocknen die Blätter, so dass keine sichtbare Spur der Pflanze zurückbleibt. Nur die meterlange, fleischige Wurzel birgt noch Leben und treibt im folgenden Jahr neue Blätter und Blüten aus.

Gebrauch als Aphrodisiakum

Die goldgelben Früchte der Alraune können eine rauschhafte erotische Lust erzeugen. Die Früchte werden in der Bibel als »Liebesäpfel« bezeichnet, ein Name, der sich bis in die Kräuterbücher der frühen Neuzeit gehalten hat. Die Früchte haben ein durchaus fruchtiges Aroma, schmecken aber eher wie **Tomaten**, die ebenfalls zu den **Nachtschattengewächsen** zählen. Die Blätter riechen etwas nach **Tabak**. Die getrocknete Wurzel – der die Pflanze den Namen *Mandragora*, »Menschenwurzel«, verdankt – wurde in der Antike in Wein eingelegt und als Liebestrank genossen. Auf Zypern, der Insel der Aphrodite, ist die Alraune seit dem Altertum als Aphrodisiakum bekannt. Unfruchtbaren Frauen wurde sie als Fruchtbarkeitsmittel eingeflößt. Die Alraune (*Mandragora officinalis*) hatte im Altertum vor allem in erotischen Kulten rituelle Bedeutung. Leider sind aufgrund der schlechten Quellenlage nur rudimentäre Informationen verfügbar.

Die wichtigste Quelle zur Verwendung der Alraune im orientalischen Raum ist das Alte Testament. Darin werden die »Liebesäpfel« unter dem althebräischen Namen *dûdâ'îm* mehrfach genannt, und zwar als Aphrodisiaka (die Identifizierung mit der *Mandragora* wird nicht von allen Bibelinterpreten anerkannt)[58]. Nach Rabbi Jacob ben Asher (1269–1343) ist der Name *dûdâ'îm* aus der Zahlenmagie zu verstehen. Der numerische Wert des Wortes ist mit dem hebräischen Wort *ke'adam*, »wie ein Mensch«, identisch und deutet auf die anthropomorphe Gestalt der Wurzel (Rosner 1993: 8). Möglicherweise wurde die Alraune, die nach kabbalistischen Prinzipien ein Symbol der Einswerdung darstellt, im alten Israel bei geheimen mystischen Riten benutzt (Weinreb 1994: 252–267).

Aphrodisische Qualität wurde in erster Linie dem Duft der reifen, goldgelben Früchte zugeschrieben (Fleisher und Fleisher 1994). In der Genesis wird vermutlich ein archaisches magisches Ritual angedeutet: »Ruben [= Reuben] ging aus zur Zeit der Weizenernte [Mai] und fand Liebesäpfel [*dûdâ'îm*] auf dem Felde und brachte sie heim zu seiner Mutter Lea. Da sprach Rahel zu [ihrer Schwester] Lea: Gib mir von den Liebesäpfeln deines Sohnes. Sie antwortete: Hast du nicht genug, dass du mir meinen Mann genommen hast, und willst auch die Liebesäpfel meines Sohnes nehmen? Rahel sprach: Wohlan, lass ihn diese Nacht bei dir schlafen für die Liebesäpfel deines Sohnes. Als nun Jakob am Abend vom Felde kam, ging Lea hinaus ihm entgegen und sprach: Zu mir sollst du kommen, denn ich habe dich erkauft mit den Liebesäpfeln meines Sohnes. Und er schlief die Nacht bei ihr. Und Gott erhörte Lea, und sie ward schwanger und gebar Jakob ihren fünften Sohn« (*Genesis* 30: 14–16).

Ein ähnliches Liebesritual mit der magischen Frucht scheint dem viel zitierten Text der erotischen alttestamentarischen Quelle *Das Hohelied Salomos* zugrunde zu liegen:
»Ich werde Liebe machen mit dir,
Die Alraunen verströmen ihren Duft«
(*Hohelied* 7:13, 14)

Noch heute gelten die duftenden Alraunenfrüchte im Nahen Osten als Aphrodisiaka (Fleisher und Fleisher 1994; Moldenke und Moldenke 1986: 137ff.*) und **Liebeszauber** (Rosner 1993: 7).

Im alten Ägypten dienten Alraunenfrüchte ebenfalls als Liebesgaben bei der Werbung und wurden offensichtlich als Aphrodisiaka verspeist. Die Liebespflanze stand anscheinend mit der Liebesgöttin Hathor in Verbindung. Das ihr heilige (Alraunen-)**Bier** spielt in der berühmten Mythe »Die Vernichtung des Menschengeschlechts und die Erschaffung des Himmels« (Brunner-Traut 1991: 101–106) eine tragende Rolle.

Der ägyptische Sonnengott Re war über die Menschen verärgert, weil sie Anschläge gegen ihn ersonnen hatten. Aus Zorn schuf er die schreckliche, löwenköpfige Sachmet (eine frühe Form der späteren Liebesgöttin Hathor). Sie sollte das Menschengeschlecht bestrafen. Sie wütete einen ganzen Tag unter den Menschen und war bis Sonnenuntergang noch nicht fertig, denn sie wollte die Menschheit komplett auslöschen. Das wollte Re wiederum nicht und ersann eine List, um das tödliche Toben der Göttin zu beenden. Dazu ließ er sich Alraunenfrüchte aus Elephantine, einer Insel im Nil, bringen (Brugsch 1918: 31, Tercinet 1950: 17, Thompson 1968: 43) – in anderen Versionen und/oder Übersetzungen auch Hämatit[59] oder »roten Ocker« (Brunner-

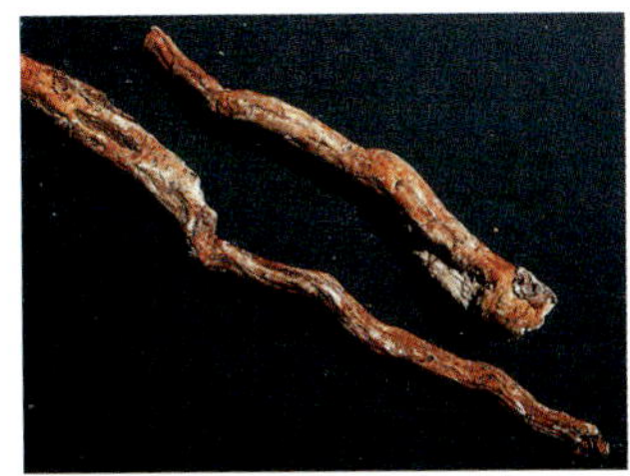
Die Wurzeln der Alraune (*Mandragora officinarum*). (Zypern, 1992)

»Ich werde Liebe machen mit dir,
Die Alraunen verströmen ihren Duft« (*Hohelied* 7:13, 14)

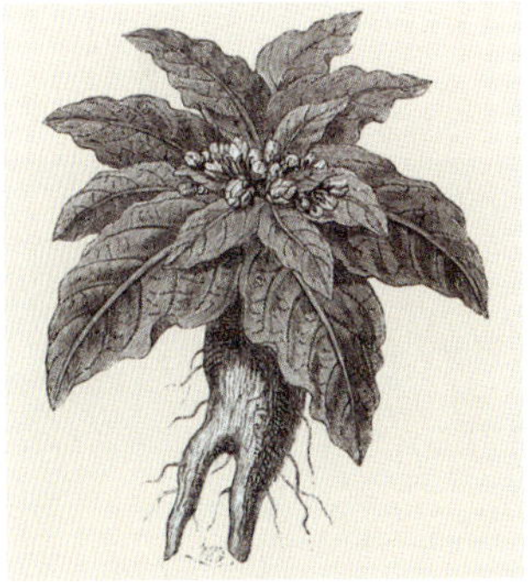
Botanische Darstellung der Alraune (noch unter dem Namen *Atropa mandragora*) mit eindeutigen Bezügen zum männlichen Geschlecht. (Aus: John Sibthorp und James Edward Smith, *Flora Graeca*, London, 1806–1840)

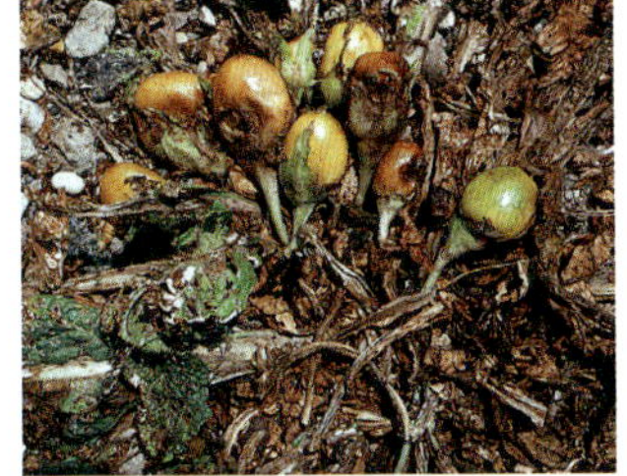
Die »goldenen Äpfel« der Alraune (*Mandragora officinarum*). (Zypern, 5/1992)

58 Die biblische *dûdâ'îm* wurde als *Cucumis dudaim* L., als *Citrus medica* L., sogar als Champignon (*Agaricus campestris* L.) oder als **Jasmin** (*Jasminum* spp.) gedeutet (Moldenke und Moldenke 1986: 137, 138*). Andere hielten *dûdâ'îm* für »Blumentöpfe«, Kirschen, Lotusbaumfrüchte (*Zizyphus*), Brombeeren, Bananen *(Musa x sapientum)*, Melonen *(Cucumis aegypticus reticulatus)* (Friedreich 1966: 159f.). »Am meisten geriet dabei Luther auf Abwege, dem mit der Übersetzung *Lilien*, der Symbolpflanze der Keuschheit, die größte Verdrängungsleistung gelang« (Müller-Ebeling o. J.: 97).

59 Hämatit oder Blutstein ist ein Eisenoxid, das als Mineral verbreitet ist. Es hat meist einen schwarzen oder rötlichen Glanz. Wenn Hämatit zermahlen oder zerschnitten wird, bekommt das Pulver eine blutrote Farbe.

»Es gibt noch ein paar wunderbare Geschichten über diese Pflanzen [Mandragoren]. Von der Wurzel wird gesagt, sie würde sehr ähnlich wie die Zeugungsorgane beider Geschlechter aussehen. Sie wird zwar selten gefunden, aber wenn eine Wurzel wie das männliche Organ aussieht und in den Besitz eines Mannes gerät, so wird sie ihm die Liebe einer Frau sichern. Auf diese Weise wurde der Lesbier Phaeon auf so leidenschaftliche Weise von Sappho geliebt. Über diese Sache wurde viel berichtet, nicht nur von den Magiern, sondern auch von den pythagoreischen Philosophen.« (Plinius, *Naturgeschichte* XXV, 147–150)

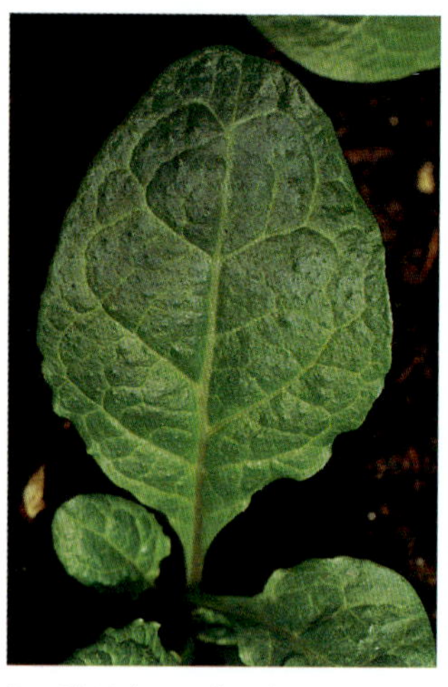

Das Blatt der Herbstalraune (*Mandragora autumnalis*).

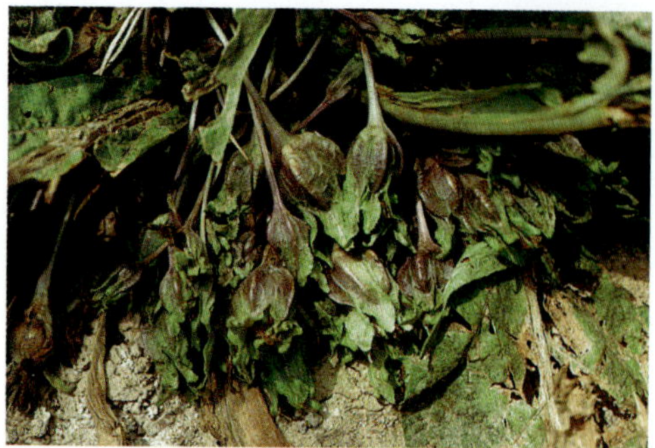

Die verblühende Alraune (*Mandragora officinarum*). (Zypern, 5/1992)

Traut 1991: 103). Gleichzeitig ließ er ungeheure Mengen Gerstenbier ansetzen (7000 Krüge). Er mischte die Alraunen (den Hämatit beziehungsweise roten Ocker) darunter und ließ die Felder mit dem blutroten Bier (dem »Schlaftrunk«) bedecken. Als die Göttin beim nächsten Sonnenaufgang das Bier sah, nahm sie zunächst ihr Spiegelbild wahr und erkannte sich so selbst. Danach trank sie gierig das Bier, das sie wegen der roten Farbe für Menschenblut hielt, bis zum letzten Tropfen aus: »Ihr Antlitz wurde milde dadurch, und sie trank; das tat ihrem Herzen wohl. Trunken kam sie zurück, ohne die Menschen erkannt zu haben« (Brunner-Traut 1991: 104). Aus Dankbarkeit lehnten sich die Menschen nicht mehr gegen Re auf. Sachmet verwandelte sich in die Kuh Hathor und trug Re in den Himmel.[60]

Als Erinnerung an dieses dramatische Geschehen in der Urzeit richtete Re das Hathorfest (wörtl. »Fest der Trunkenheit«) ein, bei dem der Göttin geweihte Mädchen ein *sdr.t* (= »Schlaftrunk«?) genanntes Bier nach ähnlichem Rezept herzustellen hatten. Die Hathorfeste waren ekstatische Orgien mit obszönen Darbietungen, Opferhandlungen und wilder Musik (Cranach 1981*). Hathor wurde später als Erfinderin des Biers gefeiert und »Herrin der Trunkenheit ohne Ende« genannt (Thompson 1968: 46).

Die Alraune war auch im alten Griechenland ein heiliger Liebeszauber. Schon das Sammeln der Pflanze stand unter dem Zeichen der Liebesgöttin: »Man soll, so wird gesagt, drei Kreise mit dem Schwert um die Alraune ziehen und sie mit dem Gesicht nach Westen[61] gewandt schneiden. Und beim Schneiden des zweiten Stückes soll man um die Pflanze herumtanzen und so viel wie möglich über die Mysterien der Liebe sprechen« (Theophrast, *Geschichte der Pflanzen* IX, 8).

Der zypriotische Kult der Aphrodite geht unmittelbar auf die orientalischen Kulte der Liebesgöttin Ischtar, Astarte, Ascherot usw. zurück. J. Rendel Harris stellte die Theorie auf, dass der griechische Kult der Aphrodite auf die Assimilation der orientalischen Vorstellungen von der Alraune zurückzuführen sei (Harris 1917). Als *Mandragoritis*, »die [Göttin] der Alraune«, war sie die Herrin der Zauberkräuter und Liebespflanzen. Dieser Beiname ist von Hesychius (*Lexicon;* vgl. Rahner 1957*: 201, 364, Anm. 21, Schlosser 1987: 22, Thompson 1968: 55) überliefert. Daher hatte die *Mandragora* eine innige Beziehung zur Liebesgöttin. Sie war ihre heilige Pflanze (vgl. **Mohn**). In den spätantiken Mysterien der Großen Göttin wurde Aphrodite mit Hekate identifiziert (Apuleius, *Metamorphosen*). Somit wäre die »Alraune der Hekate« nichts anderes als die heilige Pflanze der Liebesgöttin.

Die Dichter nannten die Alraune gerne *Chryse*, die »Goldene« (vgl. **Gold**). Die gelben Früchte der echten Alraune (*Mandragora officinarum*) sind die berühmten goldenen Äpfel der Aphrodite und die »Liebesäpfel« im Hohelied Salomos.

Kaum eine Pflanze erfreute sich in der Antike eines derart weitläufigen magischen und medizinischen Anwendungsspektrums wie die Alraune.

Rezepte

Als liebesanregendes Mittel können die im Mai reifenden frischen Früchte verspeist werden. Sie sind entgegen der im Volk verbreiteten Meinung nicht giftig.

Zur Herstellung von Mandragorenwein benutzten wir eine Hand voll (ca. 23 g) zerkleinerte Alraunenwurzeln (*Mandragorae Radix conc.*), gaben sie in eine Flasche Retsina (0,7 l) und ließen das Gemisch eine Woche ziehen. Es wird nicht abgeseiht; die Wurzelstücke bleiben im Wein, bis er geleert ist. Man kann auch ein paar Zimtstangen (2 bis 3 Stück) und einen Esslöffel Safran (vgl. *Crocus sativus*) hinzufügen. Dadurch wird der erdige,

60 »In einer altägyptischen Göttersage wird erzählt, dass die Mandragorenfrüchte aus Nubien stammten und von dort zu den Tempeln und Königspalästen in Ägypten gebracht wurden. Dort wurden sie einer Göttin in einem Gefäß mit Bier gereicht. Sie bekam von diesem Zaubertrank glänzende Augen und geriet in einen so berauschenden Zustand, ›dass sie nach Sonnenaufgang nicht mehr sehen‹ konnte« (Kreuter 1982: 19*).

61 »Der Volksglaube hielt den Mandragoras für eine chthonische, den dunklen Dämonen zugeordnete Pflanze. Denn im Westen ist der Ort dieser Geister, und so galt es, durch den Blick nach Westen die Gespenster der Finsternis zu bannen. Totenopfer und Fluch richtet der Grieche gen Westen (...) Vor dem Wind [aus dem Westen] muss man sich hüten, weil sonst der Duft der noch ungehobenen Pflanze den bösen Einfluss des Kräuterdämons übertragen könnte. Es kann aber der Blick gegen Westen auch bedeuten, dass der Rhizotom sich der in der Wurzel gegenwärtig gedachten Kräfte der nächtigen Geister versichern will und darum durch seinen Blick gleichsam um ›Erlaubnis‹ fragt zum schadenlosen Herausziehen« (Rahner 1957: 205*).

leicht bittere Geschmack deutlich verbessert. Die Dosierung ist individuell unterschiedlich; die wirksame Dosis liegt bei einem Likörglas (40–60 ml). Größere Mengen können Halluzinationen bewirken.

Ein aphrodisischer »Liebestrank« kann nach folgendem Rezept hergestellt werden (nach MILLER 1988: 51*, abgeändert):

1 Flasche Weißwein	Sorte nach Geschmack
28 g **Vanille**schoten	*Vanilla planifolia* ANDR.
28 g **Zimt**stangen	*Cinnamomum verum* J.S. PRESL
28 g Rhabarberwurzel	*Rheum officinale* BAILL. oder *R. palmatum* L.
28 g Alraunenwurzel	*Mandragora officinarum*

Alle Zutaten werden grob zerkleinert und für zwei Wochen mit dem Wein angesetzt. Möglichst täglich einmal schütteln. Dann die Flüssigkeit durch ein Sieb abgießen, eventuell mit etwas Johanniskraut (*Hypericum perforatum* L.) oder **Safran** färben und nach persönlichem Geschmack mit **Honig** (am besten in Verbindung mit **Gelée Royal**) süßen.

Die Wurzelstücke können auch in jeden beliebigen Schnaps (**Alkohol**) eingelegt werden. Noch in unserer Zeit wird in Rumänien Alraunenwurzel alkoholischen Getränken zugesetzt: »Ein paar Alraunenfasern im Wein oder Schnaps erhalten dem Schankwirt die Kundschaft«, heißt es (ELIADE 1982: 226).

Versuch mit Mandragora: 60 Tropfen

»Bei den ersten Versuchen herrschten die unangenehmen Erscheinungen stark vor, jetzt, beim vierten Male per oraler Zuführung mit wiederum erhöhter Dosis, ist es genau umgekehrt. Das erste Mal ein gleitender Übergang in die Vergiftungserscheinungen, heute, mit einem Male, völlig schlagartig der Eingang, das Sein in einer anderen, veränderten, ja, ›zauberhaften‹ Welt. Plötzlich verstehe ich, warum dieses Elixier ›magisches‹ Mittel genannt wird ...

Ich unterdrücke meine Erleichterung darüber und konzentriere mich mühsam auf kritische Betrachtungen. Ich lege mich nieder, obwohl ich zum Tanzen Lust verspüre, schließe die Augen und falle in einen bodenlosen Abgrund ...

Ich gebe mich nun meinen Vorstellungen hin, die ungehemmt und wechselnd auf mich einströmen. Die Gestalten, die mich schemenhaft umwogen, kann ich erzeugen, dirigieren, fortscheuchen. Sie gehören alle einer bestimmten Klasse an: wild, ungebärdig, erschreckend (...) nein, jetzt gleite ich in eine paradiesische Landschaft. Endlich – nach Ewigkeiten – reiße ich mich zurück. In Wahrheit war nur eine Stunde vergangen« (DOUVAL 1955: 71f.*).

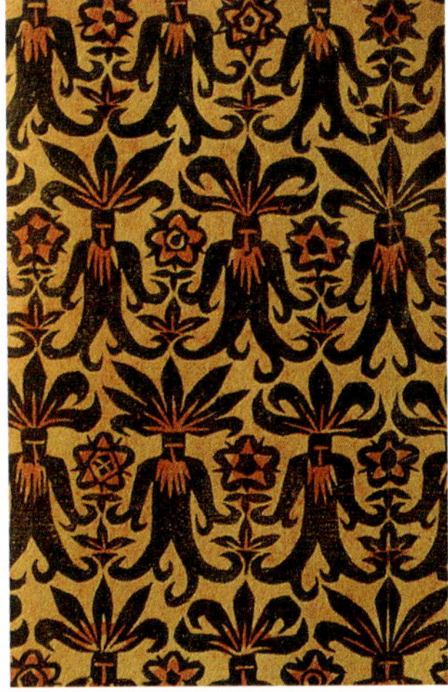

Die Alraune als Flächenmuster.

Inhaltsstoffe

Die Alraune enthält besonders in der Wurzel (0,3–0,4%), aber auch in den Blättern die psychoaktiven und anticholinergen Tropanalkaloide Scopolamin ([L]-Scopolamin/[D,L]-Scopolamin; ROTH et al. 1994*), **Atropin**, Apoatropin, L-Hyoscyamin, Mandragorin, Cuskhygrin (= Bellaradin)[62], Nor-Hyoscyamin (= Solandrin), 3-Tigloyloxytropan, 3,6-Ditigloyloxytropan (JACKSON und BERRY 1973 und 1979, MAUGINI 1959, STAUB 1962). Dieses Alkaloidgemisch wurde früher unter dem Namen »Mandragorin« beschrieben (AHRENS 1889, HESSE 1901). Die trockene Wurzeldroge enthält zwischen 0,2 und 0,6% Alkaloide. Das Tropanalkaloid Belladonnin kommt nur in der trockenen Wurzel vor (JACKSON und BERRY 1973). Die Wurzel enthält neben den Alkaloiden noch **Cumarine** (Scopolin, Scopoletin; vgl. **Cumarindrogen**), Sitosterol, Zucker (Rhamnose, Glukose, Fructose, Saccharose) und Stärke (MÜLLER 1982, TERCINET 1950).

Früher glaubte man, die Früchte seien giftig und daher ungenießbar; ihr Verzehr ist jedoch unbedenklich. Sie enthalten nur Spuren von Alkaloiden (GERMER 1985: 170*). In der Frucht kommt β-Methylesculetin vor. Die aromatischen Komponenten des Duftes der Alraunenfrüchte konnten kürzlich chemisch identifiziert werden. Die Zusammensetzung ist für einen Duftstoff sehr ungewöhnlich, besonders der hohe Gehalt an schwefelhaltigen Chemikalien. Das **ätherische Öl** setzt sich hauptsächlich aus Ethylacetat, Ethylbutyrat, Butylacetat, Butanol, Butylbutyrat, Hexylaxetat, Hexanol, Ethyloctanoat, Ethyl-3-hydroxybutyrat, 3-Methylthiolpropanol, 3-Phenylpropanol und Eugenol zusammen. Daneben kommen vor: Methylbutyrat, Ethyl-2-methylbutyrat, Hexanal, Propylbutyrat, Limonen, (E)-2-Hexanal, Ethylhexanoat, Amylalkohol, 3-Hydroxy-2-butanon, Isopropylbenzen, Propylhexanoat, Hexylbutyrat, Octylacetat, Benzaldehyd, Indanon, Linalool, Octanol, Ethyl-3-methylthiobutyrat, Ethyldecanoat, Ethylbenzoat, α-Terpinol, γ-Hexalacton, Benzylacetat, Carvon, Decanol, Isobutyldecanoat, β-Phenethylisobutyrat, Ethyllaurat, Benzylalkohol, Henylethylalkohol, 3-Phenylpropylacetat, Methyleugenol, γ-Octalacton, 2-Ethyl-4-hydroxy-5-methyl-3(2H)-furanon, Ethylcinnamat, γ-Decalacton, (E)-Cinnamylacetat, Cin-

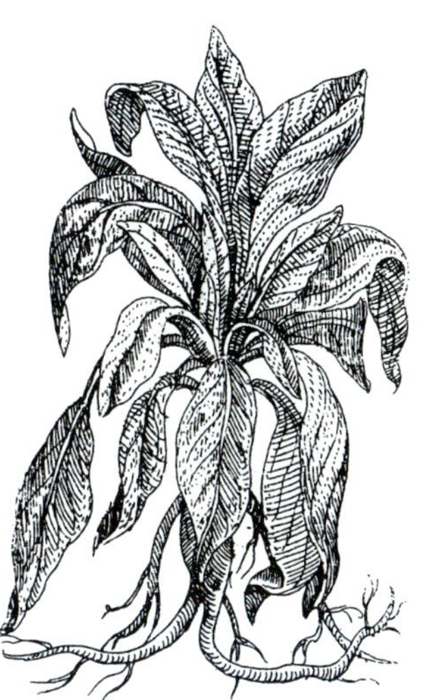

Manche Pflanzen gleichen in ihrem Erscheinungsbild der Alraune und wurden deshalb betrügerisch als Surrogate verkauft. (Kupferstich aus DIOSKURIDES 1610: 316*)

62 Nach SCHULTES und HOFMANN (1980: 298*) ist Cuscohygrine mit Mandragorin identisch. Das Alkaloid *Mandragorin* hat die Summenformel $C_{15}H_{19}NO_2$ (ROTH et al. 1994: 485*).

Pflanzen, die als Ersatz oder zur Fälschung der Alraune dienen oder dienten (Surrogate)

Die meisten dieser Surrogate haben auch eine Tradition als Aphrodisiaka. (Nach RÄTSCH 1998*)

Allermannsharnisch	*Allium victorialis* L. (vgl. **Zwiebelgewächse**)
American mandrake[63]	*Podophyllum peltatum* L., Maiapfel (= *mandrake root*)
Blutwurz/Heptaphyllum	*Potentilla erecta* (L.) RÄUSCHEL, syn. *Tormentilla erecta* L. (vgl. **Hexensalben**)
Cimbola, Cimitrkwurzel[64]	*Chelidonium majus* L., Schöllkraut, Zymbelkraut
Galgant	*Alpinia officinarum* HANCE
Ginseng (»Alraune des Ostens«)	*Panax ginseng, Panax pseudochinseng* WALL., *Panax* spp.
Iriswurzel	*Iris pseudacorus* L., **Schwertlilie**
Kalmuswurzel	*Acorus calamus*
Kanna	*Canna edulis* KER-GAWL. (vgl. **Kanna**); *Aureliana canadensis*[65]
Karengrowurzel	*Orchis mascula* (L.) L., **Knabenkraut**
Karottenwurzel	*Daucus carota*
Knabenkraut	*Orchis* spp., »Alraune des Nordens«
Kougoedwurzel	*Sceletium tortuosum*, »Alraune des Südens«
Schlafbeerenwurzel	*Withania somnifera*, **Ashwagandha**
Shang-luh	*Phytolacca acinosa*, Kermesbeere; vgl. **Wurzeln**
Tollkirschenwurzel	*Atropa belladonna*
Tollkrautwurzel	*Scopolia carniolica*
Zaunrübe	*Bryonia cretica* L. ssp. *dioica* (JACQ.) TUTIN, syn. *Bryonia dioica* JACQ., *Bryonia alba* L.

namylalkohol, (E)-Isoeugenol, γ-Dodecalaton, Vanillin (FLEISHER und FLEISHER 1992 und 1994).

Kommentar

Wir haben diverse Male Mandragorenwein (siehe Rezepte oben) probiert. Nicht immer stellte sich dabei eine aphrodisische Wirkung ein. Wenn, dann war dies mit einem hypnotischen und entrückten Gefühl verbunden, gepaart mit deutlich halluzinogenen Qualitäten. Ohne erotisch stimulierende Aktionen kann man auch auf anderen Ebenen mit Mandragorenwein »auf die Reise« gehen.

Zuerst machten sich Schluckbeschwerden und ein deutlich trocken werdender Mund und Hals bemerkbar. Diese wenig aphrodisierenden Effekte ließen sich weder mit Wasser noch mit Fruchtsaft lindern, sondern am ehesten mit Milch oder vergleichbar »schleimigen« Getränken. Oft stellte sich die Wirkung erst nach 4 bis 8 Stunden ein. Wir bemerkten deutlich optische Verzerrungen, konnten Distanzen kaum einschätzen und nur mit Mühe fokussieren. In einem geschützten und vertrauten Umfeld kann dies durchaus lustvoll sein. Gefährlich aber wird es, wenn man sich unter der Langzeitwirkung von Mandragorenwein ans Steuer setzt. Dazu ist man erst nach einer regulären Nachtruhe von rund acht Stunden wieder in der Lage.

Bezugsquellen

Getrocknete Wurzelstücke sind neuerdings apotheken- und verschreibungspflichtig. Es ist daher schwierig geworden, sie über den ethnobotanischen Handel zu beziehen.

Lebende Pflanzen erhält man über die Blumenschule® in Schongau und über die Staudengärtnerei Gaissmayer®.

Literatur

AHRENS, F. B.
1889 »Über das Mandragorin«, *Berichte der Deutschen Chemischen Gesellschaft* 22: 2159.

BAUER, Wolfgang
1993 »Das wundertätige Wurzelkreuz in der Kirche von Maria Straßenengel«, *Integration* 4: 39–43.

BERRY, Michael I. und Betty P. JACKSON
1976 »European Mandrake (*Mandragora officinarum* L. und *M. autumnalis* BERTOL.); the Structure of the Rhizome and Root«, *Planta Medica* 30: 281–290.

BRUGSCH, Heinrich
1918 »Die Alraune als ägyptische Zauberpflanze«, *Zeitschrift für ägyptische Sprache und Altertumskunde* 29: 31–33.

ELIADE, Mircea
1942 »Le Mandragore et les mythes de la ›naissance miraculeuse‹«, *Zalmoxis* 3: 3–48.
1982 *Von Zalmoxis zu Dschingis-Khan*, Köln: Hohenheim.

EWERS, Hanns Heinz
1911 *Alraune* (zahlreiche Ausgaben).

FLEISHER, Alexander und Zhenia FLEISHER
1992 »The Odoriferous Principle of Mandrake, *Mandragora officinarum* L. Aromatic Plants of the Holy Land and the Sinai. Part IX«, *Journal of Essential Oil Research* 4: 187–188.
1994 »The Fragrance of Biblical Mandrake«, *Economic Botany* 48(3): 243–251.

FOUQUÉ, Friedrich de la Motte
1983 »Eine Geschichte vom Galgenmännlein«, in: Horst HEIDTMANN (Hg.), *Teufelsträume – phantastische Geschichten des 19. Jahrhunderts*, München: dtv, S. 7–33.

63 Die Wurzel des Maiapfels wird in Nordamerika in so genannten *Voodoo Drugstores* unter dem Namen *mandrake root* verkauft und als Talisman und **Liebeszauber** angepriesen. Die Wurzel soll Glück in der Liebe bringen (sie macht den Träger des Talismans für das andere Geschlecht attraktiv und liebenswert), für Reichtum (= Geld) sorgen, vor Zaubersprüchen (*spells*) und dem bösen Blick schützen sowie Dämonen bannen. Alles in allem werden der Maiapfelwurzel die gleichen Eigenschaften zugeschrieben wie der echten Alraune.

64 In Norddalmatien wurde die *cimitrk* genannte Schöllkrautwurzel im **Liebeszauber** ganz ähnlich wie die echte Alraune verwendet (MITROVIČ 1907: 233).

65 Dieses Taxon (nach Lit.) ist nicht zu identifizieren.

Frazer, J.
1917 »Jacob and the Mandrakes«, *Proceedings of the British Academy* 8: 346ff.
Harris, J. Rendel
1917 »The Origin of the Cult of Aphrodite«, Manchester, England: John Rylands Library, *Bulletin* Vol. 3: 354–381.
Hartwich, Carl
1911 »Die Mandragorawurzel«, *Schweizerische Wochenschrift für Chemie und Pharmazie* Nr. 20, Zürich.
Heide, Frits
1921 »Alrunen i det gamle Aegypten«, *Tidsskrift for Historisk Botanik* 1: 21.
Hesse, O.
1901 »Über die Alkaloide der Mandragorawurzel«, *Journal für praktische Chemie* 172: 274–286.
Jackson, Betty P. und Michael I. Berry
1973 »Hydroxytropane Tiglates in the Roots of *Mandragora* Species«, *Phytochemistry* 12: 1165–1166.
1979 »*Mandragora* – Taxonomy and Chemistry of the European Species«, in: J. G. Hawkes et al. (Hg.), *The Biology and Taxonomy of the Solanaceae*, London usw.: Academic Press, S. 505–512.
Khlopin, Igor N.
1980 »*Mandragora turcomanica* in der Geschichte der Orientalvölker«, *Orientalia Lovaniensia Periodica* 11: 223–231.
Killermann, H.
1917 »Der Alraun (Mandragora)«, *Naturwissenschaftliche Wochenschrift* N.F. 16: 137–144.
Krauss, Friedrich S.
1913 »Ein altwiener Alraunmännchen«, *Anthropophyteia* 10: 29–33.
Marzell, Heinrich
1927 »Alraun«, in: *Handwörterbuch des Deutschen Aberglaubens*, Bd. 1, Berlin: de Gruyter, S. 311–323.
Maugini, E.
1959 »Ricerce sul Genere *Mandragora*« *Nuovo Giornale Botanico Italiano e Bolletino della Societa Botanica Italiana* (n.s.) 66(1–2): 34–60.
Mechler, Ernst
1993 »Mandragora«, in: *Hagers Handbuch der pharmazeutischen Praxis* (5. Aufl.), Berlin: Springer, Bd. 5: 762–767.
Mitrovič, Alexander
1907 »Mein Besuch bei einer Zauberfrau in Norddalmatien«, *Anthropophyteia* 4: 227–236.
Müller-Ebeling, Claudia
1987 »Die Alraune in der Bibel«, in: Schlosser, S. 141–149.
o. J. »Die Alraune in der Bibel«, in: Roland Ranke Rippchen, *Das Böse Bibel Buch*, Löhrbach: Werner Pieper's Medienexperimente, S. 97–100.
Palmer, John
1940 *Mandragora*, London: Victor Gollancz.
Peters, Hermann
1886 »Alraune«, *Mitteilungen aus dem germanischen Nationalmuseum* 1(1884–86): 243–246.
Rätsch, Christian
1986 »Die Alraune heute«, in: Starck 1986, S. 87–109.
1987 »Einleitung«, zu Schlosser 1987, S. vii–xxiv.
1994 »Die Alraune in der Antike«, *Annali dei Musei Civici dei Rovereto* 10: 249–296.
1995 »Die fruchtbarkeitsspendende Wirkung der Alraune«, *Natürlich* 4/95: 39–42.
Siegfried, Bert
1995 »Geraune um Alraune: Zofinger Prozesse um die ›Zauberwurzel‹«, *Zofinger Neujahrsblatt* 1995: 65–77.
Randolph, Ch. Brewster
1905 »The Mandragora of the Ancients in Folklore and Medicine«, *Proceedings of the American Academy of Arts and Sciences* 40: 487–537.
Rosner, Fred
1980 »Mandrakes and Other Aphrodisiacs in the Bible and Talmud«, *Koroth* 7 (Jerusalem).
1993 »Pharmacology and Dietics in the Bible and Talmud«, in: Irene und Walter Jacob (Hg.), *The Healing Past: Pharmaceuticals in the Biblical and Rabbinic World*, Leiden: Brill, S. 1–26.
Schlosser, Alfred
1987 *Die Sage vom Galgenmännlein im Volksglauben und in der Literatur*, Berlin: EXpress Edition (Reprint von 1912).
Schmidbauer, Wolfgang
1969 »Die magische Mandragora«, *Antaios* 10: 274–286.
Scholz, E.
1995 »Alraunenfrüchte – ein biblisches Aphrodisiakum«, *Zeitschrift für Phytotherapie* 16: 109–110.
Starck, Adolf Taylor
1986 *Der Alraun: Ein Beitrag zur Pflanzensagenkunde*, Berlin: EXpress Edition (Reprint von 1917).
Staub, H.
1942 »Non-alkaloid Constituents of Mandrake Root«, *Helvetica Chimica Acta* 25: 649–683.
1962 »The Alkaloid Constituents of Mandragora Root«, *Helvetica Chimica Acta* 45: 2297.
Tercinet, Louis
1950 *Mandragore, qui es-tu?*, Paris: Selbstverlag.
Thompson, C. J. S.
1968 *The Mystic Mandrake*, New York: University Books.
Vaccari, A.
1955 »La Mandragora, erba magica«, *Fitoterapia* 26: 553–559.
Vrchotka, Jaroslav
1974 *Mandragora: Illustrovaná Kniha Vèdecká 15.–17. Století*, Prag: Nationalmuseum.

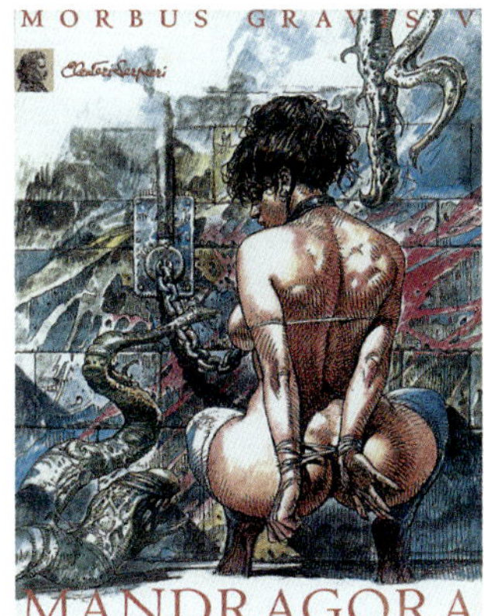

Die aphrodisische Kraft der Alraune (*Mandragora*) findet auch in Comics für Erwachsene ihren Niederschlag. (Titelseite Paolo Eleuteri Serpieri, *Mandragora*, aus der Reihe *Morbus Gravis*, Bd. 5, Sonneberg: Alpha Comic Verla, © 1995)

»Amalaki ist eines der stärksten verjüngenden Mittel in der ayurvedischen Medizin und ist ein besonders wirksames *Rasayana* für *Pitta* sowie für das Blut, die Knochen, die Leber und das Herz.« (LAD und FRAWLEY 1987: 222*)

Amala

Emblica officinalis GAERTN., Euphorbiaceae (Wolfsmilchgewächse)
syn. *Phyllanthus emblica* L.

Andere Namen

Amla, Amalaki (skrt.), Aouhal (Santal), Chyavanaprash (skrt. »Speise für Chyavana«), Dhatri (skrt. »Amme«), Emblic **Myrobalan**, Himalayan aula, Indian gooseberry, Miral-daru (Lodha)

Amala ist Sanskrit und bedeutet »Säure, sauer« oder »berauschend« (ANON. 1999: 10*). Die Pflanze ist im Ayurveda ein »nährendes Tonikum, Verjüngungsmittel, Aphrodisiakum, Laxans, Refrigerans, Stomachikum, Adstringens, Hämostatikum« (LAD und FRAWLEY 1987: 222*).

Gebrauch

Amala stammt aus dem Himalaya und wird zu den **Myrobalanen** gerechnet. Wie diese ist sie ein ayurvedisches **Rasayana** und Aphrodisiakum (**Vajikarana**). Die Standardzubereitung für diesen Zweck lautet: »Frischer *Amla*-Saft mit **Honig**, Zucker und *ghee* gilt als wirksames *rasayana*« (THAKKUR 1977: 303*).

Rasayanacurna, »Lebenselixier-Pulver«

»Pulver von *guduci* [**Guduchi**], *amla* und *gokharu* [**Erdburzeldorn**], *rasayanacurna* genannt, ist eines der besten *rasayanas* überhaupt. Normalerweise ist es für alle Konstitutionstypen geeignet, und für alte Leute wirkt es wohltuend. Jemand, der es mit *ghee* [Butterschmalz] und Zucker oder *ghee* und **Honig** nimmt, behält alle sieben *dhatus* und wird von Krankheit und Unzufriedenheit befreit (Dosierung: drei Gramm am Morgen)« (THAKKUR 1977: 304*).

Amala ist eine der drei Zutaten zu dem aphrodisischen Gewürzpulver **Triphala** (skrt. »Drei-Früchte«). Der andere Sanskritname, *dhatri*, »Amme«, bezieht sich auf die Heilkräfte dieser Pflanze, die jenen einer Amme oder Mutter gleichkommen. Man kann Amala als Leckmittel schlecken:

Die in Indien lebenden Santal verwenden die pulverisierten männlichen Blüten als Schnupfpulver (*nasa*) (PAL und JAIN 1998: 128*), wohl um etwa bei Geisteskrankheiten den Kopf zu klären: »*Amalaki* bildet die Grundlage für *chayavan prash*, eine **Latwerge** oder ein Gelee, welches das wichtigste allgemeine Tonikum und Aufbaumittel der ayurvedischen Medizin ist. *Amalaki* ist von *sattvischer* Natur, verleiht Glück, Liebe und Langlebigkeit – und ist auch selbst ein langlebiger Baum. Fünf Gramm des Pulvers in einer Tasse warmem Wasser werden zweimal täglich als allgemeines Tonikum eingenommen. Bei Geisteskrankheiten wird dieses Mittel als Paste am Kopf angewandt« (LAD und FRAWLEY 1987: 223*).

Rezepte

In Indien werden neben den ayurvedischen Anwendungen die Amalaknollen für aphrodisierende und vitalisierende Zwecke gegessen; außerdem wird aus dem Kraut und Ghee (Butterschmalz) eine **Salbe** zum Eincremen der **Genitalien** bereitet.

»Das Pulver von getrocknetem Amalaka, im eigenen, zuvor ausgepressten Saft eingeweicht, wird mit **Honig**, Zucker und geklärter Butter aufgeleckt. Danach wird Milch getrunken. Diese Mischung wird auch einen achtzig Jahre alten Greis so potent machen wie einen Jüngling« (THAKKUR 1977: 311*).

Inhaltsstoffe

Die Früchte haben einen außergewöhnlich hohen Gehalt an Vitamin C – in einer pflaumengroßen Frucht ist zwölfmal so viel Vitamin C wie in einer Orange enthalten (3000 mg pro Frucht!); außerdem hat sie viel Eisen. Betrachtet man die Dosis der ayurvedischen **Latwerge**, fällt auf, dass man damit pro Tag drei Gramm natürliches Vitamin C zu sich nimmt. Kein Wunder, dass Amala als Tonikum gepriesen wird und dass die Latwerge »Speise für Chayavan« heißt. Chaya, »der Schatten«, ist der Name der Gemahlin[66] Vishnus in seiner Verkörperung als Eber (vgl. **Eberraute**); sein Blut ist der Opfertrank **Soma**, seine riesigen Hoden sind Samen und Heilkräuter und sein Gesäß offenbart seinen magischen Ausdruck (*Harivamsa* 3.34–41.).

Bezugsquellen

Über den Handel mit ayurvedischen Produkten erhältlich.

66 Nach dem *Kurma Purana* (adhyaya 20) ist Chaya eine der vier Frauen des Surya, des Sonnengottes (vgl. DANIÉLOU 1991: 76, 96*).

Amber

Das Wort Amber bezeichnet Verschiedenes:
Ambra
Bernstein

Amberbaum	1) Amerikanischer Styrax 2) Formosa-Styrax
Amber, Amberharz	dito
Amberkraut	Herba Mari veri, *Teucrium marum* L.
Amberwurz	Radix Carlinae, *Carlina acaulis* L., Eberwurz (vgl. **Distel**)
Ambrettekörner	**Moschus**körner (Semen Abelmoschi, *Hibiscus abelmoschus*)

»Amber« ist auch eine Duftnotenbezeichnung in der Parfümerie, im Duftstoffgewerbe und im **Räucherwerk**. Das heißt, praktisch alles mit Amber Bezeichnete wird als Aphrodisiakum benutzt.

Liquidambar, der »flüssige **Bernstein**«, Amberbaum Hamamelidaceae

Liquidambar styraciflua L.	Amerika: Harz als Räucher- und Duftstoff
Liquidambar formosana	China: Einnahme des Rhizoms
Liquidambar orientalis MILL.	Orient: Einnahme des Resins

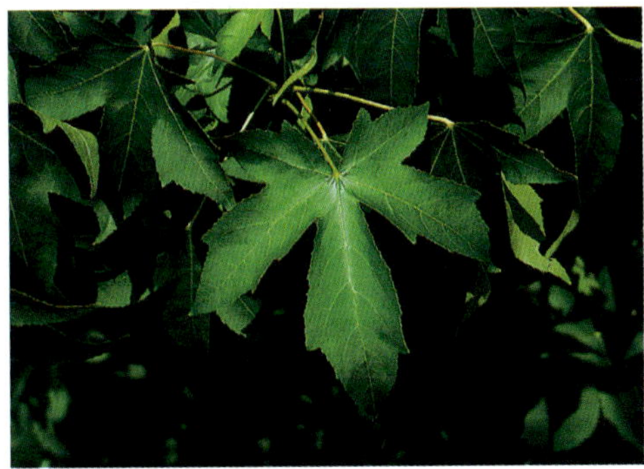

Der Amerikanische Amberbaum (*Liquidambar styraciflua*) liefert ein nach Ambra riechendes Harz.

Ambra

Summenformel: $C_{23}H_{40}O$

Andere Namen

Agnijaar (skrt.), Ambarum (lat.), Amber (engl., »Bernstein«), Ambergries, Ambergris, Ambergrise, Ambra ambrosiaca, Ambra grisea (lat.), Ambra vera (lat.), Chapopotli (aztekisch), Drachenspeichel, Graue Ambra, Grauer Amber, Spermazeti, Vanhijaar (skrt.), Walfischdreck, Walrat

Ambra gehört zu den olfaktorisch wirksamen Aphrodisiaka, deren betörende Wirkung seit der Antike bekannt ist.

Ambra scheint an verschiedenen Orten der Welt entdeckt worden zu sein. Überall gab es reichlich Spekulationen über seine Herkunft.

Seefahrern fielen einst die auf der Wasseroberfläche schwimmenden, wie große, graue Steine oder Felsbrocken aussehenden Klumpen auf, die scheinbar auf den Wellen tanzten und nicht untergingen. Fischten sie diese merkwürdigen Klumpen aus dem Wasser, stieg ihnen der an Haut oder Kleidung haftende betörende Ambraduft in die Nase und bescherte ihnen – unbeweibt auf hoher See segelnd – erotische Träume. So könnte man sich die Entdeckung von Ambra und dessen aphrodisierender olfaktorischer Wirkung, von der häufig berichtet wurde, vorstellen.

Wie entsteht Ambra?

»Die Entstehung der Ambra ist nicht ganz sicher aufgeklärt. Man findet sie in Klumpen bis zu 10 kg Gewicht am häufigsten zwischen den Wendekreisen auf dem Meere schwimmend oder am Strande oder im Darm getöteter Pottwale, *Physeter macrocephalus*.[67] Man nimmt an, dass es verhärtete, unvollkommen verdaute Speisereste sind, die vorwiegend von *Cephalopoden* [**Kuttelfische, Kraken, Tintenfische**], die den Walen zur Nahrung dienten, stammen. Für diesen Ursprung sprechen die gewöhnlich darin vorhandenen hornartigen, papageienschnabelartigen Kiefer dieser Tiere, deren Vorhandensein für ein Zeichen der Echtheit der Droge gehalten wird« (FRERICHS et al. 1938: 381*).

67 Möglicherweise das durch Verfettung der Darmzysten entstehende, duftende Stoffwechselprodukt von Pottwalen (*Physeter macrocephalus* L.).

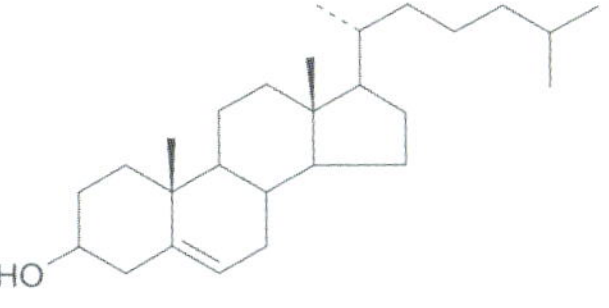

Cholesterin

»Ambra hat vergleichsweise wenig eigenes Parfum, aber es hat die Kraft, das Beste aus allen anderen Substanzen, mit denen es gemischt wird, hervorzubringen.« (Aleister CROWLEY, *Liber 777*, 1985)

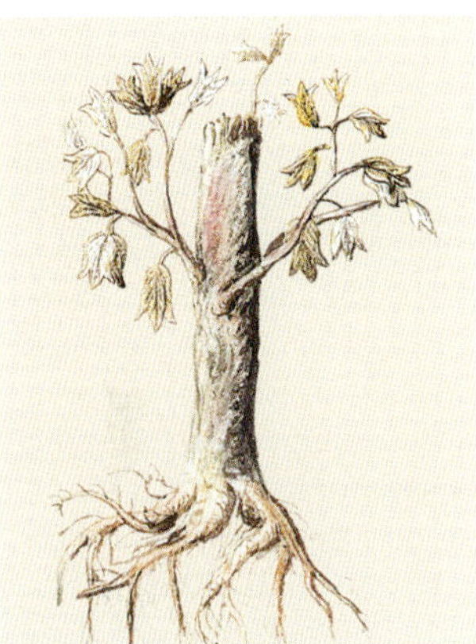

Xochiocotzotl, der Amerikanische Styraxbaum (*Liquidambar styraciflua*) bewirkt Träume. (Aus NAVARRO 1801, fol. 184)

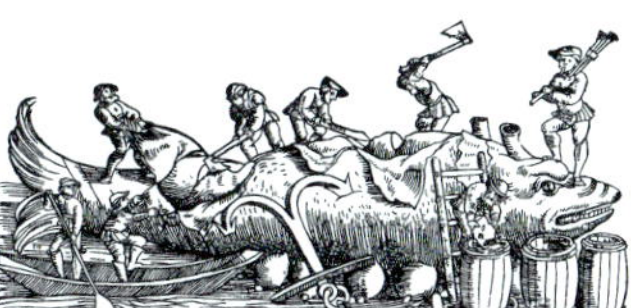

Ein Wal wird ausgeschlachtet. In seinem Gedärm könnte Walrat oder Graue Ambra zu finden sein. (Holzschnitt aus GESNER, *Fischbuch* 1670*)

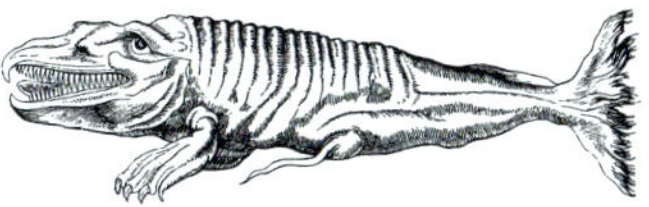

Ein Wal als Strandgut: »Als ich solch Tier gesehen/ hat es mächtig gestunken«, berichtet Conrad Gesner. Auch Ambra stinkt, wenn man ein ganzes Stück davon in Händen hält. Eine Spur davon zaubert jedoch herrliche Düfte. (Holzschnitt aus GESNER, *Fischbuch* 1670*)

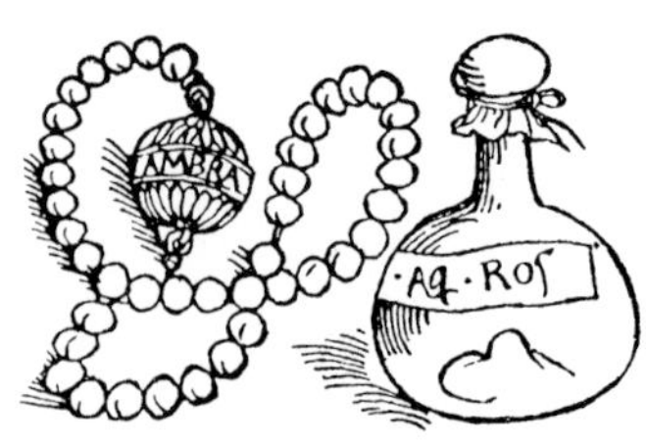

Ambra und Rosenwasser, zwei kostbare Duftstoffe der Apotheker. (Holzschnitt aus Michael HERR, *Schachtafelen der Gesundheyt*, 1533)

»Die Kavaliere [der Aphrodite-Geheimgesellschaft] erhielten jetzt eine stärkende Fleischbrühe, die Damen Eis und andere Erfrischungen: Pasteten, Confituren, Früchte, Bonbons und Ambrapastillen. Die glücklichere Truppe sah nicht aus, als ob sie einer schweren Verpflichtung nachzukommen hätte. Die ausgelassene Lustigkeit jedes einzelnen bewies, dass alle ihrer Sache sicher waren ... Jeder Kavalier liebkoste und drängte seine zukünftige Dame so sehr, dass sie seinen ungestümen Wünschen nicht lange zu widerstehen vermochte.«
(NERCIAT 1988: 168*)

Gebrauch als Aphrodisiakum

Ambra wird in Spuren weltweit zur Herstellung von erotisierenden und aphrodisierenden **Parfüms** und Duftstoffen verwendet. Weil viele glauben, dass man Wale zur Gewinnung von Ambra töten müsse (was nicht stimmt!), wird der natürliche Duftstoff aus ökologischen Gründen heutzutage weitgehend boykottiert. Man findet ihn jedoch in großen Klumpen an den Strand gespült.

Ambra heißt auf Chinesisch »Drachenspeichel« und gilt als hervorragendes Aphrodisiakum. Den Chinesen gelten alle **Drachen**produkte (**Drachenknochen**, Drachenzähne, Drachen**hörner**, Drachengehirn [vgl. **Algen**], Drachenkotze [Jaspis], Drachenspeichel) als manifestes Yang. Sie zählen zu den wirksamsten und begehrtesten Aphrodisiaka (ZHENG 1990). Ambra wurde in vielen chinesischen Rezepten für **Lenzmittel**[68], Lebenselixiere und magisches **Räucherwerk** verarbeitet. Es war begehrter Bestandteil von Räucherstäbchen. Heute ist Ambra neben **Adlerholz** und **Sandel** auch eine der wichtigsten Zutaten bei der Herstellung japanischer Räucherstäbchen.

In der Neuen Welt war dieser mysteriöse animalische Duftstoff ebenfalls bekannt. Die Azteken beschrieben das Ambra und dessen aphrodisische Wirkung in Parfüms und Räucherstoffen folgendermaßen: »Chapopotli ist eine Art Bitume [vgl. **Mumeo**], das an das kastilische Pech erinnert, wenn es bröckelig wird. Es wird an den Strand gespült, meist bei Flut, und wird von den Flussmenschen gesammelt. Es duftet und wird sehr von den Frauen geschätzt. Wenn es ins Feuer geworfen wird, verbreitet sich ein angenehmer Duft, der sehr weit reicht. Sie mischen *tzictli* [Kaugummi, der eingetrocknete Saft von *Manilkara zapota*] mit Copal, dem **Weihrauch** vom Lande, mit diesem duftenden Harz und erhalten so ein gutes **Parfüm**« (SAHAGUN S. 630*).

Das im Alten Testament genannte Ambra war vermutlich kein animalisches Produkt, sondern **Bernstein**, eine Art Copal (fossiles Harz), Kolophonium oder gereinigtes Styrax (vgl. **Amber**).

In der frühen Neuzeit war Ambra auch in Europa gut bekannt und als wohlriechendes Parfüm begehrt. Ebenso eignete es sich als Zusatz zu Räuchermischungen.

»Es beschreiben auch etliche/ dass die Ambra in der Tieffe des Meeres wachse/ und in der Ungestümme deß Meeres von den Wasserwellen ausgeworffen/ und an die Gestade und Ufer des Meeres außgetrieben/ und also daselbst gefunden aufgelesen werde.

Anddere schreiben/ es hab ein besondere Quellen/ darinnen sie gefunden werde/ gleich wie der Schwefel und das Pech seine Quellen hat.

Diese Ambra isset der Walfisch einer/ so Azelus wird genennet/ so derselbigen gantz begierig nacheilet/ und sie also daran überisset und überfüllet/ dass er daran stirbt/ und auf dem Wasser ligen bleibt. Diß wissen die Fischer/ und haben aucht darauff/ und Ziehen ihn zu Land/ hauen ihn auf/ und nemmen also die Ambra auß ihm« (LONICERUS 1679: 741*).

In der Pharmazie wurde Ambra früher, als man in den Apotheken an die Existenz von Aphrodisiaka glaubte, »als Stimulans und Aphrodisiacum, jetzt nur noch als Riechstoff« geschätzt (FRERICHS et al. 1938: 381*).

Rezept

Ein pharmazeutisches Rezept für *Pastilli Ambrae*, Mundpastillen, um den Atem wohlriechend zu machen, aus *Hagers Handbuch der pharmazeutischen Praxis* (FRERICHS et al. 1938: 382*).

»Ambrae	0,5 [Anteile]	
Moschi	0,05	**Moschus**
Styracis	1,0	Styrax (**Amber**)
Corticis		
Cinnamomi	1,5	**Zimt**rinde
Seminis		
Cardamomi	0,5	**Kardamom**
Rhizomatis		
Zingiberis	1,0	**Ingwer**knolle
Olei Aurantii		
Florum	0,1	Orangenblütenessenz
Tragacanthae	0,02	Tragant (*Astragalus* spp.) [als Bindemittel]
Sacchari	50,0	Zucker

Mit Hilfe von Glycerin Pastillen von je 0,5 g Schwere formen.«

Inhaltsstoffe

Ambra besteht zum größten Teil (bis zu 85%) aus Ambraïn, das strukturell Cholesterin sehr ähnlich ist (FRERICHS et al. 1938: 381*). Echte Ambra enthält zusätzlich **Pheromone**, die auf den Menschen wirken. Deshalb hat es aphrodisierende und geistbewegende Wirkungen.

Bezugsquellen

Ambra ist, selbst über Lieferanten der Parfümindustrie, äußerst schwer zu bekommen.

Da echte Ambra (Ambergris) selten und kostbar ist, wurde sie schon immer verfälscht, etwa mit dem Ladanumharz der Zist**rose**. In der frühen

68 »Wenn gerade kein Walrat erhältlich ist, benutzt man in China an dessen Stelle **Schachtelhalm**, der in der westlichen Welt eher als beruhigendes denn als sexuell stimulierendes Mittel bekannt ist« (STARK 1984: 114*).

Neuzeit wurde eine Mischung aus **Muskat**nuss, Muskatblüte (Macis), **Zimt**, Gewürz**nelken**, Spikenarde, **Bibergeil** und **Rosen**wasser als Ambraersatz benutzt.

Heute gibt es im Duftstoffhandel synthetische Surrogate (Ambrox, Ambropur, Grisamobol), die vor allem in billigen Parfüms verwendet werden.

Literatur

Zheng, Chantal

1990 *Mythen des alten China*, München: Diederichs.

Ambrosia

Siehe Soma

Ammoniten

Ordnung Ammonoidea, Klasse Cephalopoden (Kopffüßler, »**Tintenfische**«), Stamm Mollusca (**Mollusken**)

Andere Namen

Ammonshörner (*Cornua ammonis*), Berghörner (Arn el gebel), **Ziegen**hörner, Goldschnecken, Drachensteine, Schlangensteine (Ophiten), Steinschlangen, Büffelsteine (Iniskim; siehe **Büffel**), Saligrame

Auf der ganzen Welt spielten oder spielen Ammoniten als magische Heilmittel, Aphrodisiaka, Prophetensteine und **Amulette** eine kulturelle Rolle (Aumann 1958).

Ammoniten sind die versteinerten, gekammerten Gehäuse (**Conchylien**) von ausgestorbenen Tintenfischen, die vom Devon bis zum Ende der Kreidezeit die Meere bewohnten (Lehmann 1987). Als **Fossilien** findet man Ammoniten fast überall auf der Welt (Richter 1982).

Ammoniten üben auf den Menschen seit mehr als 30 000 Jahren eine große Faszination aus. In der spiraligen Form erkannte man Symbole der Schöpferkraft, der Zeit und der Evolution (Rätsch 1992). Schon die Steinzeitmenschen sammelten Ammoniten, die sie als **Amulette** trugen.

Magischer Gebrauch

Im alten Ägypten wurden Ammoniten als heilige Zaubersteine benutzt, um Träume oder Trancen zur Weissagung zu erzeugen. Die Ägypter sahen in den Versteinerungen die Widder**hörner** (vgl. **Bock**) ihres Sonnengottes Ammon – von dem die Ammoniten ihren Namen haben.

Hin und wieder ist zu lesen, dass Ammoniten im Ruf standen, Aphrodisiaka zu sein. Der Grund dafür könnte die Symbolik der Spirale sein, die dem weiblichen Prinzip zugeordnet wird. In Deutschland und England wurden Ammoniten »Drachensteine« oder »Schlangensteine« genannt (Hagn 1985). Die Germanen glaubten, dass es sich dabei um eingerollte versteinerte Schlangen handle, die als magischer Schutz von Haus und Hof dienten. Noch heute trägt man in Nigeria am Nabel durchbohrte Ammoniten als Amulettanhänger für eine sanfte Geburt.

Die schwarzen Ammoniten aus dem Himalaya (**Saligrame**) werden von Buddhisten und Hindus als Gottheiten (Buddha, Vishnu, Shiva, Kali) verehrt.

In Japan heißen Ammoniten im Volksmund »**Chrysanthemen**steine«. Außergewöhnliche Exemplare dienen bei der Meditation als *Suiseki*-Steine. Weltweit erfreuen sich Sammler, Liebhaber und Wissenschaftler an der ästhetischen Pracht und geradezu mystischen Ausstrahlung der Ammoniten.

Zu Details in Bezug auf die Verwendung von Ammoniten als Aphrodisiaka und Liebeszauber siehe die Einträge: **Büffel, Drachen, Fossilien, Hörner, Perlen** und **Perlmutt**.

Bezugsquellen

Im Fachhandel für Mineralien und Fossilien. Mineralienzentrum®.

Literatur

Aumann, Georg

1958 »Fossile Kopffüßer und Stachelhäuter in Brauchtum und Aberglauben«, *Kosmos* 11/58: 488–493.

Hagn, Herbert

1985 »Schlangensteine und Natternzungen«, *Volkskunst* 8(4): 10–16.

Lehmann, Ulrich

1987 *Ammoniten: Ihr Leben und ihre Umwelt* (2. Aufl.), Stuttgart: Enke.

Rätsch, Christian

1992 »Ammoniten: Gehörn der Götter«, *Esotera* 3/92: 28–33.

Richter, Andreas E.

1982 *Ammoniten*, Stuttgart: Franckh-Kosmos.

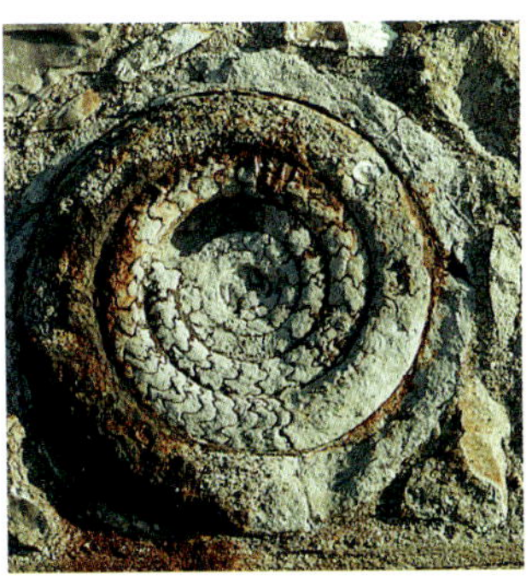

Ein großer Ammonit, der über einem Hauseingang als magischer Schutz in die Wand eingelassen ist (Charmouth, England).

»Den Reigen der Einschaler aus unserer Gegend, die Umgänge oder Windungen tragen, führt das Ammonshorn an, eine Gattung des Figurensteins, welche so benannt ist, weil sie in sich zusammengerollt und eingekrümmte Windungen besitzt, gleich dem Horn des Widders, womit ausgestattet die Heiden ihren Gott Jupiter Ammon darstellten.« (Johan Jakob Baier, 1677–1735, *Orytographica Norica*, in Rätsch und Guhr 1989: 33*)

»Ein Großhirnstimulans wie Kokain. Große Dosen erzeugen andauernde Schlaflosigkeit mit Hochgefühlen. Dem Abschnitt der Euphorie folgt eine furchtbare Depression. Die Droge tendiert dahin, Angstgefühle zu steigern. Sie verursacht Verstopfung und Appetitlosigkeit.« (Burroughs 1999: 299*)

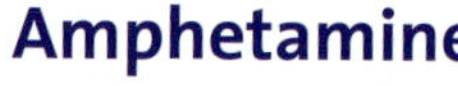

Amphetamine

1-Phenyl-2-propanamin

Summenformel: $C_9H_{13}N$

Handelsname

Benzedrin, Elastonon

Straßennamen

Appetitzügler, Benzies, Crank, Crystal, Ferientabletten, Glas, Pep Pills, Pepp, Purple hearts, Purpurherzen, Schnellmacher, Speed, Uppers, Ups, Weckamine, Zimmer

Als wir für unser Buch *Isoldens Liebestrank* recherchierten, antwortete uns Peter Stafford[69] auf die Frage nach dem besten Aphrodisiakum prompt und bündig: **Speed**. Speed (engl. »Geschwindigkeit«) ist der Straßenname für Amphetamin und Verwandtes. Es ist eng verwandt mit **Ephedrin**.

Im Jahre 1887 gelang Edelano die erste Synthese von Amphetamin. Erst 1910 wurde in England die zentralerregende Wirkung von Amphetamin auf das Gehirn entdeckt (Geschwinde 1996: 376*). Bald darauf synthetisierte man viele Abwandlungen und brachte sie als Appetitzügler, Weckamine, Anregungs- und Aufputschmittel auf den Markt. Die Amphetaminforschung hatte ihren Höhepunkt in der Nazizeit.[70] Gleichzeitig entdeckten Studenten in den USA Amphetamin als wach machende Lerndroge, als »chemischen Gehilfen« in Prüfungssituationen und als Dopingmittel im Ausdauersport. Zur selben Zeit wurden japanische Kamikazeflieger mit Amphetaminen, vor allem mit der deutschen Erfindung Pervitin aufgeputscht. In der Nachkriegszeit konsumierte man in Deutschland auffallend viel Amphetamin (trug das vielleicht zum gelobten Wirtschaftswunder bei?). In den USA testete man Amphetamine für den Einsatz in Psychiatrie und Therapie.

Bis vor kurzem hielt man Amphetamin für eine reine Laborsubstanz, ein ausschließlich synthetisches Molekül. Amphetamin entsteht aber nicht nur unter Laborbedingungen, sondern auch in der Natur. Neuerdings konnte es in einigen **Akazien**arten nachgewiesen werden (Clement et al. 1977).

Wirkung

Amphetamin gehört zu den wirkungsvollsten **Stimulanzien**, die bisher bekannt wurden. Aus Amphetamin wurden zahlreiche Derivate entwickelt (etwa Ritalin, Captagon, Methamphetamin, **MDMA**; vgl. **Herbal Ecstasy**), die neben einer rein stimulierenden Wirkung auch empathogene und halluzinogene Effekte haben können (Cho und Segal 1994).

Amphetamin wurde früh von Schriftstellern entdeckt, die es zur potenten Arbeitsdroge kürten. Die Beatniks nutzten Amphetamin als Aphrodisiakum und priesen die »Geschwindigkeit«, die das Molekül ihrer Schaffenskraft verlieh, allen voran William Burroughs senior und junior. Einem exzessiven Amphetaminkonsum fielen auch einige Schriftsteller, wie der Schweizer Orientalist Rudolf Gelpke (1928–1972), zum Opfer.

Auch in der Schwulenszene (vgl. **Poppers**) erlangte Amphetamin Berühmtheit. Ebenso schätzen Prostituierte den Stoff, da er ihnen lange und emotionslose Arbeitseinsätze ermöglicht. Zur Steigerung der Ausdauer beim Tanzen wird es auch in der Technoszene geschätzt (vgl. **Partydrogen**).

Unter Amphetaminwirkung kommt man auf »Touren«, fühlt sich »aufgespeedet«, »voll auf Speed«. Dieser Wirkung verdanken Comicfiguren wie Speedy Gonzales, Speed Freak, Speedhead oder Musikrichtungen wie Motorhead Speed Metal (ein extrem schnell gespielter Hardrock, der dem Death Metal nahe ist) ihre musikalische Einordnung (vgl. auch die Bandnamen: *Speed, Speedball, Speeddealer, Speed Baby* u. a.). Amphetamine werden in der Rockszene oft kombiniert mit Heroin geschluckt. Im Slang sind dafür Bezeichnungen bekannt wie Speedball oder Highball. Die Mischung von Amphetamin und Kokain wurde unter dem zweifelhaften und anrüchigen Namen »Hitler Sandwich« bekannt. Doch nicht bei allem, was **Speed** genannt wird, ist Amphetamin im Spiel.

Amphetamin scheint bei vielen Menschen aggressives Verhalten zu stimulieren oder die Bereitschaft zu Aggressivität und sogar Brutalität zu wecken (so wird etwa auch Hitler als Speedfreak bezeichnet). Dies scheint besonders zu gelten, wenn Sex im Spiel ist. Die grausigen Ritualmorde an Sharon Tate und anderen wurden nicht, wie man behauptete, durch **LSD** initiiert, sondern die Mörder standen unter starkem Amphetamineinfluss. Bei Charles Manson und seiner berüchtigten Family (Sanders 1995) handelte es

Das Cover der holländischen Ausgabe (1970) von William Burroughs juniors Roman *Speed* macht einen anti-US-amerikanischen Eindruck: die Freiheitsspritze für *Spuiten is moord*, »Spritzen ist Mord!«.

69 Ein bekannter US-amerikanischer Autor, der mehrere Bücher über Drogen, vor allem über Psychedelika, speziell über **LSD** geschrieben hat (Stafford 1971*, 1980* und 1992*).

70 Siehe dazu: Werner Pieper (Hg.), *Nazis on Speed – Drogen im 3. Reich*, 2 Bde., Edition RauschKunde, Löhrbach [2002].

sich nicht um friedliebende Hippies, sondern um irregeleitete messianische Satanisten. So warnten denn auch Hippiebands wie *Canned Heat* in Songs wie *Amphetamine Annie* (1967) vor Amphetamin!

Amphetamine scheinen ähnlich wie **Phenethylamin** zu wirken. Viele Menschen berichten von einer starken Steigerung der Libido durch Amphetamine (FAST und BERNSTEIN 1983: 42ff.*). Dazu wird Amphetamin entweder oral, zum Beispiel in **Kaffee** oder Coca-Cola aufgelöst, in Pillen geschluckt oder auch intravenös gespritzt, »wobei es wie beim Heroin- und Cocain-Spritzen zu einem *rush* mit orgiastischen Glücks- und Omnipotenzgefühlen kommt« (GESCHWINDE 1996: 400*).

Dosierung

Bei Gelegenheitskonsumenten beträgt die orale »Rauschdosis« 15 bis 20 mg Amphetaminsulfat; an die Wirkung gewöhnte Konsumenten nehmen sogar bis zu 50 mg und mehr oral ein. Regelmäßige Konsumenten verteilen 1 g intravenös auf 2 bis 3 Injektionen über den Tag. »Die höchste berichtete orale Amphetamindosis liegt bei 15 g/Tag« (GESCHWINDE 1996: 397*).

Kommentar

Ich habe ein paar Mal Amphetamin ausprobiert. Es wirkt bei mir sehr ähnlich wie Ephedrin, aber härter. Ich war hellwach für Stunden. Ich erlebte zwar erotische Gefühle, fühlte mich organisch aber nicht »Herr der Lage«. Es blieb immer ein schales Gefühl zurück, nach dem Motto: »Schon wieder eine Nacht vergeudet.«

Für uns erscheinen Amphetamine zu mechanisch und herzlos und daher nicht unbedingt empfehlenswert. (CR)

Bezugsquellen

Amphetamin ist eine gesetzlich kontrollierte Substanz. Ohne ärztliches Rezept kann man sie weder erwerben, noch darf man sie legal besitzen. Doch der Schwarzmarkt blüht, da die Nachfrage offensichtlich hoch ist. In den USA gibt es Bücher mit genauen Anweisungen zur heimischen Synthese von Amphetamin und seinen Derivaten (PROFESSOR BUZZ 1989, UNCLE FESTER 1998).

Das Schwarzmarkt-Amphetamin, meist Pepp genannt, ist oft gestrecktes Amphetamin oder Methamphetamin, versetzt mit Milchzucker, **Ephedrin, Koffein** u.a. Der Grammpreis liegt etwa zwischen 10 und 40 Euro.

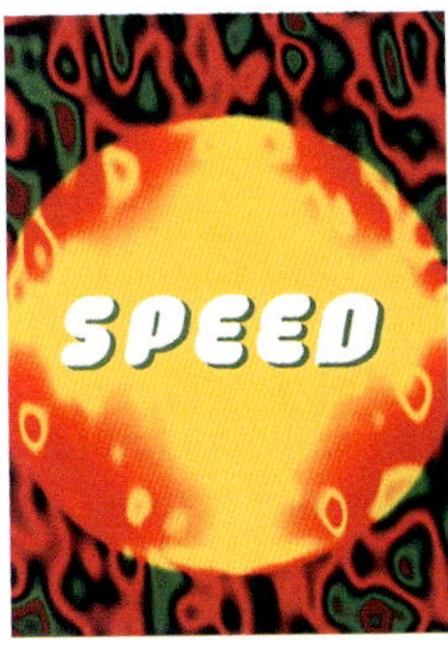

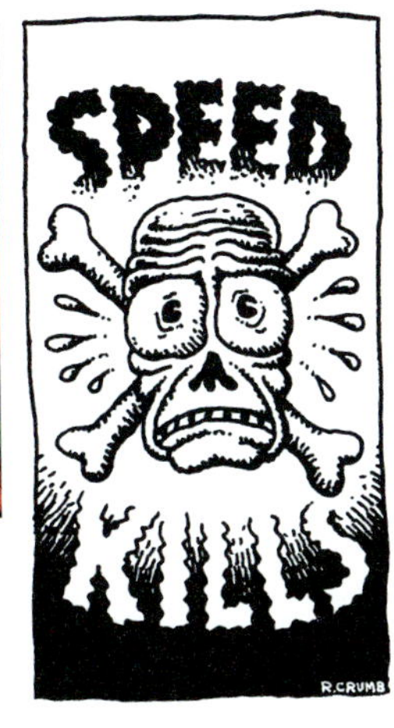

Zwei Postkarten, deren Publikation dreißig Jahre auseinander liegt: früher eine Warnung, heute eine Information (auf der Rückseite). (»Speed Kills« von Robert Crumb © 1972 und »Speed« von Michael Linnell, Edgar gratis Postkarten, 2002)

Literatur

BURROUGHS, William jr.

1970 *Spuiten is moord*, übersetzt von Hans Plomp, Amsterdam: Olympia Press, Meulenhoff Editie.

1972 *Speed* (Roman), übersetzt von Walter Hasenclever, Köln: Kiepenheuer & Witsch (Nachdruck: Ullstein, 1975).

CHO, Arthur K. und David S. SEGAL (Hg.)

1994 *Amphetamine and Its Analogs: Psychopharmacology, Toxicology, and Abuse*, San Diego usw.: Academic Press.

CLEMENT, B. A., C. M. GOFF und T. D. A. FORBES

1997 »Toxic Amines and Alkaloids from *Acacia berlandieri*«, *Phytochemistry* 46(2): 249–254.

COSTA, E. und S. GARATTINI (Hg.)

1970 *Amphetamine and Related Compounds*, New York: Raven Press.

FAST, Julius und Meredith BERNSTEIN

1983 *Sexual Chemistry: What It Is, How to Use It*, New York: M. Evans and Company.

GRINSPOON, Lester und Peter HEDBLOM

1975 *The Speed Culture: Amphetamine Use and Abuse in America*, Cambridge: Harvard University Press.

PROFESSOR BUZZ

1989 *Recreational Drugs*, Port Townsend, WA: Loompanics Unlimited.

SANDERS, Ed

1995 *The Family: Die Geschichte von Charles Manson*, Reinbek: Rowohlt.

UNCLE FESTER

1998 *Advanced Techniques of Clandestine Psychedelic and Amphetamin Manufacture*, Einleitung von Jim Hogshire, Port Townsend, WA: Loompanics Unlimited.

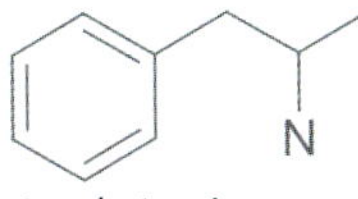

Amphetamin

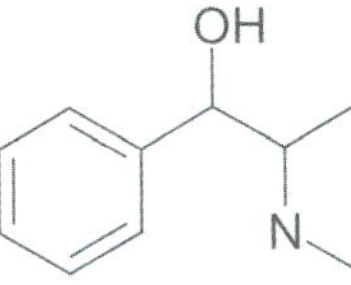

Ephedrin

Cathin

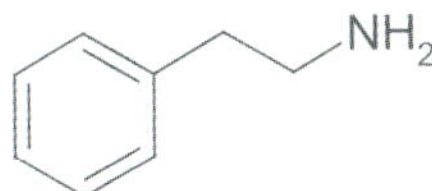

Phenethylamin

Methylamphetamin/ Methamphetamin

Amrita

Siehe **Soma**

»Wo immer (...) Darstellungen von Geschlechtsteilen als Anhänger, Broschen und Fingerringverzierungen getragen wurden, schätzte man sie sicher auch als sexuelles, imaginatives Stimulans, als Aphrodisiaka und Prunkzeichen.« (HANSMANN/KRISS-RETTENBECK 1966: 21)

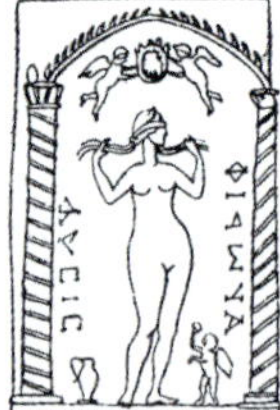

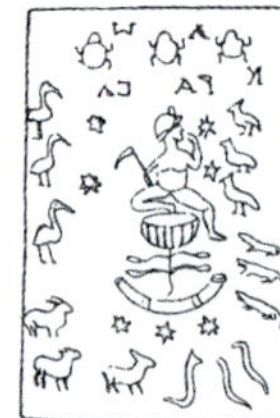

Gnostisches Liebesamulett (Vorder- und Rückseite). Mit diesem gravierten Stein kann der Besitzer in der Person seiner Begierde Liebe und erotische Zuneigung hervorrufen.
Über der nackten Liebesgöttin (Hathor, Astrate, Aphrodite, Venus) schweben knabenhafte Liebesgötter, die einen **Myrten**kranz halten. Auf der Rückseite sitzt der ägyptische Gott Horus in einer **Lotus**- oder **Seerosen**blüte, umgeben von heiligen Tieren (Skarabäuskäfer, Ibis, **Bock**, Schlangen, **Hahn** und **Krokodile**), die auch als Aphrodisiaka verspeist wurden.

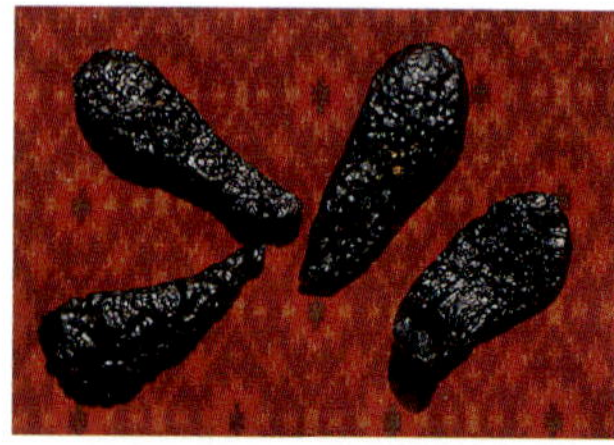

»Indochinite« sind schwarze Tektite. Die tropfenförmigen Tektite aus Thailand sehen wie Ejakulate oder Spermatropfen aus. (Australasisches Streufeld, Chiang Mai, Thailand, 2002)

Amulette

Andere Namen

Hegab (arab.), Phylakterium, Talisman, Tilsan (arab.)

Amulette als Schmuck, Artefakt oder Naturobjekt gelten aufgrund ihrer Symbolik weltweit als magisches Liebesmittel.

Nicht nur Bestandteile von Pflanzen und Tieren, denen aphrodisische Eigenschaften zugeschrieben werden, dienen als Amulett, zum Beispiel **Alraunen**, **Bergkristall**, **Hörner**, Kaninchenpfoten, Kerne, **Muscheln, Nüsse, Opercula**, Samen, **Wurzeln** und dergleichen. Auch viele Symbole, die als Amulett Karriere machten, haben eindeutig erotischen Charakter. Sie entstammen der Natur wie die Kaurischnecke[71], welche die Vulva nachbildet, gestalten auf künstlerisch grobe wie auch elaborierte Weise Auge (**Sehsinn**), Vulva, Hoden oder Phallus oder stellen Gesten mit eindeutig erotischer Bedeutung dar, wie die so genannte Feige, eine zur Faust geschlossene Hand, zwischen deren Mittel- und Zeigefinger der Daumen hervorragt. Dieser abwehrende Gestus wird universell als Verspottung und Diffamierung verstanden. »Mit der Fingerhaltung ist nichts anderes figuriert als die immissio penis[72], und das Weisen der Gebärde bedeutet nichts anderes als das Aufweisen des Geschlechtsaktes«, umschreiben HANSMANN/ KRISS-RETTENBECK (1966: 203) gelehrt die unmissverständliche Signalwirkung der »Feige«.

Wer sich in modernen westlichen Industrienationen einen naturalistisch gestalteten erigierten Penis oder eine drastisch direkte Nachbildung der weiblichen Lustpforte um den Hals hinge, müsste mit irritierten, empörten oder belustigten Blicken rechnen. In Japan oder Thailand kann man Phalli noch heute bei Tempeln und von Straßenhändlern kaufen. Sie werden als Glücks-, Fruchtbarkeits- und Potenzbringer geschätzt.

Dieselbe Vorstellung verband man mit solchen erotischen Amuletten in tiefster Vergangenheit auch in unserem Kulturkreis. Toll trieben es die alten Römer. Damit ihre Stammhalter zu starken, potenten und zeugungsfähigen Männern heranreiften, hängten die Mütter ihnen Amulette mit schamlosen Darstellungen geflügelter Penisse um den Hals.

Amulette haben eine doppelte Bedeutung. Sie sollen üble Kräfte bannen (den bösen Blick, durch Verzauberung hervorgerufene Missernten, Krankheiten, Unfruchtbarkeit), Gefahren abwehren (Naturgewalten, Übergriffe durch Menschen oder übersinnliche Feinde) und zugleich Gewünschtes herbeirufen (Fruchtbarkeit, Gesundheit, Potenz, Glück, Reichtum). Man trägt sie in Medizinbeuteln oder an Ketten und Fäden (**Baumwolle**) bei sich oder verwahrt sie an einem geheimen oder heiligen Ort.

Signaturenlehre

Viele liebesfördernde oder aphrodisierende Amulette bilden auf natürliche oder künstlich geschaffene Weise menschliche Genitalien oder Sexualorgane nach:

- Natürliche Sexamulette:

Astlöcher	Vulva, Yoni
Bananenknospe	Penis
Conchylien	Penis, Vulva, Anus
Donnerkeile (Belemniten)	Penis
Kaurischnecken	Vulva
Korallen	Penis
Luftwurzeln von **Schraubenpinien**	Phallus
Muscheln	Penis, Vulva, Gebärmutter
Pilze	Penis
Saligrame	Penis
Schnecken	Vulva
Seeigel	
-gehäuse	Anus
-stacheln	Penis
Stalaktiten	Penis
Tektite	Penis, Spermatropfen, Ejakulat
Zepterquarz (**Bergkristall**)	Penis

Schwarze Tektite aus Thailand erfreuen sich im Mineralienhandel weltweit großer Nachfrage. In ihrem Heimatland Thailand sind sie in erster Linie als Amulette begehrt. Besonders gesucht und hoch bezahlt werden Tektite in perfekter Tropfenform oder eindeutiger Phallusgestalt. Sie werden in Tempeln geweiht und als fruchtbarkeitsbringende, liebessteigernde und potenzfördernde Amulette gehütet.

»Tektite werden heute oftmals fälschlicherweise als ›Glasmeteorite‹ im Handel angeboten. Sie stammen aber nicht aus dem Weltraum, sondern sind Gesteinsgläser, die durch Aufschmelzung aus irdischen Gesteinen infolge eines großen Meteoritenimpaktes entstanden sind. Tektite entstehen durch den Aufprall sehr großer Meteorite mit kosmischer Geschwindigkeit auf die Erdoberfläche. Dabei entstehen (...) Gesteinsschmelzen, die aus dem sich bildenden

71 Zoologisch korrekt ist die Kauri eine Schnecke und keine Muschel, wie allgemein hartnäckig geglaubt wird.
72 Immissio penis (lat.) meint »Einführen des männlichen Gliedes«.

Krater über große Entfernungen herauskatapultiert werden. Beim Flug durch die Luft erstarren die geschmolzenen Gesteinsanteile durch schnelle Abkühlung zu Gesteinsgläsern – Tektiten – und gehen dann über große Flächen nieder« (SCHLÜTER 1996: 112).

- Künstlich geschaffene Sexamulette:

Schnitzereien
Becher für Aphrodisiaka
aus **Nashorn** Vulva

- Sexamulette, die nicht die Gestalt der Sexualorgane nachahmen:

Schmuck: Anhänger, Broschen, Armbänder, Ringe

- Zu Amulettanhängern gefasst werden:

Opercula (Hochvater und Hochmutter)
Hirschkäferkopf als Anhänger der Fraiskette: gilt als Fruchtbarkeitsamulett; der Hirschkäfer ist das heilige **Insekt** der Liebesgöttin Freia.[73]
Bocksbart: in Quasten zusammengefasste **Haare** vom *membrum virile* von Böcken, Amulett der männlichen Sexualsphäre. »Es wurde bereits Knaben zur Stärkung der Potenz umgehängt« (NEMEC 1976: 64; vgl. **BOCK**).
Mineralien (Edelsteine): Karneol, Amethyst, Smaragd.

Unter den Mineralien gilt der Smaragd als ein **Liebeszauber**, der die Ehe beschützt, wenn er in Form eines Skarabäus geschliffen und als Amulettschmuck getragen wird: »Ganz wunderbar ist die Wirkung des Smaragds auf Liebende; das helle Grün verdunkelt sich bis zu einem fahlen Braun, sobald der Geber seiner Geliebten die Treue nicht hält« (LAARSS 1988: 155).

Kommentar

Die Geste der »Feige« oder die an romanischen Bauwerken zu findenden Darstellungen von Baubo, weiblichen Gestalten oder Sirenen, die mit gespreizten Beinen ihr Geschlecht entblößen, haben einen offensichtlichen sexuellen Aufforderungscharakter. »Vivat! Es lebe, was die Eva hat unterm Feigenblatt«, ist die Inschrift auf einem Eberhauer, einem Anhänger einer Taschenuhrkette aus Salzburg.

Wir haben uns oft gefragt, wie dies apotropäisch (als Schadensabwehr) gemeint sein kann. Dafür können private, kulturelle und historische Gründe verantwortlich sein: Wer plötzlich mit dem Anblick einer intimen Region oder Situation konfrontiert wird, zieht sich instinktiv zurück, da dies als aggressiver Akt oder als Terrain für Unbefugte verstanden wird. Ferner werden Fruchtbarkeit und Zeugung angerufen, um über zerstörerische Mächte zu dominieren.

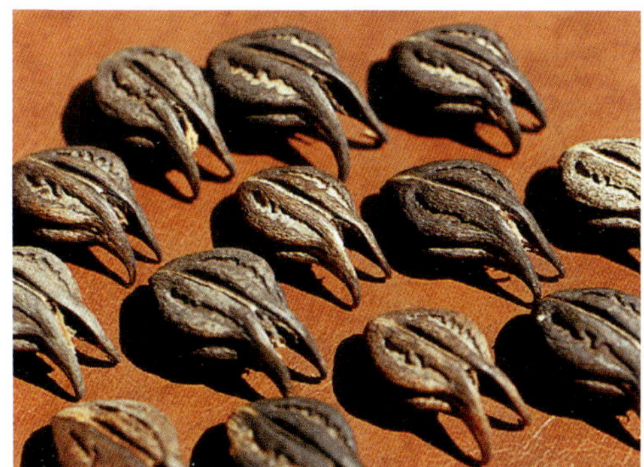

Die Früchte von *Uña de gato*, »Katzenkralle«, sind Liebesamulette, mit denen die geliebte Person magisch »gekrallt« werden kann.

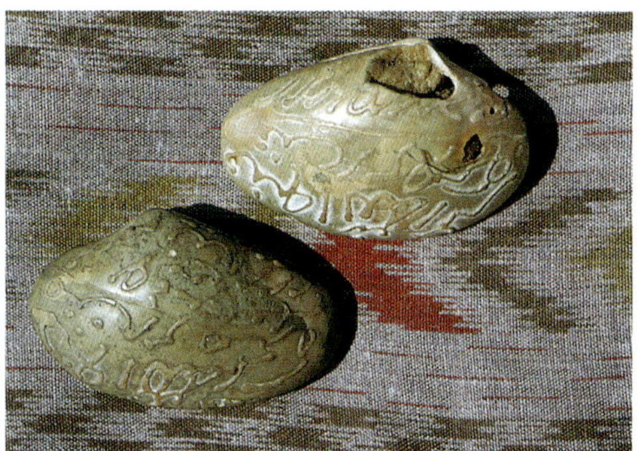

Fossile Muscheln, die mit arabischen Schriftzeichen verziert sind. Sie werden auf Java als Liebesamulette und Zaubersteine gebraucht. (Yogjakarta, Java, Indonesien, 1987)

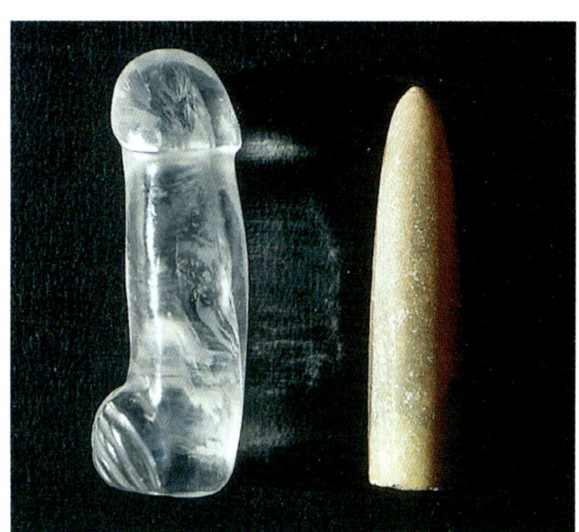

Phallusamulette: ein Phallus aus Bergkristall geschnitten (links) und ein Donnerkeil (Belemnit) von der Ostsee (rechts).

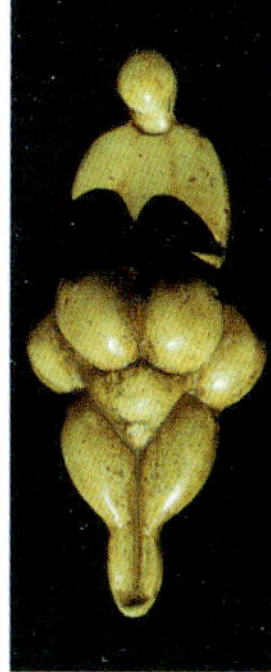

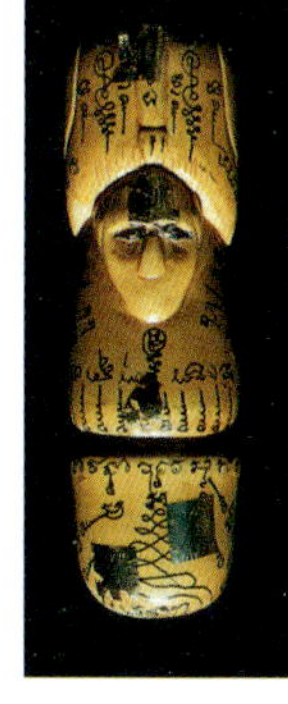

Die berühmte Venus von Lespugue (links) ist kein Amulett. Wie diese bildet sie aber Körperteile vergrößert ab, welche die weibliche Symbolik des Nährens und der Fruchtbarkeit darstellen. (Steinzeitliche Kleinplastik, Frankreich)

Ein Phallus aus Holz, mit Goldpapier verziert (rechts), um seine göttliche Kraft zu verstärken. Manche thailändischen Tempel sind auf die Herstellung von Phallusamuletten in diversen Größen und Ausführungen spezialisiert.

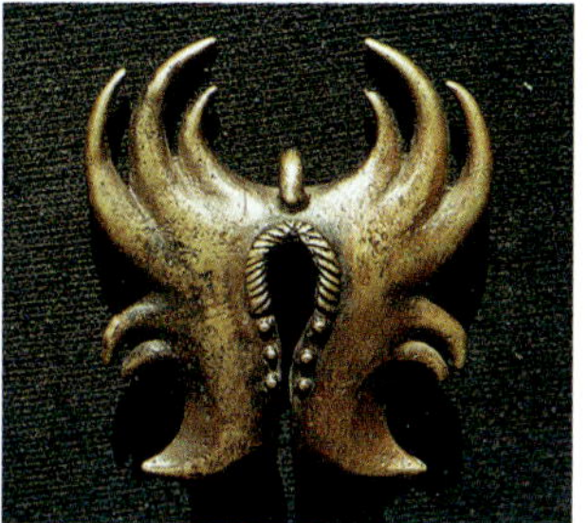

Yoniamulett aus Nepal. Die Yoni ist die Vulva der Großen Göttin, auf ihr Geschlechtsteil reduziert. Das Amulett soll Fruchtbarkeit verleihen.

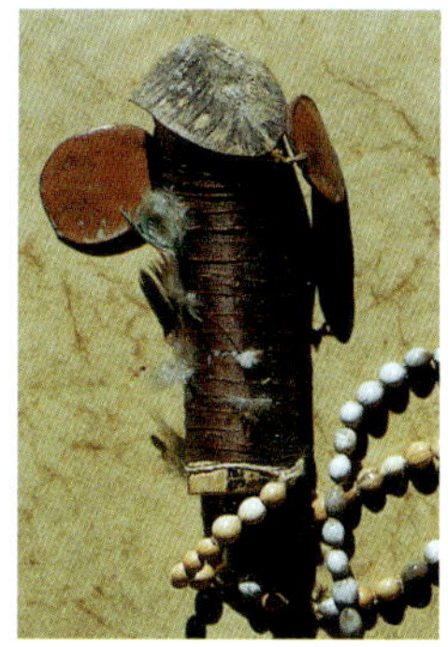

Pinchokette der Yaguaindianer, ein Phallusamulett, das Kraft und Potenz verleihen soll. (Pincho-Holzstück, mit Rindenbast umwickelt, Baum- und Strauchsamen; bei Iquitos, Amazonien, Peru, 1999)

73 »Im gegenständlichen Fall galt er als Amulett gegen das Bettnässen. Für diese Bedeutung lässt sich allerdings – was ja öfters bei volkstümlichen Amuletten der Fall ist – keine plausible Erklärung finden« (NEMEC 1976: 67). Vgl. **Urin**.

Außerdem verkörpern sie chthonische (erdhafte) Kräfte, die in monotheistischen Kulturen als dämonisch abgewertet wurden.

Bezugsquellen

Im Mineralienhandel bekommt man Tektite. Amulette werden von Straßenhändlern in Asien, Europa und Afrika angeboten oder im antiquarischen Handel in Europa und den USA.

Literatur

ANDREWS, Carol
1994 *Amulets of Ancient Egypt*, London: British Museum Press.

FILLIPETTI, Hervé und Janine TROTEREAU
1979 *Zauber, Riten und Symbole: Magisches Brauchtum im Volksglauben*, Freiburg: Bauer.

HANSMANN, Liselotte und Lenz KRISS-RETTENBECK
1966 *Amulett und Talisman: Erscheinungsform und Geschichte*, München: Callwey.

LAARSS, R. H.
1988 *Das Buch der Amulette und Talismane*, Köln: Diederichs.

LAWRENCE, Robert M.
1896 »The Folk-lore of the Horseshoe«, *Journal of American Folk-Lore* 9(35): 288–292.

NEMEC, Helmut
1976 *Zauberzeichen: Magie im volkstümlichen Bereich*, Wien und München: Verlag Anton Schroll.

SCANZIANI, Piero
1972 *Amuleti e Talismani*, Chiasso (CH): Elvetica Edizioni SA.

SCHLÜTER, Jochen
1987 *Meteorite*, Hamburg: HMZ.
1996 *Steine des Himmels: Meteorite*, Hamburg: Ellert & Richter.

VOLZ-KINZLER, Ulrike
1969 *Zähne als Amulett, Fetisch und Talisman*, Düsseldorf: Diss. Ms.

WILKINSON, Richard H.
1994 *Symbol und Magic in Egyptian Art*, London: Thames & Hudson.

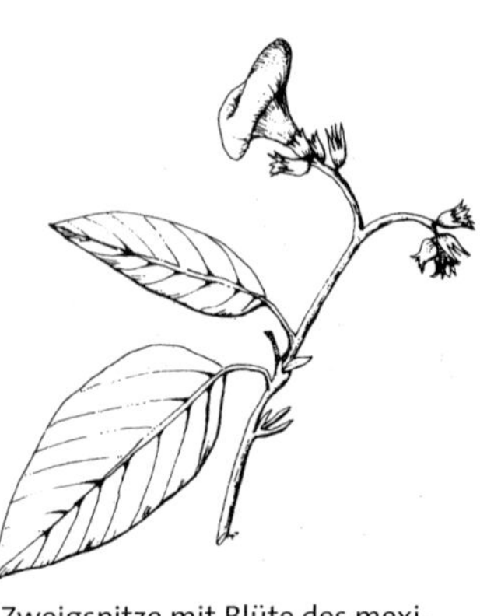

Zweigspitze mit Blüte des mexikanischen Anacahuitebaumes (*Cordia boissieri*). (Nach CABRERA 1981: 26)

Anacahuite

Cordia boissieri A. DC., Boraginaceae (Borretschgewächse)

Andere Namen

Anacahuitl (Nahuatl), Anacuáhuitl, Cueramo (taraskisch), Kordie, Macahuite, Nacagua, Nacahuite, Rasca viejo (kastillan.), Siricote, Trompillo

Andere Anacahuites in Mexiko

Cordia alliodora (R. et PAV.) CHAM.	Anacahuite del istmo (Oaxaca) (= Ajo sacha, Quechua/Bolivien; vgl. **Salben**), Ullukachi (Callawaya; DE LUCCA und ZALLES 1992*: 108)
Cordia appendiculata DC.	Anacahuite de Totolapan (Guerrero)
Cordia eleagnoides DC.	Anacahuite de Tepehuantepec (Oaxaca)
Cordia sebestana L. (Scharlachkordie)	Anacuite (Yucatán)

Anacahuite ist in Mexiko eines der berühmtesten Aphrodisiaka, in anderen Ländern aber kaum bekannt.

Der Baum kommt vor allem in den tropischen Gebieten, den Huastecas, vor (Tamaulipas, Veracruz und San Luis Potosí). Es heißt, die Pflanze rege den Appetit an, erleichtere die Verdauung, stimuliere die Muskelaktivität, die Leistungskraft und Körperenergie. Sie wird »deshalb als ein exzellentes natürliches Aphrodisiakum geschätzt« (SAMANO T. 1981: 7).

Inhaltsstoffe

Das Holz des Anacahuitebaums produziert ein Harz, das dem Tolubalsam ähnelt, ein balsamisches **ätherisches Öl**, Mineralsalze, Calciumoxalat, Tannin, Gerbsäure sowie ein Glykosid und ein Alkaloid unbekannter Struktur (CABRERA 1981: 25, MARTÍNEZ 1994: 37*).

Man bereitet einen Dekokt aus 2 bis 3 g Holz auf 100 ml Wasser zu und trinkt davon dreimal täglich. Der Trank gilt als allgemeines Stimulans und Tonikum, das bei Schwächezuständen und Malaria nützlich ist.

Bezugsquellen

Anacahuiteholz oder -zubereitungen kann man in Mexiko in Kräuterläden und auf Märkten kaufen.

Literatur

CABRERA, Luis
1981 *Plantas curativas de México* (2. Aufl.), Mexiko Stadt: Libro-Mex Editores.

SAMANO TAJONAR, Laura
1981 *Plantas curativas de México*, Mexiko Stadt: Gomez Gomez Hnos. Editores.

Ananas

Ananas comosus (L.) MERR., Bromeliaceae (Bromeliengewächse)
syn. *Ananas sativus* (LINDL.) SCHULT. f., *Ananassa sativa* LINDL., *Bromelia ananas* L., *Bromelia comosa* L.

Andere Namen

Matzatli, Pineapple, Piña, Sup-pa-rot (Thai)

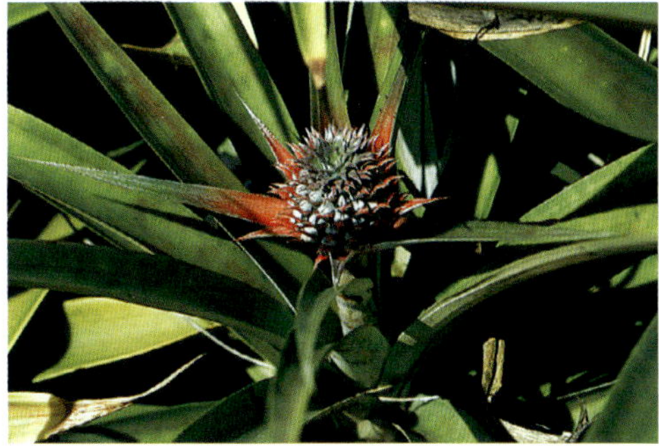

Wilde Ananas (*Ananas comosus*) mit Jungfrucht. (Mexiko, 1993)

Ihre aromatische Süße und Saftigkeit brachten der Ananas den Ruf ein, zu den aphrodisischen **Früchten** zu gehören.

Gebrauch als Aphrodisiakum

Mazatlán, das Ananasland, war im alten Mexiko die Region, wo der beste und am stärksten aphrodisierend wirkende Ananaswein produziert wurde.

Eigenartigerweise werden in aphrodisischen Rezepten mit Ananas nur die Früchte oder der frisch gepresste Saft genannt, nie aber die Blätter, die aufgrund der hormonellen Aktivität interessante Zutaten zu **Liebestränken** sein könnten. Zubereitungsangaben gibt es bislang nicht. Es wäre für Experimentierfreudige aber lohnend, sich einmal mit den Ananasblättern zu befassen.

Dem süßen und saftigen Fruchtfleisch der Ananas wie auch ihrem Saft werden auf den Antillen aphrodisische Eigenschaften zugeschrieben. Viele einheimische Hölzer, welche die männliche Potenz stärken sollen, werden über Wochen in einer Mischung aus Rum und Ananassaft getränkt, um ihre Wirkung optimal zu entfalten.

Rezepte

Aus Guadeloupe (Antillen): Das Fruchtherz einer kleinen, sonnengereiften Ananas acht Stunden in karibischem Rum (alternativ in einem Liter Weiß**wein**) ziehen lassen. Mit **Honig** süßen. Männer und Frauen, die während zwei Wochen täglich ein Glas davon trinken, fühlen, wie ihre Manneskraft erstarkt und der Quell weiblicher Lust sprudelt.

Aus Mexiko ist eine schärfere Variante bekannt: Man bestreut mundgroße Ananasstücke mit Salz und Chilipulver (einheimischer **Chilipfeffer** ist teuflisch scharf!). Manche tunken sie auch in braune **Tequila**.

Inhaltsstoffe

Frische Ananas hat einen hohen Vitamin-C-Gehalt. Neben Kohlenhydraten und anderen Vitaminen (Karotin, Thiamin, Riboflavin, Niacin) enthält sie lebenswichtige Mineralstoffe (Kalzium, **Phosphor**, Eisen, Kalium), Fruchtsäuren, Vanillin (vgl. **Vanille**), **ätherisches Öl** und Bromelin (= Bromelain). Das Bromelin ist ein eiweißverdauendes Enzym, verwandt mit dem Papayawirkstoff Papain (vgl. **Früchte**). Die Blätter der Ananas enthalten Steroide mit östrogener Wirkung (vgl. **Hormone**). Die reife Ananas wirkt leicht schweißtreibend, diuretisch, verdauungsfördernd und neutralisiert einen übersäuerten Magen (RÄTSCH 1987: 68*).

Während die kulinarische Bedeutung der Ananas hinlänglich bekannt ist, kennt man ihre Verwendung als Duftstoff, zum Beispiel zum Würzen von Schokolade (vgl. **Kakao**) oder zum Parfümieren von Räucherkerzen (vgl. **Räucherwerk**), Ölen und **Salben** weniger.

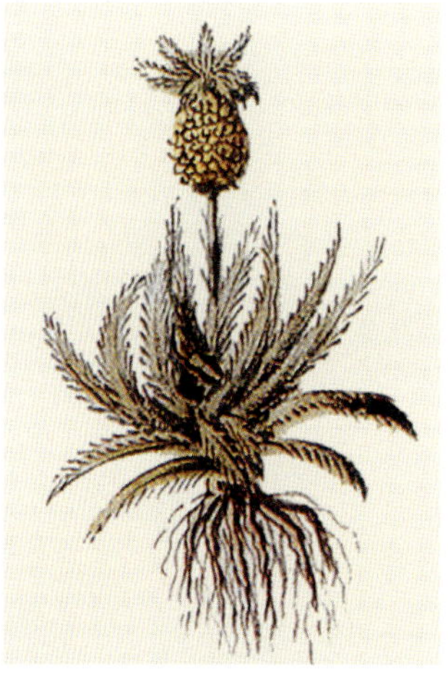

Piña. Diese botanische Darstellung zeigt die *Ananas comosus*. Im Begleittext heißt es, sie sei gut bei Cholera und die getrocknete Fruchtrinde, mit Wasser und Zucker gekocht, helfe bei Husten. (Illustration aus NAVARRO 1801: 252)

Anandamid

Siehe **Hanf, Kakao, Wein**

Angelika

Siehe **Engelwurz**

Antilope

Saiga tatarica L., Bovidae, Perissodactyla

Andere Namen

Antelope, Ling Yang (chin.), Reiyôkaku (jap.), Yôngyanggak (kor.)

Vor allem in Asien schwört man auf die aphrodisische Wirkung von Antilopenhörnern. Das ist nicht nur auf ihre pharmakologische Wirkung zurückzuführen, sondern auf ihre suggestive Form.

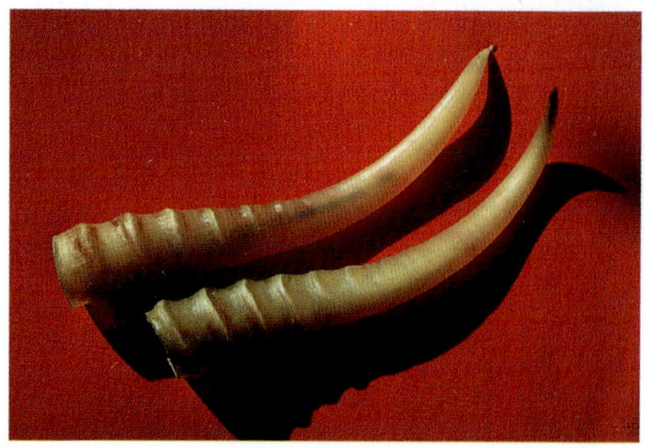

Antilopenhörner als chinesische Rohdroge in der Apotheke. (Hongkong, 1990)

Gebrauch

In China gehören die Hörner der Antilope (Ling yang jiao, Cornu antelopis) von alters her zum Arzneischatz der traditionellen chinesischen Medizin. Sie werden pulverisiert als Einzeldroge oder in Kombinationspräparaten verwendet. Die Hörner enthalten Calciumphosphat und Keratin.

Als Aphrodisiakum mazerierte man im Reich der Mitte früher ganze **Hörner** (zwei Stück, möglichst vom selben Tier) mit Reisschnaps, heute mit Whisky. Sie sollten mindestens zwei Wochen lang im Alkohol ziehen. Die Hörner bleiben in der Flasche; ist sie leer, kann man dieselben Hörner noch mehrere Male erneut mit Alkohol aufgießen. Spätestens nach dem siebten Aufguss sind die Wirkstoffe »ausgelutscht«. Man kann auch das Hornpulver (3–5 fen = 1,08–1,8 g) in Whisky rühren und dann trinken. Viele Chinesen und Japaner schwören auf die aphrodisische Wirkung des Antilopenhorns. Vielleicht ist dabei nicht das Horn der aphrodisierende Anteil, sondern der **Alkohol**. Auf jeden Fall dürfte das Horn eine recht starke psychische und kognitive Wirkung haben.

Die Eigenschaften und Anwendungen der Antilopenhörner entsprechen im Wesentlichen jenen des **Nashorn**s; allerdings soll das Nashorn besser sein, weil es noch stärker und effektiver vergiftende Hitze neutralisiert (was sich allerdings aus Tierschutzgründen verbietet). Als Ersatz für echte Antilopenhörner können auch **Ziegen**hörner (Cornu Maemorhedis, Shan yang jiao) verwendet werden, die allerdings nicht so effektiv sind.

Wirkung

Klinische Studien haben ergeben, dass Antilopenhornzubereitungen das Zentralnervensystem in Bezug auf die Orientierung hemmen, die Empfindlichkeit gegenüber **Strychnin** und **Koffein** vermindern, die Körpertemperatur senken und in Tierversuchen die Toleranz gegenüber einer sauerstoffarmen Atmosphäre erhöhen (Bensky und Gamble 1986: 603*).

羚羊角
羚羊角味鹹苦寒微寒無毒主明目益氣起陰去惡
血注下辟蠱毒惡鬼不祥安心氣常不魘寐療傷寒

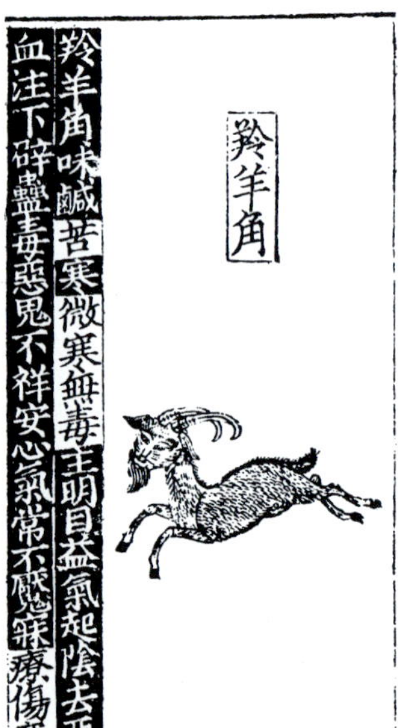

Antilopenhorn (*ling-yang-chiao*) in einem chinesischen Kräuterbuch. (Aus dem *Ch'ung-hsiu cheng-ho pen-ts'ao*)

Apfel

Malus sylvestris Mill., Rosaceae (Rosengewächse), syn. *Pyrus malus* L.

Andere Namen

Apple (engl.), *dph* (ägypt.), Melea (altgriech.), Malum (lat.), Öpffel (alemann.)

Äpfel wirken nicht pharmakologisch aphrodisierend, sondern Mythen und Volksglauben rückten sie in diesen Zusammenhang.

Der Apfel steht in Beziehung zu **Früchten** wie dem »Paradiesapfel« genannten **Granatapfel**, der Zitrusfrucht Apfelsine oder den gelben Äpfeln der **Quitte**. Die Bezeichnung »Apfel« taucht bei Liebesmitteln, Gemüsearten oder Heilmitteln auf. »Liebesäpfel« sind die goldgelben Früchte des Allheilmittels **Alraune**. Unter den Gemüsen und Grundnahrungsmitteln werden die **Nachtschattengewächse Tomate** als »Liebesapfel« bezeichnet und die Kartoffel als »Erdapfel« (im alemannischen Sprachraum). Ferner gibt es den Pferdeapfel, aus dessen Humus der **Dunkelrandige Düngerling** wächst. Erisapfel ist der Name des Apfels, den Paris Aphrodite, der schönsten der drei Göttinnen, überreicht (vgl. **Einbeere**).

Apfelsine (Orange)

Citrus aurantium L., Rutaceae, syn. *Citrus vulgaris* Risso, Pomeranze: Antillen, Fruchtsaft

Citrus ichangensis (Guill.) Swingle, syn. *Citrus aurantium* var. *ichangensis* Guill.: China bis Assam, in China: Einnahme der Samen

Kulturelle Bedeutung

Im Altertum bezeichneten die Goldenen Äpfel nicht die Früchte des im Garten angepflanzten Apfelbaumes, sondern die mythischen »Früchte der Unsterblichkeit« (vgl. **Alraune**, **Granatapfel**). Allerdings wurden die »Äpfel der Hesperiden« immer wieder auch botanisch interpretiert: »Der Apfel der Hesperiden war nicht etwa,

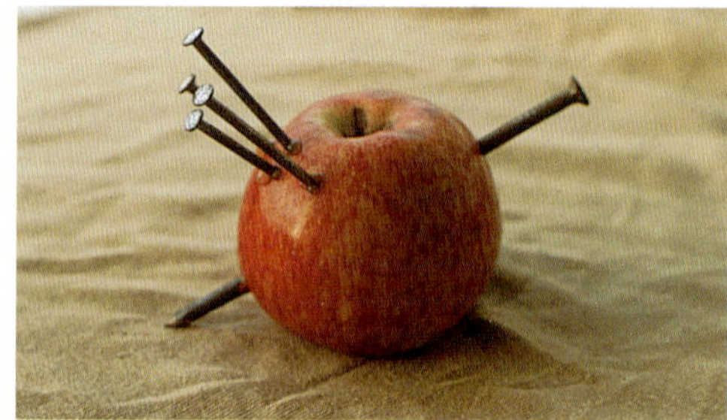

Liebeszauber mit einem Apfel und Nägeln. Der Apfel stellt das Herz des Opfers da, die Nägel sind die Liebespfeile. Man kann mit diesem Zauber aber Schaden anrichten, nämlich das Opfer töten. (Mexiko Stadt, Mexiko, 1984)

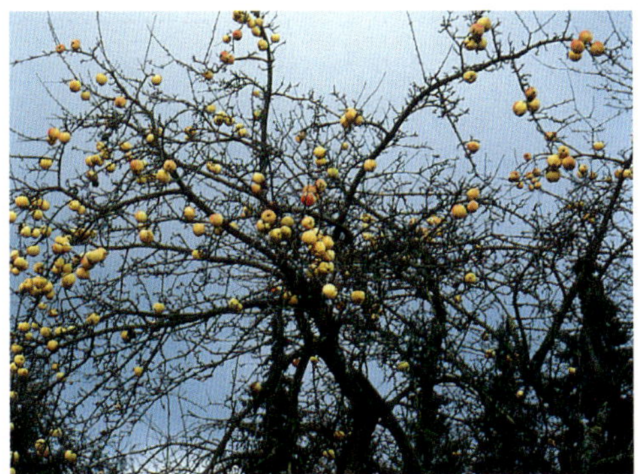

Die »goldenen Äpfel«. Apfelbaum im Herbst. (Hamburg, Deutschland, 10/2001)

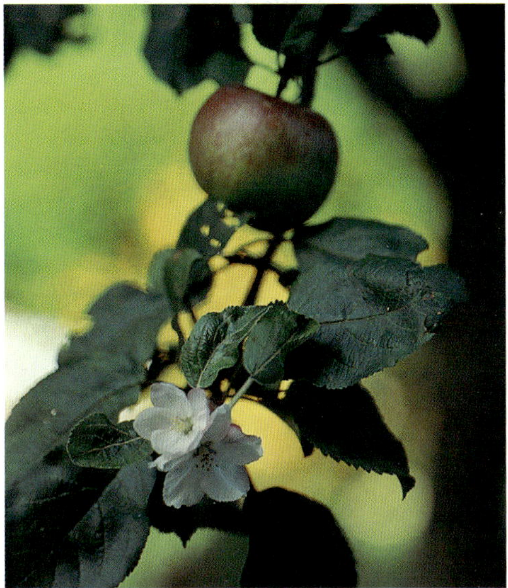

Blütenwunder am Apfelbaum: Der Früchte tragende Apfelbaum bekommt manchmal im Spätherbst noch ein paar Blüten. Darin sah man früher das »Blumenwunder« am Heiligen Abend (Weihnachten). (Berne, Hamburg, Deutschland, 1999)

wie vielfach angenommen wird, mit der Apfelsine identisch, sondern es handelt sich bei ihm um den so genannten ›Kydonischen Apfel‹, nämlich die **Quitte** [*Cydonia oblonga*], wobei der Beiname auf die Kydonen oder Kreter bezogen wird. Sie war der Aphrodite geweiht. Aus ihrem Fruchtfleisch wird eine schmackhafte Marmelade bereitet. Der Ausdruck Marmelade geht sogar auf sie zurück; denn das portugiesische ›marmelo‹ bedeutet soviel wie Quittenkäse oder Quittenmus« (Grandjot 1991: 53*).

Schon zu Zeiten der griechischen und römischen Weltreiche gehörte der Apfelbaum zu den kultivierten Fruchtlieferanten. Der Baum mit seinen goldgelben oder roten, runden, prallen Früchten stand seit je im Mittelpunkt janusköpfiger Symbolbezüge: »Der Apfelbaum als Baum der Erkenntnis kann auch blenden; als Lebensbaum ist er auch Todesbaum« (Brosse 1990: 253*). Beim Urteil des Paris spielte der goldene Apfel von Thetis, der Göttin der Zwietracht, eine wesentliche Rolle. Als Symbol der Sonne stand er mit dem Sonnengott Apollon im Zusammenhang. In Delphi gehörte der Apfel zu den Preisen der pythischen Spiele. Theokrit spricht sogar von »Dionysosäpfeln« (*2. Eidyllion*).

Die Meliaden sind die Nymphen der Apfelbäume. Sie stehen naturgemäß mit Aphrodite im Zusammenhang. Die zypriotische Liebesgöttin hatte auf Zypern im tamasenischen Feld einen ihr geweihten Tempel. Dort, »mitten im Gelände, schimmert ein Baum, rötlich belaubt; rötliches Gold raschelt an den Ästen« (Ovid, *Metamorphosen* X, 647f.). Dort pflückte Aphrodite ihre berühmten goldenen Äpfel (vgl. **Alraune, Granatapfel**).

Auch im germanischen Mythos sind die Goldenen Äpfel der Liebesgöttin Freia (auch Idun genannt) für die Götter lebenswichtig, denn sie allein verschaffen ihnen Kraft und Jugend. In der Oper *Der Ring des Nibelungen* von Richard Wagner (1813–1883) kommentiert dies im ersten Teil, *Rheingold,* Loge, der Feuergott: »Alt und schwach sinken sie hin, müssen Freias Früchte sie missen«.

Nicht zuletzt spielt der Apfel auch im Märchen der Gebrüder Grimm eine Rolle, indem die Märchenhexe Schneewittchen mit einem vergifteten Apfel ans Leben wollte, weil sie Schneewittchen ihre Schönheit neidete.

Inhaltsstoffe

Äpfel enthalten Fruchtsäuren (Apfel- und Zitronensäure), Mineralstoffe (Kalzium, **Phosphor**, Eisen), Vitamine (A, C, Thiamin, Riboflavin, Niacin), **ätherische Öle**, Fruchtzucker, Pentosan und Pektin. Die Samen enthalten Amygdalin. Pharmakologisch aktive Stoffe, die als aphrodisierend empfunden werden könnten, sind nicht nachgewiesen.

Der Redensart entsprechend, dass ein Apfel am Tag gesund erhält, können frische oder getrocknete Äpfel die Grundlage einer gesunden Ernährung bilden. Äpfel sollte man immer ungeschält essen, da die wertvollen Fruchtsäuren und Mineralsalze direkt unter der Haut liegen.

Literatur

Müller, Heinz Martin

1980 *Erotische Motive in der griechischen Dichtung bis auf Euripides*, Hamburg: Buske (Hamburger philologische Studien 50).

»Im Zeichen der Liebe warfen sich schon die alten Griechen den Apfel zu. In der Andreasnacht [30. November] (…) konnte das heiratslustige Mädchen den Namen eines Zukünftigen erfahren. Dazu musste es vorsichtig einen Apfel schälen und die Schale, ohne sich umzusehen, über die Schulter werfen. Aus der Form, die die auf der Erde liegende Apfelschale gebildet hatte, konnte es den Anfangsbuchstaben des Namens seines Freiers herauslesen.« (Jantzen 1980: 32*)

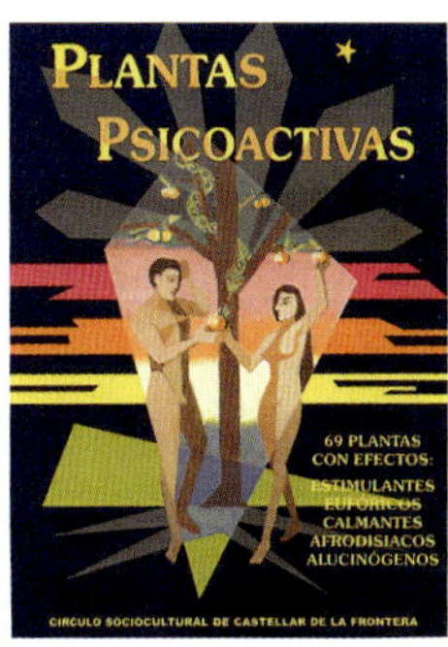

Auf dem Umschlag dieses spanischen Büchleins (Janssen et al. 1997*) über psychoaktive Pflanzen, wird der Apfelbaum der Erkenntnis mit seiner verbotenen Frucht als Metapher für die Drogenprohibition benutzt.

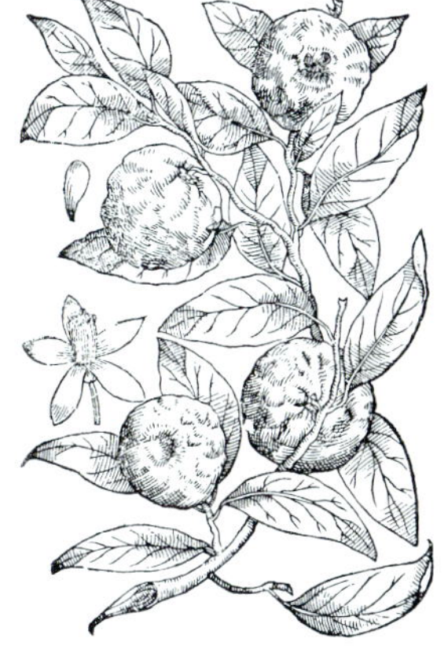

Adamsapfel (*Poma adami*) ist nicht nur der Kehlkopf des Mannes, sondern war früher der Name für eine Zitrusfrucht (wahrscheinlich die Pomelo). Der »abergläubische Pöbel« sah in dieser Frucht den Apfel, den Adam und Eva im Paradies gegessen haben. (Holzschnitt aus Matthiolus 1626*)

»Die Anwendung von Apomorphin ist nach meinen Erfahrungen unbedingt die beste Methode der Entziehungsbehandlung.« (Burroughs 1999: 291*)

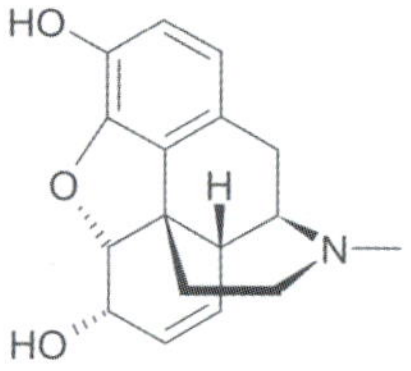

Morphin

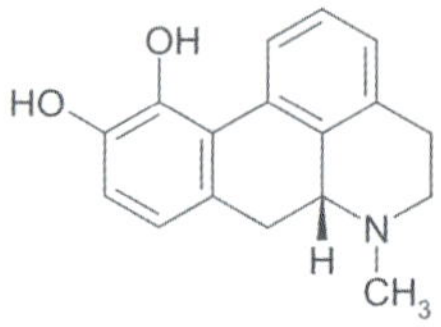

Apomorphin

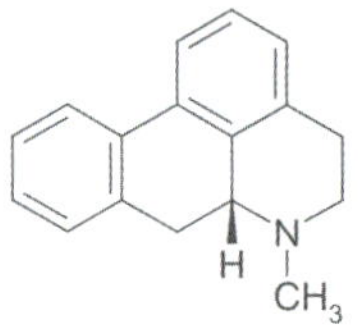

Aporphin

Apomorphin ist der wichtigste Vertreter der Aporphinalkaloide. Interessanterweise wurden Aporphin und Aporphinalkaloide als psychoaktive Wirkstoffe in einigen **Seerosen** (*Nymphaea* spp.), die auch als Aphrodisiaka oder Antiaphrodisiaka benutzt wurden, nachgewiesen.

Apomorphin gelangte kürzlich als Aphrodisiakum bzw. Potenzmittel als Medikament unter dem Namen U-Prima® in den Apothekenhandel. Die Arzneimittelvertreter gaben diesem Produkt den Spitznamen »Unten ist alles prima«. Man nimmt 3 mg sublingual.

Apomorphin

5,6,6α,7-Tetrahydro-6-methyl-4*H*-dibenzo[*de,g*] chinolin-10,11-diol

Summenformel: $C_{17}H_{17}NO_2$

Aporphinalkaloid, **Morphin**abkömmling, Opiat

Andere Namen

Apomorfina (span.), Apomorphinum [hydrochloricum], Apomorphyne (frz.)

Apomorphin wird klinisch zur Behandlung organisch bedingter Impotenz eingesetzt.

Der Begriff Apomorphin wird einigen aus *Naked Lunch*, dem »Nackten Fressen«, von William S. Burroughs (1914–1997) bekannt sein. In seinem Opiatepos beschreibt »Lee« seine verschiedenen Drogenerfahrungen, nicht nur in Bezug auf Sex, Homosexualität und Lust, sondern auch die Drogensucht in ihren unterschiedlichsten Färbungen. So berichtet der Morphinist befreit über den Erfolg mit Apomorphin: »Niemand würde zum Vergnügen nach Apomorphin greifen. *Es ist noch kein Fall von Apomorphinsucht bekannt geworden.* Aber eine vierundzwanzigstündige intensive Apomorphintherapie befreite mich von dem Delirium (...) Ich habe am eigenen Leib erfahren, dass Apomorphin wirklich ganze Arbeit leistet. Schon nach acht Tagen konnte ich die Klinik verlassen« (Burroughs 1999: 311f.*).

Wirkung

Dass Apomorphin ganze Arbeit leisten könnte, erhoffen sich viele Männer mit Impotenzproblemen. Denn nach neueren klinischen Untersuchungen kann eine orale Therapie mit Apomorphin »erektile Dysfunktion« heilen (Heaton et al. 1995). Es könnte aber auch zu anderen Reaktionen kommen: »Apomorphin ist ein Morphinderivat, wobei dem Morphium durch Behandlung mit konz. HCl ein Molekül Wasser entzogen ist. Es wirkt in kleinen Dosen im Gegensatz zu **Morphin** erregend auf die medullären Zentren, insbesondere auf das Brechzentrum und auf das Atemzentrum. Diese Wirkungen fehlen in tiefer Narkose und bei komatösen Zuständen. Die wässrige Lösung des Apomorphins ist wenig beständig und nimmt durch Oxidation rasch eine dunkelgrüne Farbe an. Gefärbte Lösungen können einen schweren Kollaps auslösen und sind daher nicht mehr zu verwenden« (Gebhardt 1940: 178*).

Die Anwendung von Apomorphin bei Impotenz gehört auf jeden Fall in die Hände eines erfahrenen Arztes. Selbstexperimente können sehr gefährlich werden! Apomorphin ist laut *Römpp Chemie Lexikon* (9. Aufl., 1995) das stärkste Emetikum (Brechmittel), das bis heute bekannt wurde. Es wirkt als eine Art Dopaminomimeticum direkt auf das Brechzentrum im zentralen Nervensystem. Schon ab 20 mg – das ist bereits eine höhere Dosis – kann es zu Schädigungen im Atemzentrum kommen.

Bezugsquellen

Kontrollierte Substanz, nur nach ärztlicher Anweisung.

Literatur

Heaton, J. P. W., A. Morales, M. Adams et al.
1995 »Recovery of Erectile Function by the Oral Administration of Apomorphine«, *Journal of Urology* 45: 200–206.

Tamminga, C.A. et al.
1978 »Schizophrenia Symptoms Improve with Apomorphine«, *Science* 200(5): 567–568.

Uprety, Hema, D. S. Bhakuni und M. M. Dhar
1972 »Aporphine Alkaloids of *Litsea sebifera, L. wightiana* and *Actinodaphne obovata*«, *Phytochemistry* 11: 3057–3059.

L-Arginin

(*S*)-2-Amino-5-guanidinovaleriansäure

Summenformel: $C_6H_{14}N_4O_2$

L-Arginin gilt als chemisch wirksames Aphrodisiakum.

Im Standardnachschlagewerk zur Chemie, *Römpp Chemie Lexikon* (9. Aufl., 1995), findet man im ersten Band unter dem Buchstaben A tatsächlich den Eintrag »Aphrodisiaka« als Bezeichnung »für Anregungsmittel zur Steigerung des Sexualtriebes«. Die Chemiker gehen von drei Wirkungsmechanismen aus: Abbau von Hemmungen (durch **Alkohol** und Rauschmittel), hormonelle Prozesse (Sexualhormone) oder Reizung des Urogenitaltraktes, entweder durch gesteigerte Durchblutung (**Yohimbin**) oder durch Hautreiz (Cantharidin, vgl. **Spanische Fliege**). Weiter heißt es: »Arginin soll Aphrodisiaka-Eigenschaften besitzen« (I: 226). Leider passt L-Arginin in keine der drei Kategorien. Was aber verbirgt sich hinter dem edelmetallischen Namen?

L-Arginin ist eine proteinogene, das heißt eiweißbildende Aminosäure. Der Name leitet sich von lateinisch *argentum* für Silber ab, da L-Arginin bei seiner Entdeckung zuerst als ein Silbersalz ausgefällt wurde. Im Harnstoffzyklus entsteht es aus L-Ornithin, Carbomylphosphat und L-Aspartat und ist im Organismus wichtig für die Entgiftung des Körpers von Ammoniak.

Vorkommen

L-Arginin ist weit verbreitet und findet sich in fast allen Eiweißen, in besonderem Maße in Histonen und Protaminen. Es kommt auch in freier Form in vielen Pflanzen vor, beispielsweise in Rot**algen**, Buchweizen, Kürbisgewächsen, **Kakteen** (*Opuntia ficus-indica*) und Nadelhölzern, also in einigen aphrodisischen Nahrungsmitteln (**Algen, Kürbis, Pinie**). Diese Aminosäure dient in Speicherzellen als Reserve für Stickstoff.[74]

L-Arginin wird zunehmend als Zutat in »pflanzlichen Alternativen zu **Viagra**« verarbeitet (vgl. **Brenndolde, Energy Drinks, Smart Drugs**). Wahrscheinlich, weil die Hersteller den *Römpp* im Regal stehen haben.

Arsen, Arsenik und Co.

Arsen als Eintrag in einem Liebesmittellexikon zu finden erstaunt doch sehr. Kennt man es nicht vom berühmten Schwarzweißfilm *Arsen und Spitzenhäubchen* als tödliches Gift? Wie aber soll ein Gift den Liebesgenuss fördern?

Ohne Arsen als Spurenelement könnten wir nicht leben. Es kommt in fast allen Organen vor und scheint für die Enzymausschüttung und Blutbildung wichtig zu sein.

Soll es die Ausdauer und Stoßkraft beim Sex erhöhen und aus dem Mann einen »brünstigen Hengst« machen, kommt es bei Arsen auf die penibel richtige Dosierung an.

Elementares oder gediegenes Arsen ist ungiftig. Gefährlich wird es erst, wenn es oxidiert und daraus arsenige Säure (Arsentrioxid), besser bekannt als Arsenik, entsteht. Arsenik und andere Sauerstoffverbindungen von Arsen können tödliche Gifte (so genannte Erbschaftspulver) sein. Da es farb-, geruch- und geschmacklos und zudem in **Kaffee** gut löslich ist, wurde Arsenik gern von den legendären Giftmörderinnen genutzt. Wie davor das **Bilsenkraut** diente Arsen noch bis ins 19. Jahrhundert vor allem in England als »Gnadenspritze« für »Altsitzer« (Martinetz und Müller 1989: 16).

Arsenik lässt sich gut mit Säuren nachweisen und am **knoblauch**artigen Geruch des entstehenden Arsenwasserstoffs erkennen.

Arsenmineralien

Arsen ist ein Element (As, Ordnungszahl 33, Halbmetall), das gediegen vorkommt und somit zu den **Mineralien** zählt. Weißer Arsenik bezeichnet künstlich erzeugtes Arsentrioxid (As_2O_3), das auch als natürliches Mineral gefunden wird und Arsenblüte, Arsenolith oder Arsenit heißt (Lüschen 1968: 178f.*). Es ist auch als »König der Gifte«, als »Giftmehl« und »Hüttenrauch« (siehe unten) bekannt (Führer 1943: 59*).

Arsen leitet sich von griechisch *arsenikos*, »männlich«, ab. Für die Alchemisten war Arsen das »männliche« Element. Ebenso war ihnen ein Bastardmetall (auch Halbmetall) bekannt, das verächtlich »Arsenikkönig« genannt wurde.

Arsenmineralien fanden schon früh ihren Platz in der Heilkunde. Bereits bei Dioskurides werden sie aufgeführt, ebenso in den frühen medizinischen Schriften der Araber, in der traditionellen chinesischen Medizin, in der westlichen Medizin und Pharmazie wie auch in der Homöopathie. An der Wende vom 18. zum 19. Jahrhundert war das Interesse an medizinisch brauchbaren Arsenmineralien groß. Von allen natürlich vorkommenden Verbindungen galt der Pharma-

»Eine chemische Droge, die zeitweise fast ebenso oft zu **Liebestränken** verwendet wurde wie die Kanthariden [**Spanischen Fliegen**], ist das Arsen. Es wird von der Pharmazie in geringen Dosen zu gewissen Kräftigungsmitteln verwendet, wie ja auch manche arsenhaltigen Mineralwässer in bestimmten Fällen von Liebesuntüchtigkeit anregend wirken sollen. Auch in den zahllosen Anzeigen zur Erzielung der idealsten Brüste der Welt gepriesene Präparate enthalten häufig Arsen.«
(Lehmann 1966: 172*)

Arsenmineralien

Formel	Bezeichnung	Gebräuchlicher Name	Andere Namen
As	Arsen	Schwarzes Arsen	Arsenicum, Fliegenstein, Kobold, Scherbenkobalt, Näpfchenkobalt[75]
		Gediegenes Arsenik	Arsenic
As_4	Arsen	Gelbes Arsen	
As_2O_3	Arsentrioxid,	Arsenblüte, Arsenit,	Arsenolith, Arsenicum album, Arsenige Säure, Arsenik, Schakk, Acidum arsenicosum[76]
AsS	Schwefelarsen Arsendisulfid	Realgar	Rauschrot, Rotes Operment, Arsenicum rubrum, Rauschrot, Rote Arsenblende, Sandarach, Sandarak, Zemikh el-Ahmeur, Xiong huang (chin. »männliches Gelb«), Yûô, Unghwang
As_2S_3	Schwefelarsen	Auripigment	Rauschgelb, Arsenicum Arsentrisulfid citrinum, Auripigmentum, Operment, Orpiment, gelbe Arsenblende, Arrenikon
FeAsS	Arsenopyrit	Misspickel	Arsenkies, Arsenikkies, Misspült

74 Auch eine andere Aminosäure, 4-Chlophenylalanin, soll ein Aphrodisiakum sein; sie hat zwar bei Kleintieren eine erhöhte Kopulationsfrequenz ausgelöst, dennoch gilt die »Wirkung als umstritten«.

75 Gediegenes Arsen kommt oft in einer schaligen Ausbildung vor. Beim Zerbrechen erhält man kleine Näpfe. Diese wurden mit Wasser gefüllt als Fliegengift (vgl. **Fliegenpilz**) benutzt, daher der Name »Fliegenstein« (Lüschen 1968: 178*).

76 Dieser Name ist in der Homöopathie gebräuchlich.

Arsen »wird auch von einigen Kobold und Schirbenkobold genennet, zumal von Bergleuten, die alle dasjenige Kobold heissen, was giftig ist, oder was sie nur nicht kennen; wäre aber behutsamer und deutlicher geredet, wenn man es ein pures schwarzes Gifterz, einen gegrabenen Fliegenstein, ja einen gegrabenen schwarzen Arsenic heisen wolte.« (Johann Friedrich HENKEL, 1679–1744, *Pyritologia oder Kieshistorie*, Leipzig 1754, S. 548)

kolith als das medizinisch wertvollste Arsenmineral: »Wasserhaltiges arsensaures Kalzium. Von Karsten (1800) Pharmakolith genannt, [griech.] *phármakon*, Heilmittel, Gift. ›Der Name Pharmakolith scheint mir dafür sehr passend zu sein, weil es die einzige Steinart ist, in welcher sich Arsenik- oder Giftsäure in bedeutender Menge findet‹« (LÜSCHEN 1968: 292*).

Gebrauch

Die beiden häufigsten und bei Sammlern beliebten Arsenmineralien Auripigment und Realgar sind praktisch ungiftig (FÜHNER 1943: 58, 60*). Diese Arsensulfide werden, mit Ätzkalk (CaO) vermischt, als **Kosmetika** für den Intimbereich verwendet. Das Pulver dient als Enthaarungsmittel (FÜHNER 1943: 61*). Auripigment war früher als Arznei unter dem vielversprechenden Namen »Kosmisches Pulver« bekannt (LEWIN 1992: 181*). Arsenik, Auripigment und Realgar waren Zutaten zu taoistischen Lebenselixieren und zu den **Lenzmittel**n der chinesischen Alchemisten (COOPER 1984: 54*, RÄTSCH und GUHR 1989: 135*).

Im Himalaya wurde Auripigment nicht nur als Steinfarbe benutzt, sondern auch zu alchemischen Aphrodisiaka verarbeitet. Dabei soll es manchmal zu Vergiftungen gekommen sein, was darauf hindeutet, dass der alchemische Prozess das ungiftige Auripigment in extrem giftiges Arsenoxid verwandelt. Bei Vergiftungen wurde etwas **Hanf**rauch per Klistier rektal verabreicht.

Arsenmineralien: Gediegenes Arsen, Auripigment, Realgar, Misspickel, Arsenit und Pharmakolith. (Tafel aus *Schubert's Illustrierte Mineralogie*, 1888)

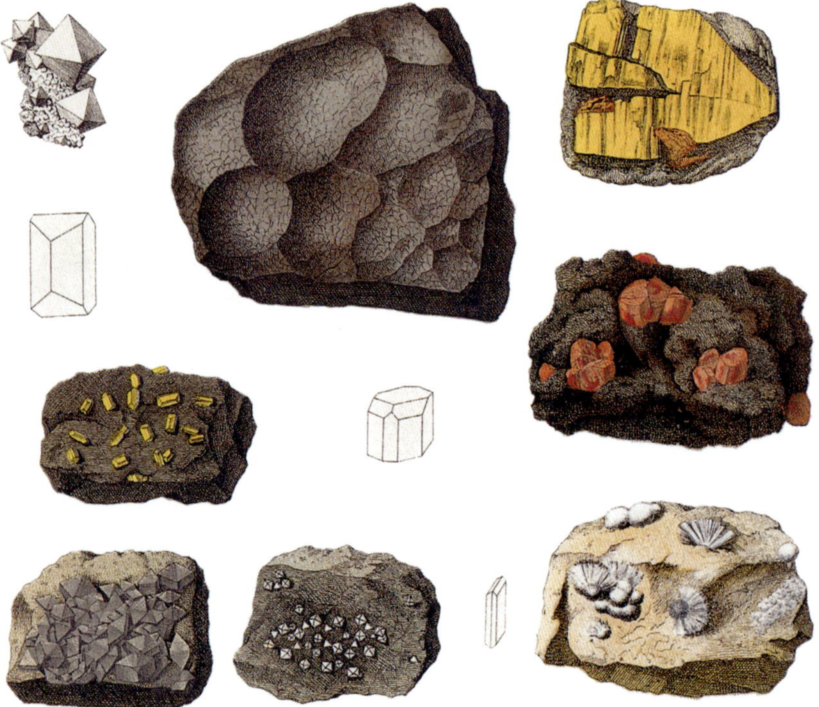

In der traditionellen chinesischen Medizin wird Realgar als Salbe erfolgreich gegen Dermatitis eingesetzt (BENSKY und GAMBLE 1986: 640*). Die Salbe erwies sich auch als gutes Gegenmittel für »Verbrennungen« mit **Bärenklau**.

Ein Fruchtbarkeitsmittel für Frauen

»Auch kann sie eine kleine Menge Sesamkörner zerstampfen und den Saft mit gepulvertem roten Arsenik [Realgar], vom Gewicht einer Bohne, mischen; diese Mischung trinke sie an jedem der drei ersten Tage, die auf ihre Periode folgen; dann wird sie imstande sein, ihren Gatten zu umarmen« (SCHEIK NEFZAUI 1985: 212*).

Das Essen von Arsenik vermittelt ein wohliges Körpergefühl. Offensichtlich kommt es auch zu Wahrnehmungsänderungen.

Wer Arsenik eingenommen hat, muss nicht notwendigerweise dem Tode ins Auge blicken. Es kommt – hier ganz besonders – auf die lebenswichtige Kunst der Dosierung an. Baron Ernst Freiherr von BIBRA (1806–1878), dem das erste deutschsprachige Buch über psychoaktive Genussmittel, *Die Narkotischen Genussmittel und der Mensch* (1855), zu verdanken ist, brachte das Arsenikessen mit dem Gebrauch von **Coca, Opium** und Haschisch (**Hanf**) zur Erleichterung beim Bergwandern oder Bergsteigen in Verbindung. Weil einem dann die Puste nicht ausgehe, fühle man sich besser und komme somit leichter auf den Berg. Arsenik scheint sich folglich als Arbeitsdroge zu bewähren, zur Steigerung der Arbeitskraft und Verbesserung der Ausdauer. Berghüttenarbeiter gewöhnten sich bei der Arbeit durch den Arsenikstaub (»Hüttenrauch«) unfreiwillig an eine ständige Arsenzufuhr oder härteten sich absichtlich durch eine genau bemessene Dosissteigerung von Arsenik als Leckmittel, Bonbon oder Speckwürze gegen das Gift ab.

Arsenik wird gegessen, »um ein gesundes und wohlbehäbiges Aussehen zu bekommen, und robust und kräftig zu scheinen. So nehmen häufig junge Leute beiderlei Geschlechts aus Liebe Arsenik, nicht im tragischen oder poetischen Sinne, um vereint sich im Tode wenigstens angehören zu dürfen, wie romantische Subjekte sich bisweilen auszudrücken pflegen, sondern ganz ordinär, um fett zu werden« (BIBRA 1855: 385*). Ein dreiviertel Jahrhundert später schrieb der berühmte Berliner Toxikologe Louis Lewin (1850–1929), dass es fast überall in Europa Menschen gäbe, die dem Arsenikessen frönten, um dadurch blühender auszusehen, körperlich kräftiger, leistungsfähiger und ausdauernder zu werden und, »wohl selten, um dadurch sexuell erregbar zu werden« (LEWIN 1924: 344*) – will sagen, um die sexuelle Erregbarkeit zu steigern. Auch Lange bestätigt »die schon seit langer Zeit gebräuchliche Anwendung des Arseniks als innerlich genommenes Schönheits-, Jung- und Frischerhaltungsmittel. In der Tat, sehr geringe Mengen des Giftes (etwa 0,002 g), fortgesetzt genommen, erzeugen rote Wangen, gesteigerten Appetit, Gewichtszunahme, blühendes Aussehen, anscheinend strotzende Gesundheit, bei Pferden Munterkeit und jugendliches Feuer, so dass Rosstäuscher oder vergehende weibliche Schönheiten die ›Pilulae asiaticae‹ (asiatische Pillen) seit je angewendet haben und wohl auch noch anwenden« (LANGE 1929: 34f.). – Arsen bringt nicht nur den Mann aufs Pferd, sondern macht gar aus einem alten Gaul ein redlich Ross.

Bei Entzug der täglichen Ration leiden Arsenikesser unter ähnlichen Symptomen wie Morphinisten (vgl. **Morphin**) und andere Opiatabhängige.

Salvarsan war im 19. Jahrhundert ein berühmt-berüchtigtes arsenhaltiges Medikament, das zwar Syphilis heilte, dafür aber Krebs erregte. Arsenik kann den so genannten Arsenkrebs auslösen (AMBERGER und SCHÄHL 1993: 74).

Arsenikhaltiges Wasser gilt als aphrodisierend (vgl. **Badezusätze**).

In der Homöopathie ist Arsenik, *Arsenicum album*, in der dritten bis dreißigsten Potenz eines der häufiger gebräuchlichen Mittel, manchmal auch zur Behandlung von Impotenz und anderen Sexualstörungen. »Ein auf alle Organe und Gewebe tief wirkendes Mittel. Seine scharf umrissenen charakteristischen Symptome und die Übereinstimmung bei vielen ernsten Krankheiten machen seinen Einsatz in der Homöopathie beständig und sicher« (BOERICKE 1992: 94*).

Rezept

Arsen in einer »schlafbringenden Räucherung«

Im spätmittelalterlichen *Codex Rom* (Anfang 14. Jh.) wird ein Rezept für ein sicherlich psychoaktives **Räucherwerk** angeführt, das aus allerlei aphrodisischen Zutaten komponiert ist: »Nym arsenicum und gleich als vil mandragore und als vil opium. Zu reybe das wol und pulver das gar wal. Nym arcenicum citrinum dr. IV storacis, deß doiren aur. II mahens der großen aur. IV/ Zu reyb das mit/ olibano/ und reuch in do mit alle zeyt, daz machet slafen, ee daz rowchen vol bracht wird.«[77]

Gleiche Teile von Arsenik, **Alraune** und **Opium** werden zermahlen und vermischt. Dazu kommen kleineren Mengen (jeweils etwa 1/4 Teil) von Auripigment, Styrax (**Amber**), ebenfalls pulverisiert. Das Ganze wird mit der ihm entsprechenden Menge **Olibanum** gemischt. Fertig ist die Räucherung. Sie wird auf die Glut gestreut und tief inhaliert. Dadurch soll man besser schlafen können. Ziemlich sicher werden Trancezustand und Traumbilder dadurch von erotischen Fantasien belebt werden.

Bezugsquellen

Arsenmineralien kommen gelegentlich in den Mineralienhandel. Nicht als **Nahrungsergänzungsmittel**, sondern als Sammel- und Studienobjekte. Hinweis für Sammler: Der oft sehr schön kristallisierte Realgar gehört leider nicht zu den beständigen Mineralien. Er wandelt sich je nach Lagerung/Aufbewahrung in Auripigment um. Dabei büßt er die schöne Kristallstruktur ein. Luftdicht und dunkel gelagerter Realgar kann über zehn Jahre halten. In der Sonne hingegen nur etwa zwei Monate.

Homöopathische Arzneimittel aus Arsen und Arsenverbindungen sind apothekenpflichtig (vgl. **Homöopathika**).

Ansonsten sollte man vor einem Gebrauch unbedingt Giftkunde oder Toxikologie studieren und sich das Giftgesetz zu Gemüte führen (z.B. BÜTTNER 1957).

Literatur

AMBERGER-LAHRMANN, M. und D. SCHÄHL (Hg.)
1993 *Gifte: Geschichte der Toxikologie*, Wiesbaden: Fourier Verlag.

BÜTTNER, Fritz
1957 *Giftkunde – Giftgesetz* (3. Aufl.), Leipzig: Fachbuchverlag.

LANGE, Otto
1929 *Mineral- und Pflanzengifte*, Stuttgart: Kosmos.

MARTINETZ, Dieter und Klaus MÜLLER
1989 *Gifte in unserer Hand* (2. Aufl.), Köln: Aulis Verlag.

Arzneimittel

Siehe **Medikamente**

»Gifte sind Stoffe mit ›zwei Gesichtern‹. Sie wirken nur unter bestimmten Bedingungen schädlich, können aber auch heilsam oder nützlich, ja geradezu unentbehrlich sein. Umgekehrt können viele normalerweise als harmlos betrachtete Stoffe – wie Zucker, Kochsalz, Vitamine, Arzneimittel – unter besonderen Umständen oder bei unsachgemäßer Verwendung (besonders aber bei Überdosis) giftig, ja tödlich wirken.« (MARTINETZ und MÜLLER 1989: 11)

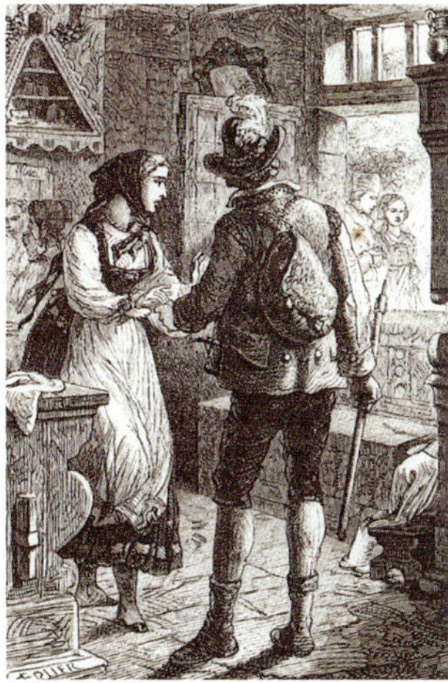

Tiroler Toxicophagen, »Giftesser«. Bergbauleute, die täglich an hohe Dosen von Arsen beziehungsweise Arsenik gewöhnt sind. (Stich aus MANGIN 1869: 133*)

»Rammelsbergit« – der Name klingt nach einer mächtigen Potenzrakete. Leider leitet er sich nicht von einem »Rammelsberger« (Draufgänger) ab, sondern vom Chemiker und Mineralogen Rammelsberg. Es ist ein Arsenmineral: Nickelarsenid. (vgl. LÜSCHEN 1968: 301*)

77 Zitiert nach SEEFELDER, *Opium* (3. Aufl.), ecomed 1996, S. 200.

»*Ashwagandha*, das, was den Geruch eines Pferdes hat, da diese Pflanze die Vitalität und sexuellen Energien eines Pferdes verleiht.« (LAD und FRAWLEY 1987: 226*)

Ashwagandha

Withania somnifera (L.) DUNAL, Solanaceae (**Nachtschattengewächse**)
syn. *Physalis somnifera* L., *Solanum somniferum* nom. nud.

Andere Namen

Agol (äthiop.), Ambubi, Amkuram kizhangu (dravidisch »schöne Pferdewurzel«), Amukkara, Asgandh (Hindi), Ashvaganda, Ashwagandhara, Aswagandha, Beautiful horse root (engl.), Bûdîdân, Care-su (Lodha), Chirpotan, Hajarat el dib (arab. »Wolf-Baum«), Harhumbashir (assyr. »Rote Koralle«), Henbane[78], Jangida, Kakink (Pakistani), Kalabansa, Karavîra (skrt.), Kuthmithi, Marjân (modernes Arab. »Koralle«), Rasbhari, Salztiegel, Sarvgandha, Schlafbeere, Schlaffbeeren, Sekran (syr. »Rauschmittel«), Slaepcruydt, Solanum somniferum, Timbutti eqli (assyr. »Ring des Feldes« oder »Canthariden« = **Spanische Fliege**), 'bâd (arab./Yemen), Winter cherry, Winterkirsche

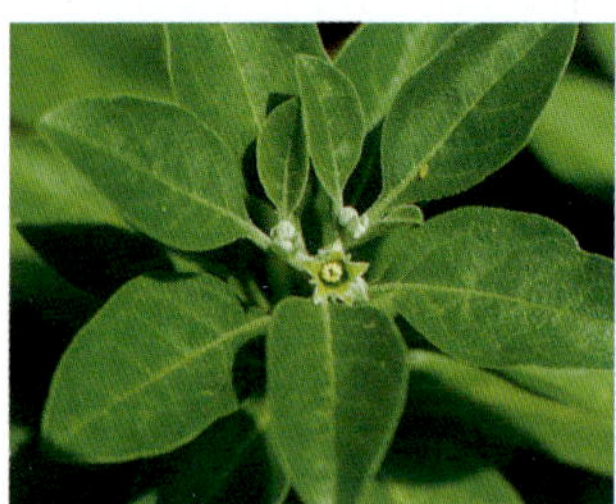

Die Schlafbeere (*Withania somnifera*) in Blüte.

Ashwagandha, im Deutschen als Schlafbeere bekannt, galt im alten Arabien als Aphrodisiakum und wird im indischen Heilverfahren des Ayurveda noch immer als verjüngende Heilpflanze bei sexueller Schwäche gepriesen.

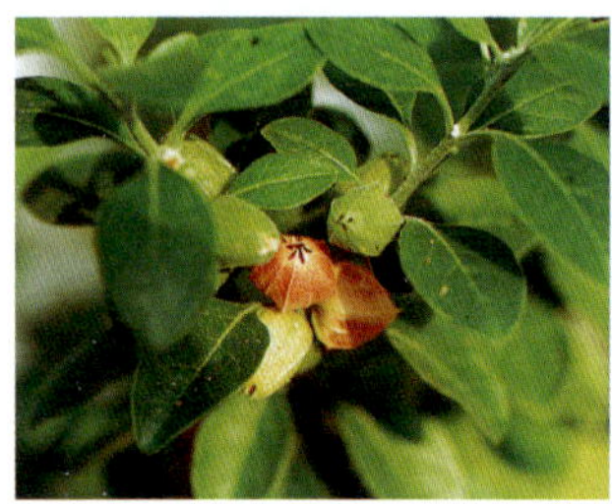

Die Früchte der Schlafbeere (*Withania somnifera*) erinnern an die Physalis, ein anderes Nachtschattengewächs.

Gebrauch

Wenn die Deutung des assyrischen Namens *timbutti eqli* als *Withania somnifera* richtig ist, wurde die Pflanze bereits in Mesopotamien medizinisch und narkotisch genutzt (THOMPSON 1949: 216*). Möglicherweise auch als Aphrodisiakum, denn wenn die Übersetzung des Pflanzennamens *timbutti eqli* mit dem assyrischen Namen für **Spanische Fliege** identisch ist, war Ashwagandha vielleicht schon damals eine pflanzliche Alternative zum aphrodisierenden Käfer. Die alten Araber verwendeten die Wurzel als Tonikum, Aphrodisiakum und Rauschmittel. Leider wurde über den rituellen Umgang nichts bekannt.

Anscheinend wurde die Schlafbeere schon früh als Rauschmittel verwendet, da sie bereits in altarabischer Sprache als *sakrân*, »Rauschmittel«, bezeichnet beziehungsweise klassifiziert wurde. Die Pflanze gilt im gesamten Verbreitungsgebiet als hypnotisch und schlafbringend, also als Schlafmittel (HOOPER 1937: 186*). Möglicherweise wurde die Schlafbeere in der Spätantike, unter anderem von PLINIUS (XXI, 180), als eine Form des »Schlafstrychnos« angesehen (vgl. **Brechnuss**).

Die in den vedischen Schriften, vor allem im *Atharvaveda* gepriesene Wunderwurzel *Jangida*, die als Panazee, Amulett, Zaubermittel und Aphrodisiakum galt, soll mit *Withania somnifera* identisch sein (KUMARASWAMY 1985). Ashwagandha ist die Droge der Wahl bei männlicher Unfruchtbarkeit (MURTHY und PANDEY 1982: 172*).

Der indische Arzt und Mitbegründer des Ayurveda Sushruta lobte die Wurzel als **Rasayana**, also als alchemisches **Elixier**, und als kaum zu übertreffendes **Vajikarana** (Aphrodisiakum). Deshalb wurde Ashwagandha (z. T. in Verbindung mit **Hanf**) bei sexualmagischen tantrischen Ritualen zur Unterstützung der nötigen Erektionsdauer benutzt. Die Vaidyas (Volksheiler) stellen noch heute aus der Wurzel einen Liebestrank her, der das andere Geschlecht anziehend und liebesbereit machen soll (KUMARASWAMY 1985: 114, 116, 119).

In der ayurvedischen Medizin hat Ashwaganda eine ähnliche Bedeutung wie **Ginseng** in der chinesischen Kräuterkunst (GRANDHI et al. 1994). Ashwaganda gilt als Aphrodisiakum, als »verjüngende Heilpflanze«; sie »ist von *sattvischer* Natur und ist eine der besten Heilpflanzen für den Geist, auf den sie eine klärende und nährende Wirkung hat. Dieses Mittel wirkt beruhigend und fördert einen tiefen, traumlosen Schlaf« (LAD und FRAWLEY 1987: 227*).

Die Lodha (die zu den so genannten *tribals*, Stammesvölkern, in Indien gehören) verabreichen bei sexueller Schwäche ein Gemisch aus der getrockneten pulversierten Wurzeln und **Ziegen**milch (im Verhältnis 3 : 2) (PAL und JAIN 1998: 277*). Die Samen halten sie für narkotisch.

Rezepte

Die Wurzel wird getrocknet und so belassen oder fein zermahlen. Das Pulver kann, in Gelatinekapseln gefüllt, eingenommen werden. Für einen tonisierenden und beruhigenden Tee wird die Wurzelrinde für ein paar Minuten gekocht. Das Wurzelpulver kann in Milch zusammen mit **Honig** und Pippali (**Langer Pfeffer**) gekocht werden.

Als Tonikum kann man täglich ein Wurzelstück von der Länge eines halben Fingers kauen. Die Wurzel hat einen entfernt an **Süßholz** erinnernden, nicht unangenehmen Geschmack.

Inhaltsstoffe

In der Pflanze sind steroide Laktone, Somniferin, Withaferin A und verschiedenen Steroide enthalten (AL-HINDAWI et al. 1989: 167). Die getrock-

78 Dieser englische Name wird normalerweise für *Hyoscyamus niger* verwendet (vgl. **Bilsenkraut**).

nete Wurzel enthält neben Stärke etwa 2,8% Steroidlactone, so genannte Withanolide (GRANDHI et al. 1994: 134).

Ein wässriger Auszug aus der Wurzel hat eine Anti-Stress-Wirkung, die jener des **Ginsengs** ähnlich ist (GRANDHI et al. 1994: 134). Durch die antiserotinerge Aktivität wird der Appetit stimuliert. Ein alkoholischer Extrakt des oberirdischen Krauts hat recht starke entzündungshemmende Eigenschaften, die hauptsächlich durch die Anwesenheit der Steroide, vor allem auf Withaferin A zurückgeführt werden (AL-HINDAWI et al. 1989: 167 und 1992). Toxische Nebenwirkungen, selbst bei Gebrauch während der Schwangerschaft, sind bisher nicht bekannt geworden (GRANDHI et al. 1994: 132).

Bezugsquellen

Die Pflanze beziehungsweise die Rohdroge unterliegt bisher keiner gesetzlichen Bestimmung und ist frei verkäuflich. Die Wurzeldroge ist in Europa nur schwer erhältlich. In Indien und Nepal kann sie bei jedem Kräuterhändler erworben werden. Samen sind bei Elixier® erhältlich.

Literatur

AL-HINDAWI, Muhaned K., Ishan H. S. AL-DEEN, May H. A. NABI und Mudafar A. ISMAIL
1989 »Anti-Inflammatory Activity of Some Iraqi Plants Using Intact Rats«, *Journal of Ethnopharmacology* 26: 163–168.

AL-HINDAWI, Muhaned K., Saadia H. AL-KHAFAJI und May H. ABDUL-NABI
1992 »Anti-granuloma Activity of Iraqi *Withania somnifera*«, *Journal of Ethnopharmacology* 37: 113–116.

EASTWOOD, Frank W., Isaac KIRSON, David LAVIE und Arieh ABRAHAM
1980 »New Withanolides from a Cross of South African Chemotype by Chemotype II (Israel) in *Withania somnifera*«, *Phytochemistry* 19: 1503–1507.

GRANDHI, Anuradha, A. M. MUJUMDAR und Bhushan PATWARDHAN
1994 »A Comparative Pharmacological Investigation of Ashwagandha and Ginseng«, *Journal of Ethnopharmacology* 44: 131–135 (mit Angabe weiterführender Literatur).

HEPPER, F. Nigel
1991 »Old World *Withania* (Solanaceae): A Taxonomic Review and Key to Species«, in: HAWKES, LESTER, NEE und ESTRADA (Hg.), *Solanaceae III: Taxonomy, Chemistry, Evolution*, London: Royal Botanic Gardens Kew and Linnean Society, S. 211ff.

KUMARASWAMY, R.
1985 »Ethnopharmacognostical Studies of the Vedic Jangida and the Siddha Kattuchooti as the Indian Mandrake of the Ancient Past«, *Curare* (Sonderband 3/85 Ethnobotanik), S. 109–120.

NITTALA, S. S., V. VAN DEN VELDE et al.
1981 »Chlorinated Withanoloides from *Withania somnifera* and *Acnistus breviflorus*«, *Phytochemistry* 20: 2547.

SOUR, K. Y.
1980 *Phytochemical Investigation of Withania somnifera Grown in Iraq*, Baghdad: University of Baghdad, M. Sc. Thesis.

Ätherische Öle

»In den ätherischen Ölen verdichtet sich die Seele der Pflanzen, ihre geistige Essenz. Wenn der Moment gekommen ist, verströmen sie freigebig ihre wohlriechende Seele. Ohne Vorstellung und ohne Rückhalt geben sie sich hin; ihre Sexualität ist ›Mitteilung‹, Geben und Offenbaren zugleich. Hier verbindet sich Sinnlichkeit und Geistiges, Liebe und Wahrheit.«
(Martin HENGLEIN, *Die heilende Kraft der Wohlgerüche und Essenzen*)

Andere Namen

Ätherischöl, Aroma, Aromata, Aromastoffe, Duftstoffe, Essential oil/oils (engl.), Essenz, Essenzen, etherisches Öl, volatiles Öl

Ätherische Öle steigen betörend in die Nase und können mitunter eine deutlich erotisierende Wirkung entfalten.

Einen hohen Gehalt an ätherischen Ölen haben Pflanzen mit starkem Duft (**Duftpflanzen**). Dazu zählen bekannte Küchenkräuter wie **Basilikum, Petersilie**, Thymian so gut wie alle Gewürze (**Muskat, Nelken**), viele Teedrogen (Pfefferminze, siehe **Minze**, Salbei) und diverse Räucherstoffe (Sumpfporst). Nicht alle Duftstoffe aber sind ätherische Öle! (Das gilt beispielsweise für **Cumarindrogen** oder **Vanille**.)

Zu den wichtigsten erotischen Essenzen aus dem Pflanzenreich mit olfaktorischer Wirkung, die in verschiedenen Kulturen als Liebesmittel eingesetzt wurden, gehören **Sandel**, Ud (**Adlerholz**), **Jasmin**, Tuberose (**Nachthyazinthe**), Geranium, **Kardamom**, Orange, Patchouli, **Rose**, Wacholder (*Juniperus rigida* SIEB. et ZUCC., Japan), Zitronenpelargonie (*Pelargonium odoratissimum* [L.] L'HÉRIT. ex AIT., Geraniaceae, Südafrika), Champaka (*Michelia champaca* L.), Vetiver (*Vetiveria zizanioides*), Benzoe, **Myrte** und **Ylang-Ylang**. Manche ätherischen Öle werden aber aufgrund ihrer pharmakologischen Wirkung als Aphrodisiaka benutzt: **Muskat, Kalmus, Nelke, Rosmarin, Wermut.**

Ätherische Öle spielen bei Erkrankungen der Atemwege (Eukalyptus, Menthol) in der Schulmedizin und in der alternativen Aromatherapie[79] (**Narde,** Aromatherapieduschgel) eine wichtige Rolle. In besonderem Maße profitieren Kosmetikindustrie (**Badezusätze**, Duschgel, Cremes) und Parfümerie (**Jasmin, Ylang-Ylang**) von ätherischen Ölen.

79 Das Heilsystem wurde von René-Maurice GATTEFOSSÉ (1881–1950) begründet und genießt zunehmend internationales Ansehen (CARLE 1993, HENGLEIN 1985, KRAUS 1990, STRASSMANN 1991).

Pflanzen, die stimulierende, psychoaktive ätherische Öle enthalten und als Aphrodisiaka benutzt werden:

Stammpflanze nach Familien sortiert	Hauptbestandteile des ätherischen Öls, soweit bekannt
• Annonaceae	
Cananga odorata (LAM.) HOOK. f. et THOMS. **(Ylang-Ylang)**	Safrol, Eugenol
• Apiaceae (= Umbelliferae)	
Anethum graveolens **(Dill)**	Anethol, Myristicin u. a.
Coriandrum sativum L. **(Koriander)**	Koriandrol
Foeniculum vulgare MILL. ssp. *vulgare*	*trans*-Anethol
Levisticum officinale KOCH **(Liebstöckel)**	Myristicin u. a.
Pastinaca sativa L. (vgl. **Gemüse**)	Myristicin u. a.
Petroselinum crispum **(Petersilie)**	Apiol/Myristicin
»Apiolrasse«	Apiol (58–80%)
»Myristicinrasse« ssp. *tuberosum*	Myristicin (49–77%)
• Araceae	Apiol
Acorus calamus **(Kalmus)**	Safrol, Asaron (nicht in allen Sorten), Eugenol
Acorus gramineus	Safrol, Eugenol u. a.
• Aristolochiaceae	
Asarum europaeum L. (Haselwurz)	Asaron
• Burseraceae	
Commiphora spp. **(Myrrhe)**	Eugenol u. a.
Boswellia sacra **(Olibanum)**	diverse
• Canellaceae	
Canella winterana (L.) GAERTN. (vgl. **Zimt**)	Eugenol
• Cannabaceae	
Cannabis spp. **(Hanf)**	
Humulus lupulus[80]	
• Cistaceae	
Cistus ladaniferus L. (Zistrose, Ladanum)	Eugenol, Ledol
• Compositae (= Asteraceae)	
Achillea millefolium L. **(Schafgarbe)**	Thujon u. a.
Artemisia absinthium **(Wermut)**	β-Thujon
Artemisia mexicana (Mexikanischer **Wermut**)	β-Thujon
Artemisia tiilesii LEDEB.	Thujon, Isothujon
Artemisia tridentata (Sage, Sagebrush) ssp. *vasyana* (RYDB.) BEETLE	Thujon, Isothujon
Artemisia vulgaris L. (Beifuß)	β-Thujon
Artemisia spp.	β-Thujon u. a.
Salvia officinalis L. (Salbei)	α-Thujon
Salvia sclarea L. **(Muskatellersalbei)**	α-Thujon
Tanacetum vulgare L. (Rainfarn)	β-Thujon
• Cupressaceae	
Juniperus recurva	Limonen (23,6%), α-Thujon
Juniperus sabina L. (Sadebaum)	Thujon u. a.
Thuja occidentalis L. (Lebensbaum)	α-Thujon, Thujon-Isomere, Thujasäure
Thuja orientalis L.	α-Thujon, Thujon-Isomere, Thujasäure
Thuja plicata D. DON	α-Thujon, Thujon-Isomere, Thujasäure
• Cucurbitaceae	
Momordica charantia **(Balsambirne)**	diverse
Monodora myristica	Myristicin, Safrol u. a.

80 Das 2-Methyl-3-buten-2-ol befindet sich im ätherischen Öl des Hopfens *(Humulus lupulus)* und hat stark sedierende Eigenschaften.

• Ericaceae
Ledum groenlandicum OED.
Ledum palustre
• Illiciaceae
Illicium verum HOOK. f. (Sternanis; **Gewürze**)
• Iridaceae
Crocus sativus **(Safran)**
• Lamiaceae (Labiatae)
Mentha aquatica L. **(Minze)**
Mentha pulegium **(Minze)**
Thymus spp. (Thymian, Quendel; **Gewürze**)
• Lauraceae
Cinnamomum camphora (Kampfer)
Cinnamomum glanduliferum
Cinnamomum verum PRESL **(Zimt)**
Laurus nobilis (Lorbeer; **Gewürze**)
Ocotea cymbarum HBK. (vgl. **Zimt**)
Sassafras albidum **(Sassafras)**
• Magnoliaceae
Magnolia virginiana **(Magnolie)**
• Monimiaceae
Atherosperma moschatum
Doryphora sassafras ENDL. **(Sassafras)**
• Myristicaceae
Myristica fragrans **(Muskat)**
Myristica spp. **(Muskat)**
• Myrtaceae
Pimenta dioica (L.) MERR. **(Piment)**
Syzygium aromaticum **(Nelken)**
• Oleaceae
Jasminum officinale L. **(Jasmin)**
Jasminum spp.
• Pinaceae
Pinus spp. **(Pinie)**
• Piperaceae (vgl. **Pfeffer**)
Macropiper excelsum (FORS.) MIQ. **(Kava-Kava)**
Piper amalago L. (vgl. **Kakao**)
Piper auritum
Piper betle **(Betel)**
Piper cubeba **(Kubeben)**
Piper elongatum
Piper methysticum **(Kava-Kava)**
Piper nirgum **(Pfeffer)**
Piper sanctum SCHL.
Piper spp.
• Rutaceae
Zieria spp.
• Thymeleaceae
Aquilaria agallocha ROXB. **(Adlerholz)**
• Winteraceae
Tasmannia glancifolia WILLIAMS **(Sassafras)**
• Zingiberaceae
Alpinia officinarum HANCE **(Galgant)**

Ledol
Ledol

Anethol, Safrol

Safranal u. a.

Limonen, Caryophyllen, a-Thujen
Pulegon (80–94%)

Thymol, Thujon

Safrol, Eugenol
Myristicin
Eugenol, Zimtaldehyd
Eugenol u. a.
Safrol (90–93%)
Safrol (80–90%)

Safrol u. a.

Methyleugenol (60%), Safrol (10%)
Safrol

Myristicin, Safrol
Myristicin, Safrol

Eugenol u. a.
Eugenol, Acetyleugenol

Eugenol u. a.

Thujon u. a.

Myristicin, Elemicin
Safrol
Safrol (70%)
Eugenol, Isoeugenol

Apiol, Asaron
diverse

Safrol
Safrol u. a.

Myristicin

diverse

Safrol (17%), Myristicin (5,3%)

Eugenol

Gebrauch als Aphrodisiaka

Manchen ätherischen Ölen wird eine aphrodisierende Wirkung zugeschrieben. Der Duft von der aus Mexiko stammenden **Nachthyazinthe** (*Polianthes tuberosa* L., Agavaceae; vgl. DRESSLER 1953:144*) gilt in der Parfümerie als aphrodisisch. Der nur in den Tropen gedeihende, immergrüne Ylang-Ylang-Baum (*Cananga odorata* [LAM.] HOOK. f. et THOMS. [forma *genuina*], syn. *Canangium odoratum* BAILL.) liefert das Ylang-Ylang-Öl. In Indien gilt Ylang-Ylang als »das Lieblingsöl für tantrische Rituale«, denn es soll eine starke aphrodisische Wirkung haben, die erotischen Gefühle stimulieren und verfeinern. Heute wird es weltweit von Menschen genutzt, die ihre Erotik auch in einem rituellen Rahmen zelebrieren (HURTON 1994, KRAUS 1990, STRASSMANN 1991). Die Blüten enthalten 1,5–2,5% ätherisches Öl, das aus Linalool, Safrol, Eugenol, Geraniol, Pinen, Cadinen und Sesquiterpenen besteht. Immer wieder wird berichtet, dass Ylang-Ylang eine geistbewegende Kraft besitzt. Pharmakologisch betrachtet, ist dies vermutlich auf den Safrolanteil im ätherischen Öl zurückzuführen. Es hat anscheinend ab einer gewissen Konzentration eine psychoaktive Wirkung, die sich ganz ähnlich äußert wie jene von **MDMA** (siehe **Herbal Ecstasy**).

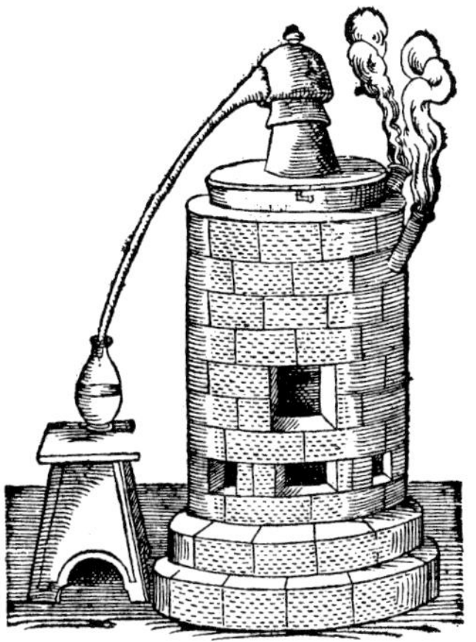

Durch die Destillation lassen sich die ätherischen Öle aus den Pflanzen gewinnen. Deshalb ist dieses Verfahren eng mit der Geschichte der Alchemie verbunden. (Holzschnitt aus MATTHIOLUS 1626*)

Rezepte für aphrodisierende Duftmischungen

Aphrodisisches Öl:
10 Tropfen Ylang-Ylang
1 Tropfen Vetiveröl
1 Tropfen Lavendelöl
5 Tropfen Sandelholzöl
2 Tropfen Jasminöl
1 Tropfen Nelkenöl

In eine Duftlampe getropft, verschaffen diese ätherischen Ölmischungen einen angenehm stimulierenden, unaufdringlichen Raumduft (nach TISSERAND und JÜNEMANN 1989).

Tantraöle auf reiner Jojobaöl-Basis enthalten:

- Für die Frau: Ätherische Öle von Safran, Sandelholz, Ingwer, Muskatellersalbei, Weihrauch, Ylang-Ylang, Jasmin.
- Für den Mann: Ätherische Öle von Sandelholz, Galgant, Pfeffer, Kardamom, Angelika, Moschus und Costus.

In der liberalen Schweiz dürfen diese sonst nur als Raumöl erlaubten aphrodisierenden Mischungen sogar offiziell auf erogene Zonen aufgetragen werden.

Inhaltsstoffe

Ätherische Öle sind komplexe Mischungen von Kohlenwasserstoffen, Alkoholen, Ketonen, Säuren und Estern, Äthern, Aldehyden und

Die Patchoulipflanze, *Pogostemon cablin* (BLANCO) BENTH. (Labiatae), syn. *Pogostemon patchouli* PELLET., stammt von den Philippinen, wo das ätherische Öl als Aphrodisiakum gilt.

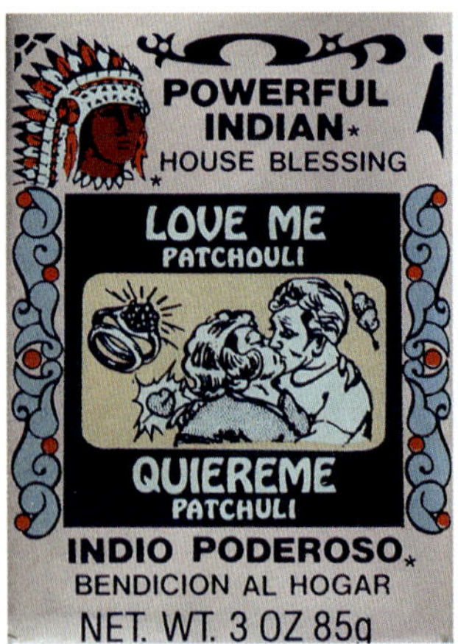

Eine Liebesseife, mit dem ätherischen Öl der Patchoulipflanze (*Pogostemon cablin*) parfümiert. Wenn man sich damit wäscht, soll man unwiderstehlich werden. Interessanterweise wird bei diesem Produkt eine indianische Herkunft suggeriert, obwohl Patchouli von den Philippinen stammt. (In Kalifornien, USA erworben; 1984)

Schwefelverbindungen, die leicht flüchtig sind, das heißt schon bei geringer Temperatur verdampfen. Die Zusammensetzungen der ätherischen Öle können extrem unterschiedlich sein. Ihre jeweilige Mischung ergibt ihren speziellen, charakteristischen Duft. Sie werden meist durch verschiedene Destillationsverfahren aus den Rohdrogen und Stammpflanzen gewonnen.

Ätherische Öle sind in vielen psychoaktiven Pflanzen enthalten. Hier ein Überblick über die wichtigsten psychoaktiven Wirkstoffe:

- Eugenol gilt als stimulierend, betäubend und psychoaktiv (SENSCH et al. 1993, TODA et al. 1994). Es kommt in hohen Konzentrationen im ätherischen Öl der Gewürz**nelke** (*Syzygium aromaticum*) vor.
- Myristicin gilt als der halluzinogen wirksame Bestandteil vieler ätherischer Öle (WULF et al. 1978: 271). Der Name leitet sich von Myristica, dem Genusnamen der **Muskat**nuss ab, die einen hohen Anteil davon enthält. Myristicin ist auch in **Dill** (*Anethum*), **Liebstöckel** (*Levisticum officinale*), Pastinak (*Pastinaca* sp.) und der **Petersilie** (*Petroselinum crispum*) enthalten. Im ätherischen Öl der australischen Gattung der Rötegewächse *Zieria* sind bis zu 23,4% Myristicin enthalten. Myristicin wird vermutlich zu einem **Amphetamin**derivat (vgl. **MDMA, Phenethylamine**) metabolisiert (vgl. **Muskat**).
- Safrol findet sich in der Gewürz**nelke** (*Syzygium aromaticum*) und im **Sassafras**baum (*Sassafras albidum*). Safrol ist bei der Synthese von MDMA und ähnlichen Stoffen (MMDA, MDE, MDA) eine der wichtigsten Ausgangssubstanzen. Ebenso eignen sich die Halogenderivate des Safrols, die nahe verwandten Piperonale und Isosafrol (YOURSPIGS 1995). Safrol wird im Körper vermutlich in Amphetaminderivate metabolisiert (vgl. **Liebesdrogen**).
- Thujon existiert in der Natur in zwei Formen: α-Thujon und β-Thujon. Sehr reich an Thujon (Tanaceton; vgl. SEMMLER 1900) ist der Rainfarn (*Tanacetum vulgare*), der seinen griechischen Namen von dem Wort *athanaton*, »unsterblich«, ableitet. Die Mythe von Ganymed berichtet, dass er unsterblich wurde, nachdem er den Rainfarn verspeist hatte (ALBERT-PULEO 1978: 65*).

Die stark thujonhaltige **Muskatellersalbei** (*Salvia sclarea* L.) wurde noch im 19. Jahrhundert in England anstelle von Hopfen (*Humulus lupulus*) als stark berauschender Bestandteil beim **Bier**brauen benutzt. Auch andere Thujonpflanzen (**Wermut**, *Artemisia absinthium*, *Artemisia vulgaris*)[81] wurden für denselben Zweck genutzt (ALBERT-PULEO 1978: 69*).

Thujon tötet den Gemeinen Rundwurm, *Ascaris lumbricoides*, ab (ALBERT-PULEO 1978: 65*). Pharmakologisch hat Thujon eine sehr ähnliche Wirkung wie THC (vgl. **Hanf**).

Bezugsquellen

Ätherische Öle sind in Supermärkten, in Drogerien oder im Apothekenhandel zu finden.

Eine große Auswahl bieten Versandhandlungen, z. B. Primavera life®, oder darauf spezialisierte Ladenketten, wie Spinnrad®. Außerdem führen auch manche Teegeschäfte und esoterische Buchhandlungen ein gutes Sortiment. Tantraöle – in den Duftnoten »Eros« und »Aphrodite« – können bei Isis-Urania® für einen stimulierenden Raumduft bezogen werden. Generell gilt: Je billiger die Produkte, desto größer die Wahrscheinlichkeit, dass es sich um gefälschte oder synthetische Nachahmungen handelt.

Um der Gefahr von Fälschungen und schlechter Qualität entgegenzuwirken, gibt es Bestrebungen, den Handel mit ätherischen Ölen zu reglementieren und apothekenpflichtig zu machen. Dabei steht nicht nur der Verbraucherschutz im Vordergrund, sondern ebenso massive wirtschaftliche Interessen. Die geforderten hohen Auflagen nehmen insbesondere kleinen Betrieben, die gewissenhaft hochwertige Produkte herstellen, die Lebensgrundlage.

Literatur

CARLE, Reinhold
1993 *Ätherische Öle – Anspruch und Wirklichkeit,* Stuttgart: WVG.

CIPOLLA, Carlo M.
1992 *Allegro ma non troppo,* Frankfurt/M.: Fischer.

DANDIYA, P. C. und M. K. MENON
1963 »Effects of Asarone and b-Asarone on Conditioned Responses, Fighting Behaviour and Convulsions«, *British Journal of Pharmacology* 20: 436–442.
1964 »Actions of Asarone on Behaviour, Stress Hyperpyrexia and Its Interaction with Central Stimulants«, *Journal of Pharmacology and Experimental Therapeutics* 145: 42–46.

FISCHER-RIZZI, Susanne
1989 *Himmlische Düfte: Aromatherapie,* München: Hugendubel (Neuauflage: Aarau: AT Verlag 2000).

GATTEFOSSÉ, René-Maurice
1994 *Aromatherapie,* Aarau: AT Verlag.

HARNISCHFEGER, Götz
1994 »Thuja«, in: *Hagers Handbuch der pharmazeutischen Praxis* (5. Aufl.), Berlin: Springer, Bd. 6: 955–966.

HENGLEIN, Martin
1985 *Die heilende Kraft der Wohlgerüche und Essenzen,* München: Schönbergers.

81 Auf Bali führen Frauen zwecks Luststeigerung vor dem Akt Beifußblätter (*Artemisia vulgaris*) in ihre Vulva ein (TALALAJ und TALALAJ 1994: 2*).

HURTON, Andrea
1994 *Erotik des Parfums: Geschichte und Praxis der schönen Düfte,* Frankfurt/M.: Fischer.
KRAUS, Michael
1990 *Ätherische Öle für Körper, Geist und Seele,* Gaimersheim: Verlag Simon & Wahl.
1993 *Liebeszauber mit ätherischen Ölen* (2. Aufl.), Gaimersheim: Verlag Simon & Wahl.
KREMER, Bruno P.
1988 *Duft- und Aromapflanzen,* Stuttgart: Franckh-Kosmos.
LAATSCH, Hartmut
1991 »Wirkung von Geruch und Geschmack auf die Psyche«, *Jahrbuch des Europäischen Collegiums für Bewußtseinsstudien* (ECBS), Berlin: VWB, 1991: 119–133.
MORWYN
1995 *Witch's Brew: Secrets of Scents,* Atglen, PA: Whitford Press, A Division of Schiffer Publishing.
SCHIVELBUSCH, Wolfgang
1983 *Das Paradies, der Geschmack und die Vernunft,* Frankfurt/M. usw.: Ullstein.
SEMMLER, F. W.
1900 »Über Tanaceton und seine Derivate«, *Berichte der Deutschen Chemischen Gesellschaft* 33: 275–277.
SENSCH, O., W. VIERLING, W. BRANDT und M. REITER
1993 »Calcium-Channel Blocking Effect of Constituents of Clove Oil«, *Planta Medica* 59, Supplement: A687.
STORL, Wolf-Dieter
1998 »Die Bedeutung von Heilpflanzen in esoterischen Bewegungen«, in: P. RUSTERHOLZ und R. MOSER (Hg.), *Bewältigung und Verdrängung spiritueller Krisen,* Bern: Peter Lang.
1998 »Duftendes Mariengras, Liebfrauengras, Freyagras«, in: *Forum für Aromatherapie und Aromapflege* 14, München: Forum Essenzia.
STRASSMANN, René A.
1991 *Duftheilkunde,* Aarau: AT Verlag.
TISSERAND, Maggie
Aromatherapie for Love: Duftende Essenzen und ätherische Öle für die Liebe, München: Heyne.
TISSERAND, Maggie und Monika JÜNEMANN
1989 *Zauber und Kraft aus Lavendel,* Durach: Windpferd.
TODA, Shizuo, Motoyo OHNISHI, Michio KIMURA und Tomoko TODA
1994 »Inhibitory Effects of Eugenol and Realted Compounds on Lipid Peroxidation Induced by Reactive Oxygen«, *Planta Medica* 60: 282.
WIESHAMMER, Rainer-Maria
1995 *Der 5. Sinn: Düfte als unheimliche Verführer,* Rott am Inn: F/O/L/T/Y/S Edition.
WORWOOD, Valerie Ann
1990 *Liebesdüfte: Die Sinnlichkeit ätherischer Öle,* München: Goldmann.
WULF, Larry W., Charles W. NAGEL und Larry BRANEN
1978 »High-Pressure Liquid Chromatographic Separation of the Naturally Occuring Toxicants Myristicin, Related Aromatic Ethers and Falcarinol«, *Journal of Chromatography* 161: 271–278.
YOURSPIGS, U.P.
1995 *The Complete Book of Ecstasy* (Second Edition), o. O.: Synthesis Books.

Atropin

Atropinium

Stoffklasse: Tropanalkaloide, Alkaloide

Summenformel: $C_{17}H_{23}NO_3$

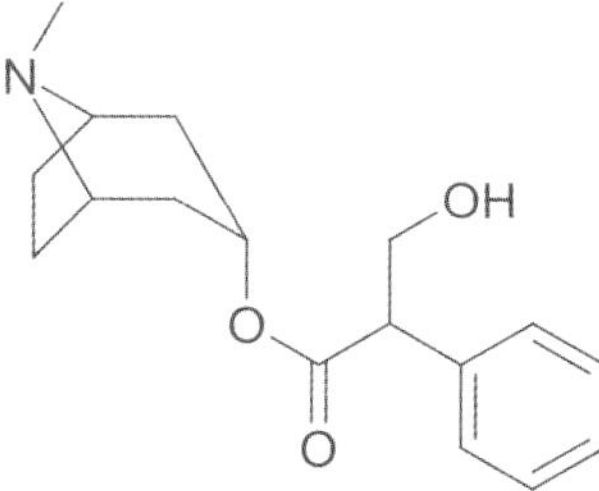

Atropin

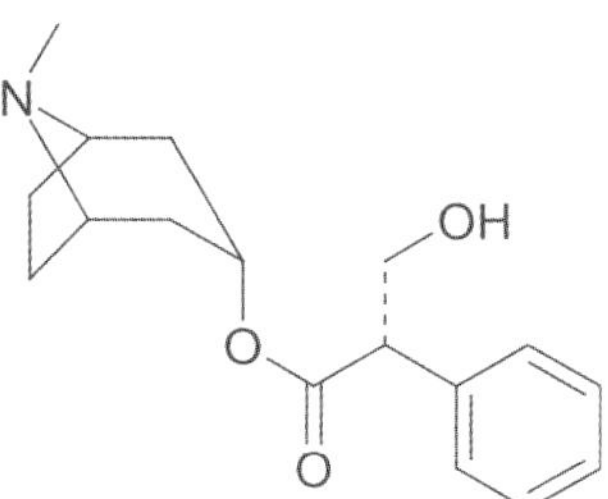

Hyoscyamin

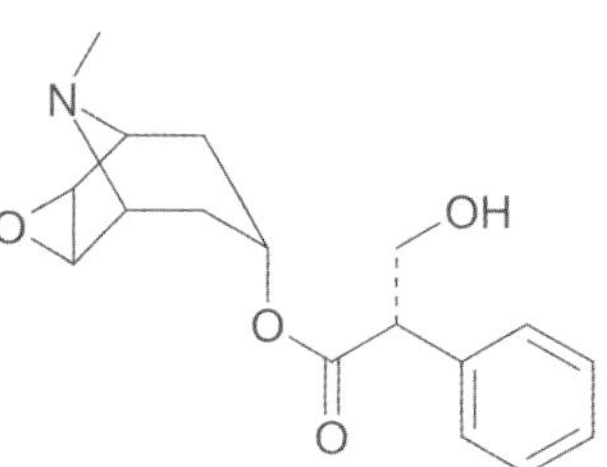

Scopolamin

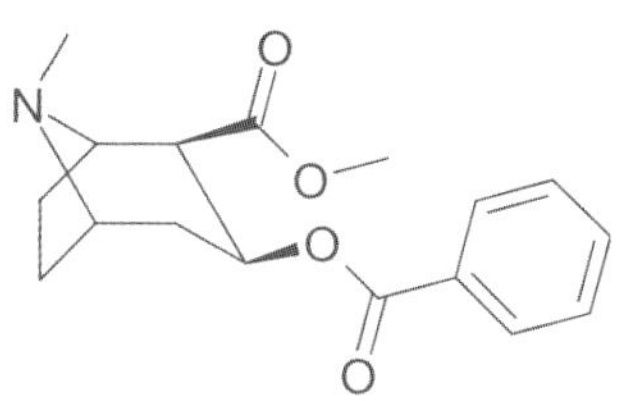

Kokain

Andere Namen

Atropina, Atropine, Atropinum, Atropium, (±)-Hyoscyamin, DL-Hyoscyamin, d,1-Hyoscyaminum; 3a(1a*H*,5a*H*)-tropanyl-(*RS*)-tropat, Tropintropa, DL-Tropyltropat

Die pupillenerweiternde Wirkung von Atropin nutzten Frauen, um ihre Attraktivität für das männliche Geschlecht zu erhöhen (siehe Seite 22). Allerdings führt die Pupillenerweiterung auch zu einem verschwommenen Gesichtsfeld.

Der Name des Alkaloids Atropin ist abgeleitet von *Atropa*, dem Gattungsnamen der **Tollkirsche**, der wiederum auf Atropos zurückzuführen ist, eine der drei antiken Schicksalsgöttinnen, der Moiren oder Parzen[82]. Der schwedische Naturforscher Linné, dem die botanische und zoologische wissenschaftliche Taxonomie zu verdanken ist, bezog sich allerdings bei seiner Bildung des Gattungsnamens auf *Solanum melanokérasos* des Bauhin. Diese Bezeichnung der Frucht der Tollkirsche leitet sich ab von griechisch *mélas*, »schwarz«, und *kérasos*, »Kirsche«. Indem er von der lateinischen Bezeichnung für »schwarz«, *ater*, ausging, kam Linné zu seinem Gattungsnamen. Dabei nutzte er auch die Mythologie, »wie es seiner geistreichen Art entspricht, unter Anspielung auf den Namen der Parze« (GENAUST 1996: 85*).

Atropin wurde erstmals 1820 von Rudolph Brandes aus der **Tollkirsche** (*Atropa belladonna*) isoliert und nach ihrem Gattungsnamen benannt. Atropin kommt in vielen psychoaktiven **Nachtschattengewächsen** (Solanaceae) vor (besonders in den Gattungen *Atropa, Brugmansia, Datura, Hyoscyamus, Latua, Mandragora*). Atropin ist chemisch mit **Kokain** verwandt (WILLSTÄDTER 1889), ebenso ist es mit Scopolamin und Hyoscyamin nah verwandt, die ebenfalls zu den Tropanalkaloiden gehören. Das in vielen lebenden **Nachtschattengewächsen** vorkommende Hyoscyamin razemisiert beim Trocknen oder bei der Lagerung der Rohdrogen schnell zu Atropin.

Dosis und Wirkung

Therapeutische Dosierungen liegen meist bei 1 mg; 10 mg können bei Kindern oder Babys bereits tödlich wirken. Anders bei Erwachsenen:

82 Sie entsprechen in der germanischen Mythologie den Nornen, die das Schicksal der Welt spinnen.

»Relativ hohe Dosen (ab 10 mg Atropinsulfat) haben zentral erregende Wirkung, die vor allem Großhirn, Zwischenhirn und Medulla oblongata betreffen. Der Erregung folgt eine narkoseartige Lähmung, die zum Koma und zur tödlichen Atemlähmung führen kann« (ROTH et al. 1994: 945*). Bei Erwachsenen liegt die tödliche Dosis bei rund 100 mg oral aufgenommener Substanz (ROTH et al. 1994: 765*). Zum Wirkungsprofil gehören psychomotorische Unruhe, Erregung, ständige Wiederholung derselben Handlungsabläufe, Rededrang, Euphorie, Weinkrämpfe, Irrereden, Halluzinationen, Krämpfe, Tobsucht, Hautrötung, Austrocknung der Schleimhäute, Koma, Bewusstlosigkeit und Herzrhythmusstörungen (ROTH et al. 1994: 945*).

Besonders charakteristisch für die Atropinwirkung ist die anhaltende Mydriasis (Pupillenerweiterung). Deswegen wurde Atropin auch als Mydriatikum (Mittel zur Pupillenerweiterung) in die Medizin (Augenheilkunde) eingeführt (JÜRGENSEN 1930)[83].

Atropin ist (in Verbindung mit **Morphin**) auch Bestandteil von Basisnarkotika. Es wird oft vor Operationen gespritzt, damit die Schleimhäute während des Eingriffes trocken bleiben und der Patient sich nicht am eigenen Speichel verschluckt. Atropin wurde auch in der Asthmabehandlung eingesetzt (TERRAY 1909).

Atropin ist ein wichtiges Antidot bei Vergiftungen (Überdosierungen) von Fingerhut (*Digitalis purpurea*), Blausäure, **Opium** und **Morphin**. Umgekehrt werden Atropinüberdosierungen mit Morphin erfolgreich behandelt.

Wird Atropin oral aufgenommen, sind die typischen Effekte (Mundtrockenheit, Pupillenvergrößerung, Anstieg der Pulzfrequenz) etwa doppelt so stark ausgeprägt wie bei intramuskulärer Injektion (MIRAKHUR 1978). Atropin wird zum Teil unverändert im **Urin** wieder ausgeschieden (ROTH et al. 1994: 945*).

Wegen der unangenehmen Nebenwirkungen (Mundtrockenheit, Schluckbeschwerden, Sehstörungen, Verwirrung) erlangte Atropin als Reinalkaloid als psychoaktive oder aphrodisierende Substanz kaum eine kulturelle Bedeutung. Dennoch wird in der medizinischen Literatur gelegentlich von »Atropinsucht« berichtet (FLINCKER 1932). Atropinsulfat war oder ist Bestandteil von **Medikamenten**, die als Aphrodisiaka »missbraucht« wurden.

Bezugsquellen

Atropin liegt als Reinsubstanz sowie als Atropinsulfat vor. Atropin unterliegt der Gefahrstoffverordnung. Dort wird es als verschreibungspflichtiges Medikament klassifiziert und nicht als »Betäubungsmittel« (KÖRNER 1994: 1573*).

Literatur

BRANDES, Rudolph
1820 »Über das Atropium, ein neues Alkaloid in den Blättern der Belladonna (*Atropa belladonna* L.)«, *Journal für Chemie und Physik* 28: 9–31.

FLINCKER, R.
1932 »Über Abstinenz-Erscheinungen bei Atropin«, *Münchner Medizinische Wochenschrift* 17: 540–541.

JÜRGENSEN, E.
1930 »Atropin im Wandel der Zeiten«, *Ärztliche Rundschau* (München) 1930: 5–8.

KETCHUM, J. S., F. R. FSIDELL, E. B. CROWELL, G. K. AGHAJANIAN und A. H. HAYES
1973 »Atropine, Scopolamine and Ditran: Comparative Pharmacology and Antagonists in Man«, *Psychopharmacology* 28: 121–145.

MIRAKHUR, R. K.
1980 »Comparative Study of the Effects of Oral and I.M. Atropine and Hyoscine in Volunteers«, *British Journal of Anaesthesia* 50: 48–598.

SILVA, M. und P. MANCINELLI
1959 »Atropina en *Latua pubiflora* (Griseb.) Phil.«, *Boletín de la Sociedad Chilena de Química* 9: 49–50.

TERRAY, Paul von
1909 »Über Asthma bronchiale und dessen Behandlung mit Atropin«, *Medizinische Klinik* 1 (5): 79–83.

WILLSTÄTTER, R.
1898 »Über die Constitution der Spaltungsprodukte von Atropin und Cocain«, *Berichte der Deutschen Chemischen Gesellschaft* 31: 1534–1553.

Austern

Ostrea spp., Familie Ostreidae (Austernmuscheln), Bivalvia (**Muscheln**), Stamm Mollusca (**Mollusken**)

»Austern treten in zahlreichen Arten auf. Alle Austern mit festen, schimmernden Schalen sind für die Herstellung von Arzneien brauchbar, so dass man sich nicht auf eine bestimmte Art beschränkt und sie gemeinhin Seeaustern nennt.« (SHEN KUO 1997: 185*)

Ostrea edulis L., Gemeine Auster, Speiseauster
Ostrea gigas THUNB., Große Auster (obwohl sie im Vergleich mit den anderen Arten ziemlich klein ist), syn. *Crassostrea gigas* (THUNBERG, 1793)
Ostrea rivularis GOULD, Mu li
Ostrea talienwhanensis CROSSE, Mu li

83 Um bei bestimmten augenärztlichen Untersuchungen das Augeninnere besser sehen zu können, wird Atropin zur Pupillenerweiterung in die Augen geträufelt.

Andere Namen

Borei (jap.), Huître (frz.), Meerostern, Monyô (kor.), Mu li (chin.), Oester, Ostermuscheln, Ostrea, Ostricha (ital.), Oysters (engl.), Seeaustern, Steinmuscheln

Ihre glitschige Beschaffenheit, ihr vulvenartiges Aussehen, ihr Geschmack nach Salz und Meer, ihr Geruch – der bei frischen Austern dezent an das weibliche Scheidensekret erinnert – wie auch der Hauch von Luxus, der von einem Austernmahl mit **Champagner** bei Kerzenschein ausgeht, verschaffen Austern einen der ersten Plätze in der Hitliste kulinarischer Aphrodisiaka. Austernrezepte sind daher in sämtlichen aphrodisischen Rezeptbüchern zahlreich vertreten.

Wie Elke Liebs (1988: 260) treffend in ihrer opulenten Sittengeschichte *Das Köstlichste von Allem. Von der Lust am Essen und dem Hunger nach Liebe* schreibt, wird ein Austernessen »zur sinnlichen Berührung, zum Vorgeschmack des Liebesaktes«: »Austern und Ohren, Muscheln und Liebe, Schmecken, dass einem Hören und Sehen vergeht, die Sinne vergehen ...«

Austern gehören zu den meeresbewohnenden **Muscheln**. Perlaustern haben ihren Namen von ihrer besonderen Eigenschaft, schöne **Perlen** zu produzieren. Auf das Perlenfischen sind seit Jahrhunderten die Frauen der Ama spezialisiert; ein in rund 24 Dörfern an der Küste zum Japanischen Meer lebendes Volk aus Japan. Die Farbholzschnitte von Kitigawa Utamaro (1754–1806) machten sie berühmt, wie auch Fotos der anmutigen Taucherinnen, die – nur mit einem Lendenschurz bekleidet – aus den kalten Tiefen Perlaustern und **Abalonen** fischten. Heute sind sie, von Mikimoto & Co. angestellt, vorschriftsmäßig mit einem züchtigen, knielangen, weißen Dress ausgestattet, der Kopf und Arme bedeckt; angeblich um die gierigen Haie abzuschrecken (vermutlich eher gierige Männchen der Art *Homo sapiens sapiens* ...).

Gebrauch

Als Aphrodisiaka gelten sowohl die (noch lebenden und vor dem Tod im menschlichen Schlund mit einem Spritzer Zitrone animierten) Tiere wie auch ihre Schalen.

Der Gebrauch von Austern (*Ostrea edulis*) als Aphrodisiaka war schon in der Antike allgemein verbreitet. Juvenal schrieb, dass nur »schamlose und laszive Frauen« Austern als Aphrodisiaka benutzten. Casanova ist berühmt für seine Orgien mit Austern und **Champagner**. Ein altdänischer Name für Auster lautet *kudefisk*, abgeleitet von *kude*, »Vulva« (Eliade 1986: 144; vgl. **Kuttelfische**). Die asiatische Auster *Crassostrea gigas* gilt in China und Japan als wohlschmeckendes Aphrodisiakum.

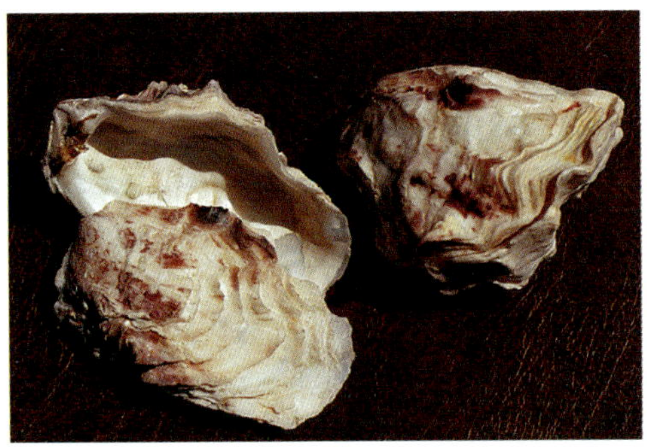

Die aphrodisische Auster (*Crassostrea gigas*) aus Amami Kagoshima, Japan (1978).

Austernschalen (*Ostrea gigas*) bestehen zu 75% aus Calciumkarbonat (**Calcit**), Calciumphosphat, Calciumsulfat (**Gips**), Magnesium- und Aluminiumsalzen sowie Eisenoxid (Bensky und Gamble 1986: 572*), sie fördern das Knochenwachstum und werden daher Schwangeren bei Kalziummangel in einer Dosis von 5 bis 10 g Schalenpulver gegeben (Reid 1988: 121*). Austernschalenkalk (*Calcarea ostrearum*) ist in der Homöopathie ein Konstitutionsmittel par excellence (Boericke 1992: 168*) und wird bei geistigen und/oder körperlichen Erschöpfungszuständen eingesetzt (vgl. **Homöopathika**).

Wie die Perlen galten die pulverisierten Schalen der asiatischen Auster (*Ostrea gigas*) als Aphrodisiakum und Heilmittel.

Neben den »normalen« Austern gibt es noch die ebenfalls zu den Muscheln zählenden Hahnenkammaustern (*Lopha marshii, Lopha cristagalli*; vgl. **Hahnenkamm**) sowie als ganz besondere »Austern« die US-amerikanischen *Rocky Mountain Oysters* oder *Prairie Oysters*, die keine **Muscheln** sind, sondern eine kulinarisch-aphrodisische Delikatesse aus in Scheiben geschnittenen rohen oder frittierten Hoden von **Büffel**- oder Stierbullen. Die meist als Vorspeise genossenen *Rocky Mountain Oysters* werden weithin vor allem von Cowboys für Aphrodisiaka gehalten (McCary 1975: 46*).

Literatur

Kilias, Rudolf
2000 *Austern* (*Ostreidae*), Hohenwarsleben: Die Neue Brehm-Bücherei (Bd. 635).

Türkay, Michael, Eckart Witzigmann und Christian Teubner
1999 *Muscheln und Austern*, Füssen: Teubner Edition.

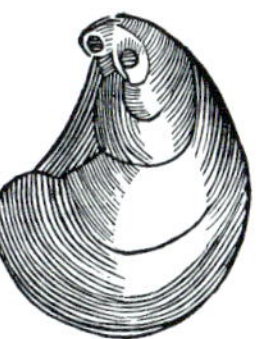

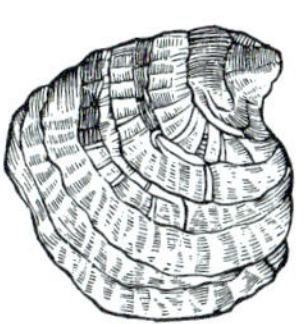

»Ostermuscheln«. Austern (*Ostrea*) gehören zu den berühmtesten aphrodisischen Meeresfrüchten. (Holzschnitte aus Gesner 1670*)

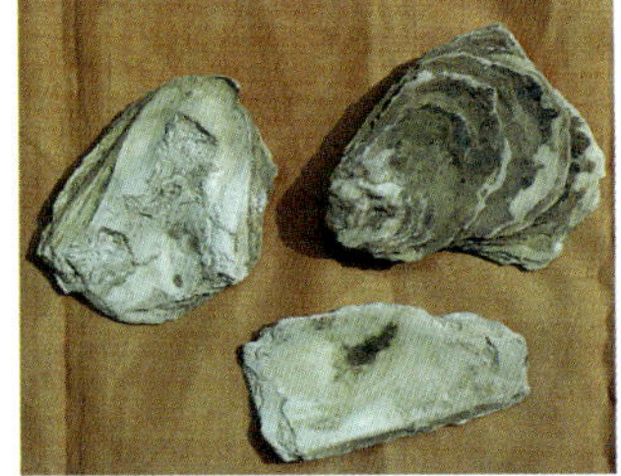

Concha ostreae. Austernschalen (*Mu li*) aus einer chinesischen Apotheke; sie werden pulverisiert eingenommen.

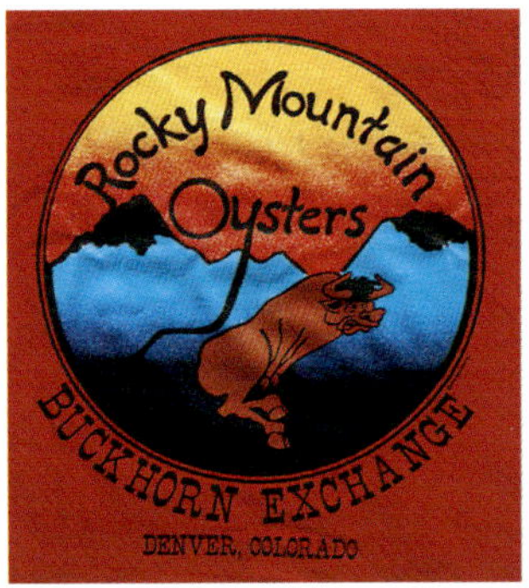

Rocky Mountain Oysters, »Rocky-Mountains-Austern« (T-Shirt, Denver, Colorado, USA, 1988)

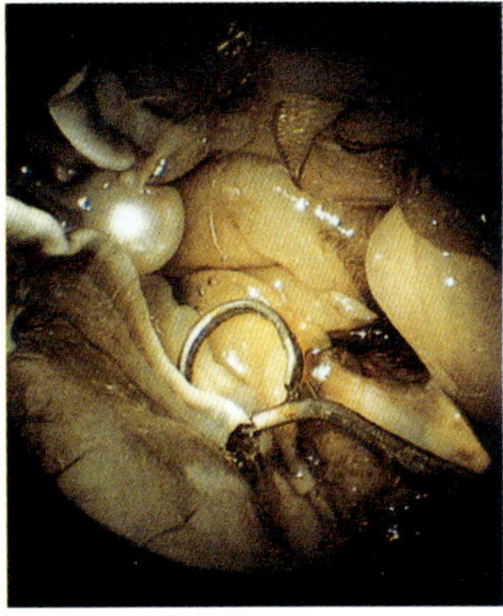

Wie ein gynäkologischer Blick auf Kitzler und Scheide wirkt dieses Foto. Seltene Nahaufnahme einer kultivierten Perle, die einer lebenden Auster der Südsee entnommen wird. (Foto: © Michael Freeman, aus Joyce und Addison 1993: 140)

Schamanen bereiten sich auf Ayahuascasitzungen oft mit einer Phase sexueller Enthaltsamkeit vor (die von drei Tagen bis zu sechs Monaten dauern kann), außerdem mit einer besonderen Diät, dem Gebrauch von Erbrechen erregenden und abführenden Substanzen, Klistieren, Waschungen usw. Die Ayahuascadiät verbietet den Genuss von Salz, Chili, Gewürzen und Fett und ist somit relativ unerotisch.

Ayahuasca

Andere Namen

Ambihuasca, Ambiwáska, Ayawáska, Biaxíi, Cají, Caapi, Calawaya, Cipó, Daime, Dapa, Dapá, Djungle tea, Djunglehuasca, Doctor, Dschungel-Ambrosia, El remedio, Hoasca, Honi, Kaapi, Kahi, Kahpi, La purga, Metí, Mihi, Natema, Natemá, Natemä, Nepe, Nepi, Nixi honi, Nixi paé, Notema, Ohoasca, Pilde, Pildé, Pinde, Pindé, Remedio, Sachahuasca, Santo Daime, Tea, The Brew, Vegetal, Yagé, Yajé, Yaxé

Das Wort *Ayahuasca* enstammt dem Quechua, der ehemaligen Staatssprache der Inka, die noch heute von Millionen von Indianern im Andenraum gesprochen wird. Es bedeutet »Ranke der Seelen« oder »Liane des Todes«. Der Begriff bezeichnet dreierlei: eine gewaltige Dschungelliane (*Banisteriopsis caapi, Banisteriopsis* spp.), die so genannte Ayahuascapflanze oder Ayahuascaliane; den Ayahuascatrank, dessen Grundlage die Ayahuascaliane ist; schließlich das Ayahuascaritual, in dessen Zentrum der Trank aus der Liane steht. Alle drei Bedeutungen sind in diesem Zusammenhang wichtig.

Gebrauch

Der Ayahuascatrank, dem neben *Banisteriopsis caapi* eine DMT-haltige Pflanze, wie zum Beispiel Chacruna (*Psychotria viridis*), zugefügt werden muss, kann heftige erotische Visionen und kosmisch-sexuelle, orgasmische Gefühle und Ekstasen auslösen. (Er kann aber auch die Hölle sein!)

Ein von einem mächtigen Schamanen sorgfältig durchgeführtes Ritual mit einem potenten Trank kann sexuelle Probleme klären, Impotenz, eine schwache oder unterdrückte Libido sowie Frigidität heilen. Ayahuasca wirkt pharmakologisch auf Körper und Geist. Ein Ayahuascaritual kann eine holistische Therapie sein, bei der nicht ein Symptom behandelt, sondern der Ursprung der Krankheit aufgedeckt und dadurch gelöst wird.

Auch außerhalb der rituellen Anwendung des Schamanentranks wird die Ayahuascaliane als Aphrodisiakum oder Zutat zu aphrodisischen Mischungen benutzt.

Die beiden Grundbestandteile, *Banisteriopsis* (Malphigiaceae) und *Psychotria* (Rubiaceae), werden auch allein als Aphrodisiaka verwendet:

Banisteriopsis caapi (Spruce ex Griseb.) Morton, syn. *Banisteria caapi* Spruce ex Griseb., *Banisteriopsis inebrians* Morton
Amazonien: Kräuterextrakt

Diplopterys cabrerana (Cuatr.) B. Gates, syn. *Banisteriopsis rusbyana* (Niedenzu) Morton
Ecuador: Blätterextrakt

Banisteriopsis spp.
Venezuela: Schnupfpulver

Psychotria viridis Ruiz et Pavon
Amazonien

Psychotria spp.
Ecuador

Psychotria seychellarum L.
Seychellen: Latex und Rinde: Absud trinken

Rezepte

Die Zubereitung von Ayahuasca war in vergangenen Zeiten ein wohlgehütetes Geheimnis der Schamanen. Nur sie kannten die ausgeklügelten Rezepte. Nur sie kannten die zu verwendenden Pflanzen, wussten, wo sie zu finden sind, wie das Rezept zu kochen ist und welche Schutzgeister beschworen werden müssen.

Alle Rezepte enthalten als Grundlage die Stengel von *Banisteriopsis caapi*. Zur Herstellung von Ayahuasca müssen zunächst handliche Stücke der Liane ausgekocht werden. Dann werden die Chacrunablätter (*Psychotria viridis*) hinzugegeben. Das Gemisch bleibt so lange über dem Feuer, bis eine schwarze, dicke, ekelhaft schmeckende Flüssigkeit entsteht. Der Trank sollte nie in Alutöpfen gekocht werden, da Ayahuasca das Aluminium angreift und ungenießbare Aluminiumsalze entstehen können. Selten werden reine Kaltwasserauszüge von *Banisteriopsis*

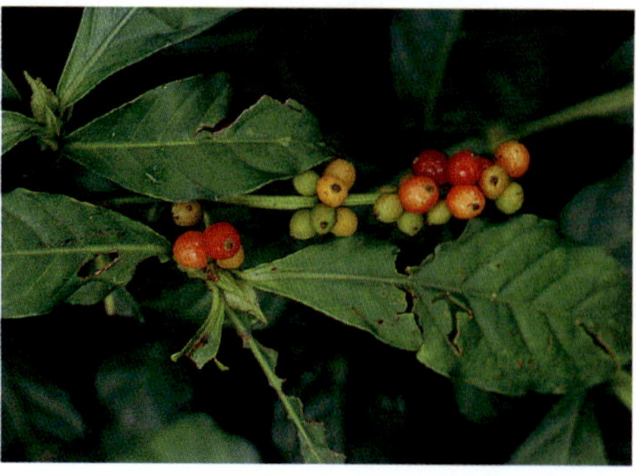

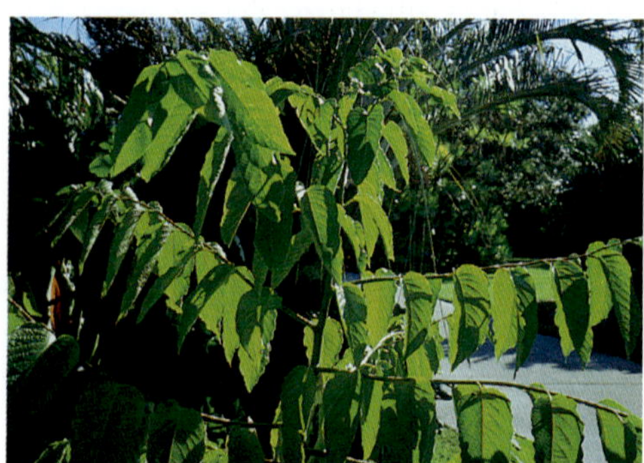

Chacruna blanca. Der »Weisse Chakrunastrauch« (*Psychotria viridis*, links) ist eine traditionelle, DMT-haltige Ingredienz von Ayahuasca. (Kulturpflanze, bei Iquitos, Amazonien, Peru, 2/1999)

Die Ayahuascaliane (*Banisteriopsis caapi*, rechts) ist der Grundbestandteil des Ayahuascatrankes. (Miami, Florida, USA, 5/1996)

Ayahuascazusätze

Pflanzen, die dem Ayahuascatrank zugesetzt werden, um ihm die gewünschte Heilkraft zu verleihen (Auswahl):

Ajo sacha	*Mansoa alliacea*	zur Reinigung
Brunfelsie	*Brunfelsia* spp.	bei Fiebererkrankungen, Rheumatismus und Arthritis
Engelstrompete	*Brugmansia* spp.	bei Wahnvorstellungen, bei Erkrankungen durch magische Pfeile (*chonteado*), bei Verzauberung
Ceiba	*Ceiba pentandra*	bei Durchfall, Darmbeschwerden
Huito	*Genipa americana*	bei Schwäche, Impotenz
Krallendorn	*Uncaria tomentosa*	zur Kräftigung, gegen Allergien, bei Geschlechtskrankheiten, Nierenschäden, Magengeschwüren
Pfaffia	*Pfaffia iresinoides*	bei sexueller Schwäche
Piripiri	*Cyperus* sp. (vgl. **Zypergras**)	bei Schrecken, zur spirituellen Entwicklung, zur Konzeption; zum Abort
Sananco	*Tabernaemontana sananho* (**Tabernaemontana**)	bei Gedächtnisschwäche, zur spirituellen Entwicklung, bei Rheumatismus, Arthritis
Tabak	*Nicotiana* spp.	zur Entgiftung

Ein literarisches Aphrodisiakum aus *Naked Lunch* (nicht unbedingt nachzumachen): »Es war A. J., (...) der in der US-Botschaft während eines Empfanges zum 4. Juli eine Mischung aus Yage [= Ayahuasca], Haschisch und Yohimbin in den Punsch mischte und so eine plötzliche Orgie heraufbeschwor.« (Burroughs 1999: 175*)

caapi und *Psychotria viridis* angesetzt; auch diese Methode funktioniert (wie Burroughs in Pucallpa erfuhr).

Oft werden die verschiedenen Ayahuascazubereitungen mit weiteren Zutaten versetzt. Viele Ayahuascazusätze auf der Basis von *Banisteriopsis* und *Psychotria* sind ethnomedizinisch als Heilpflanzen, Genussmittel, Aphrodisiaka oder Entheogene bekannt. Die Pflanzen der Paleros für die Rezepturen von **Siete Raízes** sind fast alle auch als Ayahuascazusätze in Gebrauch.

Inhaltsstoffe und Wirkung

Schon im 19. Jahrhundert drangen Gerüchte und merkwürdige Berichte von den wundersamen Wirkungen des Ayahuasca in den Westen. Es hieß, der von Ayahuasca Berauschte könne durch Mauern gehen, vergrabene Schätze finden, durch Berge schauen, die Zukunft erkennen und an Geschehnissen teilhaben, die sich in fernen Ländern ereignen. Missionare wie Ärzte behaupteten, der Trank könne die telepathische Begabung des Menschen auslösen, gar fördern.

Das neurochemische Geheimnis um die visionäre Wirkung des Ayahuasca wurde erst in neuerer Zeit gelüftet (Rivier und Lindgren 1972). Die beiden Hauptwirkstoffe des Ayahuasca sind Harmalin (= Telepathin) und *N,N*-**DMT**; nur durch -diese Wirkstoffkombination kann der oral genossene Trank seine bewusstseinserweiternde Wirkung entfalten. Bei oraler Aufnahme kann DMT nicht in das Gehirn gelangen, da es vorher vom Enzym Monoaminooxidase, kurz MAO, abgebaut wird. Harmalin (auch Harmin, sowie einige andere **β-Carboline**) sind **MAO-Hemmer**, das heißt, sie verhindern die Ausschüttung der MAO; dadurch kann das DMT ungehindert die Blut-Hirn-Schranke passieren, sich an die entsprechenden Rezeptoren andocken und das Nervensystem in einen außergewöhnlichen Zustand versetzen, der sich in prächtigen und überwältigenden Visionen ausdrückt (McKenna et al. 1995, McKenna und Towers 1985*). Wegen der starken und oft sehr plastischen Visionen wird Ayahuasca manchmal scherzhaft *Amazonian Television* (*Nature Channal*) oder »Dschungelkino« genannt. Kürzlich wurde bekannt, dass Ayahuasca nur MAO-A hemmt.

Die Gesamtwirkung erstreckt sich über rund vier Stunden. Zunächst bewirkt das Harmalin eine Sedierung, die manchmal bis zur Unbeweglichkeit geht. Harmalin erzeugt in der Phase des Wirkungsaufbaus starke Übelkeit und häufig sogar Erbrechen. Etwa 45 Minuten nach Einnahme des Tranks setzt die psychedelische DMT-Wirkung ein. Die visionäre Hauptwirkung hält etwa eine Stunde an und bricht dann ruckartig ab. Wenn die DMT-Wirkung anflutet, löst sich die Übelkeit meist auf. Bei regelmäßigem Ayahuascagenuss gewöhnt sich der Körper an die pharmakologische Aktion des Harmalins, so dass bei chronischen Benutzern die Übelkeit unter Umständen verschwindet. Da der Körper dem *N,N*-**DMT** gegenüber keine Toleranz aufbaut, kann man an aufeinander folgenden Tagen Ayahuasca trinken, ohne dass sich eine körperliche oder psychische Abhängigkeit entwickelt.

Im Westen wurde von Wissenschaftlern, Entheogenenthusiasten, »Kellerschamanen« und anderen in Analogie zum amazonischen Ayahuasca das Konzept der pangæischen Ayahuascaanaloge entwickelt. Das heißt, es wurden Tryptamine (DMT, 5-MeO-DMT) und Harmalaalkaloide (Harmin, Harmalin) als Reinsubstanzen

Die wichtigsten Ayahuascaanaloge, die sich in Bioassays bewährt haben:

Name	Kombination	Dosierung
Acaciahuasca	*Acacia obtusifolia*	10 g Stammrinde/1 g Extrakt
	Acacia phlebophylla, **Akazien**	1–2 g getrocknete Blätter
	Peganum harmala, **Steppenraute**	2–3 g
Ayurhuasca	*Mucuna pruriens*, **Juckbohne**	15 g Samen
	Peganum harmala, **Steppenraute**	3 g Samen (vgl. **Rasayana**)
Mimohuasca	*Mimosa tenuiflora*	9 g Wurzelrinde
	Peganum harmala, **Steppenraute**	3 g Samen
Pharmahuasca	*N,N*-**DMT**	50–100 mg
	Harmin	50–75mg
	5-MeO-DMT	50–100 mg
	Harmin	50 mg

oder als Pflanzenextrakte kombiniert und in Bioassays erfolgreich getestet (Appleseed 1993, Ott 1995a,b,c).

Kommentar

Wenn ich in Südamerika Ayahuasca oder Ayahuascaanaloge getrunken habe und die Wirkung nach etwa vier Stunden abgeklungen war, wurde ich geil. Ohne jedes Zutun hielt eine harte Erektion oft bis zum Morgen an. Da ich mich allerdings ansonsten erschöpft fühlte, konnte ich dieses »Stehaufmännchen« leider nicht einsetzen. Hin und wieder berichteten auch andere Männer von solchen »Morgenlatten«. (CR)

Der Trank ist eklig bitter und äußerst übelkeitserregend. Die anflutende Harmalinwirkung nagelte mich immer wieder auf den Boden. Jede Körperdrehung führte zu konvulsivischem Erbrechen. In meinem Geist aber breiteten sich erotische Visionen aus. Brausend erhob sich das Dschungelkonzert der Baumfrösche und erinnerte mich daran, dass die Froschmännchen in der Nacht auf Freiersfüßen unterwegs waren und mit ihren Signallockrufen Fröschinnen auf die Fährte lockten. Ich sah geschmeidige Ozelots auf Beutezug. Ihre erotische Anmut. Ihre atemberaubende Schönheit. Alles um mich herum lebte, um sich zu paaren, um zu fressen oder gefressen zu werden. Mein Geist war willig, aber mein Körper schwach! (cme)

Die stark DMT-haltige Wurzelrinde von *Mimosa hostilis* (= *M. tenuiflora*). In Amazonien reibt man sich für aphrodisische Sensationen mit den frischen Wurzeln und Blättern ein.

Viele Frauen berichteten von sehr erotischen Visionen; von Männern, die verführerisch lächelnd und verwirrend real neben ihre Hängematte traten, aus der sie sich unter keinen Umständen hätten erheben und auf keinen Fall hätten aktiv werden können. Im Dschungel Perus wurde einem Freund während eines Ayahuascarituals schlagartig sein beängstigendes Übergewicht klar und sein gestörtes Verhältnis zu Frauen. Ein Jahr später hatte er sich durch Sport und gezieltes und gezügeltes Essverhalten um vierzig Kilo erleichert.

Bezugsquellen

Wer das Glück hat, nach Iquitos im peruanischen Amazonasgebiet zu reisen, wird noch glücklicher sein, wenn er oder sie den dortigen Kräutermarkt besucht, den übrigens jeder Taxifahrer kennt. Dort gibt es alles, was man für die Herstellung von Ayahuasca benötigt, inklusive sehr fachkundiger Beratung und guter Tipps für Rezepturen. Leider sieht es bei uns etwas anders aus. Manche Zutaten kann man im ethnobotanischen Fachhandel (am besten über Internet) bekommen. Fertigpräparate gibt es hingegen nicht, die muss man in der eigenen Küche kochen, vorausgesetzt, man will wissentlich das Gesetz brechen. Denn jede Zubereitung, die DMT enthält, gilt juristisch als Drogenzubereitung und fällt damit unters Betäubungsmittelgesetz!

In Peru und Kolumbien gibt es keinerlei Probleme mit dem Gesetz. In Brasilien ist Ayahuasca (Hoasca, Daime) heutzutage vollkommen legal. Die rechtliche Situation in den anderen Amazonasstaaten ist ungewiss. In westlichen Ländern ist die Rechtslage sehr schwierig, da der Trank den verbotenen Stoff *N,N*-**DMT** enthält.

In Holland wurde der Santo-Daime-Kirche laut gerichtlichem Beschluss von 2001 der Gebrauch von »Ayahuasca als heiliges Sakrament« erlaubt, mit der Begründung, dass sich international gültige Drogengesetze dem Menschenrecht der freien Religionsausübung zu beugen haben.

Die Bestandteile *Peganum harmala* und *Mimosa hostilis* sind bei Conscious Dreams® erhältlich; Banisteria caapi Lianenstücke bei Elixier®.

Literatur

Appleseed, Johney

1993 »Ayahuasca Analog Plant Complexes of the Temperate Zone«, *Integration* 4: 59–62.

ARÉVALO VALERA, Guillermo
1989 »Gedanken zur traditionellen Medizin«, in: Ch. KOBAU (Hg.), *Amazonas – Mae Mañota*, Graz: Leykam, S. 179–181.

BIANCHI, Antonio und Giorgio SAMORINI
1993 »Plants in Association with Ayahuasca«, *Jahrbuch für Ethnomedizin und Bewußtseinsforschung* 2: 21–42, Berlin: VWB.

BURROUGHS, William S. und Allen GINSBERG
1964 *Auf der Suche nach Yage*, Wiesbaden: Limes Verlag.
1975 *The Yage Letters*, San Francisco: City Lights Books.

CALLAWAY, James
1995a »Some Chemistry and Pharmacology of Ayahuasca«, *Jahrbuch für Ethnomedizin und Bewußtseinsforschung* 3(1994): 295–298, Berlin: VWB.
1995b »*Pharmahuasca* and Contemporary Ethnopharmacology«, *Curare* 18(2): 395–398.

CALLAWAY, James, Charles GROB und Dennis MCKENNA
1994 »Platelet Serotonin Uptake Sites Increased in Drinkers of *Ayahuasca*«, *Psychopharmacology* 116: 385–387.

GROB, Charles S. et al.
1996 »Human Psychopharmacology of Hoasca, A Plant Hallucinogen in Ritual Context in Brazil«, *The Journal of Nervous and Mental Disease* 181(2): 86–94.

ILLIUS, Bruno
1991 *Ani Shinan: Schamanismus bei den Shipibo-Conibo*, Münster, Hamburg: Lit.

LEWIN, Louis
1997 *Banisteria caapi, ein neues Rauschgift und Heilmittel*, Berlin: VWB (Reprint).

LUNA, Luis Eduardo
1986 *Vegetalismo: Shamanism Among the Mestizo Population of the Peruvian Amazon*, Stockholm: Almqvist & Wiskell International (= Acta Universitatis Stockholmiensis, Stockholm Studies in Comparative Religion 27).

LUNA, Luis Eduardo und Pablo AMARINGO
1991 *Ayahuasca Visions*, Berkeley: North Atlantic Books.

MCKENNA, Dennis J., Luis Eduardo LUNA und G. N. TOWERS
1995 »Biodynamic Constituents in Ayahuasca Admixture Plants: An Uninvestigated Folk Pharmacopeia«, in: Richard Evans SCHULTES und Siri VON REIS (Hg.), *Ethnobotany: Evolution of a Discipline*, Portland, Oregon: Dioscorides Press, S. 349–361.

OTT, Jonathan
1995a *Ayahuasca Analoge: Pangæische Entheogene*, Löhrbach: Werner Pieper's MedienXperimente (Edition Rauschkunde)
1995b »Ayahuasca and Ayahuasca Analogues: Pan-Gæan Entheogens for the New Millenium«, *Jahrbuch für Ethnomedizin und Bewußtseinsforschung* 3(1994): 285–293.
1995c »Ayahuasca – Ethnobotany, Phytochemistry and Human Pharmacology«, *Integration* 5: 73–97.
1996 »Pharmahuasca: On Phenethylamines and Potentiation«, *Maps* 6(3): 32-35.

PINKLEY, Homer V.
1969 »Plant Admixtures to *Ayahuasca*, the South American Hallucinogenic Drink«, *Lloydia* 32(3): 305–314.

RÄTSCH, Christian
1994 »Ayahausca: Der Zaubertrank«, *Geo Special: Amazonien* 5/94: 62–65.
1997 *Medizin aus dem Regenwald*, Neckarsulm: Natura Med & Hampp.

REICHEL-DOLMATOFF, Gerardo
1996 *Das schamanische Universum*, München: Diederichs.

RIVIER, Laurent und Jan-Erik LINDGREN
1972 »›Ayahuasca‹, the South American Hallucinogenic Drink: an Ethnobotanical and Chemical Investigation«, *Economic Botany* 26: 101–129.

TROUT, K. (Hg.)
1998 *Trout's Notes on Ayahuasca and Ayahuasca Alkaloids*, Austin: Better Days Publishing.

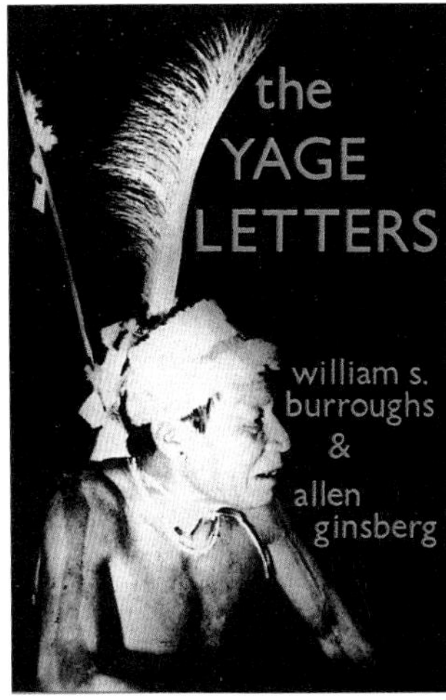

Das Cover der US-amerikanischen Ausgabe von *Auf der Suche nach Yage* ist mit dem Konterfei eines berühmten amazonischen Schamanen in einen ethnologischen Zusammenhang gestellt (BURROUGHS und GINSBERG 1975).

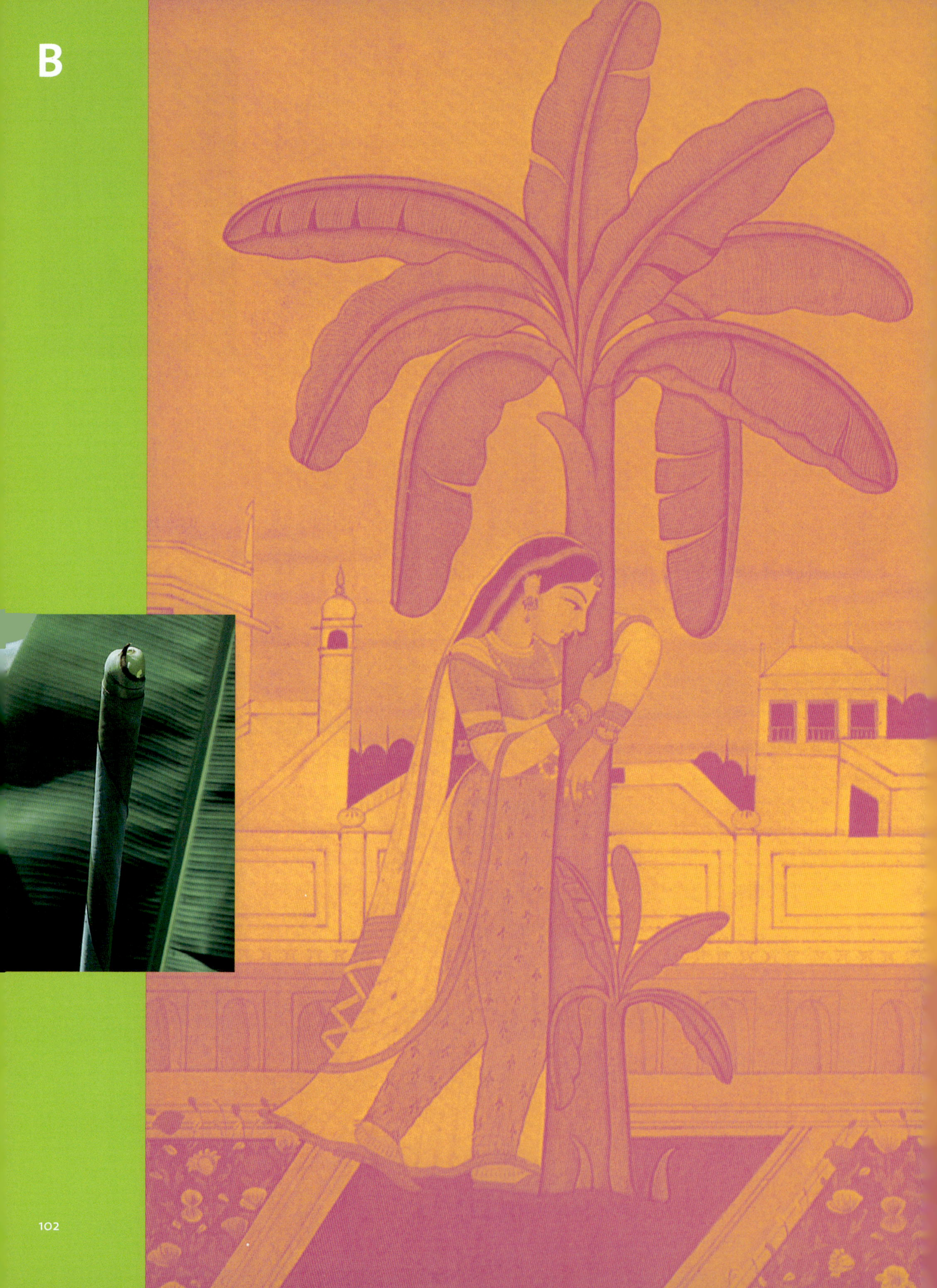

B

β-Carboline

Stoffgruppe: Indolalkaloide (Pyridoindole), Alkaloide

Andere Namen

Beta-Carboline, β-Carbolines (engl.), bCs, Carbolinas (span.) , Carboline (engl.)

β-Carboline (Harmalaalkaloide wie Harmalin, Harmin, Harman) kommen in vielen Pflanzen vor, die psychoaktiv wirken und als Aphrodisiaka genutzt werden: **Akazien, Juckbohne, Mohn, Passionsblume, Steppenraute, Brechnuss, Cumala, Erdburzeldorn**, Jochblatt (*Zygophyllum fabago* L.). Auch in gerösteten Zichorienwurzeln (**Wegwarte**), im **Tabak**rauch und in einigen Pflanzen, die zur Herstellung von **Ayahuasca** und Ayahuascaanalogen genutzt werden, kommen sie vor (Rätsch 1998: 718*, Schultes 1982).

Wirkung

β-Carboline leiten sich vom eigentlichen β-Carbolin (= Norharman) ab. Sie gehören zu den Indolalkaloiden und sind nah verwandt mit den Tryptaminen (**DMT, Psilocybin**). Sie bestehen aus einem Indolkern und verschiedenen Seitenketten. Die einfacheren (β-Carbolin) kommen als endogene Substanzen in zahlreichen Pflanzen und Tieren (**Kröten, Mensch**) vor (Allen und Holmstedt 1980, Bock 2002*) und erfüllen wichtige Funktionen im Nervensystem (Bringmann et al. 1991). Sie scheinen die Gemütslage wie auch das Traumgeschehen zu bestimmen. Das Norharman (β-Carbolin) dockt sich wahrscheinlich an einen spezifischen β-Carbolin-Rezeptor an (vgl. **Alkohol**). Harman ist der endogene **MAO-Hemmer**, der MAO-A hemmt (Rommelspacher et al. 1991). Dadurch kann das endogene **DMT** länger aktiv sein und visionäre Wahrnehmungen auslösen, die sich entweder als spontane Visionen im Wachbewusstsein oder als Traum ausdrücken (Callaway et al. 1995).

Besonders die Harmalaalkaloide Harmalin, Harmin, Harmalol, Harman (1-Methyl-β-Carbolin) und Norharman (β-Carbolin) sind **MAO-Hemmer** und an psychoaktiven Wirkungen beteiligt (Naranjo 1967, Pennes und Hoch 1957). Bei Harmin und Harmalin wurde im Laborversuch gezeigt, dass sie bei Ratten und Mäusen eine erhöhte Kopulationsfrequenz und eine schnellere Erektion erzeugen (Beringer 1928 und 1929, Beringer und Wilmanns 1929, Lewin 1997).

Offensichtlich spielen β-Carboline, vor allem die komplexeren wie **Ibogain** und **Yohimbin**, eine wesentliche Rolle in der Sexualität. Dieser Bereich muss allerdings noch weiter erforscht werden. Auf jeden Fall scheinen Carboline, pharmakologisch gesehen, eine der interessantesten Stoffgruppen in Bezug auf Aphrodisiaka zu sein.

Literatur

Ahmad, Aqeel, Kursheed Ali Khan, Sabiha Sultana, Bina S. Siddiqui, Sabira Begum, Shaheen Faizi und Salimuzzaman Siddiqui
1992 »Study of *in vitro* Antimicrobial Activity of Harmine, Harmaline and Their Derivatives«, *Journal of Ethnopharmacology* 35: 289–294.

Allen, J. R. F. und Bo Holmstedt
1980 »The Simple β-Carboline Alkaloids«, *Phytochemistry* 19: 1573–1582.

Beringer, Kurt
1928 »Über ein neues, auf das extra-pyramidalmotorische System wirkendes Alkaloid (Banisterin)«, *Der Nervenarzt* 1: 265–275.
1929 »Zur Banisterin- und Harminfrage«, *Der Nervenarzt* 2: 548–549.

Beringer, Kurt und K. Wilmanns
1929 »Zur Harmin-Banisterin-Frage«, *Deutsche Medizinische Wochenschrift* 55: 2081–2086.

Bringmann, Gerhard, Doris Feineis, Heike Friedrich und Anette Hille
1991 »Endogenous Alkaloids in Man – Synthesis, Analytics, *in vivo* Identification, and Medicinal Importance«, *Planta Medica* 57, Suppl. Issue 1: S73–S84.

Callaway, James C., M. M. Airaksinen und J. Gynther
1995 »Endogenous β-Carbolines and Other Indole Alkaloids in Mammals«, *Integration* 5: 19–33 (mit sehr ausführlicher Bibliografie).

Chen, A. L. und K. K. Chen
1939 »Harmin: The Alkaloid of *Caapi*«, *Quarterly Journal of Pharmacy and Pharmacology* 12: 30–38.

Drost-Karbowska, K., Z. Kowalewski und J. David Phililipson
1978 »Isolation of Harmane and Harmine from *Kochia scoparia*«, *Lloydia* 41: 289–290.

Halpern, L.
1930a »Der Wirkungsmechanismus des Harmins und die Pathophysiologie der Parkinsonschen Krankheit«, *Deutsche Medizinische Wochenschrift* 56: 651–655.
1930b »Über die Harminwirkung im Selbstversuch«, *Deutsche Medizinische Wochenschrift* 56: 1252–1254.

Lewin, Louis
1997 *Banisteria caapi, ein neues Rauschgift und Heilmittel*, Berlin: VWB (Reprint).

Naranjo, Claudio
1967 »Psychotropic Properties of the Harmala Alkaloids«, in: D.H. Efron et al. (Hg.), *Ethnopharmacologic Search for Psychoactive Drugs*, Washington, D. C.: U. S. Department of Health, Education, and Welfare, S. 385–391.

Pennes, H. H. und P. H. Hoch
1957 »Psychotomimetics, Clinical and Theoretical Considerations: Harmine, WIN-2299 and Nalline«, *American Journal of Psychiatry* 113: 887–892.

Rommelspacher, Hans, Torsten May und Rudy Susilo
1991 »β-Carbolines and Tetrahydoisoquinolines: Detection and Function in Mammals«, *Planta Medica* 57, Suppl. Issue 1: S93ff.

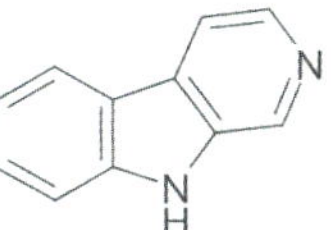

β-Carbolin (= Norharman)

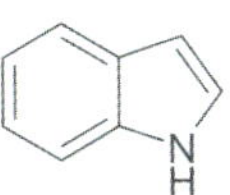

Indolkern

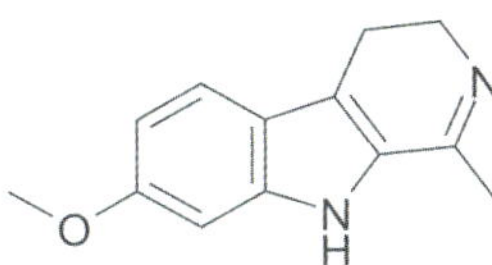

Harmalin

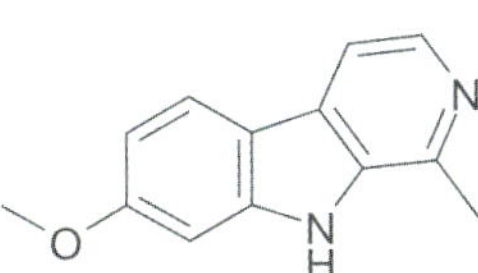

Harmin

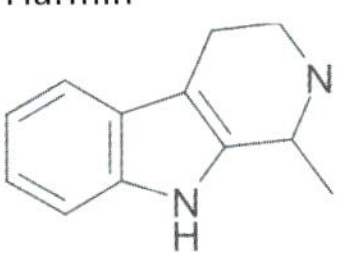

Tetrahydroharman

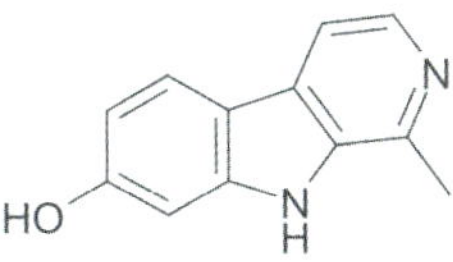

Harmol

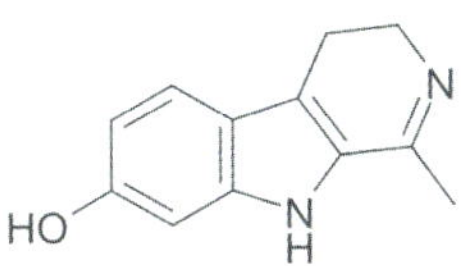

Harmalol

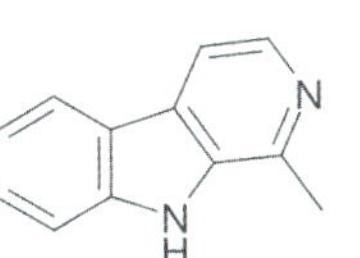

Harman (1-Methyl-β-Carbolin)

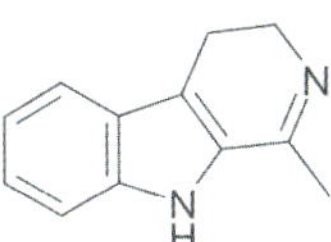

Harmal

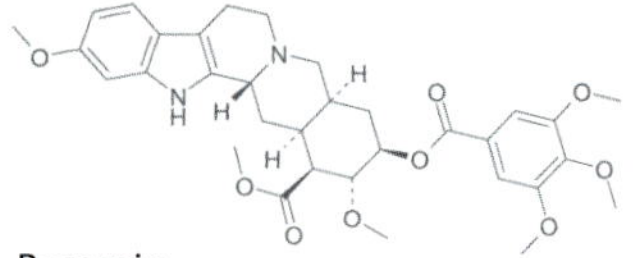

Reserpin

Yohimbin

»Harmin kommt in *Zygophyllum fabago* L. vor, einer nordamerikanischen Pflanze, die angeblich als Aphrodisiakum und Psychedelikum genutzt wird.« (STARK 1984: 139*)

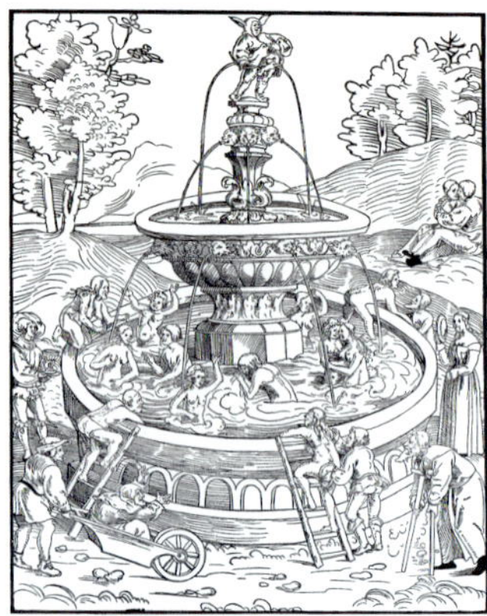

»Der Jungbrunnen«, deutsche Karikatur von Hans Sebald Beham, 16. Jahrhundert.

SCHULTES, Richard Evans

1982 »The beta-Carboline Hallucinogens of South America«, *Journal of Psychoactive Drugs* 14(3): 205–220.

SHULGIN, Alexander T.

1996 *Carbolines*, CA, Manuskript.

SPÄTH, E. und E. LEDERER

1930 »Synthese der Harmala-Alkaloide: Harmalin, Harmin und Harman«, *Berichte der Deutschen Chemischen Gesellschaft* 63: 120–125.

STOHLER, R., H. ROMMELSPACHER, D. LADEWIG und G. DAMMANN

1993 »Beta-Carboline (Harman/Norharman) sind bei Heroinabhängigen erhöht«, *Therapeutische Umschau* 50: 178–181.

Badezusätze

Badezusätze würden als Liebesmittel kaum die alle Sinne erregende Rolle spielen, wenn sich nicht schon früh (etwa bei den Ägyptern, Griechen und Römern) eine verfeinerte Badekultur ausgebildet hätte und wenn das Wasser nicht die unwiderstehliche Anziehungskraft ausübte, von der heute weltweit Seebäder, Badekurorte, Wellnesshotels, Saunaanlagen und Schwimmbäder profitieren.

Wasser

Dem Element Wasser kommt eine umfassende symbolische Bedeutung zu. Wenn man vom »Wasser des Lebens« spricht, vom »Lebensquell« oder davon, dass alles Leben aus dem Wasser kam, spiegeln sich darin mythische und naturwissenschaftliche Erkenntnisse zu diesem lebenswichtigen und lebensbestimmenden köstlichen Nass.

Wasser ist in den frühesten Mythologien aller Völker die Urmutter Natur. Es vertritt das Weibliche schlechthin, das Unbewusste und den Bereich der Emotionen. Wasser hat auch eine erotische Bedeutungsebene (vgl. Seite 27), die mit ewiger Jugend oder Schönheit gepaart ist. Man denke etwa an den Menschheitstraum vom »Jungbrunnen«, dem Alte und Gebrechliche jung, frisch und schön entsteigen, oder an das »Bad der Aphrodite« (vgl. **Distel**).

Badekultur

Reichtum und Status sind heute unter anderem oft ablesbar an Anzahl, Ausstattung und Größe der häuslichen Sanitäranlagen bis hin zu Swimmingpools, Whirlpools und Saunen. Diese dienen nicht nur der Hygiene, sondern dem heimischen Planschvergnügen mit dem Partner, der Partnerin.

Den Zusammenhang zwischen Körperhygiene und Gesundheit erkannten nicht nur die Griechen, deren Göttin der Gesundheit, Hygíeia, Tochter des Heilgottes Asklepios war[84], oder die Römer, die den Spruch prägten: »mens sana in corpore sano« – »ein gesunder Geist wohnt in einem gesunden Körper«. Das wussten auch die Azteken und Maya[85], und wie sie setzen nordamerikanische Indianer Schwitzhütten noch heute rituell ein, um sich mit den kosmischen Kräften zu verbinden und Körper und Geist zu heilen.

Seit je investierten Menschen ihren Erfindungsreichtum in die Verfeinerung der Badekultur. Sämtliche Spielarten von Wasser, Dampf und Hitze verwirklichten sich im türkischen Bad (Hammam), im Dampfbad[86], in der finnischen[87] oder römischen[88] Sauna.

Die legendären Frauenbäder oder Badehäuser der frühen Neuzeit erhitzten erotische Gefühle und profitierten von aphrodisischen Badezusätzen, wie etwa **Räucherwerk** für die heißen Steine in der Badestube oder **Bilsenkraut**samen als aphrodisische Räucherung. »Dabei ging es stets recht lustig zu, Männer und Frauen badeten meist gemeinsam, man sang und zechte im Bad, und gleich daneben wurde getanzt und gekegelt« (Hans-Dieter HENTSCHEL in MARTIN 1906).

Badeeinrichtungen und Saunalandschaften dienen der Körperhygiene, der Entspannung, Vitalisierung und Erotisierung. Aufgüsse mit ätherischen Ölen und diverse Badezusätze sorgen für die Reinigung der Bronchien und für stimulierende Düfte.

Heilwirkung

Der heilende Aspekt einer Bäderkur (in der Physikalischen Medizin Balneologie genannt) kommt in Heilquellen, Thermen und Heilbädern zum Tragen. Schwefelquellen, Jod-Solequellen, kohlensäurehaltigen Wässern oder Bitterwässern werden eine belebende und Gesundungsprozesse stimulierende Wirkung nachgesagt.[89]

84 Viele antike Heilquellen waren Äskulap/Asklepios/Asklepæion geweiht.

85 Die Azteken, Maya und ihre Nachbarn kannten Schwitzhütten aus Stein (aztekisch *temazcalli*) und das so genannte Mayabad.

86 Ein Feuchtbad mit Temperaturen von 45 bis 48 °C und einer gleichbleibenden Luftfeuchte von 96 bis 100%.

87 Die finnische Sauna ist trocken und heiß, bei Temperaturen zwischen 80 und 95 °C und einer Luftfeuchte von 5 bis 10%.

88 Die römische Sauna ist ein Warmluftbad von 50 bis 60 °C.

89 Jod- oder kohlensäurehaltige Quellen werden bei Herz- und Kreislauferkrankungen eingesetzt, Solen oder **Schwefelwässer** bei rheumatischen Erkrankungen, Bitterwässer als Trinkkuren bei Leber- und Galleleiden.

In diesen Zusammenhang gehören auch die Kaltwasser-Heilanstalten nach Vinzenz Prießnitz (im österreichisch-schlesischen Gräfenberg) oder die Kneippkur, medizinische Sitzbäder, Kuren mit Moorschlamm oder Heilerden; Ayurveda-Ölmassagen oder Vaginalwaschungen, beispielsweise mit **Alaun**.

In arabischen Liebeslehren und ähnlichen Schriften wird darauf verwiesen, dass es Mineralquellen gibt, deren mit **Mineralien** angereichertes Wasser aphrodisierend wirkt, wenn man es trinkt oder darin badet. Die aphrodisischen Favoriten sind Quellen mit radioaktivem Wasser[90] oder Quellwasser, die Spuren von **Arsen** oder **Arsenik** enthalten (LEHMANN 1966*, WEDECK 1961: 156*).

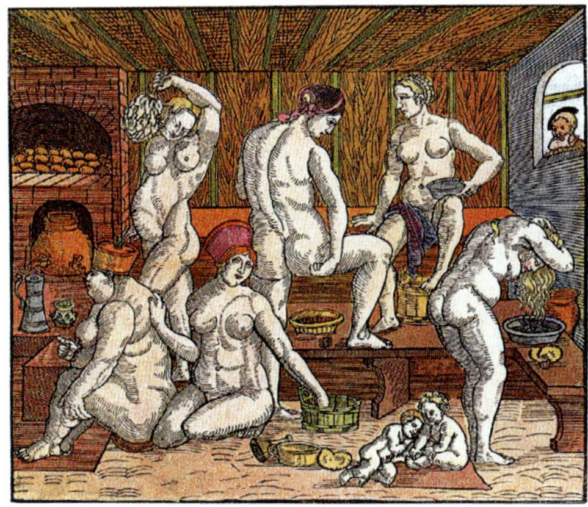

»Frauenbadstube«. Ein Spanner betrachtet lüstern die badenden Frauen – für ihn sicherlich ein aphrodisierendes Schauspiel. (Holzschnitt nach einer Zeichnung von Albrecht Dürer, frühe Neuzeit)

Aphrodisierende Badezusätze

Zur Steigerung erotischer Lustgefühle streuten die Skythen **Hanf**samen als Räucherstoff auf heiße Steine und berauschten sich am Dampf. Die Griechen nutzten wie erwähnt Bilsenkrautsamen. Die aufsteigenden Dämpfe verschafften zügellose Sinnesfreuden und inspirierten Pythia (das delphische Orakel) zur Weissagung.

Nicht nur Badewasser, das von Natur aus mit Mineralien versetzt ist, hat einen aphrodisischen Ruf. Es gibt auch allerlei Badezusätze, die Menschen ins Wasser geben, um die Erotik zu steigern, die Lust zu stimulieren und die Liebesbereitschaft zu erhöhen.[91] Badezusätze können Kräuterextrakte, **ätherische Öle** oder Dekokte sein. Sie können als Aufguss verwendet werden oder werden als Öl, Salz oder Schaum ins Wasser gegeben. Zu den als Aphrodisiaka verwendeten Badezusätzen gehören: **Ajo sacha, Rosmarin, Zimt,** Thymian, **Pinien** und **Kalmus**.

Aphrodisierende Badeöle sind erhältlich bei Elixier®.

Rezepte

»Vorbereitung für eine Liebesnacht«
(Gewürzmuseum Hamburg/*Hot Spice*)
2 Hand voll Kalmus
1 Hand voll Zimtstangen
20 Gewürznelken

In einem Topf mit Wasser auskochen, abseihen und den Sud ins Badewasser geben.

Badezusatz aus Kräutern und Gewürzen
(Gewürzmuseum Hamburg/*Hot Spice*)
1 Teelöffel Muskatnuss
10 Teelöffel Rosmarin
5 Teelöffel Oregano
10 Teelöffel Pfefferminze
4 Teelöffel Wacholder
2 Teelöffel Gewürznelken

In Wasser 10 Minuten kochen, abseihen und ins Badewasser geben.

Sanikelbad
(KÖLBL 1983: 223*)
1 Hand voll Sanikelkraut (*Sanicula europaea* L.)

Mit kochendem Wasser übergießen und dem Bad zugeben. Sanikel wirkt kräftigend und hebt das allgemeine Hochgefühl.

Rosmarinbad
(Eigene Rezeptur)
1 Hand voll Rosmarin
1 Hand voll Zimtstangen
1 Hand voll Melisse

Im zugedeckten Topf in Wasser 10 Minuten kochen. Durch ein Sieb abgießen und den verbleibenden Sud dem Badewasser zusetzen. (Die ausgelaugten Kräuterrückstände wegwerfen.) Die ölige Mischung zaubert einen herrlichen Duft und eine seidenweiche, angenehm prickelnde Haut.

Kalmusbad
(Eigene Rezeptur)
2 Hand voll Kalmus
1 Hand voll Zimtstangen
20 Gewürznelken

Die Gewürze 10 bis 15 Minuten in Wasser im zugedeckten Topf auskochen, durchseihen und den verbleibenden Sud ins Badewasser geben. Kalmus an sich riecht medizinisch, streng und würzig. Als Zusatz im Badewasser wirkt er stimulierend.

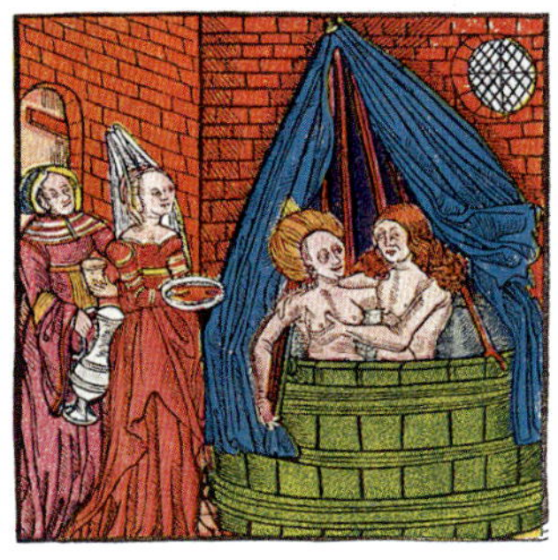

Einem gemeinsam badenden Pärchen werden Speisen und Getränke serviert. Aphrodisische Badefreuden. (Frühneuzeitliche Kalendervignette)

90 Man hat bei der naturwissenschaftlichen Untersuchung von traditionellen Kraftplätzen, heiligen Orten, Höhlen und Felsen sowie bei vielen heiligen Quellen eine feine, erheblich erhöhte Radioaktivität gemessen (DEVEREUX 1990).
91 Inspirierende Rezepte dazu sind im wunderbaren, empfehlenswerten Buch von KRAHL und RIEPE 1990* nachzulesen.

Kommentar

Das Rosmarinbad eignet sich wunderbar zur erotischen Einstimmung. Im köstlich warmen Wasser umspielt ein wunderbarer Duft die Nase. Gleichzeitig legt sich ein sanfter, öliger Film auf die Haut. Oft spürten wir, wie wir nach solch einem Bad förmlich nach Erotik lechzten.

Literatur

CRESSON, Frank M., jr.
1938 »Maya and Mexican Sweat Houses«, *American Anthropologist* N.S. 40: 88–104.
CROUTIER, Alev Lytle
1992 *Wasser – Elixier des Lebens: Mythen und Bräuche, Quellen und Bäder*, München: Heyne.
DEVEREUX, Paul
1990 *Places of Power*, London: Blandford.
HEINZ, Werner
1983 *Römische Thermen: Badewesen und Badeluxus im Römischen Reich*, München: Hirmer.
MARTIN, Alfred
1989 *Deutsches Badewesen in vergangenen Tagen*, Jena: Eugen Diederichs (Reprint 1906 mit einem losen Vorwort von Hans-Dieter Hentschel).

»Damit der Bräutigam potent bleibt, muss er einige Baldriansblätter am Hochzeitstage in den Rocktaschen tragen. – Das wunderbar nervenberuhigende Öl der Pflanze gilt von alters her als wohltätiges Antaphrodisiacum« – als Schutz vor Ejaculatio praecox. (AIGREMONT 1987: II 10*).

Baldrian

Valeriana officinalis L., Valerianaceae (Baldriangewächse)

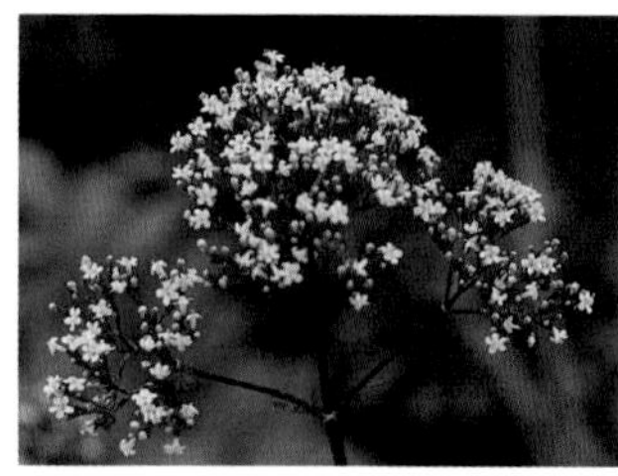

Blühender Baldrian (*Valeriana officinalis*).

Andere Namen

Augenwurzel, Balderbrackenwurzel, Baldurs Kraut, Dennenmarck, Donarwurz, Donnerjan, Dreifuß, Gemeiner Baldrian, Hexenkraut, Katzenkraut, Katzenwargel, Katzenwurzel, Marienwurzel, Mondwurz, Nardos (altgriech.), Racine de valériane (frz.), Spicke, Spickwurz, Speik, St. Georgenkraut, Tagara (skrt.)[92], Theriakwurz, Theriakwurzel, Tollerjahn, Valerian root (engl.), Valerianum, Velandswurz, Viehkraut, Wandwurzel, Wielands Wurzel, Wotansgerte, Zahnkraut

»Ziemlich enttäuscht waren aber wahrscheinlich die Herrschaften, die damals den Empfehlungen der Kräuterweiber und Apotheker folgten und Baldrian als Aphrodisiakum einsetzten (...)
Den Glauben an die ›Wunderkraft des Baldrians‹ schöpfte man aus der Wirkung, den die Pflanze auf Katzen ausübt. Deren Liebesleben wird durch Baldriangeruch nämlich eindeutig stimuliert.«
(KNOLLER 1996: 13)

Baldrian macht Katzen liebestoll. Auf Menschen wirkt er eher beruhigend bei Übererregung und hilft präorgasmischen Frauen.

Der Baldrian gehört zu den germanischen Ritual- und Heilpflanzen. Er war der wenig bekannten Göttin Hertha, die auf dem Edelhirsch reitet, heilig. Wieland, der schamanische Schmied der germanischen Mythenwelt, heilte mit der Wurzel Krankheiten; daher heißt der Baldrian auch Velandswurt oder »Wielands Wurzel« (WEUSTENFELD 1995: 13*).

Gebrauch als Aphrodisiakum und Liebeszauber

Baldrian wurde früher zum Schutz vor Hexen und Hexerei, vor bösen Geistern und Teufeln am Haus aufgehängt. Die Wurzel wurde auch gegen Teufel geräuchert (vgl. **Räucherwerk**)[93].

In der frühen Neuzeit galt Baldrianwurzel als Aphrodisiakum und wurde zur Behandlung der »heiligen Krankheit« (Epilepsie) verwendet (KNOLLER 1996: 12f.). In einer Handschrift aus dem 15. Jahrhundert heißt es: »Will man gut Freundschaft machen dem Manne und dem Weibe, so nimm Valerianum und stoße die zu Pulver und gibs zu trinken in den **Wein**« (REGER 1988: 30*). Kurz darauf liest man bei Otto BRUNFELS (1489–1534), einem der »Väter der Botanik« und »Taufpaten« der **Brunfelsie**, zum Baldrian: »Macht holdtselig/ eyns und fridsam/ wo zwey des wassers auß eim geschirr drincken. In trüben wein geschüttet/ macht in lauter« (BRUNFELS 1532: 157*).

Baldrian wird seit dem Mittelalter als »ein Theriacks wider gyfft/ und die pestilentz« gepriesen (BRUNFELS 1532: 157*). Er hieß sogar Theriakwurzel und gehört zu den wichtigeren oder gar den wichtigsten Zutaten der verschiedenen **Theriak**mischungen.

Volkstümliche Formen des **Wurzel**glaubens (**Alraune**) galten auch für den Baldrian: »Wer Erfolg bei Frauen haben wollte, sollte eine Wurzel der Ringelblume [*Calendula officinalis* L.] bei sich tragen. Auch der Baldrianwurzel wurde Zauberkraft zugeschrieben: ›Nimm Baldrian in den Mund und küsse die, die du haben willst; sie gewinnt dich gleich lieb‹« (JANTZEN 1980: 18*).

Dies gilt jedenfalls bei Katzen. Baldrian stinkt nach geilem Kater, das weiß jeder Katzenhalter. Das »Katzenkraut« (Baldrian) ist ein bekanntes Aphrodisiakum für Katzen und Kater (SAMORINI 2002*)[94]; auch Forellen, also **Fische**(!), sollen von Baldrian ganz wild werden (REGER 1988: 31*).

Sicherlich nicht als Aphrodisiakum legte man die stark riechende Wurzel als Mottenmittel in Schränke und Truhen.

Volksmedizinischer Gebrauch

Baldrian ist ein altes Volksheilmittel: »Tee wie auch die Tinktur wirken nervösen Leiden aller Art entgegen, bekämpfen Migräne, Schlaflosigkeit, Kopfschmerzen, Herzklopfen, Angstgefühl und Trübsinn. Ebenso wird Baldrian empfohlen ins-

92 Tagara ist eigentlich der alte Sanskritname für *Tabernaemontana coronaria* WILLD. (BANERJEE 1980: 80*).
93 Sugandaval (*Valeriana jatamansii* JONES) als **Räucherwerk** »entspannt den Geist«; es wird genauso wie *Valeriana hardtwicki* WALL. in Ostasien als aphrodisischer Wurzelextrakt eingenommen (MÜLLER-EBELING und RÄTSCH 1986: 213*).
94 Der Baldrian, ebenso die Varietät *Valeriana officinalis* L. var. *sambucifolia* MIKAN., auch Katzenkraut genannt, ist für seine anziehende Wirkung auf Katzen berühmt (vgl. **Katzenminze**).

besondere bei Hysterie, Unterleibsschmerzen, Blähungen, Brechreiz und Schwächezuständen. Wird als Anregungsmittel bei allgemeiner Körperschwäche und bei Störungen des Blutkreislaufs erwähnt« (KÖLBL 1983: 33*). All diese volksmedizinischen Anwendungen dienen zur Behandlung von Leiden, die ihre störenden Spuren auch im sexuellen Leben hinterlassen. Wenn durch Baldrian Trübsinn, Nervosität und allgemeine Schwäche verfliegen, kann die Wahrnehmung der sexuellen Impulse durchaus etwas Aphrodisierendes haben.

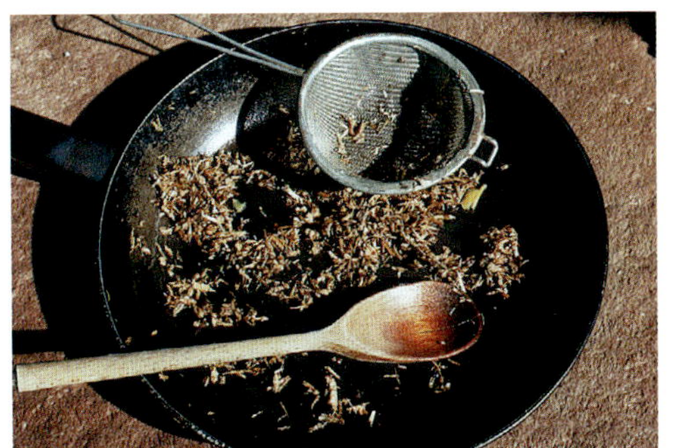

Baldrianwurzel und Kava-Kava werden zusammen in etwas Fett erhitzt und anschließend ausgekocht. Dieses Dekokt soll ein gutes Liebesmittel für Frauen sein. (Berkeley, Kalifornien, USA, 1984)

Rezepte

Die beruhigende Wirkung der Baldrianwurzel (Valerianae radix) auf das Nervensystem ist gut bekannt (PAHLOW 1993: 64*); gelegentlich wird sie auch als *legal high* mit psychoaktiven Kräften bezeichnet (SCHULTES und HOFMANN 1980: 368*). Besonders der **Kräutertee** aus gleichen Teilen Baldrianwurzel und **Kava-Kava** (je 2 gehäufte Teelöffel pro Tasse) soll »schöne Träume« produzieren (SCHULDES 1995: 76*). Teemischungen von Baldrian mit **Süßholz** und/oder **Kava-Kava** sollen für Frauen eine hormonelle Wirkung mit gegebenenfalls aphrodisierendem Effekt haben. In Kalifornien wird präorgasmischen Frauen ein Dekokt aus je gleichen Teilen (1 Esslöffel pro Tasse) empfohlen. Sie sollen dadurch in erotischen Situationen weniger nervös und lockerer sein, und Erwartungsängste (»Ach, es klappt schon wieder nicht richtig ...«) sollen gelindert werden.

Mit Hopfen (*Humulus lupulus*) zusammen ergibt Baldrian einen starken Schlaftee (je zwei Teelöffel pro Tasse) und ein meist anaphrodisierend wirkendes Beruhigungsmittel (PAHLOW 1985). In Kalifornien ist dafür auch eine Kombination von Baldrian und Kalifornischem **Mohn** (*Eschscholzia californica*) populär.

Inhaltsstoffe

In der Baldrianwurzel sind **ätherische Öle** (ca. 1,5%), organische Säuren, Valepotriate (0,5–2%), Didrovaltrat (1,5%), bizyklische Sesquiterpene und Alkaloide enthalten (GRÄNICHER et al. 1992, ROTH et al. 1994: 719*). Der Katzengeruch des Baldrians entwickelt sich erst beim Trocknen der Wurzel (ähnlich wie bei vielen **Cumarindrogen**); er wird durch den Bornylisovalerianylsäureester hervorgerufen (PAHLOW 1993: 64*).

Das in *Valeriana officinalis* und *Valeriana jatamansii* enthaltene Sesquiterpenketon Valeranon ist vermutlich für die beruhigende Wirkung (Tranquilizer) verantwortlich (HÖRSTER et al. 1977)[95]. In der Gattung wurde das Alkaloid Actinidin nachgewiesen (SCHULTES 1981: 42*). Ein wässriger Extrakt der Baldrianwurzel beeinflusst den Neurotransmitter des Zentralnervensystems GABA oder γ-Aminobuttersäure (SANTOS et al. 1994; vgl. GHB). Nebenwirkungen von Baldrian sind nicht bekannt (PAHLOW 1985 und 1993: 65*, WICHTL 1989).

Bezugsquellen

Baldrian bekommt man in Kräuterhandlungen (als getrocknetes Kraut), Reformhäusern und Apotheken (in diversen Handelsformen), als schwach dosierte Kapseln teilweise sogar in Supermärkten.

Literatur

GRÄNICHER, F., P. CHRISTEN und I. KAPETANIDIS
1992 »Production of Valepotoriates by Hairy Root Cultures of *Valeriana officinalis* var. *sambucifolia*«, *Planta Medica* 58, Suppl. 1: A 614.

HÖRSTER, Heinz, Gerhard RÜCKER und Joachim TAUTGES
1977 »Valeranon-Gehalt in den unterirdischen Teilen von *Nardostachys jatamansi* und *Valeriana officinalis*«, *Phytochemistry* 16: 1070–1071.

KNOLLER, Rasso
1996 *Baldrian*, Niedernhausen/Ts.: Falken Taschenbuch Verlag.

PAHLOW, Mannfried
1985 *Hopfen und Baldrian*, Stuttgart: J. F. Steinkopf.

SANTOS, Maria S., Fernanda FERREIRA, António P. CUNHA, Arsélio P. CARVALHO und Tice MACEDO
1994 »An Aqueous Extract of *Valerian* Influences the Transport of GABA in Synaptosomes«, *Planta Medica* 60: 278–279.

WICHTL, Max
1989 »Baldrianwurzel«, in: Max WICHTL (Hg.), *Teedrogen* (2. Aufl.), Stuttgart: WVG, S. 79–82.

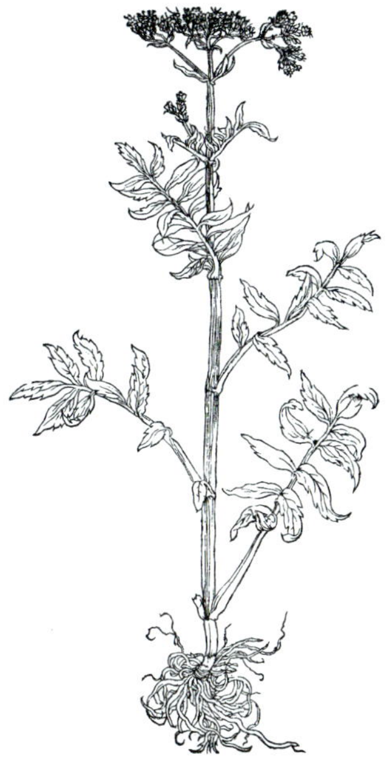

Baldrian (*Valeriana officinalis*) oder Katzenkraut »ist auch der wolryechenden wurtzel eine«. (Holzschnitt aus BRUNFELS 1532: 155*)

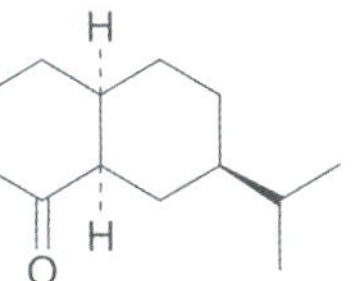

Valeranon

Bornylisovalerianylsäureester

95 Neuere Untersuchungen haben »ergeben, dass Baldrian ohne Zweifel zentral dämpfende Stoffe enthält, die jedoch ganz eindeutig nicht identisch mit den bisher diskutierten sind. Valepotriate, Valerensäure, Valeranon und das ätherische Öl des Baldrians erwiesen sich als unwirksam« (ROTH el al. 1994: 720*).

»Chinesische Kräuterkundler empfehlen die Samen der Bitteren Springgurke zur Stärkung der männlichen Sexualorgane.« (STARK 1984: 34*)

Balsambirne

Momordica charantia L., Cucurbitaceae (Kürbisgewächse)
syn. *Momordica muricata* WILLD.
Momordica balsamina L., Balsamapfel[96]

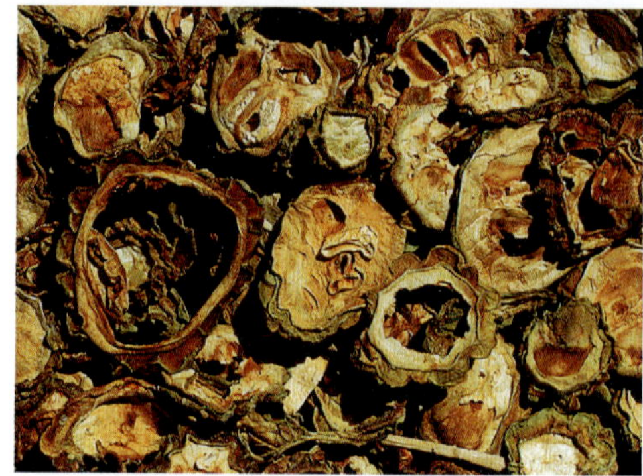

Die in Scheiben geschnittenen Früchte der Balsambirne (*Momordica charantia*) werden als aphrodisischer Tee aufgegossen.

Andere Namen

Akara aje (Yoruba), Balsam pear (engl. »Balsambirne«), Bitter cucumber (engl. »Bittere Gurke«), Bitter gourd, Bitter melon (engl. »Bittere Melone«), Bittere Springgurke, Bobobo (Shien), Carilla fruit, Karela, Karla (Lodha), Koraili (Santal), Mara Khee Nok (Thai), Nia Nia (Ashanti), Paroka, Saar (Somali), Seripupa, Sopropo, Springgurke, Tito karela (nep.)

In der Karibik und in Indien verordnet man Saft oder Tee aus Wurzeln oder Blättern der Balsambirne zur Stärkung bei sexueller Schwäche.

Diese Kletterranke kommt weltweit in den Tropen und Subtropen vor. Ihre Blätter und gelben Blüten sehen jenen des Garten**kürbis** sehr ähnlich. Die grünen phallisch-elliptoiden Früchte haben eine bucklige, unregelmäßig warzige Rinde und werden beim Reifen orange; dann springen sie auf (»Springgurke«) und zeigen ihre frischen knallroten Samen. In der traditionellen chinesischen Medizin heißt es von diesen Samen, sie »beleben das männliche Prinzip« (MEYER 1993: 66*). Die Früchte haben einen bitteren Geschmack, daher der englische Name »Bittere Gurke«.

Die Schwammgurke (*Luffa aegyptiaca* MILL., syn. *Momordica luffa* L., *Momordica cylindrica* L., *Luffa cylindrica* L.) ist eng mit der Balsambirne verwandt. In Afrika wird eine Paste aus dem Schwammgurkenkraut als Aphrodisiakum benutzt.

Gebrauch

Bei sexueller Schwäche verordnen die Lodha, ein Stammesvolk in Indien, ein Gemisch aus dem Wurzelsaft der Balsambirne und der Wurzelpaste des Anolsingh (*Hemidesmus indicus* [L.] BR., Periplocaceae)[97] im Verhältnis 3 : 2.

In der thailändischen Naturheilkunde wird die Fruchtrinde als bitteres Tonikum und Wurmmittel sowie zur Behandlung von Milz- und Leberkrankheiten verwendet. »An den Geschmack der sehr bitteren Früchte der hier erwähnten Echten Balsambirne muss man sich allerdings erst gewöhnen« (PLOTKIN 1994: 284*).

Rezepte

Für den aphrodisischer Parokatee aus der Karibik wird aus den frischen oder getrockneten Wurzeln und Blättern der Balsambirne ein Tee aufgegossen (1 Esslöffel pro Tasse). Er kann nach Belieben gesüßt werden, am besten mit **Honig** oder Stevia. Vor dem Schlafengehen wird jeweils eine Tasse getrunken, so lange, bis sich die sexuelle Schwäche legt.

Der aus den getrockneten Früchten bereitete Tee (1 gehäufter Esslöffel pro Tasse) ist weniger bitter, wenn man ihn 5 bis 10 Minuten ziehen lässt. Der frisch gebrühte Tee riecht wie Hühnersuppe mit Trocken**gemüse** und schmeckt auch entsprechend mit einer leicht bitteren Note.

Inhaltsstoffe

In der Frucht der Balsambirne sind geringe Mengen an Alkaloiden (0,035%) und Saponinen, reichlich freie Aminosäuren und Serotonin (5-Hydroxy**tryptamin**), bittere Curcubitanglykoside und p-Insulin (»Pflanzeninsulin«) vorhanden (NEUWINGER 1998: 405f.*). Der Extrakt der ganzen Frucht reduziert den Blutzucker durch die Stimulation der Insulinsekretion in der Bauchspeicheldrüse; er ist *in vivo* antiviral und antikarzinogen (SARALAMP et al. 1996: 127*).

Bezugsquellen

In Nordthailand werden die auf *organic farms* gezogenen Früchte in dünne Scheiben geschnitten und getrocknet als Tee unter dem Namen *Bitter-Melon Tea* hergestellt und verkauft (Thai Tea Suwirun Partnership, 175 Thanalai Rd., Wiang Amphur Muaeng, Chiang Rai 57000, Thailand, Fax ++66-53-752864).

96 »Im Sudan, Provinz Kordofan, nimmt man einen Aufguss des Wurzelpulvers oder der frischen Wurzel als Aphrodisiakum, der Gesamtpflanzen-Aufguss gilt als starkes Magenstimulans« (NEUWINGER 1998: 403*).
97 Diese Pflanze wird in der indischen Volksmedizin ebenfalls als Heilmittel bei Impotenz benutzt (JAIN 1991: 101*).

Bambus

Bambusa spp., Gramineae (Süßgräser)

Andere Namen

Bamboes (engl.), Bamboo (engl.), Bambos, Bambu (malai./indones.), Bans, Harundo indica (lat.), Kálamos indikós (griech.), Kata-bans (Hindi), Vedurukokku

Der Bambus ist legendär für seine Wachstumsgeschwindigkeit. Er kann innerhalb von 24 Stunden über einen Meter wachsen! Bambus schießt empor – so soll auch *er* emporschießen. So jung und elastisch wie Bambus wünscht sich auch der Mensch zu sein – Sympathiezauber ...

Der Bambus ist eine der bedeutendsten Kulturpflanzen Asiens. Er inspirierte viele Menschen durch seine ästhetischen, biologischen und kulinarischen Aspekte wie auch durch seine aufstrebende Gestalt: »ein Bambus ist kein Einzelwesen, sondern ein Kollektiv von Halmen, von denen jeder seine Rolle spielt« (Starosta und Crouzet 1998: 8). In Vietnam gilt der Bambus als »Bruder des Menschen«. In China gehört er mit Pflaume, **Orchidee** und **Chrysantheme** zu den »Vier edlen Pflanzen«, die das Glück symbolisieren. Buddhisten nennen ihn »Segen des Himmels« (Starosta und Crouzet 1998: 9f.).

Gebrauch als Aphrodisiakum

Bambussprossen sind auch als **Gemüse** begehrt. In China glaubte man früher, dass sie – über einen gewissen Zeitraum regelmäßig gegessen – aphrodisierende Kräfte entfalten (Anon. 1990: 20*). Für aphrodisische Zwecke werden Bambussprossen meist mit Schweinefleisch zubereitet (Walton 1958: 92*).

Tabashir, die »geheime Medizin«

Andere Namen

Bamboo sap, Bambotochana, Bambus manna, Bambusbast, Bambussalz, Bamslochan (nep.), Chikujo (kor.), Chikureki (jap.), Succus Bambusae, Tabaschir, Tabasheer (skrt.), Tabasir, Vamsha rochana, Zhu li (chin.), Zhu ru (chin.)

Tabashir ist ein alter Sanskritname für den Bambus *Bambusa arundinacea* (Retz.) Willd., der heutzutage im Nepali *Balu bans*, »Bärenbambus«, heißt. Später wurde der Name der Pflanze auf sein Produkt, den geheimnisvollen mineralischen Saft, der wie versteinertes Sperma aussieht, übertragen (Anon. 1999: 250*).

Der deutsche Name »Bambusbast« ist ziemlich irreführend, aber genau definiert: »Bambusbast entsteht, wenn eine bestimmte Schlupfwespe in den Bambusschößlingen einiger Bambusarten ihre Eier ablegt. Durch die Verletzung des Zellgewebes sondert der Bambus viel wässrige Flüssigkeit ab, die sich in der Bambusröhre ansammelt. Mit dem Wachstum des Bambus oder im Feuer trocknet die Flüssigkeit aus und bildet Bambusbast. Er kommt in unregelmäßig geformten, klumpen- oder scheibchenförmigen, verschieden großen, milchigweißen oder graublauen Stücken vor. Bambusbast wird als fieberstillende, schleimlösende Arznei verwendet« (Herrmann in Shen Kuo 1997: 296*).

Gebrauch

Tabashir ist ein ayurvedisches Heilmittel, besser bekannt unter dem Namen Vamsha rochana, das in Indien von alters her als Aphrodisiakum gegessen wird (Müller-Ebeling und Rätsch 1986: 201*). Es gilt als Tonikum, Verjüngungsmittel, »Allzweck-Expektorans« und ist bei Atemwegserkrankungen, Auszehrung, Schwäche, Dehydration und Erbrechen angezeigt (Lad und Frawley 1987: 254*); ebenso dient es als Antidot bei allen möglichen Vergiftungen (Recht und Wetterwald 1992: 22).

Tabashir ist eine der geheimen Medizinen in den ayurvedischen Majun-Zubereitungen (**Latwerge**). »*Majun* oder Süßigkeiten aus **Hanf** (Cannabis) bestehen neben *ghee* und Wasser aus **Bhang**, *ganja*, *caras*, **Opium**, **Mohn**samen, *dhatura* (*Datura innoxia* [= **Toloache**]), Blätter und Samen, **Nelken**, Harz [**Olibanum**], Anis, Kümmel, Zucker, Butter, Mehl, **Kardamom** und *tabasir*. Eine Dosierung von ein halb bis einer drachm [1,5–2 g] reicht aus, für jemanden, der diese Droge häufig nimmt (...) Die Wirkung ist erstaunlich: Ekstase, ein Hochgefühl, das Gefühl zu fliegen, gesteigerter Appetit und heftige sexuelle Wünsche« (Thakkur 1977: 317*). Mit Tabashir bleiben also keine Wünsche offen, vorausgesetzt, man kommt an den seltenen Stoff, was leider nicht ganz einfach ist.

Auch wenn man bei allzu stürmischem Sex ins Koma fällt, kann Tabashir helfen. Eine Arznei der traditionellen chinesischen Medizin bei Koma besteht aus einem Gemisch von Zhu li [von *Phyllostachys nigra* (Lodd.) Munro var. *heonis* (Mitf.) Stapf ex Rendle] und frischen **Ingwer**knollen (Bensky und Gamble 1986: 264*).

»Häufig versinnbildlicht der Bambus die taoistische Auffassung, äußerem Druck erst nachzugeben, um später desto mehr triumphieren zu können. Diesem Bild entspricht der Bambus, der sich unter dem Sturm beugt, um sich anschließend in voller Pracht wieder zu erheben.« (Starosta und Crouzet 1998: 9)

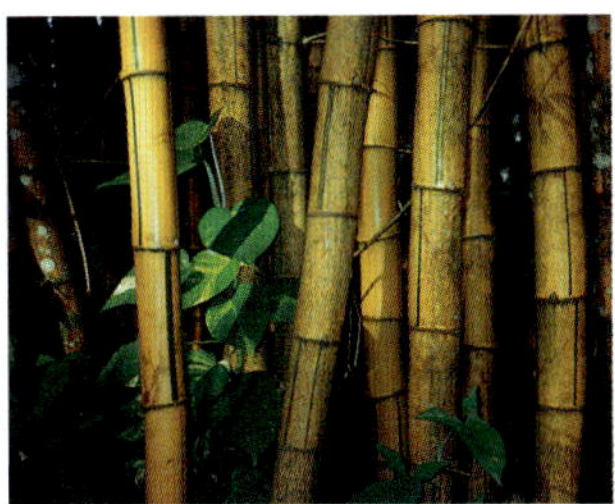

Bambus (*Bambusa* sp.).

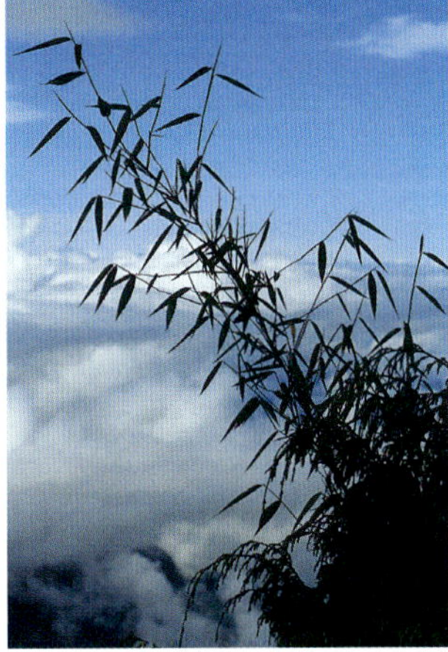

Nigalo (*Arundinaria* sp.) ist eine Hochgebirgsbambusart des Himalaya.[98]
Kirati-Schamanen essen die jungen Triebe der Pflanze, um auf die schamanische Reise, den Schamanenflug, zu gehen. Die jungen Nigalotriebe sollen halluzinogen sein; vielleicht enthält er wie viele andere Gräser Tryptamine (zum Beispiel **DMT**). Die Kirati-Schamanen haben diese Praktik von den **Bär**en (*balu*) gelernt. Überhaupt gelten **Bär**en als Tierschamanen und als Lehrer und Führer der Menschenschamanen. (Kalinchok, Nepal, 8/1998)

98 *Arundinaria* Michx., Gramineae (ca. 150 Arten); wahrscheinlich *Arundinaria maling* Gamble, syn. *A. racemosa* Munro; unwahrscheinlich, aber möglicherweise *Arundinaria falcata* Nees (vgl. Malla 1982: 26f., 1986: 831).

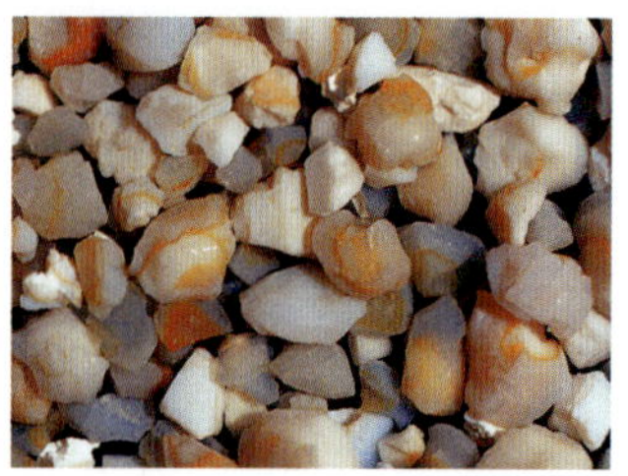

Tabashir (erworben in Kathmandu, Nepal, 2001).

»*Vamsha rochana* nährt das Herz, beruhigt das Nervensystem, ist bei ängstlicher Unruhe von guter Wirkung, und verbessert das Blut.« (LAD und FRAWLEY 1987: 255*)

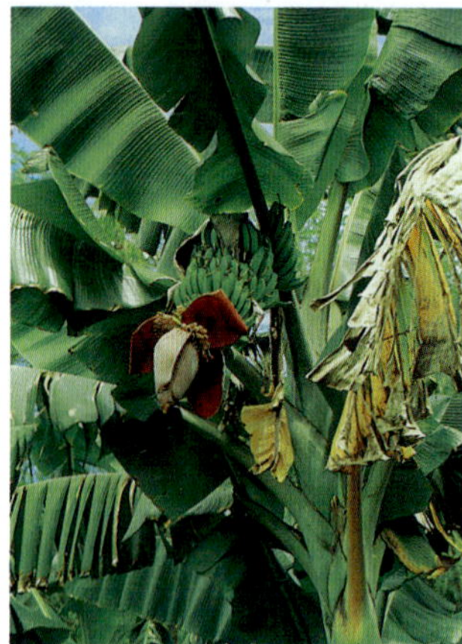

Banane mit Blüte und Früchten. (Yarinacocha, Pucallpa, Amazonien, Peru, 6/1997)

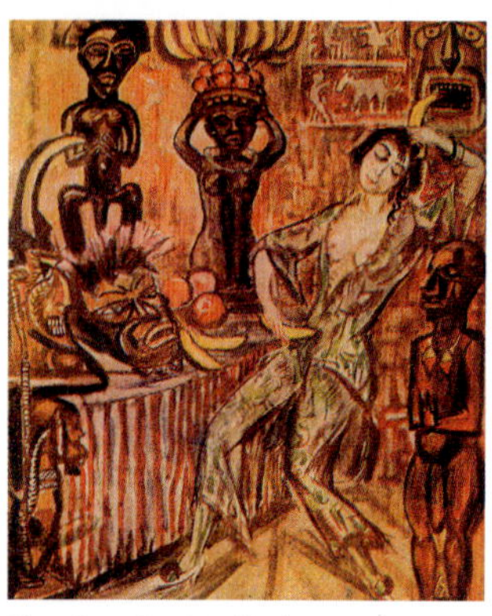

Eine Frau im Negligé, umgeben von afrikanischen Requisiten, träumt von Josefine Baker. Auch wenn sie den Nabel trifft – die Banane ist als Dildo gemeint. (Bananentanz, Karikatur von Sella Hasse, aus *Der Junggeselle*, Nr. 17, 1924)

Bezugsquellen

Bambussprossen zur Zubereitung aphrodisischer Speisen kann man in Delikatessengeschäften, Asienläden und Supermärkten kaufen.

Schwieriger ist Tabashir zu bekommen, eventuell im traditionellen chinesischen Medizin- oder Ayurvedahandel. In Kathmandu wird es gelegentlich von Kräuterhändlern angeboten.

Literatur

MALLA, S.B. et al. (Hg.)

1982 *Wild Edible Plants of Nepal,* Kathmandu: Department of Medicinal Plants (Bull. Dept. Med. Plants Nepal No. 9).

1986 *Flora of Kathmandu Valley,* Kathmandu: Department of Medicinal Plants (Bull. Dept. Med. Plants Nepal No. 11).

RECHT, Christine und Max F. WETTERWALD

1992 *Bamboos,* Portland, Oregon: Timber Press.

STAROSTA, Paul und Yves CROUZET

1998 *Bambus,* Köln: Taschen.

Banane

Musa x *sapientum* L., Musaceae (Bananengewächse)

Musa paradisiaca L.
Musa superba ROXB.
Musa spp.

Andere Namen

Adam's flag, Banana (engl.), Banano, Kera (nep.), Mawz (arab.), Paradiesfeigenbaum, Pisang (malai.), Pisangbaum, Platain, Platano

Bananen**früchten** werden aphrodisische Qualitäten zugeschrieben. Dies liegt weniger an nachgewiesenen pharmakologischen Inhaltsstoffen als vielmehr an ihrer Form sowie ihrer weichen Konsistenz und Süße, die Gedanken an süße Stunden stimuliert.

Weltweit werden die Bananenfrüchte aufgrund ihrer phallischen Form mit dem männlichen »Luststengel« assoziiert und entsprechend aphrodisisch gedeutet[99]. Drastisch direkt werden Bananen von der Pornoindustrie als Dildo eingesetzt, wie in zahlreichen Pornoheften und -filmen zu sehen ist. In Sexshows gehört die »Bananennummer« zu den populären Attraktionen.

»Die *Banane* gilt nicht nur im Volksmund als Synonym des Penis, sondern wird als Masturbationsinstrument benutzt. In den Versen von 1001 Nacht wird sie ausdrücklich als *Tröster der Frauen* besungen. In der polynesischen Mythologie werden die Göttinnen von *Bananen* befruchtet. Seit die *Banane* zum erstenmal nach Deutschland eingeführt worden ist, hat der Volksmund den Penis nach ihr benannt. In der lesbischen Prostitution heißt auch der Godemiché, der anschnallbare Penis, *Banane*« (BORNEMANN 1974 I*).

Obszöner Wortschatz (nach BORNEMANN 1974 I*)

Banane	Penis, Dildo, Godemiché, Phallus
weiche Banane	schlaffer Penis, impotenter Mann
Bananen essen	fellieren
an der Banane lecken	fellieren
Bananenlecker	Fellator, Homosexueller
Bananenleckerei	Fellation, Homosexualität, Schwulenparty
Bananenleckerin	Fellatrix
Bananen pellen/schälen	masturbieren
Bananenpeller	1) Strichjunge für Manualverkehr 2) Masturbation (speziell in Österreich)
Bananenpellerin	Prostituierte, auf Masturbation spezialisiert
Bananensaft	Sperma
Bananenschale	Praeputium
Bananenschlecker/-schlucker	Fellator, Homosexueller, Stricher
Bananenschleckerin/-schluckerin	Fellatrix

Mit ihrem berühmten Bananentanz riss Josefine Baker in den zwanziger Jahren des 20. Jahrhunderts die Massen in Paris, Berlin und London zu orgiastischen Beifallsstürmen hin. Provokant wippten Bananenattrappen um die Hüften der fast nackten schwarzen Tänzerin. Die afroamerikanische Tänzerin und Sängerin brachte nicht nur Urwalderotik, Charleston und Jazz auf die Bühne. Sie machte die Deutschen auch mit dem Saxophon bekannt, dem «Teufelsinstrument», das dem Spieler eindeutige Bewegungen entlockt und nicht weniger phallisch aussieht als die Banane.[100] Die Persiflage der Amerikanerin auf das Klischee von der nackten, wilden Schwarzen, die

99 Unter dem Fantasiemarkennamen »Bruno Banani« verkaufen sich Männerunterhosen reißend; mal sexy, mal als Feinripp-Liebestöter: »Man kann sie als Kultobjekte feiern und sammeln« (Zitat aus der TV-Sendung »Sexy Feinripp – Vom Liebestöter zum Kultobjekt, 3Sat, 9. 6. 2002).

100 Muskulöse Saxophonisten mit rhythmisch kopulierenden Bewegungen setzt die Werbung für Produkte, die auf weibliche Käufer zielen, bis heute ein. Zur «leicht unmoralischen» Geschichte des Jazz: Ring LARDNER, *Geschichten aus dem Jazz-Zeitalter*, hrsg. von Fritz Güttinger, Zürich: Diogenes 1963.

in ihrer Bananenrepublik entfesselt zu teuflischen Klängen tanzt, erreichte das große Publikum sicherlich weniger als die drastische erotische Symbolik, die von Karikaturisten der zwanziger Jahre in populären Magazinen, wie *Der Junggeselle* aufgegriffen wurde.

Magischer Gebrauch

Im volkskundlichen Kontext stehen Bananenstauden im Mittelpunkt magischer Naturrituale. Auf den Seychellen hat das sich enthüllende, phallusförmige neue Blatt der Banane eine aphrodisierende Qualität. Wer möchte, dass der oder die Geliebte auf ihn oder sie aufmerksam wird, kauert sich morgens unter eine Bananenstaude und fängt den Tautropfen mit einem Häufchen Asche eines verbrannten Bananenblattes auf. Unter die Speise gemischt, soll dies Liebeskräfte entzünden. Auf Guadeloupe, in der Karibik, werden grüne Bananenfrüchte zur Anregung der Liebeskräfte auf Holzkohle gegrillt und mit **Honig** gegessen (Müller-Ebeling und Rätsch 1986: 209*). Dies mag nach Hokuspokus klingen, doch wirkt Sympathiezauber[101] auch auf rational-nüchterne Menschen der westlichen Welt – wie Josefine Baker bewies.

Das Märchen von den Bananenschalen

Bananen sollen nicht nur aphrodisierend, sondern, so das Gerücht, auch halluzinogen wirken. Da die meisten psychoaktiv wirksamen Pflanzen und Substanzen zugleich auch Liebesgefühle und Erotik entfachen können, soll das »Märchen von den Bananenschalen« hier nicht unterschlagen werden. Zudem macht es den Mechanismus der Fabelbildung im Bereich der Liebesmittel deutlich, dem dieses Lexikon viele Einträge verdankt.

In den sechziger Jahren, der Hippie-Ära, kam in der weißen Mittelschicht, vor allem unter Schülern, Studenten, Künstlern, Musikern, Dichtern und Intellektuellen, das Marihuanarauchen auf. In Zigarettenpapier, *the Paper of Paradise*, wurde das *dope, pot, grass, boo, Mary Jane, Mary Warner, Mary Weaver, Mary Ann, Margarita, marjorie, mota, sweat leaf, ganja, shit, stuff, weed* und anders genannte Marihuana (weibliche Cannabisblüten, vgl. **Hanf**) gedreht und geraucht, natürlich »auf Lunge«, also tief inhaliert. Die Wirkung wurde als *getting high* oder *getting stoned, to be fucked up* bezeichnet. Die eigentliche Marihuanazigarette hieß *joint, reefer, spliff, roach, dubee, fatty, bomber* (vgl. Landy 1971). Da das aphrodisierende Marihuana eine illegale Droge und der Marihuanagenuss ebenso illegal war, benutzte man in der Szenesprache zwecks unauffälliger Kommunikation Decknamen wie *ace* (»Trumpfkarte«), *joy stick, thumb* oder eben *banana*. Daraus entstand für das Jointrauchen die Metapher *smoking a banana*, aus der fälschlicherweise sowohl innerhalb der Szene als auch auf behördlicher, polizeilicher und sogar medizinischer Ebene geschlossen wurde, dass man durch das Rauchen von Bananenschalen den gleichen psychoaktiven und aphrodisierenden Effekt erreiche wie durch echtes Marihuana (vgl. Schultes und Hofmann 1980: 367*).

Dieses Gerücht wurde maßgeblich durch den Song »Mellow Yellow« des Folkrocksängers Donovan verbreitet, der 1966 wegen Marihuanabesitzes zu einer Geldstrafe von 250 Pfund verurteilt wurde (DeRogatis 1996: 59, Krikorian 1968: 385). Im *Time Magazine* erschien ein Leitartikel unter dem Titel *Tripping on banana peels* (April 1967), der das Ganze noch mehr popularisierte.

Die US-amerikanischen Drogenbehörden (FDA und DEA[102]) nahmen das Gerücht so ernst, dass sie einen Wissenschaftler beauftragten, zu untersuchen, ob Bananenschalen berauschende Substanzen enthielten. Die Regierungsstudie sollte feststellen, ob man Bananen in das Betäubungsmittelgesetz aufnehmen müsste (wegen der großen »Missbrauchsgefahr«). Der mit der Untersuchung betraute Forscher kam zu dem Resultat, dass Bananenschalen hohe Konzentrationen an Serotonin enthielten, einen im menschlichen Organismus vorhandenen, sehr wichtigen Neurotransmitter, der auch als »Glückshormon« bekannt ist (vgl. **Dunkelrandiger Düngerling**). Serotonin muss jedoch aus einer in der Nahrung vorkommenden Vorläufersubstanz im Körper erst metabolisiert werden (Rätsch 1998a: 599f.*). Ferner behauptete der Wissenschaftler, dass in der Bananenschale ein wie auch immer »hochwirksames« Alkaloid namens »Bananadin« enthalten sei (Krikorian 1968). Also schloß der Artikel *The Psychedelic Properties of Banana Peel: an Appraisal*, der in der angesehenen wissenschaftlichen Zeitschrift *Economic Botany*, herausgegeben vom New York Botanical Garden, erschienen war, dass man Bananen nicht verbieten müsse.

Doch das Gerücht hat sich hartnäckig gehalten. 1997 publizierte der Aachener Ariadne-Fachverlag den Titel *Biogene Suchtmittel* von Frank Löhrer. Seine »systematische Darstellung der biogenen Suchtmittel soll helfen, die Informati-

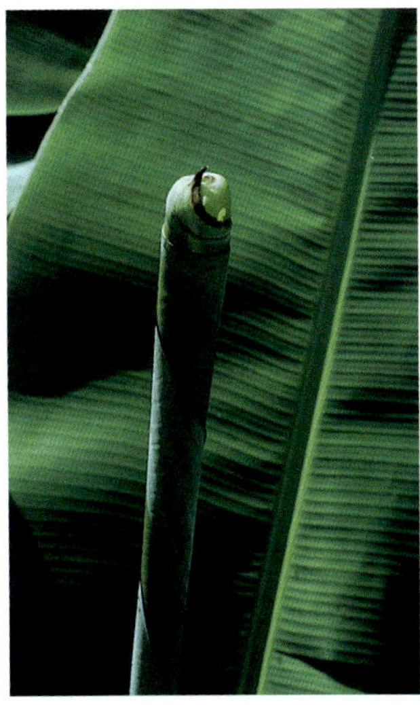

Ein noch eingerolltes Bananenblatt schiebt sich phallisch nach oben. Diese Eigenschaft der Pflanze wird im kreolischen Liebeszauber auf den Mann übertragen. (Mahé, Seychellen, 12/1985)

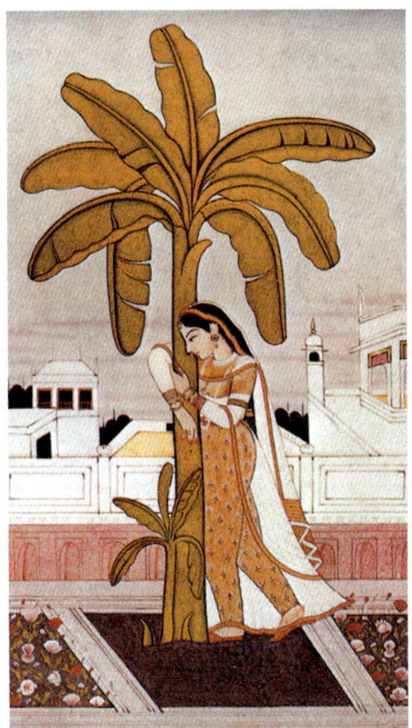

Eine Frau umarmt sehnsüchtig eine Bananenstaude (Miniatur, Indien, 19. Jh.).

101 Sympathiezauber meint die »Annäherung an das Gleiche«. Bei magischen Praktiken nutzt man ein Symbol stellvertretend für die Wirklichkeit, um auf diese einzuwirken. So verkörpert etwa eine Wachspuppe die Person, die man (positiv oder negativ) beeinflussen möchte. Was magisch an der Wachspuppe vollzogen wird, soll sich im lebenden Menschen manifestieren.

102 FDA = Federal Drug Administration; DEA = Drug Enforcement Agency.

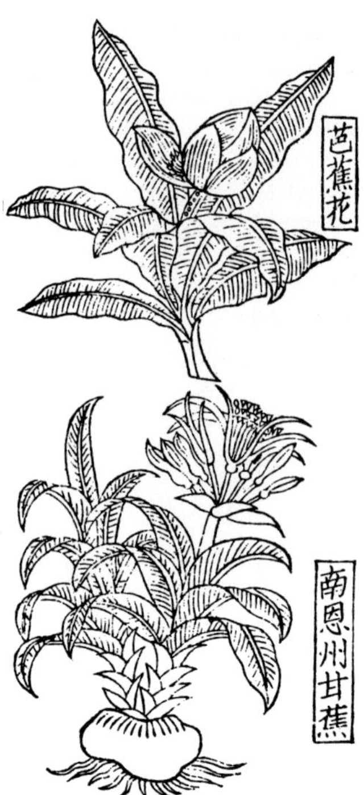

Bananenblüten (*pa-chiao-hua*) und Bananen (*kan-chiao*) in einem chinesischen Kräuterbuch. (Aus dem *Ch'ung-hsiu cheng-ho pen-ts'ao*)

onslücke in Bevölkerung und Drogenhilfe zu schließen und eine professionelle Diskussion über die missbräuchliche Anwendung von Pflanzen zu initiieren«. Die beiden folgenden Zitate stellen diese Absicht doch sehr in Frage: »Im Extremfall ist ein übliches Handelsprodukt im Seiteneffekt missbrauchsfähig. Ein eindrucksvolles Beispiel dafür ist die Banane, *Musa* (...). Die zur Aufbesserung des Speisezettels genutzte Banane enthält darüber hinaus missbrauchsfähige Bestandteile, die bereits in der Szene bekannt sind« (LÖHRER 1997: 16*). Und weiter: »Insbesondere in dem Strafvollzug und in kasernierten Bundeswehrverbänden ist die missbräuchliche Nutzung von Bananenbestandteilen üblich und verbreitet. Die Wirkung wird zwar von den Anwendern als in der Regel unbefriedigend und wenig erfolgreich im Sinne von halluzinogener Wirkung beschrieben, doch sind durchaus halluzinogen wirksame Bestandteile in der Banane nachweisbar. (...) Durch Trocknen der Schalenpulpa und anschließenden Genuss durch Rauchen oder perorale Aufnahme mit Getränken etc. werden dem Körper wirksame Amine zugeführt. Nutzer beschreiben hier halluzinatorische Erlebnisse. Der deutsche Drogenmarkt kennt und nutzt Banane als klassische Ausweichdroge. Bei Verfügbarkeit von anderen Rauschmitteln wird die Banane als zu schwach wirksam eingeschätzt. In permissiven Subkulturen hat sie sich jedoch durchsetzen können« (LÖHRER 1997: 60f*).

Vielleicht könnte man zur Lösung des Bananenrätsels das altbekannte Sprichwort heranziehen: «In der Not frisst der Teufel Fliegen»...

Kommentar

Als Zehn- bis Zwölfjähriger habe ich zum ersten Mal gehört, dass man Bananenschalen, besser die innere, getrocknete Bananenschale, rauchen kann und dabei wie von Haschisch high wird. So trocknete ich die innere Schale und rauchte sie erwartungsfroh. Aber leider geschah nichts. Rein gar nichts. Auch mehrmaliges Inhalieren und Ausprobieren brachte kein Ergebnis. Das war 1967/69. Seither esse ich Bananen lieber und amüsiere mich über die Geschichte um die »Törnbanane«. Ich habe niemals jemanden getroffen, der von Bananenschale eine Wirkung verspürt hätte. Doch hält sich die Story hartnäckig, weil es immer jemanden gibt, der jemanden kannte, auf den Bananenschale wie Haschisch wirkte. (CR)

Literatur

DEROGATIS, Jim
1996 *Kaleidoscope Eyes*, Secaucus NJ: Citadel.
KRIKORIAN, A. D.
1968 »The Psychedelic Properties of Banana Peel: an Appraisal«, *Economic Botany* 22: 385–389.
LANDY, Eugene E.
1971 *The Underground Dictionary*, New York: Simon & Schuster.
VONARBURG, Bruno
2002 »Krumme Frucht mit Reissverschluss«, *Natürlich* 22(1): 58–61.
Z. [ZUBKE], A.
2002 »Der große Bananen-Schabernack«, *Hanf-Blatt* 9(1): 62.

Bär

Ursus spp., Ursidae (Bärenartige), Carnivora, Stamm Mammalia (Säugetiere)

Ursus spelaeus L., Höhlenbär (ausgestorben)
Ursus arctos L., Braunbär
Ursus arctos yesoensis LYDECKER
Selenarctos thibetanus G. CUVIER
Selenarctos thibetanus japonicus SCHLEGEL

Andere Namen

Arktos (griech.), Balu, Bear, Beer (ndl.), Ber (mhd.), Ber (altisl. »Brauner«), Bero, Bjorn (altisl.), Björn (schwed.), Braun, Meister Petz, Ours (frz.), Oso (span.), Urso, Xiong (chin.), Yutan (jap.)

Übermenschliche »bärenstarke« Kraft auf erotischer Ebene erhoffte man sich in alter Zeit von Rezepturen mit Bärenfett oder von Bärenamuletten.

Dazu gilt es, die Kraft des Bären auf den eigenen Leib zu übertragen. Das kann durch Verspeisen seiner **Genitalien**, vor allem der Hoden[103] und Nieren geschehen, aber auch durch das Tragen magischer **Amulett**ketten mit Bärenzähnen. Ebenso wurde empfohlen, Bärenknochen zu zerraspeln und zu schlucken. Zu Arzneien wurden bestimmte Körperteile des Bären verarbeitet, wie Galle oder Fett.

Ähnlich übermenschliche Kräfte erhofft man sich von den Bärenpflanzen. Die trinkfesten Berserker, »Bärenhäuter«, oder die paläolithischen und rezenten Bärenschamanen der nördlichen Halbkugel (KOHN 1986, PAPROTH 1976) verwandelten sich schamanisch in einen »grimmigen, wütenden« Bären.

Im obszönen Wortschatz hielt sich diese Vorstellung des Bären bis in heutige Tage.

103 Erstaunlicherweise gibt GESNER (1669: 35*) an, dass die Bärenhoden ein ausgezeichnetes Heilmittel gegen die »fallende Sucht« (= Epilepsie) seien, besonders in einem Kombinationspräparat aus Bärenhoden, Wolfshoden (vgl. **Hexensalben**), Schwalbenblut (vgl. **Vögel**), Magensteinen der Schwalben, **Knoblauch** und **Hirschhorn**.

Der Bär im obszönen Wortschatz
(ergänzt nach BORNEMANN 1974 I*)

Bär	1) buschiges weibliches Schamhaar 2) Kunde einer Prostituierten (Zuhälterslang) 3) »Rammklotz«, »Ramm**bock**«, »Rammler«
Bärenführer	Schlepper eines Bordells oder einer Prostituierten
Bärenstecher	Latrinenreiniger
Bärentreiber	Zuhälter

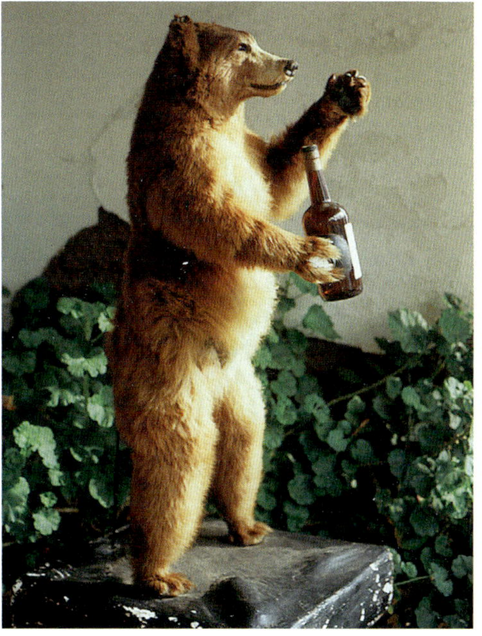

Ein ausgestopfter Bär als Trinker aufgestellt. Bären stehen von alters her mit dem Met (**Honig**wein; Honigbär!), der **Bier**brauerei und anderen alkoholischen Getränken (Bärwurzschnaps) in einem symbolisch-kognitiven Zusammenhang. Der trinkfreudige Bär ist in Europa schon in der Steinzeit ein heiliges Geschöpf gewesen und galt als »Schamane unter den Tieren«.

Kulturgeschichtliche Bedeutung

Die Menschen der Stein- und Eiszeit wie auch die Neandertaler (vgl. **Ephedrakraut**) verehrten den Höhlenbär (*Ursus spelaeus*) und maßen ihm eine große rituelle Bedeutung zu, wie an zahlreichen Darstellungen der Eiszeitkunst (entstanden vor 60 000 Jahren) deutlich wird (ABEL und KOPPERS 1933, KOPPERS 1933) und Funde aus den alpinen Neandertalerhöhlen beweisen. Der seither ausgestorbene Höhlenbär sah dem Braunbären ähnlich, war aber entschieden größer. Obgleich er das größte Raubtier der Eiszeit war, gehörte er aus evolutionärer Sicht nicht zu den erfolgreichsten, denn er starb mit dem Abtauen der Gletscher aus. Vielleicht auch, weil er zur Zielscheibe unserer hungrigen Vorfahren wurde (KURTÉN 1976). Der allseits beliebte Teddybär ist das letzte Relikt des einstigen Bärenkultes (STORL 1992).

Bärmutter: Gebärmutter

Die germanischen Völker hielten die menschliche Gebärmutter für ein eigenständiges Wesen, das Fruchtbarkeit bringen oder nehmen konnte. Sie stellten sich dieses Geistwesen als weiblichen Bären vor und nannten es deshalb *Bärmutter* (BORNEMANN 1974 I*).

Der Höhlenbär trat etwa vor 500 000 Jahren auf und entwickelte sich vom Allesfresser zum Vegetarier. Der mächtige Pflanzenfresser war eine beliebte Jagdbeute für den Menschen. Die meisten Jägerkulturen bevorzugen das Fleisch von pflanzenfressenden Säugetieren.

Gebrauch als Aphrodisiakum

Selbst nach seinem Aussterben waren Bärenknochen bei liebeshungrigen Männern als Aphrodisiaka begehrt: »Höhlenbärenknochen sind schon seit vielen Jahrhunderten bekannt. Bis ins 18. Jahrhundert hielt man sie für Überreste von Fabelwesen wie **Drachen**, Riesen oder Einhörnern. Knochen und Zähne wurden von Apothekern unter dem Namen ›fossiles‹ **Einhorn** verkauft« (MÜLLER und STECHER 1996: 12).

Nicht nur die Knochen ausgestorbener Spezies waren begehrt; auch frisches Bärenfleisch galt als geschätztes Aphrodisiakum. So kann man bei der Äbtissin HILDEGARD VON BINGEN lesen: »Und das Bärenfleisch ist für den Menschen nicht gut zu essen, weil es, wenn es gegessen wird, den Menschen so in Begierde entzündet, wie das Wasser im Gegenteil dem Menschen den Durst löscht. Das bewirkt auch (...) das **Fleisch** anderer Tiere auf gleiche Weise, aber nicht so sehr wie das Bärenfleisch, das bewirkt, dass der Mensch in Begierde wie ein Rad gewälzt wird, aber [das Fleisch anderer Tiere] macht ihn auf andere Weise unrein« (*Physica* VII, 4).

Bis heute betrachten Mongolen Bärenfleisch (wie auch das **Fleisch** des **Yeti**, der für die Mongolen »ein Wesen aus der Familie der Bären« und für den Bergsteiger Reinhold Mesner ein echter Bär ist) als Aphrodisiakum und Potenzmittel.

Bärenbraten: gebratene Nieren vom Bären

»In der Mark Brandenburg pflegte man in der Hochzeitsnacht gebratene Nieren unter das Bett des Brautpaares zu stellen, um dem Manne Potenz und der Frau Fruchtbarkeit zu geben. Der Volksmund taufte diese Nieren, selbst wenn sie von Kühen, Ochsen oder Schafen stammten, *Bärenbraten*« (BORNEMANN 1974 I*).

In der traditionellen chinesischen und japanischen Medizin wird Bärengalle (Fel Ursi, Xiong

Die Klosteräbtissin Hildegard von Bingen beschreibt bärenstarke Wirkungen der menschlichen **Pheromone** auf die sexuelle Lust liebestoller Bären: »Der Bär hat die Liebe zur Begierde mit Liebe. Wenn aber der Mensch in Begierde oder in Zügellosigkeit ist, wie er nicht ist, dann riecht ihn der Bär fast auf eine halbe Meile, und er würde zu ihm laufen, wenn er könnte, nämlich der Bär zur Frau und die Bärin zum Mann, und sie würden sich mit ihnen im Coitus paaren. Wenn der Mensch dann der Vernunft zuneigen würde und wenn er nicht wie ein unvernünftiges Tier handeln würde, dann würden der Bär oder die Bärin den Menschen zerfleischen.«
(HILDEGARD VON BINGEN, *Physica* VII, 4)

»Der Bärenkult ist der beliebteste Tummelplatz für gewagte Konstruktionen, in denen sich Wahres und Falsches mit solcher Leichtigkeit mischen, dass die Diskussion nach drei Viertel Jahrhunderten Arbeit und Dutzenden von Funden immer noch offen ist und voraussichtlich noch für lange Zeit offen bleiben wird.« (LEROI-GOURHAN 1981: 37*)

»Die Galle des Bären spielt eine ganz besondere Rolle in der Heilkunde. Sie ist für alles gut – ein Universalheilmittel! (...) In Zäpfchenform wurde der Gallensaft – Bärengeil genannt – kurz vor der sexuellen Vereinigung in die Scheide eingeführt, um die Empfängnisbereitschaft zu fördern.« (STORL 1992: 167)

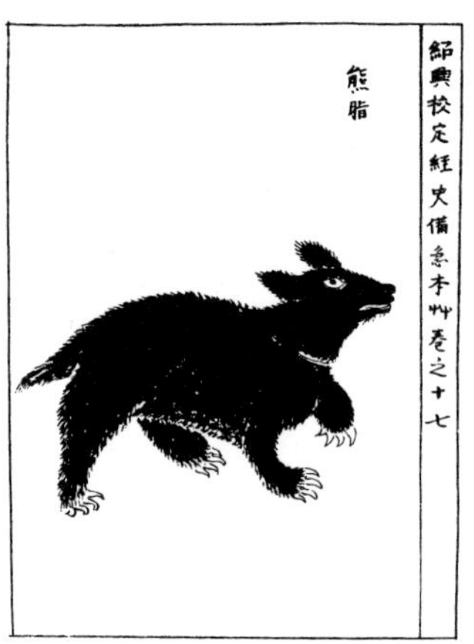

Bärenfett (*hsiung-chih*) ist ein Mittel der traditionellen chinesischen Medizin. (Aus dem *Shao-hsing pen-ts'ao*)

Ursodesoxycholinsäure

»Für die Indianer ist ›Medizin‹ kein Arzneimittel, wie wir es verstehen. Ein Medizinwesen – sei es ein Heilkraut, die Medizinpfeife, der Medizinmann, die Medizinfrau oder ein Medizintier – ist ein kraftgeladenes Wesen, ein Reservoir von Mana, von spiritueller Macht, das man unter Umständen anzapfen kann. Unter den Tieren hat kaum ein anderes so viel ›Medizin‹ wie der Bär. Dementsprechend galten die allerstärksten Heilmittel, vor allem die Wurzeln, als ›Bärenmedizin‹.« (STORL 1992: 151f.)

dan, Kuma-no-i) als Aphrodisiakum und Heilmittel betrachtet. Noch heute wird in der traditionellen chinesischen Medizin Bärengalle bei Krämpfen, Fieberkrämpfen, brennenden Augen, Schwellungen und Schmerzen therapeutisch eingesetzt (BENSKY und GAMBLE 1986: 91*).

Inhaltsstoffe

Bärengalle enthält Cholesterol, **Taurin**, Taurorsodesoxycholin, Cholinsäure, Ursodesoxycholinsäure, Glycin (NAMBA 1980: II 277f.*); Na-Ursodesoxycholat hat im Tierversuch als Antidot bei mit **Strychnin** vergifteten Mäusen gewirkt (BENSKY und GAMBLE 1986: 92*).

Exkurs: Von Bärenschamanen und Bärenpflanzen

Der Bär ist in vielen schamanischen und postschamanischen Kulturen ein Totem-, Kraft- oder Medizintier – ein »Schamane unter den Tieren«. Man beobachtete, dass er Kräuter und **Wurzeln** durch Einspeicheln und Zerkauen als Heilmittel bei Verwundungen und Erkrankungen nutzte.[104] Da er sie den Gebrauch von Pflanzen für Heilzwecke (vgl. **Bambus**) lehrte, verehren Schamanen und Medizinmänner vieler Ethnien den Bären. »In seiner Apotheke finden wir also alle ›neun Kräuter‹ wieder, die während des keltischen Frühjahrsfestes zeremoniell verspeist wurden und noch immer in der Gründonnerstagssuppe verwendet werden« (STORL 1992: 149).

Die wichtigsten »Bärenpflanzen«

Die meisten von ihnen haben einen aphrodisischen Ruf:

Bärendreck	= Lakritze (**Süßholz**)
Bärenklau	*Sphondylium heracleum*
Bärenmutz	= **Tollkirsche** (*Atropa belladonna*)
Bärenschote	*Astragalus glycyphyllos* L. = Tragant
Bärentatze	*Arctium lappa* L. = Klette (*arctium* von griech. *arktos* = Bär) (vgl. **Wurzeln**)
Bärentraube	*Arctostaphylos uva-ursi* L. = Bärenbeere, Rauschgranaten
Bärenwurzel	= **Engelwurz** (*Angelica*)
Bärlapp	*Lycopodium* spp.
Bärlauch	*Allium ursinum* L.
Bärmutterkraut	= **Liebstöckel**
Bärwurz	*Meum athamanticum* JACQ., Umbelliferae = Bären**dill**, Bärenfenchel, Wilder **Fenchel**[105]

Theriacum ursinium, Bärentheriak

Der Bärentheriak war eine mittelalterliche Alternative zum **Theriak** der Fürsten. Er basierte auf dem Bärendreck, dem lange ausgekochten, eingedickten, schwärzlichen Wurzelsaft des **Süßholz**strauches, **Honig, Blut**, Kräutern und einem ordentlichen Quantum **Opium** (STORL 1992: 161). Das klingt ganz nach einer aphrodisischen Komposition.

Kommentar

Einmal in meinen Dschungeljahren bekam ich Bärenfleisch vorgesetzt. Es schmeckte erstaunlich gut. Allein der Gedanke an dieses exotische Fleisch war berauschend. Die Wirkung von Fleisch bei einer sonstigen Mais-Bohnen-Chili-Kost ist umwerfend. Bei einer fast ausschließlichen Gemüsediät wirkt Fleisch anregend und sexuell stimulierend – zumindest auf mich. (CR)

Bezugsquellen

Im chinesischen Kräuterhandel wird gelegentlich als äußerst teures Aphrodisiakum Xiong dan (Fel Ursi, Bärengalle) angeboten. In der traditionellen chinesischen Medizinpraxis wird meist Ochsengalle als Substitut benutzt.

Bären gehören international zu den bedrohten Tierarten. Daher stehen lebende Tiere und ihre Produkte unter Artenschutz.

Literatur

ABEL, Othenio und Wilhelm KOPPERS
1933 »Eiszeitliche Bärendarstellungen und Bärenkulte in paläobiologischer und prähistorisch-ethnologischer Beleuchtung«, *Palaeobiologica* 5: 7–64.

KOHN, Mareile
1986 *Das Bärenzeremoniell in Amerika: Der Bär im Jagdritual und in der Vorstellungswelt der Montagnais-Naskapi-East Cree und der Chippewa-Ojibwa*, Hohenschäftlarn: Klaus Renner.

KOPPERS, Wilhelm
1933 »Eiszeitliche Bärendarstellungen und Bärenkulte in paläobiologischer und prähistorisch-ethnologischer Beleuchtung«, *Forschungen und Fortschritte* 9(15): 213–214.

KURTÉN, Björn
1976 *The Cave Bear Story: Life and Death of a Vanished Animal*, New York: Columbia University Press.

MÜLLER, Jürg Paul und Rico STECHER
1996 *Der Höhlenbär in den Alpen*, Chur: Desertina Verlag/Bündner Monatsblatt.

---

104 »Es sind die Geisttiere der Tiefen, vor allem der Bär, aber auch der Dachs und der **Büffel**, welche das Wissen über heilkräftige Pflanzen offenbaren können. Der Bär, der in der Vision wie die Sonne leuchtet und mit den Menschen sprechen kann, steht der Großmutter Eskeheman – sie lebt in der Erde und ist die Mutter aller Pflanzen – besonders nahe« (STORL 1992: 55).

105 *Meum* wird volksmedizinisch als Herztonikum eingesetzt (KÖLBL 1983: 32*).

Paproth, Hans-Joachim
1976 *Studien über das Bärenzeremoniell: Bärenjagdriten und Bärenfeste bei den tungusischen Völkern*, München: Klaus Renner.
Rockwell, David
1991 *Giving Voice to Bear: North American Indian Myths, Rituals, and Images of the Bear*, Niwot, CO: Roberts Rinehart Publishers.
Storl, Wolf-Dieter
1992 *Berserker und Kuschelbär: Der Bär als Seelengefährte des Menschen*, Braunschweig: Aurum.

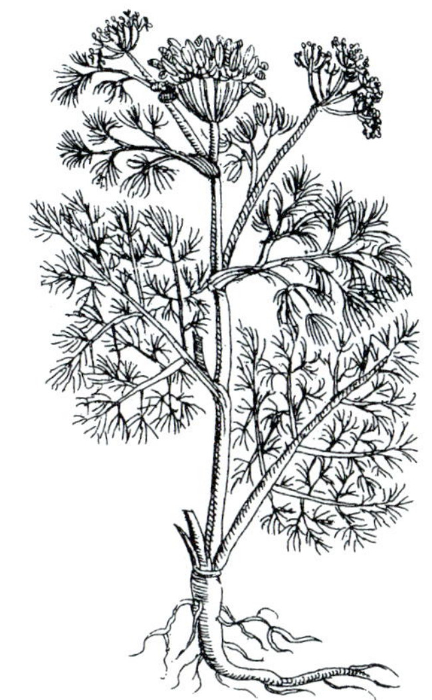

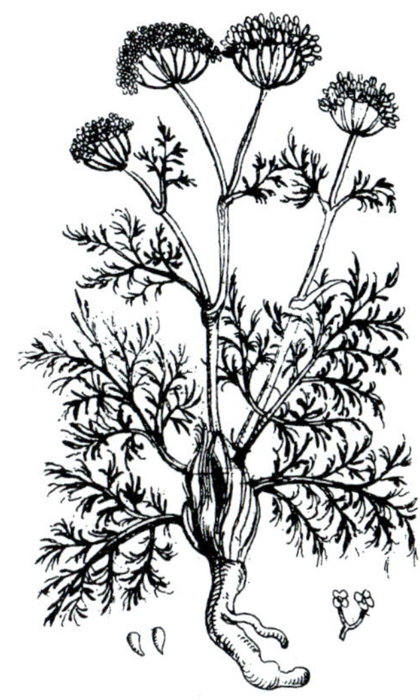

Die Panax, »Allheil«, genannten Pflanzen sehen dem Bärenklau (Beerwurtz) sehr ähnlich; vielleicht gehören sie auch zur Gattung *Heracleum*. (Kupferstiche aus Dioskurides 1610: 3, 182 f.*)

Bärenklau

Heracleum sphondylium L., Umbelliferae (Doldengewächse)

Andere Namen

Acanthus vulgaris, Apsapher, Arange, Asterion, Athamanticum, Bärwurz, Beerwurtz, Bereklauw (ndl.), Bernklaw, Chorodanon, Common cowparsnip (engl.), Fausse branc-ursine (frz. »Falsche Bärenpranke«), Heilkraut, Herba rutinalis (lat.), Herkuleskeule, Kuhpastinak, Meon, Nisyris, Oinanthe, Osiris, Panace comune (ital. »Gemeines Allheilkraut«), Panax, Phalangion, Prest, Rossfenchel, Rossstingel, Scharling, Sphondylis, Sphondylion, Teutsch Bernklaw, Wiesenbärenklau

In Griechenland trinkt man noch heute einen Wurzeltee aus Bärenklau als Aphrodisiakum. Die beiden gebräuchlichen deutschen Namen Bärenklau und Herkuleskeule versprechen gewaltige Potenz. Was aber verbirgt sich tatsächlich in diesem Doldengewächs? Woher kommt die schamanische (**Bär**) und die mythologische (Herkules) Assoziation?

Gebrauch

Der Bärenklau heißt in anderen europäischen Sprachen bis heute Panax, Panace und ähnlich, wird volksmedizinisch also mit dem **Ginseng** (botanisch *Panax*) gleichgestellt.

Von der wunderbaren aphrodisischen Kraft des Bärenklaus schwärmt der weltberühmte und umstrittene Naturheiler Maurice Mességué in seinem Kräuterbuch, das er am liebsten »Apotheke zum lieben Gott« genannt hätte: »Vor allem habe ich von meinem Vater gelernt, dass Bärenklau das beste aller Aphrodisiaka ist; mehr als nur ein impotenter Mann, mehr als nur eine frigide Frau konnte (und kann noch dank dieser Pflanze) die unentbehrliche sexuelle Gesundheit, ohne die Körper und Geist krank sind, wiedererlangen« (Mességué 1980: 54).

Der französische Naturheiler, der von den einen religiös verehrt, von anderen als Scharlatan verschrien wird, gibt auch Ratschläge zur »Bekämpfung von Frigidität und Impotenz. Nehmen Sie zwei Hand voll frischer Blätter und in Streifen geschnittene Wurzeln pro Liter Wasser; zweimal täglich baden. Saft aus ganzem Bärenklau gegen Impotenz und Frigidität; einen Kaffeelöffel voll täglich einnehmen« (Mességué 1980: 55).

Aus Bärenklau, **Bohnenkraut**, Schöllkraut (*Chelidonium majus*, vgl. **Hexensalben**) und **Bockshornklee** stellt er seine beliebten **Liebestränke** her, leider ohne genaue Rezepturen anzugeben (vielleicht als **Kräutertee**).[106]

Warnung

Ob man sich an diesen »Liebestrank« heranwagen sollte, ist äußerst fraglich! Der Gebrauch von Bärenklau und Schöllkraut[107] ist nicht ungefährlich.

Der Bärenklau hat einen großen Bruder, der viel herkulischer erscheint: den Riesenbärenklau (*Heracleum mantegazzianum* Somm. et Levier). Er stammt aus dem Kaukasus, hat sich aber auch in Nordeuropa als Unkraut verwildert. Im Sommer kann man die gewaltige Pflanze, die 3,5 Meter hoch wird und einen kräftigen Stengel mit einem Durchmesser von 10 Zentimetern hat, in Gärten, auf Verkehrsinseln und an Straßenrändern bewundern. Berühren sollte man diese Riesen-Herkuleskeule lieber nicht! Die Pflanze, vor

106 Immerhin ist der Bärenklau eine von vielen Ingredienzien des ayurvedischen **Rasayana** namens *Cyawanprasawale*, das als besonderes **Elixier** mit aphrodisischer Komponente gilt (Thakkur 1977: 299*).
107 Dieses Mohngewächs enthält giftige Alkaloide (Chelidonin, Chelerythrin, Sanguinarin), die zu hypnotischen Zuständen, Narkosen und inneren Entzündungen führen können. Es kann sogar zum Tod durch Kollaps kommen (Roth et al. 1994: 214f.*).

»Bärenklau: Seine Frucht scheidet, getrunken, den Schleim durch den Stuhlgang aus; weiter heilt sie, getrunken, Leberleiden, Gelbsucht, Orthopnöe, Epilepsie und Mutterkrämpfe. In der Räucherung weckt sie die von Schlafsucht Befallenen auf. Mit Öl auf den Kopf gestrichen ist sie ein gutes Mittel für solche, die an Gehirnkrankheit, Lethargie und Kopfschmerzen leiden.« (Dioskurides III, 90)

»Mit seinen mächtigen Saftstengeln und großen, gelappten, rauhhaarigen Blättern dominiert der Bärenklau sämtliche anderen Wiesenblumen und Gräser. Die Bärennatur dieses Riesen kommt auch darin zum Ausdruck, dass seine Samen das Liebesleben anregen können. Der Bär galt schließlich seit frühesten Zeiten als wahrhaftiger Fruchtbarkeitsdämon.« (Storl 1992: 161)

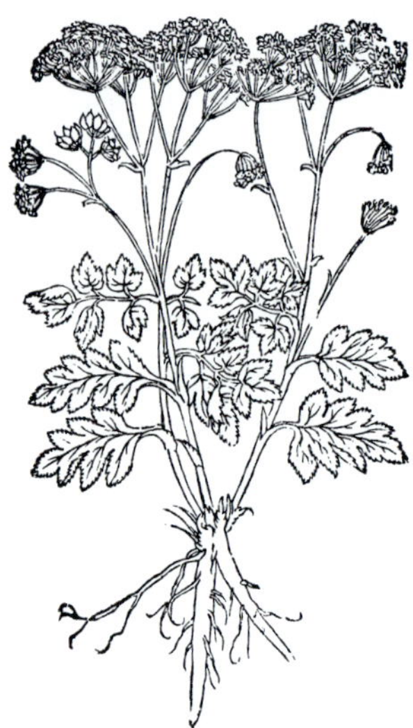

Der Bärenklau (*Heracleum sphondylium*) gehört in Mitteleuropa zu den Bärenpflanzen. In der Antike war er im Mittelmeerraum eine heilige Pflanze des Halbgottes Herakles/Herkules. (Holzschnitt aus FUCHS 1545: 31*)

allem ihr Saft, der mutagene Furocumarine enthält, erzeugt phototoxische, starke allergische Hautreaktionen und die unangenehme Bullöse Wiesendermatitis, zumindest wenn die Sonne scheint: »Bei Berührung und gleichzeitiger Sonneneinstrahlung kommt es zu stark juckenden Hautentzündungen, die häufig mit bemerkenswert starker Blasenbildung einhergehen. Die Hautveränderungen gleichen Verbrennungen dritten Grades und heilen gewöhnlich erst nach Wochen unter Hinterlassung von Narben und Pigmentveränderungen ab« (ROTH et al. 1994: 398*). Dasselbe kann auch bei der Berührung mit dem kleinen Bruder, dem Wiesenbärenklau, geschehen, besonders beim Kontakt mit den stark furocumarinhaltigen unreifen Früchten (ebd.: 400*). Wiesendermatitis ist sicherlich alles andere als erotisch erregend! (Vgl. **Arsen**.)

Bezugsquellen

Bärenklau ist in Mitteleuropa ein weit verbreitetes Wiesengewächs. Man kann ihn also selbst sammeln. Achtung: Nicht verwechseln mit dem giftigen Schierling! Hier und da auch erhältlich in Kräuterläden, die von Mességué-Anhängern geführt werden.

Literatur

MESSÉGUÉ, Maurice

1980 *Das Mességué Heilkräuter Lexikon*, Gütersloh: Moewig.

STORL, Wolf-Dieter

1992 *Berserker und Kuschelbär: Der Bär als Seelengefährte des Menschen*, Braunschweig: Aurum.

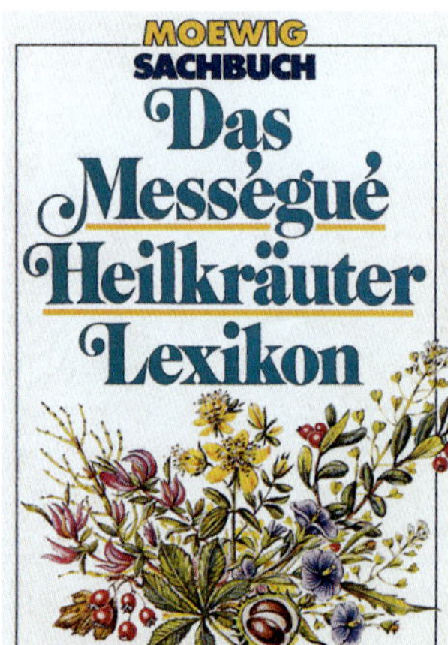

Das Buch, in dem Bärenklau (*Heracleum sphondylium*) bedenklicherweise als das »beste aller Aphrodisiaka« gerühmt wird. (Taschenbuch, Titelseite/Umschlag, 1980)

Bärlapp

Lycopodium spp., Lycopodiaceae (Bärlappgewächse)

Lycopodium clavatum L.: weltweit verbreitet

Lycopodium squarrosum G. FORST.

syn. *L. hippuris* DESV., *Phlegmariurus squarrosus* (G. FORST.) Á. et D. LÖVE: Indien, Ceylon, Java, Papua Neuguinea

Andere Namen

Beerlapp, Blitzmoos, Club moos, Common club moos (engl.), Conduru (Quechua), Denkkraut, Drudenfuß, Erdmoos, Foxtail (engl. »Fuchsschwanz«), Gelenij Rützek, Gürtelkraut, Hexenkraut, Johannisgürtel, Katzenleier, Krampfkraut, Lahare jhyau (nep. »kletterndes/hängendes Moos«), Lauskraut, Löwenfuß, Mech zemsky (böhm.), Moosfarn, Muscus terrestris, Nagbeli (nep. »Schlängeln«), Sauerkraut, Schlangenmoos, Schweißwurz, Selago, Snake moss (engl.), Stag's horn (engl.), Tassel fern (engl.), Teufelsklauen, Weingrün, Wolf's claw (engl. »Wolfsklaue«), Zigeunermoos

Der Bärlapp gehört zu den **Bär**enpflanzen und damit zum Schamanismus. Er bildet eine Brücke in andere Wirklichkeiten und spielt eine Rolle als magisches Liebesmittel.

Gebrauch

Der Bärlapp wird in Nepal heute noch von Schamanen als Wundmedizin benutzt, bei Epilepsie gegeben und als Opferpflanze für Opferzeremonien (*puja*) verwendet. Es heißt, der Bärlapp sei die heilige Pflanze des Ban Jhankri, des »Wilden Schamanen«, ein **Yeti**-artiges Wesen aus der anderen Wirklichkeit. Der Ban Jhankri lebt in den Wäldern in Höhlen (MÜLLER-EBELING et al. 2000*). Dort vollzieht er auch seine schamanischen Rituale. Seine wichtigste Opferpflanze ist der Bärlapp. Deswegen werden auch Menschen, die von dem Ban Jhankri besessen werden, mit Bärlapp behandelt.

Der Name Bärlapp geht auf den Gebrauch des Gewächses als magisches Liebesmittel zurück. Bärlapp galt als eigentliches Mittel zur Unkeuschheit, denn wenn Frauen ihn in ihr Kleid einnähen, lockt er liebestolle Männer an und macht die Frau unempfänglich – ein ideales Kraut für den Seitensprung. Das Wort Bärlapp bedeutet Bärentatze (Bärenklaue, vgl. **Bärenklau**) oder »Bären-Gehänge«. Mit beidem kann der **Liebeszauber** zum Erfolg führen (HIRSCHFELD und LINSERT 1930: 185*). Der Wortbestandteil *lapp* bedeutet auch »schmieren, fetten« (BECKMANN und BECKMANN 1990: 196*); immerhin wurde der Bär-

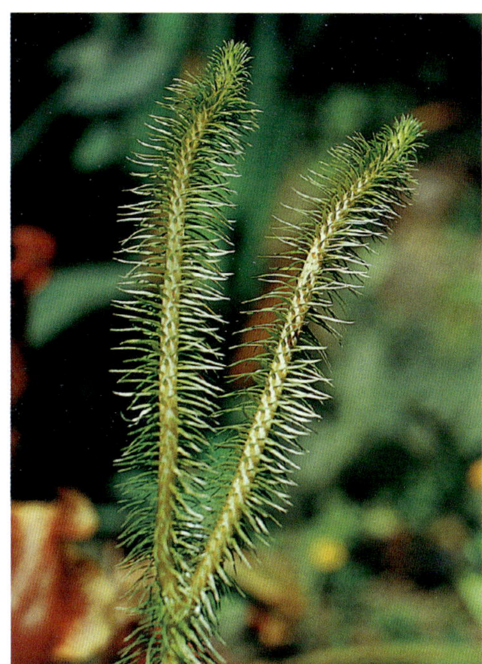

Der trauminduzierende Bärlapp aus Papua-Neuguinea (*Lycopodium squarrosum*).

lapp auch als Zutat der **Hexensalben** in Betracht gezogen.

In der europäischen Volksmedizin waren Bärlappsporen nicht nur eine Zutat zu **Liebestränken**; sie wurden auch bei Harnverhalt, Blasenkrampf, Blasenschwäche, Nieren- und Blasensteinen verordnet: »Schmerzen in der Blase verschwinden bei Einnahme von Bärlapp rasch. Hier am besten mit Milch zubereiten« (Kölbl 1983: 31*).

Bärlapptee

Ein Teelöffel Bärlappsporen (»Hexenmehl, Teufels**tabak**«) werden mit kochendem Wasser aufgegossen und kurz ziehen gelassen. Eventuell mit **Honig** süßen und trinken.

Lycopodium phlegmaria ist wahrscheinlich ein Synonym von *Lycopodium squarrosum* G. Forst. (syn. *L. hippuris* Desv., *Phlegmariurus-squarrosus* [G. Forst.] Á. et D. Löve). Dieser in Indien, Ceylon, Java, und Papua-Neuguinea verbreitete Bärlapp wird von den Papua als »Traumpflanze« benutzt. Sie wird in die Haut eingerieben (Schmid 1991). Das getrocknete Kraut soll geraucht ein leichtes High bewirken.

Inhaltsstoffe

Im Bärlappkraut kommen etwa 0,2% Alkaloide vor, die unterschiedlichen heterozyklischen Ringsystemen angehören. Von den etwa hundert in Bärlapparten nachgewiesenen Alkaloiden sind Lycopodin und Dihydrolycopodin in *Lycopodium clavatum* die Hauptalkaloide (Wichtl 1989). Ob sie pharmakologisch als Aphrodisiaka angesehen werden können, ist nicht bekannt.

In manchen Bärlapparten, besonders im Korallenfarn (*Lycopodium cernuum* L.), kommt Nikotin vor (vgl. **Tabak, Stimulanzien**), allerdings nur in geringen Konzentrationen (Marion und Manske 1948, Bock 2002: 87*).

Im Gesägten Bärlapp (*Lycopodium serratum*, syn. *Huperzia serrata*) wurden die Lycopodium-Alkaloide (–)-Huperzin A und (–)-Huperzin B isoliert. Im Tierversuch zeigten sie eine deutliche Steigerung der Lernfähigkeit und des Erinnerungsvermögens (Hellwig 2002).

Bezugsquellen

Bärlappkraut ist problemlos über den Apothekenhandel zu beziehen. Man kann die Pflanze auch selbst in Wäldern sammeln oder bei der Staudengärtnerei Gaissmayer® beziehen.

Literatur

Hellwig, Veronika

2002 »Mit chinesischer Medizin zu neuen Arzneimitteln«, *Chemie in unserer Zeit* 36(1): 22–28.

Marion, L. und R. H. F. Manske

1948 »The Alkaloids of Lycopodium Species. X. *Lycopodium cernuum* L.«, *Canadian J. Research* B26: 1–2.

Schmid, C. K.

1991 *Of People and Plants: A Botanical Ethnography of Nokopo Village, Madang and Morobe Provinces, Papua New Guinea*, Basel: Wepf (Basler Beiträge zur Ethnologie Band 33).

Storl, Wolf-Dieter

1992 *Berserker und Kuschelbär: Der Bär als Seelengefährte des Menschen*, Braunschweig: Aurum.

Wichtl, Max

1989 »Bärlappkraut«, in: Max Wichtl (Hg.), *Teedrogen* (2. Aufl.), Stuttgart: WVG, S. 75–76.

»Hexenmehl, Blitzpulver oder Drudenmahl nennt man den reichlich erzeugten Sporenstaub der blütenlosen Pflanze. Stäubt man die ölhaltigen Sporen in eine offene Flamme, dann zischt und blitzt es, als hätte die Pranke des Götterbären zugeschlagen (...) Das Pulver war auch das erste Blitzlicht der Fotografen.« (Storl 1992: 157)

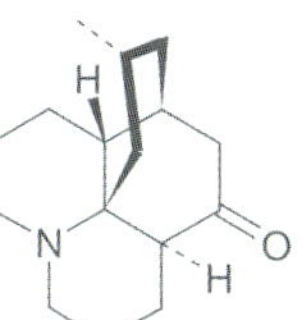

Lycopodin

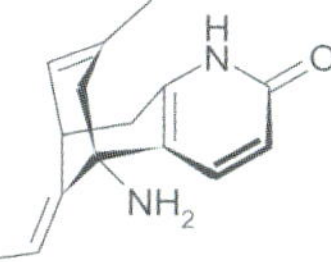

(–)-Huperzin A

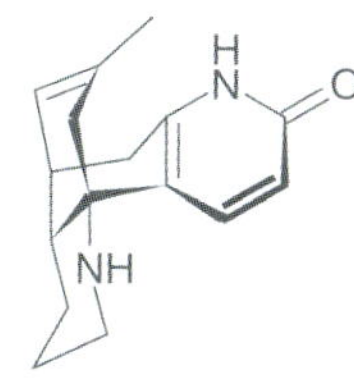

(–)-Huperzin B

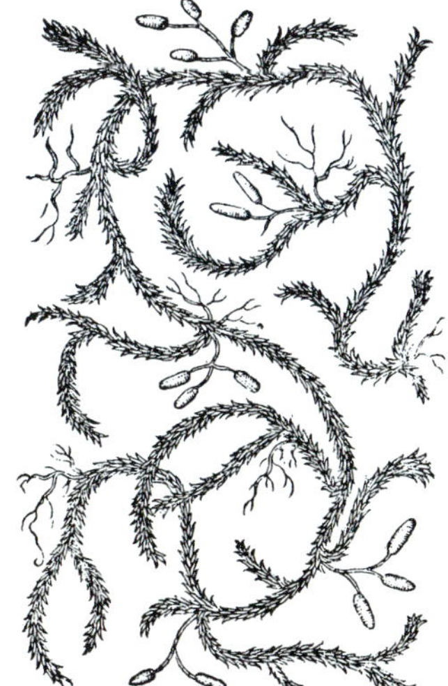

Der Bärlapp (*Lycopodium clavatum*) ist ein altes, europäisches Zauberkraut und Volksheilmittel. Seine Sporen sind im Volksmund als »Hexenmehl« oder »Teufelstabak« bekannt. Es war ein »Beschreikraut«, das am Leib getragen gegen Hexerei feite. Außerdem gehört der Bärlapp zu den Zutaten der Liebestränke. (Holzschnitt aus Matthiolus 1626*)

»Bärlauch, der im Volksmund auch Rams oder Ramser genannt wird, galt als der ›heiligestarke Bär‹ unter den Lauchgewächsen, ihm wurden die starken Kräfte des Donnergottes zugeschrieben (...) Der Lauch symbolisierte das von der germanischen Göttin Freya ausgehende lebensspendende Grün.« (BÜHRING 2001: 73)

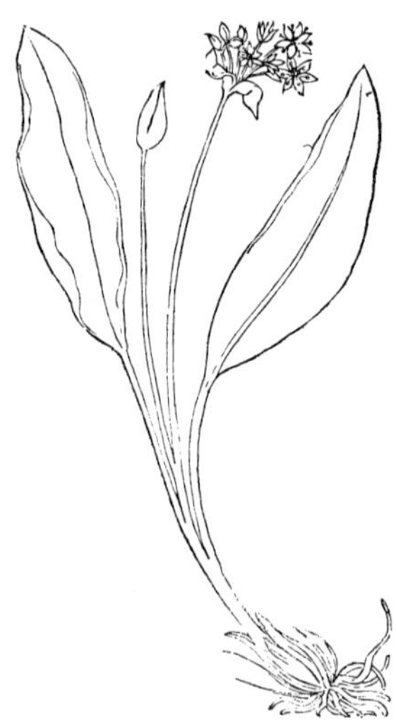

Der »Bärenlauch« (*Allium ursinum*) gehört zu den Bärenpflanzen und in die Verwandtschaft von Knoblauch und Zwiebel. (Holzschnitt aus FUCHS 1545: 431*)

»Bärlauch muss frisch verwendet werden, weil er beim Trocknen seine Wirksamkeit verliert.« (PAHLOW 1993: 70*)

Bärlauch

Allium ursinum L., Liliaceae (Zwiebelgewächse)

Andere Namen

Anguinum, Bärenlauch, Creamh (irisch), Heilkraut, Herba salutatis (lat.), Hexenzwiebel, Hramse (angelsächs.), Hramusan, Judenzwiebel, Kremo (kelt.), Kremser, Latschenknofel, Ramschel, Rams, Ramser, Rams-öck (schwed.), Ramson (engl.), Rämsch, Ränsel, Schlangenknoblauch, Waldknoblauch, Wurmlauch, Zigeunerlauch, Zigeunerzwiebel

Pharmakologisch ist Bärlauch zwar kein Potenzmittel wie **Yohimbin** oder **Viagra**, aber es ist ein Verjüngungsmittel (wie viele **Rasayana**) und eine gesunde **Speise**.

Der Bärlauch ist der **Knoblauch** des **Bär**en, eine echte Bärenpflanze und Bärenmedizin. Erwacht der Bär im Frühling aus dem Winterschlaf, benötigt er etwas, das ihm sofort Kraft verschafft und seine Lebensgeister weckt – man könnte dies als **Stimulanzien**, Tonika und Dopingmittel bezeichnen. Diese Wirkung bietet ihm das Bären**gemüse**, der Bärlauch, der in schattigen Wäldern auf humusreichen oder kalkhaltigen Böden wild wächst.

Gebrauch

Wenn der Bärlauch seine Dolden treibt, riecht der Wald nach Knoblauch und die Luft ist erfüllt von Frühlingsgefühlen. Dann ist es Zeit für eine blutreinigende Ramsersuppe: »Wie der Bär, dessen Erscheinen den alt gewordenen Winter aus dem Tal zu vertreiben scheint, so verjagt das grüne Süppchen die Winterleiden – Skorbut, Skropheln, Bleichsucht – aus Leib und Gliedern. Die **schwefel**haltigen **Senf**öle dieser Pflanze putzen Magen und Darm aus und geben eine wohlige, bärige Wärme. Vor allem am Vorabend der Walpurgisnacht [30. April] sollte man davon essen, denn das feit gegen die Machenschaften der Hexen, die in dieser Nacht ausfahren [vgl. **Hexensalben**]« (STORL 1992: 155).

Auch dann, wenn man von den Hexen verhext wurde und an Impotenz leidet, empfiehlt sich der Bärlauch, die »Hexenzwiebel« (vgl. **Liebeszauber**). Dem Bärlauch wurden die gleichen tonisierenden, stärkenden, aphrodisierenden und apotropäischen Eigenschaften zugeschrieben wie dem **Knoblauch**, der **Zwiebel** und anderen **Zwiebelgewächsen** (RICHTER 1999). Manche halten Bärlauch jedoch für das stärkere Aphrodisiakum als Knoblauch oder Zwiebel. Schließlich ist er wild und vom mächtigen Geist des Bären, des schamanischen Seelentiers, erfüllt. Bärenstark, der Bärenlauch!

Der wilde Bärlauch hatte in der heidnischen Zeit die gleiche kulinarische, volksmedizinische und magische Stellung wie später der kultivierte Knoblauch in der christlich-zivilisierten Ära.[108] Schon die Pfahlbauer vom Bodensee erfreuten sich am Ramser; die Bajuwaren vertrieben mit seinem Geruch die Römer; später verscheuchten die Katholiken mit Knoblauch Teufel und Vampire (BÜHRING 2001).

Inhaltsstoffe

Der frische Bärlauch enthält Lauchöl (Alliin, Adenosin), Flavonoide, Biokatalysatoren, Fructosane, die Vitamine A, B_1, B_2, reichlich Vitamin C (Ascorbinsäure), **ätherische Öle** aus schwefelhaltigen Verbindungen (vgl. **Alraune**), Jod und Mineralstoffe; die Spurenelemente liegen in der Pflanze in Chelatform vor und sind dadurch für den Menschen gut aufschließbar. »Die Wirkstoffe des Bärenlauchs sind dem Knoblauch vergleichbar. Die Pflanze enthält (...) Wirkstoffe für die Sexualorgane« (KÖLBL 1983: 30*). Pharmakologisch scheint die blutdrucksenkende Wirksamkeit des Bärlauchs jener des Knoblauchs sogar überlegen zu sein. Bärlauch hat auf jeden Fall eine pharmakologisch nachgewiesene präventive Wirkung gegen Arteriosklerose (RICHTER 1999). »Die Wirkung resultiert zweifellos aus einem komplexen Zusammenspiel verschiedener Inhaltsstoffe« (RICHTER 1999: 30). Die antioxidative Eigenschaft des Adenosins, das im Bärlauch zwanzig Mal höher konzentriert vorkommt als im Knoblauch, vermindert Alterungsprozesse, hält also länger jung und frisch (BÜHRING 2001).

Kommentar

Uns gibt Bärlauch immer ein Gefühl von Frühling. Eine Bärlauchsuppe (die leider fast nur in Süddeutschland auf den Tisch kommt) vermag die Frühlingsgefühle noch zu beleben, vor allem wenn man die Blätter gemeinsam selbst pflückt, zubereitet und sich dann erotischen Freuden hingibt ...

Bärlauch wächst Ende April, Anfang Mai. Er schmeckt am besten frisch gesammelt. Achtung: Nicht mit den giftigen Schneeglöckchenblättern verwechseln!

108 Allerdings pflanzten die Germanen den Bärlauch in ihren Lauchgärten (*laukagardir*) an (HÖFLER 1980: 101*). Nach der Edda warf man Bärlauch und wohl auch andere Laucharten in die Speisen, um zu erkennen, ob sie vergiftet sind. »Lauch« war auch der Name der L-Rune (*laukr*) mit der Bedeutung »Gedeihen«; sie gehörte zu den drei Runen der Zauberformel ALU (vgl. **Alaun**).

Bezugsquellen

Bärlauch wird zur Saison frisch auf dem Markt angeboten und kann in schattigen Wäldern selbst gesammelt werden.

Literatur

Bühring, Ursel
2001 »Bärlauch«, *Co'Med* 05/01: 73–75.

Frohne, Dietrich
1989 »Bärlauchkraut«, in: Max Wichtl (Hg.), *Teedrogen* (2. Aufl.), Stuttgart: WVG, S. 77–78.

Messerli, Karin
1998 *Rucola, Bärlauch, Löwenzahn*, Aarau: AT Verlag.

Richter, Thomas
1999 »Bärlauch in Medizin und Mythologie«, *Pharm. Ztg.* 144(27): 29–30.

Storl, Wolf-Dieter
1992 *Berserker und Kuschelbär: Der Bär als Seelengefährte des Menschen*, Braunschweig: Aurum.

Basilikum

Ocimum basilicum L., Labiatae, Lamiaceae (Lippenblütler)
syn. *Ocimum minimum* L.

Ocimum micranthum Willd., syn. *Ocimum guatemalense* Gandoger, Kleinblütiges Basilikum, Amerikanisches Basilikum
Ocimum sanctum L., syn. *Ocimum tenuiflorum* L., Heiliges Basilikum, Tulasi, Tulsi, Maduratala, Indisches Basilikum, Kaprow (Thai)
Ocimum gratissimum L., Nimmathulasi
Ocimum tenuiflorum L., Krisna, Schwarzes Basilikum (Thailand)

Andere Namen

Achikoam, Acinon (ägypt.), Babui-tulsi (Hindi), Bai horapa (Thai), Balanoi (Tagalot), Basel, Basil (engl.), Basilico, Basilien, Basilienkraut, Basilikon (griech.), Basiliskenkraut, Bavari phul (nep.), Bienenweide, Braunsilge, Daun (malai.), Deutscher **Pfeffer**. Dimbubuha (Santal), Herbe de grand basilic (frz.), Herrenkraut, Hirnkraut, Jatanriba (Lodha), Josefskräutlein, Kapoor-muli (Hindi »Kampferkraut«), Königsbalsam, Königskraut, Krampfkrautel, Nelkenbasilie, Ocimum (lat.), Okimon (griech.), Rayhân (arab.), Royal herb, Ryhán (arab.), Sweet Basil, Sweet basil herb (engl.)

Von frischen Basilikumblättern geht ein betörender Duft aus, der wie ihr aromatischer Geschmack so manches Rezept (vor allem der italienischen Küche) bereichert. »In alten Kulten – und heute noch beim Voodoo auf Hawai – verbindet man das Basilikum mit Fruchtbarkeit und Leidenschaft« (Allende 1998: 76*).

Eine berühmte griechische Hetäre trug denselben Namen wie das duftende Kraut: Okimon.[109] Die Hetären[110] waren Dienerinnen der Aphrodite (Aigremont 1987: II 10*) und in der antiken Literatur Vorlage für »literarische Leckerbissen« (Plankl 1964). Sie weihten ihr Leben der Großen Liebesgöttin und gaben sich in ihrem Namen lüsternen Männern hin. Zu Ehren der Göttin begingen sie die Aphrodisien. Oft arbeiteten sie in und bei Aphroditeheiligtümern. Sie benutzten aromatische Pflanzen, wie das Basilikum, aber auch **Rosmarin**, Thymian und Majoran, um sich selbst, aber auch die Bilder der Göttin zu schmücken. Noch heute wird das **ätherische Öl** des Basilikums zur Herstellung von Parfüm und Kosmetika verwendet (Czygan 1989).

Die Liebesgöttin wurde von den Hetären, den gebildeten Prostituierten, *Aphrodite Hetaira* oder *Porne*, »Hure«, genannt (Keuls 1993: 194). So wurde sie zur Göttin der Pornografie; *Pornographos* heißt ursprünglich vermutlich »Hurengemälde« (Richlin 1992: xx).

Exkurs: Aphrodisien

Eine Vorstellung von dem Aussehen eines Aphroditeheiligtums vermittelt der Bericht des Pseudo-Lukian (4. Jh.) über den Aphroditetempel in Knidos: »An allen Bäumen rankte sich in enger Umschlingung liebender Efeu empor. Üppige Rebstöcke trugen schwer an der Last ihrer Trauben [vgl. **Wein**]. Denn wonniger ist Aphrodite mit Dionysos im Bunde, und beide zusammen spenden köstliche Lust; voneinander getrennt aber erfreuen sie minder. Wo die Bäume dichter standen und reichlicheren Schatten spendeten, waren freundliche Sitze errichtet, an denen man seine Mahlzeiten einnehmen konnte, wovon die Städter selbst freilich nur selten Gebrauch machten; die große Menge aber ließ es sich dort gutgehen und erfreute sich allerlei Liebesgetändel« (Pseudolukian, *Erotes*).

Jede Frau sollte in die Geheimnisse der Liebesgöttin eingeführt werden und zumindest einmal im Leben die Erfahrung der selbstlosen körperlichen Hingabe machen: »Jedes Weib des Landes muss in ihrer Lebenszeit einmal im Hei-

»Die Labiatae Basilikum wurde schon im alten Ägypten kultiviert. In den Totenkammern der Pyramiden wurden Basilikumkränze gefunden. In größeren Dosen gilt Basilikum als Liebesmittel (Aphrodisiakum).« (Schöpf 1986: 58*)

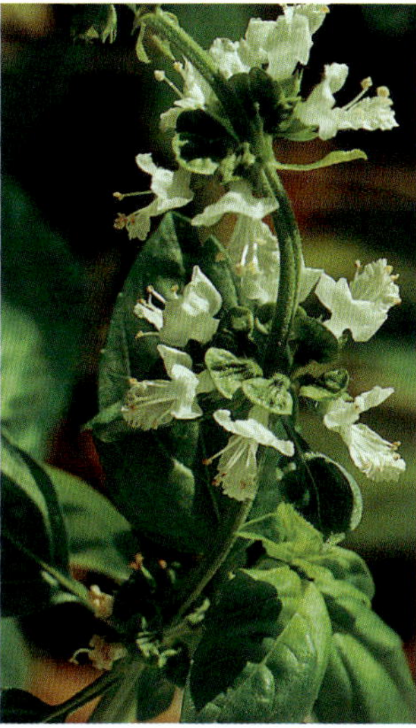

Blütenstand des duftenden Basilikumkrauts (*Ocimum basilicum*). In der Antike waren alle aromatischen Kräuter der Liebesgöttin geweiht, denn sie erinnerten an das göttliche Ambrosia (Amrita).

109 Auch andere Pflanzennamen gehen auf (literarisch) berühmte Hetären zurück: Myrtale, vgl. **Myrte**.

110 Griechisch *hetaira* bedeutet »Gefährtin«; das Wort kann sich auf die Gemahlin, die Geliebte (»Beischläferin«), eine Tempeldienerin, eine Gespielin beim Gelage (Symposion) oder ein Freudenmädchen beziehen, also ähnlich wie das japanische Wort Geisha. Die als käufliche Liebesgespielinnen, meist in oder bei Aphroditeheiligtümern arbeitenden oder dienenden Frauen wurden später zwecks genauerer Unterscheidung Porne genannt; »die Bezeichnungen Hetäre und Prostituierte sind also durchaus als Synonyme zu gebrauchen« (Dierichs 1993: 56ff.*).

»Basilikum zu riechen, stärkt das Herz. Den Kopf mit Basilikum und Wasser einzureiben, fördert den Schlaf.« (MOINUDDIN 1984: 92*)

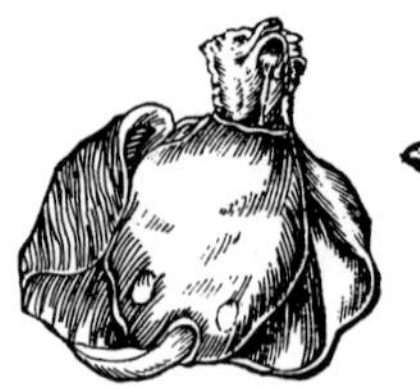
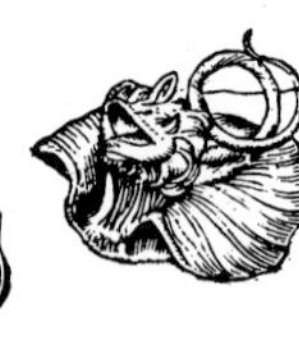

»Basiliskenbälge«. Warum das Basilikum »Basiliskenkraut« genannt wurde, ist nicht ganz klar. Der Basilisk ist ein mythisches oder legendäres Wesen, dessen Hauch für jeden Menschen sofort tödlich ist. In der Antike hatte er einen Schlangenleib, im Mittelalter war er ein vierfüßiger **Hahn** mit dornigen Flügeln und einem Schlangenschwanz. Er wurde meist *basilicock* genannt. In den alten Apotheken wurden Basiliskenbälge als Wundermittel, allheilende Arzneien und mächtige Aphrodisiaka verkauft. Die historisch überlieferten »Basiliskenbälge« entpuppten sich als präparierte **Rochen**. (Holzschnitt, 17. Jh.)

Basilikum oder Basilienkraut stammt ursprünglich aus Indien und Zentralasien und war dort eine Pflanze des Gottes Vishnu. In Europa wurde es als »Königskraut« betrachtet, da es im alchemistischen Sinne königliche Wirkungen ausübte. Es konnte Fäulnis verhindern, Wasser desinfizieren, Krankheiten heilen und verlorene Liebeskraft zurückbringen.

ligtum der Aphrodite niedersitzen und sich dort an einen Fremden hingeben (...) Meist sitzen sie im Umkreis des Tempels mit einem Kranz von Stricken ums Haupt. Es sind viele Frauen, und die einen kommen, die anderen gehen. Zwischen ihnen hindurch laufen schnurgerade Gassen nach jeglicher Richtung, in denen die Fremden hindurchschreiten und auswählen. Hat sich ein Weib erst einmal dort niedergesetzt, so kehrt sie nicht eher in ihr Haus zurück, bis einer der Fremden ihr ein Geldstück in den Schoß wirft und ihr außerhalb des Heiligtums beiwohnt. Wenn er ihr das Geld zuwirft, darf er nur sagen: ›Im Namen der Mylitta [der Bienengöttin; vgl. **Honig**], komm!‹ – so heißt nämlich die Aphrodite bei den Assyrern, und mag das Geldstück groß oder klein sein, wird sie es gewiss nicht zurückweisen; denn das steht ihr nicht zu, weil das Geld der Göttin gehört. Dem ersten aber, der es ihr zuwirft, folgt sie, und dabei ist ihr keiner zu gering. Nachher aber, wenn sie der Göttin ihre Schuldigkeit getan hat und sie wieder heimgekehrt ist in ihr Haus, wird man ihr einen noch so hohen Preis bieten können, man wird sie hinfort nicht mehr gewinnen. Diejenigen nun, die von schöner und hoher Gestalt sind, kommen bald nach Hause, aber die unschönen müssen lange Zeit warten, weil sie das Gesetz nicht erfüllen können; etliche müssen wohl drei oder vier Jahre warten. Ein ähnlicher Brauch wie dieser wird auch hier und da auf Kypros geübt« (HERODOT I, 199).

Bei den Feiern der Göttin wurden ihr Kälber und **Ziegen** als Opfer zugeführt. Oft waren es die im Dienst der Göttin im Tempel arbeitenden Hetären, die ihr Ziegenopfer darbrachten (REINSBERG 1989: 142*). Von Mädchen wurde erwartet, dass sie ihre Jungfräulichkeit der Göttin opferten. Dazu wurden sie von ihren Eltern an bestimmten Festtagen der Aphrodite an den Strand geschickt und mussten sich der heiligen Prostitution hingeben (MAIER und KARAGEORGHIS 1984: 371). Von Frauen und Hetären wurden als Opfergaben kleine Phallen in das Heiligtum getragen (LANGLOTZ 1954: 29*). Die Frauen erhofften sich davon Fruchtbarkeit, eine komplikationslose Schwangerschaft, eine sanfte Geburt, reichlich Milchfluss und eine strotzende Gesundheit. Die Hetären verfolgten wohl eher mystische Ziele. Sie arbeiteten allesamt unter dem Schutze der Aphrodite, lebten ein spirituelles Leben in voller Ekstase, die aus der sexuellen Vereinigung gespeist wurde. Ein derartiges Leben ist im Zwang der Ehe für eine Frau unmöglich. Deshalb weihte sie sich der Göttin und wählte den Weg der Tempeldienerschaft, die heute meist abschätzig als Tempelprostitution bezeichnet wird.[111] Aber »Prostitution ist eine wohltätige und heilige Profession, denn sie ermöglicht erotische Ekstase dem Wanderer, Mönchen, Armen, sogar dem Verheirateten, dessen Ziel eigentlich die Vermehrung ist« (DANIELOU 1992: 214*).

Im Frühjahr, wenn die Natur aufblüht, fand das wichtigste Fest der Großen Göttin statt (wahrscheinlich zu unseren Pfingsten). Pilger aus der ganzen griechischen Welt nahmen daran teil. Sie zogen in langen Prozessionen vom Hafen her durch den heiligen Hain (den heutigen Ort Geroskípou) zum Heiligtum von Paphos. Zu dem sich über Tage erstreckenden Fest der Göttin wurden Phallen aus Teig gebacken und rituell verspeist. Zu ekstatischer Musik wurden »orientalisch« anmutende, orgiastische Tänze in obszöner Schaustellung getanzt. Dabei wurde oft ein Baum umtanzt. Anschließend gab es das rituelle Beilager der Göttin. »Aphrodite weilte dann unter den Frauen, indem eine Frau die Göttin darstellte« (LANGLOTZ 1954: 33*). Sie wurde zur Göttin der Liebe und weihte ihren Schoß den am Fest teilnehmenden Männern. Die Vereinigung mit der Göttin diente keinesfalls der Vermehrung; sie erzeugt durch Lust Glückseligkeit, worin sich das Göttliche oder Heilige am deutlichsten offenbart.

Gebrauch als Aphrodisiakum

PLINIUS (XX, 128) sieht im Basilikum – wie in fast allen duftenden **Gewürz**pflanzen – ein Aphrodisiakum und ein liebesstärkendes Kraut. Auch in Ägypten galt und gilt Basilikum als Aphrodisiakum (MANNICHE 1989: 128*) und stimulierender **Badezusatz**.

Aus Irland ist ein mittelalterliches Rezept zur Herstellung eines Wiederbelebungstranks für Liebhaber (Lover's revitaliser) überliefert. Neben dem Hauptbestandteil Basilikum werden gleiche Teile von **Schachtelhalm**, Thymian, **Fenchel**, Majoran, Lavendel und **Verbene** (*Lippia*) genannt.

Indisches Basilikum

Das verwandte in Indien heimische Heilige Basilikum (*Ocimum sanctum* L., syn. *Ocimum tenuiflorum* L.), besser bekannt unter den Namen *Tulasi*, *Tulsi* oder *Madura-tala* (KNECHT 1985), ist nicht psychoaktiv[112], wird aber als Ersatz für den **Betelbissen** gekaut (MACMILLAN 1991: 424*).

111 Heute würde man dazu »Straßenstrich« sagen. – Der heutige Straßenstrich von Bern befindet sich genau vor der altehrwürdigen Heiliggeistkirche; ob da eine Erinnerung an die heiligen Huren des Aphroditetempels mitschwingt?

112 Nach ayurvedischer Auffassung hat *Ocimum sanctum* dennoch geistbewegende Kräfte: »Basilikum öffnet Herz und Geist und spendet die Energie der Liebe und Hingabe *(bhakti)*. Basilikum ist *Vishnu* und *Krishna* geweiht, stärkt Glauben, Mitleid und Klarheit. *Tulsi*-Stengel werden als Rosenkränze getragen und stärken die Energie der Bindung. Basilikum verleiht den Schutz des Göttlichen, indem es die Aura reinigt und das Immunsystem kräftigt. Es enthält natürliches Quecksilber, welches, als Samen des Shiva, die Keimkraft reinen Bewusstseins verleiht« (LAD und FRAWLEY 1987: 156*).

Das Indische Basilikum (auch Sacred basel, Birtulsi, Malmalgin, Tunrusi u. a. genannt) ist die heilige Pflanze des Hindugottes Vishnu, der die Schöpfung erhält und die Wirklichkeit erträumt. Dieser Götterpflanze werden allheilende, tonisierende, verjüngende und aphrodisierende Kräfte zugeschrieben (KNECHT 1985, RAI 1988). Noch heute werden Tulasibeete an den Vishnutempeln angelegt und kultisch verehrt. Man betrachtet sie als apotropäische Pflanzen. Tulsi wird als Verkörperung der Göttin Lakshmi, der Gemahlin von Vishnu angesehen (vgl. **Lotos**). Einmal im Jahr vollführt man in Haus und Tempeln eine rituelle Hochzeit des göttlichen Paares. Dazu wird ein **Saligram**, das Vishnus symbolisiert, mit einem **Baumwoll**faden an einen Tulsibusch gebunden: die heilige Hochzeit.

Die Lodha in Indien verwenden ein Wurzeldekokt des Basilikums (*Ocimum basilicum*) vermischt mit **Honig** (Verhältnis 3 : 2) zur Behandlung sexueller Schwäche (PAL und JAIN 1998: 193*). Ansonsten wird Basilikum in Indien als Gegenmittel bei **Alkohol**intoxikation verwendet (JAIN 1991: 133*).

Amerikanisches Basilikum

Das Amerikanische Basilikum (*Ocimum micranthum*) ist ein **Ayahuasca**zusatz. In Amazonien heißt es von dieser, dort *albaca, iroro, pichana albaca* oder *pichana blanca* genannten Basilikumart, dass sie halluzinogen oder psychoaktiv sei (DUKE und VASQUEZ 1994*). In Yucatán, der südmexikanischen Halbinsel, heißt das Kraut auf Maya *xkakaltun*, gilt als **Honig**pflanze und wird in einer ethnomedizinischen Abtreibemedizin verwendet (RÄTSCH und PROBST 1983). In Brasilien wird das *mangericão* genannte Kraut im afroamerikanischen Candomblékult als Zutat zu einem Einweihungs- oder Initiationstrank benutzt. In der Karibik hat es neben seiner volksmedizinischen Verwendung eine kultisch-rituelle Bedeutung. Basilikum gilt als die heilige Pflanze der Voodoogöttin Erzulie.

Im Amerikanischen Basilikum ist reichlich **ätherisches Öl** vorhanden (WONG 1976: 137*). Es enthält unter anderem Campheen, Cineol, Linalol, Myrcen, *cis-trans*-Ocimen, α-Pinen, β-Pinen, α-Terpineol, Aromandren, β-Caryophyllen, β-Elemen, δ-Elemen, γ-Elemen, α-Humulen, Neriol und Eugenol (ARGUETA V. et al. 1994: 89*, MAIA et al. 1988).

Inhaltsstoffe

Das bei uns bekannte Basilikumkraut (*Ocimum basilicum*) enthält ein stimulierendes **ätherisches Öl**, das auch anthelmintisch (wurmtreibend) wirkt (CZYGAN 1989). Das Öl hat antiseptische, magenstärkende, blähungstreibende Wirkungen. Es soll auch die Milchsekretion und die Libido anregen. Es hat einen charakteristischen Duft, der aus Estragol, Linalool, Cineol, Campher, Ocimen und Pinen komponiert ist. Daneben enthält die Pflanze Gerbstoffe, Flavonoide und Saponine. Zur Anregung der Verdauung, bei Nieren- und Gallenleiden, Magenkrämpfen, Appetitlosigkeit und Blähungen können die Blätter frisch gegessen werden. Dazu eignet es sich als Gewürz (etwa im Mozzarella-Tomaten-Salat oder im griechischen Salat), als Tee (Dekokt) bei Magenverstimmungen und als Aufguss bei Migräne und Gedächtnisschwäche.

Frische Basilikumblätter können mit Olivenöl angesetzt für Salate verwendet werden. Dazu nimmt man eine Hand voll frischer Blätter auf einen halben Liter Öl. Auch in Form von Pesto kann Basilikum zum Bestandteil eines erotischen Mahls (vgl. **Speisen**) werden. Nebenwirkungen in therapeutischen Dosierungen sind nicht bekannt (CZYGAN 1989).

Kommentar

Es muss doch einen Grund geben, warum das Basilikum so oft mit Liebesgöttinnen (Aphrodite, Erzulie, Freia, Lakshmi) assoziiert wird. Der Duft eines vom sanften Wind gestreichelten Basilikumstrauchs hat etwas Betörendes. Auch der Geschmack hat das Prädikat »Frische«. Aber eine aphrodisierende Wirkung konnten wir nicht unbedingt ausmachen.

Was Tulsi anbetrifft, lautet die indische Anweisung: »Jeden Tag ein Tulsiblatt gegessen, und man fühlt sich stark und gesund.« Wenn man morgens aufsteht, auf den Balkon, in den Kräutergarten oder zum Hausaltar geht und sich ein Blatt in den Mund schiebt, mit dem Wissen, dass die Pflanze gesund und stark macht, verwirklicht sich darin ein starkes bewusstseinsprägendes Ritual: Man nimmt einen vitalen Teil der gütigen Göttin auf! – Ein erhebendes Gefühl. Wie immer ist Wohlgefühl verbunden mit Lust auf die Lust. Darin steckt die aphrodisische Wirkung.

Basilikum oder Tulsi ist kein pharmakologisches Erektionsmittel. Sein Duft, sein Aroma und sein kräftiges Grün bieten unzweifelhaft sinnliche Genüsse und Vorfreude auf Weiteres. Die sinnliche Begegnung mit der Natur wird zur Begegnung mit sich selbst. Und das ist wertvoll.

Literatur

CZYGAN, Franz-Christian
1989 »Basilikumkraut«, in: Max WICHTL (Hg.), *Teedrogen* (2. Aufl.), Stuttgart: WVG, S. 83–84.

KEULS, Eva C.
1993 *The Reign of the Phallus: Sexual Politics in Ancient Athens*, Berkeley usw.: University of California Press.

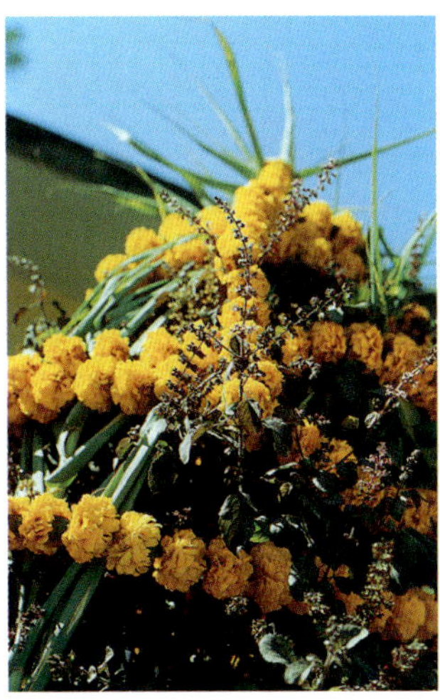

Tulsi, das Heilige Basilikum (*Ocimum sanctum* L.) beim Hochzeitsfest des Vishnu mit Blumenketten (aus *Tagetes erecta* L.) geschmückt: ein göttliches Brautkleid. (Ichangu-Narayan, Kathmandutal, Nepal, 11/1995)

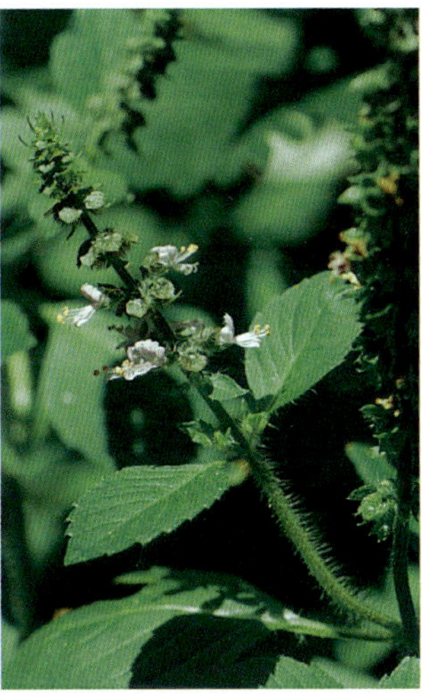

Der Blütenstand des Tulsi (*Ocimum sanctum*).

KNECHT, Sigrid
1985 »Die heilige Heilpflanze Tulasi«, *Curare Sonderband Ethnobotanik* 3/85: 95–100.

MAIA, J.G.S. et al.
1988 »Uncommen Brazilian Essential Oils of the Labiatae and Compositae«, *Dev. Food Science* 18: 177–188.

MAIER, F. G. und V. KARAGEORGHIS
1984 *Paphos: History and Archaeology*, Nicosia: A.G.Leventis Foundation.

PLANKL, Wilhelm (Hg.)
1964 *Lukian – Alkiphron – Aristainetos: Hetären – Gespräche, Briefe, Epigramme*, München: Goldmann.

RÄTSCH, Christian und Heinz J. PROBST
1983 »Kräuter zur Familienplanung«, *Sexualmedizin* 12(4): 173–176.

RAI, Yash
1988 *Holy Basil: Tulsi (A Herb)*, Ahmedabad, Bombay: GALA Publishing.

RICHLIN, Amy (Hg.)
1992 *Pornography and Representation in Greece and Rome*, New York und Oxford: Oxford University Press.

Baumwollstrauch

Gossypium herbaceum L., Malvaceae (Malvengewächse), Gemeine Baumwolle
Gossypium hirsutum L., Amerikanischer Baumwollstrauch

»Vorwiegend aus den Samen der Baumwollpflanze wird in China ein Präparat hergestellt, das die männliche Samenproduktion einschränkt und bei längerer Einnahme ganz zum Erliegen bringt.«
(REGER 1988: 36*)

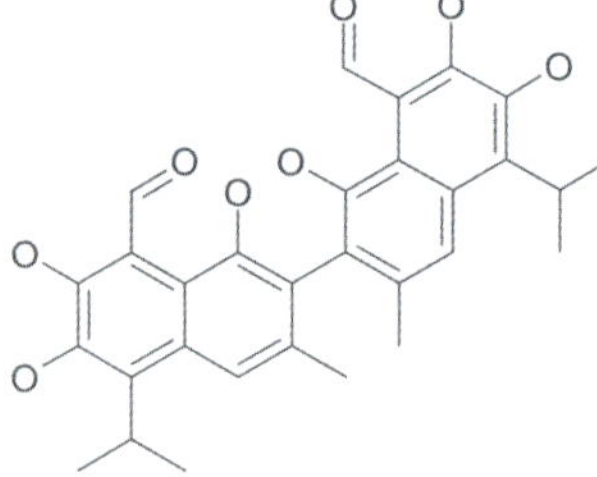

Gossypol

Taman. Der Baumwollstrauch (*Gossypium barbadense* L.) in Blüte. (Naha', Chiapas, Mexiko, 1981)

Andere Namen

Algodón, Baumwolle, Baumwollstaude, Cotton, Cotton plant (engl.), Cotone americano/asiatico (ital.), Cottonier (frz.), Gossypinos (griech.), Gossypinie, Ichcatl (Náhuatl), Ixcatl (aztek.), Kapas, Mahavala, Mooj (Seri), Ruk kapas, Ruwa (nep.), Taman (Lakandon), Te'tanam (Maya), Tree Cotton (engl.), Tzon tzoan (Amuzgo)

Der Engländer D. Rembert DODOENS schrieb 1586 in *A New Herball*, dass Baumwollsamen die Tugend haben, die »Samen der Generationen« zu vermehren (MEYER 1993: 53*). Weltweit werden sie als **Liebeszauber** benutzt, zum »Zusammenbinden« und zum Tragen von **Amulette**n.

Der Baumwollstrauch ist für die Menschen der Alten wie auch der Neuen Welt eine der bedeutendsten Pflanzen (LENZ 1966: 637ff.*, RODRÍGUEZ V. 1982). Er liefert einen wichtigen Rohstoff für Textilien, und in der Medizin werden die Baumwollsamen mit ihren wattebauschartigen Früchten als Ausgangsmaterial für Fäden, Wattebäusche, Tupfer und anderes genützt. Außerdem finden Baumwollfäden magische Verwendung im Schamanismus (vgl. RÄTSCH 1985).

Der aphrodisische Gebrauch des Baumwollstrauchs ist erstaunlicherweise weltweit ver-

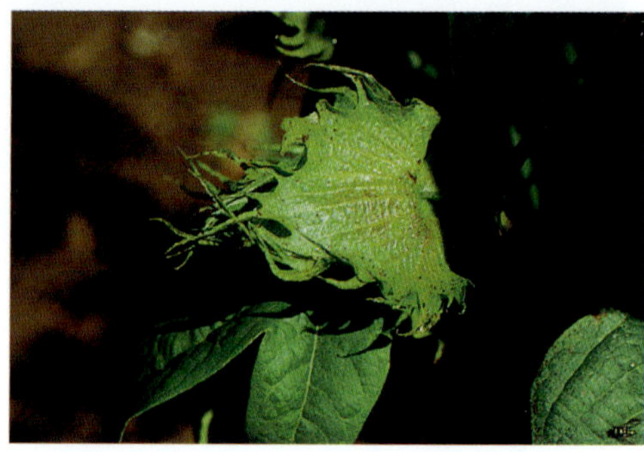

Die Frucht des Baumwollstrauchs (*Gossypium barbadense* L.). (Naha', Chiapas, Mexiko, 1981)

breitet. In China und Amerika werden Rinde und/oder Wurzel entweder als Extrakte oder pulverisiert als Liebesmittel eingenommen (REGER 1988: 36*). Im Ayurveda gilt Baumwollwurzel als erhitzendes **Vajikarana** mit emmenagoger Wirkung (LAD und FRAWLEY 1987: 119, 229*).

Inhaltsstoffe

Baumwollsamen enthalten als eine der besten natürlichen Ressourcen viel Vitamin A (MEYER 1993: 54*). In den Farbstoffdrüsen der Samen ist hauptsächlich der giftige Farbstoff Gossypol (0,12–9,25%) enthalten. Da er vorübergehend unfruchtbar macht, wird er als asiatische »Pille für den Mann« angesehen (ROTH et al. 1994: 824*). »Die Wurzelrinde der Baumwollpflanze enthält eine der sexuellen Apathie beider Geschlechter entgegenwirkende Droge [Gossypol]« (STARK 1984: 31*). In der Allopathie schreibt man der Baumwolle stark menstruationsfördernde Wirkung zu (BOERICKE 1992: 362*). In der Homöopathie hat Gossypium eine besondere Beziehung zu den weiblichen Geschlechtsorganen (ROTH et al. 1994: 383*), weshalb es als Frauenmittel in **Homöopathika** (PAHLOW 1993: 432*) Verwendung findet. Gossypium herbaceum ist ein Ersatzmittel für Ergotinum, den Mutterkornpilz (*Claviceps purpurea*, vgl. **Pilze**).

Bezugsquellen

Wurzelrinde von Baumwolle ist über den traditionellen chinesischen Medizinhandel zu bekommen. Baumwollsamen am ehesten auf Plantagen in den Erzeugerländern.

Literatur

RÄTSCH, Christian
1985 *Bilder aus der unsichtbaren Welt*, München: Kindler.

RODRÍGUEZ VALLEJO, José
1982 *Íxcatl: El algodón mexicano*, Mexiko Stadt: Fondo de Cultura Económica.

Belladonna

Siehe **Tollkirsche**

Bergkristall

Siliziumdioxid: SiO_2

Andere Namen

Cristallo (ital.), Kristall, Krystallos (griech.), Quartz, Quarz, Sas Tun (Maya »Leuchtender Stein«), Shila dhunga (nep. »Schimmernder Stein«)

Bergkristall hat im Liebeszauber eine magische Bedeutung.

Der Bergkristall ist mit Abstand das bekannteste Mineral. Er wurde in fast allen alten Kulturen als Zauberstein (**Amulett**, Talisman) benutzt und genießt auch heute noch bei Schamanen und Zauberern außereuropäischer Völker ein hohes Ansehen (Rätsch und Guhr 1989*). Er wird als geheimnisvoller Kraftspender und heilkräftiger Energielieferant betrachtet. Die Schamanen und Heilkundigen vieler alter Kulturen und Naturvölker nutzten ihn zur Heilung von Krankheiten, zur Vertreibung von Geistern und Dämonen und zum **Liebeszauber**.[113]

Mineralogie

Die großen, »kristallklaren«, spitz zulaufenden Bergkristalle entstehen auf natürliche Weise in Drusen, Gängen und Hohlräumen. Es gibt sie in fast allen Teilen der Welt. Die schönsten Kristalle stammen aus den Alpen, aus Arkansas (USA) und vor allem aus Brasilien. Klare Doppelender, das heißt Kristalle mit zwei Spitzen, sind selten und sehr gesucht. Chemisch ist der Bergkristall reines Siliziumdioxid (SiO_2); er kristallisiert nach dem trigonalen System, bildet aber sechsseitige (hexagonale) Kristalle mit pyramidaler Spitze aus. Er ist sehr hart (Mohshärte 7), sogar härter als Stahl.

Bergkristall ist das wichtigste Mineral der so genannten Quarzgruppe, die daneben noch **Achat**, Moosachat, Heliotrop, Jaspis, Chalcedon, Chrysopras, Karneol, Citrin, Rauchquarz, Rosenquarz und Amethyst umfasst. Gelegentlich enthält der Bergkristall verschiedene Einschlüsse, wie Rutil. Oft werden andere Mineralien (Krokydolith, Fuchsit) eingeschlossen, wie beispielsweise beim schillernden Tigerauge und Falkenauge oder beim grünen Aventurin. Auch der Opal gehört zur Quarzgruppe, er enthält aber etwas Wasser und ist amorph, das heißt nicht kristallisiert (Rykart 1989).

Gebrauch

Bergkristall gehört zu den ältesten vom Menschen benutzten Materialien. Der *Sinanthropus*, ein Urmensch aus China, benutzte schon vor 600 000 Jahren (Chou-kou-tien-Kultur) Werkzeuge aus gespaltenem Bergkristall. Der Neandertaler (*Homo sapiens neanderthalensis*) verwendete Bergkristalle und Quarzabschläge als Anhänger, vermutlich als Amulette. In verschiedenen Höhlen in den Alpenländern wurden zerschlagene oder retuschierte Bergkristallstücke aus dem Mittelpaläolithikum (60 000 bis 40 000 Jahre alt) gefunden (Rykart 1989: 324). In der Jungsteinzeit waren an Fäden getragene Kristalle als Amulettschmuck weit verbreitet.

Im Altertum glaubte man, der Bergkristall, von griechisch *krystallos*, entstehe aus einer »Feuchtigkeit der Erde«, die durch einen Lufthauch zu Eis wird und nie wieder auftaut (Plinius, *Nat. Hist.* 36.45.161).[114]

Nach volksmagischen Vorstellungen ist der Bergkristall Sitz von Berggeistern oder Göttern, weshalb er starke magische Kräfte besitzt. Deshalb wurde er zu **Amulette**n, Anhängern, Perlen, Siegeln, Götterfiguren usw. verarbeitet. Bergkristalle um den Hals getragen sollten ein unfehlbares Mittel gegen Schwindel[115] beim Bergsteigen sein. Man stellte im Altertum Liebeszauber- und Skarabäusamulette aus Bergkristall her.

Bergkristall kommt manchmal als so genannter Zepterquarz vor (Niedermayr o. J.). In dieser Kristallisationsform erscheint der Stein sehr phallisch. Manchmal wird die phallische Gestalt des Bergkristalls auch durch Schleifen oder andere Bearbeitungsverfahren manipuliert.

Himalayaraum

Im Himalaya wird der Bergkristall von allen dort lebenden Völkern (Tibeter, Mongolen, Nepali) als heiliger Stein geschätzt. Er kommt in den

»Der Bergkristall soll aus Wasser entstanden sein, welches durch himmlisches Feuer fest geworden; deswegen soll er auch unverweslich sein und aus der Luft allerlei Farben angenommen haben.«
(Diodorus, 1. Jh. v. u. Z., *Bibliotheca historica* 2,52)

113 In diesem Beitrag werden ausschließlich authentische und traditionelle Anwendungen und Konzepte zum Bergkristall vorgestellt. Auf sämtliche Vorstellungen und Fantasien selbst ernannter New-Age-Schamanen, Kristallheiler und Channel-Experten wird kein Bezug genommen (vgl. dazu die kritischen Anmerkungen bei Walker 1989), da der Bergkristall im so genannten New Age zu einem quasireligiösen Hoffnungsträger mit Erlöserfunktion verkommen ist.

114 Diese Vorstellung hat sich bis in das Mittelalter hinein gehalten. Sogar noch bei Hildegard von Bingen findet sich diese Anschauung *(Buch von den Steinen* XX, 12. Jh.).

115 Im 17. Jahrhundert glaubte man, dass Bergkristall »den Schlaf verscheucht und das Schwindelgefühl vertreibt, weswegen der Bergkristall von den Deutschen Schwindelstein genannt wurde« (Schwalm 1975: 361).

Schutz vor einem anaphrodisischen Alkoholdelirium

Der violette Bergkristall, allgemein unter dem Namen Amethyst bekannt, hatte im Altertum eine herausragende Bedeutung. Amethystkristalle und Amethystskarabäen wurden im alten Ägypten den Toten mit ins Grab gegeben (RYKART 1989: 325).

Bei den Griechen und Römern war der Amethyst eng mit dem Kult und den Mysterien des Dionysos/Bacchus verbunden. In der Geschichte, wie Dionysos den **Wein** und das Keltern entdeckte, heißt es: »Nur dem Dionysos schenkte, dem weinbeseligten Gotte, Rheia[116] den Amethyst, der wehrt des Rausches Bezwingung« (NONNOS, *Dionysiaka*, 12, 380f.).

Das Wort Amethyst kommt vom griechischen *amethyein*, was so viel bedeutet wie »nicht trunken«. Es ist verwunderlich, dass der heilige Stein des Weingottes vor Trunkenheit schützen soll. Wein sollte die Kultanhänger nicht sinnlos besoffen machen, sondern lediglich anregen, erotisch berauschen und aphrodisisch stimulieren. Die Kultanhänger sollten mit Hilfe von Musik, Tanz und Erotik in eine rasende Ekstase verfallen. Ebenso sollte der mit psychoaktiven Kräutern und **Pilzen** (zum Beispiel **Alraune, Bilsenkraut** oder **Fliegenpilz**) gewürzte Wein lediglich das Bewusstsein erregen und für das Göttliche öffnen, nicht aber betrunken machen (RÄTSCH und GUHR 1989: 29f.*).[117]

Amethyst sollte auch neutralisierend auf Gifte wirken. Archäologische Funde förderten aus Amethyst geschnittene Trinkbecher zu Tage.

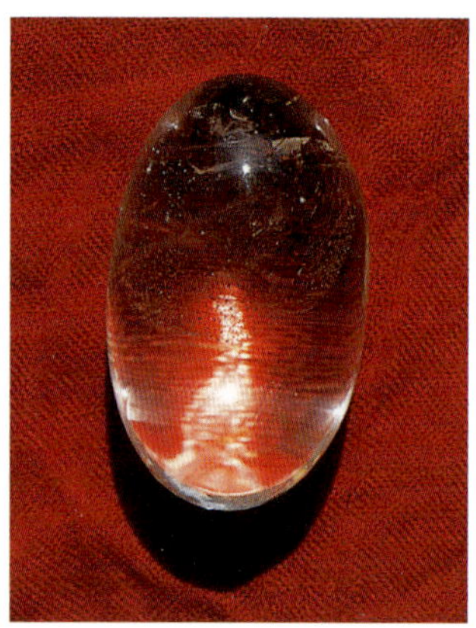

Ein Lingam (Shivas Phallus) aus Bergkristall. (Kathmandu, Nepal, 1998)

Adern und Gängen des höchsten Gebirges der Welt, dem Thron der Götter, vor und wird von alters her gefördert. Auf Sanskrit heißt er *svakkhamani*, er wird auch *sitopala*, »weißer Stein«, *rdo-´sel* (Doshel), »Stein-Glas«, oder *amararatna*, »Edelstein der Götter«, genannt. Er soll aus Eis entstanden sein und besondere Heilkraft bergen. Aufgrund seiner Herkunft soll er gefährliche Körperhitze, die von der Galle herrührt, vertreiben. Zerstoßen und mit **Honig** verrieben, soll er den Milchfluss stillender Mütter vermehren (WEIHRETER 1988: 26). Er wird wie der **Achat** über Nacht in Wasser gelegt, das man am nächsten Morgen als **Liebestrank** einnehmen kann.

Die Tibeter tragen Meditationsketten, so genannte *malas*, die aus 108 aufgereihten Perlen bestehen. Ist die Mala aus Bergkristall hergestellt, soll sie Gebet und Meditation fördern (WEIHRETER 1988: 26). Zur Mala-Meditation lässt man die Kette durch die Finger gleiten und wiederholt bei jeder Perle das Mantra »Om mani padme hum«. Dieses Mantra erinnert an den Urklang Om und bedeutet »Juwel in der Lotusblüte«. Das Juwel (*mani*), meist als Kristall visualisiert, steht für das männliche Prinzip. Die **Lotus**blüte (*padme*) verkörpert das weibliche Prinzip. Der Kristall ist der Lingam, der in der Blüte, der Yoni, liegt. Diese kosmische Vereinigung bringt die Welt in ihrem Urzustand hervor. Wer die wirkliche Bedeutung während der Meditation erfasst, wird mit der Erleuchtung, der Befreiung von der Welt der Erscheinungen, beschenkt.

Der reine, klare Bergkristall ist der Stein des hinduistischen Gottes Shiva. Der Kailash, der heiligste Berg im Himalaya, der als Sitz Shivas gilt, heißt auch *Manimahesh*, »Großes Juwel« (WEIHRETER 1988: 26). Er wird in der Meditation als gigantischer Bergkristall oder kristallener **Lingam** visualisiert.

Shiva ist der Gott der Tantriker, der Yogis und Asketen. Er ist der Gott der Gleichgültigkeit, in dessen Wahrnehmung alle Erscheinungen des Kosmos gleiche Gültigkeit haben. Er ist damit der Gott, der alle schöpferischen und zerstörerischen Eigenschaften gleich gültig in sich vereinigt. Als erotischer und Fruchtbarkeit bringender Gott wird er in der Form des Lingam verehrt. In dieser Gestalt ist der Gott auf seinen Phallus reduziert. Dieser wird oft in der Gestalt eines Eis dargestellt. Zur Mediation hält man ein aus Bergkristall geschnittenes Ei in den Händen. Das kosmische Ei erinnert wiederum an den heilen und heilsamen Urzustand. Meist ruht der Phallus aber in der aktiven kosmischen Vulva, der Yoni, der Manifestation des weiblichen Universums. Erst beide zusammen können die Welt der Erscheinungen hervorbringen, sie aber auch transzendieren. Der Meditierende benutzt zur Erfahrung dieses kosmischen Bewusstseins oft ein Lingam-Yoni-Bildnis aus Bergkristall (RÄTSCH und GUHR 1989: 152f.*).

Meso- und Südamerika

Für die Maya war der Kristall – egal ob Bergkristall oder Amethyst – das Symbol für die Schöpfung, den Kosmos, das schamanische Modell des Universums. Die Spitze ist die Sonne. Von da aus scheint ihr Licht über die Kanten und Flächen und erfüllt den ganzen Kristall mit Energie und Leben. Der Schamane benutzt einen heiligen Kristall, um die inneren Zusammenhänge des Kosmos zu begreifen und, von **Ayahuasca** unterstützt, in die visionäre Welt der Milchstraße einzutauchen.

Da Bergkristalle die alles durchdringende, schöpferische kosmische Energie symbolisieren, sind sie sehr wertvoll für die Schamanen und werden von einer Generation auf die nächste vererbt. Die Mayaschamanen benutzen den *sas tun*, den »leuchtenden Edelstein«, immer noch bei der Divination. Wollen sie eine Krankheitsursache er-

116 Rheia ist die Tochter von Uranos (Himmel) und Gaia (Erde); sie wurde mit der asiatischen Kybele, der Großen Mutter identifiziert und in orgiastischen Riten verehrt.

117 In frühchristlicher Zeit wurde der Amethyst zum Symbol der Trinität »wegen der Dreifalt der Farben, die er enthält: Purpur, Blau, Violett« (SCHWALM 1975: 355).

kennen oder Einblicke in gewöhnlich verborgene Aspekte der Wirklichkeit erlangen, dienen ihnen Bergkristalle als Konzentrationsobjekt. Vor der Konsultation nimmt der Schamane die psychoaktiven Samen vom **Stechapfel** oder **Toloache** oder die Samen einer psychedelisch-aphrodisischen **Winde** (*Turbina corymbosa, Ipomoea violacea*) ein, die auf Maya *xtabentun*, »Edelsteinkordel«, heißt. Die Kordel ist ein Symbol der Mondgöttin Ixchel (vgl. **Tempelbaum**). Setzt die Wirkung der Zauberpflanzen ein, verfällt der Schamane in eine prophetische Trance. Sein Kristall wird nun im Ritual zu einem Tor in andere Wirklichkeiten. Durch die Kristallpforte reist der Schamane zur Mondgöttin oder zum Jaguargott und fordert die Seele eines Kranken zurück oder bittet um Auskünfte über Vergangenheit, Gegenwart und Zukunft (Rätsch 1991: 127–137*).

Die Schamanen des kleinen, Tukano sprechenden Desanavolkes (Kolumbien) sagen, dass Bergkristalle verfestigte Sonnenenergie sind und dass sie von der Sonne erschaffen wurden. Sie heißen *ehta bohoru*, »Stein-verwandelt«. Die Kristalle enthalten gespeicherte »heiße Energie« und stellen den Penis des Sonnenvaters beziehungsweise dessen kristallisiertes Sperma dar. Andererseits gelten die Kristallkörper auch als Manifestationen der Gebärmutter und die Kristallspitzen als Klitoris (Reichel-Dolmatoff 1979: 119).

Nach der Auffassung von Schamanen und Schamaninnen ist ein Kristall nichts weiter als ein materielles Objekt der natürlichen Umwelt. Sie schätzen ihn aufgrund seiner Gestalt und Transparenz als ein Symbol des Geistes, der Erleuchtung, der Erkenntnis und als ein Konzentrationsobjekt in der Außenwelt, an dem sich kognitive Prozesse der Innenwelt kristallisieren – nicht wegen irgendwelcher mystischer Eigenschaften. Es ist nicht der Stein, der die Magie wirkt, sondern der Geist, der den Stein wahrnimmt. Die Zauberkraft geht nicht vom Kristall aus, sondern spielt sich im Bewusstsein ab (Rätsch 1997*).

Inhaltsstoffe

Neben der magisch-kosmologischen Bedeutung des Bergkristalls wurde das Mineral auch pharmazeutisch als Aphrodisiakum benutzt, wie in den alchemischen **Rasayana** der ayurvedischen Medizin. Ob allerdings ein Mineral, das praktisch unlöslich ist – nur Flusssäure (Fluorwasserstoff, HF) kann das Siliziumdioxid ätzen – , vom Körper aufgenommen wird, ist höchst fraglich. Manche Leute glauben, Bergkristall sei Kieselsäure und damit wichtig für den Körper. Kieselsäure ist aber mit Wasser gebundenes Siliciumdioxid (allgemeine Formel SiO_2 n H_2O); nur die Kieselsäure, meist in Form der Orthokieselsäure (H_4SiO_4) wird vom Körper aufgenommen, nicht aber das wasserfreie Siliciumdioxid des Bergkristalls. Um dem Körper Kieselsäure zuzuführen, nimmt man am besten **Schachtelhalm** oder Tabashir (vgl. **Bambus**). In Organismen kommt Kieselsäure überwiegend als Orthokieselsäure vor, die nur schwach sauer ist (Römpp).

Bezugsquellen

Bergkristalle sind im Mineralienhandel erhältlich. Mineralienzentrum®.

Literatur

Bullis, Douglas
1990 *Crystals: The Science, Mysteries, and Lore*, New York: Crescent Books.

Deaver, Korra
1987 *Die Geheimnisse des Bergkristalls*, Haldenwang: Schangrila.

Furst, Peter T.
1969 »A Possible Symbolic Manifestation of Funerary Endo-Cannibalism in Mexico«, *38. International Congress of Americanists*, S. 385–399.

Kunz, George Friedrich
1913 *The Curious Lore of Precious Stones*, Philadelphia: Lippencott.

Niedermayr, Gerhard
o. J. *Zepterquarze*, Bramberg: Heimatmuseum.

Rätsch, Christian
1986 (Hg.), *Chactun – Die Götter der Maya*, Köln: Diederichs.

Rebrik, Boris
1987 *Geologie und Bergbau in der Antike*, Leipzig: Deutscher Verlag für Grundstoffindustrie.

Reichel-Dolmatoff, Gerardo
1979 »Desana Shaman's Rock Crystals and the Hexagonal Universe«, *Journal of Latin American Lore* 5(1): 117–128.
1981 »Things of Beauty Replete with Meaning: Metals and Crystals in Columbian Indian Cosmology«, in: *Sweat of the Sun, Tears of the Moon*, Los Angeles: Natural History Museum of Los Angeles County, S. 17–33.

Rykart, Rudolf
1989 *Quarz-Monographie*, Thun: Ott Verlag.

Schwalm, Jürgen
1975 »Von der Heilkraft der Edelsteine«, *Der Aufschluss* 26: 355–367.

Walker, Barbara G.
1989 *The Book of Sacred Stones: Fact and Fallacy in the Crystal World*, San Francisco: Harper & Row.

Weihreter, Hans
1988 *Schmuck aus dem Himalaja*, Graz: ADEVA.

Weise, Christian (Hg.)
1992 *Bergkristall: Stein der Weisen und der Wissenschaft*, München: extraLapis No. 3.

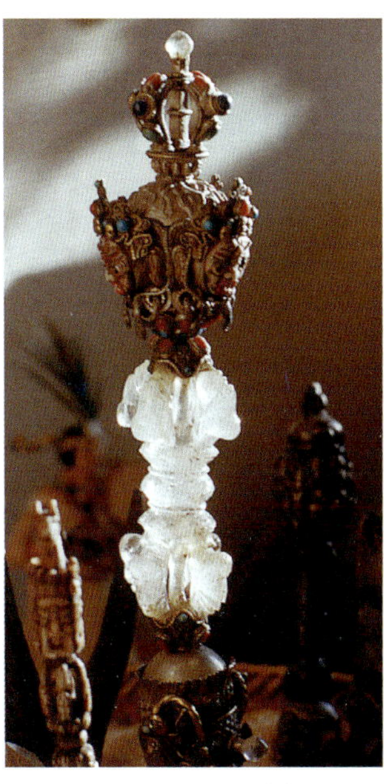

Ein Phurba oder Geisterdolch im tantrischen Stil. Der Griff des Ritualgerätes ist ein Vajra (**Donnerkeil**) aus Bergkristall. (Kathmandu, Nepal, 1998)

Bernstein

Succinum, Succinit

Andere Namen

Agtstein, Ambar (span.), **Amber** (engl.), Ambera, Ambra (ital.), Ambra citrina, Ambre (frz.), Ambre jaune, Ambrum (lat.), Anbar (arab.), Augstein (vgl. **Achat**), Baltisches **Gold**, Barn Steen, Börnstein, Brennstein, Caraba, Carabe, Chrysolectrum, Copal, Deutsches **Gold**, Emmer, Electron, Elektron (altgriech.), Gentar, Gentarum, Glaesum, Glanzstein, Glar, Glassum, Glessum, Harpax (syr.), Hu-po (chin. »Tigerseele«), Ligurerware, Lyncurium[118], Lyngourion, Meripihkaa (est.), Poshe (tibet.), Prussorum smalterium, Rav (schwed.), Sacal (altägypt.), Sacrium, Saftstein, Sonnenstein, Stein des Nordens, Sualternicum (lat.), Succinum (lat.), Succus citrinus, Sucinum, Thyem (altital.), Thyon, Verikiwi (finn.)

Zerstoßener Bernstein gilt in China und Polen als aphrodisisches Lenzmittel und Elixier.

Bernstein gehört zu den **Fossilien**, er ist das fossile Harz von verschiedenen Nadelbäumen (*Pinus, Glyptostrobus, Sequoia, Widdrigtonia, Libocedrus, Thuja*), die vor 50 bis 15 Millionen Jahren (Tertiär) in üppigen subtropischen oder tropischen Wäldern (»Bernsteinwälder«) wuchsen. Besonders die so genannte Bernsteinkiefer oder Bernstein**pinie** (*Pinus succinifera* SCHUBERT 1961) produzierte sehr große Mengen Harz, das aus Wunden in der Rinde herausquoll und zu Boden tropfte.[119] Dabei wurden oft **Insekten** und andere kleine Tiere (**Gecko**s, **Skorpion**e, Spinnen) sowie Pflanzenteile mitgerissen und für die Ewigkeit im Harz eingebettet (WEITSCHAT und WICHARD 1998). Die Harzklumpen wurden von Bächen und Flüssen ins Meer verfrachtet und dort unter dem Sediment vergraben. Nach Millionen von Jahren wurden diese Sedimente wiederum abgetragen und gaben den »versteinerten« Bernstein frei (GANZELEWSKI und STOLLA 1996).

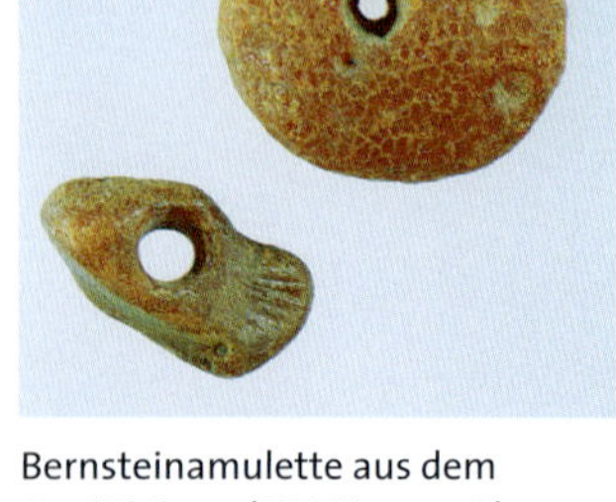

Bernsteinamulette aus dem Neolithikum (Süddänemark). (Foto: Karl-Christian Lyncker)

Der Bernstein des Altertums wurde ausschließlich im Baltikum, an der germanischen Ostseeküste gefunden. Von dort wurde der bei vornehmen Römern und Griechen sehr beliebte »Stein«, das »baltische **Gold**«, über die so genannte Bernsteinstraße nach Latium gebracht. Der Bernsteinhandel war in der Antike lebhaft und schwungvoll. Das fossile Harz wurde hauptsächlich für den Gebrauch als **Amulett**, für Schmuck, aber auch für medizinische Zwecke importiert (BARFOD 1996, LUDWIG 1984, RUDAT 1985, WALDMANN 1883).

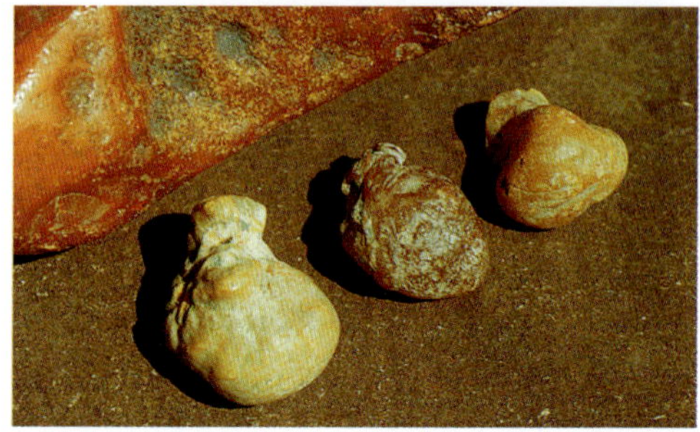

Baltische Bernsteintränen vor einem großen »Elbcopal« (Ostseebernstein, der mit den Endmoränen in das Elbetal transportiert worden ist).

Gebrauch

Bei den Griechen und Römern wurde der »Sonnenstein« oder »Saftstein« wie ein medizinisches Harz eingesetzt (vgl. **Räucherwerk**). Bernsteinpulver wurde allein oder mit weiteren Zutaten vermischt bei allerlei Schmerzen eingenommen, fand Verwendung in der Geburtshilfe und zur Verbesserung der Sehkraft. Der aromatische Rauch wurde zur Behandlung der Atemwege inhaliert. In der frühen Neuzeit benutzte man zahlreiche Zubereitungen mit Bernstein in Räucherpulvern, **Elixieren**, Destillaten, Ölen, Tinkturen, Balsamen (*Balsamum Vitae Succinatum*), **Salben** (zusammen mit **Adlerholz, Myrrhe**, Styrax, Benzoe), **Kosmetika** usw. Sie sollten für den Kopf des Menschen und für die Gebärmutter der Frauen gut sein; sie dienten als allgemeine Tonika und zur gezielten Behandlung von Geschlechtskrankheiten. Gegen Gonorrhöe wurde eine Zubereitung aus Bernstein und **Schulp** empfohlen (MÜLLER-JAHNCKE 1996).

Noch heute stellen Polen aus Weingeist und zerstoßenem Bernstein ein **Elixier** her. Zerstoßener Bernstein wird mit Alkohol bedeckt stehen gelassen; ab und zu schüttelt man. Nach ein bis zwei Wochen kann abgeseiht werden. Das Elixier kann tropfen- oder teelöffelweise in ein heißes Getränk gegeben oder auf Zucker geschluckt werden. Dieses Elixier wird von den Polen bei allen Erkältungskrankheiten sowie als Aphrodisiakum empfohlen. Auch als **Räucherwerk** oder Zusatz zu **Weihrauch**mischungen hat der Bernstein wieder an Bedeutung gewonnen.

Bernstein heißt im Chinesischen *Hu-po*, »Tigerseele«, und wird von alters her als **Lenzmittel** beziehungsweise Aphrodisiakum und Arznei geschätzt. Der in der chinesischen Medizin ver-

118 Dieser Name wurde oft als »Luchsharn« übersetzt und mit dem **Luchsstein** verwechselt; *lyncurium* bedeutet eher »Ligurerware« (BARFOD 1996: 453).

119 Kürzlich konnte festgestellt werden, dass das Harz einer rezenten Zeder *(Cedrus atlantica)* aus dem marokkanischen Atlasgebirge dem baltischen Bernstein chemisch sehr nahe steht (vgl. KRUMBIEGEL 1994: 74f.)

wendete Bernstein stammt aus Zentralasien und Burma[120] (EBERHARD 1983: 38*). Man hielt Bernstein für die transformierte Seele des Tigers; er entsteht, wenn die Seele eines verstorbenen Tigers in die Erde eindringt. Da der Tiger in der mythologischen Werteskala gleich nach dem **Drachen** kommt, wurde der Bernstein sehr geschätzt. Er barg die Potenz des Tigers in sich und war schon früh ein Symbol von Lebenskraft und Langlebigkeit (KINSEY 1991). Besonders wertvoll galt Bernstein von leuchtender Farbe und wenn er mit einem Streifenmuster (Schlieren) durchzogen war. Bernsteinimitate aus China sind schon seit dem 6. Jahrhundert bekannt (KINSEY 1991: 50).

Rezept

Der gallo-römische Arzt Marcellus Empiricus (410 u. Z.) empfahl eine Rezeptur aus Bernstein, **Opium, Safran** und illyrischer Iris (**Schwertlilie**) gegen Koliken (MÜLLER-JAHNCKE 1996: 457). Diese Rezeptur könnte man vielleicht in ihren Mengenverhältnissen und in ihrer Dosierung als wirksames Aphrodisiakum rekonstruieren. Dabei bleibt die Frage offen, ob der Bernstein pharmazeutisch-pharmakologisch an der dank Opium und Safran ohnehin psychoaktiv-aphrodisischen Wirkung der Mischung beteiligt ist. Es wäre aber denkbar, dass er eine synergistische Funktion hat.

Inhaltsstoffe

Bernstein ist ein Liptobiolith und besteht fast ausschließlich aus organischen Harzen und anderen organischen Substanzen (Bernsteinsäure). Er brennt und verströmt dabei einen angenehmen Geruch. Die Bernsteinharze sind nicht wasser-, wohl aber alkohollöslich. Bernsteintinktur wird als Expectorans eingesetzt. Bernsteinsäure (Butandisäure) hat diuretische Eigenschaften (BARFOD 1989).

Die Bernsteinsäure ($HOOC{-}CH_2{-}CH_2{-}COOH$, $C_4H_6O_4$) ist ein Stoffwechselprodukt im Citronensäure-Zyklus und kommt in vielen **Früchten, Gemüsen, Pilzen**, Flechten und in Braunkohle vor. Ob sie in irgendeiner Weise pharmakologisch auf die Sexualität einwirkt, ist bisher nicht beschrieben worden. Immerhin glaubt man in esoterischen Zirkeln, dass der Bernstein schon beim bloßen Tragen auf der Haut einen positiven Einfluss auf die Hormondrüsen der Genitalien ausübt (BARFOD 1996: 456), also aphrodisisch wirken kann.

Bezugsquellen

Noch bis ins 20. Jahrhundert hinein führte jede Apotheke Bernsteinpulver, Bernsteinöl und Bernsteinsäure. Meist wurden diese Ingredienzien zur Herstellung von **Salben** und Pasten benutzt. Heute ist der Bernstein als Medikament aus den Apotheken verschwunden. Allerdings werden heute wieder in Apotheken Bernsteinketten als Mittel zur Linderung der Schmerzen zahnender Kinder verkauft – eine Form von Bernsteinamuletten zum Schutz vor Schmerzen (BARFOD 1989).

Bernstein bekommt man im Mineralienhandel.

Literatur

BARFOD, Jörn

1989 »Von der Heilkraft des Bernsteins«, in: ders. et al., *Bernstein: Schätze in Niedersachsen*, Seelze: Knorr & Hirth, S. 84–89.

1996 »Bernstein in Volksglauben und Volksmedizin«, in: GANZELEWSKI und SLOTTA, S. 453–456.

GANZELEWSKI, Michael und Rainer SLOTTA (Hg.)

1996 *Bernstein: Tränen der Götter*, Bochum: Dt. Bergbau-Museum.

KINSEY, Robert O.

1991 *Ojime: Magical Jewels of Japan*, New York: Harry N. Abrams.

KRUMBIEGEL, Günter und Brigitte

1994 *Bernstein: Fossile Harze aus aller Welt*, Weinstadt: Goldschneck-Verlag.

LUDWIG, Günter

1984 *Sonnensteine: Eine Geschichte des Bernsteins*, Berlin: Verlag Die Wirtschaft.

MÜLLER-JAHNCKE, Wolf-Dieter

1996 »Bernstein in der Medizin«, in: GANZELEWSKI und SLOTTA, S. 457–464.

RUDAT, Klaus

1985 *Bernstein: Entstehung, Gewinnung, Verarbeitung*, Husum: Husumer Druck- u. Verlagsgesellschaft.

SCHLEE, Dieter

1990 *Das Bernstein-Kabinett*, Stuttgart: Stuttgarter Beiträge zur Naturkunde, Serie C, Nr. 28.

WALDMANN, F.

1883 *Der Bernstein im Altertum: Eine historisch-philologische Skizze*, Fellin: F. Feldt.

WEITSCHAT, Wolfgang und Wilfried WICHARD

1998 *Atlas der Pflanzen und Tiere im Baltischen Bernstein*, München: Verlag Dr. Friedrich Pfeil.

120 »In Birma wurden in früheren Jahrzehnten bernsteinführende Schichten des Tertiärs kommerziell genutzt. Die Jahresproduktion soll bis zu 4,5 t Bernstein betragen haben. Leider ist die Bernsteinförderung inzwischen eingeschlafen« (SCHLEE 1990: 35).

»Gelbliches Bertramkraut reiben sie sich in den Wein. Aber es lässt nicht so zum Genuss zwingen die Göttin.« (OVID, *Ars Amatoria* V. 418f.)

Bertram (*Anacyclus* sp.). (Holzschnitt aus BRUNFELS 1532*)

Bertramwurzel

Anacyclus pyrethrum (L.) LINK, Compositae (Korbblütler)
syn. *Anthemis pyrethrum* L.
Anacyclus pyrethrum var. *depressus* (BALL) MAIRE, syn. *Anacyclus depressus* BALL: Atlasgebirge
Anacyclus pyrethrum var. *pyrethrum*: Südostspanien, Norafrika, Arabien, Syrien

Andere Namen

Arnos pyrites (griech. »Feuerstein des Lammes«), Bertram, Bertramkamille, Bertramkraut, Bertramwurz[121], Doryknion, Geiferwurzel, Große Anthemis, Pyrèthre, Pyrèthre d'Afrique (frz.), Pyrethron (griech.), Pyrinon, Pyrites[122], Pyrothron (griech. »feurig«), Pyroton, Römische Bertramwurzel, Römischer Bertram, Salivaire (frz.), Salivaris (lat. »Speichel erregend«), Speichelwurz, Speichelwurzel, Zahnwurzel

In Arabien wurden Blüten und Rinde der Bertramwurzel (*Anacyclus pyrethrum* var. *pyrethrum*) in **Wein** als Aphrodisiakum getrunken (MÜLLER-EBELING und RÄTSCH 1986: 200*). Sie ist auch eine der Zutaten der **Sultansmedizin**.

Pyrothron, die »feurige Wurzel«, ist vielleicht ein altweltliches **Reizmittel** wie das neuweltliche **Chilcuage**, denn auch sie treibt den Speichelfluss und hinterlässt ein Brennen oder Kribbeln auf den Schleimhäuten, wäre also als orales Liebesmittel zu gebrauchen: »Die Wurzel hat die Dicke eines grossen Fingers, ist lang, von sehr brennendem Geschmack und bewirkt Schleimabsonderung. Mit Essig gekocht hilft sie daher als Mundspülwasser bei Zahnschmerzen, bewirkt beim Zerkauen Schleimabsonderung und treibt mit Öl eingerieben den Schweiss, ist gegen anhaltende Frostschauer wirksam und ein ausgezeichnetes Mittel gegen erkältete und erschlaffte Körperteile« (DIOSKURIDES III, 78).

Die Bertramwurzel wird manchmal zu den **Gewürzen** gerechnet, so bei Scheik Nefzaui, der sie in seinen duftenden Gärten als Gewürz für aphrodisische Pasteten (**Latwerge**) aufführt (SCHEIK NEFZAUI 1985*).

Rezept

Für ein orientalisches Liebesgewürz mischt man gleiche Teile Bertramwurzel, **Kubeben**, **Ingwer**wurzel und **Zimt**rinde und kaut sie aus. Vorsichtig dosieren. Zu viel kann Übelkeit erzeugen!

Inhaltsstoffe

Die Bertramwurzel (*Pyrethri romani radix, Radix Pyrethri romani*) enthält ein scharfes Harz (Phyrethrin), Gerbstoff und etwas **ätherisches Öl**; früher pharmazeutisch als Tonikum gebraucht, ist sie heute jedoch obsolet (PAHLOW 1993: 433*).

Kommentar

Wir haben noch nie jemanden getroffen, der mit der Bertramwurzel als Aphrodisiakum oder als oral-erotisches Reizmittel Erfahrungen gesammelt hat.

Bezugsquellen

In Apotheken, die noch selbst Salben herstellen und mit Heilkräutern arbeiten, erhältlich.

Betel

Andere Namen

Asia's chewing gum (engl.), Betel, Betel quid, Betelbissen, Betele, Betelpriem, Betelpriemchen, Bulath, Paan, Pan masala (ind.), Pan parag (ind.), Pán, Pin-lang, Pynan, Sirih, Supari, Tambul, Tembul

Betelbissen sind stimulierend und können aphrodisisch wirken.

Überall in Indien und Südostasien zieren Alleen von Betelpalmen die Paläste und Parkanlagen. Überall sieht man Menschen mit dicken Backen, die roten Speichel ausspucken und einen mit verschwommenen und glasigen Augen anblicken. Sie kauen einen Betelbissen aus. Dieser besteht aus einem Blatt des Betelpfeffers (*Piper betle*), einer halben zerkleinerten Betelnuss, gelöschtem Kalk (vgl. **Calcit**), vielen **Gewürze**n, Harzen, Kampfer, manchmal **Tabak, Opium** oder **Stechapfel**samen. Der Betelbissen wirkt stark stimulierend, verdauungsfördernd, stillt Hunger und Durst, macht aber bei chronischem Gebrauch die Zähne kaputt (CHANG und DE VOL 1973). Der Betelbissen soll auch als Aphrodisiakum taugen. Doch dies hängt wahrscheinlich mit der Wahl der Zutaten zusammen.

121 Unter dem Namen Bertramwurz findet man häufiger den Korbblütler *Tanacetum parthenium* (L.) SCHULTZ BIP., syn. *Matricaria parthenium* L., *Pyrethrum parthenium* SM.; diese kaukasische Pflanze gehörte zu den germanischen Perchtakräutern und wurde ethnogynäkologisch bei Gebärmuttergrimmen und zu starken Wehen als Sitzbad genutzt (AIGREMONT 1987 II: 68*).

122 Der gleiche Name wie für den zu den **Mineralien** zählenden Pyrit (Schwefelkies), der im Ayurveda ebenfalls als Aphrodisiakum gilt.

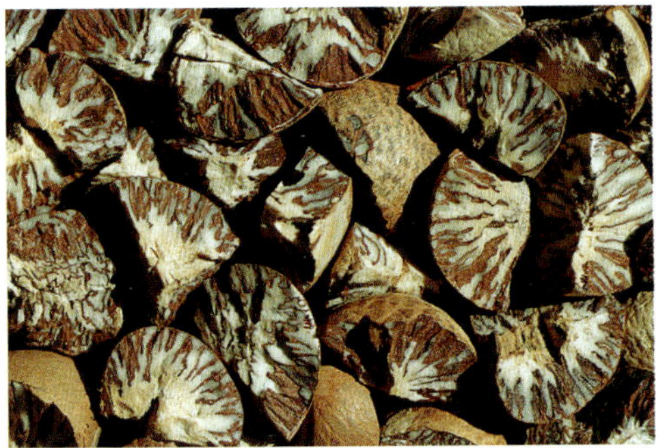

»Betelnüsse«. Die roh gebrochenen harten Samen der Betelpalme (*Areca catechu*) bilden den Hauptanteil des Betelbissens. (Kathmandu, Nepal, 1995)

Man schätzt, dass heute etwa 450 Millionen Menschen Betel kauen. Betel ist in Indien, Nepal, Sri Lanka (Ceylon), den Malediven, den Nicobaren, in Burma (Birma), Thailand, Südchina, Malaysia, Singapur, Indonesien, Taiwan, den Philippinen, Papua Neuguinea und Melanesien verbreitet. Das Betelkauen ist wahrscheinlich über 12 000 Jahre alt. In der *Spirit Cave* (Nordwestthailand) gruben Archäologen Fragmente von Betelnüssen, Spuren von *Piper* sp. sowie Flaschenkürbisschalen aus, die den Gebrauch von Betelbissen suggerieren (GORMAN 1972).

Zutaten zum Betelbissen

Betel oder der Betelbissen besteht grundsätzlich aus drei Bestandteilen: aus Betelnüssen (Samen der Betelpalme[123], *Areca catechu* L., Palmae, **Palmen**), aus frischen Betelblättern[124] vom Betel**pfeffer** (*Piper betle* L., Piperaceae) und aus gelöschtem Kalk (Alkali, wie beim **Coca**kauen). Fast immer werden noch weitere Zutaten (*masala*) beigefügt. Etwa in der Hälfte der Fälle wird speziell behandelter, zum Beispiel gekalkter oder fermentierter **Tabak** mit verarbeitet (GOWDA 1951: 196) sowie eine ganze Reihe von **Gewürzen** und andere psychoaktiven Substanzen. Die Mischungen können je nach Geschmack oder gewünschter Wirkung (stimulierend, tranceerzeugend, wachmachend, aphrodisierend) variiert werden.

Zutaten zum Betelbissen

Name	Stammpflanze/Herkunft	Wirkstoff(e)
Adlerholz	*Aquilaria agallocha* ROXB.	Harze
Anis (vgl. **Gewürze**)	*Pimpinella anisum* L.	**Ätherisches Öl** (*trans*-Anethol)
Betelnuss	*Areca catechu* L.	Arecolin
	Areca macrocalyx ZIPP.[125]	Alkaloide
Betelblatt	*Piper betle* L.	Ätherisches Öl
	Piper spp. (als Surrogat)	Ätherisches Öl
Bernstein	*Succinium*	Harze
Catechu	*Acacia catechu* L. (vgl. **Akazien**)	Catechine
	Acacia polyantha WILLD.	
Dill	*Anethum graveolens* L.	Ätherisches Öl
Fenchel	*Foeniculum vulgare* MILL.	Ätherisches Öl
Foliis Syryboae	*Piper* sp.	Ätherisches Öl
Gambir[126]	*Uncaria gambir* (HUNT.) ROXB.	Flavonole, Tannin
Gewürz**nelken**	*Syzygium aromaticum* (L.) MERR.	Eugenol
Haschisch	*Cannabis indica*	THC (vgl. **Hanf**)
Heroin	aus **Morphin**	Heroin[127]
Ingwer	*Zingiber officinale* ROSC.	Ätherisches Öl
Kampfer	*Cinnamomum camphora*	Kampfer
	Dryobalanops aromatica GAERTN.	Kampfer
Kardamom	*Elettaria cardamomum* (L.) MAT.	Ätherisches Öl
	Amomum subulatum ROXB.	Ätherisches Öl
Kava-Kava	*Piper methysticum* G. FORST.	Kawaine
Kewra-Wasser	aus der **Schraubenpinie**	
Kokain	*Erythroxylum coca* LAM.	**Kokain**[128]
Kokosnussschale	*Cocos nuciferum* L.	Kohlenhydrate
Koriander	*Coriandrum sativum* L.	Ätherisches Öl
Krähenaugen (**Brechnuss**)	*Strychnos nux-vomica*	Strychnin
Kratom	*Mitragyna speciosa*	Indolalkaloide
Kümmel	*Carum carvi* L.	Ätherisches Öl
	Carum bulbocastanum KOCH	Ätherisches Öl
Kürbiskerne	*Cucurbita pepo* L.	
Kumin	*Cuminum cyminum* L.	Ätherisches Öl
	Nigella sativa L.	Ätherisches Öl
Kurkuma[129]	*Curcuma longa* L.	Ätherisches Öl, Curcumin
Melonenkerne	*Cucumis melo* L.	
Menthol	*Mentha* sp. (**Minzen**)	Ätherisches Öl
Muskatnuss	*Myristica fragrans* HOUT.	Ätherisches Öl
Nelken	*Syzygium aromaticum* (L.) MERR et PERRY	Ätherisches Öl
Opium	*Papaver somniferum* L.	Opiumalkaloide
Potentilla	*Potentilla fulgens* HOOK.	

123 Andere Namen: Adike, Areca, Arecanutpalm, Arecapalme, Arekapalme, Arekpalme, Aréquir, Avellana d'India, Betelnusspalme, Fobal, Fufal (arab.), Gouvaka (skrt.), Gurvaca, Pinangpalme, Ping-lang, Pinlang, Puwak, Supari, Tambul.

124 In Nordthailand werden auch leicht fermentierte, das heißt angegorene Blätter des Betelpfeffers zur Bereitung des Betelbissens benutzt.

125 Eine wilde Verwandte der kultivierten Betelpalme, die in den Bergwäldern Neuguineas heimisch ist (SEYFARTH 1981: 562).

126 Dieser Extrakt aus einer Rubiacea wird gelegentlich unter den Namen *Catechu* oder *Pale catechu* gehandelt.

127 Der Zusatz von Heroin ist eine recht moderne Erfindung und scheint hauptsächlich auf Taiwan vorzukommen (CHU 1995: 183).

128 Der Gebrauch von Kokain als Betelzusatz ist bereits von KRENGER (1942b: 2929) für Vorderindien beschrieben worden.

129 In Thailand wird der Löschkalk *(chunam)* zum Betelkauen mit **Kurkuma** gelb oder rosa gefärbt (REICHART und PHILIPSEN 1996).

Ratabulath	*Vitis* sp. (vgl. **Wein**)	Fruchtsäuren
Rosenwasser (**Rose**)		
Rote Bete	*Beta vulgaris* L.	Zucker
Sandelholzrinde, rot	*Pterocarpus santalinus*	Farbstoff
Sandelöl	*Santalum album* L.	Ätherisches Öl
Safran	1) *Carthamus tinctorius* (= **Färberdistel**)	
	2) *Crocus sativus* L.	Ätherisches Öl
Sagoblätter	*Metroxylon sagu* ROTTB.	
Smilaxwurzel	*Smilax calophylla* WALL.	
Speed	synthetisch	**Amphetamin**[130]
Stechapfelsamen (*kecubong*)	*Datura metel*	Tropanalkaloide
	Datura innoxia	Tropanalkaloide
	Datura stramonium	Tropanalkaloide
Tabak	*Nicotiana tabacum* L.	Nikotin
	Nicotiana rustica L.	Nikotin
Tamarindenblätter	*Tamarindus indica* L.	
Ylang-Ylang-Blüten	*Cananga odorata* (LAM.) HOOK.	Ätherisches Öl
Zimt	*Cinnamomum verum*	Ätherisches Öl
	Cinnamomum cassia NEES	Ätherisches Öl
Kalk, Lime, Löschkalk (gelöscht)	Kalkstein (**Calcit**)	$Ca(OH)_2$
	Korallen oder **Kaurischnecken**, **Muschel**- und **Schnecken**schalen (vgl. **Conchylien**), Kalkige Erde	
Asche	**Perlen**	
Zucker (Zuckerrohr) (Melasse, Sirup)	*Saccharum officinarum* L.	Saccharose
Marmelade		
Parfüm, diverse		

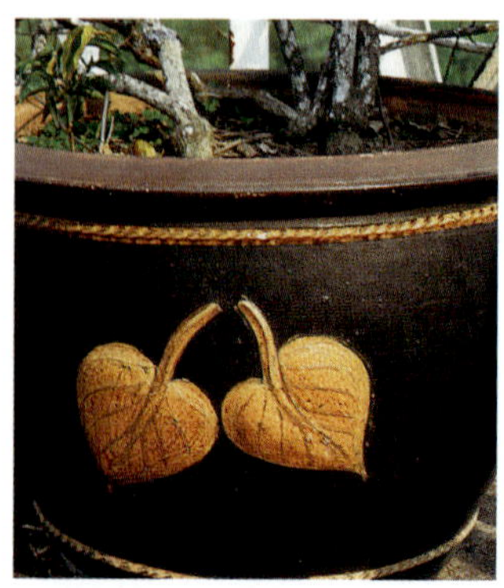

Zwei Betelblätter (*Piper betle*) auf einem Blumentopf: Symbole der (ehelichen) Liebe und der geschlechtlichen Verbundenheit. (Chiang Rai, Thailand, 2002)

Die meisten Zutaten der Betelbissen gelten als Aphrodisiaka. Nur der obligatorische Kampfer und der fakultative Tabak sind ambivalent beziehungsweise werden auch als Anaphrodisiaka angesehen.

Die älteste in der Literatur überlieferte Mischung stammt von Sushruta, dem Begründer der ayurvedischen Medizin (1. Jh.); sie nennt Betelblätter, gefüllt mit zerbrochenen Betelnüssen, Kampfer, **Muskat** und **Gewürznelken**. Sushruta fügt hinzu, dass intelligente Menschen nach dem Essen Betelbissen kauen.

Gebrauch

Der mittelalterliche arabische Arzt und Gelehrte Sheriff schrieb begeistert: »Betel erleuchtet den Geist und vertreibt die Sorgen (...) wer auch immer es benutzt, wird von Freude erfüllt; er hat einen parfümierten Atem und einen guten Schlaf (...) Betel ersetzt bei den Indern, die es häufig benutzen, den **Wein**«.

Die Betelnüsse werden aber nicht nur als Genussmittel verwendet. Sie genießen auch den Ruf, eine magische oder heilige Substanz zu sein. Betelbissen sowie die für die Betelbereitung und den Betelgenuss benötigten oder verwendeten Gegenstände haben oft eine symbolische und rituelle Bedeutung. Auf Ceylon war es üblich, bei Heiratszeremonien einen Betel-Präsentierteller herumzutragen. Der Friseur, der den Bräutigam vor der Zeremonie rasierte und badete, wurde mit einer Rolle aus sieben Betelblättern, sieben Silbermünzen und sieben Betelnussscheiben entlohnt. Auch bei den ethnischen Minderheiten in Südchina ist Betel ein rituelles Hochzeitsgeschenk.

In Indien gehören die Blüten der Betelpalme zu den zeremoniellen Opferblumen. Der Baum an sich soll symbolisch als Ganesha (vgl. **Elefant**) verehrt werden (GUPTA 1991: 79*). Auch die Blätter der Betelpalme sowie die Betelblätter haben rituelle Bedeutung. So werden sie in buddhistischen Zeremonien und bei Initiationen verwendet. Betel wird geschätzt als Geste der Gastfreundschaft und der erotischen Zuneigung (JAGATRAI 1997: 56). In Südostasien (Indonesien) werden die Betelpalmenblätter den Jungvermählten vor die Tür gelegt und am Haus angebracht, um sie zu ehren.

In den beiden traditionellen Medizinsystemen Indiens und angrenzender Gebiete, Ayurveda und Unani, wird die Betelnuss bei Verdauungsstörungen und Nervenleiden verwendet; ein Dekokt wird als Tonikum und Aphrodisiakum (vor allem in Verbindung mit weiteren Substanzen) geschätzt (RAGHAVAN und BARUAH 1958: 338). Ähnlich werden Betelnüsse auch in der traditionellen chinesischen Medizin und in Kambodscha benutzt.

Die malaiischen Zauberer und Giftmörder benutzen eine Mischung aus Betelnuss und **Opium**, um ihre Opfer zu vergiften und auszurauben. In Persien werden die Arekanüsse mit Zucker und **Koriander** vermischt zur Einleitung der Geburt gegeben (HOOPER 1937: 86*).

Rezept für ein aphrodisisches Halluzinogen

Die Lodha in Indien nehmen ein Gemisch aus zerdrückten, grünen Betelnüssen (*Areca catechu*), einer Paste aus **Langem Pfeffer** (*Piper longum*) und einem Dekokt aus der Wurzelrinde der Putukaldaru genannten Weißen **Feige** (*Ficus virens* AIT., Moraceae) ein (Verhältnis 3 : 1 : 3), um Halluzinationen zu bekommen (PAL und JAIN 1998: 139*).

Vermutlich diente dieses psychoaktive Rezept als Entheogen in schamanischen Ritualen.

130 Der Gebrauch von Amphetaminen als (illegaler) Betelzusatz ist in Taiwan verbreitet (CHU 1995: 183).

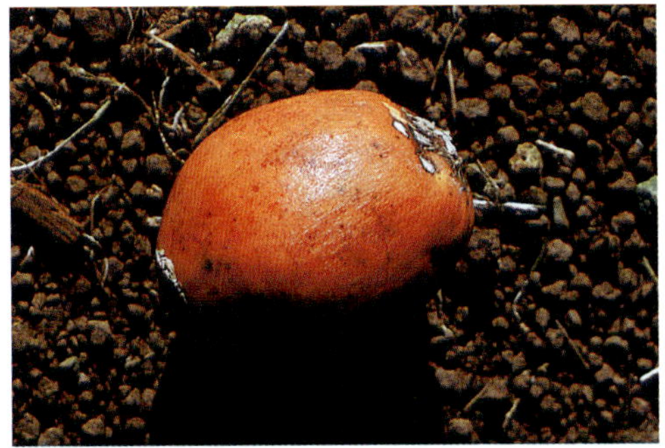

Die orangefarbene Frucht der Betelpalme ist ein Symbol des männlichen Sexualorgans (der Eichel), des »Juwels in der Lotosblüte«, der Zeugungskraft und Fruchtbarkeit sowie des Samens und Keims menschlichen sowie kosmischen Lebens. (Oahu, Hawaii, 9/1996)

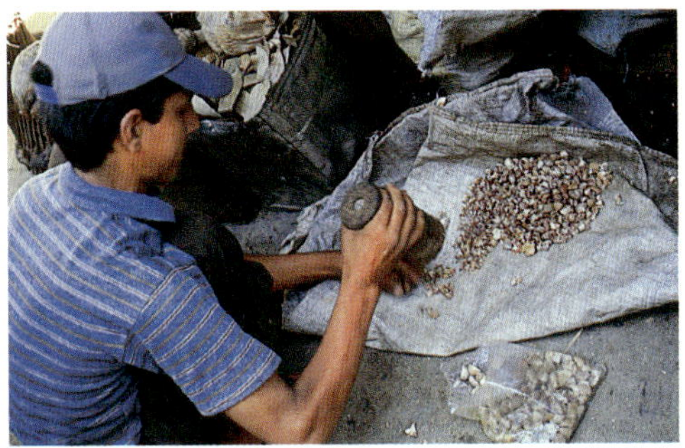

Die steinharten Betelnüsse werden mit einem kräftigen Schlegel zerkleinert. In Melanesien gelten Betelnüsse, die von einem Zauberer besprochen wurden, als magische Substanz. Sie tragen dann die magische Kraft der Worte in sich und können sie auf ein Ziel (eine Person, eine Handlung, einen Gegenstand) übertragen. Oft dienen sie als Träger von **Liebeszauber**. (Kathmandu, Nepal, 9/2001)

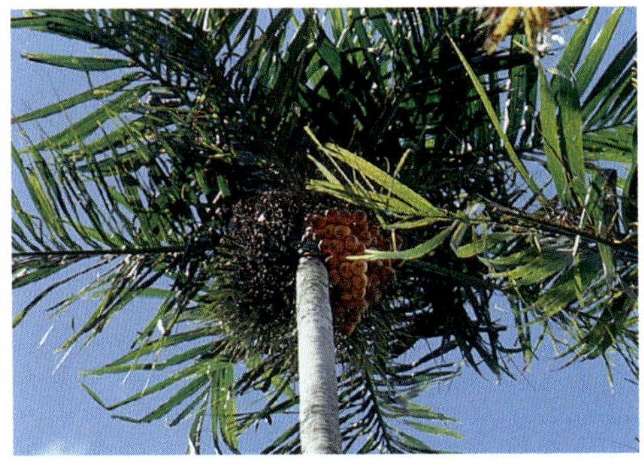

Die Betelpalme (*Areca catechu*) bildet Früchte, deren Samen als »Betelnüsse« bekannt sind. Sie bilden den »männlichen« Pol des Betelbissens. Die Betelpalme wird in erster Linie wegen ihrer Samen (Betelnüsse), aber auch als Zierpflanze angebaut. Die Herkunft einer angenommenen Wildform ist nicht ganz geklärt, möglicherweise stammt sie von den Sundainseln oder von den Philippinen. Da sie nur in tropischen Regenwaldgebieten gedeiht, ist sie auf solche Gebiete in Vorder- und Hinterindien, Pakistan, Sri Lanka, Malediven, Madagaskar, Ägypten, Ostafrika, Arabien, Südchina, Taiwan, Indonesien, Malaysia, Fiji und Melanesien beschränkt. (Oahu, Hawaii, 9/1996)

Inhaltsstoffe der Betelblätter

Die Blätter enthalten 0,2 bis 2,6% **ätherisches Öl** mit phenolischen Bestandteilen: Eugenol, Isoeugenol, Allylpyrocatechol, Chavicol, Carvacrol, sowie nichtphenolische Stoffe: Cineol, Cadinen und α-Caryophyllen (ROTH et. al. 1994: 569*). Zusätzlich kommen Safrol, Anethol, Hentricontan, Pentatriacontan, β- und γ-Sitosterol, Stearinsäure und Triacontol vor. Der in den meisten *Piper*-Arten vorhandene scharfe Wirkstoff Piperin ist im Betelpfeffer nicht nachzuweisen (vgl. **Pfeffer**). In den Blättern sind ebenfalls Schwermetalle enthalten (**Kupfer**, Mangan, Eisen).

Aus den Stengeln und Blättern sind von einem chinesischen Forschungsteam Neolignane (Methylpiperbetol, Piperol A, Piperol B, Crotepoxide) isoliert und aufgeklärt worden (YIN et al. 1991).

In den Blüten des Betelpfeffers kommt reichlich ätherisches Öl, hauptsächlich mit Eugenol und Isoeugenol vor.

Inhaltsstoffe und Wirkung

Die Samen enthalten verschiedene Alkaloide (0,3–0,6%) von recht einfacher chemischer Struktur: 0,1 bis 0,5% Arecolin (Hauptalkaloid) sowie Arecaidin, Arecilidin, Guvacolin, Isoguvacin und Guvacin. Daneben sind Gerbstoffe (Tannine: Galotanninsäure, Gallsäure, D-catechol, Phlobatannin), Schleim, Harz, Kohlenhydrate (Saccharose, Galactan, Mannan), Proteine, Saponine, Carotene, Mineralstoffe (Calcium, **Phosphor**, Eisen), Phenole und Fette (Sitosteriol) enthalten.

Das Hauptalkaloid Arecolin gehört zu den **Stimulanzien** und ist ein Parasympathomimeticum. Es wirkt stimulierend, regt den Speichelfluss stark an und hat anthelmintische (wurmtötende) Eigenschaften; es kann auch Bradykardie und Tremor hervorrufen. 8 bis 10 g der Samen können tödlich wirken. Dabei tritt der Tod durch Herz- oder Atemlähmung ein. Die polyphenolischen Stoffe haben eine tumorhemmende und immunstärkende Wirkung. Das Öl der Arekanuss hat antifertile Eigenschaften. Ein wässriger Extrakt stärkt das körpereigene Immunsystem (vgl. **Immunstimulatoren**).

Die Wirkung des Betelbissens wurde früher als »narkotisch« bezeichnet; sie ist aber im Gegenteil eher stimulierend (CHARPENTIER 1977). Die Gesamtwirkung des Betelbissens ist in erster Linie parasympathomimetisch (von »Muscarin-Charakter«). Er steigert den Speichelfluss, dämpft Hunger und Durst, kann aber auch abführend wirken. Auf das zentrale Nervensystem wirkt der Betelbissen stimulierend. Die stärkste Wirkung (zentral und peripher) setzt 6 bis 8 Minuten nach dem Durchkauen des Priems ein (CHU 1995: 183). Die Trobriander (Ozeanien) sagen, dass der Be-

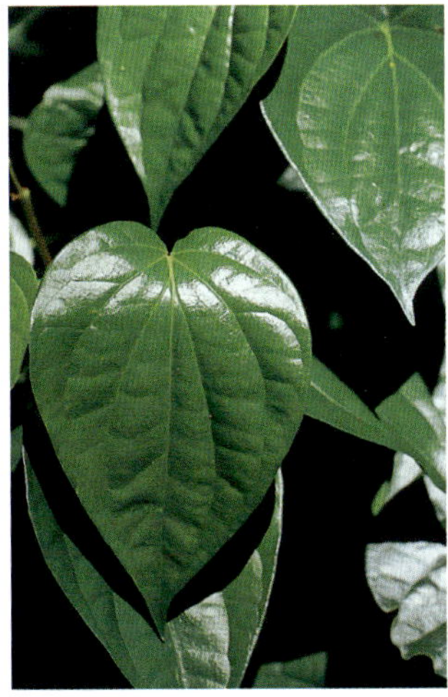

Der Betelpfeffer (*Piper betle*) hat herzförmige Blätter; sie tragen die Signatur der Liebe. Die Blätter sind die Hülle des Betelbissens oder -priems. Sie sind der »weibliche« Teil des Betels, die Vulva des Priems. Betelblätter dienen bei vielen Zeremonien zum Versprenkeln des heiligen Wassers. Wenn die Blätter mit **Nelken, Bibergeil**, Salz, roter, schwarzer, weißer und gelber Farbe kombiniert werden, gelten sie als ein sicheres Mittel, um Dämonen zu bannen (GUPTA 1991: 78f.*). (Oahu, Hawaii, 9/1996)

»Betelbissen haben oft eine sexuelle Konnotation. In Melanesien wird der Betelbissen oder auch nur die Betelnuss als Zeichen sexueller Begierde verschenkt und auch zum Liebeszauber benutzt.« (RÄTSCH 1998: 728*)

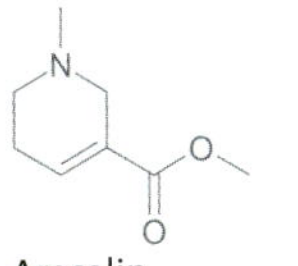

Eugenol

O
N
O

Arecolin

Königliches Betelgeschirr im siamesischen Stil auf einer thailändischen Briefmarke.

Betelgeschirr aus Kambodscha. Die verschiedenen Gefäße dienen der Aufbewahrung der Betelzutaten (Betelblätter, Betelnussscheiben, Löschkalk, fein geschnittener Tabak, Gewürze). Die Behältnisse haben auch symbolische Bezüge zu anderen Aphrodisiaka (**Schnecken, Hirsch, Kammmuschel**). (Siem Reap und Phnom Penh, Kambodscha, 2001)

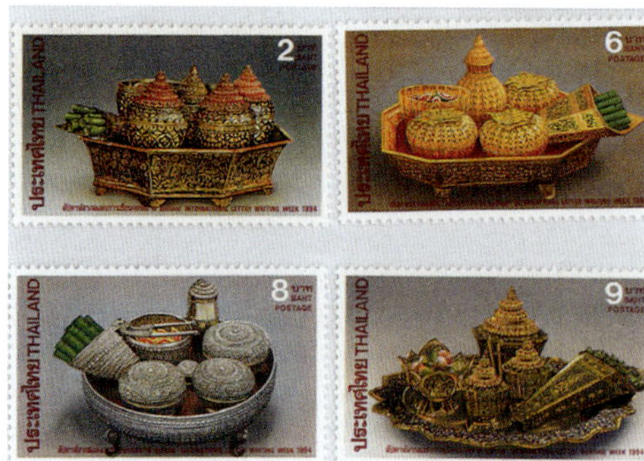

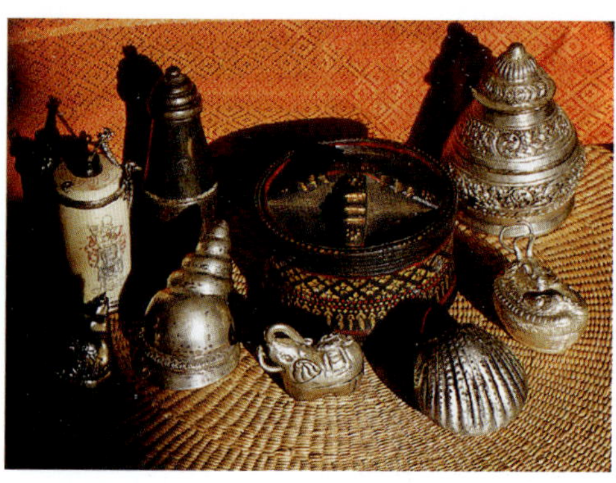

»Betel macht die Ohren heiß, das Gesicht rot, die Augen schwimmend und erzeugt eine Stimmung wie bei Trunkenheit, wenigstens behaupten das chinesische Texte. Man glaubt, dass Betel ein Heilmittel gegen Malaria sei.« (Eberhard 1983: 39*)

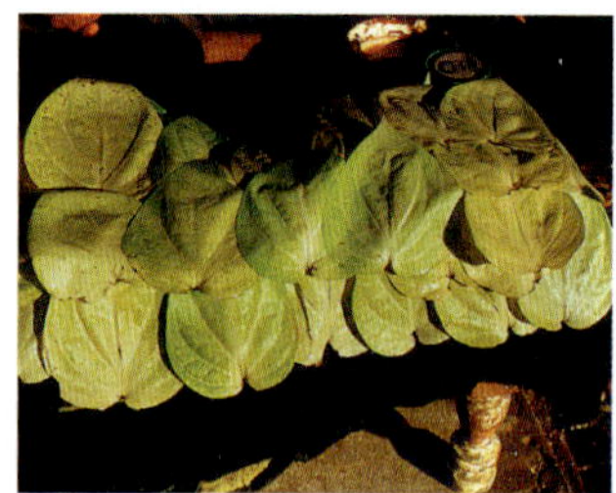

Die frischen, leicht fermentierten herzförmigen Betelblätter (*Piper betle*) in der Auslage eines indischen *pan wala* (»Betelverkäufers«); sie sind die Vulven der Betelbissen. (Varanasi, Uttar Pradesh, Indien, 10/1995)

»Oh Mädchen aus dem
Betelblattladen in Asoantole,
Du bist wunderschön,
auch wenn du dunkle Haut hast.
Sag mir, habe ich recht,
Wenn ich sage, dass Deine
Augen leuchten
wie das Licht des Blitzes?«
(*Liebeslied der Newari,*
Kathmandu, Nepal)

telbissen Hitzegefühle, vermehrte Perspiration und ein Glücksgefühl erzeuge. Das euphorische Glücksgefühl ist stärker, wenn für den Bissen unreife Arecanüsse benutzt werden (Jüptner 1969: 371). Der Betelbissen wird international zwar nicht als »suchterzeugend«, aber als das »Sozialverhalten gestaltend« betrachtet (Charpentier 1977: 117).

Schon im letzten Jahrhundert kam bei europäischen Beobachtern der Gedanke auf, dass das Betelkauen krebserzeugend sei. Auf Ceylon wurde sogar eine Krankheit verzeichnet, die unter der Bezeichnung *betel chewer's cancer* in die Literatur eingegangen ist (Charpentier 1977: 110). Immer wieder ist zu lesen, dass regelmäßiges Betelkauen über Jahre oder Jahrzehnte Mund- und Zungenkrebs fördern oder sogar erzeugen kann. Die Ergebnisse der bisher durchgeführten Untersuchungen werden in Sen et al. (1989) zusammengefasst. Danach scheint nur der mit Tabak versetzte Betelbissen diese Eigenschaften zu haben. Bei Betelkauern, die nie Tabak als Zusatz verwenden, scheint die krebshemmende Wirkung der Betelblätter (*Piper betle*) auszureichen, die Mundschleimhaut vor der zellschädigenden Wirkung, die vermutlich auf der Bildung von cytotoxischen *N*-Nitrosaminen beim Kauen beruht, zu schützen (Sen et al. 1989). Man hat auch dem gelöschten Kalk und dem Catechu krebserzeugende Wirkungen zugeschrieben; diese Ansicht beruht aber lediglich auf Tierversuchen.

Die berüchtigte Rotfärbung des Speichels bei Betelkauern soll durch das Arecarot, ein durch den gelöschten Kalk rot gefärbtes Phlobatannin, eine phenolartige Substanz aus *Areca catechu*, hervorgerufen werden (Heubner 1952: 17*, Roth et al. 1994: 140*).

Bezugsquellen

In ganz Asien bekommt man die Betelbissen frisch zubereitet bei darauf spezialisierten Händlern (in Indien heißen sie *pan wala*). In Indien werden auch Betelmischungen (*pan parag*) in Tüten abgepackt verkauft (Rätsch 1996).

Literatur

Ali, S. M. und R. K. Mehta
1970 »Preliminary Pharmacological and Anthelminitic Studies of the Essential Oil of *Piper betle*«, *Indian Journal of Pharmacy* 32: 132–133.

Bavappa, K. V. A. (Hg.)
1982 *The Areca Nut Palm*, Kasaragod: Central Plant Crop Research Institute Publication.

Beran, Harry
1988 *Betel-chewing Equipment of East New Guinea*, Bucks: Shire Publications.

Brownrigg, Henry
1992 *Betel Cutters*, London: Thames and Hudson.

Chang, C. S. C. und C. E. De Vol
1973 »The Effects of Chewing Betel Nuts in the Mouth«, *Taiwania* 18(2): 123–141.

Charpentier, C.-J.
1977 »The Use of Betel in Ceylon«, *Anthropos* 72: 107–118.

Chaudhuri, S. K. und D. K. Ganguly
1974 »Neuromuscular Pharmacology of Harmine and Arecoline«, *Indian Journal of Medical Research* 62(3): 362–366.

Chinnery, E. W. Person
1922 »*Piper methysticum* in Betel Chewing«, *Man* 22: 24–27.

Chu, Nai-Shin
1995 »Sympathetic Response to Betel Chewing«, *Journal of Psychoactive Drugs* 27(2): 183–186.

Gorman, C. F.
1972 »Excavations at Spirit Cave, North Thailand: Some Interim Interpretations«, *Asian Perspectives* 13: 79–107.

Gowda, M.
1951 »The Story of Pan Chewing in India«, *Botanical Museum Leaflets* 14(8): 181–214.

Grabowsky, F.
1888 »Das Betelkauen bei den Malaiischen Völkern, besonders auf Java und Borneo«, *Internationales Archiv für Ethnographie*, Leiden, 1: 188–191.

Hartwich, Carl
1905 »Beiträge zur Kenntnis des Betelkauens«, *Bulletin va het Koloniaal Museum te Haarlem* 32: 49–97.

Jagatrai, Roshan
1997 »Paan Benareswala«, *The Taj Magazine* 26(3): 50–56.

Johnston, G. A. R., P. Krogsgaard-Larsen und A. Stephanson
1975 »Betel Nut Constituents as Inhibitors of γ-aminobutyric Acid Uptake«, *Nature* 258: 627–628.

Jüptner, Horst
1968 »Klinisch-experimentelle Beobachtungen über intensives Betelkauen bei den Eingeborenen der Trobriand-Inseln«, *Zeitschrift für Tropenmedizin und Parasitologie* 19: 245–257.
1969 »Über das Betelnusskauen auf den Trobriand-Inseln (Neuguinea) und den Versuch einer Klassifizierung der Kalkspatel«, *Baessler-Archiv* N.F. 17: 371–386.
Krenger, W.
1942a »Kulturgeschichtliches zum Betelkauen«, *Ciba Zeitschrift* 7(84): 2922–2928.
1942b »Zusammensetzung und Zubereitung des Betels«, *Ciba Zeitschrift* 7(84): 2929–2941.
1942c »Über die Wirkung des Betels«, *Ciba Zeitschrift* 7(84): 2942–2947.
Lewin, Louis
1889 *Über* Areca Catechu, Chavica Betle *und das Betelkauen*, Stuttgart: Enke.
1890 »Über das Betelkauen«, *Internationales Archiv für Ethnographie*, Leiden, 3: 61–65.
Moser-Schmitt, Erika
1981 »Sozio-kultureller Gebrauch von Betel in Indien«, in: *Rausch und Realität*, Bd. 2, S. 546–551.
Patel, R. S. und G. S. Rajorhia
1979 »Antioxidative Role of Curry (*Murray koenigi*) and Betel (*Piper betle*) Leaves in Ghee«, *Journal of Food Science and Technology* 16: 158–160.
Penzer, N. M.
1952 *Poison-Damsels and other Essays in Folklore and Anthropology*, London: Privatdruck für Chas. J. Sawyer (enthält den Essay »The Romance of Betel-Chewing«, S. 187–300).
Rätsch, Christian
1996 »Pan Masala: Betel aus der Tüte«, *Jahrbuch für Ethnomedizin und Bewußtseinsforschung*, Berlin: VWB, 4(1995): 289–292.
1996 »Betel, die Palme mit der erregenden Frucht«, *Dao* 5/96: 68.
Raghavan, V. und H. K. Baruah
1958 »Arecanut: India's Popular Masticatory – History, Chemistry and Utilization«, *Economic Botany* 12: 315–345.
Reichart, Peter A. und Hans P. Philipsen
1996 *Betel und Miang: Vanishing Thai Habits*, Bangkok, Cheney: White Lotus Co.
Rooney, Dawn F.
1993 *Betel Chewing Traditions in South-East Asia*, Kuala Lumpur: Oxford University Press (Images of Asia Series).
Schomburgk, R.
1868 »Die Arekanuss und das Betelblatt als Reizmittel in Siam«, *Globus* 14: 120–121.
Seyfarth, Siegfried
1981 »Betelkauen in Melanesien«, in: *Rausch und Realität*, Bd. 2, S. 560–566.
Stöhr, Waldemar
1981 »Betel in Südost- und Südasien«, in: *Rausch und Realität*, Bd. 2, S. 552–559.
Sen, Soumitra
1987 *Cytotoxic and Histopathological Effects of* Piper betle *L. Varieties with Betel Nut, Lime, and Tobacco,* Calcutta: Ph.D. Sc. Thesis, University of Calcutta.
Sen, Soumitra, Geeta Talukder und Archana Sharma
1989 »Betel Cytotoxicity«, *Journal of Ethnopharmacology* 26: 217–247 (mit einer sehr ausführlichen Bibliografie zur Pharmakologie).
Sutarjadi, M. H. Santosa, Bendryman und W. Dyatmiko
1991 »Immunomodulatory Activity of *Piper betle, Zingiber aromatica, Andrographis paniculata, Allium sativum*, and *Oldenlandia corymbosa* Grown in Indonesia«, *Planta Medica* 57, Supplement Issue 2: A 136.
True, R. H.
1896 »Betel Chewing«, *Pharmaceutical Review* 14(6): 130–133.
Uchino, Keijiro, Toshiharu Matsuo, Masaya Iwamoto, Yashuhiro Tonosaki und Akira Fukuchi
1988 »New 5'-Nucleotidase Inhibitors, NPF-86IA, NPF-86IB, NPF-86IIA, and NPF-86IIB from *Areca catechu;* Part I. Isolation and Biological Properties«, *Planta Medica* 54: 419–425.
Wirz, Paul
1922 *Die Marind-anim von Holländisch-Süd-New-Guinea* (2 Bde.), Hamburg: Abhandlungen aus dem Gebiet der Auslandskunde, Völkerkunde, Kulturgeschichte und Sprachen, Bde. 10 und 16.
Yin, M.-L., J. Liu, Z.-L. Chen, K. Long und H.-W. Zeng
1991 »Some New PAF Antagonistic Neolignans from *Piper betle*«, *Planta Medica* 57, Supplement Issue 2: A 66.
Z[ubke], A.
1998 »Something Special: Betel«, *HanfBlatt* 5(40): 12–16.

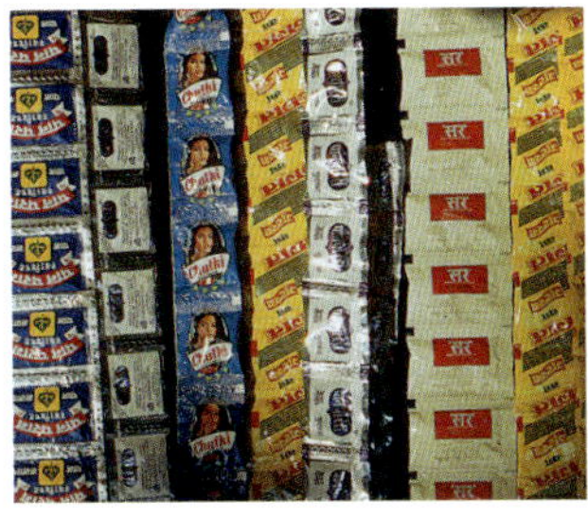

Pan parag. Fertige, industriell abgepackte Betelmischungen. (Auslage eines Betelverkäufers in Varanasi, Uttar Pradesh, Indien, 1995)

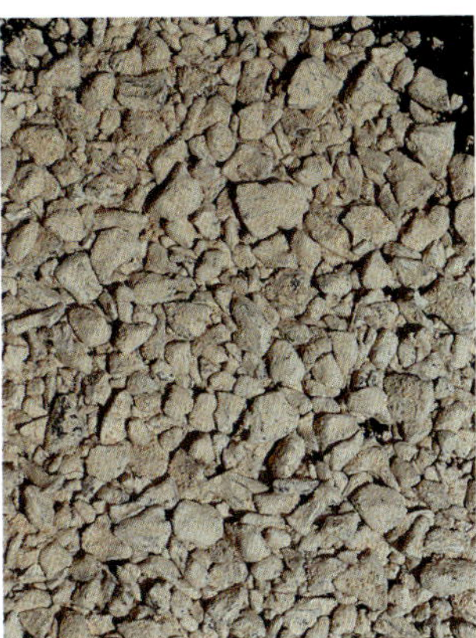

Pan parag. Eine fertige Betelmischung aus der Tüte (Made in India).

Bezoarsteine

Andere Namen

Badezaar, Bazuhr, Batu guliga (malai.), Bezaar, Bézoard (frz.), Bezoars, Bezoar stones, Beztarahat, Calcoli (ital.), Calculus, Hagerbezaar, Kiku (Aymara), Lapis bazar, Lapis bezoar, Madstone, Ziegensteine

Magische Bezüge und ihre wundersame Wirkung gegen Gifte ließ Bezoarsteine in der Vergangenheit (und im heutigen Asien) zu Aphrodisiaka werden.

Bezoarsteine sind Steine, die in den inneren Organen verschiedener Tiere, hauptsächlich von Säugetieren (Rinder, Pferde, Lamas, **Ziegen, Affen, Hirsche**) entstehen. Sie sind meist so groß wie Haselnüsse oder **Eier**. Der Name leitet sich vom persischen *pad-zähr*, »Gegengift«, ab. Denn diese besonderen Organsteine (Lapis bezoar orientale) werden seit dem Altertum als Antidote benutzt (Tichy 1977: 27ff.).

Da den Schriftstellern der antiken Lapidarien die Herkunft dieser Steine oft unklar war, schrieben sie, dass der Bezoar in der Galle des mythischen Basilisken (vgl. **Basilikum**) entstünde (Lü-

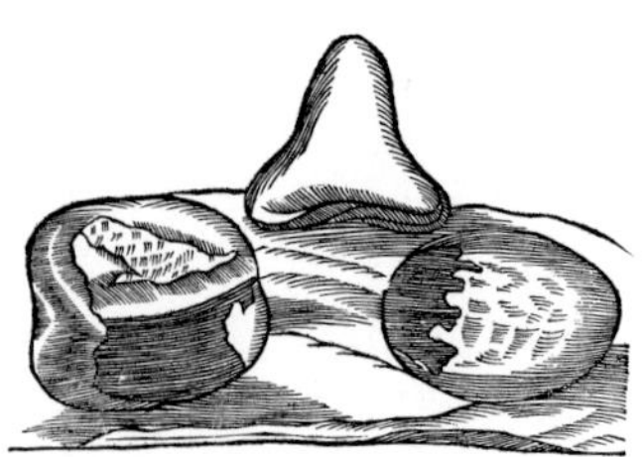

Bezoarsteine. (Holzschnitt aus GESNER 1669: 161*)

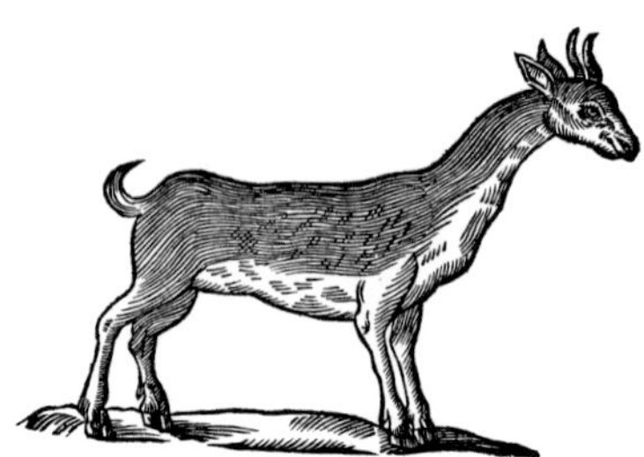

Das »Bezoar-Reh«, wohl nach dem häufigen Vorkommen von Bezoarsteinen in dessen Eingeweiden so bezeichnet. (Holzschnitt aus GESNER 1669: 159*)

牛黃味苦平有小毒主驚癇寒熱熱盛狂痓除邪逐
鬼療小兒百病諸癇熱口不開大人狂癲又墮胎久
鄆州水牛
黃牛

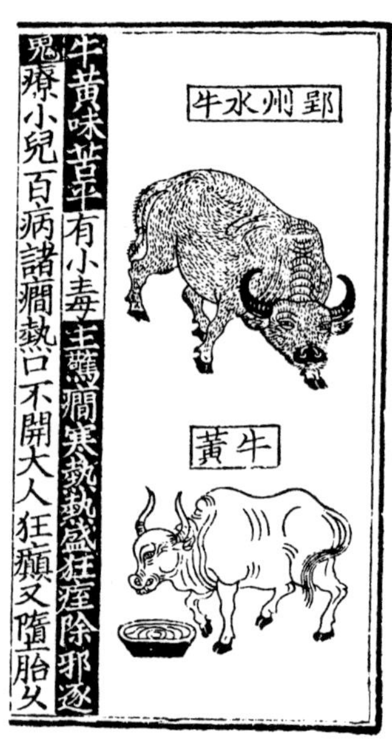

Wasserbüffel- (*shui-niu*) und Rinder-Bezoarstein (*niu-huang*) in der traditionellen Chinesischen Medizin. (Aus dem *Ch'ung-hsiu cheng-ho pen-ts'ao*)

SCHEN 1968: 189*). Erst später entdeckte man die wahre Natur der Organsteine und identifizierte sie sogar nach den Tieren, aus deren Eingeweiden sie gewonnen wurden. Sie spielten in der traditionellen chinesischen Medizin und im Apothekerwesen der frühen Neuzeit eine erhebliche Rolle als Gegengifte, Heilmittel und Aphrodisiaka.

Gebrauch

Besonders Bezoarsteine vom **Hirsch** galten als Aphrodisiaka. Ihnen eignete oft eine schamanische oder magische Komponente, so etwa der vom Andenhirsch (*Cervus antisiensus* D'ORBIGNY) oder Taraku (Aymara) stammende Kiku: Er wurde zermahlen Menschen eingeflößt, die durch jähen Schrecken ihre Seele verloren hatten (LA BARRE 1951: 171*).

»Bezoarsteine spielen in der malaiischen Magie eine wichtige Rolle. Sie werden *batu guliga* genannt und je nach Herkunft klassifiziert. Die Malaien glauben, der Stein habe ein eigenes Leben und ernähre sich von Reis. Es heißt, er sei gegen alle Gifte gut und schütze vor allen Krankheiten. Die Steine werden als **Amulette** gegen Krankheiten und schlechte Geister getragen. Bezoarsteine sollen auch die besten Aphrodisiaka abgeben. Der Stein wird ebenfalls innerlich eingenommen. Er wird zerstoßen und in Wasser aufgeschwemmt. Dazu wird ein Zauberspruch darüber gesprochen« (RÄTSCH und GUHR 1989: 48*).

In Südostasien hielt man Bezoarsteine für ein wirksames Antidot gegen **Strychnin** (GIMLETTE 1981*, SKEAT 1967). Im europäischen Mittelalter waren Bezoarsteine vor allem ein Antidot gegen **Arsen**. Besonders große, kostbar gefasste Bezoarsteine tauchten auch in Kunst- und Wunderkammern als Seltsamkeiten der Natur auf (SCHLOSSER 1978).

Man glaubte früher, dass sich in den Tieren Bezoarsteine bilden, wenn sie bestimmte Pflanzen, die so genannten Bezoarkräuter[131], gefressen hatten. Man verglich das Wachstum des Bezoars in Säugetieren mit dem Entstehen der **Perle** in **Mollusken** (TICHY 1977: 27). Bezoarsteine verwendete man in allerlei pharmazeutischen Rezepturen. Manchmal wurden sogar Rezepte, die keine Bezoarsteine enthielten, als Bezoarische Schweißmittel[132] bezeichnet (siehe **Einhorn**).

Inhaltsstoffe

Bezoarsteine bestehen hauptsächlich aus Calciumkarbonat und Calciumphosphat (Brushit), **Haar** und Pflanzenfasern. Die antidotische Wirkung, zum Beispiel gegen **Arsen**, scheint aus der Bindung an die anverdauten Haare und im Austausch mit dem Phosphat zu resultieren (RÖMPP).

Nach aphrodisischen Wirkstoffen wurde bisher nicht geforscht.

Bezugsquellen

Der Zufall bestimmt den Fund.

Literatur

SCHLOSSER, Julius von
1978 *Die Kunst- und Wunderkammern der Spätrenaissance* (2. vermehrte Ausgabe), Braunschweig: Klinkhardt & Biermann.

SKEAT, Walter William
1967 *Malay Magic*, New York: Dover.

TICHY, William
1977 *Poisons, Antidotes and Anecdotes*, New York: Sterling.

Bhang

Andere Namen

Bhanga (pers.), Bheng, Mang, Thandai

Das Wort *bhang* könnte urindogermanisch sein und einfach »Rauschmittel« bedeuten (FLATTERY und SCHWARTZ 1989). In Russland hieß der **Hanf** in manchen Gebieten noch im Mittelalter *penka*, ein Wort, das auf die Skythen zurückgehen soll (GOLOWIN 1989: 160) und an das altiranische *bhanga*, »Rauschmittel«, erinnert. *Penka* wurde in gemütlicher Runde zum Tee genossen.

Die indisch-nepalesische Rezeptur von Bhang wird von Einheimischen und Reisenden als stark wirksames Liebesmittel gerühmt.

Bhang ist:

1. Name eines hanfhaltigen Getränks (auf dem indischen Subkontinent)
2. alter indogermanischer Name für Rauschmittel
3. indischer Name für die Hanfblätter

In Indien, Nepal, Pakistan und Afghanistan werden milchhaltige Getränke unter Zusatz von verschiedenen **Hanf**produkten unter dem Sammelnamen *bhang* zusammengefasst. In Indien gab es bis in die neunziger Jahre des vergangenen Jahrhunderts regierungseigene *Bhang Shops*, wo Hanfgetränke wie andernorts frisch gepresste Fruchtsäfte gekauft und getrunken werden konnten. Bhang ist ein zentraler Bestandteil der

131 Als »Bezoarwurzel« hat man in der Pharmazie Radix Bardanae (Klettenwurzel, *Arctium lappa* L.; vgl. **Wurzeln**) und Radix Contrajervae bezeichnet (ARENDS 1936: 34*).

132 »Bezordicpulver« ist pharmazeutisch Conchae praep. (gebrannte **Conchylien**) (ARENDS 1936: 34*).

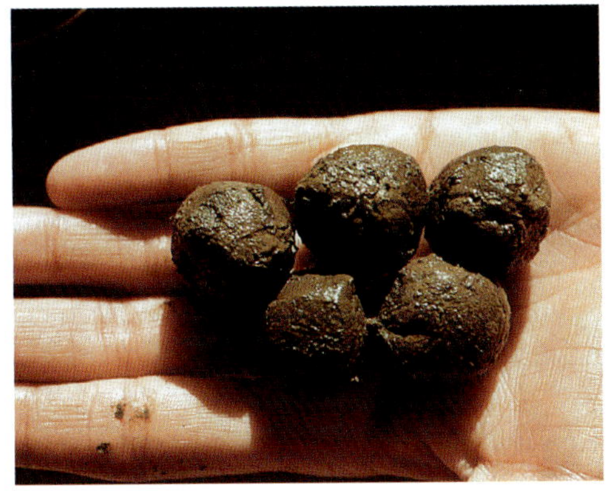

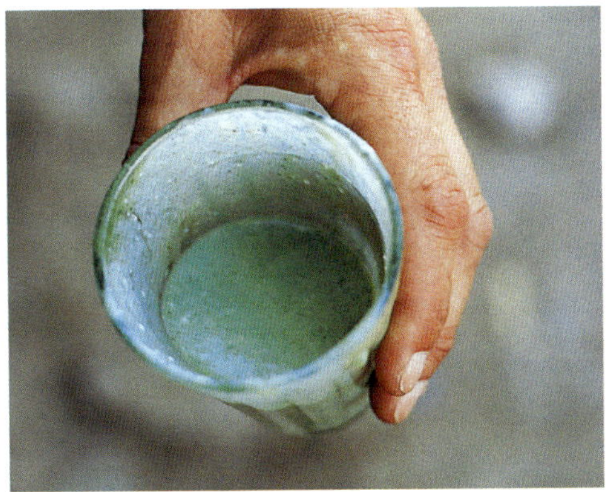

In Varanasi, der heiligen Stadt Shivas, werden spezielle Zubereitungen aus Hanf und Gewürzen (*Bhang Special*) legal verkauft und als Genussmittel und Aphrodisiaka verspeist. Man kann sie zu Kugeln gerollt essen (links) oder im Wasser (Milch, Joghurt) aufgelöst trinken (rechts). (Varanasi/Benares, Indien, 1995)

freien Religionsausübung in hinduistischen Kulturen.[133] In Nepal trinkt die Bevölkerung eine Zubereitung aus Büffelmilch, Hanfblüten, **Stechapfel**samen, **Gewürze**n (**Kardamom, Zimt**) und **Honig** (MÜLLER-EBELING und RÄTSCH 1986: 20*.), um an Shivas Geburtstag (*Shiva Rattri*) ihrem Gott ekstatisch nahe zu kommen. Shiva heißt auch *Bhangeri Baba*, »Der Herr des Hanfs« (STORL 1988: 198). Auch beim Holifest hat Bhang eine traditionelle Bedeutung als universelles Volksberauschungsmittel (PATNAIK 1993: 34)

Im alten Persien wurde das **Bilsenkraut** *bangha* genannt; ein Name, der später auf den **Hanf** (*Cannabis sativa*) und auf andere psychoaktive Kräuter übertragen wurde. Es hatte neben dem bis heute nicht sicher identifizierten Haoma (vgl. **Soma**) eine religiöse Bedeutung als Ritualdroge. In vielen persischen Quellen werden Jenseitsreisen und Visionen beschrieben, die durch verschiedene Bilsenkrautzubereitungen ausgelöst wurden.

Gebrauch

Die Schamanen des Himalaya trinken (manchmal) Bhang, um in die für ihre Heilrituale erforderliche Trance oder Ekstase zu geraten. Sie opfern Bhang an den phallusgestaltigen Shivaheiligtümern (heilige Steine, Lingams) und bewegen durch dieses Opfer die Heilkraft des Gottes, denn niemand liebt den Hanf und den Hanfrausch so sehr wie Shiva. Der berauschte Gott sendet seine Heilkraft aus, die durch den Schamanen kanalisiert und auf den Kranken übertragen wird. Obwohl bei den schamanischen Heilbehandlungen meistens nur der Schamane Ganja raucht oder Bhang trinkt, werden Hanfpräparate auch medikamentös eingesetzt. Kranken werden Hanftrünke bei verschiedenen Leiden, wie Depression, Appetitlosigkeit, Wankelmut oder der im Himalaya oft auftretenden Höhenkrankheit, verordnet (MORNINGSTAR 1985).

Rezepte

Bhang aus Nepal

Obligatorische Zutaten:

- Hanfblüten
- (Büffel-)Milch
- Zucker oder Honig
- Gewürze (wie Kardamom, Kurkuma, Muskat, Nelken, Pfeffer, Zimt)

Fakultative Zutaten:

- Krähenaugen (*Strychnos nux-vomica*)
- Opium
- Stechapfelsamen (*Datura metel*)
- zermahlene Nüsse (Mandeln, Pistazien, Kokos)
- Ghee (Butterschmalz)

Die Hanfblüten fein zerhacken, mit den Gewürzen (und den fakultativen Zutaten) mischen. Zucker oder Honig in der Milch lösen. Hanf und Gewürze damit aufgießen. Man rechnet etwa 2 g getrocknete Hanfblüten/-blätter pro Person.

Bhang aus Indien

50 g Hanfblätter sorgfältig waschen, fein zerreiben und mit schwarzem Pfeffer, Gurkensamen und Melonenkernen mischen. Mit 1 Liter Wasser und Milch (1:1) aufgießen und mit Zucker süßen (entspricht etwa einer Tagesdosis).

Anstelle der frischen Hanfblätter können auch getrocknete Blätter (10 g) benutzt werden. Sie müssen vorher etwa eine Stunde in Wasser eingeweicht und mehrmals ausgespült werden.

Thandai

Gleiche Mengen von Mandeln, Pistazienkernen (vgl. **Nüsse**), **Rosen**blüten, schwarzen **Pfeffer**körnern, Anissamen und Gewürz**nelken** zer-

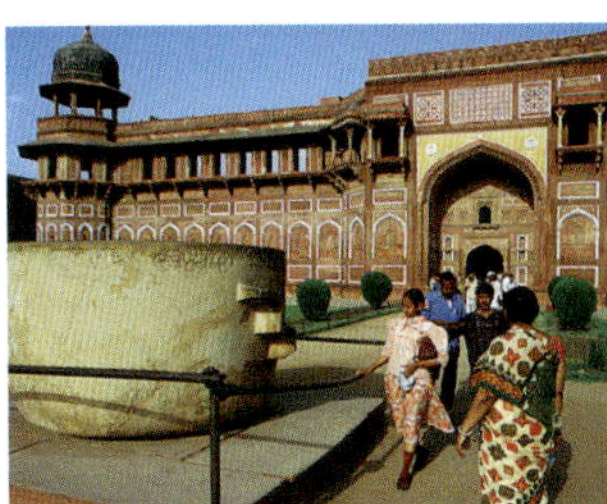

Ein großer Steinbottich im Hof des Red Fort von Agra für Bhang, ein berauschendes und aphrodisierendes Hanfgetränk. Das Gefäß wurde bei allen großen Feiern am Hof und bei öffentlichen Festen mit Amrita gefüllt und geleert. (Agra, Indien, 1998)

133 Hanfprodukte gehören zur hinduistischen Religion wie Wein zur christlichen. Da die freie Religionsausübung in der so genannten freien Welt zu den garantierten Menschenrechten gehört, ist es unerträglich, wenn die USA ihre Entwicklungshilfe in Indien und Nepal an die Bedingung knüpft, dass diese traditionellen Entheogene illegalisiert und kriminalisiert werden. Andere Länder, andere Sitten! Diese schlichte Erkenntnis sollte auch im 21. Jahrhundert nicht in Vergessenheit geraten.

mahlen und mit Wasser befeuchten, so dass eine Paste entsteht. Die Paste mit Milch aufgießen. Eine Spur Asafoetida (»**Teufelsdreck**«) und fein gehackte Hanfblätter hinzugeben; mit braunem oder karamellisiertem Zucker süßen.

Pro Person werden etwa 10 g frische oder 2 g getrocknete Hanfblätter als psychoaktive Dosis genannt.

Überall in Indien gilt *Thandai*, ein schwach hanfhaltiges kaltes Erfrischungsgetränk, als allgemein gesundheitsfördernd, besonders wenn dem Trunk etwas Asafoetida zugesetzt wird (HASAN 1975: 240). Viele Hindus glauben zudem, dass der regelmäßige Thandaigenuss aphrodisierend wirke und die Männlichkeit aufbaue (MORNINGSTAR 1985: 141). Ähnliches erwartet man auch von **Betel**bissen, denen Hanf zugesetzt wird (HARTWICH 1997: 14).

Bhang aus Pakistan

Getrocknete Hanfblätter werden 15 Minuten in Wasser geweicht, dann im selben Wasser erhitzt (aber nicht gekocht). Das Wasser wird abgegossen, und die vollgesogenen Blätter werden unter fließendem Wasser 15 bis 20 Minuten gewaschen. Die so vorbereiteten Blätter werden zu einer Paste zerrieben. Zum Konsumieren wird diese Paste in kaltem Wasser gelöst. Der Trunk kann mit zermahlenen Mandeln (vgl. **Nüsse**), Zucker und **Kardamom** geschmacklich verbessert werden (KHAN et al. 1975: 352).

Kommentar

An Shiva Rattri trank ich in Nepal unglaublich starke Bhang-Rezepturen, die zu intensiv waren, um erotische Gefühle auszuleben. Schwächere Dosierungen und Mischungen wirkten hingegen sehr aphrodisisch.

In Indien konnten wir in einem der letzten Bhang Shops der Regierung sowohl grünlichbraune Bhangkugeln kaufen, die wir in warme Milch mischten, als auch Bhang trinken und wurden dadurch angenehm erotisch stimuliert. (CR)

Bezugsquellen

Bhang ist pharmazeutisch Herba Cannabis ind. (ARENDS 1935: 34*), aber heutzutage in keiner Apotheke mehr erhältlich. Alle Hanfprodukte, so auch Bhang, fallen unter das Betäubungsmittelgesetz.

In abgelegenen Gebieten Indiens und Nepals gehört Bhang wie eh und je zum traditionellen Leben.

Literatur

CARSTAIRS, G. M.

1954 »Daru and Bhang: Cultural Factors in the Choice of an Intoxicant«, *Quart. J. Stud. Alcohol* 12: 220–237.

FLATTERY, David S. und Martin SCHWARTZ

1989 *Haoma and Harmaline*, Berkeley: University of California Press (Near Eastern Studies vol. 21).

GOLOWIN, Sergius

1989 *Das Reich des Schamanen*, München: Goldmann.

HARTWICH, Carl

[1997] *Haschisch Anno 1911*, Löhrbach: Werner Pieper's MedienXperimente (Edition Rauschkunde) (Reprint eines Kapitels aus HARTWICH 1911*).

HASAN, Khwaja A.

1971 »The Hindu Dietary Practices and Culinary Rituals in a North Indian Village«, *Ethnomedizin* 1: 43–70.

1975 »Social Aspects of the Use of Cannabis in India«, in: V. RUBIN (Hg.), *Cannabis and Culture*, The Hague: Mouton, S. 235–246.

KHAN, Munir A., Assad ABBAS und Knud JENSEN

1975 »Cannabis Usage in Pakistan: A Pilot Study of Long Term Effects on Social Status and Physical Health«, in: V. RUBIN (Hg.), *Cannabis and Culture*, The Hague: Mouton, S. 345–354.

MORNINGSTAR, Patricia J.

1985 »*Thandai* und *Chilam:* Traditional Hindu Beliefs About the Proper Uses of *Cannabis*«, *Journal of Psychoactive Drugs* 17(3): 141–165.

PATNAIK, Naveen

1993 *The Garden of Life: An Introduction to the Healing Plants of India*, New York usw.: Doubleday.

STORL, Wolf-Dieter

1988 *Feuer und Asche – Dunkel und Licht: Shiva – Urbild des Menschen*, Freiburg i. B.: Bauer.

Bibergeil

Castoreum

Castoreum canadense, Kanadisches Bibergeil
Castoreum moscoviticum, Russisches Bibergeil
Castoreum sibiricum, Sibirisches Bibergeil

Moschusgruppe: Moschus, Ambra, Bibergeil (Castoreum) und Zibet

Andere Namen

Bäfwergiäll (schwed.), Bibergeilen, Bibergeyl, Bibergeylen, Bibergeylin, Biberhoden, Castóreo (span.), Castoreúm (frz.), Kástoros orcheon (griech.), Sacca ghiandolare del castoro (ital.)

Bibergeil gehört zu den olfaktorisch gerühmten Aphrodisiaka – auch wenn die folgende Beschreibung wenig anziehend klingt: »Der Biber gibt eine käseartige, durchdringend riechende Substanz aus zwei dem After nahe liegenden

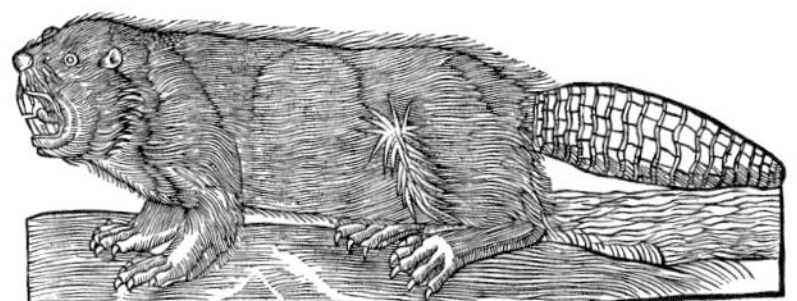

Der Biber (*Castor fiber*) liefert das in der Parfümerie so begehrte Bibergeil (Castoreum). (Holzschnitt aus GESNER 1669: 39*)

Beuteln ab, das Bibergeil oder Castoreum. Das sibirische Castoreum ist beliebter wie das kanadische« (HIRSCHFELD und LINSERT 1930: 133*). Als Aphrodisiakum wurde das Bibergeil innerlich genommen (HIRSCHFELD und LINSERT 1930: 132*).

Geilsäcke oder Kastorsäcke heißen die zwischen After und Genitalien liegenden getrockneten Drüsensäcke der männlichen und weiblichen Biber. Darin befindet sich das Bibergeil (60–120 g pro Drüsensack), dessen Funktion im Organismus der lebenden Biber der Wissenschaft bislang unbekannt blieb.

Von der Antike bis zu Beginn der frühen Neuzeit hielt man das Bibergeil für die Hoden des Bibers (*Castor fiber* L., Castoridae), den noch DIOSKURIDES zu den Amphibien zählte (II 26). Deshalb ist in der alten Literatur meist von Biberhoden (Bibergeylen) die Rede: »Wann die dann also gedörret sind/so legt man sie in **Wermut**« (GESNER 1669: 44*). Und: »auch die Hoden des Bibers, [getrocknet und pulverisiert] in warmem **Wein** getrunken, unterdrücken das Fieber im Menschen« (HILDEGARD VON BINGEN, *Physica* VII 22).

Gebrauch

»Der eigenthümliche Inhalt der an den Geschlechtsteilen des männlichen und weiblichen Bibers befindlichen Säcke, der so genannten Bibergeilen, ist eins der ältesten Mittel gegen hysterische Krämpfe [Antihystericum], Laryngealasthma, Magenkrampf« (Michaelis 1905: 46f.*).

»Mit Essig und **Rosen**öl als Besprengung und Riechmittel [vgl. **Schnüffelstoffe**] regt er die Schlafsüchtigen und die auf welche Art auch immer (ähnlich) Befallenen an. Als Räuchermittel wirkt er in derselben Weise [vgl. **Räucherwerk**]. Innerlich und äusserlich angewandt (getrunken und eingerieben) ist er ein geeignetes Mittel bei Zittern, Krämpfen und bei jedem nervösen Zustande, überhaupt hat er erwärmende Kraft« (DIOSKURIDES II 26). Man findet auch die Angabe, dass der Rauch das Hirn stärkt und, mit Milch getrunken, gut gegen **Eisenhut**vergiftung ist.

In der frühen Neuzeit war Bibergeil ein gebräuchliches Potenzmittel: »Welchem das männliche Glied erlahmet/ der mache ein Pflaster auß Bibergeyle darüber/ und schlage ihm stäts warme Tücher in Wein geneßt/ darinnen Bibergeylin gesotten worden/ über das Scham-Gewölbe« (GESNER 1669: 47*). Bibergeil wurde auch bei Spermafluss ohne geschlechtliche Erregung empfohlen: »So einer Mannsperson der Saamenfluss zu Handen stiesse/so nehme er Bibergeylin/ den Saft von Schafmilt/ (*Viticis*,) und ein wenig Essig/ lass es undereinander sieden/ lege es dann also gepflastert über die Nieren/ das Schamgewölb/ und andere männliche Glieder/ es hilf« (GESNER 1669: 48*).

Bibergeil ist nicht zu verwechseln mit Bärengeil, was die Bezeichnung für **Süßholz**extrakt ist. Kommerzielle Ware ist oft verfälscht mit Harz in getrockneten Hodensäcken.

Pharmazeutische Produkte von Bibergeil

Biberfett	Adeps c. Tinctura Castorei
Bibergalltropfen	Tinctura Castorei
Bibergeilfett	Adeps c. Tinctura Castorei
Bibergeilöl	Tinctura Castorei camph.
Bibergeist	Tinctura Castorei (Bibergeiltinktur)
Bibertropfen	Tinctura Castorei

Pflanzennamen, die an Bibergeil erinnern

Biber	Bibernelle, **Pimpernelle**
Biberhödleinkraut	Herba Ficariae
Biberhödchen	Herba Chelidon. majus

Inhaltsstoffe

Bibergeil besteht aus **ätherische**n **Öle**n (1–2%), Castorin (stickstofffreier Riechstoff), Cholesterin, Carbolsäure (daher der Carbylgeruch; vgl. **Bock**), Harzen (Bibergeilharz, Castoreumresinoid), Benzoesäure, Salicylsäure, ein Glykosid, Albumin, Alkaloiden, Eiweiß, Fetten, Calciumphosphat (1,4%) (FRERICHS et al. 1938: I 871*) sowie dem von der Vorhaut beziehungsweise der Klitoris abgesonderten Smegma (vulg. »Nillenkäse«).

Im Bibergeilrauch ist Phenol vorhanden, das möglicherweise pyrochemisch entsteht.

Leider ist nicht bekannt, ob im Bibergeil **Pheromone** vorkommen. Sein traditioneller Gebrauch als pharmazeutisches Riechmittel legt dies allerdings nahe, woraus auch die aphrodisische Stimulation resultieren könnte. Auffällig ist der hohe Gehalt an Calciumphosphat, was ebenfalls mit der sexualtonisierenden Wirkung zusammenhängen könnte. Calciumphosphat ist in einer ganzen Reihe von Liebesmitteln enthalten (**Drachenknochen, Krötensteine** u. a.).

Castoreum sollte man nicht mit Castoröl (auch »Biberöl«) verwechseln; dabei handelt es sich um Rizinusöl (*Ricinus communis* L., Euphorbiaceae), ein starkes Abführmittel, das angeblich unter Indianern »für erotische Zwecke« beliebt gewesen sein soll (WEDECK 1961: 57*).

»Ebenso beißen sich die pontischen Biber bei drohender Gefahr die Geschlechtsteile selbst ab, weil sie wissen, dass man sie deshalb verfolgt; die Ärzte nennen es Bibergeil.« (PLINIUS VIII, 47)

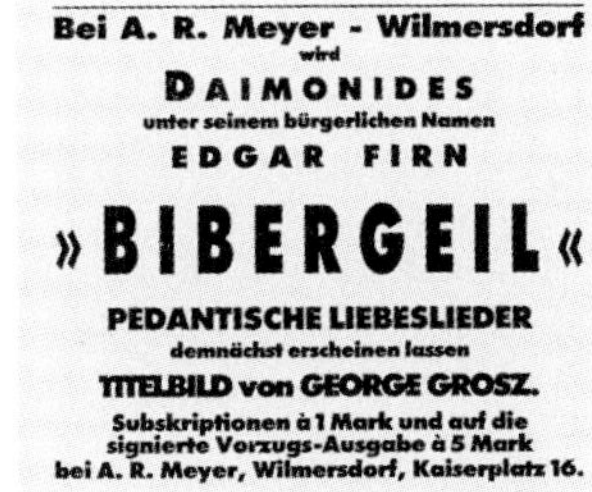

Annonce für die Dada Gedichte »Bibergeil – Pedantische Liebeslieder« des dichtenden Arztes Dr. Karl Döhmann (1892–1982), genannt Edgar Firn/Daimonides (aus: *Einziger*, Nr. 18, 18.5.1919).

»Die Lappen gebrauchen Bibergeil in Schnupftabak. Wenn sie krank sind, kochen sie Branntwein mit Bibergeil zusammen. Bibergeil ist den Lappen ein Universalmittel (*panacea*). Bibergeil und Bärengalle ist ein souveränes Medikament bei allen inneren Leiden ... Fließendes Biberfett wird bei allen Schmerzen auswendig geschmiert. (...) Bibergeil wird mit Kognak gemischt und ein wenig Morgens und Abends getrunken. Bibergeil, das doch jetzt selten vorkommt, wird in einem kleinen Beutel auf der Brust getragen als ein Präservativ gegen alle mögliche Krankheiten (...) Ein Heilmittel wird aus dem Schwanz des Bibers bereitet (...) Dies soll das beste Mittel sein eine Geschwulst eitern und sich öffnen machen (...) Ebenso *ad inflammationes matur andas*.« (QVIGSTAD 1932: 213f.*)

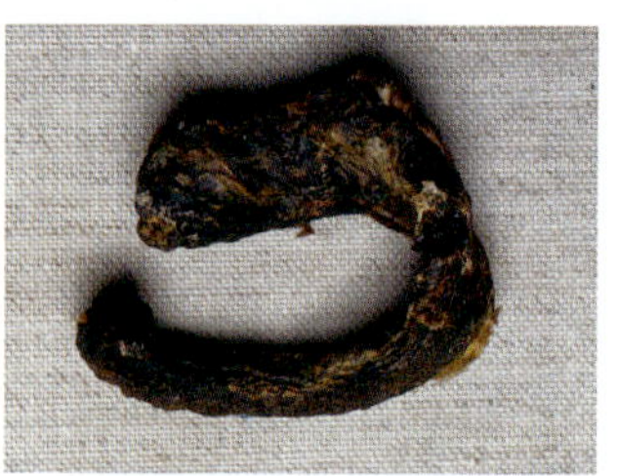

Bibergeil-Drüse für den pharmazeutischen Handel. (Foto: Margret Madejsky)

Bezugsquellen

Bibergeil ist im Parfüm- und Duftstoffhandel nur sehr schwer zu bekommen.

Literatur

FIRN/DAIMONIDES, Edgar

1983 *Bibergeil: Pedantische Liebeslieder und andere Schriften*, München: Verlag Klaus G. Renner.

Bibernelle

Siehe **Pimpernelle**

Bier

»Schaum entschoss dem Maul des Bären, Geifergischt dem Hals des Scheusals« (*Kalevala*, 20. Rune)

Andere Namen

Acca, Acupe, Ahai, Akka, Ale (engl.), Alu, Asua, Badek, Bakhar beer, Binburam, Bière (frz.), Birra (ital.), Biru, Bosa, Bouza, Burukutu, Busaa, Cangüi, Cashirí, Cauim, Caxiri, Caysuma, Cerveza (span.), Chang (nep./Hindi), Chhang, Chica, Chicha, Darassun, Dolo, Huicú, Ikigage, Kaffir, Kalya, Kiwa, Kufa, Kwass, Lugri, Masato, Mazamorro, Merissa, Mqombothi, Munkoya, Murcha, Nawá, Øl (dän.), Pachwai, Paiva, Paiwariu, Pajuarú, Pissioina, Pito, Sende, Sendechó, Talla, Taroba, Tesvino, Tesgüino, Tizwin, Thõo, Tizwin, To, Toach, Torani, Tulapi, Tulbai, Tulpi, Utywala, Yale

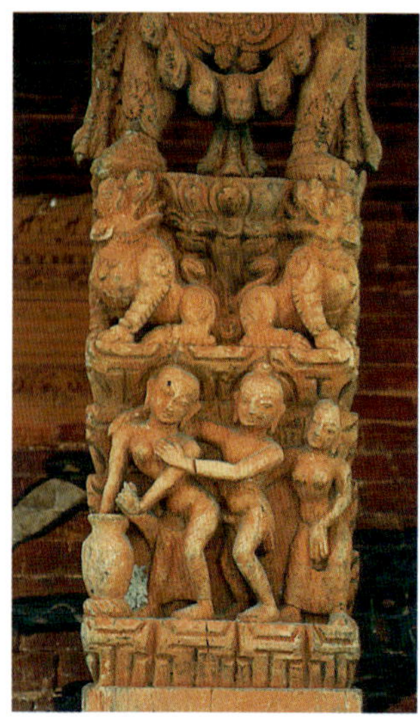

Erotik im Alltag: Eine nackte Frau beim Bierbrauen (Chhang) wird von hinten (anal) penetriert. (Schnitzerei am Kalitempel, Pashupatinath, Kathmandu, Nepal, 1995)

In Ägypten standen das Bier und der Brauprozess unter dem Schutz der Liebesgöttin Hathor. Die Assoziation von Bier und Erotik findet sich nicht nur in alten Quellen, sondern auch auf neueren Bieretiketten; das belgische Lambic-Bier *Pêcheresse* verspricht sündig aphrodisische Qualitäten.

Frauen hatten in alter Zeit und haben in Stammeskulturen bis heute einen wesentlichen Anteil am Bierbrauen. Sie förderten den Fermentierungsprozess mit ihrem Speichel, der im **Liebeszauber** auch eine magische Komponente hat. Bier scheint immer als etwas Weibliches betrachtet worden zu sein. Sprachlich äußert sich das im weiblichen Artikel: la cerveza, la bière, la birra – im Gegensatz zum männlichen Wein (il vino, le vin). Auch im Deutschen ist Bier nicht männlich, sondern sächlich. In der Tat macht übermäßiger Genuss von Gerstensaft Männer nicht unbedingt maskuliner. Im Gegenteil. Selbst in der medizinischen Literatur ist von den typischen »Biertitten« bei Männern die Rede. Die Effemination beruht auf der östrogenen Wirkung des Hopfens, die durch die Stoffwechselprodukte der Hefen verstärkt wird.

Auf diese und auf den Hopfen als wichtigsten Zusatz ist die beruhigende Wirkung von Bier zurückzuführen. Hopfenwirkstoffe sind auch verantwortlich für die »beduselnde« Wirkung von Bier. Als Bierzusatz ist Hopfen eine relativ moderne Erfindung. Die christlichen Mönche des ausgehenden Mittelalters erfanden das »gehopfte« Bier. Zuvor war Bier kein ermüdendes Getränk, sondern ein erregendes Rauschmittel.

Bier und bierartige Getränke wurden vor mindestens 10 000 Jahren erfunden – etwa zur gleichen Zeit überall auf der Welt (BÜCHELER 1934, FAIRLEY 1992, HÜRLIMANN 1984). Bier besteht hauptsächlich aus Wasser, in dem ein stärke- oder zuckerhaltiger Gärstoff gelöst ist. Durch Hinzufügen von kultivierter Hefe oder wilden Hefen geht die Lösung in Gärung über (Fermentation; vgl. HLAVACEK 1961, LITZINGER 1983). Dabei entsteht meist ein Gebräu mit einem Alkoholgehalt zwischen 2 und 5%, selten mehr; bei modernen Bieren kann der Alkoholgehalt bis zu 10% betragen (Bock- oder Starkbiere). Heutzutage wird das meiste industriell gefertigte Bier aus Gerstenmalz gewonnen (DELOS 1994, JACKSON 1988). Früher wurden fast alle dem Menschen bekannten Getreidearten zu Brot verbacken oder vergoren (GASTINEAU et al. 1979, LAZZARINI und LONARDONI 1983, ZIEHR und BÜHRER 1984).

Ursprünglich war Bier weltweit ein Ritualtrunk, der bei schamanischen oder religiösen Zeremonien getrunken wurde, um die Götter zu ehren (Trankopfer) und den Kontakt zur anderen Wirklichkeit herzustellen (HUBER 1929).

Zusätze

In der Geschichte der Menschheit sind so gut wie alle bekannten berauschenden, psychotropen Stoffe dem Bier zugesetzt worden. Der berühmteste psychotrope Zusatz war **Bilsenkraut** (*Hyoscyamus niger*), das vor dem ersten Reinheitsgebot (1516) im **Bilsenkraut**bier allgemein üblich war – daher auch der Begriff »Pilsen« (RÄTSCH 1996: 132). Es wirkt ähnlich wie **Alraune**. Bilsenkraut war im Altertum dem griechischen Gott Apollo, dem römischen Zeus und dem germanischen Thor oder Donar heilig (vgl. **Donnerkeile**). Zu ihren Ehren wurde Bilsenkraut verwendet. Das »heidnische« aphrodisierende Bilsenbier war dem fruchtbarkeitsbringenden Donnergott besonders hold. Als starkes **Bock**bier wurde es zum Frühlingsfest und zum **Bocks**opfer gebraut (RÄTSCH 1994); im Winter stellte man Weihnachtsbier mit Weihnachts**gewürz**en her.

Die alkaloidreichen Samen des amerikanischen **Stechapfels** (*Datura innoxia*), die von alters her von Schamanen gekaut werden, um in eine hellsichtige Trance zu fallen, dienen in Mexiko auch zur Aufbesserung des Maisbiers und zur Herstellung von Liebestränken. Nach Europa gelangte der Gemeine **Stechapfel** (*Datura stramonium*) erst im späten Mittelalter und geriet wegen seiner berauschenden Wirkung schnell in den Verdacht, eine Hexenpflanze zu sein. Seine Samen wurden früher häufig zum Aufbessern des Biers verwendet. Gmelin schrieb darüber im 19. Jahrhundert: »Datura Stramonium L. wird bei Woronesch [Russland] häufig gesammlet, wie ich nach dem Gebrauch fragte, so sagte man mir ohne Scheu, dass sie welche in das Bier legen, um die Leute desto geschwinder zu besaufen.«

Die magischen Bierrunen ALU (= ›Ale‹ oder ›Øl‹; siehe **Alaun**) sollten vor allem beim **Liebeszauber** wirksam sein. Damit die Runen wirken konnten, mussten sie eingeritzt und mit **Blut** oder Blutstein (Hämatit) bestrichen werden. Dieser Prozess hieß *zoubar*, woraus sich das Wort »Zauber« ableitet (Rätsch 1996).

Neben den Entheogenen zählen auch Gewürze zu den Bierzusätzen, die das Bier nicht nur würziger, sondern auch aphrodisischer machen sollen (Buhner 1998). Zu diesem Zweck versetzen die Lodha in Indien ihr Reisbier mit einem Extrakt aus **Ingwer**knollen (Pal und Jain 1998: 280*). Besonders scharf sollte in Mexiko das Chilibier mit eingelegtem **Chilipfeffer** (*Capsicum annuum*) machen. In Südamerika wird Maisbier mit den roten Früchten des Pfefferbaums (*Schinus molle*) gewürzt. Es bekommt dadurch einen scharfen Geschmack und eine stimulierende Wirkung.

Bier kann man aus vielen Getreiden brauen, so auch aus Hirse (*Panicum sarmentosum*) oder **Hafer**, wobei die Wurzel der Hirse in Malaya als Aphrodisiakum gekaut wird.

Rezepte zum Selberbrauen

Bier brauen ist im Prinzip sehr einfach. Man benötigt kaum mehr als einen Bottich, den man abdecken kann. Es gibt zahlreiche Bücher und Broschüren mit detaillierten Brauanweisungen und zum Teil komplizierten Rezepturen.

Die im Folgenden wiedergegebenen Rezepte wurden mehrfach erfolgreich ausprobiert. Da die Alkaloide der zugesetzten Nachtschattengewächse (**Alraune, Bilsenkraut**) starke psychotrope Eigenschaften haben, sei an dieser Stelle ausdrücklich vor übermäßigem Genuss gewarnt! Menschen reagieren individuell unterschiedlich auf die Nachtschattenalkaloide. Die richtige Dosierung muss jede und jeder für sich selbst herausfinden.

Alraunenbier
1 l (ca. 1,2 kg) Braumalz (Gerstenmalz)
450 g **Honig** (z.B. kretischer Thymianhonig)
50 g Alraunenwurzel (*Radix mandragorae conc.*)
5 Stangen **Zimt** (ca. 10 cm lang)
obergärige Hefe (getrocknet ca. 5 g)
20 l Wasser

Zuerst werden die getrockneten, zerkleinerten Alraunenwurzeln und die Zimtstangen mit einem Liter Wasser ausgekocht. Die Wurzelstücke bleiben im Wasser; abkühlen lassen.

Das Braugefäß (z. B. ein Kunstoffeimer) wird zunächst mit kochendem Wasser sterilisiert. Dann wird zuerst das verflüssigte Malz in das Gefäß gegeben; dazu 2 Liter heißes Wasser und der Honig. Nachdem alles verrührt ist, wird der Alraunensud samt der Wurzelstücke und der Zimtstangen hinzugegeben. Erneut gut verrühren und mit kaltem Wasser auf etwa 21 Liter (insgesamt 20 Liter Wasser und 1 Liter Malz) auffüllen. Zum Abschluss wird die Hefe auf der Lösung verteilt.

Das angesetzte Gebräu muss wegen der obergärigen Hefe an einem warmen Ort (20°–25 °C) verbleiben. Die Gärung setzt nur langsam ein, da die Hefe von den Tropanalkaloiden zunächst gelähmt wird. Nach 4 bis 5 Tagen ist die Hauptgärung abgeschlossen und geht in die Nachgärung über. Die Hefe setzt sich langsam ab und bildet einen Bodensatz.

Jetzt kann man das Gebräu auf Flaschen ziehen, wobei jeder Flasche (0,7 l) zwecks weiterer Nachgärung ein gehäufter Teelöffel brauner Zucker zugesetzt wird. Das Alraunenbier schmeckt am besten, wenn es zwei bis drei Monate kühl (im Keller) gelagert wird.

Bilsenkrautbier
1 l (ca. 1,2 kg) Braumalz (Gerstenmalz)
900 g Honig (z. B. Fichten- oder Tannenhonig)
5 g Gagel oder eine andere *Myrica*-Art (fakultativ)
40 g getrocknetes Bilsenkraut (*Herbae Hyoscyamus niger conc.*)
obergärige Hefe (getrocknet ca. 5 g)
23 l Wasser

Zuerst wird das getrocknete, zerkleinerte Bilsenkraut und der Gagel (vgl. Simpson et al. 1966) mit einem Liter Wasser ausgekocht. Das Bilsenkraut bleibt im Wasser. Abkühlen lassen.

Das Braugefäß wird zunächst mit kochendem Wasser sterilisiert. Zuerst gibt man das verflüssigte Malz hinein, dazu 2 Liter heißes Wasser und den Honig. Nachdem alles verrührt ist, wird der Bilsenkrautsud samt dem Kraut (und Gagel) hinzugefügt. Erneut gut verrühren und mit kaltem Wasser auf rund 25 Liter auffüllen. Zum Abschluss wird die Hefe auf der Lösung verteilt.

Der Taumellolch (*Lolium temulentum*) ist ein weltweit verbreitetes Gras, das in Getreidefeldern, an Wegrändern und auf Ödland wächst. Gewöhnlich sind seine Ähren von dem Pilz *Endoconidium temulentum* befallen. Die in den Lolchsamen aufgefundenen berauschenden Alkaloide sind die Stoffwechselprodukte des Pilzes. Sie können Trunkenheit, Taumel (daher der Name!), Bewusstseinstrübungen, Schläfrigkeit, aber auch Kopfschmerzen und Erbrechen verursachen. Taumellolch soll auch eine Zutat zu den **Hexensalben** gewesen sein.

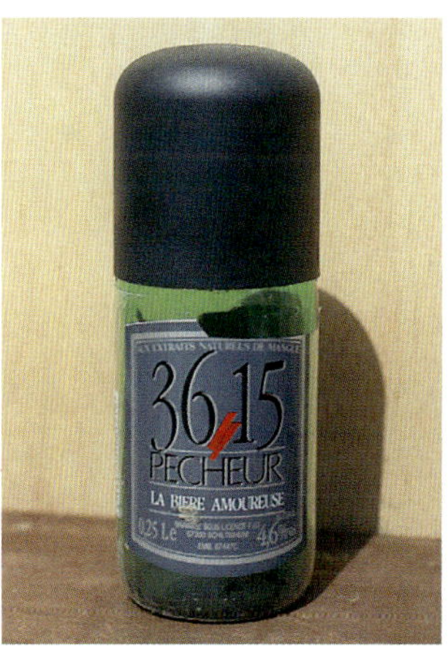

La Bière Amoureuse, ein aphrodisierendes Bier mit Kräuterextrakten aus dem Elsass. Die recht unerotisch gestaltete Flasche (sie erinnert an ein Deodorant oder Insektenmittel) hat sich auf dem Markt nicht durchsetzen können.

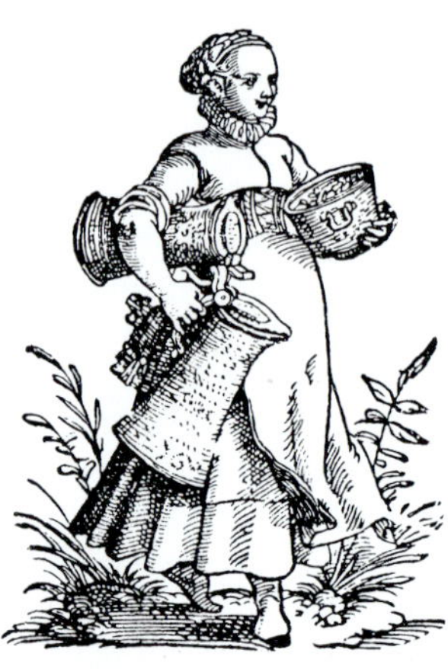

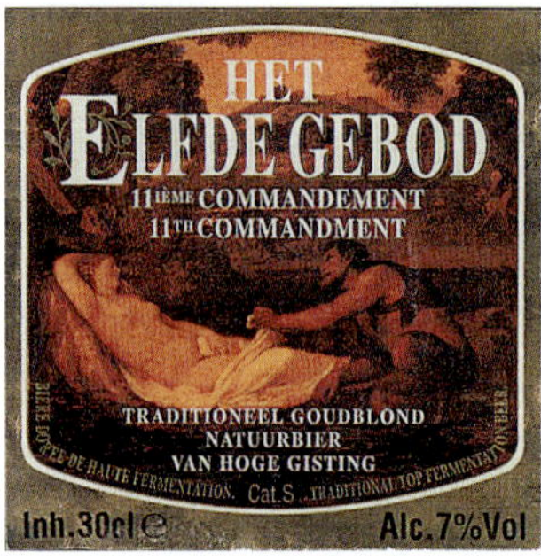

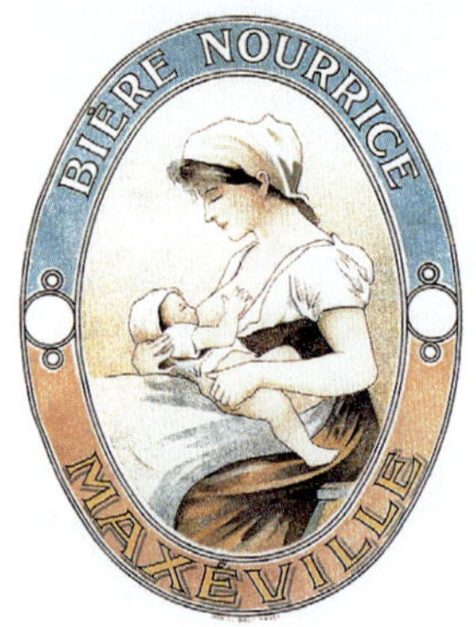

Weiblichkeit, Ernährung und Sex gehören seit alters her zur Biergeschichte: Bierbrauerin (Holzschnitt, Deutschland, ca. 17. Jh.); *Bière Nourrice*, »Nähr-Bier« (Etikett, Belgien); *Het Elfde Gebod*, »Das Elfte Gebot« (Bier-Etikett, Niederlande).

Das angesetzte Gebräu muss wegen der obergärigen Hefe an einem warmen Ort (20°–25 °C) verbleiben.

Weiter verfährt man wie beim Rezept für Alraunenbier.

Hanfbier
1 l (ca. 1,2 kg) Braumalz (Gerstenmalz)
ca. 1 kg Honig
50–100 g weibliche **Hanf**blüten
obergärige Hefe
20 l Wasser

Zuerst vermischt man den Honig mit 2 Liter Wasser und gibt die Hanfblüten dazu. Alles wird erhitzt und ein paar Minuten gekocht. Dieses Lösung (samt der Hanfblüten) gibt man in den sterilisierten Braubottich und setzt das verflüssigte Malz hinzu. Umrühren und mit Wasser auf rund 22 Liter auffüllen. Die Hefe darauf streuen. Die Gärung setzt schneller ein als beim Alraunen- oder Bilsenkrautbier. Ansonsten ist das weitere Vorgehen gleich.

Es werden auch bierartige Getränke aus anderen Substanzen, die ebenfalls als Aphrodisiaka gelten, gebraut: **Ananas, Banane, Früchten, Hafer, Honig, Palmen** (vgl. Baldus 1950, Feest 1983).

Kommentar

Wie immer gilt die Regel der richtigen Dosis. Wenig wirkt anregend – auch erotisch. Zu viel (das können schon zwei Gläser sein) bewirkt das Gegenteil. Viele Menschen reagieren auf Nachtschattengewächse (wie Alraune und Bilsenkraut) oder auf Hanf sehr empfindlich. Oral eingenommen ist die richtige Menge schwer kalkulierbar und produziert rasch unangenehme Nebenwirkungen, wie Schluckbeschwerden oder Austrocknung der Schleimhäute.

Bereits nach einem Glas ist man nicht mehr verkehrstüchtig und sollte unbedingt darauf verzichten, selbst zu fahren.

Literatur

Appun, Carl Ferdinand
1870 »Die Getränke der Indianer Guayanas«, *Globus* XVIII.
Ardussi, John A.
1977 »Brewing and Drinking the Beer of Enlightenment in Tibetan Buddhism: The Doha Tradition in Tibet«, *Journal of the American Oriental Society* 97(2): 115–124.
Baldus, Herbert
1950 »Bebidas e narcoticos dos indios do Brasil«, *Sociologia* (São Paulo) Vol XII.
Becker, Achim et al.
1993 *Deutschland, deine Biere*, München: Zabert Sandmann.
Behre, K. E.
1983 »Aspects of the History of Beer Flavouring Agents Based on Fruit Finds and Written Sources«, in: W. van Zeist und W. Casparie (Hg.), *Plants and Ancient Man: Studies in Palaeoethnobotany*, Rotterdam: A.A. Balkema, S. 115–122.
Bücheler, Walther
1934 *Bier und Bierbereitung in den frühen Kulturen und bei den Primitiven*, Berlin: VGGB.
Buhner, Stephen Harrod
1998 *Sacred and Herbal Healing Beers: The Secrets of Ancient Fermentation*, Bolder, CO: Siris Books.
Coghlan, Andy
1992 »Pint Pots Designed to Bannish Bitterniss«, *New Scientist* 8 (21. November).
Delos, Gilbert
1994 *Biere aus aller Welt*, Erlangen: Karl Müller Verlag.
DeLyser, D. Y. und W. J. Kasper
1994 »Hopped Beer: The Case for Cultivation«, *Economic Botany* 48(2): 166–170.
Eames, Alan D.
1993 »Drinkin' with the Dead«, *Beer, the Magazine* 2(1): 35–41.
Eckstein, F.
1927 »Bier«, in: Bächthold-Stäubli (Hg.), *Handwörterbuch des Deutschen Aberglaubens*, Bd. 1, Berlin: De Gruyter, S. 1255–1282.
Fairley, Pater
1992 »Probably the Oldest Lager in the World ...«, *New Scientist* 6 (16. Mai).
Feest, C. F.
1983 »New Wines and Beers of North America«, *Journal of Ethnopharmacology* 9(2/3): 329–335.
Gaessner, Heinz
1941 *Bier und bierartige Getränke im germanischen Kulturkreis*, Berlin: GGBB.
Gastineau, C., W. Darb und T. Turner (Hg.)
1979 *Fermented Foods in Nutrition*, New York: Academic Press.
Golowin, Sergius
o. J. *Die weisen Frauen und ihr Bier*, Brauerei Hürlimann.
Hartman, Louis Francis und A. Leo Oppenheim
1950 »On Beer and Brewing Techniques in Ancient Mesopotamia« *Journal of the American Oriental Society, Supplement* No. 10 (Baltimore).
Helck, Wolfgang
1971 *Das Bier im alten Ägypten*, Berlin: GGBB.
Hermann, Leonard
1930 *Das Bier im Volksmund*, Ausgabe der Engelhard-Brauerei.
Hlavacek, Frantisek
1961 *Brauereihefen*, Leipzig: Fachbuchverlag.
Huber, E.
1926 »Bier und Bierbereitung im alten Babylon/im alten Ägypten«, in: *Bier und Bierbereitung bei den Völkern der Urzeit*, Berlin: VGGBB, S. 9–28/33–46.
1929 *Das Trankopfer im Kulte der* Völker, Hannover-Kirchrode: Oppermann.
Hürlimann, Martin
1984 *Das Buch vom* Bier, Zürich: Brauerei Hürlimann.
Jackson, Michael
1988 *Das große Buch vom Bier*, Bern, Stuttgart: Hallwag.
Kistemaker, R. E. und V. T. van Volsteren
1994 *Bier! Geschiedenis van een volksdrank*, Amsterdam: De Bataafsche Leeuw.

Kondo, Hiroshi
1992 *Saké: A Drinker's Guide*. Tokyo, New York, London: Kodansha International.
La Barre, Weston
1938 »Native American Beers«, *American Anthropologist* N.S. 40(2): 224–234.
Lappe, Patricia und Miguel Ulloa
1989 *Estudios étnicos, microbianos y químicos del tesgüino tarahumara*, México, D.F.: UNAM.
Lazzarini, Ennio und Anna Rota Lonardoni
1983 *Gesundheit aus Halm und Korn: Heilsame Kräfte aus Gräsern und Getreide*, Freiburg i. B.: Bauer.
Litzinger, William J.
1983 *The Ethnobiology of Alcoholic Beverage Production by the Lacandon, Tarahumara, and Other Aboriginal Mesoamerican Peoples*, Ph. D. Dissertation, Department of Biology, University of Colorado.
Lohberg, Rolf et al.
1984 *Das große Lexikon vom Bier* (3. Aufl.), Stuttgart: Scripta.
Mathiesen, Liv, Karl Egil Malterud und Reidar Bredo Sund
1995 »Antioxidant Activity of Fruit Exudate and C-Methylated Dihydrochalcones from *Myrica gale*«, *Planta Medica* 61: 515–518.
Mathäser, Willibal
1996 *Flüssiges Brot: Andechs und sein Klosterbier* (2., überarb. Aufl.), München: Hugendubel.
Maurizio, A.
1933 *Geschichte der gegorenen Getränke*, Berlin, Hamburg: Paul Parey (Reprint Wiesbaden: Sändig, 1970).
Mowat, Linda
1989 *Cassava and Chicha: Bread and Beer of the Amazonian Indians*, Aylesbury, Bucks: Shire Ethnography.
Navachoo, Irshad A. und G. M. Buth
1990 »Ethnobotany of Ladakh, India: Beverages, Narcotics, Foods«, *Economic Botany* 44(3): 318–321.
Räsänen, Matti
1975 *Vom Halm zum Faß: Die volkstümlichen alkoholarmen Getreidegetränke in Finnland*, Helsinki: Kansatieteelinen Arkisto 25, Suomen Muinaismuistoyhdistys.
Rätsch, Christian
1992 »Die heiligen Pflanzen unserer Ahnen«, in: ders. (Hg.), *Das Tor zu inneren Räumen*, Südergellersen: Bruno Martin, S. 95–103.
1994 »Der Met der Begeisterung und die Zauberpflanzen der Germanen«, in: Ralph Metzner, *Der Brunnen der Erinnerung*, Braunschweig: Aurum, S. 231–249.
1996 *Urbock: Bier jenseits von Hopfen und Malz*, Aarau: AT Verlag.
Röllig, Wolfgang
1970 *Das Bier im alten Mesopotamien*, Berlin: GGBB.
Rose, A. H. (Hg.)
1977 *Alcoholic Beverages*, New York usw.: Academic Press.
Rosenthal, Ed
1984 *Marijuana Beer*, Berkeley: And/Or Press.
Simpson, Michael J. A., Donald F. MacIntosh, John B. Cloughley und Angus E. Stuart
1966 »Past, Present and Future Utilisation of *Myrica gale* (Myricaceae)«, *Economic Botany* 50(1): 122–129.
Ziehr, Wilhelm und Emil Bührer
1984 *Le pain à travers les âges*, Tielt/Belgien: Editions Lannoo.

Bilsenkraut

Hyoscyamus spp., Solanaceae (**Nachtschattengewächse**)

Bilsenkräuter gehören zu den wichtigsten altweltlichen Entheogenen mit stark halluzinoger Wirkung, die vielfach als Aphrodisiaka genutzt werden.

Hyoscyamus niger L., syn. *Hyoscarpus niger* (L.) Dulac, *Hyoscyamus agrestis* Kit., *Hyoscyamus sinensis* Makino, *Hyoscyamus officinalis* Cr., *Hyoscyamus vulgaris* Neck u. a., Schwarzes Bilsenkraut
- *Hyoscyamus niger* L. var. *agrestis* Kit.: Blüte meist blassgelb
- *Hyoscyamus niger* L. var. *annuus* Sims: einjährige, meist angebaute Varietät
- *Hyoscyamus niger* L. var. *chinensis* Makino: chinesische Varietät
- *Hyoscyamus niger* L. var. *niger*: Wildform
- *Hyoscyamus niger* L. var. *pallidus* (Wadst. et Kit.) Koch: zweijährig

Hyoscyamus albus L., Weißes Bilsenkraut
Hyoscyamus muticus L., Ägyptisches Bilsenkraut

Es gibt in der Gattung *Hyoscyamus* Tourn. etwa 20 akzeptierte Arten, die nur in Eurasien heimisch sind (D'Arcy 1991: 78*, Symon 1991: 141*). Manche sind nur sehr selten und spielen deshalb in der Ethnobotanik keine große Rolle. Vom Aussehen sind die Arten ähnlich, zum Teil sehr ähnlich und dadurch manchmal schwer zu bestimmen (Lu und Zhang 1986: 67).

Andere Namen

Alterco, Alterculum, Altercum (arab.), Apollinaris (lat. »Kraut des Apollon«), Apolloniakraut, Apollonienkraut, Asharmadu (altassyr.), Banj (pers.), Bazrul (Hindi), Becherkraut, Beléndek (angelsächs.), Belene, Beleño (span.)[134], Beleño negro, Belinuntia (gäl.), Bendj, Bengi (arab.), **Bhang**, Bhanga, Bilinuntia (kelt. »Kraut des Bel[enus]«), Bilisa, Bilsa, Bilsamkraut, Bilse, Bilsen, Bilsen tolle, Bilsencruydt, Bilzekruid (ndl.), Bilzenkruid, Bims, Bimselkraut, Black henbane, Blín, Blyn (böhm.), Bolmört (schwed.), Bolonditó csalmatok (angelsächs.), Bulmeurt (dän.), Calicularis, Caniculata, Cassilagine, Cassilago, Caulicula, Demo-

134 Nach J. M. Fericgla könnte von diesem Namen das spanische *veneno*, »Gift«, abgeleitet worden sein oder umgekehrt.

»Unbestreitbar wurde bis in die jüngste Zeit hinein Bilsenkraut als Aphrodisiakum benutzt, vor allem aber, um gewünschte erotische Vorstellungen zu verwirklichen. Man erwartete also und erhielt – von der rein physiologischen Wirkung abgesehen – sexuelle Wirkungen.« (DOUVAL 1955: 59*)

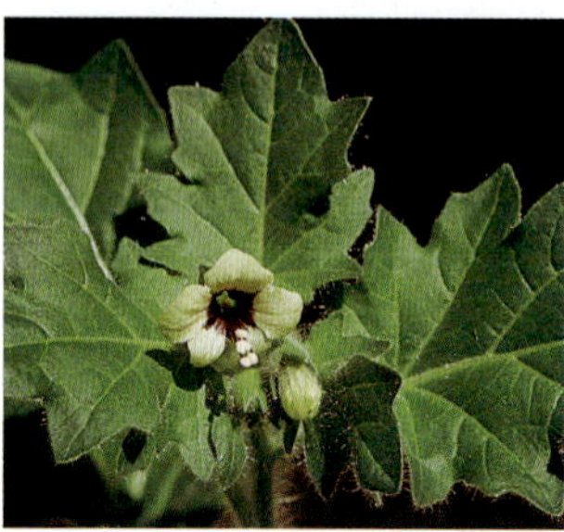

Das Gelbe oder Weisse Bilsenkraut (*Hyoscyamus albus*) war die wichtigste Zauber-, Orakel- und Liebespflanze der Antike. (Hamburg, Deutschland, 6/1990)

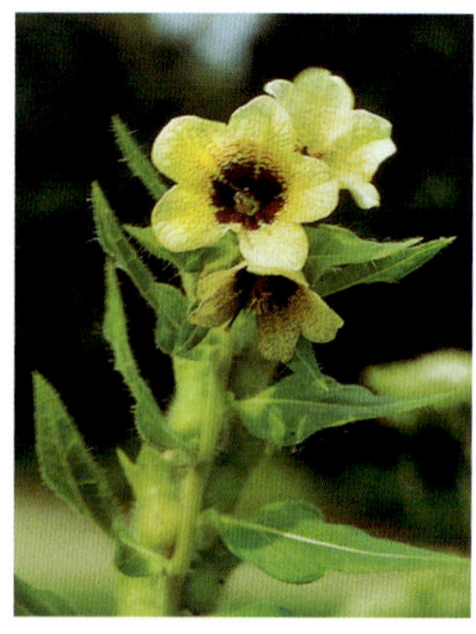

Das Schwarze Bilsenkraut (*Hyoscyamus niger*) hat eine über 9000-jährige Geschichte als heidnische Zauberpflanze und berauschendes Aphrodisiakum. In Deutschland hingegen ist es extrem selten. Die Germanen, die mit dem Bilsenkraut ihr Bier würzten, um dessen berauschende Wirkung zu verstärken, legten Bilsengärten an. (Hamburg, Deutschland, 6/1990)

naria, Dens caballinus, Dentaria, Dente cavallino, Dioskyamos (griech. »Götterbohne«), Doll**dill**, Dollkraut, Dordillen saett, Dull-Dill, Dulldill, Dullkraut, Endromie, Faba louis, Faba lupina, Faba suilla, Fabulonia, Foetid nightshade, Fetid nightshade, Erba del dento, Gemeines Bilsenkraut, Giusquiamo (ital.), Giusquiamo nero, Gur (altassyr.), Hannebane, Henbain, Henbane (engl.), Henbell, Herba canicularis, Herba pinnula, Herbe aux chevaux, Herbe aux dents (frz.), Hisquiamum, Hogbean, Hühnertod, Hyoscyamus (lat.), Hyoskyamos (griech. »Saubohne«), Indian henbane, Insana, Iosciamo, Iupiters beame, Iusquiame, Iusquiamo, Iusquiamus, Jusquaime noire, Jusquiamus, Kariswah (Newari), Khorasanijowan (bengal.), Khurasani ajowain (Hindi), Khurasani ajavayan, Khurassani jamani, Khursani ajwan (nep.), Kurasaniajowan (Hindi), Lang dang, Lang-tang (chin.), Lang-thang-tse (tibet.), Meimendro (portug.), Meimendro negro, Milicum, Milimandrum, Nicotiana minor, Palladia, Parasikayavani (skrt.), Piliza, Pilsener krutt, Pilsenkrawt, Pythonion (griech. »Drachenkraut« oder »Kraut der Pythia«), Poison tobacca, Rasenwurz, Rindswurz, Rindswurzel, Rosszahn, Säukraut, Saubohnen, Sauerkraut (= Sauenkraut?), Saukraut, Schlafkraut, Shakruna (aramäisch), Sickly-smelling nightshade, Sikran, Stinking nightshade (engl.), Stinking Roger, Swienekruud, Symphoniaca, Taubenkraut, Teufelsauge, Tollkraut, Tornabonæ congener, Totenblumenkraut, Velenno (altspan.), Veleño negro, Zahnkraut, Zahnwehkraut, Zigeunerkorn, Zigeunerkraut[135]

Bilsenkraut gehört zu den stark wirksamen Entheogenen und Liebesmitteln.

Im Mittelalter warf man in den »lasterhaften« Badehäusern Bilsenkrautsamen auf die glühenden Steine, um die ohnehin erotische Atmosphäre zum Sieden zu bringen (vgl. **Badezusätze**).

Pflanze der Zauberinnen und Hexen

Das sagenumwobene Bilsenkraut war den antiken Autoren sehr gut bekannt. Es war eines der meist benutzten Pharmaka und eine der wichtigsten Zauberpflanzen der Antike. Die Entdeckung des Krautes, das zu den **Nachtschattengewächsen** gehört, wurde dem Helden Herakles/Herkules (vgl. **Bärenklau**) zugeschrieben (PLINIUS XXV, 4). Es wurde sogar für das homerische Zauberkraut *Nepenthes* gehalten (HOCKING 1947: 313, RÄTSCH 1987).

Bilsenkraut gehörte zu den heiligen Pflanzen des strahlenden Sonnengottes Apollo. Seine Wahrsagepriesterinnen atmeten den Rauch von Bilsensamen ein, um in Verzückung zu geraten (vgl. **Räucherwerk**).[136] Die berühmten thessalischen Hexen brauten aus dem Kraut **Liebestränke**.

»Schwein gehabt!« oder die aphrodisischen »Saubohnen«

Warum hieß das Bilsenkraut in der Antike *hyoskyamos*, »Saubohne«, wenn es einem Bohnengewächs doch gar nicht ähnlich sieht?

Carl Ruck glaubt, dass das Bilsenkraut unter diesem Namen der Großen Göttin Deo – Demeter – Persephone heilig war, denn deren heiliges Tier war die Sau, das »Mutterschwein« (RUCK 1995: 141*). Leitet sich die Redewendung »Schwein gehabt« davon ab, dass man von *hyoskyamos* kosten durfte?

Man nennt Bilsenkraut auch »Bohnen des Arkadischen Schweines« – eine Anspielung auf die Geschichte, nach der Herakles einen arkadischen Eber tötete. Nach anderen Überlieferungen hat Herakles das aus dem Geifer des »Höllenhunds« Kerberos entstandene Bilsenkraut aus der Unterwelt mitgebracht und den Menschen geschenkt.

Schweine sind offensichtlich gegen die Giftwirkung des Bilsenkrauts immun (MORTON 1977: 305*) und scheinen die berauschende Wirkung sogar zu genießen. Vielleicht auch daher der antike Name »Saubohne« – die Saubohne als Aphrodisiakum für Schweine. Ansonsten ist das Kraut ist für weidendes Vieh, **Hirsche, Fische** und viele **Vögel** giftig.

Die Christen verteufelten die Pflanze, sie nannten sie sogar »Teufelsauge« (MÜLLER-EBELING 1991). In der frühen Neuzeit war das Bilsenkraut in Europa allgemein mit Hexerei und Zauberei, vor allem mit dem Orakelwesen und dem Liebeszauber verbunden. So heißt es bei LONICERUS: »Die alten Weiber brauchen diß Kraut zu Zaubereyen, sy sagen, wer die wurtzel bei sich trägt, soll unverwundbar bleiben.«

Zur Zeit der Hexenverfolgung wurde den als Hexen angeklagten weisen Frauen oft der Gebrauch von Bilsenkraut als Wahrsagemittel oder Aphrodisiakum vorgeworfen: »Die Hexen tranken den Absud vom Bilsenkraut und hatten jene

135 Dieser Name wird auch für den **Stechapfel** (*Datura stramonium*) benutzt.
136 GUY DE CHAULIAC hat bereits im 14. Jahrhundert die narkotische Inhalation für medizinische Zwecke beschrieben. Ähnlich wird eine Räucherung in den *Märchen aus Tausendundeiner Nacht* dargestellt (HOCKING 1947: 313, 314). Geräuchert wurde aber meist für magische Zwecke. Schon ALBERTUS MAGNUS berichtet in seiner Schrift *De Vegetabilibus* (6,362f.), dass das Bilsenkraut von Nekromanten (Totenbeschwörern) dazu benutzt wird, die Seelen Verstorbener und Dämonen herbeizurufen.

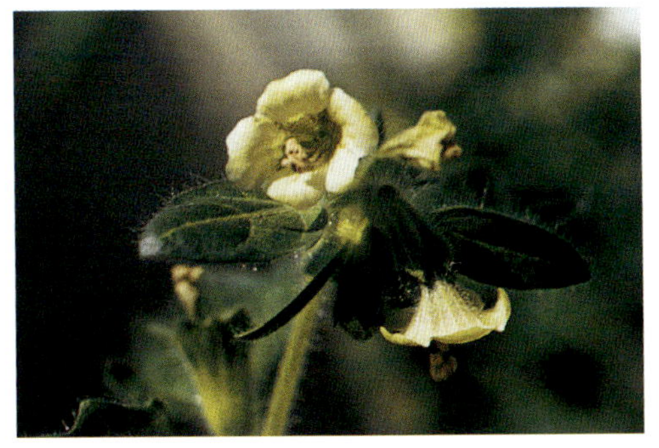

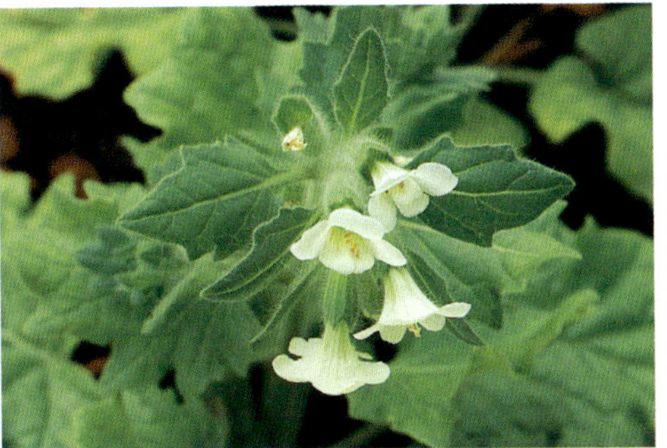

Das Weisse Bilsenkraut (*Hyoscyamus albus*) wurde in England *devil's eye*, »Teufelsauge«, genannt und als Hexenpflanze gefürchtet. (Hamburg, Deutschland, 6/1990)

Der Blütenstand des Ägyptischen Bilsenkrauts (*Hyoscyamus muticus*).

Träume, für die sie gefoltert und hingerichtet wurden. Auch zur **Hexensalbe** ward es verwendet, und man benützte es zum Wettermachen und zum Geisterbeschwören. Gab es eine große Dürre, so tauchte man einen Bilsenstengel in eine Quelle und besprengte damit den sonnenglühenden Sand« (PERGER 1864: 181*). In einem pommerschen Hexenprozess aus dem Jahre 1538 »bekennt eine Hexe«, dass sie einem Mann Bilsenkrautsamen gegeben habe, damit er »toll« (= geil) herumgelaufen sei. In einer Prozessakte der Inquisition »gibt eine Hexe zu«, dass sie einmal Bilsenkraut zwischen zwei Liebende gestreut und dazu folgenden Zauberspruch rezitiert habe: »Hier säe ich wilde Saat, dazu gab der Teufel den Rat, dass sie so lange sich hassen und meiden, bis man diese Saat tut scheiden« (MARZELL 1922: 169*).

Man glaubte auch, dass der Bilsenkrautrauch unsichtbar machen könne, und rauchte die Blätter in einer Pfeife (HINRICHSEN 1994: 107).

Keltische und germanische Traditionen

Für die keltischen Gebiete ist der Name *Belinuntia*, »Kraut des Sonnengottes Bel«, überliefert. Der Name geht auf Indogermanisch **bhelena*[137] zurück und soll ursprünglich »**Tollkraut**« bedeutet haben. Urgermanisch scheint *bil* so viel wie »Vision, Halluzination« oder »magische Kraft, Wunderkraft« bedeutet zu haben. Es gibt eine Göttin (Asin), die Bil hieß; ihr Name bedeutet »Augenblick« oder »Ermattung«. Sie wird als Bildnis im Mond oder als eine der Mondphasen gedeutet. Sie ist die »Bilsenfee« oder eine »Göttin des Bilsenkrauts« und war auch eine Göttin des Regenbogens: *Bilröst* ist der Name der Regenbogenbrücke, die nach Asgard führt. *Bil* wird auch als ursprüngliches Wort für »Himmelsbrücke« angenommen.

Die Gallier vergifteten ihre Wurfspieße mit Bilsensud. Doch auch die heilenden Eigenschaften des Krauts wurden schon in den frühesten angelsächsischen Arzneibüchern angeführt. Berühmt war das Bilsenkraut als stark wirkende **Bier**würze (MARZELL 1922: 170*). Die alten Germanen brauten ihr **Bier** mit einem Zusatz von Bilsenkraut (*pilsener krut* für *pilsener* Bier). Dieser Gebrauch wurde mit dem »Deutschen Reinheitsgebot« von 1516, dem ersten deutschen Drogengesetz, verboten (KOTSCHENREUTHER 1978: 83*, RÄTSCH 1996 und 1996: 134ff.*).

Bilsenkraut war offensichtlich eine der wichtigsten Ritualpflanzen der Wikinger. Man fand Hunderte von Bilsenkrautsamen in Wikingergräbern aus der Eisenzeit. Berühmt wurde das Grab einer Frau aus Fyrkat in Dänemark. Sie erhielt als wichtigste Grabbeigabe einen Lederbeutel, gefüllt mit unzähligen Bilsensamen (ROBINSON 1994: 544, 547*).

Ethnohistorischer und medizinischer Gebrauch

Der antike Gebrauch des Bilsenkrauts hat sich bis heute auf Zypern und in Nordafrika, besonders in Marokko und Ägypten erhalten. Dort wird Bilsenkraut, oft mit **Spanischen Fliegen** (Canthariden; *Lytta versicatoria*) vermischt, gegen Erkrankungen der weiblichen Geschlechtsorgane verwendet, aber auch als Schmerzmittel, Aphrodisiakum und Rauschmittel (dann mit Haschisch versetzt; vgl. **Hanf;** VENZLAFF 1977*). Die Araber würzen ihren **Kaffee** gerne mit zerquetschten Bilsenkrautsamen.

Auf einem griechischen Papyrus aus dem ägyptischen Arsinoites (3. Jh. v. u. Z.) erscheint ein interessantes Rezept, leider ohne Anwendungsangabe: »Für das Pflaster mischte er zusammen drei Teile weißen Gummis, ein Teil (Kupfer-)Oxyd, ein halbes Teil gebrannten **Kupfer**s, gleichviel Bilsenkrautsaft (*Hyoscyamus niger*) wie Kupfer. Diese (Dinge) glatt rühren und in Wasser auflösen, anwenden« (zit. nach HENGSTL et al. 1978: 272*).

Der älteste ethnohistorische Beleg für die Verwendung des Bilsenkrauts als germanische Zauberpflanze mit erotischer Komponente befindet sich im 19. Buch der Sammlung kirchlicher Dekrete (»Deutsches Bußbuch«) des Bischofs

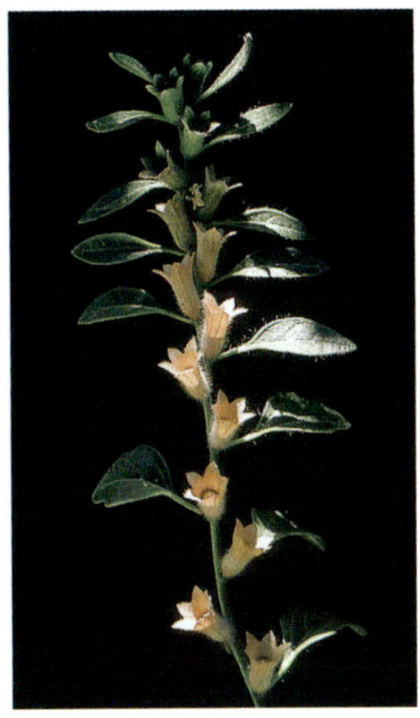

Das blühende Ägyptische Bilsenkraut (*Hyoscyamus muticus*). Dieses Bilsenkraut ist am Mittelmeer, vor allem in Nordafrika, häufig.

137 * vor dem Begriff bedeutet üblicherweise, dass es sich bei dem Begriff um die akzeptierte Rekonstruktion des indogermanischen Wortes handelt.

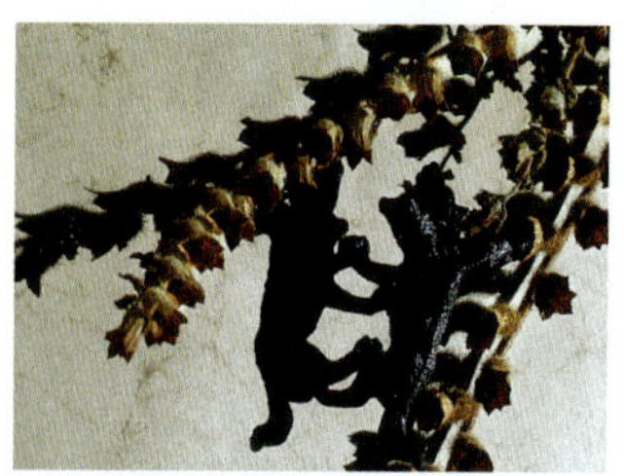

In der Antike glaubte man, dass das Bilsenkraut aus dem Geifer des Kerberos, des dreiköpfigen »Höllenhundes«, entstanden sei, als dieser von Herakles aus der Unterwelt auf die Erde gezerrt worden war.

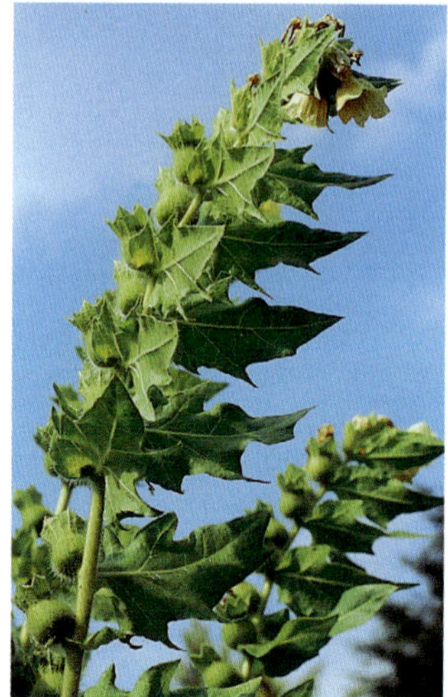

Die rein gelb blühende Varietät des Schwarzen Bilsenkrauts (*Hyoscyamus niger* var. *agrestis*) ist sehr selten. (Hamburg, Deutschland, 6/1995)

Burchard von Worms (gest. 1025). In einer Beichtfrage wird (erstaunlich detailliert) folgendes Ritual dargestellt: »Tatest du, was gewisse Frauen zu tun pflegen? Wenn sie Regen benötigen und keinen haben, sammeln sie mehrere Mädchen und erwählen sich daraus eine kleine Jungfrau gewissermaßen zur Anführerin. Sie entblößen sie und führen die so Entblößte außerhalb der Siedlung an einen Ort, wo sie *Hyoscyamus* finden, was auf deutsch Bilse heißt. Sie lassen sie dieses Kraut mit dem kleinen Finger der rechten Hand ausreißen und das entwurzelte Kraut an der kleinen Zehe des rechten Fußes mit irgendeinem Band befestigen. Dann führen die Mädchen, von denen jedes eine Rute in Händen hält, die besagte Jungfrau, die das Kraut hinter sich herzieht, in den nächsten Fluss, und mit eben den Ruten bespritzen sie die Jungfrau mit Flusswasser, und so hoffen sie, mit ihren Zaubereien Regen zu erhalten. Dann führen sie die besagte Jungfrau, nackt, wie sie ist, und die Füße nach Art des Krebses aufsetzend und bewegend, an den Händen vom Fluss zur Siedlung zurück. Wenn du das getan oder zu tun zugestimmt hast ...« (zitiert nach HASENFRATZ 1992: 87*).[138]

Das Bilsenkraut stand also in Beziehung zum germanischen Wetter- und Gewittergott Donar. Die Römer assoziierten es mit ihrem Gott Jupiter, den sie mit dem germanischen Donnergott gleichsetzten (vgl. **Donnerkeile**). In der Schweiz findet sich heute noch der volkstümliche Name *Jupitersbon*, »Bohne des Jupiter«.[139] Der germanische Donnergott war der trinkfreudigste und trinkfesteste unter den Göttern. Ihm waren darum die stark berauschenden Bockbiere geweiht. Das **Bier** für den Gewittergott wurde mit Bilsenkraut gebraut.[140] Die Germanen hatten wegen der großen Nachfrage nach dem in Deutschland und Nordeuropa seltenen Bilsenkraut eigens dafür Bilsengärten angelegt, die unter dem Schutz des Wotan/Odin, des Vaters des Donnergottes, standen und als Heiläcker galten.

Wenn eine Pflanze zu den echten Bestandteilen der **Hexensalbe** gehörte, dann war es das Bilsenkraut (vgl. MARZELL 1922: 168*): »Das Bilsenkrautgift wirkte rasch, da es von der Haut aufgenommen wird. Und noch etwas. Außerordentlich rasch und intensiv wirkte es bei der Aufnahme über Schleimhäute. Da man aber auch die Besenstiele mit dem Bilsenkraut einrieb, auf ihnen ritt und zwar Frauen und Männer entblößt, war die Wirkung enorm. Bei den Frauen war die Wirkung wesentlich stärker und schneller, weil die Schleimhäute von After und Scheide bei wilden Bewegungen auf dem Besenstiel mit der Hexensalbe in Berührung kamen und sofort wirkten« (HUG 1993: 140). Als aphrodisische Rauchmischung wird ein Rezept aus Bilsenkrautblättern, Fliegenpilzhäuten und Hanfblüten genannt.

Das in der Apotheke erhältliche Bilsenkrautöl (»grünes Binsenöl«) kann bei rheumatischen Beschwerden auf die entsprechenden Hautpartien gerieben, bei erotischen Massagen und auch als Gleitmittel verwendet werden.

Hyoscyamus wird in der Homöopathie unter anderem bei Hysterie, Folgen von Liebesdramen, Delirium tremens, Nymphomanie, Verfolgungswahn, Neurosen, Psychosen und Krämpfen verwendet (vgl. **Homöopathika**). Die homöopathische Urtinktur enthält mindestens 0,007 bis höchstens 0,01% Alkaloide, berechnet als Hyoscyamin.

Inhaltsstoffe

Bilsenkraut enthält in allen Pflanzenteilen hochwirksame Alkaloide, die je nach Dosis aphrodisisch, berauschend, aber auch tödlich giftig sein können! Der Gebrauch von Bilsenkraut ist nicht ungefährlich. Die sicherste Methode, Bilsenkraut zu sich zu nehmen, ist das Rauchen der getrockneten Blätter.

In den Blättern beziehungsweise im Kraut sind 0,03 bis 0,28% Tropanalkaloide enthalten. Die Hauptalkaloide S-(–)-Hyoscyamin (beziehungsweise **Atropin**, das beim Trocknen entsteht) und S-(–)-Scopolamin liegen im Verhältnis 2 : 1 bis etwa 1 : 1 vor. Daneben kommen in Spuren Aposcopolamin, Norscopolamin, Littorin, Tropin, Cuskhygrin, Tigloidin und Tigloyloxytropan. Außerdem kommen Flavonoide (Rutin) und **Cumarin**derivate vor (LINDEQUIST 1993).

Antidot bei Bilsenkrautüberdosierung

»Wer zu viel Bilsen gegessen hätte/ der nehme **Honig**wasser und Eselsmilch/ es schadet ihm nit: Dann sie tötet fast alles Giefft/ vornehmlich was von Bilsen (...) und dergleichen Kräutern herkompt/ und gessen/ oder versucht wird« (GESNER 1669: 96*).

---

138 Ein ähnliches Ritual, aber mit der **Alraune** *(Mandragora officinarum)* anstatt des Bilsenkrauts hat sich bis ins 20. Jahrhundert in Rumänien gehalten.

139 Ernest SCHOEN, *Nomina popularia plantarum medicinalium*, Zürich, Galenica, 1963, S. 36.

140 Unser modernes, stark gehopftes Bier »Pilsner« hat seinen Namen vom Bilsenkraut, das dem echten oder ursprünglichen »Pilsener Bier« seinen Namen verlieh. In der Schweiz lebt der alte Name *pilsener krut* in der Bezeichnung *Pilsenkraut* fort.

Wirkung

Die parasympathikolytische Wirkung der Drogen und Zubereitungen aus dem Schwarzen Bilsenkraut geht auf die Hauptalkaloide Hyoscyamin (beziehungsweise **Atropin**) und Scopolamin zurück. Charakteristisch ist die periphere Dämpfung bei gleichzeitiger zentraler Stimulierung. Die Hauptwirkung hält 3 bis 4 Stunden an. Halluzinogene Nachwirkungen können bis zu drei Tage dauern. Die Alkaloide gelangen über das Blut in die Plazenta und sind schon in der Muttermilch nachgewiesen worden (LINDEQUIST 1993: 469).

Zu den unangenehmen Nebenwirkungen gehören starke Mundtrockenheit, Bewegungsstörungen und Weitsichtigkeit. Bei Überdosierungen kommt es zu Delirien, Koma, Atemlähmung und Tod. Tödliche Vergiftungen sind in der toxikologischen Literatur allerdings selten nachgewiesen (LINDEQUIST 1993: 470), weshalb auch eine tatsächlich tödlich wirkende Dosierung nicht genau bekannt ist.[141]

In geringer Dosis (0,5–1 Liter) berauscht ein mit Bilsenkraut gebrautes Bier; in mittleren Dosen (1–1,5 Liter) aphrodisiert es (Bilsenkrautbier ist das einzige Getränk, von dem man durstiger wird, je mehr man davon trinkt!). In höheren Dosen (ab 2–3 Liter) kommt es zu deliranten, »verblödeten« Zuständen, Verwirrung, Gedächtnisstörungen[142], mit »tollen«, unsinnig erscheinenden Verhaltensweisen.

Im ganzen Kraut – besonders in den winzigen Samen und in der Wurzel aller drei Bilsenkrautarten – sind die stark psychoaktiven Tropanalkaloide Hyoscyamin, Scopolamin und einige Nebenalkaloide enthalten (vgl. **Alraune, Engelstrompete, Goldkelch, Stechapfel, Tollkirsche, Toloache**).

Warnung

Hohe Dosen können Tod durch Atemlähmung bewirken. Der isolierte Hauptwirkstoff, das Scopolamin, wird in der Psychiatrie als »chemische Zwangsjacke« zur Beruhigung von Tobsüchtigen injiziert. Es hat stark muskelerschlaffende Eigenschaften (ROTH et al. 1994: 414*).

Wenn man Bilsenkrautzubereitungen innerlich nimmt, sollte man mit *sehr* geringen Dosen beginnen und sich langsam an die individuell richtige Dosis herantasten. Überdosierungen führen zu sehr unangenehmen wahren Halluzinationen, die als solche nicht mehr erkannt werden können.

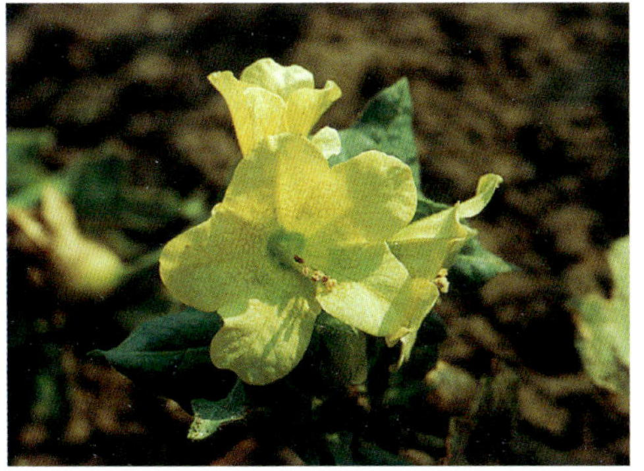

Bilsenkrautblüte. Die Pflanze heißt auf Nepali *khursani ajavan*, »der am stärksten erhitzende Chilipfeffer«. Damit wird natürlich auf die psychoaktive Wirkung, die extrem halluzinogen, aber auch angenehm aphrodisisch sein kann, angespielt. Erstaunlich ist hierbei die volkstaxonomische Zuordnung von zwei Nachtschattengewächsen.

Bezugsquellen

Das Bilsenkraut steht unter Naturschutz und ist in der Roten Liste der gefährdeten Pflanzen verzeichnet. Das Kraut ist apotheken- und verschreibungspflichtig. Bilsenkrautöl ist frei verkäuflich (auch in Drogerien). Bei homöopathischen Zubereitungen bestehen unterschiedliche Vorschriften (LINDEQUIST 1993: 471). Pflanzen führt die Staudengärtnerei Gaissmayer®; Samen sind erhältlich bei Elixier®.

Literatur

GOODMAN, Steven M. und Joseph J. HOBBS
1988 »The Ethnobotany of the Egyptian Eastern Desert: A Comparison of Common Plant Usage Between Two Culturally Distinct Bedouin Groups«, *Journal of Ethnopharmacology* 23: 73–89.

HINRICHSEN, Torkild
1994 *Erzgebirge: »Der Duft des Himmels«*, Hamburg: Altonaer Museum.

HOCKING, George M.
1947 »Henbane: Healing Herb of Hercules and Apollo«, *Economic Botany* 1: 306–316.

HOOPS, Johannes
1973 »Bilsenkraut«, in: *Reallexikon der germanischen Altertumskunde*, Bd. 1: 284.

HUG, Ernst
1993 *Wolfzahn, Bilsenkraut und Dachsschmalz: Rückblick in ein Schwarzwalddorf*, St. Märgen: Selbstverlag Ernst Hug.

KLEIN, G.
1907 »Historisches zum Gebrauche des Bilsenkrautextraktes als Narkotikum«, *Münchener medizinische Wochenschrift* 22: 1088–1089.

LINDEQUIST, Ulrike
1993 »Hyoscyamus«, in: *Hagers Handbuch der pharmazeutischen Praxis* (5. Aufl.), Berlin: Springer, Bd. 5: 460–474.

LU An-ming und Zhang ZHI-YU
1986 »Studies of the Subtribe Hyoscyaminae in China«, in: William G. D'ARCY (Hg.), *Solanaceae: Biology and Systematics*, New York: Columbia University Press, S. 56–78.

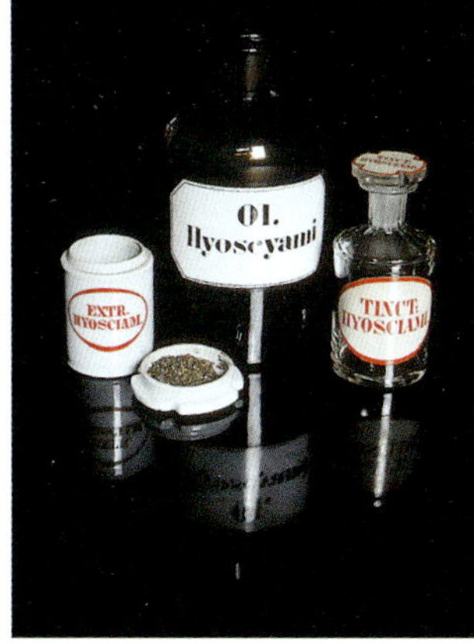

Bilsenkrautprodukte in der Apotheke: Bilsenkrautextrakt, Bilsenkrautöl und Bilsenkrauttinktur.

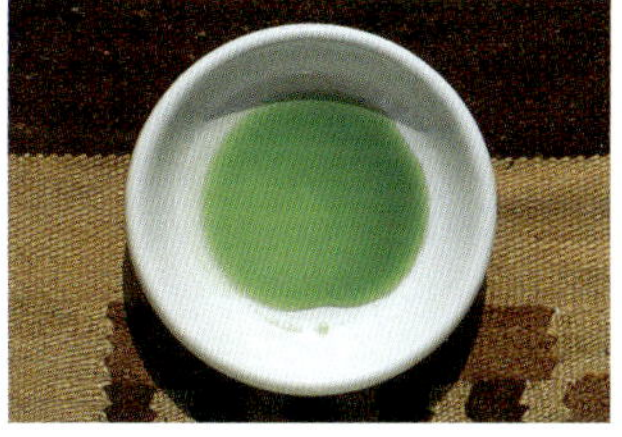

Das Bilsenkrautöl ist grün wie die Hexensalben. Es wird als aphrodisisches Massageöl und Gleitmittel benutzt.

141 Im Gegensatz zur wissenschaftlichen Quellenlage bieten (sensationelle) Medienberichte einen anderen Eindruck. Ohne auf nähere Begleitumstände (wie z. B. die Beteiligung von Alkohol, Tabletten) einzugehen, machen Journalisten gerne einzig das »Teufelskraut« für Vergiftungen und Todesfälle verantwortlich.

142 Der »Vergessenheitstrank«, den Gudrun dem Sigurd reicht (Völsungen Saga), wurde mehrfach als Bilsenkrautgebräu gedeutet.

»Nun entspricht die im Altertum wohl bekannte Wirkung des Bilsenkrautes dem, was wir von der dionysischen Besessenheit wissen. Das Bilsenkraut verursacht Delirien, die mit Visionen und Halluzinationen durchsetzt sind und sich bis zu heftigen Wahnsinnsanfällen steigern können; anschließend stellt sich ein unwiderstehliches Schlafbedürfnis ein, das zu sehr tiefem Schlummer führt.« (BRAUSE 1990: 108*)

MAKINO, T.
1921 »*Hyoscyamus niger* Linn. var. *chinensis* Makino (Solanaceae)«, *Journal of Japanese Botany* 2(5): 1 (auf Japanisch).

MISRA, H. O., J. R. SHARMA und R. K. LAL
1992 »Inheritance of Biomass Yield and Tropane Alkaloid Content in *Hyoscyamus muticus*«, *Planta Medica* 58: 81–83.

MÜLLER-EBELING, Claudia
1991 »Wolf und Bilsenkraut, Himmel und Hölle: Ein Beitrag zur Dämonisierung der Natur«, in: Susanne G. SEILER (Hg.), *Gaia – Das Erwachen der Göttin*, Braunschweig, Aurum, S. 163–182.

VANHALA, L., R. HILTUNEN und K.-M. OKSMAN-CALDENTEY
1991 »Virulence of Different *Agrobacterium* Strains on *Hyoscyamus muticus*«, *Planta Medica* 57, Suppl. 2: A 109–A 110.

RÄTSCH, Christian
1987 »Der Rauch von Delphi: Eine ethnopharmakologische Annäherung«, *Curare* 10(4): 215–228.
1996 »Vom Bilsenkraut zum Pils«, *Natürlich* 16 (7–8): 50–53.

SCHIERING, Walther
1927 »Bilsenkraut: Eine okkultistisch-kulturgeschichtliche Betrachtung«, *Zentralblatt für Okkultismus*, Leipzig, S. 23–31 (Reprint in BAUEREISS 1995: 81–91*).

SIMEK, Rudolf
1984 *Lexikon der germanischen Mythologie*, Stuttgart: Kröner.

STORL, Wolf-Dieter
2000 *Götterpflanze Bilsenkraut*, Solothurn: Nachtschatten Verlag.

»Die Birnen der Aphrodite oder Venus: Der Birnbaum ist einer der ältesten Bewohner der Gärten (...) die Früchte sind der Aphrodite gewidmet, und Columnella führet eine eigene Sorte derselben auf, die er Pira Venerea oder Venus-Birnen nennt.« (DIERBACH 1833: 100*)

Birne

Pyrus communis L., Rosaceae (Rosengewächse)
syn. *Pyrus domestica* MEDIK. non (L.) SM.

Andere Namen

Apios (altgriech.), Pear (engl.), Pirum (lat.), Pirus, Poire (frz.)

Die Birne gilt aus mythischen und aus visuellen Gründen, da die bauchige Frucht der weiblichen Gestalt ähnelt, als Liebesmittel.

Die aus Kleinasien (Persien) stammende Birne war bei den Griechen ein wichtiger Obstbaum. Er wird erstmals bei HOMER und THEOPHRAST erwähnt. In Ägypten war er kaum bekannt (GERMER 1985*). COLUMELLA nennt eine Birnensorte, *Pira venerea*, »Venus-Birne«, die in der heutigen Liebes-Birne fortlebt. Die Birne war ein erotisches Symbol:

»Jeder nach eigenem Triebe bedacht auf Leben und Wohlsein.
Und in den Wäldern vereinte die Körper
der Liebenden Venus,
Sei's dass das Weib sich verband aus wechselseitiger Neigung,
Oder dass trotzige Kraft und rasende Wollust [Libido] des Mannes
Oder ein Kaufpreis zwang, wie **Eicheln**
und Beeren und Birnen.«
(LUKREZ, *Von der Natur* V, 961–966)

Wie andere **Früchte** war die Birne ein ambivalentes Symbol. Zum einen stand sie – wie **Apfel** und **Quitte** – der Aphrodite oder Venus und der körperlichen Liebe nahe, zum anderen war sie den keuschen und ehehütenden Göttinnen heilig. In Griechenland waren Birnbäume der Hera geweiht, die auch als Hera Apia, von *apios*, »Birnbaum«, angerufen wurde. Die Kultfiguren der Göttin waren vorzugsweise aus Birnbaumholz geschnitzt. Berühmt war das Standbild der Göttin im Heraion von Mykene, einem ihrer ältesten Heiligtümer (CLEMENS VON ALEXANDRIA, *Mahnrede an die Heiden* IV 47, 5). Auch das erste Standbild der Juno wurde von Pirosus aus Birnbaumholz geschnitzt (BROSSE 1990: 251*). Nach PALLADIUS (*Opus agriculturae*, 4. Jh. u. Z.) wurde aus Birnen ein *Liquidamen Castimoniale*, ein »Keuschheitstrank«, bereitet (vgl. **Keuschlamm**). Er wurde durch Lagerung von gärenden, mit Salz zerquetschten Birnen gewonnen, die mit etwas Rotwein aufgegossen wurden (DIERBACH 1833: 100f.*).

Inhaltsstoffe

Birnen enthalten wertvolle Mineralstoffe und Vitamine (Karotin, Thiamin, Riboflavin, Niacin). Reife Birnen sind leicht verdaulich und fördern die Darmbewegungen. Deshalb sollten sie bei Darmträgheit vermehrt gegessen werden (UDAPA und TRIPATHI 1983*).

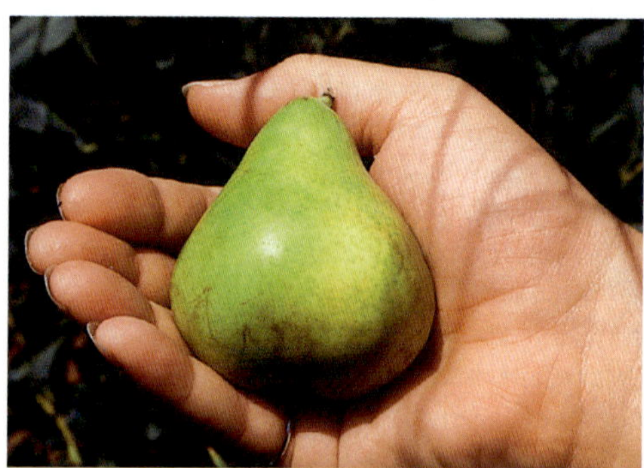

Die Birnenfrucht liegt wie ein Hodensack in der Hand. (Foto: cme, Naxos, 2002)

Blut

Andere Namen

Blod, Blood (engl.), K'ik' (Lakandon), Ketschup (vulg.), Lebenssaft, Sang (frz.), Sangre (span.), Sangue (ital.), Sanguinis (lat.), Roter Saft

Blut erregt von alters her die Gemüter; nicht nur, aber auch in erotischer Hinsicht. Der Eintrag »Blut« im Lexikon der Liebesmittel ist nicht pharmakologisch, sondern mystisch-symbolisch begründet.

Blut, »der ganz besondere Saft«, wirkt auf die meisten wohl kaum erotisch anregend. Eher gruselig, abstoßend. Viele, vor allem Frauen »können kein Blut sehen«. Umso mehr fühlen sich manche Männer (und solche, die es werden wollen) angesichts blutiger Wunden herausgefordert, dem schwachen Geschlecht ihre hilfreiche Schulter zu bieten. Medizinstudenten beiderlei Geschlechts müssen trainieren, seinem Anblick standzuhalten, ohne in Ohnmacht zu fallen.

Der Umgang mit Blut und die Reaktion auf seinen Anblick spielt eine wesentliche, geschlechtsspezifische Rolle (Devereux 1976). Ein Mann, der beim Anblick von Blut die Flucht ergreift, ist kein Jäger, sondern eine Memme. Bei Naturvölkern war (und ist) die Schmerz- oder Blutprobe daher wichtiger Bestandteil von Initiationsriten, Mannbarkeitsritualen und Visionssuchen (Sun Dance der Lakotaindianer; vgl. Baumann 1978). In diesen (hin und wieder homoerotischen Kontext) gehört auch das Ritual der Blutsbrüderschaft.

Blut als Lebenssaft

Der rote »Lebenssaft« entscheidet über Leben und Tod. Wer errötet, sei es vor Scham oder Erregung, wirkt lebendig, verführerisch, erotisiert und erotisierend. Eine gute, rosige Durchblutung der Haut zeugt von strotzender Gesundheit und erotischer Bereitschaft. Die rote Farbe des Blutes ist erotisch verknüpft mit einem feurigen Temperament, mit Lebenslust und Vitalität. Eine feurige Person entfacht das Feuer der Liebe. Wer »Feuer im (oder unter dem) Hintern« hat, verspricht sinnlich gepfeffertes Vergnügen.

Wer blutleer, blass und farblos ist, mit tiefen Augenhöhlen und eingefallenen Wangen, erscheint dagegen krank, todgeweiht, verhärmt und ziemlich unerotisch. Auch beim zweifelhaften Revival satanistischer Zirkel und Umtriebe spielen Blut, Todessehnsucht, und Sadismus in Verbindung mit lebensentscheidender Macht über andere (d. h. Opfer) eine wichtige Rolle. Ebenso wichtig ist Blut für Voodoorituale, die oft erotischem Begehren dienen.

Blut im Vampirismus

Dennoch spielt Blut im erotischen Kontext bis heute eine wichtige Rolle. Man denke zum Beispiel an den stilbildenden Einfluss der *Dracula*-Vorlage von Bram Stoker, die in Romanen, Groschenheften, Boulevardzeitschriften und vor allem Filmen den erotischen Biss des Vampirs in die Halsschlagader hingebungsvoll dargebotener Jungmädchenhälse unendlich variierte. Laut dem Bericht einer New Yorker Bestsellerautorin soll es sogar zur Wende zum neuen Jahrtausend in Manhattan praktizierende Vampire geben (Ramsland 1999)[143]! Immer wieder wurden die blutsaugenden Herren der Nacht (weniger Damen) verführerisch und zerstörerisch zugleich dargestellt. Blut ist mit (tödlicher) Sicherheit ein starkes Aphrodisiakum für Vampire.

Als blutsaugerischer Vampir (daher der Begriff Vamp) erschien die »allzeit bereite« Frau Dichtern und Malern der Wende vom 18. zum 19. Jahrhundert. Eindrückliche Bilder zum Thema hinterließen etwa der französische Maler Gustave Moreau (1826–1898, diverse Gemälde zum Thema Sphinx wie auch zum Tanz der Salome, die von ihrem Stiefvater als Lohn den Kopf von Johannes dem Täufer einforderte) und der Norweger Edvard Munch (1863–1944, *Vampir*, Oslo Munch-Museet, um 1893).

Menstruationsblut

Ebenso ist die erste Menstruation junger Mädchen kultisch-rituell eingebettet. Mit der regelmäßig wiederkehrenden Periode sind bestimmte Auflagen (z. B. der Aufenthalt in einer speziellen abgelegenen Hütte), Verhaltensregeln (Frauen, die menstruieren, dürfen keine hinduistischen Tempel oder sonstigen Kultstätten besuchen) oder kulturspezifische Vorstellungen verbunden, wie zum Beispiel die, zu dieser Zeit »unrein« zu sein. Noch heute dürfen Frauen und Mädchen der Newari (Nepal) während der Periode die Küche nicht betreten und keine Gegenstände des alltäglichen gemeinsamen Gebrauches berühren. Das grenzt sie aber keineswegs

»Die Verbindung von Dämonie und Sexus ist alt.« (Borrmann 1998: 218)

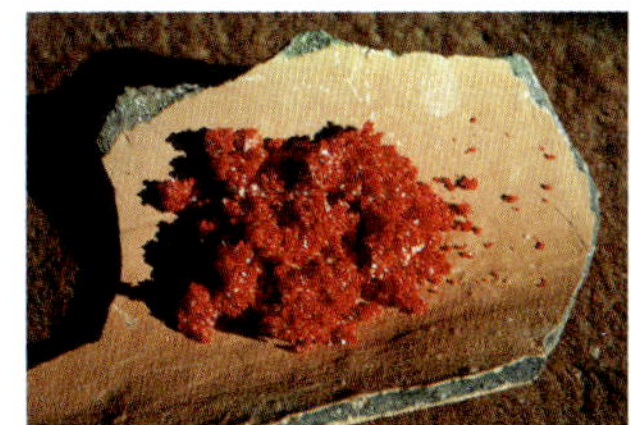

Zermahlener Mais mit Menstruationsblut getränkt – ein mexikanischer Liebeszauber. (Mexiko, 1984)

143 Zitat aus dem Klappentext: »New York, Sommer 1996: Auf rätselhafte Weise verschwindet die Journalistin Susan Walsh, die an einer Reportage über die Vampirszene von Manhattan arbeitet. Ihre Spur verliert sich im Dunkel des New Yorker Underground ... Die Psychologin und Bestsellerautorin Katherine Ramsland, bekannt geworden durch zahlreiche Publikationen über Vampire und die ›Blutsauger-Chroniken‹ von Anne Rice (Gespräch mit einem Vampir), nimmt die Fährte auf und stößt bei ihren Nachforschungen immer tiefer in ein finsteres Labyrinth ganz spezieller Art vor: die todes- und blutverliebte Szene der Sadomasochisten, Gothics und Nosferatu-Jünger ... sowie vorgeblich echter Vampire, die seit einigen Jahren vermehrt die amerikanische Subkultur bevölkern.«

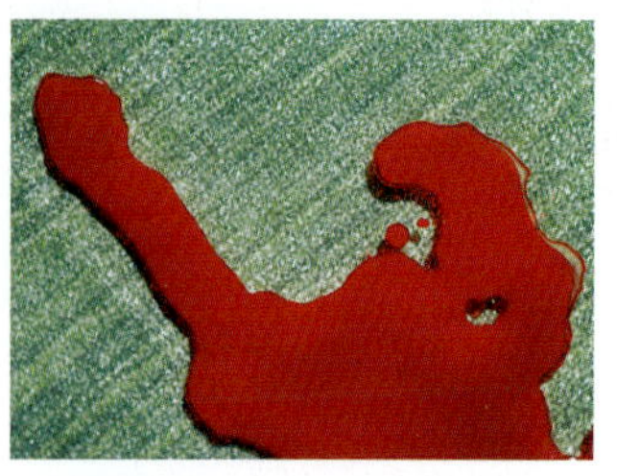

Das menschliche Menstruationsblut, der »Rote Drache«, ist ein weltweit bekanntes Aphrodisiakum und Ingredienz von Liebestränken.

aus, wie westliche Menschen annehmen würden, sondern verschafft den Frauen eine kulturell akzeptierte und sogar eingeforderte Ruhepause und Schonzeit, während der keinerlei Ansprüche an sie gestellt werden.

Menstruationsblut fehlt als wesentlicher Bestandteil in kaum einem Rezept für Liebestränke der frühen Neuzeit.

Dem Menstruationsblut begegnen Männer in praktisch allen Kulturen mit Angst oder Scheu. Diese Scheu gehört keineswegs in eine archaische Vergangenheit, sie spielt auch in Industriegesellschaften eine wesentliche Rolle. So verwendet die Werbung, um die Saugkraft ihrer Produkte zu demonstrieren, für Tampons und Binden keine rote, sondern eine weniger verfängliche absurd blaue Flüssigkeit.

»Wenn die Regel gleichzeitig mit einer Mond- oder Sonnenfinsternis eintritt, gebe es kein Mittel gegen ihre Stärke, nicht weniger auch bei Neumond, und für Männer sei sie beim Beischlaf dann verderblich und schädlich (...) Wenn aber zu einer anderen Zeit der Menstruation Frauen entblößt um ein Saatfeld gehen, fielen Raupen und Würmchen, Käfer und anderes Ungeziefer ab; das hat man (...) in Kappadokien wegen der großen Menge an Canthariden [**Spanisch**en **Fliegen**] gefunden; daher gingen die Frauen mit über das Gesäß erhobenen Kleidern mitten durch die Felder (...). Viele glauben allerdings, dass in so einem verderblichen Stoffe auch Heilmittel vorhanden seien.« (Plinius XXVIII, 23)

Das Blut Gottes

Religiös erhöht beweist Blut die Präsenz des Gottes. Beim letzten Abendmahl verwandelte Jesus symbolisch Rotwein zu Blut: »Seht, dieser Wein ist mein Blut!« Die Wundmale des Gekreuzigten bezeugen nicht nur irdische Martern und Qualen, sondern auch göttliche Ekstase. Indem er die Kreuzigungswunden des auferstandenen Herrn berührt, erfährt der »ungläubige Thomas«, einer der Jünger Jesu, die Gottesnatur des Begründers des Christentums. In der wunderbaren Offenbarung sich spontan manifestierender Stigmata nahmen Anhänger Jesu, die als Märtyrer des »rechten Glaubens« von der Kirche posthum zu Heiligen erklärt wurden, wie zum Beispiel der heilige Franziskus, an den Qualen ihres Gottes teil.

Mystisch erotisch verbrämt erscheint auch die Kernaussage der Gralslegende, die in Richard Wagners *Parsifal* (1882) die Opernbühnen der Welt eroberte: »Die Wunde schließt der Speer nur, der sie schlug.« Dabei handelt es sich um ein alchemistisches Verfahren auf erotischer Basis. Die Wunde ist das Symbol der menstruierenden Vulva. Der Speer ist Symbol des Phallus. Das höchste Heil erfährt, wer beides vereint. In dieser erotisch-mystischen Vereinigung spiegelt sich zugleich jugendliche Potenz und Lebenskraft.

Der alchemistische »Rote **Drache**«, vermischt mit dem männlichen Sperma, ergibt einen **Liebestrank**.

Blut als Krankheitsüberträger

Blut, das in den Adern fließt und rote Wangen zaubert, hat mit Lebenskraft und Erotik zu tun. Wenn es den Körper verlässt oder fehlt, ist es mit Krankheit und Tod assoziiert. Ein Bluttest zeugt von der genetischen Abstammung, von der Spur des Verbrechens, wie auch von Entzündungsherden, von Vergiftung und von tödlichen Krankheiten, wie Anämie (wenn die Anzahl der weißen Blutkörperchen gegenüber den roten überwiegt).

Blut hat nicht nur einen erotischen, sondern auch einen dämonischen Charakter, wie das Eingangszitat und der Passus über Vampirismus bezeugen. Diese Dämonisierung des Blutes wird von der Wissenschaft fortgesetzt, wenn Blutgruppen bei Bluttransfusionen, Blutvergiftung, Blutgerinnung oder Erkrankungen des Immunsystems von Blutern und bei Aids eine gefürchtete Rolle spielen.

Inhaltsstoffe

Menstruationsblut enthält viele Stoffe, **Hormone**, wohl auch **Pheromone**.

Literatur

Baumann, Peter

1978 *Reise zum Sonnentanz: Indianer zwischen gestern und morgen*, Frankfurt/M.: Fischer.

Borrmann, Norbert

1998 *Vampirismus oder die Sehnsucht nach Unsterblichkeit*, München: Diederichs.

Devereux, Georges

1976 *Angst und Methode in den Verhaltenswissenschaften*, Frankfurt/M. usw.: Ullstein.

Jänsch, Erwin

2000 *Das Vampir-Lexikon*, München: Knaur.

Karlen, Marie-Therese

1997 »Blutspuren. Das Tabu Menstruation im westlichen Kulturkreis«, *Curare* Sonderband 11/97: 335–340.

Ramsland, Katherine

1999 *Vampire unter uns: Ein Undercoverbericht*, Köln: vgs.

Schneidewind, Friedhelm

1999 *Das Lexikon rund ums Blut: Der rote Lebenssaft in Mystik und Mythologie, Magie und Medizin, Religion und Volksglaube, Legende und Literatur*, Berlin: Lexikon Imprint Verlag.

Blutegel

Hirudo spp., Hirudidae (Egelartige)

Hirudo medicinalis L., Medizinischer Blutegel
Hirudo nipponica WHITMAN, Japanischer Blutegel
Whitmania pigra (WHITMAN), Hirudidae
Whitmania acranulata (WHITMAN)

Andere Namen

Blutsauger, Blutsuger, Didang (chin.), Egel, Hirudines (lat.), Juga (nep.), Leech (engl.), Meeregel, Sanguisugae (lat. »Blutsauger«), Shui zhi (chin.), Suchil (korean.), Sucker (vulg. engl.), Suga (nep.), Suitetsu (jap.)

Magisch-kognitive und symbolische Vorstellungen machten Blutegel in der Vergangenheit zu Liebesmitteln. Da sich die einzelnen Teile eines zerschnittenen Blutegels wieder zu ganzen Blutegeln auswachsen (Vermehrung durch Klone) und weil sie aussehen wie Minipenisse, werden sie in manch altem **Liebeszauber** als Bestandteile erwähnt.

Blutegel teilen die ambivalente Magie des **Blut**es. Als probates medizinisches Mittel zur Blutreinigung haben sie bis heute überlebt. Vorrangig aber erregen sie Ekelgefühle.

Blutegel gehören zu den **Würmer**n. Sie leben im Wasser oder im feuchten Milieu und können bis zu zwei Jahre ohne Nahrung überleben[144]. Wenn sie vollgesaugt sind, wächst ihre Körpergröße auf das Zehn- bis Zwanzigfache an. »Weiter kann man Blutegel mit Öl zerstoßen und sich mit dieser Salbe die Rute einreiben« (HIRSCHFELD und LINSERT 1930: 120*) – die soll sich auch zehn- bis zwanzigmal vergrößern!

Gebrauch

»Von Natur sind sie [die Blutegel] den Wanzen zuwider, und eine Räucherung [**Räucherwerk**] mit Blutegeln tötet sie« (PLINIUS XXXII, 42).

Von manchen Nepali hörten wir, dass sich die gierigen Sauger manchmal so voll saugen, so dass sie platzen und ein Blutbad hinterlassen. Durch den Himalaya geht auch das Gerücht, dass die Nagas, archaische Stammesvölker in Indien, Blutegel auf ihrer ethnischen Speisekarte führen. Sie sammeln blutschwere Egel, zerschneiden die dicken Dinger und kochen daraus eine aphrodisische Suppe: Blutegelsuppe – schwarz-sauer mit Stücken! Fast eine Form von kannibalistischem Vampirismus. Man könnte ja das Blut der Stammesgenossen mitgekocht haben. Bei uns löst diese Vorstellung eher Ekel als sinnliche Vorfreuden aus.

Nepali setzen sich einmal im Jahr absichtlich Blutegel an. Sie sagen, dass sie ihnen ihr eigenes Blut opfern. Die *Jugas*, so wird gesagt, saugen nur das »schlechte Blut« und reinigen den Kreislauf. Eine Blutreinigungskur, wie bei uns im Frühling mit **Kräutertee**.

Die Bergbewohner Nepals nutzen zur Monsunzeit eine ethnopharmakologische Waffe, eine Art chemische Keule, gegen Blutegel. Dazu wird eine Mischung aus **Tabak**, Salz, Timbur (*Zanthoxylum armatum* DC.), Kalk und Asche gemischt. Den Hauptanteil bildet *surti*, der Tabak, der sonst dem Rauch-, Kau- oder Schnupfgenuss dient. Diese Mixtur wird in ein kleines Baumwolltuch gelegt, das kugelförmig an einen handlichen Holzstab geschnürt wird.

In der Schulmedizin, ebenso in den Medizinsystemen des Unani und der traditionellen chinesischen Medizin wird Blutegelextrakt zusammen mit Enzymen gegen Blutverklumpungen (POLONIN und ROBBINS 1992: 56, 107*) eingesetzt. In der traditionellen chinesischen Medizin kombiniert man den Extrakt mit **Kurkuma**, Dang Gui (chin. **Engelwurz**) und **Ginseng**.

Rezept

Didang Tang, »Blutegelsud«
(aus ZHANG ZHONG-JING, *Shanghanlun*; nach LEE und CHOI 1996: 80*)

Man bereite einen Dekokt aus:

10 Stück *Hirudo*, kurz gebacken (Japanischer Blutegel, *Hirudo nipponica*)
10 Stück *Tabanus*, kurz gebacken, ohne Flügel und Beine (Fliegen, vgl. **Insekten**)
10 Stück Semen Persicae, mit Spitze (Avocadosamen; vgl. **Früchte**)
11,25 g Rhizoma et Radix Rhei, gedünstet (Rhabarberwurzelstock; vgl. **Gemüse**)

Inhaltsstoffe

Im getrockneten Blutegel kommt Hirudin und Calin vor (NAMBA 1980 II: 252*, POLONIN und ROBBINS 1992: 107*).

Bezugsquellen

Sterile Blutegel sind über den medizinischen Fachhandel zu bekommen oder man sammelt sie selbst in Tümpeln und Seen.

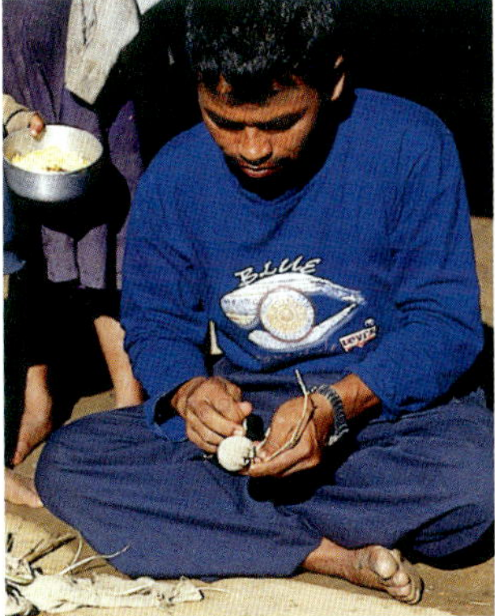

Ein Sherpa stellt aus Tabak, Salz und anderem eine »chemische Keule« gegen Blutegel her.

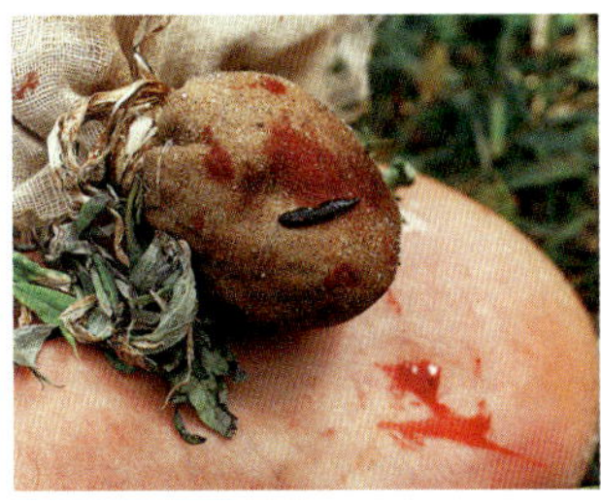

Ein paralysierter Blutegel auf der chemischen Keule, die erfolgreich am Fuß zum Einsatz kam. Daneben etwas Beifußkraut, mit dem man sich ebenfalls zum Schutz vor Blutegelbefall einreiben kann.

»Das **Haar** schwärzen Blutegel (*sanguisugae*), nachdem sie in dunklem **Wein** 40 Tage gänzlich verfault sind.« (PLINIUS XXXII, 23)

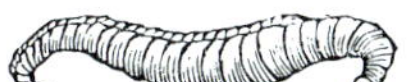

»Meeregel« (*Hirudo marina*). So hießen früher die im Wasser lebenden Blutegel, die medizinisch benutzt wurden. (Holzschnitt aus GESNER 1669*)

144 Das überprüfte ich selbst als Kind experimentell. (CR)

»Eine Bocksgeilheit steckte in dem Kerl, falls es nichts noch Geileres und Stinkenderes geben sollte als einen Bock.« (Francesco PETRARCA, *Der Lustgreis*)

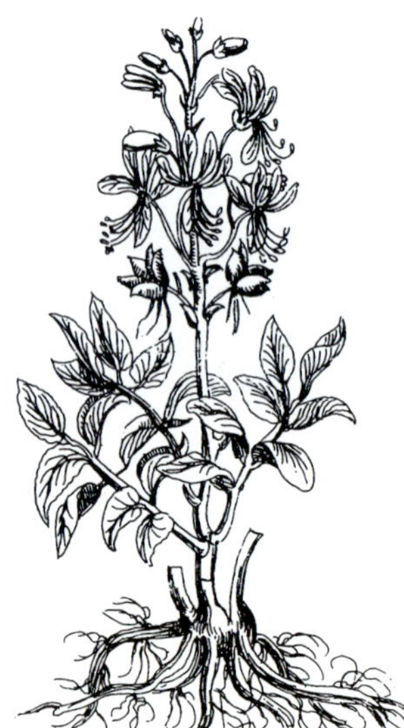

Das Bockskraut (*Tragium*). (Kupferstich aus DIOSKURIDES 1610: 270*)

»Sodomie, wo man hinsieht: in der Kunst, in der Wissenschaft, in der Geschichte, in unseren Träumen – aber der Blick wird abgewandt, das Gekicher unterdrückt.« (DEKKERS 1994: 11*)

Bock

Andere Namen

Tragos (griech.)

In den *Homerischen Hymnen* wird Dionysos auch als »Bocksgestaltiger« angerufen, also mit dem Namen, der eigentlich zu Pan gehört (vgl. **Seerose**). Der erotische Kult um Pan, ursprünglich ein Gott der Ziegenhirten in Arkadien, wurde mit den ekstatischen Dionysien verschmolzen; Pan wurde in Athen sogar in das Pantheon aufgenommen (BORGEAUD 1988).

Der »Vater der Geschichte« und Begründer der Reiseschriftstellerei Herodot (um 485–425 v. u. Z.) schrieb in seinen *Neun Büchern der Geschichte* über den Grund des ziegenbockartigen Aussehens des Gottes Pan: »Die Mendesier rechnen den Pan unter die acht Götter, die, wie sie glauben, älter sind als die zwölf Götter (...) Sie halten zwar alle Ziegen heilig, jedoch mehr die männlichen als die weiblichen (...) Ein bestimmter Ziegenbock aber wird ganz besonders verehrt. Stirbt dieser, so trägt der ganze mendesische Gau große Trauer um ihn. Nun heißt der Bock, ebenso wie Pan, auf ägyptisch Mendes. Und in diesem Gau ist zu meiner Zeit das Wunder geschehen, dass sich ein Bock mit einem Weibe vor aller Augen begattete. Dies ist allen Menschen bekannt« (HERODOT II, 46).

Auch Aphrodite liebte Pan und den Bock, wie in ihrem schamanisch anmutenden, typisch griechisch doppeldeutigen Beinamen *Epitragidia*, »die auf dem Bock reitet«, deutlich wird (MITROPOULOU 1975). Bei den Aphrodisien (vgl. **Basilikum**), den Feiern der Göttin, wurden ihr Kälber, Böcke und **Ziegen** als Opfer zugeführt. Der Bock ist eine der verbindenden Gemeinsamkeiten der Aphrodisien und Dionysien und die sexuelle Brücke zwischen dem Weiblichen und Männlichen, zwischen Mystik und Erotik.

Dies trifft nicht nur für das antike Griechenland zu, sondern auch für den germanischen Norden. Das entsprechende Götterpaar ist der gehörnte Thor (vgl. **Hörner**) und Freia (die in der frühen Neuzeit zur Hexe wurde, die auf dem Bock reitet); die entsprechenden Feiern waren das Frühlingsfest (die Zeit um das später christliche Ostern) und das Julfest (um Weihnachten; siehe **Bier**, Bockbier).

Im Christentum geriet der Bock wegen seiner offensichtlichen Triebe, seines Fortpflanzungsdrangs, seines Geruchs und vor allem seiner Verbindung zu heidnischen Riten in Misskredit. Er wurde als Teufel dämonisiert, auf dem die »Hexen« zum Blocksberg »ritten«, um sich dort an nächtlichen Tänzen zu beteiligen. »Daher glaub ich, sey entstanden, dass die Alten die Zäuberin unnd Unholden Foetentes, Stinckböck unnd Stanckhämmel (...) genannt haben: Wegen jhres garstigen und unflätigen gestancks: Welcher (...) herkompt von der schandlichen geylen Vermischung und Rammelung mit den Teuffelen (...)« (Jean BODIN, *Vom außgelasnen wütigen Teuffelsheer, allerhand Zauberern, Hexen unnd Hexenmeistern*, 1591).

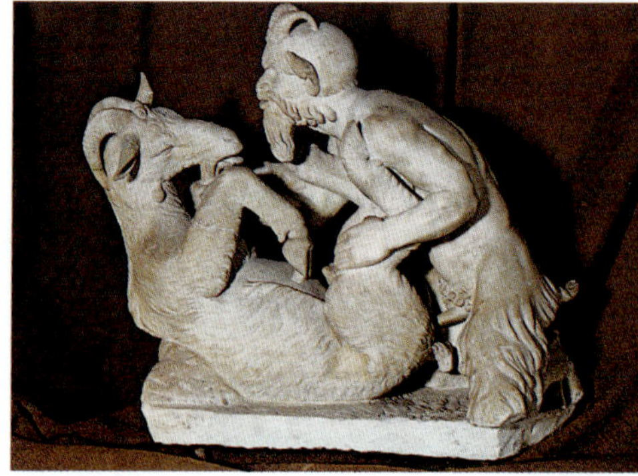

Pan und Ziegenbock. Antike Skulptur (hellenistische Epoche) aus Pompeji. (Gabineto Secreto del Museo di Napoli, Neapel)

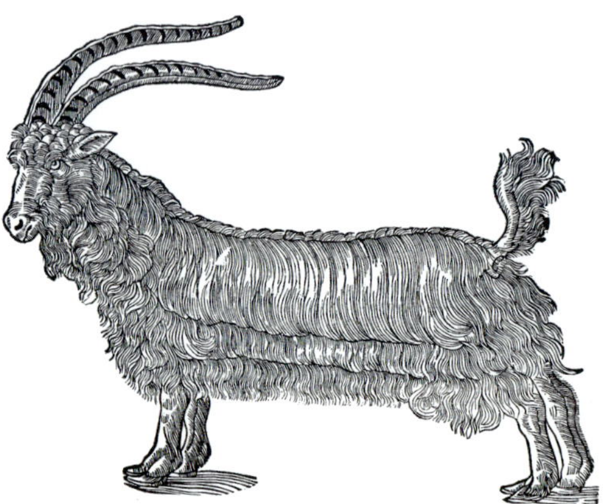

Der Bock oder Ziegenbock (Geyßbock). (Holzschnitt aus GESNER 1669*)

Ayurvedisches Vajikarana

»Die Hoden eines Ziegenbockes oder einer **Schildkröte** werden mit Salz und pulverisiertem **Langem Pfeffer** gemischt und in geklärter Butter ausgebacken. Dieses Mittel wirkt erfolgreich und sehr rasch als Aphrodisiakum« (THAKKUR 1977: 311*).

Bockspflanzen

Bockspflanzen werden umgangssprachlich jene Pflanzen genannt, die den typischen Bocksgeruch (auch **Ziegen**geruch) oder Kaprylgeruch

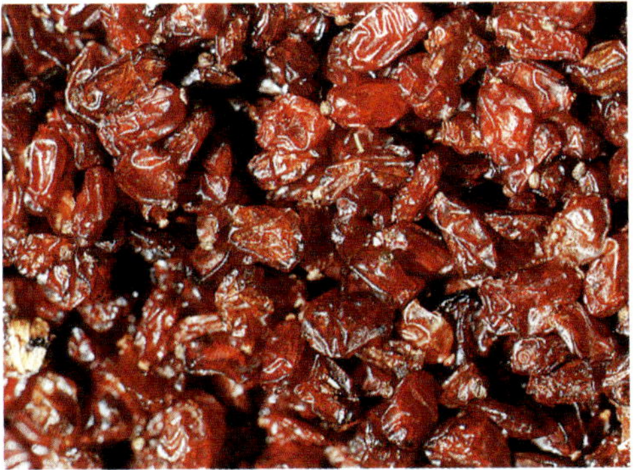

Bocksbeerli – getrocknete Schlehenfrüchte.

(auch Capryl-) verströmen, was an der Caprylsäure (n-Caprylsäure, Heptancarbonsäure) liegt:

$CH_3(CH_2)_6COOH$

Caprylsäure kommt auch in Kokosfett (**Kokosnuss**), in der **Ziegen**butter und im Palmkernöl (vgl. **Palmen**) vor.

Berberitze, Sauerdorn
Berberis vulgaris L., Berberidaceae (Berberitzengewächse)

»Die Berberitze hat einen sexuell erregenden Geruch. Er ist dem des männlichen Samens ähnlich. ZWARDEMAKER rechnet ihn unter die Kaprylgerüche (Bocksgerüche)« (AIGREMONT 1987: I 98*).

Kastanie, Esskastanie
Castanea sativa MILL., syn. *Castanea vesca* GAERTN., *Castanea vulgaris* LAM., Fagaceae

»Die Frucht galt im Mittelalter als Aphrodisiacum. Mattioli berichtet: ›gebratene Kastanien mit **Pfeffer** und Salz bestreut macht die Natur geil und unkeusch.‹ – Rosskastanienblüte, in Franzbranntwein gesetzt und damit die Hoden eingerieben, gilt heute auf dem Lande als erotisches Stärkungsmittel (...). Kein anderer als der alte Haller hat den Kastaniengeruch schon als ›odor aphrodisiacus‹ bezeichnet« (HIRSCHBERG und LINSERT 1930: 169*).

Viele Pflanzen, die einen Bocksgeruch produzieren, haben im Volksmund entsprechende Namen; sie gelten meist als Aphrodisiaka:

Bock	*Artemisia vulgaris* L., Beifuß
Bockkraut	*Pulmonaria officinalis* L.
Bocksbeerbusch	*Ribes nigrum* L., Schwarze Johannisbeere
Bocksbeere	1) *Rubus saxatilis*, Felsenbrombeere (vgl. **Früchte**) 2) *Rubus idaeus* L., Himbeere, Rosaceae 3) = *Ribes nigrum* L.
Bockbeerli	Schlehenfrüchte (*Prunus spinosa*) wurden in erster Linie wegen ihrer medizinischen Wirkung dem **Bier** zugesetzt; möglicherweise waren sie mit dem Bock**bier** assoziiert.
Bocksbohne	Trifolium fibrin.
Bocksdost	*Origanum creticum*
Bocksgeil	**Knabenkraut**, auch Bockshödlein
Bockshornsaft	= Lakritze (**Süßwurzel**)
Bockshoden	*Prunus domestica* L., Pflaume (vgl. **Früchte**)
Bockholder	*Sambucus ebulus*
Bockholz	= **Guayakholz** (Lignum Guajaci)
Bockpulver	= **Hirschtrüffel**; Boletus cervinus pulv., Pulv. stimulans
Bockshorn	*Trigonella foenum-graecum*
Bockshornklee	*Trigonella foenum-graecum*
Bocksbart	*Tragopogon pratensis* L., Compositae, Wiesenbocksbart (vgl. **Satyrion**, **Amulett** aus den Sackhaaren des Ziegenbocks)
Bocksbartkraut	1) *Pulsatilla vulgaris* MILL., Ranunculaceae 2) Spiraea, *Filipendula ulmaria* (L.) MAXIM, Rosaceae 3) Herba Clematidis, *Clematis vitalba* L., *C. recta* L.
Bocksdorn	*Lycium* (vgl. **Nachtschattengewächse**)
Bocksdorngummi	Tragacantha
Bockshörnlein	*Ceratonia siliqua* L., Caesalpiniaceae
Bocksknöterich	Atraphaxis
Bockskraut	1) *Pulmonaria officinalis* L., *P. angustifolia* L., Boraginiaceae, Lungenkraut 2) *Chenopodium vulvaria* L.
Bocksmelde	*Chenopodium vulvaria* L.
Bockspeterlein	Radix Pimpinellae
Bockweizen	Sem. Fagopyri
Bockwurz	1) Radix Pimpinellae (vgl. **Pimpernelle**) 2) **Tollkirsche**
Bockwurzel	*Artemisia vulgaris* L.
Bockswurzkraut	Folia Belladonnae (Tollkirsche)
Roter Bock	*Artemisia vulgaris* L., Beifuß (vgl. **Absinth**, **Bier**, **Wermut**); wird in Griechenland im **Kräutertee** als Aphrodisiakum getrunken.

Literatur

BORGEAUD, Philippe
1988 *The Cult of Pan in Ancient Greece*, Chicago und London: The University of Chicago Press.

MITROPOULOU, Elpis
1975 *Aphrodite auf der Ziege*, Athen.

PETRARCA, Francesco
1964 »Der Lustgreis«, in: Milo DOR und Reinhard FEDERMANN (Hg.), *Tausend Jahre Liebe*, Wien, Stuttgart, Basel: Hans Deutsch Verlag, S. 128–130.

ZWAARDEMAKER, H.
1895 *Die Physiologie des Geruchs*, Leipzig.

»Die Haremsdamen, bei denen seit Jahrhunderten Wohlbeleibtheit als Liebesreizmittel galt, tranken, um fett zu werden, Milch mit pulverisiertem Samen des Bockshornklees (*Trigonella foenum graecum*).« (LEHMANN 1966: 192*)

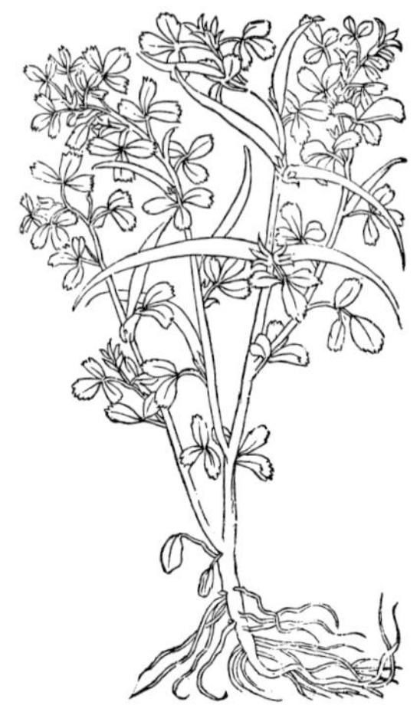

Bockshorn oder Griechisch Heu (*Trigonella foenum-graecum*) ist eine alte Kulturpflanze. (Holzschnitt aus FUCHS 1545: 461*)

»Bockshornklee ist ein gutes Heilnahrungsmittel bei Rekonvalescenz und Schwächezuständen, besonders wenn das Nervensystem, die Atemwege oder das Genitalsystem betroffen sind (...) Als Tonikum wird ein Esslöffel Pulver in einer Tasse Milch erwärmt täglich eingenommen.« (LAD und FRAWLEY 1987: 159f.*)

Bockshornklee

Trigonella foenum-graecum L., Leguminosae (Schmetterlingsblütler)

Andere Namen

Ägyptische Heusamen, Billengreten, Bockshorn, Bukeros, Fenégré (frz.), Fenugrec (frz.), Fenugreek, Fenugrek, Filigrazie, Fine Gret, Fines Greetjen (ndl.), Fönumgräkum, Fönungräkum, Fœnumgræcum, Foingrec, Gemeiner Hornklee, Gräkum, Griechisch Heu, Griechisches Heu, Grieken, Heusamen, Hirschwundenkraut, Hornklee, Horop'a (kor.), Hu Lu Ba (chin.), Kleesamenkraut, Koroha (jap.), Kuhhornklee, Methi (skrt.), Meti, Phoenugraecum, Rehkörner, Rektum, Ruchhörnli, Schöne Grete, Sénégrain, Senégré, Siebenzeiten, Silica, Trifolium, Trigonelle, Venuskörner, Vielenmargarethensamen; hm3j.t oder snj-t3 (altägypt.); βοψκερασσ oder τηλισσ oder επικερα (altgriech.)

In vergangenen Zeiten war der Bockshornklee ein weit verbreitetes Heilmittel, das Gewächs stand einst sogar im Ruf eines Aphrodisiakums, »weil man in Europa seit Jahrhunderten glaubt, es entzünde niedere Leidenschaften und verursache sinnliche Träume« (ALLENDE 1998: 76*). Vielleicht stammt der Ausdruck: »Jemanden ins Bockshorn jagen« von dem eher sagenhaften Ruf, dass Bockshornklee als Liebesmittel diene.

Gebrauch

Bockshornklee oder Griechisch Heu ist eine alte Kulturpflanze, deren Herkunft ungewiss ist. Nach Theophrast soll die Pflanze aus Indien stammen, womit er wohl Recht hatte. Die nach Ziegenbock duftenden Samen wurden im Grab des Tutanchamun und in Maadi (3000 v. u. Z.) gefunden. Sicherlich wurden die Samen in der ägyptischen Medizin genutzt. In der arabischen Heilkunde, die von der altägyptischen und koptischen stark beeinflusst wurde, werden Bockshornkleesamen bei allen Frauenkrankheiten sowie zur Förderung des Milchflusses und der Fruchtbarkeit gegeben (AIGREMONT 1987: II: 93*). Aus zermahlenen Samen werden auch **Kosmetika** gefertigt (vgl. VENZLAFF 1977: 70f.*).

Rezept für das antike Bockshornöl

»Die Bereitung des Bockshornöls. 9 Pfund Bockshorn, 5 Pfund Öl, 1 Pfund **Kalmus** [oder **Kardamom**], 2 Pfund **Zypergras** [*Cyperus rotundus*] mazeriere sieben Tage, indem du es jeden Tag dreimal umrührst, dann press es aus und bewahre es auf« (DIOSKURIDES I, 57).

Bockshorn wurde auch als appetitanregendes Nahrungsmittel benutzt. Als **Gewürz** kann es in **Curry**mischungen verwendet werden, aber nur in geringen Mengen (WILLUHN 1989). In Nepal werden die Samen viel in der Küche benutzt, als Gewürz oder zur Entgiftung der Speisen. Wenn man eine Pfanne mit Fett oder Öl erhitzt, werden zuerst ein paar Samen hineingeworfen. Dadurch werden Pfanne und Inhalt von Dämonen befreit und vor ihnen beschützt.

Für die innerliche Anwendung bei allgemeinen oder sexuellen Schwächezuständen wird ein Teelöffel gemahlener Samen mit einer Tasse kochenden Wassers überbrüht und einige Minuten ziehen gelassen; täglich ein bis zwei Tassen trinken.

Einen **Liebestrank** mit **Bärenklau, Bohnenkraut** und Schöllkraut (vgl. **Hexensalben**) empfiehlt Mességué als Kräutertee. Kombiniert verordnet werden die Hú Lú Bâ genannten Bockshornsamen (Semen Trigonellae Foeni-graeci) in der traditionellen chinesischen Medizin bei verminderter sexueller Funktion durch Nierenschwäche mit den **Früchten** (Fructus Rubi, Fu Pen Zi) der chinesischen Brombeere (*Rubus chingii* HU, *Rubus coreanus* MIQ.) und dem Wurzelstock (Rhizoma Polygonati, Huang Jing) des Asiatischen Salomonssiegels (*Polygonatum sibiricum* REDOUTE, *P.* spp.) (BENSKY und GAMBLE 1986: 493f.*).

Inhaltsstoffe

Die Samen enthalten das Alkaloid Trigonellin, Steroidsaponine, Gentianin, Carpain, Disogenin, Yamogenin, Gitogenin, Tigonin, Vitexin, Orientin, Quercetin, Luteolin, Vitamin B_1, Flavonoide, Bitterstoffe, **ätherisches Öl** (0,015%), Schleimstoffe (20–45%), fettes Öl, Spuren von Nicotinsäureamid, Proteine und Kohlenhydrate (WILLUHN 1989). Der typische Bocksgeruch geht auf das ätherische Öl zurück. Das aus den Samen gepresste Öl hat ähnliche Qualitäten wie der Lebertran (Dorschleberöl). Die Inhaltsstoffe sind entzündungshemmend, antibakteriell und schleimlösend; außerdem sollen sie den Cholesterinspiegel senken und die Milchproduktion fördern. Die Samen steigern den Milchfluss; sie können auch prophylaktisch und/oder therapeutisch bei der Höhenkrankheit (vgl. **Coca, Hanf**) nützen; in klinischen Studien hat das Mittel bei einem Drittel der Patienten angeschlagen (BENSKY und GAMBLE 1986: 493f.*).

Bezugsquellen

Bockshornkleesamen sind im Handel (in Reformhäusern, im Gewürzhandel, in Indienläden usw.) erhältlich.

Literatur

WILLUHN, Günter
1989 »Bockshornsamen«, in: Max WICHTL (Hg.), *Teedrogen* (2. Aufl.), Stuttgart: WVG, S. 102–104.

Bohnen

Leguminosae (Hülsenfruchtgewächse); inklusive Fabaceae, Caesalpiniaceae, Papilionaceae

Phaseolus vulgaris L. Gartenbohne, Bohne
Vigna radiata (L.) R. WILCZEK, syn. *Phaseolus radiatus* L.

Andere Namen

Bean, Beans (engl.), Bonen, Faba, Faseln, Fisolen, Frijoles (span.), Gartenbohne, Gousses d'haricot (frz.), Kidneybean (engl.), Phasoli, Schminckbohne

Wenn Bohnen wie Hoden aussehen und damit eine sexuelle Assoziation suggerieren, dann müssen unter allen Bohnen natürlich die besonders schönen, auffällig (zum Beispiel knallrot) gefärbten und größten die stärkste »Knabenkraft« in sich bergen.

»(...) als Symbole der Hoden galten die Bohnen. Die Hexen erhielten am Walpurgistag auf dem Blocksberg vom Teufel eine Bohne, an welche ihr Leib- und Buhlteufel gebunden sein sollte. Die Bohne deutet hier erotisch auf die Hoden hin. Wegen ihrer Hodengestalt steckte in der Bohne die Lebenskraft. ›Bohnensuppe‹ nennt man im Volksmund den männlichen Samen« (HIRSCHFELD und LINSERT 1930: 192*).

Der Ruf der Bohnen war im Altertum ebenso schlecht wie der Geruch der durch sie hervorgerufenen Blähungen: »Jedes Böhnchen gibt ein Tönchen.« Man glaubte, dass die von Bohnen verursachten Blähungen Pseudo-Satyriasis bewirken würden, weil ihr Gas von innen auf den Sexualapparat drückt, und dass die ins Gehirn aufsteigenden Bohnengerüche Alpträume evozierten. Das galt ebenfalls für Erbsen (*Pisum sativum* L., Leguminosae) und Linsen, »versteinerte Linsen« oder die »Linsen der Pharaonen« (Nummuliten; vgl. **Fossilien**).

Die ägyptischen Priester durften in der offiziell gebotenen Prüderie Bohnen nicht einmal anblicken. Orpheus empfahl seinen Schülern, auf Bohnen zu verzichten. Die Pythagoräer aßen niemals Bohnen und sollten nicht einmal durch ein Bohnenfeld gehen.

Den rauschhaften Dionysosanhängern hingegen waren die Bohnen heilig, und sie hatten einen Platz in ihren Mysterien (HIRSCHFELD und LINSERT 1930: 192*).

Bohnenfest: 6. Januar

»Aus den römischen Saturnalien entwickelte sich das mittelalterliche Januarfest, dessen symbolische Bedeutung in der Feier der aus dem Winterschlaf wiedererwachenden Erde lag. Wie in Rom führte es auch in Deutschland, den Niederlanden und Frankreich zu Sauf- und Fressgelagen, vor allem aber zu sexuellen Orgien. Der Volksmund taufte diese Feier *Bohnenfest*, weil die Bohne auch bei den germanischen Völkern als Sexualsymbol galt« (BORNEMANN 1974: I*).

Der berühmte englische Astrologe und Arzt Nicholas Culpeper (1616–1654) schrieb in seinem Kräuterbuch, dass die Bohnen »Pflanzen der Venus« sind; er meinte aber nicht die antike Göttin, sondern den Planeten Venus, der die Bohne beherrscht und für ihre Tugend steht.

In der Antike meinte man mit »Bohne« auch eine Art Kichererbse (*Cicer arietinum* L.); sie hieß in Rom Venerium, die »Venerische« oder »Venus-Kichererbse«. Außerdem gab es noch zwei weitere Kirchererbsen, die »Widderkopf« (vgl. **Ammoniten, Bock**) und »**Taube**« genannt wurden. Alle drei hatten folglich aphrodisische Bezüge; »der religiöse Kult verwendet sie bei Nachfeiern [der Mysterien]« (PLINIUS XVIII, 32).

Alles Mögliche wird »Bohne« genannt:

Aromatische Bohne	Fab. Tonco.
Brasilianische Bohne	Fab. Pichurim.
Indianische Bohne	Fab. St. Ignatii
Römische Bohne	Semen Ricini
Russische Bohne	Semen Ricini
Bohnenöl	Mohnöl
Tonkabohne	(vgl. **Cumarindrogen**)
Juckbohne	
Kaffeebohnen	
Saubohne (griech. Hyoskyamos)	**Bilsenkraut**
Jupiterbohne	**Bilsenkraut**
Mescalbohnen	
Frijollitos (span. »Böhnchen«)	**Colorines**
Ignatiusbohne	*Strychnos ignatii*
Sojabohne	
Elefantenbohne	

»Ihr Junggesellen,
Müsst nicht den Jungfern
Netze stellen
Mit euren Bohnen und wohl
gar
Mit eurem prallen Schinkenpaar.«
(*Hamburger Bohnenlied*, 18. Jh., nach AIGREMONT 1987: I 123*)

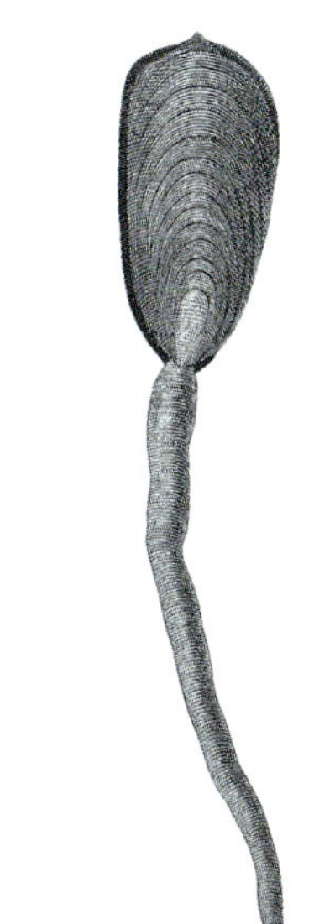

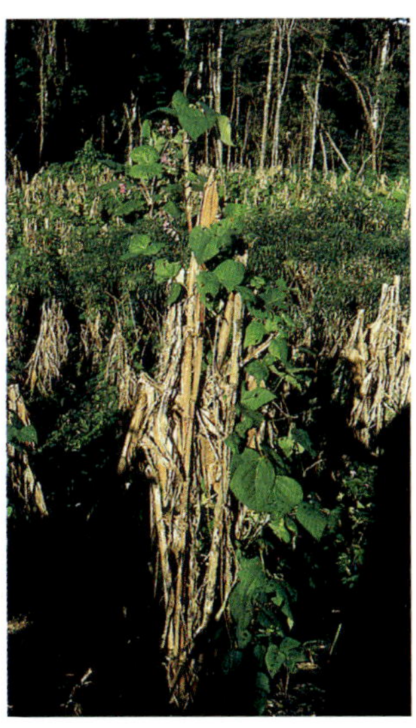

Die Bohne (*Phaseolus vulgaris*) rankt sich an einer getrockneten Maisstaude hoch wie die Schlange am Äskulapstab. (Naha', Chiapas, Mexiko, 8/1980)

»Bohnensuppe hatte einen derart erotischen Ruf, dass sie im siebzehnten Jahrhundert im Nonnenkloster San Jerónimo verboten wurde, um unangebrachte Erregungszustände zu vermeiden, aber der Ruf ist verhallt, seit die Nonnen dort sich ihrer Habits entledigt haben.« (ALLENDE 1998: 197*)

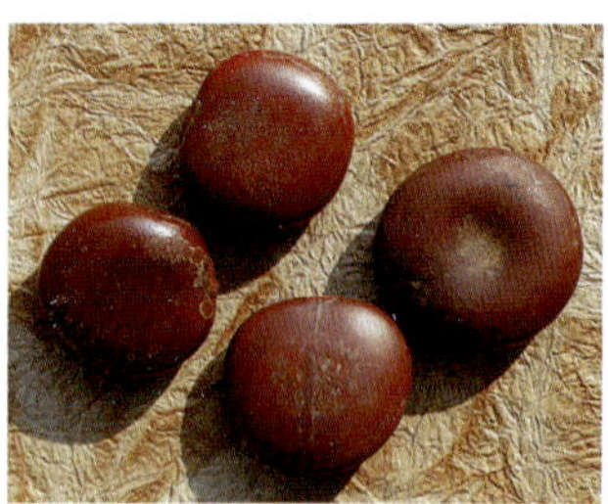

Lep-Pangro. Die großen Elefantenbohnen (*Entada phaseoloides*) aus Nepal.

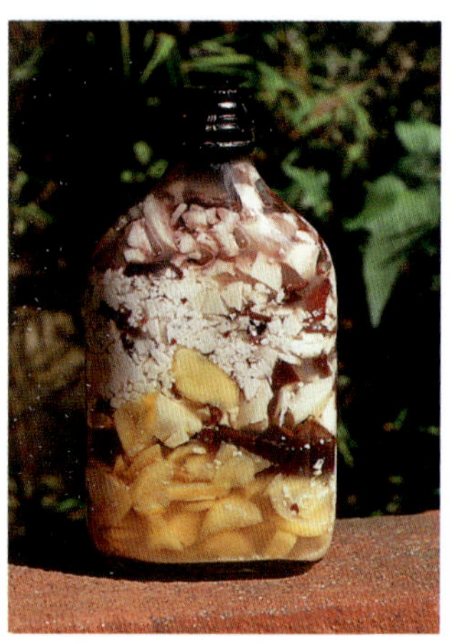

Ein aphrodisisches Elixier aus den Samenembryos der Elefantenbohne mit frischen Ingwerstücken in Schnaps.

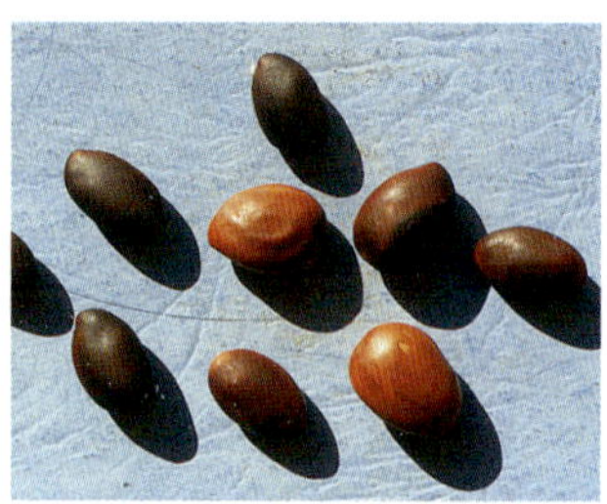

Die Meeresbohnen (*Canavalia maritima*) gelten als psychoaktiv und werden als Aphrodisiaka verwendet.

Ein Bohnenaphrodisiakum aus dem Kamasutra

»Wenn man eine enthülste Bohne mit Butter geschmeidig macht, herausnimmt und die mit der Milch von einer Kuh mit altem Kalbe gefertigte Speise mit **Honig** und Schmelzbutter genießt, kann man ungezählte Frauen besuchen, wie man sagt« (VATSYAYANA 1984: 273*).

Bohnenschalentee wurde volksmedizinisch als Diuretikum und schwaches Antidiabetikum (FROHNE 1989) verwendet.

Elefantenbohne

Entada spp., Leguminosae
Entada phaseoloides (L.) MERR.
syn. *Entada scandens* (L.) BENTH.

Andere Namen

Elephant creeper (engl.), Garbee bean, Machay bean, Lekh pangra (nep.), Lep-pangro (nep.), Pangra (nep.)

Die großen runden, flachen Samen (**Elefant**enbohnen) werden aufgebrochen. Der weiße Embryo wird mit **Ingwer**wurzeln in Rokshi (**Schnaps**) eingelegt und ausgezogen. Dabei verfärbt er sich langsam violett. Das **Elixier** soll wie Ganja (**Hanf**) wirken, aber weniger stark und wird als Aphrodisiakum getrunken.

Entada africana

In Afrika wird die Wurzel gekocht und als Aphrodisiakum getrunken. Das »Fleisch« (= Embryo des Samens) wird als Tonikum und Aphrodisiakum verwendet. In Ghana heißt sie Keja und wird auch als **Amulett** und Handschmeichler benutzt.

Entada pachyclada

In Afghanistan wird das Kraut in Milch gekocht als Aphrodisiakum getrunken.

Meeresbohne

Canavalia maritima (AUBL.) THOUARS
syn. *Canavalia obtusifolia*, Leguminosae

In Mittel- und Südamerika werden die Meeresbohnenblätter als Hanfersatz und Aphrodisiakum geraucht (MÜLLER-EBELING und RÄTSCH 1986: 202*) (vgl. **Rauchmischungen**).

Als Meeresbohne (Hai dou-ya [shih], »Meeresbohnen-Sprössling/-Stein«) wird in Ostasien auch die Zungenmuschel bezeichnet. Die Zungenmuschel (*Lingula*) ist keine **Muschel**, sondern eine Brachiopode, ein Armfüßler (vgl. **Mutterstein**). *Lingula* ist erdgeschichtlich eine sehr alte Gattung; man findet sie in mehreren Arten als **Fossilien**. Heute gibt es kaum mehr als eine Art; ein Relikt aus der Urzeit, ein »lebendes Fossil« (THENIUS 1981: 176, 185). In Ostasien hat sie ethnomedizinische und kulinarische Bedeutung (**Meeresfrüchte**).

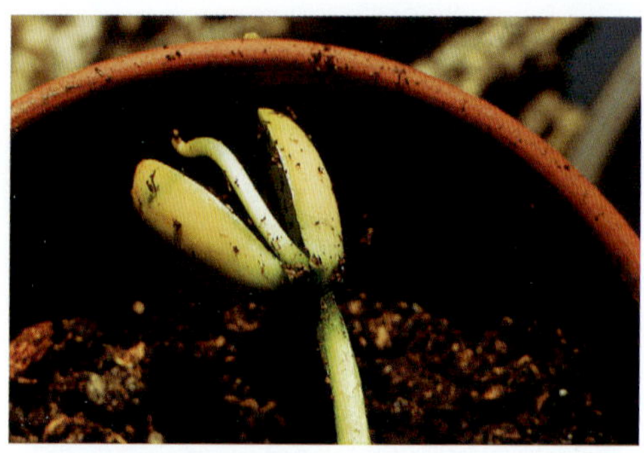

Die Meeresbohne (*Canavalia maritima*) zeigt im Keimling die Signatur der Geschlechtsorgane.

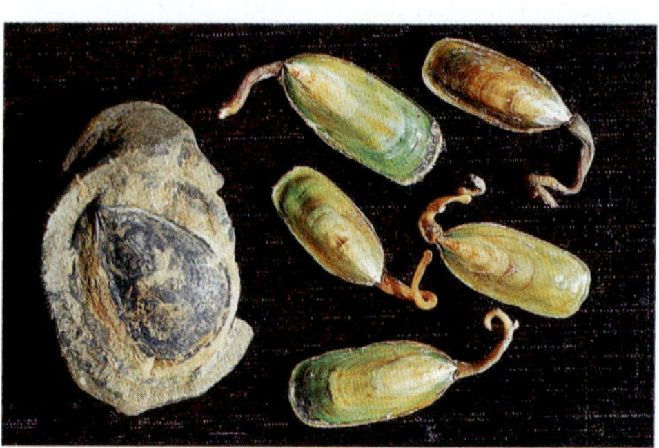

»Meeresbohnen-Sprösslinge«. Fossile Zungenmuschel (*Lingula* sp.) aus der Oberen Trias von Norian, Ostjakutien, Sibirien (links); rezente *Lingula unguis* aus Japan, eine aphrodisische Delikatesse aus dem Meer. Die Zungenmuschel ist ein »lebendes Fossil« (sie gehört nicht zu den Muscheln, sondern zu den Brachiopoden).

In China und Japan werden die rezenten *Lingula unguis*, die in der Gezeitenzone leben, als kulinarische Delikatesse gesammelt. Wegen der Gestalt ihres langen Armes, mit dem sie am Fels verhaftet sind, werden sie als »Meeresbohnensprösslinge« (*hai dou-ya*) betrachtet[145]. Der rezenten *Lingula* werden zweifellos auch medizinische, wenn nicht sogar aphrodisische Eigenschaften zugeschrieben. Die Brachiopodenarme sollen die gleiche Wirkung wie die Bohnensprösslinge entfalten (also ähnlich wie der Seeginseng und der **Ginseng**; vgl. **Seegurke**).

Die fossile *Lingula orientalis*, die aus dem Silur (430 Millionen Jahre alt) stammt und genauso wie ihr rezentes Gegenstück aussieht (»lebendes

145 Auch Sojasprossen: *Glycine max* (L.) MERR., syn. *Dolichos soja* L., *Soja hispida* MOENCH, *Phaseolus max* L., Leguminosae.

Fossil«), wird in manchen Gegenden Chinas mit demselben Namen (*hai dou-ya-shih*) benannt (BASSETT 1982: 24). Vermutlich wurden die fossilen *Lingula* als Medizin verwendet.

Literatur

BASSETT, Michael G.

1982 *'Formed Stones', Folklore and Fossils*, Cardiff: National Museum of Wales.

FROHNE, Dietrich

1989 »Bohnenhülsen«, in: Max WICHTL (Hg.), *Teedrogen* (2. Aufl.), Stuttgart: WVG, S. 105–106.

THENIUS, Erich

1981 *Versteinerte Urkunden* (3. Aufl.), Berlin, Heidelberg, New York: Springer-Verlag.

Bohnenkraut

Satureja hortensis L., Labiatae (Lippenblütler)

Satureja montana L. = Winterbohnenkraut

Andere Namen

Aalkraut[146], Bohnechrut, Bohnekrittel, Chilesuppenkraut, Fleischkräutchen, Gartenhysop, Gartenquendel, Gartensaturei, Hühnerfüllekraut, Josephlechrut (alemann.), Kölle, Peretta, Pfefferkraut, Pfefferstüdeli, Poivrette (frz.), Sadrée (frz.), Sängerkraut, Sarpette (frz.), Sarriette (frz.), Satermannskraut, Saturei (lat.), Satureikraut, Savorée, Savourée, Schmökerli (schweiz.), Schreiberkräutel, Senfkraut, Sentibon, Sergenkraut, Suppenkräutchen, Weinkraut, Wurstkraut, Zaterei, Zwiebelhysop

Bohnenkraut hatte schon in alten Zeiten den Ruf eines Aphrodisiakums.

Das Bohnenkraut stammt aus der Gegend des Schwarzen Meeres und war wohl ursprünglich eine Pflanze aus dem Zaubergarten der kolchischen Medea. Die Pflanze ist vom Mittelmeerraum bis in den Iran verbreitet und gehört in diesen Gebieten zu den beliebten **Gewürzen** (vgl. **Pfeffer**). Wie alle Gewürze steht auch diese aromatische Pflanze im Ruf, ein Aphrodisiakum zu sein. Die Römer verwendeten das Bohnenkraut hauptsächlich als **Gewürz** für Gerichte aus **Bohnen** und anderen Hülsenfrüchten; daher auch der deutsche Name »Bohnenkraut«.

Gebrauch

In der römischen Antike hatte es einen zwiespältigen Ruf:

»Doch nie schone die Kraft! Nur Eines bringt Fried und Versöhnung:
Liebesumarmung: damit leugne gehabten Genuss!
Einige schlagen nun vor, man solle die schädliche Pflanze
Saturei essen. Das ist meines Erachtens Gift.«
(OVID, *Ars amatoria* III, 413f./415)

Trotzdem wurde dieses »Gift« von den römischen Kräuterfrauen gerne zum **Liebestrank** (*amatoria*) benutzt, besonders dann, wenn es an einer Herme wuchs, einer ithyphallischen Statue des lüsternen und potenten Priapos. Unfruchtbare Frauen, impotente Männer und an Liebeskummer Leidende beteten an diesen obszönen Götterbildern um Liebe, Lust und Fruchtbarkeit. Als Dank wurden dort die venerischen Liebeskräuter, wie das Bohnenkraut, angepflanzt.

Nikander (ca. 135 v. u. Z. geboren), der wegen seiner Schriften zur Toxikologie im Altertum zu Ruhm gelangte, empfahl das Bohnenkraut als Gegengift (vgl. **Theriak**). Es war Bestandteil eines zusammengesetzten Mittels, das neben Bohnenkrautzweigen, Thapsuswurzel (*Thapsia* sp.), **Keuschlamm**samen, Oleander (*Nerium oleander* L. Apocynaceae), Rauten (*Ruta graveolens* oder **Steppenraute**), Affodillwurzeln, -stengel oder -samen (*Asphodelus albus* L., Liliaceae) und die Helxine (*Soleirolia soleirolli* [REQ.] DANDY, Urticaceae; Bubiköpfchen) enthielt.

Im Volksglauben galt das Bohnenkraut lange als eine »Pflanze des Glücks«. Mönchen war Anbau und Genuss der Glückpflanze verboten, da sie den unterdrückten Sexualtrieb erweckte und reizte.

In Mitteleuropa nutzte man einen Bohnenkraut-Kräutertee als Aphrodisiakum, der von dem französischen Naturheiler Mességué folgendermaßen rekonstruiert wurde: »Ich bereite den ›Liebestrank‹ aus Bohnenkraut, **Bärenklau** und Schöllkraut. Manchmal gebe ich Paaren, die ihr Eheglück auffrischen wollen, auch nur den Rat, ihre Fleischgerichte mit Bohnenkraut zu bestreuen, dieses aber vorher in der Pfeffermühle zu zermahlen (...) und rate impotenten Männern und frigiden Frauen: ›Reiben Sie die Wirbelsäule mit Absud aus Bohnenkraut und **Bockshorn** ein‹« (MESSÉGUÉ 1980: 69).

Rezept für einen Bohnenkraut-Liebestrank
(nach MESSÉGUÉ)

6 Teile *Satureja hortensis*, Bohnenkraut
2 Teile *Rosmarinus officinalis*, **Rosmarin**
2 Teile *Mentha piperita*, **Minze**
2 Teile *Verbena officinalis*, **Eisenkraut**

Als Aufguss zubereiten. 40 Tage lang zweimal täglich trinken. Danach drei Tage reinen Bohnenkrauttee trinken.

»Früher durften die Mönche kein Bohnenkraut in ihren Gärten pflanzen; es ist nämlich ein Aphrodisiakum.«
(MESSÉGUÉ 1980: 69)

»Bei Speierlingsbeeren hing getrocknetes Saturei, Rosinen gebündelt zwischen duftigen Zweigen, die man zum Kranze geflochten. So hat Hecale einst in Attika gastlich gewaltet und Verehrung erworben.«
(PETRON, *Satyricon* 135)

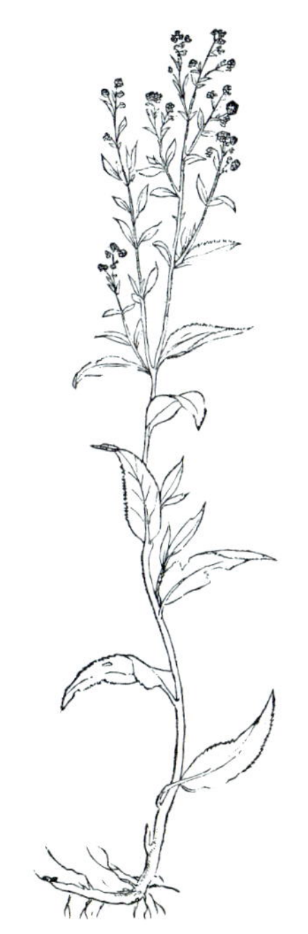

Bohnenkraut oder Pfefferkraut (*Satureja hortensis*). (Holzschnitt aus BRUNFELS 1532*)

146 »Aalkraut« heißen an der Ostsee die schwarzen **Algen**.

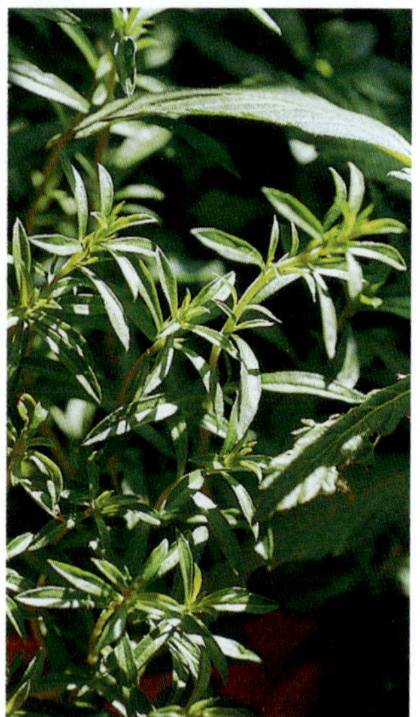

Das Bohnenkraut als Gewürzpflanze.

Das Bohnenkraut eignet sich hervorragend als Gewürz für Gerichte, die leicht Blähungen erzeugen. Es hat auch als Tee getrunken gute Wirkungen bei Verdauungsstörungen aller Art.

Inhaltsstoffe

Das ganze Kraut enthält ein **ätherisches Öl** mit Cymol, Thymol und Carvacrol (ähnlich dem Thymianöl) sowie Gerb- und Bitterstoffe. Das Kraut ist blähungstreibend, antibakteriell, desinfizierend und fäulniswidrig. Es fördert die Verdauung fetter Speisen (**Aal**, daher vulg. Aalkraut) und von **Bohnen** (!), etwa im mexikanischen *Chili con carne* (daher vulg. Chilesuppenkraut; vgl. **Chilipfeffer**) und trägt zur allgemeinen Bekömmlichkeit der **Speisen** bei.

Literatur

MESSÉGUÉ, Maurice

1980 *Das Mességué Heilkräuter Lexikon*, Gütersloh: Moewig.

»*Richeria grandis*. Die frische Rinde dieses Baumes, der auf den Antillen und in Südamerika verbreitet ist, dient den Eingeborenen auf Guadelupe nicht nur als Antisyphiliticum, sondern auch als Aphrodisiacum.« (HIRSCHFELD und LINSERT 1930: 198*)

Bois bandé

Richeria spp., Euphorbiaceae (Wolfsmilchgewächse)

Richeria grandis VAHL, heimisch auf den Kleinen Antillen (Karibik) und im nördlichen Südamerika
Richeria olivieri, endemisch auf Trinidad und Tobago

Andere Namen

Bois bander, Bois bondé, Bois d'homme, Bois marbré (frz. »Marmorholz«), Bois raide (frz. »steifes Holz«), Bwa banday (kreol.), Marbri, **Potenzholz**, Résolu montagne (frz.), Tightening wood (engl. »fesselndes Holz«)

In der Karibik gehört Bois bandé zu den wichtigsten Aphrodisiaka. Sicherlich basiert sein Gebrauch nicht (nur) auf einer pharmakologischen Wirkung, sondern vor allem auf Sympathiezauber. Mann hofft, dass das harte, feste und gerade wachsende Holz diese Eigenschaften auf seine Manneskraft überträgt.

Die Bois-bandé-Familie

Offensichtlich wird der Name Bois bandé auf Gehölze angewandt, die volkstaxonomisch nach ihrer erwarteten Wirkung klassifiziert werden (vgl. **Potenzholz**).

Bäume, die auf den Antillen ebenfalls als Bois bandé bezeichnet und als Aphrodisiakum geschätzt werden:

- *Richeria grandis* VAHL, heimisch auf den Kleinen Antillen und im nördlichen Südamerika
- *Richeria olivieri*, endemisch auf Trinidad und Tobago
- *Roupala montana*, Proteaceae (Proteusgewächse); Karibik, nördliches Südamerika; enthält möglicherweise Alkaloide (SCHULTES und RAFFAUF 1990: 374*)
- *Roupala brasiliensis* (R. et P.) DIELS. heißt in Bolivien Carne de toro, »**Fleisch** des Stieres«; die Rinde ist übelriechend/fötid, die Wurzel wird in Bolivien als blutstillendes Mittel verwendet (DE LUCCA und ZALLES 1992: 345f.*)
- *Pariana campestris* AUBL., Chrysobalanaceae, Parinari (Quechua; vgl. DE LUCCA und ZALLES 1992: 294*); Antillen, Guayana, Brasilien
- *Hieronyma caribaea*, auch Bois d'amande (nach Lit.); Trinidad, Sta Lucia u. a. Karibikinselchen von Eingeborenen und zugezogenen Indern als kräftiges Aphrodisiakum gepriesen (MEYER 1993: 55f.*)

Auf karibischen Märkten, speziell auf Guadeloupe und Martinique (französische Antillen), bieten Marktfrauen an Kräuterständen das rote Holz in Bündeln an. Es sieht aus wie gespaltene Holzscheite, die zu Stücken von etwa zwanzig Zentimeter Länge zerlegt sind. Obgleich Bois bandé als Aphrodisiakum ausschließlich für Männer geeignet ist, besteht die Kundschaft vorwiegend aus Frauen, die ihre Männer[147] in Schwung bringen wollen.

»Die Produkte des Landes, die sich des Rufes erfreuen, Aphrodisiaka zu sein, wirken in der Regel erweiternd auf die Blutgefäße und fördern die Durchblutung des Unterleibes. Ebenso können sie auch blutdrucksenkend wirken« (OUENSANGA 1983, II: 38*).

147 Zur Sklavenzeit unterbanden die französischen, englischen und spanischen Kolonialherren der Antillen jeden persönlichen Kontakt unter den Sklaven. Aus Angst vor Aufständen wurden Familienbande unter den Sklaven sofort auseinander gerissen. Als späte Auswirkung dieser historischen systematischen Zerstörung jeder aufkeimenden Beziehung zwischen Männern und Frauen trifft man heute auf den (französischen) Antillen nur wenige intakte Familienstrukturen an, das heißt solche, wo *ein* Mann der Vater aller Kinder seiner Frau ist und sich für den Unterhalt der Familie verantwortlich fühlt. In der Regel erziehen Mütter und Großmütter die Kinder mehrerer Männer, die sich aus dem Staub machten. Viele Männer gingen zur Arbeitssuche nach Frankreich und heirateten, wenn überhaupt, zum Ärger der Kreolinnen, Französinnen. Durch die Ehe mit einer weißen Frau erlangen sie in der Regel ein besseres Sozialprestige.

Rezepte

Aus Guadeloupe

5 Gramm der Rinde in ein Glas frisches Wasser, Rum oder Rotwein einlegen und 12 Stunden darin ziehen lassen. Oder eine Hand voll Rindenstücke in einem Liter Wasser bis auf die Menge einer Tasse einkochen lassen. Über den Tag verteilt trinken.

In den meisten Rezepten wird die Rinde in Rum oder in Punch eingelegt. In französischer Phonetik ausgesprochen, handelt es sich bei *punch* um nach individuellen Hausrezepten hergestellte hochprozentige Mischungen von Rum mit diversen Früchten. – *Punchen* ist ein Ausdruck dafür, »sich mit Bois-bandé-Punch vollzuballern«.

Im Gegensatz dazu ist der deutsche »Punsch« ein Lehnwort aus dem Englischen und bezeichnet ein alkoholisches Heißgetränk. Dahinter steckt eine angloindische Fantasiebezeichnung, beruhend auf Hindi *pãñc*, »fünf«, die auf die fünf notwendigen Grundbestandteile Bezug nimmt: Arrak (Schnaps aus **Palmen**), Zucker, Zitronensaft, Wasser/Tee und **Gewürze** (DUDEN, Etymologie).

Inhaltsstoffe

»Pharmakodynamische Studien der Pflanze erwiesen außer Tannin einen weiteren, nicht toxischen Inhaltsstoff mit zweifellos aphrodisierender Wirkung. Diese [bisher ungeklärte] Substanz wirkt stark gefäßerweiternd und wurde vor allem zur Behandlung von Durchblutungsstörungen eingesetzt« (OUENSANGA 1983, I: 43*).

Bei »Tightening wood« müsste es sich aufgrund der Wirkstoffangaben um eine *Strychnos* sp. handeln (vgl. **Brechnuss, Ignatiusbohne**). Ein Dekokt daraus, das in Westindien *den Frauen* gegeben wird, steht im Ruf, ein Aphrodisiakum zu sein.

Die Inhaltsstoffe der Rinde, die dazu benutzt wird, sind Brucin und etwas **Strychnin**. Diese Zubereitung kann, so ein Anthropologe, »Vergiftungen hervorrufen« (WEDECK 1961: 48*). Solange die botanische Identität der Bois bandé genannten Gewächse (in der Fachliteratur) variabel oder unzureichend ist, fällt es schwer, etwas über die Inhaltsstoffe auszusagen. Bei Strychnin ist der Fall klar. Engagierte pharmazeutische Chemiker können sich gerne im Wald der »fesselnden Bäume« – so die wörtliche Übersetzung – tummeln.

Auf den Antillen sind Extrakte aus Rinde und Latex bekannt.

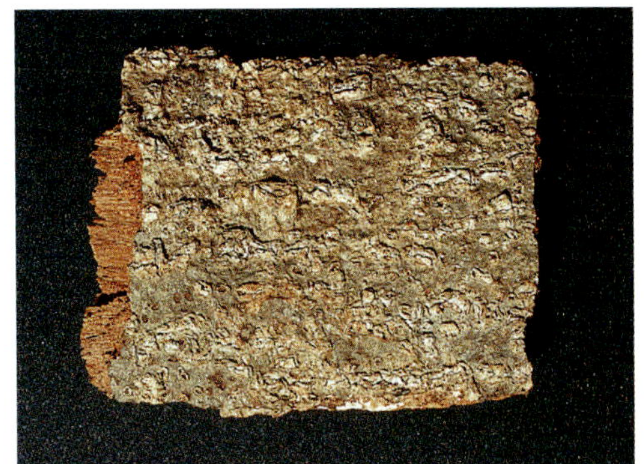

Die Stammrinde vom Bois bandé (*Richeria grandis* oder *Richeria olivieri*) von Trinidad (2002).

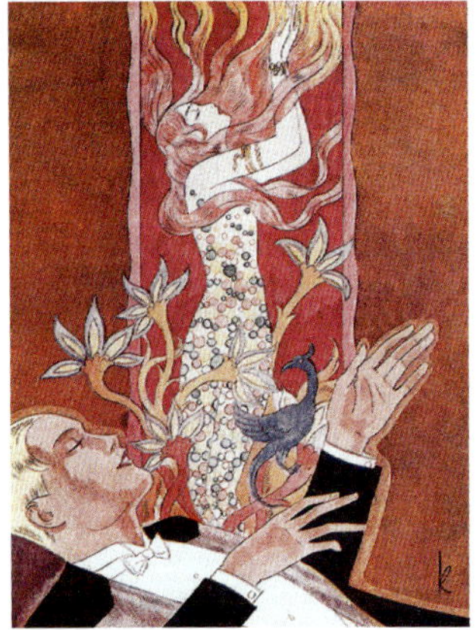

Wer zu viel (oder genug?) Punsch trinkt, sieht die »Punschgeister«. (»Punschgeister«, Illustration von J. L. KRETSCHMANN, aus *Der Junggeselle*, 52 [1925] 15)

Kommentar

Bois bandé als Punch, Rum oder Tee wirkt – je nach verwendeter Menge – wie ein mehr oder weniger starker, aphrodisisch geprägter Rausch. Es scheint, als ob Alkaloide (**Strychnin** u. a.) und **Alkohol** eine positive Synergie ergeben, die erotische Spielereien zulässt und (wenn man es mit der Menge des Rums nicht übertreibt) vor Alkoholdelirien bewahrt.

Bezugsquellen

Bois bandé kann man auf Märkten der Karibik (auf Trinidad, Tobago, Guadeloupe und anderen Antilleninseln) problemlos kaufen. In karibischen Spezialgeschäften ist es hin und wieder auch in London und Paris erhältlich. In der Schweiz, in Österreich und Deutschland dürfte die Beschaffung schwierig sein.

Literatur

BOUGEROL, Christiane

1983 *La médecine populaire à la Guadeloupe*, Paris: Karthala.

Borax

Natriumtetraborat, Sodium tetraborate

$Na_2B_4O_7 \times 10H_2O$

Andere Namen

Bauraq (arab.), Blinksel, Borate de sodium (frz.), Borsaures Natron, Boureouk (arab.)[148], Buräh (pers.), Burâk (arab.), Chrysocolla[149], Chrysokoll, **Krötenstein**, Natrium biboricum, Natriumbiborat, Natriumborat, Prismatischer Borax, Tankana (skrt.), Teunkar (arab.), Tingkal (malai.), Tinkal (Hindi), Tinkar

»Die Menge deines Samens wirst du vermehren, und außerordentliche Erektion wirst du hervorrufen, indem du Borax mit **Senf**körnern issest. Dieses ist ein unvergleichliches Erregungsmittel.« (SCHEIK NEFZAUI 1985: 210*)

148 Der Name gilt sowohl für Borax als auch für Salpeter (BURTON 1964: 243*).

149 BURTON 1964: 231* identifiziert das griechische Lehnwort (wörtl. »Goldleim«) als Borax; ansonsten wird damit auch ein (zypriotisches) **Kupfer**mineral (wasserhaltiges Kupfersilikat) bezeichnet (LÜSCHEN 1968: 199*).

Borax war in der Vergangenheit als innerlich und äußerlich anwendbares Mittel zur Verstärkung der Lust und zur Vergrößerung des Penis bekannt. Allerdings ist sein Gebrauch riskant, da es Verätzungen hervorrufen kann!

Gebrauch

Borax ist ein **Mineral**, das seit Urzeiten aus Tibet über die Seidenstraße in den Mittelmeerraum exportiert wurde (Lüschen 1968: 194*). Aus natürlichem Borax, meist Tinkal genannt, erhält man durch Umkristallisieren gereinigten Borax (Geläuterter Borax, Purified Borax, Natrium [bi]boricum, Kaiserborax). Borax wird (technisch) hauptsächlich als Flussmittel bei der Metall- und Emailleverarbeitung eingesetzt. Auch die geschlechtliche Liebe soll Borax »in Fluss bringen«: »Geläuterter Borax gehört zu jenen Mitteln, die die Begierde wecken (...) Und wenn Mercuriel uns versichert, dass es stark auf die geschlechtlichen Triebe sowohl der Frauen als auch der Männer wirkt, die Männer sogar in einen Zustand der Weibstollheit versetzt, falls übermäßig genossen, so sollten wir seinem Rat folgen und dieses Mittel nur genügsam anwenden[150]« (Nicholas Venette, *Tableau de l'Amour conjugal*, 17. Jh.).

In der Pharmazie wurde Borax in gereinigter Form hauptsächlich äußerlich als fäulniswidriges und desinfizierendes Mittel eingesetzt; zum Beispiel mit **Honig** und Glycerin (vgl. **Nitroglycerin**) vermischt als Boraxhonig (Mel Boracis) zum Einreiben oder in Augenwässern (Frerichs et al. 1938 II: 208*).

»Diese chemische Verbindung [der gereinigte Borax] wurde jahrhundertelang in mehreren Ländern als Aphrodisiakum benutzt. Ich möchte jedoch vom Genuss abraten, da es in unsicheren Händen eine höchst kaustische [Verätzungen hervorrufend] und gefährliche Droge ist, deren Wirkungen an jene der **Spanische**n **Fliege**, des Spanischen Pfeffers [**Chilipfeffer**] sowie der verschiedenartigen Ölkäfer heranreicht« (Stark 1984: 35*).

Rezept für eine penisvergrößernde Salbe

»(...) man nehme Harz und Wachs und mische es mit **Drachenblut** [oder **Hauswurz**], Borax und Schusterpech; mit dieser Mischung reibe man den Penis ein, und man wird sehen, dass er an Größe und Dicke zunimmt. Die Wirksamkeit aller dieser Mittel ist wohlbekannt, und ich habe sie selbst ausprobiert« (Scheik Nefzaui 1985: 220*).

Borax wird in der islamischen Medizin der Sufis noch heute zusammen mit **Henna**blättern zur Behandlung von Hämorrhoiden eingesetzt (Moinuddin 1984: 114*).

Kommentar

Uns erscheint die Anwendung von Borax, innerlich wie äußerlich, zu riskant, da die Gefahr von Verätzungen groß ist. Wir kennen niemanden, der den Angaben des Scheikh Nefzaui gefolgt wäre. Vielleicht wird jedoch irgendwann ein gut verträgliches äußeres **Reizmittel**, zum Beispiel eine Peniscreme, auf der Basis von Borax entwickelt.

Borrachero

»Trunkenmacher«

Das Wort *borrachero* (männliche Form) oder *borrachera* (weibliche Form) leitet sich von Spanisch *borracho*, »trunken, betrunken, berauscht« ab. Es wird in Lateinamerika als Überbegriff und Name für Pflanzen mit berauschenden und psychoaktiven Wirkungen benutzt, denen zudem weibliche und männliche Qualitäten zugeschrieben werden.

Die meisten Borracheros und Borracheras gelten auch als Aphrodisiaka; die männlichen für Männer, die weiblichen für Frauen.

Neben manchen botanisch bisher nicht eindeutig identifizierbaren Gewächsen werden folgende Pflanzen in Südamerika mit diesem Begriff (sowie verballhornten Ableitungen) bezeichnet:

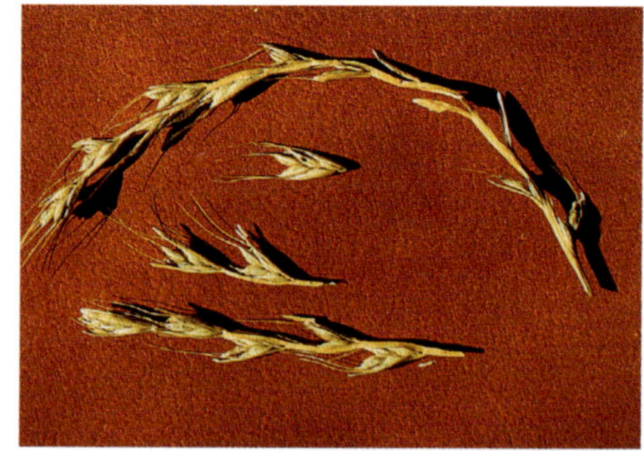

Borrachera. Der Taumellolch (*Lolium temulentum*) wurde in Europa als Aphrodisiakum eingenommen (Samen), zum Bierbrauen genutzt und gilt außerdem als eine Ingredienz der **Hexensalben**.

150 In diesem Zusammenhang sei generell angemerkt, dass man in der Vergangenheit oft vor einer *zu starken* Wirkung auf den Geschlechtstrieb warnte, während es heute offensichtlich *gar nicht stark genug* sein kann; es sei denn, man wird vor konkreten Gefahren und Nebenwirkungen oder vor Überdosierung gewarnt!

• **Engelstrompeten (Nachtschattengewächse)**	
Brugmansia arborea	Borrachero
Brugmansia aurea	Borrachero
Brugmansia candida	Biangán borrachera, Borrachera
Brugmansia x *insignis*	Danta borrachera, Pimpinella borrachera (vgl. **Pimpernelle**)
Brugmansia sanguinea	Borrachero, Borrachero rojo, Bovachero
Brugmansia spp.	Borracheros
• **Brunfelsien** (Nachtschattengewächse)	
Brunfelsia chiricaspi PLOWMAN	Borrachero
Brunfelsia grandiflora D. DON ssp. *grandiflora*[151]	Borrachera
Brunfelsia grandiflora D. DON ssp. *schultesii* PLOWMAN	Borrachero
Brunfelsia maritima BENTH.	Borrachera
Brunfelsia mire PLOWMAN	Borrachera
• Andere Nachtschattengewächse	
Cestrum sp.	Borrachero andoke
Iochroma fuchsioides (BENTH.) MIERS	Borrachera, Borrachera andoke[152], Borrachero
Iochroma gesnerioides (HBK.) MIERS	Borrachera
Solanum hypomalacophyllum BITTER ex PITTIER	Borrachera
• Andere Gewächse	
Alternanthera lehmannii HIERONYMUS	Borrachera
Chorisia insignis HBK.	Palo borracho (»trunkener Baum«)
Cyperus articulatus L.[153]	Borrachera (**Zypergras**)
Desfontainia spinosa R. et PAV.	Borrachera de páramo (»Trunkenmacher des Moores«)
Gaultheria sp. (Ericaceae)	Borrachera
Ipomoea carnea JACQUIN syn. *Ipomoea fistulosa* MART. ex CHOISY, *Ipomoea carnea* ssp. *fistulosa* (MART. ex CHOISY) D. AUSTIN	Borrachero, Toé borrachera
Iresine celosia L.	Borrachera
Iresine herbstii HOOK. f.	Borrachera
Lolium temulentum L.	Borrachera (Kanarische Inseln)
Pernettya mucronata (L.f.) GAUDICH. ex SPRENG., Ericaceae	Borrachero
Pernettya prostrata (CAV.) SLEUM. (Torf**myrte**)[155]	Borrachero[154]
Pilocarpus alvaradoi PITT. (Rutaceae)	Borrachero
Pontederia cordata L. (Pontederiaceae)	Amarón borrachero (»Haselwurz-Trunkenmacher«)
Rauvolfia tetraphylla L. syn. *Rauvolfia canescens* L., *R. hirsuta* JACQ., *R. heterophylla* ROEM. et SCHULT.	Borrachero (vgl. **Yohimbin**)
Tanaecium crucigerum SEEMANN (vgl. **Duftpflanzen**)	Borrachera

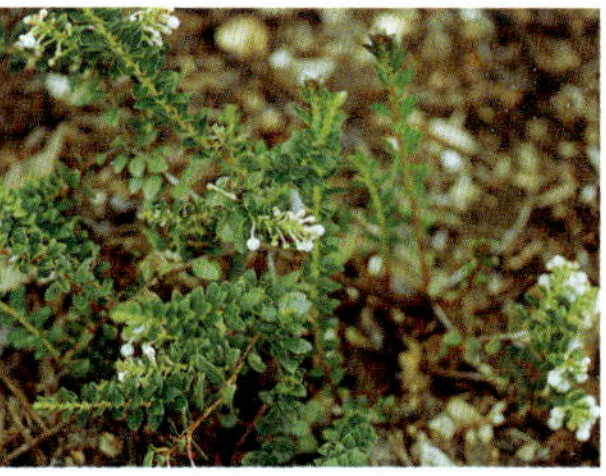

Borrachero. Die Torfmyrte (*Pernettya prostrata*) ist ein »Trunkenmacher«: die Früchte werden in Südamerika mit Wasser zu Chicha, einem bierartigen Getränk, vergoren.

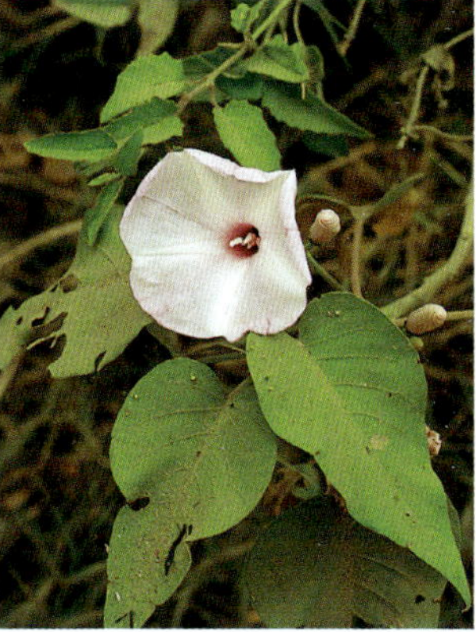

Borrachero oder Toé (*Ipomoea carnea*). Diese fleischfarben blühende **Winden**art ist im gesamten Amazonasbecken sowie in den angrenzenden Regionen verbreitet. In Ecuador heißt sie *borrachero* (»Trunkenmacher«) oder auch *matacabra* (»Ziegentöter«). (Chiclayo, Peru, 6/1997)

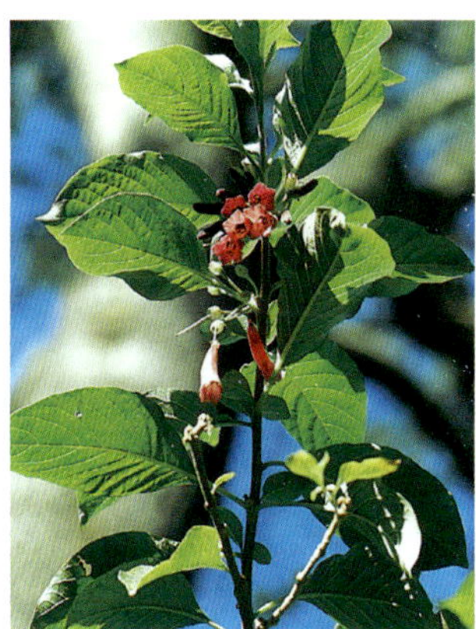

Mehrere Arten des südamerikanischen Veilchenstrauches (*Iochroma* spp.) gelten als borracheras. Sie können nicht nur trunken machen, sondern auch mit ihrem nächtlichen Duft einen aphrodisischen Zauber ausüben. (Botanischer Garten, San Francisco, Kalifornien, USA, 10/1996)

151 Ist möglicherweise ein Synonym von *Brunfelsia pauciflora* var. *calycina* (BENTH.) J.A. SCHMIDT (ROTH et al. 1994: 174*).
152 Die Kamsá benutzen denselben Namen zur Benennung von *Cestrum* spp. (SCHULTES und RAFFAUF 1991: 37*).
153 Aztekisch *apoyomatli*, die Wurzel wird *galange* (vgl. **Galangan**) genannt!
154 *Pernettya prostrata* (CAV.) SLEUM. heißt möglicherweise auf Quetschua *macha* oder *macha macha*, »betrunken« (vgl. **Maca**). Allerdings ist diese Angabe keinesfalls gesichert (FRANQUEMONT et al. 1990: 66*). Nach anderer Quelle heißt *Gaultheria* spp. Macha-macha (BASTIEN 1987: 128*).
155 In Venezuela werden verschiedene Arten der Torfmyrte *borracherita*, *borrachero*, *borrachera*, *borracherito* oder *chivacú* genannt (VON REIS und LIPP 1982: 228*). Vor allem die Art *P. prostrata* wird mit diesen Namen bezeichnet (BLOHM 1962: 74*).

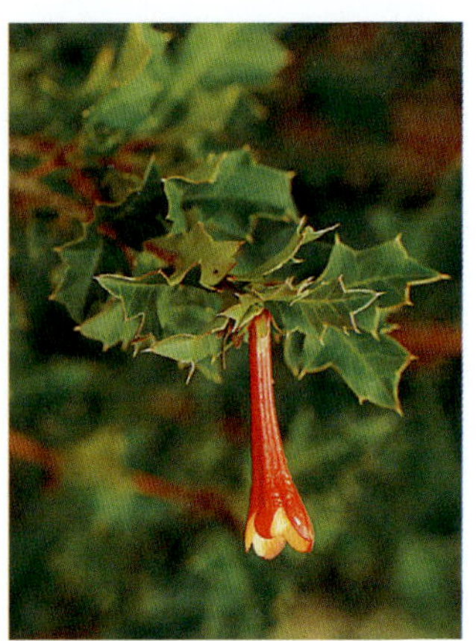

Latuy. Die psychoaktive Schamanenpflanze *Desfontainia spinosa* (Desfontainiaceae; vgl. SCHULTES 1977) heißt auch *borrachera de páramo*, »Trunkenmacher des Moores« oder *Intoxicator*. (Chiloé, Südchile, 6/1996)

Literatur

SCHULTES, Richard Evans

1977 »De Plantis Toxicariis e Mundo Novo Tropicale Commentationes XV: Desfontainia: a New Andean Hallucinogen«, *Botanical Museum Leaflets* 25(3): 99–104.

URQUIETA SANTANDER, Carlos

1953 *Diccionario de medicación herbaria* (5. Aufl.), Santiago de Chile: Editorial Nascimento.

Brahmi

Centella asiatica (L.) URBAN., Umbelliferae (Doldengewächse)
syn. *Hydrocotyle asiatica* L.

Andere Namen

Asian marsh pennywort (engl.), Asiatisches Wassernabelkraut, Brahambuti (nep.), Brahami (nep.), **Fo-ti-tieng** (chin. »Elixier für ein langes Leben«), Ghodtapre (nep.), Ghortap (nep.), Hydrocotyle, Kholca ghayn (?), Man t'ien hsing (chin.), Nabelkraut, Wasserkraut, Wassernabelkraut, Water pennywort (engl.)

»Diese Blätter haben einen scharfen Beigeschmack. Zwei oder mehr können täglich gekaut die Lebenskräfte hoch halten. Noch mehr können für eine rasche Stimulation der Libido genommen werden.« (GOTTLIEB 1974: 38*)

Brahmi gehört in Asien zu den sagenumwobenen lebensverlängernden Tonika, die sich positiv auf die Potenz auswirken sollen.

Die Heimat dieses »Unkrauts« (ZANDER) ist unbekannt, aber vielleicht in Afrika zu suchen. Das kleine rundblättrige wasserliebende Pflänzchen ist weltweit verbreitet, sogar bis nach Australien. Seine Wurzelknollen sind ein gesuchtes **Rasayana** und **Elixier**.

Im Jahr 1933 wurde der Tod des chinesischen Professors Li Chung Yun vermeldet: Er soll im Alter von 256 Jahren gestorben sein. Sicherlich eine Zeitungsente! Sein hohes Alter soll durch ein Präparat auf der Basis von **Fo-ti-tieng** beruht haben (AERO 1980: 58f.). Fo-ti-tieng, besser bekannt unter dem indischen Namen Brahmi[156], gilt als »Lebenselixier«, das lebensverjüngend und damit lebensverlängernd wirkt. Dazu soll täglich vom aufgebrühten Tee getrunken werden (LUCAS 1978). Ein Hindugelehrter soll durch Brahmi 107 Jahre alt geworden sein, und dies im Vollbesitz seiner Potenz! Auch der französische Biochemiker Jules Lupine glaubt, dass dieses Kraut die Nerven und Hirnzellen revitalisiert und dadurch jung und viril hält (AERO 1980: 151).

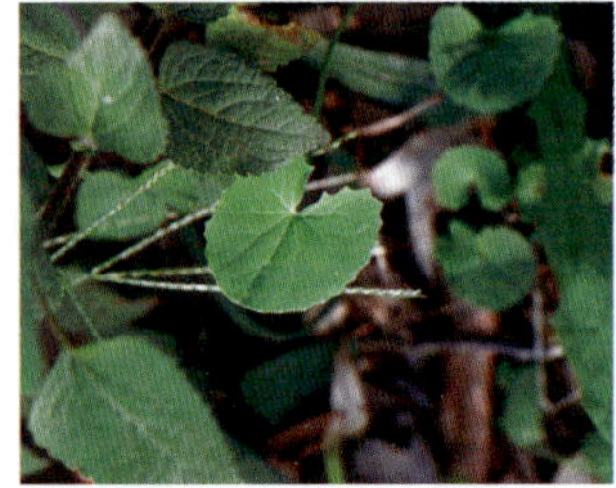

Das Blatt des Brahmigewächses (*Centella asiatica*). (Queensland, Australien, 2/2002)

Gebrauch

In Indien und in Afrika werden Blättertees als Aphrodisiaka getrunken. Brahmi, die »Pflanze der Erkenntnis des Brahmanen, die höchste Wirklichkeit fördert«, gehört zu den bedeutenden Heilpflanzen im Ayurveda: »Asiatisches Wassernabelkraut ist dem Ursprung nach eine indische Heilpflanze und ist vielleicht die wichtigste Verjüngende Pflanze der ayurwedischen Medizin, und ist das Hauptmittel zur Revitalisierung der Nerven und Gehirnzellen. *Hydrocotyle asiatica* fördert die Intelligenz, die Langlebigkeit und das Gedächtnis und wirkt der Senilität und den Alterungsprozessen entgegen. Durch den Gebrauch dieser Pflanze wird das Immunsystem gestärkt, sowohl gereinigt und genährt, und die Nebenniere gekräftigt« (LAD und FRAWLEY 1987: 255f.*).

Man kann einen Tee aufbrühen, einen Kaltwasserauszug bereiten oder, wie es im Ayurveda typisch ist, eine Abkochung in Milch herstellen. Als Einzeldosis werden 250 bis 500 mg angegeben. Aber vor Überdosierungen wird gewarnt: Brahmi »kann Juckreiz verschlimmern und in großen Dosen Kopfschmerzen oder vorübergehende Bewusstlosigkeit verursachen« (LAD und FRAWLEY 1987: 255*).

Das ayurvedische Brahmi wird manchmal als *Bacopa* oder *Herpestis monnieri* identifiziert (vgl. **Rasayana**). Diese Pflanze wird in der Regel genauso wie Hydrocotyle benutzt (vgl. THAKKUR 1977: 303*). Brahmi wird gelegentlich mit dem ähnlich angewandten **Erdburzeldorn** verwechselt (z. B. LAD 1986: 156*).

Kommentar

Das ayurvedische *Brahmi-Rasayana* aus dem indischen Kräuterhandel ist ein Kombinationspräparat mit Brahmi als Hauptanteil, das in Pillenform angeboten wird. Bei mir und ebenso bei anderen hatten drei bis fünf Pillen eine deutlich stimulierende Wirkung. Allerdings nicht unbedingt aphrodisisch oder erotisch, sondern eher zum Arbeiten. Ich weiß allerdings nicht, ob diese Wirkung auf die Hydrocotyle oder auf Synergismen mit anderen Inhaltsstoffen zurückzuführen ist. (CR)

Bezugsquellen

Im Handel mit ayurvedischen Produkten erhältlich.

Literatur

AERO, Rita

1980 *The Complete Book of Longevity*, New York: Perigee Books.

LUCAS, Richard

1978 *Secrets of Chinese Herbalists*, New York: Cornerstone Library.

156 Der Sanskritname Brahmi wird auch *Bacopa monnieri* (L.) PENNELL, syn. *Herpestis monniera* HBK., gegeben (ANON. 1999: 46*). *Bacopa* gehört ebenfalls zu den **Rasayana** und gilt als Aphrodisiakum.

Brechnuss

Strychnos nux-vomica L., Loganiaceae (Logangewächse), Strychneae
syn. *Strychnos colubrina* WIGHT, *Strychnos lucida* R. BR., *Strychnos spireana* DOP, *Strychnos vomica* ST. LAG.

Andere Namen

Azaraki, Basenshi (jap.), Brauntaler, Brechnussbaum, Cilibucha, Fuluz mahi (pers.), Gemeines Krähenauge, Goda-kaduru, Gorumar (Santal), Kajara, Kanchurai, Kräenauglein, Krähenauge(n), Krähenaugenbaum, Krähenbaum, Kuchila (Hindi), Kuchila (Lodha), Kuchila-gabi (Oraon, Afrika), Kuchla, Kuchla of India, Kuchûlah, Ma quian ze (chin. »Pferdetaler«), Majonja (kor.), Noce vomica, Noix vomique (frz.), Nux-vomica, Nux-vomica tree (engl.), Poison nut (engl.), Poison nut tree (engl.), Quaker buttons (engl. USA), Rvotnyi orech (russ.), Snake-wood (engl.), Strychninbaum, Strychnine, Strychnine plant (engl.), Strychnine tree (engl.), Strychnosbaum, Visamusti

Die strychninhaltige Brechnuss gehört zu den berühmt-berüchtigten Aphrodisiaka, die Männern eine starke Erektion bescheren. Ähnlich wirksam und tödlich gefährlich wie die **Spanische Fliege**.

Den Gattungsnamen *Strychnos* hat Linné nach einem altgriechischen Namen für ein botanisch nicht eindeutig identifizierbares Gewächs gebildet und auf die Brechnuss angewandt. Der Name *strychnós manikós* taucht erstmals bei dem Aristotelesschüler Theophrast (um 370–287 v. u. Z.) aus Lesbos auf. Dioskurides (1. Jh. u. Z.) hat den »rasend machenden Strychnos« genauer beschrieben: »Der *Strychnos manikos*, welchen einige Persion [= runde Frucht][157] nennen, andere Thryon [eine Pflanze der kolchischen Zaubergärten], Anhydron [= vom Wasser entfernt], Pentadryon [= fünfbüschelig], Enoron, Orthogyion. (...) Die Wurzel, in der Menge von 1 Drachme [= 3–4 g] mit Wein getrunken, hat die Kraft, nicht unangenehme Phantasiegebilde zu schaffen, 2 Drachmen getrunken, halten sie bis zu drei Tagen an, 4 Drachme getrunken töten gar. Das Gegenmittel dafür ist Honigmet, reichlich genossen und wieder erbrochen« (DIOSKURIDES IV, 74).

Früher glaubte man, dass sich dieser Name auf den **Stechapfel** bezieht, was aber nach heutigen Kenntnissen sehr fragwürdig erscheint, denn die Datura ist in Europa erst seit dem 15. Jahrhundert bekannt (MARZELL 1922: 171*, SCHNEIDER 1974 III: 294*).[158]

Rezepte

Als Aphrodisiakum wird meist eine alkoholische Tinktur aus den zerkleinerten Samen benutzt: 100 g Brechnusspulver mit 3 Volumen Weingeist und einem Volumen Wasser mazeriert ergibt eine Tinktur, die pro 100 ml 0,25 g Alkaloide enthält (FRERICHS et al. 1938: II: 797*). Dabei sind schon geringe Mengen ab einem Tropfen biologisch aktiv.

Nach dem Pflücken der reifen, gelben, kugelrunden Früchte (ca. 3 cm Durchmesser) werden die Samen extrahiert und an der Sonne getrocknet. Die Samen müssen kühl, vor Licht geschützt und luftdicht aufbewahrt werden. Die Rohdroge (d. h. die reifen, getrockneten Samen; Brechnuss, Krähenauge, Strychni semen, Nux metella, Nux vomica, Semen nucis vomicae, Semen Strychni) dürfte – richtig verwahrt – sehr lange haltbar sein.

»Die Brechnuss und ihre Präparate (Strychnin) haben eine anerkannte Wirkung auf die Geschlechts- und Harnorgane. Sie steigern die Tätigkeit des Rückenmarks. Brechnuss und Phosphor sind stärkere Aphrodisiaca als Moschus, Castoreum und Asa foetida.« (HIRSCHFELD und LINSERT 1930: 201*)

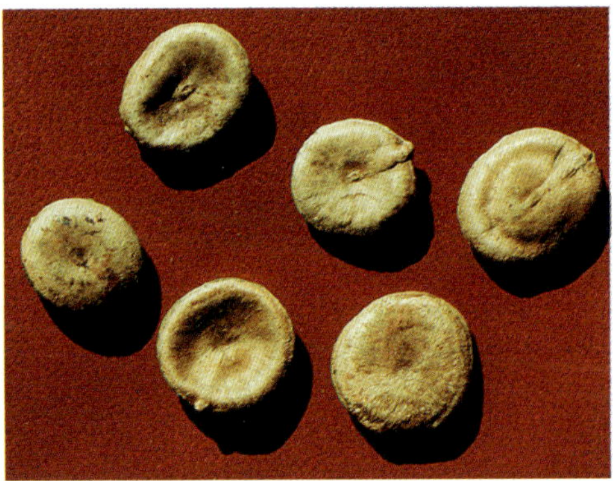

Die Brechnussfrüchte oder Krähenaugen (*Strychnos nux-vomica*). In den gelben Früchten liegen die grauen, scheibenförmigen Samen, die durch feine Härchen einen seidigen Glanz haben. Das aus den Brechnüssen (*Strychnos nux-vomica*) gewonnene Alkaloid Strychnin wird gewöhnlich als starkes und tödliches Gift gefürchtet, ist aber in geringen Dosierungen ein starkes Aphrodisiakum und wird von alters her für diesen Zweck verwendet.

Die vier antiken »Strychnosarten« (nach DIOSKURIDES, IV 71–74):

Στρύχνος	Strychnos	»Gartenstrychnos« wird als *Solanum nigrum* gedeutet
Στρυχνος αλικακαβος	Strychnos halikakabos	»Salztiegel-Strychnos« wird als *Physalis alkekengi* gedeutet
Στρυχνος υπνωτικος	Strychnos hypnotikos	»Schlafstrychnos« wird als *Solanum dulcamara* oder **Ashwagandha** gedeutet
Στρυχνος μανικος	Strychnos manikos	»Rasend machender Strychnos«, »Wahnsinnsstrychnos«

Das heißt, die ersten drei sind sicher Nachtschattengewächse, bei der vierten ist die Deutung ungewiss.

157 Von diesem Namen leitet sich die Gattung *Persea* für Avocado (vgl. **Früchte**) ab.

158 Leider haben RUCK und STAPLES 1999 bei ihrer eigenwilligen Interpretation antiker Mythen übersehen, dass der *strychnos* gar nicht als *Datura* identifizierbar ist. Die Beschreibungen des *strychnos manikos* bei THEOPHRAST und DIOSKURIDES sind in keiner Weise mit den botanischen Merkmalen der *Datura* kongruent. Denn der **Stechapfel** hat keine »glatten olivengroßen Früchte«, wohl aber der Brechnussbaum.

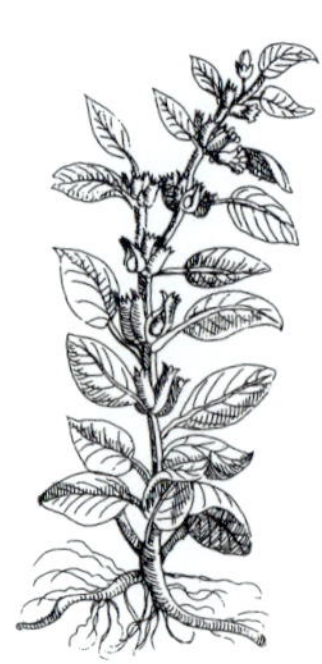

In der deutschen Dioskurides-Ausgabe ist der *strychnos manikos* mit einem Kupferstich illustriert. Leider ist nicht bekannt, welche Vorlage der Kupferstecher dafür benutzt hat. Die Pflanze sieht wie ein Nachtschattengewächs aus, vielleicht aus der Fantasie geboren. (Faksimile aus DIOSKURIDES 1610: 285*)

Andere Strychnosarten, die ebenfalls als Aphrodisiaka genutzt werden:

Strychnos cocculoides BAKER	Zimbabwe: Stammrindenpulver, als »Pulver in der Suppe«, gilt als Aphrodisiakum Mozambik: Wurzeltee gegen Unfruchtbarkeit (NEUWINGER 1998: 598*)
Strychnos gauthierana	China: Rinde wird eingenommen
Strychnos ignatii BERGIUS, syn. *Ignatius amara* L. = **Ignatiusbohne**	Philippinen: Samen werden eingenommen Pharmazie: **Medikamente** Pharmazeutische Stammpflanze
Strychnos lanata A.W. HILL	andere/alternative Stammpflanze der pharmazeutischen Ignatiusbohnen
Strychnos nux-blanda A.W. HILL	eine Stammpflanze der Brechnuss
Strychnos spinosa LAM. = Natalorange	Afrika: Rinde und Wurzel wird ausgekaut
Strychnos wallichiana	eine Brechnuss-Stammpflanze (in der traditionellen chinesischen Medizin als Ma Qian Zi, Semen Strychnotis)

Pharmazeutisch-medizinischer Gebrauch

Die Brechnuss taucht als paralysierendes Mittel in vielen sehr frühen persischen Quellen auf (HOOPER 1937: 175*). Erst im 15. Jahrhundert wurde sie in Europa richtig bekannt.

Für pharmazeutische Zwecke gewinnt man aus den Samen Extrakte und Tinkturen als therapeutische Bittermittel (FRERICHS et al. 1938 II: 797*, TEUSCHER 1994: 832). Zur Herstellung ayurvedischer Medikamente werden die Samen mit Milch oder Kuh-**Urin** gekocht (sog. *Sodhna*-Verfahren).

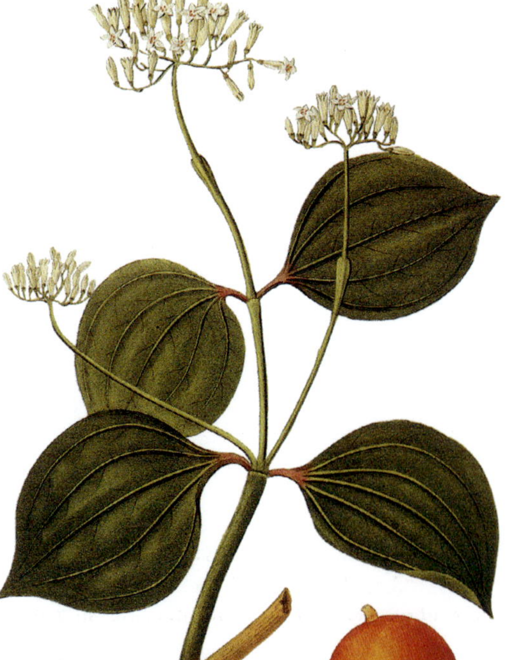

Botanische Darstellung des Brechnussbaumes (*Strychnos nux-vomica*) (Tafel aus *Köhler's Medizinal-Pflanzen*, 1887). Der bis fünfzehn Meter hohe Baum ist in Indien und Birma heimisch, hat sich aber in alle tropischen Gebiete des Indischen Ozeans und Südostasiens verbreitet. Er kommt am häufigsten in trockenen Wäldern vor.
Er stammt wahrscheinlich aus den Trockenwäldern Sri Lankas. Der Stammumfang kann bis zu drei Meter umfassen.

Als größte therapeutische Einzeldosis gelten 0,1 g der getrockneten Brechnuss (bei einem standardisierten Alkaloidgehalt von 2,4–2,6%); als größte Tagesgesamtgabe werden 0,2 g angegeben (TEUSCHER 1994: 836). Die Dosis des reinen **Strychnins** sollte niemals 5 mg übersteigen! Strychnin wird gefährlicherweise in der »Drogenszene« zum Strecken von **Kokain** und Heroin benutzt (TEUSCHER 1994: 836).

Die Brechnuss wird auch in der Homöopathie entsprechend dem Arzneimittelbild verwendet (Strychnos nux-vomica hom. *HAB1*, Nux vomica hom. *PFX*, Angustura spuria hom. *HAB34*) (u. a. bei Verstimmungen, Kopfschmerzen, nervlicher Überreizung; TEUSCHER 1994: 832). Nux-vomica D6 soll sehr gut und zuverlässig bei der Nachwirkung von Alkohol und selbst starkem Kater mit heftigen Kopfschmerzen helfen (mündliche Mitteilung des Heilpraktikers Olaf Rippe).

Drastische Dosierungen von Theophrast

Nicht zur Nachahmung geeignet!

»Man gibt davon, wenn jemand bloß Possen treiben und sich selbst als der schönste dünken will eine Drachme [ca. 3–4 g], zwei Drachmen aber, wenn er toll werden und Erscheinungen haben soll; andauernde Tollheit soll durch drei Drachmen hervorgebracht werden. Um den Tod herbeizuführen, sind vier Drachmen notwendig«.

In Europa wurden die Krähenaugen früher als Heilmittel für die Pest angesehen (SCHNEIDER 1974 III: 295*). Sie galten lange als »Nervenstärkungsmittel« (BREMNESS 1995: 29*). Volksmedizinisch werden Brechnüsse auch zur Behandlung von Migräne, Nervosität und Depressionen verwendet (TEUSCHER 1994: 835).

Ethnopharmakologischer Gebrauch

Die Brechnusswurzel (vom Gewicht einer Drachme, das heißt ca. 3–4 g) wurde in der Antike für psychoaktive Wirkungen in **Wein** getrunken. Brechnüsse sind Bestandteil von **Bhang** oder *majun* (siehe **Hanf**), den **Orientalischen Fröhlichkeitspillen** und ähnlichen Aphrodisiaka. Aus Persien ist aphrodisierender Tee aus Krähenaugen, **Hanf** und **Mohn**blättern (*Papaver somniferum*) bekannt (Most 1843: 570f.*).

In Indien werden die Brechnüsse als **Amulette** zum magischen Schutz für Haus und Hof verwendet (Jain 1991: 172*). In der ayurvedischen Medizin gelten die Samen als Tonika und **Stimulanzien** (Macmillan 1991: 417*) und vor allem als Aphrodisiakum. In der indischen Volksmedizin wird der Saft der Wurzelrinde zusammen mit Kuhmilch bei **Schlangen**bissen äußerlich aufgetragen (Bhandary et al. 1995: 154*). Im Iran werden Krähenaugen noch im 20. Jahrhundert als Tonikum verwendet (Hooper 1937: 175*).

Inhaltsstoffe

Sowohl die Rinde als auch die Wurzel und besonders die Samen enthalten die Indolalkaloide **Strychnin** sowie Brucin (= Vomicin, Caniramin), daneben Colubrin, Pseudostrychnin und Strychnicin (Bisset und Choudhury 1974).

Die Samen enthalten durchschnittlich 2–3%, seltener 0,25–5,3% Alkaloide (Frerichs et al. 1938 II: 790*). Der Strychningehalt liegt zwischen 1,1 und 1,5%, manchmal erreicht er 2,3%. Daneben kommen 1,1–2,1% des brechenerregenden Brucin sowie die Nebenalkaloide (insgesamt höchstens 1%) 12-Hydroxystrychnin, 15-Hydroxystrychnin, α-Colubrin, β-Colubrin, Icajin, 11-Methoxyicajin, Novacin, Vomicin, Pseudostrychnin, Pseudobrucin, Pseudo-α-Colubrin, Pseudo-β-Colubrin, *N*-Methyl-*sec*-pseudo-β-colubrin und Isostrychnin vor (Teuscher 1994: 831).

Im Fruchtfleisch und den Fruchtschalen sind im Prinzip die gleichen Alkaloide vorhanden wie in den Samen. Zusätzlich wurden die Alkaloide 4-Hydroxystrchnin und *N*-Methyl-*sec*-pseudo-β-colubrin festgestellt; wie auch die Iridoide Loganin und Secologanin (Bisset und Choudhury 1974).

In den Brechnussblättern kommen 0,3–8% Gesamtalakloide vor (Teuscher 1994: 829). Auch die Blüten enthalten Alkaloide. Im bitteren, gelegentlich als essbar klassifizierten Fruchtmus konnten nur 0,35% Alkaloide nachgewiesen werden.

In der Stammrinde kommen bis zu 9,9% Alkaloide vor, in der Wurzelrinde sogar bis zu 18%, im Wurzelholz bis zu 1,8%, in der Zweigrinde bis zu 6,8%, im Zweigholz bis zu 1,4%, im Stammholz dagegen nur 0,3% Alkaloide.

Immer ist Strychnin das Hauptalkaloid (Teuscher 1994: 829). In der Wurzelrinde von einer Probe aus Sri Lanka wurde das neue Alkaloid Protostrychnin entdeckt (Baser et al. 1979).

Wirkung

Die sehr rasch einsetzende Wirkung der Brechnuss (Semen Strychnotis) ist fast ausschließlich durch den **Strychnin**gehalt bestimmt. Außer dem 12-Hydroxystrychnin weisen die anderen Alkaloide keine nennenswerte pharmakologische Aktivität auf. Strychnin und 12-Hydroxystrychnin sind spezifische Antagonisten des Neurotransmitters Glycin. Sie binden sich an dieselben Rezeptoren. Dadurch kommt es zu einer Erregung des Zentralnervensystems (ZNS). »Die Wahrnehmung von Sinneseindrücken wird verstärkt, Farb- und Helligkeitsunterschiede werden besser wahrgenommen, das Gesichtsfeld wird vergrößert und das Tastempfinden verbessert« (Teuscher 1994: 835). Die Brechnuss hat eine ähnliche erotisierend-psychoaktive Wirkung wie **Yohimbe**, was in erster Linie aus der Verschärfung der Sinneswahrnehmungen (Sehkraft, Geruchssinn, Geschmackssinn) resultiert. Außerdem können bei Männern »starke Erektionen auftreten« (Roth et al. 1994: 684*). Aber nicht nur der Penis, auch der ganze Körper versteift sich gelegentlich; je höher die Dosis desto steifer die Glieder!

Überdosierungen mit Brechnüssen (die mit Kribbeln, Schluckbeschwerden, Irritationen einhergehen) treten bei Menschen bereits ab 50 mg der Rohdroge auf (Bensky und Gamble 1986: 647*). Bei Überdosierungen kommt es auch zu angsteinflößenden Ich-Auflösungen, zu schweren Krämpfen bei vollem Bewusstsein, die schließlich zum Tod durch Atemlähmung führen.

Bereits 0,75 bis 3 g Brechnuss können tödlich sein (Teuscher 1994: 836f.)!

In Indien und Südostasien werden die pulverisierten Samen von *Syzygium cumini* (L.) Skeels (syn. *Myrtus cumini* L., *Eugenia cumini* [L.] Druce, *Eugenia jambolana* Lam., *Syzygium jambolana* [Lam.] DC.) als Antidot bei Überdosierungen von Brechnüssen verwendet (Macmillan 1991: 417*). In Ozeanien wird **Kava-Kava** – anscheinend erfolgreich – als Antidot verwendet. Auch wurde die Behandlung von Strychninvergiftungen mit Curare beschrieben (Roth et al. 1994: 684*).

Bezugsquellen

Brechnüsse (fast nie im Einzelhandel erhältlich) sind apotheken- und verschreibungspflichtig; ebenfalls verschreibungspflichtig sind die Urtinktur sowie homöopathische Potenzen bis einschließlich D3 (Teuscher 1994: 838). Man gelangt nur nach Absprache mit einem Arzt und mit einem Rezept an die Krähenaugen.

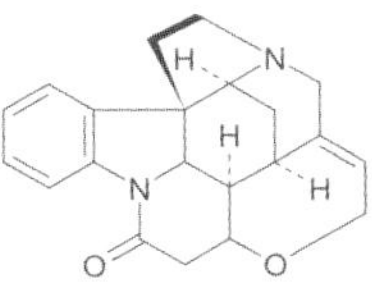

Strychnin

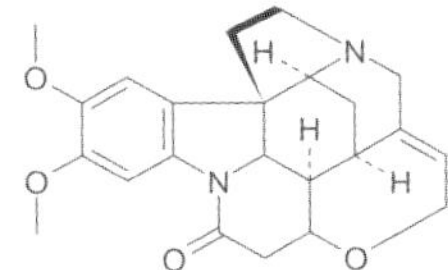

Brucin

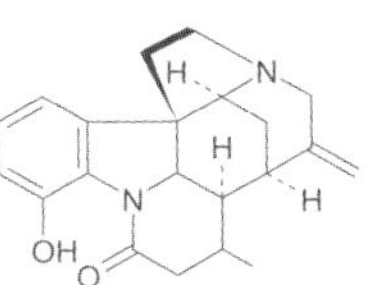

12-Hydroxystrychnin

Glycin

In Südostasien kann man Brechnussfrüchte selbst von den Bäumen pflücken oder auch (seltener) bei Kräuterhändlern erwerben.

Bei der Brechnuss sollte man in jedem Fall auf eigene, unter Umständen zu wagemutige Versuche verzichten! Immerhin ist **Strychnin** eines der berühmtesten Gifte, die tatsächlich zum Tod des Opfers führen können!

Literatur

BASER, Kemal H. C., Norman G. BISSET und Peter J. HYLANDS
1979 »Protostrychnine, a New Alkaloid from *Strychnos nux-vomica*«, *Phytochemistry* 18: 512–514.

BAUER, Wilhelm P.
1965 »Der Curare-Giftkreis im Lichte neuer chemischer Untersuchungen«, *Baessler-Archiv* N.F. 13: 207–253.

BISSET, N. G. und A. K. CHOUDHURY
1974 »Alkaloids and Iridoids from *Strychnos nux-vomica* Fruits«, *Phytochemistry* 13: 265–269.

GILG, E.
1899 »Über giftige Strychnos-Arten und solche mit essbaren Früchten«, *Notizblatt Bot. Garten. Mus. Berlin* 2: 253–260.

HADULLA, Michael M., S. SCHIKORA und O. RICHTER
1999 »Nux vomica – Sensibilität, Sensitivität und Spastizität«, *Ärztezeitschrift für Naturheilverfahren* 40(11): 766–775.

LE ROY, Alexander
1922 *The Religion of the Primitives*, New York: Macmillan.

OHIRI, F. C., R. VERPOORTE und A. BAERHEIM SVENDSEN
1983 »The African *Strychnos* Species and Their Alkaloids: A Review«, *Journal of Ethnopharmacology* 9: 167–223.

QUETIN-LECLERCQ, Joëlle, Luc ANGENOT und Norman G. BISSET
1990 »South American *Strychnos* Species: Ethnobotany (Except Curare) and Alkaloid Screening«, *Journal of Ethnopharmacology* 28: 1–52.

QUETIN-LECLERCQ, Joëlle, Monique TITS, Luc ANGENOT und Norman G. BISSET
1991 »Alkaloids of *Strychnos usambarensis* Stem Bark«, *Planta Medica* 57: 501.

RICHARD, C., C. DELAUDE, L. LE MEN-OLIVIER, J. LÉVY und J. LE MEN
1976 »Alcaloïdes du *Strychnos variabilis*«, *Phytochemistry* 15: 1805–1806.

RUCK, Carl A. P. und Danny STAPLES
1999 »Vichio, Centazuri e Datura«, *Eleusis* n.s. 2: 3–23.

TEUSCHER, Eberhard
1994 »Strychnos«, in: *Hagers Handbuch der pharmazeutischen Praxis* (5. Aufl.), Berlin: Springer, Bd. 6: 816–846.

THIEL, Josef F., Jürgen FREMBGEN u. a.
1986 *Was sind Fetische?* Frankfurt/M.: Museum für Völkerkunde (Austellungskatalog).

Brenndolde

Cnidium monnieri (L.) CUSSON ex JUSS.,
Umbelliferae (Doldengewächse)
syn. *Selinum monnieri* L.

Andere Namen

Cnidium, Cnidium dubium, Jashôshi (jap.), Monnier's snow-parsley, She chuang zi (chin. »Schlangenbettsame«), Shé chúang z´ì (Mandarin), Snake's bed seeds (engl.), Susangja (kor.)

Im Schwange der **Viagra**-Begeisterung drängen die Hersteller von **Nahrungsergänzungsmitteln** mit »natürlichen« Alternativprodukten auf den Markt. Das neue Sigra® soll laut Hörensagen *das* »pflanzliche Viagra« sein. Es beruht auf einem Extrakt aus der Brenndolde (*Cnidium monnieri*). Schon jetzt spricht man von *Cnidium* als »Naturviagra« und hört Erstaunliches. Die marktgerecht blau gefärbten Pillen sollen es in sich haben und famose Wirkungen erzielen.

Eine Sigra-Pille à 350 mg enthält **L-Arginin**, *Cnidium-monnieri*-Extrakt, *Xanthoparmelia-scabrosa*-Extrakt, GABA, *Epimedium*-Extrakt (20:1) (vgl. **Horny goat weed**) und **Yohimbe**.

Gebrauch

Der botanische Gattungsname *Cnidium* ist von dem griechischen Wort *kníde*, »**Brennnessel**«, abgeleitet (GENAUST 1996: 164*). Die Pflanze brennt aber nicht außen, sondern sie »brennt« innen: Sie schürt das Feuer der Sexualität.

Die Brenndolde stammt aus China[159], dort wird die Frucht bei Nierenerkrankungen, Gebärmutterleiden und Rheumatismus angewandt; außerdem gilt sie als Aphrodisiakum (HIRSCHFELD und LINSERT 1930: 170*), zu welchem Zweck die Samen eingenommen werden (MÜLLER-EBELING und RÄTSCH 1986: 203*).

Es gibt etwa zwanzig Arten der Gattung *Cnidium*, die meisten sind in nördlicheren, einige aber auch in südafrikanischen Gefilden verbreitet. *Cnidium officinale* MAK., eine in Japan heimische Dolde gilt in der traditionellen chinesischen Medizin als dem Chuan xiong, dem Sichuan-**Liebstöckel**, verwandtes Mittel (PAULUS und DING 1987: 379*).

Ein Tonikum für die Wechseljahre der Frau besteht aus sieben Rohdrogen: Ge gen (*Pueraria lobata*), Bu gu zhi (*Psoralea corylifolia*), Yin yang huo (*Epimedium sagittatum*, **Horney goat weed**), Tu si zi (*Cuscuta sinensis*), Shen chuang zi (*Cnidium monnieri*), Rou cong rong (*Cistanche salsa*) und Rotem Klee (*Trifolium pratense*) (*Draco* 3/1, 2000).

159 Die Pflanze ist als Wildgewächs in Nordamerika im US-Bundesstaat Oregon belegt; vielleicht ist sie dort von der starken chinesischen Population naturalisiert worden.

»Cnidium ist wie **Viagra**, nur pflanzlich.« (Iris Freie)

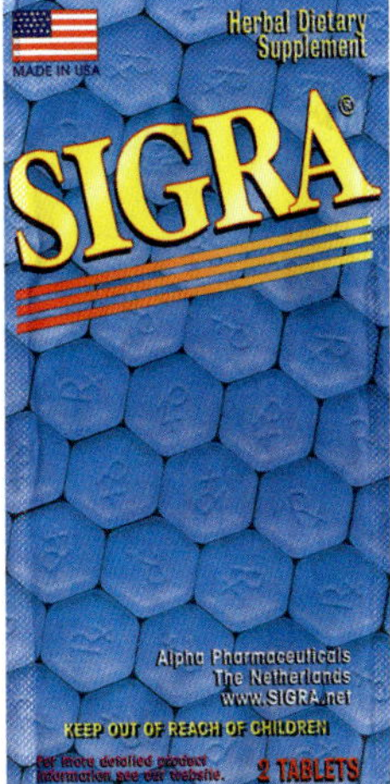

Sigra®. Das auf dem Extrakt der Brenndolde (*Cnidium monnieri*) basierende Nahrungsergänzungsmittel in viagrablauer Verpackung.

Rezepte

Rezept für ein chinesisches Tonikum bei Impotenz

30 g *Cistanche salsa*	Rou cong rong (Sommerwurz)
30 g *Cuscuta japonica*	Tu si zi (Japanische Seide)
30 g *Schisandra chinensis*	Wu wei zi
30 g *Polygala tenuifolia*	Yuan zhi (Kreuzblume)
45 g *Cnidium monnieri*	She chuang zi

Die fünf Rohdrogen[160] fein zermahlen und mit **Honig** zu Pillen drehen. Von den kleinen Fingerkügelchen nimmt man zweimal täglich 10 Stück auf leeren Magen mit etwas **Wein** oder **Schnaps**. Die Behandlung dauert drei bis vier Monate (Reid 1988: 162*).

Bei diesem Rezept sind alle Zutaten reputierliche Aphrodisiaka:

• *Cistanche salsa* (C.A. Mey.) G. Beck — China: Tuber werden gegessen
Cistanche deserticola Y.C. Ma — traditionelle chinesische Medizin: bei Impotenz
Cistanche ambigua (Bge.) G. Beck — traditionelle chinesische Medizin: bei Impotenz
Die nah verwandte *Oreobanche* sp. ist in Tibet ein Aphrodisiakum (Tsarong 1994: 64*).

• *Cuscuta* = Seide, Dodder, Love vine, Devil's gut, Yellow love
Cuscuta japonica Choisy — Südostasien: Einnahme der Samen
Cuscuta sinensis Lam. — China: Einnahme der Samen, traditionelle chinesische Medizin: gegen Impotenz
Cuscuta europaea var. *indica* — Drhül-shuck, Aphrodisiakum und Tonikum in der tibetischen Medizin (Tsarong 1994: 34*)

• *Schisandra chinensis* (Turcz.) Baill., Wu Wei Zi (»Samen der fünf Geschmäcker«), siehe **Nachtschattengewächse**

• Kreuzblume *Polygala tenuiflora* Willd., Polygalaceae, gilt ebenfalls als Aphrodisiakum. Auch andere Kreuzblumen werden in China als Liebesmittel benutzt:
Polygala japonica — China: Einnahme der Wurzel
Polygala sibirica — China
Polygala vulgaris — China: Einnahme der Rinde

Inhaltsstoffe

Die Brenndoldensamen enthalten ein **ätherisches Öl** (ca. 1,3%) mit *l*-Pinen, *l*-Camphen, Borneol, Terpineol, Bornylisovalerat, Isoborneol, Osthol, die **Cumarindroge** Cnidimin, Isopimpinellin, Dihydrooroselol, Columbianadin, Cnidiadin, Archangelcin (Bensky und Gamble 1986: 645*) sowie Spurenelemente. Als Einzeldosis der Samen gelten 3 bis 10 g. Bei diesen traditionellen Dosierungen sind bisher keine unerwünschten Nebenwirkungen aufgetreten, dennoch sollten Schwangere vorsichtig sein.

Klinische und pharmakologische Studien zeigten, dass der endokrine Effekt der Cnidiumsamen in einer täglichen subkutanen Injektion über eine Periode von 32 Tagen bei Mäusen die Latenzperiode verlängerte, also ihre sexuelle Bereitschaft erhöhte. Hemmende Wirkungen konnten auf Pilze und Trichomonaden bei trichomonaler Vaginitis beobachtet werden (Bensky und Gamble 1986: 646*, Basnet et al. 2001).

Kommentar

10 bis 15 Minuten nachdem ich eine Sigra-Pille geschluckt hatte, begann ich zu frieren; Gänsehaut auf Armen und Rücken. Schauer. Da mir zu kalt war, empfand ich sie nicht als Lustschauer. Die Augen fingen an zu jucken, was jedoch nur von kurzer Dauer war. Als ich zum Pinkeln ging, schwoll mir der Schwanz, eine ähnliche Reaktion wie bei Sildenafil (**Viagra**®). Gute Voraussetzungen für erotische Geschäfte. Allerdings spürte ich weder eine Steigerung der Lust noch eine pulsierende Libido. Die Wirkung war dafür zu mechanisch. Auf mich wirkte Sigra eher wie eine »Stehpille«, eine mechanische Unterstützung.

Von anderen Männern hörte ich, dass Sigra bei ihnen erstaunlich ähnlich wie Viagra wirkte. (CR)

Bezugsquellen

Brenndolde ist nur sehr schwer erhältlich, allenfalls hat man bei chinesischen Apotheken Glück. Den Extrakt, das heißt das »Naturviagra« Sigra®, erhält man in den Niederlanden, in

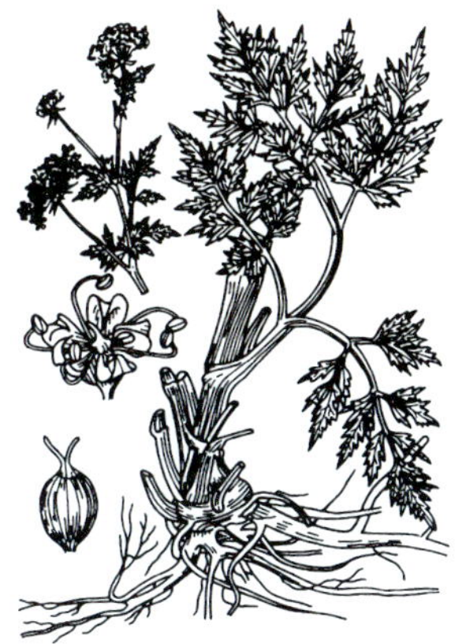

Die Brenndolde (*Cnidium monnieri*) wird traditionell in der chinesischen Medizin gegen Impotenz und Unfruchtbarkeit benutzt, die durch Nierenschwäche entstehen. (Illustration aus Bensky und Gamble 1986: 645*)

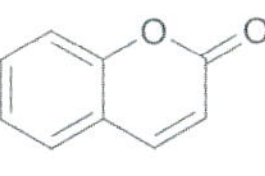

Cumarin

160 Diese Impotenzmedizin wird in der traditionellen chinesischen Medizin auch aus nur drei Zutaten, nämlich Brenndoldensamen, Schisandrafrüchten und Seidensamen, gemischt; das Mittel ist auch bei Unfruchtbarkeit angezeigt (Bensky und Gamble 1986: 645*).

Smartshops, wie Conscious Dreams®, oder direkt beim Hersteller: Alpha Pharmaceutical, Meddosestraat 3, 7101 CS Winterswijk, ++31-543531750, www.SIGRA.net.

In den USA sind *Cnidium*-Samen von der FDA (Federal Drug Administration) nicht als Medikament zugelassen. Das ätherische Öl aus der Brenndolde soll gelegentlich im darauf spezialisierten Handel angeboten werden. Es wird auch in der Parfümerie und bei der Herstellung von **Kosmetika** verwendet.

Literatur

ANONYM
2000 »Women's Menopause Helpers From the Plant World«, *Draco* 3/1.

BASNET, P., I. YASUDA, N. KUMAGAI et al.
2001 »Inhibition of itch-scratch response by fruits of *Cnidium monnieri* in mice«, *Biol. Pharm. Bull.* 24(9): 1012–1015.

CAI, J., B. YU, G. XU et al.
1991 »Studies on the quality of fructus Cnidii-comparison of antibacterial action«, *Chung Kuo Chung Yao Tsa Chih* 16(8): 451–453.

CHEN, Z. und X. DUAN
1990 »Mechanism of the antiasthmatic effect of total coumarins in the fruit of *Cnidium monnieri (L.) Cuss.*«, *Chung Kuo Chung Yao Tsa Chih* 15(5): 304–305.

LIAO, J. M., Q. A. ZHU, H. J. LU et al.
1997 »Effects of total coumarins of *Cnidium monnieri* on bone density and biomechanics of glucocorticoids-induced osteoporosis in rats«, *Chung Kuo Yao Li Hsueh Pao* 18(6): 519–521.

TOHDA, C., Y. KAKIHARA, K. KOMATSU et al.
2000 »Inhibitory effects of methanol extracts of herbal medicines on substance P-induced itch-scratch response«, *Biol. Pharm. Bull.* 23(5): 599–601.

XIE, H., Q. N. LI, L. F. HUANG et al.
1994 »Effect of total coumarins from dried fruits of *Cnidium monnieri* on glucocorticoid-induced osteoporosis in rats«, *Chung Kuo Yao Li Hsueh Pao* 15(4): 341–344.

Brennende Liebe

Siehe **Lichtnelke**

Brennnessel

Urtica spp., Urticaceae (Nesselgewächse)

Urtica dioica L., Große Brennnessel
Urtica urens L., Kleine Brennnessel, Eiternessel

Andere Namen

Adike, Akalyphi (altgriech.), Haarnesselkraut, Hanfnesselkraut, Herbe d'ortie (frz.), Horreiq (arab.), Knide (griech.), Nessel, Nesselkraut, Nettel, Nettle, Nettle leaves, Nettle wort (engl.), Ortega (span.), Ortiga, Selepsion, Urtica (lat.)

Die auf stickstoffreichen Schuttplätzen weit verbreitete Brennnessel wurde wegen ihrer »brennenden Kraft« im Altertum als Medizin und Aphrodisiakum betrachtet. Im griechischen und römischen Altertum gehörte das »Brennnesselschlagen« zur üblichen stimulierenden Praktik vor dem Sexualakt. Auch François Rabelais (um 1494–1553) erwähnte dies als Sexualstimulans.

Gebrauch als Aphrodisiakum

In Rom war die Brennnessel ein beliebtes Aphrodisiakum. Das Rezept dazu ist von Ovid überliefert: »**Pfeffer** auch mischen sie wohl mit dem Samen der brennenden Nessel« (OVID, *Ars amatoria* III, 417). Dieses römische Rezept hat sich bis in die Renaissance erhalten: »Nimm zerstoßenen Brennnesselsamen, mische ihn mit Pfeffer und Honig und trinke dies in Wein, das erregt alles« (Caterina da FURLI, *Experimenti*). Die frischen Brennnesseln, zu Sträußen gebunden, werden auch zur sadomasochistischen Brennnessel-Flagellation benutzt. Die Sexualpartner peitschten sich damit aus, bis sich die Haut an den Brüsten, Schenkeln und Geschlechtsteilen stark rötete. Die Brennnessel-Flagellation – ein äußeres **Reizmittel**, offensichtlich kaustisches Vergnügen und Sadomaso-Aphrodisiakum.

Eine derartige Anwendung beschreibt der Satiriker PETRONIUS in seinem frechen Roman *Satyricon*. Der an Impotenz leidende Held sucht zunächst Hilfe bei den Ärzten. Da sie ihn nicht weiterbringen, sucht er Hilfe bei einer alten Vettel in einem Bordell, bei einer Priesterin des Priapos (vgl. **Bohnenkraut, Orchideen**). Sie behandelt ihn zunächst erfolglos mit Zaubersprüchen. Da greift sie zum letzten Mittel, den »geheimen Riten« des Gottes – wie der entsetzte Held berichtet: »›Jetzt müssen wir die geheimen Riten zu Ende führen, damit du deine Kraft wiedererlangst‹, und dabei holte sie einen ledernen Phallus hervor. Den rieb sie mit Öl, fein gestoßenem **Pfeffer** und gemahlenem Brennnesselsamen ab und führte ihn darauf langsam in meinen After ein. Gleichzeitig begoss die grausame Alte meine

Oberschenkel mit derselben Flüssigkeit. Fernerhin mischte sie **Kresse**samen mit Stabwurz [**Knabenkraut, Satyrion**] und goss dies über meine Geschlechtsteile; dann ergriff sie eine Rute aus grünen Brennnesseln und begann, meine ganze untere Bauchpartie langsam damit zu schlagen. Da die Brennnesseln mich brannten, entfloh ich. Sie aber verfolgte mich in wilder Glut. Obwohl die alten Weiblein durch ungemischten **Wein** und Geilheit ganz von Sinnen waren, versuchten sie's doch und verfolgten mich« (137/138).

Die »geheimen Riten« (des Priapus) waren also eine komplexe Behandlung:

- Ein Dildo[161] wird zur Analpenetration mit einer Gleitcreme aus Öl, **Pfeffer** und Brennnesselsamen[162] präpariert (rituelle Defloration)[163].
- Die Oberschenkel werden mit derselben Gleitcreme eingerieben.
- Die Genitalien werden mit einem Gemisch aus **Kresse**samen (lat. *Nasturcium*, botanisch *Lepidium latifolium* L.) und Stabwurz (entweder **Knabenkraut, Satyrion** oder die **Eberraute** *Artemisia abrotanum* L.) gewaschen (rituelle Waschung).
- Flagellation (Peitschen) des Unterleibs mit frischen Brennnesseln.

Jede Handlung im Ablauf dieses (Sadomaso-) Ritus wird mit Aphrodisiaka gewürzt. Leider haben sie beim Helden des *Satyricon* kläglich versagt. Aber wer weiß, bei manchem impotenten Römer mögen sie geholfen haben ...

Der abgeklärte Naturforscher PLINIUS fügt trocken hinzu: »Wenn ein Vierfüßler es nicht zur Zeugung kommen lässt, rät man, das Geschlechtsteil mit einer Nessel einzureiben« (XXII, 36) – Brennnessel-Flagellation für Tiere! »In der Veterinärmedizin wurde früher zur Verbesserung der Legeleistung dem Hühnerfutter Brennnessel›samen‹ untergemischt« (CZYGAN 1989: 111).

Volksmedizinischer Gebrauch

Brennnessel gilt als Tonikum und »Biostimulans« zur Steigerung der »Aktivität der Lebensvorgänge« (Czygan 1989: 111).

In der griechischen Volksmedizin wird Brennnesseltee aus einem getrockneten oder frischen Zweig und einem Glas Wasser bei allgemeiner Schwäche kurmäßig getrunken. Brennnesseltee oder aus den frischen Brennnesseln gepresster Saft eignet sich gut für »blutreinigende« Frühjahrskuren. Brennnesselsamen werden vielfach in den Hippokratischen Schriften zur Bereitung eines heilsamen Trankes wie auch für erwärmende Umschläge bei verschiedensten Indikationen erwähnt (vgl. DIOSKURIDES IV, 92). Flagellation mit Brennnesseln soll auch bei der Behandlung von Lähmungen Erfolge gebracht haben (STARK 1984: 36*). In Ägypten benutzt man frischen Brennnesselsaft als Haarwuchsmittel (BOULOS und EL-HADIDI 1989: 160*; vgl. **Kosmetika**).

Allmählich erinnert man sich auch bei uns wieder daran, dass man die jungen Triebe von Brennnesseln essen kann, als Salat oder als grüne Suppe.

Wirkung

Die Brennhaare, die Stacheln der Brennnesseln, sind »mikroskopisch kleine, perfekt konstruierte Giftspritzen mit kieselsäurehaltigen, unbiegsamen Zellwänden. Bei geringster Berührung bricht das Köpfchen ab, und die scharfe Bruchstelle bohrt sich wie die Kanüle einer Injektionsnadel in die Haut hinein, wobei augenblicklich ein ätzender Stoff aus Histamin und Ameisensäure eingespritzt wird. Dieses Nesselgift ist eine äußerst wirksame Substanz, wobei ein Zehnmillionstel Gramm ausreicht, um an der perforierten Stelle einen brennenden Juckreiz samt anschwellenden Quaddeln hervorzurufen. Diese Brennwirkung ist vor und während der Blütezeit am stärksten« (VONARBURG 2001: 63). – Also, ran an die Frühsommerernte, Flagellanten!

Inhaltsstoffe

In der Brennnessel ist reichlich Histamin, aber auch Chlorophyll, Zanthophyll, Karotin, Kaliumnitrat, viel Vitamin C, Eisen, Enzyme, Glykosid, Pyridinsäure enthalten. Das Histamin hat stark hautreizende Eigenschaften. Daneben sind vorhanden: Chlorophyll, Carotinoide, Vitamine (B-Komplex, K_1), Triterpene, Sterole, Mineralsalze (Kieselsäure, Kaliumsalze, Nitrate), Ameisensäure; die Brennhaare enthalten Amine (Histamin, Serotonin, Cholin u. a.).

Die »Samen« (eigentlich Früchte) enthalten Proteine, Schleime, fettes Öl (bis 30% der Trockenmasse), Carotinoide (CZYGAN 1989: 110f.). Abgesehen von Flavonoiden (Quercetin-, Kämpferol- und Isorhamnetinglycoside in den Blüten) wurden bisher im Brennnesselkraut keine Inhaltsstoffe gefunden, die die Wirkungen, die dieser

»Indem man den Beckenbereich mit Brennnesseln schlägt, wird die Blutzirkulation aktiviert, der Körper aufgewärmt und die Nervenenden werden sensibilisiert.« (STARK 1984: 36*)

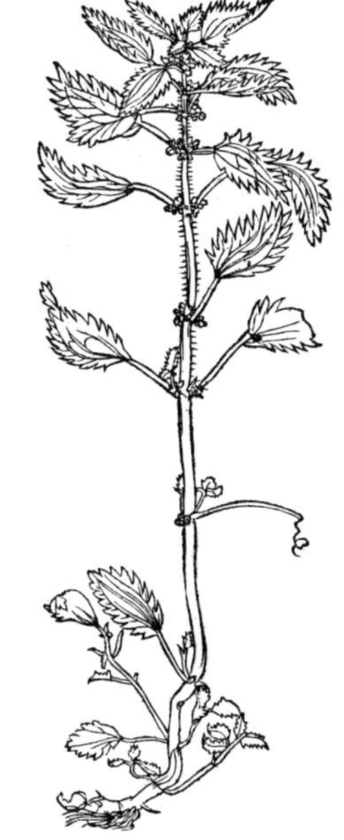

Brennnessel (*Urtica* sp.). (Holzschnitt aus BRUNFELS 1532: 123*)

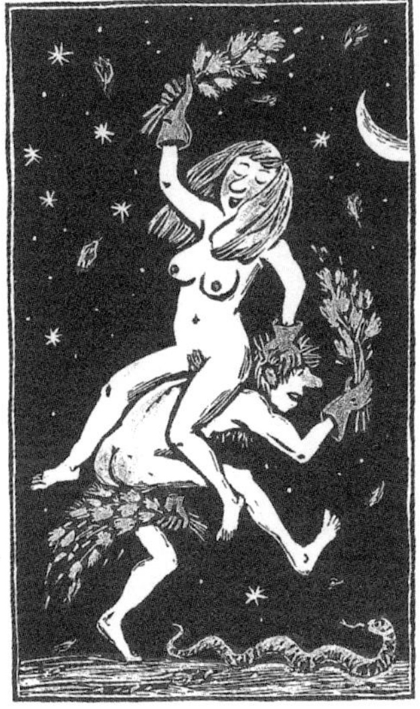

Lustvolle Brennnesselflagellation. (Illustration von Volker Wendt, aus BODEIT 1995: 55*).

161 »Das Lexikon des Suidas [*Suda*, byzantinische Enzyklopädie des 10. Jh.] beschreibt die Frauen von Milet als *Tribaden* und unzüchtig, weil sie unter sich Liebe machten und tatsächlich den Olisbos (Dildo) benutzten, einen künstlichen Penis aus weichem Leder. Das Wort *tribas* bedeutet Lesbe« (VRISSIMTZIS 1997: 81*).

162 »Pfeffer auch mischen sie wohl mit dem Samen der brennenden Nessel« als Venusmittel (OVID, *Ars Amatoria* V.417).

163 Die Analpenetration bei Männern oder Jünglingen zwecks Aufnahme in ein Männerhaus beziehungsweise bei der Initiation ist weit verbreitet (TALALAJ und TALALAJ 1994*). Daraus ist auch die griechische Knabenliebe entstanden (vgl. DOVER 1983*, REINSBERG 1989*).

Droge zugeschrieben werden, erklären könnten« (Czygan 1989: 113f.).

Brennnesselsaft senkt den Blutzuckerspiegel und fördert durch seinen Vitamin-A-Gehalt die Vermehrung der roten Blutkörperchen (Kölbl 1983: 45*); gelegentlich kann es nach Einnahme von Brennnesseltee zu Allergien kommen (Czygan 1989: 115).

Literatur

Czygan, Franz-Christian

1989 »Brennnesselfrüchte (›-samen‹); Brennnesselkraut/Brennnesselwurzel«, in: Max Wichtl (Hg.), *Teedrogen* (2. Aufl.), Stuttgart: WVG, S. 110–117.

Vonarburg, Bruno

2001 »Brennnessel – Aschenputtel der Heilkräuter«, *Natürlich* 21(8): 62–66.

Brunfelsie

»Eine Art der Manacá hat die Kraft, Berauschung, Blindheit und Urinverhalt während des Tages zu erzeugen; aber es heißt, wer von der Rinde oder Wurzel dieser Pflanze einen Tee getrunken hat, wird immer Glück bei Jagen und Fischen haben.« (Plowman 1977: 292)

Brunfelsia spp., Solanaceae (**Nachtschattengewächse**)

Andere Namen

Borrachero, Brunfelsie, Chiricaspi, Manaka

Brunfelsia uniflora (Pohl) Benth., syn. *Brunfelsia hopeana* (Hook.) Benth., *Franciscea uniflora* Pohl; volkstümlich Manaca, Manacá, Jerataca, Jeratacaca (»Schlangenbiss-Medizin«), Gerataca, Camgaba, Camgamba (»Baum des Gambá-Opossums«), Umburapuama (»Medizinbaum«), Bloom of the lent, Christmas bloom (engl.), Santa Maria, Paraguay jasmine, Mercurio dos pobres (span. »des armen Mannes Quecksilber«), Vegetable mercury, White tree, Good night, Flor de Natal (»Weihnachtsblume«), Boas noites (»gute Nächte«)

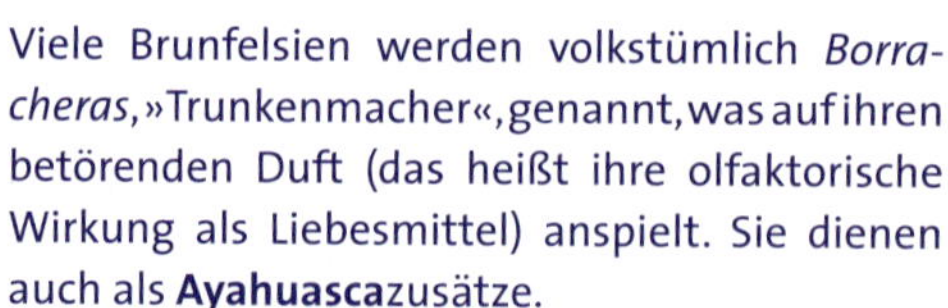
Viele Brunfelsien werden volkstümlich *Borracheras*, »Trunkenmacher«, genannt, was auf ihren betörenden Duft (das heißt ihre olfaktorische Wirkung als Liebesmittel) anspielt. Sie dienen auch als **Ayahuasca**zusätze.

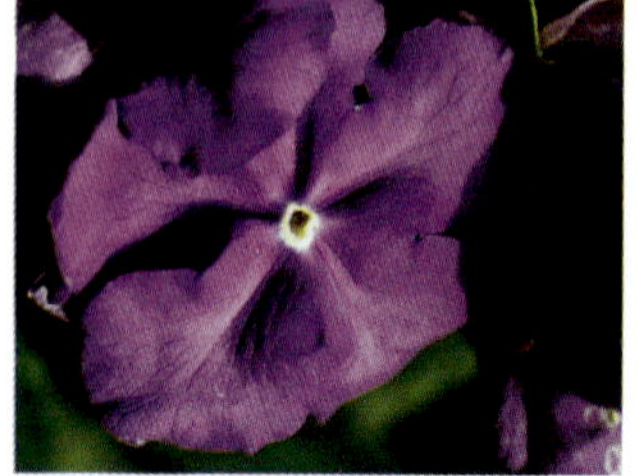
Die typische Blüte der Brunfelsie.

Die Gattung *Brunfelsia* – benannt nach dem deutschen Arzt, Botaniker und Theologen Otto Brunfels (1489–1543) – stammt aus dem nördlichen (tropischen) Brasilien und von den Karibischen Inseln. Es gibt etwa 40 bis 45 Arten der Brunfelsie, von denen einige Bedeutung als Heilmittel, Zierpflanzen oder als Zutat zu psychoaktiven Präparaten erlangten (Plowman 1977). Wegen der Schönheit der meisten Arten verbreitete sich die Gattung in alle tropischen Gebiete der Welt als Zierpflanze. Sie wird auch erfolgreich in den frostfreien Zonen des Mittelmeerraums kultiviert (Bärtels 1993: 180*).

Manche Arten sind Nachtdufter und sondern abends einen süßen Duft ab (etwa *Brunfelsia americanum*), der betäubend wirkt und an den Duft der **Engelstrompete** (*Brugmansia suaveolens*) erinnert (vgl. **Duftpflanzen**).

Gebrauch als Aphrodisiakum

Die Manaka genannte Art (*Brunfelsia uniflora*) wird in Brasilien gelegentlich als Aphrodisiakum empfohlen. Das Wort Manaka leitet sich von *manacán* ab, was »die schönste Frau des Stammes« bedeutet und sich auf die Schönheit des Strauches bezieht (Plowman 1977: 290).

Als die Portugiesen nach Nordbrasilien gelangten, konnten sie den Gebrauch der *Brunfelsia uniflora* bei den Indianern beobachten. Die Amazonasbewohner stellten aus den Wurzelextrakten Pfeilgifte her. Die *payés* oder Schamanen benutzten die Wurzel zum Heilen und bei magischen Handlungen (Plowman 1977: 290f.).

Zubereitung

Es gibt verschiedene traditionelle und pharmazeutische Zubereitungen der Rohdrogen. Die Blätter kann man in heißem Wasser ziehen lassen (Schultes 1966: 303*). Ebenso können Blätter und Stengel mit kochendem Wasser aufgegossen werden. Ein Extrakt aus der Manakawurzel (*B. uniflora*) zeigt ab 100 mg/kg pharmakologische Wirkung (Iyer et al. 1977: 358).

Die Wurzel kann auch mit **Alkohol** angesetzt werden. Dazu werden 50 g der Wurzelrinde auf einen Liter *aguardiente* (Rohrzuckerschnaps) gegeben. Ein Schnapsglas hiervon wird vor jeder Mahlzeit getrunken (Plowman 1977: 300).

Um die Wirkung zu steigern, kann noch die Rinde anderer Bäume (*remocaspi*: *Pithecellobium laetum* Benth.; **chuchuhuasi**: *Heisteria pallida* Engl.; huacapurana: *Campsiandra laurifolia* Benth.) zugefügt werden (vgl. **Siete Raizes**).

Volksmedizinischer Gebrauch

Schon früh wurde die merkwürdige Wirkung der Manakawurzel in der Literatur beschrieben: starker Speichelfluss, Schlaffheit, allgemeine Betäubung, teilweise Lähmung des Gesichts, geschwollene Zunge und verschwommene Sicht. Es gab aber auch drastischere Angaben: »wilde Delirien und andauernder Schwachsinn«.

Brunfelsia uniflora – die Art, die sich aphrodisischen Ruhmes erfreut – hat heute in Brasilien größte phytomedizinische und pharmazeutische Bedeutung und wird als Stammpflanze für die Manakawurzeldroge (Manakawurzel, *manacá*, Radix Manaca, Radix Brunfelsiae) auf Plantagen angebaut. In Brasilien werden mehrere Arten als Lieferanten der Manakawurzel gebraucht: *Brunfelsia uniflora*, *Brunfelsia australis*, *Brunfelsia* spp.

Dort wird die Manakawurzel als Heilmittel bei Syphilis und als Abortativum verwendet (Bärtels 1993:180*) und volksmedizinisch bei Rheuma, Syphilis, Gelbfieber, Schlangenbissen und Hautkrankheiten eingesetzt (Iyer et al. 1977: 356). Sie ist eine sehr wichtige Fiebermedizin: *chiricaspi* heißt »kalter Baum« und deutet auf ihre Eigenschaft, die Körpertemperatur herabzusetzen, hin (Schultes und Raffauf 1991: 34*).

Es fragt sich allerdings, wie ein »Kaltmacher« als erotischer »Heißmacher« dienlich sein soll? Vielleicht als Homöopathikum? Um 1862 wurde das Homöopathikum aus der Manakawurzel »Franciscea uniflora« (Essenz aus der frischen Wurzel) als wichtiges Mittel eingeführt (Schneider 1974 I: 198*).

Inhaltsstoffe

In *Brunfelsia uniflora* und *B. pauciflora* sind die Alkaloide Manacin und Manacein sowie Aesculetin enthalten. Dabei ist die Konzentration von Manacin in der Rinde (von *B. uniflora*) mit 0,08% am höchsten (Roth et al. 1994: 175).

Das aus *Brunfelsia uniflora* (= *B. hopeana*) extrahierte Scopoletin wirkte im Laborversuch deutlich depressiv auf das Zentralnervensystem (Iyer et al. 1977: 359). Das »Manacin reizt die Sekretion der Drüsen und tötet durch Atemstillstand. Manacein ist von ähnlicher Wirkung« (Roth et al. 1994: 175*).

Bezugsquellen

Manche Brunfelsien werden als Zierpflanzen im Blumenhandel angeboten (meist *Brunfelsia pauciflora, Brunfelsia uniflora*). In Brasilien ist Manakawurzel offizinell und in der Brasilianischen Pharmakopöe verzeichnet. Manakawurzeldrogen sind theoretisch frei verkäuflich.

Literatur

Beckurts, H.
1895 »Chemische und pharmakologische Untersuchung der Manacá-Wurzel«, *Apotheker Zeitung* 72: 622–623.

Brandl, J.
1885 »Chemisch-pharmakologische Untersuchung über die Manacá-Wurzel«, *Zeitschrift für Biologie* 31: 251–292.

Brewer, E. P.
1882 »On the Physiological Action of Manacá«, *The Therapeutic Gazette*, N.S. 3(9): 326–330.

de Almeida Costa, O.
1935 »Estudio farmacognóstico de Manacá«, *Revista da Flora Medicinal* 1(7): 345–360.

Erwin, J. L.
1880 »Manacá – Proximate Properties of the Plant«, *Therapeutic Gazette*, N.S. 1(7): 222–223.

Hahmann, C.
1920 »Beiträge zur anatomischen Kenntnis der *Brunfelsia hopeana* Benth., im Besonderen deren Wurzel, Radix Manaca«, *Angewandte Botanik* 2: 113–133, 179–191.

Iyer, Radhakrishnan P., John K. Brown, Madhukar G. Chaubal und Marvin H. Malone
1977 »*Brunfelsia hopeana*. I. Hippocratic Screening and Antiinflammatory Evaluation«, *Lloydia* 40: 356–360.

Mors, Walter B. und Oscar Ribeiro
1957 »Occurence of Scopoletin in the Genus Brunfelsia«, *Journal of Organic Chemistry* 22: 978–979.

Plowman, Timothy
1973a *The South American Species of* Brunfelsia (*Solanaceae*), Cambridge, Mass., Doctoral Dissertation, Harvard University
1973b »Four New Brunfelsias from Northeastern South America«, *Botanical Museum Leaflets* 23(6): 245–272.
1975 »Two New Brazilian Species of Brunfelsia«, *Botanical Museum Leafleats* 24(2): 37–48.
1977 »*Brunfelsia* in Ethnomedicine«, *Botanical Museum Leaflets* 25(10): 289–320.
1979 »The Genus *Brunfelsia*: a Conspectus of the Taxonomy and Biogeography«, in: J.G. Hawkes et al. (Hg.), *The Biology and Taxonomy of the Solanaceae*, London: Academic Press, S. 475–491.

Büffel

Bison bison, Bovidae, Mammalia

»Die Oglala leiteten nicht nur spirituelle Vorstellungen aus ihrer Büffelkultur ab, sondern auch raffinierte [praktische] Vorteile. Bei einer einzigen Jagd kann ein Jäger zehn Büffel erlegen. Für nur eine Frau sind dies bei weitem zu viele, um sie alle zerlegen, ihr Fleisch für den täglichen Gebrauch zubereiten und für spätere Verwendung konservieren zu können. Folglich braucht ein Mann mehrere Frauen.« (Hasselstrom 1998: 43)

Andere Namen

Amerikanisches Bison, Amerikanisches Wisent, Buffalo (engl.), Bison, Tatanka (Lakota)

Büffelhoden sind in den USA unter der Bezeichnung »Rocky Mountain Oysters« geschätzte kulinarische Aphrodisiaka, ebenso wie auch Hoden von Stieren (die teilweise ebenso heißen) und von vielen anderen Säugetieren.

Fossile »Büffelsteine« (weiter unten) gelten als magischer **Liebeszauber**. Wer im Medizinbeutel einen Büffelstein trägt, kann sich spirituell an die »Büffelkraft« anschließen. Er kann die Potenz und Kraft meditativ auf sich selbst übertragen. Der Büffelstein ist ein spirituelles Aphrodisiakum.

Der Büffel (*Bison bison*)[164] gab den Prärieindianern alles, was sie zum Leben brauchten: Nahrung (**Fleisch**, Fett, Innereien, Blut), Kleidung (Mokassins, Masken), Schutz (Felle für Decken, Schilde, Zeltplanen), Werkmaterial für Arbeitsgeräte und Schmuck (Zähne, Knochen, **Hörner**, Sehnen,

164 Es gibt zwei Unterarten: den Präriebüffel *Bison bison bison* und den etwas größeren Waldbüffel *Bison bison athabascae* (McDonald 1981, McHugh 1979: 22f., Sample 1987: 71).

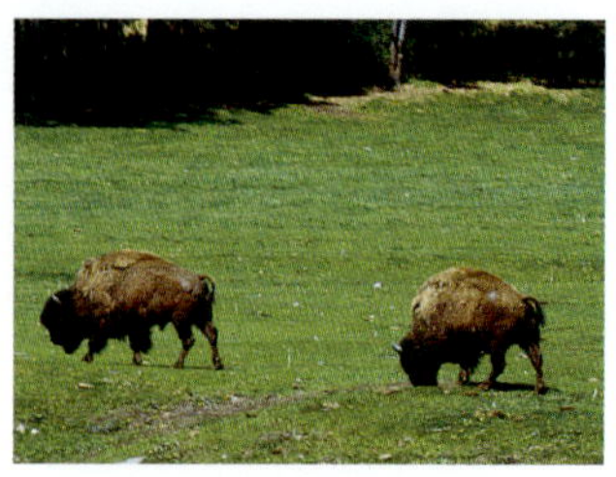

Nordamerikanische Büffel (*Bison bison*). Sie bildeten die Lebensgrundlage der Prärieindianer. Ihre Hoden waren geschätzte Aphrodisiaka. (Nähe Rapid City, South Dakota, USA, 2001)

»Der Büffel ist der Häuptling aller Tiere und repräsentiert die Erde, die Gesamtheit von allem, was ist.« (Black Elk in Brown 1992: 23)

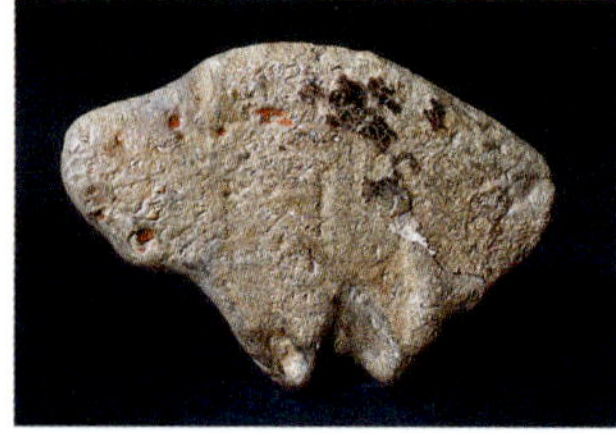

Iniskim, »Büffelstein« (Crow). Ein leicht bearbeitetes Stück eines kreidezeitlichen Ammoniten (*Placenticeras*) aus dem Pierre Shale. (Montana, USA, 1990)

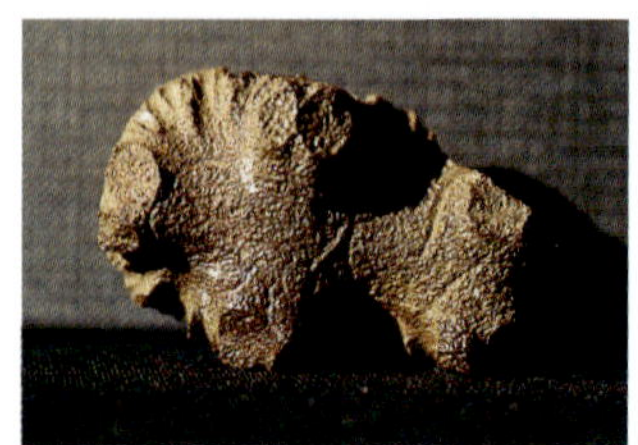

Iniskim, »Büffelstein« (Blackfeet). Ein unbearbeitetes, durch Verwitterung herausgelöstes Segment eines kreidezeitlichen, nicht spiralig gerollten Ammoniten (*Baculites*). (Montana, USA, 1990)

Haare), Ritualobjekte (Rasseln aus dem getrockneten Skrotum (Hodensack), Fruchtbarkeitssymbole aus dem getrockneten Penis, Medizinbeutel aus der Blase, Medizinschädel, Quasten), Heilmittel und Aphrodisiaka (Gehirn, Körpersäfte, **Genitalien**, Mageninhalt) und sogar Brennmaterial (getrocknete **Exkrementen**: *buffalo chips* oder *bois de vache*) für das heimische Lagerfeuer (Kuegler 1990: 122ff.). Kurz: Die Kultur der Präriestämme ist ohne den Büffel undenkbar. »Sie *ist* Büffelkultur« (McHugh 1979: xxii). Deshalb ist der Büffel *wakan*, »heilig« (Taylor 1987).

Der Büffel als Namensgeber

Es gab Ende des 19. Jahrhunderts eine Patentmedizin namens *Buffalo Ammonia*, ein »kraftvoller Reiniger zur allgemeinen Reinigung«, der mit der Büffelkraft warb (Hasselstrom 1998: 65).

Auch für den Treibstoff Buffalo Gasoline musste das riesige wilde Tier herhalten (Hasselstrom und Fitzgerald 1998: 80).

Bevor der weiße Mann den Westen eroberte, zogen riesige Büffelherden über die Weiten der Plains und Prärien. Die Herden müssen ein unglaubliches Ausmaß angenommen haben; man schätzt ihre Zahl auf insgesamt 60 Millionen Tiere (Kuegler 1990). Frühere Berichte halten fest, dass eine einzige Herde Tage brauchte, um einen Fluss zu durchqueren, und dass die Herden so groß waren, dass man weder Anfang noch Ende sehen konnte. Als die Weißen mit ihren Schnellfeuergewehren und ihrer blinden Tötungswut in die Prärien einfielen und alles, was sich bewegte, niederballerten, wurden die Büffelherden innerhalb weniger Jahre so stark dezimiert, dass man den Büffel am Ende des 19. Jahrhunderts für ausgestorben hielt (Dary 1990, Gard 1959, Kuegler 1990, Murray 1984).[165]

Büffelsteine

Fossilien und ungewöhnlich geformte Steine wurden als besondere Geschenke des Großen Geistes betrachtet. Sie wurden als kostbare Medizinsteine in heiligen Bündeln aufbewahrt oder als Fetische in Medizinbeuteln getragen. Ihre Magie knüpfte die Verbindung zwischen Tieren und Menschen. Besonders eng waren diese Bande zwischen Menschen und Büffeln.

Die nordamerikanischen Indianer nennen **Ammoniten** »Büffelsteine« (Iniskim) und glauben, dass in ihnen die magische Kraft der Büffel liegt.

Der Büffel ist ein wichtiges, für die Prärieindianer sicherlich *das* wichtigste Seelentier (Brown 1992). Schließlich kam die Kulturheroin vieler Stämme als personifizierte Büffelseele zu ihnen und brachte ihnen die erste heilige Pfeife und den Pfeifenstein. Deshalb wurden Pfeifenköpfe oft in der Form des Büffels gestaltet (Barsness 1977: 26). Büffelsteine wurden in das heilige Pfeifenbündel eingewickelt. Auch Kinder trugen Amulette mit daran befestigten Büffelsteinen.

Liebeszauber und Jagdmagie

Wenn der Büffel ausblieb, musste er magisch gerufen werden. Das machten meist die »heiligen Männer«, die Medizinleute oder Schamanen[166]. Bei einigen Stämmen gab es besondere Schamanen, die »Büffelrufer« oder »Der-den-Bison-ruft« genannt wurden, und deren Hauptaufgabe das Anlocken der Herden war (Schlesier 1985: 82–90). Sie kannten die richtigen Rituale und benutzten die entsprechenden Zaubermittel. In erster Linie dienten dazu die Büffelsteine.

Der fossilreiche *Pierre Shale*, zu dem die Fox Hills Formation von South Dakota und die Bearpaw Formation von Montana gehören, wurde aus Meeresablagerungen gebildet (Obere Kreide, ca. 65 Millionen Jahre alt). Berühmt bei Paläontologen und Fossiliensammlern ist die vielfältige **Ammoniten**fauna des Pierre Shale: planspiralige Ammoniten (*Sphenodiscus, Placenticeras*), buckelige Scaphiten (*Jeletzkytes, Hoploscaphites, Discoscaphites*) und langgestreckte Baculiten (*Baculites*).[167] Diese Fossilien sind meist sehr gut erhalten und tragen oft noch die ursprüngliche **Perlmutt**schale (»Perlmuttammoniten«).

In diesen wirbellosen Fossilien erkannten die Indianer die Büffelsteine[168]. Da die großen planspiraligen Ammoniten selten komplett sind, fin-

165 Der amerikanische Büffel ist eng mit dem waldbewohnenden Wisent Europas *(Bison priscus* und *Bison bonasus)* verwandt. Wenn man beide Tiere nebeneinander sieht, kann man sie kaum unterscheiden. Das Wisent wird allerdings etwas größer. Es hatte übrigens ein ähnliches Schicksal wie der Büffel. Einst lebten unermessliche Herden in den europäischen Urwäldern. Durch Abholzung der Urwälder, verschwenderische Großwildjagden und die Überbevölkerung der Menschen war das Wisent Mitte des 20. Jahrhunderts bis auf ein paar Zootiere verschwunden (McHugh 1979, Sample 1987: 24).

166 »Der heilige Mann erhält in der Jugend das Wissen, dass er heilig sein wird. Das Große Geheimnis [Wakan Tanka] lässt es ihn wissen. Manchmal sind es auch die Geister, die es ihm sagen. Die Geister kommen nicht immer im Schlaf. Sie kommen manchmal auch, wenn der Mann wach ist« (Hetmann 1992: 9). Zum nordamerikanischen Schamanismus siehe Hultkrantz 1994*.

167 Baculiten sind langgestreckte (heteromorphe) Ammoniten, deren zigarrenförmige, gekammerte Schalen bis zu etwa einem Meter Länge erreichten.

168 Nach dem *iniskim* ist sogar eine Ammonitengattung *Iniskinites* benannt worden (Frebold 1978).

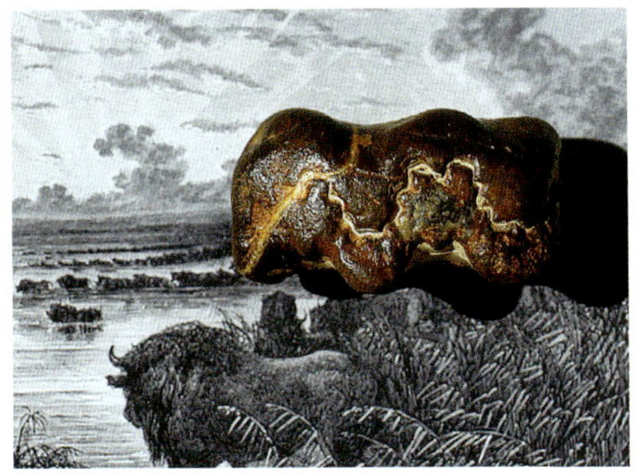

Büffelstein der Lakotaindianer. Nachbearbeitetes Segment eines Baculiten (Pine Ridge, South Dakota, USA, 1992)

det man hauptsächlich Bruchstücke oder Kammerausfüllungen (Segmente)[169]. Wenn solche Fragmente verwittern, können sie die abenteuerlichsten Gestalten annehmen. Oft in der frappierenden Form grasender oder ruhender Büffel im Profil. Die Scaphiten sind zwar auch spiralig gerollt, aber deren letzte Umwindung (die Wohnkammer) bildet eine Art Buckel. In diesen Buckelspiralen sehen die Indianer ebenfalls in der Prarie liegende Büffel.

Die Crow unterteilten die Büffelsteine in männliche und weibliche. Dabei waren die Baculiten die »Männchen«, die Scaphiten mit ihren runden Formen die »Weibchen« (Wildschut 1975: 91). Die Büffelsteine der Crow dienten nicht nur dem Anlocken der Büffel, sondern auch als Schutzamulette vor Unwettern, als Talismane beim Glücksspiel und bei der Krankenheilung (Wildschut 1975: 92). Wie man mit einem Büffelstein die Büffel anlockt, die Lebensgrundlage der Prärieindianer, so ruft man mit **Liebeszauber** den geliebten Menschen herbei.

Montana ist bekannt für seinen Reichtum an Baculiten. Dort gehören die Kammerausfüllungen der Baculiten zu den häufigeren Oberflächenfunden. Sie werden bei starken Regenfällen frei gespült und treten in Flussbetten zutage. Viele Farmer und Cowboys in Montana kennen die Baculiten und halten sie für versteinerte **Schlangen, Fische** oder Teile von Wirbelsäulen (McHugh 1979: 51).

Kulinarische Büffelaphrodisiaka

Rocky Mountain Oysters sind keine **Muscheln** oder **Austern**, sondern eine kulinarisch-aphrodisische Delikatesse aus den rohen oder frittierten, in Scheiben geschnittenen **Hoden** von **Büffel**- oder Stierbullen. Diese seltene Spezialität, die nur in Colorado und anderen Präriestaaten zu bekommen ist, wird meist als Vorspeise genossen. Von Büffelsteaks, Büffelzunge usw. geht ein besonderes, nicht nur kulinarisches Flair aus; als Aphrodisiaka werden sie vor allem von Cowboys weithin geschätzt (McCary 1975: 46*).

Kommentar

Ich habe mehrmals in den Prärien Rocky Mountain Oysters gegessen. Die Hoden schmecken knusprig, fein und wild nach Prärie. Kein Vergleich zu Rind! Isst man sie, fühlt man sich nah an der Natur und verspürt Ursprünglichkeit. Jedesmal hatte ich nach dem Essen einen unwiderstehlichen Drang nach erotischen Taten. Vielen Freunden erging es ähnlich. Für mich gehören sie zu den spürbar wirksamen aphrodisierenden **Speisen**.

Übrigens wissen die meisten Cowgirls nichts über die wahre Natur der Oysters. Ich habe beobachtet, wie Frauen die leckere Speise, die sie nicht kannten, mit Appetit aßen. Sobald sie jedoch erfuhren, dass es sich um Büffelhoden handelt, rannten sie grün-gelb im Gesicht aufs Klo. Die Macht der Vorstellung hatte ihre sinnlichen Genüsse verdrängt und ins Gegenteil verkehrt. (CR)

Bezugsquellen

Einst war der Büffel ein vom Aussterben bedrohtes Tier. Inzwischen erholen sich die Bestände wieder, und einige Farmer haben auf Büffelherden umgestellt. Sie erkannten, dass kein Rind besser an die Prärien und Plains angepasst ist, als der Büffel.

Buffalo Jerky ist Trocken**fleisch** von Büffeln, das in vielen Geschäften, an Tankstellen und andernorts in den US-amerikanischen Reservaten problemlos erhältlich ist. Büffelfleisch darf niemals von Tieren stammen, denen Chemikalien oder Pharmaka ins Futter gemischt wurden (Hasselstrom und Fitzgerald 1998: 113).

Büffelsteine sammelt man am besten selbst in den Prärien von South Dakota und Montana; man kann Ammoniten und Baculiten dieser Fundgebiete allerdings auch im Fossilienhandel erwerben. Allerdings sollte man an die indianische Weisheit denken, dass nur eine selbst gefundene Medizin hilfreich ist. Glück kann man nicht kaufen!

Literatur

Barrett, S. A.

1921 »The Blackfoot Iniskim or Buffalo Bundle, Its Origin and Use«, *Yearbook, Public Museum Milwaukee* 1: 80–84.

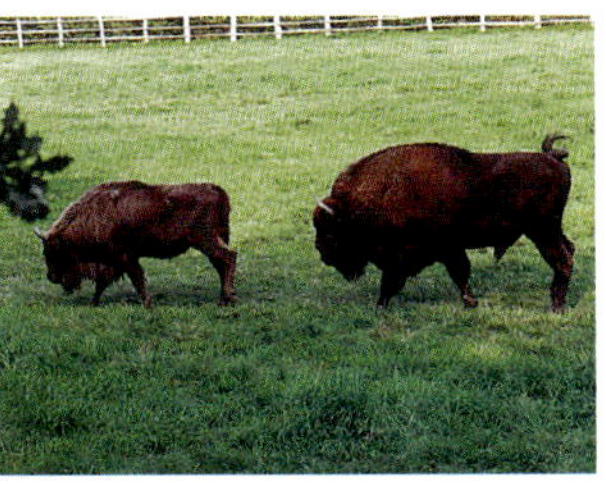

Wisente (*Bison priscus*) hatten im prähistorischen Europa eine ähnliche kulturelle Bedeutung wie der Büffel bei den Prärieindianern Nordamerikas. (Wisentgehege, bei Ratzeburg Schleswig-Holstein, Norddeutschland, 2002)

169 Sie sind oft mit **Mineralien** gefüllt: blauer oder brauner Baryt, Pyrit und Markasit, **Calcit**, Aragonit, Chalcedon, **Achat, Bergkristall**, Coelestite, Whewellite »organisches Mineral«: Calciumoxalat, entsteht durch die organischen Rückstände (Colchitin) in den **Conchylien**.

BARSNESS, Larry
1977 *The Bison in Art*, Forth Worth, TX: Amon Carter Museum of Western Art.
BROWN, Joseph Epes
1992 *Animals of the Soul: Sacred Animals of the Oglala Sioux*, Rockport, Mass./Shaftesbury, Dorset: Element.
DARY, David A.
1990 *The Buffalo Book*, [o. O.]: Swallow Press/Ohio University Press.
GARD, Wayne
1959 *The Great Buffalo Hunt*, Lincoln/London: University of Nebraska Press.
HASSELSTROM, Linda (Text) und David FITZGERALD (Fotos)
1998 *Bison: Monarch of the Plains*, Portland, Oregon: Graphic Arts Center Publishing.
HETMANN, Frederik
1992 *Indianermärchen der Sioux und Cheyenne*, Frankfurt/M.: Fischer.
HIRSCH, Karl F.
1975 »Die Ammoniten des Pierre Meeres (Oberkreide) in den westlichen USA«, *Der Aufschluß* 26: 102–113.
IRWIN, R. Stephen
1984 *Hunters of the Buffalo*, Surrey, B.C., Canada: Hancock House.
KEHOE, Thomas F.
1965 »›Buffalo Stones‹: an Addendum to ›The Folklore of Fossils‹«, *Antiquity* 39(155): 212–213, Plate XLII.
KUEGLER, Dietmar
1990 *Bisonjagd: Geschichte einer Beinahe-Ausrottung*, Wyk auf Föhr: Verlag für Amerikanistik.
LARSEN, Neal L., Steven D. JORGENSEN, Robert A. FARRAR und Peter L. LARSEN
1997 *Ammonites and the Other Cephalopods of the Pierre Seaway*, Tucson: Geoscience Press.
MCDONALD, Jerry N.
1981 *North American Bison: Their Classification and Evolution*, Berkeley usw.: University of California Press.
MCHUGH, Tom
1979 *The Time of the Buffalo*, Lincoln and London: University of Nebraska Press.
MURRAY, Joan
1984 *The Last Buffalo*, Toronto: Pagurian Press.
OLSON, Dennis L.
1995 *Shared Spirits: Wildlife and Native Americans*, Minnetonka, MS: NorthWord Press.
RÄTSCH, Christian
1994 »Die Badlands und ihre Fossilien«, *Fossilien* 11(4): 223–226.
SAMPLE, Michael S.
1987 *Bison: Symbol of the American West*, Billings and Helena, Montana: Falcon Press.
SCHLESIER, Karl H.
1985 *Die Wölfe des Himmels: Welterfahrung der Cheyenne*, Köln: Diederichs.
TAYLOR, Colin
1987 »Wakanyan: Symbols of Power and Ritual of the Teton Sioux«, *The Canadian Journal of Native Studies* 7(2): 237-258.
WILDSCHUT, William
1975 *Crow Indian Medicine Bundles*, New York: Heye Foundation (Contributions from the Museum of the American Indian, Vol. XVII).

Bufotenin

Summenformel: $C_{12}H_{16}ON_2$

Stoffklasse: Tryptamine (Indolalkaloide)

Andere Namen

Bufotenine, 5-OH-DMT, 3-[2-(Dimethalamino) ethyl]-1H-indol-5-ol, 5-Hydroxy-*N,N*-Dimethyltryptamin, *N,N*-Dimethylserotonin, Mappin

Bufotenin ist eine psychoaktive Substanz, die erotische Erfahrungen auslösen kann, aber nicht muss! Es kommt in vielen Pflanzen und Zubereitungen vor, denen aphrodisische Eigenschaften zugeschrieben werden. Bufotenin hat in Reinform bisher noch keine kulturelle Bedeutung als psychoaktive oder aphrodisierende Substanz gewonnen.

Bufotenin wurde 1893 erstmals aus dem Sekret der Gemeinen **Kröte** (*Bufo vulgaris* L.) isoliert (SHULGIN 1981; vgl. CHEN und JENSEN 1929); daher, von *Bufo*, der lateinischen Bezeichnung für Kröte, stammt auch der Name des Amins. 1954 wurde es erstmals in *Anadenanthera peregrina* (Yopo, **Epená**) nachgewiesen. Bufotenin kommt auch im Gelben Knollenblätterpilz (*Amanita citrina* [SCHFF.] S.F. GRAY) vor (KEUP 1995: 11, WIELAND und MOTZEL 1953). Auch in anderen Arten der Gattung *Amanita* (vgl. **Fliegenpilz**). Überhaupt ist die symbolische Beziehung der Kröte zu **Pilzen** erstaunlich.

Folgende Krötenarten enthalten Bufotenin in nennenswertem Maß: *Bufo alvarius, B. americanus, B. arenarum, B. bufo bufo, B. calamita, B. chilensis, B. crucifer, B. formosus, B. fowleri, B. paracnemis, B. viridis* (DEULOFEU und RÚVEDA 1971: 483, VERPORTE et al. 1979).

Bufotenin kommt in vielen als Liebesmittel benutzten Pflanzen und Zubereitungen vor, so in *Anadenanthera colubrina* (**Vilca**), in **Ayahuasca**, der **Juckbohne** (*Mucuna pruriens*), im Schilfrohr (*Arundo donax*) und anderen Gräsern (*Phragmites australis*). Bufotenin ist ein Tryptaminderivat und eng mit *N,N*-**DMT**, 5-MeO-DMT sowie Psilocybin, Psilocin (vgl. **Psilocybinhaltige Pilze**) und **LSD** verwandt. Es ist chemisch fast identisch mit Melatonin (REITER und ROBINSON 1996).

Bufotenin ist offensichtlich ein weitverbreiteter Neurotransmitter.

Bufotenin konnte mehrfach im menschlichen **Urin** nachgewiesen werden (RÄISÄNEN 1985). Es ist eine im menschlichen Metabolismus auftauchende natürliche Substanz. Bufotenin ist ein sehr stabiles Molekül. Als wirksame Dosis gelten etwa 16 mg. Die Pharmakologie von Bufotenin ist noch wenig erforscht.

Wirkung

Erstmals wurde über die halluzinogene Wirkung des Bufotenins von FABING und HAWKINS (1956) berichtet, die es an Gefängnisinsassen (vermutlich gegen deren Willen) erprobt haben. Es folgten weitere Forschungen an Menschen, die auf höchst widerliche und unethische Weise vonstatten gingen (nicht etwa in Nazideutschland, sondern in den USA)! Man injizierte es den Insassen einer geschlossenen psychiatrischen Anstalt gegen ihren Willen beziehungsweise ohne ihre Einwilligung. Man verabreichte ihnen viel zu hohe Dosierungen in Verbindung mit Elektroschocks und registrierte emotionslos und einhellig, dass die Testpersonen im Gesicht bedrohlich dunkelrot oder violett anliefen (FABING und HAWKINS 1956). Visionen stellten sich bei diesem Setting nicht ein. Daraus schloss man, dass Bufotenin keine visionäre Droge sei, sondern lediglich toxische Auswirkungen hätte (TURNER und MERLINS 1959). Auch spätere Studien verstärkten den Eindruck, dass Bufotenin nicht als Halluzinogen einzustufen sei (MANDELL und MORGAN 1971). In einer neueren Studie, die nur an einer Testperson durchgeführt wurde, konnten keine halluzinogenen Effekte, wohl aber Veränderungen im emotionalen Bereich beobachtet werden (MCLEOD und SITARAM 1985).

Bis heute hält sich der Glaube, dass es sich bei Bufotenin um kein echtes Psychedelikum handelt (z. B. LYTTLE et al. 1996; allerdings liegen dieser Arbeit keine Selbstversuche zugrunde). Bei anderen, weniger klinischen, sondern »natürlicheren« Settings bewirkte Bufotenin bei Bioassays stark visionäre, »psychedelische« Erfahrungen (OTT 2001).

Bezugsquellen

Bufotenin liegt im Handel als Bufotenin-hydrogenoxalat vor. In den USA wird Bufotenin als »Schedule I drug« klassifiziert (SHULGIN 1981). In Deutschland ist es kein »Betäubungsmittel« und nicht illegal (KÖRNER 1994: 1572*). Dennoch ist es für Privatpersonen praktisch nicht erhältlich. *Anadenanthera-colubrina*-Samen sind bei Conscious Dreams® erhältlich.

Literatur

ALLEN, E. R. und W. T. NEILL
1956 »Effects of Marine Toad Toxins on Man«, *Herpetologica* 12: 150–151.

CHEN, K. K. und H. JENSEN
1929 »A Pharmacognostic Study of Ch'an Su, the Dried Venom of the Chinese Toad«, *Journal of the American Pharmaceutical Association* 23: 244–251.

DEULOFEU, Venancio und Edmundo A. RÚVEDA
1971 »The Basic Constituents of Toad Venoms«, in: Wolfgang BÜCHERL und Eleanor E. BUCKLEY (Hg.), *Venomous Animals and Their Venoms*, New York, London: Academic Press, S. 475–556.

FABING, Howard D. und J. Robert HAWKINS
1956 »Intravenous Bufotenine Injection in the Human Being«, *Science* 123: 886–887.

KEUP, Wolfram
1995 »Die Aga-Kröte und ihr Sekret: Inhaltsstoffe und Missbrauch«, *Pharmazeutische Zeitung* 140(42): 9–14.

LYTTLE, Thomas
1993 »Misuse and Legend in the ›Toad Licking‹ Phenomenon«, *The International Journal of the Addictions* 28(6): 521–538.

LYTTLE, Thomas, David GOLDSTEIN und Jochen GARTZ
1996 »Bufo Toads and Bufotenine: Fact and Fiction Surrounding an Alleged Psychedelic«, *Journal of Psychoactive Drugs* 28(3): 267–290 (enthält eine ausgezeichnete Bibliografie).

MCLEOD, W. R. und B. R. SITARAM
1985 »Bufotenine Reconsidered«, *Acta psychiatr. scand.* 72: 447–450.

MANDELL, A. J. und M. MORGAN
1971 »Indole(ethyl)amine N-methyltransferase in Human Brain«, *Nature* 230: 85–87.

OTT, Jonathan
2001 »Pharmañopo-Psychonautics: Human Intranasal, Sublingual, Intrarectal, Pulmonory and Oral Pharmacology of Bufotenine«, *Journal of Psychoactive Drugs* 33(3): 273–281.

RÄISÄNEN, Martti
1985 *Studies on the Synthesis and Excretion of Bufotenine and N,N-dimethyltryptamine in Man*, Helsinki: Academic Dissertation, University of Helsinki.

REITER, Russel J. und Jo ROBINSON
1996 *Melatonin*, München: Droemer Knaur.

SHULGIN, Alexander T.
1981 »Bufotenine«, *Journal of Psychoactive Drugs* 13(4): 389.

TURNER, W. J. und S. MERLIS
1959 »Effects of Some Indolalkylamines on Man«, *Archives of Neurology and Psychiatry* 81: 121–129.

VERPOORTE, R., PHAN-QUÔC-KINH und A. BAERHEIM SVENDSEN
1979 »Chemical Constituents of Vietnamese Toad Venom Collected from *Bufo melanostictus* Schneider«, *Journal of Ethnopharmacology* 1: 197–202.

WIELAND, Theodor und Werner MOTZEL
1953 »Über das Vorkommen von Bufotenin im gelben Knollenblätterpilz«, *Justus Liebig's Annalen der Chemie* 581: 10–16.

Buphane

Siehe **Fächerlilie**

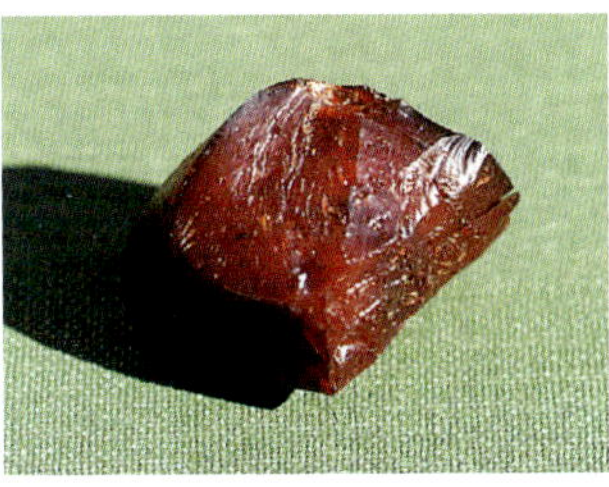

Chan Su, das Bufotenin-haltige Krötenextrakt (Secretio Bufonis) von *Bufo bufo gargarizans* oder *Bufo melanostictus*, wird in der traditionellen chinesischen Medizin als Arznei und ansonsten als berauschendes Aphrodisiakum verwendet. (Chinatown, New York, USA)

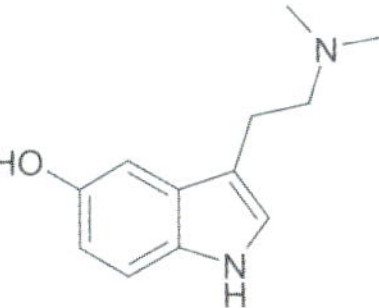

Bufotenin

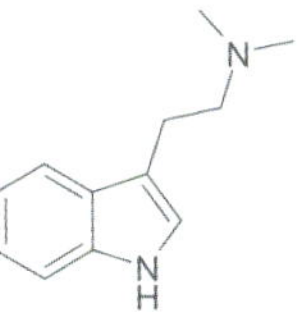

DMT

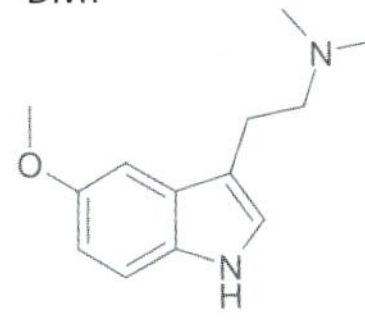

5-MeO-DMT

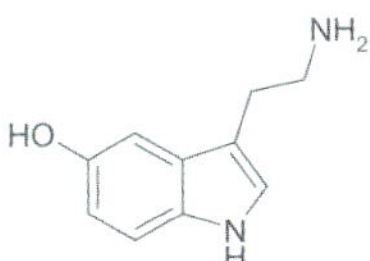

Serotonin

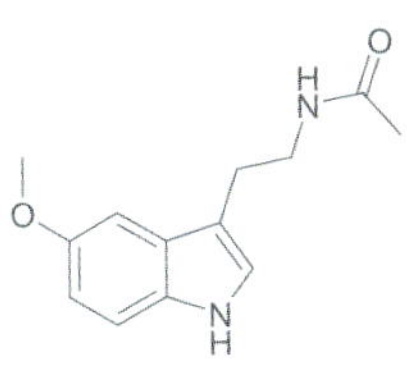

Melatonin

C

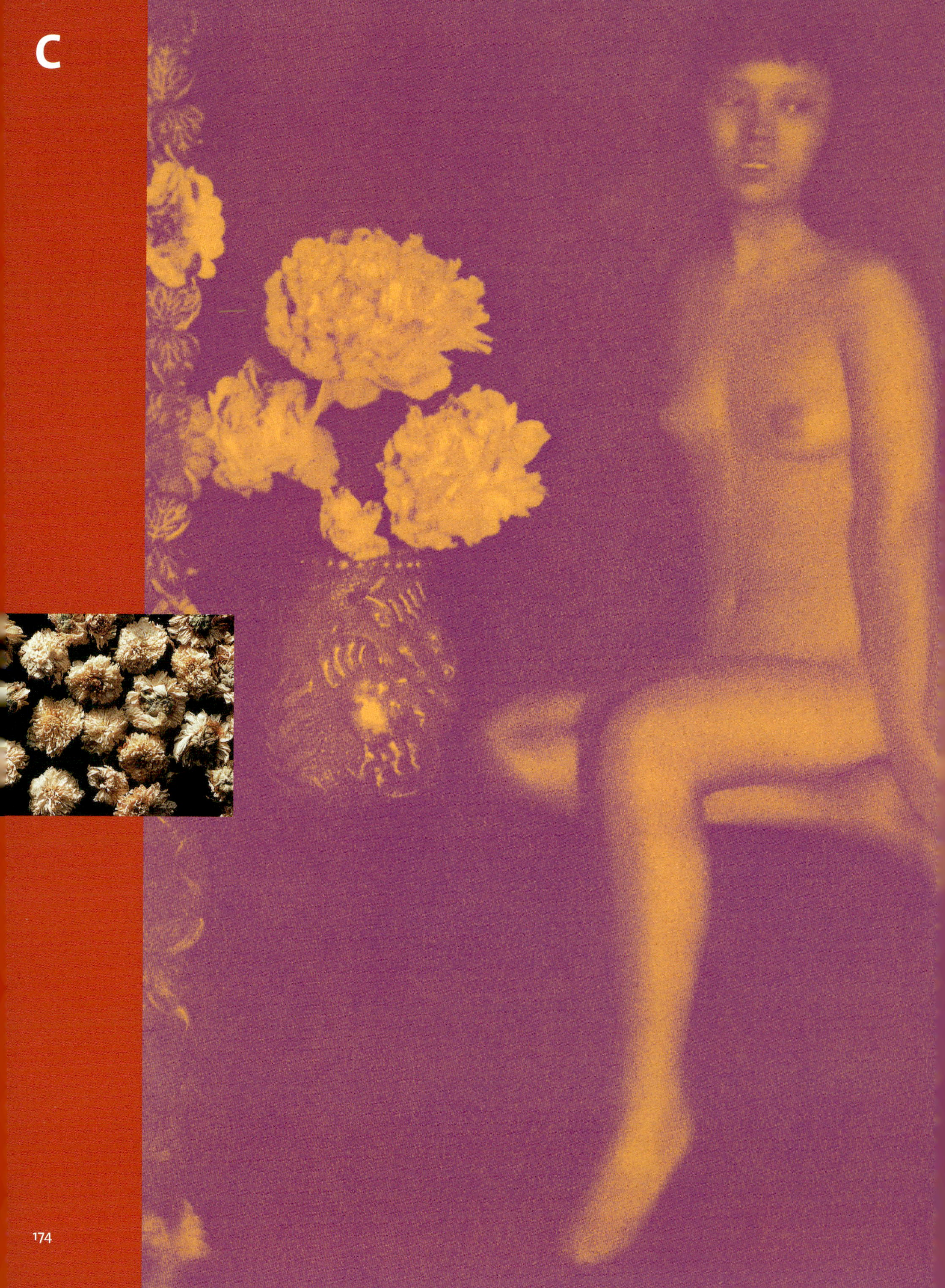

Calcit

Calcium carbonicum

Mineral: Calciumkarbonat

Chemische Formel: $CaCO_3$

Andere Namen

Calcaire (frz.), Calcitum, Calciumcarbonatstein, Calx (lat.), Chális (griech. »kleiner Stein, Kies, Kalk«), Han shui shi (chin. »Kaltwasserstein«), Hansusôk (kor.), Kalk, Kalkspath, Kalkstein, Kalzit, Kansuizeki (jap.), Kohlensaure Kalkerde, Krebsauge, Krebsstein, Lima, Lime, Limestone, Tun (Maya)

Calcit wird hin und wieder als Aphrodisiakum aufgeführt und ist oft ein Bestandteil aphrodisierender **Elixiere**, ayurvedischer **Rasayana** und **Vajikarana**, taoistisch-alchemistischer Drogenzubereitungen (mit **Eisenhut**) und chinesischer **Lenzmittel**. Produkte aus Calcit beziehungsweise Calciumkarbonat sind wichtige Zusätze vieler aphrodisischer Zubereitungen.

Kalk oder Calcit, chemisch Calciumkarbonat, ist nach dem Quarz (**Bergkristall**) das häufigste **Mineral** der Erdrinde; es erscheint in verschiedenen namentlich unterschiedenen Ausbildungen: Kalkstein, Kalkspat, Kalktuff, Kalksinter, Muschelkalk, Stinkkalk, Doppelspat, Kreide, Marmor, Mergel, Mondmilch, Krebsaugen (Lapid. Cancror., Conch. praep.; vgl. **Einhorn**). Calciumkarbonat kristallisiert entweder hexagonal oder rhombisch. Das hexagonale Calciumkarbonat nennt man Calcit, das rhombisch kristallisierte seit dem 18. Jahrhundert Aragonit (früher auch Arragonischer Kalkspath oder Arragon; Lüschen 1968: 246*).

Oft bestehen **Donnerkeile** und **Luchssteine** und auch andere **Fossilien** (**Ammoniten**, **Büffelsteine**, **Muttersteine**) aus Calcit; es gibt **Stalaktiten** aus Calcit. Calciumkarbonat ist ein organisches Mineral in Knochen, **Hörner**n und vor allem in **Conchylien** (**Muscheln**, **Austern**, **Mördermuscheln**, **Schnecken**, **Kaurischnecken**, **Shankha**, **Opercula**, **Flügelschnecken**, **Schulp**en); **Perlen** und Perlmutt, **Korallen**, **Eier**schalen und die Gehäuse von **Seeigel**n bestehen hauptsächlich aus Calciumkarbonat.

Ethnopharmazeutischer Gebrauch

Calcit oder calcithaltige Materialien dienen in vielen Kulturen von alters her zur Erzeugung von Brennkalk (gebrannter Kalk, Ätzkalk; *calx viva*, »lebendiger Kalk«), aus dem wiederum Löschkalk (gelöschter Kalk) gewonnen wird. Löschkalk erhält man durch Brennen und Löschen calciumkarbonatreicher Materialien: Kalkstein, Kalkerden, Kreide, Stalaktiten, Conchylien (Austern-, Muschel-, Schneckenschalen, Kaurischnecken), Schulpen, Eierschalen, Korallen, Fossilien usw.

Gelöschter Kalk ist chemisch Calciumhydroxid, eine alkalische Substanz. Sie wird in vielen traditionellen Zubereitungen als alkalisches Reagens zur effektiveren Extraktion von Wirkstoffen (Alkaloiden) benutzt. So werden viele Pflanzendrogen und verschiedene als Aphrodisiaka benutzte Prieme aus Pflanzenmaterial mit Löschkalk versetzt, damit die Wirkstoffe aufgeschlossen werden, das heißt die gebundenen Alkaloide sich aus dem Blattmaterial herauslösen und durch die Schleimhäute aufgenommen werden können, um die gewünschte Wirkung zu entfalten (Miner 1939), so beim **Betel**bissen, **Coca**priem, Pituripriem und Kau**tabak**. Der alkalische Löschkalk löst aus **Coca** das **Kokain**, aus der **Betel**nuss das Arecolin (vgl. **Stimulanzien**), aus dem Pituri (*Duboisia* spp., *Nicotiana* spp.) die Tropanalkaloide beziehungsweise das Nikotin (vgl. **Nachtschattengewächse**) und aus dem **Tabak** das Nikotin.

Dolomit

Das Mineral Dolomit, das durch sein reiches Vorkommen im mitteleuropäischen Gebirge der Dolomiten (Südtirol) seinen Namen erhielt, ist chemisch ein Doppelsalz aus Calciumkarbonat und Magnesiumkarbonat. Auch der Dolomit wurde einstmals als Aphrodisiakum angesehen. Vielleicht, weil er das für die menschliche Kraft und Spannkraft so wichtige Element Magnesium enthält.

Calcium und körperliche Gesundheit

Ohne Calcium kann der Mensch nicht leben. Seine Knochen bestehen zum Großteil aus Calciumkarbonat. Freie Calciumionen (Ca^{++}) sind von großer Bedeutung für den Calciumstoffwechsel (Kalkstoffwechsel) und das Nervensystem (sie haben dort eine Funktion als Neurotransmitter). Deshalb ist eine erhöhte Zufuhr von Calciumverbindungen hilfreich für die Versorgung des Körpers mit diesem lebenswichtigen Element. Damit wird die Gesundheit erhalten und die körperliche Verfassung verbessert. Bei körperlicher Belastung steigt das Bedürfnis nach Calcium.

Literatur

Miner, H.

1939 »Parallelism in alkaloid-alkali quids«, *American Anthropologist* N.S. 41: 617–619.

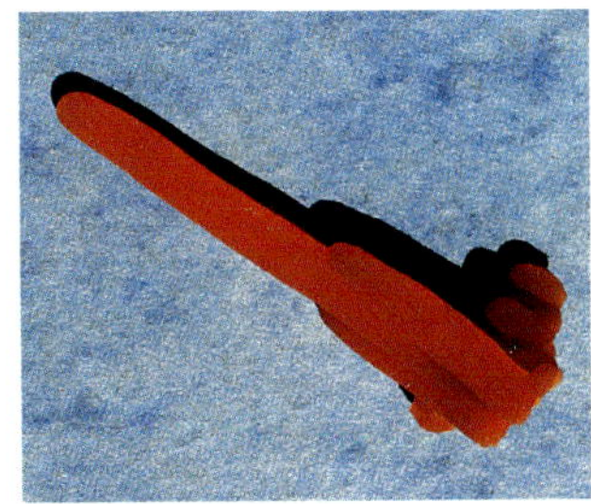

Phallischer Calcit aus einer Ammonitenkonkretion aus dem Pierre Shale, Obere Kreide, South Dakota, USA.

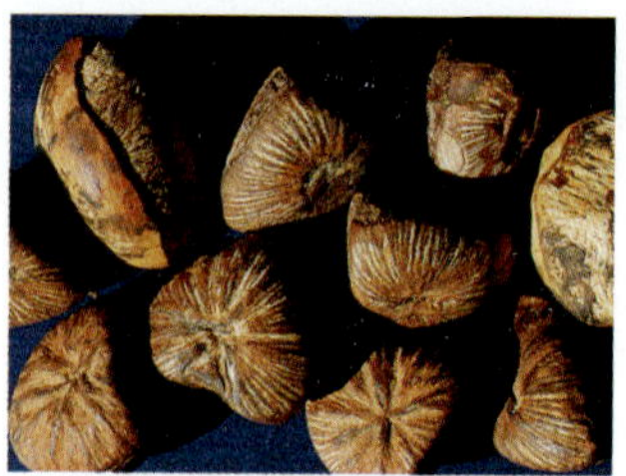

Die echten Camalongafrüchte aus Iquitos, Amazonien, Peru, an einem Marktstand erworben (3/1999).

Camalonga

Botanisch nicht identifiziert

Andere Namen

Cabalonga, Cabalonga negra, Cavalonga, Cavlonga, Cobalonga, Schwarze Cabalonga

Camalonga gehören zu den psychoaktiv wirkenden Schamanenpflanzen, die auch einen Einfluss auf die Libido entfalten können.

Das Wort *camalonga* leitet sich möglicherweise von Spanisch *camama*, »Schwindel« oder »Trug«, ab. In Südamerika werden bestimmte Früchte oder **Nüsse**, deren botanische Herkunft unbekannt ist, Camalonga genannt. Sie gelten als Zauber**bohnen**, die psychoaktive und aphrodisierende Kräfte besitzen.

In Kolumbien und Peru ist die harte Frucht (oder Nuss) der Cabalonga negra, angeblich ein großer Baum, eines der meistgesuchten Zaubermittel. Sie soll eine starke psychoaktive Wirkung entfalten. Die Früchte sind sehr selten und werden auf Kräutermärkten nur unter der Hand zu horrenden Preisen verkauft. Deshalb werden sie oft gefälscht: »Die echte Cabalonga erkennt man, indem man sie kurz unter die Zunge legt. Wenige Momente reichen aus, um Schwindelgefühle zu erzeugen. (...) Die Ashaninka von Atalaya, in deren Medizinmannwesen die Cabalonga eine große Rolle spielt, sagen, dass sie im Lande der Amahuaca im Quellgebiet des Rio Inuya wachse« (FAUST und BIANCHI 1998: 249).

Als Cabalonga bekannte Pflanzen

Die schwarze Cabalonga wurde als *Strychnos cabalonga* Hort. LIND. oder *Strychnos brachiata* RUÍZ et PAVÓN gedeutet.

In Mexiko werden mehrere Gewächse *Cabalonga* genannt, von denen einige möglicherweise psychoaktiv sind (MARTÍNEZ 1987: 119*):

Cabalonga	*Jatropha multifida* L., Euphorbiaceae
Cabalonga	*Strychnos panamensis* SEEM., Loganiaceae
Cabalonga	*Thevetia peruviana* (PERS.) MER., Apocynaceae
Cabalonga de husteca	*Thevetia peruviana* (PERS.) MER.
Cabalonga de Tabasco	*Strychnos tabascana* SPRAG. et SANDW.

Allgemein wird im Spanischen der Name *Cabalonga* für die philippinische **Ignatiusbohne** (*Strychnos ignatii* BERGIUS) benutzt (so auch in *Langenscheidts Handwörterbuch;* vgl. **Strychnin**).

Ethnomedizinischer Gebrauch

Im peruanischen Amazonasgebiet wird die Frucht *camalonga* oder *camalonga negra* genannt. Sie stammt nach Aussage der Kräuterhändler von Iquitos (Peru) und der Schamanen von einem Baum der Kordilleren. Die Früchte werden von manchen Schamanen als **Ayahuasca**zusatz benutzt. Es gibt aber auch Schamanen, die nur mit Camalonga arbeiten; sie werden im lokalen Spanisch als *camalongeros* bezeichnet. Sie kochen aus einer zerstoßenen und zermörserten Frucht auf 0,5 bis 0,7 Liter Wasser ein Dekokt. Für einen sehr starken ayahuascaähnlichen Effekt braucht man davon nur eine kleine Menge zu trinken. Die psychoaktive Wirkung währt meist weniger als zwei Stunden. Die Camalongafrucht wird sowohl von Indianern als auch Mestizos benutzt. Ihre Heilkraft ist legendär, sie soll sogar jene von Ayahuasca übersteigen. Allerdings ist Camalonga vielen Schamanen »zu stark« für ihre Heiltätigkeit.

Auf dem Kräutermarkt von Iquitos wird auch *camalonga preparada* in Flaschen angeboten; dabei handelt es sich um ein milch**kaffee**farbenes Dekokt aus der Frucht.

Don Hilde, ein Mestizo-Ayahuasquero aus Pucallpa, Peru, benutzt die Camalonga – eine »**bohnen**artige Pflanze« – nur in einem Gemisch mit *chiric sanango*, einer **Brunfelsie** (*Brunfelsia grandiflora*). Andere Ayahuasqueros mischen Camalonga mit Kampfer (DOBKIN DE RIOS 1992: 122). Camalonga wird auch den Rezepturen der **Siete Raizes** zugefügt (vgl. **Huito**). Gewöhnlich wird die Camalonga in **Alkohol** (Pisco, Ron blanco) eingelegt, oft zusammen mit **Knoblauch** und **Zwiebeln**.

Kommentar

Die echte Camalonga kann man leicht durch einen psychopharmakologischen Test definitiv erkennen. Dazu schneidet man ein Schnipselchen von der Nuss und legt es sich unter die Zunge. An der rasch eintretenden Wirkung kann man die Echtheit spüren. Als ich in Iquitos auf dem Kräutermarkt zum ersten Mal echte Camalongas erhielt, zückte ich daher erwartungsvoll mein Schweizer Messer, schnitt ein Stückchen ab und legte es unter die Zunge. Schon nach wenigen Minuten wurde ich von einem inneren aufsteigenden Wirbel erfasst, kein unangenehmer Schwindel. Die anflutenden Effekte erschienen mir **LSD**-ähnlich. Nach zehn Minuten stellte ich eine deutlich geschärfte Wahrnehmung fest, vor allem beim Sehen. Bald stiegen in mir euphorische Gefühle auf. Die Euphorie hielt nach einem Restaurantbesuch bei mit **Chuchuhuasi** oder **Huito** aufgepeppten **Cocktails** und einer würzigen **Speise** aus rohem **Fisch** an; auch die erotische Stimmung in mir war geweckt. Welchen Anteil an der Wirkung neben der Camalonga die ohnehin erotischsinnliche Ausstrahlung der Atmosphäre des amazonischen Dschungelgebiets, das heiße Klima, die Magie des Flusses und die Kraft der Pflanzen hatten, bleibt dahingestellt. (CR)

Bezugsquellen

Wer Glück hat, kann Camalonga auf den Märkten der Ursprungsländer in Südamerika finden (teuer!).

Literatur

DOBKIN DE RIOS, Marlene

1992 *Amazon Healer*, Bridport, Dorset: Prism Press.

FAUST, Franz Xaver und Antonio BIANCHI

1998 »Die mysteriöse Cabalonga«, *Jahrbuch für Ethnomedizin und Bewußtseinsforschung* 5(1996): 247–251, Berlin: VWB.

Cannabis

Siehe **Hanf**

Catuaba

Erythroxylum catuaba MARTIUS, Erythroxylaceae (Rotholzgewächse)

Andere Namen

Caramuru, Catahua, Chuchu huasa, **Chuchuhuasi**, Chuchuwasi, Piratançara, Rotholz, Rotholztee, Wala wala

Catuaba ist ein natürliches Aphrodisiakum und sexuelles Stimulans. »Bis sechzig bist du selbst der Vater, über sechzig ist Catuaba der Vater«, scherzt man in Minas Gerais (Brasilien), wenn ein über sechzigjähriger Mann noch ein Kind zeugt. Diese Zeugungskraft soll angeblich nur mit Hilfe von Catuaba möglich sein.

Catuaba ist ein mit **Coca** verwandter Regenwaldbaum, der im brasilianischen Amazonasgebiet sehr häufig vorkommt. Der kleine Baum sieht ähnlich wie der **Coca**strauch aus, hat aber gelbe Blüten. Die ovalen Früchte sind mit kleinen Samen gefüllt. Die Wurzeln kriechen unter der Erde und schlagen weiter aus. Catuaba wird in Brasilien volksmedizinisch gegen Depression, Schlafstörungen, Neurasthenie und Hypochondrie verwendet.

Gebrauch als Aphrodisiakum

Der amazonische Catuababaum beziehungsweise dessen Stamm- und Wurzelrinde ist im gesamten amazonischen Brasilien ein gepriesenes Aphrodisiakum (VAN STRATEN 1996: 172f., CARNEIRO M. 1989: 41*, KAMPPINEN 1988): »Er wird bei der einheimischen Bevölkerung seit Generationen geschätzt. Die Tupi-Indianer entdeckten als erste die Qualitäten der Pflanze und komponierten viele Lieder zu ihrem Ruhme. Die Rinde des Catuaba stimuliert das Nervensystem, vor allem bei funktioneller Impotenz der männlichen Geschlechtsorgane. Das harmlose Aphrodisiakum besitzt keinerlei schädliche Nebenwirkungen. Wenn man einige Zeit regelmäßig drei oder vier Tassen Tee trinkt, sind die ersten Symptome gewöhnlich erotische Träume und dann ein gesteigertes sexuelles Verlangen« (CHIANG SING, *Cura con yoga e plantas medicinais*, Rio de Janeiro: Freitas Bastos, 1979).

Zur Verwendung als Aphrodisiakum wird die Rinde als Tee aufgebrüht oder in **Alkohol** mazeriert.

Rezepte

Catuabatee

Die zerkleinerte Rinde wird als Tee aufgebrüht (1 Esslöffel pro Tasse; 5 bis 10 Minuten ziehen lassen); mit **Honig** oder Stevia[170] süßen.

Liebestee Brasilia

1 Esslöffel Catuabarinde
1 Stück **Süßholz**wurzel
1 Prise **Zimt**
1 Liter Wasser

Die Zutaten in kochendes Wasser geben und 15 Minuten leicht köcheln lassen. Anschließend weitere 15 Minuten ziehen lassen, abseihen. Je nach Geschmack mit **Honig** oder Stevia süßen und am besten zu zweit trinken (nach PÜTZ et al. 2002: 77*).

Catuaba-**Cocktail**

Eine Abkochung der Rinde oder ein alkoholischer Rindenextrakt (Mazeration) werden mit Cachaça (Zuckerrohrschnaps) je nach Geschmack gemischt. Dazu gibt man den frisch gepressten Saft von 1 bis 3 Limonen (Limetten), Eiswürfel und nach Belieben braunen Rohrzucker.

In Brasilien wird die Catuabarinde oft in Kombination mit **Guaraná** und/oder **Muira-puama**, mit **Alkohol** angesetzt und mit Honig gesüßt, als Liebestrank empfohlen.

»Catuaba ist das berühmteste brasilianische Aphrodisiakum, das die eingeborene Bevölkerung seit Generationen gebraucht.« (VAN STRATEN 1996: 172)

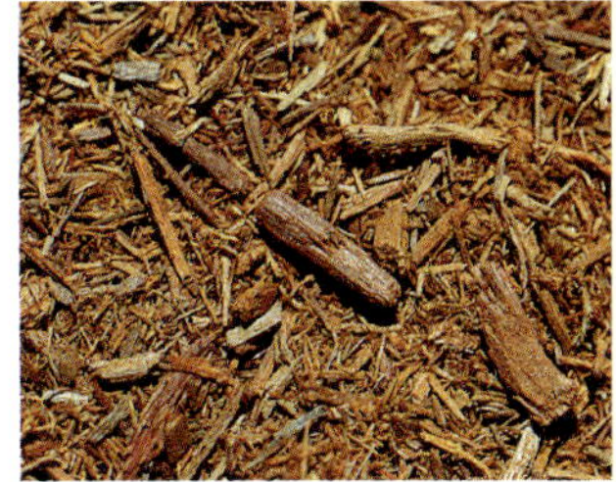

Catuaba oder Rotholz *(Erythroxylum catuaba)* ist mit Coca verwandt, enthält aber kein Kokain.

170 Kahi oder Stevia rebaudiana Bertoni, Compositae; natürlicher zuckerfreier Süßstoff (vgl. **Honig, Maté**).

Andere Pflanzen, die in Brasilien ebenfalls Catuaba genannt werden:

Anemopaegma mirandum DC., Bignoniaceae (andere Namen Tatuaba, Catuíba, Pau-de-Resposta; ist ebenfalls als Aphrodisiakum berühmt! CARNEIRO M. 1989: 41*)
Erythroxylum vacciniifolium MART., Erythroxylaceae[171] (ein Rindenaufguss wird als Tonikum getrunken)
Ilex conocarpa REISS., Aquifoliaceae (vgl. **Maté**)
Phyllantus nobilis MUELL., Euphorbiaceae

Inhaltsstoffe

Erythroxylum catuaba enthält Alkaloide, aber kein Kokain. Die Pharmakodynamik wird erst in jüngster Zeit genauer untersucht.

Kommentar

Ich habe mehrfach Aufgüsse oder Dekokte von Catuaba getrunken, kann aber nicht behaupten, irgendetwas gespürt zu haben. Vielleicht hatte ich nicht die richtige Rohdroge. Vielleicht ist Catuaba aber ein Umstimmungsmittel, das nur bei regelmäßigem Genuss zur Wirkung kommt. Das konnte ich bisher nicht prüfen. (CR)

Bezugsquellen

Mitunter findet man Catuaba unter dem Namen »Rotholz« in Teehandlungen und Läden, welche die Produkte der »Hobbythek« (Sendung mit Jean Pütz, WDR) führen (z. B. Spinnrad®). Catuabarinde ist Bestandteil der Sensatonics®-Liköre »Amazonic Jungle Tonic«, »Satyr« und »Kick Moonwalk«. Catuabarinde ist erhältlich bei Elixier®. In Brasilien sind Fertigprodukte aus Catuaba (Elixiere, Extrakte, Schnäpse usw.) an vielen Orten zu kaufen. Catuaba ist eine legale Pflanze.

Literatur

DE LUCCA D., Manuel und Jaime ZALLES A.
1992 *Flora medicinal boliviana: diccionario enciclopédico*, La Paz und Cochabamba, Bolivia: Editorial »Los Amigos del Libro«.

KAMPPINEN, M.
1988 »*Espíritus incorporados*: the roles of plants and animals in the Amazonian mestizo folklore«, *Journal of Ethnobiology* 8(2): 141–148.

RUTTER, R.A.
1990 *Catálogo de plantas útiles de la Amazonia peruana*, Yarinacocha, Perú: Instituto Lingüístico de Verano.

VAN DEN BERG, M. E.
1993 *Plantas medicinais na Amazônia*, Belém, Pará, Brasilien: Museu Paraense Emilio Goeldi.

VAN STRATEN, Michael
1996 *Guarana*, Aarau: AT Verlag.

2CB

Siehe **Phenethylamine**

Ceiba

Ceiba pentandra (L.) GAERTN., Bombacaceae (Kapokgewächse, Wollbaumgewächse) syn. *Bombax pentandra*, *Eriodendron anfractuosum* DC.

Bombax ceiba L., syn. *Bombax aculeatum* L., *Bombax malabaricum* DC., *Salmalia malabarica* (DC.) SCHOTT et ENDL., Bombacaceae

Chorisia insignis KUNTH = *Ceiba insignis* (KUNTH) GIBBS et SEMIR (GIBBS et al. 1988)

Andere Namen

Baumwollbaum, Ceíba, Ceíbo (Oaxaca, Mexiko), Cuypishtin, Edel-daru (*Bombax ceiba*), Kapokbaum, Ku-mah-kah (Ka'apor), Lí-mis-gash-pupi, Lupuna, Piim (Yucatán, Mexiko) Pishtin, Pochote, Pochotillo (Chiapas, Mexiko), Póchotl (Aztekisch), Púchuti, Silk cotton tree (engl.), Simal, Tunuum, Wollbaum, Weltenbaum, Yaaxché, Yahche' (Lakandon »Erster Baum«), Yaga-xeni, Yaxche' (Maya »Erster/Grüner Baum«)

Der Ruf der Ceiba als Aphrodisiakum ist in einem kosmologischen Kontext begründet. Die Mayaindianer Mexikos erkennen in der Ceiba ihren Weltenbaum. Weltenbäume sind Symbole der sich entfaltenden Schöpfung. Sie sind geistige Stammhalter, schamanische Verkehrsadern und gegebenenfalls Lieferanten von entheogenen, aphrodisierenden und heilsamen Medizinen.

Der neotropische, amerikanische Baum (*Ceiba pentandra*) gehört zu den Dschungelriesen. Er breitet seine mächtige Krone bis zu einer Höhe von über sechzig Metern aus. In seinen höchsten Ästen bauen die Harpienadler ihre Nester (PLOTKIN 1994: 279*). Aus der baumwollähnlichen Fasermasse in den Früchten (nicht mit dem **Baumwollstrauch** zu verwechseln!) werden Schwimmwesten hergestellt. In der Volksmedizin werden verschiedene Teile dieses Baumes, vor allem seine stachelige Rinde, bei Darmproblemen und zum Austreiben der Plazenta benutzt (JOVANÉ 1994: 65).

171 In der Karibik werden auch andere Erythroxylaceen, wie *Erythroxylum rotundifolia* LUNAN, als Zutaten zu **Liebestränken** benutzt. Auf Madagaskar wird *Erythroxylum* sp. *tendike* genannt und im Tanala-**Liebeszauber** verwendet.

Weltenbäume als Aphrodisiaka-Lieferanten

Viele Bäume, die als schamanisch-kosmologische »Weltenbäume« angesehen werden, gelten auch als »Bäume der Erkenntnis« und liefern Aphrodisiaka und Entheogene:

Birke	*Betula* spp.	Eurasien im Zusammenhang mit dem **Fliegenpilz**
Canelo	*Drimys winterii* (vgl. **Zimt**)	Mapuche
Cebíl	*Anadenanthera colubrina* var. *cebil* (vgl. **Villca**)	Wichi (Mataco)
Ceiba	*Ceiba pentandra*	Maya
	Chorisia spp.	Amazonien/Ayahuasqueros
Ceibo	*Ceiba* spp.	Peru
	Erythrina cristagalli (siehe **Korallenbaum**)	Nordwestargentinien
	Chorisia spp. (**Borrachero**)	
Esche	*Fraxinus excelsior*	Germanen
Eibe	*Taxus baccata* (vgl. **Ephedrin**)	Germanen
Eiche	*Quercus* spp.	Germanen Antike
Feige	*Ficus* spp.	Alte Welt
Lupuna	*Ceiba pentandra*	Amazonien
Myrobalane	*Terminalia* spp.	Indien
Sykomore	*Ficus sycomorus*	Ägypten

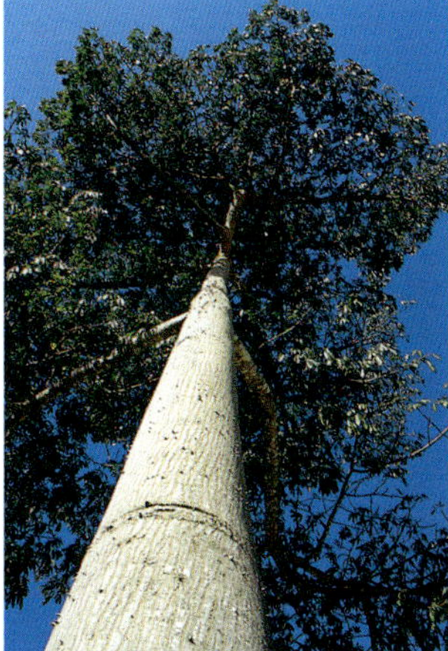

Yahche. Die *Ceiba pentandra* ist der Weltenbaum der Maya. (Palenque, Chiapas, Mexiko, 1/1996)

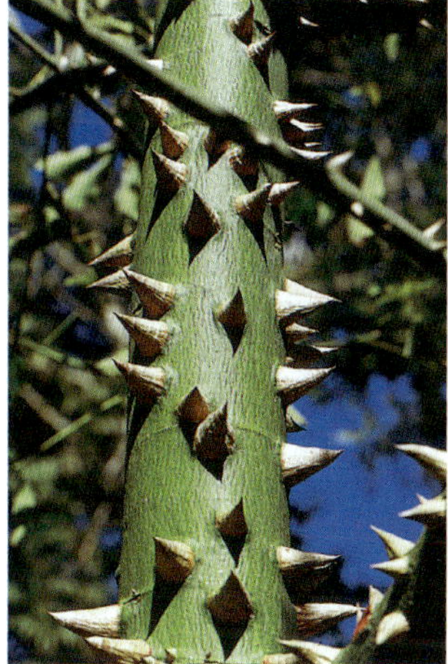

Die Rinde der *Ceiba pentandra* ist gestachelt; die Maya sahen darin die Haut eines Krokodils. (Palenque, Chiapas, Mexiko, 2/1996)

Ceiba als Weltenbaum

Für die Maya und andere Indianerstämme ist die Ceiba als Weltenbaum von kosmologischer Bedeutung. Der Weltenbaum ist ein Gewächs in der unsichtbaren Welt, der im Zentrum der Welt wie auch an ihren vier Kardinalpunkten wächst. Der Weltenbaum verbindet die drei Welten des schamanischen Kosmos: Er wurzelt in der Unterwelt, sein Stamm durchmisst die Mittelwelt, seine Krone die Oberwelt, den Himmel. Schamanen benutzten diese kosmologischen Bäume bei ihren Trancereisen in anderen Wirklichkeiten, um an die gewünschten Orte zu gelangen.

In der Mayakunst kommt der Weltenbaum in verschiedener Form vor. In allen Codices gibt es *yaxche*-Darstellungen (Love 1994: 50). Auf Reliefs und Stelen ist er oft in Kreuzform, zum Beispiel als »Kreuz von Palenque« dargestellt.[172] Die stachelbesetzten **Weihrauch**brenngefäße stellen möglicherweise Ceibastämme dar.

Die ursprünglich schamanischen Weltenbäume wurden später zu religiösen heiligen Bäumen (vgl. Caldecott 1993, Cook 1988).

Gebrauch als Aphrodisiakum

Die amerikanische *Ceiba pentandra* fand ihren Weg sogar ins Reich der Mitte. In China gelten Blätter, Wurzeln und Rinde der Ceiba als Aphrodisiaka.

In Indien wird der altweltliche Kapokbaum (*Bombax ceiba* L., Shalmali) als Aphrodisiakum eingenommen. Auf den Philippinen ist ein Kaltwasserauszug aus den Wurzeln die Basis eines **Liebestrank**es. Das in Indien lebende Stammesvolk der Lodha stellt aus der Wurzelpaste von *Desmodium gangeticum* (L.) DC. [syn. *Hedysarum gangeticum* L., Fabaceae][173] und der Wurzelpaste des *Edel-daru*-Baumes (*Bombax ceiba*) im Verhältnis zwei zu drei ein Mittel gegen sexuelle Erschlaffung her, das zweimal täglich eingenommen wird (Pal und Jain 1998: 114*).

Inhaltsstoffe

Diese Rezeptur könnte pharmakologisch hoch interessant sein, denn *Desmodium gangeticum* enthält **DMT** und **Bufotenin**. In der Wurzelrinde der *Bombax ceiba* konnten Lupeol, β-Sitosterol, Naphthoquinone, ein Lacton, vier Sesquiterpene und phenolische Stoffe nachgewiesen werden.

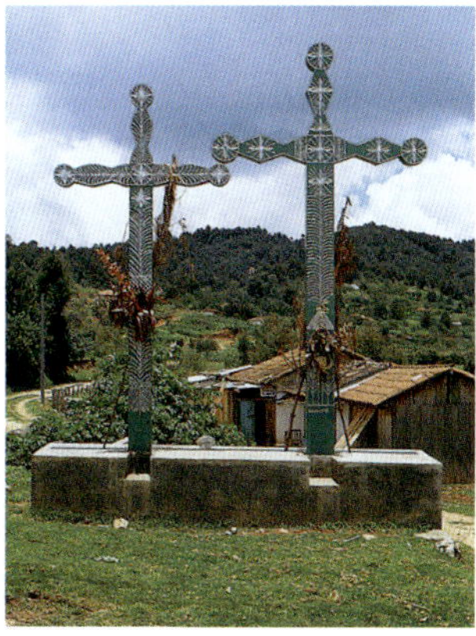

Das Chamula-Kreuz geht auf den Weltenbaum der Maya zurück. (San Juan Chamula, Chiapas, Mexiko, 1981)

172 Das Motiv des Weltenbaumes, genannt *wacah chan*, ist in Palenque gut vertreten, meist in der Form des Kreuzes. Ruz Lhullier (1968) nennt dieses Motiv »maizetree«, also Maisbaum; Schele und Freidel (1991) folgen ihm darin. Ripinsky-Naxon hält die Kreuzdarstellungen für Repräsentationen der Ceiba, des Lebensbaumes der Maya (1993: 55).

173 In Indien wird das Kraut von *Desmodium gangeticum* in Milch als Aphrodisiakum eingenommen (vgl. **Soma**, **Rasayana**).

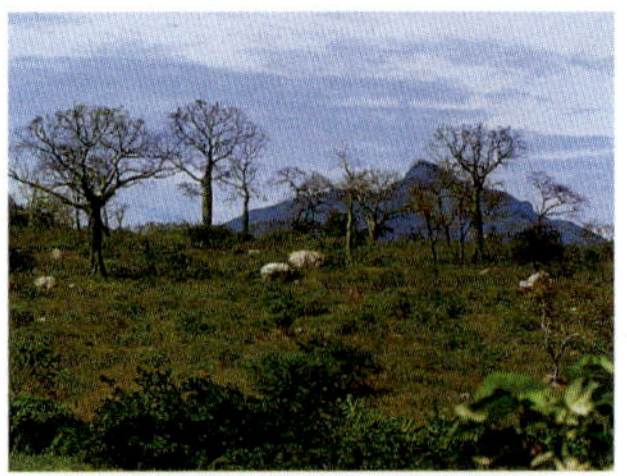

Ceibos oder Borracheros *(Ceiba trischistandra).* (Nordperu 6/1997)

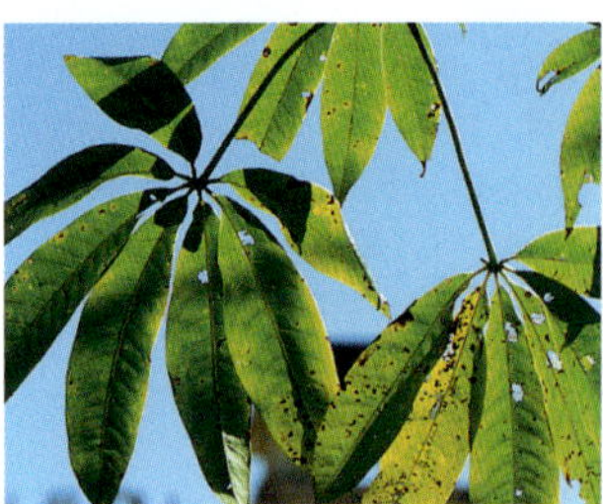

Die Blätter der *Ceiba pentandra.* (Palenque, Chiapas, Mexiko, 2/1996)

Die Samen enthalten Tocopherol (**Vitamin E**) und Terpene (Asolkar et al. 1992: 133*). In der *Ceiba pentandra* kommt Linarin (Acacetin-7-rutinosid) vor (ebd.: 188*).

Kommentar

In Stammeskulturen gehen Kosmologie und Ethnopharmakologie eine geistige Beziehung mit der Schöpfung des Kosmos und der sexuellen Schöpferkraft des Menschen ein. Diese Beziehung zwischen Mikro- und Makrokosmos muss noch genauer beleuchtet werden, was in diesem Rahmen nicht möglich ist.

Die Erforschung der Bombacaceae innerhalb der Geschichte der Liebesmittel steht noch am Anfang.

Literatur

Caldecott, Moyra
1993 *Myths of the Sacred Tree*, Rochester, Vermont: Destiny Books.

Cook, Roger
1988 *The Tree of Life: Images of the Cosmos*, London: Thames and Hudson.

Gibbs, P. E., J. Semir und N. D. da Cruz
1988 »A Proposal to Unite the Genera Chorisia Kunth and Ceiba Miller (Bombacaceae)«, *Notes RBG Edinburgh* 45(1): 125–136.

Jakeman, M. Wells.
1953 »An Unusual Tree-of-Life Sculpture from Ancient Central America«, *Bulletin of the University Archaeological Society* (Brigham Young University, Utah) 4: 26–49.

Jované, Ana (Hg.)
1994 *De México al Mundo: Plantas*, México, D.F.: Grupo Azabache.

Love, Bruce
1994 *The Paris Codex: Handbook for a Maya Priest*, Austin: University of Texas Press.

Red_eld, Robert
1936 »The Coati and the Ceiba«, Maya Research 3(3–4): 231–243.

Ripinsky-Naxon, Michael
1993 »Maya Cosmovision and Shamanistic Symbolism«, *Journal of Prehistoric Religion* 7: 49–61.

Ruz Lhullier, Alberto
1968 *Costumbres funerarias de los antiguos Mayas*. México, D.F.: UNAM.

Schele, Linda
1974 »Observations on the Cross Motif at Palenque«, in: Merle Greene Robertson (Hg.), *Primera Mesa Redonda de Palenque*, Part I: 41–62, Pebble Beach, CA: Robert Louis Stevenson School, Pre-Columbian Art Research.

Schele, Linda und David Freidel
1991 *Die unbekannte Welt der Maya: Das Geheimnis ihrer Kultur entschlüsselt*, München: Albrecht Knaus.

Woodford, Irene B.
1953 »The ›Tree of Life‹ in Ancient America; its Representations and Significance«, *Bulletin of the University Archaeological Society* (Brigham Young University, Utah) 4: 1–18.

Centipedes

Siehe **Hundertfüßler**

Champagner

Andere Namen

Perlwein, Prickelwasser, Schaumwein, Sekt

Champagner rangiert heute an erster Stelle der als Aphrodisiaka gerühmten Getränke. Die teure, schwierige und kunstreiche Veredelung des Weins oder Sektes darf auf keiner **Speise**karte eines erotischen Mahls fehlen!

Für seine spezielle, erotisch stimulierende Wirkung ist nicht nur der Alkoholgehalt verantwortlich. Das berühmte Prickeln im Glas wie auch das kultivierte Ambiente und die Aura des Luxuriösen, die den Champagner umgeben, tragen wesentlich zu seinem legendären Ruf bei. Fern von den Niederungen des Suffs ist der französische Schaumwein das Statusgetränk der Oberen Zehntausend. Mehr als jedes andere Getränk profitiert Champagner von der »Erotik der Macht«, der insbesondere Frauen verfallen.

Nicht nur in der fernen Vergangenheit profitierten Liebesmittel von Mythos und Magie. Ein Blick auf die Champagner-Werbung der Gegenwart verdeutlicht die erotisierende Macht des »französischen Weines mit dem speziellen Etwas«. Die Wurzeln für die Magie der Werbung sind so alt wie die Produktwerbung, die im Zeitalter der Industrialisierung ab Mitte des 19. Jahrhunderts den Markt für sagenumwobene Marken eroberte.

Herstellung

Die Champagne ist eine Provinz in Nordfrankreich, die sich von der Oise rund zweihundert Kilometer südwärts bis zur Yonne erstreckt und die Departements Ardennes, Marne und Aube mit den benachbarten Randgebieten umfasst. Einzig der in diesem Gebiet wachsende Wein, der nach einer speziellen Methode in Flaschen heranreift, darf Champagner genannt werden.

Nach der so genannten Champagnermethode wird der noch nicht fertig vergorene Wein auf Flaschen gezogen, wo er dann den letzten Gärungsprozess durchmacht und dabei den gewünschten moussierenden Effekt erzielt. Das begehrte Prickeln, das in den deutschen Bezeichnungen zum Ausdruck kommt, ist dem hohen Kohlensäureanteil zu verdanken, der auf Frauen einen unwiderstehlicheren Einfluss haben soll

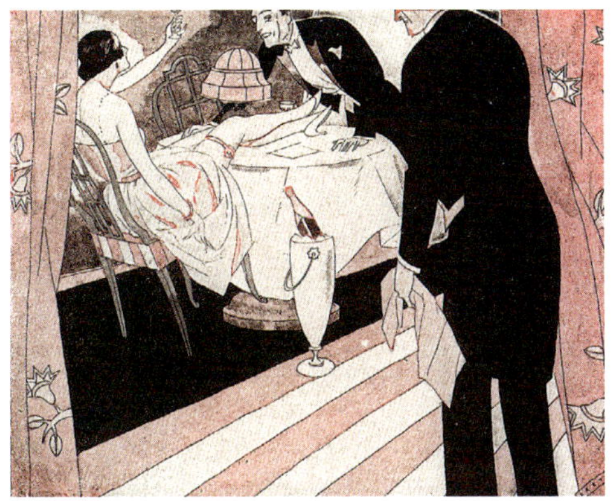

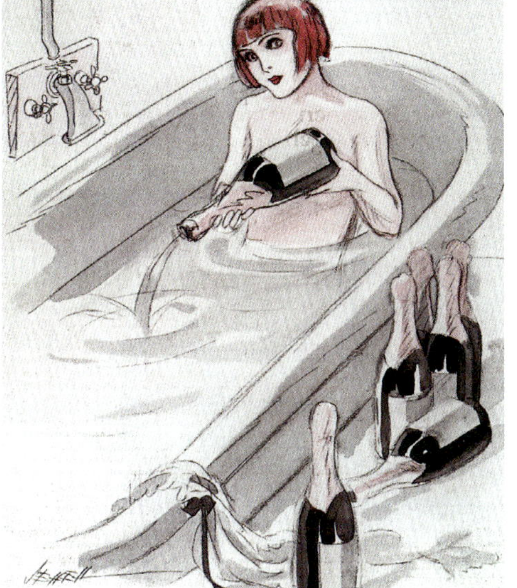

Champagner-Erotik. (Illustrationen aus: *Der Junggeselle* Nr. 34, 1921; Nr. 47, 1925)

als auf Männer: »Der Champagner mit seinem reichen Gehalt an Kohlensäure ist für den Mann eher ein beruhigendes als aufregendes Mittel; derselbe hat mehrmals – bei reichlichem Genuss – entweder einen blinden Priapismus oder eine echte Impotenz hervorgerufen. Die Frau dagegen, welche bei der Liebe unthätig ist, und um der Venus opfern zu können, keiner Formveränderung ihrer Organe bedarf, findet im Champagner einen mächtigen Erreger ihrer Phantasie, ein Löschmittel des Schamgefühls und somit ein mittelbares Aphrodisiakum erster Güte« (Paolo MANTEGAZZA, zit. von WINNINGTON 1992: 116 *).

Vielleicht ist seine speziell auf die weibliche Welt wirkende erotisierende Kraft der Grund dafür, dass es in der Geschichte der Champagnerherstellung vornehmlich Frauen waren, die in berühmten Marken – wie Veuve Clicquot, Demoiselle Vranken – verewigt sind.

Das Prickelnde dieses Luxusgetränks erinnert an die aufschäumende Kraft des Liebesrausches, die Hemmungen hinwegspült und speziell Frauen für überirdisch sinnliche Genüsse sensibilisiert.

Literatur

LECHTHALER, Ernst

1994 *Drinks der Aphrodite: Anregend und erotisierend – Mit und ohne Alkohol*, o. O.: Hädecke.

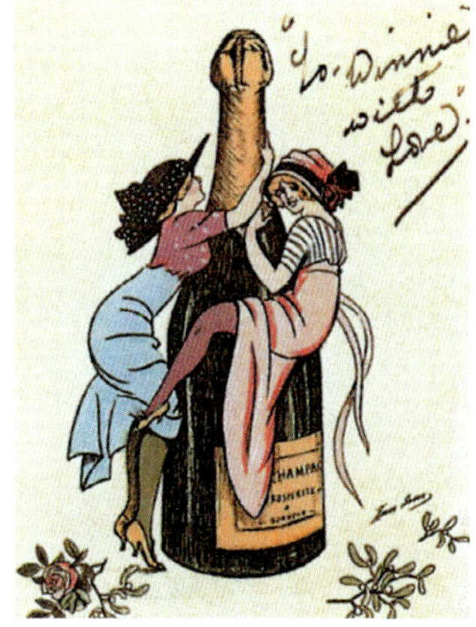

Zwei Kokotten erklimmen eine phallische Champagnerflasche. (Aus: Hans A. JENNY, *Wir bitten zu Tisch*, Aarau: AT Verlag, 1988)

Chaney-root

Smilax havanensis, Liliaceae, Smilacoideae (Stechwinden)

Seit kurzem wird im ethnobotanischen Handel die Chaney-root als Aphrodisiakum vermarktet.

Botanisch gehört sie zu der Gattung *Smilax*, die allerlei Arten hervorgebracht hat, die weltweit als Aphrodisiaka benutzt werden:

Smilax sp.	Mexiko: Wurzelextrakt
Smilax china L. (Chinawurzel)	China: Knolle (HIRSCHFELD und LINSERT 1930: 170*)
Smilax calophylla	Malaya: Rhizom
Smilax glycyphylla	Australien: Blättertee
Smilax medica SCHLECHT. et CHAM.	Mexiko: Wurzel
Smilax mexicana GRISEB.	Mexiko: Wurzelpulver aufstreuen
Smilax myosotifolia	Malaya: Rhizom
Smilax officinalis HBK.	Mexiko: Wurzeltee

Zur Gattung *Smilax* gehört auch die Sarsaparillawurzel[174] (*Smilax regelii* KILL. et C.V. MORTON, syn. *S. utilis* HEMSL., *S. saluberrima* GILG), die ebenfalls ethnomedizinisch eine gewisse Anwendung als Liebesmittel hat. (Landläufig kennt man sie aus Comics als ominöse Kraftpflanze der Schlümpfe.)[175]

Gebrauch

Chaney-root wurde ursprünglich als eine kubanische Art beschrieben (*havanensis*, »die aus Havana«). Möglicherweise wurde die knorrige Wurzel, eigentlich ein polymorpher Wurzelstock

»Die Bedeutung von Chaney-root als Tonikum und Aphrodisiakum hat eine Jahrhunderte alte Geschichte. Sie wurde schon von den Arawak-Indianern zu einem Getränk für Vermählungsrituale bereitet.« (Elixier, Flugblatt, 2001)

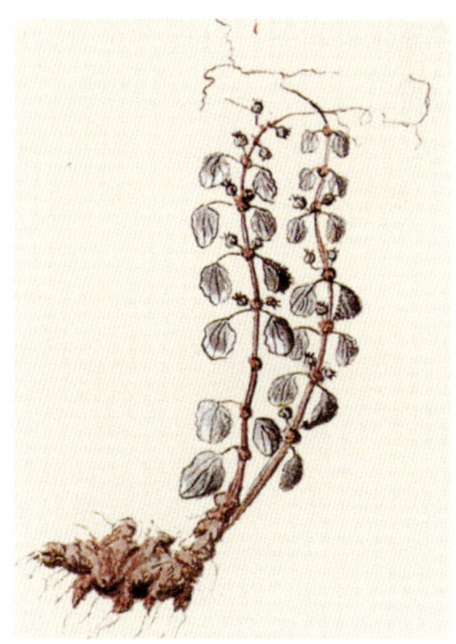

Cozolmecatl, »Schlittenseile«. Diese botanische Darstellung wird als *Smilax mexicana* GRIS. identifiziert. Laut dem Text soll die Wurzel pulverisiert auf wunde Zungen und die »okkulten Gebiete« (= Geschlechtsteile) gestreut werden. Die Blätter sollen »Träume provozieren«. (Illustration aus NAVARRO 1801: 223*)

174 Die Indische Sarsaparille (*Hemidesmus indicus* [L.] BR., Periplocaceae) wird ebenfalls bei sexueller Schwäche als Potenzmittel benutzt (JAIN 1991: 101*, STARK 1984: 105f.*).

175 In den USA wurde aus der Sarsaparillenwurzel der ursprüngliche Aromastoff für das nichtalkoholische Root Beer gewonnen (heute meist synthetisches Aroma).

der holzigen Liane mit kleinen grünlichen Blüten, schon von den karibischen Indianern (Arawak) ethnobotanisch genutzt. Auf Jamaika gilt sie als *magic root*, »Zauberwurzel« (vgl. **Alraune**, **Wurzeln**), und wird mit dem Ginseng verglichen. Nach Auskunft eines jamaikanischen Herstellers wäre es denkbar, dass die Reputation der Insel als »sexuelles Paradies« auf den reichlichen Konsum der Chaney-root zurückzuführen sei. Auf Jamaika ist die Chaney-root die Grundlage aller mit **Alkohol** angesetzten aphrodisischen Tonika und **Elixiere**, ähnlich wie auf Guadeloupe und Trinidad **Bois bandé**.

Um das jamaikanische Tonikum *Man's nature* oder *Courage* herzustellen, werden die »Chips«, so heißen dort die zerkleinerten Wurzeln, fünf Tage mit Alkohol mazeriert. Man kann aber auch einen Aufguss oder ein Dekokt aus dem Wurzelpulver machen oder das Pulver einfach schlucken. Als wirksame Einzeldosis gelten fünf bis sechs Gramm des getrockneten Wurzelpulvers (entspricht etwa zwei gehäuften Teelöffeln).

Rezept

»Nach einer wohlschmeckenden Zubereitungsversion aus jüngerer Zeit kocht man 8 g gemahlene Chaney-root-Chips in einem Liter einer Mischung (3 : 1) aus Wasser und gesüßter Kondensmilch bei kleiner Hitze und geschlossenem Gefäß ca. 60 Minuten. Dann siebt man die Pflanzenteile aus und kocht das Dekokt auf ca. ¼ Liter ein (…). Die (…) Zubereitung hat eine angenehm anregende und euphorisierende Wirkung, die etwa 20 Minuten nach Einnahme beginnt und ca. 4 Stunden anhält, auch die sexuelle Erlebnisbereitschaft ist deutlich angehoben« (Flugblatt von Elixier, Berlin, 2001).

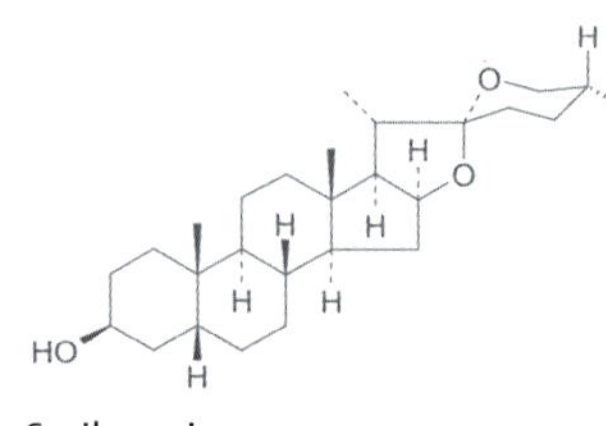

Smilagenin

Inhaltsstoffe

In mehreren Arten der *Smilax* ist das **Hormon** Testosteron enthalten (Stark 1984: 103ff.*). Daher erklärt sich vielleicht der Gebrauch als Aphrodisiakum. In der Sarsaparillenwurzel sind Saponine anwesend (Frerichs et al. 1938 II: 662*). Die Saponine, etwa Smilagenin, reizen stark die Schleimhäute und Drüsen (Roth et al. 194: 662*).

In der Chaney-root konnten bisher keine Alkaloide gefunden werden. Möglicherweise liegt ein fettlöslicher Wirkstoffkomplex vor.

Bezugsquellen

Die Chaney-root ist im ethnobotanischen Handel, zum Beispiel bei Elixier®, erhältlich. Oder auf Jamaika, etwa bei CLAKO Company Ltd., Fairy Hill Gardens, Portland, Jamaica, Telefon/Fax ++809-993 82 06. Chaney-root ist Bestandteil der Sensatonics®-Liköre »Lunatonic« und »Edena«.

Chilcuage

Heliopsis longipes (A. Gray) Blake, Compositae (Korbblütler)

Andere Namen

Aztekenwurz, Chilcuage pelitre, Chilcuague, Chilcuán, Chilmecatl (Nahuatl »Chili-Gummi«), Chilamagua, Chilcuán, Pelitre, Peritre, Raíz azteca, Sonnenauge

In Mexiko wird der Wurzelextrakt der Chilcuage, Chilcuán oder *raíz azteca*, »Aztekenwurz«, als erotisches Reizmittel benutzt. Der Wurzelsaft reizt die Schleimhäute und lässt das Wasser im Mund zusammenlaufen. Er brennt, aber nicht durch Hitze, sondern durch chemische Reizstoffe. Deswegen darf man das Sonnenauge nicht in die Augen bekommen (Martínez 1994: 113*)!

Gebrauch als Aphrodisiakum

Kaustische, das heißt Brennreiz erzeugende Mittel wie die **Bertramwurzel** oder **Borax** zählen zu den **Reizmitteln**, die beispielsweise beim oralen Sex angewendet werden. Wenn man die Aztekenwurz kaut und dann oralen Sex hat, überträgt sich der brennende oder kribbelnde

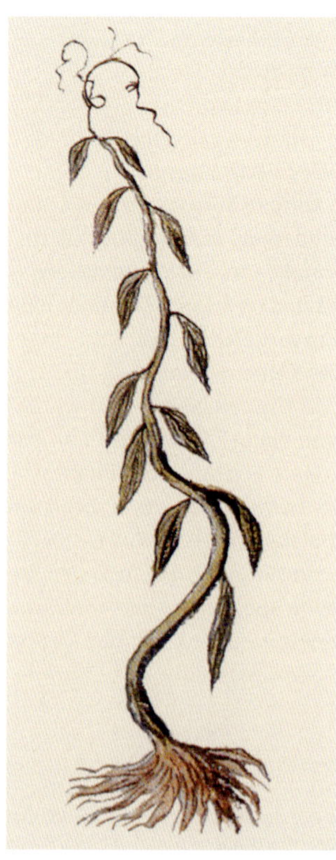

Chilmecatl (*Heliopsis longipes* [Gray] Blake), eine feurige Wurzel für Oralsex (aus Navarro 1801, fol. 205*).

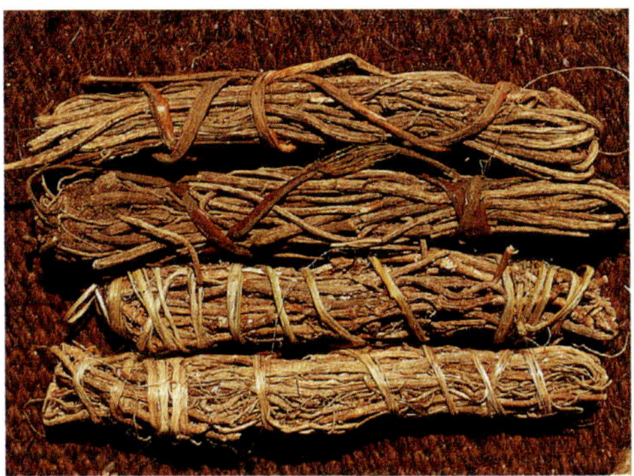

Chilcuage, gebündelt für den mexikanischen Kräuterhandel.

Effekt als Lustkribbeln auf die Schleimhäute der Genitalien des Partners. Das mag für einige sehr stimulierend sein, kann auf andere aber auch irritierend wirken.

Der mexikanische Name Chilcuán u. Ä. geht auf den aztekischen Pflanzennamen Chilmecatl zurück. Dabei ist der erste Teil des Wortes, *Chil-*, der Name für Chili, den **Chilipfeffer**.

Man kann aus der Aztekenwurzelrinde auch einen alkoholischen Extrakt gewinnen und ihn als Stärkungsmittel einnehmen, das aber sehr vorsichtig zu dosieren ist! Es sind nur wenige Studien bekannt (LITTLE 1948).

Inhaltsstoffe

Chilcuage enthält ein Alkaloid namens Afinin sowie harzige Substanzen, darunter Pyretrin, wie in der **Bertramwurzel** (MARTÍNEZ 1994: 112*).

Bezugsquellen

Chilcuage oder Raíz azteca kann man in Mexiko in den meisten Kräuterläden oder auf Märkten erwerben.

Literatur

LITTLE, Elbert E.
1948 »Heliopsis longipes«, *Journal of the Washington Academy of Science* 32.

Chilipfeffer

Capsicum spp., Solanaceae (**Nachtschattengewächse**)

Im Wesentlichen handelt es sich um die folgenden Arten und ihre Zuchtformen:
Capsicum annuum L., Wilder Chilistrauch
Capsicum annuum L. var. *abreviatum* FINGH., Chilaile
Capsicum annuum L. var. *grossum* SENDT., Chile amash
Capsicum annuum L. var. *longum* SENDT.
Capsicum frutescens L., Chile de árbol
Capsicum frutescens var. *grossum*, Paprika[176]
Capsicum pendulum WILLD.

Andere Namen

Ají, Axi, Bolol (Maya yucateco), Cahuas (Taraskisch), Cahuasa, Calcuttischer Pfeffer, Cancol (Tepehuano), Cayennepfeffer, Chil, Chile, Chile de chocolate, Chile chocolate, Chili, Chilli, Có'ocori (Mayo), Cucúrite (Huichol), Dya-ah (mixtekisch), Guiná (zapotekisch), Guiñá, Gu'ucuri (Cora), Hach ik (Lakandon), Hungarian pepper, Ich (Tzeltal), Iich (Chol), Ik (Maya), Indianischer Pfeffer, Itz (huaxtekisch), Marichi-phalam (skrt.), Mexican pepper, Nibi (Popoloca), Nigui, Nill (Mixe), Niy (Mixe), Ñi (Otomi), Pau (chinantekisch), Peruvian pepper (engl.), Pica, Pica-Pica, Pi'n (totonakisch), Shimapite (taraskisch), Spanischer Pfeffer, Spanischpfeffer, Tabasco, Uchu (Quechua), Wayc'a (Aymara), Xubala (Yucatán)

Chilipfeffer ist das schärfste aller **Gewürze** – kein Wunder, dass er als Scharfmacher gepriesen wird! Der Name Chili stammt aus dem Aztekischen von *chilli* und bedeutet »scharf, Schärfe«. Viele Indianer klassifizieren den Chili als eine eigene Speisekategorie: »die Schärfe zum Essen«. Er gilt ihnen aber auch als Schärfe für die Sexualität, als scharfes oder erhitzendes Aphrodisiakum.

Gebrauch

Im tropischen Amerika gibt es viele Arten (rund 40) und Züchtungen von Chili oder Chilipfeffer, die meist als Gewürz benutzt werden (ANDREWS 1992). Neben der kulinarischen Verwendung haben Chilis auch ethnomedizinische und rituelle Bedeutung (LONG-SOLÍS 1986). Die Schoten werden bei verschiedenen Krankheiten als Heilmittel verwendet und haben bakterientötende Eigenschaften (CICHEWICZ und THORPE 1996). In höherer Dosierung (30–125 mg) gilt

»Versandkataloge geschlechtstriebfördernder Mittel und Drogen preisen den Spanischen Pfeffer oft fälschlich als ›Imitation der **Spanischen Fliege**‹ an, wohl um aus dem höchst unberechtigten guten Ruf, den jene Droge als Aphrodisiakum besitzt, Kapital zu schlagen.« (STARK 1984: 113*)

176 In der »Drogenszene« gelten manchmal die getrockneten Überreste verrottender grüner Paprikaschoten (*Capsicum frutescens* var. *grossum*) als Marihuanaersatz (siehe **Hanf**, **Rauchmischungen**).

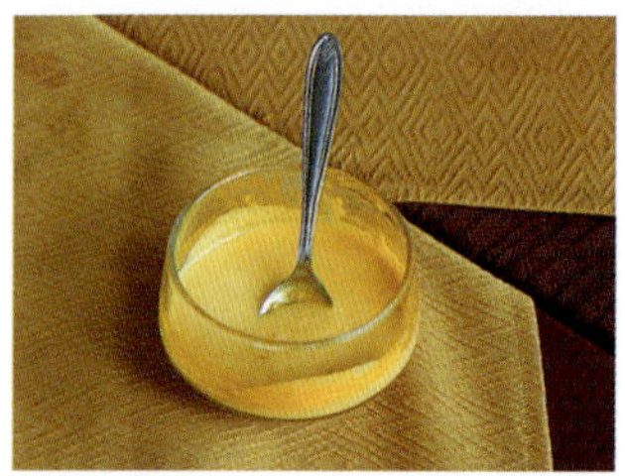

Ají amarillo. Gelbe Chilisoße aus Amazonien macht besonders scharf. (Iquitos, Amazonien, Peru, 1999)

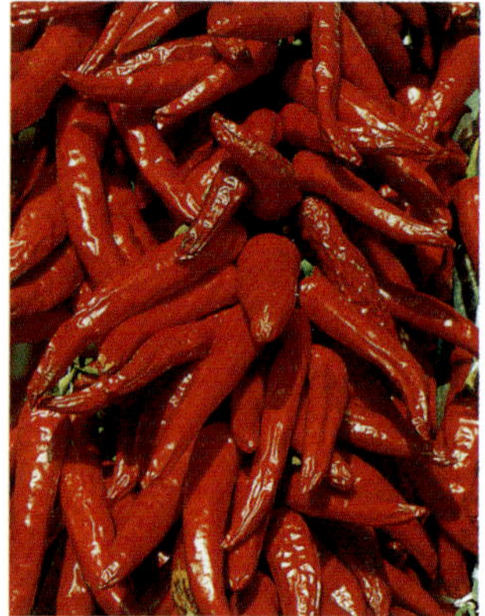

Roter Chili aus Kambodscha (1997).

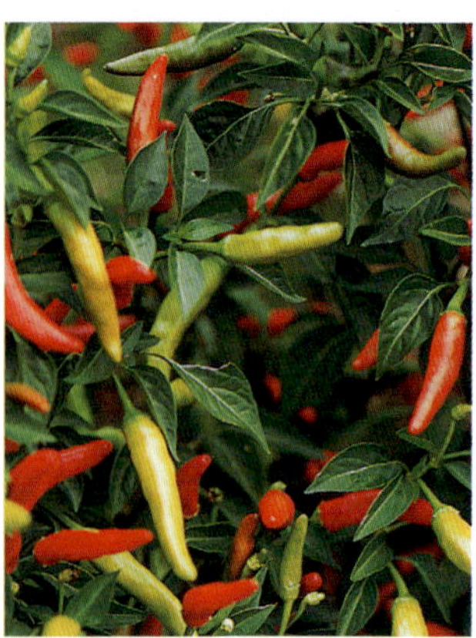

Reifende Chilipfefferschoten (*Capsicum* sp.) am angebauten Strauch.

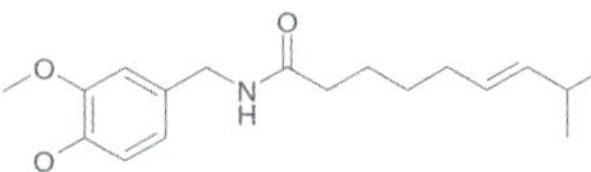

Capsaicin

»Der spanische Pfeffer ist als Beigabe zu Speisen recht häufig allein wegen seiner geschlechtlichen Reizwirkung angewendet worden.« (HIRSCHFELD und LINSERT 1930: 168f.*)

Chili als Aphrodisiakum (GOTTLIEB 1974: 19*). Es ist denkbar, dass Chilischoten unter Umständen, zum Beispiel in sehr hohen Dosierungen oder nasal appliziert, psychoaktiv wirken. Immerhin werden Chilis als Zusätze verschiedenen psychoaktiven Produkten wie **Ayahuasca**, Balche', **Bier**, **Kakao**, **Kava-Kava**, **Räucherwerk** und Schnupfpulvern zugesetzt (WEIL 1976). Die Kakusiindianer von British Guyana benutzen *Capsicum* sp. als Stimulans und als erotisches Anregungsmittel (SCHULTES 1967: 41*). Die Frauen geben den durch Ayahuasca zu stark berauschten Männern Chilis, um sie wieder »runterzubringen« (SCHULTES und RAFFAUF 1991: 35*).

Als der Chilipfeffer nach Europa kam, wurden seine Eigenschaften mit dem **Pfeffer** verglichen. Er war wesentlich schärfer, wirkte ansonsten aber ähnlich verdauungsfördernd, stimulierend und aphrodisierend (z. B. bei FUCHS 1543*). In Indien kommt man zum gleichen Schluss: »Cayenne besitzt ähnliche Eigenschaften wie schwarzer Pfeffer, ist aber von stärkerer Kurzzeitwirkung und von schwächerer Langzeitwirkung. Diese Pflanze ist von *rajasischer* Eigenschaft und kann, im Übermaß genommen, zur geistigen Beunruhigung beitragen« (LAD und FRAWLEY 1987: 161*).

Chilipfeffer (*Capsicum annuum*) wird als Scharfmacher verschiedenen Getränken beigesetzt. Bis heute nutzen es Indianer zum Schärfen des Maisbiers und als Zusatz zu einer aphrodisierenden **Tequila**. Er ist auch Bestandteil des mexikanischen Nationalgerichts *pollo con mole* (Huhn in Schokoladensauce; vgl. **Kakao**); mit unserer Vorstellung von süßer Schokolade hat diese scharfe und würzige Sauce nichts gemeinsam.

Chilipfeffer wird auch in **Räucherwerk** gemischt, zum Beispiel mit **Kakao**schalen. Die aufheizende Kraft des Chilipfeffers wird nicht nur gegen die Trägheit des Magens und der Triebe eingesetzt; seine aktivierende und »geistig beunruhigende« Kraft nutzt man auch gegen Faulheit von Kindern, indem man sie in deren Nähe räuchert (BASTIEN 1987: 101*).

In der Homöopathie wird Capsicum in verschiedenen Potenzen unter anderem zur Behandlung von Impotenz angewandt. Für aphrodisische Zwecke werden meist Dosierungen von 25 bis 125 mg Schotenpulver, am besten in Gelatinekapseln verschlossen, angegeben (STARK 1984: 113*).

Chiliverätzungen

Beim Hantieren mit Chilischoten kann man sich leicht verbrennen. Wenn man etwas Chili in die Augen bekommt, ist nach indianischer Erfahrung das einzige Gegenmittel das eigene Haupthaar. In den meisten indianischen Kulturen sind lange Haare[177] verbreitet; mit ihnen wischt man sich die Augen aus. Der Effekt ist verblüffend (deshalb auch die Empfehlung für Hobbyköchinnen und Köche unserer Breitengrade als probates Gegenmittel)! Offensichtlich zieht **Haar** die Scharfstoffe aus der Schleimhaut.

Inhaltsstoffe

In allen Arten der Gattung *Capsicum* ist das scharfe Prinzip Capsaicin (chemisch verwandt mit Vanillin) anwesend (WEIL 1976). Daneben kommen weitere Capsaicinoide, Carotinide, fettes Öl und reichlich Vitamin C vor. Manche Arten enthalten Flavonoide. In *Capsicum annuum* L. kommen steroidale Alkaloide und Glykoside vor (SCHULTES und RAFFAUF 1991: 35*).

Bezugsquellen

Chilipfeffer diverser Art und Provenienz sind heute in Europa gut zu bekommen. Man findet sie bei gut sortierten Gemüsehändlern, in Spezialitätenläden, im asiatischen Fachhandel und in Lebensmittelabteilungen großer Kaufhäuser.

Literatur

ANDREWS, Jean

1992 »The Peripatetic Chili Pepper: Diffusion of the Domesticated Capsicums Since Columbus«, in: Nelson FOSTER und Linda S. CORDELL (Hg.), *Chilies to Chocolate: Food the Americas Gave the World*, Tucson und London: The University of Arizona Press, S. 81–93.

CICHEWICZ, Robert H. und Patrick A. THORPE

1996 »The Antimicrobial Properties of Chile Peppers (*Capsicum* Species) and Their Uses in Mayan Medicine«, *Journal of Ethnopharmacology* 52: 61–70.

LONG-SOLÍS, Janet

1986 *Capsicum y cultura: La historia del chilli*, México, D.F.: Fondo de Cultura Económica

1998 *Capsicum y cultura: La historia del chilli* (2., korrigierte und erweiterte Auflage), México, D.F.: Fondo de Cultura Económica.

WALDMANN, Werner und Marion ZERBST

1995 *Chili, Mais und Kaktusfeigen*, München: Hugendubel.

WEIL, Andrew

1976 »Hot! Hot! – I: Eating Chilies«, *Journal of Psychedelic Drugs* 8(1): 83–86.

177 Der Spruch »Lange Haare, kurzer Verstand« war in unseren Breiten bei Generationen beliebt, die sich durch die rebellische, langhaarige Jugend herausgefordert fühlten. Ähnlich (und doch einem anderen Wertmaßstab verpflichtet) ist in vielen indianischen Sprachen ein »richtiger« Mensch jemand, der oder die lange Haare hat.

Chilitos

Mammillaria spp., Cactaceae (**Kakteen**)

Andere Namen

Biznaga de chilitos, Biznaguita, Muttertagskaktusfrüchte, Warzenkaktusfrüchte

Chilitos werden in Mexiko die kleinen roten Kaktusfrüchte von Arten der Gattung *Mammillaria* genannt. Sie gelten als Dopingmittel, Tonika, Stimulanzien und folglich auch als Aphrodisiaka.

Die ethnobotanisch und chemotaxonomisch interessanten Arten teilen alle ein recht ähnliches Aussehen. Sie bilden eine Gruppe kleiner, kugeliger, stark bestachelter und behaarter, wolliger Kakteen mit etwa 1,5 cm langen weißen, rosa, roten oder violetten Blüten. Die Blütezeit liegt zwischen März und Mai. Deswegen werden diese Kakteen in der Schweiz gerne als »Muttertagsblume« gekauft und verschenkt. Die Früchte sind meist kleine rote Schoten, die an **Chilipfeffer**schoten erinnern, weshalb sie in Mexiko *chilitos* genannt werden.

Gebrauch

Teile oder Herzstücke von *Mammillaria heyderi* werden geröstet und bei Kopfschmerzen in den Gehörgang eingeführt. Dieser Kaktus gilt auch als lebensverlängernd, ganz im Sinne chinesischer **Lenzmittel**. Seine Früchte werden von den Langläufern der Tarahumara als Dopingmittel verspeist (Bruhn und Bruhn 1973: 244). Manche Mammillarien gelten als Ersatz für **Peyote.** Das getrocknete und pulverisierte Kaktusfleisch wurde als Peyotesubstitut in Maisbier (Chicha) getrunken.

Inhaltsstoffe

In einigen Mammillarien kommt das möglicherweise psychoaktive Alkaloid Hordenin vor (Howe et al. 1977). Andere **Phenethylamine** sind häufiger nachzuweisen (Knox et al. 1983, West und McLaughlin 1973). **Meskalin** konnte bisher nicht nachgewiesen werden (Shulgin 1995*). In den Blüten und Früchten der Arten mit dem *Mammillaria-wildii*-Profil wurde ein neues Alkaloid mit der wahrscheinlichen Summenformel $C_{13}H_{13}NO_3$ entdeckt (Lüthy 1995: 58f.). Die meisten Mammillarien enthalten einen Latex, der aus Terpenen aufgebaut ist. Solche latexhaltigen Mammillarien werden auf mexikanischen Märkten als volkstümliche Heil- und Enthexungsmittel verkauft.

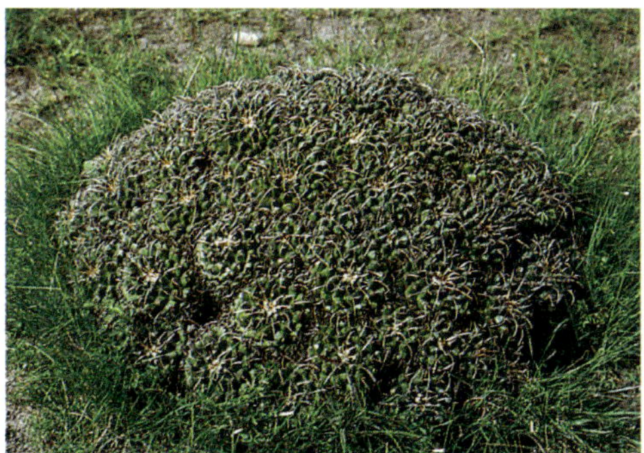

Der Chilitokaktus (*Mammillaria* sp.) wächst halbkugelig aus dem Boden. (Teotihuacan, Mexiko, 1981)

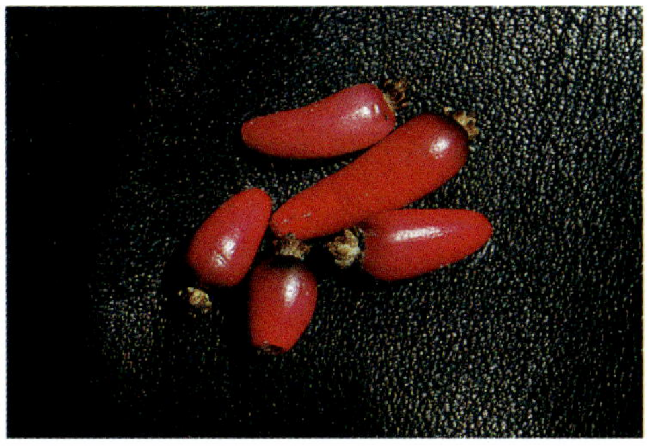

Chilitos. Rote Kaktusfrüchte (*Mammillaria* sp.), die als Dopingmittel und Aphrodisiakum frisch gegessen werden. (Teotihuacan, Mexiko, 2/1990)

Kommentar

Ich hatte mehrfach die Gelegenheit, in Mexiko Chilitos zu essen. Sie wirkten stimulierend und tonisierend. Das Wandern in der Natur wurde schöner und intensiver. (CR)

Bezugsquellen

Chilitos kann man in Mexiko selbst sammeln. In Pflanzengeschäften, die auf Kakteen spezialisiert sind, findet man Mammillarien unter den meistverkauften Kakteenarten.

Literatur

Bruhn, Jan G. und Catarina Bruhn
1973 »Alkaloids and Ethnobotany of Mexican Peyote Cacti and Related Species«, *Economic Botany* 27: 241–251.

Howe, Roberta C., Jerry L. McLaughlin und Duwayne Stantz
1977 »*N*-Methytyramine and Hordenine from *Mammillaria microcarpa*«, *Phytochemistry* 16: 151.

Knox, M. J., W. D. Clark und S. O. Link
1983 »Quantitative Analysis of b-Phenethylamines in two *Mammillaria* Species (Cactaceae)«, *Journal of Chromatography* 265: 362–375.

Lüthy, Jonas M.
1995 *Taxonomische Untersuchung der Gattung* Mammillaria HAW. *(Cactaceae)*, Bern: Arbeitskreis für Mammillarienfreunde & J. Lüthy.

Reppenhagen, W.
1991/2 *Die Gattung Mammillaria* (2 Bde.), Titisee-Neustadt: Druckerei Steinhart.

West, L. G. und J. L. McLaughlin
1973 »Cactus Alkaloids XVIII: Phenolic b-Phenethylamines from *Mammillaria elongata*«, *Lloydia* 36(3): 346–348.

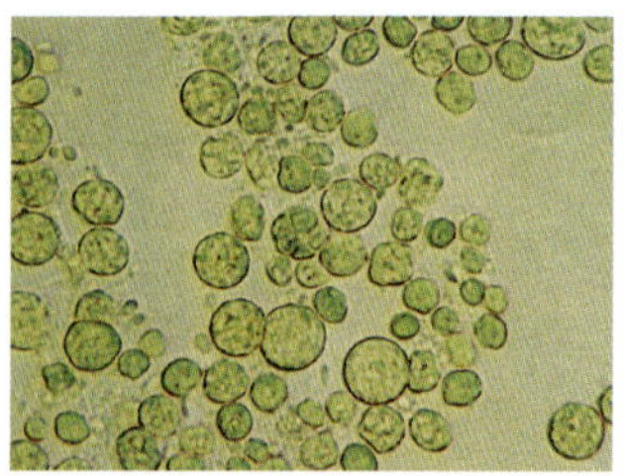

Chlorellaalgen unter dem Mikroskop. (Chlorella Sun, Kyoto, Japan)

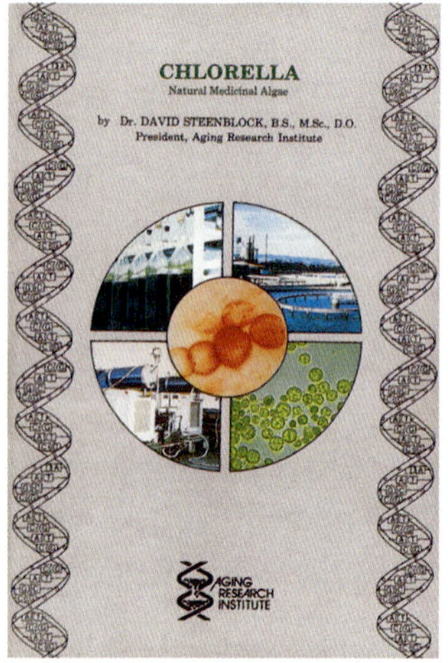

Wichtige wissenschaftliche Publikation zu den medizinischen Qualitäten der Chlorella (Steenblock 1987).

Chlorella

Chlorella vulgaris , Chlorophyta (Grünalgen); Algae (**Algen**)

Chlorella pyrenoidosa

Andere Namen

Chlorella, Gemeine Grünalge, Gem-of-the-Orient, Jewel-of-the-East, Smaragdalge

Chlorella gehört zu den Substanzen, die allgemein nicht primär und spezifisch erotisierend wirken, sondern als Tonikum das allgemeine Wohlbefinden heben.

Die Suche nach lebensverlängernden Pflanzen und **Elixiere**n gehört zu den ältesten traditionellen Mustern der ostasiatischen Kräuterkunde. Bereits die frühen Taoisten haben nach Lebenselixieren und Wunderblumen geforscht. Heute suchen in erster Linie Wissenschaftler danach und bemerkten dabei auch die lebensverlängernden Wirkungen der Chlorella. In Japan gehört die Alge zwar heute zu den ergänzenden »lebensverlängernden« Nahrungsmitteln, die am meisten konsumiert werden, in der traditionellen Kräuterkunde war sie jedoch gänzlich unbekannt. Erst im späten 19. Jahrhundert wurde die winzige Alge ($^{6}/_{1000}$ mm) entdeckt und beschrieben.

Vorkommen

Die mikroskopisch kleine, einzellige Grünalge Chlorella ist vermutlich das älteste Lebewesen auf der Erde, das einen Zellkern besitzt (Eukaryont). **Fossil**funde aus präkambrischen Gesteinen beweisen das hohe Alter dieser durch Zellteilung sich vermehrenden Alge: 2,5 Milliarden Jahre! Die Vitalität dieser »Alge aus der Ursuppe«, aus der Zeit der Entstehung des Lebens, ist im höchsten Maße beeindruckend. Nicht nur, dass sie die gesamte Erdgeschichte überlebt hat, auch ihre Vermehrungsgeschwindigkeit sorgt für Rekorde. Alle 17 bis 20 Stunden produziert eine Zelle vier neue Zellen.

Chlorella ist weltweit verbreitet und kommt vor allem im Plankton vor. Seit den späten sechziger Jahren wird die Alge im großen Stil in Japan kultiviert. Dazu wurden spezielle Zuchtbecken entwickelt, die auf kleinem Raum eine sehr ergiebige Produktion ermöglichen. Da die Algenmasse nur zu etwa 40% verdaut werden kann, empfiehlt es sich, ein fertiges Produkt zu erwerben, bei dem die Zellwände während des Verarbeitungsprozesses aufgebrochen worden sind. Dadurch ist die Masse zu 80 bis 90% verdaubar.

Gebrauch

Chlorella kann frisch oder getrocknet verspeist oder unter Speisen gemischt werden. Sie hat einen gemüseartigen Geschmack, der entfernt an Broccoli erinnert. Chlorella sollte nicht mit der in China sowie im alten Mexiko medizinisch genutzten *Spirulina*, einer mehrzelligen spiralig organisierten Grünalge, verwechselt werden.

Inhaltsstoffe

Chlorella hat den höchsten bekannten Chlorophyllgehalt (2%) und enthält 19 von 22 bekannten Aminosäuren, darunter alle acht für die menschliche Ernährung notwendigen. Hinzu kommen lebenswichtige Vitamine und Provitamine in hoher Konzentration (A, B_1, B_2, B_3, B_6, B_{12}, C, **Vitamin E**, Folsäure, Biotin, PABA, Pantothensäure, Inosit, β-Carotin) und Spurenelemente (Calcium, Magnesium, **Zink**, Jod, **Phosphor**). Chlorophyll hat entgiftende Eigenschaften, besonders auf die Leber und die Drüsen, und fördert die Aufnahme von Eisen.

Außerdem hat Chlorella auch den höchsten Gehalt an RNS und DNS, zwei Stoffe, die den Alterungsprozess zu verlangsamen scheinen.

Der medizinisch bedeutendste Wirkstoff ist eine komplexe, aus Nukleotiden und Peptiden aufgebaute Substanz, die Zellwachstum und Meiose stimuliert und deshalb *Chlorella Growth Factor* oder abgekürzt CGF genannt wird. Ihr ist wahrscheinlich der immunstimulierende Effekt zuzuschreiben (vgl. **Immunstimulanzien**).

Wirkung

In den letzten vierzig Jahren wurden, sowohl an Tieren als auch an Menschen, viele experimentelle und klinische Studien zur Wirkung und Wirksamkeit von Chlorella durchgeführt. Es hat sich herausgestellt, dass durch regelmäßige Gaben von Chlorella übermäßiges Blutfett sowie Cholesterol reduziert werden. Die wichtigsten Effekte sind die Stärkung des körpereigenen Immunsystems sowie die entgiftende Wirkung.

Chlorella muss als **Nahrungsergänzungsmittel** täglich über lange Zeiträume eingenommen werden, um die allgemeine Gesundheit zu fördern, zu entgiften, chronische Krankheiten zu heilen und Infektionen zu verhindern. Die Tagesdosis liegt bei einigen Gramm (man orientiere sich an den Packungsbeilagen). Bei Diabetes, hohem Blutdruck, zu wenig Blutzucker, bestimmten Krebsarten, Asthma, Magengeschwüren und chronischer Verstopfung haben sich Chlorellakuren bewährt. Gute Ergebnisse zeigten sich auch bei der Behandlung von Vergiftungen mit **Arsen** und Kadmium. Nebenwirkungen sind nicht bekannt.

Bezugsquellen

Chlorella gelangt in verschiedenen Zubereitungen auf den internationalen Markt. Die Algenmasse ist in Tabletten gepresst, in Gelatinekapseln gefüllt oder zu Elixieren verarbeitet. Ebenso kommt der CGF-Extrakt in Form von Tabletten oder likörartigen Elixieren in den Handel.

Literatur

JENSEN, Bernard
1987 *Chlorella: Gem of the Orient*, Escondido, CA: Selbstverlag.

MEDICINAL PLANT INSTITUTE OF HOKKAIDO
1987 *Scientific Research Digest on Chlorella*, Ashoro-gun: Convolut des Instituts.

RÄTSCH, Christian
1995 »Chlorella, Algen aus der Ursuppe«, *Dao* 5/95.

STEENBLOCK, David
1987 *Chlorella: Natural Medicinal Algae*, El Toro, CA: Aging Research Institut.

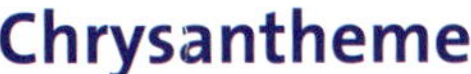

Chrysantheme

Chrysanthemum spp. (auch *Dendranthema* spp.), Compositae (Korbblütler)

Andere Namen

Chrysanthemum, Chü, Ju hua, Jua hua (chin.), Kikuka (jap.), Kukhwa (kor.), Sevanti (skrt. »Dienst [dem Göttlichen]«)

Die Chrysanthemenblüte ist in Asien ein erotisches Symbol für die Vulva, die »Blüte der Frau«.

Der chinesische Name Chü ist lautgleich mit *chü*, »verweilen« (EBERHARD 1983: 52*): verweilen in sinnlicher Freude, um das Leben länger zu genießen. Symbolisch haben Chrysanthemenblüten Bezüge zu anderen chinesischen **Lenzmitteln**, besonders zu den Wachteln (**Vögeln**) und zur **Zikade** (EBERHARD 1984: 53f.*).

Die symbolische Bedeutung der Chrysantheme ist »langes Leben« und »Kontemplation« (JAY 1997: 14*). Daher haben Chrysanthemen auch eine kontemplative Wirkung. In meditativer Andacht versenkt man sich in die Blüte, um in ihr den Ursprung allen Seins zu erkennen. Wer beim Meditieren mit der Blüte verschmilzt, erfährt einen Hauch Unsterblichkeit. Zur Chrysanthemenmeditation dienen in Japan die Suiseki genannten Steine (COVELLO und YOSHIMURA 1984).

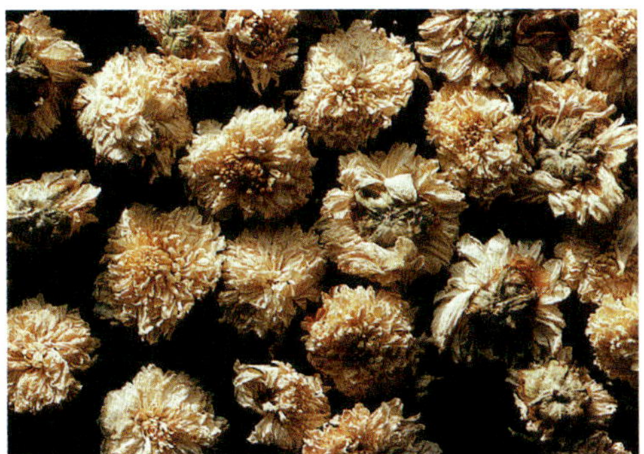

Getrocknete Chrysanthemenblüten. (Tokyo, Japan, 1992)

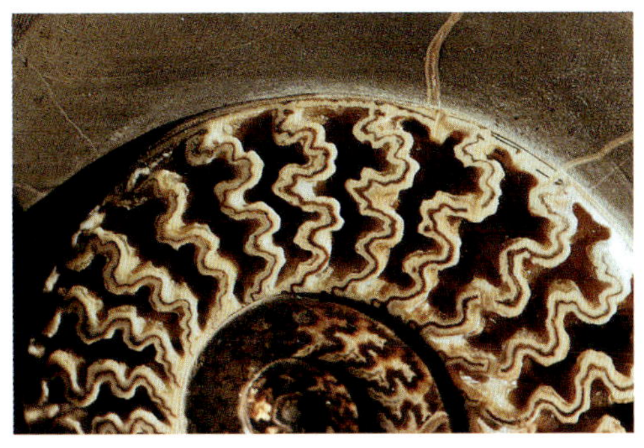

Gebrauch

Die Chrysanthemenblüten der *Dendranthema-grandiflorum*-Hybriden (syn. *Chrysanthemum sinense* SABINE ex SWEET) werden in Ostasien als Kräutertee oder Zusatz zu Tonika benutzt. In China trinkt man für aphrodisische Zwecke die Blüten in **Wein**, in Japan gibt man die Blüten in grünen **Tee**.

Die zu den Chrysanthemen gehörende, mit der **Bertramwurzel** verwandte Dalmatinische Insektenblume oder Pyrethrum (*Tanacetum cinerariifolium* [TREVIR.] SCHULTZ BIP., syn. *Chrysanthemum cinerariifolium* [TREVIR.] VIS., *Pyrethrum cinerariifolium* TREVIR.) ist in Dalmatien, Albanien, verbreitet und in Mittel- und Südeuropa eingebürgert. In Arabien wird aus den Blättern eine aphrodisische, vermutlich kaustische **Salbe** als erotisches Reizmittel benutzt.

Kommentar

Da die botanische Nomenklatur zur Chrysantheme sehr verwirrend ist und die Angaben zur Verwendung als Aphrodisiakum recht dürftig sind, lässt sich beim derzeitigen Kenntnisstand nichts Genaues über Zubereitungen, Anwendungen, Inhaltsstoffe, Pharmakodynamik usw. ausführen.

Literatur

COVELLO, Vincent T. und Yuji YOSHIMURA
1984 *The Japanese Art of Stone Appreciation*, Rutland, Tokyo: Charles E. Tuttle Co.

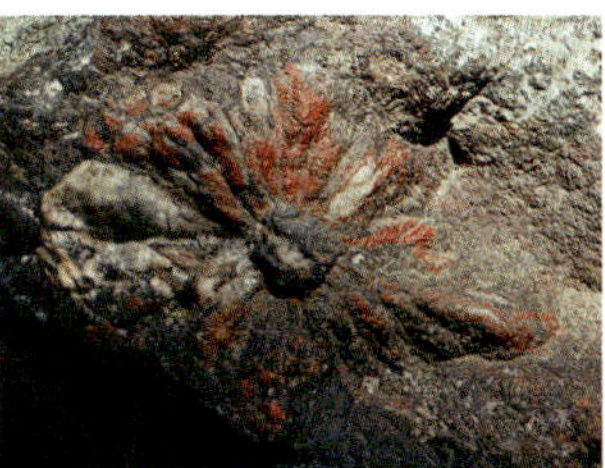

Chrysanthemenstein als japanisches Meditationsobjekt (Suiseki). (Neodani, Gifu, Japan)

Japaner sehen in einem kreidezeitlichen **Ammoniten** aus Hokkaido eine »versteinerte Chrysanthemenblüte«. Meditationsstein, Suiseki, aus Japan. (Tokyo, 1992)

»In später Pracht erblühn
die Chrysanthemen Ich pflücke
sie, vom Perlentau benetzt
Um ihre Reinheit in mich
aufzunehmen Hab einsam
zum Wein mich hingesetzt ...«
(T'AO YÜAN-MING, übersetzt von R. WILHELM)

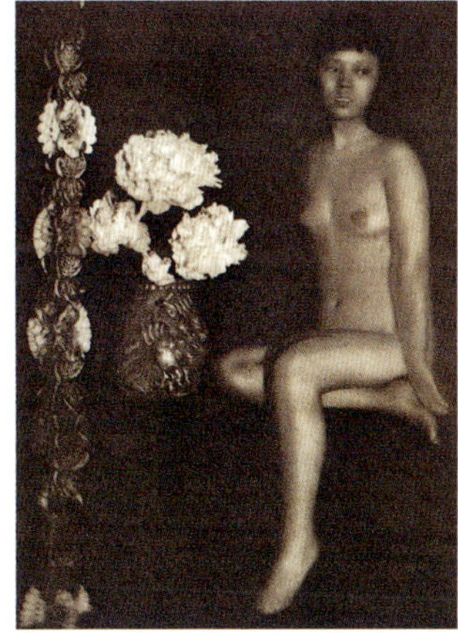

Eine nackte Chinesin sitzt anmutig neben einer Vase mit Chrysanthemen. (Foto aus PERCKHAMMER 1928*)

»Die Chrysantheme ist eine wichtige Blume bei *Puja* (Verehrung des Göttlichen durch Hingabe und Aufopferung). Diese Blüte hilft bei der Aufgabe des egoistischen Willens vor dem Göttlichen.«
(LAD und FRAWLEY 1987: 233*)

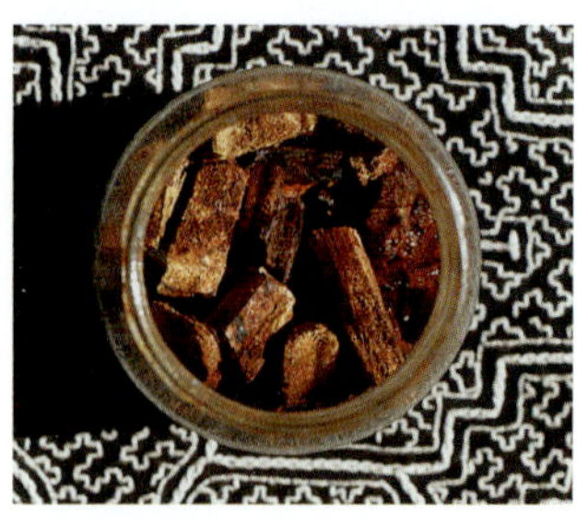

Chuchuhuasi, die Rohdroge (Stammrinde) vom Kräutermarkt in Iquitos, Amazonien, Peru.

Chuchuhuasi

Der Name Chuchuhuasi stammt aus dem Quechua, wird aber panindianisch in lokalen Abwandlungen benutzt. Auch die Callawaya benutzten den Namen.

Verschiedene Pflanzen dieses Namens dienen in Südamerika als aphrodisierende Tonika.

Chuchuhuasi werden im peruanischen Amazonasgebiet folgende Pflanzen genannt:

1) *Maytenus* spp., Celastraceae, *Maytenus ebenifolia* REISS, *Maytenus laevis* REISSEK
2) *Heisteria* spp., Olacaceae
3) *Cheiloclinium cognatum*, Hippocrateaceae; in Peru heißt dieses Gewächs *chuchuhuasha*; die Rinde wird medizinisch genutzt (VON REIS und LIPP 1982: 167*)
4) *Erythroxylum* spp., Erythroxylaceae (Rotholzgewächse); in Bolivien wird die Rinde von *Erythroxylum catuaba* O.E. SCHULZ (**Catuaba**) in **Alkohol** als Tonikum und Aphrodisiakum benutzt.

Rezept

Bei den Shipibo (Yarinacocha, Peru) werden die Rinden und/oder Hölzer von drei Bäumen für ein Tonikum benutzt.

Shipibo-Conibo	Lokalbezeichnung	Botanische Identifizierung
nishi shona (= *shoná*)	Renaquillo (= Renaco)[178]	1) *Ficus* sp., Moraceae (**Feige**) 2) *Coussapoa* sp., Cecropiaceae, Moraceae, eine Lehrerpflanze, die einem spirituelle Einsichten vermittelt (ARÉVALO 1994: 295*).
chocha huasha	Chuchuhuasa	*Heisteria pallida*
bari rao (= *barín rao*)	Icoja[179] (= *hicoja*)	*Guatteria* sp. (*Swartzia amplifolia*, *Unonopsis floribunda* DIELS), Annonaceae

Die Rinden und/oder Hölzer der drei Bäume werden für sieben Tage in *cañazo* (Aguardiente, Schnaps) eingelegt: je eine Hand voll auf insgesamt einen Liter Schnaps. Dann abgießen.

Zur allgemeinen Verbesserung des Wohlbefindens und zur Stärkung der Gesundheit sollte man täglich davon trinken. Dosierung: 1 bis 2 Schnapsgläser pro Tag (am besten morgens und nachmittags).

Maytenus spp., Celastraceae

Die Art *Maytenus laevis* REISSEK heißt im tropischen Peru *chuchuhuasca*, *chuchuguache* oder *chuchuguaza*. Die Rinde des immergrünen Baumes ist ein in Amazonien weithin bekanntes Naturheilmittel. Die Rinde wird mit Aguardiente (Zuckerrohrschnaps) mazeriert (1 bis 7 Tage) und vor allem als Schmerzmittel (besonders bei Rheuma) und als Stimulans getrunken (SCHULTES und RAFFAUF 1990: 126*).

Eine *Maytenus* sp. vom Río Içа in Brasilien enthält in ihrem Arillus (Fruchtmantel) 0,85% **Koffein** und wird in der dortigen Volksmedizin als Diuretikum verwendet (SCHULTES und RAFFAUF 1990: 126*).

Eine nicht beschriebene oder nicht identifizierbare *Maytenus*-Art heißt in Brasilien *chichuasca* und wird zur Behandlung von Syphilis benutzt (VON REIS und LIPP 1982: 166*).

Mit dem Namen *chuchuhuasi* wird in der Gegend von Pucallpa, Peru, auch *Maytenus ebenifolia* REISS (Celastraceae) bezeichnet; auch die Rinde dieses mit **Kat** (*Catha edulis*) verwandten Baumes dient als stimulierender **Ayahuasca**zusatz.

Heisteria pallida, Olacaceae

Diese Chuchuhuasi ist ein kleiner tropischer Baum (20 bis 30 m), der im peruanischen Amazonastiefland verbreitet ist. Die dicke Rinde wird abgeschält und alleine oder mit anderen Rinden, Hölzern und Lianen in Zuckerrohrschnaps *(cañazo)* mazeriert. Der stark rot färbende Auszug wird mit **Honig** gesüßt. Man kann ihn mehrfach aufgießen.

Bei allen Shipibo/Conibo-Indianern Perus heißt das Gewächs *chocha huasha* und wird von Schamanen und Kräuterkundigen vielseitig als Naturmedizin verwendet. Die wässrigen und/oder alkoholischen Extrakte dienen zur Behandlung von Rheuma, Erkältungen des Leibes und der Gebärmutter; sie werden angewendet bei Fieber, Durchfällen, Enteritis (Darmentzündung) und Wunden. Vor allem gilt Chuchuhuasi als ein Kräftigungsmittel *(reconstituyente)* und Tonikum.

Heisteria pallida ist bei den Shipiboindianern von Yarinacocha, Peru, geschätzt als Kräftigungsmittel (ARÉVALO V. 1994: 112*); Verwendung der Rinde als **Ayahuasca**zusatz, Aphrodisiakum und Zutat zu den **Siete Raizes**.

Das stark adstringierende **Elixier** hat einen aphrodisierenden, stimulierenden, tonisierenden und wach machenden Effekt. Nebenwirkungen sind unbekannt.

Heisteria olivae, Cacaito

Dieser kleine Baum ist in den nördlichen Anden im Gebiet von Venezuela und Kolumbien oberhalb einer Höhe von 1000 Metern verbreitet. Dort werden aus der Frucht giftige Köder für Nagetiere und Kakerlaken ausgelegt. In den siebziger Jahren kam in Venezuela unter jungen Leuten die Mode auf, die *cacaito* genannten frischen Früchte als Psychostimulans zu verwenden. Der

178 Mit diesem Namen werden die verschiedenen Arten der Mörderfeige im Spanischen bezeichnet, z.B. Clusia insignis Martius, *Clusia spruceana, Ficus mathewsii* MIQUEL (LAMB 1985: 192*); vgl. **Feige, Salben**.

179 »Ein Mazerat in *aguardiente* [**Schnaps**] wirkt als ein Aphrodisiakum.« (LAMB 1985: 189*).

Name *cacaito*, »kleiner Kakao«, bezieht sich auf die Ähnlichkeit mit der **Kakao**frucht *(Theobroma cacao)*.

Als ein Teenager nach Genuss einer ganzen Cacaitofrucht starb, wurden Polizei und Behörden aufmerksam.[180] Daraufhin wurde die Frucht chemisch analysiert. Als Hauptinhaltsstoff wurde erstaunlicherweise Scopolamin nachgewiesen (CAIRO VALERA et al. 1977, SCHULTES und RAFFAUF 1990: 342*). Die frische Frucht enthält etwa 0,2% des Tropanalkaloids (vgl. **Nachtschattengewächse**). Daneben kommen noch ungesättigte Fettsäuren vor. Anscheinend wurde die Psychoaktivität von *cacaito* seit der Publikation von CAIRO VALERA et al. (1977) nicht weiter erforscht.

Möglicherweise gibt es noch weitere psychoaktive Arten in der Gattung *Heisteria*. Die Tikuna am Río Loretoyacu im Amazonasgebiet trinken Rindenstücke einer *Heisteria* sp. (*chuchuhuasa* genannt) mazeriert in *aguardiente* (aus Zuckerrohr destilliertem **Alkohol**) als Schmerzmittel (SCHULTES und RAFFAUF 1990: 343*).

Bezugsquellen

Chuchuhuasi findet man am besten in Iquitos, Peru, auf dem Kräutermarkt.

Literatur

CAIRO VALERA, Gladys, Juliette de BUDOWSKI, Franco DELLE MONACHE und Giovanni Battista MARINI-BETTÒLO
1977 »A New Psychoactive Drug: *Heisteria olivae* (Olacaceae)«, *Atti Acc. Naz. Lincei, (Cl. Sci. fis. mat. nat.)* 62: 363–364.

DOBKIN DE RIOS, Marlene
1992 *Amazon Healer: The Life and Times of an Urban Shaman*, Bridport, Dorset: Prism Press.

GONZALEZ G., J., G. DELLE MONACHE et al.
1982 »*Chuchuhuasha* – A Drug Used in Folk Medicine in the Amazonian and Andean Areas. A Chemical Study of *Maytenus laevis*«, *Journal of Ethnopharmacology* 5(1): 73–77.

Cnidium

Siehe **Brenndolde**

Coca

Erythroxylum spp., Erythroxylaceae (Kokagewächse, Rotholzgewächse)

Es gibt zwei Arten und davon je zwei Varietäten, die unter der Bezeichnung Coca zusammengefasst werden (PLOWMAN 1982):

- *Erythroxylum coca* LAM. var. *coca*, syn. *Erythroxylon coca* LAMARCK, *Erythroxylon peruvianum* PRESCOTT, *Erythroxylum bolivianum* BURCK, Huanuco, Bolivian Coca[181]
  Erythroxylum coca var. *ipadú* PLOWMAN, Ipadu-Coca[182]
  Erythroxylum novogranatense MORRIS var. *novogranatense*, syn. *Erythroxylum coca* var. *novogranatense* MORRIS, Colombian Coca, Hahio, Hayo, Hayu
- *Erythroxylum novogranatense* var. *truxillense* (RUSBY) PLOWMAN, syn. *Erythroxylum truxillense* RUSBY, *Erythroxylum hardinii* E. MACHADO, *Erythroxylum coca* LAM. var. *Spruceanum*, Trujillo Coca[183]

Andere Namen

Cocastrauch, Cuca, Cuca-Cuca, Koka, Kokabaum, Kokainpflanze, Kokapflanze, Kokastrauch

»Seht, wie dicht er mit Blättern besetzt ist, Jedes Blatt ist Frucht, und so gehaltvolle Kost, Dass keine Frucht daneben mit ihr zu wetteifern wagt. Bewegt von seines Landes kommendem Schicksal (dessen Boden Wegen seiner Schätze der Beraubung ausgesetzt sein muss), Sandte unser Varicocha zuerst die Koka, Ausgestattet mit Blättern von wunderbarer Nährkraft, Deren Saft eingesaugt und zum Magen geführt, Hunger und Arbeit lange Zeit ertragen lässt; Und die unseren schwachen und müden Körpern Mehr Hilfe geben, und unseren matten Geist mehr erfrischen, Als Euer Bacchus und Eure Ceres vereint vermögen. Ein Vorrat von drei Blättern genügt für einen Sechstagemarsch. Mit diesem Vorrat kann der Quitoita Die gewaltigen, wolkenumhüllten Anden überschreiten, Die furchtbaren Anden, zwischen des Winters Überfluss An Wind, Regen und Schnee und jener bescheideneren Erde, Die den kleinen, aber kräftigen Kokastrauch hervorbringt, Diesen Kämpfer, der der kriegerischen Venus Heiterkeit bereitet.«
(Abraham COWLEY, 1618–1667, *Book of Plants*)

Cocablätter sind ein potentes Tonikum und können auch die Libido anfeuern.

Das Wort *coca* stammt aus der Aymarasprache und bedeutet nichts anderes als »Baum« (WEIL 1995). Darin drückt sich die große kulturelle Bedeutung der Pflanze aus.

In den Herkunftsländern Bolivien, Peru und Kolumbien gelten die Blätter des Cocastrauches als heilig, weil sie die Verbindung zwischen Mensch und Gottheiten ermöglichen (ALLEN 1988: 132, LLOYD und LLOYD 1911) und als **Liebeszauber** und starkes Aphrodisiakum[184] den Kontakt von Mensch zu Mensch vertiefen (MORTIMER 1974: 429).

Der immergrüne Cocastrauch wird von den Indianern seit weit über zweitausend Jahren an-

180 Eigenartigerweise wird *Heisteria olivae* bei BLOHM 1962* *(Poisonous Plants of Venezuela)* nicht erwähnt. Das deutet daraufhin, dass vor den 1970er Jahren die Toxizität und Psychoaktivität unbekannt war.
181 Bolivian coca, Bolivianische Coca, Botô, Ceja de montaña coca, Ceylon huanuco, Coca, Coca bush, Coca del Perú, Cocaine plant, Cocaine tree, Cocamama, Cocastrauch, Cocca, Cochua, Coco, Cuca, Divine plant of the Incas, Gran remedio, Huánuco coca, Huanacoblatt, Koka, Khoka (Aymara »Baum«), Kuka (Quetschua), La'wolé (Mataco), Mamacoca, Peruvian coca, Spadie.
182 Batú, Botô (Maku), Coca-á (Siona), Ebee, Hibi, Hibia, Hibio, Huangana-coca (Bora), Igatúa (Karijona), Ipadó, Ipadu (Lengua Geral), Ipatú (Yukuna), Ka-heé (Makuna), Pa-toó (Kubeo), Pató (Tatuyo), Ypadu, Ypadú, Mojarra coca, Tsi-paa, Pelejo coca, Daa-llímü, Coca, Ípi (Bora), Jibína (Witoto).
183 Coca de Trujillo, Trujillo coca, Trujillo-Kokastrauch, Tupa (»königlich, edel«), Small-leaved coca, Peruvian coca, Java coca.
184 Auch andere Erythroxylaceen gelten als Aphrodisiaka. In der Karibik wird die *Erythroxylum rotundifolia* LUNAN als Zutat zu **Liebestränke**n gebraucht (MCCLURE und ESHBAUGH 1983*). In der kubanischen Volksmedizin wird das Holz von der Gibá (*Erythroxylum havanense* JACQ.) als Heilmittel bei Impotenz benutzt (SEOANE GALLO 1984: 454, 457*). In Amazonien wird *Erythroxylum catuaba* als Aphrodisiakum verwendet (siehe **Catuaba**).

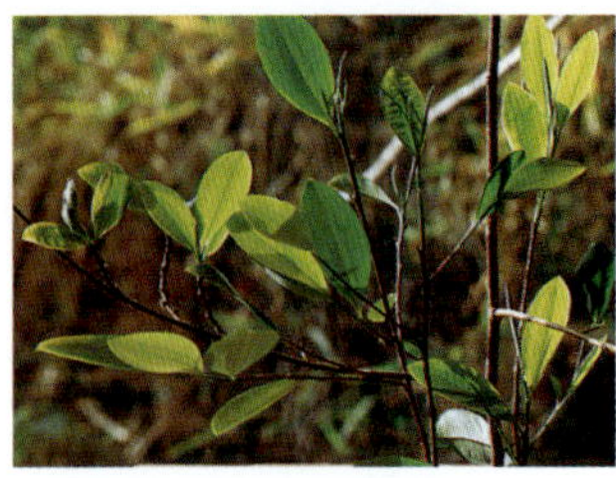

Der peruanische Cocastrauch *(Erythroxylum coca* var. *coca).*

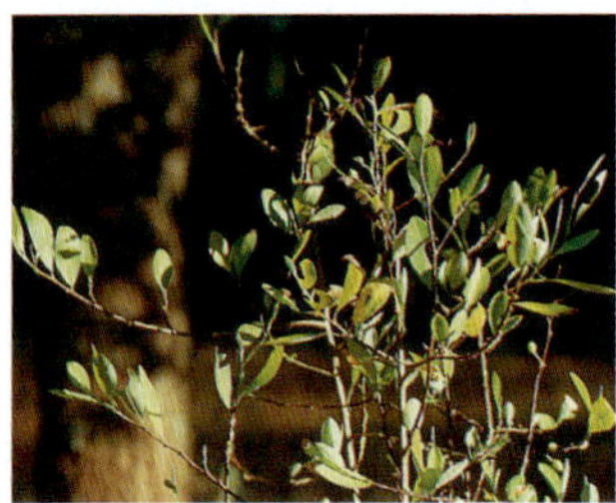

Der kolumbianische Cocastrauch *(Erythroxylum novogranatense* var. *novogranatense).*

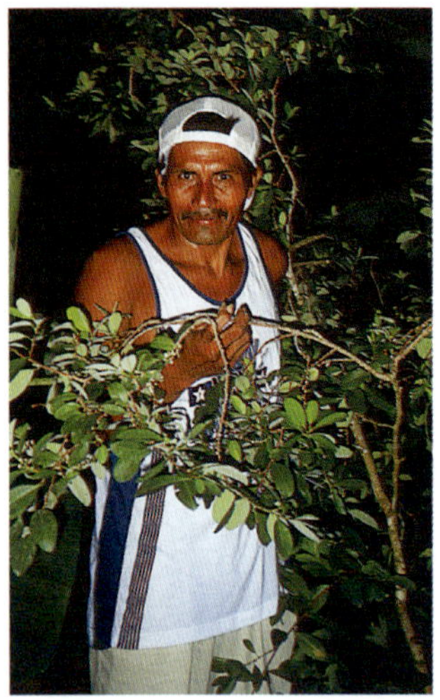

Die Dschungelcoca oder Ipadú *(Erythroxylum coca* var. *ipadú).* (Yarinacocha, Pucallpa, Peru, 2/1999)

gebaut. Bei archäologischen Grabungen im Andengebiet wurden Cocablätter gefunden, deren Alter auf 100 v. u. Z. datiert werden konnte. Ohne den reichlichen Gebrauch der stimulierenden Blätter ist die gesamte Andenzivilisation undenkbar. Die Inka hatten in ihrem Korikancha-Palast von Cuzco einen künstlichen Lustgarten, der einer Cocaplantage in reinem **Gold** nachgebildet war.

Der in der frühen Kolonialzeit in Peru aufgezeichnete Mythos seiner Entstehung ist erotisch gefärbt: Die Mama Coca genannte Pflanzenseele »war eine sehr schöne Frau, und weil sie einen unreinen Körper hatte, töteten sie sie und halbierten und begruben sie, und aus ihr wurde ein Busch geboren, den sie *mama coca* oder *cocamama* nannten, und seitdem begannen sie, sie zu essen, und man sagte, dass sie sie in einem Beutel trugen, und man konnte ihn nicht öffnen, um sie zu essen, außer nachdem man mit einer Frau geschlafen hatte mit der Erinnerung an sie« (Rätsch 1998*). Mama Coca gilt seither als Liebesgöttin. Ihr werden die ersten Blätter der neuen Cocaernte geopfert, und ihr zu Ehren werden die Cocablätter zur Steigerung der Liebesfähigkeit verwendet.

Gebrauch als Aphrodisiakum

Der Gebrauch von Coca als Aphrodisiakum ist in Südamerika uralt und unter Indianern nach wie vor sehr beliebt. Sie schnupfen auch Cocapulver (Ott und Rätsch 2002). Im Westen wird das aus den Blättern gewonnene **Kokain** zur Steigerung der erotischen Lust geschnupft.

Cocablätter werden mit gelöschtem Kalk gekaut. Durch den alkalischen Zusatz löst sich das im Blatt gebundene **Kokain** und kann über die Mundschleimhäute aufgenommen werden (Cruz Sánchez und Guillén 1948, Nieschulz und Schmersahl 1969, Rivier 1981). Ohne Kalk geschieht nichts. Die getrockneten Cocablätter können auch in **Räucherwerk** geräuchert oder in **Rauchmischungen** (manchmal mit **Hanf**blüten vermischt) geraucht werden. Schamanen, Zauberer und Wahrsagepriester bevorzugen das Rauchen. Dann, so sagen sie, schreiten sie über eine »Brücke aus Cocarauch« in jenseitige Bereiche. Dort treffen sie auf Mama Coca, die junge, schöne und verführerische Frau des Coca-Ursprungsmythos.

Die präkolumbianischen Mochica, die in den Wüstengebieten Nordostperus lebten, verwendeten die Coca als Aphrodisiakum und bei erotischen Ritualen, die in der überwiegend erotischen Mochica-Keramik (Grabbeigaben) verewigt wurden (siehe Seite 37). Leider ist nur wenig über diese erotischen Riten bekannt. Allerdings zeugen die Keramiken von einer der Erotik gegenüber überaus aufgeschlossenen Kultur. Erotik diente nicht (nur) der Vermehrung (95% der erotischen Darstellungen zeigen den heterosexuellen Analkoitus)[185], sondern offensichtlich primär der Erzeugung veränderter Bewusstseinszustände, die wiederum genutzt wurden, um in die unsichtbare Welt Einblick zu bekommen, die dem Alltagsbewusstsein verschlossen ist (Larco Hoyle 1979: 145).

Bei den Kogi der Sierra Madre, Kolumbien, basiert der Cocagebrauch auf einem komplexen erotisch-sexuellen Symbolismus (Baumgartner 1994, Ereira 1993, Müller-Ebeling 1995). Bei der Initiation zum Erwachsenen bekommt jeder Junge eine eigene Kalkkürbisflasche *(poporo)*, die ihn für den Rest seines Lebens begleitet. Dem Initianden wird gesagt, die Kürbisflasche symbolisiere eine Frau. Mit ihr wird er während der Einweihungszeremonie rituell vermählt. Führt der Initiand während dieses Rituals zum ersten Mal den hölzernen Stab (Kalkspatel) in die Kürbisflasche ein, »defloriert« er seine »Partnerin« und gewinnt sie so zur »Frau«. Der Stab wird als Phallus, das Reiben des Stabes als Koitus und die Kürbisflasche als Uterus/Vulva verstanden. Die Männer der Kogi sollen alle sexuellen Aktivitäten unterdrücken und lediglich im konstanten Cocagenuss ihre Erotik ausleben (Reichel-Dolmatoff 1985 I: 87–90*, Uscatégui M. 1959: 282*, Ochiai 1978): »Der kleine, in Form einer Acht gestaltete Kürbis [*poporo*], der als Kalkbehälter dient, ist ein Abbild des Kosmos, und der Stab, der darin eingeführt wird, seine Achse. Gemäß dem Denkmuster der Kogi folgt, dass der Kürbis eine Gebärmutter und der Stab einen Phallus darstellt, dass die Cocablätter, die gekaut werden, weiblich sind und der pulverisierte Kalk männlichen Samen repräsentiert« (Reichel-Dolmatoff 1987: 78).

Ethnomedizinischer Gebrauch

Mit Coca in unterschiedlichen Zubereitungen behandelt man erfolgreich zahlreiche Leiden und Krankheiten: allgemeine Schwäche, Antriebslosigkeit, sexuelle Schwäche (Impotenz), Frigidität, schmerzhafte Hämorrhoiden, Nasenbluten, Kopfschmerzen, Migräne, Hauttumore, Koliken, Magenschmerzen, Durchfall, Halskratzen, Fieber, Husten, Schnupfen, Nebenhöhlenentzündungen,

185 Der kolonialzeitliche Chronist Pedro de Cieza de Leon hat in seinen Schriften kurz von den Sexualpraktiken der letzten Mochica geschrieben: »Die Frauen trieben Sodomie [d.h. anale Kopulation] mit ihren Gatten oder anderen Männern, sogar während sie ihre eigenen Kinder (…) stillten. (…) Trotz der Tatsache, dass es Frauen in Hülle und Fülle gab und einige von ihnen schön waren, frönten die meisten von ihnen, so versicherte man mir, dem abscheulichen Laster der Analkopulation, auf die sie sehr stolz sind« (zit. in von Hagen 1979: 67, 70).

Rheumatismus, Magengeschwüre, Höhenkrankheit und Diabetes (RÄTSCH 1997).

Der spanische Chronist Garcilaso de la VEGA schrieb um 1609 in seinem Buch *Comentarios reales* (»Echte Kommentare«), pulverisiertes Cocakraut werde benutzt, »um Schwellungen und Wunden zu heilen, um gebrochene Knochen zu kräftigen, um dem Körper das Kältegefühl zu nehmen und um Wunden, die verfault [brandig] sind und Würmer haben, zu heilen«.

Die berühmten Callawaya-Wanderheiler, deren Kräuterkenntnisse schon zur Zeit der Inka legendär waren, benutzen Coca bis heute als Paste aus den Blättern äußerlich aufgetragen bei Wunden und Kopfschmerzen, als Tee bei Gastritis und Verdauungsschwäche, als Cocapriem bei Höhenkrankheit (*soroche*); die trockenen Blätter dienen der Divination. Das Cocaorakel ist kein abergläubischer Unfug, sondern eine Art Psychotherapie und Lebensschulung (ANDRITZKY 1987).

Die in Bolivien produzierte *Jarabe de coca* wird unverdünnt, mit kaltem oder heißem Wasser oder mit Milch vermischt getrunken. Der Extrakt wird zur Verbesserung des physischen Erscheinungsbildes und zur Steigerung der sexuellen Funktionen beider Geschlechter eingenommen; ebenso wird er zur Förderung der Verdauung eingesetzt, zur Anregung geistiger Tätigkeit, gegen Depressionen, Melancholie, bei Kreislauf- und Herzschwäche, als **Nahrungsergänzungsmittel** bei Appetitlosigkeit, zur Regulierung der Funktionen von Leber und Nieren wie auch zur Kräftigung der Knochen bei der Heilung von Brüchen. Dass der Genuss von Coca den Blutzuckerspiegel anhebt, ist schon seit den fünfziger Jahren des vergangenen Jahrhunderts bekannt, dass Coca aber auch den Blutzuckerspiegel senken kann, ist eine neue Erkenntnis. Daher fordern auch die Regierungen von Peru und Bolivien die internationale Legalisierung der Götterpflanze (WEIL 1995).

Von den Indianern lernten die Europäer die schmerzstillende Kraft der Cocablätter kennen.

Dosis und Wirkung

Als übliche Dosierung für einen medizinisch wirksamen Tee werden pro Portion 5 g der getrockneten Blätter genannt (MORTON 1977: 180*). Beim Kauen konsumiert man wesentlich größere Mengen. Beim durchschnittlichen Gebrauch von rund 60 g guter Blätter pro Tag kann man davon ausgehen, dass 100 bis 200 mg Kokain aufgenommen werden. In Amazonien gibt es Stämme (wie die Yukuna) bei denen es nicht ungewöhnlich ist, dass Männer pro Tag bis zu einem Pfund Coca-Asche-Pulver konsumieren (SCHULTES 1981). Beim Rauchen haben bereits kleine Mengen (ab 0,1 g) der gerösteten Blätter stimulierende Wirkung. Die Omagua rauchen die Blätter gleichzeitig mit dem Kauen (BÜHLER und BUESS 1958: 3054).

Cocakauen hat eine allgemein stimulierende, anregende Wirkung, die sich von einer Stimmungsaufhellung über aphrodisische Gelüste bis zur Euphorie entwickelt. Ein Cocabissen, der mit Chamairorinde (*Mussatia hyacinthina* [STANDL.] SANDW.) versetzt ist, soll eine »Sensation von Wohlgefühl und Ruhe« bewirken (PLOWMAN 1980: 256).

Das Erfrischungsgetränk Coca-Cola

Die aromatischen Cocablätter der Truxillo-Coca (*Erythroxylum novogranatense* var. *trujillense*) gedeihen nur in bewässerten Plantagen in den peruanischen Wüstengebieten bei Truxillo. Im Westen wurden sie berühmt durch ihre Verwendung bei der Herstellung des Coca-Cola-Getränks. Ursprünglich war dies ein kräftiger Trunk aus Cocaextrakten und **Colanüssen** sowie zusätzlichen Aromastoffen wie **Damiana** (PENDERGRAST 1996).

Seit 1903/1906 wurde Coca-Cola das Kokain entzogen (womit auch der ehemals aphrodisische Geist aus der Flasche entfleuchte). Allerdings enthält jede Coca-Cola-Flasche weltweit

»Was Koka bewirkt, ist absolut wunderbar.« (John PEMBERTON, der Coca-Cola-Erfinder, 1884)

»In alten Zeiten, heißt es, sei der Coca-Baum eine überaus schöne Frau gewesen. Da sie jedoch ihren Körper missbrauchte, wurde sie getötet und in zwei Hälften geschnitten. Aus einem der beiden Teile wuchs ein Baum. Und diesem Baume wurde der Name *Mamacoca*, oder *Cocamama* gegeben.
Seit dieser Begebenheit gibt es seine Verwendung als Genussmittel.« (LARCO HOYLE 1979: 22)

Zusätze

Es sind zahlreiche Zusätze zum Cocabissen bekannt[186], von denen die hier aufgeführten als Aphrodisiaka dienen:

Name	Stammpflanze	Cocazusatz
Amaranth (vgl. **Gewürze**)	*Amaranthus* sp.	Kraut ohne Wurzel (Asche)
Bananen	*Musa* X *paradisiacum* L.	Wurzel, Asche
	Musa sapientum L.	Bananenblätter (Asche)
Bohnen	*Vicia faba* L.	Wurzel (Asche)
Chilipfeffer	*Capsicum* spp.	Chilipulver
Engelstrompete	*Brugmansia* spp.	frische Blätterstücke
Kakao	*Theobroma cacao* L.	Früchte (Asche)
Kartoffel	*Solanum tuberosum* L.	Knolle (Kartoffelmehl)
Palmen	diverse	Blätter (Asche)
Pasakanakaktus (vgl. **San-Pedro-Kaktus**)	*Trichocereus pasacana* (WEB.) BR. et R.	Blüten (Asche) Früchte ohne Samen
Paternostererbse (vgl. **Colorines**)	*Abrus precatorius* L.	getrocknete Blätter (Pulver)
Roter **Pfeffer**	*Schinus molle* L.	Früchtepulver
Sonnenblume	*Helianthus annuus* L.	Blütenblätter (Asche)
Süßkartoffel (**Winden**)	*Ipomoea batatas* (L.) LAM.	Rhizom (Mehl)
Tabak	*Nicotiana tabacum*	Blätter (Paste, Pulver)

186 Eine ausführliche Aufstellung findet sich in OTT und RÄTSCH 2002, sowie in RÄTSCH 1998*.

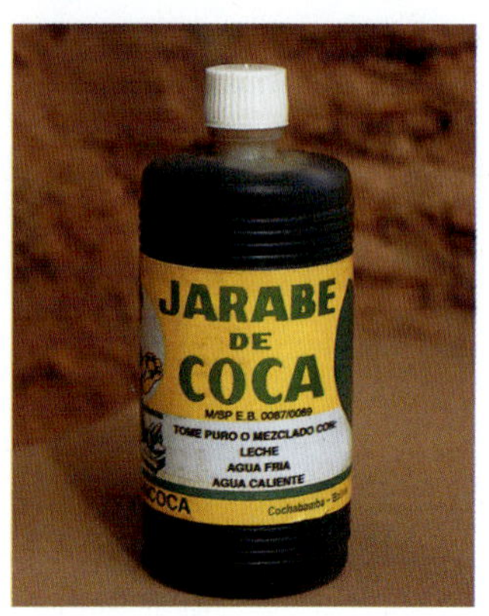

Jarabe de coca, ein bolivianisches Fertigprodukt: Das Cocaelixier wird zur allgemeinen Stärkung und als vielseitiges Heilmittel genutzt. Auf der Flasche liest man: »Dies ist ein pflanzliches Produkt mit hohem Nährwert. Es ist ein ausgezeichnetes Belebungsmittel, aktiviert die Muskeln und hilft einem über den Tag, ohne dass man Hunger und Durst leidet. Es ist ein Lokalanästhetikum bei Muskelschmerzen, Bauchweh und Magengeschwüren. Es heilt äußerlich aufgetragen rheumatische Beschwerden, offene Wunden und Ekzeme. Es lässt einen die niedrigen Temperaturen des Hochlandes genauso wie die schwüle Hitze der Tropen ertragen.«

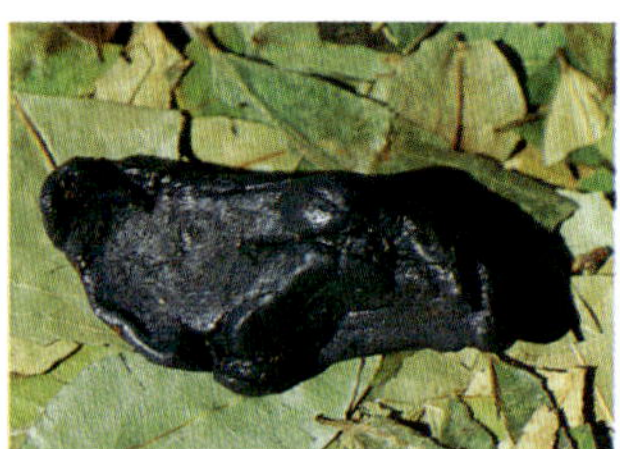

Llipta de cacao. Cocablätter und *llipta* aus veraschtem **Kakao**. Zum Cocakauen müssen die zerkleinerten und eingespeichelten Blätter mit der alkalischen *llipta* versetzt werden, um das Kokain zu lösen und die Wirkung freizusetzen. In den getrockneten Blättern liegt das Kokain als schwerlösliches Salz vor. Durch eine alkalische Reaktion wird es in die lösliche Base überführt, die durch die Schleimhaut dringen und so ins Blut gelangen kann. Eine erstaunliche chemische Technologie, die wir den Indianern verdanken! (Cuzco, Peru, 1997)

nach wie vor einen Extrakt aus der Truxillo-Coca, aber kein **Kokain** (Ott und Rätsch 2002).

Mama Coca in der Werbung

Vielleicht war es Angelo Mariani, der im 19. Jahrhundert als erster Mama Coca in einem historischen Werbespot zur Vermarktung seines Zaubertranks, des *Vin Mariani*, benutzte. Das grafische Konzept schlug ein wie die Wirkung des Kokains. Eine verführerische nackte Frau/Göttin umschmiegt und umschmeichelt die Weinflasche. Die Verbindung zwischen weiblicher Nacktheit, erotischer Ausstrahlung und plakativer Sexualität wurde zum Grundmuster für die Werbeanzeigen zur kommerziellen Ausschlachtung psychoaktiver Substanzen. Auch andere Coca-Wein-Hersteller bewarben ihre Produkte mit trinkenden, meist aber züchtig angezogenen jungen Frauen. So zog die US-amerikanische Coca-Cola-Company nach. Sie gestaltete ihre Werbung nach demselben Muster: Frauen mit Blumen neben der Flasche. In den siebziger Jahren des 20. Jahrhunderts nahm Charles Wilp Werbespots für Afri-Cola mit nackten Frauen oder lasziven Nonnen in psychedelischen Szenen und Perspektiven auf.

Das bewährte erotische Muster griffen auch andere Genussmittelhersteller in ihrer Werbung für Zigarren, Zigaretten, **Kakao**, Mokka, **Kaffee**, **Maté**, **Wein**, Sekt und **Champagner** auf. Vom schüchternen Mädchen über das naive Nacktmodell bis zur durchtriebenen Femme fatale – mit der nötigen Prise Erotik steigert die Industrie erfolgreich den Absatz sämtlicher psychoaktiver Produkte (mit Inhaltsstoffen wie **Kokain**, **Alkohol**, **Koffein**, Nikotin, THC), die traditionell als Aphrodisiaka genutzt wurden.

Inhaltsstoffe

Cocablätter besitzen je nach Herkunft einen Alkaloidgehalt von 0,5 bis 2,5%. Die Hauptalkaloide sind **Kokain** und Cuscohygrin (= Cuskhygrin). Zu den wichtigsten Nebenalkaloiden gehören Cinnamylcocain, α-Truxillin, β-Truxillin. Am meisten Kokain, nämlich rund 75% des Gesamtalkaloidgehalts, enthalten die peruanischen und bolivianischen Cocablätter (Morton 1977: 178*). Sie können im getrockneten Zustand bis zu 2% Kokain enthalten!

Außerdem enthalten (vor allem die frischen) Blätter ein **ätherisches Öl**, daneben Flavonoide (Rutin, Quercitrin, Isoquercitrin), Gerbstoffe, Vitamine (A, B, C), Eiweiß, Fett und Mineralstoffe. Die frischen, aber auch die getrockneten Blätter haben einen hohen Nährwert (305 Kilokalorien pro 100 g). Deshalb klassifizieren Indianer Coca als Nahrungsmittel. Die Blätter enthalten reichlich Mineralstoffe, besonders Kalzium und Eisen. Rund 100 g Cocablätter liefern die empfohlene Tagesdosis aller wichtigen Mineralstoffe und Vitamine (Duke et al. 1975).

Das nach Gras duftende **ätherische Öl** von *Erythroxylum coca* var. *coca* besteht aus rund 38% α-Dihydrobenzaldehyd, 16,1% *cis*-3-Hexen-1-ol, 13,6% Methylsalicylat, 10,4% *trans*-2-Hexanal, etwas *N*-Methylpyrrol, 1-Hexanol, *N,N*-Dimethylbenzylamin[187] und einigen bisher nicht identifizierten Substanzen (Novák und Salmink 1987).

In den Blättern und in der Rinde kommen die Tropanalkaloide Cuscohygrin und Hygrin vor. Die Samen und die Rinde enthalten ebenfalls etwas Kokain (Bühler und Buess 1958: 3046, Morton 1977: 178*).

Kommentar

In der *Farmacia Popular* von Chulumani, Bolivien, gab es im ersten Stockwerk eine Art kleines Büro. Dort standen an den Wänden Regale, auf denen so genannte natürliche Produkte aus Coca aufgereiht waren: *Vino de coca* nach Marianis »Rezept«, immunstimulierendes *Uña de gato* (angeblich aus *Uncaria tomentosa*[188]) wie auch aphrodisierende **Maca** (*Lepidium meyenii* Wald)[189]. Als wir den einzigen Menschen im ganzen Gebäude fragten, ob der *Vino de coca* stimulierend sei, nickte er begeistert und erwiderte: »Die Touristen lieben dieses Präparat, weil es so gut wirkt.« (Jonathan Ott, CR)

Der Geschmack des Cocapriems war für mich zunächst gewöhnungsbedürftig. Bereits nach kurzer Zeit verspürte ich deutlich die Kokawirkung: Das Innere meines Mundes wurde taub. Lustvolle Schauer durchfluteten meinen Körper. Ich fühlte mich frisch und voller Tatendrang, gleichzeitig ruhig und entspannt. Ich tauchte ein ins endlose Blau und Grün, das mich umgab, und träumte von zärtlichen Stunden zu zweit. Dem glucksenden Wasser lauschend, spürte ich die Anwesenheit einer weiblichen Pflanzenkraft, voller Geduld und Träume. Anders als Männer benötigen Frauen Zeit, sich zunächst im Geist, in der Vorstellung, auf erotische Abenteuer einlas-

187 Diese Substanz ist auch im ätherischen Öl des Schwarzen **Tees** (*Camellia sinensis*) vorhanden.

188 Dieser Kletterbusch, in Deutschland auch unter dem Namen *Katzenkralle* bekannt (vgl. Rätsch 1991a*), ist vor allem in Amazonien heimisch und gehört zu den besten Heilpflanzen, die von den Shipiboindianern entdeckt wurden (siehe **Siete Raizes**).

189 **Maca** ist eines der berühmtesten Aphrodisiaka Perus – hauptsächlich für Frauen. Es gilt als sehr wirksam, auch als tonisierend. Es ist in Deutschland in den letzten Jahren bekannter geworden, vor allem durch eine Ausstellung zu Aphrodisiaka im Hamburgen Gewürzmuseum (1999).

sen zu können. Sie sind weniger direkt und zielgerichtet als Männer. Die sanft erotisierende, hypnotisch-besänftigende und dennoch stimulierende und stärkende Kraft von Mama coca erschien mir, auf den Fluten des Ucayali treibend, ein wirksames Aphrodisiakum für Frauen zu sein. (cme)

Bezugsquellen

Cocablätter und Cocazubereitungen sind in Peru, Bolivien und Nordwestargentien legal und frei verkäuflich. In Kolumbien kann man ebenso in einigen Gebieten Cocatee kaufen. Im Rest der Welt sind Cocablätter, Cocatee und Cocapflanzen verboten.

Literatur

ANDREWS, George und David SOLOMON (Hg.)
1975 *The Coca Leaf and Cocaine Papers*, New York und London: Harcourt Brace Jovanovich (Anthologie der wichtigsten historischen Arbeiten).

ANDRITZKY, Walter
1987 »Das Koka-Orakel«, *Esotera* 3/87: 50–57.

BAUMGARTNER, Daniela
1994 »Das Priesterwesen der Kogi«, *Jahrbuch für Ethnomedizin und Bewußtseinsforschung* 3: 171–198, Berlin: VWB.

BÜHLER, A. und H. BUESS
1958 »Koka«, *Ciba Zeitschrift* 92(8): 3046–3076.

CRUZ SÁNCHEZ, G. und A. GUILLÉN
1948 »Estudio químico de las substancias alcalinas auxiliares del cocaismo«, *Revista de Farmacología y Medicina Experimental* (Lima) 1(2): 209–215.

DUKE, James A., David AULIK und Timothy PLOWMAN
1975 »Nutritional Value of Coca«, *Botanical Museum Leaflets* 24(6): 113–119.

EREIRA, Alan
1993 *Die großen Brüder: Weisheiten eines urtümlichen Indio-Volkes*, Reinbek: Rowohlt.

FREUD, Sigmund
1884 »Ueber Coca«, *Centralblatt für die gesamte Therapie* 2: 289–314.
1885 »Beitrag zur Kenntnis der Cocawirkung«, *Wiener medizinische Wochenschrift* 35: 129–133.

HOLMSTEDT, Bo, E. JAATMAA, K. LEANDER und Timothy PLOWMAN
1977 »Determination of Cocaine in Some South American Species of *Erythroxylum* Using Mass Fragmentography«, *Phytochemistry* 16: 1753–1755.

HOLMSTEDT, Bo, J.-E. LINDGREN, L. RIVIER und T. PLOWMAN
1978 »Cocaine in Blood of Coca Chewers«, *Botanical Museum Leaflets* 26(5): 199–201.

KAUFMANN-DOIG, Federico
1978 *Sexualverhalten im Alten Peru*, Lima: Kompaktos.

LARCO HOYLE, Rafael
1979 *Ars et Amor: Peru*, München: Heyne.

LINDEQUIST, Ulrike
1993 »Erythroxylum«, in: *Hagers Handbuch der pharmazeutischen Praxis* (5. Aufl.), Berlin: Springer, Bd. 5: 88–98.

LLOYD, John Uri und John Thomas LLOYD
1911 »Coca – The Divine Plant of the Incas«, *Lloyd Library Bulletin* No. 18.

MARIANI
1885 *La coca et la cocaïne*, Paris: Libraire A. Delahaye & É. Lecrosnier.

MARTIN, Richard T.
1969 »The Role of Coca in the History, Religion, and Medicine of South American Indians«, *Economic Botany* 23: 422–438.

MORTIMER, W. Golden
1974 *History of Coca: ›The Divine Plant‹ of the Incas*, San Francisco: And/or Press, Fitz Hugh Ludlow Memorial Library Edition (Reprint von 1901).

MÜLLER-EBELING, Claudia
1995 »Die Botschaft der Kogi«, *Esotera* 5/95: 24–29.

NACHTIGALL, Horst
1954 »Koka und Chicha«, *Kosmos* 50(9): 423ff.

NIESCHULZ, Otto und P. SCHMERSAHL
1969 »Untersuchungen über die Bedeutung des Kalkzusatzes beim Kauen von Coca-Blättern«, *Planta Medica* 17(2): 178–183.

NOVÁK, Michal und Cornelis A. SALMINK
1987 »The Essential Oil of *Erythroxylum coca*«, *PM* 53: 113.

OCHIAI, Ines
1978 »El contexto cultural de la coca entre los indios kogi«, *América Indígena* 37(1): 43–50.

OTT, Jonathan und Christian RÄTSCH
2002 *Coca und Kokain: Ethnobotanik, Kunst und Chemie*, Aarau: AT Verlag.

PENDERGRAST, Mark
1996 *Für Gott, Vaterland und Coca-Cola*, München: Heyne.

PLOWMAN, Timothy
1967 »Orthography of *Erythroxylum* (Erythroxylaceae)«, *Taxon* 25(1): 141–144.
1979a »Botanical Perspectives on Coca«, *Journal of Psychedelic Drugs* 11: 103–117.
1979b »The Identity of Amazonian and Trujillo Coca«, *Botanical Museum Leafleats* 27(1-2): 45–68.
1980 »Chamairo: *Mussata hyacinthina* – An Admixture to Coca from Amazonian Peru and Bolivia«, *Botanical Museum Leafleats* 28(3): 253–261.
1981 »Amazonian Coca«, *Journal of Ethnopharmacology* 3: 195–225.
1982 »The Identification of Coca (*Erythroxylum* Species): 1860–1910«, *Botanical Journal of the Linnean Society* 84: 329–353.
1984a »The Origin, Evolution and Diffusion Coca *Erythroxylum* spp., in South and Central America«, in: Doris STONE (Hg.), *Pre-Columbian Plant Migration*, Cambridge: Papers of the Peabody Museum in Archaeology and Ethnography (No. 76), S. 125–163.
1984b »The Ethnobotany of Coca (*Erythroxylum* spp., Erythroxylaceae)«, *Advances in Economic Botany* 1: 62–111.

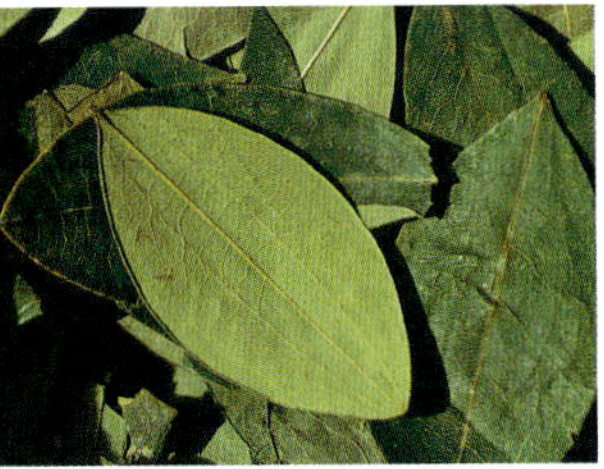

Hoja de coca. Die zum Konsum bereiten Cocablätter (von *Erythroxylum coca* var. *coca*), getrocknet, aber noch grün und elastisch. Die Indianer benutzen ausschließlich grüne Blätter. (Tartagal, Nordwestargentinien, 6/1996)

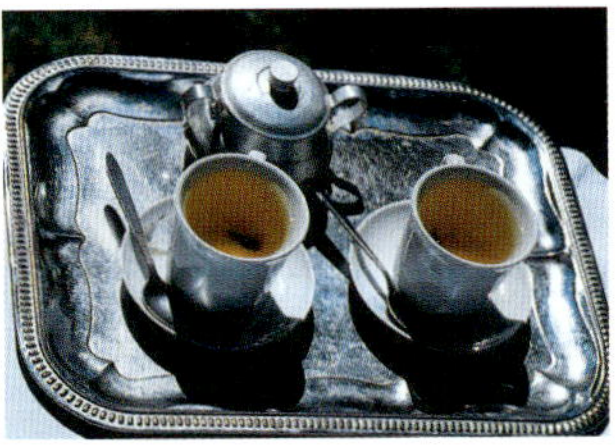

Mate de coca. Frisch gebrühter Cocatee zum Frühstück. (Chulumani, Bolivien, 2000)

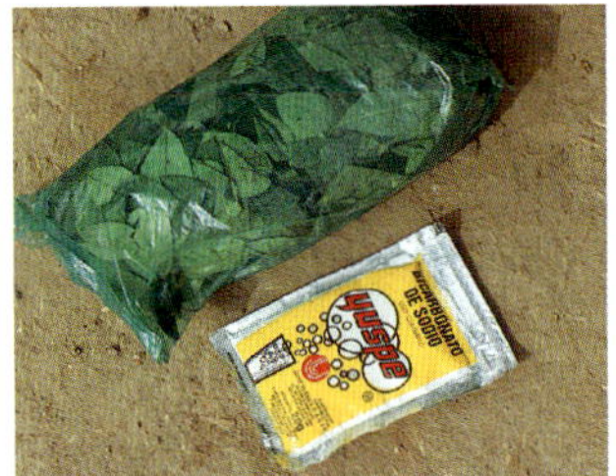

Verkaufsfertiges »*Coca y bica*«-Set. Die Blätter werden in Plastik eingeschweißt, damit sie weder feucht werden noch zu stark austrocknen, wodurch sie ihre Elastizität verlieren würden. Mit in der Tüte ist eine Packung Natriumbikarbonat, das dem eingespeichelten Cocabissen zugesetzt werden muss, damit sich das Kokain lösen kann. (Tartagal, Nordwestargentinien, 1996)

Rätsch, Christian
1997 »Die Pflanze der Götter – Coca: Das indianische Allzweckmittel aus neuer Sicht«, *Bild der Wissenschaft* 10/97: 42–49.
Reichel-Dolmatoff, Gerardo
1955 »Conchales de la costa caribe de Colombia«, *Anais Do XXXI Congr. Internacional de Americanistas*, São Paulo, S. 619–626.
1978 »The Great Mother and the Kogi Universe: A Concise Overview«, *Journal of Latin American Lore* 13: 73–113.
1991 *Los Ika: Sierra Nevada de Santa Marta, Colombia – Notas Etnograficas 1946–1966*, Bogotá: Universidad Nacional de Colombia.
Rivier, Laurent
1981 »Analysis of alkaloids in leaves of cultivated *Erythroxylum* and characterization of alkaline substances used during coca chewing«, *Journal of Ethnopharmacology* 3(2/3): 313–335.
Schultes, Richard Evans
1981 »Coca in the Northwest Amazon«, *Journal of Ethnopharmacology* 3(2): 173–194.
1987 »Coca and Other Psychoactive Plants: Magicoreligious Roles in Primitive Societies of the New World«, in: S. Fischer, A. Raskin und E. Uhlenhuth (Hg.), *Cocaine: Clinical and Biobehavioral Aspects*, New York: Oxford University Press, S. 212–250.
Siegel, Ronald K., Mammoud A. Elbomly, Timothy Plowman et al.
1986 »Cocaine in Herbal Tea«, *Journal of the American Medical Association* 255(1): 40.
Uscátegui M., Nestor
1954 »Contribución al estudio de la masticación de las hojas de coca«, *Revista Colombiana de Antropología* 3: 209–289.
von Hagen, Victor W.
1979 *Die Wüstenkönigreiche Perus*, Bergisch-Gladbach: Bastei-Lübbe.
Weil, Andrew
1975 »The Green and the White«, *Journal of Psychedelic Drugs* 7: 401–413.
1978 »Coca Leaf as a Therapeutic Agent«, *American Journal of Drug and Alcohol Abuse* 5: 75–86.
1995 »The New Politics of Coca«, *The New Yorker* 71(12): 70–80.
Wiedemann, Inga
1979 »The Folclore of Coca in the South-American Andes: Coca Pouches, Lime Calabashes and Rituals«, *Zeitschrift für Ethnologie* 104(2): 278–309.
1992 *Cocataschen aus den Anden*, Berlin: Haus der Kulturen der Welt.

Cocktails

»Tausende von Liebesgeschichten haben an einer schönen Bar angefangen. Warum? Es ist ja nicht nur die Atmosphäre, die lockere Stimmung, der richtige Moment. Es ist auch die verführerische Wirkung eines perfekt komponierten Drinks. Was regt eine Frau besonders an? Was animiert einen Mann?« (Lechthaler 1994: 7)

Cocktails gehören zu den Liebesmitteln, die den Geruchs- und Geschmackssinn mit berauschender Wirkung ansprechen. Als Cocktails bezeichnet man meist hochprozentige Mixgetränke aus verschiedenen Alkoholika, Likören und Fruchtsäften.

Die oft farbenprächtige Mischung verschiedener Flüssigkeiten, bei der legendäre Barkeeper nicht nur mit Wirkung, Geschmacksnoten und Farben spielen, sondern auch mit der unterschiedlichen Konsistenz, Flüchtigkeit und Dichte der Bestandteile, die sich mal mischen, mal in dekorativen Schichten trennen, ähnelt dem bunt schillernden Schwanzgefieder eines Hahnes.

Sexuelle Konnotationen

Die englische Pluralform, wörtlich übersetzt »**Hahn**enschwänze«, ist sexuell mehrdeutig und spielt mit der Symbolik des Hahns, der als einziger »Hahn im Korb« über einen Harem von Hühnern herrscht. Seine gespreizte Art als Alleinherrscher im Hühnerstall übertrug sich in der Umgangssprache auf das Verhalten von Männern. Wer »gockelt«, stellt seine männliche Pracht und Potenz zur Schau wie ein Hahn. Ein »Hahnrei« hingegen ist einer, der im Wettbewerb um die begehrte Frau einem Konkurrenten Platz machen muss und sich dabei dem allgemein akzeptierten männlichen Kodex zufolge lächerlich macht oder vielmehr der Lächerlichkeit und Schlappschwänzigkeit preisgegeben wird. Wie der dominante Hahn ist ein richtiger Mann der Promilleattacke von Cocktails gewachsen und büßt bei ihrem Genuss nicht seine maskuline Potenz ein. Er hält dem Alkohol stand wie der sexuellen Herausforderung.

Im englischen Slang bezeichnet *cock* den Penis. Was im Englischen *tail* heißt, nämlich der Schwanz eines Tieres, hat wiederum im Deutschen eine erotische Doppelbedeutung als männliches Glied. Der Begriff »cocktail« mischt also sexuell Anrüchiges beider Sprachen und verstärkt es doppelt (»Schwanz-Schwänze«).

Ernest Bornemann (1915–1995), der in der Nachkriegszeit bekannte Aufklärer der Republik und Protagonist der so genannten sexuellen Revolution, listet in seinem *Wörterbuch zum obszönen Wortschatz der Deutschen* unter »Schwanz« eine lange Liste von Begriffen und Wendungen auf. Daraus hier eine stark gekürzte Auswahl: »Sein Schwanz wedelt schon lange nicht mehr – er ist schon lange nicht mehr potent«; »Schwanzaugen – die Augen einer mannstollen Frau«; »Schwanzfänger – Vagina«; »mit dem Schwanz bellen – pervers sein«; »Schwanzbeschauer – Facharzt für Geschlechtskrankheiten«; »Schwanzdukaten – Strichjungenhonorar«; »schwänzeln – koitieren«; »Schwanzpolierer – Homosexueller«. Als »Cocktailkirsche« verzeichnet er »ein Mädchen, das sich teuer aushalten lässt« (Bornemann 1984, I*). Außerdem sprechen Männer von »Schwanzfopperei«, wenn sich Frauen zwar aufreizend geben, vor der »letzten Konsequenz aber kneifen«.

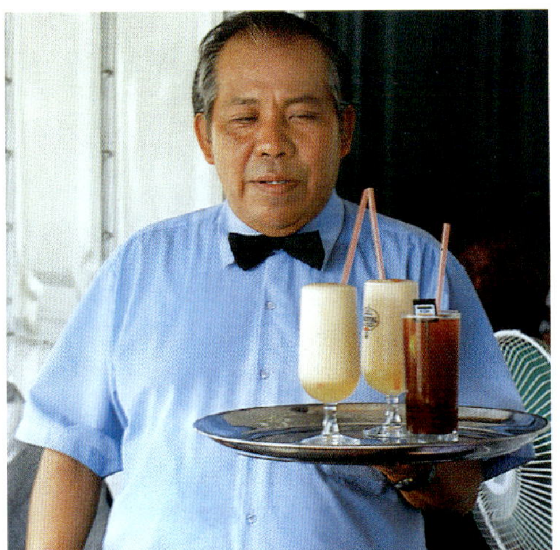

Bebida afrodisiaca à la Carte. Ein Kellner serviert aphrodisische Cocktails auf der Basis von **Huito, Siete Raizes** und anderen geheimnisvollen Schnäpsen der Paleros. (Iquitos, Amazonien, Peru, 1999)

Bedeutung als Aphrodisiaka

Cocktails verdanken ihren aphrodisierenden Ruf nicht nur dem hochprozentigen **Alkohol**gehalt, sondern auch dem mondänen Flair kosmopolitischer Hotelbars und Barkeeper, die manchen Mixturen zu Weltruhm verhalfen, deren Namen so erotisch anzüglich und vielversprechend sind wie die Klassifizierung der Drinks. Etwa »Bloody Mary« (vulg. Menstruation; vgl. **Blut**), ein pikantes rotes Gemisch aus Wodka und Tomatensaft, oder »Marguerita«, ein Cocktail auf Tequilabasis mit zerstoßenem Eis, Limettensaft und Salzrand am geeisten Glas.

Barkeeper kultivieren einen gekonnt eleganten Ablauf von Bewegungen, mit denen sie ihren oft gehüteten Geheimrezepten, die den Ruf der jeweiligen Bar begründen, den richtigen »Schwung« und das »gewisse Etwas« verleihen. Außerdem werden die Maestros der Nacht – mehr als andere – mit den erotischen Geheimnissen ihrer Kunden konfrontiert, mit ihrem Liebeskummer, den sie im Alkoholrausch zu vergessen suchen, wie auch mit einsamen Herzen, die in einer Bar auf den Märchenprinzen oder die Frau der Träume warten.

Ein guter Barkeeper beherrscht die Zauberkunst der richtigen Mischung und Dosierung: »Der beste und aufregendste Drink der Welt wirkt nur dann, wenn auch das Glas zu ihm passt, wenn der Duft des Cocktails fasziniert, seine Farbe neugierig macht. Und wenn er besondere Gedanken auslöst. Assoziationen, Erinnerungen, Zukunftsträume und auch erotische Phantasien, denn diese tragen zur aphrodisischen Wirkung bei« (LECHTHALER 1994: 7).

Barkeeper wie Ernst Lechthaler setzen bei ihren Drinks der Aphrodite sämtliche Liebesmittel ein, von **Frücht**en über **Sellerie, Spargel**, bis zu **Galgant** und **Mohn**.

Kommentar

Bei Cocktails kommt es auf die richtige Mischung an – und vor allem auf die richtige Dosierung. Zu viel Alkohol beschert nichts als ein Blackout, eine finstere Benebelung der Sinne, in der jeder Anflug von Erotik ertränkt wird. Ein Glas hingegen kann ein köstliches Geschmacksvergnügen bereiten und für himmlisch enthemmte nächtliche Abenteuer sorgen.

Bezugsquellen

Cocktails mit Pflanzenelixieren gibt es bei Sensatonics®.

Literatur

LECHTHALER, Ernst

1994 *Drinks der Aphrodite: Anregend und erotisierend. Mit und ohne Alkohol*, o. O.: Hädecke.

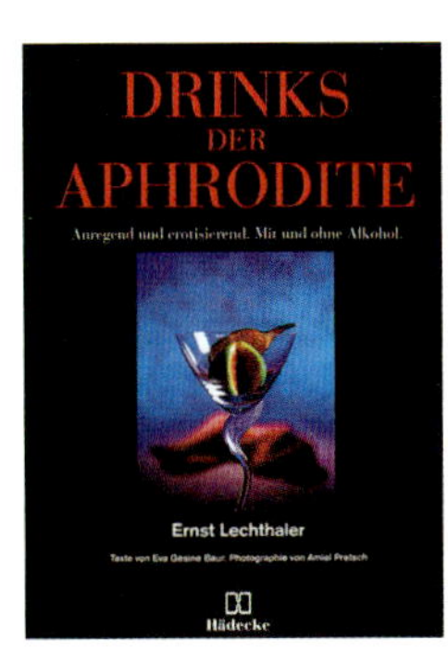

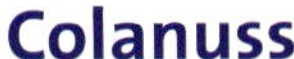

Colanuss

Cola spp., Sterculiaceae (Sterkuliengewächse), Tribus Sterculieae, Subtribus Sterculiinae

Die beiden bedeutendsten Bäume, die Colanüsse liefern, sind so ähnlich, dass sie eigentlich nur an der Struktur der Colanüsse zu unterscheiden sind:

Cola acuminata (P. BEAUV.) SCHOTT et ENDL., syn. *Sterculia acuminata* SCHOTT et ENDLICHER, *Cola pseudoacuminata* ENGL., Kleiner Colabaum
Merkmal: 4- bis 6-teilige Nüsse
Varietät: *Cola acuminata* var. *trichandra* K. SCHUM.

Cola nitida (VENTENAT) SCHOTT et ENDLICHER, syn. *Cola vera* K. SCHUM., *Cola acuminata* ENGL., *Cola acuminata* var. *latifolia* SCHUM., *Sterculia nitida* VENT., Großer Colabaum
Merkmal: 2-teilige Nüsse
Varietäten: *Cola nitida* var. *alba* (weiße Samen/Blüten)
Cola nitida var. *mixta*
Cola nitida var. *pallida*
Cola nitida var. *rubra* (rote Samenkerne)
Cola nitida var. *sublobata* (sehr große Samen)

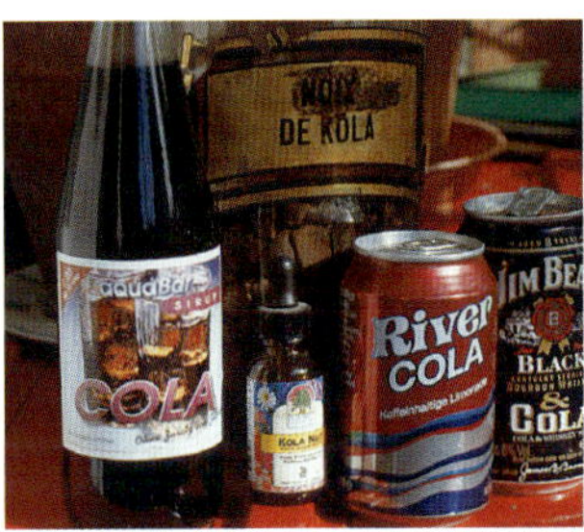

Colaprodukte zur Aufmunterung und Erfrischung.

Andere Namen

Abata kola, Abé, Afata, Ajauru, Ajo pa, Al mur, Alie a uke, Aloko, Alou, Ang-ola, Apo, Ashaliya, Atara, Ataras, Atarashi, Awasi, Awedi, Ballay Cornu,

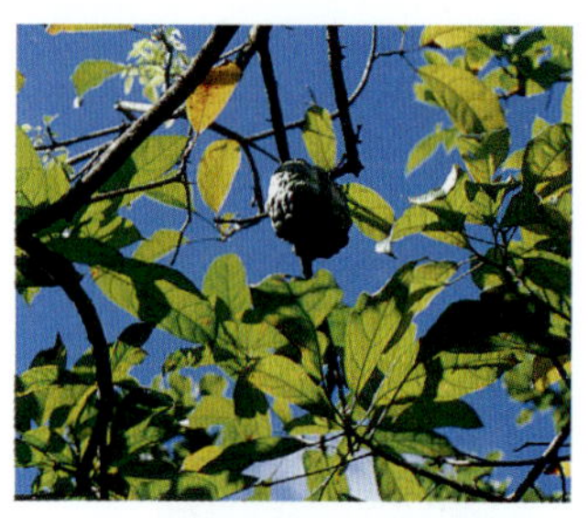

Der afrikanische Colanussbaum *(Cola nitida)* mit Frucht. Colanüsse galten in Westafrika als Geschenk der Götter, wurden als Währung, Heilmittel und Aphrodisiakum benutzt.

Bar ni da mugu, Bese, Bese-fitaa (»Weiße Cola«), Bese-pa (ghanes. »gute Cola«), Bese hene (»Königs-Cola«), Bese koko (»Rote Cola«), Bese kyem, Besi, Bichy nuts, Bise hene, Bise pa (»Gute Cola«), Bise kyem, Bisi, Bisi tur, Bisihin, Bissy, Bitter cola, Bobe, Buesse, Buessé, Burduk'u, B'are, 'Bari, Doefiah, Chigban, Chousse, Cola, Cola tree, Colatier, Dabo, Daushe, Dibe, 'Dan agyaragye, 'Dan agyegye, 'Dan badum, 'Dan katahu, 'Dan kataku, 'Dan kwatahu, 'Dan laka, 'Dan richi, E esele, Ebe, Ebi, Egin-obi, Ehoussé, Ehuese, Ereado, Erhesele, Eseri, Evbe gabari, Evbe gbanja, Evbere, Evbi, Eve, Evi, Ewe, Ewese, Fakani, Farafara, Farsa, Fatak, Fecho, Fetjo, Gabanja, Gandi, Ganjigaga, Gazari, Ge, Go (»Nuss«), Godi (»Baum«), Godoti, Gola, Gonja, Gooroo nuts, Gor, Gore, Goriya, Goro, Gorohi, Goron 'yan k'asa, Gotu, Gotu kola, Guere, Guéré, Guiti, Guli, Gura, Gura nuts, Guresu, Gurésu, Guro, Gwanja, Gwe, Gwolo, Hak'orin karuwa, Halon, Halou, Hannunruwa, Hapo, Hure, Huré, Ibe oji, Ibi, Ibong, Ihié, Inkurma, Jouro, Kanu, Kanwaga, Kotundo, Kobe, Kola, Kola nut tree, Kolabaum, Kolai, Kolaxame, Kui, Kuruo, K'waryar goro, K'waryar yaraba, K'yank'yambishi, K'yanshe, Labuje, Labure, Lou, Maandin, Mabanga, Marsa, Mbuesse, Mbuessé, Minu, Na fo (»Weiße Cola«), Na he (»Rote Cola«), Nafo, Nahé, Nata, Ngoro, Ntawiyo, Ntawo, Obi, Obí (Yoruba)[190], Obi abata, Obi gbanja, Obi gidi, Oji, Oji ahia, Oji aniocha, Oji anwe, Oji inenabo, Oji odi, Oji ugo, Ombene, Oro, Oue, Oué, Oure, Ouré, Sandalu, Saran-waga, Siga, Suture, Tino uro, Tohn-we-eh, Toli, Tolo, Toloi, Togo, Tshere, Tugule, Tugure, Tugwi, Tui, Ture, Tutugi, Uro, Vi, Wa na, We na, Wé na, We-eh, Wobe ihie, Wore, Woroe, Wuro, Yétou

Die volkstümlichen afrikanischen Namen gelten fast immer für beide *Cola* spp. (Ayensu 1978: 255*).

Colanüsse sind wie alle koffeinhaltigen Pflanzen von großer kultureller Bedeutung und werden auch zur aphrodisischen Stimulation benutzt.

Colanüsse sind im botanischen Sinne keine Nüsse, sondern die getrockneten Keimlinge der Früchte der westafrikanischen Colabäume, die mit dem **Kakao**baum verwandt sind und mit ihm zur Familie der Sterculiengewächse gehören.

Die in Westafrika heimische Colanuss *(Cola nitida, Cola acuminata)* gilt als »Speise der Götter«, denn sie stimuliert, macht wach und regt sexuell an. Daher wurden Colanüsse als Zaubermittel (**Liebeszauber**), **Amulette** und Aphrodisiaka verwendet[191] und gehören zu den wichtigsten Genussmitteln.

Die sozialen Zusammenkünfte, bei denen zeremoniell Colanüsse verteilt und gemeinsam konsumiert werden, erinnern stark an den Gebrauch von **Kat** im Jemen, **Coca** in Südamerika, *Ilex cassine* oder *Ilex vomitoria* im Südosten Nordamerikas, **Maté** im südlichen Südamerika, **Kava-Kava** in Ozeanien, **Tee** in Japan, **Hanf** in Marokko und **Betel** in Südostasien (vgl. Graebner 1927).

Noch heute spielen sie im religiösen und sozialen Leben vieler westafrikanischer und zentralafrikanischer Kulturen (Sahelzone) eine zentrale Rolle als wichtigstes sozialintegratives Element (Uchendu 1964).

Schöpfungsmythos

Ursprünglich wuchs der Colabaum nur im Himmel. Als eines Tages der von Cola berauschte Schöpfergott auf die Erde herabstieg, um seine Schöpfung zu bewundern, brachte er einige Colanüsse mit, die er bei seiner Reise verzehren wollte. Er besuchte eine Familie, vergaß aber beim Abschied eine Colanuss. Der Mann des Hauses griff sogleich danach und schluckte sie. Sie blieb ihm aber im Hals stecken. Seither haben Männer einen Adamsapfel. Dadurch erhielten die Menschen die göttliche Frucht und konnten sie nun immer benutzen.

Volksmedizinischer Gebrauch

Die Früchte werden in Afrika volksmedizinisch vielseitig als Tonika und **Stimulanzien**, bei Dysenterie, Fieber mit Erbrechen und bei Erschöpfung verwendet (Akendengué 1992: 171*, Ayensu 1978: 257*). Viele Afrikanerinnen kauen Colanüsse zur Vorbeugung von Schwangerschaftserbrechen und zur Behandlung oder Unterdrückung aufsteigender Migräne (Seitz et al. 1992: 944). Cola gilt auch in gewissem Maße als Aphrodisiakum (Drucker-Brown 1995: 132f.).

Aus Colanussextrakt und **Coca**blättern stellte man die originale *Coca-Cola*-Rezeptur her; ein ursprünglich stark psychotropes Getränk, das auch in veränderter Rezeptur bis heute seinen Marktwert behauptet (vgl. **Coca**).

»Cola« genannte Erfrischungsgetränke spielen oft mit erotischen Assoziationen (etwa in der Werbung und mit der Form der Flasche; vgl. **Coca**).

Rezept

Colanüsse enthalten hohe Konzentrationen an **Koffein** und wirken dementsprechend aufputschend – das begründete den Siegeszug des berühmten Softdrinks Coca-Cola.

Mit einer Portion Cocablättern, Colanussextrakt und Süd**wein** kann man ein aphrodisisches **Elixier** ansetzen.

Als mittlere Tagesdosis gelten 2 bis 6 Gramm beziehungsweise bei drei Gaben täglich jeweils 1 bis 3 g (Seitz et al. 1992: 944). Aus den Nüssen werden auch Extrakte, Tinkturen (**Alkohol**) und

190 Dieser aus Afrika stammende Yorubaname wird in Lateinamerika unter den Santeríaanhängern auch für die **Kokosnuss** verwendet (González-Wippler 1981: 97*).

191 In Afrika werden die Früchte von *Cola cordifolia* R. Br. als Aphrodisiakum getrunken (Rätsch 1998: 177*).

Weinauszüge hergestellt, die je nach Aufbereitungsart erhebliche Schwankungen in der Wirkstoffkonzentration aufweisen können.

Inhaltsstoffe

Die Zusammensetzung der Inhaltsstoffe ist in beiden Colaarten gleich. Die Purine **Koffein** und Theobromin (vgl. **Kakao**) kommen in allen Pflanzenteilen, konzentriert aber in den Samen und Keimlingen vor. Colanüsse enthalten bis zu 2,2% Koffein in *Cola acuminata* und bis zu 3,5% Koffein in *Cola nitida*, aber weniger als 1% Theobromin (Brown und Malone 1978: 11*, Seitz et al. 1992: 942). Dabei enthalten sie noch die Polyphenole Leucoanthocyanidin und Catechin sowie reichlich Stärke (Seitz et al. 1992: 940).

Koffein und Catechin liegen überwiegend – vor allem in der frischen Nuss – in Form eines Coffein-Catechin-Komplexes vor, der früher fälschlicherweise für ein Glykosid gehalten und Kolanin genannt wurde (Seitz et al. 1992: 941).

Bezugsquellen

Colanüsse sind im spezialisierten Fachhandel zu bekommen, zum Beispiel bei Elixier®, Sensatonics®.

Literatur

Agiri, Babatunde
1981 »Kola-Handel in Westfarika«, in: G. Völger (Hg.), *Rausch und Realität*, Bd. 2, Köln: Rautenstrauch-Joest-Museum, S. 528–532.

Drucker-Brown, Susan
1995 »The Court and the Kola Nut: Wooing and Witnessing in Northern Ghana«, *The Journal of the Royal Anthropological Institute* 1(1): 129–143.

Eijnatten, Cornelis L. M.
1981 »Probleme des Kola-Anbaus«, in: G. Völger (Hg.), *Rausch und Realität*, Bd. 2, Köln: Rautenstrauch-Joest-Museum, S. 522–527.

Graebner, F.
1927 »Betel und Kola«, *Ethnologica*, Leipzig, 3: 295–296.

Neimark, Philip J.
1996 *Die Kraft der Orischa: Tradition und Rituale afrikanischer Spiritualität*, Bern, München, Wien: O.W. Barth.

Schumann, K.
1900 »Die Mutterpflanze der echten Kola«, *Notizblatt des Königl. botanischen Gartens und Museums zu Berlin* 3(21): 10–18.

Seitz, Renate, Beatrice Gehrmann und Ljubomir Kraus
1992 »Cola«, in: *Hagers Handbuch der pharmazeutischen Praxis* (5. Aufl.), Berlin: Springer, Bd. 4: 940–946.

Uchendu, V.
1964 »Kola Hospitality and Igbo Lineage Structure«, *Man* 64: 47–50.

Colorines

Erythrina spp., *Ormosia* spp., *Sophora secundiflora* (Mescalbohnen), Leguminosae (Hülsenfruchtgewächse), Unterfamilie Papilionoideae

Erythrina americana, Mexiko: Einnahme der Samen
Erythrina coralloides, Karibik: Einnahme der Samen

Andere Namen

Colorines, Equimitl, Rote Bohnen, Tzite, Zompantlibohnen

In Lateinamerika sind Colorines als legendäres und starkes Aphrodisiakum für Frauen bekannt. Männer (nicht nur christliche) fürchteten ihre Wirkung, weil sie die Frauen mannstoll und lüstern machten.

In Lateinamerika, besonders in Mexiko, bezeichnet man mit Colorines, »die Rötlichen«, die meist leuchtend roten Samen von Baumleguminosen, in erster Linie von den **Korallenbäumen** (*Erythrina* spp.). Diese roten »**Bohnen**« lassen sich schon in prähistorischen Schichten nachweisen. Sie hatten in den präkolumbianischen Kulturen Mesoamerikas verschiedene kulturelle Verwendungen und symbolische Bezüge. Die Samen wurden auch in einer Art Würfelspiel *(patol)* verwendet (Krukoff 1939: 210).

Gebrauch als Aphrodisiakum

Angeblich sollen die Samen »Frauenräusche« auslösen: nymphomanisch-ekstatische Zustände mit starker Liebesgier: »Die erste derartige Vergiftung wird in einem Berichte aus dem Jahre 1719 gemeldet. Ein Indianerweib hatte aus den roten Bohnen, die ihr essbar erschienen, ein Gericht gemacht und anderen Weibern davon gegeben. Alle, die davon aßen, begannen darauf grundlos zu lachen, schwatzten allerhand irres Zeug und führten schamlose Reden. Später torkelten sie wie Trunkene und schließlich verfielen sie in einen tiefen Schlaf, so dass man sie nach Hause tragen musste. Im September 1738 hat ein ehrbares junges Mädchen durch Zufall von den roten Zompantlibohnen gegessen und kurz darauf darüber den Verstand verloren. Sie lief, grässlich lachend, mit aufgehobenen Röcken, durch die Gassen, sehr zum Ärgernis der Weibsbilder und zum Gespötte der Männer. Nachbarsleute schafften sie nach Hause, wo sie in ein hitziges Fieber verfiel, all ihr Bettzeug zerriß und am dritten Tage darnach starb. (...) In allen Fällen zeigt sich nach der Einverleibung der roten Bohnen erst unmäßige Heiterkeit, dann Irrereden,

»Fast alle Indianerweiber dieser Region [Nayarit] wissen um die Colorines oder Zompantlibohnen, die, eingenommen, heiße Träume verursachen und bewirken, dass sie sich in Gedanken mit fleischlicher Lust beschäftigen. Sie sagen, man dürfe nur ganz wenig davon nehmen, weil mehr davon Fieber, Schmerzen in den Brüsten und dem Unterleib und Benommenheit, ähnlich der Trunkenheit, erzeuge. Vor den Männern halten sie diesen Brauch ganz geheim. Aber in der Beichte fragen manche, ob das Mittel christlich oder verwerflich sei, und führen zu seiner Rechtfertigung den Vorteil an, dass jene, so davon genommen, sich niemals mit einem Manne beflecken.
Ich halte die Bohne für teuflisch, sie reizt offenkundig zur Unzucht und führt wohl auch zur Unfruchtbarkeit. So wird es kein großes Unrecht sein, wenn man ihren Gebrauch bei jeder Gelegenheit, insbesondere bei Aussprachen während der Beichte, verbietet.« (Pater Salamiella, *Brief im Archiv von Tepic*, zit. in Reko 1938: 131f.*)

Colorines. Die roten Samen einer mächtigen *Ormosia* sp. (Leguminosae) aus dem Regenwald. Sie gelten als »weiblich«. (Selva Lacandona, Chiapas, Mexiko, 1982)

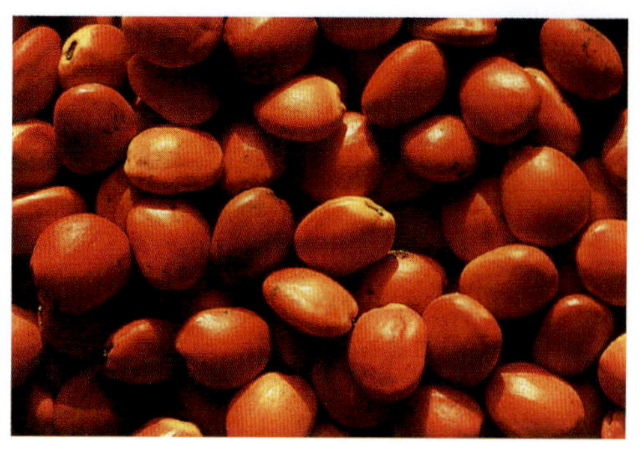

Colorines. Die schwarz-roten Samen einer *Ormosia* sp. (Leguminosae) aus dem Regenwald. Sie gelten als »männlich«. (Selva Lacandona, Chiapas, Mexiko, 1982)

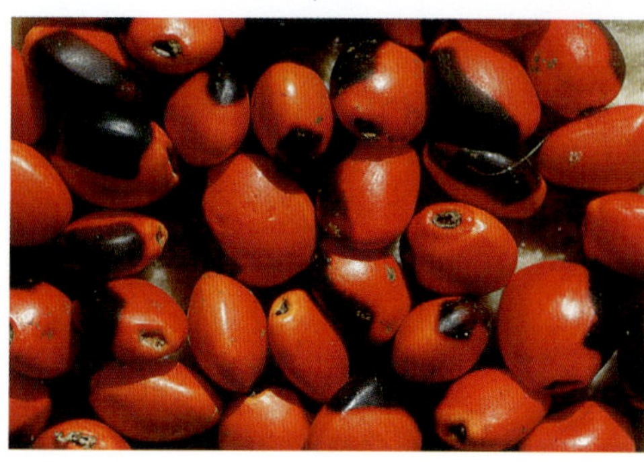

Schwanken wie bei Trunkenen und erhöhte Libido. Dann fallen die Vergifteten in einen tiefen Schlaf, aus dem sie gewöhnlich nicht mehr erwachen« (REKO 1938: 129ff.*).

Derartige Sensationsberichte über die mutmaßliche Wirkung der roten **Bohnen** geistern immer wieder durch die Literatur. Sicherlich sind solche Berichte eine typische journalistische Übertreibung. Doch führten sie dazu, dass sich seither niemand mehr traute, die Bohnen an sich selbst auszuprobieren.

Für den inneren Gebrauch müssen die Samen zermahlen werden. Maximal die Hälfte einer (!) Bohne wird als wirksame Dosis angegeben. Dennoch sollte man auch dieser geringen Angabe mit großer Vorsicht begegnen, da keine verlässlichen Daten vorliegen!

Als Colorines bekannte Samen

Auf mexikanischen Märkten gibt es Brujería-Stände (zur Brujería, »Hexerei«, siehe **Alaun**), die frische und getrocknete Kräuter, Heiligenbilder und **Amulette**, Kerzen und **Räucherwerk** anbieten. Dort werden oft auch *Erythrina*-Samen als »magische **Bohnen**« oder »Zauberbohnen« unter dem Namen Colorines, spanisch »die Farbigen«, angeboten (BYE und LINARES 1983: 6*). Allerdings werden auch die bohnenartigen Samen anderer Pflanzen unter demselben Namen mit der gleichen oder einer ähnlichen magischen Bedeutung gehandelt (MARTÍNEZ 1987*).

Als Colorines bekannte Samen

Name der Stammpflanze	Beschreibung der Samen
Abrus precatorius L.	rot-schwarze Samen (klein, rundlich) (vgl. **Coca**)
Capparis indica (L.) FAWC. et RENDL.	rote Beere
Erythrina americana MILL.	rote Samen (bohnenförmig)
Erythrina berteroana URBAN	rote Samen (bohnenförmig)
Erythrina breviflora DC.	dunkelbraune Samen (bohnenartig)
Erythrina corallodendron L.[192] (syn. *Erythrina corallodendron* var. *occidentalis* L., *E. spinosa* MILL., *E. inermis* MILL., *E. corallifera* SALISB., *Corallodendron occidentale* KUNTZE)	rote Samen (bohnenförmig)
Erythrina coralloides DC.	scharlachrote Samen mit schwarzem Strich
Erythrina flabelliformis KEARN.[193]	rote bis gelbe Samen (bohnenförmig)
Erythrina herbacea L.	rote Samen (bohnenförmig)
Erythrina lanata ROSE	rote Samen (bohnenförmig)
Erythrina lepthorriza DC.	schwarze Samen (bohnenförmig)
Erythrina occidentalis STANDL.	rote Samen (bohnenförmig)
Erythrina phaseloides DC.	rote Samen (bohnenförmig)
Erythrina spp.	rote Samen (bohnenförmig)
Hamelia xorullensis HBK.	–
Ormosia istmensis STANDL.[194]	rote Samen (rund und buckelig)
Ormosia macrocalyx DUCKE	rote Samen (rund und buckelig)
Ormosia toledana STANDL.	rote Samen (bohnenartig)
Ormosia spp.	rot-orange und rot-schwarze Samen (rund, buckelig)
Piscidia americana MOC. et SESS.	–
Rhynchosia pyramidalis (LAM.) URB.	rot-schwarze Samen (klein und rund)
Rivina humilis L.	rote Samen
Sophora conzatti STANDL.	rote Samen (bohnenförmig)
Sophora purpusi T.S.	rote Samen (bohnenförmig)
Sophora secundiflora (ORT.) LAG.	rote bis gelbe Samen (bohnenförmig)
Sophora tomentosa L.	rote Samen (bohnenförmig)

192 Dieser in Zentralamerika heimische Baum heißt *Madre del cacao*, »Mutter des **Kakaos**«. Er kommt nur kultiviert oder verwildert vor und ist ein wichtiger Schattenspender in den tropischen Kakaoplantagen. Seine roten Samen heißen *colorines* und werden zu Ketten aufgezogen. Sie enthalten angeblich »halluzinogene Stoffe« (BÄRTELS 1993: 68*).

193 Die Schamanen der Tarahumara haben früher die Samen des Fächerförmigen Korallenstrauchs (*Erythrina flabelliformis* KEARNEY, syn. *Erythrina purpusi* BRAND.) in Ritualen verwendet, allerdings ist nicht genau bekannt wie (BYE 1979b: 38*). Vermutlich wurden die Samen dem aus Agaven (*Agave* spp.) oder Mais gebrautem *tesgüino*-**Bier** als »Rauschverstärker« zugesetzt (BYE 1979b: 38*). Die Samen werden oder wurden von nordmexikanischen Indianern zu Ketten aufgezogen (BYE 1979b: 37*). Sie werden alternativ zu den Mescalbohnen *(Sophora secundiflora)* verwendet.

194 In Westafrika wird von der verwandten Art *Pericopsis laxiflora* (BENTH. ex BAK.) VAN MEEUWEN [syn. *Afromosia laxiflora* (B. ex B.) HARMS, *Ormosia laxiflora* BENTHAM ex BAKER] berichtet, dass sie eine »Art hypnotischen oder halluzinogenen Effekt« habe (NEUWINGER 1994: 635*).

Inhaltsstoffe

Colorines (*Erythrina* spp.) und auch in geringem Maße die Blüten und andere Pflanzenteile der **Korallenbäume** enthalten Erythrinaalkaloide (Erythrin, Erythroidin, Corallin, Coralloidin, Erythro-Coralloidin). In den Samen konnten 1,61% Alkaloide (Erysopin, Erysovin, Erybidin, Erisodin, Erythrartin) nachgewiesen werden (LARA OCHOA und MARQUEZ ALONSO 1996: 39*, MARTÍNEZ 1994: 78*).

Über die Giftwirkung ist nur wenig bekannt. Sie soll allerdings ähnlich wie bei Curare sein, weswegen die Rohdroge auch »mexikanisches Curare« genannt wurde (KRUKOFF 1939: 205, ROTH et al. 1994: 327*). Vergiftete fallen in einen tiefen Schlaf, der nach drei bis vier Tagen zum Dauerschlaf ohne Erwachen wird (ROTH et al. 1994: 327*).

In Mexiko glaubt man, dass allein schon das Tragen von Colorinesketten aphrodisierend wirke. Die Wirkstoffe sollen über den Schweiß gelöst und durch die Haut aufgenommen werden.[195] Es heißt außerdem, wenn eine Frau eine Colorines-Kette trägt, signalisiert sie ihre sexuelle Bereitschaft oder nymphomanische Begierde.

Bezugsquellen

Die roten Samen sind in Süd- und Zentralmexiko auf indianischen Märkten und Devotionalienhandlungen zu erwerben. Sie werden auch als Bestandteile von **Amulette**n und **Liebeszauber**n (**Pusanga**) benutzt. Halsketten aus Colorines stellte man schon immer her. Heutzutage werden sie manchmal von Indianerinnen in Touristenzentren (z. B. in Palenque) zum Verkauf angeboten.

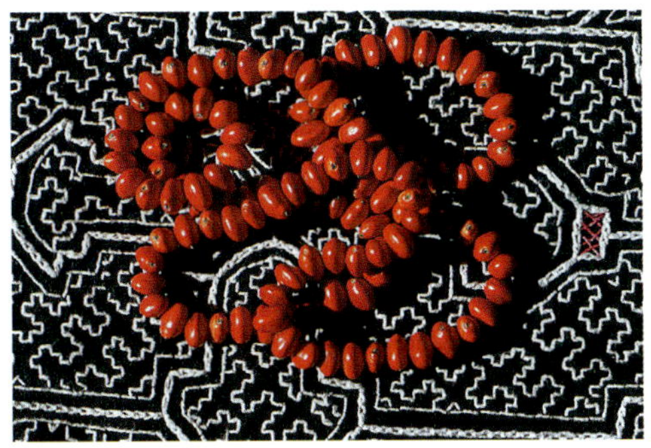

Colorineskette der Shipiboindianer. (Yarinacocha, Pucallpa, Peru, 1999)

Literatur

AMER, M. E., M. SHAMMA und A. J. FREYER
1991 »The Tetracyclic *Erythrina* Alkaloids«, *Journal of Natural Products* 54: 329–363.

EL-OLEMY, M. M., A. A. ALI und M. A. EL-MOTTALEB
1978 »Erythrina Alkaloids. I. The Alkaloids of the Flowers and Seeds of *Erythrina variegata*«, *Lloydia* 41: 342–347.

FOLKERS, K. und R. T. MAJOR
1937 »Isolation of Erythroidin, an Alkaloid of Curare Action, from *Erythrina americana*«, *Journal of the American Chemical Society* 59: 1580ff.

GAMES, D.E., A.H. JACKSON, N.A. KHAN und D. S. MILLINGTON
1974 »Alkaloids of Some African, Asian, Polynesian and Australian Species of *Erythrina*«, *Lloydia* 37: 581ff.

HARGREAVES, R. T., R. D. JOHNSON, D. S. MILLINGTON, M. H. MONDAL, W. BEAVERS, L. BECKER, C. YOUNG und K. L. RINEHART, jr.
1974 »Alkaloids of American Species of *Erythrina*«, *Lloydia* 37: 569ff.

HINZ, Eike
1984 »Kanjobal Maya Divination: An Outline of a Native Psycho-Sociotherapy«, *Sociologus* 34(2): 162–184.

KRICKEBERG, Walter
1975 *Altmexikanische Kulturen*, Berlin: Safari-Verlag.

KRUKOFF, B. A.
1939 »The American Species of Erythrina«, *Brittonia* 3(2): 205–337.

LOWY, Bernard
1980 »Ethnomycological Inferences from Mushroom Stones, Maya Codices, and Tzutuhil Legend«, *Revista/Review Interamericana* 10(1): 94–103.

PEÑA, Claudia, Fanny VILLARRAGA und Gerardo PÉREZ
1988 »A Lectin from the Seeds of *Erythrina rubrinervia*«, *Phytochemistry* 27(4): 1045–1048.

RAMIREZ, E. und M. D. RIVERO
1935 »Contribución al estudio de la acción farmocodinámica de la Erythrina americana«, *Anales del Instituto Biológico de la Universidad Nacionál de México* 6: 301–305.

STANDLEY, P.C.
1919 »The Mexican and Central American Species of *Erythrina*«, *Contributions of the U.S. Herbarium* 20: 175–182.

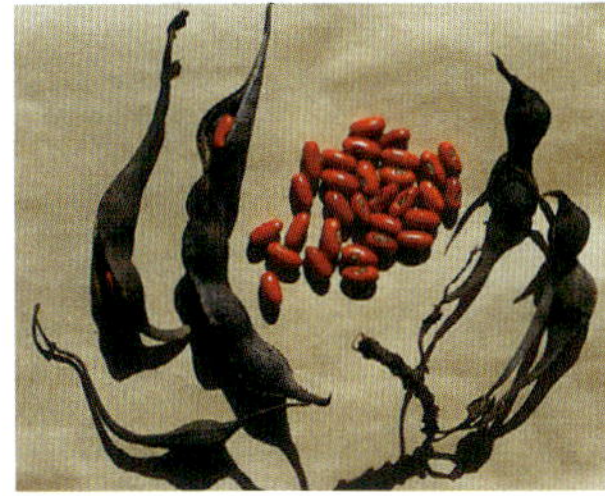

Die bohnenartigen Fruchtschoten und Samen von einer bisher nicht beschriebenen *Erythrina* sp. aus Ostaustralien (bei Sydney, 2/2002).

195 »Nach neuesten Versuchen wird vermutet, dass der Giftstoff der Colorines bei unverletzter Schleimhaut des Mundes und des Magens relativ harmlos sei, bei Eintritt in den Körper durch Schleimhautverletzungen aber stark giftig wirke, injiziert immer Lähmung der motorischen Nerven und Nekrose hervorrufe« (ROTH et al. 1994: 327*).

»Die Concha venerea hat ihren Namen wegen ihrer Schönheit erhalten, oder weil ihre Form dem weiblichen Schoß gleicht.« (Ole WORM, *Museum Wormianum*, 1655, III, 6–8)

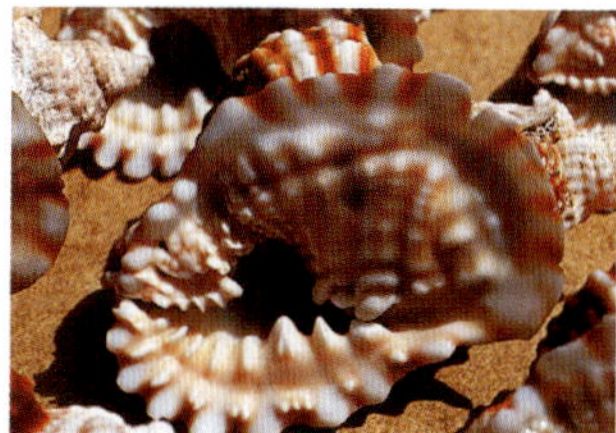

Die Mündung der indopazifischen Meeresschnecke *Distorsio anus*. Ins Deutsche übersetzt lautet der von Linné gewählte lateinische Name befremdlich vulgär: »Verdrehtes Arschloch«. (Philippinen)

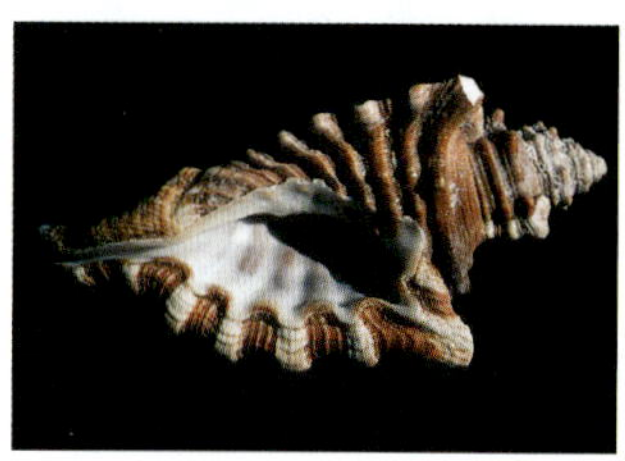

Die vom Periostrakum behaarte Schale (Conchylie) einer karibischen Tritonsschnecke offenbart eine vulvaähnliche Mündung: *Cymatium femorale* (L., 1758), Cymatiidae (Nordbrasilien)

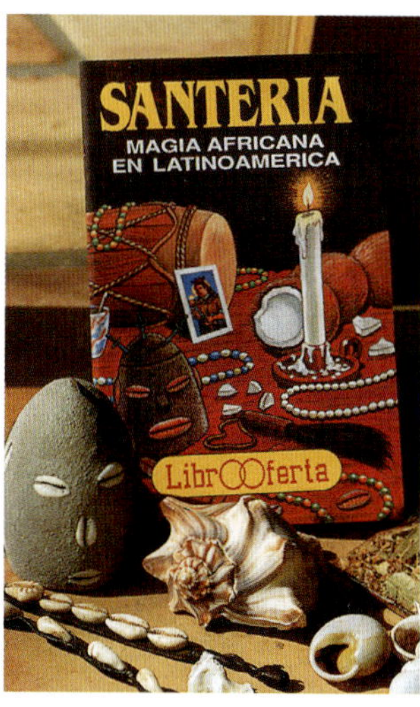

Conchylien spielen im afrokubanischen Religionskult Santería eine wichtige Rolle als **Liebeszauber.**

Conchylien

Andere Namen

Conchas, Conchylium, Konche, Konchylien, Muscheln, Muschelschalen, Schneckenschalen, Shells (engl.)

Conchylien erlangten aus symbolischen und optischen Gründen eine große Bedeutung als Aphrodisiaka. Viele Gehäuse von Muscheln und Schnecken erinnern verblüffend an weibliche Geschlechtsorgane. Ihr zweischaliger oder spiraliger Aufbau steht in Bezug zu mythisch-kosmologischen Urgründen und zur Polarität von Männlich und Weiblich.

Begriffsklärung

Conchylien (Plural) ist die heute wissenschaftlich korrekte Sammelbezeichnung für die vom lebenden Tier (**Muscheln** und **Schnecken**) getrennten Schalen, die aus **Calcit**, Aragonit und Conchylin aufgebaut sind. Diese aus Kalkverbindungen bestehenden Überreste überdauern die schalentragenden **Mollusken** (Weichtiere). Früher fasste man unter denselben Begriff auch **Eier** (speziell Straußeneierschalen), Krustentiere (wie **Hummer**), Stachelhäuter (wie **Seeigel**) und seltener sogar **Kokosnuss**schalen **und Meereskokosnüsse**.

Die Etymologie des Begriffs Conchylien ist nicht ganz eindeutig. Der Naturforscher Dezallier d'Argenville, der 1742 den Begriff *Conchyliologie* (auch Conchologie), das heißt die Lehre von den Conchylien einführte, leitete *Conchylie* von griechisch *konchylion*, lateinisch *concha*, ab. Konchylion soll ursprünglich »kleine Muschelschale« bedeutet haben und auf *konxe* (*konche*) zurückgehen. Das Wort *concha* ist nach dem *Latin Dictionary* (1917) ein Name für (zweischalige) Muscheln, Miesmuscheln, Purpurschnecken, Landschnecken (DANCE 1986: 197).

Einfacher und wissenschaftlich präziser: Conchylien ist ein Überbegriff für zweischalige Muscheln aller Art wie auch für die Gehäuse spiraliger Meeres- und Landschnecken.[196]

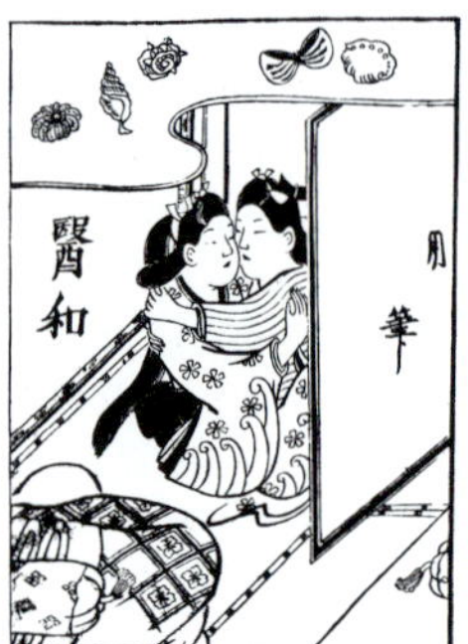

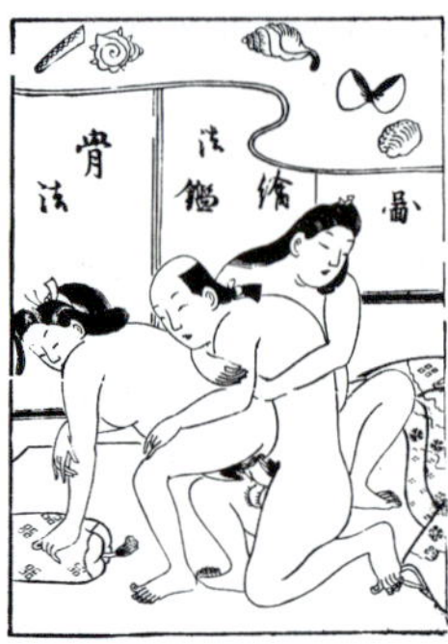

Conchylien (verschiedene Meeresmuscheln und -schnecken) säumen eine erotische Szene. (Holzschnitt, Japan, 19. Jh.)

Gebrauch als Aphrodisiakum

Conchylien werden meist pulverisiert als Aphrodisiaka eingenommen (**Austern**schalen, **Kaurischnecken**, **Shankha**). Durch Brennen und Löschen dieser Schalen gewinnt man Löschkalk[197], der ein wichtiger alkalischer Zusatz zu Pflanzenteilen ist, deren schwer lösliche Alkaloide nur so aufgeschlossen und als Liebesmittel benutzt werden können (**Betel**, **Coca**).

Viele Conchylien sehen wie menschliche Geschlechtsorgane und Körperöffnungen aus. Hier einige ausgesuchte Beispiele:

Volva volva (L., 1758), Ovulidae → Vulva
Penicillus penis L., (syn. *Brechites penis*) (L., 1758), Clavagellidae → Penis
Kaurischnecken, Cypraeidae → Vulva
Dentalium, Scaphopoda[198] → Penis
Distorsio anus L., Cymatidae → Anus

Der aphrodisische Hintergrund vieler Conchylien spielt in der Magie eine wesentliche Rolle. Von einer (noch immer) mechanistischen Weltsicht aus betrachtet, wirkt eine Substanz, ein Naturprodukt, nur dann, wenn es eine wäg- und messbare pharmakologische Wirkung zeigt. Aus symbolischer, magischer, mystischer, spiritueller oder religiöser Warte ist die pharmakologisch-materielle Wirkung wiederum bedeutungslos. Dafür tritt die geistige Ebene umso mehr in den Vordergrund: Conchylien überdauern die Tiere, die in ihnen lebten. Daher wurden sie schon immer als Symbol des ewig währenden, sich regenerierenden Lebens betrachtet; als Symbole von Wiedergeburt und Schöpfungskraft. Weil sie an

196 Verblüffenderweise siegt heute oft in Kulturwissenschaften wie Kunstgeschichte und Ethnologie nicht die Wissenschaft, sondern der landläufig genutzte Oberbegriff »Muscheln«, der zoologisch falsch ist. In den Publikationen beider Fachgebiete wimmelt es von falschen Bezeichnungen (MÜLLER-EBELING 1994). Obgleich prinzipiell um größtmögliche Wissenschaftlichkeit bemüht, kümmern sich Kunsthistoriker und Ethnologen (natürlich beiderlei Geschlechts) wenig darum, ihr mangelndes oder gänzlich fehlendes zoologisches Fachwissen durch Konsultation kompetenter Fachleute oder die entsprechende Fachlektüre auszugleichen. Es scheint, als ob die akademische Zunft den Erkenntnissen anderer Wissenschaften gegenüber immun bleibt (von rühmlichen Ausnahmen abgesehen)!

197 Offensichtlich waren die pulverisierten Conchylien in vergangenen Zeiten eine wichtige Kalziumquelle für den Menschen (vgl. **Calcit**). Für manche Naturvölker, die nur so ihren Kalziumbedarf decken können, trifft dies noch heute zu.

198 Elefantenzahnschneckenschalen (*Dentalium*) wurden als pharmazeutische Rohdrogen, **Amulette**, Geld, Schmuck usw. benutzt (vgl. **Elefant**).

menschliche Reproduktionsorgane erinnern, verkörperten sie das Leben, die Kraft der Zeugung und Geburt; geschlechtliche Lüste und erotische Freuden. Daher wurden sie schon immer als Amulette und Liebesorakel geschätzt. In spiraligen Schneckengehäusen erkannte man das Urprinzip der geistigen, seelischen und körperlichen Entwicklung.

So ist es nicht verwunderlich, dass eine der ältesten Kultfiguren der frühen Menschheit, die Willendorfer Venus, um den Kopf eine seltsame Reihe von Vertiefungen besitzt, die wie ein Bienenkorb wirken und als Kranz von Gehäusen von **Weinbergschnecken** identifiziert wurden.

Kulturgeschichte

Die Kalkgehäuse erlangten ökonomische, medizinische, religiöse (z. B. als **Shankha** im Hinduismus), magische (als **Liebeszauber** und **Amulette**) und künstlerische Bedeutung. Archäologische Funde belegen, dass Conchylien seit der Steinzeit von großer kultureller Bedeutung waren. Aus den Funden lässt sich auch rekonstruieren, dass bereits in vorgeschichtlicher Zeit Gehäuse von Muscheln und Schnecken als begehrte Objekte über weite Distanzen gehandelt wurden (z. B. *Cypraecassis rufa* aus dem Indischen Ozean zu den Cromagnonhöhlen in Frankreich; DANCE 1986: 1f.).[199] Völker aller Zeiten und Kulturen nutzten Conchylien als Schmuck, Ritualobjekte, Zaubergeräte und Trinkgefäße. Sie dienten ihnen als Rohmaterial zur Herstellung von Angelhaken und anderen Geräten, als Ressource für Löschkalk, als Heilmittel, Pharmaka, Aphrodisiaka – und als begehrte Sammelobjekte.

Aus der Sammelleidenschaft ging die Conchologie hervor, die »Lehre von den Conchylien« beziehungsweise Molluskenschalen (MUENSTERBERGER 1995). Innerhalb der zoologischen Wissenschaften entwickelte sich aus der Conchologie die Malakologie; die Lehre von den Weichtieren (DANCE 1986).

Jüngst konnte man nachweisen, dass die Gestaltungsprinzipien der Schalen mathematischen dynamischen Gesetzen folgen und (vor allem jene tropischer Meeresschnecken) fraktale Grundmuster nachbilden. Mit Hilfe von Computerprogrammen konnte man sogar die vielfältigen Schalenmusterungen generieren (MEINHARDT 1997).

Bezugsquellen

Die an die Strände der Weltmeere gespülten Schalen von Meeresmollusken kann man selbst sammeln. Gut erhaltene und seltene Conchylien kann man auf speziellen Messen, in Fachgeschäften und im Mineralienhandel erwerben.

Literatur

ABBOTT, R. Tucker und S. Peter DANCE
1986 *Compendium of Seashells* (3. Aufl.), Melbourne, Florida: American Malacologist (Standardwerk zur Bestimmung von über 4200 Conchylien).

ARGENVILLE, A. J. Dezallier d'
1742 *L'Histoire naturelle éclaircie dans deux de ses parties principales: la Lithologie et la Conchyliologie*, Paris: La Société Royal des Sciences de Montpellier.

BRISOU, Jean
1985 *Les coquillages dans l'histoire des hommes*, Ouest-France.

DANCE, S. Peter
1986 *A History of Shell Collecting*, Leiden: E. J. Brill.
1989 *The Art of Natural History*, London: Bracken Books.

DANCE, S. Peter und David HEPPELL
1991 *Muscheln und andere Schalentiere*, Zug: Swan Productions.

LINDNER, Gert
1994 *Muscheln und Schnecken der Weltmeere*, München: BLV.

MEINHARDT, Hans
1997 *Wie sich Schnecken in Schale werfen: Muster tropischer Meeresschnecken als dynamische Systeme*, Berlin usw.: Springer.

MÜLLER-EBELING, Claudia
1994 «Conchylien im Kunsthandwerk: Zur Materialkunde», *Weltkunst* 15: 2011–2013.

MUENSTERBERGER, Werner
1995 *Sammeln: Eine unbändige Leidenschaft*, Berlin: Berlin Verlag.

SAFER, Jane Fearer und Frances McLaughlin GILL
1982 *Spirals from the Sea: An Anthropological Look at Shells*, New York: Potter/American Museum of Natural History.

Cordyceps

Siehe **Kernkeulen**

Crack

Siehe **Kokain**

Cubeben

Siehe **Kubeben**

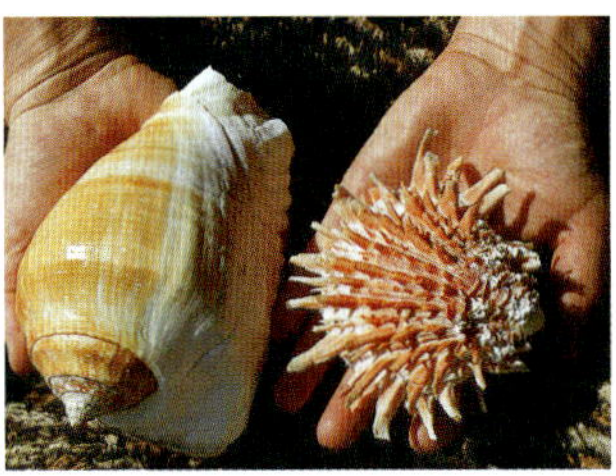

Die pazifischen Conchylien (Schalen) einer **Flügelschnecke** (*Strombus galeatus*, links) und einer Dornenauster (*Spondylus princeps*, rechts) waren im Alten Amerika vor allem von ritueller und symbolischer Bedeutung: Sie zeigen die Beständigkeit des Lebens und dessen Kontinuität zwischen Leben und Sterben, Geburt und Tod. Sie wurden den Toten als Zeichen der Wiedergeburt oder der Fortexistenz der Seele mit ins Grab gegeben. Ansonsten dienten die Schalen als Ritualobjekte, zur Herstellung von Schmuck und Löschkalk (z.B. für das **Coca**kauen oder das **Tabak**schnupfen) und hatten eine gewisse Bedeutung als Aphrodisiaka.

»Das Sammeln ist eines jener Abwehrmittel, die zeitweilige Entlastung versprechen und neue Vitalität verleihen, weil jedes neue Objekt die Vorstellung einer phantasierten Omnipotenz verschafft – denken wir an den Muschelsammler, der mir anvertraute, wie die wundervolle **Kauri**muschel [sic!] ihm einen Menschen ersetzt, und dass er sie, verborgen vor der Außenwelt, in einer Schublade aufbewahrt.«
(MUENSTERBERGER 1995: 367)

199 Bestimmte **Mollusken**, die man anhand der Schalen eindeutig identifizieren kann, sind in bestimmten Meeren und Regionen heimisch. Werden sie an weit entfernten Orten gefunden, weist dies eindeutig darauf hin, dass sie auf kulturellen Verkehrswegen über weite Distanzen gehandelt wurden (vgl. **Flügelschnecken**).

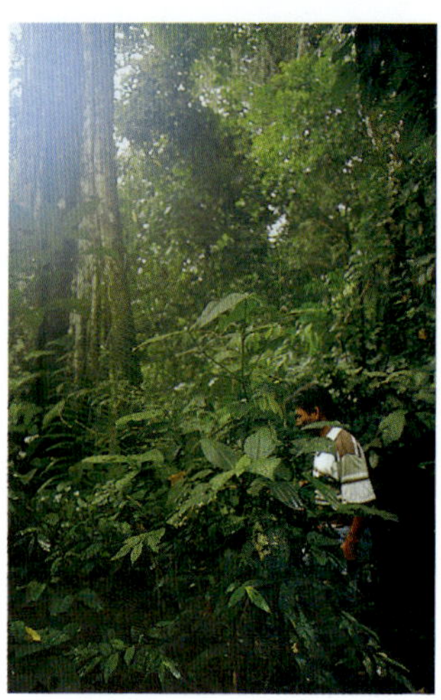

Ein *Palero* nähert sich dem Stamm des Cumacebabaumes. (Bei Iquitos, Amazonien, Peru, 2000)

Cumaceba

Swartzia spp., Leguminosae (Hülsenfruchtgewächse), Caesalpiniaceae

Andere Namen

Kakabroekoe (Guayana), Palo de cebo, Palo de chunche

Die aus der Umgebung von Iquitos, Amazonien, Peru, bekannte Cumaceba ist ein geschätztes Aphrodisiakum. Ihr extrem hartes Holz wird als **Potenzholz** gerühmt (wie **Bois bandé**). Es wird wie **Huito** zubereitet, das heißt geraspelt und in **Schnaps** (**Alkohol**) mazeriert. Cumaceba wird von den Paleros zur Zubereitung der **Siete Raizes** benutzt.

Viele Arten der Gattung *Swartzia* werden wegen ihres ausgezeichneten harten Holzes allgemein geschätzt. Aus manchen Arten gewinnt man Fischgifte. Andere dienen als Heilmittel bei Durchfall, Diarrhöe und Wurmbefall (SCHULTES 1979). Die Früchte von *Swartzia recurva* POEPPIG et ENDLICHER werden zur Vorbeugung gegen Altersschwachsinn eingesetzt (SCHULTES und RAFFAUF 1990: 256*).

Im amazonischen Schamanismus wird Cumaceba auch als Pfeifenkopfholz für die Mapacho-Ritualpfeifen geschätzt. Sie sind bei allen Zeremonien und Heilritualen (etwa mit **Ayahuasca**) von zentraler Bedeutung. Aus diesen Ritualpfeifen wird nur der besonders nikotinreiche Mapachotabak geraucht, dessen Rauch einen magischen Schild bildet, der vor feindlichen, magischen Kräften schützt.

Ein afrikanisches Aphrodisiakum

Swartzia madagascariensis DESVAUX

»Bei den Luena und Lunda hat die **Wurzel** roh gegessen oder in Form eines Extraktes den Ruf als sexuelles Stimulans« (NEUWINGER 1998: 318*). Das Herzholz enthält Pterocarpin, Homopterocarpin und Dimethylpterocarpin. Pterocarpin wurde erstmals aus dem Roten Sandelholz (*Pterocarpus santalinus* L.) isoliert (vgl. **Sandel**).

Bezugsquellen

Am besten erhältlich auf Kräutermärkten, wie dem von Iquitos, Amazonien, Peru.

Literatur

SCHULTES, Richard Evans

1979 »De plantis toxicariis e mundo novo tropicale commentationes 20: Medicinal and toxic uses of *Swartzia* in the northwest Amazonas«, *Journal of Ethnopharmacology* 1(1): 79–87.

Cumala

Virola spp., Myristicaceae (Muskatgewächse)

Andere Namen

Are-de-yé, Camaticaro, Cedrillo, Cozoiba, Cuajo, Cudo rebalsero, Cumala caspi, Ebene, Epena, Épena, Huapa, Isioma, Jakuana, Jeajeamadou, K-de'-ko, Ko-gá, Koó-na, Krüdeeko, Machfara-a, Nyakwana, Pa-ree-ká, Paricá[200], Parika, Parikana, Parikaraná, Rapá, Ra-se-n-e-mee, Rose-nameti, Rose-nemee, Sangerino, Shomiá, Tchkiana, Trompillo, Tsu-nem, Ucuba, Ucufe-ey, Uucuba, Ucuúba preta, Vihó, Yá-kee, Yakee, Yakohana, Yakohana-hi, Yakoana, Yá-to, Yeag aseiiñ

Es gibt rund sechzig Arten der Gattung *Virola*, von denen einige als Nutzholz ausgebeutet werden; andere liefern Harze für halluzinogene Schnupfpulver (PLOTKIN 1994: 277*) oder werden für Liebes- und Potenzmittel verwendet.

Von *Virola calophylla* WARB. wird in Amazonien heute noch (früher auch in der Karibik) ein Rindenpulver als Aphrodisiakum geschnupft.

Die Yanomamö (= Waika) aus Südvenezuela mischen das Harz von *Virola theiodora* unter ihr Schnupfpulver **Epená**, das auch als Liebesmittel gilt. Cumala wird nicht nur als schamanisches Halluzinogen, sondern auch als Pfeilgift benutzt (SOARES MAIA und RODRIGUES 1974).

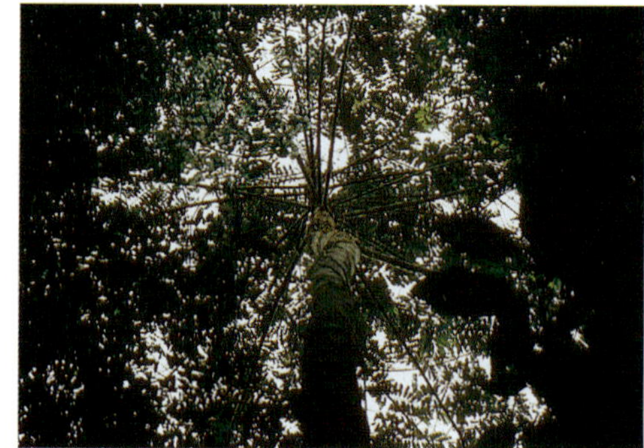

Ein Stamm mit den typisch abstehenden Ästen des Cumalabaumes (*Virola* sp.). (Bei Iquitos, Amazonien, Peru, 1999)

200 In Amazonien werden folgende Bäume mit demselben Namen *Paricá* bezeichnet: *Cassia fastuosa* WILLD., *Cedrelinga catenaeformis* DUCKE, *Parkia* spp., *Piptadenia* spp., *Pithecolobium* spp., *Schizolobium amazonicum* (HUB.) DUCKE, *S. parahybum* (VELL.) BLAKE, *Senegalia* spp. und andere Leguminosen (SCHULTES 1954: 257f.).

Manche *Virola*-Arten dienen als **Ayahuasca**additive: *Virola surinamensis* wird von einigen Schamanen in Iquitos dem Ayahuascatrank zugesetzt, damit durch den Genuss die »Medizin gelehrt« wird.

Das geraspelte Cumalaholz wird auch, in **Alkohol** ausgezogen, als Potenzmittel getrunken und manchmal den Rezepturen der **Siete Raizes** zugefügt.

Der Name Cumala wird auch für die als orale Halluzinogene verwendeten verwandten Muskatgewächse *Osteophloeum platyspermum*[201] und *Iryanthera macrophylla*[202] gebraucht (Schultes et al. 1977: 264).

Inhaltsstoffe

Viele *Virola*-Arten enthalten Tryptamine (**DMT**, 5-MeO-DMT, u. a.) und **β-Carboline**; manche, zum Beispiel *Virola cuspidentata*, sogar Harmanderivate (6-Methoxyharmalan, 6-Methoxyharma, 6-Methoxytetrahydroharman) sowie Diarylpropane vom Typus des Virolans und des Virolins (Brenneisen und Hasler 1994: 1154). Die meisten untersuchten *Virola*-Arten enthalten Tryptamine, am häufigsten DMT (Holmstedt et al. 1982).

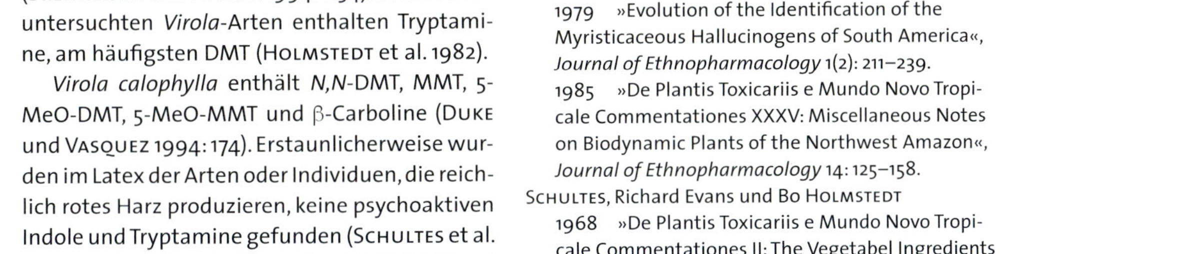

Virola calophylla enthält *N,N*-DMT, MMT, 5-MeO-DMT, 5-MeO-MMT und β-Carboline (Duke und Vasquez 1994: 174). Erstaunlicherweise wurden im Latex der Arten oder Individuen, die reichlich rotes Harz produzieren, keine psychoaktiven Indole und Tryptamine gefunden (Schultes et al. 1977: 260). In der Rinde wurden MMT, DMT und 5-MeO-DMT nachgewiesen (Farnsworth 1968: 1088*).

Im Harz von *Virola theiodora* sind 8% 5-MeO-DMT enthalten (Soares Maia und Rodrigues 1974).

Bezugsquellen

Cumala ist im Amazonasgebiet erhältlich, in Europa im ethnobotanischen Handel. Es unterliegt keinen gesetzlichen Restriktionen.

Literatur

Bennet, B. C. und Rocío Alarcón
1994 »*Osteophloeum platyspermum* and *Virola duckei* (Myristicaceae): Newly Reported as Hallucinogens from Amazonian Ecuador«, *Economic Botany* 48(2): 152–158.

Brenneisen, Rudolf und Felix Hasler
1994 »Virola«, in: *Hagers Handbuch der pharmazeutischen Praxis* (5. Aufl.), Berlin: Springer, Bd. 6: 1154–1159.

Gottlieb, Otto R.
1979 »Chemical Studies on Medicinal Myristicaceae from Amazonia«, *Journal of Ethnopharmacology* 1: 309–323.

Holmstedt, B., J. E. Lindgren, T. Plowman, L. Rivier, R. E. Schultes und O. Tovar
1982 »Indole Alkaloids in Amazonian Myristicaceae: Field and Laboratory Research«, *Botanical Museum Leaflets* 28(3): 215–234.

Lai, A., M. Tin-Wa, E. S. Mika et al.
1973 »Phytochemical Investigation of *Virola peruviana*, a New Hallucinogenic Plant«, *Journal of the Pharmaceutical Society* 62: 1561–1563.

Plotkin, Mark J. und Richard Evans Schultes
1990 »*Virola:* A Promising Genus for Ethnopharmacological Investigation«, *Journal of Psychoactive Drugs* 22: 357–361.

Schultes, Richard Evans
1954 »A New Narcotic Snuff from the Northwest Amazon«, *Botanical Museum Leaflets* 16(9): 241–260.
1969 »De Plantis Toxicariis e Mundo Novo Tropicale Commentationes IV: *Virola* as an Orally Administered Hallucinogen«, *Botanical Museum Leaflets* 22: 133–164.
1979 »Evolution of the Identification of the Myristicaceous Hallucinogens of South America«, *Journal of Ethnopharmacology* 1(2): 211–239.
1985 »De Plantis Toxicariis e Mundo Novo Tropicale Commentationes XXXV: Miscellaneous Notes on Biodynamic Plants of the Northwest Amazon«, *Journal of Ethnopharmacology* 14: 125–158.

Schultes, Richard Evans und Bo Holmstedt
1968 »De Plantis Toxicariis e Mundo Novo Tropicale Commentationes II: The Vegetabel Ingredients of the Myristicaceous Snuffs of the Northwest Amazon«, *Rhodora* 70: 113–160.
1971 »De Plantis Toxicariis e Mundo Novo Tropicale Commentationes VIII: Miscellaneous Notes on Myristicaceous Plants of South America«, *Lloydia* 34: 61–78.

Schultes, Richard Evans und Tony Swain
1976 »De Plantis Toxicariis e Mundo Novo Tropicale Commentationes XIII: Further Notes on *Virola* as an Orally Administered Hallucinogen«, *Journal of Psychedelic Drugs* 8: 317–324.

Schultes, Richard Evans, Tony Swain und Timothy C. Plowman
1977 »De Plantis Toxicariis e Mundo Novo Tropicale Commentationes XVII: *Virola* as an Oral Hallucinogen Among the Boras of Peru«, *Botanical Museum Leaflets* 25(9): 259–272.

Soares Maia, J. G. und William A. Rodrigues
1974 »*Virola theiodora* como alucinógena e tóxica«, *Acta Amazônica* 4: 21–23.

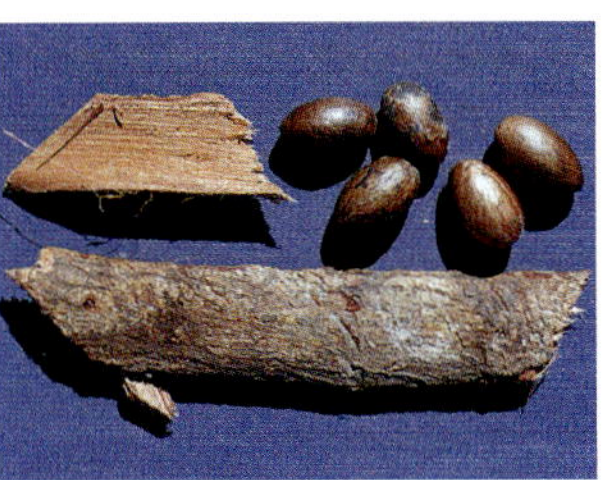

Samen und Rinde des Cumalabaumes (*Virola* af. *oleifera*).

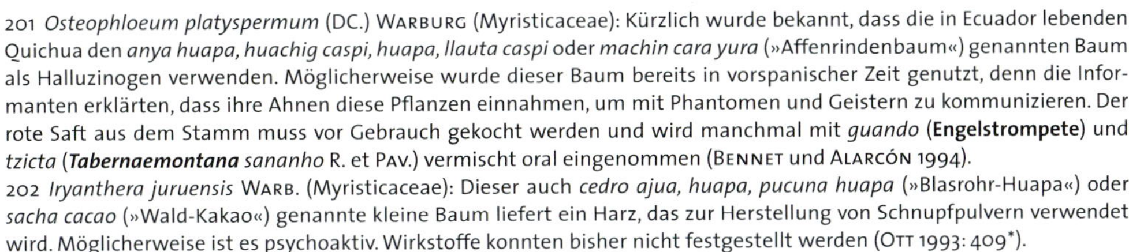

201 *Osteophloeum platyspermum* (DC.) Warburg (Myristicaceae): Kürzlich wurde bekannt, dass die in Ecuador lebenden Quichua den *anya huapa, huachig caspi, huapa, llauta caspi* oder *machin cara yura* (»Affenrindenbaum«) genannten Baum als Halluzinogen verwenden. Möglicherweise wurde dieser Baum bereits in vorspanischer Zeit genutzt, denn die Informanten erklärten, dass ihre Ahnen diese Pflanzen einnahmen, um mit Phantomen und Geistern zu kommunizieren. Der rote Saft aus dem Stamm muss vor Gebrauch gekocht werden und wird manchmal mit *guando* (**Engelstrompete**) und *tzicta* (***Tabernaemontana*** *sananho* R. et Pav.) vermischt oral eingenommen (Bennet und Alarcón 1994).

202 *Iryanthera juruensis* Warb. (Myristicaceae): Dieser auch *cedro ajua, huapa, pucuna huapa* (»Blasrohr-Huapa«) oder *sacha cacao* (»Wald-Kakao«) genannte kleine Baum liefert ein Harz, das zur Herstellung von Schnupfpulvern verwendet wird. Möglicherweise ist es psychoaktiv. Wirkstoffe konnten bisher nicht festgestellt werden (Ott 1993: 409*).

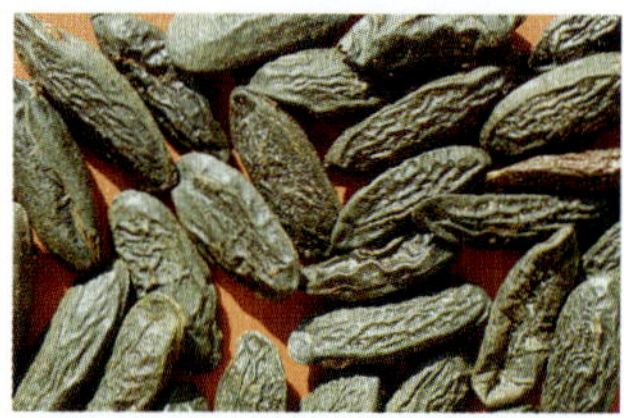

Sarrapia, Tonkabohnen (*Dipteryx odorata*). Von den so genannten Tonkabohnen aus Guayana wird reines Cumarin ausgeschwitzt, daher heißt dieses auch Tonkabohnenkampfer. Auskristallisiert erscheint es auf den Früchten wie weißes Pulver. Tonkabohnen gelten in Südamerika als Aphrodisiaka und Liebeszaubermittel.

Cumarindrogen

Viele als wirksame Aphrodisiaka benutzte Pflanzen gehören pharmazeutisch-chemisch zu den Cumarindrogen. Cumarindrogen nennt man in der Pharmazie die getrockneten pflanzlichen Rohdrogen mit einem hohen Gehalt an Cumarin. Möglicherweise aufgrund ihrer olfaktorischen Bedeutung werden viele dieser Drogen besonders häufig als **Liebeszauber** verwendet.

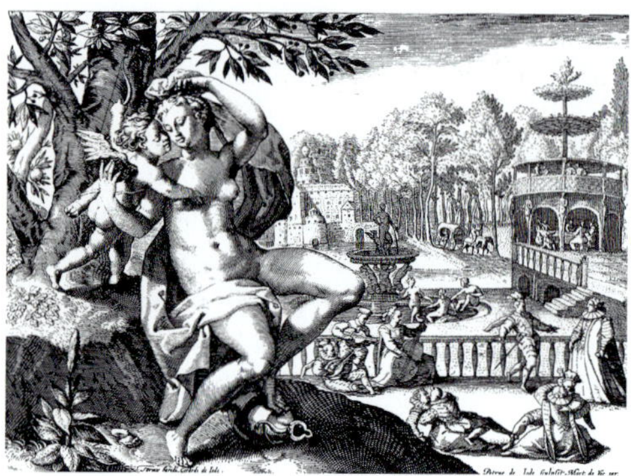

»Die Freuden der Venus«. Die Liebesgöttin Venus sitzt mit dem kleinen Amor unter einem Olivenbaum. Vor ihr steht eine Königskerze (*Verbascum* sp.), eine Cumarindroge, die auch als Liebeszauber und Aphrodisiakum benutzt wurde. Im Hintergund die typische Darstellung eines Jungbrunnens. (Kupferstich von Gerhard DE JODE, 17. Jh.)

Cumarin

Stoffgruppe: Benzopyrone

Summenformel: $C_9H_6O_2$

Cumarin

Scopoletin

Umbelliferon

Andere Namen

Cumarine, Coumarin, Kumarin, 1,2-Benzopyron, Benzopyrone, Benzo-α-Pyrone, α-Chromone, Chromen-2-on, 2H-1-Benzopyran-2-on, o-Cumar(in)säurelacton, Tonkabohnencampher

Die chemische Bezeichnung wurde abgeleitet von dem *Coumarouna* genannten, im tropischen Guayana heimischen, bis neunzig Meter hohen Tonkabohnenbaum *(Dipteryx odorata)*. Seine Samen, die Tonkabohnen, haben den höchsten bekannten Cumaringehalt im Pflanzenreich. Aus ihnen wurde das erste unsubstituierte Benzo-α-pyron, das eigentliche Cumarin, kristallin isoliert (WAGNER 1985: 242*).

Tonkabohnen werden in Duftstoffen und **Parfüms** sowie als Zutat der **Tabak**paste Chimó verwendet. Sie werden als Räucherstoffzusatz genutzt und als **Amulette** getragen. »Die Kreolen in Surinam stellen aus seinen Früchten ein [mutmaßlich aphrodisisches] Shampoo her« (PLOTKIN 1994: 285*). Viele Cumarindrogen entstehen erst beim Trocknen. Der Cumaringeruch ist unter den Bezeichnungen »Waldmeisterduft« und »Heuduft« gut bekannt.

Das aromatische, leicht nach **Vanille** duftende Cumarin kristallisiert in farblosen Prismen und ist gut in Alkohol (Ethanol), Äther und **ätherischen Ölen** löslich. Biosynthetisch entsteht es durch Hydroxylierung von Zimtsäure oder Cumaringlykosid. Deshalb entsteht es oft beim Welken (Heuduft) oder Trocknen von Pflanzen, die eigentlich gar kein Cumarin enthalten (wie *Anthoxanthum odoratum*, *Galium odoratum*, *Sida acuta*, *Sida* spp., *Tagetes* spp.). Fast alle werden als Tabakzusätze oder -substitute und Zutaten zu **Rauchmischungen** benutzt.

Inhaltsstoffe

Die beiden Arten *Dipteryx odorata* (AUBL.) WILLD. und *Dipteryx oppositifolia* (AUBL.) WILLD. gehören zur Familie der Schmetterlingsblütler (Baumleguminosen). Ihre »**Bohnen**« (= Samen, 25 bis 50 mm lang) sind mit auskristallisiertem Cumarin bedeckt; die Konzentration dieses Hauptwirkstoffes liegt meist bei 1 bis 3%, in selteneren Fällen bis zu 10% Cumarin (ROTH et al. 1994: 310*).

Cumarin und Cumarinderivate (vor allem Scopoletin und Umbelliferon) kommen in manchen

Cumarindrogen

In der pharmazeutischen Biologie gelten als die »klassischen« oder bedeutendsten Cumarindrogen nach WAGNER (1985: 242ff.*) folgende Arten (alle aus der Familie Umbelliferae/Apiaceae):

Ammeos visnagae Fructus	Echte Ammei	*Ammi visnaga* (L.) LAM.
Ammi majoris Fructus	Ammei	*Ammi majus* L.
Angelicae Radix	**Engelwurz**	*Angelica archangelica* L.
Levistici Radix	**Liebstöckel**	*Levisticum officinale* KOCH
Pimpinellae Radix	Bibernelle (**Pimpernelle**)	*Pimpinella major* (L.) HUDS.

Diese typischen Cumarindrogen werden einzeln oder in Mischungen als Aphrodisiaka benutzt (etwa in **Elixieren**, **Lenzmitteln**, **Rasayana**, **Sultansmedizin**).

Die wichtigsten Cumarinpflanzen, die als Aphrodisiaka und/oder Liebeszauber gelten:

Adlerholz	*Aquilaria agallocha*
Bockshornklee	*Trigonella foenum-graecum*
Engelwurz	*Angelica archangelica* L.
Fahantee	*Angraecum fragrans* Du Petit-Thouars (Orchidaceae, **Orchideen**)
Glanzporling	*Ganoderma lucidum* (**Ling shih**)
Justizia	*Justicia pectoralis* (var. *stenophylla*)[203]
Königskerze	*Verbascum thapsus* L.
	Verbascum sp.[204]
Lavendel	*Lavandula angustifolia* Mill., syn. *Lavandula officinalis* Chaix
Löwenschwanz (Dagga)	*Leonotis leonurus* (L.). Br. (vgl. **Hanf**)
	Leonotis nepetaefolia (L.) Br.
Mariengras (Sweetgrass, Vanillengras)	*Hierochloë odorata* (L.) P. Beauv.
Perubalsambaum	*Myroxylon balsamum* (L.) Harms var. *pereira* (Royle) Harms, syn. *Toluifera pereira* (Royle) Baill.
Ruchgras	*Anthoxanthum odoratum* L.
Sidakräuter	*Sida* spp.
Spik (Speik)	*Lavandula latifolia* Medik.
	Lavandula hybrida Reverchon
Steinklee	*Melilotus officinalis* (L.) Pall.
	Melilotus spp. (Rizk und Hammouda 1982)
Tabak	*Nicotiana tabacum*
Tagetes, Studentenblumen	*Tagetes* spp.
Yauhtli, Pericón	*Tagetes lucida* Cav.
Cempoalxochitl	*Tagetes erecta* L.
Terpentinbesen	*Thamnosma montana* Torr. et Frem.
Tonkabohnenbaum (Coumarouna)	*Dipterys odorata* (Aublet.) Willd., syn. *Coumarouna odorata* Aubl., *Dipteryx oppositifolia* (Aubl.) Willd.
Vanille	*Vanilla planifolia* L.
Waldmeister	*Galium odoratum* (L.) Scop., syn. *Asperula odorata* L.
Zimtkassie	*Cinnamomum aromaticum* Fr. Nees, syn. *Cinnamomum cassia* Blume

Pflanzen vor, die psychoaktiv genutzt werden. Cumarin ist der Geschmacksgeber in der Waldmeisterbowle und im Büffelgras-Wodka (**Alkohol**).

Bezugsquellen

Cumarinhaltige Pflanzen, z. B. Waldmeister (*Galium odoratum*) oder »Der süße Duft der Erde« (*Mondia withei*), gibt es bei Elixier®.

Literatur

Gray, Alexander I. und Peter G. Waterman
1978 »Coumarins in the Rutaceae«, *Phytochemistry* 17: 845–864.

Laub, E. und W. Olzowski
1982 »Über den Cumaringehalt in Waldmeister und seine DC-Bestimmung«, *Zeitschrift für Lebensmitteluntersuchung* 175: 179–181.

Marles, R. J., C. M. Compadre und N. R. Farnsworth
1987 »Coumarin in Vanilla Extracts: Its Detection and Significance«, *Economic Botany* 41: 41–47.

Rizk, A. M. und F. M. Hammouda
1982 »Phytochemical investigation of Melilotus siculus und Melilotus indica«, *Planta Medica* 45: 29–32.

Curcuma

Siehe **Kurkuma**

203 Bei den Ka'aporindianern in Guayana wird die Justizia (*J. pectoralis* und *J.* var. *stenophylla* sowie eine andere aromatische, cumarinhaltige Pflanze, *Ardisia guianensis* [Aubl.] Mez., Myrsinaceae, Yukuna-ka'a) als *inamohar-puhan*, »Freundinnen-Medizin«, also als eine Art Pflanzenfetisch oder **Liebeszauber**, klassifiziert.

204 Im nordamerikanischen, urbanen Voodoo wird ein Blättertee aus dem Königskerzenkraut als Aphrodisiakum getrunken.

»Curries sind von Natur aus ganzheitlich – da kommen alle Sinne zum Tragen. Und es bleiben keine Wünsche offen. Da ist Schärfe mit Säure und Süße genüßlich vereint.« (Messerli und Le Brasse 2000: 7)

Curry

Curry ist der Name für eine Gewürzmischung, zu der auch die gleichnamigen Curryblätter (*Murraya koenigii*, Rutaceae; engl. *Curry leaf*, Thai *Bai karee*) zählen.

Curry gehört auch in erotischer Hinsicht zu den Scharfmachern unter den Gewürzen. Die Hitze und das Feuer übertragen sich auf die Sinne und den Geist und feuern heiße Liebesnächte an.

Die Erfindung des Currys

Die gelbe, zum Teil aus dreißig bis vierzig Zutaten bestehende Gewürzmischung ist der Legende nach bei der Suche nach einem besonders gut wirksamen Aphrodisiakum erfunden worden. Die Inder glauben, dass Gewürze die Produktion eines ätherischen »Samens« fördern. Dieser »Same« ernährt und pflegt die Lustorgane von Mann und Frau. Je mehr Gewürze, desto mehr »Same« und damit mehr Lust.

Curry in Indien und Thailand

Von Indien aus eroberte die Gewürzmischung Curry die Welt. Dabei veränderten sich Vorstellungen und Gebrauch. Im Westen kaufen wir Curry als fertiges gelbes Pulver in der Gewürzabteilung, meist ohne zu wissen, dass es sich dabei um eine raffinierte Gewürzkomposition aus bis zu vierzig Zutaten handelt. In Indien und Nepal wäre es ein Unding, Curry im Glas, als fertige Mischung zu kaufen und zu verwenden. Mit Augenmaß und flinken Griffen mischen indische Gewürzhändler die Curryzutaten individuell für ihre Kundinnen.

Grundlage einer typisch indischen Currymischung sind folgende Zutaten: Schwarze **Pfeffer**körner, Griechisch-Heu-Samen (**Bockshornklee**samen), Kümmelsamen, gemahlene Gelbwurz (**Kurkuma**), **Senf**samen, gemahlener **Ingwer**, **Koriander**samen, frische Curryblätter und getrockneter **Chilipfeffer**.

Chili (*Capsicum* spp.), ein wesentlicher Currybestandteil, gelangte vermutlich über indische Handelswege der Portugiesen ab 1511 in die thailändische Küche und verleiht ihr bis heute eine charakteristische und legendäre Schärfe.

Eine für Chiang Mai, Nordthailand, typische Grundmischung für Curry besteht aus einer Rezeptur von **Gewürze**n, die durchweg als Aphrodisiaka gelten: **Koriander**samen, **Kardamom**, Chinesischer Kardamom, Sternanis, **Fenchel**, Schwarzer **Pfeffer**, Macis, **Zimt**rinde, **Muskat**nuss, **Langer Pfeffer**, Kreuzkümmel (Cumin) und **Galangan** (Thai Prahoem).

Die beiden asiatischen Länder, deren Küche maßgeblich durch raffinierte Currymischungen bestimmt wird, teilen den Ruhm einer legendären »Liebeskultur«: In Indien begründeten die reich mit erotischen Details verzierten Tempel der Vergangenheit diesen Ruhm. In Thailand wurde er im Sextourismus der Gegenwart geboren, gefördert durch das Klischee zärtlicher und hingebungsvoller Thaimädchen, die den Bedürfnissen westlicher Männer eher entgegenkommen als bedrohlich emanzipierte Europäerinnen.

Bezugsquellen

Curry bekommt man als fertige Würzmischung in allen Lebensmittelgeschäften. Die einzelnen Bestandteile sind (mit Ausnahme von **Galangan**) in Asienläden erhältlich.

Literatur

Messerli, Karin und Yvette Le Brasse
2000 *Curry: Die besten Rezepte*, Aarau: AT Verlag.

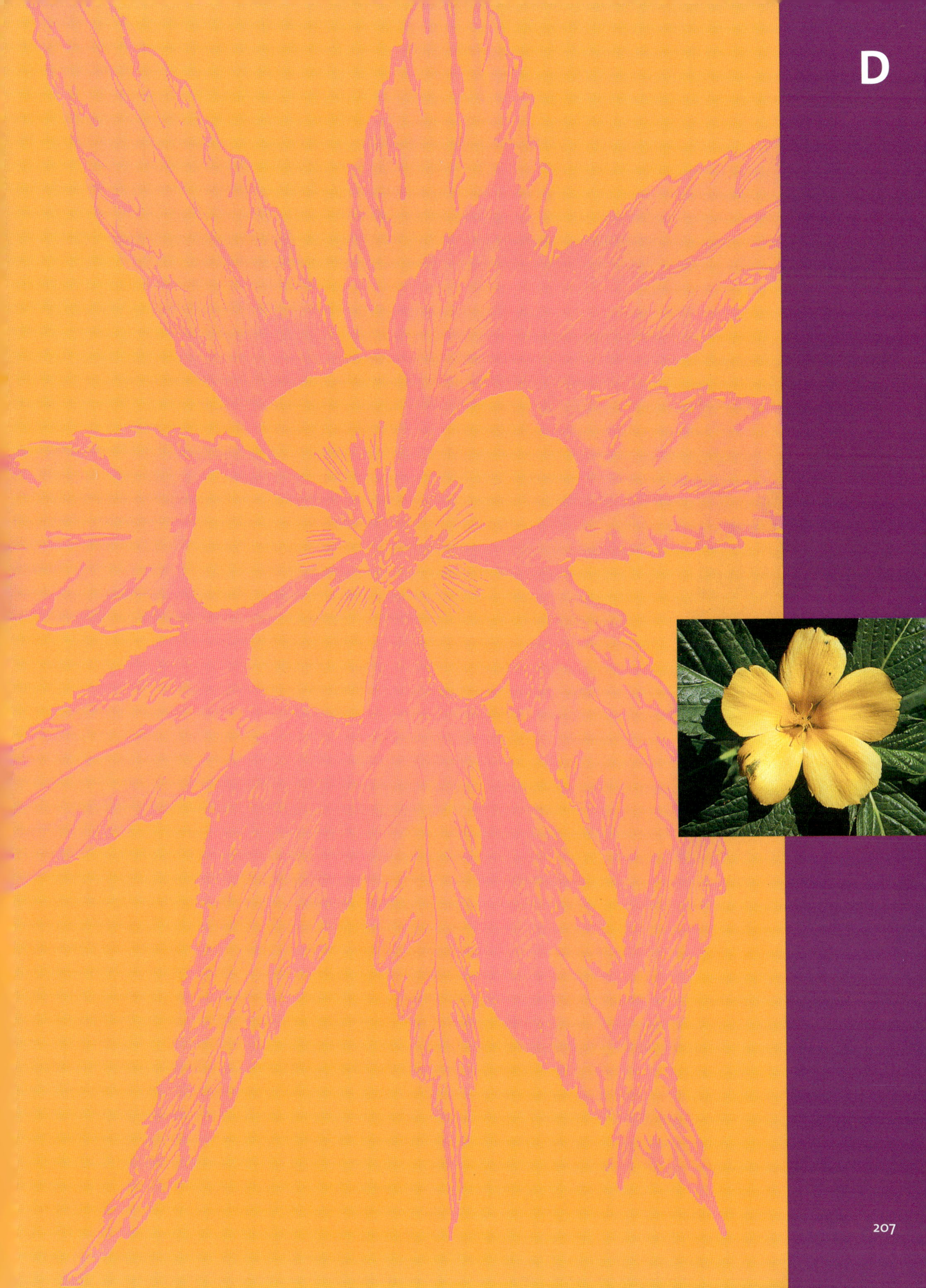

D

»Die Wirkung der Damiana erstreckt sich besonders auf die Genital-Sphäre. Nach Angaben amerikanischer Ärzte wirkt sie im höchsten Grade anregend und ist in dieser Beziehung mit dem Agenz der Coca zu vergleichen.« (HIRSCHFELD und LINSERT 1930: 174*)

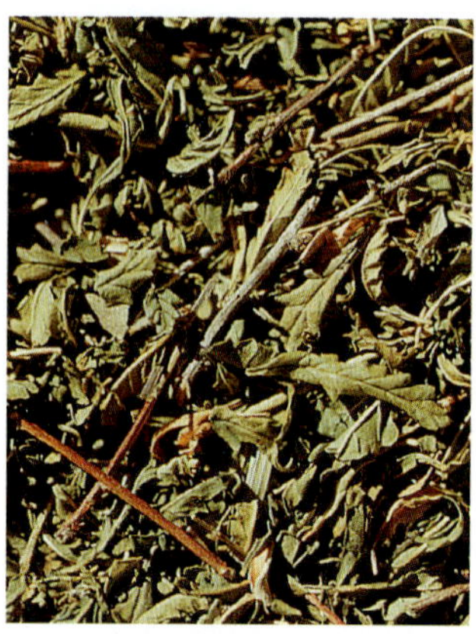

Damianakraut (*Turnera diffusa*, Herba Damianae) wird weltweit als Aphrodisiakum und als Tee bei Menstruationsbeschwerden getrunken.

Damiana

Turnera diffusa WILLD., Turneraceae (Safranmalvengewächse)
syn. *Turnera aphrodisiaca* L.F. WARD, *Turnera aphrodisiaca* WILLD., *Turnera humifusa* ENDL., *Turnera pringlei* ROSE

Turnera diffusa WILLD. var. *aphrodisiaca* (WARD) URBAN (Baja California)

Andere Namen

Ajkits, Damiana amarilla (span.), Damiana americana (span.), Damiana de California (span.), Damianakraut, Garañona (span.), Hierba de la mora (span.), Hierba de la pastora (span. »das Kraut der Schäferin«)[205], Hierba del pastor (»Schäferkraut), Hierba del venado (span. »Kraut des **Hirschs**«), Itamo real, Jícamo real, Mexican damiana (engl.), Mezquitillo, Miixkok (Maya), Mis kok (Maya »Asthmabesen«), Misibkok (Maya »Asthmafeger«), Misibkook (Maya), Old woman's broom (engl.), Oreganillo (span. »kleines Oregano«), Oreja de venado (span. »Ohr des **Hirschs**«), Paraleña (mex.), Pastorcita (mex. »kleine Schäferin«), Pastorica, Rosemary (»**Rosmarin**«), Salverreal (mex.), San Nicolás, Shepherd's herb (engl.), Stag's herb (engl.), Xmisibkok (Maya), Xmisibkook (Maya)

Damianakraut gehört zu den pharmakologisch wirksamen Liebesmitteln – besonders für Frauen. Als Tee oder alkoholischer Kräuterauszug fördert es die Durchblutung des Unterleibs und wirkt krampflösend (offensichtlich auch auf hemmende Vorstellungen und Gedanken).

Als »Damiana« bezeichnete Arten, die unter diesem Namen im Handel angeboten werden (MARTÍNEZ 1994: 120*):

Turnera opifera	Damiana de Brasilia[206]
Turnera pumilla L.	Bruja (= »Hexe«)
Turnera ulmifolia L.	Clave de oro (= »Goldnelke«)[207]
Chrysactinia mexicana A. GRAY	False Damiana, Falsche Damiana
Bigelowia veneta A. GRAY (= *Haplopappus discoideus*, *Haplopappus venetus*)	False Damiana, Falsche Damiana
Haplopappus laricifolius	False Damiana, Falsche Damiana

Damiana wurde sehr wahrscheinlich schon in prähistorischer Zeit in Nordmexiko und im Mayagebiet als Medizin und Liebestrank verwendet. Der Missionar Jesús María de Salvatierra erwähnte in seiner *Chronica* von 1699 erstmals den aphrodisischen Gebrauch bei nordmexikanischen Indianern. Der Name »Damiana« leitet sich entweder vom heiligen Damian ab, dem Schutzpatron der Apotheker, oder von Peter Damiani, der im 11. Jahrhundert die Sittenlosigkeit der Geistlichen anprangerte.

Der Gebrauch von Damiana breitete sich früh nach Nordamerika aus. Heute wird es im großen Stil für kommerzielle pharmazeutische Zwecke in Kalifornien angebaut. Das dort geerntete Kraut wird, getrocknet, pulverisiert und in Gelatinekapseln abgefüllt, in alle Welt exportiert.

Botanisch wurde die Pflanze erstmals 1820 vom österreichischen Botaniker Josef August Schultes (1773–1831) beschrieben. Im 19. Jahrhundert wurde das Kraut als Tonikum und Aphrodisiakum in die US-amerikanische (1874) und mexikanische Pharmakopöe aufgenommen (MARTÍNEZ 1994: 121*). 1880 wurde es in Europa eingeführt (HIRSCHFELD und LINSERT 1930: 174*).

Gebrauch als Aphrodisiakum

Damiana wurde vielfach als *love drug*, »**Liebesdroge**«, bezeichnet (RADAKOVICH 1992). Das getrocknete Kraut kann als Tee zubereitet, alkoholisch extrahiert sowie geraucht und geräuchert werden. Für aphrodisische Zwecke wird sowohl ein Joint aus den Blättern wie auch ein Tee aus dem Kraut empfohlen (GOTTLIEB 1974: 27f.*, ZUBKE 1998). Damianakraut ist Bestandteil aphrodisischer und psychoaktiver **Rauchmischungen** (MILLER 1988: 33*). Seit Ende der sechziger Jahre gilt die Pflanze als *legal high* und als Marihuana- (**Hanf**) beziehungsweise **Tabak**ersatz. Besonders gerne werden die Blätter anstelle von **Tabak** mit Haschisch zusammen geraucht.

Im Voodookult[208] ist Damiana der Liebesgöttin Erzulie geweiht und wird im **Liebeszauber** verwendet.

Damianatee kann als Infusion, Dekokt oder Kaltwasserextrakt zubereitet werden. Der Aufguss aus Damianakraut, eventuell unter Zusatz von Orangenblüten, wird 3 bis 5 Minuten gebrüht. Ein stärker wirksames Dekokt kann man bis zu einer Stunde kochen. Der Kaltwasserextrakt wird für 24 Stunden angesetzt. Die Dosis für einen Tee beträgt 4 Gramm pro Tasse oder Becher

205 Dieser in Queretaro gebräuchliche Name (MARTÍNEZ 1994: 119*) wird in Oaxaca der *Salvia divinorum* gegeben (vgl. **Muskatellersalbei**).

206 Aus *Turnera opifera* wird in Brasilien ein aphrodisischer Kräutertee aufgegossen.

207 Bei den Makaindianern gab es einen magischen Brauch mit den Wurzeln der *Turnera ulmifolia*, um den Klang beim Blasen der rituellen Flöten zu verbessern (ARENAS 1987: 287*).

208 Der aus Westafrika stammende Voodookult wird bis heute in Haiti, Brasilien und im Süden der USA ausgeübt.

(Lowry 1984: 267). Die Dosis kann jedoch beliebig gesteigert werden, da Nebenwirkungen unbekannt sind.

Für aphrodisische Zwecke wird Damiana oft mit Sabalfrüchten (1:1) kombiniert (vgl. **Wein**) und manchmal auch mit **Cola**nuss vermischt. Früher war eine Zubereitung namens *píldoras de damiana* bekannt, die aus 5,5 g **Phosphor**, 9 g **Brechnuss** und 10 g Damiana bestand (Martínez 1994: 122*). Damiana kann auch mit reinem **Strychnin** (äußerst gering und vorsichtig dosiert!) kombiniert werden (Lowry 1984). Um 1900 gab es in europäischen Apotheken verschiedene Damianazubereitungen als Aphrodisiaka und Heilmittel gegen Impotenz, zum Beispiel das Präparat Damiacithin, bestehend aus **Yohimbin**, Ovolecithin, Damiana- und **Muirapuama**-Extrakten, oder Damiamura-Pastillen (Kleist 1909, Latscher 1930: 16f.*).

»Blüthen und Blätter von Turnera aphrodisiaca werden zur Darstellung des Extract Damianae fluid. (zu 2,0 bis 5,0 pro Dos.) verwendet; am besten in Verbindung mit Phosphor und Nux Vomica [**Brechnuss**] gegen Impotenz.« (Michaelis 1905: 42*)

Das Kraut eignet sich sehr gut als alkoholischer Extrakt oder zur Bereitung von angesetzten Schnäpsen. In Mexiko wird daraus ein **Likör** mit angeblich aphrodisischen Wirkungen hergestellt. Dazu nimmt man eine Hand voll getrocknetes Kraut, zwei bis vier **Zimt**stangen, zwei **Vanille**schoten, etwas **Galgant**wurzel, **Muskat**blüte und **Jasmin**blüten und übergießt alles mit weißem Rum. Nach einer Woche kann der Schnaps getrunken werden. Am besten wirkt er, wenn man jeden Abend ein Gläschen davon trinkt.

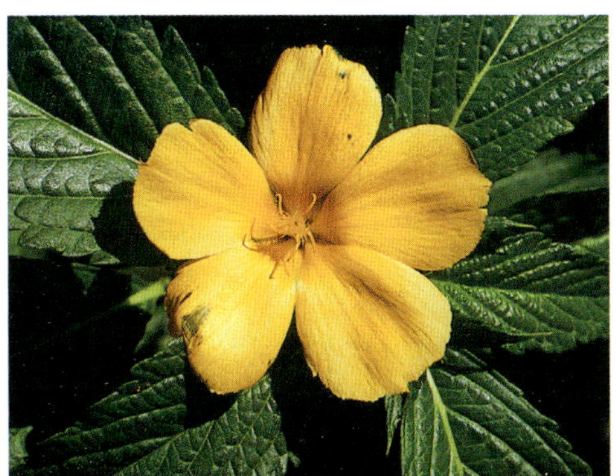

Die Blüte von *Turnera ulmifolia*. In Brasilien wird sie zu einem aphrodisischen Kräutertee zubereitet. (Hawaii, Botanischer Garten, 1996)

Rezepte

Damianalikör

Pro Flasche:	5 Körner **Piment**
2 Hand voll Damianakraut	1 **Vanille**schote
4 Stangen **Zimt**	0,7 l Jamaikarum
Gelée Royal, je nach Geldbeutel	Honig nach persönlichem Geschmack

Das trockene Damianakraut, Zimtstangen, Pimentkörner und die aufgeschlitzte Vanilleschote mit dem Rum übergießen. Etwa zwei Wochen fest verschlossen im Sonnenlicht stehen lassen. Ab und zu schütteln. Mit Honig süßen und zuletzt das Gelée Royal darin auflösen.

Täglich abends ein Gläschen dieses **Likör**s fördert die Durchblutung im Unterleib, verschafft wohlige Gefühle und macht angenehm gedankenfrei.

Damianaschnaps (Angesetzter)

1 Flasche (0,7 l) **Alkohol**	weißer Rum (Zuckerrohrschnaps) oder **Tequila**
ca. 10–20 g Damianakraut	*Turnera diffusa*
ca. 20–25 g **Sabal**früchte	Fructus Sabalae serrulata tot.
2 **Vanille**schoten (= 7–9 g)	*Vanilla planifolia*
4 **Zimt**stangen (ca.15 g)	*Cinnamomum verum*
ca. 2 g Macis/**Muskat**blüte	*Myristica fragrans*
ca. 0,5 g **Galgant**wurzel	*Alpinia galanga* (L.) Willd., syn. *Maranta galanga* L. oder *Alpinia officinarum* Hance
Jasminblüten	*Jasminum officinalis*

Mexikanischer Damianatee

Damiana	*Chrysactinia mexicana* Gray	30%
Gobernadora	*Larrea tridentata* (DC.) Cav. (auch *Larrea divaricata* [?])	10%
Damiana california	*Turnera diffusa* Willd.	50%
Garañona	*Castilleja canescens* Benth. (*Castilleja arvenis* Schl. et Cham.)	10%

Zwei Teelöffel der Mischung auf einen Liter Wasser; eine Tasse täglich nach jeder Mahlzeit.

Der Gebrauch von Damianakraut als **Räucherwerk** zu aphrodisischen Zwecken ist wahrscheinlich eine moderne Erfindung. Es wird so genannten Pan-, Venus- oder Liebesräucherungen zugesetzt. Beim Räuchern hat Damiana einen angenehm kräuterartigen, süßen, charakteristischen und leicht wiedererkennbaren Wohlgeruch, der gut mit Copal (Harz von *Protium copal* oder *Bursera* spp.; vgl. **Weihrauch**) harmoniert.

Die Vanilleschoten der Länge nach aufschneiden. Zusammen mit den anderen Zutaten mit dem Schnaps ansetzen und vor Gebrauch mindestens zwei Wochen an einem warmen Ort stehen lassen. Danach entweder abseihen oder die Zutaten in der Flasche belassen und die Flüssigkeit durch ein Sieb gießen.

Man trinkt ein Gläschen täglich oder kredenzt es eine Stunde vor dem geplanten erotischen Abenteuer.

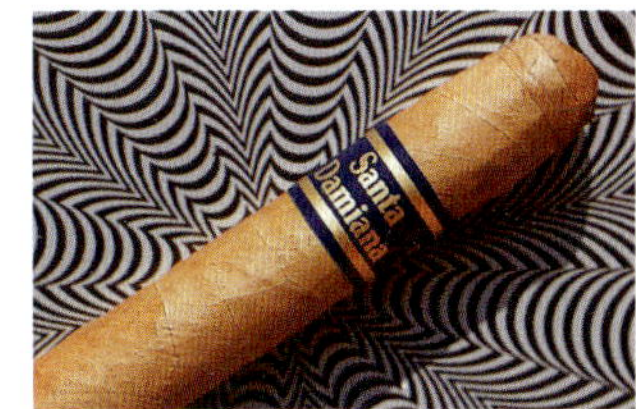

Santa Damiana. Die phallische Havannazigarre trägt den Namen des heiligen Damian, der auch Namensgeber des aphrodisischen Krautes war.

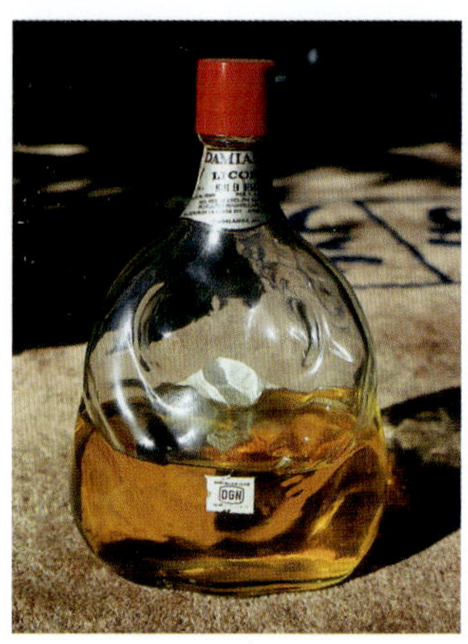

Damiana Licor. Dieser mexikanische Damianalikör zeigt bereits in der Gestalt der Flasche die erotisierende Wirkung.

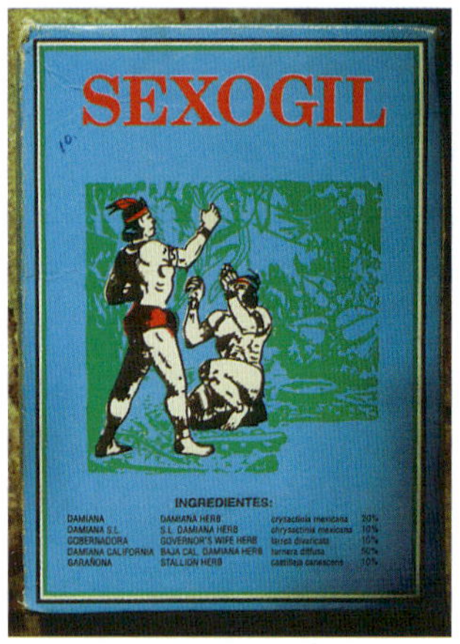

Sexogil. Name und Verpackung des in Mexiko frei verkäuflichen Damianakrauts *(Turnera diffusa)* deuten die tonisierende und erotisierende Wirkung der Pflanze an.

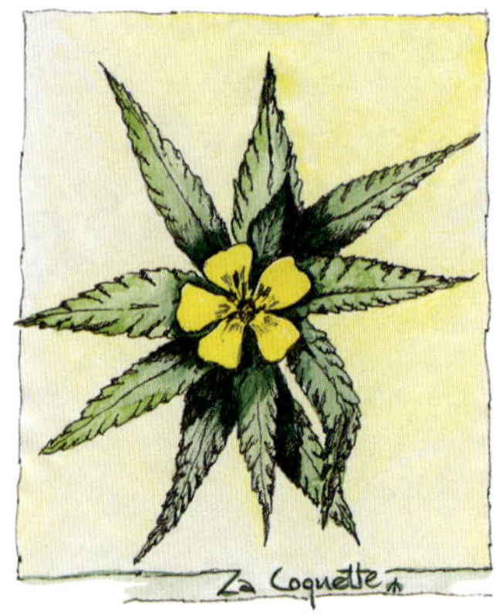

Turnera ulmifolia heißt auf den Seychellen La Coquette, »Die Kokette« oder »Kokotte«; der Name ist eine Anspielung auf ihren Gebrauch als Aphrodisiakum. (Lavierte Federzeichnung von cme, 223 x 167 mm)

Ethnomedizinischer und homöopathischer Gebrauch

In der indianischen Medizin verwendet man Damiana vor allem als Heilmittel bei Asthma – daher der Mayaname *mis kok*, »Asthmabesen«, denn damit wird die Krankheit »weggefegt« (vgl. Cosman 1983*). Dazu wird das Kraut entweder als Tee getrunken, geräuchert oder geraucht. In Mexiko steht Damiana im Ruf, ein gutes Aphrodisiakum zu sein, weshalb es auch »Hemdauszieher« genannt wird (Argueta V. et al. 1994: 566*). In der mexikanischen Volksmedizin trinkt man Damianatee als Diuretikum. Zur Stabilisation der Menstruation und zur Krampflösung ist es ein äußerst effektives Mittel – 15 Tage lang zwei Mal täglich getrunken (Jiu 1966: 256*). Die nordmexikanischen Indianer nutzen das Kraut hauptsächlich bei Muskelschwäche und Nervosität wie auch als Aphrodisiakum (Martínez 1994: 121*). In Nordmexiko wird Damiana auch zur Behandlung von Magenproblemen, Rheumatismus Kopfschmerzen und **Skorpion**stichen benutzt (Wolters 1996: 57*).

In der Phytotherapie hat sich Damiana vor allem bei der Behandlung von Menstruationsschmerzen und -krämpfen bewährt, da es nicht nur entkrampfend, sondern auch stimmungsaufhellend wirkt. Für diesen Zweck kann dem Damianatee **Zimt**kassie (*Cinnamomum aromaticum* Nees; syn. *Cinnamomum cassia* Bl.) zugesetzt werden (Lowry 1984).

In der Homöopathie wird die Urtinktur aus den getrockneten Blättern unter dem Namen »Damiana« unter anderem als Aphrodisiakum verwendet (Schneider 1974 III: 362*): »Soll bei sexueller Neurasthenie von Nutzen sein; Impotenz. Sexuelle Schwäche aufgrund nervöser Prostration. Inkontinenz bei alten Menschen. Chronische Prostatorrhoe. Nieren- und Blasenkatarrh; Frigidität bei Frauen. Hilft, einen normalen Menstruationsfluss bei jungen Mädchen herzustellen. Dosierung: Tinktur und flüssiger Auszug, Gaben von 10–40 Tropfen« (Boericke 1992: 292*).

Damiana wird auch in zusammengesetzten **Homöopathika** verarbeitet, die unter anderem bei sexueller Schwäche eingesetzt werden. So besteht etwa »Damiana Pentarkan« aus Damiana, **Ginseng**, **Muira puama** *(Liriosma ovata)*, Phosphorsäure und **Ambra**.

Inhaltsstoffe

Damianablätter enthalten 0,2 bis 0,9% **ätherisches Öl**, 6% hartes braunes Harz, rund 8% weiches Harz, 3,5% Tannin und 6% Stärke (Brown und Malone 1978: 12*). Nach der mexikanischen Pharmakopöe enthält das Kraut 8,06% Chlorophyll, weißes Harz und ätherisches Öl, 6,39% hartes braunes Harz, 3,46% Tannin, 7,08% gelben Farbstoff (Martínez 1994: 120*). Nach einer anderen Analyse enthält das Kraut 0,51% ätherisches Öl von grünlicher Farbe, zwei Harze, 0,7% Arbutin, den Bitterstoff Damianin, Tannin, Zucker und Albuminoide (Steinmetz 1960).

Das ätherische Öl besteht aus etwa zwanzig Stoffen, von denen 1-8-Cineol, α-Pinen, β-Pinen und *para*-Cymen identifiziert werden konnten (Auterhoff und Hauffel 1968, Argueta V. et al. 1994: 566*). Das ätherische Öl besteht etwa zur Hälfte aus Sesquiterpenen (Guajanderivate u. Ä.), zur anderen Hälfte aus Monoterpenen (Pinen, Thymol); Cineol und *para*-Cineol konnten nur in einigen Drogenproben nachgewiesen werden (Wolters 1996: 59*).

Fraglich ist die Anwesenheit von **Koffein** in den Blättern (Lara Ochoa und Marquez Alonso 1996: 47*, Lowry 1984: 268). In den Stengeln hingegen wurde Koffein nachgewiesen (Argueta V. et al. 1994: 566*). Das Flavon 5-Hydroxy-7,3',4'-trimethoxyflavon wurde aus dem Kraut isoliert (Domínguez und Hinojosa 1976). Ebenso Tetraphyllin B (Spencer und Seigler 1981).

Die verwandte *Turnera ulmifolia* enthält in den Blättern Procyanidine, in den Samen und Blättern höhere Konzentrationen an **Koffein** (Wolters 1996: 59*).

Wirkung

Das Kraut gilt allgemein als tonisierend, diuretisch, stimulierend und aphrodisierend[209]. In einem Test von verschiedenen, angeblich aphrodisischen Pflanzen und Naturdrogen schnitt Damiana als wirksamstes Mittel ab (Radakovich 1992: 32).

Beim Rauchen des Krauts tritt eine leichte Euphorie und milde, marihuanaähnliche Wirkung ein. Das *High* dauert rund sechzig Minuten (Lowry 1984: 268). Beim Trinken des Tees oder anderen Zubereitungen sind die Wirkungen nur subtil wahrnehmbar und keineswegs spektakulär. Wie schon erwähnt, wirkt Damiana durch erhöhten Blutandrang besonders auf den Unterleib.

Es ist das effektivste Naturheilmittel gegen Menstruationsbeschwerden und Unterleibskrämpfe und wirkt entkrampfend und entspannend. Zwei Tassen Tee pro Tag, morgens und abends getrunken, ersparen starke Schmerzmittel.

Ein Ethanolextrakt hat auf *Staphylococcus aureus* und *Bacillus subtili* antibiotische Wirkung (Argueta V. et al. 1994: 566*). Jiu (1966: 257*) konnte eine nicht genauer definierbare Stimulation des Zentralnervensystems beobachten.

209 Leider liegen hierfür bislang keine pharmakologischen Studien vor (Lowry 1984: 267).

Kommentar

Damiana, geraucht oder getrunken, ist ein sehr gutes Aphrodisiakum für Mann und Frau. Der Rauch ist leicht, aromatisch und wirkt dem Hustenreiz entgegen. Ein Freund erzählte uns, dass seine Mutter, eine begeisterte Reiterin, nachdem sie eine Tasse aufgebrühten Damianatee getrunken hatte, beim anschließenden Reiten von der erotisierenden Wirkung angenehm überrascht wurde.

Die entkrampfende und entspannende Wirkung von Damianakapseln oder -tee bei Menstruationskrämpfen und -schmerzen ist geradezu phänomenal! Aus diesem Grund habe ich (cme) es immer in meiner Reiseapotheke und konnte damit wiederholt »erste Hilfe« leisten bei Frauen, die über Jahre hinweg allmonatlich heftigste Krämpfe nur mit stärksten, verschreibungspflichtigen Schmerzmitteln dämpfen konnten, von deren Nebenwirkungen aber schachmatt gesetzt wurden. Über die rasch einsetzende Wirkung waren sie verblüfft. Nach 10 bis 15 Minuten war jeder Schmerz wie weggeblasen – und zwar für 8 bis 10 Stunden und ganz ohne jede Nebenwirkung! Gynäkologen scheinen von diesem effektiven Naturheilmittel leider kaum etwas zu wissen.

Bezugsquellen

Damianakraut (Folia Damianae conc., Damiana folium conc., Herbae Damianae) ist über den Apothekenhandel erhältlich, wird aber auch im Kräuterhandel gelegentlich angeboten, zum Beispiel bei Conscious Dreams®; bei Sensatonics® enthalten im Sensatonics-Bitter »Aphrodite«, im Likör »Eden« und in »Venuswave«. Samen und die Pflanzen mit den hübschen, gelben Blüten werden hin und wieder im ethnobotanischen Fachhandel verkauft. In den USA werden Kapseln, Kompretten, Tinkturen und Extrakte aus Damiana in *Health Food Stores* und Supermärkten verkauft. In Europa ist Damiana-Urtinktur in Apotheken erhältlich. Damianaextrakte und -tropfen bekommt man auch in Sexshops.

Bei »Damiana-Essenz« handelt es sich nicht um Damiana, sondern um das ätherische Davanaöl anderer Stammpflanzen (etwa von *Artemisia pallens*, vgl. **Absinth**, **Wermut**).

Unter dem Namen Damiana bekommt man auch Rohdrogen von *Turnera ulmifolia*, *Haplopappus* spp. und *Chrysactinia mexicana*. Damianakraut kann eventuell mit **Sidakraut**, einer nah verwandten Pflanzenart, verfälscht sein.

Literatur

AUTERHOFF, H. und H. P. HAUFFEL
1968 »Inhaltsstoffe der Damiana-Droge«, *Archiv für Pharmazie* 301: 537–544.

DER MARDEROSSIAN, Ara H., et al.
1977 »Pharmacognosy; Medicinal Teas – Boon or Bane«, *Drug Therapy* 7: 178–186.

DOMÍNGUEZ, X. A. und M. HINOJOSA
1976 »Mexican Medicinal Plants. XXVIII: Isolation of 5-Hydroxy-7,3',4'-trimethoxy-flavone from *urnera diffusa*«, *Planta Medica* 30(68): 68.

FRYER, F. A.
1965 »A Chemical Investigation of Damiana *(Turnera diffusa)*«, *Specialities* 1(12): 21.

KLEIST, Erich
1909 »Sexuelle Impotenz und ihre Bekämpfung mit Damiacithin«, *Pharmazeutisches Zentralblatt* I. Heft.

LOPE, Vergara
1906 »Damiana«, *Anales del Instituto Médico Nacionál* 8: 238.

LOWRY, Thomas P.
1984 »Damiana«, *Journal of Psychoactive Drugs* 16(3): 267–268.

RADAKOVICH, Anka
1992 »Love Drugs«, *Details* 8/92: 32–33.

RAMÍREZ, José
1903 »La damiana (Turnera diffusa aphrodisiaca)«, *Anales del Instituto Médico Nacionál* 5: 238.

RUÍZ, Luis E.
1906 »Damiana«, *Anales del Instituto Médico Nacionál* 8: 87.

SPENCER, K. C. und D. S. SEIGLER
1981 »Tetraphyllin B from *Turnera diffusa*«, *Planta Medica* 43: 175–178.

STEINMETZ, E. F.
1960 »Damiana folia«, *Acta Phyto Therapeutica* 7(1): 1–2.

ZUBKE, Achim
1998 »Damiana, das sanfte Aphrodisiakum«, *HanfBlatt* 5(44): 8–10.

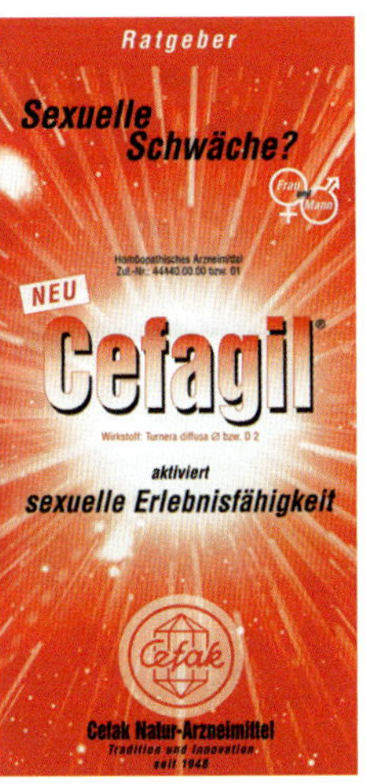

Werbeprospekt für ein pharmazeutisches Aphrodisiakum (Cefagil®) aus Damiana (Wirkstoff: Turnera diffusa Urtinktur bzw. D2).

»Damiana wirkt leicht harntreibend und aphrodisierend, besonders bei Frauen. Die libidofördernde Wirkung wird von den meisten Fachleuten als psychogen induziert angesehen, durch die seelische Erwartungshaltung zur geglaubten Wirksamkeit.« (WOLTERS 1996: 59*)

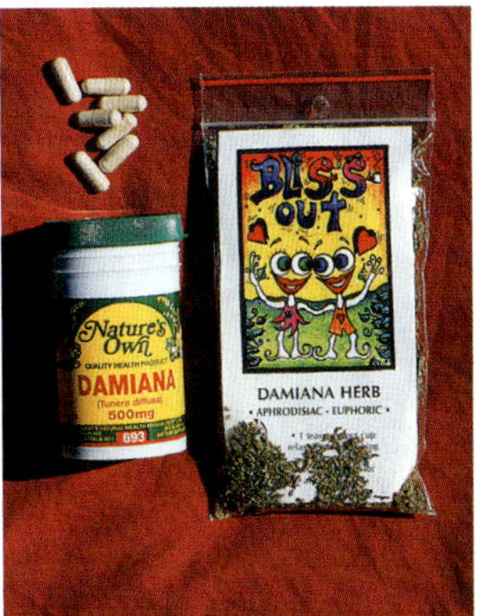

Verpackung einer Tüte Damianakraut aus einem ethnobotanischen Laden in Nimbin (»Hippieville«). (Nordsüdwestaustralien, 2002)

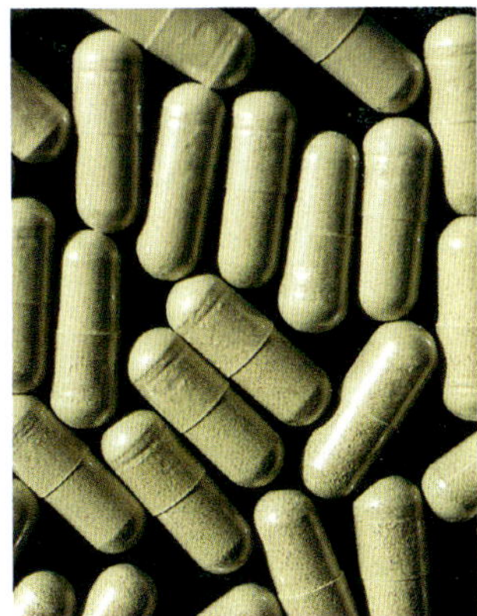

Kapseln mit fein zermahlenem Damianakraut (handelsübliche Form aus den USA).

Dattelpalme

Siehe **Palmen**

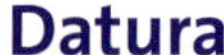

Datura

Siehe **Stechapfel, Toloache**

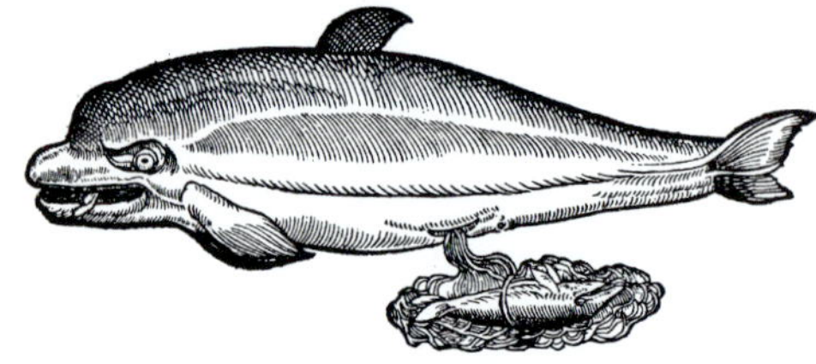

Die Gebärmutter des Delfins ist der menschlichen sehr ähnlich. Sie wurde früher auch zur Herstellung von **Liebestränke**n verwendet. (Holzschnitt aus Gesner 1669*)

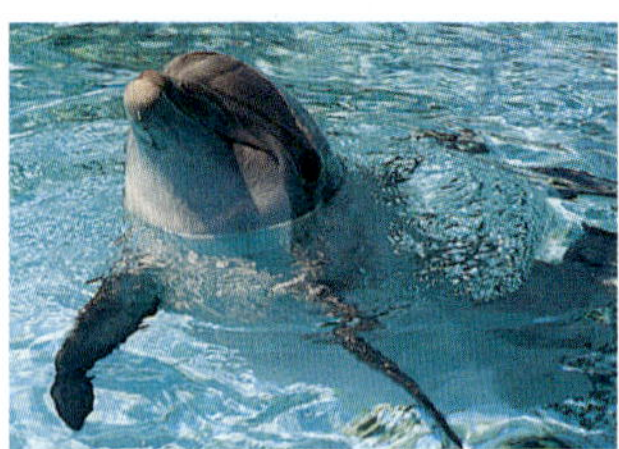

Die Genitalien des sexfreudigen Delfins sind in Japan ein begehrtes, hoch bezahltes Aphrodisiakum und Potenzmittel für Männer.

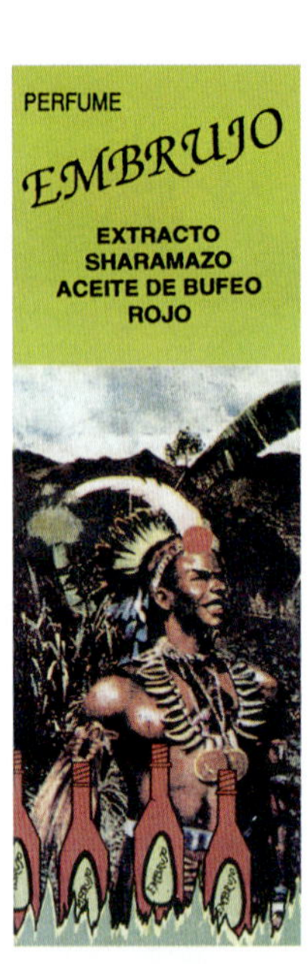

Verpackung eines »verzaubernden Parfüms« mit dem Extrakt aus dem Fett des Roten Delfins, ein Produkt der afroamerikanischen Brasilianer zum magischen Erhalt oder zur Förderung der eigenen Fähigkeiten und Gesundheit. Es soll beim Sex und bei Geldgeschäften Erfolge bescheren. Als Liebesduft soll es Attraktivität, Leidenschaft und gemeinsames Liebesglück fördern. Ob im Fett des im Amazonas lebenden Rosa Flussdelfins ein aphrodisischer Wirkstoff vorhanden ist, sei dahingestellt. Möglicherweise enthält es für Menschen wirksame **Pheromone**. (Inusex, Peru, um 1997)

Delfin

Cetacea, Säugetiere

Der Große Tümmler *(Tursiops truncatus)*, der in Meeren weltweit lebende Delfin, wird heutzutage vor allem von japanischen Fischern im großen Stil gejagt[210]: nicht wegen seines Fleisches, sondern weil seine **Genitalien** im Reiche Nippon als beliebtes Aphrodisiakum gefragt sind!

Der Bewusstseinsforscher John C. Lilly (1915–2001) popularisierte in unserer Welt nicht nur das **Ketamin**, sondern auch den Delfin, als ein bewusstes, dem Menschen ebenbürtiges Wesen. Er betrachtete sie als »unsere freundlichen Nachbarn in den Ozeanen«, als kommunikationsfreudige Wesen im »Netzwerk der Schöpfung« (Lilly 1984: 156, 162 und 1975).

Delfine sind nicht nur als überaus intelligente Meeressäuger bekannt, sondern auch als kontakt- und spielfreudige Freunde des Menschen, was sie als Stars der Fernsehserie »Flipper« berühmt machte. Neben den Bonoboschimpansen (vgl. **Affe**) gehören sie zu den sexuell aktivsten Tieren. Sie sind recht eigentlich sexbesessen und wie der Mensch nicht an Brunftzeiten gebunden. Offensichtlich vergnügen sie sich aus reinem Spaß miteinander. Das weiß man aus einer zufälligen Beobachtung. Damit sie sich nicht so alleine fühlen, hielt man in Hawaii ein Orkaweibchen und ein Delfinmännchen in einem Becken. Schon bald bemerkten die Pfleger des Delfinariums, dass beide Meeressäuger es heftig miteinander trieben. Zur Verblüffung aller wurde das Orkaweibchen schwanger. Nach den Mendelschen Gesetzen und den Axiomen der Biologie ist eine Inter-Spezies-Befruchtung nicht möglich. Dennoch geschah das biologische Wunder: Ein so genannter Whalephine wurde geboren!

Kein Wunder also, dass Menschen in aller Welt seit je davon überzeugt sind, dass die Körperteile eines derart sexuell aktiven Tieres als Aphrodisiaka, Potenzmittel und **Liebeszauber** gelten.

Delfine leben nicht nur im Salzwasser der Meere; ihre Verwandten, die Flussdelfine, leben im Süßwasser, so etwa im Ganges (Indien), im Usumacinta und im Amazonas (Südamerika). Schon immer erregten sie die Aufmerksamkeit der Menschen und beflügelten ihre Fantasie. Es gibt zahlreiche Mythen, Märchen und Geschichten über diese außergewöhnlich intelligenten Flussbewohner. Schamanen kontaktieren und fürchten sie zugleich als kraftvolle Geist- und Seelentiere.

Ihre magische Kraft und Potenz überträgt sich ethnopharmakologisch auf Liebesmittel. So ist zum Beispiel das Fett des amazonischen Rosa Flussdelfins Batu *(Inia geoffrensis)* Bestandteil eines Liebes-**Parfüm**s und des **Pusanga**-Liebeszaubers. Er ist »die Leidenschaft der Seen, des Wassers: Bufeo Colorado« (Vásquez 2000: 90).

Bezugsquellen

Delfine sind bedauerlicherweise durch den Menschen sehr stark bedroht. In den Thunfischtreibnetzen sterben jährlich über 100 000 Delfine jämmerlich (Braunstein 1990: 55). Deshalb sollte man auf Aphrodisiaka, die aus Delfinfett oder ihren Genitalien hergestellt werden, verzichten!

Literatur

Braunstein, Mark Mathew
1990 »How Your Food Choices Affect Wild Animals«, *East West* Feb. (1990): 52–55, 85.

Lilly, John C.
1975 *Lilly on Dolphins: Humans of the Sea*, New York
1984 *Der Scientist*, Basel: Sphinx.

Vásquez, Cayo
2000 *Voces de la Ayahuasca*, Lima: Edición Independiente.

210 Fatalerweise fallen Delfine den Treibnetzen zum Opfer, mit denen in Japan vor allem Thunfischfang betrieben wird.

Designerdrogen

Siehe **Partydrogen**

Dill

Anethum graveolens L., Umbelliferae/Apiaceae (Doldengewächse)

Anethum graveolens L. var. *graveolens*, Ackerdill
Anethum graveolens L. var. *hortorum* ALEF., Gartendill

»Ich habe **Senf** und Dill, mein Mann muss tun, was ich will.« (*Volksreim*)

Andere Namen

Aenetkraut, Amnest (ägyp.), Aneth, Aneth odorant, Anethon (griech.), Aneto (ital.), Anetum (lat.), Arakhou, Bärenkümmel, Blähkraut, Däll, Dillenkraut, Dillermann, Dillfenchel, Dillich, Dillkraut, Dollendill, Dyll, Dyllen, Fenouil bâtard (frz.), Fenouil puant (frz.), Gorkatila, Guggumerchrut (alemann.), Gurkenkraut, Hexendill, Hochkraut, ìmst (altägypt.), Kapperkraut, Kappernkraut, Kukumerkraut, Murkenkraut, Sabat (arab.), Suwa (nep.), Teufelsdill, Till

In der Vulgärsprache heißt es: »Dill ist gut für'n Dillermann«, das heißt für den Penis des Mannes. Der Dill gehört zu den **Gewürzen** – für Speise und Sex. In Mitteleuropa kennt man das Kraut oder die Samen des Dills seit dem Altertum als Aphrodisiaka.

John Gerard schrieb 1636 in *The Herball*, dass Dill, in Öl gekocht oder mit Sonnenlicht mazeriert, die »körperliche Lust provoziert«. Dillsamen und Dillkraut gehören zu den häufig benutzten Zutaten von **Liebestränke**n (MEYER 1993: 23*, WEDECK 1961: 76*).[211]

Hildegard von Bingen schrieb hingegen: »auf welche Art auch immer er [Dill] gegessen wird, macht er den Menschen traurig« (*Physica* I,67).

Gebrauch

Dill hat neben seiner langen Reputation als Aphrodisiakum auch den Ruf, ein psychoaktives Rauschmittel zu sein; »das Gartenkraut wird zu den so genannten ›legal highs‹ gezählt; wenn getrocknet und geraucht, verursacht Dill leichte Euphorie« (SAHIHI 1995: 153*). In der US-amerikanischen »Szene« wird auch Dill, vermischt mit Glutamat, geraucht (vgl. **Rauchmischungen**).

Bilsenkrautblätter – »Toller Dill«

Es gibt auch einen »tollen Dill« als medizinisches **Räucherwerk**. Der tolle Dill (auch Dulldill) ist ein älteres Apothekerwort für **Bilsenkrautblätter** oder Fol. Hyoscyami (ARENDS 1935: 59*).

Dill ist in der europäischen Küche ein viel benutztes Gewürz – in Skandinavien ein Allgewürz (vgl. **Piment**) – und wird volksmedizinisch als blähungswidriger Tee getrunken (besonders für Blähungen nach dem Genuss von **Bohnen**). Dillsamen werden seit der Antike in Duftwässerchen zur Verbesserung des Atems verwendet. (Schon immer tötete Mundgeruch aufkeimende erotische Gefühle ...) Die Kopten benutzten eine Mundspülung aus Dill und **Alaun** (MANNICHE 1989: 74*).

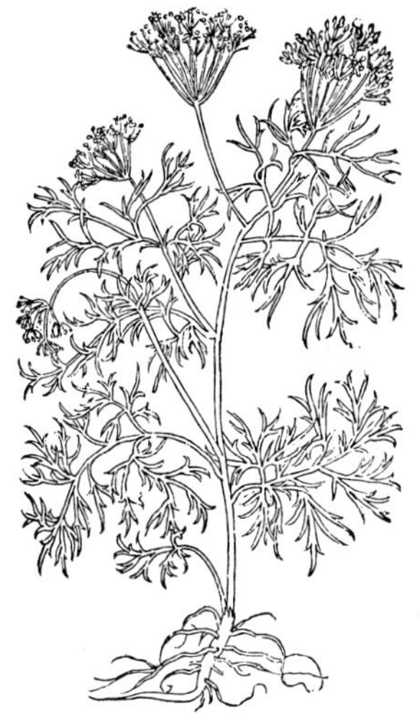

Dill (*Anethum graveolens*) ist eine alte Zauberpflanze; er wurde auch »Same des Merkur« genannt. (Holzschnitt aus FUCHS 1545: 16*)

Inhaltsstoffe

Dill enthält ein **ätherisches Öl** (rund 4%), bestehend aus Carvon, Limonen, Phellandren, Terpinen und Myristicin. Wahrscheinlich wird Dill gelegentlich zu den psychoaktiven Pflanzen gezählt, weil er etwas Myristicin (wie **Muskat**) enthält. Daneben ist Dillapiol anwesend, eine nicht aminierte Vorstufe für die Synthese des **b-Phenethylamin**s DMMDA-2 (vgl. **Petersilie**) (GOTTLIEB 1973: 12*). In Dill kommen auch Cumarin (vgl. **Cumarindrogen**) und Flavonoide vor (UDUPA und TRIPATHI 1983: 166*).

Disteln

Carduus spp., Compositae (Korbblütler)
Cirsium spp., Compositae, Kratzdisteln

Andere Namen

Cardón (span.), Carduus, Distila, Fenouil (frz.), Karden, Thistle (engl.)

Der aphrodisische Ruf der Disteln ist im Sympathiezauber begründet: Wie die Gestalt, so die ethnopharmakologische Eigenschaft.

Disteln sind vor allem als stachelige Gewächse bekannt; weniger als Liebesmittel. Doch was äußerlich betrachtet kratzbürstig erscheint, kann im Inneren durchaus weich und zart sein, wie viele Sprichwörter belegen[212] und viele Pflanzen offenbaren, zum Beispiel die Artischocke oder Kardone (*Cynara cardunculus* L., *Cynara scolymus* L., Compositae), die ein aphrodisisches **Gemüse** lie-

211 In Indien werden die Samen von Soja (*Anethum sowa* KURA.) in Milch als Aphrodisiakum getrunken.
212 So: »Rauhe Schale – weicher Kern«, »Stille Wasser sind tief« , »Hunde, die bellen, beißen nicht« usw.

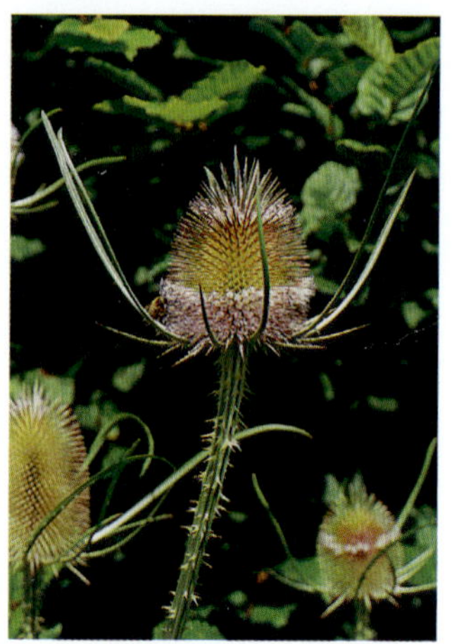

Die Kardendistel (*Dipsacus sylvestris*) hieß in der frühen Neuzeit *Labrum Veneris*, »Bad der Aphrodite«.

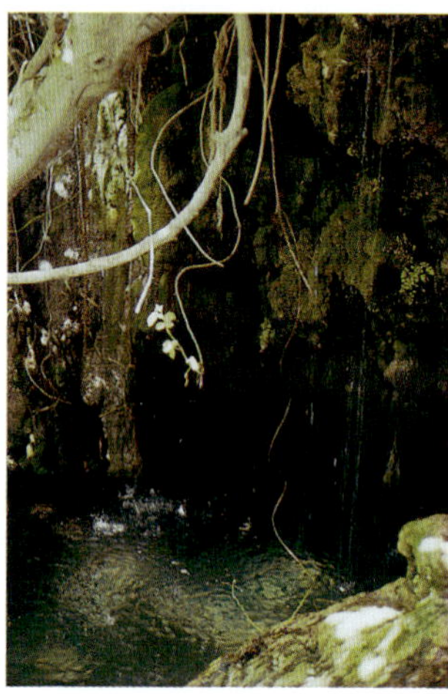

Das Bad der Aphrodite bei der Fontana Amarosa. (Zypern, 1992)

fert. Manche Edeldisteln (*Eryngium* spp., Umbelliferae) sind altbekannte Aphrodisiaka, in der Alten wie in der Neuen Welt, etwa der **Mannstreu** oder die Meeres- beziehungsweise Stranddistel.

In Korea brüht man aus der Japanischen Kratzdistel (*Cirsium japonicum* DC.) einen aphrodisischen **Kräutertee** auf.

Die Wilde Karde oder Kardendistel (*Dipsacus sylvestris* Huds., syn. *Dipsacus fullonum* L., Dipsacaceae) hieß in der frühen Neuzeit *Labrum Veneris*, »Venusbad/Bad der Aphrodite« und *Carduus veneris*, »Venusdistel«.[213]

Gebrauch als Aphrodisiakum

Die Venusdistel ist auch ein magisches Potenzmittel. Ihre Behaarung evoziert den Gedanken an Schamhaare und somit an den Eingang zu weiblichen Gefilden, die Männer locken, darin einzutauchen. Die altertümliche Redewendung für Impotenz, keine Schamhaare zu haben, beruht auf der Erfahrung, dass Männer und Frauen *vor* der Geschlechtsreife jugendlich nackt und glatt sind: »Wer keine Scham**haare** hat und impotent ist, geht zur Karde (Dipsacus fullonum), pisst sie an, so dass sein Wasser [**Urin**] auf sie niederfällt und sagt: ›O, Karde, gieb mir Schamhaare, wie du sie besitzest, und gieb mir einen Zumpt [= Penis] wie einen Schlägel‹« (Aigremont 1987 II: 74f.*).

Eine weitere Distel, die zwar kein ausgesprochenes Aphrodisiakum ist, den Experimentierfreudigen aber durchaus nützlich sein kann, ist die Mariendistel (*Silybium marianum* [L.] Gaertn., syn. *Carduus marianus* L., Compositae). In der Phytotherapie ist sie eines der besten Leberschutz- und Entgiftungsmittel. Wer seine Leber durch Gifte geschädigt und vor allem durch übermäßigen **Alkohol**genuss zu stark belastet hat, kann sich mit einer Mariendistelkur wieder »auf Vordermann bringen« (Pahlow 1993: 225f.*).

In der europäischen Kunstgeschichte tauchen die stacheligen Disteln als Inbegriff der ungezähmten, wilden Natur in Hexenbildern der frühen Neuzeit auf. Wie die Hexe bilden sie den Gegensatz zur gezähmten, zivilisierten Kultur. Die Distel gehört zu den wenigen Pflanzen, die Künstler in diesem Zusammenhang botanisch identifizierbar porträtierten, ganz im Gegensatz zu den viel berühmteren typischen Hexenkräutern – den Nachtschattengewächsen –, die in entsprechenden künstlerischen Zeugnissen äußerst rar sind (Müller-Ebeling et al. 1998*).

Bezugsquellen

Als Aphrodisiaka spielen Disteln im einschlägigen Kräuterfachhandel keine Rolle. Interessierte sind darauf angewiesen, sie selbst in der Wildnis zu sammeln.

Dita

Alstonia scholaris (L.) R. Br., Apocynaceae (Hundsgiftgewächse), Alstoniinae
syn. *Echites malabarica* Lam., *Echites scholaris* L.

Andere Namen

Alstonia, Chalamain (nep.), Chatian (Hindi), Chatiun, Chativan (nep.), Chattiyan, Chhatim, (Bengali), Chhation, Daivappala, Devil/Devil's tree (engl.), Dirita, Dita (Tagalot), Ditabaum, Ditta, Elilampala, Elilappalai, Maddale (Kanada), Milky Pine (Australien), Nandani, Pala (Malayam, Tamil), Palai, Palimara, Pulai, Purbo (Lepcha), Saittan ka jat, Saptaparna (skrt. »siebenblättrig«), Saptachadah, Saptaparnah, Saptaparni, Satvin (Marathi »siebenblättrig«), Schulholzbaum, Shaitan (arab. »Teufel«), Shaitan wood (engl.), Tanitan, Weißquirlbaum, Yaksippala

Die Rinde des Ditabaumes genießt in seinen Verbreitungsgebieten in Süd- und Südostasien sowie Australien den Ruf, ein Aphrodisiakum zu sein (Padua et al. 1987: 14).

Alstonia – ein »Teufelsbaum«?

In Indien gilt der Baum als »bösartig« und wird von Stammesvölkern nicht nur gefürchtet, sondern auch gemieden. Sie glauben, dass in dem Baum ein böser Geist wohnt, der von einem Menschen, der unter dem Baum hindurchgeht oder in seinem Schatten schläft, Besitz ergreifen kann. Einige nehmen auch an, dass man den Tod von dem Wächter des Baumes einlädt, wenn man unter dem Geäst einschläft (Gandhi und Singh 1991: 89*). Diese Vorstellungen sind vermutlich eine Erinnerung daran, dass der Baum Visionen auslösen kann. Durch diese negative Folklore bleibt der Baum allerdings auch vor der Ausbeutung tropischer Hölzer bewahrt.

Der bis zu dreißig Meter hohe immergrüne Baum hat eine rauhe, graue Rinde. Die Äste sind rund um den Stamm herum angeordnet, so dass die Krone wie ein Schirm aussieht. Er hat große, lanzettförmige Blätter, die in Büscheln zu sieben

213 Der asiatischen Karde (*Dipsacus japonicus*) werden »tonische Eigenschaften bei allgemeinen Schwächezuständen, bei der Heilung von Wunden, Geschwüren, Bänderrissen und vielen anderen Körperleiden zugeschrieben« (Stark 1984: 210*).

stehen und bis zu 25 Zentimeter lang werden. Die grünlich-gelben Blüten sind unscheinbar und klein; die Früchte hingegen hängen in Paaren und bilden leicht gewellte oder gebogene dünne Schoten, die 20 bis 45 Zentimeter lang werden. In der Rinde fließt ein klebriger, bitterer Milchsaft (Latex), der wie eingedicktes Sperma hervorquillt.[214]

In Südasien wird der Baum seit langem zur Herstellung von Pergament verwendet (MILLER 1988: 20*). Aus dem Holz stellte man früher Schreibtafeln für Schulkinder her (GANDHI und SINGH 1991: 89*). Zu ähnlichen Zwecken diente auch die verwandte Art *Alstonia venenata* R. BR. (syn. *Echites venenata* ROXB.)[215]. Stücke des Rindenpergaments nutzte man in der tantrischen Zauberei, um sie mit Mantren (magischen Formeln) zu beschreiben und als **Amulette** zu verwenden.

Gebrauch als Aphrodisiakum

In Ostasien gießt man aus Dita einen aphrodisischen Rindentee auf. In Nepal benutzt man *Alstonia scholaris* in der Volksmedizin. Merkwürdigerweise wird dort nicht die Rinde, sondern die Wurzel als Aphrodisiakum und Fruchtbarkeitsmittel verwendet (MÜLLER-EBELING et al. 2000: 60*). *Alstonia scholaris* »unterstützt die Erektion beim Geschlechtsverkehr und verzögert den Orgasmus« (MILLER 1988: 19*).

Die Dosierung für aphrodisische Zwecke ist individuell recht unterschiedlich. Man sollte mit 3 Gramm pro Person beginnen und die Dosis langsam steigern – bis eine erwünschte oder angenehme Wirkung eintritt (GOTTLIEB 1974: 33*, MILLER 1988: 21*).

Zu diesem Zweck zerstößt man 3 Gramm der Samen und legt sie über Nacht in etwas Wasser ein (Kaltwasserauszug). Am nächsten Tag filtriert man die Flüssigkeit und trinkt sie.

Ethnomedizinischer Gebrauch

Ditarinde gilt allgemein als Tonikum (FRERICHS et al. 1938 I: 1187*, WRIGHT et al. 1993: 41), wird aber auch in der ayurvedischen Medizin bei Fieber, Malaria, Unterleibsbeschwerden, Durchfall, Dysenterie, Verdauungsschwäche, Lepra, Hautkrankheiten, Pruritus, Tumoren, chronischen Geschwüren, Asthma, Bronchitis, Gebrechlichkeit verwendet. In Indien nehmen Mädchen bei Leukorrhöe (Weißfluss) die Stamm- und Wurzelrinde, zusammen mit Reis gekocht, für ein bis zwei Wochen täglich ein (BHANDARY et al. 1995: 152*). In der Gegend von Ganjam und Godawari wird sie gegen Wahnsinn und Epilepsie eingesetzt (SCHOLZ und EIGNER 1983: 77*). Weit verbreitet ist die volksmedizinische Anwendung als Fiebermittel und zur Behandlung von Malaria (BOISSYA et al. 1981: 221*, MANANDHAR 1980: 15*). Auf den Philippinen verwendet man die Ditarinde als Tonikum und zur Behandlung von Durchfallerkrankungen aller Art (PADUA et al. 1987: 14). Auch die Rinde der südostasiatischen Arten *Alstonia angustifolia* WALL., *Alstonia macrophylla* WALL. ex G. DON und *Alstonia spathulata* BL. werden traditionell zur Behandlung von Malaria sowie als (sexuelle) Tonika verwendet (PADUA et al. 1987: 13). Die Blätter der verwandten Art *Alstonia theaeformis* (Bogotatee) brüht man wegen der stimulierenden Eigenschaften als Tee auf (LEWIN 1980: 352*). Der Baum ist nach dem Edinburger Professor C. ALSTON (1685-1760) benannt worden.

In Europa wurde die Ditarinde (Cortex Dita) früher als pharmazeutisches »Febrifugum und Tonicum« verwendet (SCHNEIDER 1974 I: 77*). Also ganz im Sinne der asiatischen Volksmedizin.

Inhaltsstoffe

Die Samen enthalten halluzinogene Indolalkaloide (Alstovenin, Venenatin, Chlorogenin[216], Reserpin) sowie Chlorogensäure (MILLER 1988: 20*). Die latexführende Rinde enthält die Alkaloide Ditamin, Echitamin (= Ditain)[217] und Echitenin (MILLER 1988: 20*, RÄTSCH 1992: 73*). Ditamin, Echitamin, Alstovenin und Venenatin kommen in allen Pflanzenteilen vor (SCHOLZ und EIGNER 1983: 77*).

In den meisten *Alstonia*-Arten sind Indolalkaloide enthalten (MAJUMDER und DINDA 1974, MAMATAS-KALAMARAS et al. 1975). In der neukaledonischen *Alstonia coriacea* PANCHER ex S. MOORE kommt sogar ein Yohimbinderivat vor (CHERIF et al. 1989). Die malaiische Art *Alstonia angustifolia* WALL. enthält 31 Alkaloide, wovon **Yohimbin** das Hauptalkaloid darstellt (GHEDIRA et al. 1988). Die australische Art *Alstonia muelleriana* DOMIN. enthält ein komplexes Indolalkaloidgemisch (BURKE et al. 1973). Für zukünftige ethnopharma-

»Der Same des Ditabaumes wurde im *tantrischen* Indien erstmals als Aphrodisiakum verwendet. Die Einnahme des Mittels wurde von einer Übung begleitet, die durch Kontrolle bestimmter Genitalmuskeln zu einer anhaltenden Erektion führte und den Orgasmus verzögerte.« (MILLER 1988: 21*)

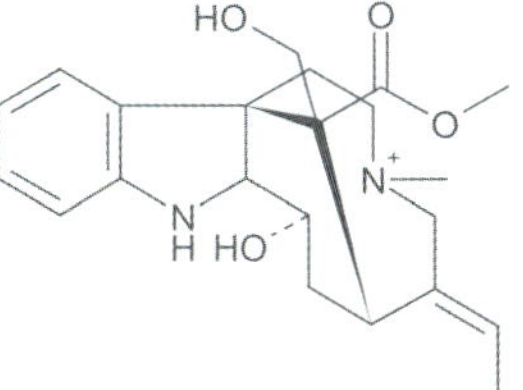

Echitamin

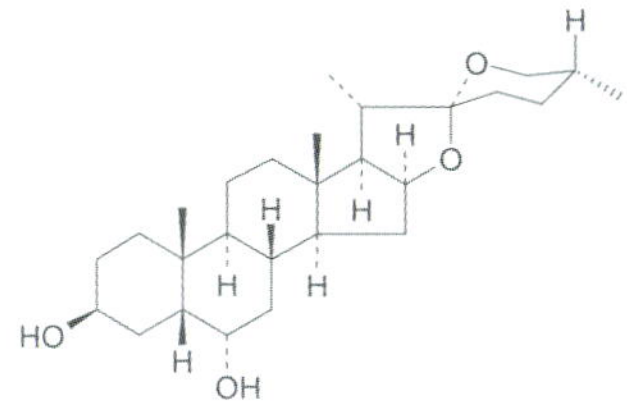

Chlorogenin

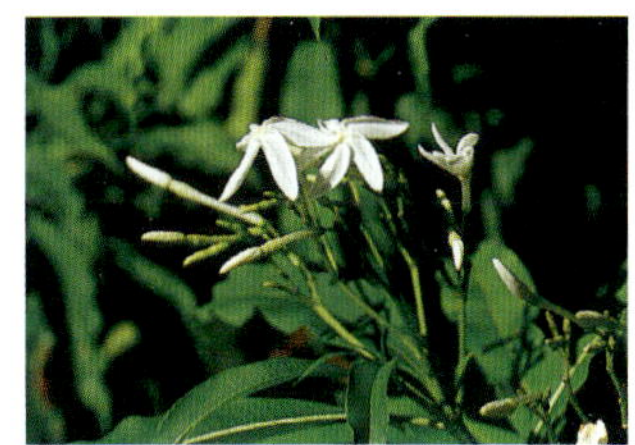

Phallische Knospen und duftende Blüten der indischen *Alstonia venenata*. (Sydney Botanical Gardens, Australien, 2/2002)

214 Die australischen Aborigines haben den Latex dazu benutzt, zeremonielle Verzierungen (z.B. Federn) für Rituale an der Haut festzukleben (PEARSON 1992: 25*). Möglicherweise hatten sie auch die aphrodisisch-psychoaktiven Eigenschaften des Ditabaumes erkannt und genutzt.

215 Die Gattung *Alstonia* umfasst rund 43 Arten, die in allen tropischen Zonen verbreitet sind. Sie sind zum Teil nicht von *Alstonia scholaris* zu unterscheiden und werden vermutlich oft miteinander verwechselt (RÄTSCH 1998: 48*).

216 »Der chemische Wirkstoff des Baumes, Chlorogenin, ist in unterschiedlichen Mengen in den Samen des Baumes enthalten. Chlorogenin verstärkt die sexuelle Erregbarkeit und verzögert den Samenerguss, erweist sich also bei vorzeitiger Ejakulation als erfolgversprechendes Mittel« (STARK 1984: 133*).

217 Das Alkaloid Echitamin soll den Malariaerreger töten, es ist allerdings etwa zehnmal weniger effektiv als Chinin. Die Wirkung bei Malaria ist pharmakologisch bisher nicht eindeutig nachgewiesen worden (WRIGHT et al. 1993).

kologische Forschung ist die Gattung *Alstonia* sehr ergiebig.

Ditarinde soll durch **MAO-Hemmer** auch psychoaktiv wirken. Der Hauptwirkstoff, Alstovenin, zeigt in geringen Dosen MAO-Hemmung; in höheren Dosen eine das Zentralnervensystem stimulierende Wirkung, Stereotypie und sogar Krämpfe. Der Effekt von Venenatin ist im Gegensatz dazu Reserpin-ähnlich« (Scholz und Eigner 1983: 77*). Ein wässriger Extrakt aus den Blüten zeigte *in vivo* und *in vitro* eindeutig MAO-hemmende Wirkung (Asolkar et al. 1992: 52*).

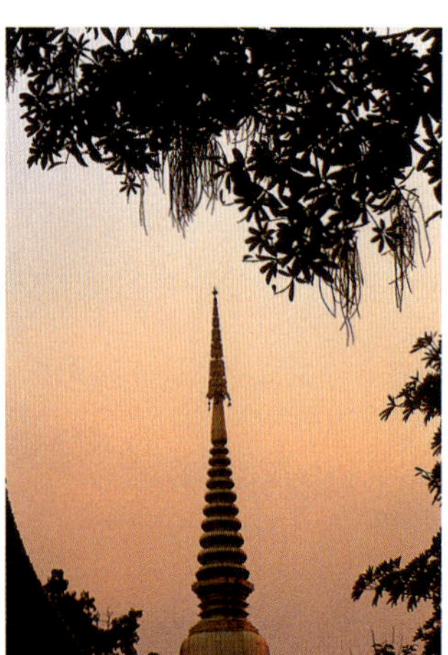

Ditazweige (*Alstonia scholaris*). Der Baum stammt aus Indien und ist über ganz Südostasien (Burma, Philippinen, Thailand) verbreitet. (Dhera Dun, Uttar Pradesh, Indien, 4/1998)

Bezugsquellen

In Südostasien im Kräuterhandel, ansonsten im ethnobotanischen Fachhandel zu bekommen.

Literatur

Burke, David E., Gloria A. Cook et al.
1973 »Further Alkaloids of *Alstonia muelleriana*«, *Phytochemistry* 12: 1467–1474.

Cherif, Abdallah, Georges Massiot et al.
1989 »Alkaloids of *Alstonia coriacea*«, *Phytochemistry* 28(2): 667–670.

Gandhi, Manoj und Virender Kumar Vinayak
1990 »Preliminary Evaluation of Extracts of *Alstonia scholaris* Bark for *in vitro* Antimalarial Activity in Mice«, *Journal of Ethnopharmacology* 29(1): 51–57.

Ghedira, K., M. Zeches-Hanrot et al.
1988 »Alkaloids of *Alstonia angustifolia*«, *Phytochemistry* 27(12): 3955–3962.

Hawkins, W. L und R. C. Elder_eld
1942 »Alstonia Alkaloids. II. A New Alkaloid, Alstoniline from A. constricta«, *Journal of Organic Chemistry* 7: 573–580.

Hu, W., J. Zhu und M. Hesse
1989 »Indole Alkaloids from *Alstonia angustifolia*«, *Planta Medica* 55: 463–466.

Mamatas-Kalamaras, Stylianos, Thierry Sévenet, Claude Thal und Pierre Potier
1975 »Alcaloïdes d'*Alstonia vitiensis* var. *novo ebudica monachino*«, *Phytochemistry* 14: 1637–1639.

Majumder, Priya L. und Biswanath N. Dinda
1974 »Echinoserpidine: A New Alkaloid of the Fruits of *Alstonia venenata*«, *Phytochemistry* 13: 645–648.

Padua, Ludivina S. de, Gregorio C. Lugod und Juan V. Pancho
1987 *Handbook of Philippine Medicinal Plants*, Bd. 1, Laguna, Luzon: University of the Philippines at Los Baños.

Wright, Colin W., David Allen et al.
1993 »*Alstonia* Species: Are They Effective in Malaria Treatment?«, *Journal of Ethnopharmacology* 40: 41–45.

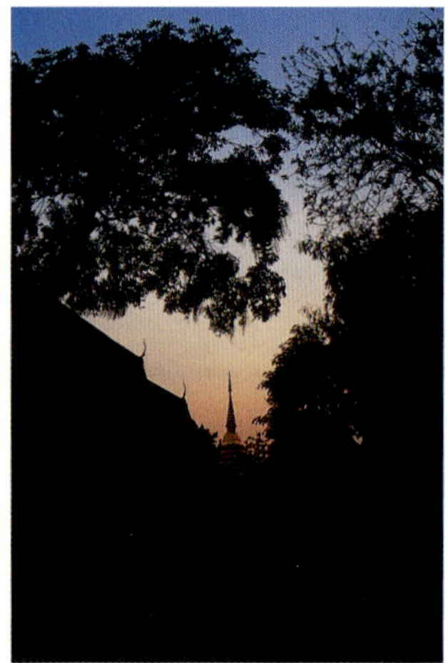

Dita *(Alstonia scholaris)* wird im Englischen meist *Devil tree*, »Teufelsbaum«, genannt, ist aber ein heiliger Baum der Buddhisten. In Nordthailand wird er meist bei Tempeln angepflanzt. (Baumsilhouette am Tempel Wat Phrae Keo, Chiang Rai, Nordthailand, 2/2002)

DMT

Dimethyltryptamin

Stoffklasse: Tryptamine (Indolalkaloide)

Summenformel: $C_{12}H_{16}N_2$

Andere Namen

Dimethyltryptamin, Dimethyltryptamine, 3-(2-[dimethylamino]ethyl)-Indol, *N,N*-dimethyltryptamine, *N,N*-DMT; Nigerin, Nigerina, Nigerine (1946)

In der Subkultur wird reines DMT immer wieder als aphrodisisches Psychedelikum bezeichnet. Außerdem ist DMT ein Inhaltsstoff vieler traditioneller Aphrodisiaka: **Akazien**, **Ayahuasca**, **Cumala**, **Epená**, **Juckbohne**, **Villca**, **Zanthoxylum**, **Schamhafte Sinnpflanze**, einige **Soma**pflanzen, **Kröten.**

DMT wurde 1931 als synthetisches Molekül von R. H. F. Manske im Labor kreiert. In den 1950er Jahren führte man damit psychiatrische Experimente durch. Dem damaligen psychiatrischem Modell zufolge wurde es als »Psychoticum« klassifiziert und als Auslöser einer »Dimethyltryptamin-Psychose« beschrieben (Sai-Halasz et al. 1958). Als man kurz darauf DMT als Naturstoff in einer Pflanze (*Anadenanthera peregrina*, vgl. **Epená**) nachwies, war das Erstaunen groß. Ein menschengemachtes Molekül aus dem Labor nun doch ein Naturprodukt? Noch verblüffter waren die Wissenschaftler, als sie DMT als natürlichen Stoff im Menschen entdeckten – »DMT ist überall!« verkündete der Chemiker Alexander T. Shulgin (vgl. **Liebesdrogen**).

Wirkungsweise

N,N-DMT, 5-MeO-DMT und **Bufotenin** gehören zu den kurzzeitwirksamen Psychedelika. In isolierter Form (als Salze oder Basen) sind sie nicht oral wirksam, da sie von dem Enzym MAO (Monoaminooxidase) abgebaut werden, bevor sie die Blut-Hirn-Schranke passieren können (vgl. **Ayahuasca**, **β-Carboline**). Sie entfalten ihre ungeheure Wirkung nur, wenn sie entweder per Spritze injiziert (Strassman et al. 1994), geschnupft oder geraucht werden. Bei einer intravenösen Injektion hält die Wirkung rund 45 Minuten an; beim Rauchen oder Schnupfen nur zehn Minuten – die subjektiv allerdings einem Zeitraum von Stunden oder gar Jahrhunderten entsprechen können (Strassman 2001). Alle Menschen, die Erfahrungen mit DMT machen konnten, stimmen darin überein, dass es mit Abstand das stärkste bekannte Psychedelikum ist (vgl. McKenna 1992; Meyer 1992). Nur »wenige Sekunden nach der

Einnahme wirkt DMT auf die Pforten der Wahrnehmung wie die Trompeten von Jericho« (KRAEMER 1995: 98). DMT-Erfahrungen können so extrem fremdartig sein, dass es den meisten Probanden schwer fällt oder sogar unmöglich ist, das Erlebte in Worte zu fassen. In der Literatur wird von Kontakten mit fremdartigen Wesen (Aliens, Feen, Maschinenelfen usw.) berichtet (BIGWOOD und OTT 1977, LEARY 1966, MCKENNA 1992, MEYER 1992).

Wird reines DMT geraucht, verdampft oder inhaliert, liegt die wirksame Dosis bei etwa 20 mg (es werden aber auch Mengen bis zu 100 mg geraucht). In **Ayahuasca** und Ayahuascaanalogen liegt die Dosis zwischen 50 und 100 mg. Zur Injektion wird ab 1 mg/kg Körpergewicht abgemessen (OTT 1993: 433*).

DMT wird im menschlichen Nervensystem gebildet und hat anscheinend eine wichtige Funktion als Neurotransmitter, das heißt als chemischer Botenstoff (BARKER et al. 1981, CALLAWAY 1996, SIEGEL 1995b*). Über die Funktion des DMT im Nervensystem sind sich die Neurobiologen nicht ganz im Klaren (PELLERIN 2001: 94ff.). Bei Hyperventilation steigt die Konzentration von DMT in der Lunge (CALLAWAY 1996). Ein Arzt berichtete, dass die Ausschüttung körpereigenen DMTs im Augenblick des Todes am höchsten sei.

Wir vermuten, dass dieser Botenstoff für die ultimative schamanische Ekstase, für die Erleuchtung und für das Aufgehen in das »klare Licht des Todes« verantwortlich ist. Bei DMT-Versuchen mit einer Probandengruppe von praktizierenden Buddhisten stellte man fest, dass diese Erfahrungen und Visionen hatten, die inhaltlich und bildlich mit der buddhistischen Lehre übereinstimmten (STRASSMAN 1996).

Kommentar

Viele Menschen, die mit DMT Erfahrungen gemacht haben, berichteten von aphrodisischen Liebesekstasen, die sich beim Abflauen der Wirkung einstellten. Im Anschluss an die psychedelische Wirkung kann sich im Körper ein wohliges, erotisches Gefühl ausbreiten. DMT wirkt – wie **LSD** und andere synthetische oder natürliche Entheogene – nur *gelegentlich* als Liebesmittel; die aphrodisierende Wirkung ist nur *ein* Ausschnitt des Erfahrungsspektrums. Tiefe und Intensität der Erfahrung werden maßgeblich dadurch bestimmt, wie stark der Rauch inhaliert wird. Oberflächliches Paffen bewirkt eine nur milde Veränderung des Bewusstseins. Intensives Inhalieren kann hingegen in kosmische Dimensionen katapultieren.

Warnung: DMT ist keine **Partydroge**! Ein geschützter Rahmen und erfahrene Begleitpersonen sind unbedingt erforderlich! Bei einer intensiven DMT-Erfahrung hat man minutenlang keinerlei Kontrolle über die eigene Motorik und entwickelt unter Umständen ungeheuerliche Körperkräfte, mit denen man sich selbst schaden kann, wenn man unbeobachtet ist. Wer ohne Begleitung eine DMT-Erfahrung macht, ist nicht nur unerfahren und lebensmüde, sondern dumm.

Bezugsquellen

DMT kommt als freie Base, als HCl und als Fumerat vor. Das Fumerat lässt sich sehr gut auskristallisieren, enthält aber nur 60% Reinsubstanz. DMT ist in den USA eine »Schedule I drug« und in Deutschland sowie der Schweiz ein »nichtverkehrsfähiges Betäubungsmittel« (KÖRNER 1994: 38*).

Literatur

ARNOLD, O. H. und G. HOFMANN
1957 »Zur Psychopathologie des Dimethyltryptamin«, *Wiener Zeitschrift für Nervenheilkunde* 13: 438–445.

BARKER, S., J. MONTI und S. CHRISTIAN
1981 »N,N-dimethyltryptamine: An Endogenous Hallucinogen«, *International Review of Neurobiology* 22: 83–110.

BIGWOOD, Jeremy und Jonathan OTT
1977 »DMT: The Fifteen Minute Trip«, *Head* 11/77: 56ff.

CALLAWAY, James
1996 »DMTs in the Human Brain«, *Jahrbuch für Ethnomedizin und Bewußtseinsforschung* 4(1995): 45–54, Berlin: VWB.

KRAEMER, Olaf
1995 »Die Trompeten Jerichos«, *Wiener* 9/95: 97–99.

LAMPARTER, Daniel und Adolf DITTRICH
1996 »Intraindividuelle Stabilität von ABZ unter sensorischer Deprivation, N,N-Dimethyltryptamin (DMT) und Stickoxydul«, *Jahrbuch des Europäischen Collegiums für Bewußtseinsstudien* 1995: 33–43.

LEARY, Timothy
1966 »Programmed Communication During Experience with DMT«, *Psychedelic Review* 8: 83–95.

MEYER, Peter
1992 »Apparent Communication with Discarnate Entities Induced by Dimethyltryptamin (DMT)«, *Jahrbuch für Ethnomedizin und Bewußtseinsforschung*, Berlin: VWB, 1: 149–174.

MCKENNA, Terence
1992 »Tryptamin Hallucinogens and Consciousness«, *Jahrbuch für Ethnomedizin und Bewußtseinsforschung*, Berlin: VWB, 1: 133–148.

MANSKE, R.H.F.
1931 »A Synthesis of the Methyltryptamines and Some Derivatives«, *Canadian Journal of Research* 5: 592–600.

PELLERIN, Cheryl
2001 *Trips. Wie Halluzinogene wirken*, Aarau: AT Verlag.

SAI-HALASZ, A., G. BRUNECKER und St. SZARA
1958 »Dimethyltryptamin – ein neues Psychoticum«, *Psychiatria et Neurologia* (Basel) 134: 285–301 (Nachdruck in GARTZ 1999: 65–82*).

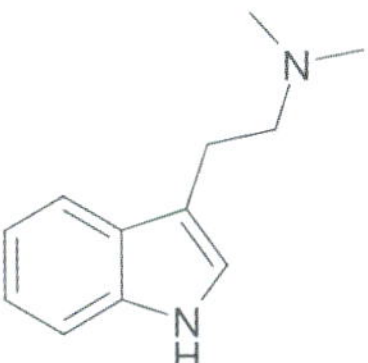

N,N-DMT

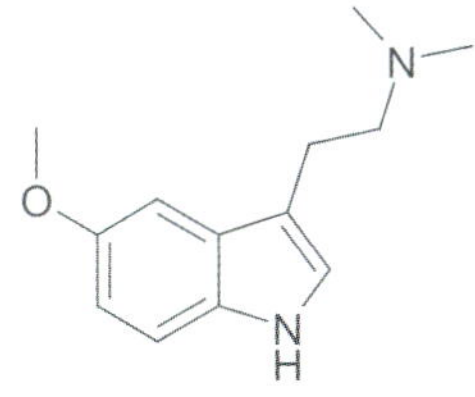

5-MeO-DMT

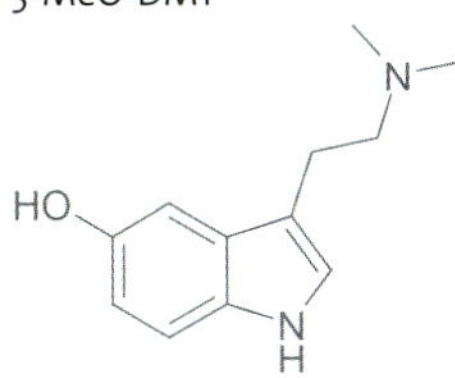

Bufotenin

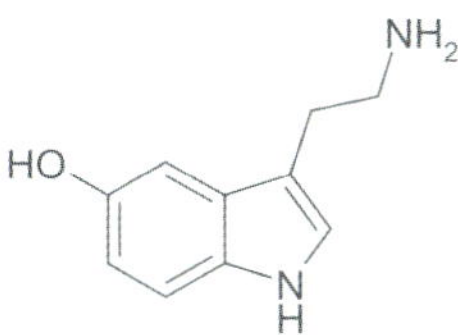

Serotonin

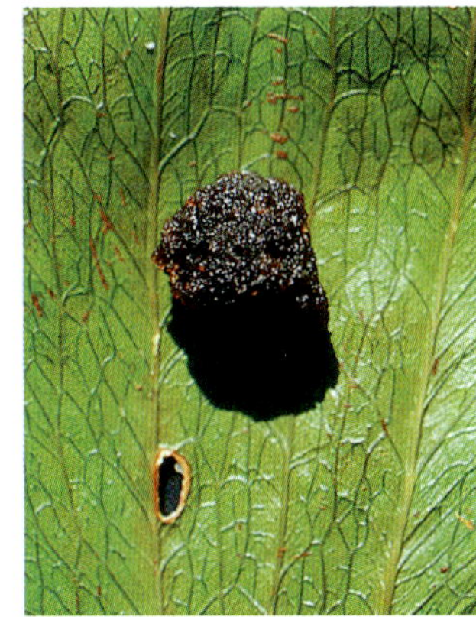
Der Akazienextrakt aus der Rinde der westaustralischen *Acacia obtusifolia* hat einen sehr hohen DMT-Gehalt. (Hintergrund: Blatt von *Acacia phlebophylla*)

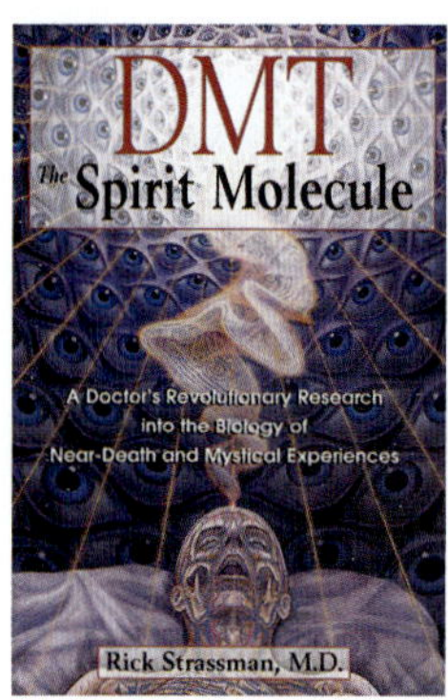

SMITH, Terence A.
1977 »Tryptamine and Related Compounds in Plants«, *Phytochemistry* 16: 171–175.
STRASSMAN, Rick J.
1996 »Sitting for Sessions: Dharma & DMT Research«, *Tricycle* 6(1): 81–88.
2001 *DMT: The Spirit Molecule*, Rochester, Vermont: Park Street Press.
STRASSMAN, Rick J., Clifford R. QUALLS et al.
1994 »Dose-Response Study of N,N-Dimethyltryptamin in Humans«, *Archive of Generell Psychiatry* 51: 85–97, 98–108.
SHULGIN, Alexander T.
1976 »Profiles of Psychedelic Drugs. 1: DMT«, *Journal of Psychedelic Drugs* 8(2): 167–168.
SZÁRA, S. I.
1956 »Dimethyltryptamin: Its Metabolism in Man; the Relation of Its Psychotic Effect to the Serotonin Metabolism«, *Experientia* 15(6): 441–442.

Dong quai

Siehe **Engelwurz**

Donnerkeile (Belemniten)

Belemnites spp., Cephalopoda (Kopffüßler), Molluska (**Mollusken**)

Belemnitella spp., Belemnitellidae, Ordnung Belemnitida
Cylindrotheutis spp., Cylindrotheutidae

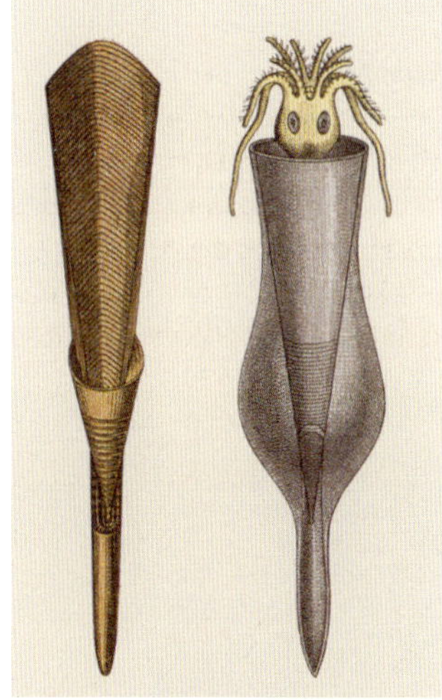

Rekonstruktionszeichnung des kompletten Belemnitenschulps (samt Phragmakon und Rostrum) und des Belemnitentiers. (Aus *Schubert's Naturgeschichte – Illustrierte Paläontologie*, 1888)

In vielen Teilen der Welt werden phallusförmige **Fossilien**, besonders Belemniten, Baculiten (**Ammoniten**) und Orthoceren (und andere Nautiliden), als Aphrodisiaka eingenommen oder als **Liebeszauber** verwendet.

Andere Namen

Albschoßstein, Belemnites (griech.), Blitzsteine, Ceraunia, Cylinder, Dactylus idaeus, Donarshammer, Donarsteine, Donnerkegel, Donnersteine, Druidenfinger, Fingersteine, Gespensterkerzen, Gewittersteine, Hämmerle, Hexenpfeile, Hexenschusssteine, Lapis belemnites (lat.), **Luchsstein**, Lychnites, Lyncurium, Mahrezitzchen, Phallusteine, Pfeilsteine, Pillersteine, Rabensteine, Rappensteine, Sagitta, Schoßsteine, Schrecksteine, Shiva-lingam (skrt.), Steinfinger, Strahlhammer, Strahlkeil, Teufelsfinger, Thunderbolt (engl.), Vajra (skrt. »Diamant«)

Nach mythischen Erklärungen sollen Donnerkeile bei Gewittern aus dem Himmel auf die Erde schießen. Dort werden sie zu Stein. Als Liebesmittel sind sie aus magischen Gründen und speziell aufgrund von Sympathiezauber bedeutsam: Spitz und hart wie ein Donnerkeil soll der Penis sein!

Was sind Belemniten?

Paläontologisch gesehen sind Donnerkeile **Fossilien** von Belemniten und gehören zu den populärsten Versteinerungen. Die meisten gefundenen Belemnitenfossilien sind nur ein kleiner Teil des prähistorischen Belemnitentiers (eine Art **Tintenfisch**), nämlich die versteinerten Fragmente der kalkigen Innenskelette (**Schulpe**), gewöhnlich die Rostrum genannten Spitzen samt Phragmakon (gekammerter Schulp). Die vor 65 Millionen Jahren gemeinsam mit den Dinosauriern und **Ammoniten** ausgestorbenen Tiere sahen den noch heute lebenden Kalmaren ähnlich (vgl. **Kuttelfische**). Belemniten gehören zu den häufigsten und stratigrafisch wichtigsten **Fossilien** des Jura und der Kreidezeit (KRÜGER 1977, RICHTER 1993). Sie sind meistens calcitisiert (vgl. **Calcit**), manchmal pyritisiert, seltener chalcedonisiert, in wenigen Fällen opalisiert. Sie gehören in Norddeutschland zu den häufigsten Geschiebefossilien (GRIPP 1968).

Die geschoßförmigen, hellbraunen Donnerkeile aus der Kreidezeit haben ein erdgeschichtliches Alter von etwa 65 bis 70 Millionen Jahren. Man findet sie überall im norddeutschen Geschiebe, vor allem im Spülsaum an den Ostseeküsten. Ähnliche Donnerkeile kommen auch im nordamerikanischen Pierre Shale vor (vgl. **Büffel**). In Kalkstein eingebettete Belemniten gehören zu den typischen und häufigen Jurafossilien (Schwäbische Alb, Schweizer Jura, um 135 Millionen Jahre alt).

Mythische Bedeutung

In vielen Sprachen heißen Belemniten übersetzt »Donnerkeile«. Aus mythischer Perspektive glaubt man bis heute, dass sie durch Donner und Blitz entstehen und somit die Kraft des Donners in ihrer Gestalt gespeichert ist. Um die Kraft des Donners auf den Träger oder Nutzer zu übertragen, dienten sie als **Amulette** oder wurden auf die eine oder andere Weise eingenommen. Aus diesem magischen Grund erlangten Donnerkeile als Potenzmittel Bedeutung (RÄTSCH und GUHR 1989: 40f.*).

Im Donnerkeil erkannten verschiedene Kulturen die Gestalt des **Phallus** und des jeweiligen meist gehörnten Donnergottes. In der germanischen Überlieferung heißt es, dass der gehörnte, phallische Donnergott Thor oder Donar (vgl. **Bock**, **Hörner**) mit seinem Hammer Mjölnir, »Zermalmer«, die Keile in die Wolken treibt. So kommt der Donner zustande und deshalb saust der Keil mit dem Blitz in die Erde. Dort bleibt er als phallischer Stein zurück. Er befruchtet auch die Erde, was zur Entstehung der **Pilze**, speziell des **Fliegenpilzes**, führte. Der Fliegenpilz heißt in verschiedenen Sprachen »Donnerkeil-Pilz«. »Don-

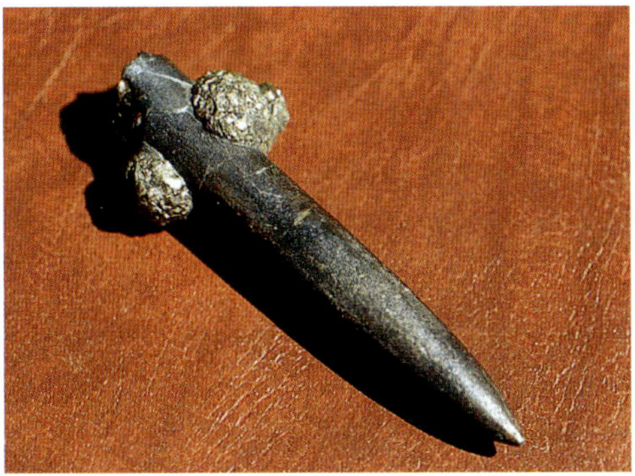

Ein schwarzer Donnerkeil mit zwei Pyritkonkretionen. Die Gestalt spricht für sich. (Belemnit aus dem Jura)

nerkeil« ist auch der Name einer chinesischen Drogenzubereitung aus **Eisenhut**.

Potente Donnergötter

In der indogermanischen Mythologie sind Donnergötter mit einer mächtigen Potenz ausgestattet und daher mit dem Genuss berauschender Pilze, Pflanzen und Tränke assoziiert:

Zeus/Jupiter	Ambrosia, **Bilsenkraut**
Indra	**Soma**, Bilsenkraut
Thor/Donar	Met, **Bier**, Bilsenkraut[218]

Somit schafft die Mythologie eine kognitive Einheit von Donnergott – Donnerkeil – Fruchtbarkeit – Rausch – Sex.

Medizinischer Gebrauch

Die an einen Phallus erinnernde Gestalt des Donnerkeils erlangte auch in der Medizin Bedeutung: »Eine Belemnitenkur ist angezeigt bei Leiden an Körperteilen, die eine ähnliche Form wie der Stein haben« (Hebeisen 1978: 88).

Der Braunschweiger Arzt Franz Ernst Brückmann veröffentlichte in seinem 1728 erschienenen *Thesaurus subterraneum* einige Rezepte: »Die Belemniten entwickeln ihre Heilkraft durch Auflegen, Bestreichen der kranken Stelle oder als geschabtes Pulver, das alleine oder in Verbindung mit andern Substanzen eingenommen werden kann. Bei Augenleiden wird das Pulver in die Lider geblasen (!). Die Ähnlichkeit mit einem Phallus ließ den Belemniten angezeigt sein bei Sterilität, allgemeiner Schwäche und Geschlechtskrankheit, besonders aber zur Steigerung des Manneskraft. Die schwache Stelle muss mit dem Stein bestrichen werden« (Hebeisen 1978: 88).

Inhaltsstoffe

Belemniten bestehen hauptsächlich aus kristallinem **Calcit** und organischen Verbindungen, die aus Conchylin (vgl. **Conchylien**) hervorgingen (vgl. **Luchsstein**). Pulverisiert sind sie eine Kalziumquelle.

Bezugsquellen

Belemniten aller Art werden im Fossilienhandel und auf Mineralien- und Fossilienmessen angeboten.

Literatur

Gripp, Karl
1968 »Belemniten-Bruch vom Ostseestrand«, *Natur und Museum* 98(9): 374–384.

Hebeisen, Kurt Beat
1978 *Zaubersteine – Schlangensteine*, Bern, Stuttgart: Haupt.

Hiller von Gaertringen, Friedrich
1933 »Epidaurische Hymnen«, *Forschungen und Fortschritte* 9(20/21): 298–299.

Hummel, Siegbert
1953 »Der lamaistische Donnerkeil *(Rdo-rje)* und die Doppelaxt der Mittelmeerkultur«, *Anthropos* 48: 982–987.

Krüger, Fritz J.
1977 »Zeugen längst vergangener Zeiten: Donnerkeile«, *Mineralien-Magazin* 1(1): 42–45.

Reinhardt, Kay et al.
1993 *Drudenfuss & Donnerkeil – »Hexenzauber« und seine Abwehr*, Schongau: Stadtmuseum.

Richter, Andreas E.
1993 »Die Belemniten – eine ›langweilige Gesellschaft‹«, *Fossilien* 4/93: 227–236.

Skeat, Walter W.
1912 »›Snakestones‹ and Stone Thunderbolts as Subjects for Systematic Investigation«, *Folk-Lore* 23: 45–80.

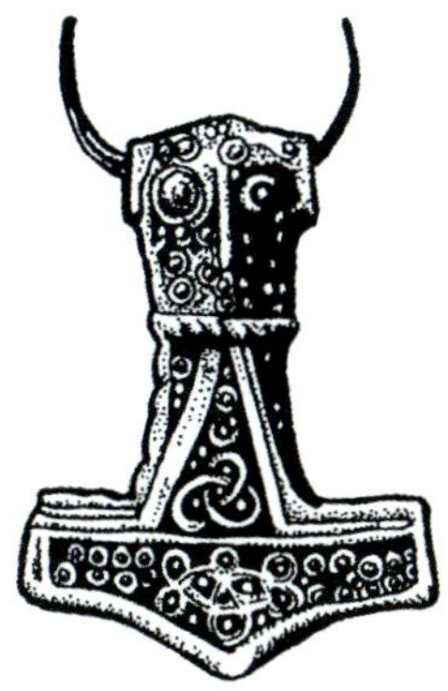

Mjölnir, der Thorshammer, der Donnerhammer, das magische Gerät des Donnergottes Thor/Donar. Mit dem Hammer, der wie ein Bumerang nach dem Werfen in die Hand zurückkehrt, schlägt Thor die Donnerkeile durch die Wolken und erzeugt so Blitz und Donner. Der Donnerkeil schießt in die Erde, wo er versteinert. Er befruchtet die Erde. Wo er einschlug, wachsen Pilze, vor allem Fliegenpilze. Auf dem Kopf stehend betrachtet sieht er wie ein »Blitzpilz« aus.

»Als Zeus nun, der Herrscher, sah
Die Mutter der Himmlischen,
Da warf er den Donnerkeil,
Und griff nach dem Paukenpaar,
Zerschmettert das Felsgebirg,
Und griff nach dem Paukenpaar«
(*Epidaurischer Hymnos auf die Göttermutter,* in Hiller 1933: 299)

Drachen

Drachenknochen und Drachenzähne

Drachenknochen:

Os Draconis (pharmazeutische Handelsbezeichnung), Lung-gu (Long Gu) (chin. »Drachenknochen«), Luu ni yas (mongol. »Drachenknochen«), Mala quya (nep.), Ryûkotsu (jap.), Yonggol (kor.)

Drachenzähne:

Dens Draconis (pharmazeutische Handelsbezeichnung), Long Chi (chin.)

218 Bestimmte Fossilien, wie versteinerte **Seeigel** und Donnerkeile (Belemniten), wurden von den Germanen als Schutzamulette für das **Bier** benutzt. In Norwegen wurden die heiligen Steine des Donnergottes in der Julnacht mit Bier übergossen.

»Versteinerungen aller Art haben im Land einen hohen Handelswert. Sie heißen ›Drachenknochen‹ und besitzen, zu Pulver zerrieben, in Säure gelöst und mit reichlich Aberglauben gemischt, unbestrittene Heilkraft gegen alle möglichen Krankheiten, vom Gliederreißen bis zu Schussverletzungen. Die Apotheken betreiben einen umfangreichen Handel mit Versteinerungen. Wenn ein Chinese ein versteinerunghaltiges Gelände entdeckt, hütet er es wie eine Goldgrube. Den Fremden ist es oft unmöglich, die Erlaubnis zur Besichtigung der längst durchwühlten Lager zu erhalten, die sich jahrhundertelang von Geschlecht zu Geschlecht vererbten.« (Andrews 1927: 38f.)

Alles, was von «Drachen» stammt, wird in China von jeher als Aphrodisiaka benutzt. Zermahlen und mit Whisky getrunken gelten Zähne und Knochen von Drachen als starke Potenzmittel.

Bei den »Os Draconis« oder »Drachenknochen« handelt es sich um **Fossilien**, um fossile Knochen und Zähne verschiedener Tiere – und sogar von Menschen. Sie gehören seit alter Zeit zum Arzneischatz der Menschheit. Auch in Europa wurden fossile Knochen als Drachenknochen gedeutet und pharmazeutisch genutzt (vgl. **Bär**, **Einhorn**, **Nashorn**).

Im Gegensatz zur europäischen Symbolgeschichte werden Drachen in der asiatischen Symbolik positiv bewertet. Chinesen sind seit ihrer frühesten Geschichte von der Existenz der Drachen überzeugt und sehen in fossilen Knochen und Skeletten ausgestorbener Tiere Beweise für die Existenz der sagenhaften Wesen (Li 1974). Seit der Frühzeit waren in China Knochen und Zähne fossiler oder subfossiler Reptilien, Vögel und Säugetiere unter den Namen *lung ku*, »Drachenknochen«, und *lung chhih*, »Drachenzähne«, bekannt (Needham 1959: 621). Im modernen China werden Dinosaurier offiziell *kong long*, »fürchterliche Drachen«, genannt.

Drachenprodukte gelten den Chinesen als manifestes Yang und dienen als wirksame Aphrodisiaka. Dazu zählen Drachenknochen, Drachenzähne, Drachenhörner, Drachenspeichel (= **Ambra**), Drachenhirn (**Algen**). Sie besitzen lebensverlängernde Qualitäten und haben eine positive Wirkung auf das Bewusstsein.

Fossile Schädel und Skelette prähistorischer, heute ausgestorbener Säugetiere. Fossilien heißen in China »Drachenknochen« oder »Drachenzähne«. Dass sie nicht von imaginären, mythischen Drachen stammen, ist leicht zu erkennen. Bei den in China besonders begehrten Aphrodisiaka handelt es sich um menschliche Überreste; genauer um Schädel von Urmenschen. Os Draconis oder »Drachenknochen« gehören in China zu realen Rohdrogen der traditionellen chinesischen Pharmazie. (Tafel aus *Schubert's Illustrierte Paläontologie*, 1888)

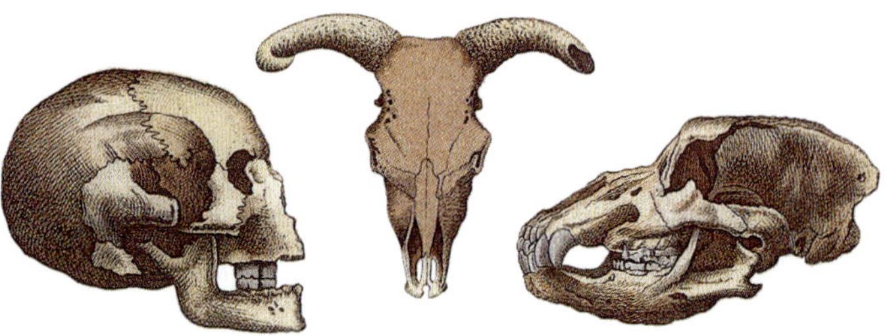

Vorkommen

In Asien gibt es viele Knochenbetten, die im Tertiär, besonders im Miozän und in jüngeren Perioden, entstanden sind. Beim Wechsel von Monsunregenzeiten und Trockenzeiten versammeln sich die Tiere in der Nähe von Wasserstellen und sterben dort massenweise, wenn die Sümpfe austrocknen. In solchen Knochenbetten versorgen sich alle chinesischen Apotheken mit Drachenzähnen und -knochen (vgl. Nougier 1992: 33). Die chinesischen Apotheken in Kanton wurden unter anderem von den miozänen Knochenbetten aus dem Siwalik, einem Vorgebirge des Himalaya, beliefert. Dort entdeckte man zahlreiche Überreste von Primaten und Urmenschen (*Ramapithecus, Dryopithecus, Sivapithecus, Gigantopithecus*)[219] (Nougier 1992: 34).

Der komplette Schädel eines Pekingmenschen (*Sinanthropus pekinensis*) soll während des Transportes in ein wissenschaftliches Institut gestohlen und als aphrodisisches Drachenknochenpulver in Shanghai oder Singapur zu Höchstpreisen verkauft worden sein (Selden 1979: 98*).

Lung chueh, »Drachenhorn«

Die fossilen Hörner des mit dem **Nashorn** verwandten *Chalicotherium sinense* (Ordnung *Perissodactyla)* aus dem Unteren Miozän bis Unteren Pliozän werden als Drachenhörner gedeutet und aphrodisisch sowie medizinisch genutzt. Die Droge gilt als »süß, mild, ungiftig« und ist nicht verträglich mit Schellack, **Zanthoxylum** oder Marmor. Die Droge wird gegen Krämpfe, Fieber, fieberhafte Diarrhöe, Kinderfieber, Fieberkrämpfe und verhärteten Bauch verordnet. Wird sie kontinuierlich eingenommen, so führt das zum Leichterwerden des Körpers, zur Erleuchtung der Seele und zu einem verlängerten Leben (Read 1977: 9*).

Die meisten Drachenknochen und -zähne stammen von Säugetieren, oft vom **Nashorn** (*Rhinoceros*), von **Elefanten** (*Mastodon, Elephas*) oder Pferden (*Equus, Hippotherium*). Einige Drachenknochen stammen auch von Dinosauriern und Flugechsen *(Pterodactylus)* (Needham 1959: 621).

Ethnomedizinischer Gebrauch

Drachenknochen werden erstmals in Pharmakopöen der Han- und San-Kuo-Perioden (etwa im *Shen Nung Pen Tshao Ching* und *Ming I Pieh Lu*) erwähnt. Drachenzähne tauchen erstmals im *Li shih Yao Lu*, »Herrn Lis Drogenliste«, aus der Chin-Periode auf (Needham 1959: 621). In seiner Chronologie des Hua-Yang-Reiches in der westlichen Jin-Dynastie (265–317 u. Z.) beschrieb Chang Qu die Entdeckung von Drachenknochen bei Wucheng, im südlichen Qinling-Gebirge (im heutigen Sichuan): »Eines Tages wurden dort Drachenknochen ausgegraben. Es wurde erzählt, dass der Drachen eines Tages seitlich vom Berge [zum Himmel] hinauf geflogen war. Das Himmelstor war aber geschlossen, so dass er nicht hineinkommen konnte. Er ist hier tot herunter-

219 Die berühmtesten Lung-chi oder »Drachenzähne« sind die des größten Primaten aller Zeiten, des *Gigantopithecus* (Ciochon 1991).

»Drachenknochen oder -zähne« aus China, die paläontologisch als fossile Säugetierknochen und -zähne identifiziert wurden (vgl. NAMBA 1980: 345*, READ 1977*):

Proboscida	
Mastodon sp.	Mastodon
Stegodon orientalis OWEN	
Mammuthus primigenius BLUMENBACH	Mammut
Palaeoloxodon namadicus (PALC. et CAUT.)	Waldelefant
Archidoskodon planifrons (PALC. et CAUT.)	**Elefant**
Perrisodactyla	
Rhinoceros sinensis OWEN	**Nashorn**
Rhinoceros sp.	Nashorn
Chilotherium sp.	Nashorn
Hipparion sp.	Dreizehiges Pferd[220]
Artiodactyla	
Gazella gaudryi SCHL.	Gazelle
Sus sp.	Wildschwein
Bos sp., Bovidae indet.	Rind
Bubalus sp.	Wasserbüffel
Cervus sp.	**Hirsch**
Cervus (Axis) punjabiensis BROWN	Hirsch
Cervocerus novorossiae KHOMENKO	Hirsch
Carnivora	
Ailuropoda	Riesenpanda (vgl. **Bär**)
Ichitherium sinense ZDANSKY	Waldhyäne
Primates	
Pongo	Orang-Utang
Gigantopithecus	»Giganto«
Sinanthropus pekinensis	Pekingmensch

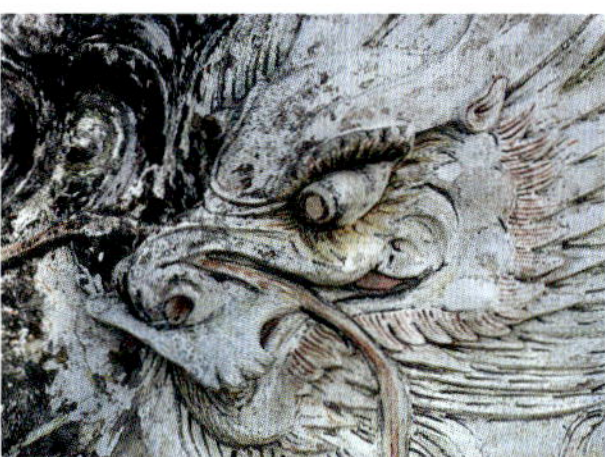

Der Kopf des asiatischen Drachens. (In Stein gehauenes Relief, Ban Pa-In, Thailand)

gefallen und in der Erde begraben worden. Daher hat man die Drachenknochen hier gefunden« (Übersetzung von Lie, Foen Tjoeng).

In Sichuan gibt es reiche mesozoische Ablagerungen (Obere Trias bis Jura-Kreide-Grenze, Sichuan red basin) mit Dinosaurierknochen (Lufengosaurus-Fauna, Shunosaurus-Fauna, Mamenchisaurus-Fauna). Somit wäre Chang Qus Bericht die früheste schriftliche Erwähnung von Dinosaurierknochen (DONG und MILNER 1988: 9).

Auch in der Mongolei werden Saurierknochen der Wüste Gobi als *luu ni yas*, »Drachenknochen«, bezeichnet (*luu* für »Drache« ist ein chinesisches Lehnwort). Diese Drachenknochen werden traditionell von mongolischen Lamas als Medizin verwendet. Die gewaltigen Dinosaurierlagerstätten wurden schon früh von chinesischen Apothekern geplündert. Wie viele Tonnen seltener und wissenschaftlich wertvoller Dinosaurierfossilien zerstampft und geschluckt wurden, um die

»Sein Kopf ist wie der eines Kamels, seine Hörner gleichen einem **Hirsch**geweih (**Hirschhorn**), seine Augen denen eines **Hase**n, seine Ohren denen eines Bullen, sein Hals gleicht einer **Schlange**, sein Leib gleicht dem einer Seeschlange, seine 81 Schuppen (Symbol für *yang*) sind wie die eines Karpfens, seine Klauen wie die eines Adlers, und seine Füße erinnern an die Tatzen eines Tigers. Sein Schnurrbart gleicht dem taoistischer Heiliger, und in seiner Brust trägt er eine **Perle**.« (MÜLLER-EBELING und RÄTSCH 1986: 44*)

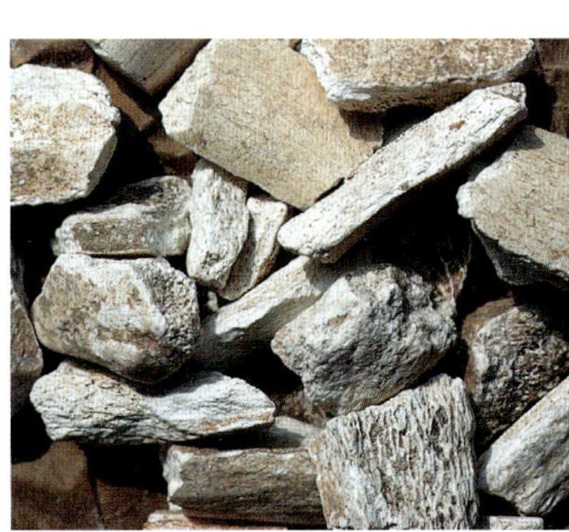

Lung-gu, »Drachenknochen«. Bei der Probe links handelt es sich um ein verkieseltes Knochenfragment; möglicherweise von einem Dinosaurier aus China. (Taipei, Taiwan, 1990)

Rechts die Rohdroge *Os Draconis* aus einer chinesischen Apotheke. Vermutlich handelt es sich um fossile Knochen prähistorischer Säugetiere aus China.

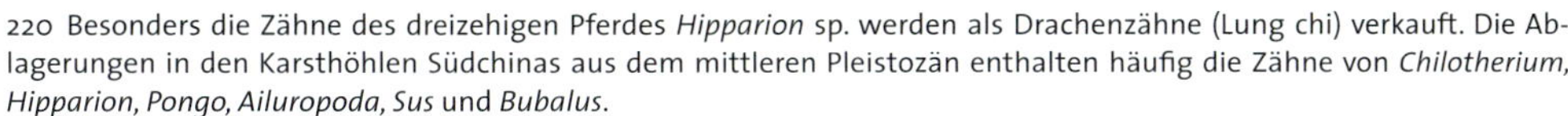

220 Besonders die Zähne des dreizehigen Pferdes *Hipparion* sp. werden als Drachenzähne (Lung chi) verkauft. Die Ablagerungen in den Karsthöhlen Südchinas aus dem mittleren Pleistozän enthalten häufig die Zähne von *Chilotherium, Hipparion, Pongo, Ailuropoda, Sus* und *Bubalus*.

Fertigpräparate mit Drachenknochen

Eine Kombination heißt »Mental Chi«; sie enthält:

Ling shih	Fructus Ganoderma	**Ling-shih-Pilz**
Dan shen	Radix Salviae	Salbeiwurzel[221]
Yuan zhi	Radix Polygalae	Kreuzblumenwurzel[222]
Longan	Arillus Longannae	Drachenaugen
Ho huan pi	Cortex Albizziase	Albizziarinde[223]
Long gu	Os Draconis	Drachenknochen
Chai hu	Radix Bupleuri	Hasenohrwurzel[224]

Auf der Verpackung steht: »Die Kräuter von ›Mental Chi‹ erhalten einen hohen Grad an geistiger Energie, steigern die Konzentrationsfähigkeit und fördern die geistige Klarheit.« Die Dosierung wird mit morgens zwei und mittags einer Pille (0,5 g pro Pille) angegeben.

Eine weitere Kombination derselben Firma (Chinese Medicinals™) mit dem Namen »Anti Stress« gibt folgendes Rezept an:

Awai	Radix Piper	**Kava-Kava**-Wurzel
Dong quei	Radix Angelica	**Engelwurz**
Long gu	Os Draconis	Drachenknochen
Hou shou wu	Radix Polygonum	Knöterich
Yuan zi	Radix Polygala	Kreuzblumenwurzel
Tian ma	Radix Gastrodiae	Himmelshanfwurzel[225]

In Stresszeiten sollte man mindestens 2 bis 4 Kapseln täglich nehmen; aber nicht mehr als 12 pro Tag.

»Drachenknochen« kommen auch in anderen Fertigpräparaten vor, die besonders der Stärkung mentaler Aktivitäten dienen, so etwa in einem Präparat mit der Bezeichnung »Clear Thinking – Active Mindpower for Women«. Die Rezeptur enthält folgende Ingredienzien:

Magnolia	**Magnolie**
Gentian	Enzian
Os Draconis	Drachenknochen
Eucommiae[226]	
Rosae	**Rosen**
Ginseng	*Panax ginseng*

schläfrigen Jadeschäfte auferstehen zu lassen, kann man kaum erahnen. In Ulan-Bator, der Hauptstadt der Mongolei, fand die Akademie der Wissenschaften heraus, dass die Gobi-Saurierknochen einen überdurchschnittlichen Gehalt an natürlicher Radioaktivität haben. Es wird vermutet, dass diese Radioaktivität bei »Drachenknochen«-Zubereitungen medizinisch wirksam ist (mündliche Mitteilung von Dan Barsbold).

In chinesischen Apotheken in Hongkong, San Francisco (USA) und Singapur werden meist Mastodonknochen (Fossilia Ossis Mastodi) als Drachenknochen angeboten.

In der traditionellen chinesischen Medizin ist das Wesen der Drachenknochen »süß und sauer, neutral«. Sie haben eine Affinität zu Herz, Leber und Nieren. Drachenknochen wirken sedierend, beruhigend, bei übermäßiger Yang-Energie in der Leber und adstringierend. Drachenknochen werden bei Bluthochdruck, Schlaflosigkeit, Schockzuständen, Angst, Schwindel, Durchfall und Spermatorrhoe (Samenerguss ohne geschlechtliche Erregung) verordnet. Sie gelten als »wirksames blutstillendes Mittel bei Abszessen und anderen äußeren Leiden, die hartnäckige Blutungen verursachen« (Reid 1988: 121*). Die Dosierung wird mit 10 bis 20 g angegeben.

Handelsformen

Noch heute werden *Os Draconis* oder Drachenknochen in der chinesischen Medizin verwendet. In chinesischen Apotheken in Hongkong, Kyoto, San Francisco und Tai-pei konnten wir Proben erwerben.

Als Dosierung werden 3 Tabletten (à 200 mg) 1 bis 5 Mal pro Woche über mehrere Monate angegeben. Der versprochene Effekt liest sich wie folgt: »›Clear Thinking‹ gibt deinem Geist scharfsinnige Inspiration. Es hilft dir durch anstrengende Zeiten, wenn du sanfte Energie, verbunden mit fester Zielstrebigkeit, benötigst. (...) Es kann sich als wertvoll bei der Aktivierung von Scharfsinn, Wachsamkeit und Aufmerksamkeit herausstellen. Es erleichtert emotionalen Druck, verringert Sorgen und beschenkt dein Leben mit Klarheit, um verzwickte Probleme lösen zu können. Am meisten aber hilft es dir, dich selbst mit Klarheit betrachten zu können und deine Energie auf erfolgreiche Weise einzusetzen.«

In Japan werden Drachenknochen als Medizin in den frühesten erhaltenen Dokumenten erwähnt. Im Schatzhaus Shosoin in Nara wird eine alte Sammlung von Drogen aufbewahrt. Den Grundstock bilden sechzig verschiedene Substanzen, denen eine Schenkungsurkunde vom 22. Juli 756 beigefügt ist. Einige Substanzen erhielten sich bis heute und konnten zum Teil sogar

221 *Salvia miltiorrhiza* Bge., chinesisch *Dan shen*, wörtl. »Scharlachwurzel« (Bensky und Gamble 1986: 384*); vgl. **Muskatellersalbei**.

222 Zahlreiche Kreuzblumen, Polygalaceae, werden in China als Aphrodisiaka benutzt (*Polygala japonica*, Einnahme der Wurzel; *Polygala sibirica*; *Polygala vulgaris*, Einnahme der Rinde).

223 *Albizzia julibrissin* Durazz., Leguminosae/Mimosaceae, chinesisch *He huan pi*, wörtl. »Gemeine Fröhlichkeitsrinde«; wirkt beruhigend auf den Geist (Bensky und Gamble 1986: 584*).

224 *Bupleurum scorzoneraefolium* Willd. und *Bupleurum chinense* DC., Umbelliferae, chinesisch *Chai hu*, wörtl. »Streichhölzer der Barbaren« (Bensky und Gamble 1986: 68*).

225 *Gastrodia elata* Bl., Orchidaceae (**Orchideen**), chinesisch *Tian ma*, wörtl. »Himmlischer Hanf« (Bensky und Gamble 1986: 605*); vgl. **Hanf**. »Man sammelt ihre Wurzel, um trockenes Yin zu behandeln« (Shen Kuo 1997: 184*).

226 In China wird der Rindenextrakt von *Eucommia ulmoides* Oliv., Eucommiaceae, als Aphrodisiakum getrunken.

zoologisch identifiziert werden. Darunter befanden sich *ryukotsu*, »Drachenknochen«, die wahrscheinlich vom **Hirsch** *Cervus (Axis) punjabiensis* stammen (ROSNER 1989: 20). In späteren japanischen Pharmakopöen von 918 und 1596 werden Drachenknochen als Medizin aufgelistet (MASUTOMI und HAMADA 1989: 232). Dabei handelt es sich meist um Knochen fossiler Säugetiere, gelegentlich die des Mammuts *(Mammuthus primigenius)*[227] wie auch von **Elefant**en *(Palaeoloxodon, Stegodon, Parastegodon)*. Die *ryukotsu* gelten in Japan immer noch als Aphrodisiaka.

Inhaltsstoffe

Drachenknochen und -zähne enthalten 46 bis 82% Kalziumkarbonat (vgl. **Calcit**), Kalziumphosphat, Hydroxyapatit ($3Ca_3[PO_4]_2$, $Ca[OH]_2$), Siliziumdioxid, Eisen- und Kaliumverbindungen, Spurenelemente (Zirkonium, **Zink**, Mangan, Rubidium, Titan), Phorsphoroxid (P_2O_5) sowie Sulfate (BENSKY und GAMBLE 1986: 570*, NAMBA 1980: 355*).

Bei Einnahme könnte besonders das Kalziumphosphat und Phosphoroxid tonisierende und eventuell sogar sexuell stimulierende Wirkungen haben.

Kommentar

Als ich in Taipei meinen ersten Drachenknochen erwarb, drückte mir der Apotheker schmunzelnd ein chinesisches Rezept in die Hand. Danach sollte ich den Knochen pulverisieren und in **Wein** oder Schnaps (**Alkohol**) einlegen. Von diesem »Tonikumwein für ein langes Leben« soll man jeden Tag ein Gläschen trinken. Auch wenn es schwer fällt, die lebensverlängernde Wirkung zu erspüren, regt der Gedanke, dass sich Materie der seit Jahrmillionen ausgestorbenen Dinosaurier im eigenen Gewebe absetzt, die Fantasie an. (CR)

Bezugsquellen

Drachenknochen und -zähne sind in China, Hongkong und Taiwan in Apotheken erhältlich; ebenso in den Chinatowns der Städte in den USA.

Mehr und mehr chinesische **Medikamente** werden gegenwärtig in den Westen exportiert. In den USA gibt es in Health Food Stores eine Reihe von chinesischen Kräuterpräparaten, die in Pillen gepresst sind.

Literatur

ANDREWS, Roy Chapman
1927 *Auf der Fährte des Urmenschen: Abenteuer und Entdeckungen dreier Expeditionen in die mongolische Wüste*, Leipzig: F.A.Brockhaus.

BÖLSCHE, Wilhelm
1929 *Drachen: Sage und Naturwissenschaft*, Stuttgart: Kosmos.

BURKOLTER-TRACHSEL, Max
1981 *Der Drache: Das Symbol und der Mensch*, Bern, Stuttgart: Haupt.

CHANG SHI (Hg.)
1988 *The Dragon*, Beijing: The People's Daily Press.

CIOCHON, Russell L.
1991 »The Ape That Was«, *Natural History* 11/91: 54–63.

CIOCHON, Russell, John OLSEN und Jamie JAMES
1992 *Warum musste Giganto sterben? Auf der Suche nach dem Riesenaffen aus prähistorischer Zeit*, Braunschweig: Westermann.

DINGUS, Lowell und Eugene S. GAFFNEY
o. J. *From the Land of Dragons*, New York: American Museum of Natural History.

DOLF, Peter und Ulrike SEILACHER
1992 »Bondebed-Bildung am heutigen Amazonas«, *Fossilien* 9(4): 246–248.

DONG, Zhiming und Angela C. MILNER
1988 *Dinosaurs from China*, London: British Museum und Beijing: China Ocean Press.

GUAN, Jian und J. A. RICE
1990 »The Dragon Bones of Tongxin«, *Natural History* 9/90: 60–67.

HARDE, Ulrike et al.
1980 *Drachen*, Karlsruhe: Badische Landesbibliothek, Ausstellungskatalog.

HOULT, Janet
1990 *Dragons: Their History & Symbolism*, Glastonbury, Somerset: Gothic Image Publications.

HUXLEY, Francis
1989 *The Dragon: Nature of Spirit, Spirit of Nature*, London: Thames and Hudson.

KOENIGSWALD, G. H. R. von
1952 »*Gigantopithecus blacki* VON KOENIGSWALD, a Giant Fossil Hominoid from the Pleistocene of Southern China«, *American Museum of Natural History, Anthropological Papers* 43, 3, 4, New York.
1965 *Begegnung mit dem Vormenschen*, München: dtv.

LI, Chung-chün
1974 »Records of Vertebrate Fossils in Old Chinese Classics«, *Vertebrata Palasiatica* 12(3), 174–180 (in Chinesisch, englische Zusammenfassung).

MASUTOMI, Kazunosuke und Takashi HAMADA
1989 *Fossils in Color*, Osaka: Hoikusha (in Japanisch).

MICKLICH, Norbert, Michael SCHMITZ und Friedemann SCHRENK
1991 »Schreckensechsen aus China«, *Fossilien* 8(4): 204–209.

NEEDHAM, Joseph
1959 *Science and Civilization in China. Vol. 3: Mathematics and the Sciences of the Heavens and the Earth*, Cambridge: University Press.
1984 *Wissenschaft und Zivilisation in China*, Frankfurt/M.: Suhrkamp (von Colin A. Ronan bearbeitete Ausgabe).

227 Mammutvorkommen und weitere Knochenbetten gibt es auf Hokkaido und in den Präfekturen Yamaguchi, Hyogo und Shizuoka.

Nougier, Louis-René
1992 *Die Welt der Höhlenmenschen*, Reinbek: Rowohlt.
Rätsch, Christian
1984 »Drachenknochen und Dinosaurierphantasien«, *Dao* 1/94: 24–26.
Rosner, Erhard
1989 *Medizingeschichte Japans*, Leiden usw.: E. J. Brill (Handbuch der Orientalistik V, III, 5).
Wang, K. M.
1931 »Die Höhlenablagerungen und Fauna in der Drachenmaul-Höhle von Kiangsen, Chekiang«, *Contributions from the National Research Institute of Geology* No. 1: 41–67.

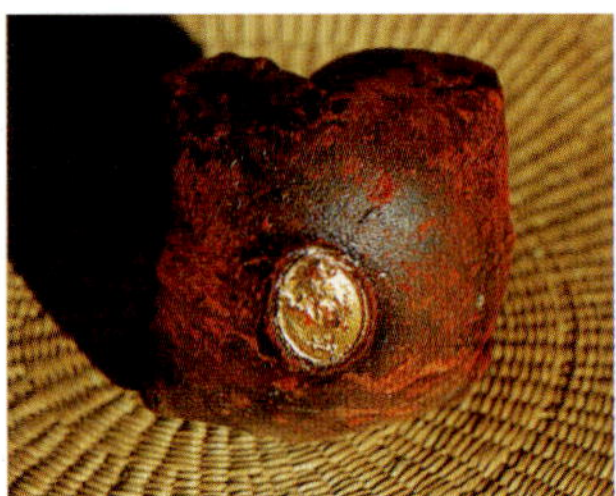

Resina Draconis, Drachenblut. Ein handelsüblicher Klumpen (1 kg) mit Goldprägung des Herstellers. (Aus dem Devotionalienhandel)

»Das Drachenblut ist ein magisches Schutzmittel, egal in welcher Anwendung, als Räucherstoff, Salbe oder Öl. Als Rauch wird es zum Atem des Drachen. Mit dem Rauch bedeckt oder umhüllt man den Körper zum Schutz vor niederträchtigen Dämonen, Krankheitsgeistern, negativen Energien.« (Rätsch 2002: 71*)

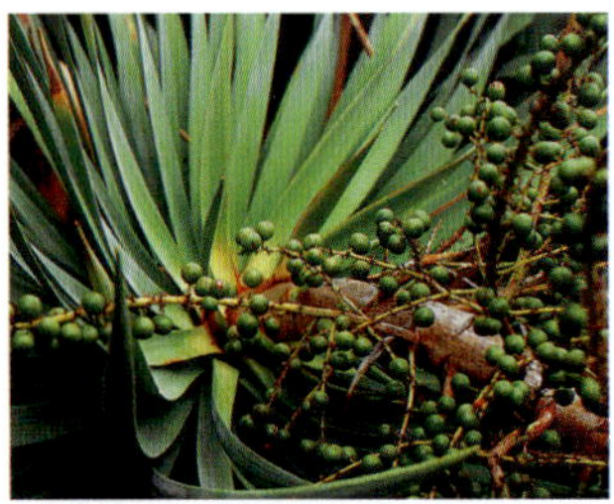

Der Drachenblutbaum (*Dracaena draco*) kommt nur auf den Kanarischen Inseln vor.

Drachenblut

Resina Draconis

Andere Namen

Blutharz, Drachenblutharz, Dragon's blood (engl.), Hyôlgal (kor.), Kekketsu (jap.), Sang-dragon (frz.), Sangre de drago (span.), Sangredrago, Sanguis draconis (lat.), Türkenblut, Xue Jie (chin. »erschöpftes Blut«)

Aus magischer Sicht ist Drachenblut in verschiedenen Kulturen ein altbekanntes Liebesmittel. Die Reputation als Aphrodisiakum leitet sich von symbolischen Assoziationen zwischen Drachen und Blut ab, weniger von pharmakologisch aktiven Inhaltsstoffen.

Aus aufgeklärt wissenschaftlicher Perspektive betrachtet, gehört Drachenblut in den Bereich des Aberglaubens. **Drachen** akzeptieren wir als Fantasiewesen. Das **Blut** des Drachens kennen wir aus dem *Nibelungenlied* (dem germanischen Siegfriedmythos) und aus der Wagneroper *Siegfried*, die darauf basiert.

Dennoch gibt es Drachenblut[228] tatsächlich! Es ist in jeder Apotheke erhältlich, die, wie wir wissen, keine Mythen verkaufen, sondern pharmazeutische Produkte, die einen langen, wissenschaftlich geprüften Weg hinter sich haben, bevor sie als akzeptierte Medikamente über den Ladentisch zum Kunden wandern. Des Rätsels Lösung: Drachenblut ist seit der Antike der Name für ein rotes Gummiharz, das aus verschiedenen Stammpflanzen gewonnen wird:

Dracaena draco (L.) L., Agavaceae/Dracaenaceae
Drachenblutbaum, Dragon tree, endemisch auf den Kanaren
Daemonorops draco Blume, syn. *Calamus draco* Willd., Palmae, Arecaceae (**Palmen**)
Drachenblutpalme, Sumatra-Drachenblut[229]
Croton draco Schlechtdl., Sangre de drago, Sangredrago
Croton lechleri (L.) Schlecht., Euphorbiaceae (Wolfsmilchgewächse)
Peruanischer Drachenblutbaum
Croton niveus Jacq. = Copalché, **Palo Santo** in Mexiko
Croton perdicipes St. H. = Canela de Perdiz (»Rebhuhn-**Zimt**«)

Auf der Kanareninsel Teneriffa steht bei Icod der berühmte »tausendjährige Drachenbaum«. Laut botanischen Schätzungen ist er immerhin etwa vierhundert Jahre alt. Wird seine Rinde verletzt, fließt ein Harz aus, das sich an der Luft blutrot färbt. Dieses so genannte Drachenblut, das als Zutat zu aphrodisischen **Liebestränke**n und **Räucherwerk** verwendet wurde (Schönfelder 1994: 266), ist seit dem Altertum ein wichtiger Exportartikel Teneriffas.[230]

Hieronymus Bosch (um 1450–1516) stellte auf der linken Seite des als »Garten der Lüste« bekannten Triptychons (Prado, Madrid) den »Garten Eden« dar (vgl. **Apfel**, **Feige**). Hinter Adam entfaltet ein seltsamer Baum wie eine Sukkulente mit fleischigen Blättern seine dreiteilige Krone. Um seinen Stamm rankt sich ein trauben- oder erdbeerartiges Gewächs. Botanisch in der Regel wenig bewanderte Kunsthistoriker widmeten solchen Gewächsen wenig Aufmerksamkeit. Der Bosch-Forscher Wilhelm Fraenger bezeichnete den exotischen Baum 1975 unzutreffend als »Dattelpalme«. Der Fantasiebaum hat botanisch starke Ähnlichkeit mit dem bereits in der Antike bekannten Drachenblutbaum (*Dracaena draco*).

Gebrauch als Aphrodisiakum

Drachenblut wurde in verschiedenen Teilen der Welt zum **Liebeszauber** benutzt. In England zerbröselte man zu diesem Zweck ein Stück des Harzes, wickelte es in ein Papier und warf es dann ins Feuer. Dazu musste man den folgenden Reim sprechen (Wedeck 1961: 77*):
»May he no pleasure or profit see
Till he comes back again to me.«
(»Möge weder Freude noch Erfolg er haben,
Solange er nicht wieder zu mir zurückkehrt.«)

In Mittel- und Südamerika gewinnt man *sangredrago* oder *sangre de drago* aus *Croton* spp.

228 Manchmal wird rötlicher **Bernstein** als »Drachenblut« bezeichnet.
229 »Aus dieser Klimmpflanze (...) wird das so genannte Palmendrachenblut gewonnen, das anscheinend in Indien als Aphrodisiacum Verwendung gefunden hat.« (Hirschfeld und Linsert 1930: 166*).
230 Auf den Kanaren scheint weder ein Gebrauch des Drachenblutbaumes als Volksheilmittel noch als Aphrodisiakum bekannt zu sein (vgl. Concepción 1993).

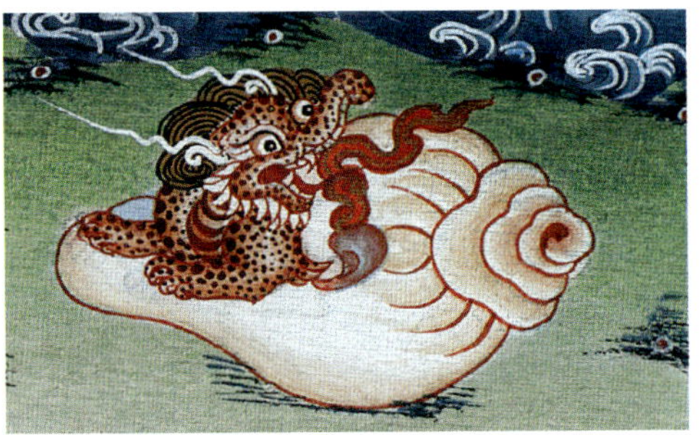

Der blutrote Drache kommt aus der vaginaähnlichen Mündung der Meeresschnecke, der heiligen **Shankha**. Eine Andeutung auf das »Drachenblut« genannte Menstruationsblut? (Thanka, Detail, Kathmandu, Nepal)

Man nutzt es als Räucherwerk zum Liebeszauber (**Pusanga**) wie auch medizinisch als Wund- und Desinfektionsmittel.

In China nimmt man das Öl einer asiatischen Spezies, *Croton tiglium* L., innerlich als Aphrodisiakum. In der traditionellen chinesischen Medizin wird es als starkes Abführmittel (SHEN KUO 1997: 180, 286*) verwendet.

In Nordamerika gilt das blutrote Harz der asiatischen Drachenblutpalme als Aphrodisiakum und ist in gewissen Zirkeln als magisches **Räucherwerk** bedeutend; in alchemistischer Symbolik gilt es merkwürdigerweise als »**Parfüm** der Aggression« (ZALEWSKI 1990: 51*).

Volksmedizinischer Gebrauch

Das »Drachenblut, das von ihren Früchten ausgeschwitzt wird«, gilt auf den Kanarischen Inseln als eine Medizin von sagenhafter Wirkung (KUNKEL 1993). Der nah verwandte Kinnabari-Drachenbaum kommt nur auf einer Kanareninsel vor. Von seinem »Blut« wusste schon Dioskurides zu berichten: »Es [das Kinnabari] gibt aber auch eine stark tiefdunkle Farbe, deshalb glauben einige, es sei Drachenblut« (V, 109). Arrianos (um 95–175 u. Z.) bezeichnet dieses Drachenblut als »indischen **Zinnober**«; es »werde auf der Insel des Dioskorides [= Socotra] von Bäumen, aus denen er tröpfele, gesammelt« (*Periplus* 18). Plinius nennt Drachenblut als einen Hauptbestandteil einer kostbaren und medizinisch wirkungsvollen **Salbe** aus **Rosen** (XIII 2, 9). Drachenblut gehört zu den Ingredienzien der **Hexensalben.**

Inhaltsstoffe

Das rote Harz *(Resina draconis)* der asiatischen Drachenblutpalme enthält ein Gemisch verschiedener Ester der Benzoesäure und Benzoylessigsäure sowie Dracoresinotannol, Dracoresen, Dracoalban, Draconin, Phlobapen (FRERICHS 1938 II: 555*). Es wirkt stark adstringierend und eignet sich deshalb gut zur Behandlung von Durchfallerkrankungen.

Croton draco enthält in seinem Latex fettes Öl, Oleum Crotonis, Crotonharz und einen roten Farbstoff. Das Crotonöl wirkt, innerlich genommen, drastisch abführend. Das Darchenblut des aus dem peruanischen Amazonasgebiet stammenden *Croton lechleri* besteht aus Proanthocyanidinen und enthält das Alkaloid Taspin sowie die antibiotisch wirkenden Diterpene Korberin A und B.

Bezugsquellen

Erhältlich im Devotionalien- und Räucherstoffhandel wie auch in Drogerien und Apotheken.

Literatur

CONCEPCIÓN, José Luis
1993 *Costumbres, tradiciones y remedios medicinales canarios: Plantas curativas*, La Laguna, Tenerife: ACIC.

FRAENGER, Wilhelm,
1975 *Hieronymus Bosch*, Dresden: VEB.

KUNKEL, Günther
1993 *Die Kanarischen Inseln und ihre Pflanzenwelt* (3. Aufl.), Stuttgart usw.: G. Fischer.

SCHÖNFELDER, Ingrid und Peter
1994 *Kosmos-Atlas: Mittelmeer- und Kanarenflora*, Stuttgart: Kosmos.

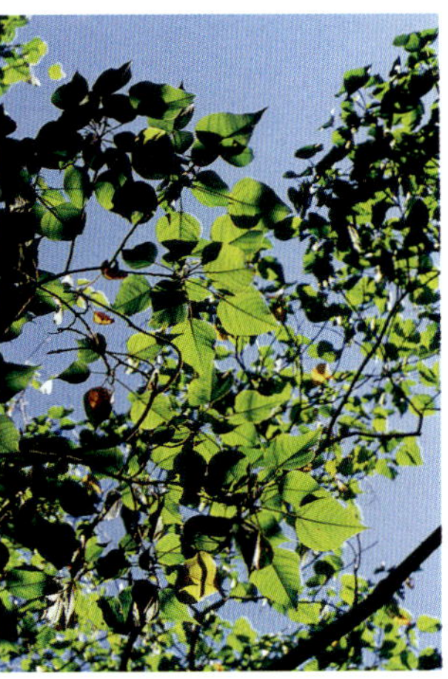

Der Peruanische Drachenblutbaum *(Croton lechleri)* ist in Südamerika eine wichtige Heilpflanze.

Drachenwurz

Arisaema dracontium (L.) SCHOTT, Araceae (Aronstabgewächse)[231]
Dracunculus vulgaris SCHOTT, Araceae syn. *Arum dracunculus* L.

Andere Namen

Draban, Drachenwurzel, Dracontea, Drakontion (griech.), Dracunculus major, Drago, Dragon's root (engl.), Dragun, Grüner Drachen, Memory root (engl.), Natternwurz

In der Apothekersprache wurden verschiedene Rohdrogen als »Drachenwurz« bezeichnet: Radix Artemisiae (**Wermut**wurzel), Rhizoma Bistortae (Schlangenknöterich, *Polygonum bistorta* L.)[232] und Rhizoma Arisaema von *Arisaema dracontium* (ARENDS 1935: 62*). Volkstümlich heißt auch die **Schwertlilie** Drachenwurz. In der Antike wurde das **Bilsenkraut** mit seinen langen Blütenrispen, die wie ein Rückgrat aussehen, »Drachenpflanze« genannt.

»Diese Dracontea oder Dracunculus major (Drachenwurz) des Mattioli galt als Aphrodisiacum: ›Die Wurzel mit Wein getrunken macht Begier zur Unkeuschheit‹. Aber der Geruch der Natternwurzblume, nachdem sie welk geworden ist, sollte die erst empfangene Frucht umbringen. Sonst soll die Wurzel vom Volke noch heutigen Tages beim Samenfluss des Mannes und bei frühzeitiger Geburt der Frauen angewendet werden.« (HIRSCHFELD und LINSERT 1930: 176*)

231 In der Familie Araceae (vgl. BOWN 2000) gibt es einige stark giftige Gewächse (z.B. *Arum*, *Dieffenbachia*, *Darcunculus*) sowie zweifelhafte Halluzinogene wie den aphrodisischen **Kalmus** (vgl. PLOWMAN 1969).

232 Alle möglichen Knötericharten (Polygonaceae), besonders *Polygonum viviparum* L., gelten als Aphrodisiaka (STARK 1984: 74*).

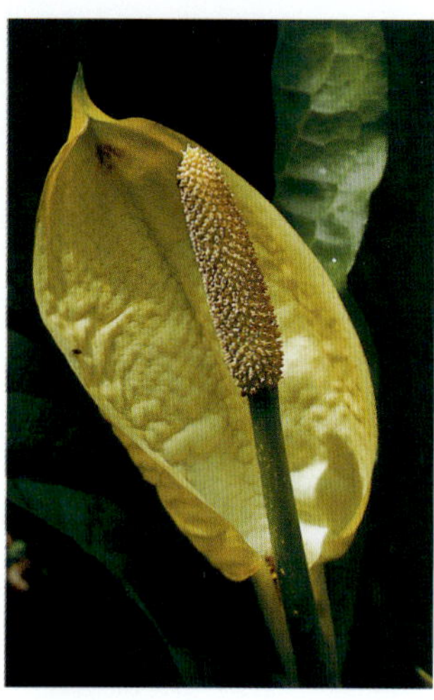

Gelber Stinktierkohl (*Lysichiton americanus*). Viele Aronstabgewächse haben eine sexuelle Signatur. (Whistler, BC, Kanada, 2001)

Vermutlich ist nur sehr wenig über den aphrodisischen Gebrauch der Drachenwurz (*Arisaema*) bekannt, weil die frische Pflanze sehr stark giftig ist (ROTH et al. 1994: 148, 311*).

Die Gattung *Arisaema* ist bekannt für ihre allergene Wirkung bei Berührung oder Verzehr. Früchte und andere Pflanzenteile enthalten mikroskopische Nadeln aus kristallisiertem Calciumoxalat, die bei Hautkontakt zu starken Histaminausschüttungen führen (TURNER und SZCZAWINSKI 1992: 116*).

Gebrauch

Die nordamerikanische Drachenwurz (*Arisaema dracontium*) soll halluzinogen wirksam sein (SCHULTES und FARNSWORTH 1982: 187*, SCHULTES und HOFMANN 1980: 366*). Aus den Blüten dieser Pflanze wird das homöopathische Mittel »Arum Dracontium hom.« gewonnen (siehe **Homöopathika**). Die Ojibwayindianer sollen die Wurzel als Enthexungsmittel benutzt haben (MOERMAN 1982: 101*).

Die andere Drachenwurz (*Dracunculus vulgaris*) »galt schon bei den alten Griechen (...) als Aphrodisiacum. Man trank sie in **Wein** und wurde dadurch zum Beischlaf tüchtig. Injektionen mit Honig in die Vagina beförderten die Geburt, wie denn schon der Geruch der Blätter den jungen Fötus im Leibe der Schwangeren tötete« (AIGREMONT 1987: II: 9*). »Mit Wein getrunken erweckt sie [die Wurzel] den Reiz zum Beischlaf« (DIOSKURIDES II 195). Diese Drachenwurz trug auch den Namen Kyperis, die »Zypriotische«, ein Beiname der Aphrodite:

Der nah verwandte Aronstab (*Arum maculatum* L.) war schon in der Antike wegen seiner abtreibenden Kraft bekannt (SCHENK 1937). Im deutschen Volksmund heißt der Aronstab »Pfaffenpint« (vgl. **Rohrkolben**): »Als **Liebeszauber** gebrauchen den Aron die Dirnen, wenn sie zum Tanz gehen. Sie legen ihn in die Schuhe und sprechen: Zehrwurzelkraut, ich zieh dich in meine Schuh', Ihr Junggesellen lauft mir alle zu« (AIGREMONT 1987 II: 9*).

Aronstabgewächse haben offenbar weltweit eine noch weiter zu erforschende Bedeutung als Zauberpflanzen und Aphrodisiaka. Sie gehören auch zu den Reisekräutern der Schamanen in Nepal. Dort gibt es viele Kobrapflanzen (*Arisaema* spp.), die schon aufgrund ihrer Signatur (sie sehen wie sich aufbäumende Kobras aus) eine heilige Bedeutung als Zauberpflanzen der Nagas oder **Schlangen**geister haben (MÜLLER-EBELING et al. 2000*). Es gibt dort viele Arten der Gattung *Arisaema* (PRADHAN 1977).

Literatur

BOWN, Deni
2000 *Aroids: Plants of the Arum Family* (2. Aufl.), Cambrige: Timber Press.

PLOWMAN, Timothy
1969 »Folk Uses of New World Aroids«, *Economic Botany* 23(2): 97–122.

PRADHAN, Udai C.
1997 *Himalayan Cobra-Lilies (Arisaema), Their Botany and Culture* (2. Aufl.), Kalimpong: Primulaceae Books.

SCHENK, Gustav
1937 *Aron oder das tropische Feuer*, Hannover: Adolf Sponholtz Verlag (4.–8. Tausend, Oktober 1947).

Dreiblatt

Trillium erectum L., Liliaceae (Liliengewächse)

Andere Namen

Bathwort, Beth root, Birthroot, Ground lily, Indian balm, Indian shamrock, Rattlesnake root, Red trillium, Squaw flower, Threeleaved nightshade, True love, Waldlilie, Wood lily

Das Dreiblatt hat bei nordamerikanischen Indianern den Ruf eines Liebesmittels.

Das nordamerikanische Kraut hat eine charakteristische Architektur: Aus drei breiten abstehenden Blättern kommt ein Stiel mit einer einzigen grün-violetten Blüte hervor (CASE und CASE 1997).

Gebrauch

Die südöstlichen Waldlandindianer (Irokesen)[233] benutzten Wurzelstücke im Essen als Aphrodisiakum (KROCHMAL und KROCHMAL 1984: 220*), andere kauen das Rhizom als Liebesmittel.

Das Dreiblatt wurde von den Cherokee ethnogynäkologisch bei starker Menstruation, Hämorrhagie, eingesetzt und »um das Leben zu ändern« (MOERMAN 1998: 568*).

Neben *Trillium erectum* wurden auch andere Dreiblattarten als Aphrodisiaka und Stärkungsmittel verwendet. Ein Brei aus den zerriebenen Rhizomen von *Trillium ovatum* PURSH. (Pacific trillium) strichen die Makahals als **Liebeszauber** auf den Körper (MOERMAN 1998: 568*). *Trillium sessile* L. (Toadshade, »**Kröten**schatten«) sahen die Wailaki als Panacee ähnlich dem Amerikanischen **Ginseng** an. Ein Dekokt wurde bei allen Krankheiten und Störungen getrunken. Die zermahlene Wurzel diente als Schnupfpulver bei Schnupfen und zum »Erkennen von Verhexungen«

233 In seinem Buch über die Heilpflanzen der Irokesen wird diese Pflanze genauso wenig wie der Frauenschuh (*Cypripedium*, siehe **Orchideen**) als Aphrodisiakum aufgeführt. Nur eine einzige Pflanze gilt demnach den Irokesen als Aphrodisiakum: das Lederholz, *Dirca palustris* L., Thymelaenaceae (HERRICK 1995: 174*).

(MOERMAN 1998: 568*). Das Rhizom der Woman's root, Indian shamrock oder Beth root (»*Trillium pendulum*«) als Dekokt ist ein zusammenziehendes Tonikum mit aphrodisischer Reputation (MITTON 1984: 32*).

Die meisten *Trillium*-Arten werden auch als Gifte benutzt und sollen giftig sein. Am sichersten ist es wahrscheinlich, es wie die Irokesen zu halten: Sie tragen die getrocknete Wurzel als Glücksbringer und **Amulett** zum Schutz der Zähne (MOERMAN 1998: 568*).

Bezugsquellen

In Nordamerika in Paraphernalienläden für Voodoo und ähnliche Artikel erhältlich.

Literatur

CASE, Frederick W. Jr. und Roberta B. CASE
1997 *Trilliums*, Portland, Oregon: Timber Press.
Herrick, James W.
1995 *Iroquis Medical Botany*, Syracuse NY: Syracuse University Press.

Ein Duftbaum wird auch in diesem irischen Gedicht aus dem 14. Jahrhundert besungen (RICHTER 1984: 137):

»Und auf der Wiese steht ein Baum,
der ist gar herrlich anzuschaun,
seine Wurzel ist Galgant und Ingwer,
seine Triebe sind ganz aus Zitwer,
aus feinem Muskat seine Blüten sind,
und die Rinde aus süßem duftenden Zimt,
die Früchte wohlriechende Nelken sind,
dazu man reichlich Kubebe findt.«

Dieser poetisch fantasierte »Baum« ist die Komposition eines duftenden Aphrodisiakums, denn alle genannten **Gewürze** gelten als Aphrodisiaka. Man kann daraus ein Potpourri mischen, ein Duftkissen stopfen, ein aromatisches **Räucherwerk** entzünden oder eine erotisierende Gewürzmischung komponieren.

Mit **Galgant**, **Ingwer** (Zitwer; vgl. **Ingwergewächse**), **Muskat** (Macis), **Zimt**, **Nelken** und **Kubeben** kann man auch einen Kräuterschnaps ansetzen, der einen aromatischen Duft, aber einen bitteren Geschmack besitzt und ein guter Magenbitter ist (vgl. **Alkohol**).

Duftpflanzen

Viele Pflanzen, von deren Harz, Blüten, Blättern oder Wurzeln ein betörender aphrodisischer Duft ausgeht, wurden als Duftpflanzen bezeichnet und als Liebesmittel geschätzt.

Mythische Duftpflanzen

In mythischen Berichten wurden sie manchmal einer einzigen Pflanze oder einem sagenhaften Baum zugeordnet: »Duan Chengshi hat in seinem Buch (...) viel Absurdes aufgeschrieben. Besonders was er über seltsame Pflanzen berichtet, ist oft falsch und töricht (...) So erzählt er von einem ›Baum mit fünf Düften‹: ›Die Wurzeln dufteten nach **Sandel**holz, die Knoten nach Aloe [**Adlerholz**], die Blüten nach **Nelken**, die Blätter nach Patchouli und das Harz nach Mastix.‹ Das ist besonders abwegig« (SHEN KUO 1997: 152*). Auch wenn solch ein Baum botanisch nicht existiert, so kann doch ein Gemisch aus Adlerholz, weißem Sandelholz, Nelken, Patchouliblättern oder -essenz und Mastixharz einen köstlichen Duft ergeben. Immerhin gelten alle fünf Rohdrogen als Aphrodisiaka.

Ein ähnlich fantastischer duftender Baum wächst in Cokaygne[234], »weit im Meer, westlich von Spanien gelegen« – eine spanische Schlaraffenlandversion: »Kein Land unterm Himmel weit und breit hat so viel Freude und Seligkeit.«

Betörende Düfte scheinen geradewegs ins irdische Paradies zu führen. Franzosen fühlten sich durch diese olfaktorische Duftkomposition ins mythische Land Coquaigne versetzt:

»Die Frauen in jener Gegend sind wunderschön;
Jeder nimmt sich die
Damen und Fräulein, wenn er Lust dazu hat,
Ohne dass sich jemand darüber aufhält;
Dann treibt er es mit ihnen, wie es ihm gefällt.
Solange er will und ganz vergnügt;
Die Frauen werden deshalb nicht getadelt,
Sondern stehen in viel höherem Ansehen.
Und wenn es sich zufällig ergibt,
Dass eine Dame ihre Aufmerksamkeit
Einem Mann zuwendet, den sie sieht,
Dann nimmt sie ihn sich mitten auf der Straße
Und macht mit ihm, was sie gern möchte.«
(Französisches Gedicht, 13. Jh.; RICHTER 1984: 133)

In der Gegenwart spielen Düfte in der Parfüm- und Kosmetikindustrie ebenso eine Rolle als heimliche Verführer (siehe Seite 25). Zunehmend werden auch spezielle Duftgärten in botanischen Gärten populär.

Nachtdufter

Unter den **Nachtschattengewächsen** gibt es zahlreiche Duftpflanzen, die als Aphrodisiaka gelten, allen voran **Engelstrompete**, **Stechapfel**, **Goldkelch** und sogar **Tollkirsche**.

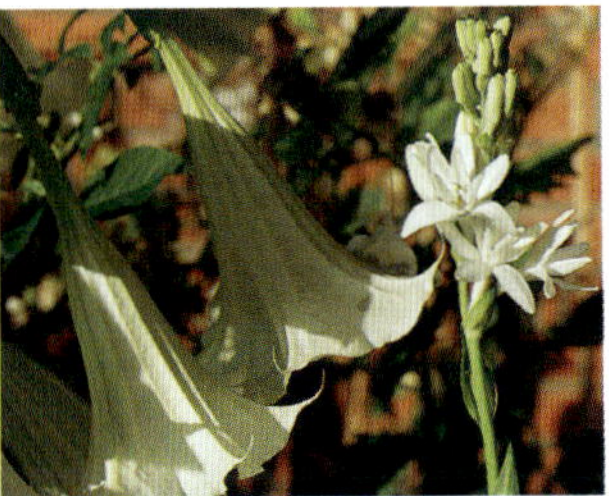

Zwei aphrodisische Duftpflanzen; links die Blüten einer Engelstrompete (*Brugmansia suaveolens*), rechts Blütenstand der Nachthyazinthe oder Tuberose (*Polyanthes tuberosa*). Beide Pflanzen verbreiten ab der Abenddämmerung bis in die tiefe Nacht hinein ihre verführerischen Düfte.

234 Der Name klingt wie *Cocaine* (**Kokain**) – das Schlaraffenland als Cocalandia!

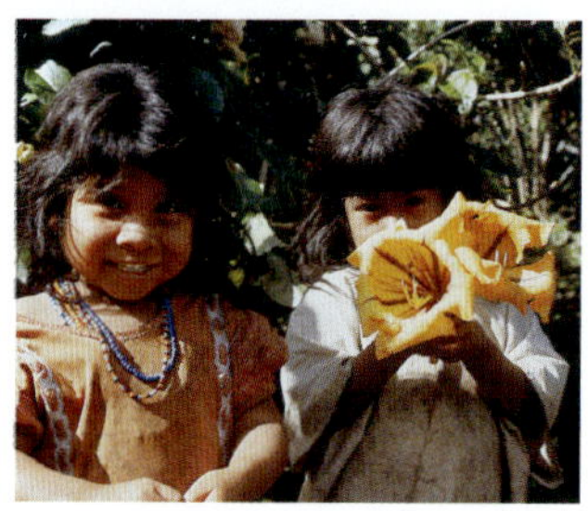

Der duftende Goldkelch (*Solandra* sp.) scheint schon auf Kinder einen Liebeszauber auszuüben. (Naha', Chiapas, Mexiko, 1981)

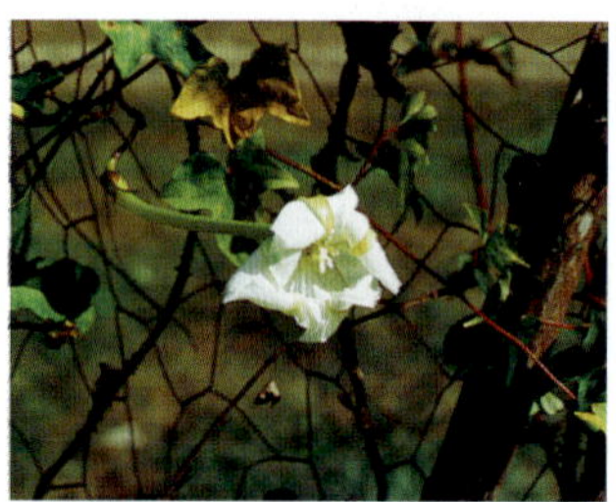

Hutkih, eine Winde, die nachts verführerisch duftet (*Tanaecium* sp.). Ihr süßer Geruch erinnert stark an bittere Mandeln und enthält wohl auch psychoaktive und/oder toxische Cyanverbindungen. (Naha', Chiapas, Mexiko, 1996)

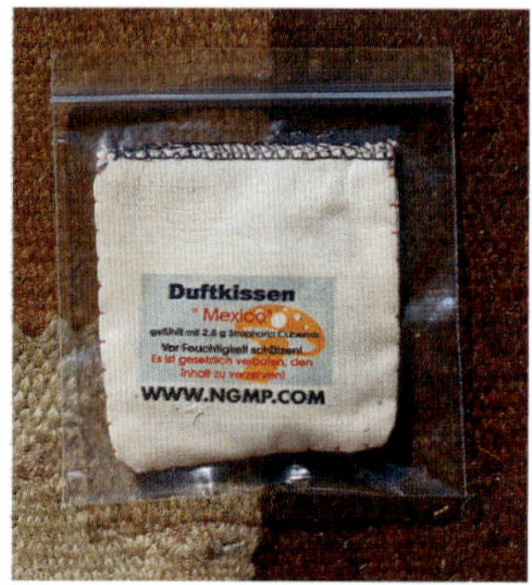

Das Duftkissen namens »Mexico« enthält getrocknete **Zauberpilze** *(Psilocybe [Stropharia] cubensis)* – mit dem Warnhinweis: »Es ist gesetzlich verboten, den Inhalt zu verzehren« ... (Aus einem Smartshop in der Schweiz, 2000)

In Lateinamerika glaubte man, der köstliche Duft, der Engelstrompeten in den Abendstunden entströmt, könne Frauen schwängern, die sich in ihrer unmittelbaren Nähe aufhalten. Vielleicht verbirgt sich dahinter das Wissen um die erotischen Träume, welche die glockenförmigen Blüten bescheren können. Ruhen Mädchen unter einer Engelstrompete und werden von ihrem Duft in erotische Traumwelten entführt, geben sie sich in Trance dem nächsten vorbeikommenden Mann hin, der sie schwängert, verschwindet und im Glauben zurücklässt, es sei der Pflanzengeist gewesen.

Dieselbe Sage verknüpft sich mit anderen nachtduftenden Gewächsen, etwa *Tanaecium crucigerum* SEEMANN, die zu den **Borrachera** genannten Rauschpflanzen zählt, oder Koribó (*Tanaecium nocturnum* [BARB.-RODR.] BUREAU et K. SCHUM.; Bignoniaceae), aus der die Chocóindianer in Kolumbien einen aphrodisischen **Kräutertee** bereiten (RÄTSCH 1998: 498*). Die Pflanze spielt als Schnupfpulver auch bei den Paumari in den Pubertätsriten für Mädchen eine Rolle (PRANCE et al. 1977: 131).

Schutzgöttin der Aromatherapie

In Europa sind viele Pflanzen der Aphrodite heilig oder stehen mit ihrer Mythologie in Zusammenhang. Meist sind es Pflanzen mit aromatischem Geruch (Duftstoffe, **ätherische Öle**, Aromata, Essenzen), die berauschende und/oder erotisierende Wirkung haben (Aphrodisiaka) oder deren Erscheinung auf magischer (Amulette), mythischer oder symbolischer (Liebessymbole) Ebene sexuelle Assoziationen auslöst. Auch der **Honig**, eine durch Bienen bereitete Blütenessenz, war der Liebesgöttin heilig und galt laut Ovid als Aphrodisiakum.

Aphrodite liebt nicht nur die Blütendüfte, sondern auch das harzige **Räucherwerk**. Sie selbst soll den Gebrauch von orientalischem Räucherwerk in das griechische Opferritual eingeführt haben (GRIGSON 1978: 143*). Nach einigen Quellen sollen die Lieblingsopfer für die Göttin köstliche Parfüms, Balsame, Räucherstoffe und Weihrauch (**Olibanum**) gewesen sein (KARAGEORGHIS 1987: 23).

»Räuchern, Riechen und Rausch stehen nicht nur sprachlich, sondern auch inhaltlich in einem engen Zusammenhang« (MARTINETZ et al. 1988: 13). Aus kultischen, rauschhaften Verwendungen von Wohlgerüchen und Räucherungen bildete sich aufgrund der beobachteten Wirkungen die Aromatherapie heraus. Dabei werden gezielt Gerüche eingesetzt, um körperliche und/oder geistige Leiden zu kurieren: »Wohlgeruch war und ist für den Menschen stets mit der Empfindung des Wohlbefindens eng verknüpft. Wohlbefinden ist gleichbedeutend mit Gesundheit. Das heißt, was Wohlbefinden hervorzurufen vermag, ist damit in einem gewissen Sinn zugleich auch Arznei« (MARTINETZ et al. 1988: 125).

Aus antiken Quellen geht hervor, dass die Liebesgöttin besonders die Düfte der **Myrte** (griech. *to myrton*), des Kassia-Zimts (*Cinnamomum cassia*), des orientalischen **Olibanum**s (Harz verschiedener *Boswellia*-Arten), des Ladanums (Harz der Cistrose *Cistus ladaniferus*), der **Myrrhe** (Harz von *Commiphora*-Arten), der wilden **Rose**, der **Madonnenlilie** *(Lilium candidum)*[235] und des lieblichen Aniskrautes *(Pimpinella anisum)* schätzte. Ihre Priesterinnen waren mit duftenden Blüten geschmückt, ihre Heiligtümer waren Duftgärten. Auf ihren Altären brannte ständig Weihrauch. Wer ihr Heiligtum besuchte, wandelte in einem Rausch von Düften und Wohlgerüchen, einer »süßen aphrodisischen Brise« – Duftstoffe sind Botenstoffe[236]. Die Wohlgerüche sind die *natürliche* Botschaft der großen Liebesgöttin. Wie eine Blüte ihren Duft in sommerlicher Erregung verströmt, so gilt der Duft ihrer Scham als der »süßeste« im ganzen Universum.

Duftkissen

Duftkissen sind kleine Leinen- oder Stoffstücke, in die duftende Kräuter eingenäht werden[237]. In England wurden früher mit Majoran (*Oregano majorana*) gefüllte Duftkissen als Liebesmittel unters Bettkissen gelegt. In der Rokokozeit waren Duftkissen mit **Vanille** als aphrodisierender Duftspender sehr beliebt.

Bezugsquellen

Duftpflanzen erhält man in Gärtnereien; Aromastoffe und Produkte für die Aromatherapie im einschlägigen Fachhandel und darauf ausgerichteten Apotheken.

235 Die weiße Madonnenlilie gilt heute als ein Symbol der Keuschheit und war im Mittelalter ein Zeichen der keuschen Muttergottes; in der klassischen Antike ordnete man diese Blume mit ihrem köstlichen Duft und ihren erotisch wirkenden Blüten Hera, der züchtigen Hüterin der Ehe, zu. In archaischer Zeit war die Lilie ein Symbol der duftenden Scham der Liebesgöttin.

236 Die gesamte Sexualität wird maßgeblich durch Sexuallockstoffe (**Pheromone**) und Gerüche gesteuert; vgl. FISCHER-RIZZI 1989: 29f.; MÜLLER-EBELING und RÄTSCH 1986*.

237 Neuerdings gab es in der Schweiz eine umstrittene Welle von Duftkissen mit **Hanf** und sogar mit **psilocybinhaltigen Pilzen**.

Literatur

DITTRICH, Bernd
1988 *Duftpflanzen*, München: BLV.

FISCHER-RIZZI, Susanne
1989 *Himmlische Düfte: Aromatherapie*, München: Hugendubel (Neuauflage: Aarau: AT Verlag 2002).

GEORGIADES, Christos Ch.
1987 *Flowers of Cyprus: Plants of Medicine* (2 Bde.), Nicosia: Cosmos Press.
1990 *Zyperns Natur*, Nikosia: Selbstverlag.

KARAGEORGHIS, J.
1987 »Die große Göttin von Zypern«, in: *Aphrodites Schwestern: 9000 Jahre Kultur Zyperns*, Bremen: Überseemuseum, S. 15–23.

KERÉNYI, Karl
1998 *Dionysos: Urbild des unzerstörbaren Lebens*, Stuttgart: Klett-Cotta.

KEULS, Eva C.
1993 *The Reign of the Phallus: Sexual Politics in Ancient Athens*, Berkeley usw.: University of California Press.

MARTINETZ, Dieter, Karlheinz LOHS und Jörg JANZEN
1988 *Weihrauch und Myrrhe: Kulturgeschichte und wirtschaftliche Bedeutung*, Stuttgart: WVG.

PRANCE, Ghillian T., David G. CAMPBELL und Bruce W. NELSON
1977 »The Ethnobotany of the Paumarí Indians«, *Economic Botany* 31: 129–139.

RICHTER, Dieter
1984 *Schlaraffenland: Geschichte einer populären Phantasie*, Köln: Diederichs.

Dunkelrandiger Düngerling

Panaeolus subbalteatus BERKELEY et BROOME,
Coprinaceae (Tintlinge); Panaeoloideae
syn. *Panaeolus cinctulatus* BOLT., *Panaeolus venenosus* MURR.

Andere Namen

Gezoneerde Vlek plaat (ndl.), Gezonter Düngerling (ndl.), Magusotake (jap. »Pferdeweisenpilz«)

Der Dunkelrandige Düngerling ist in Europa weit verbreitet. Er ist unter den **psilocybinhaltigen Pilzen** eine der häufigsten Arten und gilt als besonders aphrodisierend.

Er gedeiht auf gedüngten Wiesenböden, besonders auf Pferdeweiden, beim Pferdedung und auch auf Misthaufen. Sein 2 bis 6 cm breiter, etwas gebuckelter Hut breitet sich schnell flach aus. Er ist zunächst feucht braun, verblasst in der Mitte bei zunehmendem Trocknen, wodurch der Rand oft deutlich dunkler erscheint (daher der deutsche Name). Er hat ausgebuchtete, rotbraune Lamellen, die später durch die Sporen schwarz werden. Der **Pilz** kommt weltweit in gemäßigten Zonen und den Subtropen vor.

Von diesem Pilz gibt es keine Überlieferungen einer Verwendung im traditionellen Kontext. Möglicherweise war er eine Zutat zum Met oder **Bier** der Germanen. Immerhin steht der Pilz mit dem Pferd, dem heiligen Tier des germanischen Ekstasegottes Wotan, in symbiotischem Zusammenhang. Nebenbei bemerkt, Pferde fressen diese Pilze gerne und werden davon offensichtlich aufgeregt und geil.

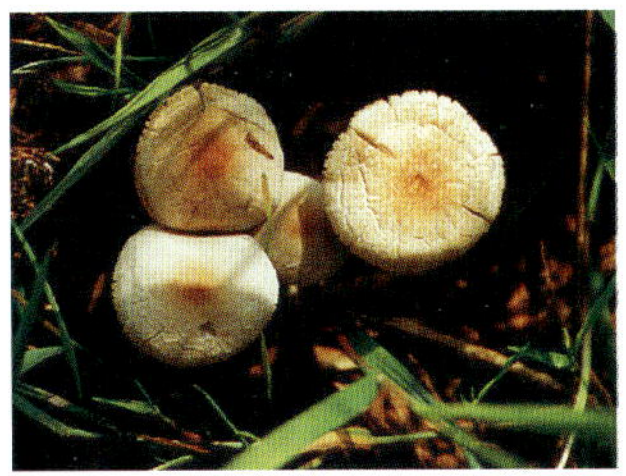
Der Dunkelrandige Düngerling *(Panaeolus subbalteatus)* auf Pferdemist in Norddeutschland.

Inhaltsstoffe und Wirkung

Der Dunkelrandige Düngerling enthält neben rund 0,7% Psilocybin, 0,46% Baeocystin viel Serotonin, auch 5-Hydroxy-Tryptophan, aber kein Psilocin (GARTZ 1989). Es ist fraglich, ob das Serotonin bei Einnahme der **Pilze** tatsächlich ins Gehirn gelangt. Die experimentelle Pharmakologie erwies, dass Serotonin, oral verabreicht, nicht das Gehirn erreicht. Dennoch wird der Effekt von *Panaeolus subbalteatus* in Erfahrungsberichten anders beschrieben als die Wirkung von Pilzen, die nur Psilocybin enthalten. Sie ist mehr empathogen, aphrodisisch, aber trotzdem visionär. Der Pilz ist ab 1,5 g Trockengewicht psychoaktiv (STEIN 1959); eine visionäre Dosis liegt bei 2,7 g. Seine Psychoaktivität wurde durch versehentlichen Konsum bemerkt (BERGNER und OETTEL 1971).

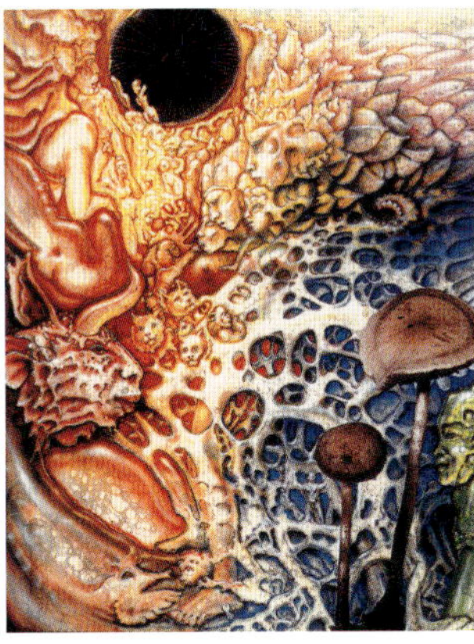
Kalenderblatt zum *Panaeolus subbalteatus*. (FRED WEIDMANN, *Magic Mushrooms 2000*, Solothurn: Nachtschatten Verlag)

Bezugsquellen

Ausgerüstet mit einem Pilzführer muss man ihn selbst im entsprechenden Habitat suchen. Zur rechtlichen Lage siehe **psilocybinhaltige Pilze**.

Literatur

BERGNER, H. und R. OETTEL
1971 »Vergiftungen durch Düngerlinge«, *Mykologisches Mitteilungsblatt* 15: 61–63.

BRODIE, H. J.
1935 »The heterothallism of *Panaeolus subbalteatus* BERK., a Sclerotium-Producing Agaric«, *Canabian Journal of Research* 12: 657–660.

GARTZ, Jochen
1989 »Analyse der Indolderivate in Fruchtkörpern und Mycelien von *Panaeolus subbalteatus* (Berk. et Br.) Sacc.«, *Biochemie und Physiologie der Pflanzen* 184: 171–178.

STEIN, Sam I.
1959 »Clinical Observations on the Effects of *Panaeolus venenosus* versus *Psilocybe caerulescens* Mushrooms«, *Mycologia* 51: 49–50.

»Wenn die Durianfrüchte fallen, lüpfen sich die Sarongs.« (*Malaiisches Sprichwort*, in HUTTON 2000: 14)

Durian

Durio zibethinus MURR., Bombacaceae (Kapokgewächse)

Andere Namen

Durianfrucht, Durianbaum, Durione, Tu-rian (Thai), King of fruits (engl. »König der Früchte«), Stinkfrucht, Zibetbaum

Die große Frucht eines mittelhohen Baumes hat zwar ein köstlich schmeckendes und aphrodisisch anregendes Fruchtfleisch, versteckt dies allerdings hinter einer harten Haut, die einen ekelerregenden Geruch absondert. Er erinnert an **Zibet**; daher auch der volkstümliche Name Zibetbaum.

Obwohl in den letzten Jahren in hiesigen Supermärkten immer mehr exotische, unbekannte **Früchte** auftauchen, findet man die Durian, eine der berühmtesten südostasiatischen Früchte, nie darunter, weil sie zu Recht als »Stinkfrucht« bezeichnet wird.

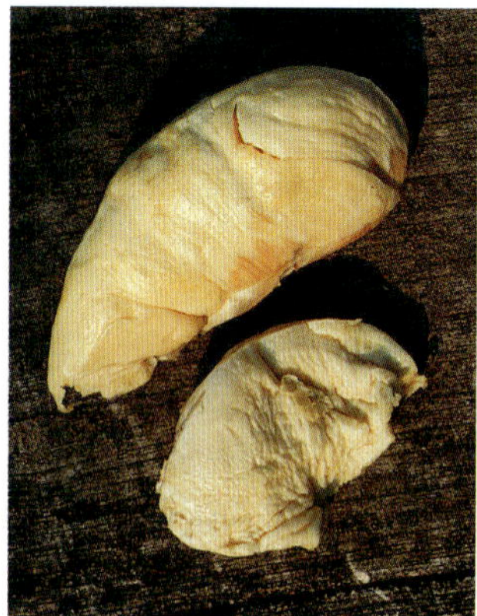

In Plastik eingeschweißte Durianfruchtstücke von einem thailändischen Markt.

Gebrauch

In Südostasien ist Durian eine sehr begehrte Frucht. Die Liebhaber scheinen sich an den abstoßenden Geruch gewöhnt zu haben und schwärmen von der Wirkung.

Die Erntezeit ist von April bis August. Die Frucht kommt aber auch manchmal schon im März auf den Markt. In Malaya wird der frische Frucht- und Samensaft als Aphrodisiakum getrunken (MÜLLER-EBELING und RÄTSCH 1986: 205*). In Südostasien wird immer wieder darauf hingewiesen, dass man beim reichlichen Duriangenuss unbedingt auf **Alkohol** verzichten sollte, ein Hinweis auf eine negative Synergie. Durianfruchtextrakte haben gezeigt, dass sie die Empfindlichkeit gegenüber Alkohol erheblich senken.

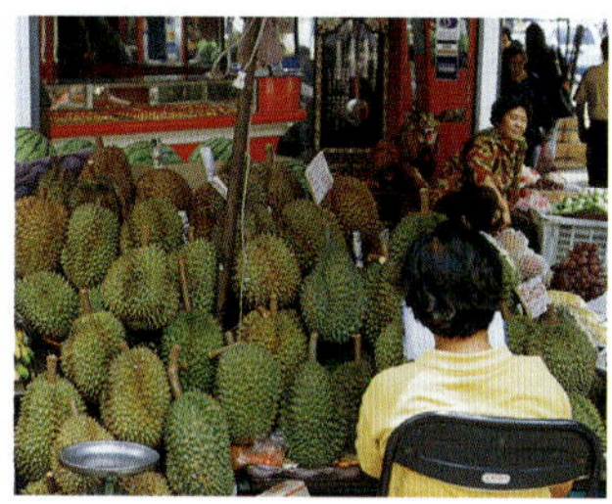

Durianfrüchte, in Bangkok auf einem Straßenmarkt angeboten. (Thailand, 1993)

Inhaltsstoffe

Die Chemie der Frucht ist erstaunlicherweise nur dürftig erforscht. Man fand flüchtige, aromatische Verbindungen und fette Säuren (ASOLKAR et al. 1992: 285*).

Bezugsquellen

Wer die aphrodisische Qualität der Stinkfrucht gerne an sich erproben möchte, muss eine Reise nach Thailand oder Indonesien buchen. Auf dem internationalen Flughafen von Bangkok kann man zollfrei verschiedene Produkte aus der Durianfrucht (in Plastik eingeschweißte Durian Cakes, Durian Chips) oder ausgewählte, thailändische, getrocknete Früchte, darunter Durian, kaufen.

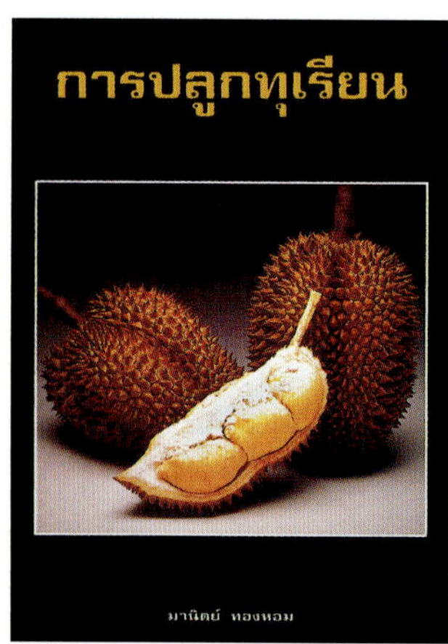

Umschlag eines thailändisches Büchleins über Botanik, Zucht und Ernte der beliebten Durianfrucht.

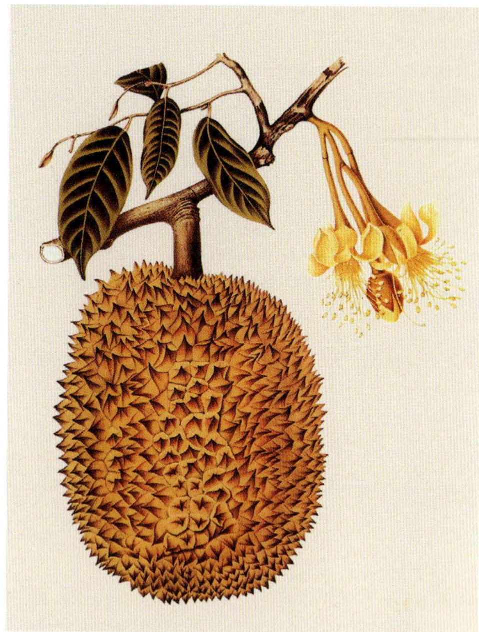

Durianfrucht und -blüte *(Durio zibethinus)*. (Chromolithografie, Detail, aus: G. SEVEREYNE, *Fleurs, Fruits et Feuillages Choisis de la Fleur et de la Pomone de l'Ile de Java, peints d'après Nature par Madame Berthe Hoola van Nooten*, 1863/64)

Literatur

HUTTON, Wendy

2000 *Tropical Fruits of Thailand and Southeast Asia*, Bangkok: Asian Books/Singapur: Periplus.

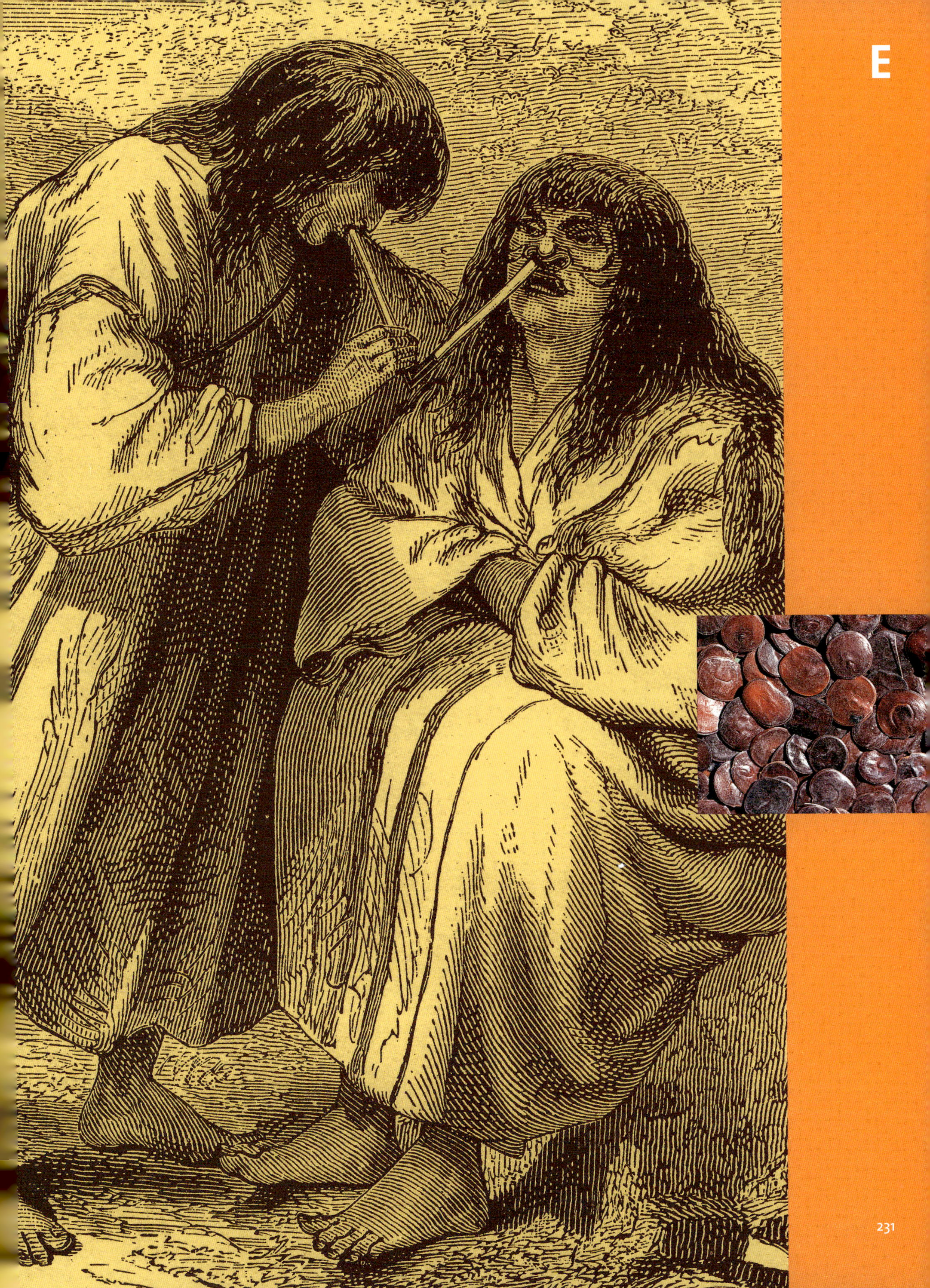

E

»Die Stabwurz, der Eberreiß, A. abrotanum (herba, radix) genoss bei den Hippokratikern als kräftiges Aphrodisiakum einen guten Ruf.« (Brøndegaard 1985: 223*)

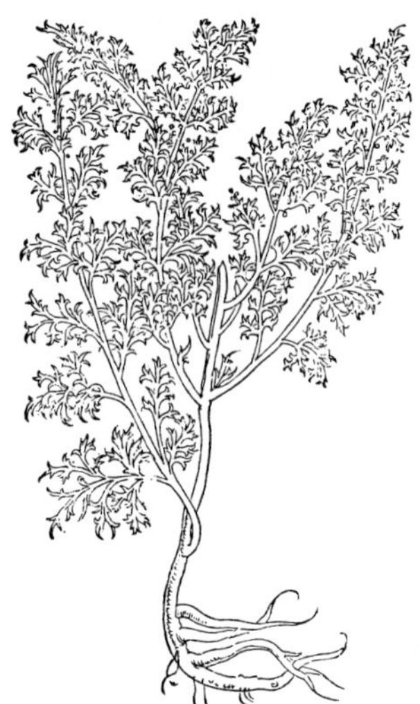

Die Eberraute (*Artemisia abrotanum*) hieß früher Gemeines Stabwurzmännchen. (Holzschnitt aus *Kräuterbuch*, 17. Jh.)

Eberraute

Artemisia abrotanum L., Compositae Korbblütler)
syn. *Artemisia procera* Willd.

Andere Namen

Aberraute, Abrotani, Abrotone, Abrotonon (griech. *abrotos* = »unsterblich«), Abrotonum vulgare, Absinthiomenon (griech. »Monatsbeifuß), Absinthion, Absinthium ponticum, Abuton, Albraute, Alpraute, Armoise (frz.), Aubonne (frz.), Armoise aurone (frz.), Arutenchrut, Aurone (frz.), Aurone des jardins (frz.), Aurone mâle (frz.), Bricumum, Chatzeseich, Cholopoion (griech. »Galle erzeugend«), Citronelle (frz.), Eberitzen, Eberreis, Eberreiß, Eberrite, Eberritz, Eberrot, Eberrute, Eberrutenkraut, Ebritten, Ganfer, Garderobe, Gartenhainkraut, Gartenheilkraut, Garthan, Gartheil, Gemein Staubwurtz, Gertel (Gerte = Rute/Penis), Gertwurz, Gürtelkraut, Herakleion, Herrgottshölzl, Ivrogne (frz.), Kampferkraut, Karthein, Kindelkraut, Kuttelkraut, Kynanchites, Prokampylon, Schloss (= Vulva), Schlosskraut, Schlosswurz, Schosskraut, Schweizerteechrut, Southernwood (engl.), Stabwurz, Stabwurzbeifuß, Theluphthorion (griech. »Frauen mordend«), Thelythamnon (griech. »Frauenstrauch«), Zarter Beifuß, Ziegenbart, Zitronenkraut

Eberraute gehörte in der Antike und in heidnischer Vergangenheit zu den als Liebesmittel geschätzten Kräutern.

Die Eberraute ist nicht mit den Rauten (wie etwa der **Steppenraute**) verwandt. Als *Artemisia* gehört sie in dieselbe Gattung wie Beifuß und **Wermut**. Laut Otto Brunfels (1489–1534) bewirkt die Eberraute eine »lust zur unkeuschheit« (1537: 113*) und ist somit ein Aphrodisiakum. Auf diese Eigenschaft deuten auch manche Volksnamen hin: Eberrute: Penis des männlichen Wildschweins; Stabwurz: Phallus der Erde; Ziegenbart: das Haar am Scrotum des **Bock**s.

Gebrauch

Bei den Germanen stand die Pflanze im Zusammenhang mit dem fruchtbarkeitsbringenden und wachstumsfördernden Wanengott Frey/Fro, dem Bruder der Liebesgöttin Freia, dessen heiliges Tier der Eber war (vgl. **Brennnessel**). Sie »gehört zu den geweihten neunerlei Kräutern. Man räucherte damit gegen Druden und Hexen« (Seligmann 1996: 93*; vgl. **Räucherwerk**). Je nach Region zählten dazu unterschiedliche Pflanzen: »In Süddeutschland sind unter diesen neunerlei geweihten Kräutern besonders Alant (*Inula helenium*), Hirschkraut (*Eupatorium cannabinum*), **Baldrian** (*Valeriana*), Beifuß (*Artemisia vulgaris*), Albraute (*Artemisia abrotanum*), Wermut (*Artemisia absinthium*), Labkraut (*Galium verum*), Alpranken (*Solanum dulcamara*) und Rainfarn (*Tanacetum vulgare*); in Bayern und Franken auch Königskerze und Tausendgulden; im Aargau auch **Stechapfel**; in Unterfranken auch ›Donnerdistel‹ (*Eryngium campestre* [vgl. **Mannstreu**])« (Seligmann 1996: 26f.*). Interessanterweise kommt allen diesen Kräutern aphrodisische Bedeutung zu.

In heidnischer Zeit gab es eine »Übereinstimmung zwischen Gallokelten, Germanen und Römern in der Wertschätzung der Artemisia [abrotanum] als pflanzliches Mittel, um die sexuelle Potenz zu steigern; doch knüpfte sich deren Wirksamkeit im Volksglauben der Germanen und Kelten hauptsächlich an die Zeit der Sommersonnenwende und an die Bedingung geschlechtlicher Reinheit beim Eintragen derselben« (Höfler 1911: 245*). Diese heidnische Sitte hat sich im deutschen Volkstum erhalten: »Am Johannistage, diesem altgermanischen Feste der Jahresmitte, zündete man abends die heiligen Feuer an, umtanzte sie blumenbekränzt und sprang darüber hinweg. Mit den Kohlen dieser Feuer wurden später die Äcker gedüngt. Es war ein Fest der Liebeslust und der Fruchtbarkeit. Frauen banden sich bestimmte Zauberkräuter an die Schenkel, den Bauch, die Vulva, dass sie fruchtbar würden. Das berühmteste ist der Stabwurzbeifuß« (Aigremont 1987 II: 12*).

Als Aphrodisiakum legt man ein Büschel frischer Eberraute eine Woche lang in eine Flasche **Wein**. Wie viel man davon trinken muss, um eine gewünschte aphrodisische Wirkung zu erzielen, ist leider nicht überliefert. Die Eberraute enthält ein leicht nach Zitrone duftendes **ätherisches Öl** (vgl. **Wermut**).

Bezugsquellen

Eberraute kann man selbst anbauen. Samen sind über den Pflanzenhandel zu beziehen, Pflanzen zum Beispiel bei der Staudengärtnerei Gaissmayer®.

Eclipta

Eclipta alba (L.) HASSK., Compositae (Korbblütler)
syn. *Eclipta prostrata* (L.) L.

Andere Namen

Atancha (nep.), Banda-kanda (Santal), Bhangeri jhar (nep.), Bhangrela, Bhrigraja, Bhringaraja (skrt.), Daisy weed, Epazotillo (mex. »kleine Epazote«), False daisy (engl. »Falsches Gänseblümchen«), Han lian cao (chin.), Hannyônch'o (kor.), Kal-kesari (Lodha), Kanrensô (jap.), Kesharaja (skrt. »Herrscher der Haare«), Piri-kesari (Lodha), Sa'ada (arab.), Soguilla (mex.), Sowweid (arab.), Yerbadetajo

Es ist unklar, ob der Ruf der Eclipta als Liebesmittel in Nepal auf einer pharmakologischen Wirkung basiert oder auf symbolisch-assoziative Gründe zurückgeht. In Ägypten sind Ecliptarezepturen für Haarwuchsmittel bekannt, welche die Attraktivität von Männern auf das weibliche Geschlecht erhöhen sollen.

Ethnobotaniker vermuten den Ursprung dieses kleinen, eher unscheinbaren Korbblütlers im tropischen Amerika. Es verbreitete sich auch in Asien und in der Alten Welt. Die Eclipta kommt im Land der Pharaonen ebenso vor wie auf dem »Dach der Welt«, dem Himalaya (BOULOS und EL-HADIDI 1989: 34*; SHRESTHA 1998: 124*).

Gebrauch als Aphrodisiakum

In Nepal gehört sie zu den »geheimeren Mitteln«, die für das Intimleben von Belang sind. Nennt man ihren Namen, trifft man auf verschämt schmunzelnde Blicke. In Nepal heißt *Eclipta prostrata* (L.) L. *Bhangeri jhar*, »Spatzen-/Sperlingspflanze«. Dort gilt der Spatz oder Sperling (Fink, *Spiza*) als Inbegriff der Paarungsbereitschaft unter den **Vögeln** wie die **Taube** in unseren Breitengraden.[238] Die Blütenpflanze wird als Aphrodisiakum und Potenzmittel eingenommen; als Dosis gelten in Nepal bis zu 19 g der gesamten Pflanze (mündliche Mitteilung).

Die »Spatzenpflanze« wächst in Asien hauptsächlich in und an Reisfeldern. Bergbauern können sie jederzeit frisch pflücken. Sie verzehren die Pflanze frisch gepflückt oder brühen sie als Tee und Liebesmittel auf. Altersschwachen Hähnen soll sie zu Frühlingslust verhelfen.

Ethnomedizinischer Gebrauch

Die Lodha (Indien) mischen Eclipta-Blätter mit der Stammrinde des Kala-kuchila-Baums, der **Brechnuss** (*Strychnos nux-vomica*), um Geschwüre zu heilen (PAL und JAIN 1998: 125*). Eine Kombination, die übrigens auch ein interessantes Aphrodisiakum ergeben könnte.

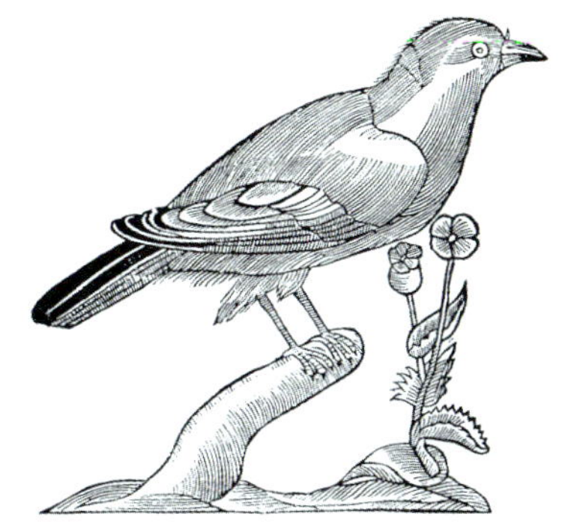

Der liebestolle Spatz mit einem Blümchen, das wie Mohn (*Papaver*) aussieht, aber auch ein Falsches Gänseblümchen (*Eclipta*) sein könnte. (Holzschnitt aus GESNER 1669*)

In Ägypten benutzen heutzutage vor allem Männer die Sa'ada genannte Eclipta als Schönheitsmittel, das heißt als aphrodisische **Kosmetika**. Dafür werden zwei Anwendungen beschrieben: Auf den Scheitel gerieben, soll der frisch gepresste Kräutersaft das Haarwachstum fördern. Trinkt man den Saft, sollen Haare und Bart schwärzer werden (BOULOS und EL-HADIDI 1989: 34*).

Im Ayurveda Indiens ist eine Einzeldosis von 250 mg bis zu 1 g an der Tagesordnung. Man bereitet aus der getrockneten Pflanze ein Pulver, einen Aufguss, eine Kaltwassermazeration oder Auszüge mit Öl oder Ghee (Butterschmalz; LAD und FRAWLEY 1987: 230*).

Laut der traditionellen chinesischen Medizin eignet sich Eclipta gut in Kombination mit *Artemisia* (Ai ye; vgl. **Absinth**) und *Rehmannia* (Sheng di huang; vgl. **Lenzmittel**).

Inhaltsstoffe

Eclipta alba enthält Nikotin (siehe **Stimulanzien**). Ob die Konzentration hoch genug ist, um die Pflanze zu den potenten Nikotindrogen zu zählen, ist ungeklärt. Ansonsten wurden Saponine (Ecliptin), α-Terthienylmethanol, Thiophenderivate, Wedelolactone nachgewiesen (BENSKY und GAMBLE 1986: 528*).

Bezugsquellen

In Thailand bekommt man Eclipta, in Alufolie verschweißt, als brühfertigen »Tee für Verliebte« auf den so genannten Night Markets. Auch in chinesischen Apotheken erhältlich.

»Diese Heilpflanze [*Eclipta alba*] ist ein gutes Tonikum für den Geist, *Bhringaraj* ist auch ein Mittel, um den Teint zu verbessern.« (LAD und FRAWLEY 1987: 231*)

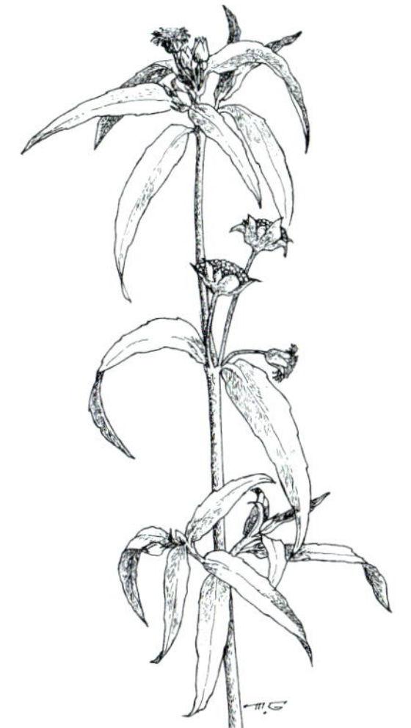

Botanische Darstellung der *Eclipta alba*. (Zeichnung aus BOULOS und EL-HADIDI 1989: 35*)

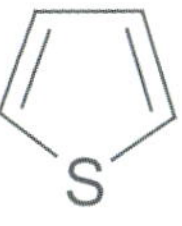

Thiophen

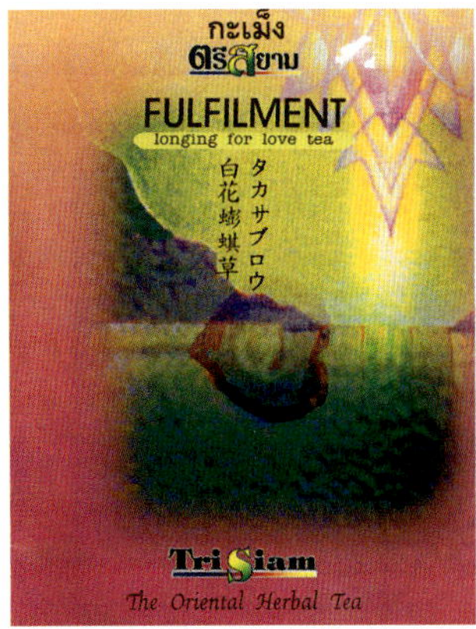

»Tee für Verliebte«. Verpackung eines Kräutertees aus *Eclipta alba*, der die Erfüllung der Wünsche Verliebter verspricht. (Erworben auf dem Night Bazaar in Chiang Mai, Nordthailand, 2002)

238 Als kleiner gefiederter Liebestoller erschien der Spatz (*Melospiza melodia*) auch den Römern (MARTIN 1993: 172*).

Ecstasy

Andere Namen

Dance pill, E, Partypille, Pille, Tanzpille, XTC. Siehe **MDMA**.

Pflanzliche Substanzen werden als **Herbal Ecstasy** bezeichnet.

»Der Sound ist das Programm – und die Pille der Schalter dazu.«

Die als »Ecstasy« bekannten Partypillen werden in der Subkultur und in den Medien auch als »Liebesdroge« bezeichnet. Der populäre Name »Ecstasy« weist auf die emotionale Wirkung dieser synthetischen Droge hin. Erfahrungen mit dem überwältigenden, emotional öffnenden Effekt und seiner raschen Vergänglichkeit prägten in einschlägigen Kreise den populären Leitsatz: »Heirate niemanden kurz nach der Erfahrung mit Ecstasy!«

»Ecstasy« ist keine konkrete Bezeichnung für eine chemisch genau definierte Substanz. Es ist eine Sammelbezeichnung für psychoaktive Stoffe (**MDMA** und andere **Liebesdrogen**), die mit dem Ziel eingenommen werden, ekstatische Erfahrungen in speziellen Settings von Tanzveranstaltungen (Disco, Open-Air-Konzerte, Goa-Partys oder Raves) zu machen. Sie können rauschhafte, empathogene oder liebende Zustände erzeugen (vgl. **Partydrogen**).

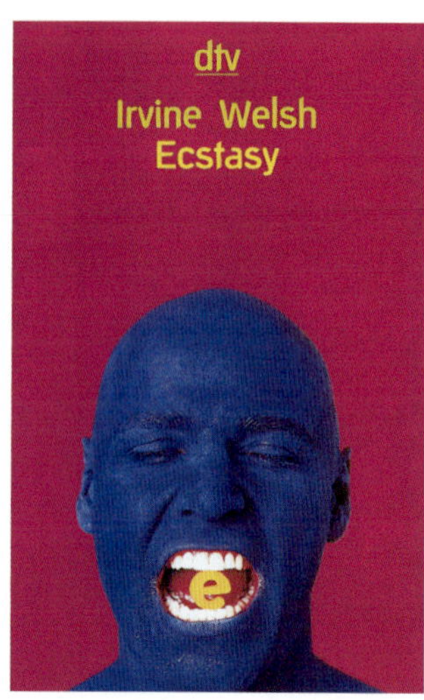

Typische Ecstasy-Ikone der neunziger Jahre im Rave-Stil (Buch-Cover: Irvine Welsh, *Ecstasy*, London: Jonathan Cape, 1996; dt. *Ecstasy – Drei Romanzen mit chemischen Zusätzen*, Köln: Kiepenheuer & Witsch, 1997)

Relevante Informationen zur Chemie, Entdeckungsgeschichte und Popularisierung dieser Phenethylamine sind nachzulesen unter **MDMA**.

Kulturgeschichtliche Bedeutung

»Ecstasy« ist das englische Wort für Ekstase. Beides sind Lehnworte aus dem Griechischen, von *ekstasis*, »das Aus-sich-Heraustreten«. Damit ist ein veränderter Bewusstseinszustand gemeint, bei dem der Geist aus dem Körper tritt und Erfahrungen mit anderen, nicht alltäglichen Wirklichkeiten macht. In Religion, Mystik und Literatur werden veränderte oder erweiterte Bewusstseinszustände als »Gottberauschung«, »göttlicher Wahnsinn«, »Besessenheit«, »Unio mystica«, »Erleuchtung« oder »Ekstasis« bezeichnet (vgl. Goodman 1989, Lewis 1978 und 1989).

Ekstase kann *spontan* eintreten durch die Liebe zu einem geliebten Menschen, sexuelle Vereinigung, Hingabe an den Glauben (Religion), durch das ekstatische Empfinden der Schönheit der Natur, eines Kunstwerkes wie auch durch intensive Beschäftigung mit einem selbst gewählten Gegenstand des persönlichen Interesses. Sie kann *gezielt provoziert* werden durch bestimmte Techniken (Meditation, Yoga, körperliche Betätigung beim Sport, Reizentzug, Reizüberflutung, Gebrauch bewusstseinsverändernder Substanzen). Ekstase kann sich unfreiwillig und ungewollt einstellen in der *mania*, dem rauschhaften Wahnsinn (Danielou 1992, Evans 1988, Giani 1994). Wer Ekstase erlebt, wird aus der Bahn des Alltäglichen und Bekannten geworfen.

Ekstase, Trance, Inspiration, Enthusiasmus, Wahnsinn, kurz: veränderte Bewusstseinszustände sind ein kontrovers diskutiertes Phänomen, dem sich bereits die Autoren der Antike widmeten (etwa Vergil, Prophyrios, Seneca, Lucan, Plutarch, Platon). In der Vergangenheit brachte man ekstatische Bewusstseinszustände mit einer Gottheit in Zusammenhang: »Es gibt verschiedene Arten von göttlicher Ekstase, und die göttliche Inspiration kommt auf viele verschiedene Weisen zustande. Denn erstens rufen die verschiedenen Götter, von denen wir eine Inspiration empfangen, verschiedenartige Inspirationen hervor. Zweitens ändert eine bestimmte Art von göttlicher Besessenheit in dem Maß, wie sie sich jeweils selber ändert, auch die Natur der göttlichen Inspiration. Denn entweder ergreift der Gott Besitz von uns oder wir werden ganz ein Teil des Gottes oder wir bringen unser Tun in Einklang mit dem seinen« (Iamblichos, *Über die Mysterien Ägyptens* 3).

Im Laufe der Geschichte entstanden zahlreiche Ekstasekulte, die auf rituelle und gesellschaftlich akzeptierte und geförderte Weise den Menschen ekstatische Erfahrungen boten (Saunders et al. 2000). In der Vergangenheit zählten dazu vedische **Soma**rituale, antike Mysterien (vgl. **Wein**), mesoamerikanische **Zauberpilz**kulte oder nächtliche Tanzrituale. In der Gegenwart zählen dazu der westafrikanische Bwitikult (**Iboga**); afrikanische, westindische und brasilianische Voodoo- und Besessenheitskulte wie auch Tantra oder taoistische Sexualmagie, die heutzutage in esoterischen Kreisen wiederbelebt und modernen Bedürfnissen angepasst werden.

Der australische Regisseur Baz Luhrmann (der auch *Moulin Rouge* drehte; vgl. **Absinth**) inszenierte in seinem Aufsehen erregenden Film *William Shakespeare's Romeo and Juliet* (1996) Shakespeares Originaltext in einem modernen Setting. Darin gibt es folgende Szene: Bevor der junge Romeo sich zur Party der befeindeten Familie aufmacht, schluckt er eine Ecstasypille. Von Liebesgefühlen überwältigt, nähert er sich der Tochter des Hauses, Julia. Die verhängnisvolle Lies-ekstase nimmt ihren bekannten Verlauf. Dieser Regieeinfall reflektiert deutlich den kulturellen Stellenwert, den **Liebesdrogen**, die unter dem Namen »Ecstasy« subsumiert werden, in unserer modernen Gesellschaft haben, und vergegenwärtigt eine auch in der Zeit von Shakespeare gültige Wahrheit: Die ekstatische Liebeserfahrung kann zur Grenzüberschreitung[239] führen, Liebe sprengt gesellschaftliche Konventionen.

Literatur

Danielou, Alain
1992 *Gods of Love and Ecstasy: The Traditions of Shiva and Dionysus*, Rochester, Vermont: Inner Traditions.

Eliade, Mircea
1992 *Schamanen, Götter und Mysterien: Die Welt der alten Griechen*, Freiburg: Herder.

Evans, Arthur
1988 *The God of Ecstasy: Sex-Roles and the Madness of Dionysos*, New York: St. Martin's Press.

Giani, Leo Maria
1994 *In heiliger Leidenschaft: Mythen, Kulte und Mysterien*, München: Kösel.

Goodman, Felicitas
1989 *Wo die Geister auf den Winden reiten: Trancereisen und ekstatische Erlebnisse*, Freiburg i. B.: Bauer.

Lewis, Ioan M.
1978 *Ecstatic Religion*, Harmondsworth: Penguin Books.
1989 *Schamanen, Hexer, Kannibalen: Die Realität des Religiösen*, Frankfurt/M.: Athenäum.

Saunders, Nicholas, Anja Saunders und Michelle Pauli
2000 *In Search of the Ultimate High: Spiritual Experience Through Psychoactives*, London usw.: Rider.

Scheiblich, Wolfgang (Hg.)
1987 *Rausch – Ekstase – Kreativität: Dimensionen der Sucht*, Freiburg: Lambertus.

Edeldistel

Siehe **Mannstreu**

Ei

Andere Namen

Baydah (arab.), Egg (engl.), Huevo (span.), Œuf (frz.), Ovum (lat.), Ye´ (Maya, »[Gebär-]Mutter, Scham«)

In allen Kulturen war und ist das Ei ein zentrales Sinnbild für das werdende Leben und die Wiedergeburt. Als bedeutungsvolles (kosmisches und sexuelles) Symbol wie auch als Nahrungsmittel und Eiweißlieferant zählt das Ei zu den wichtigsten Liebesmitteln.[240] In der Symbolgeschichte und Volkskunde gelten Eier als Zeichen der weiblichen Fruchtbarkeit und des Frühlings. In der Vulgärsprache bezeichnet man männliche Hoden als »Eier«.

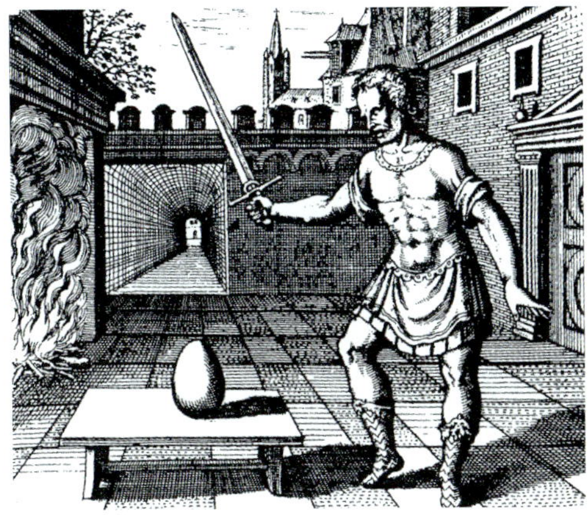

Das orphische Weltenei, der Ursprung allen Seins, in einer alchemistischen Werkstätte. (Kupferstich, 19. Jh.)

In einem Ei ist alles vorhanden, um daraus ein komplettes lebendes Wesen entstehen zu lassen.

Mit dem Ei verbinden sich weltweit kosmologische und sexuelle Vorstellungen zur Entstehung des Lebens. In der Mythologie ist die Rede vom Weltenei, in welchem die gesamte Schöpfung enthalten ist. In germanischen Kulturen waren Eier der Liebesgöttin Freia heilig. Ihr Tier war der **Hase**, der wie das Kaninchen (Karnickel) sprichwörtlich viele Nachkommen zeugt. Noch in der heutigen Umgangssprache heißt es, dass Menschen sich »vermehren wie die Karnickel«.

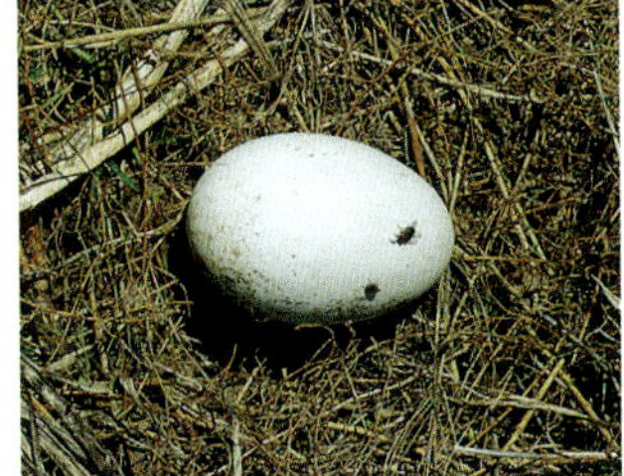

Ein Vogelei liegt ungeschützt auf dem Boden. Aus ihm wird ein lebendes Geschöpf entschlüpfen. (Galapagos, Ecuador, 1997)

»Die besten Eier sind Hühnereier, die man weich isst, nicht hart gekocht (...)
Eier sind ein Aphrodisiakum.«
(Moinuddin 1984: 92*)

Kulturgeschichtliche Bedeutung

Mit dem Osterfest feiern christliche Kulturen nicht nur die Auferstehung des Herrn, sondern auch die Wiedergeburt der Natur im Frühling (**Bock**; siehe auch Weihnachts**gewürze**, Weihnachts**bock**, Weihnachts**bier** usw.). Mit dem beliebten Osterhasen erbten wir von unseren heidnischen Vorfahren das Fruchtbarkeitssymbol der heidnischen Freia. Zu Ostern bläst man Eier aus (man beachte die sexuelle Doppelbedeutung). Soll damit die Fruchtbarkeit des Eiweißes, das dem Sperma verdächtig ähnlich sieht, magisch übertragen werden?

Als besonders große und spektakuläre Eier gehörten in der frühen Neuzeit Straußeneier, als Exotika von Gold- und Silberschmieden aufwendig gefasst, zum kostbaren Inventar von Kunst- und Wunderkammern (vgl. **Conchylien**). Aus westlicher Sicht zählen die berühmten »hundertjährigen Eier« der Chinesen zu den skurrilen kulinarischen Genüssen einer fremdländischen

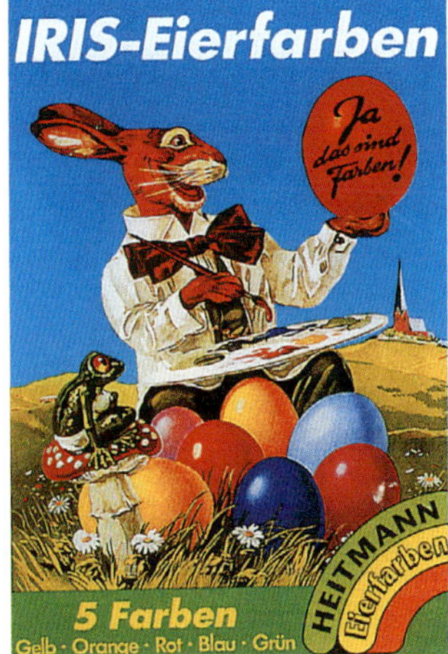

Ostereierfarben mit einem Frosch, der auf einem jahreszeitlich deplatzierten Fliegenpilz sitzt und dem Hasen beim Eierbemalen zusieht. (Hersteller: Brauns-Heitmann GmbH & CoKG, Warburg, um 2000)

239 »Die dionysische Ekstase bedeutet vor allem die Überschreitung der menschlichen Bedingtheit, die Entdeckung der totalen Befreiung, das Erlangen einer Freiheit und Spontaneität, die dem Menschen sonst unerreichbar sind« (Eliade 1992: 86).

240 Das Ei erhielt in der Gegenwart den negativen Ruf, zur gefährlichen Erhöhung des Cholesterinspiegels beizutragen. Außerdem spielte es eine fragwürdige Hauptrolle im (Medien-)Skandal um das Gift Nitrofen.

Icon mulieris Selenitides, die »Eierfrau«, selbst schwanger, brütet Eier aus, aus denen kleine Männer schlüpfen (Holzschnitt aus: Ulisse Aldrovandi, *Monstrorum historica cum paralipomenis historiae omnium animalium*, Bononiae, 1642).

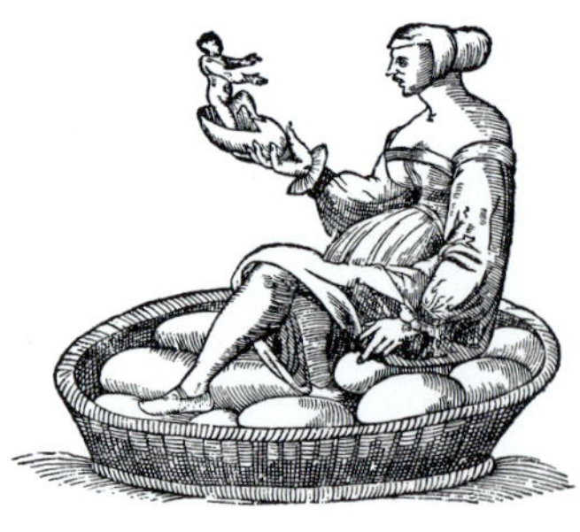

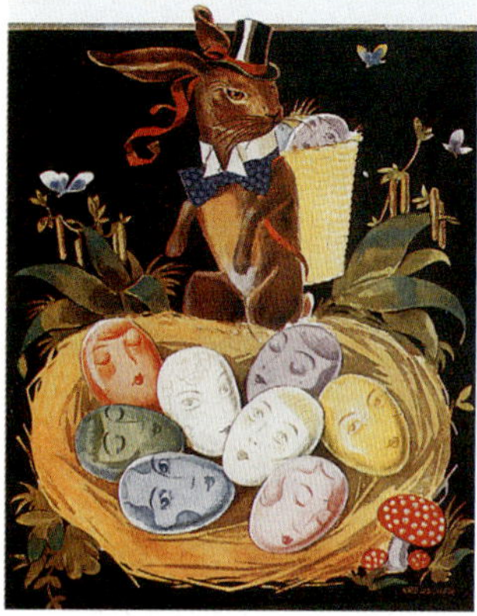

Eier für Frühlingsgefühle: Der Osterhase legt Eier ins gemachte Nest; daneben steht ein Fliegenpilz, der eigentlich erst im Herbst gedeihen sollte. Aber im Wunderland ist alles möglich. (Titelseite von: *Der Junggeselle* Nr. 15, 1925)

Kultur; in China hingegen werden sie als lebenserhaltende und daher besonders gepriesene Nahrungsmittel geschätzt, die auch sexuelle Potenz garantieren.

Volksmedizinischer Gebrauch

Eier wecken die Lebensgeister; sie erfrischen und stärken die Lebenskraft, damit man sich fühlt, »wie aus dem Ei gepellt«. Daher schlürfen manche Unerschrockene ein rohes Ei zum Frühstück, und Mütter quirlen ihren rekonvaleszenten Kindern Eier und Zucker in Malzbier. In der indonesischen Volksmedizin werden die **Jamu**-Zubereitungen mit Wasser, einem rohen Ei und einer halben Zitrone vermischt.

In archaischen Heilpraktiken wie dem Schamanismus, dem Curanderismo und in der Brujería (*limpia*) sind Eier ein wesentliches Element der Diagnose und der Heilung (vgl. **Alaun**). Mit dem Ei als Einheit des Lebens streichen die Heiler die Krankheit aus dem Patienten; im Eidotter des anschließend aufgeschlagenen Eis lesen sie den Krankheitskeim ab (Müller-Ebeling et al. 2000: 239f.*).

»Als impotent angesehene Männer tranken als Sexualtonikum Eichelkaffee, wobei die gepulverte Eichel ebenso geröstet wurde wie der **Kaffee**. Auch die auf den Blättern wachsenden Galläpfel [verursacht durch **Insekten**] waren als Liebesmittel geschätzt, besonders wenn sie von den ›brüchigen‹ Männern im Mai genossen wurden (...) Die angesprochene aphrodisierende Wirkung der Eicheln ist nur eine Annahme der volkskundlichen Erfahrungsheilkunde. Die moderne Labormedizin hat dafür (noch) keine Erklärung gefunden.« (Reger 1988: 50f.*)

Eiche und Eichel

Quercus spp., Fagaceae (Buchengewächse)

Quercus robur L., Sommereiche
Quercus petraea (Matt.) Liebl, Wintereiche, Steineiche
Quercus esculus L., Speiseeiche
Quercus farnetto Ten.

Andere Namen

Aesculus (lat.), Drys (altgriech.), Ecker, Eichbaum, Eke, Encino (span.), Ferkeleiche, Fraueneiche, Heister, Oak (engl.)

Die Eichel, die Frucht des Eichenbaums, ist kein Pharmakon. Aufgrund ihrer Signatur und Ähnlichkeit mit der männlichen Eichel ist sie jedoch in europäischen Traditionen ein kognitives Aphrodisiakum.

In archaischer Zeit glaubte man, dass die Menschen ursprünglich von Eichen geboren wurden; die Arkadier waren davon überzeugt, dass sie zuerst Eichen waren. Sogar die Hellenen erblickten in Eichen ihre ersten Mütter. Eicheln galten als die »erste Nahrung der Menschen«, als fruchtbarkeitsfördernd und wohl aufgrund ihrer Erscheinungsform als Aphrodisiaka.

Von jeher wurde die Eiche als lebensspendender, wohltuender Baum verehrt: »Aus der Eichbaumverehrung fand man mehrere Heilmittel auch in sexuellen Leiden« (Aigremont 1987 I: 33*).

Kulturgeschichtliche Bedeutung

Der Kult der Eiche, jenes mächtigen Baumes, der nach mythischen Überlieferungen Jahrtausende überdauern kann, scheint sehr alt zu sein. Er reicht möglicherweise zurück in die Steinzeit.

Im Altertum wurden viele Götter in heiligen Gärten oder Hainen verehrt, so etwa auch Ceres (Demeter), die Korngöttin (siehe auch **Mistel**). In der Eiche der Ceres, so hieß es, fließe **Blut** unter der Rinde. Unter der Rinde leben die Dryaden, die Eichennymphen, sowie die Hamadryaden, die nach antiker Auffassung 932 120 Jahre alt werden konnten. Unter der Wurzel lebt eine Weissagende, »Ceres' liebste« Nymphe (vgl. **Seerose**).

In der Antike war die Eiche (*Quercus robur*) aber in erster Linie der Baum des Zeus/Jupiter. Die Eichel gehörte zu den sexuellen Symbolen dieses Göttervaters. Sein ältestes Orakelheiligtum lag in Epirus, im Nordosten Griechenlands: »In Dodona stand eine dem Zeus geweihte Eiche, und darin war ein Orakel, dessen Prophetinnen Frauen waren. Die Ratsuchenden näherten sich der Eiche; der Baum regte sich einen Augenblick, worauf die Frauen sprachen und sagten: ›Zeus verkündet dies und jenes.‹« (Pausanias X 12,10). Gemäß mythischen Vorstellungen war die Eiche »aus dem Schoße der Erdgöttin gewachsen«. Daher war der Baum auch mit ihrem Geist erfüllt und hatte prophetische Bedeutung. Die heilige Eiche von Dodona wurde über Jahrtausende kultisch verehrt.

Griechen und Römer teilten ihre Verehrung der Eiche mit vielen europäischen Völkern, den »Barbaren«. Für die »zivilisierten« Römer waren Menschen, die keine Tempel und Götterbilder kannten wie die Kelten und Germanen, Barbaren. Ihre »Tempel« waren die heiligen Haine. Ihre Götter wohnten in Bäumen, vor allem in alten Eichen. Der römische Staatsschreiber Tacitus (etwa 55 bis 120 u. Z.) schrieb in seiner *Germania*, dass die Germanen ihren Gott Jupiter (= Donar, Thor) in einer mächtigen Eiche verehren. Für die Germanen galt die mythische Eiche als schamanischer Welten- und Lebensbaum. Er offenbarte ihre kosmische Ordnung (vgl. **Ceiba**, **Esche**) und verband die drei Weltgegenden und Zeiten.

HANNS DV MVST MER DE
WINDLE RIECHT WESCHE WA
NICHT SO GEB ICKH DER GVT
ELT OR FL ESSCHE N
FRAV SIMAN

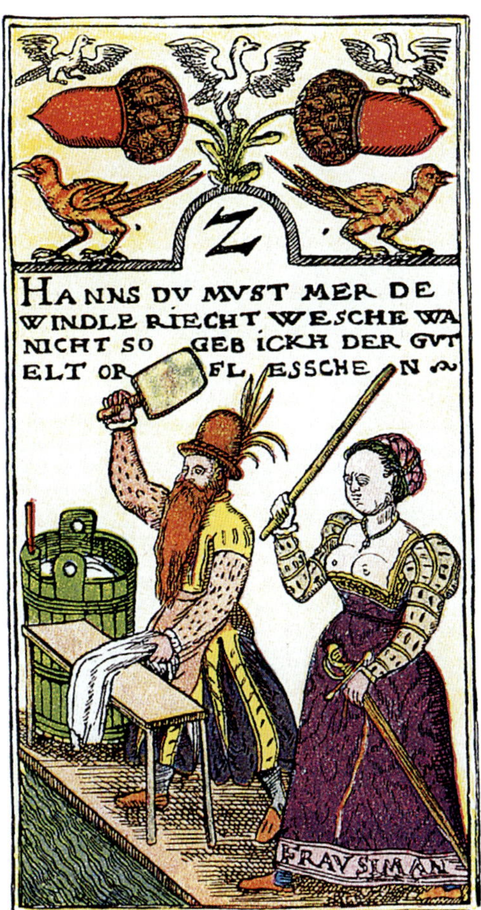

Zwei rote Eicheln bekrönen eine alte Spielkarte, darunter die barbusige Frau, die ihren »Männe« kontrolliert. Dieses Motiv kehrt heute in Karikaturen und Witzen wieder, in denen die betrogene Ehefrau mit dem Nudelholz auf ihren Wertesten wartet.

Eichen, Eicheln und Eichenblätter gehören als Symbol zum Inbegriff deutscher Kultur. Im Übergang zum Christentum wurde die Eiche zum Symbol des heidnischen Glaubens. Um die heidnischen Sachsen dem Christentum als Staatsreligion zu unterwerfen, ließ der heilige Bonifacius (675–754) die Donareiche in Geismar fällen.

Volksmedizinischer Gebrauch

Eicheln sind überaus stärke-, und gerbstoffhaltig (Catechingerbstoffe, Quercit). Medizinisch wurden Eicheln und Eichenrinde als Antidote und Mittel gegen Unterleibsbeschwerden verwendet (PLINIUS XXIX, 7). Ein aphrodisischer Wirkstoff konnte nicht festgestellt werden.

Rezepte

Aphrodisisches Eichendekokt

In Mexiko wird ein aphrodisierender Tee (Dekokt), der auch als Diuretikum und Syphilismittel gilt, aus den Wurzeln von *Encino chino*, »Chinesische Eichen« (*Quercus castanea* NÉE., *Quercus pungens* var. *vaseyana* [BUCKL.] MULL., *Quercus salicifolia* NÉE.), **Guayakholz** und **Damiana**kraut zu je gleichen Teilen gekocht; er wird mit Bienen**honig** gesüßt. Die Dosierung besteht in einem gehäuften Esslöffel der Pflanzenmischung auf einen Becher Wasser.

Eichelkaffee

»Die Eicheln dienen als Kaffeeersatz. Sie müssen erst gut gekocht (entbittert) und danach im eigenen Saft trocken geröstet und gemahlen werden. Gemischt mit verschiedenen Wurzeln und Blättern ergeben sie einen schmackhaften Kaffee. Die Eicheln können auch als Brotmehlzusatz verwendet werden« (STRASSMANN 1994: 108f.*).

»Das Ding mit der Eichel: Dieser Name bedarf keiner Erläuterung.« (SCHEIK NEFZAUI 1985: 132*)

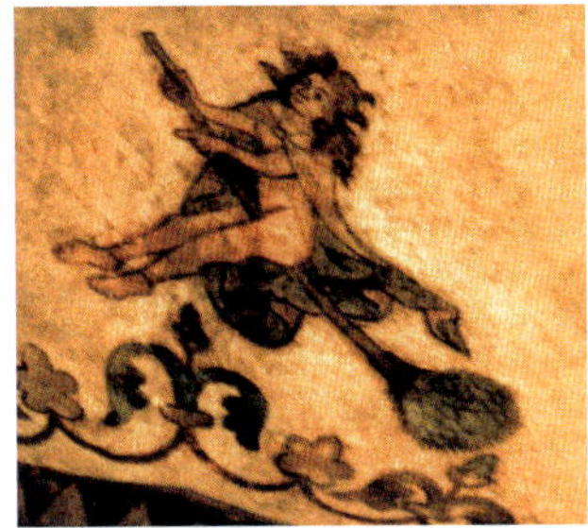

Die nackte Liebesgöttin Freia, im Mittelalter als »Hexe« dämonisiert, reitet auf einem Besen oder Thyrsosstab. Unter ihr recken sich Eicheln in die Höhe, als wollten sie mit ihr kopulieren. (Deckenmalerei im Flensburger Dom, Norddeutschland, 12./13. Jh.)

Einbeere

Paris quadrifolia L., Liliaceae (Zwiebelgewächse)
(auch: Trilliaceae)
syn. *Aconitum pardalianches* nom. nud.

»Die Vierblättrige Einbeere ist in Europa und Russland heimisch. Größere Mengen der Pflanze sollen eine aphrodisische Wirkung haben; kleinere Mengen wirken narkotisch, da sie den Wirkstoff Paradin enthalten.« (STARK 1984: 45*)

Andere Namen

Aconitum, Commoron, Blaue Elster, Blaue Fuchswurz, Blauer Sturmhut, Blaukappen, Dollwurtz, Einbeerkraut, Eisenhütlein, Erba-crociola (ital.), Fuchsauge, Fuchsbeere, Herba Paris, Herbe à Paris (frz.), Hundstod, Kleine Tollkirsche, Krähenauge, Love apple (engl.), Mönchskappen, Myoctonon, One berry (engl.), Pardalianches, Pestbeere, Platzbeere, Sauauge, Schwarzperle, Solano congener floris ramesum tetraphyllum (lat.), Sternkraut, Teufelsauge, Teufelswurz, Theriophonon, Thetyphonon, Uva di volpe (ital. »Beere des Wolfs«), Venussiegel, Vierblatt, Vierblättrige Einbeere, Wolfsauge, Wolfsbeere, Wolffsbeer, Wolfswurtz, Wolfzitzen, Ziegentod

Die Volksbotanik stellt die im Wald wachsende Einbeere[241] als kleines Geschwister in die Verwandtschaft der großen aphrodisischen Rausch- und Giftpflanzen **Bilsenkraut** (Dollwurz), **Eisenhut** (Blauer Sturmhut), **Tollkirsche** (Kleine Tollkir-

241 In der Apothekersprache wird mit »Einbeeren« auch Fruct. Rhamni cathartic., Kreuzdornbeere (*Rhamnus cathartica* L., Rhamnaceae; vulg. »Scheisskerschen«), bezeichnet (ARENDS 1935: 67*).

Die Einbeere (*Paris quadrifolia*) ist leicht an ihrer einzelnen schwarzen Beerenfrucht und den vier abstehenden Blättern (*quadri-folia*) zu erkennen. (Prag, Tschechien, 6/1999)

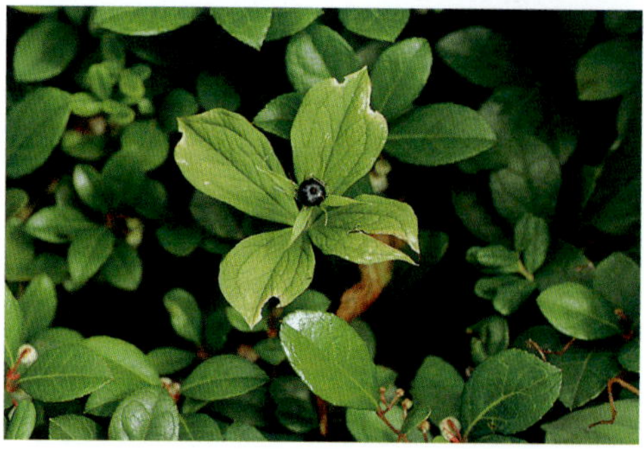

sche), **Nachtschatten** (Solano); ihre Namen deuten unmissverständlich darauf hin, dass sie ein **Tollkraut** ist, das nicht nur »toll« oder verrückt, sondern auch geil macht.

Andererseits wird die Einbeere mit Füchsen und Wölfen assoziiert, also möglicherweise mit der Lycanthrophie, der schamanischen Tierverwandlung, in Zusammenhang gebracht (vgl. **Hexensalben**).

»Im Mittelalter glaubte man daran, dass ›verzauberte‹ Menschen, die durch Unholde um ihren Verstand gebracht worden waren, durch Einbeeren wieder ›entzaubert‹ werden konnten.« (Pahlow 1993: 115*)

Merkwürdigerweise wählte Linné für die Einbeere den Gattungsnamen *Paris*. Er ist abgeleitet von der gleichnamigen Figur der griechischen Mythologie, dem »schönsten Mann der Erde«, Sohn des trojanischen Königs Priamos und seiner Gemahlin Hekabe, eines der legendären Helden im Trojanischen Krieg. Durch seine Liebe zur schönen Helena, der Gemahlin des Königs Menelaos von Sparta, wurde der sagenhafte Krieg ausgelöst. Noch in einer weiteren Geschichte um Liebe und Schönheit spielte Paris eine wesentliche Rolle. Er sollte der schönsten der Göttinnen einen **Apfel** geben: »Die vier Blätter [der Einbeere] symbolisieren Paris, Hera, Athene und Aphrodite, die Beere den Eris-Apfel, den Paris der Schönsten der drei Göttinnen überreichen sollte« (Gross 2001: 211*). Paris entschied sich für die Liebesgöttin Aphrodite/Venus, welche ihm die Liebe der schönsten Frau versprochen hatte: Helena. Dieses Geschenk brachte Paris nicht nur die Liebe der begehrten Frau, sondern bescherte ihm letztlich den Tod auf dem Schlachtfeld in Troja.

»Im Volksmund ist sie die ›Platzbeere‹, die den Leib zum Platzen bringt, so giftig ist sie.« (Engel 1982: 106*)

Gebrauch

Viele Menschen glauben, dass die Einbeere sehr stark giftig und die schlecht schmeckende Frucht noch gefährlicher als die Tollkirsche sei. Beides stimmt nicht. Das Gewächs ist nur schwach giftig, möglicherweise aber halluzinogen (Rätsch 1998: 37*).

Aus dem oberirdischen Teil der Pflanze bereitete man einen **Kräutertee** als **Liebestrank** oder Aphrodisiakum (Müller-Ebeling und Rätsch 1986: 209*). Die Samen dienten im Mittelalter zur Heilung der Behexung (Seligmann 1996: 97*).

Die Einbeere wird medizinisch fast nur in der Homöopathie verwendet (Kölbl 1983: 55*). In der europäischen Volksmedizin verwendete man die »Pestbeere« zur Behandlung ansteckender Krankheiten (Wetzel 1936: 10*). In der Signaturenlehre gehört die Einbeere zu den augenähnlichen Kräutern, die gut für Augenleiden sein sollen (Engel 1982: 42*). Hier stimmen Pharmakologie und Signaturenlehre überein: Die schwarzen Samen haben die Signatur der Pupille des Auges.

Inhaltsstoffe

Die ganze Pflanze, vor allem die Beeren, enthalten etwa 1% Saponine (Paridin und Paristyphin). Der Genuss der Beeren führt meist zu Übelkeit und verengten Pupillen (Roth et al. 1994: 538*) im Gegensatz zur pupillenerweiternden Wirkung der **Tollkirsche** beziehungsweise des **Atropin**s; »ernstere Vergiftungen sind nicht bekannt geworden« (Frohne und Pfänder 1997: 253*).

Die Einbeere gehört zu den unbekannten psychoaktiven und aphrodisischen Gewächsen, die eine vertiefende Erforschung verdienen.

Literatur

Gomita, Y. et al.
1983 »Cardiovascular Effects of Pennogenin Tetraglycoside Extracted from Paris quadrifolia«, *Ref. Biological Abstracts* 75(1): 5161.

Einhorn

Unicornis

Andere Namen

Ch'i-lin (chin.), Karkadann (arab.), K'i-lin (chin.), Kirin (jap.), Monoceros, Re'em (hebr.), Unicorn, Unicornis, Vnicornis

Die Bedeutung des Einhorns als Aphrodisiakum gründet sich weder auf pharmakologisch nachweisbare Inhaltsstoffe noch auf seine konkret nachweisbare Existenz, sondern auf seine mythisch-symbolische Bedeutung, die sich in China, Indien und in antiken Schriften Europas nachweisen lässt.

Das Einhorn stellte man sich als anmutiges weißes Wesen vor, das einem Pferd ähnelte und ein langes, gedrehtes Horn auf der Stirn trug. Schon die Fabelgestalt spielte mit erotischen Bezügen, die in christlicher Sicht allerdings keusch verbrämt wurden. Der antike Schriftsteller Aelianus sah die ungeheure Kraft des Einhorns im Horn konzentriert: »In diesem haben sie eine solche Kraft, dass ihrem Stoße nichts widersteht, sondern alles ihm weicht und durchbohrt wird.« Das Fabeltier Einhorn deutet unmissverständlich auf die männliche Erektion hin.

Unicornis war eine gesuchte Rohdroge zur Bereitung von Aphrodisiaka und **Liebestränken**.

Das Pharmazeuticum Unicornis

In historischen Apothekergefäßen mit der Aufschrift *Unicornis* haben sich teilweise noch Rohdrogen erhalten. Für welche Substanzen wurde dieser pharmazeutische Name benutzt?

Zur Rekonstruktion alter Rezepte, die Unicornis oder »Einhorn« als Ingredienz auflisten, kommen die folgenden bekannten Apothekerdrogen der Vergangenheit als mögliche Zutaten in Frage:

- Horn des Narwals (vgl. **Ambra**)
- Fossile Knochen und Hörner von prähistorischen Tieren (Höhlen**bär**, Woll**nashorn**; vgl. **Drachenknochen**)
- Stierhornakazienzweige (*Acacia cornigera*, vgl. **Akazien**)
- Tukanschnäbel (vgl. **Vögel**)
- Nashornkäfer (vgl. **Insekten**)
- Horn des **Nashorns**
- **Hörner** von **Antilopen**, Gazellen, Bergziegen, Cerviden usw.
- »Sägen« des Sägefischs (vgl. **Fische**)
- Mammutstoßzähne (vgl. **Elefant**)
- Eckzähne des Höhlenbären (vgl. **Bär**)

Zoologisch bezieht sich die Vorstellung vom mythischen Einhorn auf das **Nashorn** und den Narwal (*Monodon monoceros*), einen walartigen Meeressäuger, der dem Anschein nach ein gewundenes Horn auf der Stirn trägt. In dieser Gestalt taucht es bei Conrad Gesner im 16. Jahrhundert auf. Anatomisch handelt es sich dabei nicht um ein Horn, sondern um den linken, oberen Schneidezahn, der nur von den Männchen ausgebildet wird und bis zu drei Meter lang werden kann (Rahm 1988: 27). Aristoteles' Beschreibung des mythischen Tiers ließ an eine oryxähnliche Antilope[242] oder an einen Wildesel denken (Beer 1972: 17).

Man unterschied zwischen *Unicornum falsum*, »Falsches Einhorn«, womit Narwalhörner bezeichnet wurden, und *Unicornum fossile* oder *Unicornum verum*, »gegrabenes oder echtes Einhorn«. Das europäische Pharmazeutikum *Unicornum fossile* entspricht den asiatischen **Drachenknochen** und -zähnen: Es waren in erster Linie **Fossilien**.

Rezept für »Bezoardisches Schweißpulver«
(nach J. Ulbrich, Arzt in Kronstadt, Siebenbürgen, 18. Jh.)
1 Pfund Gegrabenes Einhorn (Fossilien)
1 Pfund **Hirschhorn**, ohne Feuer präpariert
1 Pfund Armenischer Bolus (Aluminiumsilikat)
1 Pfund Krebsaugen (**Calcit**, **Conchylien**)
½ Pfund gereinigter Saliter (= Salpeter)
½ Pfund **Schwefel**blüthe
4 Lath. [200 g] Kampfer

»Dieses alles zu feinem Pulver gemacht. Diese Medizin wird mit Essig oder **Bier** eingenommen. Diese Einhornmedizin soll gegen alle fiebrigen Krankheiten erfolgreich sein sowie zur Steigerung der Manneskraft« (Hebeisen 1978: 92).

Einhornwurzeln

In Nordamerika gibt es zwei Pflanzen, die *Unicorn root* genannt und als Aphrodisiaka benutzt werden. Sie gehören zu den Liliengewächsen (Liliaceae):

- False Unicorn Root: *Chamaelirium luteum* (L.) Gray, syn. *Helonias dioica* Pursh

Diese nordamerikanische Pflanze soll ein Tonikum gegen sexuelle Schwäche sein. Dazu wird der Flüssigextrakt aus der bitter schmeckenden Wurzelknolle eingenommen (Gottlieb 1974: 35*).

- True Unicorn Root: *Aletris farinosa* L.

In Nordamerika gilt das Rhizomextrakt als Aphrodisiakum und als »eines der besten Tonika für Frauen, die ihre Libido verloren haben« (Mitton 1984: 43*).

Kulturgeschichte

Das Einhorn ist keine europäische Erfindung. Kulturhistorisch ist dieses Fabelwesen, das je nach Kultur seine Gestalt wechselte, rund 5000 Jahre alt und lässt sich auf frühe Quellen im alten China zurückführen. Als der chinesische Kaiser Fu Hsi am gelben Fluss saß und sich vorbeugte, um einen Kieselstein vom Uferrand aufzunehmen, »spritzte Wasser weit über sein Handgelenk. Erstaunt richtete er sich auf, und sah das *k'i-lin*. Es glich einem Kalb, war aber mit glänzenden Schuppen wie ein Drache bedeckt, und auf der Stirn wuchs ihm ein silbernes Horn. Es watete anmutig und vorsichtig durch das Wasser. Überall wo das *k'i-lin* einherschritt, wurde das modrige Wasser klar wie ein Gebirgsbach« (Schmidt 1988). Das *k'i-lin* gehört in China zu den »vier Wundertieren (*szu-ling*)« und symbolisiert

»In der Hochblüte der Einhornverehrung nahm der Glaube an die Heilkraft des Horns mächtigen Aufschwung. Apotheker zerrieben das Horn, das heißt ein Horn, das man mit seinem Namen bezeichnete, zu Pulver und gaben es den Medikamenten bei.« (Rahm 1988: 28)

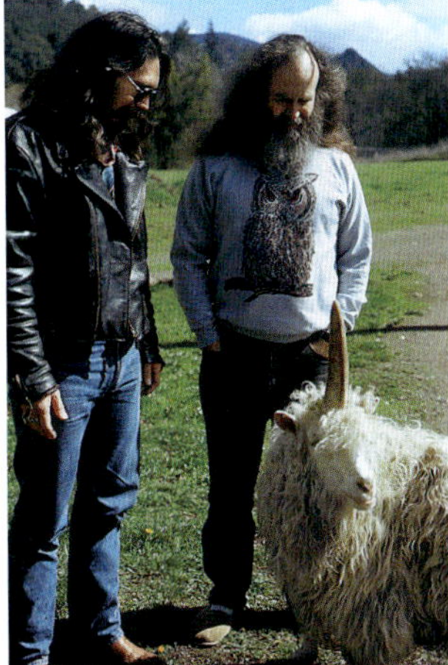

Der Neo-Heide und Einhornzüchter Otter Zell zeigt dem Autor stolz sein Einhorn, eine weiße Ziege, die durch züchterische Eingriffe ein einziges Horn auf der Stirn ausbildet. (Nordkalifornien, USA, 1991, Foto: cme)

»(...) in den detaillierten Beschreibungen [chinesischer Schriften] hat das Ch'i-lin den Schwanz eines Rindes, die Schuppen eines Fisches, gespaltene Zehen oder je fünf Zehen an einem Fuß und ein mit Fell bekleidetes Horn. Seine Farbe ist gelegentlich weiß.« (Eberhard 1983: 69*)

242 Das Horn der mongolischen Orongo-Antilope galt als Einhorn: »Das Horn wurde in der Kurpfuscherei verwendet. Pilger erstanden die Hörner und nahmen sie als Talisman mit nach Hause« (Rahm 1988: 27).

»Das Einhorn lebt von Ort zu Ort nur noch als Wirtshaus fort.« (Christian Morgenstern, *Palma Kunkel*)

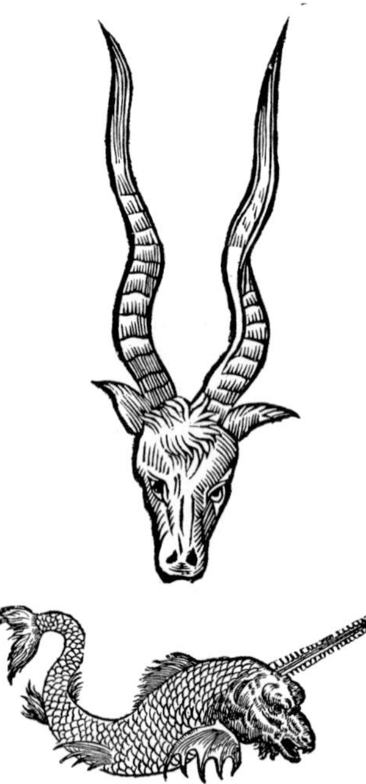

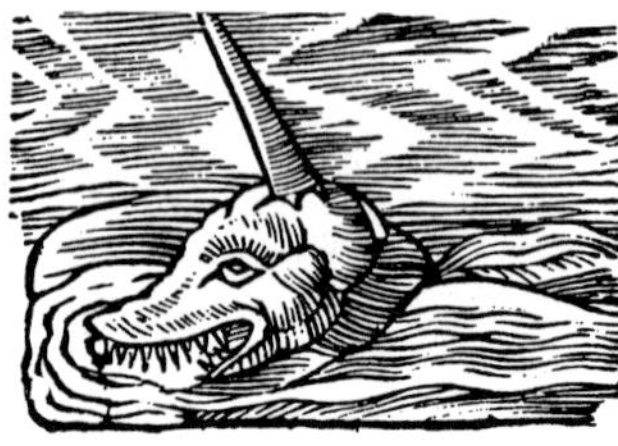

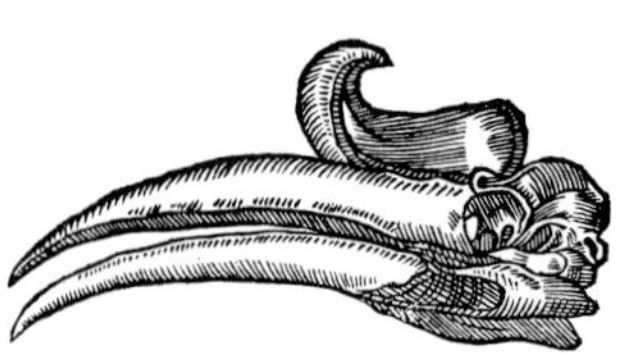

Im *Thierbuch* des Conrad Gesner sind alle möglichen Lieferanten für Apothekerdrogen, die zu seiner Zeit als »Einhorn« (*Unicornis, Vnicornis*) angeboten wurden, abgebildet: Gazelle, Sägefisch, Narwal, Tukan existieren tatsächlich, nicht nur in der Fantasie oder Fabelwelt. (Holzschnitte aus Gesner 1669*)

Güte, Treue und Kindersegen. Der Ausdruck »k'i-lin-Horn« bezeichnet in erotischen Schriften eine der dreißig Positionen beim Beischlaf (Eberhard 1983*).

Ähnlich wurde das Einhorn in der christlich-europäischen Tradition mit Reinheit in Verbindung gebracht und mit der Keuschheit einer Jungfrau, in deren Schoß sich sein Horn phallisch-symbolisch versenkt, wodurch allein es gefangen und gezähmt werden kann. Nach der christlichen Deutung des *Physiologus*, der in der zweiten Hälfte des zweiten Jahrhunderts unserer Zeit in Griechisch entstand, wird das Tier »auf die Person des Heilands gedeutet. Denn er hat aufgerichtet ein Horn im Hause Davids, unseres Vaters, und ein Horn des Heils ist er uns geworden.« Das Einhorn habe entgiftende Eigenschaften und werde durch »Lustigkeit« angelockt. Im 11. und 12. Jahrhundert wurde der Sagenschatz des *Physiologus* in verschiedene europäische Sprachen übersetzt und als »Bestiarium« publiziert. In einer überarbeiteten Neuauflage von 1978 formulieren die Herausgeber und Kommentatoren Rolf Beiderbeck und Bernd Knoop moderne Zweifel gegenüber der realen Existenz des Einhorns: »Aber kennen wir es wirklich? Im deutschen Wald ist es seit langem nicht mehr anzutreffen (...) kein Zoo kann es präsentieren, kein Zirkus führt es vor, und wo somit der Augenschein fehlt, sind wir auf Erzählungen und Berichte angewiesen.«[243]

Literatur

Beer, Rüdiger Robert
1972 *Einhorn: Fabelwelt und Wirklichkeit*, München: Callwey.

Hebeisen, Kurt Beat
1978 *Zaubersteine – Schlangensteine*, Bern/Stuttgart: Paul Haupt.

Mode, Heinz
1983 *Fabeltiere und Dämonen in der Kunst* (2. Aufl.), Stuttgart u. a.: W. Kohlhammer.

Anonym
1981 *Physiologus: Naturkunde in frühchristlicher Deutung*, aus dem Griechischen übersetzt und hrsg. von Ursula Treu, Hanau: Werner Dausien.

Rahm, Urs
1988 »Dem Einhorn auf der Spur: Zur Zoologie des Einhorns«, *Sandoz Bulletin* 84: 26–30.

Schmidt, Trudy
1988 »Zur Symbolik des Fabeltiers Einhorn«, *Sandoz Bulletin* 84: 20–26.

Thuja, Aleke
1984 *Dem Einhorn auf der Spur*, Kiel: Chiva (wiederaufgelegt von Knaur 1988).

Eisenhut

Aconitum spp., Ranunculaceae (Hahnenfußgewächse); Tribus Helleboreae

Andere Namen

Abnehmkraut, Aconit, Aconit napel, Aconite (engl.), Aconito napello, Aconitum[244], Akonit, Akoniton, Altweiberkappe, Apolloniabraut, Apolloniakraut, Apolloniawurz, Arche Noah, Blauelsterkraut, Blauer Akonit, Blaukappen, Blaumützen, Blue aconite, Casque-de-Jupiter (frz. »Hut des Jupiter«), Eisenhütlein, Eisenkappe, Eliaswagen, Eysenhütlein, Fliegenkraut, Isenhübli, Fischerkiep, Franzosenkapp, Fuchskraut, Fuchsschwanz, Fuchswurz, Giftkraut, Goatsbane, Goekschl, Groß Eysenhütlein, Gupfhauben, Härrgottslotscha, Hamburger Mützen, Helm, Helmblume, Herrgottslatsche, Herrnhut, Heuhütli, Hex, Holtschoe, Hummelkraut, Jacobsleiter, Judenkappe, Jungfernschuh, Kalessen, Kappenblume, Kapuzinerchäppli, Kapuzinerkappe, Königsblum, Kutscherblume, Marienscheusäken, Mönchskappe Mönchswurz, Monkshood, Münchskapffen, Muttergottesschühlen, Napellus major (lat.), Narrenkappe, Noarnkopp, Nonnenhaube, Odins Hut, Pantöffelchen, Pantöffelken, Papucha, Paterskappe, Pfaffenhütchen, Pferdchen, Poutsche, Radug-gam'dzim-pa (tibet.), Ranunculus montana, Reiter-zu-Pferd, Reiterkapp, Rössel, Satanskraut, Schawwerhaube, Schlotfegerskappen, Schneppekapp, Steinkraut, Sturmhut, Tauben, Taubenschnabel, Teufelswurz, Thora quasi phtora interitus (lat. »Verderben«), Totenblume, Trollhat (nord. »der Hut des Trolls«), Tübeli, Tuifelkappe, Venuskutschen, Venuswägelchen, Venuswagen, Wolfgift, Wolfkraut, Wolfskraut, Wolfswurz, Würgling, Ziegenschuh, Ziegentod

Der Eisenhut (*Aconitum napellus* L.) erlangte als gefährliche Giftpflanze und als wirksamer Bestandteil von Pfeil- und Mordgiften Berühmtheit (Bisset 1981). Wie so manch anderes Gift eroberte die Pflanze dennoch – mit entsprechender Vorsicht dosiert und eingesetzt – einen Platz in der Geschichte der Aphrodisiaka und Liebesmittel.

Europäische Tradition

Nach mythischen Überlieferungen soll der Eisenhut, wie das **Bilsenkraut** – beide Pflanzen wurden *apollinaris* (»Apollonpflanze«) genannt –

243 Beiderbeck, Rolf und Bernd Knoop (Hg.), *Buchers Bestiarium. Berichte aus der Tierwelt der Alten*, Luzern und Frankfurt a.M.: C. J. Bucher 1978. Ihre Vorgehensweise beschreiben die Herausgeber im Vorwort, S. 12: »Da Naturwissenschaftler heutzutage eher mit grämlichem Gesicht als mit Staunen und Schmunzeln forschen – denn die Beschäftigung mit der Natur ist (...) ernster Broterwerb geworden –, war es nötig, überwiegend auf Literatur des Altertums und vor allem des 15. und 16. Jahrhunderts zurückzugreifen.« Sie bezogen sich vor allem auf Gesner in der Übersetzung Forers von 1563 und modernisierten diese »behutsam«.

244 So wird auch die **Einbeere** genannt!

aus dem Geifer des Höllenhundes Kerberos entstanden sein. Gemäß einer anderen Sage entstand der Eisenhut aus dem Blut des Prometheus, das auf den Felsen, an den er geschmiedet war, tropfte, wenn der Adler kam und seine Leber fraß (GALLWITZ 1992: 111).

Die Germanen nutzten die Pflanze vermutlich bei magischen Ritualen: beim **Liebeszauber** wie bei der Verwandlung der Berserker in Wölfe. In der frühen Neuzeit soll Eisenhut (*Aconitum napellus*) ein wesentlicher Bestandteil der **Hexensalbe**n gewesen sein.

Chinesische Tradition

In China nimmt man Wurzelknollen von *Aconitum carmichaeli*, *Aconitum chinense* und *Aconitum fischeri* alleine oder in Kombinationen als Aphrodisiaka und in **Lenzmedizin**en ein. Manche (leider nicht genauer bestimmten) chinesischen Arten, deren Wurzeldroge unter dem Namen *fu-tzu* (u. a. *Aconitum carmichaeli*) bekannt ist, zählten zu den Hauptbestandteilen des Han-shih-Pulvers. Viele taoistische Unsterblichkeits**elixiere** enthielten neben ominösen **Pilze**n (*Psilocybe* spp.), **Arsenik**, Quecksilber, **Hanf** und *Digitalis* sp. reichlich Akonit (COOPER 1984: 54*).

In der traditionellen chinesischen Medizin sowie in der japanischen Kampomedizin werden folgende Akonitarten (*chuan wu tou*) verwendet (nach WEE und KENG 1992: 16f.*, SCHNEEBELI-GRAF 1992: 55*):

Aconitum carmichaeli DEBEAUX, var. *wilsonii* (STAPF ex MOLTET) MUNZ, *chuan wu tou* oder *bushi*, *tsao-wu-tu*
Aconitum chinense SIEB. et ZUCC.
Aconitum hemsleyanum E. PRITZ
Aconitum transsectum DIELS
Aconitum vulparia RCHB. ex SPRENG., syn. *Aconitum lycoctonum* auct. non L.

Nur die getrockneten Wurzelstöcke werden verwendet, da sie durch Trocknen ihre starke Giftigkeit verlieren. Die traditionelle chinesische Medizin charakterisiert Akonitknollen als stimulierend, herzstärkend, schmerzlindernd, narkotisch und örtlich betäubend. Da sie die Yangenergie stimulieren, werden sie bei allen Yangerkrankungen verschrieben (siehe **Lenzmittel**). Die Dosierung beträgt 3 bis 8 g (REID 1988: 115*).

Indisch-tibetische Tradition

Die im Himalaya verbreitete Art *Aconitum ferox* ist dort die stärkste bekannte Giftpflanze, die leicht zu tödlichen Vergiftungen führen kann. Bereits 3 bis 6 mg Aconitin – dem entsprechen nur wenige Gramm des getrockneten oder auch frischen Pflanzenmaterials – können einen Erwachsenen töten!

Rezept für Pili San, »Donnerkeilpulver«
(aus ZHANG ZHONG-JING, *Shanghanlun*)

Man bereite ein Pulver aus einem Stück Radix Aconiti Lateralis Praeparata, Eisenhut. Dazu wird die Wurzel gebacken und 30 Minuten in der Herdasche belassen. Danach wird sie zerstückelt und mit 3,75 g alten **Tee**blättern und einem Glas Wasser eingekocht, bis lediglich 7/10 der Flüssigkeit zurückbleiben. Die Rückstände werden entfernt. Einen halben Löffel **Honig** hinzugeben. Nach Abkühlen einnehmen. Der Patient wird sogleich einschlafen und viel ausschwitzen (LEE und CHOI 1996: 87*).

Aconitum ferox ist eine drastische Ingredienz tantrischer **Rauchmischungen**. Die so genannten Aghoris, eine extreme Sekte unter den indischen Tantrikern des linken Pfads (sie widmen sich allem, was der gesellschaftlichen Ächtung anheimfällt), betrachten Sex und Drogen als zentral wichtige Methoden zur Bewusstseinserweiterung. Sie nehmen Pflanzen zu sich, die mit Shiva assoziiert werden (Hanf, *Datura metel*, **Opium** und Gifte wie Kobragift, Quecksilber oder **Arsenik**), um des göttlichen Bewusstseins teilhaftig zu werden. Für ihre Rauchrohre (*chilams*) stellen sie Mischungen aus verschiedenen Pflanzen her. Eine Mischung für »Fortgeschrittene« besteht aus **Hanf**blüten und *Aconitum-ferox*-Wurzeln (SVOBODA 1993: 175).

Für tantrische und psychoaktive Zwecke wird die Wurzel nicht entgiftet. Sie wird lediglich getrocknet, zerkleinert und **Rauchmischungen**, normalerweise mit **Hanf**, beigefügt. Die Blätter von *Aconitum ferox* werden getrocknet und geraucht.

In der ayurvedischen Medizin schreibt man der Knolle vor allem eine *an*aphrodisierende Wirkung zu. Sie besitzt außerdem narkotische, betäubende, beruhigende, fiebersenkende, entzündungswidrige, harntreibende, nervenstärkende, stimulierende, appetitanregende und verdauungsfördernde Eigenschaften (WARRIER et al. 1993: 41*). Das Wurzelpulver wird zur »Erweckung« des Sonnengeflecht-Chakras eingesetzt (DOUVAL 1955: 31*).

Aconitum ferox wird im Tibetischen *smanchen*, »die Große Medizin« genannt und als Heilmittel gegen dämonische Besessenheit gepriesen (ARIS 1992: 77*). Mit **Bezoarsteine**n vermischt, werden die zermahlenen Knollen als Universalantidot verwendet. Die Wurzel nutzt man in Tibet auch zur Behandlung von Krebsgeschwüren (LAUFER 1991: 57).

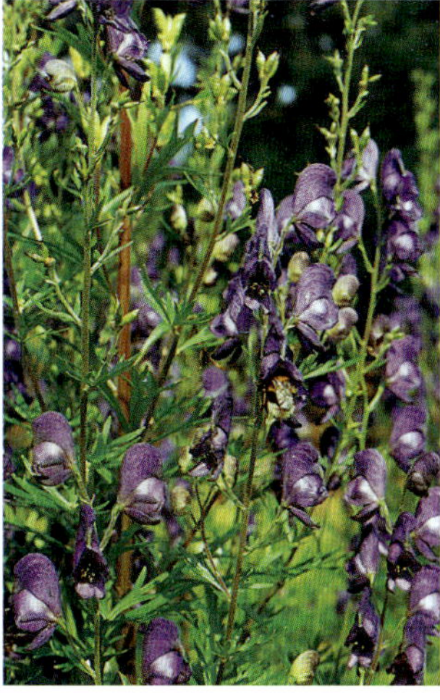

Der blühende Eisenhut (*Aconitum napellus*) gehört zu den beliebtesten Gartenpflanzen in Europa, obwohl er die stärkste europäische Giftpflanze ist. (Hamburg, Deutschland, 6/1999)

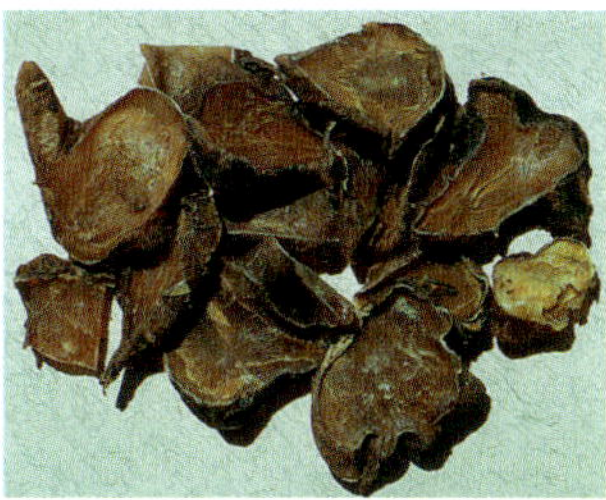

Die chinesische Rohdroge Fu-tzu (*Aconitum*) ist Bestandteil vieler Aphrodisiaka, Lebenselixiere und Rauschmittel.

Aconitin

Inhaltsstoffe

Die ganze Pflanze enthält das Alkaloid Aconitin (= Acetylbenzoylaconin) sowie Aconitinsäure. Am wirkstoffreichsten und dadurch am gefährlichsten ist die Wurzel. Die Wurzelknollen enthalten reichlich Diterpenoidalkaloide vom so genannten Aconitintypus (0,3–2,0%); manche sind strukturell bislang nicht aufgeklärt. Neben dem Hauptalkaloid Aconitin finden sich Mesaconitin, Hypaconitin, Napellin, *N*-Diethylaconitin. In manchen Unterarten ist Mesaconitin das Hauptalkaloid. Aconitin ist aber auch, meist nur in geringer Konzentration, in allen anderen Pflanzenteilen vorhanden; sogar in den Honigdrüsen konnte Aconitin nachgewiesen werden. Möglicherweise entsteht dadurch ein psychoaktiver **Honig**. Manche *Aconitum*-Arten enthalten gelegentlich etwas **Ephedrin** (Rätsch 1998*).

Wirkung

Auf die Haut aufgetragen, soll Eisenhut Kribbelgefühle und Halluzinationen auslösen können, deswegen soll er eine wichtige Zutat der **Hexensalben** gewesen sein. Man soll dadurch das Gefühl haben, ein Pelz- oder Federkleid zu tragen. Im Rheinland sagt man: »Die Nase schwillt an, wenn man nur riecht an der Pflanze« (Gallwitz 1992: 113). Auf Pferde hat Eisenhut eine stark stimulierende oder berauschende Wirkung. Sie werden »schäumig«, das heißt feurig. Darum gaben Pferdehändler früher ihren Tiere vor dem Verkauf Eisenhut ins Futter (vgl. **Arsen**).

Warnung!

Eisenhut zählt weltweit zu den giftigsten Wild- und Gartenpflanzen. In Europa gilt er als *die* giftigste und gefährlichste Pflanze überhaupt (Roth et al. 1994: 89*)! Unter keinen Umständen sollte man mit dieser Pflanze unüberlegt experimentieren. Dies könnte tödlich enden!

Die vorgenannten Angaben zum ethnomedizinischen Gebrauch basieren auf kenntnisreichen Traditionen und sind *nicht* für Laien gedacht!

Hin und wieder werden Blätter junger Eisenhutpflanzen mit Beifuß (*Artemisia vulgaris*) verwechselt. Sie zu kauen oder einen Tee daraus zu brühen, ist extrem gefährlich!

Bezugsquellen

Eisenhut (*Aconitum* spp) erhält man in Gärtnereien. Verschiedene Akonit-Rohdrogen gibt es im chinesischen Kräuterhandel.

Literatur

Bauerreiss, Erwin

1994 *Blauer Eisenhut*, Bad Windsheim: Wurzel-Verlag.

Bisset, N. G.

1981 »Arrow Poisons in China, Part II: *Aconitum* – Botany, Chemistry, and Pharmacology«, *Journal of Ethnopharmacology* 4(3): 247–336.

Gallwitz, Esther

1992 *Kleiner Kräutergarten: Kräuter und Blumen bei den Alten Meistern im Städel*, Frankfurt/M.: Insel TB.

Mehra, P. N. und H. S. Puri

1970 »Pharmacognostic Investigations on Aconites of ›*ferox*‹ Group«, *Research Bulletin of the Punjab University* 21: 473–493.

Murayama, M., T. Mori, H. Bando und T. Amiya

1991 »Studies on the Constituents of *Aconitum* Species«, *Journal of Ethnopharmacology* 35(2): 159–164.

Laufer, Heinrich

1991 *Tibetische Medizin*, Ulm: Fabri Verlag (Reprint von 1900).

Rätsch, Christian

1996 »Das ›Heilgift‹ Akonit«, *Dao* 4/96: 68.

Svoboda, Robert E.

1993 *Aghora: At the Left Hand of God*, New Delhi: Rupa.

Vonarburg, Bruno

1997a »Blauer Eisenhut (1. Teil)«, *Natürlich* 17(1): 64–67.

41997b »Blauer Eisenhut (2.Teil)«, *Natürlich* 17(2): 64–67.

Eisenkraut

Verbena officinalis L., Verbenaceae (Verbenengewächse)

Andere Namen

Asistereon, Blauer Sturmhut (vgl. **Eisenhut**), Chamailykos (griech. »niedrige Wolfspflanze«), Cincinnalis (lat. »die Gekräuselte«), Demetrias (»Pflanze der Demeter«), Dichromon (griech. »zweifarbig«), Druid's weed, Echtes Eisenkraut, Erigonion (»Pflanze der Erigeneia, Göttin der Frühe«), Erysiskeptron, Geweihtes Kraut, Hierabotane (»Heilige Pflanze«), Hipparison (»Pferdchengleich«), Holy herb (engl.), Isenkraut, Ißenkraut, Junoträne, Juno's tears, Kallesis (»Hahnenbart«), Katzenblutkraut, Kuritis (»die Freundliche«), Mönchskappen, Pemphthemphtha (ägypt.), Peristereon hyptios (»heiliges Kraut«), Persephonion (»Pflanze der Persephone«), Rhabdos (altgriech.), Sagenkraut, Siderion, Siderites (»Eisenkraut«), Taubenkraut, Teufelswurz, Träne der Isis, Venusader, Verbene, Verbenaca (lat.), Vervain, Vervaine (frz.), Vervinacum, Werwena (Quechua), Wunschkraut, Ysenkraut, Zeusrohr

Die mythologische Verbindung zur Liebesgöttin, die Signaturenlehre und der Sympathiezauber verschaffen dem Eisenkraut einen Ruf als Aphrodisiakum. Man erhoffte sich, dass es den Schaft des Mannes eisenhart mache. In England galten Duftkissen und Kräutertees aus Eisenkraut als Aphrodisiaka (vgl. **Verbene**).

Mythologische Bedeutung und Gebrauch

In der Antike gab es zahlreiche Pflanzen und Kräuter, deren Namen mit Eisen in Verbindung stehen. Dies ist nicht zurückzuführen auf das gleichnamige Metall, sondern auf die weise Frau Eysen, die mit der ägyptischen Isis und mit der antiken Liebesgöttin Venus identifiziert wird. Daher wurde Eisenkraut im deutschen Volkstum auch Isenkraut genannt: »Das Isenkraut steht in besonderer Beziehung zum Planeten Venus, gibt große Liebeskraft und macht bei Allen angenehm. Kinder bekommen davon Verstand und Neigung zum Lernen, es bringt Wohlhabenheit und erhält den Reichtum. In den Acker gesteckt, verschafft es eine reiche Ernte, gibt man es einer Wöchnerin ins Bett, so wird weder ihr noch dem Neugeborenen Schaden geschehen. Wer sich die Hände damit salbt, kann alle giftigen Schlangen aufheben, es zeigt in der Georgsnacht die verborgenen Schätze, es verjagt alle Gespenster und Zaubereien, vertreibt die fallende Sucht [= Epilepsie], Kopfweh und Kröpfe, es schützt vor Missgeburten, Pestilenz, kurz es war das Kraut aller Kräuter, und keines konnte sich so vieler Kräfte rühmen, keines besaß einen so unglaublichen Glauben! – Die Pferde liefen schneller, wenn man es ihnen an den Schweif band, und selbst die Hexen konnten es weder zu ihrer Salbe, noch zum Gewitterbrauen entbehren« (PERGER 1864: 146f.*).

Eisenkraut wurde von jeher mit der Göttin Isis und dem so genannten Hundsgestirn Sirius assoziiert. Vielleicht war es sogar die bisher nicht identifizierte »Pflanze der Isis«. Immerhin war den Römern die *hiera botane*, die »heilige Pflanze«, bekannt als »Tränen der Isis«, als »Tränen der Juno«, sogar als »Merkursblut« und *Herakleion siderion*, »Herkulespflanze«.[246] In Rom lag in der Nähe des Kapitols ein Eisenkrautfeld, wo Stengel oder Zweige für geweihte Kränze gesammelt wurden. Der römische Name *verbenaca* bedeutet »heiliger Zweig«, mit der ursprünglichen Bedeutung von »Stab« oder »Zauberstab« (= Phallus). Die römische Venus Victrix wurde mit Eisenkraut und **Myrten** bekränzt. Deshalb braute man in römischer Zeit Eisenkraut und Myrten als **Liebestränke**. »Es heißt, dass, wenn ein Aufguss davon im Speisezimmer versprengt wird, die Gäste vergnügter werden (...) Man nennt diese Pflanze die heilige, weil sie bei den Sühneopfern als **Amulett** im Gebrauch ist« (DIOSKURIDES IV, 61).

Das Eisenkraut wird oft als Symbol für »Prophetie« angesehen (JAY 1997: 52*). Es gehörte zu den zwölf magischen Pflanzen der Rosenkreuzer.

»Bringe Wasser, umgürte mit weichem Band die Altäre [der Venus], Und verbrenne das Eisenkraut und männlichen Weihrauch« (VIRGIL, *Gesänge*)

Eisenkrauttee

Ein gut gehäufter Teelöffel von Eisenkraut (1,4–1,5 g) pro Becher wird mit kochendem Wasser aufgegossen und nach fünf bis zehn Minuten abgeseiht.

Inhaltsstoffe

Die ganze Pflanze enthält Iridoidglykoside (Verbenalin, Hastatosid), Kaffeesäurederivate, Spuren eines **ätherischen Öles**, Gerbstoffe, Kieselsäure, Bitterstoffe und Schleim.

Das Glykosid Verbenalin (= Cornin) hat eine adstringierende, wundheilende, abschwellende und fiebersenkende Wirkung. Man beobachtete auch parasympathomimetische Wirkungen (WICHTL 1989).

»Item wer sich mit Ißenkraut safft bestreicht, dem mög nienabds abhold sein, man muss ihn liebhaben.« (KLUGE 1988: 50*)[245]

Kommentar

Ich glaube nicht, dass die in den alten Quellen »Eisenkraut« genannte Zauberpflanze mit der *Verbena officinalis* identisch ist. Ebenso halte ich die Behauptung, das bei uns bekannte Eisenkraut sei ein Aphrodisiakum, welches dem Penis zu einer »eisenharten« Erektion verhilft, für Unsinn. (CR)

Bezugsquellen

Eisenkraut gibt es in Reformhäusern, Drogerien, Kräuterläden und Apotheken. Man findet Eisenkraut als Beuteltee sogar in Supermärkten.

Literatur

WICHTL, Max
1989 »Eisenkraut«, in: Max WICHTL (Hg.), *Teedrogen*, Stuttgart: WVG, S. 150–152.

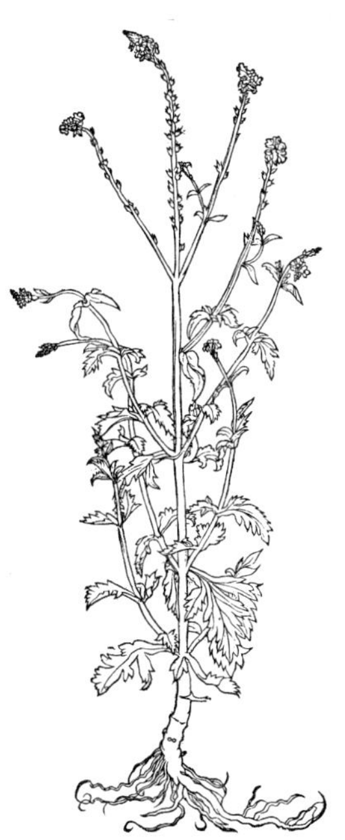

»Ysenkrautmännlin«: Eisenkraut (*Verbena officinalis*). In der frühen Neuzeit unterschied man ein »männliches« und ein »weibliches« Eisenkraut, vor allem nach der Größe. Die höheren Pflanzen galten als »Männlein«. (Holzschnitt aus BRUNFELS 1532*)

245 Übersetzt: »Deshalb – wer sich mit dem Saft von Eisenkraut einreibt, dem wird niemand zum Feind ...«
246 DIERBACH 1833: 179* nimmt an, dass die der Isis geweihte Art *Verbena supina* L. war.

Electuarium

Andere Namen
Electuar, Electuary, Latwerge

Electuarium ist ein Begriff aus der Apothekersprache: »**Latwerge**, brei- oder teigförmige Arzneizubereitung aus festen (Pulver), flüssigen oder halbflüssigen Stoffen nach DAB6. Zur Aufbewahrung müssen Elect., um Schimmel und Gärung zu vermeiden, mindestens 1 Stunde auf dem Wasserbade erwärmt, besser sterilisiert werden« (HUNNIUS).

Ein pharmazeutisches Electuarium ist das Electuarium Theriaca (siehe **Theriak**); andere Electuaria (Electuarien) sind die **Sultansmedizinen** sowie die **Orientalischen Fröhlichkeitspillen**. Die meisten Electuarien enthalten **Honig**.

Etymologisch ist das Wort mit **Elixier** verwandt; vielleicht hat es eine etymologische Verbindung zu Elektrum (vgl. **Bernstein**), das mit der orientalischen Liebeszauberpflanze Archaemenidon identisch war (HIRSCHFELD und LINSERT 1930: 149*).

»Die Elephanten scheinen die Gestirn/ als Sonn und Mond zu verehren/ dann wann die Soñ auffgeht/ so kehren sie sich gegen dieselbige/ heben ihre Nasen über sich/ als ob sie mit solcher gleich als wie mit Händen/ die Sonne anbetten wollten.« (GESNER 1669: 184*)

Elefant

Proboscidea, Mammalia

Elephas maximus L., syn. *Elephas indicus*, Asiatischer Elefant, Indischer Elefant, Hathi
Loxodonta africana BUMENBACH, Afrikanischer Elefant, Afrikanischer Steppenelefant
Loxodonta africana cylotis LYDEKKER, Rundohrelefant

Andere Namen
Elephant, Éléphant (frz.), Elephantus, Elephas, Hathi (Hindi), Hatti (nep.), Helfant, Heilfant

Ob seiner Zeugungskraft, Treue und Stärke genießt der Elefant einen legendären Ruf und ist ein Symbol der Potenz. In Afrika und Asien gelten Elefantenhoden als Liebesmittel.

Der Elefant ist das größte in Urwäldern und Savannen lebende Säugetier, das die Evolutionsgeschichte überlebte und dem Artensterben bis heute trotzte. Sein langer, beweglicher, phallischer Rüssel, seine mächtigen Stoßzähne und der imponierende Anblick seines Buhl- und Paarungsverhaltens machten ihn in seinen Verbreitungsgebieten (Afrika, Indien, Thailand) zu einem bedeutsamen Symbol männlicher Potenz. Allegorisch verkörpert er die Macht der Triebe, aber auch Treue, Macht und Kraft (GRÖNING und SALLA 1998).[247] Außerdem besitzt der Elefant unter den Landtieren das größte Zeugungsorgan. Er kann seinen Penis über einen Meter ausfahren! Elefanten sind nicht an hormongesteuerte Paarungszeiten gebunden: Sie können, wann sie wollen (SHRESTHA 1997: 268*).

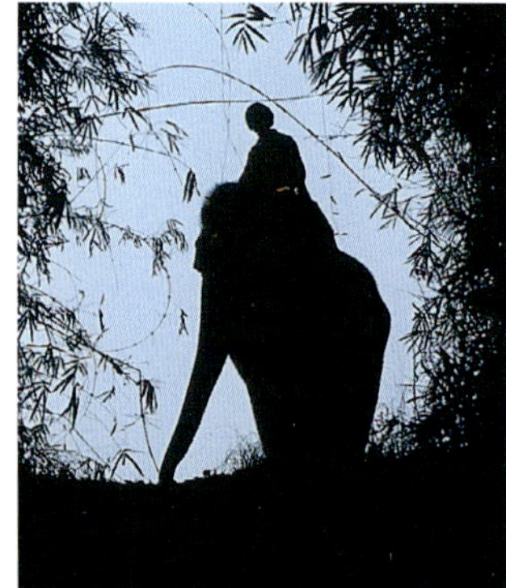

Der Elefant ist ein wichtiges Arbeitstier für den Menschen. (Nordthailand, 2002)

Gebrauch

Sein penisgleicher Rüssel inspirierte in der Antike kosmetische, medizinische und aphrodisische Empfehlungen, die uns aus heutiger Sicht äußerst skurril erscheinen: »Durch Elfenbeinspäne mit attischem **Honig** sollen Flecken im Gesicht, durch das Mehl davon Niednägel [eingewachsene Nägel] beseitigt werden. Durch Berührung des Rüssels wird der Kopfschmerz gelindert, und zwar noch wirksamer, wenn [der Elefant] gleichzeitig niest. Der rechte Teil des Rüssels, mit Rötel aus Lemnos aufgebunden, ist ein Aphrodisiakum« (PLINIUS XXVIII 24).

In Afrika und Asien gelten Elefantenhoden (vgl. **Genitalien**) und pulverisierte Stoßzähne noch heute als Aphrodisiaka. **Amulette** aus Elfenbein sollen die Anziehungskraft auf das andere Geschlecht stärken.

Mythologische Bedeutung: Der Elefantengott Ganesha

In der hinduistischen Mythologie gehört der elefantenköpfige Ganesha, Sohn des Götterpaares Shiva und Parvati, zu den wichtigsten und populärsten Göttern.[248] In Indien und Nepal ist Ganesha in archaischen oder kunstvollen Bildwerken allgegenwärtig. Zeigt sich in Gesteinsformen und Strukturen alter Bäume die charakteristische Form des Rüssels, erkennen Hindus darin eine natürliche Offenbarung Ganeshas und verwandeln den Ort in sein Heiligtum.

Die Gläubigen wenden sich vornehmlich seinem Rüssel zu, den sie als Inbegriff des göttlichen **Phallus** (Lingam) verehren, mit Milch übergießen und mit roter Farbe einreiben. Die lange Folge solcher Streicheleinheiten manifestiert sich in den glänzend polierten Rüsseln in Darstellungen berühmter Bildwerke und Reliefs hinduistischer

247 Lediglich im *Physiologus*, einer in der zweiten Hälfte des 2. Jahrhunderts u. Z. auf Griechisch entstandenen Naturkunde in frühchristlicher Deutung, wird dem exotischen Tier »kein Geschlechtstrieb« bescheinigt, wodurch er in in Bezug gesetzt wird zur geschlechtslosen Zeit von Adam und Eva vor dem Sündenfall.

248 Viele Morgenlandfahrer und Indienfreaks kennen Ganesha als Kiffergott (vgl. **Hanf**). Wieso, ist unklar. Denn in der indischen Mythologie ist Ganeshas Vater, Shiva, der Kiffergott. Wir haben in Nepal und Indien oft nach dieser Assoziation gefragt, aber niemand konnte etwas damit anfangen. Ganesha ist als Hippie-Ikone symbolisch auch mit **LSD** verbunden.

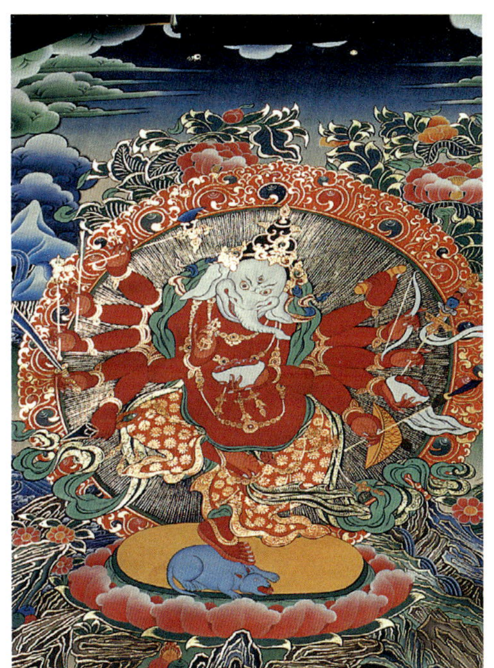

Der elefantenköpfige Ganesha als Tantragott. (Tantrisches Thanka, Kathmandu, Nepal, 2001)

Kunst. Diese Spuren zeugen von der ununterbrochenen Geschichte der religiösen Verehrung von Elefanten, insbesondere ihrer penisgleichen Rüssel.

In vorbuddhistischer und vorislamischer Zeit erreichte die hinduistische Bildwelt und Philosophie viele asiatische Länder.

Der Mythos, wonach Shiva Ganesha als Hüter der Schwelle zum Gemach seiner Gemahlin Parvati antraf (ihn aber nicht als seinen eigenen Sohn erkannte, woraus folgenschwer Tod und schamanische Wiedergeburt resultierten), erklärt, warum Shiva seinen Sohn Ganesh als Hüter der Schwellen, Übergänge, Pforten und Tore in verschiedene Welten bestimmte. Projiziert auf die hinduistische Chakrenlehre des menschlichen Körpers, wird Ganesh als Hüter des Sexualchakras verstanden. Dieses Wurzelchakra (*Mooladhara Chakra*) ist der Ursprung aller Energie (*shakti*), ohne die kein Mensch ins Leben findet (Müller-Ebeling et al. 2000*).

Wer Tantra und Kundaliniyoga praktiziert, lernt, die Sexualenergie zu kanalisieren, über das Herz- bis zum Kronenchakra zu leiten und so mit Herzenswärme und Erkenntnis zu verbinden.

Ganesha wird oft mit einem **Rettich** (*Raphanus sativus* L.) dargestellt. Im Rettich wiederholt sich die phallische Form seines Rüssels und – auf symbolischer Ebene – die Zwitternatur des Elefantengottes. Die Blattkrone wächst aus der schlanken, weißen Wurzel wie der Elefantenkopf aus dessen Menschenleib. Ohne Wurzel wächst kein pflanzliches Leben, ohne »Schwanz« keine Lust. Nicht ohne Grund sind es oft die Wurzeln von Pflanzen, denen man die stärksten lustfördernden Eigenschaften zuschreibt. Ohne Kopf gibt es keinen Mythos.

Ein ähnlich anthropomorpher Symbolismus verband sich im Mittelmeerraum und im Nahen Osten mit einer anderen Wurzel, der sagenumwobenen Mandragora (vgl. **Alraune**, **Wurzeln**). Der kopflosen Wurzel in Menschengestalt wurden seit der Antike bis in die frühe Neuzeit geradezu umwerfende aphrodisische Eigenschaften zugeschrieben. Der phallische, scharfe Rettich hingegen schaffte es als Aphrodisiakum gerade mal zum Salböl für den Penis.

Der Elefant in christlicher Deutung

»Es gibt ein Tier, das heißt Elefant. In diesem Tier wohnt kein Geschlechtstrieb. Wenn es nun Kinder zeugen will, zieht es sich nach Osten zurück, in die Nähe des Paradieses. Dort wächst der so genannte Mandragora-Baum [**Alraune**]. Dorthin gehen das Weibchen und das Männchen. Das Weibchen nimmt zuerst die Frucht von dem Baum, bietet sie auch seinem Gatten an und spielt mit ihm, bis auch er nimmt, und wenn er gegessen hat, vereinigt er sich mit dem Weibchen von hinten, deswegen weil sie keine Harmonie miteinander haben. Nur einmal hat er Verkehr, und sogleich wird sie trächtig. (...)

Deutung: Auf die Person Adams und Evas wird der Elefant und seine Frau gedeutet. Als sie noch vor ihrem Sündenfall im Genuss des Paradieses waren, kannten sie damals keine Geschlechtlichkeit und wussten noch nicht einmal etwas vom Verkehr. Aber als die Frau von dem Baume aß (...) und auch ihrem Manne gab, da erkannte Adam sein Weib, und sie gebar den Kain auf den verruchten Wassern« (*Physiologus* 43).[249]

Stoßzähne und Elfenbein als Aphrodisiakum

In der frühen Neuzeit galt Elfenbein als Aphrodisiakum und Fruchtbarkeitsmittel: »Das Helffenbein/ nach seiner gantzen *substantz*/ sol das Hertz stärcken/ die Empfängnuss fördern/ und die Weiber/ so nit gebären/ Fruchtbar machen« (Gesner 1669: 188*).

In der chinesischen Volksmedizin galten Späne von Stoßzähnen von rezenten Elefanten (*Elephas indicus*) oder fossilen Mammuts (*Mammuthus primigenius*), in Wasser eingenommen, als

»Nach einer Legende entstand der erste Elefant aus dem *Hiranyagarbha*, dem kosmischen goldenen **Ei**. Brahma nahm die Hälften des zerbrochenen Eies in die Hände und blies ihnen seinen Lebenshauch ein. Aus der einen Hälfte kamen Arivati und sieben weitere männliche Elefanten, während aus der anderen Hälfte acht weibliche Elefanten hervorkamen. Sie begannen sich sofort zu paaren und zu vermehren. Die acht Männchen wurden dann die *vahana*, die Reittiere der Asthadikpalas, der Hüter der acht Himmelsrichtungen. So kam es, dass die Elefanten das Universum stützen und beschützen.« (Majupuria 1991: 96f.*)

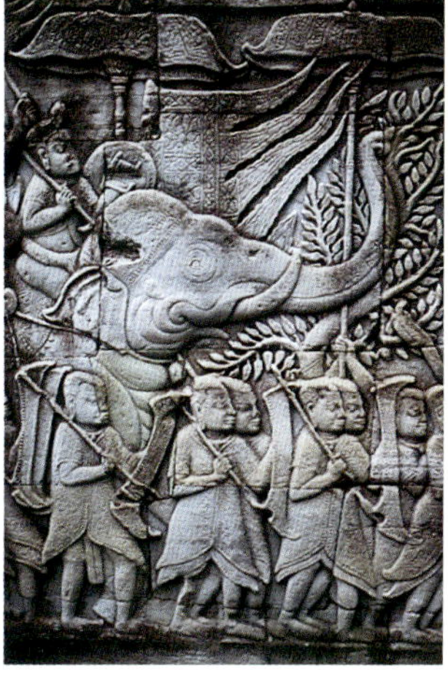

Glatt poliert durch jahrhundertelange Gesten der Verehrung sind die Elefantenrüssel (wie auch die ähnlich geformten Arme und Beine der Krieger) auf den Flachreliefs der hinduistisch-buddhistischen Tempelanlagen von Angkor Wat und Bayon, nördlich von Phnom Penh.
Angkor Wat und die umliegenden Tempel zählen zum Weltkulturerbe. Die hinduistischen Reliefs der Khmer (700 Meter lang und zwei Meter hoch) entstanden vom frühen 12. bis 16. Jahrhundert. (Angkor, Kambodscha, Foto: cme)

249 Noch im frühen Mittelalter wurde in den Tierbüchern oft die Geschichte erzählt, dass die Elefantenmännchen vor der Begattung Alraunenblätter, die in der Nähe des Gartens Eden wuchsen, als Aphrodisiakum verspeist haben (Hansen 1981: 32). Eine andere Version dieser Geschichte findet sich in den *Physica* (VII 1) der Hildegard von Bingen. Heutzutage ist gut bekannt, dass sich Elefanten gerne gezielt am **Alkohol** gärender Früchte (**Durian**) berauschen (Samorini 2002*).

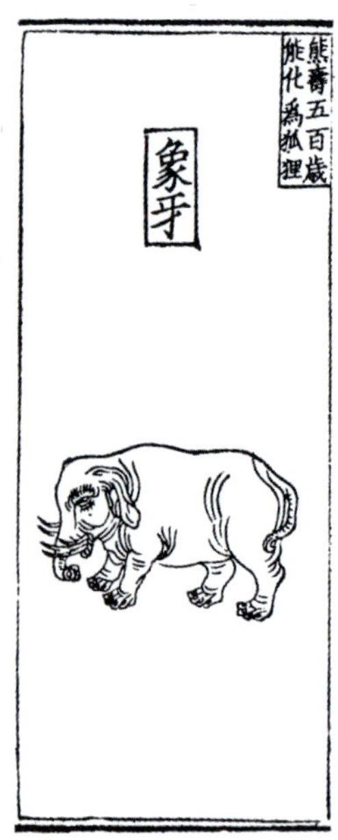

Elefantenzähne (*hsiang-ya*) als chinesische Arznei. (Aus dem *Ch'ung-hsiu cheng-ho pen-ts'ao*)

»Das *Mooladhara Chakra* befindet sich an der Basis der Wirbelsäule, zwischen dem Anus und den Genitalien. (...) Im Zentrum des Bindu ist der viergesichtige und vierarmige Lord Ganesha. Er ist die herrschende Gottheit. Im Zentrum des Lotus ist die Dakini Shakti.« (CHAWDHRI 1996: 6)

Heilmittel bei Epilepsie, Windpocken, Osteomyelitis und zur Entfernung von fremden Objekten in der Kehle. In Wasser gekocht, schrieb man diesen Spänen diuretische Wirkung zu; ihre Asche sollte antidiuretisch wirken. Bis zu einem Gramm dieser Späne verschrieb man bei Sterilität, Gelbsucht und Leukorrhea. Der Glaube an die aphrodisische Kraft der Stoßzähne ist bis heute ungebrochen.

Fossile Mastodonzähne wurden in China als **Drachen**zähne bezeichnet und ebenso wie diese unter anderem als Aphrodisiaka benutzt. Auch die Elefantenzahnschnecke (*Dentalium*) genannten **Conchylien** wurden pharmazeutisch als Aphrodisiaka benutzt (vgl. **Fossilien**).

Bezugsquellen

Das Artenschutzabkommen verbietet jeglichen Handel mit Elfenbein. Daran sollte man sich halten. Wer Elfenbein als Aphrodisiakum ausprobieren möchte, kann fossiles Elfenbein (Mammutelfenbein) legal im Fossilien- und Mineralienhandel erwerben. Das fossile Elfenbein enthält vielleicht sogar eine höhere Konzentrationen an Phosphaten als das rezente.

Literatur

CHAWDHRI, L. R.
1996 *Secrets of Yantra, Mantra and Tantra*, New Delhi: A. Sterling Paperback.

COURTRIGHT, Paul B.
2001 *Ganesa: Lord of Obstacles, Lord of Beginnings*, Delhi: Motilal.

GRÖNING, Karl und Martin SALLER
1998 *Der Elefant in Natur und Kulturgeschichte*, Köln: Könemann.

HANSEN, Harold A.
1981 *Der Hexengarten*, München: Trikont-Dianus.

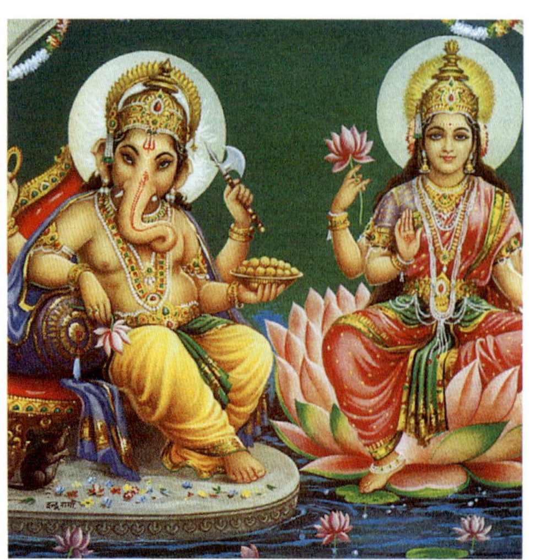

Eleutherokokkus

Eleutherococcus senticosus (RUPR. et MAXIM. ex MAXIM.) MAXIM., Araliaceae (Araliengewächse)
syn. *Hedera (?) senticosa* RUPR. ex MAXIM. ex MAXIM., *Acanthopanax senticosus* (RUPR. et MAXIM. ex MAXIM.) HARMS

Andere Namen

Eleutherococcus, Sibirischer Ginseng, Stachelpanax, Taigawurzel

Der aus Sibirien stammende Eleutherokokkus ist heutzutage eines der bekanntesten Stärkungsmittel, **Immunstimulatoren** und gilt als ein tonisierendes Aphrodisiakum. Der Wurzelextrakt hat aufbauende und stimmungsaufhellende Wirkungen, die bei regelmäßiger Einnahme schon nach wenigen Tagen deutlich spürbar sind.

Eleutherokokkus oder Sibirischer Ginseng wurde nicht aufgrund seiner traditionellen volksmedizinischen Verwendung bekannt, sondern durch die botanische Forschung als Arzneimittel entdeckt. Wegen der Seltenheit wilder Exemplare des begehrten echten **Ginseng**s suchten Botaniker und Apotheker nach Pflanzen mit ähnlichen Inhaltsstoffen und Wirkungen. Dabei wurden die Pflanzen der Familie (Araliaceae), zu der auch Ginseng und Efeu (*Hedera helix* L.) gehören, systematisch untersucht. In den Wurzeln einer sibirischen Pflanze, dem Eleutherokokkus, einem strauchartigen, stark verzweigten, zweihäusigen Gewächs, das vor allem in der Taiga heimisch ist, wurde man fündig. Seine Entdeckung entsprach einem schamanischen Vorgang: »Ein russischer Arzt namens Gorovoy beobachtete Wild, das gierig die Blätter eines im östlichen Russland wildwachsenden Dornbusches verschlang. Er stellte fest, dass es sich um Eleutherococcus handelte« (FULDER 1985: 159). Die Pflanze wird bis zu 2,5 m hoch und bildet Wurzeln bis 30 cm Länge aus. Sie wird in Russland auf Plantagen gezogen.

Wirkung

Pharmakologische Experimente erwiesen, dass Eleutherokokkus genauso wie Ginseng wirkt und diesem sogar überlegen ist, auch was die sexuelle Stimulation, die libidosteigernde Wirkung betrifft: »Verabreicht man jungen weiblichen Mäusen Eleutherococcus, so verlängert sich deren Brunstzeit um siebzig Prozent (...) Diese Studien beweisen, dass gewisse harmonisierende Heilmittel auf das hormonelle Gleichgewicht einwirken, indem sie den Anteil der Sexual**hormone** vergrössern und die Ausschüttung der Stresshormone vermindern« (FULDER 1985: 243).

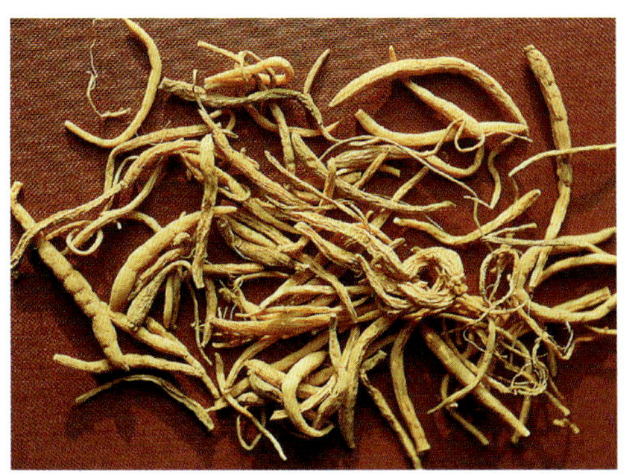

Die getrockneten Wurzeln von Eleutherokokkus (*Eleutherococcus senticosus*), auch Sibirischer Ginseng oder Taigawurzel genannt. Die Wurzel hat eine ähnliche Wirkung wie der koreanische Ginseng. Der Sibirische Ginseng ist zwar weit verbreitet, gehört aber nicht zu den traditionellen Heilmitteln Ostasiens. Seine Verwendbarkeit als Tonikum und Immunstimulator wurde in der pharmazeutischen Forschung entdeckt.

Die kräftigende und stimulierende Wirkung von Eleutherokokkus macht sich ab einem gewissen Alter (um Mitte 30) eher bemerkbar als bei jungen Menschen. Man sollte ihn kurmäßig, das heißt täglich über einen Zeitraum von etwa einem Monat, nehmen und selbst ausprobieren, wie sich die Wirkung bemerkbar macht.

Inhaltsstoffe

Die Wurzel enthält Glykoside, ähnliche Wirkstoffe wie der **Ginseng**. Weitere Wirkstoffe sind Triterpensaponine, Eleutheroside, Lignane. »Wie Ginseng ist auch Eleutherococcus eine Problemdroge, weil die Werbung sie zu einer Wunderdroge erhebt. Das ist nicht gerechtfertigt. Die Inhaltsstoffe des Eleutherococcus sind als unspezifische Reizmittel wirksam« (Pahlow 1993: 372*).

Kommentar

Wir nehmen gerne ab und zu kurmäßig während 2 bis 3 Wochen Eleutherokokkus ein. Nach fünf Tagen ist eine deutliche Verbesserung der Leistungskraft, körperlich, geistig wie auch erotisch, spürbar. Für uns ist Eleutherokokkus unter den harmonisierenden und aufbauenden Mitteln bei Langzeiteinnahme mit Abstand das effektivste. Zusätzlich wirkt er stimmungsaufhellend.

Bei Einnahme und Dosierung sollte man sich an den Beipackzetteln der handelsüblichen Produkte orientieren.

Bezugsquellen

Die pharmazeutische Industrie verarbeitet heutzutage wild gesammelten oder angebauten Sibirischen Ginseng zu verschiedenen Produkten. Meist kommt Eleutherokokkus in Form von **Elixier**en oder Pillen auf den Markt.

Eleutherokokkus-Zubereitungen sind in Deutschland wie in der Schweiz und in Österreich apothekenpflichtig, aber frei verkäuflich.

Literatur

Fulder, Stephen
1985 *Tao der Medizin*, Basel: Sphinx.

»Eleutherococcus ist ein ausserordentlich sicheres – das heißt unschädliches – harmonisierendes Heilmittel.« (Fulder 1985: 319)

»Viele Menschen – insbesondere in Korea – schätzen Ginseng zur Behebung des so genannten ›Hang-over‹ (unangenehme Nachwirkung von Arzneimitteln, besonders von Schlafmitteln). Zu demselben Zweck wird in der Sowjetunion ein mit Eleutherococcus angereicherter Wodka verkauft.« (Fulder 1985: 235f.)

Elfenblume

Siehe **Horny goat weed**

Elixiere

Andere Namen und Bezeichnungen

Al-iksir (arab. »Stein der Weisen«), Elixirum (lat.), Lebenselixier

Ein Elixier ist ein alchemistischer Zaubertrank, ein Heilmittel, ein Tonikum oder, pharmazeutisch gesprochen, ein alkoholischer Auszug aus pflanzlichen Substanzen, dem Zucker, **ätherische Öle** und andere Ingredienzien beigemischt werden. Im Elixier verdichten sich Träume von ewiger Jugend, zyklischer Verjüngung, unbändiger Sexualkraft, Lebensverlängerung bei strotzender Gesundheit (Jungbrunnen, vgl. **Badezusätze**).

Kulturgeschichte

Wie ein roter Leitfaden zieht sich der Wunsch nach Lebensverlängerung, Verjüngung, Gesundheit und Unsterblichkeit durch die Kultur-, Pharmazie- und Medizingeschichte. Steinzeitliche Schamanen, Hexen, chinesische Taoisten und mittelalterliche Alchemisten – sie alle widmeten ihre Anstrengungen der Suche nach einem Elixier, das diese Wünsche verwirklichen konnte.[250]

Die Arier, die vor rund fünftausend Jahren in das indische Industal einwanderten, nannten ihr sagenumwobenes Elixier **Soma**[251]; die Parsen, die

»Maria röchelte nach Luft ... Sophie flößte ihr ein Elixier ein, das ihr Herz beruhigte, ihren Kopf entspannte und sie in einen angenehmen Traum einhüllte ... Maria sah einen Garten mit Schmetterlingen, Vögeln, Nelken und Lilien. Er duftete nach Thymian, Rosmarin und Oleander ... Am Himmel ging der Morgenstern auf, und in dem Garten erschien ein Mann in einem mit Pelz besetzten Königsmantel. Er trug eine Krone aus Gold und eine Taube saß auf seiner ausgestreckten Hand ...« (Messmer 2000: 270)

250 Diesem Thema als Fiktion widmeten sich auch mehrere Romanautoren. Zu nennen wäre etwa Braver 2001, dessen lesenswerter Roman von der Beratung durch Robert Raffauf profitierte, einem Alkaloidspezialisten und Mitarbeiter des Botanikers Richard Schultes.

251 Viele Altertumsforscher (vgl. Wohlberg 1999) und Autoren versuchten, das sagenhafte Soma botanisch zu identifizieren. Gordon Wasson (1898–1986), der amerikanische Bankier und Ethnomykologe, erkannte darin den **Fliegenpilz** (*Amanita muscaria*). Nach unseren Forschungen in Nepal ist Soma kein Name für einen bestimmten Pilz oder eine Pflanze, sondern ein Sammelbegriff für viele Pflanzen und Tränke, die auf das Bewusstsein wirken und/oder die Gesundheit stabilisieren (Müller-Ebeling et al. 2000: 186f.*).

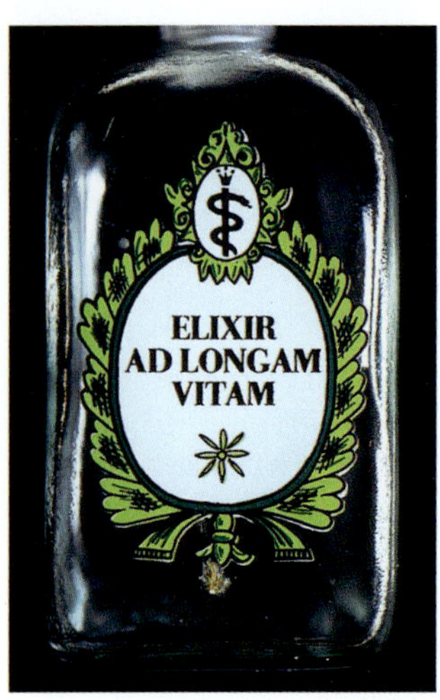

Elixir ad longam vitam. Deutsche Apothekerflasche für ein lebensverlängerndes Elixier.

im 8. Jahrhundert von Persien nach Indien auswanderten, nannten es Haoma (Lindner 1933). Bis heute kennen die indischen Brahmanen diesen Wundertrank unter dem Namen Amrita. Die alten Griechen nannten ihr Lebenselixier Ambrosia, »göttliche Speise«. Sie glaubten, dass Ambrosia die Götter am Leben erhalte und sein Genuss die Menschen »gottähnlich« machen könne, indem es ihre Jugend bewahre und ihnen die Fähigkeit zum Fliegen verleihe. Für die Germanen war es der »Met der Inspiration« oder der »Met der Begeisterung«. Sie hofften, dass sein Genuss mystische Visionen beschere, denen ihre Dichter im Stabreim poetischen Ausdruck verliehen (Rätsch 1994).

In diesen vergangenen Kulturen öffnete der Trank sozusagen den Blick in die Welt der Mythen. Den Mythen an sich schrieb man eine große Heilkraft zu, zeigten sie den Menschen doch ihren Platz in einer rätselhaften und unberechenbaren Welt. Fühlt sich der Mensch geborgen, zu Hause und am rechten Platz, fühlt er sich auch gesund und möchte lange leben. Eine Welt, die man nicht versteht, in der man ratlos, verloren und unbeachtet umherirrt, macht dagegen krank und raubt die Lebenskraft. Rituale, die dem gemeinschaftlichen Trunk eines Rauschmittels geweiht waren, dienten nicht nur der Heilung Kranker, sondern stärkten Wohlbefinden, Gesundheit und förderten eine spirituelle Weiterentwicklung.

Ethno- und volksmedizinischer Gebrauch

Lebensverlängernde Arzneien hatten besonders in den östlichen Medizinsystemen einen hohen Stellenwert (vgl. **Lenzmittel**). Die Chinesen, deren Heilkunde in erster Linie darauf beruht, die Lebenskräfte zu erhalten und zu stärken, überlieferten diverse Rezepturen und Bestandteile von Elixieren in der taoistischen Alchemie. Die Inder bereicherten den Heilmittelschatz mit **Rasayana**. Die mittelalterlichen Alchemisten suchten, der arabischen Tradition folgend, nach dem »Stein der Weisen«. Die Araber nannten ihn *al-iksîr*. Von diesem Wort leitet sich der eingedeutschte Begriff Elixier für »Heiltrank, Lebenssaft, Verjüngungsmittel« ab.[252] In der Volksmedizin sind zahlreiche Elixiere auf der Basis von Kräutern und Schnäpsen überliefert.

Viele Pflanzen und **Mineralien** wurden erprobt, um daraus sogenannte Lebenselixiere herzustellen. Nach wie vor werden sie gesucht und untersucht. Die moderne pharmakologische Forschung fand heraus, dass die Wirkstoffe solcher vielversprechender Substanzen das Immunsystem stimulieren (wie **Ginseng** und andere **Immunstimulatoren**), die Hirndurchblutung fördern (wie **Ginkgo**) oder gegen bestimmte Arten von Tumoren wirksam sind (wie **Ling-shi-Pilz**).

Um viele klassische lebensverlängernde Pflanzen rankten sich Wunder und Legenden (Aero 1980*). Von allen »Wundermitteln«, die von Schamanen entdeckt oder von Taoisten des alten China entdeckt wurden, ist der Ling-shi-Pilz das berühmteste. Dass man tatsächlich von einer lebensverlängernden Kraft des Pilzes sprechen kann, haben die Erfahrungen und Forschungen der letzten Jahrzehnte gezeigt.

Heute wird das Wort Elixier meist als Bezeichnung von Kräuterextrakten verwendet, die bei regelmäßigem Genuss kräftigend und energetisierend wirken. Sie sollen die Gedächtnisleistung fördern, den allgemeinen Gesundheitszustand verbessern und die (sexuelle) Spannkraft steigern. Derartige »Quellen der Lebenskraft« enthalten meist Extrakte aus **Ginseng** (*Panax ginseng*), Taigawurzel (**Eleutherokokkus**), brasilianischem **Potenzholz** oder **Muira-Puama** (*Liriosma ovata*), Vitamine und Aromastoffe.

Elixiere für ein langes Leben

Elixiere sollten vor allem das Leben bei guter Gesundheit verlängern. Sowohl in der Pharmazie als auch in der Volksmedizin bemühte man sich um brauchbare Rezepturen. Dabei kam es oft zu Überlappungen.

Ein »vollkommenes Elixier«

Das »Rezept eines vollkommenen Elixiers« aus Neuchâtel, Schweiz, dem Ursprungsort des **Absinths**, besteht aus Aloes succotrin (vgl. **Adlerholz**), *ledaine* oder *zédaine* (= Zittwer, siehe **Ingwergewächse**), weißem Blätterpilz (vgl. **Pilze**), Enzian, orientalischem **Safran**, feinem Rhabarber und venezianischem **Theriak** (Bernus 1982: 38). Theriak ist auch ein Bestandteil des berühmten Schwedentrunks oder Schwedischen Elixiers aus der Apotheke (Arends 1935: 70*).

Fast alle Elixiere basieren auf **Alkohol** in unterschiedlichen Konzentrationen (16–75%) und auf Kräuterextrakten (wie **Engelwurz**, **Ginseng**, **Kalmus**, **Pilze**, **Wermut**). Sie sind oft mit **Honig** gesüßt. Die Grenze zwischen Elixier und **Likör** ist fließend. Auch die **Siete Raizes** aus Südamerika

252 In den frühesten alchemischen Texten wird das griechische Wort *xerion* als »transmutierendes« Pulver (auch arzneiliches Streupulver) für den *Lapis philosophorum*, den »Stein der Weisen«, benutzt: »Die Vorstellung eines solchen Umwandlungspulvers wurde von den arabischen Alchemisten beibehalten und weiterentwickelt, die aus *xerion* das arabische *al-iksir* bildeten, das später zu *elixir* latinisiert wurde (dt. *Elixier*). Elixier wurde synonym mit Lapis philosophorum verwendet« (Priesner und Figala 1998: 216*).

sind Elixiere. Ebenso zählen Auszüge von tierischen Rohdrogen (wie **Schlangen**) dazu.

»Wein des Wunders, mit Melatonin verstärkt«

So heißt das Rezept eines Elixiers vom Mercado de la Brujería, dem »Hexenmarkt«[253] in Villahermosa, Tabasco, Südmexiko: *Vino el milagro de la melatonina reforzada*:

uña de gato	Krallendorn (*Uncaria tomentosa*)
yinsen	**Ginseng**
víbora de cascabél	Klapper**schlange**
tepezcohuite	*Mimosa tenuiflora* (WILLD.) POIRET, syn. *Mimosa hostilis* (MART.) BENTHAM[254]
melatonina	Melatonin

Bezugsquellen

Heute werden tonisierende Elixiere überwiegend im Supermarkt, seltener in der Apotheke verkauft. Leider bergen Elixiere aus dem Supermarkt keine mythischen Qualitäten.
Eine gute Auswahl an (aphrodisischen) Elixieren oder »funktionellen Genussmitteln« (ALBRECHT 1999) bietet die Firma Elixier®.

Literatur

ALBRECHT, Jörg
1999 »Elixiere zum Träumen«, *Die Zeit* Nr. 52: 38.
ANTON, R., Y. JIANG, B. WENIGER, J. P. BECK und L. RIVIER
1993 »Pharmacognosy of *Mimosa tenuiflora* (Willd.) Poiret«, *Journal of Ethnopharmacology* 38: 153–157.
BERNUS, Alexander von (Hg.)
1982 *Urgroßmutters Hausmittel: Aus dem Hausbuch der Frau Rath Schlosser*, Frankfurt/M.: Insel.
BRAVER, Gary [Pseudonym von Gary GOSHGARIAN]
2001 *Das Elixier – Roman*, München: Goldmann (Blanvalet).
GREENE, Mott
1993 *Natural Knowledge in Preclassical Antiquity*, Baltimore: Johns Hopkins University Press.
LINDNER, Paul
1933 »Das Geheimnis um Soma, das Getränk der alten Inder und Perser«, *Forschungen und Fortschritte* 9(5): 65–66.
MESSMER, Franzpeter
2000 *Das Traumelixier – Ein Roman aus der Renaissance*, Bern/München/Wien: Scherz Verlag.
RÄTSCH, Christian
1994 »Der Met der Begeisterung und die Zauberpflanzen der Germanen«, in: Ralph METZNER, *Der Brunnen der Erinnerung*, Braunschweig: Aurum, S. 231–249.
ROSCHER, Wilhelm Heinr.
1883 *Nektar und Ambrosia: Mit einem Anhang über die Grundbedeutung der Aphrodite und Athene*, Leipzig: B. G. Teubner.
SHELLEY, William Scott
1995 *The Elixir: An Alchemical Study of the Ergot Mushrooms*, Notre Dame, Indiana: Cross Cultural Publications, Inc.
WOHLBERG, Joseph
1990 »Haoma-Soma in the World of Ancient Greece«, *Journal of Psychoactive Drugs* 22(3): 333–342.

Energy Drinks

»Energy-Drinks«, ein Produkt der Gegenwart, werden als Nahrungsmittel klassifiziert und als »koffeinhaltige Erfrischungsgetränke« definiert, die Potenz und Energie (vgl. **Nahrungsergänzungsmittel**) versprechen (KEMPER 2002).

Coca-Cola war der erste Softdrink (das heißt Drink ohne Alkohol) dieser Art, der den internationalen Markt mit einer überzeugenden Rezeptur und einem erfolgreichen Marketing eroberte (vgl. **Coca**, **Colanuss**). Die neuartigen Nachfolger wurden im Umfeld der Rave- und Technokultur kreiert; Raver sind die Zielgruppe dieser (mit den **Smart Drugs** verwandten) Energiespender. Die in Dosen abgefüllten Getränke werden als stimulierende, gesunde Alternative zu **Alkohol** angeboten, der als **Partydroge** zunehmend verpönt ist (AHRENS 1994, MILLMAN und BEEDER 1994).

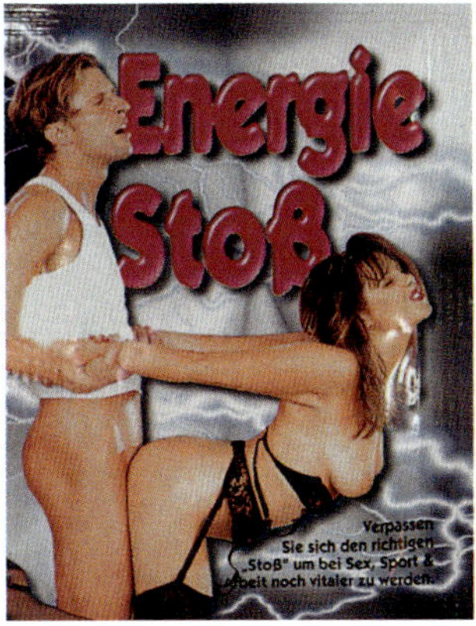

Energie Stoß – »zur Steigerung und Stärkung der Leistungsfähigkeit bei außergewöhnlichen körperlichen Belastungen« – besteht aus Zucker, Mineralsalzen sowie Vitamin C; dieses Mittel ist eine Art Elektrolyt. Das Aufregendste daran dürfte die Verpackung sein ... (Faksimile, Deutschland, 1999)

Wirkung

Markennamen und Werbung von Energy-Drinks suggerieren eine geradezu überwältigende tonisierende, aphrodisierende und psychoaktive Wirkung. Produktnamen wie *Red Bull, Magic Man®, Taurus, Flying Horse* oder *Red Horse* versichern potente Männlichkeit und Gefühle »zum Abheben«. Mit ihren Namen beschwören sie Tiere mit legendärer Potenz, die als männliche Sexualsymbole eine lange Geschichte haben. Magisch-mystische Qualitäten verheißen Drinks namens *Mystery®* (ein »offizielles Michael-Jackson-Produkt«) oder *XTC®* (= **Ecstasy**). Mit *Warp 4* oder *Space Drink* versprechen die Hersteller die Sterne vom Himmel und eine energiegeladene Zukunft. *Fit for fun* und *Cult Energy Activator* locken mit unbändiger Energie und Sportlichkeit. Insgesamt Werte, die in unserer ewig jugendlichen, ener-

253 Zur *brujería* siehe **Alaun**.
254 Der heutige, in Mexiko allgemein übliche Name Tepescohuite leitet sich von aztekisch *tepus-cuahuitl*, »Metallbaum« ab; der Name bezieht sich auf das sehr harte Holz (vgl. **Potenzholz**). Die Stammrinde enthält etwa 1% **DMT** und ist hervorragend geeignet zur Herstellung eines **Ayahuasca**analogs, »Mimohuasca« (ANTON et al. 1993).

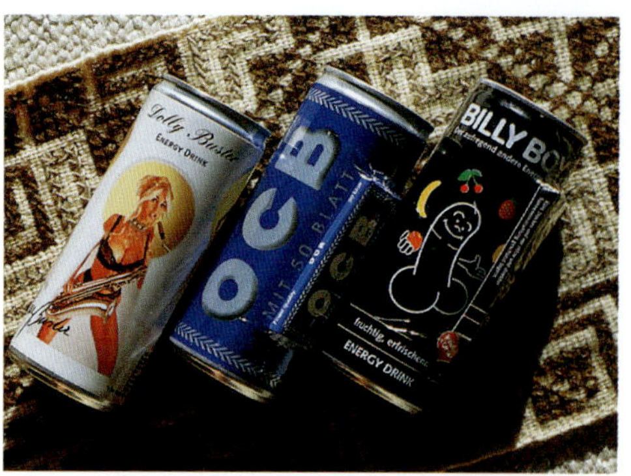

Energy Drinks. Kommerzielle Produkte, die in ihrer Aufmachung den aphrodisischen Aspekt betonen. Sexsymbol und Pornostar Dolly Buster als Aufreißer; OCB-Drink mit 50 Zigarettenblättchen zum Jointdrehen; Billy Boy mit einer Packung Kondome.

giegeladenen, erfolgs- und zukunftsorientierten Gesellschaft absolut »in« sind.

Inhaltsstoffe

All diese Produkte basieren hauptsächlich auf **Guaraná**. Zusätzlich enthalten sie Vitamine, Fruchtsäuren, viel Zucker, synthetische Farbstoffe, DHA (mehrfach ungesättigte Fettsäuren), **Taurin**, Propolis und auch reines **Koffein**. Die Konzentration an Koffein ist allerdings bei keinem davon so hoch wie bei einer normalen Tasse **Kaffee**. *Extra Strong Hash All Purpose High Liquid* enthält Taurin, Koffein und Carthamusextrakt (**Färberdistel**); *KOKS® Stimulation* enthält gemäß Angabe auf der Dose »hochwertiges, reines weißes Pulver von $C_6H_{12}O_6$« (= Glukose!) sowie Koffein und Taurin.

Das ominöse Taurin ist ein beliebter, offensichtlich verkaufsfördernder Zusatz in Energy Drinks und **Herbal Ecstasy**. Der Name leitet sich von griechisch *tauros*, »Stier«, ab und verspricht somit die Kraft des Stieres. In der Tat behaupten manche, dass Taurin eine gut wirksame Zutat sei, die stimuliere, kräftige oder anrege. Pharmakologisch lässt sich dies jedoch nicht verifizieren.

Kommentar

Bei uns bewirkte kein einziger Energy-Drink jemals, dass wir in kosmische Sphären entschwebten, energiegeladen, potent und beseelt von Fortschritt und Zukunft. Außerdem schmecken sie erbärmlich, wie in Mineralwasser aufgelöste Gummibärchen, Zucker- oder Gurgelwasser. Viel Lärm um nichts! Ähnlich frustrierend wie **Herbal Ecstasy**.

Literatur

AHRENS, Helmut

1994 *Partydrogen – safer-use-info zu: Ecstasy, Speed, LSD, Kokain*, Berlin: Arbeitgruppe Eve & Rave.

DIE GESTALTEN BERLIN und CHROMAPARK (Hg.)

1995 *Localizer 1.0: The Techno House Book*, Berlin: Die-Gestalten-Verlag.

MILLMAN, Robert B. und Ann Bordwine BEEDER

1994 »The New Psychedelic Culture: LSD, Ectsasy, ›Rave‹ Parties and The Grateful Dead«, *Psychiatric Annals* 24(3): 148–150.

KEMPER, WOLF-R.

2002 »Kleine Geschichte der Energy-Drings,« in: Was Tun? (Hg.), *High Energy!*, Hamburg: Drogen in Wandsbeck-Broschüre, S. 4–6.

Endorphine

Siehe **Morphin**

Engelstrompeten

Brugmansia spp., Solanaceae (**Nachtschattengewächse**); Unterfamilie Solanoideae, Tribus Datureae, Sektion Brugmansia
syn. *Datura* spp.

Brugmansia arborea (L.) LAGERHEIM, syn. *Datura arborea* L., *Datura cornigera* HOOK., *Brugmansia candida* PERS. sensu latu, Engelstrompetenbaum

Brugmansia aurea LAGERHEIM, syn. *Datura aurea* (LAGERH.) SAFF., Goldene Engelstrompete

Brugmansia X *candida*, syn. *Brugmansia candida* PERSOON, *Datura affinis* SAFF., *Datura arborea* R. et PAV. non L., *Datura candida* (PERS.) SAFF., *Datura pittieri* SAFF., *Methysticodendron amesianum* SCHULTES, Gemeine Engelstrompete

Brugmansia X *insignis* (BARB.-RODRIGUES) LOCKWOOD ex. SCHULTES, Prächtige Engelstrompete

Brugmansia sanguinea (R. et PAV.) D. DON, syn. *Brugmansia bicolor* PERS., *Brugmansia lutea*, *Brugmansia vulcanicola* (BARC.) LOCKW., *Datura* (*Brugmansia*) *rosei* SAFF., *Datura sanguinea* R. et PAV., *Datura vulcanicola* BARC., Blut-rote Engelstrompete

Brugmansia suaveolens (HBK.) BERCHT. et PRESL, Duftende Engelstrompete

Andere Namen (gelten meist für alle Arten und Kreuzungen[255])

Almizclillo (span. »kleiner **Moschus**«), Amarón, Andaqui, Baumdatura, Baumstechapfel, Biangán, **Borrachera** (span. »Trunkenmacher«), Borracherushe, Buyés, Buyés borrachera, Cacao Sabanero, Cambanda, Campana (span. »Glocke«), Campanilla (»Glöckchen«[256]), Cari, Chamico[257], Chontaruco, Chontaruco borrachera, Cimora[258], Cucu, Culebra, Danta (»Tapir«), Danta borrachera, Flor de campana (span. »Glockenblume«), Guamuco, Guamuco floripondio, Guantu (Quichua), Floripondio, Großer Stechapfel, Hierba de los compañones, Huántac (Zaparo-Quichua), Huanto, Huánto (Quijo), Huántuc (Quetschua), Isshiona (Zaporo), Kampaana wits (huaxtekisch »Glocke des Berges«), Kampachu (Quetschua), Kampána nichim (Tzeltal »Glockenblume«), Kecubong[259] (Bali), Kiéri (Huichol)[260], Kiéri-nánari (»Wurzel der Kieri«), Kin-de-borrachero (Inga), Lengua de tigre (span. »Zunge des Jaguars«), Lipa-ca-tu-ue (Chontal), Maícoma, Mai ko, Mai ko' mo, Maikoa, Mets-kwai borrachero (Masá »Jaguar-Rauschmittel«), Misha rastrera blanca, Mitskway-borrachero, Munchira, Mutscuai, Ngunsiana, Nitkwai boracero (Kamsá), Nitwai-boracero (Inga), Palpanichium, Po:bpihy (Mixe), Queen of the night (engl. »Königin der Nacht«), Qotu (Quetschua), Salamán, Salamanga, Salvanje, Santa Maria wits (huaxtekisch »Blume der heiligen Maria«), Tecomaxochit (Náhuatl), Tecomaxochitl (Náhuatl)[261], Toé, Tree datura, Tree stramonium (engl.), Trombeteiro (Brasilien), Trombita (span. »kleine Posaune«), Ts'ak tsimin (Lakandon »Pferdemedizin«), Tu:tkhiks (Mixe)

Engelstrompeten gehören zu den schönsten und imposantesten Blütenpflanzen. Allein ihr Anblick und der abends von ihnen ausströmende intensive und betörende Duft entführen in erotische Gefilde. Sie gehören zu den wichtigsten aphrodisischen **Duftpflanzen**. Der Gebrauch der Blüten, Blätter, manchmal auch der Samen als Aphrodisiakum ist weltweit verbreitet (siehe Warnung unten!).

In Peru zermahlen die Indianer ihre Samen und setzen sie dem Maisbier (Chicha) zu, um wirkungsvolle **Liebestränke** zu gewinnen, deren Gebrauch *ausschließlich* erfahrenen und klugen Menschen vorbehalten ist. In der Hand Unkundiger und Tolldreister können sie gefährlich giftig sein!

Alle Engelstrompeten stammen aus Südamerika. Sie gehören zu den **Nachtschattengewächsen** und sind mit dem **Stechapfel** (*Datura*) nahe verwandt, weshalb sie auch »Baumdaturas« genannt werden. Engelstrompeten sind nur als Kultigene, nicht aber als Wildpflanzen bekannt.[262] Seit einigen Jahren sind sie als beliebte, prächtig blühende Garten- und Kübelpflanzen auch in unseren Breiten anzutreffen (Kirchner-Abel und Abel 2000, Preissel 1997).

Bislang konnte nicht geklärt werden, von welcher Wildpflanze die bekannten Arten und Kreuzungen abstammen. Folgende Vermutungen liegen daher nahe: Die Pflanzen sind schon seit langer Zeit Kulturbegleiter des Menschen (d'Arcy 1991). Es ist zu vermuten, dass die psychoaktiven Engelstrompeten bereits in prähistorischer Zeit rituell und aphrodisisch genutzt wurden.

Die häufigste Art ist die *Brugmansia suaveolens*. Die Art wurde erstmals von Alexander von Humboldt (1769–1859) beschrieben. Ihre weißen oder rosafarbenen Blüten verströmen nachts einen süßen, fruchtigen und betäubenden Duft. Wer unter einer Engelstrompete schläft, so heißt es, erlebe intensive erotische Träume.

Im Jugendstil tauchten die überaus ästhetischen, großen Trompetenblüten in Grafik und Flächendekorationen, zum Beispiel auf Tapeten oder Stoffen, auf – meist in Verbindung mit einer betörenden Frau; so dient etwa in einem Pariser Stoffdruck von 1896 nach einem Entwurf des tschechischen Künstlers Alphonse Mucha *Burgmansia candida* als florales Element, eine junge Frau umspielend.

Gebrauch

Die Engelstrompete gilt den Indianern als heilig. Die Priester der andinen Völker rauchten ihre Blätter, um prophezeien, divinieren und diagnostizieren zu können. Im Schamanismus dienen sie vor allem der Divination und zur Erzeugung pro-

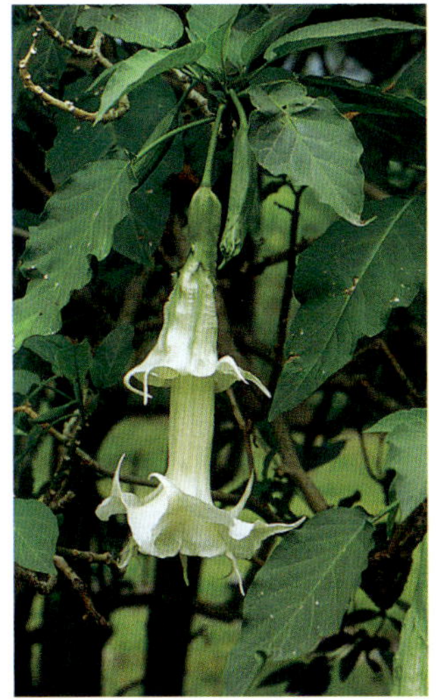

Engelstrompetenbaum (*Brugmansia arborea*). Die Doppeltrompetenblüte ist besonders gut zum Liebeszauber zu gebrauchen. (Lima, Peru, 2/1999)

»Tolle Liebesäpfel kullern
Duftende Engelstrompeten tröten
Wie an schleimigen Schnullern
Saugen kopulierende Kröten«
(Galan O. Seid)

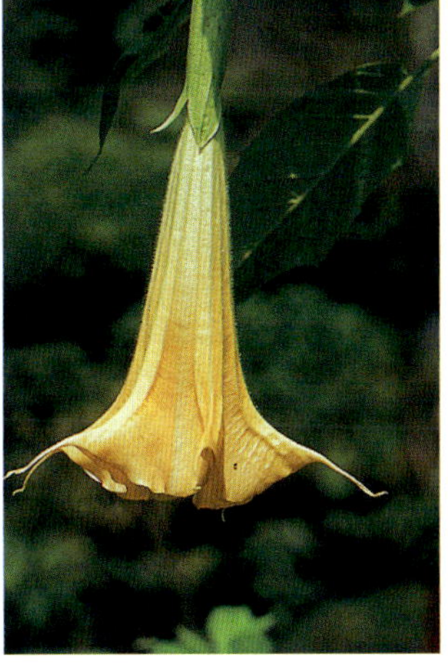

Die Goldene Engelstrompete (*Brugmansia aurea*).

255 Engelstrompeten sind aufgrund ihrer Variabilität und der vielen Züchtungen oft nur sehr schwer zu bestimmen. Auch in der botanischen Literatur herrscht ein ziemliches Chaos, was die Taxonomie dieser Gewächse angeht (Bristol 1966 und 1969, Lockwood 1973).

256 Gewöhnlich heißt das europäische Schneeglöckchen (*Galanthus nivalis*) auf Spanisch *campanilla blanca*.

257 Dieser Name wird in Südamerika, vor allem in Chile, für die *Datura stramonium* verwendet (vgl. **Stechapfel**).

258 Dieser Name wird in Peru auch für andere Pflanzen verwendet, die als Additive für Cimora und **San-Pedro**-Trünke dienen: *Iresine* sp., *Pedilanthus tithymaloides* und *Hippobroma longiflorum*.

259 Mit diesem Namen wird in Indonesien normalerweise die *Datura metel* (**Stechapfel**) bezeichnet.

260 Meist wird der Name *kiéri* für den **Goldkelch** (*Solandra* spp.) benutzt, seltener für **Toloache** (*Datura innoxia*).

261 Dieser Name wird normalerweise für den **Goldkelch** (*Solandra* spp.) benutzt (vgl. Díaz 1979: 84*).

262 Die meisten Engelstrompeten können nur durch Stecklinge vermehrt werden. Die einzige Art, die Früchte und Samen ausbildet, ist die *Brugmansia sanguinea*. *B. candida* trägt Früchte; andere Arten fast nie.

Die goldfarbene Engelstrompete (*Brugmansia aurea*) verbreitete sich als Zierpflanze in alle subtropischen Zonen der Welt. (Chiang Mai, Nordthailand, 2/2002)

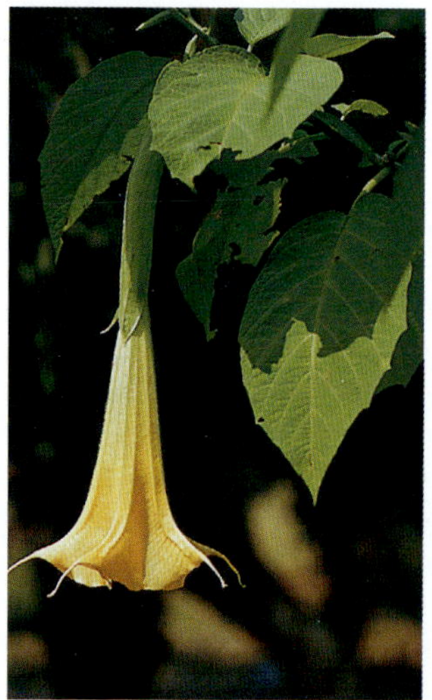

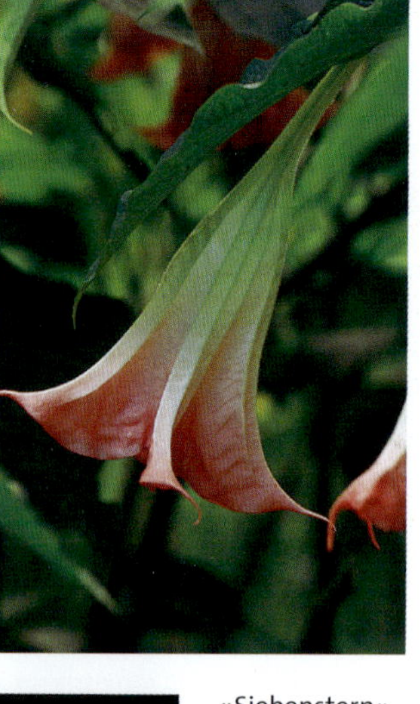

Die Blüte der tropischen *Brugmansia insignis* verströmt nachts einen betörenden Duft.

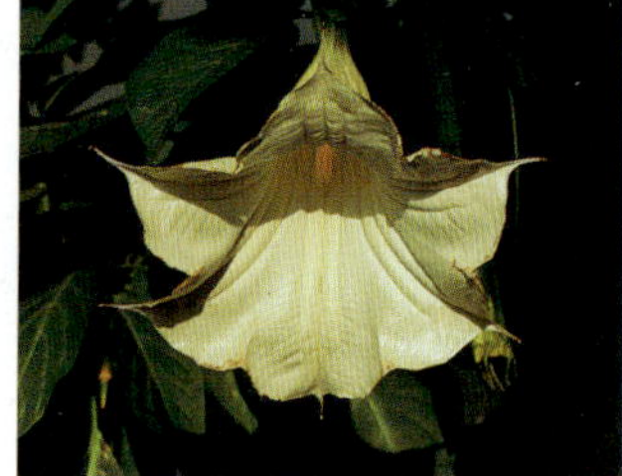

Eine seltene sechszipfelige Blüte der duftenden Engelstrompete (*Brugmansia suaveolens*); der tantrische Stern kosmischer Vereinigung. (Hamburg, Deutschland, 8/2001)

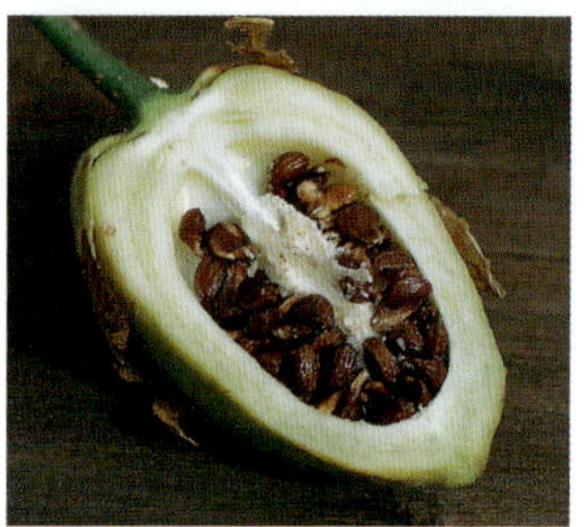

Aufgeschnittene Frucht von *Brugmansia sanguinea*. Die Samen werden zum »Aufbessern« berauschender Getränke benutzt. (Kalifornien, USA, 10/1996)

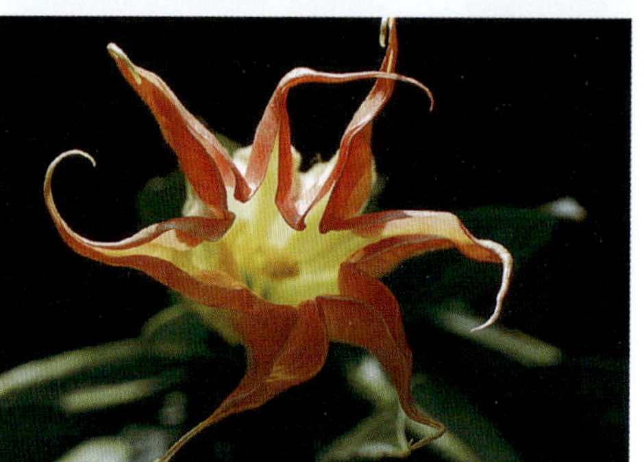

»Siebenstern«. Eine äußert seltene siebenzipfelige Engelstrompetenblüte (*Brugmansia suaveolens*). (Hamburg, Deutschland, 8/2001)

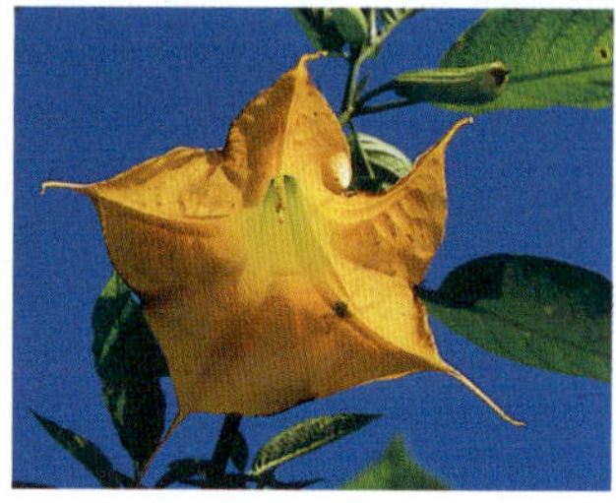

Die Goldene Engelstrompete (*Brugmansia aurea*).

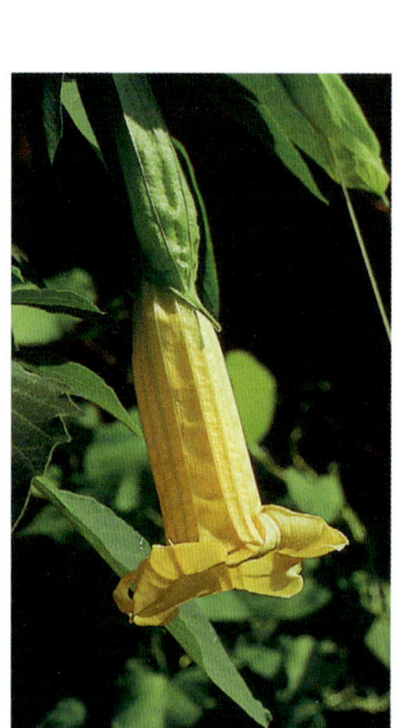

Brugmansia x *flava* Herklotz ex Preissel, eine gelb blühende Kulturform der Engelstrompete (eine Kreuzung aus *Brugmansia sanguinea* und *Brugmansia aurea*).

phetischer Trancen und Traumvisionen (Califano und Fernandez D. 1982, Metzner 1992, Whitten 1985). Ihre Samen werden von vielen andinen Völkern als Zusatz zu der bei Dorffesten und religiösen Ritualen getrunkenen Chicha (Maisbier) verwendet (Lockwood 1979, Plowman 1981).

In Kolumbien ist allgemein die Vorstellung verbreitet, der Duft der Engelstrompete schläfere ein und beschere heftige, oft erotisch gefärbte Träume. In Peru hingegen glaubt man, für immer verrückt zu werden, wenn man unter einer Engelstrompete einschlafe (Schultes 1980: 115*): »Schon der Duft der Blüten soll narkotisierende Eigenschaften besitzen und Kopfschmerzen sowie Nausea hervorrufen« (Roth et al. 1994: 294*).

Engelstrompeten werden in der südmexikanischen Selva Lacandona gerne von Tzeltalen und Chol angepflanzt und medizinisch genutzt (vgl. Berlin et al. 1974: 280*). Die Lakandonen nennen die Pflanze »Pferdegift«, weil sie von den Tzeltalen hörten, dass Pferde Vergiftungssymptome aufweisen, wenn sie von den Blättern fressen. Einige Lakandonen sehen in Baumdaturas Verwandte (*u bäho'*) der Pflanze *k'äni bäkel*, der »Gelbduftenden« (*Solandra brevicalyx*, **Goldkelch**). Beide Pflanzen gehören botanisch in dieselbe Familie (*Solanaceae*). Der Duft der *Solandra* ist dem der Baumdatura recht ähnlich. Er gilt als aphrodisierend.[263]

Im Himalaya nutzt man in tantrischen **Rauchmischungen** getrocknete Blätter von Engelstrompeten oder vom **Stechapfel**.

Warnung!

Bei oraler Einnahme aller *Brugmansia*-Arten ist höchste Vorsicht geboten! Engelstrompeten gehören zu den stärksten Halluzinogenen des Pflanzenreichs. Wie fast alle **Nachtschattengewächse** können sie bei falscher Anwendung und schon bei geringer Überdosierung extrem starke Halluzinationen und unangenehme Sinnesverwirrungen auslösen. Sie erzeugen Halluzinationen, die nicht mehr als solche erkannt werden. Die Delirien halten bis zu drei Tage an und haben unter Umständen wochenlange Nachwirkungen zur Folge! Dabei gilt es zu beachten: Menschen reagieren unterschiedlich auf Tropanalkaloide. Dieselbe Dosis kann bei verschiedenen Individuen dramatisch unterschiedliche Effekte hervorrufen.

263 In Mexiko wird diese Engelstrompete von den Huichol anscheinend ähnlich wie der **Goldkelch** benutzt.

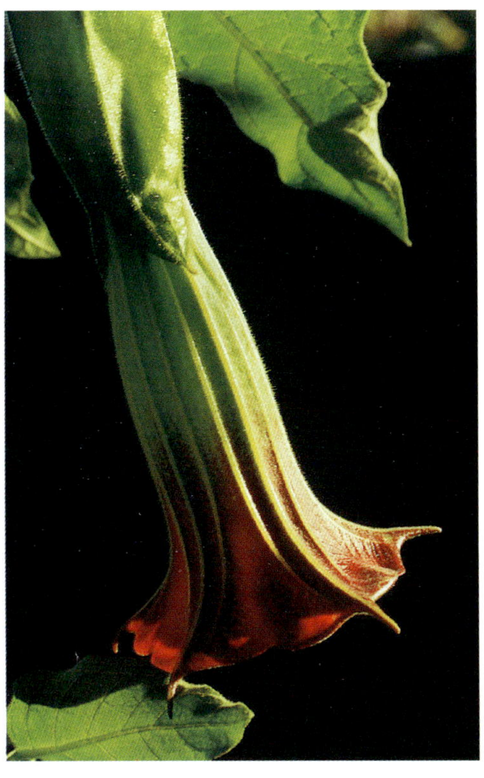

Eine grüne *Brugmansia sanguinea*, typisch für die kälteren Zonen des südlichen Südamerikas.

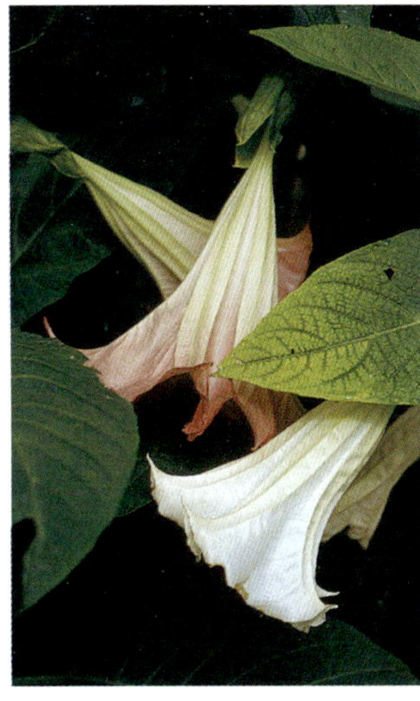

Die wunderschöne, nachts stark duftende Engelstrompete (*Brugmansia suaveolens*) hat nicht nur aphrodisierende, sondern auch halluzinogene Eigenschaften. Sie wird in Europa gerne als Zierpflanze angebaut. (Rittimatte, Schweiz, 1990)

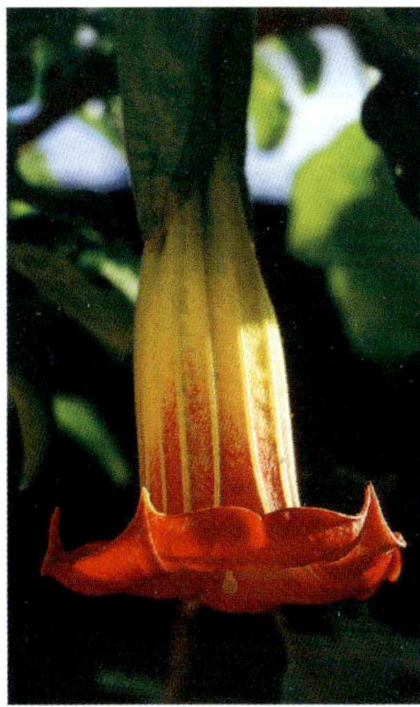

Die Blutrote Engelstrompete (*Brugmansia sanguinea*) ist keine Duftpflanze. Diese Art wird heute auch *Floripondio boliviano* genannt, weil ihre Blüten die gleichen Farben haben wie die bolivianische Flagge: Rot, Gelb und Grün.

In der toxikologischen Literatur ist zu lesen, dass starke Überdosierungen zum Tod führen können. Diese Fälle wurden allerdings nur schlecht dokumentiert.[264] In jüngster Zeit häufen sich Presseberichte[265] über angebliche Todesfälle und die »extreme Gefahr«, die von den Engelstrompeten ausgehe (IZR 2001). Doch auch in diesem Fall gilt: Eine Substanz kann nur dann gefährlich werden, wenn man den richtigen Umgang ignoriert. So kann auch sterben, wer zwei Liter destilliertes Wasser trinkt oder 20 Gramm Kochsalz isst – doch noch nicht einmal Journalisten stellen Salz und Wasser als »Killerdrogen« dar ...

Engelstrompeten gehören in die Hände von kenntnisreichen und erfahrenen Schamanen (Bristol 1969). Südamerikanische Schamanen warnen eindringlich vor dem Gebrauch durch Unkundige!

Zubereitung und Dosierung

Da die ganze Pflanze starke Alkaloide enthält, ist vom innerlichen Gebrauch unbedingt abzuraten!

In der ethnopharmakologischen Fachliteratur liest man Folgendes: Für einen aphrodisierenden Tee übergießt man *eine* frische Blüte mit heißem Wasser und lässt das Dekokt zehn Minuten ziehen. Oder man setzt maximal vier frische Blätter mit einem halben Liter Rum, **Tequila** oder einem anderen Schnaps (**Alkohol**) an.

Die Blätter werden auch als Hauptbestandteil des Cimora-Tranks sowie als Additiv zu **San-Pedro**-Bereitungen und **Ayahuasca** verwendet (Schultes und Raffauf 1990: 422*).

Zerdrückte Samen werden, in Chicha eingelegt, als starkes Rauschmittel getrunken (Bastien 1987: 114f.*).

Beim Rauchen ist die kritische Menge weniger bedenklich als beim Trinken oder Essen. Bei einer etwa ein bis zwei Zigaretten entsprechenden Menge treten subtile Wirkungen auf. Sie äußern sich vor allem in erotischen Körpergefühlen und in einer sensibilisierten Haut. Getrocknete Blätter oder Blüten werden pur oder mit anderen Zutaten in **Rauchmischungen** geraucht. Die *Brugmansia*-Wirkung wird verstärkt, wenn ihre Blätter mit **Hanf**produkten kombiniert werden.

»Die Indianer benutzen [die Engelstrompete], um sich zu betrinken, und wenn sie zu viel nehmen, verlieren sie vollständig ihre Sinne, so dass sie mit offenen Augen nicht sehen oder hören können. Sie sind es gewohnt dieses für böse Zwecke auszunutzen. Es geschah nicht allzulange her, dass einem meiner Freunde *chamico* gegeben wurde, um ihn auszurauben. Als er erwachte, war er so zornig, dass er nackend, nur mit seinem Hemd, herumlief und sich in einen Fluss stürzte. Sie haben ihn ergriffen und solange eingesperrt, bis er nach zwei Tagen aus seinem Zustand wieder erwachte. Saft von den Blättern, mit Essig gemischt und oberhalb der Leber aufgetragen, mäßigt leichte Fieber und ist sehr gut bei hohem Fieber. Eine *mate* [= Tee] aus dieser Lösung heilt das Dauerfieber.« (Bernabé Cobo, *Historia del Nuevo Mundo*, 1653, zit. nach Bastien 1987: 115*)

264 Bei Überdosierungen treten anticholinerge Delirien auf (Hall et al. 1978). In der toxikologischen Literatur wurden fünf Todesfälle angeführt, die durch eine Überdosis von *Brugmansia suaveolens* verursacht worden sein sollen (Roth et al. 1994: 294*).

265 Leider können Journalisten »Engelstrompeten« botanisch nicht von anderen Pflanzengiften unterscheiden. Oft handelt es sich bei Presseberichten nicht um sachkundige Aufklärung, sondern um eine unreflektierte Naturdämonisierung von Dilettanten und um sensationelle Panikmache (vgl. Z. 2000).

Ts'ak tsimin. Die getrockneten Früchte der *Brugmansia* x *candida*, die »Medizin der Pferde«. (Naha', Chiapas, Mexiko, 1996)

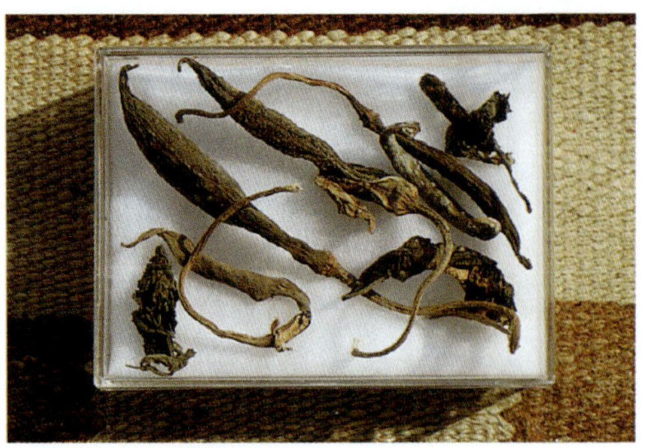

»Weil die Floripondio-Blüten [*Brugmansia arborea*] des Nachts einen Moschusgeruch verströmen, werden sie auch *almizclillo* (= »kleiner **Moschus**«) genannt. Die Blätter, zerstossen und mit Schmalz vermischt, sind ein ausgezeichnetes Mittel gegen Eiter und Geschwüre.« (Hipólito RUIZ, 1777–1788, in SCHULTES und JARAMILLO-A. 1998: 66*)

Inhaltsstoffe

Alle Pflanzenteile enthalten Tropanalkaloide. Der Gesamtalkaloidgehalt der Blätter beträgt 0,2 bis 0,4%, davon 0,01% Hysocyamin, 0,13% Scopolamin und 0,07% **Atropin**. Die Stengel enthalten nur 0,16% Gesamtalkaloide; die Samen enthalten vor allem Hyoscyamin. In den Wurzeln sind zusätzlich die Alkaloide (–)-3,6-Ditigloyloxytropan, 7-Hydroxy-3,6-ditigloyloxytropan, Tropin und Pseudotropin enthalten. In allen Pflanzenteilen finden sich auch **Cumarine** und Scopoletin (LINDEQUIST 1992: 1140).

In der Goldenen Engelstrompete sind reichlich Tropanalkaloide enthalten. Es wurden 0,9% Gesamtalkaloide festgestellt mit dem Hauptalkaloid Scopolamin (Hyoscin), das etwa 80% des Gemischs ausmacht (PLOWMAN 1981: 440). Daneben kommen Apoatropin, 3α-tigloyloxyltropan-6β-ol, Tigloidin, 6β-acetoxy-3α-tigloyloxytropan, Apohyoscin, Hyoscyamin/Atropin, Norhyoscyamin/Noratropin, 6β-hydroxyhyoscyamin und Tropan-3α-ol vor (EL IMAM und EVANS 1990: 149).

Wirkung

Brugmansia arborea hat stark parasympatholythische Wirkung (JACINTO et al. 1988). Charakteristisch ist dabei eine (oft tagelang) anhaltende Mydriasis (Pupillenerweiterung) sowie eine extreme Trockenheit der Schleimhäute. Je nach Dosierung und individueller Reaktion kann es zu starken Halluzinationen mit vollkommenem Wirklichkeitsverlust, Delirium, Koma und Tod durch Atemlähmung kommen (LINDEQUIST 1992).

Dem Engelstrompetenbaum werden stark betäubende Eigenschaften nachgesagt. In Peru nennt man das unfreiwillige Betäuben einer Person *chamicado*, was so viel bedeutet wie »von der Engelstrompete berührt« (BASTIEN 1987: 114*).

Kommentar

Am sichersten ist das Rauchen der getrockneten Blätter, wie in Indien üblich. Dies sensibilisiert die Haut, entspannt Körper und Geist und macht empfänglich für erotische Vergnügungen.

Bezugsquellen

Die Samen und Pflanzen aller *Brugmansia* spp. sind frei verkäuflich. Sie sind überall im Pflanzenhandel erhältlich. Für die homöopathische Urtinktur besteht Verschreibungspflicht (LINDEQUIST 1992)[266].

Literatur

D'ARCY, William G.

1991 »The Solanaceae since 1976, with a Review of its Bibliography«, in: HAWKES, LESTER, NEE und ESTRADA (Hg.), *Solanaceae III: Taxonomy, Chemistry, Evolution*, London: Royal Botanic Gardens Kew and Linnean Society, S. 75–138.

BRISTOL, Melvin L.

1966 »Notes on the Species of Tree Daturas«, *Botanical Museum Leaflets* 21(8): 229–248.

1969 »Tree Datura Drugs of the Colombian Sibundoy«, *Botanical Museum Leaflets* 22(5): 165–227.

BRISTOL, Melvin L., W. C. EVANS und J. F. LAMPARD

1969 »The Alkaloids of the Genus *Datura*, Section Brugmansia. Part VI: Tree Datura Drugs (*Datura candida* cvs.) of the Colombian Sibundoy«, *Lloydia* 32(2): 123–130 (mit weiteren Literaturangaben).

CALIFANO, Mario und A. FERNANDEZ DISTEL

1982 »The Use of a Hallucinogenous Plant Among the Mashco (Southwestern Amazonia, Peru)«, *Zeitschrift für Ethnologie* 107: 129–143.

EL IMAM, Y. M. A. und W. C. EVANS

1990 »Alkaloids of a *Datura candida* Cultivar, *D. aurea* and various Hybrids«, *Fitoterapía* 61(2): 148–152.

HALL, Richard C. W., Betty PFEFFERBAUM et al.

1978 »Intoxication with Angel's Trumpet: Anticholinergic Delirium and Hallucinosis«, *Journal of Psychedelic Drugs* 10(3): 251–253 (über *Datura suaveolens*).

IZR

2001 »Wenn Engelstrompeten durchs Hirn rauschen«, *A. Vogel's Gesundheits-Nachrichten – Zeitschrift für Naturheilkunde* 58: 10–17.

JACINTO, José Maria Serejo S., José Antonio LAPA und Souccar CADEN

1988 »Estudio farmacológico do extrato bruto do *Datura arborea* L.«, *Acta Amazônica*, Supl. 18(1–2): 135–143.

KIRCHNER-ABEL, Anne und Werner ABEL

2000 *Brugmansien (Engelstrompeten) – Nachschlagewerk 2000*, Duisburg: Selbstverlag Werner Abel.

LINDEQUIST, Ulrike

1992 »Datura«, in: *Hagers Handbuch der pharmazeutischen Praxis* (5. Aufl.), Berlin: Springer, Bd. 4: 1138–1154.

266 Gemessen an der Gefährlichkeit von Nachtschattengewächsen, erstaunt es, dass vergleichsweise harmlose Pflanzen wie **Hanf** und **Coca** als nicht verkehrsfähig gelten und unter das Betäubungsmittelgesetz fallen. Dieser Tatbestand kann eigentlich nur bedeuten, dass dem Betäubungsmittelgesetz keine wissenschaftliche Erkenntnis zugrunde liegt (vgl. KÖRNER 1994*).

LOCKWOOD, Tom E.
1979 »The Ethnobotany of *Brugmansia*«, *Journal of Ethnopharmacology* 1: 147–164.
METZNER, Ralph
1992 »Divinatory Dreams Induced by Tree Datura«, *Jahrbuch für Ethnomedizin und Bewußtseinsforschung*, Berlin: VWB, 1: 193–198.
PLOWMAN, Timothy
1981 »Brugmansia (Baum-Datura) in Südamerika«, in: G. VÖLGER (Hg.), *Rausch und Realität*, Bd. 2, Köln: Rautenstrauch-Joest-Museum, S. 436–443.
PREISSEL, Ulrike und Hans-Georg PREISSEL
1997 *Engelstrompeten: Brugmansia und Datura* (2. Aufl.), Stuttgart: Ullmer.
SCHULTES, Richard Evans
1955 »A New Narcotic Genus from the Amazon Slopes of the Colombian Andes«, *Botanical Museum Leaflets* 17: 1–11.
WHITTEN, Norman
1985 *Sicuanga Runa*, Urbana, Ill.: University of Illinois Press.
Z. [ZUBKE], A.
2000 »Engelstrompeten und andere berauschende Nachtschattengewächse«, *HanfBlatt* 7(68): 14–16.

Engelwurz

Angelica spp., Umbelliferae (Doldenblütler)

Angelica archangelica L.
syn. *Archangelica officinalis* (MOENCH) HOFFM., Engelwurz, Erzengelwurz
Angelica glauca, Indische Engelwurz, Choraka
Angelica sinensis (OLIV.) DIELS, Chinesische Engelwurz, Tang kuei

Andere Namen

Angelica, Angelicawurz, Angelika, Angelikawurzel, Angélique, Angilken, Archangélique (frz.), Argelkleinwurz, Brustwurz, Choraka (skrt.), Dang gui (chin.)[267], Dong quai, Dreieinigkeitswurz, Engelkraut, Erzengelkraut, Gartenangelika, Geilwurz[268], Geistwurz, Gölkwurz, Heiligengeistwurzel, Heiliggeistwurz, Herbe aux anges (frz.), Herbe du St-Esprit (frz.), Tang kuei (chin.), Theriakwurzel, Wasserangelik, Zahnwurz

Dass die Engelwurz ein Aphrodisiakum ist, lässt sich an dem volkstümlichen Namen Geilwurz ablesen. In Europa wird für aphrodisische Zwecke die Wurzel von *Angelica archangelica* als Tee getrunken oder geräuchert (**Räucherwerk**).

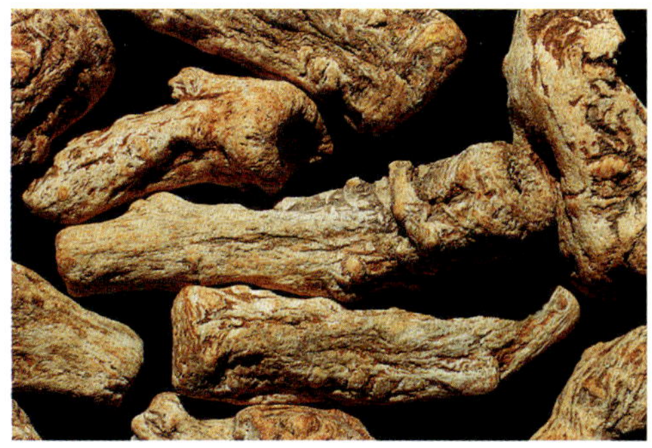

Tang kuei (Radix Angelicae sinensis) ist eine wichtige chinesische Droge für Lenzmittel und Tonika, vor allem für Frauen.

Engelwurztee

Etwa 1,5 g der zerkleinerten oder pulverisierten Wurzel (entspricht etwa einem gehäuften Teelöffel) mit kaltem Wasser ansetzen, langsam erwärmen und kurz zum Kochen bringen. Man kann auch einen Aufguss mit kochendem Wasser bereiten. Der Tee sollte ungesüßt eine halbe Stunde vor den Mahlzeiten getrunken werden (WILLUHN 1989: 61).

»Linné bemerkt, dass derjenige, der die volle unvergleichliche Kraft der Wurzel haben will, diejenige nehmen soll, die nie Stengel getragen hat, entweder kurz vor dem Anfang des Winters oder so bald als der Schnee im Frühling schwindet, ehe der Stengel emporschießt« (QVIGSTAD 1932: 211*).

»Eine der ältesten Symbolpflanzen innerhalb des Christentums. In der Kunst Symbol der Dreifaltigkeit und des Heiligen Geistes, weil der Stengel zwischen zwei sich gegenseitig umschließenden Häuten hervorwächst. Sie galt früher als Hauptheilmittel gegen die Pest. Der Legende nach brachte ein Engel einem Mönch die Heilpflanze.« (SCHÖPF 1986: 81*)

Ethnomedizinischer Gebrauch

Die Engelwurz gehört zu den Pflanzen, die eine zentrale Rolle in der Ethnomedizin spielen. Engelwurz ist ein Bittermittel, das in Kräuterschnäpsen und im **Theriak** Verwendung findet. Das **ätherische Öl** wird aromatherapeutisch bei nervöser Schlaflosigkeit genutzt (WILLUHN 1989).

Engelwurz (*Angelica archangelica*) galt den Lappen als Universalmittel, als »ein allgemeines Heil- und Präservativmittel gegen viele Krankheiten«, und nahm einen zentralen Platz in der ethnopharmazeutischen Praxis ein. Die Wurzel wurde gekaut (als **Tabak**ersatz), in Rentiermilch gekocht oder als Desinfektionsmittel geräuchert (**Räucherwerk**). Erstaunlicherweise sahen die Lappen in den »Gelüsten« eine ansteckende Krankheit. Um sie zu dämpfen, soll man eine Angelikawurzel essen. Dieselbe Pflanze, die Impotenz heilen kann, dient gleichermaßen als Anaphrodisiakum (QVIGSTAD 1932: 152*).

In China trinkt man verschiedene Engelwurzarten (zum Beispiel *Angelica polymorpha*, *A. sinensis*) als aphrodisischen Tee aus der Wurzel oder nimmt sie als Pulver (Einzeldosis 6–12 g) ein.

267 In China wird der **Liebstöckel** als »Europäisches *Dang gui*« bezeichnet (PAULUS und DING 1987: 374*).
268 Mit diesem Namen werden auch **Knabenkräuter** und **Orchideen** bezeichnet (STORL 1997: 186*).

»Angelica war und ist noch in den südlichen Lappmarken Schwedens ein allgemeines Heil- und Präservativmittel gegen viele Krankheiten [....] *Angelica arch.* wird gekocht und mit Rentiermilch gemischt, um im Winter und Frühling gebraucht zu werden. Es erhält den Appetit und schützt gegen trägen Leib [...] Die Lappen essen die Wurzel der Angelica als ein Heilmittel, wenn sie erst aus der Erde hervorsprießt. Wenn man in der Johannisnacht, kurz vor Sonnenaufgang Angelica aus der Erde aufnimmt und isst, wird man geheilt, von welcher Krankheit man auch leidet.« (QVIGSTAD 1932: 211f.*)

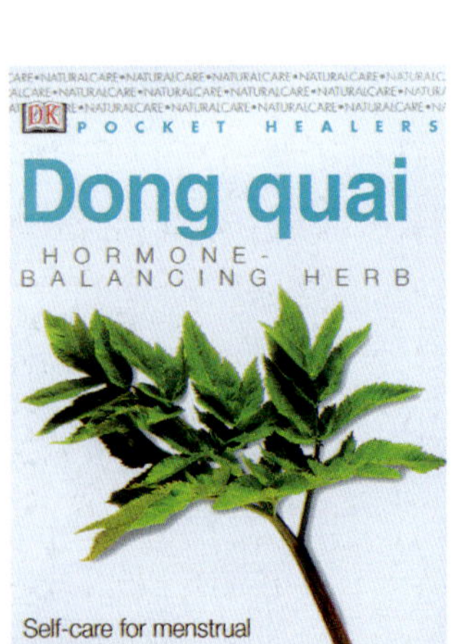

Cover eines Taschenbuches über Dong quai, die chinesische Engelwurz (*Angelica sinensis*), deren Wurzeldroge als hormonausgleichendes Umstimmungsmittel verwendet wird (PEDERSEN 2001).

Tang kuei (Radix Angelicae sinensis) ist »das wichtigste Heilmittel gegen menstruationsbedingte Störungen« (REID 1988: 151*) wie auch eine wichtige Zutat für **Lenzmittel** und Tonika für Frauen.

Tang-kuei-Viererkombination (Szu-wu-tang)

Gleiche Teile (je 4 g) von chinesischer Engelwurz, **Brenndolde**, Pfingstrose und *Rehmannia glutinosa* pulverisieren und vermischen. Einen Esslöffel als Tee aufbrühen und täglich trinken.

Diese Kombination gilt in der traditionellen chinesischen Medizin als ein gynäkologisches Universalmittel. Es soll besonders bei Frigidität nützen und präorgasmischen Frauen helfen (HSU und EASER 1982: 61*).

Im Ayurveda ist Engelwurz ein sehr bedeutendes Frauenmittel: »Angelika ist eines der besten Tonika für Frauen, welches das weibliche Genitalsystem nährt und von funktionsfördernder Wirkung ist. Zur Regulierung des Menstruationszyklus ist sie vielleicht die beste Heilpflanze. Als Tonikum wirkt sie in Verbindung mit **Shatavari** am besten. Zur Förderung der Menstruation nimmt man gerne noch Saflor [**Färberdistel**] oder **Safran** hinzu« (LAD und FRAWLEY 1987: 224*). Als Gebärmuttertonikum trinkt man einmal wöchentlich ein Dekokt aus einer Unze (= 31,1 g) *Angelica* mit etwas frischem **Ingwer** (30 Minuten leicht kochen lassen).

Inhaltsstoffe

Engelwurz gehört zu den klassischen **Cumarindrogen**. Die Wurzel enthält 0,35 bis 1,3% ätherisches Öl (zu 80 bis 90% aus Monoterpenkohlenwasserstoffen zusammengesetzt), über 20 Furanocumarine, Cumarine (Umbelliferon u. a.), Kaffeesäure, Chlorogensäure, das Flavon Archangelon, Sitosterol, Fettsäuren, Gerbstoffe und Saccharose (WILLUHN 1989: 60).

Die chinesische Engelwurz enthält in der Wurzel Butylidenphthalid, Ligustilid, n-Valerophenon-o-Carbonsäure, $D^{2,4}$-Dihydrophthalsäureanhydrid, Glucose, Vitamin A und Vitamin B_{12} (PAULUS und DING 1987: 373*).

Bezugsquellen

Engelwurz ist im Kräuter- und Apothekenhandel erhältlich. Dang kuei bekommt man in chinesischen Apotheken und im ethnobotanischen Fachhandel.

Literatur

PEDERSEN, Stephanie
2001 *Dong Quai: Hormone-Balancing Herb*, London: A Dorling Kindersley Book.
WILLUHN, Günter
1989 »Angelikawurzel«, in: Max WICHTL (Hg.), *Teedrogen*, Stuttgart: WVG, S. 59–61.

Epená

Anadenanthera peregrina var. *peregrina* ALTSCHUL, Leguminosae (Hülsenfruchtgewächse); Sektion Mimosoideae: Eumimoseae
syn. *Acacia angustiloba* DC., *Acacia microphylla* WILLD., *Acacia niopa* (KUNTH) HUMBOLDT, *Acacia paniculata* WILLD., *Acacia peregrina* WILLD., *Inga niopa* WILLD., *Mimosa acacioides* SCHOMBRUGK, *Mimosa niopo* POIR., *Mimosa peregrina* L., *Piptadenia niopo* SPRUCE, *Piptadenia peregrina* (L.) BENTH.

Andere Namen

A'ku:duwha, Acuja, Ai'yuku, Akúa, Algarroba de yupa, Angíco, Anjico, Black parica, Bois écorce (frz.), Bois rouge (frz.), Cahoba, Cajoba, Candelón, Caobo, Cehobbâ, Cogiba, Cogioba, Cohaba, Cohiba, Cohoba, Cohobbû, Coiba, Cohoba, Cohobba, Cojiba, Cojobilla, Curuba, Curupa, Curupá, Dópa, Ebãnã, Ebena, Hakúdufha, Hisioma, Iopo, Jop, Khoba, Kohobba, Niopa, Niopo, Niupo, Noopa, Nopa, Nopo, Nupa, Ñiopo, Ñope, Ñopo, Ñupa, Parica, Parica rana, Parica-uva, Paricachí, Paricarama, Paricá, Savanna Yoke, Tabaco-rapé, Tan bark, Yacoa-

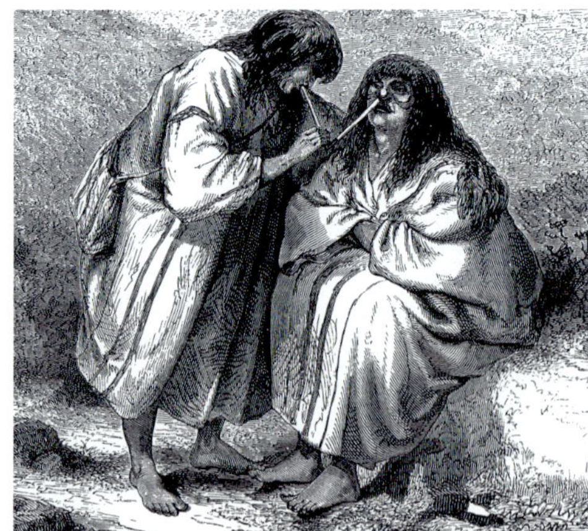

Das Schnupfen von stimulierenden oder halluzinogenen Schnupfpulvern ist unter Indianern in Südamerika weit verbreitet. Das gemeinsame Schnupfen, bei dem eine Person das Schnupfrohr in das Nasenloch der anderen einführt und den Stoff hineinbläst, birgt erotische Assoziationen. (Matsigenka-Indianer beim Schnupfen, Amazonien, Peru, historische Darstellung; vgl. BAER 1971: 22)

na, Yarupi, Yarupio, Yoco, Yop, Yopa, Yopo, Yópo, Yoto, Yu'a', Yu'ä, Yupa, Yuuba, Zumaque

Epená gehört zu den stärksten, wirksamen Psychedelika. Die DMT-haltige Zubereitung entfaltet nur als Schnupfpulver seine Wirkung, die auch erotischer Natur sein kann.

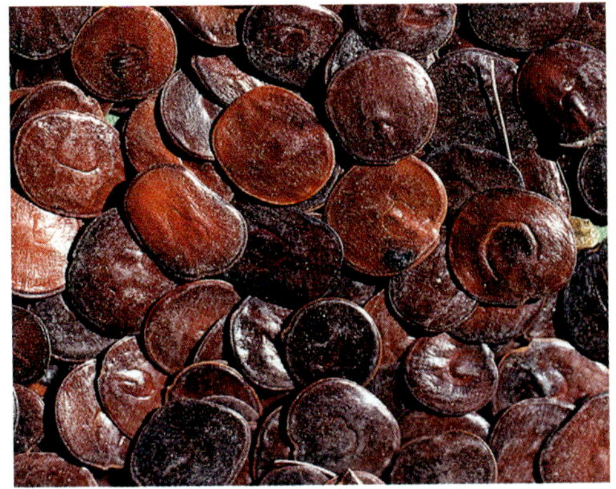

Die Epená- oder Yoposamen (*Anadenanthera peregrina* var. *peregrina*) enthalten DMT. Sie sind aktiver Grundbestandteil vieler indianischer Schnupfpulver, die für schamanische Zwecke oder auch von Jägern zum Aufspüren der Beute geschnupft werden.

Schnupfmittel

Eine Reihe von Substanzen werden traditionell durch Schnupfen oder Inhalieren über die Nasenschleimhaut aufgenommen; entweder für medizinische, rituelle, schamanische, aphrodisische oder hedonistische Zwecke (**Chilipfeffer**, **Coca**, **Kalmus**, **Kanna**, **Kokain**, **Tabak**). Seit wann Substanzen geschnupft werden, ist schwer zu bestimmen. Vermutlich fällt der Beginn dieser Praktiken mit der Erfindung von Mahlsteinen oder anderen Mahltechniken zusammen. Gewöhnlich werden dafür sehr fein zermahlene Pulver verwendet.

Heutzutage ist weltweit das Schnupfen von mehr oder weniger reinem **Kokain** verbreitet. Es werden aber auch andere psychoaktive Substanzen verwendet: das synthetische Phenethylamin 2-CB[290], **MDMA** (oder Ecstasy/XTC), **DMT**, Scopolamin sowie kristallines **Ketamin** (vgl. HÖHLE et al. 1986: 65*, DE SMET 1985: 102*). Im Zuge der Bewegung »Zurück zur Natur« haben Kräuterverkäufer begonnen, psychoaktive oder aphrodisische Schnupfpulver aus legalen Bestandteilen zu mischen. Die unter dem Namen *Storm's Breath* angebotene Mischung besteht aus **Kava-Kava**, **Colanuss**, **Guaraná**, **Muskat**nuss und **Zimt** (*Cinnamomum verum*).

Gebrauch

Die präkolumbianischen Taino machten auf Kuba häufig Gebrauch eines Schnupfpulvers aus *Anadenanthera peregrina* bei Heilritualen und Stammesfesten (OTT 2001*, ROUSE 1992, TORRES 1988). Aus dem harten und dauerhaften *Anadenanthera*-Holz schnitzten sie Götterfiguren (VON REIS 1991). In der benachbarten Dominikanischen Republik fand man viele Schnupfpulverparaphernalia (ALCINA FRANCH 1982). Unter anderen wurde eine Schnupfröhre in Form einer nackten Frau gefunden, welche die Beine spreizt und einen Totenschädel trägt. Um diese Röhre zu benutzen, muss man den Schädel an die Nase setzen. Die Öffnung der Vagina bildet das andere Ende, mit dem das Pulver eingesaugt wird (ROUSE 1992). Das Schnupfen hat also eine sexuelle Note.

Der Gebrauch stark psychedelischer Schnupfpulver (*Epená, Ebena, Ebene*) ist noch heute unter den im Orinokogebiet und im Norden Brasiliens lebenden Yanomamö (= Waika) weit verbreitet (CHAGNON 1977 und 1994, DONNER 1985, LIZOT 1982). Sie stellen ein stark psychoaktiv wirkendes Schnupfpulver aus **Cumala**rinde (*Virola theiodora* oder *Virola elongata*) und Blättern der **Justizia** her oder vermischen es mit der Asche der Rinde des *amá, ama-asita* oder *chopó* genannten prächtigen Baumes *Elizabetha princeps* (BREWER-CARIAS und STEYERMARK 1976: 60, 63, SCHULTES und RAFFAUF 1990: 239*)[291]. Sie kennen auch ein Schnupfpulver aus den zermahlenen und gerösteten Samen von *Anadenanthera peregrina* (PRANCE 1972: 234f.*). Zu diesem Zweck werden die reifen, trockenen Samen leicht geröstet und zu einem feinen, graugrünen Pulver zermahlen, das oft mit einer alkalischen Pflanzenasche oder zermahlenen **Schnecken**schalen (**Conchylien**) und anderen Zusätzen (etwa **Tabak**) vermischt wird. Der Zusatz von basischen Stoffen setzt die Alkaloidbasen frei (BRENNEISEN o. J.).

Die meisten Männer, nicht nur Schamanen, nehmen täglich *epená*. Bereits Knaben im Alter von fünf bis sechs Jahren dürfen das Pulver schnupfen. Den Frauen hingegen ist der selbstständige Gebrauch untersagt. Die Yanomamö glauben, dass in ihrer Brust, aber auch unter Felsen und in Bergen, Geistwesen (Hekura, Hekula) hausen, die sie mit Hilfe des Schnupfpulvers kontaktieren können (BREWER-CARIAS und STEYERMARK 1976: 63, GOETZ 1970: 45, HENLEY 1995, ZERRIES 1960).

Der eigentliche Wirkstoff ist *Virola*. *Justicia*-Blätter geben dem Pulver ein angenehmeres Aroma (**Cumarindroge**!) und scheinen auch die nasale Aufnahme zu fördern (PRANCE 1972: 234f.*).

Alle Epená-Schnupfpulver der Yanomamö dienen in besonderer Weise auch als Aphrodisiaka.

»Man erfährt (...) über das Yopo-Pulver, das aus einer Lianenart gewonnen wird, dass ein verliebter Mann es seiner Auserwählten unter die Nase halten muss, will er damit ihre Liebe entzünden. Die erzielte Willfährigkeit hat vermutlich etwas damit zu tun, dass das Pulver eine Droge ist.« (STAUDE 2001)

290 Das von Alexander SHULGIN entdeckte 2-CB (4-bromo-2,5-dimethoxyphenethylamin) hat eine Wirkung, die zwischen **Meskalin** und **MDMA** liegt (vgl. SHULGIN und SHULGIN 1991: 503ff.*).

291 Die Yanomamö glauben nicht, dass *Elizabetha princeps* an sich halluzinogen ist, sondern nur die Wirkung der richtigen Stoffe (*Virola, Anadenanthera*) verstärke (BREWER-CARIAS und STEYERMARK 1976: 63).

»Angelica war und ist noch in den südlichen Lappmarken Schwedens ein allgemeines Heil- und Präservativmittel gegen viele Krankheiten (...) *Angelica arch.* wird gekocht und mit Rentiermilch gemischt, um im Winter und Frühling gebraucht zu werden. Es erhält den Appetit und schützt gegen trägen Leib (...) Die Lappen essen die Wurzel der Angelica als ein Heilmittel, wenn sie erst aus der Erde hervorsprießt. Wenn man in der Johannisnacht kurz vor Sonnenaufgang Angelica aus der Erde aufnimmt und isst, wird man geheilt, von welcher Krankheit man auch leidet.« (QVIGSTAD 1932: 211f.*)

Begehrt ein Mann eine Frau, bläst er ihr bei passender Gelegenheit etwas Epená in die Nase. Man sagt, sie werde dadurch so geil, dass sie sich ihm sofort hingibt – also eine Art **Rape Drug**. Daraus erklärt sich auch das offizielle Verbot für Frauen, Epená zu schnupfen.

Inhaltsstoffe

Anadenanthera-peregrina-Samen enthalten die Tryptamine *N,N*-**DMT**, 5-MeO-DMT und 5-OH-DMT (= **Bufotenin**)[293] sowie deren *N*-oxide. Daneben wurden Spuren von **β-Carbolinen** nachgewiesen (HOLMSTEDT 1965). Die Rinde enthält *N*-Methyltryptamin, 5-Methoxy-*N*-methyltryptamin und 5-Methoxyl-*N,N*-dimethyltryptamin (LEGLER und TSCHESCHE 1963). Laut einer anderen Analyse enthält die Rinde MMT, 5-MeO-MMT, DMT und 5-MeO-DMT (FARNSWORTH 1968: 1088*). Die Fruchtschoten enthalten ebenfalls DMT.

Wirkung

Die Wirkung des Samenpulvers ist, nasal aufgenommen, psychedelisch und erzeugt mehrdimensionale Visionen. Es kommt zu Ich-Auflösungen, Sterbe- und Wiedergeburtserfahrungen, Tierverwandlungen und Flugerlebnissen. Das Schnupfpulver wirkt etwa 10 bis 15 Minuten lang. Die ungefähr eine Stunde währenden Nachwirkungen können durchaus aphrodisierender Natur sein. Die Wirkung ist stark von der inhalierten Dosis abhängig. Eine Menge von 0,25 g hat eine leicht stimulierende und erstaunlich wenig irritierende Wirkung.

Bezugsquellen

Samen von *Anadenanthera peregrina* sind gelegentlich über den ethnobotanischen Fachhandel zu beziehen.

Literatur

ALCINA FRANCH, José
1982 »Religiosidad, alucinogenos y patrones artisticos tainos«, *Boletin de Museo del Hombre Dominicano* 10(17): 103–117.

BAER, Gerhard
1971 *Peru – Indianer gestern und heute*, Basel: Museum für Völkerkunde.

BRENNEISEN, Rudolf
o. J. »Anadenanthera«, in: *Hagers Handbuch der pharmazeutischen Praxis* (5. Aufl.), Ergänzungsband, Berlin: Springer (im Druck).

BREWER-CARIAS, Charles und Julian A. STEYERMARK
1976 »Hallucinogenic Snuff Drugs of the Yanomamo Caburiwe-Teri in the Cauaburi River, Brazil«, *Economic Botany* 30: 57–66.

CHAGNON, Napoleon
1977 *Yanomamö: The Fierce People* (2. Aufl.), New York usw.: Holt, Rinehart & Winston.
1994 *Die Yanomamö: Leben und Sterben der Indianer am Orinoko*, Berlin: Byblos Verlag.

CHAGNON, Napoleon A., Philip LE QUESNE und James M. COOK
1970 »Algunos aspectos de uso de drogas comercio y domesticación de plantas entre los indígenas yanomamö de Venezuela y Brazil«, *Acta Cientifica Venezolano* 21: 186–193.
1971 »Yanomamö Hallucinogens: Anthropological, Botanical, and Chemical Findings«, *Current Anthropology* 12(1): 72–74.

DE BUDOWSKI, J., G. B. MARINI-BETTOLO, F. DELLE MONACHE und F. FERRARI
1975 »On the Alkaloid Composition of the Snuff Drug Yopo from Upper Orinoco (Venezuela)«, *Il Farmaco* 29(8): 574–578.

DONNER, Florinda
1985 *Shabono*, München: Knaur.

GOETZ, Inga Steinvorth
1970 *Uriji jami! Die Waika-Indianer in den Urwäldern des Oberen Orinoko*, Caracas: Asociación Cultural Humboldt.

HENLEY, Paul
1995 *Yanomami: Masters of the Spirit World*, San Francisco: Chronicle Books.

HOLMSTEDT, Bo
1965 »Tryptamine Derivatives in Epená, an Intoxicating Snuff Used by Some South American Indian Tribes«, *Archives internationales de Pharmacodynamie et de Thérapie* 156(2): 285–305.

KAPFHAMMER, Wolfgang
1997 *Große Schlange und Fliegender Jaguar: Zur mythologischen Grundlage des rituellen Konsums halluzinogener Drogen in Südamerika*, Bonn: Holos-Verlag (Völkerkundliche Arbeiten, Bd. 6).

LEGLER, Günter und Rudolf TSCHESCHE
1963 »Die Isolierung von *N*-Methyltryptamin, 5-Methoxy-*N*-methyltryptamin und 5-Methoxyl-*N,N*-dimethyltryptamin aus der Rinde von *Piptadenia peregrina* Benth.«, *Die Naturwissenschaften* 50: 94–95.

LIZOT, Jacques
1982 *Im Kreis der Feuer: Aus dem Leben der Yanomami-Indianer*, Frankfurt/M.: Syndikat.

ROUSE, Irving
1992 *The Tainos: Rise and Decline of the People Who Greeted Columbus*, New Haven & London: Yale University Press.

SCHULTES, Richard Evans
1967 »The Botanical Origins of South American Snuffs«, in: Daniel H. EFRON (Hg.), *Ethnopharmacological Search for Psychoactive Drugs*, Washington, D.C.: U.S. Government Printing Office, S. 291–306.
1980 »De Plantis Toxicariis e Mundo Novo Tropicale Commentationes XXIX: A Suspected New Amazonian Hallucinogen«, *Botanical Museum Leaflets* 28(3): 271–275.
1984 »Fifteen Years of Study of Psychoaktive Snuffs of South America: 1967–1982, a Review«, *Journal of Ethnopharmacology* 11(1): 17–32.

293 Charakteristisch für diese Art ist die Anwesenheit nennenswerter Mengen von **Bufotenin** (STROMBERG 1954). Bei altem Samenmaterial (aus Spruces Sammlung) konnte nur noch Bufotenin nachgewiesen werden (SCHULTES et al. 1977). Möglicherweise reichert sich das Bufotenin durch Hydrolyse von *N,N*-DMT und 5-Meo-DMT bei Lagerung an.

Schultes, Richard Evans, Bo Holmstedt, Jan-Erik Lindgren und Laurent Rivier
1977 »De Plantis Toxicariis e Mundo Novo Tropicale Commentationes XVIII: Phytochemical Examination of Spruce's Ethnobotanical Collection of *Anadenanthera peregrina*«, *Botanical Museum Leaflets* 25(10)273–287.
Seitz, George J.
1965 »Einige Bemerkungen zur Anwendung und Wirkungsweise des Epena-Schnupfpulvers der Waika-Indianer«, *Etnologiska Studier* 28: 117–132.
1967 »Epena, the Intoxicating Snuff Powder of the Waika Indians and the Tucano Medicine Men, Agostino«, in: Daniel H. Efron (Hg.), *Ethnopharmacological Search for Psychoactive Drugs*, Washington, D.C.: U.S. Government Printing Office, S. 315–338.
Staude, Sylvia
2001 »Yopo entzündet die Liebe«, *Frankfurter Rundschau*, April 2001: 29.
Stromberg, Verner L.
1954 »The Isolation of Bufotenine from *Piptadenia peregrina*«, *Journal of the American Chemical Society* 76: 1707.
Torres, Constantino Manuel
1988 »El arte de los Taíno«, in: ders. (Hg.), *Taíno: Los descubridores de Colón*, Santiago/Chile: Museo Chileno de Arte Precolombino, S. 9–22.
Zerries, Otto
1960 »Medizinmannwesen und Geisterglaube der Waiká-Indianer des oberen Orinoco«, *Ethnologica*, N.F. 2: 485–507.

Ephedrakraut

Ephedra spp., Ephedraceae (früher: Gnetaceae) (Meerträubelgewächse)

Ephedra gerardiana Wallich ex Stapf, syn. *Ephedra saxatilis* Royle var. *sikkimensis* (Stapf) Flories, *Ephedra vulgaris* Rich., Somalata, Kagcaro
Ephedra saxatilis Stapf, Somalata
Ephedra distachya L., syn. *E. maxima* Saint-Lager, *E. vulgaris* L.C.Rich., Meerträubel
Ephedra campylopoda C.A. Meyer, syn. *Ephedra fragilis* Desf. ssp. *campylopoda* (C.A. Mey.) Aschers et Graebn., *E. fragilis* Desf. var. *campylopoda* (C.A. Mey.) Stapf, Polikómbi
Ephedra nevadensis Wats, Mormonentee

Die folgenden *Ephedra*-Arten sind die Stammpflanzen der chinesischen Droge **Ma-huang** (siehe dort):
Ephedra sinica Stapf (Ts'ao Ma-huang)
Ephedra equisetina Bunge (Mu-ts'ê Ma-huang)
Ephedra intermedia Schrenk et Meyer (Ma-huang)

Andere Namen

Bockskraut (vgl. **Bock**), Chepat, Ephedra, Joint fir, Ma-huang (chin.), Meerträubchen, Meerträubel, Meerträubl, Mormonentee, Nahrung des Saturn, Polikómbi, Somalata, Somlata, Trano, Tse-dhoom (tibet.), Tut-gantha, Uva maritima

Die meisten der etwa 44 Ephedraarten werden weltweit als Aphrodisiaka geschätzt, weil sie aufgrund ihres hohen Gehalts an **Ephedrin** eine pharmakologisch sehr deutlich anregende Wirkung entfalten können.

Alle Ephedragewächse sind krautige Pflanzen, die praktisch blattlos sind und nur aus Bündeln faseriger, segmentierter Stengel bestehen. Sie werden kaum höher als 30 bis 50 cm. Die kleinen, unscheinbaren Blüten wachsen direkt aus dem Stengel heraus. Im Herbst reifen kleine, runde Früchte mit wenigen schwarzen Samen heran. Die Ephedrafrüchte sehen den Eibenfrüchten (*Taxus baccata*) nicht nur erstaunlich ähnlich, sie schmecken auch ähnlich. Übrigens sind beide Früchte ungiftig und genießbar. Hier irrt der Volksglaube.

Kulturgeschichte

Ephedra ist eine alte, wenn nicht sogar *die* älteste vom Menschen rituell oder kultisch verwendete Pflanze. Schon die Neandertaler (*Homo sapiens neanderthalensis*) von Shanidar, Kurdistan (im heutigen Irak) haben sie rituell, vielleicht auch entheogen und/oder medizinisch genutzt. Pflanzenreste wurden in den Höhlen von Shkaft Mazin Shanidar, einer rund 60 000 Jahre alten Begräbnisstätte der Neandertaler, gefunden (Constable et al. 1977). Ephedrakraut und andere bioaktive Blumen wurden den Toten mit auf die letzte Reise gegeben (Solecki 1975). Das »Neanderthaler-Meerträubchen« wurde als *Ephedra altissima* Desf. (= *E.-distachya*-Typ, *E.-fragilis*-Typ) identifiziert (Leroi-Gourhan 1975, Lietava 1992). Möglicherweise handelt es sich jedoch um eine der Arten *Ephedra alata* Decne., *Ephedra foliata* Bois. et Kotschy oder *Ephedra fragilis* ssp. *campyloda* (Solecki 1975: 881). Viele dieser Arten werden bis heute ethnomedizinisch genutzt (Tanker et al. 1992).

Vielleicht hing der Gebrauch von Ephedra aufgrund der stimulierenden, energetisierenden, wach machenden, die Wahrnehmung schärfenden und den Appetit unterdrückenden Wirkung mit dem Höhlenbärenkult zusammen (vgl. **Bär**). Er ist vor allem für die Alpen dokumentiert. Auch dort wäre ein Zusammenhang mit dem Ephedragebrauch denkbar, denn in der Schweiz (siehe unten) kommt eine endemische Art vor (*Ephedra helvetica*).

»Heute gilt uns Ephedra als Gefäß für Ephedrin. Früher war es das Behältnis einer großen, aber genau bestimmten Menge an Seele ...«
(Mahdihassan 1991: 100)

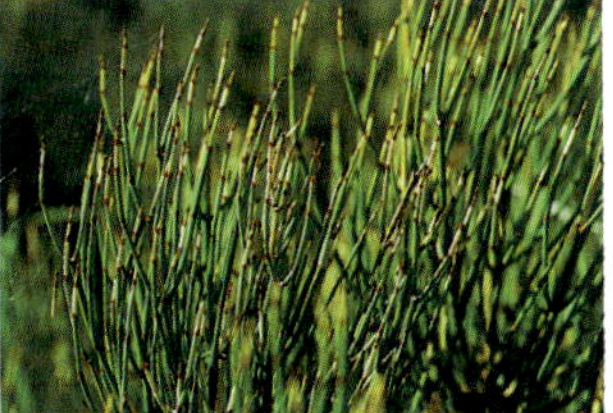

Das Ephedrakraut gehört zu den ältesten Ritualpflanzen der Menschheit. Schon die Neandertaler legten die dünnen Stengel den Toten ins Grab.

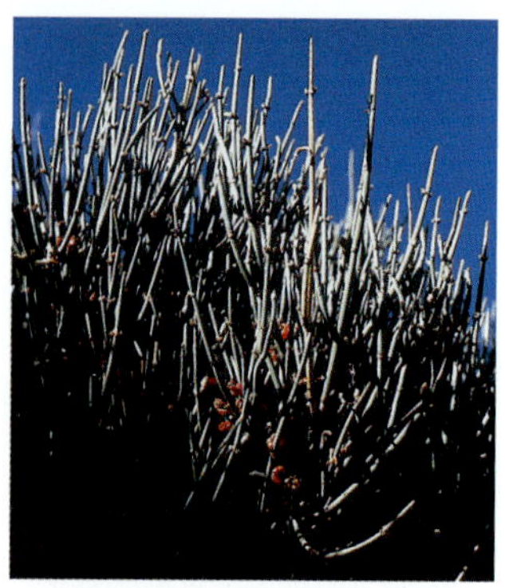

Somalata (*Ephedra gerardiana*) (Kali Gandaki, Nepal, 10/1988)

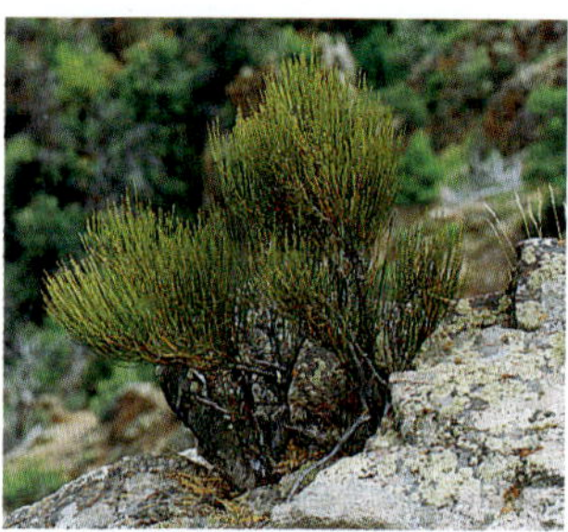

Mormonentee (*Ephedra nevadensis* WATS). Wegen der aphrodisierenden Wirkung wird die Pflanze beziehungsweise der daraus bereitete Tee in den USA verächtlich *whorehouse tea*, »Hurenhaus-Tee«, genannt (MORTON 1977: 36*). Er ist das Lieblingsgetränk der Mormonen. (Black Canyon, Colorado, USA, 8/1987)

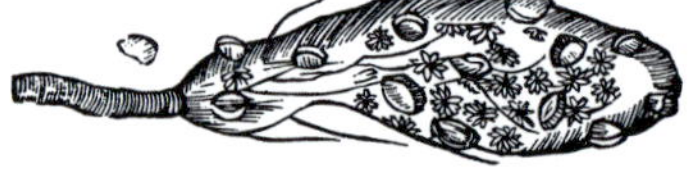

»Meerträubel« oder *Uva marina*. Dieser Name wird nicht nur den europäischen Ephedrakräutern verliehen, sondern er war früher die Bezeichnung für einen marinen Schwamm: »an dem äussern Theil hat er Blumen den Träubelblumen gantz gleich«, heißt es in Gesners *Fischbuch*. (Holzschnitt aus GESNER 1670*)

Ob die Neandertaler das Ephedrakraut auch als Aphrodisiakum benutzten, ist bisher unmöglich zu belegen. Wenn ja, wäre Ephedra das älteste, über 60 000 Jahre hinweg genutzte Aphrodisiakum der Menschheit! Im antiken Persien, also in der Nachbarschaft des Neandertalergebiets, wurde Ephedrakraut kultisch zubereitet und als Trankopfer verwendet (SARIANIDI 1988).

Die Pflanzen der ersten »Blumenkinder«

Eine Pharmacopœia Neanderthalensis

Folgende Pflanzen identifizierte man durch Pollenanalyse als Grabbeigaben der Neandertaler von Shanidar (LEROI-GOURHAN 1975, LIETAVA 1992, SHACKLEY 1980: 96, SOLECKI 1975: 881). Die mit * markierten wurden oder werden als Aphrodisiaka benutzt.

Compositae (Korbblütler)
- *Achillea*-Typ (Asteraceae)
  - *Achillea* sp., **Schafgarbe**
- *Centaurea*-Typ (Asteraceae)
  - *Centaurea* sp., Kornblume
  - *Centaurea solstitialis* L., St. Barnaby's Thistle
- *Senecio*-Typ
  - *Senecio* spp., Kreuzkraut

Liliaceae (Liliengewächse)
- *Muscari*-Typ
  - *Muscari* sp., Traubenhyazinthe, Grape hyacinth

Malvaceae (Malvengewächse)
- *Althea* sp., Hollyhock
  - **Althea cannabina* L., Hanf-Stockmalve (vgl. **Hanf**)

Ephedraceae (früher: Gnetaceae)
- *Ephedra-distachya*-Typ, *E.-fragilis*-Typ
  - **Ephedra altissima* DESF.
  - **Ephedra* spp., Meerträubel

Bei archäologischen Grabungen im Südosten der Karakorumwüste (Turkmenistan) entdeckte man in den achtziger Jahren des 20. Jahrhunderts unter gewaltigen Sandwällen das Land, das bei den alten Persern Margusch hieß. Möglicherweise lag hier die Heimat des Religionsstifters Zoroaster (= Zarathustra). Zu Tage kam eine dreitausend Jahre alte Tempelanlage, die aussah wie ein präzoroastrisches Heiligtum. Am Feueraltar fand man große Tongefäße und Wannen, in denen offensichtlich größere Mengen eines Ritualtrankes zubereitet worden waren. Einige Braureste konnten erfolgreich bestimmt werden. Das Ergebnis war erstaunlich: Hier wurden *Ephedra*-haltige Tränke gebraut. Dieser Fund deutet darauf hin, dass der berauschende *Haoma*-Trank (siehe auch **Elixiere**), der mehrfach im *Avesta* besungen wird, Ephedra enthielt (STEIN 1932).

Als die Arier ins Industal zogen, suchten sie nach einer visionär wirkenden **Soma**pflanze. Es ist nicht genau bekannt, welche Pflanze, Pflanzen oder **Pilze** die Arier zuerst benutzten (GERSHEVITCH 1974, HUMMEL 1959). Sicher ist, dass sie in postvedischer Zeit den heiligen Somatrank (der dem persischen Haoma entspricht) mit Pflanzen zubereitet haben, zu denen Ephedrakraut gehörte. Deshalb heißt das Hochgebirgs-Ephedrakraut (*Ephedra gerardiana*) im Himalaya noch heute *Somalata* (skrt.) beziehungsweise *Somlata* (nep.): »Pflanze des Mondes« oder »Somapflanze«.[294] Die Wirkung ist zwar stark stimulierend, aber nicht visionär. Deshalb vermuteten einige Gelehrte, wie der Ethnomykologe R. Gordon Wasson (1898–1986), dass es sich dabei nicht um die originale Somapflanze – die er für den **Fliegenpilz** hielt! –, sondern lediglich um ein schwaches Substitut handeln müsse. Er glaubte auch, dass das Wissen um die originale Somapflanze entweder geheim gehalten wurde oder verloren ging (O'FLAHERTY 1968).

Ethnomedizinischer Gebrauch

Die meisten Ephedrakräuter werden ethnomedizinisch nicht nur als Aphrodisiaka, sondern auch als Diuretika, aufgrund ihrer schleimhautabschwellenden Wirkung vor allem aber zur Behandlung von Asthma und Heuschnupfen verwendet (vgl. COSMAN 1983*). Sie dienen als schnell wirksames Mittel bei verstopfter Nase, Nasenkatarrh, Schnupfen und Atemwegserkrankungen und zählen zu den bestwirksamen natürlichen Antiallergika. Dieser ethnomedizinische Aspekt trifft gleichermaßen auf den **Stechapfel** zu, der auch eines der bedeutungsvollsten Aphrodisiaka und Asthmamittel ist (BAKER 1995).

Im Himalaya (von Afghanistan bis Bhutan) kommt *Ephedra gerardiana* in einer Höhe zwischen 2400 und 5000 Metern vor. Sie wird von den Himalayavölkern volksmedizinisch verwendet und von Ziegen und Yaks im Hochgebirge (als Stimulans) gefressen. Das Kraut ist ein ritueller Räucherstoff (*dhupi*) der Tamang für Begräbnisse (vgl. **Räucherwerk**). *Ephedra gerardiana* dient in der tibetischen Medizin als **Tonikum** und Fiebermittel (TSARONG 1994: 97*). Im Ayurveda gehört *Ephedra* zu den bedeutendsten **Rasayana** (Alchemie; KASHIKAR 1990, MAHDIHASSAN 1991) und **Vajikarana** (Tantra; vgl. QUAZILBASH 1948).

Das im Südwesten Nordamerikas vorherrschende, etwa 90 cm hoch werdende Ephedrakraut (*Ephedra nevadensis* WATS) nutzten die In-

294 *Somalata* heißt auch das **Knabenkraut** (*Dactylorhiza* sp., Sherpa *gangdul*; vgl. **Orchideen**).

dianer der Caldwell-Cave-Kultur (1200–1450), wie die Analyse von archäologischen Koprolithen erwies, schon zu prähistorischer Zeit rituell oder medizinisch (zur Behandlung von Diarrhöe) (SOBOLIK 1996: 8, SOBOLIK und GERICK 1992). Bei den Coahuilla-Indianern (Südkalifornien) heißt die Pflanze *tú-tut* und wird zu einem stimulierenden Tee aufgebrüht (BARROWS 1967: 73f.*).

In Europa trifft man gelegentlich, hauptsächlich im östlichen Mittelmeerraum (Griechenland), auf das Meerträubel. Es wächst meist in Meeresnähe auf steinigem Untergrund. In der Antike hieß es – wohl als Anspielung auf die aphrodisische Wirkung – »Bockskraut«. Es stand mit dem rauschhaften Kult des Dionysos in Verbindung und wurde in Wein eingelegt getrunken. Es wurde auch »Nahrung des Saturn« genannt und bei den orgiastischen Saturnalien im alten Rom verwendet (RÄTSCH 1998: 232–235*).

Die in der Schweiz einheimische Meerträubelart (*Ephedra helvetica*) ist vor allem im Wallis anzutreffen. Sie weist hohe Alkaloidkonzentrationen auf.

Zubereitung

Ephedra kommt zur Anwendung in Form von Kapseln (pulverisiertes Kraut in Gelatinekapseln à 300–800 mg), Tee (Aufguss oder Dekokt), Schnaps (Angesetzter), **Räucherwerk** oder **Rauchmischungen**.

Am wirkungsvollsten ist ein Dekokt. Dazu gibt man einen gehäuften Esslöffel getrockneten Krauts in eine Tasse Wasser. 5 bis maximal 10 Minuten kochen und weitere 5 bis 10 Minuten stehen lassen, bis sich die Schwebeteilchen abgesetzt haben. Abseihen. (Lässt man das Kraut zu lange im Wasser, wird die Flüssigkeit unangenehm schleimig.) Der Trank schmeckt nicht sonderlich angenehm, wirkt dafür aber umso besser. Die extrem adstringierende Bitterkeit kann gemildert werden, indem man etwas Anis mitkocht oder dem Trank etwas Milch hinzufügt.

Die richtige Dosierung muss jeder und jede für sich selbst herausfinden.

Inhaltsstoff und Wirkung

Ephedrakraut enthält das natürliche Alkaloid **Ephedrin**, die Modellsubstanz für alle synthetischen **Amphetamine**.

Ephedrin hat stimulierende, wach machende und gefäßverengende Wirkung und kann daher bei Männern trotz gesteigerter sexueller Erregung zu temporärer Impotenz führen. Bei Frauen kann es allerdings Wonneschauer und erotische Lüste stimulieren. Der Unterschied zwischen der männlichen und der weiblichen Erotik besteht darin, dass Männer dabei Spannung entladen, während Frauen diese Spannung mental, emotional und physisch aufbauen, was durch Ephedra verstärkt wird.

Je nach Dosierung wirkt Ephedra von medizinisch lindernd über leicht stimulierend bis erregend. Überdosierungen sind äußerst unangenehm!

- 1 gestrichener Teelöffel Ephedrakraut auf eine Tasse Wasser ist eine leichte, medizinische Dosis, welche die Nase frei macht oder Heuschnupfenbeschwerden lindert.
- 1 gehäufter Teelöffel Ephedrakraut auf eine Tasse Wasser verstärkt die medizinische Wirkung bei hartnäckigen Beschwerden.
- 1 gehäufter Esslöffel auf eine Tasse Wasser wirkt stimulierend oder erregend.
- 2 gehäufte Esslöffel pro Tasse können die Erregung intensivieren oder bereits Effekte von Überdosierung bescheren.

Dank der wach machenden oder wach haltenden Wirkung eignet es sich gut zur Unterstützung lang angelegter Meditationspraktiken oder Tantraübungen.

Warnung!

Da Ephedra den Blutdruck erhöht, ist Menschen mit Hypertonie unbedingt vom Gebrauch abzuraten! Wer leicht unter Angstgefühlen und Unruhe leidet, zu Hektik und Überaktivität neigt oder sich durch Pulsbeschleunigung und verstärktes Herzklopfen beunruhigt fühlt, wird Ephedra eher als unangenehm empfinden.

Vor Überdosierung wird gewarnt. Zu viel des Guten bewirkt starkes körperliches und auch psychisches Unwohlsein. Gefährlich ist auch ein Dauerkonsum, da sich die blutdruckerhöhende Wirkung schädlich auf die Gefäße auswirkt.

Kommentar

Während Männer sich zwar angenehm stimuliert fühlen, ihr »bestes Stück« aber leider nicht mithält, ist für Frauen Ephedra eines der wirksamsten Aphrodisiaka. Über Haarwurzeln und Haut breiten sich im ganzen Körper lustvolle Schauer aus, das Herz klopft, das Blut pulsiert, Wärme breitet sich aus. Schon sanfte Berührungen erhitzen und erregen. Die Stimulierung der Haut und die Tonisierung der Muskeln fördert auch beim Tanzen, beim Sonnenbad oder bei sportlichen Betätigungen ein lustvolles Körpergefühl. Auf ein Liebesabenteuer mit Ephedra sollte man sich nicht allzu spät am Abend oder nur dann einlassen, wenn man auf eine lange Nacht eingestellt und bei frischen Kräften ist. Sonst wird die stark wach machende und stimulierende Wirkung unangenehme Schlaflosigkeit, Unruhe und Mattigkeit zur Folge haben.

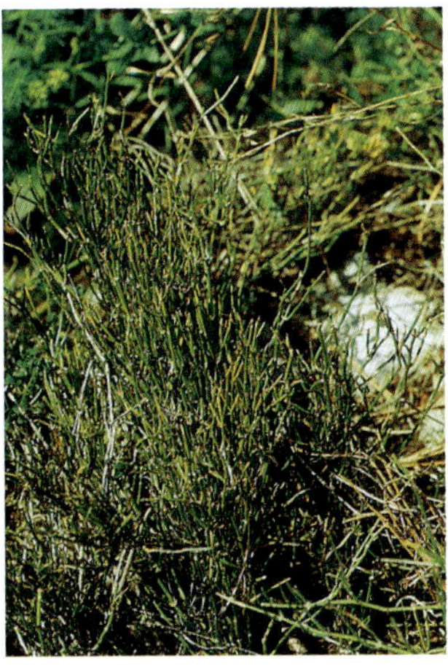

Das Schweizer Meerträubchen (*Ephedra helvetica*) kommt im Wallis vor. (Schweiz, 7/1996)

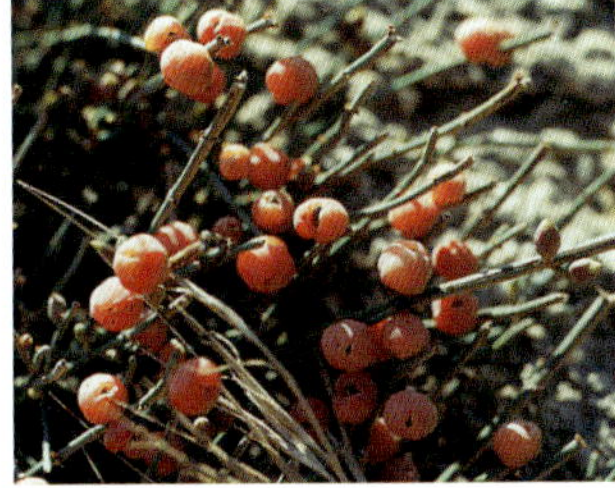

Das europäische Meerträubel (*Ephedra distachya*) in der Phrygana von Naxos, der Insel des Dionysos. Die roten Beeren sind essbar, hinterlassen im Hals aber ein leichtes Kratzen. In dem blätterlosen Kraut befinden sich die stimulierenden Wirkstoffe. (Naxos, Ägäis, Griechenland, 9/1994)

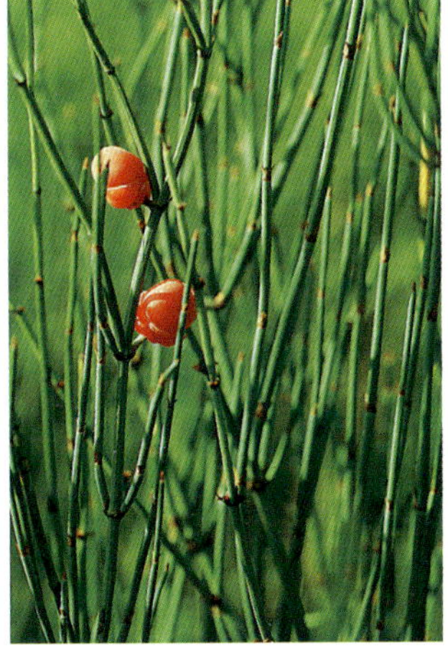

Ephedrakräuter sind praktisch blattlos. Ihre roten Früchte bilden sich direkt am Stengel.

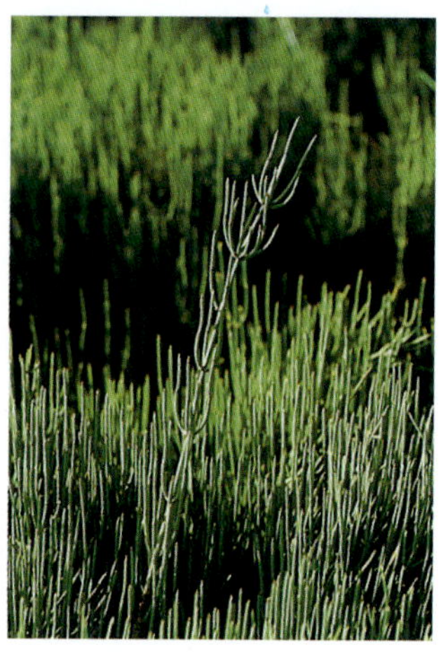

Ephedra minima ist eine recht kleinwüchsige Art.

Während der Arbeit an unserem Buch *Isoldens Liebestrank* zur Kulturgeschichte der Aphrodisiaka bestellte ich in der örtlichen Apotheke *Herbae Ephedrae*. Als ich sie abholen wollte, verschwand die verantwortungsvolle Dame im weißen Kittel hinter den Kulissen. Statt mir das Bestellte zu bringen, baute sie sich vor mir auf und fragte mit innerlich erhobenem Zeigefinger: »Wofür benötigen Sie das eigentlich?« Ich erklärte, dass Ephedra für Menschen, die unter Heuschnupfen leiden wie mein Mann, ein gut verträgliches und wirksames natürliches Heilmittel sei, und fügte dann süffisant hinzu: »Außerdem weiß ich, dass Ephedra ein gutes Aphrodisiakum ist.« Augenblicklich spiegelte sich in der säuerlichen Mine der Pharmakokratin der Triumph, die vorgebildete Meinung bestätigt zu sehen. Mit den Worten: »Hab ich's doch gleich gewusst, dass Sie damit Missbrauch treiben!«, überreichte sie mir widerwillig das Päckchen. Ich war froh, den Laden zu verlassen, und verzichtete auf Ausführungen darüber, wie merkwürdig es ist, dass der Wunsch, die Liebeslust zu stimulieren, als Missbrauch gewertet wird. (cme)

Bezugsquellen

In den USA ist Ephedra in Kapseln in Healthfood Stores frei verkäuflich.

Im ethnobotanischen Fachhandel wird Ephedrakraut gelegentlich als Räucherstoff angeboten. Ephedrakrautsamen bekommt man bei Elixier®, das Kraut bei Conscious Dreams®.

In Europa ist Ephedrakraut (Herbae Ephedrae) apothekenpflichtig. Bis vor kurzem oblag es der individuellen Entscheidung des Apothekers, Mengen bis 500 g abzugeben. Um zu verhindern, dass Ephedra zu **Herbal Ecstasy** verarbeitet wird, wurde das Kraut 2002 rezeptpflichtig.

Literatur

Baker, John R.
1995 »Nachtschattengewächse in der Behandlung von Asthma: Physiologische und psychologische Aspekte«, *Jahrbuch des Europäischen Collegiums für Bewußtseinsstudien* 1993/1994: 137–152.

Constable, George und die Time-Life-Redaktion
1977 *Die Neandertaler*, Nederland: Time-Life International.

Gershevitch, Ilya
1974 »An Iranianist's View of the Soma Controversy«, *Mémorial: Jean de Menasce*, 1985: 45–75.

Groff, G. Weidman und Guy W. Clark
1928 »The Botany of *Ephedra* in Relation to the Yield of Physiologically Active Substances«, *University of California Publications in Botany* 14(7): 247–282.

Hiller, Karl
1993 »Ephedra«, in: *Hagers Handbuch der pharmazeutischen Praxis* (5. Aufl.), Berlin: Springer, Bd. 2: 46–57.

Hummel, K.
1959 »Aus welcher Pflanze stellten die arischen Inder den Somatrank her?«, *Mitteilungen der Deutschen Pharmazeutischen Gesellschaft* 29: 57–61.

Kashikar, C. G.
1990 *Identification of Soma*, Pune (Indien): Tilak Maharashtra Vidyapeeth (Research Series No. 7).

Leroi-Gourhan, Arlette
1975 »The Flowers Found with Shanidar IV, a Neanderthal Burial in Iraq«, *Science* 190: 562–564.

Lietava, Jan
1992 »Medicinal Plants in a Middle Paleolithic Grave Shanidar IV?«, *Journal of Ethnopharmacology* 35: 263–266.

Mahdihassan, S.
1963 »Identifying Soma as Ephedra«, *Pakistan Journal of Forestry*, Okt. 1963: 370ff.
1991 *Indian Alchemy or Rasayana*, Delhi: Motilal Banarsidass Publ.

O'Flaherty, Wendy Doniger
1968 »The Post-Vedic History of the Soma Plant«, in: R.G. Wasson, *Soma – Divine Mushroom of Immortality*, New York: Harcourt Brace Jovanovich, S. 95–147.

Quazilbash, N. N.
1948 »Some Observations on Indian Ephedra«, *Quarterly Journal of Pharmacy and Pharmacology* 21: 502ff.

Ramawat, Kishan Gopal und Harish Chandra Arya
1979 »Effect of Amino Acids on Ephedrine Production in *Ephedra gerardiana* Callus Culture«, *Phytochemistry* 18: 484–485.

Sarianidi, W.
1988 »Die Wiege des Propheten«, *Wissenschaft in der UdSSR* 5: 118–127.

Shackley, Mary
1980 *Neanderthal Man*, London: Duckworth.

Sobolik, Kirstin D.
1996 »Direct Evidence for Prehistoric Sex Differences«, *Anthropology Newsletter* 37(9): 7–8.

Sobolik, Kirstin D. und Deborah J. Gerick
1992 »Prehistoric Medicinal Plant Usage: A Case Study from Coprolites«, *Journal of Ethnobiology* 12(2): 203–211.

Solecki, Ralph S.
1975 »Shanidar IV, a Neanderthal Flower Burial in Northern Iraq«, *Science* 190: 880–881.

Stapf, Otto
1889 »Die Arten der Gattung Ephedra«, *Denkschrift der Kaiserlichen Akademie der Wissenschaften (Wien), Mathematisch-naturwissenschaftliche Klasse* 56: 1–112.

Stein, Sir A.
1932 »On Ephedra, the Hum Plant and Soma«, *Btn. School. Or. Stu. London Institution* 6: 501ff.

Tanker, N., M. Coskun und L. Altun
1992 »Investigation on the *Ephedra* Species Growing in Turkey«, *Planta Medica* 58 Supplement Issue 1: A 695.

Ephedrin

Ephedrinum

Andere Namen

Aphetonin, Efedrina, Ephédrine, Ephedrinum, Ephetonin; Erythro-2-methylamino-1-hydroxy-1-phenylpropan, (1*R*,2*S*)-2-Methylamino-1-phenyl-1-propanol

Stoffklasse: Ephedra-Alkaloide
Summenformel: $C_{10}H_{15}NO$

Ephedrin ist ein natürliches **Amphetamin** und gehört zu den **Stimulanzien**. Vor allem Frauen schätzen es, wie **Ephedrakraut** oder **Ma-huang**, wegen seiner stark stimulierenden Wirkung als Aphrodisiakum.

Ephedrinhydrochlorid war oder ist auch Bestandteil von **Medikamente**n, die als Aphrodisiaka »missbraucht« wurden. Bei Männern können hohe Ephedradosierungen trotz erotischer Erregung (!) wegen des stark gefäßverengenden Effektes zu temporärer Impotenz führen.

Ephedrin wurde erstmals im Jahre 1887 von Nagai aus *Ephedra distachya* L. isoliert und zunächst als Mydriaticum (wie **Atropin**) in die Augenheilkunde eingeführt. Seit etwa 1925 wurde das Alkaloid zu einem wichtigen Asthmamittel (Schneider 1974 II: 54*).

Wirkung

Ephedrin hat einen sympathomimetischen Effekt und führt zu einer erhöhten Ausschüttung des endogenen Neurotransmitters Noradrenalin, der die eigentliche Stimulation auslöst (Kalix 1991).

Der auskristallisierte Wirkstoff Ephedrinhydrochlorid hat eine stimulierende, stimmungsaufhellende bis euphorisierende Wirkung, die bis zu acht Stunden anhält. Bekannt ist, »dass auch das Ephedrin (Aphetonin) bei therapeutischer Überdosierung schwere Erregungszustände, verbunden mit sexueller Erregung, hervorrufen kann« (Führer 1943: 199*). Die nah verwandten Ephedraalkaloide haben ähnliche Wirkungen, sind allerdings unterschiedlich potent (Reti 1953). Pseudoephedrin wirkt wesentlich schwächer; die verwandten Ephedroxane habe eher einen dämpfenden Effekt.

Das *d*-Norisoephedrin kommt auch in **Kat** (*Catha edulis*) vor, ist aber nicht, wie früher angenommen, der Hauptwirkstoff (Wolfes 1930). Das Cathinon, der psychoaktive Hauptwirkstoff in den Katblättern, wird zu Ephedrinen metabolisiert (Brenneisen et al. 1986, Kalix 1991). Ephedrin hat eine *nor*-Form (ein *threo*-Isomer), das Norephedrin, dem lediglich eine Methylgruppe an der Seitenkette fehlt. Norephedrin wird zu 90% wieder ausgeschieden. Wenn dem Ephedrinmolekül die Hydroxygruppe durch Reduktion beziehungsweise durch β-Hydroxylation entzogen wird, entsteht **Amphetamin** (Cho und Segal 1994: 57f.).

Pflanzen, die Ephedrin enthalten

Ephedrin kommt in folgenden Pflanzen vor (Nielson et al. 1927, Rätsch 1998a: 836*, Römpp 1995: 1191*, Schultes und Hofmann 1995: 56*, Tanker et al. 1992):

Meerträubelarten (**Ephedrakraut**)	
Ephedra gerardiana	0,4–0,7% Ephedrin
Ephedra sinensis (**Ma-huang**)	1,1–3,3% (Gesamtalkaloide)
Ephedra equisetina	1–2,1% (Gesamtalkaloide)
Ephedra intermedia	0,8–1,5% (Gesamtalkaloide)
Ephedra major	0,6–2,5% (Gesamtalkaloide)
Ephedra distachya	0,35% (Gesamtalkaloide)
Ephedra campylopoda	0,14% (Gesamtalkaloide)
Ephedra spp.	0–0,69% Ephedrin
Sidakräuter	
Sida acuta Burm.	geringfügig
Sida rhombifolia L.	recht hohe Konzentration in der Wurzel
Sida spp.	unterschiedlich
Eisenhutarten	
Aconitum spp.	nur in Spuren
Eibe	
Taxus baccata L.	geringfügig
Kat	
Catha edulis	nur in geringen Mengen; vorwiegend Norisoephedrin
Akazien	
Acacia spp.	nur in wenigen Arten

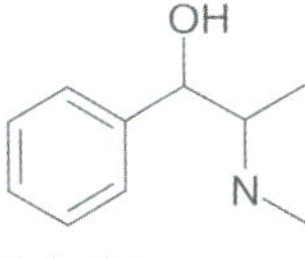

Ephedrin

Medizinische Anwendung

Da Ephedrin die Schleimhäute abschwellen lässt, ist es in vielen Hustensäften enthalten. Ephedrin unterdrückt die Wirkung von Alkohol und wird subkutan gegeben, um Hypotonie während Narkosen zu verhindern (Morton 1977: 35*). 55 bis 75% des aufgenommenen Ephedrins werden unverändert im **Urin** ausgeschieden (Roth et al. 1994: 812*); daher ist es leicht mit einem Urintest nachzuweisen. Die wirksame Dosis liegt bei 5 bis 10 mg oral eingenommen.

Ephedrin ist ein beliebtes, aber verbotenes Dopingmittel im Sport (Körner 1994: 1483*). Es wurde sogar von »chronischem Missbrauch« und »Ephedrinsucht« berichtet (Panse und Klages 1964, Prokop 1968).

Personen mit erhöhtem Blutdruck und Herzfehlern sollten unbedingt auf Ephedrin verzichten!

Bezugsquellen

Ephedrin liegt entweder als wasserfreies Ephedrin (Ephedrinum anhydricum), Ephedrin-

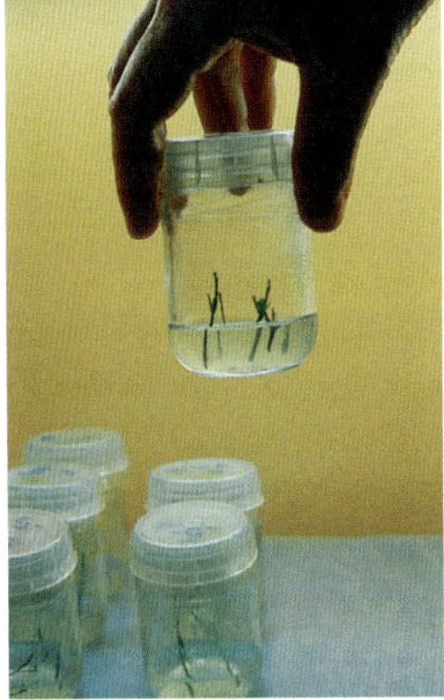

Ephedraklone mit hohem Ephedringehalt: *Ephedra gerardiana* in Tissue Culture im Laboratorium. (Australien, 2002)

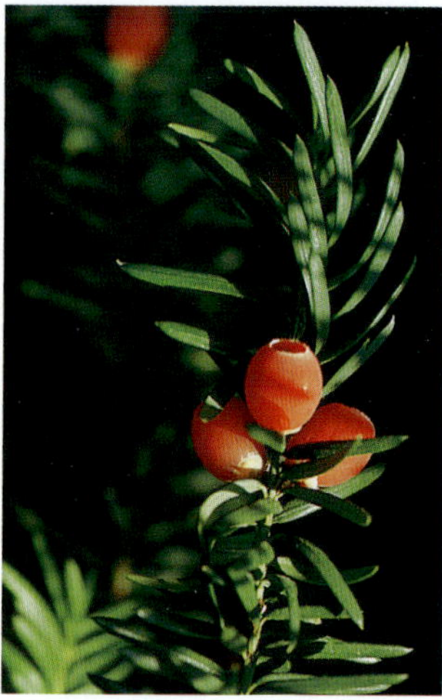

Die Eibe (*Taxus baccata*) enthält etwas Ephedrin. Sie sieht in dieser Aufnahme dem Ma-huang (*Ephedra sinica*) ähnlich.

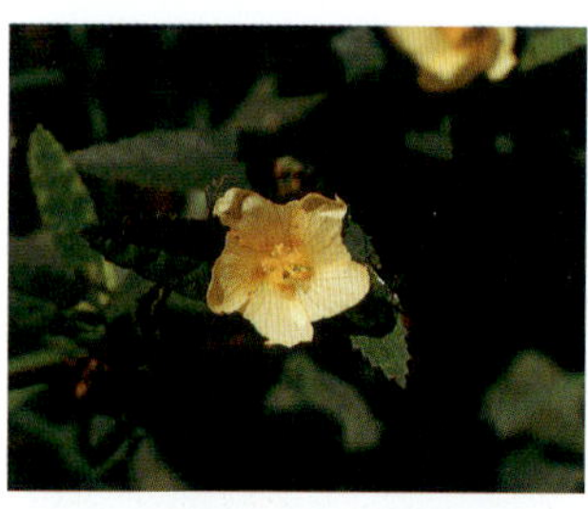

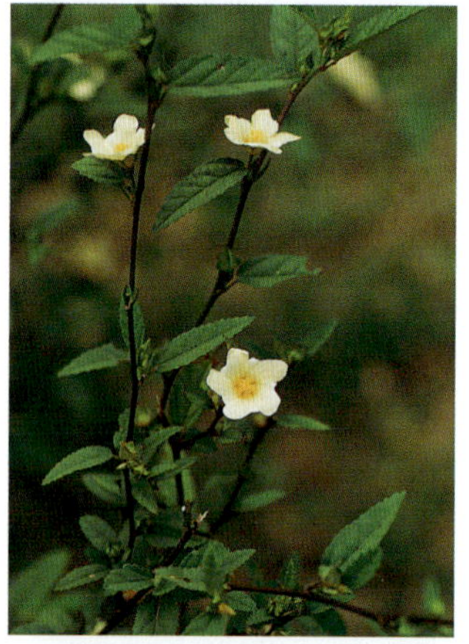

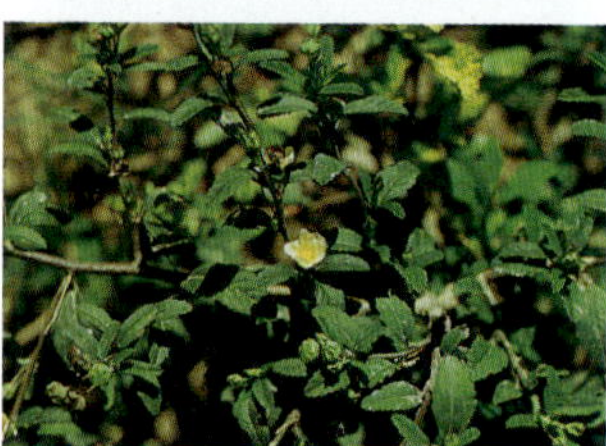

Sida-Arten, die an der mexikanischen Golfküste und in Südamerika als Marijuanaersatz geraucht werden, enthalten Ephedrin. (Tartagal, Nordwestargentinien, 6/1996)

Hemihydrat oder (meist) als Ephedrinhydrochlorid ([+]-Ephedrin-HCL) vor. Ephedrin und Ephedrinzubereitungen (**Medikamente**) sind verschreibungspflichtig. Da Ephedrin derzeit als Vorläufersubstanz für die illegale **MDMA**-Synthese gilt, wird es nur noch selten abgegeben und steht unter verschärfter Kontrolle.

Kombinationspräparate (Hustenmittel), die pro Einzeldosis maximal 10 mg Ephedrin enthalten, sind apothekenpflichtig (ROTH et al. 1994: 812*).

Literatur

(siehe auch **Amphetamine**, **Ephedrakraut**, **Kat**, **Speed**)

BRENNEISEN, R., S. GEISSHÜSLER und X. SCHORNO
1986 »Metabolism of Cathinone to (–)-Norephedrine and (–)-Norpseudoephedrine«, *Journal of Pharmacy and Pharmacology* 38: 298–300.

CHO, Arthur K. und David S. SEGAL (Hg.)
1994 *Amphetamine and Its Analogs: Psychopharmacology, Toxicology, and Abuse*, San Diego usw.: Academic Press.

COSMAN, Madeleine Pelner
1983 »A Feast for Aesculapius: Historical Diets for Asthma and Sexual Pleasure«, *Annual Reviews Nutr.* 3: 1–33.

HOFMANN, H., K. OPITZ und H. J. SCHNELLE
1955 »Die Wirkung des nor-Ψ-Ephedrins«, *Arzneimittel-Forschung* 5: 367–370.

KALIX, P.
1991 »The Pharmacology of Psychoactive Alkaloids from *Ephedra* and *Catha*«, *Journal of Ethnopharmacology* 32: 201–208.

NIELSON, C. H., C. CAUSLAND und H. C. SPRUTH
1927 »The Occurence and Alkaloidal Content of Various Ephedra Species«, *Journal of the American Pharmaceutical Association* 16(4).

PANSE, F. und W. KLAGES
1964 »Klinisch-pathologische Beobachtungen bei chronischem Missbrauch von Ephedrin«, *Archiv für Psychiatrie und Neurologie* 206: 69ff.

PROKOP, H.
1968 »Halluzinose bei Ephedrinsucht«, *Der Nervenarzt* 1968: 71ff.

RETI, L.
1953 »Ephedra Bases«, in: R. H. F. MANSKE und H. L. HOLMES (Hg.), *The Alkaloids: Chemistry and Physiology*, New York: Academic Press, S. 339–362.

TANKER, N., M. COSKUN und L. ALTUN
1992 »Investigation on the *Ephedra* Species Growing in Turkey«, *Planta Medica* 58 Supplement Issue 1: A 695.

WOLFES, O.
1930 »Über das Vorkommen von *d*-Norisoephedrin in *Catha edulis*«, *Archiv der Pharmazie* 268: 81–83.

Erdburzeldorn

Tribulus terrestris L., Zygophyllaceae (Jochblattgewächse)

Andere Namen

Bái jí lí (Mandarin), Bhaksyataka, Burra gokeroo, Burra gokhru, Burtzeldorn, Burzeldorn, Byakushitsuri (jap.), Caltrop, Caltrops, Chan-x-nuk (Maya »die kleine Alte«), Chi li (chin.), Ci ji li (chin.), Goat's head (engl. »**Ziegen**kopf«)[295], Gokantaka, Gokshura (skrt.), Ghur gan, Kantaphala, Ksuraka, Paekchillyô (kor.), Pedalium murex, Puncture Vine, Sadanga, Shvadamstra (skrt.), Sthula shringata, Svadukantaka, Tribolo, Trika, Trikanta, Trikantaka, Vyaladamstraka, Zama, Zimpating

Volkstümliche Namengebungen zeichnen sich oft durch drastisch erotische Direktheit aus. So verbirgt sich im Namen Erdburzeldorn geradezu eine vulgärlinguistische Orgie: »Erdweibchen« sind im Volksmund »Zwergfrauen, die mit Männern koitieren«; das Wort »Burzel« bedeutet vulgärsprachlich Penis, ebenso ist »Dorn« ein volksmündlicher Name für den Phallus (BORNEMANN 1984 I*). Dieser linguistische Hintergrund macht deutlich, dass der Erdburzeldorn schon in alter Zeit als Liebesmittel betrachtet wurde.

Ethnomedizinischer Gebrauch

In der ayurvedischen Medizin wird die Pflanze als Aphrodisiakum klassifiziert: »Die Abkochung in Milch ist ein starkes Aphrodisiakum; mit gleichen Teilen getrocknetem **Ingwer** lindert sie Nerven- und Rückenschmerzen; mit gleichen Teilen **Ashvagandha**-Pulver, drei Gramm zweimal täglich, erhält man ein sehr wirksames revitalisierendes Mittel« (LAD und FRAWLEY 1987: 237*). Im Ayurveda gilt Erdburzeldorn nicht nur als Aphrodisiakum, sondern auch als Tonikum und Verjüngungsmittel und wird in vielen ayurvedischen **Rasayana** verarbeitet: »Susruta empfiehlt die kombinierte Eingabe von pulverisierten *kavaca*-Samen [**Juckbohne**] mit ebenfalls zu Pulver zerriebenen Früchten von *Tribulus terrestris* in der Dosierung von einer *drachm* [3–4 g] in Zucker und lauwarmer Milch als wirksames Aphrodisiakum« (THAKKUR 1977: 314*).

In Indien werden Blätter, Samen, Extrakte und Tees als Aphrodisiaka benutzt (GOTTLIEB 1974: 13*). Die Früchte der *zama* oder *zimpating* genannten Pflanze werden in Ladakh zur Stärkung von **Bier** verwendet. Die jungen Äste und reifen Früchte werden auch pulverisiert in Milch als Aphrodisiakum getrunken. Bei hohen Dosierun-

295 Endlich ist das Geheimnis um die *Goat's Head Soup* à la Rolling Stones mit schmachtendem »Angie«-Gejaule gelüftet!

gen (leider keine nähere Angabe) sollen Delirien eintreten.

In der traditionellen chinesischen Medizin werden die reifen Früchte (*ci ji li*) als Tonika für Nieren und Leber, zur Verbesserung der Sehkraft und zur Behandlung der Impotenz, die aus Yang-Leere in den Nieren resultiert, in Dosierungen von 10 bis 15 Gramm verabreicht (REID 1988: 148*).

In Afrika und Indonesien werden die Früchte als Aphrodisiakum geräuchert (**Räucherwerk**) oder als Tee getrunken. In Belutschistan (Pakistan) werden 10 bis 20 Gramm der getrockneten Früchte (*ghur gan*) zermahlen und mit Wasser vermischt getrunken, um die sexuellen Fähigkeiten des Mannes zu verbessern (GOODMAN und GHAFOOR 1992: 55*).

Bei den yukatekischen Maya wird das Kraut als Heilmittel bei geschwollenen Hoden eingesetzt (ROYS 1976: 234, 280*). Merkwürdigerweise heißt es auf Maya *chan-x-nuc*, »Kleine Alte«.

Rezept

In Südasien behandelt man mit den öligen Samen Impotenz und Entzündungen im Urogenitalbereich:

1 Teil zermahlene Samen des Erdburzeldorns
20 Teile Wasser
3 Teile reiner **Alkohol**

Alles vermischen und 24 Stunden ziehen lassen. 1 Teelöffel dreimal täglich. Dies soll angeblich wie **Yohimbin** die Nervenenden stimulieren, die zur Erektion führen.

Auch im Westen zeichnet sich eine Wiederbelebung der Karriere als pflanzliches Aphrodisiakum ab. Neuerdings machte *Tribulus terrestris* als Dopingmittel Furore (FROHNE 1999).

Inhaltsstoffe

In dieser Pflanze ist neben Steroiden und Sapogenin auch der **MAO-Hemmer** Harmin vorhanden (OTT 1993: 426*). Möglicherweise ist *Tribulus* als **Ayahuasca**analog geeignet. Die Früchte enthalten Kaempferol, Kaempferol-3-glucosid, Kaempferol-3-Rutinosid, Tribusid, Harman und Harmin (BENSKY und GAMBLE 1986: 608*).

Kommentar

Ich habe mehrfach die australischen Tribulus-complex-Pillen eingenommen. Ihre Wirkung war sehr undeutlich und unspezifisch. Ich wurde dadurch allerdings angeregt, mehr mit dieser Pflanze zu experimentieren. (CR)

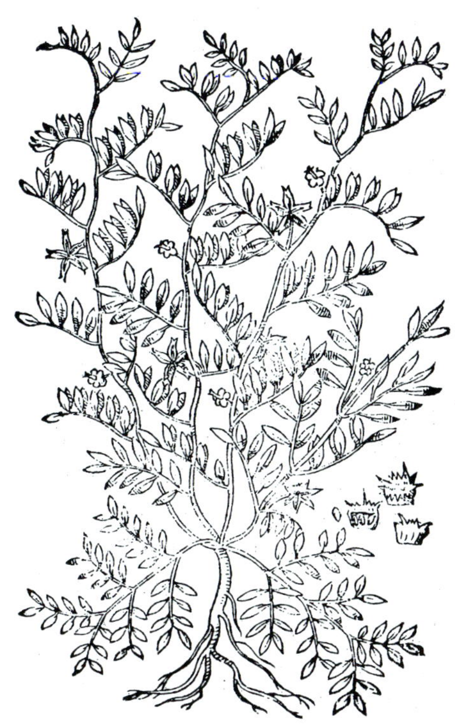

Der Burzeldorn (*Tribulus terrestris*) war im Altertum eine giftwidrige Pflanze, die gegen Schlangenbisse eingesetzt wurde. (Holzschnitt aus MATTHIOLUS 1626: 333*)

Bezugsquellen

Erdburzeldornfrüchte sind im Handel mit chinesischen Kräutern erhältlich, zum Beispiel in darauf ausgerichteten Apotheken. Ansonsten werden die Samen zunehmend im ethnobotanischen Fachhandel angeboten. Zubereitungen gelten als **Nahrungsergänzungsmittel**.

Literatur

FESTI, Francesco und Giorgio SAMORINI
1997 »*Tribulus terrestris* L. (Tribolo/Caltrop)«, *Eleusis* 7: 24–32.

FROHNE, Dietrich
1999 »Ein neues Dopingmittel? Leistungssteigerung durch *Tribulus terrestris* fragwürdig«, *Deutsche Apotheker Zeitung* 139(49): 60–62.

»*Gokshura* stärkt das männliche Genitalsystem durch eine Vermehrung des Samens und ist für Frauen nach der Geburt von belebender Wirkung.« (LAD und FRAWLEY 1987: 237*)

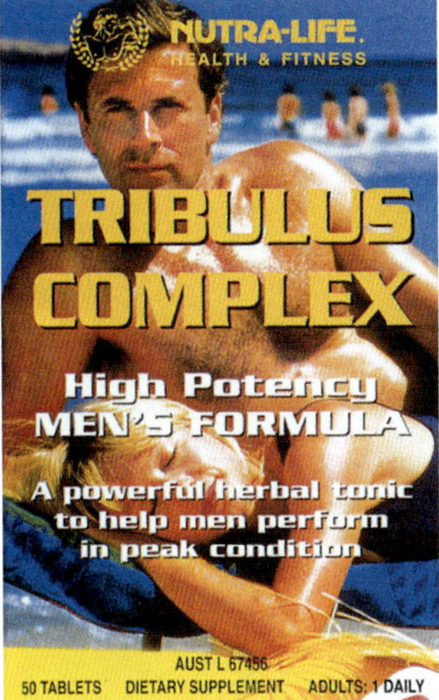

In Australien wird der dort wild vorkommende (endemische oder eingewanderte) *Tribulus terrestris* neuerdings als natürliches, hochpotentes Aphrodisiakum für Männer beworben; sogar auf riesigen Straßenschildern und in Schwulenmagazinen. (Verpackung eines australischen »natürlichen« Potenzmittels auf der Basis von *Tribulus terrestris*, mit Zusätzen von **Ginseng**, **Damiana**, **Eleutherokokkus**, **Sabal**, Sarsaparille [vgl. **Chaney-Root**], **Muira-puama**, Epilobium, **Ginkgo**, **Chilipfeffer** und Vitaminen.)

Ereriba

Homalomena spp., Araceae (Aronstabgewächse)

Andere Namen

Agara, Eviriba, Iva iva, Maraba

Das »nach Ingwer riechende Rhizom« der in Ostindien und auf den malaiischen Inseln vorkommenden *Homalomena aromatica* wurde früher als Aphrodisiakum eingesetzt (Hirschfeld und Linsert 1930: 180*); ebenso werden die Blätter von *Homalomena ereriba* Schott. in Malaya verwendet. Eine *Homalomena* sp. wird in Thailand als **Gewürz**, unter anderem im **Curry**, benutzt.

Gebrauch

Die halbstrauchartige Ereribapflanze soll in Papua-Neuguinea als Halluzinogen gedient haben (Emboden 1979: 179*, Thomas 2000*). Die Blätter dieses tropischen Aronstabgewächses (möglicherweise *Homalomena belgraveana* Sprague) wurden zusammen mit der Rinde (*agara*) von *Galbulimima belgraveana* (F. Muell.) Sprague (syn. *Himantandra belgraveana* F. Muell.)[296] und den Wurzeln von *Zingiber zerumbet* (L.) Sm. (syn. *Alpinia speciosa*; siehe **Ingwergewächse**) eingenommen. Dabei kam es angeblich zu heftigen Visionen mit anschließenden intensiven Träumen (Barrau 1958). Da diese Pflanze, genau wie **Galangan** (*Kaempferia galanga*) und *Galbulimima* volkstümlich *maraba* genannt wird, ist die botanische Identität des angeblichen Halluzinogens fraglich. Chemische Untersuchungen liegen nicht vor (Schultes und Hofmann 1995: 45*).

Aus dem Stengel einer *iva iva* genannten *Homalomena* sp. stellt man in Papua-Neuguinea mit **Kokos**öl eine **Salbe** her (von Reis und Lipp 1982: 10*). Die *Homalomena*-Arten *H. cordata* Schott und *H. versteegii* Engler werden dort zum Regen- und **Liebeszauber** verwendet (Ott 1993: 409*). Chemische Untersuchungen liegen auch zu diesen Arten nicht vor (McKenna 1995: 101*).

Die Ethnobotanik der *Homalomena* spp. muss noch weiter erforscht werden.

Literatur

Barrau, Jacques

1958 »Nouvelles observations au sujet des plantes hallucinògenes d'usage autochtone en Nouvelle-Guinée«, *Journal d'Agriculture Tropicale et de Botanique Appliqueé* 5: 377–378.

Esche

Fraxinus excelsior L., Oleaceae (Ölbaumgewächse)

Andere Namen

Asche, Ash (engl.), Ask, Esch, Escher, Escherbaum, Fraisne (frz.), Fresno (span.), Frassino, Fraxinus, Geisbaum, Gesen (böhm.), Melía (griech.), Oesch, Onnâ (kelt.), Onnestu, Ornus (lat.), Osinos, Osnâ, Weltenbaum, Wundbaum, Yggdrasil

Die Esche hatte in vorchristlicher Zeit als kosmisches Symbol der Lebenskraft eine wesentliche Bedeutung, die auch erotische Aspekte umfasste.

In der germanischen Mythologie spielte die Esche[297] als Weltenbaum Yggdrasil (vgl. **Ceiba**), der die Welt trägt, eine zentrale Rolle. Seine Wurzeln ragen in die Unterwelt (Hel), sein Stamm durchmisst die Mittelwelt (Midgard), seine Krone berührt die Oberwelt (Asgard). An dieser Welten-esche hing Odin neun Tage und neun Nächte, um die Runen (vgl. **Alraune**) zu erschaffen (Vries 1934, Metzner 1994*). Nach der Edda, in welcher die Mythen aufgezeichnet sind, entstand das ers-te Menschenpaar aus dem Holz einer Erle und einer Esche. Daher erstaunt es wenig, dass die Esche als fruchtbarkeitsfördernd angesehen und als Aphrodisiakum gebraucht wurde (Aigremont 1987: I 34*).

Gebrauch

Ein altes Kräuterbuch weiß von einer aphrodisischen **Latwerge** aus Eschensamen, Pistazien (vgl. **Nüsse**) und **Pinien**kernen: »Den Samen/ welchen die Apotheker *Linguam auis* neñen/ samlet man im Herbst/ so die Hülsen gelb werden. Solcher Samen gestossen/ und in Wein getruncken/ hilfft wider das Steinwehe/ treibt den Harn/ dienet dem zitternden Hertzen. Dieser Same erreitzet die Gelust/ unnd mehret die Natur/ so man sein zweyer Gülden schwer/ mit Pimpernüßlin und Pinieenkern mit Zucker bestrewet offt isset« (Matthiolus 1626: 36*).

Moses Maimonides schrieb, dass die Eschenblüten Frauen zum Beischlaf anregen. Beim bloßen Einatmen des Duftes der Eschenblüten sollen sie sich daran so erregen und berauschen wie Katzen an der **Katzenminze** oder am **Baldrian** (Rosner 1974: 75*).

296 In dieser Pflanze sind zwei Alkaloide und zwei Lignane entdeckt worden, deren Pharmakologie allerdings unbekannt ist (McKenna 1995: 101*).

297 Nach anderer Deutung eine Eibe (*Taxus baccata*); vgl. **Ephedrin**.

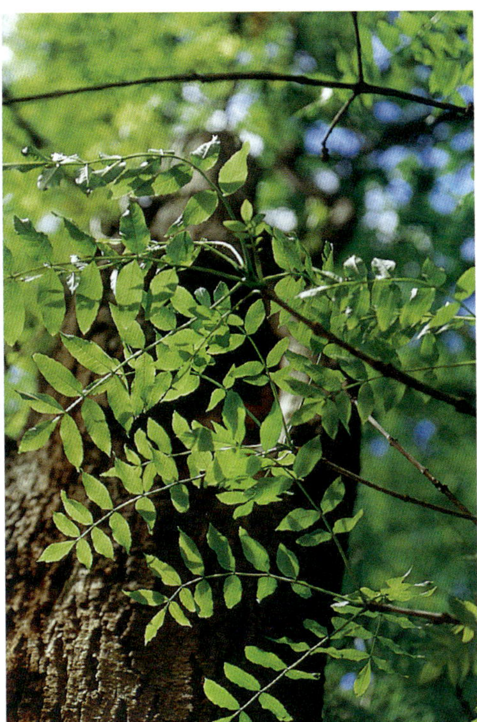

Die leuchtenden Blätter der Esche (*Fraxinus excelsior*), dem Weltenbaum der Germanen.

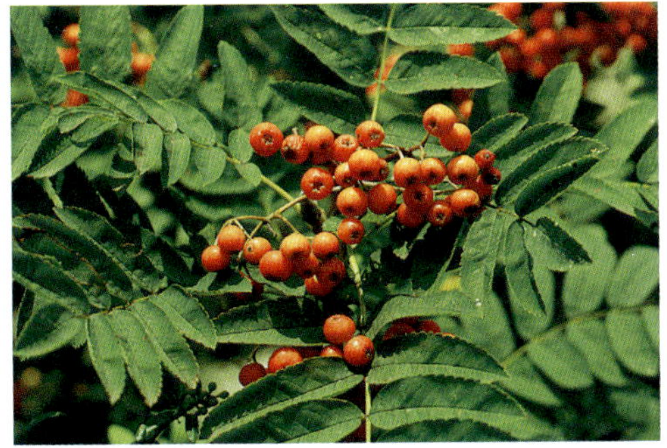

Die Eberesche (*Sorbus aucuparia*), deren Früchte fälschlicherweise als giftig gelten, war ein heiliger Baum des germanischen Donnergottes Donar/Thor. (Hamburg, Deutschland, 9/1999)

Verwandte Bäume

Die Eberesche (*Sorbus aucuparia* L., syn. *Pirus aucuparia* [L.] GAERTN., Rosaceae), auch Vogelbeere genannt, ist keine Esche im botanischen Sinn. In der germanischen Mythologie stand sie jedoch der Esche nahe. Sie war dem Donnergott heilig (vgl. **Donnerkeile**) und galt als Symbol der Fruchtbarkeit. Einen Ebereschenzweig, die so genannte Donarsrute, benutzte man als Fruchtbarkeitsmittel für Kühe (AIGREMONT 1987: I 32*). Daher der Schluss, dass die Eberesche ein Aphrodisiakum ist. Doch dies ist vermutlich ebenso falsch wie der Glaube, die Vogelbeeren seien giftig. Sie sind im Gegenteil ein ausgezeichnetes Nahrungsmittel und enthalten reichlich Vitamin C (PAHLOW 1993: 106*).

Die mit unserer Esche nahe verwandte Amerikanische Esche oder Weißesche (*Fraxinus americana* L.) ist in Nordamerika als Aphrodisiakum bekannt. Zur sexuellen Stimulierung werden die Samen gegessen (STARK 1984: 26*). Bei den Indianern aus der Gegend der Appalachen galten Eschensamen als aphrodisierend, Appetit fördernd und Harn treibend. Frauen tranken nach der Niederkunft einen starken Blättertee als Tonikum (KROCHMAL und KROCHMAL 1984: 104*). Die Rinde kauten sie als Jagdmedizin zur **Hirsch**jagd, damit sich der Jäger vor der Pirsch übergeben und somit innerlich reinigen konnte. Bei den Irokesen tranken Frauen Dekokte aus Wurzeln und Rinde (von *Fraxinus americana* oder *Fraxinus nigra* MARSH.), um schwanger zu werden (MOERMAN 1998: 238f.*).

Inhaltsstoffe

In der Esche (*Fraxinus excelsior*) sind enthalten: Rutin, Quercetin und andere Flavonoide, Cumarine (vgl. **Cumarindrogen**), Bitterstoffe, Harz, Gummi, Gerbstoffe und ätherisches Öl (PAHLOW 1993: 128*).

Literatur

KÜSTER, Hansjörg
2001 »Die Suche nach Yggdrasil«, *Der Palmengarten*, 65 (2001): 7–12.

PHILPOT, J.H.
1994 *The Sacred Tree or The Tree in Religion and Myth*, Felinfach: Llanerch Publishers (Reprint von 1897).

VRIES, Jan de
1934 »Odin am Baume«, in: *Studia Germanica, tillägnade Ernst Albin Kock*, Lund: Bloms, S. 392–395.

»Im Bocage normand ist derjenige, der in seine Kleidung einen kleinen Eschenzweig mit einem Stück Ulmenrinde eingenäht hat, vor Zauber geschützt; von dem ganzen Lebensbaum ist schon der Teil ein Talisman.« (HÖFLER 1911: 19*)

Weil Eschenzweige auch bei Kahlfraß durch Ziegen aufs Neue ergrünen, wurden sie zum Symbol der Fruchtbarkeit. Nur mit ihrem Laubheu konnte das Vieh lange und harte Winter überleben. Von dem Vordach, unter dem dieses Heu aus Eschenlaub trocknete, leitet sich der Begriff *Laube* ab (KÜSTER 2001: 7–12). Darauf bezogen sich die Romantiker mit dem Wort Liebeslaube.

Espingo

Andere Namen

Espingo, Ishpingo, Ispinku, Ispincu, Yspincu

In der kolonialzeitlichen Literatur aus Peru wird unter den obigen Namen mehrfach eine Frucht erwähnt, die recht klein, rundlich und mandelähnlich gewesen sein und als Zauber- und Heilmittel, als berauschender **Bier**zusatz (wie Villca), Opfergabe und Aphrodisiakum gedient haben soll.

Die Inka opferten bei verschiedenen Festen Chicha mit Espingozusatz. Es heißt, dass diejenigen, die Espingo einnehmen, zum Beispiel die Inkazauberer, von der Frucht »verrückt werden« (WASSÉN 1973: 38). Der Chronist und Missionar Bernabé Cobo notierte im 17. Jahrhundert, dass die angenehm duftende Frucht vom Espingobaum *vainilla*, »**Vanille**«, heiße, über weite Strecken gehandelt und von den Indianern

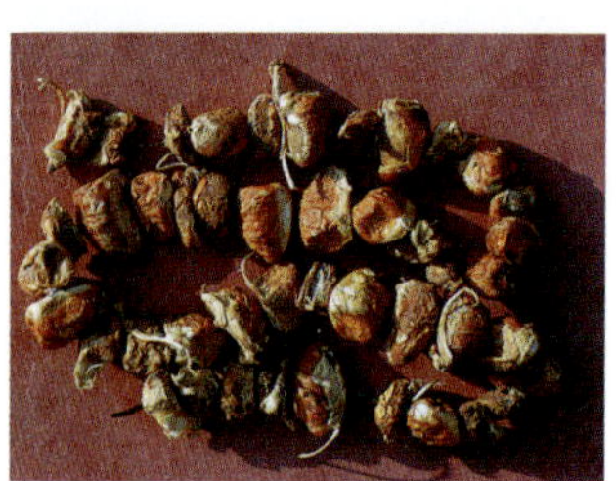

Kette aus getrockneten Blütenkelchen der ominösen Pflanze Espingo, die botanisch nicht eindeutig identifiziert ist. (Mercado Modelo, Chiclayo, Peru, 1997)

wegen ihrer medizinischen Eigenschaften hoch geschätzt werde.

Die botanische Identifikation der Stammpflanze ist nicht eindeutig. Unter dem Namen Espingo wurden und werden verschiedene Pflanzen mit ähnlichen Eigenschaften, die ähnlich duften, psychoaktive und aphrodisische Wirkungen haben und in gleicher Weise mit demselben Ziel genutzt werden, verstanden (Wassén 1979).

Die Untersuchung verschiedener Espingo genannter Proben ergab Hinweise auf verschiedene Pflanzen: eine mit der **Kakaoblüte** verwandte *Quararibea* sp., *Gnaphalium dysodes* Spreng.; eine Kleeart (*Trifolium* sp.; vgl. **Cumarindrogen**) sowie eine Bombacaceae (Bondeson 1973, Wassén 1973).

Bis heute heißt in Ecuador und Peru der Amerikanische **Zimt**baum (*Ocotea quixos* Lam., syn. *Nectandra cinnamomoides* Nees, Lauraceae) *ishpino* oder *espingo*. Bei einer chemischen Analyse von botanisch nicht bestimmbaren Espingoproben wurden die nach Zimt riechenden Stoffe Zimtaldehyd, *O*-Methoxycinnamaldehyd, Zimtsäure und Methylcinnamat nachgewiesen. Dieselben Substanzen kommen in *Ocotea quixos* vor. *Ocotea* wird nach wie vor als zimtähnliches **Gewürz** geschätzt und in der ecuadorianischen Volksmedizin als Aphrodisiakum, Appetitstimulans, Desinfektionsmittel und Durchfallmedizin benutzt. Die duftenden Blütenkelche werden als aromatischer Zusatz zu der *alajua* genannten Chicha aus Mais und Zuckerrohrmelasse genutzt. Dieses leicht alkoholische Getränk wird in Ecuador den Ahnen der eigenen Familie geopfert (Naranjo et al. 1981: 234).

Literatur

Bondeson, Wolmar E.

1973 »Anatomical Notes on Espingo and Seeds of Quararibea«, *Göteborgs Etnografiska Museum Årstryck* 1972: 48–52.

Naranjo, Plutarco, Anake Kijjoa, Astréa M. Giesbrecht und Otto R. Gottlieb

1981 »*Ocotea quixos*, American Cinnamon«, *Journal of Ethnopharmacology* 4: 233–236.

Wassén, S. Henry

1973 »Ethnobotanical Follow-Up of Bolivian Tihuanacoid Tomb Material, and of Peruvian Shamanism, Psychotropic Plant Constituents, and Espingo Seeds«, *Göteborgs Etnografiska Museum Årstryck* 1972: 35–47.

1979 »Was *Espingo* (*Ispincu*) of Psychotropic and Intoxicating Importance for the Shamans in Peru?«, in: D. L. Browman und R. A. Schwarz (Hg.), *Spirits, Shamans, and Stars*, The Hague: Mouton, S. 55–62.

Ethnobotanika

Andere Namen

Ethnobotanica, Ethnobotanicals

Als Ethnobotanika – eine Wortneuschöpfung der letzten Jahre – bezeichnet man lebende Pflanzen, Samen wie auch deren Rohdrogen, die bei nicht westlich geprägten außereuropäischen Kulturen, zumeist bei Stammesvölkern, von kultureller Bedeutung sind.

Unter diesem Sammelbegriff findet man in Anzeigen, Werbeprospekten, Fachpublikationen und im Internet lebende Pflanzen, Pflanzenprodukte, getrocknete Kräuter, **Räucherwerk**, **ätherische Öle**, Essenzen, Extrakte, alkoholische Auszüge usw., die auch als Aphrodisiaka bekannt sind oder als solche angeboten werden.

In unseren Breitengraden verdanken wir die Kenntnis von Ethnobotanika Ethnologen, Forschungsreisenden und engagierten Autodidakten, die ihr Leben deren Erforschung, Vermehrung und Verbreitung widmeten. In unserem medienvernetzten, mobilen Zeitalter, das auch entfernte Weltregionen dem Tourismus erschloss, rückten diese exotischen Pflanzen vermehrt in unser Bewusstsein und in unsere Reichweite.

Ethnobotanik als Wissenschaft

Der erstmals 1916 publizierte Begriff Ethnobotanik, der bis vor wenigen Jahrzehnten nur einer kleinen Schar spezialisierter Wissenschaftler bekannt war, ist heute recht geläufig (Balick und Cox 1996, Corrigan 1981, Schultes und von Reis 1995). Ethnobotanik ist wie Ethnopharmakologie oder Ethnomedizin eine Unterabteilung der Ethnologie,[298] diese Fachrichtungen gehören damit zu den Geisteswissenschaften und nicht – wie immer wieder fälschlicherweise angenommen – zu den Naturwissenschaften (Biologie, Pharmazie, Medizin). Die Ethnobotanik untersucht das Wissen und den Gebrauch von Pflanzen aus der Sicht der untersuchten Kultur. Es handelt sich also nicht um botanische Untersuchungen, die mit ein paar Bemerkungen zum einheimischen Gebrauch unterfüttert werden, sondern in der Ethnobotanik geht es im Wesentlichen darum zu verstehen, wie andere Völker die Pflanzen benennen und taxonomisch einordnen; wie sie diese gebrauchen und bewerten. Das zentrale Anliegen der Ethnobotanik (wie auch der Ethnopharmakologie oder Ethnomedizin) besteht darin, das Weltbild der anderen zu begreifen und korrekt darzustellen – und *nicht* darum, ob deren

298 Diese Studiengänge werden bislang noch nicht an Universitäten gelehrt. Interessierte sind daher gefordert, sich die entsprechenden botanischen, pharmakologischen und medizinischen Kenntnisse selbst anzueignen.

kognitive Konzepte, an unseren westlichen Standards und Erkenntnissen gemessen, richtig oder falsch sind. Andere Völker, andere botanische Klassifikationen. Ethnobotanik beginnt daher nicht mit dem Studium der Botanik, sondern mit dem Erlernen der nativen Sprache, um deren Taxonomie der Pflanzenwelt linguistisch korrekt erfassen zu können.

Ethnobotanische Produkte

Die pharmazeutische Industrie verdankt viele erfolgreiche Arzneimittel zu einem wesentlichen Teil der Kenntnis indianischer Völker um die medizinische Wirksamkeit von Pflanzen und Giften. Ohne deren Wissensschatz wären viele Medikamente, wie zum Beispiel Curare (zur lokalen Muskelentspannung bei Operationen), Chinin (das wirksamste Mittel bei Malaria), Echinacin (**Sonnenhut**, zur Stärkung der Abwehrkräfte), **Kokain**derivate (als Betäubungsmittel in der Zahnmedizin), Papain (zur Unterstützung der Verdauung), nicht auf dem Markt! Dennoch halten in unserer wettbewerbs- und gewinnorientierten Gesellschaft die Urheber- und Patentrechte[299] nicht diejenigen, denen sie zu verdanken sind, sondern die Stärkeren ... Ebenso wird die Leistung von Pionieren oft wenig gewürdigt. Wer zum Beispiel weiß, dass Rob Montgomery der erste war, der in Nordkalifornien einen ethnobotanischen Handel *Off the Jungle!* aufbaute und damit einen Wirtschaftszweig begründete, der heute in aller Welt Nachfolger und Nachahmer fand?

Literatur

ALEXIADES, Miguel N. und Jennie Wood SHELDON
1996 *Selected Guidelines for Ethnobotanical Research: A Field Manual*, New York: The New York Botanical Garden.

BALICK, Michael J. und Paul Alan COX
1996 *Plants, People, and Culture: The Science of Ethnobotany*, New York: Scientific American Library.

BRØNDEGAARD, V. J.
1985 *Ethnobotanik*, Berlin: Mensch und Leben.

CORRIGAN, Desmond
1981 »*Irish Ethnobotany* by Michael Moloney – an early contribution to the concept of ethnopharmacology«, *Journal of Ethnopharmacology* 4: 343–345.

MONTGOMERY, Rob
1989 »Ethnobotanical Research Field Kit«, *Whole Earth Review*, Herbst 1989: 30–31.
1991 *Botanical Preservation Corps Field Training Manual*, Sebastopol, CA: BPC.

PRANCE, Ghillian T.
1991 »What is Ethnobotany Today?«, *Journal of Ethnopharmacology* 32: 209–216.

SCHULTES, Richard E.
1965 »Ein halbes Jahrhundert Ethnobotanik amerikanischer Halluzinogene«, *Planta Medica* 13: 125–157.
1967 »The Place of Ethnobotany in the Ethnopharmacologic Search for Psychotomimetic Drugs«, in: Daniel H. EFRON (Hg.), *Ethnopharmacologic Search for Psychoactive Drugs*, Washington, D.C.: U.S. Dept. of Health, Education, and Welfare, S. 33–57.

SCHULTES, Richard E. und Siri VON REIS (Hg.)
1995 *Ethnobotany: Evolution of a Discipline*, Portland, Oregon: Dioscorides Press.

Exkremente

»Fäkalien vertreiben die bösen Geister ... Von Kot träumen bedeutet Glück oder Reichtum.« (EBERHARD 1983: 162*)

Andere Namen

A'a, Dung, Dung-rus, Dyncg, Dynga (schwed.), Kacke, Kaka, Kot, Koth, Merde (frz.) Mierda (span.), Mi, Pedung, Poo, Scheiße, Shit (engl.), Ta', Ta-pien (chin.), Unrat

Exkremente zählen zu den grenzwertigen und in der Regel als pervers betrachteten »Liebesmitteln«; allein schon die Erwähnung in diesem Zusammenhang löst Abscheu und Ekel aus. Dennoch haben Exkremente auch einen heimlichen und unheimlichen Reiz, der in der Entwicklung vom Kleinkind zum Erwachsenen begründet liegt.

Die Erziehung zur Reinlichkeit gehört im Leben eines jeden Menschen zur ersten, (mehr oder weniger) problematischen Konfrontation mit kulturellen Werten. Kleinkinder durchlaufen ein Stadium, in welchem sie auf ihr erstes selbst gemachtes Produkt stolz sind, bis sie lernen, dass dieses »große Geschäft« für andere abstoßend und nur auf dem Töpfchen oder im stillen Örtchen gelitten ist.

Unbestritten beschert der Akt der Defäkation (des Kotentleerens) Befreiung und Erleichterung. Aus einer ungewohnt neutralen Warte der Beobachtung natürlicher Prozesse betrachtet, gleitet die Kotstange, im Schleimbeutel verpackt, durch den Anus wie eine Schlange aus ihrem Erdloch. Auf viele wirkt dieser Vorgang ekelerregend, auf andere erotisch erregend. Auch am Gestank, Geruch oder Duft scheiden sich die Geister und Begriffe.[300]

299 In diesem Zusammenhang ist der unerhörte Patentstreit um **Ayahuasca** zu erwähnen, eine komplizierte ethnopharmakologische Zubereitung, die von Indianern im Amazonasgebiet entdeckt wurde und dort seit Jahrhunderten, wenn nicht gar Jahrtausenden als psychoaktives Heilmittel im Gebrauch ist. Wenn sich Firmen die Patentrechte sichern, kann dies nur als überaus unverfroren und unethisch bezeichnet werden!

300 »Unter der Gürtellinie« nannte der Verleger Werner Pieper eine Reihe von Büchern zu Themen wie Scheiße und Popel. *Das Scheiss Buch* war bei Medien und Lesern ungemein erfolgreich und erzielte hohe Auflagen. Es ist eine Fundgrube von wissenswerten, interessanten, witzigen, abwegigen und nahe liegenden Aspekten zum Thema.

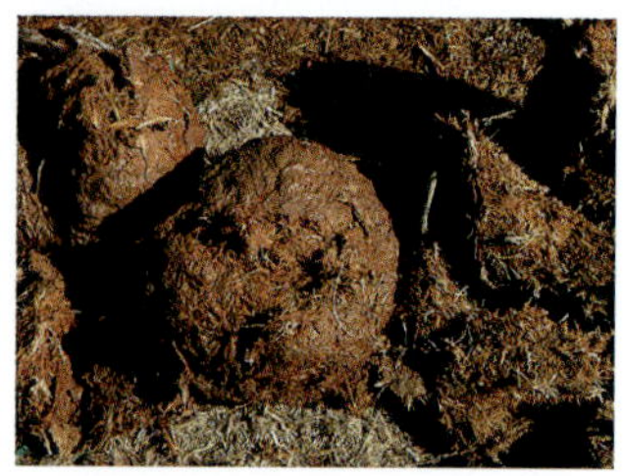

Elefantendung. Die riesigen, zellulosehaltigen Exkremente des größten rezenten Landsäugetiers sind ein prächtiger Nährboden für dungliebende Pilze, die Psilocybin ausbilden. (Therai, Nepal, 1998)

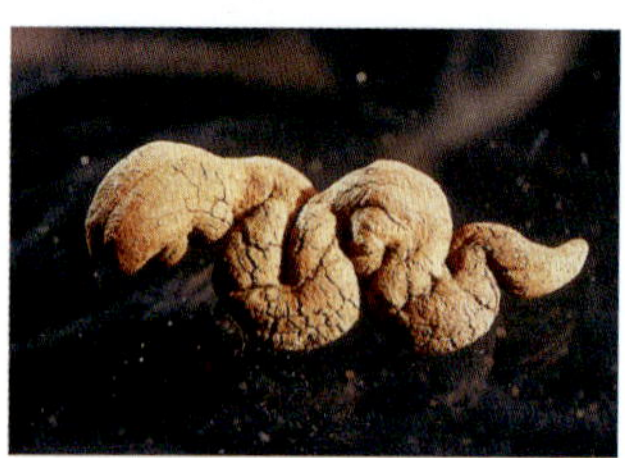

Coprolith, versteinertes Exkrement (wahrscheinlich von einer Schildkröte); es dient je nach Gestalt als Amulett oder »Medizin«. Darin zeigt sich die Schlangenkraft. (Oligozän, Tertiär; Oregon, USA)

Kulturgeschichtliche Bedeutung

In Kulturen, die ein zyklisches Weltbild teilen (oder teilten), besteht ein geheiligter Zusammenhang zwischen Leben und Tod, Ernährung und Ausscheidung. Alles wird als sich permanent vollziehender Prozess von Entstehung, Werden, Transformation und Vergehen betrachtet und nicht in Kategorien von Gut und Böse geteilt. Krankheit und Tod gehören zum Leben. Die Exkremente düngen den Boden und bieten neuem Leben Nährstoffe. Daher wird das, was oben hineinkommt, nicht zwangsläufig als besser, richtiger, wertvoller angesehen als das, was unten wieder herauskommt.[301]

Ethnomedizinischer Gebrauch

In Tibet kennt man Mani, den Edelstein, die kristallisierte Erleuchtung. Mani ist auch der Name für die edelste Medizin, »die Pillen aus den Excrementen der grossen Lama« (Laufer 1991: 79); *Mani ril bu*, »kostbare Pillen«, werden sie genannt (Bourke 1913: 44f.).

Der Dalai-Lama-Kot wurde sogar pharmakognostisch untersucht mit dem Ergebnis, dass »gar nichts besonders Auffälliges daran« zu finden war (in Bourke 1913: 44f.). »Es gibt Menschen, von denen man schon zu Lebzeiten weiss, dass sie mit *hpel gdung* begabt sind; diese Bevorzugten sind der Dalai Lama und der Pan chen rinpoche, und deren Exkremente benutzt man deshalb als Heilmittel. Die erste Nachricht von der medikamentösen Verwendung der heiligen Exkremente stammt nach Köppen von Tavernier aus dem 17. Jahrhundert (...) Hakmann berichtet, dass die Exkremente der beiden höchsten tibetischen Priester als Pillen, mit **Moschus** oder **Gold** überzogen, vielfache Anwendung in Krankheiten fanden. (...) Die Herstellung der Pillen geschieht unter bedeutungsvollen religiösen Ceremonieen (...). Sieben Tage vor Beginn der Feier dürfen der Lama und die anderen Geistlichen, die sich daran beteiligen, kein **Fleisch**, keine Spirituosen [**Alkohol**], keinen **Knoblauch**, keinen **Tabak** noch anderes von irgendwelchem Geruch genießen. Die Pillen werden von dem Lama gemacht, der sich zu diesem Behufe den Kopf glatt rasieren lässt. Er zerreibt geröstetes Korn zu feinem Mehl, macht daraus mit reinem Mehl einen Teig, aus dem er die Pillen formt; diese erhalten dann noch eine rote Färbung. Es folgen die Ceremonien und Gebete, die von *Thugs rje chen po* die Übertragung seiner Kraft auf die Pillen erflehen« (Laufer 1991: 68f.).

Seltsamerweise verschweigen Literatur und tibetische Würdenträger den medizinischen Sinn und Nutzen dieser hochgelobten Manipillen, und auch in der Literatur zur tibetischen Medizin wird ihre Existenz meistens ausgespart. Offenbar handelt es sich bei den Manipillen um ein zölibatär gezeugtes, religiöses Aphrodisiakum, das auch Zwecken der Berauschung diente: »Die Anhänger des Großlamas in Tibet benutzten (...) seinen getrockneten Kot wie Schnupftabak« (Bourke 1913: 189).

Die altägyptische Verehrung des Skarabäus ähnelte dem Manipillendrehfest tibetischer Lamas. Das göttliche Insekt ist ein irisierend bunter Mistkäfer, ein Pillendreher, der Exkremente zu Kugeln rollt. Im leuchtenden Panzer des Mistkäfers sahen die Pharaonen und ihre Untertanen das Licht der Sonne; die perfekt rund gerollten Kugeln waren Abbild des Lichtgestirns. Diese Symbolik hat auch einen agrikulturellen Hintergrund in einem Wüstenland wie Ägypten, wo nur der schmale, mit Nilschlamm und tierischen Exkrementen gedüngte Streifen zum Ackerbau taugt.

Zu den beliebtesten altägyptischen Drogen zählten die der »Dreckapotheke«, das heißt die medizinische Verwendung aller erdenklichen Ausscheidungen: »Kot von Mensch und Tier« (Westendorf 1992: 272*). Besonders beliebt war der Kot des Esels, aber auch jener der Ameise. »Allein der Papyrus Ebers gibt uns Kunde von nicht weniger als 55 Rezepten, die mit menschlichen Ausscheidungen zu tun haben« (Stetter 1990: 121). Daneben wurde der **Urin** zahlreicher Tiere verwendet. Letztlich ist jede Form von Materie medizinisch wertvoll und nutzbar.

Auch die Griechen verwendeten Kot und Urin vom Menschen in ihren Heilmitteln. In unserer eigenen Vergangenheit gehörten Exkremente zum Arzneischatz der so genannten Dreckapotheke.

Zahlreiche Tierexkremente wurden als Aphrodisiaka und Zutaten zu **Liebestränken** verwendet (Bourke 1913: 189ff.): jene von **Elefanten**, vom **Hasen** (Hasenkötel), von **Krokodilen**, von **Leoparden**, von Fledermäusen (vgl. **Mumeo**), von **Vögeln** (insbesondere von **Tauben**) und häufig von Mäusen (Mäusekötel).

Fäkalgerüche

Manche Pflanzen und Tiere (**Ziege**) sondern einen geradezu sprichwörtlich unangenehmen Geruch ab. Den aus speziellen Drüsen verspritzten Pestilenzgestank nutzen Tiere, wie das Skunk (Stinktier), zur Verteidigung. Andere setzen ihn als Lockstoff ein, wie der Moschushirsch und die Zibetkatze. **Moschus**, **Zibet** und **Bibergeil** sind begehrte olfaktorische Grundsubstanzen der Par-

301 Wer Heiler aus Naturvölkern beobachtet, die interessiert Urin oder Kot ihrer Patienten betrachten, ja sogar fühlen oder schmecken (!), registriert erstaunt, welcher kostbare Diagnosewert diesen menschlichen Restprodukten zukommt. Auf etwas distanziertere und weniger drastische Weise trifft das auch auf Stuhl- und Urinuntersuchungen in westlichen Labors zu.

Eine Pille gegen »erloschene Mannheit«
(Impotenz)

»Hiergegen wird der Mäusekoth gerühmt. Weickard und Plater haben folgende Pillen: Nimm Senffsaamen 1. Quintlein [vgl. **Senf**], Mäusekoth, **Pfeffer**, jedes ein halbes Quintlein, **Spanische Fliegen** (denen doch zuvor die Flügel abgerissen), 5. Stück, mache mit Gummi Tragant in **Rose**nwasser zerlassene Pillen davon« (PAULLINI 1734: 157*).

fümindustrie. Sie werden zu Wohlgerüchen komponiert, stinken einzeln und konzentriert jedoch äußerst abstoßend (siehe auch Seite 25). Fäkalartig riechen auch manche Nahrungsmittel, wie zum Beispiel einige Käsesorten, **Pilze** (Stinkmorchel, siehe **Morchel**) oder Innereien. Manche zählen auch Kohl, **Zwiebel**n, Lauch und **Knoblauch** zur Geruchsnote »jaucheartig«. Dem einen verschlägt der Geruch den Appetit und signalisiert »Abstand halten!«, andere hingegen gelüstet es nach der stinkenden Speise, wie etwa nach **Durian**, der Stinkfrucht.

Exkremente in der Pornografie

Was das Blut für den Vampir ist, sind Exkremente für (tierische und menschliche) Koprophagen: begehrte Nahrung, Ambrosia! Dem einen **Teufelsdreck**, dem anderen Götterspeise, Theobroma, **Kakao**, Schokolade. Sekt und Kaviar, Champagner und Schokolade sind in der Pornoindustrie Decknamen für Videos, bei denen Urin und Kot und die entsprechenden Tätigkeiten in die Sexpraktiken »besonderer Liebhaber« integriert sind.

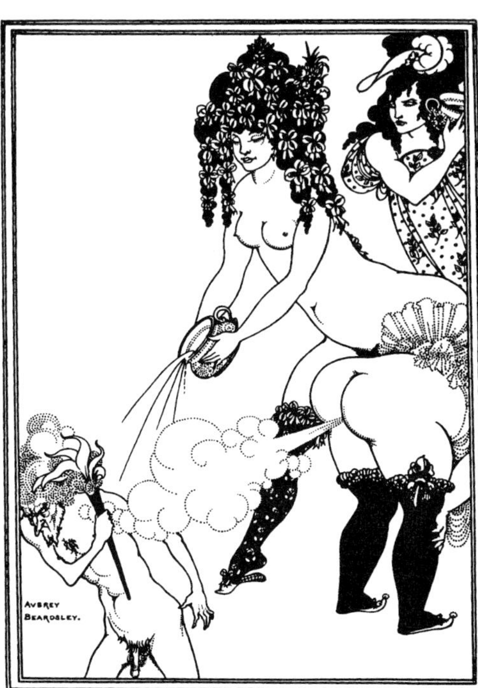

Aubrey Beardsley (1872–1898), Buchillustration, *Lysistrata Defending the Acropolis*, Druckgrafik, 1896.

Marquis de Sade (1740–1814) beschrieb in seinem Buch *Die 120 Tage von Sodom*, wie sich geile Herren ihre Schokolade servieren ließen. Sie mästeten ihre Sexsklaven mit einer Diät, die ihnen wohlmundende Exkremente bescherte. An dieser Art von Aphrodisiaka berauschten sie sich in ihrem erotischen Mahl.

Literatur

BOURKE, John Gregory
1913 *Der Unrat in Sitte, Brauch, Glauben und Gewohnheitrecht der Völker*, mit einem Geleitwort von Sigmund FREUD, Leipzig: Ethnologischer Verlag.

DE SADE, Marquis
1974 *Die hundertzwanzig Tage von Sodom*, Frankfurt/M.: Fischer. München: Orbis, Reprint 1999 auf der Basis der Ausgabe von 1905.

LAUFER, Heinrich
1991 *Tibetische Medizin*, Ulm: Fabri Verlag (Reprint von 1900: *Beiträge zur Kenntnis der Tibetischen Medizin*).

MUTH, Robert
1954 *Träger der Lebenskraft: Ausscheidungen des Organismus im Volksglauben der Antike*, Wien: Rudolf M. Rohrer Verlag.

PIEPER, Werner
1987 *Das Scheiss Buch. Entstehung, Nutzung, Entsorgung menschlicher Fäkalien*, Löhrbach: Der Grüne Zweig.

STETTER, Cornelius
1990 *Denn es steht seit Ewigkeiten geschrieben: Die geheime Medizin der Pharaonen*, München: Quintessenz.

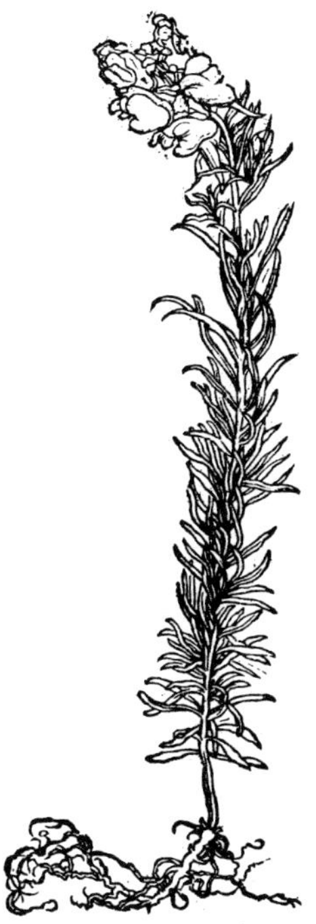
»Scheißkraut« oder Lynkraut (botanisch nicht genau bestimmbar, vielleicht Leinkraut). Warum das Gewächs diesen Fäkalnamen hat, ist ungewiss. Vielleicht ist es ein Abführmittel, eben ein Scheißkraut ... (Holzschnitt aus BRUNFELS 1532*)

F

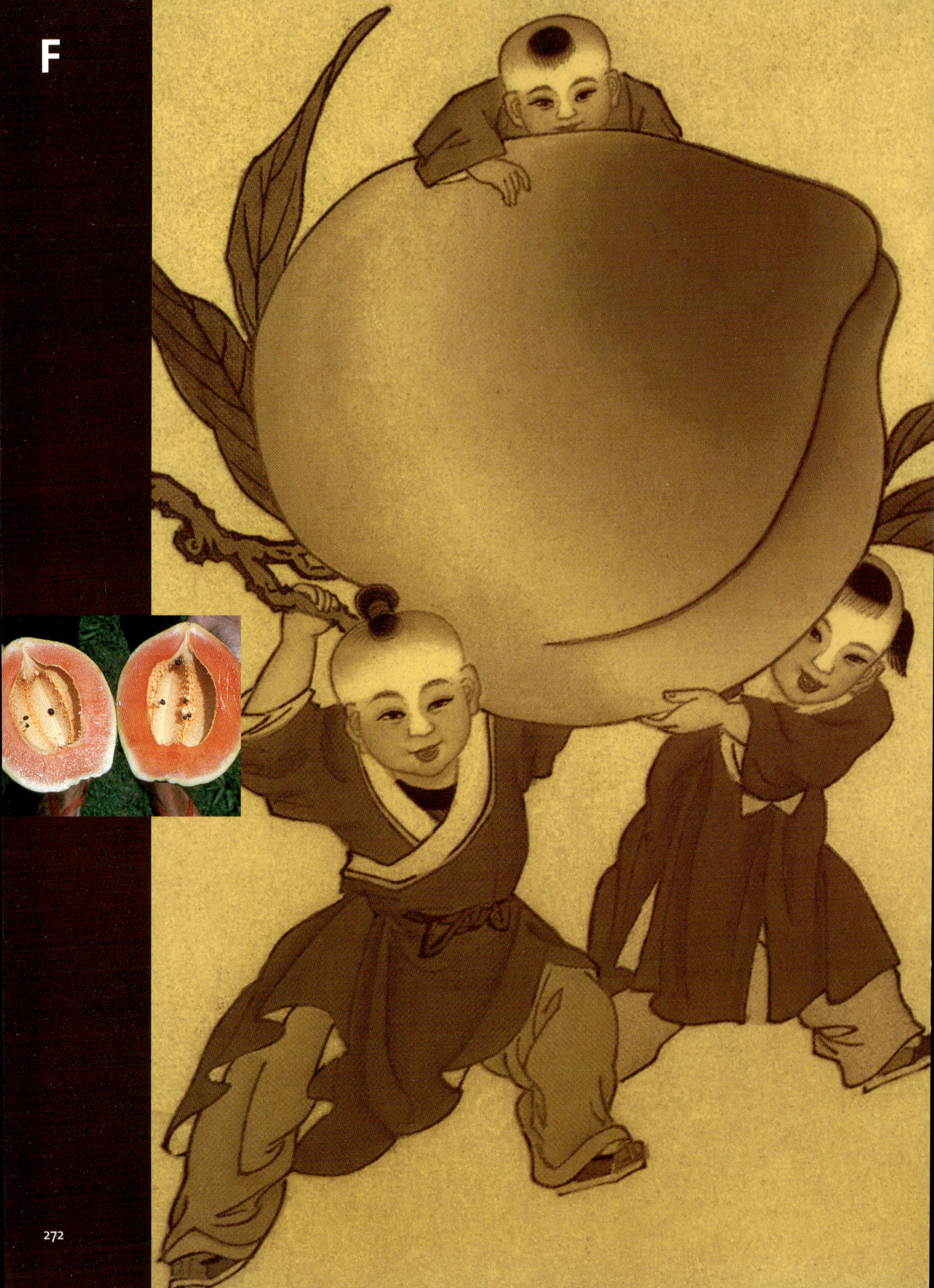

Fächerlilie

Boöphone disticha (L. f.) HERBERT, Amaryllidaceae (Liliengewächse)
syn. *Buphane disticha* HERBERT, *Buphane toxicaria* THUN., *Brunsvigia toxicaria* KER-GAWLER, *Haemanthus toxicarius* AITON, *Haemanthus lemairei* (L.) HERBERT, *Amaryllis disticha* L., *Boöphone fischeri* BAKER

Andere Namen

Bate (Zulu), Boöphone, Boophone, Bufane, Bulb, Bushman poison bulb (engl.), Buphane, Buphone, Candelabra flower, Cape poison bulb, Chikoamene, Ehikihala (Nyanyeka), Gifbol (»Giftzwiebel«), Giftzwiebel, Inkotha (Zulu), Inkwadi (Xhosa), Ladui (Nguni), Leshoma, Lunteunteu (Tabwa), Luteota (Luba), Malgif (Burenname, »Verrücktgift«, »Tollgift«), Mba dia tseke (Jaka), Motlatsia (Sotho), Muwandwe (Schona), Rindmörder, Tumble-weed (engl.), Veld fan, Wind ball

Die schöne Fächerlilie, ein Amaryllis-Zwiebelgewächs, das in Süd- und Ostafrika verbreitet ist, zählt zu den exotischen Liebesmitteln mit einer eher zweifelhaften und ambivalenten aphrodisischen Reputation. Die Pflanze ist ethnomedizinisch von Bedeutung und wird als Rauschmittel mit alkoholartiger Wirkung sowie als Halluzinogen, Initiationsdroge, Zaubermittel und Aphrodisiakum verwendet.

Gebrauch

In Moçambique (Ostafrika) mazeriert man Stücke der Pflanzenzwiebel über Nacht in Wasser und trinkt dies zur Stärkung der Potenz (NEUWINGER 1998: 9*).

Die Zwiebel wird volksmedizinisch innerlich gegen Hysterie und bei Schlaflosigkeit eingenommen (RAUWALD und KOBER 1992: 528), aber auch zur Herstellung von Pfeilgiften sowie für (rituelle) Selbstmorde verwendet (LEWIN 1912). Sie spielt auch in den geheimen Initiationszeremonien der südafrikanischen Basuto eine Rolle. Die Initianden essen die zerquetschte Zwiebel mit anderen Ingredienzien (früher mit dem getrockneten Fleisch eines getöteten Feindes), um in Kontakt mit den Ahnen zu kommen: »Die Medizin macht die Initianden trunken wie große Mengen **Alkohol**. Tritt die Rauschwirkung ein, so deutet man dies als Zeichen, dass nun der Geist der Mannbarkeit in den Initianden gefahren ist« (NEUWINGER 1998: 12*). In der ethnografischen und ethnopharmakologischen Literatur sind mehrere einheimische Berichte zur eindeutig halluzinogenen Wirkung erfasst (NEUWINGER und MELS 1997).

»Das Zwiebel-Dekokt wird als Trank oder Klistier bei Beschwerden des Magen-Darm-Bereichs, allgemeiner Schwäche und als Mittel zur Geistervertreibung verwendet. Ein Zwiebelaufguss gilt als Rauschmittel und Halluzinogen« (NEUWINGER 1998: 9*).

Die Vergiftungserscheinungen klingen wenig erotisch oder aphrodisisch-stimulierend.

Das Vergiftungsbild der Fächerlilienextrakte am Menschen:

- schnell eintretende starke Bewegungsstörungen, Schwindel, Verwirrtheitsgefühle, optische Halluzinationen
- vermindertes Sehvermögen, weit geöffnete Pupillen
- Rededrang oder aber völlige Ruhe und Depression
- Stupor
- tiefe Bewusstlosigkeit, Koma
- Tod durch Atemlähmung frühestens nach einer halben Stunde oder völlige Wiederherstellung (NEUWINGER 1998: 13*).

Inhaltsstoffe

In der frischen *Boophane*-Zwiebel sind 0,31% Alkaloide (Buphanidrin, Undulatin, Buphanisin, Buphanamin, Nerbowdin, Lycorin) mit der gleichen Bioaktivität wie die Tropanalkaloide des **Stechapfels** (*Datura*) vorhanden (HAUTH und STAUFFACHER 1961, RAUWALD und KOBER 1992: 527, TUTIN 1912, ROTH et al. 1994: 179*). Lycorin hat pharmakologisch ähnliche Wirkung wie **Apomorphin** (NEUWINGER 1998: 14*).

Bezugsquellen

Die Fächerlilie wird manchmal im Kakteen- und Sukkulentenhandel angeboten.

Literatur

HAUTH, H. und D. STAUFFACHER
1961 »Die Alkaloide von *Buphane disticha* (L. f.) Herb.«, *Helvetica Chimica Acta* 44: 491–502.

LEWIN, Luis
1912 »Untersuchungen über *Buphane disticha (Haemanthus toxicarius)*«, *Archiv für experimentelle Pathologie und Pharmakologie* 68: 333–340.

NEUWINGER, Hans Dieter und Dietrich MELS
1997 »*Boöphane disticha* – Eine halluzinogene Pflanze Afrikas«, *Deutsche Apotheker-Zeitung* 137(14).

RAUWALD, Hans-W. und Martin KOBER
1992 »Boophane«, in: *Hagers Handbuch der pharmazeutischen Praxis*, Berlin usw.: Springer, Bd. 4: 526–528.

TUTIN, F.
1912 »Über die Bestandteile von Buphane disticha«, *Archiv für experimentelle Pathologie und Pharmakologie* 69: 314.

»In Mozambik setzt man die Zwiebel zur Steigerung der sexuellen Potenz ein (...)
Die ganze Pflanze nahe dem Haus angepflanzt gilt in Zimbabwe als Glückszauber und zur Abwehr schlechter Träume.« (NEUWINGER 1998: 9*)

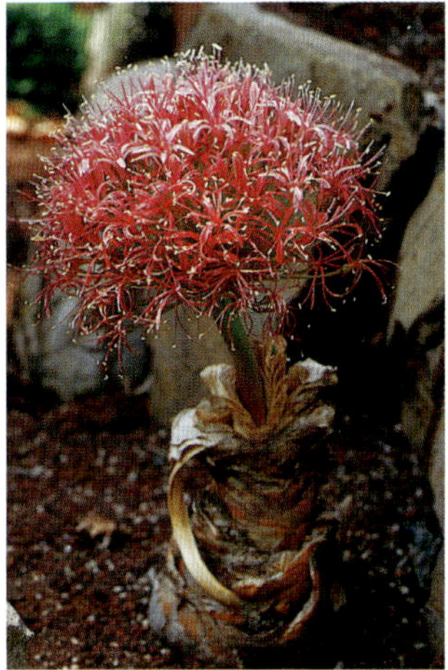

Die Fächerlilie *(Boöphone disticha)* ist in Südafrika verbreitet. Ihre Zwiebel gilt als Aphrodisiakum.

Lycorin

»Diese ursprünglich in Ägypten einheimische Farbpflanze sei hier nur wegen ihres Geschmackes erwähnt, der durchaus dem Geschmack des Vaginalsekretes gleichkommt.« (AIGREMONT 1987: II 19*)

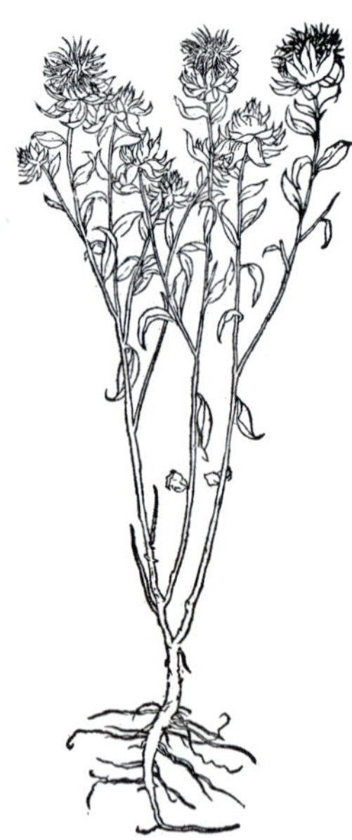

»Wylder Saffron«, die Färberdistel *(Carthamus tinctorius)*. (Holzschnitt aus BRUNFELS 1532*)

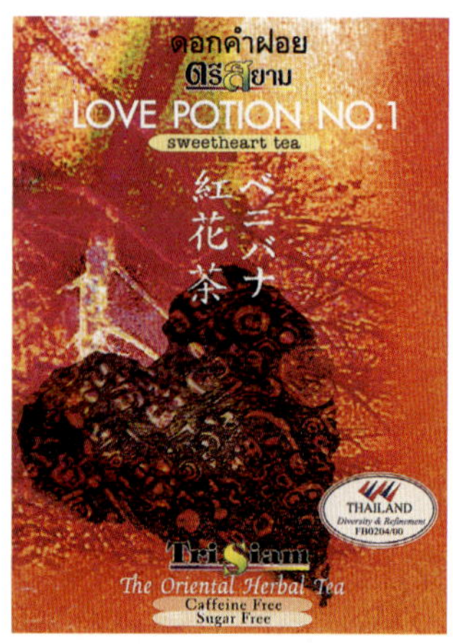

Der thailändische Kräutertee aus den Blüten der Färberdistel (*Carthamus tinctorius*) wird als *Love potion No. 1*, als »Liebestrank Nr. 1«, angepriesen. (Verpackung, Chiang Mai, Thailand, 2002)

Färberdistel

Carthamus tinctorius L., Compositae, Asteraceae (Korbblütler)

Andere Namen

Bastard saffron (engl.), Deutscher Safran, Färbedistel, Färbersaflor, Gartensafran, Khamfoi (Thai), Kusum (nep.), Kusum fal (nep.), Safflower (engl.), Saflor (dt.), Tibetan safflower, Wild saffron, Wilder Safran, Wylder Saffron

Gewürzliebhaber, aufgepasst: Hinter der englischen Bezeichnung Safflower verbirgt sich falscher **Safran**. Als Liebesmittel aber soll er besonders wirksam sein; in Thailand gilt er gar als »Love potion No. 1«. Möglicherweise verdankt die Färberdistel ihren Ruf als Aphrodisiakum und **Liebestrank** ihrer Verwechslung mit **Safran**, der eine nachweisbar psychoaktive Wirkung hat, die sich auch erotisch äußern kann.

Gebrauch

Im Himalaya ist die Färberdistel ein tantrischer und brahmanischer Räucherstoff. In diesem Kontext heißen die Blütenblätter *kusam dhup* und werden meist als Zusatz zu anderem **Räucherwerk** verwendet (MÜLLER-EBELING et al. 2000: 151*).

Die Färberdistel verdankt ihren Namen ihrer kulturellen Nutzung als natürliches Färbemittel[302]. Ihre orangeroten Blütenblätter liefern ein sattes Gelb (besonders beim Färben von Wolle). Diese Farbe ist in Asien unter der irreführenden Bezeichnung *Tibetan red*, »Tibetisch Rot«, verbreitet (MYERS 1990: 15).

Irreführend ist auch, dass die orangefarbenen Blütenblätter gerne als Safranersatz benutzt und meist als »echter **Safran**« verkauft werden – obgleich beide Pflanzen ganz unterschiedlich aussehen (wie so oft beim internationalen Handel exotischer Pflanzenprodukte verschwimmen die Stammpflanzen zu einer unbekannten Chimäre).

Die Blütenpflanze dient auch zum Färben von Nahrungsmitteln (**Latwergen**), **Eiern**, **Speisen**, **Kräutertees**, **Gewürzmischungen** und alkoholischen Getränken wie **Bier**. Nicht jedes Bier, das im alten Ägypten getrunken wurde, war mit der berauschenden **Alraune** versetzt. Alraunenbier war in erster Linie ein Ritual- und Festbier. Ein Alltagsgetränk sollte eher erfrischen. Deshalb benutzten die Ägypter die gelben Blüten der Färberdistel als Bierzusatz; sie verliehen dem Bier eine schöne Farbe.

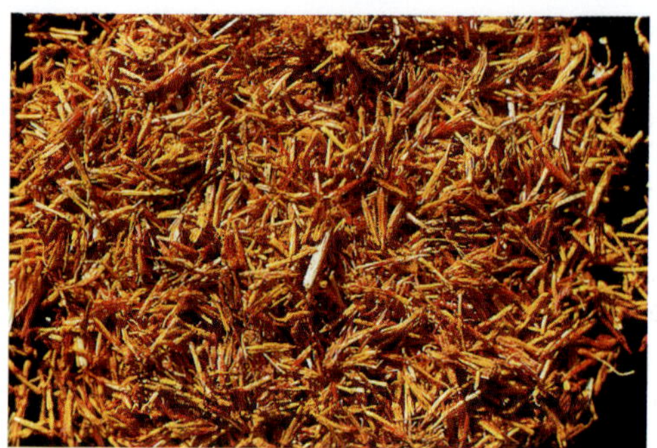

Der falsche Safran, die Blütenblätter der Färberdistel *(Carthamus tinctorius)*, auch Saflor genannt, die schon früher als Fälschung des kostbaren Safrans *(Crocus sativus)* verwendet wurde.

Ein Blütentee als Waschung hat lindernde Wirkung auf Hautreizungen (Quaddeln), die durch die Berührung mit Giftpflanzen (**Sumach**) entstehen (STARK 1984: 154*).

Inhaltsstoff

In den Blütenblättern ist der Farbstoff Carthamin enthalten, ein pflanzliches Pigment. Psychoaktive oder aphrodisische Wirkstoffe sind unbekannt.

Literatur

MYERS, Diana K.
1990 »Dyeing in the Himalayas«, in: *Dyes From Nature*, Brooklyn Garden Record, Bd. 46, Nr. 2, S. 10–15.

Feigen

Ficus carica L., Moraceae (Maulbeergewächse)

Andere Namen

Caprificus (lat.), *dʒb* (altägypt.), Feigenbaum, Feig'n, Ficus (lat.), Fig, Higo, Knti (altägypt.), Sykon (griech.), Tīn (arab.), Tragos (griech. »Bock«)

Als Zeichen der erwachenden Scham des Urmenschenpaares Adam und Eva erlangte das Feigenblatt in der biblischen Schöpfungsgeschichte Bedeutung.[303] Die Früchte des Feigenbaums erinnern aufgrund ihrer Form, Größe und Beschaffenheit an Hoden.

302 Zur Gewinnung eines Färbemittels wird die Färberdistel oft mit **Myrobalanen** und Soda oder **Alaun** kombiniert.

303 »Die Motive der Schambedeckung und der Luststeigerung durch das Schlagen mit Feigenzweigen liegen nicht so weit auseinander, wie es auf den ersten Blick hin den Anschein hat. Wenn (...) die Urscham aus der menschlichen Erkenntnis erklärt wurde, dass die verlorene Fortdauer des Lebens durch Fortsetzung des Lebens wieder zu gewinnen sei, so liegt ein tiefer Sinn darin, dass das Mittel zur Verhüllung zugleich das Mittel zur Lustekstase ist, die nach Verlust des paradiesischen Zustandes allein die Fortdauer des Lebens bewirkt« (GOETZ 1965: 32).

Kulturgeschichtliche Bedeutung

Der Feigenbaum, der nahe verwandt ist mit der **Sykomore**, gehört zu den ältesten Kulturpflanzen der Menschheit und lässt sich archäologisch schon in Jericho (um 7000 v. u. Z.) nachweisen. Die Feige ist der erste in der Bibel erwähnte Fruchtbaum. Gemäß jüdischen Bibelkommentatoren war der Baum der Erkenntnis ein Feigenbaum (vgl. **Apfel**). Laut dem Talmud waren Feigen die erste Nahrung des Menschen; sie gehörten allerdings auch zu den wichtigen Opfergaben der »Götzenanbeter« im benachbarten Ägypten. **Wein** und Feigen waren von großer (miteinander verwandter) symbolischer und ritueller Bedeutung. Flavius Josephus nannte die Feige den »König aller Obstbäume«; sie galt als die »Schwester des Weinstocks« (HIPPONAX).

Auch im Islam hatte der Feigenbaum eine Beziehung zum Paradies: »Der Prophet hat der Überlieferung zufolge gesagt. ›Wenn ihr sagt, dass irgendeine Frucht aus dem Paradiese kommt, dann müsst ihr die Feige erwähnen, denn (...) sie ist die Frucht des Paradieses. So esset davon, denn sie ist hilfreich gegen Hämorrhoiden[304] und auch gegen Gicht‹« (MOINUDDIN 1984: 93*).

Im antiken Griechenland galt die Feige als Geschenk der Erdmutter Demeter. Nach einer anderen Sage wurde sie von Dionysos entdeckt. Der Feigenbaum ist denn auch ein Baum des Dionysos und des Priapos[305], da er eine »schwellende Frucht mit dem saftigen blutroten Fleische« trägt. Dionysos hieß in Lakonien Sykires, von *sykon*, die Feige. Aus dem Holz des Feigenbaums wurden Phallen geschnitzt (griech. *kráde*, »Feigenzweig«), die bei Prozessionen zu Ehren des Dionysos oder Priapos umhergetragen wurden (GIANI 1994: 111*): »In der früheren Zeit wurde das traditionelle Dionysosfest in volkstümlicher Art mit einer Prozession begangen. Erst kam ein großer Weinkrug und ein Zweig mit Trauben; dann zog einer den **Bock** hinter sich her; ein anderer der Teilnehmer trug einen Korb mit Feigen, und am Ende von allem kam der Phallos« (PLUTARCH, *De cupiditate divitiarum* 8 p.527D).

Plutarch erkannte im Feigenblatt eine »gewisse Ähnlichkeit mit dem männlichen Glied«. Der Feigenbaum wurde mit dem lüsternen **Bock** und den Satyrn assoziiert. In Messenien (im Südwestpeloponnes wurde er *tragos*, »der Bock«, genannt; in Rom hieß der wild wachsende Feigenbaum *caprificus*, von *caper*, »Bock«.

Der ithyphallische und apotropäische Fruchtbarkeitsgott Priapos ging sogar aus dem Feigenbaum hervor:

Die Feige hatte immer eine obszöne Konnotation. Von außen erinnert sie an einen Hodensack; geöffnet sieht sie wie eine erregte Vulva aus.

In Rom wurden verschiedene Feigenbäume verehrt; einer dieser Bäume wuchs vor dem Tempel des Saturn, ein anderer, dem Mars geweiht, auf dem Forum Romanum. Der Feigenbaum war ein *arbor felix*, ein »glücklicher Baum«, und stand im Ruf, vor Blitzen zu schützen. Da man sich in Rom ständig vom Zorn des Blitzeschleuderers Jupiter bedroht fühlte, wurden viele Feigen angepflanzt. Ebenso galt der Feigenbaum als ein Phallussymbol. Man erkannte in seinem Milchsaft (Latex) das Sperma des Gottes Mars. Der römische Mars war nicht nur ein Kriegsgott (wie der griechische Ares), sondern ein Beschützer der Bauern und ursprünglich sogar ein Gott der blühenden Natur – ein Krieger, kein Soldat! Geboren wurde er von Juno, auch Caprotina genannt, die sich auf mystische Weise mit einer wunderbaren Blume vereinigt hatte. In der Feige wurde er als Gott des Wiederauflebens im Frühling verehrt. Bei seinem Fest im März feierte man das Aufsteigen der Säfte. Daher erklärt sich auch die Sitte, vor der Aussaat in die Furchen des frisch gepflügten Ackers ein paar Feigen zu legen, sozusagen als Garant für erhoffte Fruchtbarkeit.

Über die phallischen Feigenbaummysterien des Dionysos berichtete Clemens von Alexandrien, einer der Kirchenväter, entsetzt: »Eine Weltschande sind aber schon die dem Dionysos geweihten Wettkämpfe und Phalloi, die das ganze Leben in schlimmer Weise verheert haben. Wie nämlich Dionysos in den Hades hinabsteigen wollte und den Weg nicht wusste, verspricht ihm jemand namens Prosymnos den Weg zu zeigen, aber nicht umsonst; der verlangte Lohn war aber nichts Schönes, aber dem Dionysos war er recht. Es war Gewährung von Liebesgenuss, der Lohn, der von Dionysos verlangt wurde. (...) Er erfuhr den Weg und ging fort; dann kehrte er wieder zurück aber den Prosymnos trifft er nicht mehr; denn er war gestorben.

Voll Verlangen, seinem Liebhaber das eidliche Versprechen zu halten, eilt Dionysos zum Grabe und entbrennt von Begierde. Er schneidet nun den Ast eines Feigenbaums, der gerade zur Hand war, ab, schnitzt ihn zu, dass er einem männlichen Glied ähnlich war, und setzte sich auf den Ast, um dem Toten sein Versprechen zu halten. Als ein mystisches Denkmal an dies Vorkommnis werden dem Dionysos in den Städten Phalloi aufgestellt. ›Denn wenn es nicht Dionysos wäre, dem

»Die römischen Frauen wurden an den Luperkalien [›Wolfsmysterien‹; Reinigungs- und Fruchtbarkeitsfest zu Ehren des Faunus] unter diesem Feigenbaum mit dem Riemen des Bockes geschlagen, um erotisch erregt und fruchtbar zu werden [Flagellation; vgl. **Brennnessel**]. So singt Ovid von dem hageren **Bock**, der den *penis* bedeutet, und von der Feige, der *vulva*. Ficus, Feige, ist wie das griechische *sykon* eine Bezeichnung des weiblichen Gliedes.« (AIGREMONT 1987: I 75f.*)

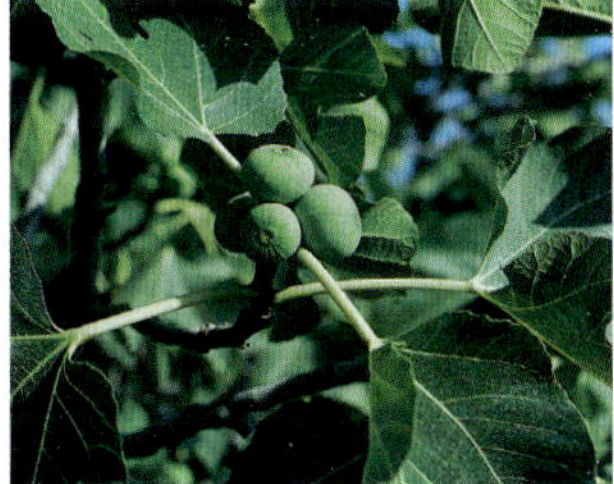

Reifende Feigen am Baum *(Ficus carica)*. (Griechenland)

»Ein Stamm vom Feigenbaum war ich dereinst, wertloses Holz; ob eine Bank, ob ein Priapos aus mir werden sollte, schwankte erst der Zimmermann; dann machte er mich lieber zum Gott. Ein Gott bin ich seitdem, der größte Schrecken für die Diebe und die Vögel, denn den Dieben wehrt die Rechte und der rote Pfahl, der sich aus unanständiger Lendengegend reckt ...« (HORAZ, *Satiren* I, 8, 1ff.)

304 Alison Kennedy alias Queen Mu glaubt, dass es sich bei der »Feige« um ein Symbol für Hämorrhoiden handelt.
305 »Der Adept des Priapos sucht nach den Aphrodisiaka, die ihn so sehr erregen, dass er siebzig Ejakulationen erlebt – gleichgültig, ob er bei der letzten sein Blut verspritzt« (PAPAJORGIS 1993: 66*).

Das Blätterdach eines Feigenbaums (*Ficus carica*) schützt das »Bad der Aphrodite« auf Zypern (1993).

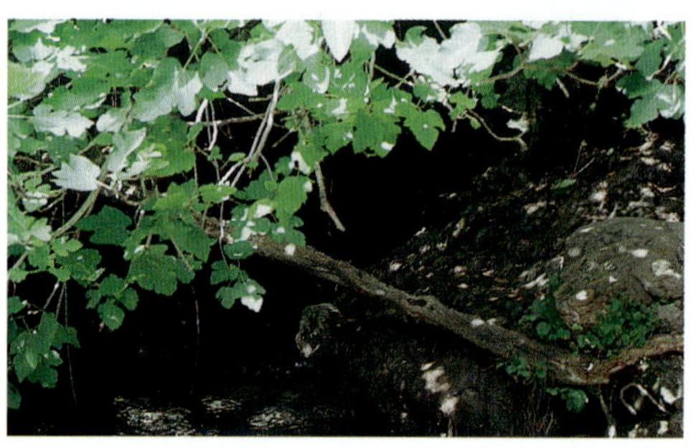

man den Festzug veranstaltet und das Phalluslied singt, dann wäre es ein ganz schamloses Tun‹, sagt Heraklitos. ›Ein und derselbe aber ist Hades und Dionysos, zu dessen Ehre sie schwärmen und trunkene Feste feiern‹; nicht sowohl wegen körperlicher Betrunkenheit, wie ich meine, als wegen der schmählichen Zurschaustellung zügelloser Ausgelassenheit.« (CLEMENS VON ALEXANDRIEN, *Mahnrede an die Heiden* II 33,9–35,1)

»In der sexuellen Volksmedizin wird die Feige als Aphrodisacum verwendet. Schon Bock berichtet: gedörrte Feigen stärken die Natur.« (AIGREMONT 1987: I 77*)

Gebrauch

In Südeuropa werden die Früchte der Feige bis heute als Aphrodisiakum gegessen. Zum selben Zweck isst man in Afrika die Früchte von *Ficus capensis*. Um erotische Gefühle zu stimulieren, reibt man sich mit dem spermaartigen Saft von *Ficus gnaphalocarpa* ein (MÜLLER-EBELING und RÄTSCH 1986: 205*).

Aus getrockneten Feigen wurde eine Art **Bier** gebraut. Die **Früchte** wurden nicht nur als Nahrung, sondern auch als Heilmittel geschätzt. Das Holz des Feigenbaums wurde als rituelles **Räucherwerk** verbrannt.

Feigen, oft aus roter **Koralle** geschnitten, werden als **Amulette** getragen, und als obszönen Gestus zur Schadenabwehr zeigt man die »Feige« (GEERDES 1993: 62ff.*; siehe **Amulette**).

Die Lodha nehmen ein Gemisch (3 : 1 : 3) aus zerdrückten, grünen **Betel**nüssen, einer Paste aus **Langem Pfeffer** und einem Dekokt aus der Wurzelrinde der Putukal-daru genannten Weißen Feige (*Ficus virens* AIT., Moraceae) ein, um Halluzinationen zu bekommen (PAL und JAIN 1998: 139*).

Inhaltsstoffe und Wirkung

Feigen enthalten Invertzucker (50–70% in der Frucht), Pektin, Vitamine A, B und C, Mineralstoffe (Calcium, **Phosphor**, Eisen, Kalium), Fruchtsäuren, Fermente, besonders das Eiweiß zersetzende Ficin, Pentosa und Schleim. Der Rindensaft enthält das Eiweiß zersetzende Enzym Papain (vgl. **Ananas**, **Früchte**).

Die Frucht, ob frisch oder getrocknet, ist leicht verdaulich und hat mild abführende Wirkungen. Die Berührung mit frischen Feigenblättern kann bei überempfindlichen Personen zu leichten Allergien führen.

Literatur

GOETZ, Oswald

1965 *Der Feigenbaum in der religiösen Kunst des Abendlandes*, Berlin: Gebr. Mann Verlag.

GOOR, Asaph

1965 »The History of the Fig in the Holy Land from Ancient Times to the Present Day«, *Economic Botany* 19: 124–135.

HEHN, Victor

1992 *Olive, Wein und Feige: Kulturhistorische Skizzen*, Frankfurt/M.: Insel.

SNYDER, Gary

1997 *Das wilde Lied des Feigenbaums*, Göttingen: altaQuito/edition Saxifraga.

Fenchel

Foeniculum vulgare MILL., Umbelliferae/Apiaceae (Doldenblütler)
syn. *Foeniculum officinale* ALL., *Anethum foeniculum*

Foeniculum vulgare var. *azoricum* (MILL.) THELL., syn. *Foeniculum vulgare* MILL. var. *dulce*, Gemüsefenchel

Foeniculum. vulgare ssp. *piperitum* (UCRIA) COUT., syn. *F. piperitum* UCRIA, Pfefferfenchel, Eselsfenchel

Foeniculum vulgare MILL. ssp. *silvestre* PRESL., Wilder Fenchel

Andere Namen

Brotsamen, Enojo (Quechua), Fennel, Finochio, Frauenfenchel, Gewürzfenchel, Hinojo, Hulbah (arab.), Imboziso (Zulu), Kinderfenkel, Marathon (griech.), Râzîânîg (ägypt. Arab.), Samar (arab.), Shatapushpa (skrt. »der Hundertblütige«), Vinkel (Afrikaans), Xiao hue xiang (chin.)

Marathon, der griechische Name des Fenchels, evoziert den Gedanken, mit Fenchel im Gepäck ließe sich jeder Marathon (auch im Bett) bewältigen. Als das wohl bekannte **Gewürz** oder **Gemüse** löst der Fenchel dieses Versprechen sicherlich nicht ein. Die Antwort liegt vielmehr in seinem aromatischen und fein duftenden **ätherischen Öl** verborgen. Darauf weisen auch die aphrodisischen Anwendungen hin. Sie gelten der Aromatherapie, **Badezusätze**n, **Räucherwerk** und **Rauchmischungen**.

Gebrauch

Die Sufis sagen: »Fenchel stärkt das Herz« (MOINUDDIN 1984: 93*). Ihr Prophet Mohammed soll gesagt haben: »Wenn meine Menschen wüssten, was im Fenchel ist, dann würden sie ihn beim Kauf mit Gold aufwiegen« (MOINUDDIN 1984: 93*).

Fenchelsamen dienen als **Amulett** gegen den bösen Blick und als Schutz vor Behexung (Seligmann 1996: 109*). Sie gehören zu den wichtigeren, häufiger benutzten Zutaten zu magischem und aphrodisischem **Räucherwerk**. Fenchelöl ebenso wie das Kraut sollen, geraucht oder eingeatmet, psychoaktiv wirken (Albert-Puelo 1980: 339, Schultes und Hofmann 1980: 367*). Schon Hildegard von Bingen verwies auf die psychoaktive Wirkung von Fenchel: »wie auch immer er gegessen wird, macht er den Menschen fröhlich. (...) Sogar ein Mensch, den die Melancholie plagt, der zerstoße Fenchel zu Saft, und er salbe oft Stirn, Schläfen, Brust und Magen, und die Melancholie in ihm wird weichen« (*Physica* I,66).

Im Ayurveda sind die drei kühlenden **Gewürze** Kreuzkümmel (Cumin), **Koriander** und Fenchelsamen (vgl. **Triphala**): »sie beruhigen die Nerven und ihr Duft wirkt auf den Geist und fördert die Aufmerksamkeit« (Lad und Frawley 1987: 165*). Fenchel ist auch zusammen mit Szechuan**pfeffer**, Sternanis, **Zimt** und **Nelken** ein Bestandteil des chinesischen Fünfgewürzepulvers (Root 1996: 92*); auch dieser Gewürzmischung werden aphrodisische Eigenschaften zugeschrieben.

Ein **Kräutertee** (Aufguss) aus Fenchel und **Eisenkraut** zu gleichen Teilen soll in anderen die Begierde erwecken (Zalewski 1990: 52*). Volksmedizinisch wird Fencheltee zur Beruhigung getrunken – daher rührt wohl auch die Annahme von seiner Psychoaktivität (Vonarburg 2002). Fenchelsamen können zur Förderung der Verdauung gekaut werden. Ein Fenchelsamentee (1 Teelöffel Samen auf einen Becher Wasser überbrühen) hilft bei Verdauungsschwäche und bei Magen- und Darmkrämpfen.

Exkurs: Fenchel als Thyrsosstab

In Griechenland wächst der Narthex oder Riesenfenchel (*Ferula communis* L., Umbelliferae), die »Dolde des Dionysos« (vgl. **Teufelsdreck**). Er ähnelt in Aussehen und Duft dem echten Fenchel (*Foeniculum vulgare*), wird jedoch bis zu vier Meter hoch und bildet prächtige gelbe Dolden aus (Dioskurides III 81)[306]. Die ganze Pflanze soll dem Pan heilig gewesen sein. Die verholzten, hohlen Stengel wurden zur Herstellung der dionysischen Thyrsosstäbe verwendet. Dazu wurde anstelle der Dolde ein **Pinie**nzapfen auf den Stengel gesetzt; manchmal wurde der Stab mit Efeuranken umschlungen.

Der Thyrsos war das Abzeichen der dionysischen Mysten und war in den dionysischen Mysterien (Dionysien) von großer Bedeutung. Das Wort *thyrsos* ist etymologisch mit dem ugaritischen *tirsu*, »Rauschtrank«, und dem späthethitischen *tuwarsa*, »Weinrebe«, verwandt (Duerr 1978: 212*). Es scheint, als ob das griechische Wort *thyrsos* auch »Pilzstiel« bezeichnete. Wie der **Pilz** war Thyrsos ein Spitzname für den **Phallus**. Der Thyrsos galt auch als ein Kontaktaphrodisiakum mit psychotroper Wirkung.

Der Gebrauch von Fenchel als Fruchtbarkeitssymbol und -bringer erhielt sich bis in die frühe Neuzeit bei den als Hexen (*strigoi*) verfolgten heidnischen Benandanti in Norditalien, als Erinnerung an das Treiben der thyrsosbeschwingten Mänaden (Ginzburg 1980 und 1990).

Inhaltsstoffe

Fenchel enthält ein süßlich duftendes **ätherisches Öl** (ca. 6%), das hauptsächlich aus *trans*-Anethol und Fenchen besteht, daneben Anisaldehyd und α-Pinen (Brand 1993, Pahlow 1993: 132*). Die Samen sollen den höchsten Gehalt an »psychotropem Öl« (2–4%) haben (Grubber 1991: 32*). Das im ätherischen Öl enthaltene Estragol gilt als eine Vorstufe zur Synthese des 4-Methoxyamphetamin, ein psychoaktives **Phenethylamin** (Gottlieb 1973: 50*). Das Anethol hat hauptsächlich eine östrogene Wirkung (Albert-Puelo 1980). Anethol soll hoch dosiert auch visionäre Zustände auslösen können. Fenchel und Anis werden in Griechenland zur Herstellung von Ouzo (siehe **Alkohol**) verwendet. Das ätherische Öl wirkt allgemein entzündungshemmend, blähungstreibend, im Magen-Darm-Bereich entkrampfend und appetitanregend; außerdem stimuliert es die Darmperistaltik.

Literatur

Albert-Puelo, Michael
1980 »Fennel and Anise as Estrogenic Agents«, *Journal of Ethnopharmacology* 2: 337–344.

Brand, Norbert
1993 »Foeniculum«, in: *Hagers Handbuch der pharmazeutischen Praxis*, Berlin: Springer, Bd. 5: 156–181.

Ginzburg, Carlo
1980 *Die Benandanti: Feldkulte und Hexenwesen im 16. und 17. Jahrhundert*, Frankfurt/M.: Syndikat.
1990 *Hexensabbat*, Berlin: Wagenbach.

Vonarburg, Bruno
2002 »Fenchel kuriert fast jedes Wehwehchen ...«, *Natürlich* 6/02: 54–58.

»Der in Geschmack wie in Geruch hocharomatische Fenchel (*marathon*) stand schon bei den Hellenen in hohem Rufe als sexuelles Kraut (...)
In Deutschland gilt er noch heutigen Tages als Aphrodisiacum ...« (Aigremont 1987: I 127f.*)

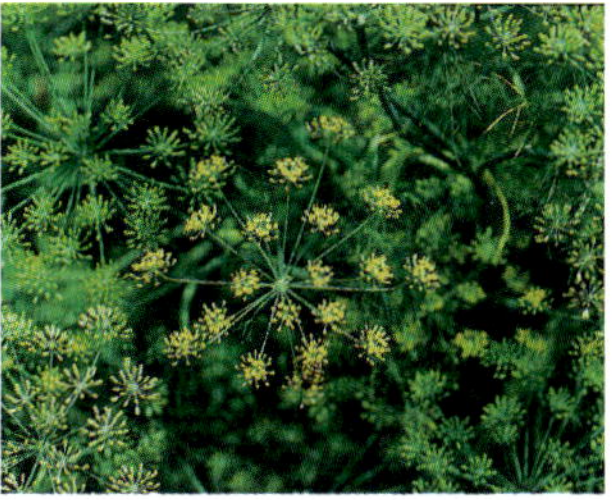

Der Gartenfenchel *(Foeniculum vulgare)* liefert Nahrung, Gewürz, Medizin, Aphrodisiakum, ätherisches Öl und Räucherwerk.

»Thyrsosstäbe tragen viele, Bakchanten sind nur wenige.« (Platon, *Phaidon*)

»Durch seine angeblich augenstärkende Kraft wird der Fenchel als Symbol für geistige Klarsicht verstanden.« (Schöpf 1986: 86*)

306 Der »Fenchel« ist eine alte Ritualpflanze, die bei landwirtschaftlichen Fruchtbarkeitsfesten verwendet wurde. In der alten Zeit wurden verschiedene aromatische Kräuter (Bärwurz: *Meum athamanticum* Jacq., Umbelliferae = Bärendill, Bärenfenchel, Wilder Fenchel; auch **Bärenklau** = Rossfenchel; Kölbl 1983: 32*) und Hirsegräser (*Panicum* spp.) unter dem Namen »Fenchel« zusammengefasst, deshalb ist die botanische Identität mancher historischer »Fenchel«-Arten nicht eindeutig.

»Übereinstimmende Beobachtungen haben bewiesen, dass sie (die Fischnahrung) stark auf den Zeugungstrieb wirkt und bei beiden Geschlechtern den Instinkt zur Fortpflanzung erregt.« (Anthelme BRILLAT-SAVARIN, 1865–1867, *Physiologie des Geschmacks*, in WINNINGTON 1992: 94*)

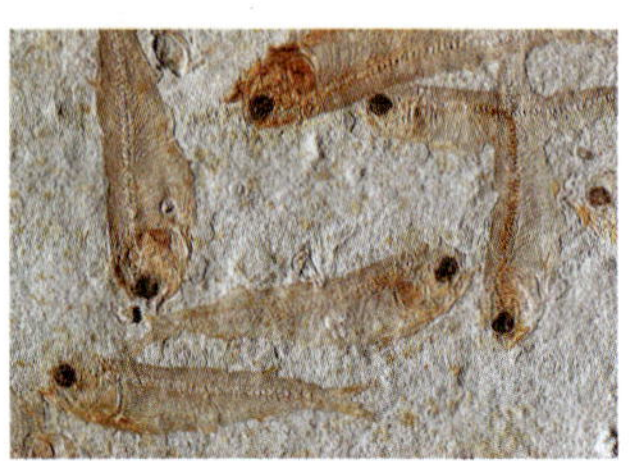

»Steinfische« galten in China als Aphrodisiakum (fossile Fische, *Lycoptera* sp., Trias/Jura; Lingyuen, Liadling, China).

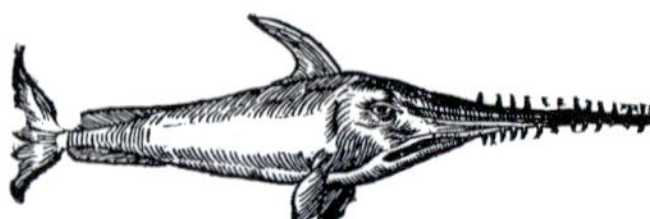

Der Sägefisch ist eine begehrte Beute moderner Hochseeangler. Die als Souvenirs und Trophäen beliebten Sägen wurden im 17. Jahrhundert in europäischen Apotheken als »echtes **Einhorn**« zu stolzen Preisen verkauft. (Holzschnitt aus GESNER 1669*)

Die getrocknete Seenadel ist ein chinesisches Mittel gegen Impotenz. Ihre lange Gestalt und steife Konsistenz wollten Chinesen vermutlich gerne auf das eigene »Fischlein« übertragen. (Holzschnitt aus GESNER 1669*)

Fische

Pisces

Andere Namen:
Fish, Pescado, Samak (arab.)

Ihre Ähnlichkeit mit dem männlichen Glied und ihre glitschige Oberfläche machten Fische zu universalen Sexualsymbolen.

Fisch ist nach Getreide das zweitwichtigste Nahrungsmittel der Welt. Es gibt über 20 000 Fischarten.[307] Es ist allgemein bekannt, dass Fisch reich an Eiweiß und daher generell gut für körperliche Fitness und Sex ist. Viele **Speisen** für das **erotische Mahl** bestehen aus Fisch.

Mythen und Volksglaube

In vielen indianischen Mythen tauchen Fische als Phallussymbol auf. Oft ranken sich Geschichten um die Vorstellung, dass Fische in das Körperinnere von Menschen eindringen können. So erzählt man sich im Amazonas, dass ein besonders flacher Fisch in die Vagina einer der ersten Vorfahrinnen eingedrungen sei, ihr Inneres verletzt habe, so das Flusswasser rot färbte und dass dadurch das Menstruationsblut der Frauen entstanden sei. Nach anderen Erzählungen können winzige Fische mit lanzettförmigen Körpern durch den Urinstrahl in die Harnröhre des Mannes eindringen und Geschlechtskrankheiten hervorrufen.

In der Nixe, der verführerischen Frau mit Fischschwanz, die mit ihrem Gesang und ihrer Erscheinung einsame Männer- und Fischerherzen fängt und letztlich in die kalten Tiefen hinabreißt, erlangte der allzeit bereite und unstillbare erotische Appetit der Frau, den Männer fürchten und gleichzeitig begehren, eine langlebige Fabelgestalt.

Da der Fisch nicht nur ein Nahrungsmittel ist, sondern ein gewichtiges und vielschichtiges mythisches Symbol, verknüpfen sich viele (aus heutiger Sicht seltsame) Restriktionen und Empfehlungen mit Fischgerichten: »Schwangere Frauen sollen keine Fische essen, sonst bekommen ihre Kinder Fischköpfe«, warnte man in Bayern, Süddeutschland (LAMMERT 1869: 159*). »Durch den Genuss von Fischflossen kann eine Unfruchtbare empfangen«, ist aus Bulgarien bekannt (BOURKE 1913: 500*).

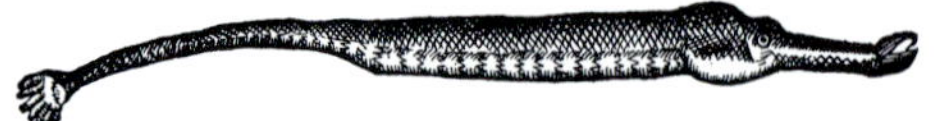

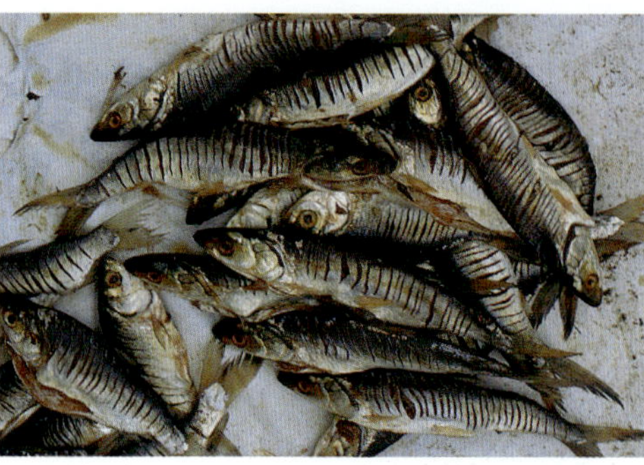

Frische Amazonasfische vom Markt. Sie gelten allgemein als aphrodisierend – besonders als Ceviche, roh mit Limonensaft, Salz, Zwiebeln und Chili zubereitet. (Iquitos, Amazonien, Peru, 1999)

Ethnomedizinischer und volksmedizinischer Gebrauch

In der traditionellen chinesischen Medizin werden die Seenadeln (*hailong*, »Meer-**Drachen**«) als yangstärkendes Mittel bei Impotenz und Debilität, besonders bei älteren Menschen, verwendet. Dazu wird das ganze getrocknete Tier pulverisiert in Pillen geschluckt oder als Dekokt getrunken; eine klinische Signifikanz konnte nicht nachgewiesen werden (BENSKY und GAMBLE 1986: 513*).

Fische und Fischprodukte als Aphrodisiaka

»Fischgenuss ist potenzanregend wegen des im Fisch enthaltenen *Phosphors* und *Nucleins*« (KLUGE o. J.: 177*). Dies ist eine populäre Erklärung, weshalb Fische als Aphrodisiaka angesehen werden.

Ein Fischgericht liegt weniger schwer im Magen als beispielsweise **Fleisch**; es ist leicht bekömmlich und kräftigend. Aufgrund der besonderen phallischen Gestalt galten **Aal**, Schwertfisch, Sägefisch oder Seenadeln als Nahrungsmittel, welche die Liebeskräfte erregen. Im Winter belebte der fette und als traditionelles Weihnachtsgericht beliebte Karpfen die Lebenskräfte. Die im Gaumen zerplatzenden feinen Eier (Rogen) diverser Fische gehören als **Kaviar** zum Inbegriff von Luxus und aphrodisischen Speisen.

Haifischzähne galten weltweit als Liebesamulette (vgl. **Fossilien**). In Europa bezeichnete man die fossilen Zähne verschiedener Fische als **Krötensteine**; in China gelten »Steinfische«, versteinerte Fische (**Fossilien**), als Amulette und Aphrodisiaka. »In China verwendet man als besonders wirksames Aphrodisiacum die Rückenflossen verschiedener Squalusarten [Haie]« (HIRSCHFELD und LINSERT 1930: 218*).

307 »Tintenfische« sind keine Fische, sondern **Mollusken** (vgl. auch **Meeresfrüchte**). »Walfische« sind ebenfalls keine Fische, sondern Säugetiere (vgl. **Ambra**).

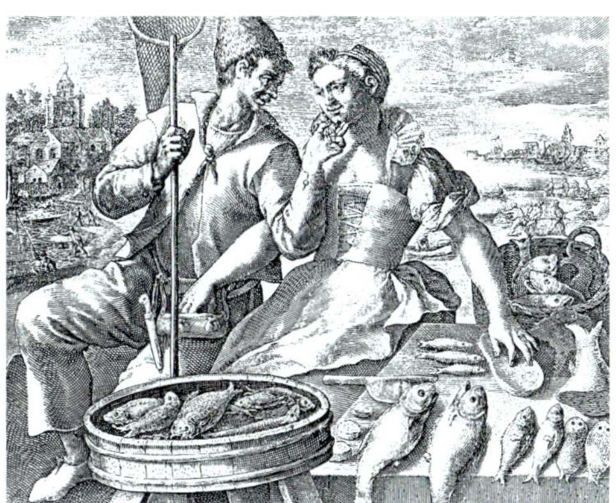

Symbolische Darstellung der sinnlichen Liebe, bei der Fische auf den Geschlechtsakt hinweisen. Fing der Fischer mit seinem Kescher die Frau an seiner Seite – oder zeigt sie mit dem Griff in seine Bauchtasche, dass sie für seine Männlichkeit empfänglich ist? (CRISPIN DE PASSE, Stich aus dem 18. Jh.)

Folgende Fische gelten als Aphrodisiaka:

Aal
Brasse (*Sparus smaris* L.)
Breitling
Flussbarbe (*Barbus barbus)*
Karpfen (*Cyprinus carpio*; die Galle)
Sägefisch (*Pristis pristis)*
Schwertfisch (*Xiphias gladius*)
Seebarbe (*Mullus barbatus* L.)
Seenadeln (*Solenognathus hardwickii* GRAY, Syngnathidae, *Syngnathoides biaculeatus* BLOCH, *Synagnathus acus* L. [NAMBA 1980 II: 297*])
Seepferdchen
Stechrochen (*Trygon pastinaca* CUV.)
Thunfisch (*Thynnus thynnus* L.)
Wels (*Silurus glanis* L.)
Zitterrochen (*Torpedo narce* RISSO)

In Japan als Aphrodisiaka geschätzte Fische:

Dorsch (Tara), Karpfen (Koi), Kugelfisch (**Fugu**), Lachs/Salmon (Shake), Meeraal (Hamo), Schlammbeißer (Dojo), Süßwasseraal (Unagi), Wels (Namazu)

Literatur

ARAMATA, Hiroshi
1990 *Die Galerie der Fische*, München: Südwest Verlag.
LONG, John A.
1995 *The Rise of Fishes: 500 Million Years of Evolution*, Sydney: UNSW Press.

Fleisch

Andere Namen

Carne, Flesh, Lahm (arab.), Meat

Wie alles, was dem Organismus die nötigen Nährstoffe zuführt und ihn stärkt, gilt auch Fleisch als unspezifisches (das heißt pharmakologisch nicht eindeutig wirkendes) Liebesmittel. »Zweifellos übt alles Fleisch eine stimulierende Wirkung auf die *vita sexualis* aus«, meint Iwan Bloch (WINNINGTON 1992: 80*).

»Fleisch ist ein hochwertiges Nahrungsmittel, dessen Nährstoffe (Eiweiß, Fett und Mineralstoffe) durch die Verdauung in hohem Maß ausgenutzt werden (mehr als bei Pflanzen, aber weniger als bei Fisch)« (ROOT 1996: 89*).

Als besonders aphrodisierend gilt das rote Fleisch von Wildtieren (**Affen**, **Bär**en, **Büffel**, Reh, **Hirsch**, Rentier, **Hase**) wie auch das Fleisch domestizierter Tiere (Rind, Schwein, Hammel und Kaninchen). Weißes Fleisch, das speziell Genesenden wieder »auf die Beine hilft«, liefern **Vögel** (**Hahn**, Pute, **Taube**), **Reptilien**, **Krokodil** und **Schlangen**.

In unserer Sprache und Kultur gibt es den Begriff »Fleischeslust«. Er wird gleichgesetzt mit Sinneslust. Der Spruch: »Der Geist ist willig, aber das Fleisch ist schwach«, bezeichnete den Kampf zwischen niederen (wollüstigen) Instinkten und dem vernunftbetonten und an kulturellen Normen orientierten Geist. Die Wollust (das heißt Geilheit und erotisches Verlangen) ist gemäß christlicher Tradition eine Todsünde: »Nach Thomas von Aquino ist Fleischeslust das Verlangen nach dem Angenehmen. Er setzte das Verlangen nach fleischlicher Nahrung und Sex gleich und so die Todsünden der Völlerei und der Wollust« (WINNINGTON 1992: 80*). Auch wenn das Fleisch, das heißt die animalischen Triebe, schwach sind und in diesem Kampf oft genug den Sieg davontragen, sollte man – so die Moral des Spruches – ethische und moralische Normen nicht aus den Augen verlieren und sich selbst disziplinieren, um diese niederen Triebe erfolgreich kultivieren und kulturell sublimieren zu können.

Somit hat der Eintrag »Fleisch« in ein Lexikon der Liebesmittel« eine deutlich moralische Note.

Literatur

HOLBEIN, Ulrich
[2001] *Das Schwein der Erkenntnis: Mitschnitte einer Prominenten-Debatte über Vegetarismus*, Löhrbach: Der Grüne Zweig 187.

»Die Aphrodisiaka sind die Brücke zwischen Völlerei und Fleischeslust.«
(ALLENDE 1998: 29*)

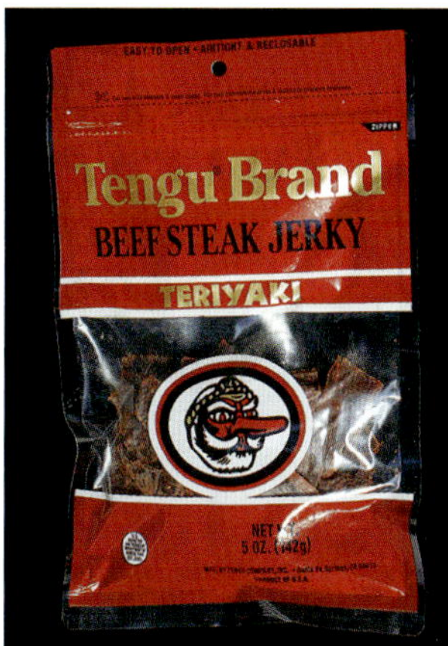

Beef Steak Jerky, Trockenfleisch (Rind) aus Japan: mit dem phallischen Tengu, dem Geist des **Fliegenpilz**es assoziiert.

»Diese Meinung, dass Vegetarier bessere und friedlichere Menschen seien, hat spätestens der Vegetarier Adolf Hitler gründlich widerlegt.«
(PACZENSKY und DÜNNEBIER 1999: 290*)

»Am Anfang war der Baum der Erkenntnis ein Pilz.
Und die weibliche Schöpferkraft eine Schlange.
Die hat sich um den Pilz geschlängelt.
Da wurde er zum Penis.
Und so hat sie ihn zum Leben erweckt.
Da wurde er zum Gott.
Die *yoga*-Kraft erblühte im Glanze der Göttin.
Und die Milchstraße erstrahlte im Morgen des tausenblättrigen Lotus.«
(Galan O. SEID, *Die neue Alchemie*)

»Die psychoaktiven Alkaloide und Substanzen in Amanita muscaria wirken als Agonisten der normalen Neurotransmitter des Gehirns, zerstören die Koordination zwischen dem Katecholamin- und dem Serotonin-System und haben eine halluzinogene Wirkung ähnlich der, die durch Einnahme von LSD und Harmin [β-Carboline] erzeugt wird.« (SCHURR 1995: 31)

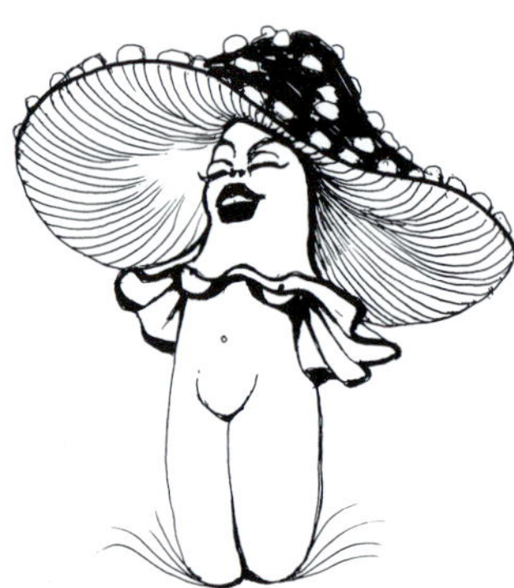

Der »Glückspilz 2000« ist ein Fliegenpilz: anthropomorph, feminin und sexy. (Zeichnung von Fred Weidmann, 9.12.1999)

Fliegenpilz

Amanita muscaria (L. ex FR.) PERS. ex HOOKER, Agaricaceae (Wulstlinge), Amanitaceae (Knollenblättergewächse)
syn. *Agaricus muscarius* L., *Agaricus muscarius* PERS., *Amanita formosa* GOM. et RAB., *Amanita mexicana* REKO nom. nud.

Andere Namen

Äh kib lu'um (Lakandon »das Licht der Erde«), Agaric aux mouches, Agaric moucheté (frz.), Akahaetori (jap. »Roter Fliegenfänger«), Amanite tue-mouches (frz. »Amanita Fliegentöter«), Amoroto (bask. »das krötenartige Ding«), Ampak^{h}aw (Igorot), Ashitaka-beni-take (jap. »langbeiniger Pilz«), Beni-tengu-take (jap. »Roter Tengupilz«), Bolg losgainn (irisch »Krötenpilz«), Bolond gomba (ungar. »Narrenpilz«), Bunte poggenstool (ndl.), Caws llyffant (walis.), Crapaudin (frz. von *crapaud*, »**Kröte**«), Düwelsbrûet, Escula, Fanká'am (Tawgi), Fausse-oronge (frz.), Fleugenschwamm, Fliegenkredling, Fliegenschwamm, Fliegenschwemme, Fliegenteufel, Fluesvamp (dän.), Fluesop (norweg.), Flugsvamp (schwed.), Flugswampt, Fly agaric, Fly amanite, Fly-bane, Fly fungus, Fungus muscarius, Giftblaume, Glückspilz, Grapudin, Grzyb muszy (poln.), Ha-ma chün (chin. »Krötenpilz«), Hango (kelt.), How k'an c/uh (Chuj »giftige gelbe **Kürbis**schale«), Itzel ocox (Quiché »diabolischer Pilz«), Kabell tousec (breton.), Kärbseseene (estnisch), Kärpässieni (finn.), Kässchwamm, Kaqualjá, Kaquljá (Quiché), Kaquljá okox (Quiché »Donnerkeilpilz«), Krötenpilz, Krötenstuhl, Matamosques (katalan. »Fliegentöter«), Migeschwamb, Miggeschamm, Miskwedo (Ojibway), Moucheté, Mousseron, Muchomore, Muchomor (poln.), Muchumor, Muckenschwamm, Mückenpfeffer, Mückenschwamm, Muckenschwemme, Muhovna goba (slowen.), Mukamor, Mukhomor (russ. »Fliegentod«), Mukkenswam, Muscinery, Musmira (lettisch), Mussiomiré (litauisch), Narrenschwamm, Oriol foll (katalan. »Verrückter Loriot«), Oronja (span.), Paddehat (dän.), Paddockstool, Pain de crapault, Panga (ostjakisch), Panx (wogulisch), Pfifferling, Pin d'crapâ (frz. »Krötenbrot«), Pinka, Poddehût (fries.), Ponx (ostjakisch), Premate-it, Puddockstool, Rabenbrot, Reig bord (katalan. »unwahrer Pilz«), Rocox aj tza (Kekchi »Teufelspilz«), Rote Tüfus-Beeri, Roter Fliegenschwamm, Ruk'awach q'uatzu:y (Cakchiquel), Shtantalok, Shtantilok, Skabell tousec, Soma, Sunneschirmche, Tignosa dorata (ital.), Toad's bread (engl.), Toad's cap (engl.), Toad's meat (engl.), Toadcheese (engl.), Toadskep, Toadstool (engl.), Todestoll, Tshashm baskon (afghan. »Augenöffner«), Tue-mouche, Tzajal yuy chauk (Tzeltal »Roter Donnerkeilpilz«), Vliegenpaddestoel, Vliegenzwam (ndl.), Wapaq (koryakisch), Wliachenschbomm, Wliagenschbamm, Yuy chauk (Tzeltal), Yuyo de rayo (mex. »**Donnerkeil**«)

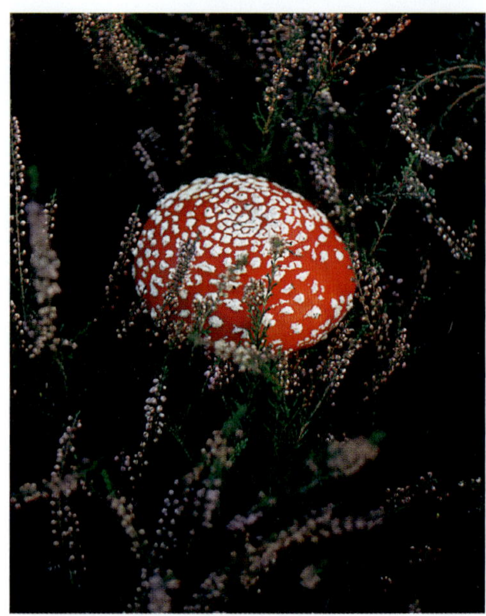

Der Fliegenpilz *(Amanita muscaria)*. (Fischbeker Heide, bei Harburg, Hamburg, 10/1985)

Der Fliegenpilz zählt zu den ambivalenten und dämonisierten entheogenen Liebesmitteln. Er ist vor allem als legendärer Märchenpilz bekannt und gilt als »Glückspilz«[308] – als *das* Glückssymbol schlechthin! Der dekorative Pilz mit dem leuchtend roten Hut und den weißen Punkten wird als Paradebeispiel unter den Giftpilzen genannt. Zugleich wird er als ungewöhnlicher Gaumenkitzel, kulinarisches Erlebnis und Aphrodisiakum geschätzt.

Gebrauch als Aphrodisiakum

In der Vergangenheit zählte der Fliegenpilz zu den als Liebesmitteln gerühmten **Speise**n. Im Umland von Hamburg, das reich an Fliegenpilzen ist, kochte man aus den von der roten Haut befreiten Pilzen Suppe. In einigen Alpentälern bereitete man aus frischen, in Scheiben geschnittenen Fliegenpilzen mit Essig, Öl, Salz und **Pfeffer** eine Vorspeise. Die Nagas, ein Stammesvolk in Indien, essen noch heute Fliegenpilze, meist zum Vergnügen.

Fliegenpilz wurde auch als Zutat berauschender Getränke verwendet. In Russland legt man

308 »Glückspilz (18. Jh.; zunächst in der Bed. ›Emporkömmling, Parvenü‹, dann ›Glückskind‹ nach engl. *mushroom* ›Pilz; Emporkömmling‹« (*Der Grosse Duden*, Bd. 7, *Herkunftswörterbuch*, Mannheim, 1963, S. 227).

frische Fliegenpilze in Wodka (**Schnaps**) ein, um ihre Wirkung zu verbessern. Dort ist auch das Fliegenpilzgericht Kolduny, »Zauberer«, bekannt: Piroggen, gefüllt mit Sauerkraut und gekochten getrockneten Pilzen (Wolf 1995: 179).

Fliegenpilzgenießer berichten von aphrodisischen Qualitäten des Pilzes; »einzelne Sinnesorgane werden krankhaft verfeinert« (Römpp und Schurz 1972: 320*). Zu diesem Zweck wird er getrocknet verspeist oder stimulierenden **Rauchmischungen** mit Kräutern wie **Bilsenkraut**, **Engelstrompete**, **Hanf**, Pfeffer**minze** oder **Stechapfel** beigefügt. Dabei tritt eine synergistische Wirkung ein, die meist als aphrodisisch empfunden wird. Der Fliegenpilz verhindert die Austrocknung der Schleimhäute, die von **Nachtschattengewächse**n wie auch vom **Hanf** herrühren kann.

Zur Giftigkeit des Fliegenpilzes

Unter den wild gesammelten Pilzen[309] soll der Fliegenpilz, laut internationalem Vergleich von Mykologen[310], der weltweit dritthäufigste Speisepilz sein. Eine verblüffende wissenschaftliche Erhebung! Ist der Fliegenpilz nicht gefährlich giftig? Tötet er nicht sogar Fliegen, wie sein Name sagt? »Die roten fliegenschwämm sol man den Fliegen in Milch sieden/ ihnen darstellen/ darvon sterben sie/ doch sol man verhüten/ dass solches keinem andern Viehe/ oder den Kindern zu theil werde« (Matthiolus 1626: 387d*).

In älteren Büchern über Pilze und Rauschmittel wird der Fliegenpilz als »tödliches Gift« dargestellt. Vor seinem Genuss wird eindringlich gewarnt. In der toxikologischen Literatur wurde allerdings kein einziger Fall einer tödlichen Fliegenpilzvergiftung bekannt. In der neueren Literatur steht dann auch: »Wird der Pilz mit einer halluzinogenen Erwartungshaltung genossen, so ruft er eher eine angenehme Wirkung hervor« (Roth et al. 1984: IV-2, 5*). Fliegenpilze können beim Verzehr (frisch oder getrocknet) Übelkeit und Störungen des Raumgefühls auslösen, die beim Eintritt der psychedelischen Wirkung verschwinden und einem Heilschlaf weichen (Cosack 1995).

Kulturgeschichtliche Bedeutung

Der Donner lässt den Fliegenpilz auf der Erde sprießen (Lowy 1974, Wasson 1986; vgl. **Donnerkeil**). In Mitteleuropa galt der unverwechselbare, schöne Fliegenpilz als ein Tor zur Welt der Feen, Nymphen, Zwerge und Kobolde (Bauer 1992). Fast überall wird er mit Jenseitswelten und unbändiger Sexualität in Verbindung gebracht (Bauer et al. 2000). In Japan heißt er *beni-tengudake*, »Roter Tengupilz« (Imazeki 1973, Ott 2001). Auch dort gilt er als Tor zur Welt der Mythen und Kobolde. Er ist der Pilz des Tengus, des knallrot dargestellten, langnasigen, halbgöttlichen Kobolds, der in der Fantasie der Japaner bis heute lebendig ist (Fister 1985, Rätsch 1995a). Im obszönen Wortschatz der Japaner bezeichnet das Wort *tengu* einen großen, erigierten Penis.

Schamanisch-ritueller Gebrauch

Der rituelle Gebrauch des Fliegenpilzes steht praktisch immer im Zusammenhang mit schamanischen Riten (Wasson 1967, 1979)[311]. Sibirische und zentralasiatische Völker aßen ihn, um in schamanische Trance oder einen hellsichtigen, prophetischen Zustand zu verfallen (Rosenbohm 1995, Saar 1991). Aus Sibirien sind zahlreiche Berichte überliefert, dass der **Urin** von Fliegenpilzberauschten aufgefangen und von Ritualteilnehmern getrunken wurde (so etwa bei den Korjaken), die kurz darauf in Trance verfielen.

Schamanisch orientierte Völker ernten Fliegenpilze möglichst früh nach ihrem ersten Auftreten (September) und trocknen sie für den Verzehr unmittelbar nach der Ernte. Dazu legen sie die Pilze in die Sonne oder trocknen sie bei schwacher Hitze (30°–40°C) auf einem Rost im Ofen. Die Trockenmasse wird entweder pur gegessen, in **Rauchmischungen** geraucht oder in Getränke (zum Beispiel Wodka, **Bier** oder **Wein**) gebröselt getrunken. Ebenso wird der so genannte Zwergenwein getrunken; das heißt das Regenwasser, das sich im aufgeklappten Fruchtkörper des Fliegenpilzes sammelt (Bauer 1995).

Homöopathischer Gebrauch

In der Homöopathie gilt »Agaricus muscarius« als »Mittel gegen Beschwerden des gesamten Nervensystems« (Bremness 1995: 286*). Er wird als homöopathische Potenz (D4, D6, D30, D200) oder in zusammengesetzten **Homöopathika** entsprechend dem Arzneimittelbild verwendet, unter anderem bei Wechseljahrbeschwerden, bei Übererregbarkeit sowie bei Blasen- und Darmkrämpfen.

Mit der homöopathischen Urtinktur kann ein einfaches Weizenbier zu einem potenten **Liebestrank** aufgebessert werden.

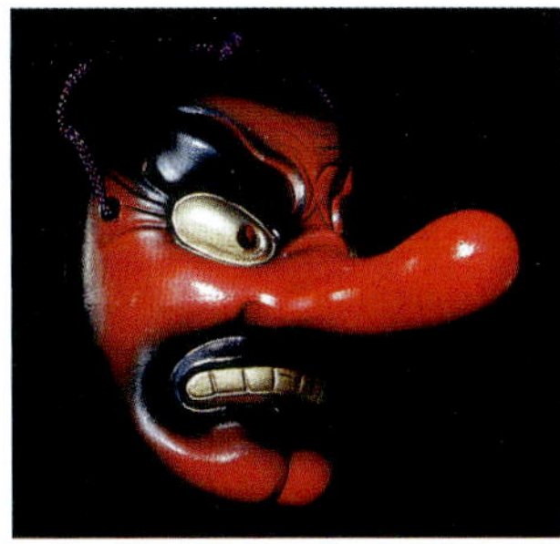

Der rote Tengu ist der japanische »Geist des Fliegenpilzes«. Seine phallische Nase ist sein Lustorgan. (Maske, Japan)

»Die Tengus lieben es, gemeinsam Parties auf Waldlichtungen zu feiern. Es heißt, dass sie sich dabei durch den Genuss gewisser Pilze berauschen.« (Imazeki 1973: 46)

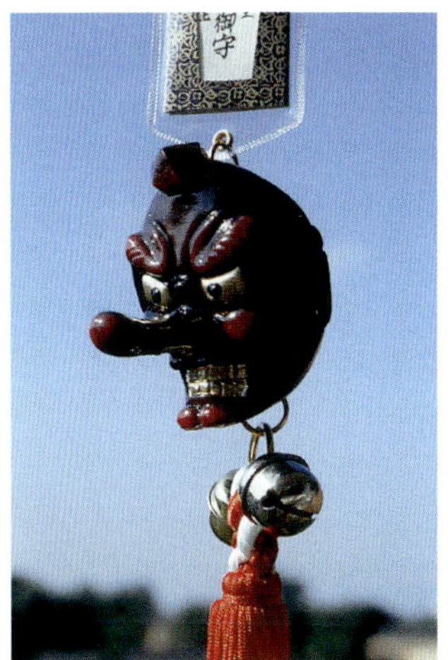

Tengu-Amulett als Schlüsselanhänger oder Talisman für Windschutzscheiben. Wie bei uns der Glückspilz (Fliegenpilz) verheißt der Tengu Glück im Geschäftsleben und in der Erotik. (Tokyo, Japan, 1990)

309 So hieß es auf der Mycomedia Mushroom Conference, 28.–31. Oktober 1999, Breitenbush, Oregon, USA. Nach Freeman und Hopkins 1999: 180* werden Fliegenpilze weltweit gezielt als Speisepilze gesammelt und verzehrt.

310 Im Griechischen bedeutet *mykes*, das Stammwort von Mykologie, bezeichnenderweise nicht nur »Schleim« und »Pilz«, sondern auch »Phallus« (Haseneier 1992: 25).

311 R. Gordon Wasson stellte sogar die Hypothese auf, dass der Fliegenpilz die ursprüngliche **Soma**pflanze war (Wasson 1968, 1972 und 1995).

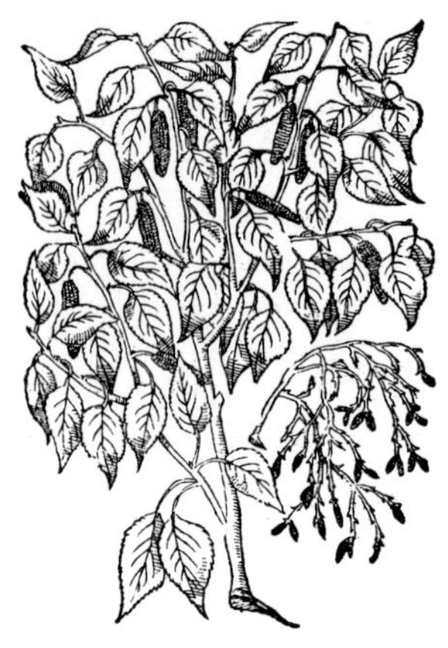

Der Fliegenpilz, der mit der Birkenwurzel in Symbiose lebt, ist der Treibstoff für die schamanische Reise durch den Weltenbaum (vgl. **Ceiba**). (Holzschnitt aus MATTHIOLUS 1626*)

»Zur ›Berauschung‹ genügt ein größerer oder zwei bis drei kleinere Fliegenpilze; diese werden vor dem Verspeisen an der Luft oder im Rauch getrocknet. Man kann den Pilz auch zerkleinert längere Zeit in kaltem oder warmem Wasser (beziehungsweise Milch) liegen lassen und die ›Auszüge‹ trinken. Die rote Haut soll besonders ›gehaltvoll‹ sein. Durch längeres Kochen scheinen die wirksamen Stoffe zum Teil zerstört zu werden. Das Fleisch von Rentieren, die Fliegenpilze gefressen haben soll ebenfalls berauschend wirken (...) Im Zustand der Halluzination sitzen die Berauschten meist ruhig da; sie unterhalten sich oft stundenlang mit eingebildeten Personen, denen sie von ihrem ›Reichtum‹ und von ihren Glücksempfindungen erzählen.« (RÖMPP und SCHURZ 1972: 318, 320*)

Kommentar

Ein Arzt, der in seiner Praxis die Urtinktur medikamentös einsetzt, berichtete: »Ein Teil (15–20%) der von mir mit *Agaricus muscarius* behandelten Patienten hatte während oder nach der Therapie veränderte Träume. Vor allem: Flugträume mit positivem Inhalt, Träume in Richtung ›Alice im Wunderland‹ und sonstige angenehme Traumerlebnisse. In keinem Fall traten Alpträume auf, wobei man jedoch auch sehen muss, dass es sich in der Therapie um überwiegend kleine Dosen handelt. Auch bei größeren Dosen war in der Regel am darauffolgenden Tag ein Wohlbefinden und starker Arbeitseifer bei den Patienten festzustellen, ohne negative Nachwirkungen oder Katersymptomatik. (...) Nahezu alle Patienten zeigten nach der Fliegenpilzverordnung gesteigerten Antrieb, Stimmungsaufhellung und verbessertes geistiges und körperliches Wohlbefinden. Doch auch hier macht die Dosis, dass ein Ding kein Gift ist!« (WALDSCHMIDT 1992: 67).

Inhaltsstoffe

Frischer Fliegenpilz enthält Cholin, Acetylcholin, Muscarin, Muscaridin, Muscazon (Summenformel $C_5H_6O_2N_2$), reichlich Ibotensäure (= Prämuscimol, »Pilz**atropin**«), sehr wenig Muscimol sowie die seltenen Spurenelemente Selen und Vanadium.

Getrockneter Fliegenpilz enthält durch Decarboxylierung der Ibotensäure reichlich Muscimol, das – umstrittenerweise (EUGSTER 1967, COSACK 1995) – die psychoaktive Wirkung hervorruft (FESTI und BIANCHI 1992). Der rote Farbstoff ist ein Derivat der Ibotensäure; sie ist verantwortlich für die berauschende Wirkung und entsteht bei Trocknung oder Lagerung des Pilzes. Er wird chemisch unverändert im Urin ausgeschieden. Bioassays bestätigten Berichte dieser Wirksamkeit (McDONALD 1978, OTT 1976). Der Gehalt an Ibotensäure in frischem Material deutscher und Schweizer Herkunft weist im Durchschnitt eine Konzentration von 0,03% auf. Sie kann aber bis zu 0,1% ausmachen (EUGSTER 1969). Es wurden auch Spuren von **Bufotenin** (SCHULTES und FARNSWORTH 1982: 155*) und dem Tropanalkaloid L-Hyoscyamin (vgl. **Bilsenkraut**) nachgewiesen.

Muscimol gilt als der eigentliche psychoaktive Wirkstoff, obwohl diese Auffassung umstritten ist (COSACK 1995). Dennoch kann Muscimol im **Urin** Fliegenpilzberauschter festgestellt werden. Einige Experimente haben gezeigt, dass Fliegenpilzurin in Menschen eine psychoaktive Wirkung auslöst (McDONALD 1978, OTT 1976).

Warnung!

Fliegenpilze verursachen, oral genossen, Übelkeit und ein gestörtes Orientierungsgefühl. Die Dosis bestimmt wesentlich die Wirkung! Überdosierungen und Unachtsamkeit führen zu unangenehmen und unkontrollierbaren Bewusstseinsveränderungen.

Bezugsquellen

Im Apothekenhandel ist die frei verkäufliche homöopathische Urtinktur *(Agaricus muscarius)* erhältlich (vgl. **Homöopathika**). Homöopathische Zubereitungen sind apothekenpflichtig, nicht aber verschreibungspflichtig (auch nicht die Urtinktur). Enthalten in der Rauchmischung »Alice's Wondermix« von Conscious Dreams®.

Literatur

ALLEGRO, John M.
1971 *Der Geheimkult des heiligen Pilzes: Rauschgift als Ursprung unserer Religion*, Wien: Molden.

BAUER, Wolfgang
1992 »Der Fliegenpilz in Zaubermärchen, Märchenbildern, Sagen, Liedern und Gedichten«, *Integration* 2/3: 39–54.
1995 »Ein Versuch mit ›Zwergenwein‹«, *Integration* 6: 45–46.

BAUER, Wolfgang, Edzard KLAPP und Alexandra ROSENBOHM (Hg.)
2000 *Der Fliegenpilz: Traumkult, Märchenzauber, Mythenrausch*, Aarau: AT Verlag.

BODIN, Françoise und Claude F. CHEINISSE
1970 *Gifte: Vorkommen, Wirkung, Bekämpfung*, München: Kindler.

COSACK, Ralph
1995 »Die anspruchsvolle Droge: Erfahrungen mit dem Fliegenpilz«, *Jahrbuch für Ethnomedizin und Bewußtseinsforschung*, Berlin: VWB, 3(1994): 209–244.

DAVID B.
1999 *Der Tengu*, Zürich: Edition Moderne.

EUGSTER, Conrad Hans
1967 *Über den Fliegenpilz*, Zürich: Naturforschende Gesellschaft (Neujahrsblatt).
1969 »Chemie der Wirkstoffe aus dem Fliegenpilz *(Amanita muscaria)*«, in: *Fortschritte der Chemie organischer Naturstoffe*, Bd. 27, Berlin: Springer.

FESTI, Francesco und Antonio BIANCHI
1992 »Amanita muscaria«, *Integration* 2/3: 79–89.

FISTER, Pat
1985 »*Tengu*, the Mountain Goblin«, in: Stephen ADDISS (Hg.), *Japanese Ghosts & Demons: Art of the Supernatural*, New York: George Braziller, S. 103–112.

HASEGAWA, Sadao
1990 *Paintings and Drawings*, Einführung von Fritz Staal, London: éditions aubrey walter.

HASENEIER, Martin
1992 »Der Kahlkopf und das kollektive Unbewusste: Einige Anmerkungen zur archetypischen Dimension des Pilzes«, *Integration* 2/3: 5–38.

HEINRICH, Clark
1992 »*Amanita muscaria* and the Penis of God«, *Integration* 2/3: 55–62.
1998 *Die Magie der Pilze: Psychoaktive Pflanzen in Mythos, Alchemie und Religion*, mit einem Vorwort von Christian RÄTSCH, München: Diederichs.

Imazeki, Rokuya
1973 »Japanese Mushroom Names«, *Transactions of the Asiatic Society of Japan* (Third Series) 11: 26–80.
Lowy, Bernard
1974 »*Amanita muscaria* and the Thunderbolt Legend in Guatemala and Mexico«, *Mycologia* 66(1): 188–191.
McDonald, A.
1978 »The Present Status of Soma: The Effects of California *Amanita muscaria* on Normal Volunteers«, in: B. H. Rumack und E. Salzman (Hg.), *Mushroom Poisoning: Diagnosis and Treatment*, West Palm Beach: CRC-Press, S. 215–223.
Ott, Jonathan
1976 »Psycho-mycological Studies of *Amanita* – From Ancient Sacrament to Modern Phobia«, *Journal of Psychedelic Drugs* 8(1): 27–35.
2001 »On Mai-Take and Tengu-Take: Entheogenic Mushrooms and Japanese Folklore«, *Altered Dimension* 9: 40–42 (Tokyo) (auf Japanisch).
Rätsch, Christian
1995a »Die Klauen des Tengu«, *Dao* 1/95: 18–20.
1995b »Äh kib lu'um: ›Das Licht der Erde‹ – Der Fliegenpilz bei den Lakandonen und im alten Amerika«, *Curare* 18(1): 67–93.
2000 »Tengu – Der Geist des Fliegenpilzes«, in: Wolfgang Bauer, Edzard Klapp und Alexandra Rosenbohm (Hg.), *Der Fliegenpilz: Traumkult, Märchenzauber, Mythenrausch*, Aarau: AT Verlag, S. 66–71.
Rosenbohm, Alexandra
1995 »Zwischen Mythologie und Mykologie: Der Fliegenpilz als Heilmittel«, *Curare* 18(1): 15–23.
Saar, Maret
1991 »Ethnomycological Data from Siberia and North-East Asia on the Effect of *Amanita muscaria*«, *Journal of Ethnopharmacology* 31(2): 157–173.
Schurr, Theodore G.
1995 »Aboriginal Siberian Use of *Amanita muscaria* in Shamanistic Practices: Neuropharmacological Effects of Fungal Alkaloids Ingested During Trance Induction, and the Cultural Patterning of Visionary Experience«, *Curare* 18(1): 31–65.
Waldschmidt, Eberhard
1992 »Der Fliegenpilz als Heilmittel«, *Integration* 2/3: 67–68.
Wasson, R. Gordon
1967 »Fly Agaric and Man«, in: D. H. Efron (Hg.), *Ethnopharmacological Search for Psychoactive Drugs*, Washington: U.S. Government Printing, S. 405–414.
1968 *Soma – Divine Mushroom of Immortality*, New York: Harcourt Brace Jovanovich.
1972 *Soma and the Fly-Agaric: Mr. Wasson's Rejoinder to Professor Brough*, Cambridge, Mass.: Botanical Museum of Harvard University (Ethnomycological Studies No. 2).
1973 »Mushrooms in Japanese Culture«, *Transactions of the Asiatic Society of Japan* 11: 5–25.
1979 »Traditional Use in North America of *Amanita muscaria* for Divinatory Purposes«, *Journal of Psychedelic Drugs* 11(1–2): 25–27.
1986 »Lightningbolt and Mushroom«, in: R. G. Wasson et al., *Persephone's Quest: Entheogens and the Origins of Religion*, New Haven and London: Yale University Press, S. 83–94.
1995 »Ethnomycology: Discoveries About *Amanita muscaria* Point to Fresh Perspectives«, in: Richard Evans Schultes und Siri von Reis (Hg.), *Ethnobotany: Evolution of a Discipline*, Portland, Oregon: Dioscorides Press, S. 385–391.
Wolf, Markus
1995 *Geheimnisse der russischen Küche*, Hamburg: Rotbuch Verlag.

»Da sich nach dem Verzehr [von Fliegenpilzen] oft ein Gefühl zu fliegen einstellt, könnte hier der Ursprung für die in Skandinavien und England verbreitete Version des Weihnachtsmanns liegen, der auf einem Rentierschlitten durch die Luft fliegt.« (Bremness 1995: 286*)

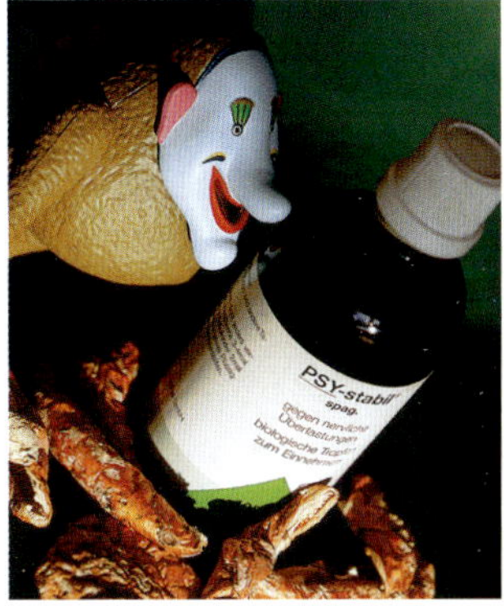

Das biologische Medikament mit einem hohen Anteil an Fliegenpilzextrakt ist als Stabilisator der Psyche gedacht, wird jedoch gerne als Aphrodisiakum »missbraucht«.

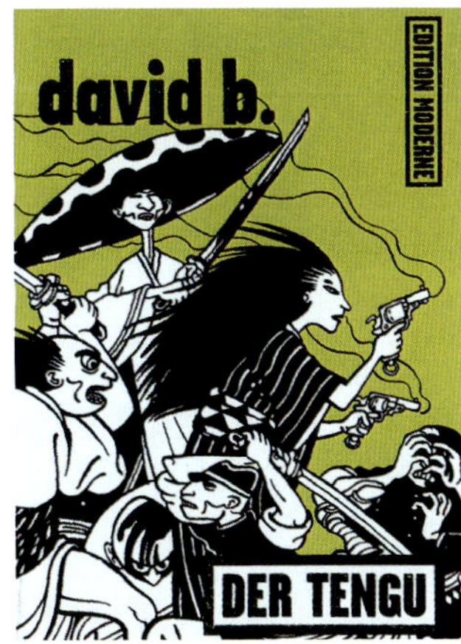

Comic- oder Bildergeschichte, die verschiedene Aspekte des Tengu, seine erotische Extravaganz und seine rauschhafte Pilznähe füllen ein ganzes Buch (David B. 1999).

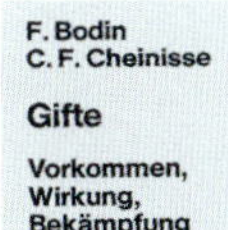

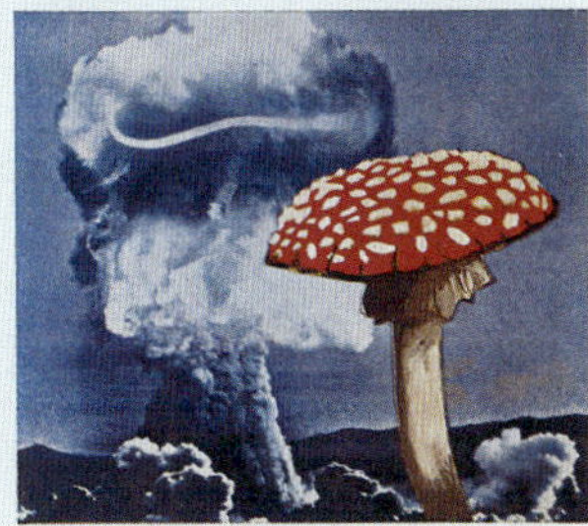

Die angebliche Giftigkeit des Fliegenpilzes wird mit der Gefährlichkeit eines »Atompilzes« (Gas- und Wolkenbildung nach der Explosion einer Atombombe) verglichen. (Buchumschlag, Bodin und Cheinisse 1970)

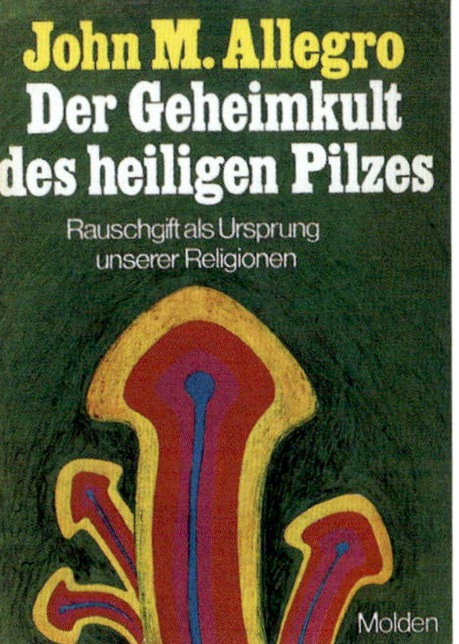

Nach den Spekulationen John Allegros war Jesus ein Fliegenpilz und das frühe Christentum ein entheogener Fliegenpilzkult (Allegro 1971).

Fliegenpilz: der »Gottespenis«: »Praktizierende europäische Zauberinnen oder Hexen würden nicht zögern, einen oder mehrere dieser schlüpfrigen Pilzschwämmchen in die Vagina ›durch das Schamhaar‹ einzuführen, falls sie überzeugt wären, dass man damit eine stärkere Ekstase erlebte als mit anderen Zubereitungsformen.« (Heinrich 1998: 81)

»Trompeten aus Schneckenhäusern findet man in der Frühgeschichte Amerikas überall (...) Die Moche in Peru und die Ansazi im amerikanischen Südwesten schätzten die stabile und recht schwere pazifische Flügelschnecke, Strombus galeatus, die sie bei religiösen Zeremonien und bei bestimmten Festen sowie in Kriegs zeiten als Trompete benutzten. Beide Kulturen mussten die Schneckenhäuser durch Handel erwerben, denn diese Schneckenarten stammen aus dem Hunderte Kilometer von ihren Wohngebieten entfernten Meer.« (HILL 1997: 235)

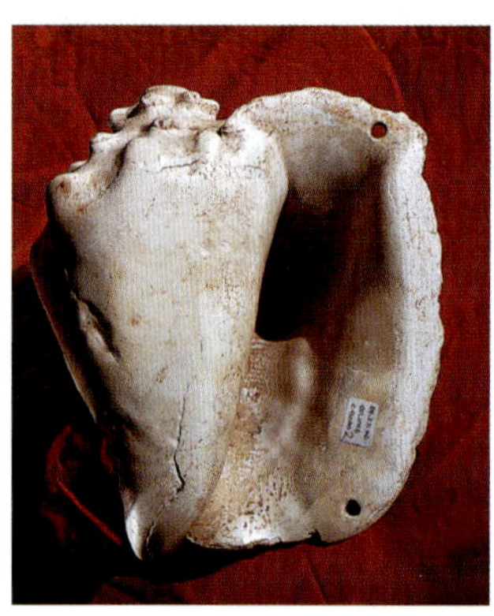

Eine präkolumbianische Schneckentrompete aus dem Gehäuse der Riesenflügelschnecke *(Strombus gigas)*. (Postklassik, Colima, Mexiko, 10.–14. Jh.)

»In Essig faul gewordene Schnecken (*stromboi*) ermuntern durch ihren Geruch Schlafsüchtige.« (PLINIUS XXXII 39)

Flügelschnecken

Strombus spp., *Lambis* spp., Strombidae, **Schnecken** (Gastropoda)

Strombus bulla (RÖDING, 1798): Rotes Meer
Strombus fasciatus BORN, 1778: Rotes Meer (endemisch)
Strombus galeatus SWAINSON, 1823, Pazifische Flügelschnecke: Golf von Kalifornien bis Ecuador
Strombus gallus L., 1758, Hahnenschwanzschnecke: Karibik
Strombus gigas L., 1758, syn. *Strombus verrilli* MCGINTY, Riesenflügelschnecke: Karibik
Strombus goliath SCHRÖTER, 1805, Goliathschnecke: endemisch an der nordbrasilianischen Küste
Strombus peruvianus SWAINSON, 1823, Peruanische Flügelschnecke: Westmexiko bis Peru
Strombus pugilis L., 1758, Westindische Fechterschnecke: Karibik
Strombus tricornis LIGHTFOOT, 1786, Gehörnte Flügelschnecke: Rotes Meer bis Golf von Aden
Lambis chiragra (L., 1758), Spinnenschnecke, Bootshaken: Indopazifik
Lambis lambis (L., 1758), Fingerschnecke: Indopazifik
Lambis truncata (HUMPHREY, 1786), Große Teufelskralle: Indopazifik

Andere Namen

Caracol grande, Coco (chilen.), Conch shells, Conchas, Fechterschnecken, Fingerschnecken, Hub, Ohrschnecken, Pototó (Quechua), Purpurschnecken, Stachelschnecken, Straubohr, Straubschnecken, Strombes, Stromboi, Tecciztli (aztek.)

Flügelschnecken gehören zu den bedeutendsten Aphrodisiaka unter den **Mollusken**. Die Riesenflügelschnecke ist in der Karibik eines der wichtigsten Liebesmittel.

Alle Teile der Flügelschnecken werden als Aphrodisiaka benutzt. Das **Fleisch** (besonders die **Genitalien)** ist eine begehrte Delikatesse; die Schalen (**Conchylien**) sind gesuchte Sammlerobjekte; der aus ihnen gebrannte und gelöschte Kalk (vgl. **Calcit**) wird als alkalischer Zusatz zu **Betel**, **Coca**, **Epená** und **Tabak** verwendet; die hornigen **Opercula** (**Onycha**) werden als **Räucherwerk** geschätzt.

Vorkommen

Flügelschnecken, die zu den größten meeresbewohnenden **Schnecken** gehören, kommen im Atlantik, in der Karibik, im Roten Meer und im gesamten Pazifik vor (ABBOTT 1960 und 1961; CLENCH und ABBOTT 1941). Sie sind zweigeschlechtlich (im Gegensatz zu **Weinbergschnecken**) und zeigen in ihren Schalen einen sehr deutlichen Geschlechtsdimorphismus: kleine Männchen und große Weibchen. Die Schalen der männlichen Tiere sind ein Drittel kleiner als die der weiblichen (WALLS 1980). Taucher haben Respekt vor den »Fechterschnecken«, die mit ihren hornigen Deckeln (**Opercula**) wie mit einem Schwert kämpfen können. Malakologen betrachten ihre bunten Stielaugen und ihren hoch entwickelten Gesichtsinn als außergewöhnlich unter den Wirbellosen (CAMERON o. J.: 90*, HILL 1997: 38).

Die etwa 20 bis 30 cm große Riesenflügelschnecke (*Strombus gigas*) ist nur in der Karibik verbreitet. Ursprünglich war sie sehr häufig anzutreffen. Durch gnadenlose Überfischung, vor allem wegen ihres überaus wohlschmeckenden Fleisches, ist sie stark gefährdet, ja sogar (fast) ausgestorben und unterliegt deshalb dem Artenschutzabkommen. Die schweren Gehäuse wurden als Baumaterial und zur Einfriedung von Gärten und Gräbern verwendet.

Bei der Entnahme ihres Fleisches stieß man immer wieder auf **Perlen** (Conch-Perlen, Queen Conch Pearls) in den gleichen, attraktiven Farbtönen wie die Schale (Rosa, Gelb, Ocker, Weiß, Braun, Lachsfarben) und manchmal mit einer

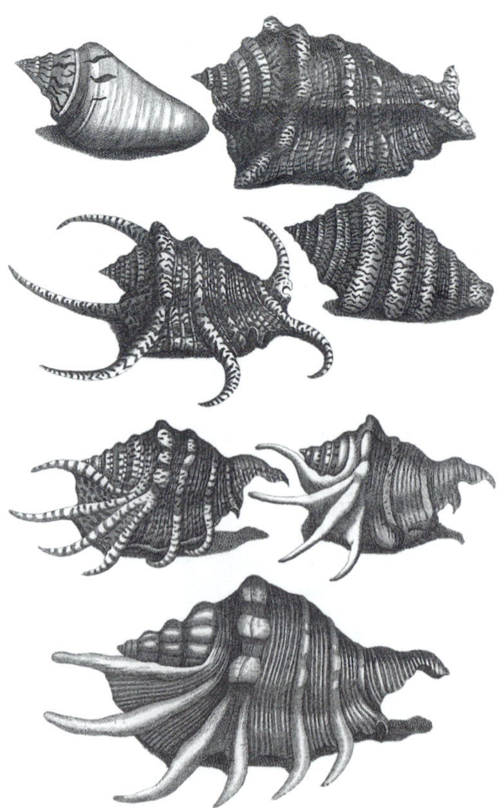

Flügelschnecken (Stich aus Frans VALENTYN, Wien 1773).

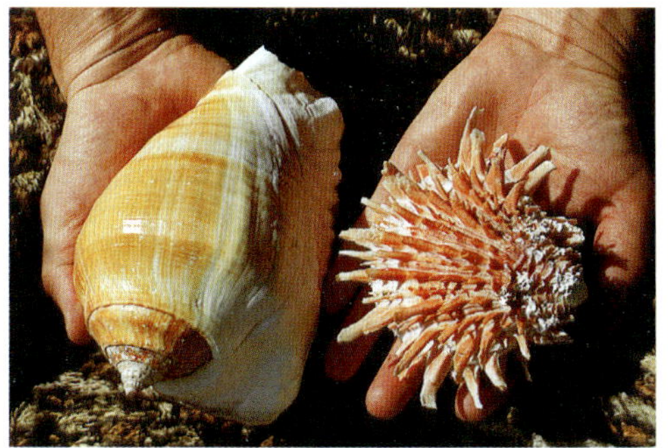

Die Conchylien zweier meeresbewohnender Mollusken, links *Strombus galeatus*, rechts *Spondylus princeps*. Beide Gehäuse galten in den peruanischen Kulturen als heilig; sie waren die Attribute des Orakelgottes. Möglicherweise wurden sie (wie auf dem Bild) bei Orakeln von Wahrsagepriestern gehalten. Muscheln und Schnecken symbolisieren den Kreislauf von Geburt und Tod. Deshalb sind sie auch mit Sexualität, Fruchtbarkeit und Liebeszauber assoziiert.

flammenartigen Musterung. Die schönen rosa Perlen (Pink Pearls) verlieren leider bei intensiver Sonnenbestrahlung Farbtiefe und Glanz (Fritsch und Misiorowski 1987). Aus der rosa Schale, die im kunstgewerblichen Handel Rosalin heißt, werden Kameen, Gemmen, Intaglien und andere Schmuckstücke geschnitten. Zermahlen verwendete man sie als Rohmaterial bei der Porzellanherstellung.

Gebrauch als Aphrodisiakum

Als das beste Aphrodisiakum der Riesenflügelschnecke gelten die **Genitalien**. Ihr schmackhaftes **Fleisch** wird besonders gerne roh genossen. Sogar das faulige Fleisch erlangte als olfaktorisches Stimulans eine Bedeutung als Liebesmittel.

Ihre hornigen, messerscharfen **Opercula** (vgl. **Onycha**) dienen als **Räucherwerk**, das einen liebesbetörenden Geruch erzeugen soll. Unter den meisten Gelehrten, Theologen und Räucherstoffforschern herrscht die Meinung, **Onycha** sei das **Operculum** einer *Strombus*-Art des Roten Meeres gewesen (Sharabati 1984). Noch heute verwenden Frauen in Somaliland (Afrika) Opercula verschiedener Flügelschnecken (*Strombus tricornis, S. fasciatus, S. bulla*) aus dem Roten Meer als Aphrodisiaka (Wedeck 1961: 229*). Im Jemen gibt es bis heute Rezepte für **Räucherwerk**, das nur von Frauen zubereitet werden darf und das *adfar hut* oder *adfar tib*, »Räucherklauen«, enthält. Dabei handelt es sich um ein Gemisch »hauptsächlich aus Verschlussdeckeln von Schnecken der Gattung Strombus, hinzu kommen Murizidendeckel (*dufri*), Muschelfragmente der Gattung Ostrea [**Austern**], Seetang [**Algen**], Seegras und eingetrocknetes Gewebe der Deckel« (Schopen 1983: 4f.*). Ebenso benutzt man bis heute in Oberägypten Opercula als Räucherstoffe in heidnischen Riten. Auf dem Kairoer Bazar findet man Räucherklauen als tierische Aphrodisiaka (Winnigton 1992: 107*).

Bezugsquellen

Früher gab es alle möglichen Zubereitungen aus der karibischen Flügelschnecke in Konserven. Heute findet man sie kaum noch, allenfalls vereinzelt in Pariser Delikatessengeschäften.

Die Schalen von Flügelschnecken gibt es im Conchylienhandel; die Conch-Perlen im Perlen- und Edelsteinhandel.

Literatur

Abbott, R. Tucker

1960 »The genus *Strombus* in the Indo-Pacific«, *Indo-Pacific Mollusca* 1(2): 33–146.

1961 »The genus *Lambis* in the Indo-Pacific«, *Indo-Pacific Mollusca* 1(3): 147–174.

Bons, J.

1984 *Mollusques marins de l'Ocean Indien*, Paris: A.C.C.T.

Clench, W. J. und R. Tucker Abbott

1941 »The genus *Strombus* in the Western Atlantic«, *Johnsonia* 1(1): 1–15.

Fritsch, E. und E. B. Misiorowski

1987 »The history and gemology of queen conch ›pearls‹«, *Gems & Gemology* Winter 87: 208–221.

Hill, Leonard

1997 *Muscheln – Schätze des Meeres*, Köln: Könemann.

Rätsch, Christian

1988 »Pototó: Strombus galeatus im alten Amerika«, *Club Conchylia Informationen* 20(4–5): 64–69.

Sharabati, Doreen

1984 *Red Sea Shells*, London usw.: KPI (Routledge & Kegan Paul).

Walls, Jerry G.

1980 *Conchs, Tibias and Harps*, New Jersey: T.F.H. Publications.

Wustmann, Erich

1960 *Kondor und Muschelhorn* [*sic!*], Reutlingen: Ensslin & Laiblin Verlag.

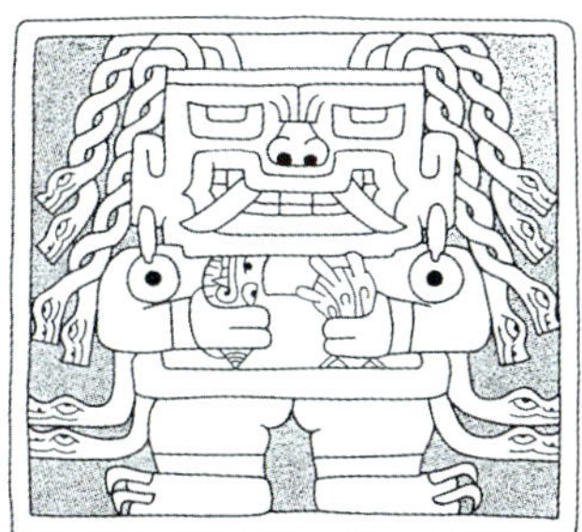

Der schlangenhaarige Orakelgott von Chavín mit Flügelchnecke (*Strombus galeatus*) und Dornenauster (*Spondylus princeps*) auf einer Wandskulptur. (New Tempel, Chavín de Huántar, Peru, 5. bis 10. Jh., Original 53 cm hoch)

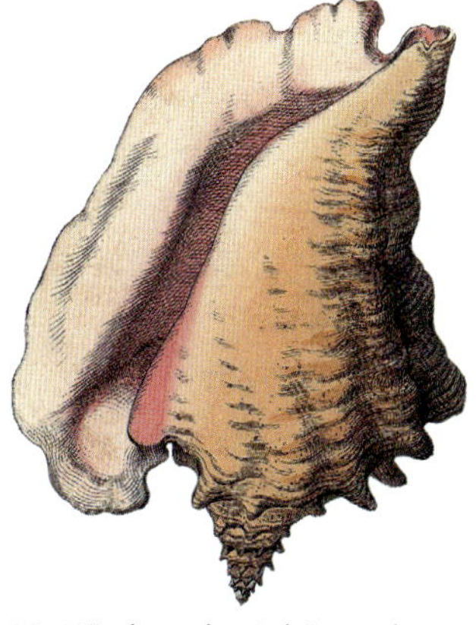

Die Mündung des Gehäuses der Riesenflügelschnecke (*Strombus gigas*) erinnert an eine Vulva. (Kolorierte Lithografie von 1856)

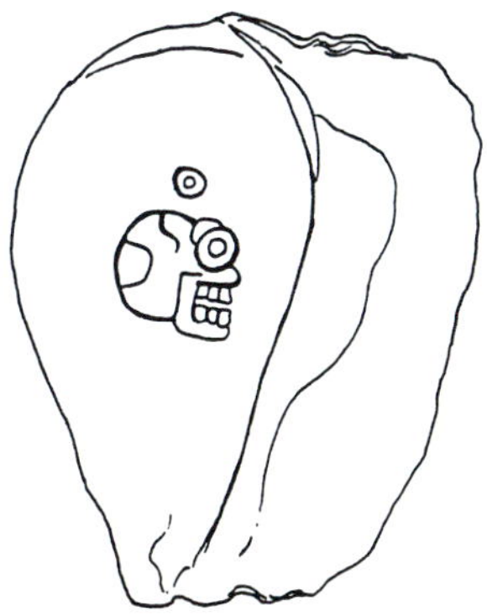

Aztekische Schneckentrompete aus einem *Strombus-galeatus*-Gehäuse mit der eingravierten Glyphe »1 Tod«: Ein Symbol für Tod und Wiedergeburt.

Fo-ti-tieng

Andere Namen

Fo-ti, He Shou Wu (chin.)

In der internationalen Literatur findet man unter den Namen Fo-ti oder Fo-ti-tieng keine einheitliche botanische Zuordnung. Es heißt sogar, dass die Stammpflanze der lebensverlängernden »Wunderdroge« nicht bekannt sei (Aero 1980: 58f.*).

Meist ist Fo-ti-tieng der chinesische oder ethnobotanische Handelsname für **Brahmi** (*Centella asiatica*).

Botanisch wird Fo-ti-tieng gelegentlich als der chinesische Knöterich (*Polygonum multiflorum* Thunb., Polygonaceae; vgl. **Drachenknochen**) identifiziert. Diese Pflanze gilt als Tonikum, Verjüngungsmittel und Aphrodisiakum. Die pulverisierte Wurzel wird gelegentlich auch zur Behandlung von Impotenz erwähnt: »Als tägliche Menge werden 10,55 g Fo-Ti in 0,473 l Wasser dreißig Minuten lang bei niedriger Hitze gekocht; oder man nimmt gleiche Teile Fo-Ti und etwas **Fenchel**samen, um ihre Absorption zu verbessern« (Lad und Frawley 1987: 234f.*).

Fossilien

»Mit dem Inventar der Fossilien, die den Sack des Schamanen oder die Magazine der Apotheker füllten, ließe sich ein ganzes Buch bestreiten.« (Leroi-Gourhan 1981: 79*)

»In der Antike glaubt man, dass die Fossilien direkt aus dem Himmel, der Domäne der Götter, kommen.« (Gayrard-Valy 1990: 13)

Andere Namen

Figurensteine, Formed stones (engl.), Fossils (engl.), Petrefakten, Versteinerungen

Fossilien besaßen schon immer kulturelle Bedeutung. Sie dienten als Fetisch, Götterfiguren (**Lingam**), Talismane, **Amulette** und wurden als Werkmaterial, Schmuck und Arzneien, als **Räucherwerk**, Zauber- und Liebesmittel genutzt.

Versteinerte Linsen

Der Autor eines volkskundlich-ethnopaläontologischen Artikels über die versteinerten »Linsen der Pharaonen« heißt bezeichnenderweise Casanova (1983). Versteinerte »Linsen« (*Lentes lapideae*) oder »Steinlinsen« (*Lenticulites*) findet man im Wüstensand, vor allem in der Nähe der großen Pyramiden von Gizeh.

Die Ägytper glauben, dass aus den pharaonischen Zeiten einige Linsen übrig geblieben seien. Da diese getrocknet lange halten, verrotteten sie nicht, sondern versteinerten unter dem Einfluss von Sonne und Sand. Derselben Meinung war der griechische Geograf Strabon (etwa 63 v. u. Z. bis 19 u. Z.), der sich längere Zeit in Ägypten aufhielt und sogar bis nach Äthiopien kam. In seiner siebzehnbändigen *Geographia* (»Erdkunde«) hält er fest, dass es sich bei den herausgewitterten Scheibchen um versteinerte Linsen handeln müsse, die aus den Überresten der Nahrung der Pyramidenarbeiter stammten.

Wissenschaftler, die sich berufsmäßig mit den Überresten ausgestorbener oder verstorbener Lebewesen, den so genannten Fossilien, beschäftigen, erkennen in den »Linsen« versteinerte Nummuliten (Gattung *Nummulites*) oder Großforaminiferen aus der Ordnung Foraminiferida (Kammerlinge), die zum Stamm der Urtierchen oder Protazoa (Einzeller) gehören. Ihr wissenschaftlicher Name lautet *Nummulites gizehensis* Ehrenberg. Sie stammen aus dem Eozän, genauer gesagt der Mokattamstufe, sind also etwa 50 Millionen Jahre alt. Da diese Urtierchen eine gekammerte Schale trugen, konnte diese im Meeressediment zu einem Fossil versteinern. Es muss ungeheure Massen dieser Foraminiferen gegeben haben, denn aus ihnen bestehen ganze Gesteinslagen. Dieser Nummulitenkalk war ein wichtiger Rohstoff für die Steinblöcke zum Bau der Pyramiden.

Bereits zu pharaonischen Zeiten wurden die versteinerten »Linsen« als magische Amulette und Zaubersteine benutzt.[312] Ob sie im modernen Ägypten noch Amulettcharakter haben oder nur als Touristensouvenirs auf den Markt kommen, ist nicht ganz klar. Sicher ist, dass Linsen (*Lens culinaris* Medik., syn. *Lens esculenta* Moench, syn. *Ervum lens* L., Leguminosae)[313] neben Kichererbsen (*Cicer arietinum* L., Leguminosae)[314], **Bohnen** und anderem **Gemüse** noch heute in Ägypten als aphrodisische **Speise** gelten. Auch wenn man sich an den pharaonischen »Steinlinsen« die Zähne ausbeißt, stehen sie aufgrund ihrer Härte als Aphrodisiaka höher im Ansehen als die rezenten Linsen aus der Küche[315].

312 Manchmal wurden diese Nummuliten als versteinertes Geld der Pharaonen gedeutet, ganz so wie an anderen Orten mit Nummulitenvorkommen. Wo die Fossilien aus dem Gestein herauswittern, werden sie im Volksmund Bauernpfennige, Geld der Engel, Ladislauspfennige, Maria-Ecker-Pfennige, Münzsteine, Pfennigsteine, Teufelsgeld, Teufelspfennige oder versteinertes Geld genannt (Hagn 1979, Rätsch und Guhr 1989: 124f.*). Man erkannte in Nummuliten auch versteinerte **Opercula**. Sie wurden vielerorts als **Amulette** benutzt.

313 Im alten Griechenland glaubte man, dass Linsen die Begierde stimulierten (Wedeck 1961: 136*).

314 Scheik Nefzaui (1985*) schwärmt in seinen *Duftenden Gärten* von Abu el Heidja, der nach einem Kichererbsenmahl (mit **Fleisch**, **Zwiebel**n und Kamelmilch) achtzig Jungfrauen in einer Nacht deflorieren konnte.

315 »Ich finde bei den Schriftstellern, dass, wer ›Linsen‹ isst, seelische Ausgeglichenheit gewinne« (Plinius XVIII, 31).

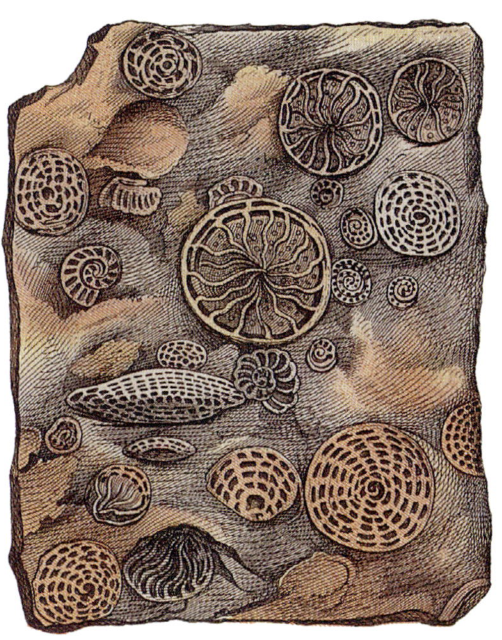

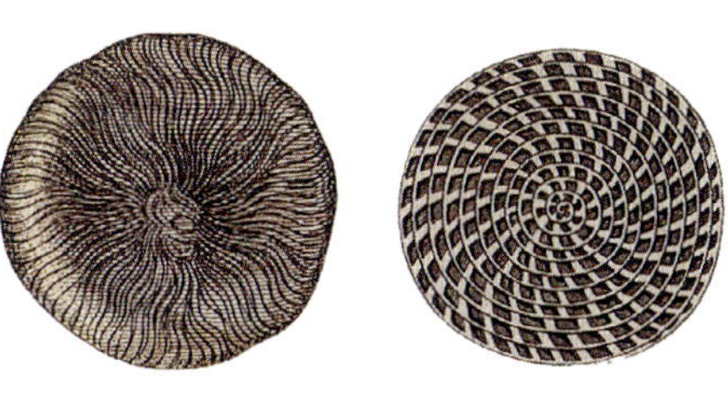

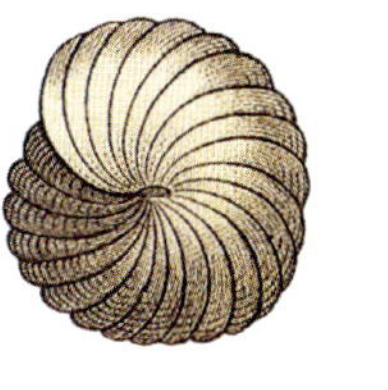

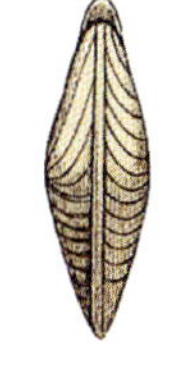

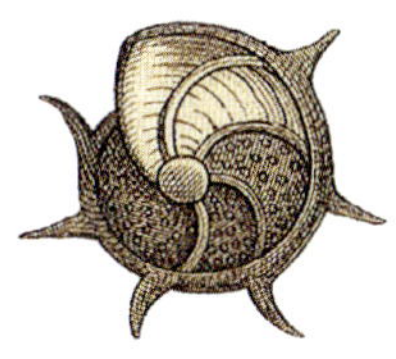

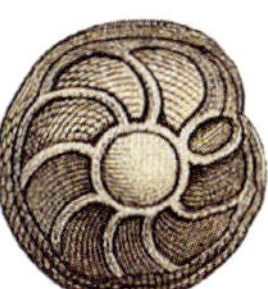

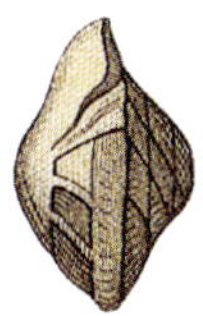

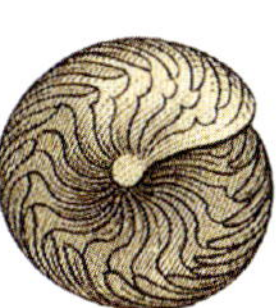

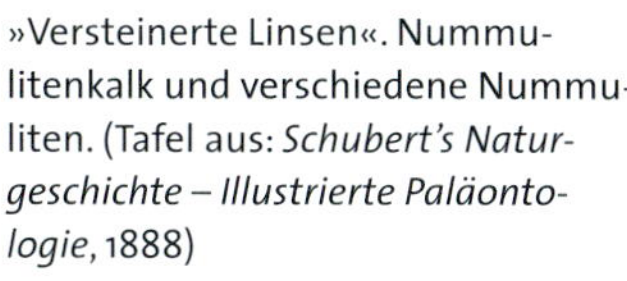

»Versteinerte Linsen«. Nummulitenkalk und verschiedene Nummuliten. (Tafel aus: *Schubert's Naturgeschichte – Illustrierte Paläontologie*, 1888)

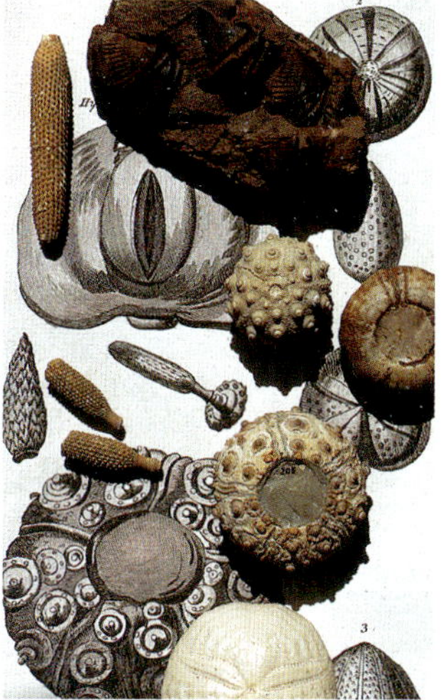

Fossilien als Aphrodisiaka. Ihre Gestalt lässt auf aphrodisische Wonnen hoffen.

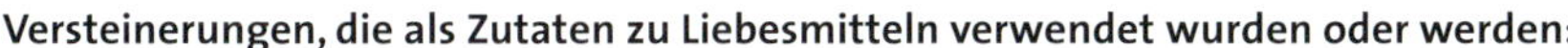

Versteinerungen, die als Zutaten zu Liebesmitteln verwendet wurden oder werden:

Volkstümlicher Name	Paläontologische Bestimmung
Ammonshörner	**Ammoniten**
Bernstein	fossile Baumharze
Büffelsteine	Fragmente von kreidezeitlichen Ammoniten aus dem Pierre Shale (South Dakota, Montana)
Donnerkeile	Belemniten, *Belemnites* spp.
Drachenknochen	Skelettreste prähistorischer Großsäuger oder Dinosaurier
Drachensteine	**Ammoniten** (*Ceratites nodosus, Discoceratites semipartitus*) aus dem deutschen Trias
Drachenzähne	Zähne von prähistorischen Großsäugern, speziell von Wollnashörnern (vgl. **Nashorn**)
Einhorn	Fossile Knochen und Zähne, z.B. vom **Nashorn** und vom Höhlen**bär**
Krötensteine	1) Fossile Zähne von **Fischen** der Gattungen *Lepidotes, Phyllodus* u. Ä.
	2) Große Stacheln von **Seeigel**n
Luchssteine	1) Belemniten
	2) Bernstein
	3) bestimmte Edelsteine (vgl. **Mineralien**)
Muttersteine	1) Brachiopoden (*Spirifer, Orthis, Schizophoria* usw.)
	2) Fossile **Muscheln** (*Pitar* sp. [syn. *Cytherea*], *Congeria ungulae capra*)
	3) **Kaurischnecken**
Saligrame	Ammoniten aus dem Spitischiefer/Himalaya
Schamsteine	Brachiopoden (*Spirifer, Orthis, Schizophoria* usw.)
Schlangensteine	**Ammoniten**
Steinfische	fossile **Fische**
Steinlinsen	*Nummulites gizehensis*
Taubenstein	Brachiopoden der Gattung *Rhynchonella*

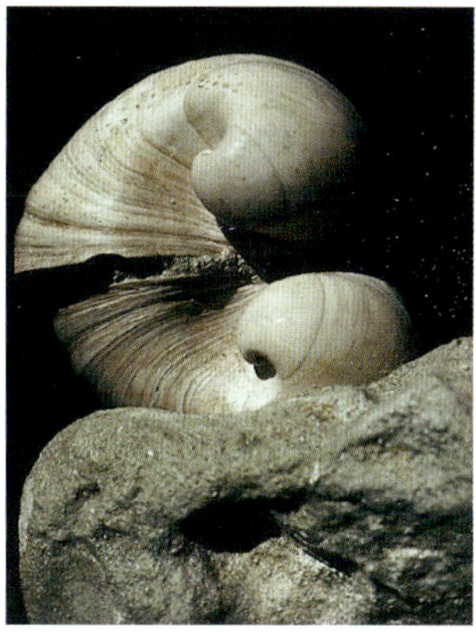

Venussteine. Oft haben Fossilien eine Signatur, die sie für den Menschen zu einem Liebeszeichen, Liebeszauber oder Aphrodisiakum macht. So gibt es fossile Muscheln, die wie ein Herz aussehen. Sie sind für das Herz gut, entweder medizinisch oder als Liebesmittel.

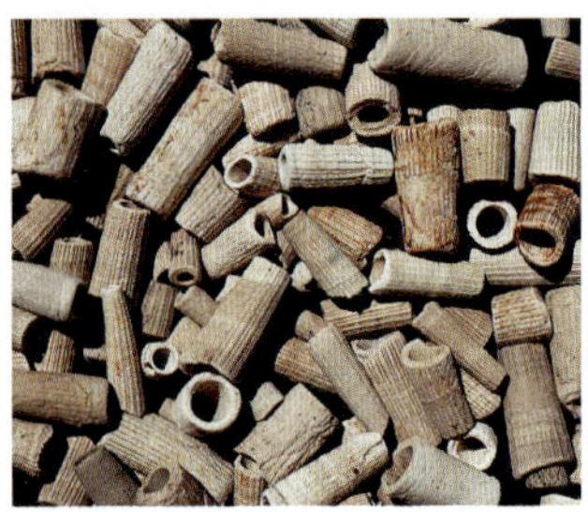

Dentalium fossile. Fossile Zahnschnecken, die als Arznei benutzt wurden, etwa um die Spannkraft zu steigern. (Pleistozän, Schleswig-Holstein, Deutschland, 1989)

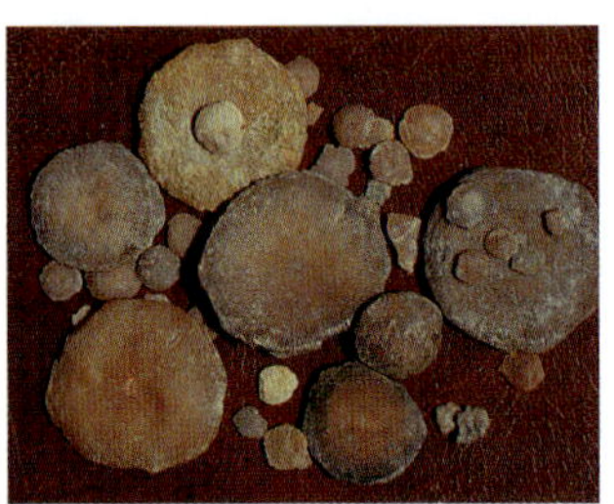

»Versteinerte Linsen«. Fossile Nummuliten (*Nummulites gizehensis*) von den grossen Pyramiden von Gizeh in Ägypten.

»Slowakische Mädchen legen Frauenhaar unter das Kopfkissen, um von ihrem zukünftigen Bräutigam zu träumen.« (Schöpf 1986: 87*)

Die Verwendung von Fossilien als Liebesmittel und Aphrodisiaka im Überblick

- **Amulette**, Talismane, Glücksbringer Steine, die dem Besitzer oder Träger Glück in der Liebe schenken sollen
- Magische Objekte in Ritualen, Zaubersteine Steine, die als **Liebeszauber** benutzt werden; Steine, die in Flüssigkeiten gelegt werden, um ihre Kräfte auf die Flüssigkeit zu übertragen
- Arzneien, **Medikamente**, Pharmaka, Philtren Pulverisierte Fossilien, meist in Kombinationspräparaten
- **Räucherwerk: Bernstein**
- **Kosmetika** aus Erdöl, Kieselerde, Kieselgur (Auch Vaseline wird aus Erdöl gewonnen.)

Bezugsquellen

Fossilien findet man auf Mineralienmessen und im Mineralienhandel.

Literatur

Abel, Othenio
1939 *Vorzeitliche Tierreste im Deutschen Mythus, Brauchtum und Volksglauben*, Jena: Gustav Fischer.

Annoscia, Enrico
1981 *Fossils, Unknown Companions*, Mailand: Soliart (Agip).

Bassett, Michael G.
1982 *»Formed Stones«, Folklore and Fossils*, Cardiff: National Museum of Wales.

Casanova, Richard L.
1983 »The Pharaoh's Lentils: How it All Began«, *Fossils Quarterly* 2(1-2): 6–16.

Gayrard-Valy, Yvette
1990 *Zeugen der Urzeit*, Ravensburg: Ravensburger Buchverlag.

Gruber, B.
1980 »Fossilien im Volksglauben (als Heilmittel)«, *Katalog Oberösterr. Landesmuseum* 105; zugleich: *Linzer Biol. Beiträge* 12/1: 239–242.

Hagn, Herbert
1979 »Maria-Ecker-Pfennige – Versteinerungen aus dem Chiemgau als Wallfahrtsandenken«, *Volkskunst* 2(3): 167–175.

Hebeisen, Kurt Beat
1978 *Zaubersteine – Schlangensteine*, Bern, Stuttgart: Haupt.

Kennedy, Chester B.
1976 »A Fossil for What Ails You«, *Fossils Magazine* 1(1): 42–57.

Neil, Reinhard
1984 »Fossilien im Volksglauben«, *Fossilien* 5/84: 227–231.

Oakley, Kenneth P.
1965 »Folklore of Fossils«, *Antiquity* 39: 9–16, 117–125.

Quenstedt, Werner
1929 »Fossile Evertebraten in Verwendung als Schmuck, Gerät, Amulett und Verwandtes«, in: F. Pax und W. Arndt (Hg.), *Die Rohstoffe des Tierreichs*, Berlin: Gebr. Bornträger, Bd. 2 (2. Lief.): 281–293.

Rudkin, David und Robert Barnett
1979 »Magic and Myth: Fossils in Folklore«, *Rotunda* 12(2): 12–18.

Schwalm, Jürgen
1993 »Fossilien in Volksmedizin und Magie«, *Aufschluss* 44: 106–110.

Taylor, Paul D.
1990 *Fossilien*, Hildesheim: Gerstenberg.

Thenius, Erich und Norbert Vávra
1996 *Fossilien im Volksglauben und im Alltag*, Frankfurt/M.: Kramer.

Walker, Cyril und David Ward
1994 *Fossilien*, Ravensburg: Ravensburger Buchverlag.

Frauenhaarfarn

Adiantum capillus-veneris L., Adiantaceae (Frauenhaarfarngewächse)
Adiantum venustum G. Don., Venushaarfarn

Andere Namen

Culantrillo (mex. »Korianderlein«; vgl. **Koriander**), Frauenhaar, Freyjuhâr (= »Freyashaar«), Fruchâr, Hansa-padi (skrt.), Hansapadi (Bengali), Hansaraj (Hindi), Jungfrauenhaar, Kuzbaret el-bir (arab.), Maidenhair ferns, Minnenhaar, Venus' hair, Venushaar, Widerton

Frauenhaarfarn gehört zu den wenig erforschten und legendär überlieferten Liebesmitteln. In Europa trank man zum »Gedeihen der Menschengeschlechter« einen **Kräutertee** aus Frauenhaar oder Freyashaar als Aphrodisiakum.

Frauenhaarfarne sind meist angebaute und gezüchtete Farne (Jones 1987: 212). Früher pflanzte man den Frauenhaarfarn »zum Gedeihen der Schafe« an Schafställen (Seligmann 1996: 105*). Leider liegen wenig genaue Angaben vor. Eine eingehendere Forschung wäre wünschenswert.

Wie andere Farne hängte man Frauenhaar als Schutz vor dem »Bösen Blick« auf oder trug es als **Amulett** bei sich.

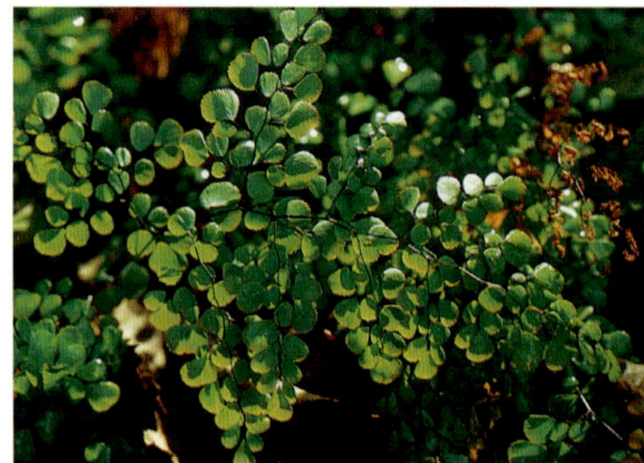

Der Venushaarfarn *(Adiantum venustum)*. Der Name orientiert sich an der mythischen Haarpracht der Liebesgöttin.

»Venushaar. Dieses höchst zierliche Farnkraut soll nach dem deutschen Volksaberglauben die Liebe befeuern, daher ›Minnenhaar‹ genannt. Es verdankt diesem Ruf seine Namen ›Unser lieben Frauen Haar›, ›Jungfrauenhaar‹, die es mit einer anderen Zauberpflanze, dem *Asplenium ruta-muraria* [L., Aspleniaceae, Mauerraute] gemein hat. Es scheinen beide Farne der Freya (Maria) heilig gewesen zu sein« (AIGREMONT 1987: II 87*).

Im heutigen Ägypten wird Frauenhaarfarn ethnomediznisch als Expektorans bei Brustleiden und Asthma eingesetzt (BOULOS und EL-HADIDI 1989: 162*). Wie bei **Bilsenkraut**, **Ephedrakraut**, **Ma-huang**, **Stechapfel** und **Tollkirsche** handelt es sich dabei um die Anwendung einer Substanz sowohl als Asthmaheilmittel wie als Aphrodisiakum (vgl. COSMAN 1983*).

Literatur

JONES, David L.
1987 *Encyclopaedia of Ferns*, Portland, Oregon: Timber Press.

Früchte

Andere Namen

Fruits (engl., franz.), Frutas (span.), Frutta (ital.), Obst, Wich

Ihre Ähnlichkeit mit Geschlechtsteilen, ihre Süße und Saftigkeit wie auch ihre mythische oder symbolische Bedeutung machen viele Früchte zu gepriesenen Liebesmitteln. Ihr Vitamingehalt stärkt Gesundheit und Wohlbefinden.

Am 25. August 1984 erschien im *San Francisco Chronicle* der Artikel »Aphrodisierende Eigenschaften einiger Nahrungsmittel«. Er bezog sich auf einen offiziellen Bericht des *Britain's Fresh Fruit and Vegetable Information Bureau*. Darin heißt es, dass Kartoffeln (siehe **Nachtschattengewächse**) und **Bananen** augrund ihres hohen Gehalts an Vitamin B den sexuellen Appetit fördern würden. Dieses Vitamin wandelt im Körper Cholesterol in aktive Sexualhormone um. Desgleichen verhält es sich mit Vitamin A. Einen besonders hohen Gehalt an Vitamin A haben frische Früchte und Gemüse, wie Mangos, Melonen, Aprikosen, Spinat und **Karotten**. Der Bericht endet mit dem Statement: »Wenn man unter Stress steht, reduziert der Körper die Produktion von Sexhormonen. Deshalb sind **Bananen** gut, denn sie enthalten auch Potassium, welches den Stress kontrolliert.« Das bestätigt: Frisches Obst und **Gemüse** sind aphrodisierende Nahrungsmittel, ebenso wie auch **Meeresfrüchte** oder **Nüsse**.

Überblick von Früchten (Obst) mit aphrodisischer Reputation

Name	Stammpflanze	Kulturgeografie und Art der Einnahme/Verwendung
Ananas	*Ananas comosus*	Antillen: Fruchtextrakt
Anona	*Annona senegalensis* *Annona rodriguezii*	Afrika: Einnahme der Wurzel (HIRSCHFELD und LINSERT 1930: 155*)
Apfel	*Malus* spp.	Antike
Apfelsine	*Citrus auritum*	weltweit
Aprikose	*Prunus armeniaca* L.	Indien: Symbol der Vulva; Aphrodisische **Cocktails** (Apricot)
Avocado	*Persea americana* MILL.	Mesoamerika: Essen der Frucht China (vgl. **Blutegel**)
Banane	*Musa* spp.	weltweit: Essen der Frucht; **Liebeszauber**
Birne	*Pyrus* spp.	Antike
Brombeere	*Rubus fruticosus* L. *Rubus tokkura*	Arabien: Blätter-, Früchtetee China: Essen der Früchte
Brotfrucht	*Artocarpus atilis* (PARKINS. ex DU ROI) FOSB., syn. *A. communis* J.R. et G. FORST., *A. incisus* (THUNB.) L. f., Moraceae	China: Einnahme der Samen und Blätter
Dattel	*Phoenix dactylifera* L.	Palmwein (vgl. **Palmen**)
Durian	*Durio zibethinus*	Malaya: Fruchtsaft Südostasien: Essen der Früchte
Erdbeere	*Fragaria* spp.	Essen der Früchte, in **Cocktails**
Feigen	*Ficus carica*	Südeuropa: Essen der Früchte
Granatapfel	*Punica granatum*	Antike: Granatwein
Himbeere	*Rubus idaeus* L.	Essen der Früchte
Jackfruchtbaum	*Artocarpus heterophyllus* LAM.	Nepal: geröstete Samen (MANANDHAR 2002: 98*)
Mango[316]	*Mangifera indica* L.	Fruchtsaft, in **Cocktails**
Nona	*Annona reticulata* L.	Borneo: Frucht (HIRSCHFELD und LINSERT 1930: 155*)
Papaya	*Carica papaya* L.	weltweit: Essen der Frucht Afrika: Wurzeldekokt
Passionsfrucht	*Passiflora edulis* L.	Fruchtsaft in **Cocktails**
Pfirsich	*Prunus persica* (L.) BATSCH, syn. *Amygdalus persica* L., *Amygdalus pumila* LOUR. non L., *Persica vulgaris* MILL.	Sexualsymbol[317]
Quitte	*Cydonia oblonga*	Sexualsymbol; aphrodisische **Speise**
Rhabarber	*Rheum* spp.	vgl. **Blutegel**
Sauerkirsche	*Prunus cerasus* L., syn. *Cerasus vulgaris* MILL.	Mitteleuropa: Samenextrakt
Sykomore	*Ficus sycomorus*	Antike: Lebens- und Liebesbaum
Tamarinde	*Tamarindus indica* L.	Afrika: Trinken des Wurzelsuds
Weintrauben	*Vitis vinifera*	Rosinen, Zutat zu **Latwergen**, als **Wein** getrunken

316 »Neben den Liebesvitaminen enthält sie viel **Zink** und Mangan, was die Sexualdrüsen in Schwung bringt« (TIZIAN 1999: 71*).
317 Es gibt eine Pfirsichsorte, die »Venusbrust« heißt.

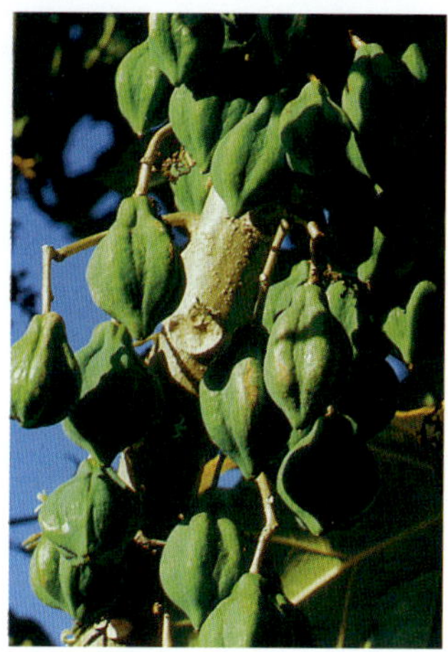

Unreife Papayafrüchte, die wie beiderlei Geschlecht aussehen, am Stamm des Melonenbaums (*Carica papaya*). (Rancho Ololiuqui, Xalapa, Mexiko, 2/1996)

»Wenn Sie viel exotische Früchte essen, nehmen sie eine Fülle natürlicher Aphrodisiaka zu sich und strömen bald von romantischen Gefühlen über.« (GERYL 1995: 168)

»[Es haben] im Laufe der Jahrhunderte die Früchte der Obstbäume (...), die da groß und prächtig an Duft, Farbe, Süße waren, an Gestalt bald rund (Apfel), bald durch eine Riefe geteilt (Pfirsich, Aprikose), bald oval einzeln oder paarweise (Pflaumen, Kirschen) vorkommen, den bedeutendsten Anlass zu einer anderen Erotik gegeben, nämlich zu Vergleichen und witzigen Gleichstellungen mit den menschlichen Geschlechtszeichen. Brust und Glied der Frauen, Hoden, Hodensack und Glied der Männer, Schenkel, Hüften und Hinterteil werden mit einzelnen ähnlich gestalteten Früchten verglichen.« (AIGREMONT 1987: I 58f.*)

»Früchte sind die ältesten Nahrungsmittel des Menschen.« (UDUPA und TRIPATHI 1983: 83*)

Früchte im obszönen Wortschatz

Äpfel	Hoden[318], Brüste
Äpfel im Schlafrock	Büstenhalter
Äpfel der Zwietracht	weibliche Brüste
Äpfelchen	Vulva, Brüstchen
Apfelsine	Mädchen
angestoßene Apfelsine	entjungfertes Mädchen
Appeltüte	Skrotum
Arschbackenbirne	Pobacke
Banane	Penis
Birnchen	kleine weibliche Brust
Birne	weiblicher Hintern
Birnentitten	birnenförmige Brüste
Brombeeren	Hämorrhoiden
Erdbeere	Vulva
Feige	Vulva, Frau, Prostituierte
Feige auslutschen	Cunnilingus
verbrunzte Feige	Nymphomanin
Feigen	Hoden
Feigenblatt	Schamhaar, Regelbinde, Suspensorium, Mini-Slip
Feigengärtner	Zuhälter
Feigenkern	Klitoris
Feigenkranz	weibliches Schamhaar
Feigenlutscher	Cunnilictor
Feigensaft	Vaginalsekret
Feigenschuster	Gynäkologe
Frauenapfel	weibliche Brust
Frauenschenkel	Birne
Frucht der Liebe	uneheliches Kind
Fruchtsalat	Orgie
Früchtchen	leichtes Mädchen
Himbeere	Brustwarze
Kirschen	Hoden
Paradiesäpfel	verführerischer Busen
Pfirsich	Vulva
Pflaume	Vulva, Frau, Hoden
Pflaumenallee	Straßenstrich
Pflaumengießen	Koitieren
Pflaumenkern	Klitoris
Trauben	Brüste, Hoden
Traubenkorb	Skrotum
Zitrone	weibliche Brust

Inhaltsstoffe

Früchte enthalten meist viele Vitamine (reichlich C und A), Fruchtsäuren, Enzyme, **Hormone**, Spurenelemente, Betakarotine und Traubenzucker. Das Enzym Papain, das in der Papaya vorkommt, hat eine Wechselwirkung mit dem Hormon Progesteron, das in der Gebärmutter für die Schwangerschaft von Bedeutung ist (TIETZE 1998: 45). »Die Hormone in den Pflanzen schützen den

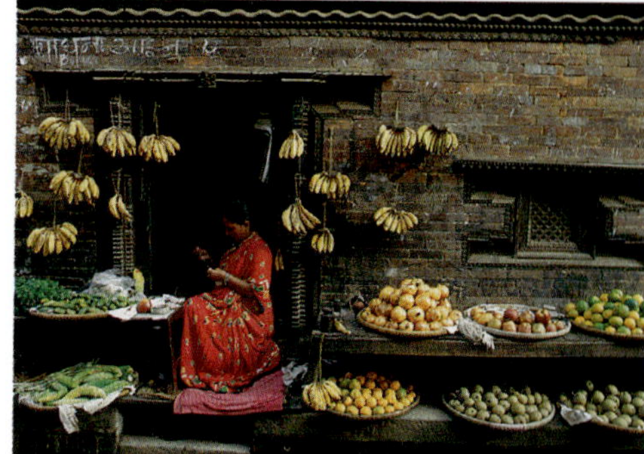

Auslage einer Früchtehändlerin. (Kathmandu, Nepal, 1999)

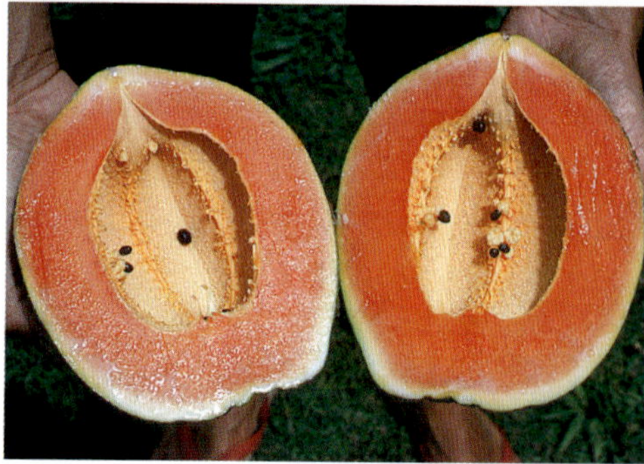

Viele Früchte sehen von innen wie die geheimen Sexualbereiche der Menschen aus.

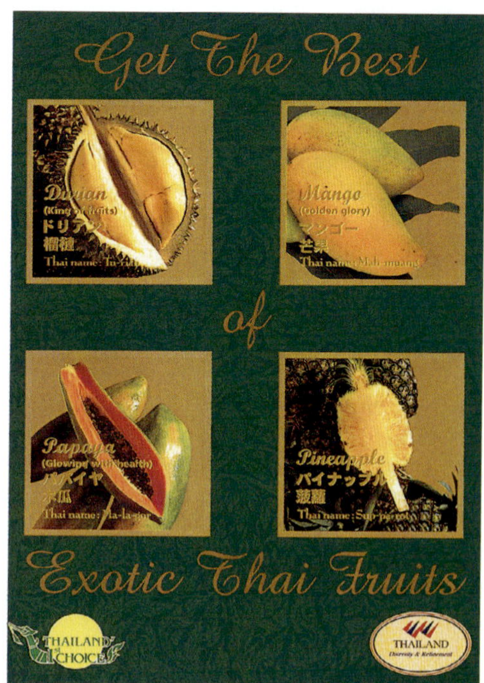

Aphrodisische Früchte: Durian, der »König der Früchte«, Mango, Papaya und Ananas (Verpackung mit einem Sortiment getrockneter Früchte, Thailand, 2002)

318 »In den sauren Apfel beißen« bedeutet heiraten (BORNEMANN 1974 I*).

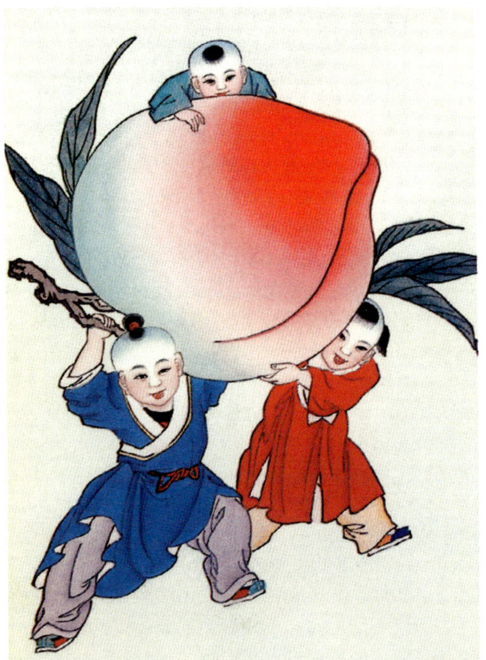

Dass der Pfirsich in der chinesischen Kultur ein erotisches und sexuelles Symbol ist, kann man auf dieser chinesischen Postkarte (o. J.) leicht nachvollziehen. Die Frucht sieht zum einen wie eine weibliche Brust aus, zum anderen wie die Vulva mit Klitoris. Der Pfirsich ist auch ein Symbol der Langlebigkeit.

Mann vor Prostatavergrößerung und helfen ihm, vital, potent und lebenslustig zu bleiben oder zu werden. Die Betakarotine, deren chemische Struktur dem **Opium** ähnelt, stimulieren das sexuelle Verlangen« (Simonsohn 1998: 69).

Kommentar

Früchte sind köstliche, gesunde Nahrungsmittel. Abgesehen vom eingangs zitierten Vitamingehalt zählen sie nicht unbedingt zu den pharmakologisch aktiven Aphrodisiaka. Allerdings haben sie auf die Sinne (Sehsinn, Geruch, Geschmack, Gefühl – siehe Seite 21) eine sinnlich stimulierende Wirkung. Sie sehen aus wie Genitalien oder fühlen sich so an. Beim Verzehr erwecken sie Assoziationen an Schleimhäute, eine feuchte Vulva, pralle Brüste oder einen erigierten Schwanz. Hinzu kommt ihre symbolische, mythologische und/oder religiöse Bedeutung (das heißt ihre kognitive Zuordnung).

Literatur

Eiseman, Fred und Margaret Eiseman
1988 *Fruits of Bali*, Berkeley, Singapur: Periplus Editions.
Geryl, Patrick
1995 *Topfit mit Sonnenkost*, Ritterhude: Waldthausen Verlag.
Hutton, Wendy
2000 *Tropical Fruits of Thailand & SE Asia*, Bangkok: Asian Books/Singapur: Periplus.
Simonsohn, Barbara
1998 *Papaya: Heilen mit der Wunderfrucht*, Aitrang: Windpferd.
Tietze, Harald W.
1998 *Heilkraft der Papaya*, Niedernhausen: Falken.

Fugu

Fugu spp., Tetraodontidae (Kugelfische, Pufferfische)

In Japan werden folgende Arten gegessen (Diverse 1994: 88–95):
Fugu rubripes rubripes Temminck et Schlegel, syn. *Takifugu rubripes*
Fugu pardalis Temminck et Schlegel
Fugu vermicularis vermicularis Temminck et Schlegel, syn. *Spaeroides vermicularis*
Fugu vermicularis prophyreus Temminck et Schlegel

Andere Namen

Barbarenfisch, Fugufisch, Giftfisch, Gui yu (chin.), Hai gui (chin. »Meeres-Gui«), Hou yi yu (chin. »auf die Barbaren Wartender«), Kugelfisch

Der Kugelfisch Fugu erlangte Medienruhm als gefährlicher Giftfisch, der jedes Jahr Todesopfer fordert. Die japanische Spezialität, für deren Zubereitung nur wenige Köche im Inselreich eine Lizenz besitzen, gehört sicherlich zu den berühmtesten **Fisch**en der Welt. Ihm kommt das sagenhaft gepriesene (und zugleich gefürchtete) Renommee zu, ein pharmakologisch »todsicheres« Aphrodisiakum zu sein.

Der in den japanischen Gewässern lebende Fugu gehört zur Familie der Kugelfische (*Tetraodontidae*, Pufferfische; u. a. *Spheroides ocellatus* Osbeck; Aramata 1990: 188). Er gehört heute zu den raffiniertesten, kostbarsten und begehrtesten Delikatessen der japanischen Küche.

Fugu »zählt zu den seltenen Genussmitteln, die auf der Grenzlinie zwischen Nahrungsmittel

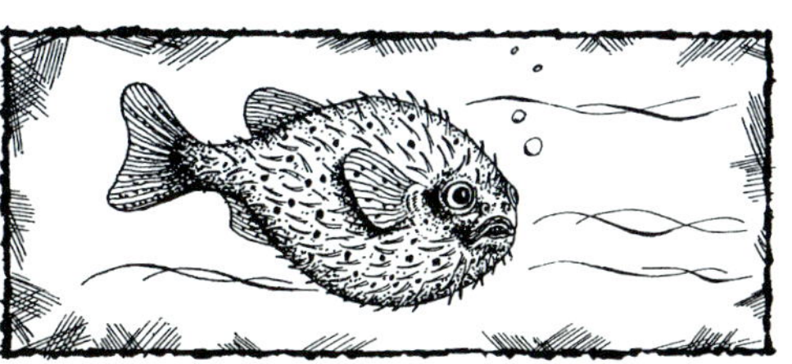

Fugu, der berühmte Giftfisch der japanischen Küche. (Nach Karger-Decker 1967)

»In wohl kaum einem anderen Land hat Fisch eine solche Bedeutung wie in Japan. Denn Fisch ist, neben Reis, ein Hauptnahrungsmittel des pazifischen Inselreichs. Und außerhalb Japans sind vor allem die Fischrezepte der japanischen Kochkunst bekannt.« (Hayamizu und Hoshino 1994: 99)

»Wer Fugu isst, ist dumm. Wer aber keinen Fugu isst, ist auch dumm.« (*Japanisches Sprichwort*)

»Die Leute in Wu essen gern Kugelfisch [*Spheroides ocellatus*], doch wenn man auf eine giftige Art stößt, sind schon oft Menschen nach seinem Verzehr ums Leben gekommen. Deshalb sollte man bei diesem Fisch besonders auf der Hut sein.« (SHEN KUO 1997: 208*)

Fugu Fish:
»blast your booty bust a move
mosh your mind and ride the groove
do your partner make a wish
let's all do the Fugu Fish«
(Timothy LEARY und Simon STOKES, *Right To Fly*, Psycho Relic Records, 1996)

und Droge liegen« (DAVIS 1986: 162). Der wohlschmeckende Fisch hat einen kleinen, aber entscheidenden Haken: Er enthält ein extrem starkes Gift. Deshalb lautet eine alte chinesische Redewendung: »Wenn du dein Leben wegwerfen willst, iss Kugelfisch!«

Fugu wird bereits im ältesten chinesischen Kräuterbuch, dem *Pen tsao chin*, erwähnt. Schon in der Hanzeit (202 v. u. Z. bis 220 u. Z.) war bekannt, dass sich das Gift in der Leber des Fischs befindet; es kommt außerdem in der Haut, den Ovarien und Eingeweiden des Fisches vor. Die Vergiftung galt als eine Krankheit, die kein Mittel heilen kann.[319] Bisher wurde kein Gegenmittel entdeckt (STARK 1984: 50*). Das Gift zersetzt sofort Zunge und Eingeweide.[320]

In Japan sterben alljährlich 250 bis 300 Menschen pro Jahr an den Folgen einer Fuguvergiftung. In einem alten Logbuch findet sich folgende Beschreibung einer Fuguvergiftung: »Der Bootsmann lag auf dem Zwischendeck und konnte sich nur mit allergrößter Anstrengung aufrichten; sein Gesicht war etwas gerötet, seine Augen glänzten, die Pupillen waren ziemlich zusammengezogen, der Mund stand offen, und da die Schlundmuskeln in einem Krampf erstarrt waren, floss der Speichel ungehemmt heraus. Die Lippen waren geschwollen und bläulich angelaufen, die Stirn war schweißbedeckt, der Puls ging schnell, schwach und unregelmäßig. Dem Patienten war höchst unwohl, und er litt große Pein, war aber noch bei Bewusstsein. Sein Zustand ging schnell in Lähmung über; seine Augen blickten starr in eine Richtung, er atmete schwer, und als Begleiterscheinung weiteten sich die Nasenlöcher, das Gesicht wurde blass und war von kaltem Schweiß bedeckt, die Lippen wurden fahl, Bewusstsein und Puls schwanden, der rasselnde Atem hörte auf. Der Patient starb, kaum 17 Minuten nachdem er von der Leber des Fisches gegessen hatte« (zit. nach DAVIS 1986: 160).

Da sich die Giftigkeit einer Substanz aus der Dosis ergibt, muss es auch eine jeweils ungiftige, das heißt unschädliche oder gar nützliche Dosis geben. Das trifft auch für den Fugu zu. Die Fähigkeit eines Fugukochs, der in Japan eine Prüfung ablegen und eine Lizenz erwerben muss (DENKOW 1992: 190*), besteht nicht darin, den Fisch vom Gift zu befreien, sondern in der Kunst, dem Mahl eine gewisse Spur an Gift zu belassen. Daher fragt der Koch die Kunden gewöhnlich, wie »stark« die Wirkung sein darf.

In Nippon gibt es rund zweitausend lizensierte Köche und ebenso viele Spezialitätenrestaurants. Ein *Fugu Dinner* ist enorm kostspielig (zwischen 250 und 500 Euro pro Person); in Fugurestaurants verkehren denn auch meist nur gutsituierte Geschäftsleute, die für die anschließende Nacht Damen »mieten«. Kamikaze-begeisterte Japaner lieben das Spiel mit dem Tod[321] und sehen darin geradezu eine erotische Verlockung. (Unzählige japanische Filme, wie *Im Reich der Sinne*, illustrieren diese spezielle Art der Erotik.) Ein Fugumahl ist für den Japaner das ultimative ästhetische, lukullische und berauschende Erlebnis. Das Fleisch des Fugu schmeckt äußerst köstlich und entfaltet eine unglaubliche Wirkung![322]

Chiri heißt das Fugufleisch, das in einer Suppe, die die giftigen Innereien enthält, gekocht und dadurch, mit dem Gift getränkt, zu einer berauschend-euphorisierenden und aphrodisierenden Droge wurde (DAVIS 1988: 152).

Kommentar

Ich war dumm genug, davon zu essen, nicht aber so dumm, um nicht öfter davon zu kosten. Ich hatte in Japan dreimal die Gelegenheit, an einem Fugudinner teilzunehmen.

Die Wirkung ist phänomenal. Zunächst zieht ein angenehmes Kribbeln über Rücken und Kopf. Die Haaransätze scheinen zu vibrieren. Im Geist wird man rege und wach. Die Sinne werden wollüstig erregt. Fugu unterdrückt die **Alkohol**wirkung von **Bier** oder Sake. Nach und nach pulsieren die Muskeln mit enormer Spannkraft und einem erotisierenden Prickeln. Um die Wirbelsäule tanzen Energieströme. Man fühlt sich elektrisiert. Die Wirkung auf die Ganglien im Sakralmark ist deutlich spürbar (wie bei **Yohimbin**). Beim Mann macht sich diese Stimulation schnell in einer starken Erektion bemerkbar. Die Begierde wird angeheizt. Ich erlebte Fugu als mächtiges, psychoaktives Aphrodisiakum – und dank der Künste der Köche, die mir den gefährlichen

319 »Der Kugelfisch ist giftig, und die Wirkung seines Gifts lässt sich mit einem Präparat aus Schilfwurzeln und Oliven aufheben« – heißt es nichtsdestotrotz in der *Pharmakologie des Meisters Ri Hua* (SHEN KUO 1997: 210*).

320 Die Ainu, Ureinwohner von Japan, von denen heute nur noch wenige auf der nördlichsten Insel, Hokkaido, leben, waren früher in erster Linie eine schamanische Jägerkultur mit einem **Bär**enkult. Sie kannten verschiedene Pfeilgifte, die meist auf der Grundlage verschiedener **Eisenhut**arten (*Aconitum* spp.) basierten. Ein Zusatzstoff für ein besonders starkes Pfeilgift war Fugu (BISSET 1976: 91).

321 Darauf wies bereits die berühmte amerikanische Ethnologin Margaret Mead (1901–1978) hin, die ihre Japanstudie treffend *Chrysanthemen und Schwerter* betitelte, womit sie das kulturtypische Wechselspiel von Ästhetik und Gewalt andeutete.

322 So stellt der Fugu im repressiven, überaus »drogenfeindlichen« Japan (auf den Besitz von einem Gramm Haschisch stehen fünf Jahre Gefängnis) außer **Tee**, **Kaffee**, **Alkohol** und **Nikotin** die einzige legale psychotrope Substanz dar. Weil Fugu als Nahrung (Delikatesse) gilt, blieb ihm der negative Nimbus einer Rauschdroge, die er zweifelsfrei ist, erspart.

Fisch servierten, überlebte ich diese asiatisch-erotischen Abenteuer. (CR)

Inhaltsstoffe

Das Fugugift, das so genannte Tetrodotoxin ($C_{11}H_{17}N_3O_3$), kommt in der Haut, der Leber, den Ovarien und Eingeweiden vor. Es ist ein Nervengift, eine der giftigsten nicht proteinhaltigen Substanzen, die bekannt sind (HABERMEHL 1987: 93*). Es bewirkt eine komplette neuromuskulare Paralysis. Tetrodotoxin ist 60 Mal stärker als **Strychnin** oder D-Tubocurarin (der Curarewirkstoff) und etwa 500 bis 1000 Mal wirksamer als Blausäure. 0,5 Milligramm des reinen Wirkstoffs sind für einen 70 kg schweren Mann tödlich. 20 g der Haut des Fisches sind letal (DAVIS 1983a, 1988: 145).

Eine pikante Wirkung des Tetrodotoxins ist die gelegentliche Erzeugung eines Scheintods bei vollem Bewusstsein, ein Zustand, der physiologisch nicht oder nur schwer vom echten Tod zu unterscheiden ist. Dadurch wurden manche Opfer lebendig begraben. Diese Eigenschaft des Giftes nutzen haitianische Voodoozauberer für die Zombifikation ihrer elenden Opfer (DAVIS 1983b, 1986 und 1988).

Tetrodotoxin ist eine potenziell aphrodisische Substanz, die von der Pharmaindustrie noch nicht als weltweit verkäufliches Aphrodisiakum entdeckt wurde.

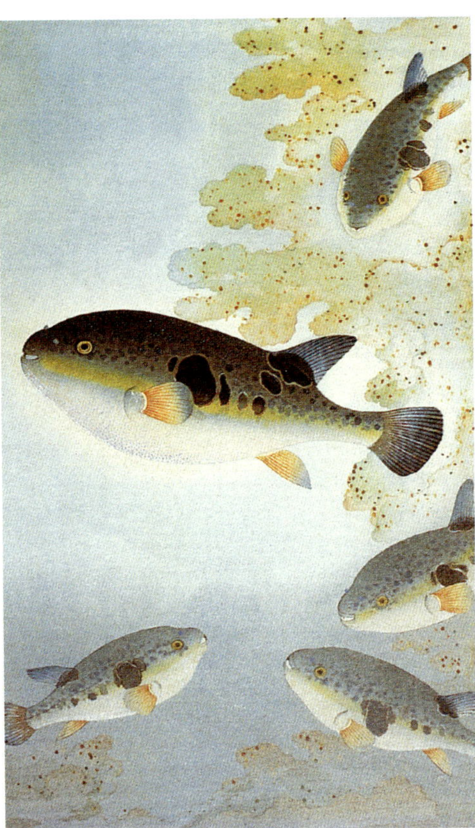

Der Fugu. (Japanische Illustration, 19. Jh.)

Literatur

ANDERSON, William H.
1988 »Tetrodotoxin and the Zombi Phenomenon«, *Journal of Ethnopharmacology* 23: 121–126.

ARAMATA, Hiroshi
1990 *Die Galerie der Fische*, München: Südwest Verlag.

BISSET, N. G.
1976 »Hunting Poisons of the North Pacific Region«, *Lloydia* 39(2/3): 87–124.

BOYLE, T. Coraghessan
1997 »Erbärmlicher Fugu. Wenn der Fluss voll Whisky wäre«, in: Gertrude FEIN (Hg.), *Das erotische Kochbuch*, Frankfurt/M.: Eichborn, S. 19–36.

DAVIS, E. Wade
1983a »The Ethnobiology of the Haitian Zombi«, *Journal of Ethnopharmacology* 9(1): 85–104.
1983b »Preparation of the Zombi Poison«, *Botanical Museum Leaflets* 29(2): 139–149.
1986 *Die Toten kommen zurück: Die Erforschung der Voodoo-Kultur und ihrer geheimen Drogen*, München: Droemer Knaur.
1988 *Passages of Darkness: The Ethnobiology of the Haitian Zombie*, Chapel Hill und London: University of North Carolina Press.

DIVERSE
1994 *Dangerous Animals*, Tokyo: Data House (auf Japanisch).

GAGE, P. W.
1971 »Tetrodotoxin and Saxitoxin as Pharmaceutical Tools«, in: L.L. SIMPSON (Hg.), *Neuropoisons: Their Pharmacological Actions*, New York und London: Plenum Press, S. 187–212.

HAYAMIZU, Kiyoshi und Yuhei HOSHINO
1994 *Küchen der Welt: Japan*, München: Gräfe und Unzer.

YASUMOTO, Takashi und C. Y. KAO
1986 »Tetrodotoxin and the Haitian Zombie«, *Toxicon* 24: 747–749.

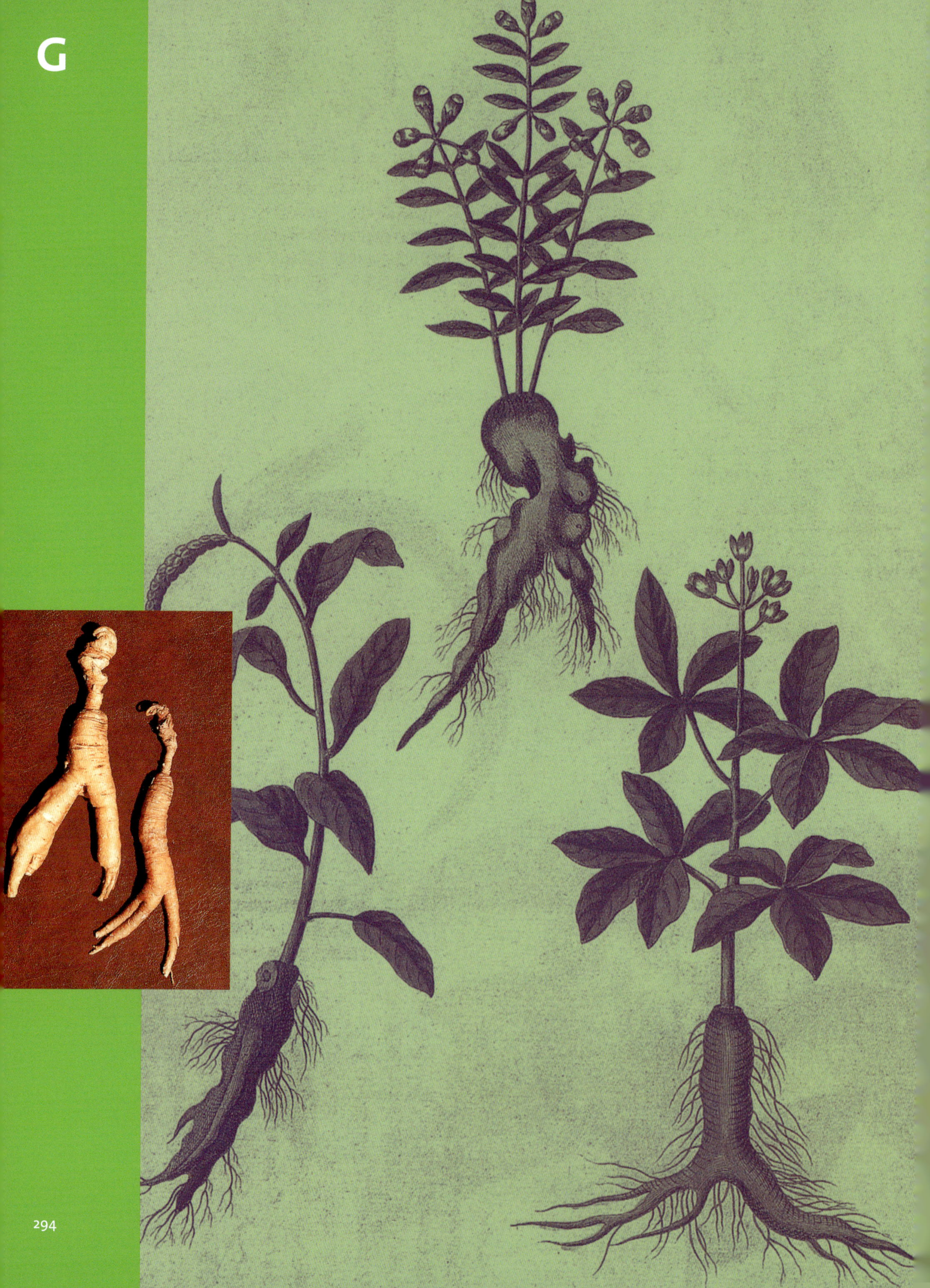

Galangan

Kaempferia galanga L., Zingiberaceae (**Ingwergewächse**) (neuere Schreibweise auch: *Kempferia galanga*)

Andere Namen

Cekur (malai.), Galanga, Galangal, Galangawurzel, Galgant-Gewürzlilie, Hinguru-piyali, Hom proh, Kencur (indones.), Kentjoer, Maraba, Marabawurzel, Meh (Akha), Prahoem, Pro hom (thailänd.), Proh hom, Pro'om, Resurrection lily (engl. »Auferstehungslilie«), Waan hom, Waan phaen din yen (Thai »Kraut der kalten Erde«), Waan teendin, Zedoary

Die Wurzelknolle von Galangan zählt zu den potentesten Aphrodisiaka unter den **Ingwergewächse**n (siehe dort dazu mehr) und ist als psychoaktiv wirksam bekannt. Allerdings handelt es sich in den seltensten Fällen um den echten Galangan *(Kaempferia galanga)*. Die Knolle wird mit vielen Pflanzen verwechselt, und (absichtlich oder fälschlich) werden andere als Galangan ausgegeben.

Zur Terminologie

»Galanga« ist ein Name, der für viel Verwirrung sorgte. So wird das Ingwergewächs *Alpinia officinarum* Hance (syn. *Languas officinarum*; **Galgant**) ebenfalls als Galanga, bestenfalls als »Kleiner Galanga« bezeichnet und als Gewürz zum Kochen verwendet (Norman 1991: 64*). Im Deutschen ist *Alpinia galanga* (L.) Willd. (syn. *Galanga major* Rumpf., *Maranta galanga* L., *Languas galanga* Sw.) als »Grosse Galangawurzel« sowie *Alpinia officinarum* als »Kleine Galangawurzel« bekannt (Jacquat 1990: 118*, Norman 1991: 45*, Seidemann 1993: 180*). Außerdem wird der Wurzelstock des tropischen **Zypergras**es (*Cyperus rotundus* L., Cyperaceae; Nussgras) in der älteren deutschen Literatur »Galganwurzel« genannt.

In Südostasien heißt auch das Ingwergewächs *Boesenbergia rotunda* Galangal oder Galigale; es wird auch als »Thai Ginseng« bezeichnet: *Boesenbergia rotunda* (L.) Mansf., Zingiberaceae, syn. *Curcuma rotunda* L., *Gastrochilus pandurata* (Roxb.) Ridl., *Kaempferia pandurata* Roxb., *Boesenbergia pandurata* (Roxb.) Schlechter.

Die Gra-chaai oder Krachaai (thailänd.), Galangal, Galingale, Temu kunci (indones.), Chinese key oder Thai Ginseng genannte Pflanze kommt in Thailand, Indien, Ceylon und Java vor. Ihr Wurzelstock wird genauso wie Galangan oder **Galgant** benutzt und gilt als Tonikum und Aphrodisiakum. Ihre Inhaltsstoffe sind recht gut bekannt: Boesenbergin A und B, Alpinetin, Cardamonin, Chavinsäure, 1,8-Cineol, 2',6'-dihydroxy-4'-methoxychalcon, Pinocembrin, Pinostronin; **ätherisches Öl** (Ponglux et al. 1987: 51*). Auszüge des Rhizoms in **Alkohol** oder Chloroform haben pilzwidrige Eigenschaften (Saralamp et al. 1996: 49*).

Gebrauch

Das Ingwergewächs *(Kaempferia galanga)* kommt in den tropischen Gebieten Afrikas und Südostasiens vor.

Der sehr aromatische Wurzelstock (Rhizom) – meist unter dem Namen *maraba* bekannt – wird im gesamten Verbreitungsgebiet der Pflanze als **Gewürz** und Heilmittel bei Verdauungsproblemen verwendet. In Malaysia wurde die Wurzel auch einem aus *Antiaris toxicaria* bereiteten Pfeilgift zugefügt (Schultes und Hofmann 1980b: 47*). *Kaempferia galanga* ist eine Ingredienz in indonesischen Kräuterzubereitungen, die unter dem Namen **Jamu** bekannt sind. *Kaempferia* ist vor allem in tonisierenden und aphrodisierenden Mischungen als Hauptbestandteil enthalten (Macmillan 1991: 424*).

In Japan wird die Wurzel manchmal als Zutat zur Herstellung von **Räucherwerk** benutzt. In Thailand werden die Wurzelknollen und die jungen Blätter zum **Curry** (**Fisch**-Curry) gegeben. Das Gewächs hat auch als **Amulett** apotropäische Verwendung[323]. Volksmedizinisch wird die zerdrückte Wurzel mit Whisky (vgl. **Alkohol**) vermischt als Paste bei Kopfschmerzen auf Stirn und Kopf aufgetragen (Jacquat 1990: 117*). Es wird damit auch Nasenbluten gestoppt (Saralamp et al. 1996: 113*).

Kaempferia galanga hat einen starken, erfrischenden Geschmack. Angeblich benutzen oder benutzten die Einwohner des Gebietes um Mount Hagen (Papua-Neuguinea) das Rhizom – ähnlich wie *Homalomena* sp. (vgl. **Ereriba**) – als Halluzinogen (Barrau 1962, Thomas 2000*). »In ganz Südostasien nutzt man die Wurzel als Gewürz und Rauschmittel (...) Das Rhizom ruft Halluzinationen hervor (sogar ohne Nebenwirkung)« (Bremness 1995: 180*). Aus Europa wird berichtet, dass nach Einnahme des Wurzelpulvers eine »überraschende Klarheit der Gedanken und ein verändertes Sehen« eintreten. »Überklar ist vielleicht das beste Wort, um die Wirkung zu benennen: Galanga scheint störende, unwichtige Gedanken zu beseitigen« (Schuldes 1995: 46, »Einige Hinweise lassen vermuten, dass Galanga in Neuguinea als Halluzinogen verwendet wird. (...) Der Wurzelstock dieser dem Ingwer verwandten Pflanze ist reich an ätherischen Ölen (diese dürften für die halluzinogenen Eigenschaften verantwortlich sein).« (Schultes und Hofmann 1980b: 70f.*)

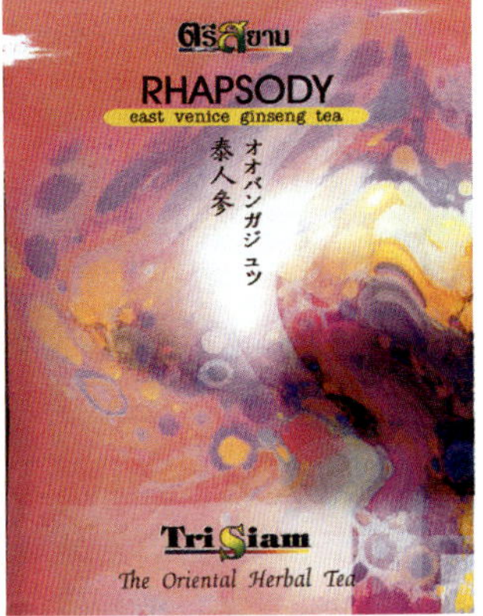

Rhapsody, aphrodisischer Kräutertee aus dem Galingale oder »Thailändischen Ginseng« *(Boesenbergia rotunda)*. (Verpackung, Chiang Mai, Nordthailand, 2002)

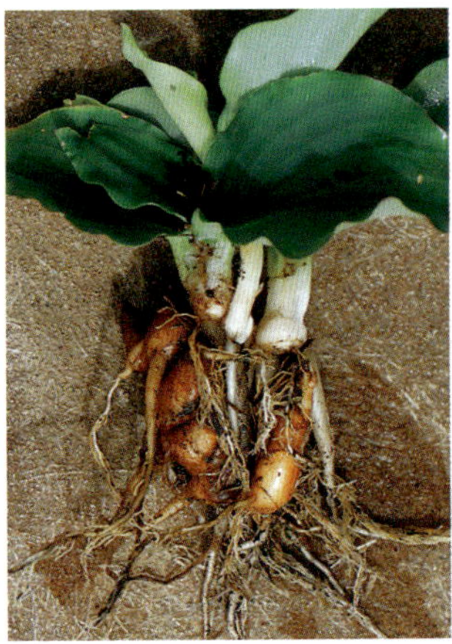

Galangan *(Kaempferia galanga)* ist ein Ingwergewächs, dessen Rhizom als Aphrodisiakum genutzt wird. (Pflanze aus einer australischen Kultur, 2002)

323 Die Akha (Nordthailand) nennen *Kaempferia* sp. *meh* (dieser Name wird auch für andere **Ingwergewächse** benutzt); es hält Geister ab. Aus der Pflanze wird ein Faden gezwirbelt, der um das ganze Dorf gebunden wird, um Krankheiten abzuhalten (Anderson 1993: 173*).

»Galanga-Erfahrung: Es empfiehlt sich, die gemahlene Wurzel in Fruchtjoghurt o. ä. einzurühren, da der Geschmack doch ein wenig streng ist. Meine Geliebte und ich finden, dass Galanga herrlich anregend ist, gegen Müdigkeit. Nur schade, dass sich so schnell eine Toleranz aufbaut.« (SCHULDES 1995: 95*)

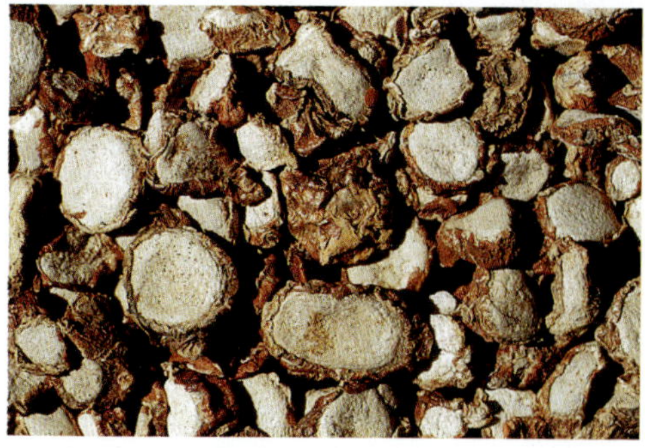

Prohom. Das getrocknete, in Scheiben geschnittene Rhizom des Echten Galangan (*Kaempferia galanga*) von einem nordthailändischen Gewürzstand. (Chiang Mai, Nordthailand, 2002)

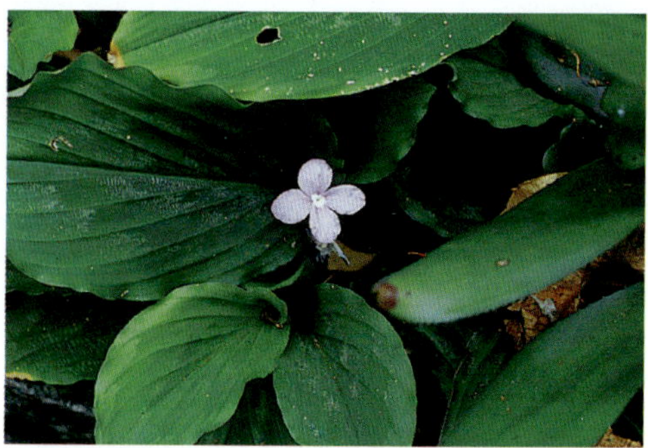

Eine blühende *Kaempferia*-Art aus Südostasien. (Botanischer Garten, Sydney, Australien, 2/2001)

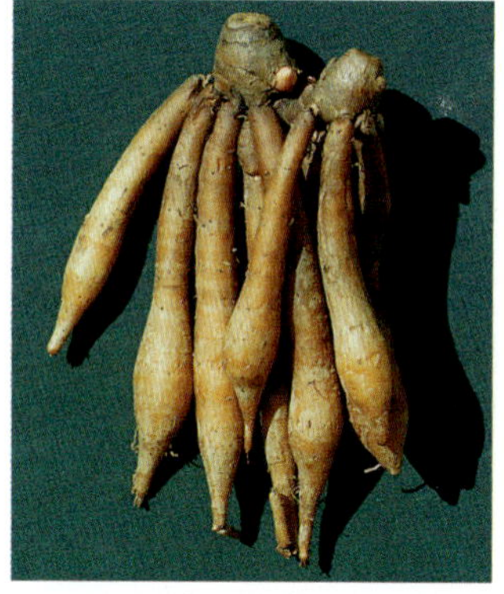

Der Wurzelstock der *Boesenbergia* wird als Hand mit vielen Fingern angesehen.

»Die Hmong [ein Bergstamm in Nordthailand] glauben, dass bestimmte Pflanzen besonders kraftgeladen sind und ihre Anwesenheit in Kräutermischungen jede Medizin viel wirkungsvoller macht. *Kaempferia* sp. ist so eine Pflanze.« (ANDERSON 1993: 174*)

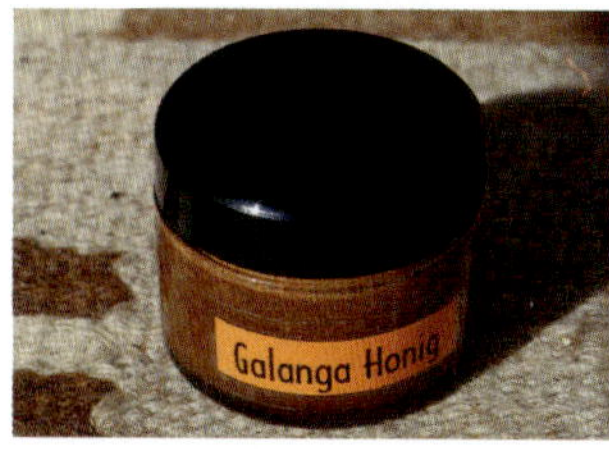

»Galanga Honig«, ein Produkt aus Honig und Galanganextrakt.

96*). Galangan »ist dafür bekannt, dass er eine rauschartige Euphorie erzeugt und sexuell stimuliert« (STARK 1984: 82*).

Inhaltsstoffe

Der Wurzelstock ist reich an **ätherischem Öl**, dessen Zusammensetzung unbekannt ist. Möglicherweise enthält es psychoaktive Substanzen (SCHULTES und HOFMANN 1980b: 47*). Ein Extrakt aus dem Rhizom entspannt die Muskeln des Dünndarms (SARALAMP et al. 1996: 113*).

Bezugsquellen

Es ist überaus schwierig, echten Galangan im Kräuter-, Gewürz- oder Drogenhandel zu bekommen. Sogar die in Asiengeschäften oder in den Heimatländern auf Märkten angebotenen Galanganwurzelknollen stammen nahezu ausschließlich von *Alpinia* spp. (**Galgant**) oder *Boesenbergia rotunda*.

Die makroskopische Untersuchung von Rohdrogen, die in Smartshops als »Kaempferia galanga« angeboten werden, erwiesen sich allesamt als Fälschungen, immer mit grob geschnittenem **Galgant** (*Alpinia* spp.). Kein Wunder, dass niemand, der diese Ware ausprobiert hat, eine Wirkung verspürte![324]

Literatur

BARRAU, Jacques
1962 »Observations et travaux récents sur les végétaux hallucinògenes de la Nouvelle-Guinée«, *Journal d'Agriculture Tropicale et de Botanique Appliqueé* 9: 245–249.

HUTTON, Wendy
1998 *Tropical Herbs & Spices of Thailand*, Bangkok: Asia Books.

Galgant

Als Galgant werden verschiedene Pflanzenarten aus mehreren Gattungen bezeichnet, deren Wurzelstöcke ähnlich riechende und aussehende Rohdrogen liefern:

Alpinia spp., Zingiberaceae (**Ingwergewächse**)
Boesenbergia sp., Zingiberaceae (siehe **Galangan**)
Cyperus spp., Cyperaceae (siehe **Zypergras**)
Inula spp., Compositae (Korbblütler)
Kaempferia spp., Zingiberaceae (siehe **Galangan**)

All diesen Galgantarten ist der Gebrauch als Aphrodisiakum gemein. Allerdings ist es beim Studium der älteren Literatur schwierig zu entscheiden, um welche Stammpflanze es sich jeweils handelt.

Folgende *Alpinia*-Arten (**Ingwergewächse**) werden als Aphrodisiaka oder als Zusätze zu aphrodisischen Kombinationspräparaten benutzt:

1) *Alpinia galanga* (L.) WILLD.
syn. *Amomum galanga* (L.) LOUR., *Maranta galanga* L., *Languas galanga* SW.
Greater Galangal, Thai-Ingwer, Siam-Ingwer
»Die heute auch bei uns medizinisch genutzte Galgantwurzel aus China, in Malaysia bekannt als ›lengkuas china‹, wird von Männern seit Jahrhunderten als liebesförderndes Mittel, besonders bei Erektionsschwäche, genommen« (REGER 1988: 55*).

2) *Alpinia nigra* (GAERTN.) B.L. BURTT.
syn. *Alpinia allughas* (RETZ.) ROSC., *Zingiber nigrum* GAERTN.
Galaga, Galangal, Khaa (Thai)
Das Rhizom, frisch oder getrocknet, ist eines der wichtigsten **Gewürze** in der thailändischen

324 Oft wird bei Einnahme eines solchen Pulvers über mangelnde oder ausbleibende Wirkungen berichtet (SCHULDES 1995: 95*).

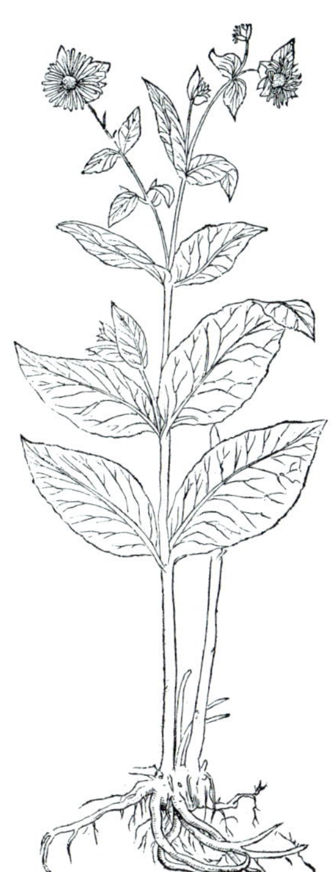

Alant (*Inula helenium*) wurde früher auch »Galgantwurzel« genannt, was zu einer weiteren Namensverwirrung um Galanga, Galgant & Co. geführt hat. Der volkstümliche Name Odinskopf deutet darauf hin, dass es sich um eine alte germanische Ritualpflanze gehandelt hat. (Holzschnitt aus Brunfels 1532: 37*)

Küche, besonders in der berühmten Thai-Tom-Yum-Suppe mit **Meeresfrüchte**n und **Pilze**n. Unter dem Namen Galaga wird auf thailändischen Märkten das in Scheiben geschnittene und getrocknete Rhizom verkauft (Saralamp et al. 1996: 27*).

3) *Alpinia officinarum* Hance
   Apotheker-Galgant, Chinese Ginger (engl.), Echter Galgant, Fieberwurzel, Galanga du chine (frz.), Galangal root (engl.), Galgant, Gao liang jiang (chin.), Petit galanga (frz.)

   In Arabien wird die Wurzel mit Milch als Aphrodisiakum eingenommen. Ansonsten als **Gewürz**. In der Apothekerware kommen gelegentlich Verfälschungen mit *Kaempferia galanga* (**Galangan**) vor (Wichtl 1989). »Extrakte der Wurzel werden auch mit Erfolg zur Ausnüchterung bei übermäßigem **Alkohol**genuss eingesetzt« (Paulus und Ding 1987: 163*).

4) *Alpinia oxyphylla* Miq.
   Yì zhì rén (chin. »wohltätige Intelligenznuss«), Yakuchinin (jap.), Ikchii (kor.)

   In der traditionellen chinesischen Medizin ist Fructus Alpiniae Oxyphyllae ein Heilmittel bei Erkrankungen des Unterleibs (Bensky und Gamble 1986: 498*).

5) *Alpinia zerumbet* (Pers.) B.L. Burtt. et R.M. Sm.
   syn. *Alpinia speciosa* (J.C. Wendl.) K. Schum., *Alpinia* hort. non (Andr.) Rosc.

Den *Alpinia*-Arten ist der Gehalt an einem scharfen **ätherischen Öl** und scharf schmeckenden Stoffen (Galangol) gemein.

Der Alant (*Inula helenium* L., Compositae) ist auch unter den Namen Donavarwurzel, Odinskopf, Elfdock, Galgantwurzel, Helenakraut, Grosser Heinrich, Ortwurz, Glockenwurz bekannt.

In Mitteleuropa wird ein Wurzeltee daraus als Aphrodisiakum getrunken. Zu *Inula* schreiben Hirschfeld und Linsert 1930: 182* explizit: »Der Galgant ist in der Magie ein Zauberschutzmittel und wurde sowohl als Amulet gegen Behexung am Leibe getragen, als auch als Aphrodisiacum in **Liebestränken** verwendet.« Die Wurzel enthält Alantolactone, die allergische Reaktionen auslösen können (Asolkar et al. 1992: 369*, Willuhn 1989).

Bezugsquellen

Galgant ist ein Hauptbestandteil des Likörs »Kick Kokmok« von Sensatonics® und als Pflanze erhältlich bei Elixier®.

Literatur

Wichtl, Max
1989 »Galgantwurzel«, in: ders. (Hg.), *Teedrogen*, Stuttgart: WVG, S. 186–188.

Willuhn, Günter
1989 »Alantwurzelstock«, in: Max Wichtl (Hg.), *Teedrogen*, Stuttgart: WVG, S. 45–47.

»Die Wurzel der Galgantpflanze hat sehr starken ingwerähnlichen Geruch und einen aromatisch brennenden Geschmack. Sie wurde ehemals in der Medizin und zu Licören benutzt. Die Wurzel galt als Aphrodisiacum. Es hieß, wenn man sie verspeist oder auf die Genitalien legt, ist ein ununterbrochener zwölfmaliger Beischlaf möglich.« (Aigremont 1987 II: 80*)

»Die Wurzel *(Radix Galangae)* ist ein kräftiges, erhitzendes, gewürzhaftes, dem Ingwer ähnlich wirksames Magenmittel, welches nicht für junge, vollsaftige, nur für alte, reizlose, torpide Leute mit alter Lungen- und Magenverschleimung, mit Engbrüstigkeit und zähem, stockendem Auswurf passt.« (Most 1843: 198*)

Gecko

Gekko spp., Gekkonidae (Geckoartige), Reptilien

Gekko gekko L., Echter Gecko, Tockay: wichtigste Stammdroge für die traditionelle chinesische Medizin
Gekko verticillatus Laurenti: weniger benutzt in der traditionellen chinesischen Medizin
Hemidactylus spp., Hausgecko

Andere Namen

Chhapkali (skrt.), Gé jìe (Mandarin), Gôkai (jap.), Hapkae (kor.), Gecko (engl.)

In Asien gelten getrocknete und pulverisierte Häute von Geckos als Aphrodisiakum und **Lenzmittel**. Sie sind auch ein Bestandteil in der traditionellen chinesischen Medizin.

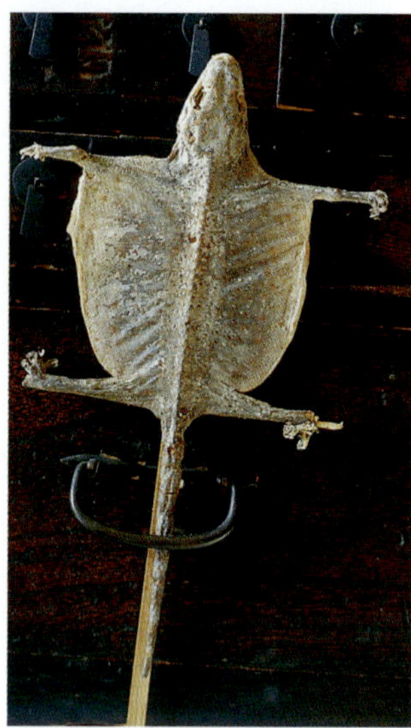

Aufgespannter, getrockneter Gecko *(Gekko gekko)* zur Verwendung als Rohdroge *(ge jie)* in der traditionellen chinesischen Medizin.

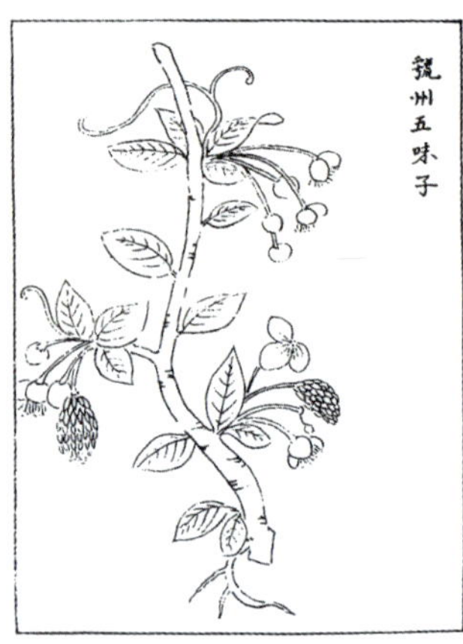

Wu wei zi. Die Beeren des Schizandrastrauches (*Schisandra chinensis*) werden in Ostasien als Aphrodisiakum eingenommen. Die getrockneten Beeren werden arzneilich in der traditionellen chinesischen Medizin bei Spermatorrhoe (Samenausfluss ohne sexuelle Erregung) verwendet. Oft dienen die Früchte als Trägersubstanz für Kombinationspräparate, beispielsweise mit Gecko. (Aus dem *Shao-hsing pen-ts'ao*)

In Asien glauben viele Menschen, dass Geckos im Haus, das heißt an den Wänden und an Decken »klebend«, dem Haus Glück bringen. Man soll die Hausgeckos (*Gekko monarchus, Hemidactylus* spp.) deshalb nicht töten. In der Tat kann man sich freuen, wenn Geckos im Haus sind, da sie Moskitos und andere lästige Insekten fressen.

Gebrauch

Aus Geckos werden Aphrodisiaka, Rausch- und Heilmitteln gewonnen. Im nördlichen Myanmar (Burma) werden getrocknete Geckohäute pulverisiert zu einer Glückspille verarbeitet (Umemoto 1996: 79). In Nepal soll es Sadhus geben, die getrocknete Geckos (*Hemidactylus* spp., Eublepharidae) pur oder mit **Hanf** vermischt rauchen, um in andere Bewusstseinszustände zu gelangen (Müller-Ebeling et al. 2000: 250*).

Besonders im chinesischen Kulturkreis gelten Geckos als Aphrodisiaka und **Lenzmittel**, aber auch als herkömmliche Arzneien in der traditionellen chinesischen Medizin. Für die Droge wird das komplette getrocknete Tier verwendet, meist auf einem Holzgestell aufgespannt; zur Anwendung wird es pulverisiert. Es hat die Eigenschaften »salzig« und »neutral« und wird zur Tonisierung hauptsächlich bei Nieren- und Lungenschwäche verschrieben, ebenso bei Impotenz, morgendlichem Durchfall und störender Urinfrequenz (Bensky und Gamble 1986: 486*).

Gecko als Rohdroge wird erstmals in *Grossvater Leis Diskussion der Kräuterzubereitungen* (*Lei Gong Pao Zhi Lun*, um 470 u. Z.) erwähnt. Er gehört zur Gruppe der Mittel, die auf die Yangmuster wirken, wie **Galgant**, **Bockshornklee**, **Hörner**, **Kernkeule**, die Plazenta des **Mensch**en, **Robbe**, **Seepferdchen** und **Stalaktiten** (Bensky und Gamble 1986: 486*).

Das wichtigste Kombinationspräparat ist Gecko mit koreanischer **Ginseng**wurzel, Walnüssen *(hu tao ren)* (vgl. **Nüsse**) und Schisandrafrüchten *(wu wei zi, Schisandra chinensis* [Turcz.] Baill., Schisandraceae).

Alkoholische Extrakte von *Gekko verticillatus* (*ge jie*) haben einen nachweisbar hormonalen Effekt. Labormäuse bildeten durch Geckopulver schwerere Genitalien aus! Geckozubereitungen bewirkten einen leichten andronergen Effekt auf die Prostata und Hoden von Mäusemännchen (Bensky und Gamble 1986: 486*).

Vielleicht wirkt der hormonale Effekt des Geckos bei manchen Menschen als erotisches Stimulans. Alkaloide oder psychotrope Inhaltsstoffe wurden bisher nicht nachgewiesen.

Bezugsquellen

Getrocknete Geckos gibt es in chinesischen Apotheken.

Literatur

Cox, Merel J. et al.
1998 *Snakes and Other Reptiles of Thailand and South-East Asia*, Bangkok: Asia Books.

Umemoto, Diane
1996 »Thai Amulets«, in: *Writing from Asia*, Bangkok: National Museum Volunteers, S. 75–81.

Gelée Royal

Andere Namen

Gelee Royale, Royal Jelly

Gelée Royal ist ein in der Gewinnung aufwendiges und kostspieliges Bienenprodukt. Es wird als Tonikum angeboten und soll die Libido steigern. Außerdem wird es zur Behandlung von Impotenz und Frigidität eingesetzt.

»Gelee« ist im obszönen Wortschatz ein Ausdruck für Sperma (Bornemann 1974 I*). Gelée Royal ist jedoch nicht etwa des Königs Sperma, sondern der Bienenkönigin Futtersaft. Dieser Saft wird von den Bienen zwischen dem sechsten und zehnten Lebenstag aus einer speziellen Futtersaftdrüse am Kopf ausgeschieden. Mit dem Futtersaft werden die Bienenlarven die ersten drei Tage gefüttert. Danach müssen sie mit **Honig** zufrieden sein. Nur die Larve, die später zur Bienenkönigin wird, bekommt weiterhin das Gelée Royal.

Gebrauch

Dieser besondere Saft wird medizinisch zum Beispiel bei Alterserscheinungen genutzt. Gelée Royal ist »oft als Heilmittel bei Impotenz oder Frigidität beschrieben worden. Viele Menschen, besonders Testpersonen, haben festgestellt, dass ihre sexuellen Kräfte bei einer kurmäßigen Anwendung des Bienenfutters zunehmen. Bei wissenschaftlichen Versuchen hat sich gezeigt, dass die Spermaproduktion durch Gelée Royal angeregt und gesteigert wird. Dadurch verstärkt sich die Libido, und das sexuelle Interesse nimmt allgemein zu« (Rätsch 1990: 174*).

Ein traditionelles Stärkungsmittel und Tonikum sind die »Bad Heilbronner Ginseng-Gelée Royal-Heilpflanzen-Dragées«. Sie bestehen aus Gelée Royal, den Wurzelpulvern von **Ginseng**, Enzian und **Galgant** (*Alpinia officinarum*), Hefepulver (vgl. **Bier**, **Pilze**), pulverisiertem Johanniskraut und **Wermut**kraut sowie pulverisierten **Knoblauch**zwiebeln und Weißdornbeeren. Diese Dragées sollen Herz, Kreislauf und Nerven stärken und mehr Lust auf Sex machen.

Inhaltsstoffe

Gelée Royal enthält Proteine, Fette, Monosaccharide, Minerale, die Vitamine B1, B2 und B6, Nicotinamid, Bioten, Pantothensäure, Aminobenzoesäure, Inosit, Fermente, Enzyme und **Hormone**; dazu kommen etwa 2,8 % nicht identifizierbare Substanzen, die gewöhnlich »Faktor F« genannt werden.

Bezugsquellen

Zubereitungen mit Gelée Royal gibt es in Reformhäusern und Drogerien. Reines Gelée Royal gibt es in der Apotheke. Royal Jelly bietet Conscious Dreams® an.

Gemüse

Andere Namen

Légumes (frz.), Vegetables (engl.), Vegetales (portugies.), Verduras (span.)

Viele Gemüsearten gelten als Liebesmittel, die die Potenz stärken und die sexuelle Lust erhöhen. Manche verdanken dies ihrer phallischen Form (Gurke, **Spargel**), andere ihrem legendären Ruf (**Sellerie**) oder auch ihrem Gehalt an Mineralstoffen, Vitaminen und vor allem **ätherischen Ölen** (**Knoblauch**), die sich positiv auf das allgemeine Wohlbefinden und besonders auf die Manneskraft auswirken sollen.

Die sexuelle Symbolik und erotisch anzügliche Sprichwörter rund ums Gemüse beziehen sich auf männliche Genitalien und männliche Sexualität, anders als **Früchte**, die in erster Linie Weibliches betreffen.

Was ist Gemüse?

Wir definieren »krautige Pflanzen, die der Ernährung dienen« und einen salzigen, würzigen, kräftigen Geschmack haben, als Gemüse. Ob gekocht oder roh genossen, Gemüse ist reich an Ballaststoffen und bereichert unseren Speiseplan mit Mineralstoffen und Vitaminen. Die salzige Geschmacksrichtung unterscheidet sie von süßen Früchten.

Ein kulturvergleichenden Blick auf Nahrungsmittel offenbart, dass das, was uns als »Gemüse« vertraut ist, anderswo zum Teil zu den Früchten, zu Grundnahrungsmitteln oder Gewürzen gezählt wird – oder sogar als Genuss- oder Rauschmittel gilt!

In Brasilien zum Beispiel, der Hochburg der Kirchen, Kulte und Sekten, entstand zu Beginn des 20. Jahrhunderts eine christliche Sekte namens *Uñao do Vegetal* – ins Deutsche übersetzt heißt dies (unfreiwillig komisch) »Vereinigung des Gemüses«. Die vorwiegend mittelständischen, städtischen Mitglieder nennen sich *vegetalistas*, also »Anhänger von Grünzeug« oder »Vegetarier«. Doch bezieht sich ihr »Vegetarismus« auf einen ursprünglich indianischen »bitteren Trank«, nämlich auf **Ayahuasca**.[325] Südamerikanische Indianer zählen diesen jedoch nicht zum Gemüse, sondern zu den Heilmitteln. Als »schamanisches Gemüse Nr. 1« bezeichnen sie hingegen eine andere Schamanendroge, den **Tabak**. Diese Stoffe nun sind wir gewohnt, als »Rauschdrogen« oder »Genussgifte« zu bezeichnen, und würden sie nie zum Gemüse zählen.

An diesem Beispiel wird deutlich, dass die verschiedenen Volkstaxonomien auf unterschiedlichen kognitiven Strukturen beruhen. Aber auch innerhalb unserer eigenen, westlich-europäischen Kultur stoßen wir auf Definitionsprobleme. Ist zum Beispiel Avocado (siehe **Früchte**) ein Gemüse oder eine Frucht? Sind grüne Mangos Gemüse, weil man sie für salzig-würzige Salate verwendet, reife, saftige Mangos hingegen **Früchte**? Die Kartoffel ist für uns ein Grundnahrungsmittel, in Indien und Nepal hingegen betrachtet man sie als Gemüse und bereitet sie auch so zu. **Knoblauch** verwenden wir als **Gewürz**. In Südostasien spielt er in manchen Rezepten eine gemüseartige Hauptrolle. **Kakao** schätzen wir als Getränk und Grundbestandteil von Schokolade. Anderswo kennt man ihn als Frucht, Grundnahrungsmittel oder **Nahrungsergänzungsmittel**. In seinem Herkunftsland Mexiko ist er Hauptbestandteil einer scharfen Soße (im Nationalgericht *pollo con mole*). Dort verehrt man Kakao vornehmlich als »Genussmittel«, als eines der wichtigen **Stimulanzien**, als bewusstseinsverändernde »Götterspeise«. Ist diese Baumfrucht also gar als »Suchtdroge« einzuordnen?

Die folgende Tabelle enthält Gemüsesorten, denen aphrodisierende Eigenschaften zugeschrieben wurden oder werden, die als Zutaten zu **Liebestränken** oder **Speisen** und erotischen Gelagen auftauchen.

325 Zunehmend wird **Ayahuasca** in der englischsprachigen Literatur auch *vegetable tea*, »Gemüse-Tee«, genannt.

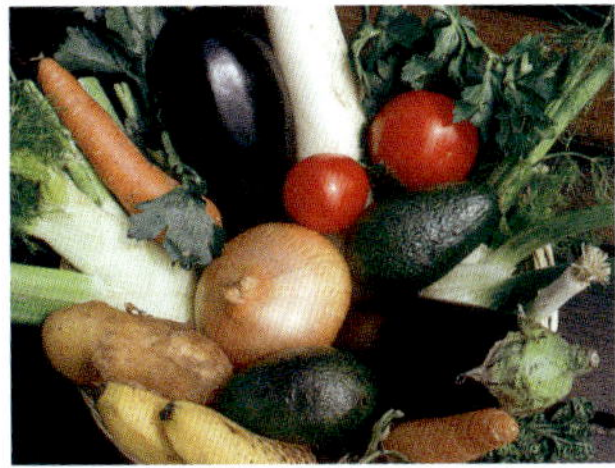

Ein Korb voller aphrodisierender Gemüse. (Foto: cme, Hamburg, Deutschland, 1985)

»Ein grosser Teil der Nahrungsmittel, die wir täglich zu uns nehmen, wirkt erregend oder beruhigend auf die Sexualsphäre. Als erregende Mittel wollen wir beispielhaft nur erwähnen Sellerie, Spargel und bestimmte Pilzarten.« (DOUVAL 1955: 34*)

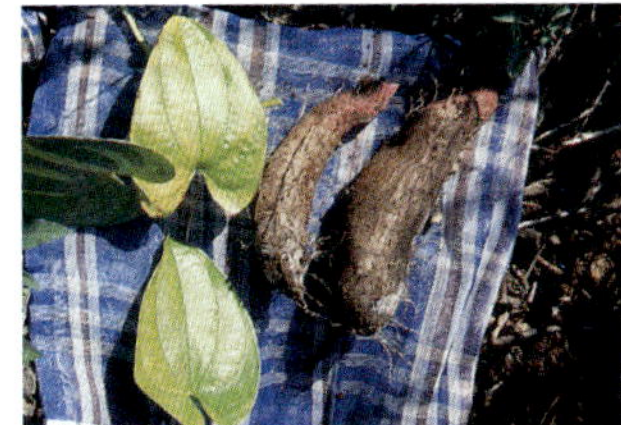

Yamswurzel, Mákal (*Dioscorea* sp.), ist eine Knollenfrucht der Maya. Sie trinken Tee aus den Blättern oder einen Knollenextrakt als Liebesmittel. (Pixoy, Yucatán, Mexiko, 1979)

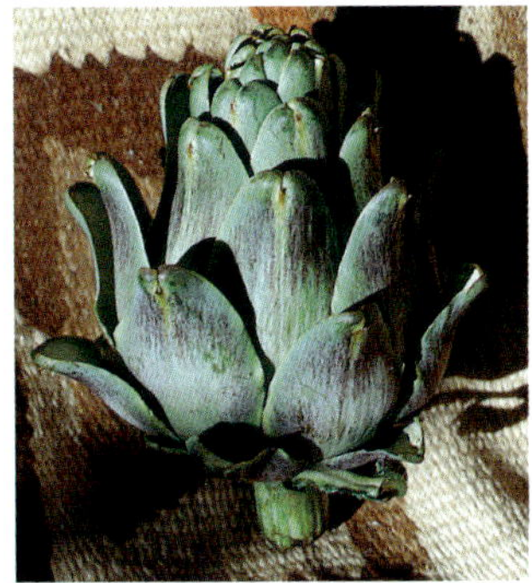

Die Artischocke (*Cynara cardunculus* L.) ist in erster Linie ein Gemüse. Aus ihr werden aber auch Extrakte für die phytotherapeutische Behandlung von Leberleiden gewonnen (Bittermittel). Ihr Wurzelextrakt gilt sogar als Aphrodisiakum.

Gemüse	Stammpflanze	Kulturgeografie und Verwendung
Artischocke	*Cynara cardunculus* L. (Compositae)	Südeuropa: Wurzelextrakt gilt als Aphrodisiakum (vgl. **Disteln**)
Aubergine (Eierfrucht)	*Solanum melongena* L. (**Nachtschattengewächse**)	Europa
Avocado	*Persea americana* MILL. (Lauraceae)	Mexiko: **Früchte** und Samen
Bärlauch	*Allium ursinium* L.	Süddeutschland, Mitteleuropa
Bambus	Bambusa spp.	China: Bambussprossen, Indien: Tabashir
Brunnenkresse	*Nasturtium officinale* R. BR. (Cruciferae)	Orient, Afrika: Blätter (Salat) (vgl. **Kresse**)
Fenchel	*Foeniculum vulgare*	Europa: Knollen
Garten**kresse**	*Lepidium sativum* L.	Orient: Samen
Ginseng	*Panax ginseng*	Korea: Wurzel in Hühnersuppe
Gurke	*Cucumis sativus* L. (Cucurbitaceae)	USA: Saft; als Dildo
Hanf	*Cannabis sativa*	Kambodscha: Kraut in Hühnersuppe
Karotten	*Daucus carota*	Griechenland: Wurzelsaft
Kartoffeln	*Solanum tuberosum* L.	Europa (vgl. **Gold**)
Knoblauch	*Allium sativum* L.	weltweit
Kresse	*Lepidium* sp.	weltweit (vgl. **Maca**)
	Lepidium latifolium L.	Rom: Samen und Kraut
Kürbis	*Cucurbita pepo*	weltweit
Lattich	*Lactuca sativa*	Europa
	Lactuca virosa	altes Ägypten
Maca	*Lepidium meydenii*	Peru: Wurzelknollen
Paprika	*Capsicum frutescens* L. (vgl. **Chilipfeffer**)	Nordamerika: Rauchen der Blätter
Pastinak	*Pastinaca sativa* L. (Umbelliferae)	Rom: Wurzel und Samen
Porree[326]	*Allium porrum* L. (vgl. **Zwiebelgewächse**)	Südeuropa: Wurzel
Rauke[327] (= Rucola)	*Eruca sativa* MILL. syn. *Brassica eruca* L. (Cruciferae)	Mittel-/Südeuropa: Wurzelknolle
Rote Bete	*Beta vulgaris* L. var. *vulgaris* (Chenopodiaceae)	USA, Europa
Salat	*Lactuca sativa*	weltweit (= **Lattich**)
Sellerie	*Apium graveolens*	Europa
Spargel	*Asparagus officinalis* L.	Deutschland, Korea, China (vgl. **Shatavari**)
Süßkartoffel	*Ipomoea batatas* (L.) LAM.	Asien, Karibik: Knollen, Knollenpresssaft
	I. batatas paniculata (vgl. **Winden**)	Indien: Knollenbrei in Milch
Tomaten	*Lycopersicon* spp.	Antillen, Europa: Früchte
Weißkohl	*Brassica oleracea* L. var. *capitata* (Cruciferae)	Slowenien: Kraut
Yams (Jams)	*Dioscorea* spp. (Dioscoreaceae)	Mexiko: Knollen, Blättertee
	Dioscorea japonica	China: Knollen (vgl. **Hormone**)
Zwiebel	*Allium* spp.	Antike, Indien, Europa, Orient

326 = Porree, Lauch, Winterlauch, Breitlauch.
327 Rauke ist das *herba salax*, das »reizende Kraut« in der *Ars Amatoria* des Ovid (V. 22).

Genitalien

Genitalien aus dem Tierreich spielten in der Kulturgeschichte vor allem für die männliche Sexualität eine Rolle als magische, pharmakologische oder sonstige Medizin, um starke und zuverlässige Erektionen herbeizuführen. Daher galten Hoden und Penisse diverser Tierarten in sämtlichen Zubereitungsarten (roh, gekocht, gebraten, getrocknet, pulverisiert usw.) als Liebesmittel. Im Unterschied dazu kam eine Stimulierung der Erotik mit Hilfe weiblicher Geschlechtsteile von Tieren (Zitzen, Euter, Gebärorgane) kaum vor. Was Frauen betrifft, sollten männliche Genitalien beim Liebeszauber dazu verhelfen, die Angebetete für die heimlichen Wünsche des Mannes empfänglich zu machen.

Häufig genannt werden Genitalien von **Robben**, **Schildkröten** (Meeresschildkröten), **Schnecken**, **Flügelschnecken**, vom **Bär**en, **Biber**, **Bock**, **Büffel** (vgl. **Austern**), **Delfin**, Esel, Flusspferd, **Fugu**, **Hahn**, Hund, **Hirsch**, Hyäne, **Krokodil**, vom **Leopard**en, **Mensch**en, Tiger und Walross. Auch rezente und fossile Penisknochen verschiedener Säugetiere (**Hirsch**, Nasenbär, Walross, Waschbär) werden zum Liebeszauber und gepulvert als Aphrodisiaka benutzt.

Um kleine Glieder gross zu machen

»Zu einem anderen Verfahren ist ein Eselsglied erforderlich. Verschaffe dir eines und koche es mit Zwiebeln und einer reichlichen Menge Getreidekörnern. Hiermit musst du deine Hühner füttern, und diese Hühner musst du essen. Man kann auch das Eselsglied in Öl legen; die durch dieses Verfahren erhaltene Flüssigkeit trinke man und reibe sich den Penis damit ein« (SCHEIK NEFZAUI 1985: 219*).

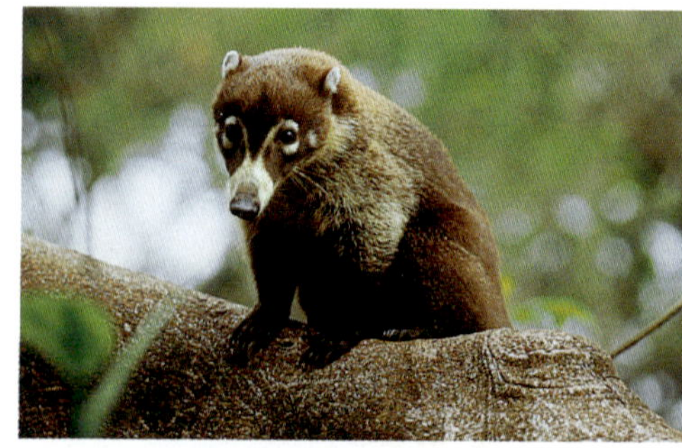

Der Nasenbär *(Nasua narica)* lebt in den tropischen Gebieten Amerikas. Seine Genitalien werden als Aphrodisiaka geschätzt. Aus seinem Hodensack machen Schamanen rituelle Tabakbeutel. (Tabasco, Mexiko, 1996)

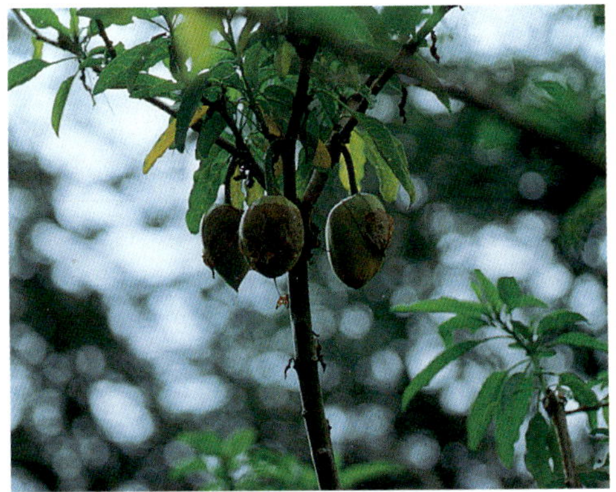

Die »Hoden« der Engelstrompete – die hängenden Früchte der *Brugmansia sanguinea*. (Kalifornien, USA, 1996)

Desgleichen werden viele Früchte, Blätter und Samenstände als Penis angesehen (**Banan**enfrüchte, Bananenblätter, der männliche Blütenstand der **Meereskokosnuss**) und als **Liebeszauber** und Liebesmittel verwendet; ebenso ähneln manche Früchte Hoden: **Tabernaemontana**, Papaya (siehe **Früchte**), **Voacanga** oder generell **Nüsse**.

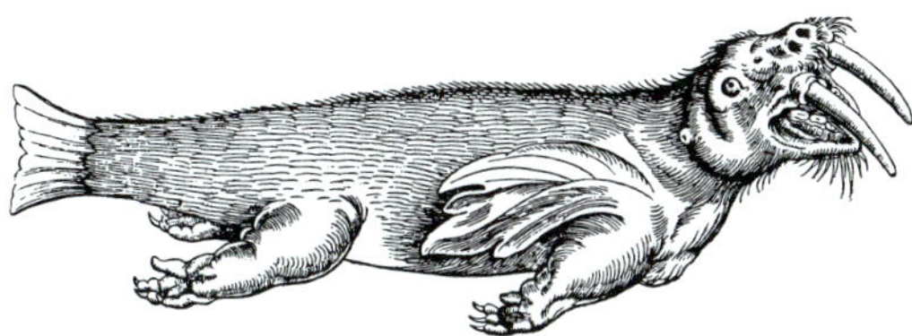

Das Walrossmännchen (*Rusor*) hat unter den Säugetieren wahrscheinlich den größten Penisknochen (*oozik* genannt). Er wird über einen halben Meter lang und dient als Arbeitsgerät, Werkmaterial oder Rohdroge für Liebesmittel. (Holzschnitt aus GESNER)

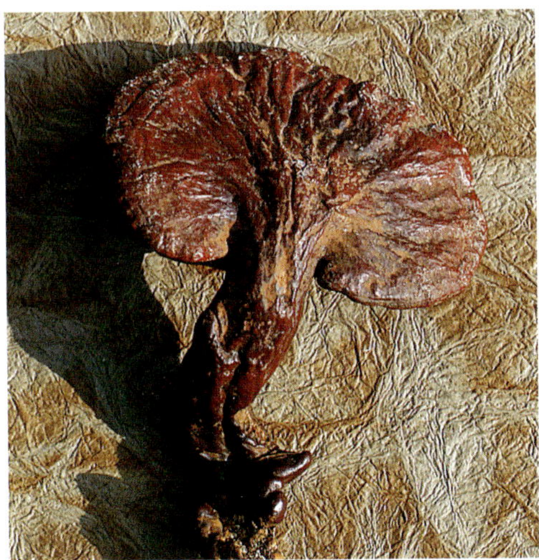

In diesem Fruchtkörper von *Ganoderma lucidum* (**Ling-shi-Pilz**) kann man leicht weibliche Genitalien mit Klitoris, Schamlippen und Eierstöcken erkennen. (Kalinchok, Nepal, 2001)

Bei den Maya in Mexiko und Guatemala sind die Genitalien *(nek'tsu'ts'u')* des Nasenbären *(Nasua narica)*, als Aphrodisiakum gegessen, beliebt. Er gilt als intelligentes Herdentier, ist aber auch ein gefürchteter Maisschädling und Räuber (RÄTSCH 1985: 145).

Literatur

RÄTSCH, Christian

1985 *Das Erlernen von Zaubersprüchen: Ein Beitrag zur Ethnomedizin der Lakandonen von Naha'*, Berlin: EXpress Edition.

»Als die alten Inder die Hoden des Ziegenbocks und die Gallier die Hoden von Hunden nahmen, um sie, roh zerhackt oder mit Zwiebeln, Essig und Öl vermengt, sexuellen Schwächlingen darzureichen, wussten sie gewiss noch nichts von der inneren Sekretion, von Sexualhormonen und der Erotisierung des Zentralnervensystems (...)« (HIRSCHFELD und LINSERT 1930: 225*)

Gewürze

Andere Namen

Condimenta, Epices (frz.), Kräuter, Spices (engl.), Würzen

Gewürze machen scharf und feuern die Liebe an, so liest und hört man oft. Gewürze wie **Zimt**, **Muskat**, **Ingwer**, **Nelke**n und **Pfeffer** galten nicht nur in Europa als ruhmreiche Aphrodisiaka, auch im ganzen Vorderen und Hinteren Orient dienten sie demselben Zweck (CIPOLLA 1992*).

Unter Gewürzen werden Stoffe zusammengefasst, die wegen ihres Aromas Speisen zugefügt werden. Weltweit finden weit über hundert Pflanzen Verwendung als Würzzutat.

In vielen orientalischen Rezepten zur Herstellung von anregenden **Elixiere**n und berauschenden Aphrodisiaka werden wiederholt ähnliche Gewürzkombinationen angegeben. Häufig sind Kombinationen von Zimt, Nelke, Kardamom, Muskat, Ingwer, Pfeffer (verschiedene Arten) zu gleichen Teilen. Die meisten ätherischen Öle aus den Gewürzpflanzen enthalten Bestandteile, die psychotrop wirksam sind. Allerdings sind zu diesem Zweck recht hohe Dosierungen erforderlich. Deshalb wurden im Mittelalter die Festspeisen fingerdick mit Gewürzpulver, hauptsächlich aus Pfeffer, Muskat und Nelken, bestreut (SCHIVELBUSCH 1983: 14f.*; vgl. EHLERT 1990: 14).

In der puritanischen Neuzeit wurden Gewürze eher feindselig betrachtet und – wie heute der Hanf – geächtet: »Für Kinder und junge Leute bis zum achtzehnten, zwanzigsten Jahre passen, außer dem Salz und dem Zucker, keine Gewürze (denn sie reizen, stimulieren, wecken zu früh die Geschlechtslust und geben dadurch häufig den ersten Anlass zur Onanie, zu Ausschweifungen im Geschlechtsgenuss, befördern die Selbstsucht und schwächen die Selbstbeherrschung), und es ist gewiss, dass die Gesundheit des Menschen ohne Gewürze sehr befördert wird, indem der

»Für den mittelalterlichen Menschen sind die Gewürze Sendboten aus einer sagenhaften Welt. Vom Pfeffer hat man die Vorstellung, er wachse nahe am Paradiese in einer Ebene, wie ein Rohrwald. Ingwer und Zimt wird von ägyptischen Fischern mit Netzen aus den Fluten des Nils geholt, und dieser wiederum bringt sie geradewegs vom Paradies. Das Aroma der Gewürze wird als ein Hauch verstanden, der aus dem Paradies in die menschliche Welt herüberweht.« (SCHIVELBUSCH 1983: 16*)

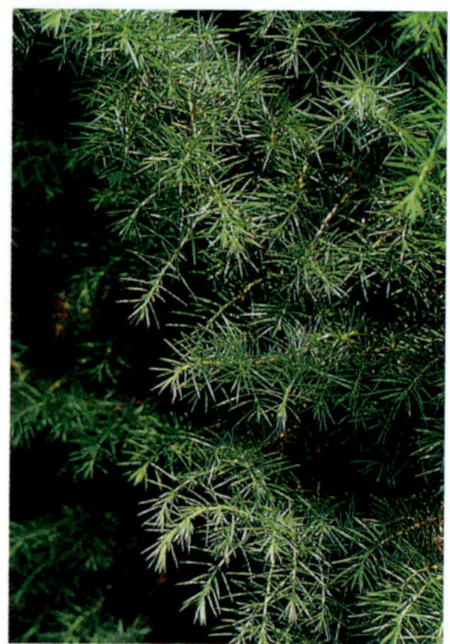

Wacholdertee aus den Früchten oder das ätherische Wacholderöl aus der ganzen Pflanze (*Juniperus communis*) gelten an vielen Orten als aphrodisierend: »Man lege zerquetschte Wacholderbeeren auf glühende Kohlen und lässt den Dampf von unten in die Macht [Scheide] der Frau aufsteigen« (*Des getreuen Ekkarts Hebamme*, 1715).

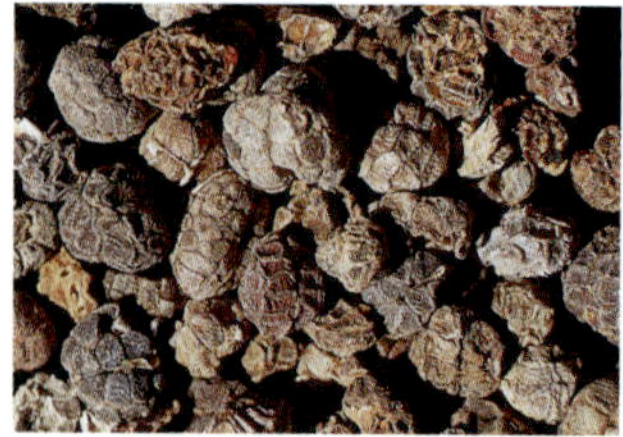

Reo Krawaan oder Leal (*Amomum uliginosum*) – ein siamesisches Kardamomgewürz. (Chiang Mai, Thailand, 2002)

Appetit so regelmäßiger und naturgemäßer bleibt.

Der Gewürzmissbrauch macht scharfe Galle, hitziges Blut, nervöses und rheumatisches Gliederreißen und viele andere körperliche und geistige Übel. Er schadet auch dadurch, dass er durch Anregung eines zu starken Appetits die Vollblütigkeit und Überernährung des Körpers mit ihren oft traurigen Folgen, Schlagfluss, Hirn- und Lungenentzündungen, begünstigt. Die Ostindier essen häufig die in Zucker gekochten Muskatnüsse und verfallen dadurch in Schlafsucht und Krämpfe; ich kannte einen Jüngling, bei dem sich durch täglichen Gewürzgenuss die Geschlechtslust schon im zwölften Jahre entwickelte und der schon im dreizehnten Jahre einen Bart bekam, durch das Laster der Onanie aber ganz abgezehrt war. Die inländischen Gewürze sind für Europäer nicht so schädlich, als die ausländischen« (Most 1843: 231f.*).

Verbotene Gewürze

Eine Liste der Kräuter und Gewürze aus dem Kloster der Barfüßigen Nonnen der Armen. Sie waren verboten, weil sie aphrodisisch sind:

Anis, **Basilikum**, Bockshornklee, Borretsch, Cayennepfeffer, **Kurkuma**, **Curry**, **Dill**, Estragon, Gewürznelken, Ingwer, Kapern, Kardamom, Kreuzkümmel, Lavendel, Lorbeer, Minze, **Muskatnuss**, Oregano, **Petersilie**, **Pfeffer**, **Safran**, Salbei, Senf, Thymian, **Vanille**, **Zimt**, Kaneel, Zitronenmelisse (Allende 1998: 75–80*)

Offensichtlich blieben nur wenige Gewürze übrig, um die Speisen der Nonnen zu würzen ...

In der Tat haben Aphrodisiaka und Gewürze viel gemeinsam. Sie verfeinern und verändern, sie regen an und fördern die Gesundheit. Sie wirken auf die Sinne.

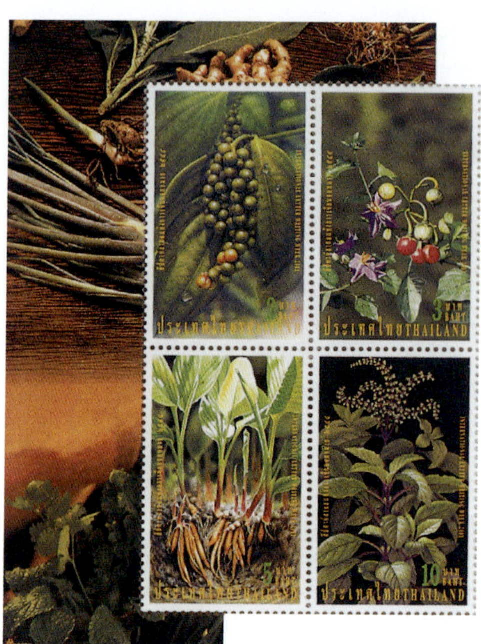

Vier Gewürze, die alle als Aphrodisiaka gelten, auf einem Briefmarkenbogen aus Thailand: **Pfeffer**, **Tomate**, **Galangal** *(Boesenbergia)* und Schwarzes **Basilikum**. (in Chiang Mai, Nordthailand erworben, 2002)

»Gewürze für Liebhaber«

Der in Sachen Phytotherapie hoch profilierte Apotheker Mannfried Pahlow ordnete in seinem Buch mit dem schönen Titel *Gewürze: Genuss und Arznei* die Kapitel nach den Anwendungsgebieten der berücksichtigten Gewürze. Ein Kapitel trägt die Überschrift »Gewürze für Liebhaber« (Pahlow 1993: 69–88*).

Unter die Liebesgewürze zählte er: **Muskatnuss**, Muscatblüte (Macis), **Vanille**, **Safran**, Pomeranzen, **Rosmarin**, Lavendel, Kapern und **Pimpernelle**.

Zum Vergleich: Im Buch *Arzneigewürze* werden als Aphrodisiaka genannt: **Basilikum**, **Ingwer**, **Kardamom**, **Kubeben**, Majoran, **Muskat**, Paprika, **Rosmarin**, **Zwiebel** (Mautner und Küllenberg 1989).

Manche orientalischen Gewürzmischungen, wie zum Beispiel die marokkanische *Ras-el-Hanout*-Mischung, werden mit **Tollkirschen** und **Spanischer Fliege** verstärkt (Norman 1991: 96f.).

Auch die uns bekannten Weihnachtsgewürze wie Muskat, Nelke, Vanille, Safran, Kurkuma, Anis sind praktisch alle Aphrodisiaka, genauso die mittelalterliche Gewürzmischung für Nürnberger Lebkuchen: 1 Teil Zimtstangen, 3 Teile Muskatnuss, 1½ Teil Nelken, 6 Teile Ingwer und ¼ Teil Muskatblüte (Ehlert 1990: 209).

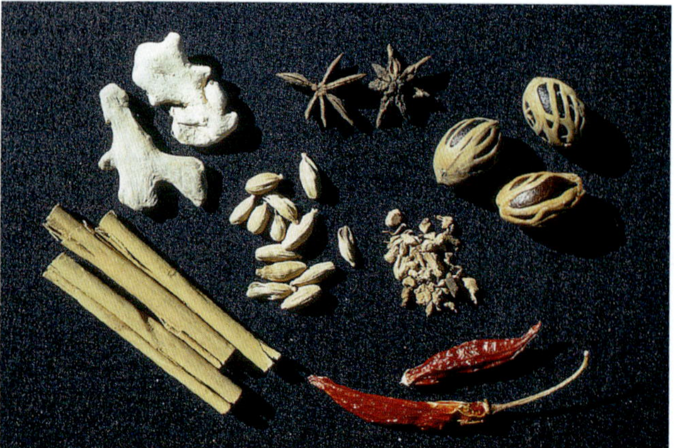

Die meisten bei uns benutzten Gewürze haben eine lange Geschichte als Lust- und Genussmittel.

Gewürze, die als Aphrodisiaka gelten:

Stammpflanze	Handelsname(n)	Bemerkungen
Acorus calamus L.	**Kalmus**wurzel	auch in Schnupfpulvern
Aframomum granum		Afrika: Rinde als Tee oder gekaut
Aframomum melegueta K. SCHUM.	Paradieskörner	Afrika, Voodoo: Samen, Wurzel (**Ingwergwächse**)
Allium sativum	**Knoblauch**zehen	frisch gegessen, in Speisen, in Lebenselixieren und Räucherwerk
Allium cepa	**Zwiebeln**	roh, gegrillt, gekocht oder gebraten
Allium schoenoprasum L.	Schnittlauch	in Salzwasser und Essig gesotten »reizet er zur Unkeuschheit«
Amaranthus spp.	Amarant	vgl. **Hahnenkamm**;
A. blitum		China: Essen der Früchte
A. viridis		Afrika: Latexsalbe
A. spinosus L.	Prickly Amaranth	Lodha rauchen 8 g der getrockneten Wurzelrinde *(Janum-leper ara)* für halluzinogene Zwecke (PAL und JAIN 1998: 57*)
Amomum krervanth PIERRE	Siam-Kardamome	**Curry**
Amomum uliginosum KOENIG	Reo Krawaan, Leal	**Curry**
Anethum graveolens	**Dill**	in **Liebestränken**
Apium graveolens	**Sellerie**	in **Liebestränken**, Salat
Artemisia abrotanum	**Eberraute**	
Artemisia dracunculus	Estragon	in **Kräutertees**
Artemisia sp.	Beifuß	**Rauchmischung** (Mongolei)
Borago officinalis L.	Borretsch	»Mit Mäßigung – und Glück – genossen, führt es zur Fleischeslust.« (ALLENDE 1998: 76*)
Brassica nigra	**Senf**	**Liebestränke**
Cannabis spp.	**Hanf**	**Rauchmischungen**, **Bhang**, Majoun; **Räucherwerk**
Capparis spinosa L.	Kapern	Fleischsoßen, Tatar; **Liebestränke**
Capparis heteroclita		Ostindien: Einnahme der Wurzel (HIRSCHFELD und LINSERT 1930: 168*)
Capsicum annuum L.	**Chilipfeffer**	**Räucherwerk**, Schnupfpulver
Capsicum frutescens L.	Paprikablätter	**Rauchmischungen**
Carthamus tinctorius	Saffron (**Färberdistel**)	**Betel**, **Rauchmischungen**, **Räucherwerk**, **Kräutertees**
Carum carvi L.	Kümmel	Indien: Einnahme pur, Kräutertee, **Curry**zutat
Cassia goratensis	Kassia, Gewürzrinde	Afrika: Rindenpaste
Cassia sieberiana	Kassia, Gewürzrinde	Afrika: Einnahme der Wurzel
Cinnamomum verum	**Zimt**	**Likör**, **Räucherwerk**
Cinnamomum cassia	Kaneel, Tamala, Kassien**zimt**	**Curry**, **Räucherwerk**, **Curry**
Citrus aurantium L.	Orangenblüten	Teezusatz; vgl. **Damiana**
ssp. *aurantium*	Pomeranzenschalen	vgl. **Apfel**
Coriandrum sativum L.	**Koriander**	Schnupf**tabak**, **Räucherwerk**
Crocus sativus L.	**Safran**	**Betel** bzw. Gutkha
Cuminum cyminum L. [syn. *C. odorum* SALISB.]	Kreuzkümmel	**Curry**, Gewürzmischungen, **Orientalische Fröhlichkeitspillen**
Curcuma longa	**Kurkuma**	**Curry**
Cyperus spp.	**Zypergras**, Piripiri	Trinktabak (Jíbaro); **Parfüm**
Dioon edule LINDL.	Palmfarn	Chamal; vgl. **Tabak**; vgl. **Palmen**
Elettaria cardamomum	**Kardamom**	**Betel**, Schnupftabak
Ferula asafoetida L.	**Teufelsdreck**	**Räucherwerk**, **Liebestränke**
Foeniculum vulgare	**Fenchel**	Samen, Essen der Knollen, Tee
Glycyrrhiza glabra L.	**Süßholz**	**Kräutertees**, **Lenzmittel**

»*Ras el hanout* heißt Chef des Ladens, vermutlich, weil der Ladeninhaber die Mischung selbst herstellt, und zwar nach seinem Geschmack und nach den Bedürfnissen und der Solvenz seiner Kunden (...) Alle enthalten etwas Aphrodisiaka – *cantharides* (Spanische Fliegen), Eschenbeeren und Mönchspfeffer – sowie Gewürze und getrocknete Blumen. (...) Es soll wärmen und wird zu Wild, Reis und Couscous verwendet (...) und in einer Süßspeise aus Mandeln, Honig, Butter und Haschisch (*el majoun*).« (NORMAN 1991: 96)

Juniperus communis L.	Wacholderbeeren	Schnupf**tabak**, Bratensoßen, **Räucherwerk, Liköre**
Kaempferia galanga L.	Kencur, **Galangan**	**Betel, Curry**zutat
Laurus nobilis L.	Lorbeerblätter	**Liebestränke, Räucherwerk**
Lavandula officinalis	Lavendelblüten	als Tee getrunken, **Badezusatz, Räucherwerk**, Aromatherapie
Lavandula angustifolia	Lavendel	dito
Mentha spp.	**Minze**	**Kräutertees, Räucherwerk**
Monodora myristica GAERT.	Jamaican Nutmeg	**ätherisches Öl** mit Myristicin, Safrol; vgl. **Muskat**
Myristica argentea	**Muskat**	Indonesien: Essen der Samen
Myristica fragrans HOUT.	**Muskat**nuss	**Rauchmischungen**
	Muskatblüte, Macis	**Räucherwerk**, Schnupfpulver
Nigella damascena L.	»Braut in Haaren«, »Jungfer im Grünen«[328]	**Sultansmedizin**
Nigella hispanica L.	Schwarzkümmel	**Curry, Sultansmedizin**
Nigella sativa L. (Ranunculaceae)	Schwarzkümmel (»Hexenanis«, »Hexenrauch«)	Würzmischungen, **Curry**, Aromatherapie, **Räucherwerk**
Ocimum basilicum	**Basilikum**	Karibik: Kräutertee, Räuchern
Ocimum micranthum	**Basilikum**	**Ayahuasca**zusatz
Origanum majorana	Majoran	England: Kräutertee, Duftkissen
Origanum vulgare	Oregano	**Liebestränke**, Aromatherapie
Pandanus sp.	**Schraubenpinie**	**Curry**
Papaver somniferum L.	**Mohn**samen	**Betel, Orientalische Fröhlichkeitspillen, Hexensalben**
Petroselinum crispum	**Petersilie**	**Hexensalben**
Pimenta spp.	**Piment**	**Likör**
Pimpinella anisum L.	Anis	weltweit: Einnahme der Samen
Pimpinella pruatjan		Indonesien: Wurzeltee
Piper spp.	**Pfeffer**	
Piper auritum HBK.	Gold**pfeffer**, Acoya	**Rauchmischungen**
Piper betle L.	Betelblatt	**Betel, Rauchmischungen**
Piper cubeba L.	**Kubeben**	**Betel**
Piper interitum TREL.	Tetsi**pfeffer**	Schnupfpulver
Piper longum L.	**Langer Pfeffer**	**Betel, Salben**
Piper nigrum	Schwarzer **Pfeffer**	Universalwürze
Rhus coriaria L.	Sumach	**Rauchmischungen**
Rosmarinus officinalis L.	**Rosmarin**	**Badezusatz, Räucherwerk**
Ruta graveolens	Weinraute, Gartenraute	Voodoo: Kräutertee; vgl. **Steppenraute**
Salvia officinalis	Salbei	**Absinth**; vgl. **Muskatellersalbei**
Sanguisorba minor	**Pimpernelle**	Quarkwürze, Gemüseeintopf
Sassafras spp.	**Sassafras**	**Räucherwerk**
Sassafras albidum	**Sassafras**holz	Schnupf**tabak**, Kinnikinnick
Satureja hortensis	**Bohnenkraut**	**Liebestränke**
Sinapis alba L.	**Senf**körner	Senf, Senfsoße
Syzygium aromaticum	**Nelke**, Schnupftabak Gewürz**nelke**n	**ätherisches Öl**, Kretek-Zigaretten,
Tagetes lucida	Pericón, **Yauhtli**, Aniskraut	Huichol**rauchmischung, Räucherwerk, Kräutertee**
Thymus vulgaris L.	Thymian	**Räucherwerk, Badezusatz**
Trigonella foenum-graecum	Griechisch Heu, **Bockshorn**samen	**Liebestränke, Räucherwerk**
Vanilla planifolia	**Vanille**	**Liebestränke, Tabak**produkte
Zingiber officinalis	**Ingwer**	**Curry, Lenzmittel, Liebeszauber**

---

328 Nach ZANDER sind dies die offiziellen deutschen Pflanzennamen!

Bezugsquellen

Die heimischen Küchenkräuter kann man selbst ziehen.

Exotische Gewürze bekommt man heute, naturbelassen oder gemahlen, auf Märkten, in Fachgeschäften für exotische Lebensmittel, in Reformhäusern und Supermärkten. Die Qualitäten sind sehr unterschiedlich.

Gewürze, die in der Apotheke gehandelt werden, müssen den Vorschriften für Heilmittel entsprechen. Das heißt, es dürfen nur Kräuter mit einer nachgewiesenen entsprechenden Konzentration an ätherischen Ölen (Analysezertifikat!) verkauft werden. Dies empfiehlt sich vor allem für Ätherischöldrogen wie Lavendel, Rosmarin, Safran, Majoran, Pfefferminze und sogar Vanille.

Literatur

BRUNKEN, Ulrike, *et al.*
2000 *Wo der Pfeffer wächst: Ein Festival der Kräuter und Gewürze*, Frankfurt/M.: Palmengarten (Sonderheft 32).

DETIENNE, Marcel
1994 *The Gardens of Adonis: Spices in Greek Mythology*, Princeton, NJ: Princeton University Press.

EHLERT, Trude
1990 *Das Kochbuch des Mittelalters*, Zürich und München: Artemis.

GEWÜRZMUSEUM
1991 *Hot Spice – Aphrodisia 99: Die aphrodisischen Wirksamkeiten von Gewürzen von A bis Z*, Hamburg: Paap & Vierk Verlag.

HUTTON, Wendy
1998 *Tropical Herbs & Spices of Thailand*, Bangkok: Asia Books.

ILYAS, M.
1976 »Spices in India«, *Economic Botany* 30: 273–280.

KNIERIEMEN, Heinz und Paul PFYL
2001 »Masalchi – die Kunst des Gewürzmischens«, *Natürlich* 5/01: 37–40.
2001 »Tajinen – ein Hauch von Fez und Marrakesch«, *Natürlich* 11/01: 44–47.

MAUTNER, Uli und Bernd KÜLLENBERG
1989 *Arzneigewürze*, Wiesbaden: Jopp.

NORMAN, Jill
1991 *Das grosse Buch der Gewürze*. Aarau: AT Verlag.

PAHLOW, Mannfried
1995 *Gewürze: Genuss und Arznei*, Stuttgart: Edition medpharm.

STELLA, Alain
1999 *Das Buch der Gewürze*, übertragen von Hannelore Ganzlandt, München: Heyne.

THÜRY, Günther E. und Johannes WALTER
1999 *Condimenta: Gewürzpflanzen in Koch- und Backrezepten aus der römischen Antike* (3. Aufl.), Herrsching: Rudolf Spann Verlag.

Eine Gewürzmischung gegen vorzeitigen Samenerguss
(aus SCHEIK NEFZAUI 1985: 216*)

»Gegen zu große geschlechtliche Erregung nehme man eine Mischung aus **Galgant**, Mekka-Zimt, Gewürznelken, indischem Katechu, **Muskat**nuss, indischen **Kubeben**, Vogelbeeren, **Zimt**, persischem **Pfeffer**, **Kardamom**, Kamillen, Lorbeerkörnern und Levkojen. Alle Bestandteile müssen sorgfältig miteinander zerstampft werden; man trinke davon, morgens und abends, so viel man kann, in Brühe; am besten in **Tauben**brühe, doch tut auch Hühnerbrühe gute Dienste. Vor und nach dem Einnehmen trinke man Wasser. Man kann das Mittel auch in Honig einnehmen; dies ist sogar das beste Verfahren, das die schönsten Erfolge zeitigt.«

Vermutlich werden die Gewürze zu mehr oder weniger gleichen Teilen gemischt.

An diesem Rezept kann man die Schwierigkeiten der botanischen Identifikation derartiger historischer Informationen erkennen. Zum Vergleich mit den Namen der Gewürze in der deutschen Übersetzung jene bei Sir Richard Burton (vgl. BURTON 1964: 239f.*):

Deutscher Text	BURTON	Burtons Deutung/Anmerkungen
Galgant	*galanga*	*galanga major* oder *galanga minor* (vgl. **Galangan**, **Galgant**)
Indischer Katechu (von *Acacia catechu*, vgl. **Akazien**, **Betel**)	*cachou*	*Brazilian cajou* = Kaschunuss (vgl. **Nüsse**)
Vogelbeeren (Eber**eschen**früchte)	*sparrow-wort*	= *Sparrow's tongue* (*Stallena pancrina*) (oder **Eschen**samen)
(fehlt)	*Indian thistle*	eine westindische »**Distel**«
Kardamom	*cardamoms*	Früchte des *Amomum*-Baumes (vgl. **Ingwergewächse**)
Kamille	*pyrether*	(kein Kommentar) (könnte **Bertram** sein)
Levkojen (bot. *Matthiola incana* [L.] R. BR., Cruciferae)	*gilly-flowers*	(kein Kommentar)

Gewürznelke

Siehe **Nelken**

GHB

γ-Hydroxybuttersäure, 4-Hydroxybuttersäure

Formel: $C_4H_8O_3$

HO, OH, O

GHB

H₂N, OH, O

GABA

Andere Namen

G, Gammahydroxybuttersäure, Gamma-hydroxybutyrat, Liquid E, Liquid Ecstasy, Liquid X, Original G

»An den Partys nimmt der Konsum von GHB stark zu. Es kommt zu massiv mehr Sanitätseinsätzen, weil reihenweise Leute umkippen oder in einen komaähnlichen Zustand fallen.« (Roger LIGGENSTORFER, in *SonntagsBlick*, 3.10.99)

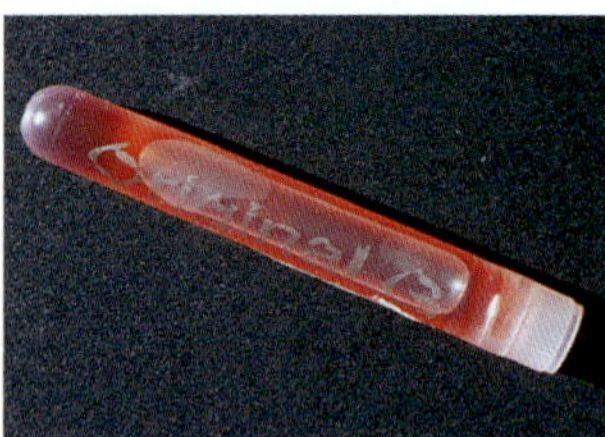

Original G. GHB in wässriger Lösung, vermutlich gefärbt, in einer Art Reagenzglas verpackt. In dieser Form wurde es (legal) und wird (illegal) auf Rave-Partys verkauft. Die Vertreiber preisen den Stoff als »inspirierend, sozialisierend und libidosteigernd, ohne einen Kater auszulösen«. (Schweizer Produkt, um 2000)

GHB (Gammahydroxybuttersäure) tauchte gegen Ende des 20. Jahrhunderts in der Partyszene westlicher Industrienationen auf. Es erlangte Berühmtheit als starkes Aphrodisiakum, war jedoch schnell berüchtigt für seine fatalen Nebenwirkungen.

GHB ist ein Naturstoff, der in allen Säugetieren vorkommt. Es ist ein Metabolit des Neurotransmitters GABA oder γ-Aminobuttersäure und scheint wichtige Funktionen im Nervensystem zu haben.[329] GHB wurde in den 1980er Jahren als Narkosemittel und für den klinischen **Alkohol**entzug entdeckt, aber wegen der starken Nebenwirkungen kaum verwendet. Das weiße Pulver stimuliert die Wachstumshormone, steht deswegen hoch im Kurs bei Bodybuildern und gehört zu den verbotenen Dopingmitteln im Sport.

Gebrauch

GHB wurde lange Zeit als **Nahrungsergänzungsmittel** frei verkauft und von vielen Leuten als Aphrodisiakum benutzt oder als Alkoholersatz verwendet. In der Partyszene wurde es als legales Substitut für das verbotene **Ecstasy** eingeführt und schon bald als Liquid E, Liquid Ecstasy oder Liquid X bezeichnet. Es wurde trotz der häufig auftretenden schlechten Erfahrungen zu einer beliebten **Partydroge**, die als **Rape Drug** missbraucht und gefürchtet wurde. Es verbreitete sich das Gerücht, man könne jede Frau ohne weiteres »nehmen«, wenn man ihr eine mittlere Dosis GHB aufschwatze: 1–3 g erzeugen milde Euphorie, wecken sexuelles Interesse, Zügellosigkeit; über 4 g sind stark betäubend, sedierend, lähmend. Deshalb wurde es oft mit **Amphetamin** kombiniert. Es soll sogar »GHB-Junkies« geben.

Dosierung

Aufgrund der gesammelten Erfahrungen mit GHB werden folgende Dosierungen angegeben (BERNABEU 2002: 105):

0,5–1 g	niedrige Dosis	milde Entspannung, Angstminderung, erhöhte Sozialkontakte
1–2,5 g	mittlere Dosis	starke Muskelentspannung, Euphorie, sinkende Hemmschwelle, erhöhter Musikgenuss, Aphrodisie
2,5–4 g	hohe Dosis	ähnliche Wirkung wie bei einer mittleren Dosis, aber intensiver bis hin zu Koordinationsstörungen und Tiefschlaf
4–8 g	Höchstdosis	völlige Erschlaffung, starke Müdigkeit, Tiefschlaf, traumähnliche Zustände bis Bewusstlosigkeit

Wirkung und Dosis

Selbst in der medizinischen Literatur wird erstaunlich oft von der aphrodisierenden Wirkung von GHB berichtet. Es kann verschiedene Wirkungen haben, die die Anbahnung von erotischen Abenteuern begünstigen: Enthemmung, Steigerung des Tastsinnes, Verbesserung der erektilen Funktion und Intensivierung des Orgasmus (MORGENTHALER und JOY 1994).

Warnung!

GHB wirkt erstaunlich ähnlich wie **Alkohol**, es ist in Kombination damit sehr gefährlich und kann zum Tod führen!

Das Kalium- oder Calciumsalz der GHB bindet sich an einen eigenen Rezeptor im GABA-B-Rezeptor[330] und beeinflusst die Dopamintransmission.

Bezugsquellen

GHB war früher als **Nahrungsergänzungsmittel** im Handel. Dann wurde es zunehmend als Partydroge benutzt (aus Sicht des Gesetzgebers »missbraucht«) und schließlich verboten.

Auf Raves und Technopartys werden Schwarzmarktzubereitungen relativ öffentlich angeboten, angeblich mit dem Hinweis der Dealer, es nicht mit Alkohol zu kombinieren.

Literatur

BERNABEU, Jordi
2002 »El GHB, o el gamma hidroxibutirato«, *Cáñamo* 54: 102–105.

BUSHART und RITTMEYER
1973 *Anaesthesie mit Gamma-Hydroxibuttersäure*, Berlin usw.: Springer.

DEAN, Ward, John MORGENTHALER und Steven Wm. FOWKES
1998 *GHB: The Natural Mood Enhancer*, Petaluma, CA: Smart Publications™.

KORF, Dirk J., Ton NABBEN, Frank LEENDERS und Annemieke BENSCHOP
2002 *GHB: Tussen Extase en Narcose*, Amsterdam: Rozenberg Publishers.

MORGENTHALER, John und Dan JOY
1994 »Cognitive Nutrition Update: GHB (gamma-hydroxybutyrate)«, *Smart Drug News* 3(6): 1–7.

Giftfisch

Siehe **Fugu**

329 Mit GABA agieren auch Wirkstoffe aus **Baldrian**, **Fliegenpilz** und **Iboga**. GABA ist auch eine Ingredienz der Sigra-Pille, einem Präparat aus der **Brenndolde**.

330 Der GABA-A-Rezeptor wird durch Beruhigungsmittel wie Benzodiazepine (Valium) und Barbiturate reguliert.

Ginkgo

Ginkgo biloba L., Ginkgoaceae (Ginkgogewächse); Klasse Ginkgoopsida
syn. *Salisburia adiantifolia* SMITH

Andere Namen

Arbre aux quarante écus (frz. »Baum mit den vierzig Schilden«), Bai guo (Pinyin), Bajm, Beseeltes Ei, Elefantenohrbaum, Ginan, Gingo, Ginkgobaum, Ginkyô (jap.), Ginnan, Gurko, Hakukwa (jap. »weiße Frucht«), Ichô, Itsjò, Japanischer Nussbaum, Mädchenhaarbaum, Maidenhair tree (engl.), Noyer du Japon (frz.), Ôkyakuju (jap. »Entenfuß«), Silberaprikose, Tausend Taler, Tempelbaum, Temple tree (engl.), Ûnhaeng (kor.), Ya chio (chin. »Entenfuß«), Yin guo (chin. »weiße Frucht«), Yin hsing (chin. »Silberaprikose«), Yin xing

Samen oder Nüsse des immergrünen Ginkgobaums wurden in Asien als Tonika und Lenzmittel verwendet, um Vitalität und Frühlingsgefühle zu bescheren.

In der modernen westlichen Welt gilt Ginkgo als »Brain Booster« (wie **Pemolin**) und ist eine der wichtigeren Zutaten zu **Herbal Ecstasy** und **Smartdrugs**.

Vorkommen

Der Ginkgobaum *(Ginkgo biloba)* ist heutzutage nur als Kulturpflanze bekannt. Ginkgo wird als »lebendes Fossil« bezeichnet; seine typischen Blätter findet man in fossilführenden Ablagerungen (siehe **Fossilien**). Er ist die einzige Art einer einst großen Gattung (JUNG 1986). Der Baum hat sich über Jahrmillionen in der Erdgeschichte als überlebensfähige Spezies bewährt. Weil er äußerst resistent gegen Umweltgifte ist, ist er in smogverseuchten asiatischen Grossstädten als Sauerstoffspender und Begrünung beliebt.

Botanisch wurde der Baum 1712 erstmals von Engelbert Kaempfer (1651–1716) beschrieben und als »ein nusstragender Baum mit Venushaarfarn« charakterisiert (UNSELD 1998: 12*)[331]. Der essbare Same wurde mit der Walnuss (siehe **Nüsse**) verglichen (SCHNEEBELI-GRAF 1991: 87*). Ähnlich wie die **Betel**nuss war er ein Geschenk an Gäste, um sie zu ehren.

Ginkgonüsse sind in Japan beliebte Glücks**amulette**. Die »Samen galten als probates Tonikum zur Steigerung der körperlichen und geistigen Vitalität wie auch der Libido« (STUHLEMMER 2002: 91). Ein aphrodisischer Brei wird aus gekochten Gingkosamen (15 g) und 30 g **Wein**, zusammen kurz aufgekocht und zerstampft, gegen Samenverlust verzehrt.

Ethnomedizinischer und medizinischer Gebrauch

In der traditionellen chinesischen Medizin werden Ginkgonüsse oder -samen (Yin guo, Bai guo oder Semen Ginkgo Bilobae) gegen Gähnen, Inkonsistenz und Spermathorrhöe verwendet (BENSKY und GAMBLE 1986: 560*); die Droge soll nicht allzu lange angewandt werden, weil eventuell unerwünschte Nebenwirkungen (Hautprobleme) auftreten könnten. Ginkgosamen (Einzeldosis 6–9 g) werden auch gezielt bei **Alkohol**vergiftung und Nervosität benutzt (PAULUS und DING 1987: 125*). Ginkgoextrakt wird in der traditionellen chinesischen Medizin auch gegen Impotenz eingesetzt. US-amerikanische Studien stellten fest, dass ein Teil der Impotenten mit Ginkgo (40 mg dreimal täglich) Besserung erlebten (PEDERSEN 2001: 28).

Medizin gegen Unfruchtbarkeit

»Unfruchtbarkeit wird in Japan geheilt, indem man an einem bestimmten Tag dreimal die pulverisierten Blüten des [Ginkgo-]Baumes verschluckt« (SELIGMANN 1996: 115*).

Ginkgo biloba ist heutzutage die umsatzstärkste Arzneipflanze (Phytopharmakon). In der westlichen Medizin wird er bei Altersdemenz[332] verordnet (HEIDE 2001: 17). Eine neuere Studie bewies im Doppelblindversuch, dass die Gedächtnisleistung bei Demenz vom Alzheimertyp durch regelmäßige Gabe von Ginkgoextrakten wesentlich und signifikant verbessert wird (HOFFERBERTH 1994).

Als gedächtnisverbessernder Wirkstoff gelten die in den Blättern vorkommenden Ginkgoflavonglykoside und Terpenlactone (STUHLEMMER 2002: 91).

Inhaltsstoffe

In Ginkgonüssen sind Gibberelline (Pflanzen**hormone**), cytokininartige Substanzen, Ginkgolsäure, Bilobol, Ginnol, Aspartin, Kalzium, **Phosphor** und Eisen enthalten (BENSKY und GAMBLE 1986: 561*). »Die Samenhaut wird bei der Aufbereitung der Droge entfernt. Sie enthält giftige Inhaltsstoffe, wie Ginkgolsäure und Hydroginkgolsäure« (PAULUS und DING 1987: 125*).

»Ginkgo biloba

Dieses Baums Blatt, der von Osten
Meinem Garten anvertraut,
Gibt geheimen Sinn zu kosten,
Wie's den Wissenden erbaut.

Ist es ein lebendig Wesen,
Das sich in sich selbst getrennt?
Sind es zwei, die sich erlesen,
Dass man sie als eines kennt?

Solche Frage zu erwidern,
Fand ich wohl den rechten Sinn;
Fühlst du nicht an meinen Liedern,
Dass ich eins und doppelt bin?«

(Johann Wolfgang von GOETHE, *West-östlicher Divan,* 1819/20)

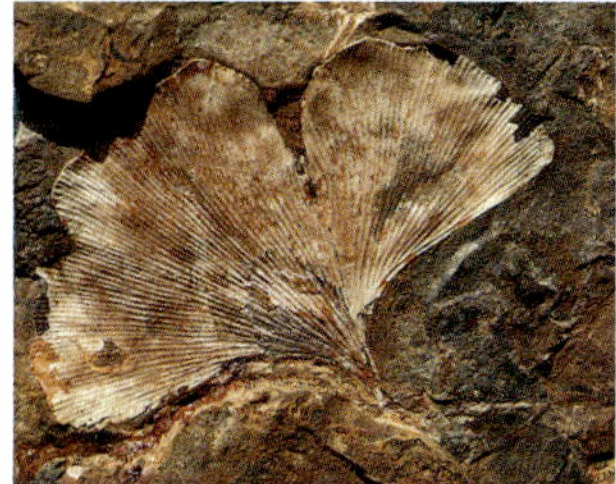

Versteinertes Ginkgoblatt (*Ginkgo antiantoides*). (Unteres Paläozän, Tertiär, Morton County, North Dakota, USA, um 1990)

»Dieser aus China stammende Baum ist die älteste lebende Pflanze der Erde.« (PLOTKIN 1994: 276*)

331 Nach Kaempfer wurde die Gattung *Kaempferia* benannt (vgl. **Galangan**). In der Tat sehen die Ginkgoblätter den viel kleineren Blättern des Venushaars oder **Frauenhaarfarn**s ähnlich.
332 Es gibt eine Reihe von Pflanzen, die ethnomedizinisch für denselben Zweck benutzt werden (siehe SCHULTES 1993*).

Eine erotische Szene bei einem Ginkgobaum. (Farbholzschnitt [Shunga] von Utagawa Kunisada, aus: *Shunka shûtô, Shiki no nagame*, »Frühling, Sommer, Herbst und Winter: Aussichten auf sinnliche Freuden«, Bd. 4, 3. Abb.)

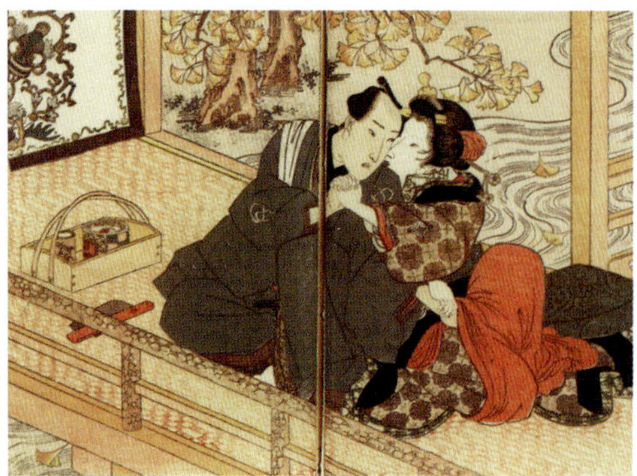

»Bereits von Kaempfer wissen wir, dass in Japan die gerösteten Kerne des Ginkgo als Delikatesse sehr geschätzt sind, dass sie Gesundheit und langes Leben bringen sollen. Bei Hochzeiten und anderen Festlichkeiten werden sie rot eingefärbt und sind unverzichtbares Lebenselixier.« (UNSELD 1998: 14)

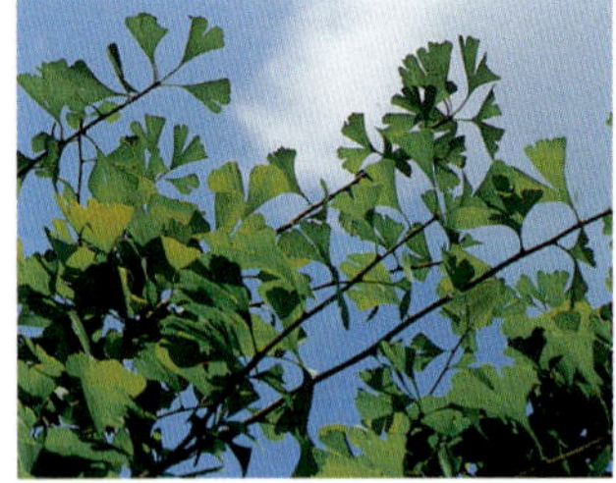

Der Ginkgobaum *(Ginkgo biloba)* ist ein »lebendes Fossil«. (Songlisan, Südkorea, 1997)

»Die Früchte des Ginkgobaumes (...) enthalten sowohl Buttersäure als auch Valeriansäure. Das klingt ganz harmlos, bedeutet aber, dass sie beim Zerfallen einen infernalischen Gestank verbreiten. Trotz ihrem Geruch nach Fussschweiß finden auch die Früchte noch ihre Liebhaber.« (KNIERIEMEN 2000)

Kommentar

Als ich eines Abends in einer kleinen Bar in Tokyos Vergnügungsviertel frisch gegrillte Ginkgonüsse verspeiste, lachte mich ein Japaner an und fragte, ob ich auf dem Weg ins Badehaus wäre. Da ich die Anspielung nicht verstand, erklärte er mir, dass die Nüsse ein gutes Aphrodisiakum seien und dass man sie essen solle, bevor man sich in ein erotisches Abenteuer stürze. Ginkgo schützt vor temporärer Impotenz, die dem Liebesspiel ein vorzeitiges Ende bereiten kann. Durch das Gespräch angeregt, beobachtete ich meinen Körper genau. Von einer aphrodisierenden Wirkung war nichts zu spüren. Ich denke daher, dass es sich bei Gingko um ein rituelles Aphrodisiakum handelt. Konzentriert man sich vor erotischen Vergnügungen einen Moment lang auf die eigenen Versagensängste und unternimmt prophylaktisch etwas dagegen, ist man wohl besser vorbereitet. (CR)

Bezugsquellen

Ginkgopräparate gibt es heute in unzähliger Form in Apotheken, Drogerien und im auf **Nahrungsergänzungsmittel** spezialisierten Handel.

Literatur

HEIDE, Lutz
2001 »Das New Kreüterbuch als Grundlage der modernen Phytotherapie«, *Pharm. Ztg.* 146(40): 11–18.

HOFFERBERTH, B.
1994 »The Efficacy of EGb 761 in Patients with Senile Dementia of the Alzheimer Type, A double-Blind, Placebo-Controlled Study on Different Levels of Investigation«, *Human Psychopharmacology* 9: 215–222.

JUNG, Walter
1986 »Entenfuß oder Elefantenohr: Die Geschichte des Baumes Ginkgo«, in: *400 Millionen Jahre Wald*, München: Mineralientage-Sonderheft, S. 32–35.

KNIERIEMEN, Heinz
2000 »Ginkgo – Urahn der Bäume«, *Natürlich* 11/00: 74.

PEDERSEN, Stephanie
2001 *Ginkgo: Boost Brain Power & Improve Circulation*, London: Dorling Kindersley Books.

SCHMID, Maria und Helga SCHMOLL gen. EISENWERTH (Hg.)
1994 *Ginkgo: Ur-Baum und Arzneipflanze – Mythos, Dichtung und Kunst*, Stuttgart: WVG.

STUHLEMMER, Ursel
2002 »*Ginkgo biloba:* Mythos und Medizin«, *Zeitschrift für Phytotherapie* 23: 11–15.

UNSELD, Siegfried
2001 *Goethe und der Ginkgo: Ein Baum und ein Gedicht*, Frankfurt/M. und Leipzig: Insel (Insel-Bücherei Nr. 1188, 15. Aufl.).

Ginseng

Panax ginseng C. A. MEYER, Araliaceae (Araliengewächse)
syn. *Panax schinseng* TH. NEES, *Aralia quinquefolia* ENGLER

Andere *Panax*-Arten, die zu *P. ginseng* alternativ sind:
Panax pseudoginseng WALL., Himalayischer Ginseng
Panax quinquefolium L., Amerikanischer Ginseng

Andere Namen

Allheilkraut, Five finger root (engl.), Grünes Gold, Insam (kor.), Kraftwurzel, Menschenwurzel, Ninjin (jap.), Ninsin, Panacee, Panax, Panax schinseng, Pannag, Red berry (engl.), Ren shen (chin. »Menschenwurzel«), Renshen, Sam (kor.), Samwurzel, San qi, Shing shen

Ginseng gehört zu den berühmtesten Aphrodisiaka. Die Chinesen sagen, dass Ginseng das »innere Feuer anfacht«. In Asien werden die Wurzeln der wilden koreanischen Ginseng- oder Menschenwurzel *(Panax ginseng)* als Allheilmittel gepriesen. Der botanische Name *Panax* leitet sich von dem altgriechischen Wort für »Allheilmittel« ab.[333]

Wild gefundene Exemplare sind extrem selten, sehr gesucht und teuer. Sie liefern das stärkste Tonikum für Qi (Chi), die Lebenskraft.

Ginseng ist die bekannteste Heilpflanze Asiens. Sie stammt aus Korea und fand, wie viele andere Heilmittel und Heilverfahren, von dort ihren Weg in die traditionelle chinesische Medizin (SICH 1989). Sie ist *das* Symbol der traditionellen asiatischen oder chinesischen Medizin und Phytotherapie. Man bezeichnete Ginseng auch

333 »Ginseng« soll auch »Weltwunder« bedeuten (HOVORKA und KRONFELD 1908: 186*).

Pflanzen, die als »Ginseng« bezeichnet werden:

Amerikanischer Ginseng[334]	Ginseng	*Panax quinquefolium* L.
Bergginseng	Sam san	*Panax ginseng* C.A. MEYER = Wilder Ginseng
Brahmanischer Ginseng	Karsul, Van Siru	*Hypoxis aurea* LOUR., Hypoxidaceae; wird in Indien als Potenz- und Verjüngungsmittel eingenommen (STARK 1984: 55*; vgl. **Brahmi**)
Brasilianischer Ginseng	1) **Lapacho**	*Tabebuia avellanedae* (DC.) SANDW.
	2) Pfaffia	*Pfaffia paniculata* (MART.) KUNTZE, Amaranthaceae (verwandt mit **Hahnenkamm**); enthält bis zu 11% Saponine (Glykoside des Nortriterpen, eine patentierte Tumormedizin (SCHULTES und RAFFAUF 1990: 53*); Aphrodisiakum der Xingú-Indianer
Chinesischer Ginseng	San Chi	*Panax* sp.
Himalayaginseng	Mangan	*Panax pseudoginseng* WALL. (MANANDHAR 2002: 346*)
Indischer Ginseng	Vidari-kanda	*Ipomoea digitata* (vgl. **Winden**); im Ayurveda ein nährendes Tonikum und Aphrodisiakum (LAD und FRAWLEY 1987: 257*)
Japanischer Ginseng	Bamboo Ginseng	*Panax japonicus* C.A. MEYER; wächst in Japan
Koreanischer Ginseng	Sam, Insam	*Panax ginseng* C.A. MEYER
Roter Ginseng	Hongsam	*Panax ginseng;* Produkt- und Handelsname; spezielle Aufbereitung
San Chi Ginseng	San chi	*Panax notoginseng* (BURK) F.H. CHEN (syn. von *P. pseudoginseng*), wächst in China
Seeginseng	**Seegurke**	wird in der chinesischen Küche als Potenzmittel zubereitet
Sibirischer Ginseng	Taigawurzel	*Eleutherococcus senticosus* (**Eleutherokokkus**)
Thai-Ginseng	Galingale	*Boesenbergia rotunda* (siehe **Galangan**, **Ingwergewächse**)
Zwergginseng	Tong Sam	*Panax trifolius* L.; wächst im Nordosten Nordamerikas

»Die Ginsengwurzel wurde immer von dem Ruf begleitet, Unglaubliches für die Potenz zu tun. Selbstverständlich ist in diesem Zusammenhang nur von Männern die Rede. Das war bereits im Alten China so, wo dieses Aphrodisiakum ja nur den Mächtigsten und Reichsten vorbehalten war. Und die Frauen fielen damals wie heute überhaupt durch das Raster. Unsere modernen Pharmahersteller scheinen auch die sexuellen Bedürfnisse der Frauen für lange nicht so gewinnbringend zu halten wie die der Männer.« (SCHWEMMER 1998: 158)

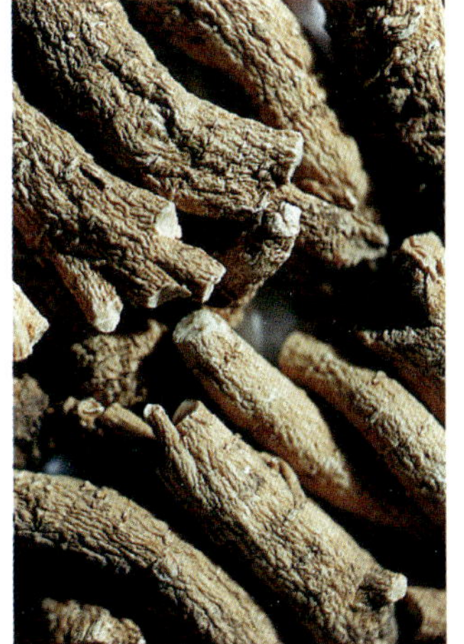

Superior American Ginseng. Amerikanischer Ginseng (*Panax quinquefolium*) aus San Francisco, in Hongkong verpackt und in Korea erworben ...

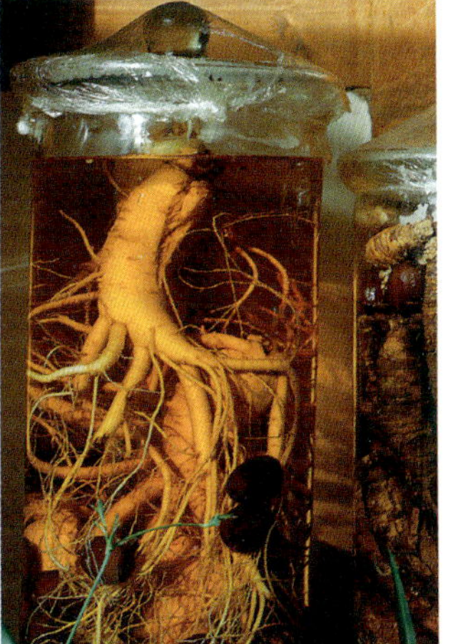

Eingelegte koreanische Ginsengwurzel *(Panax ginseng)*, die mindestens sechzehn Jahre alt ist. (Songlisan, Südkorea, 1997)

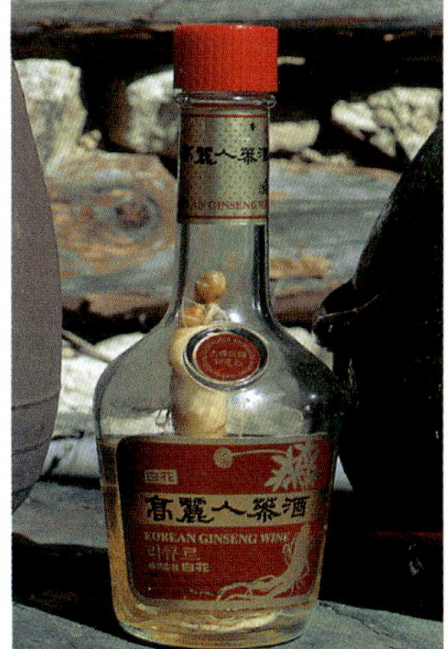

Korean-Ginseng-Wine ist ein Schnaps (über 40% Alkoholgehalt) mit Ginsengextrakt und einer eingelegten Wurzel. (Südkorea, 1997)

»In der Provinz Leotung wird eine Wurzel produziert, die für den doppelten Silberpreis ihres Gewichtes verkauft wird. Sie ist eine wundervolle Medizin, die die Kraft der Statur erhöht und die erschöpften animalischen Triebe wiederherstellt. Die Chinesen nennen sie *gin sem*.« (Alvaro SEMMEDO[335], Rom, 1643; vgl. PRITTS 1995: 29)

»Je ähnlicher ihre Form der von einem Paar Schenkel und Füßen ist, desto wirksamer soll ihr Genuss sein. Ist ein Endchen in der Mitte so gestaltet, dass es als Penis angesehen werden kann, so ist die Medizin unfehlbar, falls nicht die bösen Geister alles wieder verderben. Der Preis richtet sich nach dieser Menschenähnlichkeit, die in manchen Fällen in der Tat auffällig ist.« (AIGREMONT 1987: II 80*)

334 In den USA wird auch Golden Seal oder Kanadische Orangenwurzel (*Hydrastis canadensis* L., Ranunculaceae) als eine Art Ginseng (Rhizoma Hydrastis) angesehen (KLOCK 1993: 11).
335 Alvaro SEMMEDO erwähnte die Wurzel erstmals in Europa.

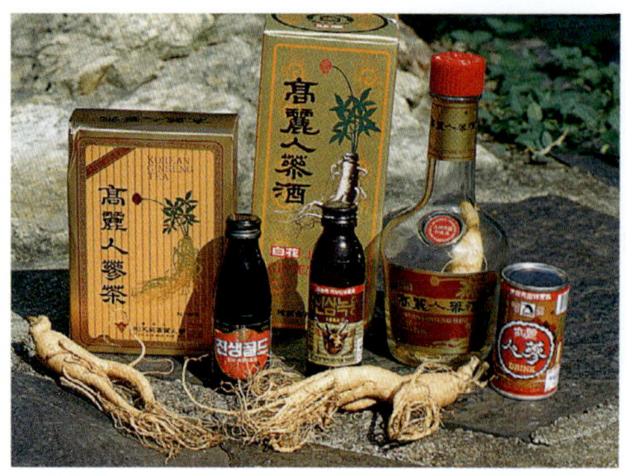

Verschiedene koreanische Ginsengpräparate. (Songlisan, Südkorea, 1997)

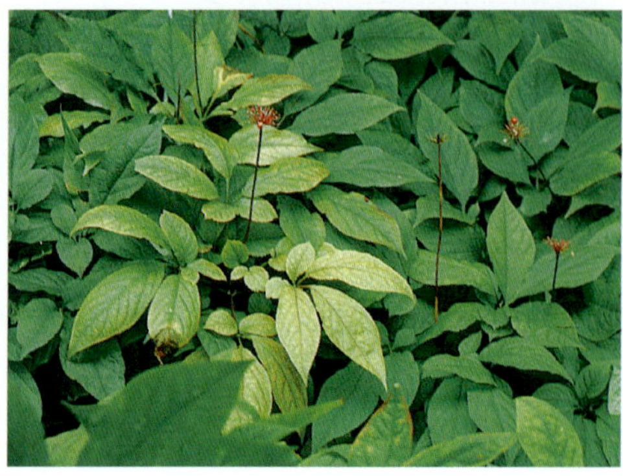

Die Ginsengpflanze *(Panax ginseng)* in Korea unter Schattendächern kultiviert. (Songlisan, Südkorea, 1997)

»Ginseng gilt als Adaptogen, das heißt als Wirkstoff, der die Anpassungsfähigkeit eines Organismus an unterschiedliche, äußere oder innere Störungen verbessern kann. Die immunstimulierende Wirkung von Ginsengextrakten ist durch tierexperimentelle Untersuchungen mehrfach belegt.« (Wichtl 1989: 196)

als »**Alraune** des Ostens« oder »chinesische Alraune«[336].

Ihr koreanischer Name lautet Sam. Das Schriftzeichen hat drei Bedeutungen: »Drei«, »Orion« und »Ginsengpflanze«.

Ginseng in China

In vorkommunistischer Zeit war die heilkräftige und potente Wurzel, der »Geist der Erde«, in China allein dem Kaiser, dem »Sohn des Himmels«, vorbehalten. Die Ginsengwurzel gilt als »Verbindung von Himmel und Erde« – eine durchaus sexuelle Metapher.

Die Chinesen unterscheiden »männliche« und »weibliche« Pflanzen. Ist eine Wurzel »männlich«, gilt sie als Aphrodisiakum für Männer; ist sie »weiblich«, soll sie von Frauen genommen werden.

In China sollten Jugendliche keinen Ginseng nehmen, da sie sonst von zu viel »Hitze« ausgelaugt würden. In fortgeschrittenem Alter (ab 30 oder 40) hingegen benötigen Menschen die vom Ginseng ausstrahlende »Hitze«, um gesund, vital, lebenslustig und lüstern zu bleiben. Für die Chinesen ist Lüsternheit ein Ausdruck von Gesundheit. Deshalb dient alles, was die Lüsternheit anstachelt, dem Erhalt der Gesundheit.

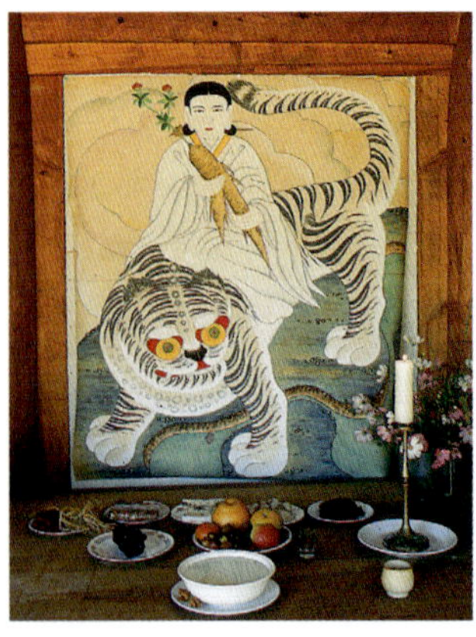

Die Göttin Sanshin bringt auf einem Tiger reitend die »Wurzel des Himmels«, die Ginsengpflanze, zu den Menschen. (Schamanisches Altarbild, Songlisan, Südkorea, 1997)

Ginseng war und ist in China Bestandteil zahlreicher **Lenzmittel** und gehört zu den wichtigsten Zutaten eines taoistischen Aphrodisiakums, des so genannten *yao-jiou* (siehe **Horny goat weed**).

Ginseng bei den Indianern

Erstaunlicherweise kommt auch in Nordamerika eine wilde Ginsengart vor, *Panax quinquefolium*, Amerikanischer Ginseng, die in verschiedenen Indianersprachen ebenfalls »Menschenwurzel« heißt und als Allheilmittel, Tonikum und natürlich auch als Aphrodisiakum gilt. Sie wird als Tee getrunken (Müller-Ebeling und Rätsch 1986: 209*).

Der Amerikanische Ginseng wird bis heute von Indianern ethnomedizinisch, etwa als Frauenmittel, Tonikum, Panazee, Stimulans (Moerman 1998: 376*), und ebenso als Aphrodisiakum genutzt: »Die Meskwaki-Indianer kochen bekanntlich aus Ginseng, Glimmererde, **Schlangenfleisch**, Gelatine und wilder Akelei [*Aquilegia canadensis* L.][337] einen **Liebestrank**« (Stark 1984: 55*).

Chinesen entdeckten und nutzten den Amerikanischen Ginseng als Aphrodisiakum (Hutchens 1986: 138f.*, Krochmal und Krochmal 1984: 162*). Sie nennen ihn Xi yang shen, »Wurzel vom Westmeer«, halten ihn aber für weniger stark als *Panax ginseng* (Bensky und Gamble 1986: 518*).

Tierversuche, hauptsächlich an Mäusen, zeigten, dass (Amerikanischer) Ginseng einen hormonartigen Effekt ausüben kann, der sich in erhöhter Spermaproduktion und schwellenden Eierstöcken äußert. Daher hält man die Einnahme von Ginsengpräparaten bei Vorpubertären für gefährlich (Pritts 1995: 122).

Ginseng im Westen

In Sexshops der westlichen Hemisphäre sind Kombinationen von Ginseng mit **Vitamin E** als Aphrodisiaka beliebt. In Tonika wird Ginseng oft mit **Gelée Royal** kombiniert. Ginsengwurzel wird auch zusammen mit **Sabal** in einem phytotherapeutischen Prostatamittel verarbeitet.

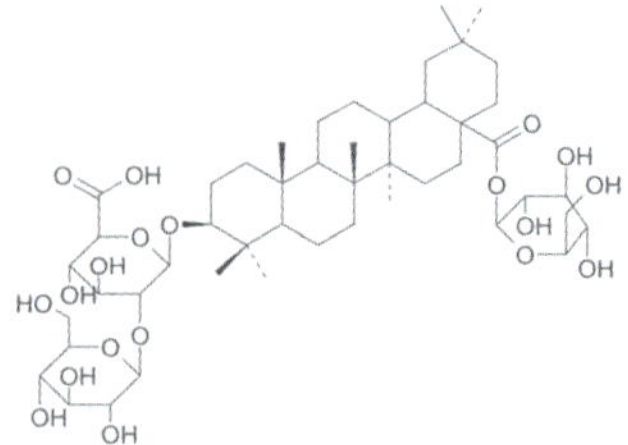

Ginsenoside Ro

336 Kirchdorfer 1981: 30ff. Im alten China wurde die Ginsengwurzel mit der Shang-lu-Wurzel (*Phytolacca acinosa*) und der **Alraune** in einer Kategorie zusammengefasst (vgl. **Wurzeln**). Vielleicht rührt daher ihr Ruf, psychoaktiv wirken zu können (Schultes und Hofmann 1980a: 367*).

337 »Die Männer der Omaha- und Ponca-Indianer Nordamerikas benutzten die pulverisierten Samen der Wilden Akelei [*Aquilegia canadensis*] als Aphrodisiakum. Angeblich wirkte das Samenpulver, das man auf die Handflächen des Geliebten oder der Geliebten rieb, sexuell stimulierend, wenn man sich bei den Händen hielt« (Stark 1984: 134*) – also ein Kontakt-Aphrodisiakum wie **Henna**.

Rezept für einen Liebestrank

»Zu einer Flasche Chablis [Weiß**wein**] zerstampfe man 1 Unze (28 g) **Vanille**schoten, 1 Unze **Zimt**raspel, 1 Unze Rhabarber und eine Unze Ginseng (oder stattdessen **Alraune**). Zwei Wochen stehen lassen und täglich umrühren. Dann durch ein Mulltuch sieben und ein wenig Johanniskraut für die Farbe beifügen« (MILLER 1988: 51*).

Inhaltsstoffe

Die Ginsengwurzel (*Panax ginseng*) enthält Panaxatriol, Panaxadiol und andere Panoxiside, Panoquilon, Panaxin, Ginsenin, α-Panaxin, Protopanaxadiol, Protopanaxtriol, Panacen, Paraxynol, Pnaeische Säure, Panose, Glucose, Fructose, Maltose, Sucrose, Nikotinsäure, Riboflavin, Thiamin (BENSKY und GAMBLE 1986: 452*).

Dosierung: reines Pulver 1 bis 2 g; in Aufgüssen 5 bis 10 g (REID 1988: 134*).

Wirkung

Die in der Wurzel enthaltenen Ginsenoside (Triterpensaponine) bewirken eine allgemeine Tonisierung und Stimulation (»Harmonisierung«) von Körper und Geist (FULDER 1984 und 1985). In hohen Dosen hat Ginseng einen nikotinartigen Effekt (vgl. **Tabak**).

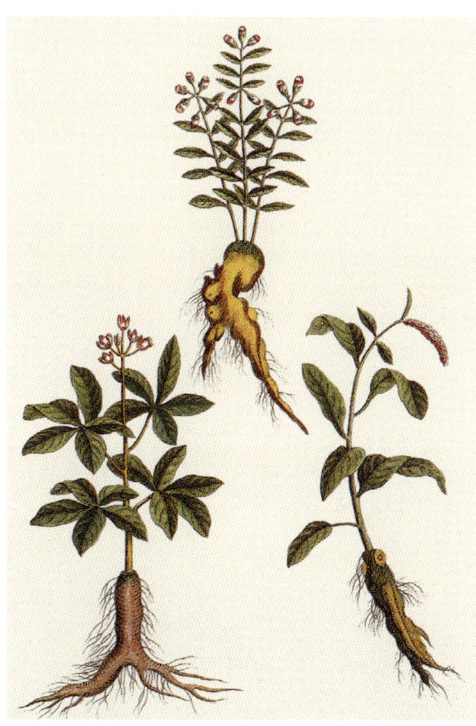

Frühe botanische Darstellung der Ginsengpflanze *(Panax ginseng)*. (Kolorierter Kupferstich von FESSARD, Paris, 18. Jh.)

Ginseng zeigt erst bei kurmäßiger Anwendung Wirkung. Schon nach einigen Tagen verspürt man gesteigerte Aktivität, bessere Gedächtnisleistung und körperliche Kraft. Die Wirkstoffe des Ginseng verstärken die Bildung und Ausschüttung der Sexual**hormone**. Daher rührt auch der aphrodisische Effekt.

Medizinische Anwendung

In der Homöopathie wird Ginseng unter anderem bei Gedächtnisschwäche und Depressionen verordnet. Ginseng befindet sich in vielen traditionellen und modernen Nerventonika (HU 1976).

Ginseng ist eine harmonisierende Droge beziehungsweise ein somatensisches Arzneimittel. Das heißt, es stimuliert auf völlig untoxische Weise und produziert keinen Stress. Ginseng erhöht die Sauerstoffzufuhr in den Gehirnzellen und kann sogar durch **Amphetamine** und andere Aufputschmittel verursachte Sauerstoffarmut des Gehirns beheben (FULLER 1995: 210). In der toxikologischen Literatur wird bei häufigem Gebrauch unter »Nebenwirkungen« Euphorie und Schlaflosigkeit genannt (ROTH et al. 1994: 532*).

Die getrockneten Blätter werden für **Rauchmischungen** verwendet. Gleiches gilt für den amerikanischen Ginseng *Panax quinquefolium* L. (EMBODEN 1976: 165*, PRITTS 1995).

Kommentar

Ginseng gilt zwar als Aphrodisiakum, ist aber in erster Linie ein harmonisierendes Kraftmittel (vgl. HUTCHENS 1986: 139*).

Man kann Elixiere aus ganzen Wurzeln, für mindestens drei Monate in ein alkoholisches Getränk (Whisky, Grappa, Reisschnaps) eingelegt, selbst herstellen. Täglich ein Gläschen – und schon sprudeln die Hormone.

Bezugsquellen

Wilder Ginseng ist selbst in Korea extrem selten und erzielt Höchstpreise, vor allem Wurzeln, die über zwanzig Jahre alt sind (LEE 1992: 25ff.). Hat ein Ginsengjäger eine wilde Pflanze gefunden, ist dieses Ereignis eine Schlagzeile wert.

Inzwischen sind wirksame Ginsengpräparate in Supermärkten, Reformhäusern, Kräuterläden, Asiengeschäften und Apotheken erhältlich.

Die Rohdroge ist erhältlich bei Conscious Dreams®. Ginseng (wie auch **Ginkgo**) sind enthalten im Sensatonics®-Bitter »Cerebrotonic« und im Likör »Satyr«.

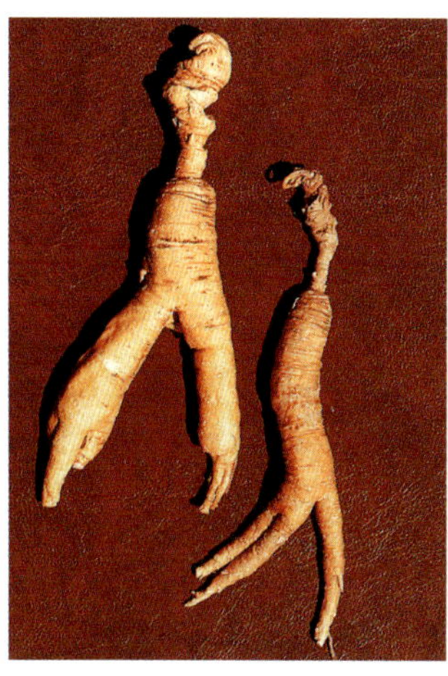

Wurzeln des Amerikanischen Ginsengs (*Panax quinquefolium*) aus einer chinesischen Apotheke. Ursprünglich von Waldlandindianern als **Liebeszauber**, dann zuerst von amerikanischen Chinesen, später weltweit als Potenzmittel und Aphrodisiakum benutzt. (Chinatown, San Francisco, Kalifornien, USA, 1984)

»Das mit Gold aufgewogene Ginseng der Chinesen dient als Exitans bei allen Schwächezuständen, namentlich auf sexuellem Gebiet.« (MICHAELIS 1905: 42*)

»Allen begeisterten ›Beweisführungen‹ zum Trotz kann Ginseng nicht als Aphrodisiakum bezeichnet werden, da es als solches ausdrücklich die sexuelle Aktivität anregen müsste.
Ginseng galt den Chinesen von jeher als fundamentaler Erneuerer jener Energie, die für Gesundheit und Manneskraft von Bedeutung ist. Entsprechend sprach man der Wurzel auch eine stärkende Wirkung auf die Potenz zu, erwartete aber keine Veränderung auf dem Gebiet des Sexualverhaltens.« (FULDER 1985: 241)

»Die Ginsengwurzel heilt ferner nach den Erzählungen der Koreaner jegliche Krankheit, restauriert die Kräfte des Menschen und ist das beste stärkende Mittel in der Welt.« (HOVORKA und KRONFELD 1908: 186*)

Literatur

FLITSCH, Mareile
1994 *Der Ginsengkomplex in den Han-chinesischen Erzähltraditionen des Jiliner Changbai-Gebietes*, Frankfurt/M. usw.: Peter Lang (Europäische Hochschulschriften).

FULDER, Stephen
1984 *Über Ginseng: Ein Wissenschaftler berichtet*, Bonn: Hörnemann Verlag.
1985 *Tao der Medizin*, Basel: Sphinx Verlag.
1995 *Das Buch vom Ginseng: Anwendung, Wirkung, Heilkraft*, München: Goldmann. (Original: *The Book of Ginseng*, Rochester, Vermont: Healing Arts Press, 1993)

GRANDI, Anuradha, A. M. MUJUMDAR und Bhushan PATWARDHAN
1994 »A Comparative Pharmacological Investigation of Ashwagandha and Ginseng«, *Journal of Ethnopharmacology* 44: 131–135.

HARRIMAN, Sarah
1973 *The Book of Ginseng*, New York: Pyramid Books.

HEFFERN, Richard
1976 *The Complete Book of Ginseng*, Millbrae, CA: Celestial Arts.

HU, Shiu Ying
1976 »The Genus *Panax* (Ginseng) in Chinese Medicine«, *Economic Botany* 30: 11–28.

KAPPSTEIN, Stefan
1980 *Das Buch vom Ginseng*, Bern: Morzsinay Verlag.

KIRCHDORFER, Anton Maria
1981 *Ginseng: Legende und Wirklichkeit*, München, Zürich: Droemer Knaur.

KLOCK, Peter
1993 *Ginseng: Das Geheimnis des grünen Goldes*, Hamburg: Lagerstroemia Verlag.

LEE, Florence C.
1992 *Facts About Ginseng: The Elixir of Life*, Elizabeth, NJ: Hollym International.

PERSONS, W. Scott
1994 *American Ginseng: Green Gold* (Revised Edition), Asheville, NC: Bright Mountain Books.

PFENDTNER, Ingrid
1999 *Die Heilkraft des Ginseng*, München: Heyne.

PRITTS, Kim Derek
1995 *Ginseng: How to Find, Grow, and Use America`s Forest Gold*, Mechanicsburg, MA: Stackpole Books.

RUMRICH, Manfred
1998 *Ginseng* (3. Aufl.), Stuttgart: Verlag Waltraut Baumeister.

SCHWEMMER, Ulrike
1998 *Wunderdroge Ginseng*, Wien und München: Deutike.

SICH, Dorothea
1989 »Zur Geschichte der Medizin und der Geburtshilfe in Korea«, *Curare* 12(2): 113–117.

VENINGA, Louise
1978 *The Ginseng Book* (5. Aufl.), Santa Cruz, CA: The Ginseng Book.

WICHTL, Max
1989 »Ginsengwurzel«, in: ders. (Hg.), *Teedrogen*, Stuttgart: WVG, S. 195–197.

Ginster

Cytisus spp., Leguminosae (Schmetterlingsblütler)

Cytisus canariensis (L.) O. KUNTZE, syn. *Genista canariensis* L., Kanarischer Ginster
Cytisus scoparius (L.) LINK, syn. *Sarothamnus scoparius* (L.) WIMM. ex W. D. J. KOCH, *Genista scoparia* (L.) LAM., Besenginster
Spartium junceum L., Spanischer Binsenginster

Andere Namen

Aktinâ (kelt.), Broom (engl.), Geißklee, Genista, Kytisos

Ginster wird als Zusatz von stimulierenden Rauchmischungen und als Räucherwerk verwendet, als Aphrodisiakum und **Liebeszauber** spielt er nur eine untergeordnete Rolle.

Gebrauch

In Südeuropa werden die getrockneten Blüten, Samen und Zweigspitzen des Kanarischen Ginsters (*Cytisus canariensis*) und des Spanischen Besenginsters (*Spartium junceum*) als Aphrodisiakum verwendet, als Tee getrunken oder in **Rauchmischungen** geraucht. Dazu werden die Ginsterblüten getrocknet und zerkleinert. Sie werden alleine oder mit anderen Kräutern vermischt in Zigaretten gedreht oder in der Pfeife geraucht. Als Dosis gilt die Menge an getrockneten Blüten, die in 1 bis 3 normalen Zigaretten Platz findet (FADIMAN 1965).

Aus den Blüten kann auch ein aphrodisischer Trank bereitet werden: »Die Blüten des Kanarischen Ginsters werden über kleinem Feuer getrocknet, dann mit Wasser überbrüht, gefiltert und getrunken. Nach Einnahme dieser Flüssigkeit wird man in einen Zustand totaler Euphorie versetzt – was eine intensivere Empfindung sexueller Regungen mit sich führt; dazu paart sich intensivere Wahrnehmung, ein Höchstmaß an Gelassenheit und Ruhe« (STARK 1984: 56*).

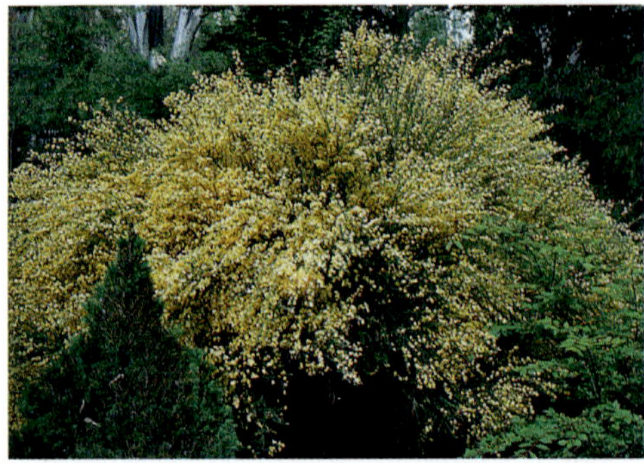

Der Kanarische Ginster (*Cytisus canariensis*) in Blüte.

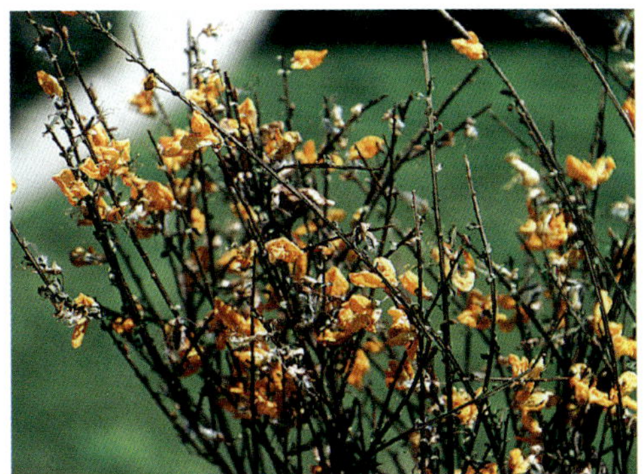

Der getrocknete wilde Besenginster (*Cytisus scoparius*), fertig zum Rauchen.

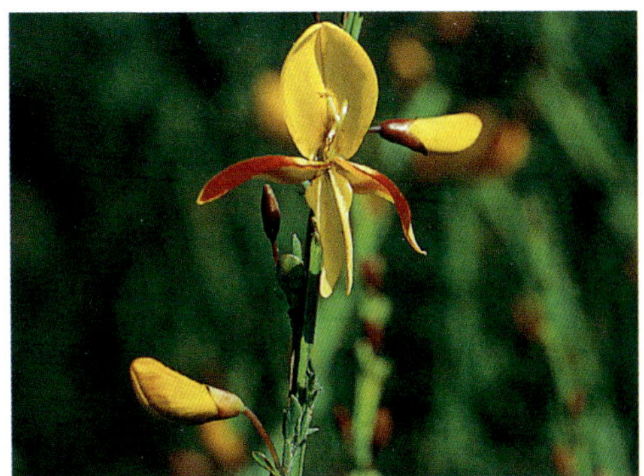

Eine Kulturform des Besenginsters (*Cytisus scoparius*).

»Der Ginster vertreibt wie ein Zaubergeist angezauberte Krankheiten.« (Höfler 1911: 31*)

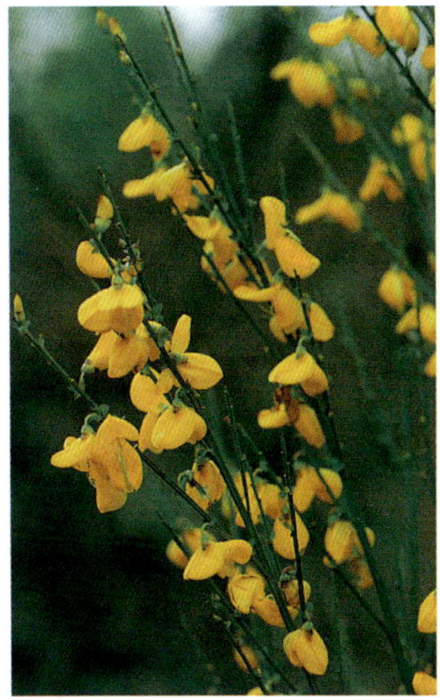

Der wilde Besenginster (*Cytisus scoparius*). (Hamburg, Deutschland, 1997)

Aus Ginsterzweigen wurden früher Besen hergestellt – daher der Name Besenginster. Manche Hexen sollen aus dem Ginster ihre Flugbesen gebunden haben (Ludwig 1982: 143*). Vielleicht führte diese Verwendung als Assoziation mit dem Hexenflug zum aphrodisisch-psychoaktiven Gebrauch (vgl. **Hexensalben**). Ginsterbesen halfen auch gegen den Schadenzauber von Hexen: »Wer in Deutschland durch Zaubersprüche krank [oder impotent] geworden ist, muss in einen umgekehrten Ginsterbesen von oben herab sein Wasser [**Urin**] lassen, um sich davon zu befreien« (Seligmann 1996: 115*).

Inhaltsstoffe

Besenginster (*Cytisus scoparius*) enthält in seinen oberirdischen Teilen und in den Samen das Alkaloid Spartein (= Lupinin), Sarothamnin und Genistein. Cytisin scheint nicht anwesend zu sein (Brown und Malone 1978: 9*). Dafür kommen in den Blüten Phenylethylaminderivate (Tyramin u.a.) vor. Deshalb sollten sie nicht mit **MAO-Hemmern** kombiniert werden. Das Spartein bindet sich an die nicotinergen Acetylcholinrezeptoren (Wink 1992: 1130).

Der Kanarische Ginster (*Cytisus canariensis*) enthält reichlich Cytisin und andere Alkaloide (Ott 1993: 407*). Auch der Spanische Besenginster (*Spartium junceum*) enthält hohe Konzentrationen an Cytisin (Wink 1994).

Cytisin

Summenformel: $C_{11}H_{14}N_2O$

Andere Namen

Baptitoxin, Laburnin, Cytiton, Sophorin, Ulexin; 1,2,3,4,5,6-Hexahydro-8*H*-1,5-methano-pyrido[1,2α][1,5]diazocin-8-ol

Stoffklasse: Chinolizidin-Alkaloide, Lupin-Alkaloide

Cytisin kommt in vielen Hülsenfruchtgewächsen (Leguminosae), etwa auch in den **Mescal**bohnen (*Sophora secundiflora*), vor (Plugge 1895): »Entsprechend der zentral-erregenden Wirkung des Cytisins kommen aber nicht selten auch Aufregungs- und Verwirrungszustände (mit Halluzinationen, Delirien), Muskelzuckungen und auch allgemeine klonisch-tonische Krämpfe der Extremitäten vor« (Roth et al. 1994: 443*).

Cytisin greift an den ACH-Rezeptoren des zentralen Nervensystems, der Ganglien und der neuromuskulären Endplatte an. Cytisin wirkt als Ganglienblocker, ähnlich wie Nikotin, kann **strychnin**artige Krämpfe, vor allem Halluzinationen, aber auch Bewusstlosigkeit und schließlich den Tod bewirken. Für Menschen wurde keine letale Dosis bekannt (Roth et al. 1994: 801f.*). Die nikotinartige Wirkung erklärt auch den ethnopharmakologischen Nutzen von cytisinhaltigen Pflanzen, zum Beispiel Goldregen (*Laburnum anagyroides* Medikus, syn. *Cytisus laburnum* L.), als **Tabak**ersatz.

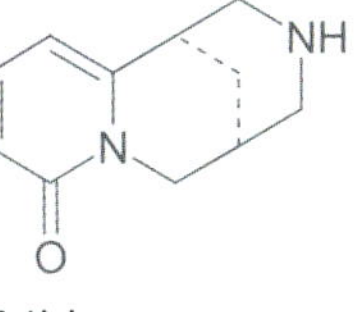

Cytisin

Literatur

Fadiman, James

1965 »*Genista canariensis:* A Minor Psychedelic«, *Economic Botany* 19: 383–384.

Plugge, P. C.

1895 »Über das Vorkommen von Cytisin in verschiedenen Papilionaceae«, *Archiv für Pharmazie* 233: 430ff.

Wichtl, Max

1989 »Besenginsterkraut«, in: ders. (Hg.), *Teedrogen*, Stuttgart: WVG, S. 91–93.

Wink, Michael

1992 »Cytisus«, in: *Hagers Handbuch der pharmazeutischen Praxis* (5. Aufl.), Berlin: Springer, Bd. 4: 1124–1133.

1994 »Spartium«, in: *Hagers Handbuch der pharmazeutischen Praxis* (5. Aufl.), Berlin: Springer, Bd. 6: 768–772.

»Der Selenitstein, welchen einige Aphroselinon nennen, weil er nachts gefunden wird, hat die Gestalt wie der Mond, denn er nimmt wie dieser zu und ab. Der Mondstein wächst in Arabien, ist weiß, klar, durchscheinend, leicht. Dieser Stein zu Pulver gemacht, ist gut getrunken wider die Fallende Sucht. Die Frauen tragen diesen Stein als Arznei wider das Gift, Zauberei und andere Gebrechen bei sich.
Man glaubt, dass dieser Stein an die Bäume gehängt, dieselbigen fruchtbar mache.« (Dioskurides V 1958)

»Grosse Gipskristalle sind so gross wie ein Aprikosenblatt, kleine so gross wie eine Fischschuppe, aber stets sechseckig. Die Stirnflächen der Kristalle sind gerade, als wären sie mit einem Messer geschnitten, und ähneln einem Schildkrötenpanzer. (...) Weil Gips durch Aufnahme der Emanationen von angereichertem Yin erstarrt, bekommt er sechs Ecken.« (Shen Kuo 1997: 184*)

Gips

Calciumsulfat-dihydrat

Formel: $CaSO_4 \times 2H_2O$

Andere Namen

Affroselinum, Alabaster (weißer Gips), Alabastron (griech.), Aphroselenus, Aphroselinon (griech. »Schaum des Mondes«), Baihu (chin. »weißer Tiger«), Du Plastre (frz.), Erdglass, Escayola (span. für Medizinalgips), Fraueneis (durchsichtiger Gips), Gass (syrisch), Gebsin (russ.), Gepsin, Gesso (ital.), Gipso, Gipsum, Gyps, Gypse (frz.), Gypsos (griech.), Gypsspat, Gypsstein, Gypsum, Lapis Lunaris, Lunæ spuma (lat. »Mondschaum«), Marienglas[338] (durchsichtiger Gips), Mondstein, Sekkô (jap.), Selenit, Selenites (griech. »Mondstein«), Selenitstein, Shi gao (chin. »Steinpaste«), Sôkko (kor.), Spiegelstein, Terra lunaris, Unser Frauen Eiß, Weißer Tiger, Yeso (span.)

Der Ruf von Gips als Liebesmittel gründet auf der Beobachtung seiner erhärtenden Wirkung, fügt man dem formlosen, weichen Material Wasser hinzu. Diese Eigenschaft von Gips übertrugen unsere Vorfahren in einer Art Sympathiezauber auf die schlaffe und erigierte Gestalt des männlichen Gliedes.

Mythischer Hintergrund

Gips gilt seit dem Altertum als Aphrodisiakum, als Mittel der Aphrodite[339]. Auf Zypern ist noch heute der Ort bekannt, an dem die Liebesgöttin an Land stieg. In einer Muschelschale wurde sie an dem Felsen *Petra tou Roumioú* (»Stein der Griechen«) an den Strand gespült. Diese Felsen bestehen aus Gips (Selenit). Wo ihre Füße das Land berührten, ersprossen Blumen und Blüten. Die Liebesgöttin brachte die Vegetation auf die Insel. Vom Strand Petra tou Roumioú wanderte die Göttin, so geht die Sage, auf eine Anhöhe eines vor Fruchtbarkeit üppig strotzenden Tales und gründete dort, in Paphos, ihr wichtigstes Heiligtum[340]. Der jeweils herrschende König von Paphos war zugleich Oberpriester der Göttin, die *wanassa* (»Herrin«) geheißen wurde (Maier und Karageorghis 1984).

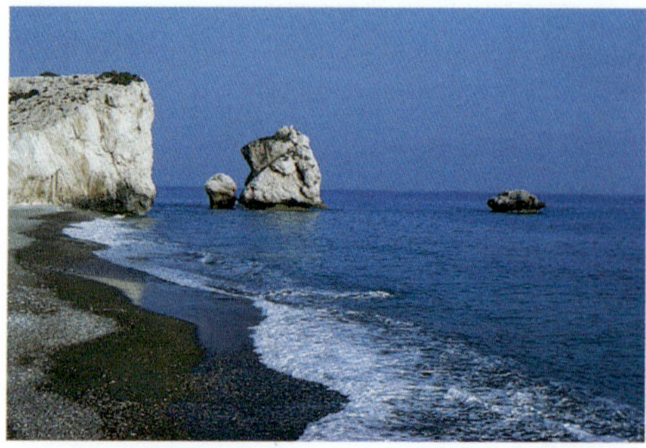

Petra tou Roumiou, der »Fels der Aphrodite«, besteht hauptsächlich aus Gips, dem aphrodisischen Mineral. (Zypern, 1992)

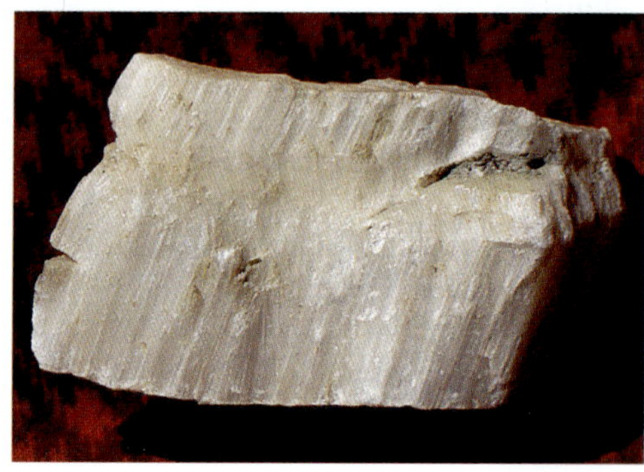

Fasergips (Gypsum Fibrosum) aus natürlichem Vorkommen.

Chemische Eigenschaften

Gips liegt in der Natur als kristallines **Mineral** vor, genauer gesagt, als monoklin-prismatisches Mineral, das mit Wasser gebunden ist. Durch Erhitzen oder Backen verliert der Gips das Wasser und wandelt sich zu einer amorphen Masse, chemisch einem Halbhydrat[341], um. Tränkt man diese Masse mit Wasser, hydriert es zu Calciumsulfat; mit Wasser gebunden kristallisiert es aus und wird hart wie Stein.

Von dieser Beobachtung leitet sich der Gebrauch des Gipses als Aphrodisiakum ab. Was hart ist, wird weich und wieder hart – so wie der Penis. Auch in der medizinischen Praxis werden gebrochene Knochen durch Eingipsen ruhig gestellt; sie wachsen zusammen und werden wieder hart.

Leider gibt die antike Literatur nicht viel mehr her als den entzückenden Namen Aphroselinos (vgl. Goltz 1972: 173). Sollte dieser Name bedeuten »Aphrodisiakum aus Selenit«?

338 »Den Namen Marienglas erhielt das Mineral im Mittelalter; man betrachtete ihn als Symbol der Keuschheit (auch Selene, die Mondgöttin, war die Göttin der keuschen Liebe) und schmückte Marienstatuen damit« (Berendes Kommentar zu Dioskurides V 158[159]). – Zur Umdeutung von erotischen Symbolen in keusch-christliche vgl. **Madonnenlilie**.
339 Der Gips von Zypern war schon in der Antike gut bekannt (Plinius XXXVI 182). Merkwürdigerweise hat Plinius den völlig untoxischen Gips für giftig gehalten und mehrfach Antidote bei Gipsvergiftung erwähnt: Eselsmilch, das Öl aus der Traube des wilden Weinstocks und den Dost (*Origanum vulgare* L.).
340 Die ältesten Spuren des Aphroditeheiligtums in Paphos gehen auf etwa 1200 v. u. Z. zurück (vgl. Karageorghis 1987: 19).
341 Dehydriertes Calciumsulfat kommt in der Natur vor und wird Anhydrid genannt.

Rezepte (nach LEE und CHOI 1996: 130, 131*)

Baihu tang, »Weißer-Tiger-Sud«
(aus ZHANG ZHONG-JING, *Shanghanlun*)
Man bereite einen Dekokt aus:

Gypsum Fibrosum	18,75 g	Bändergips (Fasergips)
Rhizoma Anemarrhenae	7,5 g	Zhi mu (*Anemarrhena asphodeloides* BGE., Liliaceae)
Radix Glycyrrhizae	2,625 g	**Süßholz**
Semen Orizae Sativae	9,375 g	Reiskörner

Da qinlong tang, »Grosser-Blauer-Drachen-Sud«
(aus ZHANG ZHONG-JING, *Shanghanlun*)
Man bereite einen Dekokt aus:

Gypsum Fibrosum	15 g	Fasergips
Herba Ephedrae	11,25 g	**Ma-huang**
Ramulus Cinnamomi	7,5 g	**Zimt**rinde
Radix Glycyrrhizae	2,25 g	**Süßholz**
Semen Armeniacae Amarum	3,75 g	Bittere Mandel (*Prunus dulcis* var. *amara* [DC.] BUCHHEIM)
Rhizoma Zingiberis Recens	3 Scheiben	frische **Ingwer**knolle
Fructus Jujubae	2 Stück	Jujubenfrüchte

In der traditionellen chinesischen Medizin heißt Gips, speziell der Bänder- oder Fasergips, Baihu, »weißer Tiger«, eine recht ungewöhnlich anmutende Bezeichnung für ein so weiches Gestein. Ob er wohl mit der aphrodisischen Kraft des Minerals zu tun hat?

Literatur

GOLTZ, Dietlinde

1972 »Studie zur Geschichte der Mineralnamen in Pharmazie, Chemie und Medizin von den Anfängen bis Paracelsus«, *Sudhoffs Archiv, Beiheft* 14.

KARAGEORGHIS, J.

1987 »Die große Göttin von Zypern«, in: *Aphrodites Schwestern: 9000 Jahre Kultur Zyperns*, Bremen: Überseemuseum, S. 15–23.

MAIER, F. G. und V. KARAGEORGHIS

1984 *Paphos: History and Archaeology.* Nicosia: A.G.Leventis Foundation.

Gliedkraut

Der Name Gliedkraut bezieht sich auf das Glied des Mannes, den Penis oder **Phallus**, aber auch auf die Vulva: »›Gliedkräuter‹ sind solche Kräuter, welche die Volksmedizin für die ›heimlichen Glieder‹ (Penis oder Vulva) verwendet, sie sollen Gebrechen an heimlichen Orten heilen, die Menstruation fördern oder stillen, Penis und Vulva kräftigen und reizen« (AIGREMONT 1987: II 62*).

Als Gliedkräuter gelten:

Achillea millefolium, Compositae: **Schafgarbe**
Galium spp., Rubiaceae: Labkraut (WICHTL 1989: 300ff.*)
Galium odoratum (L.) SCOP., syn. *Asperula odorata* L.: Waldmeister (vgl. **Cumarindrogen**)
Sideritis spp., Labiatae: Gliedkraut (ZANDER)
Sideritis hirsuta: Zeischenkraut
Sideritis scordiodes: Bergziest
Silene spp., syn. *Lychnis* (vgl. **Lichtnelke**), Caryophyllaceae: Leimkraut
Stachys spp., Labiatae: Ziest

Glückshaube

Andere Namen

Hippomanes

Wenn Pferde auf der Weide herumtollen und dabei zielgerichtet den **Dunkelrandigen Düngerling** fressen, werden sie wild, ausgelassen, geil. Sie sind von **psilocybinhaltigen Pilzen** berauscht. So werden die Stuten auch außerhalb ihrer Zeit rossig. Dabei sondern sie einen Schleim ab, der Glückshaube oder **Hippomanes** genannt wird. Dieser Schleim gilt als vorzügliches Aphrodisiakum, vor allem für Frauen, damit sie »rossig« werden und »Mann ihnen den Hengst machen kann«.

»Gold ist ein wirksames Nerventonikum. Es verbessert das Gedächtnis, stärkt den Herzmuskel und steigert die Lebenskraft.« (LAD 1986: 163*)

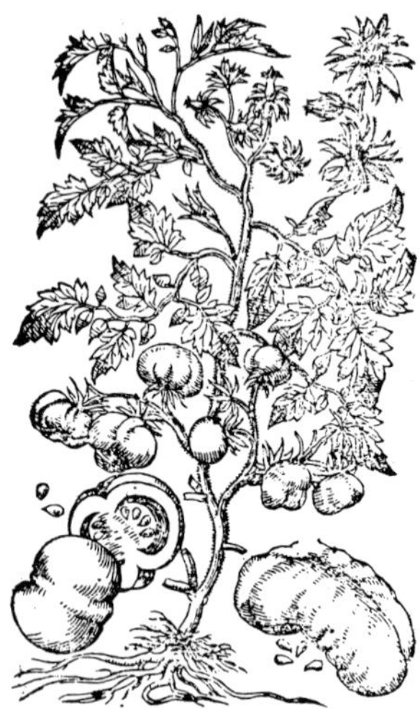

Die Kartoffel *(Solanum tuberosum)* hieß im Europa der frühen Neuzeit auch Goldapfel *(Poma aurea)*. Man sah in der Wurzelknolle den »goldenen Apfel der Aphrodite«. (Holzschnitt aus MATTHIOLUS 1626*)

Gold

Aurum, Element

Andere Namen

Auro, Aurum (lat.), Chrysos (griech.), Gediegenes Gold, Gediegengold, Gulth (got.), Hiranya (skrt.), Malana (griech.), Oro (span.), Ta' k'in (Lakandon »Scheiße der Sonne«), Zaranya (parsisch), Zlato (altslaw.), Zoloto (russ.)

Seit dem Altertum gilt Gold, der »König der Metalle« unter den **Mineralien**, als Aphrodisiakum. Wahrscheinlich handelt es sich dabei um ein Symbol-Aphrodisiakum, denn viele Liebesmittel werden metaphorisch als »Gold« bezeichnet. Manche Aphrodisiaka, wie **Aal**herzen, **Exkremente**, **Sultansmedizin** oder **Opium**, werden in Blattgold gehüllt. Die dem Gold zugeschriebene aphrodisische Wirkung ist maßgeblich durch seine Symbolkraft und Legende bestimmt.

Gold gilt als »das perfekte Metall«. In der Alchemie kommt ihm eine zentrale Bedeutung zu. Der Kreis, der alles Lebendige in einem sich ständig wandelnden Kreislauf einschließt, ist das alchemische Zeichen für Gold (PRIESNER und FIGALA 1998: 157ff.*). »Das Gold ist warm und hat eine gewisse Natur wie die Sonne und ist sozusagen von der Luft, und es hat die Röte vom Feuer, und es ist auch von der feuchten Luft« (HILDEGARD VON BINGEN, *Physica* 9, 1).

Antike Dichter nannten Aphrodite *Chryse*, die »Goldene«. Die »goldenen Früchte« der geheimnisvollen **Alraune** waren die echten Liebesäpfel der Aphrodite.

Gold als Metapher

»Gold« ist eine sprachliche Metapher für etwas sehr Wertvolles und Kostbares, das köstlich und verlockend ist und dem man auch eine überragende Wirkung zuspricht.

Mit dem Zusatz »Gold« bezeichnete man viele (auch als Liebesmittel bekannte) Naturprodukte:

»braunes Gold«	**Kakao**
»grünes Gold«	**Coca**, **Mate**
»weißes Gold«	**Kokain**
»schwarzes Gold«	Erdöl, **Kaffee**
»rotes Gold«	**Kupfer**, **Safran**
»Gold von Oaxaca«	**Mescal**
»flüssiges Gold«	Olivenöl (VONARBURG 2001)
Goldapfel	Kartoffel
Goldene Äpfel	**Alraune**, Apfelsine, Kartoffel, Quitte
Goldkelch	*Solandra* spp.
Gold**pfeffer**	*Piper auritum*

Man spricht etwa vom »Gold der Erleuchtung«; in der Alchemie ist die Rede von »Goldwasser«; als »Danziger Goldwasser« bezeichnet man einen Schnaps, in welchem Blattgold schwimmt; eine Goldkauri (*Cypraea auritum*) ist eine der begehrtesten Schnecken bei den Conchyliensammlern (siehe **Kaurischnecken**); »Katzengold« ist ein anderer Name für Pyrit (vgl. **Donnerkeile**, **Mineralien**, **Saligrame**).

In der Geschichte von Christi Geburt spielt Gold eine wesentliche Rolle als eine der Gaben der drei heiligen Könige: Weihrauch (vgl. **Olibanum**, **Weihrauch**), **Myrrhe** und Gold gelten allesamt als Aphrodisiaka.

Literatur

VONARBURG, Bruno

2001 »Flüssiges Gold für die Gesundheit«, *Natürlich* 12/01: 58–64.

Goldkelch

Solandra spp., Solanaceae (**Nachtschattengewächse**)

Solandra brevicalyx STANDL., syn. *Solandra guttata* D. DON ex LINDLEY, Kieli, Kieri, Kiéri

Solandra nitida ZUCC., syn. *Solandra maxima* P.S. GREEN, *Solandra hartwegii* N.E. BROWN, Cutaquatzitziqui, Copa de oro

Andere Namen

Arbol del viento (span.), Bolsa de Judas (span. »Tasche des Judas«), Bolute, Chalice vine (engl. »Kelchliane«), Copa de oro (span. »Goldkelch«), Cup of gold (engl.), Cútacua (taraskisch), Floripondio del monte (span. »Engelstrompete des Waldes«), Hueipatl, Hueypatli, Hueytlaca, Itzucuatziqui, Kieli, Kiéli, Kieri, Kiéri (Huichol »Baum des Windes«), K'äni bäk'el (Lakandon »Gelbknochen/-duft«), Lipa-ca-tu-hue (Chontal), Ndari (zapotekisch), Perilla, Tecomaxochitl (aztekisch »Opfertrankkraut«), Tetona, Tima' wits (huaxtekisch »Jicara-verzierte Kürbisblüte«), Tree of the wind (engl. »Baum des Windes«), Wind Tree (engl.), Windbaum, Xochitecómatl (Nahuatl)

Der Goldkelch ist in Mesoamerika heimisch. Die Blütenpflanze gehört zu den Liebesmitteln, die durch ihren Duft betören (vgl. **Duftpflanzen**; siehe auch Seite 25). Der abends verströmende, köstliche und betäubende Duft des mexikanischen Goldkelches *(Solandra nitida)* wird von indianischen Frauen als erotisierendes **Parfüm** benutzt.

Lakandonenindianer (Maya, Mexiko) sehen in der Pflanze, die sie *k'äni bäkel* nennen, die »Gelbduftende« *(Solandra brevicalyx)*, eine Verwandte der **Engelstrompete**. Auch botanisch gehören beide Pflanzen in dieselbe Familie *(Solanaceae)*. Der Duft der *Solandra* ist dem der Engelstrompete recht ähnlich. Er gilt als verführerisch und aphrodisierend und soll die sexuelle Begierde wecken (Rätsch 1988: 66f.*). Bereits das Inhalieren des Duftes soll entheogene Zustände herbeiführen. Man soll die Pflanze nicht (oral) einnehmen, so warnen Huicholindianer, sondern sich lediglich ihrem Duft aussetzen.

Aufgrund seiner heftigen halluzinogenen Wirkung ist der Goldkelch in seinem Herkunftsgebiet eine gefürchtete Schamanenpflanze. Mit ihrer Hilfe sollen Schamanen fliegen können (Furst 1995: 53). Der halluzinogene Gebrauch der *Solandra* wird mancherorts mit Zauberei, Hexenkünsten und schwarzer Magie assoziiert (Knab 1977). Einige Huicholindianer (Nordmexiko) hingegen sagen, dass diese Pflanze den Geist für »die höchsten Ebenen der Erleuchtung« öffne. Er kann Trancen auslösen und wird daher von den Huichol als spiritueller Führer in mystische Gefilde benutzt (Valadez 1992: 103f.).

Ethnomedizinischer Gebrauch

In Mexiko wird der Goldkelch volksmedizinisch hauptsächlich als **Liebestrank** und Aphrodisiakum verwendet. Aus *Solandra brevicalyx* bereiten Kundige in Mexiko einen aphrodisischen Blättertee zu (Müller-Ebeling und Rätsch 1986: 212*). Als wirksame Dosis gilt der aus *einer* frischen Blüte bereitete Tee (Yasumoto 1996: 247). Die Huaxteken benutzen das Regen- oder Tauwasser, das sich in den Knospen von *Solandra nitida* angesammelt hat, als Augentropfen zur Verbesserung der Sehfähigkeit (Alcorn 1984: 793*). Im kolonialzeitlichen Mexiko würzten die Indianer ihre **Kakao**getränke mit dem Goldkelch (Heffern 1974: 101*).

Warnung und Wirkung

Vor Überdosierungen wird stets gewarnt. Man könne vertrocknen und an übermäßigem Geschlechtstrieb sterben!

Beim Rauchen der Blüten und/oder Blätter ist die Wirkung eher subtil, aber deutlich psychoaktiv und aphrodisierend, vergleichbar mit anderen gerauchten **Nachtschattengewächse**n (**Engelstrompete**, **Stechapfel**; vgl. **Rauchmischungen**).

Inhaltsstoffe

Alle mexikanischen *Solandra*-Arten enthalten stark halluzinogene Tropanalkaloide. Die Hauptalkaloide sind **Atropin**, Noratropin und (–)-Hyoscyamin (= »Solandrin«), daneben auch Cuscohygrin (Evans et al. 1972, Schultes und Farnsworth 1982: 166*).

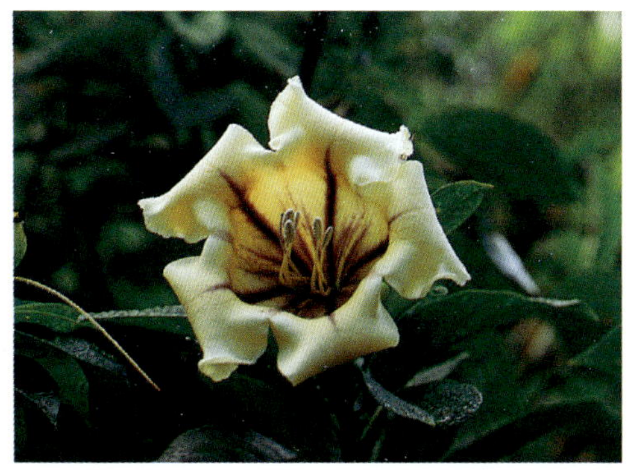

Die kelchförmige Blüte der K'äni bäkel (*Solandra brevicalyx*) sondert in der Dämmerung einen betörenden Duft ab. Für die Lakandonen gilt ihr Duft als erotisierendes Parfüm. (Naha', Chiapas, Mexiko, 1996)

»Raute, Blätter von Bilsenkraut und Stechapfel, trockene Solandren und Myrrhe; das sind die Gerüche, angenehm dem Satan, unserem Herrn.« (Huysmans 1994: 186)

Literatur

Evans, W. C., A. Ghani und Valerie A. Woolley
1972 »Alkaloids of *Solandra* Species«, *Phytochemistry* 11: 470–472.

Furst, Peter T.
1995 »The Drunkard Kiéri: New Observations of an Old Problem in Huichol Psychotropic Ethnobotany«, *Integration* 5: 51–62.

Huysmans, Joris-Karl
1994 *Tief unten*, Stuttgart: Reclam.

Knab, Tim
1977 »Notes Concerning Use of *Solandra* Among the Huichol«, *Economic Botany* 31: 80–86.

Valadez, Mariano und Susana
1992 *Huichol Indian Sacred Rituals*, Oakland: Dharma Enterprises.

Yasumoto, Masaya
1996 »The Psychotropic Kiéri in Huichol Culture«, in: Stacy Schaefer und Peter T. Furst (Hg.), *People of the Peyote*, Albuquerque: University of New Mexico Press, S. 235–263.

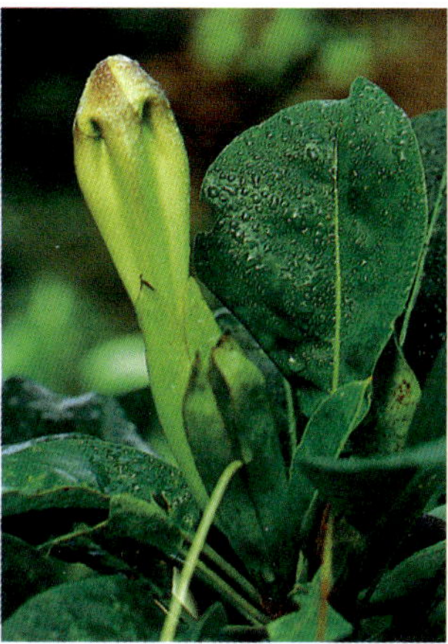

Die phallische Blütenknospe der K'äni bäkel (*Solandra brevicalyx*) deutet ihre aphrodisierende Wirkung an. (Naha', Chiapas, Mexiko, 1990)

Granatapfel

Punica granatum L., Punicaceae (Granatapfelbaumgewächse)

Punica granatum L. var. *nana* (L.) Pers., Nana, Zwerggranatbaum

»Ein verschlossner Garten bist du, meine Schwester Braut, ein verschlossner Brunnen, ein versiegelter Quell. Deine Reize sind ein Lustgarten von Granatbäumen mit erlesenen Früchten ...« (*Hohelied Salomos* XIV)

Andere Namen

Anar (nep.), Granaat (Afrikaans), Granatapfelbaum, Granate, Jnhmn (altägypt.), Malum punicum, Malus granatus (lat.), Poa (altgriech.), Pomegranate (engl.), Pommegranate, Pomum granatum (lat)., Rummân (arab.), Se-'bru (tibet.), Shih-liu (chin.), Tap-tim (Thai)

Der Granatapfel ist ein Symbol der Liebesgöttin Aphrodite und gilt aufgrund seiner zahlreichen Samen als Fruchtbarkeitsmittel. Seit dem Alter-

Die phallusförmige Knospe des Granatapfelbaums (*Punica granatum*) – sie war der Liebesgöttin besonders hold – verrät den aphrodisischen Hintergrund. (Zypern, 1992)

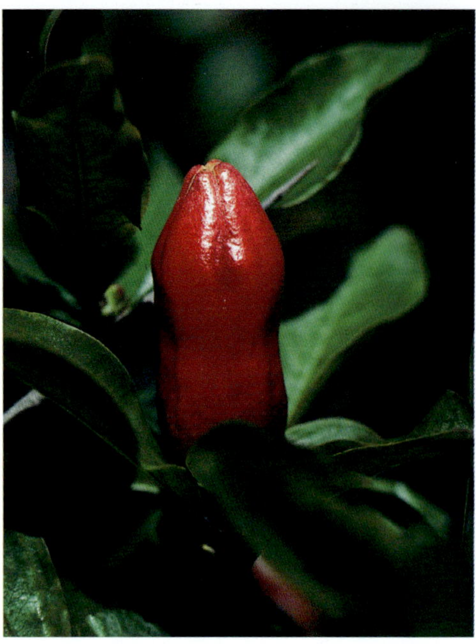

»Ich stand am Morgen jüngst im Garten
Vor dem Granatbaum sinnend still;
Mir war, als müsst' ich gleich erwarten,
Ob er die Knospe sprengen will.
Sie aber schien es nicht zu wissen,
Wie mächtig ihr die Fülle schwoll,
Und dass sie in den Feuerküssen
Des goldnen Tages brennen soll.«
(Eduard MÖRIKE, *Liebesvorzeichen*)

tum werden mit Granatapfel zubereitete Getränke als Aphrodisiaka, Liebesmittel und **Liebestränke** geschätzt.

Der Granatapfelbaum *(Punica granatum)* stammt ursprünglich aus dem Orient (Himalaya, Iran, Afghanistan) und wird seit dem Altertum auf Zypern gezüchtet und in Gärten und an Heiligtümern angebaut. Nach der zypriotischen Sage pflanzte Aphrodite, die selbst aus dem Orient stammt, den ersten Granatapfelbaum auf Zypern.

Betrachtet man eine Knospe *(kytinoi)*, kurz bevor sie sich öffnet, hat man ein naturalistisches, knallrotes Modell eines schön geformten Penis vor Augen.[342]

Der Granatapfel wurde vielfach als »Baum des Lebens« oder »Baum der Erkenntnis« gedeutet (MUTHMANN 1982). Der berühmte biblische »Apfel vom Baum der Erkenntnis«, die verbotene Frucht, war nach einigen Deutungen nicht der bei uns bekannte **Apfel**, sondern der Granatapfel (VEDEL 1978: 123).

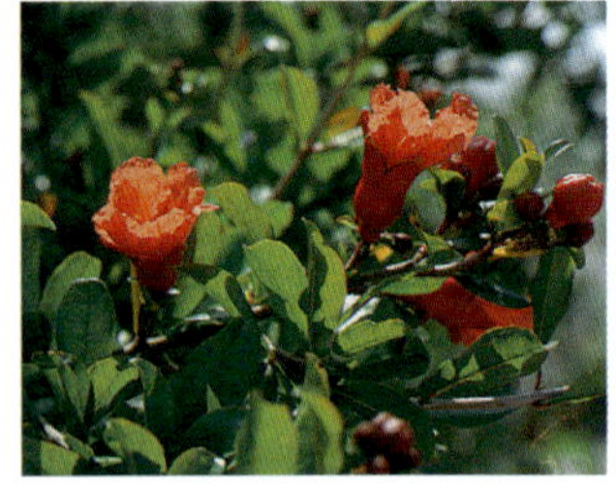

Der blühende Granatapfelbaum *(Punica granatum)* – ein heiliger Baum der Liebesgöttin. (Zypern, 1992)

Symbolische Bedeutung

Oft wird die Liebesgöttin mit einem Granatapfel in der einen, mit einer Granatblüte in der anderen Hand dargestellt (vgl. **Kürbis**, **Opium** und **Stechapfel**). Frucht und Blüte verkörpern die beiden Pole der Sexualität, Weiblich und Männlich, die von der Göttin vereint werden. Der aus Granatäpfeln gewonnene **Wein** (*sdh*) galt im Altertum als Aphrodisiakum, besonders im rauschhaften Kult der ägyptischen Liebesgöttin Hathor. Granatäpfel spielten in den Feiern der Aphrodite und bei Hochzeiten eine wichtige symbolische Rolle. Noch heute werden auf Zypern Granatäpfel vor die Tür des Hauses eines frisch verheirateten Ehepaares geworfen, damit Fruchtbarkeit einziehe. Je mehr Samen aus der aufplatzenden Frucht hervorquellen, desto größer wird der Kindersegen sein.

Im Kloster Chrysorogiatissa bei Pano Panayia wird Aphrodite noch heute bei Katholiken als »Heilige Jungfrau vom Berge des goldenen Granatapfels« verehrt (RÄTSCH 2000*).

»Die Frucht, die die Fruchtbarkeit repräsentiert, wird leicht zum Amulett, das die Unfruchtbarkeit verhindert und das Übel, das diese hervorruft, abwehrt.« (SELIGMANN 1996: 117*)

Der aphrodisische Granatapfel – ein mystisches Symbol

»Dionysos liegt in einer Höhle, bärtig und mit goldenem Becher,
bekleidet mit einem fußlangen Chiton,
und Weinstöcke stehen um ihn
und Apfel- und Granatapfelbäume.«
(PAUSANIAS V 19,6)

Gemäß dem Mythos verdanken wir Dionysos, dem Gott des Rausches, alle Früchte, vor allem aber Äpfel und Granatäpfel. Dionysos Sitáneios war eine eigene Apfelsorte, *Mela sitáneia*, geweiht (MERKELBACH 1988: 12). Der Granatapfelbaum, der so inniglich mit Aphrodite verbunden war, gehörte zu den Pflanzen des Dionysos – wie die erotische Göttin selbst. Als der junge Dionysos auf Betreiben der eifersüchtigen Hera von Titanen entführt, zerstückelt und gekocht wurde, wuchs aus seinem göttlichen **Blut**, das die Erde befeuchtete, ein Granatapfelbaum.[343] Deshalb »hüten sich auch die Frauen, die die Thesmophorien [das attische Demeterfest] feiern, die auf die Erde gefallenen Granatapfelkerne zu essen, in der Meinung, die Granatapfelbäume seien aus den Blutstropfen des Dionysos entsprossen [und dadurch unkeusch]« (CLEMENS VON ALEXANDRIA, *Mahnrede an die Heiden* II 19, 3).[344]

---

342 Das Kultbild im Aphroditeheiligtum von Paphos war ein großer, schwarzer Stein in Form eines **Phallus**; denn der Phallus war das, was die Göttin am liebsten hatte (siehe Seite 11).

343 Nach einer anderen Fassung entsprang der Granatapfel dem Blut des Agdistis, der ursprünglich zweigeschlechtlich war. Er war ein unbändiges wildes, in Raserei verfallendes Wesen. Um seine Zerstörungswut zu bremsen, wurde er von den Göttern trunken gemacht und an einen Baum gefesselt. Als er erwachte, fuhr er empor und riß sich dabei die männlichen **Genitalien** ab. Das Blut befruchtete die Erde, und es entstand der Grantapfelbaum daraus (vgl. GIEBEL 1990: 118f.).

344 Immerhin heißt es in einer Überlieferung, dass Persephone durch einen Granatapfelkern, den sie berührt oder geschluckt hat, den Dionysos als Kind empfing (KERENYI 1966: 197).

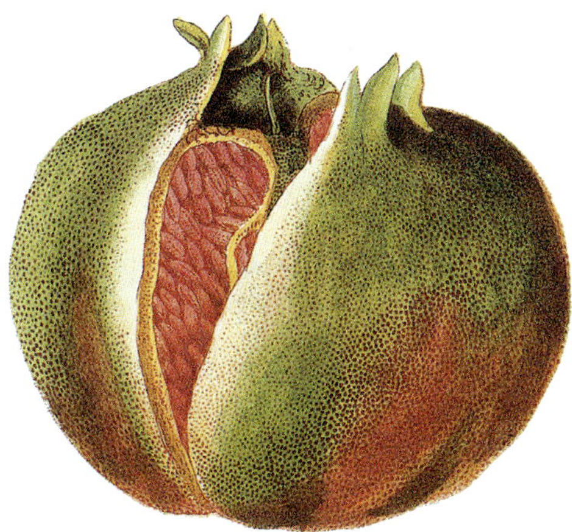

Der sich öffnende Granatapfel sieht aus wie eine Vulva. Die Blüte des Granatapfels galt als Symbol der Scham der Göttin. (Detail, Tafel aus Martyn Rix)

Inhaltsstoffe und Wirkung

Granatapfelsaft ist reich an Vitamin C, sehr gesund und schmackhaft. Als Aphrodisiakum ist er nicht besonders wirksam, eignet sich aber als Trägersubstanz für andere Wirkstoffe, zum Beispiel in **Cocktails**.

Die Früchte (beziehungsweise das Fruchtfleisch) enthalten wertvolle Mineralstoffe (Kalzium, **Phosphor**, Eisen, Natrium, Kalium) und Vitamine (Thiamin, Riboflavin, Niacin, C). Die Rinde enthält 20% Gerbsäure, Gallussäure und verschiedene Alkaloide. Das Pelletierin ruft eine gesteigerte Reflexerregbarkeit hervor. Punicalin und Punicalagin sind die beiden hauptsächlichen Gallotoxine in der Fruchtschale.

Literatur

Giebel, Marion
1990 *Das Geheimnis der Mysterien: Antike Kulte in Griechenland, Rom und Ägypten.* Zürich, München: Artemis.

Kerényi, Carl [= Karl]
1966 *Die Mythologie der Griechen*, München: dtv.
1983 *Apollo*, Dallas, Texas: Spring Publications.
1991 *Eleusis*, Princeton, N.J.: Princeton University Press.

Merkelbach, Reinhold
1988 *Die Hirten des Dionysos*, Stuttgart: Teubner.

Muthmann, Friedrich
1982 *Der Granatapfel: Symbol des Lebens in der Alten Welt*, Bern: Verlag Office du Livre (Schriften der Abegg-Stiftung).

Thiele-Dohrmann, Klaus (Hg.)
1999 *Die gekrönte Venusfrucht: Geschichten um den Granatapfel*, München: Diana Verlag (Heyne).

Vedel, Helge
1978 *Bäume und Sträucher im Mittelmeerraum*, Stuttgart: Kosmos.

Rezepte

SE-'BRU 11 (»Granatapfel-11-Komposition«)

Diese tibetische Komposition auf Basis von Granatapfel und zehn weiteren Zutaten (daher der Name) wird zur Behandlung mangelnden sexuellen Verlangens verschrieben.

Folgende Rohdrogen werden gepulvert und vermischt (leider ohne Mengenverhältnisse):

Punica granatum	Granatapfel
Malva verticillata L.	Quirlständige Malve[345]
Cinnamomum zeylanicum	Echter **Zimt**, Ceylonzimt
Angelica sp.	**Engelwurz**
Carthamus tinctorius	**Färberdistel**
Asparagus spinosissimus	**Spargel**art
Polygonatum cirrhifolium	Salomonssiegel
Tribulus terrestris	**Erdburzeldorn**
Piper longum	**Langer Pfeffer**
Elettaria cardamomum	**Kardamom**
Mirabilis himalaica	Wunderblume[346]

Von diesem Pulver nimmt man 2 bis 3 g zwei- oder dreimal täglich mit heißem Wasser ein (Tsarong 1986: 68f.*).

Granatapfeldrink (nach Johnson 1999*)

1	Granatapfel
100 ml	Orangensaft
100 ml	Mangosaft
1 Messerspitze	**Honig**
1 Tropfen	**Vanille**essenz

Die Früchte werden ausgepresst; der Saft wird mit dem Honig und der Vanilleessenz vermischt.

Griechisch Heu

Siehe **Bockshornklee**

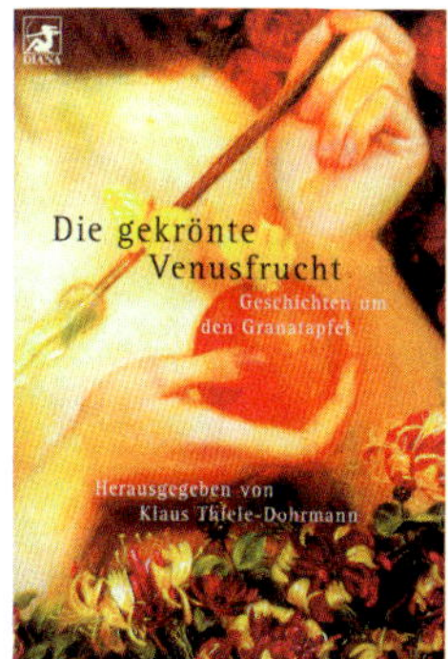

Grünalgen

Siehe **Chlorella**

345 »Fördert bei stillenden Müttern die Milchproduktion« (Reid 1988: 111*).

346 Wahrscheinlich ist *Mirabilis jalapa* L. (Nyctaginaceae) gemeint; in Nepal wird von dieser Art die Wurzel als Aphrodisiakum benutzt (Manandhar 2002: 321*).

»Für die Indianer ist der medizinale Wert dieser Pflanze und ihre Fähigkeit, das Gehirn zu stimulieren und den Körper aktiv und vital zu halten, nichts Geringeres als ein Wunder.« (Straten 1996: 62)

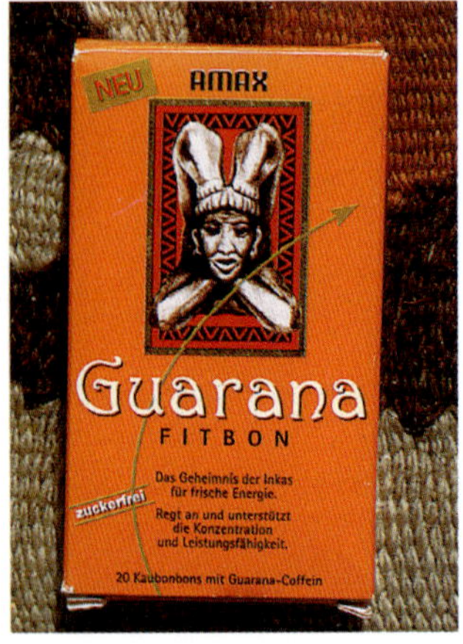

Guaranábonbons als Fitmacher: Das Bild erinnert an einen mesoamerikanischen »herabsteigenden Gott«, den Bienengott der Maya, der am Anfang des Universums den Menschen den aus **Honig** fermentierten Rauschtrank schenkte.

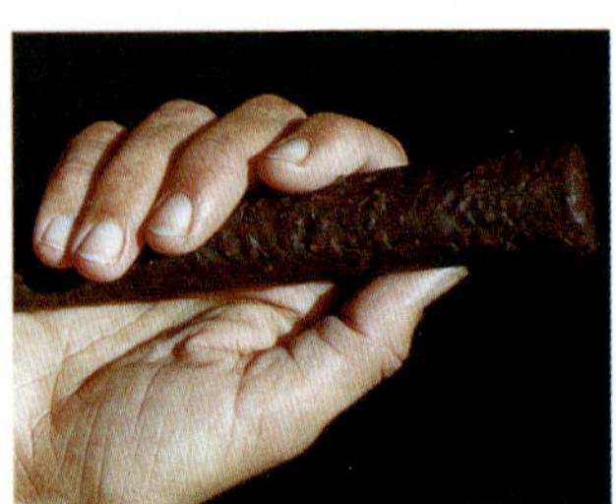

Ein brasilianisches Guaranábrot hat schon eine phallische Form.

Guaraná

Paullinia cupana Kunth ex HBK., Sapindaceae (Seifenbaumgewächse)
= *Paullinia cupana* HBK.; *Paullinia cupana* Mart. = *sorbilis* (Carneiro M. 1989: 61*)
syn. *Paullinia sorbilis* (L.) Mart.

Paullinia cupana HBK. var. *typica*, Wildform
Paullinia cupana ssp. [oder var.] *sorbilis* (Mart.) Ducke, Kultigen

Andere Namen

Brasilianischer Kakaobaum, Brazilian cocoa (engl.), Cipo-guaraná, Cupana, Cupána, Cupanna, Dschungeltee, Guarana, Guaranáliane, Guaranáranke, Guaranastrauch, Guaraná-uva, Guaranazeiro, Guaraña, Naraná, Naranajeiro, Uabano, Uarana (Tupi »Schlingstrauch«), Uaraná, Uraná

Guaraná, die Samen des in Brasilien heimischen Seifenbaumgewächses, wurde Ende des 20. Jahrhunderts in der Partyszene als alkoholfreies, aphrodisisches Tonikum und Koffeinersatz bekannt.

Seine nebenwirkungsfreie, aufputschende, wach machende und auch aphrodisische Wirkung wird von jeher von den Indianern gerühmt, denen wir Guaraná verdanken.

Gebrauch

Guaraná ist in Brasilien ein von Amazonasindianern gepriesenes Aphrodisiakum und Herztonikum (Carneiro M. 1989: 61*). Im peruanischen Amazonasgebiet gilt vor allem die kultivierte Unterart *P. sorbilis* als Aphrodisiakum (Rutter 1990). Seine aphrodisische Wirkung wurde vielfach konstatiert (Gottlieb 1974: 41*, Miller 1988: 57*, Straten 1996: 61). Dafür trinkt man die meist zermahlenen und in Wasser aufgeschwemmten Samen, Aqua branca, »weißes Wasser« genannt. Schamanen nutzen diesen Trank, um »Wissen um die wirkliche, dem Menschen jedoch verborgene Welt« zu erschließen. Viele Indianer benutzen Guaranátränke, die sie auch »**Elixiere** ewiger Jugend« nennen, als Jagddroge.

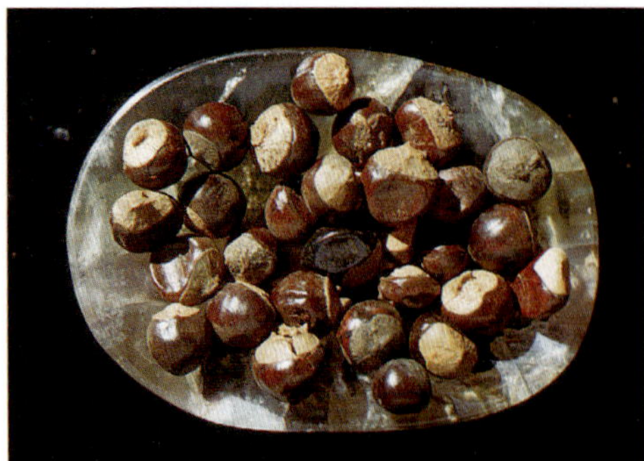

Guaranásamen *(Paullinia cupana)* sehen wie Augäpfel aus.

Guaraná enthält bis zu sechsmal so viel **Koffein** wie **Kaffee** und ist ein wirksamer »Wachmacher«. In den letzten Jahren wurde Guaraná bei uns als »Technodroge« bekannt, was zur Entwicklung der **Energy Drinks** maßgeblich beitrug (Walder 1995). Mit Hilfe von Guaraná soll man genügend Energie haben, um Nächte durch tanzen zu können (**Partydrogen**).

Inhaltsstoffe und Dosierung

Guaraná ist die stärkste bekannte **Koffein**droge. Sie ist etwa dreimal so stark wie Kaffee und achtmal so stark wie **Mate**. Die Samen enthalten rund 5% Koffein, 3% fettes Öl, 9% Gerbsäuren, 8% Harze, 10% Stärke, 50% Faserstoffe, Mineralstoffe (Kalium, Natrium, Magnesium, Calcium), etwas Eiweiß, Zucker und Wasser. Die Wirkstoffe und Konzentrationen verändern sich bei der Verarbeitung der Samen zu Paste (Guaranábrot). Dabei entstehen vermutlich cyanogene Glykoside. Die Paste enthält 3,6 bis 5,8% Koffein, 0,03 bis 0,17% Theobromin, 0,02 bis 0,06% Theophyllin, bis zu 12% Gerbstoffe (Proanthocyanidin, [+]-Catechin, [–]-Epicatechin), Saponine, Samenfette, Mineralstoffe und Wasser.

Ein Teil des Koffeins liegt in komplexer Bindung mit den Gerbstoffen vor. Dieser Komplex wurde früher als »Guaranin« bezeichnet (Seitz 1994: 55).

Als mittlere Tagesdosis wird meist ein halber Teelöffel des aufbereiteten Pulvers genannt. Die Einzelgabe der pharmazeutischen Guaranápaste liegt bei 1 g (Seitz 1994: 56).

Yoco

Paullinia yoco Schultes et Killip ex Schultes

Yoco ist eine Koffeindroge, botanisch nah verwandt mit Guaraná. Yoco wird von den Inga, Kofán und Coreguaje in Kolumbien allmorgendlich als Stimulans getrunken. Diese Indianer gehen niemals ohne einen Vorrat an Lianenstücken auf Jagdausflüge oder Reisen (Schultes 1942: 322).

»Yoco ist zweifellos die merkwürdigste koffeinhaltige Pflanze, die von Menschen deswegen genutzt wird. Die Waldliane des westlichsten Amazonasgebietes von Kolumbien, Ecuador und Peru ist die einzige Art, deren Rinde für die Bereitung eines stimulierenden Getränkes benutzt wird. Diese Liane ist die bedeutendste Genussmittel-Pflanze im Leben vieler Indianerstämme. Wenn die lokalen Quellen erschöpft sind, verlassen die Indianer ihre Siedlungen und ziehen in ein Gebiet, wo sie die Pflanze einfacher finden. Es scheint so, als würde die Liane nur selten oder nie kultiviert werden, vielleicht, weil sie nur extrem langsam wächst« (Schultes 1987: 527).

Bezugsquellen

Es gibt zahlreiche Fertigprodukte, die Guaraná als Hauptbestandteil enthalten und frei verkäuflich sind (in Supermärkten, Bodyshops, Reformhäusern usw.). In den USA wird ein zuckerfreier Kaugummi namens *Buzz Gum*™ mit Guaranáextrakt verkauft. In der Schweiz gibt es Gummibonbons mit Guaranáextrakt, zusätzlich mit **Koffein** und **Taurin** versetzt. Neuerdings gibt es in Deutschland auch Teebeutel, die neben Guaraná **Maté** enthalten.

Die Rohdroge ist erhältlich bei Conscious Dreams®, ganze oder gemahlene Samen bei Elixier®.

Literatur

ERICKSON, H. T., Maria Pinheiro F. CORRÊA und José Ricardo ESCOBAR
1984 »Guaraná *(Paullinia cupana)* as a Commercial Crop in Brazilian Amazonia«, *Economic Botany* 38(3): 273–286.

HENMAN, Anthony Richard
1982 »Guaraná (*Paullinia cupana* var. *sorbilis*): Ecological and Social Perspectives on an Economic Plant of the Central Amazon Basin«, *Journal of Ethnopharmacology* 6: 311–338.

RUTTER, Richard A.
1990 *Catalogo de plantas utiles de la Amazona peruana*, Yarinacocha, Pucallpa (Peru): Ministerio de Educación, Instituto Lingüístico de Verano.

SCHULTES, Richard Evans
1942 »Plantae Colombianae II – Yoco: A Stimulant of Southern Colombia«, *Botanical Museum Leaflets* 10(10): 301–324.
1979 »The Amazonia as a Source of New Economic Plants«, *Economic Botany* 33: 259–266.
1987 »A Caffeine Drink Prepared from Bark«, *Economic Botany* 41: 526–527.

SEITZ, Renate
1994 »Paullinia«, in: *Hagers Handbuch der pharmazeutischen Praxis* (5. Aufl.), Berlin: Springer, Bd. 6: 52–59.

STRATEN, Michael van
1996 *Guarana: Energiespendende und heilkräftige Samen aus dem Amazonas-Regenwald,* Aarau, Stuttgart: AT Verlag.

WALDER, Patrick
1995 »Technodrogen«, in: Philipp ANZ und Patrick WALDER (Hg.), *Techno.*, Zürich: Verlag Ricco Bilger, S. 192–197.

Guayakholz

Guajacum spp., Zygophyllaceae (Jochblattgewächse) (= *Guaiacum*)

Guajacum officinale L., Franzosenholzbaum, Pockholz
Guajacum sanctum L., Lebensholzbaum, Guayacán, Palo santo

Andere Namen

Arbol santo, Bois saint (frz.), Chichic patli (aztekisch), Chumchintoc, Frantzosenholtz, Franzosenholz, Gaïac, Guaacan, Guajac, Guayacán, Guayacán amarillo, Guajackholz, Guajacum, Guiac, Guiac-Baum, Hah Chulu' (Lakandon), Heilig Holtz, Huaxaxán, Hujacum, Ken (Maya), Lebensholzbaum, Ligno santo, Lignum indicum, Lignum sanctum, Lignum vitae, Matlacuahuitl (Nahuatl), Mo-tzi (chinantekisch), Nuitscuji (Popoluca), Oaxacan, **Palo santo**, Palus sanctus, Pockenholz, Pockholz, Pockhout (ndl.), Yaga-na (zapotekisch)

Das extrem harte Guayakholz wird als Aphrodisiakum gerühmt. Seine auf die Erektion des Penis übertragene Qualität bewirkte seinen Ruhm als Liebesmittel. Aufgrund seiner heilsamen Eigenschaften wurde das Holz auch *Lignum vitae*, »Holz des Lebens«, getauft (BÄUMLER 1976).

Guajak stammt von einem immergrünen, nur bis zu 13 Meter hoch wachsenden Baum mit extrem hartem Holz. Alle Arten kommen im zirkumkaribischen Raum vor und werden seit Jahrhunderten oder gar Jahrtausenden von Indianern medizinisch, hedonistisch, rituell und technologisch verwendet.[347]

Gebrauch als Aphrodisiakum und Heilmittel

Bis heute nimmt Guayakholz in der indianischen Medizin einen wichtigen Platz als wurmtreibendes Mittel, **Räucherwerk** bei Erkältungen sowie als Aphrodisiakum ein. Der Gebrauch als Aphrodisiakum ist weit verbreitet und beruht in erster Linie auf dem Glauben, dass die extreme Härte des Holzes (vgl. **Potenzholz**) sich sozusagen sympathiemagisch auf das schlaffe männliche Glied übertragen lasse. Auf den Bahamas wird zur Heilung »männlicher Schwäche« ein Tee aus Guayak und der harzigen Rinde des Gommalimibaumes (*Bursera simaruba*, siehe **Liebestränke**) gekocht (ELDRIDGE 1975). In Mexiko werden Rinde und Latex-Extrakte des Baumes ausgekocht als Aphrodisiakum getrunken (MÜLLLER-EBELING und RÄTSCH 1986: 206*).

»In Deutschland wurde Guajakholz durch Ulrich von Hutten berühmt. In seiner Schrift, dem *Tractat von der Genesung der Venusseuche durch den Gebrauch des Guajaci oder Pockenholzes* (1519), lobte er das Heilige Holz; wurde aber trotz dessen Anwendung nicht von der Syphillis geheilt.« (RÄTSCH 1991a: 130*)

347 Der Lebensholzbaum wird von den Lakandonen *hah chulu'*, »echtes Bogenholz«, genannt, weil aus den kräftigen Stämmen die traditionellen Jagdbögen hergestellt werden (NATIONS und CLARK 1983).

»Da sich die alten giftwidrigen Mittel, wie **Theriak**, Mithridat, **Skorpion**, **Einhorn**, **Bezoarstein** und ähnliches, welche zuerst, wie bei anderen Seuchen (...) gegen diese neue Krankheit versucht wurden, völlig unwirksam erwiesen, befanden sich die Ärzte in größter Verlegenheit. (...)
Nach der Angabe des Oviedo wandten die Indianer die Abkochung des Guajakholzes bei den einheimischen, der Franzosenkrankheit so ähnlichen, Hautkrankheiten unter Beobachtung von strenger Diät und mit gänzlicher Abschließung der Luft mit gutem Erfolg an.« (Gilg und Schürhoff 1926: 203*)

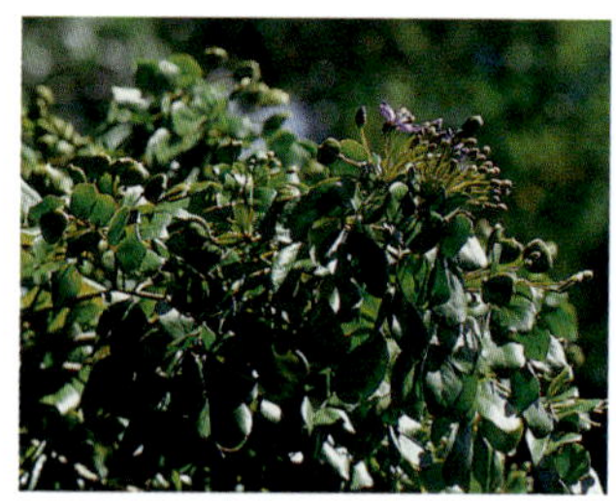

Der Palo santo oder heilige Guayakbaum (*Guajacum sanctum*).

Die Konquistadoren lernten den Gebrauch des Holzes bei den Indianern der Karibikinsel Santo Domingo kennen. Das »heilige Holz« (**Palo santo**) wurde bereits 1508 nach Spanien gebracht. Den Namen »Franzosenholz« erhielt der Baum, als er in der frühen Neuzeit als Heilmittel für die in Europa grassierende Syphilis verwendet wurde; Syphilis nannte man damals »Franzosenkrankheit«.

Erstaunlich, dass das Heilmittel für eine üble Geschlechtskrankheit – einem modernen Antibiotikum vergleichbar – gleichzeitig ein Aphrodisiakum ist!

In Mexiko wird ein aphrodisierender Tee, der auch als Diuretikum und Syphilismittel gilt, aus Guayakholz mit **Damiana**kraut und den Wurzeln von *Encino chino* (*Quercus* spp., **Eiche**) gekocht; er wird mit Bienen**honig** gesüßt (Sámano 1981: 31).

Rezepte

»Um ein Potenzmittel und leichtes Aphrodisiakum herzustellen, nehme man die Ingredienzien im Verhältnis von 30 g Rindenspäne [Guayakholz] auf einen halben Liter Wasser, koche dies fünfzehn bis zwanzig Minuten lang und filtere es zum Schluss. Dosierung: dreimal täglich einen Esslöffel« (Stark 1984: 58f.*).

»Holztrank« oder *Decocto lignorum*, ein Potenzmittel aus dem 19. Jahrhundert:

4 Teile Guayakholz	*Guajacum* spp.
2 Teile Klettenwurzel	*Arctium lappa* L. (vgl. **Wurzeln**)
2 Teile Seifenwurzel	*Saponaria officinalis* L.
1 Teil **Sassafras**holz	*Sassafras* sp.
etwas **Süßholz**	*Glycyrrhiza* sp.

Von dieser Mischung gibt man einen gehäuften Esslöffel auf einen viertel Liter Wasser und koche dies bis auf die Hälfte ein (Most 1843: 249*).

Inhaltsstoffe und Wirkung

Die Späne des Guayakholzes[348] enthalten ein scharf-kratzend schmeckendes amorphes Harz (bestehend aus Guajakharzsäure, Guajaconsäure, Guajaretsäure, Guajacinsäure), ein **ätherisches Öl** aus Guajol, Guajazulen, Guajoxid, Patchoulin, Bulnesol und Bulnesen sowie Vanillin, Guajakgelb und verschiedene Saponine (Fischer und Krug 1984: 289*).

Die Guajaksäure hat einen leichten **Vanille**geruch. Am harzhaltigsten ist das schwere Kernholz des Stammes (spezifisches Gewicht von 1,3!). Das Guajakharz *(Resina Guajaci)* ist gelb, oxidiert leicht an der Luft und wechselt die Farbe nach

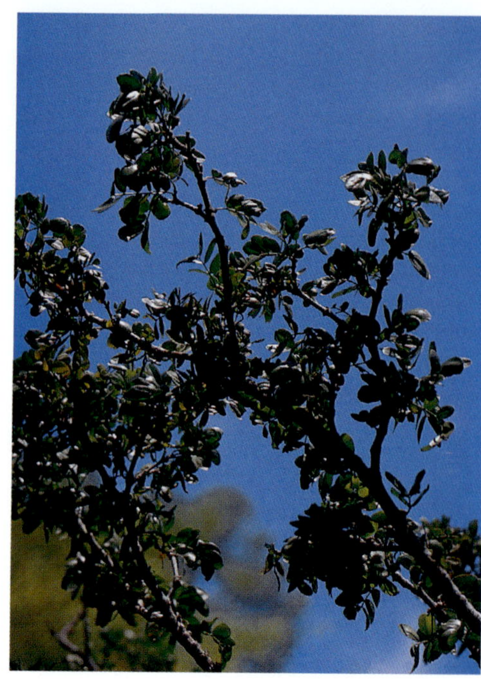

Der Pockholzbaum der Apotheker (*Guajacum officinale*) in Blüte.

Grün oder Bläulich. Das Harz hat stimulierende Eigenschaften. Das fast geruchlose Holz entwickelt beim Erwärmen oder beim Räuchern einen holzig-würzigen, benzoeähnlichen Duft. Das ätherische Öl soll »eine stark euphorisierende Wirkung« haben (Werner 1993: 399*).

1696 schrieb der Basler Professor Theodor Zwinger in seinem *Theatrum Botanicum*, dass das ätherische Guajaköl zur »Stärckung und Erwärmung des Gehirns und der Nerven« tauge (Gilg und Schürhoff 1926: 213*).

Bezugsquellen

Guayakholz ist im Kräuter-, Räucherstoff- und Apothekenhandel erhältlich.

Literatur

Bäumler, Ernst
1976 *Amors vergifteter Pfeil*, Hamburg: Hoffmann und Campe.

Eldridge, Joan
1975 »Bush Medicine in the Exumas and Long Island, Bahamas: A Field Study«, *Economic Botany* 29: 307–332.

Nations, James D. und John E. Clark
1983 »The Bows and Arrows of the Lacandon Maya«, *Archaeology* Jan./Feb. 1983: 36–43.

Sámano, Laura
1981 *Cúrese con tés y miel de abeja*, Mexiko Stadt: Editora y Distribuidora Mexicana.

348 Die Hölzer von *Guaiacum officinale* und *G. sanctum* sind pharmakognostisch praktisch nicht zu unterscheiden. Sie haben die gleichen Inhaltsstoffe und Wirkungen.

Guduchi

Tinospora cordifolia (WILLD.) MIERS. ex HOOK. et THOMS, Menispermaceae (Mondsamengewächse)

Andere Namen

Amrita, Bile killer, Chinna, Chinnavahū (skrt.), Cow protector, Cunchi (Santal), Giloi, Gudchi, Guduci (skrt.), Gulancha (Bengali), Gulancha tinospora, Gurjo (nep.), Gurju, Guruj (nep.), Moon creeper, Nim-gulancho (Lodha), Srasati loar (Oraon), Titmaal (Lodha)

Die kletternde Guduchiranke der tropischen Zonen des Himalayagebietes wird als »Amrita« oder Ambrosia klassifiziert und gehört zu den **Soma**pflanzen (vgl. **Elixiere**). Aus schamanischer Sicht handelt es sich dabei um eine Pflanze, die viel *shakti*, weibliche Sexualenergie oder Schöpferkraft enthält. Nimmt man eine solche Pflanze zu sich, bekommt man mehr *shakti*, mehr Lebensenergie, mehr Energie für Sex, Liebe und Erkenntnis.

Gebrauch

In Nepal gilt der Stengel der Ranke als Bittermittel, Stomachikum und Menstruationshemmer. Man trinkt einen Aufguss des getrockneten und pulverisierten Stengels als Umstimmungsmittel und Aphrodisiakum (SUWAL et al. 1993: 40*). »Wurzelextrakte werden zur Wiederherstellung geschwundener Vitalität benutzt (...) Stengelextrakte werden sowohl als Fiebermittel als auch Aphrodisiaka benutzt; mit **Honig** eingenommen lindern sie Gonorrhöe« (BISWAS 1956: 30*).

Guduchi gehört zur Klasse der **Myrobalanen** und wird oft mit diesen sowie mit **Amala** kombiniert. Im Ayurveda dient es als umstimmendes Aphrodisiakum (KARNICK 1996a: 50*) und ist ein häufiger Bestandteil von **Rasayana** und **Vajikarana** sowie ein Zusatz zu **Triphala**. In der tibetischen Medizin ist ein Analgetikum aus Guduchi, **Mumeo** und **Myrobalane** (*Terminalia chebula*) bekannt, das wohl auch als Aphrodisiakum brauchbar ist (TSARONG 1986: 32*).

Guduchitee

Guduchi kann man als Kräutertee aufbrühen: 1 gehäufter Teelöffel pro Tasse; nach Belieben mit Honig oder anderem süßen. Am besten dreimal täglich trinken.

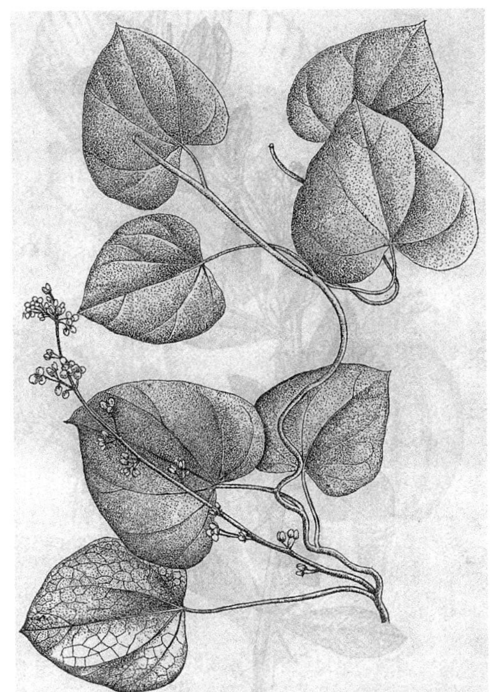

Die Guduchipflanze (*Tinospora cordifolia*) aus dem Himalaya. (Zeichnung aus BISWAS 1956: 103*)

Inhaltsstoffe

In *Tinospora crispa* ist N-*trans*-feruloyltyramin, N-*cis*-feruloyltyramin, Tinotuberid, Borapetoside A und B, Phytosterol und Picrocretin enthalten (PONGLUX et al. 1987: 265*).

Kommentar

Ich habe über längere Zeit täglich Guduchitee getrunken, aber wie bei allen Tonika nichts Spektakuläres bemerkt. (CR)

Bezugsquellen

In Nepal und Indien gibt es Guduchi in Teebeuteln zu kaufen. Auch in Europa wird es in dieser Form zunehmend in Teehandlungen, besonders solchen, die schwarzen Tee aus Indien selbst importieren, angeboten. Auch im Handel mit ayurvedischen Produkten kann man Guduchi finden.

Literatur:

STOKES, Deirdre
1993 *Desert Dreamings*, Melbourne: Rigby Heinemann.

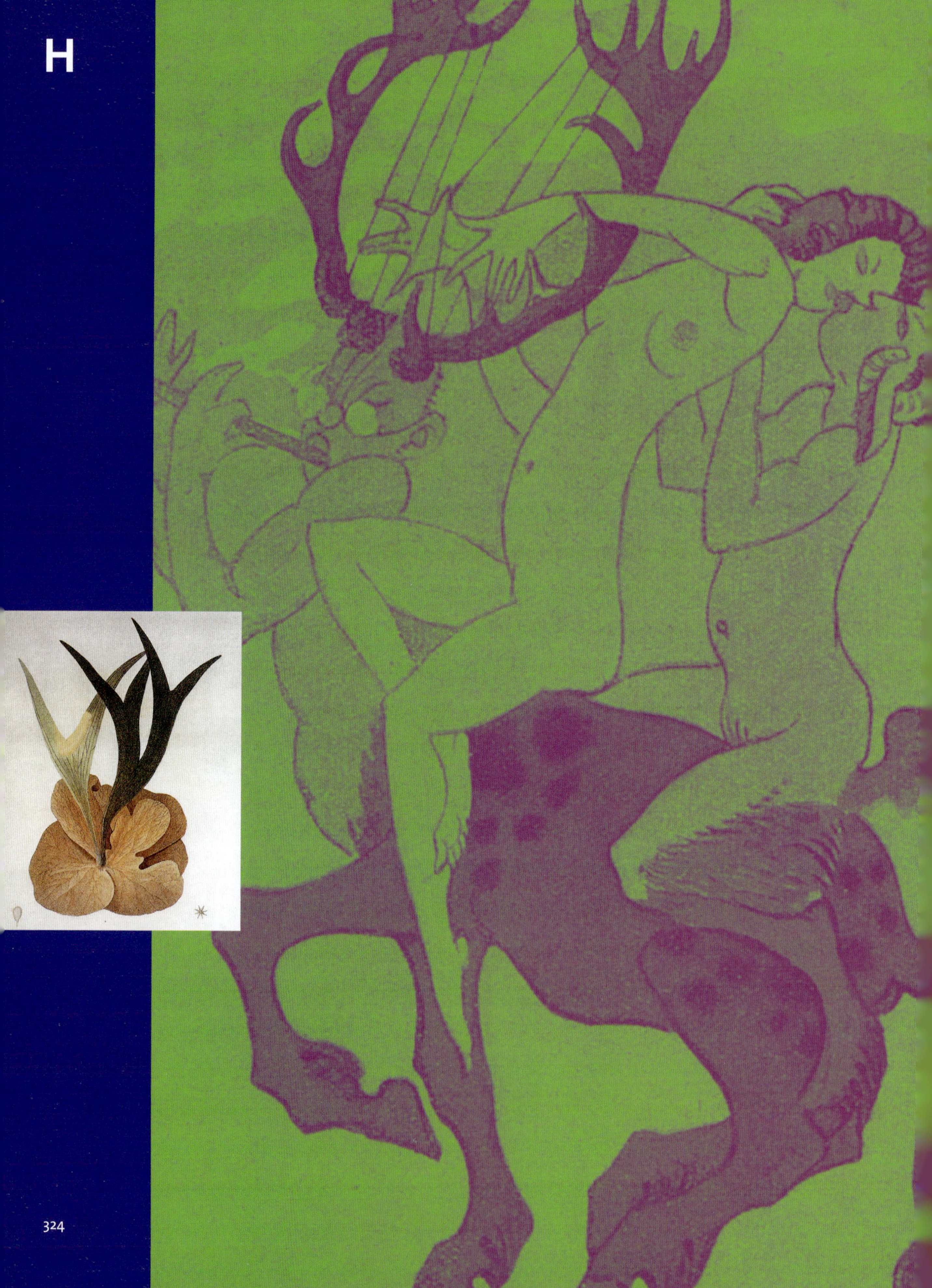
H

Haar

Menschliches Haar ist in vielen Kulturen ein wesentlicher Bestandteil von **Liebeszauber** und von magischen **Amuletten**; es wurde sogar **Liebestränken** beigefügt (BOURKE 1913: 198*). Das Haar trägt wesentlich zur erotischen Ausstrahlung bei.

Volles, glänzendes und gesundes Haar spielt eine bedeutende Rolle beim Liebeswerben. Seine Länge, Fülle und Farbe entscheidet darüber, wer auf wen attraktiv wirkt oder nicht. Wer (genetisch bedingt vor allem Männer) unter Haarausfall oder schütterem Haarwuchs leidet, fühlt sich daher oft auch seiner erotischen Ausstrahlung, Potenz oder Jugendlichkeit beraubt. Nicht umsonst ist die Herstellung von (oft dubiosen) Haarwuchs-Wundermitteln ein lukratives Geschäft, ebenso die Industrie, die Shampoos, Tönungen und Färbemittel auf den Markt bringt. Vom Sozialprestige, das in unserer modernen, westlichen Welt wesentlich von einer gepflegten oder modischen Frisur abgeleitet wird, profitieren auch Friseure und Haarstylisten.

Die Haartracht war und ist, zu allen Zeiten und in allen Kulturen, ein wichtiger Faktor, der darüber bestimmt, zu welcher ethnischen Gruppe oder sozialen Schicht Mann oder Frau gehört. An der Art, wie man sein Haar trägt, wird vieles deutlich: vom Ehestand bis zur Weltanschauung. Ob kurz oder lang, geflochten, hochgesteckt oder offen getragen; ob geschoren oder wild wachsend, versteckt oder sichtbar, die Haare zeigen unmissverständlich, wer man ist: Nonne, Mönch, Sträfling, Soldat, verheiratet, ledig, jung, alt, progressiv, konservativ, Moslem, Jude, Indianer, Hippie, Punk, Skinhead, Geschäftsmann oder Geschäftsfrau. Die Länge oder Kürze von Haaren war Gegenstand von Revolten, Generationskonflikten und Machtkämpfen.

Haare können das Gegenüber bezirzen und betören. Ebenso können sie ausgrenzen oder abstoßend wirken.

Nicht nur im Mythos von Samson (Simson) wird deutlich, dass man Haare von jeher als äußerlich manifestes Zeichen von Lebenskraft, Stärke, Macht und Potenz betrachtete. Um diese magische Macht zu brechen, schnitten überlegene Institutionen oder Nationen den bezwungenen und unterworfenen Menschen die Haare ab oder schoren ihnen den Kopf.

Haare bestehen aus einer hornartigen Substanz. Im Prinzip handelt es sich um dieselbe Substanz wie das Horn von Tieren (**Nashorn**), die als Liebesmittel begehrt sind. Im Liebeszauber kommt Haaren möglicherweise auch eine pheromonale Wirkung zu. Steckt man der oder dem Begehrten etwas vom eigenen Kopf- oder Schamhaar zu, könnten die daran haftenden **Pheromone** das Objekt der Begierde anlocken.

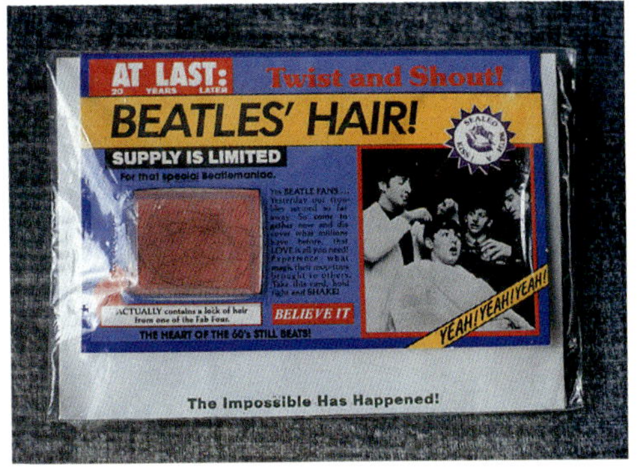

Beatles' Hair. Ein paar Haare, in Plastik eingeschweißt, angeblich vom Kopf eines der Beatles, erinnert an mittelalterlichen Liebeszauber. (Erworben auf der Telegraph Ave. in Berkeley, Kalifornien, USA, 1984)

Beim international ausgerufenen Krieg gegen Drogen führte man als Verfolgungsmaßnahme und Beweismittel den Haartest von Verdächtigen ein. Im menschlichen Haar sind Ablagerungen der verbotenen Moleküle nachweisbar. Manchmal in ihrer ursprünglichen Gestalt, meist aber als Metabolit (CARTMELL et al. 1991, SCHÜTZ et al. 1993).[349]

»Unser Haar kleidet und schmückt unser Haupt wie eine Krone und beschützt unser Gehirn, kein Wunder also, dass ihm höchster Symbolwert zukommt. Nicht zuletzt aus diesem Grund waren Haare in allen Epochen beliebte Reliquien und standen stellvertretend für die Person, auf deren Kopf sie einst wuchsen.« (ODOUL und PORTRAIT 2000: 25)

»Das Haar war und ist Fetisch – in der Magie der Naturvölker bot es sich als Objekt für Liebes- und Schadenzauber an; bis in die Moderne liefert es Projektionsfläche für Klischees und Stereotypen. Dummes Blondchen, kühle Blonde, blondes Gift …« (TÜGEL 2002: 32)

Literatur

CARTMELL, L. W. et al.
1991 »The Frequency and Antiquity of Prehistoric Coca-Leaf-Chewing Practices in Northern Chile: Radioimmunoassay of a Cocaine Metabolite in Human-Mummy Hair«, *Latin American Antiquity* 2(3): 260–268.

ODOUL, Michel und Rémy PORTRAIT
2000 *Was Haare verraten*, Braunschweig: Aurum.

SCHÜTZ, Harald, Björn AHRENS, Freidoon ERDMANN und Gertrud ROCHHOLZ
1993 »Nachweis von Arznei- und anderen Fremdstoffen in Haaren«, *Pharmazie in unserer Zeit* 22(2): 65–78.

TÜGEL, Hanne
2002 »Haar-Geschichte(n): Der Kult um eine Hauptsache«, *Geo* 6/02: 16–34.

VONARBURG, Bruno
2000 »Haarmineralanalyse«, *Natürlich* 10/2000: 66–68.

349 Es gibt auch eine Haarmineralanalyse zur medizinischen Diagnostik (VONARBURG 2000).

»*Roher Hafer* ist besonders hilfreich zur Kräftigung in Fällen sexueller Erschöpfungszustände. Die Medizin hat Hafer als Mittel gegen Spermatorrhöe und als uterines Tonikum eingesetzt.« (STARK 1984: 44*)

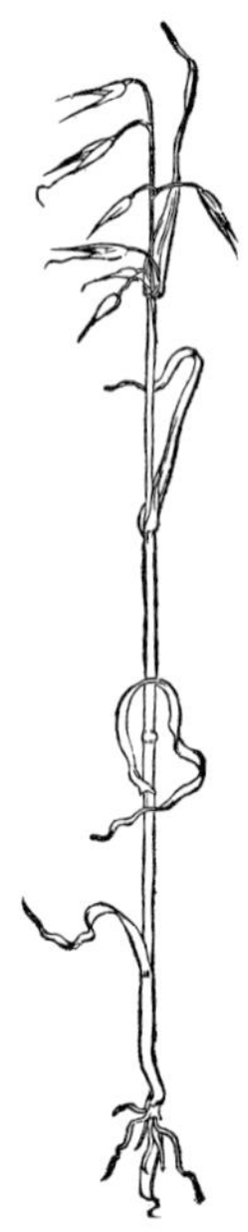

Hafer (*Avena sativa*) wird als aphrodisisches Getreide geschätzt. Denn er »sticht«, das heißt, er stachelt an. (Holzschnitt aus BRUNFELS 1532*)

»Der Hafer ist warm, von scharfem Geschmack und von starkem Rauch, und er ist eine beglückende und gesunde Speise für gesunde Menschen, und er bereitet ihnen einen frohen Sinn und einen reinen, klaren Verstand, und er macht ihnen eine gute Farbe und gesundes Fleisch.« (HILDEGARD VON BINGEN, *Physica* I 3)

Hafer

Avena sativa L., Gramineae (Gräser)

Andere Namen

Avena, Avoine, Biwen, Bromos, Flöder, Haber, Haberen, Habern, Hattel, Hawer, Howern, Jai (Bengali), Korkjo (kelt.), Oat, Saathafer, Zommeir (arab.)

Hafer gilt als Kraftnahrung und gehört zu den wichtigsten angebauten Getreidesorten der Alten Welt.[350] Unter den Getreiden hat er als Aphrodisiakum die größte Bedeutung. Wer »vom Hafer gestochen wird«, ist geil, spitz und lüstern. Dann muss man Ausschau halten nach einer »Hafergeiß«, einem geilen Mädchen (BORNEMANN 1974 I*).

Obwohl Haferschleim, Haferbrei, Müsli, Porridge nicht gerade erotisch oder reizvoll klingen, steckt im Hafer doch etwas, das für manche Menschen genau ins Schwarze trifft, in ihre geheimen Zonen. Hafenbrei gilt vielen als die »perfekte Nahrung«, als sehr nahrhaftes Mittel zum Wiederaufbau des Körpers (BISWAS 1956: 94*). Haferbrei ist ein »geeignetes Nahrungsmittel bei Überfunktion der Schilddrüse, Lymphdrüsenentzündung, Blutarmut, Impotenz und Diabetes« (LAZZARINI und LONARDONI 1983: 59). – Aber eine aphrodisische **Speise**, ein erotisches Mahl?

Gebrauch als Aphrodisiakum

Hafer spielte in vielen Hochzeitsritualen eine Rolle als Fruchtbarkeitsmittel (SELIGMANN 1996: 121*); er galt als ein »Liebesgras«[351].

Als Aphrodisiakum gilt vor allem der Grüne Hafer (Avenae herba recens); die Droge wird aus den grünen, kurz vor der Vollblüte geernteten, schnell getrockneten oberirdischen Teilen der Pflanze gewonnen (CZYGAN 1989). Sie wird zu einer alkoholischen Tinktur verarbeitet oder als Tee aufgegossen. Dass Grüner Hafer ein Aphrodisiakum sein soll, ist anscheinend eine moderne Erfindung, die aus Kalifornien stammt.

Grüner-Hafer-Tee

Ein gehäufter Esslöffel der Droge (Avenae herba recens), dies entspricht etwa 3 g, wird mit einem viertel Liter kochendem Wasser überbrüht. Man lässt die Flüssigkeit auf Zimmertemperatur abkühlen und seiht sie durch ein Teesieb ab. Am besten ungesüßt oder nur schwach gesüßt mehrmals täglich, vor allem kurz vor dem Zubettgehen trinken.

Inhaltsstoffe

Grüner Hafer enthält im Vergleich zu anderen Getreidesorten recht viel **Zink** (19,2 mg/100g), Flavone, Triterpensaponine vom Furostanoltyp, die so genannten Avenacoside, mit stark fungizider Wirkung (CZYGAN 1989). Haferflocken sind reich an **Phosphor**. Pharmakologisch aktive Stoffe, deren Wirkung als aphrodisierend interpretiert werden könnten, sind unbekannt. »Selbst als Herz- und Kreislaufmittel wird Grüner Hafer versucht, ebenso bei Hautausschlägen und Sexualstörungen. (...) Da die Wirksamkeit von Haferzubereitungen nicht belegt ist, kann eine therapeutische Anwendung nicht befürwortet werden (BGA). Da aber keine Nebenwirkungen und Risiken bekannt geworden sind, steht einem Versuch dennoch nichts im Wege, meine ich« (PAHLOW 1993: 147*).

Bezugsquellen

Hafertinkturen und Grünes Haferkraut in Teebeuteln gibt es in der Apotheke und in Reformhäusern.

Literatur

CZYGAN, Franz-Christian
1989 »Grüner Hafer«, in: Max WICHTL (Hg.), *Teedrogen*, Stuttgart: WVG, S. 202–204.

LAZZARINI, Ennio und Anna Rota LONARDONI
1983 *Gesundheit aus Halm und Korn: Heilsame Kräfte aus Gräsern und Getreide*, Freiburg: Bauer.

ZIEHR, Wilhelm und Emil BÜHRER
1984 *Le pain à travers les âges*, Tielt/Belgien: Editions Lannoo.

Hahn

Gallus gallus L., Phasianidae (Fasane), **Vögel**

Gallus gallus domesticus

Andere Namen

Cock (engl.), Coq (frz.), Gockel, Häner, Ji nei jin (chin.), Kung-chi (chin.), Rooster (engl.)

Der Hahn gilt weltweit als Symbol für Überlegenheit, Potenz und Männlichkeit. Sämtliche Teile dieses Federviehs, speziell die Hoden, wurden als Liebesmittel verwendet.

Wer möchte nicht gerne »Hahn im Korb« sein, Herrscher über einen ganzen Harem von Hühnern? Wer träumt nicht von der Potenz eines Hahnes, der so häufig seine »Gattinnen« bespringen kann?

350 Eigentlich ist das Liebesgras die Gattung *Eragrostis* spp., Gramineae.

351 Der Wilde Hafer, *Avena fatua* L., hat seinen Namen von seiner Wertlosigkeit für den Menschen; *fatua* = »leer« (BOULOS und EL-HADIDI 1989: 80*). Seine Hülsen bergen keine wertvollen »Früchte« und lassen keine Haferflocken regnen.

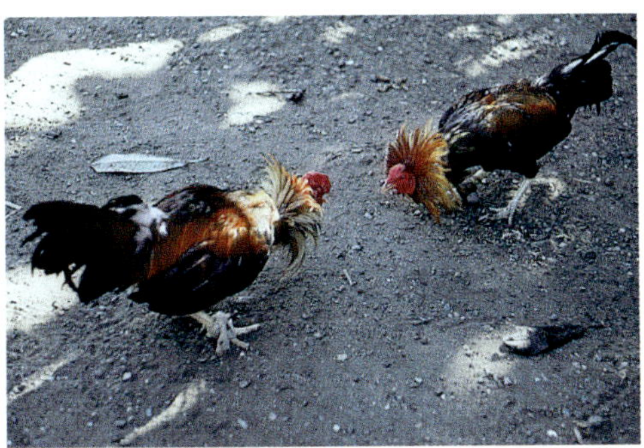

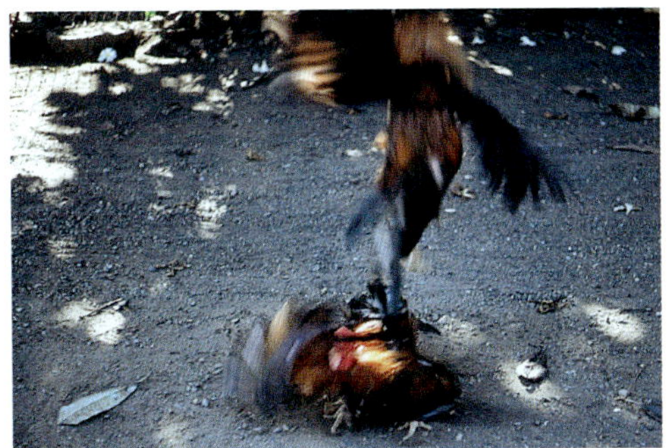

Hahnenkampf – ein Zeichen der Potenz und Ausdruck der männlichen Kraft des Vogels. (Palawan, Philippinen, 1987)

»Der Hahn gilt nicht nur als ein mutiges, sondern auch als ein gutmütiges Tier, da er die Hennen zum Futter heranruft. Er ist zuverlässig, weil er die Stunden genau anzeigt. Er ist ein männliches Symbol.« (EBERHARD 1983: 122f.*)[352]

»In Westfalen wurde bis zum Ende des 19. Jahrhunderts ein Hahn in einem Korb unter das Bett eines Brautpaares gestellt, denn der Hahn galt schon immer als Fruchtbarkeitssymbol. Er verscheucht die bösen Geister, die der Braut ihre Fruchtbarkeit nehmen wollen« (BORNEMANN 1974 I*) – und dem Mann seine Potenz! So wie in diesem Ritual die Kraft und Potenz des Hahnes auf den Bräutigam übergehen soll, glaubt man weltweit, dass man durch das Essen von Teilen des Hahns dessen Kraft auf den eigenen *cock*[353] übertragen kann. Dann wird man ein »scharfer Hahn«, ein »toller Hahn«, bereit zum Hahnentanz![354]

Gebrauch als Aphrodisiakum

Moses Maimonides sagt: »Die Hoden des Hahns sind ein exzellentes Nahrungsmittel. Sie ernähren besonders denjenigen, der geschwächt und erschlafft ist. Die Hoden aller lebenden Kreaturen sind erwärmend und befeuchtend, und sie stärken auf ihre Art sehr die Libido« (ROSNER 1974: 75*).

Alectorius heißt nach Evax, einem Zeitgenossen von Tiberius (42 v. u. Z. bis 37 u. Z.), ein aphrodisisches Zaubermittel; es ist ein Stein (vgl. **Bezoarsteine**), der im Magen des Hahns zu finden ist (RANTZAU 1585).[355]

In Arabien wird die Galle des Hahns zu einer aphrodisischen Penis**salbe** verarbeitet. Als aphrodisische **Speise** werden nicht nur die Hahnenkloten[356] die **Genitalien** des Hahns, sondern auch dessen Gehirn, sein Magen[357], sein Herz, sein Fleisch, sogar der **Hahnenkamm** gepriesen.

Literatur

RANTZAU, Henricus
1585 *De gemmis scriptum Evacis regis Arabum*, Leipzig.

Hahnenkamm

Celosia cristata L., Amaranthaceae (Amaranthgewächse)
syn. *Celosia argentea* L. var. *cristata* (L.) O. KUNTZE

Andere Namen

Cande phul (nep.), Cock's comb (engl.), Cristagalli, Cristata, Janggar siap (balines. »Hahnenkamm«), Jengger ayam (indones. »Hahnenkamm«), Quail grass (engl.), Sahastrajari (nep.), Sarvari sag (nep.), Seto cande (nep.)

Weil der Blütenstand dieses tropischen Gewächses einem Hahnenkamm ähnelt, wird die männliche Potenz des Hahnes auf sie übertragen. Aus Gründen der Symbolik und Signaturenlehre findet die Pflanze als Liebesmittel Verwendung.

Das auffällige Gewächs stammt aus Afrika oder Asien, ist heute aber überall in den Tropen verbreitet. Es gehört dort zu den beliebtesten Zierpflanzen; es wird 40 bis 140 cm hoch und steht in Gruppen. Seine ganzjährigen hahnenkammähnlichen Blütenstände leuchten im tropischen Sonnenlicht. Sie bilden in den Fruchtknoten jeweils fünf kleine Samen aus, die man herausschütteln kann (EISEMAN und EISEMAN 1988: 18). Die Samen werden in Asien, mit Milch vermischt, als Aphrodisiakum getrunken.

Gebrauch als Aphrodisiakum

Der Hahnenkamm wird vermutlich wegen seiner Gestalt (vgl. **Hahn**) als Liebesmittel betrachtet. Man verspricht sich davon die sexuelle Potenz des Hahns. Ob sich diese magische Kraft beim Schlucken der Samen überträgt oder ob der Hahnenkamm ein wirksames Phytotherapeutikum ist, lässt sich nicht entscheiden.

»Die [Vulva] mit dem Hahnenkamm: Sie hat einen roten Kamm, wie der eines Hahnes; im Augenblick des höchsten Genusses richtet dieser sich empor.« (SCHEIK NEFZAUI 1985: 147*)

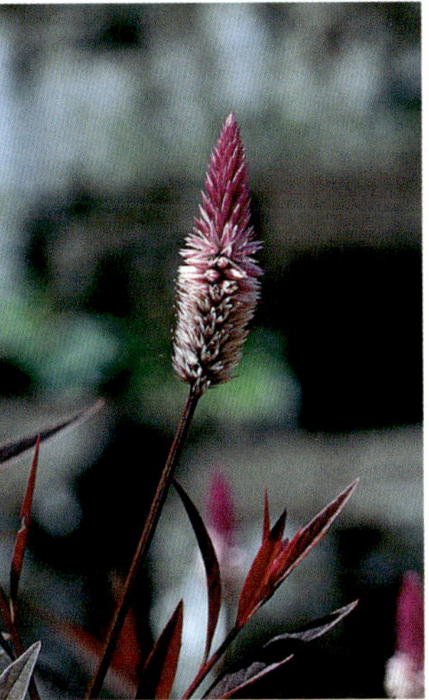

Die mit dem Hahnenkamm nah verwandte Ähren-Celosie *(Celosia spicata)* wird oft in südostasiatischen Tempelanlagen angepflanzt und als Opferblume benutzt. (Angkor Vat, Kambodscha, 10/2001)

352 In der chinesischen Kunst wird der Hahn manchmal so dargestellt, dass sein Schwanz in das »Unsterblichkeitskraut«, den **Ling-shi-Pilz**, übergeht.
353 Englisch *cock* bedeutet sowohl »Hahn« als auch vulgär »Schwanz«.
354 Der »Hahnentanz« war ein erotischer Tanz des ausgehenden Mittelalters.
355 Der Name taucht bei LÜSCHEN 1968* nicht auf; es muss sich also um einen sehr wenig bekannten »Stein« handeln.
356 »Hahnenklote« = Hahnenhoden; Name einer deutschen **Apfel**sorte (AIGREMONT 1987: I 64*).
357 In der traditionellen chinesischen Medizin wird das gastrische Gewebe des Muskelmagens bei Spermatorrhöe verabreicht (REID 1988: 136*).

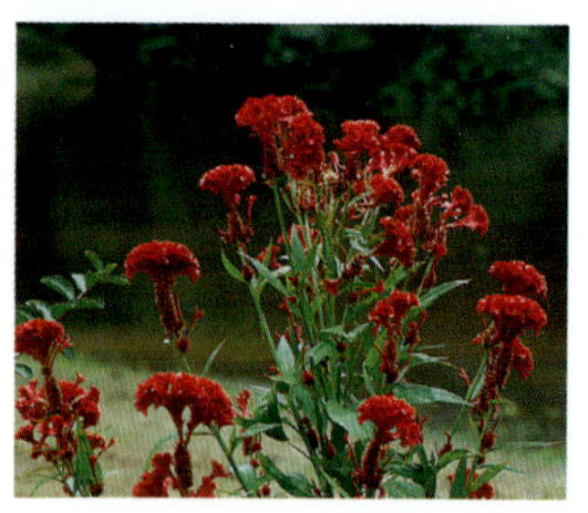

Hahnenkamm *(Celosia cristata)* ist überall in den Tropen eine beliebte Garten- und Zierpflanze. (Iquitos, Amazonien, Peru, 1999)

Es gibt jedoch genaue Anweisungen für ein Hahnenkammaphrodisiakum: »Die Samen dieser asiatischen und indischen Pflanze wirken als kräftiges Aphrodisiakum. Eine Tagesdosis besteht aus 1 g der pulverisierten Samen, die man mit der gleichen Menge Zuckerrohr vermischt. Diese Mischung wird in ein Glas Milch gerührt und getrunken« (STARK 1984: 59*).

Die Hahnenkammauster

Unter den **Muscheln** ist *Lopha cristagalli* (L., 1758) durch ihr bizarres Gehäuse (siehe **Conchylien**) sehr auffällig. Sie wird ähnlich wie **Auster**n als Aphrodisiakum benutzt.

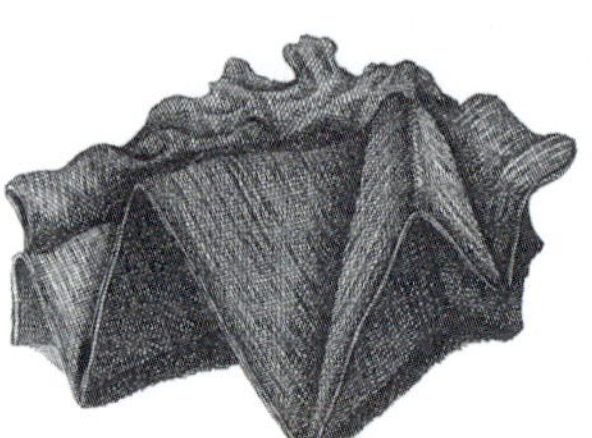

Die Hahnenkammauster (*Lopha cristagalli*) aus dem Indopazifik. (Kupferstich aus Franz VALENTYN 1773)

Literatur

EISEMAN, Fred und Margaret EISEMAN
1988 *Flowers of Bali*, Berkeley, Singapur: Periplus Editions.

»Ich grüße DICH, der DU als ersten Samen den Ganja [= Hanf] in die Erde senktest, aus dem meine Ahnung von DIR wächst.
(...)
Meine hanfroten Augen nach innen senkend lebe ich DICH im Rausch, und die Welt habe ich hinter mir gelassen.«
(*Nepalesische Hymne an Shiva*, 15. Jh.)

Hanf

Cannabis spp., Cannabinaceae (Hanfgewächse)

Cannabis sativa L., Nutzhanf
Cannabis indica LAM., Indischer Hanf

Andere Namen

Die Namen gelten oft für beide Arten; die unter I genannten besonders für *Cannabis indica*, die unter II besonders für *Cannabis sativa*.[358]

I Azalla, Azallû (assyr.), Bandsch, Bang, Banj, Bengali, Bengué, Bhamgi (Tamil), Bhang, Bhanga, Black prince, Bota, Can xa, Cáñamo de India (span.), Canapem indiana (ital.), Canhamo, Canhamo da India (span.), Caras, Charas (ind.), Charras, Churrus, Doña Juanita, Gai ando (vietnames.), Ganja, Gánzigùnu (assyr.), Gañca, Gañajâ, Garda (Kashmiri), Ghariga, Ghee (»Butterschmalz«), Gunjah, Haschischpflanze, Hemp (engl.), Hierba santa (span. »heiliges Kraut«), Indian hemp (engl.), Juanita, Jvalana rasa, Kamashwar modak, Kancha, Kañcavu, Kerala grass, Keralagras, Kimbis (Mesopotamien), Konopie indyjskie, Kumari asava, La amarilla, La mona, La Santa Rosa (span. »die heilige Rose«), Lai chourna, Liamba, Madi, Maguoon, Manali, María Rosa, Marihuana, Marijuana, Mariquita, Mazar-i-sharif, Menali, Misarai, Mustang gold, Parvati, Qunnab, Qunubu (assyr.), Ramras, Rosamaría, Santa rosa, Shivamuli, Siddhi (Bengali »wunderbare Fähigkeit«), Soft hemp (engl.), Tarakola, The herb (engl.), True hemp (engl.), Utter, Yaa seep tit (Thai »Droge«), Vijaya (skrt. »der Sieger«), Zacate chino

II Agra, Al-haschisch, Anascha, Asa, Atchi e erva, Bästling, Bang, Bangi, Banj, Baretta, Bengi, Beyama, Bhamgi, Bhang, Bhanga, Bhangi, Bhangalu, Bhangaw, Birra, Bota (span.), Bushman grass (engl.), Cabeça de negro, Cañamo, Canape (ital.), Canep (alban.), Cangonha, Canhamo, Cannabis, Cannabus, Cannacoro, Cáñamo, Ceviche, Cha de birra, Chamba, Chanvre (frz.), Charas (ind.), Chira, Chrütli (Schweizerdeutsch »Kräutlein«), Da hola herb, Daboa, Dacha, Dagga, Dakka, Damó (Tagalot »Gras«), Dar-akte-bang, Dendromalache, Deutscher Hanf, Dhagga, Diamba, Dirijo, Djamba, Donna Juanita, Doña Juanita, Dumo, Durban poison, El-keif (libanes.), Entorpecente (»Beruhigungsmittel«), Epangwe, Erva, Esra (türk. »das Geheime«), Faserhanf, Fêmea, Femmel, Fimmel, Füve (ungar.), Fumo brabo, Fumo d'Angola, Fumo de caboclo, Gallow grass, Ganja, Gañca, Gemeiner Hanf, Gnaoui, Gongo, Gosale (pers.), Green Goddess, Grifa, Gras, Graspflanze, Grass, Habibabli, Hafion, Hajfu (türk.), Hamp (schwed.), Hampa (dän.), Hanf, Hanaf, Hanif, Hapis ciel (Serí »grüner Tabak«), Hapis-coil (Serí), Haschisch, Haschischpflanze, Hashîsh (arab.), Hashisch, Hasjet, Hasisi (griech.), Hemp, Henep, Hennup (ndl.), Hierba santa (»heiliges Kraut«), Hierba verde (»grünes Kraut«), Huntul k'uts (Lakandon »ein anderer Tabak«), Injaga, Kabak, Kamanin (jap.), Kamonga, Kamugo, Kanab, Kannabion, Kannabis, Kancha, Kansa, Kañcavu, Kemp (fläm.), Kenvir (bulgar.), Kif, Knaster, Konopie, Konopli, Kraut, Lopito, Lubange, Ma, Maconha, Maconha di pernambuco, Maconha negra, Macusi (Huichol), Mästel, Makhlif, Mala vida (»schlechtes Leben«), Malak, Mal-

358 Einige gelten auch für die kleinwüchsige, verwilderte Art *Cannabis ruderalis* JANISCH., den Ruderalhanf, der Anascha, Konopli, Mimea, Momea, Mumeea (vgl. **Mumeo**), Nascha, Penka, Penscha, Russischer Hanf, Wilder Hanf, Verwilderter Hanf oder Weedy hemp genannt wird. Zur nach wie vor verwirrenden *Cannabis*-Botanik siehe CLARKE 1997. *Cannabis ruderalis* kommt heute vom Kaukasus bis nach China wild vor. Diese Hanfart bevorzugt so genannte Ruderalstellen, das sind steinige Standorte, Geröllfelder oder Schuttflächen (daher der botanische Artname). Ursprünglich kommt *Cannabis ruderalis* nur im südöstlichen Russland wild vor (EMBODEN 1979: 172*). In die Mongolei wurde er vermutlich von den Skythen eingeführt, wo er sich verwilderte (CLARKE 1997).

va (»Malve«), Mapouchari, Maria-Johanna, Maria Juana, Maricas, Mariguana, Marihuana, Marijuana[359], Marimba, Mariquita, Masho, Masmach, Mavron, Mbange, Mbanji, Mbanzhe, Mfanga, Mmoana (Lesotho), Moconha, Morrao, Mota (mex.), Mulatinha, Muto kwane, Myan rtsi spras, Nasha, Nederwiet, Njemu, Nsandu, ¡Ntsangu, Opio do pobre (portugies. »Opium der Armen«), Panama red, Panga, Planta da felicidade (portugies. »Glückspflanze«), Penek, Pot, Potagua ya, Pungo, Rafi, Rauschgiftpflanze, Riamba, Rosa María, Rosamaria, Sadda, Samenhanf, Sangu, Santa Rosa (mex. »heilige Rose«), Shivamuli, Siddhi, Siyas (türk. »das Schwarze«), Ssruma, Starker Tobak, Swazi, Taima, Tedrika, Tiquira, Trava (kroat.), Tujtu (Cuicatleca), Ugwayi abadala (»Rauch der Ahnen«), Uh-tererê, Uluwangula, Umbaru, Umburu, Wacky weed, Weed, Wee-wee, Whee, Wiet, Yama, Yesil (türk. »das Grüne«), Zahret-el-assa, Zerouali, Zhara, Ziele konopi

---

Haschisch ist das von weiblichen Hanfpflanzen *(Cannabis indica, Cannabis sativa)*, abgesonderte Harz (Charas); **Marihuana** (Ganja) sind die getrockneten weiblichen Blütenstände des Hanfs; **Grass** (Weed, Bhang) ist das getrocknete Laub.

Der weibliche Hanf *(Cannabis sativa)* wird weltweit als Heilmittel und meistbenutztes und höchstgelobtes Aphrodisiakum geschätzt.

Keine andere Heilpflanze wurde ähnlich intensiv erforscht. Die wissenschaftlichen Publikationen sind unübersehbar. Kein einziger Todesfall mit einem Hanfpräparat wurde jemals bekannt oder dokumentiert.

Hanf liefert nicht nur Fasern für Textilien, Papiere und Seile/Schnüre, sondern auch die euphorisierenden Genussmittel Haschisch (Harz) und Marihuana (weibliche Blüten). Die psychotrope Wirkung von Haschisch und Marihuana ist am besten als milde Euphorie, Heiterkeit, Entspannung und erotische Erregung zu beschreiben. Viele Menschen in Asien und seit den sechziger Jahren des 20. Jahrhunderts auch zunehmend im Westen halten ihn wegen seiner milden Wirkung und guten Verträglichkeit für das ideale Genussmittel.

Es deutet alles darauf hin, dass der Hanf seit der Steinzeit in Mitteleuropa bekannt und vielfach genutzt wurde. Der älteste archäologische Fund von Hanfblüten beziehungsweise -samen stammt nicht etwa aus Asien, sondern aus den Schichten der Bandkeramikkultur (um 7500 Jahre alt) von Eisenberg in Thüringen (RENFREW 1973*, WILLERDING 1970*). In Bayern rauchte man bereits vor 3500 Jahren Hanfprodukte, anscheinend zusammen mit **Mohn** oder **Opium**, wie prähistorische Funde von Tonpfeifenköpfen mit hölzernen Saugrohren bei Ausgrabungen der Hügelgräber von Bad Abbach-Heidfeld belegen (PROBST 1996: 174). In germanisch-keltischen Gräbern, die rund 2500 Jahre alt sind, fand man Hanfblüten als Grabbeigaben. Linguistisch und ethnohistorisch ist der Hanf erstmals in althochdeutsch *hanaf* belegt. Die Volksheilige HILDEGARD VON BINGEN (1098–1179), die aus germanischen und antiken Quellen schöpfte, widmete dem Hanf einen relativ breiten Raum in ihrer *Physica* (I 11). Sie schrieb, dass der Hanf für den, »der im Kopf gesund ist gut, für den aber, der im Kopfe krank ist, schädlich wirkt«. Die erste medizinische Anwendung von Marihuanarauch (bei Gebärmutterkrämpfen) beschrieb der deutsche Arzt TABERNAEMONTANUS in seinem *Kreuterbuch* (16. Jh.), das zu den umfangreichsten Werken seiner Art zählt: »Welchen Weibern die Mutter aufstößt/ denen soll man Hanff anzünden/ und für die Nasen halten« (1731: 937*).

In Asien gibt es zahlreiche Getränke (**Bhang**), die zum Genuss oder für religiöse Zwecke getrunken werden, die Haschisch, Marihuana oder Gras enthalten.

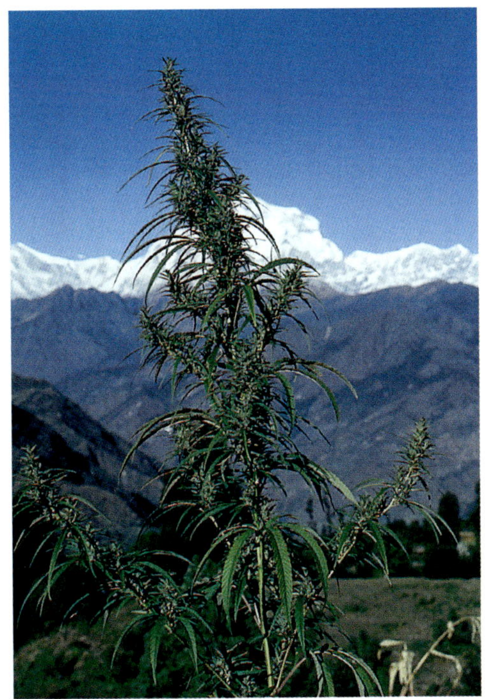

Hanfpflanze auf 3000 Meter Höhe. (Anapurnagebiet, Nepal, 1988)

»Wonneschauer durchrieseln mich, ich liege auf meinem Divan, dessen Polster mich wie weiche Wolken tragen, eine stille, alles erfüllende Seligkeit hat mein ganzes Wesen durchflutet. Meine Gedanken ziehen langsam und ebenmäßig hin wie ein Kahn den stillen Fluss hinuntergleitet an blühenden Ufern vorüber; es ist eigentlich gar kein Denken, sondern ich schaue wie durch einen plötzlich gerissenen Schleier die Urbestimmung aller Dinge. Das muss Nirvana sein, das ›Nimmerwahnland‹, nach dem die Menschheit wie nach einer glückseligen Insel seufzt und in der That, kein Wahnbild steigt mir auf, keine irdische Vorstellung kommt, mich in der Beschauung des unendlichen Glücks zu stören. Die Welt ist mir gleichgiltig (...) dies ist der Zustand der höchsten Philosophie und der höchsten Seligkeit. Ich habe vom Baum der Erkenntnis gegessen – der Baum der Erkenntnis heißt *canabis* [sic!] *indica* – ich bin heute erst geboren – ich bin wie Gott.« (*Haschisch*, in KURZ 1890: 1f.*)

359 In Mexiko bezeichnet man auch den Blauen **Tabak** (*Nicotiana glauca*) als *marijuana* (REKO 1936: 62*).

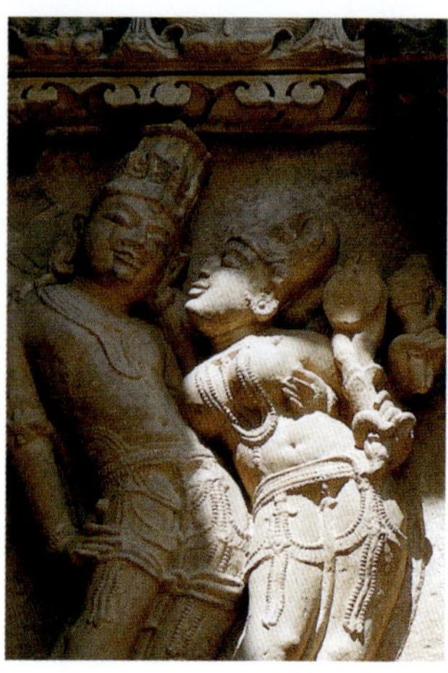

Erotisches Spiel mit einer himmlischen Nymphe. (Relief, Khajuraho, Indien, Detail)

Das erste Aphrodisiakum

Ein nepalesischer Mythos erzählt, wie die wundervollen Kräfte des Hanfs entdeckt wurden.

Shiva war mit Parvati verheiratet und lebte mit ihr in einem schönen Haus zu Füßen des Himalaya. Er strich aber gerne in der Gegend herum vergnügte sich mit anderen Göttinnen, himmlischen Nymphen und irdischen Frauen, und war nur sehr selten zuhause. Darüber ärgerte sich Parvati. Und sie sprach zu sich selbst: »Was mache ich nur? Mein Mann ist ständig unterwegs, und ich sitze allein in unserem Hause.« Da sah sie eine blühende, weibliche Hanfpflanze und pflückte sich einige der prächtigen, harzigen und wohlriechenden Blüten.

Als Shiva mal wieder nach Hause kam, gab sie ihm die Blüten zu rauchen. Da rauchte Shiva zum erstenmal in der Weltgeschichte das göttliche Ganja. Das machte ihn froh und erregte ihn. Er erkannte Parvati als schönstes Geschöpf des Universums und rief begeistert aus: »So ist es am schönsten! Ich bleibe jetzt immer bei dir.«

Und so rauchten Shiva und Parvati gemeinsam Ganja und stürzten sich erfüllt von Liebesglut aufeinander. Nach einem wahrlich göttlichen Orgasmus sagte Shiva: »Dieses Kraut lässt das Leben in neuem Licht erstrahlen. Es soll für immer für die Menschen da sein. Sie sollen sich an seiner Kraft erfreuen und das Göttliche in ihren Partnern erkennen!«

So erhielten die Menschen ihr bestes Aphrodisiakum.

»Der Bettler wird durch Haschisch zum König, der hässliche Alte zum geliebten Adonis, die verblühte Frau zur jugendschönen, umschwärmten Schönen, der Feige ein ›drachentötender‹ Held.« (Douval 1955: 57*)

Hanf in Asien

In Indien und Nepal ist der Hanf als kosmischer Mittler *die* Pflanze des Gottes Shiva und als solche mit Erotik, Askese und Heilung verbunden (Storl 1988). Er dient den Tantrikern als euphorisierendes Aphrodisiakum; den Asketen als Mittel zur Konzentration, Kontemplation und Meditation. Die Schamanen des Himalaya nutzen ihn für ihre ekstatische Trance und Mediziner verschreiben ihn gegen zahlreiche Krankheiten und Leiden. Die Wirkung des Hanfs gilt als *sattvik nasha*, »friedvolle Berauschung«. In dem *Raja Valabha*, einem Sanskrittext aus dem 17. Jahrhundert, heißt es: »Die Götter haben den Hanf den Menschen aus Mitgefühl gegeben, so dass sie die Erleuchtung erlangen können, die Furcht verlieren und sexuelle Begierde behalten.«

»Die fünf Elemente sind Erscheinungsformen der Natur; sie stellen die grundlegenden Abläufe und Fähigkeiten der Natur dar, Dinge zu wandeln.« (Wetter 2000: 25)

Hanf ist die wichtigste Ritualdroge der indischen und nepalesischen Tantriker, die ihn *vijaya*, »der Siegreiche«, nennen und ihn als »das einzige wirkliche Aphrodisiakum« betrachten (Bharati 1977: 209). Hanfpräparate werden deshalb bei den erotischen Paarritualen, bei denen sich die Liebenden in die Götter Shiva und Parvati verwandeln, benutzt (Aldrich 1977).

Hanf steht auch am Anfang der chinesischen Zivilisation. Er gehörte zu den »fünf Getreiden« (vgl. Fünf **Gewürze**) und wurde als heilige Pflanze verehrt. Denn der Hanf bot Nahrung (Samen, Öl), Medizin, Aphrodisiaka, Rauschmittel (weibliche Blüten, Harz) und Rohstoff zur Fasergewinnung. Das erste Papier der Menschheit wurde aus Hanfstengeln geschöpft. Der Hanf *(ma)*[360] war eine wichtige Zauberpflanze der altchinesischen Schamanen, eine beliebte Zutat der taoistischen Lebenselixiere, der **Lenzmittel** und eine häufig verwendete Arznei der Kräuterkundigen. Der Hanf ist noch heute in allen asiatischen Medizinlehren vertreten (Touw 1981).

In Japan wird *Cannabis sativa* seit der neolithischen Jomonperiode (10 000 bis 300 v. u. Z.) angebaut und vielseitig genutzt. Die ersten Hanfsamen kamen aus China in die japanische Inselwelt (Olson 1998). Die Samen wurden vor allem in der Ernährung genutzt. Sie sind bis heute ein Bestandteil der typisch japanischen Gewürzmischungen, die nach dem »Fünf-Elemente«-Prinzip komponiert werden (Wetter 2000). Die »Fünf Gewürze« bestehen aus Hanfsamen, Sesam, **Chilipfeffer**, **Algen** und **Zanthoxylum** (*Zanthoxylum piperitum*) – alles auch aphrodisisch genutzte Zutaten (vgl. auch Rätsch 1998: 36f.).

Hanf in Europa und den USA

Bei den Germanen stand Hanf in direkter Verbindung zu den Fruchtbarkeit bringenden, friedlichen Wanen, deren Name mit dem deutschen Wort »Wonne« assoziiert ist. Besonders der Wanengöttin Freya war Leinen aus Flachs (**Leinkraut**) oder Hanf heilig; ihr »Katzengespann war mit Strängen von blühendem Flachs angeschirrt«. Die Hanf- und Flachsernte stand unter ihrem Schutz. In der Schweiz wurde noch im 19. Jahrhundert der Winter mit Hanfstengeln ausgetrieben. Sie waren die Pfeile des Frühlings und hatten die Macht, den Winter zu bannen. Ein altdeutscher **Liebeszauber** lautet: »Hanf, ich säe dich, Hanf, ich hacke dich, und wer mein Herzallerliebster ist, komm hinter mir und mähe mich.«

In der Schweiz wurden früher in den Hanffeldern auf der Allmende (Gemeinschaftsland einer Gemeinde) heidnische und erotische Rituale durchgeführt, die in der Wahrnehmung der Obrigkeit als »Hexentänze« oder »Hexensabbath« galten: »Das Weibliche der Freyja hat nicht nur bei Saat und Ernte, sondern auch bei Liebesora-

360 Ma = Hanf, Himmelshanf (vgl. **Drachenknochen**); vgl. **Ma-huang**.

keln und im Liebeszauber zu erotischen Bräuchen geführt, die auf vorchristliche Fruchtbarkeitsriten zurückgehen und auch die heiratswilligen Burschen einbeziehen. Oft war ganze oder teilweise Nacktheit der Teilnehmerinnen gefordert, die nicht im Kult, sondern in Magie und Zauber beruhte: ›Am Vorabend des Johannistages gehen die katholischen Mädchen von Krnjak unbesehen auf ein fremdes Hanffeld; sie wälzen sich nackt im Hanfe und reißen dreimal drei Hände voll Hanfblätter ab; davon winden sie einen Kranz und werfen ihn auf den nächsten Baum; so oft der Kranz herunterfällt, so viel Jahre bleibt das Mädchen unverheiratet.‹ Ob der Brauch wirklich nur dem Orakel diente, ist mehr als fraglich. Die Burschen des Dorfes wussten mit Bestimmtheit, wo die Hanffelder angelegt waren, und sie kannten auch den Zeitpunkt des ›Orakels‹. Die Vermutung ist naheliegend, dass das nächtliche Treiben den unverheirateten Mädchen zur Partnerfindung diente. Dass es bei jenen, die sich im Hanffeld gefunden hatten, auch zu ›unerlaubten‹ Intimitäten kam, darf vorausgesetzt werden« (Lussi 1996: 133).

In Frankreich bestreute man früher die Brautleute mit Hanfsamen (Seligmann 1996: 121*).

In den sechziger Jahren des vergangenen Jahrhunderts entdeckte die Generation der Hippies, Aussteiger und Indienfahrer den Hanf. Als bewusstseinserweiterndes und aphrodisierendes Stimulans wurde er zum Bestandteil der damaligen Jugendkultur und alternativen Gegenbewegung und inspirierte maßgeblich Kunst und Musik.

Ethnomedizinischer Gebrauch

Cannabisprodukte sind seit Anbeginn der ayurvedischen Medizin unverzichtbarer Teil des Arzneimittelschatzes. Die Blätter (**Bhang**) werden bei Krämpfen, Unterleibsbeschwerden, Potenzstörungen, Durchfall, auch bei blutiger Dysenterie, Körperschmerzen, Ohrenschmerzen und Blutsturz eingenommen. Die pulverisierten Blätter werden als Schnupfpulver verwendet (etwa bei Kopfschmerzen). Das Harz *(charas)* wird vor allem als Aphrodisiakum eingesetzt, meist mit **Opium**, Krähenaugen (= **Brechnuss**), **Stechapfel**samen (*Datura metel*) und **Gewürzen** kombiniert (vgl. **Orientalische Fröhlichkeitspillen**).

In Russland wurden beruhigende, aphrodisische und schmerzlindernde **Speisen** aus Hanf, **Safran**, **Muskat**nuss, **Kardamom**, **Honig** und anderen Zutaten hergestellt (»Fröhlichkeitsbrei«).

Gebrauch als Aphrodisiakum und Heilmittel

In Mitteleuropa waren im 19. und zu Anfang des 20. Jahrhunderts Hanfpräparate normale Bestandteile der Pharmakopöe (Fankhauser 1996). Sie wurden als Aphrodisiaka und Heilmittel bei Frigidität und Impotenz benutzt. Hanfpräparate waren in jeder Apotheke erhältlich, so wie heutzutage Aspirin.

Aus Hanf lassen sich zahlreiche Aphrodisiaka herstellen. Am einfachsten und auch am besten zu dosieren ist das Rauchen. Eine wirkungsvolle **Rauchmischung** besteht zu gleichen Teilen aus Hanfblüten, getrockneten **Fliegenpilzen** und getrockneten Blättern von **Bilsenkraut** oder **Stechapfel**.

Marihuana ist ein Zusatz zu einer aphrodisierenden **Tequila** sowie anderen aphrodisischen Alkoholika (**Schnaps**, **Wein**, **Likör**) wie auch zu folgenden Rezepturen.

Rezepte

Aphrodisische Melange (Latwerge)
Folgende Ingredienzien, zu gleichen Teilen:

Paradieskörner	*Amomum grana paradisii* (= *Amomum melegueta*)
Ingwerwurzel	*Zingiber officinale*
Nelken	*Syzygium aromaticum*
Muskatnuss (Same)	*Myristica fragrans*
Osterluzei	*Aristolochia longa*
wilder Lavendel	*Lavandula* spp.
Kif (**Hanf**)	*Cannabis*

Alles im Mörser zerstoßen und zu einer Paste zerreiben. Nach Bedarf einnehmen. Vorsicht bei Überdosierung (individuell variabel). Diese Mischung wird auch als Heilmittel bei Impotenz empfohlen (Venzlaff 1977: 136*).

Hanftee (nach Zimmerer 1896: 53*)

30 bis 60 g Hanfsamen mit 1 Liter kochendem Wasser aufgießen und mindestens 10 Minuten ziehen lassen.

Dieser Tee wird, über den Tag verteilt, bei Rheumatismus, Wassersucht, Flechten, Harnbeschwerden und Gelbsucht getrunken.

Neuragins – ein Medikament
(A. Schmidt, Berlin, 1933)

Aus **Ginseng**wurzeln *(Panax ginseng)*, *Cannabis*, **Spanischen Fliegen** (Canthariden), Calciumphosphat (vgl. **Phosphor**) und Milchzucker wurde eine Zubereitung zur Verwendung bei sexueller Neurasthenie verabreicht. (Genaue Dosierungen sind leider nicht bekannt.)

Gebrauch in der Homöopathie

In der Homöopathie wird *Cannabis indica* (Cannabis indica hom. *HAB34*, Cannabis indica hom. *HPUS78*) entsprechend dem Arzneimittelbild bei vielen Leiden angewendet, unter anderem bei Asthma, Impotenz, Appetitlosigkeit, sexueller Erschöpfung, Alpträumen und Nervenlei-

»Es ist wahr, dass Marihuana ein fantastisch effektives Aphrodisiakum ist. Ein Mensch, der Pot wirklich versteht, kann sich eine wahre Symphonie von Eindrücken für das Gehör, das Gesicht, das Gefühl, den Geschmack und den Geruchssinn komponieren. Unter diesen Umständen kann sich der Liebesakt zu einem Abenteuer steigern, der die Fantasie eines Pornografen in den Schatten stellt.« (Leary 1982: 206*)

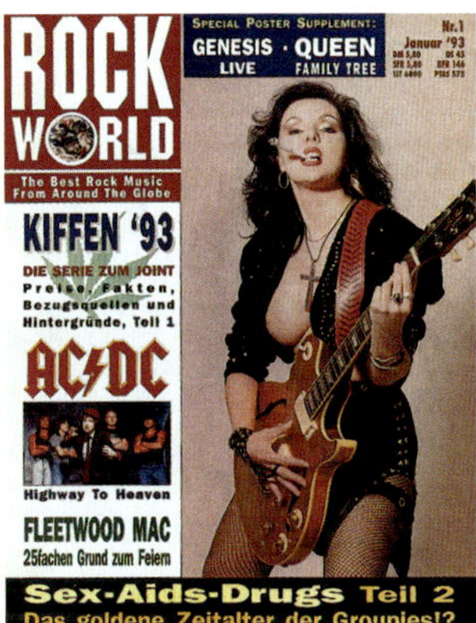

Sex 'n' Drugs 'n' Rock 'n' Roll – Sexualität, Kiffen und Musik sind eine kognitive Einheit. (Faksimile, Umschlag einer Musikzeitschrift, *Rock World* 1/1993)

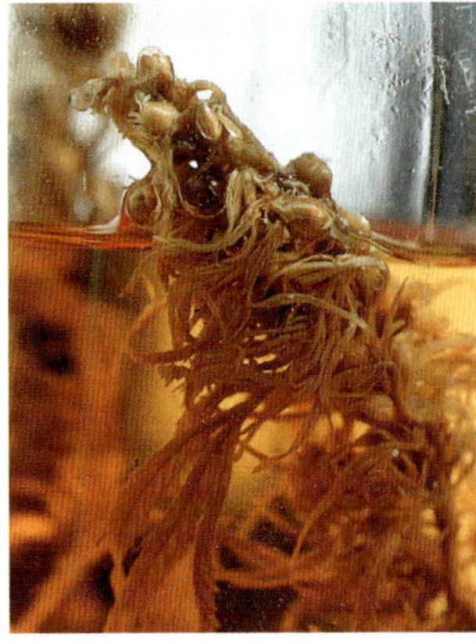

Hanfwein: Eine weibliche Blüte, in Retsina eingelegt und mit etwas Myrrhe gewürzt.

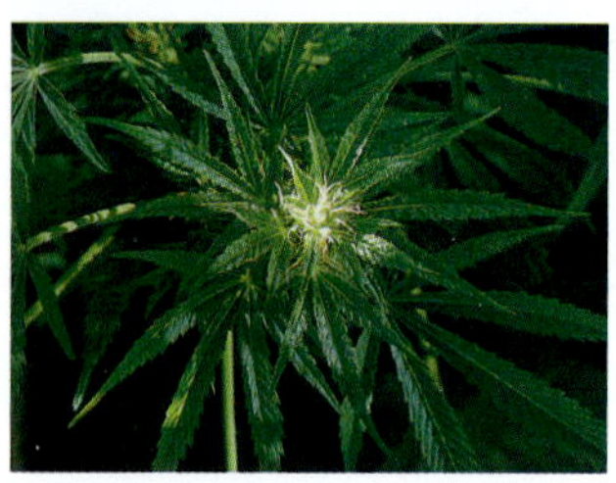

Die weibliche Hanfblüte liefert das berauschende Harz (Charas, Haschisch).

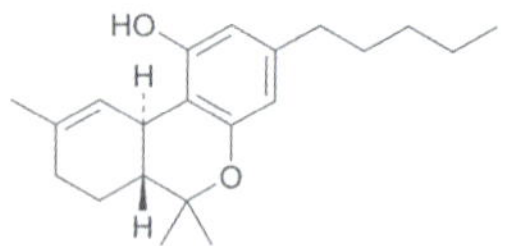

THC

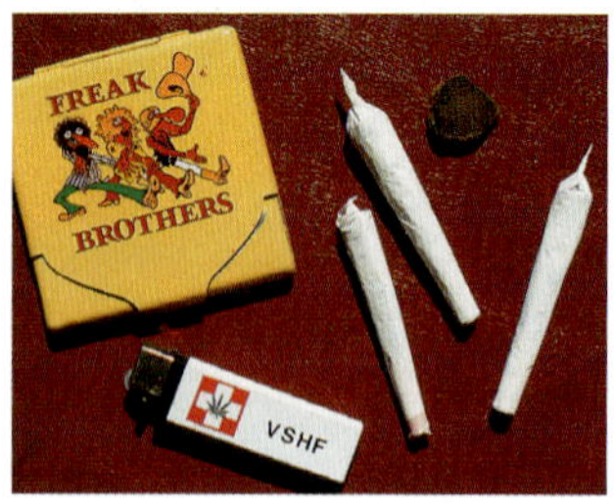

Selbst gedrehte Marihuana-Joints, fertig zum Genuss.

»Indischer Hanf (...) bewirkt geraucht oder als *Likör* genossen rauschartige Zustände, die dem *Opium*rausch ähneln (Euphorie, halbwache Träume, herrliche Visionen).« (GEBHARDT 1940: 179*)

den (BOERICKE 1992: 187*, SCHMIDT 1992: 644; vgl. **Homöopathika**). Die homöopathische Essenz (Tct. Cannabis, homoeopath.) wurde früher sogar »Aphrodisiacum« genannt (ARENDS 1935: 15*).

Inhaltsstoffe

Das Harz, die weiblichen Blütenstände sowie die Blätter des Hanfs enthalten neben **ätherischem Öl** und anderen Stoffen vor allem Cannabinoide, von denen bis heute über sechzig strukturell und pharmakologisch bekannt sind. Der Hauptwirkstoff ist das Delta-9-Tetrahydrocannabinol (Δ^9-THC, entspricht dem Δ^1-THC, kurz THC genannt). THC bindet sich im Nervensystem an denselben Rezeptor wie der endogene Neurotransmitter Anandamid (DEVANE und AXELROD 1994).

THC-Summenformel: $C_{21}H_{30}O_2$

Anandamid (= Arachidonylethanolamid) – der Name leitet sich von Sanskrit *ananda*, »Glückseligkeit« ab – bindet sich an den THC-Rezeptor im Hirn und ist das natürliche im Körper vorkommende THC-Analog, obwohl es nach einer anderen Struktur aufgebaut ist. Anandamid wurde in der Schokolade beziehungsweise der **Kakao**bohne sowie im Rot**wein** nachgewiesen (GROTENHERMEN 1996).

Produziert der Körper nicht genug Anandamide, kann dies Nervenkrankheiten, wie multiple Sklerose (MS), begünstigen. Eine THC-Therapie wirkte sich für die Patienten günstig aus (MECHOULAM et al. 1994).

Das Harz (Haschisch) enthält die vier Hauptkomponenten, die so genannten Cannabinoide: Δ^1-Tetrahydrocannabinol (THC) mit drei Varianten, von denen zwei erst bei der Lagerung des Harzes als Artefakt entstehen, das Cannabidiol (CBD) und das Cannabinol (CBN). Diese Stoffe sind für die psychoaktive Wirkung von Hanf verantwortlich. Des Weiteren wurden die Strukturen von rund dreißig Cannabinoiden mit schwacher oder fehlender psychoaktiver Wirkung aufgeklärt. Zudem kommen im Harz verschiedene Zucker, Flavonoide, Alkaloide (Cholin, Trigonellin, Piperidin, Betain, Prolin, Neurin, Hordenin, Cannabisativin) sowie Chlorophyll vor.

Der THC-Gehalt ist extrem variabel. Er kann bei einigen Pflanzen gleich Null sein, bei anderen bis zu 25% des Harzes ausmachen. Die psychoaktive sowie analgetisch wirksame Dosis liegt bei 4 bis 8 mg (SCHMIDT 1992).

Wirkung

Die Hauptwirkung besteht in einer milden bis starken Euphorie, begleitet von einer reichen Assoziations- und Imaginationfähigkeit, angeregter Fantasie und (nicht immer) körperlichem Wohlbefinden. Oft wird die Hanfwirkung als aphrodisisch oder erotisierend empfunden (AMENDT 1974, COHEN 1982, LEWIS 1970). Die Wirkung tritt beim Rauchen spätestens nach 10 Minuten ein; beim Essen oder Trinken nach 45 bis 120 Minuten.

Achtung! Oral genossen können Hanfprodukte bei labilen Personen Herzrasen, Schweißausbrüche, Kreislaufbeschwerden und andere Störungen bewirken; dies trifft für manche auch beim Rauchen zu. Die euphorische Phase hält 1 bis 2 Stunden an; dann tritt ein beruhigender Effekt in den Vordergrund. Oft mündet die Wirkung in einen mehr oder weniger traumreichen Schlaf.

Kommentar

»Die eigene Erfahrung hat den Vorteil völliger Gewissheit«, schrieb der Philosoph Arthur Schopenhauer (1788–1860). Das gilt auch für unsere persönliche Sichtweise. Hanf und Hanfprodukte gehören zu den besten Aphrodisiaka, die wir in Nepal und Indien kennen lernen durften. Wie kaum eine andere Substanz bescheren sie erotische Freuden. Die tantrische Begeisterung für das »Erste Aphrodisiakum«, das Geschenk von Shiva, können wir durchaus teilen – auch wenn wir keinesfalls zum Genuss dieser kriminalisierten Mittel aufrufen. Dennoch ist verständlich, dass Hanf das heilige Gewächs der heidnischen Liebesgöttin unserer Vorfahren war.

Bezugsquellen

Dronabinol, synthetisches THC, ist ein verschreibungspflichtiges Betäubungsmittel.

Ansonsten sind alle psychoaktiven Hanfprodukte illegal.

Andere Pflanzen, die Hanf genannt, und als Aphrodisiaka benutzt werden:

Hanf-Stockmalve	*Althea cannabina* L., Malvaceae; in Brasilien wird das Kraut als Aphrodisiakum angesehen und eingenommen
Bogenhanf	*Sanseviera roxburghiana* SCHULT. et SCHULT., Agavaceae; in Indien wird die Pflanze in Milch als Aphrodisiakum getrunken

---

Literatur

Aldrich, Michael R.
1977 »Tantric Cannabis Use in India«, *Journal of Psychedelic Drugs* 9(3): 227–233.

Amendt, Günter
1974 *Haschisch und Sexualität*, Stuttgart: Enke.

Avalon, Arthur [= Sir John Woodroffe]
1972 *Tantra of the Great Liberation (Mahanirvana Tantra)*, New York: Dover.

Behr, Hans-Georg
1995 *Von Hanf ist die Rede: Kultur und Politik einer Pflanze*, Frankfurt/M.: Zweitausendeins.

Bennett, Chris, Lynn Osburn und Judy Osburn
1995 *Green Gold – The Tree of Life: Marijuana in Magic & Religion*, Frazier Park, CA: Access Unlimited.

Bharati, Agehananda
1977 *Die Tantra-Tradition*, Freiburg i. Br.: Aurum.

Bobcat
1999 *Das Rauschkochbuch: Hightere Hanfrezepte*, Solothurn: Nachtschatten Verlag.

Chopra, I. C. und R. N. Chopra
1957 »Use of Cannabis Drugs in India«, *Bulletin on Narcotics* 9: 4–29.

Clarke, Robert C.
1998 *Haschisch*, Aarau: AT Verlag.

Cohen, Sidney
1982 »Cannabis and Sex: Multifacetted Paradoxes«, *Journal of Psychoactive Drugs* 14(1–2): 55–58.

De Leeuw, Hendrik
1939 *Flower of Joy*, New York: Lee Furman.

Devane, William A. und Julius Axelrod
1994 »Enzymatic Synthesis of Anandamide, an Endogenous Ligand for the Cannabinoid Receptor, by Brain Membranes«, *Proceedings of the National Academy of Science, USA* 91: 6698–6701.

Emboden, William A.
1990 »Ritual Use of *Cannabis sativa* L.: A Historical-Ethnographic Survey«, in: P. Furst (Hg.), *Flesh of the Gods*, Prospect Heights, Illinois: Waveland Press, S. 214–236.

Fankhauser, Manfred
1996 *Haschisch als Medikament: Zur Bedeutung von Cannabis sativa in der westlichen Medizin*, Bern: unveröffentlichte Inaugural-Dissertation.

Gaskin, Stephen
1998 *Cannabis Spiritualität: Die andere Dimension des Kiffens*, Solothurn: Nachtschatten Verlag.

Grotenhermen, Franjo
1996 »Schokolade, Haschisch und Anandamide«, *Hanf!* Nr. 12/96: 14–15.

Halikas, James, Ronald Weller und Carolyn Morse
1982 »Effects of Regular Marijuana Use on Sexual Performance«, *Journal of Psychoactive Drugs* 14(1–2): 59-70.

Hasan, Khwaja A.
1975 »Social Aspects of the Use of Cannabis in India«, in: V. Rubin (Hg.), *Cannabis and Culture*, The Hague: Mouton, S. 235–246.

Kobylánski, Franz von
1852 *Ueber den Indischen Hanf, mit besonderer Rücksicht auf seine wehenbefördernde Wirkung*, Würzburg: Becker'sche Universitäts-Buchdruckerei (Inaugural-Dissertation).

Lewis, Barbara
1970 *The Sexual Power of Marijuana*, New York: Wyden.

Lussi, Kurt
1996 »Verbotene Lust: Nächtliche Tänze und blühende Hanffelder im Luzerner Hexenwesen«, *Jahrbuch für Ethnomedizin und Bewußtseinsforschung* 4(1995): 115–142.

Margolis, Jack S. und Richard Clorfene
1979 *Der Grassgarten*, Linden: Volksverlag.

Mechoulam, Raphael, Zvi Vogel und Jacob Barg
1994 »CNS Cannabinoid Receptors: Role and Therapeutic Implications for CNS Disorders«, *CNS Drugs* 2(4): 255–260.

Mikuriya, Tod H. (Hg.)
1973 *Marijuna: Medical Papers 1839–1972*, Oakland, CA: Medi-Comp Press.

Moser-Schmitt, Erika
1981 »Sozioritueller Gebrauch von Cannabis in Indien«, in: G. Völger (Hg.), *Rausch und Realität*, Köln: Rautenstrauch-Joest-Museum für Völkerkunde, Bd. 1, S. 542–545.

Müller-Ebeling, Claudia
1992 »Die frühe französische Haschisch- und Opiumforschung und ihr Einfluss auf die Kunst des 19. Jahrhunderts«, *Jahrbuch des ECBS*, Berlin: VWB, 1992: 9–19.
1994 »Kunst im Rausch«, *Esotera* 4/94: 90–95.

Olson, Dave
1998 »Hempen Culture in Japan«, *Cannabis Culture* 13 (Juli/Aug.) 1998: 38–45.

Probst, Ernst
1996 *Deutschland in der Bronzezeit*, München: C. Bertelsmann.

Quedenfeld, Hr. M.
1887 »Nahrungs-, Reiz- und kosmetische Mittel bei den Marokkanern«, *Zeitschrift für Ethnologie* 19: 241–284.

Rätsch, Christian
1998 *Hanf als Heilmittel: Ethnomedizin, Anwendungen und Rezepte* (Vollständig überarbeitete und ergänzte Neuauflage), Aarau: AT Verlag.

Rosenthal, Franz
1971 *The Herb: Hashish versus Medieval Muslim Society*, Leiden: E. J. Brill.

Schmidt, Stephan
1992 »Cannabis«, in: *Hagers Handbuch der pharmazeutischen Praxis* (5. Aufl.), Berlin: Springer, Bd. 4: 640–655.

Storl, Wolf-Dieter
1988 *Feuer und Asche – Dunkel und Licht: Shiva – Urbild des Menschen*, Freiburg i. B.: Bauer.

Touw, Mia
1981 »The Religious and Medicinal Uses of *Cannabis* in China, India and Tibet«, *Journal of Psychoactive Drugs* 13(1): 23–34.

Uhlenbrock, Susanne und Claudia Langebrake
2002 »Cannabis sativa: Von der Hippie-Droge zum Medikament für Schwerkranke«, *Pharm. Ztg.* 147(21): 36–44.

Vetschera, Traude und Alfonso Pillai
1979 »The Use of Hemp and Opium in India«, *Ethnomedizin* 5, 1/2(1978/79): 11–23.

Wetter, Ursula
2000 *5-Elemente-Küche* (2. Aufl.), Aarau: AT Verlag.

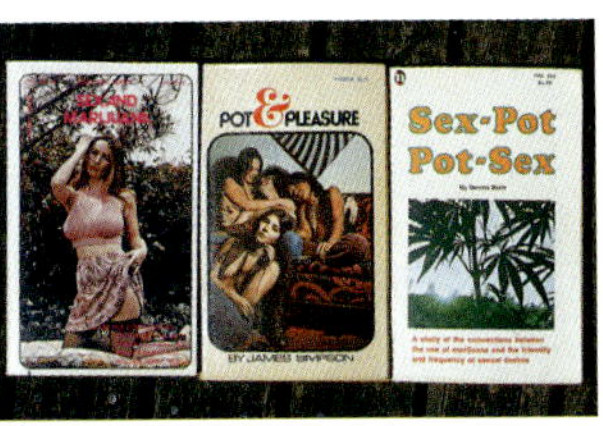

Es gibt keine als Aphrodisiakum genutzte Pflanze, über die so viel publiziert wurde wie über den Hanf. Zahlreiche Bücher heben die erotisch-sexuelle Dimension des Cannabis hervor.

»Ich habe erlebt, wie Paare, die sich sexuell nicht mehr verstanden, es mit Cannabis versuchten. Ihre Gefühle begannen bald zu fließen, und sie konnten wieder hervorholen, was sie seinerzeit zueinander geführt hatte. Die durch das Gras intensivierte Kommunikation half ihnen, die Beziehung zu reparieren. Ich habe das ziemlich oft gesehen.« (Gaskin 1998: 93)

Harn
Siehe **Urin**

Hartriegel
Siehe **Lenzmittel**

Haschisch
Siehe **Hanf**

»Das Fleisch des Hasen ist, wie das Wild im Allgemeinen, nicht nur Basis besonders schmackhafter Gerichte, sondern auch sexuell anregend. Sei es, weil es wärmt und einen Blutstau bewirkt; sei es, weil dieser Leckerbissen mindestens drei der fünf Sinne und auf diese Weise auch den sechsten anregt. Die Wirkung lässt sich noch steigern, wenn man das Fleisch so zubereitet, dass es in jeder Hinsicht einladend ist.« (MALIZIA und PONTI 2001: 32*)

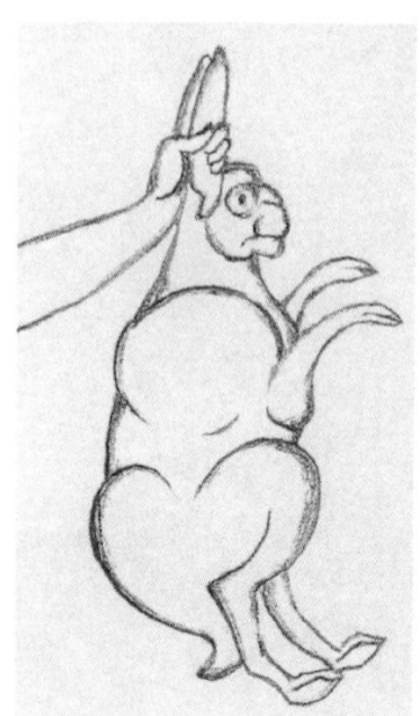

In der griechischen Antike war der Hase ein typisches Geschenk des Päderasten («Liebhabers») an den jüngeren Freund: ein Zeichen der homoerotischen Sexualität (vgl. SOULI 1997: 65*). (Umzeichnung von einer griechischen Schale der klassischen Antike, Detail)

Hase
Lepus spp., Leporidae (Hasenartige), Mammalia (Säugetiere)

Lepus europaeus L.
Lepus timidus L., Landhase[361]
Lepus tolia PALLAS

Andere Namen
Haase, Hare (engl.), Has, Lagos, Lepos (griech.), Lepre (ital.), Lepus, Liebre (span.), Lieure (frz.), Meister Lampe, T'u-tse (chin.)

Der Hase ist bekannt für seine Kopulationsfreudigkeit und Fruchtbarkeit. Im Volksmund werden Aphrodisiaka allgemein auch »Hasenhoden« oder »Hasensamen« genannt (BORNEMANN 1974 I*). Das ganze Tier samt seinen Ausscheidungen, insbesondere aber Hasenhoden gelten als Liebesmittel. Dafür sind im Wesentlichen Sympathiezauber und die Symbolkraft des Tieres verantwortlich.

Der Hase war ein heiliges Tier der germanischen Liebesgöttin Freya oder Ostera, deren Fest im Frühjahr – unser heute christliches Osterfest – mit reichlich **Bier** begangen wurde (vgl. **Hanf**, **Leinkraut**). Dazu opferte man ihr Hasen. Hasen**fleisch** diente bei diesem Fruchtbarkeitsfest als aphrodisische Opferspeise.

Gebrauch
Vor allem die Hoden (**Genitalien**) des Hasen galten als aphrodisische **Speise**. Durch ihren Genuss erhoffte man sich, die Potenz des unbändigen »Rammlers« auf das eigene Glied zu übertra-

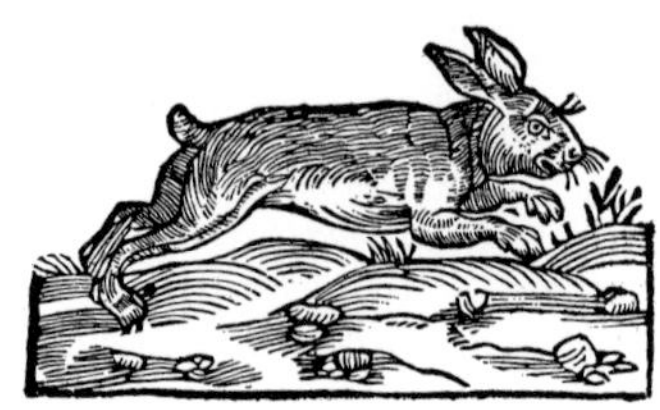

Der Hase ist ein erotisches Tier, ein sexuelles Symbol, ein schmackhafter Braten sowie Lieferant verschiedener aphrodisischer Ingredienzien, wie etwa Hasenkötel. (Holzschnitt aus GESNER 1669*)

gen. Auch die Hasensuppe gilt als starkes erotisches **Reizmittel** (WEDECK 1961: 111*). Die gedörrte »Häsingebärmutter«, gepulvert und in **Wein** getrunken, soll fruchtbar machen, sie »gibt Ursache zur Empfängniß« (GESNER 1669: 172*).

Gegen »Unfruchtbarkeit« (Sterilität, Frigidität, Impotenz)

»Gegen diesen Affect wird nicht leicht etwas so sehr gerühmet als der Haase mit seinem Koth [vgl. **Exkremente**], [Ge-]Bärmutter, Läbgen [geronnene Muttermilch]; Burnet hat diß Zapfflein in die Mutter zu stecken [empfohlen].

Nimm pulverisirt **Süßholz**, gedörrte Haasen-Bärmutter, jedes 1. Quintlein, Haasenkoth und Kümmel, jedes 2. Quintlein. Spicke [= **Baldrian** oder Lavendel], **Myrte**nlaub, Amomen [= **Kardamom**], jedes ein Scrupel, Haasen-Läbgen anderthalb Quintlein, Ladanum [Harz der Zist**rose**, *Cistus* spp.], soviel genug ist« (PAULLINI 1734: 172*).

In Japan werden Faeces leporum (»Hasenkötel«), die **Exkremente** von *Lepus tolia*, medizinisch verwendet und zu Aphrodisiaka verbacken (NAMBA 1980 II: 256*).

Der Hase oder »**Jade**hase« ist in China ein eingeschlechtliches Tier[362]; es gibt nur Häsinnen: »Der Glaube, dass es keine männlichen Hasen gäbe, hing wohl damit zusammen, dass der weibliche Partner in einer homosexuellen Verbindung als Hase bezeichnet wurde: ›Hasen jagen‹ bedeutet dann, dass ein Gast in einem Freudenhaus einen jungen Mann besucht (...) Schließlich bedeutet ›weiblicher Hase *(yin-t'u)*‹ der äußere Teil der Vagina« (EBERHARD 1983: 125*). Der Gott des Planeten Venus heißt »Weißer Hase« und hat Hasengestalt. Im Mond sitzt ein Hase, der mit Stößel und Mörser **Zimt**zweige (*Cinnamomum cassia*) zu Aphrodisiaka zerstampft. Er ist ein Symbol des langen Lebens.

361 Es gibt im Gegensatz zum Landhasen auch einen Meerhasen (*Aplysia depilans* L.), eine meeresbewohnende **Schnecke**, die zu den Weichtieren (**Mollusken**) gehört.
362 HILDEGARD VON BINGEN schreibt in ihrer *Physica* (VII 18), dass Hasen ihr Geschlecht manchmal wechseln.

Hausfrauen-Speed

Siehe **Ephedrin**

Hauswurz

Sempervivum tectorum L., Crassulaceae (Dickblattgewächse)

Andere Namen

Aizoon, Barba Jovis (lat. »Jupiters Bart«), Dachwurz, Donnerbart, Donnerblume, Donnerkraut, Fülbeersztö fü (ungar. »Ohrenträuflerkraut«), Gross Haußwurtz, Heï el âleum (arab.)[363], Houseleek (engl. »Hauslauch«), Husloch, Husmus, Huswurtz, Jovis barba, Jupiters Bart, Ohrenkraut, Ohrenlauch, Sedum maius, Semperviva, Steinrose, Stergethron (griech. »Liebesmittel«), Szüz Mária-rózsa (ungar. »Jungfrau Maria-Rose«), Wintergrün

Hauswurz ist volkskundlich als apotropäisches, Unheil abwehrendes Mittel bekannt. Das Dickblattgewächs wird gelegentlich als Liebesmittel erwähnt.

Die Haus- oder Dachwurz findet man häufig als Dachbewuchs auf Bauernhäusern, Ställen, Hütten und Wohnhäusern. Viele Menschen pflanzen dieses Gewächs mit seinen charakteristischen fleischigen Blättern zur Zier an oder weil es der Brauch – zum Schutz vor Blitz und Donner – so will. Die Hauswurz ist eine alte heidnische Pflanze, die den Donnergöttern (Thor, Donar, Jupiter) geweiht war. Die ihnen heilige Pflanze sollte sie darauf aufmerksam machen, wohin sie ihre Blitze oder **Donnerkeile** *nicht* schleudern mögen.

Die Hauswurz sollte auch vor blitzartig ausbrechenden Krankheiten und Hexerei schützen, so etwa im frühneuzeitlichen Ungarn: »Bei plötzlich auftretender Krankheit und bei Kummer koche man die Wurzel des ›Donnerkrautes‹ im **Urin** des Kranken, doch gebe man acht, damit die ›schöne Frau‹ (Hexe) in diese Arznei nichts hineinwirft (1564)« (GUNDA und PAP 1993: 82).

Volksmedizinischer Gebrauch

Hauswurz ist in der europäischen Volksmedizin vor allem als Ohrenheilmittel gebräuchlich, daher heißt es in vielen Sprachen wie im Ungarischen »Ohrenkraut« oder »Ohrenträuflerkraut«. Der frisch aus den Blättern gepresste Saft wird als Ohrentropfen benutzt. Das getrocknete Kraut dient auch als medizinisches **Räucherwerk** bei Nasenpolypen (GUNDA und PAP 1993).

Die Angaben über den aphrodisischen Gebrauch des Donnerkrautes sind hingegen sehr dürftig. Es wird nur einmal in einem mittelalterlichen Rezept für eine astrologische **Hexensalbe** erwähnt.

Allerdings taucht es bei der Behandlung von geschlechtlichen Beschwerden auf. Die kräuterkundige Nonne und Visionärin HILDEGARD VON BINGEN (1098–1179) empfiehlt die Hauswurz zeugungsunfähigen Männern: »Die Hauswurz ist kalt (...) wenn ein Mensch sie äße, der gesund in seiner geschlechtlichen Natur ist, würde er ganz von Begierde entbrennen, so dass er wie wahnsinnig würde. Und wenn ein Mann in seinem Samen trocken wäre, so dass ihm, ohne dass er ein Greis wäre, der Same fehlt, soll er so lange Hauswurz in Ziegenmilch einlegen, bis die Hauswurz ganz von jener Milch durchtränkt ist, und dann soll er sie in dieser Milch kochen unter Beigabe einiger Eier, so dass es eine Speise sein kann. Und so soll er es während drei oder fünf Tage essen, und sein Samen wird die Zeugungskraft wieder erlangen, und er wird Kinder bekommen (...) wenn eine Frau sie äße, würde sie diese zur Begierde reizen und ihr die Unfruchtbarkeit nicht wegnehmen« (*Physica* I, 42).

In der Homöopathie wird *Sempervivum* hauptsächlich bei Menstruationsbeschwerden verwendet (PAHLOW 1993: 447*).

Inhaltsstoffe

Die Hauswurz enthält Gerbstoffe, Schleimstoffe, Harz und Apfelsäure, also keine bedeutsamen Substanzen, die pharmakologisch auf ein Liebesmittel weisen.

Bezugsquellen

Die Pflanze bekommt man bei der Staudengärtnerei Gaissmayer®.

Literatur

GUNDA, Béla und Uzonka PAP
1993 »*Sempervivum tectorum*, die Hauswurz, in der ungarischen Volksheilkunde«, *Curare* 16(2): 81–90.

»*Sempervivum*. Im 18. Jahrhundert ward die Pflanze, nach der Tradition, von einer Nonne des Dominikanerklosters zu St. Marcus in Würzburg zu Liebestränken benutzt.« (HIRSCHFELD und LINSERT 1930: 200*)

»Als Anregungsmittel des Geschlechtstriebes, welcher durch zu häufigen Geschlechtsgenuss, vieles Trinken von Branntwein, starken schwarzen Kaffee verloren gehen soll, galt auch Sempervivum tectorum, Hauswurz, deren Zucht schon Karl der Große seinem Gärtner empfahl.« (LAMMERT 1869: 150*)

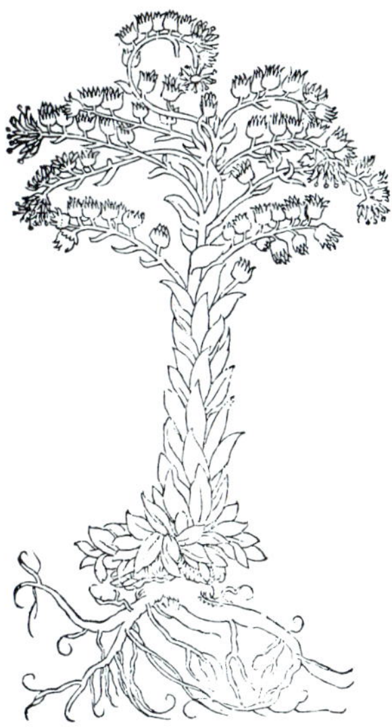

Die Hauswurz (*Sempervivum tectorum*) ist ein altes Zauberkraut zum Wettermachen und eine oft genannte Zutat zu Liebestränken. (Holzschnitt aus FUCHS 1545: 17*)

363 Der Saft dieser Pflanze heißt *deum el tsâbane*, wörtl. »**Drachenblut**« (BURTON 1964: 243*).

»Henna ist bekannt für seine grosse Hitze und für seine Fähigkeit, die Leidenschaften der Liebe zu erregen. Das Parfüm [Hinaöl], das aus Henna-Blüten gewonnen wird, wird für eines der besten der Welt gehalten. Das Färben der Hände, der Nägel und der Füße mit Henna ist im Osten eine allgemeine Übung, besonders bei Hochzeiten und Festen.« (MOINUDDIN 1984: 95*)

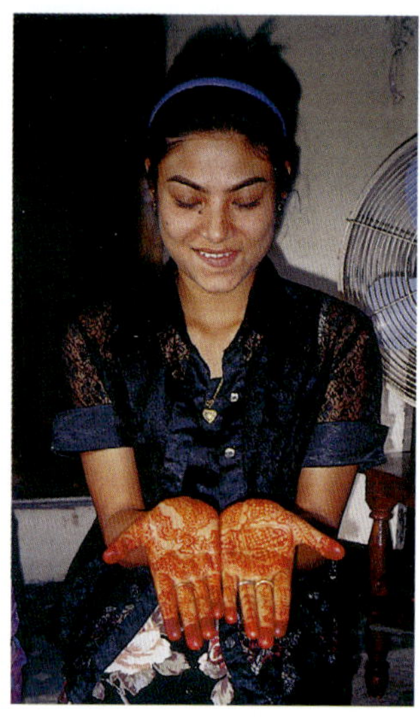

In der gesamten Welt symbolisiert die rote Farbe den Lebenssaft Blut. Als Sinnbild des Feuers verkörpert Rot Vitalität, Energie und Weiblichkeit. In Nepal steht Rot für *Shakti*, die weibliche Lebensenergie. (Nepalesische Handbemalung mit Hennamuster zur Abwehr zerstörerischer Kräfte)

Henna

Lawsonia inermis L., Lythraceae (Weiderichgewächse)
syn. *Lawsonia alba* LAMK.

Andere Namen

Ägytisches Färbekraut, Al-Henna, Al-Khanna, Alkanna, Egyptian privet (engl.), Hennastrauch, Henne, Henné (frz.), Hinnâ (arab.), Jamaica mignonette (frz.), Mendee, Menhdi, Mehandi (nep.), Mehari, Mehndi, Momjaathi, Mundholz, Mylanji, Smooth Lawsonia (engl.)

Henna ist ein orientalisches Kosmetikprodukt und ein Aphrodisiakum mit einer ungewöhnlichen Art der Applikation. Reibt man die Finger mit den zerriebenen Blättern ein, soll man davon »scharf« werden. Der rote Farbstoff symbolisiert den Lebenssaft und wirkt apotropäisch, Unheil abwehrend.

Gebrauch als Aphrodisiakum

Henna gehört zu den aphrodisischen **Kosmetika**. In Ägypten wird ein Salböl aus Hennablüten benutzt, um die Glieder geschmeidig zu machen (GRIEVE 1982: 405*). In Indien reiben sich Männer, die an Impotenz oder vorzeitiger Ejakulation leiden, mehrmals täglich den Schädel und die Fingerspitzen mit Hennapulver ein (GOTTLIEB 1974: 41*, WEDECK 1961: 114*). Hennamuster auf der Haut soll Brautpaare vor dem »Bösen Blick« schützen, der impotent und unfruchtbar machen kann (SELIGMANN 1996: 127f.*).

Der dunkelrotbraune Hennabrei wird nicht nur (vor allem in der Türkei) zum Strecken von Haschisch (vgl. **Hanf**) gebraucht, sondern auch zum Haarefärben (CZYGAN 1989).

Außer dem aus den Blättern gewonnenen roten Farbstoff, dem Hennapulver, werden auch andere Teile des Strauches als Aphrodisiaka benutzt. In Afrika wird dazu die Wurzel gegessen. In der indischen Volksmedizin nimmt man die Samen bei allgemeiner und sexueller Schwäche ein (JAIN 1991: 114*). Henna gehört auch zu den ayurvedischen Heilmitteln zur Umstimmung und Nervenstärkung (LAD und FRAWLEY 1987: 268*). Mit **Borax** vermischt, gilt es als Heilmittel gegen Hämorrhoiden.

Inhaltsstoffe

In den Blättern sind Farbstoffe vom Typ der 1,4-Naphthochione, unter anderem 1% Lawson (2-Hydroxy-1,4-naphthachinon), hydroxylierte Naphthalinderivate (1,2-Dihydroxy-4-glucosyloxy-naphthalin), 5 bis 10% Gerbstoffe, etwas freie Gallussäure und kleine Mengen an Sterolen (Sitosterol u. a.) enthalten (CZYGAN 1989).

Bezugsquellen

Hennapulver zum Färben bekommt man hierzulande in Drogerien und Läden, die auf Produkte aus Indien spezialisiert sind.

Literatur

CZYGAN, Franz-Christian
1989 »Hennablätter«, in: Max WICHTL (Hg.), *Teedrogen*, Stuttgart: WVG, S. 222–223.

Herbal Ecstasy

Andere Namen

Cyberorganic Ecstasy, Herbal E, Herbal XTC, Natürliches Ecstasy, Natur-XTC, Pflanzen-Ecstasy, Thrill Pills

Herbal Ecstasy kam als Ersatz für das illegale Ecstasy auf den Markt. Ephedrinhaltige Bestandteile versprechen eine pharmakologisch stimulierende Wirkung auf die Libido.

Viele Partygänger und Raver nehmen psychoaktive Substanzen wie **Ecstasy** (= **MDMA**; vgl. **Liebesdrogen**, **Phenethylamine**) und andere **Partydrogen** ein. Da das internationale Verbot von MDMA (1987) chemisch reine Substanzen kriminalisierte, kamen viele gesundheitlich bedenkliche Designerdrogen und Ersatzstoffe auf den Schwarzmarkt. Oft wissen die Konsumenten nicht, was in den Pillen tatsächlich enthalten ist (AHRENS 1995).

Die Ungewissheit über Reinheit und Qualität des begehrten Produkts, verbunden mit der Toleranzbildung und dem Bedürfnis nach einer »natürlichen« Alternative, führten dazu, dass in der Partyszene vermehrt pflanzliche Produkte, so genannte »natürliche Drogen«, angeboten und verwendet werden (vgl. **Energy Drinks**). Die Ver-

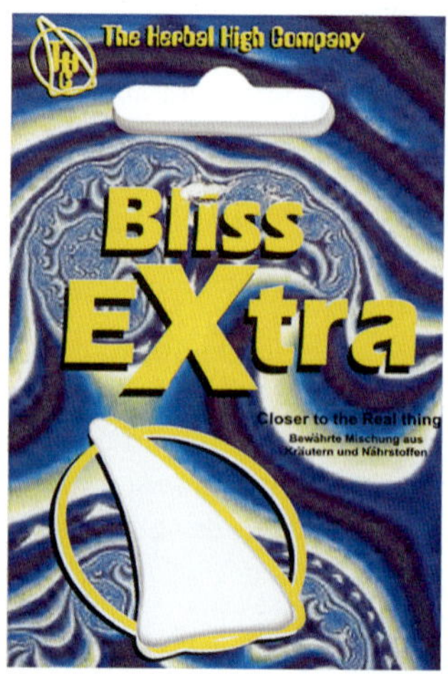

Bliss EXtra soll eine »echte Alternative« zu echtem Ecstasy sein ... (Verpackung)

treiber und Hersteller bewerben ihre Produkte – gewöhnlich unter dem Namen Herbal Ecstasy, »pflanzliches Ecstasy« – als natürliches Surrogat für MDMA und versprechen »ganz ähnliche Wirkungen« (LEITNER 1995, SAUNDERS und WRIGHT 1995).

Für echtes **MDMA** gibt es keinen Ersatz, auch wenn die Anbieter von Herbal Ecstasy behaupten, ihre Produkte seien pflanzliche Alternativen zu **Ecstasy** und anderen **Liebesdrogen**. Die meisten Herbal-Ecstasy-Produkte benutzen den klingenden Namen der Chemikalie und den herrschenden Trend zum »Natürlichen« zur Vermarktung (ähnlich wie bei den **Energy Drinks**).

Rezepturen

Die Rezepte für Herbal Ecstasy orientieren sich an den US-amerikanischen *brain foods* (»Hirnnahrung«) und **Smart drugs** (»Intelligente Drogen«), die aus pflanzlichen **Stimulanzien** (**Ephedrin**, **Koffein**), Vitaminen, Aminosäuren (manchmal **L-Argenin**) und **Hormonen** bestehen und an traditionelle chinesische Tonika und **Lenzmittel** erinnern (TEEGUARDEN 1986*). Oft enthalten sie **Fo-ti-tieng** (*Centella asiatica* (L.) URBAN, ein tonisierendes, mitunter leicht psychoaktives Gewächs (EMBODEN 1985, STORL 1995). Gerne wird auch ein Extrakt aus **Ginkgo** hinzugefügt, weil er das Hirn und die Gedächtnisleistung stimulieren soll. Der Hauptbestandteil ist meistens **Ma-huang**.

Ob mit Herbal Ecstasy tatsächlich psychoaktive oder gar empathogene Erfahrungen gemacht werden, ist zweifelhaft. Selbst wenn Ephedrin enthalten ist, wären die Dosierungen zu gering. Mitunter wird auch **Maca**, **Muira-puama**, **Yohimbe**rinde oder -extrakt zugefügt (SAUNDERS und DOBLIN 1996: 157).

Rechtliche Lage

Die Vermarktung von Herbal Ectsasy und ähnlichen Produkten – ein großes Geschäft (300 Millionen Dollar Umsatz; JOLLY 1996) – führte in den USA dazu, dass die FDA Untersuchungen über die Inhaltsstoffe anstellte und den meist einzigen wirksamen Bestandteil, nämlich den ephedrinhaltigen *Ephedra*-Extrakt, gesetzlich verbieten ließ. Damit wurden alle bisher frei verkäuflichen *Ephedra*-Produkte vom Markt verbannt (vgl. SAUNDERS und DOBLIN 1996: 160). Die Hersteller von Herbal-Ecstasy-Produkten machen seit Sommer 1996 Werbung für *Ephedra-free Herbal Ecstasy*. Damit wäre eine Art »koffeinfreier Kaffee«, nämlich »ecstasyfreies Ecstasy« als harmloses, aber teures Placebo erhältlich.

Rezepturen für Herbal Ecstasy

- Ein in der europäischen Szene als gut wirksam geltendes Rezept für Herbal Ecstasy besteht (leider ohne Angabe von Mengenverhältnissen) aus:

Angelica dahurica (FISCH. ex HOFFM.) BENTH. et HOOK. f. (vgl. **Engelwurz**)	Furanocumarine
Carthamus tinctorius (**Färberdistel**)	Farbstoff
Epimedium grandiflorum C. MORR. (vgl. **Horny goat weed**)	
Syzygium aromaticum (**Nelken**)	Eugenol
Glycyrrhiza uralensis FISCH. (vgl. **Süßholz**)	Glycyrrhizin u. a.
Inula japonica THUNB. (vgl. **Galgant**)	
Ephedra sinica (**Ma-huang**)	**Ephedrin**
Paeonia veitchii LYNCH (Pfingst**rose**)	Paeoniflorin u. a.
Panax notoginseng (BURK.) F.H. CHEN (**Ginseng**)	Ginsenoside
Polygala tenuifolia WILLD.	Polygalitol u. a.
Salvia miltiorrhiza BGE. (vgl. **Muskatellersalbei**)	Tanshinone u. a.
Ziziphus vulgaris LAM. var. *spinosus* BGE. (syn. *Zizyphus jujuba* MILL.)	Betulin u. a.

Empfohlen wird eine Dosis von 1 bis 3 Kapseln (pro Kapsel 0,8 g).

- In den USA wird ein Produkt – natürlich *100% natural* – namens *Herbal ecstasy™* angeboten, das folgende Inhaltsstoffe nennt:

Tibetan Ma-huang	*Ephedra intermedia* var. *tibetica* *E. monosperma* (**Ma-huang**)
Wild Brazilian Guarana	**Guaraná**
Chinese Black Ginseng	*Panax* sp. (siehe **Ginseng**)
Wild Ginko biloba	**Ginkgo**
African Raw Cola Nut	**Colanuss**
Gotu-Kola	wahrscheinlich **Erdburzeldorn**
Fo-ti-tieng	= **Brahmi** (*Centella asiatica*)
Green tea extract	Grüner **Tee**
Rou Gui (»rare form of chinese nutmeg«)[364]	*Myristica* sp.? (vgl. **Muskat**)

- Ein holländisches Produkt namens *Kryptonite* (das Wort ist aus den Superman-Comics bekannt) ist tatsächlich psychoaktiv und aphrodisisch wirksam. Eine Kapsel enthält:

350 mg ***Sida**-acuta*-Extrakt (standardisiert auf 10%)
100 mg *Turbina corymbosa*, gemahlene Samen (Ololiuqui; vgl. **Winden**)
100 mg *Maytenus-ehrifolia* (= *ebenifolia* ?)-Extrakt
25 mg Phenylalanin
25 mg L-Tyrosin
12,5 mg Pyroglutamin

Das Präparat soll auf nüchternen Magen genommen werden. 1 bis 2 Kapseln gelten als wirksame Dosis.

- Eine weitere, auf dem Markt als *Bliss eXtra* angebotene Herbal-Ecstasy-Zubereitung hat eine ähnliche Zusammensetzung (leider ohne Mengenangaben oder Mischungsverhältnisse):

Sida cordifolia	vgl. **Sidakräuter**
Kalmus	= *Acorus calamus*
γ-Aminobuttersäure	GABA (vgl. **GHB**)
Taigawurzel	= **Eleutherokokkus**
L-Phenylalanin	
Taurin	

---

364 Bei einer pharmakognostischen Untersuchung am Pharmazeutischen Institut Bern konnte dieser Bestandteil nicht als eine aus *Myristica* spp. gewonnene Rohdroge identifiziert werden (LEITNER 1995: 6).

Cyberorganic Ecstasy wird mit dem Spruch: »Neue Wege ins künstliche Paradies« vermarktet (die Wirkung dieses Produktes lässt allerdings alle Wünsche offen).

Kommentar

Wir verspürten bei drei Kapseln (der erstgenannten Rezeptur) lediglich eine leichte Stimulation und aphrodisische Erregung, konnten aber keinerlei Ähnlichkeiten mit der MDMA-Wirkung feststellen, die uns in den USA in den frühen achtziger Jahren bekannt wurde. Die Wirkung der zweiten Rezeptur war ähnlich enttäuschend.

Bezugsquellen

In Smartshops (wie Conscious Dreams®), Headshops und auf Raves und Technoparties erhältlich; manchmal in Discos.

Literatur

AHRENS, Helmut
1995 »Safer Use von Partydrogen«, in: J.-H. HEUDTLASS, H. STÖVER und P. WINKLER (Hg.), *Risiko mindern beim Drogengebrauch*, Frankfurt/M.: Fachhochschulverlag (Bd. 37), S. 129–138.

EMBODEN, William A.
1985 »The Ethnopharmacology of *Centella asiatica* (L.) Urban (Apiaceae)«, *Journal of Ethnobiology* 5(2): 101–107.

JOLLY, Mark
1996 »King of the Thrill Pill Cult«, *Details* Dec. 1996: 170–176, 208.

LEITNER, Simone
1995 »Herbal Ecstsasy«, *4U – Das Jugendmagazin der Berner Zeitung* BZ Nr. 34 (7.7.96): 5–7.

SAUNDERS, Nicholas und Rick DOBLIN
1996 *Ecstasy: Dance, Trance & Transformation*, Oakland, CA: Quick American Archives.

SAUNDERS, Nicholas und Mary Anna WRIGHT
1995 *Ecstasy and the Dance Culture*, London: Published by N. Saunders.

STORL, Wolf-Dieter
1995 »An Ethnobotanical Portrait of the Indian Pennywort«, *Jahrbuch für Ethnomedizin und Bewußtseinsforschung* 3(1994): 267–282.

TORO, Gianluca
2002 »Éxtasis herbales«, Cáñamo 57: 100–102.

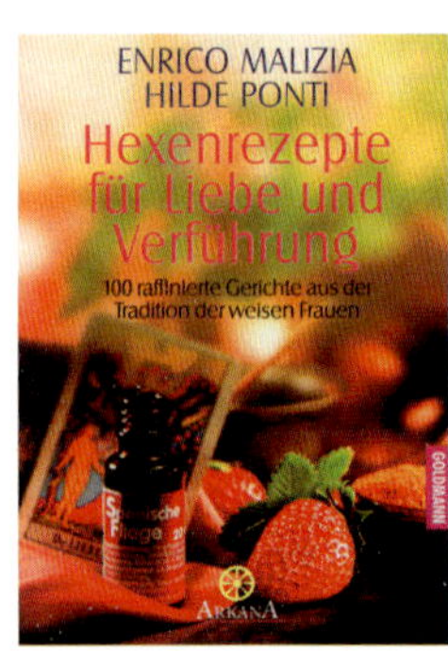

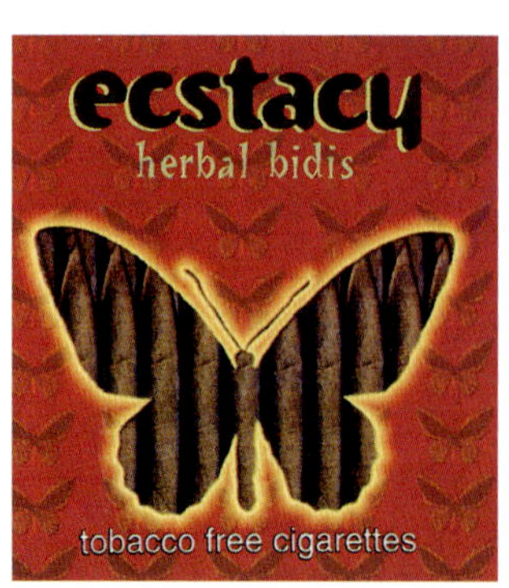

Auf der Vermarktungswelle von Kräutermischungen aus »gesunden« Kräutern schwimmen neuerdings auch so genannte Bidis, eine Art Zigarette. Mit dem verführerischen Namen *ecstacy herbal bidis* wird eine 100% tabak- und nikotinfreie Kräutermischung als »gesunde« Zigarette angepriesen. Der hymnische Rückentext der Verpackung verspricht die großartigste Droge des Universums.

Hexensalben

Andere Namen

Buhlsalben, Flugsalben, Hexenschmalz, Stimulationsmittel, Unguenti streghe, Unguentum pharelis, Unguentum poppuleum, Witches' ointments (engl.)

Hexensalben sind psychoaktive Analaphrodisiaka. Sie dienten Frauen (Zauberinnen und Hexen) als rektale Gleitcreme (vgl. **Salben**). Die gemäß alten Prozessberichten häufigste Applikationsform der Hexensalbe bestand im Einreiben der **Genitalien** und Achselhöhlen (PEUCKERT 1960: 174). Die meisten Rezepte von Hexensalben sind reine Fantasiegespinste. Sie entstammen der voreingenommenen Sichtweise neuzeitlicher Inquisitoren oder Ärzte.

Der bekannteste Schelmenroman der Spätantike, die *Metamorphosen* (= *Der Goldene Esel*) des APULEIUS (2. Jh. u. Z.), machte die Hexensalbe berühmt. Darin berichtet der Held Lucius von den Zauberpraktiken und Hexereien der Bewohner von Thessalien, »der Magie weltbekannte Heimat« (II). Danach konnten die thessalischen Hexen nach Belieben ihre Gestalt wandeln und ausfahren. Ebenso waren sie darin kundig, Alraunmännchen zu beleben und nach ihren Wünschen auszuschicken, um Schaden anzurichten. Leider sind keine thessalischen Rezepte erhalten geblieben.

Die mittelalterlichen Quellen – außer *Das Buch der Verbotenen Künste* (HARTLIEB 1998)[365] – schweigen zu diesem Thema. Erst gegen Ende des Spätmittelalters spekulierte man über Hexensalben, die zum Hexenflug wie auch zur Tierverwandlung (zum Beispiel in Werwölfe) tauglich gewesen sein sollten (DUERR 1976). Mit dem wieder erwachten Interesse an der Antike tauchten in der Renaissance in der Volksmedizin und Chirurgie alle möglichen narkotischen Salben auf, deren Rezepturen angeblich antike Wurzeln hatten (PIOMELLI und POLLIO 1994). In der frühen Neuzeit spekulierten männliche Ärzte über die geheimen Mittel der weiblichen »Hexen«. Die von ihnen erdachten Rezepte wurden seither immer wieder als die »echten Hexensalbenrezepte« zitiert (beispielsweise MALIZIA 2000: 137–143*). Es gibt kein einziges von einer als »Hexe« verbrannten Frau dokumentiertes Rezept (vgl. VRIES 1991, MÜLLER-EBELING et al. 1998)!

365 Bei Dr. Johannes HARTLIEB (um 1400–1468) besteht die Salbe *(unguentum pharelis)* aus Kräutern, die nach astrologischen Gesichtspunkten ausgewählt und an den entsprechenden Tagen gesammelt wurden. Darunter werden **Hauswurz**, **Wegwarte**, **Eisenkraut** und **Frauenhaarfarn** angeführt (RÄTSCH 1998).

Die Annahme, dass die Hexensalbe auf einen »Hexenbesen«[366], eine Art Dildo, aufgetragen und vaginal oder rektal appliziert wurde, stammt aus der frühen Neuzeit. In den Prozessakten von Arras (von 1459) heißt es: »Sie reiten auf gesalbten Stöcken durch die Luft zum Hexensabbat« (zit. nach ANDRITZKY 1987: 547*). Im obszönen Wortschatz wird mit »Hexensalbe« bis heute jede Salbe für erotische Spielereien benannt (BORNEMANN 1974 I*).

Mehrfach wird darauf hingewiesen, dass man zum rechten Gebrauch der Hexensalben eine bestimmte Diät einhalten müsse, die aus *Apii* (**Sellerie**), Kastanien, Mangold, **Karotten**, **Bohnen** und anderen Hülsenfrüchtlern bestehen soll (PEUCKERT 1960).

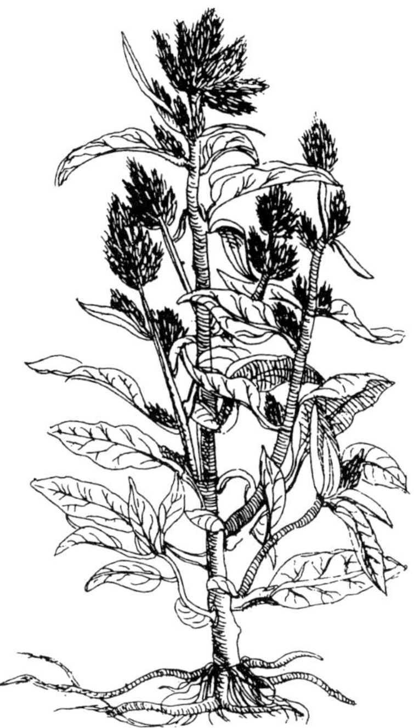

Das »Hexechrut« heißt Circea nach der antiken Zauberin Kirke; damit hat das Hexenkraut (*Circea lutetium*) den gleichen Namen wie die **Alraune**. Aus Schwaben, 1570, stammt folgende Erklärung: »Mit dem Hexechrut kann man sowohl jemandem Übel anhexen wie auch solche entfernen, wenn man es dem Leidenden ins Bett legt. Eine Hexe, der es morgens vor die Schlafkammer gelegt wird, hindert es am Heraustreten« (zit. nach LUDWIG 1982: 150*). (Kupferstich aus DIOSKURIDES 1610: 224*)

Ingredienzen von Hexensalben

Unter den Pflanzen, die im Zusammenhang mit »Hexensalben« erwähnt werden, befinden sich zahlreiche Arten, die im heidnischen Kontext als heilig verehrt wurden und meist psychoaktive Wirkung haben. Die meisten hier aufgelisteten Pflanzen gelten heute als »giftig« oder »gefährlich«, zwei sind sogar illegal (**Hanf** und **Mohn**). Ingredienzien, denen ein* vorangestellt ist, gelten auch als Aphrodisiaka:

Pflanzenprodukte	angenommene Stammpflanze
* Ackerwurtz	1) *Acorus calamus* L. (**Kalmus**)
	2) *Iris pseudoacorus* L. (**Drachenwurz**, **Schwertlilie**)
Aconitum	1) *Aconitum napellus* L. (Sturmhut, **Eisenhut**)
	* 2) *Paris quadrifolia* L. (**Einbeere**)
	3) *Actaea spicata* L. (Christophskraut)
Acorum vulgare	siehe Ackerwurz
Ambrosia	»Götterspeise«
Andorn	1) *Ballota nigra* L. (Schwarznessel)
	2) *Marrubium* spp., Labiatae
	* 3) *Marrubium vulgare* L. (Andorn)[367]
* Apium	*Apium graveolens* L. (**Sellerie**, Eppich)
* (Schwarze) Betelnuss	*Areca catechu* L. (**Betel**palme)
* Beschreikraut	*Conyza* sp. (Berufkraut)
* Blaue Wolfswurz	*Aconitum napellus* L. (Sturmhut, **Eisenhut**)
* Botrychium lunaria	*Botrychium lunaria* (L.) Sw. (Mondraute)
Eibe	*Taxus baccata* L. (Eibe; vgl. **Ephedrin**)
Eleoselinum	*Apium graveolens* L. (Sellerie, Eppich)
Epfich/Eppfich	*Apium graveolens* L. (Sellerie)
Eppichsaft	1) *Apium graveolens* L. (Sellerie, Eppich)
	2) *Aethusa cynapium* L. (Hunds**petersilie**)
* Calamus	*Acorus calamus* L. (**Kalmus**)
* Cicuta[368]	1) *Cicuta virosa* L., syn. *Selinum virosum* (L.) E.H.L. KRAUSE, *Selinum monnieri* [= *Cicuta*] (Wasser**schierling**)
	2) *Conium maculatum* L., syn. *Cicuta maculata* GAERTNER (Fleckenschierling)
* **Drachenblut**	Resina draconis (rotes Gummiharz) von:
	1) *Dracaena draco* (L.) L. (Drachenbaum)
	2) *Dracaena cinnabari* BALF. f. (Rotangharzbaum)
	3) *Daemonorops draco* BL., syn. *Calamus draco* WILLD. (Drachenblutpalme)
* Faba inversa[369]	vermutlich *Atropa belladonna* L. (**Tollkirsche**)
Fingerkraut	*Potentilla* spp.
* Fünf-Fingerkraut	*Potentilla erecta* (L.) RAEUSCH. (Blutwurz)
	Voodoo: Wurzel, auch Korea: *P. discolor*: Wurzel
* **Fliegenpilz**	*Amanita muscaria* (L. ex FR.) PERS. (**Fliegenpilz**)
* **Hanf**	1) *Cannabis sativa* L. (Nutzhanf)
	* 2) *Cannabis indica* LAM. (Indischer **Hanf**)
* Hexenkraut	*Circea lutetiana* L., Onagraceae (vgl. **Alraune**)
* Hundspetersilie	*Aethusa cynapium* L. (Hundspetersilie)

366 Der Hexenbesen ist ein Symbol des Weltenbaumes. Er besteht oft aus Birkenreisern oder dem psychoaktiven Besen**ginster**.

367 »Andorn wurde früher jungen Mädchen empfohlen, die ›sich nach der Lieben sehnen‹, deren Erwartungen sich aber wegen Bleichsucht und mangelnder Menstruation sowie chronischer Hautausschläge nicht erfüllen« (REGER 1988: 26*).

368 Mitunter wird in der Literatur behauptet, dass der Schierling an sich psychoaktiv sei. Da sowohl *Conium maculatum* als auch *Cicuta virosa* zu den besterforschten Heil- und Giftpflanzen gehören, sollte man annehmen, dass die angebliche Psychoaktivität den Pharmakologen der letzen dreitausend Jahre nicht verborgen geblieben ist. Beide Schierlinge enthalten hoch toxische Alkaloide, Furanocumarine und bioaktive Polyacetylene (MÜLLER-EBELING et al. 1998: 159).

369 Nach WYER ist die *Faba inversa* das Gewächs, »welches die Italiener bella donna« nennen (vgl. PEUCKERT 1960: 172).

»Allererst zieht sich Pamphile fasernackt aus. Nachher schließt sie eine Lade auf, aus der sie verschiedene Büchschen nimmt. Eines von diesen Büchschen öffnet sie und holt daraus eine Salbe, die sie lange zwischen beiden Händen reibt, alsdann beschmiert sie sich damit von der Ferse bis zum Scheitel. Nun hält sie ein langes, heimliches Gespräch mit ihrer Lampe. Darauf schüttelt und rüttelt sie alle ihre Glieder. Diese sind kaum in wallender Bewegung, als daraus schon weicher Flaum hervortreibt. In einem Augenblick sind auch starke Schwungfedern gewachsen, hornig und krumm ist die Nase; die Füße sind in Krallen zusammengezogen. Da steht Pamphile als Uhu!« (APULEIUS III, 21)

* Hyoscyamus	1) *Hyoscyamus niger* L. (Schwarzes **Bilsenkraut**) 2) *Hyoscyamus* spp. (Bilsenkräuter)
* Lactuca	1) *Lactuca virosa* L. (Giftlattich) 2) *Lactuca serriola* L., syn. *Lactuca scariola* L. (Wilder **Lattich**) 3) *Lactuca sativa* L. (Gartensalat)
* Lilie	1) *Iris* sp. (**Schwertlilie**, Drachenwurz) * 2) *Lilium candidum* L. (Lilie, **Madonnenlilie**)
* Lolium, Lolch	*Lolium temulentum* L. (Taumellolch; vgl. **Bier**, **Borrachero**)
* Magsaamen	*Papaver somniferum* L. (**Mohn**)
* Mandragora	*Mandragora* spp. (**Alraune**)
Maniacum Solanum	nicht identifiziert[370]
* Nachtschatten	*Solanum* spp. (Nachtschatten; vgl. **Nachtschattengewächse**)
* Napellus	*Aconitum napellus* L. (Sturmhut, **Eisenhut**)
* Nasturium	*Nasturium* spp. (Brunnen**kresse**)
Nieswurz	1) *Veratrum album* L. (Weißer Germer) * 2) *Helleborus* spp. (Nieswurz, Christwurz)
* Nymphea	1) *Nymphaea alba* L. (Weiße **Seerose**, Nixenkraut) 2) *Nuphar lutea* (L.) SM. (Gelbe Teichrose)
* **Olibanum**, Weihrauch	Harz von *Boswellia sacra* FLÜCKIGER, *Boswellia* spp.
* **Opium** thebaicum	Opium von *Papaver somniferum* L. (Schlaf**mohn**)
Ottermennige	*Agrimonia eupatoria* L.
* Papaver ruber	*Papaver rhoeas* L., syn. *Papaver strigosum* (BOENN.) SCHUR. (**Klatschmohn**)
* Papaver niger	*Papaver somniferum* L. (**Mohn**)
* Pappel-Zweige	*Populus* spp. (Pappeln); in Europa wurde der Rindenextrakt der amerikanischen *Populus tremuloides* MICHX.) als Aphrodisiakum begrüßt
* Pastinak[371]	*Pastinaca sativa* L. (Pastinak; vgl. **Gemüse**)
* Pentaphyllum	*Potentilla* sp. (Fingerkraut)
* **Pfeffer**	*Piper nigrum* L. (Schwarzer Pfeffer)
* Populi	*Populus nigra* L. (Schwarzpappel)
Portulacca	*Portulaca* sp. (Portulak)
Ruß[372]	1) Getreidebrand, Brandpilze *(Ustomycetes)* 2) *Claviceps purpurea* (FRIES) TULASNE (Mutterkorn)
* **Safran**	*Crocus sativus* L. (Safrankrokus)
* **Seerose**	1) *Nymphaea alba* L. (Weiße Seerose) 2) *Nuphar lutea* (L.) SM. (Gelbe Teichrose)
* Smyrnapaste	Opium
* Solano, Solanum	1) *Solanum* spp. (**Nachtschattengewächse**) 2 *Datura* spp. (**Stechapfel**)
* Solanum furiosum	1) *Atropa belladonna* L. (**Tollkirsche**) 2) *Datura stramonium* L. (Gemeiner Stechapfel)
* Solanum somniferum	1) *Withania somnifera* (Schlafbeere, **Ashwagandha**) 2) *Atropa belladonna* L. (Tollkirsche)

* Sonnenwendel
* Stramonii
* Tabak/Tabacco
Teufelsabbiß
* **Teufelsdreck**
* Thebaicum
* **Tollkraut**
* Tormentill
* Verbene
* Wasser-Merck
Weyrauch
Wolffskraut/ Wolffswurtzel
* Wolfsmilch
• Tierprodukte:
• Sonstiges:

370 Diese Pflanze wurde auch zur Bereitung von Liebestränken verwendet (GESSMANN o. J.: 62*).

371 *Pastinaca* war in der Antike der Name eines giftigen Stachel**rochen**s, der mit der Giftmischerei der Magier assoziiert war (GRAF 1996: 68*).

372 Der englische Politiker, Philosoph und Schriftsteller Francis BACON (1561–1626) diskutierte in seiner Schrift *The Oyntment that Witches Use* das Rezept des Italieners CARDANO, verkannte aber die Natur des »Rußes«, denn er ersetzte den Ruß durch Weizenmehl. Der Ruß bezeichnete jedoch mit ziemlicher Sicherheit den Getreidebrand (auch: »Getreideruß«) oder sogar das Roggen-Mutterkorn *(Claviceps purpurea)*. Außerdem mutmaßte BACON, dass auch die neuweltlichen Gewächse Tabak *(Nicotiana tabacum, Nicotiana rustica)* und Stechapfel *(Datura stramonium)* brauchbare Ingredienzien seien.

1) *Artemisia vulgaris* L. (Beifuß; vgl. **Absinth**)
2) *Hyoscyamus niger* L. (Schwarzes Bilsenkraut)
3) *Heliotropium europaeum* L.; *H. indicum* wird in Afrika als aphrodisische Kräuterpaste benutzt
Datura stramonium L. (Gemeiner Stechapfel)
1) *Nicotiana tabacum* L. (Echter **Tabak**)
2) *Nicotiana rustica* L. (Bauerntabak)
Scabiosa succisa L.
Ferula asafoetida L. (Stinkasant)
= **Opium**
1) *Scopolia carniolica* (Krainer **Tollkraut**)
2) *Atropa belladonna* L. (**Tollkirsche**)
3) *Hyoscyamus* spp. (**Bilsenkraut**)
Potentilla erecta (L.) Raeusch, syn. *Potentilla tormentilla* Stokes, *Potentilla sylvestris* Neck. (Blutwurz)
Verbena officinalis L. (**Eisenkraut**)
1) *Apium graveolens* L. (**Sellerie**, Eppich)
2) *Sium* sp. (Merk)
3) Wasserdost: *Eupatorium* spp., Compositae (Korbblütler);
folgende Arten werden als Aphrodisiaka benutzt:
Eupatorium fortunei, Südostasien: Blättertee
Eupatorium purpureum L., Nordamerika: Kräutertee
Eupatorium triplinerve Vahl., Seychellen: Kräutertee
Weihrauch; **Olibanum**, das Harz von *Boswellia* spp.

1) *Aconitum* spp.
2) *Aconitum napellus* L. (Sturmhut, **Eisenhut**)
3) *Lycopodium clavatum* L. (Keulen-**Bärlapp**)
4) *Euphorbia* sp.
1) *Euphorbia* spp.; folgende Arten werden als Aphrodisiaka benutzt:
E. helioscopia, Europa: Kraut
E. lancifolia, Guatemala: Blättertee
E. sudanica, Afrika: Latex
E. unispina, Afrika: Latex
2) *Chelidonium majus* L. (Schöllkraut), Südeuropa: Kraut, Wurzel als Tee oder im **Wein** (vgl. **Alraune**, **Bärenklau**)
Dachsschmalz, Fledermausblut (vgl. **Mumeo**), Fuchsschmalz, Katzenhirn, Kinderfett, Wiedehopfblut, Wolfsblut, Wolfsfett, Wolfsschmalz, **Kröten**gift *(Bufo bufo)*, **Spanische Fliege**[373], Vogelblut, Säuglingsblut, Kinderblut, Menstruations**blut**, Eulenblut, Käuzchenblut, Geierfett, Milch

Öl, Salz, Rost (?; vgl. **Pilze**), Ruß, Hostien, **Wein**, Bitumen (vgl. **Mumeo**)

Das Stimulationsmittel der Magia Sexualis

Der US-amerikanische Arzt und Schriftsteller Pascal Beverly Randolph (1825–1875) widmete sich der Erforschung des Okkulten, der Magie und der Drogen. Besonders praktizierten er und seine Anhänger sexualmagische Rituale, bei denen Drogen im Spiel waren. In seinem Buch *Magia Sexualis*, das er für die Studenten der Bruderschaft geschrieben hatte[374], veröffentlichte er das Rezept eines »Stimulationsmittels, das wir für unsere magischen Experimente verwenden«. Es ist ein »Hexensalben«-Rezept.

Auf 100 g gut gereinigten Fettes (mit Kochsalz und kaltem Wasser) kommen:

Haschisch	40 g	Harz von **Hanf**
Bilsenkraut	50 g	
Stechapfel	80 g	
Belladonna	20 g	**Tollkirsche**
Hanf	260 g	Hanfblüten, -kraut
Knoblauch	50 g	
Sonnenblumenkerne	30 g	
Kalmus	60 g	
Mohnblüten	250 g	*Papaver somniferum*
Weizenflocken	100 g	

Wenn alles getrocknet ist, wird es zu Pulver zerrieben und zwei Minuten vor dem »Experiment« auf den Solarplexus, die Mundhöhle, die Arm- und Kniebeugen, Fußsohlen und Handflächen aufgetragen. »Wenn die magische Operation beendet ist, waschen wir uns sofort mit heißem Wasser und reiben uns mit **Alaun**essenz oder Vaseline ab« (Randolph 1992: 130f.).

Man sieht an diesem Rezept, dass sich diese sexualmagische Bruderschaft von Eulis auskannte. Auffallend ist, dass ausser den Weizenflocken alle Zutaten Aphrodisiaka sind.

Kommentar

In der ausufernden Literatur zum Hexenwesen (oft aus feministischer oder esoterischer Warte verfasst) werden frühneuzeitliche Rezepte angeblicher Hexensalben zitiert. Leider wurde dabei so gut wie nie die Frage nach ihrer Authentizität gestellt. Stattdessen wird häufig vor den »giftigen« Zutaten gewarnt. Bei näherer Betrachtung erweisen sich die Rezepte (die nahezu ausschließlich dämonisierenden und tendenziösen Quellen entstammen) jedoch als ungeprüfte Übernahmen oder moderne Erfindungen, deren Zusammenstellung fragwürdig oder pharmakologisch unwirksam ist. So kursiert unter Autorin-

»Die Hexensalbe, auch Flug- oder Buhlsalbe genannt, ist ein literarisches Konstrukt, ein inquisitorisches Mittel zur Beseitigung unliebsamer Untertanen und eine freudige Erregung frühneuzeitlicher und moderner Autoren. Es ist wirklich schade: es gibt sie nicht! Es gibt keine einzige authentische Aussage über diese angebliche Droge des Mittelalters. Aber die Literatur sprudelt über von Berichten, von angeblichen Rezepturen, von wundersamen Geschichten über Astralerotik, teuflische Dämonenbündnisse, widernatürlichen Sex, rauschende Orgien. Was verbirgt sich hinter der literarischen Fassade? – Unwissen, Unkenntnis, katholische Frömmigkeit, religiöse Verblendung, dichterische Arroganz, Märchengeschreibsel, gurkenzeitige Sensationslüsternheit.« (Rätsch 2001: 71)

»Aus dem Dunkel schwebten mir Gesichter zu, erst verschwommen, um dann Gestalt anzunehmen ... Ich schwebte mit großer Geschwindigkeit aufwärts. Es wurde hell und durch einen rosa Schleier erkannte ich verschwommen, dass ich über der Stadt schwebte. Die Gestalten, die mich schon im Zimmer bedrückt hatten, begleiteten mich auf diesem Flug durch die Wolken. Immer mehr kamen hinzu und jede Minute währte eine Ewigkeit. Am nächsten Morgen, als das erste Licht in mein Zimmer kam, meinte ich zu einem neuen Leben zu erwachen.« (Ferkel 1954)

373 Vielleicht eine der wichtigsten Ingredienzien, so vermutet die Apothekerin Patricia Ochsner, waren die berüchtigten **Spanischen Fliegen**.
374 Es wurde erstmals 1931 in französischer Sprache gedruckt.

»Den Geschlechtstrieb reizt (...) die auch von Vergil beschriebne Flüssigkeit, die der Stute nach dem Beschälen abgeht.« (PLINIUS XXVIII 80)

nen solcher Werke ein Rezept, bestehend aus Beifuß (*Artemisia vulgaris* L.), **Petersilie**, **Katzenminze**, **Knabenkraut**, **Jasmin**öl und **Baldrian**wurzel (z.B. bei YORK 1997: 135).

Literatur

DAVID
1997 »Hexensalben«, *grow! Marijuana Magazin* Nr. 6/97.

DELANY, Daniel
1994 *Der Hexentrank*, München: Ehrenwirth.

DUERR, Hans-Peter
1976 »Können Hexen fliegen?«, *Unter dem Pflaster liegt der Strand* 3: 55–82.

FERKEL, Siegbert
1954 »›Hexensalben‹ und ihre Wirkung«, *Kosmos* 50: 414–415.

GRÜNTHER, Ralf-Achim
1992 »Hexensalbe – Geschichte und Pharmakologie«, *Jahrbuch des ECBS* 1992: 21–32.

HARTLIEB, Johannes
1998 *Das Buch der verbotenen Künste*, München: Diederichs (DG 149).

HOWARD, Michael
1994 »Flying Witches: The *Unguenti Sabbati* in Traditional Witchcraft«, in: Chas S. CLIFTON (Hg.), *Witchcraft and Shamanism (Witchcraft Today, Book III)*, St. Paul: Llewellyn, S. 35–55.

MRSICH, Wilhelm
1978 »Erfahrungen mit Hexen und Hexensalben«, *Unter dem Pflaster liegt der Strand* 5: 109–119.

MÜLLER-EBELING, Claudia, Christian RÄTSCH und Wolf-Dieter STORL
1998 *Hexenmedizin: Die Wiederentdeckung einer verbotenen Heilkunst – schamanische Traditionen in Europa* (3. Aufl. 2001), Aarau: AT Verlag.

PEUCKERT, Will-Erich
1960 »Hexensalben«, *Medizinischer Monatsspiegel* 8: 169–174 (Nachdruck in GARTZ 1999: 187–195*).

PIOMELLI, Daniele und Antonio POLLIO
1994 »*In upupa o strige:* A Study in Renaissance Psychotropic Plant Ointments«, *Hist. Phil. Life Sci.* 16: 241–273.

RÄTSCH, Christian
1998 »Das Hexensalbenrezept des Johannes Hartlieb«, in: Johannes HARTLIEB, *Das Buch der verbotenen Künste*, München: Diederichs (DG 149), S. 257–268.
2001 »Heras Hexensalbe oder hexen@salbe«, in: *Hexenwelten*, Hamburg: Holos Verlag (Mitteilungen aus dem Museum für Völkerkunde N.F., Bd. 31), S. 69–99.

RANDOLPH, Pascal Beverly
1992 *Magia Sexualis: Die sexualmagischen Lehren der Bruderschaft von Eulis*, Wien: Edition Ananael.

VRIES, Herman de
1991 »über die so genannten hexensalben«, *Integration* 1: 31–42.

WEUSTENFELD, Wilfried
1997 *Die Rauschdrogen der Hexen und ihre Wirkungen*, Lübeck: Bohmeier Verlag.

YORK, Ute
1997 *Mondmagie und Liebeszauber: Wunderkräuter, Hexensalben und magisches Wissen für Frauen*, München: Knaur.

Hippomanes

Abgeleitet von griech. *hippomanía*, »Pferdewahnsinn«; »Wahnsinn« (*manía*) im Sinne von Sokrates und Platon eher eine ekstatische Trance oder ein besessener Rausch.

Andere Namen

Forhead (engl.), Glückshaube, Hipporion, Pferdebrunstmittel, Rossmilz, Wollustmittel

Als Hippomanes (**Glückshaube**) deutete man die Haut auf der Stirn eines neugeborenen Fohlens oder den von rossigen Stuten abgesonderten Schleim. Diesem wurden Wollust erzeugende Eigenschaften zugeschrieben.

Eine »Beschwörerin, flatternden Haares«, streut zum Dienst an Hekate und der dreihäuptigen Diana Schadenkraut, von »tödlichen Säften triefende Wolfsmilch und Hippomanes« auf den Altar: »Brach von der Stirn des eben geborenen Fohlens die Rossmilz, Wollustgift, der Mutter geraubt« (VERGIL, *Aenaeis*, IV, 16f.).

Der Reiseschriftsteller der Spätantike PAUSANIAS (zweite Hälfte 2. Jh.) beschreibt ein Weihegeschenk an das Heiligtum von Olympia, eine Pferdeskulptur, die auf Hengste eine besondere Anziehungskraft ausübte: »Das ist das Pferd, dem nach der Erzählung der Eleer auch das Pferdebrunstmittel anhaftet. Wie anderes ist auch diese Eigenschaft des Pferdes offenbar durch die Kunst irgendeines Magiers entstanden. (...) die Hengste geraten nicht nur im Frühjahr, sondern jeden Tag seinetwegen in Brunst. Sie rennen nämlich in die Altis, indem sie ihre Fesseln zerreißen oder auch ihren Führern fortlaufen, und bespringen es viel rasender, als sie die schönste lebende Stute beschälen. Die Hufe gleiten ihnen ab, und trotzdem hören sie nicht auf, noch mehr zu wiehern und mit immer größerer Wucht anzuspringen, bis sie schließlich mit Schlägen und heftiger Gewalt fortgetrieben werden. Vorher sind sie in keiner Weise von der Bronze fortzubringen« (V, 27.3ff.).

Dieses Hippomanes scheint eher legendärer Natur als real zu sein; es sei denn, es ist mit der **Glückshaube** identisch.

Hirsch

Cervus spp., Cervidae (Cerviden), Mammalia (Säugetiere)

Cervus elaphus L.
Cervus nippon TEMMINCK, Sikahirsch
Cervus spp.
Odocioleus virginianus, Ceh, Maxa,
Mexikanischer Hirsch

Andere Namen

Ceh (Maya), Deer, Elk (USA, »Hirsch«), Keh (Lakandon), Lu (chin.), Marra, Maxa (Huichol), Venado (span.),Wakuri (Huichol)

Der Hirsch ist eines der wichtigsten Schamanentiere (wie der **Bär**) und wird als machtvolles, sexuell aktives, männliches Tier verehrt. In China ist er ein Symbol der Langlebigkeit (EBERHARD 1983: 132*).

Der Hirsch liefert mehrere Aphrodisiaka: seinen Schwanzansatz, sein **Fleisch**, seine **Genitalien** (Hoden, Penis, Penisknochen), sein Sperma, das **Hirschhorn** und seine **Bezoarsteine**. All diese Teile sind am besten wirksam, wenn sie von einem Tier stammen, das gerade brünstig war: »Als ein *arcanum* [aphrodisisches Geheimmittel] wird auch gehalten der Saamen eines Hirschen, wenn er auf der Brunst getödtet worden« (KRÄUTERMANN 1725: 164*).

Nicht nur Chinesen schätzen Hirschgenitalien als Aphrodisiaka. Auch in Europa wurden sie bis in die Neuzeit als erotisierende Lustmittel gebraucht: »Hirsch-Hoden gedörrt/ uñ ein Theyl dess Pulvers in starckem **Wein** getruncken/ die machet die hurtig/ so sich der Weiber nicht gebrauchen mögen./ Dess Hirschen Ruthe oder Männliches Glied/ gebrandt und gepülvert/ und mit Wein wol gerieben/ hernach mit solchem Pulver die Hoden und Ruthe an dem Menschen und anderen Thieren bestreuet/ sol eine wunderliche Geilheit bringen« (GESNER 1669: 197*).

Der *ceh* genannte Hirsch (*Odocioleus virginianus*) hatte bei den alten Maya eine starke Beziehung zur Sonne beziehungsweise zum Sonnengott und war deswegen eine wichtige Opfergabe (RÄTSCH 1986: 246*). Denn ohne die Sonne kann nichts gedeihen. Der Hirsch ist bei den Maya[375] mit Sexualität und Fruchtbarkeit assoziiert. Er ist Quelle verschiedener Aphrodisiaka.

Auch bei verschiedenen anderen mesoamerikanischen Völkern findet man die Assoziation des Hirschs mit Fruchtbarkeit und den Gebrauch seiner Teile als Aphrodisiaka (HELL 1988).

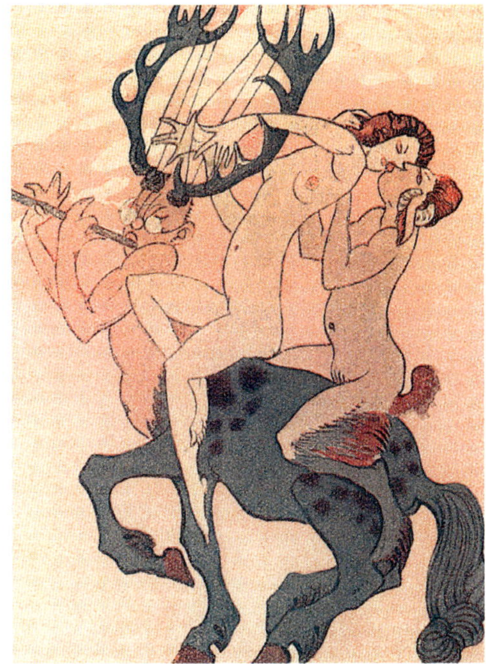

»Der Gehörnte«: Dem Ehemann (als Kentaur dargestellt) wird von der lüsternen Gemahlin ein Geweih aufgesetzt. (»Eheliche Harmonie«, Illustration von STEUDINGER, in: *Der Junggeselle* Nr. 10, 1924)

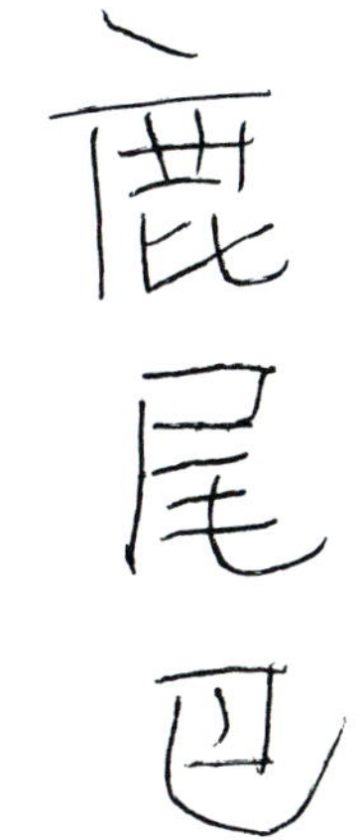

Chinesische Drogenbezeichnung für Hirschpenis.

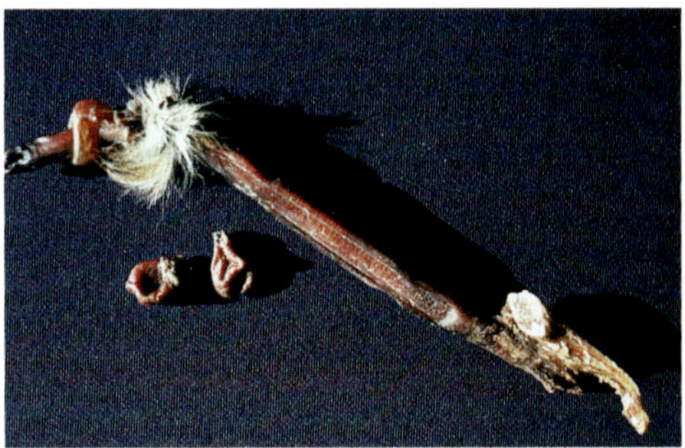

Der getrocknete Hirschpenis, samt den eingefallenen Hoden; ein gesuchtes Aphrodisiakum aus China. Die Rohdroge wird pulverisiert eingenommen oder in Whisky eingelegt und getrunken.

»Der *Priapos* vom Hirsch oder sein Glied (...) sol auch die Mannheit sehr stärcken.« (GESNER 1669: 198*)

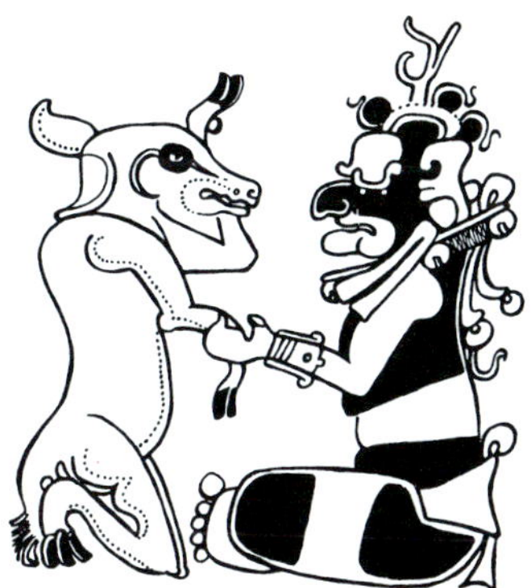

Der gehörnte Hirschgott Ah Uuc Yol Sip (»Siebenherz des Springers«, = »Gott Y«) der alten Maya mit einer Hirschkuh, in erotischer Annäherung. (*Codex Dresdensis* S. 24; nach RÄTSCH 1994: 101*)

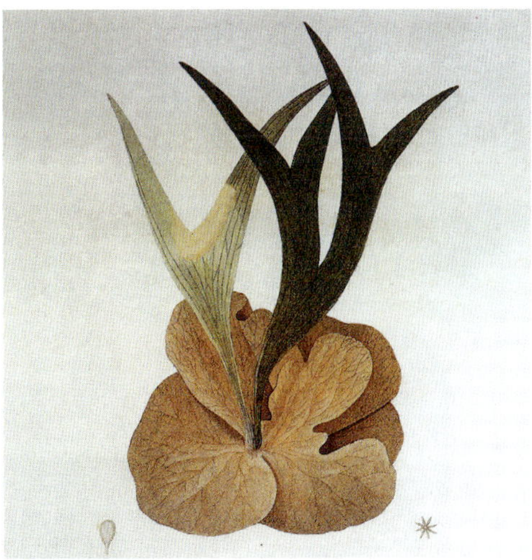

Das Geweih findet überall im Pflanzenreich »Sympathie«: *Arctostichum stemaria.* (Aus: Ambroise M.F.J., *Palisot de Beauvois, Flore d'Oware et Bénin*, Paris 1803–1820)

375 Der Name Maya leitet sich möglicherweise von *may yan* ab; *may* ist die Hirschpfote und *yan* ist das Sein oder Seiende.

Das über den Hirsch Bekannte gilt auch für das Reh (*Capreolus capreolus* L.) und anderes Rotwild sowie für das Rentier (vgl. **Fliegenpilz**).

»Hirschpflanzen«

Mit dem Hirsch sind (wie mit dem **Bär**en) allerlei Pflanzen und Pilze assoziiert, die ebenfalls mit »Hirschkraft« geladen sind und als Aphrodisiaka benutzt werden.

Zu den Hirschpflanzen und -pilzen gehören: das Hirschauge (= **Juckbohne**), die Hirschbrunst (**Hirschschwamm**, Hirschtrüffel), der Hirschfarn, die Hirschzunge; wie auch **Damiana** und **Vanille**.

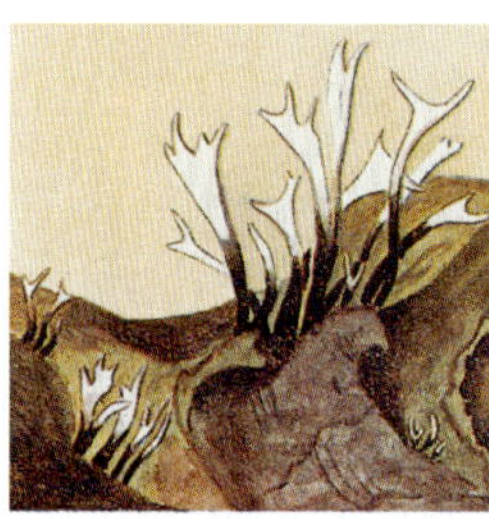

Der Geweihschwamm (*Xylaria hypoxylon* L.), auf Holländisch »Geweizwam«. (Tafel aus: G. D. Swanenburg de Veye, Paddenstoelen, Naarden: C. V. Uitgeverij Littera Scripta Manet, o. J., Kapitel/Tafel 128)

Literatur

Hell, Christina

1988 *Hirsch, Mais und Peyote in der Konzeption der Huichol*, Hohenschäftlarn: Klaus Renner.

Vargas Becerra, Patreicia Noemí

1999 »Los hijos del venado: salud-enfermedad y reproducción entre los huicholes«, in: Silvia Ortiz Echániz (Hg.), *La medicina tradicional en el norte de México*, Mexiko Stadt: INAH (Collección Científica), S. 209–222.

Wilder, Carleton Stafford

1963 »The Yaqui Deer Dance: A Study in Cultural Change«, *Anthropological Papers* (Smithsonian Institution) 66: 145–210.

Hirschhorn

Cornu cervi

»Das Wort Hirsch kommt von derselben indogermanischen Wurzel wie Hirn. Der Hirsch ist ein gehörntes oder Geweih tragendes Tier, die Bezeichnung bezieht sich auf den Kopf, das Oberste, auf die Spitze. Der Hirsch ist damit Hirn und Kopf, und in der Tat äst er genau dort, in der Krone des Weltenbaumes, ist also seine Entsprechung und Verdoppelung.« (Kalweit 2001: 191f.)

Cornu Cervi parvum:
lebendes Geweih, Velvet antler, Morchen, Lu rong, Samtgeweih, Geweihbast
Colla Cornu Cervi:
abgeworfenes Geweih, Lu jiao jiao

Andere Namen

Antler, Cornamenta (span.), Cornu Cervi Parvum, Deer horn (engl.), Geweih, Hirschgeweih, Hirschkolben, Lok yan (kantones.), Lù róng (chin. »Samt des jungen Hirschhorns«), Lu rong, Pantui (russ.), Rokujô (jap.), Nokyong (kor.), Velvet antler (engl.)

In Ostasien wird Hirschhorn als legendäres Liebesmittel gerühmt. Neuerdings wurde die pelzartige Bastschicht des lebenden Geweihs auch als Tonikum bekannt. In der europäischen Vergangenheit schützte es als **Räucherwerk** vor Impotenz.

In Ostasien gehört Hirschhorn zu den wichtigsten **Lenzmittel**n und Aphrodisiaka: »Es gibt nichts besseres als das Hirschhorn, um einen Mann kräftig und unbeeinflusst vom Alter sein zu lassen; er ermüdet so weder im Schlafzimmer, noch lässt seine Energie in anderen Bereichen nach oder gar seine gesunde Gesichtsfarbe. Man nehme dazu das Horn eines Rentiers, verarbeite es zu Pulver und vermenge zehn Unzen davon mit einer großen rohen **Süßholz**wurzel. Das wirkt sich sehr wohltuend auf jeden aus, der dreimal täglich einen flachgestrichenen Teelöffel davon einnimmt. Mann sollte auch Hirschhorn erhitzen, bis es leicht gelblich wird, und es dann pulverisiert einnehmen. Dies trägt dazu bei, dass ein Mann nicht altert. Wem die Wirkung zu langsam eintritt, der mag eine Süßholzwurzel beifügen; hat er dieses Mittel zwanzig Tage lang eingenommen, wird er der eindrucksvollen Wirkung durchaus gewahr«, soll der »uralte« P'eng gesagt haben (Heilmann 1991: 149*).

Gebrauch

Für aphrodisische Zubereitungen wird Hirschhorn oft mit **Ginseng**, **Eleutherokokkus**, **Gelée Royal**, **Honig**, **Skorpion**, **Genitalien** und dem **Lingshih-Pilz** kombiniert. In der traditionellen chinesischen Medizin gehört Hirschhorn zu den »Kaiserlichen Kräutern« und ist ein legendäres Aphrodisiakum (Davidson 1999).

Chinesisches Potenzmittel

Ein Tonikum gegen Impotenz wird bereitet aus:

100 g *Cervus nippon*	Geweih im Bast (= *Velvet antler*)
100 g *Bombyx mori*	Seidenraupe, getrocknet (vgl. **Insekten**)

Beides wird zermahlen und mit **Honig** zu Pillen gedreht. Täglich werden 5 g der Pillen auf leeren Magen mit etwas **Wein** oder Schnaps geschluckt (Reid 1988: 162f.*).

In einem aphrodisischen Rezept aus Korea werden je ein Teil Cornu cervi, Jujubenfrüchte (*Zizyphus jujuba* Mill., Rhamnaceae) und **Ingwer** als Dekokt gekocht und regelmäßig getrunken.

Hirschhorn gehört zu den wichtigsten Zutaten des berühmtesten taoistischen Aphrodisiakums, einem *yao-jiou* (siehe **Horny goat weed**).

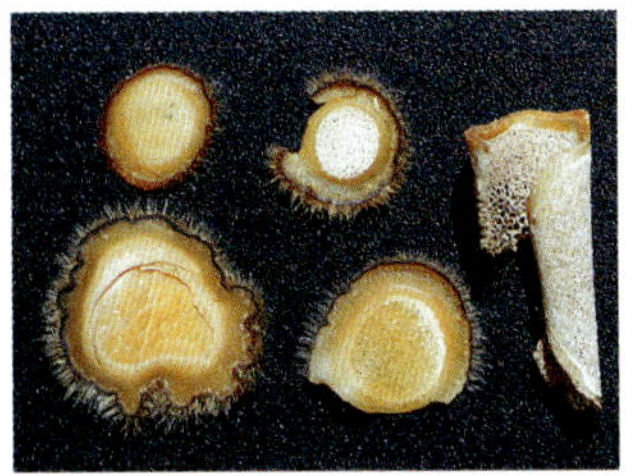
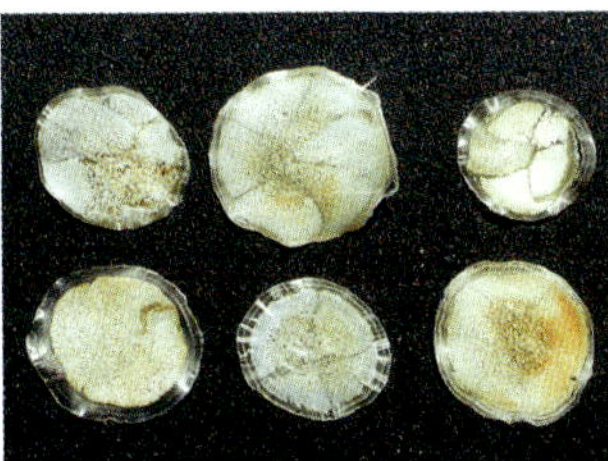
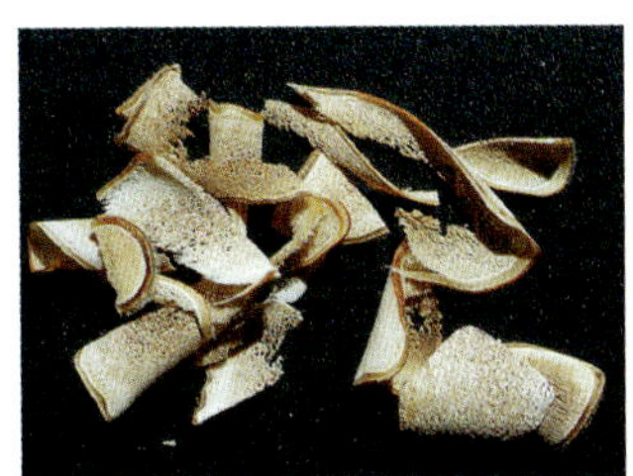

Verschiedene chinesische Rohdrogen aus Cornu cervi. (Vom Kräutermarkt in Chungquing, China, 1986):
Velvet antler oder *Lu rong* (Cornu Cervi parvum, links). Scheiben aus dem lebenden Hirschgeweih (Rohdroge) sind eines der wichtigsten Tonika und Aphrodisiaka in der chinesischen Medizin sowie das »Liebesmittel Nr. 1« in Korea. Hirschhornscheiben, sehr fein geschnitten, aus sehr jungen Geweihen (sehr teure Qualität, selten, Mitte).
Lu jiao jiao (Colla Cornu Cervi, rechts), Hirschhornscheiben aus abgestoßenem Geweih (billigste Sorte).

In der traditionellen chinesischen Medizin wird eine Kombination von Lu rong und Shu di huang, der Wurzel von *Rehmannia glutinosa* (GAERTN.) LIBOSCH. (vgl. **Lenzmittel**), bei Impotenz, Spermatorrhöe und Unfruchtbarkeit von Frauen verwendet (BENSKY und GAMBLE 1986: 484*).

Auch in Europa gilt Hirschhorn seit alter Zeit als Aphrodisiakum und Potenzmittel. Gelee oder Gallerte (Gelatina cornu cervi raspati) aus Hirschhorn, den jungen »Hirschkolben«, in Wein und Wasser (1 : 1) gesotten und zuletzt eine Zitrone hinzugefügt, ist »eine treffliche Artzney in allen hitzigen Schwachheiten« (GESNER 1669: 196*) oder »ein gutes Nährmittel bei Abzehrung« (MOST 1843: 283*).

Das Hirschhorn gehört zum venerischen und magischen **Räucherwerk**: »Und schabe von seinem Geweih ab, und gib zu dem, was du davon schabst, **Weihrauch** hinzu, und entzünde es gleichzeitig am Feuer, und sein Geruch, den es von der Stärke hat, die das Geweih in sich hat, vertreibt die harten Geister und unterdrückt Zaubereien und vertreibt schlimmes Gewürm« (HILDEGARD VON BINGEN, *Physica* VII 10). Folglich schützt Hirschhornrauch vor Schadenzauber, der impotent macht.

Inhaltsstoffe, Zubereitung und Wirkung

Hirschhorn enthält Mineralstoffe (Kalzium, **Phosphor**, Magnesium), das weibliche Sexual**hormon** Östron, Pantocrin (die Lipidfraktion, eine gelbe, kristalline Substanz, vgl. DAVIDSON 1999: 40), Cholin, Proteolipide, Ganglioside, Sphingomyelin (NAMBA 1980: 281f.*).

Hirschhornsalz – ein Triebmittel?

Aus Hirschhorn gewann man früher durch trockene Destillation das Hirschhornsalz oder Ammoniumcarbonat, $(NH_4)_2CO_3 + H_2O$. Hirschhornsalz DAB 6, ABC wird als Treibmittel in der Flachbäckerei benutzt. Vor dieser Verwendung kann Hirschhornsalz in Kirschwasser (**Schnaps**) aufgelöst werden. Achtung: Bei Verschlucken gesundheitsschädlich! Es wird auch als Streckmittel für illegales **Kokain** verwendet. Viele Leute glauben, dass Hirschhornsalz nicht nur ein Treibmittel, sondern auch ein Triebmittel sei.

Klinische Studien erwiesen, dass Lu rong (Cornu Cervi parvum) oder *Velvet antler* einen allgemein stärkenden Effekt hat. Das Pantocrin ist ein allgemeines Tonikum, das die Arbeitsleistung verbessert, den Schlaf vertieft, den Appetit steigert und die Muskelerschöpfung senkt (BENSKY und GAMBLE 1986: 484*).

Kommentar

Ich habe über längere Zeit täglich morgens 500 bis 1000 mg Hirschhorn auf nüchternen Magen genommen. Es ist schwer einzuschätzen, ob das Horn tatsächlich gewirkt hat. Aber nach 5 bis 6 Tagen hatte ich das Gefühl, mehr Kraft zu haben. Einen Einfluss auf die Libido konnte ich nicht feststellen. (CR)

Bezugsquellen

Hirschhorn und daraus gefertigte Präparate gibt es weltweit in chinesischen Apotheken.

Ein sehr gutes Produkt aus Hirschhorn wird in Neuseeland in artgerechter Tierhaltung erzeugt. Das pulverisierte Cornu cervi kommt in Kapseln à 500 mg unter dem Namen *Velvet antler* als **Nahrungsergänzungsmittel** auf den internationalen Markt. (Adresse: Gold Mountain Trading Company Ltd, P.O. Box 378, Thames, Neuseeland/New Zealand; www.Gold-Mountain.co.nz).

Literatur

DAVIDSON, Alison
1999 *Velvet Antler: Nature's Superior Tonic*, Katikati/New Zealand: Gold Mountain Publ.
KALWEIT, Holger
2001 *Das Totenbuch der Germanen: Die Edda – Die Wurzeln eines wilden Volkes*, Aarau: AT Verlag.

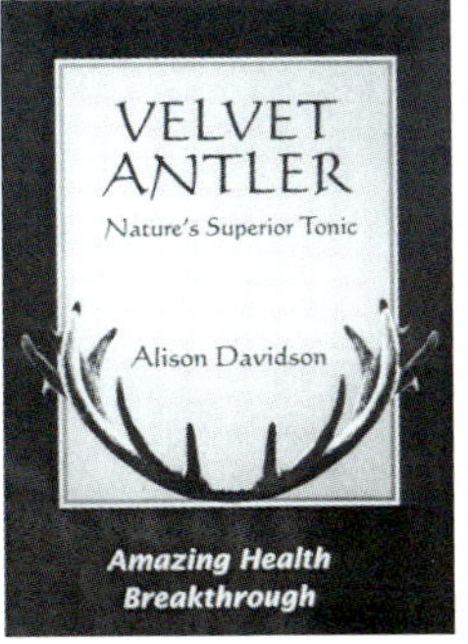

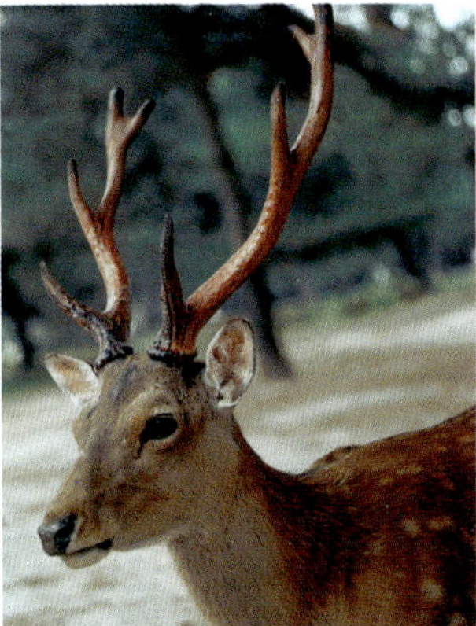

Der Japanische Hirsch *(Cervus nippon)* mit seinem noch lebenden Samtgeweih *(Velvet antler)* – in Asien ein gefragtes Aphrodisiakum: »Eines der bekanntesten und beliebtesten Sexualtonika des *ben cao*« (REID 1988: 147*). (Kyoto, Japan, 1989)

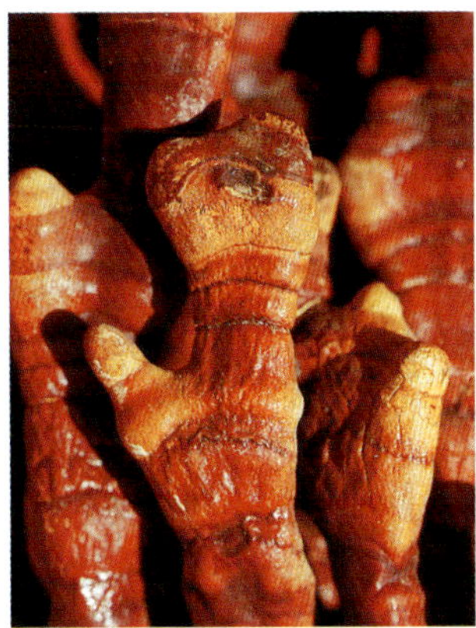

»Hirschhorn-Geweihpilz«, eine besondere Fruktifikation des **Lingshi-Pilzes** (*Ganoderma lucidum*), die für aphrodisische Zwecke bevorzugt wird.

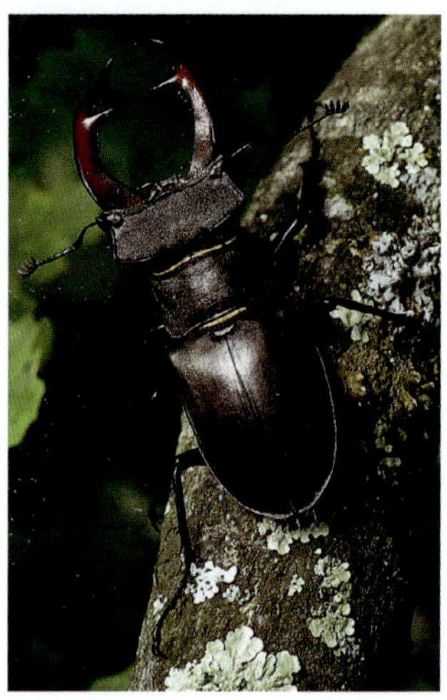

Der Hirschkäfer (*Lucanus cervus*) sieht nicht nur einem Hirsch ähnlich, er kämpft mit seinem »Geweih« auch wie ein Hirsch. Folglich soll der Genuss seiner Greifzangen ähnlich potenzfördernd wirken wie das Hirschhorn. (Foto: K. Weber, Magden)

»Hirschkäfer sollen dem germanischen Gott Donar heilig gewesen sein und Blitze anlocken können, was vielleicht aus der Lebensweise in einzelnen alten Eichen (Blitzeichen) erklärbar erscheint.« (KLAUSNITZER 1981: 200)

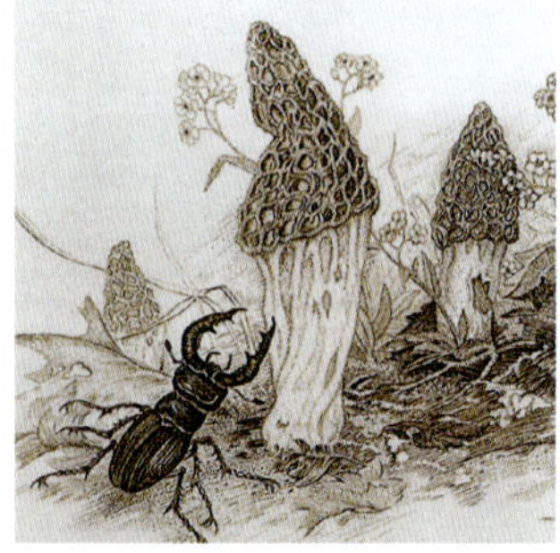

Der Hirschkäfer, ein Symbol des Donnergottes Donar, umzangt eine phallische Morchel. (Franz Johann Pilz, *Spitzmorchel und Hirschkäfer*, Steeg im Kammergut, 1986; FLU Neuerwerbung 2000, in Bearbeitung; aus: H. Walter LACK, *Ein Garten Eden: Meisterwerke der botanischen Illustration*, Österreichische Nationalbibliothek, Köln usw.: Taschen, 2001)

Hirschkäfer

Lucanus cervus L., Lucanidae (Schröter), Coleoptera (Käfer), **Insekten**

Andere Namen

Donnerkäfer, Donnerpuppe, Feueranzünder, Feuerschröter, Hausbrenner, Köhler, Lucanus, Schröter, Teufelspferd

Der Hirschkäfer ist eines der bedeutenderen Liebesmittel unter den Insekten. Er wurde gegessen und als Amulett getragen, um geschlechtliche Hitze zu erzeugen und vor Impotenz zu schützen.

Der Hirschkäfer scheint dem trinkfreudigen Donnergott, dem er geweiht ist, nachzueifern. Hirschkäfer betrinken sich gerne am gärenden Saft von **Eicheln**, die seine Hauptnahrungsquelle sind: »Erst fangen sie an zu krakeelen, dann taumeln sie vom Baum herunter, versuchen in drolliger Weise bald auf dem einen, bald auf dem anderen Beine zu stehen, wobei sie immer wieder von Neuem herumpurzeln, bis sie schließlich ihren Rausch verschlafen« (KLAUSNITZER 1981: 70).

Gebrauch

Der Hirschkäfer, der »**Hirsch**« unter den **Insekten**, ist eines der wichtigsten Aphrodisiaka. Zu diesem Zweck wurden im alten Rom Hirschkäferlarven (*Lucanus*) gegessen; »Hirschkäferasche, in **Speisen** gemengt, soll ebenfalls als Liebesmittel dienen (Oberpfalz, Mexiko)« (KLAUSNITZER 1981: 72). Einen Hirschkäferauszug benutzte man früher nicht nur zur geschlechtlichen Erhitzung, sondern auch um ein künstliches Fieber zu erzeugen.

Als **Amulett** getragen bringt der Hirschkäferkopf Reichtum und Glück, schützt vor dem »Bösen Blick«, vor Schadenzauber (Impotenz) und hilft in allen sexuellen Belangen.

Literatur

KLAUSNITZER, Bernhard

1981 *Wunderwelt der Käfer*, Leipzig: Edition Leipzig.

Hirschschwamm

Elaphomyces granulatus L., Elaphomycetaceae, Schlauchpilze
syn. *Elaphomyces cervinus*

Andere Namen

Bullkugeln, Bullenlust, Bullenlöpper, Buappeln, Bullnöten, Ceruiboletum (lat.), Fungum ceruinum (lat.), Hirschbrunst, Hirschbrunst unter der Erde, Hirschpilz, Hirschtrüffel, Hirtzbrunst, Hkortespring (dän.), Hydnon, Spööl, Tubera

In Mitteleuropa war der Hirschschwamm in der frühen Neuzeit (frisch, getrocknet oder pulverisiert) eine Zutat zu **Liebestränken** und eines der berühmtesten Aphrodisiaka. Männer erhofften sich von diesem Pilz die Virilität des brünstigen Hirschs und mischten das Pulver auch Frauen unter das Essen, da es diese ebenso »heiß« machte.

Der zu den **Pilzen** gehörende Hirschschwamm wächst in Nadelwäldern, symbiotisch in den Wurzeln von Kiefern (**Pinien**) und Fichten (ähnlich wie **Fliegenpilz**). Die Fruchtkörper werden von **Hirschen** und Wildschweinen aus dem Boden gewühlt und gefressen. Sie werden manchmal von schmarotzenden **Kernkeulen** befallen. Die »Hirschbrunst unter der Erde« (der Hirschschwamm) wird im Volkstum direkt mit der Stink**morchel**, der »Hirschbrunst über der Erde«, in Verbindung gebracht.

Ein Mittel, um den »Venushandel zu stärken«

Die unterirdisch wachsenden rundlichen Fruchtkörper des Pilzes waren getrocknet in Apotheken erhältlich, um den »Venushandel zu stärken«: »Auch hat man in den Apotecken noch einen Schwamm/ den nennet man im Latein *Fungum ceruinum*, oder *Ceruiboletum*, das ist/ Hirschschwamm. Er wechst in Wäldern/ da viel Hirschen wohnen. Hat sein ursprung von dem Hirschen/ steckt unter der Erden/ und köndte diesen Schwamm vielleicht niemandt finden/ wann in die Hirschen nicht selbst offenbarten/ dann diß haben die Jäger unnd Bawren wargenommen/ daß zu etlichen besondern zeiten deß Jars die Hirschen mit den forderen Füssen in die Erden scharren/ daselbst findet man diesen Schwamm/ ist rund/ uneben/ aussen schwartzlech/ innwendig weiß/ eines schwerlichen geruchs/ sonderlich weil er frisch ist/ welchen geruch die Hirschen empfinden und darauff scharren. Von den Jägern oder Bawren uberkommen in die Apotecker/ die zerschneiden in in etliche stück/ ziehen sie an ein schnur/ henckens auff/ lassens im Schatten dörren/und haltens zum gebrauch. Etliche sagen/ man findt auch bißweilen

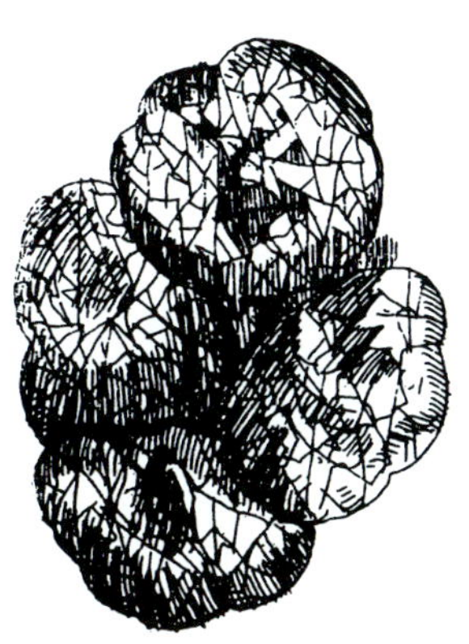

Der Hirschschwamm oder »Hirtzbrunst«. Früher streute man seine Sporen als Liebesmittel auf den Tanzboden. (Kupferstich aus DIOSKURIDES 1610: 122*)

diese Schwämme formiret wie des Hirschen *genitale*.

Von dem Hirschschwamm haben die Alten nichts geschrieben/ doch hat er ein krafft/ damit Venußhandel stärckt/so man deß Pulvers ein halb lot/ ein quentle langen Pfeffer darzu gemischt/ trinckt. Dieser Tranck mehret auch den Frawen die Milch. Von unten auff mit dem Schwam geräuchert/ stillet die Mutter in ihrem auffsteigen. Die Circeischen Weiber treiben auch ein handel darmit/ gebens in Liebesträncken. Weiter sagt man/ dieser Schwamm in Wein getruncken/ widerstrebe dem Gifft/ sonderlich so es von vergifften Thieren kompt. Daß er warmer Natur sey/ zeiget der schwere geruch an« (MATTHIOLUS 1626: 387*).

Gebrauch

In Skandinavien galt die Hirschbrunst als ein Aphrodisiakum für Frauen. Junge Männer versuchten deswegen auf allen erdenklichen Wegen, etwas von dem Pulver in das Essen der begehrten Frau zu bringen oder auf ihren Körper zu reiben (BRØNDEGAARD 1975).

Der Pilz wurde früher von Viehzüchtern zur Steigerung der Brunst unters Futter gemischt: »Der Pilz galt als Aphrodisiacum, besonders für Kühe. Man mischte ihn ins Futter, wenn die Kühe bullen sollten« (AIGREMONT 1987: I, 157*).

Inhaltsstoffe

Hirschbrunst *(Bolet. cervinus, Fungus cervinus)* ist ein braun-violettes Pulver, das noch bis in die Mitte des 20. Jahrhunderts in Apotheken und Drogerien verkauft wurde. Als wirksame Dosis gelten 50 bis 60 g. Die Hirschbrunst enthält Mannit, Farbstoffe, Gummi und Salze. Ein pharmakologisch aktiver Wirkstoff (zum Beispiel ein Alkaloid) konnte bisher nicht entdeckt werden (RÄTSCH 1990a: 56*). Die Hirschbrunst hat aber beträchliche Konzentrationen an Proteinen, **Phosphor**, Kalium und Vitaminen (BRØNDEGAARD 1975).

Bezugsquellen

Da die Droge obsolet ist, kann man Hirschbrunst nur selbst sammeln.

Literatur

BRØNDEGAARD, V. J.

1975 »Die Hirschtrüffel«, *Ethnomedizin* 3(1/2): 169–176.

Hoden

Siehe **Genitalien**

Holzrose

Argyreia nervosa (BURM.f.) BOJ., Convolvulaceae (Windengewächse)
syn. *Argyreia speciosa* SWEET., *Convolvulus speciosus* L. f.

Andere Namen

Baby hawaiian wood rose (engl.), Bastantri (skrt.), Bhuanath haku (Kirati), Bich-tárak, Chamang-pins-dansaw, Dhol-sumundra (Lodha), Elefantenwinde, Elephant creeper (engl. »Elephantenwinde«), Gagudi (Munda), Gao-patta, Hawaiian baby woodrose, Hawaiian woodrose, Jamang-pi-danok, Jatapmasi, Marang-harhu (Lodha), Marikkunni, Marututari, Mile-a-minute, Miniature wood-rose, Monky rose (engl.), Panespu (Santal), Samandar-ka-pat (Hindi), Samudrappacca, Samudrasos, Samundra phul (nep., wörtl. »Silberblume«), Samuttirappaccai (Tamil), Samuttirappalai, Silver morning-glory, Soh-ringkang, Vrddhadarukah (skrt.), Woody morning glory, Woodrose

Die Wurzeln der Holzrose gelten in Indien und Nepal als Verjüngungs- und Liebesmittel. In Kalifornien entwickelte man aus den Samen eine aphrodisische Rezeptur.

Die Holzrose ist ein kletterndes Windengewächs mit herzförmigen Blättern und schönen trichterförmigen Blüten. Sie wird seit langer Zeit in der ayurvedischen Medizin verwendet. Die Wurzeln gelten als Tonika für Nerven und Gehirn und werden als Verjüngungsmittel (**Rasayana**), Aphrodisiakum (**Vajikarana**) und zur Steigerung der Intelligenz eingenommen. Medizinisch werden sie bei Bronchitis, Husten, Ejakulationsschwäche, Nervosität, Syphilis, Diabetes, Tuberkulose, Arthritis und genereller Schwäche verordnet (WARRIER et al. 1993 I: 173*).

»Von der Hirschbrunst, *boleto cervino*, welche zu rechter Zeit und Orthe gesuchet werden, ist bekannt, was Herr D. Michael einsten Herrn D. Hoffmannen von einem Ehebrecher in Leipzig erzehlet, dass dieser von diesem einigen *Medicament* sechzig mahl in einer Nacht habe aufgesagt, und eine solche Menge Saamen von sich gelassen, dass der *Canaille* ihre Schaam solchen nicht alle auffangen können, und der Raum darinnen zu klein gewesen, und gezwungen worden, den übrigen in einem Becken aufzufangen.« (KRÄUTERMANN 1725: 164f.*)

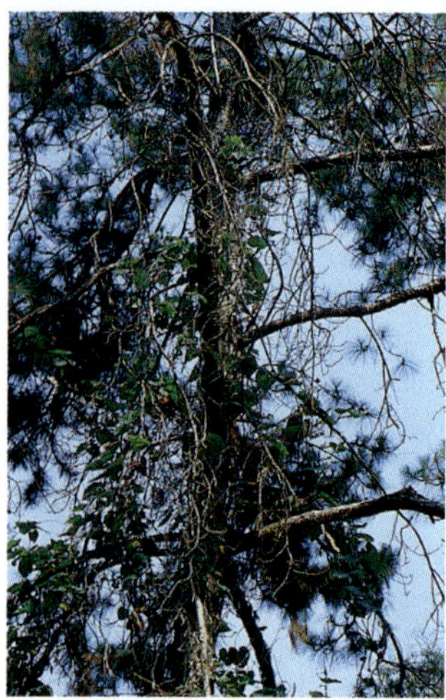

Argyreia nervosa klettert an einer Pinie (*Pinus* sp.) bis zur Baumspitze. Die Pflanze stammt aus Indien, wo sie seit alten Zeiten medizinisch und aphrodisisch genutzt wird. (Sirikit Botanic Gardens, Nordthailand, 2002)

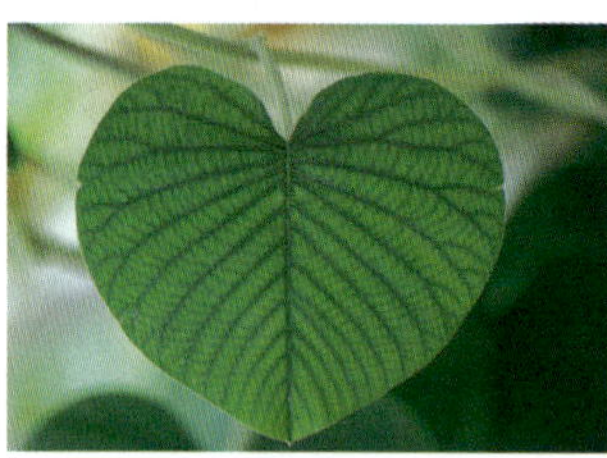

Das Blatt der Holzrose *(Argyreia nervosa)* ist herzförmig, eine Signatur für die Liebe. (Brisbane, Australien, 2002)

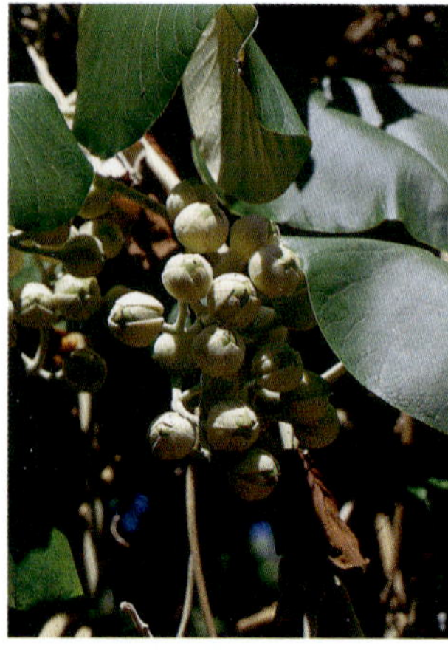

Der Fruchtstand der Holzrose. Die rundlichen Früchte sind beerenartig und enthalten glatte braune Samen. In einer Samenkapsel befinden sich ein bis vier Samen (was einer psychoaktiven Dosis entspricht). (Oahu, Hawaii, 1998)

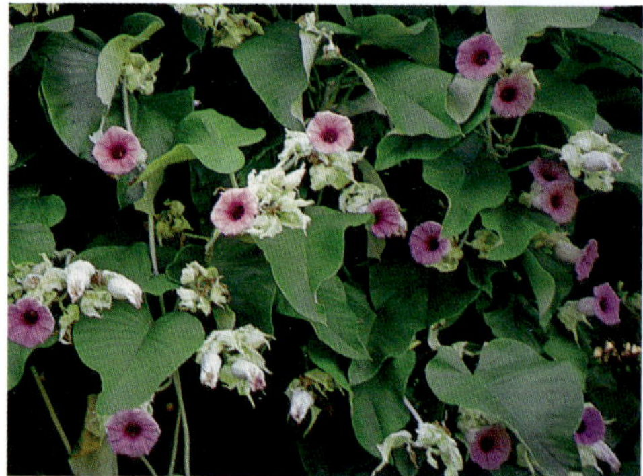

Die blühende Holzrose.

Gebrauch

Die Lodha (Indien) verwenden die in **Schnaps** eingelegte getrocknete Wurzel (3 : 1) zur Behandlung von Gonorrhöe. Das Wurzelpulver in Kuhmilch (2 : 1) wird als Heilmittel bei Schmerzen beim Urinieren genutzt. Manche Stämmen verwenden Extrakte aus der Pflanze zur Behandlung von Syphilis. Ein Aufguss der Wurzel mit Ziegenmilch (3 : 1) wird Männern bei sexueller Fehlfunktion verabreicht (Pal und Jain 1998: 65f.*).

Die alternative Szene in Kalifornien verwendet die Samen für eine Zubereitung namens *Utopian bliss balls* (»Utopische Glückseligkeitsbälle«). Sie bestehen aus fünf *Argyreia*-Samen, **Damiana**kraut, **Ginseng**wurzel *(Panax ginseng)*, **Brahmi** (*Centella asiatica*) und Bienenpollen.

Inhaltsstoffe und Wirkung

Die Samen enthalten 0,3% Mutterkornalkaloide und gehören somit zu den potentesten **Winden**drogen (Hylin und Watson 1965). Nachgewiesen wurden die Mutterkornalkaloide Agroclavin, Ergin, Isoergin (= Iso-Lysergsäureamid), Chanoclavin-I und -II, racemisches Chanoclavin-II, Elymoclavin, Festuclavin, Lysergen, Lysergol, Isolysergol, Molliclavin, Penniclavin, Setoclavin, Isosetoclavin, Ergometrinin, Lysergsäure-α-hydroxyethylamid, Isolysergsäure-α-hydroxyethylamid und Ergonovin (Ergometrin) (Brown und Malone 1978: 15*).

Die Wirkung von 4 bis 8 Samen bezeichnen Psychonauten als stark »**LSD**-ähnlich« (Smith 1985). Das heißt, es treten die gewohnten psychedelischen Muster und Empfindungen auf. Berichtet wurden farbenprächtige Visionen mit mystischem Charakter. Die normale Wirkdauer liegt zwischen 6 und 8 Stunden oder sogar länger (Ott 1979: 58*). *Argyreia* gilt auch als Aphrodisiakum: »Der Benutzer wird nach Einnahme einen euphorischen Zustand erreichen, dem bald ein angenehmes Kribbeln im ganzen Körper folgt, das etliche Stunden anhält« (Stark 1984: 28*).

Es kann aber auch zu leichten Nebenwirkungen wie Übelkeit, Erschöpfung und anschließender Verstopfung kommen (Jackes 1992: 13*). Bei hohen Dosierungen beginnt der Trip manchmal mit heftiger Übelkeit (Smith 1985).

Bezugsquellen

Samen sind im Blumenhandel erhältlich und werden in Smartshops angeboten.

Literatur

Hylin, John W. und Donald P. Watson
1965 »Ergoline Alkaloids in Tropical Wood Roses«, *Science* 148: 499–500.

Shawcross, W. E.
1983 »Recreational Use of Ergoline Alkaloids from *Argyreia nervosa*«, *Journal of Psychoactive Drugs* 15(4): 251–259.

Smith, Elvin D.
1985 »Notes on the Proposed Experiment with Argyreia nervosa«, *Psychedelic Monographs and Essays* 1: 30–37 (ohne Seitenzählung).

Homöopathika

Was ist Homöopathie?

Während die zur Allopathie gehörende Phytotherapie Medikamente auf Pflanzenbasis als pharmakologisch wirksame Stoffe zur Behandlung von Symptomen verwendet, ist die Homöopathie ein Medizinsystem an den Grenzen der Stofflichkeit. Sie versteht sich selbst als eine Erfahrungswissenschaft. Die Homöopathie ist heute ein allgemein anerkanntes Naturheilverfahren und wird zunehmend von Schulmedizinern ernst genommen. Es gibt sogar ein amtliches *Homöopathisches Arzneimittelbuch (HAB)*, das Herstellung und Prüfungsvorschriften regelt.

Begründungsgeschichte und Prinzipien

Die Homöopathie wurde als medizinische Methode von dem Arzt Samuel Hahnemann (1755–1843) begründet. Hahnemann hatte viel mit Heilmitteln experimentiert. Beim Testen des aus Peru stammenden Chinarindenbaumes (*Cinchona pubescens* Vahl) entdeckte er die Regel *Similia similibus curentur,* »Ähnliches werde mit Ähnlichem geheilt«. Der gesunde Hahnemann trank einen Chinarindentee und erlebte plötzlich fieberähnliche Symptome. Daraus folgerte er, dass eine Pflanze die Krankheit heilen kann, die sie beim Gesunden hervorruft. Er schrieb: »Jedes wirksame Arzneimittel erregt im menschlichen Körper eine Art von eigener Krankheit. Man ahme die Natur nach, welche zuweilen eine chronische Krankheit durch eine andere hinzukommende heilt und wende in der zu heilenden (vorzüglich chronischen Krankheit) dasjenige Arzneimittel an, welches eine andere, möglichst ähnliche, künstliche Krankheit zu erregen im Stande ist, und jene wird geheilet werden: Similia similibus« (HAHNEMANN 1796).

Hahnemann ging weiter davon aus, dass jede Substanz eigentlich zwei Wirkungsqualitäten hat: eine heilsame in schwacher oder niedriger, eine giftige in hoher Dosierung. In den Substanzen ist ein »gutes, göttliches Prinzip«, die »Lebenskraft« vorhanden, die als Gegenpol zur Materie wirkt. Wird die Lösung einer Substanz verdünnt, verwässert nur die Materie, der Geist (»Lebenskraft«) der Substanz bleibt aber erhalten. In höchster Verdünnung bleibt in dem Mittel allein die Lebenskraft, das »Gute, Göttliche«, zurück, während es gleichzeitig, gereinigt von der »bösen Materie«, seine höchste Heilkraft entwickelt. Deswegen wird mit dem Prozess der Verdünnung (Dilution, abgekürzt D) der gelösten Substanz (»Urtinktur«) die Materie verdünnt, die Heilkraft aber potenziert, und zwar nach der zehnten Potenz.

Homöopathische Liebesmittel

In der Homöopathie gibt es keine oder nur sehr wenige ausgesprochene Aphrodisiaka. Es gibt auch nicht *ein* Heilmittel bei Impotenz oder Frigidität, sondern viele. Denn das Mittel für Patienten wird individuell anhand des jeweils diagnostizierten Arzneimittelbildes gefunden. Dennoch sind einige Homöopathika häufiger im Einsatz bei Potenzproblemen und anderen Sexualstörungen. Allerdings sind die allopathischen Aphrodisiaka meist homöopathische Anaphrodisiaka und umgekehrt.

Die *Dieffenbachia seguine* (JACQ.) SCHOTT (syn. *Caladium seguinum* VENT.), Araceae, kann tödlich giftig sein, wenn man eine Menge von 3 bis 4 g oder mehr zu sich genommen hat (LEWIN 1992: 888*; vgl. ROTH et al 1994: 303*). Wenn ein Mann für 24 Stunden die Befruchtungsfähigkeit seines Ejakulats ausschalten will, reicht es, ein Blatt der *Dieffenbachia* auszukauen und den Saft zu schlucken (SCHENDEL 1968: 78*). In der Homöopathie hingegen dient die Pflanze in Form einer Tinktur als Aphrodisiakum und Liebesmittel.

Das **Keuschlamm**, das vielleicht berühmteste Anaphrodisiakum, wird in der Homöopathie als Aphrodisiakum speziell für Frauen benutzt.

Es werden aber auch manche Pflanzen, die als bekannte Aphrodisiaka gelten, in der Homöopathie ebenfalls zu diesem Zweck verwendet, dann aber in Form der Urtinktur, die pharmakologisch aktiv ist (zum Beispiel **Hanf**, **Peyote**, **Iboga** und **Damiana**).

Damiana wird auch in zusammengesetzten homöopathischen Mitteln, die unter anderem bei sexueller Schwäche eingesetzt werden, verarbeitet. So besteht beispielsweise »Damiana Pentarkan« aus Damiana, **Ginseng** (*Panax ginseng*), **Muira puama** (*Liriosma ovata*), **Phosphorsäure** und **Ambra**.

Bezugsquellen

Homöopathika sind in darauf spezialisierten Apotheken erhältlich.

Literatur

ALLEN, Timothy F.
1975 *The Encyclopedia of Pure Materia Medica*, New York: Boericke & Tafel.
BOERICKE, William
1992 *Handbuch der homöopathischen Materia medica*, Heidelberg: Haug.
BUCHMANN, Werner
1983 *Hahnemanns Reine Arzneimittellehre*, Heidelberg: Haug.
GÄBLER, Hartwig
1965 *Aus dem Heilschatz der Natur*, Stuttgart: Paracelsus.
HAHNEMANN, Samuel
1796 *Versuch über ein neues Prinzip zur Auffindung der Heilkräfte der Arzneisubstanzen nebst einigen Blicken auf die bisherigen*, in: BUCHMANN 1983.
MANDL, Elisabeth
1985 *Arzneipflanzen in der Homöopathie*, Wien usw.: Maudrich.

»Bei Veitstanz und Delirium denk immer an Stramonium.« (Ernst GARDEMIN, *Homöopathische Heimregeln*)

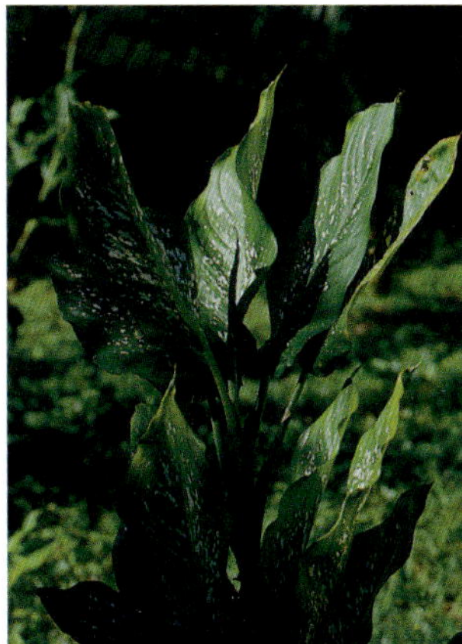

Die giftige Dieffenbachia *(Dieffenbachia seguine)* ist bei uns als Zimmerpflanze bekannt. In Mittel- und Südamerika wird sie als magischer Schutz vor Hexen, Zauberern und Krankheitsdämonen in der Nähe des Hauses angepflanzt. (Palenque, Chiapas, Mexiko, 1996)

Honig

»Honig gilt als das Nahrungsmittel der Nahrungsmittel, das Getränk der Getränke und als das Heilmittel der Heilmittel.« (MOINUDDIN 1984: 95*)

Andere Namen

Asal (arab.), Cab, Honey, Kab, Ksandra (skrt.), Madhu, Mel, Mella, Mi (chin.), Miel (frz.)

Honig gilt manchmal als Aphrodisiakum, ist aber häufiger ein beliebter Zusatz zu aphrodisischen Zubereitungen (**Lenzmittel**, **Huito**, **Liköre**, **Kräutertees**, **Kakao**).

Im sexuellen Sprachgebrauch ist Honig (chinesisch *mi*) ein Wort für Koitus und bedeutet gleichzeitig »süß« *(mi)*, so dass »die Freuden des Beischlafs als ›süß‹ bezeichnet werden« (EBERHARD 1983: 136*). Der »türkische Honig« ist in der Vulgärsprache Sperma, Vaginalsekret oder Kot (vgl. **Exkremente**). Die Sexualzonen des Unterleibs sind »das Land, in dem Milch und Honig fließen«; eine »süße Biene« ist ein attraktives junges Mädchen und die »Honigbiene« ist eine Frau, die Genitalien und Anus schleckt (BORNEMANN 1974 I*).

»Fast jeder Sexologe empfiehlt Honig zur Stärkung. Man sagt, arabische Scheiche bestreichen ihre Haremsdamen noch heute mit Honig und lassen sie durch ein blühendes Hanffeld laufen, damit die Pollen der Blüten an ihrem Körper haften bleiben, die lecken die wollüstigen alten Männer fein säuberlich ab, bevor sie mit den Damen schlafen.«
(WINNINGTON 1992: 105*)

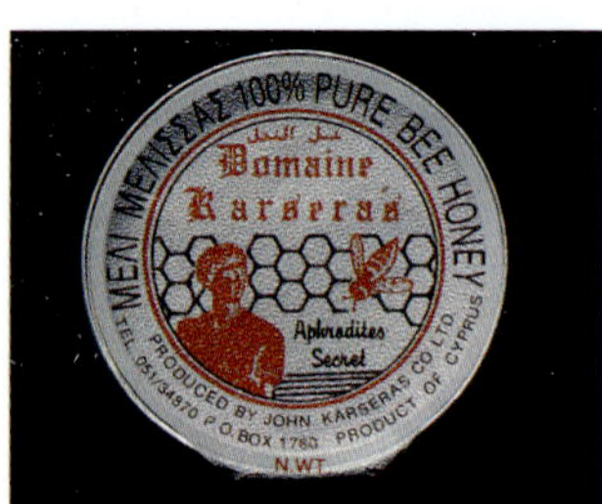

Aphrodite's Secret, »Aphrodites Geheimnis«, ist ganz normaler Bienenhonig von Zypern. (Zypern, 1992)

»Reizmittel zum Coitus sollen sein: Kaffee, Meth und auf dem Tanzboden ausgestreute Pfeffer«, so heißt es im bayerischen Volkstum (HÖFLER 1994: 195*).

»In der Gegend am Pontos, beim Volke der Sanner, gibt es eine Art Honig, die nach dem Wahnsinn, den sie hervorruft, *maenomenon* [= ›Tollmacher‹] genannt wird. Man glaubt, dies werde durch die Blüte des Oleanders [Rhododendron] verursacht, von dem die Wälder übersät sind.«
(PLINIUS XXI, 77)

Honig heißt das Produkt, das Imker von Bienstöcken der domestizierten Honigbiene *(Apis mellifica)* und anderer, wilder Bienen (*Melipona* spp., *Trigona* spp.) ernten. Er entsteht aus dem Nektar und den Pollen verschiedener Pflanzen, die Bienen bei ihren Flügen sammeln (vgl. **Gelée Royal**). »Honig ist möglicherweise das einzige vorverdaute Nahrungsmittel, das der Mensch kennt« (ROOT 1996: 127*).

Honig hat eine lange Geschichte als Heilmittel oder »Himmelsmedizin«. In der hippokratischen Medizin wurde Honig als »eine Art Psychopharmakon gegen Depressionen und Melancholie und als Geriatrikum« genauso verwendet wie als Antidot bei **Opium**überdosierungen (UCCUSIC 1987: 38f.).

Honig als Rauschmittel

Dass Honig toxisch und/oder psychoaktiv, berauschend, sein kann, ist weltweit bekannt und belegt (OTT 1998). Berühmt ist der Tollhonig, der »geil machende Honig«, der »Tollmacher« aus dem Ponticum (FÜHNER 1943: 203*, KRAUSE 1926, PLUGGE 1891). Ein aphrodisierender Honig stammt auch vom **Hanf**.

Gewisse Pflanzenwirkstoffe gehen in den Nektar der Blüten ein und werden bei der Honigproduktion durch die Bienen nicht oder nur wenig metabolisiert. So gehen bei der Alpenrose (*Rhododendron ferrugineum* L.) die giftigen Grayanotoxine in den Honig über, bei der **Tollkirsche** die Tropane, vor allem das **Atropin** (HAZSLINSKY 1956). In einigen Rhododendronarten, etwa in der Azalee (*Rhododendron simsii* PLANCH., Ericaceae) und im Pontischen Rhododendron (*Rhododendron ponticum* L.), gibt es das toxische Terpen Andromedotoxin (syn. Grayanotoxin, Rhodotoxin). Interessant in diesem Zusammenhang ist der Gebrauch der japanischen Metternich-Azalee (*Rhododendron metternichii* SIEB. et ZUCC.) in Ostasien; ihre Blätter werden als Aphrodisiakum eingenommen (STARK 1984: 84f.*).

In Yucatán heißt der psychoaktive und aphrodisierende Honig von verschiedenen **Winden** (*Ipomoea* spp. und *Turbina corymbosa* = Ololiuqui) auf Maya *xtabentun* oder *xtabentum*, »Edelsteinkordel« (SOUZA NOVELO et al. 1981: 32). Er hat psychoaktive Wirkungen und wird für das Brauen von Balche' bevorzugt. Aus ihm wird in der Gegend von Valladolid ein **Likör** gleichen Namens hergestellt (OTT 1998).

Honigmet

Met ist ein alkoholisches Getränk, das aus Wasser, Honig und weiteren Zusätzen (»bitteren Kräutern«) sowie wilden oder kultivierten Hefen *(Sacchamoryces cerevinae)* gebraut wird (vgl. **Pilze**). Traditioneller Met ist nur schwach alkoholisch (2 bis 4%) und keinesfalls süß, da der Zucker im Honig vollkommen in **Alkohol** umgewandelt wird. Der heute meist populäre Met ist ein süßes, klebriges 14%iges Getränk, das durch Fermentation einer gesättigten Honiglösung gebraut wird. In der alten Literatur wird zwischen Met und **Bier** oft nicht unterschieden. Das liegt daran, dass früher Honig oft zusammen mit Malz verbraut wurde.

Met wurde wahrscheinlich schon in der Steinzeit erfunden, ist in vielen Gebieten der Welt nachweisbar und war allen indogermanischen Völkern bekannt. Er galt in allen alten, heidnischen Kulturen als heilig und wurde als Trankopfer und zur kollektiven Berauschung rituell benutzt (MAURIZIO 1933).

Im alten Indien wird Met mit dem sagenhaften Rauschmittel **Soma** in Verbindung gebracht. Die indischen Gottheiten werden als *madhava*, »dem Met Entsprossene« bezeichnet. In Indien hieß Honig *madhu*, galt als »Essenz aller Pflanzen und Säfte« und wurde als Met im *madhupatra*, »Honiggefäß«, aufbewahrt. Als berauschender Trank (*madya*) war er der Madira, der »Göttin des Mets« und Gemahlin des vedischen Varuna geheiligt und wurde in tantrischen Riten verwendet.

Im Mittelalter glaubten die Iren, dass Met die Virilität des Mannes und die Fruchtbarkeit der Frau fördert. Jungvermählten Bräuten gab man »einen Mond lang« Met zu trinken. Daher stammt das Wort *honeymoon*, »Honigmond« (= Flitterwochen)! Der von irischen Mönchen entwickelte *Bunratty mead* wurde aus Honig, Traubensaft und erlesenen Kräutern bereitet (RÄTSCH 1999).

Berühmt war auch die verführerische und erotisierende Wirkung des *Salvator-Meth* oder *Salvemeth*, der aus Weißbier und Met gemischt wurde (nicht mit dem dunklen Münchner Stark**bier** *Salvator* zu verwechseln). Er galt als Liebestrank, Schönheits- und Stärkungsmittel und diente der Beförderung der ausbleibenden Periode. Liebestolle Burschen machten mit dem Salvator-Meth die von ihnen begehrten Frauen betrunken und gefügig (HÖFLER 1994: 134f.*).

Literatur

CHARLTON, Jane und Jane NEWDICK
1996 *Honig*, München: Irisiana.
GLOCK, Joh. Ph.
1897 *Die Symbolik der Bienen und ihrer Produkte in Sage, Dichtung, Kultus, Kunst und Bräuchen der Völker*, Heidelberg: Th. Groos.
HAZSLINSKY, B.
1956 »Toxische Wirkung eines Honigs der Tollkirsche (*Atropa belladonna* L.)«, *Zeitschrift für Bienenforschung* 3(5): 93–96, 3(10): 240.

Huber, Ludwig
1905 *Die neue, nützlichste Bienenzucht* (14. Aufl.), Lahr: M. Schauenburg.
Krause, K.
1926 »Über den giftigen Honig des pontischen Kleinasien«, *Die Naturwissenschaften* 44(29, 10): 976–978.
Maurizio, A.
1933 *Geschichte der gegorenen Getränke*, Berlin: Verlag Paul Parey.
Ott, Jonathan
1998 »The Delphic Bee: Bees and Toxic Honeys as Pointers to Psychoactive and Other Medicinal Plants«, *Economic Botany* 52(3): 260–266.
Plugge, P.C.
1891 »Giftiger Honig von *Rhododendron ponticum*«, *Archiv der Pharmazie* 229: 554–558.
Rätsch, Christian
1999 »Dall'idromele dell'ispirazione allo spirito del vino: le bevande alcoliche nella medicina popolare, nella scienza medica e nella farmacologia«, Eleusis N.S. 3: 3–26.
Ransome, Hilda M.
1937 *The Sacred Bee in Ancient Times and Folklore*, Boston, New York: Houghton Mifflin Co.
Roscher, Wilhelm Heinr.
1883 *Nektar und Ambrosia. Mit einem Anhang über die Grundbedeutung der Aphrodite und Athene*, Leipzig: B. G. Teubner.
Rüdiger, Wilhelm
1974 *Ihr Name ist Apis: Kleine Kulturgeschichte der Bienen*, Illertissen: Mack.
Souza Novelo, Narciso, Victor M. Suarez Molina und Alfredo Barrera Vasquez
1981 *Plantas meliferas y poliniferas de Yucatán*, México, D.F.: Fondo Editorial de Yucatán.
Uccusic, Paul
1987 *Doktor Biene*, München: Heyne.
White, J. W., jr.
1966 »Honey«, in: Roy A. Grout (Hg.), *The Hive and the Honey Bee*, Hamilton/Illinois: Dadant & Sons, S. 369–406.

Hormone

Hormone sind physiologisch gebildete Wirkstoffe, die in geringsten Mengen regulierend auf die vegetabilen Funktionen der Organe beziehungsweise der Gewebe einwirken. Der Begriff wurde von griech. *hormán*, »anregen, antreiben«, gebildet.

Funktion, Wirkweise, Indikationen

Hormone regulieren die Körperfunktionen und sind verantwortlich für die Ausbildung der spezifischen Geschlechtsmerkmale. Medizinisch werden sie eingesetzt zur Regelung sexueller Funktionsstörungen und zur Schwangerschaftsverhütung (Anti-Baby-Pille).

Die Hormone der Keimdrüsen (Testosteron in Hoden, Östrogen in Eierstöcken) gehören chemisch zur Gruppe der Cholesterinabkömmlinge (Steroide); sie bewirken die normalen Funktionen der männlichen und weibliche Genitalsysteme und sind wesentlich bei der Entwicklung der männlichen und weiblichen Geschlechtsmerkmale. Dennoch werden auch männliche Hormone im weiblichen Körper gebildet und umgekehrt.

Zu den männlichen Sexualhormonen oder Androgenen gehören Androsteron (ein Keton, 17β-Hydroxy-4-androsten-3-on, $C_{19}H_{30}O_2$) und Dehydroandrosteron ($C_{19}H_{28}O_2$). Sie werden für medizinische Zwecke aus dem Urin gewonnen. Das eigentliche Hormon aus den Hoden (*Testes*) ist das Testosteron ($C_{19}H_{28}O_2$), das zehnmal wirksamer ist als Androsteron. Die Gabe männlicher Sexualhormone ist angezeigt bei hormonalen Ausfallerscheinungen, Potenzstörungen und Sterilität (Latscher 1930*). Testes (Hoden) und Testosteron werden medikamentös zur Behandlung von Impotenz eingesetzt (Gottlieb 1974: 43*). Das Sexualhormon Testosteron ähnelt dem in den Hoden produzierten **Pheromon** Androstenol; Methyltestosteron, dem **Pemolin**. Testosteron und andere Hormone gehören zu den illegalen Dopingmitteln im Sport (Berendonk 1992*).

In den weiblichen Keimdrüsen werden zwei Arten von östrogenen Sexualhormonen gebildet: die Follikelhormone (Östron [$C_{18}H_{22}O_2$], Östriol, α- und β-Östradiol, Equilin, Equililinin und Hippulin) und das Gelbkörperhormon (Progesteron, Schwangerschaftshormon, $C_{21}H_{30}O_2$). Die Follikuline lösen in Tieren die Brunst aus und bewirken die Bildung der weiblichen sekundären Geschlechtsmerkmale. Progesteron reguliert die Schwangerschaft. Östrogen wird bei Wechseljahrbeschwerden verschrieben.

Im Hypophysenhinterlappen entstehen die HHL-Hormone **Oxytocin** und **Vasopressin**.

In der Nebenniere wird das DHEA oder Dehydroepiandrosteron, das zu den Steroidhormonen zählt, gebildet. In den Medien wird es derzeit als » Mutter der Hormone«, als »Superhormon« oder »hormoneller Gesundbrunnen« gefeiert und als Wunderdroge, *Anti Aging Hormone* und Aphrodisiakum vermarktet: »Für DHEA wie für weite Bereiche der Hormone im menschlichen Körper gilt, dass die Wirkungsauslöser und Wechselwirkungen nur ansatzweise bekannt sind und die Fragen nach Bedenklichkeit und Unbedenklichkeit immer wieder neue Facetten erhalten. (...) Das einzige, worauf sich Forscher heute einigen können, ist die Tatsache, dass sich DHEA leicht in andere Hormone umwandelt, insbesondere in Östrogen und Testosteron« (Knieriemen 2002).

Prostaglandin E1

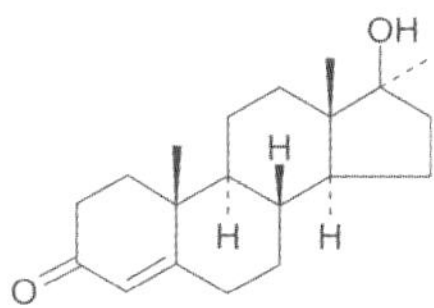

Testosteron

Methyltestosteron

Androsteron

Androstenol

Östron

Progesteron

Diosgenin

»Die Yamswurzelarten vermehren den Samen, die Milch und andere hormonelle Sekretionen und wirken gewichtsvermehrend. Die amerikanische Art enthält auch viele Hormone und ist ein wirksames Tonikum für das weibliche Genitalsystem.« (LAD und FRAWLEY 1987: 257*)

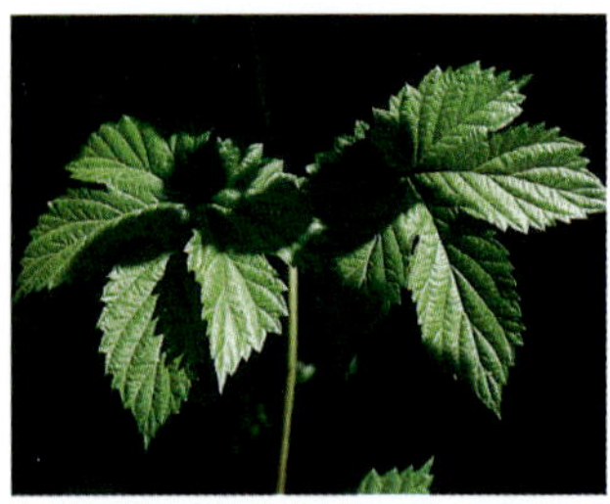

Die Blätter des mit dem **Hanf** verwandten Hopfens *(Humulus lupulus)*. Hopfen kann eine hormonelle Wirkung (Östrogen) beim Menschen haben. Hopfen gilt allgemein als Anaphrodisiakum und Schlaffmacher.

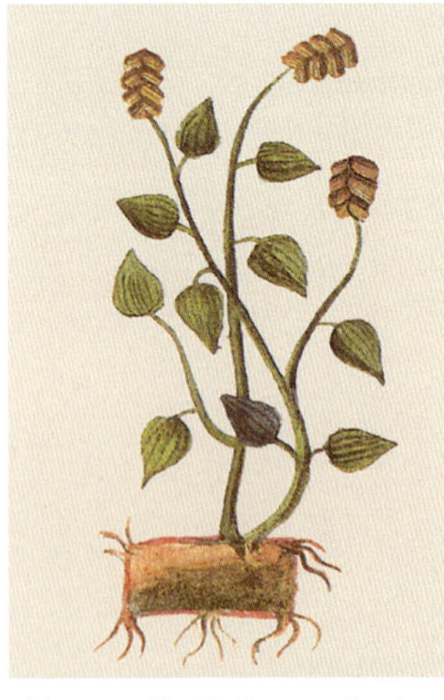

Chipauac xihuitl, eine mexikanische Yamsart (*Dioscorea* sp.), dargestellt in einem aztekischen Manuskript über Heilpflanzen von 1552 (MARTÍN DE LA CRUZ, *Libellulus de medicinalibus indorum herbis*, fol. 8 r.). Aus einem mexikanischen Yams wurde die Anti-Baby-Pille entwickelt!

Aus den Prostatahormonen, den Prostaglandinen, wurde **Alprostadil** entwickelt. Die Prostaglandine haben eine direkte, gefäßerweiternde, widerstandsmindernde und dadurch blutdrucksenkende Wirkung, dem **Nitroglycerin** ähnlich, aber stärker.

Hormonhaltige Pflanzen und ihre Wirkung

In Pflanzen, Kohle, Torf, Petroleum und Asphalt entdeckte man Substanzen, die so genannten östrogenen Stoffe, die dasselbe wie die Follikuline bewirken, chemisch aber anders aufgebaut sind.

Viele Pflanzen enthalten natürliche Hormone (Phytohormone), die den menschlichen analog sind. Solche Pflanzenhormone (Abscisinsäure, Cytokinine, Gibberelline [vgl. **Ginkgo**], Auxine, Ethylen) können auf Menschen mitunter eine starke Wirkung ausüben. Ähneln sie dem Progesteron oder Östrogen, beeinflussen sie die weibliche Sexualität, den menstruellen Zyklus und können eine Pseudoschwangerschaft auslösen, wodurch sie verhütend wirken (Ovulationshemmer). Bei Männern können sie die Libido dämpfen und zur Effiminierung führen (so etwa Hopfen; siehe **Bier**). »Der Bierbauch hat einen völlig anderen Grund: weibliche Sexualhormone. (...) Der Hopfen enthält solche Hormone wie Daidzein und Genistein. (...) Auch die Hefe steuert Hormone bei, z.B. das 17-β-Östradiol, ein Östrogen, das ansonsten in den weiblichen Eierstöcken gebildet wird. Eine Wirkung dieser Inhaltsstoffe ist die Entwicklung eines Bierbauchs beim regelmäßigen Biertrinken. Die typische Östrogenwirkung ist vielfach auch an einem deutlichen Brustansatz zu erkennen« (POLLMER et al. 1998: 208*).

In der mexikanischen Yamswurzel (Cabeza de negro, »Mohrenkopf«; *Dioscorea mexicana, Dioscorea* spp., Dioscoreaceae) und in der Barbascoknolle (Liliaceae) kommt Diosgenin vor, das durch chemische Veränderung in das Schwangerschaftshormon Progesteron umgewandelt werden kann (WASSÉN und KRUMBACH 1981). Mit dieser Entdeckung durch Russel Marker in den vierziger Jahren des 20. Jahrhunderts begann die Geschichte der Anti-Baby-Pille (SCHENDEL 1968: 77f.*).

Als Aphrodisiaka genutzte Pflanzenhormone

Erstaunlicherweise verwendet man weltweit Yamsarten als Aphrodisiaka. Im *Pen-tsao-ching* wird pulverisierte Yamswurzel als Heilmittel bei Impotenz genannt. In China werden Knollen von *Dioscorea japonica* THUNB. als Aphrodisiakum und nährendes Tonikum eingenommen (MÜLLER-EBELING und RÄTSCH 1986: 207*). In der traditionellen chinesischen Medizin wird Shan yao, die »Bergmedizin« (*Dioscorea opposita* THUNB.), bei nächtlichen Ejakulationen (Pollutionen) und Spermathorrhöe eingesetzt (REID 1988: 145*) und in der chinesischen Volksmedizin als allgemeines Stärkungsmittel gebraucht (PAULUS und DING 1987: 132*). Shan yao enthält das Pflanzenhormon *d*-Abscisin II (BENSKY und GAMBLE 1986: 460*). Im Ayurveda benutzt man den Aluka-Knollenextrakt (*Dioscorea* sp.) als Aphrodisiakum und Potenzmittel. In Mexiko isst man Yamsknollen (*Dioscorea* spp.) als Aphrodisiaka und bereitet aus den Blättern einen Tee. In Belize ist Cocolmeca oder Barba del viejo (*Dioscorea* aff. *belizensis* LUNDELL) ein ethnogynäkologische Mittel und Aphrodisiakum: »Zur Behandlung von Impotenz wird diese Pflanze zehn Tage lang in Gin angesetzt und ein Esslöffel dreimal täglich genommen. Bei Unfruchtbarkeit wird die Pflanze zehn Tage lang in ›anisado‹ (Anislikör) angesetzt und davon drei Esslöffel täglich eingenommen« (ARVIGO und BALICK 1994: 229*).

Bezugsquellen

Sexualhormonpräparate (**Medikamente**) gibt es im Apothekenhandel, manche rezeptpflichtig, andere frei verkäuflich.

DHEA gilt in den USA als **Nahrungsergänzungsmittel** und ist dort frei verkäuflich.

Literatur

KNIERIEMEN, Heinz
2002 »DHEA – eine neue Wunderdroge?«, *Natürlich* 4/02: 70.

KRUMBACH, Helmut und S. Henry WASSÉN
1983 »Alte Kontrazeption in der Neuen Welt«, *Sexualmedizin* 12: 273–276, 316–317.

NACHTIGALL, Lila
2002 *Östrogen: Für Jugendlichkeit und sexuelle Vitalität*, München: Hugendubel/Irisiana.

WASSÉN, S. Henry und Helmut KRUMBACH
1981 »Indianische Kontrazeption«, *Ethnologia Americana* 18(2): 1013–1016, 1025.

Hörner

Tierhörner waren den Menschen seit prähistorischer Zeit ein Inbegriff männlicher Potenz und Zeugungskraft; sie symbolisieren das männliche Glied. Diverse Rezepturen mit geraspeltem Horn wurden und werden universell als Liebesmittel gepriesen.

Bereits in der Steinzeit wurden in der Höhlenmalerei oder in Felsgravuren Menschen mit Hörnern dargestellt. Die Gehörnten werden als Jäger, Schamanen oder Gottheiten gedeutet (DIECK 1993, KAPLAN 1975). Oft sind sie mit erigiertem **Phallus** dargestellt (als »Horny Gods«, das heißt zeugende, potente und Fruchtbarkeit verheißende Götter). Die Assoziation von Hörnern und Phallen ist demzufolge sehr alt.

Im Englischen bedeutet »horny« geil (vgl. **Horny goat weed**).

Noch heute setzen sich Schamanen bei ihren Ritualen Masken oder einen Kopfputz auf, an denen Tierhörner befestigt sind, um die Verbindung mit tierischen und kosmischen Elementarkräften zu fordern. Im Gegensatz dazu ist im modernen Jargon ein »gehörnter Mann«, einer, dem seine Frau »Hörner aufsetzte«, eher ein Geprellter, der durch einen Nebenbuhler seiner Potenz beraubt wurde.

Hörner sind nicht nur Symbole für männliche Macht – man denke an Geweihe als Jagdtrophäen an der Wand; nach wie vor werden sie zu Aphrodisiaka und **Liebestränken** verarbeitet: geraspelt, pulverisiert, geschluckt, mit **Alkohol** ausgezogen oder mit anderen Substanzen kombiniert.

Als Aphrodisiaka werden vor allem gerühmt: **Hirschhorn**, **Nashorn**, Drachenhörner (siehe **Nashorn**), **Einhörner**, Hörner vom **Bock**, von der **Antilope** sowie das »Geweih« gewisser **Insekten** (**Hirschkäfer**, Nashornkäfer) und sogar Ammonshörner, die ihren Namen den gewundenen Hörnern des Widders (Hammon) und des Gottes Jupiter-Ammon verdanken (**Ammoniten**).

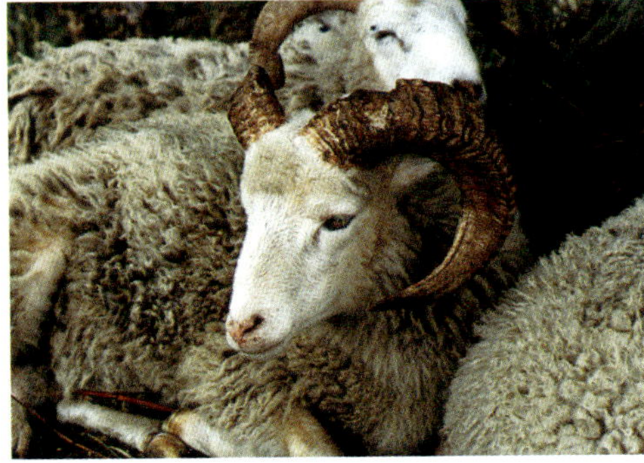

Der Widder ist ein universales männlich-sexuelles Symbol für die tierische Kraft, das animalische Wesen. Seine gewundenen Hörner werden als schamanische Ritualobjekte, magische Liebeszauber und Opfergaben benutzt.

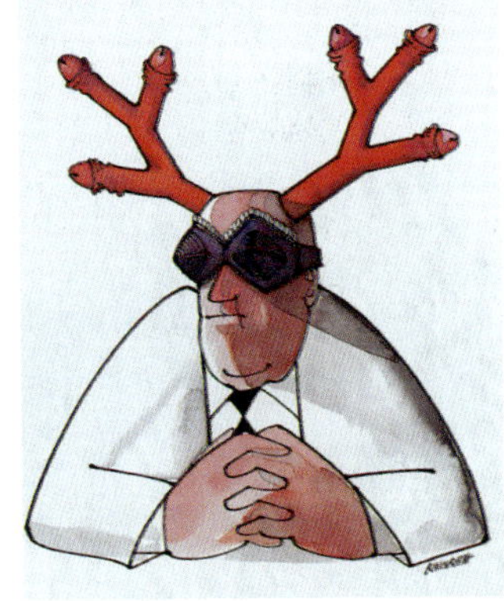

»Hörner aufsetzen.« (Karikatur aus *Penthouse* Nr. 4, April 1985)

Das Horn vom Steinbock (*Capra hircus ibex* L.) oder der Bezoarziege (*Capra hircus aegagrus* ERXLEBEN; vgl. **Bezoarsteine**) wird als potenzsteigerndes **Amulett** und als Messergriff verarbeitet, um dem Menschen (Mann) Kraft und Gesundheit zu verleihen (HILDEGARD VON BINGEN, *Physica* VII 12).

»Übrigens kommt der in allen modernen Sprachen vorkommende Ausdruck ›einem Ehemann Hörner aufsetzen‹ aus dem Vergleich Horn = *membrum virile*, so dass die Redensart eigentlich bedeutet ›ihm ein zweites Glied anlegen‹.« (SCHNUR in PETRON 1968: 242*)

Literatur

DIECK, Alfred
1993 »Eine bronzezeitliche Schamanendarstellung aus Schweden«, *Curare* 3–4/93: 189–190.

KAPLAN, Reid W.
1975 »The Sacred Mushroom in Scandinavia«, *Man* N.S. 10: 72–79.

Horny goat weed

Epimedium sagittatum (SIEB. et ZUCC.) MAXIM.,
Berberidaceae (Sauerdorngewächse)
syn. *Aceranthus sagittatus*

Andere Namen

Bischofmütze, Elfenblume, Inyôkaku (jap.), Sockenblume, Ûmyanggwak (kor.), Xian Ling Pi, Yin yang huo (chin. »Unzüchtige Ziegenwurzel«)

In Australien heißt die angeblich äußerst aphrodisische ostasiatische Elfenblume *Horny goat weed*, wörtlich »geiles Ziegenkraut«. Die Pflanze wird in China als Aphrodisiakum und in der traditionellen chinesischen Medizin als Potenzmittel genutzt. Pharmakologisch nachweisbar erhöht sie die Blutzufuhr im Penis.

Der englische Name geht zurück auf den chinesischen, *Yin yang huo*, was wörtlich »unzüchtige Ziegenwurzel« bedeutet. Man könnte aus dem Namen auch »Yin-Yang-Wurzel« lesen. Sowohl das harmonisierende als auch das geil ma-

»Das Heilmittel [Yin yang huo] weitet die Kapillaren und auch die größeren Blutgefäße; senkt den Blutdruck; findet sich häufig in Rezepturen für ›Frühlingswein‹, hilft gegen Geistesabwesenheit, indem es dem Gehirn Blut zuführt.« (REID 1988: 147*)

Australisches Aphrodisiakum auf der Basis von Horny goat weed *(Epimedium sagittatum)* sowie den Zusätzen **Muira-Puama**, **Erdburzeldorn**, **Ginseng**, **Eleutherokkokus**, **Hafer**, **Damiana**, **Brennnessel** und **Ginkgo** sowie Nicotinamid, Vitamin B_6 und **Zink**. (Verpackung, Australien, 2002)

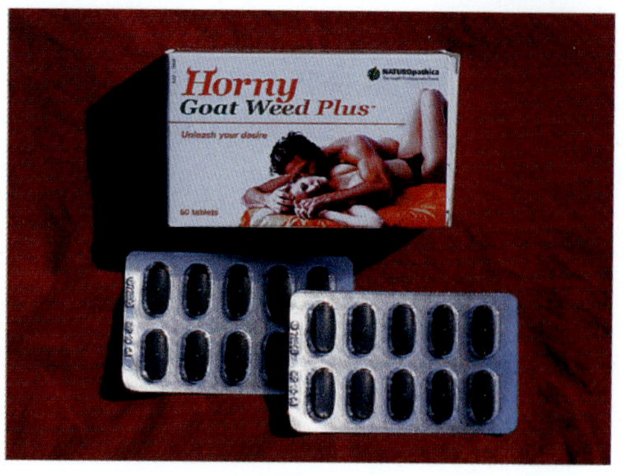

chende Element trifft auf die Reputation als Aphrodisiakum in China und die Verwendung als Potenzmittel in der traditionellen chinesischen Medizin zu (Bensky und Gamble 1986: 490f.*).

Inhaltsstoffe

Horny goat weed enthält Icariin, Benzen, Sterole, Tannin, Palmitinsäure, Linolsäure, Ölsäure und **Vitamin E** (Bensky und Gamble 1986: 491*).

Horny-goat-weed-Extrakt wirkt auf die Drüsen und die Hormonausschüttung und hat einen stabilisierenden Einfluss auf den Blutkreislauf. Die Adern werden erweitert und besser durchblutet, vor allem die Blutgefäße des Penis. Klinische Studien zeigten, dass bei Männern in den ersten Stunden nach Einnahme des Extraktes die Zahl der Spermien ansteigt und die Samendichte zunimmt (Reid 1990).

Ein legendäres taoistisches Aphrodisiakum oder Lenzmittel, ein Yao-jiou, »Frühlingswein«, mit Horny goat weed als einer der wichtigsten Zutaten (Reid 1990*):

60 g	**Hirschhorn**raspel	Cornu Cervi sikae
60 g	Hirschhornharz	Resina Cornu Cervi sikae
60 g	**Schildkröten**panzerharz	*Clemmys chinensis*
60 g	Horny goat weed	*Epimedium sagittatum*
60 g	Rehmannia-Rhizom	*Rehmannia glutinosa*
30 g	Tragantwurzel	*Astragalus haongtchy*
25 g	**Engelwurz**	*Angelica polymorpha*
25 g	Eucommiarinde	*Eucommia ulmoides* Oliv.[376]
25 g	Chinesischer Bocksdorn (vgl. **Nachtschattengewächse**)	*Lycium chinense*
25 g	Japanische Ligustersamen	*Ligustrum japonicum* Thunb.
25 g	Cynomoriumstengel	*Cynomorium coccineum*[377]
25 g	menschliche Plazenta	*Homo sapiens*
15 g	Koreanischer **Ginseng**	*Panax ginseng*
15 g	Wilde Himbeerfrüchte	*Rubus coreanus* Miq.[378]
2 Stück	**Seepferdchen**	*Hippocampus coronatus*
2 Stück	Rotgefleckte Eidechse (je ein Weibchen und ein Männchen)	*Phrynosoma cornuta*

Die Zutaten werden vermischt und mit **Wein** oder **Schnaps** ausgezogen (zwei Wochen lang). Dann wird der »Frühlingswein« abgegossen. Die Dosis sollte zu Anfang ein Glas *ante actum* (vor dem Akt genossen) nicht übersteigen.

Arten aus der Gattung Epimedium, die ebenfalls als Aphrodisiaka benutzt werden:

Epimedium grandiflorum C. Morr., syn. *Epimedium macranthum* C. Morr et Decne., Langsporige Elfenblume

»Dieser ostasiatischen Pflanze wird die Eigenschaft nachgesagt, die Manneskraft zu stärken. Nach Einnahme der Pflanze konnte eine erhöhte Fruchtbarkeit und Spermienproduktion beobachtet werden. Sie vermag zudem den Körper zu verjüngen« (Stark 1984: 80f.*).

Die Kleinstdosis sind 600 mg der getrockneten Wurzel. Sie sollte langsam, von Tag zu Tag, um jeweils 50 mg erhöht werden, bis man eine gewünschte Wirkung verspürt.

In der traditionellen chinesischen Medizin wird eine Kombination mit Schizandrafrüchten, Bocksdornfrüchten und Tragantsamen (*Astragalus complanatus* R. Br., *A. chinensis* L., *A. adsurgens* Pall.) bei Impotenz und Unfruchtbarkeit verwendet (Bensky und Gamble 1986: 491*).

Epimedium brevicornum Maxim.

Wird in der traditionellen chinesischen Medizin verwendet wie Horny goat weed.

Epimedium diphyllum Grah.

Gilt in Ostasien als Aphrodisiakum und Potenzmittel.

Bezugsquellen

Die Rohdroge gibt es im chinesischen Kräuterhandel. International kann man Präparate in vielen Ländern erwerben, meist als **Nahrungsergänzungsmittel**, oder über Internet im ethnobotanischen Handel bestellen.

Literatur

Reid, Daniel P.
1990 »The Ultimate Aphrodisiac: A Taoist Torrid Tonic«, *East West* Feb./90: 48–49, 84.

376 Von dieser Eucommiaceae wird in China ein Rindenextrakt als Aphrodisiakum getrunken. In der traditionellen chinesischen Medizin ist *Du zhong* bei Impotenz angezeigt (Reid 1988: 149*).

377 In der Mongolei wird die Wurzel von *Cynomorium coccineum* als Aphrodisiakum genutzt. *Cynomorium songaricum* Rupr. (Suo yang, »Yang-Binder«) wird in der traditionellen chinesischen Medizin bei Impotenz durch Nierenschwäche verwendet (Bensky und Gamble 1986: 489*).

378 Diese Art sowie *Rubus chingii* Hu werden in der traditionellen chinesischen Medizin bei Impotenz verwendet. Sie enthalten Salicylsäure, Vitamine A und C und β-Sitosterin (Paulus und Ding 1987: 277*); vgl. **Früchte**.

Huanarpo

Jatropha macrantha MUELL.-ARG.,
Euphorbiaceae (Wolfsmilchgewächse)

Jatropha basiacantha PAX. et HOFFM.
Jatropha ciliata MUELL.-ARG., syn. *Croton ciliatum* (nach RUIZ; vgl. **Drachenblut**), Higos de Duende, Huanarpo macho
Jatropha grossidentata PAX et HOFFM., Purgiernuss
Jatropha peruviana MUELL.-ARG.
Jatropha spp.

Andere Namen

Guanarpo, Huanarpo macho (peruan. Spanisch »männliches Huanarpo«), Jatropha, Wanarpu (Ayamara/Quechua)

Das Wolfsmilchgewächs Huanarpo gehörte zu den legendären Liebesmitteln der Inka. In Bolivien und Peru wird es als Aphrodisiakum für Frauen gerühmt.

Lange Zeit war die botanische Identität des Huanarpo oder Guanarpo ungeklärt. Erst in den letzten Jahrzehnten konnte die Pflanze aufgrund des steigenden ethnobotanischen Interesses identifizert werden. Bei den zwei in der Volksbotanik unterschiedenen Huanarpos, einem »männlichen« und einem »weiblichen«, handelt es sich um zwei Arten aus der Familie der Wolfsmilchgewächse. Das »männliche« Huanarpo macho ist *Jatropha macrantha*. Die »weibliche« Form, Huanarpo hembra, ist *Cnidoscolus peruvianus* (M. ARG.) MACBRIDE[379]. Das »weibliche« Huanarpo ist besonders in den bolivianischen Yungas ein berühmtes Aphrodisiakum für Frauen (DE LUCCA und ZALLES 1992: 102*), das männliche natürlich in erster Linie ein Aphrodisiakum für Männer. Manchmal wird aber auch die gegenteilige Anwendung empfohlen: Männer brauchen das »weibliche« Huanarpo, Frauen das »männliche«.

Ethnopharmakologischer Gebrauch anderer Jatropha-Arten

Auch andere *Jatropha*-Arten gelten in Südamerika als Aphrodisiaka (SCHULTES 1980: 104*). In Amazonien raucht man die Blätter einer *Jatropha* sp. als Aphrodisiakum (MÜLLER-EBELING und RÄTSCH 1986: 207*). Im Schamanismus der Ayoréindianer von Paraguay wurde die getrocknete Wurzel der *caniroja* genannten Pflanze (*Jatropha grossidentata* PAX et HOFFM.; Purgiernuss) geraucht, um mit Tiergeistern kommunizieren zu können und Novizen in das Schamanentum einzuweihen. Gelegentlich stiegen die Schamanen *(naijna)* auf einen **Quebrachobaum** *(Aspidosperma quebracho-blanca)* um, in dessen Krone sitzend, diese Wurzeln zu rauchen und dadurch mit den Tieren sprechen zu können (SCHMEDA-HIRSCHMANN 1993: 108, 109*).

Inhaltsstoffe und Wirkung

Bei einem Selbstexperiment unter Aufsicht eines der letzten Ayoreoschamanen konnten keinerlei psychotrope Wirkungen festgestellt werden.

Allerdings sind in der Wurzel Rhamnofolane und Diterpene gefunden worden (JAKUPOVIC et al. 1988, SCHMEDA-HIRSCHMANN et al. 1992), die

Rezept vom *mercado modelo* in Chiclayo, Peru

Clavohuasca	*Tynanthus* sp. (vgl. **Muira-Puama**)
Guanarpo (= Huanarpo macho)	*Jatropha macrantha* MUELL.-ARG. *Jatropha basiacantha* PAX. et HOFFM. *Jatropha ciliata* MUELL.-ARG. *Jatropha peruviana* MUELL.-ARG. oder *Croton ciliatum* (nach RUIZ)
Maca	*Lepidium meyenii* WALP (Cruciferae), mit Garten**kresse** verwandt; legendäres Kräftigungsmittel und Aphrodisiakum der Inka

Mit starkem **Schnaps** (Alkohol) ansetzen. Als Aphrodisiakum soll es besonders gut für Frauen sein.

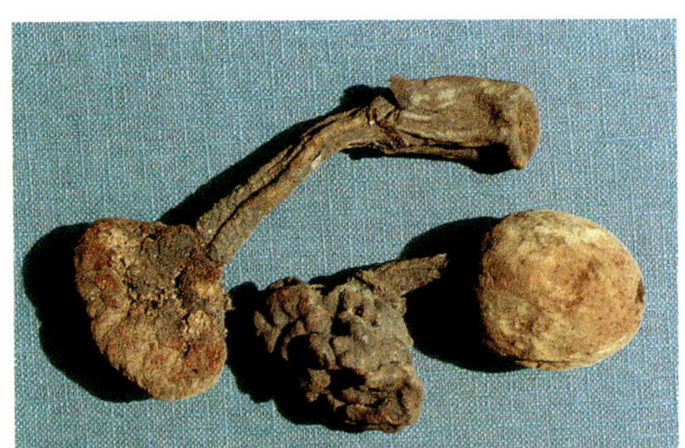

In Peru ist *huanarpo macho* das berühmteste Aphrodisiakum (*Jatropha macrantha*), das angeblich auch psychoaktiv wirkt. Die abgebildete Rohdroge wird mit hochprozentigem Schnaps mazeriert.

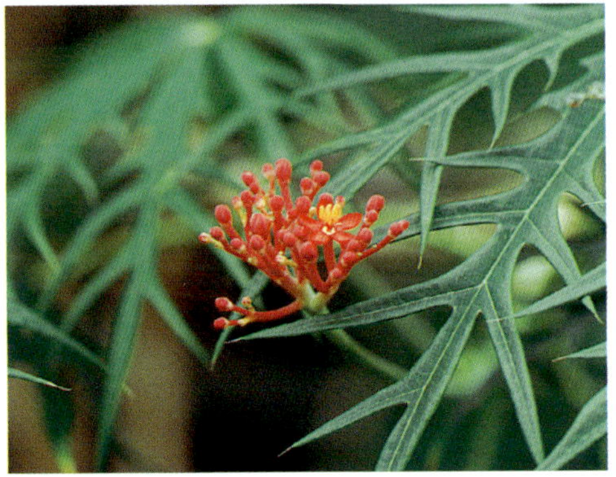

Der Cassavestrauch *(Jatropha multifida)* ist mit dem Huanarpo verwandt.

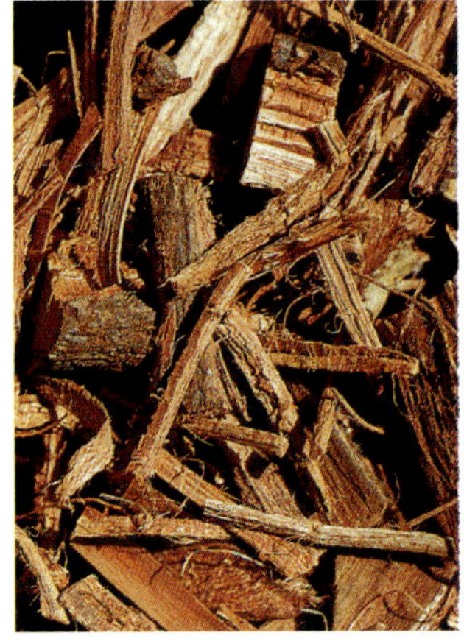

Das Lianenholz von Clavohuasca oder Clavo-huasca (*Tynanthus* sp.) gilt im peruanischen Amazonasgebiet als Aphrodisiakum – speziell für Frauen.

379 Diese Pflanze wird auch Huanapo, Wanarpu, Qachu Wanarpu (Aymara), Mula wañuchi (Quechua) genannt.

»Man sagt, dass ein Aufguss der Wurzel ein wunderbares Aphrodisiakum sei.« (DE LUCCA und ZALLES 1992: 215*)

näherer Untersuchung harren (immerhin ist der *Salvia divinorum*-Wirkstoff auch ein Diterpen).

Bezugsquellen

Huanarpo kann man in Peru und Bolivien auf jedem Kräutermarkt kaufen. Im Zuge der weltweiten Vermarktung von **Maca** wird auch Huanarpo immer häufiger im internationalen ethnobotanischen Handel angeboten.

Literatur

JAKUPOVIC, J., M. GRENZ und G. SCHMEDA-HIRSCHMANN
1988 »Rhamnofolane Derivatives from *Jatropha grossidentata*«, *Phytochemistry* 27: 2997–2998.

SCHMEDA-HIRSCHMANN, G., F. TSICHRITZIS und J. JAKUPOVIC
1992 »Further Diterpenes and a Lignan from *Jatropha grossidentata*«, *Phytochemistry* 31: 1731–1735.

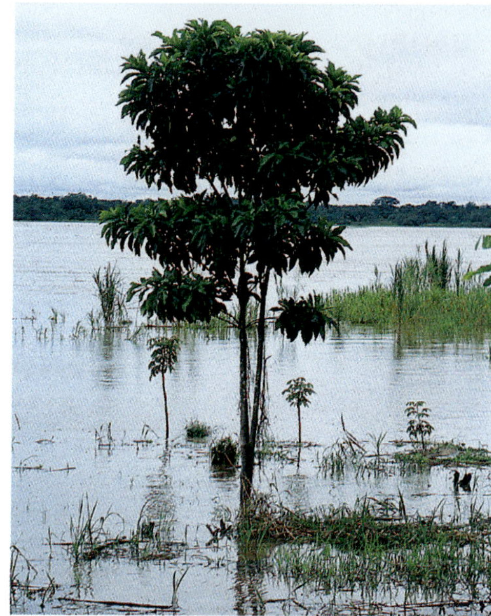

Der Huitobaum *(Genipa americana)* wächst an den Ufern der Flüsse Amazoniens. In der Überschwemmungszeit steht er oft metertief im braunen Wasser. (Bei Iquitos, Amazonien, Peru, 2000)

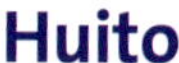

Huito

Genipa americana L., Rubiaceae (Rötegewächse)

Andere Namen

Genipap (Xingú), Jagua, Jagua azul, Jagua blanca, Illuale, Maluco, Marmeldose, Tejoroso, Xahua (chiapanekisch), Yoale

Der mit dem westafrikanischen **Yohimbe** verwandte Baum kommt in den Tropen von Westindien, Mexiko bis Peru und Brasilien vor[380]. In Amazonien ist Huito ein berühmtes Aphrodisiakum und wird auch in den Rezepturen der **Siete Raizes** verwendet.

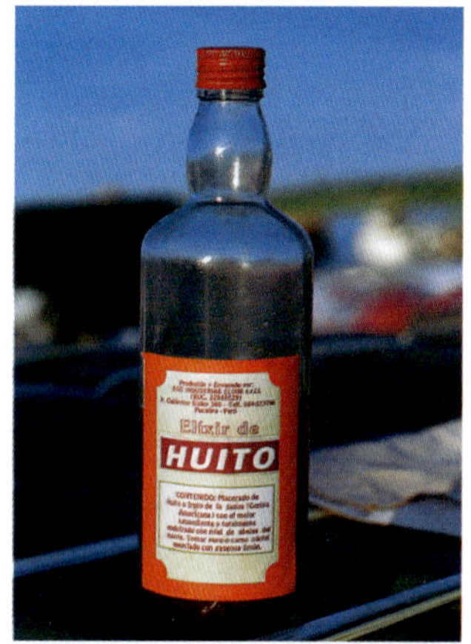

Eine Flasche des aphrodisischen Huitoschnapses aus der Gegend von Iquitos, Amazonien, Peru.

Der Gattungsname *Genipa* ist einer im brasilianischen Xingúgebiet gesprochenen Indianersprache entlehnt. Dort heißt der kleine Baum Genipap.

Im Genipap wohnt eine Pflanzenseele, die für die Schamanen als »Lehrer« wichtig sein kann. Der blauschwarze Fruchtsaft des Baums dient den Indianern im Xingúgebiet als Körperfarbe und Pigment für rituelle Tattoos (VILLAS BOAS und VILLAS BOAS 1975: 255). Die Früchte werden gerne von Kindern, aber ebenso gerne von dem Tapir Anta, dem so genannten Alten Mann, gegessen. Damit die Tapire nicht wütend werden, sie bedrohen oder vergewaltigen (vgl. **Schachtelhalm**), müssen die Kinder den Tieren etwas von den aphrodisischen Früchten abgeben. In einer Mythe tötet ein neidischer Tapir die Jungs im Genipapgehölz und begräbt sie. Sie wurden in der Erde aber wiedergeboren, einige als **Schildkröten**, andere als richtige Menschen. Nachdem sie sich am Tapir gerächt hatten, stiegen sie auf zum Himmel und verwandelten sich in einen Sternenhaufen (VILLAS BOAS und VILLAS BOAS 1975: 171ff.).

Elíxir de Huito

Die Huito genannten Früchte des ebenfalls *huito* oder *jagua* genannten Baumes werden mit *aguardiente de caña* (Zuckerrohrschnaps) angesetzt und sieben Tage mazeriert. Dann werden die Früchte ausgedrückt, der Schnaps wird abgegossen und mit dem **Honig** der wilden Dschungelbienen *(miel de abejas del monte)* gesüßt. Der **Likör** hat eine hellbraune Farbe und einen angenehmen Geschmack.

Gebrauch als Aphrodisiakum

Als Aphrodisiakum trinkt man in Amazonien ein alkoholisches Huito**elixier** pur oder in **Cocktails** gemischt.

Kommentar

Wir tranken in Amazonien mehrfach Huitoelixier und verspürten jedesmal eine deutlich erotische Stimulation. Die vielversprechende Pflanze und ihre Zubereitungen sollten weiter erforscht werden.

380 Es gibt eine westindische Rubiacea, die auf Puerto Rico *Palo bianco* genannt wird (vielleicht *Chicocca* sp. oder *Genipa americana*). Die Wurzelrinde gilt als Aphrodisiakum (HIRSCHFELD und LINSERT 1930: 170*).

Bezugsquellen

Im ganzen Amazonasgebiet, besonders in der Gegend von Pucallpa bis Iquitos (Peru), kann man fertige Huitotrünke kaufen.

Literatur

VILLAS BOAS, Orlando und Claudio VILLAS BOAS
1975 *Xingu: The Indians, Their Myths*, London: A Condor Book, Souvenir Press.

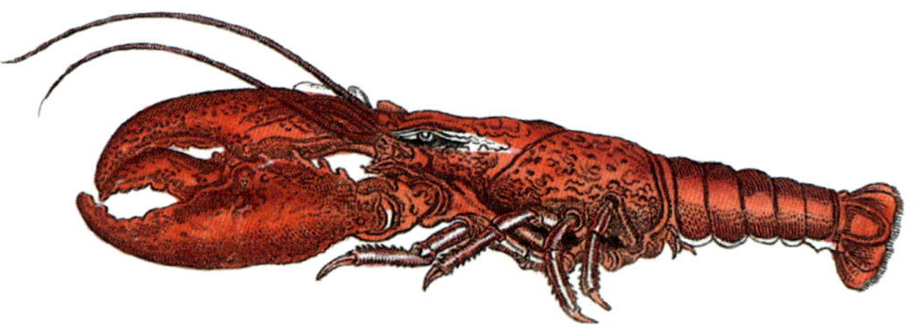

Der Seehummer (*Cancer gammarus*). »Sein Fleisch ist essbar, aber ein wenig grob und hart. Sie haben in den Scheeren eine ausnehmende Stärke, so dass sie einem Menschen den Arm damit entzwey kneipen, Stricke an den Schiffen zerschneiden, und ziemlich grosse Fische damit fangen und tödten können« (BERTUCH V, II, 24). (Handkolorierter Kupferstich aus *Bertuchs Bilderbuch für Kinder*, 1792–1830, Band V)

Hummer

Astacus spp., Crustaceae (Krustentiere)[381]

Andere Namen

Astacus, Cancer gammarus, Großer Meerkrebs, Humer, Homard (frz.), Lobster (engl.), Meerkrebs, Seehummer, Seekrebs

Hummer zählt zu den berühmtesten kulinarischen Aphrodisiaka und ist ein Inbegriff von Luxus. Er fehlt auf keiner Speisekarte eines erotischen Mahls und wird automatisch mit **Champagner** assoziiert – eine tief sitzende kognitive Struktur.

Der Hummer ist unter den Meeresfrüchten sicherlich das berühmteste Aphrodisiakum. Das liegt wohl an seinem Schwanz, der aus festem, weißem, köstlich schmeckendem purem Muskelfleisch besteht: ein Phallus aus dem Meer. Die Zubereitung ist nichts für empfindliche Gemüter. Wen schreckte nicht das Gerücht vom Schmerzensschrei des Hummers, wenn das lebende Tier in kochendes Wasser geworfen wird. Schließlich hat auch die Transformation des grünlich-bläulichen Schalentiers eine magisch erotische Note: Beim Erhitzen wird er knallrot, wie ein rot pulsierender Schwanz.

Die weißen Einwanderer lernten von den Indianern Nordamerikas, wie Hummer zu kochen und zu essen ist. Hummer sollte man jedenfalls immer frisch verzehren, eingefroren wird das Fleisch faserig und trocken.

Der Hummer ist ein Krustentier, deren gegliederter Körper von einem Panzer umschlossen ist. Er wird beim Wachstumsprozess abgestoßen und erneuert. Im Gegensatz zur Languste (die wesentlich größer ist) hat er Scheren. Für die attraktive Rotfärbung beim Kochen ist das im Panzer enthaltene Chitin verantwortlich.

Zu den Krustentieren zählen auch die kleineren Kaisergranaten (Scampi) und Garnelen (Crevetten) wie auch die noch winzigeren Krabben, die wie ein Miniaturhummer aussehen und bei Menschen ähnliche Begeisterung oder Abneigung (wegen ihrer wurmartigen Form) auslösen. Sie haben alle eine Reputation als aphrodisische Nahrungsmittel.

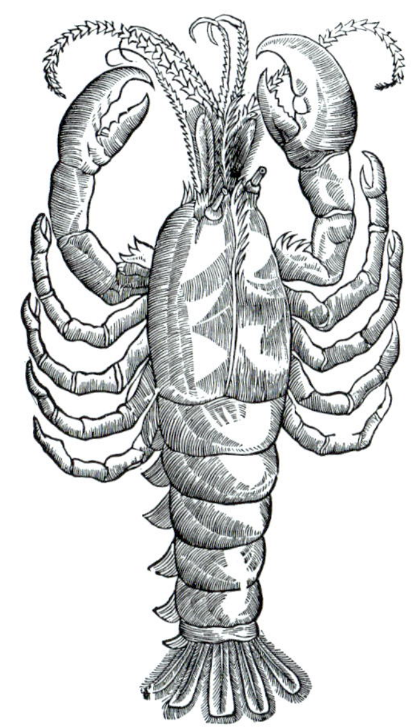

Der Hummer (*Astacius*) ist der König unter den Meeresfrüchten. Hummerschwänze sind begehrte Speisen für das erotische Mahl. (Holzschnitt aus GESNER 1670*)

»Die Karriere des Hummers begann ganz unten. Zu Beginn der weißen Eroberung Amerikas war er ein Arme-Leute-Gericht. Als 1633 in Plymouth eine Gruppe neuer Siedler ankam, war der Gouverneur William Bradford tief beschämt, denn in Plymouth war Essen so knapp, dass alles, was sie zur Begrüßung anbieten konnten, Hummer war. Und Wasser zu trinken – falls jemand bei Hummer gleich an Champagner denkt.« (PACZENSKY und DÜNNEBIER 1999: 44*)

381 Zu Bertuchs Zeiten zählte man den Hummer und andere Krebse noch zu den **Insekten**.

»Große Tausendfüßler *(yen-yu)* sind giftig; wenn ihr getrockneter Samen ins Essen fällt, stirbt man daran.« (EBERHARD 1983: 279*)

Hundertfüßler

Scolopendra subspinipes mutilans L. KOCH., Scolopendridae (Riesenläufer)

Scolopendra morsitans L.
Scolopendra subspinipes japonica L. KOCH.

Andere Namen

Centiped, Centipede, Cent-pieds (frz.), Goshô (jap.), Hundertfuß, Ogong (kor.), Scolopender, Skolopender[382], Tausenfuß, Tausendfüßler, Wu gong (chin.), Wu-kung, Yen-yu

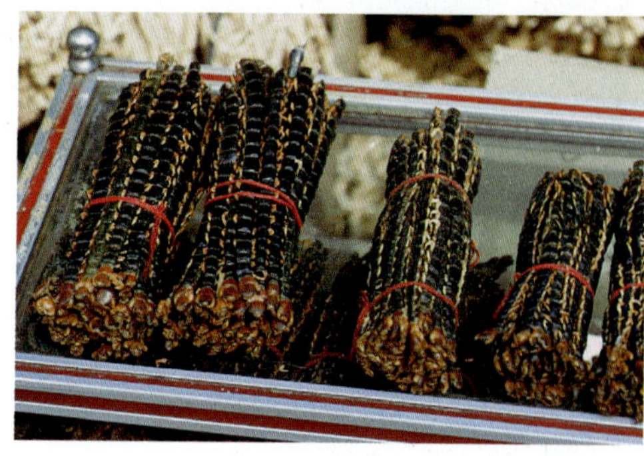

Wu gong, getrocknete Hundertfüßler *(Scolopendra)* in Bündeln. (Seoul, Südkorea, 1997)

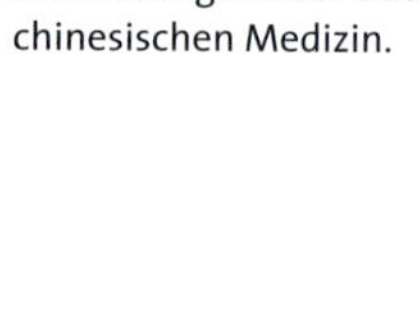

Aufgespannter Scolopender als Rohdroge in der traditionellen chinesischen Medizin.

In der richtigen Dosis schätzte man das Gift des Hundertfüßlers in China als Liebesmittel. Höher dosiert ist es ein tödliches Gift.

Unter den Kerbtieren (Arthropoda) gibt es Hundertfüßler und Tausendfüßler. Im Volksmund wie unter Gelehrten werden diese beiden Begriffe (wie auch **Muscheln** und **Schnecken)** oft vertauscht[383] oder synonym benutzt. Der Skolopender ist ein Hundertfüßler (*Centipedes*) und gehört *nicht*, wie oft fälschlich angenommen, zu den **Insekten** (etwa REID 1988: 125*)!

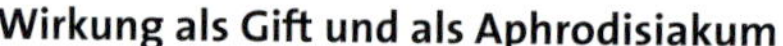

Wirkung als Gift und als Aphrodisiakum

Der Hundertfüßler hat an der Unterseite seines Kopfes einen Giftapparat, der aus einem Paar Giftdrüsen besteht, deren Ausfuhrgänge in zwei Giftklauen enden. Beim Biss injizieren die Klauen das Nervengift in das Opfer. »Es gibt keine neueren Arbeiten über die Chemie, Biochemie und Toxikologie dieser Gifte« (HABERMEHL 1987: 49*). Bei Hundertfüßlerbissen wird als Gegenmittel der Saft aus frischen Maulbeerblättern[384], mit Salz vermischt, auf die Wunde geträufelt (REID 1988: 125*).

In China gehört der Hundertfüßler mit **Schlange**, **Skorpion**, **Gecko** und **Kröte** zu den *wu-tu*, den »Fünf Giften«[385] (EBERHARD 1983: 115*); aus ihnen stellte man das Zaubergift *ku* her. Dazu setzte man die fünf Tiere in einen Topf und wartete, bis sie sich gegenseitig aufgefressen hatten. Das als letztes übrig bleibende Tier enthielt alle fünf Gifte (EBERHARD 1983: 101*) und hatte die höchste Potenz. Es war in kleinen Dosen ein mächtiges Aphrodisiakum, in hohen Quantitäten aber ein tödliches Gift – wie jedes echte Pharmakon.

Als Aphrodisiaka werden die getrockneten Hundertfüßler in Schnaps eingelegt, ein bis drei Stück pro Flasche.

Anwendung, Wirkung, Inhaltsstoffe

In der traditionellen chinesischen Medizin wird das komplette, getrocknete Tier pulverisiert bei Krämpfen, Vergiftungen, Angstzuständen und traumatischem Schock verordnet (POLONIN und ROBBINS 1992: 73, 123*). Die Rohdroge ist ein wirksames Antidot bei Schlangenbissen. Die medizinische Dosis des pulverisierten Tieres liegt bei 0,3 bis 1 g; in Aufgüssen kommen 1 bis 3 g auf einen viertel Liter Wasser (REID 1988: 125*).

Die Rohdroge Wu gong enthält δ-Hydroxylysin, **Taurin** und eine histaminartige Substanz (BENSKY und GAMBLE 1986: 613*). Das δ-Hydroxylysin hat antitumorale, beruhigende und fungizide Eigenschaften. Die Droge darf nicht während der Schwangerschaft genommen werden (POLONIN und ROBBINS 1992: 123*). In klinischen Studien erwies sich eine Kombination von pulverisierten Hundertfüßlern und **Süßholzwurzel** als sehr effektiv in der Behandlung von Diph-therie: 90% der Versuchsobjekte genasen (BENSKY und GAMBLE 1986: 613*).

Im *Scolopendra subspinipes japonica* L. KOCH. wurde Tyrosin und Leucin nachgewiesen (NAMBA 1980: 324*).

382 Der Skolopender (*Skolopéndron*) des DIOSKURIDES (II, 18) ist die Meermaus (*Aphrodite aculeata* L.); siehe **Würmer**.
383 So steht zum Beispiel in *Langenscheidts Handwörterbuch* Französisch-Deutsch bei »cent-pieds« nicht die korrekte Übersetzung »Hundertfüßler«, sondern »Tausendfüßler« wie auch bei »mille-pieds«, dem wirklichen Tausendfüßler!
384 In China wird die Wurzel des Kimbu oder Maulbeerbaums (*Morus bombycis* KOIDZUMI, Moraceae) als Aphrodisiakum eingenommen. Die Wurzelrinde gilt als kräftigendes und verjüngendes Mittel (STARK 1984: 186*).
385 Das Konzept der Fünfergruppe findet sich auch bei den »Fünf **Gewürzen**« und den »Fünf Getreiden« (vgl. **Hanf**) sowie den »Fünf-Mineralien«-Pulvern (siehe **Stalaktiten**).

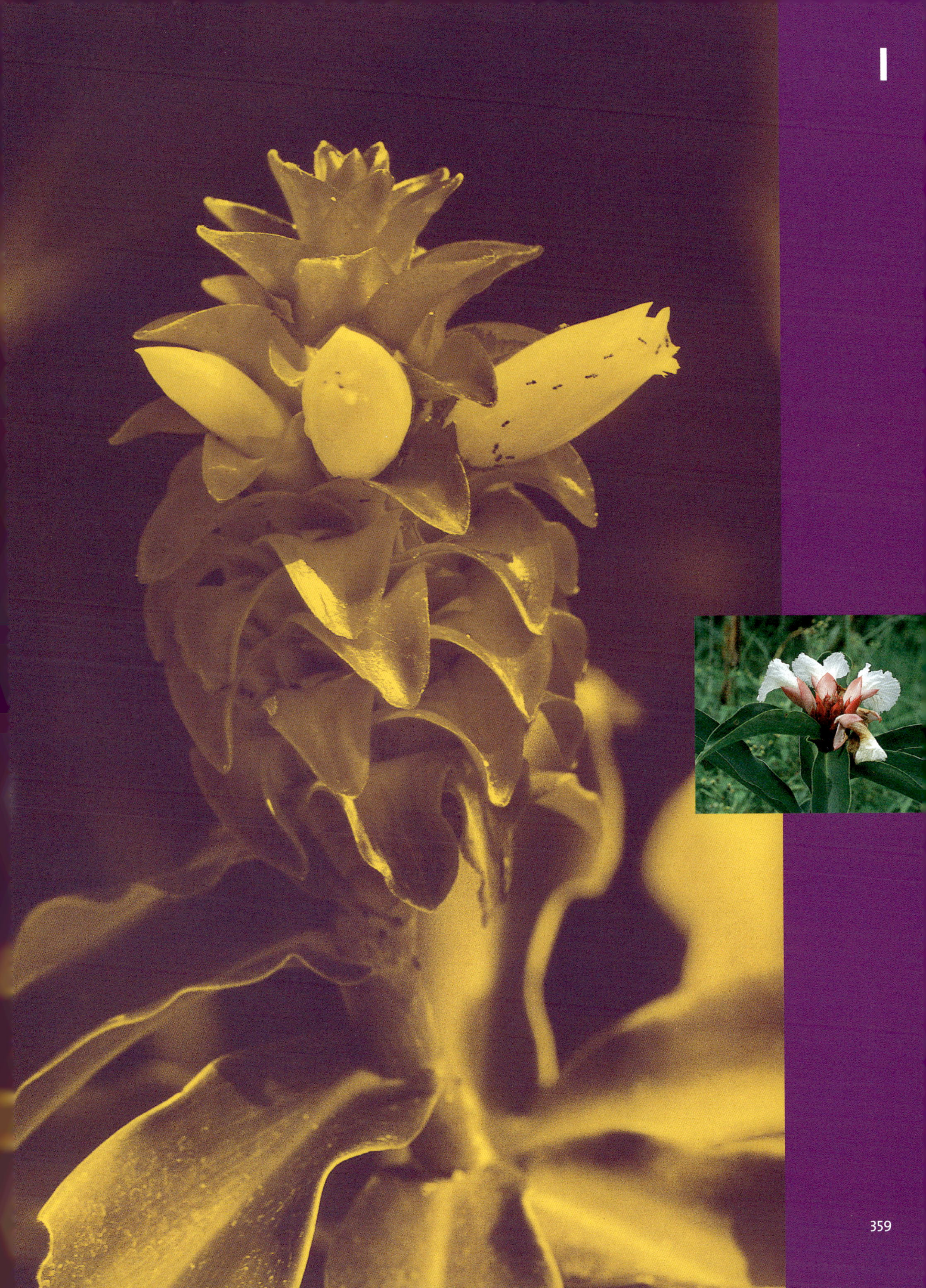

I

»Iboga ist eine der Pflanzen, die Tiere essen, um *high* zu werden. Man sagt, dass Gorillas, Wildschweine und wilde Bären in Gabun und im nördlichen Kongo es sehr mögen. Die Eingeborenen berichten, wilde Bären würden die Wurzeln ausgraben und essen, ›nur um in wilder Raserei herumzuspringen, vielleicht weil sie vor entsetzlichen Visionen fliehen‹.« (MILLER 1988: 70*)

Iboga

Tabernanthe iboga BAILL., Apocynaceae (Hundsgiftgewächse); Plumerioideae, Tribus Tabernaemontaneae

syn. *Iboga vateriana* J. BR. et K. SCHUM., *Tabernanthe albiflora* STAPF, *T. bocca* STAPF, *T. mannii* STAPF, *T. pubescens* PICHON, *T. subsessilis* STAPF, *T. tenuiflora* STAPF

Andere Namen

Abona, Abonete, Aboua, Abua (Pahuin), Bocca, Boccawurzel, Boga, Eboga (Fang), Eboga bush, Ebôga, Eboghe, Eboka, Eroga, Gifuma, Ibo'a, Iboga (Galwa-Mpongwe/Miene), Iboga typique (Kongo), Iboga vrai, Ibogastrauch, Ibogawortel (ndl.), Ibogawurzel, Libuga, Mabasoka, Mbasaoka, Mbasoka, Moabi, Ñoké, Obona

Die Fang (Gabun, Westafrika) nutzen die Wurzel des Ibogastrauchs traditionell als mächtiges Entheogen bei Einweihungs- und Ahnenkulten. Im Kongo verwendet man in Palmwein eingelegte Wurzelstücke als Liebesmittel. Wie viele Psychedelika kann Iboga äußerst aphrodisisch wirken.

Gebrauch

Iboga wird in Westafrika seit langer Zeit in Fetischkulten und in der Zauberei verwendet (BISSET 1989: 21, POPE 1969). Nach Aussage der Fang entdeckten ursprünglich die Pygmäen die Ibogapflanze im Regenwald. Von diesen kleinwüchsigen Regenwaldmenschen lernten die eingewanderten Fang das Geheimnis um die bewusstseinserweiternde Wurzel kennen. Von ihnen übernahmen sie um 1890 das Ahnenritual *(bieri)* und verschmolzen dieses mit christlichen Gedanken und Gebräuchen zum synkretistischen Bwitikult. Dabei identifizieren sie gelegentlich die Ibogapflanze mit dem Kultgott Bwiti (FERNANDEZ 1982, SAMORINI 1993, SWIDERSKI 1964).

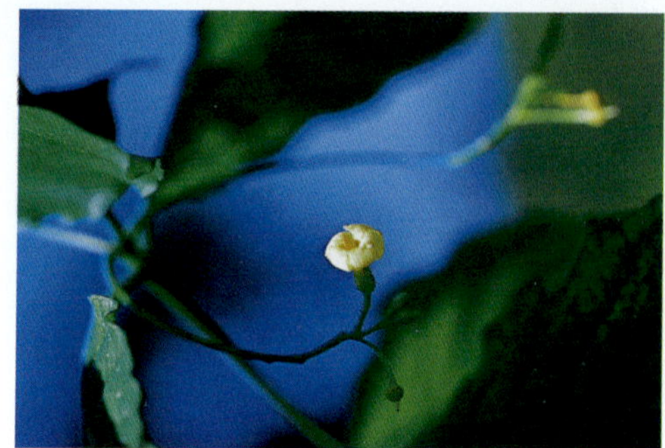

Der blühende Ibogastrauch *(Tabernanthe iboga)*.

Ibogawurzel wird in Westafrika als Stimulans, Tonikum und Aphrodisiakum verwendet. Jäger kauten sie, um bei langen Jagdausflügen wach und voller Energie zu bleiben. Es heißt, die Ibogawurzel verleihe die Kraft, zwei Tage lang unbeweglich zu verharren, um Jagdwild aufzulauern.

Im Kongo stellt man ein Aphrodisiakum aus der frischen oder getrockneten Wurzel her. Sie wird für ein paar Stunden in Palmwein (vgl. **Palmen**) eingelegt und ausgezogen (BOUQUET 1969: 67).

Ethnomedizinischer Gebrauch

Medizinisch wird Iboga bei Nervenschwäche, Fieber, Bluthochdruck und aufgrund seiner anästhesierenden Eigenschaften gegen Zahnschmerzen eingesetzt (BRENNEISEN 1994: 892). Die Mitsogho (Gabun) benutzen Ibogawurzel auch zur Divination und Diagnose von Krankheitsursachen (PRINS 1987). Im Kongo wird die tropische Schlafkrankheit mit Iboga behandelt (HIRSCHFELD und LINSERT 1930: 202*).

Entdeckung und Verwendung in der westlichen Medizin

1864 wurde erstmals über die Pflanze sowie ihre stimulierende und aphrodisierende Wirkung berichtet (SCHULTES 1970: 35*). Botanisch wurde der Strauch 1889 von Henri E. Baillon (1827–1895) beschrieben. Der 1901 aus der Pflanze isolierte Hauptwirkstoff, das **Ibogain**, wurde vor allem in Frankreich pharmakologisch untersucht.

Die Franzosen priesen früher in Äquatorialafrika einen Ibogaextrakt unter dem Namen *Lambarence* als Allheilmittel, das vor allem zur Behandlung von Neurasthenie und Syphilis benutzt wurde (MILLER 1988: 65*).

In der Homöopathie kommen eine aus der frischen Wurzel gewonnene Urtinktur und verschiedene Potenzen (Tabernanthe iboga hom.) entsprechend dem Arzneimittelbild zur Anwendung (vgl. **Homöopathika**).

Aphrodisische Ibogaadditive

Folgende Pflanzen gehören zu den Zutaten mancher westafrikanischer Ibogazubereitungen:

Name	Stammpflanze	Droge	Wirkstoff
alan, **Niando**	*Alchornea floribunda* MÜLL.-ARG.	Wurzel	Alkaloide
ayang beyem	*Elaeophorbia drupifera*	Latex	Alkaloide (?)
bangi, **Hanf**	*Cannabis sativa*	Blüten, Blätter	THC
ikaha	*Strychnos icaja* L. (vgl. **Brechnuss**)	Wurzelrinde	**Strychnin**, Indole
tava	*Nicotiana* spp. (**Tabak**)	Blätter	Nikotin
Yohimbé	*Pausinystalia yohimba*	Rinde	**Yohimbin**

Wirkung

Ein gehäufter Teelöffel des Wurzelpulvers wirkt als Stimulans (Wachmacher) und Aphrodisiakum und erzeugt eine angenehme Euphorie (SAMORINI 1993: 6). 6 bis 10 g des getrockneten Wurzelpulvers lösen Visionen und psychedelische Halluzinationen aus. Bei der Initiation in den Bwitikult werden 50 bis 100 g, manchmal wohl noch mehr (200 g) gegessen. Dies geschieht unter strengen Ritualvorschriften und kundiger Überwachung, da eine Überdosis tödliche Folgen haben kann!

Bei einer Gabe, die 2 bis 10 mg Ibogain pro Kilogramm Körpergewicht entspricht, tritt eine nicht**amphetamin**ähnliche Stimulation des Zentralnervensystems ein; bei einer Menge, die 40 mg Ibogain/kg entspricht, werden die Serotoninrezeptoren besetzt, und es tritt eine **LSD**-ähnliche Wirkung ein (BRENNEISEN 1994: 892).

Inhaltsstoffe

In der getrockneten Wurzelrinde können insgesamt bis zu 6% monoterpene Indolalkaloide enthalten sein. In der ganzen Wurzel liegt die Alkaloidkonzentration bei etwa 1%. Diese lassen sich in drei Gruppen einteilen: Ibogaintyp (**Ibogain**, Tabernanthin, Ibogamin, Gabonin, Ibogalin usw.); Voacangintyp (Voacangin, Catharanthin, Voacryptin usw.); Voaphyllintyp (Voaphyllin) (BRENNEISEN 1994: 890). Der Hauptwirkstoff ist Ibogain. Als weiterer wichtiger Wirkstoff ist das Voacangin in Betracht zu ziehen (vgl. **Voacanga**). Viele der Ibogaalkaloide kommen auch in der **Tabernaemontana** vor.

Der Extrakt der Wurzel hat eine stark stimulierende Wirkung auf das Gehirn, die aber nicht mit der durch **Amphetamine** und **Ephedrin** erzeugten Stimulation vergleichbar ist (BERT et al. 1988). Die Wirkung der Wurzel ist anders als die des isolierten oder reinen **Ibogain**s, da auch die anderen Alkaloide zu bestimmten Rezeptoren eine Affinität aufweisen oder Antagonisten darstellen (so wirkt Tabernanthin an den Benzodiazepin- und GABA-Rezeptoren antagonistisch; vgl. **GHB**, **Ginseng**).

Erfahrung

Wir hatten mehrfach Gelegenheit, verschiedene Dosierungen von Iboga auszuprobieren. Dabei zeigten kleine Dosierungen stimulierende, kräftigende Wirkungen; mittlere äußerten sich stark erotisierend und aphrodisierend, hohe Dosierungen (10 g) psychedelisch.

In einem sorgsam ausgewählten Setting erlebten wir Iboga als kosmisches Aphrodisiakum. Warnung: Iboga ist keinesfalls eine Partydroge!

Bezugsquellen

Gegenwärtig gibt es Bestrebungen, den Wirkstoff **Ibogain** unter das Betäubungsmittelgesetz zu stellen. In Frankreich und in der Schweiz ist eine Urtinktur aus der Wurzel erhältlich. Potenzen (ab D3) sind auch in den USA zu bekommen. Pflanzenmaterial ist außerhalb von Westafrika nur selten zu finden. Manchmal wird Ibogawurzel im ethnobotanischen Fachhandel angeboten, zum Beispiel Wurzelrinde und -extrakt bei Elixier®, stellt sich oft aber leider als Fälschung heraus.

Literatur

BERT, Maryse, René MARCY et al.
1988 »Non-Amphetaminenic Central Stimulation by Alkaloids from Ibogane and Vobasine Series«, *Planta Medica* 36: 191–192.

BISSET, N. G.
1989 »*Tabernanthe:* Uses, Phytochemistry, and Pharmacology Anatomy of *T. iboga*«, *Wageningen Agricultural University Papers* 89(4): 19–26.

BOUQUET, Armand
1969 *Féticheurs et médicines traditionelles du Congo (Brazzaville)*, Paris: ORSTOM (Mémoires No. 36).

BRENNEISEN, Rudolf
1994 »Tabernanthe«, in: *Hagers Handbuch der pharmazeutischen Praxis* (5. Aufl.), Berlin: Springer, Bd. 6: 890–893.

FERNANDEZ, James W.
1982 *Bwiti: An Ethnography of the Religious Imagination in Africa*, Princeton: Princeton University Press.

POPE, Harrison G., jr.
1969 »*Tabernanthe iboga:* An African Narcotic Plant of Social Importance«, *Economic Botany* 23: 174–184 (sehr gute Bibliografie).

PRINS, Marina
1987 »*Tabernanthe iboga*, die vielseitige Droge Äquatorial-Westafrikas: Divination, Initiation und Besessenheit bei den Mitsogho in Gabun«, in: A. DITTRICH und Ch. SCHARFETTER (Hg.), *Ethnopsychotherapie*, Stuttgart: Enke, S. 53–69.

SAMORINI, Giorgio
1993 »Adam, Eve and Iboga«, *Integration* 4: 4–10.
1995 »The Buiti Religion and the Psychoactive Plant *Tabernanthe iboga* (Equatorial Africa)«, *Integration* 5: 105–114.

SWIDERSKI, Stanislaw
1964 »Symbol- und Kultwandel des Geheimbundes ›Bwiti‹ in Gabun«, *Anthropos* 59(5/6).
1981 »Les visions d'iboga«, *Anthropos* 76: 393–429.
1990 *La religion Bouiti* (5 Bde.), New York, Ottawa und Toronto: Legas.

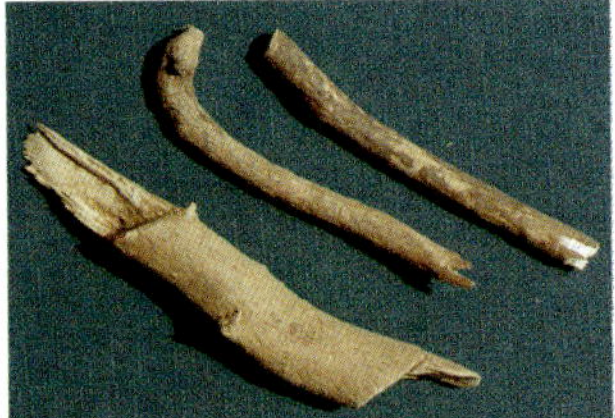

Getrocknete Ibogawurzeln *(Tabernanthe iboga)* aus Westafrika. Die Wurzel oder Wurzelrinde wird getrocknet und zerraspelt oder zermahlen. Die extrem bitter und abstoßend schmeckende Wurzel wird gegessen und mit Wasser heruntergespült, seltener auch als Tee aufgebrüht.

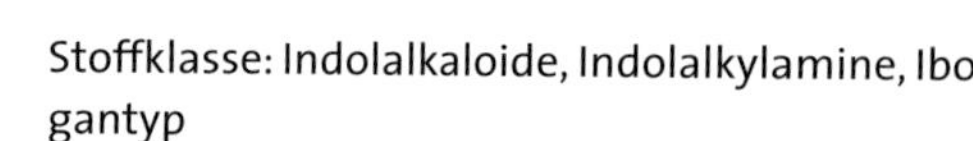

Ibogain

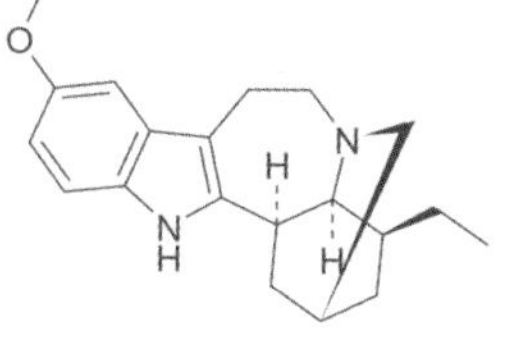

Ibogain

Summenformel: $C_{20}H_{26}N_2O$

Stoffklasse: Indolalkaloide, Indolalkylamine, Ibogantyp

Ibogain ist chemisch nah mit den **β-Carbolinen**, besonders mit Harmalin/Harmin verwandt und gehört zu den zyklischen Tryptaminderivaten.

Andere Bezeichnungen

Ibogaine, Ibogaïne, Ibogaina, Ibogene (sic!); 12-Methoxy-Ibogamin; 12-Methoxy-ibogamine; Endabuse, NIH 10567, Bogadin™

Ibogain ist der Hauptwirkstoff von Iboga und wird als starkes und stimulierendes Aphrodisiakum gepriesen. Das Alkaloid kommt auch in anderen Pflanzen vor, die als Aphrodisiaka gelten.

Forschungsgeschichte

Ibogain wurde erstmals 1901 in Frankreich aus der Wurzelrinde von **Iboga** isoliert (Dybowski und Landgren 1901). Ibogain und analoge Alkaloide (Ibogaintyp) kommen auch in anderen als Aphrodisiaka genutzten Pflanzen vor, so in **Tabernaemontana** und **Voacanga**, beides Hundsgiftgewächse[386].

Zwischen 1940 und 1950 wurde Ibogain vor allem in Frankreich erforscht. Da es stark anregende Eigenschaften aufwies, untersuchten die Forscher es zunächst pharmakologisch auf neuropharmakologische Wirkungen. Erst später studierte man die halluzinogene Wirkung genauer. In den sechziger Jahren führte der chilenische Psychiater Claudio Naranjo Ibogain als »fantasieverstärkende Droge« in die Psychotherapie ein (Naranjo 1969*). Heutzutage steht Ibogain im Rampenlicht neuropharmakologischer Forschung, weil sich mit dem Alkaloid das Suchtverhalten von Drogenabhängigen (Heroin, **Kokain**) eindämmen und angeblich heilen lässt (Sanchez-Ramos und Mash 1996, Touchette 1995; vgl. Naeher 1996)[387].

Ibogain genießt die Reputation, ein ausgesprochen starkes und stimulierendes Aphrodisiakum zu sein (Naranjo 1969*). In Westafrika soll **Iboga** zu diesem Zweck angeblich dem **Yohimbe** (**Yohimbin**) vorgezogen werden (Prins 1988: 6). Der Aspekt der aphrodisischen Wirkung wurde in der Forschung bisher leider vernachlässigt.

Dosierung

Bis zu 8 mg Ibogain pro Tablette werden als Stimulans (2 bis 4 Pillen pro Tag) bei Erschöpfungszuständen, Schwäche usw. gegeben. Dabei treten folgende Nebenwirkungen auf: Übelkeit, Erbrechen, Ataxie (gestörte Koordination von Muskelbewegungen). Für psychotherapeutische Zwecke wurden Dosierungen von 3 bis 6 mg/kg Körpergewicht von Ibogainhydrochlorid verwendet. Für psychaoktive Zwecke werden Dosierungen um 200 mg angegeben (Prins 1988: 47).

Bezugsquellen

Ibogain war als Medikament unter dem Namen Bogadin™ im Handel (Schneider und McArthur 1956). In den USA ist Ibogain seit 1970 verboten (Schedule I drug). Dort ist Ibogainhydrochlorid unter dem Namen Endabuse™ als Betäubungsmittel nur mit Sondergenehmigung anwendbar. In Deutschland ist Ibogain kein Betäubungsmittel im Sinne des BtMG und daher legal (Körner 1994: 1573*).

Literatur

Dybowski, J. und E. Landrin
1901 »Sur l'iboga sur ses propriétés excitantes, sa composition et sur l'alcaloide nouveau qu'il renferme«, *Comptes Rendues* 133: 748.

Mash, Deborah C., July K. Staley, et al.
1995 »Identification of a Primary Metabolite of Ibogaïne That Targets Serotonin Transporters and Elevates Serotonin«, *Life Sciences* 57(3): 45–50.

Naeher, Karl (Interview)
1996 »Ibogain: Eine Droge gegen Drogenabhängigkeit?«, *Hanfblatt* 3(21): 12–15.

Prins, Marina
1988 *Von Iboga zu Ibogain: Über eine vielseitige Droge Westafrikas und ihre Anwendung in der Psychotherapie*, Zürich: unveröffentlichte Lizentiatsarbeit (sehr reiche Bibliografie).

Sanchez-Ramos, Juan R. und Deborah Mash
1996 »Pharmacotherapy of Drug-dependence with Ibogain«, *Jahrbuch für Transkulturelle Medizin und Psychotherapie* 6(1995): 353–367.

Schneider, J. und M. McArthur
1956 »Potentiation Action of Ibogain (Bogadin™) on Morphin Analgesia«, *Experientia* 8: 323–324.

Touchette, Nancy
1995 »Anti-Addiction Drug Ibogain on Trial«, *Nature Medicine* 1(4): 288–289.

386 In vielen Gattungen der Apocynaceae kommen Ibogain-artige Indole (Ibogamin, Tabernanthin, Voacangin, Ibogalin) vor: *Tabernaemontana, Voacanga, Stemmadenia, Ervatamia, Gabunea* (Prins 1988: 5).

387 Ebenfalls von pharmakologisch-therapeutischem Interesse ist Noribogain, das chemisch und pharmakologisch sehr ähnlich ist wie Prozac (Fluctin). Prozac ist in den USA eines der meistverschriebenen Psychopharmaka bei Depressionen und wird in der populären Presse als »Glücksdroge« gefeiert (Kramer 1995*, Rufer 1995*).

Ignatiusbohne

Strychnos ignatii BERGIUS, Loganiaceae (Loganiengewächse, Strychnosgewächse); Strychneae

syn. *Ignatia amara* L. f., *Ignatia philippinensis* BLUME, *Ignatiana phillippinica* LOUR., *Strychnos balansae* A.W. HILL, *Strychnos beccarii* GILG, *Strychnos blay-hitam* DRAGENDORFF, *Strychnos cuspidata* A.W. HILL, *Strychnos hainanensis* MERR. et CHUN., *Strychnos krabiensis* A.W. HILL, *Strychnos lanceolaris* MIQ., *Strychnos ovalifolia* WALL. ex G. DON., *Strychnos philippensis* BLANCO, *Strychnos pseudotieuté* A.W. HILL, *Strychnos tieuté* LESCH

Andere Namen

Bittere Fiebernuss, Faba febrifuga, Faba indica, Faba St. Ignatii, Fiebernuss, Ignatzbohne, Sankt-Ignatius-Bohne, Upas radja (malai. »königliches Gift«)

Die Samen (**Bohnen**) des in Südostasien verbreiteten Kletterstrauchs gelten volksmedizinisch als Aphrodisiakum und werden für Tonika verwendet.

Der rankende Kletterstrauch, auch Bittere Fiebernuss oder Sankt-Ignatius-Bohne genannt, stammt von den Sundainseln und den Philippinen, ist aber heute in ganz Südostasien verbreitet. In Malaysia gilt die Ignatiusbohne als *upas radja*, »königliches Gift«, und wurde als Pfeilgift sowie als Mordgift gebraucht (LEWIN 1920: 556*). Schon in der frühen Neuzeit wurde ihre psychoaktive Wirkung bekannt: »Die Ignatiusbohne hat eine sehr energische Wirkung auf das Nervensystem. (...) wirkt ganz auf die nämliche Weise wie die **Brechnuss**« (MEISSNER in SCHNEIDER 1974 III: 297*).

Ignatiusbohnen werden in der pharmazeutischen Industrie heute zur Gewinnung von **Strychnin** genutzt. Sie gewannen auch eine gewisse Bedeutung in der Homöopathie (Strychnos ignatii hom. *HAB1*).

Inhaltsstoffe

Die »**Bohnen**« oder Samen (Faba febrifuga, Faba indica, Faba Sancti Ignatii, Fabae St. Ignatii, Semen Ignatii, Ignatii semen, Ignatiusbohne) enthalten 2,5 bis 4% Alkaloide (gelegentlich bis zu 5,6%), davon 45 bis 60% **Strychnin**, Brucin sowie Kaffeesäure und Chlorogensäure. Die therapeutische Einzeldosis wird mit 0,1 g, die Tagesgesamtdosis mit 0,3 g angegeben (ROTH et al. 1994: 682*, TEUSCHER 1994).

Ein psychoaktiv wirksames Aphrodisiakum (Einzelgabe) besteht aus 12,5 mg **Yohimbe**extrakt *(Pausinystalia yohimba)*, 12,5 mg Extrakt aus der Ignatiusbohne, 0,3 mg **Atropin**-Methonitrat und 3,3 mg **Ephedrin**-HCL (früher als **Medikament** zur Behandlung der Blasenhypotonie unter dem Namen Tonaton® zugelassen).

Bezugsquellen

Die Ignatiusbohne ist apotheken- und verschreibungspflichtig. Auch homöopathische Zubereitungen (Urtinktur bis einschließlich D3) sind verschreibungspflichtig.

Literatur

OHIRI, F. C., R. VERPOORTE und A. BAERHEIM SVENDSEN
1983 »The African *Strychnos* Species and Their Alkaloids: A Review«, *Journal of Ethnopharmacology* 9: 167–223.

TEUSCHER, Eberhard
1994 »Strychnos«, in: *Hagers Handbuch der pharmazeutischen Praxis* (5. Aufl.), Berlin: Springer, Bd. 6: 816–846.

»Der Same von den Früchten der *Ignatia amara L., Strychnos Ignatia Berg.*, ist in seiner Wirkung den Krähenaugen ganz ähnlich, nur noch stärker.« (MOST 1843: 304*)

Immunstimulanzien

Auch: Immunstimulatoren

Je gesünder Mann und Frau sich fühlen, desto mehr Lust und Spaß empfinden sie bei Erotik und Sex. Stoffe, die das Immunsystem stärken, wirken indirekt also als Liebesmittel.

Ein starkes Immunsystem stärkt nicht nur den Sex; guter Sex stärkt auch das Immunsystem![388] Beim Sex werden wichtige Neurotransmitter und **Hormone** ausgeschüttet, die das Leben versüßen.

Pharmakologie

Eine Reihe von Pflanzen, die als Aphrodisiaka benutzt wurden oder werden, erwiesen bei pharmakologischen Untersuchungen eine stimulierende Wirkung auf das Immunsystem. Die kurmäßige Anwendung bestimmter Stoffe führt also pharmakologisch zu einer Verbesserung des körpereigenen Immunsystems, was die Abwehrkraft erhöht und die allgemeine Gesundheit verbessert.

388 Immunstärkend wirkt nachgewiesenermaßen auch das Lachen.

Pflanzliche Immunstimulanzien, die – traditionell oder modern – (auch) als Aphrodisiaka verwendet wurden oder werden:

Aloe	*Aloe vera* (L.) BURM.	Vermehrung der Fresszellen besseres Zusammenspiel der Immunzellen
	= *Aloe perfoliata* L.	In Indien nimmt man die Blätter in Milch als in Aphrodisiakum ein (vgl. **Adlerholz**)
Knoblauch	*Allium sativum*	vermehrte Bildung von Enzymen
Lebensbaum	*Thuja* spp.	besseres Zusammenspiel der Immunzellen
	Thuja orientalis L.	In China wird ein Blättertee als Aphrodisiakum getrunken (vgl. **Absinth**, **Wermut**)
Minzöl	*Mentha* sp.	Vermehrte Antikörperbildung an den Schleimhäuten (nach Inhalation)
Sonnenhut	*Echinacea* spp.	Vermehrung der Fresszellen

Diese Pflanzen verstärken im Wesentlichen die Vermehrung der Fresszellen (welche Krankheitskeime bekämpfen), verbessern das Zusammenspiel der Immunzellen oder stimulieren die Bildung von Enzymen (KÖSTER-LÖSCHE 1995).

Chinesische Kräuter, die immunstimulierende Polysaccharide enthalten (TSUNG 1989):

Acanthopanax senticosus, *Angelica sinensis* (**Engelwurz**), *Artemisia argyi*, *Astragalus mongolicus*, *Codonopsis tangshen*, *Coix lachryma-jobi* L., *Cordyceps ophioglossoides* (**Kernkeule**), *Coriolus versicolor*, *Ganoderma lucidum* (**Ling-shih-Pilz**), *Lentinus edodes*, *Lithospermum euchromum*, *Oldenlandia diffusa* (WILLD.) ROXB.[389], *Omphalia lapidescens*, *Panax ginseng* und *Panax pseudoginseng* var. *notoginseng* BURK (**Ginseng**), *Polyporus mylittae*, *Polyporus umbellatus* und *Poria cocos*.

Literatur

KÖSTER-LÖSCHE, Kari
1995 *Das Immunsystem natürlich stärken*, München: Südwest.

TSUNG, Pi-Kwang
1989 *Immune System and Chinese Herbs*, Irvine CA: Institute of Chinese Herbs.

Ingwer

Zingiber officinale Rosc., Zingiberaceae (**Ingwergewächse**)

Andere Namen

Äh se'ensi' (Lakandon), Ada (Bengali), Adi (Lodha, Santal usw.), Agnimanth (nep. »Feuerwirbel«), Adrak (nep.), Aduwa (nep.), Ajej, Audhua (nep.), Chiang (chin.), Echter Ingwer, Gemmer (Afrikaans), Gingembre (frz.), Ginger, Sga, Sga skya (tibet.), Sunt (Hindi), Sutho (nep.), Zanjabīl (arab.), Zenzero (ital.)

In seinen tropischen Verbreitungsgebieten ordnet man dem Gewürz Ingwer erhitzende Eigenschaften zu. Die Knolle fördert die »geschlechtliche Aktivität« und gilt weltweit als Liebesmittel und Bestandteil entsprechender Rezepturen.

Der Ingwer stammt aus den tropischen Regenwäldern Südostasiens und wird seit mindestens 3000 Jahren überall im tropischen Asien angebaut (NORMAN 1991: 62*). Er gehört weltweit zu den **Gewürzen**, die als Aphrodisiaka gelten (MALIZA und PONTI 2001: 33*, MOST 1843: 20*, SCHULICK 1996), und ist in Asien und Europa eine viel verwendete Zutat aphrodisischer Zubereitungen (**Kräutertee**s, **Latwerge**, **Lenzmittel**, **Rasayana**, **Sultansmedizin**, **Liebestränke** und **Curry**). Auch in Südafrika ist Ingwer eine wichtige Zutat zu vielen Tonika und Aphrodisiaka (VAN WYK et al. 1997: 284*). Selbst im Koran heißt es: »Ingwer ist auch ein Mittel zur Förderung der Verdauung und zur Stärkung der geschlechtlichen Aktivität« (MOINUDDIN 1984: 94*).

Ethnomedizinischer Gebrauch

Im Ayurveda, der indischen Naturheilkunde, gilt Ingwer als »Universalmedizin« oder als »Grosse Medizin«. Ihm werden zahlreiche angenehme und wohltuende Eigenschaften zugeschrieben. Er wird praktisch bei jeder Krankheit als Medikament oder unterstützendes Heilmittel verwendet (BISWAS 1956: 90*). Ingwer gilt als »heiße« Pflanze und wird als »Nahrung des Feuergottes« betrachtet: Agnimanth, »Feuerwirbel«[390]. Agni, der vedische Feuergott, lebt nach indischer Auffassung im Bauch des Menschen und reguliert die Verdauung wie auch die »hitzigen« Gefühle, sprich Erotik und Sexualität. Wer seinen Feuergott im Bauch mit Ingwer ernährt, begünstigt ein lebendiges Sexualleben (RÄTSCH 1992). In der indischen Heilkunde wird Ingwer nicht nur als »Feuerbringer« angesehen, sondern auch als Heilmittel bei Gemütskrankheiten und zur Senkung des Cholesterinspiegels benutzt.

Die in Indien lebenden Lodha versetzen ihr Reis**bier** mit einem Extrakt aus Ingwerknollen, um das Getränk stärker wirksam zu machen. Sie bereiten aus einem Dekokt aus Hirsesamen (*Pennisetum typhoides* [BURM. f.] STAPF et C.E. HUBB., Poaceae) und zerdrückten Ingwerknollen (3 : 1) ein Mittel zur Steigerung des sexuellen Verlangens (PAL und JAIN 1998: 204, 280*).

In China ist Ingwer eine berühmte »Frühlingsmedizin«, denn er kann Frühlingsgefühle wecken (**Lenzmittel**). Deshalb wird frischer Ingwer reichlich in der einheimischen Küche verwendet, aber auch mit **Kardamom** und anderen **Ingwergewächsen** vermischt geschluckt.

389 In der Karibik wird ein Tuberextrakt aus *Oldenlandia corymbosa* als Aphrodisiakum benutzt.

390 In Nepal sehen die Schamanen den Ingwer (*aduwa*) als Manifestationen der Nerven(knoten) ihres Lustgottes Shiva an.

Rezept

Ingwerkonfitüre als Aphrodisiakum

Der Arzt Michel de Notre Dame (1503–1566), der unter dem Namen Nostradamus berühmt wurde,[391] veröffentlichte ein Rezept für eine aphrodisierende Ingwerkonfitüre, ein Heilmittel für junge Frauen, die »wegen Unterkühlung der Gebärmutter weder Spaß empfinden noch empfangen können«:

»Weißer Ingwer wird in warmem Wasser eingeweicht. Das Wasser wird drei Tage lang immer wieder erneuert, das alte aber nicht weggeschüttet. Man braucht es nämlich später, um den Ingwer darin zu kochen [also ein Mehrfachextrakt]. (...) Man benützt immer nur wenig Wasser, bringt den Ingwer darin zum Kochen, schüttet das Wasser danach weg und nimmt neues. Bald wird man merken, dass der Ingwer weich wird [frische Ingwerknollen gab es noch nicht!]. Er muss aber lange und ständig kochen, damit er seine Schärfe verliert. Schließlich (...) nimmt man den Ingwer heraus, legt ihn in kaltes, frisches Wasser und wäscht ihn darin, ohne dass er dabei zerbrochen wird. Dann lässt man ihn wieder drei oder vier Tage lang eingeweicht stehen, wobei wieder täglich das Wasser erneuert wird. Endlich kocht man den Ingwer in klarem Wasser mit ein wenig **Honig**. Wenn er nun schön weich und lieblich geworden ist, nehmen Sie ihn vom Feuer und legen ihn auf ein weißes Tuch, mit dem er abgetrocknet wird. (...) Dann erhitzen Sie in einer Pfanne Honig, schöpfen den Schaum ab und gießen den heißen Honig über die Ingwerstückchen« (ALLGEIER 1984: 127f.).

Welch ein Aufwand! Heute ist Ingwerkonfitüre in jedem Supermarkt erhältlich. Vermutlich aber ist ein selbst hergestelltes Produkt als Liebesmittel wirkungsvoller. Nicht wegen der stimulierenden Inhaltsstoffe des Ingwers, sondern aufgrund des Zubereitungsrituals, das durch die intensive gedankliche und emotionale Beschäftigung einer Bewusstseinsprogrammierung dient. Man fördert damit die eigene Gesundheit; materiell-pharmazeutisch und kognitiv.

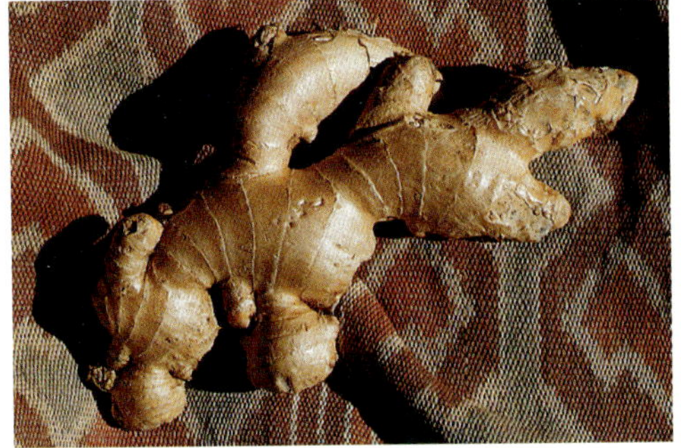

Die Ingwerknolle wird weltweit als Gewürz, Aphrodisiakum, Tonikum, Verdauungsmittel und Medizin gegen die Reisekrankheit verwendet.

»Der alte Ingwer ist der Schärfste.« (*Volksmund*)

Inhaltsstoffe und Wirkung

Im Ingwerrhizom liegt ein chemisch hoch komplexes Gemisch verschiedener Stoffe vor. Das **ätherische Öl** ist charakterisiert durch die Monoterpenoide (Camphen, β-Phellandren, Neral, Geranial) und Sesquiterpenoide (α-Zingiberen, *ar*-Curcumen). Der bittere Geschmack rührt von den Gingerolen her. Die verdauungsfördernde Wirkung geht auf Gingerole und α-Zingiberen zurück. Ingwerwurzelextrakt hemmt die Biosynthese von Prostaglandin (siehe **Hormone**) und wirkt gegen das Serotonin (5-Hydroxytryptamin) (VAN WYK et al. 1997: 284*). Manche Studien erwiesen, dass Ingwer die Spermaproduktion fördert (SCHULICK 1996: 54).

Ingwerextrakte haben deutliche Effekte auf das zentrale Nervensystem; ob sie allerdings Halluzinationen[392] auslösen können (und in welchen Dosierungen), ist fraglich (BENNETT 1992: 490*). Ingwer schützt nachweislich vor der Reisekrankheit (VONARBURG 1997).

Bezugsquellen

Frische und getrocknete Ingwerknollen sind in jedem Supermarkt erhältlich.

Die Ingwerpflanze *(Zingiber officinale)* wird heute weltweit in den Tropen angebaut. Man vermutet, dass sich die Pflanze aufgrund ihrer Reputation als Aphrodisiakum rasch verbreitet hat (SCHULICK 1996: 25).
(Naha', Chiapas, Mexiko, 1980)

Literatur

ALLGEIER, Kurt
1984 *Die Rezepte der großen Wunderheiler: Natürliche Heilmittel aus zwei Jahrtausenden*, München: Heyne.

BOESER, Knut (Hg.)
1994 *Die Elixiere des Nostradamus: Ein Rezeptbuch*, Reinbek: Rowohlt.

RÄTSCH, Christian
1992 »Nahrung für den Feuergott – Die Ingwergewächse«, *Dao* 4/92: 48–49.

SCHULICK, Paul
1996 *Ginger: Common Spice & Wonder Drug* (3. Aufl.), Brattleboro, VT: Herbal Free Press.

VONARBURG, Bruno
1997 »Ingwer schützt vor Reisebeschwerden«, *Natürlich* 17(6): 60–63.

»Soviel aber die Kraft und Wirkung des grünen Ingwer anbelangt/ dient er vornehmlich für die Weiber/ die wegen Unterleibserkältung keine Kinder bekommen/ desgleichen bei verkühlten Mägen/ und bei alten Leuten/ bei denen die natürliche Hitze schier erloschen ist. Aber viel mehr nützt er denen/ die zum Werk der Liebe untüchtig/ und zu schwach sind/ die mögen ihn gebrauchen.« (NOSTRADAMUS, in BOESER 1994: 183)

391 Wir verdanken ihm ein medizinisches Rezeptbuch mit dem Titel: *Die wahre und perfekte Schönheitspflege des Gesichts und die Gesunderhaltung des ganzen Körpers – mit vielen geheimen, sehnlichst erwarteten und bisher unbekannten Rezepten*, 1557 in Antwerpen gedruckt (ALLGEIER 1984: 115) und 1572 auf Deutsch erschienen (BOESER 1994).

392 In Ecuador wird der *ajej* genannte Ingwer als Halluzinogen verwendet. Die Schamanen nehmen Ingwer, um magische Macht zu gewinnen (RÄTSCH 1998: 590*).

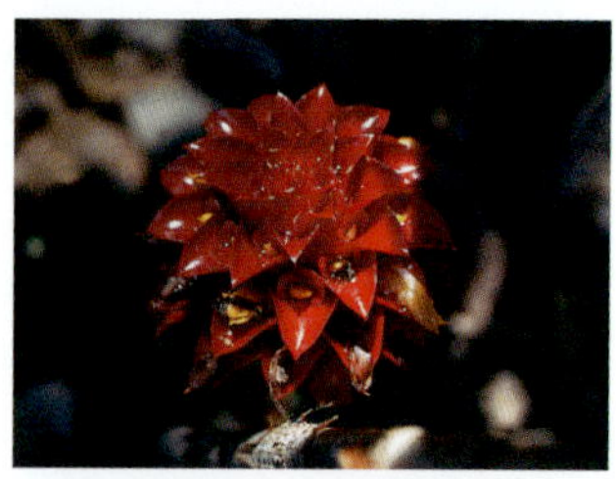

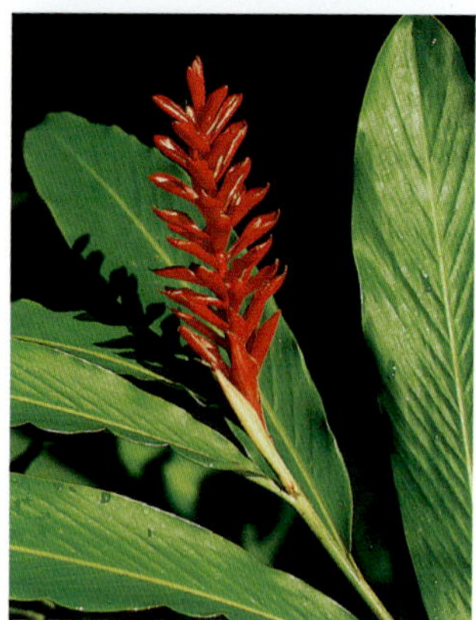

Viele Ingwergewächse bilden prächtige, leuchtend rote Blütenstände aus.

Ingwergewächse

Zingiberaceae

Neben **Ingwer** werden zahlreiche Arten der Ingwerfamilie *(Zingiberaceae)* kulinarisch, medizinisch und aphrodisisch genutzt. Viele werden als **Gewürze** verwendet oder sind Zutaten von **Liebestränken**.

Gebrauch als Aphrodisiakum

Ingwergewächse sind in Südostasien und in tropischen Regionen heimisch. Sie sind als Zutaten von **Liebestränken**, Kombinationspräparaten (**Jamu**, **Lenzmittel**, **Orientalische Fröhlichkeitspillen**, **Rasayana**, **Sultansmedizin**, **Vajikarana**) oder **Räucherwerk** beliebt.

Bei uns wurden neben Ingwer vor allem Gelbwurz oder **Kurkuma** *(Curcuma longa)* und **Galgant** *(Alpinia officinarum)* als exotische Gewürze bekannt. In Südostasien verwendet man zahlreiche weitere Vertreter der Familie zu aphrodisischen Zwecken (vgl. CHAN 1998: 10f.*, JACQUAT 1990: 115-119*):

In der Taxonomie herrscht bei den volkstümlichen Namen wie auch bei den Handelsbezeich-

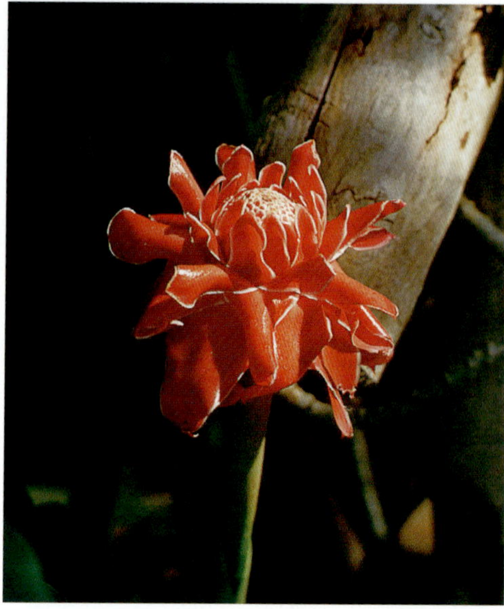

Kaalaa. Der Blütenstand des Fackelingwers (*Nicolaia* sp.) wird in der thailändischen Küche als Gewürz, aber auch als feurige Zutat zu Liebesmitteln verwendet. (Chian Mai, Nordthailand, 2002)

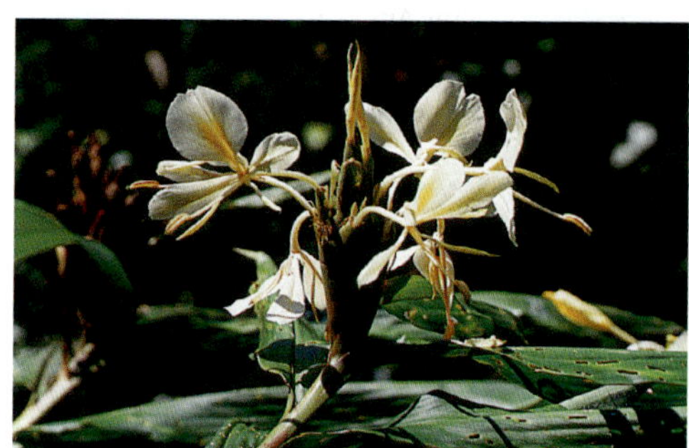

Ingwerlilie (*Hedychium* sp.). Die duftenden Blüten werden in der thailändischen Küche als Gewürz genutzt. Sie sind auch Zutat aphrodisierender Rasayana und Tonika. (Dhulikel, Nepal, 2001)

Aphrodisisch genutzte Ingwergewächse:

Fackelingwer	*Nicolaia* sp. (Kaalaa)
	Nicolaia elatior (JACK) HORAN., syn. *Phaeomeria magnifica* (ROSC.) K. SCHUM.
Galangal	*Languas galanga* SW. (Großer Galangal, Jawa-Galangal)
Galangan	*Kaempferia galanga* L. (Echter Galangan)
	Boesenbergia pandurata HOLTT. (Kra chaai)
Galgant	*Alpinia galanga* u. a.
Ingwer	*Zingiber officinale* ROSC. (Khing)
	Zingiber zerumbet SMITH (Ka thue)
Ingwerlilie	*Hedychium* spp.
	Hedychium coronarium ROEM. (Mahaahong, Girlandenblume, Schmetterlingsingwer)
	Hedychium spicatum BUCH.-HAM. (vgl. **Rasayana**)
	Alpinia purpurata
Kardamom	*Elettaria cardamomum* (L.) MATON (Malabarkardamome)
	Elettaria major SM. (Ceylonkardamome)
	Amomum compactum SOLAND. ex MATON (Java-Kardamome)
Kurkuma	*Curcuma domestica* VALETON (Gemeiner Kurkuma, Khamin)
	Curcuma parviflora WALL. (Kurkuma, Turmeric, Krachieo khaao)
Kustha	*Costus speciosus* (J.G. KOENIG) SM. (Kiricha-kanda, Keo-gera, Kewa-kanda, Canereed Spiral Flag)[393]
Paradieskörner[394]	*Aframomum melegueta* K. SCHUM.[395]
Zitwerwurzel	*Curcuma zedoaria* (CHRISTM.) ROSC.

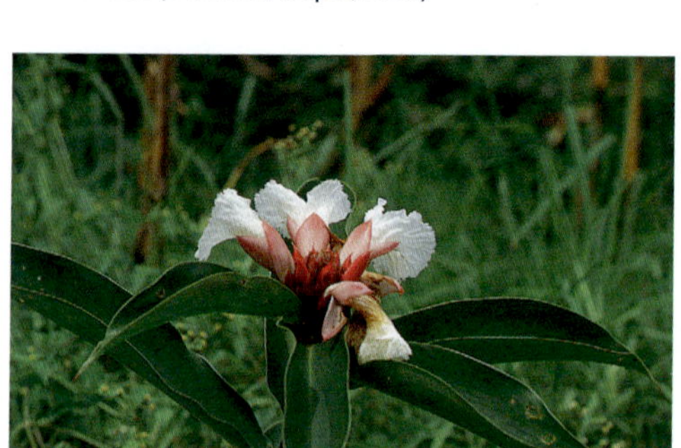

Kushta *(Costus speciosus)*. Die Blüten dieses Ingwergewächses, das von Südostasien bis Papua-Neuguinea vorkommt, werden im Himalaya als Opfergaben verwendet. Der Wurzelstock wird als Räucherwerk verwendet; er gilt auch als Aphrodisiakum. (Kartali, Kalinchiok, Nepal, 1998)

393 Die Lodha nehmen rund 10 ml eines Toagora-Rhizomdekokts (*Costus speciosus*) zusammen mit einem ungekochten **Ei** ein, um das sexuelle Verlangen anzuregen (PAL und JAIN 1998: 102*; vgl. MANANDHAR 2002: 172*).

394 Dies ist auch ein Handelsname für den Malaguetapfeffer; vgl. **Pfeffer**.

395 In Afrika und im Voodoo werden die Samen und Wurzeln als Aphrodisiaka eingenommen.

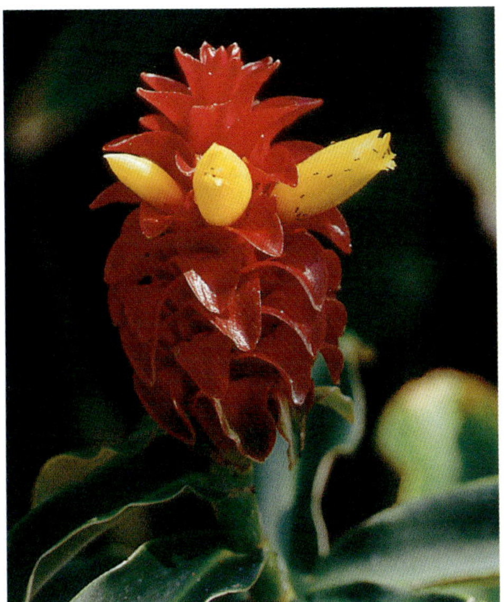

Costus barbatus aus Costa Rica.

nungen der Ingwergewächse und ihrer Produkte große Konfusion. Die meisten Angaben in populären Büchern über Aphrodisiaka sind daher mit Vorsicht zu genießen.

In der Südsee wird eine botanisch nicht genauer identifizierte Ingwerart für magische Zwecke verwendet. Auf der Gazellenhalbinsel (ehemals Neupommern) benutzt man Ingwerblätter und Wurzeln bei allen Zauberhandlungen, wie auch zum **Liebeszauber**. Deshalb bezeichneten Ethnologen Ingwer als »**Alraun**wurzel der Eingeborenen« (Meier 1913).

Literatur

Davies, Jill Rosemary
2000 *Ginger – Zingiber officinale*, Shaftesbury, Dorset: Element Books.

Meier, P. Joseph
1913 »Die Zauberei bei den Küstenbewohnern der Gazellen-Halbinsel, Neupommern, Südsee«, *Anthropos* 8: 1–11, 285-305, 688–713.

Insekten

Hexapoda, Arthropoda (Gliederfüßler)

Wir empfinden Insekten als eklige »Krabbelviecher«. Anderswo schätzt man sie als kulinarische Delikatesse und Aphrodisiakum.

Insekten gehören zu den Tieren, die eine harte Außenschale und sechs Beine haben. Früher zählte man auch Krebse (Krustaceen) dazu (vgl. **Hummer**).

»Es war einst ein gar kurioser alter Heiliger, der wohnte in einem hohlen Baum und lebte nur von Heuschrecken und wildem Honig.« (Kurz 1890: 19*)

Insekten hatten zu allen Zeiten kulturelle Bedeutung. Sie werden als kulinarische Delikatessen verspeist (Hopkins und Freeman 1999: 142ff.*), als Grundstoffquellen genutzt (wie Seidenraupen zur Gewinnung von Seide), als Farbstoff verwendet (Cochenille als Färbemittel für Ostereier), als Arzneien bei verschiedensten Leiden verordnet, als Orakel gedeutet (wie die Gottesanbeterin, deren zoologischer Name *Mantis*, »die Wahrsagende«, lautet), als **Amulette** getragen, als Aphrodisiaka (**Spanische Fliege**) und für **Liebestränke** verarbeitet, als Rauschmittel geschluckt und schließlich auch bei Initiationszeremonien als »Folterknechte« der Initianden eingesetzt (Ameisen). Manche Insekten domestizierte man sogar als Nutztiere, wie Bienen, zwecks Produktion von **Honig**, Wachs und **Gelée Royal**.

»Ritutatzi (ein Mistkäfer) spielt zärtlich mit seinem Dungball und lässt ihn nicht mehr los. Er verteidigt ihn gegen jeden, der sich nähert. Ein liebender Ehemann wird seine Frau ebenso zärtlich behandeln.« (Silow 1976: 17)

Die wichtigsten als Aphrodisiaka verwendeten Insekten:

Ameisen	Formicidae	Ameisengeist
Baumwanze	*Polyphaga plancyi*	Pulver
Bienen	*Apis* spp.	**Honig**, **Gelée Royal**
Fliegen	*Tabanus* spp.	in **Lenzmitteln**
Gelbrandkäfer	*Cybister tripunctatus*	getrocknet
	Dytiscus marginalis[396]	getrocknet
Gottesanbeterin (*sang piao xiao*)	*Paratenodera sinensis*	Kokon
Herkuleskäfer	*Dynastes hercules*	getrocknet
Heuschrecken	*Locusta viridissima* L.	entbeint gegessen
Hirschkäfer	*Lucanus cervus* L.	Asche usw.
Hornisse	*Polistes mandarinus*	Larven, Nester
Kernkeule	*Cordyceps sinensis* mit Raupe des Fledermausfalters	getrocknet
Libellen	Libellula	getrocknet, Pulver
Maiwurm	*Meloë proscarabaeus* L.	getrocknet
Marienkäfer	Coccinellidae	getrocknet
Mezcalwurm	Larve des Dickkopffalters	eingelegt, in Lollys
Nashornkäfer	*Oryctes*	Horndekokt (vgl. **Einhorn**)
Ölkäfer (*ban mao*)	*Mylabris cichorii*	getrocknet
Meloidae	*Mylabris sidas*	getrocknet

396 Gelbrandkäfer *(Dytiscus marginalis)* produzieren ein Sekret, das narkotisierende p-Hydroxybenzoesäure-Methylester enthält. In ihren Wehrdrüsen ist das **Hormon** Cortexon vorhanden. Wenn die Käfer von Fischen verschluckt werden, fallen die Fische nach kurzer Zeit in Narkose (Habermehl 1987: 56*).

Pen-ching	*Huechys* sp.	geröstet
Raupe	*Chrysomya* sp.	geröstet
Sägekäfer	*Golofo aegon*	Hörner
Schaben	*Periplaneta orientalis* L.	getrocknet
Schnellkäfer	*Oxynopterus mucronatus*	getrocknet
Seidenspinner	*Bombyx mori*	Kokon, getrocknet (vgl. **Hirschhorn**)
Skarabäus (vgl. **Exkremente**)	*Scarabaeus* spp.	getrocknet
Spanische Fliege	*Lytta vesicatoria* L.	getrocknet
Taumelkäfer	Gyrinidae	Dekokt
Wasserwanze (*maengda*)	Dytiscidae	geröstet
Wespe	*Vespa* sp.	Nestasche, Waben mit lebenden Larven
Zikade	*Cicada* spp.	pulverisiert

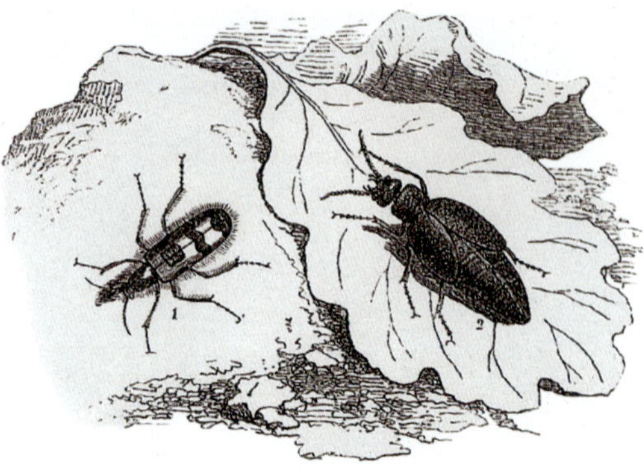

Ölkäfer (*Mylabris*) und Maiwurm (*Meloë*), zwei giftige Käfer, die als Ersatz für Spanische Fliegen als Aphrodisiaka benutzt wurden. (Stich aus MANGIN 1869: 333*)

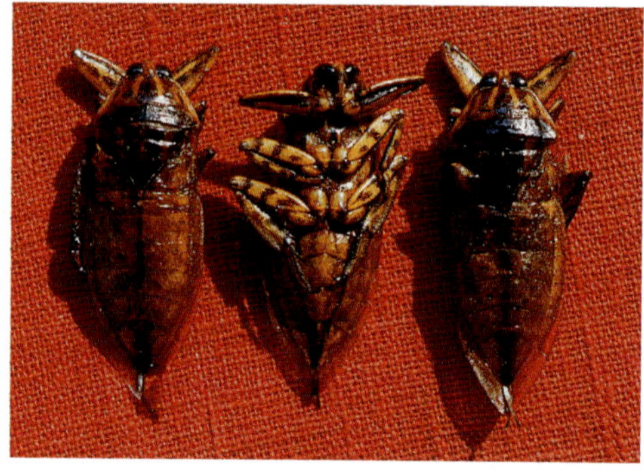

Die *maengda* genannte Wasserwanze (Dytiscidae) ist in Thailand, geröstet mit scharfer Sauce gegessen, eine hoch geschätzte Delikatesse. Man isst nur das leicht grünliche Innere, das nicht nur gut schmeckt, sondern auch eine Art High zu erzeugen scheint und als gutes Aphrodisiakum gilt. (Chang Rai, Nordthailand, 2002)

»Im Mittelalter gehörten die Ameisen zu den beliebtesten Venusspeisen. Mit Wasser und Weingeist bereiteten die Apotheker aus ihnen einen ›Ameisengeist‹.« (WINNINGTON 1992: 101*)

Der Maiwurm, auch Ölwurm, Ölmutter, Kadde oder Maikäfer genannt, wurde früher »von den Dithmarschen getrocknet, zerrieben und mit **Bier** getrunken. Dieser Antikanthariden- oder Kaddentrank sollte gegen Schwäche jeglicher Art helfen. Das Wirksame ist eine blasenziehende Flüssigkeit in den Gelenken der Beine, welche Kantharidin enthält« (HOVORKA und KRONFELD 1908: 285*). Der Maiwurm ist mit der **Spanischen Fliege**[397] verwandt und wird ebenso verwendet, wurde jedoch nie so berühmt.

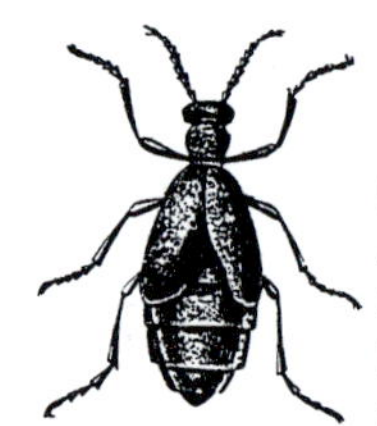

Der Maiwurm (*Meloë proscarabaeus*), früher ein aphrodisischer Bierzusatz (Kaddentrank). (Aus HOVORKA und KRONFELD 1908: 285*)

»Marienkäfer sollen geheiligte Tiere der altnordischen Liebesgöttin Freyja gewesen sein. Im Sanskrit heißt der Marienkäfer Indragopa (Indras Hirt) (...) Fliegt ein Marienkäfer gegen einen jungen Mann, bedeutet dies in der Provence Heirat.« (KLAUSNITZER 1981: 199f.)

Kommentar

Auf dem Night Bazar in Chiang Rai, Nordthailand, probierten wir den Gelbbrandkäfer. Der Standbesitzer ignorierte uns »Langnasen« zunächst eine geraume Weile. Schließlich servierte er uns die großen, gerösteten Käfer mit scharfer Sauce. Sie schmeckten erstaunlich knackig, würzig und gut, so dass wir sogar nachbestellten. Eine aphrodisische Wirkung konnten wir jedoch nicht bemerken. (cme)

Literatur

BEUTELSPACHER, Carlos R.
1988 *Las mariposas entre los antiguos mexicanos*, Mexiko Stadt: Fondo de Cultura Económica.

DAHL, Roald
1985 *Onkel Oswald und der Sudan-Käfer: Eine haarsträubende Geschichte*, Reinbek: Rowohlt.

KLAUSNITZER, Bernhard
1981 *Wunderwelt der Käfer*, Leipzig: Edition Leipzig.

LINE, Les, Lorus MILNE und Margery MILNE
1985 *Die Wunderwelt der Insekten*, Zürich: Ringier.

SILOW, Carl Axel
1977 »Wife Power Medicines Among the Nkoya of Mid-Western Zambia«, *Göteborgs Etnografiska Museum Årstryck*, Annals 1976: 11–26.

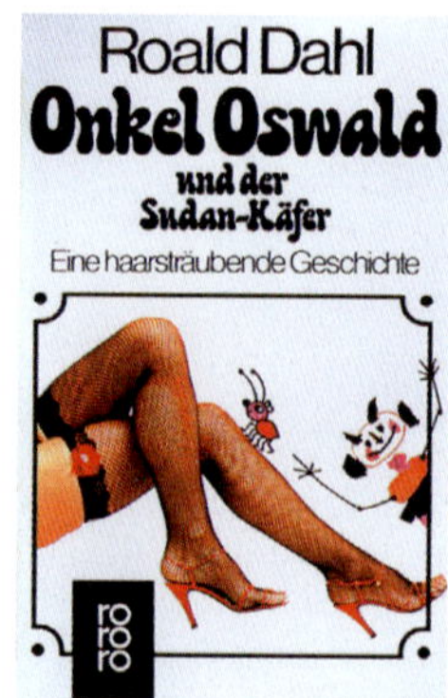

397 Eine köstliche Satire auf die **Spanische Fliege** findet man bei Roald DAHL in dem Roman *Onkel Oswald und der Sudan-Käfer* (1985). Der Sudan-Käfer ist eine Erfindung, die Spanische Fliege aber nicht.

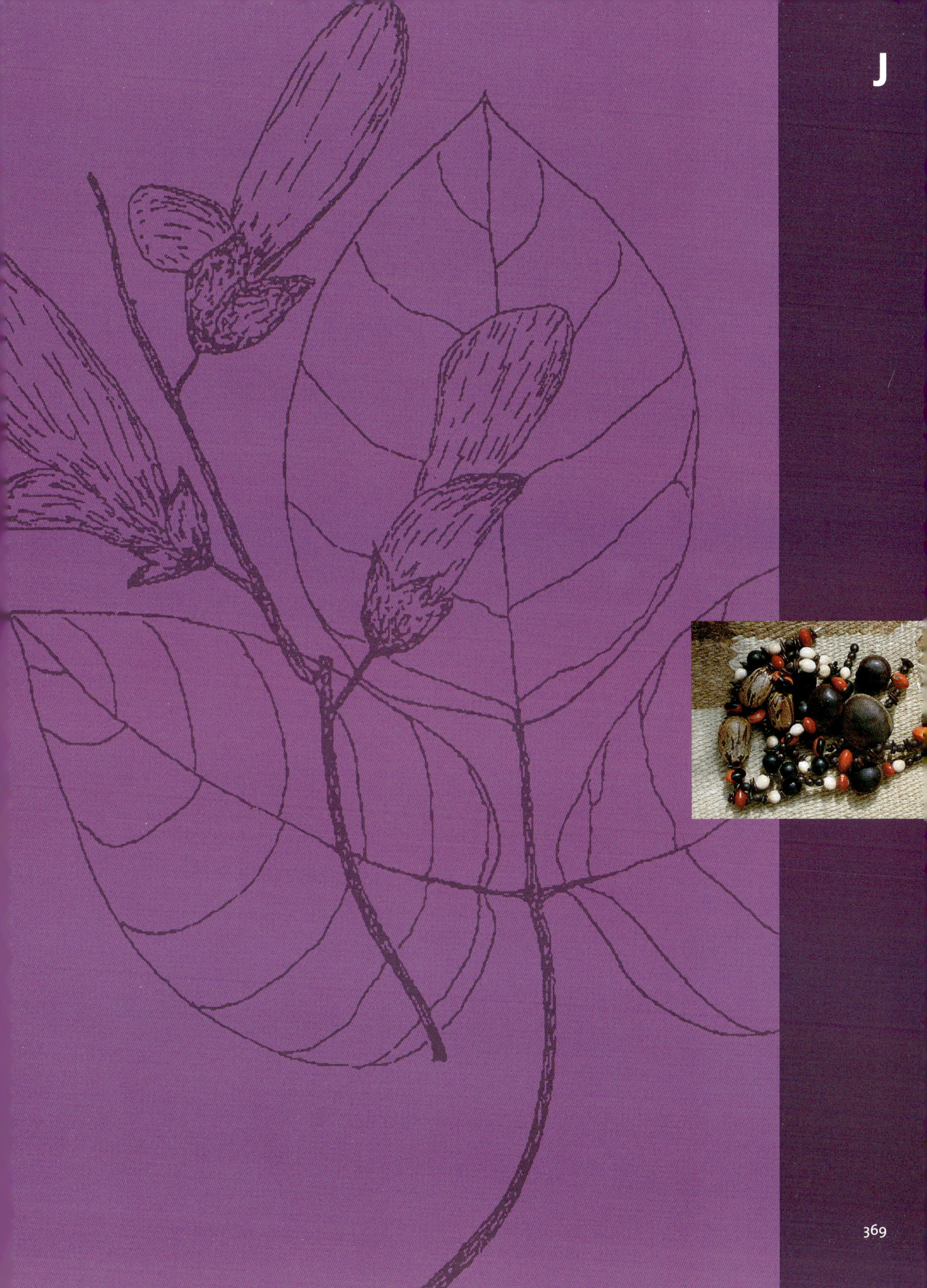

J

»Im Jadepavillion,
Wenn das Liebesmahl
genossen ist,
Lastet die Trunkenheit
Schwer auf der Liebesglut.«
(Po Kin-yi, in Huu 1987: 71*)

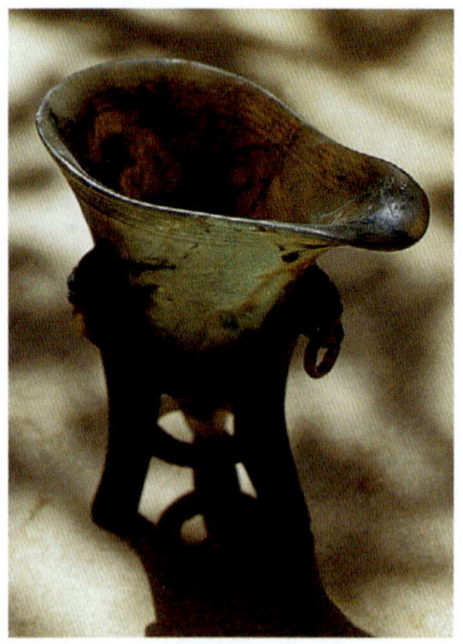

Ein Jadebecher in der Form eines Nashorns. Die Öffnung ähnelt einer Vulva. Der Becher dient der Einnahme von Aphrodisiaka.

Jade

Mineralien: Jadeit $NaAl[Si_2O_6]$ und Nephrit $Ca_2(Mg,Fe)_5[OH|Si_4O_{11}]_2$

Andere Namen

Chalchihuite (aztekisch), Ijada, Lendenstein, Nephrit, Nierenstein, Pounumu, Quetzalitztli (aztekisch »Quetzalfeder-Obsidian«), Ya'axtun (Maya/Lakandon »Erster/Grüner Stein«), Yada, Yü (chin.)

Jade ist ein symbolisches und magisches Aphrodisiakum, keine pharmakologisch wirksame Substanz (vgl. **Aktinolith**).

In den wichtigsten Verbreitungsgebieten von Jade, China und Mittelamerika, erlangte der milchig grüne Stein einen hohen Stellenwert. Jade hat eine lange Tradition bei der Herstellung von Ritualobjekten, Masken, Götterfiguren, **Amuletten**, Schmuck usw. Sowohl im Reich der Mitte als auch in Mesoamerika war und ist Jade *das* Symbol des Lebens. Toten gab man Jadeperlen als Schutz für die letzte Reise ins Grab. In China steckte man den Toten Amulette aus Jade in die Nasenlöcher, um ihre Seelen vor Dämonen zu schützen.[398] Wer solche Objekte findet, verwendet sie als Amulette und zum **Liebeszauber**.

Chinesen sahen in Jade ein Allheilmittel, einen Zauberstein, der Macht und Unsterblichkeit verleihen und die Potenz fördern kann. Aus Jade geschnitzte **Pilze** wurden als aphrodisische **Amulette** verwendet; Jadebecher in Gestalt eines **Nashorns** (siehe Abb.) dienten als Trinkgefäße für **Lenzmittel**, die durch die Jade verstärkt werden (Rätsch und Guhr 1989: 91f.*).

Jade als erotische Metapher in China
(Eberhard 1983: 143*):

Jadepavillion	Vulva
mit Jade spielen	Beischlaf
Jade handhaben	Cunnilingus
Jadesaft	Speichel einer Frau
Jadeflüssigkeit	Sperma, Vaginalsekret
Jadetür	Vulva
Jadewand	Vagina
Jadestengel	Penis

Ferner kennt man vietnamesische Frühlingsrollen als »Jadestäbchen« und **grünen** Tee als »Schaum aus flüssiger Jade«.

Literatur

Chu, Arthur und Grace Chu
1982 *Jade – Stein des Himmels*, Stuttgart: Kosmos.
Keverne, Roger (Hg.)
1991 *Jade*, New York: Van Nostrand Reinhold.
Tibón, Gutierre
1983 *El jade de México: El mundo esotérico del «chalchihuite»*, Mexiko Stadt: Panorama.

Jamu

Indonesisch »Volksmedizin«

In Indonesien sind Jamu volksmedizinische Mischungen aus frischen oder getrockneten Pflanzen, die als Tonika und erotische Stimulanzien genutzt werden.

Jamu bezeichnet das mindestens 1200 Jahre alte traditionelle Naturheilsystem Indonesiens (Beers 2001) wie auch die dafür benutzten Heilmittel (Pflanzendrogenmischungen). Jamu werden in zwei Gruppen unterteilt: *Jamu gedong*, Frischpflanzenzubereitungen, die von den Händlern in Anwesenheit des Kunden gemischt und als Trank serviert werden, und *Jamu tepung*, gepulverte Mischungen aus getrockneten Pflanzen (abgepackte Fertigpräparate). »Jamu, als echte Volksmedizin, gibt es für jeden, für alle Lebenssituationen, von der Geburt bis zum Tod. Dutzende von Jamu helfen einem, von Krankheiten wieder zu genesen, Gewicht zu verlieren, an Gewicht zuzunehmen, das Blut zu verbessern, gut zu schlafen. Sie behandeln auch allgemeine Krankheiten, wie Husten, Erkältungen, Asthma, Diarrhö, Fieber, Malaria und Magenschmerzen. Daneben gibt es geschlechtsspezifische Jamu, Dutzende von Jamu zur Anregung und Erhaltung und Wiedergewinnung der Sexualfunktionen« (Rehm 1985: 405).

Viele Pflanzen, die als Bestandteile von Jamu genutzt werden, sind gut bekannte Aphrodisiaka: **Dita**, **Ignatiusbohne**, **Chilipfeffer**, Papaya (siehe **Früchte**), weißes **Sandel**holz, **Adlerholz**, **Moschus**samen (*Abelmoschus moschatus*), **Brahmi**, **Betel**nüsse und -pfeffer, **Kardamom**, **Stechapfel** (*Datura metel*), **Kubeben**, **Ylang-Ylang**, **Galangan**, schwarzer **Pfeffer**, **Wermut**, **Eclipta**, **Muskat**, **Balsambirne**, **Banane**, **Schraubenpinie**, **Ingwer** und andere **Ingwergewächse** (Beers 2001: 185–188).

Kommentar

Auf Bali kam täglich eine Jamu-Händlerin mit allerlei Tüten und Rohdrogen ins Hotel. Die meisten Touristen konnten mit dem exotischen

398 Zunächst benutzte man zu diesem Zweck **Kaurischnecken** (»Ameisen-Nasen-Geld«), später Jade.

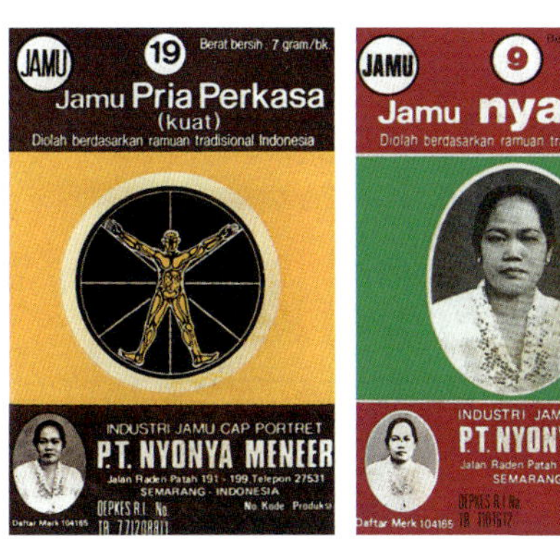

Zwei indonesische Jamu-Fertigmischungen, die als Aphrodisiaka und Tonika gelten. No. 9 besteht aus **Galangan**wurzel (*Kaempferia galanga*, 35%), **Kurkuma** (35%) Isorafrüchten (12%) und Sindorafrüchten (15%); No. 19 besteht aus Galanganwurzel (10%), Languatiswurzel (*Languas galangal*, 25%), **Fenchel**samen (6%), Kurkuma (35%).

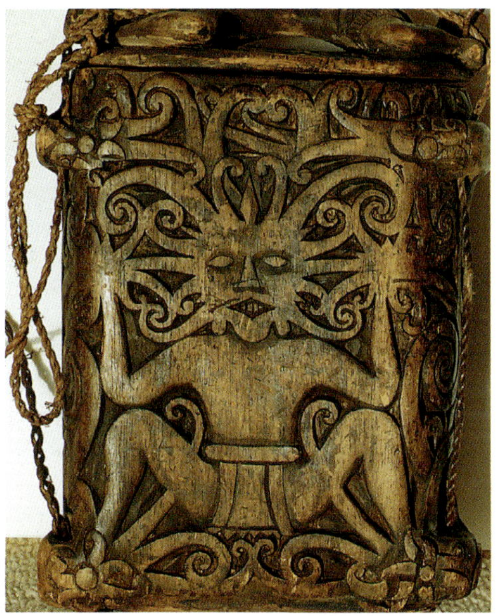

Jamu gedong. Ein Behälter für Jamu-Zutaten aus Bali.

Pulver nichts anfangen. In uns aber fand sie eine dankbare Klientel. Allmorgendlich probierten wir eine andere Mischung, die, in Wasser verquirlt, eine dickliche, undurchsichtige Flüssigkeit ergab. Wir fühlten uns von den diversen Zubereitungen deutlich gestärkt und stimuliert, wussten aber nicht, ob wir die erotische Erweckung der tropischen Atmosphäre, dem Jamu oder beidem verdankten.

Literatur

BEERS, Susan-Jane

2001 *Jamu: The Ancient Indonesian Art of Herbal Healing*, Singapur: Periplus.

REHM, Klaus D.

1985 »Jamu – die traditionellen Arzneimittel Indonesiens«, *Curare* Sonderband 3/85: 403–410.

»Weitverbreitet ist die Ansicht, dass es sich bei Jamu um nichts anderes handelt als um starke Aphrodisiaka.« (BEERS 2001: 25)

Jangida

Siehe **Ashwagandha**

Jasmin

Jasminum spp., Oleaceae (Ölbaumgewächse)

Jasminum grandiflorum L., Jati, Chambeli
Jasminum officinale L., Apothekerjasmin
Jasminum sambac (L.) AIT., Arabischer Jasmin, Mo-li

»Der Name Jasmin wird meist mit einem süßlichen Duft in Verbindung gebracht, obwohl es in dieser grossen Gattung von etwa 200 sommer- oder immergrünen Sträuchern und Kletterpflanzen, die größtenteils aus Asien und Afrika stammen, auch viele Arten gibt, die der Nase kaum etwas bieten.« (CHEERS 1998: 488*)

Andere Namen

Gelsomina (ital.), Jahi, Jasmine, Jâtî (skrt.), Jati, Jazmin, Yasamin (arab.), Yasmin, Yeh-hsi-ming (chin.)

Jasmin gehört zu den olfaktorisch gerühmten Liebesmitteln; sein Geruch soll Liebe und Mitgefühl fördern. Das ätherische Öl wie auch die Essenz der stark duftenden Blüten sind wichtige Bestandteile zur Herstellung von Parfüm. In der orientalischen Liebeslyrik wurde Jasminduft zur Metapher von Liebesgefühlen.

Unter den erotischen Essenzen ist Jasminduft eines der wichtigsten olfaktorischen Aphrodisiaka (vgl. **Duftpflanzen**). Der Name der wohlriechenden Pflanzen, die den berühmten Duft ausströmen, ist abgeleitet von arabisch Yasamin, »wohlriechendes Öl«. »Der Jasminduft wird besonders von den Shaykhs [Sufis] der berühmten wirbelnden mystischen Tänzer aus der Türkei vorgezogen. Seine besondere Eigenschaft ist seine beispiellose Fähigkeit, die Stimmung zu heben und geistige Depression überwinden zu helfen« (MOINUDDIN 1984: 161*).

Gebrauch als Aphrodisiakum

Jasmin gehört seit alter Zeit zu den orientalischen Liebesdüften: »Man bereite Senföl an langsamem Feuer mit *jâtî*-Blüten (*Jasminum grandiflorum*); wenn man damit die Scham der Frau einreibt, wird sie bei dem Liebesgenusse wohlriechend«, heißt es im *Anangaranga*, einer der wichtigsten indischen Liebeslehren (SCHMIDT 1911: 630*). Ganz ähnlich heißt es im Ayurveda: »Jasminblüten sind ein mildes Aphrodisiakum für Frauen und reinigen die Gebärmutter. Sie sind von *sattwischer* Natur und fördern Liebe und Mitgefühl. Des weiteren sind diese Blüten Träger psychischer Einflüsse, machen den Geist empfänglich und unterstützen, empfangen und strahlen die Schwingungen der Mantras aus. Bei den meisten Indikationen ist eine Mischung mit **San-**

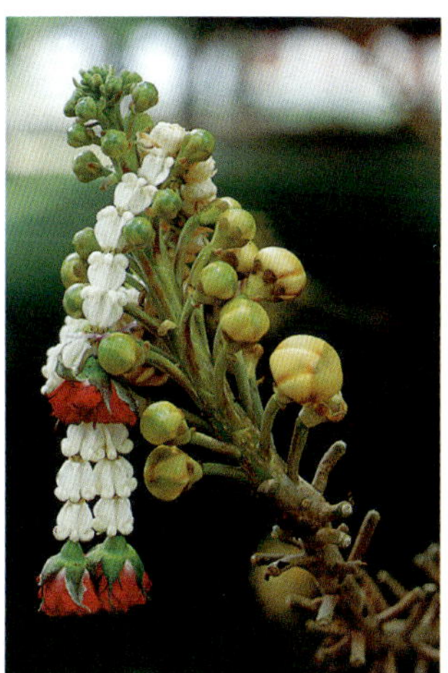

Eine duftende Blütengirlande aus weißen Jasminblüten (*Jasminum sambac*), als Opfergabe in einen heiligen Baum (*Couroupita guianensis* AUBL., Lecythidaceae; vgl. **Ayahuasca**, **Siete Raizes**) gehängt. (Bangkok, Thailand, 1993)

delholz zweckmäßig« (LAD und FRAWLEY 1987: 242*).

Aus den Blüten einiger Jasminarten (*Jasminum* spp.) wird das duftende, für die **Parfüm**industrie wichtige, eugenolhaltige Jasminöl (Oleum Jasmini) gewonnen (vgl. **ätherische Öle**).

Von zwei afrikanischen Arten werden sogar psychoaktive Wirkungen berichtet. Die Blätter der *hab el tsalim* genannten Art *Jasminum floribundum* R. BR. wurden in Abessinien, die von *Jasminum abyssinicum* R. BR. in Erythrea als »Berauschungsmittel« verwendet (HARTWICH 1911: 811*).

»Jasminpflanzen« (Duftpflanzen, Nachtdufter), die als Aphrodisiaka verwendet werden:

Giftjasmin	*Gelsemium sempervirens*
Nachtjasmin	*Cestrum nocturnum* (vgl. **Nachtschattengewächse**)
Paraguay-Jasmin	*Brunfelsia uniflora* (POHL) BENTH., syn. *Brunfelsia hopeana* (HOOK.) BENTH. (siehe **Brunfelsie, Borrachero**)
Sternjasmin = Jasminähnlicher Nachtschatten	*Solanum jasminoides* PAXT. (Brasilien) (vgl. **Nachtschattengewächse**)

Gelsemin

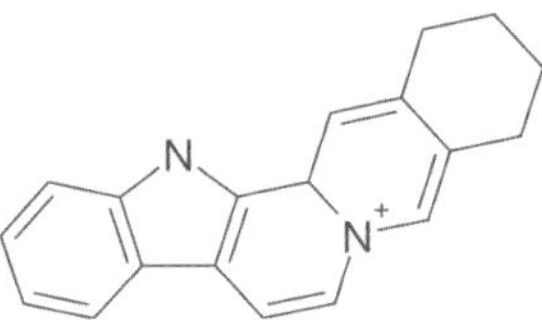

Sempevirin

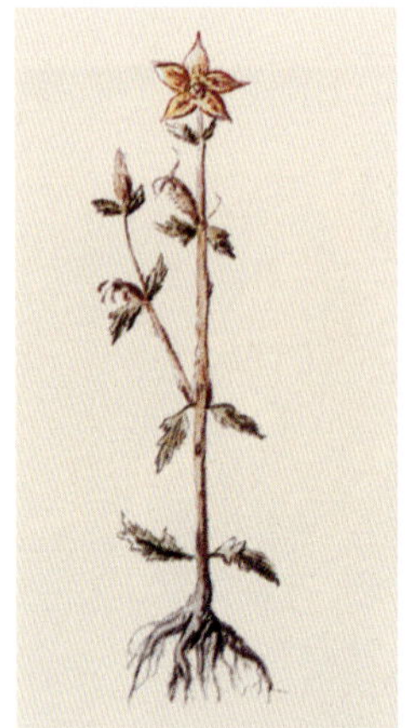

Jasmin montana, »Bergjasmin«. Diese botanische Darstellung wird als *Gelsemium sempervirens* identifiziert. Laut Text hat die Pflanze heiße und trockene Eigenschaften. Die Pflanze rechts davon heißt *Drago*, »Drachen«, und soll *Jatropha dioica* CERV. darstellen (vgl. **Huanarpo, Drachenblut**). (Illustration aus NAVARRO 1801: 249*)

Giftjasmin

Gelsemium sempervirens (L.) JAUME ST.-HIL., Loganiaceae
syn. *Gelsemium nitidum* Michx.

Der Giftjasmin oder »Gelbe Jasmin« ist eine beliebte Zierpflanze und ein eher gefährliches Aphrodisiakum! Im Orient wird der Wurzelextrakt als Liebesmittel eingenommen. Dies kann offenbar zu einer Art Abhängigkeit führen, da »der Gebrauch aller Gelsemiumpräparate, wie der des **Morphium** und Cocain [**Kokain**], zu unüberwindlicher Gewohnheit werden kann« (MICHAELIS 1905: 33*).

Giftjasmin, innerlich genommen, kann starke psychische Veränderungen mit heftigen Halluzinationen herbeiführen (LEWIN 1980: 192*). Die ganze Pflanze, vor allem die Wurzel, enthält Indolalkaloide: Gelsemicin, Gelsemin, Gelsidin und Sempevirin, die zum Teil ähnlich wie **Strychnin** wirken. Gelsemin lähmt das zentrale Nervensystem (BLAW et al. 1979, ROTH et al. 1994: 368f.*).

Literatur

BLAW, M. E., M. A. ADKISSON, D. LEVIN, J. C. GARRIOTT und R. S. A. TINDALL
1979 »Poisoning with Carolina Jessamine (*Gelsemium sempervirens*)«, *Journal of Pediatrics* 94: 998–1001.

Juckbohne

Mucuna pruriens (L.) DC., Leguminosae-Papilionaceae (Schmettelingsblütler)
syn. *Mucuna prurita* HK.f., *Mucuna deeringianum* (BORT) MERR., *Mucuna utilis* WALL. ex WIGHT, *Dolichos pruriens* L., *Stizolobium pruritum* PIPER

Andere Namen

Acharriya-pala, Alkusi (Lodha), Atmagupta, Baidhok, Chiikan (Maya), Chipororo, Common cowitch, Cow itch (engl.), Cowhage (engl.), Cowhage-Winde, Cowitch (engl.), Cuecuexquic (aztekisch), Demar pirkok (Cuna), Goncha, Gusano (span. »Wurm«), Haba (»**Bohne**«)[399], Itchweed (engl. »Juckkraut«), Itika (Santal), Jeukboontje (ndl.), Juckende Fasel, Juckfasel, Kachaguli, Kaocho, Kauso (nep.), Kaveca, Kawanch, Kiwach (Hindi »schlecht zu reiben«), Kuhkrätze, Mucunán, Ojo de venado (span. »Hirschauge«)[400], Ojo de zamuro (span. »Geierauge«), Pica pica, Pica picatiman-tzanab (huaxtekisch), Pois à gratter (frz. »Kratzbohnen«), Pois pouillieux (frz.), Siliqua hirsuta, Tah-mo-ko ah-nu (Ka'apor), U wich keh (Lakandon »Hirschauge«)[401], Velvet bean (engl.), Wich yuk (Lakandon »Rehauge«), Zootie

Die dekorativen, großen Samen der Juckbohne werden universell als Amulett, Liebesmittel und zum **Liebeszauber** verwendet. Dieser Nutzen ist sowohl auf ihren Symbolwert zurückzuführen wie auch auf die pharmakologische Wirkung der pulverisierten Samen.

Die Juckbohne ist in den tropischen Gebieten beider Hemisphären verbreitet (Amerika, Afrika, Asien). Sie bildet eine kräftige Kletterranke mit traubenartigen, üppigen, violetten Blütenständen aus. Die etwa 8 bis 10 cm langen, mit feinen Haaren besetzten Fruchtschoten enthalten die großen, runden, abgeflachten, dunkelbraunen Samen, die von einem schwarzen Band umgeben sind. Überall dort, wo die Pflanze vorkommt, stellt man aus den Samen **Amulette** her, in Mexiko, Guatemala, in der Karibik, im tropischen Afrika (Gha-

399 So wird gewöhnlich das **Operculum** einer Kreiselschnecke (*Trochus* sp.) genannt; beides dient als Amulett zum Schutz vor dem »Bösen Blick« (SELIGMANN 1996: 143*).
400 Auch *Mucuna sloanei* FAWC. et RENDL. heißt im Spanischen *Ojo de Venado*, »Hirschauge«.
401 Im Lakandon/Maya bedeutet *-ich* sowohl »Auge« als auch »Frucht«!

na), in Indien und Südostasien; diese werden gegen den bösen Blick oder zur Steigerung der sexuellen Attraktivität eingesetzt – dann meist »Rehauge« oder »Hirschauge« genannt – ein deutlicher Bezug zum potenten **Hirsch** – (SELIGMANN 1996: 142f.*). Die großen Samen werden oft auch als Kettenperlen oder Anhänger benutzt (MADSEN 1965: 110).

Aphrodisischer und ethnomedizinischer Gebrauch

So universal wie der Gebrauch der Samen als Amulett ist ihre Anwendung als Aphrodisiakum, Liebesmittel und **Liebeszauber**.

In Mexiko gelten die pulverisierten Samen als starkes Aphrodisiakum (MARTÍNEZ 1994: 255*). In der mexikanischen Volksmedizin werden die Augen der Neugeborenen mit einem Dekokt aus den Samen gewaschen, um Augenentzündungen zu verhindern (PATTEN 1932: 210). In Brasilien wird die Pflanze als Aphrodisiakum und Nerventonikum verwendet. Die Cunaindianer benutzen sie ebenfalls als Aphrodisiakum (DUKE 1975: 290*). Andernorts trinkt man die zerstoßenen Samen als wurmtreibendes Mittel (ARGUETA V. et al. 1994: 1151*).

In der ayurvedischen Medizin und im Unani-Heilsystem nutzt man die Samen ebenfalls von jeher als Aphrodisiaka (BHATTACHARYA et al. 1971: 53, THAKKUR 1977: 313f.*). Im Ayurveda gehört die Juckbohne zu den wichtigsten Ingredienzien von **Rasayana** und **Vajikarana**; zusammen mit **Steppenraute** in Milch ergibt dies eine Art **Ayahuasca**analog. Die Stammesvölker von Bastar benutzen die Samen zur Steigerung der Samenproduktion und um »nächtliche Träume« (Pollutionen) zu kurieren (JAIN 1965: 241*). In Indien (Karnataka) gelten zwei zermahlene Samen abends in Kuhmilch eingenommen als Aphrodisiakum (BHANDARY et al. 1995: 155*). Aus der Juckbohne bereitete Aphrodisiaka werden in sexuellen Riten des Tantrakults verwendet. Daran knüpft auch ein volkstümlicher **Liebeszauber** zur Stärkung der Zeugungskraft an.

In der nepalesischen Volksmedizin verordnet man die *kauso*-Samen als Aphrodisiakum, als Tonikum bei Nervenleiden und als Antidot bei Skorpionstichen (SUWAL et al. 1993: 22*).

Auch andere Species der Gattung *Mucuna* (etwa 100 Arten; PLOTKIN 1994: 284*) werden als Aphrodisiaka verwendet. *Mucuna nigricans* (LOUR.) STEUD. (syn. *Mucuna imbricata* DC.) wird in Nepal ebenfalls *kaucho* oder *kauso* genannt (engl. *Lyon bean*) und gehört dort zu den wichtigsten Aphrodisiaka und Schamanenpflanzen

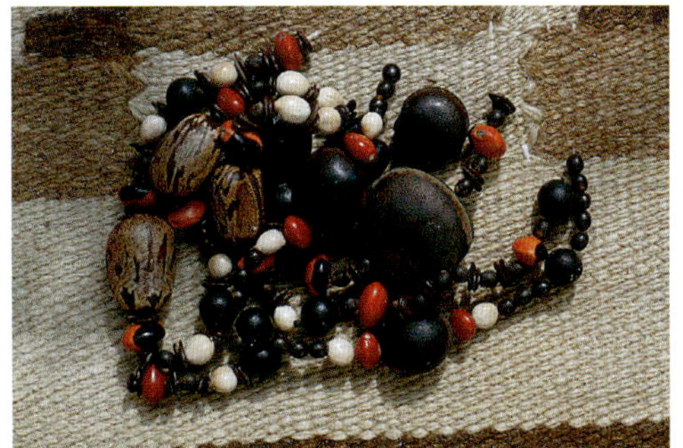

Eine traditionelle Kette *(uuh)* aus verschiedenen Samen des südmexikanischen Regenwaldes. Die großen runden Samen stammen von *Mucuna pruriens* und werden von den Lakandonen *u wich keh*, »Hirschauge«, genannt. Sie enthalten reichlich DMT.

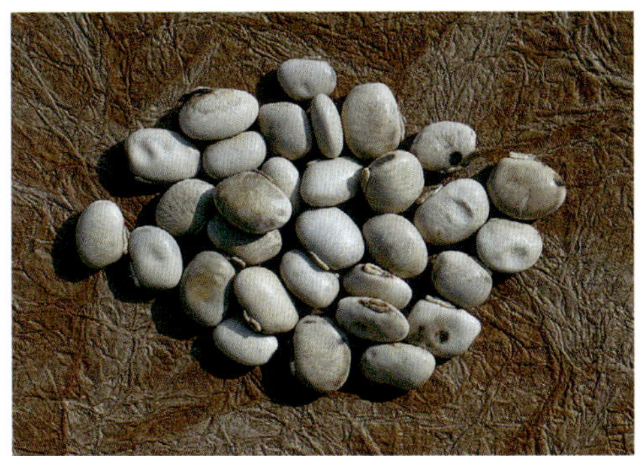

Kaucho oder *Kalo kauchho*, die bohnenartigen Samen der *Mucuna nigricans* werden in Nepal zur Herstellung aphrodischer Elixiere verwendet. (Kathmandu, Nepal, 2001)

Seto kaucho. Die bohnenartigen Samen der *Mucuna* sp. werden in Nepal zur Herstellung aphrodisischer Elixiere verwendet. (Kathmandu, Nepal, 2001)

(MÜLLER-EBELING et al. 2000*). Die schwarzen Bohnen werden zermahlen und mit Milch gemixt als Tonikum, Aphrodisiakum und Rauschmittel getrunken.

Zubereitung und Dosierung

Für aphrodisische Zwecke werden die trockenen Samen der Juckbohne (*Mucuna pruriens*) zermahlen und mit Flüssigkeit (Wasser, Milch) eingenommen. Für medizinische Zwecke werden die Früchte ausgekocht (Dekokt). Als aphrodisische Dosis (für Männer) werden 15 g der Samen genannt (ARGUETA V. et al. 1994: 1151*).

Inhaltsstoffe

Die Samen der Juckbohne (*Mucuna pruriens*) enthalten **DMT**, DMT-*N*-oxid, 5-MeO-DMT und **Bufotenin** sowie zwei **β-Carboline** (BHATTACHARYA et al. 1971). Auch Serotonin (= 5-Hy-

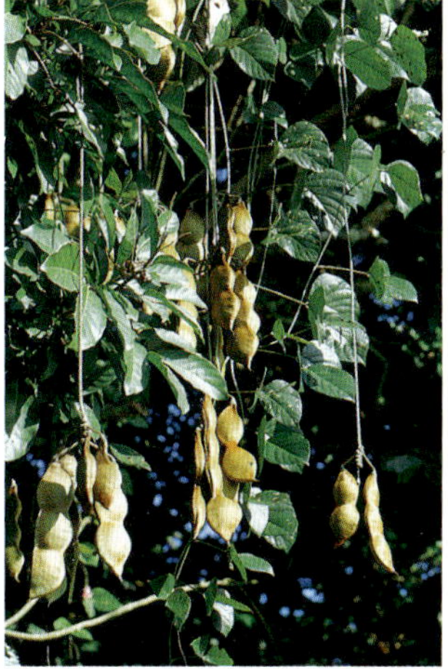

Die hängenden Fruchtschoten des Hirsch- oder Ochsenauges (*Mucuna argyrophylla*). In Mexiko nimmt man die großen, flachen, schwarzen Samen dieser Art, meist *Ojo de venado*, »**Hirsch**auge« genannt[402], als Aphrodisiakum ein. (Palenque, Chiapas, Mexiko, 1997)

402 Andere Namen: Pedro de mono, Ojo de venado, Wich wakax (Tzeltal/Maya »Ochsenauge«), Petumax (Tzeltal), Pica-pica, Tecalate, Mashus (totonakisch), Bejuco de pollo, Jicamilla cimarrona.

droxytryptamin) konnte nachgewiesen werden. Daneben sind die Alkaloide Mucunin, Mucunadin, Prurienen, Prurieninin, Mucuadin, Mucuadinin, Mucuadininin, Prurienidin, Prurieninin und Nikotin anwesend (ALLEN und ALLEN 1981: 447). Tryptamine kommen auch in den Blättern vor.

In der Juckbohne sowie in mehreren *Mucuna* spp. konnte L-Dopa nachgewiesen werden (REMMEN und ELLIS 1980). Es ist pharmakologisch gut bekannt, dass L-Dopa bei Parkinsonpatienten die sexuelle Begierde stimuliert. Ein wässriger Extrakt aus pulverisierten Juckbohnen förderte im Tierversuch (75 mg Rohdroge/kg Körpergewicht) deutlich die sexuelle Aktivität männlicher Laborratten (KARNICK 1996a: 57*).

Bezugsquellen

Die Samen sind frei verkäuflich und mitunter als Kettenperlen in Läden, die mit Kunsthandwerk und Antiquitäten aus Afrika und Übersee handeln, erhältlich.

Literatur

ALLEN, O. N. und Ethel K. ALLEN
1981 *The Leguminosae: A Source Book of Characteristics, Uses, and Nodulation,* Madison, Wisconsin: The University of Wisconsin Press.

ANONYM
1995 »Mucuna pruriens«, *Entheogene* 5: 33.

BHATTACHARYA, S. K., A. K. SANYAL und S. GHOSAL
1971 »Investigations on the Hallucinogenic Activity of Indole Alkylamines Isolated from *Mucuna pruriens* DC«, *Indian Journal of Physiology* 25(2): 53–56.

HUSSAIN, Ghazala und Bala V. MANYAM
1997 »*Mucuna pruriens* Proves More Effective than L-DOPA in Parkinson's Disease Animal Model«, *Phytotherapy Research* 11: 419–423.

INFANTE, M. E., et al.
1990 »Outbreak of Acute Toxic Psychosis Attributed to *Mucuna pruriens*«, *The Lancet* 336: 1129.

MADSEN, Claudia
1965 *A Study of Change in Mexican Folk Medicine,* New Orleans: Middle American Research Institute.

PATTEN, Nathan van
1932 »Obstetrics in Mexico prior to 1600«, *Annals of Medical History* N.S. 4(2): 203–212.

REMMEN, Shirley F. A. und Brian E. ELLIS
1980 »DOPA Synthesis in Non-Producer Cultures of *Mucuna deeringiana*«, *Phytochemistry* 19: 1421–1423.

Justizia

Justicia pectoralis JACQ., Acanthaceae (Bärenklaugewächse/Akanthusgewächse)
syn. *Dianthera pectoralis* (JACQ.) MURR., *Eclobium pectorale* (JACQ.) KUNTZE, *Psacadocalymma pectorale* (JACQ.) BREMEK, *Rhytiglossa pectoralis* (JACQ.) NEES, *Stethoma pectoralis* (JACQ.) RAF.

Die meist verwendete Varietät:
Justicia pectoralis JACQ. var. *stenophylla* LEONARD, Venezuela, Ecuador

Andere Namen

Boo-hanak, Buhenak, Carpenter bush, Carpenter grass, Curía, Fresh cut, Garden balsam (engl.), Herbe à charpentier (frz.), Kokoime, Kumaru-ka'a (Ka'apor, »Tonkabohnen/-Baumkraut«), Mahfarahenak (Maitá), Masci-hiri, Mashahari, Masha-hara-hanak, Masha-hiri (Waika), Mashihiri, Mashihíri, Mashohara (Ka'apor), Paxararok (Ninam), Pirapis~ika'a (Ka'apor, »Fisch[?]-Kraut«), Sua-ka-henako (Yanomami »Blätter zum Gebrauch an Frauen«), Tila, Tilo (Kuba), Tilo casero, Tilo criollo, Tilo de jardín, Tilo natural, Toyeau, Trebo, Ya-ko-yoó (Puinave), Yacu piri-piri, Zeb shêpantyê, Zèbe à Charpentier (kreolisch)

In tropischen Regionen ist Justizia, eine an ätherischen Ölen reiche Cumarindroge, als Liebesmittel bekannt, das auf Männer wie auf Frauen erotisch stimulierend wirkt.

Die krautige Pflanze wächst an Wasserläufen in den tropischen Regenwäldern von Mexiko, Zentralamerika, auf den Karibikinseln (Kuba) und im nördlichen Südamerika. Die Varietät *J. stenophylla* kommt nur in Südamerika vor.

Die Yanomamö benutzen *Justicia pectoralis* var. *stenophylla* als Aphrodisiakum für Frauen (SCHULTES 1990: 64f.). Sie kultivieren die Pflanze für die Herstellung von psychoaktiven und aphrodisischen Schnupfpulvern (**Epená**). Zu diesem Zweck ziehen sie sie im Halbschatten zwischen **Banane**nstauden. Das Kraut heißt bei den Yanomamö *Sua-ka-henako*, »Blätter zum Gebrauch an Frauen«. Ein zu Recht doppeldeutiger Name: Sie dient den Frauen als erotisierender Schmuck – sie stecken sich Blätterbüschel als Schmuck in die Löcher ihrer Ohrläppchen – und den Männern als Aphrodisiakum, welches sie den Frauen geben, damit diese »spitz« auf sie (die Männer) werden.

Bei den Ka'apor-Indianern in den Guayanas werden Justizia (*J. pectoralis* und var. *stenophylla*) sowie eine andere aromatische, cumarinhaltige Pflanze (*Ardisia guianensis* [AUBL.] MEZ., Myrsinaceae, *Yukuna-ka'a*) als *inamohar-puhan*, Freun-

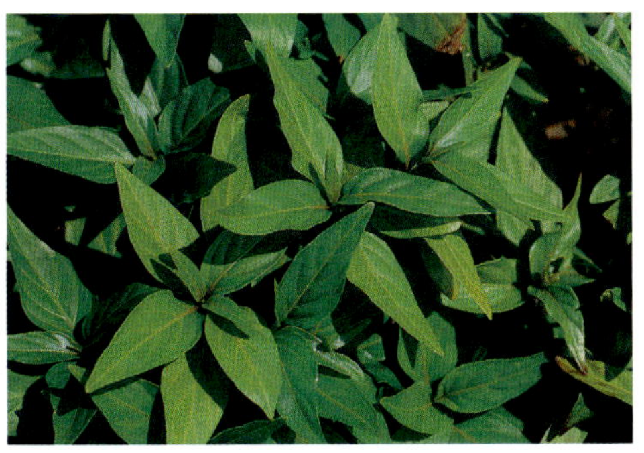

Diese südamerikanische Justizia (*Justicia pectoralis* var. *stenophylla*) wird als wichtige Ingredienz schamanischer Schnupfpulver genutzt. (Rancho Ololiuqui, Xalapa, Veracruz, Mexiko, 1996)

dinnenmedizin« klassifiziert und als eine Art Pflanzenfetisch (vgl. **Cumarindrogen**) verwendet. Die jungen liebeshungrigen Männer reiben sich mit den Blättern die Haut ein. Davon sollen sie für die Frauen attraktiv werden, und der Duft soll die Frauen zusätzlich *ka'u*, »geil, horny«, machen. Dazu ein bezeichnender Kommentar des Feldforschers: »Männliche Informanten baten mich, dieses Geheimnis nicht den Frauen zu verraten. Als ich aber einigen Frauen die Pflanzen zeigte – ohne das ›Geheimnis‹ zu enthüllen –, sagten sie sofort, dass es die ›Freundinnenmedizin‹ ist« (BALÉE 1994: 104*; auch 167f.*).

Auf Kuba heißt die Justizia *tilo*[403], seltener *tila*. Sie wird als leichter Nervenberuhigungstee (Sedativum) getrunken und in der Volksmedizin bei Sodbrennen, Epilepsie, Arteriosklerose, Kahlköpfigkeit, Schnupfen, Blindheit, Koliken, Appetitlosigkeit, allgemeiner und sexueller Schwäche, Schlaflosigkeit, Kopfschmerzen, Grind, Husten und Ratlosigkeit eingesetzt (SEOANE GALLO 1984: 876*).[404]

Rezepte

Im Amazonasgebiet dienen ausschließlich die im Schatten getrockneten Blätter für aphrodisische Zwecke. Sie werden zu einem feinen Pulver zermahlen und in erster Linie als Zusatzstoff zu den **Epená** genannten Schnupfpulvern gebraucht. Das *Justizia*-Pulver wird oft mit dem getrockneten **Cumala**harz (*Virola* spp.) vermischt (PRANCE 1972a: 17*). Heutzutage werden die getrockneten Blätter mit Marihuana (**Hanf**) vermischt geraucht, eine **Rauchmischung** mit angenehmem Waldmeisteraroma.

Auf Guadeloupe (Antillen, Karibik) wird die Pflanze als Aphrodisiakum verwendet (OUENSANGA* 1983, I: 154*; MÜLLER-EBELING und RÄTSCH 1986: 126*). Die frische Pflanze wird mit Wein übergossen und mit Honig gesüßt. Davon trinkt man ein Glas vor dem Schlafengehen. Für einen beruhigenden Tee gießt man eine Hand voll frischer Blätter mit heißem Wasser auf. 5 bis 10 Minuten ziehen lassen und nach Belieben mit **Honig** süßen.

Inhaltsstoffe

Justizia gehört zu den wichtigsten neuweltlichen **Cumarindrogen**. Beim Trocknen der Blätter entsteht reichlich Cumarin, wodurch die Rohdroge ihren aromatischen Geruch erhält (BALÉE 1994: 104*, SCHULTES 1990: 68). Sicher ist die Anwesenheit von Betain, Umbelliferon, einem **ätherischen Öl**, verschiedener Cumarine (Scopoletin, u. a.), Benzopyrane und Justicidin B (MACRAE und TOWERS 1984, SEAWORTH 1991: 70*); auch wurden geringe Mengen an Vasicin sowie Spuren von Tryptaminen nachgewiesen (SCHULTES 1990: 66).

Literatur

GHOSAL, Shibnath, Shanta BANERJEE und Radhey S. SRIVASTAVA
1979 »Simplexion, a New Lignan from *Justicia simplex*«, *Phytochemistry* 18: 503–505.

MACRAE, W. Donald und G. H. Neil TOWERS
1984 »*Justicia pectoralis:* A Study of the Basis for Its Use as a Hallucinogenic Snuff Ingredient«, *Journal of Ethnopharmacology* 12: 93–111.

SCHULTES, Richard Evans
1990 »De Plantis Toxicariis e Mundo Novo Tropicale Commentationes XXXVI: *Justicia* (Acanthaceae) as a Source of an Hallucinogenic Snuff«, *Economic Botany* 44(1): 61–70.

»Die Blätter dieses aromatischen Krautes mischen die Yanomami häufig unter ihre Schnupfdrogen. Ob die Pflanze halluzinogene Substanzen enthält oder ob die Indianer nur die Geschmacksstoffe lieben, die in diesem Kraut vorhanden sind, ist ungeklärt.«
(PLOTKIN 1994: 281*)

403 *Tilo* ist eigentlich eine spanische Bezeichnung für die Linde (die in Amerika nicht heimisch ist). In Florida leben heutzutage sehr viele Kubaner, die ihre eigenen Geschäfte und Beziehungsstrukturen bewahrt haben. Sie handeln auch mit *Justizia*-Blättern und -Blüten, die dann wiederum (um die Verwirrung komplett zu machen) auf Amerikanisch unter der Bezeichnung *linden flowers with leaves* gehandelt werden.

404 Eine verwandte Art, *Justicia ideogenes* LEONARD, wird von den Kofánindianern in Kolumbien ausgekocht und zur Behandlung von Alterserscheinungen (Demenz) verwendet (SCHULTES 1993: 131*).

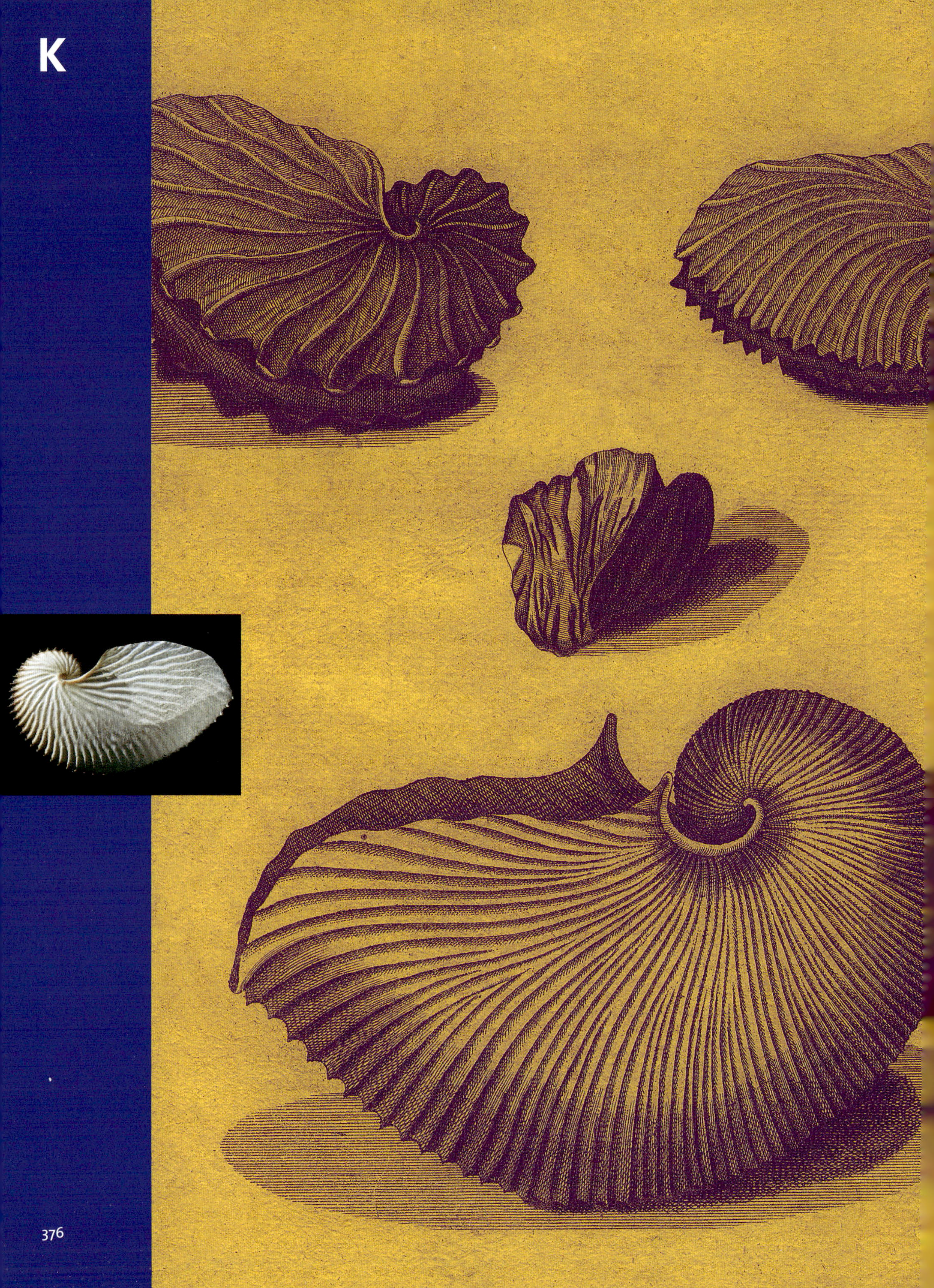
K

Kachay dam

Siehe **Viagra**

Kaddentrank

Siehe **Bier, Insekten**

Kaffee

Coffea arabica L., Rubiaceae (Rötegewächse)
syn. *Coffea laurifolia* SALISB., *Coffea mauritiana* HOST. non LAMK., *Coffea vulgaris* MOENCH, *Jasminum arabicum laurifolia* DE JUSS.

Coffea arabica L. var. *arabica* (= var. *typica* CRAMER)
Coffea arabica L. var. *bourbon* (B. RODR.) CHOUSSY
Coffea arabica L. var. *mokka* CRAMER

Andere Namen

Arabian coffee (engl.), Arabica coffee, Arabica-Kaffee, Arabischer Kaffee, Bergkaffee, Bun (Jemen), Buna (»Wein«), Buni (äthiop.), Cabi, Café (frz.), Caféier, Cafeeiro, Cafeto, Caffè (ital.), Chiafei (chin.), Coffa, Coffee, Coffee tree (engl.), Common coffee, Kaffeebaum, Kaffeepflanze, Kahawa (Swahili), Kahwa (arab.), Kahwe (türk.), Kahweh, Katzuta sapa (Lakota »schwarze Medizin«), K'hoxwéeh (Navajo), Koffie (ndl.), Qahûa, Qahwa (arab. »Wein«), Qahwe

Kaffee gilt wie alle **Koffein**drogen weltweit nicht nur als Wachmacher, sondern auch als Aphrodisiakum.

Der Name Kaffee leitet sich von dem arabischen Wort *gahwe*, »**Wein**«, ab. Lange bevor der erste Kaffee gebrüht wurde, kaute man in Afrika die roten Beeren des Kaffeestrauchs als stimulierendes Anregungsmittel (etwa im 6. Jahrhundert). Das Kaffeetrinken wurde erst später entdeckt. Der Kaffeegenuss wird erstmals im 12. Jahrhundert für den Jemen erwähnt.

In Äthiopien wird über die Entdeckung des Kaffees dieselbe Geschichte wie über die Entdeckung des **Kat** im Jemen erzählt. Ein Ziegenhirte sah, wie seine **Ziegen** aufgeregt umhersprangen, nachdem sie vom Kaffeestrauch gefressen hatten. Er nahm einige der Bohnen mit und übergab sie dem Priester des Dorfes. Der experimentierte damit herum, bis er die stimulierende Kraft an sich selbst erfuhr und damit die notwendigen, langen Gebete besser rezitieren konnte. Der Kaffee wurde von den afrikanischen

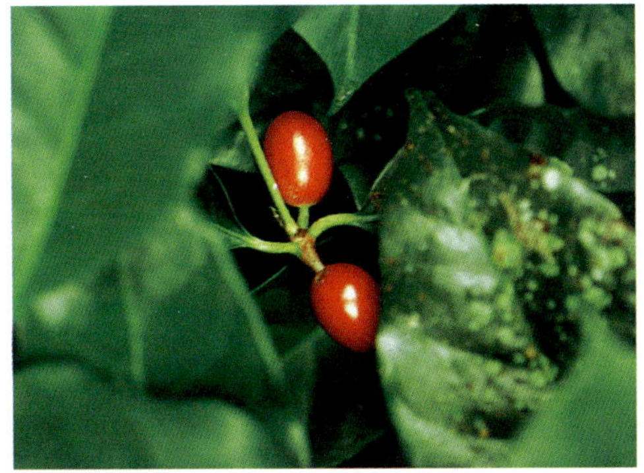

Rot leuchten die reifen Kaffeefrüchte im dunklen Laub. In Ostafrika glaubt man, dass in den Kaffeebohnen Geister wohnen und sie deshalb magische Kräfte bergen, die durch Rituale und Beschwörungen nutzbar gemacht werden können. (Naha', Chiapas, Mexiko, 1996)

Sufis, Angehörigen mystischer Geheimgesellschaften im Islam, sehr geschätzt, denn er ermöglichte ihnen, nächtelang ihre mystischen Rituale durchzuführen, ohne einzuschlafen, und somit leichter in religiöse Ekstase zu fallen. Die Sufis und Wanderderwische trugen sehr zur Verbreitung und Popularisierung des Kaffees bei (SHAH 1980).

In Europa wurde das orientalische Getränk im 16. Jahrhundert begeistert aufgenommen, als Allheilmittel gepriesen und als Aphrodisiakum benutzt (MÜLLER 1981). Bei uns wurde Kaffee vor allem durch Johann Sebastian Bachs (1685–1750) »Kaffeekantate« populär, die er zur Aufführung in Kaffee- und Teehäusern komponierte. Kaffee wurde zum Kult und regte zu verschiedenen Erfindungen (Espresso) und Rezepturen mit Sahne, Milch, Alkohol und **Gewürze**n (Cappucino, Mélange, Milchkaffee, Pharisäer) an. Kaffee ist heutzutage das weltweit meistgetrunkene stimulierende Getränk. Damit gehört der Kaffeestrauch zu den kulturell wichtigsten psychoaktiven Pflanzen (vgl. **Stimulanzien**).

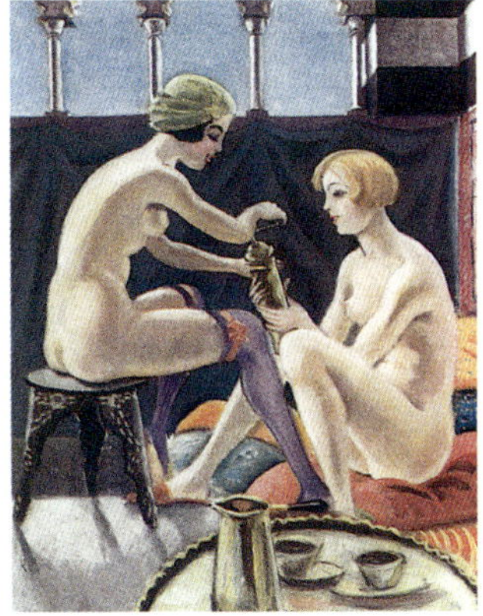

Kaffee-Erotik unter Hausfrauen: Das neue Gerät wird sorgfältig nach Möglichkeiten zukünftiger Wonnen inspiziert. (»Die Kaffeemühle«, Illustration aus: *Der Junggeselle*, Jg. 6, Nr. 32, 1924, S. 14)

»Kaffee muss heiß sein wie die Hölle, schwarz wie der Teufel, rein wie ein Engel und süß wie die Liebe.« (*Sprichwort*)

Rezept für einen aphrodisischen Kardamom-Kaffee

Man gibt einen gehäuften Teelöffel zermahlenen **Kardamom** in eine Tasse starken Kaffee oder in einen Espresso. Gut umrühren und etwas durchziehen lassen. Nach Geschmack süssen.

Inhaltsstoffe

Die grünen Bohnen enthalten 0,58 bis 1,7% (selten bis 3%) **Koffein** und nur geringe Konzentrationen an Theobromin, Theophyllin, Paraxanthin, Theacrin, Liberin und Methylliberin. Daneben enthalten sie 5,5 bis 7,6% Chlorogensäuren, davon 60 bis 80% 5-Caffeoylchinsäure. Ein Teil des Koffeins ist an die Chlorogensäure gebunden. In der Bohne sind rund 16% Kaffeeöl mit Diterpenalkoholen enthalten.

Bei gerösteten Samen nimmt der Koffeingehalt fast gar nicht ab, aber die Chlorogensäure ist

»Wenn ich des Tages
nicht dreimal
Mein Schälchen Coffee
trinken darf,
So werd ich ja zu meiner Qual
Wie ein verdorrtes Ziegenbrätchen.
Ei! Wie schmeckt der Coffee
süße,
Lieblicher als tausend Küsse,
Milder als Muskatenwein,
Coffee, Coffee muss ich haben,
Und wenn jemand mich
will laben,
Ach, so schenkt mir Coffee
ein.«
(Johann Sebastian BACH *»Kaffeekantate«, Schweigt stille, plaudert nicht*, BWV 212, Text: PICANDER [= HENRICI])

»In Form eines heißen Aufgusses aus seinen gemahlenen, gerösteten Samen wird Kaffee weltweit konsumiert: wegen seines besonderen Aromas, seiner anregenden geistigen Wirkung und aus Gründen der Geselligkeit. Zu unterschiedlichen Zeiten wurde er als Aphrodisiakum, Einlauf, Nerventonikum oder Lebensverlängerer verordnet.« (PENDERGRAST 2001: 13)

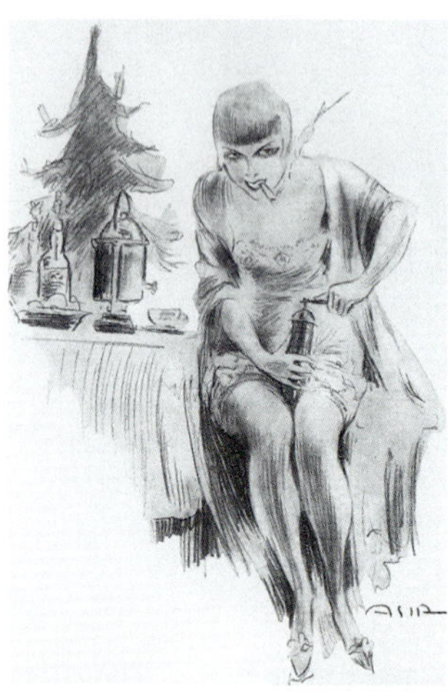

Kaffee-Erotik unterm Weihnachtsbaum: Lüstern wird die dildoförmige Kaffeemühle gedreht; dazu raucht die Leichtbekleidete einen Joint – frohes Fest! (Illustration aus: *Der Junggeselle*, Nr. 51, 1926, Titelseite)

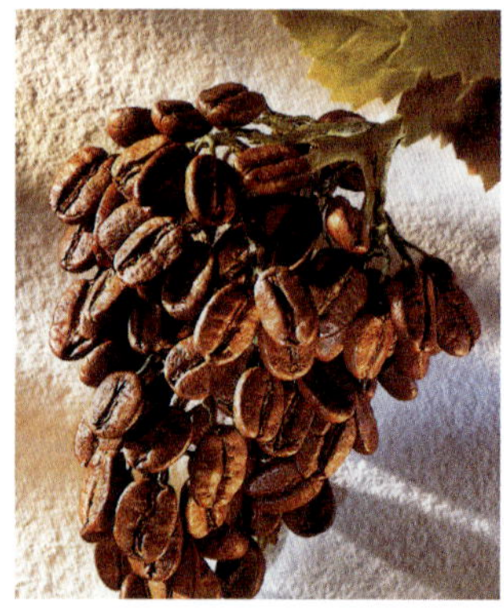

Kaffeewerbung. Eine Weintraube mit Kaffeebohnen, was an den etymologischen Ursprung des Wortes »Kaffee« erinnert: Wein. (Faksimile, Anzeige aus einer Zeitschrift, 1997)

bis auf 10% ihrer anfänglichen Konzentration reduziert. Durch das Rösten entstehen neue Verbindungen, wie Nikotinsäure, 5-Hydroxyindole, Alkane, Trigonellin und polymere Pigmente, die die Bohne braun machen. Wodurch das typische und für die Handelsware ausschlaggebende Kaffeearoma gebildet wird, ist noch unbekannt. Der durchschnittliche Koffeingehalt gerösteten Kaffees liegt bei 1% (BAUMANN und SEITZ 1992: 932f.).

Die Chlorogensäure ist für den »Säuregehalt« des Kaffees verantwortlich und bewirkt in großen Mengen genossen einen sauren Magen mit Sodbrennen, stechenden Schmerzen und eventuell folgenden Magengeschwüren (ROTH et al. 1994: 248*).

Literatur

BAUMANN, Thomas W. und Renate SEITZ

1992 »Coffea«, in: *Hagers Handbuch der pharmazeutischen Praxis* (5. Aufl.), Berlin: Springer, Bd. 4: 926–940.

CHMIELEWSKI-HAGIUS, Anita

1998 *»Schwarz wie der Teufel muss der Kaffee sein ...«: Eine Ausstellung rund um die braune Bohne*, Itzehoe: Kreismuseum Prinzesshof (Broschüre zur Ausstellung).

GALLWAS, Joachim

1971 *Kaffee in der Medizin: Ein neuer Beitrag zur Frage der Kaffeewirkung* (7. Aufl.), Hamburg: Stern-Verlag.

HEISE, Ulla (Hg.)

1988 *Coffeana: Lob und Tadel von Kaffee und Kaffeehaus in Gedichten aus vier Jahrhunderten*, Leipzig: Koehler & Amelang.

HUCHZERMEYER, Hans

1994 »Kaffee: Wirkungen einer alltäglichen ›Dröhnung‹«, in: *Köstlichkeiten: Von »sinnvollem« Essen und Trinken* (Jubiläumsschrift), Minden: Institut für Ernährungsmedizin.

MÜLLER, Irmgard

1981 »Einführung des Kaffees in Europa«, in: G. VÖLGER (Hg.), *Rausch und Realität*, Köln: Rautenstrauch-Joest-Museum, Bd. 1: 390–397.

PENDERGRAST, Mark

2001 *Kaffee: Wie eine Bohne die Welt veränderte*, Bremen: Edition Temmen.

SHAH, Idries

1980 *Die Sufis*, Düsseldorf, Köln: Diederichs.

SHEIKH-DILTHEY, Helmtraut

1985 »Kaffee, Heil- und Zeremonialtrank der Swahiliküste«, *Curare* Sonderband 3/85: 253–256.

Kakao

Theobroma cacao L., Sterculariaceae (Sterculiengewächse); Tribus Byttnerieae

syn. *Cacao guianensis* AUBL., *Cacao minus* GAERTN., *Cacao sativa* AUBL., *Theobroma caribaea* SWEET, *Theobroma interregima* STOKES, *Theobroma kalagua* DE WILD., *Theobroma leiocarpa* BERNOULLI, *Theobroma pentagona* BERNOULLI, *Theobroma saltzmanniana* BERNOULLI, *Theobroma sapidum* PITTIER, *Theobroma sativa* (AUBL.) LIGN. et LE BEY, *Theobroma sphaerocarpa* CHEVALIER

Im kommerziellen Anbau unterscheidet man im Wesentlichen zwei kultivierte Sorten: Forastero und Criollo. Die erste Sorte wird hauptsächlich in Brasilien und Afrika angebaut, die zweite in Mittelamerika:

Theobroma cacao ssp. *cacao* (L.) CUATR., Criollotyp

Theobroma cacao ssp. *sphaerocarpum* (CHEVALIER) CUATR., Forastero, Calabacillo, Amelonado

Andere Namen

Äh kakaw (Lakandon), Biziáa (zapotekisch), Bizoya, Cacahoaquiahuit, Cacahoatl, Cacahua, Cacahuatl, Cacao, Cacaocuáhuitl (aztekisch), Cacao tree, Cacaotero, Cacau, Cacauatzaua (Zoque), Cacauaxochitl (aztekisch »Kakaoblüte«)[405], Cacayoer, Caco (Mixe), Cágau (Populuca), Cajecua (taraskisch), Chocolate, Chudechú (Otomí), Cocoa tree (engl.), Haa (Maya), Hach kakaw, Kahau, Kakaobaum, Ma-micha-moya (chinantekisch), Ma-muguía, Mochá (chinantekisch), Palo de cacao, Pek' (Maya »Hund«), Pizoya (zapotekisch), Quemitoqui, Sarhuiminiqui, Schokoladenbaum, Sia (Cuna), Si'e (Siona), Tlapalcacauatl (aztekisch »farbiger Kakao«), Turampi (Quetschua), Turanqui, Tzon xua, Xao, Xocoatl, Yagabisoya (zapotekisch), Yagapi-zija, Yau

Vielen Indianern Mexikos ist der Kakao als Aphrodisiakum, Tonikum, Nahrungsmittel, Genussmittel, als Zusatz zum **Coca**bissen, **Gewürz**, Arznei und **Räucherwerk** bekannt. Auch in westlichen Kulturen werden Kakao und die daraus hergestellten Süßigkeiten und Getränke mit Lust und Liebe in Verbindung gebracht.

Vor fünfhundert Jahren kannte man in Europa weder Kakao noch Schokolade. Heute kann man sich die Schweiz ohne Schokolade kaum vorstellen. Seltsam mutet auch an, dass Kakao, der Grundbestandteil der beliebten Süßigkeit, in Europa vorübergehend eine illegale Droge und

405 Dieser Name soll auch *Theobroma angustifolium* DC. bezeichnet haben (FURST 1995: 121*).

das Getränk in seinem Verbreitungsgebiet eher scharf und herb als süß war.

»Kakaobohnen« sind die Samen von gut schmeckenden und köstlich duftenden Früchten, die direkt am Stamm des Kakaobaumes wachsen. Der Kakaobaum stammt aus dem tropischen Mittel- oder Südamerika und wurde dort schon in präkolumbianischer Zeit kultiviert und als »Nahrung der Götter« verehrt. Er wurde in Ritualen konsumiert und den Göttern geopfert. Carl von Linné, der große schwedische Naturforscher und Vater der modernen Taxonomie, nahm diese Tatsache als Anlass, dieses tropische Gewächs *Theobroma cacao* zu nennen. *Theobroma* bedeutet »Götterspeise«; *cacao* ist ein Lehnwort aus der Mayasprache und bezeichnet sowohl den Baum als auch die Frucht und das daraus bereitete Getränk. Unser Wort »Schokolade« leitet sich vom Aztekischen *chocolatl* ab.[407]

Indianische Rezepturen und Zusätze

Der spanische Konquistador Hernán Cortéz soll 1528 folgendes Kakaorezept nach Spanien mitgebracht haben (nach MONTIGNAC 1996: 27):

700 g Kakao
750 g weißer Zucker
56 g »**Zimt**« (Kaneel, vielleicht *Canella winterana*)[408]
14 Körner »mexikanischer Pfeffer« (= **Chilipfeffer**, *Capsicum* spp.)
14 g »Gewürznelken« (= **Piment**, *Pimenta dioica)*
3 **Vanille**schoten *(Vanilla planifolia)*
1 Hand voll »Anis« (wahrscheinlich **Yauhtli**, *Tagetes lucida*)
1 Haselnuss (vgl. **Nüsse**)
je 1 Prise **Moschus**, graues **Ambra** und etwas Orangenblütenwasser

»Dieser Kakao, wenn man viel davon trinkt, (...) besonders von dem, der grün ist, der zart ist, macht einen betrunken, hat eine Wirkung auf einen, macht einen krank, bringt einen durcheinander[406]. Wenn eine normale Menge getrunken wird, macht er einen froh, erfrischt einen, tröstet einen, stärkt einen. So wird gesagt: ›Ich nehme Kakao. Ich befeuchte meine Lippen. Ich erfrische mich.‹« (SAHAGUN, XI*)

Gebrauch als Aphrodisiakum

Das Kakaogetränk ist eine indianische Erfindung. Als die spanischen Konquistadoren nach Mexico-Tenochtitlan, dem heutigen Mexico City, kamen, sahen sie, dass der Aztekenherrscher Moctezuma reichlich Kakao trank, bevor er sich seinen zahlreichen Lustfrauen widmete. Moctezumas Kakao wurde schnell ein legendäres Aphrodisiakum. Im alten Mexiko dienten Kakaobohnen als Währung. Man bezahlte mit der aphrodisischen »Götterspeise« in erster Linie die Dienste der städtischen Prostituierten in der aztekischen Hauptstadt.

In der präkolumbianischen Mayakunst sind häufig (die allgemein als lüstern geltenden) **Affen** dargestellt – meist mit Erektion. Sie rauchen Zigaretten (vgl. **Tabak**) und halten Kakaofrüchte. Diese ikonografischen Details sind Hinweise auf die aphrodisischen Qualitäten des Kakaos und den schamanischen Hintergrund.

Die aztekischen Additive zum Kakao

Aztekischer Name	Botanischer Name	Wirkstoff
Cacahuaxochitl	*Quararibea funebris* (LLAVE) ST. (**Kakaoblüte**)	γ-Butyrolactone
Teonanacatl	*Psilocybe mexicana* HEIM	**Psilocybin**
	Psilocybe aztecorum HEIM	Psilocybin
	Psilocybe spp. (**Zauberpilze**)	Psilocybin
Achiotl	*Bixa orellana* L.	
Achiotlín (Matico)	*Piper angustifolium* R. et PAV.	**ätherisches Öl**, Maticin, Harze
Mecaxochitl (Mecaxuchitl)	*Piper* sp. (*amalago* L. ?) (**Pfeffer**)	ätherisches Öl
Hueynacaztli/ Teonacaztli/ Xochinacaztli	*Cymbopetalum penduliflorum* (DUN.) BAIL.	Alkaloide?
	oder: *Enterolobium cyclocarpum* (JACQ.) GRISEB.	Tryptamine?
Chilli (**Chilipfeffer**)	*Capsicum annuum* L.	Capsaicin
	Capsicum spp.	
Tlilxóchitl (**Vanille**)	*Vanilla planifolia* ANDR. (syn. *V. fragrans* [SALISB.] AMES)	Vanillin, ätherisches Öl
Tecomaxochitl	*Solandra* spp. **Goldkelch**	Tropanalkaloide
Xocoxóchitl	*Pimenta dioica* (L.) MERR. (syn. *Pimenta officinalis* LINDL.) **Piment**	ätherisches Öl (Eugenol u. a.)
Cempoalxochitl/ **Yauhtli**	*Tagetes lucida* CAV.	ätherisches Öl
Tlacoxiloxochitl	*Calliandra anomala* (KUNTH) MCBRIDE	Alkaloide

Wilder Kakao

Eine wilde mittelamerikanische Kakaoart (*Theobroma bicolor* HUMB. et BONPL.) heißt auf Maya *kakaw* oder *xaw*, auch *balamte'* (»Jaguarbaum«). Seine Früchte werden in Mexiko als Ersatz für den kultivierten Kakao *(Theobroma cacao)* benutzt. Er wird in dem Bundesstaat Guerrero sogar in Plantagen angebaut. Dort wird aus dem Fruchtsaft ein aphrodisisches Erfrischungsgetränk und ein fermentierter, weinartiger Trunk bereitet.

406 Daher der spanische Ausdruck *cacao mental* mit der Bedeutung »Verwirrtheit«.
407 Die Azteken betrachteten den Kakaobaum als Geschenk ihres friedliebenden Gottes Quetzalcoatl (»Gefiederte Schlange«).
408 Der Kakaoblütenbaum *Quararibea funebris* wird in Veracruz auch *canela*, »Kaneel«, genannt (MARTÍNEZ 1987: 1199*). Ebenso heißt *Calliandra anomala* in Mexiko *canelo*. Zu Kanell, Canelo usw. siehe **Räucherwerk**.

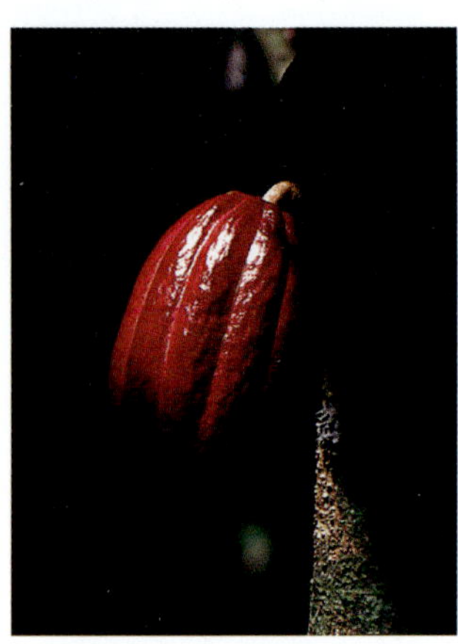

Die prallen Früchte des tropischen Kakaobaumes (*Theobroma cacao*) enthalten Phenethylamine, Substanzen, die im menschlichen Gehirn ausgeschüttet werden, wenn man sich wohl und verliebt fühlt.

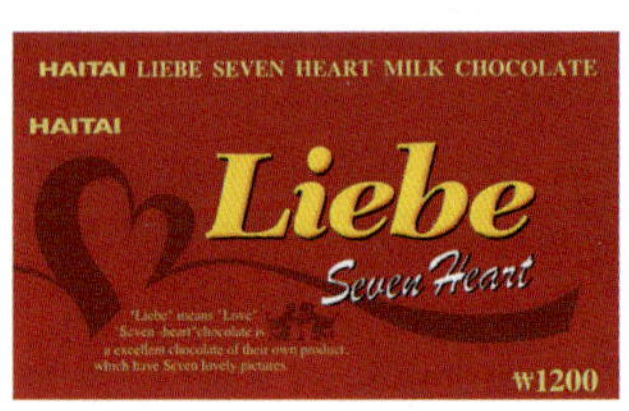

Weltweit wird Schokolade mit Liebe assoziiert – wie bei dieser koreanischen Marke, die den deutschen Namen *Liebe* trägt, deutlich wird. (Verpackung, 1998)

»Was die seelischen und geistigen Wirkungen betrifft, so wissen wir, dass Schokolade neben Theobromin auch Phenethylamin, eine stimmungsaufhellende, anregende Hirnsubstanz, enthält, die unter anderem in den Glücksmomenten des Verliebtseins gebildet wird. Wann immer es daher darum geht, unsere Stimmung zu verbessern, ist Schokolade das Mittel der Wahl. (...) Da Schokolade eine optimale Kombination aus Fett und Zucker bildet, hebt ihr Genuss den Endorphin- und Serotoninspiegel im Gehirn an, wodurch die Stimmung gebessert wird und wir neue Energie erhalten.« (Schwarz und Schweppe 1997: 96)

Die Indianer bereiten ihren Kakao aus gemahlenen Kakaobohnen, Maisteig, **Vanille**, **Piment**, **Chili**schoten und anderen **Gewürzen**. Er wird entweder mit **Honig**, vorzugsweise dem dünnflüssigen Honig der wilden, stachellosen Bienen, gesüßt oder aber mit salziger Holzasche oder Meersalz gesalzen.

Aztektischer Kakao

Eine wichtige aztekische Zutat waren die aphrodisischen **Kakaoblüten**. Der mit *Quararibea*-Blüten zubereitete Kakaotrunk heißt heute *tejate* (West 1992: 106). Kakao scheint eine wichtige Funktion als Trägersubstanz für andere psychoaktive und aphrodisische Pflanzen und **psilocybinhaltige Pilze** zu haben (Ott 1985).

Praktisch alle bisher bekannten mesoamerikanischen Kakaozusätze werden ethnomedizinisch als Aphrodisiaka benutzt: Kakao, **Chilipfeffer**[409], **Vanille**, **Piment**, **Kakaoblüte**, Perubalsam, **Honig**, **Zauberpilze**, **Goldkelch**e, **Yauhtli**, Matico**pfeffer** (*Piper angustifolium* R. et Pav.).

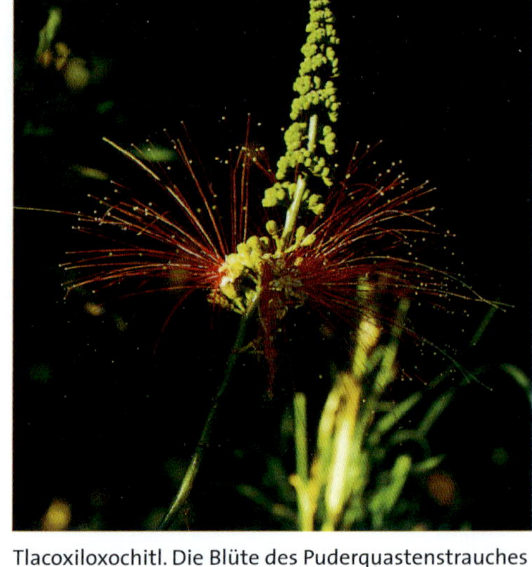

Tlacoxiloxochitl. Die Blüte des Puderquastenstrauches (*Calliandra anomala*), von dem die Azteken einige Teile ihren komplizierten Kakaozubereitungen zufügten. (Palenque, Chiapas, Mexiko, 1996)

Kakao der Maya

Die Lakandonen von Naha' (Chiapas, Mexiko) bereiten ihren Kakao mit folgenden Zutaten zu:

u nek' käkaw	Kakaobohnen
näl	Maiskörner
[*hach*] *ik*	Chilischoten (*Capsicum* spp.)
buk luch	»Duftgefäss« = Vanillestangen
tab	Salz
sukal	Zucker; oder (besser):
yitz kab	»Bienensaft« = Honig

Die Kakaobohnen werden auf der *comal* (früher ein Backblech aus Ton, heute eine Metallplatte) geröstet, wobei die Frauen die Bohnen ständig von Hand auf der heißen Platte hin und her bewegen[410], bis diese ihre Farbe verändern und sich die Schale gelöst hat. Dann zerreiben sie die Kakaobohnen auf der *ka'* oder *metate*[411] zu einem Brei. Die Maiskörner werden in einer Löschkalk-lauge[412] eingeweicht und gekocht; dadurch löst sich die harte Haut, und der Mais wird durch das alkalische Milieu zu einer vollwertigen Nahrung aufgeschlossen (Nations 1979). Nachdem die Maiskörner mit frischem Wasser abgespült wurden, werden auch sie auf der *metate* zu einem Brei zermahlen. Dieser Brei wird zu gleichen Teilen mit dem Kakaobrei zusammengeknetet und mit frischem Wasser so lange aufgekocht, bis eine sämige, dicke Flüssigkeit entsteht. Diese wird mit Chili und Vanille gewürzt und je nach Geschmack gesalzen (mit Meersalz oder Pflanzenaschen) oder gesüßt (mit Honig, Zuckerrohrsaft oder kommerziellem Zucker).

Dieser *hach käkaw*, »echte Kakao«, hat nichts mit unserer Trinkschokolade zu tun und schon gar nichts mit Schokoladefertigprodukten.

Kakao und Schokolade in Europa

In Europa war der Genuss von Kakao und Schokolade zunächst an den Höfen der Adeligen verbreitet und ihrem Leben in Müßiggang vorbehalten. Schon immer assoziierte man mit dem heißen, süßen – oder zunächst auch gewürzten – Getränk süße Sünden (zu Kakao im obszönen Wortschatz vgl. **Exkremente**). Als im 19. Jahrhundert der Holländer Van Houten Kakao zum Frühstückstrank für Kinder machte, begann eine neue Karriere des Getränkes. »Süß« wurde sowohl mit Kindlichkeit und Niedlichkeit in Verbindung gebracht wie auch mit Appetitlichkeit und – erotischer Ansprechbarkeit.[413]

409 Es gibt in Mexiko eine Chiliart oder -sorte (*Capsicum annuum* L. var. nom. nud.), die *Chile de chocolate*, »Schokoladenchilipfeffer« heißt (Martínez 1987: 289*).

410 Die Frauen scheinen gegen die Hitze schmerzunempfindlich zu sein. Man munkelt, dass sie einen Zauberspruch zum Schutz vor Verbrennungen kennen.

411 Die rituelle Steinmetate (Reibstein für Mais, Kakaobohnen, Anattosamen usw.) wird in der Zeremonialküche aufbewahrt, die neben dem Götterhaus steht.

412 Die Löschkalklauge wird aus den gebrannten Schalen der *äh t'unu'* genannten Flussschnecken (*Pachychilus indiorum*) hergestellt.

413 Zur Entwicklung der Schokolade von einem aristokratischen Getränk im Rokoko, das von herausgeputzten, kindlichen Mohrensklaven serviert wurde, bis zum Gegenstand kindlicher Naschhaftigkeit und deren moralischer Maßregelung sind die Ausführungen von Elke Liebs (1988: 57–77*) lesenswert.

Rezept für eine aphrodisische Chocalate

Das »Lieblingsgetränk des sinnlich lüsternen Rokokozeitalters« (nach AIGREMONT 1987: II 87*): Pro Becher nehme man:

2 Esslöffel Kakaopulver
1 Messerspitze **Vanille**, gemahlen (nur echte verwenden!)
1 Messerspitze **Zimt**rindenpulver
1 Messerspitze Perubalsam[414]
½ Teelöffel **Kardamom**, pulverisiert
¼ Liter Vollmilch

Zuerst die Milch mit dem Kakaopulver kurz aufkochen. Dann würzen und nach Belieben mit Zucker oder **Honig** süßen.

Ganz im Sinne der Vermarktung der zahlreichen von der modernen Süßwarenindustrie entwickelten Schokoladenprodukte gilt heute: »Wen man liebt, dem schenkt man Schokolade.« Man spricht von der Sucht nach Süßem, von Schokolade als »Kalorienbombe« und der wissenschaftlich bewiesenen Tatsache, dass Kakaoprodukte eine besänftigende und euphorisierende Wirkung auf »einsame Herzen« haben.

Inhaltsstoffe

Kakaobohnen enthalten neben **Koffein** und Theobromin auch **Phenethylamin**, einen im menschlichen Gehirn vorhandenen Neurotransmitter, der Verliebtheitsgefühle bewirken soll. Außerdem wurde im Kakao Anandamid entdeckt, das »Glückshormon«, der endogene, also körpereigene Neurotransmitter, der sich an den THC-Rezeptor bindet, also die gleiche Funktion hat wie das exogene THC, der Hauptwirkstoff des **Hanfs** (vgl. **Wein**). Deshalb besänftigt Kakao das Gemüt, versetzt in eine entspannte, leicht euphorisierende Stimmung (»Witwentröster«). Theobromin kann offensichtlich zu einer Abhängigkeit führen (so genannte Schokoladensucht).

Kakao ist reich an **Zink**. Kakaobohnen enthalten außer fettem Öl Theophyllin, Phenetylamine und Catechingerbstoffe (vor allem in der Schale).

Bezugsquellen

Eine wohlschmeckende Mischung des rekonstruierten Aztekenkakaos (Teotl) bietet die Berliner Firma Elixier® an.

Literatur

BAUMANN, Thomas und Renate SEITZ
1994 »Theobroma«, in: *Hagers Handbuch der pharmazeutischen Praxis* (5. Aufl.), Berlin: Springer, Bd. 6: 941–955.

BÜHLER, Margrit
1987 *Geliebte Schokolade*, Aarau, Stuttgart: AT Verlag.

COE, Sophie und Michael D. COE
1997 *Die wahre Geschichte der Schokolade*, Frankfurt/M.: S. Fischer.

FULLER, Linda K.
1994 *Chocolate Fads, Folklore, and Fantasies*, New York usw.: The Haworth Press.

HARRIS, Joanne
2001 *Chocolat*, Roman (5. Aufl.), München: Ullstein.

MITSCHERLICH, A.
1859 *Der Cacao und die Chocolade*, Berlin: A. Hirschwald.

MONTIGNAC, Michel
1996 *Gesund mit Schokolade*, Offenburg: Artulen-Verlag.

MORTON, Marcia und Frederic
1995 *Schokolade: Kakao, Praline, Trüffel & Co.* Wien: Deutike.

NATIONS, James
1979 »Snail Shells and Maize Preparation: A Lacandon Maya Analogy«, *American Antiquity* 44(3): 568–571.

OTT, Jonathan
1985 Chocolate Addict, Vashon, WA: Natural Products Co.

PRESILLA, Maricel E.
2001 Schokolade: Die süßeste Verführung, München: Collection Rolf Heyne.

RÄTSCH, Christian
2002 »Aztekenkakao, Echter Kakao und Jaguarbaum«, in: Hartmut Roder (Hg.), Schokolade, Bremen: Übersee-Museum.

SCHWARZ, Aljoscha und Ronald SCHWEPPE
1997 *Von der Heilkraft der Schokolade: Genießen ist gesund*, München: Verlag Peter Erd.

WATERHOUSE, Debra
1999 *Frauen brauchen Schokolade – Lust-essen: den Signalen des Körpers vertrauen*, München: Goldmann (Mosaik).

WEST, John A.
1992 »A Brief History and Botany of Cacao«, in: Nelson FOSTER und Linda S. CORDELL (Hg.), *Chilies to Chocolate: Food the Americas Gave the World*, Tucson/London: The University of Arizona Press, S. 105–121.

YOUNG, Allen M.
1994 *The Chocolate Tree: A Natural History of Cacao*, Washington, London: Smithsonian Institution Press.

»Ambrosia, der Götter Trank
Für Menschen Schokolade –
Sie beide machen's Leben lang
In wunderbarem Grade.«
(*Volksdichtung*)

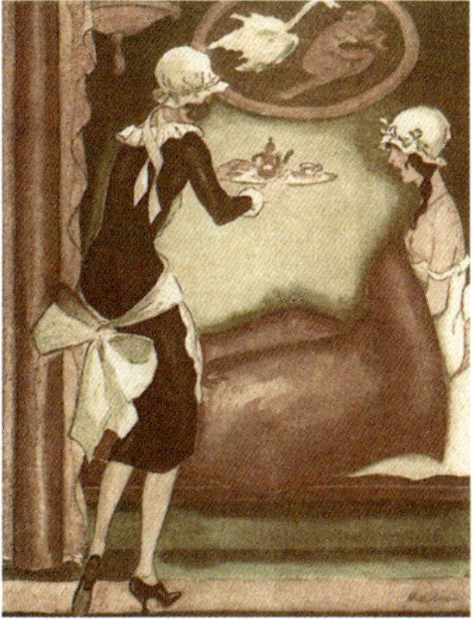

Trinkschokolade für eine liebeskranke junge Dame, die unter einem stimulierenden Gemälde von Leda und dem Schwan im Bett sitzt. (»Die Schokolade«, Zeichnung von Habo, aus: *Der Junggeselle*, Nr. 24, 1923)

In dem mit Juliette Binoche und Johnny Depp erfolgreich verfilmten Roman *Chocolat* wird ein aphrodisisches Rezept für Schokoladenpralinés in das Zentrum des Geschehens gerückt. Als Zutaten werden lediglich eine besondere Schokolade und **Chili**, nach einem alten Rezept aus Guatemala, genannt. (HARRIS 2001).

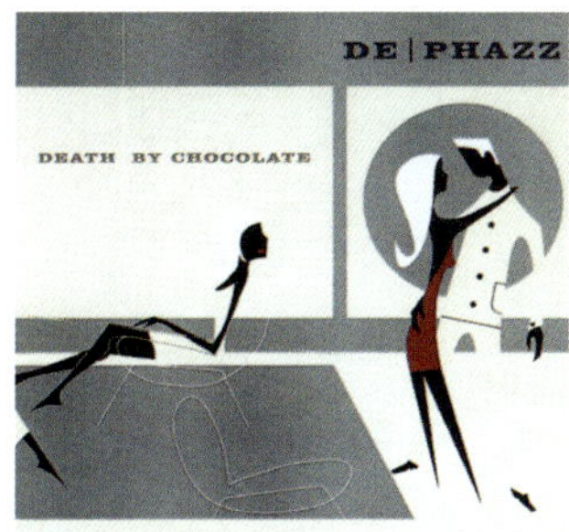

Death By Chocolate[415], »Tod durch Schokolade«, soll wohl eine Anspielung auf die heiße Musik der Combo De Phazz sein ebenso wie auf die aphrodisische Wirkung, die zum »kleinen Tod« führen kann … (CD-Cover, DE PHAZZ, *Death By Chocolate, Phazz-a-delic*/Universal Jazz Germany Records, 2001)

414 Der bei Verletzungen aus dem Stamm des Perubalsambaumes (*Myroxylon balsamum* [L.] HARMS var. *pereira* [ROYLE]HARMS, syn. *Toluifera pereira* [ROYLE] BAILL., Leguminosae) fließende Saft wurde bei uns vor allem unter dem irreführenden Namen »Indischer Balsam« und *Balsamum peruvianum*, »Balsam aus Peru« bekannt. Der letztgenannte Name hat sich bis heute gehalten, obwohl der Baum in Peru nicht vorkommt. Perubalsam enthält 50 bis 75% Cinnamein, ein Gemisch aus Benzoesäurebenzylester und Zimtsäurebenzylester, ca. 30% Harz, freie Zimtsäure, Benzoesäure, Nerolidol, Cumarin (vgl. **Cumarindrogen**), Farnesol und Vanillin. Das **ätherisches Öl** hat antiseptische, hustenstillende und angeblich auch aphrodisierende Wirkung.

415 In Kanada gibt es eine Konfiseriekette, die *Death by Chocolate* heißt.

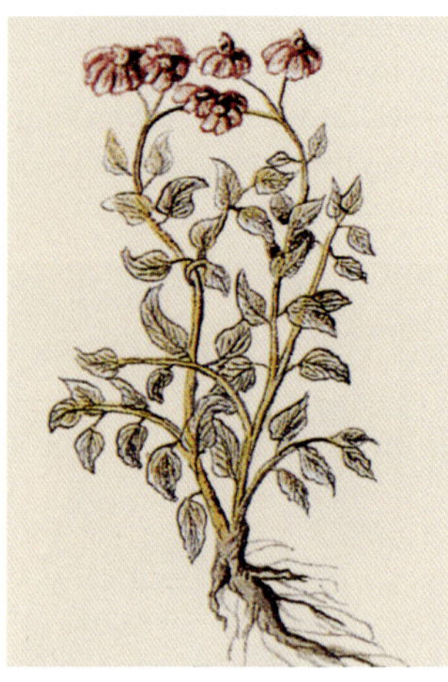

Cacahuaxochitl, »Kakaoblüte«. Diese botanische Darstellung wird als *Quararibea funebris* identifiziert. Im Begleittext heißt es: »Sie ist kalt und trocken. Eine halbe Unze, pulverisiert und in handwarmem Wasser aufgeschwemmt, ist heilsam für die Blutgefäße. Die Blüten sind sehr wohlriechend«. (Illustration aus NAVARRO 1801: 227*)

Kakaoblüte

Quararibea funebris (LA LLAVE) VISCHER,
Bombacaceae (Seidenbaumgewächse)
syn. *Lexarza funebris* LA LLAVE, *Myrodia funebris* (LA LLAVE) BENTHAM

Andere Namen

Cacahuaxóchitl (Nahuatl »Kakaoblüte«), Cacaoxóchitl (Nahuatl), Canela (span. »Zimt«), Flor de cacao (span. »Kakaoblüte«), Madre de cacao (span. »Mutter des Kakao«), Majash (Tzeltal), Molinillo (»Quirl«; der Name des Kakaoquirls aus Holz), Palo copado (»Baumkrone«), Poyomatli (Nahuatl »tassenartige Blütenstände«)[416], Rosa de cacao (span. »Kakaorose«), Tepecacao

Die duftenden Kakaoblüten stimulieren nicht nur den Geruchssinn aphrodisierend; sie sehen auch erotisch aus. In Mexiko werden sie als Liebesmittel geschätzt.

Die Kakaoblüte (*Quararibea funebris*) ist *nicht* die Blüte des **Kakao**baumes (*Theobroma cacao)*, sondern ein eigenständiges, recht seltenes und in seiner Verbreitung lokal begrenztes Gewächs, das in Oaxaca heimisch ist. Der (mit dem schamanisch-kosmologischen Weltenbaum der Maya, der **Ceiba**, *Ceiba pentandra*, verwandte) Baum bildet duftende, weiß-gelbe Blüten mit einem phallischen Stempel aus, die in Mexiko als aphrodisische Kakaowürze eine kulturell-ethnopharmakologische Bedeutung haben (ROSENGARTEN 1977, SCHULTES 1957).

Die Azteken schätzten den Baum und seine Blüten sehr: »Er [der Baum] ist schlank, hoch, wie eine Steinsäule. Er verbreitet eine Würze; er ist wohlriechend, genau wie *Yolloxochitl*. (...) Der Name seiner Blüte ist *Cacauaxochitl;* sie ist gelb, gelblich, klein, genauso wie die *Acuilloxochitl*. Ihr Geruch ist sehr dicht; er durchdringt einem die Nase. Sie hat tassenartige Blütenstände; der Name ihrer tassenartigen Blütenstände ist *Poyomatli;* ein wirklich angenehmer Duft ist ihre Würze. Der Baum, die Blüten, sein Laubwerk, alles hat einen angenehmen Duft, alles mit Duft erfüllt, alles würzig« (SAHAGUN XI*).

Inhaltsstoffe

Die *Quararibea*-Blüten enthalten einige interessante Inhaltsstoffe (γ-Butyrolactone, Alkaloide), die bei entsprechender Dosierung psychotrop wirken könnten (RAFFAUF und ZENNIE 1983)[417]. Alles deutet darauf hin, dass sich im **Parfüm** dieser von den Azteken so gelobten **Duftpflanze** ein verlockender oder aphrodisischer Duftstoff mit olfaktorischer Wirkung befindet.

γ-Butyrolactone

Bezugsquellen

Kakaoblüten bekommt man in Mexiko fast ausschließlich auf Märkten im Staat Oaxaca.

Literatur

RAFFAUF, Robert F. und Thomas M. ZENNIE
1983 »The Phytochemistry of *Quararibea funebris*«, *Botanical Museum Leaflets* 29(2): 151–158.

ROSENGARTEN, Frederic, Jr.
1977 »An Unusual Spice from Oaxaca: The Flowers of *Quararibea funebris*«, *Botanical Museum Leaflets* 25(7): 183–202.

SCHULTES, Richard Evans
1957 »The Genus *Quararibea* in Mexico and the Use of Its Flowers as a Spice for Chocolate«, *Botanical Museum Leaflets* 17(9): 247–264.

Kakteen

Cactaceae (Kaktusgewächse)

Kakteen sind nicht nur stachelig, exotisch und beliebt bei Sammlern; aus ihren Wirkstoffen gewinnt man auch Heilmittel, Pharmaka und Aphrodisiaka (BRAVO HOLLIS und SCHEINVAR 1995).

Kakteen sind perfekt angepasst an trockene, heiße und lebensfeindliche Wüsten. Sie speichern Feuchtigkeit über lange Zeit und wehren mit ihren Stacheln Fressfeinde ab. Nach den seltenen Regenfällen treiben viele Kakteenarten wunderschöne, meist sehr kurzlebige Blüten aus, die Vögeln und Insekten Nektar bieten. Manche Arten produzieren Früchte, die wohlschmeckend, saftig, reich an Vitamin C sind oder auch berauschende und/oder aphrodisierende Wirkstoffe enthalten.

Gebrauch als Aphrodisiaka

Die Indianer des Südwestens kelterten aus den Früchten des Saguaro-Säulenkaktus einen Fruchtwein, den sie zur rituellen Berauschung tranken, aber auch als Aphrodisiakum nutzten.

Laut einer indianischen Ursprungsmythe ist dieser Kaktus ein verwandelter Junge. Er hatte sich in der Wüste verlaufen und war dabei in das

416 Poyomatli heißt auch eine andere aphrodisische Pflanze, die ebenfalls als Kakaogewürz diente: *Cymbopetalum penduliflorum* (DUN.) BAIL. (Annonaceae); sie war den Azteken ebenfalls unter dem Namen *xochinacaztli*, »Ohrenblume« bekannt. Ihre aromatischen Blüten hießen *teonacaztli*, »heiliges Ohr«, und sollten »berauschend wie **Pilze**« wirken (SAHAGUN). Die Blüten werden im heutigen Mexiko unter dem Namen *hueynacaztli* als Gewürz für Kakaotrünke verwendet (OTT 1993: 406*).

417 Das bisher nicht eindeutig identifizierbare peruanische Rauschmittel **Espingo** wurde auch als Frucht einer *Quararibea*-Art gedeutet. In Amazonien dienen *Quararibea* spp. als **Ayahuasca**additive und werden auch den peruanischen **San-Pedro**-Zubereitungen zugesetzt (OTT 1993: 418*).

Loch einer Tarantel (Spinne) gefallen. Als Kaktus kam er wieder zum Vorschein. Deshalb vergraben Eltern die Nachgeburt am Fuße eines Saguaro. Dies soll dem Neugeborenen ein langes Leben sichern.

Vielleicht inspirierte die Widerstands- und Lebenskraft der Kakteen in einem unwirtlichen Lebensraum wie auch die Schönheit ihrer unerwartet auftauchenden Blüten, deren Pracht nur von kurzer Dauer ist, die Menschen dazu, in Kakteen Symbole der Liebe zu sehen – ähnlich unerwartet auftretend, sich oft schnell verflüchtigend oder ebenso fruchtbar und lange während wie ein Kaktus ...

Inhaltsstoffe

In den meisten Kaktusarten, die als Aphrodisiaka gelten, sind β-**Phenethylamine** wie **Meskalin** und Hordenin (= Dimethyltyramin) sowie verwandte Alkaloide enthalten. Meskalin kommt in **Peyote**, **San Pedro** und im Feigenkaktus (*Opuntia ficus-indica* [L.] MILL.) vor. In den »Indianischen Feigen« kommt **L-Arginin** vor (NEUWINGER 1998: 267*).

In vielen *Coryphantha*-Arten wurden **β-Phenethylamine** (hauptsächlich Hordenin; daneben Normacromerin, Calipamin, Methyltyramine und -derivate, Synephrin, Macromerin, Metanephrin, Tyramin) nachgewiesen (BRUHN et al. 1975). In *Ariocarpus retusus* sind Hordenin und *N*-Methyltyramin enthalten (BRAGA und MCLAUGHLIN 1969). In einigen *Mammillaria* spp. kommt ebenfalls Hordenin vor (vgl. **Chilitos**). Hordenin entsteht auch während des Keimens in Gerste (*Hordeum vulgare* L.; »Hordenin« leitet sich von *Hordeum* ab) und ist im Malz für die **Bier**brauerei enthalten (POLLMER et al. 1998: 209*). Hordenin ist ein Sympathikomimethikum, wirkt ähnlich wie **Ephedrin** (RÖMPP) diuretisch und blutdruck-

---

Kakteen, die als Aphrodisiaka benutzt werden:

- *Ariocarpus retusus* SCHEIDW., Sternenkaktus
  In Mexiko wird der oberirdische Kaktus (»Falscher Peyote«) frisch oder getrocknet als Aphrodisiakum gegessen (vgl. FURST 1971).

- *Carnegiea gigantea* (ENGELM.) BR. et R., Saguaro
  In Nord- und Mittelamerika wird aus dem frischen Kaktusfleisch ein aphrodisischer Tee bereitet (vgl. BRUHN 1971).

- *Coryphantha macromeris* (ENGELM.) BR. et R., Warzenkaktus
  syn. *Lepidocoryphantha macromeris*
  In Mexiko heißt dieser als Peyotesubstitut geltende Kaktus auf Spanisch *Huevos de coyote*, »die Eier [= Hoden] des Koyoten«, oder Mulato, »Mulatte«. Beide Namen sind Anspielungen auf die potenzfördernde Kraft. Als Aphrodisiakum werden, nachdem die Stacheln entfernt wurden, die oberirdischen Teile frisch verspeist. Als aphrodisische Dosierung werden 8 bis 12 Kakteen genannt (GOTTLIEB 1973: 12*).[418]

- *Epithelantha micromeris* (ENGLM.) WEB., Híkuli mulato, Chilito
  syn. *Mammillaria micromeris* ENGELM.
  In Mexiko werden die Früchte als stimulierende Aphrodisiaka gegessen (vgl. **Chilitos**).

- *Lophophora williamsii* (LEM. ex SD) COULT., siehe **Peyote**

- *Mammillaria* spp., siehe **Chilitos**

- *Opuntia ficus-indica* (L.) MILL., Feigenkaktus
  In Mexiko isst man die Früchte (»Indianische **Feigen**«) und das Kaktusfleisch (*tuna*) für aphrodisische Zwecke.

- *Selenicereus grandiflorus* (L.) BR. et R., Königin der Nacht
  syn. *Cereus grandiflorus* (L.) MILL.
  In Mexiko und auf einigen Karibikinseln gilt der Blütenextrakt als Aphrodisiakum oder Liebesmittel. Er findet in der Homöopathie unter dem Namen *Cactus* oder *Cactus grandiflorus* Verwendung.

- *Trichocereus pachanoi* BR. et R., siehe **San-Pedro-Kaktus**

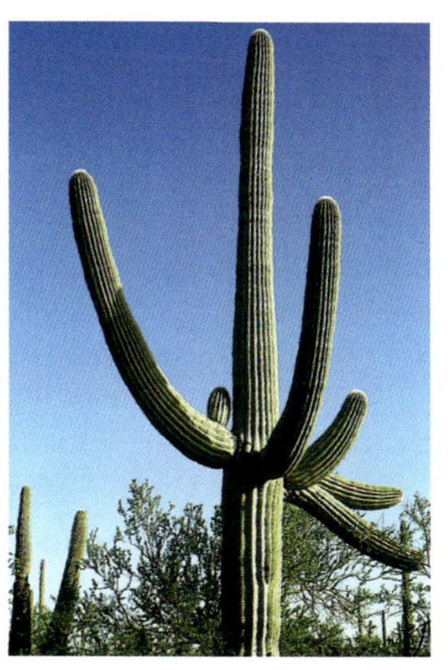

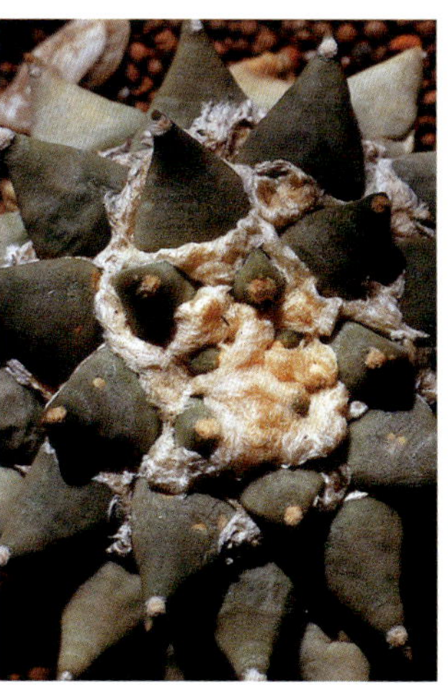

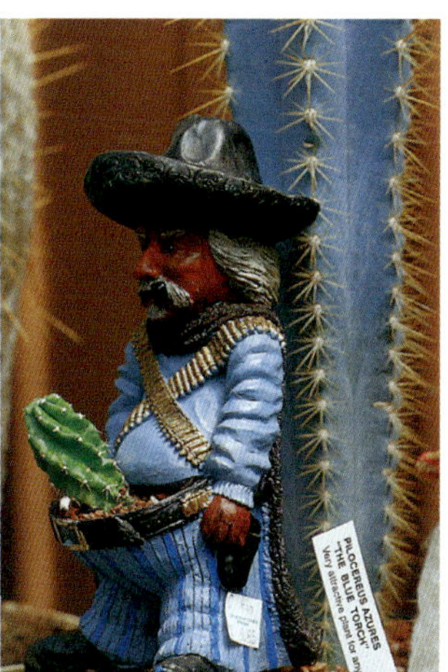

Ein Saguaro *(Carnegiea gigantea)*, ein riesiger Säulenkaktus, als typische Silhouette aus Western bekannt. (Tucson, Arizona, USA, 1992)

Tsuwíri, der »Falsche Peyote« (*Ariocarpus retusus*) wird nicht nur als Peyoteersatz, sondern auch als Aphrodisiakum und Tonikum verwendet.

Ein Kaktus als Phallus. Spielt die Präsentation auf die aphrodisierende, potenzstärkende Wirkung an? (Melbourne, Australien, 2002)

418 »Kaktusfresser« wird im Volksmund ein Koprophage (vgl. **Exkremente**) genannt (BORNEMANN 1974 I*).

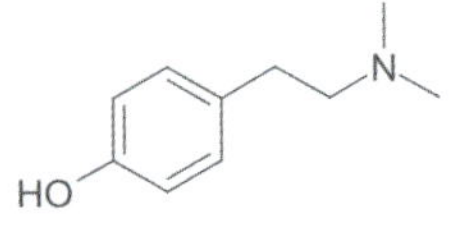

Hordenin

steigernd. Hordeninsulfat wird pharmazeutisch als Herztonikum und Kreislaufmittel verwendet (HUNNIUS).

Die pharmakologische Aktivität der Wirkstoffe Meskalin und Hordenin ist wohl für die aphrodisische Verwendung vieler Kakteen verantwortlich (vgl. GOTTLIEB 2000).

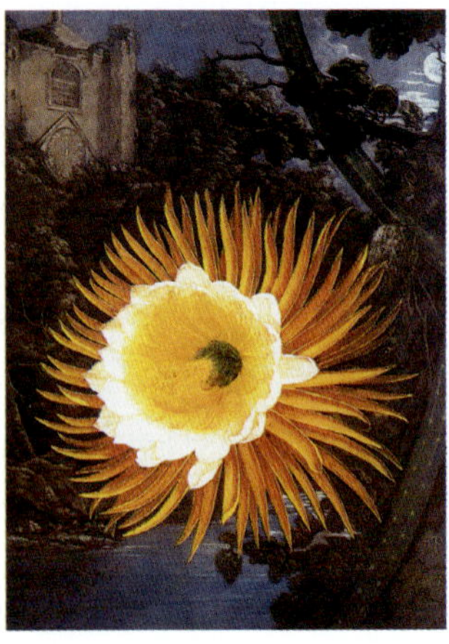
Die Königin der Nacht *(Selenicereus grandiflorus)* ist ein nachts blühender Kaktus. Aus der Essenz seiner Blüten gewinnt man in Mexiko und in der Karibik ein Aphrodisiakum. (Mezzotinto von Dunkerton, aus: Robert THORNTON, *The Temple of Flora*, 1799–1801)

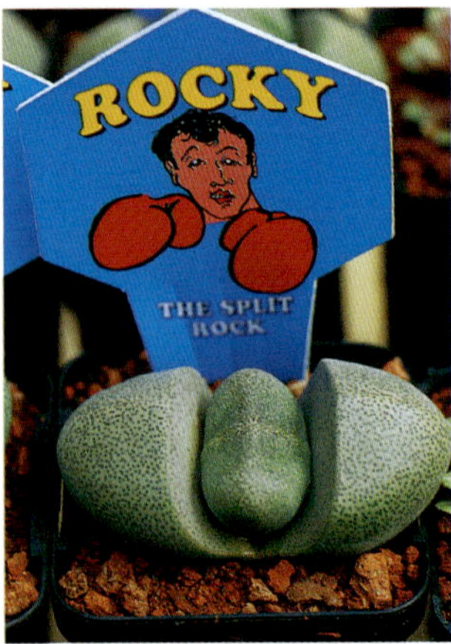

Der Lebende Stein (*Lithops* sp.) hat die sexuelle Potenz eines legendären Boxers ... (Melbourne, Australien, 2002)

Literatur

BRAGA, D. L. und J. L. MCLAUGHLIN
1969 »Cactus Alkaloids. V: Isolation of Hordenine and *N*-Methyltyramine from *Ariocarpus retusus*«, *Planta Medica* 17: 87.

BRAVO HOLLIS, Helia und Léia SCHEINVAR
1995 *El interesante mundo de las cactáceas*, Mexiko Stadt: Fondo de Cultura Económica.

BRITTON, N. L. und J. N. ROSE
1963 *The Cactaceae: Descriptions and Illustrations of Plants of the Cactus Family*, 2 Bde., New York: Dover.

BRUHN, Jan G.
1971 »*Carnegiea gigantea:* The Saguaro and Its Uses«, *Economic Botany* 25(3): 320–329.

BRUHN, J., S. AGURELL und J. LINDGREN
1975 »Cactaceae Alkaloids. XXI: Phenethylamine Alkaloids of *Coryphantha* Species«, *Acta Pharm. Suecica* 12: 199.

FURST, Peter T.
1971 »*Ariocarpus retusus*, the ›False Peyote‹ of Huichol Tradition«, *Economic Botany* 25: 182–187.

GOTTLIEB, Adam
2000 *Peyote und andere psychoaktive Kakteen*, Solothurn: Nachtschatten Verlag.

HECHT, Hans
1995 *Kakteen und andere Sukkulenten* (7. Aufl.), München: BLV.

LÄNGER, Reinhard
2002 »Der Nopal-Kaktus. Eine Literaturübersicht«, Zeitschrift für Phytotherapie 23: 16–19.

PRESTON-MAFHAM, Rod und Ken
1995 *Kakteen-Atlas* (2. Aufl.), Stuttgart: Ulmer.

Kalmus

Acorus spp., Acoraceae (Kalmusgewächse)/ Araceae (Aronstabgewächse)

Acorus calamus L., syn. *Acorus aromaticus* GILB., *A. odoratus* LAM., *A. vulgaris* L., Echter Kalmus
Acorus calamus var. *americanus* (RAF.) WULFF (Nordamerika)
Acorus graminaeus SOLAND., Shi Chang Pu
Acorus graminaeus SOLAND. var. *pusillus* (SIEB.) ENGL.
Acorus tatarinowii

Andere Namen

Ackermagen, Ackerwurtz, Ackerwurz, Acore, Acore aromatique, Acore odorant (frz.), Acoro, Acrois, Ajîl-i-turkî (pers.), Akoron (griech.), Aksir-i-turki, Bach, Bacha, Bajegida (Kanada), Beewort, Belle angélique (frz.), Bhadra (skrt.), Bhuta-nashini (skrt.), Boja, Bojho (nep.), Brustwurz, Calamo aromatico, Calamus[419], Canna cheirosa, Chalmis, Ch'ang (chin.), Cinnamon sedge, Coro, Deutscher Ingwer, Deutscher Zittwer, Erba cannella, Erba di venere (ital. »Pflanze der Venus«), Flagroot, Galanga des marais (frz.), Ganghilovaj (Gujarati), Gewürzkalmus, Gora vatch (Hindi), Jammu, Jerangau, Kahtsha itu (Pawnee »Medizin, die im Wasser liegt«), Karmes, Kaumeles, Kni (ägypt.), Kolmas, Lubigan (Tagalot), Magenwurz, Mongolian poison (engl.), Moskwas'wask, Muskrat root, Musquash, Myrtle flag, Nagenwurz, Pai-ch'ang, Peze boao ka (Osage »flaches Kraut«), Pine root, Pow-e-men-artic (»Feuerwurzel«), Rat root, Reed acorus, Roseau aromatique (frz.), Schiemenwurz, Schwertenwurzel, Shyobu (jap.), Sinkpe tawote (Lakota »Nahrung der Moschusratte«), Sunkae (Lakota »Hundepenis«), Sweet calomel, Sweet cane, Sweet cinnamon, Sweet flag, Sweet grass, Sweet myrtle, Sweet rush (engl.), Tatar, Vacha, Vasambu (Tamil), Vash (arab.), Venerea (lat.), Venus plant (engl.), Venuspflanze, Water flag (engl.), Weekas (»Moschusrattenwurzel«), Yellow flag (engl.), Zehrwurzel, Zwanenbrood (ndl. »Schwanenbrot«)

Der Kalmus, eine unter Wasser wurzelnde Staude, gehört zum *Choros aphrodisias*[420], zum »aphrodisischen Reigen«, zu den Venuspflanzen, die als Aphrodisiaka eine weltweite Verwendung finden.

In der Antike glaubte man, dass das *ákoron* in den sagenumwobenen Gärten von Kolchis (auf

419 Dieser Name hat zu Verwechslungen mit *Calamus draco* geführt (siehe **Drachenblut**). Der biblische »Kalmus« (*qaneh*) als Zutat zum Salböl, das sich Moses vor dem Tabernakel auf den Leib schmieren musste (*Exodus* 30: 22–25), wird auch als *Andropogon aromaticus* L. oder *Cymbopogon* sp. gedeutet (HEPPER 1992: 143f.*, ZOHARY 1986: 196*; vgl. **Narde**).
420 Im Volksmund ist eine »Chorpflanze« (»Chor« kommt von *choros*) ein (laszives) Ballettmädchen (BORNEMANN 1974 I*).

der Balkanhalbinsel am Schwarzen Meer) beheimatet sei. Ob Kalmus schon im Altertum als Aphrodisiakum verwendet wurde so wie im heutigen Ägypten, lässt sich nicht mit Bestimmtheit sagen. Die antiken Namen, sofern sie tatsächlich unseren Kalmus bezeichnen[421], sprechen aber für eine Verwendung als Aphrodisiakum: »Das Akoron, einige nennen es *Choros aphrodisias* [= ›Reigen der Venuspflanze‹], die Römer *Venerea* [= ›Venuspflanze‹], auch *Radix nautica* [= ›Schiffswurzel‹], die Gallier *Peperacium* [= ›Wasserpfeffer‹], hat Blätter denen der **Schwertlilie** ähnlich, aber schmaler, und ihr nicht unähnliche Wurzeln, die aber miteinander verflochten und nicht gerade gewachsen sind, sondern schief zu Tage treten und durch Absätze unterbrochen sind, weißlich, mit scharfem Geschmack und nicht unangenehmem Geruch« (DIOSKURIDES I, 2).

In Italien heißt der Kalmus bis heute *Erba di venere*, »Pflanze der Venus« (SAMORINI und FESTI 1995: 33).

Gebrauch

Im 19. Jahrhundert wurden in Deutschland die eingemachten, gezuckerten Kalmuswurzeln gegen Unfruchtbarkeit gegessen (MOST 1843: 122*). Als aphrodisisches Stimulans zur »Hebung der Geschlechtskraft« bereitete man ein Pulver aus Kalmus, **Galgant**, Anis, **Muskat**blüte, Kümmel und **Petersilie** zu (AIGREMONT 1987: II 82*). Kalmus ist eine häufige Ingredienz in **Elixiere**n und **Kräutertees**.

Ein Tee (Infusion oder Dekokt) aus dem zerkleinerten Wurzelstock (1 Teelöffel pro Tasse) kann bei Schwächezuständen, Nervosität Magendarmkrämpfen und als Nervinum oder Aphrodisiakum getrunken werden (FROHNE 1989). Ein starkes Dekokt eignet sich als aphrodisischer **Badezusatz**.

Kalmuswurzel hat als **Räucherwerk** eine geistaufhellende und stärkende Wirkung. Er ist deshalb eine wichtige Zutat in tibetischen Räuchermischungen, die als Nervenstärkungsmittel und zur Steigerung der meditativen Konzentration dienen. Kalmus heißt im Sanskrit *vacha*, »Sprechen«, im Sinne der Kraft des Wortes, der Intelligenz und des Selbstausdrucks, die durch diese Pflanze angeregt werden. Er gilt als Verjüngungsmittel, hilft die sexuelle Energie umzuwandeln und ist eine »Nahrung der Kundalini-schlange« (LAD und FRAWLEY 1987: 175f.*, MANANDHAR 2002: 71*). In Indien gibt es ein Aphrodisiakum in Pastillenform namens *cabunche*; es enthält Kalmus, **Wermut**, **Ambra** und **Moschus** (MILLER 1988: 104*).

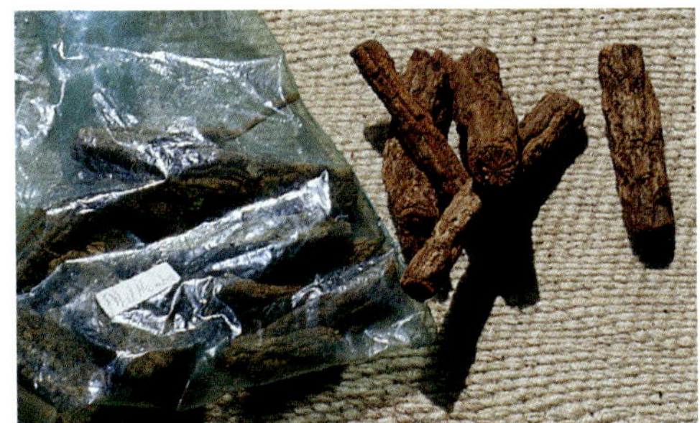

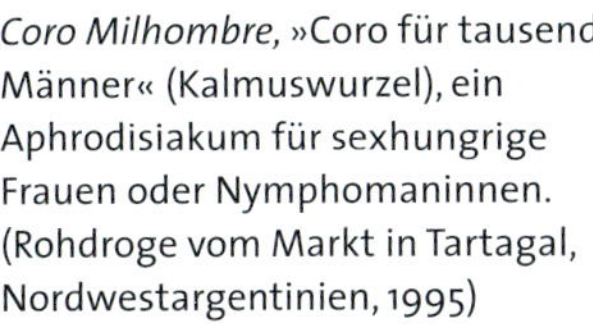

Coro Milhombre, »Coro für tausend Männer« (Kalmuswurzel), ein Aphrodisiakum für sexhungrige Frauen oder Nymphomaninnen. (Rohdroge vom Markt in Tartagal, Nordwestargentinien, 1995)

In China gelten die Rhizome aller Kalmusarten, *ch'ang-yang* (»leuchtendes Licht der Sonne«), als Aphrodisiaka und sind Zutaten zu **Lenzmittel**n.

Inhaltsstoffe

Die Kalmuswurzel ist reich an **ätherischem Öl** mit Decadienal, Caryophyllen, Humulen, Curcumen und β-Asaron sowie den Bitterstoffen Acoron, Neoacoron und Acorin, Gerbstoffen und Schleim (der chinesische Kalmus enthält neben α-Asaron und β-Asaron noch Eugenol, Safrol, α-Humulen, Sekishon u. a.). Das ätherische Öl aus *Acorus calamus* var. *americanus* ist frei von β-Asaron. Vor allem indische Kalmuspflanzen sind reich an Asaron (VOHORA et al. 1990). Von indischen Pflanzen wird auch eine psychotrope Wirkung berichtet (MOTLEY 1994: 405). Das β-Asaron soll eine chromosomenschädigende Wirkung haben (ABEL 1987).

Der Wurzelstock von *Acorus gramineus* enthält reichlich ätherisches Öl bestehend aus α-Asaron, β-Asaron, Eugenol, Safrol, α-Humulen, Sekishon u. a. (PAULUS und DING 1987: 128*).

Das Wort Asaron ist nach dem botanischen Gattungsnamen *Asarum* (Haselwurz, Wilder **Ingwer**; Aristolochiaceae) gebildet worden. Asaron kommt in hohen Konzentrationen in unserer Haselwurz (*Asarum europaeum* L.) und anderen Arten (*Asarum sieboldi* MIQ.) vor. Sowohl in Europa als auch in China werden die Wurzeln von *Asarum* als Aphrodisiaka eingenommen.

Bezugsquellen

Kalmuswurzel gibt es im Kräuter- und Apothekenhandel.

Achtung: In Smartshops u. Ä. wird das Kalmusrhizom manchmal als »echte Mandragora« (**Alraune**) verkauft!

Literatur

ABEL, Gudrun

1987 »Chromosomenschädigende Wirkung von β-Asaron in menschlichen Lymphocyten«, *Planta medica* 53: 251–253.

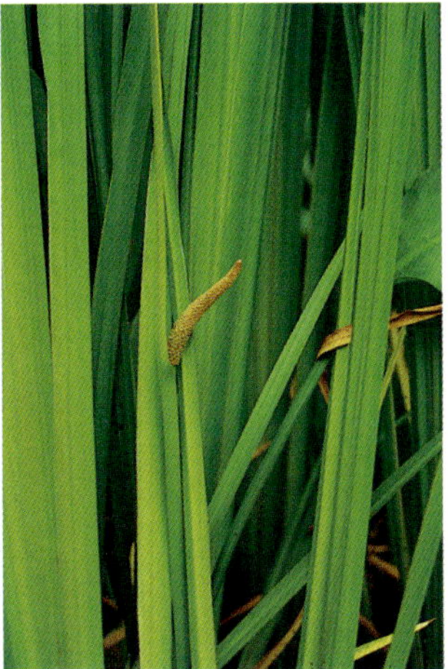

Der Kalmus (*Acorus calamus*) mit seinem phallischen Blütenstand: Eine echte »Venuspflanze«. (Hamburg, Deutschland, 1995)

Asaron

»Zu Liebestränken, aber noch mehr zur Herstellung von Liebeskonfekt und -likören wie auch zur Bereitung von Parfüm und Arzneimitteln, schätzen Araber und Perser die auch schon den Griechen und Römern als kräftiges Aphrodisiakum bekannte Wurzel des Kalmus (*Acorus calamus*).« (LEHMANN 1966: 193*)

421 Das *ákoron* des DIOSKURIDES (I, 2) und das *acoron* des PLINIUS (XXV, 157) wurde nicht nur als *Acorus calamus*, sondern auch als **Schwertlilie** *Iris pseudacorus* L. gedeutet.

Acorus tatarinowii
India and southwestern China to Thailand.
Occurs from sea level to 2600 m. altitude.
Family ACORACEAE

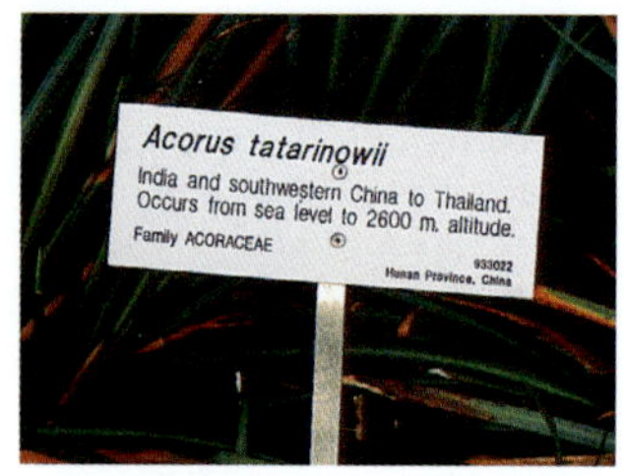

Die sehr seltene Kalmusart *Acorus tatarinowii* aus dem südwestlichen China und Thailand. Dort gilt sie als das stärkste Aphrodisiakum unter den Kalmusarten. In China ist der Kalmus ein Symbol des langen Lebens und der Fruchtbarkeit sowie ein Schutzamulett: »Die Spitzen des Kalmus können Schwertern gleichen und Tausende von Phantomen köpfen« (SELIGMANN 1996: 145*). (Botanischer Garten, Sydney, Australien, 2002)

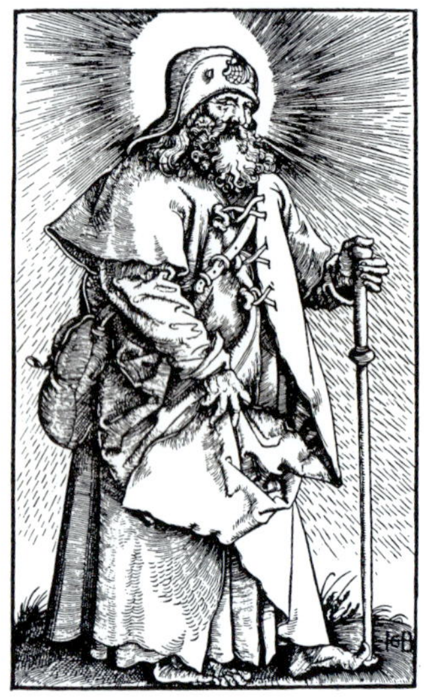

Jakobspilger mit der charakteristischen Kammmuschel am Hut. (Holzschnitt von Hans BALDUNG GRIEN, aus: *Große Apostelfolge*, 1519).

»Unumstritten ist, dass die ›Primavera‹ [von Botticelli] gemeinsam mit der ›Geburt der Venus‹ zu den ersten großformatigen Gemälden gehören, auf denen fast lebensgroße klassische Götter und nackte oder nur leicht bekleidete Göttinnen ohne Scheu dargestellt waren.« (BREDEKAMP 1988: 7)

FROHNE, Dietrich
1989 »Kalmuswurzelstock«, in: Max WICHTL (Hg.), *Teedrogen*, Stuttgart: WVG, S. 260–262.
MOTLEY, Timothy J.
1994 »The Ethnobotany of Sweet Flag, *Acorus calamus* (Araceae)«, *Economic Botany* 48(4): 397–412 (sehr gute Bibliografie).
SAMORINI, Giorgio und Francesco FESTI
1995 »*Acorus calamus* L. (calamon aromatico)«, *Eleusis* 1: 33–36.
VOHORA, S. B., Shaukat A. SHAH und P. C. DANDIYA
1990 »Central Nervous System Studies on an Ethanol Extract of *Acorus calamus* Rhizomes«, *Journal of Ethnopharmacology* 28: 53–62.

Kammmuscheln

Pecten spp., Pectinidae

Pecten maximus L.
Pecten jacobaeus L., syn. *Pecten maximus* ssp. *jacobaeus* (L. 1758)

Andere Namen

Clams (USA), Coquille Saint-Jacques (frz.), Große Kammmuschel, Jacobsmuschel, Jakobsmuschel, Pilgermuschel, Scallop (engl.), St. Jame's Scallop (engl.)

Das Aussehen, der mythisch-symbolische Hintergrund wie auch das schmackhafte Fleisch dieser Muschel (vgl. **Meeresfrüchte**) begründeten bereits in vorgeschichtlicher Zeit den legendären Ruf von Kammmuscheln als Liebesmittel.

Das frei im Wasser schwimmende zweischalige Tier wird seit der Vorgeschichte wegen seines köstlichen Fleisches (hauptsächlich des auch als *scallop* bekannten Schließmuskels) gefischt und fehlt auch heute auf keiner Feinschmeckerkarte.

Der Arzt Ole WORM empfahl in seinem *Museum Wormianum* (1655) den angeblich schwer verdaulichen Saft und das gekochte Fleisch der Jakobsmuschel als Liebesmittel.

Bedeutung als Aphrodisiakum

Die Muschel ist seit prähistorischer Zeit ein Symbol der Vulva. Muschel heißt auf Griechisch *kteis*, was sowohl »Kamm« als auch »Vulva« bedeutet. Dieselbe Doppelbedeutung hat auch der lateinische Gattungsname der Kammmuschel. Der Glaube an die fruchtbarkeitsspendenden und liebeserzeugenden Kräfte der Kammmuschel ist wohl antiken Ursprungs (MEYENBURG 1985: 12).

Im Altertum war sie das Sinnbild der Liebesgöttin Aphrodite/Venus. Im christlichen Mittelalter wurde sie vom Liebessymbol zum Keuschheitszeichen (wie die **Madonnenlilie**), das oft im Zusammenhang mit der Muttergottes Maria auftaucht oder mit dem heiligen Jakob als »Pilgermuschel« der auf dem Jakobsweg wandelnden keuschen Pilger.

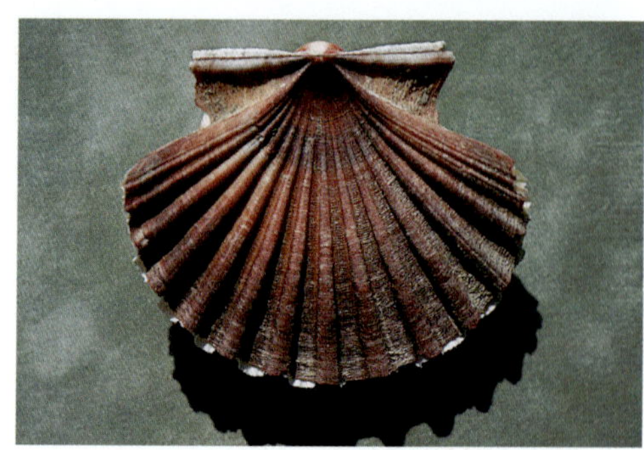

Die Kammmuschel (*Pecten jacobaeus* L.) kommt im Mittelmeer und bei den Kanarischen Inseln häufig vor.

Kammmuscheln in der Kunst[422]

Die Faszination der Muschelschale geht bis in die Altsteinzeit zurück. In den Höhlen von Lascaux (Frankreich), die zu den bedeutendsten Heiligtümern und Kunstzeugnissen der Urzeit gehören, fanden Archäologen perforierte und gravierte Schalen der fossilen Kammmuschel *Belimita mucronata* (Kreidezeit). Sie belegen eindeutig ihren rituellen oder kultischen Gebrauch. Die frühen griechischen Terrakotten, die als »aphrodisische Talismane« verwendet wurden (WIND 1987: 303), zeigen fast immer Kammmuscheln, aber auch Herzmuscheln *(Cardiidae)*. Es wurden sowohl Arten aus der Gattung *Pecten* dargestellt wie auch des Genus *Chlamys*. In allen Zeiten und Kulturen kreist ihr Symbolgehalt um die Themen Fruchtbarkeit, Weiblichkeit, Erotik, Liebe und Wiedergeburt. In Pompeji (Süditalien) wurde 1952 ein römisches Wandgemälde aus der Mitte des 1. Jahrhunderts u. Z. ausgegraben, das Aphrodite/Venus in einer Kammmuschel zeigt (HUNGER 1974: 45).

In der europäischen Renaissance entdeckten Gebildete und Künstler die Antike, ihre Mythen und Mysterien wieder und verarbeiteten griechisch-römische Themen in ihrer Kunst. Dazu wurden sie durch die Sammlung der Medici angeregt, die zahlreiche antike Skulpturen umfasste, darunter eine nackte Venus, die auf einer Kammmuschel sitzt[423]. Der mythologische Bezug ermöglichte den humanistisch gebildeten Auftraggebern und Künstlern, nackte Frauen zu malen (LAVER 1957). Der Topos der Geburt der Aphrodite/Venus aus der Muschel war beherrschend

422 Siehe dazu MÜLLER-EBELING 1990: 17–21.
423 Diese römische Kopie eines griechischen Originals, Typ »Kauernde Aphrodite« (DIERICHS 1993: 15–18*), ist in den Uffizien ausgestellt.

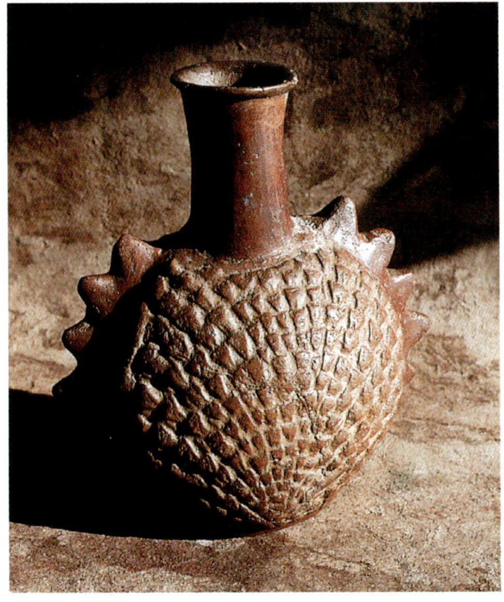

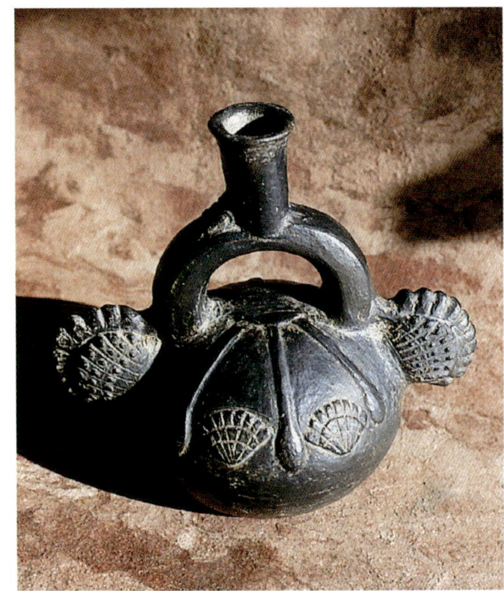

Steigbügelgefäss der Moche in Gestalt einer Kammmuschel beziehungsweise mit Kammmuscheldekor (Chimú). Solche Keramikgefässe wurden als rituelle Bierflaschen, Grabbeigaben und Handelsgüter benutzt. (Mochekultur, Nordwestperu, 12.–14. Jahrhundert)

und fand im berühmten großformatigen Bild von Sandro Botticelli (1445–1510) seinen Höhepunkt (Wind 1987: 151–164; vgl. auch Hunger 1974: 45f.).

In der europäischen Kunstgeschichte wurde die »Muschel der Venus« mehrfach als Kammmuschel *(Pecten maximus, P. jacobaeus)* dargestellt, allen voran von Botticelli; ihm folgten Künstler höheren und geringeren Ranges: Marco di Ravenna (nach Raffael, 1520), Tizians »Venus Anadyomene« (um 1520), Heinrich Keller »Die Geburt der Venus« (1796). Bis in unsere Tage blieb Botticellis Gemälde ein oft kopiertes Vorbild. Die Kammmuschel wurde auch ein beliebtes und häufiges Motiv im Kunstgewerbe – vom Silberlöffel bis zur Taschenuhr.

Literatur

Kaufmann, Hans-Günther und Alois Fink
o. J. *Straßen nach Santiago de Compostela: Auf den Spuren der Jakobspilger*, München: Süddeutscher Verlag.

Laver, James
1957 »The Cradle of Venus«, in: Ian Cox (Hg.), *The Scallop*, London: Shell Co., S. 73–88.

Meyenburg, Bettina von
1985 »Muschel- und Schneckengeheimnisse«, in: *Die Muschel in der Kunst*, Zürich: Museum Bellerive, S. 10–13.

Müller-Ebeling, Claudia
1990 »Die Kammuschel: Von der Geburt der Aphrodite zur Rocaille«, *Weltkunst* 1(1990): 17–21.

Rombouts, A.
1991 *Guidebook to Pecten Shells*, Oegstgeest: Universal Book Services.

Wind, Edgar
1987 *Heidnische Mysterien in der Renaissance*, Frankfurt: Suhrkamp.

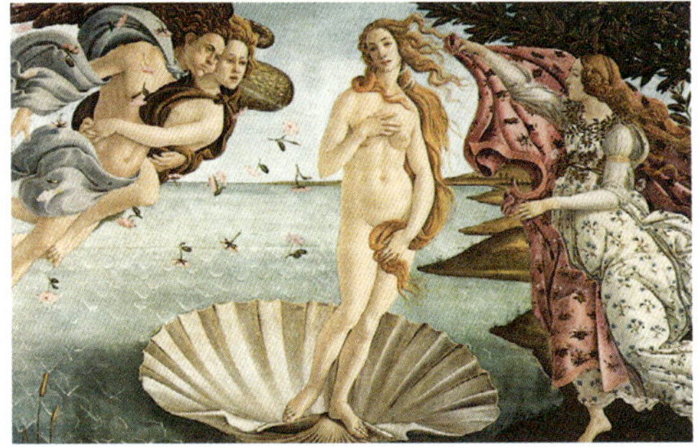

Mit seiner »Geburt der Venus« lieferte Sandro Botticelli das einflußreichste Vorbild für das Thema. Die Göttin schwebt auf einer Kammmuschel über das Wasser. Zephir und Cloris blasen sie an Land, wo sie von Flora empfangen wird (um 1482, Tempera auf Leinwand, 172,5 x 278,5, Uffizien, Florenz)

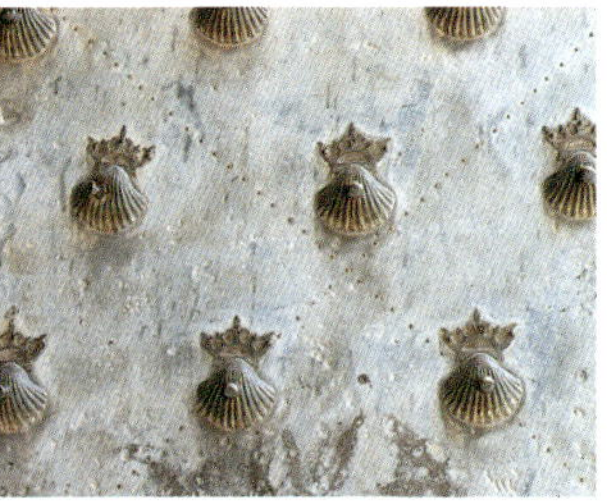

Pilgermuscheln auf einer schweren Tür. (Cuenca, Spanien)

Kanna

Sceletium tortuosum (L.) N.E. Br., Aizoaceae (Eiskrautgewächse)
syn. *Mesembryanthemum tortuosum* L.

Andere Namen

Canna, Canna-root, Channa, Gunna, Kanna, Kauwgoed, Kauwgood, Kon (»Priem«), Kou, Kougoed, Tortuose fig-marygold (engl.)

Die Kannawurzel wird in Südafrika traditionell als Aphrodisiakum gekaut. Sie wurde auch für ihre euphorisierenden und psychoaktiven Wirkung bekannt.

Kanna *(Sceletium tortuosum)* ist ein südafrikanisches Kraut mit fleischigen Blättern und kleinen strohblumenartigen Blüten.

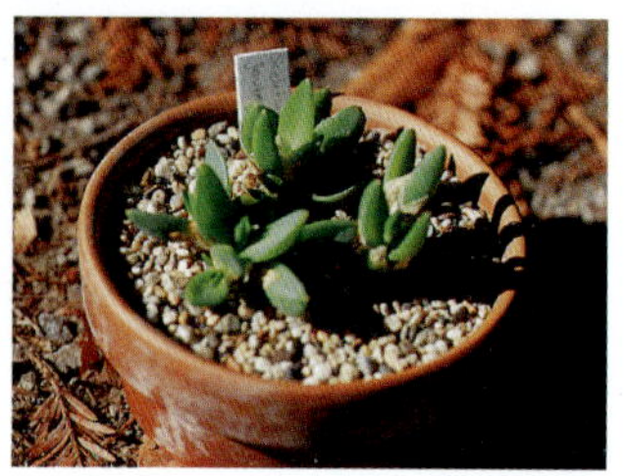

Die südafrikanische Kannapflanze *(Sceletium tortuosum)* im Anzuchttopf.

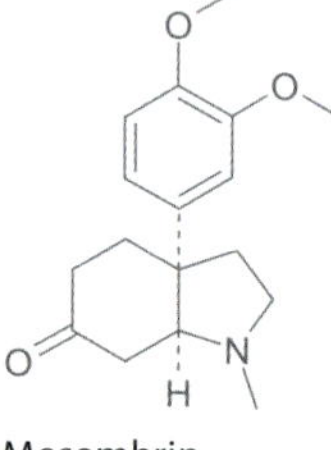

Mesembrin

Gebrauch

Die Hottentotten (Khoi Khoi) haben die fermentierten und getrockneten Blätter geschnupft, gekaut und geraucht; meist in der Kombination mit **Hanf** (Cannabis, Dagga). Der Gebrauch von Kanna war mit der rituellen Jagd auf die Eland-**Antilope**, ebenfalls Kanna genannt, assoziiert. Dieses den Buschleuten heilige Tier wurde bereits in der Felskunst dargestellt.

Zum Kannagebrauch bei den Hottentotten

»So ist zu wissen, wie diese sauberen Berg-Nymphen [die Hottentottenfrauen] so unverschämet sind, dass sie auch in Gegenwart der Europäer ihr jungfräulich Wasser abzuschlagen, ja wohl gar ihre Notdurft zu verrichten pflegen, zu geschweigen, dass diese bestialischen Menschen wohl gar, wie die Hunde auf der Gassen, ohne Scheu, Zucht und Scham vor den Menschen das eheliche Werk treiben; dergleichen wie von den Elephanten die Naturkundigen schreiben, sich, vor den Menschen zu verrichten, nicht schämen. Weil sie auch treffliche Liebhaberinnen des edlen Krautes Nicotianae oder Tabaks sind [gemeint ist Kanna], also darf dieses anmutige Frauenzimmer einem kurieusen unzüchtigen Liebhaber vor einer Pfeife Tabak wohl alles zeigen, was er von ihr verlanget.« (George Meister, *Der Orientalisch-Indianische Kunst- und Lustgärtner,* 1692, Kap. IV, 4)

Nach dem Einfall der Holländer in Südafrika wurde der Name von Kanna zu Kougoed, deutsch »kau gut« oder »etwas gut zu Kauendes«. Bis heute heißt ein Landstrich in Karroo Kannaland, denn dort soll die Pflanze nach wie vor häufig sein.

Heutzutage hat Kougoed in Südafrika eher die Bedeutung eines Genussmittels und wird ähnlich wie Cannabis in der westlichen Welt als **Partydroge** benutzt: »Einige berichteten von Euphorie sowie einem Gefühl meditativer Ruhe. Einige Benutzer sahen sich durch die von Kougoed erzeugte Entspannung dazu in die Lage versetzt, sich auf innere Gedanken und Gefühle zu fokussieren oder sich auf die Schönheit der Natur zu konzentrieren. Einige Informanten sprachen von einer gesteigerten Hautsensibilität bei leichter Berührung sowie von sexueller Erregung« (Smith et al. 1996: 127f.).

Inhaltsstoffe

Mesembrin und Mesembrenin sind die Hauptalkaloide der Kannapflanze. In kleinen Mengen können sie meditative und leicht narkotische Wirkungen entfalten, in höheren Dosen **Kokain**-ähnliche Effekte auslösen. Nach etwa einer Stunde wandelt sich die Wirkung in einen sedierten und tranceartigen Zustand. Die frischen Blätter enthalten die hautirritierende Oxalsäure. Deren Gehalt wird durch die Trocknung reduziert, wodurch das Pflanzenpulver schnupfbar wird.

Dosierung

Als Schnupfpulver genügen 20 mg, um einen gewissen Effekt zu erreichen. 50 bis 150 mg, mit Kaugummi gekaut, können schon einen deutlicheren Effekt haben. 200 mg kann man mit einer Tasse Tee trinken. Kanna scheint die Wirkungen von **Alkohol** und Cannabis (**Hanf**) zu verstärken. Bei Überdosierungen können vorübergehend Übelkeit und Kopfschmerzen auftreten. Bei starker Überdosierung kann es zu Herzrasen (Palpitation) kommen.

Warnung: Kanna kann den Blutdruck erhöhen. Es sollte keinesfalls zusammen mit **MAO-Hemmern**, anderen Drogen oder starken **Medikamenten** genommen werden! Auch nicht während der Schwangerschaft oder in der Stillzeit (Angaben nach Conscious Dreams, Amsterdam).

Bezugsquellen

Conscious Dreams®.

Literatur

Bodendorf, K. und K. Krieger
1957 »Über die Alkaloide von *Mesembryanthemum tortuosum* L.«, *Archiv für Pharmazie* 62: 441–448.

Laidler, P. W.
1928 »The Magic Medicine of the Hottentots«, *South African Journal of Science* 25: 433–447.

Smith, Michael T., Neil R. Crouch, Nigel Gericke und Manton Hirst
1996 »Psychoactive Constituents of the Genus *Sceletium* N.E.Br. and Other Mesembryanthemaceae: A Review«, *Journal of Ethnopharmacology* 50: 119–130 (gute Bibliografie).

Kanthariden

Siehe **Spanische Fliege**

Kardamom

Elettaria cardamomum (L.) Maton, Zingiberaceae (**Ingwergewächse**)
syn. *Amomum cardamomum* L. non Roxb. nec auct. mult.

Andere Namen

Buah pelaga (malai.), Cardamome, Cardamon, Echter Kardamom, Kardamomon, Ela (skrt.), Kapulaga (indones.), Kardamome, Luk grawan (Thai), Malabarkardamome[424], Sha Ren (chin.), Sug smel (tibet.), Sukumel (nep.)

Kardamom zählt in Asien und im Orient zu den beliebtesten und legendärsten Gewürzen. Das vor allem in den Samen enthaltene ätherische Öl wird aufgrund seiner Wirkung und seines Duftes als Aphrodisiakum geschätzt.

Die duftenden Samen der zu den Ingwergewächsen zählenden Kardamomstaude heißen im Orient »Paradiessamen«. Die Luft des orientalischen Paradieses soll nämlich von dem Duft der **Gewürze**, von Weihrauch und Blütenessenzen geschwängert sein. Das **ätherische Öl** von Kardamom ist stark stimulierend und gilt im gesamten Orient als Aphrodisiakum. Die pulverisierten Samen sind eine **Curry**zutat und dienen als Gewürz indischer und orientalischer **Speisen** sowie von **Latwerge**n. Getränke, wie Weine und **Liköre**, aber auch **Kaffee** und **Tee**, werden mit Kardamom parfümiert. Kardamom ist in den Geschichten aus *Tausendundeiner Nacht* eines der am häufigsten genannten Gewürze.

Von Arabien bis Indien werden die Samen als Aphrodisiaka eingenommen. Oft in Milch oder in speziellen Zubereitungen, wie den **Orientalische**n **Fröhlichkeitspillen**.

Gebrauch und Wirkung

Um die anregenden und aphrodisierenden Eigenschaften von Kardamom zu verspüren, muss man größere Mengen des Gewürzes verwenden. So kann man einen gehäuften Teelöffel zermahlenen Kardamom auf eine Tasse **Tee** oder **Kaffee** geben. Gut wirksam ist ein Löffel Kardamom in einem Glas heißer Milch mit **Honig**: »Kardamom entfacht *Agni*. (...) Diese Pflanze regt Geist und Herz an und verleiht Klarheit und Freude. Der Milch zugesetzt, neutralisiert Kardamom deren schleimbildende Wirkung und entgiftet außerdem das Koffein im Kaffee« (Lad und Frawley 1987: 181f.*).

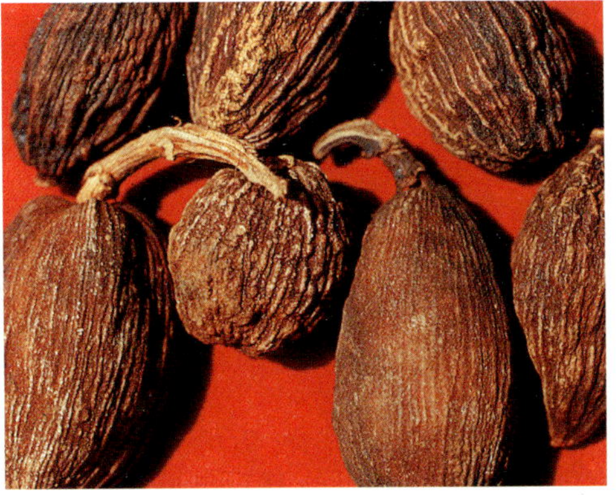

Getrocknete Kardamomfrüchte aus Nordthailand. Die Kardamomstaude soll schon um 700 v. u. Z. in Babylon angebaut worden sein.

Rezept gegen vorzeitigen Samenerguss
(aus Scheik Nefzaui 1985: 217*)

»Hat die Impotenz ihren Grund in körperlicher Schwäche, so nehme man in **Honig** eine Mischung der folgenden Bestandteile: Kardamom und ein wenig Wolfsmilch. Durch Anwendung dieses Mittels wird die Schwäche verschwinden und Heilung erfolgen, wenn Gott der Allerhöchste seinen Segen dazu gibt.«

In dieser Übertragung des Rezepts fehlen einige unter Umständen wesentliche Bestandteile, die bei Sir Richard Burton (1964: 240*) aufgelistet sind (durch solche ethnohistorischen Unkorrektheiten können wertvolle Informationen verloren gehen): »viz., pyrether [könnte **Bertram** sein], nettle seed [**Brennnessel**samen], a little spurge (or cevadille), ginger [**Ingwer**], cinnamon of Mecca [**Zimt**], and cardamom [Früchte des *Amomum*-Baumes].«

Inhaltsstoffe

Kardamon ist reich an **ätherischem Öl**, das in den Samen bis zu 8% enthalten ist. Es besteht aus Cineol, Terpineolacetat, Sabinen und Limonen (Mautner und Küllenberg 1989: 45*). Daneben enthält er fettes Öl, Gummi, Zucker, Eiweiß und viel Stärke.

Literatur

Schröder, Rudolf
1991 *Kaffee, Tee und Kardamom: Tropische Genussmittel und Gewürze*, Stuttgart: Ulmer.

»Kardamom ist ein verdauungsförderndes Mittel. Es regt die Magensaftabsonderung und den Speichelfluss an und gilt als blähungstreibend. Neben diesen auch appetitfördernden Eigenschaften überdeckt er Mund-, Fäulnis- und Knoblauchgeruch. Er wirkt daher desodorierend. Kardamom soll auch als Aphrodisiakum verwendbar sein.«
(Mautner und Küllenberg 1989: 45*)

424 Neben der Malabarkardamome gibt es noch die Ceylonkardamome (*Elettaria major* Sm.; syn. *E. cardamomum* var. *major* [Sm.] Thwaites) und die Java-Kardamome (*Amomum compactum* Soland. ex Maton; syn. *Amomum cardamomum* Roxb. non L.; und *Amomum kepulaga* Sprague et Burk.). Sie werden ähnlich wie der Echte Kardamom verwendet.

»Das Essen der Karotte erzeugt geschlechtliche Antriebe.« (MOINUDDIN 1984: 96*)

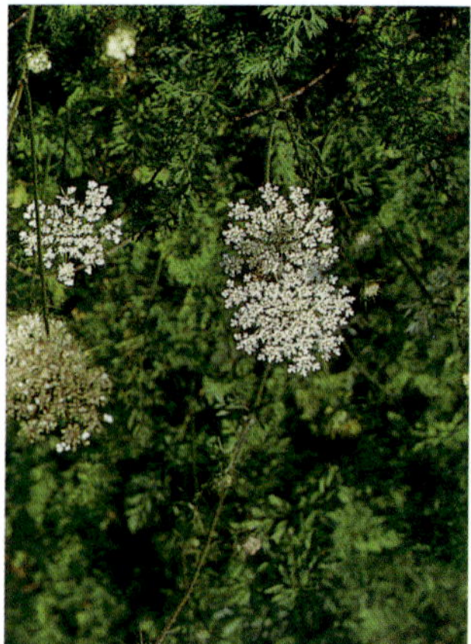

Die Wilde Möhre *(Daucus carota* ssp. *carota)* in Blüte. Ihr Kraut samt Blütenkrone soll getrocknet und geraucht euphorisierend wirken. (Botanischer Garten Hamburg, Deutschland, 1996)

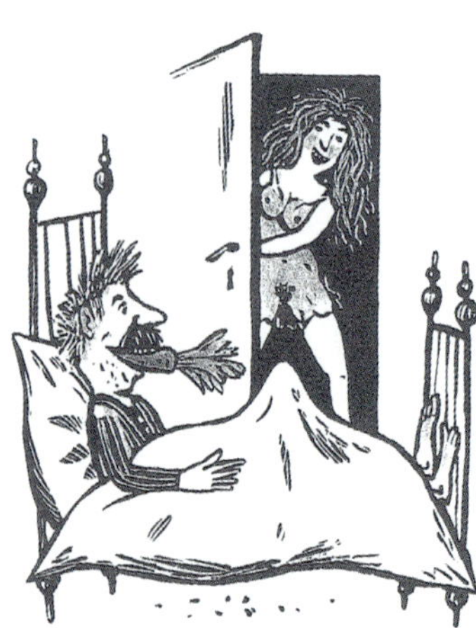

»Die gelben Rüben, die Möhren, bringen Lust zu ehelichen Werken! Mit Petersilie gewürzt wird die Lust noch gesteigert«, heißt der Kommentar zur Karottenpotenzrakete (Illustration von Volker Wendt, aus BODEIT 1995: 40f.*).

Karotte

Daucus carota L., Umbelliferae (Doldenblütler)

Daucus carota L. ssp. *carota*, Wilde Möhre
Daucus carota L. ssp. *sativus* (HOFFM.) SCHÜBL. et G. MARTENS, angebaute Karotte

Andere Namen

Babibyru (ägypt.), Carata, Carota (lat.), Carotte (frz.) Eselsmöhren, Gelbe Rübe, Jazar (arab.), Karotón (griech.), Kerasome, Möhre, Mören, Mohrrettich, Mohrrübe, Pastinaca (lat.), Pastricciano (ital.), Philtron (griech. »Liebesmittel«), Riebe, Rote Rübe, Rübe, Schattbutbengel, Sicha, Staphylinos (griech.), Vogelnest, Vogelnestchen, Woddel, Wurzel

Karotten sehen nicht nur anzüglich phallisch aus; seit alter Zeit gelten Zubereitungen aus Saft, Samen und Kraut auch als stimulierendes *philtron* und Liebesmittel.

Im obszönen Sprachgebrauch ist die »Rübe« der Penis, das »Rübenkraut« das Schamhaar, der »Rübensaft« das Sperma (BORNEMANN 1974 I*) – ein durch und durch erotisch symbolisches Liebesmittel ...

Bedeutung als Aphrodisiakum

ATHENAIOS (Anfang 3. Jh. u. Z. aus Naukratis in Ägypten) schrieb in seinem *Gelehrtengastmahl* (*Deipn.* IX, 12), dass die Karotte ein echtes *philtron*, ein wahres »Liebesmittel« sei. »Der Same (...) befördert die Empfängnis. Die Wurzel aber, welche selbst harntreibend ist, reizt sowohl zum Beischlaf, als auch wirft sie, im Zäpfchen eingelegt, den Embryo hinaus« (DIOSKURIDES III, 52). In Griechenland trinkt man den Wurzelsaft bis heute als erotisches Stimulans, die Samen isst man in Oberägypten noch im 20. Jahrhundert mit **Honig** gekocht als stimulierendes Aphrodisiakum (HIRSCHFELD und LINSERT 1930: 175*). Auch in Japan gilt die Karottenwurzel als »hervorragendes Aphrodisiacum« (AIGREMONT 1987: I 137*).

Von den Karottensamen heißt es bei MATTHIOLUS (1563*), dass sie in Verbindung mit **Theriak** die »unkeuschen Gelüste« reizen. »Die Mören gesotten/ sindt lieblich zu essen. (...) bringen lust zur speiß/ vnd zu den ehlichen wercken.« Die getrocknete Wurzel der Karotte wurde früher zur Fälschung der **Alraune** verwendet.

Es fällt schwer zu glauben, dass die als **Gemüse** beliebte Möhre psychoaktive Wirkung haben soll. Dies wird jedoch immer wieder berichtet (SCHULTES und HOFMANN 1980a: 367*). Das oberidische Kraut wird getrocknet und geraucht und soll angeblich Marihuana-ähnliche Effekte bewirken (vgl. **Hanf**).

Inhaltsstoffe

Erstaunlicherweise liegen über die Inhaltsstoffe des Krautes keine Angaben vor (ROTH et al. 1994: 295*).

Die Wurzeln enthalten den Farbstoff Carotin, das Provitamin A, die Vitamine B_1, B_2 und C sowie Flavonoide, ätherisches Öl, Carotatoxin u. a. (PAHLOW 1993: 236*); sie enthalten zudem reichlich **Vitamin E**.

Kommentar

Karotten sind ein gesundes, bei Vitamin-A-Mangel hilfreiches Gemüse, aber wohl kaum ein pharmakologisch wirksames Aphrodisiakum.

Kat

Catha edulis (VAHL) FORSSK. ex ENDL., Celastraceae (Spindelbaumgewächse)
syn. *Catha forskalii* A. RICH, *Catha inermis* G.F. GMEL., *Celastrus edulis* VAHL, *Dillonia abyssinica* SACLEUX, *Trigonotheca serrata* HOCHST.

Andere Namen

Abessinischer Tee, Abyssinian tea, Al-qât, Arab tea, Arabian tea (engl.), Arabischer Tee, Bushman's Tee (Südafrika), Cat, Cath, Chat, Chat tree, Flower of paradise, Gat, Gât, Jaad (Somali), Jât, Kafta (arab. »Blatt«), Kât, Kath, Kathstrauch, Khat, Khatstrauch, Miraa, Mirungi, Mirra, Muhulo (Tansania), Muirungi (Kenia), Musitate (Uganda), Qaad (Somali), Qat, Qât, Qatbaum, Qatstrauch, Somali tea, Somalitee, Thé des abyssins (frz.), Tschat

Der in Ostafrika heimische Strauch hat einen kultisch-rituellen Hintergrund als Entheogen. Katblätter haben eine euphorisierend berauschende Wirkung und werden auch als Aphrodisiakum genutzt.

In einem Geschichtsbuch des AL-MAQRÎZÎ (1364–1442) heißt es von den abessinischen Pflanzen: »Zu ihnen gehört ein Baum, der *gât* genannt wird. Er trägt keine Früchte, man isst die Blätter und die ähneln den kleinen Blättern des Orangenbaumes. Sie erweitern das Gedächtnis, wobei sie das Vergessene in Erinnerung rufen. Sie erfreuen und verringern die Lust auf das Essen, die Sexualität und den Schlaf. Für die Bewohner jenes Landes, gar nicht zu reden von den Gebildeten, ist der Genuss dieses Baumes mit großem Begehren verbunden« (zit. nach SCHOPEN 1978: 46f.).

Charles Musès stellte die Theorie auf, dass Kat bereits im alten Ägypten als »Nahrung der Götter«, »himmlische Speisung« oder »Essen des Daseins« galt und für magische sowie aphrodisische Zwecke gebraucht wurde. Sie soll auf Ägyptisch *kht* geheißen haben (Musès 1989).

Der Gebrauch von Kat wurde (wie **Kaffee**) in der Frühzeit durch Sufis und wandernde Derwische verbreitet (Schopen 1981). Sie betrachteten die Einnahme der Blätter als Gottesdienst und nutzten Kat zur Erlangung mystischer Erfahrungen (Schopen 1978: 52).

In Arabien und Afrika (so auch Äthiopien, vgl. Krikorian 1984) werden die Blätter gekaut oder in **Kräutertees** als Aphrodisiaka getrunken.

Zubereitungen

In den zwanziger und dreißiger Jahren wurden in London eine *Catha-Cocoa Milk* (Kat-**Kakao**milch) sowie verschiedene Pharmazeutika und aphrodisische Genussmittel aus Kat angeboten (Brenneisen und Mathys 1992: 735).

Die frischen Blätter und Zweigspitzen werden nicht nur gekaut (wie meistens), sondern auch (selten) als Tee aufgebrüht oder ausgekocht. In Südafrika ist ein Kataufguss unter dem Namen *bushman's tea* bekannt. Im Jemen benutzte man früher geröstete Katblätter zum Bereiten von »Kaffee« (Schopen 1978: 86). Zerrieben werden sie, mit **Honig** oder Zucker vermischt, als **Latwerge** gegessen (Getahun und Krikorian 1971: 357). In Somalia bereitet man gelegentlich eine Katpaste zu: Die Blätter werden in der Sonne getrocknet und zu Pulver zerstampft. Zusammen mit **Kardamom**, **Nelken** und Wasser rührt man eine Paste an, die als Priem verwendet wird. In Arabien (Jemen) raucht man die getrockneten Blätter pur oder mit anderen Zutaten, vor allem mit Haschisch (**Hanf**, vgl. auch **Rauschmischungen**) (Getahun und Krikorian 1971: 357).

Inhaltsstoffe

Frische Katblätter und -zweige enthalten stark stimulierende Alkaloide. Die das Zentralnervensystem erregenden Hauptwirkstoffe sind die Khat-Phenylalkylamine oder Khatamine (Phenylpropylamine) Cathinon und Cathin (= *S,S*-[+]-Norpseudoephedrin). In geringen Mengen kommen die ebenfalls das Zentralnervensystem erregenden Phenylpentylamine Merucathin, Pseudomerucathin und Merucathinon sowie etwas *R,S*-(–)-Norephedrin vor. Dabei stellt Cathinon (= *S*-[–]-Cathinon oder *S*-[–]-a-Aminopropiophenon) den eigentlichen psychoaktiven, stimulierenden Hauptwirkstoff dar, der wie **Amphetamine** wirkt (Brenneisen und Mathys 1992, Kalix 1988; vgl. **Stimulanzien**). Kat beziehungsweise das in den Blättern enthaltene Wirkstoffgemisch hat interessante cholesterinsenkende Eigenschaften (Ahmed und El-Qirib 1993: 215).

Bezugsquellen

Frische Katzweige bekommt man in Somalia, Äthiopien und im Jemen. In mitteleuropäischen Großstädten, wo Immigranten dieser Länder leben, werden sie gelegentlich angeboten; allerdings nur unter der Hand, da sie illegal sind.

Lebende Pflänzchen werden hier und da im ethnobotanischen Handel angeboten.

Literatur

Ahmed, M. B. und A. B. El-Qirib
1993 »Biochemical Effects of *Catha edulis*, Cathine and Cathinone on Adrenocortical Functions«, *Journal of Ethnopharmacology* 39: 213–216.

Brenneisen, Rudolf und Karoline Mathys
1992 »Catha«, in: *Hagers Handbuch der pharmazeutischen Praxis* (5. Aufl.), Berlin: Springer, Bd. 4: 730–740.

Getahun, Amare und A. D. Krikorian
1971 »Chat: Coffee's Rival from Harar, Ethiopia. I: Botany, Cultivation and Use«, *Economic Botany* 25: 353–377.

Kalix, Peter
1988 »Khat: A Plant with Amphetamine Effects«, *Journal of Substance Abuse Treatment* 5: 163–169.

Kennedy, John G.
1987 *The Flower of Paradise: The Institutionalized Use of the Drug Qat in North Yemen*, Dordrecht usw.: D. Reidel Publishing.

Krikorian, Abraham D.
1984 »Kat and Its Use: A Historical Perspective«, *Journal of Ethnopharmacology* 12: 115–178.

Krikorian, A. D. und Amare Getahun
1973 »Chat: Coffee's Rival from Harar, Ethiopia. II: Chemical Composition«, *Economic Botany* 25: 378–389.

Musès, Charles
1989 »The Sacred Plant of Ancient Egypt«, in: C. Rätsch (Hg.), *Gateway to Inner Space*, Bridport: Prism Press, S. 143–158.

Schopen, Armin
1978 *Das Qât: Geschichte und Gebrauch des Genussmittels Catha edulis Forsk. in der Arabischen Republik Jemen*, Wiesbaden: Franz Steiner.
1981 »Das Qât in Jemen«, in: G. Völger (Hg.), *Rausch und Realität*, Köln: Rautenstrauch-Joest-Museum, Bd. 1: 496–501.

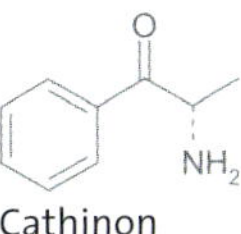

Cathinon

Methcathinon

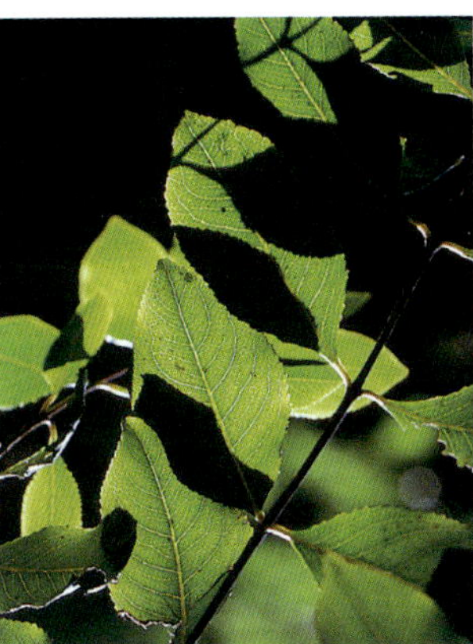
Die typischen Blätter des Katstrauches *(Catha edulis)*.

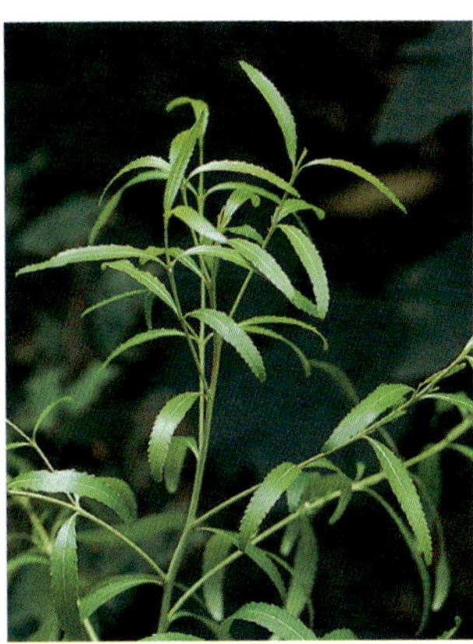
Eine sehr schmalblättrige Form des Katstrauches, die in Australien angepflanzt wird. Vielleicht handelt es sich um eine Kulturvariante oder die südafrikanische Form der *Catha edulis*. (Brisbane, Australien, 2002)

»Kräutersäckchen mit getrockneten Blättern dieser Pflanze sind ein beliebtes Katzenspielzeug.« (KREMER 1988: 58)

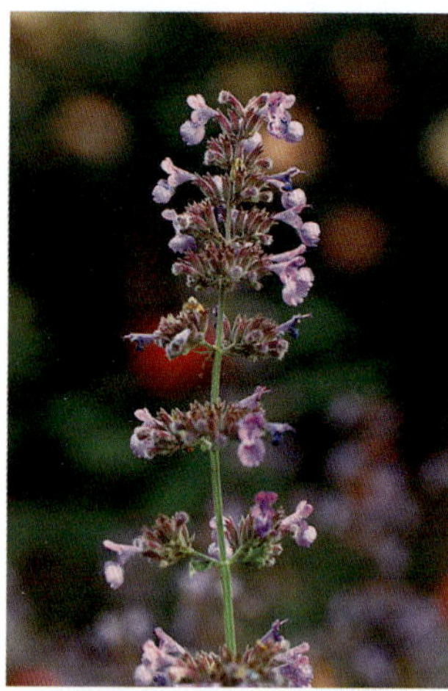

Der dekorative Blütenstand der Katzenminze *(Nepeta cataria)*. Die Katzenminze ist eine mehrjährige, winterharte Pflanze, deren Blätter beim Zerreiben stark duften. Katzen werden wild und »toll« von ihrem Geruch. (Hamburg, Deutschland, 1998)

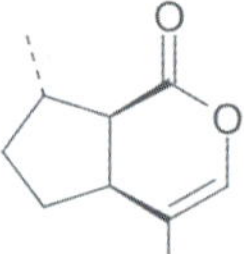

Nepetalactone

Katzenminze

Nepeta cataria L., Labiatae-Lamiaceae (Lippenblütler)

Unter dem Namen »Katzenminze« werden im Pflanzenhandel zahlreiche Zuchtformen angeboten, oft:

Nepeta X faassenii BERGM. ex STEARN
Nepeta mussinii hort.

Andere Namen

Calaminta, Cataria (ital.), Catmint (engl.), Chataire (frz.), Echte Katzenminze, Nebeta cataria, Nebetta

Katzenminze ist ein Aphrodisiakum für Katzen. Auch auf Menschen soll sie leicht euphorisierend und aphrodisierend wirken.

Gebrauch

Katzen werden von dieser bei uns häufig als Zierkraut angebauten Pflanze (sowie ihren Varietäten) magisch angezogen und scheinen eine starke psychoaktive Wirkung zu verspüren – daher der Name (SAMORINI, 2002*, SIEGEL 1995a*). Aber auch auf Menschen soll die Katzenminze aphrodisisch wirken. Dazu werden die getrockneten Blätter pur oder in **Rauchmischungen** geraucht. Der alkoholische Extrakt kann auch auf andere Rauchkräuter gesprüht werden. Ein Tee aus gleichen Teilen Katzenminze und **Damiana** (je 2 Esslöffel auf einen viertel Liter Wasser, 5 Minuten ziehen lassen) soll leicht euphorisierend wirken (SCHULDES 1995: 54*).

Katzenminzentee

Das frische oder getrocknete Kraut aufbrühen. Eine Hand voll frischer Blätter oder von der getrockneten Rohdroge einen gehäuften Teelöffel auf eine Tasse geben. 2 bis 3 Minuten ziehen lassen, nicht länger, sonst verflüchtigen sich die ätherischen Öle!

Der Tee kann beruhigend wirken (KREMER 1988: 58).

Inhaltsstoffe und Wirkung

Katzenminze enthält ein aromatisches **ätherisches Öl**, das aus Nepetalactonen[425], Dihydronepetalacton und Isodihydronepetalacton besteht sowie aus Nepetol, Carvacrol, Thymol; in einigen chemischen Rassen auch Geraniol und Citronellol (KREMER 1988: 58). Zudem kommt das psychoaktiv wirksame Alkaloid Actinidin vor. Dass gerauchte Katzenminzenblätter psychoaktiv wirksam sind, wird vielfach berichtet, auch in seriösen Quellen (JACKSON und REED 1969, OTT 1993: 414f.*, SCHULTES 1970: 42*).

Erstaunlicherweise kommen die Wirkstoffe der Katzenminze (Nepetalactone) auch im Tierreich vor. Sie wurden im Gift kalifornischer Ameisen (*Myrmacomecocystus*) nachgewiesen, die von den Indianern lebendig, in Adlerflaum gehüllt, geschluckt wurden, um während der Initiation veränderte Bewusstseinszustände auszulösen. Die Ameisen scheinen in die Bauchwand gebissen und so den Wirkstoff in die Blutbahnen injiziert zu haben (BLACKBURN 1976). Vielleicht lässt sich damit der aphrodisische Gebrauch von Ameisen erklären (vgl. **Insekten**).

Die **ätherischen Öle** von anderen *Nepeta* spp., inklusive *Nepeta phyllochlamys* P.H. DAVIS, *Nepeta nuda* L. spp. *nuda* und *Nepeta caesarea* BOISS., haben eine analgetische Wirkung und scheinen sich an den m-Opioid-Rezeptor zu binden. Dafür ist vermutlich der Hauptkomponent (92 bis 97%) aus dem ätherischen Öl von *Nepeta caesarea*, 4aa,7a,7aa-nepetalacton, verantwortlich (AYDIN et al. 1998).

Bezugsquellen

Samen zum Selberziehen der Pflanze sind im Blumenhandel erhältlich.

Literatur

AYDIN, Süleyman, Rana BEIS, Yusuf ÖTZTÜRK, K. HÜSNÜ und C. BASTER
1998 »Nepetalactone: A New Opioid Analgesic from *Nepeta caesarea* Boiss.«, *Journal of Pharmacy and Pharmacology* 50: 813–817.

BLACKBURN, Thomas
1976 »A Query Regarding the Possible Hallucinogenic Effects of Ant Ingestion in South-Central California«, *The Journal of California Anthropology* 3(2): 78–81.

JACKSON, B. und A. REED
1969 »Catnip and the Alteration of Consciousness«, *Journal of the American Medical Association* 207: 1349–1350.

KREMER, Bruno P.
1988 *Duft- und Aromapflanzen*, Stuttgart: Kosmos.

PALEN, G. F. und G. V. GODDARD
1966 »Catnip and oestrous behaviour in the cat«, *Animal Behaviour* 14: 372–377.

TODD, N. B.
1962 »Inheritance of the catnip response in domestic cats«, *Journal of Heredity* 53: 54–56.

425 »Es wurde festgestellt, dass im Urin männlicher Katzen, besonders wenn sie Liebesgefühle zeigen, Pheromone auftreten, die in ihrer Struktur den Nepetalactonen ähnlich sind. Aus diesem Grunde reagieren die Katzen auf die Katzenminze mit sexuellen Verhaltensweisen. Die Katzen, die sich mit dieser Pflanze berauschen, scheinen aber auch wirkliche Halluzinationen zu haben« (SAMORINI 2002: 47f.*).

Kaurischnecken

Cypraea spp., Cypraeidae (Kaurischnecken), **Mollusken**

Cypraea pantherina (Lightfoot, 1786), syn. *Lyncina pantherina*, *Cypraea vinosa* Gmelin, *C. trigrina* Lam., Pantherschnecke

Andere Namen

Bhia (Thai), Concha porcellana, Concha venerea, Cowries (engl.), Cowry shells (engl.), Kaparda, Kapardika (skrt.), Kauris, Kaurimuscheln (sic!), Muschelgeld, Muttermuschel, **Mutterstein**

Kauris gehören zoologisch zu den **Schnecken**. Deshalb ist der populäre und auch in wissenschaftlichen Publikationen hartnäckig verwendete Name »Kaurimuscheln« irreführend.

Kauris wurden als Symbole von Weiblichkeit und Fruchtbarkeit weltweit gehandelt und dienten auch als Währung. Pulverisierte Schalen nutzte man als Zutat zu Liebestränken und aphrodisierenden Speisen.

Ihr kulturhistorischer Gebrauch ist vielfältig:

Fleisch	**Liebestrank, Speise**
Schalen	1) symbolisch-kognitiv-religiös: Amulette, Fetische, Götterbilder Schmuck Machtinsignien, Währung **Liebeszauber** (speziell *Cypraea stercoraria* L., Westafrika) 2) pharmazeutisch: Lieferant für Löschkalk zum **Betel** Rohdroge für **Rasayana** usw. magisches Heilmittel (Kauriwasser)

Der Genus *Cypraea*, zu dem die meeresbewohnenden Kaurischnecken (*Cypraeidae*, rund 200 Arten) gehören, wurde 1758 von Linné nach Zypern benannt, der Insel der Aphrodite. Ein Beiname der Aphrodite lautete Kypris (»**Kupfer**göttin«), auch »Zypriotische Göttin«. Ihr latinisierter Beiname Cypraea wurde als »Spenderin des Lebens« gedeutet (Saul 1974: 65).

Schon im Altertum wurden Kauris mit dem weiblichen Genital (*porcella, porculo*, daher auch »Porzellan«!) identifiziert; sie waren im doppelten Sinne die »Muschel der Aphrodite«. So wurden sie von den antiken und mittelalterlichen Autoren auch benannt: *Concha venerea, veneriosa, veneria concha*, »Venusvulva«. Der Schweizer Naturkundler Conrad Gesner (1516–1565) bezeichnete in seinem *Fisch Buch/ Zweyter Theil* von 1670 (deutsche Ausgabe) die Kauris als *Concha venerea*, »**Venusmuscheln**«, oder *Concha porcellana*, »Muttermuscheln«. Er beschreibt auch den Gebrauch als **Amulett** und als Arznei bei »Bauchfluss und Geschwär der Mutter«. Das lateinische *concha* bedeutet gleichsam »Vulva«. Auch unser heutiges Wort *Muschel* wird umgangssprachlich für »Vulva, Vagina« benutzt (Aigremont 1909). *Schnecke* bedeutet im Volksmund »Vagina, Frau, Prostituierte, Lesbierin« (Borneman 1974 I*).

Gebrauch

Kaurischnecken gehören neben **Bergkristall** und **Ammoniten** zu den ältesten von Menschen benutzten **Amulette**n (Jackson 1917). *Cypraea moneta* L. steckte man im alten China den Toten als Schutz der Seelen vor Dämonen in die Nasenlöcher (siehe **Jade**).

Bei den Akha, einem Bergstamm in Nordthailand, tragen heiratsfähige Mädchen traditionell breite Gürtel, die mit 180 oder 3 mal 60 Kaurischalen *(Cypraea moneta)* besetzt sind (Lewis und Lewis 1984: 62). Die vielen Vulvasymbole signalisieren bei der Werbung um einen Partner offensichtlich ihre sexuelle Bereitschaft.

Cypraea-Arten als Amulette

Cypraea moneta L. = *Bhia* (in Thailand Taxon für Kauri allgemein, speziell *C. moneta*).

Besonders bei den nordthailändischen Bergstämmen beliebte Amulette und Schmuckmaterialien für Ketten, Armbinden, Kopfschmuck usw. (es wird die komplette Kauri oder die Mündung der halben Schale verwendet).

Cypraea annulus L., Goldringkauri

In Nordwestafrika beliebt als Amulette und Währung[426].

Cypraea caputserpentis L., Schlangenköpfchen

Als Amulett und Rohdroge in Nordthailand (Chiang Mai) in Kräuterläden erhältlich.

Cypraea obvelata Lam., Umwallte Kauri

Cypraea mauritiana L., Mauretanische Kauri, Buckelkauri

Kauris (*Cyprae moneta, C. annulus*) zählen zu den Aphrodisiaka, die zugleich als Geld dienten (wie **Kakao**bohnen und **Perlmutt**-Token). Als Muschel- oder Kaurigeld waren sie eine weltweite Währung (Hofrichter 1993 und 1994).

»Ihre Ähnlichkeit in Farbe und Form mit den weiblichen Geschlechtsteilen, ihre Herkunft aus den fruchtbaren Wassern, erfüllt mit dem Rhythmus von Ebbe und Flut, der als mondbetont ja der Rhythmus der Geburten selber ist, machen sie zur Lebensspenderin und so sehr zum Abbild der Großen Mutter selbst, dass die melanesische Aphrodite aus einer Kauri kommt.« (Sir Galahad 1975: 53)

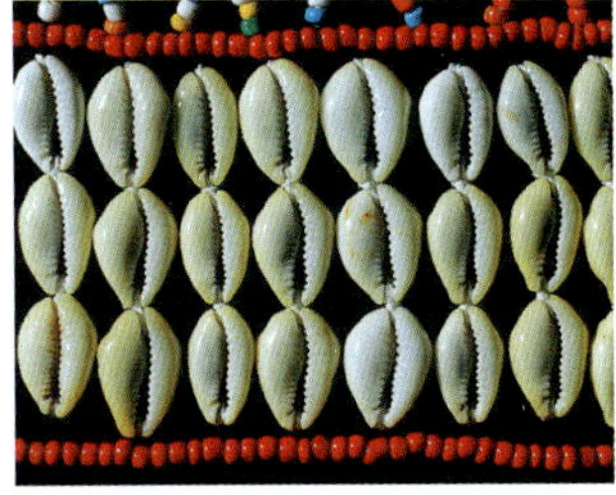

Kauri als Amulett zur Liebeswerbung. Breiter Kaurigürtel der Akha, Nordthailand. (Ausschnitt; von einer Akhafrau in Chiang Rai erworben, 2002)

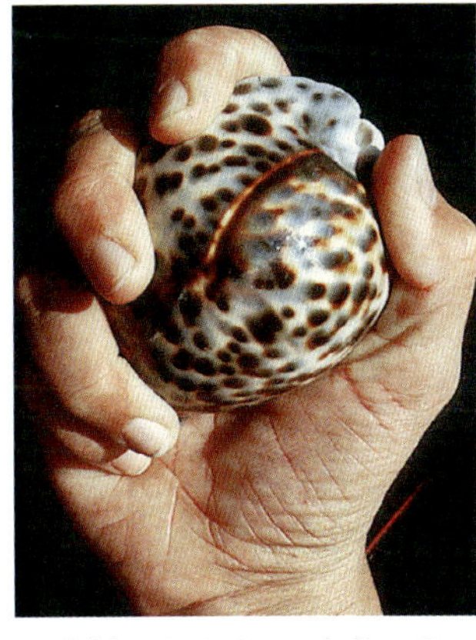

»Gebärkauri«. In Japan halten Gebärende die große, glatte Schale der Tigerkauri (*Cypraea tigris* L.) in der Hand – als Amulett für eine sanfte Geburt.

426 Kauri-Dreieckshandel: Mit den in der Karibik erbeuteten Kauris bezahlten vom 16. bis 19. Jahrhundert europäische Kolonialmächte arabische Stämme in Nordwestafrika als Tauschwährung für Sklaven, um diese wiederum als Plantagenarbeiter auf den karibischen Inseln auszubeuten.

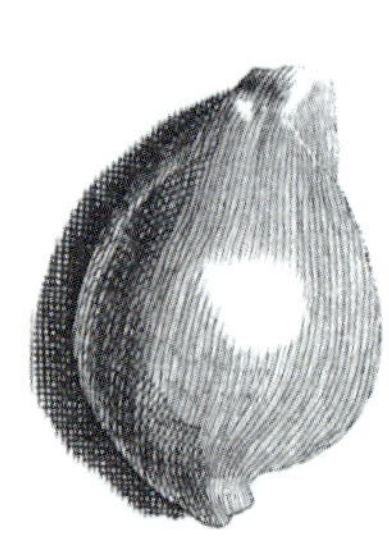
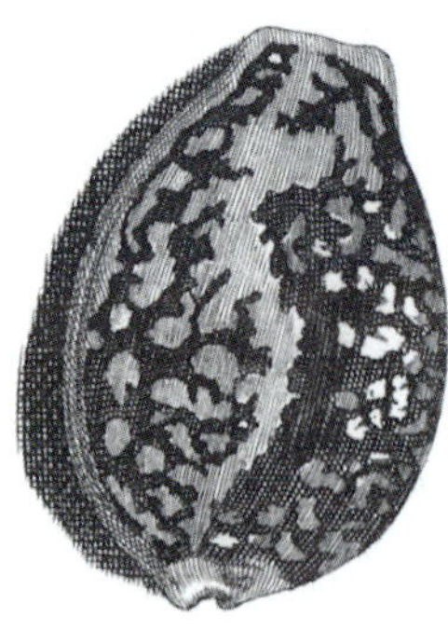
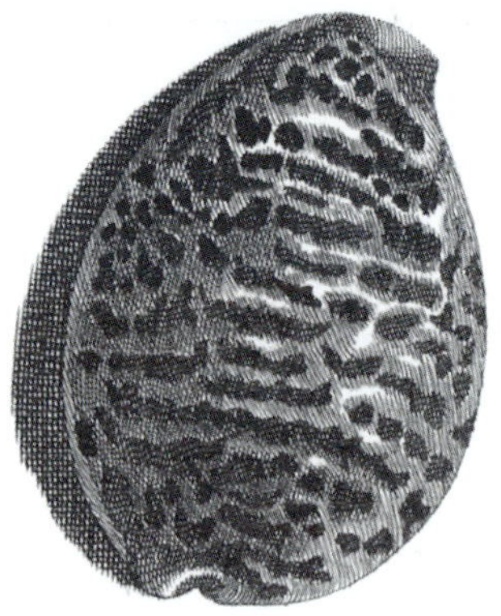

Kauris gehören zu den weltweit bedeutendsten erotischen Amuletten; links die Eierschnecke oder Egg cowry (*Ovula ovum* L.), in der Mitte die Buckelkauri oder Mauretanische Kauri (*Cypraea mauritiana* L.) und rechts die Tigerkauri oder Tigerschnecke (*Cypraea tigris* L.), deren Gehäuse über 15 Zentimeter lang werden kann! (Alle drei Arten sind im Indopazifik verbreitet; Kupferstich, aus: Frans VALENTYN, Wien, 1773)

Eine sehr erotische Kaurischale (*Cypraea mappa* L. forma »rosé«; Samar, Philippinen).

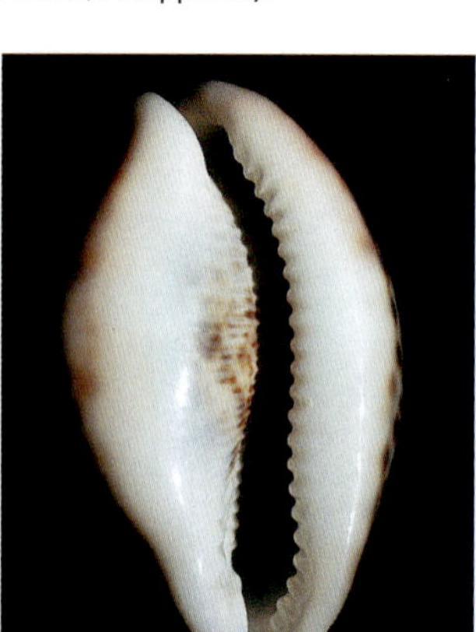

Die Pantherkauri (*Cypraea pantherina*) aus dem Roten Meer gehörte in der Antike zu den »Muscheln der Aphrodite« (SCHILDER 1952: 21f.). Im Aphroditeheiligtum von Knidos (Halbinsel in Kleinasien) wurde sie verehrt. Ihre Mündung erinnert an die Scham der Liebesgöttin.

Kulturhistorisch galten sie als Insignien von Macht (ein nicht zu unterschätzendes Aphrodisiakum!): als Häuptlingsstatussymbol auf den Fiji-Inseln, als Symbol von Wohlstand oder Reichtum bei den nordthailändischen Akha (FORBES und HENLEY 1997: 192).

Auch bei **Conchylien**sammlern stehen Kauris hoch im Kurs; sie zählen zu den beliebtesten Sammlerstücken und zeugen vom Wert einer Sammlung. Einige Arten sind begehrte Raritäten, die im Handel Höchstpreise erzielen: so die Goldkauri (*Cypraea aurantium* GMELIN) oder die seltenen Arten *Cypraea guttata* GMELIN, *Cypraea fultoni* SOWERBY, *Cypraea broderipi* SOWERBY, *Cypraea leucodon* BRODERIP.

Mit Gestalt, Farbe und Muster ihrer Schale reizen und befriedigen Kauris als Liebesmittel nicht nur Sehsinn und Tastsinn (vgl. Seite 21; sie erinnern durch die Assoziation mit dem Meer auch an die Geburt der Liebesgöttin aus den Schaumkronen und geben als Amulett auf magischer Ebene Schutz als Gebärhilfe. Außerdem schmeicheln sie dem Geruchssinn als **Räucherwerk** und das wohlschmeckende Fleisch mancher Arten wird auch kulinarisch geschätzt – vor allem in aphrodisierenden Speisen und Liebestränken.

Ethnomedizinischer Gebrauch

Die zermahlenen Schalen werden pharmazeutisch als Droge oder magische Zutat zu »Kauriwasser« verwendet. Dazu werden eine oder mehrere Kaurischalen in ein Glas Wasser gelegt und dem Schein des Vollmondes ausgesetzt. Das mit Kaurikraft und Mondlicht »aufgeladene« Wasser wird morgens getrunken.

Als Löschkalk werden die pulverisierten Schalen (vgl. **Calcit**) **Betel**bissen hinzugefügt.

Im Ayurveda gehören Kapardika (Kaurischalen, *Cypraea moneta*) zu den medizinischen **Mineralien**, die als Bashma (präparierte Droge) zur Zubereitung alchemischer **Rasayana** und **Vajikarana** verwendet werden. Kaurischalen gelten in erster Linie als Aphrodisiakum. Dafür werden sie auf Holzkohle gebrannt, zermahlen und mit Limonen- oder Zitronensaft vermischt. Diese Paste kann entweder pur oder mit **Triphala** und **Honig** vermischt eingenommen werden.

Bezugsquellen

Kaurischneckengehäuse gibt es in allen Preisklassen (von 1 bis 10 000 Euro!) im Conchylienhandel.

Literatur

AIGREMONT, Dr.
1909 »Muschel und Schnecke als Symbol der Vulva einst und jetzt«, *Anthropophyteia* 4.

FORBES, Andrew und David HENLEY
1997 *The Akha: Guardians of the Forest*, Bangkok: People and Cultures of Southeast Asia.

HOFRICHTER, Peter
1993 »Kulturgeschichte der Kauri-Schnecken«, *Money Trend* 25(2): 4–8.
1994 »Kauris Kulturgeschichte«, in: *25 Jahre Hanseatische Münzengilde e.V.*, Hamburg: Hanseatische Münzengilde, S. 127–222.

JACKSON, J. Wilfrid
1917 *Shells as Evidence of the Migrations of Early Culture*, Manchester: University Press.

LEWIS, Paul und Elaine LEWIS
1984 *Peoples of the Golden Triangle*, London: Thames & Hudson.

LORENZ, Felix, jr. und Alex HUBERT
1993 *A Guide to Worldwide Cowries*, Wiesbaden: Verlag Christa Hemmen.

RÄTSCH, Christian
1989 »Kauris im Alten Ägypten«, *Club Conchylia Informationen* 21(1–2): 68–72.

SAUL, Mary
1974 *Shells*, Garden City, NY: Doubleday.

SCHILDER, Maria
1952 *Die Kaurischnecke*, Leipzig: Akademische Verlagsgesellschaft (Die Neue Brehm-Bücherei, Heft 46).

SIR GALAHAD
1975 *Mütter und Amazonen*, Berlin: NON STOP.

427 Die *Cypraea pantherina* spielte im Tanitkult der Karthager, als Grabbeigabe im alten Ägypten (3000–2000 v. u. Z.; RÄTSCH 1989), in Pompeji (Römerzeit) sowie in Mitteleuropa (4.–5. Jahrhundert u. Z.) eine bedeutende Rolle (SCHILDER 1952: 22).

Kava-Kava

Piper methysticum FORSTER f., Piperaceae (Pfeffergewächse)
syn. *Macropiper latifolium* MIQ., *Macropiper methysticum* (G. FORST.) HOOK. et ARNOTT, *Macropiper methysticum* MIQ., *Piper decumanum* OPITZ, *Piper inebrians* BERTERO

Andere Namen

Agona, Angona, Angooner, Ava, Ava-Ava, Awa, Awa-Awa, 'Ava, 'Awa (hawaiian.), Cáva, Gea, Gi, Intoxicating pepper, Kawa, Kawa-Kawa, Kawa pepper, Kawa-Pfeffer, Kawapfeffer, Malohu, Maluk, Meruk, Milik, Poivre enivrant (frz. »Rauschpfeffer«), Sakau, Wati, Yagona, Yangona, Yakona, Yaona, Yaqona, Yaquona

In Polynesien gehört Kava-Kava zu den wichtigsten Stimulanzien, die ob ihrer euphorisierenden und aphrodisierenden Wirkung geschätzt werden.

Das »bittere Getränk«

Die polynesischen Worte *awa* oder *kava* bedeuten »bitter«, »scharf«, »sauer« oder auch »säuerlich«; *yangona* (und Ableitungen davon) heißt »Getränk« oder »bitter«. Kava-Kava ist also ein »bitteres Getränk« (SINGH 1992: 15). Die Namen für die Pflanze und das daraus bereitete Getränk sind in den meisten Fällen identisch.[428]

Kava-Kava war in Deutschland schon in der ersten Hälfte des 19. Jahrhunderts gut bekannt und galt in der Volksmedizin als Aphrodisiakum. So schreibt der Arzt Georg Friedrich Most (1794 bis um 1842) in seiner 1843 posthum veröffentlichten *Encyklopädie der Volksmedicin* im Eintrag *Aphrodisiaca*: »Auch der Rauschpfeffer *(Piper methysticum)* ist stimulirend und berauschend zugleich. Die Südsee-Insulaner bereiten daraus den Ava- oder Cavatrank, indem sie ihn mit kochendem Wasser infundiren, welchen Trank sie leidenschaftlich lieben« (MOST 1843: 20*). In Europa wurde Kava-Kava erstmals um 1820 therapeutisch genutzt, zunächst vor allem zur Behandlung von Geschlechtskrankheiten (LEWIN 1886: 17). Die ersten pharmakognostischen und pharmakologischen Untersuchungen wurden um die Jahrhundertwende durchgeführt (LEWIN 1886, PENAUD 1908). Heute wird der Rauschpfeffer gerne als »Tranquilizer der Natur« bezeichnet (VONARBURG 1996: 61).

Zubereitung

Die traditionelle Herstellung des erfrischenden und berauschenden Kavagetränks (auch Ava, Kavakava, Sakau, Wati, Viti- oder Fidjigrog genannt) ist fast auf allen Inseln gleich. Normalerweise werden die frischen Wurzeln nach dem Schälen etwa zehn Minuten lang durchgekaut und eingespeichelt.[429] Das durchgekaute Material wird in besonderen, heiligen Behältern (Kavabowle, Tanoo, Kanoa) aus hartem *Vesi*-Holz[430] mit Wasser vermischt und kurz »fermentiert«. Anschließend wird das trübe Getränk durch ein Sieb aus der Innenrinde von *Hibiscus tiliaceus* L. *(vau, fau)* oder aus **Kokosnuss**fasern gefiltert und in Trinkschalen gefüllt. Es wird nur frisch bereitet genossen, weil es bei längerem Stehen schal und sehr unappetitlich wird (STEINMETZ 1973: 13ff.).[431]

Das fertige Kavagetränk hat eine dunkle Farbe und einen charakteristischen Geschmack, der aromatisch, seifenartig, streng bitter oder auch adstringierend sein kann. Das Getränk bewirkt im Mund eine Oberflächenanästhesie, vergleichbar der **Coca**wirkung (MEYER und MAY 1964).

Ein Tonikum wird aus gleichen Teilen zermahlener Kavawurzel und Lecithin mit dem Mixer in Wasser emulgiert. Gelegentlich werden Kavarhizome als Zutat für den **Betel**bissen verwendet. Sie werden auch mit anderen Pflanzen kombiniert als Liebesmittel benutzt (vgl. **Baldrian**).

Gebrauch

Kava gilt auf Samoa als Aphrodisiakum, Tonikum und Stimulans. Der Wurzelstock dient auch zur Behandlung von Gonorrhöe und Elephantiasis (UHE 1974: 23*, WEINER 1971: 443). Weit verbreitet ist der Gebrauch als inneres und äußerliches Schmerzmittel (WHISTLER 1992: 186). Vor allem das Kavagetränk auf Ponape soll stark psychoaktiv wirksam sein (HAMBRUCH 1917, THURNWALD 1908). Es heißt, dass die Teilnehmer des Trinkrituals nach mehreren Runden ihren Körper verlassen, um im körperlosen Zustand über die tropische Inselwelt gleiten und in den Himmel, die Heimat der Kavapflanze, reisen zu können. Sie erleben Gefühle der Verbrüderung und Einheit mit ihrer Umwelt sowie erotische Visionen. »Kava ist auch ein Mittel zum Erreichen oder Verstärken von Intimität« (GREGORY 1995: 41); für an-

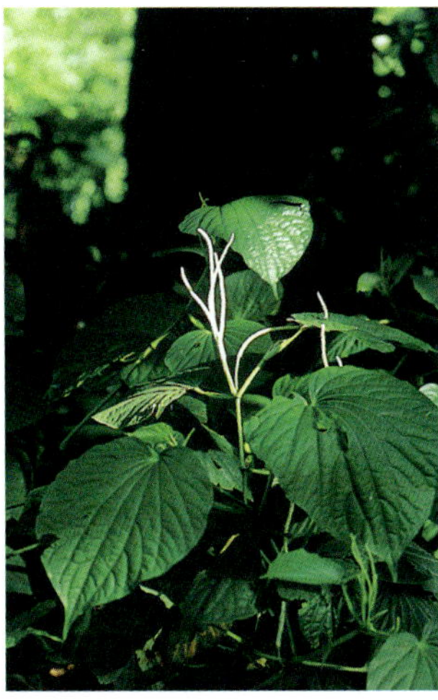

Der mit Kava-Kava verwandte *Macropiper excelsum* aus Neuseeland. Dort kocht man einen aphrodisischen Tee aus vorzugsweise frischen Blättern, Rindenstücken und Früchten. (Botanischer Garten, Sydney, Australien, 2002)

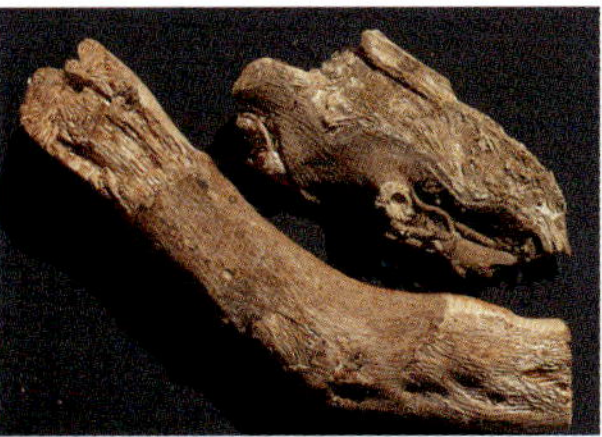

Stücke vom getrockneten Rhizom der Kava-Kava-Pflanze.

428 Auf der Rennelinsel (südliche Solomonen) wächst weder *Piper methysticum*, noch wird dort ein daraus bereiteter Trunk benutzt; merkwürdigerweise heißt dort ein aus **Kokosnuss** bereitetes Getränk *kava kava ngangi* (SINGH 1992: 16).

429 Das Schälen wird meist von jungen Männern besorgt; das Einspeicheln von Mädchen oder jungen Frauen.

430 *Intsia bijuga* (COLEBR.) O. KUNTZE., syn. *Afzelia bijuga* A. GRAY; Leguminosae (Caesalpiniaceae).

431 In der frühen Literatur ist zu lesen, dass der Trank fermentiert bzw. der »Gärung« überlassen wird. Diese Angabe scheint jedoch auf einem Irrtum zu beruhen (LEWIN 1886: 24).

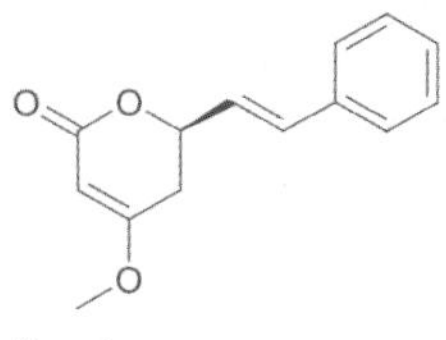
Kavaine

dere jedoch ist sowohl die aphrodisierende wie auch die anaphrodisierende Wirkung umstritten (LEWIN 1886, STEINMETZ 1973).

Inhaltsstoffe

Kavalactone (= Kavapyrone, α-Pyrone, Kawaine) kommen in allen Pflanzenteilen vor: meistens über 5% Gesamtkavalactone, mit 1,8% Kavain (= Kawain), 1,2% Methysticin (= Kawahin, Kavakin, Kawakin, Kavatin, Kanakin), 1% Desmethoxyyangonin, 1% Yangonin, 0,6% Dihydrokavain, 0,5% Dihydromethysticin, in Spuren Dihydrokavain-5-ol, 11,12-Dimethoxyhydrokavain, 11-Hydroxy-12-methoxykavain, 11-Methoxy-nor-yangonin, 11-Methoxyyangonin sowie die beiden Ethylketone Cinnamalaceton und Methylendioxy-3,4-cinnamoylidenaceton (SHULGIN 1973, YOUNG et al. 1966). Weiter wurden Amide (2-Methoxyzimtsäurepyrrolidid, Zimtsäurepyrrolidid), Chalcone (Flavokavin A und B), freie und aromatische Säuren (Anissäure, Benzoesäure, Capronsäure, Hydrozimtsäure sowie Derivate) nachgewiesen (HÖLZL et al. 1993: 202, KLOHS 1967). Ebenso wurde ein **ätherisches Öl** von blassgelber Farbe festgestellt (LEWIN 1886: 30).

»Die Wunderdroge aus Polynesien stellt eine Bereicherung unseres phytotherapeutischen Heilschatzes dar.«
(SCHMIDT 1994: 377)

Bezugsquellen

Seit Juni 2002 sind pharmazeutische Kavapräparate, etwa das beliebte Antaris 120, nicht mehr als **Medikamente** zugelassen und im Apothekenhandel nicht mehr erhältlich (wegen Lebernekrosen, die in äußerst seltenen Fällen bei allergisch reagierenden Menschen auftreten können; vgl. LOEW 2002, SCHMIDT und NAHRSTEDT 2002). Die Rohdroge ist erhältlich bei Conscious Dreams®.

Aktueller Stand

Am 14. Juni 2002 hat das Bundesinstitut für Arzneimittel und Medizinprodukte (BfArM) die Zulassung von Kava-Kava-haltigen und Kavainhaltigen Arzneimitteln einschließlich homöopathischer Zubereitungen (Urtinktur bis einschließlich D4) zurückgezogen. Das heißt, dass Kavaprodukte nicht mehr im (deutschen) Apothekenhandel erhältlich sind (Z. 2002).

Allerdings sind allerlei Kavaprodukte international erhältlich, zum Beispiel Kava Kandy™ oder Valerian 2000 Complex mit Kava-Kava (Schlafmittel).

Literatur

BRUNTON, R.
1989 *The Abandoned Narcotic: Kava and Cultural Instability in Melanesia*, Cambridge: Cambridge University Press.

COX, Paul Alan und Lisa O'ROURKE
1987 »Kava (*Piper methysticum*, Piperaceae)«, *Economic Botany* 41: 452–454.

FORD, Clellan S.
1967 »Ethnographical Aspects of Kava«, in: D. EFRON (Hg.), *Ethnopharmacologic Search for Psychoactive Drugs*, Washington, D.C.: U.S. Dept. Publ., S. 162–173.

GARNER, Leon F. und Jeremy D. KLINGER
1985 »Some Visual Effects caused by the Beverage Kava«, *Journal of Ethnopharmacology* 13(3): 307–311.

GREGORY, Robert J.
1995 »Reflections on the *Kava* (*Piper methysticum*, Forst.) Experience«, *Integration* 6: 41–44.

HÄNSEL, R. und H. U. BEIERSDORFF
1959 »Zur Kenntnis der sedativen Prinzipien des Kava-Rhizoms«, *Arzneimittel-Forschung* 9: 581–585.

HÄNSEL, Rudolf und Susanne KAMMERER
1996 *Kava-Kava*, Basel: Aesopus.

HÄNSEL, Rudolf und Helmut WOELCK
1995 *Spektrum Kava-Kava* (2. Aufl.), Basel: Aesopus (Reihe »Arzneimitteltherapie heute«).

HAMBRUCH, P.
1917 »Die Kawa auf Ponape«, *Studien und Forschungen zur Menschen- und Völkerkunde* 14: 107–115.

HÖLZL, Josef, Wiltrud JURETZEK, und Elisabeth STAHL-BISKUP
1993 »Piper«, in: *Hagers Handbuch der pharmazeutischen Praxis* (5. Aufl.), Berlin: Springer, Bd. 5: 52–59.

KILHAM, Chris
1996 *Kava: Medicine Hunting in Paradise*, Rochester, Vermont: Park Street Press.

KLOHS, Murle W.
1967 »Chemistry of Kava«, in: D. EFRON (Hg.), *Ethnopharmacologic Search for Psychoactive Drugs*, Washington, D.C.: U.S. Dept. Publ., S. 126–132.

KOCH, Gerd
1981 »Kawa in Polynesien«, in: G. VÖLGER (Hg.), *Rausch und Realität*, Köln: Rautenstrauch-Joest-Museum, Bd. 1: 194–199.

LOEW, Dieter
2002 »Kava-Kava-Extrakt«, *Deutsche Apotheker Zeitung* 142(9): 64–74.

KRETSCHMER, Wolfgang
1970 »Kavain als Psychopharmakon«, *Münchener Medizinische Wochenschrift* 112(4): 154–158.

LEBOT, Vincent und P. CABALION
1988 *Kavas of Vanuatu: Cultivars of Piper methysticum Forst.*, Noumea: South Pacific Commission (Technical Paper No. 195).

LEBOT, Vincent, Mark MERLIN und Lamont LINDSTROM
1992 *Kava: The Pacific Drug*, New Haven and London: Yale University Press.

LEWIN, Louis
1886 *Ueber Piper methysticum (Kawa)*, Berlin: August Hirschfeld.

MEYER, Hans J.
1967 »Pharmacology of Kava« in: D. EFRON (Hg.), *Ethnopharmacologic Search for Psychoactive Drugs*, Washington, D.C.: U.S. Dept. Publ., S. 133–140.

MEYER, Hans J. und H. U. May
1964 »Lokalanästhetische Eigenschaften natürlicher Kawa-Pyrone«, *Klinische Wochenschrift* 42: 407.

PENAUD, A.
1908 *Le kawa-kawa*, Bordeaux: Thèse de doctorat.

Prescott, J. und G. McCall (Hg.)
1988 *Kava: Use and Abuse in Australia and the South Pacific*, Sydney: University of New South Wales, National Drug and Alcohol Research Center (Monograph No. 5).
Schmidt, Mathias und Adolf Nahrstedt
2002 »Ist Kava lebertoxisch?«, *Deutsche Apotheker Zeitung* 142(9): 58–63.
Schmidt, Michael
1994 »Kava-Kava: Heilpflanze aus der Südsee«, *PTA heute* 8(5): 374–378.
Shulgin, Alexander T.
1973 »The Narcotic Pepper: The Chemistry and Pharmacology of *Piper methysticum* and Related Species«, *Bulletin of Narcotics* 25: 59–74.
Singh, Yadhu N.
1983 »Effects of Kava on Neuromuscular Transmission and Muscle Contractility«, *Journal of Ethnopharmacology* 7: 267–276.
1986 *Kava: A Bibliography*, Suva: University of the South Pacific, Pacific Information Centre.
1992 »Kava: An Overview«, *Journal of Ethnopharmacology* 37: 13–45.
Steinmetz, E. F.
1973 *Kava-Kava: Famous Drug Plant of the South Sea Islands*, San Francisco: Level Press.
Thurnwald, Richard
1908 »Nachrichten aus Nissau und von den Karolinen«, *Zeitschrift für Ethnologie* 40: 106–115.
Vonarburg, Bruno
1996 »Kava-Kava stellt sie wieder auf die Beine«, *Natürlich* 3/96: 57–61.
Weiner, Michael A.
1971 »Ethnomedicine in Tonga«, *Economic Botany* 25: 423–450.
Whistler, W. Arthur
1992 *Polynesian Herbal Medicine*, Hawaii: National Tropical Botanical Gardens.
Young, Richard L., John W. Hylin et al.
1966 »Analysis for Kawa Pyrones in Extracts of *Piper methysticum*«, *Phytochemistry* 5: 795–798.
Z[ubke], A[chim]
1997 »Kava: Die Südseedroge«, *Hanfblatt* 4(28): 29–31.
2002 »Handel mit Kawa-Kawa als Arzneimittel verboten!«, *Hanfblatt* 9(79): 18–19.

Kaviar

Andere Namen

Caviar, Fischrogen, Störlaich, Rogen, Russischer Kaviar

Kaviar ist die berühmteste aphrodisische **Speise**. Kaviar und **Champagner** – das ist wie Aphrodite und Dionysos!

Das Wort bezeichnet Rogen (**Eier**) von **Fischen**. Der echte und teure, grau-schwärzliche Kaviar stammt von verschiedenen Störarten: Osietra-Kaviar (*Acipenser güldenstädti*), Beluga-Kaviar (*Huso huso*), Sevruga-Kaviar (*Acipenser stellatus*). Roten Kaviar liefern der Keta-Lachs (*Oncorhynchus keta*) aus dem Pazifik (Lachsrogen) und Forellen (*Salmo trutta*, Forellenrogen). Vom Rogen des Seehasen (*Cyclopterus lumpus*, nicht mit der Seehase genannten Meere**schnecke** zu verwechseln), einem nordischen Meeresfisch, dessen Fleisch kulinarisch nicht begehrt ist, gewinnt man Kaviarersatz, auch bekannt als »Deutscher Kaviar«, Limfjordkaviar oder Perles du Nord. Diese billigste Variante wird stark eingesalzen und schwarz oder rot gefärbt.

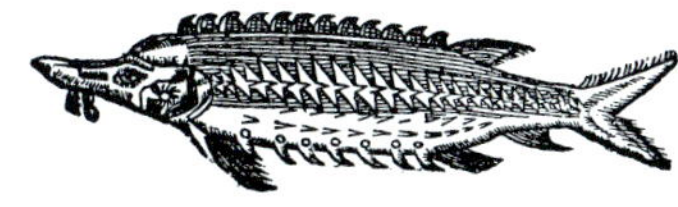

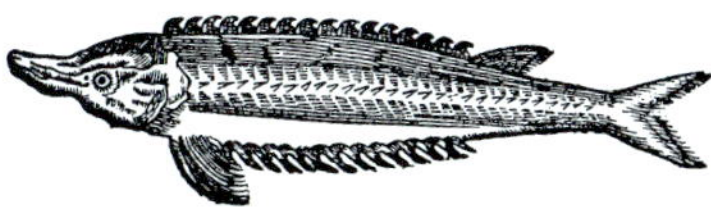

Störe (*Acipenser* spp.). Ihre Eier (Rogen, Laich) sind der begehrte echte Kaviar. Ihre Knochen wurden im Mittelalter gegen »Luftgeister und ihre Täuschungen« geräuchert. (Holzschnitt aus Gesner 1670*)

Bedeutung als Aphrodisiakum

Wie Kaviar vom Stör (Storo, *Acipenser sturio*) entsteht, berichtet Hildegard von Bingen: »Und wenn der Laich in ihm wachsen muss, richtet er sich über die Gewässer auf, und der Tau aus der Luft fällt auf ihn. Und dann frisst sowohl das Männchen wie auch das Weibchen gewisse Pflanzen, die dem Klee ähnlich sind, und (so) empfängt er die Fruchtbarkeit. Aber wenn die Zeit des Laichens bevorsteht, sucht er eine gewisse schwarze Erde auf, und dort ergießt er gewisse Körner, über welche das Männchen nichts ergießt, so dass diese Körner ein Fisch werden. Und wiederum ruhen sie dort neben jenem Samen, bis er die lebensspendende Luft empfängt. Und nachdem er zu leben begonnen hat, gehen sie wieder hin und laichen mit anderen Körnern, und (das folgt) der Reihe nach, bis sie ihren ganzen Laich ergossen haben« (*Physica* V, 4).

Nach der volkskundlichen Überlieferung steckt in Kaviar eine unbändige, natürliche Fruchtbarkeit. Diese überträgt sich auf Gourmets, an deren Gaumen die kleinen Eier mit ihrem nussartigen oder würzigen Aroma zerplatzen. Symbolik, Konsistenz und Geschmack verdeutlichen, warum unter den **Meeresfrüchten** vor allem Kaviar zu einem derart gerühmten Aphrodisiakum wurde.

Die kulinarische Delikatesse ist zudem ein leicht verdauliches, hochwertiges, an Vitaminen, Eiweiß, Mineralstoffen reiches Nahrungsmittel, das den Organismus kräftigt.

Kaviar darf man nicht mit Silberbesteck essen! Silber oxidiert und gibt dem Rogen einen unangenehm fischigen Geschmack. Am besten eignen sich Löffel aus **Perlmutt**.

»Sicher ist, dass beim ›Echten Caviar‹ nicht allein der reale Wert zählt (und bezahlt wird), sondern auch – und keineswegs zuletzt – sein Symbolwert.« (Teubner et al. 1987: 95)

Bezugsquellen

Echter, mehr oder weniger teurer Kaviar ist in Delikatessengeschäften und Delikatessenabteilungen großer Kaufhäuser erhältlich.

Literatur

Teubner, Christian, Kurt Lillelund et al.
1987 *Das grosse Buch vom Fisch*, Füssen: Teubner Edition.

»Weil [die Chinesische Kernkeule] gleichermaßen Yin und Yang tonisiert, ist sie eine sehr sichere Substanz; sie kann über einen sehr langen Zeitraum genommen werden.« (Bensky und Gamble 1986: 487*)

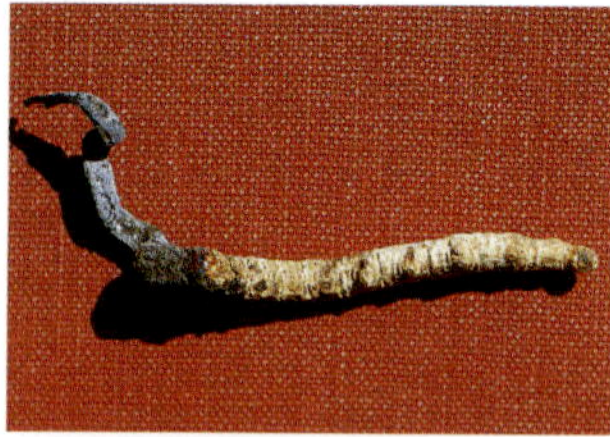

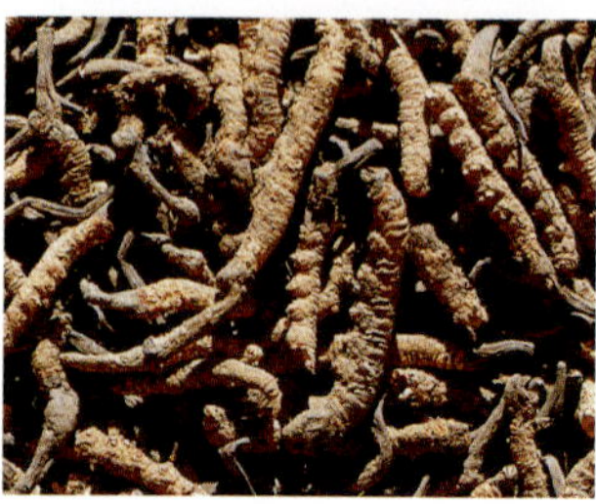

Das begehrte chinesische Aphrodisiakum *Dong chong xia cao* besteht aus getrockneten Larven und den in ihnen lebenden Kernkeulen.

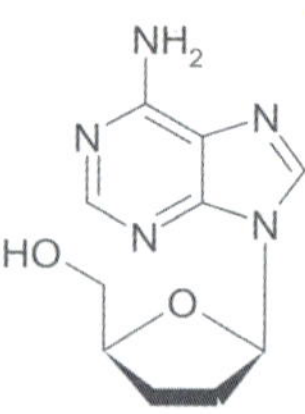

Cordycepin

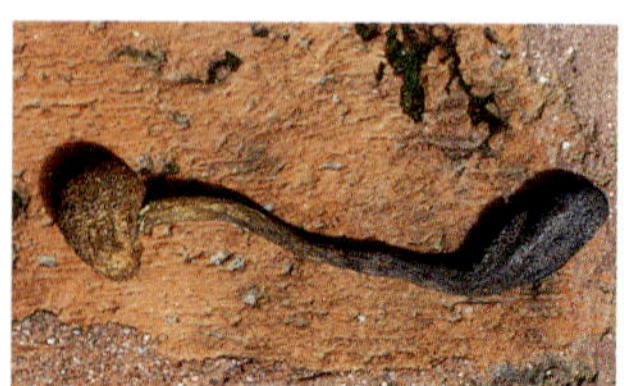

Die mexikanische Kernkeule *(Cordyceps capitata)* an einem Hirschschwamm (*Elaphomyces* sp.) schmarotzend. Beide Pilze stehen im schamanischen Zusammenhang mit Zauberpilzen (*Psilocybe* spp.). (Exemplar vom Markt in Coatlán, Mexiko; Sammlung Gastón Guzmán)

Kernkeulen

Cordyceps spp., Clavicipitaceae (Kernkeulen), Ordnung Hypocreales, Klasse Ascomycetes (Schlauchpilze)

Cordyceps sinensis (Berk.) Sacc., Chinesische Kernkeule
Cordyceps capitata (Holmskjold) Link, Hombrecitos, Soldaditos, Kopfige Kernkeule
Cordyceps ophioglossoides (Fries) Link, Hombrecitos, Club head fungus; Zungen-Kernkeule

Andere Namen

Chongcao (chin.), Club head (engl. »Keulenkopf«), Dongchongxiacao (chin.), Hia tsao tong tchong (chin. »Sommergras, Winterwurm«), Hombrecitos (mex. Spanisch »Männchen«), Jivanbuti (nep. »Stärkungsmittel«), Kurki, Tochukaso (jap. »Sommergras, Winterwurm«), Tokre shamu (Sherpa »Pfeilpilz«), Totsu kasu, Yarsagumba

Der im Himalaya vorkommende Pilz *Cordyceps sinensis* (Berk.) Sacc. ist ein Tonikum und Aphrodisiakum für Mensch und Yak. Er wird von Schamanen genutzt.

Die Kernkeule ist ein Schlauchpilz, der nur in einer bestimmten Larvenart gedeiht, die ein paar Zentimeter unter der Erde lebt. Der Pilzkörper erfüllt den Larvenkörper vollkommen und reckt seinen roten pfeilartigen Kopf aus der »Unterwelt«. Er heißt deshalb in Nepal *tokre shiaw* oder *takre* beziehungsweise *tokre shamu* (Sherpa). Ein *tokre* ist »jemand, der viele Pfeile trägt«, ein Jäger und Schamane ist. Die Kernkeule ist ein Schamanenpilz.

Der im Hochland des Himalaya verbreitete Schlauchpilz heißt *Cordyceps sinensis* (Berkeley) Sacc., zu deutsch Chinesische Kernkeule. Die von ihm befallene Larve stammt vom *bian fu e* genannten Fledermausfalter (*Hepialus armoricanus* Oberthür; vgl. **Insekten**). Der Pilz wird von den Yaks während der Brunftzeit aufgespürt und offensichtlich als Aphrodisiakum gefressen (ähnlich wie **Trüffel** vom Schwein). Auch Menschen schätzen ihn als Liebesmittel und Tonikum. Deshalb heißt er auf Nepali *jivanbuti*, »Stärkungsmittel«. Außerdem dient der auch *kurki* genannte Pilz als Fiebermedizin.

Gebrauch

Bereits in den ältesten chinesischen Kräuterbüchern wird die Kernkeule als **Lenzmittel** gelobt; ein Ruf, der bis heute ungebrochen durch Chinatown hallt (Davis 1983: 62–64, Jones 1997). Das begehrte chinesische Aphrodisiakum *Dong chong xia cao* wird kurmäßig eingenommen. 6 bis 12 g werden pulverisiert (als Tee oder mit anderen Substanzen vermischt) eingenommen, um den Körper für erotische Aktivitäten zu stärken und potent zu machen.

In der traditionellen chinesischen Medizin werden Kernkeulen als Heilmittel bei Impotenz benutzt, als Einzeldroge (Dosis 1,5–4 qian = 4,5–12 g) oder in einer Kombination verordnet (Bensky und Gamble 1986: 487*):

Dong chong xia cao	Chinesische Kernkeule
Du zhong	Rinde von *Eucommia ulmoides*
Yin yang huo	**Horny goat weed** (*Epimedium* sp.)
Rou cong rong	*Cistanche salsa* (vgl. **Brenndolde**)

Man trinkt Kernkeule auch pulverisiert zusammen mit **Knabenkraut** (*Orchis latifolia* [syn. *Dactylorhiza hatagirea* (D. Don) Soó]) und Reispuder in Milch als Tonikum (Adhikari 2000: 153). – Ist diese Kombination ein weiterer Hinweis auf **Soma** und das mythische Milchmeer?

Extrakte (alkoholische Tinkturen) dienen als Tonika und Aphrodisiaka. Sie wirken wie **Ginseng** und werden als Gegenmittel bei **Opium**überdosierung oder zur Heilung von Opiumabhängigkeit benutzt (Hobbs 1995: 82).

Erst kürzlich gelang es, den schwierig zu sammelnden Pilz zu kultivieren.

Inhaltsstoffe und Wirkung

Die getrocknete Droge enthält Cordycepinsäure, Chinasäure, Cordycepin, Eiweißstoffe, gesättigte und ungesättigte Fettsäuren, D-Mannit und Vitamin B_{12}.

Cordycepin hat nachweislich antibiotische Wirkung (Paulus und Ding 1987: 114f.*). Die Tinkturen aus dem zermahlenen Pilz, inklusive Larvenkörper, haben neben der erotisierenden auch eine leicht psychoaktive, stimulierende, vor allem stimmungsaufhellende, antidepressive Wirkung. Außerdem erweitern sie die Blutgefässe, und die Atemtätigkeit wird effektiver. Deshalb ist die Kernkeule neuerdings im Leistungssport ein heimliches Dopingmittel (vgl. **Speed**).

Die beiden mexikanischen Kernkeulenarten sind kaum von der in Tibet und Südwestchina verbreiteten, medizinisch genutzten Art *Cordyceps sinensis* (Berkeley) Sacc. zu unterscheiden. *Cordyceps ophioglossoides* und *C. capitata* schmarotzen am Fruchtkörper von **Hirschschwämmen**, die in Eichen- und Pinienwäldern vorkommen. Diese *hombrecitos* (kleine Männer) genannten **Pilze** werden auf mexikanischen Märkten als Aphrodisiaka, Zaubermittel und Medizin verkauft. Sie wurden oder werden in der Gegend von Toluca bei nächtlichen Heilritualen (*veladas*) von Schamanen als Entheogen verwendet. Dazu werden sie mit *Psilocybe muliercula* (vgl. **Zauberpilze**), Hirschschwamm (*Elaphomyces granulatus* FR., syn. *Elaphomyces cervinus* [PERS.] SCHROETER, *Hypogaeum cervinum* PERS.) und *Elaphomyces muricatus* forma *variegatus* vermischt und pulverisiert eingenommen (GUZMÁN 1994: 1446).

In beiden Arten wurde ein Indolalkaloid nachgewiesen, dessen Struktur allerdings noch unaufgeklärt ist (HOBBS 1995: 86, OTT 1993: 397*). *Cordyceps ophioglossoides* enthält den antibiotischen Wirkstoff Ophiocordin.

Bezugsquellen

Die Firma Fungi Perfecti® entwickelte ein Verfahren, den Pilz auf einem vegetarischen Substrat zu züchten (vgl. STAMETS und WU YAO 1999).

Literatur

ADHIKARI, Mahesh Kumar
2000 *Mushrooms of Nepal*, Kathmandu: Selbstverlag (E-Mail: mycologist@mahesh.wlink.com.np).

DAVIS, E. Wade
1983 »Notes on the Ethnomycology of Boston's Chinatown«, *Botanical Museum Leaflets* 29(1): 59–67.

FURUYA, Tsutomu, Masao HIROTANI und Masayuki MATSUZAWA
1983 »N^6-(2-Hydroxyethyl)adenosine, a Biologically Active Compound from Cultured Mycelia of *Cordyceps* and *Isaria* Species«, *Phytochemistry* 22: 2509–2512.

GINNS, J.
1988 »Typification of *Cordyceps canadensis* and *C. capitata*, and a New Species, *C. longisegmentis*«, *Mycologia* 80(2): 217–222.

GUZMÁN, Gastón
1994 »Los hongos y liquenes en la medicina tradicional«, in: A. ARGUETA V. et al. (Hg.), *Atlas de las plantas de la medicina tradicional mexicana*, México, D.F.: INI, Bd. 3: 1427–1478.

HALPERN, Georges M.
1999 *Cordyceps: China's Healing Mushroom*, Garden City, NY: Avery.

HOBBS, Christopher
1995 *Medicinal Mushrooms: An Exploration of Tradition, Healing, and Culture* (2. Aufl.), Santa Cruz, CA: Botanica Press.

JONES, Kenneth
1997 *Cordyceps: Tonic Food of Ancient China*, Seattle, WA: Sylvan Press.

STAMETS, Paul mit C. Dusty WU YAO
1999 *Mycomedicinals®: An Informational Booklet on Medicinal Mushrooms*, Olympia, WA: A MycoMedia® Publication.

WINTERSTEIN, Dietmar
2001 »Cordyceps (Kernkeulen) – Gourmets im Pilzreich«, *Der Tintling* 5(1): 24–30.

Ketamin

Ketaminum, *(RS)*-2-(2-Chlorphenyl)-2-(methylamino)cyclohexanon

Summenformel: $C_{13}H_{16}ClNO$

Andere Namen

»Grüne Kristalle«, K, Ket, Ketamina, Ketamine, Ketanest®, Ketalar®, Ketavet®, Special K, Vitamin K, Vitamine K

»I am love
I am love
I am love
Indeed ...«
(Leo Z. auf dem Höhepunkt nach einer 100-mg-Ketamin-Infusion)

Das Anästhetikum Ketamin wird im Untergrund seit den achtziger Jahren des 20. Jahrhunderts als Psychedelikum und Aphrodisiakum verwendet.

Ketamin gehört zu den **Medikamente**n der modernen Medizin. Es wurde zwischen 1959 und 1964 von G. Chen entwickelt und ist ein Abkömmling von Phencyclidin oder PCP (KREUSCHER 1969).[432] Ketamin wird intramuskulär oder intravenös injiziert. Es ist ein kurzzeitwirksames Allgemeinanästhetikum mit stark analgetischer Wirkung und ruft eine so genannte dissoziative Anästhesie hervor. Diese zeichnet sich durch körperliche Betäubung bei gleichzeitig veränderter Körperschemawahrnehmung aus. Da alle Schutzreflexe erhalten bleiben, der Kreislauf stimuliert bleibt, die Atmung nur geringfügig gedämpft ist und es mit keiner anderen Substanz eine negative Synergie ergibt, gilt es in der Medizin als überaus sicheres Anästhetikum (BOLLE 1988). Die Wirkung dauert 45 bis 60 Minuten, die von intensiven Träumen begleitete Aufwachphase ein bis zwei Stunden. Erwachsene durchleben oft traumatische Erinnerungen, Kinder reisen wie Alice ins Wunderland. Daher wurden subanästhetische Dosierungen psychotherapeutisch genutzt (BOLLE 1988), um gezielt und geführt Schockerlebnisse, Traumata und Nahtoderfahrungen bearbeiten zu können (JANSEN 1996).

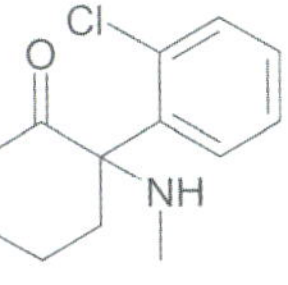

Ketamin

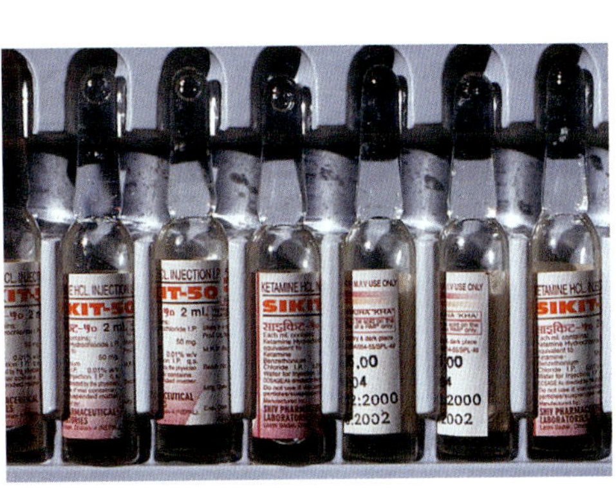
Pharmazeutische Ketamin-Ampullen aus Nepal (2001).

432 Ketamin ist bisher nur als synthetischer Wirkstoff aus der Verwandtschaft von PCP bekannt; er wird vielleicht bald als Naturstoff entdeckt werden. Immerhin ist bei Ketamin der Rezeptor bekannt, an den sich das Molekül bindet. PCP ist besser unter dem Namen *Angel Dust*, »Engelsstaub«, bekannt; es gehört zu den gefährlichen Straßendrogen, wurde aber auch als Aphrodisiakum benutzt (LINDER et al. 1981), in der Schwulenszene vor allem für das *Fistfucking* (SMITH et al. 1980).

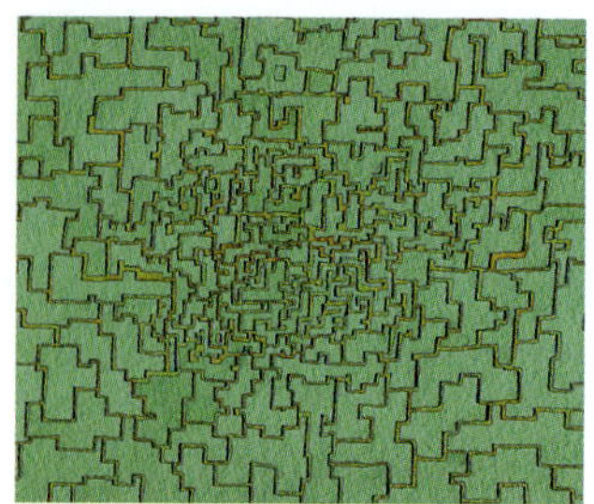

Ketaminerfahrung. (Aquarell von Bernd Warmbier, um 1987)

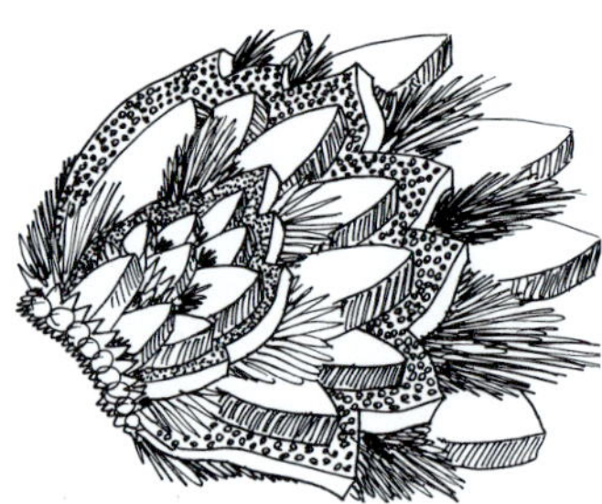

Grafik, die nach einer Ketaminerfahrung entstand. Ein kleiner Versuch, die anflutenden und ausufernden Phänomene der subanästhetischen Wirkung bildhaft anzudeuten. (Filzstift auf Papier, 1985)

Kommentar

Viele Menschen berichteten Erlebnisse, die stark an schamanische Erfahrungen (Zerstückelung, Tod und Wiedergeburt, kosmischer Flug, Doppelkörper, Relokalisation, Hellsichtigkeit) erinnern.[433] Deshalb wird Ketamin als eine Art »moderne Schamanendroge« angesehen und in manchen Zirkeln dementsprechend genutzt (*ketastatic cyberdream*) (NARBEN und KORF 2000). Diese Anwendungsweise wurde durch den **Delfin**- und Bewusstseinsforscher John C. Lilly popularisiert (LILLY 1984, LILLY und GOLD 1995).

Aphrodisische Wirkung

Die von Ketamin (Ketanest®) bei subanästhetischen Dosierungen (50 bis 100 mg) ausgelöste Wirkung (BOLLE 1988, JANSEN 1996) kann erotisch und sexuell deutlich stimulierend sein. In homosexuellen Zirkeln werden verschiedene psychoaktive Substanzen (PCP, Ketamin, **Kokain**, Scopolamin) als aphrodisische Klistiere verwendet (RÄTSCH 1987). Ansonsten wird es vor allem als Analaphrodisiakum gebraucht (von beiden Geschlechtern). Oft wird berichtet, dass sich das rektale Lustzentrum öffne. Beim aktiven Part kommt es zu erektiler Fehlfunktion (GALE 1972).

Neuerdings wird Ketamin auch als **Partydroge** benutzt, dann aber als Pulver geschnupft, meist in sehr geringen Dosierungen (10 bis 30 mg). Es soll als **Liebesdroge** wirken und geil machen (NARBEN und KORF 2000). Bei Höhenflügen kann es aber auch zu erschreckenden Abstürzen kommen, die in der Szene als *Lost in a K-hole*, »verschwunden im K[etamin]-Loch«, bezeichnet werden. Dieser Begriff wurde vor allem durch die englische Band The Chemical Brothers bekannt (*Dig Your Own Hole*, Virgin Records 1997).

Warnung: Durch die Auflösung des Körperschemas verlieren Nutzer die Kontrolle über ihren Bewegungsapparat. Außerhalb eines geschützten Rahmens kann man sich dadurch selbst gefährden!

Bezugsquellen

Ketamin (als Ketanest, Ketalar, Ketavet usw., meist als Hydrochlorid) ist ein verschreibungspflichtiges Arzneimittel im Apothekenhandel. Auf Partys wird es illegal als Pulver verkauft.

Literatur

BOLLE, Ralf H.
1988 *Am Ursprung der Sehnsucht: Tiefenpsychologische Aspekte veränderter Wachbewusstseinszustände am Beispiel des Anästhetikums Ketanest*, Berlin: VWB.

GALE, A.S.
1972 »Ketamine prevention of penile turgescence«, *Journal of the American Medical Association* 219: 1629.

JANSEN, Karl L. R.
1996 »Using Ketamine to Induce the Near-Death Experience: Mechanism of Action and Therapeutic Potential«, *Jahrbuch für Ethnomedizin und Bewußtseinsforschung* 4(1995): 55–79.
2001 *Ketamine: Dreams and Realities*, Sarasota, CA: MAPS.

KREUSCHER, H. (Hg.)
1969 *Ketamin* (Anaesthesiologie und Wiederbelebung Bd. 40), Berlin, Heidelberg, New York: Springer.

NABBEN, Ton und Dirk J. KORF
2000 *Ketamine*, Amsterdam: Thela Thesis.

LILLY, John C.
1984 *Der Scientist*, Basel: Sphinx.

LILLY, John C. und E. J. GOLD
1995 *Tanks for Memories Floatation Tank Talks*, o.O: Gateways Publishers.

LINDER, Ronald L., Steven E. LERNER und R. Stanley BURNS
1981 *PCP: The Devil's Dust*, Belmont CA: Wadsworth Publishing Co.

OHLER, Norman
2002 *Mitte – Roman* (2. Aufl.), Berlin: Rowohlt.

RÄTSCH, Christian
1987 »Das Zepter der heroischen Medizin«, in: *Das Scheiß Buch*, Löhrbach: Der Grüne Zweig 123, S. 80–83.

SMITH, D. E., N. SMITH et al.
1980 »PCP and sexual dysfunction«, *Journal of Psychedelic Drugs* 12(3-4): 269–273.

Keuschlamm

Vitex agnus-castus L., Verbenaceae (Eisenkrautgewächse)

Andere Namen

Abrahamsstrauch, Agneau chaste (frz.), Agnia (zypriot.), Agnocasto (ital.), Agnos, Agnus Castus, Amiktomiainos (griech. »Pollution«), Calix amerina, Chaste tree (engl.), Gattilier (frz.), Gemeine Müllen, Keuschbaum, Keuschlammstrauch, Keuschstrauch, Klosterpfeffer, Lágano vitice (ital.), Lecristicum, Lygaria (zypriot.), Lygos (griech. »biegsame Gerte«), Mönchspfeffer, Petit poivre (frz.), Vitex

433 Die Ketaminwirkung wird manchmal mit Effekten, die von *Salvia divinorum* ausgelöst werden, verglichen (siehe **Muskatellersalbei**). Die Auflösung des Körperschemas in der Selbstwahrnehmung ist charakteristisch (vgl. OHLER 2002).

Die Früchte von Keuschlamm gelten als »keusch machendes« Anaphrodisiakum wie auch, im Gegenteil, als Bestandteil aphrodisierender Mischungen.

Im alten Griechenland war der Keuschlammstrauch der die Ehe hütenden, keuschen Göttin Hera geweiht.[434] Allerdings war Hera auch die erste Göttin, die eine Flugsalbe benutzte ... (vgl. **Hexensalben**). Auch in christlicher Zeit glaubte man, dass die Samen des Strauchs, »Mönchspfeffer« genannt, erotische Fantasien unterdrücken, den Geschlechtstrieb hemmen und alte Lüstlinge in fromme Lämmer verwandeln können.

Bedeutung als Aphrodisiakum und Anaphrodisiakum

Von den einen als Anaphrodisiakum gewertet, galt das Eisenkrautgewächs anderen wiederum als Aphrodisiakum. Der Forschungsreisende Leo Africanus schrieb der Pflanze mit dem keuschen Namen die wunderbare Eigenschaft zu, »das Glied zum Leben zu erwecken und den Beischlaf zu erleichtern«. Dazu sollte der Mönchspfeffer unters Essen gemischt werden. Weiter berichtete er: »Man versichert uns, dass, wenn man auf diese Wurzel uriniert, das Glied sich sofort aufrichtet und nicht wenige Mädchen nur deshalb, weil sie auf diese Wurzel urinierten, ihre Jungfräulichkeit verloren haben.«

Im Zuge der Christianisierung Europas entstanden überall Klöster, »jene Schulen sexueller Qual« (Camporesi), in denen es galt, den natürlichen Sexualtrieb zu unterdrücken. Man erinnerte sich des Keuschlamms und benutzte es als Räuchermittel zum Ausräuchern der klösterlichen Zellen, zum Auspolstern der Betten und streute es überall auf den Boden, damit die beruhigende Wirkung auf die barfüßigen Mönche übergehen konnte. Später kehrte sich die Deutung um: »Merkwürdigerweise erscheinen sie [die Früchte des Keuschlammstrauchs] besonders in [marokkanischen] Mischungen mit aphrodisierenden Eigenschaften, eine Tatsache, die sehr im Gegensatz zu ihrem Gebrauch im Altertum und Mittelalter steht, wo sie als Mittel zur Erhaltung der Keuschheit und Unterdrückung der Sinnlichkeit verwendet wurden« (Venzlaff 1977: 83f.*). Im 16. Jahrhundert schließlich war es gang und gäbe, den »bitteren, heißen« Saft der Pflanze Frauen zu geben, damit sie schwanger werden.

Ein anderes »Lamm«

Nicht zu verwechseln ist *Agnus castus* mit *Agnus scythicus*, dem »Skythenlamm«. *Agnus scythicus* ist ein Schildfarn, Aspidiaceae oder ein Tüpfelfarn, Polypodaceae (*Polypodium barometz, Aspidium baranez, Polystichum*)[435] mit langem Wurzelstock, die Blätter mit wollartigen Spreuschuppen übersät. Aus der ausgegrabenen Pflanze konnte mit kleinen Kunstgriffen eine Lammfigur gebastelt werden. Sie war noch begehrter als die **Alraune** mit denselben Eigenschaften, aber besserer und zuverlässigerer Wirkung (Gessmann o. J.: 78f.*): »Die Magie sagt denn auch, dass das ›Agnus scythicus‹ den Weibern Fruchtbarkeit und Reichthum, den Männern aber Ruhm und Ehren bringe. Der Besitzer eines solchen Lammes habe sich ferner langen Lebens zu erfreuen. Das Scythenlamm war infolge seiner schweren Erhaltbarkeit natürlich auch sehr hoch im Preise und wurde von Fürsten und sonstigen reichen Herrschaften noch theurer bezahlt als der Allermannsharnisch oder ein Alraunmännchen« (Gessmann o. J.: 80*).

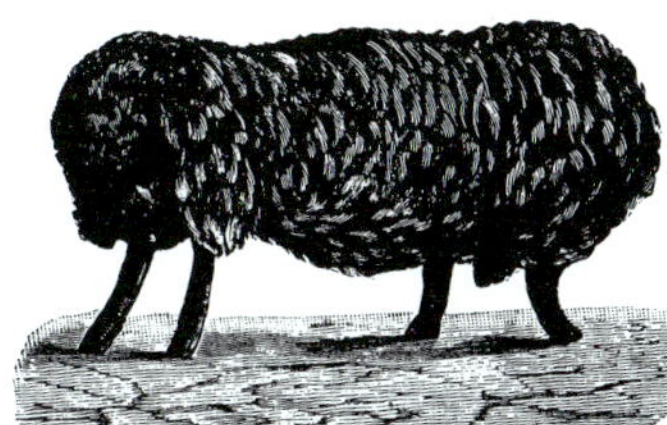
Das Scythenlamm *(Agnus sythicus)*.

Homöopathischer Gebrauch

Heutzutage ist Keuschlamm in der Homöopathie ein wichtiges Mittel *(Agnus castus)* zur Harmonisierung des **Hormon**haushalts (vgl.

»Er wird Agnos genannt, weil ihn bei den Thesmophorien [Demeterfest in Athen] die Weiber, welche ihre Keuschheit bewahrten, als Lager benutzen, Lygos aber wegen der in den Zweigen befindlichen Straffheit oder weil er getrunken den Drang zum Beischlaf mässigt.«
(Dioskurides I, 134)

»Kein Keuschbaum, Klosterpfeffer dienet
das ist nur Unkraut für die Braut,
bringt lieber, was für beide grünet,
hier Knaben-, Taschen-, Pfennigkraut.«
(Daniel Georg Morhof, 1639–1691, *Hochzeitsgedicht*, in Reger 1988: 80*)

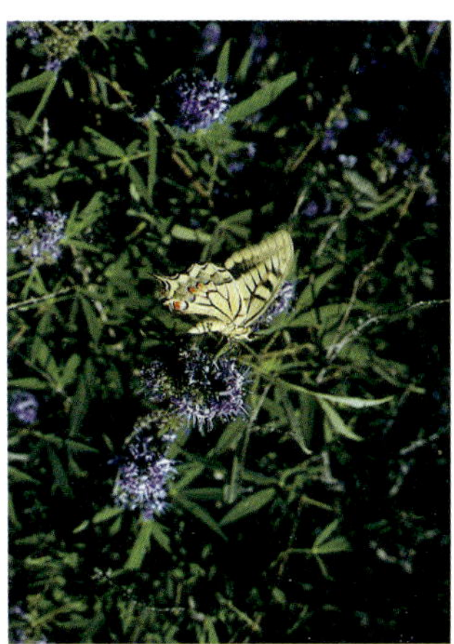

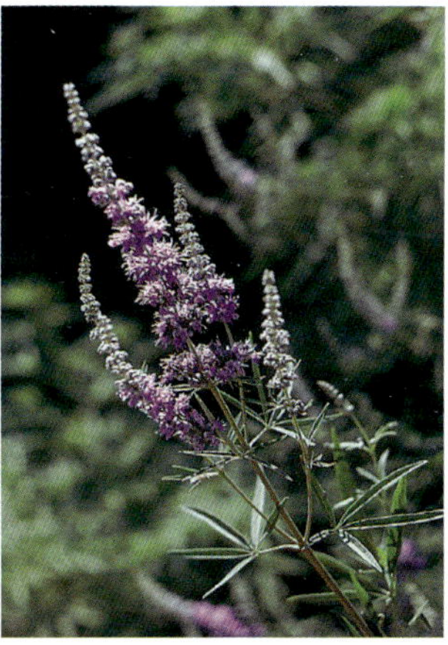

Der Keuschlammstrauch *(Vitex agnus-castus)* sieht manchmal dem Hanf zum Verwechseln ähnlich. (Peloponnes, Griechenland, 1995)

434 Der mit dem Keuschlamm verwandte Negundobaum (*Vitex negundo* L.) diente in Nordindien in postvedischer Zeit als **Soma**ersatz. Aus seinen Früchten presste man einen Saft, den man zur Herstellung des bierartigen Kulttranks aus Milch und Gerste benötigte. Sein Sanskritname *Indra-sura* kann als »Rauschtrank des Gottes Indra« gedeutet werden.

435 n der Literatur wird dieser Barometz genannte Farn als ein südostasiatisches Aphrodisiakum, von dem man das Kraut einnimmt, beschrieben (Gessmann o. J.: 78f.*).

Homöopathika), bei Störungen im Genitalbereich, sexueller Schwäche, Frigidität und Impotenz (PAHLOW 1993: 464*).

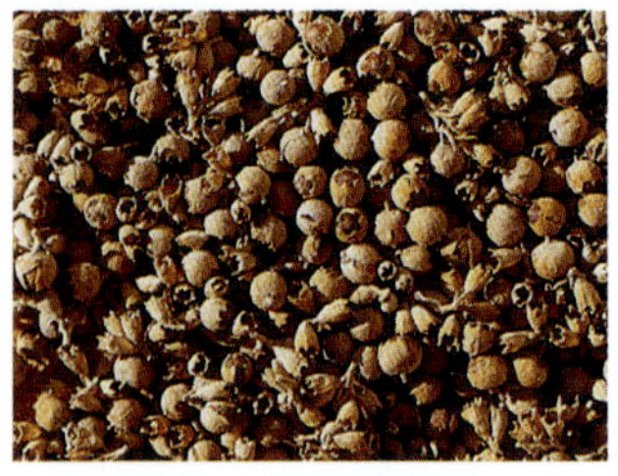
Die Samen des Keuschlammstrauchs *(Vitex agnus-castus)* heißen Mönchspfeffer, gehören aber nicht zu den **Pfeffer**arten. Sie sind auch kein Gewürz der Liebe, sondern ein Mittel der Lustunterdrückung für Askese und Zölibat. (Naxos, Griechenland, 9/2002)

Inhaltsstoffe

In den Keuschlammfrüchten (Agni casti fructus, Fructus Agni casti) sind ein **ätherisches Öl** (0,45%), ein fettes Öl, fettlösliche Flavone, Flavonoide (Casticin u. a.) und Iridoide (Aucubin, Agnusid) enthalten (PAHLOW 1993: 464*, ROTH et al. 1994: 735*). Bei hohen Dosierungen kann es zu Benommenheit, Schwindel und Schläfrigkeit kommen. »Agnus castus greift an der Hypophyse an; es hemmt die FSH-Ausschüttung, steigert die Produktion von luteinisierendem Hormon und Prolaktin« (ROTH et al. 1994: 735*).

Bezugsquellen

Als Homöopathikum in der Apotheke. Die Pflanze bei der Staudengärtnerei Gaissmayer®.

Klatschmohn

Papaver rhoeas L., Papaveraceae (Mohngewächse)
syn. *Papaver strigosum* (BOENN.) SCHUR

Papaver rhoeas var. *oblongatum*

»Von Mekon Rhoias (...) der Aufguss davon als Klystier ist schlafmachend.« (DIOSKURIDES IV 64)

Andere Namen

Ackerdockele, Ackermohn, Ackerrollen, Blutblume, Chlapperrose (alemann.), Chopfwehblume (alemann.), Coquelicot (frz.), Corn-poppy (engl.), Feldmohn, Feldrose, Feuerblume, Feuermohn, Flattermohn, Glatschen, Glitschen, Grindmagenblume, Güggel-Maieblume, Irrû (assyr.), Jammerblume, Jungfernkraut, Klapperrose, Klatschrose, Koklika, Kornmohn, Kornrose, Kornschnalle, Mekon rhoias, Mohnblume, Nanti (ägypt.), Oxytonon (griech. »scharf«), Papaveralis (lat.), Pavot coquelicot (frz.), Pavot rouge (frz.), Plapperblume, Plapperrose, Poinceau (frz.), Ponceau rouge (frz.), Purlitze, Red poppy (engl.), Roter Mohn, Schnallenblume, Stinkrose, Ukushrim (assyr.), Wild-poppy (engl.), Wilder Klatschmohn, Wilder Mohn, Windmohn

»Der Aufguss der [Klatschmohn-]Blüten wie auch der Sirup werden in der Volksheilkunde als beruhigende und schmerzstillende Mittel genommen.« (KÖLBL 1983: 95*)

Immer wieder wird Klatschmohn als Liebesmittel angeführt, vermutlich beruhend auf einer Verwechslung mit dem Schlafmohn (**Mohn**).

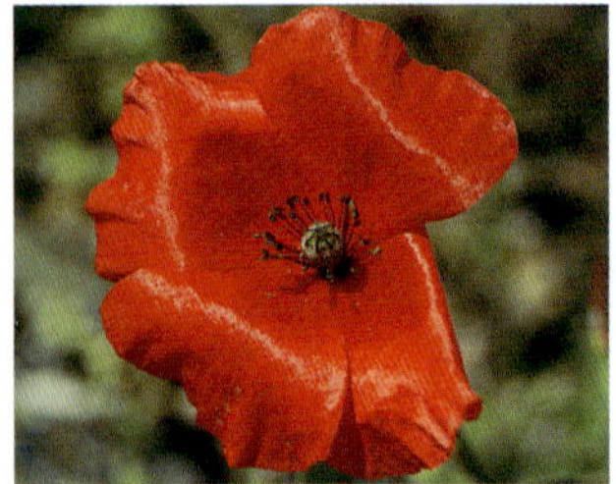
Die Klatschmohnvarietät *Papaver rhoeas* var. *oblongatum* von Aphrodites Insel. (Kition, Zypern, 1992)

Der wilde Klatschmohn *(Papaver rhoeas)* war der Aphrodite und der ägyptischen Liebesgöttin Hathor heilig (RÄTSCH 1995a: 245*). Noch heute dienen seine leuchtenden Blüten gelegentlich als Schmuck bei Hochzeiten und anderen Feierlichkeiten, und als letzte Erinnerung an die Mysterienfeiern der Aphrodite verwendet man ihn in einem zypriotischen Volkskult bei ländlichen Festen (GEORGIADES 1987).

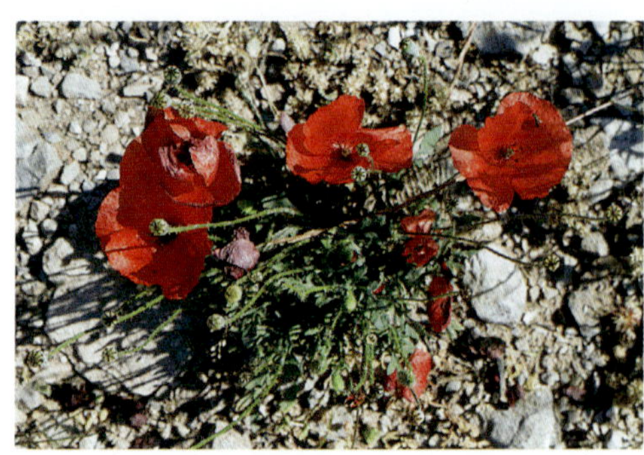
Der einjährige Klatschmohn (*Papaver rhoeas*) ist eine europäische Wildpflanze, die oft mit dem Echten Mohn oder Schlafmohn (*Papaver somniferum*) verwechselt wird. Dem Klatschmohn wurde sogar ein Roman gewidmet (CHÂTELET 1999). (Delphi, Griechenland, 1991)

Gebrauch

Die Assyrer nannten die Pflanze *ukushrim* oder *irrû* und verwendeten sie offensichtlich ähnlich wie echtes **Opium** (THOMPSON 1949: 225*). Die ihm gelegentlich zugeschriebene psychoaktive, opiumähnliche Wirkung ist allerdings zweifelhaft. Der Klatschmohn wurde früher als Beruhigungs- und Schlafmittel für Kinder, meist als Tee, verwendet (SCHNEIDER 1974 III: 26*). Der Tee heißt auch »Schweizermädeltee« (SCHOEN 1963: 28*).

»Schweizermädeltee«

2 Teelöffel getrocknete Klatschmohnblüten (etwa 1,6 g) werden mit kochendem Wasser überbrüht, 10 Minuten stehen gelassen und dann abgeseiht. Dreimal täglich eine Tasse trinken. Nach Belieben mit **Honig** süssen.

Inhaltsstoffe

Klatschmohn enthält *kein* **Opium** und *kein* **Morphin** und ist pharmakologisch praktisch nicht wirksam. In den Klatschmohnblüten sind enthalten: Anthocyanoglykoside, Cyanidin als Aglykon, Mecocyanin, Cyanin u. a. bis zu 0,12% Isochinolinalkaloide (davon rund 50% Rhoeadin) sowie Schleimstoffe (CZYGAN 1989).

Das Hauptalkaloid in den oberirdischen Teilen von *Papaver rhoeas* ist (+)-Rhoeadin (0,06%). Der Gesamtalkaloidgehalt liegt bei 0,11 bis 0,12% (ROTH et al. 1994: 534*). Daneben kommen noch die Alkaloide Allocryptopin, Protopin, Coulteropin, Berberin, Coptisin, Sinactin, (+)-Isocorydin, (+)-Roemerin und (+)-Rhoeagenin vor (KALAV und SARIYAR 1989).

Kommentar

Die Reputation von Klatschmohn als Aphrodisiakum ist wohl auf eine Verwechslung mit dem echten **Mohn** zurückzuführen. Auch umgekehrt wird *Papaver somniferum* mit *Papaver rhoeas* verwechselt. Pharmakologisch kommt Klatschmohn kaum in Frage, wenn, dann als ein sehr schwaches Schlafmittel, aber auch das ist fraglich.

Bezugsquellen

Klatschmohn sammelt man zur Blütezeit am besten selbst an Feldrändern. Man kann die getrockneten Blüten aber auch in der Apotheke kaufen.

Literatur

CHÂTELET, Noëlle
1999 *Die Klatschmohnfrau*, Köln: Kiepenheuer & Witsch.
CZYGAN, Franz-Christian
1989 »Klatschmohnblüten«, in: Max WICHTL (Hg.), *Teedrogen*, Stuttgart: WVG, S. 276–277.
GEORGIADES, Christos Ch.
1987 *Flowers of Cyprus: Plants of Medicine* (2 Bde.), Nicosia: Cosmos Press.
KALAV, Y. N. und G. SARIYAR
1989 »Alkaloids from Turkish *Papaver rhoeas*«, *Planta Medica* 55: 488.

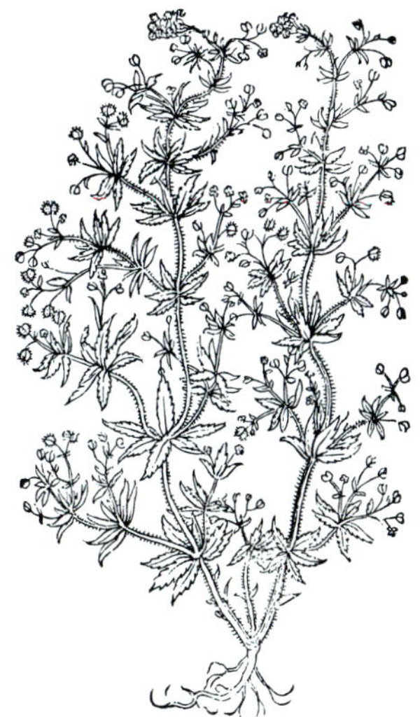

Das Klebkraut (*Galium aparine* L., Rubiaceae) ist eine der Pflanzen, deren Samen an Fell und Kleidung haften, um so von unfreiwilligen Trägern verbreitet zu werden. Genauso soll die aphrodisische Wirkung sein. Sie soll den Begehrten »festkleben« lassen. Das Klebkraut gehört zu den **Gliedkräutern**. (Holzschnitt aus FUCHS 1545: 29*)

Klebsame

Pittosporum venulosum, Pittosporaceae

Über die in Queensland, Australien, vorkommende Pflanze wie auch über ihren Gebrauch als olfaktorisches Liebesmittel ist wenig bekannt.

Gebrauch als Aphrodisiakum

Der tropische Klebsame oder *Pittosporum venulosum*[436] soll von den Aborigines vom Bloomfield River (Queensland, Australien) als Aphrodisiakum benutzt worden sein. Dazu wurden die frischen Wurzeln von Männern gegraben und gequetscht in die Nähe des Lagers einer begehrten Frau gelegt. Ihr stark aromatischer Geruch sollte die Frauen in sexuelle Erregung versetzen.

Inhaltsstoffe

Der kleine, bis zu zwei Meter hohe Baum trägt etwa 2 cm lange rundliche Früchte, die innen gelb sind. Sie enthalten Saponine (CRIBB und CRIBB 1981: 177*). Die Wurzeln enthalten ein **ätherisches Öl**; ein aphrodisischer Wirkstoff ist bisher nicht gefunden worden. Auch wenn der Gebrauch des Klebsames nur vom Hörensagen bekannt ist, könnte es sein, dass die Pflanze **Pheromone** mit einer sexuell aktivierenden Wirkung enthält (LASSAK und MCCARTHY 1992: 183, 191*).

»*Pittosporum venulosum* kommt an den tropischen Küsten von Queensland vor; es heißt, dass der Geruch der zerdrückten, öligen Wurzeln potent-aphrodisische Eigenschaften hat!« (THORPE 2001: 85*)

Knabenkraut

Orchis spp. und verwandte Gattungen, Orchidaceae (**Orchideen**)

Orchis italica POIR., Italienisches Knabenkraut
Orchis morio L., Gemeines Knabenkraut
Orchis maculata L., Geflecktes Knabenkraut
Orchis sancta L., Heiliges Knabenkraut
Ophrys spp., Ragwurz
Dactylorhiza spp.
Dactylorhiza romana (SEB. et MAURI) SOÓ, Römisches Knabenkraut
Epipactis spp., Stendelwurz
Himantoglossum caprinum (MARSCH BIEB.) SPRENGEL, Ziegenbock-Riemenzunge[437]
Serapias spp., Zungenstendel
Serapias vomeracea (BRUM.) BRIQ.

436 Kumpalpa (*Pittosporum phylliraeoides* DC.) benutzen Aborigines als Schmerzmittel (BINDON 1998: 200*).
437 = *Himantoglossum hircinum*, auch *Radix tragorchidis*, »**Bock**shodenwurzel«, oder *Testiculi hircini*; »sie riecht im frischen Zustande stark bocksartig und gilt als kräftiges Aphrodisiacum« (HIRSCHFELD und LINSERT 1930: 180*).

»Ich nehme zuerst ein bisschen **Latwerge**, die man Knabenkraut nennt (...) Das lässt zu diesem Behufe einen Mann von neunzig Jahren genauso wie einen Siebzigjährigen wie mich wieder jung werden.« (Niccolò MACHIAVELLI, *Clizia*)

»Es ist ein ziemlich allgemeiner Volksglaube, der auch im nördlichen Deutschland herrscht, dass der Genuss der Wurzeln des *Knabenkrauts* (Orchis) das männliche Zeugungsvermögen erhöhe.« (OSIANDER 1826: 209f.*)

»Aus den getrockneten, gepulverten Knollen wurde ein Tee gebraut – Salepi. Diese Unsitte hat sich leider vielfach bis heute erhalten, wodurch in jedem Jahr viele Tausend Orchideen der Knollen wegen ausgegraben werden.« (ALIBERTIS 1989: 9)

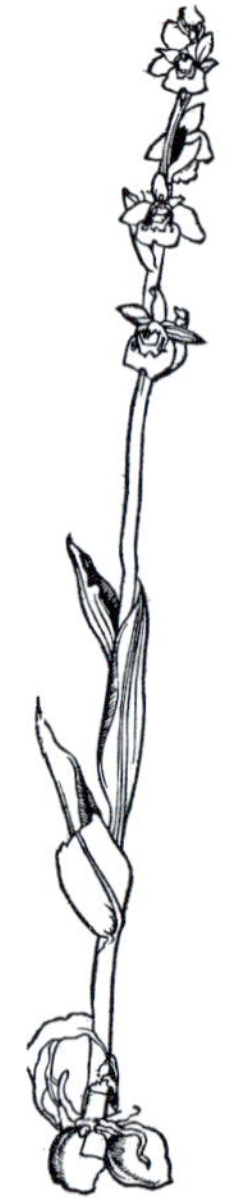

Das Knabenkraut (*Orchis* sp.) wurde mit dem antiken Satyrion und dem arabischen Salep identifiziert. (Holzschnitt aus BRUNFELS 1532: 37*)

Andere Namen

Gamdol, Hodenkraut, Hundehoden, Kuckucksblume, Monkey orchid (engl.), Nagwurz, Orchis (griech./lat.), Ragwurz, Salep (arab. »Fuchshoden«), Salepia, Salepmirsi, **Satyrion**, Satyrium, Serapias[438] (lat.), Stendelwurz

Die zu den **Orchideen** gehörenden Knabenkräuter wurden in der europäischen Geschichte als Aphrodisiaka gelobt, wohl aufgrund der Signaturenlehre, da die knollenartigen Wurzeln wie Hoden aussehen.

»Knabe« ist ein altes deutsches Wort für »Hode«. Daher gelten die Knabenkräuter beziehungsweise »Hodenkräuter« weithin als Aphrodisiaka. Auch das griechische *orchis* bedeutet »Hode« (RÄTSCH 1995a [1998]: 273–277*). Der Name *salepia* leitet sich von der arabischen Bezeichnung des Knabenkrauts, *salep*, »Fuchshoden«, ab.

In der Tat haben diese Orchideen zwei knollenförmige Wurzeln, die am Stengel der ausgegrabenen Pflanze wie Hoden am Phallus baumeln. Über die italienische Orchis schrieb der römische Naturkundler PLINIUS in seiner *Naturgeschichte* (1. Jh.): »Die größere Knolle oder, wie manche sagen, die härtere, wenn du sie in Wasser abgekocht trinkst, regt die erotische Begierde an, die kleinere dagegen oder weichere, in abgekochter **Ziegen**milch, beruhigt sie.«

Mythische Bezüge

Die Knabenkräuter gehören zu den **Orchideen**. Sie haben ihren Namen nach dem liebreizenden Jüngling Orchis, der aus Versehen bei einer dionysischen Orgie ums Leben kam, von dem berauschten Gott aber in Form einer Pflanze wiederbelebt wurde.

Im germanischen Mythos galt das Knabenkraut als »Gras der Freya«, der nordischen Liebesgöttin. So wie im Mythos die Göttin den Jünglingen das Kraut reicht, schenkte man die Orchidee als Zeichen der Liebeszuwendung; daher heißt sie auch »Liebfrauenhand«. Man glaubte, die Orchideen würden dort wachsen, wo turtelnde **Vögel** Sperma auf den Boden verspritzten. Selbstverständlich wurde aus derart kraftgeladenen Wurzeln ein **Liebestrank** gekocht (BRØNDEGAARD 1985: 135–175*).

Volks- und ethnomedizinischer Gebrauch

Die tibetische Medizin benutzt die *W'ang-luck* genannte *Dactylorhiza* sp. als Tonikum und Aphrodisiakum. Sie haben eine »süsse« Qualität, erzeugen Hitze und sollen die Spermamenge erhöhen. Man nimmt sie bei nachlassender Spannkraft und schwindendem sexuellem Appetit (TSARONG 1994: 103*).

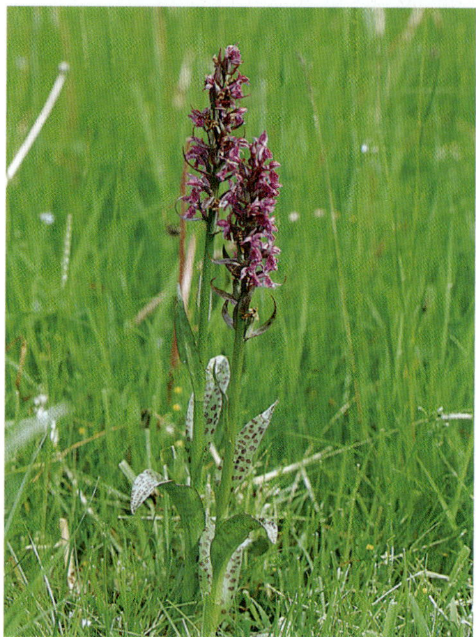

Das gefleckte Knabenkraut (*Orchis maculata*) auf einer Wiese im Schweizer Jura.

Die griechische Volksmedizin nutzte die Wurzeln als Tonika und bei Magendarmerkrankungen. Noch heute gibt es in Griechenland *Salepi*-Verkäufer, die ein kaffeeartiges Getränk aus den gerösteten zermahlenen Wurzeln der Knabenkräuter anbieten.

Inhaltstoffe

Die Wurzelknollen von *Orchis* spp. und *Serapias* spp. sind reich an Stärke (dem so genannten Salepmehl) und Schleimstoffen. Daneben enthalten sie 15% Proteine, Stickstoffverbindungen und Mineralsalze (Calcium, **Phosphor**). Der Schleim hat reizmildernde Wirkung. Aphrodisische Wirkstoffe wurden bisher nicht entdeckt.

Bezugsquellen

Da Knabenkräuter unter Naturschutz stehen, dürfen sie nicht wild gesammelt werden. Zu beziehen bei der Staudengärtnerei Gaissmayer®. Gelegentlich bekommt man fertiges Salepmehl im pharmazeutischen Drogenhandel. Es stammt meist aus türkischen Pflanzungen.

Im malerischen ägyptischen Basar in Istanbul werden (neben wohlriechenden Räucherkerzen, exotischen **Gewürzen**, bunten Kräutertees und

438 Der Name Serapias geht wohl auf den spätantiken Gott Serapis (= Sarapis) zurück. Serapis war ein hellenisierter Osiris, der von den Ptolemäern eingeführt wurde. Er war ein Herr der Fruchtbarkeit und ein Allgott. Jedenfalls waren seine Pflanzen Symbole der Fruchtbarkeit (RÄTSCH 1995a: 275*).

raffinierten Spezereien) die berühmten Aphrodisiakapasten der Sultane und Haremsdamen feilgeboten (siehe **Sultansmedizin**). Dort kann man auch echtes Salep-Knollenpulver erstehen.

Literatur

Alibertis, Chryssoula und Antonis
1989 *Die wilden Orchideen Kretas*, Iraklion: Selbstverlag.

Knoblauch

Allium sativum L., Liliaceae (**Zwiebelgewächse**)

Andere Namen

Ajo, Allio (ital.), Da suan (chin.), Garlic (engl.), Gruserich, Knobel, Knoblich, Knofel, Knofi, Knoflak, Knopflauch, Magenwurzel, Rashona (skrt. »der fehlende Geschmack«), Sgog pa (tibet.), Stinkerzwiebel, Stinkrose, Thawm (arab.), Theriaca rusticoriam (lat. »Bauern**theriak**«)

Knoblauch wird als lebensverlängerndes Immunstimulans und Liebesmittel gepriesen und enthält Hormone, die menschlichen Sexualhormonen ähneln. Sein Geruch löst kontroverse Reaktionen aus.

Überall und zu allen Zeiten schwor man auf die liebesfördernde, aphrodisierende Kraft des Knoblauchs. Andererseits mieden von jeher viele seinen durchdringenden Geruch[439]. Kybele, die Große Göttin, verabscheute seinen Gestank. Der Senat erließ sogar ein Gesetz, das den Genuss von Knoblauch vor dem Betreten ihres Tempels untersagte (vgl. **Pinie**). Ebenso verbot der Prophet Muhammad den Genuss von rohem Knoblauch vor dem Betreten einer Moschee (Moinuddin 1984: 96*). Das Fest der Fruchtbarkeitsgöttin Ceres hingegen wurde mit reichlich Knoblauch begangen. In Rom lehnten die Vornehmen Knoblauch angewidert ab, bei den Plebejern jedoch war er besonders als Nahrungsmittel wie auch als Aphrodisiakum sehr beliebt. Da man um seine desinfizierenden und stärkenden Eigenschaften wusste, wurde er von den Heerführern sackweise an Legionäre und Soldaten »verfüttert«.

In der Antike braute man mit Knoblauch und **Koriander** einen **Liebestrank**. Vergil verfasste ein Gedicht *(Moretum)* über die geschätzte aphrodisierende Wirkung der Knolle.

Römischer Liebestrank

Nach einem römischem Rezept gibt man ein bis zwei zerdrückte Knoblauchzehen mit einem gestrichenen Teelöffel zermahlenem **Koriander** in einen viertel Liter **Wein**. Der »Genuss« dieses Trankes ist gewöhnungsbedürftig, gilt aber als Aphrodisiakum und Kräftigungsmittel.

Volkskundliche Bedeutung und medizinischer Gebrauch

Das Zwiebelgewächs Knoblauch erfreute sich eines vielfältigen Gebrauchs. Er galt als Panazee (Allheilmittel) und Räucherwerk, diente als Gewürz und Gemüse: »Aber er soll mäßig gegessen werden, damit das Blut im Menschen nicht übermäßig erwärmt werde«, mahnte Hildegard von Bingen (*Physica* I, 79). Er fand Verwendung als Amulett, zum Schutz gegen Vampire, Teufel, Hexen und Behexung; mit einer Knoblauchknolle oder -zehe wehrte man böse Geister und den bösen Blick ab (Seligmann 1996: 154–161*).

Die indische ayurvedische Medizin setzt Knoblauch als Aphrodisiakum, Anregungs-, Umstimmungs- und Verjüngungsmittel ein (Lad und Frawley 1987: 184*). In Asien und auch im Westen sind Knoblauchkapseln als lebensverlängerndes und tonisierendes Mittel beliebt.

Inhaltsstoffe

Knoblauch enthält Allicin, das antibiotische Eigenschaften besitzt, die Vitamine A, B_1, C, Nicotinsäureamid, Fermente, Cholin, Rhodanwasserstoffsäure und Jod wie auch **Hormone**, die ähnlich wie weibliche und männliche Sexualhormone wirken (Pahlow 1993: 190*).

Das in der Knolle enthaltene **ätherische Öl** besteht aus Allin, Allicin und Allinase. Diese Substanzen regen die Zellteilung (Mitose) an. Knoblauch gehört zu den pflanzlichen **Immunstimulanzien**.

Literatur

Harris, Lloyd J.
1984 *Nicht nur gegen Vampire: Ein Knoblauchbuch*, Reinbek: Rowohlt.

»Viele spirituelle Menschen behaupten, dass Knoblauch ›Rajas‹ ist (hemmt die spirituelle Entwicklung) und sich daher für Menschen, die einen solchen Weg eingeschlagen haben, nicht eignet. Knoblauch regt die sexuelle Energie an und ist daher denjenigen, die sexuelle Enthaltsamkeit üben, nicht zu empfehlen.« (Lad 1986: 154*)

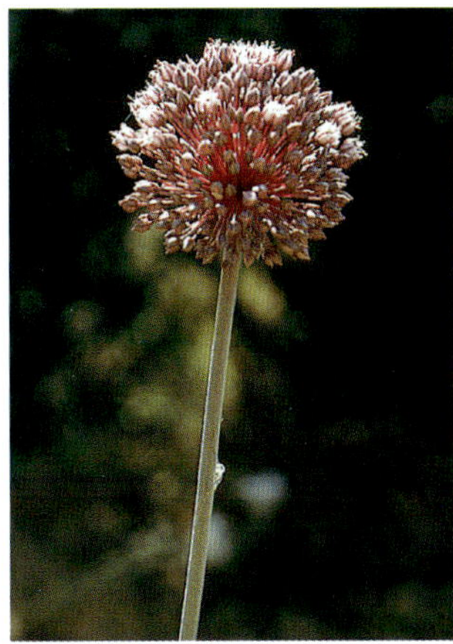

Wilder Knoblauch (*Allium ampeloprasum* L.) in Blüte. Er heißt auch Acker- oder Sommerknoblauch und ist von Europa über den Kaukasus bis in den Iran verbreitet. Vielleicht war er das antike Wundermittel Moly. (Delphi, Griechenland, 1991)

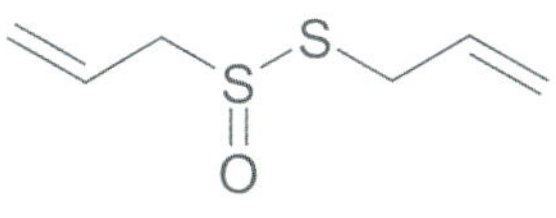

Allicin

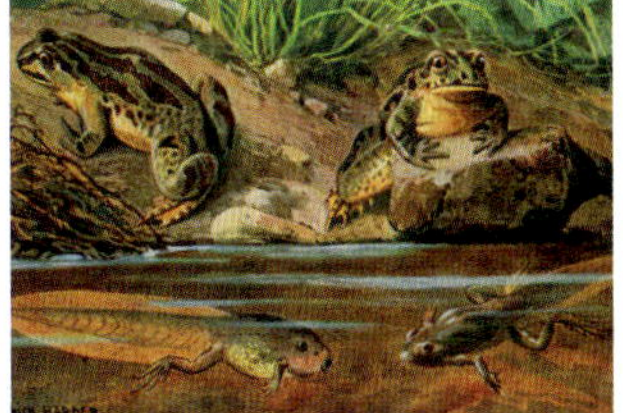

439 Es gibt ähnlich riechende Pflanzen, die man als »Knoblauchpflanzen« zusammenfassen kann: Roter Knoblauch = Asa foetida (vgl. **Teufelsdreck**), Knoblauchranken = **Ajo sacha** (vgl. **Anacahuite**, **Salben**), Wilder Knoblauch = **Bärlauch**, Knoblauchgamander (*Teucrium scordium* L., Labiatae = Thériaque d'Angleterre, »Englischer **Theriak**«); es gibt sogar eine Knoblauch**kröte**.

»Die Kaffeine, das heißt Kaffee, Tee, Guarana, Schokolade, Mate und andere weniger bekannte Substanzen erzeugen selten einen eigentlichen Rausch, den nur Leute von ganz besonderer Empfindlichkeit an sich erfahren können, und nur, wenn die Getränke in reichlicher Menge genossen werden. (...) [dann geben sie] in tausend Sonderbarkeiten der Steigerung der Empfindung Ausdruck (...).« (MANTEGAZZA 1928: 93f.*)

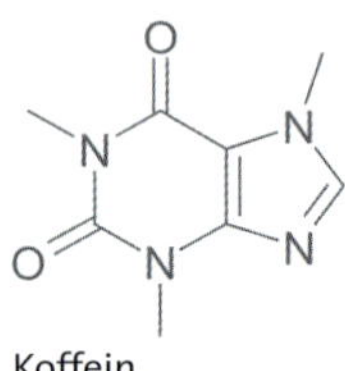

Koffein

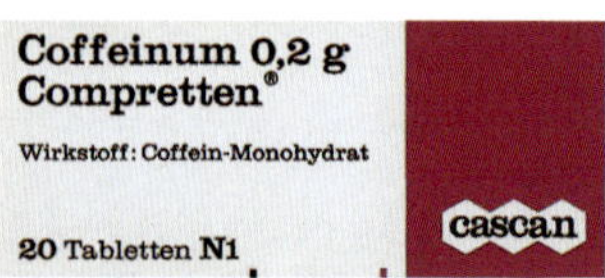

Coffeinum 0,2 g Compretten®. Pharmazeutisches Koffein in Tablettenform aus dem Apothekenhandel (apothekenpflichtig).

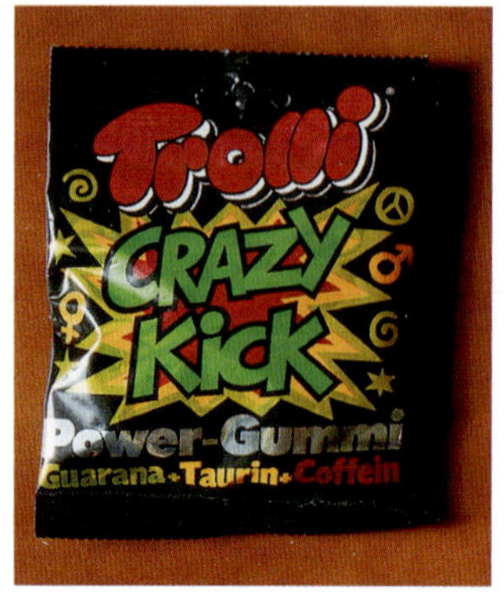

»Power Gummi«, koffeinhaltige Gummibonbons mit Guarana und Taurin.

Koffein

Coffeinum

Summenformel: $C_8H_{10}N_4O_2$

Stoffklasse: Purine, Alkaloide

Andere Namen

Caféine (frz), Cafeina, Caféina, Caffeina, Caffeine, Coffein (engl.), Coffeinum, Guaranin, Methyltheobromin, Tein, Thein; 1,3,7-Trimethyl-2,6(1*H*,3*H*)-purindion, 1,3,7-Trimethylxanthin

Die pharmakologisch aufputschende und stimulierende Wirkung von Koffein kann als aphrodisierend empfunden werden. Der Wirkstoff kommt in vielen Pflanzen vor, die als Liebesmittel gelten.

Koffein ist ein zentral erregender, stimulierender »Wachmacher« und psychotroper Wirkstoff. Er gehört zu den pflanzlichen **Stimulanzien** und ist der beziehungsweise ein Hauptwirkstoff vieler als Aphrodisiaka benutzter Pflanzen: **Colanuss**, **Guaraná**, Yoco, **Kaffee**, **Kakao**, **Maté** und **Tee**[440] Sie alle werden heutzutage weltweit als Genussmittel (in Form von koffeinhaltigen Getränken unterschiedlicher Konzentration) geschätzt und stellen einen (auch wirtschaftlich bedeutsamen) Faktor dar. Ursprünglich waren sie eingebettet in einen schamanischen oder rituellen Kontext. In der Kulturgeschichte spielen sie von jeher eine zentrale Rolle als Ritualtrünke, Schamanendrogen, Genussmittel, Aphrodisiaka, Arzneien und Dopingmittel. Man erhofft sich von ihnen Wachheit, geistige Klarheit, Leistungssteigerung, Durchhaltevermögen, Genuss und Heilung.

Koffein ist erstmals aus der afrikanischen Kaffeebohne *(Coffea arabica)* isoliert und mit dem botanischen Gattungsnamen *Coffea* L. benannt worden.

Wirkung

Die meisten Menschen bemerken deutliche Unterschiede der Koffeinwirkung bei den verschiedenen Getränken. Starker **Kaffee** (wie Espresso oder türkischer Kaffee) wirkt blitzschnell, die **Tee**wirkung flutet langsamer an, stimuliert länger und klingt auch langsamer wieder ab. Deshalb dachte man früher, dass das Koffein im Tee ein verwandter Wirkstoff sei, und nannte ihn nach dem botanischen Gattungsnamen *Thea* L. Thein. Erst moderne chemische Studien bewiesen, dass es zwischen dem Koffein von Kaffee und Tee keinen Unterschied gibt. Auch von **Guaraná**getränken wird eine langsamer anschwellende, dafür länger anhaltende Wirkung beschrieben. Das liegt daran, dass das Koffein an andere Moleküle gebunden vorliegt und sich bei der Verdauung erst abspalten muss. Auch die Wirkung von Maté oder Paraguaytee wird als milder und bekömmlicher, außerdem auch stark appetithemmend empfunden. Frische Colanüsse können eine plötzliche, erstaunlich starke Wirkung entfalten, abgelagerte Cola hingegen wirkt eher schleppend. **Kakao** wirkt wohltuend tonisierend und gewissermaßen »gemütlich«.

Die unterschiedlichen Wirkungen rühren vom Zusammenspiel mit anderen Pflanzeninhaltsstoffen her. So binden Tannine (Gerbstoffe) das Koffein und lassen es langsamer in die Blutbahnen dringen. Auch kann das Koffein mit anderen Substanzen synergistisch wirken; das heißt, die Einzelwirkungen ergeben zusammen eine dritte Wirkung, wie etwa bei Guaraná.

Koffein wirkt erregend auf das Zentralnervensystem, da es das Enzym Phosphodiesterase (vgl. **Phosphor**) hemmt, welches die Umwandlung körpereigener Stoffe (cAMP in AMP) verzögert. Mit der Stimulation gehen meist erhöhte Herztätigkeit, verstärkter Harndrang, Hitzegefühle und Anstieg der Körpertemperatur einher. Durch die Gefässerweiterung im Gehirn wird die Müdigkeit verscheucht und die Wahrnehmung geschärft.

Pharmakologisch verstärkt Koffein die Wirkung von Schmerzmitteln (besonders der Acetylsalicylsäure in Aspirin®) wie auch die **Kokain**wirkung. Die Koffeinwirkung wird verstärkt durch Ephedrin oder Nikotin (wenn man zum Kaffee oder Tee Zigaretten raucht oder **Kat** kaut). Sie kann des Weiteren verstärkt werden durch **ätherische Öle** verschiedener **Gewürze** wie etwa **Kardamom**. Auf oft unangenehme Weise wirkt Koffein verstärkend auf **Partydrogen** (**Ecstasy**, **MDMA**, **Amphetamine** und deren Derivate), was sich in Herzrasen, kalten Schweißausbrüchen, Zittern, Übelkeit und/oder Kopfschmerzen äußern kann.

Dosierung

Als normale wirksame Dosis werden 100 mg (entspricht etwa einer stark gebrühten Tasse Kaffee) genannt. Ab 300 mg kann es zu unerwünschten Nebenwirkungen kommen, es sei denn, man ist an hohe Konsumeinheiten gewöhnt. Aus den USA werden immer wieder Fälle von »Koffeinsucht« berichtet (WEIL 1974). Über-

440 In einigen *Combretum* spp., Combretaceae, aus Brasilien kommen Spuren von Koffein vor (FREISE 1935). In Afrika benutzt man junge Schösslinge und Wurzeln von *Combretum glutinosum* PERROTET ex DC. als Aphrodisiakum (NEUWINGER 1998: 357*).

dosierungen sind eher unangenehm: »Bei akuter Vergiftung verursacht Coffein rauschartige Erregungszustände mit Ohrensausen, Kopfschmerzen, Schwindel, Herzklopfen, Muskelsteifheit, Schlaflosigkeit, Unruhe, Gedankenverwirrung, Delirien, Krämpfen, Brechneigung, Durchfällen, starkem Harndrang« (Roth et al. 1994: 786*).

Medizinische Anwendung

Medizinisch wird Koffein, auch in homöopathischen Zubereitungen, bei Herzschwäche, Neualgien, Kopfschmerzen, Asthma, Heuschnupfen verordnet. Es gilt als Antidot bei Vergiftungen oder Überdosierungen mit **Alkohol**, Nikotin, **Morphin** (und anderen Opiaten) und THC.

Kommentar

Gesundheitsapostel wetterten immer wieder gegen Koffein und stellten es als schädlich dar. Es wurde als »**Reizmittel**« verworfen, als »Suchtgift« verschrien, sogar als krebserzeugend und nervenschädigend beschrieben. Dies führte zur Propagierung von koffeinfreien Produkten, wie koffeinfreiem Kaffee, Caro (Cichorientrank; vgl. **Wegwarte**) und sogar koffeinfreiem Tee oder Teeersatz wie Roibusch.

Markformen und Vorschriften

Koffein liegt als Reinsubstanz oder als Coffein-Monohydrat vor. Es ist eine legale Substanz.

Literatur

Blanchard, J. und S. J. A. Sawers
1983 »The Absolute Bioavailability of Caffeine in Man«, *European Journal of Clinical Pharmacology* 24: 93–98.

Dews, Peter B. (Hg.)
1984 *Caffeine,* Berlin: Springer.

Freise F. W.
1935 »Vorkommen von Koffein in brasilianischen Heilpflanzen«, *Pharmazeutische Zentralhalle Deutschlands* 76: 704ff.

Gilbert, Richard J.
1981 »Koffein – Forschungsergebnisse im Überblick«, in: G. Völger (Hg.), *Rausch und Realität,* Köln: Rautenstrauch-Joest-Museum, Bd. 2: 770–777.
1988 *Caffeine: The Most Popular Stimulant,* London usw.: Burke Publishing (The Encyclopedia of Psychoactive Drugs).

Goulart, Frances Sheridan
1984 *The Caffeine Book: A User's and Abuser's Guide,* New York: Dodd, Mead & Co.

Graham, D. M.
1978 »Caffeine – Its Identity, Dietary Sources, Intake and Biological Effects«, *Nutrition Reviews* 36: 97–102.

James, J. E.
1991 *Caffeine and Health,* London: Academic Press.

Lee, Richard S. und Mary Price Lee
1994 *Caffeine and Nicotine,* New York: The Rosen Publishing Group.

Mosher, Berverly A.
1981 *The Health Effects of Caffeine,* New York: The American Council on Science and Health.

Partington, David
1996 *Pills, Poppers and Caffeine,* London usw.: Hodder & Stoughton.

Spiller, Gene A. (Hg.)
1984 *The Methylxanthine Beverages and Foods: Chemistry, Consumption, and Health Effects.* New York: Alan R. Liss.

Weil, Andrew
1974 »Caffeine«, *Journal of Psychedelic Drugs* 6(3): 361–364.

Kokain

Cocaïnum

Summenformel: $C_{17}H_{21}NO_4$

Stoffklasse: Cocaalkaloide

Das Kokainmolekül ist strukturell mit Tropin und anderen Tropanalkaloiden verwandt (Roth und Fenner 1988: 311*). Kokain ist heute der weltweit am meisten konsumierte psychoaktive Pflanzenwirkstoff. Reines Kokain (als Base) ist nicht wasserlöslich, aber löslich in **Alkohol**, Chloroform, Terpentinöl, Olivenöl oder Aceton. Kokainsalze sind wasserlöslich.

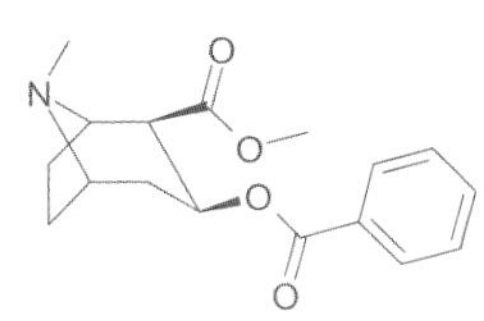

Kokain

Andere chemische Namen

Cocain, d-Cocain, Cocaïn, Cocaina, Cocaine, Erythroxylin, Methylbenzylekgonin; O-Benzoyl-[(–)-ekgonin]-methylester, (±)-Methyl-[3β-benzoyloxy-2α(1αH,5αH)-tropancarboxylat], 3β-Benzoyloxy-2β-tropancarbonsäure-methylester, 3-Benzoyloxy-8-methyl-8-azabicyclo[3.2.1]octan-2-carbonsäuremethylester, Benzoylecgoninmethylester

Straßennamen

Autobahn, Blow, Bolivian marching powder, C, Candy, Coca, Coca pura, Coci, Coco, Coke[441], Cousin Charlie, Do-Nuts, Doppelter Espresso, Flake, Koki, Koks, La blanca, La rubiecita, Lady snow, Line, Linie, Mama coca, Nasenpuder, Peach, Perica, Schnee, Schneewittchen, Schniefe, Schnupfschnee, Schokolade, Sniff, Snow, Snowwhite, Straße, Strässchen, Ziggy's stardust

441 Der Name *Coke*™ ist eine weltweit geschützte Warenbezeichnung (Trademark) der Coca Cola Company. Auf den Coca-Cola®-Flaschen ist neuerdings vermerkt: »Coke™ Line – kostenlos« – allerdings wird da nicht für eine Gratislinie Kokain geworben, obwohl es mit dieser Assoziation spielt.

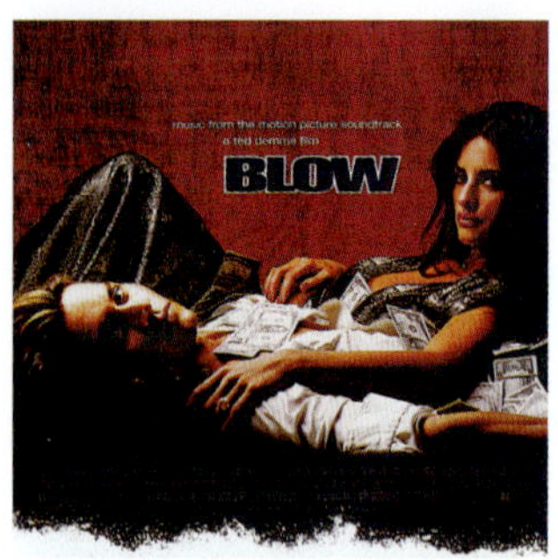

Blow. Das CD-Beiheft spricht für sich selbst beziehungsweise für die »Potenzrakete Kokain«. (Virgin Records, 2001)

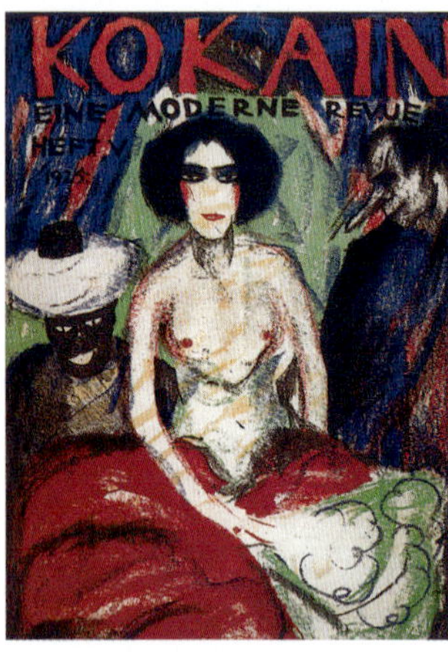

In den »Goldenen Zwanzigern« wurde Kokain praktisch immer mit lasziver Erotik und Sexualität assoziiert, wie auf diesem Bild einer Kokotte deutlich sichtbar ist. (Titelseite der Zeitschrift *Kokain – Eine moderne Revue*, Heft 5, 1925, Leipzig: Kokainverlag; Faksimile)

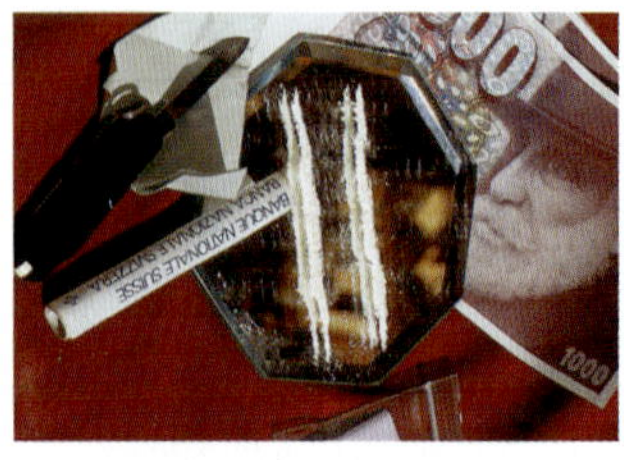

Die »Champagnerdroge« oder »Turbodroge« Kokain gilt weithin als Aphrodisiakum. Allerdings haben Frauen weitaus mehr von der erregenden Wirkung. Bei Männern führt Kokain oft zu vorübergehender Impotenz bei gleichzeitiger sexueller Erregung.

Sigmund Freud (1856–1939) machte die aphrodisische Wirkung von Kokain populär. Es ist diesbezüglich wohl die pharmakologisch potenteste Substanz.

Kokain ist der Hauptwirkstoff aus den von Indianern genutzten Cocapflanzen (*Erythroxylum coca* var. *coca*, *E. coca* var. *ipadu*, *E. novogranatense* var. *novogranatense*, *E. novogranatense* var. *truxillense*). Kokain ist ein rein pflanzliches Produkt, ein echter Naturstoff.

Kokain ist (als isolierte Chemikalie) eine deutsche Erfindung. Bereits 1859/1860 gelang es dem Göttinger Chemiker Albert Niemann, aus dem **Coca**blatt einen Hauptwirkstoff zu isolieren, der nach dem indianischen Namen *Cocain* (Kokain) getauft wurde. Die Geschichte des Kokains ist facettenreich und hat deutliche Spuren in der europäischen Medizin- und Kulturgeschichte hinterlassen. Durch die betäubenden Eigenschaften des Wirkstoffs wurde die Lokalanästhesie entdeckt; dadurch waren erstmals örtliche Betäubungen bei Augenoperationen und Zahnbehandlungen möglich. Der Ophthalmologe Karl Koller, ein Freund von Freud, führte Kokain 1884 als Lokalanästhetikum in die Augenchirurgie ein. Sigmund Freud experimentierte mit dem Stoff, um ihn als Hilfmittel für die Psychoanalyse einsetzen zu können, und entdeckte dabei zuerst seine enorme aphrodisische Kraft. Durch ihn wurde das weiße Pulver schließlich populär und trat in den »Goldenen Zwanzigern« seinen Siegeszug als Stimulans in Künstlerkreisen an. Durch Freuds Publikation *Ueber Coca* (1884) wurde Kokain vor allem als Aphrodisiakum berühmt (Gundlach und Métraux 1979). Manche Psychiater glauben, dass Kokain das »Sexzentrum« im Gehirn stimuliert (Siegel 1982). Kokain ist auch für viele Benutzer unweigerlich mit Sexualität verbunden (Macdonald et al. 1988, Phillips und Wynne 1980: 221).

Noch heute wird es geschnupft, um die erotischen Gelüste zu verlängern und die sexuelle Kraft zu stärken.

Viele Männer entdeckten, dass mit Hilfe des weißen Pulvers die Ejakulation hinausgezögert oder gar verhindert werden kann. Dazu wird etwas Kokain, mit Speichel vermischt, auf die Eichel gerieben. Der betäubende Effekt senkt die Erregtheit beziehungsweise Übererregtheit, an der viele leiden, bereitet doch die Ejaculatio praecox (vorzeitiger Samenerguss) jedem sexuellen Treiben gezwungenermaßen ein vorzeitiges Ende. Darunter leiden auch die Frauen, denn gewöhnlich ist der Samenerguss das »Ende der Vorstellung«. Dass **Coca** zur Behebung dieses Mangels taugt, entdeckten schon die Indianer. Sie reiben mit demselben Effekt den durchgekauten alkaliversetzten Cocabissen über die Eichel.

Koks und die Nase

»Eine intakte Nase gehört
anscheinend zum Essvergnügen.«
(Pollmer et al. 1998: 193*)

Um 1904 war Kokainschnupfen (Ott 2001*) weit verbreitet – bis 1910 die ersten Fälle zerstörter Nasenscheidewände auftauchten (Hutant 1910).

»Das Vorhandensein unmittelbarer anatomischer und physiologischer Beziehungen zwischen Nase und Genitalien (...) gewann besonderes Interesse durch die Angaben von Fließ, dass man durch Pinselung bestimmter Stellen der Nasenschleimhaut mit Kokain sowohl die während der Menstruation auftretenden Schmerzen (Dysmenorrhoe) wie auch Wehenschmerzen beseitigen kann. In der Fachliteratur finden sich zahlreiche Hinweise darauf, dass die verschiedenen Erregungszustände der Sexualorgane bei beiden Geschlechtern regelmäßig mit Veränderungen des physiologischen Zustandes der Nasenschleimhaut begleitet werden« (Rodolphe 1968: 542f.*).

Männer werden beim Koksen durch die Stimulation oder Betäubung der Nasenschleimhaut offensichtlich sexuell erregt, bekommen aber durch die gefässverengende Wirkung keine Erektion mehr (vgl. Macdonald et al. 1988).

Applikation und Wirkung

Die optimale Wirkung von Kokain-Hydrochlorid entfaltet sich über die Nasenschleimhäute. Mit Hilfe eines Röhrchens wird es durch plötzliches, schnelles Einatmen bei einer geöffneten und einer per Fingerdruck geschlossenen Nasenöffnung auf die Schleimhaut von Nase und Nebenhöhlen weit über den Innenraum des Schädels verteilt. Meist eine Linie (normalerweise etwa 30 bis 50 mg) pro Nasenloch.

»Die Wirkung besteht in einem gesteigerten Bewegungsdrang zum Reden, Schreiben, Muszieren und Tanzen, immer möglichst in Gesellschaft und immer in dem Bestreben, von seinem erhöhten Glücksgefühl anderen mitzuteilen und sie zu gleichem Tun zu bewegen. Diese Enthemmung und das Gefühl der erheblichen Leistungssteigerung sind auch die Ursache, weshalb die Cocainsüchtigen zu sexuellen Exzessen und zu Perversionen neigen« (Haas 1981: 72).

Konsumentenkreise

Kokain erfreut sich (trotz Illegalität) im Westen zunehmender Beliebtheit als Mittel zur Leistungssteigerung bei Spitzensportlern (Dopinggebrauch ist selbstverständlich verboten) sowie in Kreisen, die über lange Zeit wach, aufmerksam bleiben und eloquent reden müssen, das heißt besonders bei Managern und Politikern. Aufgrund seiner entkrampfenden und die Zunge lösenden Wirkung wird es zunehmend zu den **Partydrogen** gezählt; es ist vermutlich *die* Partydroge schlechthin.

Beliebt ist es auch in der Schwulenszene, weil es entspannt und den Schließmuskel öffnet. Das macht anale Penetration nicht nur einfacher, sondern auch lustvoller. Beim aktiven Part beeinträchtigt es allerdings meist (wie **Ephedrin**) die Erektionsfähigkeit und führt so zu temporärer Impotenz (Siegel 1982). Häufig berichten auch heterosexuelle (Männern wie Frauen), vom Koksen geil auf Analsex zu werden.

Pharmakologische Wirkung

Kokain stimuliert das Zentralnervensystem, vor allem das autonome, vegetative Nervensystem, und zwar den Sympathicus. Dort hemmt es die Wiederaufnahme der Neurotransmitter Noradrenalin, Dopamin und Serotonin und verlängert deren Aufenthalt im Spalt zwischen den Synapsen. Kokain wirkt stark auf das periphere Nervensystem, was die lokalanästhetische Wirkung erklärt. Kokain wirkt stark stimulierend und gefässverengend. Bei sehr hohen Dosierungen (ab 2 bis 3 g pro Nacht) werden in der neurologischen Literatur oft Halluzinationen (Personen, die nicht anwesend sind, Lichterscheinungen, Flackern) genannt (Pulvirenti und Knoob 1996: 49) und in Prosa und Dichtung beschrieben (Rheiner 1979: 27). Kokain stimuliert das Bedürfnis nach alkoholischen Getränken bei starker Unterdrückung der **Alkohol**wirkung, ebenso das Bedürfnis nach **Nikotin**.

Kokainderivate

Lidocain ist, wie der Name ahnen lässt, eine mit Kokain verwandte chemische Substanz. Es ist eines der vielen Derivate, die als »Designerdrogen« von der pharmazeutischen Forschung und Industrie entwickelt wurden (Büsch und Rummel 1990).

Nicht nur in Sexshops werden diverse Wundermittel angeboten, die Kokainderivate enthalten, sondern auch in Apotheken. So gilt zum Beispiel der »Aktverlängerungsspray« *Happy Love* als Geheimtipp. Auf dem Beipackzettel steht Erstaunliches: »5–10 Minuten vor dem Geschlechtsverkehr wird die durch Zurückschieben der Vorhaut freigelegte Eichel des Penis kurz 2–3 Sekunden besprüht. Die Wirkung kann durch eine Verlängerung oder Wiederholung des Sprühvorganges intensiviert werden. Die notwendige Sprühzeit, um eine ausreichende Verzögerung des Orgasmus zu erreichen, ist von Mann zu Mann verschieden.« Nebenwirkungen sind laut Hersteller unbekannt. Das klingt verdächtig nach Coca oder Kokain! Inhaltsstoff des Wundersprays ist Lidocain.

Kommentar

Die Illegalität von Kokain setzt den Verbraucherschutz außer Kraft. Was schwarz im Umlauf ist, wird mit Mitteln gestreckt, die weitaus gesundheitsschädlicher sind als der reine Wirkstoff, der in deutschen Labors zu medizinischen Zwecken entwickelt wurde. Mit dem illegalen Kokainhandel wird unvorstellbar viel Geld verdient – von wem? Die hohe Profitspanne brutalisiert den Alltag, vor allem in den Erzeugerländern in Südamerika und Mexiko, einem der Hauptumschlagsplätze, auf höchst menschenverachtende Weise und fördert tödliche Süchte, deren Gefahren und dramatische Aus- und Nebenwirkungen in den Medien praktisch unberücksichtigt bleiben: Gier, Macht und die Sucht nach Geld! (cme)

Rechtliche Lage

Kokain ist weltweit ein kontrolliertes Betäubungsmittel. Außermedizinischer Besitz und Handel sind illegal! Die hohen Schwarzmarktpreise (1 g kostet bis zu 200 SFr./100 Euro) können sich nur Spitzenverdiener leisten. Wie billig reines, legales Kokain wäre, ist aus dem Katalog einer Schweizer Firma ersichtlich, die sich vorstellt als »Ihr Betäubungsmittel-Partner«: 10 g pharmazeutisches Kokainhydrochlorid kosten 42 SFr., das heißt etwa 5% seines Schwarzmarktpreises …

Literatur

Anvil, J. M.
1979 *Everything You'll Ever Need to Know About Freebase Cocaine: The Greatest Thing Since Sex*, San Francisco: World's Fair Publishing Company. (Reprint in: *Psychedelic Underground Library: Nine Rare Classics*, Berkeley, CA: Ronin, 1998, S. 161–186.)

Büsch, H. P. und W. Rummel
1990 »Lokalanästhetika, Lokalanästhesie«, in: W. Forth, D. Heuschler und W. Rummel (Hg.), *Allgemeine und spezielle Pharmakologie und Toxikologie* (5. Aufl.), Mannheim, Wien, Zürich: B.I.-Wissenschaftsverlag, S. 490–496.

Canonica, Finn
2001 »Eine Stadt findet ihre Droge«, *Das Magazin* (Tages-Anzeiger) Nr. 52: 20–29.

Carlson, Robert G. und Harvey A. Siegal
1991 »The crack life: an ethnographic overview of crack use and sexual behavior among African-Americans in a Midwest metropolitan city«, *Journal of Psychoactive Drugs* 23(1): 11–20.

Cooper, Barry Michael und Sabine Fleischhacker
1986 »Crack: Der Stoff aus dem die Zombies sind«, *Wiener* Nr. 6 (Juni 1986): 65–66.

Freud, Sigmund
1884 »Ueber Coca«, *Centralblatt für die gesamte Therapie* 2: 289–314.

»Kokain war ein Wunder, aber Crack – Crack war besser als Sex.« (Baby-Susan, in Cooper und Fleischhacker 1986: 65)

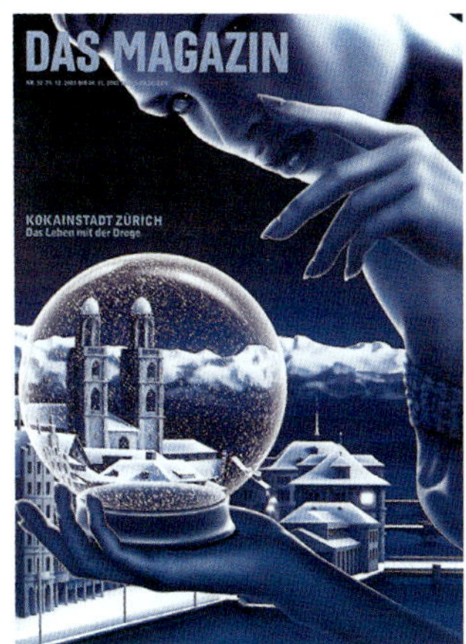

Kokain wird traditionell mit Schnee, der Großstadt und verführerischen Frauen assoziiert. (Titelseite von *Das Magazin* Nr. 52, 2001, Tages-Anzeiger)

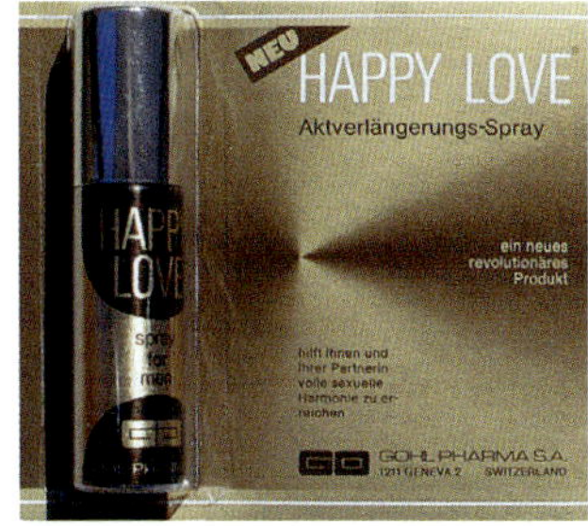

Happy Love, ein pharmazeutisches Spray gegen vorzeitigen Samenerguss (Ejaculatio praecox), das in Apotheken angeboten wird, enthält das Kokainderivat Lidocain als wirksamen Bestandteil.

»In Zürich ist es nach Ladenschluss einfacher, Kokain zu kaufen als eine Flasche Rotwein.« (Canonica 2001)

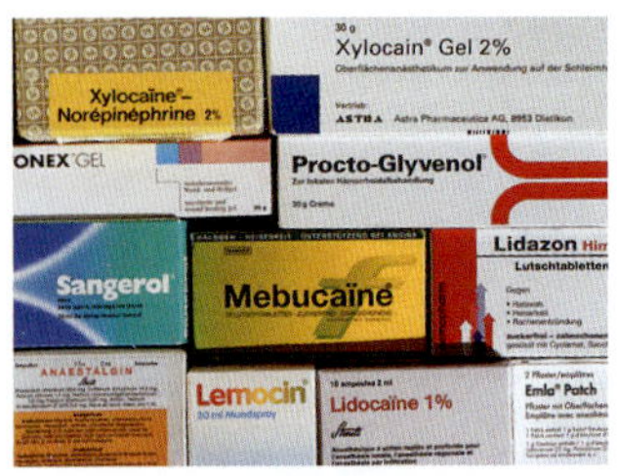

Zahlreiche pharmazeutische Präparate, die in Apotheken verkauft werden, enthalten als Hauptwirkstoffe diverse Kokainderivate.

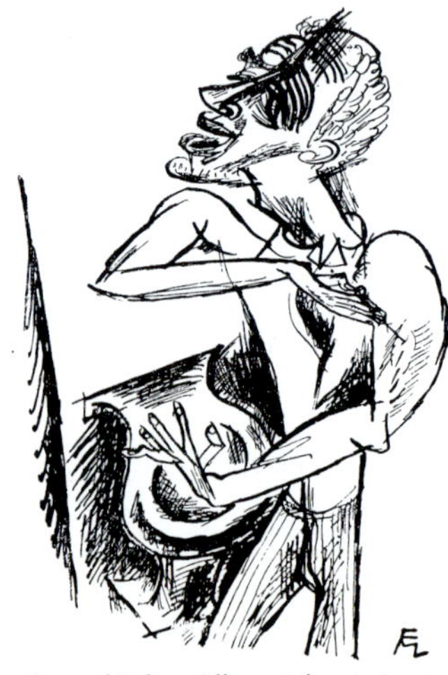

Conrad Felixmüller zeichnete in den zwanziger Jahren ein Bild vom elenden, fixenden Junkie. (Conrad Felixmüller, *Cocainist*, 1917) (Abbildung aus: Rheiner, Walter, *Kokain. Lyrik, Prosa, Briefe*, hrsg. von Thomas Rietzschel, mit Illustrationen von Conrad Felixmüller, Frankfurt/M./Olten/Wien: Philipp Reclam jun., Lizenzausgabe für die Büchergilde Gutenberg 1985: 199)

1996 *Schriften über Kokain*, Frankfurt/M.: Fischer Verlag.

Gottlieb, Adam
1979 *The Pleasures of Cocaine*, San Francisco: And/Or Press.

Graff, John
1976 »Your Nose and Cocaine«, *High Times* Oktober 1976: 64ff.

Gundlach, Horst und Alexandre Métraux
1979 »Freud, Kokain, Koller und Schleich«, *Psyche: Zeitschrift für Psychoanalyse und ihre Anwendung* 33(5): 434–451.

Haas, Hans
1981 *Ursprung, Geschichte und Idee der Arzneimittelkunde,* Mannheim usw.: Bibliografisches Institut/B.I.-Wissenschaftsverlag.

Hutant, A.
1910 »Über den chronischen Kokainismus mit nasaler Anwendung«, *Internationales Zentralblatt für Laryngologie und Rhinologie* 26: 138–140.

Macdonald, P. T., D. Waldorf, C. Reinarman und S. Murphy
1988 »Heavy cocaine use and sexual behavior«, *Journal of Drug Issues* 18(3): 437–455.

Ott, Jonathan und Christian Rätsch
2002 *Coca und Kokain*, Aarau: AT Verlag.

Phillips, Joël L. und Ronald D. Wynne
1980 *Cocaine: The Mystique and the Reality*, New York: A Discus/Avon Book.

Pulvirenti, Luigi und George F. Knoob
1996 »Die Neurobiologie der Kokainabhängigkeit«, *Spektrum der Wissenschaft* 2/1996: 48–55 (über eine ekelerregende, unethische Studie an Tieren).

Rheiner, Walter
1979 *Kokain: Eine Novelle und andere Prosa*, Berlin, Darmstadt: Agora Verlag (2. Aufl. 1982).
1985 *Kokain: Lyrik, Prosa, Briefe*, Frankfurt/M., Olten, Wien: Büchergilde Gutenberg.

Rolfs, R., M. Goldberg und R. G. Sharrar
1990 »Risk Factors for Syphilis: Cocaine Use and Prostitution«, *American Journal of Public Health* 80(7): 853–857.

Siegel, Ronald K.
1982 »Cocaine and sexual dysfunction: the curse of Mama Coca«, *Journal of Psychoactive Drugs* 14(1–2): 71–74.

Springer, Alfred (Hg.)
1989 *Kokain: Mythos und Realität – Eine kritisch dokumentierte Anthologie,* Wien/München: Verlag Christian Brandstätter.

Weiss, Daniel Evan
1990 *La Cucaracha – oder die Stunde der Kakalaken*, München: Goldmann.

Wesson, Donald R.
1982 »Cocaine use by masseuses«, *Journal of Psychoactive Drugs* 14(1–2): 75–76.

Kokkelskörner

Anarmita cocculus Wight et Arnott, Menispermaceae-Cocculoidae (Mondsamengewächse)
syn. *Anarmita paniculata* Colebrooke, *A. baueriana* Endl., *A. jucunda* Miers, *A. populifolia* (DC.) Miers, *A. toxifera* Miers, *Cissampelos cocculus* (L.) Miers, *Cocculus lacunosus* (Lam.) DC., *C. populifolius* DC., *C. suberosus* DC., *C. indicus*, *Menispermum cocculus* L., *M. heteroclitum* Roxb., *M. lacunosum* Lam.

Andere Namen

Cepte pangro (nep.), Coca de levante (mex. Spanisch), Cocculi indici, Cocculi levantici, Cocculi piscatorii, Cocculus, Cockles (engl.), Coque de levant (frz.), Dollkörner, Firschkörner, Fish berry (engl.), Grana cocculi, Kokkelsamen, Kuckuckskörner, Läusesamen, Mondsamen, Nuces cocculi, Scheinmyrte, Scheinmyrtenfrüchte, Tollkörner

Die roten Früchte dieses Gewächses schätzte man aufgrund ihrer pharmakologischen, »toll«, das heißt geil machenden Wirkung als potentes Liebesmittel. Sie sind heutzutage verboten.

Die Scheinmyrte ist botanisch weder eine **Myrte** noch ein Myrtengewächs (Myrtaceae), sondern ein in Ostindien beheimatetes, schlingstrauchartiges Mondsamengewächs, dessen bis zu einem Zentimeter große, runde, im frischen Zustand rote Früchte am besten unter den Namen Kokkelskörner (Fructus Cocculi), Fischkörner oder Dollkörner/Tollkörner (vgl. **Hexensalben**, **Tollkirsche**) bekannt sind (Schneider 1974 I: 90*). Diese Samen oder Früchte, die »tollen«, »toll machenden«, das heißt geil machenden Dollkörner, werden in Indien als Aphrodisiaka gegessen (Stark 1984: 78*). In Mexiko wird die Pflanze erstaunlicherweise mit dem südamerikanischen **Coca**strauch assoziiert, wohl wegen der erotisch stimulierenden Wirkung.[442]

Kokkelskerne wurden bei uns in der frühen Neuzeit bekannt und zusammen oder alternativ zum **Bilsenkraut** als berauschender Zusatz zum

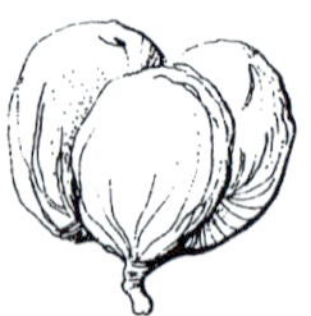
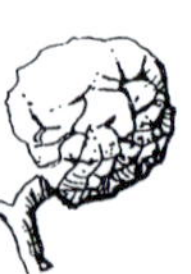
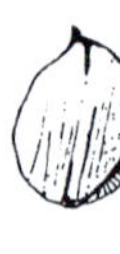
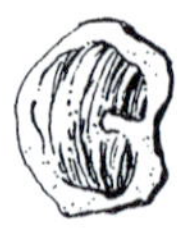

Coca de Levante, »Levantinische Coca(früchte)«. So heißen die Kokkelskörner in Mexiko. (Nach Carvajal 1980: 241*)

442 Der **Coca**strauch (*Erythroxylum coca*) war in Mexiko schon zu Anfang des 19. Jahrhunderts unter dem Namen *Coca del Peru* bekannt und wurde von dem Franziskaner Juan Navarro in seinem *Jardín Botanico* von 1801 beschrieben und sogar abgebildet.

Andere Pflanzen aus der Familie Menispermaceae, die als Aphrodisiaka genutzt werden:

- *Cocculus carolinus* (L.) DC.[443]; gilt in Nordamerika als Aphrodisiakum.
- *Cocculus leaeba* DC. (syn. *Cocculus pendulus* [Forsk.] Diels); aus den Früchten dieses afrikanischen Strauches (sie enthalten die Alkaloide Sangolin und Pelosin) bereiten die Araber ein vergorenes Getränk namens *Khumr vol majnoon*, das außerdem **Hanf**, **Gewürze** u .a. enthält und als Aphrodisiakum getrunken wird (Frerichs et al. 1938: 1054*).
- *Menispermum canadense* L.; der Wurzelextrakt des nordamerikanischen Mondsamens dient als Aphrodisiakum.
- *Dioscoreophyllum cumminsii* (Stapf) Diels (syn. *Rhopalandria lobatum* C.H. Wright); »In Gabun und Nigeria schreibt man den Wurzeln eine aphrodisische Wirkung zu (...) Die [kaustische] Wurzel hat bei den Einheimischen den Ruf als sexuelles Stimulans« (Neuwinger 1998: 636*) (vgl. **Bertramwurzel**, **Chilcuage**).
- *Sphenocentrum jollyanum* Pierre; in Afrika wird die Wurzel als Aphrodisiakum gekaut (Neuwinger 1998: 640*).

Bier verwendet (Tabernaemontanus 1731*). Diese Praktik wurde 1516 mit dem Bayerischen Reinheitsgebot illegalisiert.

Toxikologie der Kokkelskörner

»In Pulverform gegen Krätze und zur Vertilgung der Läuse, nur mit Vorsicht zu gebrauchen, da bei wunder Haut Vergiftungen vorkommen können. Die Kokkelskörner wirken als Fischgift, das heißt, sie betäuben bei Hineinwerfen des Pulvers ins Wasser die Fische so, dass sie leicht gefangen werden können. Da hierbei alle in der Nähe befindlichen Fische betäubt oder getötet werden, ist die Verwendung der Kokkelskörner zum Fischfang verboten. Man hat beim Menschen nach dem Genuss von zwei Früchten heftige Vergiftungserscheinungen beobachtet, und 2,4 g des Pulvers haben den Tod herbeigeführt« (Frerichs et al. 1938: 1053*).

Inhaltsstoffe

Die Früchte enthalten 1,5 bis 5% Picrotoxin, ein Krampfgift, bestehend aus Picrotoxinin und Pikrotin sowie Basen vom Typ der Berberin- und Aporphinalkaloide (vgl. **Apomorphin**). Das Picrotoxin wirkt erregend auf das zentrale Nervensystem, kann aber auch zu Koma und Delirien führen. Picrotoxin gilt als eines der besten Gegenmittel bei Barbituratvergiftung (Hänsel und Seitz 1992, Roth et al. 1994: 122*).

Bezugsquellen

Heute sind Kokkelskörner ein verbotener Stoff der Kosmetikverordnung vom 19.6.1985. Sie werden nur mehr in der Homöopathie verwendet (vgl. **Homöopathika**).

Literatur

Hänsel, Rudolf und Renate Seitz

1992 »Anarmita«, in: *Hagers Handbuch der pharmazeutischen Praxis* (5. Aufl.), Berlin: Springer, Bd. 4: 267–272.

Kokosnuss

Cocos nucifera L., Palmae (**Palmen**)

syn. *Cocos butyraceum*, *Cocos nana* Griff.

»Bei der Hochzeit der Râjput und einiger anderer indischer Stämme wird der Braut eine Kokosnuss als Fruchtbarkeitszauber gesandt.« (Seligmann 1996: 161*)

Eine Varietät mit grünen Früchten heißt *Cocos nucifera* var. *viridis*. Deutlich lassen sich nur die hochwüchsigen Varietäten (*Cocos nucifera* var. *typica* Nar.) von den Zwergformen (*Cocos nucifera* var. *nana* [Griff.] Nar.) unterscheiden (Franke 1994: 240*).

Andere Namen

Cevvilanir, Coca (skrt.)[444], Coco nut tree (engl.), Coco palm, Coconut, Coconut palm, Cocos, Cocospalme, Cocotero (span.), Cocotier (frz.), Cocus, Dab (Bengali), Green gold, Ha'ari, Hach kokoh (Lakandon), Indianisch Nuss, Khopra (Hindi), Kôkô, Kokoh, Kokosnusspalme, Kokospalme, Mabang, Mbang ntnag, Meernuss, Minatá (Xingú), Naral (Marathi), Narial (Hindi), Narikela, Narikelamu, Narikera, Nariyal (skrt.), Nârjîl darya'i (arab.), Narkol (Bengali), Neregil (arab.), Niu (Samoa), Noce de India, Nux indica, Obi, Ogop, Palma indica, Palmeer-Baum, Palmenbaum, Pivilioi (Sinthi), Pol, Suphala (skrt.), Te-nkây, Tenga, Tengu (Kanada), Tenkai, Tennaimaram (Tamil), Thengu, Thenna (Malayalam)

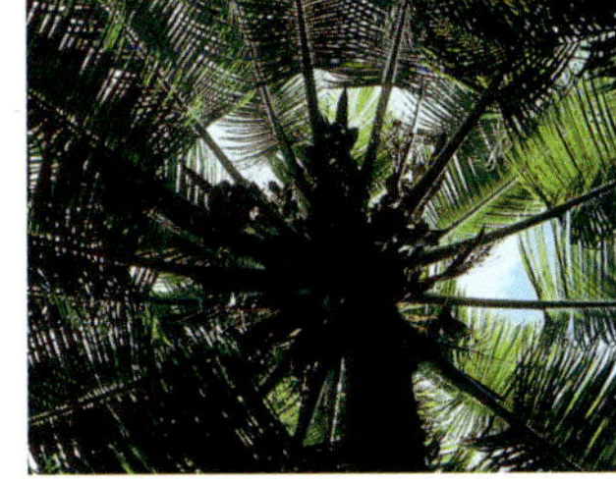

Blick in die Krone der Kokosnusspalme *(Cocos nucifera)*. Botanisch ist sie mit der **Meereskokosnuss** verwandt, ihrem ethnobotanisch-aphrodisischen »Geschwister«. (La Digue, Seychellen, 1985)

443 Die nah verwandten Arten *Cocculus leaeba* DC. und *Cocculus pendulus* haben den Ruf, psychoaktiv zu sein (Schultes und Farnsworth 1982: 187*, Schultes und Hofmann 1980a: 368*).

444 Nicht zu verwechseln mit dem **Coca**strauch; vgl. **Zimt**.

»Die Cocospalme ist den Indern das, was den Orientalen die Dattelpalme, nämlich ein Symbol der Schönheit, der Liebe, der Ehe (...) Die Nüsse sind das Symbol treuer Liebe und Ehe. Die Cocosnüsse enthalten einen sehr fettreichen genießbaren weißen Kern. Sie galten seit alter Zeit als Aphrodisiacum.« (HIRSCHFELD und LINSERT 1930: 171*)

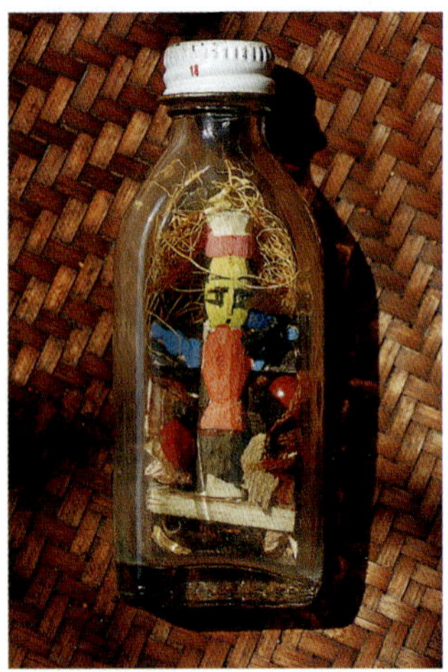

Ein Liebeszauber der Igorot auf Luzon, Philippinen. Die mit einer Art Totempfahl und Kräutern gefüllte Flasche muss zur Aktivierung des Liebeszaubers mit Kokosöl aufgefüllt werden.

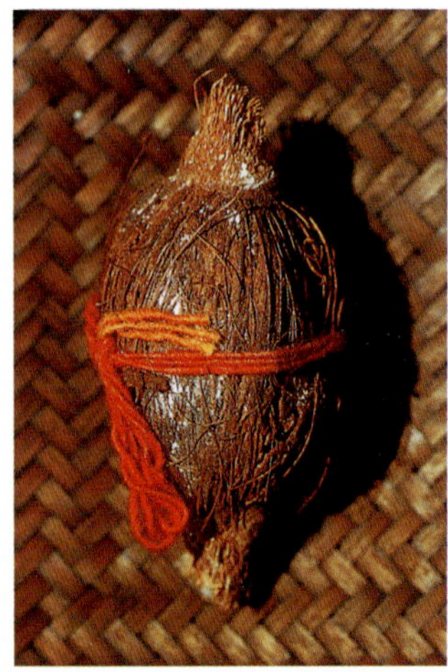

Liebeszauber oder -amulett aus einer kleinen Kokosnuss (Nepal, 2001).

Die Kokosnuss selbst wie ihr ölig-aromatisches Fruchtfleisch wird vielerorts als Fruchtbarkeitssymbol und zum **Liebeszauber** benutzt.

Der Name *cocos* bedeutet »Grimasse«. Wegen der »Augen« am Nussansatz der Früchte gaben die Spanier der Palme diesen Namen (BREMNESS 1995: 49*).

Da alle Pflanzenteile verwertbar sind, bezeichnet die ältere Literatur die Kokospalme oft als den »allernützlichsten Baum«. Die Palme liefert Nahrung, Medizin, Fasern, Kopra (= *copra*) und andere Rohmaterialien sowie verschiedene berauschende Getränke. Bereits die altüberlieferte Sanskritliteratur erwähnte aphrodisischen Palmwein (FERNANDO 1970).[445]

Die in Afrika heimischen Yoruba glauben, dass die Kokosnuss am Anfang der Schöpfung ein reiner, liebevoller und tugendhafter Mensch war, der später in die Pflanze verwandelt wurde. Deshalb ist die Palme ein verehrter heiliger Baum.

Rezept für eine »Himmlisch-himalayische Versuchung«

8 Esslöffel **Honig**

2 Tassen frisch geraspelte Kokosnuss oder Kokosflocken

4 Tassen heißes Wasser

Miteinander vermischen. Fertig zum Trinken (nach HUU 1987: 11*).

Gebrauch

Die harte Kokosnussschale[446] wie das getrocknete Fruchtfleisch dienten als Liebesmittel: »Die Nüsse gepulvert mit Zimmetrören/ und in der Kost genützt/ mehren *generandi facultatem*«, das heißt, sie machen Lust, sich geschlechtlich zu betätigen (MATTHIOLUS 1626; 97c*).

Weit verbreitet ist der Gebrauch von Kokosflocken und -fleisch als Aphrodisiakum sowie zur Behandlung von Geschlechtskrankheiten. In Indonesien vermischt man die zu Asche verkohlte Nussschale mit **Wein** und verwendet dies zur Behandlung von Syphilis (PERRY und METZGER 1980: 404*). Von dort ist auch zu hören, der erschlaffte oder erkrankte »Venusritter« stecke sein geschädigtes Glied in ein Loch der frischen Kokosnuss, um es in der Milch zu baden, um somit zu neuen Kräften zu kommen beziehungsweise Geschlechtskrankheiten zu kurieren. Auf den Bahamas isst man das zarte Kokosfleisch, mit **Muskat**nuss vermischt, zur Heilung von »Schwäche« (ELDRIDGE 1975: 314*). In der islamischen Sufimedizin wird der Penis mit einem Brei aus frischem Kokosfleisch ummantelt: »In Form heißer Breiumschläge verwendet, vergrößert sie die geschlechtliche Energie und mildert Rückenschmerzen« (MOINUDDIN 1984: 96*).

Kokosflocken sind auch eine Zutat des **Betel**bissens sowie der **Orientalische**n **Fröhlichkeitspillen**.

In der Südsee wird das Kokosöl als aphrodisisches Massageöl verwendet. Das aus dem getrockneten Endosperm des Samens gewonnene Kokosöl ist in der kosmetischen Industrie sehr wichtig (vgl. **Kosmetika**).

Inhaltsstoffe

Die Pflanze enthält ein **ätherisches Öl**, Wachs und Öl. Im Blutungssaft, der zu Palmwein vergärt, sind Proteine, Aschen, 15% Zucker (Saccharose) und Enzyme enthalten (PERRY und METZGER 1980: 304*, REHM und ESPIG 1996: 74, 89*). In der Kokosmilch der noch grünen Frucht wurde 1,3-Diphenylurea, ein das Zellwachstum stimulierender Wirkstoff, nachgewiesen (WONG 1976: 110*). Kokosflocken enthalten Proteine, Kohlenhydrate und den Vitamin-B-Komplex.

Literatur

FERNANDO, T.
1970 »Arrack, Toddy and Ceylonese Nationalism«, *Ceylon Studies Seminar* 9: 1–33, Colombo.

GUZMÁN-RIVAS, P.
1984 »Coconut and Other Palm Use in Mexico and the Philippines«, *Principes* 28(1): 20–30.

HESS, Walter
1998 »Dekoration mit Nutzwert: Kokospalme«, *Natürlich* 18(7/8): 42–46.

HOLMES, Lowell D.
1979 »The Kava Complex in Oceania«, *New Pacific* 4(5): 30–33.

KRISHNAMURTHY, K. H.
o. J. *Coconut, Supari, Kikar und Catha*, Delhi: Books for All.

VENKATARAMAN, S., T. R. RAMANUJAM und V. S. VENKATASUBBU
1980 »Antifungal Activity of the Alcoholic Extract of Coconut Shell – *Cocos nucifera* Linn.«, *Journal of Ethnopharmacology* 2: 291–293.

Kola

Siehe **Colanuss**

445 Auf der südlichen Solomoneninsel Rennel Island wird ein aus Kokosnüssen gewonnenes Getränk *kava kava ngangi* genannt, enthält aber kein **Kava-Kava** oder *Piper methysticum* (HOLMES 1979).

446 Zur Blütezeit der Kunst- und Wunderkammern zählte man sie zu den **Conchylien**.

Kolibri

Trochilidae, Ordnung Apodiformes; Stamm Aves (**Vögel**)

Andere Namen

Chupaflores, Chupamirto, Chuparrosa (span. »Rosensauger«), Colibrí, Coquette, Huitzilin, Huitzillin, Huitzitzilin (aztek.), Huitziltziltótotl, Hummingbird (engl.), Mango, Pajarito, Pájaro del amor (span. »Vogel der Liebe«), Picaflores, Tominejo, Ts'unu' (Lakandon), Tzunuum, Tz'unu'u (Maya »Sauger«)

Symbolische Bezüge machen den kleinen Vogel in Zentralamerika zum Liebesmittel. Die Bälge der winzigen Vögel werden zum Liebeszauber eingesetzt.

Kolibris gehören zu den **Vögel**n, volkstaxonomisch werden sie aber auch zu den Schmetterlingen (**Insekten**) gezählt. Wie diese gelten die Nektar schlürfenden Kolibris als Liebesboten. Deshalb werden sie in Amerika, ihrem Heimatland, zu **Liebeszaubern** gebraucht.

Im alten Mesoamerika (Kulturzone von Zentralmexiko bis Honduras) galt der Kolibri als heiliges Tier. Bei den Azteken stand Huitzitzilin mit dem Sonnen- und Kriegsgott Huitzilopochtlli in direktem Zusammenhang (MARTIN 1993: 89*). Der Name des Gottes setzt sich aus *huitzillin*, »Kolibri«, und *opochtli*, »links/linke Seite« zusammen; er ist also der »linke Kolibri«. Das Reich, über das der Gott herrschte, war das »Land links vom Kolibri«. »Der Kolibri galt als eine der lebenden Vertretungen des Sonnengottes, hing im Winter verdorrt an den Bäumen, erwachte im Frühjahr und brachte dann die Sonnenwärme zurück« (LEUENBERGER 1979: 27). Deswegen war der Kolibri *das* Symbol der aztekischen Religion und in der Liebesmagie von zentraler Bedeutung. Da er die Sonnenwärme zurückbringt, kann er auch die Liebesglut neu entfachen (QUEZADA 1989: 96ff.). Für die Indianer ist der Kolibri der Träger einer magischen Liebeskraft, die von dem Vogel auf den Menschen rituell übergeht.

Gebrauch im Liebeszauber

In Mexiko, wo die meisten Kolibriarten leben, hat sich diese Verehrung in der *brujería* (vgl. **Alaun**) bis heute als Liebeszauber erhalten. Der tote Vogel wird mit Salz getränkt, ohne aber die Federn, die als Sitz seiner magischen Kraft gelten, zu zerstören. Danach wird er (mit oder ohne Zauberkräutern) eingenäht oder in Zwirn gewickelt, so dass Kopf und Schnabel aus dem magischen Bündel herausschauen. Manchmal werden Perlen oder **Korallen** daran befestigt. Wer an *mal de amor*, »Liebeskummer«, leidet, findet bei einem solchen *chuparrosa* genannten Amulett Trost und eventuell sogar Erfüllung einer heimlichen Liebe. Soll eine Frau die Liebe eines Verehrers erwidern, ist ein Kolibrimännchen notwendig, umgekehrt für einen Mann ein Weibchen.

Der Kolibri – *pájaro del amor*, »Vogel der Liebe« – ist ein sexuell-phallisches Symbol. Es führt seinen langen Schnabel in die von ihm bevorzugten Blüten, so wie ein Penis in eine Vulva gleitet (DE LA GARLA 1995: 58ff.*). Die längsten Schnäbel haben die auf **Engelstrompeten** spezialisierten Kolibris. Ihr Schnabel ist so lang wie eine Trompetenblüte und damit doppelt so lang als das eigentliche Tier! Deshalb heißt der Penis im Volksmund Mexikos *pájaro* oder *pajarito*, Vogel oder Vögelchen (QUEZADA 1989: 101)[447].

»Der Kolibri erhielt die Kraft zu schweben. Ihm wurde die Versorgung von Blumen und Blüten anvertraut. Ernähren sollte der Kolibri sich von süßem Nektar, und er sollte ihn mit den Bienen teilen.« (JOHNSTON 1981: 58)

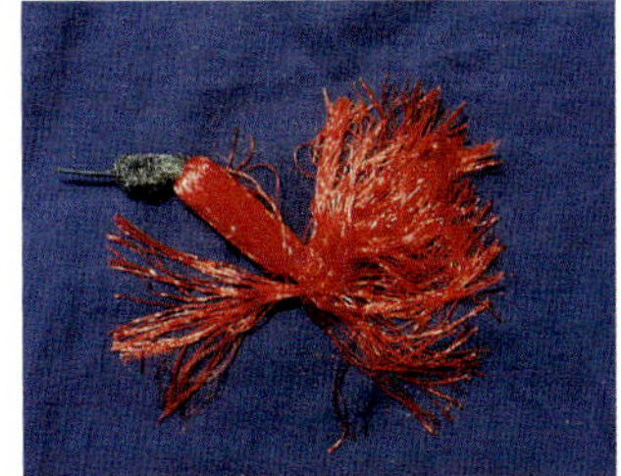

Chuparrosa, Kolibri-Liebeszauber in der mexikanischen *brujería*. (Mexiko, 1984)

Literatur

JOHNSTON, Basil
1981 *Und Manitu erschuf die Welt: Mythen und Visionen der Ojibwa* (2. Aufl.), München: Diederichs.

LEUENBERGER, Hans
1979 *Mexiko: Land links vom Kolibri*, Frankfurt/M.: Fischer.

QUEZADA, Noemí
1989 *Amor y magia amorosa entre los aztecas*, Mexico City: UNAM.

Korallen

Klasse Anthozoa, Stamm Cnidaria (Wirbellose)

Andere Namen

Arachneolithen, Astroite, Blumentiere, Coral (engl.), Corallen, Corallium, Corallo, Koralion (griech.), Latagra, Pravâla (skrt.), Pflanzentiere, Raktavarnaka, Sindhu, Steinbäume, Sternsteine, Tierpflanzen, Vidruma

Korallenstöcke spielten weltweit eine Rolle als Liebesmittel, magisch als Amulett, pharmazeutisch als Zutat zu Liebestränken und olfaktorisch in Räucherwerk.

»Korallen« sind biogene Kalkgebilde (Korallenstöcke), die von meeresbewohnenden, polypenartigen Tierchen, die in Kolonien leben, ausgeschieden werden. Diese biogenen Steine bezeichnete man früher als **Conchylien**; meist werden die Korallenstücke jedoch zu den **Mineralien** gezählt. Sie kommen auch als **Fossilien** vor; als *Lapis arachneolithi* wurden diese in den Apotheken als allgemeine Stärkungsmittel und Aphrodisiaka verkauft (RÄTSCH und GUHR 1989: 102*).

»Die Corallen (...) seynd in allen Landen/ jungen und alten Leuthen wol bekant/ dieweil man sie nicht allein in der Artzney zu Hertzstärckungen und andern vielfältigen Gebrechen deß Leibs gebraucht/ sondern zur Zierung und Geschmuck/ und Verhütung böser Zufälle/ Gespenst uñ Zaubereyen/ auch wider die Melancholy/ und zur Fröligkeit deß Gemüts und Geblüts/ den Kindern und alten Leuten/ an die Arme und an den Halß/ zu hencken pflegt.
Corallen haben ein stärckende Natur/ das Herz und Geblüt fröhlich zu machen (...) Dienen zu dem überflüssigen Weiberfluß/ zu dem weißen Fluß/ rother Ruhr und für den Fluß Männlichen Saamens.«
(LONICERUS 1668: 724*)

447 Diese Symbolik liegt auch den phallischen Vogel**amulette**n der Antike zugrunde.

Die Rote Koralle oder Edelkoralle (*Corallium rubrum*) aus dem Mittelmeer. (Foto: Karl-Christian Lyncker)

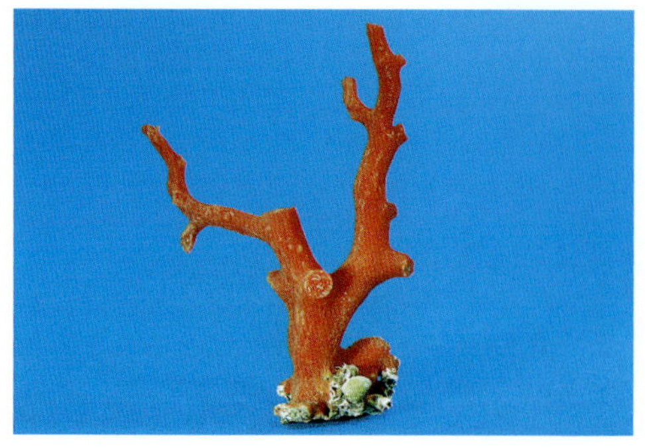

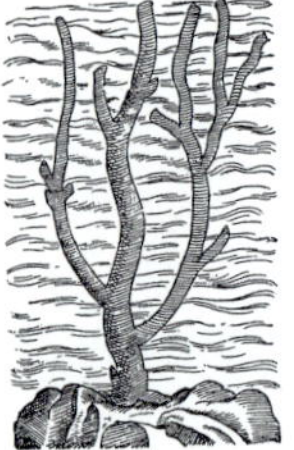

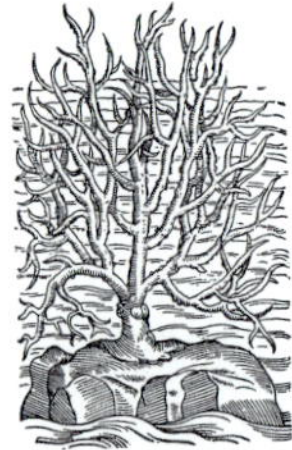

Die pharmazeutisch benutzten schwarzen und roten Korallen. (Holzschnitte aus Lonicerus 1679: 723*)

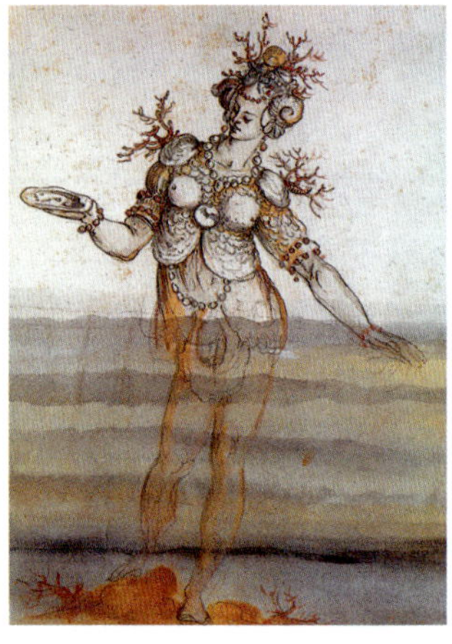

La Pellegrina. Entwurf für das Kostüm der Aphrodite von Bernardo Buontalenti für eine italienische Opernaufführung (Intermedium) von 1589 in Florenz. Die Göttin ist mit Korallen geschmückt, mit **Conchylien** bedeckt und hält eine **Abalone**nschale in der rechten Hand.

Gebrauch als Aphrodisiakum

Korallen werden magisch-symbolisch als Liebes**amulette** getragen oder pharmazeutisch präpariert zu Aphrodisiaka und **Liebestränke**n verarbeitet. In beiden Fällen werden die roten Korallen oder Edelkorallen (*Corallium rubrum*) aus dem Mittelmeer bevorzugt.

Korallen sind als Rohdrogen Zutaten zu ayurvedischen **Rasayana** und **Vajikarana**: »Pravâla (Koralle) ist ernährend, verbessert das Aussehen, gibt Stärke und vermehrt den Samen« (Dash 1994: 225*).

Edelkorallen waren früher auch Zutaten zu liebeserzeugendem **Räucherwerk**: »Für die Venus machen wir ein Räucherwerk aus **Moschus**, **Ambra**, Aloeholz [**Adlerholz**], roten **Rosen** und roten Korallen, welche Ingredienzien man mit Sperlingshirn und **Taube**nblut vermischt.« Das Rezept soll angeblich von Agrippa von Nettesheim (1486–1535) stammen (Hirschfeld und Linsert 1930: 143*).

Inhaltsstoffe

Korallenstöcke bestehen hauptsächlich aus Kalziumkarbonat (siehe **Calcit**); rote Korallen enthalten einen roten Farbstoff.

Literatur

Wood, Elizabeth
1983 *Corals of the World*, Neptun City NJ: T.H.F.

Korallenbaum

Erythrina spp., Leguminosae (Hülsenfruchtgewächse); Unterfamilie Papilionoideae

Erythrina americana Miller, Amerikanischer Korallenbaum
Erythrina berteroana Urban, Pito-Korallenbaum
Erythrina corallodendron L., syn. *Erythrina corallodendron* var. *occidentalis* L., *E. spinosa* Mill., *E. inermis* Mill., *E. corallifera* Salisb., *Corallodendron occidentale* Kuntze, Madre del cacao[448]
Erythrina coralloides, Karibischer Korallenbaum
Erythrina indica Lam., syn. *Erythrina variegata* L., Indischer Korallenbaum, Mandara
Erythrina senegalensis, Senegal-Korallenbaum

Die leuchtend roten Samen werden in Lateinamerika magisch für Liebeszauber und als Amulettketten verwendet. Blüten und Wurzeln diverser Arten betrachtet man vielerorts als aphrodisische Speise.

Die Blütenstände von Korallenbäumen erinnern an rote **Korallen**. Sie bilden rote Samen aus, die in Lateinamerika, besonders in Mexiko, **Colorines** genannt werden. Diese »Zauberbohnen« werden von indianischen Wahrsagern und Kalenderpriestern zum Divinieren verwendet. Außerdem stellt man aus ihnen Halsketten her. In Mexiko zeigt man durch das Tragen solcher Ketten die eigene Liebesbereitschaft. Gelegentlich werden die zermahlenen Colorines in der lateinamerikanischen *brujería* (vgl. **Alaun**) auch **Liebestränke**n zugefügt. Wer sie trinkt, soll dadurch dazu gebracht werden, die Liebe des Auftraggebers zu erwidern. Angeblich sollen sie nymphomanische Räusche, ekstatische Raserei und tödliche Vergiftungen auslösen. In der Karibik nimmt man die Samen von *Erythrina coralloides* als Aphrodisiaka.

Gebrauch von Erythrina-Arten

In vorspanischer Zeit stellten die Azteken aus dem Holz des Amerikanische Korallenbaums (*Erythrina americana* Miller) ithyphallische Götterbilder her, die dem **Liebeszauber** dienten. Allerdings wussten sie auch um die tödliche Kraft der Samen. Sie nannten ihn »Baum des Totenkopfgestelles« und assoziierten ihn mit dem rituellen Opfertod. Die knallroten Samen zeigen, dass Liebe und Tod die beiden Pole des Lebens sind.

448 Die »Mutter des **Kakaos**« ist ein in Zentralamerika heimischer Baum, der nur kultiviert oder verwildert vorkommt; er dient als Schattenspender in den tropischen Kakaoplantagen. Seine roten Samen heißen **Colorines** und werden zu Ketten aufgezogen. Sie enthalten angeblich »halluzinogene Stoffe« (Bärtels 1993: 68*).

Gekochte Blüten des Pito-Korallenbaums (*Erythrina berteroana* URBAN) isst man in Mexiko, Guatemala und El Salvador als Gemüse. Sie haben eine leicht hypnotische Wirkung (AGUILAR et al. 1981, MORTON 1994). In Veracruz werden die Blüten des Amerikanischen Korallenbaumes (*Erythrina americana*) mit Salz, **Zwiebeln** und **Chilipfeffer** gekocht als Gemüse gegessen. Sie gelten als aphrodisische **Speise** (REKO 1938: 127*, OTT 1993: 423*). Auch in Amazonien isst man Blüten der *Erythrina poeppigiana* (WALPERS) COOK als Gemüse und Salat; dieser Korallenbaum gehört zu den »Meisterpflanzen« und ist ein **Ayahuasca**additiv (OTT 1993: 217, 270*).

Auch die Wurzeln der Korallenbäume werden als Aphrodisiaka genutzt. In Indien nimmt man einen Wurzelextrakt des Mandara (*Erythrina indica*) ein. Dazu werden die jungen Wurzeln zerstoßen und aufgebrüht (STARK 1984: 76*). In Karnataka (Südindien) stellt man aus ihnen, zusammen mit Blättern des Schwarzen Nachtschattens (*Solanum nigrum* L.; siehe **Nachtschattengewächse**) und **Stechapfel**samen (*Datura metel*), ein aphrodisisches Tonikum her (BHANDARY et al. 1995: 155f.*). In Afrika kaut und isst man die Wurzeln von *Erythrina senegalensis*.

Inhaltsstoffe

Zu den Inhaltsstoffen der Samen siehe **Colorines**. In den Blüten des Amerikanischen Korallenbaums (*Erythrina americana*) sind 0,11% Alkaloide (α-Erythoidin, β-Erythroidin) enthalten (AGUILAR et al. 1981).

Die Wurzelrinde von *Erythrina indica* enthält 0,11% Alkaloide: hauptsächlich Erysotrin, daneben Erysodin, Erysovin, Erysonin und Hypaphorin; acht Spiroaminalkaloide und drei Indolalkaloide, vor allem *N,N*-Dimethyltryptophan. Der Extrakt hat auf das Zentralnervensystem dämpfende und entkrampfende Wirkungen (ASOLKAR et al. 1992: 300*).

Literatur

AGUILAR, María Isabel, Francisco GIRAL und Ofelia ESPEJO
1981 »Alkaloids from the Flowers of *Erythrina americana*«, *Phytochemistry* 20(8): 2061–2062.

MORTON, Julia F.
1994 »Pito *(Erythrina berteroana)* and Chipilin *(Crotalaria longirostrata)* (Fabaceae), Two Soporific Vegetables of Central America«, *Economic Botany* 48(2): 130–138.

SOTO-HERNANDEZ, M. und Anthony H. JACKSON
1994 »*Erythrina* Alkaloids: Isolation and Characterisation of Alkaloids from Seven *Erythrina* Species«, *Planta Medica* 60: 175–177.

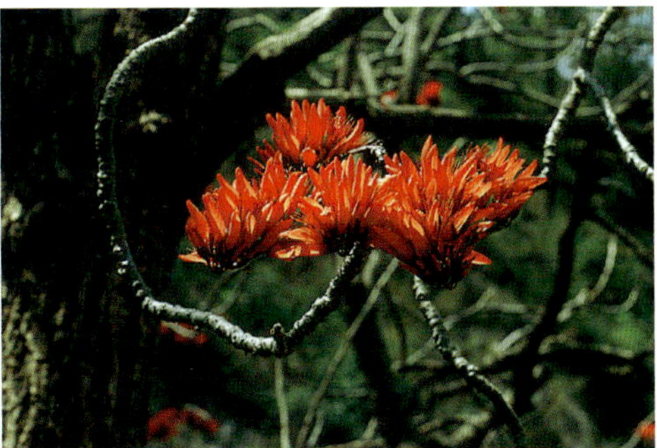

Der Indische Korallenbaum *(Erythrina indica)* in Blüte. In Indien wird ein Wurzelextrakt als Aphrodisiakum eingenommen. (Rishikesh, Uttar Pradesh, Indien, 4/1998)

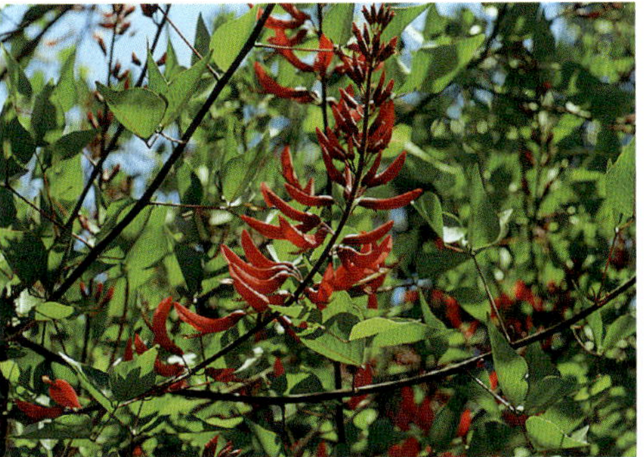

Ceibo. Die leuchtend roten Blüten des brasilianischen Korallenstrauchs (*Erythrina crista-galli* L.). Er gilt in Nordwestargentinien als schamanischer Weltenbaum (vgl. **Ceiba**) und wurde anscheinend als psychoaktives Schnupfpulver und Aphrodisiakum benutzt. (Dhera Dun, Uttar Pradesh, Indien, 1998)

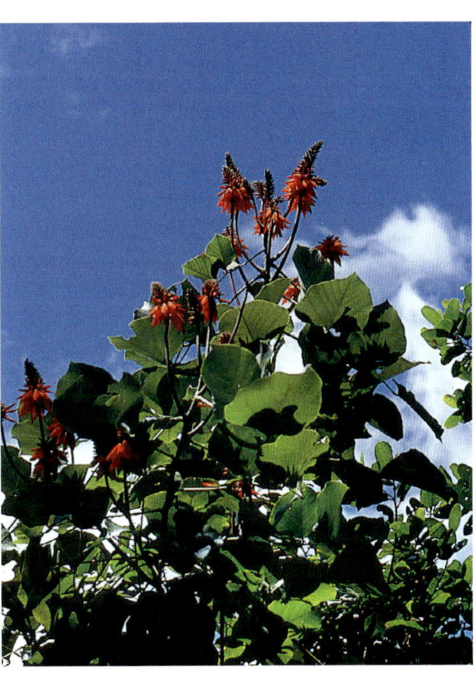

Die Blüten des Korallenbaumes (*Erythrina* sp., Mandar) leuchten weithin durch den Wald. Die rote Farbe setzt den heiligen Baum mit der Großen Göttin Kali in Verbindung. (Bei Kartali, Nepal, 9/2001)

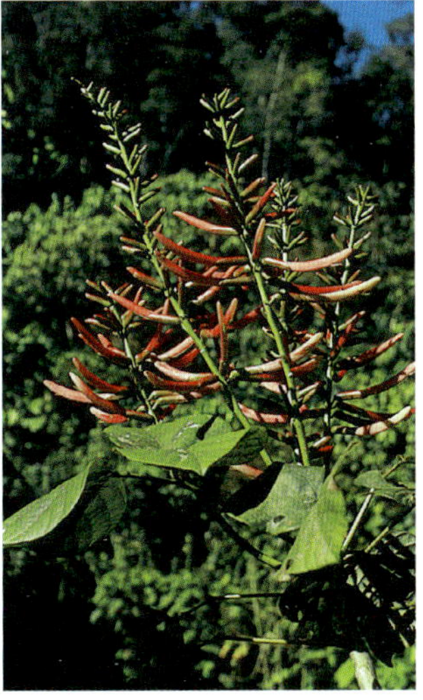

K'änte' (Lakandon »Roter Baum«). Blütenstand des Korallenbaums *(Erythrina berteroana)*, der wegen seiner Bohnen (Colorines) zur Schmuckherstellung (Ketten) von alters her angebaut wird. (Naha', Chiapas, Mexiko, 1988)

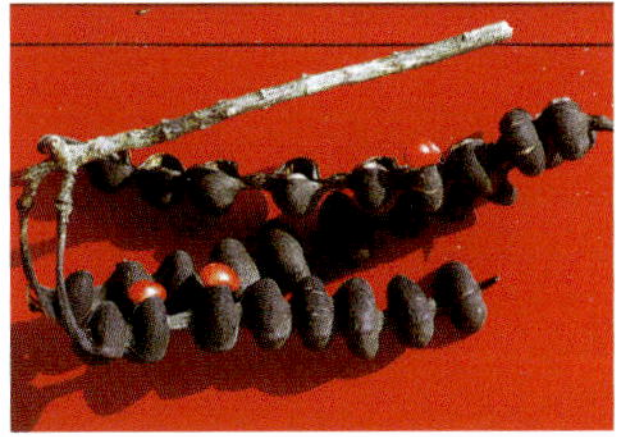

Reife Fruchtschoten des Korallenbaums (*Erythrina* sp.) mit den roten Bohnen oder Colorines. (Palenque, Chiapas, Mexiko, 1999)

»Und die Israeliten nannten es Manna. Es war weiß wie Koriandersamen und hatte einen Geschmack wie Honigkuchen.« (2. MOSE 16,31)

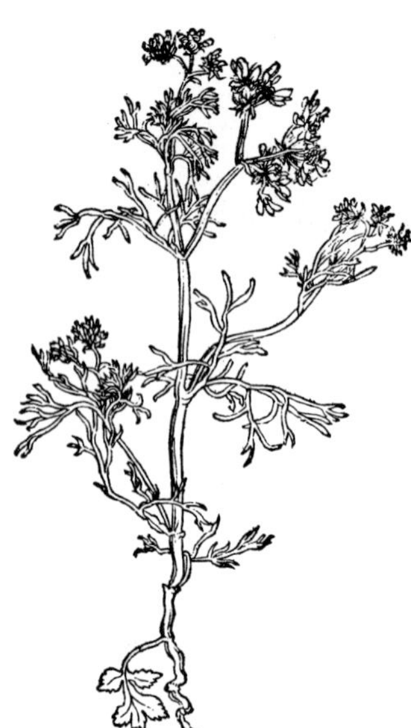

Koriander *(Coriandrum sativum)*. Plinius schrieb, dass die beste Qualität aus Ägypten stamme; dort wurde der Koriander schon von den Pharaonen als Aphrodisiakum geschätzt. (Holzschnitt aus BRUNFELS 1532: 157*)

»Im Mittelalter bildete Koriander eine Zutat der Liebestrünke und wird in Tausendundeine Nacht als ein starkes Aphrodisiakum erwähnt.« (KNIGHT und KNAPP 1997: nr. 6*)

Koriander

Coriandrum sativum L., Apiaceae/Umbelliferae (Doldengewächse)

Coriandrum sativum L. var. *vulgare*
(= var. *macrocarpum*)
Coriandrum sativum L. var. *microcarpum* DC.

Andere Namen

Burge-dhania (skrt.), Cilantro[449], Coriander, Coriandre (frz.), Coriandro, Culantro (Mexiko)[450], Dhaniya (nep.), Dhanyaka (skrt.), Gad (hebr.), Gartenkoriander, Goid, Habb al-suda (arab.), Ketumbar (malai.), Kindsa, Klanner, Korianan (griech.) Koriandron (griech.), Korion, Kusbara (arab./Ägypten), Ochion (ägypt.), Phak chee (Thai), Qásbôr (arab./Marokko), Schwindelkörner, Schwindelkraut, Stinkdill, Unsuy (philippin.), Wandläusekraut, Wanzendill, Wanzenkraut, Yan shi (chin.)

Korianderfrüchte werden nicht nur als Gewürz verwendet, sondern auch als Zutat zu sexualmagischen Liebestränken und Räucherungen.

Der Koriander stammt aus dem östlichen Mittelmeerraum und war schon im Altertum überall in Ägypten, Griechenland und Italien verbreitet. Seinen Namen soll er von der Hetäre Koriannó haben (ATHENAIOS XIII). Daher soll auch seine erotische Aura stammen. Durch seine Spermien vermehrende Wirkung wurde der Koriander den Venuspflanzen zugerechnet. Den Samen schrieb man auch Dämonen abwehrende Kräfte zu.

Korianderfrüchte (Coriandri fructus) sind heute ein in aller Welt verbreitetes Gewürz (**Curry**zutat) mit eindeutig verdauungsfördernder Kraft (etwa bei **Bohnen**). Sie wurden und werden auch zu Aphrodisiaka und **Liebestränke**n verarbeitet (MANNICHE 1989: 94*). Sie gehören ebenfalls zum sexualmagischen und apotropäischen **Räucherwerk** (gegen böse Geister, Hexerei usw.; SELIGMANN 1996: 163f.*). Nicht nur in Ägypten und Europa, auch in Asien, zum Beispiel in Nepal, gelten die Früchte als Aphrodisiakum (SUWAL et al. 1993: 70*). Sie sind eine wichtige Zutat des **Laudanum**, der **Orientalische**n **Fröhlichkeitspillen**, der **Sultansmedizin**, im römischen Liebestrank (vgl. **Knoblauch**) und zum **Wein**.

Volksmedizinischer Gebrauch

»Das *Korion* oder *Korianon*, bei den Ägyptern *Ochion*, bei den Afrikanern *Goid*, ist bekannt. Es hat kühlende Kraft, daher heilt es im Kataplasma mit Brot oder Gerstenschrot roseartige Entzündungen und kriechende Geschwüre. Mit **Honig** und Rosinen hilft es bei Epinyktiden, Hodenentzündungen und Karbunkeln; mit Schrot von Hülsenfrüchten [**Bohnen**] zerteilt es Drüsen und Geschwülste. Vom Samen eine Kleinigkeit mit süßem **Wein** getrunken treibt den Bandwurm aus und befördert die Samenbildung. Zu viel genommen greift den Verstand gefährlich an; deshalb muss man sich vor einem Übermaß und fortgesetzten Gebrauch hüten. Der Saft mit Bleiweiß oder Bleiglätte und Essig und **Rose**nöl als **Salbe** ist ein gutes Mittel gegen brennende Entzündungen auf der Haut« (DIOSKURIDES III, 64).

»Macht Euch die Samen des Koriander zu eigen, denn sie bringen die Heilung aller Krankheiten, ausgenommen der Schwellung (Krebs), welche eine tödliche Krankheit ist«, soll der Prophet Muhammad gesagt haben (MOINUDDIN 1984: 96*).

Inhaltsstoffe

Kraut und Samen enthalten ein **ätherisches Öl** (Samen bis etwa 1%) mit Linalool (60 bis 70%), Pinen, Limonen, Cineol, Kampfer, Geraniol und Borneol. Es wirkt blähungstreibend, krampflösend, appetitanregend, schwach fungizid und antibakteriell (CZYGAN 1989). Daneben ist Koriander reich an Mineralstoffen (Kalzium, **Phosphor**), β-Carotene, Sitosterin, Eiweiß, fettem Öl und Vitamin C (PAHLOW 1993: 393*).

Hodenkoriander

Ein naher Verwandter des Korianders ist der Hodenkoriander (*Coriandrum testiculatum*): »Er führt diesen Namen wegen der Gestalt seines Samens. Die Pflanze riecht wie *Coriandrum sativum* arg nach Wanzen, hat also einen sexuellen Geruch. Sie wächst nur in den südlichen Ländern wild auf den Feldern« (AIGREMONT 1987 I: 132*). Vielleicht ist diese Pflanze im folgenden Rezept gemeint:[451]

Aphrodisisches Eingemachtes

»Nimm Hodenkrautwurzel und koche sie bis zum Sieden in Wasser auf. Von diesem Brei nimm ein Pfund, ebenso ein Pfund des in der Absiedung dieser Wurzeln aufgekochten Zuckers, wenn dieser die Dicke des Honigs erreicht hat, und mische beydes nach Vorschrift der Kunst. Die Dosis ist ein Quintel [1,66 g]« (aus der DRECK-APOTHEKE o. J. 79*).

449 Cilantro und Culantro sind auch mexikanische Namen für *Eryngium foetidum* L. (Umbelliferae; vgl. **Mannstreu**, **Stranddistel**), engl. *Sawtooth coriander*.

450 In Mexiko kennt man den **Frauenhaarfarn** (*Adiantum capillus-veneris* L.) unter dem Namen *Culantrillo*, »Korianderlein«.

451 Mit Hodenkrautwurzel könnte auch die Wurzelknolle des **Knabenkraut**s gemeint sein.

Bezugsquellen

Korianderfrüchte bekommt man in Supermärkten, im Kräuter- und Gewürzhandel wie auch in der Apotheke (mit Anaylsenzertifikat).

Literatur

CZYGAN, Franz-Christian
1989 »Koriander(früchte)«, in: Max WICHTL (Hg.), *Teedrogen*, Stuttgart: WVG, S. 281–282.

Koribo

Siehe **Duftpflanzen**

Kosmetika

Produkte zur Schönheitspflege und Steigerung der eigenen Attraktivität für das andere Geschlecht waren zu allen Zeiten und in allen Kulturen bekannt. Sie betören den Seh-, Geruchs- und Tastsinn.

Kosmetika zählen zu den indirekt wirkenden Liebesmitteln. Sie sorgen für ein gepflegtes Äußeres, wirken pflegend und heilend, rücken physische Vorteile in den Vordergrund und kaschieren zugleich Aspekte, die individuell oder kulturell als nachteilig empfunden werden. Oft fügt(e) man diesen Produkten **ätherische Öle** von Kräutern und Heilpflanzen zu, um die Heil- und Pflegewirkung zu verstärken (FABER 1984). In vielen Kulturen wirkte Schminke auch als apotropäisches, Unheil abwehrendes Mittel. So färbt man noch heute in Indien und Nepal die Augen von kleinen Kindern mit der schwarzen Farbe von Kajal, um sie vor Krankheiten zu schützen.

Zu den Kosmetika zählen Salben und Cremes für Gesicht, Hals, Lider und den Körper; Schminke (wie Make-up, Rouge, Lidstrich, Kajal, Wimperntusche); Produkte für die Haare (Shampoos, Tönungen, Bleich-, Färbe- und Pflegemittel); Öle (Körperöle, Massageöle – siehe **Kokosnuss** –, Badeöle – siehe **Badezusätze**); **Parfüms** und Deodorants (etwa **Alaun**); sowie Enthaarungs- und Gleitcremes (**Hexensalben**). Bei Stammesvölkern wie auch in modernen Gesellschaften zählen dazu auch Gesichtsbemalungen mit natürlichen Farbstoffen sowie das Einfärben von Handinnenflächen oder Schambereichen mit **Henna**. Desgleichen kunstvoll-dekorative Hennamuster als Schmuck auf Gesicht, Händen und Füßen, die in Indien, Nepal und im Orient eine reiche Tradition haben, speziell bei Hochzeiten.

Kosmetika in Ägypten

Die Kosmetik war im alten Ägypten sehr hoch entwickelt. Verschiedenartige, mehr oder weniger kostbar gefertigte Behältnisse und Schminkschalen (vgl. **Mördermuschel**) zeugen noch heute davon. Die Ägypter liebten das Schöne am Menschen und taten alles dafür, die natürlichen Anlagen zu steigern. Der Lidschatten ist eine der vielen altägyptischen Erfindungen, die noch heute hoch im Kurs stehen. Vor allem grüne und schwarze Augenschminke wurde zum Verschönern der Augenpartie verwendet. Die grüne Augenschminke gewann man aus zermahlenem Malachit (ägypt. *msdm.t*); schwarze Augenschminke bestand aus Antimonit (Stibnit) oder Bleiglanz (vgl. **Mineralien**). Beiden Substanzen wurden auch medizinische Eigenschaften zugeschrieben (vgl. PASZTHORY 1990). Besonders die grüne Augenschminke galt als Heilmittel für verschiedene Augenleiden: »Es kommt die grüne Augenschminke, es kommt der Ausfluss des Horus-Auges, (...) es kommt der Ausfluss, der aus Osiris gekommen ist. Und schon hat sie [die grüne Augenschminke] beseitigt das Wasser, den Eiter, das Blut, die Schwachsichtigkeit, die Blindheit, die Verschleierung, die Einwirkung eines Gottes, eines Toten, einer Toten, eines (männlichen) Schmerzstoff-Dämonen, eines (weiblichen) Schmerzstoff-Dämonen, (überhaupt) aller bösen Dinge, die in diesen Augen sind. (...) Werde gesprochen über grüner Augenschminke; werde zerkleinert im Gärungsprodukt des **Honig**s [Met]; werde zu ihnen **Zypergras** zerkleinert; werde an das Auge gegeben. Wirklich vorzüglich« *(Papyrus Ebers)*.

Die beschriebene Augenschminke wirkt aber nur mit dem Zauberspruch. Die Farbe Grün *(wadj)* war ein Symbol des Wachstums und des Lebens, ja der Wiederauferstehung. Das Leben nach dem Tode wurde in frühen Texten als ein »Feld von Malachit« beschrieben. Schließlich ist Grün die Farbe des grünen Osiris und der Liebesgöttin Hathor (WILKINSON 1994: 108).

Fette, Stutenmilch und Honig

Weniger exotische Substanzen tierischer Herkunft sind Rinderfett, Stutenmilch und Honig. Tierfette wurden oft benutzt, da viele Arzneien zu **Salben** auf Fettbasis gemischt wurden. Stutenmilch (oder auch Eselsmilch) galt weithin als attraktivitätssteigerndes Schönheitsmittel. Man denke an die ägyptische Königin Kleopatra (69 bis 30 v. u. Z.), die täglich in Stutenmilch gebadet haben soll. Kleopatra war eine eifrige Schülerin der Pharmazie. Sie beschäftigte sich nicht nur mit Heilmitteln (vgl. **Perlen**), sondern auch mit der (politischen) Anwendung von Giften und schrieb sogar ein Werk über Kosmetik, das *kosmetikon*,

»Diese [Esels-]Milch macht
auch ein schön und weißes
Angesicht: Wie ich dann zu
Siena offt gesehen/ daß die
Knechte/ so dem Frauen-
zimmer auffwarteten/ dem
Heumarckt zulieffen/ und die
Eseltreiber und Bauren mit
Geld erbaten/ daß sie ihnen
die Esel malcken:
Dann auff den Abend streichen sich die Weibsleute damit an/ und deß Morgens
machen sie mit Citronwasser
und anderm/ den Backen
eine Hitz/ welches eine Röthe
giebt zwischen dem Weißen:
Da kommen sie dann wie
ein Engel hervor getretten.«
(GESNER 1669: 96*)

das fragmentarisch von Galen überliefert wurde (BERENDES 1891: 271*).

Stutenmilch wurde in der Antike durch die Skythen in Griechenland und Ägypten bekannt gemacht (vgl. **Hanf**). Herodot berichtete über die Herstellung eines Stutenmilchgetränks, dessen Rezept jedoch geheim gehalten wurde. Inwieweit die Griechen und Römer Stutenmilch medizinisch nutzten, ist unbekannt.

Medizinischer Gebrauch

Heutzutage werden Stutenmilchprodukte in der naturheilkundlichen Praxis eingesetzt zur Behandlung von Arteriosklerose, Herz- und Kreislaufstörungen, Magen- und Darmerkrankungen, Rheuma, Hautkrankheiten, Lungen- und Bronchialerkrankungen sowie bei Konzentrationsschwäche, Depressionen, nervösen Störungen, Alterserscheinungen usw. (HÖFFKEN 1992).

Literatur

DRENKHAHN, Rosemarie et al.
1985 *Nofret – Die Schöne: Die Frau im Alten Ägypten*, Hildesheim: Roemer- und Pelizaeus-Museum.
FABER, Stephanie
1984 *Kräuterkosmetik* (5. Aufl.), München: Goldmann.
HÖFFKEN, Maike
1992 *Die heilende Kraft der Stutenmilch und ihre Anwendung in der naturheilkundlichen Praxis*, Kerpen: Vogt.
PASZTHORY, Emmerich
1990 »Salben, Schminken und Parfüme im Altertum«, *Antike Welt* 21. Jg. Sondernummer: 1–64.
WILKINSON, Richard H.
1994 *Symbol and Magic in Egyptian Art*, London: Thames and Hudson.

Krähenaugen

Siehe **Brechnuss**

Kraken

Octopus spp., Octopodidae (Achtfüssige), Ordnung Octopoda (rund 200 Arten), Klasse Cephalopoda (Kopffüßler), Stamm Mollusca (**Mollusken**)

Octopus vulgaris (LAMARCK, 1798), Gemeiner Krake
Eledone moschata, Moschuskrake

»An etlichen Orten sollen diese Fische nicht arg seyn/ doch gemeinlich ein fest/ hart Fleisch haben/ harter Däwung/ unlieblich/ ungesund/ welches zu Geilheit bewegen/ auch den Weibern sehr dienlich zur Empfängniss seyn sol/ voraus der Biesemkuttel.« (GESNER 1670: IV, Anhang, 3*)

Andere Namen

Achtarmiger Seepolyp, Chtapódi (neugriech.), Krakentier, Octopus, Oktapódi (neugriech.), Oktopus, Papageienschnabel, Polkuttel, Polyp, Polypus, Seepolyp, Tintenfisch

Nicht zu verwechseln mit dem Kalmar (Calamaris), dem zehnarmigen Kopffüßler (siehe **Kuttelfische**).

Tintenfische gehören zu den kulinarisch gerühmten Aphrodisiaka. Durch magischen Sympathiezauber hofft Mann, dass sich ihre Vitalität auf sein »kostbares Stück« übertragen möge.

Kraken gehören zu den weltweit am meisten genossenen Zutaten zu einem erotischen Mahl. Nicht nur die in ihrem Fleisch enthaltenen Proteine, Vitamine, Spurenelemente, **Hormone** usw. sollen sich auf die Genießer übertragen, sondern auch ihre Lebenskraft (vgl. **Meeresfrüchte**).

Kraken, diese achtarmigen Kopffüßler, sind sowohl lukullisch verlockend wie durch Größe und Kraft erschreckend. Mitsamt ihren Armen können sie bis zu drei Meter lang werden. Die größten Exemplare leben im Pazifik, vor der südkalifornischen Küste. Wie Chamäleons passen sich Polypen[452] mit perfekter Mimikry ihrer Umgebung an. Ihre Haut verwandelt sich in Färbung, Struktur und Musterung; über einen **Korallenstock** gleitend, buckeln sich so die Hautwarzen rötlich wie Korallen. Unter den **Mollusken**, ja sogar unter allen wirbellosen Tieren verfügen sie über den besten Sehsinn. Mit ihrem hornigen Papageienschnabel können sie überraschend kräftig zubeißen (**Ambra**). Eindrucksvoll ist auch ihr Paarungsverhalten.

Kulinarisch-aphrodisische Verwendung in Korea

»Zappelkraken« heißen übersetzt in Südkorea die als Aphrodisiaka und Potenzmittel verspeisten achtarmigen Kraken (*Octopus*) – und diese aphrodisische **Speise** zappelt und krabbelt in der Tat. Fischer wissen: Tintenfische sind noch schwerer totzukriegen als **Aale**. Das liegt daran, dass der Octopus kein zentrales Nervensystem hat; sein *Körper ist* das zentrale Nervensystem. Wird das lebende Tier für lukullische Zwecke – und einen erotisierenden Gaumenkitzel – gefangen, schneiden Köche die Fangarme ab und legen sie auf einen Teller. Trotz der Abtrennung bleiben sie quietschlebendig und entwickeln auf dem Teller ein (gruseliges) Eigenleben. Als Gourmet muss man die zappelnden Stücke mit den Stäbchen einfangen, in eine scharfe Soße aus **Chilipfeffer** und anderen **Gewürzen** tunken und in den Mund manövrieren. Die gewünschte aphrodisierende

452 Medizinisch sind Polypen Nasenwucherungen. »Die Asch der gebrandten Fisch wird mit Kupfferwasser [vgl. **Kupfer**] zu einer Kranckheit der Nasen/ Polypus genant/ gebraucht« (GESNER 1670: IV, Anhang, 3*).

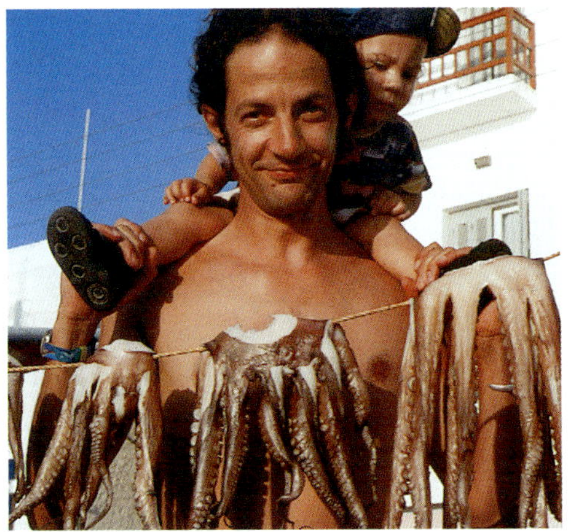

Fangfrische Kraken (Oktopoden, *Octopus vulgaris* LAM.), zum Trocknen in die Sonne gehängt. Ihre zähe Lebenskraft erhofft man sich beim erotischen Mahl. (Naxos, Griechenland, 1994)

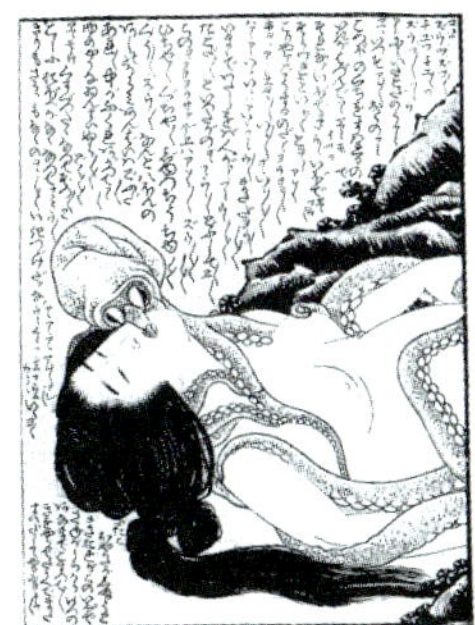

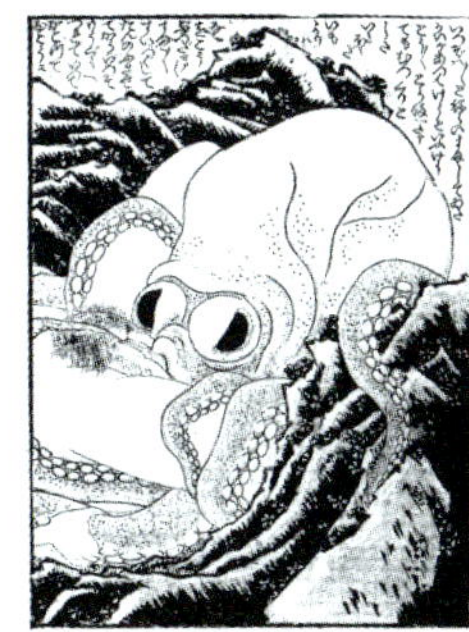

Shunga, »Bild des Frühlings«: Krakenlust. Farbholzschnitt von Katsushika Hokusai (1760–1849). (Aus: *Kinoe no komatsu*, »Die jungen Pinien«, Bd. 3, 3. Abb.)

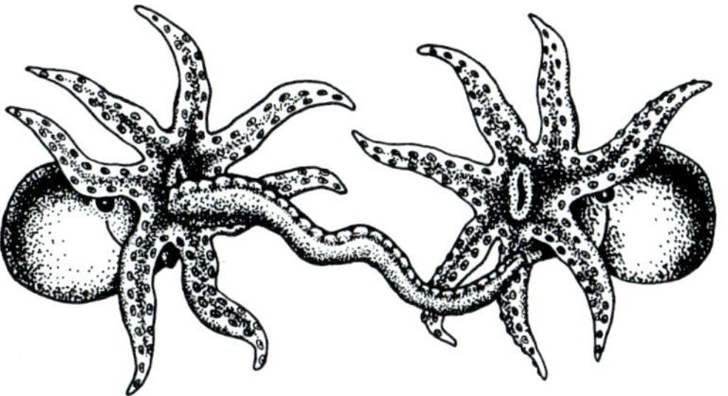

Krakenpaarung. Einer der acht Fangarme des Männchens ist gleichzeitig der Penis. Damit dringt er in den Mantelspalt des Weibchens und spritzt sein Sperma hinein. (DE ROPP 1969: 56*)

Wirkung ist nach koreanischer (und auch japanischer) Auffassung nur »garantiert«, wenn sich die Fangarme noch bewegen. Unerschrockene lassen sie schlicht die Kehle hinunterwandern. Die Magensäure entzieht ihnen die Lebenskraft, transferiert sie zum bedürftigen Körperteil und vermittelt diesem dieselbe unbesiegbare Kraft und Stärke.

Der Moschuskrake (*Eledone moschata*)

auch Biesemkuttel, Tertia Polyporum species, Ocæna, Moscharolum, Moschochtapodo (neugriech.) oder Bolitæna genannt, hat einen starken **Moschus**geruch und -geschmack. Er lebt vor der katalonischen Küste in Tiefen zwischen 15 und 100 Meter auf dem Grund, vor der algerischen Küste in 200 bis 300 Metern Tiefe. Der Moschuskrake gehört unter den **Kuttelfische**n zu den bevorzugten Venusspeisen. Die Biesemkuttel »schmecket starck nach Biesem [= Moschus]/ lebendig und todt/ auch gedörret/ auß welcher Ursach er von etlichen zu den Kleidern geleget wird/ reitzet sehr zu der Uppigkeit/ (...) nemlich wann er in der Speiß genossen wird« (GESNER 1670: IV, Anhang, 4*).

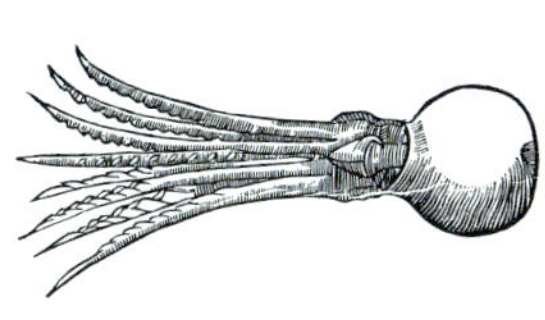

»Biesemkuttel« *(Polypus moschatum)*. Der Moschuskrake war früher ein berühmtes Aphrodisiakum. (Holzschnitt aus GESNER 1670*)

Kratom

Mitragyna speciosa (KORTH.) HAVIL., Rubiaceae (Rötegewächse)
syn. *Mitragyna religiosa* nom. nud.

Andere Namen

Biak, Biak-Biak, Gratom[453], Katawn, Kraton, Kutum, Mambog, Mitragyne

Blätter von Kratom sind ein (geheim gehaltenes) südostasiatisches Stimulans. Sie werden als Genussmittel und Aphrodisiakum gekaut.

In Thailand heißen sowohl der tropische Baum wie die als Genussmittel gekauten Blätter und daraus hergestellte Zubereitungen Kratom. Bereits im 19. Jahrhundert war bekannt, dass Kratom als **Opium**substitut sowie als Heilmittel der »Opiumsucht« in Malaysia verwendet wurde (BECKETT et al. 1965: 241, TYLER 1966: 285*, WRAY 1907a und 1907b). Heutzutage kauen in Thailand vor allem Tuk-Tuk-Fahrer (Motorradtaxis) die Blätter, vielfach als Ersatz für **Amphetamine** und **Speed**. Dort werden die frischen Blätter traditionell auch als stimulierendes Aphrodisiakum gekaut oder getrocknet geraucht.

Zubereitungen

Den frisch zu kauenden Blättern wird oft Salz hinzugefügt, das Verstopfung vorbeugen soll.

»Geraucht oder gekaut werden die Blätter in einen Zustand der Euphorie versetzen, der jenem durch den Opiumrauch hervorgerufenen ähnlich ist. Sexuelle Stimulierung ist nicht ausgeschlossen, falls man den Gebrauch nicht übertreibt.« (STARK 1984: 86*)

453 Namensverwechslungen und -wirrungen: Krathon heißt in Thailand der Rote Sentolbaum oder Katon (*Sandoricum koetjape* [BURM. f.] MERR., syn. *S. indicum* CAV., Meliaceae); Gratoom oder Krathum heißt der Laubbaum *Anthocephalus chinensis* A. RICH. ex WALP, syn. *A. cadamba* MIQ., der der *Mitragyna speciosa* sehr ähnlich sieht (vor allem die Blätter und der Blattstand). Er gehört auch in dieselbe Familie Rubiaceae und enthält die biologisch aktiven (blutdrucksenkenden) Wirkstoffe Cadambin und Candamine (ENGEL und PHUMMAI 2000: 62, 69, 90; PONGLUX et al. 1987: 31*).

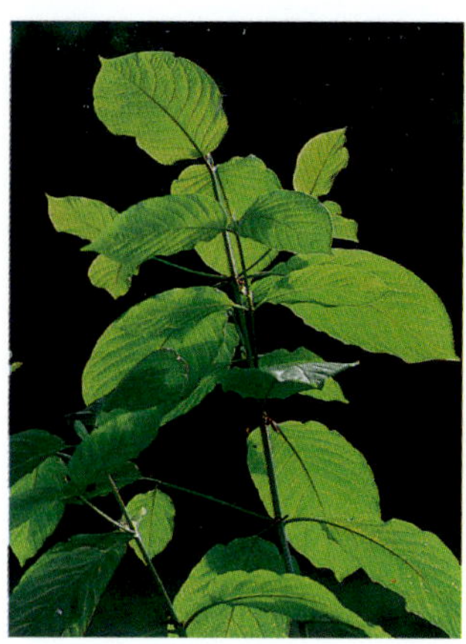

Der Kratombaum (*Mitragyna speciosa*). (In Australien kultiviert, 2001)

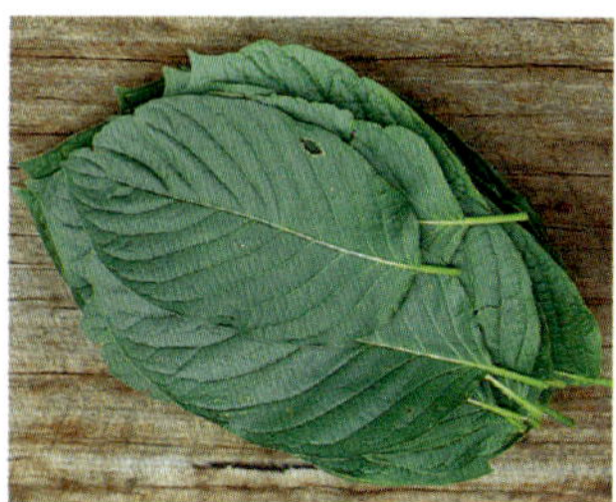

Frische Kratomblätter zum Kauen.

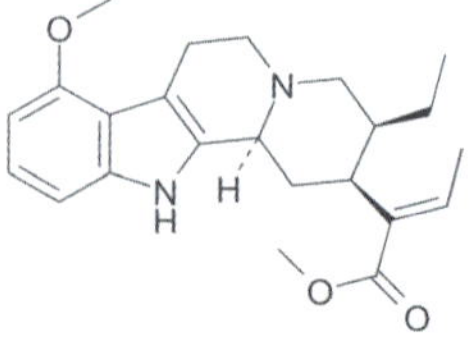

Mitragynine

Konsumenten kauen zwischen drei bis zehn Mal pro Tag einen Mund voll Blätter (SUWANLERT 1975), gelegentlich auch zusammen mit **Betel**nüssen (SCHOLZ und EIGNER 1983: 75*). Die Blätter werden auch getrocknet, pulverisiert und mit heißem Wasser aufgebrüht als Tee getrunken; 8,8 g sind eine Dosis (MACMILLAN 1991: 416*). Ebenso wird aus getrockneten, pulversierten Blättern, die zu einem klebrigen Konzentrat in Wasser eingekocht werden, ein haltbarer Sirup hergestellt. Davon gelten 0,38 g als Dosis. Der Sirup kann auch mit fein zerhackten Blättern der Palas**palme** *(Lincuala paludosa)* vermischt und zu Pillen gedreht werden. Dieses Produkt ist in Malaysia unter dem Namen *madat* bekannt und wird in langen Bambuspfeifen geraucht (MACMILLAN 1991: 416*). In Thailand wird der Extrakt *kratom* oder *mambog* genannt (WRAY 1907a). Neuerdings wird der eingedickte Sirup mit Natriumbikarbonat (vgl. **Coca**) vermischt und zu marmelgroßen Kugeln (1 Kugel = 1 Dosis) gedreht und gekaut oder geschluckt. Die getrockneten Blätter werden auch als aphrodisische **Rauchmischung** mit **Hanf** kombiniert.

Medizinischer Gebrauch

Die Kratomblätter werden in der thailändischen Volksmedizin nicht nur als Stimulans und Opiumersatz benutzt, sondern auch als wurmtreibendes Mittel, zur Erleichterung von Muskelschmerzen und bei Diarrhöe (PONGLUX et al. 1987: 175*, SAID et al. 1991).

Inhaltsstoffe

In der Pflanze sind mehrere Indolalkaloide vorhanden: Mitragynin (Hauptalkaloid), Ajmalicin, Corynanthedin, Isomitraphyllin, Mitraphyllin, Mitraversin, Paynanthein, Speciogynin, Speciofolin, Speciophyllin, Stipulatin (= Rotundifolin), Rhynchophyllin, Mitragynalin, Corynantheidinalin, Mitragynalinsäure und Corynantheidinalinsäure. Der Hauptwirkstoff Mitragynin (66% der Gesamtalkaloide) kommt vor allem in den Blättern vor (BECKET et al. 1965, TYLER 1966: 286*). Mitragynin ist chemisch verwandt mit **Psilocybin** und anderen Mutterkornalkaloiden (MCKENNA 1995: 102*), zum Beispiel Alstovenin (vgl. **Dita**). Mitraphyllin und Isomitraphyllin gehören zum Typ des **Yohimbin**s (PONGLUX et al. 1994). Der Hauptwirkstoff Mitragynin ist offensichtlich gut verträglich und hat auch in hohen Dosierungen kaum toxische Effekte. Im Tierversuch zeigten sich bei Mäusen sogar bei Extremdosierungen bis zu 920 mg/kg Körpergewicht keine toxischen Wirkungen (JANSEN und PRAST 1988: 117).

Kommentar

Die Kratompflanze und ihr Gebrauch wird in Thailand äußerst geheim gehalten. Sie gilt als »planta non grata«, als überaus gefährliche Pflanze, die man besser nicht kennen sollte. In botanischen Gärten ist sie in den Sektionen der einheimischen Heilpflanzen als einzige Pflanze unbeschriftet. Aus bislang ungeklärten Gründen ist im Lande Siam weder über ihren Gebrauch noch über Missbrauch und Gefahren etwas in Erfahrung zu bringen. Niemand will die Pflanze kennen.

Dies ist umso mysteriöser und unverständlicher, als ihre psychoaktive Wirkung gemessen daran wenig spektakulär ist. Kaut man drei der (bitter schmeckenden) Blätter, verspürt man augenblicklich Wärmeschauer und eine offensichtliche Sensibilisierung der Haut, die auch erotisierend wirkt. Die Blätter verschärfen deutlich die Sehfähigkeit, auch bei schlechten Lichtverhältnissen! Die Wirkung hält nur so lange an, wie man die Blätter kaut. Einen Drang nach Wiederholung bemerkten wir nicht. (cme)

Bezugsquellen

In Thailand ist die Pflanze, obwohl sie nicht »süchtig« macht, verboten (Kratom Act 2486, 3. 8. 1943; vgl. MCKENNA 1995: 102*, SAID et al. 1991, SCHULDES 1995: 52*). Ansonsten liegen keine Vorschriften vor; leider auch keine Marktformen.

Lebende Pflanze können bei Shaman Australis® geordert werden.

Literatur

BECKETT, A. H., E. J. SHELLARD, J. D. PHILIPSON und C. M. LEE
1965 »Alkaloids from *Mitragyne speciosa* (Korth.)«, *Journal of Pharmaceutical Pharmacology* 17: 753–755.

ENGEL, David H. und Suchart PHUMMAI
2000 *What's That Tree? A Field Guide to Tropical Plants of Asia*, Singapor: Times Editions.

JANSEN, Karl L. R. und Colin J. PRAST
1988 »Ethnopharmacology of Kratom and the *Mitragyna* Alkaloids«, *Journal of Ethnopharmacology* 23: 115–119.

PONGLUX, Dhavadee et al.
1994 »A New Indole Alkaloid, 7α-Hydroxy-7*H*-mitragynine, from *Mitragyna speciosa* in Thailand«, *Planta Medica* 60: 580–581.

SAID, Ikram M., Ng Chee CHUN und Peter J. HOUGHTON
1991 »Ursolic Acid from *Mitragyna speciosa*«, *Planta Medica* 57: 398.

SUWANLERT, Sangun
1975 »A Study of Kratom Eaters in Thailand«, *Bulletin of Narcotics* 27(3): 21–27.

WRAY, L.
1907a »Notes on the Anti-Opium Remedy«, *The Pharmaceutical Journal* 78: 453.
1907b »›Biak‹: An Opium Substitute«, *Journal of the Federated Malay States Museum* 2: 53.

Kräutertees

Kräutertees dienen nicht nur der Heilung und Beruhigung; manche Kräuter wirken auch stimulierend und aphrodisierend – je nach Dosis.

Kräutertees sind im Prinzip wässrige Extrakte von Rohdrogen. Sie können durch Aufbrühen (Aufguss, Infusion) oder Auskochen (Dekokt, Abkochung, Sud) gewonnen werden (WICHTL 1989*). Welches Verfahren gewählt wird, hängt von der Art der Rohdroge und ihren wasserlöslichen Inhaltsstoffen ab. Generell lässt sich sagen, dass aromatische Kräuter, die reich an **ätherischen Ölen** sind, nur als Aufguss zubereitet werden sollten, da sonst von den flüchtigen Stoffen nichts übrig bleibt (etwa **Minzen**, **Damiana**). Rohdrogen wie Hölzer oder **Wurzeln** sind hingegen meist besser als Dekokt zuzubereiten (**Ginseng**, **Guayak**, **Muira-Puama**, **Yohimbe**, aber auch **Ephedrakraut**).

Kräutertees können aus einer oder mehreren Rohdrogen in geeigneten, sinnvollen Kombinationen bereitet werden. Für aphrodisische Kräutertees werden als Einzeldrogen **Tee**, **Maté**, **Coca** (*Mate de coca*), **Minzen** u. a. aufgebrüht. Beliebte Mischungen sind zum Beispiel:

Lapacho mit **Catuaba**
Baldrian, **Süßholz** und **Kava-Kava**
Damiana, Pfeffer**minze** und Pomeranzenblüten
Ginseng, **Ingwer**, **Süßholz**
Ginseng und **Zimt**
Coca, **Damiana**, **Sellerie**blätter, **Minze**
Bohnenkraut, **Bärenklau** und **Bockshornklee**
Eisenkraut, **Bohnenkraut** und **Minze**

Beispiele kommerzieller Mischungen aphrodisischer Kräutertees

- *Romantica*, Chinesischer Liebestee (HOT SPICE Gewürzmuseum, Hamburg):
Grüner **Tee** (Hauptzutat)
Potenzholz (nicht weiter spezifiziert)
Erdbeerstückchen
Aroma (nicht weiter spezifiziert)

- Rezept des nordamerikanischen *Indian Love Tea*™, ein indianischer Liebestee:

Weißeiche	Rinde
Muira-Puama	Holz
Ingwer	Wurzelstock
Damiana	Kraut
Rosmarin	Kraut
Engelwurz	Angelikawurzel
Majoran	Kraut
Sellerie	Samen
Missouri snake root	Wurzel
Amerikanischer **Ginseng**	Blätter

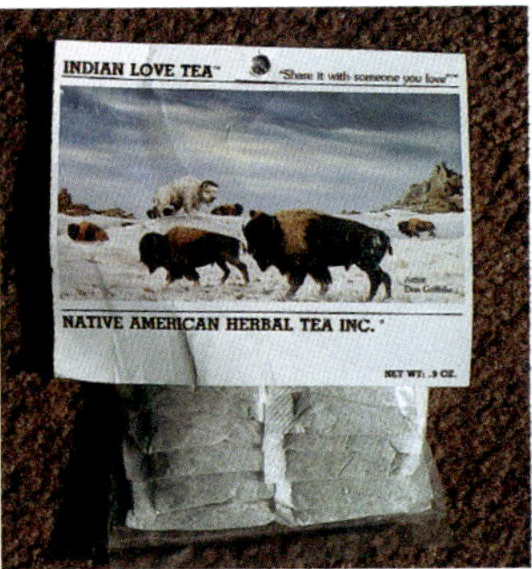

Die Assoziation zum **Büffel** ist deutlich. *Indian Love Tea*™, eine fertige, in Teebeutel verpackte Kräutermischung der indianischen Firma Native American® Herbal Tea (www.nativeamericantea.com).

Kräutertee, Honig und Zucker

Kräutertees werden meist gesüßt getrunken. Dazu verwendet man in erster Linie **Honig**. Er sollte dem Tee erst zugefügt werden, wenn er nicht mehr so heiß ist. Vermutlich zerstört eine gewisse Hitze im Honig wertvolle Fermente und andere Inhaltsstoffe. In letzter Zeit ist auch das Süßen mit dem südamerikanischen *kahi* oder »Süßgras«, *Stevia rebaudiana* (BERTONI) HEMSL., Compositae, beliebt, da diese Pflanze keinen Zucker enthält, also für Diabetiker geeignet ist (KÖNIG und GOETZ 1994, SOEJARTO et al. 1983; vgl. **Maté**). Der Steviasüßstoff besteht aus dem Glykosidmolekül Steviosid und einem Aglycid namens Esteviol. Dieser natürliche Süßstoff ist dreihundert Mal süßer als gewöhnlicher Zucker (Saccharose).

Manche Kräutertees schmecken mit Zucker gesüßt am besten. In den Industrienationen wurde der Zucker durch exzessiven Konsum gesüßter Nahrungsmittel und Getränke zu einer Problemdroge (MCKENNA und PIEPER o. J.), in anderen Kulturen hingegen wird er als Energiespender hoch gelobt. So sehen Tibeter im Zucker eine gesunde Droge, die Kraft und Intelligenz steigert. Jeder Zucker (Rohr-, Trauben-, Rüben- oder Fruchtzucker) ist eine biogene, also »natürliche« Droge; ein reiner Pflanzeninhaltsstoff. Manchmal wird auch zwischen »gutem« Zucker (Fructose/Traubenzucker) und »bösem« Zucker (Rohrzucker[454], Rübenzucker[455]) differenziert. Die Entdeckung der Zuckerraffinerie hatte einen großen Einfluss auf die Kulturgeschichte (BAXA und BRUHNS 1967, HOBHOUSE 1992).

Die »Zuckersüße« oder »Honigsüße« von Kräutertee trug als erotische Metapher zu seiner Rolle als Liebesmittel bei. »Zum ersten Male wird Zucker in der Liebeslyrik der Minnesänger um 1205 im *Parzifal* Wolfram von Eschenbachs erwähnt: ›(...) für Zucker ässen ihn die Frau'n‹« (BAXA und BRUHNS 1967: 11).

»Nach den illegalen Rauschmitteln, nach **Tabak** und **Alkohol**, ist Zucker die gefährlichste ›Droge‹, die von der reichen, weißen Menschheit konsumiert wird.« (HOBHOUSE 1992: 75)

»Tee besitzt magische Kräfte. Er labt den Einsamen und vereint eine Gesellschaft, Tee erfreut in heißen und erwärmt in kalten Ländern, Tee und Teegetränke heilen und lindern leichtere und größere Beschwerden von Körper und Seele (...) Tees aus magischen Kräutern dieser Welt stehen (...) für einen ganz besonderen Genuss. Sie sind Botschafter ihres Herkunftslandes und erzählen von Geschichte, versunkenen Kulturen, fremden Völkern, vergessenen Bräuchen, Frauenwissen, Erotik und Exotik.« (SCHNEIDER 1998: 6)

454 Der aus dem nur als Kultigen bekannten Zuckerrohr (*Saccharum officinarum* L., Gramineae) gesammelte Saft oder eingedickte Sirup wurde in der Antike *sakcharon* genannt und als »Honig des Zuckerrohrs«, aus »Rohr gesammelter Honig« oder eine »Art geronnenen Honigs« beschrieben (PLINIUS XII 32, DIOSKURIDES I, 104) und als Heilmittel verwendet (BAXA und BRUHNS 1967: 6). Die alten Araber nannten den Rohrzucker *tabarzeth*; daraus leitet sich der Name Tebashir oder Tabashir für Bambusmanna ab (siehe **Bambus**).

455 Rübenzucker wird aus der Zuckerrübe *Beta vulgaris* L. var. *altissima* DÖLL, Chenopodiaceae, gewonnen. »Zuckerrübe« bedeutet vulgär »süßer Schwanz«. Im 19. Jahrhundert galt die Rübe (*Beta vulgaris*) als Aphrodisiakum und stimulierendes **Gemüse** (OSIANDER 1826: 210*).

»Nach der indischen Sage schuf der Priester Vishvamitra das Zuckerrohr, um eine Götterspeise für das dem Raja Trishanku geweihte irdische Paradies zu liefern.« (Baxa und Bruhns 1967: 6)

Der obszöne Wortschatz kennt viele Zuckermetaphern: »Zuckerschlecken« ist der homo- oder heterosexuelle Anilungus; ein »Zuckermund« ist ein verführerischer Mädchen- oder Frauenmund; eine »Zuckerpuppe« ist ein niedliches Mädchen; der »Zuckerstein« ist der Penis (Bornemann 1974 I*).

Die leistungssteigernde Wirkung von Zucker kann Kraft und Ausdauer für erotische Spiele wie für den Leistungssport liefern. Schließlich wird aus Zucker durch Gärung **Alkohol** gewonnen. *Brown Shugar*, »brauner Zucker«, ist ein Deckname für ungereinigtes Heroin oder diacetyliertes **Opium**.

Indian Love Tea™, eine fertige, in Teebeutel verpackte Kräutermischung der indianischen Firma Native American® Herbal Tea (www.nativeamericantea.com).

Literatur

Baxa, Jakob und Guntwin Bruhns
1967 *Zucker im Leben der Völker*, Berlin: Verlag Dr. Albert Bartens.

Hobhouse, Henry
1992 *Fünf Pflanzen verändern die Welt: Chinarinde, Zucker, Tee, Baumwolle, Kartoffel*, München: dtv/Klett-Cotta.

König, Gabriele und Christiane Goetz
1994 »Stevia«, in: *Hagers Handbuch der pharmazeutischen Praxis* (5. Aufl.), Berlin: Springer, Bd. 6: 788–792.

McKenna, Terence und Werner Pieper
o. J. *Die süßeste Sucht: Ist Zucker eine Killerdroge?*, Löhrbach: Werner Pieper's MedienXperimente/Solothurn: Nachtschatten Verlag (Der Grüne Zweig 163).

Schneider, Sylvia
1998 *Tees zum Wohlfühlen: Magische Kräuter aus aller Welt*, München: Mosaik.

Soejarto, Djaja D., César M. Compadre und A. Douglas Kinghorn
1983 »Ethnobotanical Notes on Stevia«, *Botanical Museum Leaflets* 29(1): 1–25.

Kresse

»Schon in alten Zeiten war diese Pflanze bekannt, und wir begegnen ihr in der Geschichte, sobald von einer solchen die Rede sein kann, doch wenn wir ihr begegnen, können wir nicht mit Gewissheit sagen, um welche Art von Kresse es sich jeweils handelt.« (Root 1996: 201f.*)

Ob Kresse den Geschlechtstrieb fördert oder hemmt, darüber gehen die Meinungen seit alters her auseinander.

»Kresse« bezeichnet verschiedene Gewächse, die zu unterschiedlichen Gattungen und Familien gehören und alle als Aphrodisiaka gelten:

- Brunnenkresse, *Nasturtium officinale* R. Br., Cruciferae

Im Orient und in Afrika isst man die frischen Blätter der Brunnenkresse (Crescio, Crissonium, Cressone; Watercress, Wasserkresse) als aphrodisischen Salat und **Gemüse**. Auch in Nordamerika verbreitete sich der Glaube, dass sie ein Aphrodisiakum ist (Krochmal und Krochmal 1984: 156*).

Kresse oder Brunnenkresse *(Nasturtium officinale)*. (Holzschnitt aus Brunfels 1532: 259*)

Die Kresse (*Lepidium magnum*) hieß auch Pfefferkraut und wurde als liebesförderndes Gewürz benutzt. (Holzschnitt aus Fuchs 1545: 274*)

Auf Keltisch hieß sie *beruro* und war eine Unterweltspflanze; ihr Zweck war, die *libido ad erectionem* zu stimulieren (Höfler 1911: 249*).

Das Brunnenkressenkraut (Nasturtii herba) ist in der Naturheilkunde eine beliebte Zutat zu »Blutreinigungsmitteln« für eine Frühjahrskur. Es enthält kleine Mengen an Senfölglykosiden (Glucosinolaten) und Nitrile (Wichtl 1989).

- Gartenkresse, *Lepidium sativum* L., Cruciferae

Im Orient ist das Essen der Samen (*chamsur*) als Aphrodisiakum weit verbreitet. In der heutigen Volksmedizin Ägyptens gelten die Kressesamen (arab. *habb el-rashad*) als Tonika und Aphrodisiaka (Boulos und el-Hadidi 1989: 56*). In der Antike trug diese Kresse den verwirrenden Namen »**Kardamom** der Hekate« (Dierbach 1833: 200*). Dioskurides schreibt von diesem »Kardamon (...) Das beste scheint das babylonische zu sein. Der Same (...) ist erwärmend, scharf, (...) befördert die Menstruation, reizt zum Beischlaf« (II 184). Plinius ist anderer Meinung: »Die Kresse dagegen hemmt den Geschlechtstrieb und schärft (...) den Geist« (XX 127). – Eine babylonische Kressenverwirrung!

- Kapuzinerkresse, *Tropaeolum maius* L., Tropaeolaceae

Die aus Südamerika stammende Kapuzinerkresse (Indian Cress, Cresson des capucins, Nas-

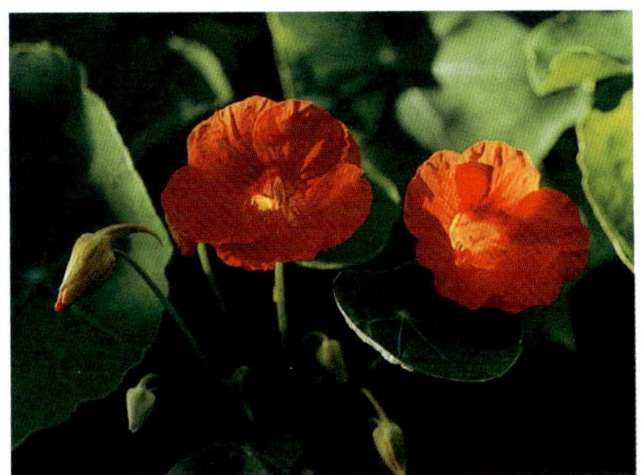

Viele Kressen gelten als aphrodisische Gemüse. Von der aus Südamerika stammenden Kapuzinerkresse *(Tropaeolum majus)* behauptet man in Frankreich, sie rege den sexuellen Appetit an; deshalb nennt man sie »Blume der Liebe«. Ihre Blüten sind ein interessantes Gewürz in Kartoffelsuppen. (Hamburg, Deutschland, 2001)

turzio indiano) ist eine Liebesblume, die den Sex anstacheln soll. Die Kapuzinerkresse enthält ein scharf schmeckendes **ätherisches Öl** (= Benzylsenföl) und sehr viel Vitamin C. Sie gilt auch als Immunstimulator (PAHLOW 1993: 182*).

- Breitblättrige Kresse, *Lepidium latifolium* L., Cruciferae

  Im alten Rom verwendete man die Samen und das Kraut in **Liebestränke**n.

- Maca, *Lepidium meyenii* WALP, Cruciferae

  Die südamerikanische »Inkakresse« **Maca** ist ein Kräftigungs- und **Nahrungsergänzungsmittel** sowie ein Aphrodisiakum (siehe dort).

Literatur

WICHTL, Max

1989 »Brunnenkressenkraut«, in: ders. (Hg.), *Teedrogen*, Stuttgart: WVG, S. 124–125.

Krokodil

Crocodilus spp., Crocodylidae (Echte Krokodile), Ordnung Crocodilia, Klasse Reptilia (Reptilien)

Andere Namen

Ayim (Lakandon), Coccodrillo (ital.), Cocodrilo (span.), Crocaditz (span.), Croco, Crocodile (frz.), Crocodill, Crocodillo, Crocodilo, Crocodito, Crocodyl, Kokodrille, Krokophant, Yakaré (Tupi)

Nicht zu verwechseln mit Alligatoren. Diese unterscheiden sich von Krokodilen vornehmlich durch die Art der Bezahnung.

Krokodile lieferten skurrile magische Liebesmittel und Amulette. Ihr weißes Fleisch kräftigt und gibt Energie.

Krokodile (Alligatoren, Kaimane und Gaviale) leben in tropischen Regionen. Sie faszinieren Menschen weltweit durch ihr urweltliches Aussehen, ihr Verhalten und ihre potenzielle Gefährlichkeit. Sie leben im und am Wasser und erbeuten alles, was ihnen vor die Nase kommt – selbst Menschen.

Ihre trügerische Trägheit und Unbeweglichkeit kann blitzartigen Stößen und schnellen Bewegungen weichen. Vermutlich war es diese Eigenschaft, die die Männer durch Sympathiezauber auf ihr »bestes Stück« übertragen wollten!

Um den Kunden zu vermitteln, dass «Arzneyen» aus der gesamten Welt zur Verfügung stehen, hingen in vergangenen Jahrhunderten ausgestopfte Krokodile an der Decke von Apotheken, ebenso in Alchemistenlabors zum Schutz des »Großen Werkes«.

Gebrauch als Aphrodisiakum

Die **Moschus**drüsen der Krokodile dienten im Sudan als olfaktorisch wirksames Aphrodisakum, wie Alfred Edmund Brehm (1829–1884) gemäß nebenstehendem Zitat selbst vor Ort beobachten konnte. Seit der Antike bis in die frühe Neuzeit betrachtete man das Krokodil als Verwandten des **Skink**s (Echsenart Scincidae), die beide «die ehelichen Werke» förderten: »Der Crocodil Art und Geschlecht sind auch die *Scinci* der Apotheker/ fast klein wie die Eydechse/ welche durch Betrug an statt derselbigen genommen und sonsten *Crocodili terrestres* genennet werden. Die *Scinci* werden auch zu Artzneyen innerlich Gifft/ und die eheliche Werck zu fürdern/ gebraucht« (LONICERUS 1679: 628*).

Schon Plinius wusste, dass es unterschiedliche Krokodilarten gibt, die sich vor allem durch den Bau der Kiefer und Zähne unterscheiden. Daraus leitete er eine (merkwürdig anmutende) Differenzierung des aphrodisischen Gebrauchs ab: »Es gibt nämlich zwei Arten von Krokodilen. Die Zähne aus der rechten Kinnlade der einen Art [dem echten Krokodil] reizen, wenn wir es glauben wollen, an den rechten Oberarm gebunden, den Geschlechtstrieb« (PLINIUS XXVIII, 28).

»Ein Crocodil hat die Krafft fleischlichen Lust zuerwecken/ welche widerum gestillet wird von Linsenbrüh getruncken.« (LONICERUS 1679: 628*)

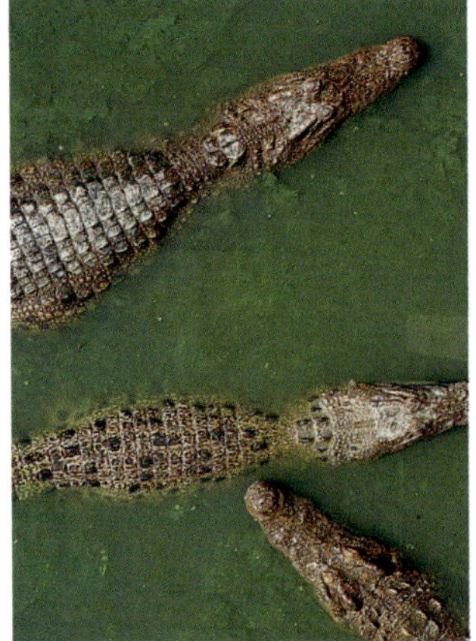

Krokodile für die Zucht: Fleisch-, Leder- und Aphrodisiakalieferanten. (Thonburi Snake Farm, Bangkok, Thailand 1988)

«Die Moschusdrüsen [der Krokodile] sind es, die den Einwohnern des Sudan als der größte Gewinn erscheinen. (...) Denn vermittels dieser Drüsen verleihen die Schönen Nubiens und Sudans ihrer Haar- und Körpersalbe den Wohlgeruch, welcher sie so angenehm macht in den Augen bzw. den Nasen der Männer (...)» (Brehm in JAHN 1968: 369)

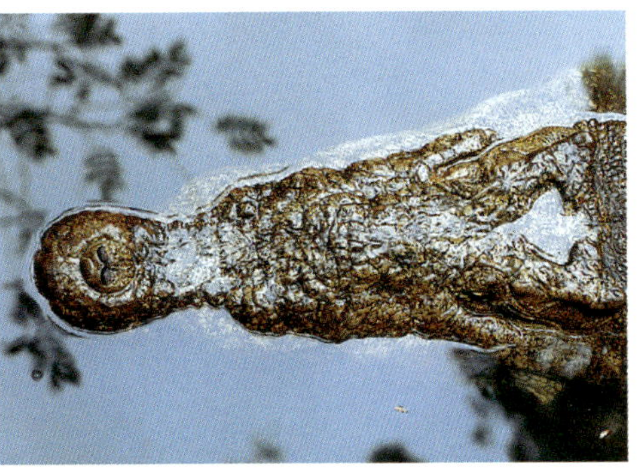

Das mittelamerikanische Spitzkrokodil *(Crocodilus acutus)*. Der aus dem Wasser lugende Krokodilkopf ähnelt einem Phallus. Die Lakandonen von Naha' benutzten früher Krokodilkot *(u ta')* gegen Hauterkrankungen. Sie glauben, dass Krokodile nicht krank werden und deshalb der Genuss von Krokodilfleisch oder ein Krokodilzahn *(u koh ayim)* als Amulett getragen vor Krankheiten schütze. (Villahermosa, Tabasco, Mexiko, 1990)

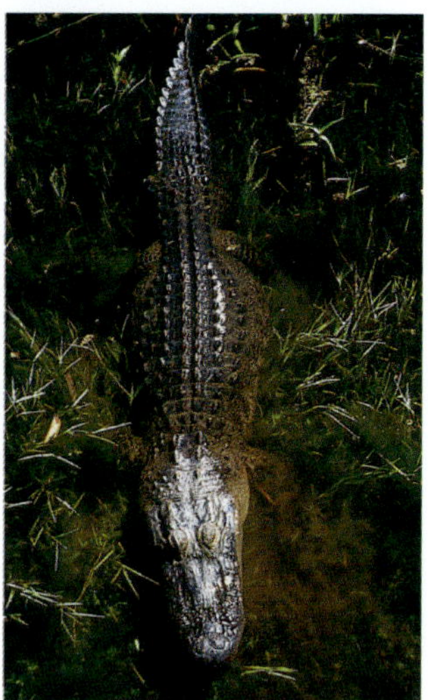

Eine Kaimanart in Amazonien.

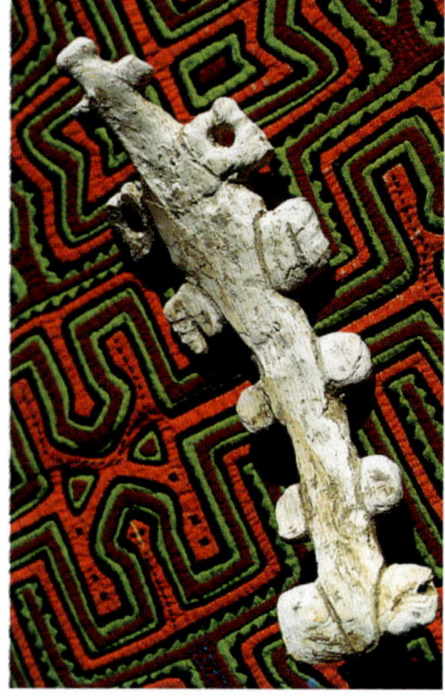

Eine präkolumbianische Krokodilfigur aus dem Schalenstück einer großen meeresbewohnenden Schnecke (vermutlich *Strombus gigas*, der Riesen**flügelschnecke**). (Veraguas Provinz, Panama)

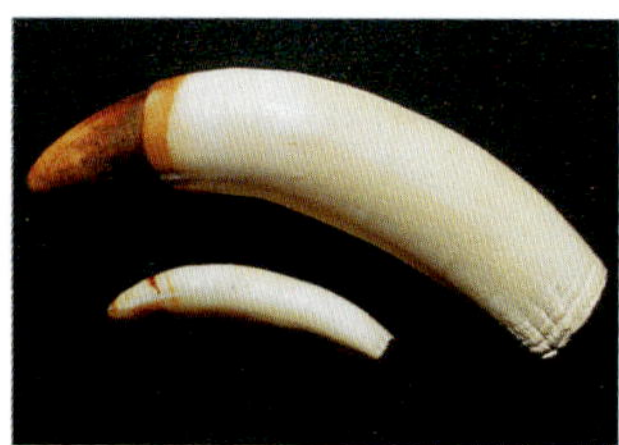

Krokodilzähne als Phallussymbole und -amulette. Man trug sie vielerorts als Amulette gegen Zahnschmerzen oder verrieb sie zu Zahnpulver. (Yarinacocha, Pucallpa, Peru, 1999)

Zu den **Kosmetika** zählte Plinius den weißen und meist steinharten Krokodilkot. Mit **Zypergras**öl aufs Gesicht gestrichen, bewirke dieser ein blühendes Aussehen (PLINIUS XXVIII, 28).[456]

Krokodilkörperteile als pharmazeutische

Rohdrogen zur Bereitung von Aphrodisiaka und **Liebestränke**n:

- Fleisch vom Schwanz
- männliche **Genitalien** (Hoden, Penis)
- unausgebrütete (hartschalige) **Eier**
- Magensteine (vom Tier verschluckte Geröllsteine, Kiesel zur Verdauungsförderung)
- Zähne und Knochen
- **Exkremente** (weiße, steinharte Kotballen)

Krokodilkörperteile als Liebes**amulette** und Potenztalismane:

- Zähne: als Phallussymbole und für Amulette
- Hautstücke: für Amulettbündel u. a.
- getrocknete Schwanzspitzen
- ausgestopfte Krokodile: zum Schutz des Ortes
- Krokodil-Nachbildungen: zum Schutz des Ortes

Krokodilfleisch

In Europa berichteten frühe Reisende, dass Krokodilfleisch zwar weiß und recht zart sei, jedoch zu sehr nach Bisam (= **Moschus**) rieche und schmecke (ZELLER 1983: 14). Selbst Brehm berichtete noch gegen Ende des 19. Jahrhunderts, der durchdringende Moschusgeruch mache es unmöglich, das Fleisch älterer Tiere zu genießen; die Afrikaner hingegen betrachteten es als Leckerbissen. In der chinesischen Küche gelten alle Speisen mit Krokodilfleisch oder -eiern per se als Aphrodisiaka. In Südamerika hält man das in Knoblauch gebratene Schwanzfleisch der Kaimane für eine »Potenzbombe« und ein aphrodisisches Stärkungsmittel.

Kommentar

In Amazonien aßen wir den Schwanz eines jüngeren Kaimans[457], über dem Feuer in Fett mit Knoblauch heiß angebraten. Das weiße, huhnartig schmeckende Fleisch war köstlich, eine kulinarische Sensation! Es kräftigte uns deutlich und vermittelte erotische Gefühle.

Auch in Australien bestellten wir mehrmals Krokodilfleisch von der Speisekarte und erhielten Schwanzstücke jüngerer Krokodile, die uns vorzüglich mundeten. (cme)

Literatur

JAHN, Theo

1968 *Der Farbige Brehm*, überarb. und erg. Neuausgabe von Alfred Edmund Brehm, *Das Illustrierte Thierleben* von 1878, Freiburg, Basel, Wien: Herder.

ZELLER, Klaus R.

1983 *Das Krokodil/der Kaiman in Vorstellung und Darstellung südamerikanischer Indianer*, Hohenschäftlarn: Klaus Renner Verlag.

Kröten

Bufo spp., Bufonidae (Echte Kröten), Unterklasse Anuromorpha (Froschlurchartige), Klasse Lurche (Amphibia)

Kröten gelten weltweit in der Mythologie als Symbole der Fruchtbarkeit. Die Verwendung getrockneter Kröten für Liebestränke und Liebeszauber ist daher symbolisch-magisch begründet, bei einigen Arten auch pharmakologisch.

Art und Lebensweise der Kröte spiegeln sich symbolisch im Mythos und begründeten ihren Ruf als Liebesmittel. Dieselben natur- und geistesgeschichtlichen Hintergründe gelten analog auch für andere tierische Aphrodisiaka (wie **Affe**, **Bär** und **Bock**).

Zoologie

Entwicklungsgeschichtlich gehören Kröten zu den ersten Wirbeltieren, denen es gelang, auch außerhalb des Wassers zu leben. Bei ihrer Entwicklung vom Ei zum ausgewachsenen Tier durchlaufen sie ein fischartiges Stadium. Feuchtigkeit nehmen sie nicht oral, sondern durch ihre drüsenbesetzte Haut auf. Kröten sind nachtaktiv. Sie leben in und an dunklen, feuchten Orten, in der Nähe von Tümpeln. Bei Trockenheit, bei Hitze wie auch bei einsetzendem Frost ziehen sie sich in trockene Erdhöhlen zurück, wo sie auch überwintern. Bei Regen oder Wärme kommen sie wieder an die Oberfläche. Mit weithin hörbarem Quaken locken die Männchen Weibchen an.

Kulturgeschichte

Diese Naturbeobachtungen schlugen sich folgerichtig in den Mythen der Völker nieder. Ohne Regen kein fruchtbares Ackerland. Daher erscheinen Kröten als Sendboten des Regens und wurden zum Symbol von Fruchtbarkeit.

In China verehrte man das nachtaktive Tier als Göttin des Mondes und brachte es mit Wasser, Nacht und Weiblichkeit (Yin) in Verbindung. In

456 Die getrockneten Eingeweide führt er als Zutat zu **Räucherwerk** auf, das heilsam für die Gebärmutter sei.

457 In manchen Amazonasregionen gehören Kaimane zu den bedrohten Tierarten, vor allem, weil man ihnen »ans Leder« will. Man sollte sich deshalb erkundigen, bevor man Kaimanfleisch bestellt.

Vietnam gilt es als Symbol von Wachstum und Kraft. Mesoamerikanische Kulturen erkannten im Kriechtier eine Erscheinungsform der Erdmutter, so der aztekischen Erdgöttin Tlatecuhtli (FURST 1972 und 1974: 88*).[458] Die Maya assoziierten Kröten (und Frösche) mit den Regengöttern (Chac), dem Regenmachen und mit Fruchtbarkeit. Auch in diversen afrikanischen Schöpfungsmythen spielt sie eine wichtige Rolle. Weil sich Kröten und menschliche Embryos[459] in Stadien ihrer Entwicklung ähneln, betrachten die Bambara (Westsudan) diese Amphibien als ihre Ahnen. In Griechenland ordnete man sie dem Umfeld von Aphrodite zu.

Das Christentum brachte eine gänzlich andere Perspektive ins Spiel. Die Verehrung der Himmelskörper, der Natur und die Anerkennung natürlicher Kreisläufe wurde verdrängt durch die Verehrung eines einzigen Gottes; einer abstrakt-geistigen, göttlich-männlichen Macht. Diese lineare und dualistisch geprägte Sicht auf die Natur dämonisierte Tiere der Nacht, des Mondes und der Erde. Die Kröte wurde auf die Schattenseite verbannt. Sie wurde zum Höllenboten dämonisiert und als chthonisches »schlechtes« Tier verachtet, vor dem man sich ekelte und das man daher verfolgte. Dasselbe Schicksal erfuhr die insgesamt negativ bewertete *materia*, die »Mutter Natur« – und damit alles Weibliche, Erdverhaftete und zyklischen Mondphasen Unterworfene.

Anklänge an die einstige Bedeutung der Kröte als Fruchtbarkeitssymbol erhielten sich in ihrem magischen Gebrauch als Zutat von Liebestränken, der in der frühen Neuzeit rigoros von der Kirche verfolgt wurde. Wer ihn pflegte oder in Auftrag gab, wurde als Hexe diffamiert und auf dem Scheiterhaufen verbrannt. Die Kröten landeten als Hexentiere im Hexenkessel (vgl. **Hexensalben**). Im weiteren Verlauf der abendländischen Geschichte bezeichneten wissenschaftlich aufgeklärte Autoritäten und Institutionen magische Handlungen (mit Kröten und anderem Getier) als Unfug und Aberglaube.

Gebrauch

Gemäß antiken Quellen wurden Kröten für **Liebestränke** verwendet. Christliche Autoren nannten sie als Bestandteil von Hexengebräuen und **Hexensalben** (DEGRAAFF 1991, HIRSCHBERG 1988, ROSEMBERG 1951). Die christliche Votivmalerei stellt Kröten als Symbole der Gebärmutter dar (THEOPOLD 1981).

Für China und Mesoamerika ist der Gebrauch von Kröten für magische Gebräue gut belegt. Chinesische Krötensekrete *(Ch'an Su)* enthalten reichlich **Bufotenin**; in China und Japan werden daraus hergestellte Präparate als Aphrodisiaka verwendet (LEWIS 1989: 70). In Vietnam gibt man Krötenextrakte (oder **Amulette**) kleinen Kindern als Stärkungsmittel und zum Schutz.

In Mexiko werden die Tiere in magischen Gebeten als **Liebeszauber** angerufen *(oración del sapo)*. Ebenso sind krötengestaltige **Amulette** als Liebeszauber verbreitet, etwa aus chiapanekischem **Bernstein** oder Obsidian. Noch heute verkaufen Händler auf *Brujería*-Märkten Krötensekret als Liebespulver (vgl. **Alaun**). Man dreht den Krötenschleim zu Kugeln, die man als Aphrodisiakum hinter das Ohr schmiert. Im südlichen Veracruz verwenden *curanderos* (»Heiler«) oder *brujos* (»Hexer«) nach wie vor eine Zubereitung aus *Bufo marinus* als Entheogen (KNAB o. J.).

In Australien benutzt man angeblich die aus Amerika stammende[460], dort *Cane toad* genannte *Bufo marinus* als psychoaktive Droge (so genanntes *toad licking*). Dort nimmt man auch den eingedickten Saft ausgekochter Tiere als Halluzinogen und Aphrodisiakum ein (KEUP 1995: 14). Außerdem kennt man die Zubereitung eines Dekokts aus getrockneter Haut, so genannter *Cane skin tea* (*Der Spiegel* 32/1994: 92).

Früher war die Kröte (Bufo, Mumienkröte, vgl. **Mumie**) in Deutschland ein Apothekenmittel – hauptsächlich gegen Gicht (MOST 1843: 328*).

»Krötenlecken«

In den letzten Jahren las man in der internationalen Presse immer wieder Berichte vom »Krötenlecken« oder *toad licking* (LYTTLE 1993), bei dem das aus den Drüsen gedrückte (gemolkene) Sekret von *Bufo marinus* aufgeleckt wird: »Beim Auflecken des ausgemolkenen Sekretes (zweimal am Tag ›melken‹ ist möglich, berichten Missbraucher) tritt in Kürze ein pelziges Gefühl der Lippen und der Zunge auf. Nach 5 bis 10 (bis 30) Minuten ist Übelkeit häufig, und erst 20 bis 30 Minuten nach Einnahme, zuweilen früher, setzen Halluzinationen unterschiedlicher Art ein, rascher beginnend und kürzer anhaltend als durch LSD« (KEUP 1995: 12). Diese stark psychoaktive Wirkung erstaunt; zumal in einer Apothekerzei-

»Unter den absonderlichsten Heilmitteln der spätantiken Medizin fallen besonders die aus Kröten und Fröschen zubereiteten Medikamente auf, die aphrodisischen beziehungsweise den Geschlechtstrieb steigernden Zwecken dienen sollten. In diesem Zusammenhang können Frosch und Kröte auch als Schutz vor Impotenz oder Unfruchtbarkeit aufgefasst werden.« (HIRSCHBERG 1988: 66)

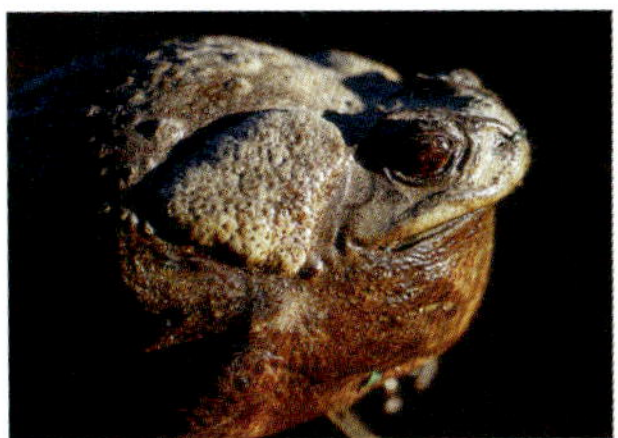

Die Meereskröte *Bufo marinus*. In postklassischen Ritualdepots der Maya entdeckte man auf der Karibikinsel Cozumel Hunderte von rituell bestatteten Skeletten der Meereskröte. Ein kolonialzeitlicher Bericht nennt Kröten als Bestandteil berauschender Trünke. Hin und wieder essen mexikanische Indianer noch heute die enthäutete Kröte.

»(...) in dem Abscheu vor den Kröten, in der blinden Wut, sie zu verfolgen und zu töten, stimmen die so genannten Gebildeten und Ungebildeten (...) vollständig überein. Gerade die Kröten sind ein überzeugendes Beispiel dafür, was es mit unserer Bildung, insbesondere mit der Kenntnis der Natur und ihrer Erzeugnisse, auf sich hat.« (Brehm in JAHN 1968: 423)

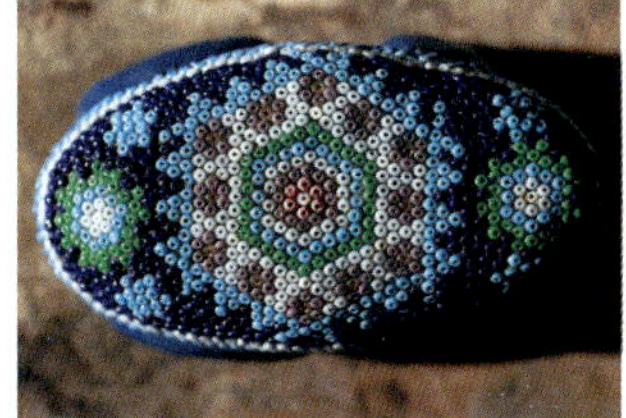

Krötenfigur mit Peyotemuster – zwei Liebesmittel kunsthandwerklich vereint. (Huichol, Mexiko)

458 Im Haupttempel der Azteken fanden Archäologen viele Steinplastiken und Knochen von Kröten (*Ofrenda* 23; ALVAREZ und OCAÑA 1991: 117, 128). Alle Befunde deuten auf einen rituellen Gebrauch oder eine kosmologische Bedeutung von *Bufo marinus* hin (KENNEDY 1982).

459 Siehe dazu Fußnote 16, Seite 24.

460 Kröten sind in Australien nicht heimisch. *Bufo marinus* wurde 1935 eingeführt, um Käfer und deren Larven zu fressen, welche zur Bedrohung der Zuckerrohrplantagen geworden waren. Inzwischen wurden die Kröten, die sich ohne natürliche Feinde rasant vermehrten, selbst zur Plage.

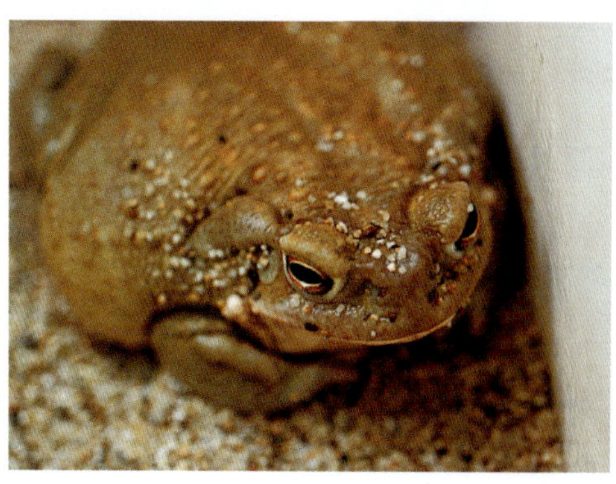

Die in Arizona heimische Colorado-River-Kröte *(Bufo alvarius)* enthält in ihrem Sekret den sehr potenten psychedelischen Wirkstoff 5-MeO-DMT, der auch in vielen als Aphrodisiaka und Rauschmittel genutzten Pflanzen vorkommt und im Nervensystem des Menschen gebildet wird. Personen, die das eingetrocknete Sekret dieser Kröte rauchten, berichten oft von erotischen Visionen und aphrodisischen Nachwirkungen.

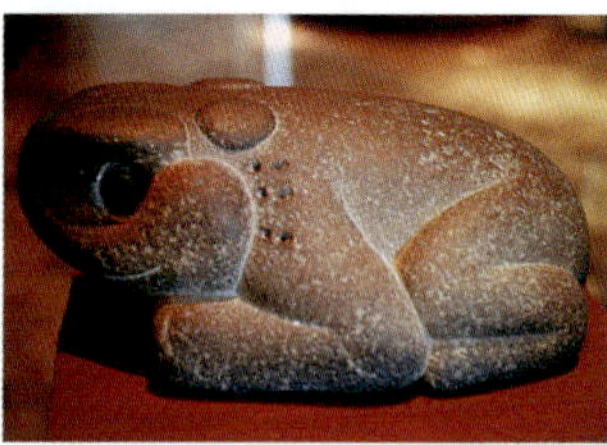

Die aztekische Steinskulptur einer Kröte (aztek. *tamazolin*) zeigt deutlich die Drüsen, in denen das Sekret gebildet wird. Ein Hinweis auf das »Melken« des Sekrets für rituelle, magische oder aphrodisische Zwecke? (Museo Nacional de Antropología e Historia, Mexiko)

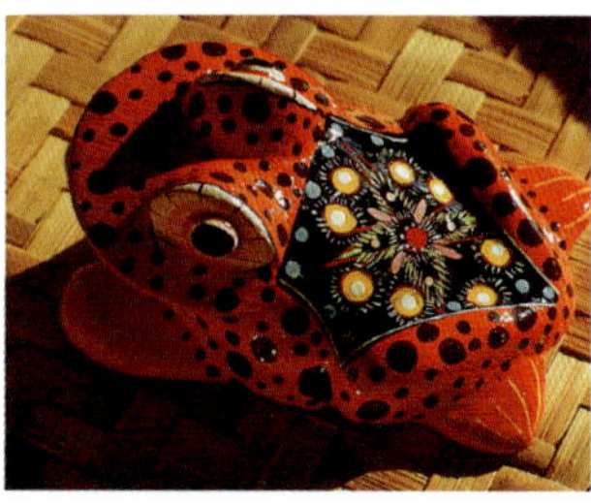

Diese hölzerne Kröte hat eine Bemalung, die auf die psychedelische Wirkung des Sekrets hinzuweisen scheint. (Kunsthandwerk aus Sri Lanka, 2001)

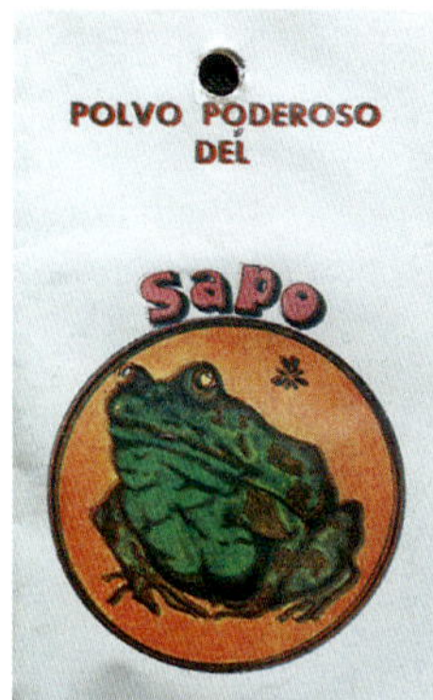

»Mexikanisches Krötengift« wird als potenzförderndes Stärkungsmittel angepriesen. (*Bild-Zeitung*, Faksimile)

tung publiziert. Blieb dem Autor die pharmakologische Erkenntnis verborgen, dass gerade *Bufo marinus* kaum **Bufotenin** enthält, welches allein für derlei visionäre Erlebnisse verantwortlich sein kann?

Inhaltsstoffe

Das Sekret von *Bufo marinus* enthält Katecholamine (Dopamin, *N*-methyldopamin, Adrenalin, Noradrenalin), Tryptamine (Serotonin, *N*-methyl-Serotonin, Bufotenin, Bufotenidine, Dehydrobufotenin) sowie glykosidartige Krötengifte (Lyttle 1993: 523f.). In der Haut wies man **Morphin** nach. Die Krötengifte (Bufotoxine, Bufogenine oder Bufadienolide) sind kardiotoxisch und ähneln in ihrer Wirkung Digitalis: Übelkeit, Erbrechen, Anstieg des Blutdrucks, Verwirrtheit, psychotische Zustände (Keup 1995: 12).

Folgende Krötenarten enthalten **Bufotenin** in nennenswertem Maß: *Bufo alvarius, B. americanus, B. arenarum, B. bufo bufo, B. calamita, B. chilensis, B. crucifer, B. formosus, B. fowleri, B. paracnemis, B. viridis.*

Kommentar

Die sicherste Methode, das Sekret von *Bufo marinus* einzunehmen, ist vermutlich das Rauchen. Ein australischer Raucher kommentierte seine Erfahrung: »Ich sehe die Welt durch das Bewusstsein einer Kröte« (Lewis 1989: 71).

Wir hatten mehrfach die Chance, das Sekret aus *Bufo alvarius* zu rauchen. Inhaliert man tief genug, genügen ein paar Züge. In einer blitzartigen Zeitreise entfaltet sich die Entwicklung des Lebens. Ich erlebte plastische Visionen von aquatischen Welten, gigantischen Amphibien, der kosmischen Krötenmutter der Maya. Eine starke Erotisierung stellte sich ein. Besonders die Stunden nach der kurzen Visionsphase (5 bis 10 Minuten) waren voller erotischer Gefühle und aphrodisischer Triebe. (CR; vgl. Rätsch 2000)

Gesetzliche Bestimmungen und Bezugsquellen

Bufotenin ist nach dem *Queensland's Drug Misuse Act* eine illegale Substanz (Ingram 1988: 66).

Krötenextrakte gibt es im chinesischen Kräuterhandel.

Literatur

Alvarez, Ticul und Aurelio Ocaña

1991 »Restos óseos de vertebrados terrestres de las ofrendas del Templo Mayor, ciudad de México«, in: Beatriz Quintanar (Hg.), *La fauna en el Templo Mayor*, México, D.F.: INAH, S. 105–146.

Davis, Wade

1988 »*Bufo marinus:* New Perspectives on an Old Enigma«, *Revista de la Academia Colombiana de Ciencias Exactas, Fisicas y Naturales* 14(63): 151–156.

DeGraaff, Robert M.

1991 *The Book of the Toad*, Rochester, Vermont: Park Street Press.

Furst, Peter T.

1972 »Symbolism and Psychopharmacology: The Toad as Earth Mother in Indian America«, in: *Religión en Mesoamérica, XII Mesa Redondo*, México, D.F.: S.M.A., S. 37–46.

Hirschberg, Walter

1988 *Frosch und Kröte in Mythos und Brauch*. Wien usw.: Böhlau.

Ingram, Glen

1988 »The ›Australian‹ Cane Toad«, in: John Pearn und Jeanette Covacevich (Hg.), *Venoms and Victims*, Brisbane: The Queensland Museum and Amphion Press, S. 59–66.

Jahn, Theo

1968 *Der farbige Brehm*, überarbeitete und ergänzte Ausgabe von *Brehms Tierleben*, nach der 2. Aufl. von 1878, Freiburg: Herder.

Kennedy, Alison B.

1982 »*Ecce Bufo:* The Toad in Nature and Olmec Iconography«, *Current Anthropology* 23(2): 273–290.

Keup, Wolfram

1995 »Die Aga-Kröte und ihr Sekret: Inhaltsstoffe und Missbrauch«, *Pharmazeutische Zeitung* 140(42): 9–14.

Knab, Tim

o. J. *Narcotic Use of Toad Toxins in Southern Veracruz*, Unveröffentlichtes Manuskript (10 Schreibmaschinenseiten).

Lewis, Stephanie

1989 *Cane Toads: An Unnatural History*, New York usw.: Dolphin/Doubleday.

Lyttle, Thomas

1993 »Misuse and Legend in the ›Toad Licking‹ Phenomenon«, *The International Journal of the Addictions* 28(6): 521–538.

Lyttle, Thomas, David Goldstein und Jochen Gartz

1996 »Bufo Toads and Bufotenine: Fact and Fiction Surrounding an Alleged Psychedelic«, *Journal of Psychoactive Drugs* 28(3): 267–290.

Most, Albert

1983 *Bufo alvarius: The Psychedelic Toad of the Sonoran Desert*, Denton: Venom Press. (Als italienische Übersetzung in: *Rospi psichedelici*, Turin: Nautilus, 1995.)

RÄTSCH, Christian
2000 »Die Krötenmutter«, in: Franz-Theo GOTTWALD und Christian RÄTSCH (Hg.), *Rituale des Heilens*, Aarau: AT Verlag, S. 83–89.
ROSEMBERG, Tobias
1951 *El sapo en el folklore y en la medicina*, Buenos Aires: Editorial Periplo.
THEOPOLD, Wilhelm
1981 *Votivmalerei und Medizin*, München: Thiemig.

Krötenstein

Andere Namen

Batrachites (griech. »Frosch«), Boraces, Borax[461], Botrax, Brontias, Bufonit, Bufonites (lat.), Bufotinite, Chelonites, Crapadinam, Crapaudine (frz.), Garatronia, Krotenstain, Krottenstein, Lapis bufonius, Ombrias, Toadstone

Die mysteriösen Krötensteine waren früher begehrt als Aphrodisaka und Amulette.

Gelegentlich findet man alte Apothekergefässe mit der Aufschrift *Bufonites*, »Krötensteine«. Die darin aufbewahrten Rohdrogen waren in der frühen Neuzeit äußerst begehrte Aphrodisiaka, universelle Gegengifte und Schutz**amulette**. Da man sich die Herkunft oder den Ursprung der Krötensteine nicht erklären konnte, glaubte man einer populären Legende, nach der die Krötensteine angeblich im Kopf der **Kröte** oder des auf **Schlangen** reitenden Krötenkönigs entstehen. Sterben solche Kröten, bleiben nur die magischen Steine zurück (GAMLEN 1873, LANKASTER 1920).

Hinter den Krötensteinen verbergen sich **Fossilien**, deren Herkunft erst die Paläontologie erklären konnte. Zum Glück hatten sich die fraglichen Rohdrogen und aus ihnen hergestellten **Amulette** bis ins »wissenschaftliche« Zeitalter erhalten. Krötensteine sind die fossilen Zähne prähistorischer Knochenfische, hauptsächlich von *Lepidotes* (PEYER 1954, RÄTSCH und GUHR 1989: 104f.*). *Lepidotes*-Zähne wurden sogar in bronzezeitlichen Kultorten gefunden; das heißt, sie wurden offensichtlich schon früh als auffällige Besonderheiten erkannt und geschätzt (OAKLEY 1975: 20). Die Gebissteile und Zähne bilden im Muttergestein ein Muster, das in der Tat der warzigen Krötenhaut verblüffend ähnelt. In der frühen Neuzeit fasste man die schüsselförmigen fossilen Zähne gerne als **Amulette** in Ringe (OAKLEY 1975).

Krötensteine sind fossile Zähne von folgenden Fischen (Knochenschmelzschupper oder »Holostei«; vgl. FRICKHINGER 1991):

- *Lepidotes* spp., Semionotidae (Dickschupper); berühmt aus dem Ölschiefer von Holzmaden (*Lepidotes elvensis*) und dem Weißen Jura (*Lepidotes gigas*).
- *Microdon* spp., Pygnodontidae (Kugelzahnfische); bekannt aus Solnhofen und Ceara, Brasilien.
- *Gyrodus* spp., Pygnodontidae (Kugelzahnfische).
- *Pycnodus* spp., Pygnodontidae (Kugelzahnfische); von GESNER in seinem *Fischbuch* (1670*) sogar als Fossil dargestellt; berühmt aus dem Eozän von Monte Bolca in Italien.
- *Strophodus* spp., Pygnodontidae (Kugelzahnfische).

Krötensteine oder Echiniten (»Seeigelsteine«)

»Die Echiniten, aus der Kreide stammend, liegen gar nicht selten im Quartär Norddeutschlands; in der Niederlausitz nennt sie der gemeine Mann ›Knopf-, Kreuz- und Krötensteine‹ und er glaubt, dass sie sich im Gehirn des Krötenkönigs bilden. Der Krötenkönig aber ist eine alte Kröte, welche eine Krone auf dem Kopfe trägt und in Spanien und Frankreich ganz gemein sein soll. Man schreibt dem Krötensteine die wundervolle Kraft zu, dass er durch bloßes Streichen und Reiben die Entzündung der Augen wegnehme, giftige Bisse und bösartige Geschwülste heile und, wenn er äußerlich nur getragen werde, vor Vergiftung schütze und die Beinschmerzen behebe« (KÖHLER 1876: 13).

»Borax ist ain krotenstain (...) und haizent in die wahle [Welsch] crapadinam.«
(CONRAD VON MEGENBERG 1350: 436f.)

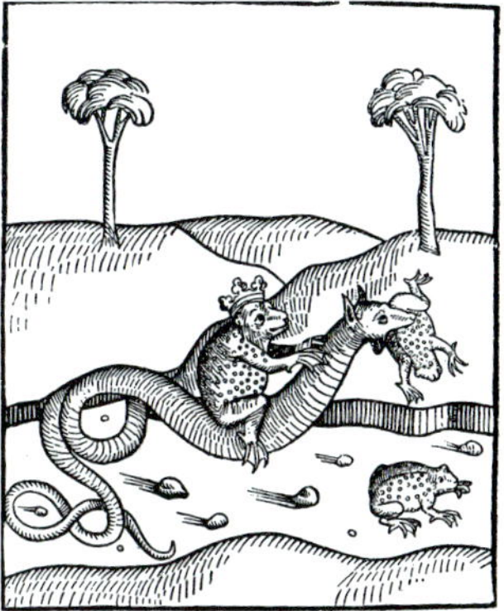

Der Krötenkönig reitet auf einer Schlange mit Ohren, die eine Kröte im Maul trägt (oder gebiert?); darunter die Krötensteine. (»Die alte Schlang«, Holzschnitt eines anonymen Ulmer Meisters, von 1483)

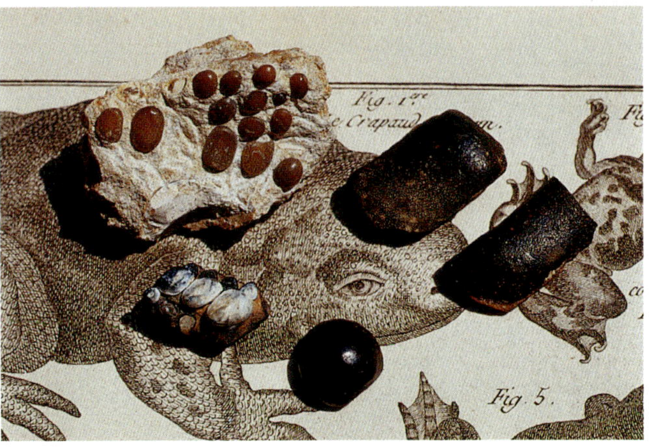

Verschiedene »Krötensteine«: Fossile Zähne von Fischen (*Pycnodus, Gyrodus, Microdon, Strophodus*).

461 Dass der Krötenstein von Albertus Magnus (II 2,2) Borax genannt wird, führte vielleicht dazu, dass man den aphrodisischen Ruf des magischen Krötensteins auf das Natriummineral **Borax** übertragen hat. Möglicherweise ist in der älteren Literatur mit dem Wort Borax immer der Krötenstein gemeint (vgl. LÜSCHEN 1968: 259*).

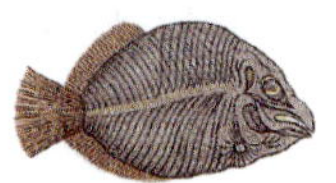
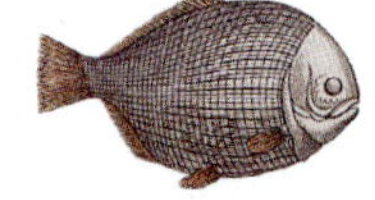
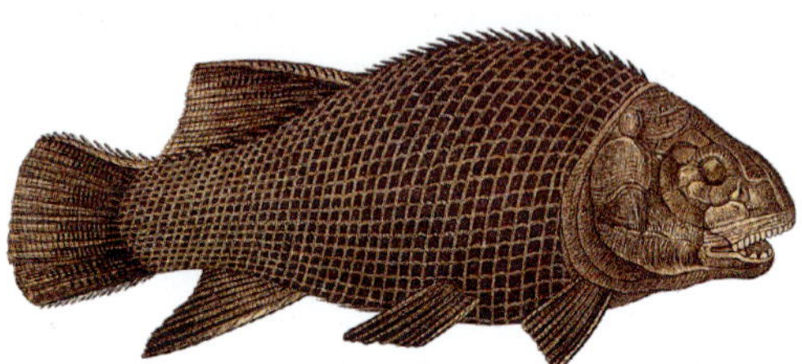

Drei fossile Fische (*Pycnodus, Tetragonolepis, Lepidotus*), deren versteinerte Zähne Krötensteine genannt werden. (Aus *Schubert's Naturgeschichte – Illustrierte Paläontologie*, 1888)

Inhaltsstoffe

Da der Zahnschmelz hohe Anteile an Calciumphosphat enthält und dieses sich bei der Fossilisation erhält, sind zermahlene und aufbereitete »Krötensteine« eine reiche Quelle an **Phosphor** und damit ein potenziell pharmakologisch wirksames Kräftigungsmittel, dessen Auswirkungen durchaus als aphrodisierend empfunden werden können.

Literatur

FRICKHINGER, Karl Albert
1991 *Fossilienatlas Fische*, Melle: Mergus.

GAMLEN, W.H.
1873 »The Toadstones«, in: *Trans. Devon Assoc.* 6: 200–202.

KÖHLER, Joh. Aug. Ernst
1876 *Deutsche Volkssagen im Lichte der Geologie*, Leipzig und London: F. Wohlauer.

LANKASTER, E. R.
1920 »The Juwel in the Toad's Head«, in: *More Science from the Easy Chair* (3. Aufl.), London: Methuen, S. 55–64.

OAKLEY, Kenneth P.
1975 *Decorative and Symbolic Uses of Vertebrate Fossils*, Oxford: University Press (Occasional Papers on Technology, 12).

PEYER, Bernhard
1954 *Ein Gebissfund von Lepidotus aus dem oberen weißen Jura von Thayngen Kt. Schaffhausen (Schweiz)*, Basel: Birckhäuser.

Kubeben

Piper cubeba L., Piperaceae (Pfeffergewächse)
syn. *Cubeba officinalis* MIQUEL (oder RAF.), *Piper cubebarum*

Andere Namen

Binsenpfeffer, Cubebæ, Cubebe, Cubebenpfeffer, Cubèbes (frz.), Cubebo, Cubebs, Kebâb (arab.), Kubebenpfeffer, Poivre à queue (frz.), Rinoe (indones.), Schwanzpfeffer, Schwindelkörner, Staartpeper (ndl.)

Die Körner des Pfeffergewächses werden als Gewürz verwendet; zudem gelten sie als Reizmittel und Zutat aphrodisischer Liebesmittel.

Der Kubebenpfeffer ist unter den **Pfeffer**arten wahrscheinlich der stärkste. Jacobus Theodorus TABERNÆMONTANUS schrieb in seinem voluminösen *Kräuterbuch* (16. Jh.): »In India werden Kubeben sehr gebrauchet, die ehelichen Werck darmit zu erreitzen, wann man sie in Wein beitzet und davon trincket.«

Gebrauch als Aphrodisiakum und Heilmittel

Kubeben sind (ähnlich wie **Chilcuage)** ein **Reizmittel** für die Eichel und die vaginalen Schleimhäute. Dazu kaut man die Körner und reibt die Eichel mit dem Speichel ein. Das prickelnde Gefühl teilt sich der Vulva beim Geschlechtsakt mit. Zum selben Zweck eignet auch eine auf die gleiche Weise bereitete Mischung aus Kubeben, **Bertramwurzel**, **Ingwer** und **Zimt** (SCHEIK NEFZAUI 1985: 210*).

Kubebenpfeffer wurde früher als Weinzusatz (siehe **Wein**) verwendet; er ist Bestandteil der **Orientalische**n **Fröhlichkeitspillen** und der marokkanischen Gewürzmischung *Ras el hanout*, die – je nach Dosierung der Zutaten und Gesamtdosis – psychoaktiv und aphrodisierend wirkt. Weitere Zutaten: **Kardamom**, **Muskat**nuss und -blüte, **Galgant** (*Alpinia* sp.), **Langer Pfeffer**, **Zimt**, **Nelken**, **Ingwer**, **Rosen**knospen (*Rosa* sp.), Lavendelblüten (*Lavandula angustifolia* MILL.), **Spanische Fliege**, **Eschen**beeren, Paradieskörner *(Amomum melegueta)*, schwarzer **Pfeffer**, Erdnüsse (*Arachis hypogaea* L.), **Kurkuma**, Kassie *(Cinnamomum cassia)*, Schwarzkümmelsamen *(Nigella sativa)*, **Keuschlamm**früchte, **Tollkirsche**n und Veilchenwurzel (*Viola odorata* L.) (NORMAN 1991: 96f.*).

Früher wurden Kubeben bei uns häufig als Gewürz verwendet. Heute findet man sie noch in der asiatischen Küche (etwa als **Curry**zutat) wie auch im Orient.

HILDEGARD VON BINGEN beschrieb seine angeblich psychoaktive Wirkung und einen wenig nachvollziehbaren anaphrodisischen Effekt: »Die Kubebe ist warm, und jene Wärme hat die richtige Mischung in sich, und sie ist auch trocken. Und wenn jemand Kubebe isst, wird jene ungezie-

---

Tantra Vajikarana

Ein starkes Aphrodisiakum stellt man aus je 20 Gramm Kubeben, Asa foetida (»**Teufelsdreck**«) und **Opium** her. Das Gemisch wird in 12 Pillen geteilt. Man soll alle 1 bis 2 Stunden eine dieser Pillen schlucken – als Vorbereitung für eine magische Nacht mit ausschweifenden Tantraritualen.

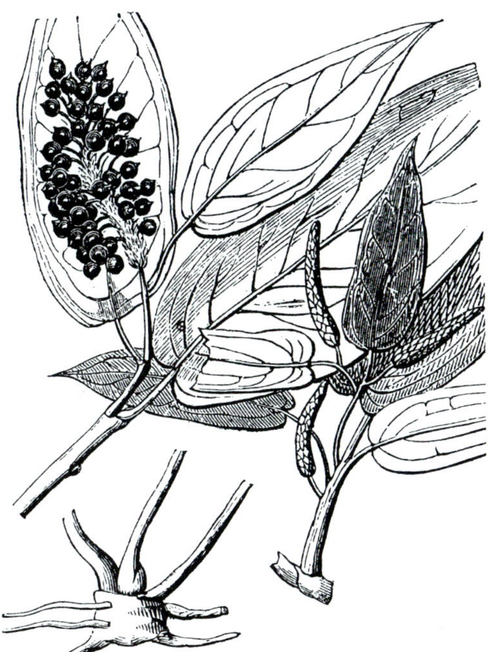

Der Kubebenpfeffer (*Piper cubeba*) in einer botanischen Darstellung. Der auf den Sundainseln und in Ostasien heimische Kletterstrauch, der sich vorzugsweise am Korallenbaum (*Erythrina variegata = E. indica*) hochrankt, liefert Früchte, die als Cubeben, Kubeben, Kubebenpfeffer, Pimenta Cubeba oder Fructus Cubebae in den Handel gelangen. (Aus PEREIRA 1849: 281*)

mende Begierde, die in ihm ist, gemäßigt. Aber sie macht auch seinen Geist fröhlich und macht seinen Verstand und sein Wissen rein, weil die nützliche und gemäßigte Wärme der Kubebe die ungeziemenden Gluten der Begierde, in denen stinkende und schlammige Flüssigkeiten verborgen sind, auslöscht, und den Geist des Menschen und seinen Verstand macht sie erhellend klar« (*Physica* I,26).

Volksmedizinisch werden Kubeben bei Gedächtnisschwäche und zur Steigerung des Sexualtriebes (Aphrodisiakum) eingesetzt (GOTTLIEB 1974: 26f.*, HÖLZL et al. 1993: 196). Im Jemen gelten die *kebâb* genannten Früchte als Aphrodisiaka und Nerventonika (FLEURENTIN und PELT 1982: 92f.*).

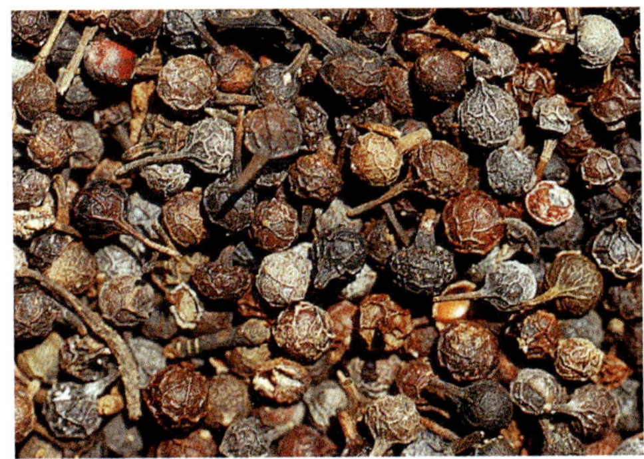

Kubebenpfefferkörner (Fructus Cubebae) heißen auch »Schwanzpfeffer«. Gepulvert wurden sie pharmazeutisch zur Behandlung von Tripper verwendet.

In der gesamten Literatur wird die starke Wirkung auf die Harn- und Geschlechtsorgane hervorgehoben (MOST 1843: 501*): »Cubeben in Pulver, dreimal des Tages zu einem halben Theelöffel voll. Der Harn soll davon den Geruch der Cubeben annehmen, und der Ausfluss oft schon nach drei bis vier Tagen vergehen« (*Beste Hausarzneimittel* ..., Quedlinburg und Leipzig: Ernst'sche Buchhandlung, 1844: 43).

»Willst du den Liebesgenuss wollüstiger machen, so kaue ein bisschen Kubebenpfeffer (...) lege etwas davon auf die Eichel deines Penis und gehe ans Werk. Dieses Mittel wird dir sowohl wie dem Weibe einen unvergleichlichen Genuss verschaffen.« (SCHEIK NEFZAUI 1985: 209f.*)

Inhaltsstoffe

Kubeben enthalten 10 bis 20% **ätherisches Öl**, 2,5% Cubebin ($C_{20}H_{20}O_6$) und amorphe Cubebensäure. In hohen Dosen kann das ätherische Öl Reizungen in den Harnwegen und Kopfschmerzen auslösen; daher auch der volkstümliche Name »Schwindelkörner«. Es wurde auch von typischen Symptomen des Zentralnervensystems wie Angstzuständen und Delirien berichtet. Als verträgliche Einzeldosis werden 2 g angeben; die Tagesdosis sollte 10 g nicht überschreiten (ROTH et al. 1994: 570*).

Bezugsquellen

Kubeben gibt es im Apothekenhandel. Kubeben sind Bestandteil des Sensatonics®-Likörs »Edena«.

Literatur

HÖLZL, Josef, Wiltrud JURETZEK, Sn und Elisabeth STAHL-BISKUP
1993 »Piper« in: *Hagers Handbuch der pharmazeutischen Praxis* (5. Aufl.), Bd. 5: 52–59, Berlin: Springer.

Kuckuckswein

Kuckuckswein gilt als geheimnisvolles Potenzmittel der Zigeuner.

»Ein Wein, der in der Lage ist, den jungen Männern die Manneskraft zurückzugeben, falls diese zu viele Schürzen und Röcke umgaukeln und zu viele Mädchen auf Frühlingswiesen und in den Klee locken.« (DERLON 1985: 128)

Zigeunern (Katus, Sinti) unterstellte man schon immer Gebrauch und Verbreitung giftiger und gefährlicher Kräuter (zum Beispiel **Stechapfel**) wie auch geheimnisvoller Zaubermittel und unwiderstehlicher **Liebestränke**. Originalrezepturen wurden allerdings nie bekannt. Auch bei dem folgenden ist nicht klar, ob es sich um eine echte Tradition der Zigeuner handelt oder eher um eine Projektion der Außenwelt. Jedenfalls soll der Kuckuckswein ein starkes Potenzmittel sein (DERLON 1985: 128f.).

Man beachte: »Auch wenn die Katus Zaubertränke gegen die Impotenz kennen, so wissen sie

Rezept für Kuckuckswein

Man presst drei Apfelsinen und eine Zitrone aus und fügt die geriebene Schale einer Zitrone hinzu. Separat kocht man drei Pfund Kandiszucker in drei Liter Wasser unter häufigem Umrühren auf. Das kochende Zuckerwasser wird über den Zitrussaft gegossen. In den entstandenen Sirup werden »zehn Liter [?] frisch gepflückte Kuckucksblumen (Schlüsselblumen [*Lychnis floscuculi* L., Caryophallaceae; vgl. **Lichtnelke**])«, zwei Esslöffel **Bier**hefe und 20 g angefeuchtete Hefe (vgl. **Pilze**) gerührt. Das Ganze acht Tage ruhen lassen. Anschließend einen halben Liter **Champagne**r dazugießen und alles (es ist unklar, ob es mit Wasser aufgefüllt werden muss, aber sehr wahrscheinlich) vier Monate der Fermentation überlassen. Danach wird der entstandene »**Wein**« (eher ein Zuckerrohrbier mit Blume) auf Flaschen gezogen und der Nachgärung überlassen. Je länger er gelagert wird, desto besser soll er schmecken (und wirken!) (DERLON 1985: 128f.).

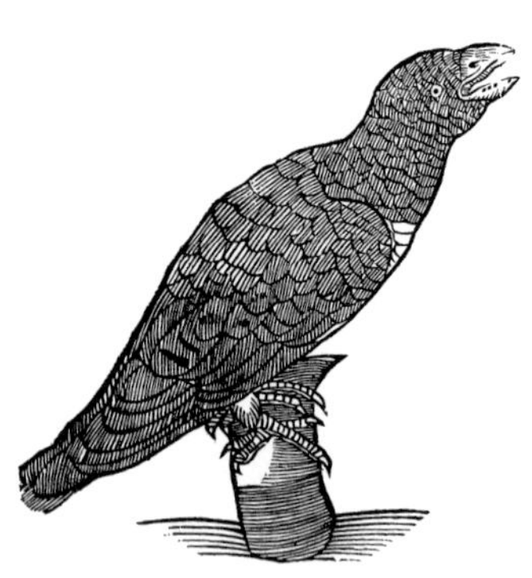

Der Kuckuck (*Cuculus canorus* L.) ist ein Bote des Frühlings, ein Lenzverkünder, der auch mit Ostern, dem Fest der Liebesgöttin, assoziiert wird; deshalb heißt er auch Ostervogel. Sein Ruf soll zu Liebeshandel verlocken. Deshalb wurde der Liebestrank der Zigeuner »Kuckuckswein« genannt. (Holzschnitt aus GESNER*)

»Der Kuckuck ist ein erotischer Vogel, das Sinnbild des Ehebruchs und der Geilheit.« (AIGREMONT 1987: II 8*)

doch genau, dass deren Wirkung vor allem psychologischer Natur ist« (DERLON 1982: 236).

Ein ebenfalls auf Wein basierender Liebestrank[462] ist der *Sifrit*: »Die Zigeuner haben immer im fatalen Ruf gestanden, magische Tränke und geheimnisvolle Drogen herzustellen. Selbstverständlich kennen die Katus eine grosse Anzahl von Liebestränken, die nach orientalischen Rezepten zubereitet werden. So zum Beispiel den ›Sifrit‹, einen Kräuterwein, der Halluzinationen erzeugen und sehr gefährlich werden kann, wenn er im Übermaß getrunken wird. Der ›Sifrit‹ wird aus Weißwein, aus Schalen bestimmter Früchte [Stechapfel?] und aus Getreidekörnern hergestellt, die durch ihre Gärung den Alkoholgehalt beträchtlich erhöhen. Dieses Getränk ruft einen euphorischen Zustand hervor, der besonders günstig für die Liebe ist« (DERLON 1982: 135). Angeblich hat »der Beischlaf für die Mehrzahl der Zigeuner kein anderes Ziel als die Fortpflanzung« (DERLON 1982: 132). Selbst dabei kann ein bisschen Euphorie nachhelfen.

Literatur

DERLON, Pierre

1982 *Unter Hexen und Zauberern: Die okkulten Traditionen der Zigeuner* (3. Aufl.), Basel: Sphinx.

1985 *Die geheime Heilkunst der Zigeuner: Die Kraft der Pflanzen, Wurzeln, Erden*, München: Goldmann.

Kugelfisch

Siehe **Fugu**

Kupfer

Cuprum, Element

Andere Namen

Aes cyprium (lat. »zypriotische Bronze«), Cobre (span.), Copper, Cuivre (frz.), Cuprum (lat.), Kipar (assyr.), Koppar (schwed.), Kurin (nep.), Kypron (griech.)

Mythologisch und symbolisch wurde Kupfer mit Aphrodite und dem Planeten Venus assoziiert. Als aphrodisisches Metall fand es seinen Weg in die Pharmacopœa Aphrodisia.

Der Name *Zypern* leitet sich direkt von der alten Bezeichnung für Kupfer her: assyrisch *kipar*, griechisch *kypros*, römisch *aes cyprium* (»zypriotische Bronze«), lateinisch *cuprum* (AUTORES VARII 1966). Auf Zypern, im Troodosgebirge, dessen höchster Gipfel (1951 m) der heilige Berg der Aphrodite (»Venushügel«) ist, gibt es reiche Kupfervorkommen, die schon in prähistorischer Zeit abgebaut wurden.

Mythologie

Kupfer – das »Rote **Gold**«[463], *Aes cyprium* – kommt gediegen als **Mineral** vor und konnte deshalb in der Frühzeit einfach benutzt werden. Es ist nach antiker und späterer alchemistisch-astrologischer Überlieferung das Metall der Aphrodite und des Planeten Venus. Das Planetenzeichen repräsentiert den kupfernen Spiegel der Göttin (Schönheitssymbol[464]) und ist bis heute das Symbol für »Weiblich«.

Mit dem Beginn der Kupferförderung, während der Kupferzeit, setzte die Verehrung der Großen Göttin, der Kupfergöttin, ein[465]. Die Kupfervorkommen wurden als Gebärmutter der Großen Göttin betrachtet: »Jedes Metallerz im Körper der Mutter Erde spiegelt eine kosmische Kraft und stellt deren Wesen dar« (UYLDERT 1984: 68). So geht vom Kupfer die liebeserregende Kraft der Aphrodite/Venus aus. Schon zur Kupferzeit

462 Anderswo werden auch Rezepte für einen »Zigeuner-Liebestrank«, gemischt aus **Wein**, **Fenchel**, **Eisenkraut** und **Muskat** (DUNWICH 1997: 74*, WILLE 2000: 30*).

463 Im Gegensatz dazu hieß in der Antike die Bronze (Legierungen aus Kupfer, **Zink** u. a.) *Corinthium aes* und war das begehrte »Schwarze **Gold**« (GIUMLIA-MAIR und CRADDOCK 1993).

464 In der europäischen Kultur- und Kunstgeschichte wurde die Schönheit der Liebesgöttin umgewertet zur Todsünde »Hoffart« (Eitelkeit, Luxuria). Der Spiegel wurde zum Symbol des vergänglichen »eitlen Scheins«.

465 Mit der C14-Methode konnte der Beginn der Kupfergewinnung und -schmelze auf Zypern auf ungefähr 2760 v. u. Z. datiert werden (vgl. RÄTSCH 2000: 141*).

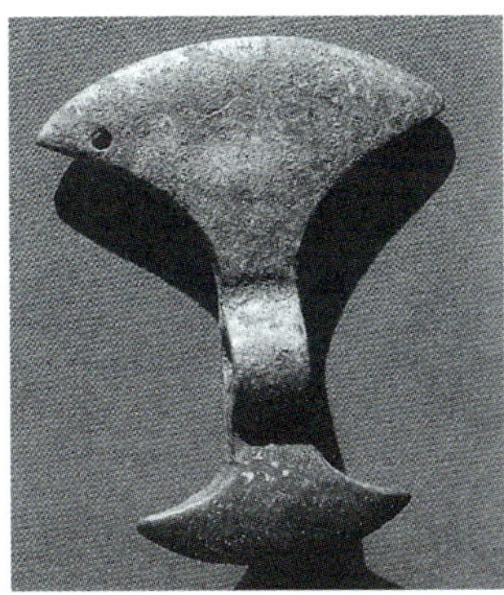

Prähistorische Kupferdoppelaxt von Zypern.

(Chalkolithikum) entstanden auf Zypern üppige Tonidole nackter, gebärfreudiger Frauengestalten.

Aphrodite schenkte den Menschen durch ihr rotes Kupfer großen Reichtum. Die Verbindung der Göttin mit der frühen Metallurgie wurde mythologisch durch ihre Ehe mit dem zwergenhaften, hinkenden Schmiedegott Hephaistos (dem »technischen Menschen«) begründet. Oft waren die zypriotischen Aphroditeheiligtümer den alten Kupferwerkstätten angeschlossen (KARAGEORGHIS 1987).

Bedeutung im Schamanismus

Kupfer ist bis heute das Metall der Schamanen (*jhankris*), jedenfalls im Himalaya. Sie finden gelegentlich im Gebirge (in Träumen visionär erschaut) gediegenes Kupfer (*kurin*), das sie auf ihren Altären platzieren. Kupfer ist das Metall Shivas und des Mondes. Nach schamanisch-hinduistischer Deutung entstand es aus dem **Urin** des Gottes. Da sein göttlicher Strahl bis in die tieferen Erdregionen dringen kann, bildete sich dort Kupfer (vgl. **Luchsstein**). Wenn die Schamanen in andere Wirklichkeiten »reisen«, rezitieren sie ihr Kupfermantra, um vor den *bokshis* (»Hexen«) und den schwarzen Schmieden *(kamis)* geschützt zu sein (MÜLLER-EBELING et al. 2000*).

Ethnomedizinischer Gebrauch

Kupfer wird auch als schamanisches Heilmittel verwendet. Frauen trinken Kupferwasser bei Menstruationsbeschwerden. Dieses Wasser gewinnt man, indem in einer Vollmondnacht ein Kupfergefäss mit (heiligem) Wasser gefüllt, unter den Nachthimmel gestellt und mit dem *kurin mantra* besprochen wird (das die Frauen von den *jhankris* erhalten). Am nächsten Morgen können sie es trinken.

Im indischen Ayurveda gilt Kupfer als ein »gutes Tonikum für Leber, Milz und das Lymphsystem« (LAD 1986: 163*). Kupfer findet sich gelegentlich auch in spagyrischen Arzneimitteln zur Behandlung von Impotenz.

Literatur

AUTORES VARII

1966 *Kupfer in Natur, Technik, Kunst und Wirtschaft*, Hamburg: Norddeutsche Affinerie.

GIUMLIA-MAIR, Alessandra und Paul T. CRADDOCK

1993 *Corinthium aes: Das schwarze Gold der Alchemisten*, Mainz: Philipp von Zabern.

KARAGEORGHIS, J.

1987 »Die große Göttin von Zypern«, in: *Aphrodites Schwestern: 9000 Jahre Kultur Zyperns*, Bremen: Überseemuseum, S. 15–23.

REBRICK, Boris

1987 *Geologie und Bergbau in der Antike*. Leipzig: Deutscher Verlag für Grundstoffindustrie.

SPIRIDONOV, Alexander A.

1982 *Kupfer in der Geschichte der Menschheit*, Leipzig: VEB Deutscher Verlag für Grundstoffindustrie.

UYLDERT, Mellie

1984 *Verborgene Kräfte der Metalle*, München: Hugendubel.

»Selbst die stärksten Hormone verlieren ihre Kraft ohne die Anwesenheit von Kupfer (...) Die Tätigkeit der Geschlechtsorgane, der Schilddrüse und der Nebenniere wird ebenfalls durch Kupfer aktiviert.« (SPIRIDONOV 1982: 81)

»Kupfer ist mit Erde
und Wasser verbunden.
Ohne Kupfer kannst
du das Licht nicht sehen.«
(MOHAN RAI)

Kürbis

Cucurbita pepo L., Cucurbitaceae (Kürbisgewächse)

Cucurbita pepo L. convar. *citrullina* I. GREB. var. *styriaca* I. GREB., Weichschaliger steirischer Ölkürbis (meistangebaute Sorte für pharmazeutische Zwecke)

Curcubita maxima DUCH.; Riesenkürbis, Winter squash

Andere Namen

Courge (frz.), Gartenkürbis, Gourd (engl.), Kerbs, Kerwes, Kum (Lakandon), Kùm (Maya), Nagízí ha:lcoi (Navajo »gelber Kürbis«), Pepone (ital.), Pharsi (nep.), Plutzer, Pumpkin (engl.), Rundgurke, Squash (engl.), Summer squash (engl.), Vegetable marrow (engl.)

Der Kürbis wirkt auf symbolischer und magischer Ebene als Liebesmittel.

Der Kürbis ist ein amerikanisches Gewächs, das die europäischen Einwanderer von den Indianern kennen lernten. Zu Halloween, dem in den USA am 31. Oktober begangenen Fest mit gruseligen Verkleidungen, spielen die großen roten Früchte eine zentrale Rolle. Man schnitzt Fratzen in die ausgehöhlte Frucht und stellt eine Kerze hinein, die im Dunkeln unheimlich leuchtet.

Der Kürbis ist eine der vier heiligen Nutzpflanzen der Navajo – **Bohnen**, Mais, **Tabak** –, die oft in der Sandmalerei dargestellt werden (BAATSOSLANII JOE und BAHTI 1978: 22). Er ist ein Grundnahrungsmittel der im Südwesten Nord-

»[Der Kürbis] versinnbildlicht nach türkischem Glauben wegen seiner Samenfülle den weiblichen Eierstock und schützt deshalb gegen den bösen Blick.« (SELIGMANN 1996: 169*)

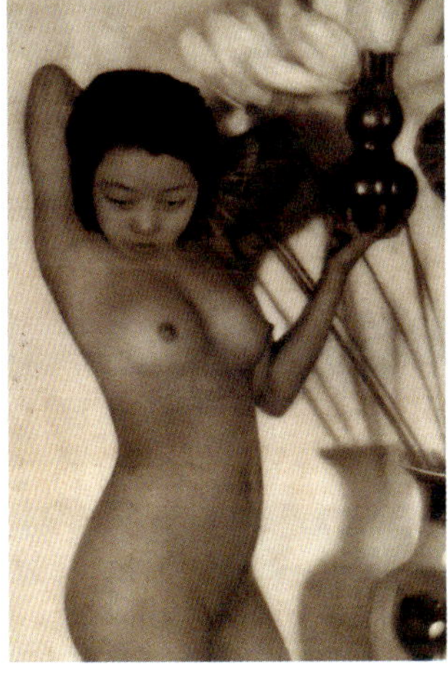

Eine nackte Chinesin mit einem Flaschenkürbis wartet auf erotische Abenteuer. (Foto aus: PERCKHAMMER 1928*)

Die gelbe Kürbisblüte *(Cucurbita pepo)* ist essbar. In Mexiko wird sie in Maisteig eingebacken. In ihrer Gestalt ähnelt die Kürbisblüte der Blüte des Stechapfels und des Granatapfels, der heranwachsenden Samen- und Fruchtkapsel des Granatapfels und der Opiumkapsel. Alle vier Pflanzen verbindet ihr Gebrauch als Aphrodisiaka.

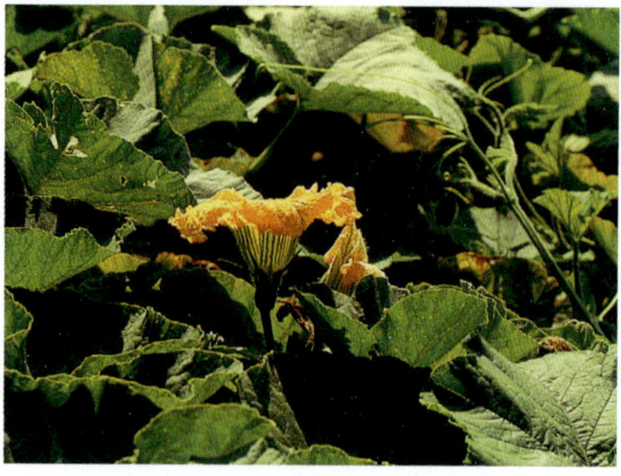

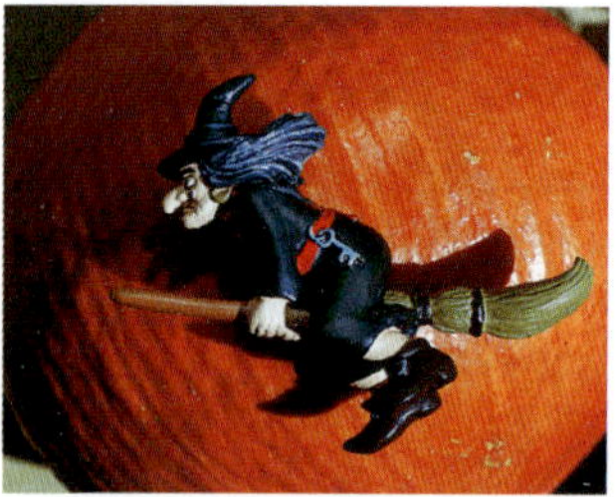

Eine Hexe fliegt auf ihrem Besen vor dem Kürbismond.

amerikas lebenden Indianer und eine der Grundfesten ihrer spirituellen Welt.

Aphrodisischer Gebrauch

Die rankende Pflanze mit den großen, leuchtend roten, gelben, orangefarbenen oder grünen und unzählige Kerne bergenden Früchten gilt als Symbol von Fruchtbarkeit, Fülle und Wohlstand. Deshalb haben die Kerne eine magische Kraft, die sich als Liebeszauber oder Aphrodisiakum auf den Menschen übertragen kann oder soll.

Südeuropäer verwenden Kürbissamen als Fruchtbarkeitsmittel und Liebes**stimulanzien** (vgl. **Balsambirne**). Weltweit verbreitet ist das Essen gerösteter, gesalzener Kürbiskerne, das die Lust auf Sex fördern soll.

Noch mehr als der Gartenkürbis wird der nah verwandte Moschuskürbis (*Cucurbita moschata* DUCH. ex POIR.; vgl. **Moschus**) als Aphrodisiakum betrachtet und zu diesem Zwecke gegessen. Auch die ebenfalls zu den Curcubitaceen gehörenden Flaschenkürbisse (*Lagenaria* spp.; vgl. DODGE 1995) werden als Liebesmittel benutzt, als sexuelles Spielzeug und Dildo. Die kleine, getrocknete Fruchtschale »wird von den wollüstigen Inderinnen als Ersatz für den Penis zur Selbstbefriedigung benutzt« (AIGREMONT 1987: I 133*).

Kürbiskerne werden auch als Zusatz zu **Betel** und aphrodisischen **Latwerge**n genannt. Der symbolische Bezug von Kürbisfrüchten zu Fruchtbarkeit und Liebe ist der Hintergrund für ihre mannigfaltige Verwendung im indianischen und asiatischen Kunsthandwerk. So haben zum Beispiel siamesische Beteldosen oft die Form eines Kürbisses, ebenso die der Khmer (Kambodscha), die meist aus Silber, aber auch aus Lack hergestellt werden.

Medizinischer Gebrauch

Kürbiskerne verbessern die Funktion von Blase und Harnwegen und wirken Blasenschwäche und Harndrang entgegen.

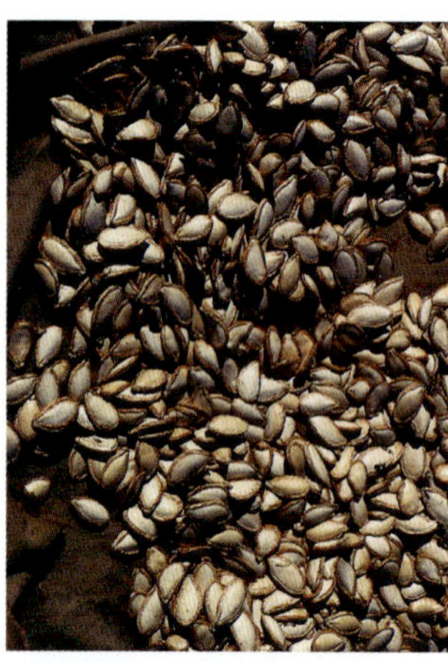

Kürbiskerne zum Trocknen ausgelegt, *u nek' kum*, »die Samen/Hoden des Kürbis«. Bezeichnenderweise ist im Lakandon das Wort für Same, Sperma und Hoden dasselbe (*nek'*). Weltweit werden heutzutage Kürbiskerne zur Pflege und Funktionsverbesserung der Harnorgane, besonders der männlichen Prostata eingenommen. (Naha', Chiapas, Mexiko, 1988)

Obszöner Wortschatz

»Kürbis: Gesäss. Kürbisernte, Kürbispflücken: Cucurbitacée.

Im Bordellwesen ist der Kürbis das nackte Gesäß einer Frau. Wenn eine Anzahl von Prostituierten mit nackten Hintern auf dem Bauch liegen und der Freier eine nach der anderen anal oder a tergo koitiert, spricht man von einer *Kürbisernte*. Die Anhänger des Gruppensex haben die Prozedur übernommen und nennen sie *Kürbispflücken*. Meist sind dann die Gesichter der Frauen verborgen, so dass der Mann raten muss, mit welcher Frau er koitiert. Die Worte *Kürbis, Kürbisernte, Kürbispflücken* werden in diesem Sinne auch von Homosexuellen benutzt [zum *Gurkensalat*]« (BORNEMANN 1974 I*).

Inhaltsstoffe

Kürbissamen (von *Cucurbita pepo* und Varietäten) enthalten 1% Steroide, zum Teil Sterolglucoside, Sterole; Tocopherole (**Vitamin E**), Spurenelemente (Selen, Mangan, **Zink**, **Kupfer**), fettes Öl, Pektine, Proteine (WICHTL 1989).

Bezugsquellen

Es gibt frei verkäufliche **Medikamente** aus Kürbiskernen (Cucurbitae semen, Semen Cucurbitae) und Sägepalmfrüchten (**Sabal**).

Literatur

BAATSOSLANII JOE, Eugene und Mark BAHTI
1978 *Navajo Sandpainting Art*, Tucson: Treasure Chest Publications.

DODGE, Ernest S.
1995 *Hawaiian and Other Polynesian Gourds*, Honolulu: Ku Pa'a Publishing.

FORD, Richard I.
1985 »Anthropologiocal Perspective of Ethnobotany in the Greater Southwest«, *Economic Botany* 39(4): 400–415.

GÄBLER, Hartwig
1982 »Cucurbita pepo L.«, *Die Heilkunst* 95(8): 424–426.

MESSERLI, Karin
1999 *Kürbis: Die besten Rezepte* (3. Aufl.), Aarau: AT Verlag.

SCHROEDER, Albert H.
1965 »Unregulated Diffusion from Mexico Into the Southwest prior to A.D. 700«, *American Antiquity* 30(3): 297–309.

WHITAKER, Thomas W. und Hugh C. CUTLER
1965 »Cucurbits and Cultures in the Americas«, *Economic Botany* 19: 433–349.

WICHTL, Max
1989 »Kürbissamen«, in: ders. (Hg.), *Teedrogen*, Stuttgart: WVG, S. 294–296.

Kurchi

Holarrhena pubescens (BUCH.-HAM.) WALL. ex G. DON, Apocynaceae
syn. *Holarrhena antidysenterica* (ROXB. ex FLEM.) WALL. ex A. DC., *Holarrhena febrifuga* KLOTZSCH

Andere Namen

Bhate khiro (nep.), Cavessi, Conessi bark, Dugnyung (tibet.), Easter tree (engl.), Indrajau, Indrayava (skrt.), Kalinga, Karingi (nep.), Kevat, Khakcalap (Khaling), Kuár, K´da, Kúer, Kura (nep.), Kurchi (Santal), Kutaja (skrt.), Kutichi (Lodha), Madise khirro (nep.), Mallika, Moriya, Padal (Lodha), Palimigocha (Oraon), Pandura, Patadali (Munda), Tellicherry bark, Tiktaka (skrt.), Toaba (Lodha), Vatsaka, Varatikta

In Indien und Persien nimmt man Kurchisamen als Aphrodisiaka ein. Die Rinde gilt als eines der besten einheimischen Tonika (BISWAS 1956: 68*).

Dieser sehr häufig in waldigen Gebieten vorkommende Baum ist über ganz Indien verbreitet und kommt auch in den Tropen Asiens vor. Die Lodha geben ihren Kindern bei Nasenbluten ein Schnupfpulver aus der getrockneten Wurzel. Die Santal und andere ethnische Gruppen trinken einen Aufguss der Stammrinde mit Honig gegen Dysenterie, daher der botanische Name *antidysenterica* (MANANDHAR 1980: 37*).

Die Lodha geben stillenden Müttern eine Paste aus den Blättern und **Langem Pfeffer** als Galaktogen. Für halluzinogene Zwecke rauchen sie das Pulver aus den getrockneten Samen. Die Samen gelten allgemein als Aphrodisiakum. Wenn Kühe über längere Zeit nicht trächtig wurden, mischen sie ihnen eine Paste aus Samen und Blüten[466] des Dhaibuschs (*Woodfordia fruticosa* [L.] KURZ., Lythraceae) mit **Honig** (5 : 3 : 2) ins Futter, damit sie fruchtbar und hitzig werden. Außerdem verwenden sie getrocknete Stammrinde als Brauzusatz für alkoholische Getränke (PAL und JAIN 1998: 151*).

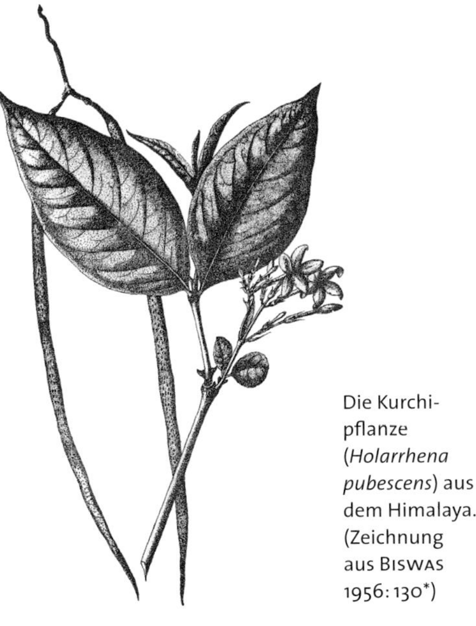

Die Kurchipflanze (*Holarrhena pubescens*) aus dem Himalaya. (Zeichnung aus BISWAS 1956: 130*)

Inhaltsstoffe

Die Rinde enthält an Wirkstoffen Conessin, Conessidin, Holarrhenin, Holarrhimine, Holarrhin, Kurchin und Kurchinin (MANANDHAR 1980: 37*).

Kurkuma

Curcuma longa L., Zingiberaceae (**Ingwergewächse**)
syn. *Curcuma domestica* VALETON[467]

Curcuma angustifolia ROXB., Turmeric, Besar, Haledo, Hardi
Curcuma parviflora WALL., Krachieo khaao

»Die Gelbwurz spendet die Energie der Göttlichen Mutter und verleiht Wohlstand. Sie ist ein wirksames Mittel, um die Chakras (*Nadi-Shodhana*) zu reinigen, und reinigt auch die Kanäle des subtilen Körpers. Gelbwurz fördert die Elastizität der Bänder und ist daher ein gutes Mittel für diejenigen, die *Hatha Yoga* üben.«
(LAD und FRAWLEY 1987: 169*)

Andere Namen

Curcuma, Gauri (ind.), Gelber Ingwer, Gelbsuchtwurzel, Gelbwurz, Gelbwurzel, Haridra (skrt.), Jiang Huang (chin.), Karkom (hebr.), Khamin, Kurkumin, Nisâ, Nishayugma (skrt.), Pinda, Pita, Rajani, Safranwurzel, Skyer pa (tibet.), Turmeric, Ukkûm (kor.), Ukon (jap.), Varavarnini, Varnavati, Vilasini, Yu-chin, Yu Jin (chin. »gezwungenes Metall«)

Kurkuma soll als Gewürz erotische Gefühle entfachen; als Bestandteil einer indischen Salbmischung soll es die Vagina verengen.

Dieses Ingwergewächs wurde bei uns vor allem als **Gewürz**, **Curry**zutat und intensiv gelber Farbstoff für **Speisen** bekannt. Das getrocknete und pulverisierte Rhizom (Wurzelstock) wird seit alters her als Verfälschung von **Safran** benutzt. In Thailand dient es auch zum Färben von **Betel**kalk. Kurkuma wird immer wieder als Aphrodisiakum angeführt: »Die Wurzeln der Kurkume (des gelben Ingwers) haben, wie die des **Ingwer**s, aromatischen scharfen Geruch und Geschmack; sie erregen ebenfalls sexuell und wurden früher be-

466 Die Dhaiblüten werden von anderen ethnischen Gruppen zusammen mit **Honig** zur Anregung der Spermaproduktion verabreicht. Die getrocknete Rinde wird als Brauzusatz und zum Verstärken alkoholischer Getränke genutzt (PAL und JAIN 1998: 279*).
467 *Curcuma rotunda* ist ein Synonym für *Boesenbergia rotunda* (siehe **Galangan/Galgant**).

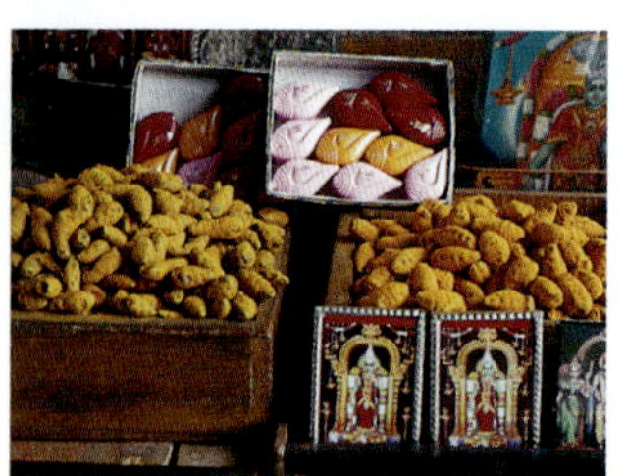

Kurkumawurzelknollen, Kurkumagebäck und Süßigkeiten in Form der heiligen **Shankha**-Schnecke. (Foto aus KNIERIEMEN und PFYL 2001: 37)

sonders gegen Hysterie benutzt« (HIRSCHFELD und LINSERT 1930: 173*).

Da Kurkuma die Chakren reinigt, ist er gut für Tantrasex. Als Aufguss wird 1 g pro Tasse genannt.

Das *Anagaranga* nennt eine **Salbe** mit Kurkuma zur Verengung der Vagina: »Mit devadâru (*Pinus deodora*), nisâyugma (*Curcuma longa* und *C. aromatica*) und den Staubfäden vom Lotus gesalbt, bekommt der Sonnenschirm des Liebesgottes (= Vulva) die äußerste Verengung« (SCHMIDT 1911: 636*; vgl. **Pinie**, **Lotus**).

Inhaltsstoffe

In der Kurkumawurzel (*Curcuma longa*) sind ein **ätherisches Öl** (2 bis 7%) aus Terpenen (Camphen, Pinen, Cineol, Borneol) und Sesquiterpenen (Zingiberen, Curcumen, Zingiberol, Curcumol, α-Turmeron, β-Turmeron) und 3 bis 5% gelbe Farbstoffe (Curcuminoide, Curcumine) enthalten (KAMMERER und FINTELMANN 2001). Die cytotoxischen Curcuminoide haben antiphlogistische, antibakterielle Wirkungen; möglicherweise auch auf Tumorzellen. Sie hemmen die Mitose und führen zu Veränderungen an den Chromosomen (FROHNE 1989).

Bezugsquellen

Im Apothekenhandel gibt es zahlreiche Kurkuma-Fertigpräparate zur Behandlung von Verdauungsbeschwerden und Gallensteinen.

Literatur

FROHNE, Dietrich

1989 »Kurkumawurzelstock«, in: Max WICHTL (Hg.), *Teedrogen*, Stuttgart: WVG, S. 297–299.

KAMMERER, Edgar und Volker FINTELMANN

2001 »Curcuma-Wurzelstock bei dyspeptischen Beschwerden – Ergebnisse einer Anwendungsbeobachtung an 440 Patienten«, *NaturaMed* 16(8): 2–8 (Sonderdruck).

KNIERIEMEN, Heinz und Paul PFYL

2001 »Masalchi – die Kunst des Gewürzmischens«, *Natürlich* 5/01: 37–40.

PETERSEN-LEHMANN, Jutta

2001 »Curcuma für die Medizin neu entdeckt«, *Neue Apotheken Illustrierte/Gesundheit* 15.12.01: 16–17.

Kuttelfische

Sepia, Loligo, Argonauta

Die drei unter der Bezeichnung Kuttelfisch zusammengefassten Gattungen sind:

• *Sepia* spp., Sepiidae, Ordnung Sepioidea, Klasse Cephalopoda (Kopffüßler), Stamm Mollusca (**Mollusken**)

Sepia officinalis L., 1758, syn. *Sepia esculenta* HOYLE: Mittelmeer, Gemeiner Tintenfisch

Andere Namen: Blackfische, Blackkutteln, Cuttle fish (engl.), Meerkutteln, Sepia, Squid (engl.), Tintenfische, Tintenschnecken

• *Loligo* spp. u. a., Loliginidae (Kalmare), Ordnung Teuthoidea

Loligo vulgaris, Gemeiner Kalmar

Loligo opalescens, Opalisierender Kalmar

Dosidicus gigas, Riesenkalmar

Andere Namen: Calamares (span.), Calamaris (ital.), Federkuttel, Hornkuttel, Kalmar, Kalamarákia (neugriech.), Kalamaris, Loligo magna (lat.), Loligo minor (lat.), Lolium[468], Lulage (portugies.), Meer-Schreibzeug, Meerlälch, Messerkuttel, Schmaler Blackfisch, Teuthon

• *Argonauta* spp., Argonautidae (Papierboote, Argonauten), Ordnung Octopoda (Achtarmige! Siehe **Kraken**)

Argonauta argo L., 1758

Andere Namen: Argonaut, Bootsschnecke, Nautilus[469], Papierboot, Schiffkuttel

Die zehnarmigen Kuttelfische sind nicht zu verwechseln mit den Achtfüßlern (vgl. **Kraken**)!

»Kuttelfische« ist eine altertümliche Bezeichnung für Tintenfische. Ihr Ruf als geschätzte kulinarische Liebesmittel ist auch symbolisch begründet. Die Form und Fortbewegungsweise dieser Kopffüßler sollte übertragen werden auf den menschlichen Penis.

Kutteln[470] sind die saugnapfbehafteten Fangarme der zehnarmigen Kopffüßler beziehungsweise seine in Ringe geschnittenen Körperteile (muskulöser Mantel).

• Der Große Kuttelfisch oder gemeine Tintenfisch (*Sepia vulgaris*) besitzt ein poröses Innenskelett, genauer eine Innenschale, den **Schulp** (Fischbein), der auch als Aphrodisiakum benutzt wird. Charakteristisch für das in Küstennähe im

468 Nicht zu verwechseln mit *Lolium temulentum*, dem Rauschgras (vgl. **Borrachero**).

469 Nicht zu verwechseln mit dem Schiffsboot, *Nautilus pompilius* L., einem schalentragenden Tintenfisch (ein »lebendes Fossil«; vgl. **Ginkgo**), das in der Tiefsee des Indopazifiks vorkommt (COUSTEAU und DIOLÉ 1973: 263f.). Nautilusschalen gehörten in Kunst- und Wunderkammern zu den beliebtesten **Conchylien**.

470 Laut ROOT (1996: 211f.*) bezeichnet man in Süddeutschland und in der Schweiz mit »Kutteln« Darmringe von Schlachttieren, die wie Kalamaris aussehen. In der Gastronomie wird beschönigend (und fälschlich) behauptet, Kutteln seien »Bestandteile des Bauches von Schlachttieren«, zum Beispiel des Pansens.

Mittelmeer lebende Tier ist sein Tintenbeutel. Bei Gefahr stößt das Tier eine schwarze Tintenwolke aus, um unsichtbar zu werden. Die Tinte galt als Aphrodisiakum und war eine Zutat zu Liebestränken. Die getrocknete Tinte wurde als kosmetisches **Räucherwerk** genutzt: »Wann die Schwärtze dieser Fische in ein Ampel gethan wird/ und angezündet/ so scheinen die Menschen als Moren« (GESNER 1670, IV, Anhang, 6*). Der Große Kuttelfisch ist beliebt als aphrodisische Speise und kulinarische Spezialität, vor allem in der Mittelmeerküche. Der Körper wird entweder im Stück gebraten oder gegrillt oder er wird in Ringe, »Kutteln«, geschnitten. Gegrillt oder frittiert findet man diese *Calamares frites* auf vielen Speisekarten.

- Die hochseebewohnenden, zehnarmigen Kalmare (*Loligo* spp.) haben zigarrenförmige, phallische Körper und bewegen sich pfeilschnell und stoßartig fort. Gestalt und Fortbewegungsart trugen sicher zu ihrer Reputation als aphrodisische Speise bei.
- Die achtarmige (!) Schiffskuttel (*Argonauta argo* L.) ist besser bekannt als Papierboot oder Argonaut. Sie ist *keine* aphrodisische Speise, sondern liefert die »Muschel der Aphrodite«[471] (vgl. **Kammmuschel**, **Kaurischnecken**, **Venusmuscheln**). Ihr Name ist dem griechischen Mythos entlehnt. Argo war der Name des sagenhaften Schiffes von Jason, mit dem er samt seiner Mannen, den »Argonauten«, nach Kolchis aufbrach, um das Goldene Vließ zu stehlen.

Aphrodite – die Schaumgeborene

Nach dem griechischen Mythos wurde Aphrodite aus den Schaumkronen des Meeres geboren (Aphrodite Anadyomene = die Schaumgeborene oder Emporsteigende). Der Titan Kronos (Chronos = die Zeit) hatte – von seiner Mutter Gaia (= Erde) angestachelt – seinem Vater Uranos (= Himmel) mit einer Sichel die Geschlechtsteile abgetrennt. Der Penis des kastrierten Vaters fiel ins Meer und befruchtete eine Muschel: »Die Geschlechtsteile aber wurden, nachdem (Kronos) sie zuerst mit dem Stahl abgeschnitten und vom Festland in die vielwogende See hineingeworfen hatte, lange Zeit so auf dem Meer herumgetragen. Um sie entstand weißer Schaum von dem unsterblichen Fleisch. In diesem entwickelte sich ein Mädchen (...) Aphrodite nennen Götter und Menschen sie, weil sie im Schaum sich entwickelte« (HESIOD, *Theogonie* 187ff.).

Muscheln und **Schnecken** opferte man im Altertum der Aphrodite, da ihre Gehäuse (**Conchylien**) an die Scham der Göttin erinnerten. Auf ihren Altären stellte man vor allem die hauchzarte, weiße und wie von Wellen gerippte Schale des Papierbootes *(Argonauta argo)* auf.

Die schneckenhausähnliche Schale ist kein schützendes Gehäuse des Tintenfischs, sie wird nur vom Weibchen als Schutz ihrer Brut ausgebildet. Das Weibchen ist etwa zwanzigmal so groß wie das Männchen. Zur Befruchtung schnürt das Männchen einen zum Penis umfunktionierten Fangarm ab. Dieser frei schwimmende Penis sucht nun das Weibchen. Er dringt in dessen Geschlechtstrakt ein und befruchtet die darin befindlichen Eier. Daraufhin bildet das

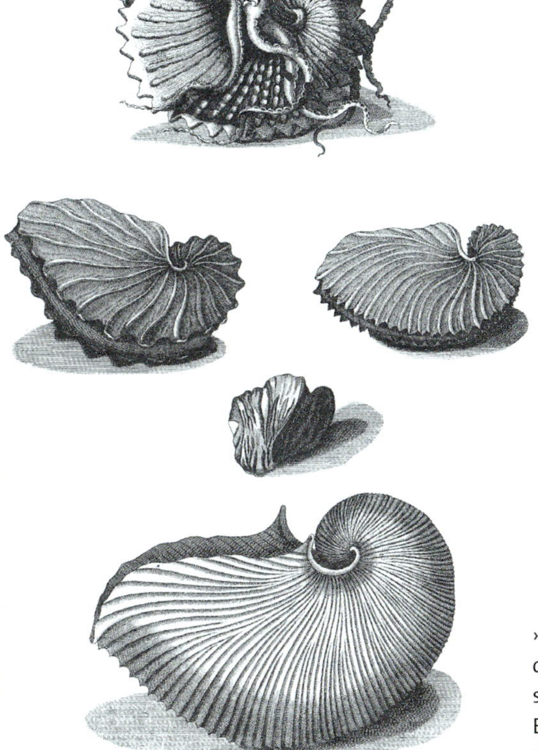

Argonautae (Kupferstich, 18. Jh.)

»Michael Lerner hat sich auf den Kalmarfang bei Nacht spezialisiert und sehr große Exemplare gefangen, vor allem den im Humboldstrom vor den Küsten Perus reichlich vertretenen *Dosidicus gigas*. Er fischte einen von mehr als 3 Meter [Körper-]Länge, doch wurden später andere gefangen, die 3,60 Meter erreichten und mehr als 150 Kilo wogen. Die längsten Fangarme maßen 11 Meter, und die Augen hatten einen Durchmesser von 40 Zentimetern. Man darf sie als die größten im Tierreich betrachten.« (COUSTEAU und DIOLÉ 1973: 217f.)

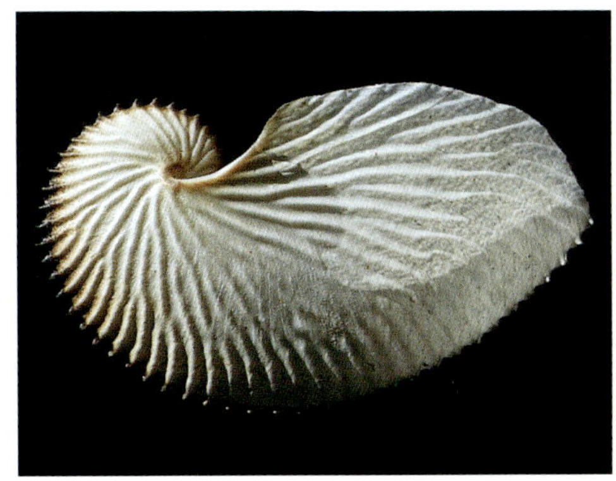

Die hauchdünne Schale des Papierbootes (*Argonauta argo* L.), gefunden am Strand von Naxos, Ägäis (1974).

471 Wie so oft ist diese populäre Bezeichnung zoologisch falsch. Das papierdünne Gehäuse für die Brut des weiblichen Tieres ist *keine Muschel*, sondern, wie ihr Gestaltprinzip zeigt, das *spiralig aufgebaute Gehäuse eines Kopffüßlers*.

Kuttelfische (*Sepia* sp.) werden auf glühender Holzkohle gegart. (Santa Rosa, Philippinen, 1987)

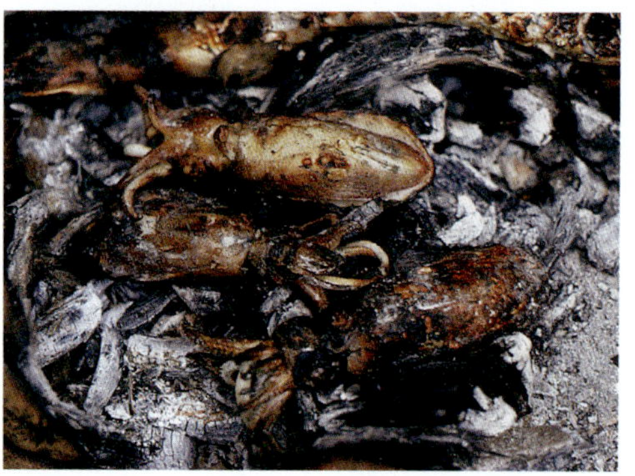

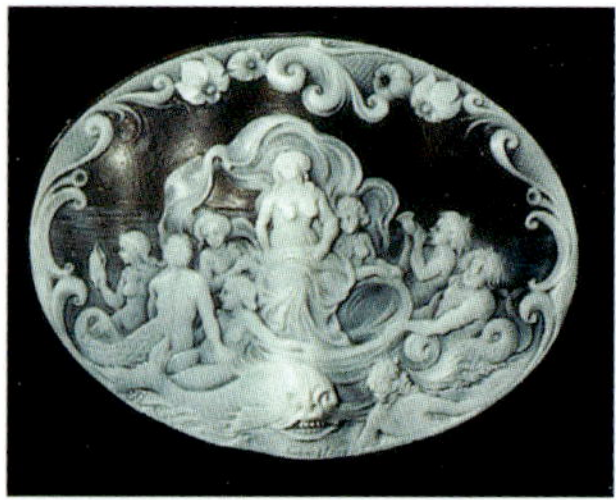

Eine Kamee (88 x 67 mm) aus der Schale der Roten Helmschnecke (*Cypraecassis rufa* L., Cassidae)[472] mit der Darstellung der »Geburt der Venus«. (Hayez: *Nascita di Venera*; in Mailand hergestellt, 20. Jh.).

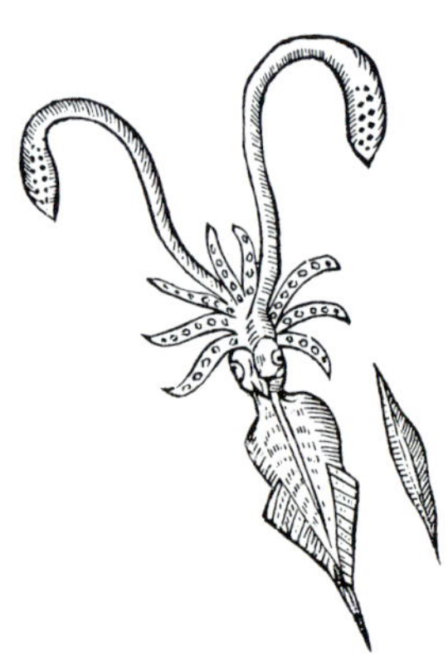

Der Schmale Blackfisch *(Loligo)*, heute Kalmar genannt, mit seinem hornigen Schulp (»Bein oder Schwert«). (Holzschnitt aus GESNER 1670*)

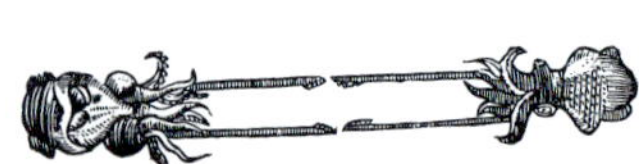

Blackkuttelfische *(Sepiola)* bei der Paarung. (Holzschnitt aus GESNER 1670*)

Weibchen die Schale aus, in die sie die Eier legt und an einer geschützten Stelle unter Wasser deponiert. Schlüpfen die Larven aus den Eiern, löst sich meist die Schale mit den Eierresten und steigt – wie Aphrodite aus dem Schaum geboren – an die Oberfläche. Die Eierreste wirken wie Schaum, der das Papierboot umkräuselt und an den Strand spült. Dieser Naturbeobachtung liegt der Mythos der schaumgeborenen Liebesgöttin zugrunde (RÄTSCH 1994).

Im obszönen deutschen Wortschatz sind Tintenfische »Buchhalterinnen oder Sekretärinnen«, das heißt die »erotische Vor- oder Nachspeise« ihrer Vorgesetzten. »Kutteln« sind eine ordinäre Bezeichnung für »Brüste« (BORNEMANN 1974 I*).

Literatur

COUSTEAU, Jacques-Yves und Philippe DIOLÉ

1973 *Kalmare: Wunderwelt der Tintenfische*, München und Zürich: Droemersche/Knaur.

RÄTSCH, Christian

1994 »Veneriosa – Die Muscheln der Aphrodite«, *Club Conchylia Informationen* 26(1): 4–16.

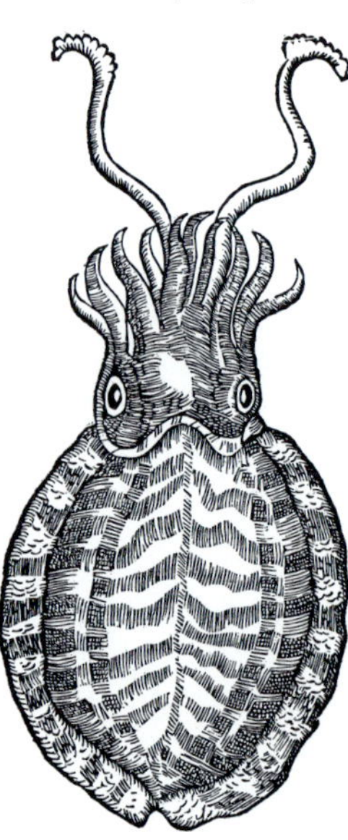

Großer Kuttelfisch oder Blackkuttel *(Sepia esculenta)*. Eine kulinarische Speise mit aphrodisischem Ruf, Lieferant verschiedener Arzneien und von Tinte. (Holzschnitt aus GESNER 1670*)

Kwao krua

Zwei »Arten« der Kwao krua (sprich *gwa khrüa*) werden in Thailand unterschieden:

- Red/rote Kwao krua: *Butea superba* ROXB., Leguminosae (Fabaceae) (Schmetterlingsblütler)

  Andere Namen: Bastard tree (engl.), Bengal kino, Gwao kruea, Kwao, Lara-murud (Lodha), Nari-murup (Santal)
- White/weiße Kwao krua: *Pueraria mirifica* AIRY SHAW et SUVAT., Leguminosae

Andere Namen

Gwao kruea kaao, Kudzu de Siam, Thai kudzu

Beide Arten der Kwao krua werden in der Medizin Nordthailands pharmakologisch eingesetzt zur Stabilisierung hormoneller Störungen und zur Stimulierung sexueller Lust – auch im Alter.

Die in Nordthailand *Kwao krua* genannten Pflanzen, wörtlich »Gwao-Kletterer/Kletter-Kudzu« (Thai/Lanna), werden in zwei Arten unterteilt: die rote Kwao krua für Männer und die weiße Kwao krua für Frauen. Beide Arten gelten als Tonika, Aphrodisiaka und Verjüngungsmittel (Thai Patent No. 8912; *Herbal Dietary Supplement* = **Nahrungsergänzungsmittel**). Männer und Frauen sollen einen Monat täglich eine Kapsel à 250 mg schlucken. Für Kinder und Jugendliche sind diese Mittel nicht geeignet, da sie davon »zu hitzig« werden.

Gebrauch der roten Kwao krua

Die im Wurzelgeflecht dieser großen Kletterpflanze entstehenden kartoffelförmigen, knollenartigen Verdickungen werden als Rohdroge für die rote Kwao krua (*Butea superba* ROXB.) genutzt.

Ihr Extrakt ist in der traditionellen nord-thailändischen Medizin ein bekanntes Mittel für ältere Männer, um ihre Vitalität und Gedächtnisleistung zu verbessern, einen gesunden Blutkreislauf zu erhalten und vor Altersschwäche und Demenz zu schützen, vor allem aber um ihre Sexualität anzustacheln. Die Blüten und Blätter sollen diuretisch, zusammenziehend und aphrodisierend wirken.

Die in Indien lebenden Lodha benutzen ein Rindendekokt als Schlafmittel für Kinder. Die benachbarten Santal stellen aus der Blütenpaste (5 g) und drei Wurzeln von Edel-daru (= *Bombax ceiba*, **Ceiba**) und dem Saft (1 Teelöffel) von Dhobi-tasad (*Cynodon dactylon* [L.] PERS., Gramineae = Bermudagras) ein Verhütungsmittel her. Es

472 Die Gehäuse dieser Meeresschnecke aus dem Indischen Ozean wurden schon vor rund 25 000 Jahren nach Südfrankreich importiert und dort von den Cromagnonmenschen rituell verwendet, wie man aus Höhlenfunden weiß.

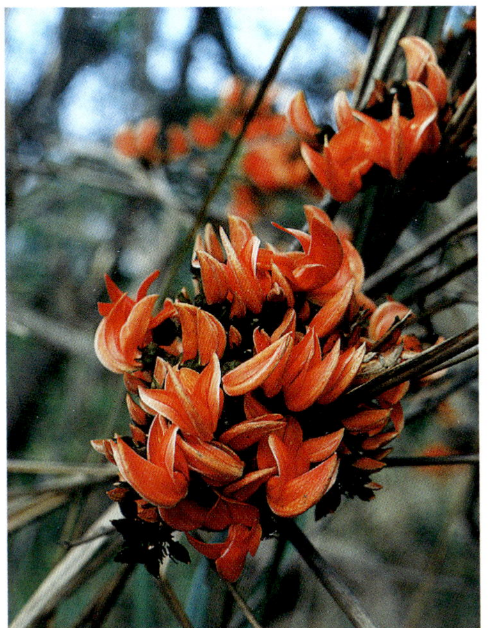

Der Blütenstand des Palasabaumes *(Butea monosperma)*. (Therai, Nepal, 1992)

wird sieben Tage hintereinander nach der Menstruation eingenommen (Pal und Jain 1998: 84*).

Der im Himalayagebiet heimische Palasabaum (*Butea monosperma* (Lam.) Kuntze, syn. *Butea frondosa* Koen. ex Roxb.) ist mit der roten Kwao krua sehr nahe verwandt. Seine Blüten gelten in Nepal als Aphrodisiakum (Suwal et al. 1993: 80*). Sie stehen mythologisch auch mit **Soma** in Verbindung.

Gebrauch der weißen Kwao krua

Die weiße Kwao krua (*Pueraria mirifica*) nutzen nordthailändische Frauen von jeher bei Problemen in den Wechseljahren, zur Verbesserung des Hauttonus, zur Vergrößerung der Brüste, zum Schutz vor vorzeitiger Ergrauung wie auch als Medikament gegen Glaukom, Knochenkrankheiten, Altersdemenz; ferner zur Verbesserung des Gedächtnisses, zur Verjüngung sowie zur Steigerung der sexuellen Lust.

Ihre Wurzelknollen enthalten das Pflanzenhormon Miroestrol, das gemäß thailändischen Untersuchungen starken Einfluss auf hormonelle Störungen haben kann.

In Indien wird die botanisch nah verwandte Vidarikanda genannte **Winde** (*Pueraria tuberosa* [Willd.] DC.) als Tonikum, **Rasayana** und **Vajikarana** benutzt (Jain 1991: 152*). Die ebenfalls nah verwandte Kudzuwurzel (*Pueraria lobata* [Willd.] Ohwi) gehört in China zu den Bestandteilen traditioneller **Lenzmittel**.

Inhaltsstoffe

Die rote Kwao krua (*Butea*) enthält Proteine, Asche, etwas Fett, Zucker, Natrium, Kalzium, Eisen und die Vitamine A (*trans*-Retinol), B_1, B_2 und C. Daneben östrogene Substanzen: Miroestrol und 3,14,17,18-β-Tetrahydroxymiroesterol (Pflanzen**hormone**).

Die weiße Kwao krua (*Pueraria*) enthält Proteine, Asche, sehr wenig Fett, Zucker, Natrium, Kalzium, Eisen und die Vitamine A (*trans*-Retinol), B_1 und B_2. In verschiedenen Kudzuwurzeln (*Pueraria lobata* [Willd.] Ohwi und *P.* spp.) wies man Puerarin, Puerarinxylosid, Daidzein, Daidzin, β-Sitosterol und Arachinsäure nach. Puerarin verbessert die Hirndurchblutung bei älteren Menschen (Bensky und Gamble 1986: 67*).

Bezugsquellen

Kapseln zu je 250 mg Kwao krua werden von der Firma Mathana Phanit Chiang Mai Co. Ltd. hergestellt und vertrieben (Anschrift: 44 Huaykaew Rd., Changpuak, Muang, Chiang Mai 50300, Thailand, Fax ++66-53-212955, E-Mail: mathanaphanitchiangmai@hotmail.com; Registration No. G 5/43 für Red Kwao krua und No. G 6/43 für White Kwao krua).

Literatur

Roxburgh, William

1795–1818 *Plants of the Coast of Coromandel.*

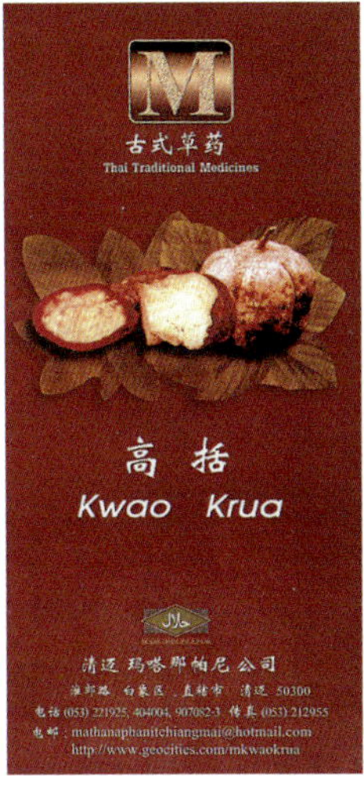

Thailändische Broschüre, die Kwao krua als verjüngendes, lebensverlängerndes und aphrodisierendes Tonikum anpreist (2002).

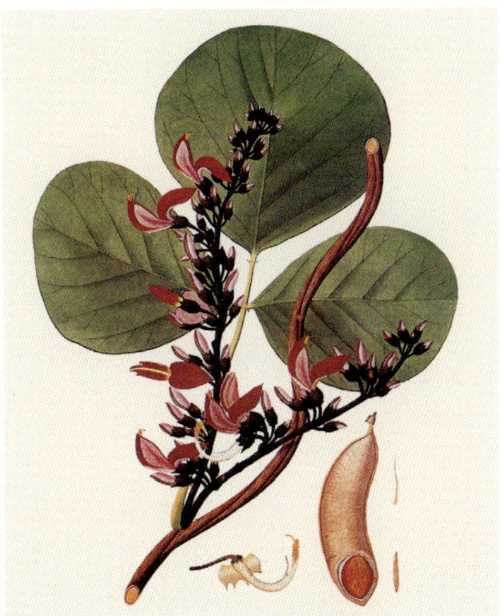

Die rote Kwao krua *(Butea superba)*. (Handkolorierter Stich von Mackenzie, aus: William Roxburgh, *Plants of the Coast of Coromandel*, 1795–1818)

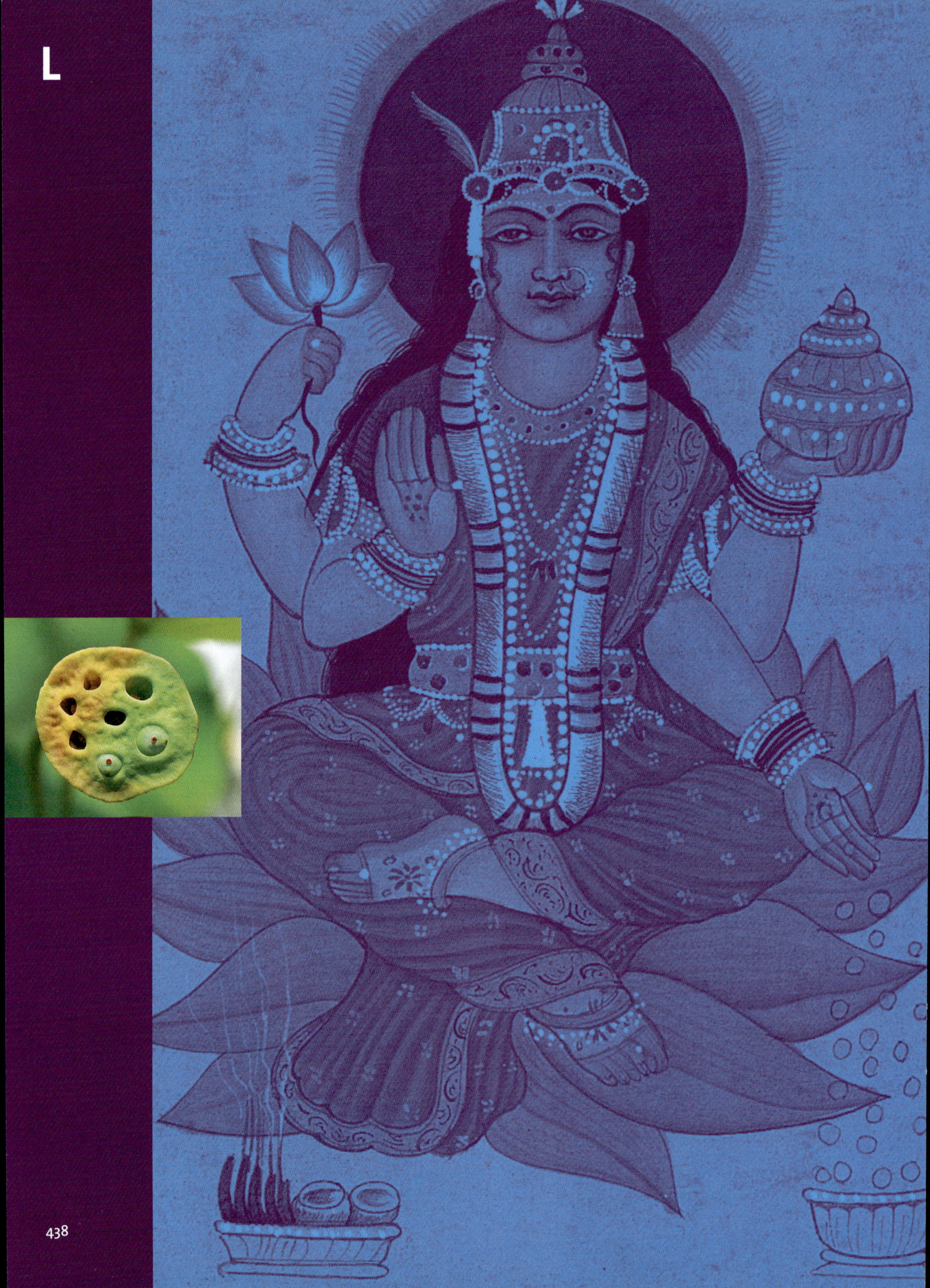

L

Lackporling

Siehe **Ling-shih-Pilz**

Lactucarium

Siehe **Lattich**

Lakshmana

Calonyction muricatum (L.) G. DON, Convolvulaceae (Windengewächse)
syn. *Ipomoea muricata* (L.) JACQ.

Andere Namen

Bindu patrâ, Jangida, Kaladana, Kattuchooti, Laksamanâ, Laksmanâ (skrt.), Nâgini (skrt. »weibliche Schlange«), Putradâ, Raktâ

In Indien gilt die Pflanze als potenzstärkendes und fruchtbarkeitsförderndes Mittel. Sie wird auch beim Liebeszauber eingesetzt.

Diese weiß blühende **Winde** mit herzförmigen Blättern heißt in Indien Lakshmana[473] und steht der Göttin des Glücks Lakshmi nahe (vgl. **Lotus**). Es heißt, die mitunter menschengestaltige Wurzel (*Vishakamool*) sei eine Nahrung für die feinstoffliche Kundalinischlange, die im Unterleib, im Becken ruht und die sexuelle Schöpferkraft (*Shakti*) bildet (vgl. **Kalmus**, **Saligrame**). In der ayurvedischen Medizin ist Lakshmana eines der bedeutsamsten **Vajikarana** (Aphrodisiaka). Es soll die sexuelle Kraft stärken und die Fruchtbarkeit fördern beziehungsweise Empfängnis herbeiführen. Lakshmana ist aber auch abführend wirksam und regt alle drei *dosas* (*vayu*, *pitta* und *kapha*) an (DASH 1994: 117*).

Nach einer tantrischen Rezeptur (*Jeevakachinthamani*) wird die Pflanze zusammen mit **Bezoarsteinen** zu einer **Salbe** verrieben, die man sich auf die Stirn schmiert. Dadurch soll ein **Liebeszauber** bewirkt und mystische Erfahrung möglich werden. Der Wurzel werden heilende Kräfte bei **Schlangen**bissen zugeschrieben. Schlangenbeschwörer benutzen die Wurzel als magischen Schutz vor Kobras (KUMARASWAMY 1985).

Inhaltsstoffe

Alle Pflanzenteile enthalten bis zu 3,7% Behensäure, die zentral erregende, anscheinend auch psychoaktive und aphrodisierende Wirkungen hat. In geringer Konzentration wurden Mutterkornalkaloide nachgewiesen (VEIT 1993: 535). In den Samen entdeckte man das Alkaloid Ipomin (ASOLKAR et al. 1992: 372*).

Andere Pflanzen, die ebenfalls als Lakshmana bezeichnet werden

(ANONYM 1999: 133*, KUMARASWAMY 1985):

Cynoglossum lanceolatum FORSK., Boraginaceae, Hundszunge
Glycyrrizha glabra L. (Laksmanâ yashti), **Süßholz**
Hemionites cordifolius, ein Farn
Lagopopiodes sp.
Lasia spinosa (L.) THWAITES, Aeaceae
Mandragora autumnalis SPRENG., Herbst**alraune**
Panax ginseng L., **Ginseng**
Remusatia vivipara (ROXB.) SCHOTT, Araceae
Smithia gemniflora ROTH
Solanum xanthocarpum SCHRED. et ENDL., **Nachtschattengewächse**

Diese Pflanzen werden ebenfalls zu den **Vajikarana** gerechnet.

Bezugsquellen

Lakshmanasamen (Semen Ipomoeae muricati) sind unter dem Namen *Kaladana* im pharmazeutischen Handel erhältlich (VEIT 1993: 535).

Literatur

KUMARASWAMY, R.
1985 »Ethnopharmacognostical Studies of the Vedic Jangida and the Siddha Kattuchooti as the Indian Mandrake of the Ancient Past«, *Curare* (Sonderband 3/85 Ethnobotanik), S. 109–120.

VEIT, Markus
1993 »Ipomoea«, in: *Hagers Handbuch der pharmazeutischen Praxis*, Berlin: Springer, Bd. 5: 534–550.

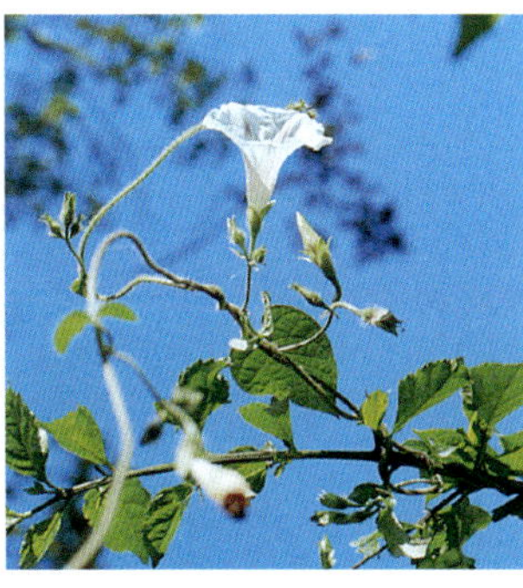

Die blühende Lakshmanawinde *(Calonyction muricatum)*. (Kathmandu, Nepal, 11/1995)

473 Die rosa blühende Winde *Ipomoea sepiaria* ROXB. (syn. *Ipomoea maxima* acut. non. [L. f.] SWEET) heißt auf Sanskrit ebenfalls *Lakshmana* und wird auch in verschiedenen indischen Sprachen so genannt. Sie gilt ebenfalls als Tonikum, Aphrodisiakum und Verjüngungsmittel (WARRIER et al. 1995 III: 237*).

»Die Mittel, welche Liebe erwecken, sind zu erlernen aus der Heilkunde, dem Veda (Atharvaveda), der Magie und von geeigneten Leuten. Man wende keine Mittel an, die zweifelhaft sind, körperliche Beschwerden verursachen (...)« (VATSYAYANA 1984: 274*)

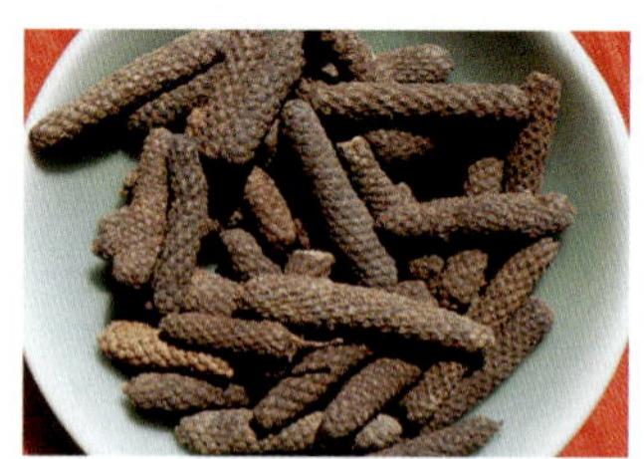

Die getrockneten Fruchtstände des Langen Pfeffers *(Piper longum)* sind in Asien ein beliebtes Gewürz und ein berühmter »Scharfmacher«. Langer Pfeffer hat einen ähnlichen Geschmack wie der »normale« Pfeffer. Er erzeugt einen verstärkten Speichelfluss und eine leichte Taubheit im Mund.

Langer Pfeffer

Piper longum L., Piperaceae (Pfeffergewächse) syn. *Chavica roxbhurgii* MIQ., *Chavica sarmentosa* (ROXB.) MIQ., *Piper latifolium* HUNTER, *Piper sarmentosum* ROXB.

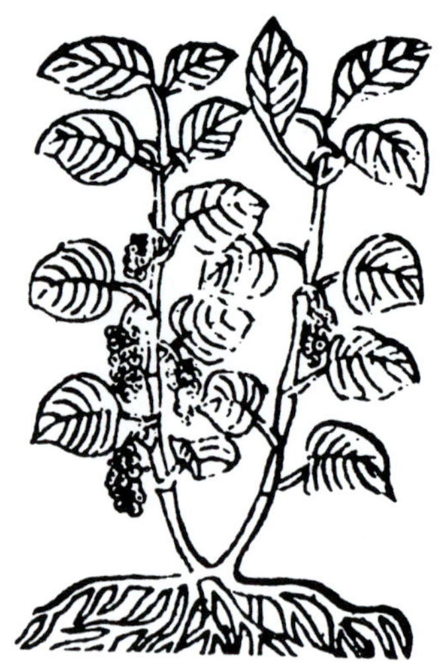

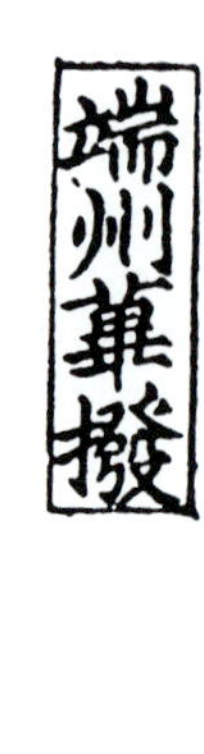

Der Lange Pfeffer *(pi-p'o)* in einem alten chinesischen Kräuterbuch. (*Nan-fang ts'ao-mu chuang*, 4. Jh.)

Andere Namen

Bengalpfeffer, Bi ba, Bi bo (chin.), Dee plee (Thai)[474], Dee-plee, Hihatsu (jap.), Indian long pepper, Kawnamool (skrt.), Langpfeffer, Long pepper, Pi pi ling (tibet.), Pipal, Pipalpfeffer, Pi-p'o, Pippali, Pippule (skrt.), Pipul (Bengali), P'ilhal (korean.)

Gemäß indischen Überlieferungen soll das Gewürz die Genitalorgane stärken und die Durchblutung des Unterleibs fördern. Als Zutat tantrischer Geheimmittel soll er eine dauerhafte Erektion stimulieren.

Der Lange Pfeffer stammt aus den immergrünen Wäldern der tropisch heißen Gebiete Indiens und Nepals. Die mehrjährige Kletterpflanze gedeiht am besten im Tiefland, ist aber auch in der östlichen Himalayaregion anzutreffen. In diesen Regionen (vor allem in Assam und Tamil-Nadu) wird er seit Jahrhunderten für kulinarische und medizinische Zwecke angebaut. Brauchbar ist nur die weibliche Pflanze, weil nur ihre Blütenstände das begehrte **Gewürz** liefern. Die Ernte erfolgt im Januar, wenn die Blütenstände schon ausgewachsen, aber noch nicht völlig ausgereift sind.

Die unreifen Früchte des Langen Pfeffers werden in Asien und Arabien als Gewürz, Aphrodisiakum und Heilmittel verwendet (FLEURENTIN und PELT 1982: 92f.*, RÄTSCH 1995). Auch in unserer Küche eignet er sich als exotisches Gewürz und Zutat zum **Curry**.

Aphrodisischer Gebrauch

Mehr noch als der Schwarze **Pfeffer**, der bei uns schon seit dem Altertum als Aphrodisiakum gilt, wird der Lange Pfeffer als solches betrachtet. Er ist ein Hauptbestandteil in vielen Rezepturen für aphrodisische Zubereitungen, die bei tantrischen Ritualen verwendet werden (vgl. **Orientalische Fröhlichkeitspillen**). Auch in der ayurvedischen Medizin gilt er als »Scharfmacher« und gehört zu den **Vajikarana**. Seine Qualität ist »scharf, erhitzend, süß«, deshalb soll er die Funktionen des Genitalsystems stärken und die Lustorgane mit wärmender Energie versorgen (LAD und FRAWLEY 1987: 249*).

Im *Anangaranga* – einem der berühmtesten alten indischen Bücher zur Liebeskunst – wird ein tantrisches »Geheimmittel« (*aupanishadika*) mit möglicherweise psychoaktiver Wirkung angeführt, das den Lingam (= **Phallus**) zum Leben erweckt: »Nimm einige Körner schwarzen **Pfeffer** [*Piper nigrum*], Kerne vom **Stechapfel** [*Datura metel*], eine Schote Pinpalli (*Piper longum*) oder **Betel**puder [*Areca catechu*]) mit Lodhraschale oder *Morinda citrifolia*[475], die man zum Färben benützt; verreibe es mit hellem **Honig** und [reibe es auf den Lingam]. Dieses Mittel ist unübertrefflich« (ANANGARANGA 1985: 65*; BURTON 1985*, SCHMIDT 1911*). Diese Potenzcreme oder -**salbe** soll eine lang anhaltende Erektion bescheren, die für tantrische Rituale vorteilhaft ist.

Der Lange Pfeffer kann aber auch als Einzeldroge aphrodisisch wirken. Die ayurvedische Einzeldosis beträgt 110 bis 500 mg Pulver (zum Beispiel in Kapseln geschluckt). Medizinisch ist er, mit Milch abgekocht, bei Asthma[476], Verdauungsschwäche, sexueller Erschöpfung und allen Erkältungserkrankungen brauchbar.

Die in Indien bekannte Gewürzmischung Trikatu, »drei **Gewürze**«, besteht zu gleichen Teilen aus Langem Pfeffer, Schwarzem Pfeffer und ge-

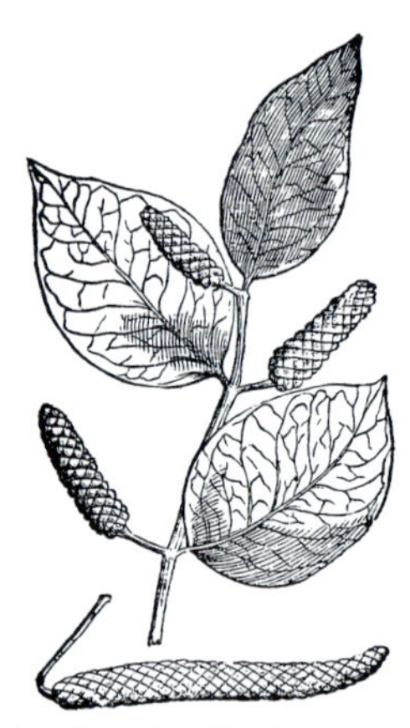

Zweigspitze einer Ranke von Langem Pfeffer mit Blättern und phallischen Fruchtständen. In Asien hat er eine längere Tradition als Gewürz als der Schwarze Pfeffer. (Holzschnitt aus GERARD 1633*)

474 Dee plee und Long pepper wird in Thailand auch der sehr ähnliche *Piper retrofractum* VAHL genannt (SARALAMP et al. 1996: 150*). Manchmal ist die Handelsware mit *Piper retrofractum* VAHL (= Javanischer langer Pfeffer) verfälscht.

475 *Morinda citrifolia* L., Rubiaceae, ist besser unter dem Namen Nonifrucht bekannt und gehört derzeit zu den parameдizinischen Modedrogen, die aus pharmazeutischer Sicht jedoch keine der ihr nachgesagten Fähigkeiten besitzt. Der in der Werbung angeführte »Wunderstoff« Xeronin ist eine Erfindung; er ist weder wissenschaftlich definiert noch beschrieben worden (SEIDEMANN 2002).

476 Aus westlicher Perspektive erscheinen gerade schleimige Flüssigkeiten, wie Milch, bei Asthma nicht angezeigt. Aus asiatischer Sicht sind Mittel gegen Asthma oft auch Liebesmittel (vgl. COSMAN 1983*).

trockneten Ingwerwurzelstücken (vgl. **Triphala**). Diese Mischung gilt als das wichtigste ayurvedische Anregungsmittel unter den Gewürzen (Rätsch 1995).

Inhaltsstoffe

Die weiblichen Blütenstände enthalten 4 bis 5% Piperin, ein einfach gebautes Alkaloid, das dem Langen Pfeffer die charakteristische Schärfe verleiht. Sie enthalten rund 1% **ätherisches Öl** mit Sesquiterpenen und *p*-Cymen, Dihydrocarveol, Terpinolen und α-Thujen sowie Amide (Piperidin, Sesamin u. a.). Die Droge hat gefässerweiternde Wirkung (Hölzl et al. 1993: 200). Das ätherische Öl hat einen würzigen Geruch und enthält 7% Zingiberen. Es wirkt antibiotisch (Bensky und Hamble 1986: 445*).

Bezugsquellen

Langen Pfeffer bekommt man in gut sortierten Gewürzläden und in Geschäften für asiatische Lebensmittel.

Literatur

Hölzl, Josef, Wiltrud Juretzek, Sn und Elisabeth Stahl-Biskup
1993 »Piper«, in: *Hagers Handbuch der pharmazeutischen Praxis* (5. Aufl.), Berlin: Springer, Bd. 5: 52–59.

Rätsch, Christian
1995 »*Piper longum*, der ayurvedische Scharfmacher«, *Dao* 6/95: 68.

Seidemann, Johannes
2002 »Noni – fragwürdige Zauberfrucht aus der Südsee«, *Zeitschrift für Phytotherapie* 23: 62–67.

Lapacho

Tabebuia avellanedae (DC.) Sandw., Bignoniaceae (Bignoniengewächse)

Andere Namen

Brasilian **Ginseng**, Ipe (Brasilien), Ipe roxo, Pau d'arco[477], Palo de arco (Peru »Bogenholz«), Siete cueros (Kolumbien »sieben Trinkschläuche«; vgl. **Siete Raizes**), Taheebo, Tahuarí, Tahuari negro, Tajibo rosado, Tawari (Aymara)

In den tropischen Zonen Südamerikas werden Extrakte aus der Stammrinde des Baumes als Aphrodisiakum und Heilmittel geschätzt.

Gebrauch

Der Regenwaldbaum, der südlich des Amazonas, im Mato-Grosso-Gebiet, heimisch ist, gilt den Indianern als Quelle vielseitiger Heilmittel und Aphrodisiaka. Aphrodisierend wirkt ein Tee, der aus der Stammrinde gebrüht oder gekocht wird; ebenso **Kräutertee**zubereitungen mit **Catuaba** oder **Maté**. Extrakte der Lapachorinde tauchen bei uns inzwischen in **Energy Drinks** auf.

»Lapacho war eine der wichtigsten Pflanzen in der traditionellen Medizin der Inka.« (Straten 1996: 168)

Gebrauch verwandter Arten

Tahuarí, Pau d'arco oder Palo de arco nennen Indianer auch die verwandten Arten *Tabebuia chrysantha* (gelb blühend) und *Tabebuia obscura* (violett blühend). Sie setzen sie medizinisch erfolgreich bei Diabetes ein (Maxwell 1990: 379f.). Die nahe verwandte *Tabebuia araliaceae* Mort. et Britt., Tajibo blanco (weiß blühend) wird wie Lapacho benutzt (De Lucca und Zalles 1992: 385*). Tahuarí heißen auch *Tabebuia incana* A. Gentry und andere *Tabebuia* spp. Man verwendet sie als Zusätze zum psychoaktiven **Ayahuasca**trank (Rätsch 1998: 705*).

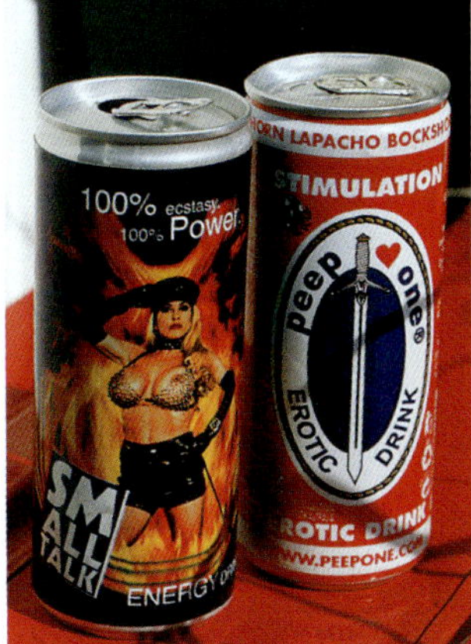

Energy Drinks mit deutlich erotischen Assoziationen. Als Hauptwirkstoff enthalten sie einen Lapachoextrakt.

Auf den Bahamas bereitet man aus den Zweigspitzen mit Blättern vom »Fünffinger«-Baum (*Tabebuia bahamensis* [Northrop] Britt.) einen **Liebestrank**, manchmal zusammen mit den Wurzeln von *Eugenia axillaris* (Sw.) Willd., Myrtaceae (McClure und Eshbaugh 1983*).

Lapacho gilt als **Immunstimulator**.

Inhaltsstoffe

1882 wurde aus Lapacho das so genannte Lapachol isoliert. Diese Substanz zeigte antibakterielle und antitumoröse Wirkungen, die von japanischen Wissenschaftlern bestätigt werden. Sie stellten auch dessen hemmende Wirkung auf *Candida albicans* fest, einen Pilz, der sich mit unangenehmen Folgen im menschlichen Gedärm einnistet. Erstaunlicherweise konstatierten die Mediziner Ikekawa und Yoshikawa, dass Lapacho-Rohextrakt stärker antibiotisch wirkt als das isolierte, gereinigte Lapachol. Das spricht für eine synergistische Wirkung der Gesamtinhaltsstoffe. Gemäß Forschungen in São Paulo besitzt Lapacho eine sehr geringe Toxizität, die das Ausbleiben von Nebenwirkungen erklärt. Ein anderer Lapachostoff, das β-Lapachon, scheint krebshemmende Wirkungen zu haben. Inwiefern dies für die Krebstherapie von Bedeutung ist, muss sich noch erweisen (Straten 1996: 164).

»Die Regenwaldindianer haben Lapacho immer als ein starkes Mittel zur Behandlung von Parasiten geschätzt.« (Straten 1996: 165)

O OH O

Lapachol

477 Pau d'arco heißt »Bogenholz«, da sein hartes elastisches Holz sehr gut für Jagdbögen taugt (vgl. **Guayak**, **Potenzholz**). Allerdings werden mehrere Bäume, die alle demselben Zweck dienen, in Brasilien (Xingú) mit demselben Namen bezeichnet. In Xingú ist die wichtigste Art *Tecoma conspicua*, Bignoniaceae (Hartmann 1986: 142).

Bezugsquellen

Seit ein paar Jahren taucht Lapachotee öfter in Teehandlungen und Kräuterläden auf. Sogar Supermärkte bieten Energy Drinks an, die gelegentlich Lapacho enthalten. Geschnittene Lapachorinde ist erhältlich bei Elixier®; auch enthalten im Sensatonics® Likör »Amazonic Jungle Tonic«.

Literatur

HARTMANN, Günther
1986 *Xingú – Unter Indianern in Zentral-Brasilien*, Berlin: Museum für Völkerkunde.

MAXWELL, Nicole
1990 *Witch Doctor's Apprentice* (3. Aufl.), Vorwort von Terence MCKENNA, New York: Citadel Press.

STRATEN, Michael van
1996 *Guarana: Energiespendende und heilkräftige Samen aus dem Amazonas-Regenwald*, Aarau, Stuttgart: AT Verlag.

Lattich

Lactuca spp., Compositae (Korbblütler)

»In obscön moderner Sprachweise heißt der ›Salat‹, der ›Salatkeller‹ die Vulva. Und man nennt Tribaden oder Männer, die den Cunnilingus ausüben ›Salatschnecken‹; ebenso sagt man: ›in den Salatkeller hinabsteigen‹.« (AIGREMONT 1987: IV 145)

Lactuca sativa L., Gartensalat, Salat, Lattich
var. *angustana* hort. ex L.H. BAILEY, syn. *Lactuca sativa* var. *asparagina* L.H. BAILEY, Spargelsalat
var. *capitata* L., syn. *Lactuca sativa* ssp. *capitata* (L.) ALEF., Kopfsalat
var. *crispa* L., Blatt-, Schnitt-, Pflücksalat
var. *longifolia* LAM., Römischer Salat
Lactuca serriola L., syn. *Lactuca scariola* L., Wilder Lattich, Stachelsalat, Kompasspflanze, Khas el-bacqar, Oil lettuce, Prickly lettuce
Lactuca virosa L., Giftlattich

Kopfsalat schmeckt frisch und knackig. Dass der an Milchsaft reiche Lattich in Ägypten als Liebesmittel galt, verdankt er seiner mythischen Zuordnung zum Fruchtbarkeitsgott Min.

Auf dem römisch-lateinischen Begriff *lactuca*[478] (Salat) basiert die Bezeichnung der botanischen Gattung, zu der unser vertrauter Kopfsalat gehört. Daraus entwickelte sich »Lattich«, der ursprüngliche Name für Salat, der heute kaum mehr benutzt wird. In der Antike fasste man verschiedene *Lactuca* spp. als Lattiche zusammen (HELM 1954, LINDQVIST 1960).

Bedeutung in der Mythologie und als Aphrodisiakum

In alten Ägypten ordnete man Lattich dem Fruchtbarkeitsgott Min zu, dessen »Werk Begattung und Zeugung« ist. Die Beinamen des Gottes sind eindeutig: Der »Stier, der auf den Frauen ist und Samen schafft den Göttern und Göttinnen« oder »der Gatte, der die Frauen mit seinem Glied befruchtet«[479]. Min galt als Spender der Nahrung und aller Kräuter, auch der Heilkräuter. Im neunten Monat des ägyptischen Jahres feierte man ihm zu Ehren das »Fest der Treppe«, eine Art Erntedank, wobei der Pharao ihm die erste geerntete Garbe opferte. Daher verwundert es wenig, dass der mit Min verbundene Lattich als Aphrodisiakum galt und auch so verwendet wurde (KEIMER 1924). Die Salatpflanze war eine beliebte Opfergabe, vornehmlich für Min, aber auch für andere Götter (LURKER 1987: 124*).

Das Blattgewächs war auch die Lieblingspflanze des archaischen Eselgottes Seth, der »groß an Kraft« war (LURKER 1987: 185*). Seth, der »Herr der Wüste und Widersacher des Vegetationsgottes Osiris«, wurde schwanger, nachdem er die Blätter aß, auf die Horus sein Sperma verspritzt hatte. Die Priester des Tempels von Philae durften keinen Lattich zu sich nehmen, vermutlich aus Gründen erotischer Abstinenz.

54 Lactuarium, Piscidia und Cannabis.

101) Rp. Codeïn. 0,5.
Extract. Gentian. qu. sat.
ut f. Pil. 50.
Ds. 3mal tägl. 2 Pil. (Diabetes.)

102) Rp. Narceïn. 0,06.
Aq. destill. 5,0.
Kali hydric. solut. Guttam.
Ds. Zur subcutanen Injektion bei Gesichtsschmerz.

Lactucarium (eingetrockneter Lattichsaft) Lattich-Opium.

Dem Opium in seiner Wirkung nahe verwandt, jedoch ohne dessen hypnotische Kraft, bei asthmatischen Beschwerden, Hustenreiz und Keuchhusten.

103) Rp. Lactucar. germ. 0,5.
Sacchar. Lactis 4,0.
Divid. in Part. aequ. X.
Ds. 3stündlich ein Pulver.
Krampfhusten mit Asthma.

104) Rp. Lactucar. germ. 0,6.
Gi. arab. 4,0.
ut f. Emuls. 200,0.
Adde:
Syr. cort. Aur. 20,0.
Ds. Stündlich ein Esslöffel voll.
Hysterische Schlaflosigkeit.

Frühe Angaben zur medizinischen Wirkung und Nutzung von Lactucarium. (Faksimile aus MICHAELIS 1905: 54*)

Das pharaonische Buch der Aphrodisiaca

»Zwar sind Liebe anregende Mittel bekannt (Mandragora [= **Alraune**] und Lattich), sogar ein ganzes ›Buch der Aphrodisiaca‹; auch gegen die Impotenz gibt es spezielle Hilfe zum ›Hervorbringen des Samens‹: eine Pflanze mit dem drastischen Namen ›Mittel zum Bespringen‹. Aber dies alles diente der Lust, nicht dem Kindersegen« (WESTENDORF 1992: 208*).

Das *Buch der Aphrodisiaca* ist ein altägyptischer Papyrus, der nur »Liebesmittel« beschrieb.

478 Lat. *lacto* = Milch, was sich auf den in den Stengeln enthaltenen Milchsaft bezieht.

479 Die Griechen erkannten in Min eine Form ihres lüsternen Pan. Min wurde wie Pan immer oder fast immer mit erigiertem Penis dargestellt (vgl. **Bock**, **Seerose**, **Satyrion**).

Bedeutung als Anaphrodisiakum

Bei den Griechen hatte der Lattich die *gegenteilige* Bedeutung. Dort galt er als Symbol für sexuelle Impotenz und Mangel an Lebenskraft und wurde auch zur Dämpfung des Triebes verwendet. Lattichkeime zog man in den rituellen »Gärten des Adonis«; kaum ergrünt waren sie schon wieder vertrocknet – wie das Leben des jugendlichen Geliebten der Aphrodite. Der Lattich hieß auch Totenkraut, weil er bei antiken Totenmahlen verspeist wurde. Starker oder häufiger Genuss sollte zu Impotenz führen (DETIENNE 1994). Die Pythagoreer sahen in ihm ein geeignetes Kühlungsmittel, Anaphrodisiakum und eine gute Diät, um einen kühlen Kopf zu behalten.

Römische und christliche Autoren übernahmen die griechische Deutung als Anaphrodisiakum. Hildegard von Bingen meinte sogar, sein Genuss mache kraftlos und wahnsinnig. Diese Wirkung bezog sich auf das Lactucarium, den eingedickten Milchsaft, dem eine opiumähnliche Wirkung nachgesagt wird.

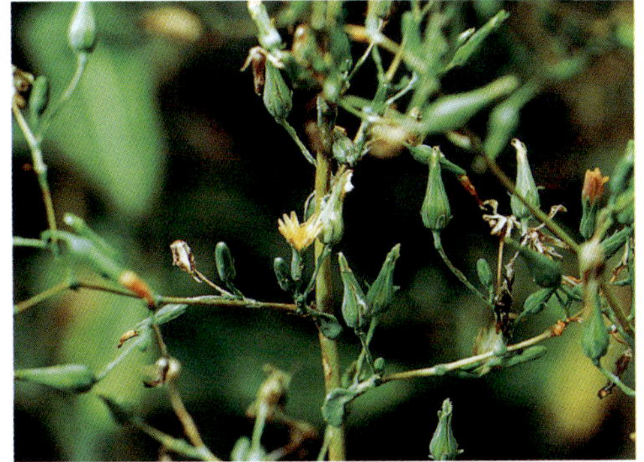

Der Giftlattich *(Lactuca virosa)* – Bild oben in Blüte – ist an seinen gesägten Blättern gut erkennbar. Trotz seines Namens ist er nicht giftig. Bei Überdosierungen kann es – wie übrigens bei übermäßigem Genuß von Kopfsalat auch – zu Schwindel und Müdigkeit kommen. (Botanischer Garten Bern, Schweiz, 7/1996)

»Die Beziehung zwischen dem Gott und dem Lattich entstand aufgrund der Analogie zwischen dem Pflanzensaft und der Samenflüssigkeit des ithyphallischen Gottes.« (Hugonot in CARROLL-SPILLECKE 1992: 11)

Salat, Lactucarium und Opium

»Der Gartenlattich, die Römer nennen ihn *Lactuca*, die Ägypter *Embrosi*, ist gut für den Magen, kühlt etwas, macht Schlaf, erweicht den Bauch und befördert die Milchabsonderung. (...) Sein Same getrunken hilft denen, die an häufiger Pollution leiden und hindert den Beischlaf« (DIOSKURIDES II, 164).

»Der wilde Lattich, welchen die Propheten Titansblut, Zoroaster *Pherumbros*, die Römer *Lactuca silvatica* nennen, gleicht dem Gartenlattich, hat aber einen stärkeren Stengel, weißere, dünnere, rauhere und bitter schmeckende Blätter. Im Ganzen ist er in seiner Wirkung dem Mohn ähnlich, weshalb auch einige seinen Saft unter das Opium mischen. (...) auch wird er gegen Skorpions- und Spinnenstiche getrunken[480]. Der Same wird wie der des Gartenlattichs genommen, verhindert Pollution und Beischlaf. Auch der aus ihm gepresste Saft wird in irdenen Gefässen, nachdem er in der Sonne getrocknet ist, wie die übrigen Säfte aufbewahrt« (DIOSKURIDES II, 165).

Gebrauch und Wirkung des Giftlattichs

Der Giftlattich enthält ebenfalls Lactucarium. Von diesem eingedickten Milchsaft wurde mehrfach behauptet, es wirke ähnlich wie **Opium**, das heißt schmerzlindernd, die Fantasie anregend und aphrodisisch. Lactucarium gewinnt man durch Eintrocknen des aufgefangenen Milchsafts (der auch aus angeritzten Mohnkapseln fließt). Er kann entweder in **Alkohol** aufgelöst getrunken oder, mit anderen Kräutern (**Minze**, **Hanf**, **Stechapfel**) vermischt, geraucht werden. Giftlattichblätter oder deren Lactucarium waren auch Bestandteil der so genannten **Hexensalben**. Als psychoaktive Dosis gelten 28 g Lattichblätter (MILLER 1988: 117*); als medizinische größte Einzelgabe gelten 0,3 g Lactucarium; die Tagesgesamtgabe liegt bei 1,0 g (ROTH et al. 1994: 444*).

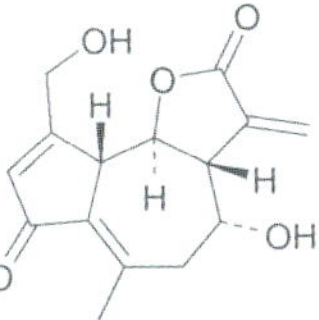

Lactucin

Inhaltsstoffe von Lactucarium

Das Lactucarium des Gartensalats (*Lactuca sativa*) ist reich an Enzymen und Vitamin A und kann leicht beruhigende Wirkungen haben. Die Samen enthalten ein Öl, das gepresst als Speiseöl verwendet wird.

Der eingetrocknete Milchsaft des Giftlattichs (*Lactuca virosa*) wurde früher als Beruhigungsmittel verwendet (VAN ARSDALL 1996). Es enthält sedativ wirksame Sesquiterpenlacton-Bitterstoffe (Guaianolide), Lactucin ($C_{15}H_{16}O_5$) und dessen p-Hydroxyphenylessigsäureester, das Lactu-

»Wer nämlich Lattiche, die unnütz sind und die Unkraut genannt werden, entweder roh oder gekocht äße, würde wahnsinnig, das heißt unsinnig, und im Mark würde er leer (...) Und jene Lattiche wachsen aus dem Schaum des Erdschweißes, und sind daher unnütz.« (HILDEGARD VON BINGEN, *Physica* I, 91)

480 Noch heute wird der Saft der Khas el-baqar (*Lactuca serriola*) in der äygptischen Volksmedizin wegen seiner hypotonischen Wirkung als Gegengift bei **Skorpion**stichen und **Schlangen**bissen benutzt (BOULOS und EL-HADIDI 1989: 37*).

Der Wilde Lattich oder Stachelsalat *(Lactuca serriola)* ist in Nordamerika eingebürgert. Seine getrockneten Blätter werden als Hanfersatz und Aphrodisiakum geraucht. (Black Canyon, Colorado, USA, 1997)

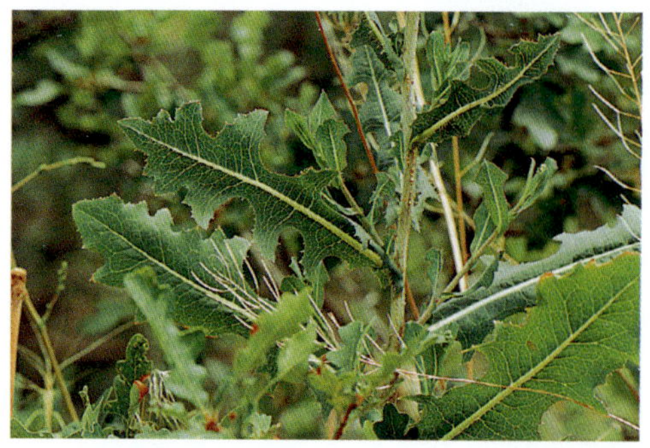

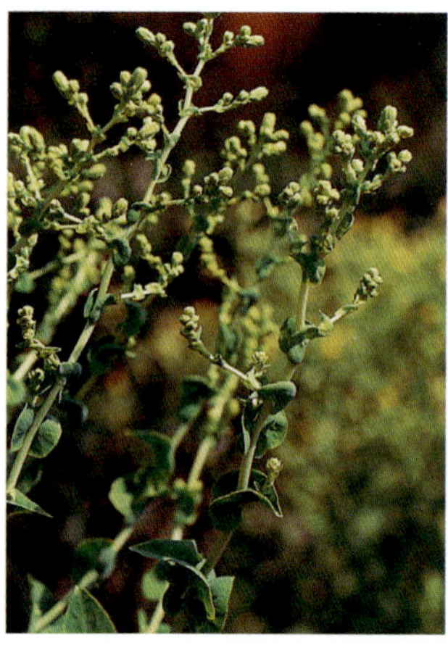

Der blühende Kopfsalat (*Lactuca sativa* var. *capitata*). Der Lattich oder Römische Salat gehört zu den frühesten ägyptischen Kulturpflanzen. Er wurde meist in heiligen Gärten oder Gemüsegärten angepflanzt. (Botanischer Garten Hamburg, Deutschland, 7/1998)

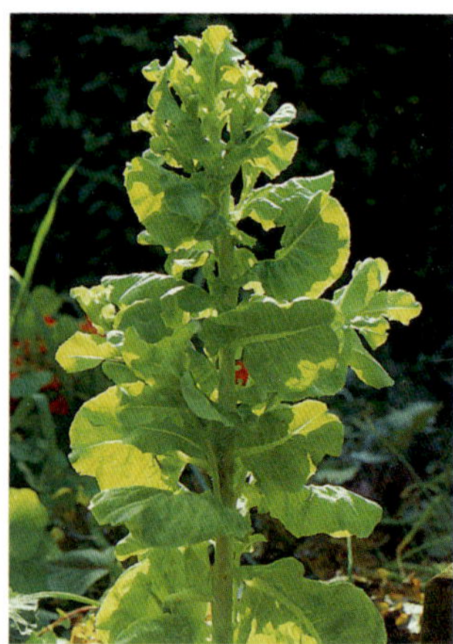

Der »ins Kraut geschossene« Lattich oder Gartensalat *(Lactuca sativa)* bildet einen leicht narkotisch wirksamen Milchsaft. Bricht man einen Stengel ab, quillt Latex hervor. (Hamburg, Deutschland, 8/1994)

picrin (= Lactucopicrin)[481], daneben Triterpenalkohole (Lactucerol), ein Melampolglykosid (Lactusid A) sowie weitere Guaianolide (Lactucopicrin, 11β,13-Dihydrolactucin, 8-Deoxylactucin, Jacquinelin, Zaluzaninderivate; STOJAKOWSKA et al. 1994). Pharmakologisch wurde die analgetische Wirkung des Lactucariums nachgewiesen. Allerdings findet keine direkte Bindung an die Opioidrezeptoren statt (FUNKE et al. 2002).

Bezugsquellen

Lactucarium wird im ethnobotanischen Handel angeboten, *Lactuca-virosa*-Samen bei Elixier®.

Literatur

CARROLL-SPILLECKE, M. (Hg.)
1992 *Der Garten von der Antike bis zum Mittelalter*, Mainz: Philipp von Zabern.

DETIENNE, Marcel
1994 *The Garden of Adonis: Spices in Greek Mythology*, Princteon, NJ: Princeton University Press.

FUNKE, Ines, Wolf-Eberhard SIEMS et al.
2002 »*Lactuca virosa* L. und Lactucarium: Molekularpharmakologische Untersuchungen zur Erklärung der analgetischen Potenz«, *Zeitschrift für Phytotherapie* 23: 40–45.

HARLAN, Jack R.
1986 »Lettuce and the Sycomore: Sex and Romance in Ancient Egypt«, *Economic Botany* 40(1): 4–15.

HELM, J.
1954 »*Lactuca sativa* L. in morphologisch-systematischer Sicht«, *Kulturpflanze* 2: 72–129.

KEIMER, L.
1924 »Die Pflanze des Gottes Min«, *Zeitschrift für Altägyptische Sprache und Altertumskunde* 59: 140–143.

LINDQVIST, K.
1960 »On the Origin of Cultivated Lettuce«, *Hereditas* 46: 319–350.

STOJAKOWSKA, Anna, Janusz MALARZ und Wanda KISIEL
1994 »Sequiterpene Lactones in Tissue Culture of *Lactuca virosa*«, *Planta Medica* 60: 93–94.

VAN ARSDALL, Anne
1996 »The Medicines of Medieval and Renaissance Europe as a Source of Medicines for Today«, in: Bart K. HOLLAND (Hg.), *Prospecting for Drugs in Ancient and Medieval European Texts: A Scientific Approach*, Amsterdam: Harwood Academic Publishers, S. 19–37.

WHITAKER, Thomas W.
1969 »Salads for Everyone – A Look at the Lettuce Plant«, *Economic Botany* 23: 261–264.

Z[UBKE], A[chim]
1998 »Lactucarium«, *Hanfblatt* 5(41): 12–15.

Latwerge

Andere Namen

Electuarium, Gebäck, Pastry, Spezerei

Latwerge ist ein heute kaum mehr bekannter Ausdruck für Gebäcke mit pharmakologisch aktiven Zusätzen.

Aphrodisische Latwerge enthalten oft Salepmehl (vgl. **Knabenkraut**), **Nüsse**, **Kokosnussflocken**, **Gewürze**, **Honig**, **Früchte**, Rosinen (**Wein**), Fett, aber auch tierische Bestandteile, meist **Genitalien** oder **Exkremente**. Die Mischungen werden entweder kurz erhitzt und bleiben breiig, oder sie werden gebacken und sind dann fest wie Kekse oder Lebkuchen.

Zu den berühmtesten aphrodisischen Latwergen gehören die **Orientalischen Fröhlichkeitspillen**, die **Sultansmedizin** und Majun (auch Madschnun, Majoon geschrieben): »Ma'jun ist eine Latwerge, die von den Muselmanen eingenommen wird, vor allem von den liederlichsten, als Nervenstimulans, Rauschmittel und gegen Schmerzen. Eine Überdosis führt nicht selten zu geistiger Umnachtung. Laut Volksglauben vermittelt es Rausch *(kaifa)*, Mut *(quwwat)* und wird als Aphrodisiakum verwendet. Die Hauptbestandteile dieser Latwerge sind Ganja [**Hanf**], Milch, Butter, **Mohn**samen, Datura- oder **Stechapfel**blüten, Pulver von Nux vomica [**Brechnuss**] und Zucker« (JA'FAR SHARIF 1921; zit. nach BEHR 1982: 83).

Rezepte

Rezept für ein »stimulierendes Gebäck«

»Wenn das Unvermögen eines Mannes auf schlechte Beschaffenheit des Samens oder auf zu schnelle Ejakulation zurückzuführen ist, so lässt es sich heilen. Empfehlenswert ist das Essen von stimulierendem Gebäck: gewöhnlich enthält dieses **Honig**, **Ingwer**, Kamillen [*pyrether*, vgl. **Ber-**

481 Lactucin und Lactupicrin kommen auch im Löwenzahn (*Taraxacum officinale* WEB.; vgl. **Urin**) vor (FRÖHNE und PFÄNDER 1997: 98*).

tram], Essigsirup, Nieswurz [*Helleborus* sp.], **Knoblauch**, **Zimt**, **Muskat**nuss, **Kardamom** [*Amomum*-Früchte], Vogelbeeren [vgl. **Esche**], chinesischen Zimt, **Pfeffer**schoten und andere **Gewürze**. Durch die Anwendung dieses Mittels wird die Impotenz geheilt werden« (SCHEIK NEFZAUI 1985: 215f.*).

Eine Latwerge gegen »erloschene Mannheit« (Impotenz)

»*Burnet* hat diese Latwerge: Nimm Fuchshoden 2. Loth [= 100 g; vgl. **Genitalien**], koche sie in **Honig** und Wasser, thue dazu Pineolen, Haselnüsse [vgl. **Nüsse**] in Milch und Honig gekocht, jedes 1. Loth, Syrup von Citronenschalen, so viel genug ist« (PAULLINI 1734: 173f.*).

Eine Latwerge gegen Unfruchtbarkeit

»*Joh. Varandæus* schreibet, diese Latwerge helffe sonderbar gegen die Unfruchtbarkeit, die von einer kalten Ursach entstehet: Nimm die *Conserven* von Wallwurtz [= Beinwell, *Symphytum officinale*; vgl. **Wurzeln**] und Stendelwurtz [**Knabenkraut**, **Satyrion**], jedes 1. Loth, eingemachte Citronenschalen ein halben Quintlein [= 0,83 g], eingemachte **Myrobalane**n ein Stück, gefeilt Elffenbein [vgl. **Elefant**], **Myrrhe**n, Seselsaamen [= **Liebstöckel**samen], jedes 1. Quintlein [= 1,66 g], Haasen-Läbgen [vgl. **Hase**], oder Haasen-Bärmutter [vgl. **Plazenta**], zu Pulver gestossen 2. Scrupel [= 2,4 g], Zimmet einen halben Scrupel. Mische es, und nimm davon täglich zweymahl« (PAULLINI 1734: 173f.*).

Aphrodisisches Latwerg

»Nimm geriebene Chocolade [**Kakao**] und weiche, süße Mandeln [vgl. **Nüsse**], von jedem eine Unze [= 28,35 g]; ferner feinen Zucker und ein Conserve von rothen **Rose**n, anderthalb Unzen von jedem. Rühre Alles mit einer gehörigen Quantität Kermessaft [*Phytolacca* sp.; vgl. **Wurzeln**; oder **Bärlauch**] in einem Mörser um, thue dann zwei Scrupel [2,4 g] Balsam von Mekka dazu, auch eine Unze vom Balsamsyrup, und bereite daraus ein Latwerg, Davon nimmt man täglich 3 bis 4 Mal von der Größe einer Muscatnuss« (aus der DRECK-APOTHEKE o. J.: 79*).

Literatur

BEHR, Hans-Georg

1982 *Von Hanf ist die Rede*, Frankfurt/M.: Zweitausendeins.

Laudanum

Andere Namen

Laudanum Sanctum[482], Meconium, Mekonion, Tinctura Opii

Laudanum ist eine Rezeptur auf der Basis von **Opium**. Als Schmerzmittel war sie bis Ende des 19. Jahrhunderts in jeder Apotheke erhältlich und galt (wie **Morphin** und alle darin enthaltenen Ingredienzien) in den letzten Jahrhunderten als überaus beliebtes Aphrodisiakum (HIRSCHFELD und LINSERT 1930: 251–254*).

Der Schweizer Arzt und Alchemist Theophrastus Bombastus von Hohenheim, genannt Paracelsus (1493/94–1541), war einer der ersten europäischen Naturheilpraktiker (BRAUN 1990). Statt die Lehren der antiken und mittelalterlichen Autoren oder die Meinungen von Nonnen und »alten Weibern« unkritisch zu übernehmen, studierte er die Arzneien durch Probieren (PEUCKERT 1944: 87f.). »Ich hab ein Arcanum, heiß ich Laudanum, ist über alles, wo es zum Tode weichen will.« So beschrieb Paracelsus eines seiner liebsten Geheimmittel. **Opium**, dessen Hauptbestandteil, nannte er sogar den »Stein der Unsterblichkeit«; eine deutliche Anspielung auf den alchemistischen »Stein der Weisen«. Johannes Oporinus, sein ambitionierter Famulus, war Zeuge der Verordnung und Wirkung dieses Arcanums: »Mit seinem Laudanum, so nannte er Pillen in der Form von Mäusedreck, welche er in ungleicher Anzahl nur in der äußersten Not der Krankheiten, wie zum heiligen Anker (wie man sagt) seine Zuflucht nehmend, eingab, sich so brüstete, dass er sich auch nicht entblödete zu behaupten, dass er allein, nur durch den Gebrauch von diesen, Tote zum Leben zurückbringen könne und das hat er dann und wann, als ich bei ihm war, tatsächlich bewiesen, und die, die tot zu sein schienen, plötzlich wieder zu sich kamen« (zit. nach PEUCKERT 1944: 146).

Erst als er selbst auf dem Sterbebett lag, verriet der berühmte Arzt sein Laudanumrezept: Das so hoch geschätzte Geheimmittel sei ein alkoholischer Auszug aus Koriander, »reifen Wacholderkörnern, mit Gewürznelken zerstossen, Rinde der Bilsenkrautwurzel und Opium« (KRAUSHAAR und LIEBERHERR 1996: 17). Die genannten Ingredienzien (**Bilsenkraut**wurzel, **Mohn**kapseln, **Koriander**samen und **Nelke**n) sind allesamt Aphrodisiaka. Laudanum soll auch Meisterwurz (siehe **Wurzeln**) enthalten haben.

482 Nicht zu verwechseln mit dem **Räucherwerk** Ladanum, Labdanum: Ladanum ist das Harz der Zistrose (*Cistus ladaniferus* L., *Cistus creticus* L., Cistaceae).

»Es war das nicht unumstrittene Verdienst des im Kanton Schwyz geborenen Paracelsus, dass die Patentmedizin Laudanum über vierhundert Jahre zur meistkonsumierten Droge emporstieg und bis in unser Jahrhundert hinein in kaum einem Haushalt fehlte.« (KRAUSHAAR und LIEBERHERR 1996: 18)

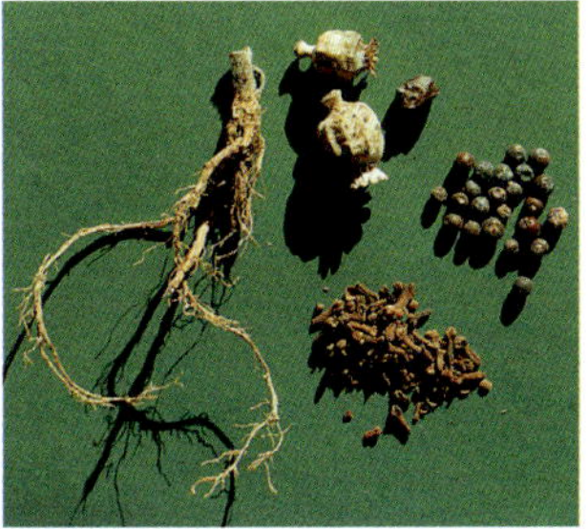

Die wichtigsten Ingredienzien für das paracelsische Laudanum: Bilsenkrautwurzel, Mohnkapseln, Koriandersamen und Nelken – alles Aphrodisiaka.

»Aus Opium, Bilsenkraut oder auch der Mandragora-Wurzel wurden in erster Linie Narkotika hergestellt, die man charakteristischerweise als ›medicinae stupefacientes‹ bezeichnet, wobei dicht neben den Empfehlungen auch die Warnungen standen.« (SCHIPPERGES 1990: 110*)

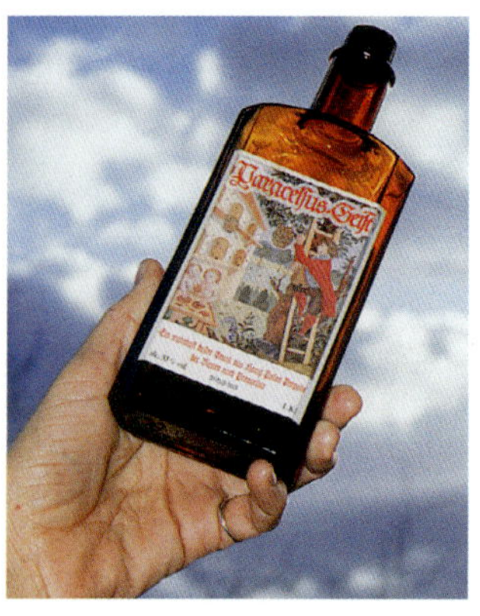

Paracelsus-Geist (Kräuterschnaps). Der Name des Wunderdoktors ist noch heute werbewirksam. Möglicherweise ist etwas von seinem Laudanumgeist in diese Spirituose geflossen.

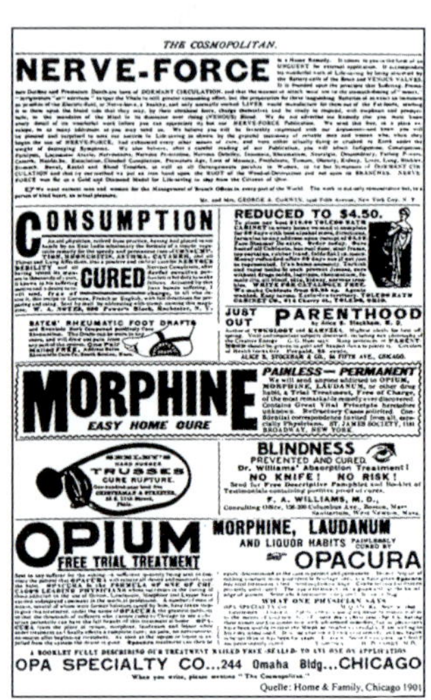

Anzeige für ein Heilmittel gegen die Laudanumsucht. (*Home & Family*, Chicago, 1901)

Rezepte

Laudanumrezept des Alchemisten Johann Agricola (1590–1668)

»Nimm Opii [= **Opium**] 4 Lot [= 200 g], Seminis Papaveris [= Schlafmohnsamen] 2 Lot, Bilsenwurzel 1 Lot, Mumiæ [vgl. **Mumie**] 4 Lot, Campher 3 Quintlein [= 4,98 g], **Safran** ½ Lot, **Bibergeil** 1½ Quintlein [= 2,49 g], Ambræ [**Ambra**], Moschi [**Moschus**] jedes 1 Quintlein. Diese Stücke soll man zerstoßen und in ein Kolbenglas tun, darüber einen Spiritum Vini [= Weingeist] gießen, zweene Finger hoch über die Materiam gehend« (Agricola 2000: 1268).

Agricolas Buch *Chymische Medicin* erschien 1638 in Leipzig. Das Rezept entstammt dem Kapitel *De Laudano: De Anodyno Specifico*.

Laudanumrezept des englischen Arztes Thomas Sydenham (1624–1689) von 1670

Laudanum liquidum Sydenhami war eine Tinktur, die aus Opium, **Safran** *(Crocus sativus)*, **Zimt** *(Cinnamomum verum)*, **Nelken**pulver *(Syzygium aromaticum)* und spanischem **Wein** bereitet wurde.

Später wurde die Tinktur nur noch aus Opium, Safran und hochprozentigem **Alkohol** (70%iger Ethanol) bereitet (Opii tinctura crocata; DAB6)[483].

Bezugsquellen

Opiumhaltige Rezepturen (Tinctura Opii DAB9, Electuarium Theriaca nach Erg. 6 zu DAB, Opii tinctura crocata DAB6) sind weitgehend aus den Apotheken verschwunden. Zum einen, weil sie unter das Betäubungsmittelgesetz (BTM Anlage III) fallen, zum anderen, weil sich die praktizierenden Ärzte nicht trauen, derartige Mittel zu verordnen, oder glauben, dass reine, extrahierte Wirkstoffe oder synthetische Derivate besser zu handhaben sind.

Literatur

Agricola, Johann
2000 *Chymische Medicin: Ein Kompendium der Bereitung und Anwendung alchemistischer Heilmittel*, Elberfeld: Buchverlag Oliver Humberg.

Braun, Lucien
1990 *Paracelsus: Alchemist – Chemiker, Erneuerer der Heilkunde*, Zürich: Silva-Verlag.

de Quincey, Thomas
1985 *Bekenntnisse eines englischen Opiumessers*, München: dtv.

Kraushaar, Beat und Emilie Lieberherr
1996 *Drogenland in Mafiahand: Entwicklung, Kommentar und Materialien zur Drogensituation in der Schweiz*, Zürich: Werd Verlag.

Paracelsus
1989 *Mikrokosmos und Makrokosmos: Occulte Schriften*, hrg. von Helmut Werner, München: Diederichs.

Peuckert, Will-Erich
1944 *Theophrastus Paracelsus*, Stuttgart, Berlin: Kohlhammer.

Rätsch, Christian
1998 »Paracelsus, der trunkene Heiler«, in: Roger Liggenstorfer et al. (Hg.), *Die berauschte Schweiz*, Solothurn: Nachtschatten Verlag, S. 231–242.
1998b »Arcana, die ›Geheimmittel‹« des Paracelsus«, *Naturheilpraxis* 51(5): 732–743.
2001 »Epilog: Geistbewegendes bei Paracelsus«, in: Olaf Rippe et al., *Paracelsusmedizin: Altes Wissen in der Heilkunst von heute*, Aarau: AT Verlag, S. 315–325.

Lecithin

Siehe **Phosphor**

Leinkraut

Linum usitatissimum L., Linaceae (Leingewächse, Flachsgewächse)

Andere Namen

Alas (nep.), Alsi (skrt.), Annon, Flachs, Flax, Harnkraut[484], Leinwanzen, Len mathy bozij (böhm.), Lein, Leinen, Lin, Linaire (frz.), Linaria (lat.), Linnen, Linokalamis, Linomyrum, Linon agrion (griech. »wilder Lein«), Linum agreste (lat. »Ackerlein«), Öllein, Osyris (griech.), Uma (skrt.), Ya-ma-jen (chin.), Zeraphois

Die Reputation von Leinkraut als Aphrodisiakum ist in erster Linie mythologisch begründet. Leinöl und Leinsamen gelten seit alter Zeit als Liebesmittel.

In die Geschichte der Aphrodisiaka hielt Lein vermutlich Einzug, weil er mit **Hanf** zu den heiligen Pflanzen der germanischen Liebesgöttin Freya zählte. Hanf und Lein waren im germanischen Pantheon das, was **Mohn** und Getreide bei den Minoern und in den späteren Mysterienkulten der Griechen waren. Erstaunlicherweise bil-

483 Die pharmazeutisch standardisierte Tinktur soll rund 1% **Morphin** enthalten. Die größte therapeutische Einzelgabe wird mit 1,5 g Opiumtinktur angegeben (Wagner 1985: 165*).

484 Leinkraut heißt »Harnkraut« (vgl. **Urin**), weil es diuretisch ist.

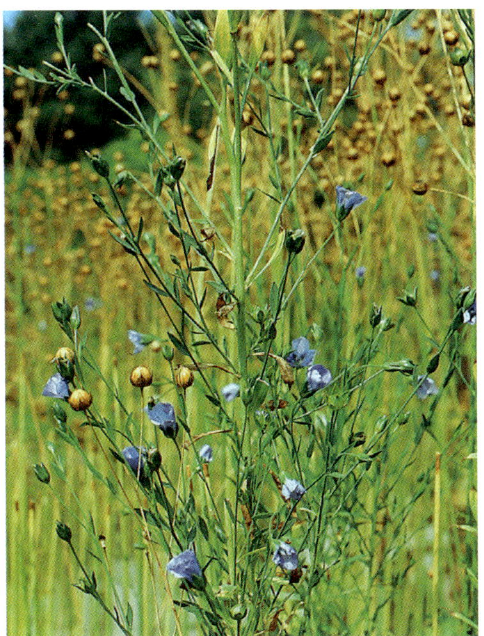

Das blühende Leinkraut (*Linum usitatissimum* L.), das mythologische Geschwister vom Hanf. (Hamburg, Deutschland, 7/1999)

den beide Faserpflanzen auch in anderen Kulturen ein Paar. In der traditionellen chinesischen Medizin gilt das *ya-ma-jen* genannte Leinkraut als Ersatzmittel für **Hanf** (*ma*).

Gebrauch

Flachs (Lein) und Hanf waren schon immer die wichtigsten deutschen Faserpflanzen (TOBLER 1938). Lein ist eine der ältesten Kulturpflanzen und eine der wichtigsten Quellen für Fasern und Öl (Leinöl). Sowohl Leinsamen als auch Leinöl benutzte man seit alters her als Liebesmittel.

Im antiken Griechenland diente der Same als Liebesstimulans und wurde auch medizinisch eingesetzt: »mit **Honig** und **Pfeffer** gemischt und als Kuchen reichlich genommen reizt er zum Liebesgenuss. Die Abkochung desselben dient als Klystier bei Verwundungen der Eingeweide und der Gebärmutter und zum Herausbefördern der Excremente; bei Entzündung der Gebärmutter leistet sie, wie die des **Bockshorns**, als Sitzbad gute Dienste« (DIOSKURIDES II, 125). Dieser gepfefferte Honigkuchen »hilfft dem kalten Mann widerumb auff den Gaul« (MATTHIOLUS 1626: 116B*).

In Europa verwendete man Leinsamen als Aphrodisiakum und Leinöl als erotisches Gleitmittel. Auch im Ayurveda gilt Lein als Aphrodisiakum und Tonikum (KARNICK 1996a: 34*): »Flachssamen haben ähnliche Eigenschaften wie Sesamsamen, besonders hinsichtlich der Kräftigung der Knochen und Geschlechtsorgane« (LAD und FRAWLEY 1987: 166*).

»Der Leinsamen, der mit Pfeffer vermischt in Wein zu trinken gegeben wird, entzündet die Begierde.«
(Caterina da Forlì in CAMPORESI 1991: 54*)

Wirkung

Pharmakologische Wirkstoffe konnten nicht gefunden werden: »Die angesprochene aphrodisische Wirkung ist nur eine Annahme der volkskundlichen Erfahrungsheilkunde. Die moderne Labormedizin hat dafür (noch) keine Erklärung« (REGER 1988: 90*).

Inhaltsstoffe

Leinsamen enthalten etwa 40% fettes Öl, das vor allem aus Linolensäure, Linolsäure, Ölsäure und Palmitinsäure besteht, 3 bis 6% Schleime, rund 25% Proteine, etwa 0,7% Phosphatide, daneben Sterole und Triterpene (Cholesterol, Sitosterol) sowie cyanogene Glykoside (WILLUHN 1989).

Literatur

TOBLER, Friedrich
1938 *Deutsche Faserpflanzen und Pflanzenfasern*, München und Berlin: J.F. Lehmanns Verlag.

WILLUHN, Günter
1989 »Leinsamen«, in: Max WICHTL (Hg.), *Teedrogen*, Stuttgart: WVG, S. 306–308.

Lenzmittel

Andere Namen

Chun jao, Chun-jau, Ch'un-yao (chin.), Frühlingsmedizin, Sexualtonikum, Spring medicine (engl.)

Aphrodisiaka heißen im Chinesischen Lenzmittel. Sie sollen beschwingende Frühlingsgefühle stimulieren und die Geschlechtsorgane mit Manneskraft und Fruchtbarkeit durchströmen.

»Der Frühling ist die Jahreszeit, in der das männliche Element *(yang)* im Aufstieg ist. Natur und Mensch werden fruchtbar, und so spricht man von Frühlingsgefühlen *(ch'un-ch'ing)* oder Frühlingsfarbe *(ch'un-sê)*, wobei das Wort *sê* neben anderen Bedeutungen auch ›sexuell, Sexualität‹ bedeuten kann. (...) ›Frühlingsmedizin‹ *(ch'un-yao)* sind heute oft Hormonpräparate.«
(EBERHARDT 1983: 94*)

Die Lehre von Yin und Yang

Die asiatische Weltsicht, Heil- und Liebeskunde geht vom dynamischen Wechselspiel zweier Kräfte aus[485]: Yin, der weiblichen Naturkraft, und Yang, dem männlichen Himmel. Beide entstanden aus dem Ur-Einen und brachten durch ihre Vereinigung die fünf Elemente[486] und daraus wiederum die tausend Dinge hervor. Auch wenn

485 Das Prinzip von Yin und Yang ist wesentlich durch den Taoismus geprägt; einer Lehre, die sich auf die Beobachtung der Natur stützt.
486 In Asien sind dies Holz, Feuer, Metall, Wasser und Erde. «Diese fünf Wandlungszustände bilden ein Ganzes» (EBERHARD 1983: 73*). Wir kennen dagegen die vier Elemente Feuer, Wasser, Luft und Erde.

«Die ständige Vermischung
von Himmel und Erde
Gibt allen Dingen ihre Form.
Die sexuelle Vereinigung von
Mann und Frau
Gibt allen Dingen Leben.»
(*I Ging*)

Yang der Sonne, dem Süden, dem Warmen und Männlichen zugeordnet wird und Yin dem Weiblichen, dem Schatten, dem Kalten und dem Norden, sind diese Definitionen nicht statisch, sondern einem sich wandelnden, dynamischen Prozess unterworfen, der von der jeweils eingenommenen Perspektive abhängig ist. Daher sind sexuell-erotische Sprachmetaphern geprägt von mindestens zwei Blickwinkeln. Aus männlicher Sicht ist die »Yang-Terrasse« eine Umschreibung für die Höhle der Vagina. Aus weiblicher Sicht ist die »Yin-Freude« ein erigierter Penis. Andererseits bezeichnet man den »Liebessaft des Mannes« als »Yang-Flüssigkeit« und die »Säfte der Frau« als »Yin-Flüssigkeit«. Den Liebesakt selbst umschrieben chinesische Poeten als »Vereinigung von Wolken und Regen«.

Chinesische Aphrodisiaka

Von Aphrodisiaka erwartet man in China dasselbe wie von Heilmitteln: die Harmonisierung zwischen Yin und Yang. »Die sexuelle Potenz fällt in den Bereich Yang und Yin und steht mit den Nieren beziehungsweise den Nebennieren in engem Zusammenhang. Daher gehören die berühmtesten chinesischen Aphrodisiaka zur Gruppe der Yang-Tonika. Aphrodisische Tonika sollte man aber nur bei Yang-Leere einnehmen. Werden sie bei Yang-Überschuss und/oder Yin-Leere verabreicht, steigert sich dadurch das Yin/Yang-Ungleichgewicht noch mehr, weil die ohnedies schon geschwächte Yin-Energie noch weiter angegriffen wird« (Reid 1988:146*). Die wichtigsten Aphrodisiaka aus der Gruppe der Yang-Tonika sind **Hirschhorn**, **Horny goat weed**, Sommerwurz (vgl. **Orchideen**), **Erdburzeldorn**, Japanische Seide, **Brenndolde** und Eucommia.

Suwuton

Ein Ch'un-yao oder »Lenzmittel«, aus vier Rohdrogen komponiert:

Tang kuei	Radix Angelicae sinensis	Chinesische **Engelwurz**
Nu zhen zi	*Ligustrum lucidum* Ait.	Liguster, Rainweide
Ti huang	*Rhemannia glutinosa*	Wurzel
Fu ling	*Poria cocos*	Fu-ling-**Pilze**

Diese Rezeptur ist nicht direkt aus der traditionellen chinesischen Medizin entliehen. Sie ist in Kalifornien vor allem ein bei Frauen populäres Aphrodisiakum.

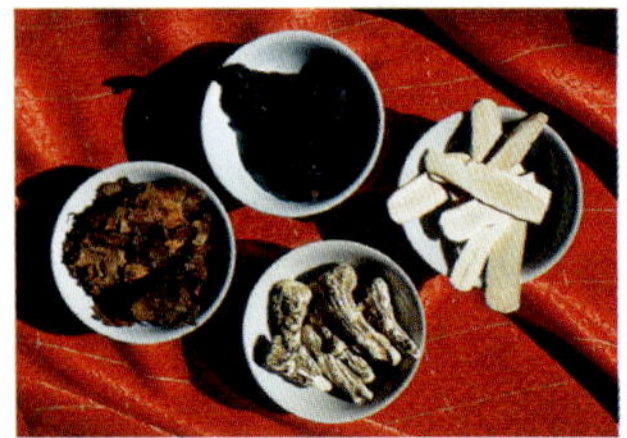

Suwuton, ein chinesisches Ch'un-yao oder »Lenzmittel«, aus vier Rohdrogen komponiert: Tang kuei, Nu zhen zi, Ti huang, Fu ling.

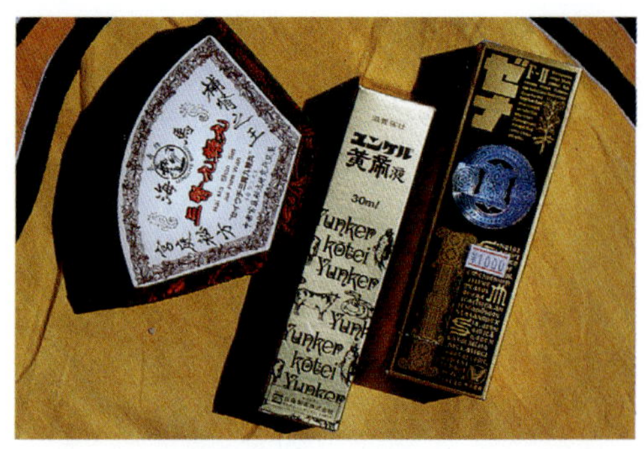

Ch'un-yao. Verschiedene Lenzmittel als Fertigpräparate. Das mittlere Ch'un-yao stammt aus Japan; es enthält vor allem Schlangen-, Hoden- und Ginsengextrakte. (China und Japan, um 1990)

Rezepturen

In der traditionellen chinesischen Medizin sind eine ganze Reihe von Lenzmitteln gebräuchlich, deren Rezepturen zum Teil schon sehr alt sind und sich anscheinend bewährten. Es sind keine Einzeldrogen, sondern Kombinationspräparate. Sie gehören zu den »Rezepturen, die das Yang erwärmen und tonisieren«. Dazu zählen die »Nieren-Qi-Pillen vom Goldenen Kabinett« (*Jin gui shen qi wan*), die »Nieren-Qi-Pillen von den Rezepten, die den Lebenden helfen« (*Ji sheng shen qi wan*), die »Zehn-Tonika-Pillen« (*Shi bu wan*), die »Wiederherstellung-der-rechten-Niere-Pillen« (*You gui wan*), der »Schildkrötenpanzer-und-Hirschhorn-Sirup« (*Gui lu er xian jiao*), die »Jungmädchenpillen« (*Qing e wan*) und die »Spezialpillen zur Unterstützung der Fruchtbarkeit« (*Zan yu dan*) (Bensky und Barolet 1990: 270–282).

Bei Impotenz, Spermatorrhöe und Unfruchtbarkeit von Frauen verschreibt die traditionelle chinesische Medizin eine Kombination von **Hirschhorn** (Lu rong) und Shu di huang (wörtlich »gekochtes Erdgelb«), der Wurzel von *Rehmannia glutinosa* (Gaertn.) Libosch. (Bensky und Gamble 1986: 484*).

Rehmannia kombiniert mit Hartriegelfrüchten (Fructus Corni Officinalis, Shan zhu yu), Yamswurzel und Fructus Psoraleae Corylifoliae (Bu gu zhi, »stärkendes Knochenharz«) ist ein Potenzmittel (Bensky und Gamble 1986:471*). Der Hartriegel (*Cornus officinalis* Sieb. et Zucc., Cornaceae) ist in China gemeinhin als Aphrodisiakum bekannt. Seine Früchte enthalten Verbenalin, Saponine, Tannin und Vitamin A. Die Früchte und Samen von *Psoralea corylifolia* L. werden in China und im Orient traditionell als Aphrodisiaka eingenommen. Sie enthalten Psoralen, Isopsoralin, Bavachin, Bavachinin, Isobavachin, Bavachalcon, Isobavachalcon, Bakuchiol und Raffinose.

In den Rezepturen mancher Lenzmittel, etwa *Liu shen wan*, werden Ochsengalle (Calculus bo-

Eines der berühmtesten Lenzmittel
Shiquan dabu tang, »Dekokt der zehn kraftvollen Tonika« (aus ZHANG ZHONG-JING, *Shanghanlun*)

Man bereite einen Dekokt aus:

Radix Ginseng	3,75 g	**Ginseng**wurzel
Rhizoma Atractylodis Macrocephalae	3,75 g	Bai zhu
Radix Paeoniae alba	3,75 g	weiße Päonienwurzel
Radix Glycyrrhizae	3,75 g	**Süßholz**
Radix Astragali	3,75 g	Tragantwurzel
Cortex Cinnamomi	3,75 g	**Zimt**rinde
Radix Angelicae Sinensis	3,75 g	**Engelwurz**
Rhizome Chuanxiong	3,75 g	**Brenndolde**
Poria (weiß)	3,75 g	Fung-li-**Pilze**
Radix Rehmanniae Preparata	3,75 g	*Rhemannia*
Semen Armeniacae Amarum	10 Stück	bittere Mandeln
Rhizoma Zingiberis Recens	3 Scheiben	frische **Ingwe**rknolle
Fructus Jujubae	2 Stück	Jujubenfrüchte

Die drei letzten Zutaten werden nicht zu den »zehn kraftvollen Tonika« gezählt; mit ihnen hätte man 13 Ingredienzien.

vis), **Moschus** und Venenum bufonis (**Kröten**gift; vgl. **Bufotenin**) genannt.

Dass die traditionelle chinesische Medizin eine Medizin auf wissenschaftlicher Grundlage ist, zeigt sich daran, dass die Rezepturen immer wieder überprüft, getestet und aufgrund von Erfahrungen verbessert werden. Bei diesem Rezept heißt es nach neuen Forschungsergebnissen, dass es besser ist, *Poria* und *Rehmannia* wegzulassen und durch Fructus Amomi und Pericarpum Citri Reticulatae zu ersetzen (LEE und CHOI 1996: 81f.*).

Eine andere Quelle nennt als Zutaten der »Zehn-Tonika-Pillen« (*Shi bu wan*) präparierte **Eisenhut**wurzel (*Aconitum carmichaeli*), Schizandrafrüchte, Hartriegelfrüchte, Yamswurzel, Pfingstrosenrinde (*Paeonia suffruticosa* ANDR.), **Hirschhorn**, *Rehmannia*-Wurzel, **Zimt**kassienrinde, Fung-li-Sklerotien (*Poria cocos*, vgl. **Pilze**) und Ze-xie-Rhizom (*Alisma plantago-aquatica* L. var. *orientale* SAMUELS) (BENSKY und BAROLET 1990: 278).

Bezugsquellen

In chinesischen Apotheken kann man sich Lenzmittel zusammenstellen lassen.

Literatur

BENSKY, Dan und Randall BAROLET
1990 *Chinese Herbal Medicine: Formulas and Strategies*, Seattle: Eastland Press.
TEEGUARDEN, Ron
1986 *Chinese Tonic Herbs*, Tokyo und New York: Japan Publications.

Leopard

Panthera pardus L., Felidae (Katzen)

Panthera pardus pardus (L.), Afrikanischer Leopard
Panthera pardus fontanieri MILNE-EDWARDS, Mandschurischer Panther
Panthera pardus saxicolor POLLOCK, Persischer Panther

Andere Namen

Felis pardus, Lepard (engl.), Panther, Panthera, Pardalis (griech.) Pardel, Pao (chin.)

Die Kraft und Potenz des Leoparden suchten Männer von jeher magisch durch Amulette (aus Zähnen, Krallen, Fell usw.) auf sich zu übertragen.

Der Leopard lebt in lichten Wäldern und Gebirgen Afrikas sowie Mittel- und Südasiens. Er beherrscht die Spitze der Nahrungskette. Für schamanische Kulturen ist er (wie auch Jaguar, Tiger, Ozelot oder Puma) der »Herr der Tiere«, ausgestattet mit magischen Kräften. Mächtige Schamanen können seine Gestalt annehmen und durch die Welten und Zeiten reisen. Auch in Afrika bezeichnen sich Geheimbünde, die magische Praktiken ausüben, als »Leopardengesellschaft« (JUNGE 1950).

Symbol von Macht, Kraft und Potenz

Der gefleckte Panther ist ein Symbol der Macht. Die Römer setzten ihn bei ihren Kampfspielen ein; afrikanische Stammesoberhäupter demonstrieren (noch heute) mit umgehängten

»Der Meister der Leopardengesellschaft besaß einen Fetisch, von dem eine größere magische Kraft ausging, als von allen anderen ›Medizinen‹. Er verlieh allen Menschen, die seinem magischen Kreise angehörten, Kraft über alle anderen; er verzauberte sie in Leoparden und verlangte Blut zum Opfer.« (JUNGE 1950: 250)

»Das Hirn von dem Leopard erwecket die Mannheit. Und ist der rechte Geyl von diesem Thier ein Geheimnuß ...« (GESNER 1669: 255*)

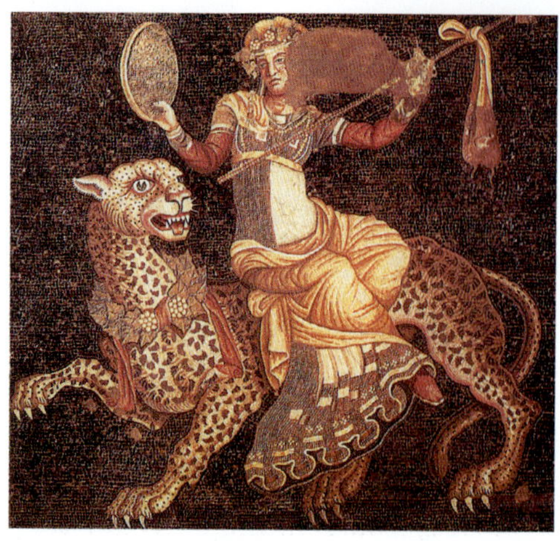

Der Ekstasegott Dionysos auf dem Schamanentier Panther. Auf der Kykladeninsel Delos gibt es im Haus des Dionysos ein Mosaik im pompeianischen Stil. Es zeigt einen jugendlich-hermaphroditischen Dionysos mit Thyrsosstab (vgl. **Fenchel**) und Bogentrommel auf einem efeubekränzten Panther. Das Bild eines archaischen Schamanen! (Mosaik, Delos, Griechenland, aus Zaphiropoulou 1993: 37*)

»Wenn deine Augen brechen
im Genuss –
Des Pantherweibchens Gier
versprüht ihr Schein –
Grab ich mit geilem Munde
Kuss um Kuss
In deines Fleisches Fülle ein.
Besessen bin ich von der
nimmersatten
Mystischen Brunst, die fackelhell gebrannt
Und Götter hieß mit
Menschen sich begatten
Im hochverklärten alten
Griechenland.«
(Charles Baudelaire,
1821–1867, *Sonett*)

母秘録
主乳無汁
食勿令婦人知
郢州豹肉
豹肉味酸平無毒主安五藏補絶傷輕身益氣久服

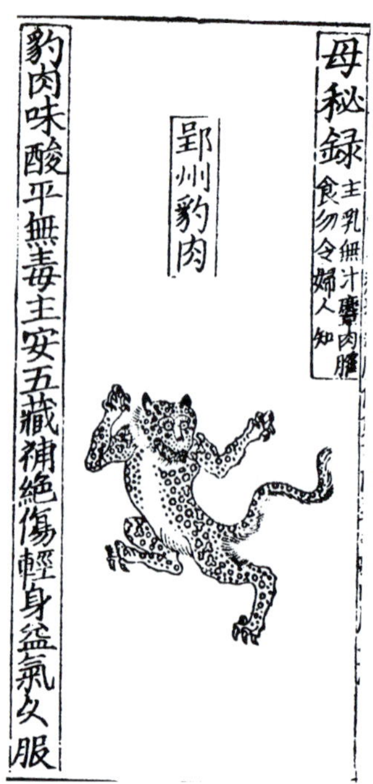

Leopardenfleisch *(pao-jou)* in der traditionellen chinesischen Medizin. (Aus dem *Ch'ung-hsiu cheng-ho pen-ts'ao*)

Leopardenfellen ihre Macht. Großwildjäger stellten stolz ihren Stiefel auf die Köpfe erlegter Tiere als Zeichen der Überlegenheit über «die wilde Bestie».

Die Raubkatze verkörpert Kraft, Schnelligkeit, Gewandtheit, Macht und vor allem Potenz. Von jeher fühlten sich Männer herausgefordert, sich daran zu messen, und waren bestrebt, diese auf sich selbst zu übertragen, auf symbolischer, mythischer und magischer Ebene.

Daher bieten Händler auf afrikanischen Märkten alle möglichen Amulette in Form von Pantherkrallen, -zähnen, -knochen, -fell, getrocknetem Fleisch oder Schädeln an. Selbst »Leopardenmist galt als Liebesreizmittel« (Bourke 1913/1996: 190*); der Kot des Tieres (**Exkremente**) dient dem Zweck, die eigenen Geschlechtsteile potenzfördernd zu beräuchern, oder wird als getrocknete Zutat zu Liebeszauber und Liebesmitteln verwendet.

Selbst in Europa waren **Amulette** aus Leopardenteilen beliebt, um sich etwa vor Verzauberung durch Hexen zu schützen, durch die Männer impotent und Frauen unfruchtbar werden sollten: »Aber der Mensch trage auch eine Kralle mit dem Fell des Fußes auf sich, und wo Zaubereien sind, können sie nicht voll geschehen« (Hildegard von Bingen, *Physica* VII, 7).

In China gelten **Fleisch**, Penis und Knochen von Leoparden als beliebte Aphrodisiaka. Zu diesem Zweck trinkt man sie meist pulverisiert in **Alkohol**.

Literatur

Gettings, Fred
1989 *The Secret Lore of the Cat*, New York: Lyle Stuart.
Howey, M. Oldfield
1989 *The Cat in Magic, Mythology, and Religion*, London: Bracken Books.
Junge, Werner
1950 *Bolahun: Als deutscher Arzt unter schwarzen Medizinmännern*, Hamburg/Berlin: Deutsche Hausbücherei.

Lichtnelke

Lychnis coronaria (L.) Desr., Caryophyllaceae (Nelkengewächse)
syn. *Coronaria tomentosa* A. Braun, *Coronaria coriacea* Schischkin ex Gorschk., *Agrostemma coronaria* L.

Andere Namen

Akylonion (griech. »ungegliederte Pflanze«), Coronaria, Cotonella (ital.), Gartenrade, Genicularis (lat. »Knotenpflanze«), Geranopodion (griech. »Kranichfuß«), Kilt, Kiltblume, Korymbion, Kranzlychnis, Kranznelke, Kuze swate Marie (böhm.), Lampenblume, Lychnidos stephanomatikes, Lychnis, Maloïon (griech. »zottiges Veilchen«), Margenröslein, Morgenröschen, Samtnelke, Scepter, Semeon (ägypt.), Taurion (griech. »zum Stier gehörend«), Vallaria, Vallarion (griech. »Wallkranz«), Veludini (ital.), Vexiernelke

Die zierliche Frühlingsblume gilt als Liebesmittel. Über ihren tatsächlichen Gebrauch ist wenig bekannt.

Dioskurides überlieferte einen seltsamen Namen für das zierliche Gewächs. Er schrieb, dass die Pflanze von den Propheten *Apokathimenois aima*, »Geschlechtsteil der menstruierenden Frau«, genannt werde (III, 104). Athenaios berichtete, dass die Lichtnelke mit ihren zarten Blättern und karminroten Blüten, die stets im Mai aufgehen, immer dort erblühe, wo Aphrodite nach der Vereinigung mit Hephaistos badete (Grigson 1978: 185*; vgl. **Disteln**).

Gebrauch

In der frühen Neuzeit hielt man die Lichtnelke für ein Wundermittel, für eine Panazee zur Heilung aller Krankheiten und Gebrechen – und für

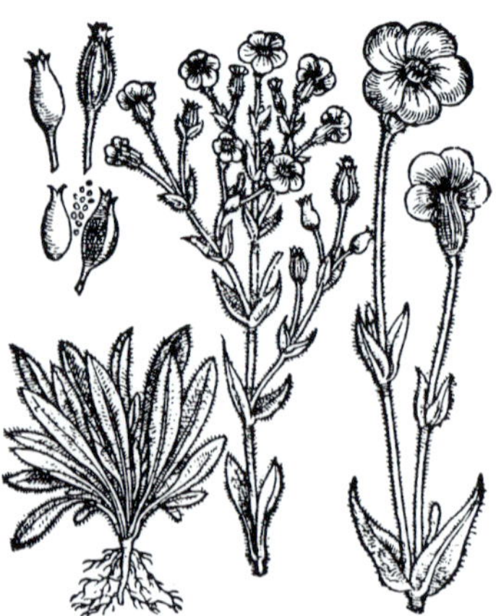

»Margenröslein«. Die Lichtnelke oder *Lychnis coronaria* war im Altertum eine Pflanze der Aphrodite. Es heißt, sie sei ein Antidot «wider den **Skorpion**stich» und töte Skorpione sogar bei bloßer Berührung. (Holzschnitt aus Matthiolus 1626: 283*)

ein wundertätiges Aphrodisiakum. Allerdings wurde nichts über einen tatsächlichen aphrodisischen Gebrauch der Lichtnelke bekannt. Lediglich die nah verwandte Kuckucksblume (*Lychnis floscuculi* L.; vgl. **Kuckuckswein**) ist ein Liebesmittel. Die ebenfalls nah verwandte, leuchtend rot blühende *Lychnis chalcedonica* L. aus Russland trägt bei uns den aussagekräftigen Namen »Brennende Liebe« (ZANDER).

Liebesbaum

Siehe **Yohimbe**

Liebesdrogen

Andere Namen

Love Drugs

Mit dem Schlagwort »Liebesdrogen« bezeichnen die Medien synthetisch entwickelte Phenethylamine, wie zum Beispiel das als »Ecstasy« bekannte MDMA.

Als in Deutschland zu Beginn des zwanzigsten Jahrhunderts viele **Phenethylamine** synthetisiert und als Appetitzügler patentiert wurden, konnte sich niemand vorstellen, dass einige dieser Substanzen siebzig Jahre später als *Love Drugs* in der Drogenszene erscheinen würden.

Zuerst bezeichnete man MDA als *Love Drug* (WEIL 1976); später meinte man damit vor allem **MDMA**. Als die chemische und pharmakologische Erforschung der **Phenethylamine** durch Alexander Shulgin, David Nichols und andere voranschritt, fasste man alle Substanzen mit einem ähnlichen Wirkungsspektrum wie MDMA unter dem Stichwort »Liebesdrogen« zusammen (speziell 2-CB und MDME).

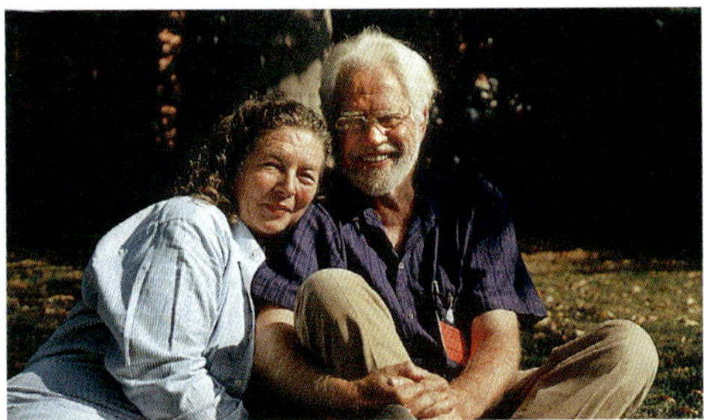

Alexander und Ann Shulgin, die »Pateneltern« vieler Liebesdrogen aus der Reihe der Phenethylamine. Der Chemiker A. Shulgin entwickelte sie und testete ihre Wirkung in Selbstexperimenten mit seiner Frau. Das wichtigste Kriterium dieser Versuchsreihen war für ihn, ob die neue Substanz sich als brauchbares Aphrodisiakum herausstellte oder nicht.

Wirkung

Es handelt sich dabei nicht um Substanzen, die geil machen oder die Libido steigern, sondern um Mittel, die Liebesgefühle wecken und fördern. Viele Benutzer sprechen von Agapé, der selbstlosen und ziellosen Liebe, von kosmischer Liebe oder vom »Erblühen des Herzchakras« (vgl. STOLAROFF 1994).

In therapeutischen Sitzungen mit MDA, **MDMA** und anderen Phenethylaminen bemerkten Psychiater und Therapeuten eine deutlich verstärkte Liebesfähigkeit ihrer Klienten (NARANJO 1979). Sie konnten sich selbst, den Partner beziehungsweise die Partnerin, die Familie und Umgebung liebender akzeptieren als normalerweise und zeigten sich empfänglicher für die Gefühle und Sichtweisen des Gegenübers, ohne diese durch Verteidigungs- und Abwehrstrategien abzublocken (SCHLICHTING 1989).

Daher bezeichnete man Drogen vom MDMA-Typ nicht als Halluzinogene, sondern als Empathogene (Mittel, die befähigen, sich in andere Menschen einzufühlen) beziehungsweise Entaktogene (NICHOLS 1986).

MDA

MDMA

Harmaline

Ibogaine

Strukturformeln verschiedener Alkaloide, die als Aphrodisiaka, Liebesdrogen, Entaktogene und MAO-Hemmer gelten. Sie sind chemisch-strukturell nah verwandt.

»Love Drugs and Sex Enhancers« (nach *The Book of Sex Lists*, GERBER 1989: 289f.*):

1) NDA (sic!) [MDA, vgl. **Ecstasy**]
2) Marihuana [**Hanf**]
3) **Alkohol**
4) Inhalants (»amyl nitrate and isobutyl nitrites«) [**Poppers**, **Schnüffelstoffe**]
5) **Kokain**
6) Quaaludes [Methaqualon, »Sopors, »Vitamin Q«; ein Hypnoticum; vgl. GESCHWINDE 1996: 435ff.*]
7) PCP [vgl. **Ketamin**]
8) Äther [ein **Schnüffelstoff**]
9) Lachgas
10) Helium, als Gas inhaliert
11) Psychedelika [**DMT**, **LSD**, **Meskalin**, **psilocybinhaltige Pilze**]
12) Heroin, in titrierten Mengen [vgl. **Morphin**, **Speed**]
13) Downers, in kleinen Dosierungen [Beruhigungsmittel, speziell Valium und Barbiturate]
14) Uppers [**Stimulanzien**], oft in Kombination mit Downern

Literatur

NARANJO, Claudio

1979 *Die Reise zum Ich: Psychotherapie mit heilenden Drogen*, Frankfurt/M.: Fischer.

NICHOLS, David E.

1986 »Differences Between the Mechanism of Action of MDMA, MBDB, and the Classic Hallucinogens. Identification of a New Therapeutic Class: Entactogens«, *Journal of Psychoactive Drugs* 18(4): 305–313.

»Wer eine Droge auf gut Glück einnimmt, gleicht einem Wanderer, der ohne Karawane einen Weg einschlägt, von dem er nicht weiß, wohin er führt. Beides widerspricht der Vernunft.« (SCHEICH SAADI)

»Die heftigste und wärmste Leidenschaft, die in der heißen Zone des Herzens gedeiht und die von dem brennendsten Strahl des Lebenssommers entzündet wird, ist diejenige Gemütsregung, die›Liebe‹ im besonderen Sinne genannt wird.« (MANTEGAZZA 1928: 180*)

»Love is a drug ...«
(Brian Ferry, Roxy Music, *Siren,* 1975)

»Die Recepte für Liebestränke und Liebeselixire sind zahllos. Gewöhnlich werden Theile des eigenen Körpers, Ohrenschmalz auf Brod gereicht, Abgeschabtes der Nägel, Pulver verbrannter Haare, Schweiß und Blut, einige Tropfen Mens-trualblut, unberedet und unter gewissen Formeln demjenigen in den Trank gemischt, dessen Neigung man gewinnen will.« (LAMMERT 1869: 151f.*)

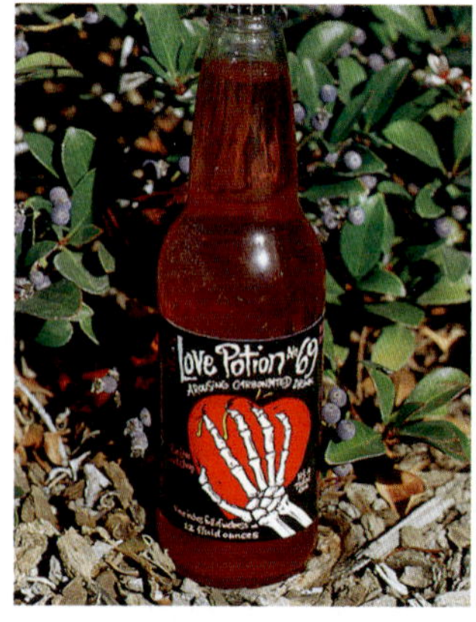

Love Potion No. 69. Ein moderner Liebestrank aus einem US-amerikanischen Supermarkt; ein Erfrischungsgetränk mit angeblich aphrodisischer Wirkung. Es enthält Extrakte aus den stark koffeinhaltigen **Guaraná**samen *(Paullinia cupana)* und dem brasilianischen Potenzholz **Muira-Puama** *(Liriosma ovata).*

SCHLICHTING, Michael
1989 *Psychotrope Eigenschaften des Phenäthylamins DMM-PEA (2,5-Dimethoxy-4-Methyl-Phenäthylamin): Eine orientierende pharmakopsychologische Untersuchung im therapeutischen Setting,* Göttingen: Dissertation.

STOLAROFF, Myron J.
1994 *Thanatos to Eros: Thirty-five Years of Psychedelic Exploration,* Berlin: VWB.

WEIL, Andrew
1976 »The Love Drug«, *Journal of Psychedelic Research* 8(4): 335–337.

Liebestränke

Andere Namen

Armatory philtres (engl.), Breuvages (frz. »Getränk, Arznei«), Buhler-Tranck, Elisir d'amore (ital. »Liebeselixier«), Liebeselixiere, Liebesgift, Liebes-Tranck, Love potions (engl.), Minnetrank, Philtran, Philtre (frz.), Philtron, Philtrum, Philtrum amatorium (lat.), Phitre, Poculum amatorium (lat.), Potions (engl.), Virus amatorium (lat.)

Liebestränke sind pharmakologisch oder magisch wirkende Rezepturen, welche die Liebe zu einem Menschen wecken sollen.

Liebestränke sollen ihre Wirkung beim gemeinsamen Genuss entfalten (wie bei Tristan und Isolde), oder sie werden in Auftrag gegeben, um die Liebe der heimlich verehrten und begehrten Person zu wecken. Die durch den Trank hervorgerufene Liebe kann mit einem Gegentrank aufgelöst werden. Daher sind Liebestränke vergleichbar mit **Liebeszauber**.

Aus dem Frauenzimmer-Lexikon von Amaranthes
(Leipzig, 1715)

»Liebes-Trunk, oder Philtrum, ist ein von einem geilen und unzüchtigen Frauenzimmer aus allerhand abergläubischen Ingredienzien, so die Liebesmacht und Wirkung in sich haben sollen, vermischter Trunk, so sie demjenigen Mannsvolk beizubringen sucht, auf den sie ihr buhlerisches Auge geworfen; machet oftmals dergleichen Mannsbilder närrisch und rasend« (zit. nach LEHMANN 1966: 178*).

Liebestränke als Motiv der Literatur- und Musikgeschichte

L'elisir d'amore, »Der Liebestrank«, heißt eine berühmte und vielgespielte Oper von Gaetano Donizetti (1797–1848), die 1832 uraufgeführt wurde. Das Libretto stammt von Felice Romani

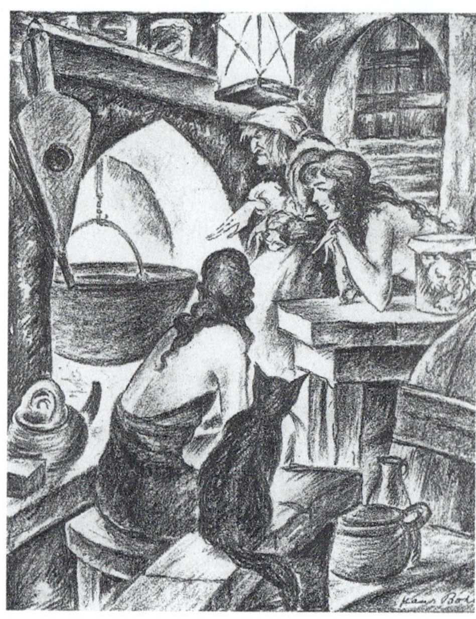
Die heimliche Bereitung eines Liebestrankes. (»Der Liebestrank«, Zeichnung von Habo aus: *Der Junggeselle* Nr. 38, 1923)

(1788–1865) und basiert auf *Le Philtre* von E. Scribe (1831). Am Beginn der Handlung liest Adina aus der Geschichte von Tristan und Isolde die Stelle vor, in der es um den berüchtigten Liebestrank geht. Ein erfolgloser Liebeswerber schnappt die Geschichte auf und trifft auf den Quacksalber Dulcamare, dessen Name »Bittersüß« ein **Nachtschattengewächs** bezeichnet (*Solanum dulcamara*). Dieser bietet ihm an, ihm einen Liebestrank zu mischen. Von der Aussicht auf das wirksame Mittel wird der Liebende so euphorisch, als hätte er ihn bereits getrunken – ein Placebo also! Der »Liebestrank« entpuppt sich später als gewöhnlicher **Wein**.

Der Liebestrank, der Tristan und Isolde in unsterblicher, sehnsüchtiger Liebe miteinander verschweißt, ist ein Motiv, das sich durch die europäische Literaturgeschichte zieht (GOLTHER 1929), am dramatischsten dargestellt in der Oper *Tristan und Isolde* (1857) von Richard Wagner (1813–1873). In allen Quellen zu Tristan und Isolde wird lediglich angegeben, dass die irische Mutter der Isolde den Trank aus »**Wein**, Kräutern, Blumen und **Wurzeln**« braute. Leider werden keine genaueren Angaben gemacht (RÄTSCH 1990). Der Trank ist wahrscheinlich eine Fiktion oder Utopie, denn niemand berichtete jemals von einer vergleichbar heftigen Wirkung nach dem Genuss irgendeines Trankes (siehe **Sellerie**).

Seit der Antike finden sich in der Literatur Beschreibungen von Liebestränken, die in anderen Personen unbändige Liebe auslösen. Unendlich viele Rezepte wurden seither publiziert und ver-

Die wichtigsten pflanzlichen Zutaten zu karibischen Liebestränken auf den Bahamas (McClure und Eshbaugh 1983: 154*):

Pflanze	Teil
Bourreria ovata Miers, Boraginaceae	Zweigspitzen mit Blättern
Bursera simaruba (L.) Sarg., Burseraceae (vgl. **Guayakholz**)	Zweigspitzen mit Blättern
Cassytha filiformis L., Lauraceae	Liane
Cordia bahamensis Urb., Boraginaceae (vgl. **Anacahuite**)	Zweigspitzen mit Blättern
Diospyros crassinervis (Krug. et Urb.) Standl., Ebenaceae	Zweigspitzen mit Blättern
Erythroxylum rotundifolia Lunan, Erythroxylaceae (vgl. **Catuaba**, **Chuchuhuasi**, **Coca**)	Zweigspitzen mit Blättern
Eugenia axillaris (Sw.) Willd., Myrtaceae	Zweigspitzen mit Blättern
Phoradendron sp., Loranthaceae	Kraut (vgl. **Mistel**)
Pinus caribaea Morelet, Pinaceae	Innenrinde (vgl. **Pinie**)
Swietenia mahagoni (L.) Jacq., Meliaceae (Mahagoni)	Zweigspitzen mit Blättern
Tabebuia bahamensis (Northrop) Britt., Bignoniaceae (vgl. **Lapacho**)	Zweigspitzen mit Blättern
Thouinia discolor Griseb., Sapindaceae	Zweigspitzen mit Blättern

mutlich auch ausprobiert (Camporesi 1991*, Herdwick 1952, Wedeck 1963*).

Ingredienzien

Als Bestandteile von Liebestränken werden genannt: Teile vom **Menschen** (**Haare**, Fingernägel, **Blut**, besonders Menstruationsblut, Sperma, Schweiß, **Exkremente**, **Urin** usw.), Tiere (**Kröten**, Esel, Kamel, **Hahn**, Fledermaus), Pflanzenteile (Kräuter, **Wurzeln**, Rinden, Harze). Gelegentlich auch **Mineralien** und **Fossilien**; dazu zählen **Mumeo** und **Mumie**. Als Trägerflüssigkeiten werden an erster Stelle **Wein** wie auch **Met** (siehe **Honig**) und **Bier** genannt. Oft sind auch fantastische Zutaten aufgelistet und Stoffe, deren Namen man bisher nicht enträtseln konnte (Bourke 1913: 189ff.*).

Bezugsquellen

Liebestränke sind ein Schwerpunkt der Sensatonics®-Elixiere.

Literatur

Golther, Wolfgang
1929 *Tristan und Isolde*, Berlin: de Gruyter.
Hardt, Ernst
1906 *Tantris der Narr*, Leipzig: Insel.
Hertwig, H.
1952 *Liebespflanzen – Liebestränke*, Regensburg, Wien: Verlag für Sexualliteratur.
Rätsch, Christian
1990 »Sich lieben, sinnlos mit allen Sinnen: Tristan und Isoldes Liebestrank aus ethnopharmakologischer Sicht«, *Imagination* 5(1): 17–19.

Liebeszauber

Andere Namen

Bindezauber, Defixio, Liebesmedizin, Love charm (engl.), Love magic (engl.), Noi rau (Shipibo), Puságki (Aguaruna), **Pusanga**, Puzanga, Seguro

Unter Liebeszauber versteht man ein magisches Ritual, mit welchem man eine andere Person zur Erwiderung der eigenen Liebesgefühle oder Begierden bewegen will (vgl. **Liebestränke**).

Vorgehen und Wirkungsweise

Liebeszauber wirken nicht auf pharmakologischer, sondern auf magischer Ebene, die übernatürliche Kräfte einbezieht (Graf 1996); heutzutage sind wir geneigt, diese Kräfte als »psychologisch« oder »kognitiv« wirksam zu interpretieren. Dem Liebeszauber dienen materielle Objekte, die rituell hergestellt, behandelt oder mit Worten (Gebeten, Beschwörungen, Zaubersprüchen, Formeln, Incantamenta amatoria)[487] aktiviert wurden. Diese Objekte verbleiben entweder im Besitz der mit magischen Kräften und Techniken ausgestatteten ausführenden Person, sie werden an einem geheimen Ort versteckt oder der betreffenden Person zugespielt, was meistens der Fall ist.

Folgende Materalien werden zu diesen Zwecken bevorzugt: Tierteile (**Genitalien**, **Hörner**, Knochen), Pflanzen und/oder **Mineralien**, die auch als Aphrodisiaka gelten: **Alraune**nwurzeln, **Blut**, **Colorines**, **Ginseng**, **Kröt**en, **Kokosnuss**, **Liebstöckel**, **Mumie**, **Muscheln** und **Schnecken**,

487 Seit der Antike tauchen immer wieder Schriftstücke mit unzähligen Liebesbeschwörungsformeln auf, so etwa die Zauberpapyri (Preisendantz 1973).

»Denn die zusammen davon trinken, werden
Sich lieben, sinnlos und mit allen Sinnen,
Gedankenlos mit ihrem Denken, ewig, Im Leben und im Tod ...«
(Ernst Hardt, *Tantris der Narr)*

Liebestränke.

I.

2 Unzen eingemachten Rosmarin, 6 Quintlein gebeizte Mannsstreu (eine Distelart), 1½ Unzen süsse Mandeln, 1 Scrupulum Muskatblüthe, nebst einer hinreichenden Quantität Kermes-Latwerge, um dem Latwerg die gehörige Dicke zu geben.

Täglich vor dem Mittagessen zu nehmen.

II.

Gieße von einer Pinte Branntewein den vierten Theil in ein großes Fayenceglas, lasse darin das Blut von einem Küchlein auströpfeln und rühre den Branntewein sorgfältiglich um, den Rest des Branntweins gieße dann zu, rühre aber ohne Unterbrechung fort. Zu dieser Mischung thue zwei Drachmen gestoßenen Zimmt und ein halb Pfund klaren Kandelzucker, thue das Ganze in einen Krug von Sandstein, der mit Bast, geschmolzenem Kitt und Schweinzblase verstopfft wird. Sodann vergrabe den Krug in Pferdedünger, wo du ihn 40 Tage lang stehen lässest, aber alle drei Tage muß der obere Teil des Düngers, weil er kalt geworden, durch warmen ersetzt werden.

III.

Nimm geklärten Honig und Muskatnußöl, von jedem eine halbe Unze; von schwarzem Pfeffer, Eibeben und Speichelwurtz gleichfalls eine halbe Unze; ferner ein Scrupulum Schnittlauch, ein halbes Scrupulum Moschus; ein Quintchen peruanischen Balsams, aus allen diesen Ingredienzien mache eine Salbe und mit dieser Salbe reibe dich ein.

IV.

Eine Stunde vor der Mittagsmahlzeit in Größe einer Muskatnuß einzunehmen:

Einmachung von Mannsstreuwurtzel, Hodenkraut: a a zwei Unzen; von gebeiztem Ingwer sechs Quintel, von süßen Mandeln eine Unze; von Kermes-Latwerg ein Quintel; ferner gestoßenen Rautensamen, und gestoßenen Senf, drei Quintel von jedem. Diatrion piperon zwei Unzen, eine hinreichende Quantität von der Emulawurzel; dies alles wohl zusammengerührt, gibt das gewünschte Latwerg.

Rezepte für Liebestränke aus der »heylsamen Dreck-Apotheke« von 1714. (Faksimile des Anhangs)

»Der Glaube an Liebeszauber, das heißt an die Kraft gewisser Maßnahmen und Mittel, um bei einer Person, die man lieb hat und gern besitzen möchte, sei es auch nur zur sexuellen Befriedigung, Entgegenkommen zu erwecken, findet sich über die ganze Erde verbreitet, weniger vielleicht bei den primitiven Völkern, als in höherem Maße gerade bei Kulturvölkern, und dies bereits vom Altertum an bis in die Gegenwart hinein.« (Buschan 1925: 513)

»Liebeszauber gibt es, solange es Liebe gibt (...) Die Liebe ist zur Beschwörung wie geschaffen und fordert sie geradezu heraus. Kein Gefühl ist unerklärlicher als dieses; keines bleibt auf die Fragen: wieso? warum? so sehr die Antwort schuldig.« (SCHIDLOF 1925: 96)

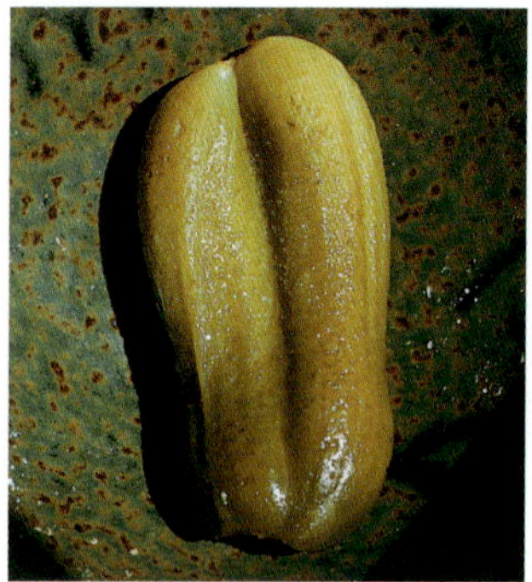

»Vielliebchen« nennt man in Norddeutschland Früchte und Nüsse, die zu Paaren zusammengewachsen sind, wie hier der Doppelwuchs bei einer Gewürzgurke. Wenn bei der Garten- oder Küchenarbeit eine solche Frucht auftaucht, bekommt sie ein anwesendes Paar. Beide nehmen eine Hälfte der Frucht in die Hände, sagen laut »Vielliebchen«, brechen sie durch und essen jeweils ihre Hälfte. Dieses magische Ritual soll ihre Liebe festigen und erhalten.

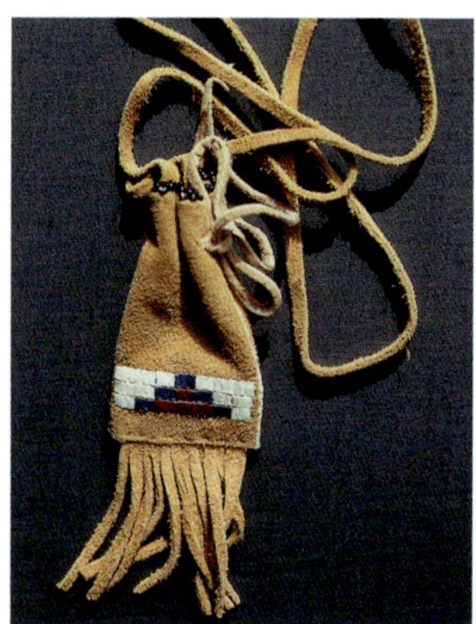

Medizinbeutel der Prärieindianer (Lakota). Darin werden die persönlichen »Medizinen«, auch die Liebesmedizin (Liebeszauber) aufbewahrt und am Körper getragen. Die Wirkung der Medizin geht sowohl auf den Träger als auch den Empfänger über. (Wildleder und Quilt [Stachelschweinborsten], Rapid City, South Dakota, USA, um 1990)

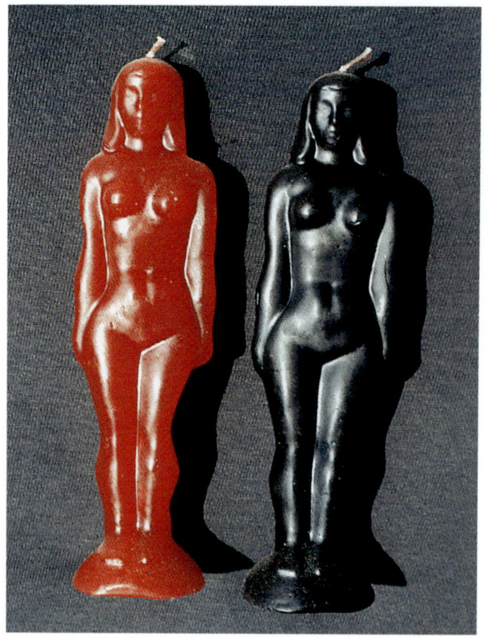

Moderne Voodoopuppen aus Wachs zum Liebeszauber. (Erworben in einem Voodoo-Store in Oakland, Kalifornien, USA, um 1984)

Muskatnüsse, **Perlen**, **Pfeffer**, **Stechapfel**, **Tabak**, **Vögel**, **Zaunrübe**n usw. (BUSCHAN 1925, ROKOSS 1997).

Viele Liebeszauberobjekte sind Artefakte, die speziell zu diesem Zweck hergestellt werden: Puppen und Figuren, Kerzen, Gemmen, **Amulette** aus beschriftetem Papier, Bündel, **Pusanga** (PINCH 1994).

Magische Handlungen und Sichtweisen sind jedem Menschen, selbst in unserer technisierten Welt bekannt. Vor allem in Kulturen, die durch Deportation oder Sklaverei von ihren ursprünglichen kulturellen Wurzeln entfremdet wurden, prägten sich magische Praktiken aus, besonders in der Karibik (Voodoo in Haiti), in Brasilien (Candomblé) oder in den Südstaaten Nordamerikas. Die aus ihrer nordwestafrikanischen Heimat Deportierten vermischten magische Praktiken des Herkunftlandes synkretistisch mit magischen Traditionen aus Europa. Diese unter dem Begriff »Voodoo« zusammengefassten Praktiken verbinden meist Besessenheits- oder andere Ekstasephänomene mit Blutsopfer und Fetischkulten; nicht immer, aber häufig sind sie dazu gedacht, andere Menschen für die eigenen Zwecke zu manipulieren (Schadenzauber). Zu diesem Zweck nutzt man stellvertretend für die Zielperson Wachspuppen oder Fetische, die deren Haare, Nägel, Stoff oder Ähnliches bergen.

Eine Broschüre aus einem Voodoo-Store in Oakland (RIVA 1974) listet diverse Pflanzen beziehungsweise Pflanzenteile als Liebeszauber auf. Die meisten davon werden getrocknet oder pulverisiert im Voodoo-Krämerladen feilgeboten. Viele der Pflanzennamen und -produkte lassen sich botanisch weniger gut identifizieren als etwa *Deer tongue*, »**Hirsch**zunge«, womit die Blätter der American wild vanilla (»wilde **Vanille**«) oder Prachtscharte (*Liatris odoratissima* nom. nud., wahrscheinlich *Liatris scariosa* (L.) WILLD., Compositae, auch *Devil's bite*, »Teufelsbiss« genannt)[488] gemeint ist.

Literatur

BALTINESTER, Wilhelmine
1926 »Liebeszauber«, *Bibliothek der Unterhaltung und des Wissens* 5: 115–117.

BUSCHAN, Georg
1925 »Über Liebeszauber«, *Archiv für Menschenkunde* 1(12): 513–532.

GIFFORD, Edward S.
1964 *Liebeszauber*, Stuttgart: Steingrüben Verlag.

GRAF, Fritz
1996 *Gottesnähe und Schadenzauber: Die Magie in der griechisch-römischen Antike*, München: C. H. Beck.

PINCH, Geraldine
1994 *Magic in Ancient Egypt*, London: British Museum Press.

PREISENDANZ, Karl
1973 *Papyri Graecae magicae: Die griechischen Zauberpapyri*, Stuttgart: Teubner.

RIVA, Anna
1974 *The Modern Herbal Spellbook*, Toluca Lake CA: International Imports.

ROKOSS, Saabine
1997 »Heil- und Zauberpflanzen einst und jetzt«, in: Bernd SCHMELZ (Hg.), *Hexerei, Magie und Volksmedizin*, Bonn: Holos Verlag, S. 53–67.

SCHIDLOF, Berthold
1925 *Liebe und Ehe bei den Naturvölkern*, Berlin: Ostergaard.

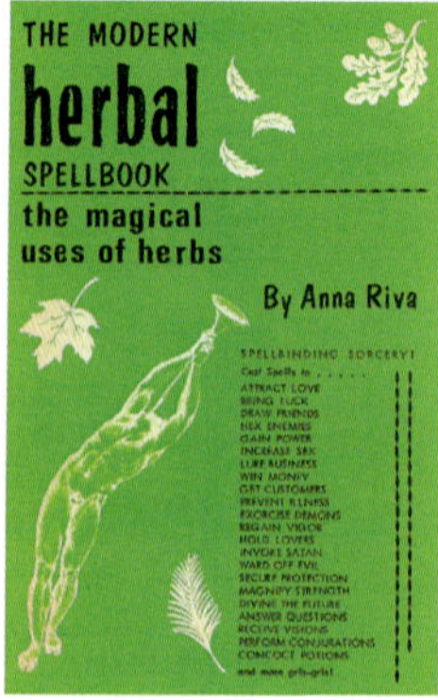

488 Nordamerikanische Indianer halten die Blätter dieses Gewächses (als Tee gebrüht) für ein »kraftvolles Stimulans« und Aphrodisiakum (MITTON 1984: 35*).

Liebstöckel

Levisticum officinale W.D.J. Koch, Umbelliferae (Doldengewächse)
syn. *Ligusticum paludapifolium* (Lam.) Aschers., *Ligusticum levisticum* L., *Angelica levisticum* All.

Andere Namen

Europäisches Dang gui (vgl. **Engelwurz**), Gebärmutterkraut, Gichtstock, Labstock, Levistico (ital.), Levisticum (lat.), Liebstengel, Liebstöckl, Livèche (frz.), Lobstock, Lovage (engl.), Lubesteckel, Lubestuckel, Lyebstöckel, Maggigewürz, Maggikraut, Milodue (südslaw.), Sesel

Liebstöckel gehört zu den **Gewürzen** (Maggi) und Liebesmitteln. Er wird als Aphrodisiakum, **Liebesamulett** und **Liebeszauber** benutzt.

Der verheißungsvolle Name dieser Garten- und Gewürzpflanze ist nicht eine Beschreibung seiner Wirkung, sondern die phonetische Übertragung von *levisticum* ins Deutsche.

Gebrauch als Liebesmittel

Schon in der Antike wurde diese Pflanze als Zutat zu **Liebestränke**n verwendet: »Den Liebstöckel hielt man für die Liebespflanze schlechthin. Man schrieb ihm bereits in der Antike sexuell stimulierende Kräfte zu. Mit seiner Wurzel wurden Zaubertränke bereitet, die »in der Lage sein sollten, den Widerstand auch der zurückhaltendsten und schamhaftesten Mädchen zu überwinden. Natürlich dürfte es schwerfallen, dies wissenschaftlich zu belegen« (Malizia 2000: 288*).

In Mitteleuropa galt in der frühen Neuzeit ein Tee oder Extrakt aus seiner Wurzel als Liebesstimulans. Die Samen, die so genannten Seselsamen, wurden in aphrodisische Kuchen eingebacken (vgl. **Latwerge**). Man verwendete das Gewächs auch als aphrodisischen Badezusatz mit einem ungewöhnlichen Hintergrund als »Liebesmittel: Kleinen Mädchen wird sie ins Bad getan, damit sie Gunst bei Männern erlangen (Böhmen)« (Seligmann 1996: 174*).

Liebstöckeltee

Drei Gramm der zerkleinerten Wurzel mit 1/8 Liter kochendem Wasser überbrühen. Dreimal pro Tag eine Tasse trinken.

Im Volkstum war Liebstöckel ein magisches Mittel. Als **Amulett** oder **Räucherwerk** wehrte man damit Hexen und Zauberer ab; andererseits diente er dem **Liebeszauber**.

Südslawischer Liebstöckel-»Pisszauber«

»Wünscht ein Bursche, dass sich die Dorfmädchen in ihn närrisch verschauen, so schlage er mit dem Fuß an die Türe und spreche: So groß als meine Fußsohle, so groß sei dein Sprung! Dann begibt er sich in den Garten zum Liebstöckel (ligusticum levisticum) und bepisst ihn, wozu er spricht: ›O Liebstöckel! Alle Mädchen lieben dich! Ich benetze dich, und mir und meinem Zumpt sollen alle Mädchen nachfliegen!‹« (Bourke 1913: 455*)

Inhaltsstoffe

Die Liebstöckelwurzel (Levistici radix, Radix Levistici) enthält zwischen 0,4 und 1,7% **ätherisches Öl** mit bis zu 70% Alkylphthaliden, die den charakteristischen Geruch bestimmen (3-Butylphthalid, Ligusticumlacton, Ligustilide u a.); daneben Phellandren, Pinen, Terpinen, Camphen, Myrcen, Cumarine (Cumarin, Umbelliferon, Bergapten, Psoralen; vgl. **Cumarindrogen**), β-Sitosterol, Ferulasäure, Benzoesäure, Angelica- und Isovaleriansäuren (Willuhn 1989).

Bezugsquellen

Liebstöckelkraut gibt es im Gewürz- und Kräuterhandel, Liebstöckelwurzel im Apothekenhandel.

Literatur

Jockers, Inge
1986 »Pflanzen-Porträts«, in: *Kreutter-Kunst*, Freiburg: Museumspädagogische Initiative, S. 79–99.

Willuhn, Günter
1989 »Liebstöckelwurzel«, in: Max Wichtl (Hg.), *Teedrogen*, Stuttgart: WVG, S. 309–311.

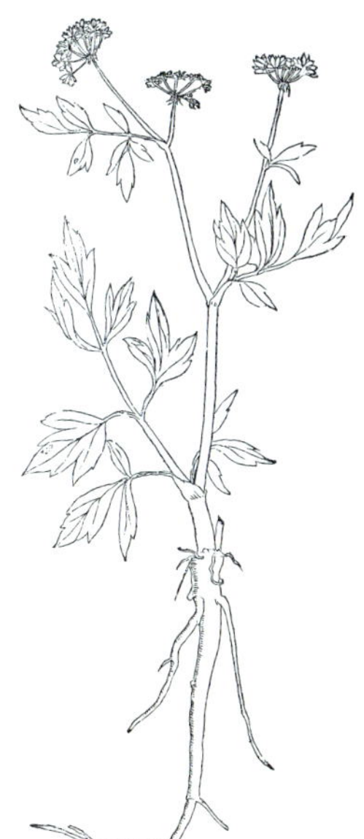

Der Liebstöckel (*Levisticum officinale*) stammt ursprünglich aus dem Iran. Er kam erst im Mittelalter nach Mitteleuropa, wurde jedoch eher zwiespältig aufgenommen: »wenn ihn jemand gekocht ohne andere Würzen allein äße, würde es ihn schwer und ›unlustig‹ in Geist und Körper machen« (Hildegard von Bingen, *Physica* I, 139). (Holzschnitt aus Brunfels 1532*)

»Liebstöckel, als Amulett, schafft den Liebsten ins Bett.« (*Volksmund*)

»Aufgrund ihres Namens wird die Pflanze lange Zeit als Liebeszaubermittel angesehen, obwohl ihr Name sich bloß als Eindeutschung des lateinischen ›levisticum‹ erwiesen und mit Liebe ursprünglich nichts zu tun hat. Ihrem intensiven Geruch verdankt sie ihren Ruf als Zaubermittel gegen Hexen, böse Geister und Unwetter.« (Jockers 1986: 91)

»Candy is dandy,
but liquor is quicker.«
(US-amerikanisches Sprichwort)

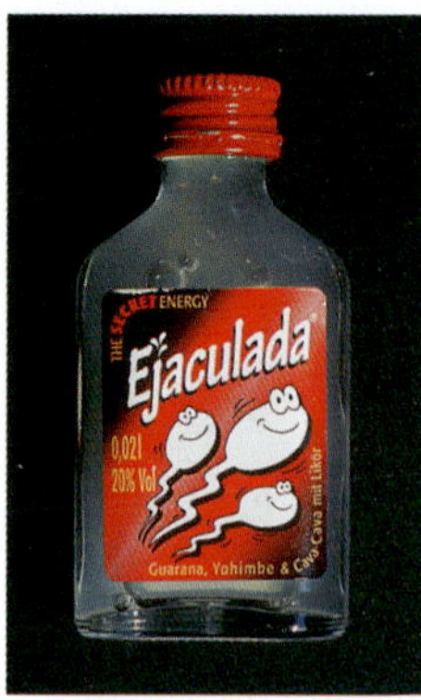

Ejaculada® – *The Secret Energy*, ein Likör (20 Vol.-% Alkohol) mit Guaraná, Yohimbe und Kava-Kava, der als Aphrodisiakum vermarktet wird. Der milchige Likör sieht aus wie sein Name verspricht: wie ein Ejakulat. (*Ejaculada* ist auch eine Verballhornung des brasilianischen Frauennamens Imaculada, »die Unbefleckte«.) (Deutschland, 2001)

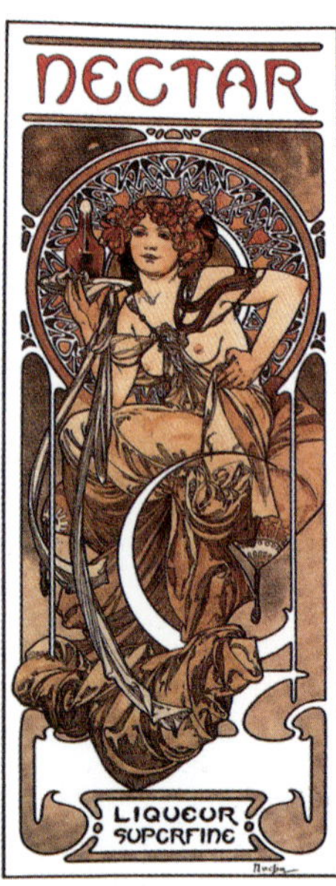

»Der Nektar der Liebesgöttin«: ein Likör. Eine geheimnisvolle Schöne mit nackten Brüsten bietet als verführerische Frau einen Trank an, der einem Lust, Genuss, Rausch, Ekstase, erotische Erfahrungen schenken soll. (Werbeplakat von Alfons Mucha, »Nectar«, 64 x 33 cm, 1902)

Likör

Andere Namen
Licor, Liquor

Aufgrund ihres Alkoholgehalts können Liköre enthemmend wirken. Je nach Ingredienzien können sie auch einen pharmakologischen Effekt auf die Libido haben.

Liköre sind Schnäpse, die mit Aromata, Fruchtsäften, Eiweiß, Extrakten usw. versetzt sind, auf etwa 20 bis 38% **Alkohol**gehalt verdünnt und mit **Honig** oder Zucker gesüßt werden (Gast 1986). Aphrodisisch wirken Liköre mit den entsprechenden Zutaten, so etwa der mexikanische **Damiana**likör.

Liköre sind süßer als andere Alkoholika (**Bier**, **Wein**, Schnaps). Oft enthalten sie Milch oder Sahne (**Eier**likör, Batida de Coco/**Kokosnuss**, Kahlua/**Kaffee**) und sind daher vor allem beim weiblichen Geschlecht beliebt. Da sie süß, fruchtig und somit »harmlos« schmecken, unterschätzen Konsumentinnen leicht die Alkoholwirkung (gelegentlich zur heimlichen Freude des männlichen Begleiters, den die Promille des süßen Gesöffs aber natürlich ebenso austricksen können ...).

Gebrauch

Zur eigenen Zubereitung von aphrodisischen Likören eignen sich im Prinzip die meisten der in diesem Buch erwähnten Pflanzen. Speziell werden dafür **Ginseng**, **Guarana**, **Ingwergewächse**, **Kokosnuss**, **Minzen**, **Muira-Puama**, **Sabal**, **Zimt** und Zimtkassie genutzt. Bittere Rohdrogen sind hierfür nicht zu empfehlen. Es bietet sich ein reiches Feld an Möglichkeiten und viel Spaß beim Experimentieren.

Literatur

Gast, Arbo
1986 *Liköre, Schnäpse und Wein selbstgemacht aus Früchten, Beeren und Kräutern*, München: Heyne.

Lilie

Siehe **Madonnenlilie**, **Schwertlilie**

Lingam

Siehe **Phallus**

Ling-shi-Pilz

Ganoderma lucidum (Leyss. ex Fr.) Karst., Polyporaceae (Ganodermaceae)
syn. *Ganoderma sinense* Zhao, Xu et Zhang

Andere Namen

Denguru chyau (nep. »Schamanentrommelpilz«), Ganodermapilz, Glanzporling, Lackporling, Ling chi (chin.), Ling shih, Ling zhi (chin.), Pilz der Unsterblichkeit, Schichtenporling, Reishi (jap.), Wolkenpilz, Yongzi (kor.)

Der Ling-shi-Pilz hat aufgrund seiner Geschichte, der Mythen und Legenden eine symbolische Wirkung als Aphrodisiakum. Pharmakologisch ist er ein Umstimmungsmittel und Immunstimulator.

Ganoderma lucidum ist ein verholzter **Pilz** mit glänzender Oberfläche. Er kann weltweit auftreten (vor allem im Himalaya, in China, Japan und Korea), ist jedoch selten, daher gesucht und kostbar. Für besondere Formen, Größen und Farben muss man einiges berappen. Nach dem Pflücken bleibt er, wie er ist, und verdirbt nicht wie andere Pilze. Daher nennen ihn die Chinesen Ling-shi, »göttlicher Pilz der Unsterblichkeit«. Im alten China galt er als Symbol des ewigen Lebens, der vollkommenen Weisheit und des glücklichen Schicksals. Viele Sagen und Legenden rankten sich um das seltene Gewächs. Es hieß, wer davon esse, würde unsterblich, in ewiger Jugend erblühen und könne für immer den Freuden des Schlafgemachs frönen.

Die taoistischen Alchemisten verbrachten oft ihr ganzen Leben damit, nach dem Götterpilz zu suchen. Hatten sie ihn gefunden, hüteten sie ihn als höchsten Schatz oder bereiteten aus ihm unter Zusatz von **Ginseng**wurzeln und anderen geheimen Zutaten ein Unsterblichkeitselixier. Deshalb wurde er auch »Kraut der legendären Zauberer«, »Zehntausendjähriger Pilz« oder »Kraut der Götter« genannt. Da er sehr schwer zu finden war, hieß er auch »Phantompilz«.

Er gilt als **Amulett** für Gesundheit und Reichtum und als hervorragendes Aphrodisiakum. In einem japanischen Text heißt es: »Wenn du ihn regelmässig isst, wird er deinen Körper erfrischen und das Altern aufhalten. Er wird dein Leben verlängern, und du wirst einer der legendären Zauberer werden« (Matsumoto 1979: 13).

Schamanenpilz

Auf chinesischen Darstellungen aus der Zeit der Han-Dynastie werden die wie Bonsaibäume aussehenden Ling-shi-Pilze in schamanischen Szenen eindeutig dem fliegenden Schamanen zugeordnet. Auch in anderen asiatischen Kulturen ist er ein Schamanenpilz (Wasson 1968: 90f.),

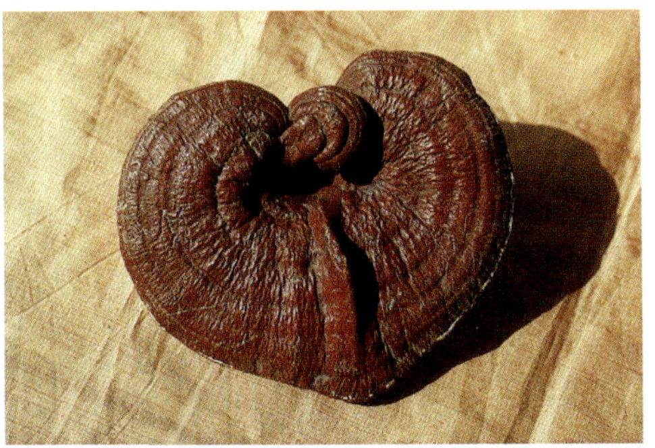

Reishi *(Ganoderma lucidum)*, der »Pilz der Unsterblichkeit«, japanische Variante, mit der Signatur des Herzens, aber auch der Vulva, besonders der Klitoris. (Kampo-Apotheke, Kyoto, Japan, 1992)

so beispielsweise in Korea, wo er Yongzi heißt. Dort wird er meist in der Hand des Berggottes abgebildet. Er steht auch mit den Sieben Sternen (Sternbild Wagen) in spiritueller Verbindung. In Korea schätzt man ihn als aufbauendes Aphrodisiakum; er reinige das Blut, wodurch sexuelle Energie entstehe.

In äußerst seltenen Fällen nimmt er die Gestalt eines **Hirsch**geweihs an (Hirschgeweihpilz). Diese Signatur setzt ihn in Beziehung zu Schamanentieren wie dem **Hirsch** und traditionell genutzten Aphrodisiaka (Geweihe, Hörner, **Hirschhorn**) (Wasson 1968: 87*).

Züchtung und Produkte

Da der Pilz in der Natur äußerst selten ist, forschten chinesische und japanische Züchter jahrhundertelang nach einer Zuchtmethode und waren schließlich erfolgreich. Heute wird der Pilz in China und Japan, ja sogar in Nordamerika in Kulturen gezogen. Die getrockneten Fruchtkörper (Ling zhi cao) wie auch die daraus bereiteten Arzneien und **Elixiere** werden in alle Welt verkauft. Oft wird der pulverisierte Pilz mit **Ginseng**, **Eleutherokokkus**, **Drachen**knochen, **Engelwurz**, **Kröte**nextrakten, **Gelée Royal** und anderem kombiniert. Solche Produkte soll man täglich zu sich nehmen, um Körper und Geist gesund und lebendig zu halten, Krankheiten vorzubeugen und die sexuellen Kräfte zu stärken.

Inhaltsstoffe und Wirkung

Die Ling-shi-Fruchtkörper enthalten Triterpene (Ganodermasäuren; Lin et al. 1988), das Nucleotid Adenosin, ein Sterolalkaloid, das im Körper ähnlich wirkt wie Prostaglandin (siehe **Hormone**), Polysaccharide (Ganoderane, β-D-Glucane) mit Antitumoraktivität (Laatsch 1992) und Steroide (Ganodosterone), die die Leber vor Giften schützen. Die Polysaccharide des Ling-shi sind **Immunstimulanzien** (Willard 1990: 144). Der Pilzextrakt wirkt herzstärkend, leberschützend, sexuell stimulierend, tonisierend, nervenschonend und heilsam bei chronischen Krankheiten. In Japan wurde bewiesen, dass bei regelmäßiger Einnahme des Pilzes Krebserkrankungen verhindert oder sogar geheilt werden konnten (Matsumoto 1979, Willard 1990). Ist er also doch ein »Pilz der Unsterblichkeit«?

Bezugsquellen

Fruchtkörper, Kapseln, Tinkturen usw. gibt es bei Fungi Perfecti®.

Ganoderma-Zubereitungen sind im ethnobotanischen Fachhandel erhältlich.

Im Apothekenhandel gibt es fertige Prostatamittel, die Ling-shi-Extrakte enthalten (siehe **Sabal**). Ling-shi-Pilz ist im Sensatonics®-Bitter »Protectonic« enthalten.

In Ost- und Südostasien kann man den Pilz in Kräuterläden und auf Märkten erwerben, so etwa in Korea (Seoul). In Nordthailand wird er auf Märkten von Gewürz- und Gemüsehändlern angeboten (in dünne Querscheiben geschnitten und meist in Klarsichtfolie verpackt).

Literatur

Laatsch, Hartmut
1992 »Polysaccharide mit Antitumor-Aktivität aus Pilzen«, *Pharmazie in unserer Zeit* 21(4): 159–166.

Lin, Lee-Juian, Ming-Shi Shiao und Sheau-Farn Yeh
1988 »Triterpenes from *Ganoderma lucidum*«, *Phytochemistry* 27(7): 2269–2271.

Matsumoto, Kosai
1979 *The Mysterious Reishi Mushroom*, Santa Barbara: Woodbridge Press.

Rätsch, Christian
1996 »Lingzhi: Der Pilz der Unsterblichkeit«, *Natürlich* 16(3): 22–24.

Wasson, R. Gordon
1968 *Soma – Divine Mushroom of Immortality*, New York: Harcourt Brace Jovanovich.

Willard, Terry
1990 *Reishi Mushroom: Herb of Spiritual Potency and Medical Wonder*, Issaquah, WA: Sylvan Press.

Liquid Ecstasy

Siehe **GHB**

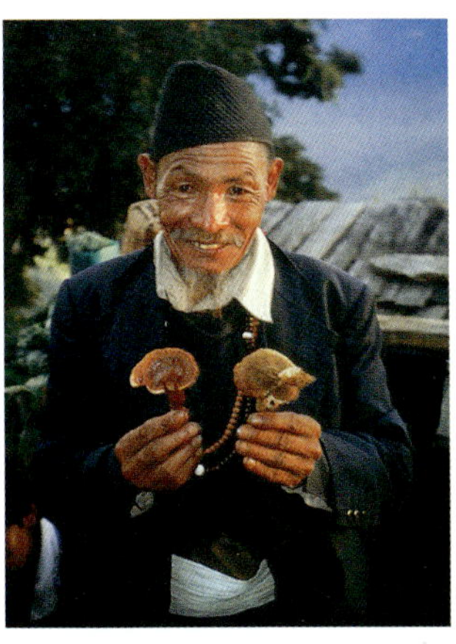

Denguru chyau. Der Schamane Myingmar Sherpa hält die beiden »Schamanentrommelpilze« in Händen (rechts der »männliche« *Amauroderma*, links der »weibliche« *Ganoderma*). (Photeng, Kalinchok, Nepal, 2001)

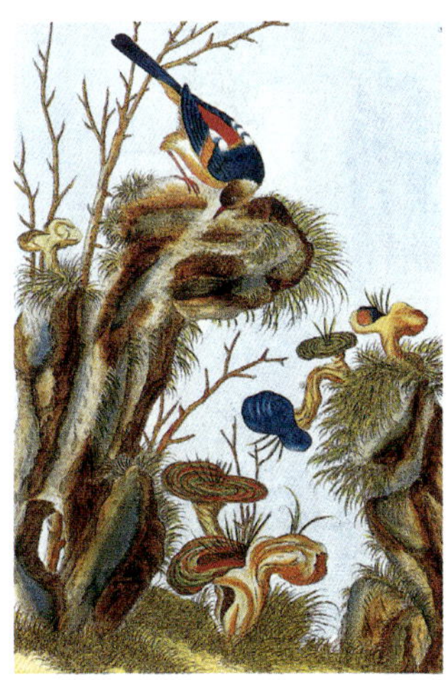

Der »Pilz der Unsterblichkeit« (*Ganoderma lucidum*) in der Wildnis, von einem Vogel inspiziert. (Aus: Pierre Joseph Buchoz, *Collection Précieuse et Enluminée des fleurs* ..., Paris, 1776)

»Am Anfang waren nur die Wasser.
Die Materie schuf sich da selbst.
Die Sonne erglühte.
Und langsam öffnete sich eine Lotusblüte, in der das Universum lag.«
(Indische Schöpfungsgeschichte)

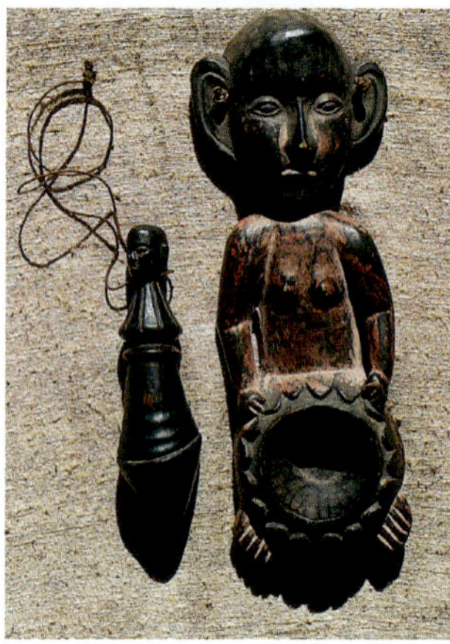

Ein tibetischer Mörser zur Herstellung von Aphrodisiaka. Der Stößel ist ein Phallus, der Mörser eine Lotusblüte (= Vulva). Das Mörsern ist der aphrodisische Akt. (Holz, bemalt, Tibet, um Ende 19. Jh.)

»Der Lotus ist *Lakshmi*, der Göttin des Glücks und Wohlstands, geweiht, und verleiht materiellen und spirituellen Reichtum. Der Lotus öffnet den Geist und beruhigt unruhige Gedanken und Träume. Lotussamen öffnen den Herz-*Chakra*; die Lotuswurzel hingegen den Wurzel*chakra*.« (LAD und FRAWLEY 1987: 234*)

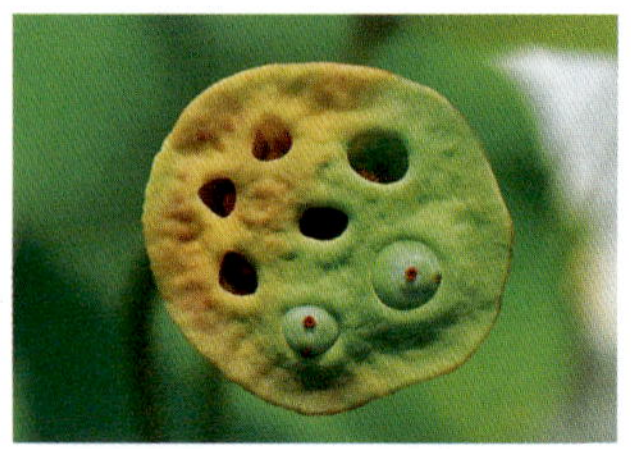

Junge Lotusfrucht *(Nelumbo nucifera)* mit reifenden Samen. (Bangkok, Thailand, 1993)

Lotus

Nelumbo nucifera GAERTN., Nymphaeaceae (**Seerosen**gewächse)
syn. *Nelumbium nelumbo* (L.) DRUCE, *Nelumbium speciosum* WILLD.

Andere Namen

Bua-luang (Thai), East Indian Lotus, Haso (jap.), He ye (chin.), Ho (chin.), Jie (chin.), Indische Lotusblume, Kamla (skrt.), Kayô (jap.), Kayôp (kor.), Lien-hua (chin.), Lotos, Lotosblume, Lotusblume, Padma (skrt.), Padmapflanze, Pushkara, Sacred Lotus (engl.)

In der Kulturgeschichte Asiens nimmt Lotus *die* zentrale Stelle ein. Mythische, symbolische, wie auch olfaktorische Aspekte begründeten seine Stellung als Liebesmittel.

Lotus wächst in Teichen und wurzelt in schlammigen Böden. Blüten und Blätter bahnen sich ihren Weg durch das trübe Wasser; unbefleckt und makellos entfalten sich dann die strahlend weißen, gelblichen oder rosaroten Blüten auf ihren Stengeln über der Wasseroberfläche.

Symbolik

Das Wachstum der Pflanze deutet den spirituellen Weg aus dem Urschlamm, der Urzeugung, zum strahlenden Licht an. Hindus und Buddhisten verehren den Lotus als göttliche Pflanze. Sie erkennen in ihr das Symbol der Reinheit, Vollkommenheit, Unsterblichkeit und Erleuchtung; eine der *acht Kostbarkeiten* der buddhistischen Lehre, den Geburtsort hinduistischer Götter und Göttinnen. Aus dem Urlaut Aum/Om entwickelte sich das Leben. Es setzt sich fort, wenn das Juwel (das männliche Glied) in der Lotusblüte (der Vagina) steckt: Om mani padme hum – das Juwel[489] in der Lotusblüte.

Gebrauch

In Indien sind die duftenden Blüten Symbol der göttlichen Vulva. Deshalb benutzt man sie zum **Liebeszauber**. Der Duft gilt als aphrodisisches **Parfüm**.

Lotusblüten sind auch Symbole der ätherischen Energiezentren (Chakren) im Körper des Menschen, die mit den geheimen Tantrariten aktiviert werden und der Erfahrung der kosmischen Lust dienen (JOHARI 2001). Im Ayurveda gilt die Pflanze als Aphrodisiakum (LAD und FRAWLEY 1987: 234*).

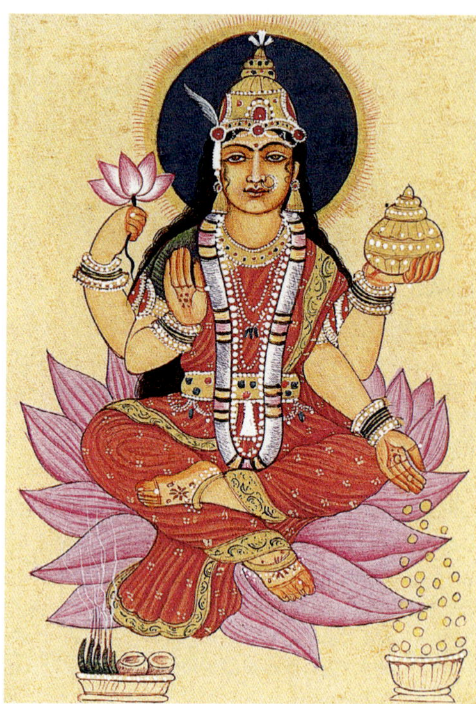

Lotus ist die heilige Pflanze der Göttin Lakshmi. Zunächst eine Verkörperung der Erde, wurde sie im Hinduismus zur Göttin der Schönheit, des Wohlstands und Glücks. Sie hält eine Lotusblüte in der Hand und sitzt in einer großen Lotusblüte. In der anderen Hand trägt sie einen Topf mit Ambrosia (Amrita). Sie streut Bilva- oder Belfrüchte *(Aegle marmelos)* aus. (Miniatur, Rajasthan, Indien, 19. Jh.)

Mittel zur Verengung der Vulva aus dem *Ratirahasya* (fol. 21b/22a):

»Lotus, samt dem Stengel mit Milch zerrieben und in den Sitz des Liebesgottes hineingetan, macht selbst eine Elefantenkuh gleichsam zur Gazelle und bewirkt Wonne bei dem Liebeskampfe« (SCHMIDT 1911: 634*).

In China ist »Lotusblume« ein poetischer Ausdruck für die Vulva (PU 1982). Der chinesische Name *lien* ist lautgleich mit *lien*, »lieben« (EBERHARD 1983: 183/84*). In der traditionellen chinesischen Medizin werden die Staubgefässe vorbeugend gegen verfrühte Ejakulation gegessen (REID 1988: 95*). In Thailand verwendet man sie traditionell als Tonikum (SARALAMP et al. 1996: 134*).

Samen und Wurzeln sind essbar. Sie enthalten reichlich Stärke sowie Vitamine und Mineralstoffe. Aus trockenen Samenkapseln und -körnern stellt man **Amulette** her. Lotussamen zählen in Südostasien zu den **Gewürze**n.

489 Zu Mani, dem Juwel als Medizin, siehe den Eintrag **Exkremente**.

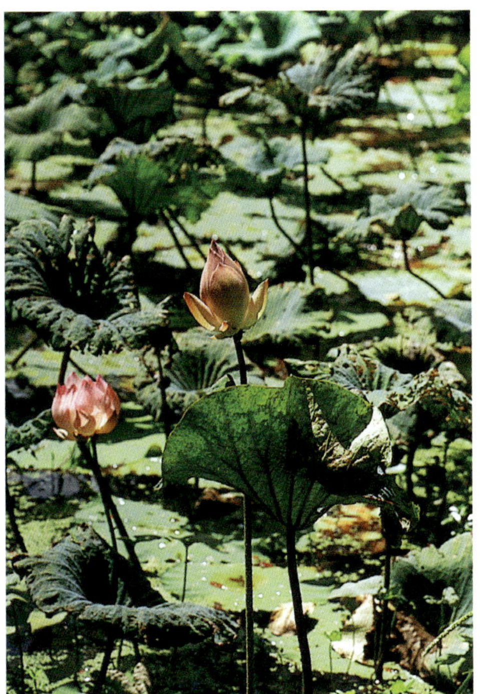

Die heilige Pflanze Lotus *(Nelumbo nucifera)* gilt nicht nur als Geburtsort der Götter und Göttinnen; sie liefert auch Nahrung und Medizin. Die Pflanze ist vom Kaspischen Meer, dem Wolgadelta über den Iran und Indien bis Japan und Australien verbreitet. In Italien und Rumänien wurde sie eingebürgert. (Siem Reap, Kambodscha, 2001)

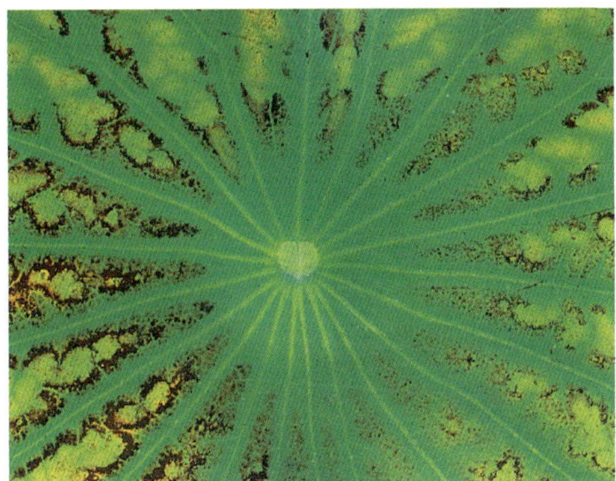

Ausschnitt eines Lotusblatts *(Nelumbo nucifera)*. In Indien isst man die frischen Keimblätter als Aphrodisiakum. (Siem Reap, Kambodscha, 2001)

Inhaltsstoffe

Die Blätter und Stengel enthalten Roemerin, Nuciferin, Nornuciferin, Armepavin, Pronuciferin, N-Nornuciferin, D-N-Methylcoclaurin, Anonain, Liriodenin, Quercetin, Isoquercetin, Nelumbosid, Gluconsäure, Zitronensäure, Oxalate, Bernsteinsäure und Gerbstoffe (Bensky und Gamble 1986: 157*).

Die Fruchthülse (Receptaculum Nelumbinis Nuciferae; Lian fang, Renbô, Yôngbang) enthält Nelumbin, Caroten, Thiamin, Nikotinsäure, Riboflavin, Ascorbinsäure (Vitamin C) (Bensky und Gamble 1986: 377*).

Lotussamen (Semen Nelumbinis Nuciferae; Lian zi, Renshi, Yôncha) enthalten Raffinose, Oxoushinsunin, N-Norarmepavin, Kalzium, **Phosphor** und Eisen (Bensky und Gamble 1986: 554*). Das Rhizom (Ou jie, Gûsetsu, Ujôl) enthält Asparagin (vgl. **Spargel**) und Tannin (Bensky und Gamble 1986: 376*).

Bezugsquellen

Verschiedene Lotusprodukte sind in Asienläden erhältlich.

Literatur

Johari, Harish
2001 *Chakras: Die klassischen Grundlagen und die Praxis der Energieumwandlung*, München: Diederichs.

Pu Sung-ling
1982 *Fräulein Lotosblume: Chinesische Liebesgeschichten*, Frankfurt/M.: Fischer.

Tsogyal, Yeshe
1996 *Der Lotosgeborene im Land des Schnees*, Frankfurt/M.: Fischer.

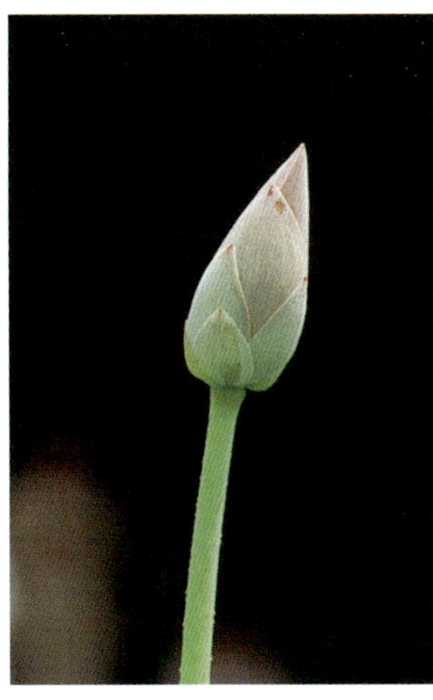

Die Lotusknospe reckt sich phallisch aus dem Ursumpf gen Himmel. In der chinesischen erotischen Poesie bedeuten Knospe, Blatt und Blüte die »vollständige Vereinigung«. (Bangkok, Thailand, 1993)

LSD

D-(+)-Lysergsäurediethylamid
N,N-Diethyl-9,10-didehydro-6-methyl-8β-ergolin-carboxamid

Summenformel: $C_{20}H_{25}N_3O$

Stoffgruppe: Alkaloide, Indolalkaloide, Mutterkornalkaloide

LSD ist chemisch mit **β-Carbolinen**, **Ibogain**, Psilocybin, **Strychnin** und **Yohimbin** verwandt.

LSD:
Liebe
Sucht
Dich
(Albert Hofmann)

Andere Namen

Lysergic diethylamide (engl.), Diéthylamide de l'acide lysergique (frz.), Dietilamide dell'acido lisergico (ital.), Dietilamida del ácido lisérgico (span); LSD-25, LSD 25, Lysergid, Delysid

Straßennamen

Acid (engl. »Säure«), Acid trip, Alice, Lucy, Mescalito (vgl. **Mescal**), Pappe, Pure Sandoz, Trip (engl. »Reise«)

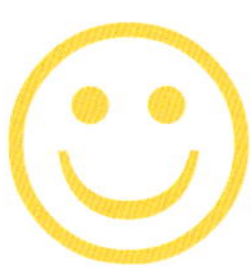

Der »Smily« ist ein internationales LSD-Symbol.

LSD ist ein »Aphrodelic«, ein mitunter als Aphrodisiakum wirksames Psychedelikum.

Als der Schweizer Chemiker Albert Hofmann im April 1943 die psychedelische Wirkung des LSD entdeckte, ahnte er noch nicht, dass er damit den

Der Schweizer Chemiker Dr. Albert Hofmann (geb. 1906) – Entdecker von LSD und Psilocybin – macht mit dem selbst gefundenen **Ling-shi-Pilz** der Unsterblichkeit in der Hand Tai Ch'i: »Ling shi und Tai Ch'i passen gut zusammen!« (Rittimatte, Schweiz, 1985) (Dieses oft raubgedruckte Foto, fast eine Ikone der Hippiekultur, stammt von Christian Rätsch.)

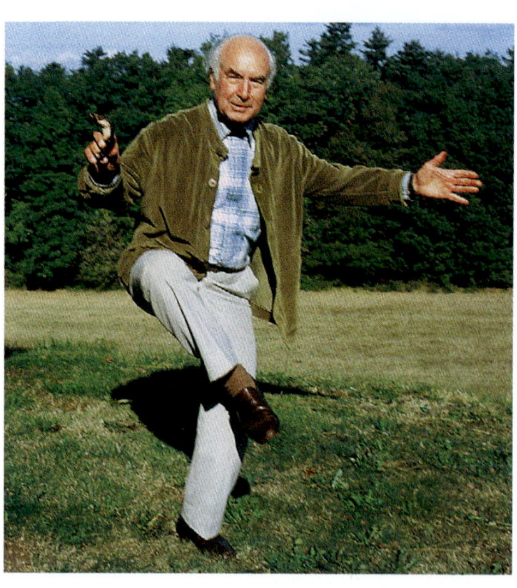

»Zweifellos ist LSD das mächtigste Aphrodisiakum, das der Mensch je entdeckt hat. (...) Wenn man unter LSD liebt, ist es, als liebe jede Zelle des Körpers – und man hat Trillionen davon – jede Zelle des anderen Körpers. Meine Hand streichelt nicht die Haut der Frau, sondern sinkt ein und verschmilzt in ihr mit uraltem Dynamos der Ekstase ... Und eigentlich geht es ja bei dem LSD-Erlebnis nur darum. Sich verschmelzen, sich ausliefern, fließen, Einheit, Vereinigung. Das alles ist lieben.« (Leary 1970)

Grundstein einer neuen spirituellen Befreiungsbewegung gelegt hatte, der Alternativszene der sechziger Jahre des jüngst vergangenen Jahrhunderts, die wesentlich von psychedelischen Erlebnissen inspiriert wurde. LSD wurde für Millionen von Menschen zum Sakrament, zum »Tau vom Baum der Erkenntnis«, zum modernen Gral, zum echten »Stein der Weisen« (Pekelis 1996, Watts 2000).

Chemie und Wirkung

LSD gehört zu den Mutterkornalkaloiden. Bei der Suche nach einem Wehenmittel untersuchte Albert Hofmann diese Wirkstoffe aus dem auf Getreide und Gräsern schmarotzenden Mutterkornpilz (*Claviceps purpurea*, vgl. **Pilze**) und modifizierte einige Alkaloide. Dabei entstand LSD-25 – »25« weil es die 25. Versuchssubstanz war (Hofmann 2000 und 2001). Später stellte er fest, dass es Mutterkornalkaloide mit LSD-ähnlicher Wirkung auch in anderen Pflanzen gibt, die als Aphrodisiaka bekannt sind (z. B. **Holzrose** und **Winden**).

LSD ist *das* klassische Psychedelikum. Es ist ein Katalysator für eine große Bandbreite möglicher psychischer und visionärer Erfahrungen (Masters und Houston 1966, Rätsch 1993). Es offenbart eine andere transpersonale[490] Wirklichkeit, die der tschechische Psychiater Stanislav Grof als *Topographie des Unbewussten* charakterisierte (Grof 1978). LSD ist ein unspezifischer Katalysator; das heißt es *kann* als Aphrodisiakum wirken, jedoch ebenso andere, sogar gegenteilige Erfahrungen auslösen. Doch *wenn* es eine aphrodisische Wirkung stimuliert, ist diese so überwältigend, dass sie kaum in Worte zu fassen ist (Alexander 1967). Häufig liest und hört man von intensiven Erfahrungen kosmischer Liebe (vgl. **Liebesdrogen**), die durch LSD ausgelöst wurden (Bi-shop 1963, Newland 1964). Diese Erfahrungen ähneln denen mit **psilocybinhaltigen Pilzen**, **Meskalin**, **Peyote** oder auch **Ayahuasca**, allerdings mit gewissen Unterschieden. Verglichen mit Psilocybin (4 Stunden) dauert die LSD-Wirkung zwei- bis dreimal so lange (8 bis 12 Stunden). Körperliche Symptome (Übelkeit, Erbrechen), die bei Meskalin, Peyote und Ayahuasca auftreten, fallen bei LSD weg.

Häufiger treten bei LSD-Versuchen so genannte Kundalinerfahrungen[491] auf, die zu tiefgreifenden Veränderungen des eigenen Lebens und der Persönlichkeit führen (Sanella 1992: 88; vgl. Krishna 1990).

Hintergrund

Als in den sechziger Jahren Menschen des westlichen Kulturkreises mit diesen gänzlich unbekannten bewusstseinsverändernden Wirkungen bekannt wurden, stellten sich zwei wesentliche Fragen: Wie können sie erklärt werden? Wie können sie gewinnbringend für den Alltag umgesetzt werden? Auf der Suche nach Antworten stießen die Psychologen der Harvard University (Cambridge, Mass. USA) – Timothy Leary, Ralph Metzner und Richard Alpert (alias Ram Dass) – auf östliche Weisheitslehren, auf Hinduismus, Buddhismus und das *Tibetanische Totenbuch* (Leary et al. 1964). Dieser Blick über den Tellerrand der westlichen Weltsicht erwies sich als überaus fruchtbar. Er stimulierte das Interesse an einer bisher fremden Kultur und beeinflusste die Ikonografie der Subkultur.

Aphrodisische Bildwelten

Das von Hofmann entdeckte Psychedelikum wirkt im Mikrogrammbereich. Es kam unter anderem auf Papier geträufelt in Umlauf. Diese LSD-getränkten Papiere stellen östlich geprägte kulturelle Artefakte dar. Sie sind mit Zeichen und Symbolen bedruckt, die Einblick in die LSD-Kultur, deren Werte und Wirklichkeitskonzepte vermitteln. Neben Yin/Yang (vgl. **Lenzmittel**), Buddha, Ganesha (vgl. **Elefant**) gab es auch Embleme, die auf Aphrodisiaka verweisen: Erdbeeren (vgl. **Früchte**)[492], **Kraken**, **Eicheln**, Skarabäen (vgl. **Insekten**), **Lotus**blüten, **Drachen**.

490 S. Grof begründete die «Transpersonale Psychologie». Über die biografisch-individuellen Grenzen hinweg – also transpersonal – betrachtet sie den Menschen im Kontext aller (tierischen, pflanzlichen u. a.) Lebensformen (Grof 1978).

491 Im hinduistischen Kontext verbindet die Kundalinischlange die Chakren (siehe **Saligrame**), ausgehend vom untersten Sexchakra bis zum Kronenchakra. Eines der Ziele vieler Meditations- und Yogapraktiken besteht darin, sich dieser Verbindung bewusst zu werden. Wer diesen mächtigen Energiestrom erlebt, beschreibt es in der Regel als Erleuchtungserlebnis.

492 Erdbeeren wurden auch literarisch als Symbole einer kosmischen Superdroge verewigt: Hans Kruppa, *Die fliegenden Erdbeeren: Ein verrückter Roman*, München: Goldmann, 1988.

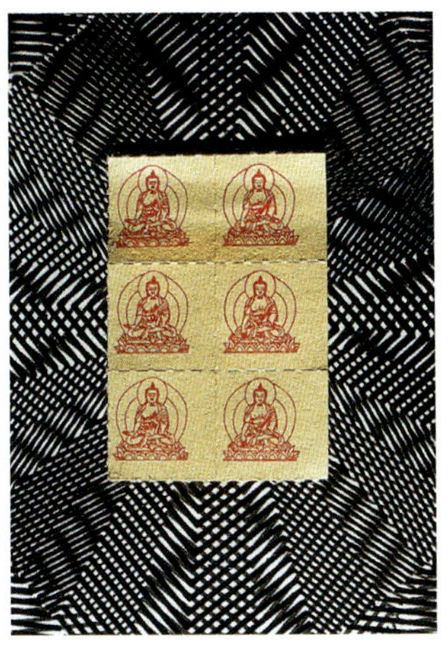

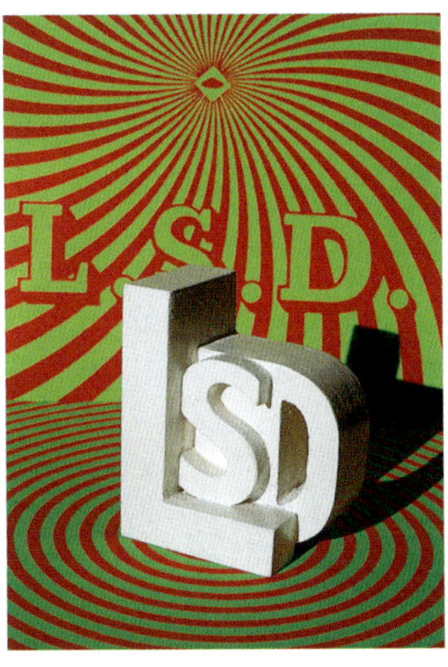

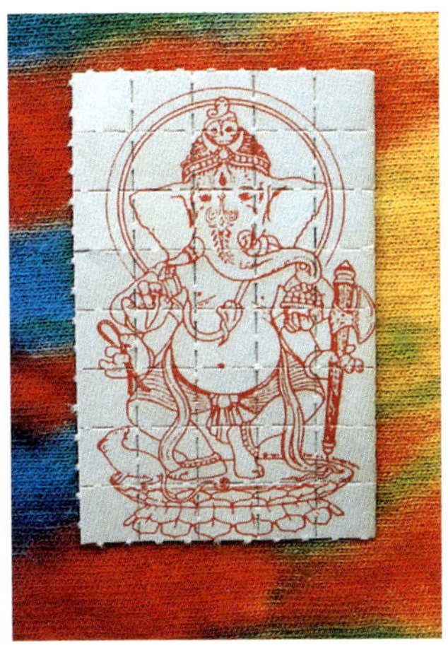

LSD-Trips auf Pappe, bedruckt mit einem Buddhabild aus dem Himalaya (links) und mit einem nepalesischen Bild von Ganesha (rechts).

LSD-Artefakte der psychedelischen Kultur (Mitte).

»Durch LSD haben wir verstanden, dass Erleuchtung und Unio mystica natürliche Erlebnisbereiche eines *jeden* Menschen darstellen. Die Erleuchtung ist eine in jedem Menschen angelegte Funktion des Bewusstseins, die nur durch einen Katalysator (z. B. LSD) ausgelöst werden muss. So gehört die Erleuchtung genauso zum erfüllten Leben wie der Orgasmus. Ohne die einmalige oder häufigere Erfahrung der Erleuchtung gleicht das Leben einer spirituellen Frigidität.« (Rätsch 1993: 29)

Dosierungen

Wichtiger Hinweis: Wirkung und Dosierungen können individuell höchst unterschiedlich erlebt werden! Die folgenden Angaben sind Durchschnittswerte. LSD wird in der Szene ausschließlich oral eingenommen. Im therapeutischen Setting (Rahmen) wurde es auch injiziert.

- Bis 100 µg (Mikrogramm): milde Wirkung (erotisch, psychedelisch), sozial integrierbar.
- 100–200 µg: stärkere Wirkung (erotisch, psychedelisch), für manche schon nicht mehr sozial integrierbar.
- Über 200 µg: therapeutische Dosis, die unbedingt einen geschützten Rahmen erfordert; mystische erotische Erfahrungen – oder bereits jenseits erotischer Interaktionen.
- 500–1000 µg: Grof nennt 600 µg als therapeutisch überwältigende Dosis (»overwhelming single dose«)!

Keine andere Substanz wirkt im Mikrogrammbereich derart überwältigend wie LSD.

Kommentar

Unter allen Psychedelika habe ich LSD als die Substanz mit der stärksten aphrodisischen und erotisierenden Wirkung erfahren. Allerdings kann man diese Facette des Spektrums möglicher Erfahrungen nicht erzwingen. Sie überfällt einen – oder nicht! Sich dann hinzugeben ist wahrlich kosmisch. Sex auf LSD war für mich das großartigste erotische Erlebnis meines Lebens. (CR)

Die LSD-Erfahrungen in meiner Jugend erlebte ich nicht nur erotisch-aphrodisisch, sondern im höchsten Maße mystisch und erkenntnisreich. Sie offenbarten mir Einblicke in das Wesen der Wirklichkeit – das dramatische Gegenteil von der so oft beschworenen »Flucht aus der Wirklichkeit«! LSD vermittelte mir die Erkenntnis, dass ich allein verantwortlich bin für das, was ich tue, und welche Konsequenzen dies auf mich und meine Umgebung hat. (cme)

Vielfach wird behauptet, in den etwa 5 x 5 mm kleinen Papierstückchen seien »gefährliche« Streckmittel enthalten (wie **Arsen**, **Tollkirsche**n-extrakte, **Speed** oder **Strychnin**). Dies ist eine Legende, ebenso wie das Flashback (eine sich nach Abklingen der Wirkung plötzlich einstellende Wahrnehmungsveränderung). Dosierungen dieser Substanzen wären auf einem solchen Trägermaterial zu schwach, um extreme pharmakologische Aktivitäten entfalten zu könnten.

Legale Situation

LSD ist seit 1966 weltweit illegal.

Es kommt in verschiedenen Schwarzmarktformen vor: in wässriger Lösung (*Liquid acid*), auf Fließpapier *(Papers, Löschpapiere)*, in winzige Filzknöpfe gepresst (so genannte *Mikros* oder *microdots*), mit einer Trägersubstanz, zum Beispiel in Gelatine *(windows)* oder in Milchzucker verrieben in Kapseln oder Tabletten *(Pillen)*.

Literatur

Alexander, Marcia
1967 *The Sexual Paradise of LSD*, North Hollywood: Brandon.

Baker, John R.
1989 *The Emergence of Culture: A General Anthropological Approach to the Relationship Between the Individual and His External World*, Hamburg: Diss.

Bishop, Malden Grange
1963 *The Discovery of Love: A Psychedelic Experience with LSD-25*, New York: Torquil.

Grof, Stanislav
1978 *Topographie des Unbewussten*, Stuttgart: Klett-Cotta.

Hofmann, Albert
1986 *Einsichten – Ausblicke*, Basel: Sphinx.
2000 *Die Mutterkornalkaloide: Vom Mutterkorn zum LSD – Die Chemie der Mutterkornalkaloide*, Solothurn: Nachtschatten Verlag (Reprint der Originalausgabe mit »Bemerkungen zur Wiederveröffentlichung« von Albert Hofmann, 2000).
2001 *LSD – Mein Sorgenkind: Die Entdeckung einer »Wunderdroge«* (2. Aufl. der Ausg. v. 1979), Stuttgart: Klett-Cotta. (Diese Neuausgabe enthält

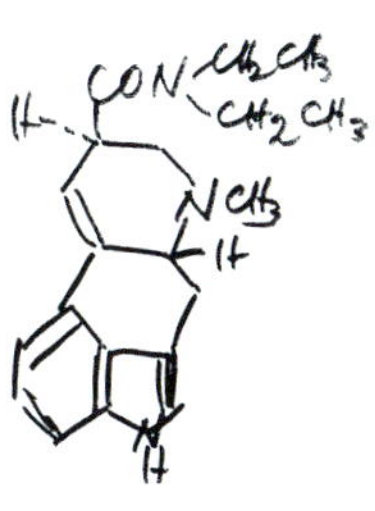

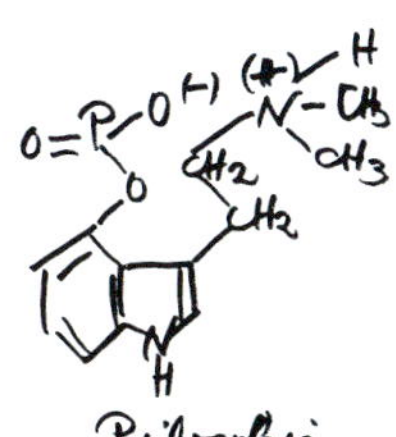

Die von Albert Hofmann handgezeichneten Strukturformeln der beiden von ihm entdeckten Wirkstoffe LSD und Psilocybin.

bisher unveröffentliche Fotografien sowie ein neues Register; ebenfalls das Vorwort zur Taschenbuchausgabe von 1993.)
KRISHNA, Gopi
1990 *Kundalini*, Bern usw.: O.W.Barth.
LEARY, Timothy
1970 *Die Politik der Ekstase*, Hamburg: Wegner Verlag.
1985 »Auf der Suche nach dem wahren Aphrodisiakum«, *Sphinx Magazin* 35.
LEARY, Timothy, Richard ALPERT und Ralph METZNER
1964 *The Psychedelic Experience: A Manual Based on the Tibetan Book of the Dead*, New Hyde Park, New York: University Books (Psychedlic Monograph 1). (Dt.: *Psychedelische Erfahrungen: Ein Handbuch nach Weisungen des Tibetanischen Totenbuchs*, Weilheim: O.W. Barth Verlag 1971; später Linden: Volksverlag, 1982.)
MASTERS, R. E. L. und Jean HOUSTON
1966 *The Varieties of Psychedelic Experience*, New York: Dell.
NEWLAND, Constance A.
1964 *Abenteuer im Unbewussten: Das Experiment einer Frau mit der Droge LSD*, München: Szczesny.
PEKELIS, Coco
1996 *Everything I Know I Learned on Acid*, Petaluma, CA: Acid Test Productions.
RÄTSCH, Christian (Hg.)
1993 *50 Jahre LSD-Erfahrung: Eine Jubiläumsschrift*, Löhrbach: Werner Pieper's MedienXperimente/Solothurn: Nachtschatten Verlag (Der Grüne Zweig 159).
SANNELLA, Lee
1992 *The Kundalini Experience*, Lower Lake, CA: Integral Publishing.
WATTS, Alan
2000 *Kosmologie der Freude: Abenteuer in den Welten des Bewusstseins*, Aarau: AT Verlag (Originalausgabe: 1965).

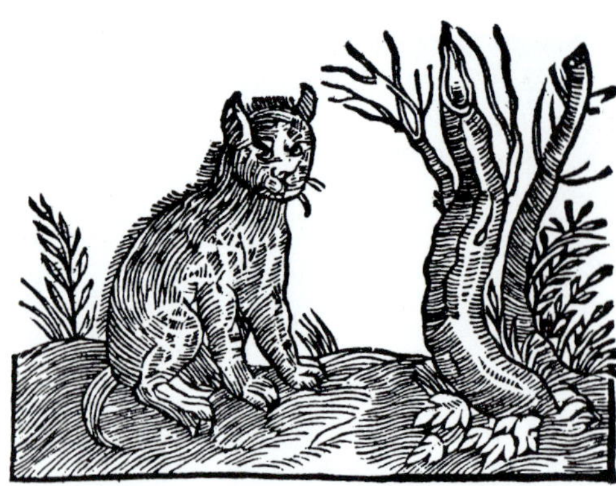

Gemäß früheren Erklärungen soll der Luchs mit seinem Urinstrahl in der Erde den Luchsstein erschaffen haben. Früher gebrauchte man das eingeäscherte Fell des Luchses und seine veraschten Klauen pharmazeutisch bei vielen Krankheiten. (Holzschnitt aus GESNER 1669: 354*)

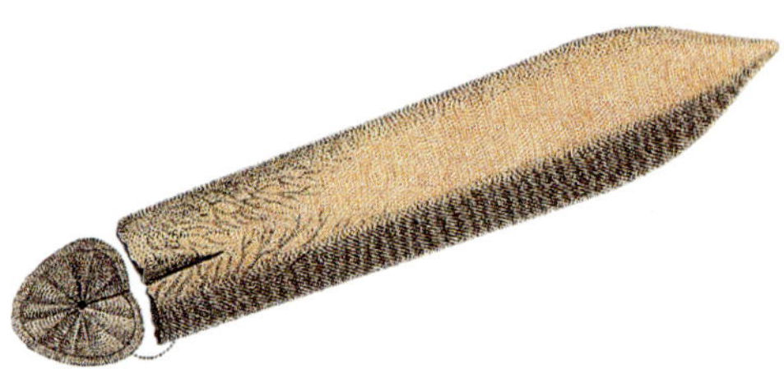

Der fossile *Belemnitella mucronata*, dessen Farbe an den Urin des Luchses erinnert; darum heißt er im Volksmund Luchsstein. (Aus *Schubert's Naturgeschichte – Illustrierte Paläontologie*, 1888)

»Vom Ligurius [oder Luchsstein]. Von der Reinheit der Sonne nämlich und der milden Luft, die dieses Tier [der Luchs] durch Berührung durchstrahlt sowie von der Fröhlichkeit dieses Tieres und von der großen Kraft, die der Harn in ihm hat, ist er warm, und wenn er ausgeschieden wird, gerinnt er zu diesem Stein zusammen, so dass diese Gerinnung des schönen Steins in der Erde geschieht, der zarter ist als andere Steine.« (HILDEGARD VON BINGEN, *Physica* IV 19)

Luchsstein (Belemnit)

Belemnitida, Klasse Cephalopoda, Mollusca (**Mollusken**)

Andere Namen

Albschoßstein, Lapis lyricus, Ligurischer Stein, Ligurius, Ligurus, Luchsenstein, Luhsstain, Luhsstein, Lychnites, Lyncurer, Lycurium, Lyngurion, Lyngurium[493], Pfeilstein, Schoßstein

Bestimmte **Donnerkeile (Belemniten)**, die zu den **Fossilien** gehören, heißen im Volksmund Luchssteine. Es sind hellbraune, calcitisierte, etwas durchscheinende Belemniten, meist von *Belemnitella mucronata* aus dem Jura.[494] Sie wurden früher als Aphrodisiaka verwendet.

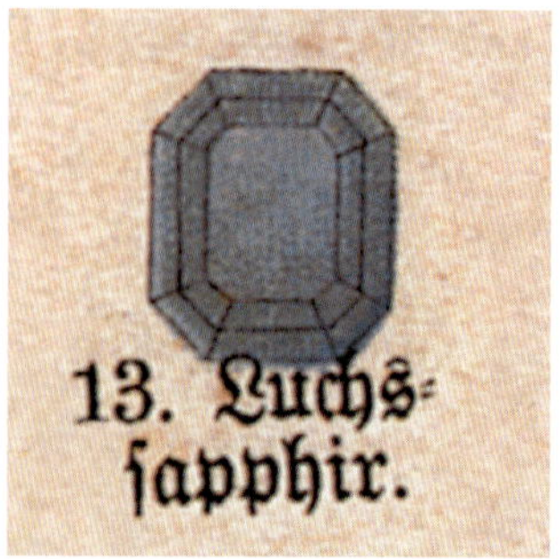

Der Luchssaphir gilt als ein minderer Saphir. Er ist blasser und weniger schön gefärbt. (Tafel aus *Schubert's Naturgeschichte, Mineralogie*, 1888)

Über die Herkunft und Entstehung des Luchssteins schrieb bereits Theophrast (um 370 bis 287 v. u. Z.). Der Luchs (*Lynx lynx* [L.], syn. *Felis lynx*, Felidae) verscharrt seinen Harn. Kundige wissen ihn auszugraben. Er ist durchsichtig und hat die Kraft der Anziehung wie **Bernstein**.

Einige Teile des Luchses wurden als **Liebeszauber** und Aphrodisiaka benutzt: »Zu den ausländischen Tieren gehören auch die Luchse, die von allen Vierfüßlern am schärfsten sehen. Man sagt, dass auf der Insel Karpathos alle ihre Krallen mit der Haut als sehr wirksames Mittel verbrannt werden. Mit dieser Asche im Trank würde man die Geilheit der Männer, durch Aufstreuen die Lüsternheit der Frauen hemmen, ebenso das Jucken am Körper; der Harn sei wirksam gegen den Harnzwang. So berichtet man, dass der Luchs [seinen Harn] sofort mit Erde, die er an den Füßen herbeischarrt, bedeckt. Man empfiehlt [den Harn] aber auch als Heilmittel beim Schmerz an den Schlüsselbeinen« (PLINIUS XXVIII, 122).

493 Lyngurium usw. ist ein Name, der in erster Linie den **Bernstein** bezeichnet.
494 In vielen Teilen der Welt werden phallusförmige **Fossilien**, besonders Belemniten und Orthoceren (und andere Nautiliden), als Aphrodisiaka verwendet (RÄTSCH und GUHR 1989*).

Gebrauch

Im Mittelalter nutzte man bestimmte ockergelbe Belemniten pharmazeutisch als Luchssteine. Der beim Zerreiben der Belemniten frei werdende leichte Ammoniakgeruch erinnert an Urin. Darin erkannte man den Beweis für die Richtigkeit ihrer angeblichen Herkunft aus dem **Urin** des Luchses. Die Luchssteine, in der Apothekersprache *Lapis lynci praep.*, wurden meist pulverisiert, mit Essig oder **Wein** aufgeschwemmt, getrunken. Man schrieb ihnen große Heilkräfte zu; sie sollten eine verkümmerte Männlichkeit mit neuem Leben erfüllen und galten daher als Aphrodisiaka, wie ja auch die **Donnerkeile** genannten Belemniten (MARZELL 1963, PEUCKERT 1932/1933).

Es gibt auch einen anderen Luchsstein, den Luchssaphir (auch Lug-Saphir, Lügensaphir; »Wie man auf den Luchs kam, ist nicht ersichtlich« [LÜSCHEN 1968: 267*]), ein blasser, farbschwacher, fleckiger Saphir. Daneben hat man den »Luchsstein« auch als die **Mineralien** Hyazinth oder Turmalin gedeutet (RÄTSCH und GUHR 1989: 109*).

Bezugsquellen

Am besten sammelt man die ockergelblichen Belemniten im Jura selbst. Ansonsten findet man sie im Mineralien- und Fossilienhandel, z. B. im Mineralienzentrum®.

Literatur

MARZELL, Heinrich

1963 »Der Luchs und der Luchsstein«, *Bayerisches Jahrbuch für Volkskunde* 1963: 71–75.

PEUCKERT, Will-Erich

1932/1933 »Luchs, Luchsstein«, in: *Handwörterbuch des Deutschen Aberglaubens*, Berlin/Leipzig: de Gruyter, Bd. V, S. 1442f..

Lustgas = Lachgas

Siehe **Schnüffelstoffe**

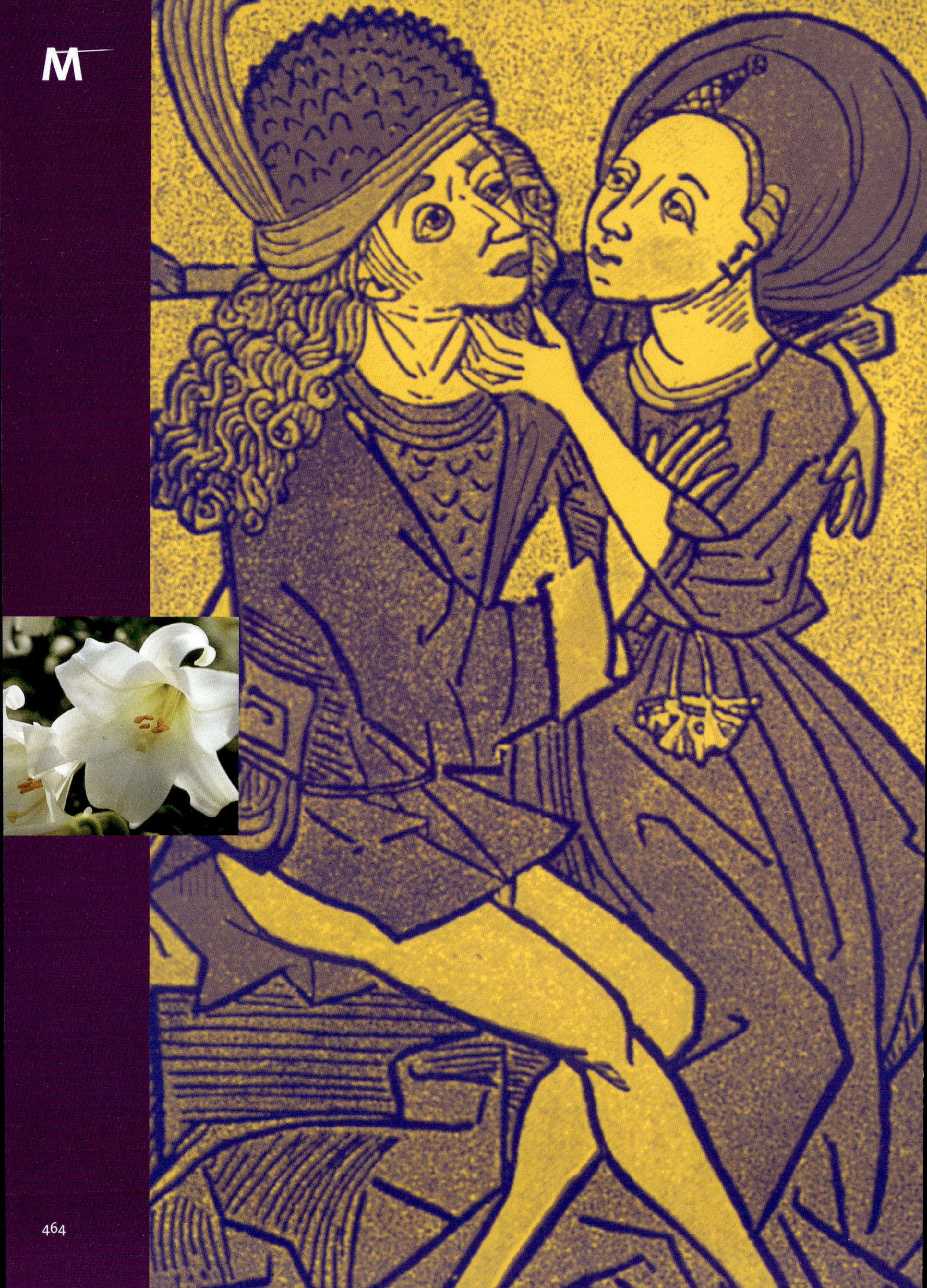
M

Ma-huang

Ephedra sinica Stapf, Ephedraceae (Meerträubelgewächse)

Zwei Ma-huang-Arten wurden in China zu aphrodisischen Zwecken verwendet (Liu et al. 1983):
Ephedra equisetina Bunge (Mu-ts'ê ma-huang)
Ephedra intermedia Schrenk et Meyer (Ma-huang)

Mahuang tang
(aus Zhang Zhong-jing, *Shanghanlun*, Lee und Choi 1996: 162*)
Man bereitet einen Dekokt aus:

Herba Ephedrae	11,25 g	Ma-huang
Ramulus Cinnamomi	7,5 g	**Zimt**rinde
Radix Glycyrrhizae	2,25 g	**Süßholz**
Semen Armeniacae Amarum	10 Stück	bittere Mandeln
Rhizoma Zingiberis Recens	3 Scheiben	frische **Ingwer**knolle
Fructus Jujubae	2 Stück	Jujubenfrüchte

Andere Namen

Ask-for-trouble[495], Chinese Ephedra (engl.), Chinese joint fir, Chinesisches Meerträubel, Ephedra, Mahuang (chin. »gelber Hanf«), Máhuáng, Mahwang (kor.), Mao (jap.), Ts'ao ma-huang

Die chinesische *Ephedra*-Art wirkt aufgrund ihres Ephedringehalts pharmakologisch aphrodisierend. Sie zählt in China zu den ältesten Heilpflanzen, Tonika und **Lenzmittel**n.

Ma-huang ist ein **Ephedrakraut** (zum Aussehen siehe dort). Interessanterweise wird es mit **Hanf** (*Cannabis sativa*), der *ma-fen* heißt, derselben taxonomischen Kategorie, *ma*, zugeordnet, da beide Pflanzen euphorisierend und stimulierend sind (Rätsch 1995).

In China ist Ma-huang eine der ältesten bekannten Heilpflanzen und wird seit rund sechstausend Jahren angewendet. Es wurde erstmals im Kräuterbuch des Shennung erwähnt und hat seither eine festen Platz in der chinesischen Matera Medica (Hu 1969, Schmidt 1993). Aufgrund seiner tonisierenden und vitalisierenden Eigenschaften wurde das Kraut vermutlich bereits von den taoistischen Alchemisten bei ihrer Suche nach langem Leben und Unsterblichkeit genutzt und in magischen Sexualriten eingesetzt (Hirschhorn 1982).

Ma-huang gehört zu den wichtigsten chinesischen Heilmitteln gegen Asthma und gilt als ein gutes Aphrodisiakum, vor allem für Frauen.

Rezepte und volksmedizinischer Gebrauch

In der chinesischen und ayurvedischen Medizin wird ein Ephedratee (6 g) bei Erkältungen, Husten, pfeifender Atmung, Bronchitis, Asthma, Arthritis, Wassersucht verwendet. Um unerwünschte Nebenwirkungen (wie Herzrasen) zu vermeiden, kann **Süßholz** zugefügt werden.

Ein Tee aus einem gehäuften Teelöffel Ephedrakraut auf einen viertel Liter Wasser, 5 Minuten ausgekocht, kann bei Heuschnupfen, Bronchitis, Asthma oder asthmatischen Beschwerden sehr erleichternd wirken (vgl. **Stechapfel**). Das frische oder getrocknete Kraut kann auch mit Wein oder Weinbrand angesetzt werden. Den adstringierenden Geschmack kann man durch Beigabe von **Kardamom**, Anis und **Fenchel** lindern.

Inhaltsstoffe und Wirkung

Im luftgetrockneten Ma-huang-Kraut sind 1 bis 2,5% Alkaloide (*E. sinica* bis zu 3,3%!), hauptsächlich *l*-Ephedrin, *d*-Pseudoephedrin und *l*-Norephedrin, enthalten. Das im Herbst gesammelte Kraut hat den höchsten Alkaloidgehalt. **Ephedrin** (und dessen Derivate) haben eine zentral erregende Wirkung; sie stimulieren, machen wach, beschleunigen den Puls, verengen die Gefässe. Neben Ephedrin finden sich Gerbstoffe, Saponine, Flavonoide und ein **ätherisches Öl**. Der Gesamtauszug wirkt gefässverengend, kreislaufstimulierend, blutdrucksteigernd, zentral erregend, stark diuretisch, appetitdämpfend, krampflösend auf die Bronchien (es ist der beste bekannte natürliche Bronchidilator) und hebt die Heuschnupfensymptome auf.

Bezugsquellen

Das Kraut (Herbae Ephedrae Sinicae) erhält man weltweit in chinesischen Apotheken. Es gibt auch in Europa einige Apotheken, die auf traditionelle chinesische Medizin spezialisiert sind und Ma-huang führen. Auch erhältlich bei Conscious Dreams®, Samen bei Elixier®.

Seit 2002 sind ephedrinhaltige Produkte rezept- und apothekenpflichtig.

Literatur

Hirschhorn, Howard H.
1982 »Natural Substances in Currently Available Chinese Herbal and Patent Medicines«, *Journal of Ethnopharmacology* 6(1): 109–119.

Hu, Shiu-Ying
1969 »Ephedra (Ma-Huang) in the New Chinese Materia Medica«, *Economic Botany* 23: 346–351.

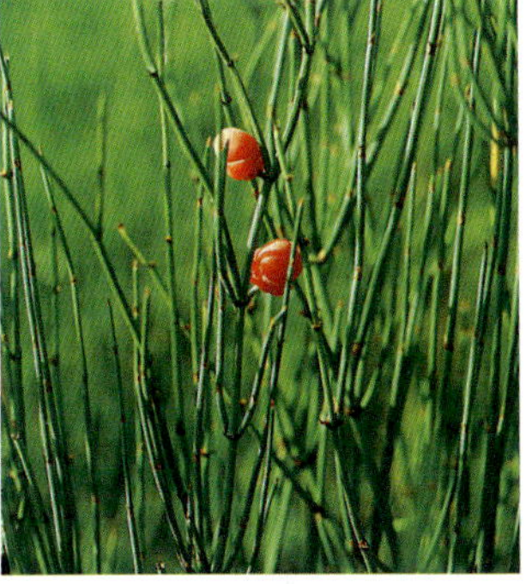

Das chinesische Meerträubchen oder Ma-huang *(Ephedra sinensis)* enthält den erregenden Wirkstoff Ephedrin und ist besonders für Frauen ein starkes Aphrodisiakum.

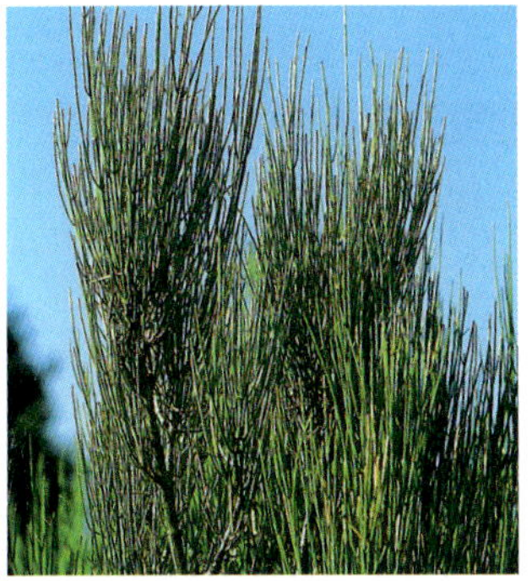

Mu-ts'ê ma-huang. Diese Art *(Ephedra equisetina)* erinnert an den **Schachtelhalm**.

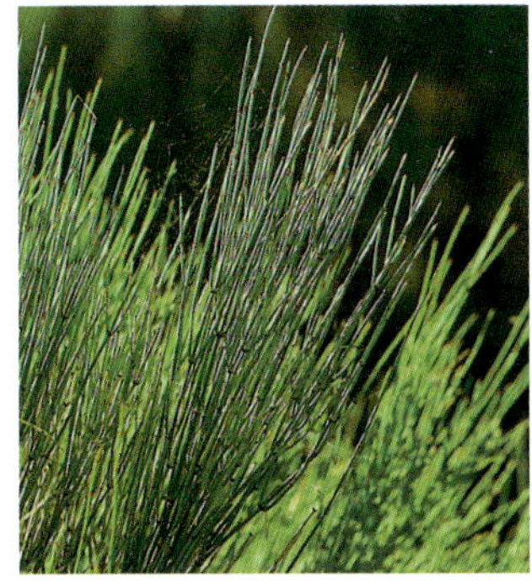

Ma-huang. Diese Art *(Ephedra intermedia)* wird auch in der chinesischen Medizin verwendet.

495 Dieser amerikanische Name leitet sich angeblich von dem Ausspruch: »In treating patients without much knowledge, you are asking for trouble« ab, den ein chinesischer Kräuterhändler zu einem Schüler sagte, nachdem er den Gebrauch des Ma-huang-Krauts falsch empfohlen hatte (Lu 1991: 84*).

Liu, Ying-Mei, Shuenn-Jyi Sheu et al.
1993 »A Comparative Study on Commercial Samples of Ephedrae Herba«, *Planta Medica* 59: 376–378.

Rätsch, Christian
1995 »Mahuang, die Pflanze des Mondes«, *Dao* 4/95: 68.

Schmidt, Wolfgang G. A.
1993 *Der Klassiker des Gelben Kaisers zur Inneren Medizin: Das Grundbuch chinesischen Heilwissens*, Freiburg usw.: Herder.

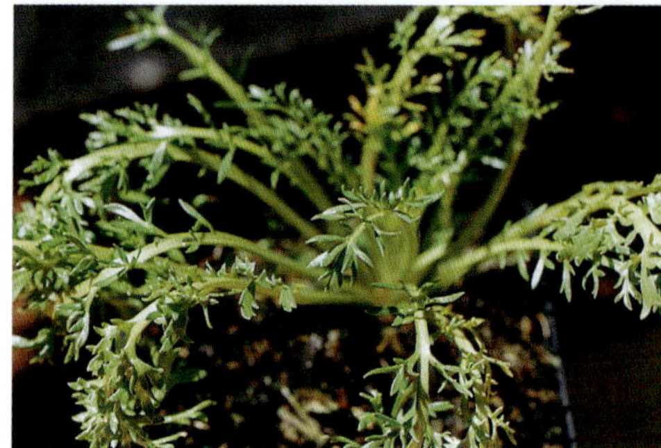

Die Blätterkrone der legendären Macakresse (*Lepidium meyenii*). Sie gedeiht im Altiplano (Zentralanden) bis auf 4100 Meter Höhe. Die Blätter werden volksmedizinisch bei Lungenkrankheiten und Nierensteinen verwendet. Nur die Wurzel ist als Aphrodisiakum zu gebrauchen.

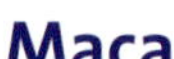

Maca

Lepidium meyenii Walp, Cruciferae (Kressengewächse)
syn. *Lepidium peruvianum* Chacon

International als Aphrodisiaka und Tonika vertriebene Macaprodukte.

Andere Namen

Ayak chichira[496], Ayuk willku, Inkakresse, Maca-maca, Macakresse, Macaya, Maino, Maka, Maqa maqa (Quechua), Mastuerzo (span. »Kresse«), Peruanische Kresse, Peruvian **Ginseng** (engl.)

Die Wurzeln von Maca gelten in Peru und Bolivien als Aphrodisiakum für Frauen.

Maca ist mit der aus Ägypten und angrenzenden Gebieten stammenden, in Europa eingebürgerten Gartenkresse (*Lepidium sativum* L.) und anderen **Kressen** verwandt. Das kleine Pflänzchen mit den zarten Blättern wächst in den Anden zwischen 3800 und 4500 Meter Höhe. Es ist in Peru ein legendäres Kräftigungsmittel und Aphrodisiakum der Inka und seither gepriesen als *Superfood of the Andes* oder *The Inca superfood*.

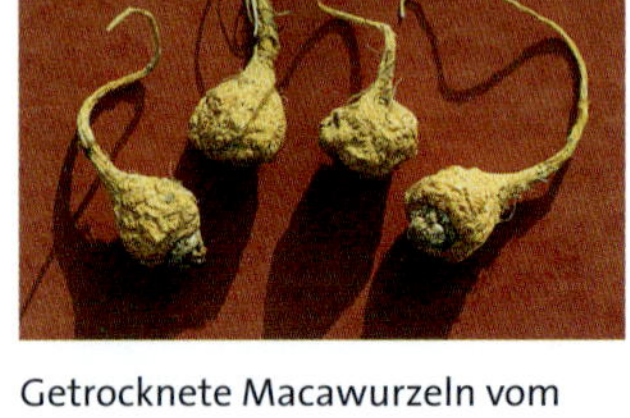

Getrocknete Macawurzeln vom »Hexenmarkt« in Chiclayo, Peru (1997). Macawurzeln wurden bereits in vorspanischer Zeit benutzt, wie archäologische Funde in altperuanischen Gräbern gezeigt haben.

Gebrauch

In Peru und Bolivien nutzt man Macablätter volksmedizinisch bei Lungenleiden, die Wurzeln bei Blutdruckproblemen, Geschlechtskrankheiten und als Aphrodisiakum (De Lucca und Zalles 1992: 232*, Oblitas Poblete 1992: 230*).

In Südamerika werden Macawurzeln roh als **Gemüse** gegessen oder ausgepresst mit Fruchsäften vermischt getrunken (Leon 1964, Johns 1981). Die getrocknete Wurzel wird in **Alkohol** mazeriert oder pulverisisiert in Kuchen verbacken. Aus den getrockneten Wurzeln braut man auch das aphrodisische **Bier** *Maca chicha*.

In Chiclayo, einer kolonialzeitlichen Stadt in Nordwestperu, gibt es einen berühmten »Hexenmarkt«. Dort bieten Kräuterhändler(innen) frische und getrocknete Macawurzeln als Tonika und Aphrodisiaka für Frauen an (Männern wird **Huanarpo** empfohlen).

Maca wird in den USA derzeit als *Nature's Viagra* (vgl. **Horney goat weed**, **Viagra**) vermarktet, als **Nahrungsergänzungsmittel** verkauft und als Aphrodisiakum geschluckt.

Inhaltsstoffe und Wirkung

Die Macawurzeln enthalten biologisch aktive Isothiocyanate (p-Methoxybenzyl-Isothiocyanat) sowie 59% Kohlenhydrate, 10,2% Proteine, 2,2% Lipide, Alkaloide, Sitosterol und Mineralstoffe (Magnesium, Calcium, Kalium, **Phosphor**, Eisen, Jod, Mangan, **Zink**, **Kupfer**, Silizium, Natrium); die Vitamine B1, B2, C und **Vitamin E** (Dini et al. 1994, Quiros et al. 1996). Im Tierversuch zeigte sich deutlich, dass ein Lipidextrakt der Macawurzel, oral verabreicht, bei Ratten und Mäusen das sexuelle Verhalten stimuliert und bei Versuchstieren mit Potenzstörungen die erektilen Funktionen wiederherstellte (Zheng et al. 2000). Der Extrakt hat auch hormonale Effekte und ist ein **Immunstimulator**.

Einnahmeempfehlung eines Herstellers: täglich 3 bis 6 Kapseln à 500 mg Macawurzelpulver. Nebenwirkungen sind bisher keine bekannt.

Bezugsquellen

Maca gilt als **Nahrungsergänzungsmittel** und ist daher leicht erhältlich. In Deutschland werden Macaprodukte von Amazonas Naturprodukte, Kolpingstr. 15, 68723 Schwetzingen, Fax ++49 (0)6202-4028, E-Mail: amazonas@t-online.de, http://www.amazonas-products.de angeboten.

496 *Ayaq chichira* (Quechua) heißt auch die nah verwandte und genauso wie Maca verwendete *Lepidium virginicum* L. (De Lucca und Zalles 1992: 232*). *Chichira* wird bei den Kallawayas gewöhnlich die verwandte Art *Lepidium abrotanifolium* Turcz. genannt; sie ist besser bekannt unter dem Namen *janokara* und ist in den Anden ein wichtiges Wurmmittel (Bastien 1987: 119*). Bei Hipólito Ruiz wird sie als *Lepidium foetidum* oder *Mastuerzo silvestre* (»Wilde Kresse«) angeführt (Schultes und Jaramillo-Arango 1998: 156*).

Maca Power™ wird international vertrieben als »ein reichhaltiges Nahrungsmittel für den Lebensstil des 21. Jahrhunderts« (über: macapower@better.net.au).

Literatur

Dini, A. et al.
1994 »Chemical composition of *Lepidium meyenii*«, *Food Chemistry* 49: 347–349.

Johns, T.
1981 »The anu and the maca«, *Journal of Ethnobiology* 1: 208–212.

Leon, J.
1964 »The ›maca‹ *(Lepidium meyenii)* a little known food plant of Peru«, *Economic Botany* 18: 122–127.

Quiros, C. et al.
1996 »Physiological studies and determination of chromosome number in maca, *Lepidium meyenii*«, *Economic Botany* 50(2): 216–223.

Zheng, B. L. et al.
2000 »Effect of a lipidic extract from *Lepidium meyenii* on sexual behaviour in mice and rats«, *Urology* 55(4): 598–602.

Macis

Siehe **Muskat**

Madonnenlilie

Lilium candidum L., Liliaceae (Zwiebelgewächse)

Andere Namen

Abiblaphon, Azucena, Gilge, Jank'o jamancaya (Aymara), Junonia rosa (lat. »Rose der Juno«), Kalleirion (griech. »schöne Lilie«), Krinanthemon (griech. »Lilienblüte«), Krinon (griech.), Lilie, Lilium (lat.), Lylim, Madonna lily (engl.), Oinomagrium, Rit'i qamantira (Quechua), Rose der Juno, Sasa (syr.), Shusham (hebr.), Susanna (hebr.), Symphairu (ägypt.), Tialos, Weiß Gilgen, Weiße Lilie, White Lily (engl.)

Dioskurides merkte an, dass die Lilie bei den Propheten »Blut des Mars« heißt und von Osthanes »**Krokodil**shauch [oder -harn]« genannt wird (Dioskurides III, 106).

Lilienblüten wurden als Symbole von Keuschheit wie auch von Lust betrachtet. Ihre Schönheit und ihren Duft nutzte man für Liebeszauber und Liebestränke.

Die weiße Madonnenlilie gilt heute als Symbol der Keuschheit. Im christlichen Mittelalter war sie ein Zeichen der unbefleckten Mutter Gottes. In der klassischen Antike ordnete man *Junonia rosa* mit ihrem köstlichen Duft und den erotisch wirkenden Blüten der Hera/Juno, der züchtigen Hüterin der Ehe zu (Gallwitz 1992: 160ff.*). In archaischer Zeit war die Lilie jedoch ein Symbol der duftenden Scham der Liebesgöttin Aphrodite. Mit den Blüten schmückte und parfümierte man ihre Tempel. Noch heute wird die Lilie in vielen zypriotischen Gärten angepflanzt.

Lilien gelten in vielen Teilen der Welt als erotische Blüten und werden oft als Metaphern für die Vulva genannt. Wenn Lilienblüten nachts ihren Duft verströmen, sollte man sich ein Liebesnest bauen. Um das aphrodisische **Parfüm** der »Blume der Keuschheit« zu nutzen, kann man am Abend einen Strauß Lilien ins Schlafgemach stellen. Auf die meisten Menschen hat Lilienduft eine erotisierende Wirkung, wie Joris Karl Huysmans (1848–1907) poetisch formulierte: »Ihr Duft ist das vollkommene Gegenteil eines keuschen Wohlgeruchs; er ist eine Mischung von Honig und Pfeffer, von Herbem und Süßlichem, von Fahlem und Kräftigem.«

In der astrologischen Magie stand die Lilie unter dem Schutz der Venus und war ein geheimer Zauber: »Wenn die weiße Lilienwurzel gesammelt wird, während die Venus mit dem Monde im Sternzeichen des Stieres oder der Waage steht, so ist sie ein vorzügliches Mittel, um die Liebe eines weiblichen Wesens zu erwerben. Sie wurde dementsprechend als **Liebeszauber**mittel und in **Liebestränke**n verwendet« (Hirschfeld und Linsert 1930: 184*).

»Dein Schoß gleicht einer gewölbten Schale, nie soll es ihr an Mischwein fehlen, dein Bauch einem Weizenhaufen, umgeben von Lilien.«
(*Hohelied Salomos* IX)

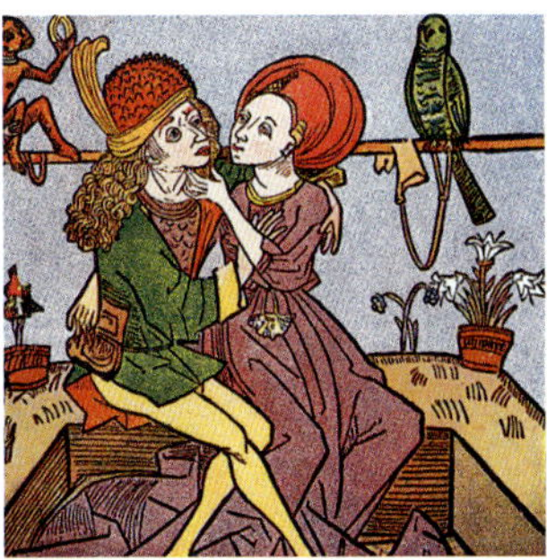

»Die Dirne und der Jüngling«. Hinter der verführerischen Hure steht eine Madonnenlilie im Blumentopf. Ein Zeichen der Geilheit oder der Keuschheit? (Holzschnitt, 15. Jh.)

Gebrauch

Die frühesten Darstellungen der weiß blühenden Lilie stammen aus dem minoischen Kreta (Palast von Knossos) und aus Akrotiri, Thera. Ritualräume waren mit Lilienfresken überzogen und stellten vermutlich Traumwelten dar, in die man durch das dort vollzogene Ritual eintreten konnte (Marinatos 1984). Die Lilien wurden bei Festen und Ritualen in Töpfen gezogen oder in Vasen aufgestellt. Die Minoer benutzten die Blüten zur Herstellung von Duftstoffen und Parfümen. Von dort aus verbreitete sich der Liliengebrauch nach Ägypten. In der minoischen Spätzeit gewann man aus Lilienblüten durch Pressen mit Öl die Duftstoffe. Die Blüten wurden in geruchsneutrales Öl eingelegt, dann ließ man sie abtropfen und presste die getränkten Blüten aus. Das Parfüm verbleibt so im Öl (Lilienöl).

Im 16. Jahrhundert gelangte die Madonnenlilie mit den Spaniern in die Neue Welt. Dort wurde sie schnell als Garten-, Heil- und Liebespflanze populär. Die Kallawayas (andine Wanderheiler) sehen in ihr ein Symbol der Fruchtbarkeit und nennen sie »Elixier der Bauern«. Sie benutzten

»Als das Heraklesbaby an der göttlichen Brust der Hera saugte, zeigten sich sofort seine übermenschlichen Kräfte. Er saugte derart stark, dass sich ein Teil der göttlichen Muttermilch in das Weltall ergoss und so die Milchstraße entstand. Ein Tropfen fiel auf die Erde. Dort, wo er sie befeuchtete, entspross die erste Lilie. Als Aphrodite die rein weiße Blüte erblickte, wurde sie neidisch und ließ aus Verdruss inmitten des weißen Kelches einen enorm obszönen Stempel, den ›Penis eines Esels‹, wachsen. Daher wurde die Pflanze der keuschen Ehehüterin zu einem Symbol der lüsternen Ehebrecherin.«
(Rätsch 1995a: 216f.*)

Die Blüte der Madonnenlilie *(Lilium candidum)* wurde von einem erotischen Liebessymbol zu einem Zeichen der Keuschheit.

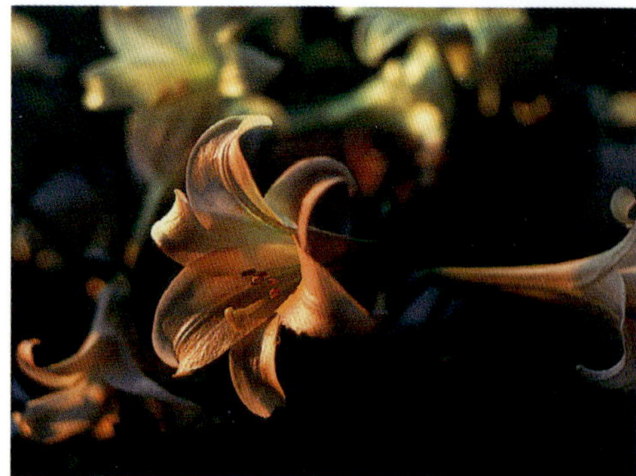

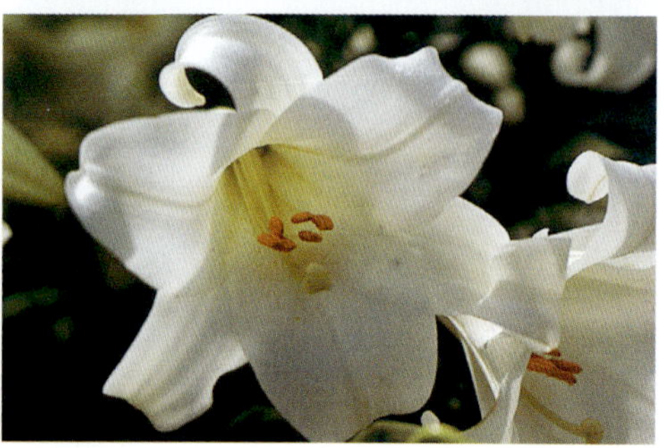

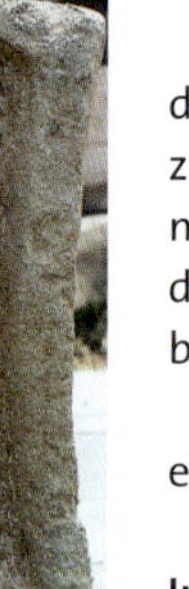

Die Madonnenlilie als Ornament auf einem Stein des Aphroditeheiligtums. (Zypern, 1992)

die Pflanze zur Förderung der Fruchtbarkeit und zur Erleichterung der Geburt. Will ein Ehepaar männlichen Nachwuchs zeugen, soll der Mann dreimal täglich einen Aufguss von je drei Lilienblättern trinken (Bastien 1987: 104f.*).

In der Volksmedizin gilt die Madonnenlilie als ein »Heiler der Frauenleiden«.

Inhaltsstoffe

Die Blüten enthalten Duftstoffe und **ätherisches Öl**. In den Knollen sind Kohlenhydrate, die bei der Hydrolyse Mannose liefern sowie Schleim enthalten.

Literatur

Marinatos, Nannó
1984 *Art and Religion in Thera: Reconstructing a Bronze Age Society*, Athen: Mathioulakis.

Maengda

Siehe **Insekten**

Magnolie

Magnolia officinalis Rehd. et Wils., Magnoliaceae (Magnoliengewächse)

Magnolia officinalis Rehd. et Wils. var. *biloba* Rehd. et Wils., syn. *Magnolia biloba* (Rehd. et Wils.) Cheng

Andere Namen

Apothekermagnolie, Hou po (chin.), Kôboku (jap.), Magnolia, Mubak (kor.), Tulip tree (engl.), Tulpenbaum

In China wird die baumartige Pflanze als Bestandteil von Lenzmitteln geschätzt.

Die fünf bis zwölf Meter hohe Apothekermagnolie ist in China heimisch und wurde bei uns zu einem beliebten Ziergewächs. In China nutzt man Rinde, Blüten und Wurzeln, als Tee aufgebrüht, traditionell als Aphrodisiakum und nennt sie als Zutat zu **Lenzmitteln**.

In der traditionellen chinesischen Medizin wird die duftende Rinde bevorzugt. Sie erregt das Qi und gilt als entkrampfend und aphrodisierend. Außerdem treibt sie Darmwürmer aus, lindert spastische Gastritis und wird gegen Durchfall, Erbrechen, Typhusfieber, Malaria, Appetitlosigkeit, Atemnot und Übelkeit eingesetzt (Wee und Hsuan 1992: 118*). Als Einzeldosis werden 6 bis 10 g angegeben (Reid 1988: 107*). Nebenwirkungen sind nicht bekannt.

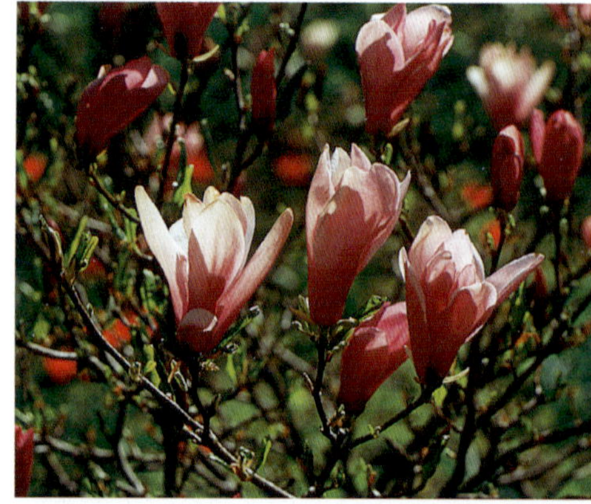

Die Magnolie blüht im Frühling; ein Zeichen für ihre Kraft als **Lenzmittel**. Sie wurde nach dem französischen Botaniker Pierre Magnol (1638–1715) benannt.

Rezept

Houpo banxia tang
(aus ZHANG ZHONG-JING, *Shanghanlun*, nach LEE und CHOI 1996: 77*)
Man bereitet einen Dekokt aus:

Cortex Magnoliae Officinalis	11,25 g	Magnolienrinde
Radix Ginseng	5,625 g	**Ginseng**wurzel
Rhizoma Pinelliae	5,625 g	Ban xia[497]
Radix Glycyrrhizae	2,625 g	**Süßholz**
Rhizoma Zingiberis Recens	7 Scheiben	frische **Ingwer**knolle

Inhaltsstoffe

Die Magnolienrinde (Cortex Magnoliae officinalis, Hou po) enthält Magnolol, Tetrahydromagnolol, Isomagnolol, Honokiol, Machilol, Eudesmol und Magnocurarin (BENSKY und GAMBLE 1986: 309*). Die Abkochung der Rinde hat antibiotische Wirkung (PAULUS und DING 1987: 244*).

Bezugsquellen

Im chinesischen Kräuterhandel.

Majun

Siehe **Latwerge**

Mandragora

Siehe **Alraune**

Manipillen

Siehe **Exkremente**

Mannstreu

Eryngium campestre L., Umbelliferae (Doldengewächse)

Andere Namen

Brachendistel, Brachendystel, Cardo corredor (span.), Centum capita (lat.), Edeldistel, Ellend, Eryngium, Eryngo, Iringo (böhm.) Krautz dystel, Macka (böhm.), Männertreu[498], Mañs trew, Muzstawijra (böhm.), Raddystel, Panicaut (frz.), Radendistel, Snakeroot (engl. »Schlangenwurzel«), Wallendistel

Die Wurzel dieser **Distel**art mischten Frauen ihren Männern unters Essen, um sie »bei der Stange« zu halten.

Die mit der **Stranddistel** sehr nahe verwandte *Eryngium*-Art heißt bezeichnenderweise Mannstreu oder Männertreu. Ihre Wurzel galt seit der Antike als Aphrodisiakum und Potenzmittel. In Europa bereiteten Frauen aus ihr einen aphrodisischen Wurzeltee. In der frühen Neuzeit unterschied man männliche und weibliche Wurzelformen und nutzte sie zum **Liebeszauber**. Trug ein Mann eine männlich gestaltete Wurzel bei sich, sollte ihn dies Frauen gegenüber »holdselig« erscheinen lassen; eine weibliche Wurzel im Besitz einer Frau sollte die Blicke der Männer anziehen.

Mann-streu versus Manns-treu

»Mann-streu wurde den Männern von den Frauen in das Bett unter das Linnentuch gestreut, damit sich die Herren – nicht allzusehr dem Schlaf ergaben. Daraus ist dann das Manns-treu geworden, ein Mittel, um die Liebe des Mannes zu erhalten und zu festigen« (SELIGMANN 1996: 210*).

Gebrauch

Noch im frühen 18. Jahrhundert mischte man Mannstreu nach antikem Vorbild in **Liebestränke**, wie das folgende Rezept aus der 1714 erschienenen *Neu-vermehrten, heylsamen Dreck-Apotheke* zeigt: »2 Unzen [= 56,7 g] eingemachten **Rosmarin**, 6 Quintlein [= 9,96 g] gebeizte Mannstreu (eine Distelart), 1½ Unzen [= 42,52 g] süsse Mandeln, 1 Scrupulum [= 1,2 g] **Muskat**blüthe, nebst einer hinreichenden Quantität Kermes-**Latwerge**, um dem Latwerg die gehörige Dicke zu geben. Täglich vor dem Mittagessen zu nehmen.«

»Es gibt nicht viele Heilkräuter mit einer so ruhmreichen Vergangenheit wie Mannstreu. Nach der Sage soll die Dichterin Sappho dieses Mittel als Aphrodisiakum gebraucht haben. Im Altertum glaubte man ganz allgemein an diese Wirkung.« (PAHLOW 1993: 224*)

»Man macht auch die Wurtzeln mit Zucker oder Honig eyn/ wider alle obgenannte Gebresten.« (MATTHIOLUS 1626: 229A*)

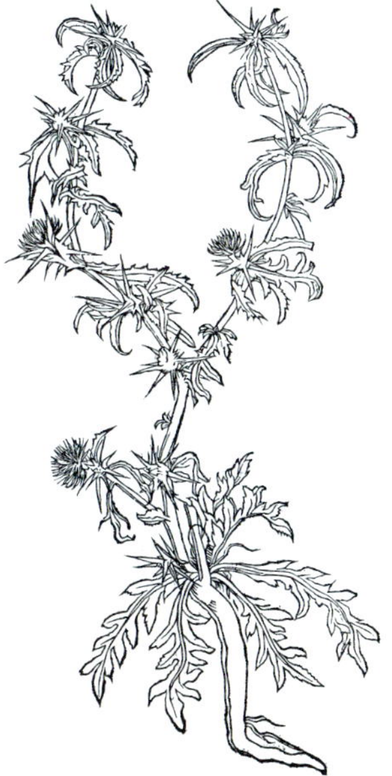

Mannstreu *(Eryngium campestre)* ist eine Distel mit einer magischen Wurzel. (Holzschnitt aus BRUNFELS 1532: 281*)

497 *Pinellia ternata* (THUNB.) BREIT., syn. *Pinellia tubifera* TEN., *Arum ternatum* THUNB., Araceae, ein Aronstabgewächs (vgl. **Drachenwurz**). -
498 Nicht zu verwechseln mit der bei uns beliebten blau blühenden Zier- und Balkonpflanze namens Männertreu (*Lobelia erinus* L., Campanulaceae).

Von der wurtzelen.

Diße wurtzel soll auch zweyerley geschlecht funden werden/männlich/vnnd weiblich/vnd auch die selbig gestalt haben. vnnd welcher mañ solich wurtzel bey ym tregt/die ein mäñlin ist/machet yn holdtselig gegen den frawen. Die Poeten fabulieren/das der Phaon võ Lesbo hab solich bey ym gehebt/darumb er geliebet sey von der Sapho.

A iiij

Beschreibung der Wirkung der Mannstreuwurzel (Faksimile). Transkription: »Disse wurtzel soll auch zweyerley geschlecht funden werden/ männlich/ unnd weiblich/ und auch die selbig gestalt haben. unnd welcher mañ solich wurtzel bey ym tregt/ die ein mäñlin ist/ machet yn holdtselig gegen den frawen. Die Poeten fabulieren/ das der Phaon võ Lesbo hab solich bey ym gehebt/ darumb er geliebet sey von der Sapho.« (BRUNFELS 1532: 283*)

Die Wurzel des Distelgewächses nutzten Frauen in Rezepturen, um das «eheliche Werkzeug» des Mannes für «Venusdienste» tüchtig zu machen. Berühmt war ein »Morsellen, welche das Frauenzimmer hoch veneriret. Solche dienen den jungen Weibern, welche faule Männer im Bette haben davon die Männer (...) werden wohl operiren.« Dieses Mittel bestand aus Mannstreuwurzel, **Knabenkraut**, weißem **Senf**, **Skink**, **Zimt**, gegebenenfalls **spanische**n **Fliegen** und Zucker (KRÄUTERMANN 1725: 164*). Morsellen oder Morsuli sind Konfekte, denen **Gewürze** und Arzneimittel beigefügt sind. Es ist eine alte, heute fast gänzlich verschwundene Arzneiform.

Als Aphrodisiaka verwendete *Eryngium*-Arten

Die Indianer des südlichen Nordamerika tranken den Wurzeldekokt der verwandten Wasserdistel (*Eryngium aquaticum* L., auch *Rattlesnake master* oder *Button's snakeroot eryngo* genannt) bei Nierensteinen, Tripper, Schwächezuständen durch exzessive sexuelle Betätigung und bei Potenzstörungen (KROCHMAL und KROCHMAL 1984: 94*).

Die Wurzel gilt auch heute noch in den USA als Aphrodisiakum: »Später übernahmen amerikanische Ärzte das Mittel indianischer Volksmedizin und verschrieben es gegen Impotenz sowie Entzündung der Sexualorgane und Harnwege« (STARK 1984: 107*).

Auch das **Gewürz** *Eryngium foetidum* gehört zu den Liebesmitteln (siehe **Koriander**). Zu *Eryngium maritinum* siehe **Stranddistel**.

Von Mannstreu und Mannskraft

Der volkstümliche Pflanzenname »Mannskraft« wird nicht dem *Eryngium campestre* gegeben, sondern ist merkwürdigerweise dem beruhigenden Johanniskraut (*Hypericum perforatum* L., Guttiferae) verliehen worden (RÖMPP)!

Inhaltsstoffe

Die Mannstreuwurzel (Eryngii radix, Radix Eryngii) enthält Saponine, ein **ätherisches Öl**, etwas Gerbstoff, Spuren eines Alkaloids, Apfel-, Zitronen-, Malon-, Oxal- und Glykolsäure (PAHLOW 1993: 224*).

Bezugsquellen

Die eher seltene Pflanze bietet die Staudengärtnerei Gaissmayer® an.

MAO-Hemmer

MAO-Inhibitoren

MAO (Abkürzung von **M**ono**a**mino**o**xidase) ist ein wichtiges körpereigenes Enzym. Es ist verantwortlich für den Abbau bestimmter Substanzen, wie endogener Neurotransmitter (zum Beispiel Serotonin), exogener Giftstoffe und mehrerer Drogen (**DMT**, Tryptamine).

Einige Pflanzen und Tiere, die als Aphrodisaka benutzt werden, enthalten Wirkstoffe, die MAO-hemmend sind (vgl. **β-Carboline**; MCKENNA et al. 1994a und b; auch Myristicin, vgl. **Muskat**). Dazu zählen beispielsweise **Yohimbe** und **Yohimbin** (vgl. **Tabernaemontana**, **Voacanga**), **Passionsblume** und Schokolade (**Kakao**).

Wirkungszusammenhang

Diese so genannten MAO-Hemmer blockieren die Aktivität des Monoaminooxidase-Enzyms. Nimmt man einen MAO-Hemmer ein, wird der Abbau solcher Stoffe, die normalerweise von MAO abgebaut werden, verhindert. Dadurch können Wirkstoffe, die oral nicht wirksam sind, weil sie von MAO abgebaut werden, ins Blut gelangen und im Nervensystem ihre Wirkung entfalten. So ist etwa DMT normalerweise oral nicht wirksam, weil es von MAO sofort abgebaut wird.

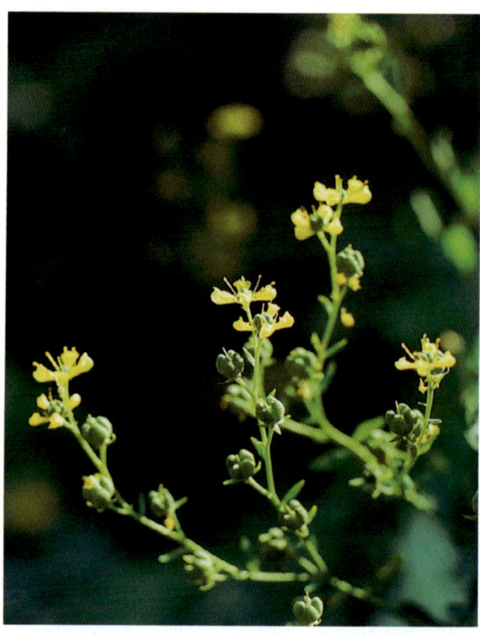

Die Garten- oder Weinraute *(Ruta graveolens)* kann möglicherweise als MAO-Hemmer wirken.

Ist ein MAO-Hemmer im Spiel, kann das DMT jedoch ungestört die Blut-Hirn-Schranke überschreiten und seine Wirkung entfalten.

MAO-Hemmer *ermöglichen* nicht nur eine gewünschte Wirkung; sie *verhindern* auch den notwendigen Abbau toxischer Stoffe (zum Beispiel der Tyramine), die in manchen Nahrungsmitteln enthalten sind (siehe weiter unten). Diese gehemmte Wirkung des Enzyms kann sich unangenehm in starken Kopfschmerzen und Übelkeit äußern.

Nimmt man MAO-hemmende Medikamente zusammen mit Aphrodisaka, die toxische Stoffe enthalten, welche normalerweise von MAO abgebaut werden, kann dies zu ernsthaften Problemen (z. B. erhöhter oder gesenkter Blutdruck) – mit gefährlichen oder gar tödlichen Konsequenzen führen!

MAO-Hemmer sind:

- spezifische MAO-hemmende **Medikamente**
- viele Antidepressiva[499]
- Pflanzen die Harmalaalkaloide enthalten (vgl. **Steppenraute**), **Yohimbe** und **Yohimbin** (vgl. auch **Tabernaemontana** und **Voacanga**), **Passionsblume** und Schokolade (**Kakao**).

Harmalin ist ein starker MAO-Hemmer und dadurch als Antidepressivum wirksam (PLETSCHER et al. 1959).

Die in der **Ayahuasca**liane (*Banisteriopsis caapi*) und in der **Steppenraute** sowie einigen anderen Pflanzen, vorkommenden Harmalaalkaloide, Harmalin, Harmin, Harman und Tetrahydroharman, sind MAO-Hemmer (BUCKHOLTZ und BOGAN 1977, MCISAAC und ESTÉVEZ 1966).

In der zu den Gewürzen zählenden Garten- oder Weinraute (*Ruta graveolens* L.) sind neben dem **ätherischen Öl** (bestehend aus Phenolen, Methylketonen, Terpenen), Alkaloide (u. a. Harmalin) enthalten.

Warnung

Nicht mit MAO-Hemmern kombiniert werden sollten:

- **Kalmus**, alter Käse (besonders einige französische Arten und deutscher »Stinkekäse«), Leber, **Kaffee**, **Feigen**, Rosinen (vgl. **Wein**) und Joghurt

Solche Kombinationen können Übelkeit oder starke Kopfschmerzen erzeugen.

Gefährliche oder sogar tödliche Kombinationen mit MAO-Hemmern:

- **Kokain**, **Amphetamine**, **Ephedrin**, **Ecstasy** (**MDMA** und andere **Phenethylamine**, auch **Meskalin**)
- Anästhetika wie **GHB**, **Ketamin**
- Tranquilizer (Valium usw.), **Alkohol** und Tryptophan

MAO-Hemmer gelten in Verbindung mit bestimmten Nahrungsmitteln als gefährlich oder sogar »sehr gefährlich«. Besonders das Tyramin, das etwa in altem Käse vorkommt, wird gefürchtet. Wird es nicht von der MAO abgebaut, kann es stark toxische Wirkungen auf den Organismus haben.[500]

Gefährlich kann es bei Experimenten mit **Ayahuasca**analogen werden, wenn man beispielsweise als **DMT**-Lieferanten Gräser (*Phalaris* spp., *Arundo donax* L., *Phragmites australis* [CAV.] TR. ex STEUD. u. Ä.) benutzt, die neben den halluzinogenen Tryptaminen auch toxische Tryptamine (wie Tyramin) enthalten (siehe RÄTSCH 1998*).

Literatur

BERLIN, Ivan und Yves LECRUBIER

1996 »Food and Drug Interactions with Monoamine Oxidase Inhibitors: How Save Are the Newer Agents?«, *CNS Drugs* 5(6): 403–413.

BUCKHOLTZ, N. S. und W.O. BOGAN

1977 »Monoaminooxydase Inhibition in Brain and Liver Produced by β-Carbolines: Structure-activity Relationships and Substrate Specificity«, *Biochemical Pharmacology* 26: 1991–1996.

MCISAAC, W. M. und V. ESTÉVEZ

1966 »Structure-activity Relationship of β-carbolines Monoamine Oxidase Inhibitors«, *Biochemical Pharmacology* 15: 1625–1627.

MCKENNA, Dennis J., G. H. N. TOWERS und F. ABBOTT

1994a »Monoamine Oxydase Inhibitors in South American Hallucinogenic Plants: Tryptamine and β-Carboline Constituents of *Ayahuasca*«, *Journal of Ethnopharmacology* 10: 195–223.

1994b »Monoamine Oxydase Inhibitors in South American Hallucinogenic Plants. Part 2: Constituents of Orally Active Myristicaceous Hallucinogens«, *Journal of Ethnopharmacology* 12: 179–211.

PELLERIN, Cheryl

2001 *Trips. Wie Halluzinogene wirken*, Aarau: AT Verlag.

PLETSCHER, A. et al.

1959 »Über die pharmakologische Beeinflussung des Zentralnervensystems durch kurzwirkende Monoaminooxydasehemmer aus der Gruppe der Harmala-Alkaloide«, *Helvetica Physiologica et Pharmacologica Acta* 17: 202–214.

499 Die Pharmakologin Katherine Bonson wies auf die problematischen Wechselwirkungen von Antidepressiva und Halluzinogenen hin in: PELLERIN 2001: 169–173.

500 Jüngere Studien zeigen, dass die Gefährlichkeit in der Literatur wie auch in der Szene oft übertrieben wird. Zudem ist der Tyramingehalt der meisten »gefährlichen« Nahrungsmittel eher gering (BERLIN und LECRUBIER 1996). Dennoch ist Vorsicht angebracht!

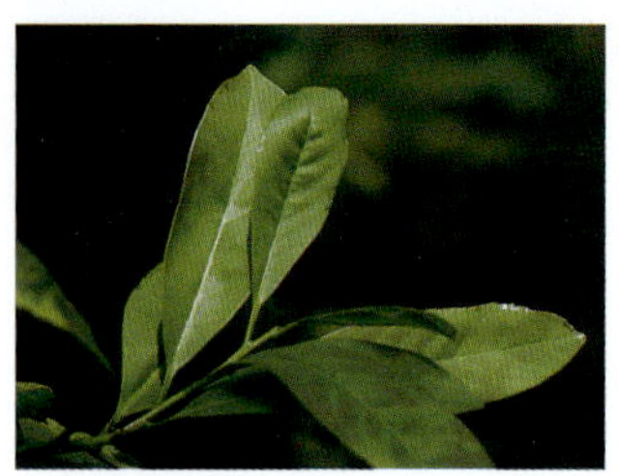

Der immergrüne Matestrauch *(Ilex paraguariensis)* ist mit unserer Stechpalme (*Ilex aquifolium* L.) verwandt. Maté stammt aus Paraguay und wurde in Europa unter dem Namen »Jesuitentee« bekannt – ein keusches Aphrodisiakum?

Maté

Ilex paraguariensis St.-Hil., Aquifoliaceae (Stechpalmengewächse)
syn. *Ilex mate* St. Hil., *Ilex sorbilis* Reiss., *Ilex vestita* Reiss. u. a.

Andere Namen

Caá (Guaraní »Blatt«), Caáchiri, Caá-cuy, Caá-cuyo, Caá-guazú, Caaguagu, Caúna, Caunina, Congoin, Congoinfe, Congonha (Brasilien), Congonhas, Congoni, Erva mate, Grünes Gold, Herba sa Bartholomei, Herva-mate, Herva matte, Jesuiten-Teestrauch, Jesuitentee, Jesuitenthee, Jesuit's tea (engl.), Kaá, Kaá-maté, Mate, Maté, Matéier (frz.), Matépalme, Matepflanze, Mathee, Matte, Missionstee, Palo de yerba mate, Paraguaitee, Paraguay tea, Paraguaytee, Paranétee, Südseethee, Thé de Paraguay (frz.), Yerba, Yerba mate, Yerba maté, Yerbabaum, Yerva de palo

Südamerikanische Indianer nutzen den anregenden Maté-Blättertee (wie alle **Koffein**drogen) als Genussmittel, Jagddroge, Schamanenpflanze und Aphrodisiakum.

Die anregende Wirkung des Matéstrauches entdeckten indianische Schamanen des südlichen Südamerika bereits in präkolumbianischer Zeit. Sie tranken starke Matédekokte, um bei nächtlichen Ritualen wach zu bleiben, und entwickelten entsprechende Trinkrituale, die auf einem sexuell gefärbten Symbolismus basierten (Sprecher von Bernegg 1936).

Trinkrituale und Mythos

Das Wort *mate* bedeutet »**Kürbis**«; es stammt aus dem Quechua, die Sprache der Inka, die noch heute Indianer in Peru und Bolivien sprechen.[501] Die Bezeichnung bezieht sich darauf, dass in Südamerika Maté fast immer aus **Kürbis**gefässen beziehungsweise -flaschen, den so genannten *cuias*, mit dem Saugrohr *bombilla* getrunken wird (Sprecher von Bernegg 1936: 300). *Cuia* und *bombilla* haben eine stark sexuelle Konnotation als Vulva und Penis (vgl. **Coca**).

Das Matépulver *(chimarrón)* wird in die Flasche gefüllt und mit heißem Wasser übergossen. Wenn die Flüssigkeit aufgebraucht ist, werden die Blätter ein weiteres Mal mit heißem Wasser übergossen. Dieser Prozess kann mehrfach wiederholt werden und führte zu einem ritualisierten Matégenuss in geselliger Runde. Meist wird Maté ungesüßt getrunken. Manchmal wird der Saft von Limonen oder Zitronen zugesetzt (Scutellá 1993, Vázquez und Moyna 1986).

In Paraguay trank man Maté früher meist süß. Die Guaraníindianer süßten den Tee mit getrockneten und zerbröselten Blättern der Süßstoffpflanze *Stevia rebaudiana* (Bertoni) Hemsl. (Compositae), die keine Zucker, sondern süß schmeckende Diterpene enthält (vgl. **Kräutertees**). Die *Stevia*-Pflanze nennen sie *kaá hêê*, »süßes Kraut«, wobei *kaá* oder *caa* gleichzeitig der Name für den Matebaum ist (Schröder 1991: 102*). Ein Märchen der Guaraní beschreibt, wie Caa Yarí, der weibliche Pflanzengeist, zu einer verführerischen Bedrohung für Jünglinge werden kann: »Caa Yarí will auch scherzen und kosen, und sie liebt mit der Liebesglut einer Frau, welche ein Jahr lang warten muss. Der Jüngling, der solches erfährt, will keine Nahrung mehr zu sich nehmen. Verrückt vor Liebe irrt er nur noch durch den Wald bis zu seinem Tod« (Melzer 1987: 57f.).

Die Männer der Makaindianer (Chaco, Paraguay) stellen aus Maté und dem Penisknochen des Nasenbären (*Nasua nasua*, Procynidae; vgl. **Bär**)[502] durch Aufgießen mit heißem Wasser ein Aphrodisiakum her (Arenas 1987: 285f.*). Als Kaltwasserauszug heißt das Getränk *tereré*. Gegen Magenbeschwerden kochen sie einen Tee aus Maté und der Rinde der *Tabebuia caraiba* (Mart.) Bur. (vgl. **Lapacho**).

Rezept und Gebrauch

Als normale Einzeldosis für die Maté-Teebereitung gelten zwei Gramm getrocknete Blätter (entspricht einem vollen Teelöffel) auf eine Tasse oder einen Becher Wasser. Die Blätter mit dem heißen, nicht mehr sprudelnden Wasser übergießen und 5 bis 10 Minuten ziehen lassen.

Die Wirkung ist stimulierend (Frohne 1989). Auch Kaltwasserauszüge sind schmackhaft und stimulierend (Schröder 1991: 103*).

In Europa wird Maté vor allem bei Schlankheitskuren und als Fastengetränk verwendet. Die stimulierende Wirkung und der relativ hohe Vitamingehalt sind für diese Zwecke ideal (Vonarburg 2000).

Inhaltsstoffe

Die Blätter enthalten 0,3 bis 1,7% **Koffein** (zum Teil an »Gerbstoffe« gebunden), 0,3 bis 0,45% Theobromin und Spuren von Theophyllin (vgl. **Kakao**). Außerdem Vitamin C, 0,01 bis 0,78% **ätherisches Öl**, eine enzymatische Substanz, Caffeoylchinasäuren (3,5-, 4,5- und 3,4-Dicyffeoylchina-

501 Heute wird das Wort Mate oder Maté in Südamerika allgemein für Kräutertees benutzt. Das ist für Reisende manchmal verwirrend, wenn etwa der **Coca**tee *mate* oder *mate de coca* genannt wird.

502 Der Gebrauch von Penisknochen als Aphrodisiaka ist weltweit zu beobachten (siehe **Genitalien**). Die Maya von Südmexiko benutzen ebenfalls den Penisknochen des Nasenbären zur Herstellung von **Liebestränke**n. Die in der Gegend von Palenque lebenden Chol trinken den zerriebenen Penisknochen in **Alkohol**, dreimal täglich (Helfrich 1972: 153).

säure, Neochlorogensäure, Kryptochlorogensäure), mindestens 10% Chlorogensäuren (einschließlich Isochlorogensäure, Neochlorogensäure; vgl. **Guaraná**), Flavonoide (Isoquercetin, Kämpferolglykoside, Rutosid), Saponine, Menisdaurin sowie einige Phenole (FROHNE 1989, HÖLZL und OHEM 1993).

Bezugsquellen

Maté ist weltweit eine legale Droge und überall frei verkäuflich. Die in Argentinien meist übliche Handelsform sind zermahlene Blätter mit Stücken der Stengel *(la hoja elaborada con palo)*. In Deutschland erhält man Maté auch in Teebeuteln. Dabei handelt es sich meist um geröstete Maté, die mit Aromastoffen versetzt wurde. Neuerdings gibt es auch Tee in Beuteln, die außer Maté noch **Guaraná** enthalten.

Literatur

FROHNE, Dietrich
1989 »Mate«, in: Max WICHTL (Hg.), *Teedrogen*, Stuttgart: WVG, S. 336–338.

GRAHAM, Harold N.
1984 »Maté«, in: *The Methylxanthine Beverages and Foods: Chemistry, Consumption, and Health Effects*, New York: Alan R. Liss, Inc., S. 179–183.

HELFRICH, Klaus
1972 »Sexualität und Repression in der Kultur der Maya«, *Baessler-Archiv* N.F. 20: 139–171.

HÖLZL, Josef und Norbert OHEM
1993 »Ilex«, in: *Hagers Handbuch der pharmazeutischen Praxis* (5. Aufl.), Berlin: Springer, Bd. 5: 506–512.

MELZER, Dietmar H.
1987 *Dschungelmärchen*, Friedrichshafen: Idime.

SCUTELLÁ, Francisco N.
1993 *El mate: Bebida nacional argentina*, Buenos Aires: Editorial Plus Ultra.

SPRECHER VON BERNEGG, Andreas
1936 *Tropische und subtropische Weltwirtschaftspflanzen, III. Teil: Genusspflanzen,* Band 3: *Der Teestrauch und der Tee. Die Mate- oder Paraguayteepflanze*, Stuttgart: Enke.

VÁZQUEZ, Alvaro und Patrick MOYNA
1986 »Studies on Mate Drinking«, *Journal of Ethnopharmacology* 18: 267–272.

VONARBURG, Bruno
2000 »Mate-Tee wärmt und kräftigt«, *Natürlich* 20(11): 56–59.

Matico

Siehe **Kakao**, **Pfeffer**

Maulbeerbaum

Siehe **Hundertfüßler**

MDMA

3,4-Methylendioxy-*N*-Methylamphetamin
N,α-Dimethyl-3,4-methylendioxyphenethylamin

Summenformel: $C_{11}H_{15}NO_2$

Stoffgruppe: Alkaloide, Phenethylamine, Amphetaminderivate

MDMA

Andere Namen

Adam, E, Ecstasy, Empathy, Love drug, Safryl-Methyl-Amin, XTC

MDMA oder **Ecstasy** ist ein synthetisches Amphetaminderivat. In der modernen Subkultur (Technoszene) zählt es zu den bekanntesten **Liebesdrogen**. Es wirkt nicht nur auf physischer, sondern vor allem auf emotionaler Ebene.

Forschungsgeschichte

1912 synthetisierte die pharmazeutisch-chemische Fabrik von E. Merck in Darmstadt (Deutschland) erstmals MDMA und meldete es 1914 mit einer Reihe weiterer **Phenethylamine** zum Patent (DRP 274350) an. MDMA war nicht das Ergebnis einer geplanten Wirkstoffsynthese (*Drug design*), sondern ein Zufallsfund (BECK 2000).

Ab 1927 wurde MDMA aufgrund seiner strukturellen Ähnlichkeit mit **Amphetamin** und **Ephedrin** pharmakologisch untersucht. Dabei zeigte sich eine stärkere stimulierende Wirkung als bei Ephedrin, und es wurden »seltsame Nebenwirkungen« berichtet. 1952 wurde MDMA in der Firma E. Merck nochmals nachsynthestisiert, wahrscheinlich im Zusammenhang mit der Erforschung neuer Antiasthmatika (wie Protokylol). Ab 1967 synthetisierte der amerikanische Chemiker Alexander T. Shulgin MDMA nach und unterzog die Substanz weiteren Tests.

Gebrauch und Verbot

1977 folgte das erste therapeutische Experiment mit MDMA. Bis Anfang der achtziger Jahre wurde es in der Psychotherapie, speziell der psycholytischen Therapie[503], angewandt. Vor allem bei der Lösung von Paarproblemen erwies sich die Substanz aufgrund ihrer «herzöffnenden»

503 Die psycholytische Therapie setzt psychoaktive Substanzen ein. Unter bestimmten Bedingungen erlassene Sondergenehmigungen ermöglichten dies in der Schweiz auch nach 1987 (BIEDER 1999).

Zum Schutz der Verbraucher untersuchen Selbsthilfeorganisationen wie Eve and Rave seit einiger Zeit in Deutschland und in der Schweiz die auf dem Schwarzmarkt kursierenden »Pillen« auf ihre Inhaltsstoffe. Meist enthalten sie **Speed** oder Amphetamine. Enthalten sie tatsächlich MDMA, wurde eine durchschnittliche Menge von 120 mg festgestellt, was einer »normalen« Dosis entspricht.

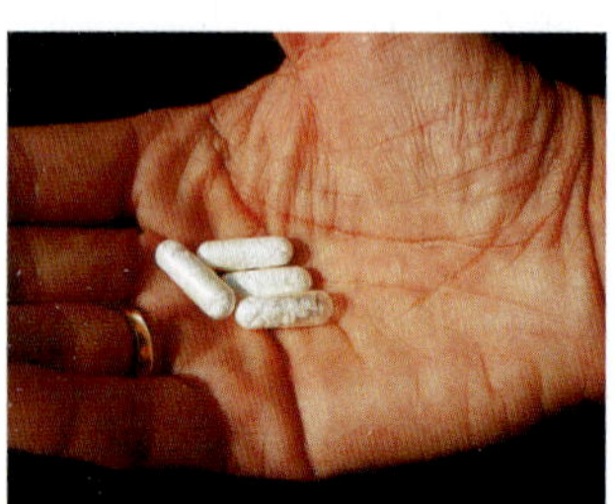

Reines MDMA in Gelatinekapseln als Einzeldosis (à 125 mg) abgefüllt.

Wirkung als vielversprechend. Sie öffnete Wege zu verschütteten Emotionen und ermöglichte, sich Konflikten ohne Abwehr-, Verteidigungs- und Rechtfertigungsreaktionen zu stellen. Daher klassifizierten Wissenschaftler MDMA nicht als Halluzinogen, sondern als Empathogen oder Entaktogen (»das Innere berührend«; siehe **Ecstasy**). Immer mehr Menschen hörten von diesem neuen Mittel, erprobten es auch als **Partydroge** und gaben der neuen »Liebesdroge« den Spitznamen ADAM (Adamson 1985). Ein paar Jahre später tauchte es unter dem neuen Übernamen **Ecstasy** auf Partys, in der House- und Technoszene auf (Krollpfeiffer 1995, Adelaars 1996, Capdevila 1995). Der Massenkonsum von **Ecstasy** als **Partydroge** und verbotenes Therapeutikum macht immer wieder Schlagzeilen in den Medien (Holland 2001).

1986 wurde MDMA in den USA, 1987 weltweit verboten mit der Begründung, es habe kein medizinisches Potenzial und sei hirnschädigend (Neumeyer und Schmidt-Semisch 1997, Plaschke 1997, Saunders 1994, Trebes 1996, Pellerin 2001)[504]. Trotz aller therapeutischer Erfolge, die wissenschaftlich gut dokumentiert waren, und ungeachtet der Proteste von Therapeuten und Psychiatern, die sich vehement für die Zulassung von MDMA als Medikament einsetzten, steht MDMA seither in der höchsten Kategorie kontrollierter Substanzen. Die Schädlichkeit von MDMA ist immer wieder Gegenstand wissenschaftlicher Untersuchungen – mit kontroversen Ergebnissen.[505]

Dosierungen und Wirkung

MDMA wird oral eingenommen, wegen des bitteren Geschmacks in Gelatinekapsel. Als niedrige Dosis gelten 50 bis 75 mg, als »normale« Dosis 100 bis 150 mg, als hohe oder sehr hohe Dosis 200 bis 250 mg. Die Wirkung setzt nach 20 bis 40 Minuten ein und hält 3 bis 4 Stunden an.

Warnung: Je öfter man MDMA nimmt, desto weniger stark wirkt es (selbst bei Dosissteigerung!) und desto mehr treten unangenehme Nebenwirkungen in den Vordergrund (siehe Kommentar). Dauerkonsum kann sich auf die Gesundheit schädlich auswirken, vor allem bei unreinen Substanzen.

Kommentar

Reines MDMA ermöglicht erotische Erfahrungen auf kosmischer, emotionaler und geistiger Ebene – aber nicht auf physischer Ebene! Es verhindert zielgerichtete sexuelle Aktionen wie auch Erektionen.

Unsere MDMA-Erfahrungen, die wir Anfang der achtziger Jahre machen konnten (als die Substanz noch legal war), waren überwältigend und brachten Liebesgefühle in unbekannter Intensität: Liebe zu sich selbst, zum Partner, zur Familie, zu Freunden, zur Menschheit, Pflanzen, Tieren – das gesamte Universum war darin eingeschlossen. Diese ekstatischen Erfahrungen wichen bei wiederholtem Gebrauch (etwa beim zehnten Mal, im Abstand von Monaten) äußerst unangenehmen Nebenwirkungen (kalter Schweiß, Muskelkrämpfe, besonders in der Kaumuskulatur, Sehstörungen, Rastlosigkeit).

Bezugsquellen

Herstellung, Besitz (Konsum) und Handel von MDMA sind seit 1987 weltweit verboten.

Literatur

Siehe auch **Ecstasy**, **Partydrogen**, **Phenethylamine**

Adamson, Sophia (Hg.)
1985 *Through the Gateway of the Heart: Accounts of Experiences with MDMA and other Empathogenic Substances*, San Francisco: Four Trees Publications.

Adelaars, Arno
1996 *XTC: Alles over ecstasy*, Amsterdam: Globe Pockets.

Beck, Christian
2000 »MDMA – die frühen Jahre«, *Jahrbuch für Ethnomedizin und Bewußtseinsforschung* 6/7 (1997/98): 95–125.

Bieder, Bernd
1999 *Protokolle einer verbotenen Therapie*, Solothurn: Nachtschatten Verlag.

Capdevila, Marc
1995 *MDMA o el éxtasis quimico*, Prolog von Antonio Escohotado, Barcelona: Los Libros de la Liebre de Marzo.

Cousto, Hans
2000 *MDMA Tuning* (Buch: Cousto, CD: Akasha Project), Solothurn: Nachtschatten Verlag.

Holland, Julie (Hg.)
2001 *Ecstasy: The Complete Guide*, Rochester, Vermont: Park Street Press.

Konsalik, Heinz G.
1996 *Die Ecstasy-Affäre* (Roman), Bergisch Gladbach: Gustav Lübbe.

Krollpfeiffer, Katrin
1995 *Auf der Suche nach ekstatischer Erfahrung: Erfahrungen mit Ecstasy*, Berlin: VWB.

Neumeyer, Jürgen und Henning Schmidt-Semisch (Hg.)
1997 *Ecstasy – Design für die Seele?*, Freiburg i. B: Lambertus-Verlag.

Pellerin, Cheryl
2001 *Trips: Wie Halluzinogene wirken*, Aarau: AT Verlag.

504 Diese Einschätzung basierte auf der Untersuchung eines chemisch verunreinigten Schwarzmarktproduktes (Pellerin 2001: 199*).

505 Mit derlei wissenschaftlichen Untersuchungsergebnissen befasst sich vor allem das Europäische Collegium für Bewusstseinsstudien (ECBS) in Symposien und Kongressen. Nähere Informationen: www.magnet.ch/ecbs

PLASCHKE, Muriel und Michael PLASCHKE
1997 *Ecstasy: Epidemiologie, Neurobiologie, Effekte, Risiken*, München usw.: W. Zuckschwerdt Verlag.
RABES, Manfred und Wolfgang HARM (Hg.)
1997 *XTC und XXL – Ecstasy*, Reinbek: Rowohlt.
SAUNDERS, Nicholas
1993 *E for Ecstasy*, London: Selbstverlag.
1994 *Ecstasy*, hrsg. von Patrick WALDER, Zürich: Verlag Ricco Bilger.
STREET, Leland
1986 »Outlawed Aphrodisiac: Ecstasy or Agony?«, *Forum – Man Relations* 16(1): 48–52.
TREBES, Stefan
1996 »MDMA – Eine aktuelle Übersicht«, *Jahrbuch des Europäischen Collegiums für Bewußtseinsstudien* 1995: 209–219.
WIDMER, Samuel
1996 *Ecstasy: Die User-Fibel*, Carouge usw.: Editions Heuwinkel.

Medikamente

Andere Namen

Arzneien, Arzneimittel, Drugs, Pharmaceuticals, Pharmaka, Pharmazeutika

Eine Reihe apotheken- oder verschreibungspflichtiger Medikamente gelten als Aphrodisiaka, Potenzmittel oder Heilmittel bei Frigidität und Impotenz. Sie wurden begeistert oder enttäuscht aufgenommen.

»Arzneimittelmissbrauch ist jeder nicht medizinisch indizierte Arzneimittelgebrauch« (RATHSCHECK 1975: 88). Daher wurden Medikamente, die nicht als Aphrodisiaka – »Aphrodisiacum(a): den Geschlechtstrieb anregendes Mittel« (HUNNIUS) – konzipiert waren, aufgrund der Möglichkeit eines solchen »Missbrauchs« vom Markt genommen oder mit neuer Rezeptur unter gleichem Namen vermarktet.

Pharmazeutische Aphrodisiaka

Ein berühmtes »Aphrodisiakum« aus der Apotheke war Dysurgal®. Ein Dragee bestand aus:

0,25 mg **Atropin**sulfat
0,5 mg **Ephedrin**-Hydrochlorid
0,5 mg **Strychnin**nitrat

Mehrere Dragees, kurz vor dem geplanten oder gewünschten Akt geschluckt, zeigten nach 20 bis 40 Minuten eine deutlich erotisierende Wirkung. Dysurgal® war offiziell ein Mittel »zum Einnehmen bei Miktionsstörungen« (Störungen der Harnblasenentleerung).

Zu den heute noch verwendeten pharmazeutischen Aphrodisiaka gehört eigentlich nur **Yohimbin**. Als pharmazeutische Potenzmittel gelten **Alprostadil**, **Apomorphin**, **Papaverin** und **Viagra**. Zur Behandlung von allgemeinen Störungen der sexuellen Funktionen wurden oder werden **Hormone** und auch diverse **Homöopathika** verordnet (LATSCHER 1938*). Als Aphrodisiaka »missbrauchte« Medikamente sind **Ketamin**, **Oxytocin**, **Pemolin** und **Vasopressin**.

Viracton®-plus (Promonta, Hamburg)

Indikation: bei Klimakterium virile, Potenzstörungen, Fertilitätsstörungen beim Mann

Methyltestosteron	5 mg	(vgl. **Hormone**)
Extr. Fol. Convallariae sicc.	100 mg	Maiglöckchen, *Convallaria majalis* L., Liliaceae
Extr. Fruct. Crataegi oxyac. sicc.	15 mg	Weißdorn, *Crataegus oxycantha* L., Rosaceae
Extr. Fol. Crataegi oxyac. sicc.	15 mg	dito
α-Tocopherolacetat (**Vitamin E**)	10 mg	
Yohimbin-HCl	3 mg	
Strychninnitrat	0,1 mg	

In den USA wurden nach einer Untersuchung von John Buffum, Professor für Pharmazie in San Francisco, eine Reihe von Medikamenten beschrieben, die von Verbrauchern als Aphrodisiaka (zwecks Steigerung der sexuellen Aktivität) benutzt wurden. Darunter befinden sich Medikamente, die Vorläufersubstanzen der Neurotransmitter Dopamin oder Serotonin darstellen: L-Dopa und L-Tryptophan, aber auch Serotoninsyntheseinhibitoren wie PCPA (Parachlorophenylalanin) oder der Dopaminantagonist Bromocriptinmesylat, natürlich **Yohimbin**, **Zink**präparate, **Pheromone** (Adrostenol) und **Hormone** beziehungsweise Substanzen, die auf den Hormonhaushalt einwirken (LHRH, Clomiphencitrat), sowie der Opiatantagonist Nalaxon (BUFFUM 1982).

Eher abwegig erscheint der vereinzelte Gebrauch bestimmter Medikamente als Aphrodisiaka, wie Resochin® (Chloroquindiphosphat), das zur Malariaprophylaxe und -therapie verordnet wird. Es gibt Menschen, auf die sogar Aspirin® (Acetylsalicylsäure) aphrodisierend wirkt. Immerhin werden traditionell manche Weiden (Salicaceae), die aspirinartige Wirkstoffe enthalten, als Aphrodisiaka benutzt: Im Orient wird dazu der Wurzel- und Rindenextrakt der Silberweide (*Salix alba* L.) eingenommen; auch die Rinde und die Früchte der nordamerikanischen Schwarzweide oder Black Willow (*Salix nigra* MARSH.) gelten als Aphrodisiaka. Die nordamerikanischen Indianer glaubten, dass Weidenkätzchen aphrodisierend seien (KROCHMAL und KROCHMAL 1984: 197*).

»Die Doppelwirkung der Medikamente, die auf das Zentralnervensystem wirken, enthüllt die Wahrheit, die für alle Drogen gilt: Bei falscher Anwendung wirken sie nur noch als Gift und führen zu unerwünschten Reaktionen. Selbst die wohltätigsten Arzneien haben auch gegenteilige Effekte.« (MODELL et al. 1980: 10)

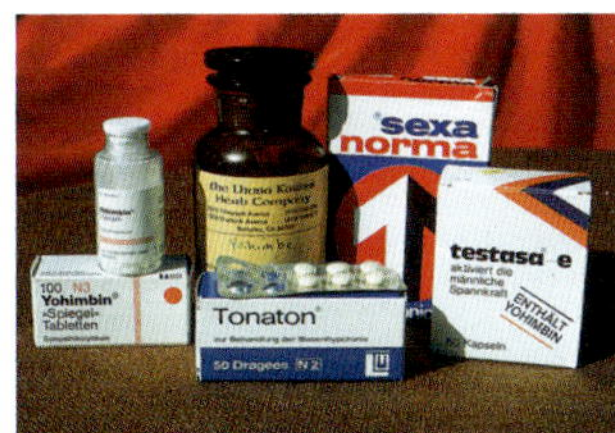

Verschiedene Medikamente, die als Aphrodisiaka dienen oder als Potenzmittel verschrieben werden.

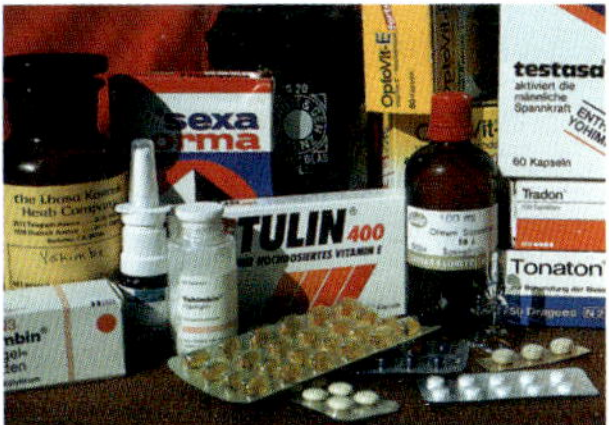

Die westliche Medizin erklärt fast alle Aphrodisiaka für pharmakologisch wirkungslos. Dennoch bieten Apotheken im deutschsprachigen Raum diverse libidosteigernde Pillen an. Meist enthalten sie Yohimbin als Wirkstoff zur Stärkung der erschlafften Manneskraft.

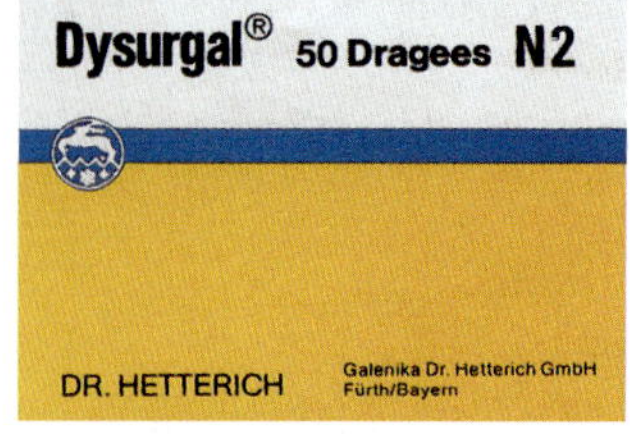

Dysurgal®-Packungen aus den 1980er Jahren.

»Wie alles, was Wissenschaft, Forschung und Technik hervorbringen, ist auch das Medikament a priori weder ›gut‹ noch ›böse‹.« (RATHSCHECK 1975: 88)

Literatur

BUFFUM, John

1982 »Pharmacosexology: The Effects of Drugs on Sexual Function – A Review«, *Journal of Psychoactive Drugs* 14(1–2): 5–44.

1992 »Prescription Drugs and Sexual Function«, *Psychiatric Medicine* 10: 181–198.

MODELL, Walter, Alfred LANSING et al.

1980 *Medikamente und Drogen*, Reinbeck: Rowohlt.

RATHSCHECK, Reinhold

1975 *Konfliktstoff Arzneimittel* (2. Aufl.), Frankfurt/M.: Suhrkamp.

Meeresbohne

Siehe **Bohnen**

Meeresdistel

Siehe **Stranddistel**

»Fast alles, was Flüsse, Seen und Meere zu bieten haben, kann zu vorzüglich schmeckenden und höchst anregenden Speisen verarbeitet werden. Ganz vorn in der aphrodisischen Hitliste der fleischlichen Freuden rangieren Austern und Krebse, Muscheln, Langusten und Kaviar. Sie alle kommen mit Gewürzen und Kräutern aromatisiert und in Begleitung spritziger oder schwerer **Wein**e auf die Table d'amour und machen Lust auf einen pikanten oder honigsüßen Nachtisch.« (ZELTNER 1988: 78*)

Meeresfrüchte

Andere Namen

Frutti di Mare (ital.), Fruits de mer (frz.)

Die meisten Meeresfrüchte gelten weltweit als kulinarische Liebesmittel und gehören zu den wichtigsten aphrodisischen **Speisen** des erotischen Mahls.

Dazu zählen vor allem wirbellose Tiere, besonders Krustentiere (**Hummer**, Krebse, Krabben, Garnelen), Mollusken (**Muscheln**, **Schnecken**, **Kraken**, **Kuttelfische**), Stachelhäuter (**Seegurken**, **Seeigel**), Quallen und frittierte Seeanemonen (HOPKINS und FREEMAN 1999*) wie auch bestimmte **Fische** und **Kaviar**.

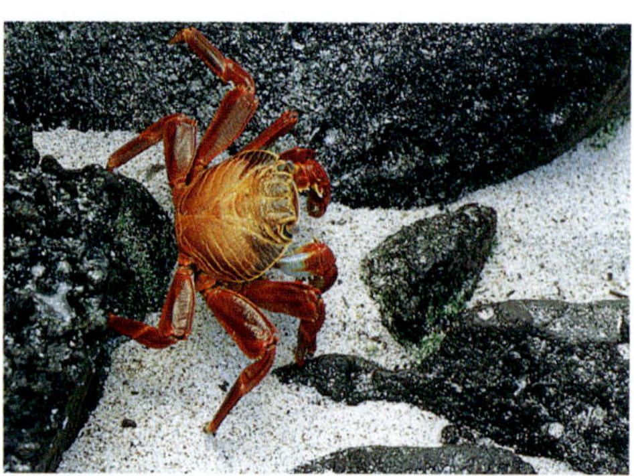

»Meeresfrüchte« krabbeln an den Strand ... (Galapagos, Ecuador, 1997)

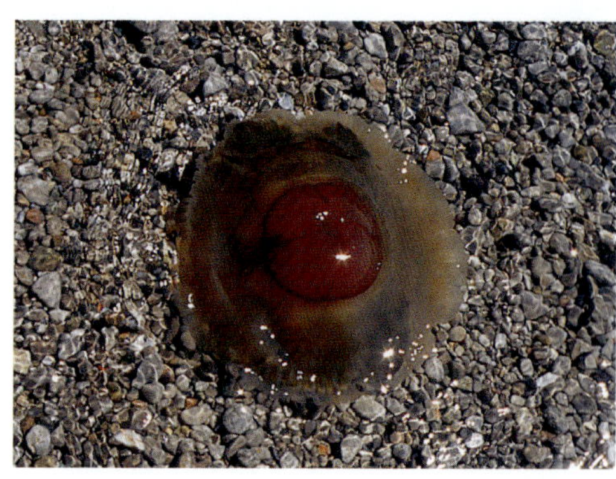

Quallen gehören zu den eher exotischen Meeresfrüchten. (Griechenland, 2000)

Künstler der griechisch-römischen Antike verewigten diverse Fische, Kraken und Langusten naturgetreu in kunstvoll detaillierten Mosaiken. Der Glaube an ihre potenzfördernde und liebessteigernde Wirkung hielt sich bis in die Gegenwart.

Meeresfrüchte sind wertvolle, leicht verdauliche Nahrungsmittel, die dem Körper Proteine, Vitamine und Mineralstoffe liefern. Als hochwertige Nahrung tragen sie zum allgemeinen Wohlbefinden bei. Wer sich wohl fühlt, hat auch mehr Lust auf erotische Vergnügungen und mehr Spaß beim Sex.

Meereskokosnuss

Lodoicea maldivica (J. F. GMEL.) PERS., Palmae (Palmengewächse)
syn. *Lodoicea sechellarum* LABILL.

Andere Namen

African sea-coconut, Coco-de-mer, Coco-de-mer (frz.), Doppelkokosnuss, Maledivennuss, Seychellenkokosnuss, Seychellennuss, Seychellennusspalme

Der Ruf der Meereskokosnuss als Liebesmittel ist legendär begründet. Sie wächst nur auf der Seychelleninsel Praslin.

Natur und Mythos

Die bis zu vierzig Meter hohe Meereskokospalme wächst nur auf den Seychellen im Indischen Ozean (FAUVEL 1915, LIONNET 1956). Die **Palme** ist zweigeschlechtlich. Die männliche Pflanze bildet meterlange Blütenstengel aus, die wie riesige Penisse zwischen den Blättern hängen. Die Frucht der weiblichen Palme sieht wie eine naturalistische Nachbildung eines weiblichen Unterleibs aus.

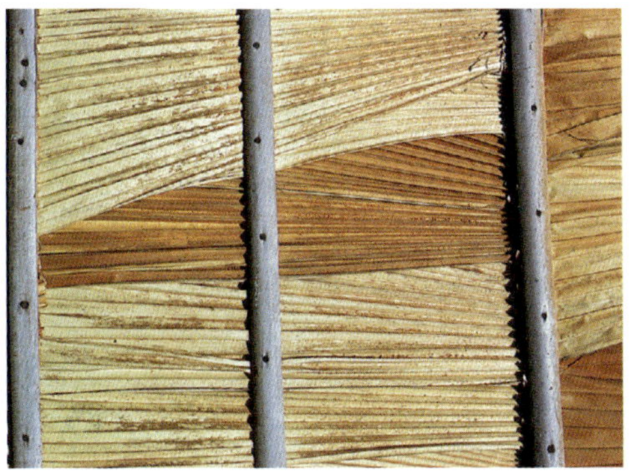

Hauswand aus Fächerblättern der Meereskokosnusspalme. (Praslin, Seychellen, 1986)

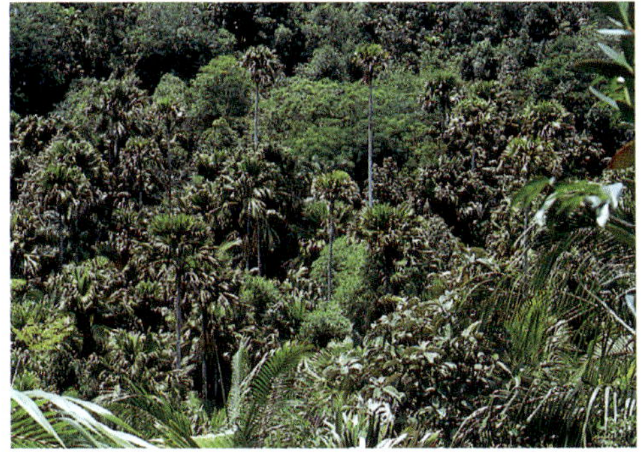

Das Naturschutzgebiet Vallée de Mai auf der Insel Praslin, die Heimat der Meereskokosnuss. Dort wurde die Palme erstmals 1743 gesichtet. Ausgewachsene Exemplare werden auf ein Alter von 600 bis 800 Jahren geschätzt. (Seychellen, 1986)

Auf den Seychellen kursiert die Sage, dass die Palmen in stürmischen Nächten miteinander kopulieren und sich befruchten. Vom Sturm getrieben, neigen sie sich mit ihren langen, biegsamen Stämmen zueinander. Blitz und Donner besiegeln den Naturkoitus. In solchen Nächten sei es gefährlich, durch die Palmenhaine zu wandern. Man könne durchaus von einer herabfallenden Nuss erschlagen werden.

Die weiblichen Früchte waren früher als die Mutterpflanze bekannt und wurden in tantrischen Tempeln als Manifestation der Großen Göttin verehrt (RAWSON 1974: 43). Als Symbol der Göttin als heilige Mutter offenbart die Seychellennuss ihr irdisches Emblem – die Yoni oder Vulva (CAMPHAUSEN 1999: 42f., SHEARER: 1993: 87).

Gelegentlich wurden die Früchte auf den Malediven und in Südindien an Land gespült. Man glaubte, sie stammen von unterseeischen Bäumen oder **Kokosnuss**palmen, und nannte sie deshalb Meereskokosnüsse. Selbstverständlich galten sie als wunderbare Aphrodisiaka. Liebesschwache Maharajas und Sultane schluckten die unbezahlbaren zerraspelten Früchte.

In der frühen Neuzeit gelangten einige Exemplare in die Kunst- und Wunderkammern der Fürsten- und Königshäuser in Europa (vgl. **Conchylien**). In England glaubte man im 19. Jahrhundert, dass die Meereskokosnuss wegen ihrer »herzförmigen« Gestalt die Frucht vom legendären Baum der Erkenntnis sei.

Gebrauch als Aphrodisiakum

Auf den Seychellen gilt die Coco de mer als Aphrodisiakum. Auf Praslin servieren Kellner mit Augenzwinkern ein Dessert aus dem Meereskokosfleisch junger Früchte.

Etwas aufwendiger ist eine andere Zubereitung: Dazu wird der harte, trockene Kern der Meereskokosnuss zerraspelt. Die Splitter werden über Nacht in Wasser eingeweicht und am nächsten Morgen abgekocht. Das Dekokt wird kurz vor einen Rendez-vous getrunken – vorzüglich von älteren Männern.

Der Kern kann auch in **Alkohol**, zum Beispiel Rum, eingelegt und als Extrakt genossen werden. Zu diesem Zweck verschiffte man die kostbaren Nüsse tonnenweise nach Hongkong und Shanghai. Liebeshungrige Chinesen sahen in der Meereskokosnuss ein ähnlich stark wirksames **Lenzmittel** wie das Horn des **Nashorn**s. Leider bestätigen nur vereinzelte chinesische Quellen diese aphrodisische Wirkung. Auch Japaner sind von dem vermeindlichen Aphrodisiakum angetan.

Früher galt die Nuss als Panazee (Allheilmittel), universelles Gegengift (Antidot) und Heilmittel gegen Geisteskrankheiten (MÜLLER-EBELING und RÄTSCH 1989: 39f.*).

Inhaltsstoffe

Bisher konnte kein aphrodisischer Wirkstoff in der Meereskokosnuss festgestellt werden.

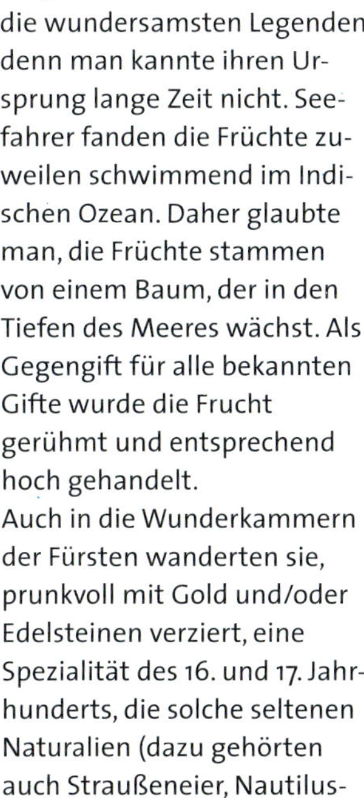

»Um die Früchte rankten sich die wundersamsten Legenden, denn man kannte ihren Ursprung lange Zeit nicht. Seefahrer fanden die Früchte zuweilen schwimmend im Indischen Ozean. Daher glaubte man, die Früchte stammen von einem Baum, der in den Tiefen des Meeres wächst. Als Gegengift für alle bekannten Gifte wurde die Frucht gerühmt und entsprechend hoch gehandelt.
Auch in die Wunderkammern der Fürsten wanderten sie, prunkvoll mit Gold und/oder Edelsteinen verziert, eine Spezialität des 16. und 17. Jahrhunderts, die solche seltenen Naturalien (dazu gehörten auch Straußeneier, Nautilusgehäuse und Kokosnüsse) noch kostbarer machten.«
(GROSS 2001: 200f.*)

Meereskokosnusspalme, weibliche Pflanze mit »Nüssen« (links), männliche Pflanze mit phallischer Blüte (rechts). Der meterlange Blütenstand hängt wie ein riesiger Penis zwischen den mächtigen, gefächerten Blättern. (Vallée de Mai, Praslin, Seychellen, 1986)

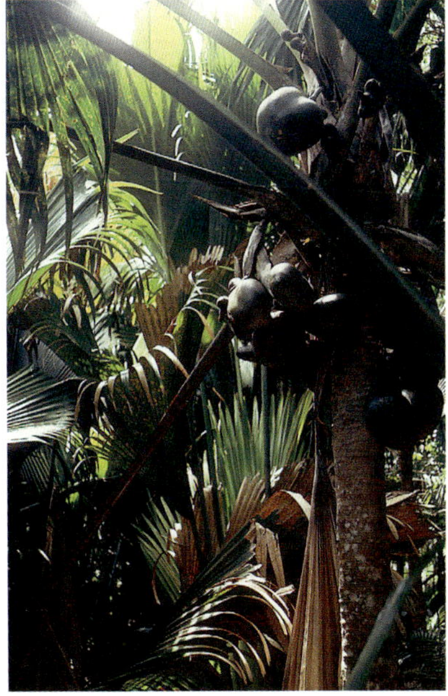

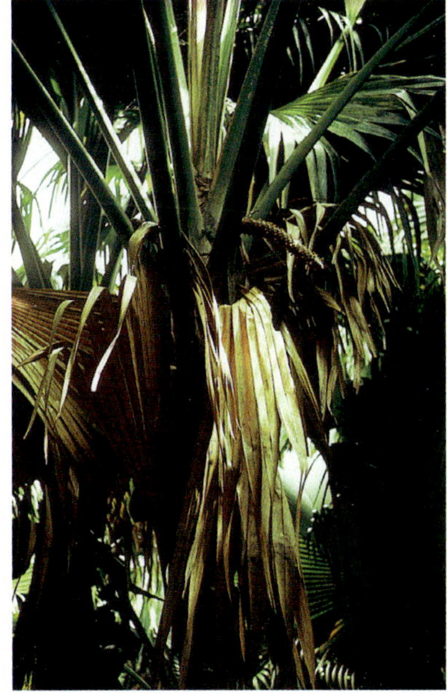

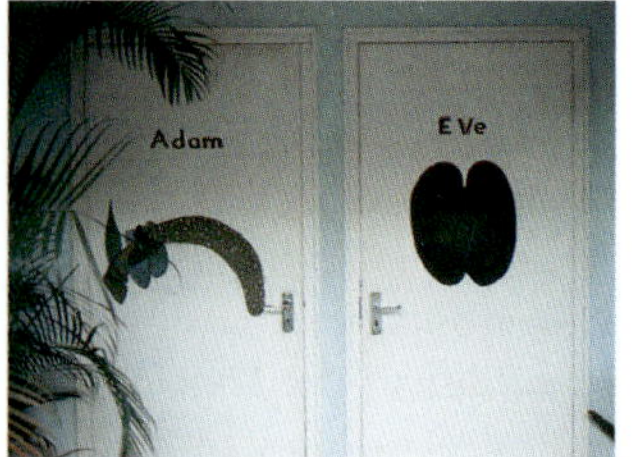

Frucht und Fruchtstand der Meereskokosnusspalme – als Zeichen für die Geschlechter an den Türen einer öffentlichen Toilette auf der Insel Praslin, der Heimat der Palme. (Praslin, Seychellen, 1986)

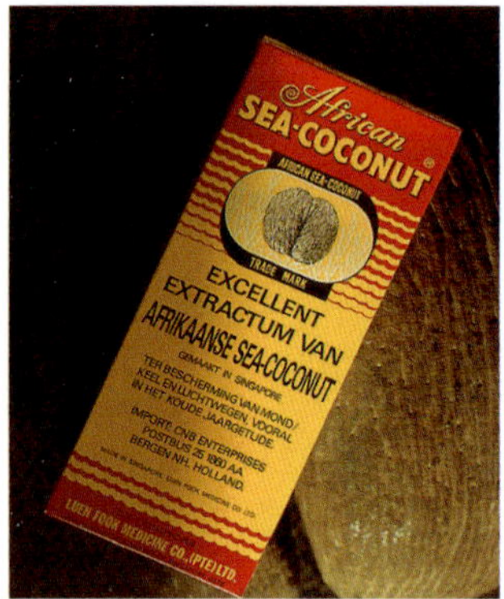

Die Verpackung eines angeblich aphrodisischen Elixiers aus der Meereskokosnuss, *Made in Singapur*.

»Schon beim ersten Anblick springt einem die Weiblichkeit direkt ins Gesicht. Die große Frucht der Meereskokosnuss stellt fast überdeutlich zur Schau, was sonst vom Menschen schamhaft verborgen wird. Die runde, üppige Nuss gleicht einem weiblichen Unterleib aufs Haar. Deutlich erkennt man eine leicht behaarte Vulva zwischen zwei prallen Pobacken! – Ein wundersames Spiel der Natur? – Ein sich geradezu aufdrängender Beweis für die sympathische Magie? – Oder eine zufällige Analogie in Form und Größe? – Oder ein Fraktal des Ewigweiblichen?« (RÄTSCH 1997)

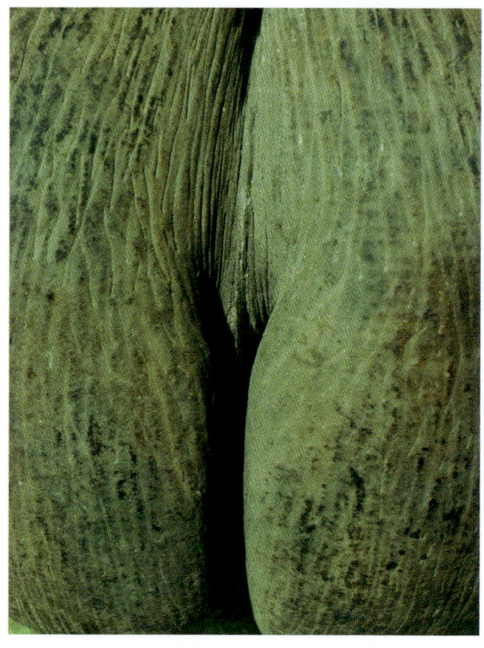

Die Seychellennuss gleicht einem weiblichen Unterleib. Als größte bekannte Baumfrucht bildet sie den größten Samen des Pflanzenreiches aus. Sie kann bis zu 55 cm Durchmesser erreichen, ihr Gewicht liegt zwischen 10 und 25 Kilo.

Bezugsquellen

Wer die Frucht essen und ihre Wirkung erproben möchte, muss einen Urlaub auf der Seychelleninsel Praslin buchen. Zum Glück für die Pflanze steht das Vallée de Mai unter Naturschutz. Die nach stürmischen »Liebesnächten« heruntergefallenen Nüsse werden von Parkwächtern aufgesammelt und mit Regierungszertifikat zu sehr hohen Preisen (pro Nuss etwa 250 bis 350 SFr. oder 150 bis 200 Euro) verkauft. Der Erlös dient dem Erhalt des Naturparks.

Literatur

CAMPHAUSEN, Rufus C.
1999 *Yoni: die Vulva – weibliche Sinnlichkeit, Kraft der Schöpfung*, München: Diederichs.

FAUVEL, A. A.
1915 »Le cocotier de mer des îles Seychelles«, *Annls. Mus. Col. Marseille* ser. 3(3): 169–307.

LIONNET, Guy
1956 »The Vallée-de-Mai and the Coco-de-mer Palm«, *Principes* 19: 134–138.

RÄTSCH, Christian
1997 »Die Geheimnisse der Meeres-Kokosnuss«, *Natürlich* 17(12): 51–52.

RAWSON, Philip
1974 *Tantra: Der indische Kult der Ekstase*, München, Zürich: Knaur.

SHEARER, Alistair
1993 *The Hindu Vision: Forms of the Formless*, London: Thames and Hudson.

Meermaus

Siehe **Würmer**

Meerrettich

Armoracia rusticana Ph. GÄRTN., B. MEY. et SCHERB., Cruciferae
syn. *Armoracia sativa* BERNH., *Cochlearia armoracia* L., *Raphanis magna* MOENCH

Andere Namen

Bauernsenf, Cranson (frz.), Fleischkraut, Horseradish (engl. »Pferderettich«), Hrene (altfries. »Geruch«), Kren, Krien, Meerrettig, Mehrrettich, Mierikswortel (ndl.), Pfefferwurzel, Raifort (frz.), Ramolaccio (ital.), Raphanus sylvestris, Waldrettich, Wasabi (jap.)

Meerettich gilt aufgrund seiner Schärfe als »Scharfmacher« für Männer und wurde als Heilmittel gegen »Herzeleid« erwähnt.

Der aus Osteuropa stammende, mehrjährige Meerrettich – nicht zu verwechseln mit dem **Rettich** – war in der Antike kaum bekannt. Als römische Gartenpflanze stand er der Venus nahe. In seiner Wurzel, die als **Speise**, **Gewürz** und Arznei gebräuchlich ist, erkennt man einen **Phallus**. Wegen seiner Schärfe gilt er, besonders bei Männern, als »Scharfmacher«, vor allem, wenn er ge-

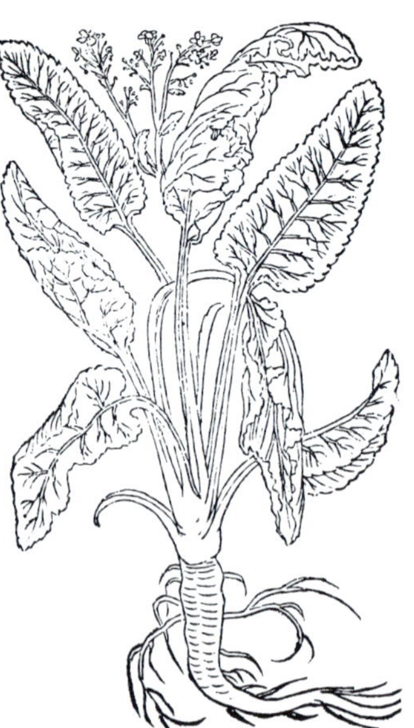

Meerrettich (*Armoracia rusticana*) ist eine alte Gewürzpflanze und gilt als »Scharfmacher«. Meerrettichscheiben wurden auch als magischer Schutz vor der Bilwitz (Bilsenfee; vgl. **Bilsenkraut**) und vor Druden als Amulette getragen. (Holzschnitt aus FUCHS 1545: 379*)

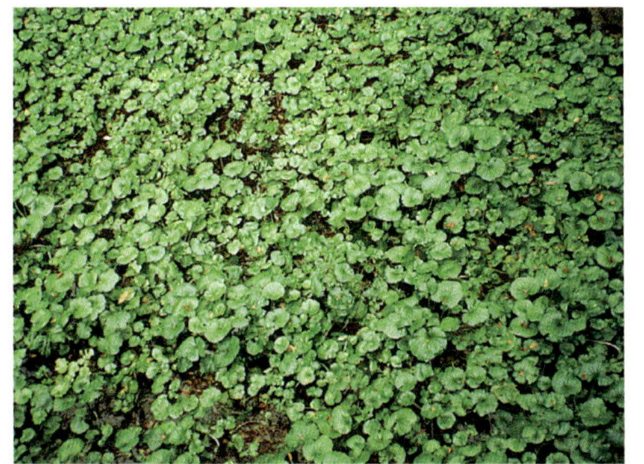

Eutrema wasabi (SIEB.) MAXIM., syn. *Wasabia japonica* (MIQ.) MATSUM.; Cruciferae (Kressengewächse). Diese japanische Gewürzpflanze ist Grundlage für die grüne Wasabipaste (*Neri Wasabi*), die zu Sushi und Sashimi (roher Fisch) gereicht wird. Im Westen wird Wasabi fälschlich als »Meerrettich« oder *horseradish* übersetzt. Wasabi (Gattung *Eutrema*) gehört zwar in dieselbe Familie wie Meerrettich (Gattung *Armoracia*) ist aber eine ganz andere Pflanze, die in Japan im großen Stil kultiviert wird. Nur Geruch und Geschmack ist unserem Meerrettich ähnlich. Wie bei uns der Meerrettich gilt auch in Japan Wasabi als ein aphrodisischer Scharfmacher (TAKASHIMA 1991: 92). (Wasabikultur bei Atami, Japan, 1989)

rieben, als Meerrettich**senf** oder Sahnemeerrettich zu geräuchertem Fisch (Forelle, Lachs) oder **Meeresfrüchte**n gereicht wird.

Gebrauch als Aphrodisiakum

HILDEGARD VON BINGEN (12. Jh.) würdigte als eine der ersten Kräuterkennerinnen den Meerrettich. Sie spielt auch auf seine liebeserregende Wirkung an, indem sie ihn als Heilmittel bei »Herzweh« nennt: »Der Meerrettich ist warm, und wenn im März alle Kräuter grünen, dann wird auch der Meerrettich weich, jedoch nur für kurze Zeit, und dann ist er gesund zu essen, und er ist für gesunde und starke Menschen gut, weil er die Grünkraft [*viriditas*] der guten Säfte in ihnen stärkt. (...) Und wenn der Meerrettich grün ist, soll er in der Sonne getrocknet werden, und dem werde Pulver von **Galgant** [*Alpinia galanga*] in gleichem Gewicht beigegeben. Und wer Herzeweh hat, der esse dieses Pulver nach dem Essen und nüchtern mit Brot, und es wird ihm besser gehen« (*Physica* I, 119).

Im 19. Jahrhundert schätzte man Meerrettich wegen »der erregenden Kraft dieser Wurzel. Indessen ist auch die Wirkung derselben, äußerlich angewendet, sehr schnell; und bekannt ist ja die Wirkung des äußerlichen Auflegens auf die Haut und des Einreibens starker durchdringender **Reizmittel**. Der Meerrettig leistet aber durch seinen heftigen Reiz ungleich mehr in viel kürzerer Zeit als andere ähnliche Mittel [zum Beispiel **Bertramwurzel**]. (...) Er erhebt die Lebenskräfte, wenn sie auch bis zur niedrigsten Stufe gesunken sind« (MOST 1843: 403f.*).

»Ich bin der berühmte Doktor Meerrettich aus Nürnberg ... Ich bin von weitem hergereist, um Ew. Majestät verstopfte Thränenkanäle zu öffnen und den versprochenen Lohn zu verdienen.« (KURZ 1890: 121*)

Inhaltsstoffe

Die Meerrettichwurzel enthält reichlich Vitamin C und in bedeutender Menge das seltene Vitamin K (*nicht* **Ketamin**). Daneben kommt in der Wurzel ein antibiotisch wirkendes **ätherisches Öl** mit dem scharf schmeckenden Senfölglycosid Sinigrin vor, das den charakteristischen Geruch und die in der Nase beißende Schärfe ausmacht. Dieser Stoff kann bei empfindlichen Personen Allergien auslösen.

»Meerrettich, Meerrettich, ich brauche dich.« (*Volksmund*)

Literatur

HODGE, W. H.
1974 »Wasabi – Native Condiment Plant of Japan«, *Economic Botany* 28: 118–129.
TAKASHIMA, Shiro
1991 *Vegetable Crops of Japan in Color* (3. Aufl.), Osaka: Hoikusha Publishing (Japanisch).

Meerträubel

Siehe **Ephedrakraut**, **Ma-huang**

Mensch (Substantia humana)

Homo sapiens sapiens, Primaten

Der Mensch gehört als »nackter **Affe**« evolutionsgeschichtlich zu den Säugetieren. Daher nennt die Literatur gelegentlich menschliche Bestandteile als Aphrodisiaka.

Als Aphrodisiaka, Zutaten zu **Liebestränke**n und **Liebeszauber**n vom lebenden Menschen nennen ältere Quellen: **Exkremente**, **Urin**, **Blut**, Menstruationsblut, Plazenta (Placenta Hominis), Vaginalsekret, Sperma, Muttermilch, Speichel, Schweiß, **Haare**, Kopfschuppen, Finger- und Zehennägel – sogar Schädel, Embryos und Fingerglieder. In der ethnografischen Literatur zum Kannibalismus werden auch Gehirn, **Genitalien** und Menschen**fleisch** genannt sowie Leichen, **Mumien,** Leichensaft, Leichenasche und Knochen[506].

»Tatsächlich wurde Gehirnkannibalismus ausschließlich von Männern praktiziert (das gilt übrigens auch für Schimpansen).« (LINZENICH 1983: 30)

»Speichel, Kot, Harn, Monatblut, Blut, Galle, Nieren- und Gallensteine, Knochen, Schädel, – sie alle hatten etwas geheimnisvolles an sich und waren daher ›Medizin‹, namentlich wenn sie von einem Heiligen oder einem Lama herrührten.« (BOURKE 1913: 425*)

506 Knochen wurden schon immer medizinisch, aphrodisisch (**Leoparden**- und Tigerknochen; Penisknochen, vgl. **Genitalien**, **Maté**), aber auch magisch benutzt; sie standen meist mit schamanischen Praktiken in Zusammenhang. »Tierknochen wurden in der Zauberei in Japan seit alters gebraucht. Menschlichen Knochen schrieb man noch größere Zauberkraft zu« (EDER 1958: 370).

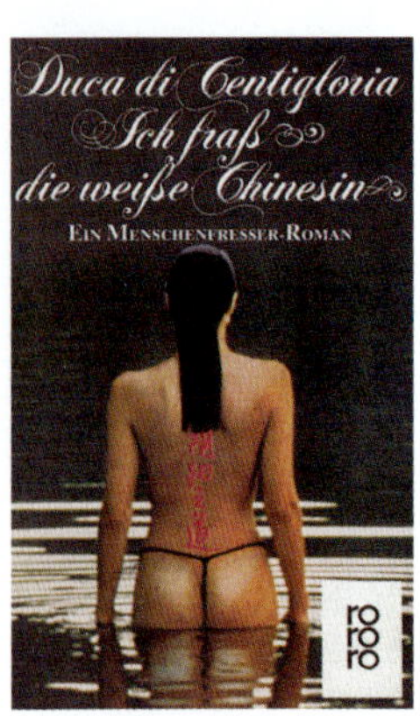

Das Titelbild eines Menschenfresser-Romans zeigt deutlich den erotisch-aphrodisischen Aspekt des Kannibalismus. (CENTIGLORIA 1979)

Der **Urin** des Menschen wird getrunken als »**Champagner**« (»Natursekt«) in fäkalerotischen Exzessen, als Medizin (»der goldene Strahl«) oder als Träger berauschender Wirkstoffe, die vom Stoffwechsel unverändert im Urin ausgeschieden werden. Berühmt wurde in diesem Zusammenhang Urin zur Berauschung durch **Fliegenpilz**.

Wirkung und Erklärungsmodelle

In der traditionellen chinesischen Medizin wird die menschliche Plazenta (*Zí hé chê* oder *Tâi yí*, wörtlich »Purpurflussgefährt«), getrocknet und pulverisiert oder frisch gekocht in Suppe, bei Impotenz, Unfruchtbarkeit, wiederholten Fehlgeburten und schwachem Milchfluss eingesetzt. Die Laktationssteigerung konnte klinisch nachgewiesen werden. Die menschliche Plazenta enthält Substanzen wie Prolactin, **Oxytocin**, Sexual**hormone**, Cortison, Prostaglandin, γ-Globuline (BENSKY und GAMBLE 1986: 508f.*).

Der ethnografisch umstrittene Kannibalismus stimulierte in der Literatur diverse Erklärungsmodelle: Gehirnkannibalismus zwecks Intelligenzsteigerung, magische Kraftaneignung und Gier nach Aphrodisiaka (KISS MAERTH 1971, THOMSEN 1983). Kannibalismus wurde interpretiert als Menschenopfer (DAVIS 1983, HOGG 1980), rituelle Kriegsführung, schamanische Praktik, Hexerei, Religion[507] und Mystizismus (LEWIS 1989, LINZENICH 1983; vgl. **Hexensalben**) wie auch als Proteinquelle (ANGLO 1979, HARNER und MEYER 1981) oder perverse Sexpraktik (CENTIGLORIA 1979, TANNAHILL 1979).

Vielleicht sind die Körperteile der getöteten Opfer so stark mit Neurotransmittern (etwa Tryptaminen und **β-Carbolinen**), **Pheromone**n und **Hormone**n angereichert, dass sie beim Verzehr stark psychoaktive und aphrodisische Wirkungen entfalten können. Zum Glück bleibt dies der Spekulation überlassen!

Literatur

ANGLO, Mick
1979 *Man Eats Man: The Story of Cannibalism*, London: Jupiter.

CENTIGLORIA, Duca di
1979 *Ich fraß die weiße Chinesin: Ein Menschenfresser-Roman*, Reinbek: Rowohlt.

DAVIS, Nigel
1983 *Opfertod und Menschenopfer: Glaube, Liebe und Verzweiflung in der Geschichte der Menschheit*, Frankfurt/M., Berlin, Wien: Ullstein.

EDER, Matthias
1958 »Schamanismus in Japan«, *Paideuma* 6(7): 367–380.

HARNER, Michael und Alfred MEYER
1981 *Kannibalen*, München: Moewig Verlag (*Playboy*-Roman).

HOGG, Gary
1980 *Cannibalism and Human Sacrifice*, Buffalo NY: Coles.

KISS MAERTH, Oscar
1971 *Der Anfang war das Ende: Der Mensch entstand durch Kannibalismus – Intelligenz ist essbar*, Düsseldorf und Wien: Econ Verlag.

LEWIS, Ioan M.
1989 *Schamanen, Hexer, Kannibalen: die Realität des Religiösen*, Frankfurt/M.: Athenäum Verlag.

LINZENICH, Peter
1983 *Substantia humana: Die Quelle der Wirklichkeit*, Frankfurt/M.: R. G. Fischer.

SPIEL, Christian
1972 *Menschen essen Menschen: Die Welt der Kannibalen*, München: C. Bertelsmann Verlag.

TANNAHILL, Reay
1979 *Fleisch und Blut: Eine Kulturgeschichte des Kannibalismus*, München: Goldmann.

THOMSEN, Christian W.
1983 *Menschenfresser*, Wien: Edition Christian Brandstätter.

Menstruationsblut

Siehe **Blut**

Mescal

Das Wort Mescal stammt aus dem Aztekischen, von *mexcalli* oder *metl*, »Agave« (*Agave* spp., Agavaceae).

Andere Namen

Meskal, Mezcal, Mezkal

Mescal ist ein in Mexiko üblicher Sammelbegriff für unterschiedliche Pflanzen und Produkte. Nur vereinzelt handelt es sich dabei um Aphrodisiaka. Meist basiert dieser Mythos auf Verwechslungen mit **Meskalin**.

Der Name Mescal hat sehr zur terminologischen Verwirrung aphrodisischer Pflanzen und Produkte beigetragen. Er bezeichnet diverse Pflanzenarten, einen **Schnaps** und ein Insekt.

- Einige Agavenarten werden »Mescalagave« genannt:

Agave mescal KOCH. (Mescalagave)
Agave pacifica TREL. (Mescal del monte, Mescal casero, Gusime)

507 Das christliche Abendmahl ist Plazebo-Kannibalismus: Man isst das **Fleisch** Jesu und trinkt sein **Blut**, rein symbolisch als Brot oder Oblaten und Rot**wein**.

Agave shrevei Gentry (Mescal blanco)
Agave tequilana Weber (Mescal azul)
Agave vivipara L. (Mescal de maguey)
Agave wocomahi Gentry (Mescal verde)

- Die Agave bildet selbständig das gegorene, schwach alkoholische Getränk, das unter dem Namen Pulque[508] oder *mezcal* (*vino mezcal*, »Mezcalwein«) bekannt ist (Gonçalves de Lima 1956, Guerrero 1985, Barrios 1984; vgl. **Tequila**).
- Der in manchen Agaven lebende Mescalwurm (*gusano de mescal*) ist die Larve des Dickkopffalters (vgl. **Insekten**); sie wird in Tequila beziehungsweise Mescal eingelegt oder in Lutscher verarbeitet. Der Mescalwurm gilt in Mexiko als Aphrodisiakum. Außerdem kursiert das Gerücht, dass der Wurm im *Mescal con gusano* besondere Wirkstoffe enthalte, die er zum Teil an den Alkohol abgebe und die halluzinogen wirksam seien, wenn man den Wurm esse. Manche Leute behaupten, für eine effektive Dosis müssten mehrere **Würmer** geschluckt werden.

Weitere Pflanzen

In Veracruz, Chiapas und Oaxaca heißt sogar ein Ulmengewächs (*Chaetoptelea mexicana* Liebm., Ulmaceae) Mezcal (Martínez 1987: 598f.*). Mezcalillo, »kleiner Mezcal«, wird ein botanisch unbestimmter 20 Meter hoher Baum in Chiapas genannt. In Südkalifornien wird eine Palmlilie (*Yucca whipplei* Torr., Agavaceae) nicht nur Maguey (= Agave), sondern auch Mescal genannt (Timbrook 1990: 247*).

Zudem heißen die Samen des Schnurbaums (*Sophora secundiflora* [Gómez-Ortega] Lagasca ex DC., Leguminosae) *Mescal beans* oder Mezcal**bohnen**. In Mexiko wird der Same (*colorín, frijolillo, frijolito, patol*; vgl. **Colorines**) als Aphrodisiakum eingenommen; er enthält Cytisin (Keller 1975; vgl. **Ginster**). Mescalbohnen wurden auch rituell als Entheogene benutzt (Mescalkult).[509]

Mescalito

Der **Peyote**kaktus selbst heißt Mescal oder Mescalito; die abgetrennten Buttons werden Mescalbuttons oder Mescalköpfe genannt. In der »Szene« werden **Meskalin**trips gerne als Mescalitos bezeichnet.

Außerdem wird die *Agave felgeri* Gentry in Nordmexiko *mescalito* genannt, in Sonora heißt die *Tillandsia inflata* Mez. (Bromeliaceae) *mezcalito*.

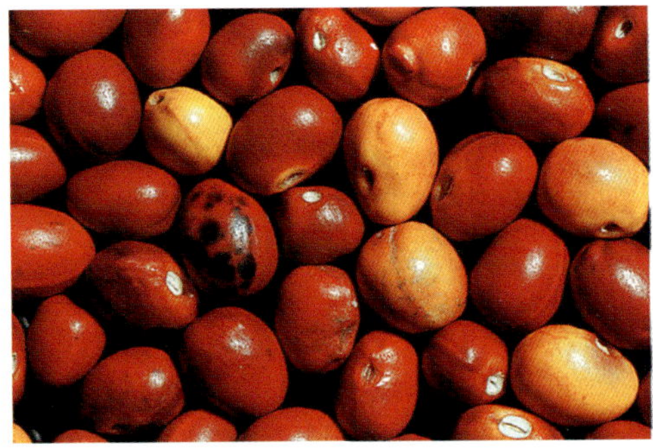

Mescalbohnen *(Sophora secundiflora)* aus einer indianischen Trading Post. Sie dienen als Paraphernalia in Peyotezeremonien. Ihr Gebrauch als Amulett war weit verbreitet. Dazu wurden die Mescalbohnen in kleinen ledernen Medizinbeuteln aufbewahrt oder am Körper getragen. Bei den Präriestämmen gab es mitunter Mescalbohnen-Geheimgesellschaften, die die Bohnen vermutlich zur Visionssuche verwendet haben. (Prairie Edge, Rapid City, South Dakota, USA, 2001)

Schließlich gibt es noch den Apachenstamm der Mescaleros, die für die Verbreitung des Peyotekults nach Nordamerika verantwortlich sind. Zusätzlich verwirrend ist die Tatsache, dass Ketten aus Mescalbohnen im historischen und modernen Peyotekult als Ritualobjekte verwendet werden.

Bei so vielen Bedeutungen des Wortes Mescal ist es kein Wunder, dass manche Leute fest davon überzeugt sind, dass der Mescalschnaps **Meskalin** enthalte und psychedelisch wirke – was jedoch nicht stimmt!

Literatur

Barrios, Virginia B. de
1984 *A Guide to Tequila, Mezcal and Pulque.* Mexico: Minutae Mexicana.

Campbell, T. N.
1958 »Origin of the Mescal Bean Cult«, *American Anthropologist* 60: 156–160.

Gonçalves de Lima, Oswaldo
1956 *El maguey y el pulque en los Codices Mexicanos*, México, D.F.: Fondo de Cultura Economica.

Guerrero, Raúl
1985 *El pulque*, México: INAH.

Howard, James H.
1957 »The Mescal Bean Cult of the Central and Southern Plains: An Ancestor of the Peyote Cult?«, *American Anthropologist* 59: 75–87.
1960 »Mescalism and Peyotism Once Again«, *Plains Anthropologist* 5: 84–85.

Keller, William J.
1975 »Alkaloids from *Sophora secundiflora*«, *Phytochemistry* 14: 2305–2306.

Kretchmer, Laurence
1999 *Tequila: Die besten Brände, Drinks und Margaritas*, Köln: Könemann.

Kuehne Heyder, Nicola
1995 »Uso de alucinogenos de la huaxteca: La probable utilización de la Datura en una cultura prehispanica«, *Integration* 5: 63–71.

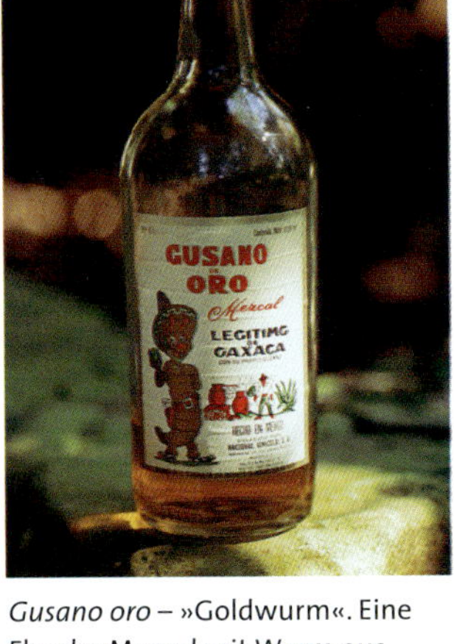

Gusano oro – »Goldwurm«. Eine Flasche Mescal mit Wurm aus Oaxaca, Mexiko. In Mexiko ist der Glaube verbreitet, der *Mescal con gusano* wirke aphrodisierend, weil der Wurm aktive Wirkstoffe enthalte. Überhaupt bringt man Tequila und Mescal gerne mit Sex und Erotik in Verbindung.

»Es gibt zwei verschiedene Arten von **Würmer**n, die in den Agavenpflanzen leben. Rote Würmer leben in den Wurzeln, weiße Würmer in den Blättern. Der Legende nach geht der magische Geist der Agavenpflanze auf die Würmer über, die ihn auf den Mezcal und schließlich auf die Person, die ihn trinkt, übertragen.« (Kretchmer 1999: 138)

508 Pulque wurde von den Huaxteken bei sexualmagischen Riten zur Verehrung erotischer Götterbilder benutzt. Dazu legten sich Männer und Frauen in Liebesvereinigung vor die Statuen und erhielten von den Priestern Klistiere mit Pulque; Pulque gilt noch heute als Aphrodisiakum. Anschließend wurde ein ritueller Analkoitus durchgeführt. Wahrscheinlich wurde die hierfür benutzte Pulque mit **Toloache**wurzeln *(Datura innoxia)* verstärkt (Kuehne Heyder 1995).

509 Manche Anthropologen nehmen an, dass der Meskalbohnenkult *(mescalism)* einen Vorläufer des **Peyote**kults *(peyotism)* darstellt. Der Meskalbohnenkult ist verschwunden, weil die Wirkungen des Peyotekaktus weitaus angenehmer und visionärer sind (Campbell 1958, Howard 1957 und 1960, La Barre 1957, Merrill 1977).

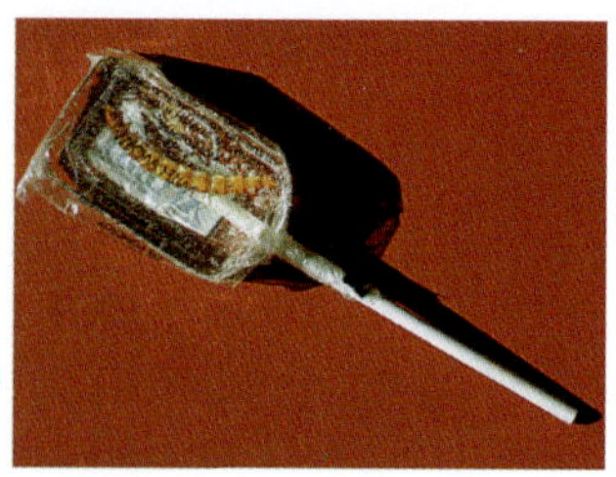

Aphrodisischer Lutscher mit Mescalwurm.

La Barre, Weston
1957 »Mescalism and Peyotism«, *American Anthropologist* 59: 708–711.
Merrill, William L.
1977 »An Investigation of Ethnographic Specimens of Mescalbeans *(Sophora secundiflora)* in American Museums«, in: Museum of Anthropology, University of Michigan, *Technical Reports*, No. 6 (Research Reports in Ethnobotany, Contributions 1).

»In der Regel entdeckt der Meskalinnehmende eine innere Welt, die so offenkundig etwas Gegebenes, so einleuchtend unendlich und heilig ist wie die verwandelte äußere Welt, welche ich mit offenen Augen gesehen hatte.« (Huxley 1954: 37)

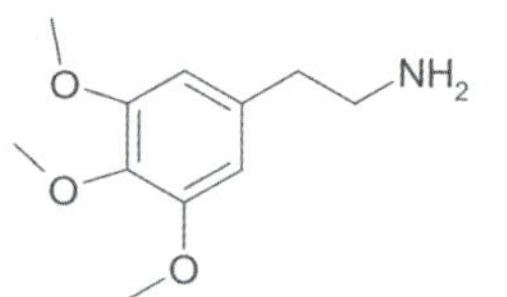

Meskalin

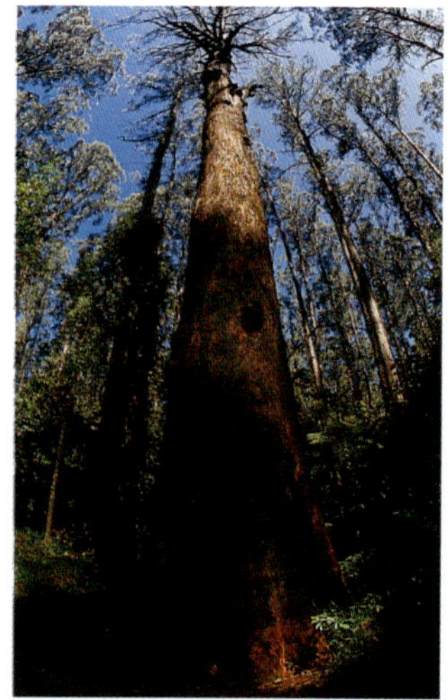

Mountain Ash *(Eucalyptus regnans)*. Aus dem Holz dieses Baumes könnte mit einer recht einfachen chemischen Manipulation Meskalin (1 g aus 1 kg Holz) gewonnen werden. (Dandenong, Melbourne, Australien, 2002)

Meskalin

3,4,5-Trimethoxy-β-phenethylamin

Andere Namen

Mescalin, Mescaline, Mezcalin, Mezkalin; 3,4,5-Trimethoxy-benzeneethanamine, 3,4,5-Trimethoxyethylphenylamin, TMPFA, 2-(3,4,5-Trimethoxy-phenyl-)ethylamin

Summenformel: $C_{11}H_{17}NO_3$

Stoffklasse: Lophophora-Alkaloide, β-**Phenethylamine**

Die aphrodisische Wirkung und Nutzung von Meskalin entspricht der des **LSD** (siehe dort).

Meskalin wurde 1886 erstmals aus *mescal buttons*, den oberirdischen Teilen des **Peyote**kaktus, isoliert und nach diesem benannt. Unter den psychoaktiven Pflanzenwirkstoffen ist Meskalin die am besten erforschte Substanz (Passie 1994). Meskalin kommt in vielen **Kakteen** vor (vgl. **San-Pedro-Kaktus**). Es wurde auch in **Akazien** nachgewiesen (Clement et al. 1997).

Der deutsche Chemiker Arthur Heffter war der Erste, der einen isolierten Pflanzenwirkstoff an sich selbst ausprobierte (Heffter 1894). Daher spricht man beim *bioassay* am eigenen Leib von der »Heffter-Methode«. Die klassische Heffter-Dosis betrug 150 mg Meskalin-HCL. Ansonsten gelten 178 bis 256 mg Meskalin-HCL – entsprechend 200 bis 400 mg Meskalinsulfat – als aphrodisische bis psychedelische Dosis. Die höchste gemessene Dosis betrug 1500 mg. Oral eingenommen gelten 5 mg/kg Körpergewicht reines Meskalin als halluzinogene Dosis. Eine letale Dosis für Meskalin bei oraler Einnahme ist in der toxikologischen Literatur unbekannt (Brown und Malone 1978: 14)*.

Bei der Meskalineinnahme zeigen sich in erster Linie »Schwelgereien der einzelnen Sinne und hauptsächlich visuelle Orgien« (Ellis 1971: 21).

Bezugsquellen und Rechtslage

Meskalin liegt meist als Hydrochlorid oder Sulfat vor.

Als »nicht verkehrsfähiges Betäubungsmittel« fällt es unter das Betäubungsmittelgesetz (Körner 1994: 38*).

Auf dem Schwarzmarkt taucht Meskalin praktisch nicht auf. Trips, die unter dem Namen *Mescalito* als »reines Meskalin« angeboten werden, erweisen sich als **LSD**-getränkte Papiere.

Literatur

Amos, D.
1964 »The Preparation of Mescaline from Eucalypt Lignin«, *The Australian Journal of Pharmacy* 45(529), Supplement No. 13: S8–S10.
Beringer, Kurt
1927 *Der Meskalinrausch*, Berlin: Springer (Reprint 1969).
Blofeld, John
1966 »A High Yogic Experience Archieved with Meskalin«, *Psychedelic Review* 7: 27–32.
Clement, Beverly, Christina M. Goff und T. David A. Forbest
1997 »Toxic Amines and Alkaloids from *Acacia berlandieri*«, *Phytochemistry* 46(2): 249–254.
Ellis, Havelock
1971 »Zum Phänomen der Meskalin-Intoxikation, Bemerkungen zum Problem der Meskalin-Intoxikation«, *Dynamische Psychiatrie*, Sonderheft »Bewusstseinserweiternde Drogen aus psychoanalytischer Sicht«, S. 17–22.
Heffter, Arthur
1894 »Ueber zwei Kakteenalkaloide«, *Berichte der Deutschen chemischen Gesellschaft* 27: 2975.
1898 »Ueber Cacteenalkaloïde (III. Mittheilung.)«, *Berichte der Deutschen chemischen Gesellschaft* 31(8): 1193–1199.
1901 »Ueber Cacteenalkaloïde (IV. Mittheilung.)«, *Berichte der Deutschen chemischen Gesellschaft* 34(12): 3004–3015.
Huxley, Aldous
1954 *Die Pforten der Wahrnehmung: Meine Erfahrung mit Meskalin*, übersetzt von Herberth E. Herlitschka, München: Piper.
Passie, Torsten
1994 »Ausrichtungen, Methoden und Ergebnisse früher Meskalinforschungen im deutschsprachigen Raum (bis 1950)«, *Jahrbuch des Europäischen Collegiums für Bewußtseinsstudien*, Berlin: VWB, 1993/1994: 103–111.
Pieper, Werner (Hg.)
2000 *Kurt Beringer und die Heidelberger Drogenforschung der 20er Jahre*, Löhrbach: Edition Rauschkunde.
Prinzhorn, Hans
1928 »Entrückung durch Rauschgift«, *Zeitschrift für Parapsychologie* 55(1): 1–11.
Wallraff, Günter
1968 *Meskalin – ein Selbstversuch* (mit Original Offsetlithos von Jens Jensen), Berlin: Verlag Peter-Paul Zahl (p.p.quadrat 2).

Met

Siehe **Honig**

Mineralien

Als Mineralien (von lat. *mina*, »Schacht«) bezeichnet man physikalisch und chemisch homogene, durch natürliche Vorgänge entstandene Festkörper (Ausnahme Quecksilber) der Erde, des Mondes und anderer Himmelskörper. Mineralien sind chemisch meist anorganische Stoffe, manchmal gediegene Elemente (**Gold**, **Kupfer**, Silber, **Schwefel**). Edelsteine sind Mineralien, die sich durch besondere Härte, Farbe und Lichtbrechung auszeichnen.

Viele Mineralien werden pharmazeutisch und/oder magisch, astrologisch oder schamanisch (**Amulette**) als Aphrodisiaka und **Liebeszauber** genutzt.

Mineralien werden pharmazeutisch-medizinisch genutzt (Pharmaka und **Homöopathika**), als **Badezusätze** und **Kosmetika**. Manche sind (Haupt-)Bestandteile alchemischer **Elixiere** (**Rasayana**); andere dienen als Zusätze zu **Räucherwerk**, **Rauchmischungen**, Schnupfpulvern, Priemen (siehe **Betel**, **Coca**), und einige sind sogar psychoaktive Rauschmittel (**Arsen**).

Folgende Mineralien (und Steine) haben den Ruf, Aphrodisiaka zu sein: **Achat** (gelb), **Aktinolith**, **Alaun**, Aquamarin, **Arsen**, Arsenik, Auripigment, **Bergkristall**, **Borax**, **Calcit**, Dolomit, **Gips**, **Gold**, **Jade**, **Kupfer**, **Perlen**, Rubin, **Schwefel**, **Stalaktiten** (Tropfstein), Türkis, **Zinnober** (RÄTSCH 1990*). Auch Mineralkonkretionen, die wie **Genitalien** aussehen, gehören zu den Liebesmitteln.

Gebrauch

Früher war der pharmazeutische Gebrauch von Mineralien in Europa sehr verbreitet (HILDEGARD VON BINGEN 1979), dieser wurde aber in der frühen Neuzeit durch einen magisch-astrologisch-okkulten Gebrauch weitgehend verdrängt (EVANS 1976, KUNZ 1913, SCHWALM 1974).

Besonders in Asien verwendet man bis heute Mineralien pharmazeutisch für Aphrodisiaka; vor allem im Ayurveda, in der traditionellen chinesischen Medizin und in der tibetischen Medizin (BHATTACHARYYA 1985, JOHARI 1987, KULKARNI 2000, READ und READ 1928).

Aphrodisische Mineralien im Ayurveda (Rasashastra)
(nach KULKARNI 2000)

Sanskritname	Mineralname(n)	Chemische Formel
Maharasa-Gruppe		
Abhraka*•	Muskovit, Kaliglimmer	$KAl_2[AlSi_3O_{10}](OH)_2$
Vaikranta*•	Fluorit, Flussspat	CaF_2
Makshik*•	Chalcopyrit	$CuFeS_2$
Vimala*•	Pyrit (vgl. **Bertramwurzel**)	FeS_2
Sasyaka•	Bornit, Peacock ore	Cu_5FeSO_4
Chapala*	Wismut oder Selenium	B oder Se
Uparasa-Gruppe		
Gandhak*•	**Schwefel**	S
Kankshi	**Alaun**	
Hartaal	Auripigment	As_2S_3 (vgl. **Arsen**)
Manaasheela†	Realgar	AsS (vgl. **Arsen**)
Sadharana-Gruppe		
Somala (vgl. **Soma**)	Arsenik	As_2O_3 (vgl. **Arsen**)
	Gauripashan	
Kaparda*	**Kaurischnecken** (spez. *Cypraea moneta*)	$CaCO_3$
Vanhijaar*	**Ambra**[510]	
Hingula*•	**Zinnober**	HgS
diverse		
Kalkhapari-Kharpar*	Calamite, Smithsonite (vgl. **Zink**)	$ZnCO_3$ und $Zn_2SiO_4 \times H_2O$
Shankha	*Turbinella pyrum* L.	$CaCO_3$
Mouktika*•	**Perlen**	$CaCO_3$
Manikya*	Rubin	Al_2O_3
Tarkshya*	Smaragd	$BeOAl_2O_3\ 6SiO_2$
Vajra*•	Diamant	C
Neel, Indraneel*	Blauer Saphir	Al_2O_3
Suryakanta†	Spinell, Bela's ruby	$Na_2oAl_2O_3\ 6SiO_2 + CaOAl_2O_32SiO_3$

* *Vrushya* = Aphrodisiakum
• **Rasayana** = [hier:] Verjüngungsmittel

Mineralstoffe

Sammelbezeichnung für die mineralischen Bestandteile pflanzlicher und tierischer Organismen, auch Spurenelemente genannt. Bisher wurden 24 Elemente (etwa **Phosphor**, **Kupfer**, **Zink**) entdeckt, die zu den essenziellen, das heißt lebensnotwendigen Wirkstoffen im menschlichen Organismus gehören (KELLENBERGER und KOPSCHE 1997).

510 **Ambra** ist nach westlichem Verständnis kein Mineral, sondern eine organische Droge. Im Ayurveda werden neben Ambra auch **Hirschhorn**, **Moschus**, **Mumeo** (= Shilajeeta) und **Korallen** zu den Mineralien gerechnet.

»Ich habe Edelsteine gestreut, damit ich lebe, solange ich will.« (*Ägyptisches Totenbuch*, Spruch 33)

Literatur

BHATTACHARYYA, Benoytosh
1985 *Gem Therapy*, Calcutta: Firma KLM Privat.

EVANS, Joan
1976 *Magical Juwels of the Middle Ages and the Renaissance*, New York: Dover.

GURUDAS
1985 *Gem Elixirs and Vibrational Healing*, Boulder: Cassandra.

HILDEGARD VON BINGEN
1979 *Das Buch von den Steinen*, Salzburg: Otto Müller.

JOHARI, Harish
1987 *Die sanfte Kraft der edlen Steine*, Durach: Windpferd.

KELLENBERGER, Richard und F. KOPSCHE
1997 *Mineralstoffe nach Dr. Schüssler*, Aarau: AT Verlag.

KULKARNI, P. H.
2000 *Ayurveda Minerals* (2. Aufl.), Delhi: Sri Satguru Publications, A Division of Indian Books Centre (Indian Medical Science Series No. 107).

KUNZ, George Friedrich
1913 *The Curious Lore of Precious Stones*, Philadelphia: Lippencott.

READ, Daniel P. und Pak READ
1928 »Minerals and Stones of the Pen Ts'ao«, *Peking Soc. Nat. Hist. Bulletin*, 3, II, 42.

SCHWALM, Jürgen
1974 »Medizin und Mineralogie«, *Der Aufschluss* 25(6): 313–319.
1975a »Die Verwendung von Graphit bei Hautkrankheiten: Ein historischer Exkurs«, *Der Aufschluss* 26: 60–63.
1975b »Von der Heilkraft der Edelsteine«, *Der Aufschluss* 26: 355–367.

Minzen

Mentha spp., Labiatae (Lippenblütler)

Mentha aquatica L., Wasserminze
Mentha piperita L., Pfefferminze
Mentha pulegium L., Poleiminze
Mentha spicata L., Spermint

Andere Namen

Katzenkräuter, Menthe (frz.), Mentha (ital.), Mint plants (engl.), Münzen, Nana (arab.), Nepeten

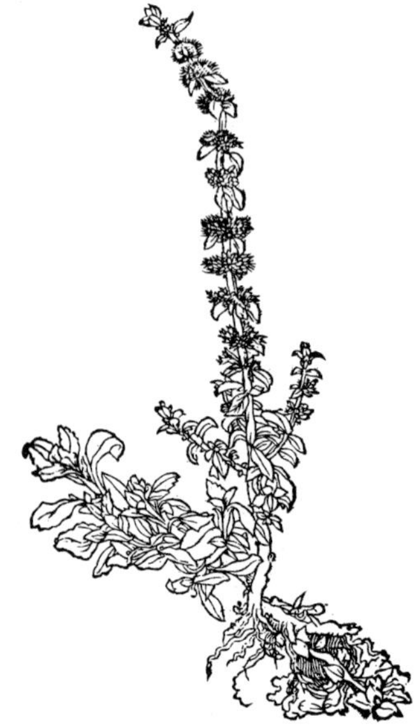

Poleiminze oder Flohminze *(Mentha pulegium)*. (Holzschnitt aus BRUNFELS 1532: 247*)

»Minze stärkt den Magen, wirkt gegen Schluckauf und verstärkt die geschlechtliche Aktivität.« (MOINUDDIN 1984: 98*)

Die zu den **Duftpflanzen** gehörenden Minzen werden als Zutaten in aphrodisischem **Räucherwerk** und in **Rauchmischungen**[511] verwendet (vgl. **Katzenminze**).

Es erstaunt immer wieder, dass Pflanzen, aus denen man Kräutertees für Kinder brüht, gleichermaßen von Erwachsenen dazu benutzt werden, den Kindersegen zu regulieren. So ist es mit den Minzen. Einige sollen die Fruchtbarkeit fördern, andere werden als Aphrodisiaka genutzt oder sogar zur Abtreibung verwendet.

Die Pfefferminze (*Mentha piperita*) oder »*Hedyosmos*-Minze, einige nennen sie auch *Mintha* oder *Kalamintha*, die Römer *Mentha*, auch *Nepeta*, die Ägypter *Tis*, andere *Pherthrumonthu*, *Perxo, Makitho*, ist eine bekannte Pflanze mit erwärmender, adstringierender und austrocknender Kraft. (...) der Saft (...) reizt zum Liebesgenuss, (...) den Frauen aber vor dem Beischlaf im [Vaginal-]Zäpfchen eingelegt behindert er die Empfängnis« (DIOSKURIDES III, 36).

Die Minze entstand nach der Mythe aus den Gliedern einer Tochter des Cocycus namens Mintha. Mintha hatte sich Pluto in Liebe hingegeben und wurde von der eifersüchtigen Proserpina/Persephone getötet und in das duftende Kraut verwandelt. Nach anderen Quellen war Demeter von der unerlaubten Verbindung mit Hades derart angewidert, dass sie Mintha mit Unfruchtbarkeit strafte oder unter den Füßen zermalmte. Die Minze wuchs darauf im Garten der Venus und hieß Herba Venerea (»Venuskraut«). Minzen wurden im alten Rom zu Kränzen, *corona veneris*, »Venuskronen« genannt, geflochten (DIOSKURIDES II, 154).

Gebrauch

Die früher *blechon* oder *glechon* genannte Poleiminze (*Mentha pulegium*) war ein Bestandteil des Kykeon, des eleusinischen Einweihungstranks. Aristophanes (um 445 bis 386 v. u. Z.) erwähnt in seiner Komödie *Pax* einen *kykeon* genannten poleihaltigen Trank, der von dem Götterboten Hermes als Schutz vor Krankheiten empfohlen wird. Poleiminze wurde in der Antike zu **Liebestränke**n verarbeitet, galt als eine obszöne Metapher für die Schamhaare einer Frau und war ein Symbol unerlaubter Sexualität (RUCK 1995: 142).

In der zypriotischen Volksmedizin hat sich der medizinische und aphrodisische Gebrauch der Poleiminze (im modernen Griechisch *printziollos*) erhalten. Als Mittel gegen männliche Impotenz bereiten Zyprioten die frischen Blätter als Salat. Als Tee genossen gilt die Minze als sexuelles Stimulans und allgemeines Tonikum.

Kräutertees aus verschiedenen Minzen (*Mentha aquatica, M. pulegium, M. piperita, M. sativa, M. spicata*) gelten in Europa seit der Antike bis

511 In Asien werden die Blätter von der nah verwandten Steppenminze oder Asiatischen Minze (*Lagochilus inebrians* BUNGE, Labiatae) als Aphrodisiakum geraucht (STARK 1984: 86*).

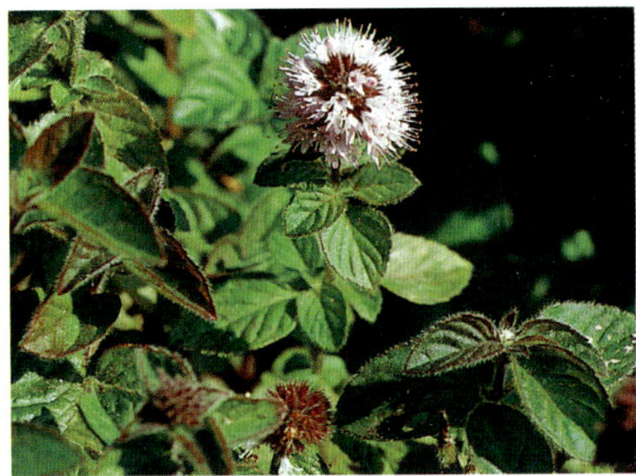

Wasserminze *(Mentha aquatica)*. Aus ihrem frischen oder getrockneten Kraut wird ein Tee mit angeblich aphrodisierender Wirkung gebrüht.

heute als Aphrodisiaka und Liebesmittel (Hirschfeld und Linsert 1930: 185*, Stark 1984: 57f.*).

Auf Kuba benutzt man die Toronjil genannte *Mentha citrata* Ehrh. als Potenzmittel (Seoane Gallo 1984: 453*).

Inhaltsstoffe

Die Poleiminze enthält 1 bis 2% **ätherisches Öl**, das zu 80 bis 94% aus Pulegon besteht, einem Wirkstoff, der bei Tieren und Menschen Aborte auslöst. Daneben kommen noch Piperiton und (–)-Limonen vor (Roth et al. 1994: 493*). In höheren Dosierungen kann das *Oleum pulegii* zu Delirien und narkoseartigen Lähmungen führen.

Die Pfefferminze enthält 0,5 bis 4% **ätherisches Öl** mit dem wichtigsten Wirkstoff Menthol (60%) sowie Mentholester, Menthon, Menthofuran, Monoterpene, Sesquiterpene. Minzöl gehört zu den natürlichen **Immunstimulanzien**. Ansonsten sind im Pfefferminzkraut Gerbstoffe, Flavonoide, Triterpene und Bitterstoffe enthalten (Wichtl 1989).

Bezugsquellen

Minzöl (Japanisches Heilpflanzenöl) gibt es in Reformhäusern, Drogerien und Apotheken.

Literatur

Wichtl, Max

1989 »Pfefferminzblätter«, in: ders. (Hg.), *Teedrogen*, Stuttgart: WVG, S. 372–374.

Ruck, Carl A. P.

1995 »Gods and Plants in the Classical World« in: Richard Evans Schultes und Siri von Reis (Hg.), *Ethnobotany: Evolution of a Discipline*, Portland, Oregon: Dioscorides Press, S. 131–143.

Mistel

Viscum album L., Loranthaceae/Viscaceae (Mistelgewächse)
syn. *Loranthus europaeus* nom. nud.

Andere Namen

Affolber, All-iach (kelt. »Allheiler«), Alpranke, Donnerbesen, Drudenfuß, Druidenmistel, Gadhel (kelt.), Geisterzweig, Gespensterrute, Gui (frz.), Heil aller Schäden, Heiligheu, Heilkreuzholz, Hexebese, Hexenbesen, Hexenbuschen, Hexennest, K'aska k'aska (Quechua), Knester, Laubholzmistel, Leimmistel, Liga liga, Mahrentacken, Mahrtake (Mahr = Nachtgeist, Take = Zweig), Mispel, Mistelsenker, Mistil, Mistletoe (engl.), Muerdago (span.), Nistl, Oljo-liagi (altkelt.), Oll-iach (kelt. »Allheilmittel«), Pupa, Suelda con suelda (span.), Teufelsbesen, Teufelssaat, Trudenfuß, Trudennest, Uile-ice (kelt.), Uil-ic-eadh (irisch), Uilioc, Visco druidarum, Vogelmistel, Weiße Mistel, White mistletoe (engl.), Wintergrün

Zahlreich sind die Belege, »dass man die Mistel als ein Aphrodisiacum schätzte, als ein Beförderungsmittel der Fruchtbarkeit, als der Liebe geheiligt, und, um es ganz allgemein auszudrücken, als ein **Reizmittel** für die Harn- und Geschlechtswerkzeuge« (Bourke 1913: 84*).

Misteln wachsen als Parasiten auf Steineichen, Pappeln, Tannen, Apfel-, Birn- und anderen Bäumen sowie Sträuchern und entziehen ihrer Wirtspflanze Wasser und Mineralsalze. Drei merkwürdige Besonderheiten unterscheiden die Mistel von anderen Pflanzen: Sie wächst nicht auf der Erde, sondern in der Luft; sie orientiert sich kugelförmig nach allen Richtungen, nicht nur nach der Sonne; und erst zur Winterzeit entstehen die perlenartigen Beeren der immergrünen Pflanze. Daher assoziierten die Germanen und Kelten sie mit dem Himmel und mit nie versiegenden grünenden Kräften. Diese Beobachtungen und Symbolebenen brachten der Mistel den mythischen Ruf ein, eine Glück verheißende und negative Kräfte abwehrende (apotropäische) Zauberpflanze zu sein.

Bereits in einem uralten Kult der Liebesgöttin aus dem Zweistromland, der an die Mysterien der Aphrodite erinnert, spielte die Pflanze eine wichtige Rolle (Fürstauer o. J.*, Rätsch 2000*): »Bei den Babyloniern war die Mistel der Mylitta [Bienengöttin] geweiht, bei deren Kult sich jede Frau einmal in ihrem Leben der geschlechtlichen Umarmung eines Fremden hingeben musste. Wenn sie beschlossen hatte, sich dieser religiösen Pflicht zu Ehren ihrer anerkannten Gottheit zu unterziehen, dann begab sie sich in den Tempel und stellte sich unter die Mistel, und in dieser

»Ein Mittel, das Befruchtung bewirkt, muss auch einen Zustand, der die Befruchtung verhindert, aufheben. Deshalb bestrich man im Mittelalter die Geschlechtsteile verhexter Leute mit einer **Salbe**, die aus der Mistel des Haselstrauches oder des Lindenbaumes hergestellt war.« (Seligmann 1996: 217*)

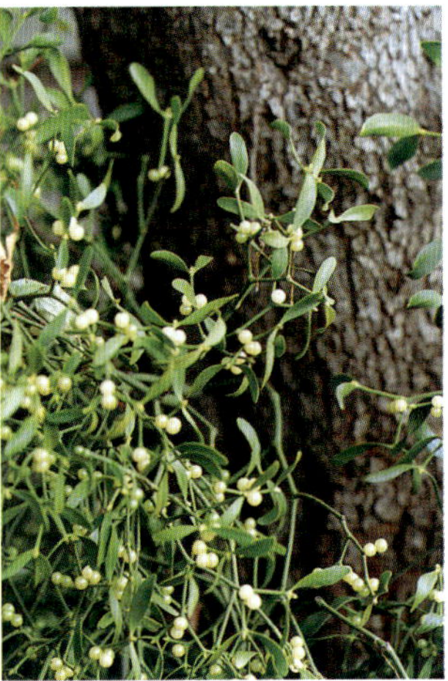

Die Mistel *(Viscum album)* ist eine Schmarotzerpflanze an verschiedenen Laubbäumen. Sie ist ein weit verbreitetes Fruchtbarkeitssymbol und ein **Liebeszauber**. (Hamburg, Deutschland, 2000)

»Die weißen, schleimig-klebrigen Beeren, welche die Mistel im Winter hervorbringt, galten im bildhaften Denken der Kelten als die Spermatropfen des kosmischen Stiers, der die große, alles gebärende Göttin befruchtet.« (Storl 2000: 248f.*)

Weise bot sie sich dem erstbesten Fremdling an, der ihre Gunst verlangte« (Seligmann 1996: 216*).

Gebrauch

Die Mistel, besonders die auf **Eichen** (Stein- und Wintereichen) wachsende, war eine heilige Pflanze der Kelten und wurde *Uil-loc*, »Allheiler«, genannt. Druidenpriester schnitten sie in kultischen Opferhandlungen mit goldenen Sicheln vom Baum. Ihr Mistelkult galt der Fruchtbarkeit: Ein aus der Pflanze bereiteter Trank wurde als Mittel gegen Unfruchtbarkeit, zur Förderung der Fruchtbarkeit und als Antidot betrachtet (Seligmann 1996: 216*). Die Volksmedizin kennt noch diese Anwendung: »Drei Mistelzweige in einem halben Liter süßen Weiß**wein**s drei Minuten gesotten, acht Tage vor dem Eintritt der Periode der Frau getrunken, bewirken Schwangerschaft« (Storl 2000: 251*).

Mistelkrauttee (Kaltwasserauszug)

2,5 g der fein geschnittenen Droge (einen vollen Teelöffel) mit einem viertel Liter kalten Wassers übergießen und etwa 12 Stunden bei Raumtemperatur stehen lassen, dann abseihen.

Ein bis zwei Tassen täglich trinken (Wichtl 1989).

In der europäischen Pharmakopöe hat die Mistel (*Viscum* spp.) eine lange Tradition als Arzneipflanze und fehlt in keinem der Kräuterbücher aus dem 16. und 17. Jahrhundert. Allerdings wird nicht auf aphrodisische, sondern allgemein vitalisierende Qualitäten verwiesen. Adriani à Mynsicht schrieb 1702: Misteln »nehmen die Blödigkeit des Hirns hinweg. Sie schärffen die Sinn/ und das Gedächtnis; stärcken das Haupt; erquicken die Lebens Geister/ und seynd trefflich gut vor studirende und gelehrte Leut« (die ihre Kräfte nach Meinung des Autors durch zu viel Studium und Sorgen schwächen).

Andere Misteln als Aphrodisiaka

Die Blattlose Mistel (*Viscum articulatum* Burm.) diente in Indien als Aphrodisiakum (Cribb und Cribb 1981: 178*). *Viscum orientale* Willd., von Stammesvölkern (Lodha, Orao, Santal) *banda* genannt, schmarotzt in Indien besonders auf **Brechnuss** (*Strychnos* spp.), Mangobäumen (*Mangifera* sp.) und Kasaibäumen (*Pongamia* sp.). Sie dient als Substitut für Nux-vomica, was darauf schließen lässt, dass die Mistel **Strychnin** aus dem Wirtsbaum aufnimmt.[512] Die Stammesvölker glauben, dass die Mistel jeweils dieselben Eigenschaften wie ihr Wirt hat, also wie dieser als Aphrodisiakum taugt. Die Lodha verwenden ein Stengeldekokt, vermischt mit Schnaps (3 : 2), als Abtreibemittel innerhalb der ersten 3 bis 4 Monate der Schwangerschaft (Pal und Jain 1998: 274f.*).

In Südafrika benutzte man eine nicht identifizierte *Viscum* sp. als Zutat zu **Liebestränke**n (Cribb und Cribb 1981: 178*).

Die Wurzel der amerikanischen Mistel *Phoradendron villosum* (Nutt.) Nutt. wird im Voodoo als **Liebeszauber** eingesetzt. Einige Misteln werden als **Ayahuasca**zusätze genutzt.

Inhaltsstoffe

Mistelkraut (Visci herba, Herba Visci) enthält Lectine (Glykoproteine mit spezifischem Bindungsvermögen für bestimmte Zucker und für Zelloberflächen), Polypeptide (Viscotoxine), Phenylpropane und Lignane (zum Beispiel Syringenin-4'-glucosid), Kaffeesäurederivate, Flavonoide (Quercetinderivate), Amine (etwa Tyramin), Polysaccharide (Galacturonane, Arabinogalactane) und ein basisches Protein (Wichtl 1989). Die Mistel ist ein **Immunstimulator** (Storl 2000: 252*).

Bezugsquellen

Misteltee wird in Teebeuteln in Drogerien, Reformhäusern und Apotheken verkauft. Die Pflanze wird ungewöhnlicherweise angeboten von der Staudengärtnerei Gaissmayer®.

Literatur

Becker, Hans und Helga Schmoll, gen. Eisenwerth
1986 *Mistel: Arzneipflanze, Brauchtum, Kunstmotiv im Jugendstil*, Stuttgart: Wissenschaftliche Verlagsgesellschaft.

Wichtl, Max
1989 »Mistelkraut«, in: ders. (Hg.), *Teedrogen*, Stuttgart: WVG, S. 343–345.

Mithridat

Siehe **Theriak**

512 Die australischen Misteln (*Benthamia alyxifolia* [Benth.] Tieghem), die am Korkbaum (*Duboisia myoporoides*, **Nachtschattengewächse**) schmarotzen, nehmen von ihrem Wirt das Alkaloid Scopolamin auf (Rätsch 1998: 549*).

Mohn

Papaver somniferum L., Papaveraceae (Mohngewächse)
syn. *Papaver glaucum* Boiss. et Hausskn., *P. nigrum* DC., *P. officinale* Gmel., *P. setigerum* DC.

Nicht zu verwechseln mit dem aphrodisisch und pharmakologisch unwirksamen **Klatschmohn** (*Papaver rhoeas*)!

Andere Namen

Adormidera, Aguna (littauisch), Amapola, Amapola de opio, Biligasgase (Kanada), Black poppy, Bloed-zuipers-bloem (Flandern), Calocatanos (gall.), Feldmohn, Garden-poppy (engl.), Gartenmohn, Guia-quiña (zapotekisch), Guieguiña, Haskashi (zypriot.), Kasa-kasa (Tamil), Kashakhasa (Malayam), Kavl-a-kûknâr (pers.), Kishkâsh (arab./Jemen), Klapperrose, Koknâr (pers.), Koquenar, Lettuce-leaf poppy (engl. »lattichblättriger Mohn«), Maagen, Madi-huada (Mapuche »lieblicher **Kürbis**«), Magan, Magen, Mâgen, Mâgenkraut, Magesamo, Maggona (estnisch), Maggons (lettisch), Mago, Magsat, Magsodt, Magsomkraut, Mâhan, Mahonnus (lat.), Mahunus, Mak (slaw.), Manus, Mechones, Meconium, Mekon, Miconium, Namtilla (altassyr. »Pflanze des Lebens«), Nocuana-bizuono-huseachogabecala (zapotekisch), Oehlmagen, Oehlsaamen, Opium poppy (engl.), Paparouna (zypriot.), Papaver (lat.), Papâver, Papaver album, Papavero indiano (ital.), Papavero somnolente, Papœg, Papula, Pavot des jardins (frz.), Pavot somnifère (frz.), Popig, Popœg (angelsächs.), Poppy, Poppy plant, Post (Hindi), Pôst-a-kûknâr (afghanisch), Posto (Bengali), Schlafmohn, Schwarzer Magsaamen, Slaapbol (ndl.), Swarzmohn, White poppy (engl.), Ying su ke (chin.)

Kulturgeschichtlich zählt Mohn zu den bedeutsamsten Pflanzen mit der längsten Geschichte. Mythologisch und pharmakologisch kommt ihm weltweit eine zentrale Stellung als Liebesmittel zu – speziell dem Saft und den Samen (vgl. **Opium**, **Morphin**).

Mohnsamen waren in der Antike ein wichtiges **Räucherwerk**. Weltweit werden sie geschätzt als **Gewürz** und Bestandteil aphrodisischer Zubereitungen (**Bhang**, **Latwerge**, **Orientalische Fröhlichkeitspillen**, **Rasayana**). Quellen der frühen Neuzeit Europas nennen sie als Ingredienzien von **Hexensalben** und Liebesorakeln.

Kulturgeschichte und Mythologie

Der Garten- oder Schlafmohn ist keineswegs exotischer Herkunft, sondern eine endemische Pflanze der Alten Welt. Seit dem Neolithikum wurde *Papaver somniferum* als Nahrungs- und Rauschmittel angebaut (Dimbleby 1978: 70*, Hartwich 1899). Eine sumerische Schreibtafel (um 3000 v. u. Z.) dokumentiert seine früheste Erwähnung und beschreibt ihn treffend als »Pflanze des Glücks«. Die Assyrer bezeichneten Mohn als *namtilla*, »Pflanze des Lebens«, und schätzten seine Wurzel als Aphrodisiakum (Thompson 1949: 227*). »Blume der Freude« hieß die Pflanze im alten Orient. Kybele, die phrygische Magna Mater – die Große Mutter – wurde mit Mohnkapseln in Händen dargestellt.

Variantenreich spiegelt das griechische Pantheon die aphrodisische, berauschende, traumbringende und narkotische Wirkung von *Papaver somniferum*, dem »Schlaf bringenden Mohn«: Mit Mohnkapseln entführt Hypnos, der Gott des Schlafes und »Löser der Sorgen«, in nächtliche Traumgefilde. Mohnkränze zieren Thanatos, den Tod. Die Nachtgöttin Nyx erscheint auf antiken Darstellungen mit mohnumschlungenen Schläfen. Mit Mohnkränzen geschmückt wird auch die Kornmutter Demeter/Ceres (Gallwitz 1992: 180*). Hermes/Merkur, der göttliche Bote, trägt die Pflanze in seiner Linken. Schließlich gehörte Mohn zu den wichtigsten Pflanzen der Liebesgöttin Aphrodite. Manche Statuen zeigen sie mit einer Mohnblüte in der Hand (Pausanias II, 10,5). Nach Theokrit soll der Mohn aus ihren Tränen entstanden sein, als sie um ihren jugendlichen Liebhaber Adonis trauerte. Rituell wurde er bei den Mysterienfeiern der Großen Göttin als berauschendes Aphrodisiakum geschätzt.

Gebrauch

Schlafmohn gehört zu den wichtigsten Heilpflanzen der Pharmaziegeschichte. Seine schlaffördernde Wirkung war bereits den Ägyptern des Mittleren Reiches bekannt: »Heilmittel für das Beseitigen von übermäßigem Geschrei: Mohnkörner von der Mohnpflanze; Kot von Fliegen, der sich an der Mauer befindet; werde zu einer Masse gemacht; werde durchgepresst; werde getrunken an vier Tagen. Es hört sofort auf« *(Papyrus Ramesseum)*.

»Der Mohn wächst aus den Tränen der Aphrodite.« (Theokrit, *Fragment*)

»Klapperrosen oder roter Magsodt (...) Mit dißer Rosen haben die Heyden auch ihr Gaukelspiel getrieben, und dem Fürsten der Hölle, *orcus* genannt, in seinem Tempel und Schauspielen einen Rock daraus gemacht, darum sie auch genannt worden Orci tunica.« (Brunfels 1532: 225*)

»Was quillt auf einmal so ahnungsvoll unterm Herzen, und verschluckt der Wehmuth weiche Luft? Hast auch du ein Gefallen an uns, dunkle Nacht? Was hältst du unter deinem Mantel, das mir unsichtbar kräftig an die Seele geht? Köstlicher Balsam träuft aus deiner Hand, aus dem Bündel Mohn.« (Novalis, *Hymnen an die Nacht*)

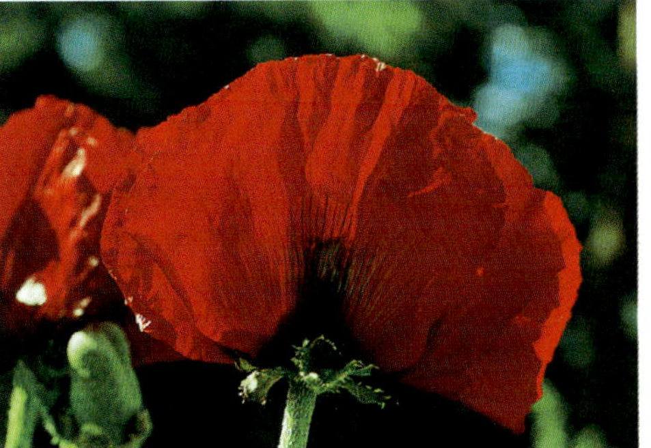

Der echte Mohn oder Schlafmohn (*Papaver somiferum*) ist eine Pflanze der Aphrodite. Er spendet das schmerzlindernde, berauschende und aphrodisierende Opium. Seine Blütenblätter können in vielen Farben leuchten. Die rot blühende Mohnsorte ist als Gartenzierpflanze besonders beliebt.

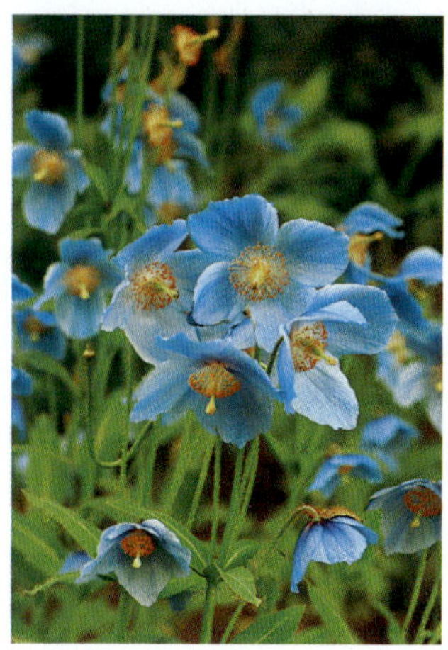

Der Blaue Mohn (*Meconopsis betonicifolia* FRANCH., Papaveraceae) kommt im Himalaya, in Tibet, Yünnan und Burma vor. Er wird in der Frauenheilkunde verwendet.

Mohnkapseln liefern den Opium genannten Milchsaft (»Saft vom Kraut des Vergessens«, OVID), der durch Anritzen der unreifen Frucht hervorquillt. Opium wurde entweder geraucht oder in **Wein** gelöst.

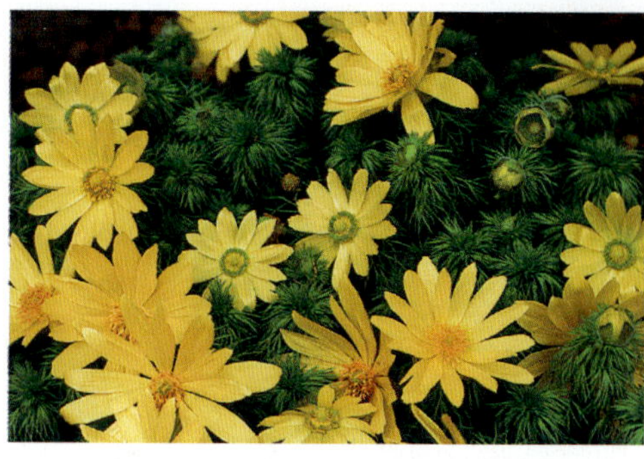

Adonisröschen (*Adonis vernalis* L., Ranunculaceae). Das nach dem sterbenden Gott Adonis benannte Gewächs wurde erstaunlicherweise nie als Aphrodisiakum benutzt. (Hamburg, Deutschland, 1996)

Zubereitungen von Opiumtee *(poppy tea)*

- Frisch geerntete Kapseln 15 bis 20 Minuten in Wasser (1 : 2) kochen. Nach dem Abkühlen abseihen und trinken.

Eine wirksame Dosis besteht aus zwei Händen voll Kapseln pro Person. Der Tee schmeckt wie Artischockenwasser. Man kann den Saft einer halben Zitrone mitkochen (was möglicherweise die Lösung der Alkaloide begünstigt).

- Getrocknete Kapseln zermahlen, mit reichlich Zitronensaft durchfeuchten und kurz in Wasser aufkochen, dann 10 bis 30 Minuten stehen lassen. Abseihen und trinken. Der Geschmack dieser Zubereitung ist leicht unangenehm.
- Opium-Rumtopf aus frischen, unreifen Mohnkapseln: Kapseln randvoll in ein gut verschließbares Glasgefäss füllen. Mit Rum aufgießen, bis alle Früchte bedeckt sind. (Einige Quellen nennen die Zugabe weiblicher **Hanf**-Blütenstände sowie **Stechapfel**blüten zur Milderung des bitteren Geschmacks und Verstärkung der Wirkung.) Sechs Monate an einem warmen Ort aufbewahren. Abgießen und die Opiumkapseln in einem Sieb kräftig ausdrücken.

Bereits ein Schnapsglas zeigt eine deutlich spürbare Opiumwirkung.

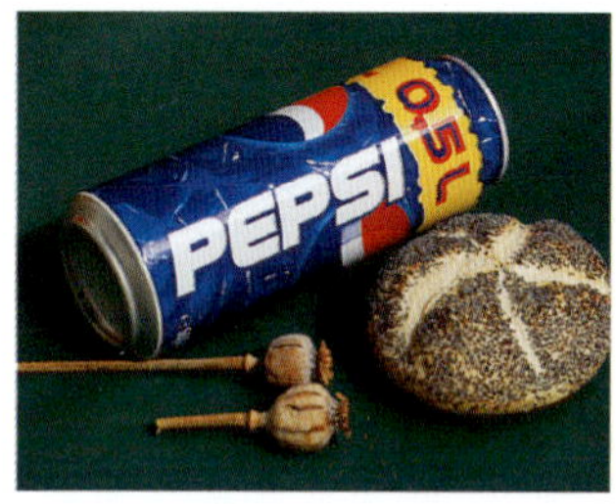

Wenn man Mohnbrötchen zusammen mit der pepsinhaltigen Pepsi® zu sich nimmt, kann durch enzymatische Wirkung Codein entstehen.

Inhaltsstoffe

Die ganze Pflanze, außer Wurzel und Blütenblättern, enthält einen Latex (Milchsaft, vgl. **Lattich**), der sich zu **Opium** eindickt. Er enthält über vierzig hoch wirksame Alkaloide (so genannte Opiumalkaloide[513]).

Mohnsamen enthalten praktisch keine oder nur geringe Spuren von Alkaloiden (NORMAN 1991: 49*). Sie sind reich an Öl, Kohlenhydraten, Calcium, Aminosäuren (außer Tryptophan) und Proteinen.

Durch das Verdauungsenzym Pepsin entsteht Codein.

Bezugsquellen

Schlafmohn ist als »nicht verkehrsfähiges Betäubungsmittel« durch das Betäubungsmittelgesetz reglementiert (BtMG Anlage II).

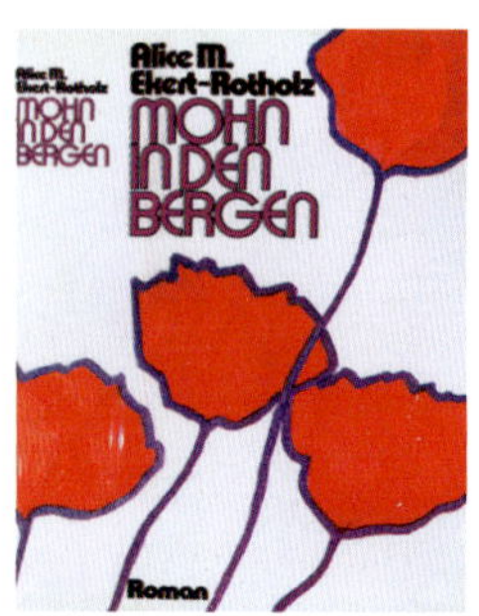

Umschlag eines Romans über den Schlafmohn und das Opium von Alice EKERT-ROTHOLZ, *Mohn in den Bergen: Der Roman der Marie Bonnard* (Stuttgart: Europäische Bildungsgemeinschaft; Gütersloh: Bertelsmann; Wien: Buchgemeinschaft, o. J., ca. 1980).

In Deutschland dürfen nur zehn Quadratmeter des eigenen Gartens mit Schlafmohn bepflanzt werden. Die Staudengärtnerei Gaissmayer® führt mehrere Mohnarten im Sortiment. *Papaver somniferus*-Samen sind erhältlich bei Conscious Dreams®. Seit 1984 dürfen im Blumenhandel nur noch »entgiftete« Mohnkapseln vermarktet werden, denen **Morphin** entzogen wurde. In Dänemark sind Mohnkapseln für Dekorationszwecke seit 1986 verboten (ROTH et al. 1994: 536*).

Literatur

DUKE, James A.
1973 »Utilization of Papaver«, *Economic Botany* 27: 390–400.

HARTWICH, Carl
1899 »Über *Papaver somniferum* und speziell dessen in den Pfahlbauten vorkommende Reste«, *Apothekerzeitung* 39–41.

HEEGER, E. F. und W. POETHKE
1947 »*Papaver somniferum* L., der Mohn: Anbau, Chemie, Verwendung«, *Die Pharmazie* Beiheft 4/Ergänzungsband 1: 235–340.

KAPOOR, L. D.
1995 *Opium Poppy: Botany, Chemistry, and Pharmacology*, Binghamton/NY: The Haworth Press.

LINDER, Gisela
1998 *Roter Mohn – Texte und Bilder*, Frankfurt/M.: Insel.

LONDON, M., T. O'REGAN, P. AUST und A. STOCKFORD
1990 »Poppy Tea Drinking in East Anglia«, *British Journal of Addiction* 85: 1345–1347.

VONARBURG, Bruno
2000 »Schlafmohn – wechselhaftes Beschwerdebild«, *Natürlich* 1/2000: 64–69.

513 3 bis 23% Morphin, 0,1 bis 2% Papaverin, 0,1 bis 4% Codein, 1 bis 11% Narcotin und 0,1 bis 4% Thebain; andere Alkaloide treten nur in Spuren auf. Der Hauptwirkstoff **Morphin** hat sedativ-hypnotische, narkotische, antitussive, atemdepressorische und verstopfende Wirkungen. **Papaverin** steigert den Blutandrang in den Penis-Schwellkörpern; daher wird es bei Impotenz in den erschlafften Penis injiziert, was zu lang anhaltenden Erektionen und sogar zu schmerzhaftem Priapismus führen kann. Codein ist das beste bekannte Hustenmittel.

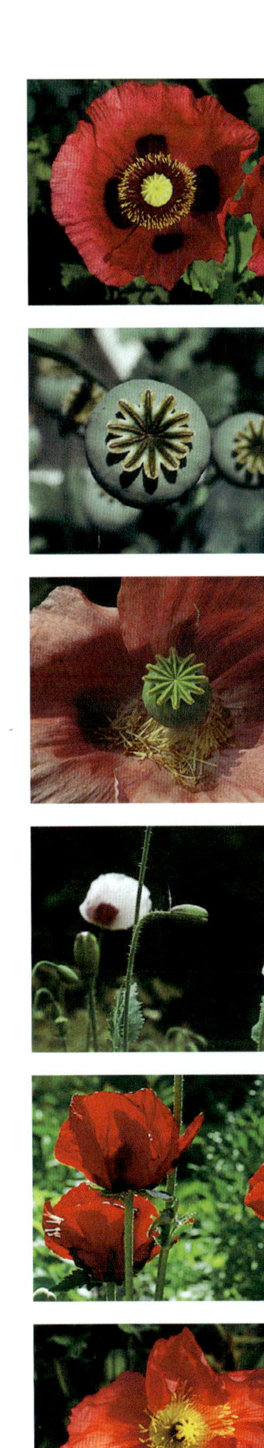
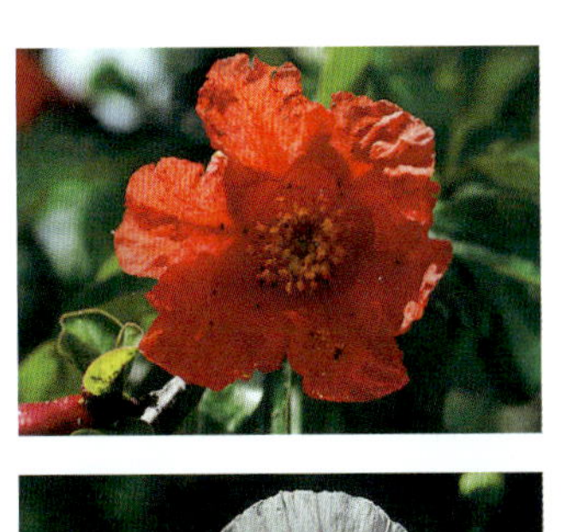
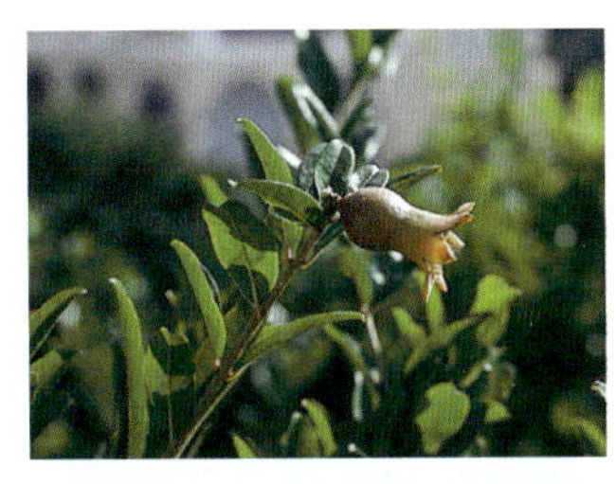
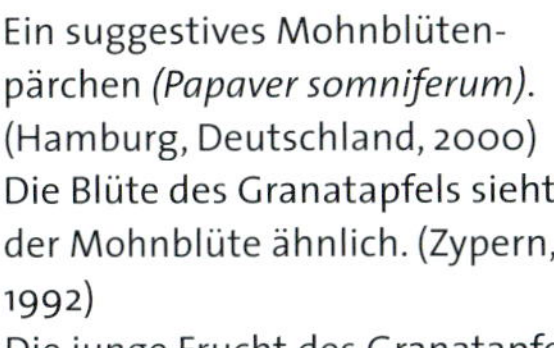

Ein suggestives Mohnblütenpärchen *(Papaver somniferum)*. (Hamburg, Deutschland, 2000)
Die Blüte des Granatapfels sieht der Mohnblüte ähnlich. (Zypern, 1992)
Die junge Frucht des Granatapfels ähnelt einer Opiumkapsel. (Kreta, Griechenland, 1991)

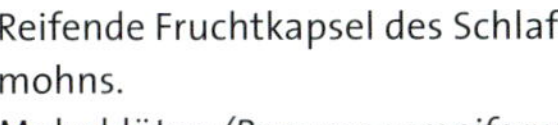
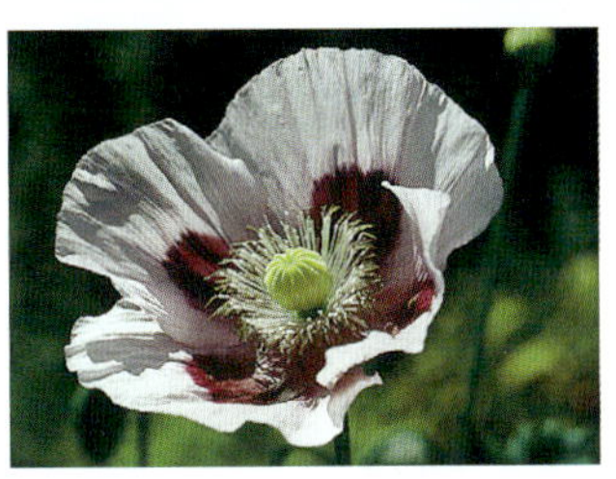
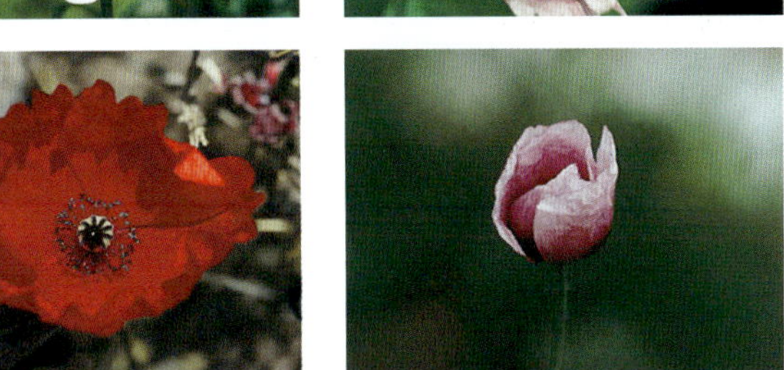

Reifende Fruchtkapsel des Schlafmohns.
Mohnblüten *(Papaver somniferum)*. (Hamburg, Deutschland, 1997)
Zerzauste Mohnblüte *(Papaver somniferum)*. (Hamburg, Deutschland, 1997)

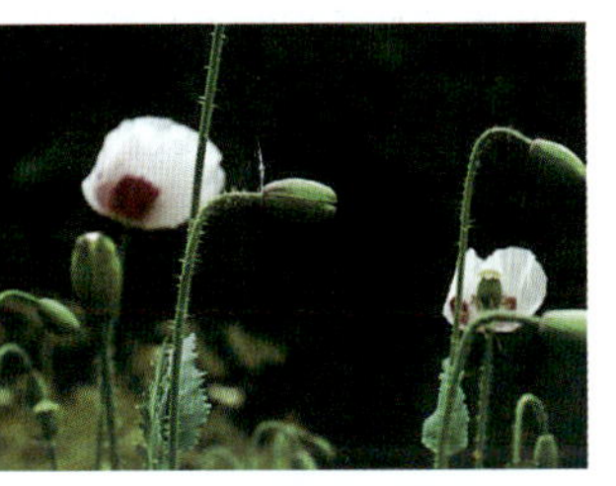
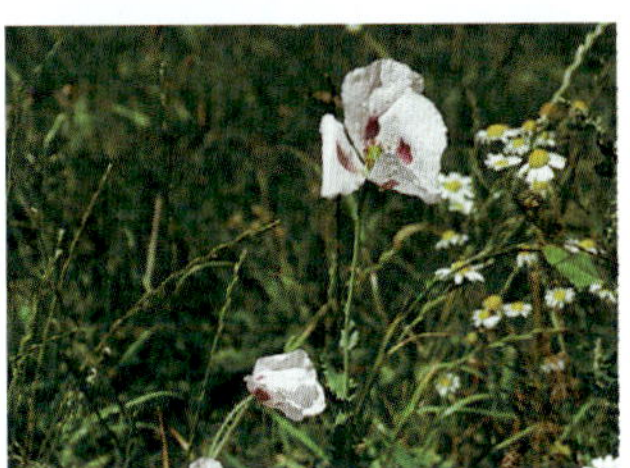
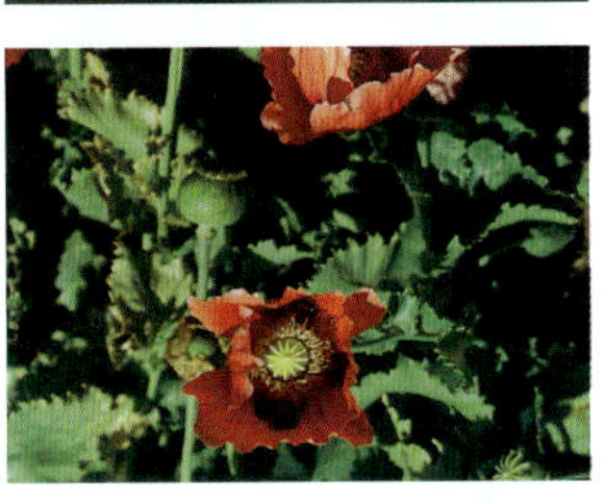

Reifende Opiumkapsel in der Mohnblüte *(Papaver somniferum)*. (Hamburg, Deutschland, 1997)
Klatschmohnblüte *(Papaver rhoeas)*. (Delphi, Griechenland, 1994)
Schwarzer Mohn *(Papaver somniferum* var. *nigrum)*. (Hamburg, Deutschland, 1997)

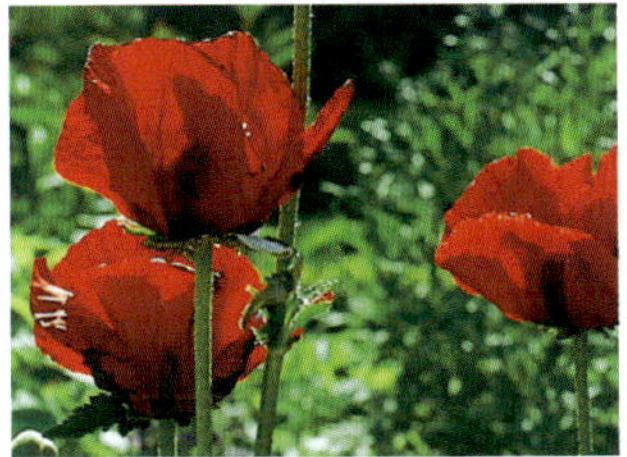
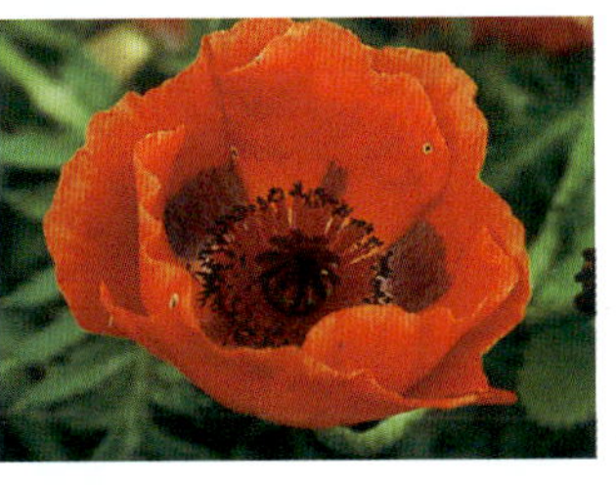
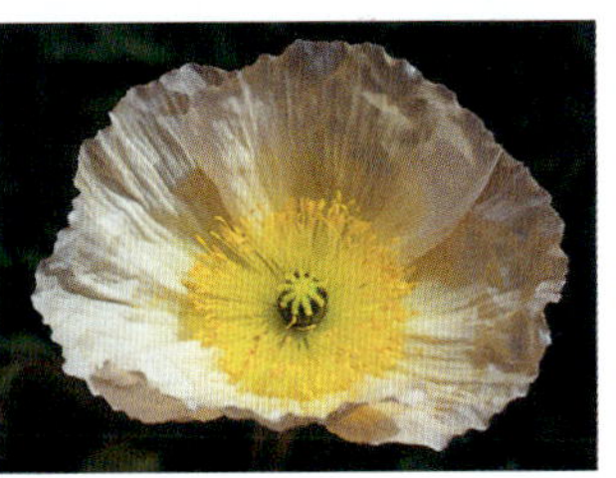

Der violett-weiße Mohn *(Papaver somniferum)*. (Hamburg, Deutschland, 1997)
Weißer Mohn *(Papaver somniferum* var. *album)*. (Hamburg, Deutschland, 1988)
Roter Mohn *(Papaver somniferum)*. (Dhera Dun, Uttar Pradesh, Indien, 1998)

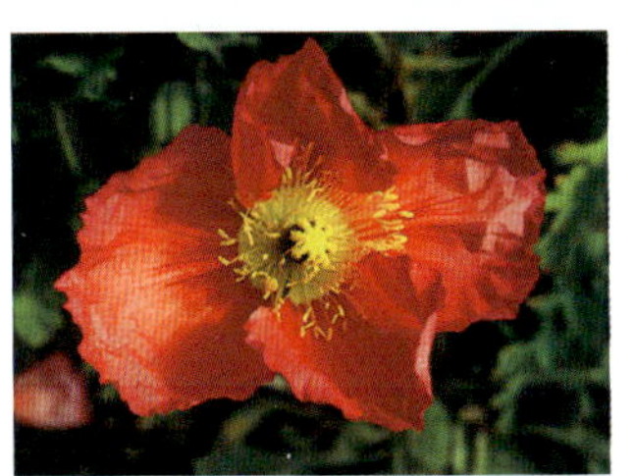
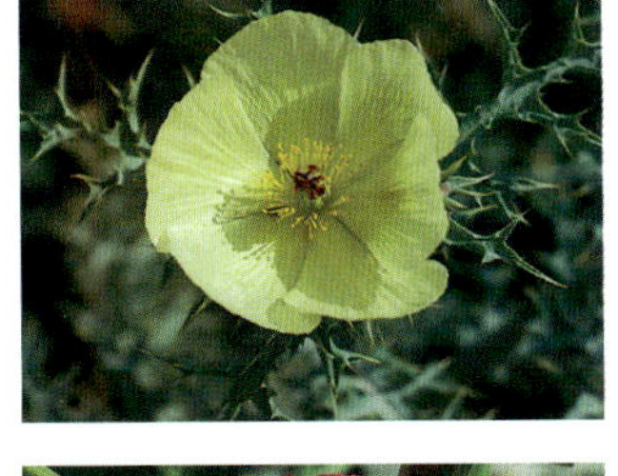
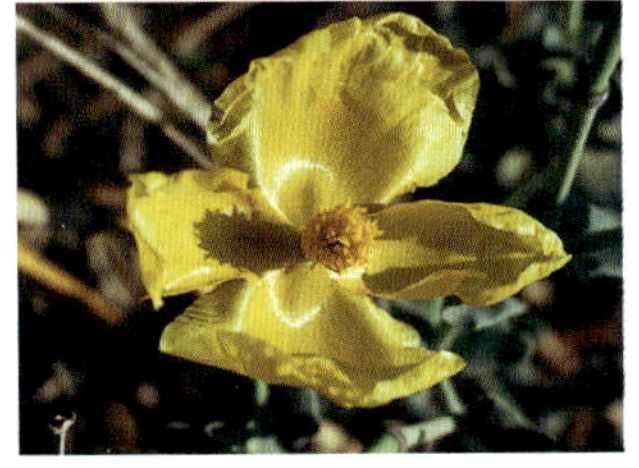

Kaukasischer Mohn *(Papaver bracteatum)*. (Hamburg, Deutschland, 1999)
Türkischer Mohn *(Papaver orientale)*. (Hamburg, Deutschland, 1997)
Gezüchteter Gartenmohn *(Papaver* cv. »Meadow Pastel«). (Hobart Botanical Garden, Tasmanien, Australien, 1994)

Gezüchteter Gartenmohn *(Papaver* cv. »Meadow Pastel«), der anscheinend vom Islandmohn *(Papaver nudicaule)* abstammt. (Hobart Botanical Garden, Tasmanien, Australien, 1994)
Gelbblühender Stachelmohn *(Argemone mexicana)*. (Uttar Pradesh, Indien, 1998)
Hornmohn *(Glaucium flavum)*. (Naxos, Griechenland, 1995)

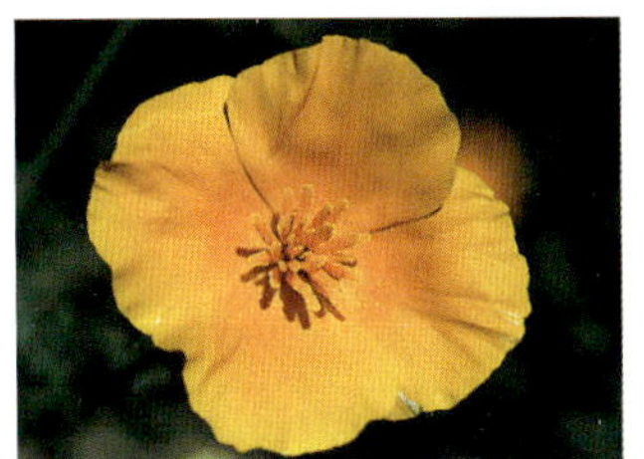
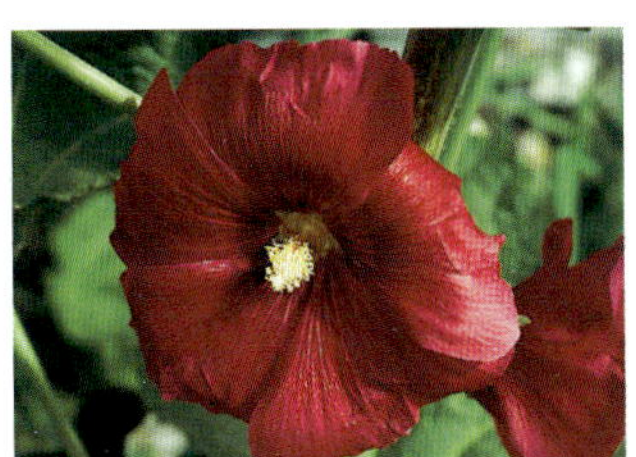

Kalifornischer Mohn *(Eschscholzia californica)*, auch Goldmohn genannt. (Kalifornien, USA, 1996)
Blüte der Amapola, »Opium«, genannten Malvacea *(Malva sylvestris)*. (Black Hills, South Dakota, USA, 1993) Die verwandte Moschusmalve (*Malva moschata* L.) wird in Asien als Aphrodisiakum benutzt; die Samen werden gekaut (vgl. **Moschus**).

Mohrrübe

Siehe **Karotte**

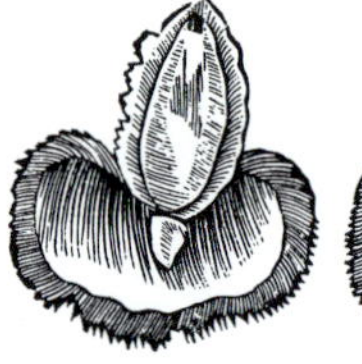
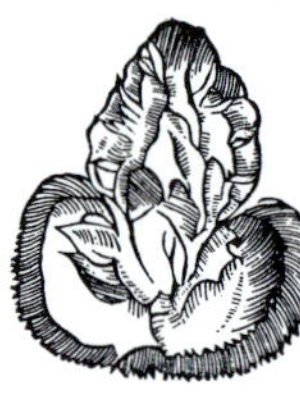
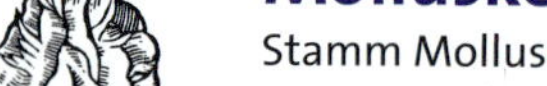

Der »Meerhase« *Lepus Marinus* gehört zu den Schnecken (Gastropoda) und war im Altertum ein berühmtes Aphrodisiakum – wie seine Gestalt deutlich erkennen lässt. (Holzschnitt aus GESNER 1670*)

Mollusken

Stamm Mollusca (Weichtiere)

Der Stamm der Weichtiere oder Mollusken umfasst im Wesentlichen **Muscheln** *(Bivalvia)*, **Schnecken** *(Gastropoda)*, **Kuttelfische** *(Sepia, Loligo, Argonauta)* und **Kraken** *(Cephalopoda* = Kopffüßler); daneben aber auch die weniger bekannten Zahnschnecken (*Scaphopoda*, z.B. *Dentalium*), Käferschnecken (*Polyplacophora*) und Wurmmollusken (*Aplacophora*).

Die meisten Arten tragen Gehäuse (**Conchylien**) aus Aragonit, **Calcit** und Conchylin. Alle Muscheln haben eine zweiteilige Schale, die mit Hilfe eines Muskels geöffnet und geschlossen werden kann. Die meisten meeresbewohnenden Schnecken bilden überwiegend spiralige einteilige Gehäuse (Schneckenhäuser) aus. Während zahlreiche Landschnecken Gehäuse haben, sehr viele aber auch nackt sind (**Nacktschnecken**), besitzen Meeresschnecken oft **Opercula** (Deckel) aus Kalk oder Horn (siehe **Onycha**). Nur wenige der heute lebenden Tintenfische weisen eine Schale auf; einige haben ein poröses Innenskelett aus Aragonit (**Kuttelfisch**) oder Horn (Kalmar). **Kraken** besitzen überhaupt keine Festkörperanteile, außer ihrem hornigen »Papageienschnabel«. In allen Molluskenklassen gibt es Arten, die **Perlen** produzieren.

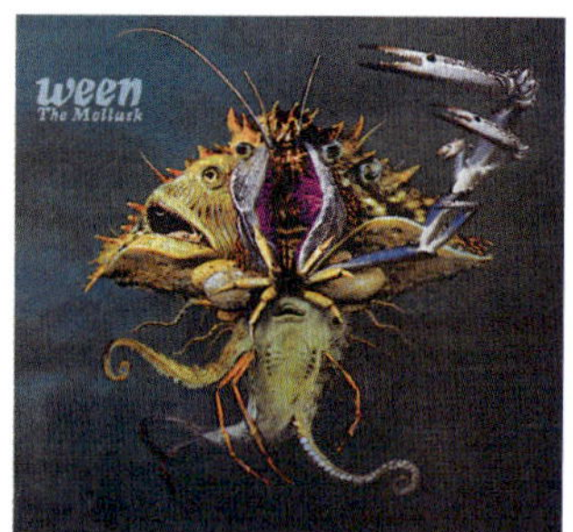

Das CD-Cover »The Mollusk« (Elektra, 1997) der experimentellen Band »Ween« arrangiert Meeresfrüchte zu einer aphrodisischen Kollage.

Bedeutung als Aphrodisiaka

Fleisch, Schalen (**Conchylien**), **Genitalien** und **Perlen** von Mollusken werden bei der Herstellung von Aphrodisiaka und Liebesmitteln verwendet. (Zu Bedeutung und Gebrauch in aphrodisischer Hinsicht siehe die betreffenden Einträge.)

Zu diesem Zweck werden verschiedene Gattungen und Arten geschätzt: **Abalonen**, **Austern**, **Flügelschnecken**, **Kammmuscheln**, **Kaurischnecken**, **Kraken**, **Kuttelfische**, Miesmuscheln, **Mördermuschel**, **Nacktschnecken**, Seehase (vgl. **Kaviar**), **Shankha**, **Venusmuscheln**, **Weinbergschnecke**.

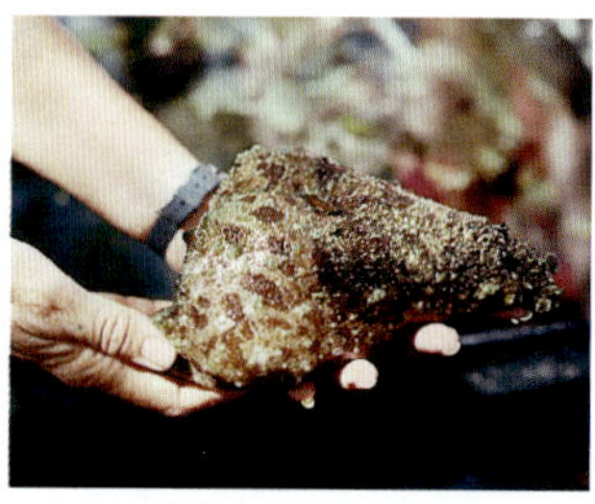

Der Seehase ist kein Säugetier, sondern eine meeresbewohnende Schnecke, die schwimmen kann (*Aplysia* sp., Aplysiidae; syn. *Tethys*). Ihr Fleisch gilt als aphrodisierend. (Hawaii, 1989)

Literatur

ABBOTT, R. Tucker und S. Peter DANCE
1986 *Compendium of Seashells*, Melbourne, FL: American Malacologistst, Inc.
KILIAS, Rudolf (Hg.)
1997 *Lexikon Mariner Muscheln und Schnecken*, Stuttgart: Ulmer.
LINDNER, Gert
1994 *Muscheln und Schnecken der Weltmeere* (4. überarb. Aufl.), München: BLV.
LOVELL, M. S.
o. J. *The Edible Mollusca of Great Britain and Ireland, with Recipes for Cooking them* (2. Aufl., ca. 1890), London: L. Reeve.

Mönchspfeffer

Siehe **Keuschlamm**

Morcheln

Verschiedene Gattungen und Arten von **Pilzen**

Kaum etwas sieht erotisch anzüglicher und phallischer aus als Morcheln! Sämtliche im Folgenden genannten Morchelarten wurden aphrodisisch-kulinarisch und zu Sympathiezauber genutzt. Sie wirken auf den Seh-, Geruchs-, Tast- und Geschmackssinn.

Morcheln gehören zu den **Pilzen**. Ihre phallischen Fruchtkörper suggerieren unterschiedliche erotische Vorstellungen. Am Beginn ihrer Fruktifikation bilden sie eine eiförmige Vulva aus, die im Volksmund »Hexenei« genannt wird (CARL 1995: 93*): »im Jugendstadium ist der komplette Pilz in einem gelatinösen ›Ei‹ eingehüllt, welches schließlich aufplatzt und die Erektion eines stämmigen oder gegitterten Receptaculum offenbart,

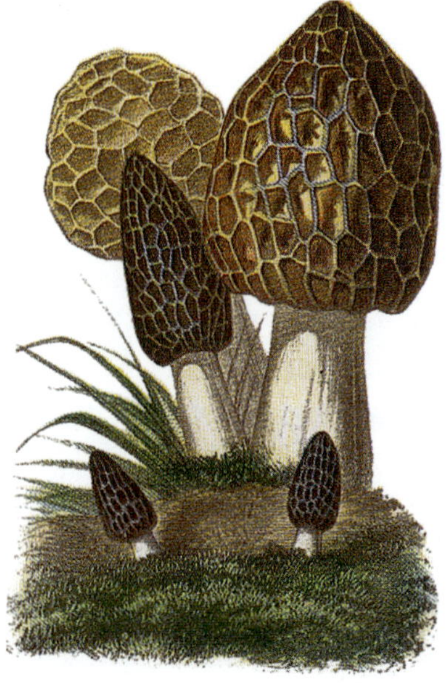

Die Morchel. (Illustration, Druck von ca. 1890)

welches die Sporen enthält, eingebettet in einem böse stinkenden Schleim; letzteres ist der Grund dafür, dass wir von der Anwesenheit dieses Pilzes schon lange *wissen*, bevor wir ihn überhaupt gesehen haben« (ROLFE und ROLFE 1974: 68).

Stinkmorchel

Phallus (Ithyphallus) impudicus L.,
Phalloidaceae-Phallaceae (Rutenpilze)
Phallus rubicundus (Bosc) FR.

Andere Namen

Brunstkugel über der Erde, Eichelpilz, Eichelschwamm, Fungus virilis penis effigie (lat.), Gichtmorchel[514], Hexenei, Hirschbrunst über der Erde, Phalluspilz, Pintchen, Pricke Mushrom (engl.), Rutenmorchel, Rutenpilz, Satirione (ital.), Satyr puant (frz.), Schamloser Schwamm, Schwanzmorchel, Stertmorchel, Stinkhorn (engl. »stinkendes Horn«), Stinkstert (Stert = Penis), Stinksvamp (schwed.), Teufelsei

Der von Linné treffend gewählte wissenschaftliche Name *Phallus impudicus* lautet auf Deutsch übersetzt weniger wissenschaftlich seriös »unverschämter Schwanz«. Wie ein strammer Phallus, der sich steil gen Himmel reckt, sieht die Stinkmorchel aus. Auch ihr Wachstum entspricht einer rasanten Erektion. In nur zwei bis drei Stunden wächst der *Phallus impudicus* zu einer Länge von 18 bis 24 cm – der begehrten Traumgröße eines »männlichen Prachtexemplars« und ein Paradebeispiel der Signaturenlehre!

Geruch und Gebrauch

Die Stinkmorchel verbreitet einen widerlichen Aasgeruch. Ihr schwarzer Sporenschleim zieht »magisch« Fliegen an (dasselbe sagt man auch vom **Fliegenpilz**), die seine Sporen verbreiten. Offensichtlich hat der *Phallus impudicus* auf die Insekten eine unwiderstehliche **Pheromon**wirkung.

Dass die Stinkmorchel trotz ihres abstoßenden Geruchs als Aphrodisiakum gilt, liegt im individuellen Geruchs- und Geschmacksempfinden und in der Dosierung. Besonders in der Welt der Gerüche und Pheromone geht es um Nuancen. Was konzentriert bestialisch stinkt, betört in Spurenelementen als olfaktorisches Aphrodisiakum (so etwa **Bibergeil**, eine Grundsubstanz der Parfümherstellung). Ebenso zählen manche Käsesorten für einige Gourmets zu den größten Köstlichkeiten, während ihr »widerlicher Gestank« andere abstößt (dasselbe gilt für **Fisch**).

Die Stinkmorchel ist nicht giftig[515]. Als aphrodisische Delikatesse gilt das weiße, noch geschlossene, eiförmige Jugendstadium des Pilzes – das so genannte Hexenei. Es wird wie Rocky Mountain Oysters (**Hoden**) in Scheiben geschnitten gedünstet oder paniert und gebraten. Die junge Stinkmorchel »riecht nur schwach säuerlich und keineswegs unangenehm« (LABHARDT und LOHMEYER 2001: 70). Im Gegensatz dazu heißt es im *Neuen Schauplatz der Natur* (Leipzig 1777, Bd. V), der Pilz entfalte nur dann seine gewünschte Wirkung, wenn er ganz ausgereift sei und herrlich stinke (AIGREMONT 1987: 156*).

Versuche aus dem 19. Jahrhundert an Tier und Mensch ergaben keine erhöhte sexuelle Aktivität nach Genuss der Stinkmorchel.

Volksglaube

Schon im Altertum, im Mittelalter und in der frühen Neuzeit hieß es, dass Hexen aus den Hexeneiern **Liebestränke** brauen. Von dem als Liebesmahl genossenen phallischen Pilz erhoffte man sich durch Sympathiezauber die Übertragung seines Wachstums und seiner Gestalt auf den eigenen Penis. Schon Wolfram von Eschenbach (um 1170 bis 1220) beschrieb in seinem Epos *Parzifal* (XIII, 643) die magische Wirkung des Pilzes zur Steigerung der männlichen Kraft. Man glaubte allgemein, dass die Stinkmorchel aus dem Sperma des **Hirsch**s entstehe und nannte sie deshalb **Hirschbrunst**. Hirten gaben ihren Tieren Stinkmorcheln zu fressen, um deren Brunst anzukurbeln.

Weil Morcheln Fliegen anziehen, erschienen sie dem christlichen Abendland als teuflisch[516]. Ihr phallisches Aussehen, ihr Ruf als Aphrodisiakum und ihr dunkles, feuchtes Habitat machten **Pilze** allgemein (wie auch **Kröte**n) zur Schöpfung des »Fürsten der Finsternis«, zu chthonischen, aus der Hölle sprießenden Wesen.

Kommentar

Uns begegnete bisher niemand, der eine Stinkmorchel wegen ihrer aphrodisischen Qualität verspeist hätte. Selbstversuche und chemische Untersuchungen des *Phallus impudicus* bezüglich Wirkstoffe und **Pheromone** stehen noch aus.

»Da war der Phallus und das **Satyrion**, bei dem Blüte und Wurzel schamlose Formen darstellen, die **Minze**, die von Natur aus lasziv ist, die Rauke, die die Liebesbegierden aufreizt. Und dort gab es ein Gemisch von anderen Heilkräutern, die bereits am Hang von Lampsakos gepflanzt wurden.« (Cavalier Giambattista, MARINO, *L'Adone*, 17. Jh.)

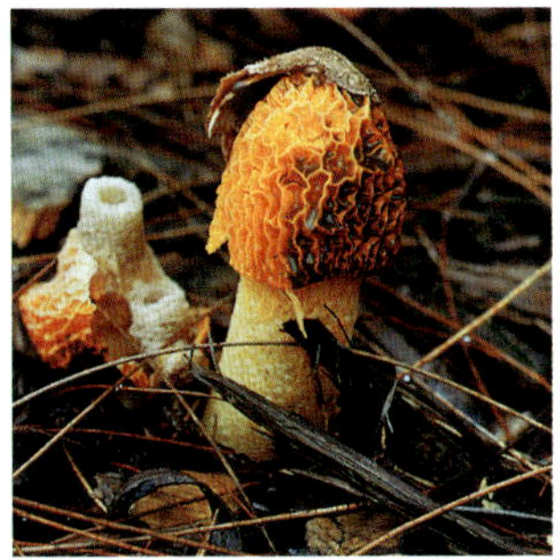

Die australische Stinkmorchel (*Phallus rubicundus*) in verschiedenen, erotisch interpretierten Wachstumsstadien. Europäische Einwanderer schrieben dieser Stinkmorchel aphrodisische Eigenschaften zu (CRIBB und CRIBB 1981: 177*). (Botanischer Garten Brisbane, Queensland, Australien, 2002)

Die »obszöne« Stinkmorchel in einem frühen englischen Kräuterbuch, englisch *Pricke mushrom* (»Schwanzpilz«) oder lateinisch *Fungus virilis penis effigie* (»männlicher Pilz in Penisgestalt«). (Holzschnitt aus GERARD 1633*)

514 Dieser Name deutet den volksmedizinischen Gebrauch der Stinkmorchel als Gichtmittel an.
515 Ein Pilzfreund klagte über »Sehstörungen, Schwindelgefühl und abnormen Harndrang nach Hexeneigenuss« (LABHARDT und LOHMEYER 2001: 71) – der Autor selbst verspeiste sie jedoch folgenlos.
516 Der Teufel Beelzebub war der »Herr der Fliegen«. Dämonologische Werke stellten ihn als Fliege dar. Etymologisch wird Beelzebub als Ableitung von »Baal, der Fürst« (Baal zebul), dem Stadtgott im Land der Philister, erklärt.

»Die Morchel ist's – der Rumpelstilz!« (Rolf STUDER, *Der Tintling*, 7. Jg., 1/2002: 48)

Speisemorcheln

Morchella spp., Phalloidaceae-Phallaceae (Rutenpilze)

Andere Namen

Morels (engl.), Morchelln, Sponge mushrooms (engl.)

Auch die Speise- oder Spitzmorchel (*Morchella esculenta*, syn. *Phallus esculentus*) heißt aufgrund ihrer phallischen Gestalt im Volksmund Eichelschwamm, Eichelmorchel oder auch Stutenzitzen und besitzt damit eine deutlich erotische Konnotation (AIGREMONT 1987: I, 158*).

In Nordamerika gehören die Morcheln (*Morchella* spp.) zu den begehrtesten und gerühmtesten Wildpilzen. Sie fruktifizieren im Mai und sind im US-Staat Michigan sogar Anlass für ein jährliches Morchelfest, das *morel festival*, mit Paraden, Musikdarbietungen und einer Preisverleihung für den erfolgreichsten Morcheljäger. Am begehrtesten ist die Schwarze Morchel (*Morchella angusticeps* PK.), die sich durch ihren exquisiten Geschmack vor allen anderen Arten (*Morchella esculenta* PERS. ex ST. AMANS., *M. deliciosa* FR., *M. crassipes*) auszeichnet (WEIL 1979).

»Die Zauberei bediente sich des Hexeneis vorzüglich zu Liebesmitteln, theils um Liebe zu erzeugen, theils um die Folgen ungesetzmässiger Liebe zu beseitigen.« (GESSMAN o. J.: 49*)

Offensichtlich haben diese Pilze auf den Menschen eine pheromonisch unwiderstehliche Wirkung.

Die tropische Schleiermorchel *(Dictyophora indusiata)* wird auch »Brautschleier« oder »Tragenetz des Opossums« genannt.

Schleiermorchel (Netzpilz)

Dictyophora spp., Phallales, Phallaceae (Netzpilze)

Dictyophora indusiata (VENT.: PERS.) DESV. (oder [PERS.] FISCH.), syn. *Dictyophora phalloides* DESV., Basket stinkhorn

Dictyophora duplicata (BOSCH.) FISCH., Veiled stinkhorn

Andere Namen

Dancing mushroom (engl. »tanzender Pilz«), Netted stinkhorn (engl.), Netzpilz, Stinkhorn (engl.)

Gebrauch

Der tropische Netzpilz erlangte eine gewisse Rolle im Schamanismus. In Chinantla, Mexiko, gebraucht man diesen essbaren **Pilz** zur Divination. Dazu wird der getrocknete Fruchtkörper zermahlen und mit Wasser zwei bis drei Stunden vor der Divination getrunken. Dies soll den Blick für das gewöhnlich Unsichtbare öffnen. Die Chinanteken kombinieren den Netzpilz auch mit mexikanischen **Zauberpilzen** *(Psilocybe mexicana)* bei ihren entheogenen Heilritualen (RÄTSCH 1998a: 685*).

Die phallischen Schleiermorcheln, die plötzlich und sehr schnell aus dem Boden schießen und genauso schnell wieder verschwinden, nehmen auch in den magischen Künsten Südostasiens, etwa in Thailand, einen Platz als Zaubermittel ein. Sie werden entweder als Gottesoffenbarungen verehrt oder, wie auf Papua-Neuguinea, begeistert als Aphrodisiakum verspeist (ARORA 1986: 770).

Leider liegen keine Erfahrungsberichte oder chemischen Studien vor, die ihre psychoaktive Wirksamkeit belegen.

Bezugsquellen

Pilzkenner können Stinkmorcheln, Hexeneier, Speise- und Schleiermorcheln selbst sammeln. In Asienläden, Delikatessengeschäften und Kaufhausabteilungen sind getrocknete (relativ teure) Speisemorcheln in 10-Gramm-Packungen erhältlich.

Literatur

ARORA, David
1986 *Mushrooms Demystified* (2. Aufl.), Berkeley: Ten Speed Press.

KELL, Volkbert
1998 »Morcheln neben der Mülltonne«, *Der Tintling* 3(4): 2.

LABHARDT, Felix und Till Reinhard LOHMEYER
2001 *Faszination Pilze. Blick in eine rätselhafte Welt*, München: BLV.

ROLFE, R. T. und F. W. ROLFE
1974 *The Romance of the Fungus World*, New York: Dover (Reprint von 1925).

WEIL, Andrew T.
1979 »Morchellamania in Michigan«, *Economic Botany* 33(1): 57.

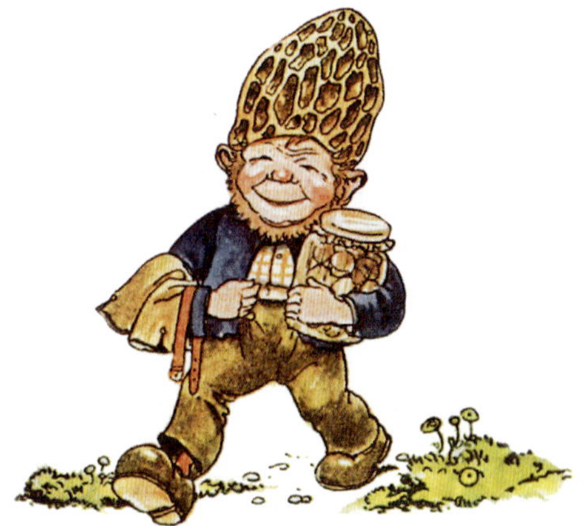

Das Morchelmännchen erklärt einem kleinen Mädchen die Welt der Pilze. (Illustration von Hans Lang zu: Annelies UMLAUF-LAMATSCH, *Hannerl in der Pilzstadt*, Wien: Deutscher Verlag für Jugend und Volk, 1941)

Mördermuschel

Tridacna gigas (L., 1758), Tridacnidae (Riesenmuscheln)
syn. *Chama gigas* L.

Andere Namen

Concha imbricata »dachziegelige Muschel«, Giant clam (engl.), Kanelmuschel (vgl. **Zimt**), Menschenfressermuschel, Riesenmuschel, Schamlotmuschel, Schüpmuschel, Tauchermuschel, Zackenmuschel, Ziegelmuschel

Diese größte aller Muscheln gehört unter ihnen auch zu den populärsten Liebesmitteln. Ihr Fleisch, ihre gebrannten Schalen und ihre seltenen Perlen werden seit alters her als Aphrodisiaka verarbeitet.

Diese größte **Muschel**art der Welt bildet zwei Schalen (**Conchylien**) von bis zu einer Länge von je 1,7 Metern und einem Gesamtgewicht bis über einem Zentner aus. Das unbewegliche Tier ist meist in Korallenriffs eingewachsen und wird fälschlicherweise als »Taucherfalle« gefürchtet[517] (CAMERON o. J.: 118f.*).

Bedeutung als Aphrodisiakum

Die Muschel kommt im gesamten Indopazifik vor. Dort gilt ihr delikates Fleisch (geschmacklich vergleichbar mit **Kammmuscheln**) als beliebte und als Aphrodisiakum geschätzte Speise (ROSEWATER 1965); die zermahlenen Schalen werden als Zutaten zu **Liebestränken** genutzt. Vielleicht hat das Fleisch wie das der meisten **Meeresfrüchte** einen hormonellen Einfluss. Die Schalen sind wie andere **Conchylien** eine energetisierende Calciumquelle.

In Oberägypten wurden bis in die Moderne die »gebrannten Schalen der Tridacnamuschel mit **Honig**« als Aphrodisiakum verwendet (HIRSCHFELD und LINSERT 1930: 29*).

Zuweilen bilden Riesenmuscheln mattweiße Barockperlen aus, die zu den größten bekannten **Perlen** zählen. 1935 wurde auf den Philippinen eine *Tridacna*-Perle gefunden, die 10 cm breit und 22 cm lang war! Diese seltenen Spielereien der Natur gelten den Inselbewohnern als mächtige Amulette und Talismane, vor allem zum **Liebeszauber** und als Glücksbringer.

Die Familie der Riesenmuscheln

Tridacnidae (Riesenmuscheln, Zackenmuscheln, Giant clams)

Tridacna BRUGUIÈRE, 1797
- *Tridacna (Tridacna) gigas* (L., 1758), Riesenmuschel, Giant clam
- *Tridacna crocea* LAMARCK, 1819, Crocus giant clam
- *Tridacna (Chametrachea) maxima* (RÖDING, 1798), syn. *Tridacna elongata* LAMARCK, Elongate giant clam
- *Tridacna (Chametrachea) squamosa* LAMARCK, 1819, syn. *Tridacna imbricata* RÖDING, Fluted giant clam
- *Tridacna (Persikima) derasa* (RÖDING, 1798)

Hippopus LAMARCK, 1799
- *Hippopus hippopus* (L., 1758), Pferdehufmuscheln, Bear paw clam
- *Hippopus porcellanus* ROSEWATER, 1982, China clam, Porzellanmuschel

Kunst

Die im Roten Meer lebenden Riesenmuscheln (*Tridacna squamosa, Tridacna crocea*, vgl. SHARABATI 1984: Bildtafel 46, OLIVER 1992)[518] wurden bereits im frühen Altertum gefischt. Aus den dicken weißen Schalen werden seit alters her Schmuckstücke, Kultfiguren, Muschelgeldscheiben, Äxte und Werkzeuge geschnitten. Die Schalen dienen als Räucherbecken, Trinkgefäße (für Amrita/**Soma** und andere Rauschtränke, z.B. **Kava-Kava**), Wasserspeicher, Babybadewannen und Taufbecken. In Ägypten verarbeitete man sie zu Zierschalen, die sich im ganzen östlichen Mittelmeerraum großer Beliebtheit erfreuten (BOSSNECK 1988: 147). Die stilistisch deutlich assyrisch geprägten ornamentalen und figurativen Verzierungen und Gravuren auf den Schalen zeigen einen ikonografischen Zusammenhang mit orientalischen Liebesgöttinnen, aus denen sich später die zypriotische Aphrodite entwickelte. Sie zeigen geflügelte Formen von Ishtar oder Astarte (STUCKY 1974: 60) sowie **Granatäpfel** *(Punica granatum)*, die ebenfalls der Aphrodite heilig sind. In Ägypten dienten die Muschelschalen vor allem als Schminkbehälter (vgl. **Kosmetika**), waren also auch dort mit dem Kult der Hathor, der Göttin der Liebe, des Rausches und der Schönheit assoziiert. Im alten Griechenland wurden sie (wie **Kammmuscheln** oder **Kaurischnecken**) »der Göttin geweiht« (STUCKY 1974: 96f.).

Kaum eine Muschel erinnert in der Sicht auf Schloss, Wirbel und Ligament ähnlich eindeutig

»Und so tauchte Kurramon
in das Wasser und schwamm
hinunter, wo die Fische sich
aufhielten. Aber die Mördermuschel schloss sich über seinen Händen, das Wasser drang
in ihn ein und er ertrank ...«
(Aus einem Mythos der Aborigines von Queensland, nach LÖFFLER 1994: 102)

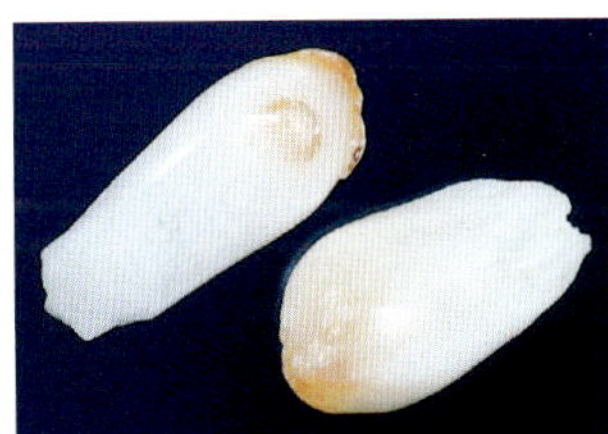

Zwei tropfenförmige Perlen (so genannte Barockperlen) aus der *Tridacna gigas*. Man findet sie im Fleisch geborgener oder angespülter Mollusken. (Palawan, Philippinen; Foto: Karl-Christian Lyncker)

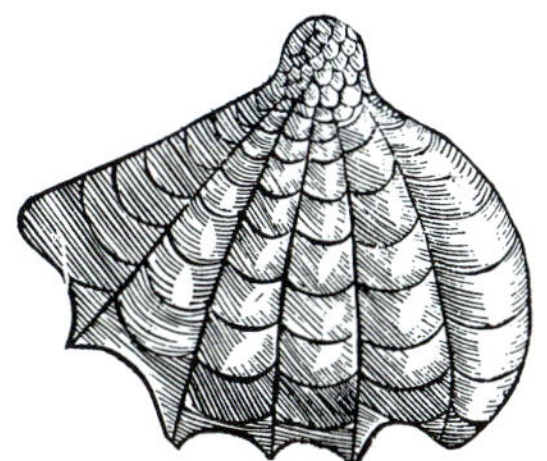

Die »Schüpmuschel« (*Concha imbricata*) wird heute Mördermuschel (*Tridacna*) genannt. Ihr Fleisch wird als aphrodisische Speise gerühmt. (Holzschnitt aus GESNER 1670*)

517 »Manche Eingeborene nennen sie fälschlicherweise Menschenfresser- oder Mördermuschel. In Wahrheit aber ist die Muschel so empfindlich, dass sie schon bei der leichtesten Störung die Schalen langsam schließt. So hat ein unvorsichtiger Schwimmer immer genügend Zeit, um Hand oder Fuß aus dem Schalenbereich zurückzuziehen« (LUCIFORA 1983: 100).

518 BOSSNECK (1988: 147) nennt als im Roten Meer heimische Riesenmuschelarten *Tridacna maxima f. elongata* und *Tridacna squamosa*. STUCKY (1974: 14f.) spricht von *Tridacna squamosa* und *Tridacna maxima*, die von ROSEWATER als solche identifiziert wurden (vgl. ROSEWATER 1965). OLIVER geht von zwei oder drei aufgrund ihrer Variabilität nicht ganz einfach bestimmbaren Arten aus: *Tridacna maxima* mit mindestens zwei unterscheidbaren Formen, von denen die forma *elongata* typisch für das Rote Meer ist. Nicht bestätigt ist die für den Golf von Aden erwähnte *T. crocea*; vermutlich handelt es sich dabei um kleine, schwach ausgeformte *T. maxima* (OLIVER 1992: 127). *T. maxima* ist überall im Roten Meer verbreitet; *T. squamosa* kommt im Golf von Suez, Sudan, Jeddah und Aden vor (ebd.: 128).

an eine Vulva, das wahre Heiligtum der Aphrodite.

In der frühen Neuzeit wurde die *Tridacna*-Schale als »Muschel der Aphrodite« auch verschiedentlich in Gemälden (etwa von Cherubino Alberti, Jacopo Caraglio, William Bourguereau, O. Lingner) verewigt.

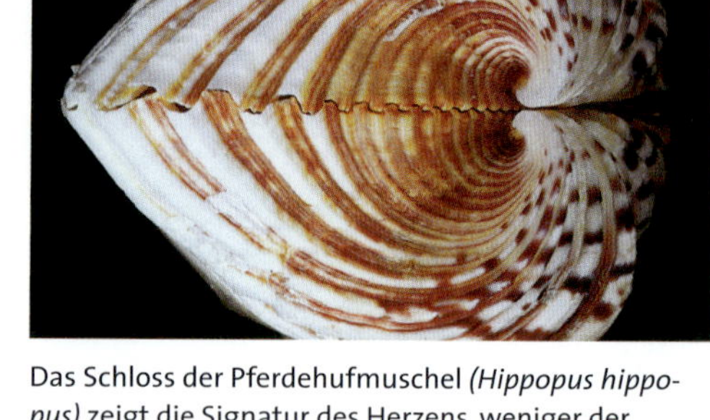

Das Schloss der Pferdehufmuschel *(Hippopus hippopus)* zeigt die Signatur des Herzens, weniger der Vulva. Ihre Schalen werden wie die der Riesenmuschel benutzt. (Philippinen; Foto: Karl-Christian Lyncker, Ausschnitt)

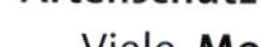

Artenschutz

Viele **Mollusken** sind aufgrund von Überfischung, Umweltverschmutzung und Naturzerstörung stark gefährdet und deshalb zu Recht unter Artenschutz gestellt.

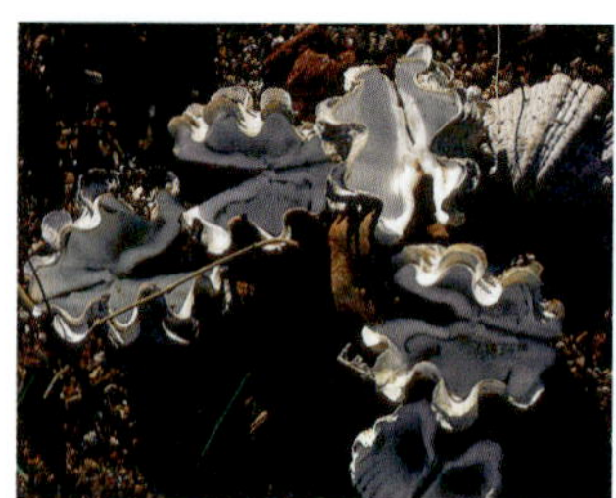

Leere Schalen von Mörder- und Pferdehufmuscheln am Strand: Früher wurden sie als Souvenir verkauft, heute vergammeln sie wegen des Artenschutzabkommens. (Honda Bay, Palawan, Philippinen, 1987)

Die Mördermuscheln wurden von den Fischern, die diesen Leckerbissen seit Urzeiten im Indischen Ozean jagen, so stark überfischt, dass sie heute als bedrohte Art gelten! Sämtliche *Tridacna* spp. sind dem Washingtoner Artenschutzabkommen unterstellt und dürfen nur mit einer besonderen Bescheinigung (CITES) gehandelt werden (*Informationen zum Artenschutz für Weichtiere*, hrsg. vom Haus der Natur, Cismar, 1996).

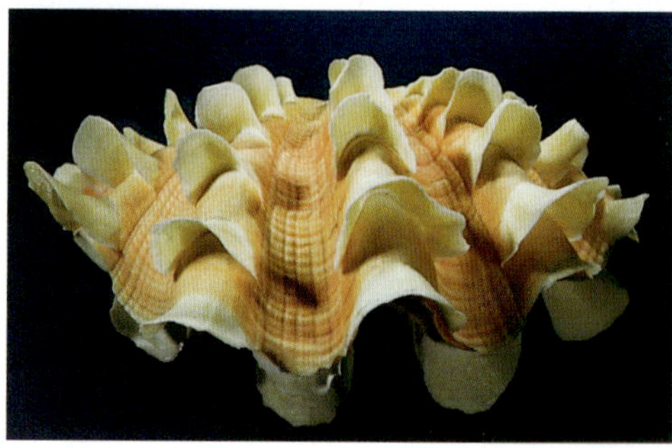

Die Schalen der Riesenmuscheln (*Tridacna squamosa*). (Suluarchipel, Philippinen; Foto: Karl-Christian Lyncker)

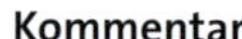

Kommentar

Den Fischern des Indopazifik geht durch den Artenschutz lediglich eine Einkommensquelle verloren, nämlich der Verkauf der *Tridacna*-Schalen. Seit dem Inkrafttreten des Washingtoner Artenschutzabkommens stapeln sich die Muschelschalen hinter den Häusern der Fischer und vergammeln. Seit Generationen gewöhnt, die Riesenmuscheln zu fischen, verstehen die Fischer den Sinn des internationalen Gesetzes nicht. Bedauerlicherweise hindert das Gesetz auch die umweltverschmutzende Industrie nicht daran, weiterhin den Lebensraum der *Tridacna*, die Korallenriffe, zu zerstören.

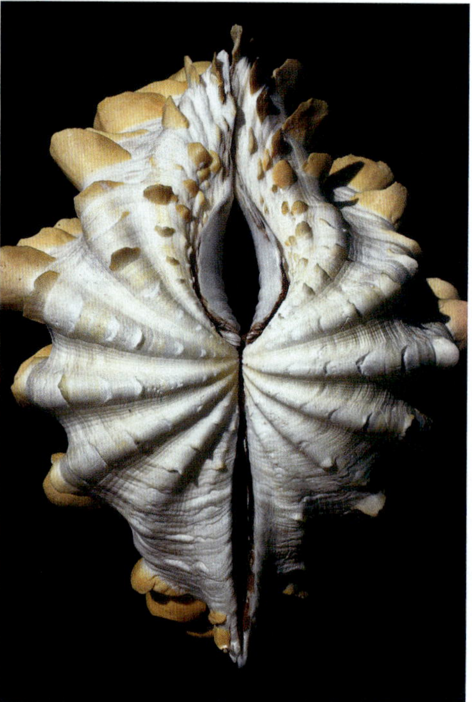

Die Schale der Riesenmuschel *(Tridacna squamosa)*. Der Anblick von unten auf Schloss, Wirbel und Ligament offenbart das Bild der Vulva. (Ausschnitt, Schalenlänge 28 cm; Suluarchipel, Philippinen)

Literatur

Bossneck, Joachim
1988 *Die Tierwelt des Alten Ägypten*, München: Beck.

Löffler, Anneliese (Hg.)
1994 *Australische Märchen: Traumzeitmythen der Aborigines*, Reinbek: Rowohlt.

Lucifora, Donato
1983 *Die wunderbare Welt der Schnecken und Muscheln*, Genf: Editions Minerva.

Oliver, P. Graham
1992 *Bivalved Seashells of the Red Sea*, Wiesbaden: Verlag Christa Hemmen und Cardiff: National Museum of Wales.

Rosewater, Joseph
1965 »The Family Tridacnidae in the Indo-Pacific«, *Indo-Pacific Mollusca* 1(6): 347–396.

Sharabati, Doreen
1984 *Red Sea Shells*, London usw.: KPI.

Stucky, Rolf A.
1974 »The Engraved Tridacna Shells«, *Dédalo* 10(19).

Morphin

Morphinium

Summenformel: $C_{17}H_{19}NO_3$

Stoffklasse: Opiumalkaloide

Andere Namen

Morfina, Morphine, Morphinium, Morphium; 4,5α-Epoxy-17-methyl-7-morphinen-3,6α-diol

Morphin ist ein Opiumalkaloid und in der Medizin das stärkste, bekannte natürliche Schmerzmittel. Seine pharmakologisch euphorisierende und sexuell stimulierende Wirkung begründete seine Karriere als Suchtmittel, das unter das Betäubungsmittelgesetz fällt.

Der Apothekergehilfe Friedrich Wilhelm Adam Sertürner (1783–1841) isolierte Morphin 1803/1804 als »schlafmachendes Prinzip« aus dem **Opium** des **Mohn**s (*Papaver somniferum*) (Krömeke 1925)[519]. Damit begann gewissermaßen die chemische Erforschung der Pflanzenwelt, und die Pharmaziegeschichte erlebte dadurch ihren wichtigsten »Quantensprung«. Noch heute wird die »Sertürner-Medaille« für besondere Leistungen in der Pharmazie verliehen (Kramer 1980, Schmitz 1983).

Wirkung und Gebrauch

Morphin ist das beste und stärkste bekannte natürliche Schmerzmittel. In seiner Wirksamkeit wird es lediglich durch synthetisierte Morphinanaloge (Heroin, Fentanyl) übertroffen. Morphin eignet sich besonders gut bei chronischen Schmerzen, etwa in der Krebstherapie (Amann und Zenk 1996, Melzack 1991). Als wirksame Dosis gelten 30 mg oral. Morphinisten hingegen brauchen bis zu einem Gramm pro Tag (Hirschfeld und Linsert 1930: 255*): »Es ist bekannt, dass Opiophagen [Opiumesser] eine erhebliche Steigerung der geschlechtlichen Funktionen in der ersten Zeit des Opiumgebrauches erfahren. Während des Opiumrausches tauchen wollüstige Bilder auf, bis zu außerordentlichen sexuellen Phantasieerlebnissen. (...) Ähnlich ist es beim Morphium, wo man nach mehrwöchigem Gebrauche von 0,03 bis 0,06 g pro Tag eine erhöhte geschlechtliche Erregbarkeit beobachtete« (Max Marcuse, *Handwörterbuch der Sexualwissenschaften*).

Spätestens in den Goldenen Zwanzigerjahren wurde es in Berliner Bohèmekreisen als Suchtmittel bekannt. Künstler (wie etwa Klaus Mann) verfielen der Morphinsucht, dem Morphinismus. Ins Blickfeld der Aufmerksamkeit rückten Gemälde und Illustrationen in Zeitschriften (wie *Der Junggeselle*) vor allem von jungen weiblichen Konsumentinnen. Sie prägten nachhaltig das Stereotyp der lasziven »Morphinistin«.

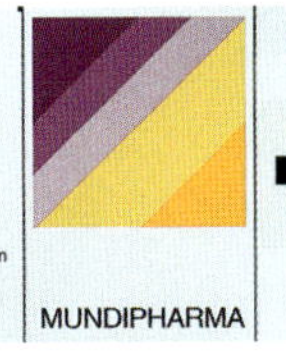

Morphin aus der Apotheke – nur mit Betäubungsmittelrezept.

Vorkommen und Pharmakologie

Seit Morphin in der Muttermilch und in Kuhmilch sowie in der cerebrospinalen Flüssigkeit des Menschen entdeckt wurde, ist bekannt, dass Morphin ein natürlicher endogener Neurotransmitter in Wirbeltieren und im Menschen ist (Amann und Zenk 1996, Cardinale et al. 1987, Hazum et al. 1981). Morphin bindet sich kaum an die Encephalinrezeptoren (an die sich die Endorphine andocken), sondern an den spezifischen Morphin-(μ)-Rezeptor (Hazum et al. 1981). Es wird im Körper höchstwahrscheinlich aus Dopamin biosynthetisiert. Endogenes Morphin ist ein körpereigenes Schmerzmittel (Amann und Zenk 1996: 24). Endorphine sind körpereigene Neurotransmitter, die sich an die Opiatrezeptoren binden. Werden sie in erhöhtem Masse ausgeschüttet, führt dies zu Schmerzfreiheit, Euphorie, sexueller Erregung und Bewusstseinsveränderungen (Prince 1988, Zehentbauer 1992*).

Auch das nah verwandte Codein ist eine endogene, vom menschlichen Organismus produzierte Substanz (Cardinale et al. 1987). Morphin wurde auch in der Haut der **Kröte** *Bufo marinus* gefunden (Amann und Zenk 1996: 18).

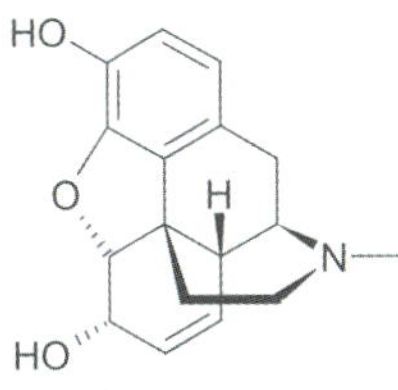

Morphin

Rechtliche Lage

Die Substanz liegt als Morphinhydrochlorid im Apothekenhandel vor. Morphin fällt unter das Betäubungsmittelgesetz (BtMG). Es erfordert ein spezielles Rezept.

»Eine Morphininjektion steigert die geschlechtliche Potenz, bei Morphiumsüchtigen ist sie dagegen geschwächt.« (Aigremont 1987: II 83*)

»Die Morphinsucht kam nicht trotz, sondern durch die Mediziner zur Welt.« (Pieper 2001: 77)

Literatur

Amann, Tobias und Meinhart H. Zenk
1996 »Endogenes Morphin: Schmerzmittelsynthese in Mensch und Tier«, *Deutsche Apotheker Zeitung* 136 (7): 17–25.

Bentley, K. W.
1954 *The Chemistry of the Morphine Alkaloids* (Monographs on the Chemistry of Natural Products), Clarendon/Oxford University Press.

Cardinale, George J., Josef Donnerer et al.
1987 »Morphine and Codeine are Endogenous Compounds of Human Cerebrospinal Fluid«, *Life Sciences* 40: 301–306.

Hazum, Eli, Julie J. Sabatka et al.
1981 »Morphine in Cow and Human Milk: Could Dietary Morphine Constitute a Ligand for

519 Morphin kommt möglicherweise auch in *Papaver decaisnei* Hochst., *Papaver dubium* L. (syn. *Papaver modestum* Jordan, *Papaver obtusifolium* Desf.) und *Papaver hybridum* L. vor (Rätsch 1998: 851*). In Heu und Salat (**Lattich**) konnten winzige Spuren von Morphin nachgewiesen werden (Amann und Zenk 1996: 19).

Specific Morphine (μ) Receptors?«, *Science* 213: 1010–1012.

Kramer, John C.
1980 »The Opiates: Two Centuries of Scientific Study«, *Journal of Psychedelic Drugs* 12(2): 89–103.

Krömeke, Franz (Hg.)
1925 *Friedrich Wilh. Sertürner, der Entdecker des Morphiums. Lebensbild und Neudruck der Original-Morphiumarbeiten*, Jena: Gustav Fischer.

Melzack, Ronald
1991 »Morphium und schwere chronische Schmerzen«, *Spektrum der Wissenschaft* Sonderdruck.

Pieper, Werner
2001 »Großmutter, warum siehst du so bekifft aus …?«, *Transatlantik* Okt./2001: 74–78.

Prince, Raymond
1988 »Shamans and Endorphins: Hypothesis for a Synthesis«, *Curare* 11(1): 57–67.

Schmitz, Rudolf
1983 »Friedrich Wilhelm A. Sertürner und die Morphinentdeckung«, *Pharmazeutische Zeitung* 128: 1350–1359.

Morsellen

Siehe **Mannstreu**

Moschus

»Leila hielt den moschusriechenden Wein in der Hand, Madschnun hatte den Wein nicht getrunken und war doch betrunken vom Duft …« (Nizami 1963: 30)

Andere Namen

Biesam, Bisam, Bisem, Bysam, Musk

Moschus gehört mit **Ambra**, **Bibergeil** und **Zibet** zur Gruppe der animalischen Duftstoffe. Seine olfaktorisch erotisierende Wirkung machte ihn von jeher zu einem begehrten Bestandteil attraktivitätssteigernder **Parfüm**e und erotisch-aphrodisischen **Räucherwerk**s.

Moschus (Bisam) ist das Drüsensekret des Kasturi oder Karaka (skrt.) genannten, nur 40 bis 50 cm kleinen Moschushirschs (*Moschus moschiferus* L., Unterfamilie Moschidae, Familie Cervidae; vgl. **Hirsch**), der im Himalaya und in angrenzenden zentralasiatischen Gebieten lebt. Die Zoologie kennt die Unterarten *Moschus moschiferus* ssp. *moschiferus* und ssp. *sibiricus* (siehe Shrestha 1997: 248f.*). »Der Moschushirsch wird als ein sehr primitiver Vertreter der Hirschfamilie angesehen. Ein ausgewachsener männlicher Moschushirsch hat eine Moschusdrüse zwischen seinen Genitalien und dem Bauchnabel, die einen Geruch absondert, der von einem dunkelbraunen halbflüssigen Sekret ausgeht und die

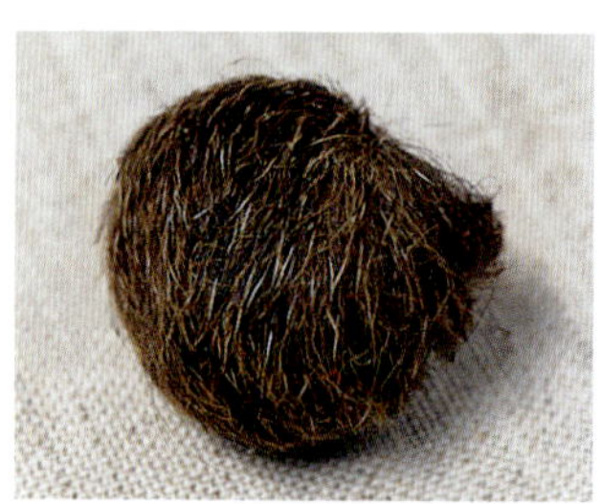

Moschus (»Bysam«) und Kampfer, zwei arzneiliche Duftstoffe der Apotheker: ein Aphrodisiakum und ein Anaphrodisiakum. (Bild Moschusdrüse)

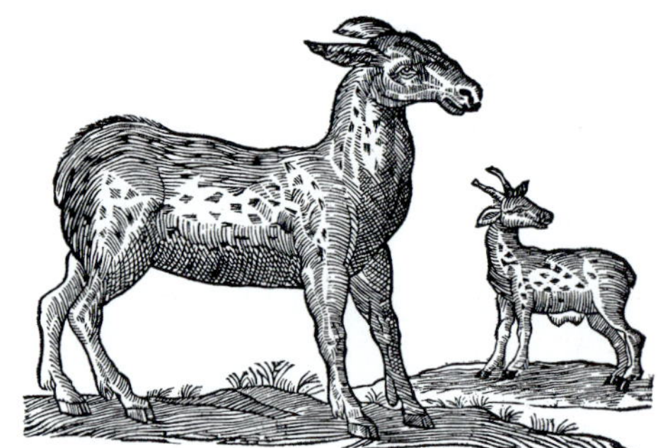

Das Moschustier oder »Bisemthier« *(Moschi capreolus)* in der Vorstellung der frühen Neuzeit. (Holzschnitt aus Gesner 1669: 51*)

Attraktion des Weibchens während der Brunstzeit erregt. Die aktive chemische Substanz im Moschus ist unter dem Namen Muscon bekannt. Sie wird in der Parfümerie und Medizin, oder als Aphrodisiaka und Fruchtbarkeitsmittel verwendet« (Shrestha 1997: 248*).

Gewinnung

Der beste und pharmazeutisch gebräuchlichste Moschus ist der so genannte Tonkinmoschus (*Moschus tonquinensis* oder *Moschus tibetanus*); als minderwertig gilt der sibirische Moschus.

Früher wurde Moschus durch die operative Extraktion der Moschusdrüse gewonnen. Eine unergiebige Methode, bei der die Tiere oft ihr Leben ließen. Eine neuere Methode entnimmt dem Tier das Drüsensekret mit Hilfe eines speziellen Löffels, ohne es zu verletzen. Die Gier nach seinem Duftstoff rottete den Moschushirsch nahezu aus. Um die Wildbestände nicht weiter zu dezimieren, wird der Hirsch inzwischen in Farmen gezüchtet (Shrestha 1997: 252ff.*).

Gebrauch

Moschus wird in vielen medizinischen Systemen (im Ayurveda, in der tibetischen und chinesischen wie auch in der arabischen Medizin) als Aphrodisiakum und Herzmittel verwendet. »Moschus hat seinen festen Platz in der Medizin, besonders zur Heilung des Herzens und von Störungen in den Geschlechtsorganen« (Moinuddin 1984: 160*). In der traditionellen chinesischen Medizin wird Moschus in Kügelchen von 0,3 bis 1 mm als Tonikum (u. a. für Bergwanderungen) eingesetzt; es gilt als wichtige Ingredienz chinesischer **Lenzmittel**. Außerdem wird mit Moschus besprühtes Marihuana (vgl. **Hanf**) als Aphrodisiakum geraucht.

Auch die westliche Medizin kennt Moschus seit längerem als »das stärkste existirende Mittel auf das respiratorische Centrum und auch auf das Herz« (Michaelis 1905: 47*). Moschus wird auch in Homöopathika verwendet.

Inhaltsstoffe

Im Moschus ist der Hauptwirkstoff (1 bis 2%) das zyklische Keton Muscon oder 3-Methyl-1-zyklopentadecanon (Summenformel: $C_{16}H_{30}O$), das als **Pheromon** auf das Weibchen wirkt (SETH et al. 1975). Muscon ist chemisch analog zu Zibeton, dem Hauptwirkstoff aus dem **Zibet**. Daneben enthält Moschus verschiedene Androstane (Analoge oder Verwandte von Androstenol, einem **Hormon** und **Pheromon**) sowie Cholesterol, Cholestanol u. Ä. (NAMBA 1980: 274*).

Obwohl man Muscon synthetisieren kann, werden in der Parfümerie als Ersatz für den Naturstoff die sehr ähnlich riechenden Stoffe Trinitrometatertiarbutyl-Toluen oder Trinitrobutyl-Toluol verwendet.

Moschustiere

Neben dem Moschushirsch (*Moschus moschiferus*) gibt es eine ganze Reihe weiterer Tiere, die ebenfalls Moschus exkretieren und danach riechen. Sie werden teilweise ebenfalls zur Gewinnung von pharmazeutisch verwendbarem Moschus genutzt (ERICKSON und STEVENS 1944):

Moschusochse (*Oribos moschatus*)
Moschusratte (*Ondatra zibethica*, *Neofiber alleni*)[520]
Moschusrattenkänguruh (*Hypsiprymnodon moschatus*)
Moschusente (*Cairina moschata*; vgl. **Vögel**)
Moschusschildkröten (*Sternotherus* spp.; vgl. **Schildkröten**)
Moschuskraken (*Eledone moschata*; siehe **Kraken**)
Moschusbock (*Aromia moschata*; siehe **Insekten**)

Moschuspflanzen

Es gibt eine Reihe von Pflanzen, die nach Moschus riechen und deshalb Moschuspflanzen genannt werden. Die meisten werden als Aphrodisiaka verwendet:

Literatur

CORBIN, Alain
1984 *Pesthauch und Blütenduft*, Berlin: Wagenbach.

ERICKSON, J. L. E. und P. G. STEVENS
1944 »American Musk from Muskrats Used in Perfume Manufacture«, *Louisiana Conserv.* 2: 3, 6, 8.

Moschuspflanzen

Moschuserdbeere	*Fragaria moschata* WEST., syn. *Fragaria elatior* EHRH., Rosaceae (vgl. **Früchte**)
Moschuskraut	*Adoxa moschatellina* L., Adoxaceae
Moschuskürbis (= Bisamkürbis)	*Cucurbita moschata* (DUCH.) DUCH. ex POIR., Cucurbitaceae: Kulturpflanze in Mittel- oder Mesoamerika (vgl. **Kürbis**)
Moschusmalve	*Malva moschata* L., Malvaceae (vgl. **Mohn**)
Moschusrose	*Rosa moschata* J. HERRM., Rosaceae: aus dem Himalaya; daraus entstanden viele Kultursippen, Strauchrosensorten (vgl. **Rose**)
Moschussamen	*Abelmoschus moschatus* MEDIK., syn. *Hibiscus abelmoschus* L., Malvaceae; pharmazeutisch Moschuskörner genannt (Semen Abelmoschi): Rohstoff für die Parfümerie (vgl. **Parfüm**); in Asien als Aphrodisiakum gekaut
Moschusschafgarbe	*Achillea erba-rotta* ALL. ssp. *moschata* (WULF.) I.B.K. RICHARDS, syn. *Achillea moschata* WULF., Compositae: Alpen und Appeninen; pharmazeutisch Herba Ivae moschatae (vgl. **Schafgarbe**)
Moschuswurzel	pharmazeutisch: Radix Sumbuli von der Stammpflanze *Ferula moschata* (REINSCH) KOZO-POLJ., syn. *Ferula sumbul* (KAUFFM.) HOOK. f., *Euryangium sumbul* KAUFFM., Umbelliferae: Turkestan; Bisamwurz (vgl. **Teufelsdreck**)

MORGAN, George R.
1980 »The Ethnobotany of Sweet Flag among North American Indians«, *Botanical Museum Leaflets* 28(3): 235–246.

NIZAMI
1963 *Leila und Madschnun*, übersetzt von Rudolf Gelpke, Zürich: Manesse.

SETH, S. D. et al.
1975 *Pharmacodynamics of Musk*, New Delhi: Central Council for Research in Indian Medicine and Homoeopathy.

Muscon

Vom »Kleinen Moschus«: »Weil die Floripondio-Blüten [*Brugmansia* spp. = **Engelstrompete**] des Nachts einen Moschusgeruch verströmen, werden sie auch *almizclillo* (= ›kleiner Moschus‹) genannt. Die Blätter, zerstossen und mit Schmalz vermischt, sind ein ausgezeichnetes Mittel gegen Eiter und Geschwüre.« (Hipólito Ruiz, 1777–1788, in SCHULTES und JARAMILLO-A. 1998: 66*)

520 In Nordamerika hat wahrscheinlich die Moschusratte *(Ondatra zibethica)* sehr zur Verbreitung und Vermehrung des **Kalmus** beigetragen. Sie wird »wie magisch« von dem Rhizom angezogen und frisst nicht nur das Rhizom der frischen Pflanze, sondern sammelt auch Teile davon und legt damit einen Vorrat an. Die Wurzel treibt dann z.T. wieder aus. Möglicherweise wird der typische Moschusgeruch der Moschusratte maßgeblich durch ihre Kalmusdiät bestimmt (MORGAN 1980: 237).

»Liriosma ovata. Dieses südamerikanische Holzgewächs mit rutenförmigen Zweigen wird in Brasilien ›Muira puama‹ genannt und seit langem als Aphrodisiacum verwendet. Besonders wirksam soll die Rinde der Wurzel sein. Seit 1905 wird der Extrakt der Liriosma als geschlechtliches **Reizmittel** unter dem Namen ›Muiracithin‹ in den Handel gebracht.« (HIRSCHFELD und LINSERT 1930: 184*)

Muira-Puama

Zwei (eventuell auch mehr)[521] südamerikanische Stammpflanzen liefern die Rohdroge Muira-Puama (Lignum Muira-Puama, Radix Muira-Puama):

- *Dulacia inopiflora* (MIERS) O. KUNTZE., syn. *Liriosma ovata* MIERS, *D. ovata* (M.) K., *Liriosma inopiflora* MIERS, *L. micrantha* SPRUCE ex ENGL., Olacaceae
  Verbreitung: Kolumbien, Venezuela, Brasilien, Peru
- *Ptychopetalum olacoides* BENTH., Olacaceae, Muira-Puama-Baum[522]
  Verbreitung: Brasilien, Surinam, Französisch Guayana

Andere Namen

Marapuama, Muira-Puamabaum, Muiripujama, Potenzbaum, Potenzholz

Im gesamten Amazonasgebiet gilt das Muira-Puama genannte Holz traditionell als Aphrodisiakum. Seine pharmakologische Wirksamkeit machte es zum Bestandteil diverser Kombinationspräparate der westlichen Medizin.

Gebrauch

Seit Ende des 19. Jahrhundert wird Muira-Puama in Mitteleuropa eingeführt und als Tonikum, Aphrodisiakum oder Mittel zur Behandlung von Impotenz genutzt; meist in Kombinationspräparaten zusammen mit **Brechnuss**, **Ignatiusbohne**, **Yohimbe**, **Damiana**, Hodenextrakten, **Hormone**n. Zu den bekannteren Medikamenten auf der Basis von Muira-Puama-Extrakten gehörten Testiforan, Aphrodisia-Pillen Apogepha, Damiamura-Pastillen, Effecton-forte, Libidol, Muriavin-Dragees, Pilulae Aphrodisiacae, Puamambra-Dragees, Yomira, Muiracitin[523] (LATSCHER 1938: 14ff.*).

Muira-Puama kann nur als alkoholischer Extrakt verwendet werden (nicht als Teedroge). Dazu eignet sich **Schnaps** oder reiner **Alkohol** (70%iger Weingeist).

Im brasilianischen Amazonasgebiet werden die Wurzeln von Muira-Puama (*marapuama* = *Ptychopetalum olacoides* BENTH.) als Bestandteil einer Potenzdroge wie **Siete Raizes** zusammen mit sechs anderen Harthölzern (z.B. **Catuaba**) und Wurzeln (**Ingwer**) in Schnaps mazeriert (VAN DEN BERG 1984: 143).

Lignum Muira-Puamae, Muira-Puama-Holz, fein zermahlen. Apothekerware, ohne Angabe der Stammpflanze.

Rezepte

Yin/Yang Aphrodisiac Blend (BPC, nach Rob Montgomery)

Die alkoholischen Extrakte von Muira-Puama-Holz und Clavohuasca (vgl. **Huanarpo**, **Siete Raizes**) zu gleichen Teilen vermischen. Man kann diese Tinktur entweder auf Zucker träufeln und essen oder in ein Getränk geben. Die Dosierung ist schwer zu definieren, da die Reaktionen auf Muira-Puama und Clavohuasca individuell recht unterschiedlich sind. Auch Berichte über die Wirkung variieren von »wirkungslos« bis »begeisternd«.

Libidol-Tinktur

Gleiche Teile von Muira-Puama, **Yohimbe**rinde, **Ginseng**wurzel und **Colanuss** mit 70%igem Weingeist ansetzen und zwei Wochen in einem fest verschlossenen Gefäss mazerieren. Danach abseihen und in einer braunen Glasflasche aufbewahren. Von der fertigen Tinktur dreimal täglich 20 Tropfen in ein Getränk träufeln (LATSCHER 1938: 26*).

Inhaltsstoffe

Bei einer Analyse von Lignum Muira-Puama (ohne Angabe der Stammpflanze) fanden sich 0,055% kristallisiertes Muirapuamin, zwei Harzsäuren (0,6 bzw. 0,72%), 0,4% Fett und ein amorpher Bitterstoff (FRERICHS et al. 1938: II 186*).

Bezugsquellen

Muira-Puama (Lignum Muira-Puama, Radix Muira-Puama) bekommt man im ethnobotanischen Handel, im Kräuter- und Apothekenhandel; z. B. bei Conscious Dreams®. Der Sensatonics®-Bitter »Bella Muira« ist ein Muira-Puama-Reinextrakt. Extrakte ferner enthalten im Bitter »Aphrodite«, im Likör »Amazonic Jungle Tonic« und im »Kick Venuswave«.

Stammpflanzen

Dulacia (*Liriosma*) ist ein kleiner, nur bis fünfzehn Meter hoher Baum aus dem tropischen Südamerika (Amazonasbecken). Aus seinem Rindenlatex und der Wurzel stellt man in Amazonien traditionell Aphrodisiaka her. Das Stamm- und Wurzelholz kommt unter dem Namen Lignum Muira-Puama in den internationalen Handel und wird vor allem als Aphrodisiakum (**Potenzholz**)

521 »Nach REBOURGEON stammt Muira-Puama von *Acanthea virilis* – Acanthaceae, einem im gleichen Gebiet heimischen Strauch« (FRERICHS et al. 1938: II 186*).

522 Die in Amazonien verbreitete Art *Ptychopetalum uncinatum* ANSELMINO wird ebenfalls Muira-Puama-Baum genannt (ZANDER 1994: 465*).

523 Das Muiracitin besteht aus dem Verdampfungsrückstand der Muira-Puama-Tinktur, Lecithin und pulverisierter **Süßholz**wurzel (HIRSCHFELD und LINSERT 1930: 258*).

und Nerventonikum (600 bis 1200 mg) angepriesen (GOTTLIEB 1974: 54*, STARK 1984: 87*). Die Holzschnipsel werden auch verschiedenen psychoaktiven **Rauchmischungen** zugesetzt.

Mitunter wird behauptet, dass das Holz nicht nur erotisiert, sondern auch psychoaktiv wirke. Die Inhaltsstoffe sind so gut wie unbekannt (SCHWEINS und SONNENBORN 1993: 706) außer einem einzelnen Alkaloid namens Muirapuanina von unbekannter chemischer Struktur (ANSELMINO 1933).

Unter derselben Bezeichnung (Lignum Muira-Puama, auch Radix Muira-Puama) kommt auch die getrocknete Wurzel des verwandten Baumes *Ptychopetalum olacoides* BENTH. in den Handel. In der brasilianischen Amazonasgegend des Río Negro bereitet man aus Stengeln und Wurzeln junger Pflanzen ein Tonikum zur Behandlung neuromuskulärer Probleme (SCHULTES und RAFFAUF 1990: 343*). *Ptychopetalum* gilt in Surinam als Aphrodisiakum (ALTSCHUL 1973: 58*). In Brasilien nutzt man die gelben Blüten *(perfumuadissima)* als Zusatz zu Duftwässern (VON REIS und LIPP 1982: 49*).

Die Pflanze soll aphrodisierend wirken; experimentell-pharmakologische Untersuchungen liegen allerdings nicht vor (BRAND 1994: 308f.). Sie enthält ein Estergemisch, bestehend aus dem Behensäureester des Lupeols (0,4–0,5%), Phytosterole und ein ätherisches Öl aus Camphen, Campher, β-Caryophyllen, α-Humulen, α- und β-Pinen.

Literatur

ANSELMINO, E.
1933 »Die Stammpflanze von Muira-puana«, *Arch. pharm.* 271: 296.

BRAND, Norbert
1994 »Ptychopetalum«, in: *Hagers Handbuch der pharmazeutischen Praxis* (5. Aufl.), Berlin: Springer, Bd. 6: 307–310.

SCHWEINS, Sabine und Ulrich SONNENBORN
1993 »Liriosma«, in: *Hagers Handbuch der pharmazeutischen Praxis* (5. Aufl.), Berlin: Springer, Bd. 5: 706–707.

VAN DEN BERG, Maria Elisabeth
1984 »Ver-o-Peso: The Ethnobotany of an Amazonian Market«, *Advances in Economic Botany* 1: 140–149.

Mumeo

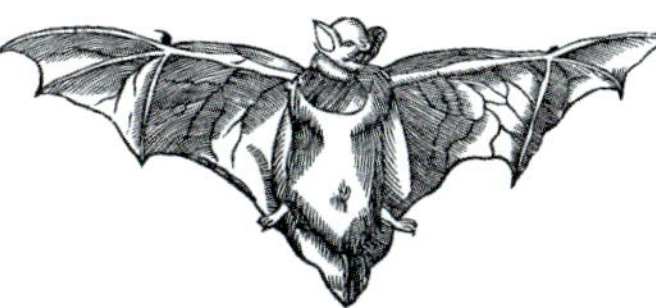

Früher zählte man die Fledermaus noch zu den Vögeln. Fledermäuse waren in vergangenen Zeiten Zutaten zu Liebestränken. Heute wird ihr Guano als Tonikum Mumeo angepriesen. (Holzschnitt aus GESNER*)

Andere Namen

Arakul dshibal (pers. »Saft der Berge«), Bagashun (mongol.), Brogschoun (tibet.), Kao-tun (birmes.) Kier^e^ke-vuoitas (samisch), Mimea, Mommia, Momea, Mumeea, Mumeiz[524], Mumeea, Mumeo (russ. »Mumie«), Mumie, Mumijo[525], Mumio, Mumlai (Dari), Mummy, Saljit, Shilajit, Silajit (skrt.), Steinsalbe.

Mumeo wird in Zentralasien als **Immunstimulans** und Potenzmittel geschätzt.

Der Name »Mumeo« hängt etymologisch mit »Mumie« zusammen und bezeichnet in Zentralasien eine zähklebrige Substanz (eine Art Erdpech), die im »Gebirge wächst«. Das überaus geschätzte **Immunstimulans** und Potenzmittel Mumeo ist ein Guano, das aus den **Exkrementen** (Verspertilionum Faeces, Excrementum Vespertilii)[526] von Fledermäusen (*Verspertilio* sp., Verspertilionidae) und den Mineralien des Gebirges entsteht.

Das heute aus Russland nach Europa kommende Naturheilmittel wird in den Höhlen zentralasiatischer Gebirge gesammelt. Das mongolische Bagashun stammt aus dem Altai; das afghanische Mumlai aus den Bergen von Badachschan im Pamir. In Afghanistan wurde die Heilkraft des Mumlai von Jägern entdeckt, die beobachteten, dass verletzte Bergrehe die dunkle Masse zur Selbstheilung aus den Felsspalten auflecken.

»In allen Gebieten, in denen Mumijo seit Jahrhunderten angewendet wird, ist die Substanz auch als Potenzmittel sowie gegen Unfruchtbarkeit und bei Klimakteriumsbeschwerden bekannt.« (PROBST und GRUNERT 2001: 84)

Gebrauch

Mumio, »Mumie«, ist ein offizinelles Mittel der russischen Pharmakopöe. In einem Informationsblatt von 1991 heißt es: »Mumie ist ein Mineralheilmittel, ein nicht spezifischer natürlicher Biostimulator mit einem breiten Anwendungsspektrum, dessen heilkräftige Eigenschaften hervorgerufen werden durch die einmalige Verbindung von biologisch aktiven Stoffen und Mikroelementen [Mineralstoffen]. In seiner Zusammensetzung enthält Mumie bis zu 20 organische Stoffe und bis zu 30 Mikroelemente. Die Anwendung von Mumie stellt das zerstörte biochemische Gleichgewicht des Organismus wieder her und beseitigt damit auch die Ursache vieler Krankheiten. Mumie wirkt heilsam auf Stoff-

524 Die Zypriotische **Sykomore** soll bei den Arabern *mumeiz* geheißen haben (MATTHIOLUS 1626: 103*); möglicherweise hat dieser Name eine Beziehung zu Mumeo.

525 Angeblich stammt das Wort *mumijo* »aus dem Altgriechischen und bedeutet soviel wie ›Körper vor Krankheiten schützen‹ oder auch ›die Krankheit abwehren‹« (PROBST und GRUNERT 2001: 11).

526 In der traditionellen chinesischen Medizin werden die **Exkremente** von *Vespertilio murinus* L. Ye ming sha, »nachtheller Sand«, genannt und medizinisch bei Nachtblindheit benutzt sowie Kindern als aufbauendes Kräftigungsmittel gegeben. Die Rohdroge enthält Harnstoff, Harnsäure, Cholesterol und 0,0014% Vitamin A (BENSKY und GAMBLE 1986: 90*, NAMBA 1980: 260*).

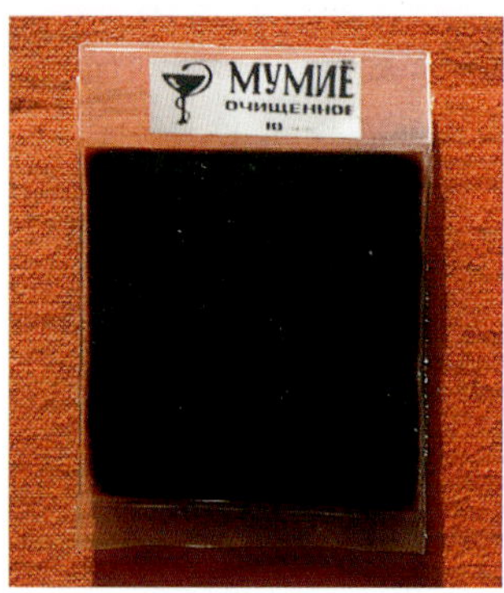

Mumeo-Packung aus Russland.

wechselprozesse, leistet eine antiseptische Wirkung, verstärkt Regenerationsprozesse, hat eine allgemein kräftigende und die Spannkraft erhöhende Wirkung auf den Organismus. (...) Die Dosis für die einmalige Anwendung ist 0,2 bis 0,4 g. (...) Es empfiehlt sich die Einnahme 2mal am Tag, vor dem Schlafengehen und [morgens] auf nüchternen Magen. Gewöhnlich umfasst die Dauer der Anwendung 25 bis 28 Tage«[527].

Das Mittel wird bei Unfruchtbarkeit von Frauen und Männern und bei Potenzschwäche eingesetzt. Man soll es in einem Saftgemisch aus **Karotte**n, Sanddorn und Heidelbeeren trinken (eventuell zusätzlich mit aufgeschlagenen **Ei**dottern). Laut Informationsblatt tritt eine spürbare Stärkung der Geschlechtsfunktion gewöhnlich nach 6 bis 7 Tagen ein.

Gemäß Analysen des Instituts für Geologie der Akademie der Wissenschaften der ehemaligen kirgisischen Sowjetrepublik enthält Mumeo ein Salz mit der chemischen Summenformel $CaSi(K,Na)_5\ C_{25}H_{67}O_{26}$ und viele Spurenelemente (**Zink**, **Kupfer**, Wismut, Molybdän), in besonders hoher Konzentration **Gold**, Silber, Antimon und Zinn.

In Indien wird Mumeo mit dem ayurvedischen Shilajit gleichgesetzt und ist auch unter der Bezeichnung Himalaya-Pech bekannt. Shilajit ist ein ayurvedisches **Rasayana**, von dem Caraka (2. Jh. u. Z.) – einer der »klassischen« Begründer des Ayurveda (SHARMA 1985) – schwärmt: »Es gibt keine heilbare Krankheit auf der Welt, die nicht mit *silajit* geheilt werden könnte« (THAKKUR 1977: 303*).

Das ayurvedische Lebenselixier Silajit

»Ein wichtiger *rasayana* ist *silajit*. *Silajit* gehört zu den mineralischen *vasayanas* [vgl. **Mineralien**] (...) Wird das Mittel regelmäßig genommen, so wirkt es belebend und verjüngend, aber auch stärkend und heilend bei Krankheiten. (...) Ein derartiger *silajit* verleiht, wird er in Milch und zusammen mit pulverisierten Metallen [z.B. **Gold**, **Kupfer**]. (...) eingenommen, ein langes Leben voller Glück und Zufriedenheit.

Dieses Lebenselixier lässt Alterserscheinungen und -beschwerden verschwinden, verleiht dem Körper Festigkeit, fördert den Verstand und die Denkfähigkeit und mehrt den Reichtum« (THAKKUR 1977: 301*).

Mumeo und Hanf

Auch in Tibet erwähnen ältere Berichte eine Arznei namens *mimea*, *mumeea* oder *momea* (TOUW 1981: 27). Das tonisierende und aphrodisische Mittel soll aus Erdpech (Silajit), **Exkrementen**, **Mensch**enfleisch, Schädelknochen und **Hanf** bestanden haben (COHEN 1966: 15). Im US-amerikanischen Arzneimittelbuch von 1918 heißt es erstaunlicherweise, dass *momea* oder *mimea* ein tibetisches Präparat aus Hanf und Menschenfett sei (REMINGTON und WOOD 1918). Der in Indien stationierte britische Arzt William O'Shaughnessy erforschte in Indien den medizinischen Gebrauch der Hanfprodukte und testete eine Ganja-Tinktur. Aufgrund seiner Publikation wurde der Indische Hanf in Europa zu einem berühmten Heilmittel. Darin beschrieb er *mumeea* als eine wachsartige Substanz aus feinstem Charas (Harz der weiblichen Blüten; O'SHAUGHNESSY 1839: 6).

In Kathmandu (Nepal) verkaufte man um 1880 Momea aus **Hanf**, *dhup* (*Juniperus recurva*, Wacholder; vgl. **Räucherwerk**), Öl und menschlicher Lymphflüssigkeit (WATT 1889). Die Kombination aus Mumeo und Hanf ist auch aus Afghanistan bekannt. Man sagt, der König von Afghanistan habe früher täglich Haschisch und Mumlai genossen.

Bezugsquellen

Gelegentlich im Mineralienhandel und in esoterischen Buchhandlungen erhältlich.

Literatur

COHEN, Sidney
1966 *The Beyond Within*, New York: Atheneum.

O'SHAUGHNESSY, W. B.
[1839] »On the Preparation of the Indian Hemp or Gunja«, in: T. MIKURIYA (Hg.), *Marijuana: Medical Papers 1839–1972*, Oakland: Medi-Comp Press, S. 3–30.

PROBST, Karl J. und Peter GRUNERT
2001 *Das Geheimnis der Mumijo-Steine: Natürliche Heilkräfte für Mensch und Tier. Entdeckt in den Höhlen und Schluchten des Himalaja*, Fulenbach: Kern.

REMINGTON, Joseph P. und Horactio WOOD
1918 *The Dispensatory of the United States of America* (20. Aufl.), Philadelphia und London: J.B. Lippencott.

SHARMA, Priyavrat V.
1985 *Caraka-Samhita – Critical Notes*, Varanasi, Delhi: Chaukambha Orientalia (Jaikrishnadas Ayurveda Series No. 36).

TOUW, Mia
1981 »The Religious and Medicinal Uses of Cannabis in China, India and Tibet«, *Journal of Psychoactive Drugs* 13(1): 23–34.

527 Aus dem Russischen übersetzt von Frau Albrecht aus Schwerin.

Watt, G.
1889 *A Dictionary of the Economic Products of India*, Calcutta: Gorvernment Printing.

Mumie

Andere Namen

Mumia, Mumio, Mummy (engl.)

Pulverisierte Mumien waren eine legendäre magische Ingredienz von Lebenselixieren und Liebestränken.

Mumia vera, das Pulver aus der echten Mumie (!), sollte nicht nur alle Krankheiten heilen, sondern auch erschlaffte Körper und Glieder beleben. Im Mittelalter blühte der Handel mit ägyptischen Mumien (Germer 1991). Damals landeten sie nicht in Museen, sondern verschwanden in den Mörsern geschäftstüchtiger Apotheker und wurden vor allem in Europa begierig in Lebenselixieren, Liebestränken und Aphrodisiaka geschluckt. *Mumie* oder *Mumia* war in der frühen Neuzeit eine Apothekerdroge (Tenzelius 1753: 30). Der Handel erhielt sich über Jahrhunderte: »selbst in der Preisliste des Pharmawerkes E. Merck in Darmstadt war noch 1924 *Mumia vera Aegyptica* zum Preis von 12 Goldmark pro Kilo aufgeführt« (Germer 1991: 18).

In der frühen Neuzeit unterschied man vier Arten von »Mumien« als Apothekenmittel (Schröder 1677: 325):

1) »Mumie der Araber«: der Saft, der aus der mit Aloë, **Myrrhe** und Balsam beigesetzen Leiche fließt
2) »Mumie der Ägypter«: Leichensaft mit Erdpech (Asphaltbitumen) versetzt
3) »Künstliches Erdpech«
4) »Die im Sand von der Sonnenhitze gedörrte Leiche«

Zu Paracelsus' Zeiten (vgl. **Laudanum**) nannte man auch das eingedickte oder festgetrocknete menschliche Sperma »Mumie« und verarbeitete es zu Liebesmitteln: »Durch ähnliche mit Mumie geschwängerte Stoffe wird Liebe hervorgerufen. Diese Stoffe sind die **Liebestränke** oder Philtran, welche häufig eine Art Wahnsinn hervorrufen. Die auf diese Weise geistig Gestörten nennt Paracelsus *Vesani*« (lat. = Wahnsinnige) (Kiesewetter 1895: 65).[528]

Inhaltsstoffe

Vermutlich enthielten pulverisierte Mumien neben zahlreichen anderen stimulierenden Harzen (**Myrrhe**, **Olibanum**; Baumann 1960) und Pflanzenextrakten (**Dill**; Scholz 1997) hohe Mengen an Alkaloiden (THC, vgl. **Hanf**; Balabanova et al. 1992). Somit stellten die Mumienelixiere echte Rauschmittel mit entsprechend aphrodisischer Wirkung dar.

Literatur

Balabanova, S[vetlana]., F. Parsche und W. Pirsig
1992 »First Identification of Drugs in Egyptian Mummies«, *Naturwissenschaften* 79: 358.
Baumann, B. B.
1960 »The Botanical Aspects of Ancient Egyptian Embalming and Burial«, *Economic Botany* 14: 84–104.
Germer, Renate
1991 *Mumien: Zeugen des Pharaonenreiches*, Zürich und München: Artemis und Winkler.
Kiesewetter, Carl [oder: Karl]
1895 *Geschichte des neueren Okkultismus* (2 Bde.), Leipzig (Reprint in einem Band: Schwarzenburg: Ansata-Verlag, 1977).
Messiha, Khalil
1980 »Plant Mummy«, in: Abdallah Adly (Hg.), *The History of Medicinal and Aromatic Plants*, Hamdard Foundation Press Pakistan, S. 166–170.
Scholz, Heinz
1997 »Dill für Mägen und Mumien«, *Natürlich* 17(6): 32–36.
Schröder, Johann
1677 *Pharmacopoia medico-chymica, sive thesaurus pharmacologicus*, Frankfurt: Joan. Görlini.
Tenzelius, Andreas
1753 *Medizinisch-Philosophisch- und Sympathetische Schriften*, Leipzig und Hof: Johann Gottlieb Vierling.

»In der Mumie ist Alles, und die durch sie verursachten Dinge sind natürlich, obwohl man sie bis jetzt noch nicht verstanden hat.«
(Kiesewetter 1895: 61)

»Was hier die Mumie sey? (...) das allerdünneste, zarteste, geistliche und himmlische Wesen des Körpers oder Leibes, so einem jeden nach seiner Natur und Art angeboren, in und nach dem Tod einigermaßen noch beständig ...«
(Tenzelius 1735: 27)

528 »Gleichwie müssen wir auch von den *Vesanis* reden, welche wahnsinnig werden durch Speise und Trank. Es kommt häufig vor, dass durch die Huren etwas zu essen gegeben wird, woraus Beraubung der Sinne folgt (...) Manchmal geht solche Unsinnigkeit allein auf die Liebe, dass die Wahnsinnigen ihr ganzes Trachten auf die Frauen legen. (...) Durch solche Arzenei werden auch Hunde und das unvernünftige Vieh in zauberische Liebe gezogen. – Wenn Frauen den Männern solches geben, so werden sie in solche Liebe gezogen, dass sie ihren Sinn und ihre Liebe auf nichts anderes richten als auf eben diese Frauen« (Paracelsus, *De morbis Amentium*, Tr. I; zit. nach Kiesewetter 1895: 65).

Muscheln

Klasse Bivalvia (Zweischaler), Stamm Mollusca (**Mollusken**)
syn. Pelecypoda, Acephala, Lamellibranchiata

Das Fleisch der oft überaus erotisch aussehenden Schalentiere wird seit je als aphrodisische Speise geschätzt.

Muscheln sind schalentragende Weichtiere (**Mollusken**). Im Gegensatz zu **Schnecken** haben sie keinen Kopf und eine zweiteilige Schale (**Conchylien**; OLIVER 1992). Von den über 20 000 bekannten Arten leben die meisten im Meer, manche auch in Flüssen und Seen. Nur wenige Arten bilden Perlmuttschichten in ihren Schalen aus; viele produzieren **Perlen**.

Gebrauch

Muscheln werden von alters her als aphrodische **Speise** gegessen (**Meeresfrüchte**). Ihre Schalen wurden als Rohdrogen (Concha; früher »Krebsaugen« genannt) als Zutaten für **Liebestränke** und **Lenzmittel** verwendet. Die gebrannten Schalen werden ethnopharmakologisch als alkalische Zusätze etwa zum **Betel**bissen oder zum **Coca**kauen benutzt (vgl. **Calcit**). Zu den wichtigsten aphrodisisch benutzten Muscheln gehören **Austern**, **Kammmuscheln**, **Mördermuscheln** und **Venusmuscheln**. Viele besitzen eine deutlich sexuelle Signatur und erscheinen gera-

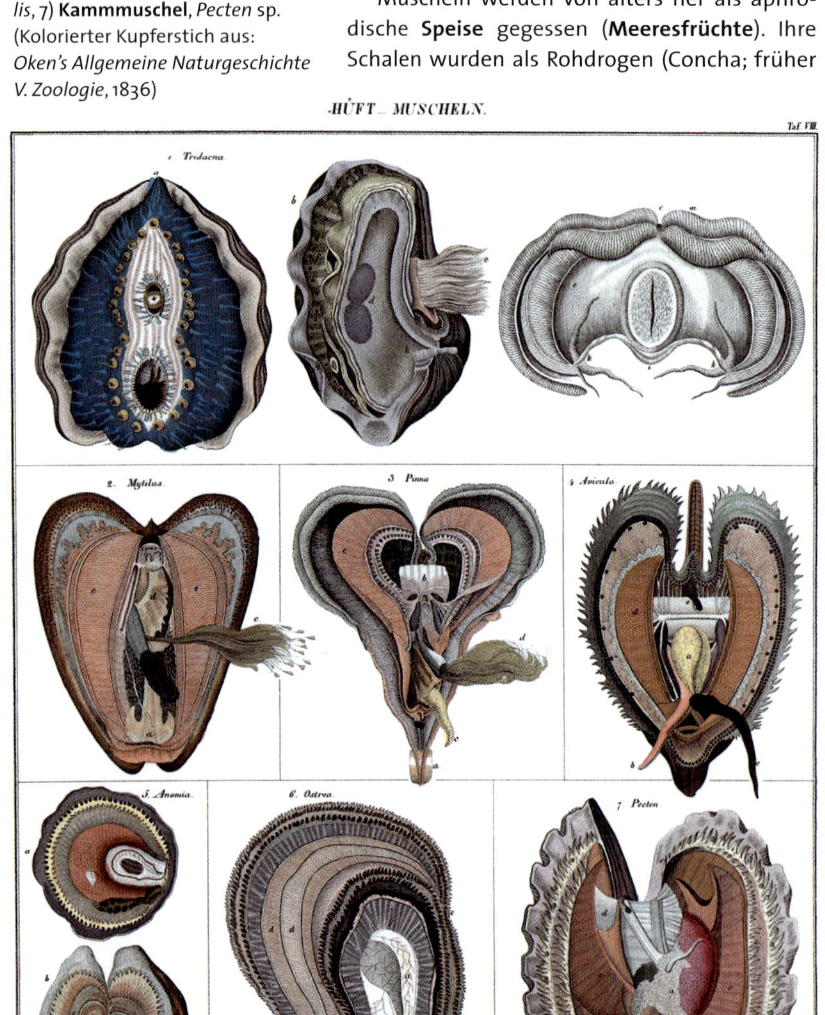

»Muschelmösen« – Blick in die Anatomie lebender Muscheln: 1) Riesen- oder **Mördermuschel**, *Tridacna gigas*, 2) Miesmuschel, *Mytilus* sp., 3) Steckmuschel, *Pinna nobilis*, 4) Schwarze Flügelauster, *Pteria avicula*, 5) Sattelmuschel, *Anomia* sp., 6) **Auster**, *Ostrea edulis*, 7) **Kammmuschel**, *Pecten* sp. (Kolorierter Kupferstich aus: *Oken's Allgemeine Naturgeschichte V. Zoologie*, 1836)

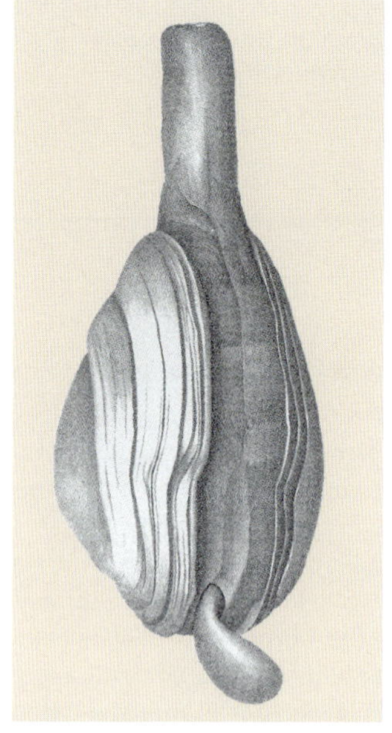

Die nordpazifische Muschel oder *clam* (*Mya arenaria* L., Myidae) der nordamerikanischen Küste sieht auf diesen Tafeln wie ein Genital aus. Der penisartige Fortsatz ist der Siphon des lebenden Tieres. Kein Wunder, dass solchen Naturerscheinungen aphrodisierende Eigenschaften zugeschrieben wurden. Diese Muschel war schon in vorkolonialen Zeiten ein begehrtes Nahrungsmittel. (Tafel aus STAFFORD 1902)

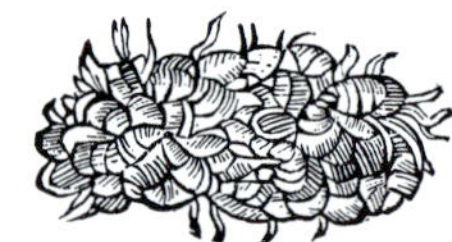
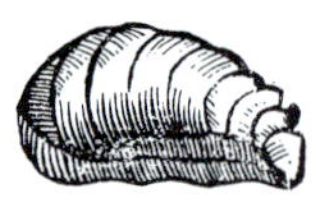

»Moßmuscheln« (*Mytilus*). Die heute Miesmuscheln genannten Meeresfrüchte sind eine berühmte aphrodisische Speise. (Holzschnitt aus GESNER 1670*)

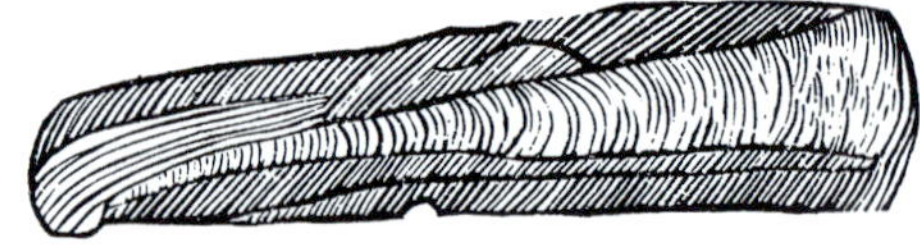

»Nagelmuschel« (*Solen*). Diese Meeresmuschel heißt heute Scheidenmuschel, nicht weil sie wie eine Vagina aussieht, sondern weil sie wie eine Scheide im Meeresboden steckt. Sie ist eine aphrodisische Meeresfrucht. (Holzschnitt aus GESNER 1670*)

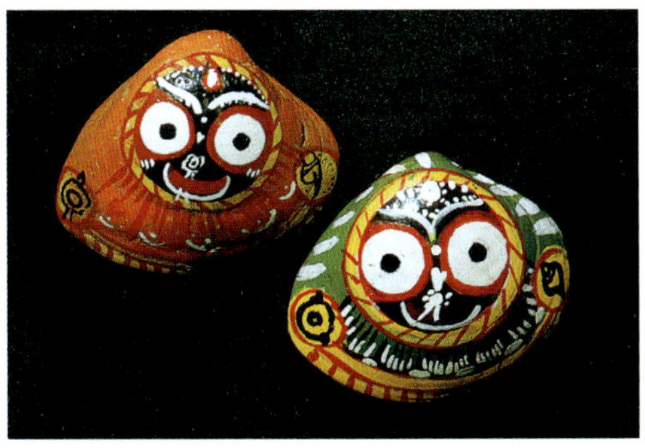

Shiva-Shakti. Tantrische Götterbilder auf Muschelschalen gemalt. (Orissa, Indien)

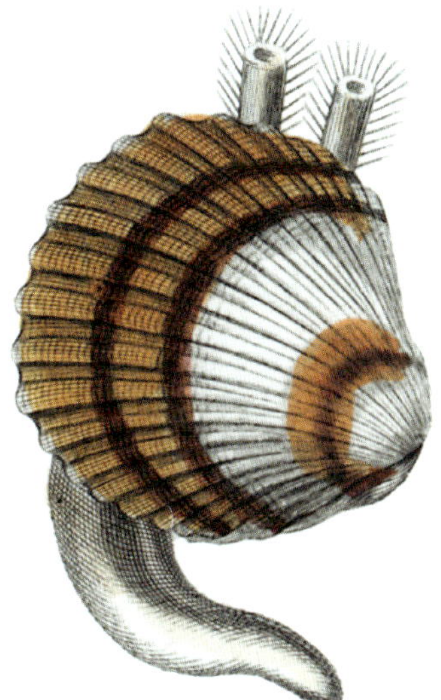

Eine lebende Herzmuschel (*Cerastoderma edule* L.) mit zwei Siphonen (keine Stielaugen!) und Fuß. (Handkolorierter Kupferstich aus BUCHOZ, um 1780)

dezu als naturalistische Abbildungen der weiblichen Geschlechtsorgane. (Daher auch die entsprechenden Bezeichnungen im Volksmund.)

Die Miesmuschel (*Mytilus edulis* L., Mytilidae) gilt besonders in Norddeutschland als speziell aphrodisische Speise. Es gibt zahllose Rezepte zur raffinierten Zubereitung der Miesmuscheln (HAHN 1995).

Der niederländische Ahnvater der fantastischen Malerei, Hieronymus Bosch (um 1450 bis 1516), stellte die Miesmuschel mehrfach in einen erotisch-moralischen Kontext. Zwischen ihren Schalen sind Liebespaare gefangen, wie im *Garten der Lüste*, oder das Gehäuse wird zum unmoralischen Schauplatz menschlicher Triebe (Wollust, Neid, Zwietracht). Wie die Muschel verspritzen die Menschen Gift[529], ohne zu wissen, was sie tun.

Literatur

AMLER, Michael, Rudolf FISCHER und Nicole ROGALLA
2000 *Muscheln*, Stuttgart: Enke.

HAHN, Michael
1995 *Die Schwarze Königin ... Muschelrezepte aus aller Welt*, Hamburg: Jahr Verlag.

OLIVER, P. Graham
1992 *Bivalved Seashells of the Red Sea*, Wiesbaden: Verlag Christa Hemmen/Cardiff: National Museum of Wales.

STAFFORD
1902 The Clam Fishery of Passamaquoddy Bay, Sonderdruck.

Muskat

Myristica fragrans HOUTT., Myristicaceae (Muskatgewächse)
syn. *Myristica amboinensis* GANDOGER, *M. aromatica* LAMK., *M. aromatica* SW., *M. moschata* THUNB., *M. officinalis* L. f.

Andere Namen

Almendra de la semilla (span.), Balla (Banda-Sprache), Banda nutmeg (engl.), Bazbaz (pers.), Bisbâsa al-hindî (arab./Jemen), Buah pala (Malayalam), Bush-apal, Chan-thet (laotisch), Dza ti (tibet.), Hindî Jaephal (Hindi), Jan-thet (Tahi), Jâtî (skrt.), Jauz-i-bûyâ (arab. »duftende Nuss«), Jutou-k'ou, Juz, Massa, Miskad, Moscada (span.), Moscata miristica (ital.), Moschocaria, Moschocarydia, Moschokárydo (griech.), Muscade (frz.), Muscadier (frz.), Muscadier cultivé (frz.), Muscaten Nuss-Baum, Muschatennuss, Muskach'u (Callawaya), Musque, Myristica moschata, Noix muscade, Nootmuskaat (ndl.), Noz moscada, Nuce muscata, Nuez moscada, Nutmeg (engl.), Nutmeg tree (engl.), Pala banda, Roudoukou (chin.)

Muskatnuss und Muskatblüte (Macis) sind **Gewürze** – nicht nur für **Speisen**, sondern auch für »den Venushandel«. Ihr Gebrauch als Aphrodisiakum war von Indien über Arabien bis nach Europa weit verbreitet (WEIL 1965).

Der aus Südostasien stammende Muskatnussbaum gehört zu den ältesten kultivierten Bäumen der Menschheit. Die »Nuss« ist im botanischen Sinne der Same einer Frucht; die Muskatblüte ist die getrocknete Samenhülle. Muskatnüsse sind nicht nur aromatisch; in höheren Dosierungen wirken sie sogar bewusstseinsverändernd.

Im alten Indien wurde die Muskatnuss *mada shaunda*, »betäubende Frucht«, genannt und als Aphrodisiakum, Zusatz zu **Betel**bissen und wichtiger **Curry**bestandteil verwendet. Sie wurde nicht

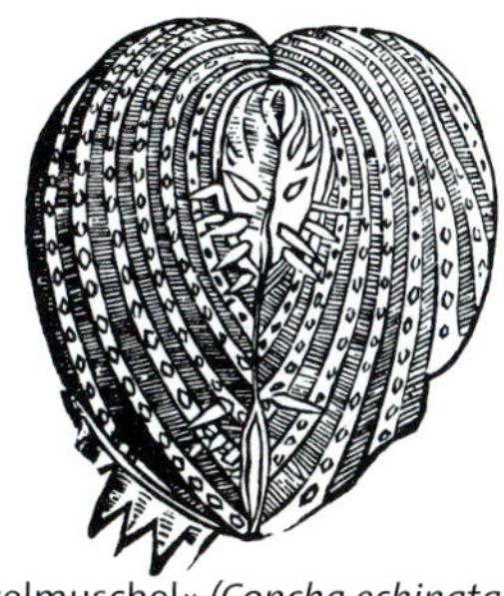

»Igelmuschel« *(Concha echinata altera)*. Von vorne betrachtet sieht die Muschel wie die Scham einer Frau aus. (Holzschnitt aus GESNER 1670*)

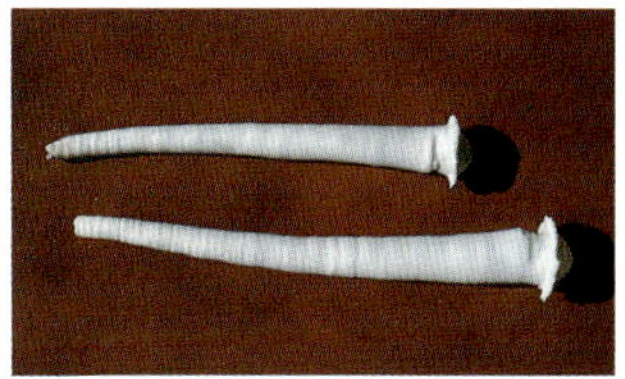

Die Schalen der Muschel (*Penicillus penis*) mit dem verräterischen Namen »penisförmiger/stiftförmiger Penis«. Sie wird auch Gießkannenmuschel genannt. (Philippinen)

»Muskatnuss versetzt den Menschen in heitere Stimmungslage, schärft die Sinne, hilft innerlich genommen gegen Gemütsleiden.« (HILDEGARD VON BINGEN, *Physica*)

529 »Unter den Weichtieren gehört die Miesmuschel zu den Giftträgern. Sie verfügt über ein curarinähnliches Gift, das zur Herzlähmung führt« (LEUENBERGER 1972: 110*).

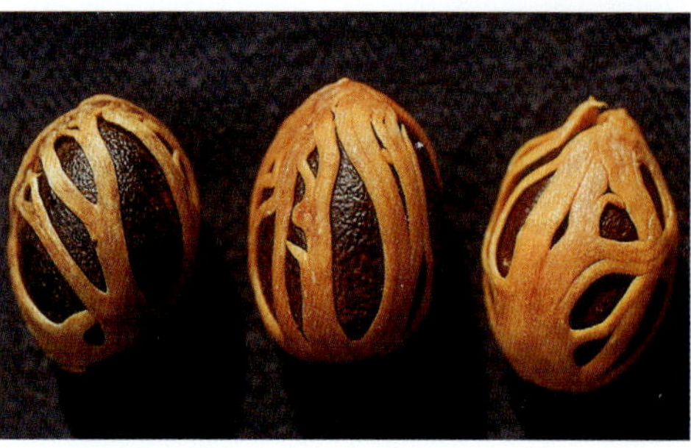

Die Frucht des Muskatnussbaums (*Myristica fragrans*) enthält den vom Samenmantel (Macis, Muskatblüte) umhüllten Samen (Muskatnuss). Beide werden als Gewürze und Aphrodisiaka geschätzt.

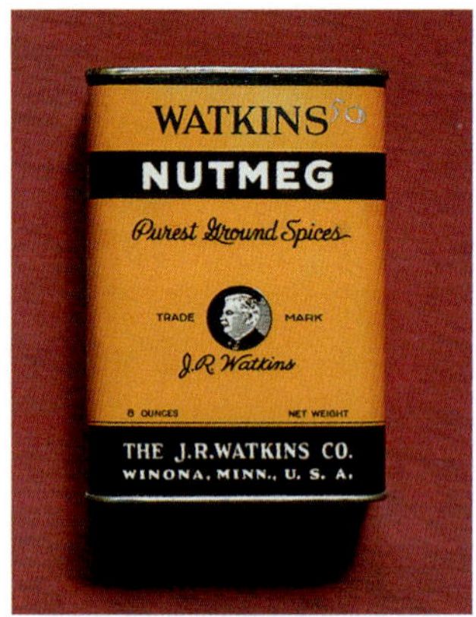

Muskatnüsse liefern nicht nur ein Gewürz und mildes Rauschmittel, sondern auch das ätherische Muskatöl, das Myristicin enthält, aus dem beim Metabolismus die Liebesdroge MDA entstehen kann. In den fünfziger und sechziger Jahren wurde in den USA Muskatnusspulver als Marihuanaersatz in großen Mengen geschluckt. (Englische Gewürzdose, frühes 20. Jh.)

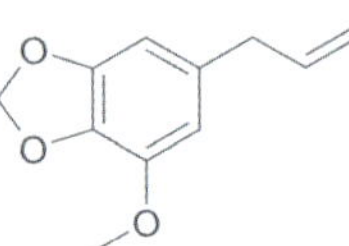

Myristicin

Safrol

MDA

MDMA

nur in der Küche, sondern auch in der Medizin (Ayurveda) und Magie eingesetzt.

Gebrauch

In der malaiischen Medizin werden Muskatnüsse und -blüten als Stimulans, Digestiv, Aphrodisiakum und Tonikum verwendet. Sie wurden sogar bei Malaria und »Blödheit« genommen (Van Gils und Cox 1994: 122).

Im Mittelalter galt die Muskatnuss als ein Mittel, das zum »Venushandel« reizt. Ein merkwürdiger Liebeszauber hat sich bis in unsere Zeit erhalten: »Wie die **Pfeffer**körner wird die Muskatnuss zum unappetitlichen Liebeszauber verwendet: Das Mädchen verschluckt sie, und wenn die Nuss wieder abgegangen, pulverisiert es sie und mischt sie dem Geliebten ins Essen (Franken). Das Aphrodisiacum lenkt durch die körperliche Beimischung die erweckte Liebeslust des Burschen lediglich auf das Mädchen« (Aigremont 1986 II: 83*).

Eine in **Wein** eingelegte Muskatblüte war als **Liebestrank** populär. So heißt es im deutschen Volksmund: »Muskatnuss im Wein, und du bist mein!«

Zum Würzen benutzte Mengen haben keine psychoaktive Wirkung. Größere Mengen des Gewürzes oder des daraus destillierten Öles können starke Reaktionen auslösen (Forrest und Heacock 1972, Sajner 1965). Ein bis zwei Esslöffel der geriebenen Nuss wirken zwar psychoaktiv, erzeugen jedoch Übelkeit und Brechreiz und machen somit erotische Gefühle zunichte. Wer sich diesem Experiment unterwarf, berichtete von unangenehmen Effekten, die Vergiftungssymptomen gleichkamen und eine lebenslange Abneigung gegen Muskat zur Folge hatten.

Murakkab[530] zur Potenzsteigerung aus dem Jemen

Man nehme gleiche Teile von

Bisbâsa	Macis
Gauz hindî	Muskatnuss
Zangabîl	**Ingwer**knolle
'Ûd as-sûs	**Süßholz**
Fauwa	**Färberdistel**

Die Bestandteile zerstoßen und mit **Honig** zu einer Paste (*magmû'a*) verarbeiten (Schopen 1983: 206*). Davon drei marmelgroße Kugeln schlucken.

Inhaltsstoffe und Wirkung

Das **ätherische Öl** der Muskatnuss besteht aus etwa 4% Myristicin, 39% Sabinen, 13% α-Pinen, 9% β-Pinen, 4% α-Phellandren, 4% Limonen, 1% γ-Terpinen, 1% *p*-Cymen, 1% Terpinolen und Spuren anderer Stoffe (Safrol, Eugenol, Isoeugenol). Die Zusammensetzung kann durchaus variieren (Janssens et al. 1990).

Das aus den Blättern gewonnene ätherische Öl enthält 80% α-Pinen und 10% Myristicin (Bastien 1987: 138*, Isaac 1993: 869). Gemäß Berichten wurden unter dem Einfluss von Muskatöl außerkörperliche, schamanische Erfahrungen gemacht (Devereux 1992). Für die psychoaktive Wirkung scheinen Myristicin, Elemicin und Safrol verantwortlich zu sein. Vermutlich kommt es im Metabolismus zu einer Aminierung, die aus Myristicin und Safrol zentral aktive **Amphetamin**derivate und entaktogene **Phenethylamine** werden lässt (Isaac 1993: 883, Shulgin und Naranjo 1967, Weil 1965 und 1967).

Myristicin hat eine pharmakologisch erwiesene, geringe MAO-hemmende Wirkung (Isaac 1993: 883; vgl. **MAO-Hemmer**). Myristicin ist auch in **Dill**, **Liebstöckel**, Pastinak (*Pastinaca* sp.; vgl. **Gemüse**) und **Petersilie** enthalten. Safrol findet sich auch in der **Nelke** sowie im **Sassafras**baum. Viele Pflanzen, die als Aphrodisiaka benutzt werden, enthalten diese Wirkstoffe.

Bezugsquellen

Muskatnüsse und Muskatblüte werden international als Gewürze, das heißt als Nahrungsmittel eingestuft und unterliegen lediglich dem jeweiligen Lebensmittelrecht. Es kommen verschiedene Qualitätsstufen in den Handel. Die rechtliche Lage bezüglich des ätherischen Öls ist nicht klar. Es wird manchmal im Aromastoffhandel angeboten. Muskatblüten enthalten im Sensatonics®-Likör »Lunatonic«.

Literatur

Devereux, Paul

1992 »An Apparently Nutmeg-Induced Experience of Magical Flight«, *Jahrbuch für Ethnomedizin und Bewußtseinsforschung*, Berlin: VWB, 1: 189–191.

530 *Murakkab* ist im Jemen ein zusammengesetztes Mittel, das als **Latwerge** gegessen wird (vgl. **Sultansmedizin**).

FORREST, J. E. und R. A. HEACOCK
1972 »Nutmeg and Mace, the Psychotropic Spices from *Myristica fragrans*«, *Lloydia* 35: 440–449.
ISAAC, Otto
1993 »Myristica«, in: *Hagers Handbuch der pharmazeutischen Praxis* (5. Aufl.), Berlin: Springer, Bd. 5: 863–894.
JANSSENS, Jos, Gert M. LAEKEMAN et al.
1990 »Nutmeg Oil: Identification and Quantitation of Platelet Aggregation«, *Journal of Ethnopharmacology* 29: 179–188.
LUSSI, Kurt
2000 »Die Anwendung von Nelkenwurz und Muskatnuss im alpenländischen Liebeszauber«, *Jahrbuch für Ethnomedizin und Bewußtseinsforschung* 6–7(1997/98): 169–183.
SAJNER, Josef
1965 »Joh. Ev. Purkynes Beschreibung der pharmakologischen Wirkung der Muskatnuss«, *Die Medizinische Welt* 46: 2613–2615.
SHULGIN, Alexander T.
1963 »Composition of the Myristicin Fraction from Oil of Nutmeg«, *Nature* 197: 379.
SHULGIN, Alexander T. und Claudio NARANJO
1967 »The Chemistry and Psychopharmacology of Nutmeg and of Several Related Phenylisopropylamines«, in: D. EFRON (Hg.), *Ethnopharmacologic Search for Psychoactive Drugs*, Washington, D.C.: U.S. Dept. of Health, Education and Welfare, S. 202–214.
VAN GILS, Carl und Paul Alan Cox
1994 »Ethnobotany of Nutmeg in the Spice Islands«, *Journal of Ethnopharmacology* 42: 117–124.
WEIL, Andrew
1965 »Nutmeg as a Narcotic«, *Economic Botany* 19: 194–217.
1967 »Nutmeg as a Psychotropic Drug«, in: D. EFRON (Hg.), *Ethnopharmacologic Search for Psychoactive Drugs*, Washington, D.C.: U.S. Dept. of Health, Education and Welfare, S. 188–201.

Muskatellersalbei

Salvia sclarea L., Lamiaceae (Lippenblütengewächse)

Andere Namen

Baccar, Bakkaris, Clarry, Clary sage (engl.) Clear eye (engl. »klares Auge«), Common clary, Gartenscharlach, Muskatellerkraut, Muskateller-Salbei, Orvale, Sclarea, Sclarée (frz.), Toute-bonne

Das aromatische, würzig-süßlich duftende **ätherische Öl** der Muskatellersalbei zählt in der Aromatherapie zu den wichtigsten aphrodisischen und erotischen Essenzen.

Gebrauch

Muskatellersalbei gehört zu den **Duftpflanzen**, die sich als Potpourri- und Duftkissenzutaten großer Beliebtheit erfreuen. In der Aromatherapie geht man davon aus, dass die verwendeten Essenzen mit ihrem Duft Botschaften vermitteln: »In unverfälschter Art birgt der Duft der Muskateller-Salbei die Botschaft einer ausgewogenen, harmonischen Atmung in sich, einer Atmung, die den ganzen Menschen – Körper, Seele und Geist –, ja alles Leben durchströmt und pulsierend mit der milden Wärme der eingefangenen und umgewandelten Sonnenkraft erneuert, erfrischt und belebt. Die Muskateller-Salbei gilt auch als Aphrodisiakum, was wiederum nichts anderes bedeutet, als dass ihr Wesen von anregender, belebender, die Lebenskräfte und Fruchtbarkeit stärkender Natur ist. (...) Bei der Anwendung der Muskateller-Salbei ist es wichtig, sich der Ideen und Botschaften dieser Pflanze bewusst zu sein« (STRASSMANN 1991: 78f.).

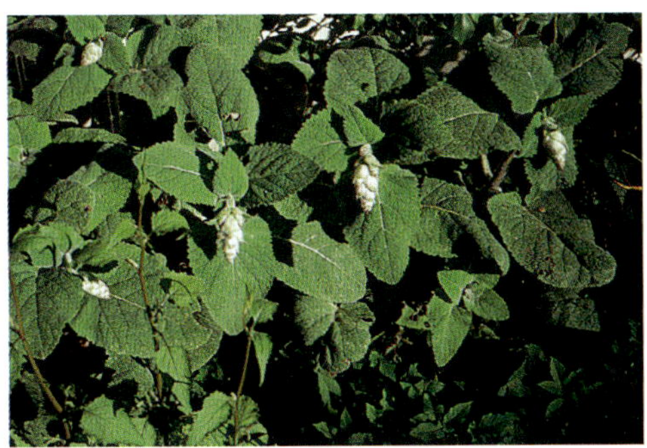

Die Muskatellersalbei *(Salvia sclarea)* ist eine zweijährige Pflanze. Sie ist in Südeuropa, im Mittelmeerraum und in Vorderasien verbreitet. Bei uns wird sie gerne in Duftgärten angebaut.

»*Muskatellersalbei* ist männlich und verführerisch, warm und verlangend, gleich einem kräftigen Opiat.« (WORWOOD 1990: 130)

Die Essenz kann in einer Duftlampe zum Aromatisieren des Raumes oder als **Badezusatz** für ein aphrodisisches Bad verwendet werden (jeweils einige Tropfen): »Nur zwei, drei Tropfen auf eine Duftlampe im Schlafzimmer sind ausreichend, um für wohlige Entspannung, inspirierende Gedanken, phantasievolle Zärtlichkeiten (...) zu sorgen« (JÜNEMANN 1989: 89).

Für erotische Düfte eignen sich Kombinationen von Muskatellersalbei mit **Sandel**öl und **Ylang-Ylang** (2 : 2 : 1). Die Essenzen kann man auch in anderen Verhältnissen mischen, den persönlichen Vorlieben entsprechend. Muskatellersalbei ist ein Bestandteil von ayurvedischem **Räucherwerk**, kombiniert mit Agar (**Adlerholz**), Himalayazeder, **Wermut** oder Tagetes (vgl. **Yauahtli**), Tuberose (**Nachthyazinthe**) und verschiedenen **Gewürzen**.

Auch die Blätter des Muskatellerkrauts galten als Aphrodisiakum: »Die Blätter helfen zur Trunkenheit und reizen zum Venushandel« (MOST 1843: 456*). Im Mittelalter gehörte die Pflanze zu den **Gewürze**n und wurde auch zum Würzen von **Wein**[531] und **Bier** verwendet, um diese berauschender zu machen (BORSCHKE 2002: 26, GRIEVE 1982: 204*).

531 Das destillierte Muskatelleröl wird noch immer zum Aromatisieren von Wein verwendet.

Salbeiarten, die als Aphrodisiaka genutzt werden

- *Salvia splendens* Buc'hoz ex Etl., syn. *Salvia colorata* hort., Prachtsalbei, Feuersalbei

Die aus Brasilien stammende Prachtsalbei ist ein weltweit beliebtes Ziergewächs (mit vielen Sorten). Neuerdings wurde bekannt, dass ihr getrocknetes Kraut geraucht psychoaktiv, ähnlich wie ein Tranquilizer, wirken kann (Borschke 2002: 28ff.). Die »Prachtsalbei wird als potenzsteigerndes oder Impotenz behandelndes Medikament benutzt. (...) Man lasse 30 g des Krautes in einem halben Liter kochenden heißen Wassers ziehen. Die Dosierung der abgeseihten Flüssigkeit ist dreimal täglich eine Tasse« (Stark 1984: 99*).

- *Salvia divinorum* Epling et Jativa-M., Wahrsagesalbei, Aztekensalbei

Die mexikanische Wahrsagesalbei wurde ursprünglich von Schamanen als Ersatzmittel für **psilocybinhaltige Pilze** verwendet. Heute ist die Pflanze und ihr Gebrauch als Entheogen und Genussmittel weltweit verbreitet (Gartz 2001). Meist wird das Kraut pur oder in **Rauchmischungen** (seltener ihr Wirkstoff Salvinorin A) geraucht; dabei kommt es zu sehr ungewöhnlichen Bewusstseinsveränderungen. »Ein beachtlicher Teil dieses Hochgefühls soll auch sexueller Natur sein« (Stark 1984: 131*).[532]

Inhaltsstoffe

Die Muskatellersalbei enthält ein **ätherisches Öl** mit Ocimen, Myrcen, Borneol, Pinen, Cineol und anderen Bestandteilen. Daneben enthält die Pflanze Sesquiterpene, Ketone, organische Säuren, Gerbstoffe und Bitterstoffe (Strassmann 1991: 81).

Bezugsquellen

Im Duftstoffhandel erhältlich. Tantrische Raumdüfte mit Muskatellersalbei sind auch über Isis-Urania® zu beziehen, Muskatellersalbei bei Elixier®.

Literatur

Borschke, Bastian
2002 *Salvia divinorum und andere psychoaktive Salbeiarten*, Löhrbach: Edition Rauschkunde.

Gartz, Jochen
2001 *Salvia divinorum – Die Wahrsagesalbei*, Solothurn: Nachtschatten Verlag.

Hill, Johann
1853 *Das heilige Kraut, oder die Kräfte der Salbey zur Verlängerung des menschlichen Lebens*, Stuttgart: J. Scheible.

Jünemann, Monika
1989 *Verzaubernde Düfte*, Durach: Windpferd.

Knieriemen, Heinz
1998 »Muskatellersalbei: Rauschwirkung unerwünscht«, in: Roger Liggenstorfer et al. (Hg.), *Die berauschte Schweiz*, Solothurn: Nachtschatten Verlag, S. 64–65.

Strassmann, René A.
1991 *Duftheilkunde* (2. Aufl.), Aarau: AT Verlag.

Worwood, Valerie Ann
1990 *Liebesdüfte: Die Sinnlichkeit ätherischer Öle*, München: Goldmann.

Muttersteine

Aufgrund ihrer Signatur wurden früher bestimmte Fossilien Muttersteine genannt und magisch als Amulette, zum Liebeszauber oder pulverisiert als Aphrodisiaka benutzt.

Das Wort »Mutter« wurde früher für die Gebärmutter (vgl. **Bär**) mitsamt der weiblichen Sexualorgane verwendet. Man erkannte sie in gewissen Versteinerungen (**Fossilien**) und **Conchylien**, vor allem in den Schalen der **Kaurischnecken**.

Muttersteine, Schamsteine, Venussteine, Hysterolithen oder Lapides uterinae wurden früher vor allem versteinerte Brachiopoden (Armfüßler) genannt, die im Paläozoikum massenhaft die Meere bevölkerten; heute existieren nur noch wenige Arten (vgl. **Bohnen**). Sie erinnern in der Tat an die weibliche Scham oder Gebärmutter (Hysteres) und dienten deshalb als sexuelle **Amulette**, **Liebeszauber** und pulverisiert als Aphrodisiaka (vgl. **Calcit**): »In den devonischen Kalken am Rhein kommen die Brachiopoden *Schizophoria vulvaria* und *Spirifer auriculatus* recht häufig vor. Eine Klappe hat eine vulvaähnliche Erhebung. Man sagte, die eine Seite stelle die Vulva (= Scham) dar, die andere Klappe das Jungfernhäutchen. (...) Diese Fossilien galten als Zaubersteine, die gegen alle Frauenleiden wirksam waren. Diese Brachiopoden wurden als Amulette gegen die Behexung, gegen Impotenz und zur Steigerung der Libido getragen« (Rätsch und Guhr 1989: 120*).

Weitere Muttersteine

Als Muttersteine wurden die Fossilien der paläozoischen Brachiopoden *Spirifer auriculatus*, *Spirifer cultijugatus*, *Stringocephalus* spp., *Stenocisma (Camerophoria)* spp., *Orthis hysterica* und *Schizophoria vulvaria* bezeichnet (Gruber 1980, Jungheim 1987). Auch die fossilen **Muscheln** der Gattung *Congeria*, vor allem *Congeria conglobata* und *Congeria ungulae capra* aus dem Miozän

532 Benutzer von *Salvia divinorum*, die **Ketamin** kennen, vergleichen die Wirkungen beider Stoffe miteinander.

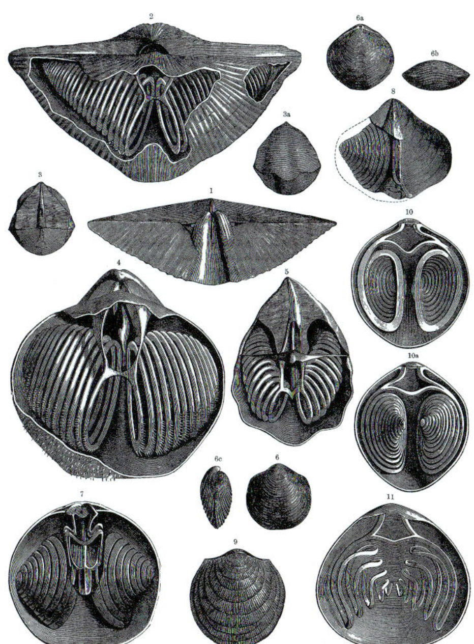

Die Struktur der Brachiopodenklappen vom Typ der Spiriferiden (*Spirifer* spp.) erinnert an ein anatomisches Bild der Gebärmutter. (Tafel aus einem frühen Werk zur Paläontologie, um 1900)

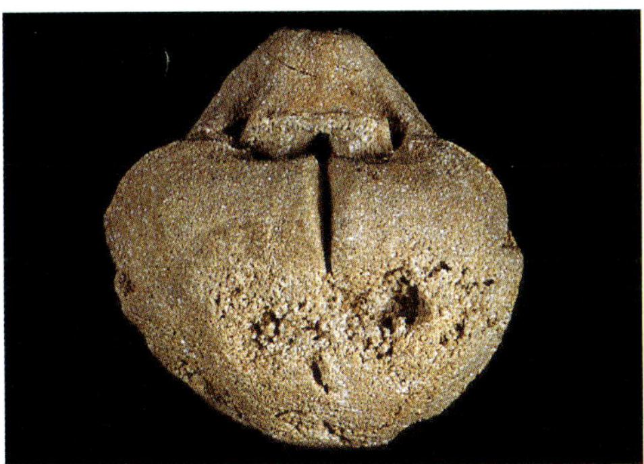

Mutterstein. Fossile Brachiopode *(Stringocephalus)* aus dem Oberen Mitteldevon aus dem Sauerland. (Foto: Lierl)

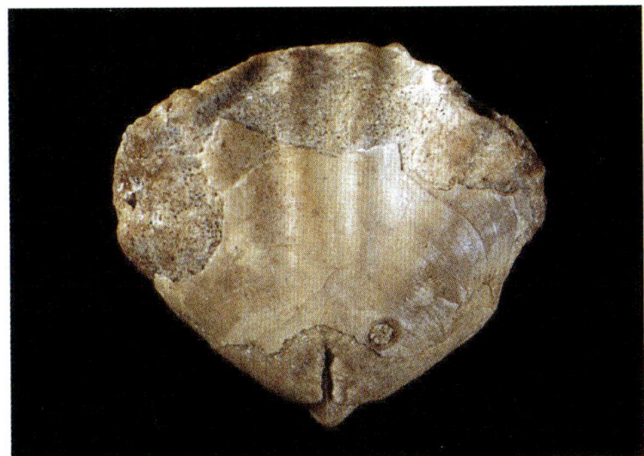

Mutterstein. Fossile Brachiopode *(Stenocisma [Camerophoria])* aus dem Zechstein (Pössnek, Thüringen). (Foto: Lierl)

heißen Muttersteine oder Venussteine (Rätsch und Guhr 1989: 119ff.*).

In der frühen Neuzeit wurden auch die Schalen rezenter **Kaurischnecken** als Concha Venerea minima, Muttersteine oder »Muttermuscheln« bezeichnet, die als Aphrodisiaka galten und als Heilmittel für Gebärmutterleiden benutzt wurden.

Literatur

Gruber, Bernhard

1980 »Fossilien im Volksglauben (als Heilmittel)«, in: *Katalog des Oberösterr. Landesmuseums* 105/ *Linzer Biol. Beiträge* 12(1): 239–242.

Jungheim, Hans J.

1987 »Brachiopoden«, *Fossilien*, Sonderheft 2.

»Die Urmutter: Dieser Name passt für die weiblichen Geschlechtsorgane im allgemeinen.« (Scheik Nefzaui 1985: 146*)

Myrobalane

Terminalia spp., Combretaceae

Terminalia bellirica (Gaertn.) Roxb., syn. *Myrobalanus bellerica* Gaertn., Bellerische Myrobalane
Terminalia chebula Retz., syn. *Myrobalanus chebula* Gaertn., Gelbe Myrobalane

Andere Namen

'A ru ra (tibet.), Barro, Harîtaki (skrt.), Harro, Myrobalano, Myrobalans

In Indien und Nepal werden die Myrobalanfrüchte als Tonika, Aphrodisiaka und Psychedelika verwendet. Mythisch sind sie mit Soma, dem Trank der Unsterblichkeit, assoziiert.

Im indischen Ayurveda gelten alle Myrobalanen, zu denen auch **Amala** (*Phyllanthus emblica* L.)[533] gerechnet wird, als **Rasayana** und Aphrodisiaka.

Ein Aphrodisiakum aus dem Anangaranga

»Nimm Eisenoxyd, Pulver von den drei Myrobalanen (*Terminalia chebula*, *T. bellerica* und *Phyllanthus emblica*, ihre Früchte); **Muskat**nuss, Arecanuss [**Betel**] und Gewürz**nelke** und **Süßholz**saft, mische es mit geschmolzener Butter und **Honig** und nimm es täglich bei Sonnenuntergang. Dann wirst du geil wie der Spatz, der zehn und zwanzig Mal hintereinander die Spätzin begattet« (Hirschfeld und Linsert 1930: 204*).

Ein bekanntes ayurvedisches **Rasayana** heißt **Triphala**, »Drei Früchte« oder »Drei Myroba-

533 Auch die Kirschpflaume heißt laut Zander Myrobalane: *Prunus cerasifera* Ehrh., syn. *Prunus myrobolana* Poit. et Turpin, *Prunus myrobalanus* (L.) Loisel, Rosaceae.

Blätterdach der Bellerischen Myrobalane *(Terminalia bellirica)*. (Dhera Dun, Uttar Pradesh, Indien, 1998)

Blätterdach der Gelben Myrobalane *(Terminalia chebula)*. (Dhera Dun, Uttar Pradesh, Indien, 1998)

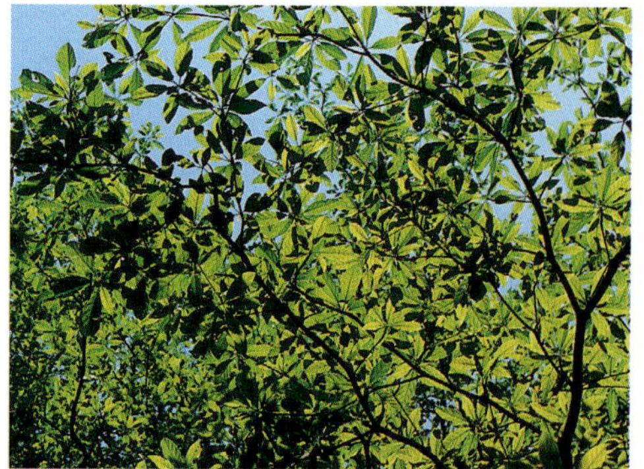

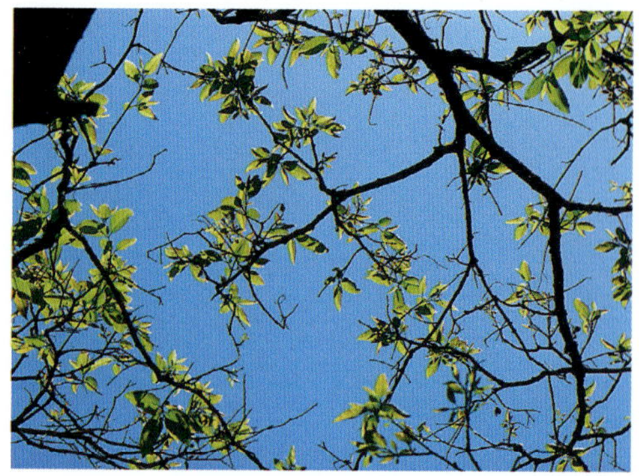

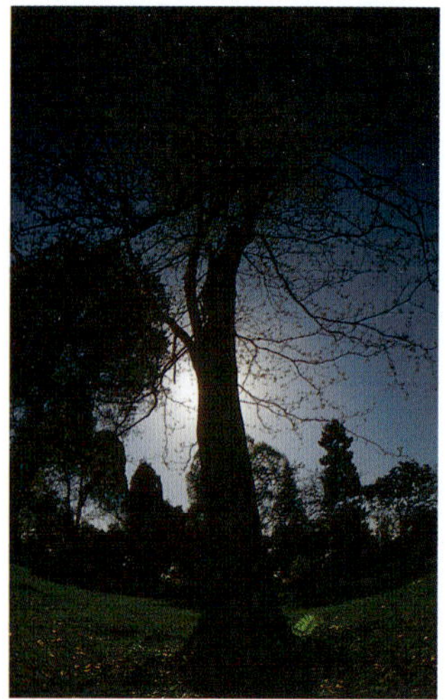

Die Bellerische Myrobalane *(Terminalia bellirica)* erscheint wie ein mystischer Weltenbaum. (Dhera Dun, Uttar Pradesh, Indien, 1998)

lanen«. Es besteht aus *Terminalia bellirica*, *Terminalia chebula* und **Amala** (*Phyllanthus emblica* L.).

Gebrauch

Die Lodha aus Westbengalen essen die getrockneten Samen der Bellerischen Myrobalane oder Bahera (*Terminalia bellirica*) nicht nur als Aphrodisiakum, sondern auch, um Halluzinationen zu erleben. In Südostasien ist die Pflanze auch aufgrund ihrer narkotischen Eigenschaften bekannt (Ott 1993: 420*). Der in Indien unter dem Namen *vibhitika* bekannte Baum ist mit der Göttin Kali assoziiert und wird in der schwarzen Magie zum Töten von Feinden verwendet (Gupta 1991: 94*).

Die Bellerische Myrobalane ist eng verwandt mit der Schwarzen Myrobalane (*Terminalia chebula*), die in Nepal und Indien als heiliger Baum verehrt wird. Er soll dadurch entstanden sein, dass ein Tropfen Ambrosia vom Himmel auf die Erde fiel, als der **Soma**-berauschte Gott Indra von dem Unsterblichkeitstrank genossen hatte. Im Tantra soll der Genuss der aphrodisischen Myrobalane die Göttin Shri, die erotische Gefährtin des Vishnu, herbeirufen (Majupuria und Joshi 1988: 109*).

Die Myrobalane (skrt. *harîtaki*) ist das Attribut des tibetischen Medizinbuddhas (Bhaisajya Guru) und symbolisiert das »Elixier des langen Lebens«; das zweite Attribut des Medizinbuddhas ist die aus Lapislazuli geschnittene Almosenschale, die mit Amrita (= Ambrosia), dem »göttlichen Nektar der Erleuchtung« (vgl. **Soma**), gefüllt ist (Birnbaum 1982: 123ff.).

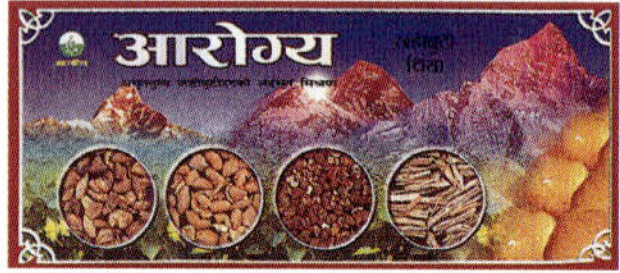

Arogya, ein nepalesischer Myrobalanentee (in Teebeuteln). (Verpackung)

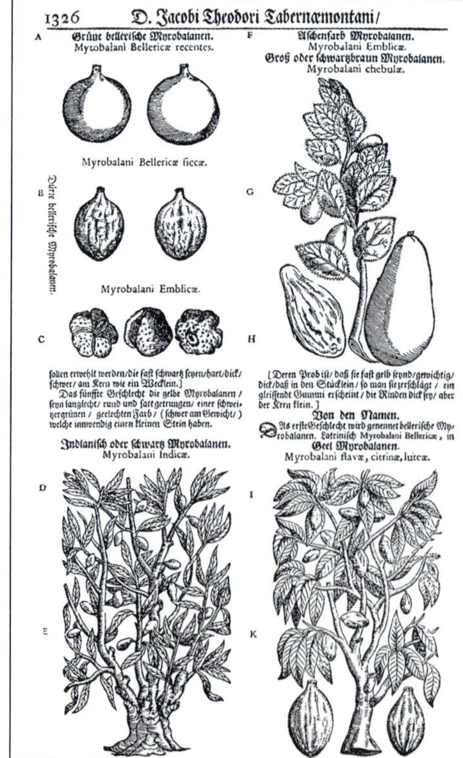

1326 D. Jacobi Theodori Tabernæmontani/

Grüne bellerische Myrobalanen.
Myrobalani Bellericæ recentes.

Myrobalani Bellericæ ſiccæ.

Dürre bellerische Myrobalanen.

Myrobalani Emblicæ.

ſollen erwehlt werden/die faſt ſchwartz ſeyen/hart/dick/ ſchwer/ am Kern wie ein Wecklein.]

Das fünffte Geſchlecht die gelbe Myrobalanen / ſeyn langlecht/ rund und ſatt getrungen/ einer ſchweitzergrünen / geelechten Farb/ (ſchwer am Gewicht/) welche innwendig einen kleinen Stein haben.

Indianiſch oder ſchwartz Myrobalanen.
Myrobalani Indicæ.

Aſchenfarb Myrobalanen.
Myrobalani Emblicæ.
Groß oder ſchwartzbraun Myrobalanen.
Myrobalani chebulæ.

[Deren Prob iſt/ daß ſie faſt gelb ſeynd/gewichtig/ dick/daß in den Stücklein/ ſo man ſie zerſchlägt / ein gleiſſendt Gummi erſcheint / die Rinden dick ſey/ aber der Kern klein.]

Von den Namen.

DAs erſte Geſchlecht wird genennet belleriſche Myrobalanen. Lateiniſch Myrobalani Bellericæ, in

Geel Myrobalanen.
Myrobalani flavæ, citrinæ, luteæ.

Die verschiedenen Myrobalanen, die im frühen 18. Jahrhundert in Mitteleuropa, vor allem in der Schweiz und in Deutschland bekannt waren. »Die großen, schwarzbraunen Myrobalanen hält man in Italien für ein sympathetisches Mittel gegen Hämorrhoidalbeschwerden« (Most 1843: 457*). (Holzschnitte aus Tabernæmontanus 1731*)

Rasayana-Rezept für einen tonisierenden Kräutertee aus Nepal (Arogya):

Harro	*Terminalia chebula*
Barro	*Terminalia bellirica*
Amala	*Phyllanthus emblica* L. (= *Emblica officinalis)*
Guduchi	*Tinospora cordifolia*

sowie verschiedene aromatische Kräuter, wie **Minzen** oder **Zimt**.

Inhaltsstoffe

Die Früchte der beiden Myrobalanen (Fructus Myrobalani) enthalten bis zu 45% Gerbstoff, 3,5% Chebulinsäure ($C_{28}H_{24}O_{15} \times H_2O$), Ellagsäure, und Gallussäure (Frerichs 1938: II 195*).

Bezugsquellen

Myrobalanenmischungen gibt es im Handel mit ayurvedischen Produkten und in manchen Teehandlungen.

Literatur

Birnbaum, Raoul

1982 *Der Heilende Buddha*, Bern usw.: O.W. Barth/Scherz.

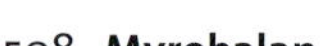

Myrrhe

Commiphora spp., Burseraceae (Balsambaumgewächse)

Commiphora molmol ENGL., syn. *Commiphora myrrha* (NEES) ENGL. var. *molmol* ENGL., *Balsamodendron myrrha* NEES, *Balsamea myrrha* ENGL., Echter Myrrhebaum, Somalia-Myrrhe
Commiphora abyssinica ENGL., Arabische Myrrhe
Commiphora erythraea (EHRENB.) ENGL. in DC., syn. *Commiphora erythraea* HOLM. var. *glabrescens* ENGL., *Commiphora opobalsamum*, Opopanax-Myrrhe
Commiphora guidottii CHIOV., syn. *Commiphora sessiliflora* VOLLESEN, Bissabol, Habak haki

Andere Namen

Bal, Bola, Mirra, Myrrh, Myrrha, Smyrna

Die wohlriechende Myrrhe galt als olfaktorisches und magisches Liebesmittel. Sie wird noch immer als aphrodisischer Tee oder in Räucherwerk verwendet.

Myrrhe, das Harz der Myrrhenbäume, gehört seit dem Altertum zu den bedeutenden Zutaten zu heiligem oder aphrodisischen **Räucherwerk**, wird aber auch innerlich in verschiedenen Zubereitungen als Aphrodisiakum sowie als **Liebeszauber** benutzt. Myrrhe, **Gold** und **Olibanum** waren die kostbarsten Gaben morgenländischer Magier.

Gebrauch

In Altägypten war Myrrhe von besonderer Bedeutung bei der Einbalsamierung von **Mumien**. Das wohlriechende Harz sollte nicht nur den toten Körper auf die Ewigkeit vorbereiten; im Reich der Lebenden sollte es auch den Körper einer Frau auf die Lust einstimmen. Im ältesten erhaltenen Gedicht, dem *Lied des Harfners* (um 2000 v. u. Z.) heißt es:

»Folge deinem Wunsch, weil du lebst,
lege Myrrhe auf dein Haupt,
kleide dich in feines Linnen,
getränkt mit köstlichen Wohlgerüchen,
den echten Dingen der Götter.
Vermehre deine Wonnen noch mehr,
lass dein Herz nicht müde sein,
folge deinem Wunsch und deinem Vergnügen.«

Die Ägypter nannten die Myrrhe *bola* oder *bal*, was »Vertreibung der Narrheit« bedeutet. Ein mit Myrrhe gewürzter **Wein** sollte vor Trunkenheit schützen und zugleich erotisch stimulieren.

Die Myrrhe war Aphrodisikum und mächtiger **Liebeszauber**: »Zauber, um jemanden herbeizuführen, über rauchender Myrrhe zu sprechen: Räuchere [die Myrrhe] über Kohlen und sag den Spruch: Du bist Smyrna [= Myrrhe], die bittere, die schwere, die Streitende versöhnt, die dörrt und zur Liebe zwingt diejenigen, die den Eros verleugnen. Alle nennen dich Myrrha, ich aber nenne dich Fleischfresserin und Verbrennerin des Herzens« (*Papyri Graecae Magicae* IV, 1495ff.).

In Afrika und in der Karibik trinkt man noch heute einen Tee aus dem Myrrhenharz (von *Commiphora molmol*) als Aphrodisiakum. Im zirkumkaribischen Voodookult wird aus dem Opopanax-Myrrhenbaum (*Commiphora erythraea*) ein aphrodisischer Blütentee gekocht.

Gegen üblen Geruch der Vagina

»Wünscht eine Frau diesen üblen Geruch zu vertreiben, so zerstampfe sie rote Myrrhe, siebe sie durch, knete dieses Pulver mit **Myrte**nwasser und reibe ihre Geschlechtsteile damit ein. Dadurch werden alle unangenehmen Ausflüsse aus ihrer Scheide verschwinden« (SCHEIK NEFZAUI 1985: 220*).

Inhaltsstoffe

Die Myrrhe (Myrrha, Gummi Myrrha) enthält 3 bis 10% **ätherisches Öl**, das hauptsächlich aus Sesquiterpenen (Furanosesquiterpene vom Germacran-, Eleman-, Eudesman- und Guajantyp, β- und δ-Elemen, β-Bourbonen, β-Caryophyllen, Humulen, Elemol), 20 bis 40% Harz, Schleim, Kohlenhydrate (Galaktose, 4-O-Methylglucuronsäure, Arabinose) und Gummi besteht (CZYGAN 1989).

Das aus *Commiphora erythraea* gewonnene Harz enthält 10% ätherisches Öl, bestehend aus Oporesinotannol, Bisabolenen, Cadinen, Curcumen, Santalen, Santal, Furanosesquiterpenoide und Sesquiterpenen. Es hat antiseptische, beruhigende, adstringierende und menstruationsbefördernde Wirkung (TUCKER 1986).

Bezugsquellen

Myrrhe gibt es sowohl im Apotheken- als auch im Räucherstoff- und Devotionalienhandel.

Die im Duftstoffhandel angebotene Essenz »Opopanax« wird durch Wasserdampfdestillation aus der *Commiphora erythraea* var. *glabrescens* gewonnen und stammt aus Somalia oder Äthiopien.

Literatur

CZYGAN, Franz-Christian
1989 »Myrrhe«, in: Max WICHTL (Hg.), *Teedrogen*, Stuttgart: WVG, S. 349–351.

»Der Rauch von Myrrha in Mund in die Nase gelassen/ stärcket das Hirn. Myrrha ist gut den unfruchtbaren Frauen/ mit Wein genüßt/ und den Rauch von unten empfangen.« (LONICERUS 1679: 738*)

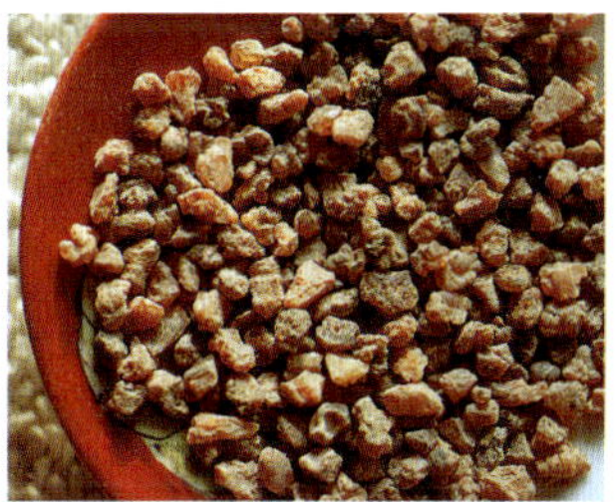

Myrrhe (Resin) aus dem Devotionalienhandel. Das Myrrhenharz wird durch Einschnitte im lebenden Baum gewonnen.

THULIN, Mats und Per CLAESON
1991 »The Botanical Origin of Scented Myrrh (Bissabol or Habak Hadi)«, *Economic Botany* 45(4): 487–494.
TUCKER, Arthur O.
1986 »Frankincense and Myrrh«, *Economic Botany* 40(4): 425–433.

»Die Myrte war schon immer eine Blume der Liebe, zumindest seitdem sie eine heilige Pflanze der Göttin Aphrodite oder Venus geworden war.« (JAY 1997: 32*)

Myrte

Myrtus communis L., Myrtaceae (Myrtengewächse)

Andere Namen

As (arab.), Brautmyrte, Hochzeitsstrauch, Mersinia (zypriot.), Mirto (ital.), Myrtenstrauch[534], Myrtle (engl.)

Duftende Myrtenblätter eignen sich als **Badezusatz**, zum Parfümieren von alkoholischen Getränken oder als **Räucherwerk**. Die frischen Myrtenbeeren können als Aphrodisiaka verspeist werden.

Gemäß dem griechischen Mythos soll sich die muschelgeborene Aphrodite hinter einer Myrte verborgen haben, als sie nackt an den Strand von Zypern gelangte (vgl. **Kammmuschel**, **Kuttelfische**, **Venusmuscheln**). Beim Frühjahrsfest der Göttin bekränzte man sich mit Myrten, die als »Mysterienpflanzen« galten.

»Der Name der Myrte bezeichnet auch die weiblichen Geschlechtsteile. Das Wort *to myrton* (Myrtenbeere) bedeutet Klitoris, das weibliche Instrument für die sexuelle Freude.« (KEULS 1993: 30)

Die Griechen führten die Myrte auf die Nymphe Myrsine aus Attika zurück. Myrsine war von unvergleichlicher Schönheit und mit übermenschlichen Kräften ausgestattet. Minerva liebte die Nymphe, war aber zugleich auf ihre Kraft und Schönheit eifersüchtig. Zornerfüllt tötete sie das Mädchen. Aus ihrem Leib wuchs der Myrtenstrauch, der fortan der Minerva geweiht war, denn die Göttin bereute ihre vorschnelle Tat und übertrug ihre göttliche Liebe auf den Strauch.

In Rom war die Myrte die »Pflanze der Venus«. Es gab sogar einen speziellen Altar der Venus Myrtea. »Die Ehe und der Baum stehen unter dem Schutze der Venus«, schreibt PLINIUS (XV, 120). Deswegen sollten Bräute bei der Hochzeit mit Myrtenkränzen geschmückt werden. Die Myrte ist auch dem Hymenaeos, dem Sohn des Dionysos und der Aphrodite, einem Gott der Ehe (schließung), heilig (SOULI 1997: 37*). Bis heute ist die Brautmyrte eine weit verbreitete Hochzeitspflanze.

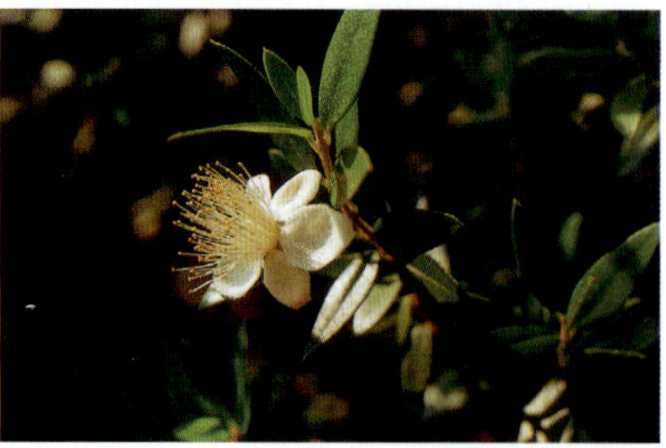

Die blühende Myrte *(Myrtus communis)*. (Delphi, Griechenland, 1991)

Gebrauch

Rinde, Blätter, Blüten und Fruchtbeeren des aromatischen Strauchs enthalten ein duftendes Öl, das seit dem Altertum ein begehrtes **Parfüm** darstellt *(Eau d'Agnes)*. Der Duft soll auch die Wahrsagerei, das heißt die prophetische Trance, fördern. Der Baum galt als Symbol der Reinheit, Schönheit und Liebe. Das Öl oder die frischen Blätter sind ein beliebter **Badezusatz**. Ein solches, aphrodisisches Bad wirkt entspannend und ist gut für die Haut; außerdem verhindert es Haarausfall und bringt Erleichterung bei allen Erkrankungen der Atemwege. Myrtenöl spielt in der modernen Aromatherapie eine wichtige Rolle: »Es lässt die unzerstörbare Reinheit unserer Seele erahnen und öffnet für Schönheit und Liebe; es öffnet gleichsam für kosmische Schönheit und universelle Liebe« (FISCHER-RIZZI 1989: 128*).

PLINIUS (XXIII, 159) fügt hinzu, dass Myrtenwein gegen giftige **Pilze** wirksam sei, und: »Den Mundgeruch macht [der Myrtensame] angenehm, auch wenn man ihn am Tage vorher gekaut hat; daher essen ihn auch die Menander, ›die gemeinsam Frühstückenden‹ *(Synaristosai)*«.

Inhaltsstoffe

Die Blätter enthalten 0,3 bis 1% **ätherisches Öl** mit α-Pinen, Limonen, Dipenten, Camphen, Myrtenol, Linalool, Geraniol, Nerol, Cineol und Aldehyden sowie Gerbstoffe, Bitterstoffe, Harz, Gallussäure, Myricetin und Myricitrin.

Bezugsquellen

Myrtenblätter gibt es im Kräuter- und Apothekenhandel sowie in Reformhäusern, das ätherische Öl im Duftstoffhandel. Das Myrtenöl stammt nicht immer von der echten Myrte, sondern auch von einer in Australien heimischen *myrtle* genannten Pflanze *(Melaleuca alternifolia)*.

Literatur

KEULS, Eva C.
1993 *The Reign of the Phallus: Sexual Politics in Ancient Athens*, Berkeley usw.: University of California Press.

534 Die Scheinmyrte ist ein Mondsamengewächs; vgl. **Kokkelskörner**.

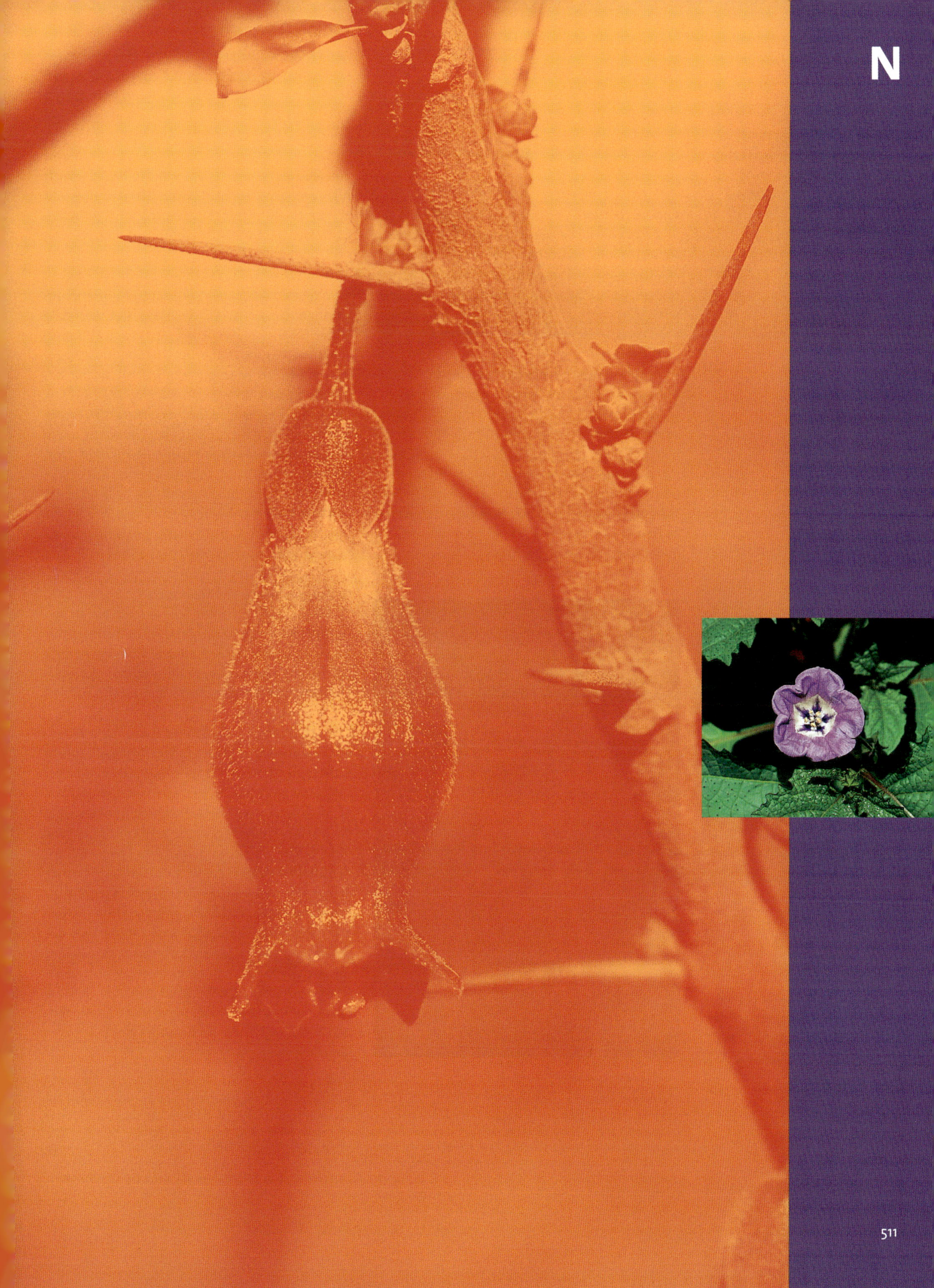

N

»Offen das Fenster im Licht eines herbstlichen Mondes, die Kerze gelöscht, die Seidentunika gelöst, erstickendes Lachen unter Bettvorhängen: Ihr ganzer Körper schwimmt im Tuberosenduft.« *(Chinesisches Volkslied)*

Nachthyazinthe

Polianthes tuberosa L., Agavaceae (Agavengewächse)/Amaryllidaceae (Amaryllisgewächse)
syn. *Polianthes floribus alternis* L., *Polianthes mexicana*

Andere Namen

Amiga de noche (span. »Freundin der Nacht«), Amol, Amole, Azucena, Bäk nikte' (Lakandon »Duftblume«[535]), Flor de hueso (span. »Knochenblüte«), Guía-chilla, Guiegana, Guigana (zapotekisch), Hyacinthus indicus, Hyacinthus indicus tuberosus, Hyacinthus peruanus, Iztac omjsuchitl (Nahuatl), Lipa-shpi-sua (Chontal), Margarita olorosa, Margaritas blancas (span. »weiße Margariten«), Meusk (arab. »**Moschus**«), Meusk el roumi (arab.), Nardo (span. »**Narde**«), Omexochitl (Nahuatl »Zwillingsblüte«), Omixóchitl (Nahuatl), Omizochitl, Omjsuchitl, Puchúngari (taraskisch), Rajanigandha (nep.), Sugandaraj (nep.), The musk of the chris-tian, Tubéreuse (frz.), Tuberosa (span.), Tuberose, Tuberuse, Vara de Jesse (span. »die Rute des Jesu«), Vara de San José (span. »Jute des hl. Johannes«)

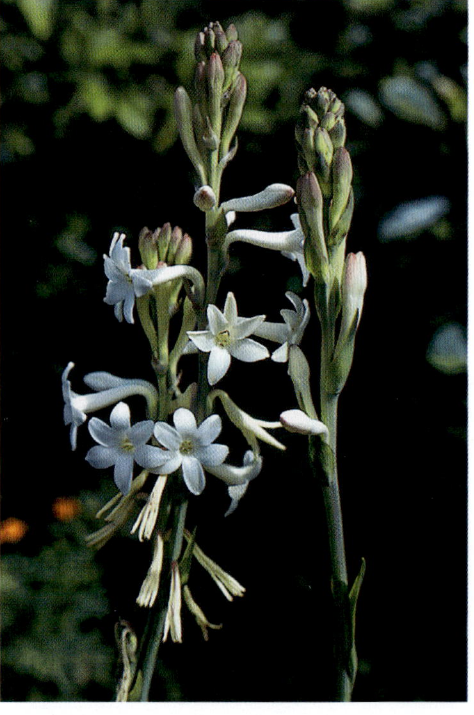

Bäk nikte', »Duftblüte, Duftende Scham« (Lakandon), Tuberose oder Nachthyazinthe. (Naha', Chiapas, Mexiko, 9/1988)

Der Duftessenz der Nachthyazinthe verdanken die Götter der Azteken und Maya ihre Existenz. Menschen weltweit genießen ihren betörenden Duft in erotisierenden Parfüms, Badezusätzen, Aphrodisiaka und Fruchtbarkeitsmitteln.

Die weiß blühende Nachthyazinthe stammt aus Mittelamerika[536] und gehört zu den **Duftpflanzen**. Sie verbreitet in der Dämmerung und in der Nacht einen ausgesprochen köstlichen Duft, der weltweit als »aphrodisischer Hauch« geschätzt wird.

Das sehr flüchtige **ätherische Öl** wird heute durch einen **Alkohol**auszug aus den Blüten gewonnen. Für ein Kilo Essenz benötigt man eine Tonne frischer Blüten! Die Essenz wird als **Badezusatz** und Grundstoff in der **Parfüm**industrie gebraucht. In der Aromatherapie dient sie zur Behandlung von Impotenz und Frigidität (Kraus 1993: 118): »Tuberosenöl ist der Inbegriff von betörender Sinnlichkeit. Es ist eine Einladung in die Welt der Sinne, Tagträume und Zärtlichkeit. Umhüllend, schwebend, halb wachend, halb träumend, fließend, hingegeben, genießend. Eine schwere Süße löst uns aus dem Alltag, verzaubert uns und führt uns in orientalische Paläste, in die Märchen von 1001 Nacht« (Kraus 1993: 118).

Kulturgeschichte und Gebrauch

Die Azteken rühmten den unvergleichlichen Duft der Nachthyazinthe: »sie ist duftend, parfümierend; [der Duft] erfreut die Seele, befriedigt. (...) sie hat einen erfreuenden Geruch, duftendsüß; ein edles Ding, brauchbar« (Sahagun XI 6; vgl. Emmart 1973).

Den heute in Mexiko und Guatemala lebenden Indianern gilt die Nachthyazinthe als aphrodisisch-erotische »Pflanze der Götter«. Bei den Lakandonen (von Chiapas, Mexiko), den letzten, nicht christianisierten Nachfahren der Maya, die die alte Mythologie erbten, steht sie am Anfang ihrer Schöpfungsgeschichte. Aus ihren duftenden Blüten gingen die drei Götterpaare hervor, denen sie entstammen. Deshalb pflanzen die Lakandonen die Nachthyazinthen gerne in der Nähe ihrer Götterhäuser an, damit der Duft der Schöpfung nachts zu den Göttern aufsteigen und sie beglücken kann. In einer anderen aphrodisischen **Duftpflanze**, dem **Goldkelch**, den sie *k'ani bäkel*, »gelber Duft« oder »gelbe Knochen« nennen, sehen sie einen Verwandten der *bäk nikte'*, der Nachthyazinthe.

535 Der Lakandonname *bäk nikte'* setzt sich aus *bäkel*, »Knochen«, oder *bokel*, »Duft«, und *nikte'*, »Blüte« oder »Vulva«, zusammen (vgl. **Tempelbaum**)! Erstaunlicherweise findet sich das gleiche Wortspiel im Nahuatl. Der aztekische Name *omixochitl* für die Nachthyazinthe setzt sich aus *omitl*, »Knochen« mit der Bedeutung »weiß wie ein Knochen«, und *xochitl*, »Blüte«, zusammen (Reko 1996: 25*). Vielleicht deuten diese Namen darauf hin, dass aus dem Tod, symbolisiert durch die weißen oder ausgebleichten Knochen, neues Leben erblüht.

536 Es ist keine Wildform der Pflanze bekannt. Alles deutet darauf hin, dass sie in Mexiko in vorspanischer Zeit kultiviert wurde (Dressler 1953: 144*).

Die aphrodisische Nachthyazinthe ist bei vielen heutigen Mayavölkern eine typische Opfergabe an die alten heidnischen Götter.

Im 16. Jahrhundert gelangte die Nachthyazinthe in die Alte Welt, wurde kultiviert und in der Parfümerie verwendet. Die größten Anbaugebiete liegen in Frankreich und Marokko. Sie wird auch in Indien angebaut (JOSHI und PANTULU 1941), wo man Tuberosenessenz zum **Parfüm**ieren von kostbaren Räucherstäbchen und aphrodisischem **Räucherwerk** nutzt.

Ihr einzigartiger Duft wurde mit großer Begeisterung in der arabischen Welt aufgenommen und *el meusk*, »**Moschus**« genannt. Sie diente als Duftstoff, Aphrodisiakum und Fruchtbarkeitsmittel. Auch im *Duftenden Garten* des Scheik Nefzaui erblühte sie: »Die Frau mache eine Mischung aus Salpeter, Schafs- oder Kuhgalle und etwas von der *el meusk* genannten Pflanze [Nachthyazinthe] und ein paar Samen davon. Mit dieser Mischung tränke sie ein Knäuel weicher Wolle und reibe nach der Menstruation ihre Scheide damit ein; dann empfängt sie die Liebkosungen ihres Gatten und wird schwanger werden, wenn es der Wille Gottes des Allerhöchsten ist« (SCHEIK NEFZAUI 1985: 212*, BURTON 1964: 234*).

Inhaltsstoffe

Die Blüten enthalten 0,1% **ätherisches Öl** mit den Hauptbestandteilen Anthranilsäuremethylester und Benzylalkohol sowie zahlreiche Lactone.

Bezugsquellen

Reine Tuberosenessenz ist sehr teuer und nur selten im Duftstoffhandel verfügbar. Meist wird die Essenz in Jojobaöl gelöst als »Tuberose« angeboten.

Literatur

EMMART TRUEBLOOD, Emily W.

1973 »›Omixochitl‹ – the Tuberose *(Polianthes tuberosa)*«, *Economic Botany* 27: 157–173.

JOSHI, A. C. und J. V. PANTULU

1941 »A Morphological and Cytological Study of *Polianthes tuberosa* Linn.«, *Journal of the Indian Botanical Society* 20: 37–69.

KRAUS, Michael

1993 *Ätherische Öle für Körper, Geist und Seele*, Gaimersheim: Simon und Wahl.

Nachtjasmin

Siehe **Jasmin**, **Nachtschattengewächse**

Nachtschattengewächse

Solanaceae

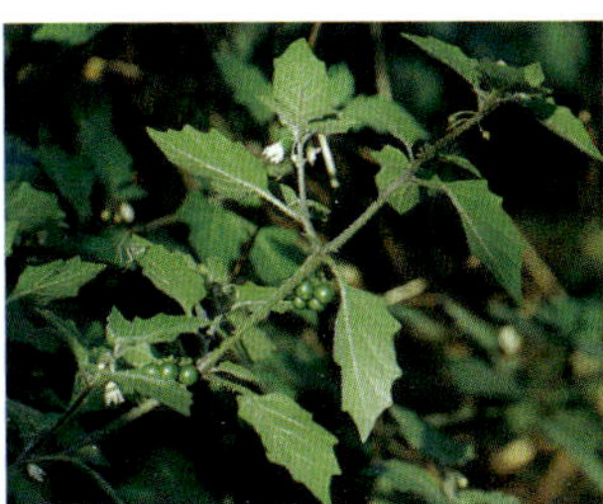

Der Schwarze Nachtschatten *(Solanum nigrum)* gehört in Europa zu den Hexen- und Zauberpflanzen mit aphrodisierender Potenz. (Hamburg, Deutschland, 6/1997)

Andere Namen

Nightshades (engl.), Solanacées (frz.), Solanaceous plants (engl.), Solanazeen

Viele Nachtschattengewächse zählen zu den weltweit kulturell und pharmakologisch bedeutsamsten Entheogenen und Liebesmitteln.

Die Familie Solanaceae ist kulturgeschichtlich und ethnobotanisch von herausragender Bedeutung (HEISER 1987, MEHRA 1979, SCHULTES 1979). Sie liefert Nahrung (**Gemüse**; Obst, vgl. **Früchte**), **Gewürze**, Heilmittel, **Medikamente**, **Räucherwerk**, Genussmittel, Entheogene – und Aphrodisiaka.

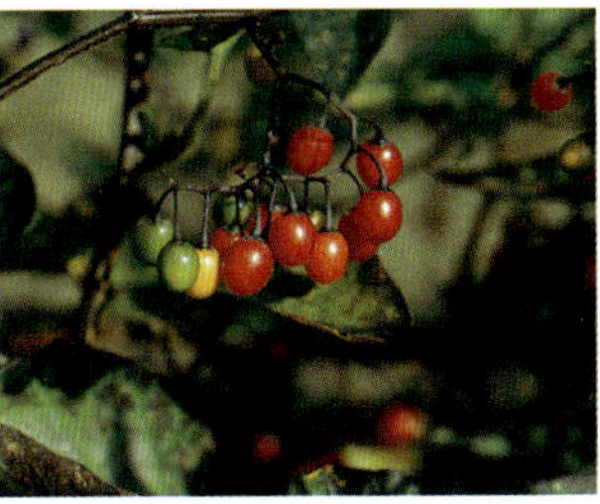

Der Bittersüße Nachtschatten *(Solanum dulcamara)* gehört zu den europäischen Zauberpflanzen. Dulcamare (»Bittersüß«) heißt der Quacksalber, der in Donizettis Oper »L'elisir d'amore« den **Liebestrank** braut. (Hamburg, Deutschland, 6/1997)

Bei »Nachtschattengewächsen« denkt man an gefährliche Giftpflanzen, an Hexenpflanzen und **Hexensalben**. Wem aber ist bewusst, dass dazu auch beliebte und allseits bekannte Nahrungs- oder Genussmittel zählen, wie zum Beispiel Kartoffeln, **Tomaten**, Auberginen, die wohlschmeckenden exotischen Physalisfrüchte oder **Tabak**? Die Assoziation der Giftigkeit kommt nicht nur von Sensationsberichten über Vergiftungen mit der schönen und beliebten Zierpflanze **Engelstrompete** (*Brugmansia* sp.), einem Nachtschattengewächs, sondern auch von einer seit langem tradierten Begriffsverwirrung.

Etymologie von Solanaceae und Nachtschatten

Die deutsche wie die lateinisch-wissenschaftliche botanische Bezeichnung dieser Pflanzenfamilie leitet sich von einem ihrer weit verbreiteten Vertreter ab: dem strauchartigen Schwarzen Nachtschatten (*Solanum nigrum* L.). Die Römer nannten die Pflanze *solanum*, von lateinisch *sol*, »Sonne«[537], und *solacium* (Falschschreibung *solatium*), »Trostmittel, Linderungsmittel«. Etymologisch korrekt ist *Solanum* also ein Licht bringendes Trostmittel (vgl. KNIERIEMEN 2001).

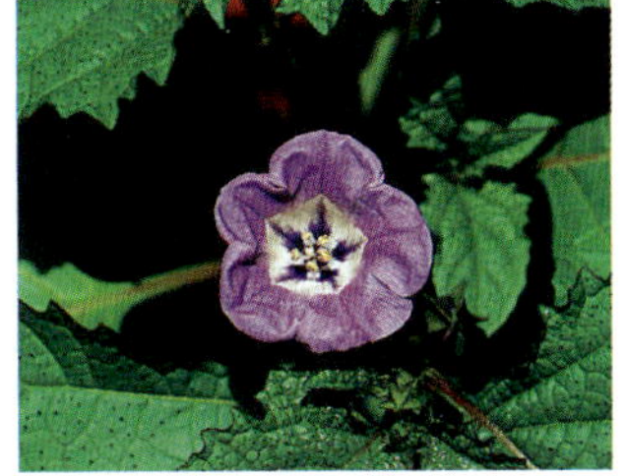

Die Giftbeere (*Nicandra physalodes*) stammt aus Peru, Südamerika. Ihre Blätter werden als Tee gebrüht oder getrocknet geraucht; beides soll aphrodisierend wirken. (Kalinchok, Nepal, 10/1988)

Der germanische Name »Nachtschatten« nimmt Bezug auf eine im Volksmund »Nachtschaden« genannte Krankheit, die sich in nächtlicher Unruhe, Schweißausbrüchen und Alpträumen äußert: »die Pflanze Nachtschaden (nicht

537 Helmut GENAUST (1996: 593*), ein Spezialist der botanischen Etymologie, bezweifelt im Gegensatz zu anderen Botanikern und Etymologen die Wurzel *sol-* als »Sonne«.

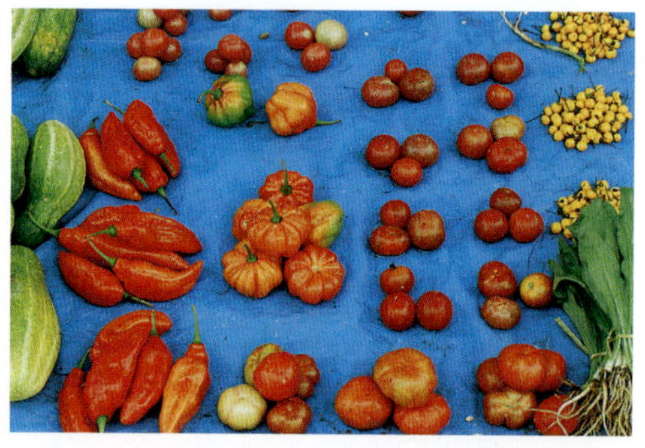

Aphrodisische Nachtschattenfrüchte (Tomaten und Chili). (Iquitos, Amazonien, Peru, 1999)

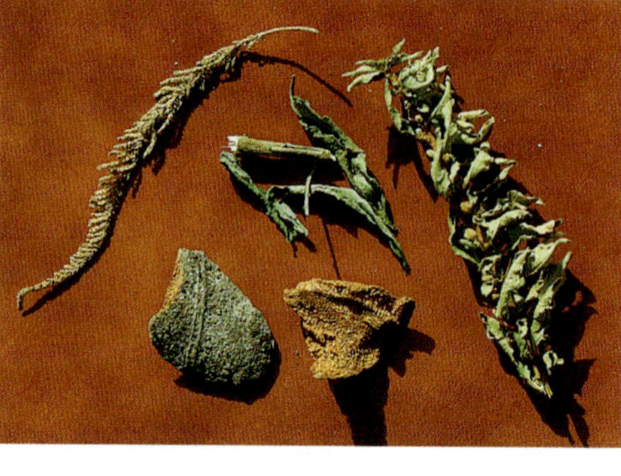

Sahumerio shamanico (rechts unten). Die Räucherung für traditionelle Schamanenrituale der Mapuche besteht aus den *pichi-pichi* genannten Zweigen des Nachtschattengewächses *Fabiana imbricata*, Canelo- (= »Kaneel«)-Rindenstücken (*Drymis winteri*, vgl. **Zimt**), Palquiblättern *(Cestrum parqui)* – ebenfalls ein Nachtschattengewächs – und Blättern der Latua.

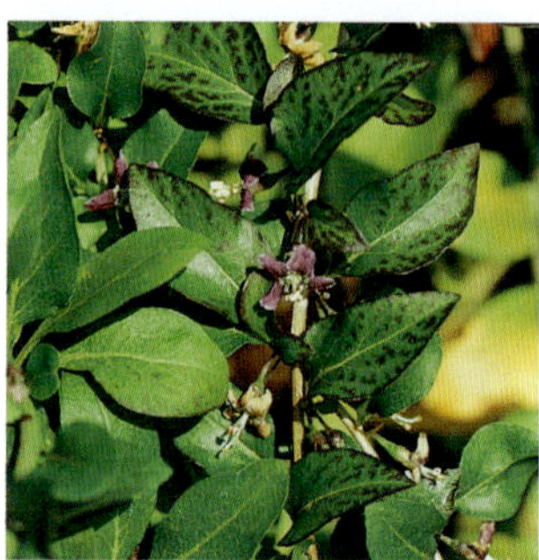

Gou qi, Chinesischer Bocksdorn *(Lycium chinense)*. Die getrockneten Früchte (*Gou qi zi*, Fructus Lycii) helfen als Tee gegen Impotenz, Unfruchtbarkeit, Erschöpfungszustände (6–15 g Tagesdosis). Sie enthalten Karotin, Vitamin B_1, B_2 und C, β-Sitosterin, Betain, Zeaxanthin und Linolsäure. Sie gelten in der chinesischen Volksmedizin als allgemeines Stärkungsmittel oder Tonikum. (Hamburg, Deutschland, 6/1997)

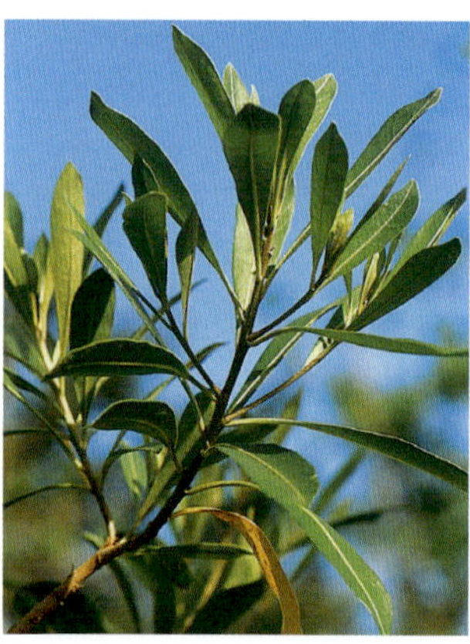

Der Korkbaum (*Duboisia myoporoides*) enthält viel Scopolamin. Die Blätter werden zusammen mit Hanf geraucht. Früher dienten sie den Aborigines auch als Pituri (Priem). (Sydney, New South Wales, Australien, 2/2002)

Nachtschatten) [ist] diejenige, welche gegen diese Krankheit hilft; dass dahinter ein nächtlicher Weile schädigender elbischer Dämon steckt, ist sicher; dieser sollte durch die Verkörperung eines noch zauberkräftigeren anderen elbischen Dämons in der Pflanze bekämpft werden, das heißt die nächtliche Unruhe des Kranken durch ein narkotisches Mittel beschwichtigt werden (›Schadenwurz‹, mhd. schatwurz). (...) ›Schade‹ ist ein Schadalp (Schatolf), ein Dämon, der beschädigt. (...) Nachtschaden ist der nächtliche Alpdämon, *pavor nocturnus*; Nachtschatten ist nur spätere Entstellung (Schaden und Schatten beruhen vielleicht auf gleichem Etymon)« (Höfler 1990: 96f.*).

Dass Pflanzen aus der Familie der Solanaceae medizinisch eingesetzt wurden, um einen »Schaden« zu beheben, wurde inzwischen vergessen. Stattdessen wird das Heilmittel gleichgesetzt mit der Krankheit und als Folge einer sprachlichen Verballhornung ins Schattenreich verwiesen. Die Gleichsetzung von »Schaden« und »Schatten« ist im heutigen Sprachgebrauch allgegenwärtig. Wer sich (wie auch immer) »gestört« verhält, hat »einen Schatten«, das heißt einen Schaden, sprich »Dachschaden«. Unter einem »Schatten der Nacht« versteht man landläufig einen »Kater« nach durchzechter Nacht und exzessiver Begegnung mit Bardamen und anderen weiblichen »Schatten der Nacht«[538]

Als Aphrodisiaka verwendete Nachtschattengewächse

Name	Botanischer Name
Alraune	*Mandragora* spp.
Ashwagandha	*Withania somnifera*
Bilsenkraut	*Hyoscyamus* spp.
Bocksdorn	*Lycium chinense* Mill.
	Lycium barbarum L.
Borrachero	*Brugmansia* spp.
	Brugmansia spp. u. a.
Culebra Borrachero	*Methysticodendron amesianum* R.E. Schult.
	= *Brugmansia* x *candida*
	Iochroma spp.
Brunfelsie	*Brunfelsia* spp.
Chilipfeffer	*Capsicum* spp.
Engelstrompete	*Brugmansia* spp.
Giftbeere	*Nicandra physalodes* (L.) Gaert.
Goldkelch	*Solandra* spp.
Kartoffel	*Solanum tuberosum*
Korkbaum	*Duboisia myoporoides*
Lampionblumen	*Physalis alkekengi* L.
	Physalis prienrianus
	Physalis reticulatus
Latúe	*Latua pubiflora*
Nachtjasmin	*Cestrum laevigatum*
	Cestrum nocturnum
Nachtschatten	*Solanum* spp.
	Solanum jacquini
	Solanum nigrum L.
Palqui	*Cestrum parqui*
Pichi-Pichi	*Fabiana imbricata*
Pituri	*Duboisia hopwoodii*
Sodomsapfel	*Solanum sodomaeum* L.
Stechapfel	*Datura* spp.
Tabak	*Nicotiana* spp.
Tollkirsche	*Atropa belladonna*
Tollkraut	*Scopolia* spp.
Toloache	*Datura innoxia*
Tomate	*Lycopersicon* spp.

538 Eine blasse, lichtscheue, übernächtigte, Drogen missbrauchende Kokotte wird im Volksmund gerne »Nachtschattengewächs« genannt. Im obszönen Wortschatz bedeutet dies »Straßenmädchen« (Bornemann 1974 I*).

Kultur, Ort, Gebrauch
Antike, Orient: Liebesmittel
Indien: **Rasayana**, **Vajikarana**; Altägypten
Antike, Germanien: **Bier**zusatz, **Räucherwerk**, **Liebestränke**, **Hexensalben**
China: Einnahme der Wurzeln und Samen
dito
Südamerika
Lateinamerika: diverse
Kolumbien/Sibundoy: Tee aus den Blättern
Südamerika: **Liebeszauber**, **Duftpflanzen**
Amazonien: **Ayahuasca**zusatz
Mesoamerika: **Kakao**zutat, Räucherstoff;
Südamerika: Schnupfpulver; weltweit: Gewürz
Lateinamerika: Liebestränke, **Bier**zusatz, Rauchen der Blätter, Duftpflanze
Peru/Südamerika: Blättertee, Rauchen
Mexiko: Kakaozutat, Duftpflanze
Anden; Europa: »Liebesapfel«
Australien: Einnahme des Rindensafts (Aborigines), Rauchen der Blätter (Freaks)
Mitteleuropa: Wurzelsaft
Afrika: Rindenabsud
Afrika: Auskauen der Wurzel
Südchile/Mapuche: in Liebestränken, Räucherwerk, Rauchen der Blätter
Brasilien: Rauchen der Blätter
Rauchen der Blätter, Duftpflanze; Nepal: Räucherwerk
Europa: Hexensalben, Hexentränke
Indien: Einnahme des Safts
Nepal: Tee aus Kraut, Wurzel und Früchten
Südamerika: Rauchen der Blätter
Chile: Räucherstoff
Australien: Priem, Kauen/Rauchen der Blätter
Südeuropa: Einnahme der Samen
weltweit: Rauchen, Liebestränke, Räucherwerk, Bierzusatz, Liebeszauber
Schamanisches Entheogen, Soziogen; Räucherstoff
Italien: **Kosmetika** (Belladonna); Hexensalben
Osteuropa: Zauberwurzel, Bierzusatz, Liebestränke
Mexiko: Rauchen der Blätter, Pomaden (**Salben**), Räucherwerk, Liebeszauber, Liebestränke
Europa: »Liebesapfel«

oder aber die Nachwirkung giftiger, genauer tropanalkaloidhaltiger Nachtschattengewächse (wie **Stechapfel**, **Engelstrompete**, **Tollkirsche**[539], **Bilsenkraut**, **Alraune**).

Literatur

D'Arcy, William G.
1991 »The Solanaceae since 1976, with a Review of its Bibliography«, in: Hawkes, Lester, Nee und Estrada (Hg.), *Solanaceae III: Taxonomy, Chemistry, Evolution*, London: Royal Botanic Gardens Kew and Linnean Society, S. 75–138.

Festi, Francesco
1995 »Le erbe del diavolo. 2: Botanica, chimica e farmacologia«, *Altrove* 2: 117–145.

Führer, Hermann
1925 »Solanazeen als Berauschungsmittel: Eine historisch-ethnologische Studie«, *Archiv für experimentelle Pathologie und Pharmakologie* 111: 281–294.

Heiser, Charles B., Jr.
1987 *The Fascinating World of the Nightshades*, New York: Dover.

Mehra, K. L.
1979 »Ethnobotany of Old World Solanaceae«, in: J. G. Hawkes et al. (Hg.), *The Biology and Taxonomy of the Solanaceae*, London usw.: Academic Press, S. 161–170.

Nakashima Degarrod, Lydia
o. J. *Contemporary Uses of the Latua pubiflora Among the Huilliche of Chile*, Unveröffentlichtes Manuskript, ca. 1988 verfasst.

Knieriemen, Heinz
2001 »Woher kommt der Name Nachtschatten?«, *Natürlich* 21(11): 80–81.

Rätsch, Christian
1999 »Suche nach dem Baum der Zauberer«, *Natürlich* 1/99: 56–62.
2001 »Scheda Psicoattiva XIV: *Latua pubiflora* (Griesebach) Baillon (*Latúe, árbol de los brujos*)«, *Eleusis* NS 5: 159–166.

Schenk, Gustav
1948 *Schatten der Nacht: Die Macht des Giftes in der Welt*, Hannover: Adolf Sponholtz Verlag.

Schultes, Richard Evans
1979 »Solanaceous Hallucinogens and Their Role in the Development of New World Cultures«, in: J. G. Hawkes et al. (Hg.), *The Biology and Taxonomy of the Solanacea*, London: Academic Press, S. 137–160.

Teuscher, Eberhard
1994 »Solanum«, in: *Hagers Handbuch der pharmazeutischen Praxis* (5. Aufl.), Berlin: Springer, Bd. 6: 734–752.

Die Lampionblume oder Judenkirsche (*Physalis alkekengi*) ist eine beliebte Gartenpflanze. Sie wurde von den frühneuzeitlichen »Vätern der Botanik« Halicacabon, »Salztiegel«, genannt und als das gleichnamige antike Zauberkraut mit opiumähnlicher Wirkung gedeutet. (Hamburg, Deutschland, 9/1999).

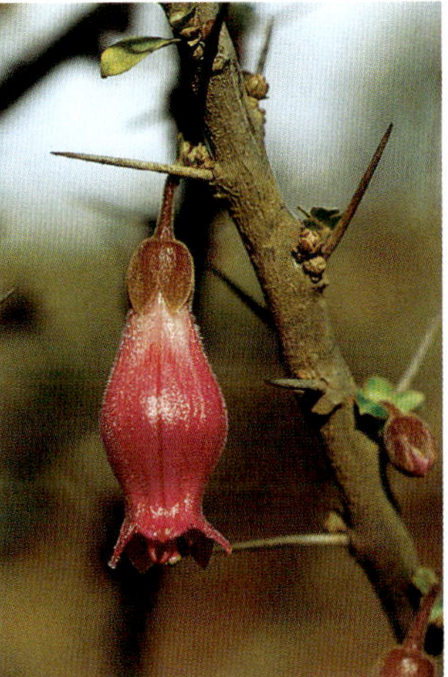

Latúe. Die glockenförmigen Blüten der *Latua pubiflora* vom Baum der Zauberer aus Südchile. Latúe (wörtl. »die, die tötet«) gilt als Aphrodisiakum und wurde als Zutat für **Liebestränke** benutzt. Die Mapuche glauben, dass die Pflanze in kleinen Gaben physische Kraft gibt und dass man Kindern etwas *Latua* einflößen solle, damit sie »groß und stark« werden (Nakashima Degarrod o. J.: 13).

539 = Waldnachtschaden = *Atropa belladonna* L. (Höfler 1990: 97*).

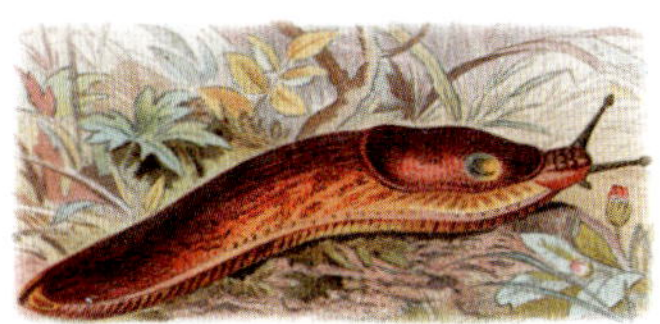

Wegschnecke (*Arion empiricorum*) – eine der bekanntesten auf dem Land lebenden Nacktschnecken. (Tafel aus: *Meyers Konversations-Lexikon*, 4. Aufl.)

Nacktschnecken

Überfamilie Limacacea (Schnegel), **Mollusken**
Überfamilie Arionacea (Wegschnecken)

Andere Namen

Schnegel, Slugs (engl.), Snegel, Wegschnecken

In China lobt man eine gewisse Meeresnacktschnecke als aphrodisische Delikatesse. Wir hingegen ekeln uns vor den schleimigen Mollusken und fürchten sie als Schädlinge im Garten.

Nacktschnecken gehören zu den Gastropoda (**Schnecken**). Sie sind meist schalenlos und bilden keine **Conchylien** aus[540]. Die meisten leben auf dem Land; manche auch im Meer. Ihr Paarungsverhalten suggerierte erotische Assoziationen. Einige Arten sind auch als aphrodisische **Speise** und Zutaten zu **Liebestränke**n beliebt.

Bedeutung als Aphrodisiakum

Die nackten, glitschigen Wegschnecken sind Pflanzenfresser, mögen aber auch frisches Aas und Kot (**Exkremente**). Die meisten Menschen finden sie ekelhaft, widerlich, unappetitlich – dennoch gehören sie zu den aphrodisischen Spezereien (HOPKINS und FREEMAN 1999: 109*); vermutlich wegen ihres suggestiven Paarungsverhaltens: »In der Paarung liegen die Partner halbkreisförmig mit geschwollenen Geschlechtsvorhöfen zusammen; da ein Penis fehlt, werden die Spermatophoren mit Hilfe des Bildungsorgans (Epiphallus), das wechselseitig eingeführt wird, innerlich eingeführt« (FECHTER und FALKNER 1990: 194). Schnecken sind zwar hermaphroditisch (zweigeschlechtlich); dennoch benötigen sie zur Befruchtung einen gegengeschlechtlichen Partner (vgl. **Weinbergschnecke**).

Neben den Landnacktschnecken gibt es auch Meeresnacktschnecken (Ordnung Anaspidea, Aplysiacea). In China wird solch eine Molluske im *Kanon der Kochkunst* (5. Jh.) als *hai-shu*, »Meeresratte«, bezeichnet und als aphrodisische Delikatesse gelobt. Sie ist auch unter dem Namen *hai-shen*, »**Ginseng** des Meeres«, bekannt (vgl. **Seegurke**): »Einer der Gründe für die geradezu heroische Berühmtheit der Meeresnacktschnecke war ihre angebliche Fähigkeit, die männliche Potenz zu stärken, ein Ruf, der sich vielleicht daraus erklären lässt, dass sie eine lange dicke, muskulöse Form besitzt, die bei Berührung anschwillt. In einem chinesischen Dokument aus dem 16. Jahrhundert heißt es, wenn die Nacktschnecke nicht zur Verfügung stünde, solle man ›den Penis eines Esels nehmen und ihn als [gastronomischen] Ersatz verwenden‹« (HOPKINS und FREEMAN 1999: 107f.*).[541]

Die Rote Wegschnecke (*Arion rufus* [L. 1758], Arionidae) lebt auf dem Land. Der Schrecken der Gärtner und populäre Ekelerreger ist verblüffenderweise auch eine kulinarische Spezialität mit aphrodisischem Flair. (Holzschnitt aus GESNER 1670*)

Literatur

FECHTER, Rosina und Gerhard FALKNER
1990 *Weichtiere: Europäische Meeres- und Binnenmollusken*, München: Mosaik Verlag.

Nahrungsergänzungsmittel

Andere Namen

Dietary supplements (engl.), Herbal supplements (engl.), Nahrungsmittelergänzung, Nutraceuticals, Nutritional supplement (engl.), Phytoceuticals (engl.)

Eine ganze Reihe von Aphrodisiaka wird rechtlich als Nahrungsergänzungsmittel eingestuft und weltweit als solche vermarktet[542].

Zu den wichtigsten Stoffen, die als Nahrungsergänzungsmittel mit aphrodisischem Wirkspektrum (in kombinierten Präparaten) vermarktet werden, zählen: **Algen**, **L-Arginin**, **Chlorella**, DHEA (vgl. **Hormone**), **Erdburzeldorn**, **Ginkgo**, **Ginseng**, **Horny goat weed**, **Ingwer**, **Maca**, **Muira-Puama**, **Vitamin E**, **Yohimbe**, **Zink**.

Ironischerweise begründeten US-amerikanische Naturköstler, die sich für eine möglichst gesunde, das heißt naturbelassene, vorzugsweise vegetarische Ernährung auf ökologisch-biologischer Grundlage einsetzten, den Mythos der »Nahrungsergänzungsmittel«. Sie beklagten (zu Recht), dass es industriell und gentechnisch hergestellten Nahrungsmitteln an wichtigen Vitaminen und Mineralstoffen fehle. Damit regten sie die (industrielle) Produktion isolierter Stoffe an, die sich als »Nahrungsergänzungsmittel« einen neuen Markt eroberten. Dazu zählen: Aminosäuren, Vitamine, Lecithin, Mineralstoffe, **Hormone**. Diese Substanzen kommen in naturbelassener Nahrung in ausreichender Menge vor. Wer sich gut und vollwertig ernährt, benötigt keine Nahrungsergänzungsmittel. »Die Definition und

540 Abgesehen von einigen Arten mit winzigen Gehäuserudimenten, meist in Form von losen **Calcit**kristallen.
541 Vermutlich verwechselten die Autoren die von ihnen beschriebene *hai-shen* mit der **Seegurke**, denn die Eigenschaft des Anschwellens des muskulösen Körpers trifft anatomisch eindeutig auf den Stachelhäuter zu.
542 Manchmal wird das Wort auch als Sammelbezeichnung für »legale Drogen« oder *Legal Highs* benutzt (BROWN und MALONE 1978*, GOTTLIEB 1973*, THORPE 2001*); wie Terence McKenna treffend bemerkte: »Legal high means it doesn't work!«

Abgrenzung der Nahrungsergänzungsmittel ist ein zentraler Aspekt in der Diskussion um diese Produktgruppe« (HAHN 2001: 1).

Produkte und Bezugsquellen

In Health Food Stores, Headshops und Smartshops werden weltweit psychoaktive und/oder aphrodisische Mixturen, wie **Herbal Ecstasy**, angeboten. Allgemein lässt sich ihre Wirksamkeit kaum nachweisen (SCHNEIDER 2001).

Aphrodisisches »Nahrungsergänzungsmittel« aus dem Smartshop-Handel

»*Ecstatic* ist ein Nahrungsergänzungsmittel, das aus einer kräftigen Mischung traditionell verwendeter Kräuter besteht. Diese Kräuter werden in verschiedenen Kulturen benutzt, um erotische Gefühle zu stimulieren. Während der Entwicklung von *Ecstatic* wurden die alten Rituale und schamanischen Praktiken der Kulturen, die der Förderung der sexuellen Lust dienen, genau studiert. Die Kräuter, die dabei entdeckt wurden, sind offensichtlich kraftvolle sexuelle Stimulanzien. Die aktiven Ingredienzien können den Liebesakt intensivieren. Neben den sinnlich erregenden Kräutern wie **Yohimbe**, **Erdburzeldorn** *(Tribulus terrestris)* und **Maca**, enthält *Ecstatic* noch solche Kräuter wie **Ginseng** und **Muira-Puama**, die das körperliche Durchhaltevermögen unterstützen. *Ginkgo biloba*, **Vitamin E** und **Ingwer** sind beigefügt, um die Durchblutung bestimmter Körperregionen zu verbessern, so dass auch Berührungen intensiver gespürt werden können. *Ecstatic* enthält somit eine optimale Kräutermischung. Dein Körper wird in unbekannte Höhen getragen, und du kannst die Grenzen deiner sexuellen Fantasien durchbrechen« (Beipackzettel).

Rechtliche Situation

Was nicht als Heilmittel oder **Medikament** zugelassen ist, kann nur noch als Nahrungsmittel frei verkauft werden. Also haben Marktstrategen schnell das Konzept des »Nahrungsergänzungsmittels« erfunden für Stoffe, die sonst dem Arzneimittelgesetz unterliegen würden[543]. Als Nahrung können sie aber im Supermarkt verkauft werden (vgl. FRESENIUS et al. 1985). Heute wird die Ethnopharmakologie gerne dazu benutzt, Nutraceuticals auf dem Markt zu lancieren (HEINRICH und PIERONI 2001).

Zu den frei verkäuflichen Arzneimitteln, die als Sexualtonika angeboten werden dürfen (in Sexshops, Supermärkten usw.), zählen **Yohimbin** in homöopathischer Zubereitung ab D4, **Spanische Fliegen** ab D6 (da beide pharmakologisch nicht aktiv sind) sowie die Extrakte von **Damiana**, **Ginseng**, **Muira-Puama** und **Colanuss** (FRESENIUS et al. 1985: 140).

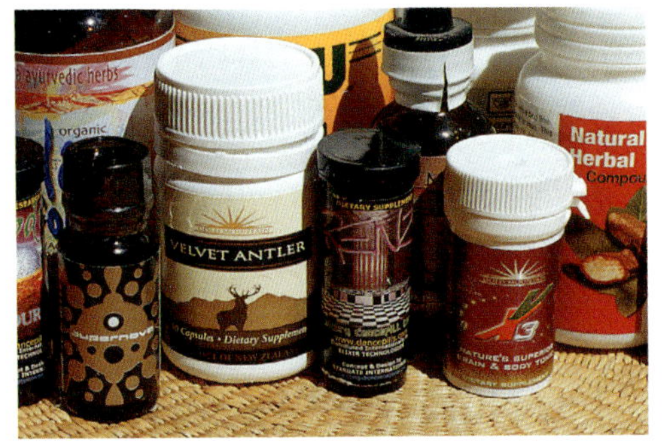

Verschiedene Nahrungsergänzungsmittel (Handelswaren), denen aphrodisische oder tonisierende Eigenschaften zugeschrieben werden.

Auch **Affen** kennen Nahrungsergänzungsmittel: »Bonobos im Regenwald des Kongobeckens zum Beispiel verzehren von Zeit zu Zeit bestimmte Pflanzen, die üblicherweise nicht zur Nahrung der Tiere gehören. Bei einigen Pflanzen konnte man einen direkten Bezug zu Erkrankungen der Tiere herstellen, andere enthalten Pflanzenstoffe mit physiologischer Wirkung, wie ungesättigte Fettsäuren oder Antioxidanzien, und dienen der Nahrungsergänzung.« (SCHNEIDER 2001: 242)

Literatur

FRESENIUS, Werner, Herbert NIKLAS und Heinz SCHILCHER
1985 *Freiverkäufliche Arzneimittel* (2. Aufl.), Stuttgart: WVG.

HAHN, Andreas et al.
2001 *Nahrungsergänzungsmittel*, Stuttgart: WVG.

HEINRICH, Michael und Andrea PIERONI
2001 »Ethnopharmakologie heute: Ziele und Aufgaben«, *Zeitschrift für Phytotherapie* 22: 236–240.

SCHNEIDER, Ernst
2001 »Traditionelle pflanzliche Arzneimittel: Probleme des Wirksamkeitsnachweises«, *Zeitschrift für Phytotherapie* 22: 241–245.

Narde

Cymbopogon nardus (L.) RENDLE, Gramineae (Gräser)
syn. *Andropogon nardus* L.

Cymbopogon nardus (L.) var. *confertiflorus* (STEUD.) STAPF ex BOR,
syn. *Cymbopogon confertiflorus* (STEUD.) STAPF, *Andropogon confertiflorus* STEUD.
Cymbopogon nardus (L.) var. *nardus*, Zitronellgras (Indien), »indische Blätter« (vgl. **Adlerholz**)
Cymbopogon citratus (DC.) STAPF

Andere Namen

Äh ak (Lakandon), Citronella (ital.), Citronelle (frz.), Citronnelle (frz.), Lapine (frz.), Lemon grass (engl.), Lemongrass, Takhrai (Thai), Té limón

»Citronelle wird in zahlreichen Gärten [auf Guadeloupe, Französische Antillen] aufgrund seiner anregenden, erotisch erregenden, schweißtreibenden und krampflösenden Eigenschaften kultiviert.« (OUENSANGA 1983, I: 63*)

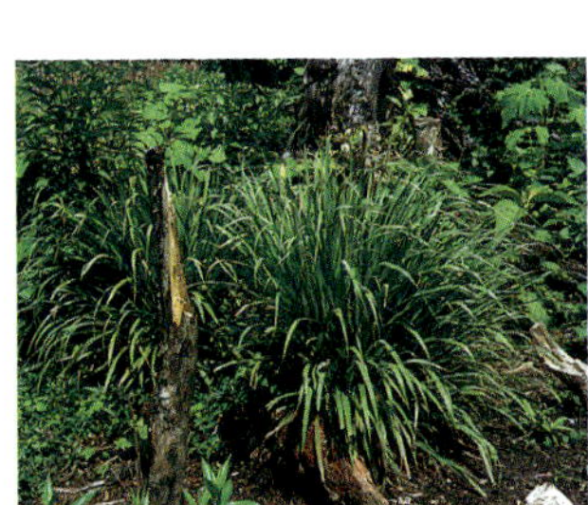

Die Narde *(Cymbopogon nardus)* ist ein duftendes Gras, das einen wohlschmeckenden Tee ergibt. (Naha', Chiapas, Mexiko, 10/1981)

543 Sogar Uña de gato (*Uncaria tomentosa*) kann man in Deutschland als Nahrungsergänzungsmittel kaufen, aber nicht als Arzneimittel erwerben (vgl. **Ayahuasca**, **Siete Raizes**)!

(span.), Xuxutsakat (totonakisch), Zacate limón, Zèbe citronnelle (kreolisch), Zèbe lemon (kreol.), Zitronellgras, Zitronengras

Nicht zu verwechseln mit der Nardenähre oder Indischen Narde (*Nardostachys jatamansi* [D. Don] DC., Valerianaceae), die als **Räucherwerk** benutzt wird (vgl. **Baldrian, Onycha**)!

Das wohlriechende Zitronengras wird zur Herstellung erotisierender Parfüms und Schönheitsmittel verwendet und ist in der Karibik Bestandteil von Liebestränken.

Gebrauch

In der Karibik wird Zèbe citronnelle, übersetzt »Zitronenkraut«, medizinisch vielseitig eingesetzt. Die Essenz ist als Grundstoff bei der Herstellung von Schönheitsmitteln und **Parfüm**s beliebt. Als Stärkungsmittel bei sexueller Schwäche und erotischer Unlust (von Mann und Frau) wird die Wurzel Liebestränken auf Alkoholbasis zugefügt. Bei den jeweils genannten hochprozentigen Alkoholangaben fragt sich allerdings, ob die versprochene aphrodisierende Wirkung wirklich auf das Zitronengras zurückzuführen ist.

Punch Citronelle[544]

Rezept aus Guadeloupe, Karibik

Sechs (3 cm lange) Stücke in 125 g hochprozentigen Alkohol einlegen. Zwei grüne Zitronen in kleine Stücke hacken, einen Esslöffel Anis und etwas Zimt beifügen. In einem luftdicht verschlossenen Glas mindestens 8 Stunden ziehen lassen. Nach 5 Tagen Honig zu einem Drittel auffüllen und gut mischen. Stehen lassen. Täglich drei Likörgläser trinken.

In Zentralafrika wurden die nach Zitrone riechenden Blätter der nah verwandten *Cymbopogon densiflorus* (Stendl.) Stapf von Zauberern, unter anderem für **Liebeszauber**, benutzt (Krause 1909: 4). Ein Extrakt aus den Blättern wie auch die getrockneten Blütenstände wurden früher von Medizinmännern in Tangangjika pur oder zusammen mit **Tabak** geraucht, um divinatorische Träume hervorzurufen (von Reis und Lipp 1982: 10*).

Inhaltsstoffe

Die Gattung *Cymbopogon* ist reich an komplex zusammengesetzten **ätherischen Öle**n (Schultes und Hofmann 1995: 41*). Im ätherischen Öl der Narde (Citronellöl, Oleum Citronellae) überwiegen Geraniol und Citronellal (Pahlow 1993: 436*). Das ätherische Öl von *Cymbopogon citratus* enthält Citrale, Citronellal, Citronellol, Geraniol, Geranial, Neral, Nerol, Linalool, Cymbopol, 1,4-Cineol, Menthol, Myrcene, Cymbopogonol, Cymbopogenol, Cymbopogone (Ponglux et al. 1987: 107*). Das ätherische Öl der *C. densiflorus* wurde chemisch untersucht, weist jedoch keine psychoaktiven Wirkstoffe auf (Da Cunha 1972, Koketsu et al. 1976).

Bezugsquellen

Narde wird oft unter dem Namen »Zitronentee« in Tee- und Kräuterhandlungen angeboten. Das ätherische Öl gibt es im Duftstoffhandel.

Literatur

Da Cunha, A. P. M. A.

1972 »Estudio químico e cromatográfico de óleo essencial de *Cymbopogon densiflorus* (Stendl.) Stapf, de Angola«, *Anais da Academia Brasileira de Ciencias* 44, Suppl.: 285–288.

Koketsu, M., L. L. Moura und M. T. Magalhaes

1976 »Essential Oils of *Cymbopogon densiflorus* Stapf and *Tagetes minuta* L. Grown in Brazil«, *Anais da Academia Brasileira de Ciencias* 48: 743–746.

Krause, M.

1909 »Die Gifte der Zauberer im Herzen Afrikas«, *Zeitschrift für experimentelle Pathologie und Therapie* 6: 1–4.

Nashorn

Rhinoceros spp., Rhinoceritidae (Nashörner), Ordnung Perissodactyla (Zweipaarhufer), Mammalia (Säugetiere)

Rhinoceros unicornis L., Asiatisches einhörniges Nashorn, Indian Rhino, Panzernashorn
Rhinoceros sondaicus Desmarest, Java-Nashorn
Rhinoceros sumatrensis Cuvier, Asiatisches zweihörniges Nashorn

Andere Namen

Elephantenmeister, Gaida (Hindi), Khadga, Khadgin (skrt.), Monoceros, Nasenhorn, Rhino (engl.), Rhinoceros, Rhinozeros, Saikaku (jap.), Sôgak (kor.), Xi Jiao (chin.)

Das Nashorn, genauer sein »Liebeshorn«, gehört zu den berühmtesten und zugleich umstrittensten Liebesmitteln.

Die Faszination, die von dem urtümlichen Tier mit dem eindrucksvollen Horn ausgeht, ist so alt wie die Menschheit – sie reicht von den frühen Jägern der Steinzeit bis zu den heutigen Safari-

544 Zu Punsch siehe **Bois bandé**.

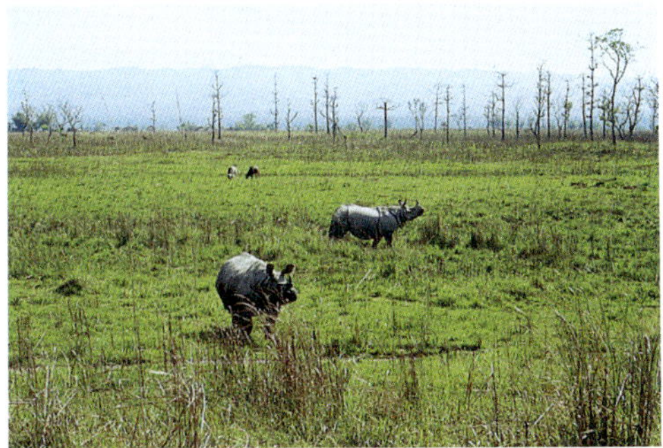

Nashörner (*Rhinoceros unicornis*) in ihrer natürlichen Umgebung. (Chhitwan, Therai, Nepal, 1990)

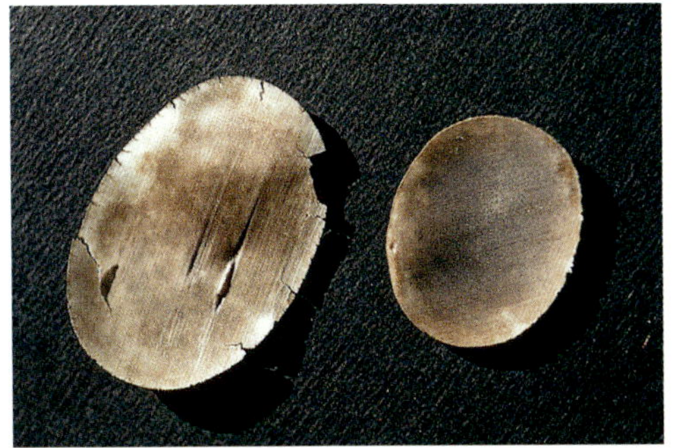

Nashornscheiben aus einer chinesischen Apotheke. (Kyoto, Japan, 1989)

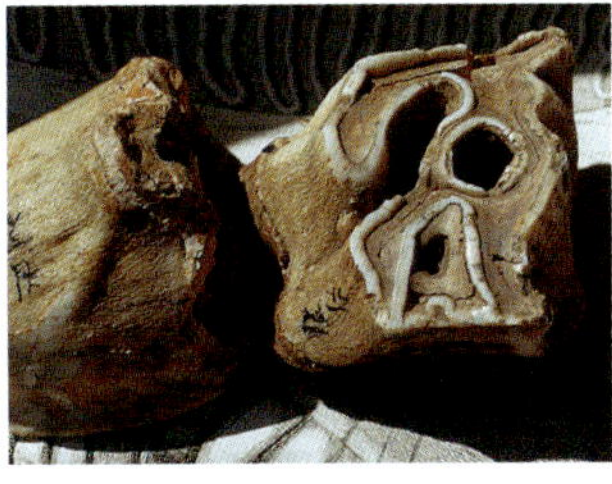

»Drachenzähne« aus einer japanischen Kampo-Apotheke wurden als fossile Nashornzähne (*Pholodomya ornata* Alex.) identifiziert. (Hintergrund: Kupferstich eines fossilen Mammutzahns, 18. Jh.)

touristen, Naturschützern und chinesischen Apothekern. Das Nashorn gehört zu den ältesten vom Menschen verehrten Tieren und wurde oft in der steinzeitlichen Höhlenkunst dargestellt (Koenigswald und Jahn 1981). Noch heute finden Paläontologen Knochen, **Hörner** und Zähne des ausgestorbenen Wollnashorns (*Coelodonta antiquitatis*)[545], das in der letzten Eiszeit in Eurasien, von Mitteleuropa bis Sibirien verbreitet war. Nicht alle Überreste des riesigen, dicht behaarten Wollnashorns landeten in den Magazinen der paläontologischen Wissenschaft (und ihre heute noch lebenden Nachfolger scheinen sein Schicksal zu teilen): »Man ist sich nicht einig, ob die Wollnashörner nun ein seitlich abgeflachtes Fronthorn besaßen oder ob die überlieferten Hörner künstlich flach geschnitzt wurden, um einen Teil des Materials (eventuell als Aphrodisiakum) zu verkaufen« (Koenigswald und Jahn 1981: 57).

Das Indische Nashorn, das in einer Welt aus Geräuschen und Gerüchen lebt, wird über 1,80 m hoch, fast 3,5 m lang und bildet ein Horn bis zu 61 cm aus (Shrestha 1997: 202*). Es wird auf dem indischen Subkontinent seit über 5000 Jahren als heiliges Tier verehrt. Aus seinem Horn gießen die Brahmanen Libationen. Der **Urin** des Nashorns gilt als antiseptisch und apotropäisch. Wenn man ihn in einem Gefäß über dem Haupteingang aufhängt, ist das Haus vor bösen Geistern und Krankheiten geschützt (Shrestha 1997: 202*).

Gebrauch

Neben den Hörnern wurden auch fossile Nashornzähne in der traditionellen chinesischen Medizin als **Drachenzähne** gehandelt, pulverisiert und als legendäre Potenzmittel konsumiert. Durch den unstillbaren Hunger nach Liebesmitteln gingen unschätzbare paläontologische Funde verloren.

Nashorn (Xi Jiao) gehört in China nicht nur zu den legendären Aphrodisiaka und **Lenzmittel**n, sondern auch zum Arzneischatz der traditionellen chinesischen Medizin (Indikationen: innerer Hitzeüberschuss, Nasenbluten, Schwindel, Delirium, Krämpfe, Hitzeausschlag, Schmerzen beim Urinieren). Erstaunlicherweise erwähnen chinesische Kräuterbüchern nie seinen Gebrauch als Aphrodisiakum (But et al. 1990: 158). Als Ersatzmittel nennt die traditionelle chinesische Medizin das Horn (Shui niu jiao) des Wasserbüffels (*Bubalus bubalis* L.; Bensky und Gamble 1986: 95*).

In klinischen Versuchen beobachtete man bei Ratten bei Gabe eines wässrigen Nashornextrakts eine fiebersenkende Wirkung (But et al. 1990 und 1991).

Die »Dreckapotheke« der frühen Neuzeit nennt ein rauchbares Aphrodisiakum: »Wenn es den Hottentotten an **Tabak** mangelt, rauchen sie den Mist des zweihörnigen Nashorns oder des **Elefanten**« (Bourke 1913: 188*; vgl. **Hanf**, **Kanna**).

Inhaltsstoffe

Nashorn (Rhinocertis Cornu, Xi Jiao) besteht hauptsächlich aus Keratin (Hornstoff) und Eukeratin – also der gleichen Substanz wie das menschliche **Haar**! Es enthält außerdem Proteine, Peptide, freie Aminosäuren (hauptsächlich Cystein sowie Tyrosin, Histidin, Lysin und **L-Arginin**), Guanidinderivate, Cholesterol, Calciumphosphat (vgl. **Phosphor**) und -karbonat (vgl. **Calcit**; Bensky und Gamble 1986: 94*, Dodd Esq. 1997: 40*). Nashorn enthält gelegentlich auch Pilocarpin und thiolactische Säure (Namba 1980: 287*).

Kommentar

Nashörner sind unglaubliche Rammler, dies sagte bei einer Radiosendung mit Hörerbeteiligung ein Kölner Zoodirektor auf die Frage, warum Menschen das Horn des Nashorns als Aphrodisiakum ansehen. Der Zoologe erzählte begeistert von den sexuellen Vulkanausbrüchen, der Besuchersensation in seinem Zoo.

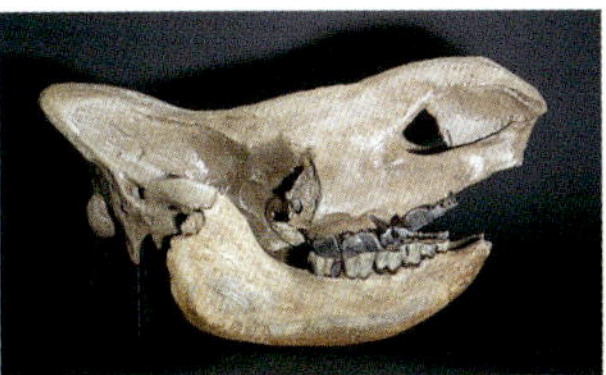

»Versteinerter Drache«: Fossiler Schädel eines Wollnashorns (*Coelodonta antiquitatis*; Eiszeit, Süddeutschland). In Europa hielt man die fossilen Knochen des Rhinoceros für Überreste von Riesen; auch sie wurden zu Aphrodisiaka zermörsert.

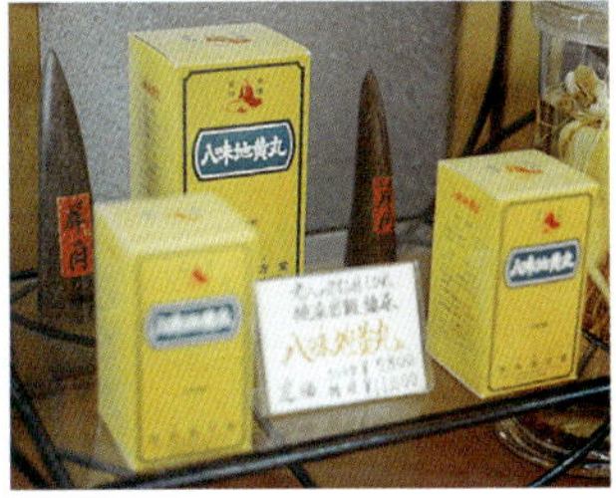

Illegale Nashörner (*saikaku*) im Schaufenster einer chinesischen Apotheke in Japan. (Kyoto, Japan, 1989)

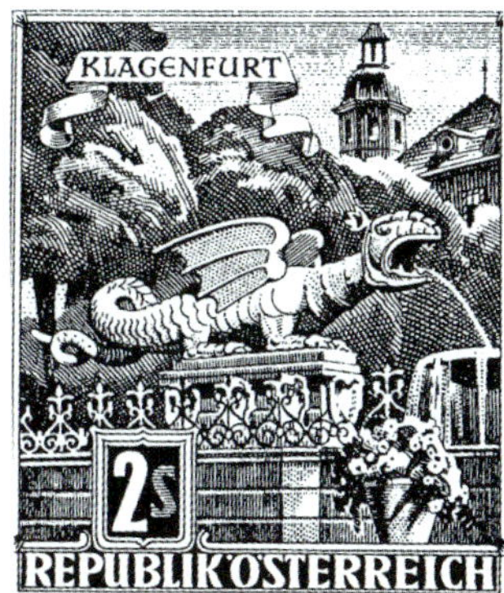

Der Lindwurmbrunnen in Klagenfurt, Österreich. Der Kopf des Drachen wurde nach einem fossilen Wollnashornschädel (*Coelodonta antiquitatis*) moduliert. (Briefmarke der Republik Österreich)

545 In den Dauerfrostböden Sibiriens gruben Wissenschaftler komplette, tiefgefrorene Wollnashörner aus.

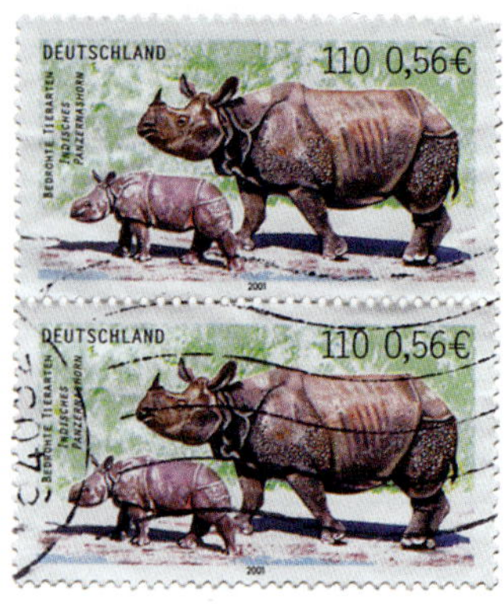

Nashörner als »Bedrohte Tierarten« auf Briefmarken. (Deutschland, 2001)

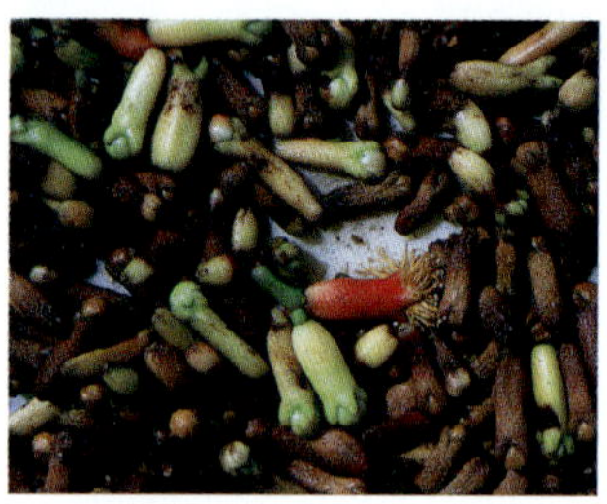

Nelkenknospen werden getrocknet als Gewürz, Aroma und Heilmittel benutzt. Nelken sind ein Symbol des Shiva-Lingam und werden deshalb dem tantrischen Gott geopfert. (Java, Indonesien, 8/1990)

»Die getrockneten Blüten des Gewürznelkenbaums der Molukken haben einen außerordentlich starken Geruch und Geschmack. Sie besitzen wie alle tropischen Gewürze eine starke Stimulationskraft, treiben das Blut und befördern die Erektion.« (AIGREMONT 1987: II 84*)

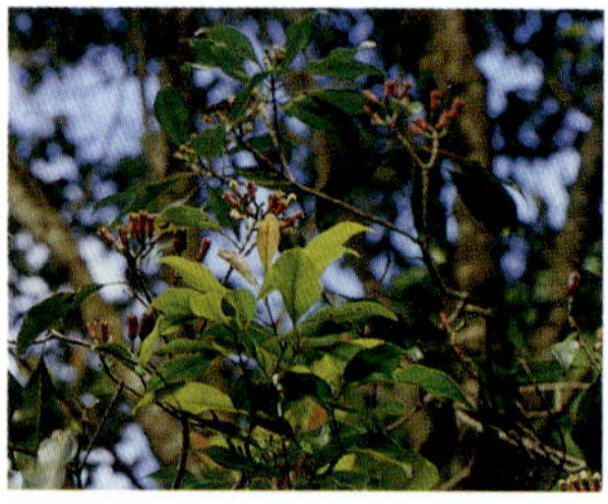

Gewürznelkenbaum (*Syzygium aromaticum*) mit den Knospen, den eigentlichen »Nelken«. Der Baum ist auf den Molukken und den Philippinen beheimatet.

Rechtslage

Nashörner zählen zu den bedrohten Tierarten und stehen daher unter Artenschutz. Die illegale Ausfuhr von aphrodisisch gerühmten Nashornprodukten (die nach wie vor in chinesischen Apotheken erhältlich sind!) hat empfindliche Strafen zur Folge!

Literatur

BUT, Paul Pui-hay, Lai-Ching LUNG und Yan-Kit TAM
1990 »Ethnopharmacology of Rhinoceros Horn. I: Antipyretic Effects of Rhinoceros Horn and Other Animal Horns«, *Journal of Ethnopharmacology* 30: 157–168.

BUT, Paul Pui-hay, Yan-Kit TAM und Lai-Ching LUNG
1991 »Ethnopharmacology of Rhinoceros Horn. II: Antipyretic Effects of Prescriptions Containing Rhinoceros Horn or Water Buffalo Horn«, *Journal of Ethnopharmacology* 33: 45–50.

KOENIGSWALD, Wighart von und Joachim HAHN
1981 *Jagdtiere und Jäger der Eiszeit: Fossilien und Bildwerke*, Stuttgart: Konrad Theiß Verlag.

Nelke

Syzygium aromaticum (L.) MERR. et PERRY, Myrtaceae (Myrtengewächse)
syn. *Caryophyllus aromaticus* L., *Eugenia aromatica* BAILL., *Eugenia caryophyllata* THUNB., *Eugenia caryophyllus* (SPRENG.) BULLOCK et S. G. HARRISON, *Jambosa caryophyllus* (SPRENG.) NIEDENZU, *Myrtus caryophyllus* SPR.

Andere Namen

Choko (jap.), Chônghyang (kor.), Clavo (span.), Clavus, Clou de girofle (frz.), Clove flower-bud (engl.), Cloves, Deva kusuma (skrt.), Ding xiang (chin. »Stachelduft«), Gaan-pluu (Thai), Garíphalo (griech.), Gewürznägelein, Gewürznelken, Gewürznelkenbaum, Hühnerzunge, Kaan phluu (Thai), Kreidenelken, Lava, Lavanga (skrt.), Long, Lwang (nep.), Madanua (»Rauschfrucht«), Nägelin, Näglein, Qurunfil (arab.), Shikara (skrt. »Jäger«), Varisambhava (skrt.), Zirr (Jemen), Zirr gurunfil (arab.)

Das ätherische Öl von Nelken wird nicht nur als Schmerzmittel verwendet; Nelken gelten auch als tonisierendes Gewürz und Potenzmittel.

Gebrauch

In Asien nennt man die Nelke *(long)* auch »Blume der Götter«, weil sie die Energieflüsse belebt und Lebererkrankungen heilt. Im Ayurveda gilt sie als mildes Aphrodisiakum und Zahnschmerzmittel (LAD und FRAW-LEY 1987: 193*). In der traditionellen chinesischen Medizin werden Nelken, »Hühnerzungen« genannt, zur Tonisierung (Einzeldosis: 2 bis 5 g!) von Yangenergien (vgl. **Lenzmittel**) verwendet (REID 1988: 117*). Nelken sind ein wesentlicher Bestandteil der chinesischen Fünf-**Gewürze**-Mischung; sie zählen zur japanischen Kampo-Medizin und sind eine **Jamu**-Zutat wie auch ein wichtiges aphrodisisches Gewürz in Indonesien. Nelken gehören auch zu den wichtigsten Ingredienzien des paracelsischen **Laudanum** und anderer aphrodisischer **Latwergen** (**Orientalische Fröhlichkeitspillen**, **Sultansmedizin**). Der Gebrauch von Nelkenöl bei Zahnschmerzen ist weltweit verbreitet.

Pulverisiert ist die Nelke ein Bestandteil von indischen, tibetischen und japanischen Räucherstäbchen und anderem aphrodisischen **Räucherwerk** sowie ein **Tabak-Parfüm** (in indonesischen Kretek-Zigaretten; SCHNEIDER 1996). Auf Java (Indonesien) bereitet man aus Kretek-Zigarettentabak und zerriebenen, sonnengetrockneten Samen des Indischen **Stechapfel**s *(Datura metel)* ein aphrodisisches Rauschmittel (vgl. **Rauchmischungen**). Dieser Gebrauch ist bis heute vor allem in der Gegend von Yogjakarta verbreitet.

Aphrodisischer Tee

Einen gehäuften Teelöffel Ceylon**tee**, zwei Gewürznelken, zwei **Kardamom**früchte und eine **Zimt**stange mit 200 ml kochendem Wasser aufbrühen. 2 bis 3 Minuten ziehen lassen, abseihen und nach Belieben mit **Honig** oder braunem Zucker süßen.

Potenzmittel der traditionellen chinesischen Medizin

Gleiche Teile von:

Ding Xiang	Flos Caryophylli	Gewürznelken
Rou Gui	Cortex Cinnamomi Cassiae	**Zimt**kassienrinde

mischen und pulverisieren. 10 *fen* bis 3 *qian* (3 bis 9 g) zweimal täglich einnehmen (BENSKY und GAMBLE 1986: 439*).

In Asien isst man nicht nur Nelkenknospen, sondern auch die Blüten als Aphrodisiakum. In der traditionellen chinesischen Medizin sind sie eine Zutat von Potenzmitteln.

In Afrika isst man Wurzeln und Rindenstücke der Guineanelke (*Syzygium guineense*) als Aphrodisiakum.

Inhaltsstoffe

Gewürznelken (Caryophyllis flos, Flores Caryophyli) enthalten zwischen 15 bis 22% **ätherisches Öl**, 8 bis 14% Gerbstoffe, daneben Flavonoide (Rhamnetin, Quercetin- und Kämpferolderivate),

Triterpene (Oleanolsäure), Gerbstoffe (Tannin), Stereole, Sterolglycoside, Phenolcarbonsäuren (Gallus-, Protocatechusäuren u. a.) und rund 10% fettes Öl (WICHTL 1989). Das ätherische Öl (= Nelkenöl) besteht hauptsächlich aus Eugenol (85 bis 95%), daneben Safrol, Eugenolacetat, Vanillin, Humulen, β-Caryophyllen. Es hat stark antiseptische und analgetische Wirkung. Eugenol bewirkt in höheren Dosierungen rauschartige Zustände.

Literatur

SCHNEIDER, Jürg
1996 »Vom Betelblatt zur *kretek*-Zigarette: Überlegungen zum sozialen Gebrauch des Tabaks in Indonesien«, in: HENGARTNER und MERKI (Hg.), *Tabakfragen*, Zürich: Chronos, S. 151–164.

WICHTL, Max
1989 »Gewürznelken«, in: ders. (Hg.), *Teedrogen*, Stuttgart: WVG, S. 193–194.

Nepetalactone

Siehe **Katzenminze**

Niando

Alchornea floribunda MUEL.-ARG., Euphorbiaceae-Acalyphoideae (Wolfsmilchgewächse)

Andere Namen

Abwin, Alan (Fang), Andoma (Mitsogho), Angola, Malande, Melan, Yando (Baka)

In Afrika schätzt man den in tropischen Gebieten von Sierra Leone bis Zaire verbreiteten Strauch als Aphrodisiakum und nutzt ihn rituell in Ahnenkulten als Entheogen.

In vielen Gebieten Afrikas wird die Pflanze als Stimulans und Rauschmittel verwendet (RAYMOND-HAMET 1952). Sie gilt auch als Marihuanasubstitut (siehe **Hanf**) und wird als Aphrodisiakum geraucht (DE WILDEMAN 1920, SCHNEIDER 1992: 171). »Aus der zerriebenen Wurzel von *A. floribunda* wird von den Eingeborenen des Kongo ein stimulierender Trank, Niando, durch Ansetzen mit Palmwein [vgl. **Palmen**] über einige Tage, bereitet. Der Trank dient sowohl als Aphrodisiacum als auch dazu, für Kriege und Stammesfeste genügend Kraft zu erhalten« (SCHOLZ und EIGNER 1983: 78*) – mit offensichtlich lebensbedrohlicher Wirkung: »Die in Palmwein angesetzte Wurzeldroge bewirkt als narkotisches Halluzinogen nach der Erregungsphase eine tiefe Erschöpfung mit vereinzelt tödlichem Ausgang« (SCHNEIDER 1992: 171). Die frische oder getrocknete Wurzel wird manchmal auch **Iboga**bereitungen zugesetzt.

Aus getrockneten Blättern der nah verwandten *Alchornea cordifolia* (SCHUM. et THONN.) MUELL.-ARG. brüht man in Westafrika ein aphrodisisches Tonikum (ASSI und GUINKO 1991: 26*).

Inhaltsstoffe

Die Pflanze enthält kein **Yohimbin**, wie früher fälschlich berichtet wurde (PARIS und GOUTAREL 1958); dafür die Indolalkaloide Alchornein, Isoalchornein, Alchorneinon sowie Pyrimidin- und Imidazolderivate (KHUONG-HUU et al. 1972, OTT 1993: 403*). Der Alkaloidgehalt ist schwankend. In der Wurzel ist er meist am höchsten und kann zwischen 0,6 und 1,2% betragen. Alchornin wirkt als freie Base oder in Form einfacher Derivate antidepressiv, spasmolytisch und anticholinerg (SCHNEIDER 1992: 170f.).

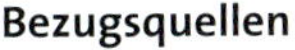

Bezugsquellen

Die Wurzeln von *Alchornea floribunda* werden als Räucherstoff (»Pflanzenteile zum Räuchern«) im ethnobotanischen Handel angeboten, zum Beispiel bei Sensatonics® in Berlin.

Literatur

DE WILDEMAN, E.
1920 »Le ›Niando‹ succédané du chanvre au Congo belge«, *Congo* 1: 534–538.

KHUONG-HUU, F., J.-P. LE FORESTIER und R. GOUTAREL
1972 »Alchorneine, Isoalchorneine et Alchorneinone, Produits Isoles de l'Alchornea floribunda Muell. Arg.«, *Tetrahedron Letter* 28: 5207–5220.

PARIS, R. und R. GOUTAREL
1958 »Les Alchornea africains. Presence de yohimbine chez l'Alchornea floribunda (Euphorbiaceae)«, *Ann. Pharm. Fr.* 16: 15–20.

RAYMOND-HAMET
1952 »L'Achornea floribunda Müller ou Niando«, *Revue Internationale de Botanique Appliquée et d'Agriculture Tropicale* 32: 427–442.

SAMORINI, Giorgio
2000 *Il culto degli antenati e la pianta psicoattiva* alan (Alchornea floribunda) *presso i Fang dell'Africa Equatoriale Occidentale*, Dozza: MS.

SCHNEIDER, Kurt
1992 »Alchornea«, in: *Hagers Handbuch der pharmazeutischen Praxis*, Berlin usw.: Springer, Bd. 4: 166–173.

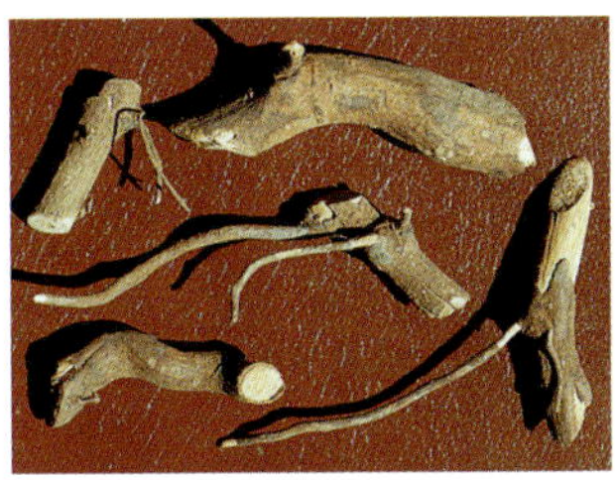

Niandowurzeln *(Alchornea floribunda)* werden in Westafrika als Entheogene und Aphrodisiaka zubereitet.

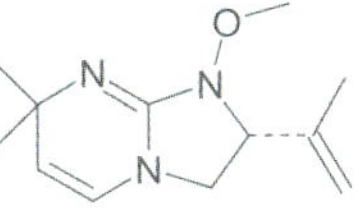

Alchornein

Nitroglycerin

Glycerintrinitrat, Glyceryltrinitrat; Trisalpetersäure des Glycerins

Formel: $C_3H_5N_3O_9$

Andere Namen

Glicerintrinitrato (ital.), Glonoïn, Glycerinium trinitricum, Glycerol trinitrate (engl.), Glyceroli-Trinitrat, Nitroglicerina (span.), Nitroglycérine (frz.)

Wer kennt Nitroglycerin nicht als hochexplosiven Sprengstoff – doch als Aphrodisiakum?

1846 stellte der Turiner Chemiker Ascanio Sobrero (1812–1888) erstmals Nitroglycerin her. Es ist eine ölige, geruchlose, meist schwachgelbe, brennend schmeckende Flüssigkeit, die bei starkem Schlag, heftiger Erschütterung oder plötzlicher Erhitzung (Verpuffungstemperatur 200 °C) explodiert. Alfred Nobel (1833–1896), dem der begehrte Nobelpreis (die Zinsen seines Vermögens!) zu verdanken ist, stellte aus flüssigem Nitroglycerin durch Aufsaugen mit Kieselgur das feste Dynamit her und erfand damit den berühmtesten Sprengstoff der Geschichte.

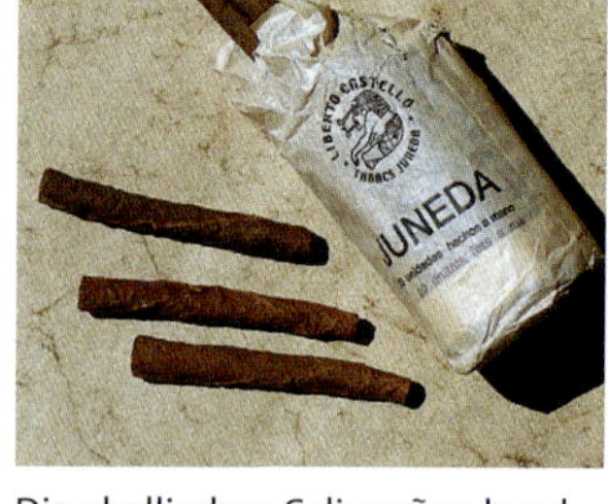

Die phallischen Caliqueños, handgedrehte Zigarren aus Spanien, werden mit Nitrogylcerin getränkt, damit die Asche beim Verglühen nicht abfällt, sondern steif bleibt.

Gebrauch und Wirkung

Ähnlich explosiv wie Dynamit wirkt die Einnahme von Nitroglycerin im Körper. Schon ein einziges Milligramm (!), oral verabreicht, erzeugt in wenigen Minuten Gesichtsröte, Hitzegefühl, Pulsbeschleunigung, eventuell Kopfschmerz (Römpp). Diese pharmakologische Aktivität (ähnlich wie bei **Poppers** und **Viagra**®) nutzte man für pharmazeutische Vasodilatatoren wie auch für gefäßerweiternde (das heißt auch erektionsfördernde) Medikamente bei Asthma, Angina pectoris und Herzinsuffizienz (vgl. **Schnüffelstoffe**, **Vasopressin**).

WANDER
Nitroglycerin
30 Kaukapseln

Nitroglycerin von Wander. Pharmazeutische Kaukapseln aus der Apotheke (Verpackung).

Nitroglycerin (Glycerin. trinitricum) **Glonoïn.**
Mit der nicht mehr wissenschaftlich zutreffenden Bezeichnung Nitroglycerin benennt man den neutralen Aether der Salpetersäure mit dem Glycerin. Seine Wirkung ist viel intensiver und nachhaltiger als die des Amylnitrit und findet bei Angina pectoris, Migräne, Asthma, Morb. Brigthii, bei Schrumpfniere, bei angiospastischen Neurosen, bei Hirnanämie u. A. vielfache Anwendung, am Zweckmässigsten in Form der Rossbach'schen Nitroglycerin-Pastillen à 0,005 oder $^1/_{100}$ Gramm (Martindale)

20) Rp. Nitroglycerin-Tabletten (Rossbach) Nro. XX.
Ds. 2—3—4 Stück täglich bei Herzasthma und Gesichtsschmerz.

21) Rp. Nitroglycerin (2% Lös.) 0,1.
Spir. vini rectif. 10,0.
Ds. 3 mal tägl. 1—3 Tropfen auf Zucker. (Schrumpfniere, Brigth'sche Niere.)

Frühe Angaben zur medizinischen Wirkung und Nutzung von Nitroglycerin. (Faksimile aus Michaelis 1905: 23*)

Pharmazeutische Kaukapseln, die mit den Zähnen zerdrückt werden und einige Minuten später durch die Blutbahn rauschen, können im männlichen Organismus eine plötzliche Erektion bewirken. Deshalb wurden die medizinisch gegen Asthma verschriebenen **Medikamente** als Aphrodisiaka »missbraucht«.

Da andere Nitrate (wie etwa Sildenafil, der **Viagra**-Wirkstoff), die chemisch mit Nitroglycerin verwandt sind, eine vergleichbare – allerdings besser verträgliche – Wirkung hervorrufen, ist der aphrodisische Gebrauch von Nitroglycerin heute nicht mehr verbreitet.

Bezugsquellen

Pharmazeutische Nitroglycerinpräparate sind verschreibungspflichtige **Medikamente**.

Nüsse

Andere Namen

Nek' (Lakandon »Same/Sperma«), Noix (frz.), Nueces (span.), Nüsslin, Nuts (engl.), Nux

»Voll auf die Nüsse« bedeutet in der vulgären Umgangssprache so viel wie: »es geht einem auf die Eier (Hoden)« – und genau das sollen einige Nüsse bewirken, nämlich die männliche Sexualfunktion antreiben.

Viele **Früchte**, die umgangssprachlich als »Nüsse« bezeichnet werden, sind Aphrodisiaka: **Betel**nuss (*Areca catechu*), **Brechnuss**, **Kokosnuss**, **Meereskokosnuss**, **Muskat**nuss, **Pinie**nkerne oder »-nüsse«, ebenso Erdnüsse, Pekannüsse (*Carya illinoinensis* [Wangenh.] K. Koch, Juglandaceae), Cashewnüsse[546] und verschiedene **Palmen**nüsse.

Unter den echten Nüssen gelten vor allem Mandeln, Haselnüsse, Pistazien und Walnüsse als Aphrodisiaka.

- Mandeln (*Prunus dulcis* [Mill.] D. A. Webb, syn. *Prunus amygdalus* Batsch) werden in Südeuropa als Aphrodisiaka gegessen. Sie sind auch Ingredienzien von aphrodisischen Zubereitungen (**Bhang**, **Latwerge**, **Orientalische Fröhlichkeitspillen**). Bittere Mandeln sind oft Zutaten zu chinesischen **Lenzmitteln**. In Korea und China nimmt man die Blätter der verwandten Mandelkirsche (*Prunus japonica* Thunb. ex Murr., syn. *Cerasus japonica* [Thunb. ex Murr.] Loisel. ex Dunham) als Aphrodisiaka ein.

546 Cashews sind keine Samen, sondern wurmartige Fortsätze an den Früchten des tropischen Acaju-, Kaschu- oder Nierenbaums (*Anacardium occidentale* L., Anacardiaceae/Sumachgewächse). Die »Frucht erhitzt und reizt ungemein zum Beischlaf«, heißt es in Paullinis *Dreckapotheke* (1734*).

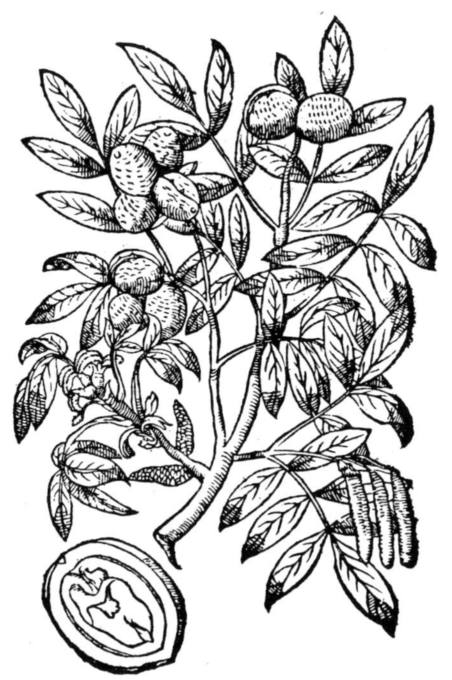

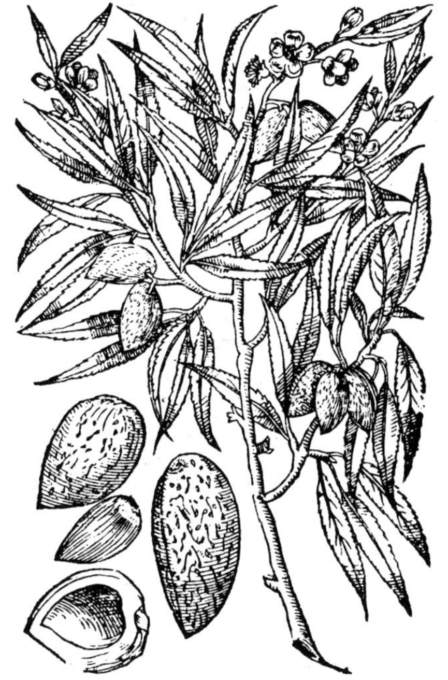

Die Walnuss oder Welsch Nuss *(Juglans regia)* war in der Antike ein heiliger Baum des Dionysos, der Artemis in ihrer erotischen Gestalt der Karyatis (Karya = Walnuss) und des Jupiter (darum hießen sie *Jovis glans*, »Jupitereichel«, woraus sich der wissenschaftliche Gattungsname *Juglans* bildete; auch *Nux iuglans*). (Holzschnitt aus MATTHIOLUS 1626*)

Der Mandelbaum *(Prunus dulcis)* ist ein altes Sexsymbol. Es heißt, dass dem phrygischen Himmelsgott im Schlaf der Samen abging und auf die Erde tropfte. Aus dieser himmlischen Befruchtung entstand das zweigeschlechtliche Wesen Agdistis. Die Götter schnitten ihm den Penis ab und vergruben ihn. Daraus entspross der Mandelbaum. Seine Blüten deuten auf das Blut, seine Früchte auf die Hoden des Agdistis. (Holzschnitt aus MATTHIOLUS 1626*)

- Die Haselnuss (*Corylus avellana* L., Betulaceae) war dem Donar heilig und ist im Volksglauben ein Sinnbild des geschlechtlichen Lebens. »Nussöl galt als gutes Mittel gegen Impotenz« (HIRSCHFELD und LINSERT 1930: 172*).
- Die grünen Pistazien, bezeichnenderweise »Pimpernüsse«[547] genannt, sind Früchte vom Pistazienbaum (*Pistacia vera* L., Anacardiaceae)[548]. Sie gelten in Persien, Arabien, Ägypten und Südeuropa als Aphrodisiakum. »Die welsch Pimpernüsslein mehren die Natur in Venerem. Man macht aus diesen Nüssen ein Öl, so man an das männliche Glied streichet, fördert es die unkeuschen Gelüste« (MATTHIOLUS 1626*).

Noch heute ist im obszönen Wortschatz ein Pimperle die Vulva oder eine Prostituierte; Pimpern meint Koitieren (BORNEMANN 1974 I*).

- Walnüsse (*Juglans regia* L., Juglandaceae) waren nicht nur ein Symbol der Fruchtbarkeit, sondern auch der Unsterblichkeit. Daher gaben die Alemannen sie den Toten als Grabbeigaben (woraus sich der Brauch entwickelte, Walnüsse an den Weihnachtsbaum zu hängen). Die Walnuss war in der frühen Neuzeit eine Zutat zu Liebestränken und galt als »besonderes Aphrodisiacum«. In der Signaturenlehre wird die Walnuss als Abbild des Gehirns betrachtet und dementsprechend als Hirntonikum angesehen.

»Die Walnuss [*jawz*] ist die heißeste unter den Nüssen.« (MOINUDDIN 1984: 100*)

Rezept für ein chinesisches Lenzmittel aus Nüssen

3 *chin*	Walnüsse (ohne Schale)	*Juglans regia*
2 *chin*	Erdnüsse (ohne Schale)	*Arachis hypogaea* L.
3 *chin*	Mandeln (ohne Schale)	*Prunus dulcis*
2 *chin*	Datteln, getrocknet	*Zizyphus jujuba*

Die Nüsse werden in Wasser eingeweicht, damit man sie häuten kann. Dann werden sie getrocknet und mit den Datteln zusammen zermahlen. Als Bindemittel wird **Honig** verwendet. Aus der Masse werden Pillen in der Größe einer Walnuss gedreht. Sie werden 24 Stunden bei sehr schwacher Hitze getrocknet. Man sollte eine vor dem Frühstück und eine vor dem Schlafengehen einnehmen. Es heißt, dass Ke Hung aus der Hsi-Chin-Dynastie diese Pillen täglich geschluckt habe und dadurch unsterblich wurde (CHOU 1972: 194*).

»Und wie die Männer Nüsse (= Vulva) knacken, so essen die Jungfrauen Mandelkerne (= Hoden).« (HIRSCHFELD und LINSERT 1930: 196*)

547 Pimpernuss heißt auch die *Staphylea* sp., Staphylaceae (ZANDER). Vgl. **Pimpernelle**.

548 Der botanisch nah verwandte Mastixstrauch (*Pistacia lentiscus* L., syn. *Terebinthus lentiscus* [L.] MOENCH) liefert das Mastix genannte Harz; es wird in Arabien als Aphrodisiakum geschätzt (WEDECK 1961: 149*) und als Zusatz zu **Räucherwerk** genutzt.

»Viel Nüsse essen macht jung und liebeskräftig. Nüsse kräftigen den impotenten Körper. Nüsse, noch besser Kokosnüsse, gepulvert in Zimmetröhren und in die Kost gewürzt, mehren des Mannes Werk.« (Matthiolus)

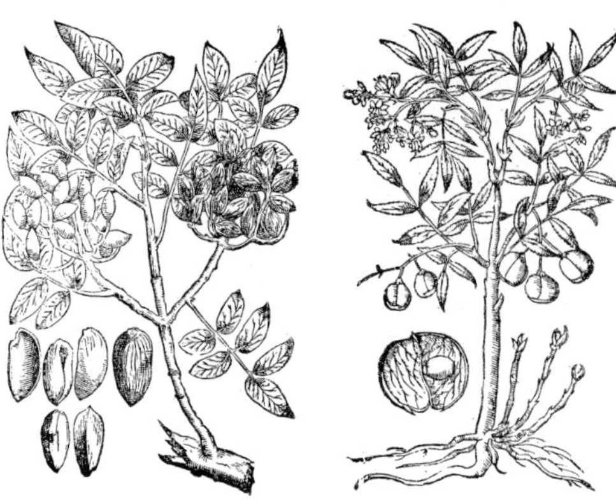

Pimpernüsse. Links die Welsche Pimpernuss, die Echte Pistazie (*Pistacia vera*), rechts die Wilde Pimpernuss (*Staphylea* sp.), die auch heute noch Pimpernuss heißt. (Holzschnitte aus Matthiolus 1626*)

Gebrauch

In China isst man die Nüsse als Zutat zu **Lenzmitteln**. In Deutschland nutzt man nicht nur die Nüsse, sondern auch das Laub des Walnussbaums zu aphrodisischen Zwecken: »Nussbaumblätter abkochen und in den Absud Hodensack und Glied eintauchen, gilt noch heutigen Tages im Taunus als ein besonderes kräftiges Liebesmittel« (Hirschfeld und Linsert 1930: 182f.*). Auch die Kerne der botanisch nah verwandten Schwarzen Walnuss (*Juglans nigra* L.) gelten als Aphrodisiakum (Hutchens 1986: 54*).

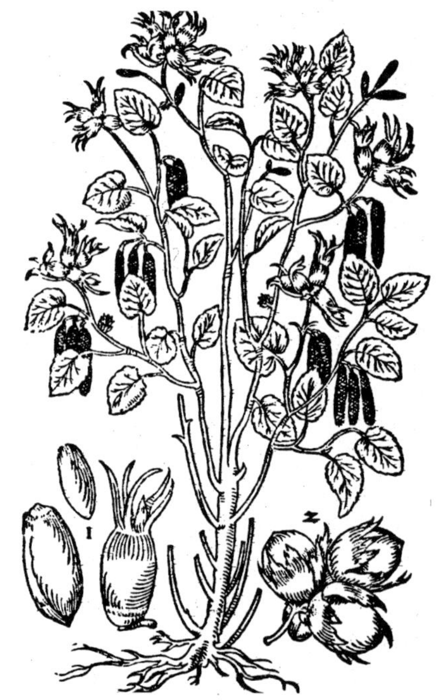

Die Haselnuss (*Corylus avellana*) ist ein alter Zauberbaum, dessen Zweige Zauberkraft besitzen und zur Herstellung von Wünschelruten dienen. Bei den Germanen und Kelten galt er als Orakelbaum. Hildegard von Bingen war der heidnische Zauberbaum und sein aphrodisischer Ruf zuwider: »Der Haselstrauch ist ein Sinnbild der Wollust, zu Heilzwecken taugt er kaum« (*Physica* III, 11). (Holzschnitt aus Matthiolus 1626*)

Literatur

Crumb, Robert

1981 *Voll auf die Nüsse*, Frankfurt/M.: Zweitausendeins.

Nux-Vomica

Siehe **Brechnuss**

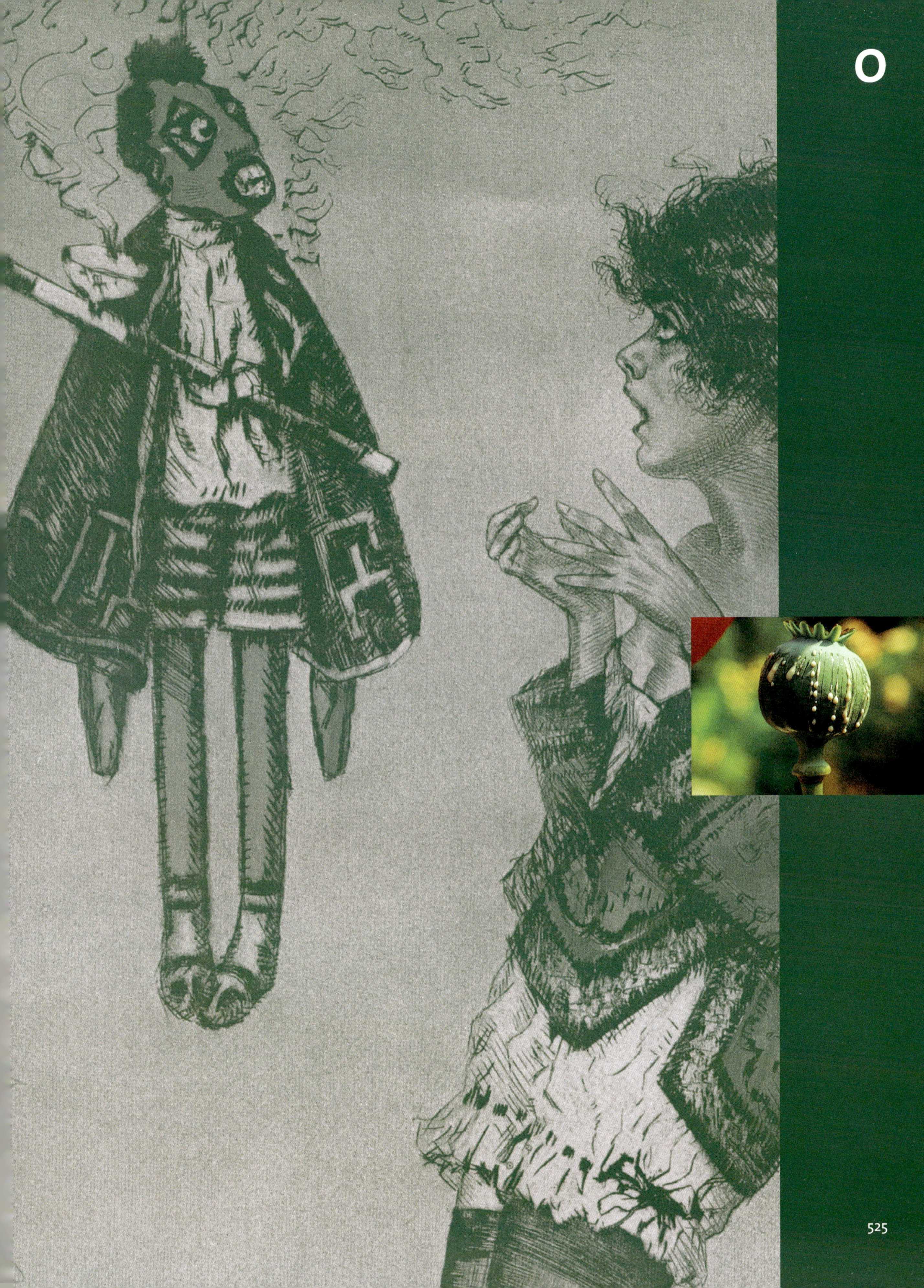
O

Oktopus

Siehe **Kraken**

»Übrigens:
Weihrauch enthält – wie Haschisch – den Wirkstoff Tetrahydrocannabinol (THC).«
(HADERER 2002: 40)

Olibanum

Boswellia spp., Burseraceae (Balsamstrauchgewächse)

Boswellia sacra FLÜCKIGER, syn. *Boswellia carteri* BIRDW., *B. bhau-dajiana* BIRDW., *B. thurifera* sensu CARTER, Arabisches Olibanum, Somalia-Olibanum, Aden-Olibanum, Bibel-Weihrauch

Boswellia papyrifera (DEL.) HOCHST., syn. *Amyris papyrifera* GAILL. ex DEL., Äthiopisches Olibanum, Erythrea-Olibanum

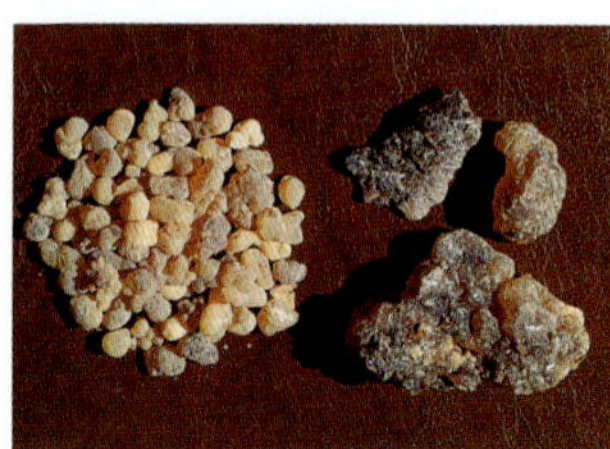

Verschiedene Sorten und Qualitäten vom Olibanum. Araber und Araberinnen benutzen Olibanumräucherungen zur erotischen Parfümierung des Körpers, vor allem der Intimregionen.

Andere Namen

Ana, Bayu, Beyo, Djau der, Echter Weihrauch, Encens (frz.), Frankincense, Hsün-lu-hsiang (chin.), Incense, Ju-hsiang (chin. »Milchweihrauch«), Kirchenweihrauch, Kundara (pers.), Kundur (pers.), Lebona (hebr.), Libanotis (griech.), Lubân, Luban, Maghrayt d'scheehaz (arab.), Mohr (Somali), Mohr madow, Mohr meddu, Neter sonter (ägypt.), Oliban, Olibanum (lat.), Seta kundura (Hindi), Weihrauchstrauch, Weyrauch

Olibanum ist ein bedeutendes Räucherwerk, ein olfaktorisches Liebesmittel und eine Zutat diverser aphrodisischer Zubereitungen.

Olibanum ist der Name des Harzes vom Echten Weihrauchbaum, botanisch *Boswellia sacra*, aus der Familie der Weihrauchgewächse oder Balsamstrauchgewächse sowie weniger nah verwandter Arten.[549] Der Weihrauchbaum kommt in Somalia und Südarabien vor. Das Harz wird durch 4 bis 8 cm lange tiefe Schnitte in die Rinde gewonnen. Olibanum ist der bedeutendste Räucherstoff der Alten Welt.

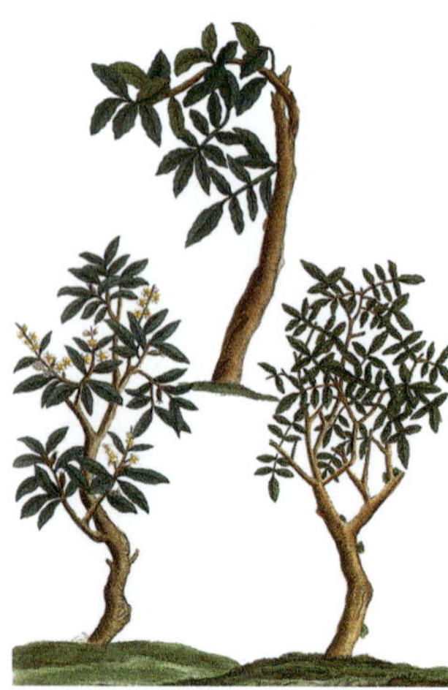

Der Weihrauchbaum (*Boswellia sacra*) mit Harztränen (Olibanum) an Stamm und unteren Ästen. (Kolorierter Stich aus: Pierre Joseph BUCHOZ, *Première Centurie de Planches*, Paris, 1775–1781)

Gebrauch

Olibanum sagte man schon immer aphrodisische und fruchtbarkeitserregende Kräfte nach. Frauen im alten Ägypten, wie heute noch in Südarabien, schätzten Olibanum-**Weihrauch** zum Beräuchern der Vulva vor dem Akt und zur Steigerung der Fruchtbarkeit (vgl. **Tabak**). In der Türkei kaut man einige »Weihrauchtränen« als Liebesmittel, manchmal in Verbindung mit **Opium**.

Olibanumharze benutzte man seit der Antike zur Herstellung von **Medikamente**n, **Räucherwerk**, **Kosmetika** und **Parfüm**en. Sie sind eine wesentliche Zutat in vielen Rezepten für »Liebesweihrauch«, aphrodisischem **Räucherwerk**, Bestandteil der **Orientalischen Fröhlichkeitspillen** und wurden zum Würzen von **Wein** verwendet.

Rezept gegen vorzeitigen Samenerguss
(aus SCHEIK NEFZAUI 1985: 217*)

»Wenn beim Manne der Samenerguss zu früh kommt, so nehme er eine Mischung aus **Muskatnuss** und Weihrauch [*oliban*; BURTON 1964: 240*] in **Honig**.«

Weihrauch, Myrrhe und Gold

Im Neuen Testament berichtet der Evangelist Matthäus (Matth. 2,1–12) von den drei Königen (griech. *magoi*), die dem Jesuskind Weihrauch (das heißt **Olibanum**), **Myrrhe** und **Gold** bringen. Der Weihrauch symbolisierte seine Gotthaftigkeit (das Gold sein Königstum und die Myrrhe prophezeite seine Passion). Seit dem ausgehenden Mittelalter stellten zahlreiche Künstler diese Szene dar.

Inhaltsstoffe

Alle Olibanumsorten bestehen aus 53% Harz ($C_{30}H_{32}O_4$), Gummi, **ätherische**m **Öl**, Boswelliasäuren, Bitterstoffen und Schleim. Olibanum enthält 5 bis 10% **ätherisches Öl**, bestehend aus Pinen, Limonen, Candinen, Camphen, p-Cymen, Borneol, Verbenon, Verbenol, Dipenten, Phellandren, Olibanol u. a. Die Zusammensetzung der ätherischen Öle der einzelnen Sorten variiert (TUCKER 1986). Das ätherische Öl aus Bejo (Olibanum aus Somalia) enthält: 19% α-Thujen, 75% α-Pinen, 9% Sabinen, 3,5% p-Cymen, 8% Limonen, 5% β-Caryophyllene, 7% α-Muurolene, 3,5% Caryophyllenoxid, 0,5% unbekannte Substanzen. Das Öl aus Olibanum Eritrea (Erythrea) besteht zu rund 52% aus Octylacetat; das aus Olibanum Aden ist durch etwa 43% α-Pinen charakterisiert (WATT und SELLAR 1996: 28).

Kommentar

Seit Jahren stößt man in Literatur und Medien auf die Angabe, beim Räuchern von Olibanum (das heißt Weihrauch) entstehe durch pyrochemische Modifikationen und Reaktionen THC (MARTINETZ et al. 1989: 138). Dennoch: THC wurde bisher in keiner anderen Pflanze als im **Hanf** festgestellt. Neuere Untersuchungsergebnisse

549 Viele Gattungen und Arten dieser Familie liefern Harze und Hölzer, die traditionell als **Räucherwerk** genutzt werden: Copal von *Protium copal*, Breuzinho von *Protium heptaphyllum*, **Palo santo** von *Bursera microphylla*, Copal negro von *Bursera* spp., **Myrrhe** von *Commiphora* spp., Bdellium von *Commiphora africana*, Guggul von *Commiphora mukul*.

des Pharmazeutischen Instituts der Universität Bern zum Olibanumrauch erwiesen, dass *kein* THC beim Verbrennen des Harzes entsteht (KESSLER 1991). Da es verschiedene Sorten von Olibanum gibt, könnte es sein, dass manche THC enthalten oder beim Verbrennen produzieren, andere aber nicht. Der Rauch wurde nicht auf »andere psychotrope Stoffe untersucht, so dass die letzten Geheimnisse erhalten bleiben« (HESS 1993: 11).

In der kürzlich publizierten Bibelgeschichte *Das Leben des Jesus* von Gerhard HADERER (2002) wird gar nicht gehadert. Jesus ist ein von Weihrauch »bekiffter Freak«, der von seinen geldgierigen Jüngern vermarktet wird. Aber die Liebe Jesu strahlt und erleuchtet die Nacht, wenn der Heiland heftig am Weihrauch zieht. Eine echte Liebesdroge. Er ist übrigens von den heiligen drei Königen von Geburt an mit Weihrauch »angefixt« worden und abhängig geblieben.

Bezugsquellen

Echtes Olibanum ist im Fachhandel für Räucherstoffe und im Devotionalienhandel erhältlich. Isis-Urania® bietet qualitativ gute Ware an.

Beim Kauf von Olibanum sollte man die japanische Weisheit beherzigen, »Räuchern und Geiz passen nicht zusammen«. Gutes Olibanum ist teuer, manchmal sogar sehr teuer. Dennoch lohnt es sich, die bestmögliche Qualität zu erwerben.

Literatur

HADERER, Gerhard
2002 *Das Leben des Jesus*, Wien: Ueberreuter.

HEPPER, F. Nigel
1969 »Arabian and African Frankincense Trees«, *Journal of Egyptian Archaeology* (London) 55: 66–72.

HESS, Walter
1993 »Weihrauch-Beweihräucherung, Harze und Balsame«, *Natürlich* 13(12): 6–17.

KESSLER, Michael
1991 *Zur Frage nach psychotropen Stoffen im Rauch von brennendem Gummiharz der Boswellia sacra*, Basel: Inaugural-Dissertation.

MARTINETZ, Dieter, Karlheinz LOHS und Jörg JANZEN
1989 *Weihrauch und Myrrhe*, Stuttgart: WVG.

TUCKER, Arthur O.
1986 »Frankincense and Myrrh«, *Economic Botany* 40(4): 425–433.

WATT, Martin und Wanda SELLAR
1996 *Frankincense and Myrrh*, Saffron Walden: The C.W. Daniel Co. Ltd.

VONARBURG, Bruno
1999 »Weihrauch für Psyche und Gesundheit«, *Natürlich* 12/99: 60–65.

Ololiuqui

Siehe **Winden**

Onycha

Andere Namen

Adfâr hût (Jemen), Blatta byzantina, Deckelein, Onix, Onyx (griech.), Opercula, Räucherklauen, Shelet (hebr.), Unguis odorata (lat.)

Als Onycha bezeichnet man allgemein die hornigen **Opercula** verschiedener Meeres**schnecken**. Sie sind Zutat zu **Räucherwerk** mit liebesbetörendem Duft und spielten eine vielfältige Rolle in der Geschichte der Liebesmittel und Aphrodisiaka.

Allerdings riechen Opercula im Räucherbecken keineswegs gut, sondern stinken widerlich nach verbranntem **Haar** und Aas – wie dies bei Duftstoffen häufig der Fall ist (vgl. **Bibergeil**).

Historische Identität

Onycha wird im Rezept des »heiligen **Weihrauch**es« in *Exodus* 30–34/5 im Alten Testament als eine Mischung aus Onycha, **Myrrhe**, **Olibanum** und Galbanum[550] beschrieben. Die Deutung des Rezeptes bereitete vielen Bibelexegeten und Pharmaziehistorikern Kopfschmerzen, denn es ist ungewiss, welche Rohdrogen gemeint waren (HEPPER 1992: 142*, MOLDENKE und MOLDENKE 1986*, WALKER 1964: 158*). Man vermutete, *onycha* sei ein heidnisches Überbleibsel aus Zeiten archaischer Götterverehrung gewesen (LÖHR 1927).

Drogen, die als Onycha gedeutet wurden:

Benzoe	Harz von *Styrax tonkinensis* oder *Styrax benzoin*
Bdellium	Harz von *Balsamodendron africanum*
Labdanum	Harz von *Cistus creticus, Cistus ladaniferus* und *Cistus* sp.
Nelke	Knospen von *Syzygium aromaticum*
Opercula	hornige Deckel von Meeresschnecken
Tierklauen, -hufe	unbestimmter Herkunft

»[Onycha:] Der Deckel der Purpurschnecken ist bey den Alten in großem Brauch gewesen/ in viel köstliche Artzney gesetzt worden/ von ihnen genandt Blattum Bizantium. Solche aus Essig getruncke/ sollen die geschwollene Miltz vertreiben/ und geräuchert den mutterigen Weibern zu Hülff kommen/ und die Nachgeburt bewegen/ einen Geschmack sollen sie haben als Bibergeyl/ ein wenig Feiste haben/ riechen/ so sie angezünd/ wie Horn. Item die Asche deß gebrandten Deckels sol die zerschnittenen Nervadern wider zusammen heylen.«
(GESNER 1670: VI, 66*)

550 Galbanum ist das Harz aus der Wurzel von *Ferula gummosa* BOISS. (syn. *Ferula galbaniflua* BOISS. et BUHSE, *Peucedanum galbaniflum* BAILL., *Ferulago galbanifera* KOCH), Apiaceae/Umbelliferae (Doldengewächse); vgl. **Teufelsdreck**.

Schneckenarten, deren Opercula als Räucherklauen benutzt werden:

Name	Vorkommen
Ampullaria sp.	weltweit
Babylonia areolata (Link, 1807)	Südchinesisches Meer
Babylonia spirata	Indischer Ozean
Babylonia zeylanica	Sri Lanka
Charonia spp. (Tritonshörner)	Mittelmeer, Rotes Meer, Indopazifik
Chicoreus ramosus (syn. *Murex inflatus*)	Rotes Meer, Indopazifik
Murex (Bolinus) brandaris L.	Mittelmeer
Murex trunculus L.	Mittelmeer
Natica sp.	Mittelmeer, Indopazifik
Nerita sp.	Rotes Meer, Indopazifik
Strombus lentiginosus	Rotes Meer, Indopazifik
Strombus spp.	Rotes Meer, Indopazifik
Turbinella pyrum	Südindien, Sri Lanka

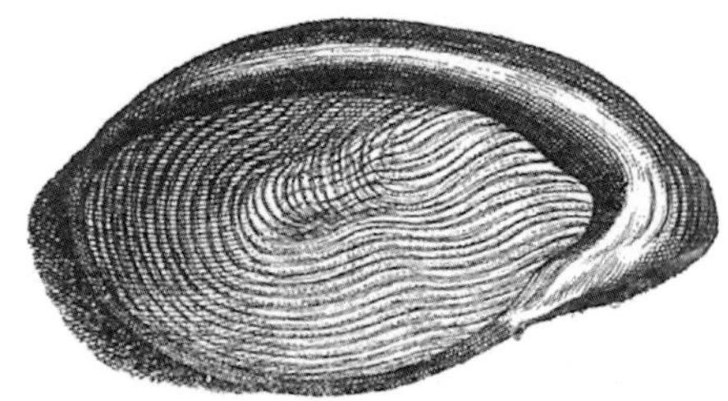

»Unguis odoratus, See-Nagel« wird dieses Operculum einer Meereschnecke (z.B. einer *Murex* sp.) genannt; es ist eine Illustration des biblischen Onycha zu *Exodus* 30: 34/5.(Kupferstich von G.D. Heümann, Detail einer Tafel aus der Scheuchzer-Bibel, ca. 1680)

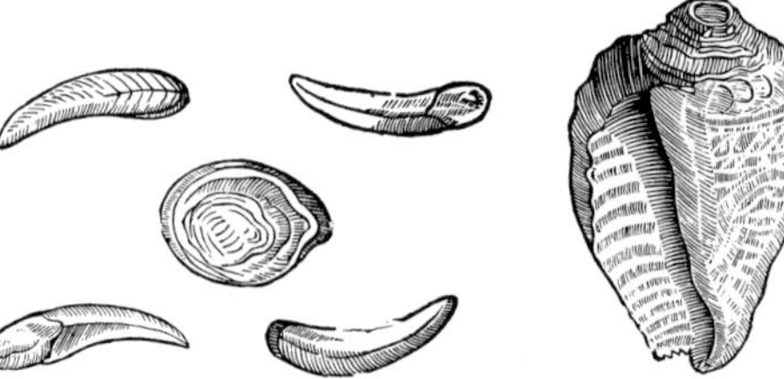

Onycha, »Räucherklauen« samt einer dazugehörigen Schneckenart, einem »andern Geschlecht der Purpurschnecken/ Conchylium genandt« – vermutlich die Flügelschnecke *Strombus tricornis* Humphrey, 1786 aus dem Roten Meer. (Faksimile aus Gesner, *Vollkommenes Fischbuch*, Frankfurt 1670*)

Die meisten Gelehrten, Theologen und Räucherstoffforscher teilen die Meinung, *Onycha* sei das Operculum einer **Flügelschnecke** (*Strombus* spp.) des Roten Meeres. Dieser Theorie widersprechend wendet Abrahams (1980) ein, *Onycha* könne unmöglich von **Mollusken** stammen, da diese Tiere den Juden als unrein und verwerflich galten (Leviticus 11: 9, 12). Die offensichtliche sexuelle Konnotation dieser Tiere sollte das heilige Tabernakel nicht beschmutzen. Ob das biblische *Onycha* tatsächlich aus dem Operculum einer Schnecke gewonnen wurde, bleibt weiter im Dunkeln.

Dass hornige, klauenförmige Opercula zu Räucherstoffen verarbeitet wurden, beweisen zahlreiche Quellen aus der frühen Neuzeit. Auch in der arabischen Welt – von Jemen bis Somalia – werden Opercula von **Flügelschnecken** (*Strombus* spp.) bis heute als Aphrodisiaka benutzt (Abrahams 1980).

Rezepte für Buhûr an-nisâ'

Diese Räucherwerke aus dem Jemen dürfen nur von Frauen zubereitet werden und dienen als Aphrodisiaka sowie für magische Zwecke (Schopen 1983: 3ff.*).

• *Buhûr bizza*	
Gâwî	Benzoesurrogat[551]
Mustakâ sultânî	Mastix
Adfâr hût	Räucherklaue (Opercula von *Strombus* spp.)
Misk abyad	**Moschus** (synthetisch)
• *Buhûr magmû'a*	
Hudâb	Tamariskengallen (*Tamarix* sp.)
'Itr 'arabî	**ätherisches Öl** (Mischung)
Al'ûd	**Adlerholz**
Dufrî	Räucherklauen von *Murex* spp.
'Anbar	**Ambra**
Nabât	Kandiszucker

Gebrauch

Der Gebrauch von Opercula als Räucherklauen und medizinische Amulette war in Mitteleuropa vom 17. bis ins 19. Jahrhundert verbreitet. Sie wurden als Pest**amulette**, **Räucherwerk**, Arzneien, Ingredienzien von **Liebestränke**n und Aphrodisiaka verwendet (Richter 1952, Volbehr o. J.: 37*). Man fasste die Räucherklaue mit **Bibergeil** und **Zibet** in eine Gruppe von aphrodisischen Rohdrogen zusammen (Rätsch 1995).

Inder mischen seit Urzeiten Opercula der **Shankha**, ihrer heiligen Schnecke *(Turbinella pyrum)*, in rituelles und aphrodisisches **Räucherwerk**. Im Basar von Kairo werden noch im 21. Jahrhundert Räucherklauen – Opercula von Stachel- oder Purpurschnecken (*Murex brandaris, Murex trunculus*) – als Zutaten für Liebesmittel und aphrodisische Räucherungen angeboten (Winnington 1992: 107*).

Bezugsquellen

In orientalischen Basaren und asiatischen Kräuterläden werden hin und wieder die hornigen Opercula von Schnecken angeboten. Ansonsten kann man sie nur selbst sammeln.

551 Ein aus Indien importiertes Produkt, das aus hellem Kolophonium, Koniferenharz und roter Teerfarbe besteht (Schopen 1983: 22*).

Literatur

ABRAHAMS, Harold J.
1980 »Onycha, Ingredient of the Ancient Jewish Incense: An Attempt at Identification«, *Economic Botany* 33(2): 233–236.

LÖHR, Max
1927 *Das Räucheropfer im Alten Testament*, Halle: Max Niemeyer Verlag (Schriften der Königsberger Gelehrten Gesellschaft 4. Jahr, Heft 4).

RÄTSCH, Christian
1995 »Das Geheimnis von Onycha: Aus der Geschichte der Räucherklaue«, *Club Conchylia Informationen* 27(1): 34–40.

RICHTER, E.
1952 »Riechschnecke als Pestschutzamulett«, *Deutsche Gaue* 44: 82–87.

Oozik (Penisknochen)

Siehe **Genitalien**

Opercula

Deckel (aus Horn oder Kalk) von **Schnecken** (Gastropoda)

Andere Namen

Deckel, Deckelein, Kalymea (griech.), Katzenauge, Kochýli (griech.), Meernabel, Naxos-Augen, Santa-Lucia-Auge, Shiva's eye, Shiva-Auge, Shivaauge, Strawberry top, Umbilicus veneris, Venusnabel

Opercula wurden früher unter dem Namen »Venusnabel« in Apotheken als Aphrodisiaka verkauft. Frauen nutzten sie als magische Amulette zur Erregung der erotischen Aufmerksamkeit des männlichen Geschlechts.

Manche Meeresschnecken bilden einen spiralig gewachsenen Deckel aus Kalk aus, der am Fuß des Tieres haftet. Wenn sich das Tier ins Gehäuse zurückzieht, verschließt es die Schalenmündung mit diesem Operculum. Es gibt auch Schnecken, die Deckel aus einer hornigen Substanz bilden (so genannte »Räucherklauen«; siehe **Onycha**).

Opercula erregten von jeher die Aufmerksamkeit des Menschen und beflügelten seine Fantasie. In Indien nennt man die Opercula verschiedener Turbanschnecken (*Turbo petholatus*) Shivaauge oder das Auge des Shiva. Damit ist das Dritte Auge gemeint, das göttliche Auge für den mystischen Blick, das in der Mitte der Stirn sitzt. Das Shivaauge gehört zu den geheimen Zaubermitteln des Tantra (RÄTSCH und GUHR 1989: 96*).

Gebrauch

Die Opercula verschiedener Schneckenarten, so der Turbinidae, besonders der mediterranen Art *Astrea rugosa*, hießen früher – aufgrund ihrer nabelähnlichen Form – *Umbilicus veneris*, »Venusnabel«, Meernabel, Katzenauge oder Hochvater und Hochmutter[552].

Sie waren beliebte **Amulette** zum Schutz vor dem bösen Blick und vor Hexerei sowie für eine erfolgreiche Schwangerschaft und eine sanfte Geburt (HÖRANDNER 1985, PACHINGER 1912; vgl. **Kaurischnecken**). Die Amulette wurden auch »von Frauen getragen ›gegen die weibliche Krankheit‹ und ›um beim Mannsvolk beliebt zu machen‹. Als Aphrodisiacum gilt er [das Operculum] noch im 19. Jahrhundert. Innerlich konnte der Venusnabel, da er chemisch überwiegend aus Kalziumkarbonat [vgl. **Calcit**] besteht, bei der Säuretherapie mit Erfolg verwandt werden« (VOLBEHR o. J.: 37*).

Literatur

HÖRANDNER, Edith
1985 »Amulettschmuck«, *Volkskunst* 8(4): 5–9.

PACHINGER, A. M.
1912 *Glaube und Aberglaube im Steinreich*, München: Weiffenbach.

Von einer andern Meerschnecke.
Cochlea depressa.

Diese ist den irrdischen Schnecken an Gestalt gantz gleich/wie dann seine Gestalt auß beygesetzter Figur zu ersehen ist.

Von den Meernabel.
Vmbilicus. **Ein Meernabel.**

Diese bekompt den Nahmen von seiner Gestalt/so sich einem Nabel vergleicht. Ist von mancherley Farben/mit Purpurfarb unnd andern Strichen bemahlet/sonst an etlichen Orten glåntzend wie die Perlein. Ist nichts desto weniger gantz glat/und dick/so die Sonn darein glåntzet/so erzeiget er mancherley schöne Farben.

Von dem gesprengten Nabel und kleinem Nabel.
Vmbilicus varius & parvus. **Ein gesprengter Nabel/ein kleiner Meernabel.**

Diese ist dem vorigem gleich/aber auff wunderbarliche Weiß getheilt/und mit schönen Farben/als schwartzen/roten/uñ weissen Dupfflein/gleich einer Corallen bemalet. Ist obē breyt/ und endet sich in einen kurtzen Wirbel.

Die ander ist gantz klein/an der Grösse gleich einer Erbyß/zu Zeiten etwas grösser/wird in den Schwåmmen gefunden/ und ist gesprengt mit roten Puncten wie Corallen.

Von der erstē Nabelschneck mit seinem Deckel.
Cochlea umbilicata. **Ein Nabelschneck.**
Von seiner Gestalt.

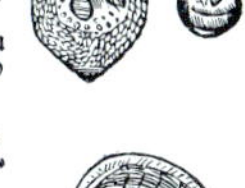

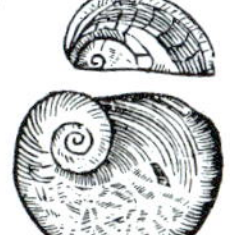

Diese Schneck wird zimblich groß/ist gewirbelt mitten wie ein Nabel. Solcher etliche sind getheilt/etliche schwartzlicht/ etliche wie Horn/ etliche sind an der Gestalt nicht ungleich den irrdischen kleinen Schnecken/so an den grossen Stengeln deß Fenchels hauffig kleben/welche auch wider die Natur der irrdischen Schnecken einen Nabel haben.

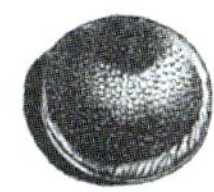

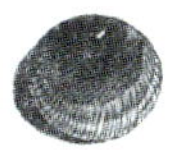

Opercula aus Kalk werden von alters her als Amulette mit magischer Kraft benutzt. (Kupferstich, aus: Frans VALENTYN, Wien, 1773)

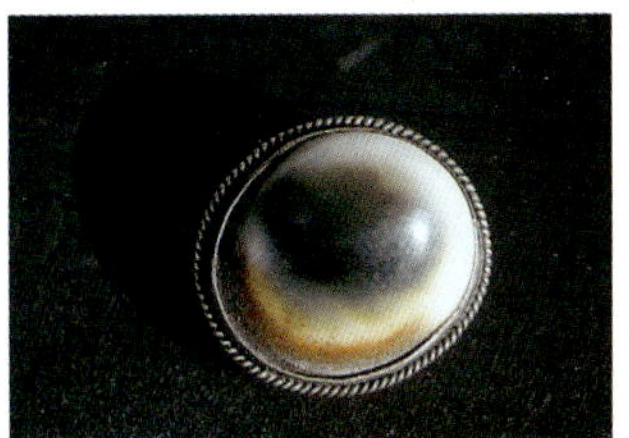

»Katzenauge«. Amulett aus Silber und dem Operculum der Katzenaugenschnecke oder Gobelinturban (*Turbo petholatus* L.) aus dem Indo-Westpazifik. (Brosche, England, 19. Jh.)

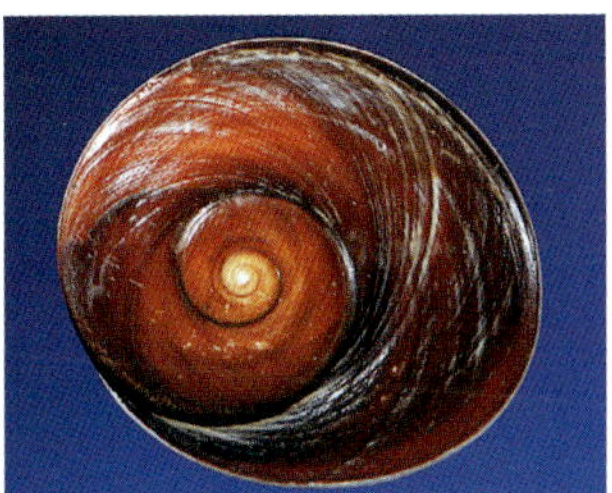

Auch das Operculum der Turbanschnecke (*Turbo* sp.) ist spiralig strukturiert. (Foto: Karl-Christian Lyncker)

»Meernabel.« Verschiedene Deckel (Opercula) von Schnecken. (Faksimile aus GESNER 1670*)

552 »Hatten die Deckel eine Erhöhung, so hießen sie ›Hochvater‹, hatten sie eine Vertiefung, so hießen sie ›Hochmutter‹. Sie sollten entsprechend ihres Geschlechtes von Männern und Frauen zur Erhöhung der Fruchtbarkeit getragen werden« (RÄTSCH und GUHR 1989: 98*).

»Das Opium ist mächtiger als Ambrosia, denn es verleiht die Unsterblichkeit des Traumes und nicht die trostlose Ewigkeit des Lebens; es ist feiner als Nektar, denn es zaubert so fremdartige, strahlende Wesen herbei; es ist gerechter als alle Götter, denn es vereint jene, die dazu bestimmt sind, sich zu lieben!« (Marcel SCHWOB, *Das Opiumhaus)*

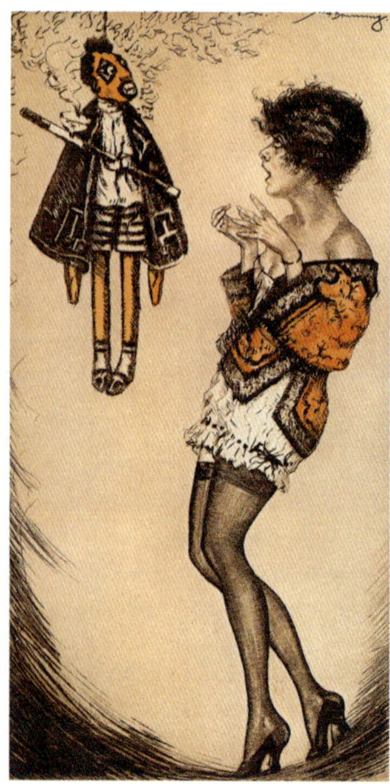

Eine aufreizende Kokotte schaut erstaunt zu einem Marionettenmännchen mit einer duftenden Opiumpfeife. (Druckgrafik, Max Brüning, *Opium*, um 1920)

»Dieses Afion oder Amfion [= Opium] gebrauchen die Indianer [= Inder/Indonesier], bevor die Javaner und Malleyer, item die Malabaren, Ceylonesen, als auch die Mohren von der Arabischen Küste, item die Perser und Türken, um meistens die Wollüste damit zu verstärken.« (George MEISTER, *Der Orientalisch-Indianische Kunst- und Lustgärtner*, 1692, Kap. IX, 29)

Opium

Andere Namen

Afin, Afioni, Aphin, Chandu (Thai), Laudanum, Meconium, Mekonium, Mohnsaft, Ophim (nep.), Opio, Orphin (Hindi), Thebaicum

Opium ist der Milchsaft aus der Fruchtkapsel des **Mohn**s. Er zählt zu den berühmtesten pharmakologisch und psychoaktiv wirkenden Liebesmitteln der Weltgeschichte (vgl. **Laudanum**).

Das Wort Opium leitet sich ab von griechisch *opion*, »Milchsaft [des Mohns]«, das wiederum auf *opos*, »Pflanzensaft«, zurückgeht. In der Antike sprach man von den »Tränen des Mondes«. Wenn der Milchsaft an die Luft tritt, gerinnt er zu einer brauen Masse, dem Rohopium. Die Entdeckung der Opiumgewinnung liegt nicht, wie oft fälschlich vermutet, in Südostasien, sondern im steinzeitlichen Mitteleuropa (im Bodenseegebiet).

Kulturgeschichte

Die opiumhaltige Fruchtkapsel des Schlafmohns *(Papaver somniferum)* war in der Antike ein Symbol der Großen Göttin (Demeter, Astarte, Aphrodite) und diente ihren Priesterinnen zur Wahrsagerei. In Kítion, einer alten phönikischen Siedlung auf Zypern, existierte ein bedeutender Tempel der Großen Göttin, die dort unter ihrem phönikischen Namen Astarte verehrt wurde. Im Innersten des Heiligtums fanden Archäologen eine dreitausend Jahre alte bronzezeitliche, aus Elfenbein geschnitzte Opiumpfeife (KARAGEORGHIS 1976). Aus dem 14. Jahrhundert v. u. Z. datieren »mohnkapselförmige Flaschen« aus Zypern, die man als Versandgefäße für den wertvollen Mohnsaft deutete (MERRILLEES 1962).

Im heutigen Ägypten sagt man, Opium reize die Männer zum Krieg und zur Liebe und erzeuge spektakuläre Träume. Meist wird es mit **Gewürze**n vermischt gegessen oder geraucht. Es ist ein beliebtes Aphrodisiakum (vgl. **Orientalische Fröhlichkeitspillen**).

In Asien bestand seit eh und je eine innige Beziehung zwischen Opium, Erotik und Sex (ARSAN 1974; siehe auch Seite 33). Im alten Indien war Opium neben Hanf das wichtigste Aphrodisiakum (BOSE 1981, CHATURVEDI et al. 1981). Maurice Magre beschrieb 1929 seine indischen Abenteuer mit Haschisch und Opium und legte dem Rajah von Tanjore folgende Worte in den Mund: »Wer an die Liebe glaubt, weiß darum, dass das Opium für zwei Liebende, die sich nach innigsten Umarmungen und wahrhaftigster Nähe sehnen, den einzigen Weg darstellt, (...) da es in uns ein unbekanntes Zärtlichkeitsempfinden weckt (...), das

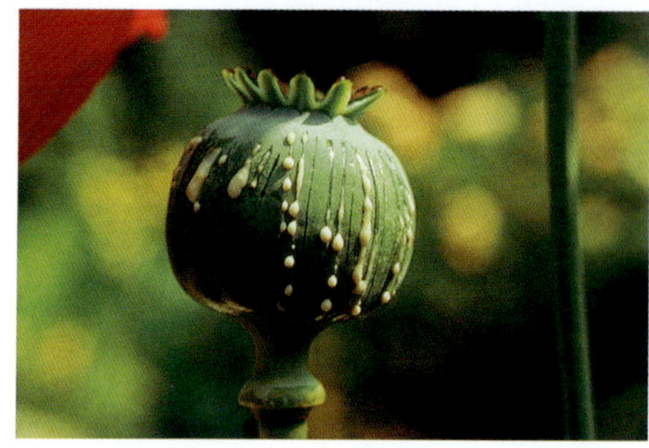

Der an Sperma erinnernde Milchsaft, der bei Ritzung der unreifen Mohnkapsel *(Papaver somniferum)* hervorquillt, gerinnt zu Opium, einem der berühmtesten Aphrodisiaka.

die bloße körperliche Berührung transzendiert und zur höchsten und subtilsten Ebene der Liebe führt« (MAGRE 1929: 44*).

Im 19. Jahrhundert entstanden in Thailand viele Miniaturen (Buchmalereien) erotischen Inhalts. Auf detaillierte und höchst amüsante Weise geben sie Einblicke in den ländlichen und häuslichen Alltag. Oft vergnügen sich mehrere Paare bei allen Spielarten der Erotik – heimlich belauscht oder offen beäugt von Voyeuren und auch Kindern. Derweil saugen (nur!) die Männer zur erotischen Stimulierung oder auch Entspannung an der Opiumpfeife.

Wie die chinesische erotische Kunst belegen auch japanische Farbholzschnitte (*shunga*, übersetzt »Bild des Frühlings«) aus der Edo-Zeit vom 17. bis zum 19. Jahrhundert, dass Opiumgenuss erotische Vergnügungen stimulierte. Die Liebhaber rauchen während oder vor dem Liebesspiel aus den typischen langen Pfeifen (BRAUS 1995). Die in der asiatischen Kunst offenbare Beziehung zwischen Eros und Opium erreichte Ende des 19. Jahrhundert auch Europa und inspirierte Gustave Doré und andere zu ausschweifenden Szenen von »Opiumhöhlen«. In den Goldenen Zwanzigern gehörte das »schwarze Gold« zum Hamburger (und auch Berliner) Nuttenmilieu (EBELING 1984).

Inhaltsstoffe

Opium enthält etwa vierzig Alkaloide, die als Opiumalkaloide zusammengefasst werden. Es kann 3 bis 23% **Morphin**, 0,1 bis 2% **Papaverin**, 0,1 bis 4% Codein, 1 bis 11% Narcotin und 0,1 bis 4% Thebain enthalten; die anderen Alkaloide treten nur in Spuren auf. Die Zusammensetzung der Alkaloide, vor allem die Konzentration an Morphin, kann stark schwanken. Der Morphingehalt kann mit modernen Techniken sehr schnell bestimmt werden (MADYASTHA und BHATNAGAR 1982).

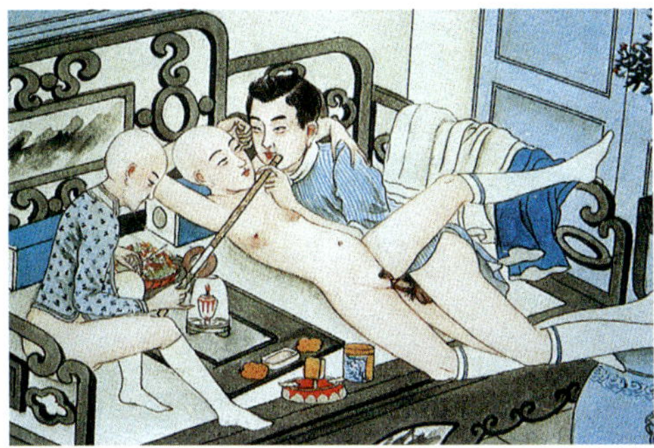

Opium-Erotik. Bei einem taoistischen Klosterritual raucht ein Mann während der Vereinigung mit einer Nonne Opium (*Chandu*). (Miniatur, China)

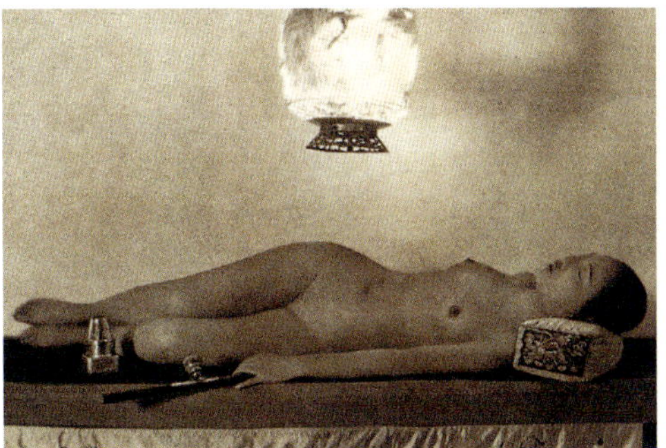

Eine nackte Chinesin – erotischen Opiumträumen ergeben – umklammert eine Opiumpfeife. (Foto aus Perckhammer 1928*)

»Opium (...) stimuliert ebenfalls, freilich in mäßigen Dosen genommen. Daher sind die Opiumraucher anfangs sehr potent. Man behauptet, dass die Chinesen namentlich wegen des Opiumgenusses viele Jahrhunderte hindurch zum üppigsten und fruchtbarsten Volk geworden sind. Freilich strotzt ihr Apothekerbuch von tausenderlei Aphrodisiaca.« (Aigremont 1987: II 84*)

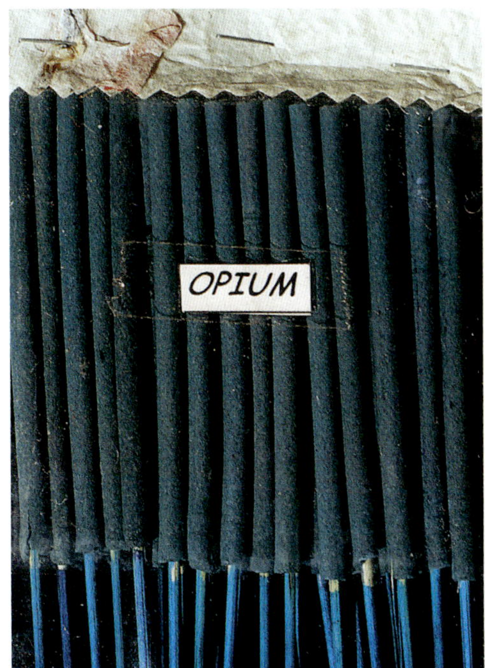

Die »Opium« genannten Räucherstäbchen aus Thailand enthalten kein Opium. Lediglich die Duftnote soll an Opium erinnern.

Rechtslage

Opium und Opiumpräparate sind gesetzlich reglementierte Betäubungsmittel. Medizinisch können sie nur aufgrund eines BtMG-Rezepts verschrieben werden.

Literatur

Arsan, Emanuelle
1974 *Emmanuelle oder Die Schule der Lust*, Reinbek: Rowohlt.

Berridge, V. und G. Edwards
1987 *Opium and the People: Opiate Use in Nineteenth Century England*, London: Yale University Press.

Bose, A. K.
1981 »Aphrodisiacs – A Psychosocial Perspective«, *Indian Journal of History of Science* 16(1): 100–103.

Braus Edition
1995 *Shunga – Erotic Art in Japan*, mit Texten von Dorit Marhenke und Ekkehard May, Heidelberg: Edition Braus.

Chaturvedi, G. N., S. K. Tiwari und N. P. Rai
1981 »Medicinal Use of Opium and Cannabis in Medieval India«, *Indian Journal of History of Science* 16(1): 31–35.

Ebeling, Helmut
1984 *Ein Koffer unter der Kellertreppe und eine Leiche darin: Geschichten aus der schwarzen Chronik Hamburgs*, Hamburg: Ernst Kabel Verlag (über Opiumhöhlen auf St. Pauli).

Emboden, William A.
1989 *Jean Cocteau: Die visuelle Kunst*, Stuttgart, Zürich: Belser Verlag.

Farrère, Claude
1920 *Opium*, München: Thespis-Verlag.
1996 *Fumée d'opium*, Pondicherry: Editions Kailash.

Haack, Harald
1984 *Der Liebe zur Freude: Erotische Buchmalerei aus Thailand*, Dortmund: Harenberg.

Hayter, Alethea
1988 *Opium and the Romantic Imagination*, Wellingborough: Crucible.

Hodgson, Barbara
1999 *Opium: A Portrait of the Heavenly Demon*, San Francisco: Chronicle Books.

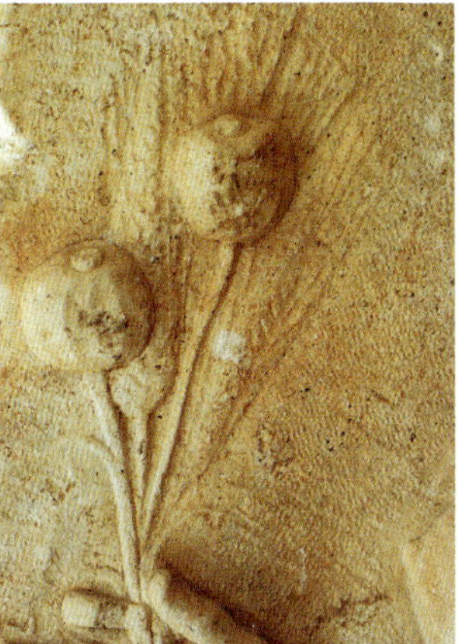

Schlafmohn (Opium) und Getreide (Bier) – die psychoaktiven Geschenke der Großen Göttin (Demeter, Ceres, Deo). (Detail eines Wandreliefs in Korinth, Griechenland, 1. Jh.)

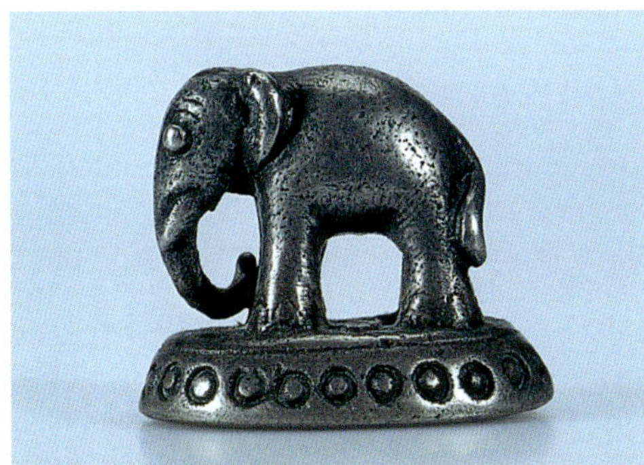

Opiumgewicht in Form eines Elefanten (Thailand). (Foto: Karl-Christian Lyncker)

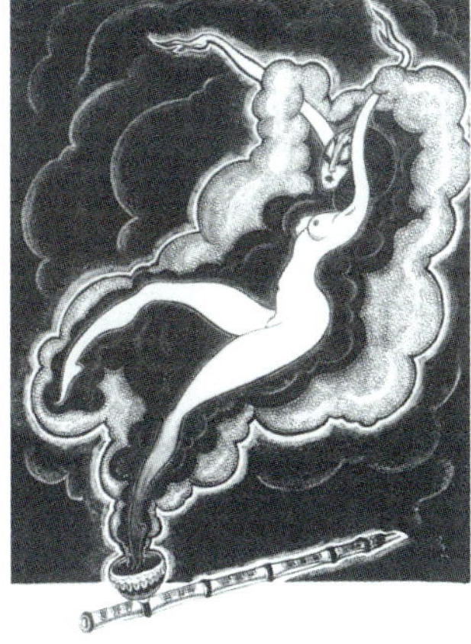

Der Opiumrauch verwandelt sich in der Wahrnehmung des Berauschten in eine verführerische Frau. Illustration von Alexander King zum Buch von Claude Farrère, *Black Opium* (1929; New York: Issued Privately for Subscribers by Nicholas L. Brown).

»Anfänglich aber gewährt den Chinesen und Malayen das Opiumrauchen ein, wie es scheint, schwer zu beschreibendes Glück. Der Geist wird aufgeheitert, über die gewöhnlichen Sorgen des Lebens erhoben. Süße Bilder umschweben den Rauchenden, leicht erreichbar ist ihm das Gewünschte, trefflich durchgeführt erscheint ihm das Vollbrachte. Endlich kommt jener süße Punkt des Verschwimmens aller Gedanken, dann die vollständige Narkose (...) Anfänglich allerdings wird die fleischliche Begierde erhöht, und das ist es, was viele bewegt, das Opiumrauchen anzufangen, aber bald lässt sie nach. Sehr viele Weiber rauchen, gewöhnlich die Frauen von Opiumrauchern.« (BIBRA 1855: 205f., 209*)

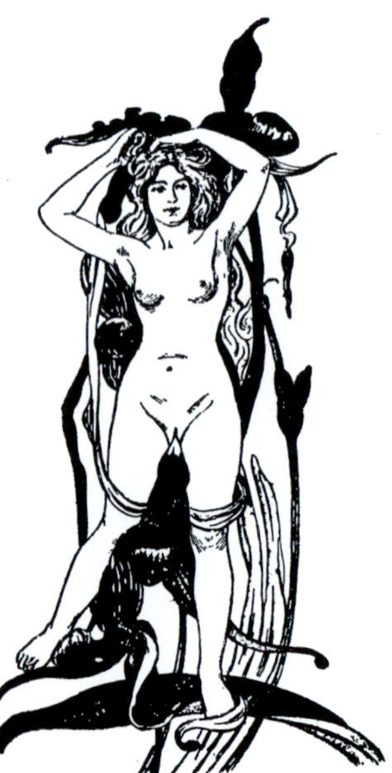

Eine nackte Frau tritt aus dem Frauenschuh (*Cypripedium*) hervor – wie die Liebesgöttin ... (Illustration, Paris, um 1900)

KARAGEORGHIS, Vasso
1976 »A Twelfth-century BC Opium Pipe from Kition«, *Antiquity* 50: 125–129.

MAGRE, Maurice
1929 *La nuit de haschich et d'opium*, Paris: Flammarion.

MADYASTHA, K. Madhava und Surendra P. BHATNAGAR
1982 »Chemical and Biochemical Aspects of Opium Alkaloids«, in: C. K. ATAL und B. M. KAPUR (Hg.), *Cultivation and Utilization of Medicinal Plants*, Jammu-Tawi, India: Council of Scientific and Industrial Research.

MERRILLEES, R. S.
1962 »Opium Trade in the Late Bronze Age Levant«, *Antiquity* 36: 287.

PIEPER, Werner
1998 *Die Geschichte des O.: Opiumfreuden – Opiumkriege*, Löhrbach: Edition Rauschkunde.

SCHEFF, Werner
o. J. *Tschandu: Der Roman einer Leidenschaft*, Berlin: August Scherl [ca. 1920].

SCHMITZ, Rudolf
1981 »Opium als Heilmittel«, in: G. VÖLGER (Hg.), *Rausch und Realität*, Köln: Rautenstrauch-Joest-Museum, Bd. 1: 380–385.

SCHWOB, Marcel
1969 »Das Opiumhaus«, in: W. PEHNT (Hg.), *Das Spiegelkabinett*, München: dtv.

SEEFELDER, Matthias
1996 *Opium: Eine Kulturgeschichte* (3., überarb. Aufl.), Landsberg: ecomed.

SPENCE, Jonathan
1972 »Das Opiumrauchen im China der Ch'ing-Zeit (1644–1911)«, *Saeculum* 23/4.

WESTERMEYER, Joseph
1982 *Poppies, Pipes, and People: Opium and Its Use in Laos*, Berkeley usw.: University of California Press.

Orchideen

Orchidaceae

Orchideen besitzen eine mythisch-erotische Konnotation. In der Vergangenheit waren sie gesuchte Heilmittel, Tonika und Aphrodisiaka.

Orchideen leben als epiphytische Pflanzen in tropischen Regenwäldern. Doch gibt es auch zahlreiche (300 bis 350) Arten in Europa. Knabenkräuter wachsen sogar in Irland (The Burren); bizarre Blütengebilde (wie die Kretische Ragwurz, *Ophrys cretica*) sind vor allem auf Kreta und im Mittelmeerraum beheimatet.

Orchideen sind als exotische Züchtungen, Zierpflanzen und begehrte Sammlerobjekte bekannt. Kulturell und ethnobotanisch haben sie eine erstaunlich geringe Bedeutung.

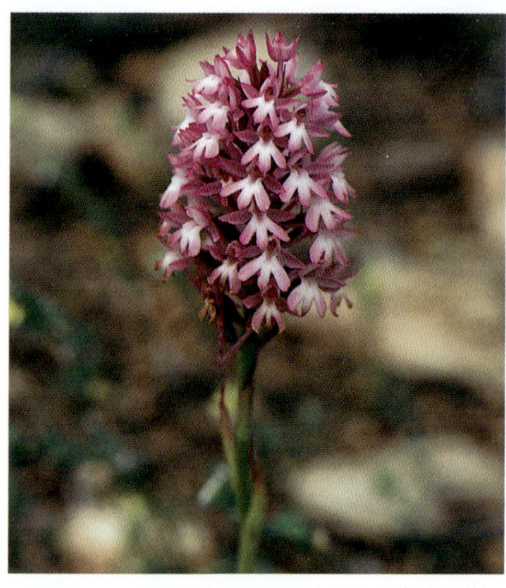

Eine wilde Orchidee *(Orchis palustris)* von Zypern, der Insel der Aphrodite.

Mythos

Der Name Orchidee leitet sich von griechisch *orchis*, »Hode«, ab, da die Wurzeln vieler Arten Knollen ausbilden, die Hoden ähneln. Er tauchte erstmals bei Theophrast auf. *Orchis* bezieht sich in erster Linie auf das **Knabenkraut** (Knabe = Hode; auch Stendelwurz, Hundshödlein, Hodenkraut genannt). Gemäß dem Mythos entstand die erste Orchidee aus einem Jüngling namens Orchis. Er war der Sohn eines Satyrn und einer Nymphe. Als er bei einem wilden Bacchanal die für Dionysos auserwählte Jungfrau mit seinem mächtigen Phallus entjungferte, zerissen ihn die Anhängerinnen des Gottes, die rasenden Mänaden. Vom Vater gebeten, seinen Sohn wieder zum Leben zu erwecken, gewährte der geprellte Gott den Wunsch nur zum Teil: Aus den Hoden des Zerstückelten wuchs eine wunderschöne Orchidee.

Gebrauch

Die Wurzelknollen der Orchideen wurden wegen ihrer aphrodisischen Wirkung und als Pharmakon gelobt: »Die Orchis, einige nennen sie Hundehoden, (...) hat eine zwiebelähnliche, längliche, doppelte, schmale Wurzel wie eine Olive, die eine oben, die andere mehr unterwärts, auch ist die eine voll, die andere weich und geschrumpft. Die Wurzel wird gekocht gegessen wie die Zwiebel. Auch von dieser erzählt man, dass die größere Wurzel, von Männern verzehrt, die Geburt von Knaben bewirke, die kleinere aber, von Frauen genossen, die Geburt von Mädchen. Weiter berichtet man, dass die Frauen in Thessalien die zartere mit **Ziegen**milch trinken, um die Liebeslust anzuregen, die feste aber zur Unterdrückung und Abschwächung der Liebesgelüste, ferner, dass durch den Genuss der einen die Wirkung der anderen aufgehoben werde« (DIOSKURIDES III, 131). Noch heute erinnert eine kretische Vorstellung an dieses antike Konzept: »Die Frau, die die größten Knollen isst, wird einen Jungen und nach dem Genuss der kleineren Knolle ein Mädchen gebären« (ALIBERTIS 1989: 9).

Als Aphrodisiaka bedeutsame Orchideen (außer **Knabenkraut**, **Satyrion** und **Vanille**, siehe dort):

- *Aceras anthropophorum* (L.) W.T. AITON, Menschenähnlicher Ohnsporn, Männerorchis; Antike bis frühe Neuzeit: Einnahme der Knollen
- *Ansellia gigantea* RCHB.; Afrika: Einnahme des Rhizoms
- *Cynosorchis* sp.; Griechenland: »Knaben«, abgekocht getrunken
- *Grammatophyllum speciosum;* Java: Pflanze für **Liebestränke** (HIRSCHFELD und LINSERT 1930: 179*)
- *Lissochilus arenarius;* Afrika: Einnahme der Tuber

Spiranthes spiralis (L.) CHEV. (syn. *Spiranthes autumnalis* L.C. RICH.); Europa: Knollenextrakt

---

Die Knollen des Rotpfeils, *Chi jian* (*Gastrodia elata* BL.), werden in China seit alters her als Aphrodisiaka eingenommen. Die Wurzelknolle enthält Vanillin, Vannilylalkohol, Alkaloide und Vitamin A (BENSKY und GAMBLE 1986: 606*). Sie wurde in der chinesischen Volksmedizin als Mittel gegen Epilepsie verwendet (PAULUS und DING 1987: 154*). Die zum Verwechseln ähnliche Sommerwurz (*Orobanche* sp., Orobanchaceae) wird in China und Tibet genauso wie die *Gastrodia* verwendet (TSARONG 1994: 64*). Die knollige Wurzel von *Orobanche ammophila* wird als Aphrodisiakum eingenommen (MÜLLER-EBELING und RÄTSCH 1986: 209*).

Frauenschuh oder Venusblume

Cypripedium, deutsch Frauenschuh, ist eine der bekanntesten Orchideengattungen. Der lateinische Name verrät mehr: Er setzt sich zusammen aus *Kypros* (Cyprus) für »Zypern«, beziehungsweise die »Zypriotin«, Aphrodite (vgl. **Kaurischnecken**, **Kupfer**) und *pedilum*, »Schuh, Sandale«. Linné bildete den Gattungsnamen aufgrund seiner Kenntnis des zypriotischen Aphroditemythos (CRIBB 1997: 12). Die Typbeschreibung *Cypripedium calceolus* kommt sowohl in Europa als auch in Nordamerika *(Slipper orchid)* vor. Die schöne Orchidee stimulierte eine Reihe erotischer Volksnamen, wie Venusblume, Bocksbeutel, Ochsenbeutel, Bullsack (BRØNDEGAARD und

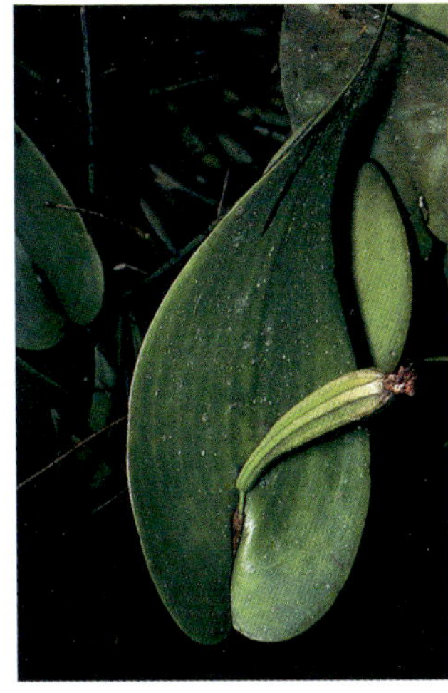

DILG 1985: 150) und später keusch-christliche wie Marienschuh, Pfaffenschuh oder, delikater, Pfaffehödli (schweizerisch, vgl. **Rohrkolben**). Auch der Pariser Jugendstil assoziierte ihre Blüte gerne mit der weiblichen Erotik (LANOUX 1968*).

Trotz der erotisch suggestiven Namensgebung des Frauenschuhs wurde er eigenartigerweise kaum als Aphrodisiakum benutzt. Nur in Nordamerika wird der Marienfrauenschuh (*Cypripedium calceolus* L. var. *pubescens* [WILLD.] CORRELL; syn. *Cypripedium pubescens* WILLD.) als Liebesmittel benutzt. Dazu trank man die zwiebelartige Wurzelknolle in **Wein** (MÜLLER-EBELING und RÄTSCH 1986: 204*).

Es ist eine *Tinctura serpentariae composita* aus Frauenschuhknollen, Ipecacuanha (*Cephaelis ipecacunaha*, Brechwurzel), **Safran**, Kampfer und **Opium** bekannt (EMBODEN 1974: 37ff.*). Die zerquetschten Knollen kamen unter dem Namen *Oleoresina cypripedii* auf den Markt. In Arkansas war die *lady's-slippers* noch im frühen 20. Jahrhundert als ein »kräftiges Aphrodisiacum für Frauen« bekannt (BRØNDEGAARD und DILG 1985: 150f.).

Literatur

ALIBERTIS, Chryssoula und Antonis
1989 *Die wilden Orchideen Kretas*, Iraklion: Selbstverlag.

BERLIOCCHI, Luigi
2001 *The Orchid in Lore and Legend* (2. Aufl.), Portland, Oregon: Timber Press (italienische Originalausgabe: Viterbo: Nuovi Equilibri, 1996).

BRØNDEGARRD, V. J. und Peter DILG
1985 »Orchideen als Aphrodisiaca«, in: V. J. BRØNDEGAARD, *Ethnobotanik*, Berlin: Verlag Mensch und Leben, S. 135–175.

CRIBB, Phillip
1997 *The Genus Cypripedium*, Portland, Oregon: Timber Press.

KOHLHAUPT, Paula
1981 *Mittel- und südeuropäische Orchideen*, Bozen: Athesia.

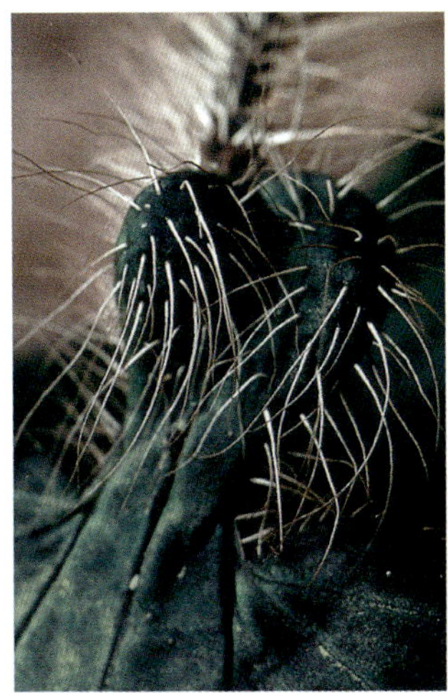

Mexikanische Chinateken nennen die Orchidee *(Pleurothallis cardiothallis) oo'kʸaé' dzae nü'* (wörtl. »Pflanze für einen männlichen Menschen«); sie gilt als das »Männchen« einer anderen Pflanze (*Clidemia*) und wirkt auf Männer potenzsteigernd. Kommen Schwangere mit der Pflanze in Berührung, werden sie einen Knaben gebären. (Foto: Gary Martin)

Die Pflanze *(Clidemia setosa)* nennen die Chinateken *oo'kʸaé' dzae mí* (wörtl. »Pflanze für einen weiblichen Menschen«); sie gilt als das »Weibchen« einer Orchidee *(Pleurothallis cardiothallis)*. Sie wirkt auf Frauen aphrodisierend und fruchtbarkeitsfördernd und stimuliert die Geburt von Mädchen. (Foto: Gary Martin)

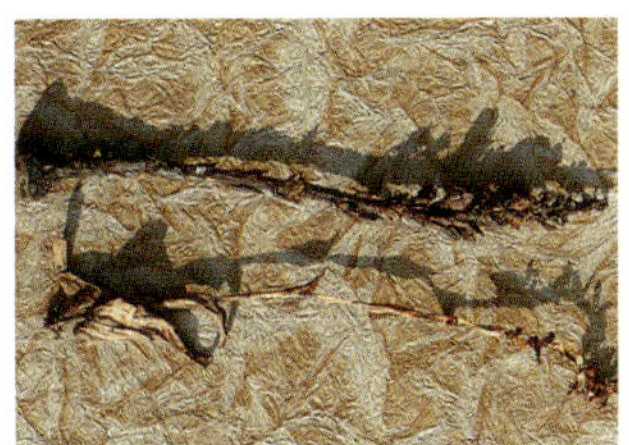

Chi jian (»Rotpfeil«) oder *Tian ma* (»Himmelshanf«). Der Blütenstand dieser Orchidee (*Gastrodia elata*) wird von den Sherpa-Schamanen *gangdul* genannt und als »Reisepflanze« benutzt, weil man mit ihr wie mit einem Pfeil in den Himmel fliegen kann. (Photeng, Kalinchok, Nepal, 9/2001)

VEIT, Markus
1992 »Cypripedium«, in: *Hagers Handbuch der pharmazeutischen Praxis*, Berlin usw.: Springer, Bd. 4: 1122–1124.

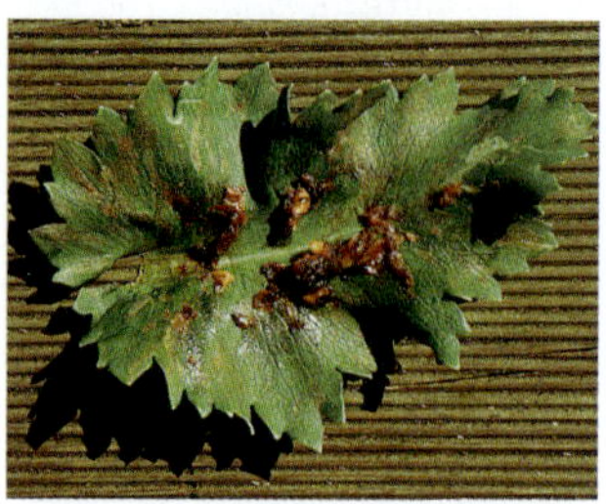

Rohopium auf einem Mohnblatt: Die Grundlage für die Orientalischen Fröhlichkeitspillen.

Orientalische Fröhlichkeitspillen

Andere Namen

Fröhlichkeitspillen, Gandschakini (skrt.), Godschaki, Hab-i nishad (arab. »Fröhlichkeitspillen«), Ma'jun, Madgiun, Madjnun, Madschun, Majoon, Majun, Mojun, Nepenthe

Unter dem Namen Fröhlichkeitspillen versteht man orientalische Kombinationspräparate nach (vermutlich alten) Rezepturen, die aus vier Grundbestandteilen zusammengesetzt sind: **Opium**, **Hanf**produkten, **Stechapfel**samen und **Gewürze**n. Die Kombinationen ergeben wirkungsvolle psychoaktive Aphrodisiaka, die das Nervensystem gleichzeitig an mehreren Stellen aktivieren (RÄTSCH 1990). Sie besitzen einen legendären Ruf als pharmakologisch und psychoaktiv stark wirksame Liebesmittel.

Kombinationen und Wirkung

Schon im alten Indien waren die bedeutendsten **Vajikarana** (= Aphrodisiaka) diejenigen, die eine psychoaktive Wirkung ausüben. Viele Rezepte für Aphrodisiaka enthalten nach der frühen ayurvedischen Literatur (z.B. *Bavasita*) **Opium**, Haschisch, **Wein**, **Stechapfel**, Kampfer, **Muskat**nuss, **Langen Pfeffer**, **Ingwer** und **Bhang**. Zur mohammedanisch geprägten Mogulzeit waren in Indien ähnliche aphrodisische Rauschmittel weit verbreitet (SALEH 1981, SANGAR 1980).

Orientalische Fröhlichkeitspillen gehören noch heute zum Arzneischatz der ayurvedischen Medizin: »Die Wirkung ist erstaunlich: Ekstase, ein Hochgefühl, das Gefühl zu fliegen, gesteigerter Appetit und heftige sexuelle Wünsche« (THAKKUR 1977: 317*).

Zu Anfang des 19. Jahrhunderts wurden in Europa verschiedene Rezepte der Fröhlichkeitspillen bekannt. In der *Encyclopädie der gesammten Volksmedizin* von 1843 heißt es: »die Fröhlichkeitspillen der Morgenländer haben Hanf zum Hauptbestandteil« (MOST 1843: 255*). »Um üble Laune und hypochondrische Gemüthsverstimmung zu vertreiben, nehmen die Orientalen, welche bekanntlich sich auch gern am Opiumrauchen und Opiumessen ergötzen, ihre Zuflucht zu einer Mischung: *Nepenthe* genannt, bestehend aus dem Pulver der trocknen obersten Blätter und Blüthen des Hanfs, in Verbindung mit Opium, Arecanuss, Gewürzen und Zucker, welche sie in Pillenform verschlucken« (MOST 1843: 194*). In einem Giftpflanzenbuch steht unter der Überschrift *Datura metel* (Indischer **Stechapfel**) Folgendes: »Die Samen bilden auch einen Bestandteil der orientalischen Fröhlichkeitspillen, die außerdem noch Mohnsaft, Hanf und einige Gewürze enthalten; sie bilden für die Orientalen, denen der Wein untersagt ist, ein Surrogat desselben und sollen ein unbeschreibliches Wohlbefinden erregen; sie haben sich in neuester Zeit auch nach Europa verirrt und brachten in Marseille wahre Vergiftungssymptome hervor« (BERGE und RIECKE 1845: 101).

Auch Freiherr von BIBRA (1855: 271*) kannte dieses Genussmittel: »*Mojun* ist ein sehr starkes Präparat aus **Hanf**, **Mohn**, **Stechapfel**, Krähaugen [**Brechnuss**], Milch und Zucker, *Gondschaki* endlich, oder *Fröhlichkeitspillen*, deren schon bei den alten Sanskritschriftstellern gedacht wird, scheint ganz identisch mit einem der leichteren orientalischen Präparate zu sein.«

Es ist bekannt, dass auch in Europa bestimmte Kreise den Fröhlichkeitspillen zusprachen. Sie wurden als starke Rauschmittel und außerordentlich wirksame Aphrodisiaka gerühmt und in entsprechenden Berichten poetisch überschwenglich geschildert.

Pro Person werden folgende Mengen und Zutaten genannt: 0,3 g Opium, 10 Daturasamen, 0,3 bis 0,5 g Haschisch und eine beliebige Auswahl an Gewürzen (zum Beispiel je eine Messerspitze Kardamom, Zimt, Nelken und Muskat) sowie Harzen (Olibanum). Die Zutaten werden miteinander vermischt und in zerlassenes Butterschmalz (Ghee) gegeben. Ist das Gemisch zu einer Masse verschmolzen, knetet man Portionen in der Größe eines Daumennagels (vgl. RÄTSCH 1990).

Um der einschläfernden Wirkung des Opiums vorzubeugen, trinkt man traditionell (vorzugsweise grünen) Tee dazu. Die volle Wirkung tritt nach rund 4 Stunden ein und hält mindestens 12 Stunden an.

Rezept für einen russischen Fröhlichkeitsbrei (nach ROWELL 1978)

Zutaten: **Hanf**blüten und -samen, getrocknete **Rosen**blüten, Blütenblätter der Nelkenwurz (*Geum urbanum* L.), **Bertramwurzel**pulver, **Safran**fäden, **Muskat**nuss, **Kardamom**, **Honig**, Zucker und Mandelbutter

Die Zutaten zerkleinern und in zerlassene Mandelbutter geben. Mit Honig und braunem Zucker zu einem Brei verrühren. Die Dosierung ist individuell verschieden.

Zutaten der Orientalischen Fröhlichkeitspillen und verwandter Zubereitungen

Aloe	*Aloe vera* (L.) BURM.	Anthracene
Ambra	*Physeter macrocephalus* L.	**Pheromone**
Anis	*Pimpinella anisum* L.	**ätherisches Öl**
Betelnüsse	*Areca catechu*	Arecolin
Betelpfeffer	*Piper betle*	ätherisches Öl
Bhang	*Cannabis indica*	THC
Bilsenkraut	*Hysoscyamus niger*	Tropanalkaloide
Bonduc	*Caesalpinia bonduc* (L.) ROXB.	Alkaloide
Brechnuss	*Strychnos nux-vomica*	**Strychnin**
Fenchelsamen	*Foeniculum vulgare*	ätherisches Öl
Galangan	*Kaempferia galanga*	ätherisches Öl
Galgant	*Alpinia officinarum* HANCE	ätherisches Öl
Ghee	Butterschmalz	Fett
Honig		Zucker, Enzyme
Ingwer	*Zingiber oficinale*	ätherisches Öl
Kampfer	*Cinnamomum camphora*	Kampfer
Kardamom	*Elettaria cardamomum* (L.) MATON	ätherisches Öl
Kokosnussflocken	*Cocos nucifera*	Vitamine
Koriander	*Coriandrum sativum* L.	ätherisches Öl
Kreuzkümmel	*Cuminum cyminum* L.	ätherisches Öl
Kubeben	*Piper cubeba* L.	Cubebin
Kürbissamen	*Cucurbita pepo* L.	**Vitamin E**
Kurkuma	*Curcuma longa* L.	ätherisches Öl
Langer Pfeffer	*Piper longum* L.	ätherisches Öl
Mandeln	*Prunus dulcis* (MILL.) D.A. WEBB	Vitamine
Mohnsamen	*Papaver somniferum*	Fett, Alkaloidspuren
Moschus	*Moschus moschiferus*	Pheromone
Muskatblüten	*Myristica fragrans*	ätherisches Öl
Myrrhe	*Commiphora molmol* ENGL.	Harz, ätherisches Öl
Nelken	*Syzygium aromaticum* (L.) M. et P.	ätherisches Öl
Oleander	*Nerium oleander* L.	Oleandrin, Alkaloide
Olibanum	*Boswellia sacra*	ätherisches Öl, Harz
Opium	*Papaver somniferum*	Opiumalkaloide
Safran	*Crocus sativus*	Crocin
Spanische Fliege	*Lytta vesicatoria*	Cantharidin
Stechapfel	*Datura* spp.	Tropanalkaloide
Zimt	*Cinnamomum verum* PRESL	ätherisches Öl
Zucker		Saccharose

»Aphrodisiaca (Liebes- und Fruchtbarkeitsmittel gegen die Impotentia coeundi und/oder/ generandi) spielen in ›1001 Nacht‹ eine große Rolle. Noch heute werden sie, von unbekannter Zusammensetzung, von Händlern unter geheimisvollem Geflüster auf den Straßen orientalischer Städte angeboten.« (BRANDENBURG 1973: 53*)

Literatur

ABEL, Ernest L.
1984 »Opiates and Sex«, *Journal of Psychoactive Drugs* 16(3): 205–216.

ANWARI-ALHOSSEYNI, Schams
1981 »Über Haschisch and Opium im Iran«, in: G. VÖLGER (Hg.), *Rausch und Realität*, Köln: Rautenstrauch-Joest-Museum, Bd. 2: 482–487.

BERGE, Fr. und W. A. RIECKE
1845 *Giftpflanzen-Buch*, Stuttgart: Hoffmann'sche Verlags-Buchhandlung.

RÄTSCH, Christian
1990 *Die »Orientalischen Fröhlichkeitspillen« und verwandte psychoaktive Aphrodisiaka*, Berlin: VWB (2. Aufl. 1995).

ROWELL, Margery
1978 »Plants of Russian Folk Medicine«, *Janus* 65: 259–282.

SALEH, Ahmed
1981 »Alkohol und Haschisch im heutigen Orient«, in: G. VÖLGER (Hg.), *Rausch und Realität*, Köln: Rautenstrauch-Joest-Museum, Bd. 2: 488–491.

SANGAR, S. P.
1980 »Intoxicants in Mughal India«, *Indian Journal of History of Science* 16(2): 202–214.

VETSCHERA, Traude und Alfonso PILLAI
1979 »The Use of Hemp and Opium in India«, *Ethnomedizin* 5, 1/2 (1978/79): 11–23.

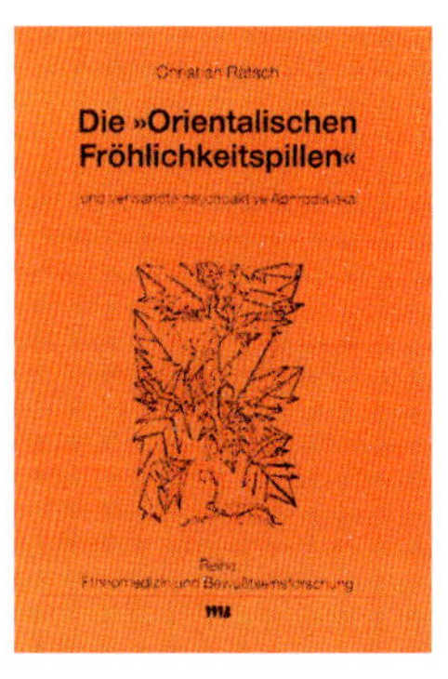

»Oxytocin ist vor allem bekannt als das Hormon, das bei der Frau wehenauslösend wirkt und die Kontraktionen der so genannten Myoepithelzellen der Brustdrüse beim Ausstoßen der Muttermilch auslöst. Was diese Verbindungen aber sonst noch bewirken, vor allem das Oxytocin beim Mann, ist immer noch weitgehend unklar, abgesehen von einigen Effekten auf die Spermienbildung und das Sexualverhalten beider Geschlechter.« (BERENDONK 1992: 231*)

»Oxytocin ist ein Vermittler für eine erfreuliche Stimulation der Sinne.« (UVNÄS-MOBERG 2001: 86)

Oxytocin

Summenformel: $C_{43}H_{66}N_{12}O_{12}S_2$

Stoffklasse: Peptidhormone, Neurohormone

Andere Namen

B 17, Lactagogin, Ocytocin, Orasthin®, Ossitocina (ital.), OT, Oxitocina (span.), OXT, Oxytocine (frz.), Oxytozin

Das körpereigene Hormon Oxytocin wird seit einiger Zeit in der Presse als »Glückshormon«, »Wunderhormon« oder »Liebeshormon« bejubelt (ANGIER 1991). Um Oxytocin geht es in einem Gruselthriller, *Das Relikt – Museum der Angst* (Concorde, 1988). Amazonische Monster jagen Menschen, um ihre Gehirn bzw. ihre Hypophyse auszulutschen und sich am Oxytocin und anderen Hormonen zu erfreuen.

Wirkungszusammenhang

Im Hypophysenhinterlappen entstehen die **Hormone** Oxytocin und **Vasopressin** – beides Neuropeptide, die uteruskontrahierend, wehenerzeugend beziehungsweise -verstärkend wirken. Oxytocin kommt auch in der menschlichen Plazenta vor (siehe **Mensch**).

Manche Wissenschaftler glauben, dass die Libido durch dieses Hormon reguliert wird (ANGIER 1991). Neuere Forschungen zeigen, dass es auch mit Wohlgefühlen im Zusammenhang steht: »Oxytocin steht im Zentrum eines sehr interessanten Systems, in dem alle Stressreaktionen ein wenig gedämpft und die Regenerationskräfte gestärkt werden. Bei Menschen, die viel körperlichen Kontakt haben, die mit anderen eng zusammen sind, wird ständig eine kleine Dosis Oxytocin ausgeschüttet. Das bedeutet, sie bekommen andauernd den positiven Effekt des Hormons zu spüren« (UVNÄS-MOBERG 2001: 85).

Oxytocin wird im Gehirn ausgeschüttet, wenn dieses durch Stress mit Adrenalin überflutet wird: »Es ist, als würde ein schützender Schatten über das ganze Gehirn geworfen, es wird einfach weniger empfänglich für Stress-Stimulationen« (UVNÄS-MOBERG 2001: 86). Manche Medikamente, die als Antidepressiva angezeigt sind, stimulieren die Freisetzung von Oxytocin.

Gebrauch

Inzwischen ist Oxytocin als Arzneimittel in Form von Nasensprays und Kaugummis auf dem Markt, von denen sich viele eine Stress senkende und die Libido steigernde Wirkung erhoffen. Die Wirksamkeit ist jedoch unsicher, denn das Oxytocin wird so schnell abgebaut, dass es seine Wirkung gar nicht entfalten kann.

Als Dopingmittel wurde es gezielt eingesetzt und erwies sich eindeutig als leistungssteigernd, aber »offenbar tritt auch bei diesem Hormon (...) ein Wirkungsverlust bei Langzeitanwendung ein« (BERENDONK 1992: 235*).

Rechtslage

Oxytocin und Analoge gehören zu den illegalen Dopingmitteln im Sport (BERENDONK 1992: 95*).

Literatur

ANGIER, Natalie
1991 »Pleasure Hormone Reveals New Facets: Oxytocin linked sexual, social well-being«, *New York Times* 22.1.91.

UVNÄS-MOBERG, Kerstin (interviewt von Reymer KLÜVER)
2001 »Das Liebeshormon«, *MY – das gesunde Magazin* 01/2001: 84–87.

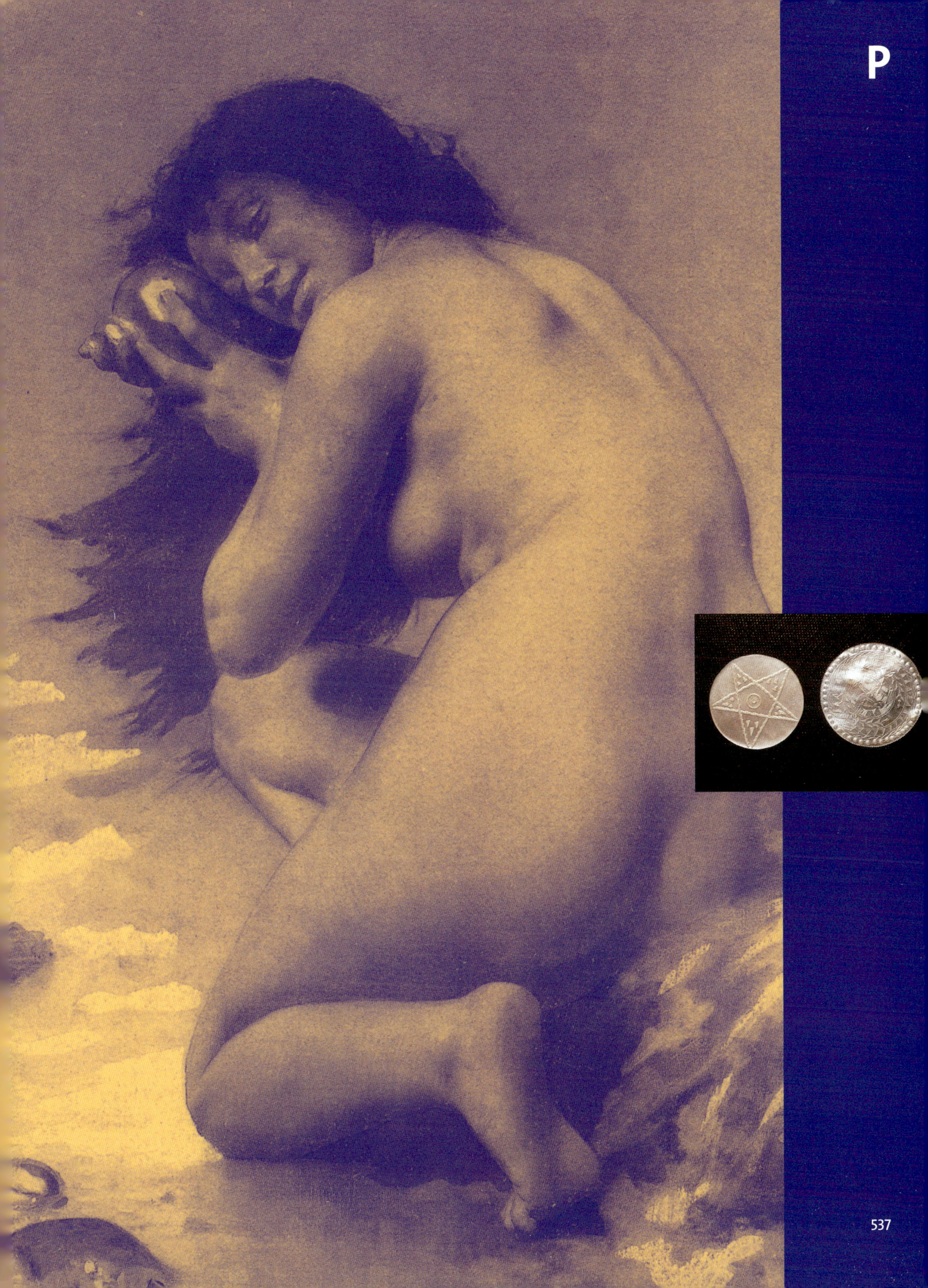
P

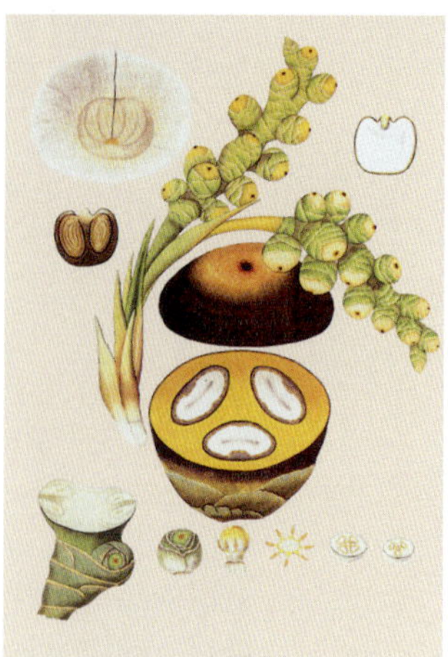

Die Samen der Palmyra oder Borassuspalme (*Borassus flabellifer* L., syn. *Borassus flabilliformis* MURR.) werden als Aphrodisiaka gekaut oder eingenommen. (Handkolorierter Stich von Mackenzie aus: William ROXBURGH, *Plants of the Coast of Coromandel*, 1795–1818)

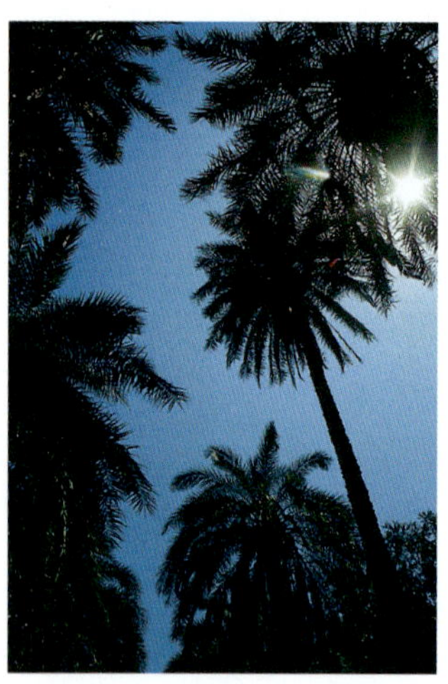

Walddattel (*Phoenix sylvestris* [L.] ROXB.). Diese indischen Dattelpalmen dienen zum Brauen eines aphrodisischen Weines (aus den vergorenen Früchten sowie aus dem Pflanzensaft). (Dhera Dun, Uttar Pradesh, Indien, 1998)

Palmen

Palmae (Palmengewächse) (früher: Araceae)

Palmen sind nicht nur bedeutsame Nutzpflanzen und Nahrungsquellen; sie sind auch Lieferanten für Aphrodisiaka, **Liebeszauber**, Massageöle, **Amulette**.

Gebrauch

Palmen bieten Menschen ein großes Spektrum an Nutzungsmöglichkeiten und werden daher als kulturell besonders wichtig oder gar heilig angesehen. Auch ihr aphrodisischer Nutzen ist vielfältig und berührt verschiedene Dimensionen von Liebesmitteln – von der mythisch-magischen bis zur pharmakologischen. Ihr schnelles und gerades Wachstum und ihr extrem hartes Holz wird übertragen auf die männliche Potenz; der Genuss nahrhafter Palmenherzen, Nüsse oder Früchte kräftigt und stimuliert; die Vielzahl ihrer Früchte verspricht Fruchtbarkeit und Kindersegen.

Aus vielen Palmen, zum Beispiel der Dattelpalme (*Phoenix dactylifera* L.) oder der **Kokosnuss**palme, gewinnt man alkoholischen Palm**wein**, der auch Einfluss auf Erotik, Sex und Liebe hat oder zur Bereitung von **Liebestränke**n genutzt wird. Neben den bekannten Palmen, denen verschiedene Kulturen Liebesmittel verdanken (**Betelpalme**, **Drachenblut**palme, **Kokosnuss**, **Meereskokosnuss**, **Sabal**), werden weitere Arten aphrodisisch genutzt.

In Afrika kaut man die Samen der Borassuspalme (*Borassus* spp.) als aphrodisisches Stimulans oder bereitet eine Wurzelpaste zu. Ebenso wird die Fruchtpaste der Dumpalme (*Hyphaene thebaica* [L.] MART.) als Liebesmittel verspeist.

Viele Palmen (BALICK und BECK 1990) der Neuen Welt werden ethnopharmakologisch genutzt. So gelten die Früchte der Sternnusspalme (*Astrocaryum* spp.) als Aphrodisiakum (HIRSCHFELD und LINSERT 1930: 157*). Zum selben Zweck essen die Maya von Yucatán, Mexiko, die Palmenherzen der *ch'it* genannten Palme (*Thrinax radiata* [J.A. et J.H. SCHULT.] LODD. [= *ka'nalxa'an*], *Thrinax parviflora* Sw., syn. *Thrinax wendlendiana* BECC.). »*Ch'it* soll angeblich die Brustdrüsen vergrößern. Man hat es ferner erfolgreich bei Beschwerden der Atemwege wie Asthma und Bronchitis eingesetzt. Die Pflanze wird für sexuelle Schwächezustände verwendet. Die einheimische Bevölkerung schreibt der Pflanze eine Verjüngung der Sexualorgane zu« (STARK 1984: 39*).

Literatur

BALICK, Michael J. und Hans T. BECK (Hg.)
1990 *Useful Palms of the World: A Synoptic Bibliography*, New York: Columbia University Press.

STEWART, Lynette
1994 *A Guide to Palms and Cycads of the World*, Sydney: Angus & Robertson.

Palo Santo

Spanisch: »heiliger Baum« oder »heiliges Holz«

Palo Santo – »heiliger Baum« oder »heiliges Holz« – nennt man in Lateinamerika verschiedene Bäume beziehungsweise deren Hölzer, die als Heilmittel (bei Rheuma, Geschlechtskrankheiten oder Fieber), aphrodisisches Räucherwerk und/oder Liebesmittel benutzt werden.

Die heutzutage volkstümlich verbreitete Bezeichnung ist nicht indianischer, sondern spanischer Herkunft. Offensichtlich erschienen den Eroberern[553] viele der heilkräftigen Pflanzen, denen sie in der Neuen Welt begegneten – und denen sie Linderung und Heilung von Wunden und Krankheiten verdankten –, als geradezu heilige Gewächse. Dazu zählten zum Beispiel der Quina-Quina oder Chinarindenbaum (*Cinchona officinalis* L., *Cinchona pubescens* VAHL, Rubiaceae)[554], ein »heiliges Holz«, das Malaria heilte; das **Guayakholz** (*Guajacum* spp.), das Geschlechts- und Hautkrankheiten linderte, sowie harzige Hölzer (wie Perubalsam, Tolubalsam), die als Wundbalsam heilsame Wirkung entfalteten.

Gebrauch

Diese heiligen Hölzer stammen von Bäumen, die den Indianern bis heute ebenfalls heilig sind. Sie lieferten ihnen nicht nur gute Arzneien, sondern waren auch als **Räucherwerk**, Aphrodisiaka und **Liebeszauber** von großer kultureller (ritueller, schamanischer und magischer) Bedeutung.

In Bolivien heißt der Apothekerguayak (*Guajacum officiniale* L.) Palo Santo (OBLITAS POBLETE

553 Die militärische Eroberung ging einher mit einer spirituellen Konquista und einer auf Ausbeutung fremder Ressourcen angelegten Kolonialisierung (RICARD 1974). Im Zuge der europäischen Aneignung neuweltlicher Nutzpflanzen spielten die Jesuiten ein wesentliche Rolle (SCHULER 1973). Das hatte Einfluss auf die Bezeichnung der durch sie bekannt gewordenen Pflanzen. So wurde **Maté** Jesuitentee genannt, die Chinarinde (*Cinchona* spp.) Jesuitenpulver.

554 Der Chinarindenbaum wird gelegentlich in der Literatur als Aphrodisiakum erwähnt (KLUGE o. J.: 191*); manchmal wird sogar der Hauptwirkstoff, das Chinin, als Aphrodisiakum beschrieben (WEDECK 1961: 202*). Palo Santo o Quina (*Exostemma caribaeum* ROEM. et SCHULT., Rubiaceae) ist eine mexikanische **Cumarindroge** (ARGUETA V. et al. 1994: 1108*).

Palo Santo genannte Bäume in Mexiko (MARTÍNEZ 1987: 695f.*):

Aralia humilis CAV., Araliaceae
Bocconia frutescens L., Papaveraceae (**Mohn**gewächse)
Diphysia suberosa WATS., Leguminosae
Fouquiera formosa HBK., Fouquieriaceae
Gilibertia arborea (L.) MARCHAL., syn. *Dendropanax arboreum* (L.) DEC. et PLANCH., Araliaceae
Guajacum spp., Zygophyllaceae (**Guayakholz**)
Gyrocarpus americanus JACQ., Hernandiaceae
Ipomoea arborescens (HUMB. et BONPL.) DON var. *glabrata* GRAY, Convolvulaceae (**Winden**)
Ipomoea murucoides ROEM. et SCHULT., Convolvulaceae (**Winden**)
Jacquinia pringlei BARTT., Theophrastaceae
Platymiscium trifoliatum BENTH., Leguminosae

1992: 186f.*). Auch *Triplaris caracasana* WEDD. und *Triplaris poeppigiana* FEDD., Polygonaceae, werden dort Palo Santo genannt – allerdings ebenfalls *Palo Diablo*, »Teufelsbaum«, vielleicht wegen des aphrodisischen Gebrauchs (DE LUCCA und ZALLES 1992: 399f.*).

In Ecuador, Bolivien und Peru werden intensiv riechende Holzstücke als Palo Santo auf Kräutermärkten angeboten. Sie werden genutzt als Bestandteil erotisierender *florecimientos* (»Blumenwässer«, siehe **Parfüm**), von **Liebeszauber**n (**Pusanga**) oder wichtiger schamanischer **Räucherwerk**e. Es handelt sich dabei um das harzgetränkte Stammholz des kleinen Palo-Santo-Baums (*Bursera graveolens* [H.B.K.] TR. et PL. oder *Bursera microphylla* GRAY, Burseraceae). Sein intensiver, schwül-süßlicher Duft dringt selbst durch hermetisch versiegelte Verpackungen.

In Argentinien nutzt man das duftende Holz des Palo Santo (*Gochnatia palosanto* CABRERA, Compositae) für erotische Parfüme. Ein anderer Palo Santo (*Bulnesis sarmientoi* LOR., syn. *B. Gancedoi* ROJAS ACOSTA, Zygophyllaceae) wird symbolisch als Hochzeitsbaum betrachtet, (wie die **Myrte**), der dem Paar Fruchtbarkeit und dauerhafte Liebe bringen soll (SANTOS BILONI 1990: 105f.*).

Bezugsquellen

Erhältlich bei Conscious Dreams® und Elixier®. Neuerdings wird Palo Santo im Räucherstoffhandel, in esoterischen Buchläden und ethnobotanischen Fachhandlungen als Räucherstoff angeboten. Dabei handelt es sich vermutlich meist um das Holz einer *Bursera* sp.

Literatur

HUXLEY, Anthony
1984 *Green Inheritance*, London: Gaia Books Limited.

RICARD, Robert
1974 *The Spiritual Conquest of Mexico*, Berkeley usw.: University of California Press.

SCHULER, Irmgard
1973 *Das «Florilegio Medicinal» von 1712 des Johann Steinhöfer, Jesuitenmissionar in Mexiko*, München: Inaugural-Dissertation.

»Am Anfang aller Dinge gab es auf der Welt nur Erde und Wasser. Einmal aber ließ der Sonnengott einige Körner fallen, und wieder ein andermal spuckte er die Kerne von Früchten aus, und alles, was vom Himmel heruntergefallen war, wurzelte im Erdreich oder im Wasser, und so entstanden nach und nach auf der Erde die gleichen Pflanzen, die auch im Himmel wuchsen.« (*Mythe der yukatekischen Maya,* in RÄTSCH 1986a: 213*)

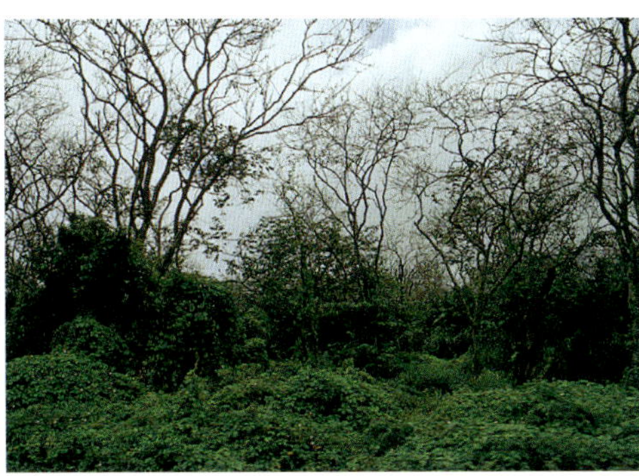

Palo-Santo-Wäldchen. Der strauchartige, kleine Baum (*Bursera graveolens*) ist mit dem arabischen Weihrauchbaum (*Boswellia sacra* FLÜCK., siehe **Olibanum**) verwandt. (Galapagos, Ecuador, 6/1997)

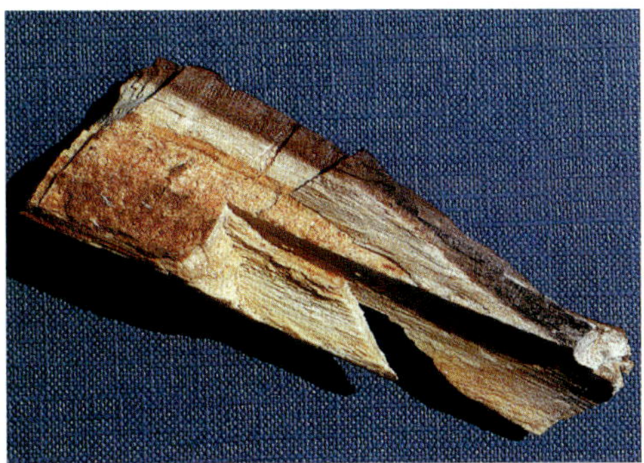

Palo Santo (*Bursera microphylla* GRAY). Holzstück zum Räuchern aus Südamerika. Das zerkleinerte Holz wird entweder pur, mit Harzen oder trockenen Cocablättern gemischt zu Beginn der Divination mit Cocablättern geräuchert. (Chiclayo, Peru, 1997)

»Gedrückt wird durchschnittlich ein Milliliter vasoaktiver Substanz, durch eine kleine Nadel vom Kaliber 26 G direkt in den Schwellkörper. Zehn Minuten später steht das männliche Zentralorgan zur Freude des SKATlers durchschnittlich 80 Minuten lang.« (*Der Spiegel* 11/1993: 244)

Papaverin

1-(3,4-Dimethoxybenzyl)-6,7-dimethoxyisochinolin
6,7-Dimethoxy-1-veratrylisochinolin

Summenformel: $C_{20}H_{21}NO_4$

Stoffklasse: Opiumalkaloide (Papaver-Alkaloide)

Andere Namen

Papaverina (ital./span.), Papaverine (engl.), Papavérine (frz.)

Handelsnamen des Hydrochlorids: Artegodan, Cerespan, Dynovas, Lapav, Spasmo-Nit, Therapav, Vasal, Vasospan

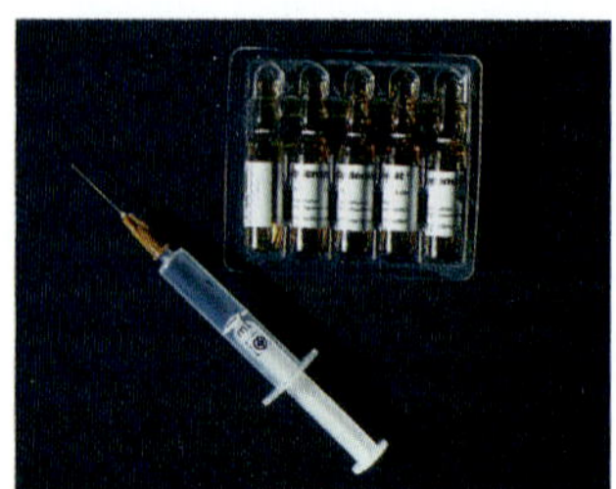

Papaverin als injizierbares Medikament.

Das Opiumalkaloid Papaverin ist ein medizinisch genutztes Potenzmittel, das in erster Linie in den Schwellkörper injiziert wird.

Papaverin ist ein **Opium**bestandteil (0,3 bis 1%), das seinen Namen nach der Gattung *Papaver* (**Mohn**) erhielt.[555] Es wurde 1848 von Georg Merck und seinen Mitarbeitern in der chemischen Fabrik E. Merck in Darmstadt entdeckt (Merck 1915: 83). Verglichen mit **Morphin** ist Papaverin nur schwach psychoaktiv, dafür aber muskelerschlaffend und stark gefäßerweiternd (cerebrale Vasodilatation, allgemeine Durchblutungsförderung). Die letztere Eigenschaft macht sich die Impotenztherapie zunutze. Die wirksame Dosis liegt bei 200 mg.

Gebrauch

Papaverin wurde medizinisch seit Anfang der achtziger Jahre vielfach und zum Teil erfolgreich bei der Therapie von Impotenz eingesetzt (die ersten Testpersonen waren Bundeswehrsoldaten). Dazu injiziert man den Wirkstoff mit einer Spritze direkt in den Schwellkörper des erschlafften Gliedes (so genannte SKAT-Therapie – Abkürzung für »Semikonservative Schwellkörper-Autoinjektionstherapie«; Ernst et al. 1993).

Papaverin ist im Opium in Mengen von 0,5—1% enthalten und wird daraus neben den anderen Opiumalkaloiden gewonnen, wurde aber auch schon synthetisch hergestellt (Pictet). Es kristallisiert in farblosen und geschmacklosen Prismen vom Schmelzpunkt 147°, ist in Wasser fast unlöslich, löst sich nur schwer in kaltem Alkohol, Aether und Benzol, leicht dagegen in heißem Alkohol und Chloroform. Seine Salze sind zumeist

Strukturformel von Papaverin. (Faksimile aus: *E. Merck's Jahresbericht* 1915: 83)

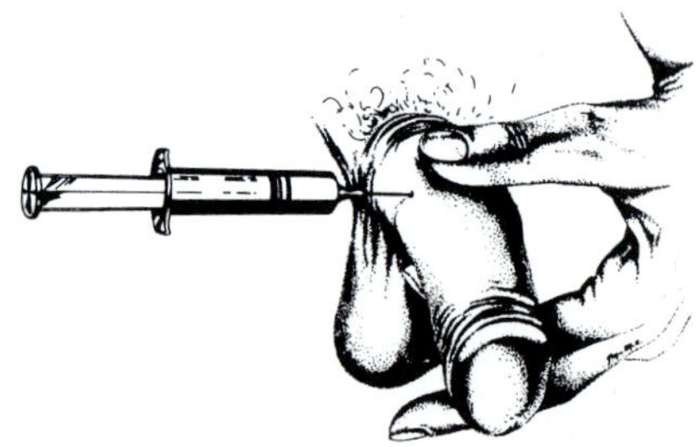

Papaverinspritze in den Schwellkörper. (Illustration aus Ernst et al. 1993: 72)

Zu den Problemen, die mit dieser Methode einhergehen können, gehören schmerzhafter Priapismus (Dauererektion ohne sexuelle Erregung von bis zu 36 Stunden!) und Entzündungen des Penis (Sanders 1985).

Papaverininjektionen in den Schwellkörper sollten zehn Minuten vor dem Akt stattfinden. Die dadurch verursachte Versteifung des Penis hält gewöhnlich eine Stunde an (auch nach dem Orgasmus). Die SKAT-Methode sollte möglichst nur zwei- bis dreimal pro Woche und ausschließlich auf ärztliche Anordnung angewendet erfolgen!

Bezugsquellen

Die Substanz liegt als Papaverinhydrochlorid vor. Sie kommt in Analzäpfchen und als Injektionslösung auf den Markt. Papaverin ist verschreibungspflichtig.

Literatur

Anonym
1993 »Männerangst Impotenz: ›Schwups – schon steht er‹«, *Der Spiegel* 11/93: 236–248.

Ernst, Günter, Hans Finck und Dieter Weinert
1993 *Dem Manne kann geholfen werden*, München: Ehrenwirth.

Flynn, R. J. und G. Williams
1996 »Long-term Follow-up of Patients with Erectile Dysfunction Commenced on Self-injection with Intracavernosal Papaverine with or without Phentolamine«, *British Journal of Urology* 78: 628–631.

[Merck, E.]
1915 »Papaverin«, in: *E. Merck's Jahresbericht*, Darmstadt: Merck (28. Jg., 1914), S. 82–103.

Sanders, Kevin
1985 »30-Stunden Erektion«, *Penthouse* 4/85: 65–68, 196, 200.

Papaya

Siehe **Früchte**

555 Es kann auch aus der **Schlangenwurzel** (*Rauvolfia serpentina*) isoliert werden.

Parfüm

Aus verschiedenen Duftnoten komponierte Parfüms wurden seit eh und je zur Steigerung der erotischen Anziehungskraft eingesetzt.

Seit Menschengedenken nutzt man unzählige pflanzliche (**Engelwurz**, **Guayakholz**, **Jasmin**, **Kardamom**, **Koriander**, **Muskatellersalbei**, **Myrrhe**, **Narde**, **Olibanum**, **Rose**) und tierische Duftstoffe (**Bibergeil**, **Moschus**, **Zibet**) zur Herstellung von Parfüm.

Oft bestehen sowohl industriell als auch ethnomedizisch hergestellte Duftkompositionen, denen man eine erotisierende Wirkung zuspricht, aus pflanzlichen *und* tierischen Grundsubstanzen. »Im türkischen Volksglauben hat man einer Mischung aus Myrrhe, Moschus, Rosenwasser, Kampfer und Olibanum aphrodisische Eigenschaften nachgesagt. Diese Mischung wird direkt auf die Haut oder die Kleidung, zuweilen auf beides, aufgetragen« (STARK 1984: 43*).

Manche der verwendeten Substanzen haben als Sexuallockstoffe eine pheromonische Wirkung (**Moschus**) und bestimmen somit – auf subtil ätherischer Ebene – maßgeblich die Partnerwahl und die Intensität des erotischen und/oder sexuellen Erlebens. Duftnoten von Parfüms wirken auf erotischer Ebene unwiderstehlich anziehend oder auch unsagbar abstoßend (siehe Seite 25).

Parfüm kommt etymologisch von französisch *parfum* und bedeutet Wohlgeruch. Es basiert auf dem älteren italienischen *parfumare*, »heftig dampfen, durchduften«, was wiederum abgeleitet ist von lateinisch *fumus*, »Rauch, Dampf« und *fumare*, »rauchen, dampfen«. – Folglich gehörten ursprünglich auch Räucherstoffe und **Räucherwerk** in diesen Kontext. Sowohl Parfüms als auch Räuchermischungen sind komponiert aus **ätherisch**en **Öle**n, Essenzen, Harzen und dergleichen, das heißt aus Grundstoffen und Rohdrogen, die meist auch als Aphrodisiaka gerühmt werden.

Duftstoffe sind in Weingeist löslich. Diese Erkenntnis revolutionierte die Parfümherstellung und ermöglichte, dass der Duft von der Materie befreit und vergeistigt werden konnte (wie der Dichter Süskind formulierte). Ein anderes, früher angewandtes Verfahren zur Parfümherstellung besteht in der so genannten Enfleurage, das heißt der Extraktion von Blütenduftstoffen mittels geruchsneutraler Fette (RÖMPP).

Florida, das Dschungelparfüm

Die von den *ayahuasqueros* (vgl. **Ayahuasca**) und *perfumeros* (vgl. **San-Pedro-Kaktus**) benutzten Duftwässerchen für Heilzeremonien und aphrodisische Duftstoffe werden besonders in Iquitos (Peru, Amazonas) hergestellt. Auch wenn sie zum Teil nach Rasierwasser oder billigem «Nuttendiesel» riechen, sind sie rein biologisch-organisch. Hauptsächlich dienen die Wurzelknollen von einem *piripiri* genannten **Zypergras** (*Cyperus* sp.) und die Wurzelknollen der *motelillo* genannten Pflanze als Grundlage des Parfüms.

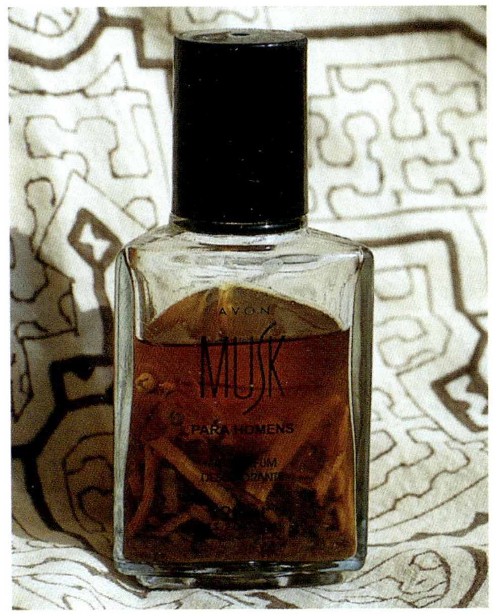

»Florida«, das Dschungelparfüm, ist ein unverzichtbares Riechmittel, das von den Ayahuasqueros und Perfumeros für Heilzeremonien benutzt wird und als aphrodisischer oder liebeserzeugender Duftstoff dient. Das Parfüm ist rein biologisch. Die Wurzelknollen von einem *piripiri* genanntem **Zypergras** (*Cyperus* sp.) und die Wurzelknollen der *motelillo* genannten Pflanze bilden die Grundlage des Parfüms. (Iquitos, Amazonia, Peru)

Literatur

FAURE, Paul
1990 *Magie der Düfte*, München, Zürich: Artemis.

FISCHER-RIZZI, Susanne
1989 *Himmlische Düfte: Aromatherapie*, München: Hugendubel (Neuauflage: Aarau: AT Verlag, 2002).

GUHLMANN, Walter
1926 *Magische und okkulte Parfüme*, Freiburg: Zodiakus-Verlag.

HURTON, Andrea
1994 *Erotik des Parfums: Geschichte und Praxis der schönen Düfte*, Frankfurt/M.: Fischer.

MILLER, Richard Alan und Iona MILLER
1990 *Das magische Parfum*. Braunschweig: Aurum.

RIMMEL, Eugene
1985 *Das Buch des Parfums*. Dreieich: Hesse & Becker (Reprint von 1864).

SÜSKIND, Patrick
1984 *Das Parfum: Die Geschichte eines Mörders*, Zürich: Diogenes.

»Sie hüllte ihre Blöße in Gewänder, die die Horen und Grazien ihr woben und die sie ins Meer der Frühjahrsblumen tauchten, wie die Horen sie sprießen lassen. Krokusse bringen sie hervor, Glockenblumen und prächtig blühende Veilchen. Rosen mit lieblichen Knospen und dem Duft von Nektar, wie Ambrosia die Blüten der Narzissen, vermischt mit Anemonenkelchen. So trug Aphrodite Kleider aus dem Duft jeder Jahreszeit.«
(STASINOS, *Zyprische Gesänge*)

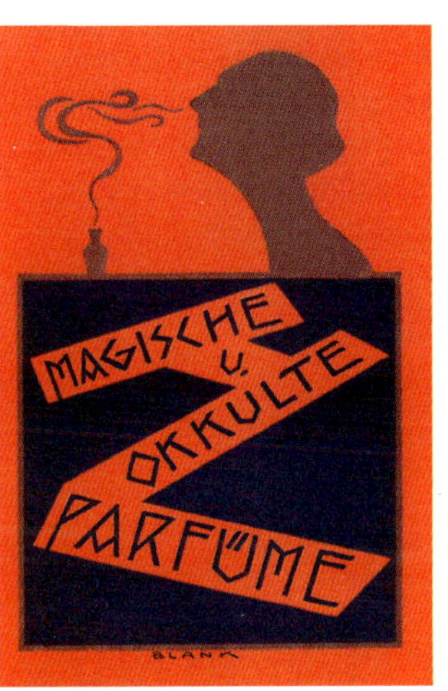

Ein Heft über magische und okkulte Parfüme, aus den Goldenen Zwanzigern. (GUHLMANN 1926)

»Denn der Duft war ein Bruder des Atems. Mit ihm ging er in die Menschen ein, sie konnten sich seiner nicht erwehren, wenn sie leben wollten. Und mitten in sie hinein ging der Duft, direkt ans Herz, und unterschied dort kategorisch über Zuneigung und Verachtung, Ekel und Lust, Liebe und Hass. Wer die Gerüche beherrschte, der beherrschte die Herzen der Menschen.«
(SÜSKIND 1984: 199)

Partydrogen

»So weit die geschichtliche Forschung das Kulturleben der Völker zurückverfolgen kann, so weit reichen die Berichte über den Gebrauch bestimmter Drogen zu den unterschiedlichsten Anlässen. Der Wunsch und die Fähigkeit, psychoaktive und stimulierende Substanzen im gesellschaftlichen Leben zu nutzen, ist eine inhärente menschliche Eigenschaft. Auf Grund zahlreicher Berichte kann man sogar zur Einsicht gelangen, dass ohne Drogengebrauch die menschliche Sozialisation und kulturelle Entwicklung niemals die hohen Entwicklungsstufen erreicht hätten, als wenn die Menschen auf wahrnehmungs- und bewusstseinsverändernde Substanzen verzichtet hätten.« (Hans Cousto, »Einführung«, in Allenspach und Raths 1997: 7)

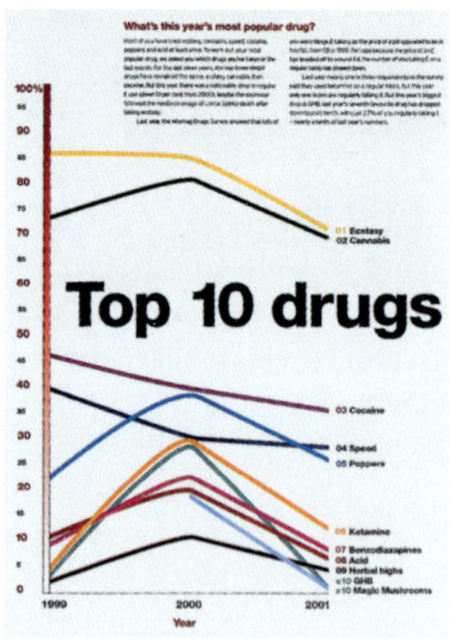

»Top Ten der Partydrogen« nach einer Erhebung bei regelmäßigen Clubbesuchern in England (Statistik aus: *mixmag*, 129, Vol. 5, Februar 2002; www.mixmag.net).

Andere Namen:

Club drugs, Freizeitdrogen, Party drugs, Partypillen, Tanzdrogen, Technodrogen

Stimulierende Substanzen, die auch als Liebesmittel gelten, sind bei Jugendlichen zum Tanzen beliebt. Man bezeichnet sie als Partydrogen.

»Partydrogen werden, wie das Wort schon impliziert, an (Techno-)Parties konsumiert« (Allenspach und Raths 1997: 41). Ihr kultureller Gebrauch macht sie zu Partydrogen, nicht ihr pharmakologisches Wirkungsspektrum. Die Literatur listet folgende Partydrogen auf: **Ecstasy** (**MDMA**), **Speed** (**Amphetamin**), **LSD** (Acid), **Kokain** und Designerdrogen[556].

Kulturgeschichtlicher Hintergrund

»Wein, Weib und Gesang«[557] – »Sex and Drugs and Rock 'n' Roll« bildeten im Denken und Gebrauch der gesamten Kulturgeschichte schon immer eine Einheit. Von dionysischen Ekstasekulten, über nächtliche Hexentänze auf dem Blocksberg und den in diversen Ethnien verbreiteten Initiations- und Trancetänzen bis hin zu modernen Technopartys: Alle vereinen Musik/Tanz/Rhythmus, Psychedelika und Erotik zu einem ekstatischen Geschehen.

Die modernen Technopartys oder Raves der neunziger Jahre wirken wie neu erblühte antike Bacchanalien, erinnern an die mittelalterliche Tanzwut und erscheinen dem unbeteiligten Beobachter wie Hexensabbate, wie haitianische Voodootänze, indianische Pow Wows und die Trancetänze der San (oder ¡Kung-Buschleute) in der Kalahariwüste. Besonders die so genannten *Goa-Partys*, die überwiegend im Freien stattfinden und hauptsächlich von Alt- und Neo-Hippies besucht werden, ähneln ekstatischen Tanzritualen archaischer Völker (Rätsch 2001, Saunders und Doblin 1996).

Diese Wochenendpartys beginnen meist gegen Mitternacht und dauern bis zum nächsten (oder übernächsten) Nachmittag. Entscheidend ist die stark rhythmusbetonte Musik: *Techno* oder *Trance* (auch *Psychedelic Trance*) genannt (Cousto 1995). Untersuchungen der Technoszene zeigten, dass Partygänger sich gezielt den Sound und Rhythmus aussuchen, der ihrem Körpergefühl

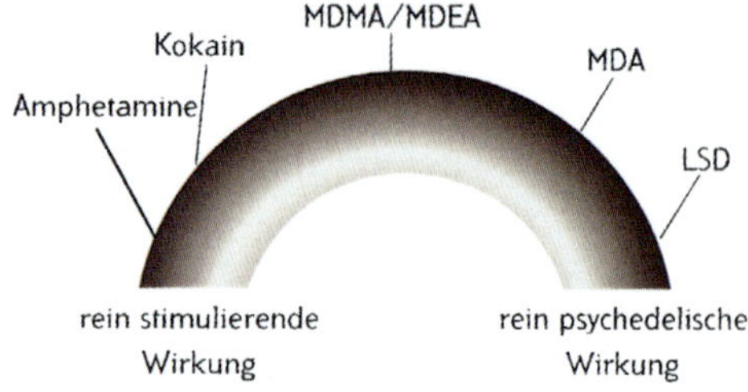

Der »Psychedelische Regenbogen« nach *Lifeline*, Manchester; das Wirkungsspektrum der »klassischen Partydrogen« wird darauf grafisch dargestellt. (Aus Allenspach und Raths 1997: 42)

entspricht. Die Antriebsfeder für das Partytreiben und die Tanzwut scheint die Sehnsucht nach ekstatischer Erfahrung zu sein (Böpple und Knüfer 1996).

Viele (Techno-)Partybesucher nehmen psychoaktive Substanzen ein, die sie **Ecstasy** nennen, oder andere Partydrogen (Ahrens 1995, Collin und Godfrey 1998, Van Treek 1997, Walder und Amendt 1997). Neben so genannten **Liebesdrogen** werden auch Cannabis (**Hanf**), **Tabak**, **Ephedrin**, **Ketamin** (in kleinen Dosierungen geschnupft), Liquid Ecstasy (**GHB**), Lachgas, **Herbal Ecstasy**, **Energy Drinks**, Prozac® (Fluctin), **Tee** (Chay), Coca-Cola® oder alkoholische Getränke (**Bier**, **Wein**, **Tequila**, **Schnaps**, **Cocktails**) konsumiert. Dabei ist allerdings zu beobachten, dass eher Wasser und der gesüßte indische Milchtee (Chay) getrunken wird als Alkohol.

Keine Partydrogen hingegen sind Psilocybin und **psilocybinhaltige Pilze**, hohe Dosierungen von LSD oder Ketamin und keinesfalls PCP oder **DMT**. Sie bewirken eine zu starke Bewusstseinsveränderung, die sozial nicht mehr integrierbar wäre.

»Verbraucherschutz«

Auf der Basis einer Politik der Schadensbegrenzung bildeten sich in der Szene verschiedene Initiativen (Schnitt-Kilian 1997). Vereine wie Eve & Rave e.V. kümmern sich vor Ort um Präventions- und Aufklärungsmaßnahmen. Ihre Informationsbroschüren erklären das Wirkungsprofil diverser Substanzen, den gesunden Umgang und die Gefahren. Außerdem bieten sie chemische Schnelltests (*Drug checking*) auf Partys an[558], die Auskunft über den Inhalt der Pillen geben, die im Umlauf sind (Cousto 1997). Diese Maßnahmen stellen eine Art »Verbraucherschutz« für illegale

556 »Als Partydrogen gewinnen auch die Designer-Drogen an zunehmender Bedeutung und Verbreitung. Unter Designer-Drogen sind diejenigen Verbindungen zu verstehen, die in Struktur und Wirkung bekannten Betäubungsmitteln ähneln, ohne dem Betäubungsmittelgesetz zu unterliegen« (Allenspach und Raths 1997: 41).

557 »Wein, Weib und Essen erfreuen das Herz. Wer sie genießt ohne viel Aufhebens, wird in der Öffentlichkeit nicht getadelt. Wer eines von ihnen entbehrt, ist ein Feind seines Körpers«, ist bereits auf einer in Leiden aufbewahrten ägyptischen Papyrusrolle aus dem 1. Jahrhundert u. Z. zu lesen (zit. in Manniche 1988: 157*).

558 Dies ist abhängig von der Rechtslage der jeweiligen Länder oder Bundesländer, in denen die Partys stattfinden.

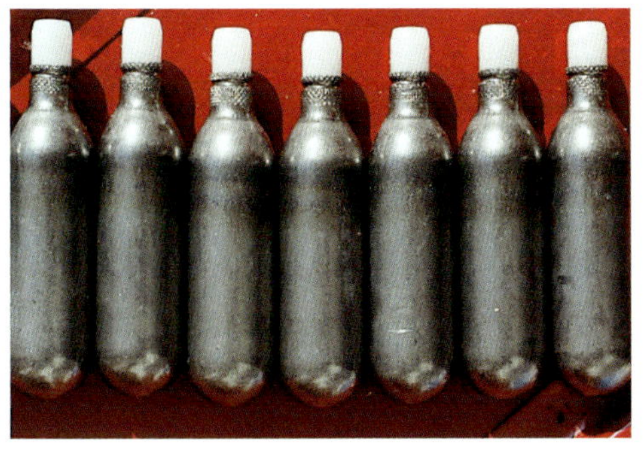

Lachgaspatronen für einen Sahnesyphon. Lachgas verursacht eine blitzartige Veränderung des Bewusstseins. Nur sehr wenige Menschen empfinden es als Aphrodisiakum. Aber auch das kommt vor.

Freshmaker

Kostenlose Werbepostkarte für *mentos*®, Pfefferminzkaubonbons, die als *The Freshmaker* (»Die Frischmacher«) in Anspielung auf Aphrodisiaka (**Viagra**), **Ecstasy** und andere Partypillen (**Speed**) vermarktet werden. (Boomerang-Karte, 2001)

Drogen dar. Sie orientieren sich am tatsächlichen, und nicht am gesetzlich erwünschten Verhalten möglicher Konsumenten. Das verringert die Risiken, die mit gefährlichen Chemikalienkombinationen, problematischen Wechselwirkungen oder Überdosierungen einhergehen (vgl. die Untersuchung über Sekundärprävention in der Technoszene und die damit verbundenen Partydrogen von ALLENSPACH und RATHS 1997).

Literatur

AHRENS, Helmut
1995 »Safer Use von Partydrogen«, in: J.-H. HEUDTLASS et al. (Hg.), *Risiko mindern beim Drogengebrauch*, Frankfurt/M.: Fachhochschulverlag (Bd. 37), S. 129–138.

ALLENSPACH, Monika und Andrea RATHS
1997 *Partydrogen und Sekundärprävention: Theoretische Grundlagen – Impulse für die Präventionsarbeit*, Solothurn: Nachtschatten Verlag (mit ausführlichem Adressverzeichnis).

BÖPPLE, Friedhelm und Ralf KNÜFER
1996 *Generation XTC: Techno und Ekstase*, Berlin: Verlag Volk & Welt.

COLLIN, Matthew und John GODFREY
1998 *Im Rausch der Sinne: Ecstasy-Kultur und Acid House*, St. Andrä: Hannibal.

COUSTO, Hans
1995 *Vom Urkult zur Kultur: Drogen und Techno*, Solothurn: Nachtschatten Verlag.
1997 *Drug Checking*, Solothurn: Nachtschatten Verlag.
2000 *Techno – eine neue Kultur mit alten Traditionen*, 2., erweiterte Fassung von *Vom Urkult zur Kultur*, im Internet unter http://www.eve-rave.net.
2001 »Techno, Tanzen, Törnen, Ficken: Wegbereiter der Ekstase«, Interview in: *HanfBlatt* 8(72): 44–48.

RÄTSCH, Christian
2001 *Shamanismus, Techno und Cyberspace*, Solothurn: Nachtschatten Verlag.

SAUNDERS, Nicholas
1998 *Ecstasy und die Tanz-Kultur*, übersetzt und bearbeitet von Gunther Seipel, Solothurn: Nachtschatten Verlag.

SAUNDERS, Nicholas mit Rick DOBLIN
1996 *Ecstasy: Dance, Trance and Transformation*, Oakland, CA: Quick American Archives.

SAUNDERS, Nicholas, Anja SAUNDERS und Michelle PAULI
2000 *In Search of the Ultimate High: Spiritual Experience Through Psychoactives*, London usw.: Rider.

SCHNITT-KILIAN, Jörg
1997 *Ecstasy and more: Drogenprävention praktisch*, Düsseldorf: Patmos.

VAN TREEK, Bernhard (Hg.)
1997 *Partydrogen*, Berlin: Schwarzkopf & Schwarzkopf.

WALDER, Patrick und Günter AMENDT
1997 *Ecstasy & Co.: Alles über Partydrogen*, Reinbek: Rowohlt.

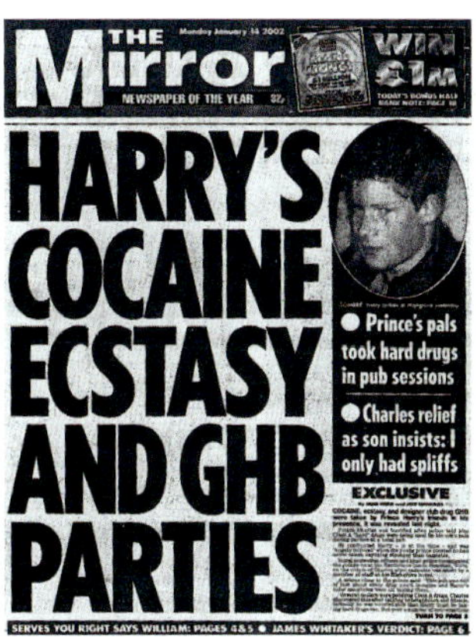

THE Mirror
NEWSPAPER OF THE YEAR
WIN £1m
HARRY'S COCAINE ECSTASY AND GHB PARTIES
● Prince's pals took hard drugs in pub sessions
● Charles relief as son insists: I only had spliffs
EXCLUSIVE
SERVES YOU RIGHT SAYS WILLIAM: PAGES 4&5 ● JAMES WHITAKER'S VERDICT: PAGE 6

Die britische Zeitung mit dem skandalösen Leitartikel über die Drogenpartys des Sohnes von Prinz Charles definiert in gewisser Weise die Benutzergruppe der wichtigsten Partydrogen des neuen Jahrtausends. (Faksimile, *The Daily Mirror*, 14.1.2002)

Passionsblume

Passiflora spp., Passifloraceae (Passionsblumengewächse)

Passiflora incarnata L., syn. *Granadilla incarnata* MEDIK., *Grenadilla incarnata* MEDIK., *Passiflora edulis* SIMS var. *kerii* MAST., *Passiflora kerii* SPRENG., Echte Passionsblume, Passion Flower

Passiflora edulis SIMS var. *edulis* SIMS, Passionsfrucht, Maracuja, Purple Passion Fruit, Purpur-Granadille

Passiflora edulis SIMS var. *flavicarpa* DEGENER, Granadilla, Granadille, Yellow Passion Fruit

Die Passionsblume wird wegen ihrer pharmakologisch nachweisbar entspannenden Wirkung als Liebesmittel genutzt.

Fast alle Arten der Gattung *Passiflora* stammen aus den tropischen Regenwäldern Amerikas; vor allem aus Südamerika. *Passiflora incarnata* war ursprünglich im Karibikraum wie auch im Südosten Nordamerikas endemisch (KLOCK 1996).

Gebrauch

In der Karibik trinkt man einen Tee oder Extrakt aus dem Kraut der *Passiflora incarnata* als

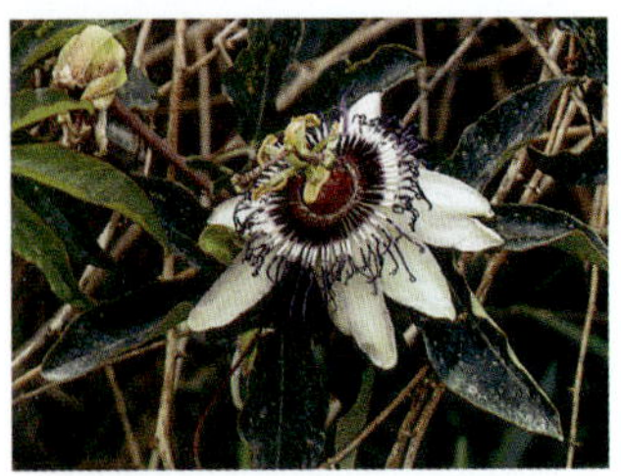

Die üppige Blüte der Passionsblume (*Passiflora incarnata*). Als spanische Geistliche die Neue Welt missionierten, interpretierten sie die Stempel der ungewöhnlichen *Passiflora*-Blüte als Kreuzesnägel und betrachteten dies als Hinweis auf die Leidensgeschichte ihres Heilands. (Zypern, 5/1992)

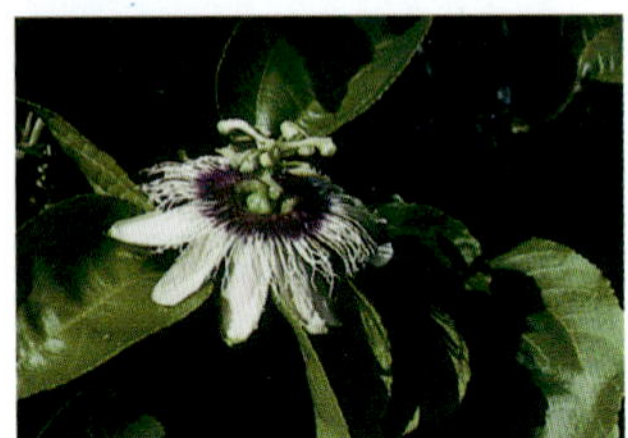

Maracuja. Passionsblume (*Passiflora* sp.) mit grüner Passionsfrucht. (Mahé, Seychellen, 12/1984)

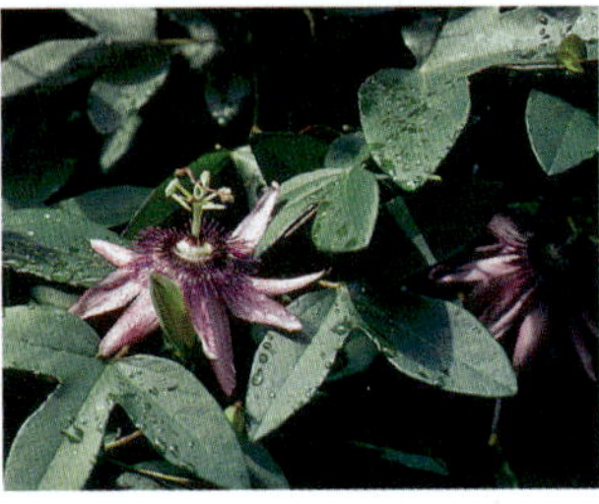

Eine asiatische Passionsblume (*Passiflora* sp.). Passionsblumen sind weltweit beliebte Ziergewächse. (Kamakura, Japan,6/1992)

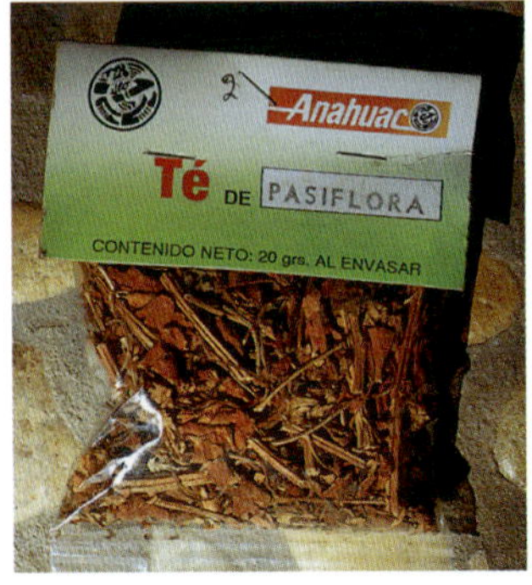

Té de Pasiflora. Passionsblumentee zur Beruhigung, Tonisierung und als Aphrodisiakum. (Mexiko, 1996)

Aphrodisiakum. Auch in Nordamerika gilt die Passionsblume als Liebesmittel (KROCHMAL und KROCHMAL 1984: 163*). Dort verwendet man Passionsblumenkraut sogar als *legal high* oder »milde Rauschdroge« (BROWN und MALONE 1978: 11*, STARK 1984: 94*).

Tee aus Passionsblumenkraut gilt nicht nur als beruhigend, sondern auch als erotisch stimulierend. Der Saft aus ihren Maracuja genannten Früchten ist eine beliebte Zutat zu aphrodisischen **Cocktails**.

Manchmal ist nicht der Mangel an sinnlicher Erregung die Ursache für erotische und sexuelle Hemmungen und Blockaden, denen man mit geeigneten Liebesmitteln Abhilfe schaffen möchte, sondern – im Gegenteil – eine zu starke Erregung. In solchen Fällen wirken beruhigende Mittel aphrodisierender als tonisierende und stimulierende. Das folgende Rezept könnte für die notwendige Entspannung sorgen und somit auf psychisch-emotionaler Ebene den Weg in erotische Gefilde ebnen.

Passionsblumentee

Für Beruhigungstees kombiniert man das getrocknete Kraut von *Passiflora incarnata* am besten mit **Baldrian**wurzel, auch mit Hopfenzapfen *(Humulus lupulus)* und Johanniskraut (*Hypericum perforatum* L.) oder Melisse (*Melissa officinalis* L.), Anis (*Pimpinella anisum* L.) und **Minze** (*Mentha* sp.).

Als Tagesdosis für das getrocknete Kraut von *Passiflora incarnata* werden 4 bis 8 g empfohlen. Als Tee werden 2,5 g pro Tasse, 3- bis 4-mal täglich angegeben (WICHTL 1989). Zur Teebereitung werden auch 15 g Passionskraut auf 150 g kochendes Wasser genannt. Wechselwirkungen (negative Synergie) mit anderen Substanzen sind bisher nicht bekannt geworden (MEIER et al. 1994: 46).

Das Kraut kann auch pur oder in **Rauchmischungen** geraucht werden (Überdosierungen sind unbekannt).

Inhaltsstoffe

Das Passionsblumenkraut (*Passiflora incarnata*) enthält Vicenin-2, Isoorientin-2˝-*O*-glucosid, Schaftosid, Isoschaftosid, Isoorientin, Isovitexin-2˝-*O*-glucosid, Isovitexin und Swertisin. Als Hauptwirkstoffe wurden die *C*-Glycosylflavone Apigenin und Luteolin erkannt (MEIER 1995b: 120).[559]

Die schleimige Pulpe (das Fruchtmark) der Passionsfrüchte *(Passiflora edulis)* enthält in erster Linie 2–4% Zitronensäure, relativ wenig Ascorbinsäure (nur 20–50 mg/100g Pulpe), Carotinoide (0,5–2,5 mg/100 g Pulpe), Stärke sowie über 200 Aromastoffe (MEIER 1995b: 116ff., MOLLENHAUER 1962).

Bezugsquellen

Samen sind erhältlich bei Elixier®, die Rohdroge bei Conscious Dreams®. Teemischungen und Kräuterpillen auf Basis von *Passiflora incarnata* sind frei verkäuflich und können in Apotheken, Kräuterläden, Reformhäusern usw. bezogen werden.

Literatur

KLOCK, Peter
1996 *Das große Buch der Passionsblumen*, Hamburg: Lagerstrœmia-Verlag.

LÖHDEFINK, J. und H. KASTING
1974 »Zur Frage des Vorkommens von Harmanalkaloiden in *Passiflora*-Arten«, *Planta Medica* 25: 101–104.

MARTIN, F. W. und H. Y. NAKASONE
1970 »The Edible Species of *Passiflora*«, *Economic Botany* 24: 333–334.

MEIER, Beat
1995a »*Passiflora herba* – pharmazeutische Qualität«, *Zeitschrift für Phytotherapie* 16(2): 90–99.
1995b »*Passiflora incarnata* L. – Passionsblume: Portrait einer Arzneipflanze«, *Zeitschrift für Phytotherapie* 16(2): 115–126.

MEIER, Beat, Anne REHWALD und Marianne MEIER-LIEBI
1994 »Passiflora«, in: *Hagers Handbuch der pharmazeutischen Praxis* (5. Aufl.), Berlin: Springer, Bd. 6: 34–49.

MOLLENHAUER, H. P.
1962 »Die Grenadilla (*Passiflora edulis* Sims)«, *Deutsche Apotheker Zeitung* 102: 1097–1100.

WICHTL, Max
1989 »Passionsblumenkraut«, in: ders. (Hg.), *Teedrogen*, Stuttgart: WVG, S. 362–364.

Pastinak

Siehe **Gemüse**

559 Früher hielt man die Harmanalkaloide für das wirksame Prinzip in der *Passiflora incarnata* sowie anderen Arten (LÖHDEFINK und KASTING 1974; vgl. **β-Carboline**).

Pemolin

2-Amino-5-Phenyl-4*(5H)*-oxazolon

Summenformel: $C_9H_8N_2O_2$

Andere Namen und chemische Bezeichnungen

Pemolina (span./ital.), Pemoline (engl.), Pémoline (frz.), Tradon®; Phenylpseudohydantoin, 5-Phenyl-2-imino-4-oxazolidon

Pemolin – früher medizinisch als Psychotonikum verwendet – gehört zu den verbotenen Dopingmitteln im Sport und wird gelegentlich als »außermedizinisches« Aphrodisiakum »missbraucht«.

Pemolin wurde als eine Art **Speed** entwickelt und im Zweiten Weltkrieg von US-amerikanischen und britischen Bomberpiloten als Durchhaltedroge eingesetzt – oder, sollte man besser sagen, »missbraucht« (GOTTLIEB 1974: 61*).

Pemolin ist ein **Medikament**, das gerne als Aphrodisiakum benutzt wird, als Lernhilfe und Gedächtnisdroge (wie **Ginkgo**), das heißt als eine Art »Brain Booster« – und zwar hauptsächlich von Frauen. Es wird auch zu den so genannten **Smart Drugs** gezählt[560].

Pemolin war ebenfalls Gegenstand therapeutischer Versuche zur Behandlung von Suchtpatienten (MARGOLIN et al. 1996).

Pemolin gehört auch zu den Streckmitteln für **Kokain** (VOIGT 1982: 84); aus welchem Grund Pemolin zugesetzt wird, ist unklar; auch ist über eine mögliche spezifisch synergistische Wirkung nichts bekannt (vgl. **Yohimbin**).

Dosierung

20 bis 50 mg oral gilt als normale Dosis, die für 6 bis 12 Stunden eine psychische Stimulation bewirkt.

Pemolin wird als Aphrodisiakum oft mit **Yohimbin**-HCl, dem **Hormon** Methyltestosteron und **Strychnin**sulfat kombiniert.

Tradon® (Pemolin). (Verpackung)

Bezugsquellen

Pemolin ist ein verschreibungspflichtiges Medikament.

Kommentar

Ich habe öfters Pemolin und MagPem genommen – kann mich aber an nichts erinnern ... (CR)

Literatur

MARGOLIN, A. et al.
1996 »Pemoline for the treatment of cocaine dependence in methadone-maintained patients«, *Journal of Psychoactive Drugs* 28(3): 301–304.

VOIGT, Hermann P.
1982 *Zum Thema: Kokain*, Basel: Sphinx.

Pemolin

Pemolin »kann in einem müden Geist höhere geistige Konzentration wecken, die für längeren aufmerksameren und freudigeren Sex notwendig ist«. (GOTTLIEB 1974: 61*)

Penisknochen

Siehe **Genitalien**

Perlen und Perlmutt

Andere Namen

Chinchu (kor.), Chinju (jap.), Epiollotli (aztekisch »Herz der Auster«), Margaritae, Mouktika (skrt.), Mukta, Muktaphala, Pearls (engl.), Perlin, Pirula, Then zhu (chin.)

Perlen – die wie Aphrodite in der Muschel im Meer »geboren« werden – galten seit dem Altertum als Aphrodisiaka (JOYCE und ADDISON 1993: 43f.).

Von den unzähligen schalentragenden **Mollusken** produzieren nur bestimmte **Muscheln**, **Schnecken** und das Perlboot (*Nautilus pompilius* L.; vgl. **Kuttelfische**) Perlmutt und Perlen. Die glänzenden Schmuckperlen stammen von Arten, deren Schalen (**Conchylien**) innen eine Perlmuttschicht haben. Zu den wichtigsten Perlenlieferanten gehören **Abalonen**, **Austern**, Perlaustern (*Pteria margaritifera* [L.], syn. *Pinctada margaritifera*, *Pteria martensii* [DUNKER], Pteriidae), **Flügelschnecken**, **Kammmuscheln**, Miesmuscheln (*Mytilus edulis* L. 1758, Mytilidae)[561], **Mördermuscheln** und die **Shankha** (SCHLÜTER und RÄTSCH 1999).

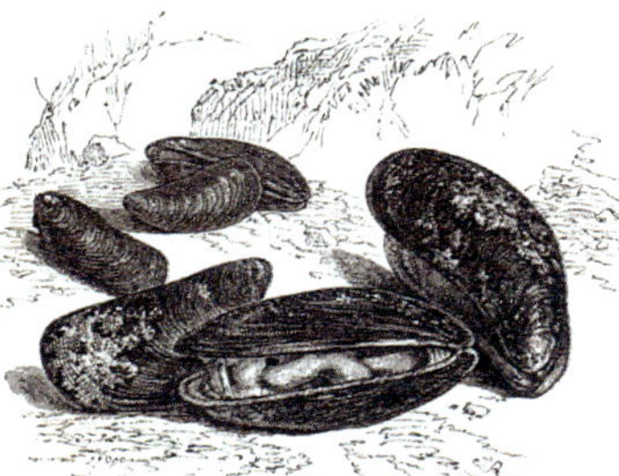

Die Miesmuschel (*Mytilus edulis*, auch Pfahlmuschel, Common blue mussel, Moule) schmeckt nicht nur gut, sondern produziert auch Perlen – für Liebestränke. Sie kommt in allen subarktischen Gewässern vor und gehört zu den wichtigsten Speisemuscheln der Welt. Die beim Verzehr häufig als störend empfundenen »Sandkörner« sind in vielen Fällen echte winzige Perlmuttperlen. An den Innenschalen findet man häufig angewachsene Perlen. (Stich aus MANGIN 1869: 320*)

560 Smart Drugs sollen die Leistungskraft des Gehirns und Gedächtnisses steigern – also »schlauer« (engl. *smart*), machen. Das chemisch abgewandelte Magnesium-Pemolin (Cylert®, »MagPem«) ist ein **Medikament**, welches das Gedächtnis verbessern sowie Vergesslichkeit und Senilität bekämpfen soll.

561 »Eine im Orient beheimatete Überlieferung erklärt die Geburt der Perle als Frucht der vom Blitz geschwängerten Miesmuschel: die Perle sei die Frucht der Vermählung des Wassers mit dem Feuer« (ELIADE 1986: 161*).

Eine Nackte betrachtet sich und ihre Perlenketten im Spiegel. (*Die Perlenkette*, Illustration von Jennrich, aus: *Der Junggeselle* 6. Jg., Nr. 33, 1923, S. 16)

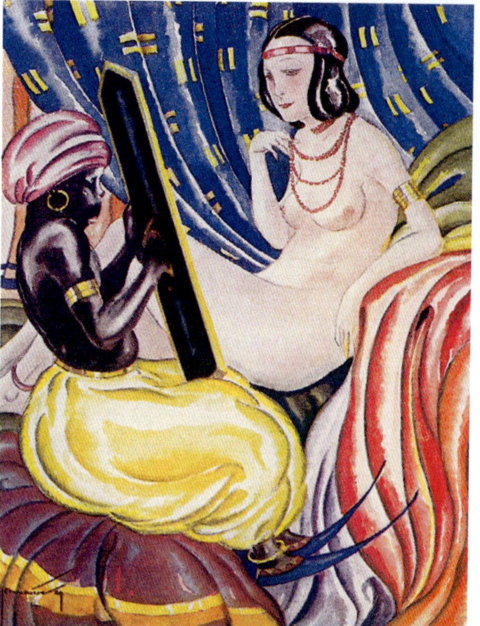

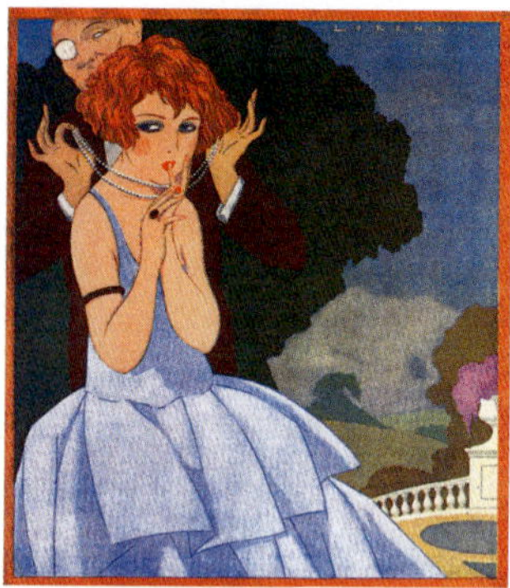

Ein Kavalier »erkauft« sich die Liebe oder Zuneigung seiner Angebeteten mit einer Perlenkette. (*Versuchung*, Illustration von Lorenzi [Paris], aus: *Der Junggeselle* Nr. 6, 1926)

»Wie uns die Weltgeschichte verkündigt,
Hat Frau Kleopatra viel einst gesündigt ...
Die Frau, die auf dem Throne am Nil saß,
Sie war ein kleiner erotischer Vielfraß,
Sie konsumierte die Männer in Massen
Von allen Kalibern und Rassen ...«
(Josef Wiener-Braunsberg, *Die Perlen der Kleopatra*, in: *Der Junggeselle* Nr. 15, 1924, S. 2)

Mythos und Volksglaube

Schon die vorderasiatischen und mesopotamischen Vorläuferinnen der Aphrodite/Venus waren mit Muscheln assoziiert. Der Name der phönikischen Liebesgöttin lautete in einigen aphrodisischen Kulten (zum Beispiel in Antiochia) *Margaritô*, »Herrin der Perlen« oder »Perlendame«. Diese Göttin scheint mit der großen Perlauster *(Meleagrina margaritifera)*, die bereits im Altertum bekannt war und reichlich gefischt wurde, identifiziert worden zu sein. Eine volkstümliche Vorstellung assoziiert den Ursprung der Perlen mit der Geburt der Göttin: Als Aphrodite dem Meer entstieg, verwandelten sich die Wassertropfen, die von ihrer duftenden Haut perlten, in Perlen, die in den Ozean tropften. Deshalb galten Perlen als Symbole der Liebe[562]. Venus selbst wurde sogar »Perle« oder »Perle des Meeres« genannt. Ihre Scham hieß folgerichtig »Perlenpforte«. In den Schatzhäusern der Aphroditetempel hortete man Perlen.

Perlen vor die Säue!

Jeder kennt und benutzt das Sprichwort »Man sollte keine Perlen vor die Säue werfen«, das heißt einer Person, die dies ohnehin nicht würdigen oder verstehen kann, nichts Kostbares schenken oder offenbaren (etwa eine höhere Erkenntnis). Der Spruch basiert auf der Bibelstelle: »Ihr sollt das Heiligtum nicht den Hunden geben, und Eure Perlen sollt ihr nicht vor die Säue werfen« (Matth. 7,6). Ursprünglich hatte er eine andere Bedeutung, als gemeinhin angenommen. Mit diesen Worten wetterte der Evangelist Matthäus gegen das antike Heidentum und ermahnte seine christlichen Schäfchen, keinem heidnischen »Götzendienst« zu huldigen und keine Göttinnen zu verehren. Mit der Aufforderung, »Ihr sollt das Heiligtum nicht den Hunden geben«, suchte er die Verehrung der alten Hexengöttin Hekate, die unter anderem durch einen Hund dargestellt wird, zu unterbinden.

Die »Perlen« waren Opfergaben an Aphrodite. Mit den »Säuen« waren keine weiblichen Schweine gemeint, sondern vulvaförmige Heiligenbilder,[563] die wichtigsten Kultbilder der Liebesgöttin. Es waren meist Schalen von **Kaurischnecken** *(Cypraea)*, die ihrer glatten, hellen Oberfläche wegen im Altertum als *porcella* oder *porcellino*, »Schweinchen«, bezeichnet wurden – wovon sich übrigens das Wort »Porzellan« ableitet.

Liebestränke und Lebenselixiere

Die sagenumwobene ägyptische Königin Kleopatra, Geliebte des Caesar, war eine berühmte Alchemistin und Schönheitsfanatikerin (Luck 1990*; vgl. **Kosmetika**). Ihre Kunst, Perlen in Essig oder Fruchtsaft aufzulösen und sich dem liebesreizenden Trank und ihren zahlreichen Liebhabern hinzugeben, war legendär (Plinius IX, 35). Dieser Trank – gewürzt mit zum Teil berauschenden Ingredienzien und aufgefüllt mit **Wein** – galt als Lieblingsaphrodisiakum der Pharaonin.

Perlen, Tau und Lebenselixier

In Indien und im Himalayagebiet glaubt man, dass Perlen aus den Tautropfen des Mondes entstehen. Es heißt, dass die Perlaustern in Vollmondnächten an die Wasseroberfläche schwimmen, dort ihre Schalen wie Flügel ausbreiten und ihr Fleisch dem Mondlicht aussetzen. Der Mond gilt als ein Trinkgefäß der Götter, das sich in der zunehmenden Phase mit dem *Soma* oder *Amrita* genannten Lebenselixier füllt. Ist der Mond voll, trinken die Götter begierig den berauschenden Trank. Dabei fallen ein paar Tropfen herab, die sich als Tau auf der Erde niederschlagen. Trifft der Tau auf das Austernfleisch, verdichtet er sich zu einer Perle. Die so vom Mondtau geschwängerte Perlauster schließt wieder ihre Schalen und schwimmt zurück zum Meeresgrund.

Somit ist die Perle manifestiertes Soma/Amrita und daher als Lebenselixier wirksam.

---

562 Die christliche Mystik des Mittelalters deutete die Perlauster zu einem Symbol der Muttergottes um, da sie die »köstlichste Perle«, Christus, hervorbrachte.

563 »Die Vulva einer Sau wurde in der griechisch-römischen Antike häufig als Aphrodisiakum verwendet« (Malizia und Ponti 2001: 48*).

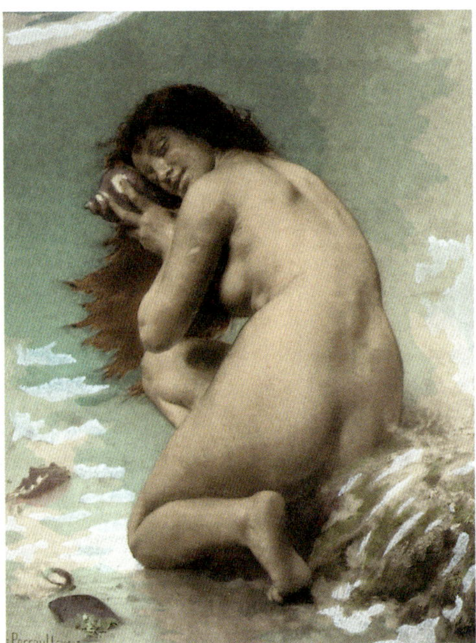

Eine Wassernymphe lauscht traumverloren dem »Meeresrauschen« einer großen Perlmuttschnecke *(Turbo marmoratus)*. Wassernymphen sah man mythisch als personifizierte Perlen. (Chromolithografie *Nymphe des eaux* von L. Perrault, 1898)

Ethnomedizinischer Gebrauch

In der ayurvedischen Medizin zählt die Perle zu den **Mineralien**. Noch heute wird Perlenpulver ob seiner »kräftebelebenden und aphrodisischen Eigenschaften« verschrieben. Zur Herstellung von Aphrodisiaka werden Perlen pulverisiert, aufgelöst oder verascht (Margaritae praep., Perlenasche)[564].

Perlen und Perlmutt gehören seit Anbeginn zu den traditionellen Heilmitteln der chinesischen Kräutermedizin. In China verwendete man ausschließlich nicht durchlöcherte, sozusagen »jungfräuliche« Perlen, als **Lenzmittel**, Aphrodisiaka und Fruchtbarkeitsmittel sowie Heilmittel bei Augenkrankheiten.

Inhaltsstoffe

Perlen bestehen aus Kalziumcarbonat (vgl. **Calcit**), Magnesiumkarbonat, Kalziumphosphat, Eisenoxid, Kieselsäure (Bensky und Gamble 1986: 575*).

Bezugsquellen

Pulverisierte Perlen gibt es im Handel mit Produkten der traditionellen chinesischen Medizin. Ansonsten kann man Perlen in Schmuck- und Mineralienläden kaufen. Zuchtperlen sind erschwinglicher als natürlich gewachsene.

Literatur

Ausstellungskatalog
1993 *Art de la nacre – Coquillage sacrés*, Monaco: Musée Océanographique Monaco.

Heermann, Ingrid und Ulrich Menter
1990 *Schmuck der Südsee: Ornament und Symbol*, München: Prestel-Verlag.

Joyce, Kristin und Shellei Addison
1993 *Perls: Ornament and Obsessions*, New York usw: Simon & Schuster.

Kunz, George Friedrich und Charles Hugh Stevenson
1993 *The Book of the Pearl: The History, Art, Science and Industry of the Queen of Gems*, New York: Dover (Reprint von 1908).

Lintilhac, Jean-Paul und Alain Durand
1987 *Black Pearls of Tahiti*, Papeete, Tahiti: Royal Tahitian Pearl Book.

Reger, Karl Heinz
1981 *Perlen aus bayerischen Gewässern*, München: Hugendubel.

Schlüter, Jochen und Christian Rätsch
1999 *Perlen und Perlmutt*, Hamburg: Ellert & Richter.

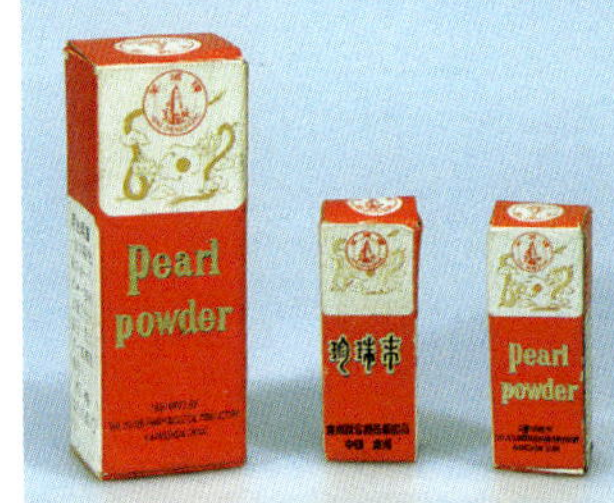

Pulverisierte Perlen, fertig verpackt, aus einer chinesischen Apotheke – ein traditionelles Aphrodisiakum. (Foto: Karl-Christian Lyncker)

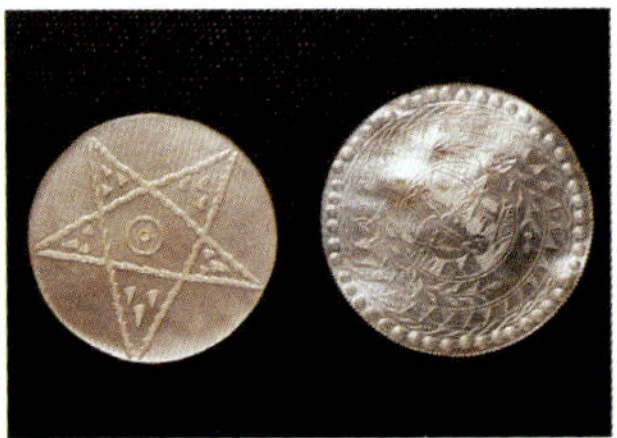

In Asien gelten Perlen und Perlmutt als Aphrodisiaka. Aus Perlmutt schnitzte man vielleicht auch deshalb in Thailand Bordelltoken – der Liebesdienst wird symbolisch mit einem Aphrodisiakum bezahlt (vgl. **Kakao**). (Bangkok, Thailand, 19. Jh.)

Petersilie

Petroselinum crispum (Mill.) Nyman ex A.W. Hill, Apiaceae-Umbelliferae (Doldenblütler) syn. *Apium hortense* E.H.L. Krause, *Carum petroselinum* Benth. et Hook., *Helosciadium oppositifolium* Reuss, *Ligusticum levisticum* Elsmann, *Petroselinum vulgare* Kirschl., *Selinum petroselinum* E.H.L. Krause, *Sium oppositifolium* Kit., *Wydleria portoricensis* DC.

Petroselinum crispum ssp. *crispum*, Blattpetersilie mit einer glattblättrigen und einer krausblättrigen Form sowie drei Chemovaren; siehe unter Inhaltsstoffe

Petroselinum crispum ssp. *tuberosum* (Bernh. ex Rchb.) Soó, Wurzelpetersilie, Knollenpetersilie, Petersilienwurzel

Andere Namen

Apio ortense (ital.), Apium, Bittersilche, Elixanter, Felswurz, Gartenpetersilie, Jaubert, Karafs (arab.), Maghdunes (Irak), Oxillatrum, Parsley (engl.), Perejil (span.), Persil (frz.), Peterchen, Peterle, Peterlein, Peterling, Peterselie (ndl.), Peterselli, Petershiljen, Petersill, Petersillig, Petroselino, Petroselinon (griech.), Petrosella, Pitar saleri (Hindi), Prezzemolo (ital.), Silk, Tukhm-i-kalam (pers.)

564 »Pearlash, das erste chemische Backpulver, das im ersten amerikanischen Kochbuch von Amelia Simmons aus dem Jahr 1796 vorkommt« (Root 1996: 301*).

»Petersilje, Suppenkraut
Wächst in unserm Garten,
Unser Annchen ist die Braut,
Soll nicht lang mehr warten,
Roter **Wein** [= Menstruation],
weißer Wein [= Sperma],
Morgen soll die Hochzeit
sein.« *(Deutsches Volkslied)*

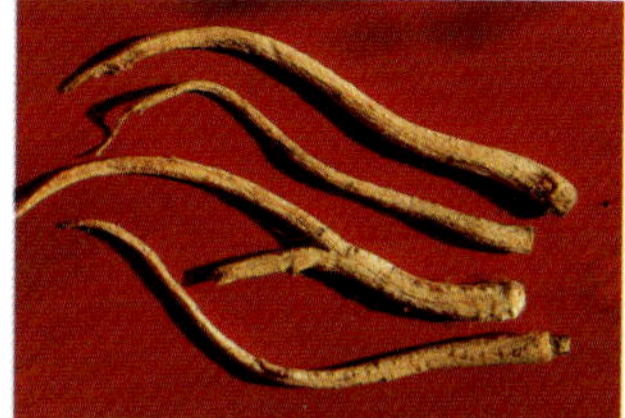

Petersilienwurzeln gelten als Rauschmittel und Aphrodisiakum, werden meist aber als Gewürz und Suppenkraut benutzt.

»Die Petersilie hilft dem Mann auf Pferd, den Frauen unter die Erd.« *(Volksweisheit)*

Apiol

Apiose-β-D-Glukose

Apiin

Das harmlose Pflänzchen steht im Ruf, ein starkes Aphrodisiakum zu sein (REGER 1988: 101*). Das ätherische Öl in der Wurzel kann in hohen Konzentrationen erregend und berauschend wirken.

Die zweijährige Petersilie ist als Garten- und Gewürzkraut allbekannt; ebenso ihr Ruf als Liebesmittel, der in zahlreichen Volksweisen und -weisheiten zum Ausdruck kommt; in Österreich nennt man eine Gasse mit Bordellen Petroseliengasse. Petersilie wurde im Mittelalter **Liebestränken** sowie **Theriak** und **Bier** zugesetzt. Man hielt sie sogar für einen Bestandteil der berüchtigten **Hexensalben**. Die **Wurzel** wird auch aphrodisischen **Räucherwerken** zugefügt. In den sechziger und siebziger Jahren des letzten Jahrhunderts wurde getrocknetes Petersilienkraut gelegentlich als Marihuanaersatz (vgl. **Hanf**) geraucht.

Wirkung

Das Geheimnis der Petersilie liegt weniger in ihrem Kraut als in der Wurzel. Die aromatische Wurzel enthält hohe Konzentrationen an ätherischem Öl[565] mit dem Hauptbestandteil Apiol, einer Substanz, die für ihre berauschende Wirkung bekannt ist. Die standardisierte Rohdroge kann berauschend wirken und erotische Fantasien hervorrufen – ähnlich wie eine große Menge **Muskat**pulver[566] und mit vergleichbar unangenehmen Nebenwirkungen (wie Fehlgeburten)[567]! Apiol und das Flavonglykosid Apiin erregen die harnableitenden Organe; deshalb gelten sie als sexuell stimulierend (REGER 1988: 101*).

Zum Hintergrund der zitierten Volksweisheit: Petersilienwurzel macht Männer geil. Als Mittel für Abtreibungen kann sie Frauen aber das Leben kosten.

Dosierung und Gebrauch

Als medizinische Tagesdosis des getrockneten Krauts gelten 6 g (FRANK 1994: 115). Bei Einnahme der pulverisierten Petersilienfrüchte gilt als therapeutische Einzelgabe die Menge von einem Gramm. Als Kalt- oder Heißwasserauszug werden pro Tag 1 bis 3 g der kurz zuvor zerdrückten Samen genannt (FRANK 1994: 112). Den Heißwasserauszug oder Aufguss lässt man 5 bis 10 Minuten ziehen. »Petersilienwurzel ist nicht sehr häufig Bestandteil von Blasen- und Nierentees« (WICHTL 1989: 371*).

Altes chinesisches Rezept für ein Lenzmittel

»Das folgende Rezept ist zur Behebung der Impotenz gedacht. (...) Man nehme Champignons [**Pilze**], zermahlene Tropfsteine [**Stalaktiten**], Petersilie als ›Willensverstärker‹, Sumpfpflanzen, Jamswurzel und das weiche Mark der Geweihsprossen des Hirsches [**Hirschhorn**]. Von dieser Mischung verleibt man sich zweimal täglich eine Drei-Unzen-Dosis [= 36 g] zusammen mit Reis**wein** ein. Wer im Schlafzimmer besonders lüstern sein will, der verdoppele die Petersilienmenge, wer größerer Steifheit bedarf, verdoppele den ›Willensverstärker‹; wer mehr an Größe wünscht, verdoppele das weiche Mark der Hirschgeweihsprosse; wer einen Überfluss an Samen möchte, verdoppele den Tropfsteinanteil« (HEILMANN 1991: 149f.*).

In der traditionellen islamischen Medizin der Sufis heißt es: »Petersilie stimuliert die geschlechtliche Aktivität« (MOINUDDIN 1984: 98*). Dies gilt gleichermaßen für Europa: »In der Volkserotik spielt sie, oft in verhüllter Weise, eine große Rolle. Zunächst gilt sie wegen ihres starken Aromas als Aphrodisiacum für den Mann. Es wird ihr (...) eine stark aufregende Wirkung zugeschrieben« (HIRSCHFELD und LINSERT 1930: 156*).

Inhaltsstoffe

Die ganze Pflanze enthält ein **ätherisches Öl**, bestehend aus Myristicin, *p*-Apiol (= Petersilienkampfer), Allyltetramethoxybenzol, Mono- und Sesquiterpenen. In den Samen ist die höchste Konzentration an ätherischem Öl (2 bis 6%, durchschnittlich 2,7%) vorhanden (CZYGAN 1989: 268, FÜHNER 1943: 240*, ROTH et al. 1994: 552*).

Nach den Hauptbestandteilen des ätherischen Öls der reifen Petersilienfrüchte werden drei Chemovare (chemische Rassen) unterschieden (FRANK 1994: 106, WARNCKE 1992):

- Myristicinrasse mit 49 bis 77% Myristicin, 0 bis 3% Apiol
- Apiolrasse mit 58 bis 80% Apiol, 9 bis 30% My-risticin
- Allyltetramethoxybenzol-Rasse mit 50 bis 60% Allyltetramethoxybenzol, 26 bis 37% Myristicin und Spuren von Apiol

---

565 Petersilienöl dient der (illegalen) Produktion psychoaktiver **Phenethylamine** vom Typ der **Liebesdrogen** MDA oder **MDMA**.

566 »Nach Einnahme größerer Mengen des ätherischen Öls [der Petersilie sind] zunächst zentrale Erregungszustände, dann Rauschzustände möglich (Effekt des halluzinogenen Myristicins?)« (CZYGAN 1989: 369).

567 »Petersilie gehört zu den eröffnenden Pflanzen. Sie ist aber nicht harmlos« (KÖLBL 1983: 129*).

Das ätherische Öl in der Wurzel der Unterart ssp. *tuberosum* besteht hauptsächlich aus Apiol sowie aus β-Pinen und Myristicin, Spuren von Elemicin, Limonen, Bisabolen, Sesquiphellandren und Germacren A (CZYGAN 1989: 370f., FRANK 1994: 116).

Petersilienkraut enthält viel Vitamin C (165 mg/100 g), reichlich Kalium (1%) sowie Nicotinamid, Flavone (Apiin) und Furanocumarine. Die Früchte sind reich an fettem Öl (Petroselinsäure). Die Wurzeln enthalten Polyacetylene und Furanocumarine.

Bezugsquellen

Als standardisierte Rohdrogen sind Petersilienfrüchte (Petroselini fruchtus) und Petersilienwurzel (Petroselini radix) in der Apotheke frei verkäuflich.

Frische Petersilie ist eines der meistverkauften Gewürzkräuter. Samen sind auch im Blumenhandel erhältlich.

»In der Szene ist Petersilie noch nicht eingeführt. Von einem Apotheker wurde mir freilich ein deutlich angestiegener Verbrauch von Petersilienöl berichtet, der mit einer mutmaßlich mißbräuchlichen Anwendung in Zusammenhang gebracht wird. Dieser Tatsache wird derzeit von mir nachgegangen.« (LÖHRER 1997: 109*) – Also gut aufgepasst, wenn man dem Apotheker erzählt, wozu das Petersilienöl »missbraucht« werden soll ...

Literatur

CZYGAN, Franz-Christian

1989 »Petersilienfrüchte« und »Petersilienwurzel« in: M. WICHTL (Hg.), *Teedrogen*, Stuttgart: WVG, S. 368–369/370–371.

FRANK, Bruno

1994 »Petroselinum«, in: *Hagers Handbuch der pharmazeutischen Praxis* (5. Aufl.), Berlin: Springer, Bd. 6: 105–119.

WARNCKE, D.

1992 *Untersuchungen über die Zusammensetzung der ätherischen Öle von* Petroselinum crispum (MILL.) A.W. HILL *und* Petroselinum segetum (L.) KOCH *unter besonderer Berücksichtigung von Handelsdrogen und Handelsölen*, Würzburg: Dissertation (Fachbereich Biologie).

Peyote

Lophophora williamsii (LEMAIRE ex. SALM-DYCK) COULTER, Cactaceae (**Kakteen**)
syn. *Anhalonium lewinii* HENN., *Anhalonium williamsii* (LEM.) LEM., *Ariocarpus williamsii* VOSS, *Echinocactus lewinii* (HENN.) K. SCHUM., *Lophophora Lewinii* (HENN.) RUSBY, *Mammillaria williamsii* COULT.

Andere Namen

Azee (Navajo), Bacánoc, Bad seed (engl.), Beyo (Otomí), Biisung (Delaware), Biote, Biznaga, Camaba (Tepehuan), Challote, Chaute, Chiee (Cora), Ciguri, Devil's root (engl.), Diabolic root (engl.), Divine herb (engl. »göttliches Kraut«), Dry whisky (engl. »trockener Whisky«), Dumpling cactus (engl.), Híkuli (Tarahumara), Hikúri (Huichol), Ho (Mescalero), Huatari (Cora), Hunka (Winnebago), Indian dope (engl.), Jículi, Jicurite, Kamaba, Makan (Omaha), Medicine of God (engl.), Medizin, Mescal, Mescalito (span./Mexiko), Mezcal buttons (engl. »Mescalknöpfe«), Moon, Muscale, Nezats (Wichita), P, Pejote, Pee-yot (Kickapoo), Peiotl, Pejori (Opata), Pejuta (Dakota »Medizin«), Pellote, Peotl, Peyote-Kaktus, Péyotl (aztekisch »Wurzel, die erregt«), Peyotl, Peyotl-Kaktus, Piule, Raíz diabólica (»Teufelswurzel«), Rauschgiftkaktus, Schnapskopf, Seni (Kiowa), Señi, Tuna de tierra (span./Mexiko »Erdkaktus«), Turnip cactus, Uocoui, Walena (Taos), White mule (»weißes Maultier [= Dickkopf]«), Wohoki, Wokowi (Comanche), Xicori

Der Peyotekaktus ist das wichtigste rituell genutzte Entheogen der Indianer Nordmexikos. Seine Wirkung kann sehr aphrodisisch erregend sein.

Peyote ist ein kleiner, langsam wachsender, stachelloser Kaktus, der in der nordmexikanischen Wüste und den »Peyotegärten« von Texas

»Wir fliegen über diesen
kleinen Berg.
Wir werden nach Wirikuta
reisen,
wo das heilige Wasser ist,
wo der Peyote ist,
wo unser Vater emporsteigt.«
(Huichol-Geschichte)

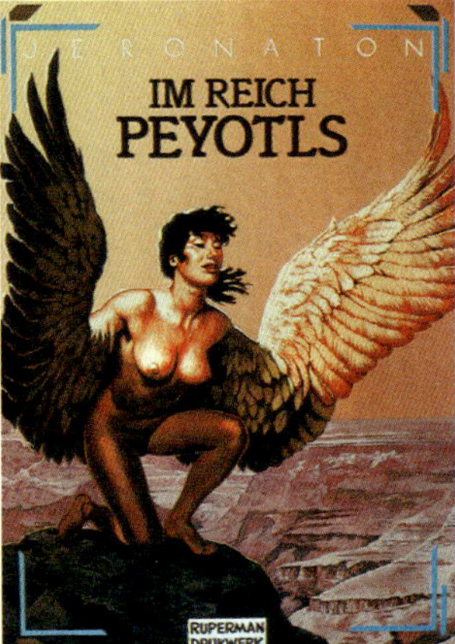

Das Titelbild dieses Comics für Erwachsene enthüllt die erotische Dimension des Peyotl. (JERONATON, *Im Reich Peyotls*, Edition Becker & Knigge © 1982)

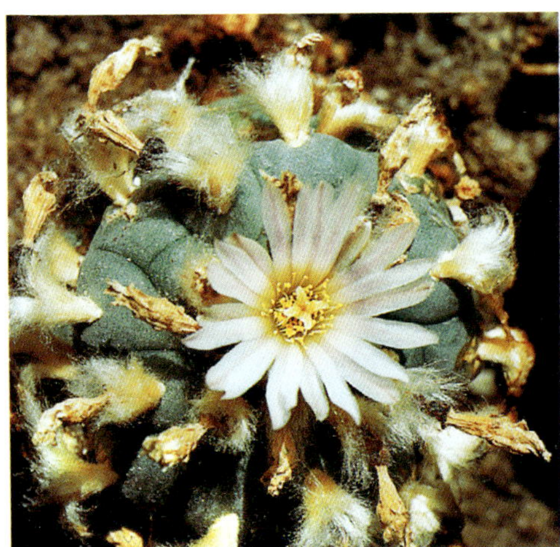

Der blühende Peyotekaktus *(Lophophora williamsii)*. In Mexiko wurde Peyote bereits in prähistorischer Zeit als Entheogen rituell genutzt.

»Es ist mit dem Peyotl wie mit allem Menschlichen. Er ist ein wunderbares magnetisches und alchemistisches Prinzip, sofern man weiß, wie man ihn nehmen muss, das heißt in vorgeschriebenen und nach und nach gesteigerten Dosierungen.« (ARTAUD 1975: 19f.)

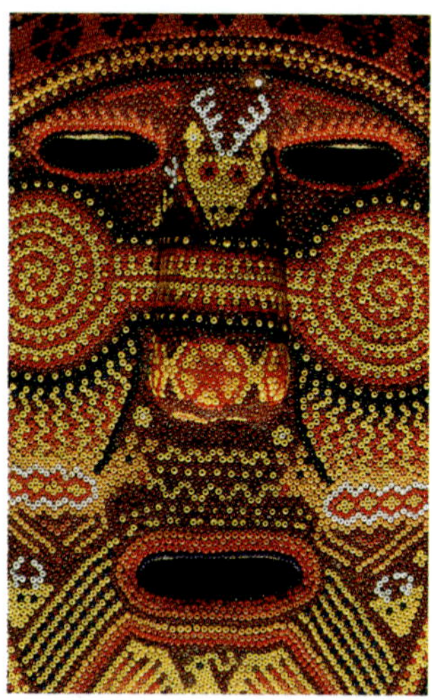

Ein menschliches Gesicht mit visionären Mustern und Symbolen des Hirschs (oben, etwa dort, wo das Dritte Auge liegt, sowie links und rechts vom Mund) und des Peyotekaktus (auf der Nasenspitze). Solche Masken stellen die Huicholindianer der Sierra Madre Occidental (Mexiko) her, um sie an Bergschreinen als Votivgaben und Dank für empfangene Visionen zu opfern. (Glasperlen auf Holz, 19 x 30 cm, Ausschnitt; Eliseo Castro, Huicholkultur, Sierra Madre Occidental, Mexiko, 1996)

wächst. Die Indianer dieser Region verehren ihn als heilige Pflanze der Götter, als Entheogen, und nutzen ihn seit prähistorischer Zeit rituell.

In der Kolonialzeit verbot die Kirche der Eroberer den Indianern den Peyotegebrauch. Missachtungen des Verbots wurden von der Inquisition hart verfolgt (LEONARD 1942). Bei den zurückgezogen in den Bergen der Sierra Madre Occidental lebenden Huichol überlebte der Peyotekult der vorspanischen Zeit jedoch in relativ reiner Form bis heute und ist inzwischen sehr gut erforscht. Der entheogen und aphrodisisch wirkende Kaktus spielt *die* zentrale Rolle im Leben der Huicholindianer: in ihrem kultischen und rituellen Leben, das wesentlich geprägt ist vom Schamanismus, in ihrer Mythologie, den Sozialstrukturen, im Alltag, in der Medizin – sowie in allen geschlechtlichen und erotischen Aspekten.

Gebrauch und Wirkung

Der frische oder getrocknete Kaktus (so genannte *buttons*) schmeckt abscheulich bitter. Dafür eröffnet er dem menschlichen Bewusstsein ungeahnte fantastische Dimensionen.

Je nach Dosierung wirkt Peyote heilsam, aphrodisisch oder psychedelisch-visionär. Dosierungen, die noch keine Visionen und Wirklichkeitsveränderungen auslösen, werden als tonisierend und aphrodisierend geschätzt (ANDERSON 1996a, DEIMEL 1985 und 1986, MCCLEARY et al. 1960, SCHULTES 1938). Abgesehen vom rituell-schamanischen Gebrauch und der psychedelischen Wirkung, kennen die Huicholindianer eine Reihe von medizinischen Anwendungen (vgl. **Hirsch**). So nutzen sie seine antibiotischen Eigenschaften zur Behandlung infektiöser Krankheiten. Laut Huicholfrauen regt Peyote den Milchfluss an. Manche essen ihn während der Schwangerschaft aus der Erfahrung, dass Kinder, die schon im Mutterleib mit dem »göttlichen Saft des Kaktus« ernährt wurden, besonders intelligent und selbständig werden und Anlagen entwickeln, die sie zu Schamanen werden lassen – und Schamanen braucht ihr Volk (SCHAEFER 1998; SCHAEFER und FURST 1996).

Peyote wurde sogar in Deutschland als Aphrodisiakum vermarktet (GARTZ 1995).

Forschung

In Europa wurden der Peyotekaktus und sein Hauptalkaloid **Meskalin** Ende des 19. Jahrhunderts bekannt (LEWIN 1888). Beides geriet schnell ins Zentrum der wissenschaftlichen wie auch der künstlerischen Aufmerksamkeit. Man rühmte die durch Peyote und Meskalin erzeugten hellseherischen Eigenschaften, die mystischen Offenbarungen und die aphrodisischen Genüsse (DUITS 1994, ROUHIER 1927 und 1996).

Peyote-Ersatz

Schamanen greifen auf eine Reihe anderer **Kakteen**, Tillandsien, **Orchideen** (*Oncidium cebolletta* [JACQ.] SW.) sowie gewisse Gräser (Binsen, **Zypergras**) und Korbblütler als Peyotesubstitute zurück (SCHULTES 1937). Manche dieser Surrogatkakteen, die oft »Falsche Peyotes« genannt werden, enthalten **Meskalin** oder andere **Phenethylamine**.

In Mexiko heißt eine Compositae (*Cacalia cordifolia* L.) *Peyote xochimilcensis*. Sie war eine aztekische Heilpflanze (*cacalic* oder *cachan*), ein Peyotesubstitut, wird aber heute in der mexikanischen Volksmedizin als aphrodisischer Kräutertee geschätzt: »Die Wurzel der *Cacalia cordifolia* wird noch heute Cachan genannt. Diese Wurzeln gelten als Aphrodisiacum und als Mittel gegen Sterilität« (SCHLEIS o. J.: 166*).

Inhaltsstoffe

Bisher wurden aus dem Peyotekaktus über fünfzig Alkaloide isoliert und beschrieben. Der Gesamtgehalt liegt beim frischen Kaktus, der unter feuchten Bedingungen heranwuchs, bei etwa 0,4%, bei extrem trockenen Bedingungen bis zu 2,74%, in getrockneten Buttons bei bis zu 3,7% (BRENNEISEN und HELMLIN 1993: 708f.).

Peyote enthält neben dem Hauptalkaloid **Meskalin** die **β-Phenethylamine** Tyramin, *N*-Methyltyramin, Hordenin, Candicin, Anhalamin, Lophophorin, Pellotin, *O*-Methylpellotin, *N,N*-Dimethyl-3-methoxytyramin, Dopamin, Epinin, 3-Methoxytyramin, *N*-Methylmescalin, *N*-Formylmescalin, *N*-Acetylmescalin, *N*-Formylanhalamin, *N*-Acetylanahalamin, Isoanhalamin, Anhalinin, Anhalidin, Anhalotin, Isoanhalidin, Anhalonidin und diverse Derivate (MATA und MCLAUGHLIN 1982: 105f.). Im Gegensatz zur populär verbreiteten Meinung enthalten die kleinen Haarbüschel *kein* **Strychnin**.

Bezugsquellen und Rechtslage

Wer zur Native American Church gehört, darf in Mexiko und in den USA Peyote als religiöses Sakrament nutzen. Ansonsten ist der Gebrauch weltweit verboten.

Der lebende Kaktus wird gelegentlich in Kakteenhandlungen als »Lebender Stein« angeboten.

Conscious Dreams®, Holland, bietet ein *Cactus Growkit Peyote* zur eigenen Anzucht an.

Im Apothekenhandel sind homöopathische Potenzen *(Anahalonium williamsii)* erhältlich. Nur die Urtinktur ist als Aphrodisiakum brauchbar.

Literatur

ANDERSON, Edward F.

1996a »Peyote and its Derivatives as Medicine«, *Jahrbuch für Transkulturelle Medizin und Psychotherapie* 6(1995): 369–379.

1996b *Peyote: The Divine Cactus* (2. Aufl.), Tucson: The University of Arizona Press (sehr gute, aktuelle Bibliografie).

ARTAUD, Antonin

1975 *Die Tarahumaras*, Hamburg: Rogner & Bernhard.

BRENNEISEN, Rudolf und Hans-Jörg HELMLIN

1993 »Lophophora«, in: *Hagers Handbuch der pharmazeutischen Praxis* (5. Aufl.), Berlin: Springer, Bd. 5: 707–712.

DEIMEL, Claus

1985 »Die Peyoteheilung der Tarahumara«, *Schreibheft* 25: 155–163.

1986 »Der heilsame Rausch«, *Geo Special* Nr. 2 (»Mexiko«): 86–87.

DUITS, Charles

1994 *Vision et hallucination: L'expérience du peyotl en littérature*, BP-Gordes: Question de.

GOTTLIEB, Adam

2000 *Peyote und andere psychoaktive Kakteen*, Solothurn: Nachtschatten Verlag.

GARTZ, Jochen

1995 »Ein früher Versuch der Kommerzialisierung von Peyotl in Deutschland«, *Integration* 6: 45.

LEONARD, Irving A.

1942 »Peyote and the Mexican Inquisition, 1620«, *American Anthropologist* N.S. 44: 324–326.

LEWIN, Louis

1888 »Ueber *Anhalonium Lewinii*«, *Archiv für experimentelle Pathologie und Pharmakologie* 24: 401–411.

McLEARY, James A., Paul S. SYPHERD und David L. WALKINGTON

1960 »Antibiotic Activity of an Extract of Peyote (*Lophophora williamsii* [Lemaire] Coulter)«, *Economic Botany* 14: 247–249.

MATA, Rachel und Jerry L. McLAUGHLIN

1982 »Cactus Alkaloids. 50: A Comprehensive Tabular Summary«, *Revista Latinoamerica de Quimica* 12: 95–117.

ROUHIER, Alexandre

1927 *Le Peyotl (Echinocactus williamsii)*, Paris: Gaston Doin & Cie.

1996 *Die Hellsehen hervorrufenden Pflanzen*, Berlin: VWB (Reprint).

SCHAEFER, Stacy

1998 »Pregnancy and Peyote among the Huichol Indians of Mexico«, *Jahrbuch für Ethnomedizin und Bewußtseinsforschung* 5(1996): 67–78.

SCHAEFER, Stacy und Peter T. FURST (Hg.)

1996 *People of the Peyote: Huichol Indian History, Religion and Survival*, Albuquerque: University of New Mexico Press.

SCHULTES, Richard E.

1937 »Peyote *(Lophophora williamsii)* and Plants Confused with It«, *Botanical Museum Leaflets* 5(5): 61–88.

1938 »The Appeal of Peyote *(Lophophora williamsii)* as a Medicine«, *American Anthropologist* N.S. 40: 698–715.

VON MUNK BENTON, Gabriele

1967 *Mexikanische Lyrik aus frühgeschichtlichen Zeiten*, Wien: Österreichische Ethnologische Gesellschaft (Acta Ethnologica et Linguistica, Nr. 10).

Pfeffer

Piper spp., Piperaceae (Pfeffergewächse)

Piper nigrum L., Schwarzer Pfeffer, Weißer Pfeffer, Grüner Pfeffer
Piper longum, **Langer Pfeffer**
Piper cubeba, **Kubeben**, Kubebenpfeffer
Piper betle, **Betel**pfeffer
Piper auritum HBK., Goldpfeffer
Piper methysticum, **Kava-Kava**, Rauschpfeffer
Piper angustifolium R. et PAV., Matico-Pfeffer

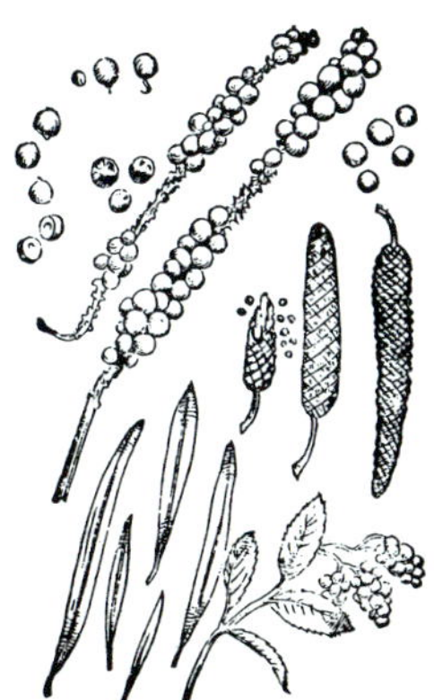

Lange Zeit war die Heimat des Pfeffers (*Piper nigrum*) rätselhaft. In der frühen Neuzeit kannte man in Europa nur die Handelsware, nicht aber die Stammpflanze. (Holzschnitt aus MATTHIOLUS 1626: 182*)

Andere »Pfeffer« genannte Gewürze mit aphrodisischem Nutzen:

Baumpfeffer	*Schinus molle* L., Anacardiaceae
Chilipfeffer	
Deutscher Pfeffer	**Basilikum**
Malaguetapfeffer	*Xylopia aethiopica* (DUN.) A. RICH., Annonaceae
Mönchspfeffer	**Keuschlamm**
Nelkenpfeffer	**Piment**
Pimentpfeffer	**Piment**
Roter Pfeffer	*Schinus molle*
Szechuan-Pfeffer	**Zanthoxylum**

»Pfeffer« ist alles, was scharf macht – ob in der Küche oder im Schlafzimmer.

In unseren Breiten sind meist nur drei Pfefferarten bekannt: der schwarze, der weiße und der grüne. Diese drei verschiedenen **Gewürze** stammen jedoch von ein und derselben Pflanze (*Piper nigrum* L.). Solange die Fruchtstände frisch sind, bleiben sie grün (und können dann eingelegt werden). Sind die Früchte ausgereift, werden sie hart und trocken und erscheinen dann weiß oder schwarz.

Neben diesem »normalen« Pfeffer, der weltweit eines der bedeutendsten Gewürze überhaupt darstellt und Zutat vieler Gewürzmischungen, besonders von **Curry** ist, hat die tropische Gattung *Piper* mehrere hundert Arten zu bieten. Davon sind einige von ökonomischer oder medizinischer Bedeutung. Zu der Gattung gehört etwa auch der für den in ganz Süd- und Südostasien verbreiteten **Betel**bissen erforderliche Betelpfeffer (*Piper betle* L.), der als Aphrodisiakum bekannte **Kubeben**pfeffer (*Piper cubeba* L.) und der in Polynesien als psychoaktive Droge verwendete Rauschpfeffer oder **Kava-Kava** (*Piper methysticum* G. FORST.). In der indischen Küche wie auch

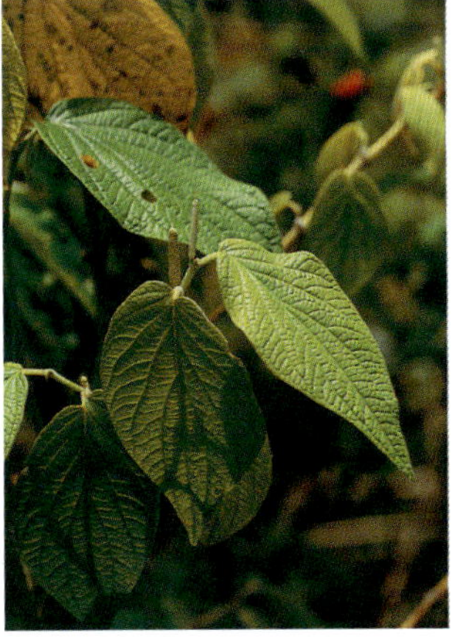

Xpeheche' (*Piper amalago* L.); seine Blätter riechen wie Kava-Kava und enthalten Safrol. (Maya Mountains, Belize, 8/1996)

»Man nahm an, dass mit Pfeffer stark gewürzte Mahlzeiten die Neigung zum Geschlechtsverkehr wachsen lassen. Angeblich werden dadurch die Geschlechtsdrüsen angeregt und die Hormonerzeugung unterstützt. Die heutige Forschung hat allerdings für so eine direkte aphrodisierende Wirkung keinen Nachweis gefunden – sieht man davon ab, dass das Küchengewürz unter Umständen die Harnwege reizen könnte und dadurch evtl. sexuelle Empfindungen hervorruft.« (REGER 1988: 103f.*)

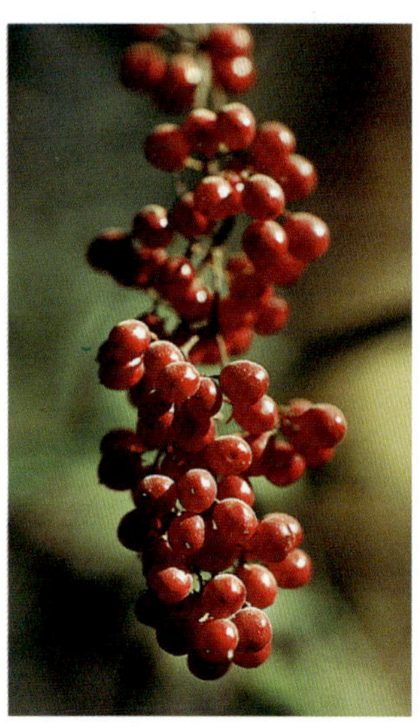

Der Rote Pfeffer hängt in Trauben vom Baum *(Schinus molle)*. (San Pedro de Atacama, Chile, 6/1996)

»Der Pfeffer ist, wie man weiß, ein starkes Aphrodisiakum. Da den Europäern kein Pfeffer mehr zur Verfügung stand, gelang es ihnen nur mit Mühe, den von örtlichen Baronen, skandinavischen Kriegern, ungarischen Invasoren und arabischen Piraten verursachten Verlust an Menschenleben auszugleichen.« (CIPOLLA 1992*)

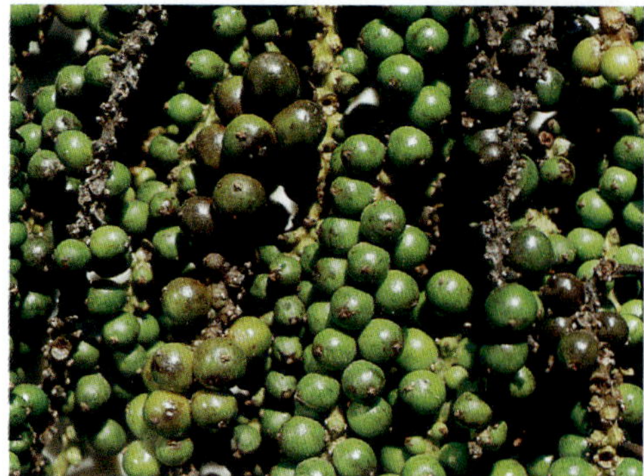

Der frische grüne Pfeffer stammt vom schwarzen Pfeffer *(Piper nigrum)*. Er ist ein wichtiges Gewürz in der thailändischen Küche.

in der ayurvedischen Medizin spielt der **Lange Pfeffer** (*Piper longum* L.) eine Hauptrolle.

Der im Gewürzhandel erhältliche Rote Pfeffer gehört weder zur Gattung *Piper* noch in dieselbe Familie. Er stammt von einem tropischen Baum (*Schinus molle* L., Peruanischer Pfefferbaum) aus Mittel- und Südamerika (MORTON 1978).

Kulturgeschichte

Pfeffer hat eine weltgeschichtlich bedeutende Rolle gespielt (SCHIVELBUSCH 1983*). Ursprünglich war er nur in Indien beheimatet – da, »wo der Pfeffer wächst« (BRUNKEN 2000) – und wurde dort als Gewürz, Aphrodisiakum und Heilmittel verwendet. Alexander der Große brachte den Pfeffer von seinem Indienfeldzug mit nach Europa. Dort wurde die Gier nach dem begehrten Gewürz so groß, dass sich viele Nationen um den Seeweg nach Indien stritten. Der europäischen Pfeffersucht ist letztlich auch die Vernichtung des indianischen Amerika zu verdanken (vgl. **Chilipfeffer**, **Piment**).

Gebrauch

In den antiken Schriften wird Pfeffer als »heiße Medizin« gewürdigt und als »erhitzende« Ingredienz von **Liebestränke**n angeführt. So wie die Inder ihren Tee mit **Langem Pfeffer** würzten, versetzten Griechen und Römer ihren **Wein** mit dem feurigen Gewürz. Pfeffer ist meist eine der Zutaten zu aphrodisischen **Speisen**, **Latwerge**n, **Liebestränke**n und zur **Sultansmedizin** – er ist ein Gewürz für die Liebe!

Die Munda, ein in Indien lebendes Stammesvolk, bereiten eine Paste aus zermahlenem schwarzem Pfeffer, dem zerquetschten Dralukuna-Rhizom[568] und **Ziegen**milch als Tonikum gegen Impotenz (PAL und JAIN 1998: 105*).

Pfeffer im Sprachgebrauch

Der Pfeffer würzt auch die erotisch gefärbte Umgangssprache. Wer »Pfeffer« oder auch »Pfeffer im Hintern« hat, hat Sexappeal und Temperament. »Pfeffern« bedeutet im obszönen deutschen Wortschatz koitieren; die Vulva ist eine »Pfefferbüchse«, der Penis ein »Pfefferstreuer«; die Hoden sind »Pfeffernüsse« und ein Bordell ein »Pfefferhäuschen« (BORNEMANN 1974 I*). Wer möchte nicht gerne »Pfeffer im Mörser stampfen«, wie es in einer alten Redensart heißt. Wenn eine Frau nicht will, erwidert sie: »Der stampft keinen Pfeffer in meinem Mörser«.

»Gut gepfeffert ist halb verdaut« bedeutet auch: »Gut gepfeffert ist halb verführt«! Diese populäre Anschauung passt zum sexualmagischen Gebrauch vergangener Tage: »Zum unappetitlichen **Liebeszauber** verwenden ihn die Mädchen: sie verschlucken drei Pfefferkörner auf nüchternen Magen, entleeren sie, stoßen sie zu Pulver und backen sie in den Kuchen, den sie dem Geliebten zu essen geben« (vgl. **Muskatnuss**; AIGREMONT 1987: II 85*).

Aphrodisisch genutzte Pfefferarten

Es gibt ungefähr 1000 bis 1200 Arten in der Gattung *Piper*, von denen viele ethnobotanische Bedeutung haben (HÖLZL et al. 1993: 191, SCHULTES und RAFFAUF 1990: 364*). Die Hälfte aller *Piper* spp. kommt in den amerikanischen Tropen vor. Es handelt sich um epiphytisch lebende Pflanzen, um Klettergewächse, Halbsträucher oder kleine Bäume. In der Gattung kommen zahlreich **ätherische Öle** vor, so dass viele Blätter, Blütenstände und Früchte stark aromatisch sind und dadurch kulturelle Aufmerksamkeit erregt haben. Manche *Piper*-Arten haben angeblich psychoaktive, andere aphrodisierende Wirkungen. In verschiedenen Arten konnten Safrol und Asaron (so in *Piper divaricatum* MEYER, *P. manassausense*, *P. futokadsura*, *P. sarmentosum*) identifiziert werden (AVELLA et al. 1994).

568 *Curculigo orchioides* GAERTN., syn. *Hypoxis orchioides* KURZ., Hypoxidaceae (Amaryllidaceae). Dralukuna (= Kali musli, Kavrakanda, Pillitega, Talmuli, Turum) wird in Indien auch allein als Aphrodisiakum und Heilmittel bei Impotenz benutzt (JAIN 1991: 65*). Das Rhizom (Xian mao, wörtl. »unsterbliches Gras«) ist in der traditionellen chinesischen Medizin ein Heilmittel für Impotenz (BENSKY und GAMBLE 1986: 499*). Das Rhizom enthält Glykoside, Yuccagenin, das Alkaloid Lycorin und MeO-Ketone (3-MeO,5-Ac,31-tritriaconten) (ASOLKAR et al. 1992: 246*). Ebenso wird in Asien die Wurzel *Hypoxis (Curculigo) aurea* LOUR. (= Karsul, Van siru) eingenommen. Von der Coco marron (*Curculigo seychellensis* GAERTN.) trinkt man auf den Seychellen einen Absud aus den phallischen Luftwurzeln (wie **Schraubenpinie**) als Liebesmittel: »Ältere Männer benutzen das Dekokt einer Wurzel als Aphrodisiakum. Der Trunk soll eine festere und längere Erektion bewirken. Die Wurzel soll außerdem gut bei Impotenz, Tuberkulose, Altersschwäche und Hämorrhoiden wirken« (MÜLLER-EBELING und RÄTSCH 1989: 39*).

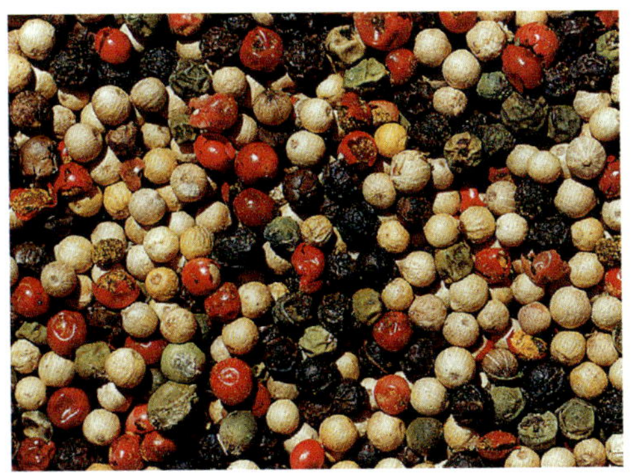

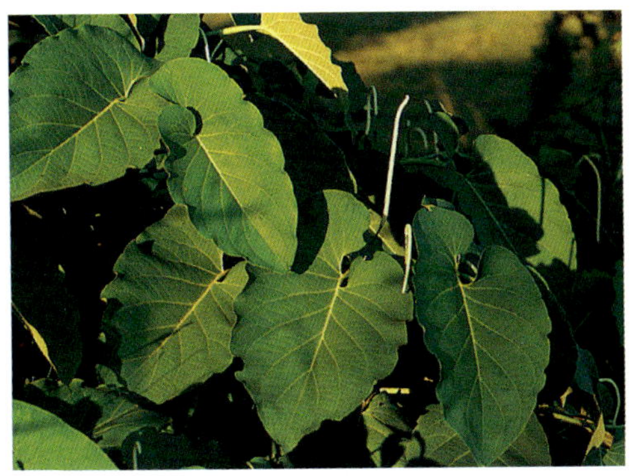

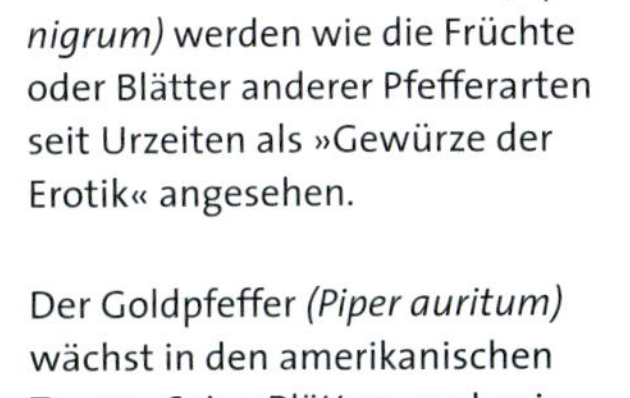

Pfefferkörnermischung aus dem Gewürzhandel. Die frischen Früchte des echten Pfeffers *(Piper nigrum)* werden wie die Früchte oder Blätter anderer Pfefferarten seit Urzeiten als »Gewürze der Erotik« angesehen.

Der Goldpfeffer *(Piper auritum)* wächst in den amerikanischen Tropen. Seine Blätter werden in Mexiko als Gewürz, vor allem für Fisch, benutzt. Die ganze Pflanze enthält reichlich Safrol. (Palenque, Chiapas, Mexiko, 1/1996)

In den amerikanischen Tropen gibt es viele *Piper*-Arten, die sehr ähnlich wie der Kava-Kava-Strauch aussehen. Von ihnen werden vor allem die an **ätherischen Öle**n (Safrol u. a.) reichen Blätter als Gewürze und Aphrodisiaka benutzt.

Mecaxochitl (*Piper amalago* L.) gehört zu den aztekischen **Kakao**gewürzen. Zu den traditionellen Gewürzen für **Kakao** gehört in Mexiko auch der Maticopfeffer (*Piper elongatum* VAHL, syn. *Artanthe elongata* [VAHL] MIQ., *Piper angustifolium* R. et PAV., *Piper purpurascens* D. DIETR., *Steffensia elongata* [VAHL] KUNTH.). Die Blätter enthalten 0,3 bis 6% **ätherisches Öl**, das neben dem Hauptbestandteil **Dill**apiol auch Asaron und **Petersili**enapiol enthält. In Panama wird der Maticopfeffer als Aphrodisiakum und Stimulans verwendet (HÖLZL et al. 1993: 198).

Inhaltsstoffe

Pfefferkörner (Fructus Piperis nigri, Piperis nigri fructus) von *Piper nigrum* enthalten das scharf schmeckende Alkaloid Piperidin (0,4 bis 0,8%), Chavicin, Fermente, Harz und ein ätherisches Öl (1 bis 2,3%; auch »Pfefferöl« genannt). Es enthält unter anderem 5,2 bis 13,3% Piperin (verantwortlich für den typischen Pfeffergeschmack), Piperanin, Piperonal, Sabinen, Limonen, 3-Caren, Eugenol, Safrol, Dihydrocarveol, Caryophyllen, Caryophyllenoxid, Crypton, *trans*-Pinocarveol, *cis*-p-2-Menthen-1-ol, *cis*-p-2,8-menthadien-1-ol (BENSKY und GAMBLE 1986: 446*, MAUTNER und KÜLLENBERG 1989: 81*).

Das Piperidin ($C_5H_{11}N$ = Hexahydropyridin, Pentamethylenimin) ist ein Grundgerüst und Baustein vieler wichtiger Alkaloide, der so genannten Piperidinalkaloide, wie Anabasin, Arecolin (vgl. **Stimulanzien**), Pelletierin, Piperin, Coniin (vgl. **Schierling**), Lobelanin und »im weiteren Sinne auch Cocain und der Tropan-Alkaloide« (RÖMPP). Ebenso wird davon das Piperazin ($C_4H_{10}N_2$) durch Ersatz einer CH_2-Gruppe mit der NH-Gruppe abgeleitet.

Piperazin ist neuerdings ein Bestandteil von **Herbal-Ecstasy**-Präparaten, die vor allem als sexuelle Stimulanzien und **Partydrogen** benutzt werden. **Viagra** ist ebenfalls chemisch von Piperazin abgeleitet.

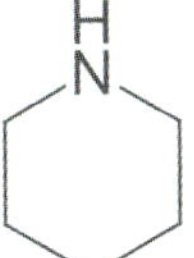

Piperidin

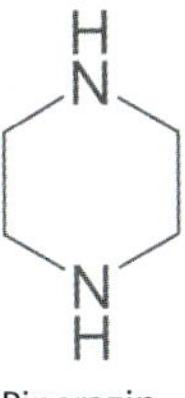

Piperazin

Bezugsquellen

Pfeffer in allen Variationen ist im Gewürzhandel erhältlich.

Piperazinhaltige Präparate findet man unter www.dancepills.com (als **Nahrungsergänzungsmittel**).

Literatur

ATAL, C. K., K. L. DHAR und J. SINGH
1975 »The Chemistry of Indian *Piper* Species«, *Lloydia* 38: 256–264.

AVELLA, Eliseo, Pedro P. DÍAZ und Aura M. P. DE DÍAZ
1994 »Constituents from *Piper divaricatum*«, *Planta Medica* 60: 195.

BRUNKEN, Ulrike (Hg.)
2000 *Wo der Pfeffer wächst*, Frankfurt/M.: Palmengarten (Sonderheft 32).

HÖLZL, Josef, Wiltrud JURETZEK, Sn und Elisabeth STAHL-BISKUP
1993 »Piper«, in: *Hagers Handbuch der pharmazeutischen Praxis* (5. Aufl.), Berlin: Springer, Bd. 5: 52–59.

MORTON, Julia F.
1978 »Brazilian Pepper – Its Impact on People, Animals and the Environment«, *Economic Botany* 32(4): 353–359.

Pfingstrose

Siehe **Rose**

Pfirsich

Siehe **Früchte**

»Die ganze Seligkeit des Weibes besteht in der Verfügung über kräftige oder starke Schwänze.« (Scheik Nefzaui 1985: 218*)

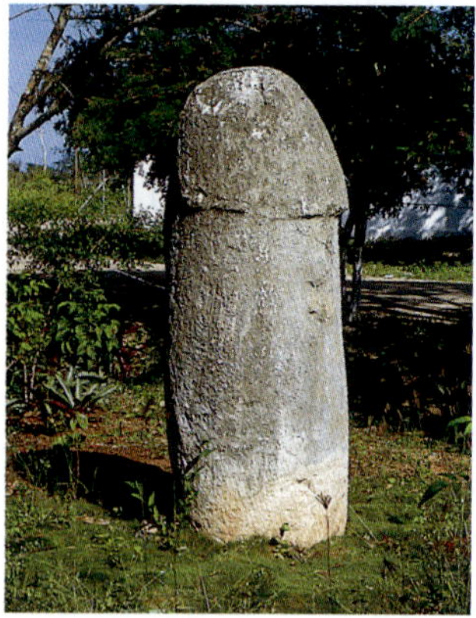

Nohoch Kep, »Großer Phallus«. Steinskulptur aus der präklassischen Mayazeit. (Loltún, Yucatán, Mexiko, 1981)

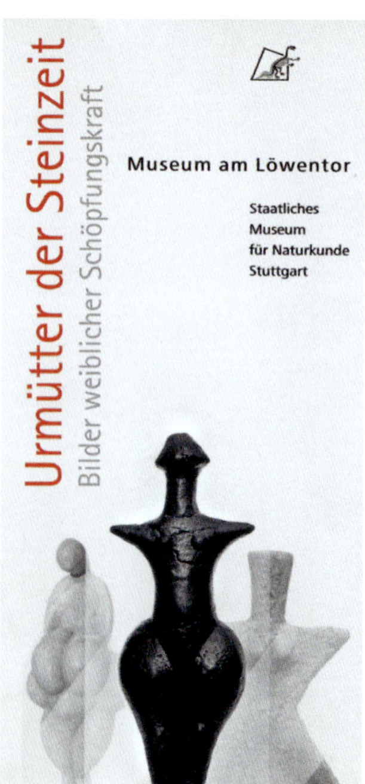

Diese steinzeitliche Plastik einer »Urmutter«. Sie gleicht einer üppigen Frau mit Hut; Hut/Kopf, Hals und Becken kann man auch als Phallus mit Hoden sehen; Hals und Hut sind der aphrodisische Pilz, der beide Geschlechter zusammenhält. (Tonstatuette aus Strelice, Tschechien, etwa 6500 Jahre alt, 22 cm hoch; Einladungskarte vom Museum am Löwentor, Stuttgart, 2001; vgl. Hecker 2001)

Phallus

Andere Namen

Cock (engl.), Dick (engl.), Glied, Lingam (skrt.), Nille, Penis, Phalloi (griech.), Phallos, Pimmel, Priapos (griech.), Priapus (lat.), Prick (engl.), Rute, Schwanz, Stendel, Stender, Stert

Der Phallus, das heißt der erigierte, aufgerichtete Penis, spielt als Liebeswerkzeug nicht nur beim Koitus eine hervorragende Rolle; was wie ein Phallus aussieht oder wirkt, ist auch als Aphrodisiakum und Liebeszauber wichtig.

- Tierphallen, Penisknochen

sind wichtige Zutaten zu **Liebestränke**n, **Liebeszauber**n und aphrodisischen **Speisen** (vgl. **Genitalien**).

- Phalluspilze (Phallaceae)

siehe **Morcheln**.

- Phallische Gegenstände

werden als amouröse **Amulette**, Fetische, Götterbilder und Dildos benutzt:

natürliche Pflanzenteile:	Luftwurzeln der **Schraubenpinie**
	Pincho (Äste von amazonischen Bäumen)
	Bananen, -blätterknospen
	Kakteen
natürliche Objekte:	**Conchylien**
	Donnerkeile (Belemniten)
	Luchsstein
	Muscheln
	Tropfsteine (**Stalaktiten**)
	mineralische Konkretionen
künstliche Objekte:	Amulette (geschnitzt aus **Hörner**n, Holz, Elfenbein, **Bernstein**, **Mineralien**, **Korallen**)
	Dildos
	Götterbilder (Idole)
	Masken
	erotisches Gebäck (**Speisen**)

Phytopornografie

In der Pflanzenwelt sieht vieles wie ein Phallus aus. So haben auch viele Blüten Stempel, die extrem phallisch wirken. Sie werden im Himalayaraum als Opfergaben an den Tantragott Shiva in seiner Phallusgestalt (= Lingam[569], Shiva-Lingam) dargebracht. Solche Opfer sollen die eheliche Sexualität, die Fruchtbarkeit der Frauen und die Manneskraft am Leben erhalten: »Nur wenn sich der Penis (*upastha upásthaka*) aufrichtet, ergießt er seinen Samen, die Quelle des Lebens. Dann spricht man vom Phallus (*lingam*), und seit der fernsten Vorzeit galt dieser als das Bild des Schöpfungsprinzips, des Prozesses, in dem das *Etre Suprême* oder höchste Wesen das Universum zeugt (...) Wo immer dieses heilige Symbol verachtet, entwürdigt und in den Schmutz gezogen wird, entfernt sich der Mensch von der Wirklichkeit des Göttlichen« (Daniélou 1998: 7).

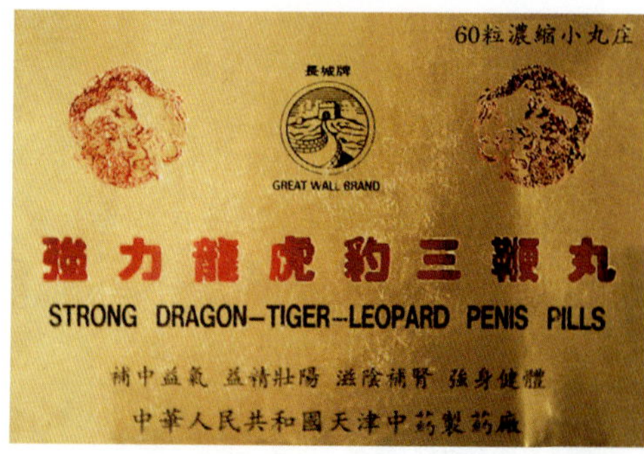

Chinesisches Aphrodisiakum aus **Drachenknochen**, **Tiger**knochen und -phallen sowie **Leopard**enpenis, pulverisiert und zu pharmazeutischen Pillen gedreht. (In Hongkong erworben, 1988)

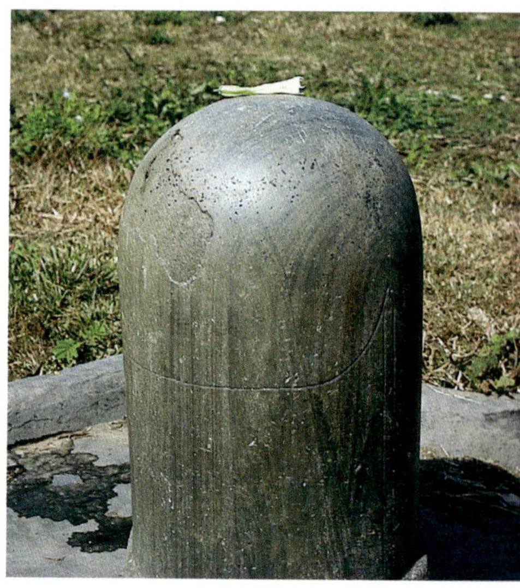

Eine geopferte Stechapfelblüte (*Datura stramonium*) auf einem Steinlingam an dem wichtigsten hinduistischen Shiva-Heiligtum Pashupatinath im Kathmandutal. Dort wird Shiva als Pashupati, als »Herr der Tiere«, und archaischer Schamanengott verehrt. (Pashupatinath, Kathmandu, Nepal, 1988)

Literatur

Aretino, Pietro

1982 *Die sinnlichen Sonette*, München: Verlag Klaus Renner.

Daniélou, Alain

1998 *Der Phallus: Metapher des Lebens, Quelle des Glücks*, München: Diederichs.

569 *Linga* oder *lingam* (skrt.) bedeutet eigentlich »Zeichen« und bezieht sich direkt auf das »Zeichen Gottes«, nämlich seine Phallusgestalt. Yoni bedeutete ursprünglich »Stätte« (Ghazal 1997: 11). Vgl. Storl 2002*.

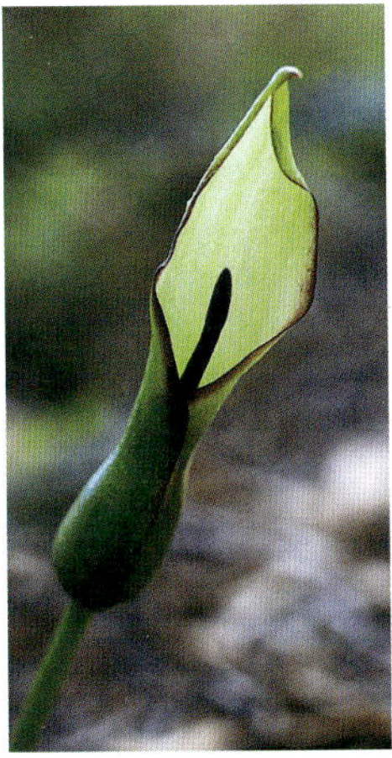

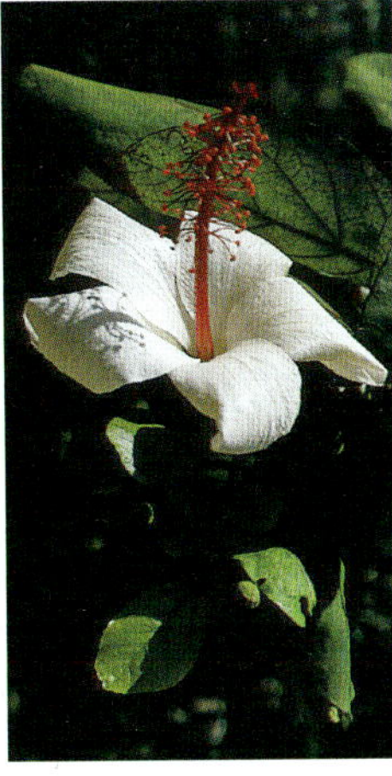

Aronstab (*Arum hygrophyllum*). Viele Blüten, aus deren Blütenbecher (Spatha) ein phallusartiger Blütenstand (Spadix) wächst, sind eine natürliche Entsprechung des Shiva-Lingams in der Yoni. (Zypern, 5/1992)

Auch die Hibiskusblüte (*Hibiscus arnottianus*) erscheint wie ein Shiva-Lingam in seiner Yoni. (Oahu, Hawaii, USA, 3/1990)

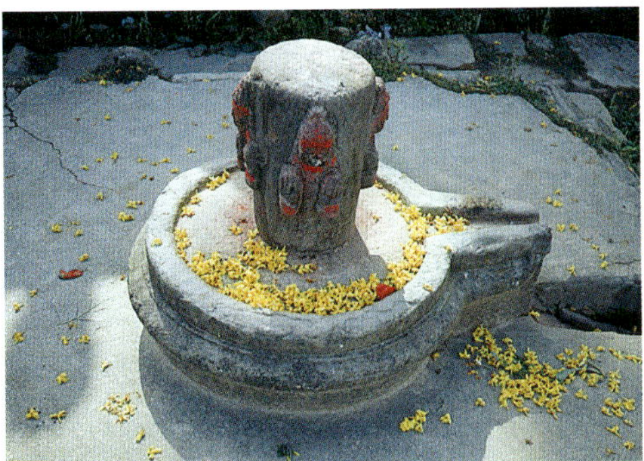

In hinduistischen Kulturen begegnet man auf Schritt und Tritt dem Shiva-Lingam, einem Steinphallus, der in einer ovalen Schale ruht, welche die göttliche Yoni symbolisiert. (Shiva-Linga vor einem Durgatempel in Kathmandu, Nepal, 1993)

Debroy, Dipavali und Bibek Debroy
o. J. *The Linga Purana (Great Epics Of India: Purana 11)*, Delhi: Books For All.

Frank, Karlhans
1989 *Der Phallus: Von der Magie der Männlichkeit im Wandel der Epochen*, Frankfurt/M.: Eichborn.

Gassner, Jutta
1993 *Phallos: Fruchtbarkeitssymbol oder Abwehrzauber?*, Wien, Köln, Weimar: Böhlau.

Ghazal, Eluan
1997 *Yoni und Lingam: Auf der Suche nach der heiligen Erotik*, Bergisch Gladbach: Bastei-Lübbe.

Hecker, Ruth
2001 *Urmütter der Steinzeit: Bilder weiblicher Schöpfergestalt*, Stuttgart: Staatliches Museum für Naturkunde.

Vanggaard, Thorkil
1971 *Phallos: Symbol und Kult in Europa*, München: List.

Phenethylamine

Andere Namen und chemische Bezeichnungen

Feniletilaminas (span.), Feniletilammine (ital.), Phenyläthylamine, Phenylethylamine, Phenylethylamines (engl.), Phényléthylamines (frz.), 2-Phenylethylamine, β-Phenethylamine

Viele Aphrodisiaka und Liebesmittel enthalten β-Phenethylamine als Hauptwirkstoffe.

In den prallen Früchten des tropischen **Kakaobaums** *(Theobroma cacao)* sind Phenethylamine vorhanden, Substanzen, die im menschlichen Gehirn ausgeschüttet werden, wenn man sich glücklich und frisch verliebt fühlt. Das biogene 2-Phenylethylamin (PEA) ist gefäßerweiternd und erzeugt Lust- und Glücksempfindungen; deshalb können auch exogene β-Phenethylamine ähnliche Zustände erzeugen (Römpp).

Die β-Phenethylamine sind Derivate des Phenethylamins (Shulgin 1979). Das bekannteste psychoaktive β-Phenethylamin ist das **Meskalin**, das in vielen **Kakteen** (**Peyote**, **San-Pedro-Kaktus**) vorkommt (Follas et al. 1977).

Das Kaktusalkaloid Hordenin ist ebenfalls ein β-Phenethylamin. Es kommt zum Teil in hohen Konzentrationen auch in anderen Pflanzen vor, so etwa in der als Aphrodisiakum verwendeten himalayischen Leguminose *Desmodium tiliaefolium* G. Don (Ghosal und Srivastava 1973; vgl. **Soma**).

Es wurden zahlreiche Phenethylamine synthetisiert, die psychoaktive Wirkungen (entweder empathogen und/oder entheogen) haben (so **MDMA**, 2CB und andere **Liebesdrogen**; vgl. Shulgin und Shulgin 1991).

Literatur

Follas, W. D., J. M. Cassidy und J. L. MacLaughlin
1977 »β-Phenethylamines from the Cactus Genus *Lobivia*« *Phytochemistry* 16: 1459–1460.

Ghosal, S. und R. S. Srivastava
1973 »β-Phenethylamine, Tetrahydroisoquinoline and Indol Alkaloids of *Desmodium tiliaefolium*«, *Phytochemistry* 12: 193–197.

Shulgin, Alexander T.
1979 »Chemistry of Phenethylamines Related to Mescaline«, *Journal of Psychedelic Drugs* 11(1-2): 41–52.

Shulgin, Alexander und Ann Shulgin
1991 *PIHKAL: A Chemical Love Story*, Berkeley: Transform Press.

2CB 4-Bromo-2,5-dimethoxy-Phenethylamin

DOB 4-Bromo-2,5-dimethoxy-Amphetamin

DOET 4-Ethyl-2,5-dimethoxy-Amphetamin

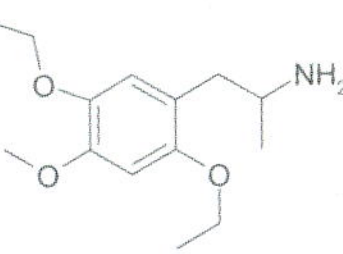

EME 2,5-Diethoxy-4-methoxy-Amphetamin

GANESHA3,4-Dimethyl-2,5-dimethoxy-Amphetamin

MDA 3,4-Methylendioxy-Amphetamin

MDE N-Ethyl-3,4-Methylendioxy-Amphetamin

MDMA N-Methyl-3,4-methylendioxy-Amphetamin

TMA 3,4,5-Trimethoxy-Amphetamin

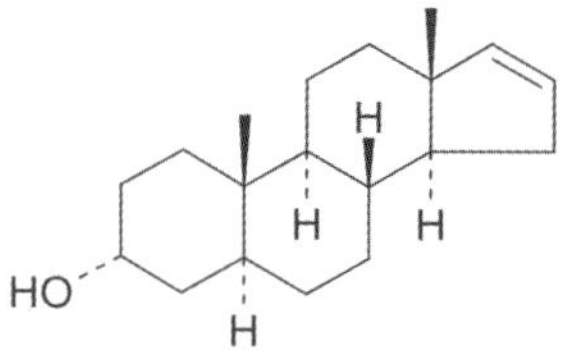

Androstenol

Pheromone

Andere Namen

Ektohormone (veralteter Begriff), Feromonas (span.), Feromoni (ital.), Lockstoffe, Markierungsstoffe, Pheromones (engl.), Phéromones (frz.), Richiamo sessuale (ital.), Sex attractants (engl.), Sexuallockstoffe, Soziohormone

Pheromone (Sexuallockstoffe) oder Substanzen mit pheromonaler Wirkung, die den Geruchssinn ansprechen, sind vielleicht die stärksten Aphrodisiaka für den Menschen.

Pheromone im engeren Sinn sind in äußerst geringen Konzentrationen wirksame Stoffe, die der chemischen Verständigung von Organismen einer Art dienen (Karlson und Lüscher 1959). Im weiteren Sinn sind Pheromone Stoffe, die zwischenmenschliche Beziehungen und deren Steuerung durch den Geruch regulieren (Geruchskommunikation; Maiworm 1993). Sie werden auch Sexuallockstoffe genannt, weil sie auf biochemischer Ebene wesentlich die erotische Anziehungskraft zwischen Menschen und deren Partnerwahl bestimmen (siehe auch Seite 25). Sie regulieren olfaktorisch unsere Sexualität (Comfort 1971, Keverne 1977).

Pheromone als Liebesmittel

Die wichtigsten menschlichen Pheromone sind das im Hoden produzierte Androstenol und das α-Androstenol. Sie ähneln chemisch dem Sexual**hormon** Testosteron. Das α-Androstenol duftet leicht nach **Sandelholz** und macht Frauen für sexuelle Annäherungen empfänglicher.

Auch Pflanzen und Tiere produzieren Substanzen, die dem Menschen ein olfaktosexuelles Signal senden (wie das Kantharidin der **Spanischen Fliege**, das Muskon des **Moschus**, das Civeton des **Zibet**, die Androstenone der **Trüffel**, das Vanillin der **Vanille**). Pheromone sind auch in **Exkrementen** und im **Urin** (zwecks Markierung des Reviers!) vorhanden. Solche Duftstoffe können auf Menschen sexuell erregend und aphrodisierend wie auch abstoßend wirken (Durden-Smith und de Simone 1983: 186*, Jaenicke 1998, Laatsch 1991)[570].

Wahrscheinlich müssen **Liebestränke** unter diesem olfaktorischen Blickwinkel erneut pharmakologisch untersucht werden, denn sie enthalten fast immer Pheromone, die auf den Menschen sexuell erregend wirken (Ott 2002). »Eine Substanz kann bei verschiedenen Spezies als Pheromon wirken. Oft sind Synergismen mit anderen Sustanzen notwendig, bevor eine pheromonale Wirkung einsetzt. Die Pheromonwirkung ist konzentrationsabhängig. Daraus ist zu ersehen, dass es sehr schwierig ist, den richtigen Stimulus zu präsentieren (Artspezifität, Konzentration, möglicher Synergismus mit anderen Substanzen), um pheromonale Wirkungen einer Substanz nachzuweisen« (Maiworm 1993: 39).

Literatur

Bloch, Iwan

1907 »Der Geruchsinn in der Vita sexualis«, *Anthropophyteia* 4: 245–260.

Comfort, A.

1971 »Likelihood of Human Pheromones«, *Nature* 230: 8–9, 479.

Jaenicke, Lothar

1972 *Sexuallockstoffe im Pflanzenreich*, Opladen: Westdeutscher Verlag.

1998 »Zur Wirkungsweise von Narkotika und Pheromonen«, *Chemie in unserer Zeit* 32(2): 86.

Karlson, P. und M. Lüscher

1959 »Pheromones: A new term for a class of biologically active substances«, *Nature* 183: 55–56.

Keverne, E.

1977 »Pheromones and sexual behaviour«, in: J. Money und H. Musaph (Hg.), *Handbook of Sexology*, New York: Elsevier.

Laatsch, Hartmut

1991 »Wirkung von Geruch und Geschmack auf die Psyche«, *Jahrbuch des Europäischen Collegiums für Bewußtseinsstudien* (ECBS), Berlin: VWB, 1991: 119–133.

Maiworm, Regina E.

1993 *Menschliche Geruchskommunikation: Einflüsse körpereigener Duftstoffe auf die gegengeschlechtliche Attraktivitätswahrnehmung*, Münster und New York: Waxmann.

Ott, Jonathan

2002 »Pharmaka, Philtres, and Pheromones: Getting High and Getting Off«, *Maps* 12(1): 26–32.

Philtren

Siehe **Liebestränke**

570 Pflanzenwirkstoffe können auch auf Tiere eine pheromonale Wirkung haben, wie die Nepetalactone der **Katzenminze** und Valeriansäure aus dem **Baldrian** auf Katzen (Comfort 1971).

Phosphor

Ohne Phosphor können wir nicht leben. Wir nehmen Phosphor als Spurenelement mit der Nahrung auf. »In der Tierarzneikunde ist bekannt, dass Phosphor bei Tieren sexuell stimulierend wirkt. Beim Menschen ist eine geschlechtliche Erregung verhältnismäßig viel seltener« (HIRSCHFELD und LINSERT 1930: 255*).

Unser Gehirn funktioniert nur, wenn es mit essenziellen Phospholipiden versorgt wird. Phospholipide (= Phosphatide) sind Verbindungen der Glycerinphosphorsäure mit Cholin und zwei Molekülen höherer Fettsäuren. Zu ihnen gehört das Lecithin (= Phosphatidylcholin). Es ist eine fett- bis wachsähnliche, bräunliche, hygroskopische Masse, die in Pflanzen und Tierteilen vorkommt; hauptsächlich im Nervensystem, im Eidotter (vgl. **Eier**), in Herz, **Blut**, Niere, Leber, Sperma, in Pflanzensamen und -knollen. »Phosphor [ist] in der Samenflüssigkeit enthalten. Alle phosphorhaltigen Nahrungsmittel haben potenzsteigernde Wirkung« (KLUGE o. J.: 190*).

Lecithalbumin ist an Eiweiß gebundenes Lecithin; Pflanzenlecithin wird durch Ausziehen von Pflanzensamen (Mais, Erbsen [vgl. **Bohnen**], Lupine, Weizenkeimen) mit Methanol gewonnen.

Lecithin ist Bestandteil von **Elixieren**, es ist auch in Schokolade (**Kakao**) und Zubereitungen von aphrodisischen Tonika mit **Gelée Royal**, **Ginseng** usw. enthalten.

Pilze

Myces

Andere Namen:

Champignons (frz.), Fungi, Paddestoelen (ndl.), Schwämme, Mushrooms (engl.), Toadstools

Pilze werden weltweit als Liebesmittel geschätzt. Sie verdanken dies unter anderem ihrer phallischen Gestalt, ihrer Wirkung auf den Geruchssinn wie auch ihrem kulinarischen Genuss.

Pilze gelten aufgrund ihres Nährwerts, ihrer olfaktorischen/pheromonalen Eigenschaften (vgl. **Pheromone**), ihrer medizinischen Qualität (tonisierend, immunstimulierend; vgl. **Immunstimulanzien**), ihrer pharmakologischen Aktivität

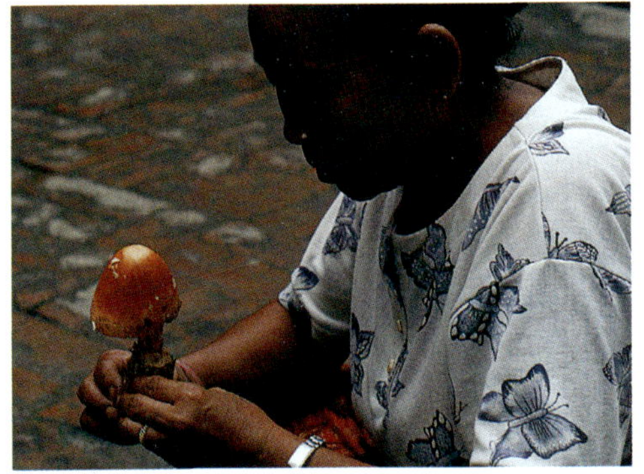

»Der Penis Gottes« – ein junger Fliegenpilz *(Amanita muscaria)* – wird von einer Kiratifrau inspiziert und zugleich verehrt. (Kathmandu, Nepal, 1999)

(psychoaktive Wirkung) und ihrer Symbolik als Liebesmittel.

Pilze sind weder Pflanzen noch Tiere, sie sind eine eigene Lebensform. Ihre Gestalt erweckt sexuelle Assoziationen, vor allem zum **Phallus**, zum »Penis Gottes«. Ihr frühes Wachstumsstadium gleicht einem **Ei** – und somit dem weiblichen Uterus. Die in einer pointierten Spitze gipfelnden Hüte mancher Arten ähneln Brüsten. Andere Arten wiederum erinnern an Euter weiblicher Tiere. Schafeuter heißt ein Zunderschwamm (*Polyporus ovinus*), der an abgestorbenen Buchenstämmen gedeiht. Sein Fruchtkörper quillt wie Zitzen oder Euter aus der zerfallenden Rinde.

Gebrauch

Viele Pilze werden ethnomedizinisch, volksmedizinisch oder pharmazeutisch verwendet (BENJAMIN 1995, BIRKFELD 1954, CHAPUIS 1985, STAMETS 1993), als allgemeine Tonika, spezifische Medikamente oder schamanische Entheogene. Viele Pilze dieser drei Kategorien gelten zudem als Aphrodisiaka. Dabei bestimmen die kulturelle und/oder persönliche Erwartung und Intention wesentlich darüber, ob ein pharmakologisch aktiver Pilz aufgrund seines Wirkspektrums als Aphrodisiakum wahrgenommen wird oder nicht (siehe **Fliegenpilz**).[571]

Venus in Lappland

»Nach Linné ergötzten sich die Lappländer an dem Geruch einiger [Pilz-]Arten und trugen sie mit sich herum, um sich anziehender zu machen! Linné ruft aus: Oh, Venus, die Du Dich in andern Ländern kaum mit Schmucksachen, Diamanten, kostbaren Steinen, Gold, Purpur, Musik und Schauspielen begnügst, hier bist Du mit einem einfachen Pilz zufrieden!« (BOURKE 1913: 67*).

»Pilze musst du kennen. Kennst du sie, kommst du zu deinem Genuss.« *(Russisches Sprichwort)*

»Pilze sind weltweit als Aphrodisiaka bekannt, und das Schwellen und Wachsen eines Pilzes muss den Alten Europäern aufgefallen sein und ihnen den Vergleich mit dem Phallus aufgedrängt haben.« (GIMBUTAS 1982: 220)

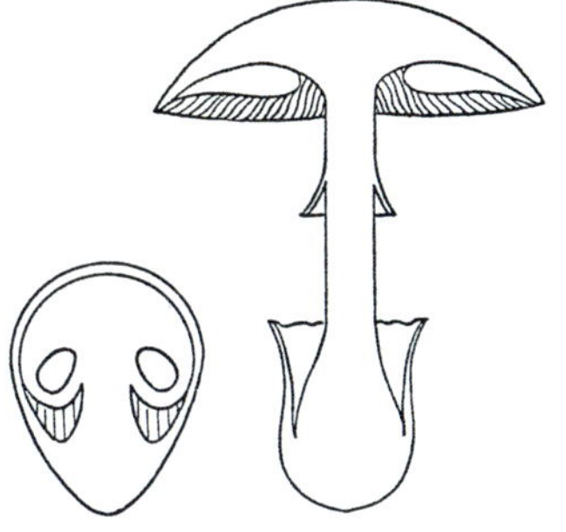

Querschnitt einer Volva und des daraus gewachsenen reifen Pilzes: im aphrodisischen Sinne Ei und Phallus. Also ist die Fruktifikation symbolisch sowohl weiblich als auch männlich.

»Der Herrenpilz [*Boletus edulis*] stellt im jugendlichen Alter das Bild eines Penis dar. So gilt er in Japan geradezu als Symbol des männlichen Gliedes. Erotische Spielzeuge aus bemaltem Ton werden gefertigt: ein Penis in Gestalt eines ungeheuren Pilzes wird von einem Weib auf dem Rücken getragen.« (AIGREMONT 1987: I. 157*)

571 So stellte das mykologisch interessierte Forscherehepaar – der US-Amerikaner R. Gordon Wasson und die Russin Valentina Wasson – fest, dass es mykophobe, pilzfeindliche Kulturen (wie die USA) und mykophile, pilzfreundliche (wie Russ-land) gibt (WASSON und WASSON 1957).

Pilze, die als Aphrodisiaka gelten und als Liebesmittel genossen werden:

Austernpilz	*Agaricus ostrellus*
Dunkelrandiger Düngerling	*Panaeolus subbalteatus*
Feuerschwamm	*Pygnoporus coccineus* = *Polyporus coccineus*
Fliegenpilz	*Amanita muscaria*
Fu ling	*Pachyma cocos* = *Poria cocos*
Herrenpilz, Steinpilz	*Boletus edulis*
Hexeneier = Stinkmorchel	*Phallus impudicus*
Hirschschwamm	*Elaphomyces granulatus*
Kernkeulen	*Cordyceps* spp.
Ling-shih-Pilz	*Ganoderma lucidum*
Morchel	*Morchella* spp.
Mutterkorn	*Claviceps purpurea*
Pantherpilz	*Amanita pantherina*
Psilocybinhaltige Pilze	*Psilocybe* spp.
	Inocybe spp.
	Panaeolus papilionaceus
Spitzkegeliger Kahlkopf	*Psilocybe semilanceata*
Stinkmorchel	*Phallus impudicus* (vgl. **Morchel**)
Trüffel	*Tuber* spp.
Zauberpilze	*Psilocybe* spp.

HOBBS listet in seinem Buch über medizinische Pilze fast alle diese Arten auf. Als Aphrodisiakum bezeichnet er lediglich den **Hirschschwamm** *Elaphomyces granulatus* FR. (1995: 193).

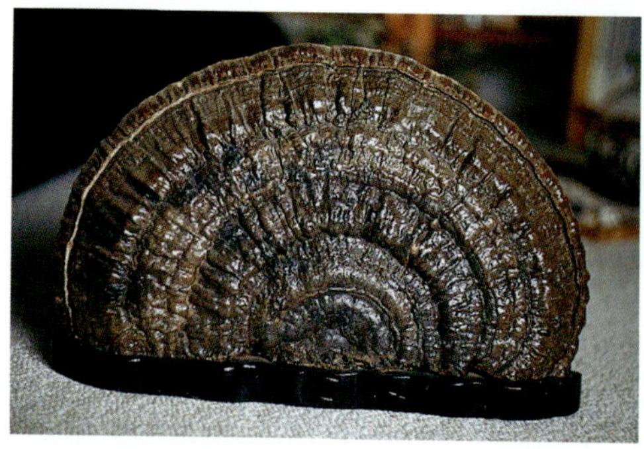

In diesem Meditationsobjekt aus einem Baumpilz zeigt sich die Haltung der japanischen Kultur gegenüber den Aphrodisiaka. Der »Affenstuhlpilz« (*Polyporus* sp.) wird als Liebesmittel kultisch verehrt.

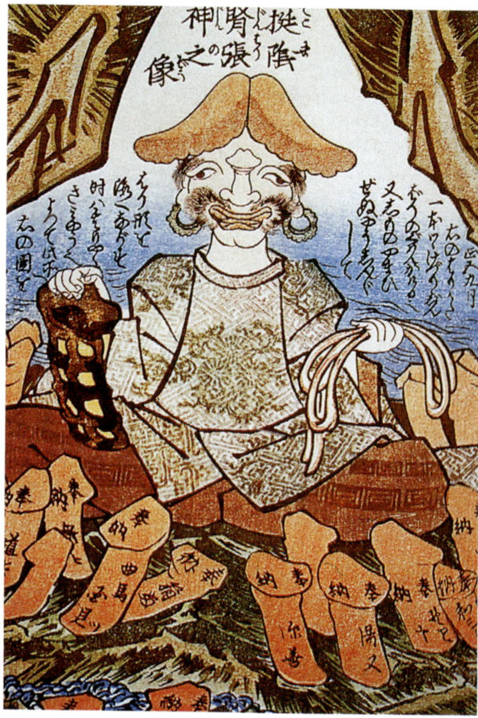

Ein Pilz-Phallus-Mensch erntet die Phallen der Erde: Pilze. (Japanischer Holzschnitt, koloriert)

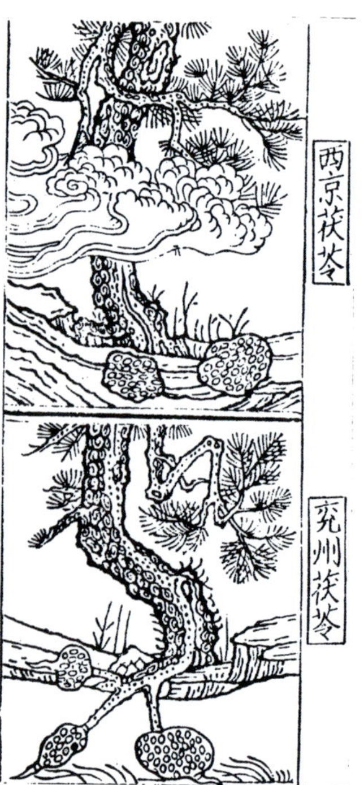

Poria cocos. Pilz-Sklerotium *(fu-ling)* in der chinesischen Pharmakopöe. (Aus dem *Ch'ung-hsiu cheng-ho pen-ts'ao*)

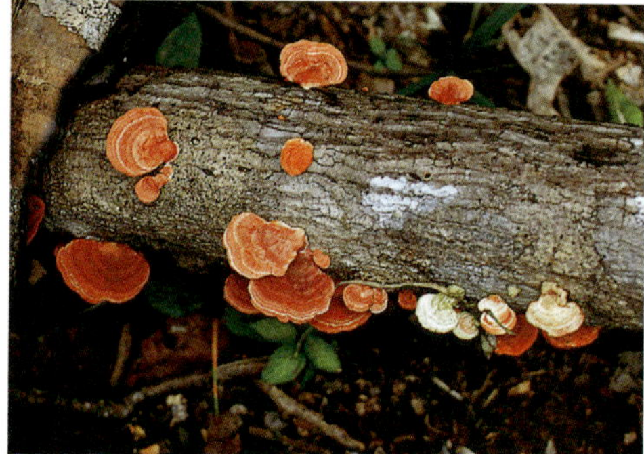

Der Feuerschwamm (*Pygnoporus coccineus*) ist weltweit verbreitet. (Yarinacocha, Pucallpa, Peru, 6/1997)

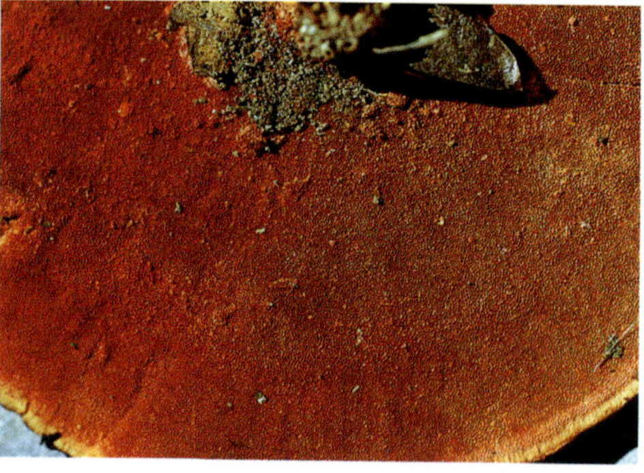

Die Matacoindianer nennen den Feuerschwamm (*Pygnoporus coccineus*) *olét* und reiben sich mit seiner Unterseite das Gesicht als **Liebeszauber** rot ein. Dies verstärkt in ihren Augen ihre sexuelle Attraktivität. (Ausschnitt der Unterseite; Palenque, Chiapas, Mexiko, 1996)

Pilze in der taoistischen Alchemie

Die taoistischen Alchemisten zählten den **Ling-shih-Pilz** zu einer Gruppe von »Fünf wunderbaren Pilzen der Unsterblichkeit«. Aus diesen Pilzen, zu denen vermutlich der **Fliegenpilz** und andere psychedelische **Zauberpilze** (wie der »neunstielige purpurrote Pilz«) zählten, bereitete man, mit **Zinnober** und **Jade**, das aphrodisische Unsterblichkeitselixier (STRICKMAN 1979). Leider wurden keine genauen Rezepte überliefert.

Moderne Untersuchen erwiesen, dass viele der traditionell als Aphrodisiaka benutzten Pilze (**Ling-shih**, *Ganoderma umbellatus*, *Grifola fron-*

dosa, **Kernkeule**) pharmakologisch immunstimulierende, antitumorale Wirkung haben (STAMETS 2002).

Literatur

BENJAMIN, Denis R.
1995 *Mushrooms: Poisons and Panaceas*, New York: Freeman and Company.

BIRKFELD, Alfred
1954 *Pilze in der Heilkunde*, Wittenberg Lutherstadt: A. Ziemsen (Die Neue Brehm-Bücherei, Heft 135).

CHAPUIS, Jean-Robert
1985 »Die Verwendung von Pilzen als Arzneimittel (I)«, *Schweizerische Zeitschrift für Pilzkunde* 63(5/6): 110–114.

GIMBUTAS, Marija
1982 *The Goddesses and Gods of Old Europe: 6500–3500 bc – Myths and Cult Images* (2., erw. Aufl.), Berkeley und Los Angeles: University of California Press.

HOBBS, Christopher
1995 *Medicinal Mushrooms: An Exploration of Tradition, Healing, and Culture* (2.Aufl.), Santa Cruz, CA: Botanica Press.

HUDLER, George W.
1998 *Magical Mushrooms, Mischievous Molds*, Princeton NJ: Princeton University Press.

JORDAN, Michael
1989 *Mushroom Magic*, London: Elm Tree Books.

LABHARDT, Felix und Till Reinhard LOHMEYER
2001 *Faszination Pilze: Blick in eine rätselhafte Welt*, München: BLV.

MORGAN, Adrian
1995 *Toads and Toadstools: The Natural History, Folklore, and Cultural Oddities of a Strange Association*, Berkeley, CA: Celestial Arts.

STAMETS, Paul
1993 *Growing Gourmet and Medicinal Mushrooms*, Berkeley: Ten Speed Press.
2002 »Novel Antimicrobials from Mushrooms«, *Herbalgram* 54: 28–33.

STRICKMAN, Michel
1979 »On the Alchemy of T'ao Hung-ching«, in: Holmes WELCH und Anna SEIDEL (Hg.), *Facets in Taoism*, New Haven und London: Yale University Press, S. 123–192.

WASSON, R. Gordon und Valentina P. WASSON
1957 *Mushrooms, Russia, and History*, New York: Pantheon Books.

YING Jianzhe, MAO Xiaolan, MA Qiming, ZONG Yichen und WEN Huaan
1989 *Icons of Medicinal Fungi from China*, Beijing: Science Press.

Piment

Pimenta spp., Myrtaceae (Myrtengewächse)

Pimenta dioica (L.) MERR., syn. *Pimenta officinalis* LINDL., *P. vulgaris* WIGHT et ARN., *Myrtus pimenta* L., Pimentbaum, Nelkenpfeffer (Mexiko, Westindien)

Pimenta racemosa (MILL.) J.W. MOORE, syn. *Pimenta acris* (SW.) KOSTEL, Bayrumbaum (Westindien, Venezuela, Guayana)

Andere Namen

Allerleigewürz, Allspice (engl.), Bois d'Inde (frz.), Clove pepper (engl.), Du-tedan (Cuicatleca), Englischgewürz, Gewürzkörner, Jamaica pepper, Jamaikapfeffer, Lorbeerbaum, Malagueta, Mutterkörner[572], Nelkenpfeffer, Neugewürz, Pfefferbaum, Patalolote, Patolote, Piment des anglais (frz.), Pimentbaum, Pimento, Pimentón (span.), Pimienta (span.), Pimienta de tabasco (span.), Pimiento (span.), Poivre de la Jamaique (frz.), Toute-épice (frz.), U'ucun (totonakisch), Xocoxochitl (aztekisch »saure Blüte«)

Pimentkörner nimmt man volksmedizinisch vorwiegend als Magentonikum bei Appetitlosigkeit. Die Körner stimulieren aber auch den Appetit auf Sex – zumindest bei reichlichem Genuss.

Als Liebesmittel hat Piment in erster Linie die Rolle eines **Gewürze**s. Er ist eine scharf machende Beigabe und gehört deshalb zu den **Kakao**zutaten. Piment eignet sich ebenso für aphrodisische **Badezusätze** und erotisches **Räucherwerk**.

Piment nennt man hierzulande Neugewürz, weil er erst im 16. Jahrhundert von den spanischen Konquistadoren aus Westindien nach Europa gebracht wurde. Er sollte eigentlich als Ersatz für **Pfeffer** dienen, konnte sich aber nicht neben diesem behaupten. Das Neugewürz wurde eher medizinisch als Appetitanreger und Erkältungstee genutzt, weniger als Gewürz, sei es für die Lust oder für **Speisen** (RÄTSCH 1992: 219f.*).

Inhaltsstoffe

Pimentfrüchte (Pimentae fructus, Fructus Pimentae; auch Fructus Amomi) enthalten 3 bis 4,5% **ätherisches Öl**, bestehend aus Eugenol, Caryophyllen, Cineol und anderem, sowie Harze, ein Alkaloid, Apfelsäure, Calciumoxalat, Zucker, Stärke und 12% Gerbstoffe (FRERICHS et al. 1938: II 448*, PAHLOW 1993: 469*).

Bezugsquellen

Pimentfrüchte gibt es in Supermärkten, Gewürzhandlungen, Reformhäusern und in der Apotheke.

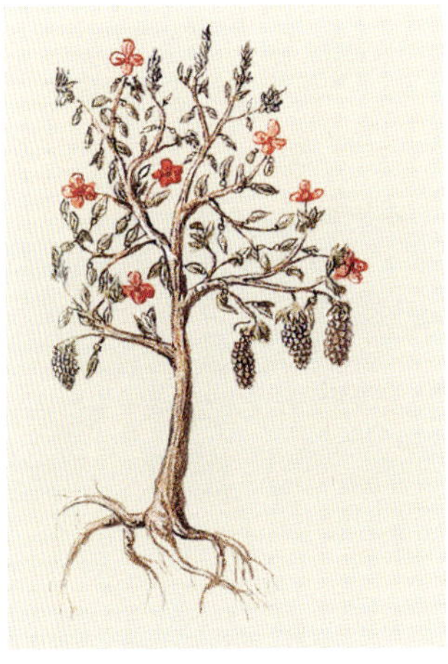

Der *Xocoxochitl* (Nahuatl, »saure Blüte«) genannte Pimentbaum (*Pimenta dioica* [L.] MERR.), dessen Früchte zum Würzen des Kakaos dienen und dessen Blätter mit Tabak geraucht wurden. (Aus NAVARRO 1801, fol. 177*)

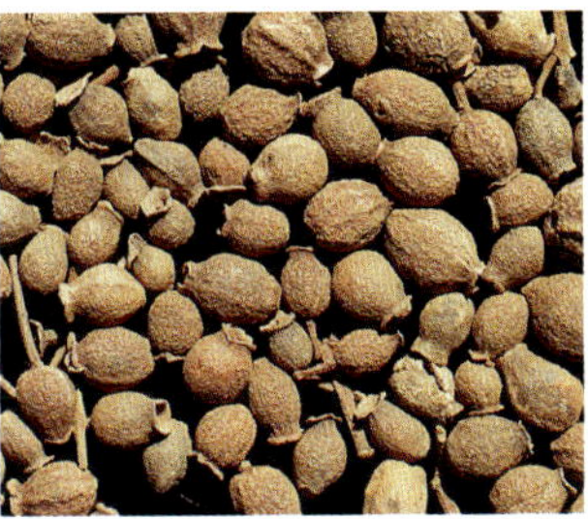

Pimentpfefferkörner *(Pimenta dioica)* aus dem Gewürzhandel. Piment ist gut für den Magen, fördert die Verdauung und regt an.

572 Nicht mit dem zu den **Pilze**n gehörenden Mutterkorn zu verwechseln!

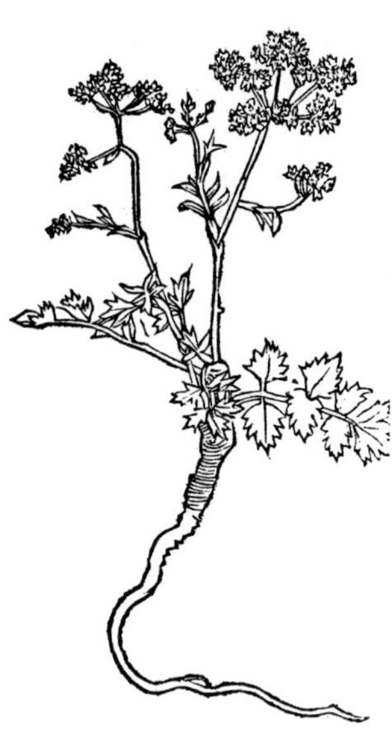

Bibernelle (*Pimpinella major*). (Holzschnitt aus Brunfels 1532*)

Pimpernelle

Große Pimpernelle

Pimpinella major (L.) Huds., Umbelliferae (Doldengewächse)[573]

Andere Namen

Bibernelle, Bockwurz, Boucage (frz. »Bock«), Pempernille, Persil de bouc (frz. »Petersilie des Bocks«), Pfefferwurz, Pimpernell, Pimpernellenkraut, Pimpinell, Pimpinellkraut, Pimprenelle grande (frz.), Steinpeterlein, Weißes Pimpinellkraut

Kleine Pimpernelle[574]

Sanguisorba minor Scop., Rosaceae (Rosengewächse)[575]
syn. *Poterium sanguisorba* L., *Pimpinella minor* (Scop.) Lam.
ssp. *minor* (Eurasien)
ssp. *muricata* (Spach) Briq., syn. *Sanguisorba muricata* (Spach) Gremli, *Poterium muricatum* Spach, *Poterium polygamum* Waldst. et Kit., *Sanguisorba polygama* (Waldst. et Kit.) Beck non F. Nyl. (Mittelmeergebiet)

Andere Namen

Kleine Bibernelle, Kleiner Wiesenknopf, Pimpernell, Pimprenelle des prés (frz.), Pimprenelle petite (frz.)

Beide Pimpernellen gehören zu den aphrodisischen **Gewürzen**. Botanisch sind sie nicht verwandt – dafür aber volkstaxonomisch.

Der Pflanzenname Pimpernelle ist eine Verballhornung von Bibernelle, dessen Bedeutung und Etymologie ungeklärt sind. Verbirgt sich hinter »Bibernelle« der »**Phallus** des Bibers« (vgl. **Bibergeil**)? Immerhin wurden Pflanzen, die einen strengen **Bock**sgeruch ausströmen, früher unter dem Namen *bibinella* zusammengefasst. Danach hat auch Linné den Gattungsnamen *Pimpinella* gebildet (Genaust 1996: 485*).[576]

Im vulgären Wortschatz bedeutet Pimpernelle den zum Koitus bereiten Penis oder **Phallus** (zusammengesetzt aus pimpern = koitieren, und nelle/nille = Penis). Inwieweit dieser obszöne Sprachgebrauch mit den Pimpernelle genannten Pflanzen zusammenhängt, ist ungeklärt.

Wer heute den kaum noch bekannten Pflanzennamen hört, denkt sofort an diese vulgäre Bedeutung. Deshalb entfaltet die Pimpernelle eine quasi linguistisch-aphrodisische Wirkung![577] Vermutet man in einer Pflanze, die so heißt, nicht eine Art Superaphrodisiakum?

Die kleine Bibernelle (*Pimpinella saxifraga*)

Sie hat einen nussartigen Geschmack und eignet sich besonders gut als Salatwürze. Sie enthält neben etwas **ätherischem Öl**, Pimpinellin ($C_{13}H_{10}O_5$), viele Mineralstoffe und Vitamine und gehört somit zu den »gesunden« Liebesmitteln. Sie gilt als ein »Gewürz für Liebhaber« seltener und raffinierter Würzen.

Pinie

Pinus spp., Pinaceae (Föhrengewächse)

Andere Namen

Föhre, Kiefer, Nusskiefer, Pina, Pine (engl.)

Pinienzapfen waren Symbole der Vermehrung und Fruchtbarkeit. Ihre Kerne schätzte man als Liebesmittel.

Die Pinie (*Pinus pinea* L.) wurde im Altertum sehr geschätzt, da sie fruchttragend war. Der Pinienzapfen war ein Symbol der Vermehrung und der Fruchtbarkeit. In seiner Gestalt erkannte man den **Phallus**. Pinienkerne oder -nüsse galten »in älterer Zeit als ausgezeichnetes Aphrodisiacum (Mattioli), daher man sie auch ›Kraftnüsslein‹ nennt« (Aigremont 1987: I 48*).

Mythos

Die Pinie spielte in den Mysterien der Demeter eine Rolle. Als Vorbereitung für die Thesmophorien, die im Herbst (Oktober/November) statt-

573 Die Große Pimpernelle ist verwandt mit Anis (*Pimpinella anisum* L., syn. *Anisum vulgare* Gaertn.), auch Anis-Bibernelle genannt: »Wie alle starken aromatischen **Gewürze** wirkt der Anis sexuell anregend. Dioskurides rechnet den Anissamen unter die Liebesmittel [denn] er ›reizt zum Beischlaf‹ (...) ferner brannte man aus seinen Früchten den Anisbranntwein [Pernod; vgl. **Absinth**] als Liebesmittel« (Hirschfeld und Linsert 1930: 192*).

574 Wird gerne mit der Kleinen Bibernelle (*Pimpinella saxifraga* L., Apiaceae) verwechselt (Pahlow 1993: 80*).

575 Verwandt mit dem Wiesenknopf (*Sanguisorba officinalis* L.).

576 Es gibt auch noch den »Pimpinellstein«, ein volkstümlicher Name für das Pharmazeutikum Lapis calaminaris (Arends 1935: 208*), gemahlenes Galmeierz, das hauptsächlich aus **Zink**karbonat und -silikat besteht (Frerichs et al. 1938: II: 980*).

577 Die Pimpernelle ist linguistisch mit der Pimpernuss (= Pistazie, *Staphylia pinnata* L, Staphyleaceae; vgl. **Nüsse**) verwandt: »Pimpernuss: die knochenharten Samen pimpern oder klappern in der Kapsel« (Prahn 1922: 154*). »›Pimpernuss‹ ist übrigens auch ein scherzhafter Name für Vulva im Elsass« (Aigremont 1987: I 47*).

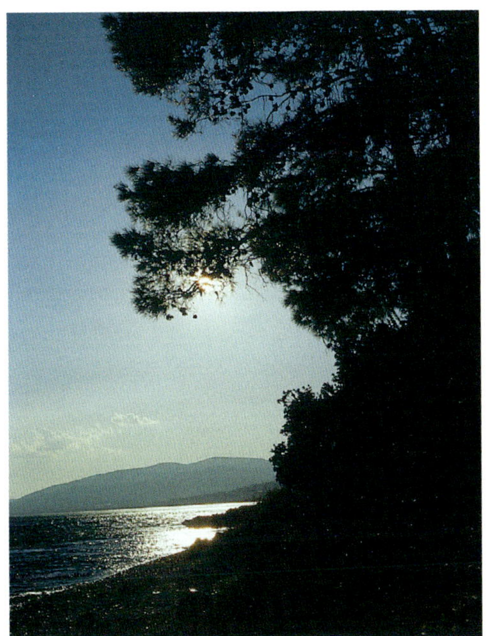

Pinien (*Pinus* sp.) waren in der Antike heilige Bäume, denn sie gaben Nahrung, Medizin, Liebesmittel, Räucherstoff, Kienspäne und Feuerholz. (Golf von Korinth, Griechenland, 9/1995)

fanden, warf man bei dem im Juni gefeierten Fest der Skira lebende Ferkel, Pinienzapfen, **Phallus**figuren und **Schlangen** aus Brotteig in die Megara, eine Art Erdhöhle. Dort blieben sie bis zu den Thesmophorien liegen. Am dritten Tag nahm man die verwesten Reste der Opfergaben aus dem Erdloch und legte sie auf den Altar der Demeter. Daraufhin wurden sie dem Saatgut beigemengt. Dieser ausschließlich von Frauen zelebrierte Ritus sollte Feldern wie Frauen Fruchtbarkeit bringen (vgl. **Keuschlamm**).

Der Pinienzapfen war auch das Emblem des Attis-Kybele-Kults und ein Zeichen des Dionysos (Brosse 1990: 128*, Vermaseren 1977). Schließlich war der Thyrsosstab, das Abzeichen der dionysischen Orgien, mit einem Pinienzapfen versehen (vgl. **Fenchel**). War die Pinie dem Dionysos auch deshalb heilig, weil in ihrer Nähe der **Fliegenpilz** wächst?

Schließlich war die Pinie auch ein Baum des lüsternen Hirtengottes Pan (Longos, *Daphnis und Chloe*).

Rezepte

Ein griechischer Zauberpapyrus empfiehlt als Aphrodisiakum »fünfzig Pinienapfelkerne, mit geriebenem **Pfeffer** vermischt, in zwei Gläsern Wein zu trinken« (Schur in Petron: 244*). Ovid dagegen nennt eine Mischung aus **Eier**n, Wald**honig** und der »Nuss, die im First stacheliger Pinien wächst« (*Ars Amatoria* V, 424f.) als vorzügliches Aphrodisiakum. Nach Demokrit wird *hermesias*, ein Aphrodisiakum zur Zeugung schöner und guter Kinder, aus Pinienkernen, **Honig**, **Myrrhe**, **Safran**, Palmwein (vgl. **Palmen**) und Milch gemischt (in Plinius XXIX, 166).

Ein Sexualtonikum

»Wenn einer sich zu schwach zum Lieben fühlt, so trinke er vor dem Zubettgehen ein Glas voll sehr dicken **Honig**s, esse zwanzig Mandeln [vgl. **Nüsse**] und einhundert Piniennüsse. Dies muss er drei Tage hintereinander tun« (Scheik Nefzaui 1985: 209*).

Inhaltsstoffe

In den Samen finden sich Spuren eines **ätherischen Öle**s sowie Fett und Kohlenhydrate. »Die Wirkung beruht auf dem starken Vitamingehalt, besonders von **Vitamin E**« (Kluge o. J.: 191*).

Literatur

Vermaseren, Maarten J.
1977 *Cybele and Attis, the Myth and the Cult*, London: Thames and Hudson.

Tanzende, ithyphallische Satyrn. Der Rechte hält einen aphrodisischen Pinienzapfen in Händen. (Detail einer Bemalung eines Keramikgefäßes aus der griechischen Antike).

Pockholz

Siehe **Guayakholz**

Polei

Siehe **Minzen**

Poppers

Amylnitrit $C_5H_{11}O_2N$
Amylium nitrosum, Salpetrigsäureamylester

Isobutylnitrit $C_4H_9O_2N$

Andere Namen

Amy, Duftwässerchen, Knacker, Liquid incense (engl.), Nitrites (engl.), Pearls (engl.), Po'pers, Popsey, Popsie, Rush (engl.), Snapper, Volatiles (engl.)

Poppers gehören zu den aphrodisischen **Schnüffelstoffen**. Sie werden vor allem unter Homosexuellen als Aphrodisiaka und Muskelrelaxanzien für den Analverkehr benutzt.

»Die inhalierbaren Nitrite sind wohl das, was einem echten Aphrodisiakum am nächsten kommt. Alleine in den USA werden jährlich zum Freizeitvergnügen 250 Millionen Dosierungen konsumiert.« (Lowry 1982: 77)

22 Vasomotorische Nervenmittel.

19. Die Mittel, welche vorzugsweise auf die vasomotorischen Nerven wirken, die Neurotica vasomotoria, zeigen eine auffallende Herabsetzung des Blutdrucks durch Lähmung des vasomotorischen Centrums in der Medulla oblongata, oder sie bewirken eine Blutdrucksteigerung. Der Amylnitrit (Amylium nitrosum) veranlasst schon in kleinen Mengen eine starke Herabsetzung des Blutdrucks, dass es bei vielen Krankheitszuständen, die auf Gefäss-Krampf oder übermässiger Spannung in den Arterien beruhen, bei Angina pectoris, Asthma, bei stenocardischen Anfällen, bei Fettherz, Stimmritzenkrampf, bei Migräne und Epilepsie, bei Ohnmachten und Convulsionen, vorzugsweise in Form von Inhalation zur Anwendung kommt. Man giesst 1—3 Tropfen auf einen in einem Kartenblatt befindlichen Wattetampon, hält denselben vor Mund und Nase und lässt am besten in aufrechter Stellung, tief einathmen. Sobald Röthe und Hitze des Gesichts eintreten, muss man mit der Inhalation aufhören. Bei Gehirncongestionen meide man Amylnitrit überhaupt.

17) Rp. Amyl. nitros. gutt. X.
Chloroformyl. 4,0.
Ds. Bei jedem Anfall von Asthma zu inhaliren.

18) Rp. Amyl. nitros. 2,5.
Spir. vini 5,0.
Ds. 6—10 Tropfen zu inhaliren bei Stenocardie nach Fettherz.

19) Rp. Amyl. nitros. 5,0.
Ds. 5 Tropfen zur Inhalation (Migräne).

Spirit. Aetheris nitrosi, versüsster Salpetergeist, **Spir. nitri dulcis.**

Dem Amylnitrit analog wirkend, zugleich Diuretikum und Carminativum, eine angenehm ätherisch, Borsdorfer Aepfeln ähnlich riechende Flüssigkeit, zu 10—40 Tropfen

Frühe Angaben zur medizinischen Wirkung und Nutzung von Amylnitrit. (Faksimile aus MICHAELIS 1905: 22*)

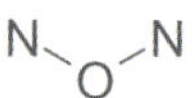

Lachgas (= Lustgas)

Nitroglycerin

Amylnitrit

Amylnitrit wurde im 19. Jahrhundert als Schmerzmittel zur Behandlung von Angina Pectoris (ähnlich wie zuvor **Nitroglycerin**) als Vasodilator in die Medizin eingeführt (BRUNTON 1867). Bald darauf wurden Amyl- und Butylnitrit als »Raumdeodorant« vermarktet.

Ein Jahrhundert später tauchte das vergessene medizinische Inhalationsmittel wieder auf, diesmal aber nicht in der Klinik, sondern auf der Straße, besonders in der »Drogenszene« und unter Schwulen, wo es als Partydroge und Aphrodisiakum genutzt wurde (COHEN 1978, LOURIA 1970, LOWRY 1979a).

Da die leicht flüchtige, gelbliche, intensiv plastikartig riechende Flüssigkeit an der Luft oder bei Helligkeit mit einem leisen Knall zerfällt, erhielt sie den populären Namen »Poppers« oder »Snappers«. Die flüchtigen Nitrite dienen seither vor allem als Schließmuskelentspannungmittel für Analsex mit aphrodisischem *rush* (GESCHWINDE 1996: 518*, LOWRY 1979c und 1982: 78).

Wirkung

Atmet man die Dämpfe ein, stellt sich eine plötzliche Gefäßerweiterung und Blutdrucksenkung ein. »Eine Nase voll, kurz vor dem Orgasmus, soll den Höhepunkt ausdehnen und ihn zu einem kosmischen Erlebnis sexueller Glückseligkeit sublimieren« (MÜLLER-EBELING und RÄTSCH 1986: 191*). Auch Frauen berichteten, etwas Amylnitrit habe während des Vorspiels eine uneingeschränkte Konzentration auf den Partner ermöglicht, ihre eigene Lust gesteigert und Verkrampfungen im Beckenbereich gelöst.

Amylnitrit wurde extensiv wissenschaftlich am Menschen erforscht und gilt als eines der sichersten Medikamente (WEIL und ROSEN 1983: 129*). Es wurden bislang so gut wie keine Nebenwirkungen festgestellt (LOWRY 1979b).

Warnung: Amylnitrit ist leicht entflammbar. Man sollte die Flüssigkeit keinesfalls trinken, auf die Haut, die Schleimhäute oder in die Augen bekommen!

Bezugsquellen

Amylnitrit ist eine verschreibungspflichtige Droge.

In Amsterdam wird es in versiegelten, als »Power-Pak« bezeichneten Fläschchen unter diversen Namen (z. B. *Rush*) in Sexshops an Personen über 18 Jahren verkauft. In Deutschland werden sie gelegentlich unter dem Ladentisch abgegeben.

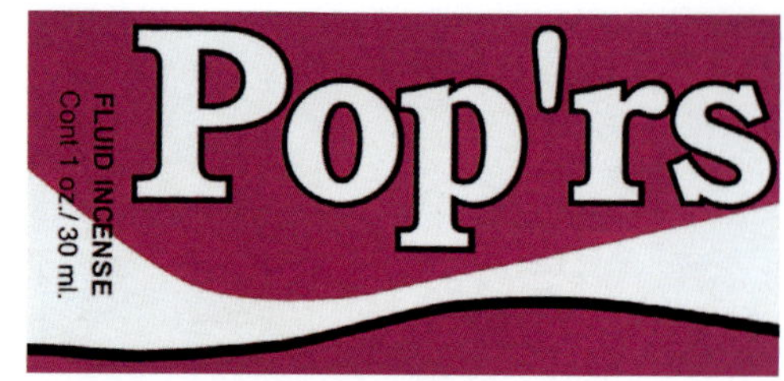

Pop'rs, die als »flüssiger Weihrauch« in Kanada verkauft werden. Die Flasche enthält Isobutylnitrit.

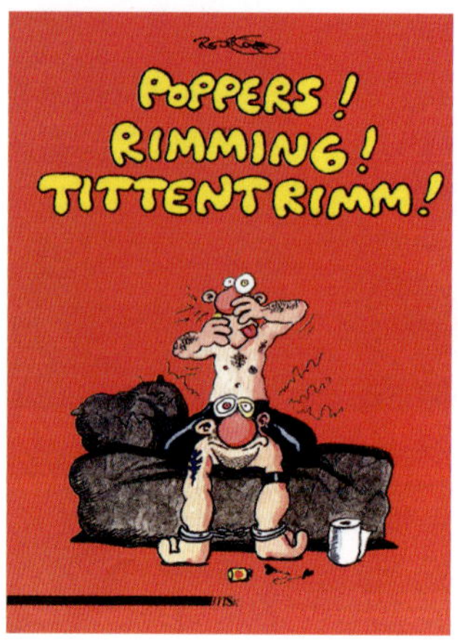

Poppers im Titel eines Schwulen-Comics. Die beiden haben, wie man sieht, reichlich Poppers geschnüffelt! (Umschlag: RALF KÖNIG, *Poppers! Rimming! Tittentrimm!*, Hamburg: MännerschwarmSkript Verlag, 2001)

Literatur

BRUNTON, T. L.
1867 »On the use of nitrite of amyl in angina pectoris«, *Lancet* 2: 97.

COHEN, Sidney
1978 »Amyl nitrite rediscovered«, *Drug Abuse and Alcoholism Newsletter* 7: 1–3.

EVERETT. G. M.
1975 »Amylnitrit (›poppers‹) as an Aphrodisiac«, in: M. SANDLER und G. L. GESSA (Hg.), *Sexual Behaviour – Pharmacology and Biochemistry*, New York: Raven.

LEVY, William
1983 *Oh Amsterdam!*, Linden: Volksverlag.

LOURIA, D. B.
1970 »Sexual Use of Amyl Nitrite«, *Medical Aspects of Human Sexuality* 4: 89.

LOWRY, Thomas P.
1979a »Amyl nitrite: An old high comes back to visit«, *Behavioral Medicine* 6: 19–21.
1979b »Amyl nitrite and the EEG: A pilot study«, *Journal of Psychedelic Drugs* 11(3): 239–241.
1979c »The volatile nitrites as sexual drugs: A user survey«, *Journal of Sex Education and Therapy* 5: 8–10.
1982 »Psychosexual Aspects of the Volatile Nitrites«, *Journal of Psychoactive Drugs* 14(1–2): 77–80.

Potenzholz

Andere Namen:

Potency-wood (engl.), Potenzbaum, Potenzholzbaum, Potenzmacher, Potenzrinde, Potenzwurzel

Potenzholz ist eine Sammelbezeichnung für Hölzer, deren Zubereitungen als Liebesmittel eine positive (zum Teil auch pharmakologisch nachgewiesene) Wirkung auf die männliche Potenz haben.

Meist wird das Wort »Potenzholz« als deutscher Name des **Yohimbe**baums verwendet. Es bezeichnet allerdings nicht ein einziges, botanisch genau definiertes Gewächs als vielmehr eine pharmakologische Eigenschaft, nämlich die Erhöhung der männlichen Potenz. Der Begriff »Potenzholz« kam mit den deutschen Matrosen, die Westafrika im späten 19. und frühen 20. Jahrhundert befuhren, nach Europa. Sie bezeichneten damit alle Hölzer, die von den Einheimischen als Aphrodisiaka benutzt wurden (MEYER 1993: 67*).

Alle diese Bäume (aus verschiedenen Pflanzenfamilien) zeichnen sich durch hartes bis extrem hartes Holz aus, das in verschiedenen Zubereitungen als Potenzmittel eingenommen wird (vgl. **Siete Raizes**).

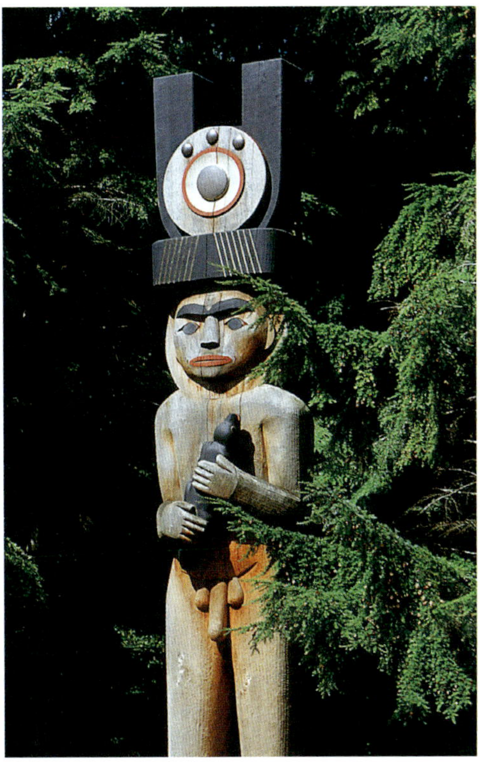

»Potenz-Holz«. Ein moderner Totempfahl der Kwakiutl/Haida (Nordwestküstenindianer) aus hartem Holz zeigt das harte männliche Geschlecht. (Vancouver, BC, Kanada, 2001)

»*Muiri pujama* aus der Rinde des brasilianischen, so genannten Potenzbaumes gewonnenes Aphrodisiacum, das in den zwanziger Jahren als *Muracitin* vertrieben wurde und heute in den *Titusperlen* als kleine Beimischung vorhanden ist.« (KLUGE o. J.: 187*)

»Zwei Ingredienzien der Liebestrank-Rezepte von Naturvölkern sind in die moderne Therapie als Aphrodisiaka eingegangen. Das aus der Wurzelrinde des in Brasilien beheimateten Baumes Murira puama [sic!] (*Liriosma ovata*) gewonnene Muriacithin und das in vielen neuzeitlichen pharmazeutischen Präparaten des **Reizmittel**-Sektors verwendete **Yohimbin**. (...) Die aphrodisische Wirkung der Rinde entdeckten die Eingeborenen von Kamerun. Sie verwendeten sie zu Liebestränken.« (LEHMANN 1966: 169*)

Potenzhölzer

Folgende Bäume, meist tropischer und fremdländischer Herkunft, werden mehr oder weniger als Potenzhölzer angesehen:

Bois bandé	1) *Richeria* spp., Euphorbiaceae
	2) *Roupala montana*, Proteaceae
	3) *Pariani* spp., Chrysobalanaceae
Cumaceba	1) *Swartzia* sp., Leguminosae
	2) *Caesalpinia* sp.
Drachenblut	*Croton* sp., Euphorbiaceae
Guayakholz	*Guajacum* spp., Zygophyllaceae
Muira-Puama	1) *Dulacia inopiflora*, syn. *Liriosma ovata*, Olacaceae
	2) *Ptychopetalum* spp., Olacaceae
	Ptychopetalum olacoides
	Ptychopetalum uncinatum
Quebracho	*Aspidosperma quebracho-blanco*, Apocynaceae
Tabernaemontana	*Tabernaemontana* spp., Apocynaceae
Yohimbe	1) *Pausinystalia yohimba*
	Pausinystalia spp., Rubiaceae
	2) *Corynanthe* spp., Rubiaceae
	Corynanthe pachyceras
	3) *Tabernaemontana* spp., Apocynaceae

Psilocybinhaltige Pilze

Psilocybe spp., Strophariaceae (Blätterpilze)
Panaeolus spp., Coprinaceae (Tintlinge); Panaeoloideae
Pluteus spp., Pluteaceae (Dachpilze)

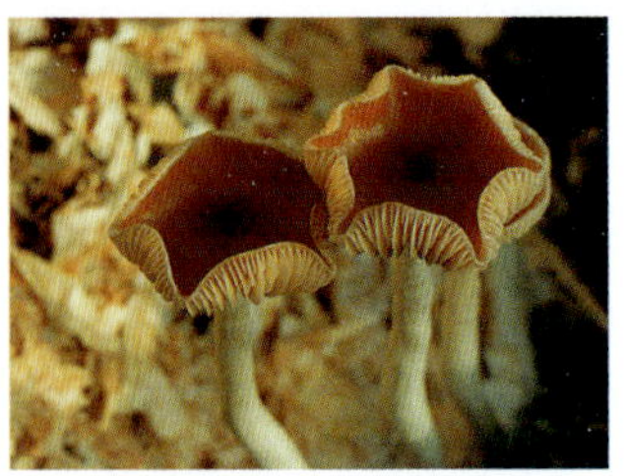

Der Gewellte Kahlkopf *(Psilocybe cyanescens)* ist eine der psilocybinreichsten Pilzarten. Er ist in Nordamerika und in Mitteleuropa verbreitet und lässt sich auch auf einem Nährboden aus Holzstücken oder Mulch kultivieren.

Psilocybin

CY-39, Indocybin; *O*-Phosphoryl-4-Hydroxy-*N,N*-dimethyltryptamin, 3(2-Dimethylamino) ethylindol-4-ol Dihydrogenphosphatester

Psilocin

Psilocine, Psilocyn (Falschschreibung in juristischer Literatur); 4-Hydroxy-*N,N*-dimethyltryptamin, 3-[2-(dimethylamino)ethyl]-1*H*-indol-4-ol

Summenformeln
Psilocybin: $C_{12}H_{17}N_2O_4P$
Psilocin: $C_{12}H_{16}N_2O$

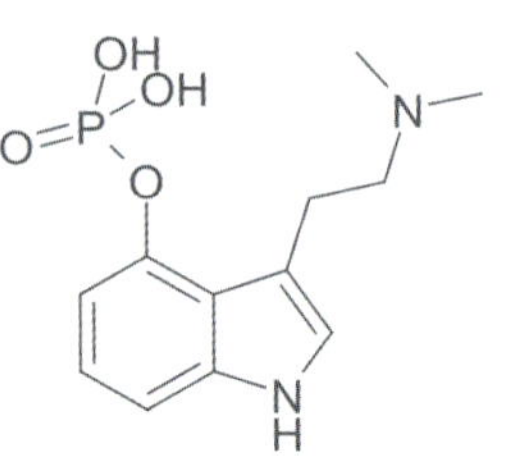

Psilocybin

Psilocin

Baeocystin

Stoffklasse: Tryptamine, Indolamine (Indolalkaloide)

Psilocybinhaltige **Pilze** (über 100 Arten) zeichnen sich durch ihren Alkaloidgehalt an Psilocybin und Psilocin aus und können deshalb – wie alle Psychedelika (**Ayahuasca**, **DMT**, **LSD**, **Meskalin** usw.) – auch erotische Gefühle auslösen. Zur dosisabhängigen aphrodisischen Wirkung siehe die Angaben unter **LSD**.

Vorkommen und Gebrauch

Überall auf der Welt kommen Pilzarten der Gattung *Psilocybe* vor, in denen die psychedelischen Wirkstoffe Psilocin und Psilocybin (manchmal auch Baeocystin) in unterschiedlich hohen Konzentrationen enthalten sind (Guzmán 1983 und 1995, Stamets 1997). Im Jura und auf den Alpenwiesen ist vor allem der **Spitzkegelige Kahlkopf** *(Psilocybe semilanceata)* verbreitet. In deutschen Wäldern gedeiht die sehr potente Art *Psilocybe cyanescens,* auf Pferdekoppeln und Kuhweiden der **Dunkelrandige Düngerling**.

In vielen traditionellen Kulturen werden solche Pilze als heilig betrachtet und in erster Linie von Schamanen bei Heilzeremonien benutzt (Rätsch 1995). Auch in Europa entstanden moderne Rituale, in welchen die heimischen psilocybinhaltigen Pilze als Entheogene benutzt werden (Rätsch 1996).

Meist werden die psilocybinhaltigen Pilze frisch oder getrocknet verzehrt. Sie können in **Honig** gestippt oder pulverisiert mit **Kakao** getrunken werden. Manchmal wird auch etwas Schokolade mit den Pilzen gegessen.

Forschungsgeschichte

Das Psilocybin wurde von dem Schweizer Chemiker und LSD-Entdecker Albert Hofmann 1955 erstmals aus dem mexikanischen **Zauberpilz** (*Psilocybe mexicana*) isoliert und identifiziert (Hofmann et al. 1958 und Hofmann und Troxler 1959). Das phosphorylierte Indolamin Psilocybin wird durch Abspaltung des Phosphorsäurerestes in Psilocin überführt (Hofmann und Troxler 1959). Psilocin wird durch das Fehlen des Phosphorsäureschutzes leicht an der phenolischen Hydroxylgruppe oxydiert, was zu blauen, chinoiden Produkten führt. Dadurch erklärt sich das Phänomen der Blauung gedrückter und geernteter psilocybinhaltiger Pilze (wie bei *Panaeolus cyanescens*, *Psilocybe cyanescens*). Psilocybin wird im Körper sofort in Psilocin, den eigentlichen psychoaktiven Wirkstoff, metabolisiert.

Psilocybin und Psilocin sind nahe verwandt mit Baeocystin (= *O*-Phosphoryl-4-Hydroxy-*N*-methyltryptamin, Norpsilocybin), das sehr wahrscheinlich die biogene Vorstufe zu Psilocybin darstellt (Repke et al. 1977; vgl. Brack et al. 1961, Chilton et al. 1979).

Dosis und Wirkung

Die gewöhnliche psychedelische Dosis von Psilocybin beträgt 10 mg. Die Wirkung setzt bei oraler Einnahme nach etwa 20 Minuten ein[578] und hält etwa vier Stunden an (Shulgin 1980). Erotisch-aphrodisische Gefühle stellen sich oft in der Phase nach der Hauptwirkung ein.

Rudolf Gelpke (1928–1972) nahm bei seinen Selbstexperimenten 6 bis 20 mg zu sich; bei 10 mg trat er seine schriftlich dokumentierten historischen »Fahrten in den Weltraum der Seele« an: »Dieser Rausch war ein Weltraumflug nicht des äußeren, sondern des inneren Menschen und ich erlebte die Wirklichkeit einen Augenblick von einem Standort aus, der irgendwo jenseits der Schwerkraft der Zeit liegt« (Gelpke 1962: 395).

Rechtslage

Beide Substanzen (Psilocybin und Psilocin) sind in den USA als Schedule I drugs klassifiziert (Shulgin 1980). Sie sind auch weltweit als »Betäubungsmittel« verboten. Ebenso sind die Analoge Psilocin-(eth) und Psilocybin-(eth) illegal (Körner 1994: 40*). In den Niederlanden soll ein abschließendes Urteil zur Rechtslage Mitte November 2002 gefällt werden. Einstweilen sind

578 Bei psilocybinhaltigen Pilzen kann es wegen der manchmal schweren Verdauungsfähigkeit länger dauern (bis zu 1½ Stunden). Sie sollten möglichst auf nüchternen Magen genommen werden. Die Dosierung ergibt sich aus der Alkaloidkonzentration.

Psilocybe cubensis, P. tampanensis, P. cyanescens, P. mexicana erhältlich über Conscious Dreams®.

Die getrockneten, psilocybinhaltigen Pilze sowie Sporen solcher Arten sind in Deutschland verboten.

Literatur

Adelaars, Arno
1999 *Alles über Psilos: Handbuch der Zauberpilze*, Solothurn: Nachtschatten Verlag.

Brack, A., Albert Hofmann, F. Kalberer, H. Kobel und J. Rutschmann
1961 »Tryptophan als biogenetische Vorstufe des Psilocybins«, *Archiv der Pharmazie* 294/66(4): 230–234.

Chilton, W. Scott, Jeremy Bigwood und Robert E. Jensen
1979 »Psilocin, Bufotenine and Serotonin: Historical and Biosynthetic Observations«, *Journal of Psychedelic Drugs* 11(1–2): 61–69.

Gelpke, Rudolf
1962 »Von Fahrten in den Weltraum der Seele: Berichte über Selbstversuche mit Delysid (LSD) und Psilocybin (CY)«, *Antaios* 3: 393–411.

Gottlieb, Adam
1997 *Psilocybin Production*, Berkeley: Ronin.

Guzmán, Gastón
1983 *The Genus Psilocybe*, Vaduz, Liechtenstein: Beihefte zu Nova Hedwigia, Nr. 74.
1995 »Supplement to the Monograph of the Genus *Psilocybe*«, *Taxonomic Monographs of Agaricales: Bibliotheca Mycologica* 159: 91–141.

Hofmann, Albert, A. Frey, H. Ott, Th. Petrzilka und F. Troxler
1958 »Konstitutionsaufklärung und Synthese von Psilocybin«, *Experientia* 14(11): 397–401.

Hofmann, Albert, Roger Heim, A. Brack und H. Kobel
1958 »Psilocybin, ein psychotroper Wirkstoff aus dem mexikanischen Rauschpilz *Psilocybe mexicana* Heim«, *Experientia* 14(3): 107–112.

Hofmann, Albert und F. Troxler
1959 »Identifizierung von Psilocin«, *Experientia* 15(3): 101–104.

Laatsch, Hartmut
1994 »Das Fleisch der Götter – Von den Rauschpilzen zur Neurotransmission«, in: Adolf Dittrich, Albert Hofmann und Hanscarl Leuner (Hg.), *Welten des Bewusstseins*, Berlin: VWB, Bd. 3: 181–195.

Rätsch, Christian
1995 »Pilze, Schamanen und die Facetten des Bewusstseins«, *Curare* 18(1): 3–14.
1996 »Die Rückkehr zur Kultur: Heilige Pilze in modernen Ritualen«, *Jahrbuch für Transkulturelle Medizin und Psychotherapie* 6(1995): 299–339.

Repke, David B., Dale Thomas Leslie und Gastón Guzmán
1977 »Baeocystin in *Psilocybe, Conocybe* and *Panaeolus*«, *Lloydia* 40(6): 566–578.

Shulgin, Alexander T.
1980 »Psilocybin«, *Journal of Psychedelic Drugs* 12(1): 79.

Stafford, Peter
1980 *Psilocybin und andere Pilze*, Markt Erlbach: Raymond Martin Verlag.

Stamets, Paul
1978 *Psilocybe Mushrooms and Their Allies*, Seattle: Homestead.
1999 *Psilocybinpilze der Welt: Ein praktischer Führer zur sicheren Bestimmung*, Aarau: AT Verlag.

Pusanga

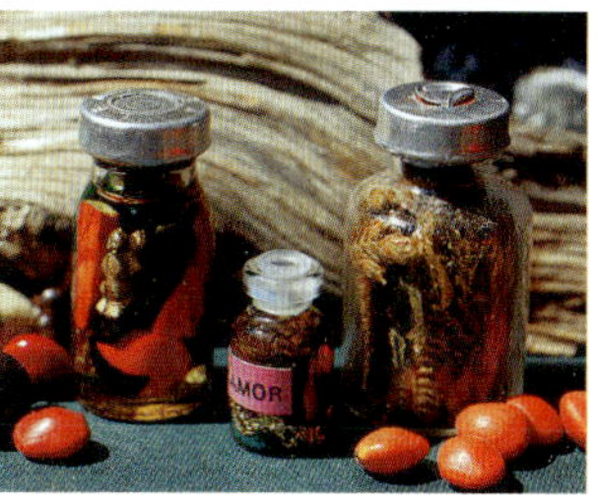

Pusangas (Liebeszauber) aus Peru.

Andere Namen

Noi rau (Shipibo), Puságki (Aguaruna), Puzanga, Seguro

Als Pusanga bezeichnet man in Peru sowohl eine Pflanze, einen Hexentrank, einen **Liebeszauber** wie auch einen Schadenzauber.

Im peruanischen Amazonasgebiet benutzt man den Namen *pusanga* allgemein für »Hexentränke« und **Liebestränke** (Dobkin de Rios 1969 und 1992: 166). Man sagt, dass die ebenfalls *pusanga* genannten Liebesmagierituale von negativen, schwarzmagischen Schamanen ausgeführt werden, die sich in die rosa Amazonas**delfine** *(Inia geoffrensis)* verwandeln können. Die **Genitalien** dieses Säugetiers sollen in den Liebestränken verarbeitet sein (Luna und Amaringo 1991: 37).

Um sich vor Schaden stiftenden *pusangas* zu schützen oder sich dagegen zu wehren, bereiten Ayahuasqueros und Curanderos enthexende Trünke zu. Don Hilde zum Beispiel, ein Mestizo-Ayahuasquero aus Pucallpa, braut einen solchen Gegentrunk aus *floripondio* (**Engelstrompete**, *Brugmansia suaveolens*), **Zwiebeln**, **Knoblauch**, Kampfer und Duftwässerchen (Dobkin de Rios 1992: 130).

Gebrauch

Die bisher botanisch nicht bestimmte Pusanga-Pflanze gilt in Nordwestperu bei den Curanderos (Volksheilern) als sehr »mächtig«: »sie ist schwer zu erhalten und sehr teuer. Speziell für Liebeszauber. Mit ein klein wenig von dieser Pflanze geht man möglichst nahe an der Person vorbei, die man begehrt, um ihre Zuwendung zu erlangen« (Giese 1989: 252). Die Pusanga-Pflanze ist eine Zutat für die Initiationstränke (**San Pedro**) der Curanderos. Auch den *florecimientos* (= Kräuter**amulette**n; wörtl. »Blühen, Gedeihen«) fügt man Pflanzenteile hinzu.

579 *Pega-pega* oder *amor seco* (= »trockene Liebe«; *Desmodium adscandens* [Sw.] DeCandolle, Leguminosae) enthält möglicherweise **DMT** und **Bufotenin**.

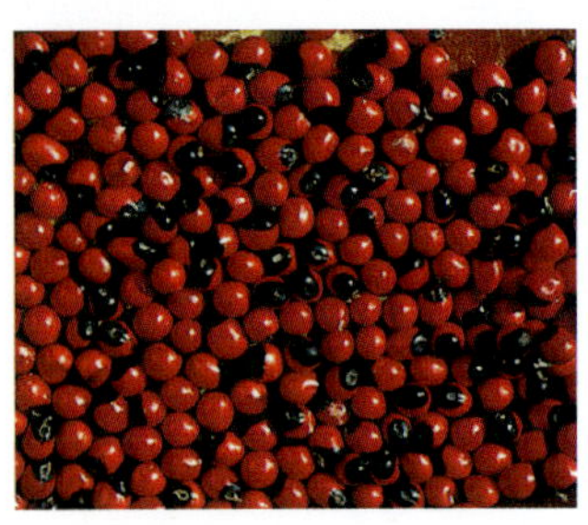

Paternostererbsen sind die Samen eines tropischen Schlinggewächses (*Abrus precatorius*), die oft als »Herz« (*corazón*) des Seguro-Liebeszaubers benutzt werden. Die Samen enthalten das giftige Alkaloid Abrin. Die ungiftigen Blätter dieser Pflanze werden als Kaffeesurrogat benutzt und sind Bestandteil einiger Liebesmittel.

Zu den wichtigsten Pflanzen für *pusangas* (als **Liebeszauber**) gehören *pega-pega, salia kuiva, chu-chu-mai-harina* oder *amor seco*[579]. Die Wurzel dieser und fünf bis sechs anderer Pflanzen werden pulverisiert und mit Öl zu einem **Parfüm** verarbeitet. Dieses Parfüm wird während einer **Ayahuasca**sitzung magisch »aufgeladen« und danach als Liebeszauber genutzt (LUNA und AMARINGO 1991: 118).

Seguros, Kräuterflaschen

Seguros (span. »Versicherungen«) sind in erster Linie apotropäische, Unheil abwehrende, **Amulette** oder wunscherfüllende Talismane. In Peru handelt es sich bei Seguros um durchsichtige (gebrauchte) Injektionsampullen, Fläschchen, Flaschen oder Gläser, die mit verschiedenen Kompositionen aus Kräutern, Rinden, Samen, Glasperlen, kleinen Heiligenbildern, Plastikkreuzen, gefärbten Stofffetzen, Eidechsenschwänzen *(lagarto)*, Aloestacheln und anderem gefüllt sind. Devotionalienhändler bieten auf Märkten solche Seguros als Glücksbringer für verschiedene Liebesangelegenheiten, wie lange Liebe, eine gute Ehe, Liebesglück – aber auch für gute Geschäfte oder Reichtum, an.

Ein solches Seguro stellt mikrokosmisch einen Menschen dar. Die Flasche ist der Körper, der Flaschenhals und der Korken Hals und Kopf. Das Herz wird durch den *corazón*, »Herz«, genannten roten Samen symbolisiert. Diese »Herzen« stammen von ähnlich unterschiedlichen Arten wie die mexikanischen **Colorines**. So konnten wir in peruanischen Seguros rotschwarze Ormosia-Samen und rot-schwarze Paternostererbsen (*Abrus precatorius* L., Leguminosae) ausmachen.

In vielen Kulturen nutzen »Zauberer« Paternostererbsen magisch für Schaden- und Todeszauber. Nach naturwissenschaftlichen Erklärungen handelt es sich dabei um pharmakologisch induzierte Giftmorde (MÜLLER-EBELING und RÄTSCH 1989: 65f.*). Dass Paternostererbsen für Liebes- und auch Todeszauber verwendet werden, ist nicht ungewöhnlich. Viele tradionelle Liebesmittel sind auch gefürchtete Gifte. **Arsen**, **Brechnuss**, **Stechapfel** und **Strychnin** sind Pharmaka, die je nach Dosierung, Set und Setting aphrodisisch oder tödlich wirken können.

In Seguros werden Pflanzenteile von **Bärlapp**, **Zypergras**, einigen **Borrachero**s (*Pernettya* spp.), **Baldrian**, Blüten von **Engelstrompete**n, Samen (**Cabalonga**, **Espingo**), Holzspäne (von *chonta*-**Palmen**, *Guilielma* sp., *Bactris* spp., *Mauritia* spp.), **Palo Santo** und anderes verwendet.

Die Kombinationen werden dem Zweck entsprechend (Schutz, Heilung, **Liebeszauber**, Glücksbringer) und nach individuellen Bedürfnissen, wie der Behandlung spezieller Krankheiten, gemischt (GIESE 1989). Zur »Aktivierung« wird das trockene Gemisch mit Wasser, gegebenenfalls auch mit **Schnaps** (Aguardiente, Rum, Pisco) oder **Wein**, bis zum Halsrand aufgegossen. Das fest verkorkte oder zugeschraubte Gefäß trägt man als persönliches Amulett bei sich oder platziert es auf dem Hausaltar. Sehr selten trinkt der Besitzer die Flüssigkeit.

Ähnliche **Liebeszauber** gibt es überall auf der Welt, etwa auf den Philippinen (vgl. **Kokonuss**). In vielen Kulturen nutzen »Zauberer« Paternostererbsen magisch für Schaden- und Todeszauber. Naturwissenschaftlichen Erklärungen zufolge handelt es sich dabei um pharmakologisch induzierte Giftmorde (MÜLLER-EBELING und RÄTSCH 1989: 65f.*). Dass Paternostererbsen für Liebeswie auch Todeszauber verwendet werden ist nicht ungewöhnlich. Viele traditionelle Liebesmittel sind auch gefürchtete Gifte. **Arsen**, **Brechnuss**, **Stechapfel** und **Strychnin** sind Pharmaka, die, je nach Dosierung, Set und Setting, aphrodisisch oder tödlich wirken können.

Literatur

BROWN, Michael F.

1985 *Tsewa's Gift: Magic and Meaning in an Amazonian Society*, Washington D.C.: Smithsonian Institution Press.

DOBKIN DE RIOS, Marlene

1969 »La cultura de la pobreza y el amor mágico: Un síndrome urbano de la selva peruana«, *América Indígena* 29: 3–16.

1992 *Amazon Healer*, Bridport, Dorset: Prism Press.

GIESE, Claudius Cristobal

1989 *«Curanderos»: Traditionelle Heiler in Nord-Peru (Küste und Hochland)*, Hohenschäftlarn: Klaus Renner Verlag (Münchner Beiträge zur Amerikanistik, Bd. 20).

LUNA, Luis Eduardo und Pablo AMARINGO

1991 *Ayahuasca Visions*, Berkeley: North Atlantic Books.

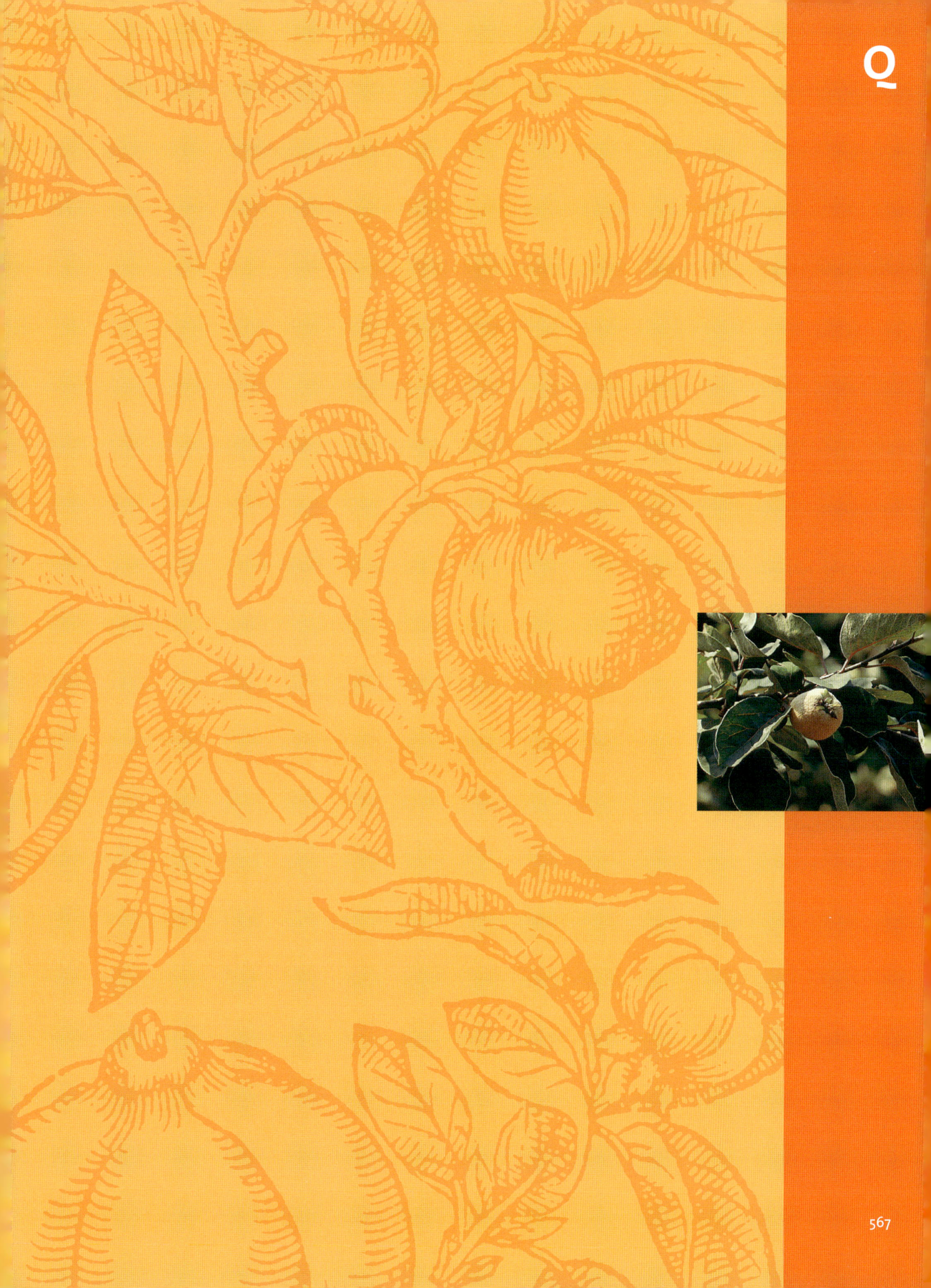

Q

Qat

Siehe **Kat**

Quararibea

Siehe **Kakaoblüte, Pusanga**

Quarz

Siehe **Bergkristall**

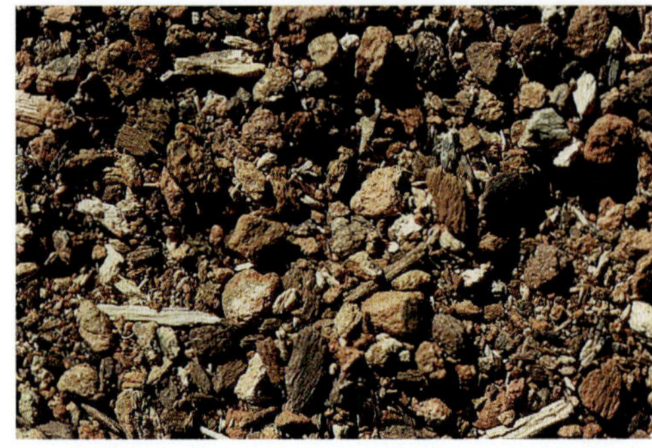

Die südamerikanische Quebrachorinde (*Aspidosperma quebracho-blanco*) ist auch bei uns in der Apotheke erhältlich. Sie wurde 1880 als Fiebermittel in die deutsche Pharmacopöe aufgenommen. Zusammen mit Rotem Pfeffer (*Schinus molle*) kann daraus ein Liebestrank bereitet werden.

»Quebracho (...) man schreibt ihm auch die Eigenschaft zu, die Sauerstoffaufnahme und das Bindungsvermögen des Bluts für Sauerstoff wesentlich zu erhöhen: man achte nur auf den Unterschied zwischen *ächten* und *falschen* Rinden.« (MICHAELIS 1905: 31f.*)

»Bei der Erforschung der Aphrodisiaka sind wir zu der Erkenntnis gekommen, dass Mischungen wesentlich besser und umfassender wirken, als die einzelnen Pflanzen. (...) eine durchaus wirksame Pflanze (...) dieses Wirkungsbereiches ist Quebracho.« (SCHULDES 1995: 20*)

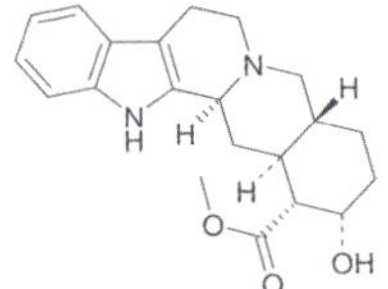

Yohimbin

Quebrachobaum

Aspidosperma quebracho-blanco SCHLECHT., Apocynaceae (Hundsgiftgewächse) syn. *A. chakensis* SPEG., *A. crotalorum* SPEG., *A. quebracho* GRISEB., *Macaglia quebracho* O. KTZE., *Macaglia quebracho-blanco* (SCHLECHT.) LYONS

Andere Namen

Cacha, Ebedu (Ayoreo), Igüiraro (Chirguano), Kacha-Kacha (Aymara), Kkachakkacha, Kebratscho, No'dik (Pilagá), Qach qacha, Québracho (frz.), Quebracho blanco (span.), Weißer Quebracho, White Quebracho (engl.), Willca (Quechua)

Der Quebrachorinde werden immer wieder aphrodisierende Kräfte mit psychoaktiven Wirkungen zugeschrieben (SCHULDES 1995: 20*).

Der bis zu zwanzig Meter hohe, gelb blühende Quebrachobaum wächst im südamerikanischen Grasland (Argentinien, Chaco, Peru und Bolivien). Sein Holz ist steinhart – deshalb betrachten es die Indianer als Potenzmittel; es ist ein **Potenzholz**. Der volkstümliche Name *quebracho* bedeutet »Axtbrecher« und wird für viele Hartholz liefernde Baumarten benutzt.[580] Die Quechua und Aymara in Bolivien sagen, dass die Rinde ein »potentes Aphrodisiakum« sei (OBLITAS POBLETE 1992: 301*).

Gebrauch

Manchen Indianern gilt der Quebracho als Zauberbaum, unter dessen Krone sie nächtliche Tanzrituale und schamanische Divinationen abhalten; zum Schamanenbaum wird er, wenn sie ihn besteigen, um mit Tiergeistern zu kommunizieren (vgl. **Huanarpo**).

In der indianischen Volksmedizin werden Holz und Rinde bei Atembeschwerden, Husten, Erkältungen, Leberschmerzen, sogar bei Malaria und Syphilis sowie als Schmerzmittel und Abortativum eingesetzt (FILIPOV 1994: 185*). Für die im paraguayischen Chaco lebenden Ayoreoindianer gilt derselbe, *ebedu* genannte Baum als Panazee und Kräftigungsmittel. Sie nutzen ihn bei vielen Krankheiten, auch bei sexuellen Gebrechen (SCHMEDA-HIRSCHMANN 1993: 107, 108*). Für aphrodisische Zwecke wird meist die Rinde mit **Maté** (*Ilex paraguariensis*) gekocht.

In Paraguay braut man aus zermahlenem Mais, zerstoßenen Früchten vom Roten **Pfeffer** (*Schinus molle*) und Quebrachorinde auch ein aphrodisisches **Bier**.

Zum aphrodisischen Gebrauch hat sich Rindentee wenig bewährt, da es leicht zu unangenehmen Reaktionen wie Übelkeit und Erbrechen kommt. Dafür scheinen sich alkoholische Rindenextrakte besser zu eignen.

Inhaltsstoffe

Die Quebrachorinde enthält etwa 0,3 bis 1,4% Alkaloide, dreißig Indolalkaloide, davon sechs Hauptalkaloide (insgesamt mindestens 1%): Quebrachin ($C_{21}H_{26}O_3N_2$ = **Yohimbin**), Aspidospermin, Quebrachamin, Hypoquebrachin, Aspidosamin (FRERICHS et al. 1938: II 541*, ROTH et al. 1994: 156*, SANTOS BILONI 1990: 119*). Die Früchte enthalten das Indolalkaloid Aspidospermatin; auch die Blätter enthalten Indole. Pharmakolo-

580 Horco Quebracho (*Schinopsis haenkeana* ENGLER), Quebracho colorado chaqueño (*Schinopsis balansae* ENGLER), Quebracho colorado santiagueño (*Schinopsis quebracho-colorado* [SCHLECHT.] BARKLEY et MEYER), Quebrachillo (*Diatenopteryx sorbifolia* RADLK.), Quebracho blanco chico (*Aspidosperma triternatum* ROJAS ACOSTA; syn. *Aspidosperma quebracho-blanco* SCHLECHT. ssp. *brevifolium* HASSL) (vgl. SANTOS BILONI 1990: 35, 107, 109, 199, 239*).

gische Studien fehlen (HOFFMANN-BOHM 1992: 401f.).

Andere Aspidosperma spp. als Liebesmittel

Die in Südamerika *remocaspi* genannte *Aspidosperma exelsum* enthält antibakterielle Alkaloide (SCHULTES und RAFFAUF 1990: 64*) und ist eine Zutat zu den **Siete Raizes**. Die Rinde der bolivianischen *Aspidosperma vargasii* A. DC. wird als starkes Tonikum und Herzmittel als Aufguss getrunken (DE LUCCA und ZALLES 1992: 38*).

Die mexikanische *Aspidosperma megalocarpon* MUELL. ARG. heißt auf Maya *pelma'ax*, wörtlich »Vulva des **Affen**« (BARRERA M. et al. 1976: 122*), ein durchaus deutlicher Name. Über einen Gebrauch als Liebesmittel liegen jedoch keine Daten vor. In Chiapas verwendet man *Aspidosperma cruentum* WOODS bei »Herzweh«, das heißt Liebeskummer (ARGUETA V. et al. 1994: 1496*).

Bezugsquellen

Quebrachorinde (Quebracho cortex, Cortex Quebracho) gibt es gelegentlich im Apothekenhandel.

Literatur

HOFFMANN-BOHM, Kerstin
1992 »Aspidosperma«, in: *Hagers Handbuch der pharmazeutischen Praxis* (5. Aufl.), Berlin: Springer, Bd. 4: 400–405.

Quitte

Cydonia oblonga MILL., Rosaceae
syn. *Cydonia vulgaris* DELARBRE, *Pirus Cydonia* L.

Andere Namen

Chrysomelina, Chüttene (alemann.), Coignassier (frz.), Coignier (frz.), Coing, Coudonnier (frz.), Cydonea, Kdaule (böhmisch), Kitte, Kütte, Kydonion melon (griech.), Kydonischer Apfel, Mala Cydonia, Marmelo (portugies.), Mele rotogne, Quede, Membrilhos, Quince (engl.), Safarjal (arab.), Saffargel, Schmeckbirne

Die Quitte ist ein symbolisches Liebesmittel. Ihre Kerne dienen dem **Liebeszauber**. Quittengelee gilt als aphrodisische **Speise**.

»Der Heilige Prophet sagte: ›Esst die Quitte, denn sie macht das Herz süß‹. Denn Allah hat keinen Propheten als Seinen Botschafter geschickt, ohne ihn mit der Quitte des Paradieses zu ernähren. Denn die Quitte gibt uns Kraft, bis wir die Kraft von vierzig Männern haben« (MOINUDDIN 1984: 99*). Die quittengelbe Frucht verhilft zwar wohl nicht zu einer (aphrodisisch interpretierten) Manneskraft, die vierzig Frauen befriedigen kann, doch ihr Ruf als mythisch-symbolisches Liebesmittel schlug sich seit der Antike im Volksbrauch nieder.

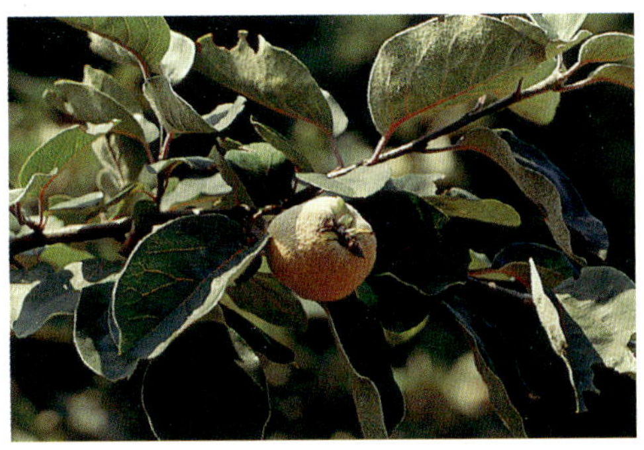

Die aus Vorderasien und dem Kaukasus stammende Quitte (*Cydonia oblonga*) gehört zu den »Äpfeln der Aphrodite«.

»Man legt [die Quitte] heute auch in die Empfangszimmer der Männer und stellt sie auf Götterbilder, die Zeugen unserer Nächte.« (PLINIUS XV, 39)

Mythos und Magie

»Die Quitte, der ›kydonische Apfel‹ hatte in Griechenland eine bei weitem höhere Bedeutung als der gewöhnliche Apfel. Wegen der schönen Farbe, des herrlichen Duftes, der zahlreichen Körner ward sie zum Symbol der Schönheit, Liebe und Fruchtbarkeit und war der Aphrodite heilig. Quitten schenken und miteinander essen bedeutete: seine Liebe erklären und die Liebe des anderen erhören. Von Quitten träumen kündete Liebesglück. Von den Römern übernahmen die Deutschen frühzeitig die Quitte. (...) Wie den Griechen und Römern galt auch den Deutschen, von ihnen beeinflusst, die Quitte als Sinnbild der Fruchtbarkeit einer glücklichen Ehe. Man setzte sie jungen Brautleuten vor, dass die Ehe eine kindergesegnete werde (...) Mütter sollten von Zeit zu Zeit Quitten essen, damit sie kluge Kinder bekommen« (HIRSCHFELD und LINSERT 1930: 173f.*).

Neben der symbolischen Bedeutung fand die Quitte auch magische Verwendung: »Zum **Liebeszauber** verwendet die Siebenbürgische Waldzigeunerin Quittenkerne. Mit dem **Blut** ihres linken kleinen Fingers und mit dem **Haar** des Burschen zu einem Brei gekocht, mit einem Sprüchlein zur Vollmondzeit gefeit, werden sie dem Burschen an den Rock gerieben« (AIGREMONT 1987: I 88*).

»Die goldenen Äpfel der Hesperiden« (bekannt von den zwölf Taten des griechischen Helden Herakles) bezeichneten nicht die Früchte des **Apfel**baums, sondern die mythischen »Früchte der Unsterblichkeit« (vgl. **Alraune**, **Granatapfel**). Immer wieder versuchte man, diese botanisch zu identifizieren: »Der Apfel der Hesperiden war nicht etwa, wie vielfach angenommen wird, mit der Apfelsine identisch, sondern es handelt sich

»Die goldenen Äpfel der Hesperiden, ein Geschenk der Erdmutter Gaia zur Hochzeit von Zeus und Hera, waren die Früchte eines Baumes, der irgendwo fern im Westen in einem heiligen Garten wuchs (...) Sie wurden von Nymphen gehütet, die man als Töchter der Nacht und des Titanen Atlas (...) Hesperiden nannte (griech. Hespera [Abend/Westen]).« (KRAUSS und UTHEMANN 1988: 72)

»Im Mittelalter wurde die Quitte so hoch geschätzt, dass man in Frankreich Quittenpaste königlichen Hoheiten zum Geschenk machte, wenn sie sich in Orléans aufhielten, wo diese Paste hergestellt wurde.« (ROOT 1996: 328*)

bei ihm um den so genannten ›Kydonischen Apfel‹, nämlich die Quitte [*Cydonia oblonga*], wobei der Beiname auf die Kydonen oder Kreter bezogen wird. Sie war der Aphrodite geweiht. Aus ihrem Fruchtfleisch wird eine schmackhafte Marmelade bereitet. Der Ausdruck Marmelade geht sogar auf sie zurück; denn das portugiesische ›marmelo‹ bedeutet soviel wie Quittenkäse oder Quittenmus« (GRANDJOT 1991: 53).

Immer wieder liest man in der Literatur, dass Quittenmus und Quittengelee einen »eindeutig erotischen Effekt« haben (WEDECK 1961: 202*). Zumindest sind Quittenmus und Käse beliebte Nachspeisen eines erotischen Mahls (vgl. **Speisen**).

Quittenkerne (Augensamen, Schleimkörner) waren auch ein Bestandteil von **Theriak** (KLUGE o. J.: 191*).

Die Quitte (*Cydonia oblonga*) stammt aus dem westlichen Asien und wurde schon zur Antike angebaut. Ihre goldgelben Früchte waren ein Symbol der Liebe und wurde den Neuvermählten geschenkt, um ihnen eine lange und erfüllte Ehe zu gewähren. In der rituellen Magie werden die Früchte bei Anrufungen der Venusengel und Wasserwesen bereitgestellt (STRASSMANN 1994: 213). (Holzschnitt aus: MATTHIOLUS 1626: 82*)

Quitten-Latwerge

»Die Quitten braucht man viel in den Apotecken/ denn man macht darauß einen Safft/ Syrup/ Latwergen/ Oele/ auch nützt man die Kern/ Laub und Blumen/ und solchs alles dienet zu stopffung allerley Flüsse deß gantzen Leibs. (...)

Ein schön/ köstlich/ unnd wolschmeckend QuittenLatwergen/ *Diacitoniten* genannt/ magstu machen also: Nimb Quitten/ alsbald sie vom Baume kommen/ schele die Rinden und Kern darvon/ zerschneide und seud sie in Wasser/ dariñen drey Pfundt Zucker zerlassen sind/ und rühr und zertreib es wol mit einem hültzen Stempffel/ dieweil es seudet/ biß gleich wie ein dicker Brey darauß wirt/ alsdann nimb es vom Fewer/ geuß es in ein Scatel/ so hastu ein schön und lieblich Latwergen. (...)

So jemandes einen steiffen Trunck hett gethan/ und besorgte/ daß ihm der starcke Geruch vom Wein zu viel in das Haupt möchte dempffen/ der esse alsbald gebratene Quitten/ oder die jetztgemeldte Latwergen/ so schadet im der Wein desto weniger« (MATTHIOLUS 1626: 82c*).

Inhaltsstoffe

Die Quittenkerne (Cydoniae semen, Semen Cydoniae) enthalten Schleim, Amygdalin, Emulsin, Gerbstoff und fettes Öl (PAHLOW 1993: 471*). Im Quittenmus und -gelee sind Zucker (insbesondere Lävulose), Säuren, Gerbstoffe, Pectine, **ätherisches Öl** und Vitamin C enthalten (FISCHER und KRUG 1984: 197*).

Literatur

GRANDJOT, Werner

1991 *Führer durch das Pflanzenreich der Mittelmeerländern*, München: Bruckmann.

KRAUSS, Heinrich und Eva UTHEMANN

1988 *Was Bilder erzählen: Die klassischen Geschichten aus Antike und Christentum*, München: C. H. Beck.

STRASSMANN, René A.

1994 *Baumheilkunde: Begegnungen und Erfahrungen mit den Heilkräften der Bäume*, Aarau: AT Verlag.

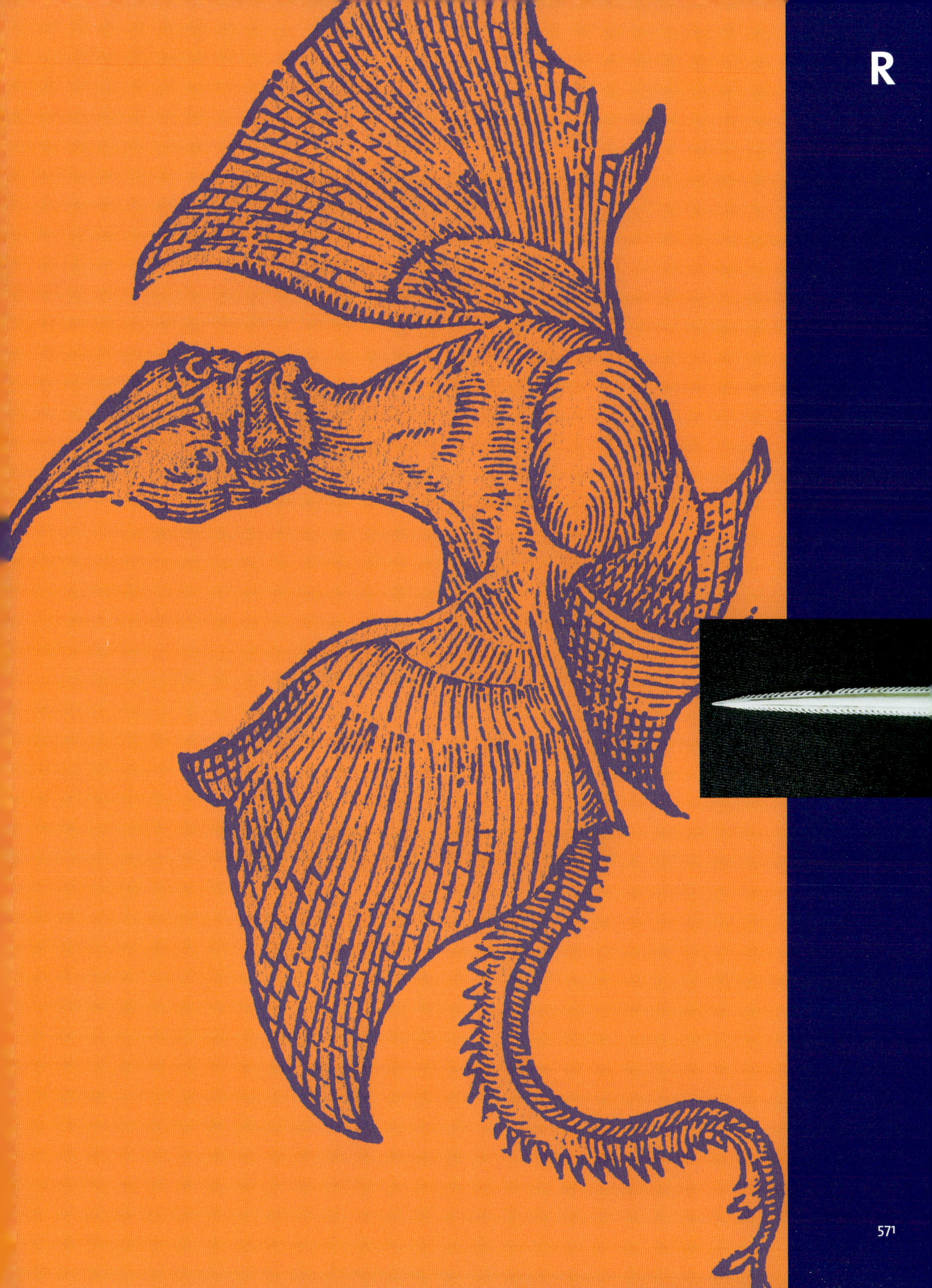

R

»Die Welt ist viel abwegiger und bedrohlicher als die meisten Menschen je begreifen. Frag du mal irgendwelche von den Leuten, die was von dem Belladonna [**Tollkirsche**] abgekriegt haben, und die werden mir in dem Punkt Recht geben.« (WILSON 1984: 26)

Rape Drugs

Andere Namen

Date rape pills (engl.), Rape pills (engl.) – Drogen, um Frauen «flachzulegen»

Unter Rape Drugs versteht man Substanzen, die das Subjekt der Begierde den eigenen sexuellen Wünschen gefügig machen. Wunschtraum vieler Männer, Gegenstand erotischer weiblicher Fantasien – oder Alptraum.

»Vergewaltigungsdrogen« – der heimliche Wunschtraum vieler Männer? Erhoffen sich nicht viele ein Mittel, eine geheime, unbemerkbare Droge, die man einer begehrten Frau nur in den Tee zu geben bräuchte, um sie wollüstig oder willenlos zu machen und somit den eigenen Wünschen zu unterwerfen?

Diese Wunschvorstellung ist uralt. Sie lag im magischen Volksglauben Rezepturen von Liebestränken und geheimen Beschwörungen im **Liebeszauber** zugrunde. Menschen beiderlei Geschlechts erhofften sich die Existenz und zuverlässige Wirksamkeit solcher Mittel. Frauen wollten mit ihrer Hilfe Männerherzen erobern – Männer verlockende Kurven von Weibsleuten in Besitz nehmen.

Legende ...

Vielen Liebesmitteln unterstellt man bis heute solch eine (erhofft oder befürchtet) überwältigende Wirkung. Die diesbezüglichen Legenden sind unübersehbar – und meist in phantasmagorischen Gefilden angesiedelt.

Da war die Rede von Chinesen, die ihre Opfer mit **Opium** willenlos gemacht hätten. (Angeblich soll dies sogar einer der zahlreichen Gründe für die Opiumprohibition gewesen sein.) Man vermutete, afrikanische Despoten oder orientalische Sultane verfügten über mächtige Drogen, mit deren Hilfe sie sich ganze Harems von Frauen zu Willen machten. Filme von Flugzeugabstürzen im Dschungel brachten seltsame Gebräue oder Pulver ins Spiel, die unschuldige weiße Frauen zur Lust der einheimischen Barbaren benebelten.[581] In unzähligen anderen machen sich fanatische Sektenführer derartige Substanzen zunutze, um eine betäubte Jungfrau rituell zu deflorieren und sie dann dem blutgierigen Gott in den Rachen zu werfen. Unzählige (männliche) Journalisten spitzten lüstern die Ohren, um Informanten solche vermeintlichen Wundermittel von den Lippen zu lesen.

... und Wirklichkeit

In der Tat gibt es Substanzen, die betäubend wirken und somit dem gewünschten Ziel dienen können – vor allem (beziehungsweise meist sogar nur) dann, wenn das Opfer diese Effekte nicht kennt und damit überrumpelt wird. Gemäß Presseberichten gab es Ärzte, die Barbiturate, **Lachgas** und andere Narkosemittel, wie etwa **Ketamin**, einsetzten, um Patientinnen im Dämmerschlaf zu vergewaltigen. Es machten Fälle die Runde von Therapeuten, die bei drogenunterstützten Sitzungen mit **DMT**, **Ketamin**, **MDMA** und anderen **Phenethylamine**n das Vertrauen ihrer Klientinnen für eigennützige sexuelle Zwecke ausnutzten. Aus der Rave-Szene wurde laut, **GHB**, Rohypnol oder Valium würden benutzt, um die »Girlies« zwischen Tür und Angel »flachzulegen«. Scopolamin[582], Lorazepam und **Atropin**, meist in alkoholische Getränke geträufelt und der begehrten Dame serviert, werden in der Literatur K.-o.-Tropfen oder *knock out drugs* genannt (HOGSHIRE 1999: 103).

Vor allem die Droge **Alkohol** (**Bier**, **Wein**, **Schnaps**, **Likör**) wurde seit eh und je von vielen Don Juans genutzt, um zu nehmen, was nicht freiwillig zur Verfügung steht. Sie ist *das* klassische Hilfsmittel mit enthemmender und benebelnder Wirkung! Männer wie Frauen, die über den Durst getrunken haben, wissen tatsächlich nicht mehr, was sie tun, verlieren die Kontrolle über ihren Willen, ihren Körper und Geist, erfahren einen Black-out, landen in der Gosse und erinnern sich am nächsten Morgen – wenn überhaupt – nur vage an Dinge, die sie lieber nicht getan (oder sich angetan) hätten.

Kommentar

Kontrollverlust geht vor allem einher mit Alkohol! Nicht aber mit Psychedelika (**LSD**, **Psilocybinhaltige Pilze**, **Meskalin**).

581 In dem Film *Love Potion No. 9* (USA, 1992, Regie: Dale Launer) geht es um eine Droge, die eine Person für jeden möglichen Partner so unwiderstehlich macht, dass er sich willenlos dem Sex hingibt.

582 Das Tropanalkaloid Scopolamin kann in entsprechender Dosierung den intellektuell gesteuerten Willen betäuben und sexuelle Gefühle erzeugen. Deshalb sind scopolaminhaltige **Nachtschattengewächse**, vor allem der **Stechapfel** (*Datura* spp.), auch die **Tollkirsche** (*Atropa belladonna*), häufiger als »Vergewaltigungsdrogen« in der Literatur beschrieben worden: »Wer etwas davon [*Datura*] gegessen hatte, vergaß, was er bisher getan und erkannte nichts« (LEWIN 1924: 130*; vgl. MÜLLER-EBELING und RÄTSCH 1986: 130f.*). Es heißt, dass sich Frauen unter dem Scopolamineinfluss öfter mal die Kleider vom Leibe reißen und nach sexueller Befriedigung verlangen (WILSON 1984; vgl. **Colorines**). In der fantastischen Literatur werden gelegentlich pharmazeutisch nicht definierte Pharmaka als Auslöser für Massenorgien beschrieben (z.B. bei SCHMITZ 2002: 55–69*).

Literatur

HOGSHIRE, Jim
1999 *Pills-a-go-go: A Fiendish Investigation into Pill Marketing, Art, History and Consumption*, Venice, CA: Feral House.

WILSON, Robert Anton
1984 *Ist Gott eine Droge oder haben wir sie nur falsch verstanden*, Basel: Sphinx.

Rasayana

Rasayana (skrt.) bedeutet »Lehre der Elixiere«, eine Art tantrische Alchemie. Ferner bezeichnet es pharmazeutische und ayurvedische Präparate: Tonika, Aphrodisiaka und Lebenselixiere.

Rasayana sind Stoffe, die allgemein kräftigen (Tonika), die sexuellen Funktionen stärken (Aphrodisiaka; vgl. **Vajikarana**), den Körper verjüngen (Verjüngungsmittel) und das Leben verlängern (»Unsterblichkeitselixiere«, Ambrosia). Das Sanskritwort *rasa* bedeutet ursprünglich »(Frischpflanzen-)Saft« und bezieht sich auf den Presssaft für die **Soma**zubereitung. *Rasa* bedeutet aber auch »**Gold**« (im alchemischen Sinne) und »Seele« im Sinne des Tantra und Yoga (MADHIHASSAN 1991: 61).

»Um alten Menschen die Jugend wiederzugeben, verwendet die ayurvedische Heilkunde Zubereitungen auf der Grundlage von Quecksilber, **Gold**, verkohlten und pulverisierten kleinen **Perlen** und Heilkräutern. Der Patient wird wochenlang eingeschlossen und mit diesem Medikament gefüttert. Zuerst fallen ihm Haare und Zähne aus; sein Körper wird gereinigt. Wenn er wieder in den Alltag zurückkehrt – sozusagen ›neugeboren‹ –, wachsen Haare und Zähne angeblich nach. Sein verjüngter Körper soll die Lebenskraft dadurch zurückbekommen« (LYSEBETH 1973: 32).

Einzeldrogen und Komposita

Es gibt Einzeldrogen, die als Rasayana klassifiziert werden, sowie zusammengesetzte Rasayana. Diese sind entweder Kombinationen aus drei Rohdrogen (**Triphala**) oder komplexe Kompositionen aus vielen Zutaten.

- Zu den wichtigsten Rohdrogen oder *simples*, die als Rasayana klassifiziert werden, gehören: **Amala** (*Emblica officinalis*), **Ashwagandha** (*Withania somnifera*), **Brahmi** (*Centella asiatica*), **Juckbohne**, **Shatavari** (*Asparagus racemosus*), Shilajit (= **Mumio**) und Tabashir (siehe **Bambus**).
- Zu den Rasayana aus drei Zutaten gehören die **Triphala**, »Drei-Früchte« oder »Drei **Myrobalanen**« (*Emblica officinalis, Terminalia bellirica, Terminalia chebula*); eine populäre Rasayanamischung besteht aus den drei Pflanzen **Ashwagandha**, **Brahmi** und Bacopa[583].
- Zahlreiche Rasayana sind aus vielen Rohdrogen komponiert (ähnlich wie **Orientalische Fröhlichkeitspillen** und die **Sultansmedizin**).

Komplexe Rasayana-Kompositionen

In der westlichen Phytotherapie hält man Komposita von zwanzig, dreißig oder mehr Rohdrogen für wertlos und belächelt sie als altmodisch und »nicht wirkstofforientiert«.

Es stellt sich jedoch die Frage, worin die Tradition für solch aufwendige Kompositionen begründet ist. Ermöglichen sie gezielt gewünschte Synergien? Sollen Rasayana eine Art chemisches Stimmungsbild erzeugen? Sind sie als eine Art holistisches Mittel mit einer spezifischen Wirkung beziehungsweise einem Wirkungsbild gedacht?

Offensichtlich bewährten sich solche Komposita, sonst wären sie nicht seit Jahrhunderten oder länger im Gebrauch. Viele ihrer Zutaten gelten als Aphrodisiaka. Betrachtet man die Kompositionen genauer und vergegenwärtigt sich die Wirkstoffe, fällt auf, dass sie eine recht hohe Konzentration von **DMT** beinhalten wie auch einen gewissen Anteil an **MAO-Hemmer**n. Wir scheinen es also mit einem ayurvedischen **Ayahuasca**analog zu tun haben, einer Art »Ayurhuasca« (Rob Montgomery)!

Die Rasayana-Kombination Manoll (Tabelle auf der folgenden Seite) gehört zu den hervorragenden Mitteln im Arzneischatz des Ayurveda. Eine Tabletteneinheit besteht aus insgesamt 37 Zutaten! 2 Tabletten, 2- bis 3-mal täglich, sind eine Tagesdosis.

Kommentar

Bei meinen Erfahrungen mit Manoll (2 Pillen nach dem Frühstück) verspürte ich deutlich den kräftigenden Effekt. Ich muss aber gestehen, dass es mich eher zu kreativem Schaffen als zu erotischen Lüsten stimulierte. Manoll wirkte bei mir eindeutig als akutes Tonikum. (CR)

»Was der Nektar für die Götter und Göttinnen ist, was der Ambrosia für die Schlangen ist, das war der *rasayana* für die Belebung und Verjüngung der großen Weisen; und die Weisen, die diese Elixiere verwendet haben, erfreuten sich eines sehr langen und glücklichen Lebens, frei von jeder Krankheit.« (CARAKA-SAMHITA, zit. nach THAKKUR 1977: 300*)

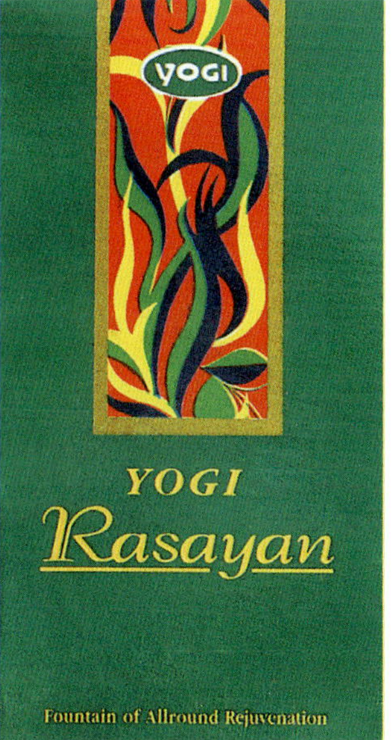

Yogi Rasayan, ein ayurvedisches Fertigpräparat für ein aphrodisisches Verjüngungsmittel. (Rishikesh, Uttar Pradesh, Indien, 1998)

583 *Bacopa monnieri* (L.) PENNELL, syn. *Lysimachia monnieri* L., *Herpestis monnieria* HBK., *Moniera cuneifolia* MICHX.; Scrophulariaceae. Bacopa gilt auch als Aphrodisiakum und Hirntonikum, das die Erinnerung schärft (vgl. **Ginkgo**). Bacopa enthält Saponine (Bacoside A und B), *d*-Mannitol, Stigmasterol, β-Sitosterin, Stigmastanol, Alkaloide: Nikotin (vgl. **Tabak**, **Stimulanzien**), 3-Formyl-4-OH-2H-pyran, Luteolin (ASALOKAR et al. 1992: 112*).

Das Rasayana Manoll

50 mg	*Mucuna pruriens*	**Juckbohne** (vgl. **DMT**)
25 mg	*Withania somnifera*	**Ashwagandha**
25 mg	*Emblica officinalis*	**Amala**
20 mg	*Tinospora cordifolia*	**Guduchi**
20 mg	*Herpestis monnieria*	Bacopa
20 mg	*Evolvulus alsinoides*	Vidari (**Winden**)
10 mg	*Asparagus racemosus*	**Shatavari**
10 mg	*Terminalia arjuna*	**Myrobalane**
10 mg	*Tribulus terrestris*	**Erdburzeldorn**
je 4 mg	*Aegle marmelos* (L.) CORR.	Bel (vgl. **Lotus**)
	Clerodendrum phlomidis L.	Kalijori
	Oroxylum indicum (L.) KURZ., Bignoniaceae	
	Gmelina arborea ROXB.	Gumari[584]
	Stereospermum suaveolens (ROXB.) DC. = Radermachera	
	Sida cordifolia L.	**Sidakräuter**
	Desmodium gangeticum	(vgl. **DMT**)
	Uraria lagopoides (L.) DESV.	Ghursai[585]
	Phaseolus trilobus	**Bohnen**
	Termanus labialis (L.) SPR.	
	Piper longum	**Langer Pfeffer**
	Solanum incanum L.	**Nachtschattengewächs**
	Solanum xanthocarpum SCHRAD. et WENDL.	
	Pistacia chinensis BUNGE ssp. *integerrima* (STEW.) RECH.	
	Phyllanthus niruri hort. non L.	
	Vitis vinifera	**Wein**
	Terminalia chebula	**Myrobalane**
	Hedychium spicatum	(vgl. **Ingwergewächse**)
	Cyperus rotundus L.,	**Zypergras**
	Boerhaavia diffusa L.	Khapra sag[586]
	Gymnema aurantiacum	Phulkat
	Elettaria cardamomum	**Kardamom**
	Nelumbium speciosum	**Lotus**
	Ipomoea digitata	**Winde**
	Justicia adhatoda L.	Adathodalam (vgl. **Justizia**)
	Asclepias curassavica L.	Kaktundi
	Zingiber officinale	**Ingwer**
	Piper nigrum	Schwarzer **Pfeffer**

Bezugsquellen

Rasayanas bekommt man im ayurvedischen Handel oder über Internet: Soma Ayurvedic Herbs, BOX 916 Byron Bay, NSW, 2481, Australien; Charak Pharmaceuticals, Evergreen Industrial Estate, Shakti Mills Lane, Dr. E. Moses Road, Mahalaxmi, Mumbai – 400 011, Indien (www.charak.com.).

Literatur

LYSEBETH, A. v.
1973 *Durch Yoga zum eigenen Selbst*, Bern usw.: Scherz.

MADHIHASSAN, S.
1991 *Indian Alchemy or Rasayana*, Delhi: Motilal Banarsidass Publ.

SHUKIA, Bina, N. K. KHANNA und J. L. GODHWANI
1987 »Effect of Brahmi Rasayan on the Central Nervous System«, *Journal of Ethnopharmacology* 21: 65–74.

Räucherwerk

Andere Namen

Dhoop (nep.), Dhup (nep.), Dhupa (nep.), Fumigation, Fumigium, Incense (engl.), Incensio, Inciencio, Räucherstoffe, Räucherung, Sahumerio, Saumerio, Weihrauch, Weyrauch

Duftendes Räucherwerk wurde und wird weltweit rituell verwendet und als Liebesmittel eingesetzt.

Räuchern ist ein transkulturelles Phänomen. Die meisten Kulturen betrachten Weihrauch als »Nahrung der Götter« (RÄTSCH 1995 und 1996). Aus dem geschichtlich älteren Räuchern entwickelte sich das Rauchen (vgl. **Rauchmischungen**).

Weltweit werden Räucherstoffe für vielfältige Zwecke eingesetzt: olfaktorisch, aphrodisisch, pharmakologisch, berauschend-psychoaktiv, zeremoniell, rituell, magisch, esoterisch, symbolisch, schamanisch, medizinisch, hygienisch.

Manche Räucherstoffe und Räucherungen schätzt man wegen ihres außergewöhnlichen Wohlgeruchs. Aus diesem olfaktorischen Grund stimulieren sie erotische Gefühle. Daher gehören sie zu erotischen, tantrischen Ritualen und allen Freuden des Schlafzimmers. Spezielle Räuchermischungen (»Venusräucherungen«) werden im **Liebeszauber** benutzt oder als Aphrodisiaka inhaliert.

Trotz ihres oft unangenehmen Geruchs räuchert man andere wiederum ihrer pharmakologischen oder psychoaktiven Wirkung wegen. Räucherstoffe spielen seit frühester Zeit im Schamanismus eine wichtige zeremonielle und symbolische Rolle; in westlichen Kreisen leitet man mit ihren reinigenden Düften weltweit entheogene Rituale ein (RÄTSCH 2001). Viele Pflanzenteile

584 Von dieser Verbenaceae isst man in Indien die Früchte als Aphrodisiakum.
585 = Isharjata, Mahadebjata (Fabaceae); wird in Indien als Aphrodisiakum gegessen.
586 = Ghetuli, Patharchatta, Punarvana; diese Nyctaginacea ist in Indien ein Liebesmittel, dessen Rhizom auf die Fußsohle aufgetragen wird (vgl. **Henna**, **Kosmetika**). Von *Boerhaavia procumbens* isst man in Indien die Wurzel als Aphrodisiakum; in Afrika isst man die Wurzel von *Boerhaavia verticillata* als Aphrodisiakum oder trinkt sie als Tee.

Traditionelle Räucherstoffe oder Räucherwerkingredienzien, denen aphrodisische Qualitäten zugeschrieben werden:

Stammpflanze	Pflanzenteil	Bemerkungen
Adlerholz	harziges Holz	japanisches Räucherwerk
Alraune	Wurzelstücke	
Amber	Harz	Amerikanischer Styrax
Ananas	Duft (Essenz)	Räucherkerzen
Basilikum	Kraut	
Benzoe	Harz	China: Tinktur
Bernstein	Harz	
Bilsenkraut	Kraut, Samen	
Chilipfeffer	Früchte	kann in Räucherungen sehr stark reizen
Copal	Harz	der seltenste Räucherstoff; gelangt fast nie in den Handel
Costus	Wurzel, Blätter	Nepal (MANANDHAR 2002: 172*)
Damiana	Kraut	
Drachenblut	Harz	als Bindemittel für Mischungen
Engelwurz	Wurzel	Europa: Liebesräucherung
Ephedrakraut	Kraut	
Erdburzeldorn	Früchte	Indochina, Afrika
Fenchel	Samen	
Galangan	Rhizom	
Galgant	Rhizom	
Gardenie	Mazerate (Pulver)	»besonders in chinesischen Apotheken und Parfümerien verwendet, gute erotisierende Wirkung« (ROVESTI 995: 101); in Afrika wird die Wurzel von *Gardenia erubescens* (Rubiaceae) als Aphrodisiakum geräuchert
Ginster	Blüten	in arabischen Liebesräucherungen
Langfaden	Harz	in Afrika wird das Harz von zwei Combretaceen (*Combretum kerstingii*, *C. velutinum*) als Aphrodisiakum geräuchert oder gekaut
Indigostrauch	Wurzel	in Afrika wird die Wurzel von *Indigofera tinctoria* L., Leguminosae, als Aphrodisiakum geräuchert
Jasmin	Essenz, ätherisches Öl	
Kakao	Bohnen, Hülsen	Aromastoff für **Tabak**
Kalmus	Rhizom	
Karotte	Samen	als **Moschus**ersatz
Kokosnuss	Aroma	Räucherstäbchen
Koriander	Samen	
Mastix	Harz	
Mohn	**Opium**, Samen	in »Opium« genannten Räucherstäbchen ist kein Opium enthalten
Moschuspflanzen	Samen	siehe **Moschus**
Muskatellersalbei	Kraut	
Myrrhe	Harz	
Myrte	Blätter	
Nachthyazinthe	Essenz (Absolue) getrocknete Blüten	Räucherstäbchen
Nelke	Knospen	Gewürznelken
Olibanum	Harz	
Patchouli	Essenz	Räucherstäbchen, auch in **Kosmetika** »Es schafft eine sinnliche Atmosphäre und ist daher als Einstimmung für Liebesbegegnungen gut geeignet.« (WINNEWISSER und SCHÜTT-K. 1999: 95)
Perubalsambaum	Harz (Perubalsam)	enthält Vanillin
Pinie	Harz, Rinde, Zapfen	
Rose	Rosenblüten, -öl	

»Dass Düfte und Essenzen von der Göttin Aphrodite als zusätzliche Waffe für die Liebe eingesetzt werden können, wie die Alten sagten, ist durch zahlreiche historische Begebenheiten erwiesen.« (ROVESTI 1995: 102)

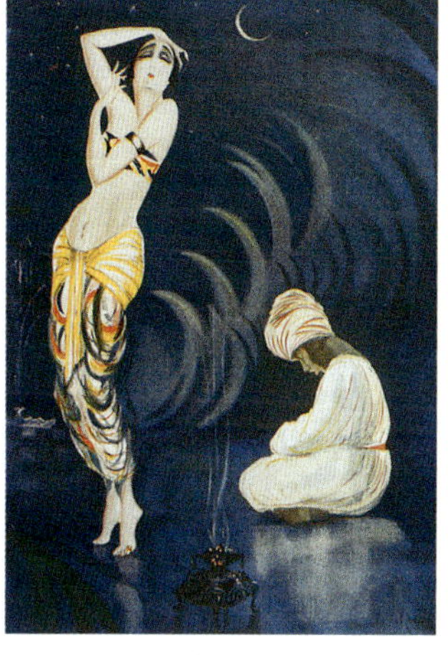

»Räucherung«. (Illustration aus: *Der Junggeselle*, 1924)

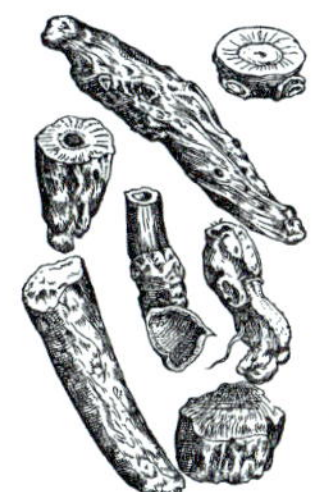
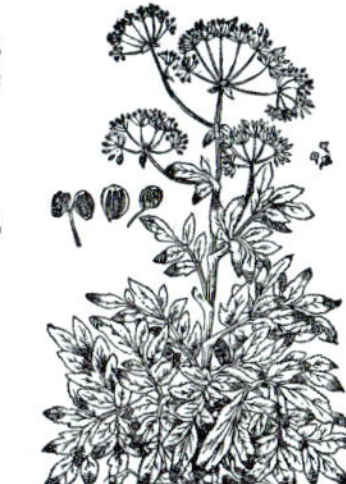

Die Costuswurzel der Apotheker ist ein legendäres Aphrodisiakum und ein beliebter Räucherstoff. (Holzschnitt aus MATTHIOLUS 1626: 13*)

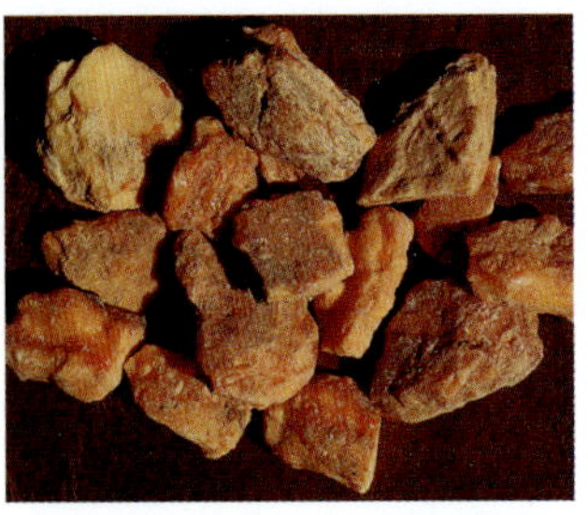

Sumatra-Benzoe (= Benzoe Sumatra), Handelsware »Mandeln« (Benzoe amygdaloides). Das süßlich leicht nach Vanille duftende Harz gehört in Südostasien zu den wichtigsten schamanischen und magischen Räucherstoffen. Es stammt vom Benzoe-Storaxbaum (*Styrax benzoïn* DRYAND., Styracaceae). »Benzoe wird sehr häufig eingesetzt für erotisierendes Räucherwerk« (ROVESTI 1995: 100).

Rosmarin	Kraut	
Sandelholz	Holz, Essenz	
Stachelmohn	Kraut	
Stechapfel	Samen	
Steppenraute	Samen	
Storax/Styrax	Harz	
Teufelsdreck	Harz (Oleoresin)	= Asafoetida
Tolubalsambaum	Tolubalsam (Harz)	
Vanille	fermentierte Schoten Essenz	Räucherstäbchen
Veilchen	Wurzel	
Vetiver	Wurzel	*Vetiveria zizanioides* (L.) NASH, Gramineae; »die bittere Note von Gewürz und Essenz machen ihn zu einem guten Aphrodisiakum« (ROVESTI 1995: 101).
Ylang-Ylang	Blüten, Essenz	Räucherstäbchen
Zimt	Rinde	
Zimtkassie	Rinde	
Zistrose	Ladanum	Exudat von *Cistus ladaniferus* L., syn. *Cistus ladanifer* L. (Lack-Zistrose) und *Cistus creticus* L., syn. *Cistus incanus* L. ssp. *creticus* (Graubehaarte Zistrose = Kretische Zistrose)

werden ihrer angeblich magischen Wirkung wegen bei magischen wie auch neuerdings esoterischen Ritualen eingesetzt. Aus der Gestalt des aufsteigenden Rauches las man den Willen der Götter, die Niedertracht der Dämonen wie auch den mutmaßlichen Erfolg eines **Liebeszauber**s ab. Dem Rauch schrieb man auch apotropäische Wirkung zu: Er sollte Haus und Hof vor Krankheiten, Geistern und Diebstahl schützen. Vor Krankheitskeimen wiederum sollen moderne medizinisch-hygienisch eingesetzte Räucherungen bewahren.

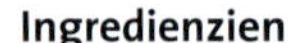

Ingredienzien

Die meisten Räucherstoffe sind Harze oder Pflanzenteile, die harzig beziehungsweise reich an **ätherischen Ölen** sind. Zu den tierischen Rohdrogen für aphrodisisches Räucherwerk gehören **Ambra**, **Bibergeil**, **Hirschhorn** (von *Cervus elaphus* L.), **Moschus**, **Onycha** und **Zibet**.

Ananas-Duft. Weihnachtliche Räucherkerzen aus Dresden. (Verpackung)

Rezepte

Viele Rezepturen für Räuchermischungen geben keine Mengenverhältnisse an, ein Hinweis darauf, dass die Niederschriften lediglich als Erinnerungsstütze dienten. So besteht die Freiheit, sie nach individuellen Wünschen zu komponieren.

Venusräucherung

Benzoe	2 Teile
Olibanum	1 Teil
Weißes **Sandelholz**	1 Teil
Muskatnuss	½ Teil
Damianakraut	½ Teil
Rosenöl	einige Tropfen

Alle festen Teile grob zermahlen und vermischen. Dann das Rosenöl (möglichst echtes!) darauf träufeln. Nach Belieben in kleinen Mengen auf die Räucherkohle geben.

Buhûr al-hugra

Ein als Aphrodisiakum geltendes Räucherwerk aus dem Jemen (SCHOPEN 1983: 3ff.*).

za'farân	**Safran**
'itr 'arabî	**ätherisches Öl** (Mischung)
al'ûd	**Adlerholz**
'anbar	**Ambra**
Misk abyad	**Moschus** (synthetisch)
Nabât	Kandiszucker
'asal	**Honig**

Diese Räuchermischung, leider ohne Angabe der Mengenverhältnisse, ist auch bekannt unter den Namen *Buhûr al-qaudâ'* und *Buhûr aslî* (vgl. **Onycha**).

In Nepal heißt eine zum Räuchern bestimmte getrocknete Wurzel *kutha dhupa*. Es handelt sich um einen Erinnerungsweihrauch, den man inhaliert, um sich an etwas zu erinnern – zum Beispiel an Liebesgefühle (siehe Seite 26).

Kut oder kuth

Saussurea lappa C.B. CLARKE, syn. *Saussurea costus* [FALC.] LIPS., Compositae/Korbblütler

Kostuswurzel: »Man benutzt sie nicht nur als Räuchermittel oder zu Mund- und Zahnwässern, sondern auch als Aphrodisiacum« (HIRSCHFELD und LINSERT 1930: 199*). Sie ist »vielleicht das wichtigste pflanzliche Aphrodisiakum« (ROVESTI 1995: 101).

Im Himalaya werden zwei nah mit der Kostuswurzel verwandte Pflanzen als Aphrodisiaka benutzt. *May-thok g'ang-lhah* (*Saussurea graminifolia*) ist in der tibetischen Medizin ein bekanntes Aphrodisiakum; dazu wird die ganze Pflanze oral eingenommen (TSARONG 1994: 59*). Dasselbe gilt für *Saussurea tangutica* MAXIMOVITCH: »Die Eingeborenen behaupten, dass sie nur auf der Westseite des Berges Gam la (Osttibet) wachse; ein Infus der Blätter ist als Tonicum und Aphrodisiacum im Gebrauch« (LAUFER 1991: 71). Sie heißt auf Tibetisch *Sha-pó gang-t'ag* und auf Chinesisch *Hsuch lien*, »Schnee-**Lotus**« (HEMSLEY 1973: 36f.).

Zur Pharmakologie von Räucherwerk

Einige Duftstoffe aus dem Pilz-, Pflanzen- und Tierreich sind chemisch oder strukturell mit den menschlichen **Pheromone**n analog oder identisch (etwa der Duftstoff der **Trüffel**). Werden sie bei einer Räucherung eingeatmet, können sie das Liebesbegehren des Menschen entfachen. Vanillin, der Hauptduftstoff der **Vanille**, der in vielen Balsamen und Harzen vorkommt, ist mit den menschlichen Pheromonen sehr nahe verwandt und scheint auch dementsprechend auf das Nervensystem zu wirken. Praktisch alle Pflanzen, die Vanillin enthalten, gelten traditionell als Aphrodisiaka.

Folgende Räucherstoffe enthalten oder bilden Substanzen, die mit Pheromonen analog sind: **Ambra**, Benzoe, Copal, Ladanum, **Nelke**, Perubalsam (*Myroxylon balsamum* [L.] HARMS var. *pereirae* [ROYLE] HARMS, syn. *Myroxylon pereira* [ROYLE] BAILL.), weißes **Sandelholz**, Styrax (*Liquidambar* spp.) und Tolubalsam (*Myroxylon balsamum* [L.] HARMS var. *balsamum*).

Die Wirkung von Räucherstoffen auf den Menschen stellt ein komplexes Zusammenwirken von psychologischen, pharmakologischen und hormonellen Wirkungen dar.

Kommentar

Ich beobachte bei Seminaren und Workshops zum Thema Räucherstoffe immer die Reaktionen der Teilnehmer auf bestimmte Räucherungen. Im Laufe der Zeit wurde sehr deutlich, dass die meisten von mir »Beweihräucherten« am intensivsten auf eine Mischung aus echtem Copal, dem sehr seltenen weißgelblichen Harz des mittelamerikanischen Copalbaumes (*Protium copal* [SCHL. et CHAM.] ENGL., Burseraceae) und Stechapfelsamen reagierten. Oft berichteten mir vor allem Frauen, dass sie von dieser Mischung stark erotisiert und angenehm berauscht wurden. (CR)

Bezugsquellen

Viele Kräuter mit biologischer Aktivität unterliegen bestimmten Gesetzen, die den Verkauf regeln. Deswegen werden im ethnobotanischen Handel viele Aphrodisiaka als Räucherstoffe verkauft. Das bedeutet aber nicht, dass sie tatsächlich traditionell als Räucherstoffe benutzt werden (zum Beispiel **Niando**wurzeln, **Iboga**wurzeln, **Voacanga**wurzeln).

Im Devotionalienhandel sind aufgrund der grundgesetzlich gesicherten Religionsfreiheit alle als Räucherstoffe verwendeten Substanzen frei verkäuflich. Diverse Räuchermischungen bekommt man bei Isis-Urania® und Elixier®.

Literatur

CALAND, Marianne und Patrick
1992 *Weihrauch und Räucherwerk*, Aitrang: Windpferd.

FISCHER-RIZZI, Susanne
1996 *Botschaft an den Himmel: Anwendung, Wirkung und Geschichten von duftendem Räucherwerk*, München: Hugendubel/Irisiana (Neuauflage: Aarau, AT Verlag 2002).

HEMSLEY, W. Botting
1973 *Two Small Collections of Dried Plants from Tibet*, New Delhi: Pama Primlane – The Chronica Botanica.

HUBER, Franz X. J. und Anja SCHMIDT
1999 *Weihrauch, Styrax, Sandelholz: Das Erlebnisbuch des Räucherwerks*, Bern, München, Wien: Scherz/O.W. Barth Verlag.

KRUMM-HELLER, Arnold
1934 *Vom Weihrauch zur Osmotherapie*, Berlin Steglitz: Astrologischer Verlag W. Becker.
1955 *Osmologische Heilkunde: Die Magie der Duftstoffe*, Berlin: Verlag Richard Schikowski.

LAUFER, Heinrich
1991 *Tibetische Medizin*, Ulm: Fabri Verlag (Reprint von 1900: *Beiträge zur Kenntnis der Tibetischen Medizin*).

RÄTSCH, Christian
1995 »Nahrung für die Götter«, *Esotera* 11/95: 70–74.
1996 *Räucherstoffe – Der Atem des Drachen: Ethnobotanik, Rituale und praktische Anwendungen*, Aarau, Stuttgart: AT Verlag.
2001 »Schamanistische und tantrische Räucherstoffe in Nepal«, in: *2. Internationaler Primavera Life Kongress 2000 – Proceedings*, S. 81–85.

ROVESTI, Paolo, hrsg. von Susanne FISCHER-RIZZI
1995 *Auf der Suche nach den verlorenen Düften: Eine aromatische Kulturgeschichte*, München: Hugendubel/Irisiana.

SCHWALM, Jürgen
1975 »Die Verwendung von Graphit bei Hauterkrankheiten: Ein historischer Exkurs«, *Der Aufschluss* 26: 60–63.

VINCI, Leo
1980 *Incense: Its Ritual Significance, Use and Preparation*, New York: Samuel Weiser.

WINNEWISSER, Sylvia und Cornelia SCHÜTT-KAÏNATA
1999 *Räucher-Kräuter: entspannende Düfte für Ihr Wohlbefinden*, Georg Thieme Verlag (Trias).

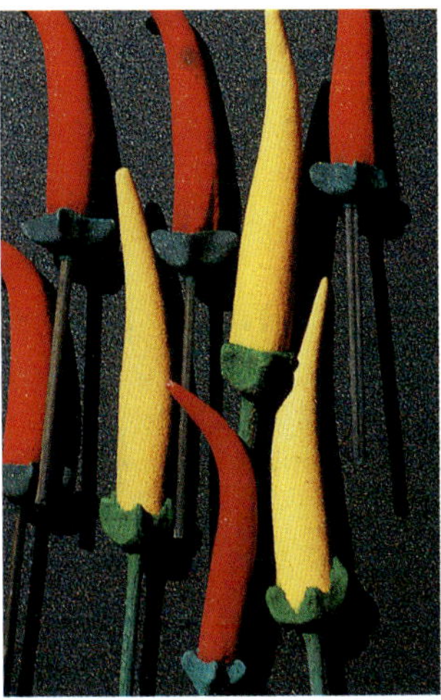

Räucherstäbchen in der Form von Chilischoten. (Chiang Mai, Thailand, 2002)

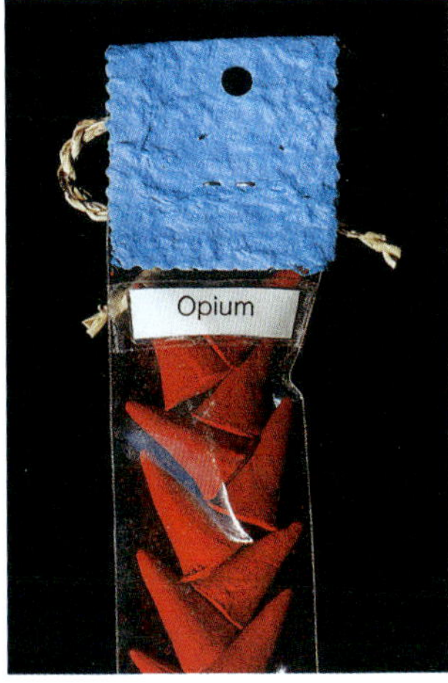

Räucherstäbchen und -kegel mit dem anregenden Namen »Opium«. (Chiang Mai, Thailand, 2002)

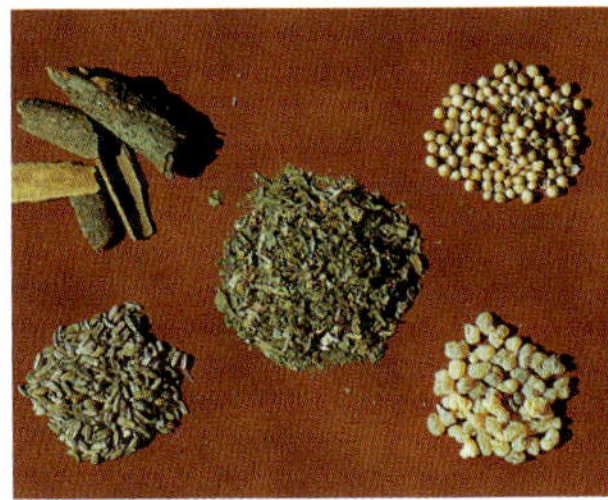

Magische Räucherung, komponiert aus fünf Räucherstoffen, die als Liebesmittel gelten: Zimtkassienrinde, Koriandersamen, Bilsenkraut (Mitte), Fenchelsamen und Olibanum.

WOLLNER, Fred

1995 *Räucherwerk und Ritual: Die vergessene Kunst des Räucherns*, Kempten: Buchverlag Fred Wollner.

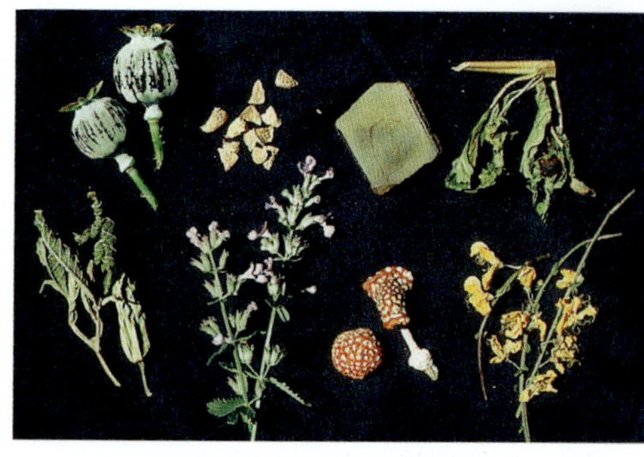

Verschiedene pflanzliche Rauchdrogen, die aphrodisierenden und psychoaktiven Rauchmischungen beigefügt werden (Opiumkapseln, Engelstrompetensamen, Haschisch, Tollkirsche, Stechapfelblätter, Katzenminze, getrocknete Fliegenpilze und Ginster).

Rauchmischungen

Getrocknete Blätter von Katzenminze, Ginsterblüten oder getrocknete Fliegenpilze fügen Rauchmischungen (z.B. auf der Basis von Cannabis) eine angenehme Note bei. Katzenminze aromatisiert den Rauch und wirkt auf empfängliche Personen mild erotisierend. Fliegenpilz macht den Rauch weich und mildert das Kratzen, das die heiß verbrennenden Pflanzenteile der Nachtschattengewächse im Hals hinterlassen. Zudem können die roten Hüte, deren Brösel in der Pfeife landen, die Wahrnehmung von Rottönen verstärken und wohlige Körpergefühle, speziell in Muskeln und Haut, bewirken. Wer über subtile Wahrnehmungsfähigkeiten verfügt, spürt die kaum benennbaren Effekte der Ginsterblüten.

Gewisse Pflanzen werden traditionell aphrodisierenden Rauchmischungen zugefügt. Sie verstärken synergistisch die erotisierende Wirkung und sind geraucht gut verträglich.

Im Zusammenhang mit Hanfprodukten bildete sich in Indien ein traditioneller Gebrauch von Rauchmischungen in diversen Kombinationen und Mischungsverhältnissen heraus, welche die Wirkung von Marihuana in die jeweils gewünschte Richtung beeinflussen und aphrodisisch verstärken. Das Vermischen mit anderen Rauchkräutern hat eindeutig synergistische Effekte, die sich gegenseitig unterstützen (vgl. SIEGEL 1976*). Auch in westlichen Subkulturen bildete sich in Hinblick auf die Verstärkung und subtile Veränderung der Wirkung gerauchten Marihuanas zu aphrodisischen Zwecken eine Art »Bewusstseinstechnologie« (*chemical engineering*) heraus.

Aphrodisische Wirkung

So raucht man für aphrodisische Zwecke Kombinationen mit den tropanhaltigen **Nachtschattengewächse**n, die *oral eingenommen* – also geschluckt, gegessen oder getrunken – *äußerst gefährlich sind!* Von ihrem oralen Genuss ist generell und kategorisch abzuraten (siehe Kommentar zu Stechapfel.) Geraucht hingegen entfalten **Bilsenkraut** (*Hyoscyamus niger* und *H. albus*), **Stechapfel** (*Datura* sp.), **Engelstrompeten** (*Brugmansia* sp.) und **Tollkirsche** (*Atropa belladonna*) anregende Eigenschaften. Außerdem wird durch den Verbrennungsprozess ein Drittel der Wirkstoffe zerstört, und von den verbleibenden zwei Dritteln gelangt wiederum nur ein Viertel durch das Inhalieren in den Blutkreislauf. Gemischt mit aromatischen Trägersubstanzen wie **Damiana** (*Turnera diffusa*), Pfefferminze (**Minze**), Salbei (**Muskatellersalbei**) oder Huflattich (nicht aber mit **Tabak**!) entfalten Blätter, Blüten oder auch Samen von Nachtschattengewächsen eine angenehm erotisierende und hypnotische Wirkung. Dafür eignen sich nicht bereits vertrocknete Blüten oder Blätter, sondern frisch gepflückte und dann getrocknete.

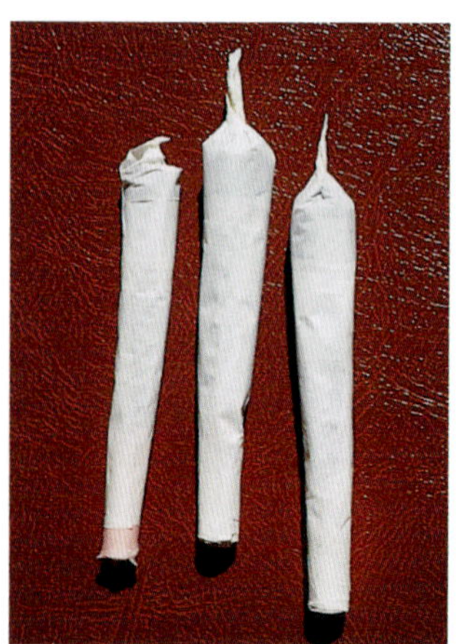

Oft werden Rauchmischungen in phallische Joints gedreht.

Um stärkere, psychedelische Effekte zu erzeugen, werden Hanfprodukte mit **Tollkirsche** (*Atropa belladonna*) und **Fliegenpilz** (*Amanita muscaria*) kombiniert (Tollkirsche und Fliegenpilz haben eine positive Synergie). In Australien raucht man Blätter vom Korkbaum *(Duboisia myoporoides)*, ein **Nachtschattengewächs**, das viel Scopolamin enthält, um Marihuana (**Hanf**) zu strecken und zu verstärken (vor allem THC-schwache Sorten).

Belebende Wirkung

Für erfrischende, belebende Wirkungen kommen Gewürzkräuter sowie **Coca**blätter (*Erythroxylum coca*) und **Ephedrakraut** ins Spiel. Manche Zutaten haben beim Rauchen vermutlich keine pharmakologische Wirkung, zum Beispiel *Psilocybe*-Pilze[587]. Andere hingegen sind sehr potent und überlagern deutlich die THC-Wirkung, wie etwa Krötenschleim (vgl. **Bufotenin**, 5-MeO-**DMT**).

Muskelentspannende Wirkung

Verschiedene *Artemisia* spp. haben antiasthmatische und muskelentspannende Wirkung und eignen sich als Zusatz zu Rauchmischungen; möglicherweise verbessern sie die Resorption von Wirkstoffen anderer Bestandteile in den Rauchmischungen.

Helmkraut, *Scutellaria lateriflora* L. (Labiatae)

Das Helmkraut (Mad-dog skullcap) ist ein Bestandteil angeblich erotisierender und psychoaktiv wirkender **Rauchmischungen**, die als Marihuanaersatz angeboten werden. Das Kraut wurde früher als Beruhigungsmittel und Nerventonikum verwendet und sogar zur Behandlung von Epilepsie, Neuralgien und Schlaflosigkeit verord-

587 Dennoch berichten einige Experimentatoren immer wieder von milden psychoaktiven Wirkungen, wenn sie *Psilocybe*-Pilze rauchen.

Rauchkräuter, die als Aphrodisiaka oder Liebesmittel genutzt werden:

Amanita muscaria	Fruchtkörper	Amerika, Europa
Atropa belladonna	Blätter	Europa
Brugmansia candida	Blätter	Südamerika
Calamintha graveolens	Samen, Blätter	Orient
Canavalia maritima (vgl. **Bohnen**)	Blätter	Mittel-/Südamerika
Cannabis	alles	weltweit
Catharanthus roseus (L.) G. Don, syn. *Vinca rosea* L., Apocynaceae	Blätter	Afrika
Cestrum nocturnum	Blätter	Südamerika, Nepal
Cestrum laevigatum	Blätter	Brasilien
Coleus blumei	Blätter	Mexiko
Coleus pumilus		
Duboisia myoporoides	Blätter	Australien
Erythroxylum spp.	Blätter	Südamerika
Eschscholzia californica	Kraut	Kalifornien
Genista spp.	Kraut	weltweit
Helichrysum fotidum	Blätter	Südafrika
Hydrangea paniculata Sieb. = Hortensie	Blätter	Nordamerika Ostasien
Hyoscyamus muticus	Blätter	Indien
Hyoscyamus niger	Blätter, Samen	weltweit
Jatropha sp.	Blätter	Amazonien
Latua pubiflora	Blätter	Chile
Lobelia inflata	Kraut	Nordamerika[588]
Mitragyna speciosa	Blätter	Thailand
Nepeta cataria	Kraut	Europa
Nicandra physalodes (L.) Gaertn.	Blätter	Mittel-/Südamerika
Salvia divinorum	Blätter	weltweit
Scutellaria spp.	Kraut	Nordamerika, Europa
Sida acuta	Blätter	Mexiko
Turnera diffusa	Kraut	weltweit
Zornia latifolia[589]	Blätter	Brasilien

Alpenhelmkraut (*Scutellaria alpina* L.). Neuerdings werden diverse Arten des Helmkrauts zu aphrodisischen Zwecken geraucht. Die Wurzel der Art *Scutellaria macrantha* wird in Nordostasien traditionell als Aphrodisiakum eingenommen.

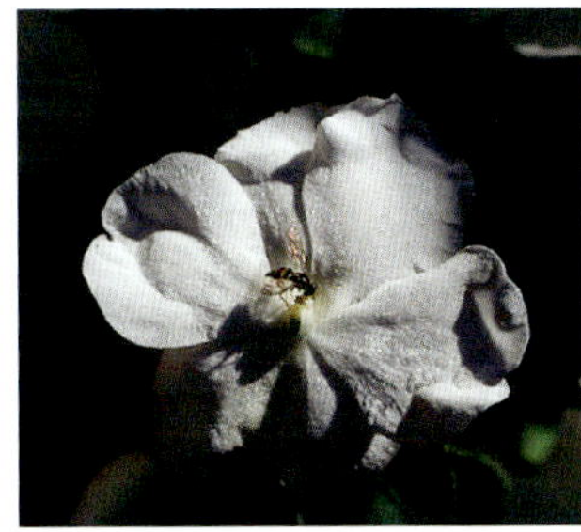

Die Blätter von *Catharanthus roseus* f. *albus* werden in Afrika pur oder mit anderen Kräutern vermischt als Aphrodisiakum geraucht. (Oahu, Hawaii, 12/1996)

net. Die Pflanze enthält das Flavonoid Scutellarin, das sedative und entkrampfende Wirkung hat (Foster und Duke 1990:186*). Eine unter dem Namen *Scutellaria arvense* beschriebene Art soll psychoaktiv oder halluzinogen sein (Schultes und Hofmann 1980: 367*).

Rezepte

Indische Rauchmischungen von Haschisch und Daturablättern oder -blüten

Aphrodisische Rauchmischung I
Je gleiche Teile von:

Haschisch	*Cannabis indica, Cannabis sativa*
Fliegenpilz, getrocknet	*Amanita muscaria*
Cocablätter, geröstet	*Erythroxylum coca* var. *coca*

Aphrodisische Rauchmischung II
Je gleiche Teile von:

Haschisch	*Cannabis indica, Cannabis sativa*
Fliegenpilz, getrocknet	*Amanita muscaria*
Stechapfelblätter	*Datura innoxia, D. stramonium, D.* spp.

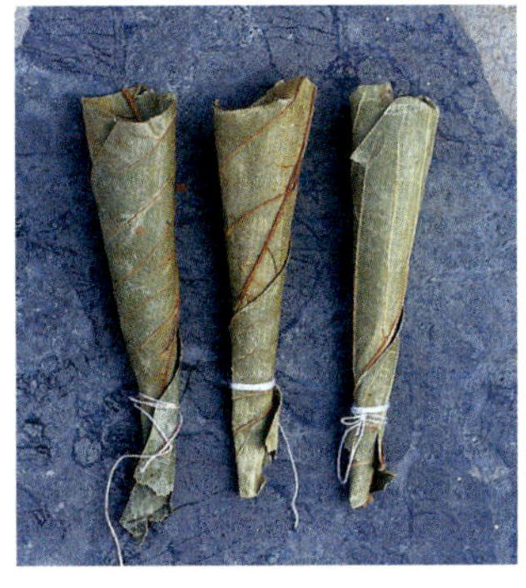

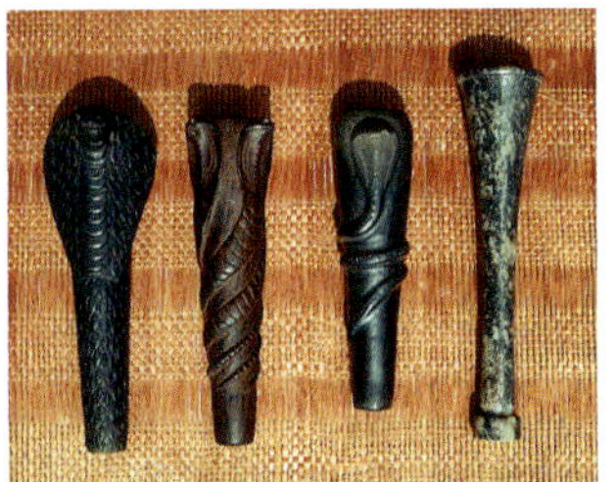

Die Blüte der *kalo dhaturo* (*Datura metel*) wird nicht nur getrocknet und geraucht (links); ihre Gestalt ist formgebend für Blattzigaretten (Angeri, Bidi; Mitte) und für die *chilam* (Chillum) genannten Rauchrohre aus dem Himalaya (rechts). (Nepal)

588 Die Wurzeln der *Lobelia cardinalis* und der *Lobelia siphilitica* werden in Nordamerika als Aphrodisiaka eingenommen.
589 *Zornia diphylla* wird in Afrika mit Milch zusammen als Aphrodisiakum getrunken.

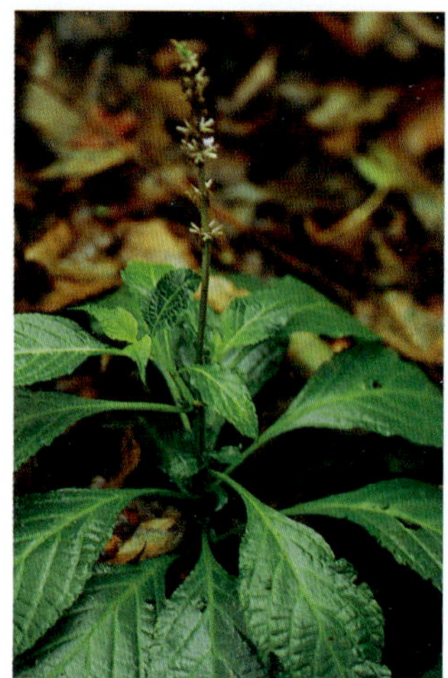
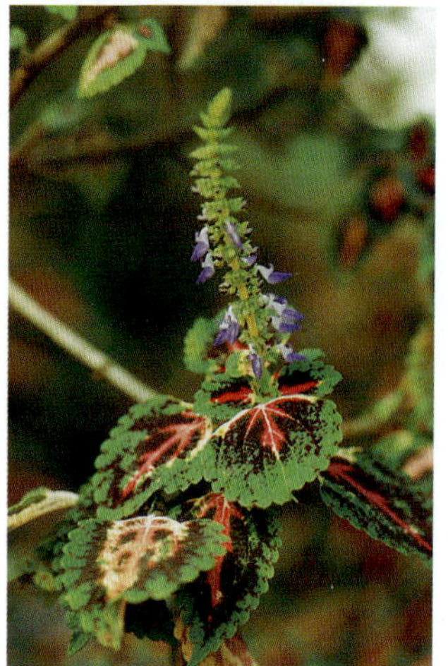
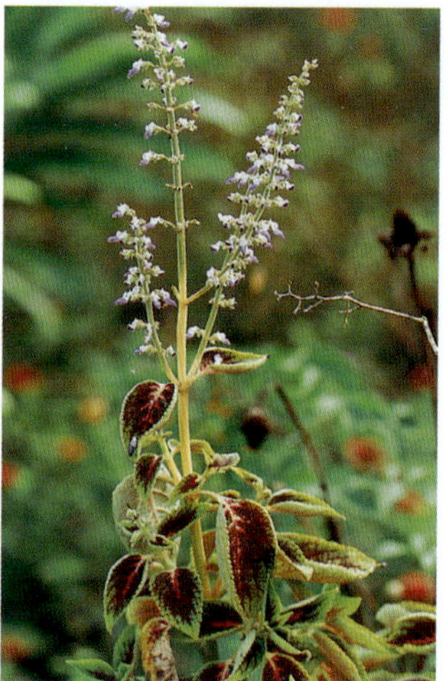
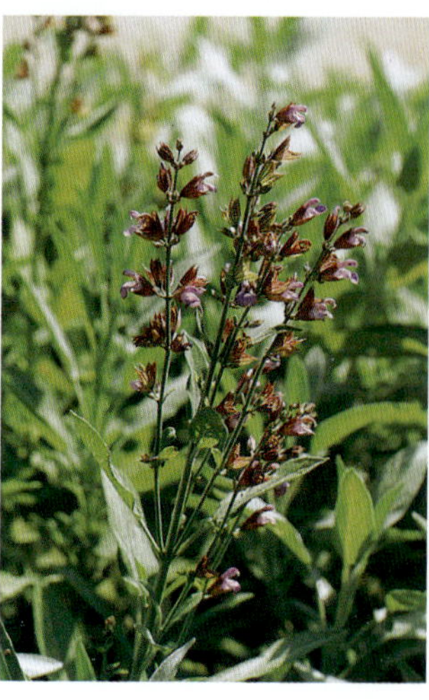

Viele Lippenblütler (Labiatae) sind getrocknet Bestandteile von aphrodisischen Rauch- und Räuchermischungen: von links nach rechts Wahrsagesalbei (*Salvia divinorum*), Buntblatt (*Coleus blumei* und *Coleus pumilus*), Gartensalbei (*Salvia officinalis*). (Rancho Ololiuqui, Xalapa und Palenque, Chiapas, Mexiko, 1 und 2/1996)

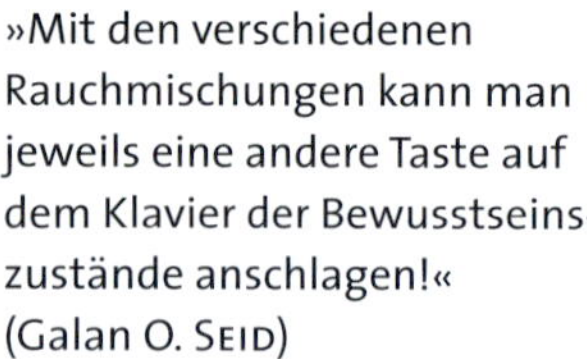

»Mit den verschiedenen Rauchmischungen kann man jeweils eine andere Taste auf dem Klavier der Bewusstseinszustände anschlagen!« (Galan O. Seid)

Wirkung

Die Wirkungsspektren aller Ingredienzien von Rauchmischungen werden individuell sehr unterschiedlich wahrgenommen. Die leichten Nuancen sind kaum zu beschreiben und stellen sich oft erst durch Erfahrung ein. Manche Menschen merken nichts; auf andere hingegen wirken Rauchmischungen dieser Art überwältigend intensiv! Es ist daher wichtig, sich der Wirkung mit Geduld zu nähern und auf ungewöhnliche und eventuell auch irritierende Sinneswahrnehmungen gefasst zu sein. Man sollte sich Zeit lassen und darauf einstellen, dass man noch Stunden später nicht verkehrstauglich ist (siehe Kommentar).

Die unterschiedlichen Wirkungsprofile von Datura (siehe **Stechapfel**), Brugmansia (siehe **Engelstrompeten**), **Tollkirsche** (Blätter wie auch getrocknete, zerstoßene Früchte) und **Bilsenkraut** zeigen sich nur, wenn jeweils nur *eine* der Pflanzen der Rauchmischung hinzufügt wird; im Verhältnis zwei (Mischung aus Trägersubstanzen) zu eins (Nachtschattenanteil).

Die nach rund fünfzehn Minuten einsetzende Wirkung ist subtil. Sie kann sich – individuell unterschiedlich – in einem tranceartigen Zustand bemerkbar machen, einem Gefühl von Leichtigkeit, einer Intensivierung von Farben, einer gesteigerten Wahrnehmung der Muskeln oder einer erhöhten Hautsensibilität.

Achtung! Höhere Dosierungen steigern nicht den stimulierenden Effekt, sondern die Nebenwirkungen, die sich in trockenen Augäpfeln und Mundschleimhäuten unangenehm bemerkbar machen.

Kommentar

Wir selbst haben diverse Rauchmischungen (die für Hals und Lungen übrigens deutlich angenehmer sind als solche mit Tabak) als äußerst stimulierend empfunden, da sie Seele, Geist und Körper auf das Hier und Jetzt einstimmen. Sie intensivieren die Sinne und erheben den Geist in luftige Sphären. Dabei ist es wichtig, der subtilen oder auch mächtigen Wirkung der einzelnen Bestandteile einen angemessenen Rahmen zu schaffen und die Sinne für die Abenteuer, die sie bereithalten, zu öffnen.

Ein Freund beschrieb uns die Wirkung einiger Züge aus einer Wasserpfeife mit Daturablättern, Fliegenpilz und Damiana: »Die Mischung wirkte auf mich überwältigend stark. Ich fühlte mich richtig in die Kissen gedrückt und der Raum drehte sich um mich herum. Mir war das fast zu viel. Ich weiß nicht, wie viel Zeit verging. Ich versank in der Musik,und alle Farben kamen dreidimensional auf mich zu. Vor allem das, was rot war. Eine aphrodisierende Wirkung machte sich erst viel später bemerkbar.«

Eingehendere ethnopharmakologische Studien von Rauchkräutern und -mischungen stehen noch aus.

Literatur

Golowin, Sergius (Hg.)
1982 *Kult und Brauch der Kräuterpfeife in Europa*, Allmendingen: Verlag der Melusine (Dokumente zur einheimischen Ethnologie).

Ohsawa, George, Herman Aihara und Fred Pulver
1985 *Rauchen, Marihuana und Drogen*, Holthausen/Münster: Verlag Mahajiva.

Rauke

Siehe **Gemüse**

Reizmittel

Heute ist das Wort »Reizmittel« kaum noch im Gebrauch. Früher bezeichnete man damit in erster Linie Aphrodisiaka, die »zur Unkeuschheit reizen«, sowie anregende, stimulierende Genuss- und Rauschmittel (Hasterlik 1918).

Als Reizmittel versteht man:

- psychopharmakologisch aktive Substanzen
- materielle Objekte zur physischen sexuellen Stimulation (»Lustmittel«, Sexspielzeug; vgl. Schönmayr und Kessel 1999*)
- hautreizende, kaustische Substanzen, die zwecks sexueller Stimulation äußerlich appliziert werden (Juckcreme)

Manche der in diesem Lexikon beschriebenen Substanzen sind aufgrund ihrer Wirkung Liebesmittel. Auch der französische Dichter Charles Baudelaire (1821–1867) verstand unter Reizmitteln die berauschenden Genussmittel Haschisch (siehe **Hanf**), **Opium** und **Wein** (1966: 37, 39 und 1972).

Bei anderen bedient man sich der natürlichen Gestalt, um sie als mechanische Reizmittel, das heißt als Dildo einzusetzen: **Bananen**, **Karotten** und andere **Wurzeln**, Gurken[590] und gewisse **Kürbisse** wie auch manche **Hörner**. In Japan schnitt man die **Seegurke** in Ringe und trug sie früher als Penisring zur Verlängerung der Erektion.

Als hautreizende Mittel sind (oder waren) **Bertramwurzel**, **Brennnessel** (Flagellation), **Chilcuage**, **Pfeffer** und **Spanische Fliegen** in Gebrauch.

Literatur

Baudelaire, Charles

1966 *Mein entblößtes Herz: Tagebücher*, Deutsch von Friedhelm Kemp, Frankfurt/M.: Insel Verlag (2. Aufl. 1986).

1972 *Die künstlichen Paradiese*, Köln: Hegner.

Hasterlik, Alfred

1918 *Von Reiz- und Rauschmitteln*, Stuttgart: Kosmos-Franckh'sche.

Rettich

Raphanus sativus L., Cruciferae (Kreuzblütengewächse)

»Vom Rettig hebt sich der Zumpt [= Penis].« (*Slawisches Sprichwort*)

Andere Namen

Bierretich, Bierwurz (bayr.), Daikon (jap.), Figl (arab.), Furzwurzel, Gartenrettich, Hederich, Moola, Mooli, Mula (nep.), Polyeidos eryngiou (griech. »Vielart von **Mannstreu**«), Puglu (assyr.), Radi (bayr.), Radice (ital.), Radis (frz.), Radish (engl.), Radix (lat. »Wurzel«), Radix nostra (lat. »unsere Wurzel«), Rafano, Ramolaccio, Ramoraccio, Raphanis (griech.), Raphanus, Reddish (engl.), Retich, Rettig, Retwurzel, Rodke (slaw.), Syrmaia, Thorpath (altarab. »Knolle«)

Rettich, vor allem sein Samen, gilt seit alters her als Aphrodisiakum. Seine phallusartige Gestalt inspirierte Sympathiezauber und reizte zum Einsatz als Dildo, als mechanisches **Reizmittel**.

Der Rettich – nicht zu verwechseln mit **Meerrettich** – gehört zum aphrodisischen Gemüse (Most 1843: 20*, Wedeck 1961: 203*). Männer versprachen sich vom Genuss der Wurzel eine kräftigere Erektion (Aigremont 1987: I 143*).

Rettiche »blähen wie Linsen, **Bohnen**, Erbsen; sie haben auch einen scharfen, beißenden Geschmack wie **Senf** und Raukenkraut, aus beiden Gründen gelten sie seit alter Zeit als Aphrodisiacum« (Aigremont 1987: I 142*). Johanna und Günter Braun fiel auf, »dass es solche von länglicher Beschaffenheit gibt, die dem männlichen Glied nicht so sehr in der Farbe, aber doch in der Form entsprechen. Ich glaube, hier liegt nichts anderes als eine optische Transformation vor, ein optischer Tausch, hervorgerufen durch begreifliche Wunschvorstellungen. (...) Eine andere mag vom mitunter scharfen Geschmack eines Rettichs herrühren, das Wort scharf löst erotische Vorstellungen aus« (Braun und Braun 1986: 78*). Erstaunlicherweise bedeutet Rettich im obszönen Wortschatz zum einen Prostituierte, zum anderen das Schamhaar der Frau (Bornemann 1974 I*).

Kulturgeschichte

Im antiken Athen wurden Ehebrecher auf pikante Weise gestraft. Man rieb ihnen den Hintern mit Asche ein und schob ihnen eine Rettichwurzel als Dildo in den Anus (Aristoph. *nub.* 1066, 1083; Catull XIII). Ob die analerotisch fixierten Griechen dies tatsächlich als Strafe empfanden oder eher als geheime Lust (vgl. **Brennnessel**), ist fraglich.

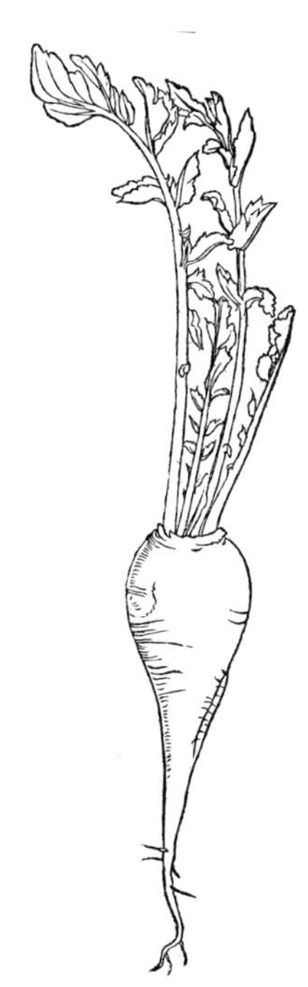

Der Rettich (*Raphanus sativus*) ist eine der ältesten Kulturpflanzen. »Der Rettich ist mehr warm als kalt (...) Und gegessen reinigt er das Gehirn und vermindert die schädlichen Säfte der Eingeweide« (Hildegard von Bingen, *Physica* I, 89). »Er schärft aber auch die Sinne« (Dioskurides II, 137). (Holzschnitt aus Brunfels 1532*)

590 »Grüne Höhepunkte für Vegetarier. Wer keinen Gummi- oder Silikondildo an seine Muschi lassen will, kann immer noch auf die Geschenke der Natur zurückgreifen. Zum Beispiel auf eine stramme, dicke Gurke. Ist billig, und es gibt keine Entsorgungsprobleme. Nach dem Schälen kann man immer noch einen leckeren Salat daraus machen« (Schönmayr und Kessel 1999: 97*).

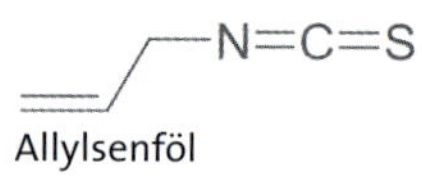

Allylsenföl

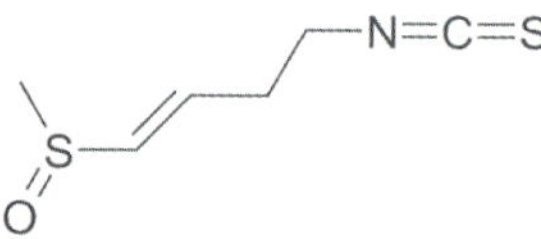

Raphanol beziehungsweise Raphanin

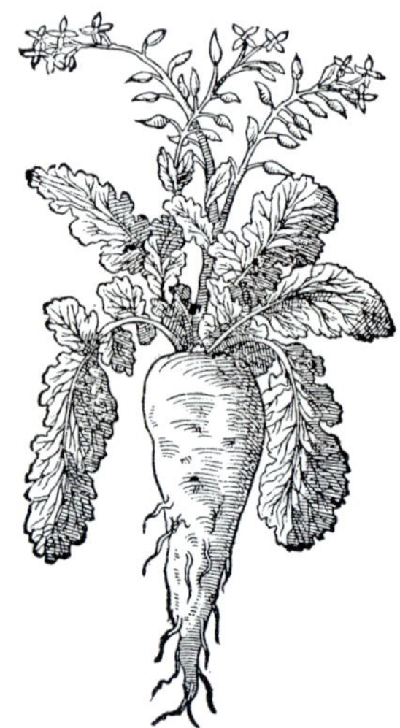

Der Rettich (*Raphanus sativus*) ist ein geradezu sprichwörtliches Liebesmittel. Er ist aber auch für andere Eigenschaften berühmt: »Rättichsamen gesotten/ und darvon getruncken/ treibt den Harn/ und die Weibliche Blume.« (Holzschnitt aus MATTHIOLUS 1626: 129*)

Für die Römer war der Rettich *radix*, die »**Wurzel**« schlechthin, der Inbegriff der Wurzel, oder *Radix nostra*, »unsere Wurzel« (COLUMNELLA, *de r.r.*, XI). Die lange, dicke, fleischige, weiße Rettichwurzel stand in der Antike aber auch mit dem Göttlichen in Verbindung. In der Orakelstätte Delphi hat man dem Gott Apollon sogar eine aus Gold gefertigte Rettichwurzel als Weihegeschenk hinterlassen (LENZ 1966: 97*).

In Indien und Nepal gilt der Rettich (*mula*) als heilige Pflanze des Ganesha (siehe **Elefant**); vor allem im tantrischen Kontext hält er die alraunenähnliche Pflanze in Händen (MAJUPURIA und JOSHI 1988: 275*).

Gebrauch

Im Orient aß man Rettichsamen, mit **Honig** gekocht, als sexuelles Stimulationsmittel. In Japan gilt Rettich (Daikon) in jeder Form und Zubereitung als erotische **Speise**.

Im Übrigen schaffte es der phallische, scharfe Rettich als Aphrodisiakum gerade mal zum Salböl für den Penis; das Rezept von Moises Maimonides aus der islamischen Welt verheißt unvergleichliche Effekte (wenn uns auch heute die Aussicht auf Ameisensäure nicht allzusehr zu locken vermag): »Es ist ein wunderbares Geheimnis, das bisher von niemandem beschrieben wurde: nimm je einen Liter Karottenöl und Rettichöl, einen Viertelliter Senföl, vermische alles und gib einen halben Liter lebender, safrangelber Ameisen hinein. Stell das Öl für vier bis sieben Tage in die Sonne. Dann kann es benutzt werden. Massiere damit den Penis vier oder zwei Stunden vor dem Beischlaf. Wasch ihn dann mit warmem Wasser und du wirst eine Erektion auch noch nach der Ejakulation haben. Nichts Vergleichbares ist für diesen Zweck jemals zubereitet worden« (zit. nach RÄTSCH 1990: 30f.*).

Inhaltsstoffe

Die Rettichwurzel enthält ein schwefelhaltiges **ätherisches Öl**, Sulforaphen mit Allyl- und Butylsenföl, Raphanol und Raphanin sowie Vitamin C. Die Samen können bis zu 50% fettes Öl enthalten (besonders bei var. *oleiformis* PERS.; GERMER 1985: 55*).

Rhododendron

Siehe **Honig**

Robbe

Callorhinus ursinus L.
Phoca vitulina (L.)

Andere Namen

Hái (chin.), Kai (jap.), Sea dog (engl.), Seal (engl.), Seehund, Seelöwe

Robbenhoden werden im asiatischen Kulturkreis als Lenzmittel geschätzt – leider mit fatalen Folgen für die bedrohten Tiere.

Robben sind in allen Weltmeeren heimisch. Zu den Robbenartigen zählen, neben diversen Robbenarten, Seehund, Seebär, Seelöwe und ihr größter Vertreter, das Walross. Im Wasser bewegen sie sich mit großer Anmut und Geschmeidigkeit. Im Rudel auf dem Land kämpfen Männchen auf Leben und Tod; ebenso kämpferisch setzen sich die Muttertiere zum Schutz ihrer Jungen ein.

Leider verkehrte sich das imposant männliche Brunftverhalten der Tiere ins Gegenteil der Arterhaltung – dies aufgrund der Gier des Menschen, des bedrohlichsten Feindes dieser Meeressäuger. Robbenjäger trachten nicht nur nach ihrem Tran, ihrem Fett, ihren Zähnen und ihrem Fell – das besonders beim »schönen Geschlecht« und daher in der Pelzindustrie begehrt ist –, sondern auch nach ihren Hoden. Vor allem auf dem asiatischen Markt gelten Robbenhoden (einschließlich aller oben genannten Arten) als legendäre Liebesmittel.

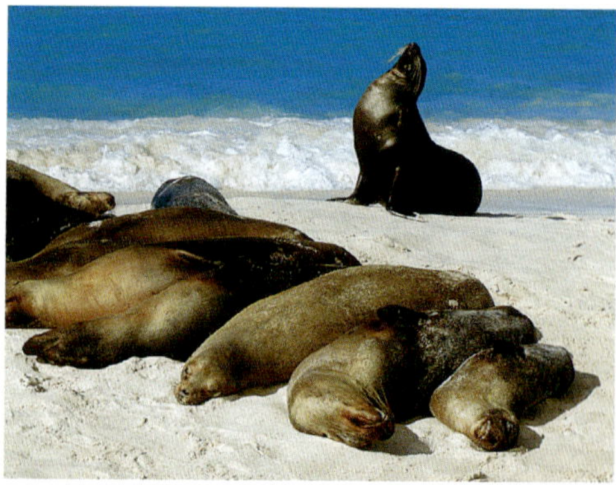

Seelöwenmännchen buhlen immer um den ersten Rang und zeigen ein deutliches «Platzhirsch-Verhalten». Da Asiaten ihre Hoden als Liebesmittel schätzen, machen Robbenjäger Jagd auf sie. (Galapagos, Ecuador, 1997)

Die traditionelle chinesische Medizin setzt *hái góu shèn* (wörtl. »See-Hund-**Genitalien**«; pharmazeutische Bezeichnung: Testes et Penis Otoriae) getrocknet und pulverisiert, kombiniert mit **Kernkeule**, bei Impotenz und schwacher Libido ein (BENSKY und GAMBLE 1986: 511*). Es heißt, dieses Mittel stärke das Yang (siehe **Lenzmittel**) und das Chi (die Lebenskraft). Das Mittel wird erstmals im *Illustrierten Klassiker des Arzneischatzes* (*Tu jing ben cao*, 1061) erwähnt.

Rechtslage

Dank des Einsatzes von Natur- und Tierschutzorganisationen (wie Greenpeace) gegen die kommerzielle Robbenschlächterei sind Robbenartige durch verschiedene Abkommen geschützt. Jeder Handel mit Produkten dieser Tiere ist verboten.

Robbenhoden sollten daher von der Liste der begehrten Lenzmittel gestrichen werden – auch in Asien.

Rochen

Dasyatidae (Stachelrochen)

Trygon pastinaca Cuv., Gemeiner Stechrochen
Urolphus halleri, Stachelrochen

Andere Namen

Hix kay (Maya), Meeresrochen, Ray, Raya (span.), Rayfish (engl.), Trygonos (griech.)

Rochen liefern Fleisch für aphrodisische Speisen. Ihre Stacheln sind begehrt wegen ihrer potenzsteigernden Toxine. Sie werden auch als mechanische Reizmittel, sexuelle Amulette und Lustobjekte für erotische Rituale von Sodomiten genutzt.

Rochen gehören zu den **Fische**n, genauer zu den Knorpelfischen. Ausnahmsweise gilt, dass sein Fleisch »besser gegessen wird, wenn er nicht ganz frisch ist, da der Urin in seinem Blutkreislauf sich dann verflüchtigt hat (daher der Ammoniakgeruch)« (ROOT 1996: 340*).

Getrocknete Rochen, die in der frühen Neuzeit aus entfernten Gewässern nach Europa gelangten, zählten zu den Kuriositäten in den von Adeligen, Kirchenfürsten und Gelehrten angelegten »Natur- und Materialienkammern«[591]. In ihnen manifestierten sich geheimnisvoll exotische Natur- und Heilkräfte unbekannter Meerestiefen. In den Apotheken der Vergangenheit hingen Rochen zusammen mit »Walfischbeinen« und Kugelfischen vom Gebälk, um zu suggerieren, dass dem Wohl des Kunden Heil- und Wundermittel aller Kontinente zur Verfügung stehen. Mit ihrer platten Trapezform, ihren flügelartig ausgebildeten Seitenflossen und maskenartigen Gesichtern auf der Unterseite stimulierten Rochen Vorstellungen von Drachen und Ungeheuern und gehören noch heute zu den merkwürdigsten Lebewesen der Meere.

Rochen waren Zutaten zu **Liebestränke**n (vgl. **Basilikum**), ihr Fleisch galt sogar in Deutschland noch im 19. Jahrhundert als stimulierendes Aphrodisiakum (MOST 1843: 20*).

Kunst

In der Kunst begegnet uns der Rochen in Titelkupfern oder Stilleben, die der Demonstration von Überfluss und Reichtum dienen. Außerdem im Kontext von Magie und Zauberei, die sich bekanntlich meist um die Liebe drehte. Der viktorianische Maler Frederick Sandys (1829–1904) versammelte in seinem Ölgemälde *Medea* (1866–68, Birmingham Museums and Art Gallery) diverse Artefakte und Naturalien, die zum magischen Arsenal der archetypischen antiken Zauberin gehören. Für ihr Liebesritual benutzt sie einen kleinen, vertrockneten Rochen, der unter einem Räuchergefäß mit **Salamander**dekor liegt, zwischen Belladonnazweigen (**Tollkirsche**), **Kröten** und einer Haliotisschale.

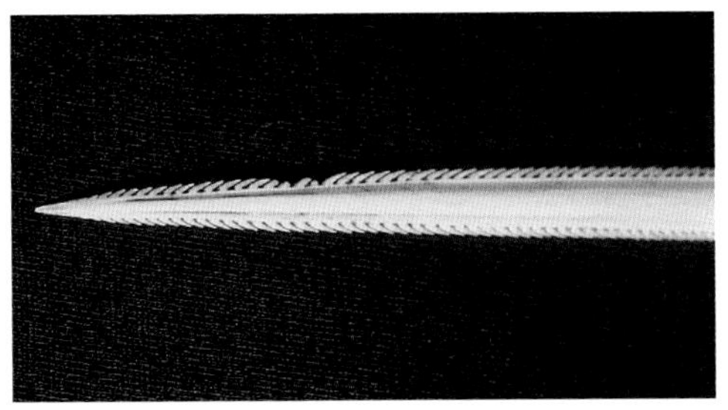

Der Stachel des Stachelrochens *(Urolphus halleri)* ist wie eine Harpune gebaut. (Karibik, Venezuela, 1973)

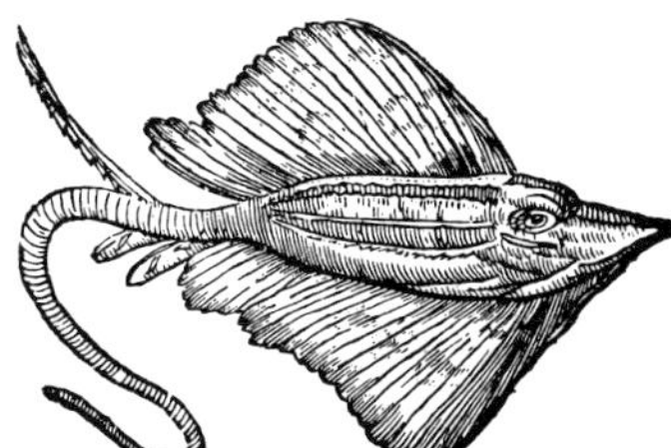

Der Stachelrochen oder Angelfisch (*Pastinaca marina*) galt als ein »wollüstiger« Fisch; desgleichen sollte sein Fleisch beim Verspeisen erregen. (Holzschnitt aus GESNER 1670: 88*)

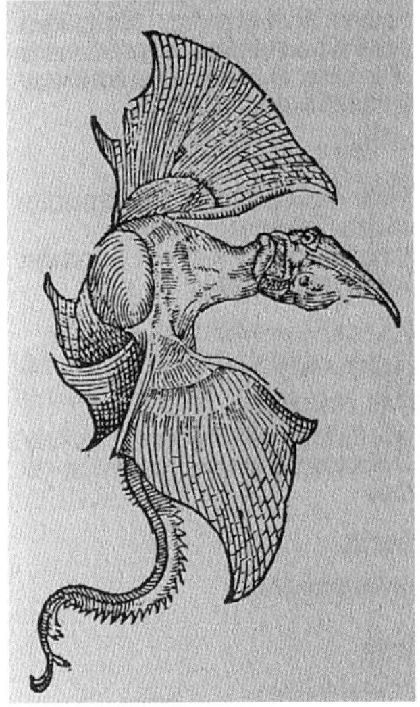

Rochen – nach Drachenart aufgespannt und getrocknet. (Holzschnitt aus GESNER 1670*)

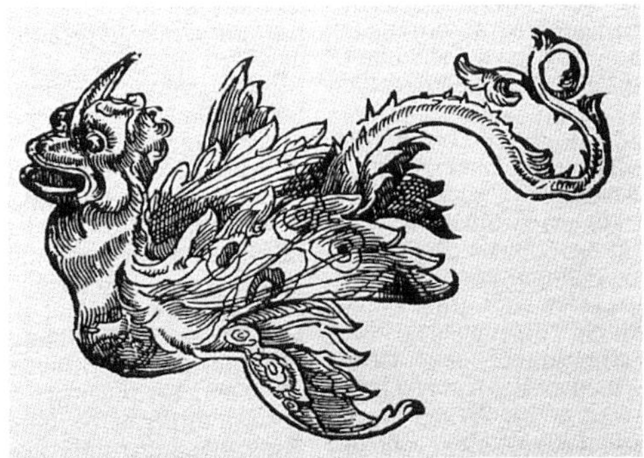

Der Drache Python ist ebenfalls ein getrockneter Rochen. (Holzschnitt aus GESNER 1670*)

591 Siehe dazu den seit 1923 wiederholt überarbeiteten Klassiker von Julius SCHLOSSER, *Kunst- und Wunderkammern*, Braunschweig: Klinkhardt & Biermann 1978.

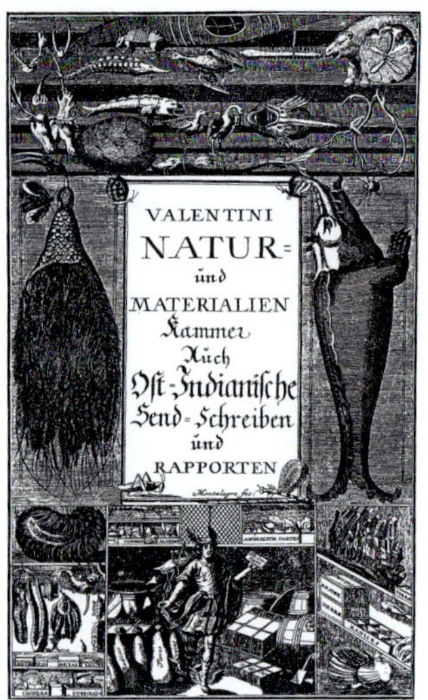

In der zweiten Reihe (rechts oben) erkennt man die Unterseite eines Rochens. Den Titel flankieren ein aztekischer Fächer aus den Schwanzfedern des seltenen Quetzalvogels und ein Fantasiewal. (Titelkupfer aus VALENTINIS *Museum Museorum*, 1704).

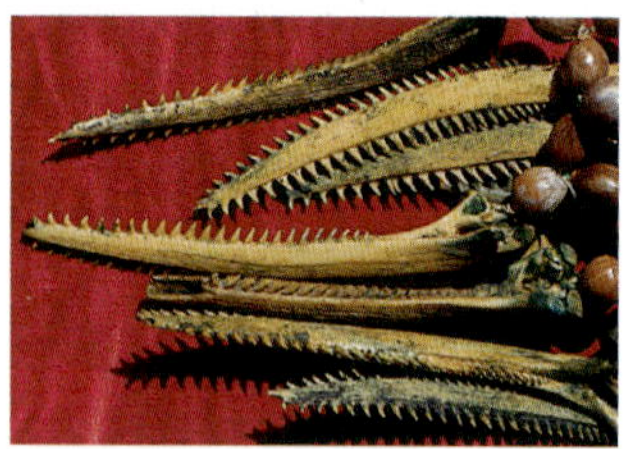

Liebesamulettkette mit den »Flügelknochen« des großen Amazonasrochen der Yaguaindianer. (Iquitos, Amazonien, Peru, 1999)

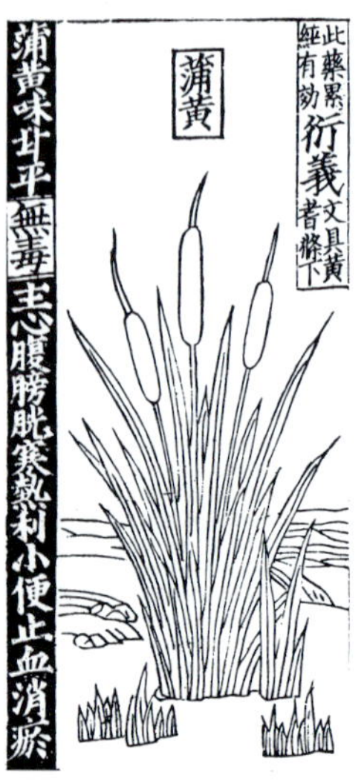

Der Blütenstaub des Rohrkolbens *(p'u-huang)* wird in der traditionellen chinesischen Medizin verwendet. (Aus dem *Ch'ung-hsiu cheng-ho pen-ts'ao*)

Gebrauch von Rochenstacheln

Bei archäologischen Grabungen in Mittelamerika fand man häufig Rochenstacheln *(Urolphus halleri)* in Ritualdepots (BORHEGYI 1961). Den alten Maya dienten neben Obsidianklingen vor allem Rochenstacheln als chirurgische Instrumente zum Aderlass zwecks ritueller Visionssuche. Dies »war die zentrale Kulthandlung der Maya« (SCHELE und FREIDEL 1991: 82). Dazu durchstachen sie den Penis mit dem Stachel. Dabei kam es wohl zu starken Erektionen, die durch die Giftspuren am Stachel ausgelöst wurden. Leider ist nur wenig über den aphrodisischen Rochenstachelstich überliefert worden. Er stand wahrscheinlich mit erotischen Ritualen zu Ehren der Mondgöttin im Zusammenhang (siehe **Tempelbaum**).

Inhaltsstoffe

Das Toxin des Stachelrochens *(Urolphus halleri)* enthält freie Aminosäuren, Serotonin, 5-Nukleotidase, Phosphodiesterase (vgl. **Phosphor**), drei Proteinfraktionen (HABERMEHL1987: 99*).

Literatur

BORHEGYI, Stephan F. D.
1961 »Shark Teeth, Stingray Spines, and Shark Fishing in Ancient Mexico and Central America«, *Southwestern Journal of Anthropology* 17(3): 273–296.

SCHELE, Linda und David FREIDEL
1991 *Die unbekannte Welt der Maya*, München: Albrecht Kraus.

Rohrkolben

Typha spp., Typhaceae (Rohrkolbengewächse)

Andere Namen

Cattail, Hoo (jap.), Pfaffenpint, Pfyffenpynt[592], P'ohwang (kor.), Pompesel, P'u-huang (chin.)

Der pralle Blütenstand dieses Grases heißt so, wie er aussieht. Seine Signatur begründete auch seinen magischen Ruf als Liebesmittel.

Manchmal erweckt bereits der Name eines Gewächses den Verdacht, dass es sich dabei um ein Aphrodisiakum handeln müsse. So beim Rohrkolben, zu dessen Bezeichnung der pralle Blütenstand dieses Grases inspirierte. Wer würde dabei nicht sofort an ein steifes Rohr, den »Kolben« des Mannes denken; beide Ausdrücke bezeichnen im Volksmund den Penis. Ebenso verweist der volkstümliche Name Pfaffenpint auf die unterdrückte Lüsternheit der zölibatären Herren.

In China schluckt man die Pollen (*pu-huang*) von *Typha latifolia* L. oder *Typha angustata* BORY et CHAUB. als Aphrodisiakum (MÜLLER-EBELING und RÄTSCH 1986: 213*). In der traditionellen chinesischen Medizin hingegen werden sie vor allem gegen Nasenbluten eingesetzt (BENSKY und GAMBLE 1986: 356*).

Inhaltsstoffe

Die Pollen von *Typha angustata* enthalten Isorhamnetin, Pentacosan, Sitosterol, Palmitinsäure und α-Typhasterol (BENSKY und GAMBLE 1986: 357*).

592 So heißt bei BRUNFELS (1532: 67*) der Aronstab (*Arum* sp., Araceae); siehe **Drachenwurz**.

Rose

Rosa spp., Rosaceae (Rosengewächse)

Rosa canina L., Heckenrose, Hundsrose
Rosa damascena MILL., Damaszenerrose
Rosa gallica L., Essigrose
Rosa-Gartenrosen, Edelrosen
Rosa moschata J. HERMS, Moschusrose

Liebesröschen: *Anacampseros* spp., Portulacaceae

Die Schönheit der Rosenblüte, ihr mythologischer Hintergrund und die damit verbundene Symbolik wie auch besonders ihr Duft erklären die Bedeutung der Rose als Liebesmittel.

Ihre vielblättrige rosenrote Schönheit und ihr betörender Duft machten die Rose zum universal gültigen Paradesymbol der Liebe, die sich verströmt und zum Liebesrausch verlockt. Der Duft der Moschusrose (*Rosa moschata*) wirkt wohl ähnlich aphrodisierend wie **Moschus**. Die Farbe lässt an den Lebenssaft **Blut** denken und an erregt gerötete Wangen. Rote Rosen sind noch heute als Zeichen glühender Verehrung beliebt. Weiße Blüten drücken Unschuld und Frühling aus. Die Stacheln der Rose erinnerten an Liebesschmerz und Liebeskummer und daran, dass Lust und Leid beisammen liegen. Weil sie alle Spektren des Daseins umfasst, gehört die Rose zu den Ursymbolen, deren mannigfaltige Bedeutungsebenen Bücher füllen könnten.

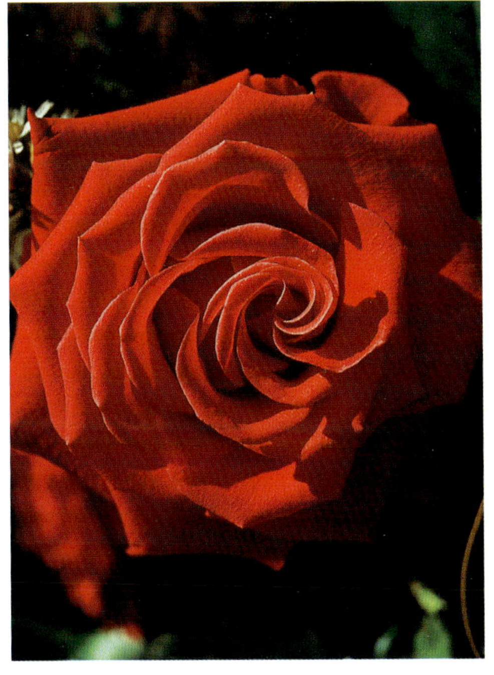

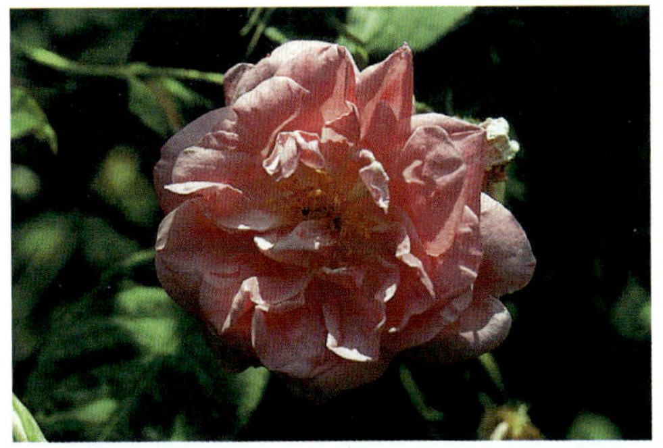

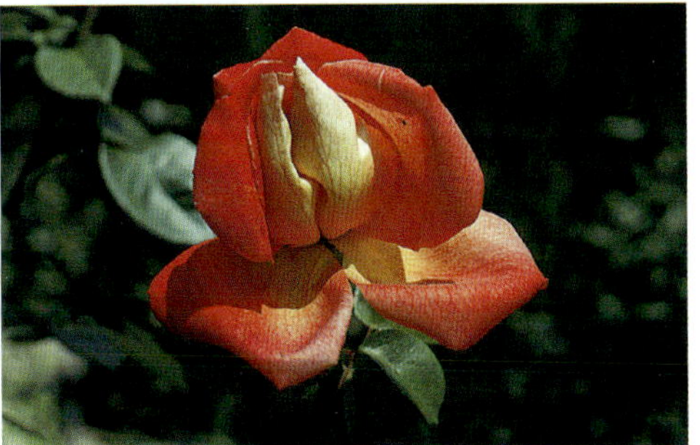

Blutrote Rosenblüte (*Rosa* sp.) (links).

Eine köstlich duftende Rosenblüte (*Rosa canina*) der Wildform von Zypern (rechts oben). Das daraus gewonnene Rosenwasser eignet sich gut als Basis für Liebestränke. (Zypern, 5/1992)

Eine Rosenblüte (rechts unten), die wie die Scham der Frau erscheint – Perlentor der Aphrodite, Vulva der Großen Göttin. Welch eine starke Signatur! (Granada, Spanien, 1992)

Mythos

Antike Mythen sahen verschiedene Götter und Göttinnen an ihrer Entstehung beteiligt. Sie sei dem Lächeln Amors entsprungen, habe sich aus den Haaren der Morgenröte Aurora gelöst, sei von der Muttergöttin Kybele erschaffen worden oder von Aphrodite/Venus, als die Liebesgöttin ihren Fuß auf die Insel Zypern setzte.

Auch die Christen, die sie zunächst als Inbegriff von Sünde und Dekadenz stigmatisierten, beugten sich ihrem übermächtigen Mythos und verleibten die Rose der Mariensymbolik ein, in ihren Stacheln die Leiden der Muttergottes und die Passion[593] ihres Sohnes erkennend, der die Sünden der Menschheit sühnen sollte.

Kunst

Die europäische Kunst weist der Rose wie anderen symbolisch bedeutsamen oder entheogen wirksamen Aphrodisiaka göttliche Sphären zu (siehe Seite 40). Man findet sie vornehmlich als Symbol der heidnischen Liebesgöttin oder als Attribut der Gottesmutter. Als Zeichen der Liebe zwischen Mann und Frau rückte sie erst seit dem Biedermeier in einen vergleichsweise profanen Zusammenhang, so etwa bei Carl Spitzweg (1808–1885) oder im Gemälde *Die Rose* von Moritz von Schwind (1804–71).

Rosenduft und Essenzen

Die griechische Dichterin Sappho (6. Jh. v. u. Z.)[594], die ihr Leben lang eine Verehrerin der Aphrodite war, nannte die duftende Rose die »Königin der Blumen«. Achilleus Tatios (2. Jh. v. u. Z.), der alexandrinische Schriftsteller, der durch seinen Liebesroman *Leukippe und Kleitophon* berühmt wurde, verehrte nicht nur die Liebe, sondern auch die Rose und ihren Duft: »Sie ist die Zierde der Erde, der Stolz des Pflanzenreichs, die Krone der Blumen, der Purpur der Wiesen, der Abglanz des Schönen. Sie ist der Liebe voll, im Dienste der Aphrodite, sie prangt mit duftenden Blättern, wiegt sich auf beweglichem Laub, freut sich des lächelnden Zephirs.«

»Die Rose ist der Duft der Götter«, so hieß es im Altertum, und so gilt es auch heute noch vielen Aromatherapeuten. Rosenöle und Blütenessenzen sind ausgezeichnet als aphrodisische **Parfüms** und als Duftstoffe für das erotische Lager geeignet. Die wilde Rose *(Rosa canina)* – die den -Tränen der Aphrodite entspross, als sie um Adonis weinte – verströmt nicht nur den Duft der Liebesgöttin (»Duft der Venus«); sie ist auch ein beliebtes Volksheilmittel. Auf Zypern stellt man noch heute nach uralten traditionellen Methoden Rosenwasser her, das in der Küche und zu Heilzwecken reichlich verwendet wird. Rosenwasser ist als (verfeinernde) Zutat zu **Liebestränken**, **Cocktails**, **Latwergen**, **Bhang**, zu den **Orien-**

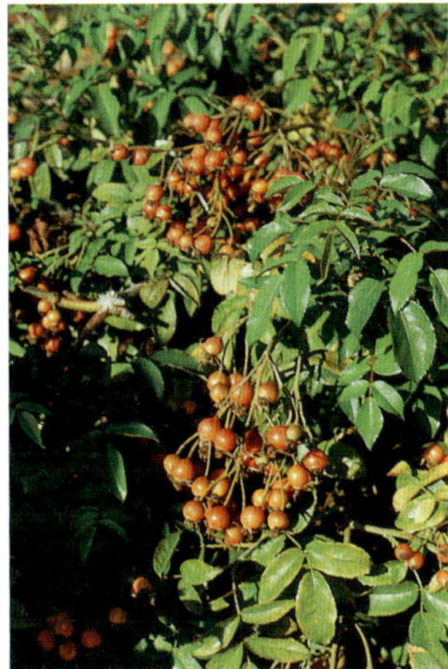

Die Moschusrose *(Rosa moschata)* hat hagebuttenähnliche Früchte. (Berkeley Botanical Garden, Kalifornien, USA, 8/1984)

»Die Rose hat einerseits den Duft von Reinheit und Unberührtheit, andererseits gilt sie als Aphrodisiakum, als Mittel, das die Sinnlichkeit stimuliert. Geschichtsschreiber berichten, die Römer hätten in ihrer dekadentesten Zeit Riesenmengen von Rosen verbraucht, um Festsäle, Straßen und Schlafgemächer damit meterhoch zu bedecken.« (FISCHER-RIZZI 1989: 142*).

593 Die Etymologie des Begriffes ist in diesem Zusammenhang aufschlussreich doppeldeutig. Passion – als *Leidensgeschichte Christi* zuerst in mhd. Zeit bezeugt, geht zurück auf das spätlat. *passio* = Leiden. Im 17. Jahrhundert kam aus dem frz. *passion* abgeleitet die Bedeutung Leidenschaft hinzu.

594 »Die beiden großen archaischen Dichter von Lesbos, Sappho und Alkaios, feierten die göttliche Dreiheit: Zeus, Hera [oder eine Form von Aphrodite] und Dionysos« (KERÉNYI 1998: 122).

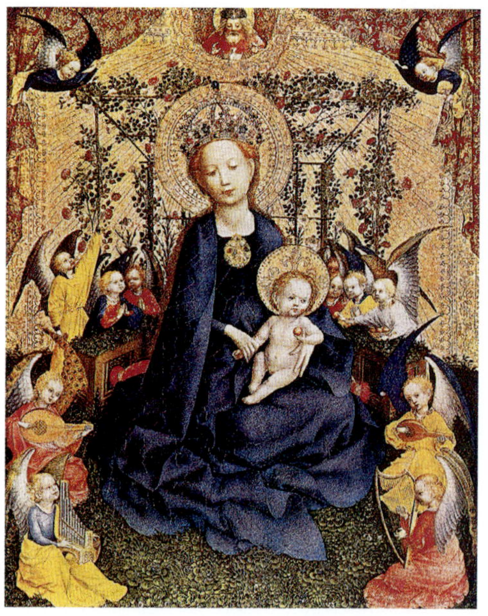

Die gekrönte Muttergottes thront im Himmel, umgeben von musizierenden Engeln und umfriedet von einem Rosenhag. (Stefan Lochner, »Rosenhagmadonna«, um 1448, Wallraf-Richartzmuseum Köln)

»Die Büsche goldner Rosen
füllen jede Brust.
Von liebeskrankem Volk mit
mannigfacher Lust.«
(*Die Geschichte von Nûr ed-Dîn und Marjam der Gürtlerin,* aus *1001 Nacht,* in LITTMANN 1973: 103)

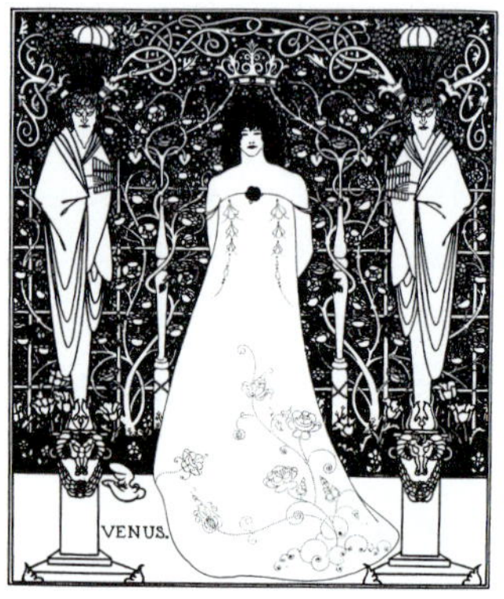

Auch der Jugendstil rückte die gekrönte Venus unter den Rosenhag, jedoch nicht von Engeln umgeben, sondern von Standbildern des Fruchtbarkeitsgottes Pan. (Aubrey Beardsley, 1872–98, Frontispiz für *Venus und Tannhäuser*)

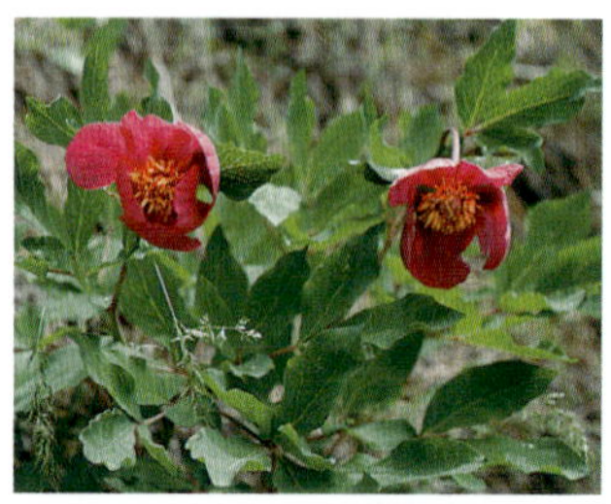

Die Pfingstrose oder Päonie (*Paeonia mascula* [L.] MILL.) ist botanisch keine Rose, sondern ein Päoniengewächs. Sie wird aber ähnlich wie die Rose als Aphrodisiakum oder Zutat der chinesischen Lenzmittel verwendet. (Zypern, 5/1992)

talischen **Fröhlichkeitspillen**, für **Räucherwerk** und Duftwässerchen geeignet.

(Unzählige Rosenarten wurden gezüchtet. Leider wurde dabei die Kultivierung des Duftes vernachlässigt zugunsten von Blütenformen und Farben. Stark duftende Rosenarten, wie die Damaszenerrose *(Rosa damascena)*, die Essigrose *(Rosa gallica)* oder die Mairose *(Rosa centifolia)*, denen noch der »Duft der Götter« anhaftet, gerieten in Vergessenheit, wie die heidnische Liebesgöttin (STOKES 2002: 157*).

Bezugsquellen

Rosenwasser ist in der Apotheke erhältlich (nach DAB 6). Damaszenerrosen bekommt man bei der Staudengärtnerei Gaissmayer®; diverse duftenden Sorten bei der Blumenschule®.

Literatur

KERÉNYI, Karl
1998 *Dionysos: Urbild des unzerstörbaren Lebens,* Stuttgart: Klett-Cotta.

LITTMANN, Enno [Übersetzer]
1973 *Geschichten der Liebe aus den 1001 Nächten,* Frankfurt/M.: Insel.

PROSS, Roswitha
1999 *RoseEros,* Freiburg i. B.: Eulen Verlag.

VONARBURG, Bruno
2002 »Heilkräftige Wildrose«, *Natürlich* 22(8): 46–50.

Rosmarin

Rosmarinus officinalis L., Labiatae (Lippenblütler)

Andere Namen

Dendrolibanon (griech.), Krankraut, Kranzenkraut, Kraut des Troubadours, Lasmari (zypriot.), Libanos, Libanotis (griech.), Marinus ros, Ramerino (ital.) Romarin (frz.), Ros, Ros maris, Rosa marina, Rosmarein, Rosmarin (frz.), Rosmarino (ital.), Rosmarinum, Rosmary (engl.), Salvia rosmarinus

Als aromatische Pflanze war Rosmarin der Liebesgöttin heilig und wird aus diesen Gründen auch als olfaktorisches Liebesmittel und **Räucherwerk** eingesetzt. Im Mittelalter verwendete man Rosmarinbüschel zum Liebeszauber.

Rosmarin ist in der Mittelmeerküche als Gewürz bekannt.

Wie viele aromatische Pflanzen war der Rosmarin, die »Rose des Meeres«, der Aphrodite/Venus geweiht (MAUTNER und KÜLLENBERG 1989: 90*). Ihre Statuen wurden mit dem immergrünen Kraut bekränzt. Auf den Fresken von Pompeji sind leicht bekleidete Frauen zu sehen, die in sinnlicher Hingabe Rosmarinzweige (so genannte Lebensruten) sammeln. Als die germanischen Stämme den Rosmarin kennen lernten, weihten sie ihn ihrer Liebesgöttin Freya; die (Interpretatio Romana) erkannte in ihr die Frau Venus. Seither ist es ein überlieferter Volksbrauch, dass sich Liebende zur Bekundung geteilter Gefühle Rosmarinzweige schenken. Noch heute gilt Rosmarin als Zeichen der Freundschaft (JAY 1997: 48*).

Dioskurides führt den Rosmarin als die vierte Art von *Libanotis*, »Weihrauch«, an (vgl. **Olibanum**). Seine frischen oder getrockneten Zweige verbrannte man im kultischen Rahmen als **Weihrauch** (vgl. **Räucherwerk**). Man glaubte auch, dass Rosmarin das Gedächtnis stärkt[595]. Zu diesem Zweck wird es noch in der Aromatherapie verwendet (vgl. **Ginkgo**).

Rosmarin, das »Kraut der Troubadours«, der Minnesänger, wurde im Mittelalter und in der frühen Neuzeit als Fruchtbarkeits- und **Liebeszauber** benutzt: »Im 15. Jahrhundert pflanzte man in Frankreich Rosmarin in einen Weinberg oder ein Feld, um diese fruchtbar zu machen« (SELIGMANN 1996: 245*). »Als Liebeszauber trägt das Mädchen im Spessart ein Rosmarinbüschel bei sich, um den Geliebten an sich zu fesseln. (...) Die Eheleute pflanzen die am Hochzeitstage getragenen Rosmarinsträußchen in die Erde; wachsen diese an, so wird die Ehe glücklich« (AIGREMONT 1987: I 143*).

595 »Universitätsstudenten legten sich mitunter *Rosmaringirlanden* um vor einem schweren Examen, das ihr gesammeltes Gedächtnisvermögen erforderte« (STARK 1984: 153*).

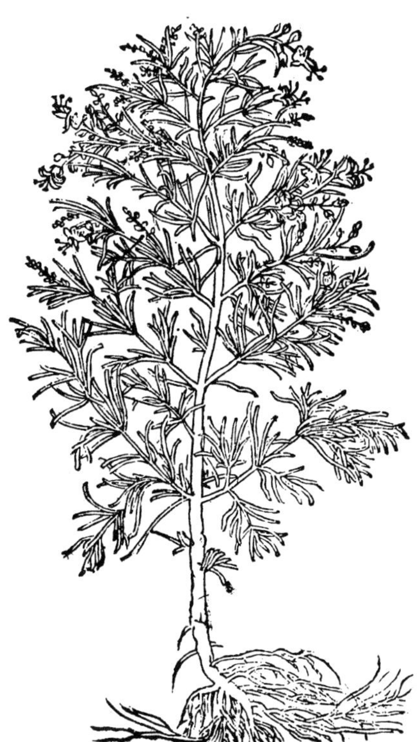

Das aromatische Rosmarinkraut (*Rosmarinus officinalis*) stammt aus dem Mittelmeerraum und war eine heilige Pflanze der Liebesgöttin (Aphrodite, Venus, Freya). Rosmarin, der »Meertau«, war eine der beliebtesten ägyptischen und römischen Gartenpflanzen. (Holzschnitt aus FUCHS 1545: 271*)

Rosmarin gehört zu den **Gewürze**n und wird auch im venerischen **Räucherwerk** verwendet. Einen aphrodisischen **Kräutertee** trinkt man bei Voodookulten Nordamerikas. In Deutschland lobte man im 19. Jahrhundert den Rosmarintee gegen Unfruchtbarkeit (MOST 1843: 278*).

Rezepte

Rosmarintee

2 Gramm fein geschnittene Rosmarinblätter (»Nadeln«) werden mit kochendem Wasser übergossen und nach einer Viertelstunde durch ein Teesieb abgegossen. Nach Belieben mit **Honig** oder Zucker süßen.

Einen aromatischen und aphrodisierenden **Badezusatz** kann man aus je einer Hand voll Rosmarin, **Zimt** und **Kalmus**, mit heißem Wasser aufgekocht und abgeseiht, bereiten.

Für aphrodisische Zwecke eignet sich auch der folgende Badezusatz: Je eine Hand voll Rosmarinnadeln, Melissenblätter und **Zimt**stangen werden in einem halben Liter Wasser etwa 5 Minuten ausgekocht. Der abgeseihte Abguss wird dem heißen Badewasser zugesetzt. Ein solches Bad hinterlässt eine angenehm erregte Haut, die sich seidig anfühlt und die Partner zu heißen Umarmungen verführt. »Längere Bäder mit Rosmarinzusätzen können aber kreislaufbelastend wirken« (REGER 1988: 108*).

Inhaltsstoffe

Das Kraut enthält neben etwas Harz, Gerb- und Diterpen-Bitterstoffen, Rosmarinsäure, 1 bis 2,5% **ätherisches Öl** bestehend aus 1,8-Cineol, α-Pinen, Eucalyptol, Campher, Borneol, Limonen, Verbenon, Camphen, Terpineol, Thymol und Linalool (CZYGAN 1989). Das ätherische Öl wirkt nervenstimulierend und antiseptisch.

Literatur

CZYGAN, Franz-Christian

1989 »Rosmarinblätter«, in: Max WICHTL (Hg.), *Teedrogen*, Stuttgart: WVG, S. 405–407.

Rotpfeil

Siehe **Orchideen**

Rübe

Siehe **Karotte**

»Besteckt die Brust mit Rosmarin, die Liebe wird nicht mehr entfliehen!« (*Sprichwort*)

»In der Antike war Rosmarin eine hochgeschätzte Arzneipflanze, die gern als Ersatz für den kostbaren Weihrauch zum Räuchern benutzt wurde (ihr Harz riecht sehr ähnlich). Als Symbol repräsentierte sie die Liebe, aber auch das Gedenken der Toten.« (ROOT 1996: 343*)

»Der Rosmarin war, wie so viele Pflanzen, wegen des starken Geruchs der Aphrodite heilig. Man bekränzte die Bilder der Liebesgöttin mit seinem immergrünen Laube. Die strauchartige Pflanze war schon im frühen Mittelalter in Deutschland eingeführt, man weihte sie der Liebesgöttin Freya, und sie erlangte bald große Volkstümlichkeit. Rosmarin wird auch als Mittel zur Fruchtbarkeit angewendet im Verein mit Mastixkräutern.« (HIRSCHFELD und LINSERT 1930: 199*)

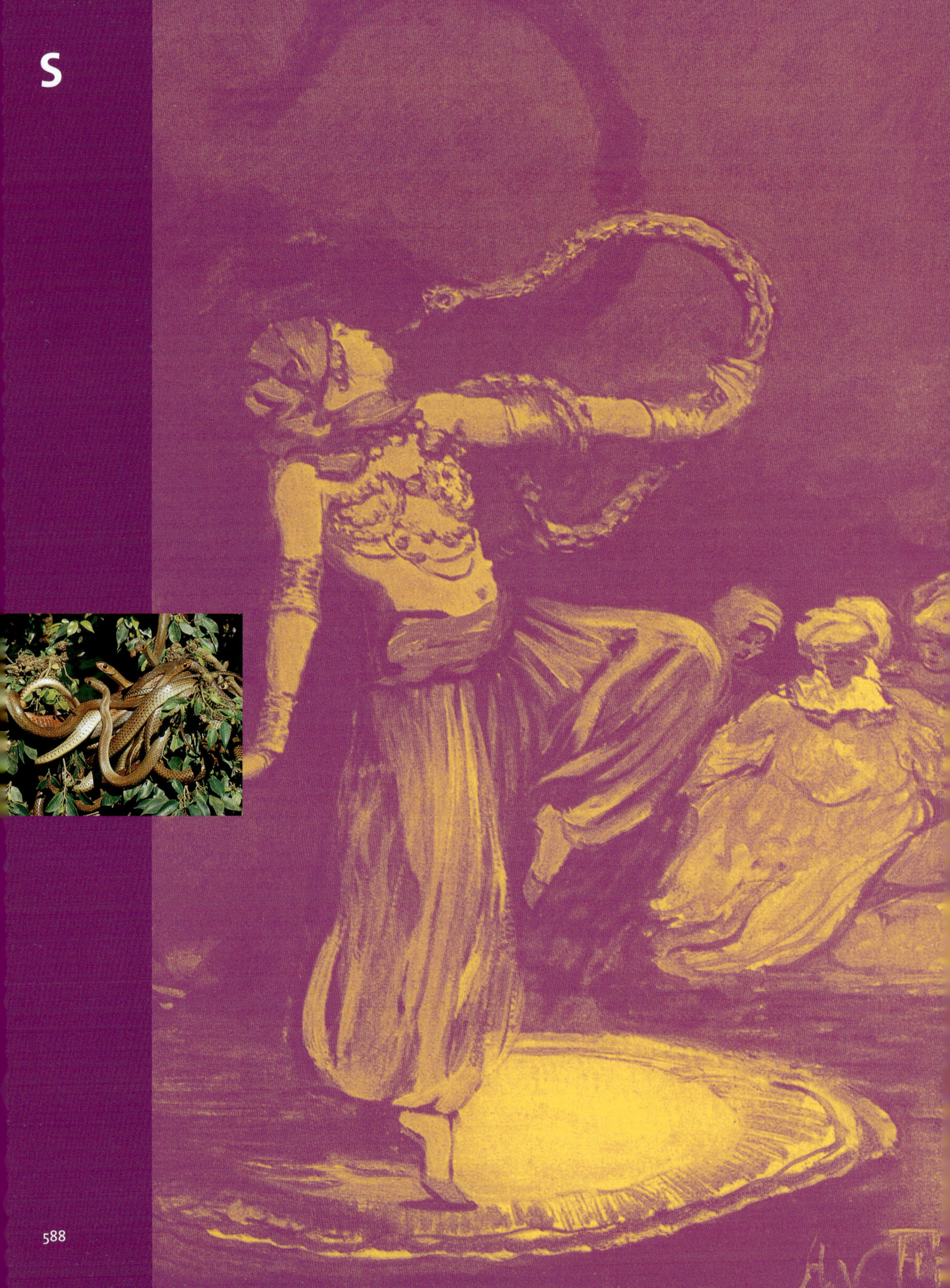

Sabalpalme

Serenoa repens (BARTR.) SMALL, Palmae (**Palmen**)
syn. *Serenoa serrulata* (MICHX.) NICHOLS., *Chamaerops serrulata* MICHX., *Corypha obliqua* BARTR., *Corypha repens* BARTR., *Sabal serrulata* (MICHX.) NUTT.

Andere Namen

American dwarf palm (engl.), Bayas negros (span.), Cabbage palm (engl.), Palmier de l'Amérique du nord (frz.), Sabal[596], Sägepalme, Saw palmetto, Serenoa, Shrub palmetto, Zwergpalme

Sabalfrüchte sind als Aphrodisiaka oder Zusätze zu Liebestränken weltweit bekannt.

Gebrauch als Aphrodisiakum

Aus den getrockneten Früchten kann man einen aphrodisischen **Likör** herstellen. Dazu nimmt man eine gehäufte Hand voll der Früchte, zwei **Vanille**stangen, die abgeriebene Schale einer halben ungespritzten Zitrone und setzt das Ganze für 2 bis 3 Wochen mit Gin an. Wenn alles gut durchgezogen ist, wird der Schnaps abgegossen und mit **Honig** (der nach Belieben mit **Gelée Royal** angereichert wurde) oder braunem Zucker gesüßt. Fertig ist der Likör, man nimmt jeden Abend ein Gläschen. Nebenwirkungen sind nicht bekannt (siehe auch die Rezepte mit **Damiana**).

Medizinischer Gebrauch

Sabalfrüchte wurden in den letzten Jahren zu einem der bekanntesten und wohl auch erfolgreichsten Pflanzenheilmittel bei Prostatakrebs (**Hormone** Enhancer)[597]. Extrakte aus Sabalfrüchten, **Brennnessel**wurzeln *(Urtica dioica)*, **Kürbis**samen *(Cucurbita pepo)* und Roggenpollen *(Secale cereale)* werden in der Phytotherapie recht erfolgreich eingesetzt.

Die frischen Früchte werden zur Herstellung galenischer Präparate und homöopathischer Tinkturen verwendet. In der Homöopathie wird die Urtinktur *(Sabal serrulata)* zur Behandlung von Harnverhalt, Prostataerkrankungen, Gebärmutterkomplikationen und Impotenz (vgl. **Homöopathika**) verordnet.

Inhaltsstoffe

Die reifen Früchte enthalten n-Alkohole, Isoprenoidalkohole, Acylglyceride, Sterole und Flavonoide (RÖDER 2002: 79). Die Wirkstoffe sind

In den USA kam ein Kombinationspräparat aus Sabalfrüchten und einer Kräuterkombination der traditionellen chinesischen Medizin unter dem Namen PC-SPES (von **P**rostata **C**are-Spes, lat. »Hoffnung«) auf den Markt (RÖDER 2002). Es handelt sich um Kapseln mit einem standardisierten Extrakt aus acht Pflanzen, von denen viele auch als Aphrodisiaka benutzt werden:

Chrysanthemenblüten	*Dendranthema morifolium* (RAMAT.) TZVEL. syn. *Chrysanthemum morifolium* RAMAT.
Ling-shi-Pilz	*Ganoderma lucidum* (LEYSS. ex FR.) KARST. syn. *Ganoderma sinense* ZHAO, XU et ZHANG
Süßholzwurzel	*Glycyrrhiza glabra* L. var. *glandulifera* REGEL et HEND. *Glycyrhizza uralensis* FISCHER
Färberwaidblätter	*Isatis indigotica* FORST., Cruciferae
Ginsengwurzel	*Panax pseudoginseng* WALL. syn. *Panax notoginseng* (BURCK.) F.H. CHEN, *Panax sanchi* HOO
Rabdosiakraut	*Rabdosia rubescens* (HEMSL.) S.Y. WU et SUEN syn. *Plectranthus rubescens* HEMSL., Labiatae (Lippenblütler)
Baikalhelmkrautwurzel	*Scutellaria baicalensis* GEORGI, Labiatae
Sägepalmenfrüchte	*Serenoa repens*

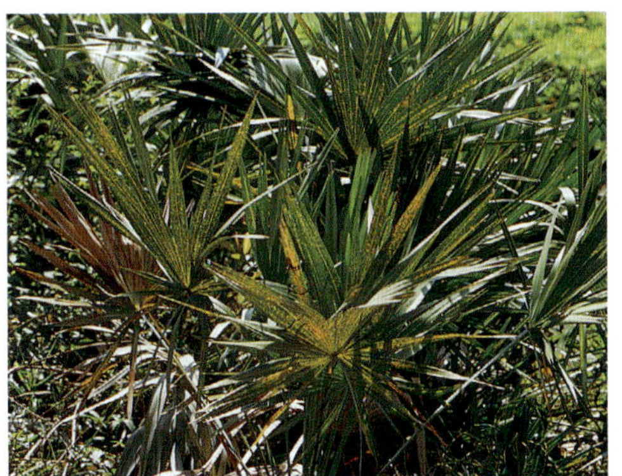

Die an der Karibikküste Nordamerikas (z.B. in Florida) wachsende kleine Palme (Sabal oder Sägepalme) mit fächerartigen Blättern bildet saftige Früchte aus. Aus den duftenden, frischen Früchten brauten die Indianer dieser Region bierartige vergorene Getränke, die bei Stammesfesten reichlich genossen wurden. Sie entdeckten auch, dass die Früchte eine stimulierende Kraft auf die Geschlechtsteile ausüben. Der Gebrauch der Sabalfrüchte (Sabalis serrulati fructus) als Aphrodisiaka oder Zusätze zu anregenden **Elixiere**n und **Liebestränke**n ist heute weltweit verbreitet (PEDERSEN 2001).

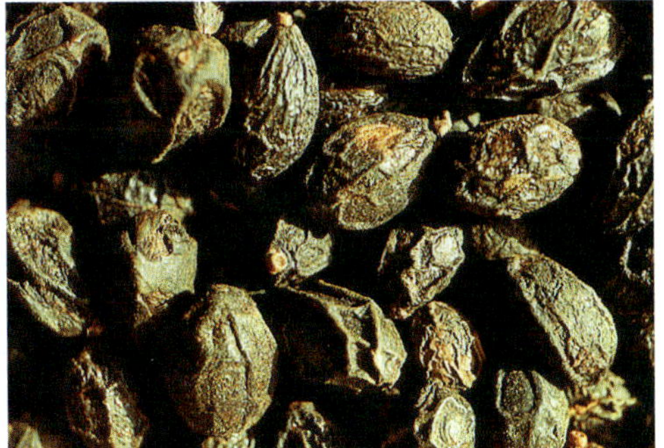

Getrocknete Sabalfrüchte (Sabalis serrulati fructus) aus dem Apothekenhandel. Die Früchte der kleinen Sabalpalme *(Serrenoa repens)* werden heutzutage weltweit zur Herstellung von Aphrodisiaka verwendet.

596 *Sabal* ist auch ein Gattungsname in der Familie Palmae. Manchmal wird die Sabalpalme mit der Palmettopalme (*Sabal palmetto* [WALT.] LODD. ex SCHULT. et SCHULT. f.), die von North Carolina bis Florida und auf den Bahamas verbreitet ist, verwechselt.

597 »Extrakte von *Serenoa* haben sich im Prostatagewebe als Inhibitor der 5a-Reductase erwiesen, die das Testosteron [vgl. **Hormone**] in Dihydrotestosteron umwandelt; gleichzeitig hemmen sie die Bindung von Dihydrotestosteron an Androgenrezeptoren und verlangsamen dadurch das Wachstum des Prostatagewebes« (RÖDER 2002: 79).

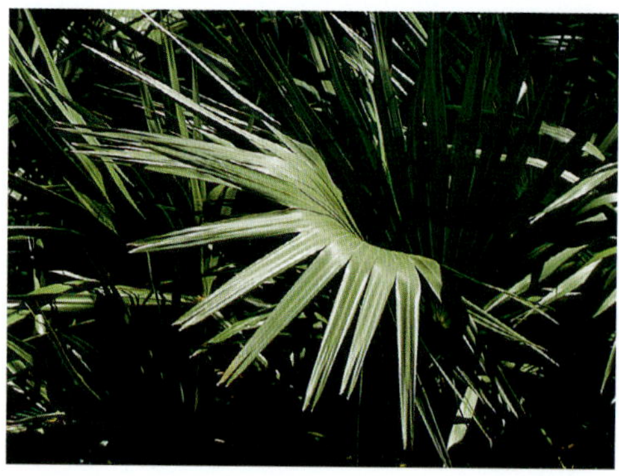

Die Sabalpalme (*Serenoa repens*) im natürlichen Habitat (Sumpf). Sie ist am karibischen Küstenstreifen Nordamerikas von South Carolina bis Louisiana und in Florida verbreitet. Die dort ansässigen Seminolen aßen die Früchte und Palmenherzen als Nahrung. Die Blätter nutzten sie für Zeremonialfächer. (Miami, Florida, USA, 5/1996)

»In der Medizin der nordamerikanischen Indianer wurde häufig die Sabalpalme zur Behandlung von Impotenz benutzt (...) Obwohl Sabal nicht bei emotional bedingter Impotenz helfen kann, wird sie dennoch von modernen Naturheilern zur Kräftigung der Geschlechtsorgane eingesetzt. Dies wiederum kann zu stärkeren Erektionen verhelfen.« (Pedersen 2001: 28)

nicht wasserlöslich, deshalb können nur alkoholische Auszüge verwendet werden (Pedersen 2001:31). Sabalfrüchte sind im Sensatonics®-Likör »Edena« enthalten.

Bezugsquellen

Getrocknete Früchte wie auch eine Tinktur sind im Apothekenhandel erhältlich. Sabalfrüchte sind im Sensatonics®-Likör »Edena« enthalten.

Literatur

Pedersen, Stephanie

2001 *Saw Palmetto: Hormone Health Enhancer*, London: Dorling Kindersley.

Röder, Erhard

2002 »Phytotherapie des Prostatakarzinoms«, *Deutsche Apotheker Zeitung* 142(13): 77–81.

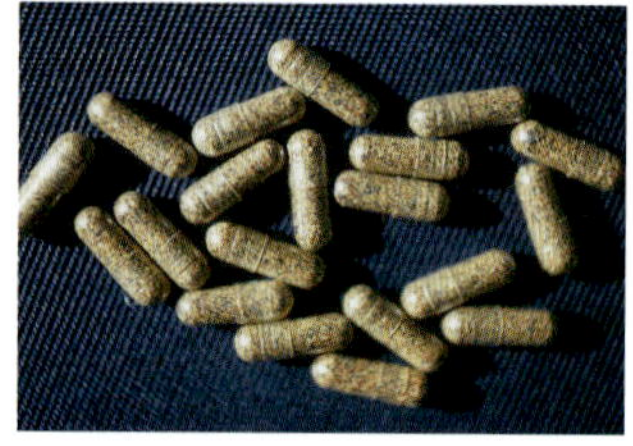

Sabalkapseln, gefüllt mit der zermahlenen getrockneten Frucht.

Saflor

Siehe **Färberdistel**

Safran

Crocus sativus L., Iridaceae (Schwertliliengewächse)

syn. *Crocus autumnalis* Mill., *Crocus hispanicus*, *Crocus luteus* L., *Crocus orientalis*

Andere Namen

Abir (pers.), Crocus (lat.), Echter Safran, Gewürzsafran, Gur gum (tibet.), Hay saffron, Karcom (hebr.), Karkom, Karkum (pers.), Kesar (skrt.), Kesara (Hindi), Kesari, Krokos (griech.), Krokus, Kumkumkesari, Plam phool (pakistan.), Safrankrokus, Saffron (engl.), Sn-wt.t (altägypt.), Zafran, Za'farân (arab./Jemen)

Der Safrankrokus liefert das begehrte und teure Safrangewürz. In aphrodisischer Hinsicht schätzte man seine gelben Narbenschenkel als Duftstoff, Zutat zu Räucherwerk und berauschenden Weinzusatz.

Der Safrankrokus ist eine der ältesten Kulturpflanzen der Menschheit. Eine Wildform ist nicht mehr bekannt. Die erste Erwähnung ist im Namen einer Stadt am Euphrat dokumentiert, Azupirano, »Safranstadt« (um 2300 v. u. Z.). Der Krokus wurde schon zu minoischer Zeit auf Kreta und Thera (Santorini) kultiviert und galt als ein Fruchtbarkeitssymbol (Douskos 1980, Marinatos 1984).

Mythos

Der Safran gehört zum Garten der Wollust und wurde wohl deshalb auch von Hekate gezüchtet; diese rufen die orphischen Hymnen als »Meeresgöttin im Safrangewand« an. Besonders heilig jedoch war der Safran der strahlenglänzenden Eos oder Aurora, der Göttin der Morgenröte und »Tempelhüterin des Lebens«. Von einem gelben Krokusschleier umwallt, öffnete sie mit ihren Rosenfingern die Pforte des Himmels, wenn sie, aus dem Ozean steigend, den Horizont berührte. Die gelbe Farbe war ein Symbol der Sonne. Es hieß, der Safran erblühe überall dort, wo dereinst Juno und Jupiter sich der körperlichen Liebe hingegeben und mit ihren wollüstigen Ausdünstungen die Erde befeuchtet und so befruchtet hätten. Deswegen bestreute man in der Antike die Brautbetten, als Stätten der ehelichen Wollust, mit Safranblüten.

Gebrauch

Laut Plinius war Safran eine Panazee, ein Allheilmittel und Aphrodisiakum – auch wenn er seltsamerweise zugleich den Schlaf förderte: »Er bewirkt Schlaf, hat gelinde Wirkung auf den Kopf und reizt den Geschlechtstrieb« (XXI, 137). Safran, in **Wein** eingelegt, gilt seit der Antike als berauschender Weinzusatz (Norman 1991: 33*), als Aphrodisiakum oder Liebestrank (Mercatante 1980: 50*).

»Safran ist heiß und trocken«, heißt es in der islamischen Heilkunde der Sufis. »Er ist ein ausgezeichnetes Mittel für das Blut und für die Stärkung der Seele. Er erleichtert Gelenkschmerzen und verstärkt in jungen Männern den Geschlechtstrieb« (Moinuddin 1984: 99*)[598].

Safran schätzte man auch als Duftstoff und **Räucherwerk** (vgl. Aristophanes, *Die Wolken*). Blüten oder Griffel wurden in Hallen, Theatern und römischen Bädern ausgestreut. Noch in der

»Abhängig von Dosierung und Qualität, kann der Safran unsere Stimmung beflügeln zu beseligender Heiterkeit, wohliger Ausgeglichenheit, lebhafter Ausgelassenheit; Safran verführt zum Lachen. Wenn der Safran jedoch zu hoch dosiert wird, kann es zum Safranrausch kommen, der bis zum Herzstillstand führen kann.« (Fischer-Rizzi 2000b: 33)

598 »Die moderne Wissenschaft würde übrigens an dieser Stelle anführen, dass Safran ein Aphrodisiakum ist und dass man mit seinem Inhaltsstoff Crocin Algen schlagartig begattungsreif machen kann« (Fischer-Rizzi 2000a: 29).

Renaissance hieß es, wenn man am blühenden Krokus riecht, »erweitert er die Brust und die Werkzeuge des Geistes und regt zum Beischlaf an« (zit. in CAMPORESI 1991: 75*). Safran wurde auch zu den Ingredienzien der **Hexensalben** gezählt und als Heilmittel gegen das Antoniusfeuer verwendet. Im 18. und 19. Jahrhundert wurde Safran als ein (sicherlich kostspieliges) Rauschmittel verwendet, das in seiner Wirkung dem **Opium** ähnlich gewesen sein soll.

Safran ist ein bedeutender Bestandteil des **Laudanum**, der Tinctura Opii crocata, der so genannten Schwedenkräutermischungen (vgl. **Theriak**) und ähnlicher **Elixiere**, aphrodisischer **Latwerge**n sowie der **Orientalische**n **Fröhlichkeitspillen**.

Safran gilt auch als beliebtes Gewürz in der **Hanf**küche. Er scheint die orale Aufnahme des THC zu verbessern und einen eigenen Anteil zur aphrodisisch-psychoaktiven Gesamtwirkung beizutragen.

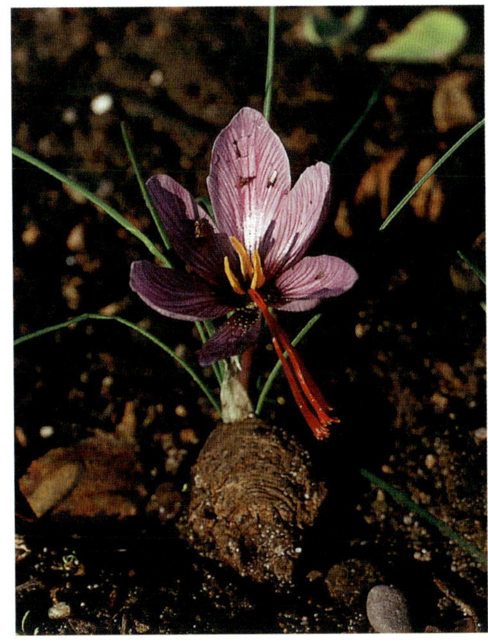

Der Safrankrokus (*Crocus sativus*) ist gut an seinen langen Narbenschenkeln zu erkennen. Die Safranfäden werden als Gewürz, für Lebenselixiere und als Lebermittel verwendet. Safran gilt als Frauenheilpflanze. »Manche Frauen weben Safranfäden in ihr Schamhaar – manche Männer macht das an!« (Gewürzmuseum/*Hot Spice* 1999)

Inhaltsstoffe und Wirkung

Safran enthält 8 bis 13% festes Öl, Oleanolsäurederivate, bis zu 1% **ätherisches Öl**, Glykoside, den Bitterstoff Picrocrocin, der sich bei Lagerung in den typischen Safranduftstoff Safranal umwandelt, und kristalline, gelbe Farbstoffe (α-Crocin = Crocetin-di-β-D-gentiobiosylester, Crocetin u. a.) (CZYGAN 1989: 414). Safran enthält auch die Vitamine Riboflavin (100 g/g!) – von allen Pflanzen hat Safran prozentual den höchsten Gehalt an Riboflavin – und Thiamin (BHAT und BROKER 1953). Das ätherische Öl ist recht komplex aufgebaut (ZARGHAMI 1970): »Die Hauptkomponente des ätherischen Öls ist Safranal, der für die Droge typische Geruchsträger. Safranal entsteht erst beim Trocknen, weshalb dieser Vorgang der Aufbereitung besonderer Beobachtung bedarf« (PAHLOW 1995: 78*).

Safran fördert die Verdauung von Eiweiß, indem er die Enzymaktivität anregt. Er stimuliert die Gebärmuttertätigkeit und wirkt möglicherweise cholesterinsenkend. 5 bis 10 g der getrockneten Stempel können Aborte auslösen und zu tödlichen Vergiftungen führen!

Die psychoaktive Wirkung von Safran wird unter anderem als »Lachkrampf« und »Delirium« beschrieben (VONARBURG 1995: 76); »in seinen Wirkungen nähert sich der Safran dem **Opium**; in kleinen Dosen excitiert er, heitert auf und erregt Lachen (...) in großen Dosen dagegen betäubt er, macht Schlaf, Sopor« (MOST 1843: 536*).

Bei einer maximalen Tagesdosis von 1,5 g wurden bisher keine Risiken dokumentiert. Als tödliche Dosis wird 20 g angegeben, als Abortativdosis 10 g (nach der *Monographie der Kommission E*, vgl. CZYGAN 1989: 414).

Bezugsquellen

Safran war früher eine wichtige offizinelle Droge; heute ist sie nur noch in ÖAB, Ph. Eur. 1/III und Ph. Helv. VI verzeichnet. Safran ist frei verkäuflich, weil er als Gewürz eingestuft wird.

Safran, das »Rote **Gold**«[599], wird meist verfälscht oder gestreckt; oft werden die Blütenblätter der **Färberdistel** oder **Kurkuma**pulver als »Safran« verkauft, besonders in den touristischen Gebieten der Länder, die für ihren echten Safran berühmt sind (Spanien, Griechenland, Türkei). Pflanzen erhältlich bei der Staudengärtnerei Gaissmayer® und in der Blumenschule®.

»Der Duft von Safran erfüllte das Zimmer. Albert warf sie voll angekleidet aufs Bett und nahm sie ohne Küsse oder Liebkosungen. Hinterher sagte er glücklich zu ihr: ›Du riechst wie eine Farbige!‹« (NIN 1997: 15)

Literatur

BASKER, D. und M. NEGBI
1983 »Uses of Saffron«, *Economic Botany* 37(2): 228–236.

BHAT, J. V. und R. BROKER
1953 »Riboflavine and Thiamine Content of Saffron, *Crocus sativus* Linn.«, *Nature* 172: 544.

CZYGAN, Franz-Christian
1989 »Safran«, in: Max WICHTL (Hg.), *Teedrogen*, Stuttgart: WVG, S. 413–415.

DOUSKOS, I.
1980 »The Crocuses of Santorini«, in: C. DOUMAS (Hg.), *Thera and the Agean World*, Bd. 2, London, S. 141–146.

FISCHER-RIZZI, Susanne
2000a *Gold in der Küche: Das Safrankochbuch*, Aarau: AT Verlag.
2000b »Geheimnisvoller Safran: Die teuersten Fäden der Welt«, *Esotera* 12: 32–34.

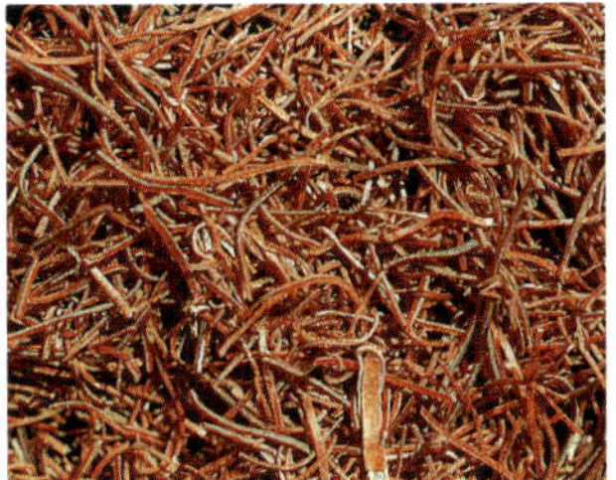

Gefälschter Safran aus dem Gewürzhandel: gefärbte, in Streifen geschnittene Zellulose!

599 Das »Rote Gold« ist tatsächlich teurer als Gold! Denn rund 250 000 Safranfäden (Narbenschenkel) ergeben ein Kilo.

Glaesener, Helga
1996 *Die Safranhändlerin*, München: List.
Madan, C. L., B. M. Kapur und U. S. Gupta
1966 »Saffron«, *Economic Botany* 20: 377–385.
Marinatos, Nannó
1984 *Art and Religion in Thera: Reconstructing a Bronze Age Society.* Athen: Mathioulakis.
Nauriyal, J. P., R. Gupta und C. K. George
1977 »Saffron in India«, *Arecanut Spices Bulletin* 8: 59–72.
Nin, Anaïs
1997 »Die verborgenen Früchte«, in: Gertrude Fein (Hg.), *Das erotische Kochbuch*, Frankfurt/M.: Eichborn, S. 11–15.
Vonarburg, Bruno
1995 »Homöopathisches Pflanzenbrevier 19: Crocus sativus«, *Natürlich* 15(10): 75–78.
Zarghami, N.S.
1970 *The Volatile Constituents of Saffron (Crocus sativus L.)*, Davis, CA: University of California, Ph. D. Thesis.

»*Sal dhup* wirkt wie Ganja, manchmal sogar stärker.« (Mohan Rai)

Sal

Shorea robusta Gaertn., Dipterocarpaceae[600] (Dipterocarpeae)
syn. *Vatica robusta*

Andere Namen

Agrakh (Tamang), Agras (Magar), Agrath (nep.), Ashwakarna (skrt.), Bolsal (Assam), Chimar (Tharu), Chhuma (Rai), Chuma (Kirati), Dhusim (Newari), Indra chatra (Hindi »Indras Schirm«), Jersing (Tamang), Jhesin (Gurung), Jin (Chepang), Patraka, Phoksing (Magar), Rakshi, Raksi (Chepang), Rangal (Orissa), Sagua soringhi, Sakhu (Hindi), Sakhuwa (Mooshar, nep.), Sal tree (engl.), Sâla (skrt.)[601], Salan (Rai), Salbaum, Salwa (Lepcha), Sankhu (Danuwar), Saragi, Sarai (Madhya Pradesh), Sarja, Sarja rasa, Sekwa, Shal (Bengali), Shala, Sisi (Newari), Sosin (Limbu), Spos-dkar (tibet.), Takralakung (Lepcha), Tamba (Andhra Pradesh), Tatural (nep.), Venkunkiliyan (skrt.)

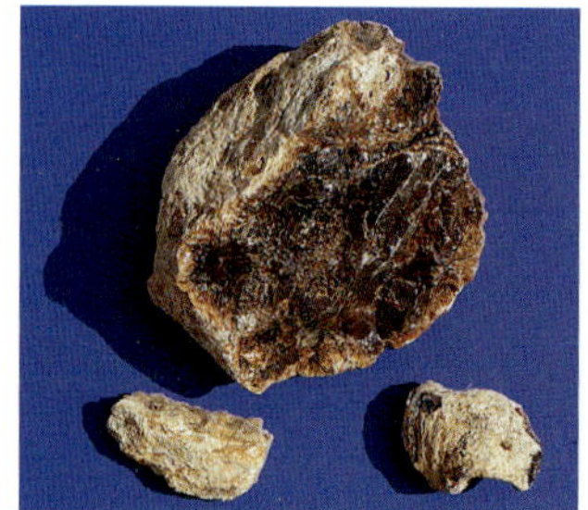

Sal dhupa, das Harz der *Shorea robusta* zum Räuchern. (Kathmandu, Nepal, 1999)

Salbäume zählen im Ayurveda zu den Verjüngungsmitteln. Ihr überaus wohlriechendes Harz wird in Nepal und Indien für aphrodisische Räucherungen verwendet.

Der Salbaum kommt in den tropischen Monsumwäldern südlich des Himalaya (Therai, Assam, Bengalen) reichlich vor und bildet ganze Salbaumwälder (Biswas 1956: 36f.*). Der 18 bis 30 Meter hohe Baum mit Pfahlwurzeln, schlankem, geradem, erst hoch sich verzweigendem Stamm (von bis zu 2 Meter Durchmesser) hat eine rötlich-braune bis graue Rinde und bildet cremefarbene, rispenartige Blütenstände aus.

Seine großen, dicken, elliptoiden Blätter werden in Nepal und Indien als Teller, vor allem für Opferspeisen *(prasad)* genutzt. Die Salfrüchte werden zunehmend als Tierfutter bedeutsam (Drensler 1987). Der mächtige Baum ist gegen Feuer gefeit und verjüngt sich nach Bränden durch reichlich nachwachsende Bestockung. Aufgrund dieser Naturbeobachtung hält man den Baum für ein **Rasayana**, ein Verjüngungsmittel.

Der Baum mit seiner mächtigen Krone heißt Indra Chatra, »der Schirm des Indra«, und gilt als Symbol des vedischen Donnergottes Indra (vgl. **Donnerkeile**, **Soma**); er kann aber auch andere hinduistische Gottheiten symbolisieren. Aufgrund seiner Eigenschaften gehört er zu den heiligen Pflanzen; er gilt als eine Form des **Lotus**[602]. Sein Holz ist fast unzerstörbar; es kann unendlich lange unter Wasser liegen, ohne zu verrotten. Aufgrund seiner Härte kann es kaum gebrochen oder geschlagen werden (vgl. **Potenzholz**). Der Baum kommt bis auf eine Höhe von tausend Metern vor (Rai und Rai 1994: 98).

Neben dem wirtschaftlich bedeutenden Holz liefert der Baum große Mengen Harz (Sal Dammar), das zu **Weihrauch**, Pulvern und Räucherstäbchen, Farben, **Kosmetika**, Lacken und **Salben** verarbeitet wird.

Gebrauch

Das Harz ist ein wichtiger Räucherstoff der nepalesischen Schamanen. Die Kiratischamanen ernten das Harz *(salu pati)* im Frühling, am besten im Mai. Das Harz (= *khoto*) wird durch Einschnitte in die Rinde gewonnen. Dazu begeben sich die Schamanen und Schamaninnen möglichst nackt oder nur mit einem kleinen Lendentuch bekleidet in die weiten Salwälder und suchen mit Hilfe eines geheimen Mantras (schamanische Zauberformel) das richtige oder brauchbare Exemplar. Nur das Harz solcher magisch gefundenen Bäume verwenden sie in ihren Ritualen: »Der Rauch des auf Holzkohle gelegten *sal*-Harzes ist weiß und sehr dicht oder dick. Wenn man ihn inhaliert, wird man *high*. Die psychoaktive und berauschende Wirkung dieses

»Wir können das *sal*-Harz nicht alleine benutzen, nur in Kombination. Es ist ansonsten zu stark.« (Parvati Rai, Kirati-Schamanin)

600 Diese Familie entstand im frühen Tertiär und bildete einen Großteil der tropischen Vegetation. Die sehr hohen und mächtigen Laubbäume bilden reichlich Harz aus, das sogar ohne Beschädigung der Rinde hervorquillt. Daraus sind in den fossilen Ablagerungen in der ganzen Welt **Bernstein**e entstanden.

601 Derselbe Name (*sâla*) wird auch für ein anderes Gewächs, *Buchanania lanzan* Spr. (syn. *B. latifolia* Roxb.), Anacardiaceae, benutzt. Auch dieses ist ein ayurvedisches Aphrodisiakum, das das Sperma mehrt (Dash 1994: 279*, Jain 1991: 39*).

602 Der Baum wurde unter dem Namen *sâla* bereits in der ältesten Sanskritliteratur als besonders wohlduftend beschrieben (Banerjee 1980: 71*).

Harzes ist geradezu überwältigend. Manche Schamanen geraten dadurch in sehr tiefe Trancen. Die Zuschauer werden auch von dem kräftigen, aber sehr aromatischen Rauch mitgerissen« (Müller-Ebeling et al. 2000: 154*).

Das aromatische, copaline Harz wird zur Herstellung von tantrischem **Räucherwerk** (*dhupa*) verwendet und als Aphrodisiakum eingenommen (Majupuria und Joshi 1988: 126*).

Liebeszauber

Eine Liebesräucherung (*dhupa*) mit Salharz aus dem *Anangaranga* (fol. 12a), einer altindischen Liebeslehre:

»Elâ (**Kardamom**en), sarja-Flüssigkeit (das Harz der Vatica [= *Shorea*] robusta), târsya (eine Art Collyrium), **Sandel**, yuvatî (Gelbwurz [**Kurkuma**]), vacâ (Acorus Calamus [**Kalmus**]) und srngi [**Eclipta**]: diese zu gleichen Teilen genommen und damit geräuchert bezaubert all und jeden« (Schmidt 1911: 674*).

In der nepalesischen und indischen Volksmedizin wird das adstringierende Salharz zur Behandlung von Geschlechtskrankheiten (Gonorrhöe, Syphilis) und sexuellen Gebrechen benutzt (Jain 1991: 164*, Manandhar 1989: 80). Auch zum Ausräuchern von Krankenzimmern und gegen Moskitos wird es erfolgreich verwendet (Biswas 1956: 37*).

Kommentar

Beim Räuchern mit Salharz ist mir immer wieder aufgefallen, dass unter den Anwesenden einige sexuell stimuliert wurden – und sie mir dies begeistert, meist lachend, bestätigten. (CR)

Die Räucherung von Sal wirkt überaus stimulierend. Viele berichteten von überraschend intensiven erotischen Visionen. (cme)

Inhaltsstoffe

Salharz enthält 62% **ätherisches Öl**.

Bezugsquellen

Gelegentlich ist Salharz unter dem Namen *Indian Dammer* (»Indisches Dammarharz«) im Räucherstoffhandel erhältlich.

Literatur

Drensler, Petra

1987 *Neuere Futtermittel aus der Familie der Dipterocarpaceae – ein Beitrag zur Morphologie und Anatomie*, Hamburg: Dissertation.

Manandhar, N. P.

1980 *Medicinal Plants of Nepali Himalaya*, Kathmandu: Ratna Pustak Bhandar.

1989 *Useful Wild Plants of Nepal*, Stuttgart: Franz Steiner Verlag.

Rai, Topdhan und Lalitkumar Rai

1994 *Trees of the Sikkim Himalaya*, New Delhi: Indus Publishing Company.

Salamander

Salamandra salamandra (L.), Salamandridae, Ordnung Urodela (Schwanzlurche)

Andere Namen

Feuerdrache, Feuersalamander, Harumna[603], Lacertae species, Molc, Molch, Moll, Salamándra (griech.), Salamandram, Salamandre (frz.), Salamanquesa (span.)

Der Salamander ist ein sagenumwobenes Tier. Man fürchtete sein giftiges Drüsensekret und schätzte es gleichzeitig als Aphrodisiakum. Eingemacht und in Alkohol eingelegt soll er das Feuer der Begierde entfachen.

Der Salamander gehört zu den Amphibien – auch wenn Marco Polo (1254–1324) behauptete: »Der Salamander ist eine Substanz, kein Tier« [604]. Salamander (Feuersalamander, *Salamandra salamandra*, und Alpen- oder Mohrensalamander, *Salamandra atra*) sind in ganz Europa verbreitet, vor allem im Bergland. Wie **Kröte**n leben sie an feuchten, dunklen Orten, in tiefen Tälern, sind nachtaktiv und kommen tagsüber nur bei Regen aus ihren Verstecken hervor. Aus ihren Hautdrüsen sondern sie gegen Fressfeinde und bei Gefahr einen scharf ätzenden Saft ab.

Mythische Überlieferungen

Wer jemals eines dieser scheuen und schönen samtschwarzen Tiere mit den leuchtenden, orangegelben Flecken zu Gesicht bekam, kann nicht verstehen, welche Hirngespinste es provozierte und welche Verunglimpfung es seit frühester Zeit erfuhr. Die Äbtissin vom Rhein ist mit ihren diesbezüglichen Aussagen noch moderat: »der Feuersalamander an sich schadet dem Menschen nicht sehr, solange er lebt, aber durch sein Gift werden Menschen getötet, wenn sie davon kosten« (Hildegard von Bingen, *Physica* VIII, 8). »Unter allen giftigen Tieren ist der Salamander das am meisten verruchte.« Sein Gift hat »eine Schauer erregende, der Wolfwurz [**Eisenhut**] in

»Salamander sind seit den ältesten Zeiten als giftig bekannt. Wie die Kröten, so spielten auch die Salamander als Tiere mit magischen Kräften jahrtausendelang eine große Rolle. Der Salamander findet sich in der altpersischen Mythologie als das Tier, das Feuer zum Erlöschen bringt, ebenso wie bei den Alchemisten des Mittelalters.« (Habermehl 1987: 123*)

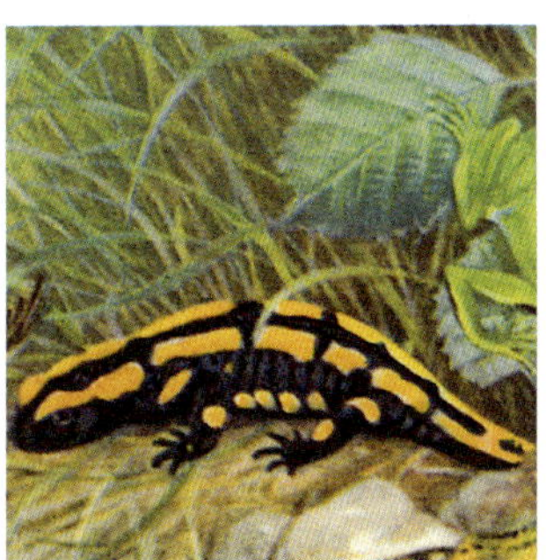

Selten begegnet man heute dem scheuen Feuersalamander in seinem natürlichen, feuchten Habitat. Er fiel nicht nur mythischen Diffamierungen zum Opfer, sondern wird in Slowenien noch immer lebend zu einem aphrodisischen »Salamander-Brandy« verarbeitet. (Detail der Farbtafel S. 425 in Jahn 1968.)

603 Bezeichnet auch den Kammmolch (*Bombina variegata* L.).
604 Der *Physiologus* ordnete den Salamander sogar den »kalten Vögeln« zu.

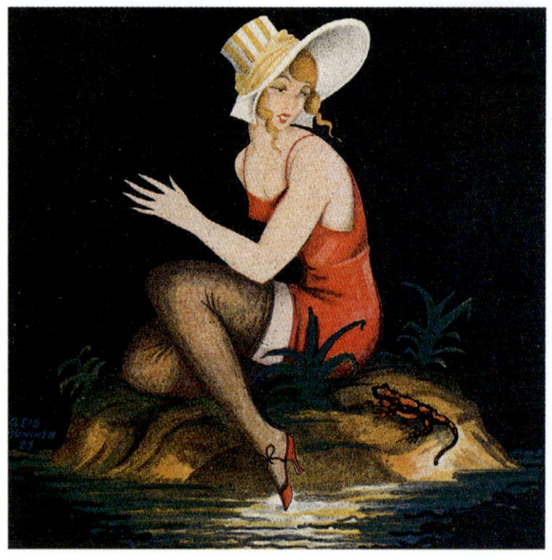

Eine lasziv bekleidete junge Dame wird von einem Salamander besucht. (»Das kleine Abenteuer«, Illustration von GEIS, aus: *Der Junggeselle*, Nr. 24, 1925, S. 13)

»An Phönix glaube ich in heißer Flamme, denn aus der Asche steigend bin ich neu, bekenne mich zur Manneskraft des Feuers, das Vater ist und in mir weiterlebt. Verteidige den kalten Salamander, der von gelehrter Meinung stets verleugnet wird, wenn in den Bränden, die ich dürstend trinke, mein Herz wohnt, das sie doch nicht spürt.« (Quevedo, zit. von BORGES und GUERRERO 1964: 129).

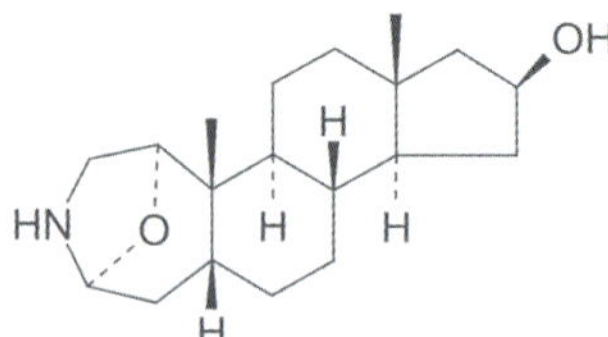

Samandarin

Samandron

nichts nachstehende Wirkung« (PLINIUS XXIX, 74f.). Als Gegengift empfiehlt Plinius **Schildkröten**. Die Hautverätzungen, die es bei Berührung hervorruft, können weder ganze Völker umbringen noch Obstbäume oder Brunnen vergiften, wie in alten Quellen (vor allem bei PLINIUS) zu lesen ist, sondern wirken sich wie harmlose **Brennnessel**quaddeln aus.

Merkwürdigerweise wird dieses Kriechtier, das die Sonne scheut und nur an feuchten und kalten Orten existieren kann, im Mythos und Volksglauben ausgerechnet mit dem Feuer assoziiert. Es lebe im Feuer des Ätna, liest man im *Physiologus*[605], könne Feuer löschen und entsteige wie Phönix unbeschadet der Asche. Deshalb galt der Salamander den Naturphilosophen als Symbol des Elements Feuer und den Alchemisten als Symbol der Transformation und der Verjüngung, was sicherlich zu seinem aphrodisischen Ruf beitrug. Es heißt, als Liebesmittel fache er das Feuer der Begierde an, aber schütze vor Verbrennungen, denn »er besitzt eine solche Kälte, dass er durch bloßes Berühren das Feuer auslöscht, nicht anders als das Eis« (PLINIUS X, 188).

Gebrauch

Trotz seiner legendären Giftwirkung galt der eingemachte Salamander als Aphrodisiakum: »Sextius[606] berichtet, dass er als Speise den Geschlechtstrieb reize, wenn man ihn nach Entfernung der Eingeweide, der Füße und des Kopfes in Honig aufbewahrt; aber er bestreitet, dass das Feuer durch ihn gelöscht werde« (PLINIUS XXIX, 76). Allerdings war jeder Gebrauch und Handel mit diesem potenten Aphrodisiakum verboten: »den Drogenhändlern im alten Rom war durch Senatsbeschluss der Handel mit Kanthariden [**Spanische Fliegen**] und den in ähnlicher Form verwendeten Salamandern, Buprestiden [Rindenbrennerkäfer] und Fichtenraupen verboten« (LEHMANN 1966: 171*). Wer »einem anderen irgendeinen Teil des Salamanders eingab, [wurde sogar] als Giftmischer bezeichnet und des Todes schuldig befunden« (Brehm in JAHN 1968: 430).

Salamander »wurden in der mittelalterlichen Pharmazie verwendet. Hier dürfte die Wirkung zur Herstellung von Aphrodisiaca mehr auf der magischen Vorstellung des Salamanders als Elementargeist des Feuers beruhen« (KLUGE o. J.: 193*).

Halluzinogener Salamander-Brandy

In den Bergen nordwestlich von Ljubljana, Slowenien, wird nach alten (alchemischen) Rezepten heute noch ein **Schnaps** destilliert, der aphrodisisch und eindeutig halluzinogen wirkt. Seine Zubereitung ist allerdings ähnlich schaurig wie die Mythenbildung. Nach dem Destillieren einer Obstmaische gibt man lebende Feuersalamander in den Destillierkolben. Sie werden sehr langsam, aber stark erhitzt. Es heißt, je mehr die Tiere leiden, desto mehr werden die gewünschten Alkaloide ausgeschwitzt und in das begehrte Destillat übergehen. Die Wirkung des Salamander-Brandys wird als ähnlich wie die Effekte von **Ibogain** oder **Strychnin** beschrieben (GROF 1996). Das Brennen von lebenden Salamandern ist in Slowenien legal (OGOREVČ 1995). Eine andere Methode besteht aus dem Einlegen lebender (!) Salamander in einen hochprozentigen **Alkohol** (VALENČIČ 1997).

Von den Salamander-Steroidalkaloiden heißt es »in erster Linie, dass sie einen starken Effekt auf den Sexualtrieb ausüben. Laut Berichten können sie eine vorübergehende sexuelle Desorientierung erzeugen, dennoch kann die Sexualität des Konsumenten von der niedrigsten Banalität bis zu einem metaphysischen Geschehen gesteigert werden. Es heißt, sie seien ein derart potenter Libidostimulator, dass die gesamte Umwelt erotisch aufgeladen werde. Wenn es irgendeine Symbolik gibt, die man dem Salamander zuschreiben kann, dann ist es keine ätherische Keuschheit, sondern feurige Leidenschaft« (VALENČIČ 1997: 221).

Inhaltsstoffe

Die psychoaktiven Substanzen in der Salamanderhaut sind die Steroidalkaloide Samandarin[607] und Samandridin. Daneben kommt noch Samandaron vor (VALENČIČ 1997: 221).

605 Diese *Naturkunde in frühchristlicher Deutung* erschien auf Griechisch in der 2. Hälfte des 2. Jahrhunderts u. Z.
606 Sextius Niger war einer der Quellenschriftsteller des PLINIUS wie auch des DIOSKURIDES.
607 »Samandarin ist ein Krampfgift; es wirkt auf das Zentralnervensystem, hat aber auch eine den Blutdruck steigernde und lokalanästhetische Wirkung. Äußerlich wirkt es stark reizend auf die Schleimhäute« (ALTMANN 1980: 130*).

Literatur

Borges, Jorge Luis und Margarita Guerrero
1964 *Einhorn, Sphinx und Salamander: Ein Handbuch der phantastischen Zoologie*, München: Carl Hanser Verlag.

Canestrini, D.
1985 *La salamandra*, Mailand: Rizzoli Editore.

Grof, Stanislav
996 »Technologien des Heiligen«, *Esotera* 11: 16–21.

Jahn, Theo
1968 *Der Farbige Brehm*, überarbeitete und ergänzte Neuausgabe von Alfred Edmund Brehm, *Das Illustrierte Thierleben* von 1878.

Ogorevč, Blaz
1995 »Halluzinogene Droge, hergestellt in Slowenien: Salamander Brandy«, *Mladina* 23: 26–32 (auf Slowenisch).

Valenčič, Ivan
1997 »Salamander Brandy: A Psychedelic Drink Made in Slovenia«, *Jahrbuch für Ethnomedizin und Bewußtseinsforschung* 5(1996): 213–225.

Wurffbain, J. P.
1683 *Salamandralogia, h.e. Descriptio Historico-Philologico-Philosophico-Medica Salamandræ*, Nürnberg: Georg Scheurer.

Salben

Unguentes

Andere Namen

Cremes, Pommades (frz.), Pomaden, Salbmittel, Salvas, Schmieren, Unguentos (ital., span.), Unguents

Viele Salben wurden im Laufe der Menschheitsgeschichte für medizinische, kosmetische, erotische und aphrodisische Zwecke entwickelt. Besonders berühmt sind die Flug- und **Hexensalben**, die wahrscheinlich psychoaktive Gleitmittel mit aphrodisierender Wirkung waren.

Im Altertum war der Gebrauch von medizinischen Salben, Pomaden und Ölen sehr viel weiter verbreitet als in späteren Epochen (Budge 1996: 29ff., Clarkson 1992: 293–310). Auch in der frühen Neuzeit waren aphrodisische und magische Salben recht stark im Gebrauch. Eine Salbe »wider das Menschliche Unvermögen von Zauberey« (das heißt gegen Impotenz) wurde aus gleichen Teilen Hirschpenis und **Hirschschwamm** bereitet und mit einem Kräutersud aus **Engelwurz**, Pfingstrose, Beifuß, **Misteln**, **Weihrauch**, **Myrrhe** und anderem vermischt (Kräutermann 1725: 167f.*).

In Arabien waren Salben als erotische Reizmittel wichtige Liebesmittel (vgl. **Bertramwurzel**, **Borax**). In den indischen Liebeslehren gibt es eine Reihe von Rezepten für Salben etwa zur Vergrößerung des Penis oder zur Verengung der Vulva (vgl. **Langer Pfeffer**, **Lotus**).

Verzögerungscremes für den Mann enthalten anästhesierend wirkende Stoffe wie Benzocain (p-Aminobenzoesäureethylester), Lidocain, Derivate des **Kokain**s. Diese Cremes werden kurz vor oder während des Geschlechtsspiels auf den erigierten Penis, vor allem auf die Eichel aufgetragen. Die Oberflächenbetäubung soll einer Überreizung und zu raschen Ejakulation vorbeugen.

Literatur

Budge, E. A. Wallis
1996 *The Divine Origin of the Craft of the Herbalist*, New York: Dover (Original: London, 1928).

Clarkson, Rosetta E.
1992 *Magic Gardens*, New York: Collier Books (Original: New York, 1939).

Paszthory, Emmerich
1990 »Salben, Schminken und Parfüme im Altertum«, *Antike Welt*, 21. Jg., Sondernummer 1–64.

Schoske, Sylvia
1990 *Schönheit – Abglanz der Göttlichkeit: Kosmetik im Alten Ägypten*, München: Schriften aus der ägyptischen Sammlung (SAS).

»Und eine eilige Charis beim
erythräischen Garten
Pflückte dort die Sprossen
der herrlich duftenden Rohre,
Um für Aphrodite in feuerhauchenden Kesseln Saft des
assyrischen Ölbaums mit
indischen Blüten zu mischen,
Um ihrer Herrin daraus eine
duftende Salbe zu brauen.«
(Nonnos, *Dionysiaka*, 33, 4–8)

Wira sacha, eine in den Anden volksmedizinisch benutzte Salbe, besteht aus Zutaten, die alle als Aphrodisiaka von Bedeutung sind:

Renaco sacha	*Ficus* sp. (vgl. **Feige**)
Ajo sacha	»Knoblauchliane« (vgl. **Knoblauch**); *Cordia alliodora* (R. et P.) Oken. (vgl. **Anacahuite**)
Guayaco	**Guayakholz** (*Guiajacum* sp.)
Suelda con suelda	**Ephedrakraut** (*Ephedra distachya*) (**Mistel**, *Pthisiusa* sp., *Psittacanthus cuneifolius* R. et Pav.)
Pulmonaria	»Lungenkraut« (?)
Bálsamo	»Balsam«, möglicherweise *Copaifera*
Belladonna	**Tollkirsche** *(Atropa belladonna)*
Sangre de drago	**Drachenblut** von *Croton charaguensis* Millsp. (De Lucca und Zalles 1992: 354*)

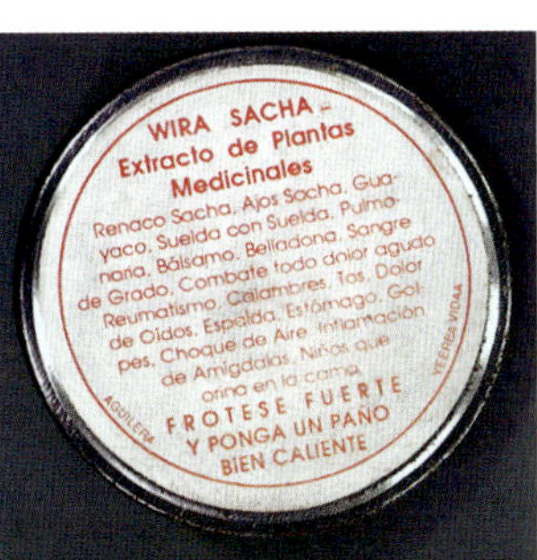

Wira sacha, eine tonisierende, medizinische und aphrodisierende Salbe, die in der bolivianischen Volksmedizin benutzt wird.

Salep

Siehe **Knabenkraut**

Saligrame

Fossilhaltige Flussgerölle aus dem Spitischiefer, Himalaya

Andere Namen

Salagrama, Sala-gramam, Salagrami, Salagrammi, Salgram, Shalgram, Shaligrama

Saligrame verkörpern göttliche Kräfte von Zeugung und Fruchtbarkeit. Ihr Gebrauch als Liebesmittel oder zum Liebeszauber ist mythisch, magisch und religiös-symbolisch begründet.

Im gesamten indischen Subkontinent – speziell im Himalayaraum bis ins tibetische Hochland – sind die schwarzen fossilhaltigen Flussgerölle (**Ammoniten** und andere **Fossilien**) aus dem Kali-Gandaki-Tal (Thakkhola) berühmt. Sie heißen Saligrame und werden als natürliche Erscheinungen von Gottheiten verehrt. Sie dienen als Amulette, Meditationsobjekte, sind Gegenstand von Fruchtbarkeits- und Liebeszauber und werden zerkleinert oder pulverisiert als Medizin und Aphrodisiakum eingenommen.

Die Etymologie ist ungewiss und mehrdeutig. Salagrama soll den Ort bezeichnen, an dem der Kali-Gandaki-Fluss entspringt; nach einer anderen Überlieferung wird die Ammonitenfundstelle so genannt. Der legendäre Ort Salagrama ist heilig und gilt als Aufenthaltsort des Hindugottes Vishnu, der ebenfalls den Beinamen Salagrama trägt. Nach moderner nepalesischer Volksetymologie setzt sich der Name zusammen aus *shal(a)* und *rama*. *Shala* (auch *sal, sala, sakhuwa*) ist der Name für den heiligen **Sal**baum (botanisch *Shorea robusta*); *rama* oder *ram* heißt in Nepal »Gott« und kann sich auf verschiedene Götter beziehen. Somit würde *sala(g)-rama* »Baum der Götter« bedeuten – vielleicht eine Andeutung des schamanischen Weltenbaumes (vgl. **Ceiba**). Das Wort Saligram mag etymologisch auch mit griechisch *saligkári*, »**Schnecke**«, zusammenhängen.

Ein Saligram (*Blanfordiceras wallichi*), das die aufgerollte Kundalinischlange zeigt: ein heiliger Stein der Großen Göttin (Kali) und ein Symbol der sexuellen Energie (*shakti*). Sie kann sich beim Anblick des Steines auf den Betrachter übertragen.

Fossilien, die in Saligramen vorkommen

In den Spitischichten (Oberer Jura/Untere Kreide) des Thakkhola findet man schwarze, glänzende und meist rund-ovale Konkretionen, die in ihrem Kern Überreste von einem oder mehreren **Ammoniten** enthalten. Die häufigsten Ammoniten in diesen Ablagerungen stammen aus der Überfamilie *Perisphinctacea*. Die häufigste Gattung ist *Blanfordiceras* (meist *Blanfordiceras wallichi* [Gray]; Ober Tithon). Die Gattung *Mayaites* gilt als Leitfossil für das Ober-Oxford und kommt häufig in den Saligramen vor (Sharma 1990: 100).

Auch Arten der Gattungen *Uhligites, Prograyiceras* (Hagen 1959: 714) und *Aulacosphinctoides* tauchten auf (Hagn 1977: 83). Zu den selteneren Fossilien gehört *Haplophylloceras strigile* Blanford (Ryf 1962). Seltener als Ammoniten kommen die Fossilien von Nautili und von *Belemnopsis gerardi*, meist als pyritisierte Phragmakone erhalten, vor (vgl. **Donnerkeile**, **Luchsstein**).

Saligrame enthalten gelegentlich auch verschiedene **Muscheln** *(Inoceramus)* und andere Fossilien (Brachiopoden; vgl. **Muttersteine**).

Das hinduistische Pantheon

Hindugötter verkörpern dynamische kosmische Kräfte und Lebensenergien (wie die Lehre von Yin und Yang, siehe **Lenzmittel**). Vishnu, Brahma und Shiva repräsentieren – mit ihren weiblichen Partnerinnen – die Dreiheit von Vergangenheit, Gegenwart und Zukunft, von Entstehen, Existenz und Vergehen. Sie wirken im Makrokosmos wie auch im Mikrokosmos des menschlichen Körpers. Alle drei werden in verschiedenen Manifestationen verehrt, als friedfertig und zornvoll, schöpferisch und zerstörerisch (wie etwa Shiva – Mahakala, Parvati – Kali). Gottheiten verkörpern die emotionalen Zustände des Menschen wie auch kosmische Wirkprinzipien und Naturgewalten. In ihnen verehren Hindus die natürlichen Prinzipien, die das Leben des Menschen bestimmen: Zeugung und Geburt, Potenz und Fruchtbarkeit, Erregung und Ruhe, Entstehung und Vergänglichkeit. Das hinduistische Pantheon ist nicht aufgeteilt in Gut und Böse, richtig und falsch, heilig und dämonisch, sondern verkörpert, wie in allen pantheistischen und polytheistischen Religionen, den stetigen, zyklischen Wandel der Natur und das Wechselspiel aller in ihr waltenden Kräfte.

Dies spiegelt sich in den verschiedenen Formen von Saligramen. Spiralig gerollte Ammoniten bilden die Kundalini ab, die man sich wie eine **Schlange** vorstellt. Kundalini ist die energetische und zugleich spirituelle Kraft des Menschen, die als Schlangenkraft, Sexualenergie oder religiös auch als Erleuchtung bekannt ist. Sie ist weiblich und aktivierend (vgl. **Sandelholz**) und ruht in der Form einer unsichtbaren Schlange im Becken des Menschen. Mit Ritualen[608], Beschwörungen, Gebeten, Zaubertränken wie auch mit Hilfe eines Saligrams kann sie zum Leben erweckt werden, sich als Sexual- und Liebesenergie im Rückgrat aufbäumen und spirituell Suchenden Erleuchtung bringen (Mookerjee 1982*).

Besonders schön geformte Saligrame werden in Nepal und Indien in Shivaheiligtümern als Bilder des phallischen Gottes aufgestellt. Zur Verehrung übergießt man den Stein mit Wasser oder Öl und/oder bemalt ihn mit roter Opferfarbe (traditionell aus gemahlenem Auripigment [vgl. **Arsen**] oder **Zinnober**).

Religiöse Symbolik der Saligrame

Den verschiedenen religiösen Ausrichtungen entsprechend[609], erkennen Hindus folgende Gottheiten in Saligramen:

- In länglichen Ammoniten mit deutlicher Spiral- oder Schlangenform[610] sehen Shiva-Anhänger Inkarnationen von Shivas **Phallus**gestalt (*shiva-lingam*) und erkennen darin den göttlichen Phallus in aufgerollter oder sich entfaltender Form (Fouce und Tomecko 1990: 38). Als besonders heilig gelten phallusförmige, pyritisierte Belemnitenphragmakone. Vishnuiten sehen in spiralförmigen Saligramen den Gott Vishnu auf der Weltenschlange ruhend; Kali-Verehrer interpretieren die schwarzen Konkretionen als Inkarnationen der schwarzen Göttin und ihrer aktivierenden Schlangenkraft.[611] Kali (= schwarz) ist der dunkle Aspekt von Parvati, der göttlichen Gemahlin Shivas. Nach ihr ist auch das Kali-Gandaki-Flusstal benannt, der Fundort der Saligrame.
- Längliche, ovale Steine (in der tantrischen Tradition *brahmanda* oder *banalinga* genannt) werden als kosmisches **Ei** (= Weltei) gedeutet und »in Ritualen als Sinnbild der Verwirklichung des Ganzen verwendet. Das gesamte Universum ist in dieser eiförmigen Gestalt symbolisiert« (Mookerjee und Khanna 1990: 72*).
- Flache, runde Steine werden (nach derselben tantrischen Tradition) *salagrama* genannt und als kosmisches Sphäroid, Symbol des Gottes Narayana (= Vishnu in seinem Aspekt als Sridhara) gedeutet. Sie »symbolisieren die Ganzheit, in der das männliche und das weibliche Prinzip ewig miteinander vereint sind« (Mookerjee und Khanna 1990: 111*).

Gebrauch

Aus der religiösen Symbolik der Saligrame leiten die tibetischen Stämme des Thakkhola (Bhotyas) eine Fruchtbarkeit spendende Kraft ab, die sie magisch-rituell auf den Feld- und Ackerbau in dieser kärglichen Hochgebirgswüste übertragen. Vor der Aussaat von Hirse und anderem Getreide vergraben sie die Fossilien im Acker oder streuen Bruchstücke davon in die Furchen.[612] Auch auf den Menschen wird die Fruchtbarkeit spendende Kraft der Fossilien übertragen. So erfuhren wir von **Liebeszauber**ritualen (*strikarmani*), bei denen Saligrame als magisches Medium eingesetzt werden.

Zermahlenen Saligramen spricht man aphrodisische Wirkung zu, was vor allem auf die Deutung des Saligrams als Shiva-Lingam (**Phallus**) zurückzuführen ist. Sie sollen die Potenz der Männer und die Fruchtbarkeit der Frauen stärken.

Im Rezept für die Herstellung der *bDUD-rTZI RIL-dKAR*, der »Weißen Pillen aus Nektar«, wird die Asche dieser **Fossilien** (hier *bya-rdo* genannt) mit *Hedychium spicatum* (vgl. **Ingwergewächse**), *Hippophae rhamnoides*[613] und **Langem Pfeffer** sowie mit schwarzem Salz zu gleichen Teilen vermischt und zu Pillen gedreht. Sie unterstützen die Verdauung, bringen Hitze in den Magen, heilen Magengeschwüre und Krankheiten des Unterleibs (Tsarong 1986: 35*).

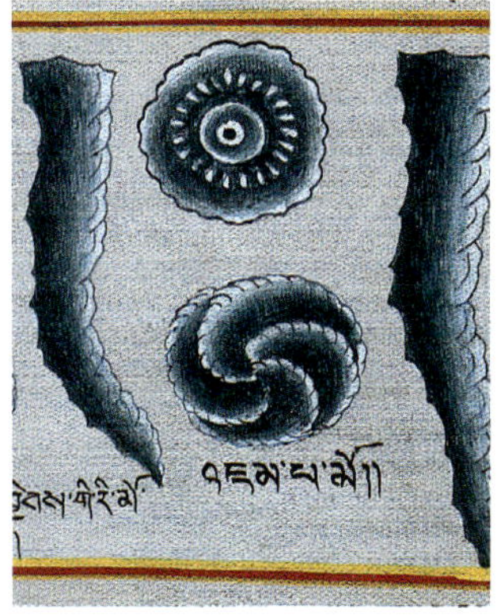

Saligrame auf einem tibetischen Medizinthanka. (Ausschnitt; Werkstatt Surendra Bahadur Shahi, Kathmandu, Nepal)

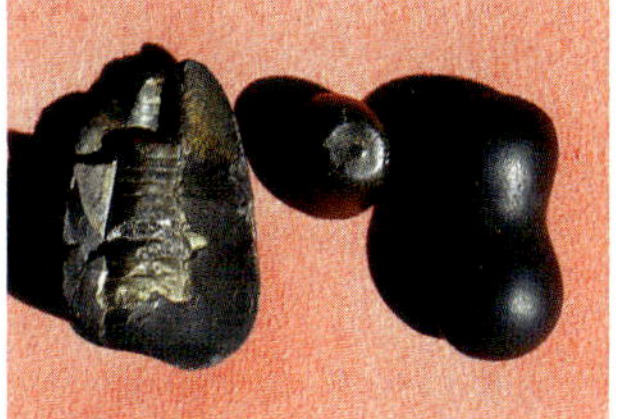

Manche Saligrame enthalten Überreste von den Schulpen von Belemniten. Sie werden wegen ihrer Phallusgestalt verehrt und gewöhnlich als Shivalingam angesehen.

608 Naturgemäß ist über diese esoterischen, meist erotischen Rituale leider wenig bekannt.

609 Vishnu-Anhänger beziehen sich in ihren Kulten auf Vishnu, den Schöpfer; Shiva-Anhänger sehen in ihrem Gott den Schöpfer, Erhalter und Zerstörer; Kali-Anhänger konzentrieren sich auf die weiblichen Energien im Kosmos, die sie nicht nur als zerstörerisch, sondern auch als lebenserhaltend betrachten.

610 Der hinduistische Gott wird mit **Schlangen** um den Hals dargestellt. Sie symbolisieren nicht nur seine (phallische) Schöpferkraft, sondern auch das Gift aller entsprechenden Tiere und Pflanzen, welches sich Shiva einverleibte. Der Mythos von Shiva als Gifttrinker mit blauem Hals (Nilakanta) erklärt, warum Gift in geringen Dosierungen auch heilend, berauschend oder aphrodisierend (wie z. B. **Nachtschattengewächse**) wirken kann.

611 Kali hat im tantrisch geprägten Hinduismus den Beinamen Devi Kundalini. Devi heißt Göttin (in Nepal auch »Göttermutter«).

612 Dieses Ritual erinnert stark an das Impfen des Ackers im biologisch-dynamischen Anbau. Dafür wird ein Horn mit Kräutern gestopft und eingegraben.

613 *Hippophae rhamnoides* L., Elaeagnaceae, wird auch Cerkar, Tarbu oder Tsernak genannt. Die Früchte und Samen werden in der indischen Volksmedizin als Aphrodisiaka eingenommen (Jain 1991: 102*).

Bezugsquellen

Einem selbst gefundenen Saligram wohnt eine unvergleichlich stärkere »Magie« inne als einem gekauften. Am Schrein von Pashupatinath wie überall in Kathmandu werden Saligrame zum Kauf angeboten. In Europa begegnet man ihnen gelegentlich auf Mineralien- und Fossilienbörsen.

Literatur

FOUCE, Paula und Denise TOMECKO
1990 *Siva*, Bangkok: Tamarind Press.

HAGEN, Toni
1959 »Geologie des Thakkhola (Nepal)«, *Eclogae geologicae Helvetiae* 5272: 709–719.

HAGN, Herbert
1977 »Saligrame – Gerölle von Malm-Kalken mit Ammoniten als Kultgegenstände Indiens«, *Mitt. Bayer. Staatsslg. Paläont. hist. Geol.* 17: 71–102.

RÄTSCH, Christian
1992 »Die kosmische Spirale – Meditation mit Ammoniten«, *Dao* 2/92: 20–22.

RYF, Walter
1962 »Über das Genus Haplophylloceras (Ammonoidea) in den Spiti-Shales von Nepal«, *Eclogae geologicae Helvetiae* 55/2: 317–325.

SHARMA, Chandra K.
1990 *Geology of Nepal Himalaya and Adjacent Countries*, Kathmandu: Sangeeta Sharma.

Salvator-Meth (Salvemeth)

Siehe **Honig**

San-Pedro-Kaktus

Trichocereus pachanoi BRITT. et ROSE, Cactaceae (**Kakteen**)
syn. *Echinopsis pachanois* (BR. et R.) FRIEDR. et ROWL.

»*Achuma* [San Pedro]: Es ist eine Pflanze, mit deren Hilfe der Teufel die Indianer Perus in ihrem Götzendienst bestärkt; diejenigen, die ihren Saft trinken, verlieren ihre Sinne und sind wie tot; sie werden von diesem Getränk weggetragen und träumen tausend ausgefallene Dinge und glauben daran, als seien sie wahr. Der Saft ist gegen Nierenbrennen gut und in kleiner Menge auch gegen heftiges Fieber, gegen Gelbsucht und Blasenbrennen.« (Pater Cobo, zit. nach RÄTSCH 1995b: 124*)

Andere Namen

Achuma, Aguacolla, Kachum, Huachuma, Huachumo, Cimora blanca, Cuchuma, Huando hermoso, Agua-colla, Gigantón, Cardo, Cimarrón, »Rauschgiftkaktus«, San Pedro, San Pedrillo, Símora

Der San-Pedro-Kaktus zählt in den gemäßigten Breiten Südamerikas zu den geschätzten und schamanisch verwendeten Entheogenen. Wie alle Liebesmittel dieser Art kann seine Wirkung erotisch stimulierend empfunden werden.

Der fast stachellose San-Pedro-Kaktus stand am Anfang der andinen Zivilisation. In Peru beziehungsweise im zentralen Andenraum und den angrenzenden Wüstengebieten wird dieser Säulenkaktus seit mindestens zweitausend Jahren rituell als Sakraldroge wie auch als schamanisches Heilmittel benutzt. Die spanischen Eroberer verteufelten und dämonisierten ihn wie **Coca**, **Peyote** und andere heilige Pflanzen der Indianer (DONNAN und SHARON 1977).

In vorspanischer Zeit hatte der Kaktus eine rituelle Bedeutung im Orakelwesen, in der Sexualmagie und im Schamanentum (ANDRITZKY 1989*, BURGER 1992, DOBKIN DE RIOS 1982). Er wird in erster Linie von Schamanen als Entheogen für divinatorische und therapeutische Rituale verwendet (SHARON 2001).

Der meskalinhaltige Kaktus wird heute noch von *curanderos*, »Heilern«, bei ihren nächtlichen *Mesa*-Ritualen eingenommen und auch den Teilnehmern verabreicht. Die *mesa* ist ein Altar mit zahlreichen heiligen Objekten (Stäbe, Schwerter, **Muscheln**, präkolumbianische Keramik, katholische Heiligenbilder, **Pusanga**), der in seiner Struktur auf die vorspanische Zeit zurückgeht und eine visionäre Landkarte darstellt. Nach dieser Landkarte des inneren Raums reist der Schamane in andere Welten und spürt den Geheimnissen von Gesundheit und den Ursachen von Krankheit nach (JORALEMON und SHARON 1993, SHARON 1980). Bei solchen Ritualen erkunden sie auch die Ursachen für Impotenz und Frigidität.

Zubereitung und Wirkung

Der San-Pedro-Trank wird aus frischen Kaktusstangen oder -stücken bereitet. Die Stangen werden zerschnitten und in reichlich Wasser ein paar Stunden ausgekocht. Dann wird das Dekokt abgegossen und weitere Stunden auf die Hälfte eingekocht (DOBKIN DE RIOS 1968). Manche *curanderos* kochen vier dünne Stangen in 20 Liter Wasser sieben Stunden aus (SHARON 1980: 66). Traditionell wird der San-Pedro-Trank mit Blättern der *misha* genannten **Engelstrompete** und anderer »Kraftpflanzen«, wie **Bärlapp**, verstärkt (DAVIS 1983).

In der peruanischen Volksmedizin werden Zubereitungen aus dem frischen oder getrockneten Kaktusfleisch als Aphrodisiakum und Tonikum gebraucht (DOBKIN DE RIOS 1968). In kleineren Dosierungen (1 bis 3 g der getrockneten Rinde) wirkt der Kaktus tonisierend und eignet sich als Stärkungsmittel bei Gebirgswanderungen und für lange erotische Nächte. Größere Mengen (3 bis 8 g) wirken deutlich aphrodisisch.

Inhaltsstoffe

Im trockenen Kaktusextrakt ist in unterschiedlicher Konzentration der Hauptwirkstoff **Meskalin** (0,33 bis 2%) enthalten (HELMLIN und BRENNEISEN 1992: 94; CABIESES 1983: 138). Im frischen Kaktus soll der Meskalingehalt bei 0,12% liegen (POLIA und BIANCHI 1991: 66). Sogar die auf dem Kaktus lebenden **Schnecken**, die als aphrodisische Kultspeise dienten, sollen Meskalin enthalten (BOURGET 1990).

Neben dem Meskalin kommen noch andere β-**Phenethylamine** (Trichocerin, Hordenin, 3,4-Dimethoxy-β-phenethylamin und Anholidin; vgl. **Peyote**) vor (BROWN und MALONE 1978: 14*, POLIA und BIANCHI 1991: 66).

Kommentar

Arno Adelaars berichtete uns von einem wahrhaft kosmisch-orgasmischen Erlebnis mit San Pedro: »Beim ersten Mal nahm ich 15 g *Trichocereus pachanoi*. Das getrocknete Pulver bekam ich in Bolivien. 10 g war als mittlere Dosis bekannt. 15 g mussten folglich spektakulär sein. Waren sie auch! Ich hatte den halben Tag nichts gegessen, mein Magen war relativ leer. Es dauerte eine Stunde, bis ich ›drauf kam‹. Mir wurde übel und schwindlig. Ich hatte einen ekligen Geschmack im Mund. (...) Dann begann sich am Rande meiner Wahrnehmung etwas zu tun. (...) Ich schloss die Augen und fühlte mich von erotischen Vorstellungen erfüllt. Vier Stunden lang bombardierten mich Visionen von schwellenden Brüs-ten, feuchten Vaginas, sinnlichen Mündern mit unwiderstehlich anziehenden, vollen Lippen ... Wo immer ich hinsah: nichts als wunderschöne, perfekte Körper. Jede Gestalt übertraf die andere an Anziehungskraft und Erotik. Ich fühlte mich so erregt, dass ich prüfend an mir herabsah. Ich stellte fest, dass ich keine Erektion hatte. Das Ganze spielte sich auf einer rein spirituellen Ebene ab. Zehn Stunden nach der ersten aufkeimenden Wirkung schwächten sich die Visionen ab. Ich hatte nur einen Gedanken: ›Ins Hotel gehen und meine Freundin vögeln – bis zum Exzess.‹ (...) Zum Glück bekam ich später am Morgen meine Chance ... Gott und Göttin sei Dank! Noch zwei Wochen später fühlte ich mich energetisiert, strotzend vor Gesundheit und voller sexueller Gefühle.«

Bezugsquellen

San Pedro bekommt man in Kakteenhandlungen, im ethnobotanischen Fachhandel und bei der Blumenschule®. Er braucht viel Wasser und wächst gut und schnell.

Conscious Dreams®, Holland, bietet ein *Cactus Growkit San Pedro* zur eigenen Anzucht an.

Literatur

BOURGET, Steve
1990 »Caracoles sagrados en la iconografía moche«, *Gaceta Arqueológica Andina* 5(No. 20): 45–58.

BURGER, Richard L.
1992 *Chavin and the Origins of Andean Civilization*, London: Thames & Hudson.

CABIESES, Fernando
1983 »Die magischen Pflanzen Perus«, in: *Peru durch die Jahrtausende*, Ausstellungskatalog, Niederösterreichische Landesausstellung, Schloss Schallaburg, S. 138–141.

CARRASCO MONTESINOS, Iván
2001 *Un canto en los dientes*, Barcelona: Cáñamo Ediciones.

DAVIS, E. Wade
1983 »Sacred Plants of the San Pedro Cult«, *Botanical Museum Leaflets* 29(4): 367–386.

DOBKIN DE RIOS, Marlene
1968 »*Trichocereus pachanoi:* A Mescaline Cactus Used in Folk Healing in Peru«, *Economic Botany* 22: 191–194.
1982 »Plant Hallucinogens, Sexuality and Shamanism in the Ceramic Art of Ancient Peru«, *Journal of Psychoactive Drugs* 14(1-2): 81–90.

DONNAN, Ch. B. und Douglas G. SHARON
1977 »The Magic Cactus: Ethnoarchaeological Continuity in Peru«, *Archaeology* 30: 374–381.

HELMLIN, Hans-Jörg und Rudolf BRENNEISEN
1992 »Determination of Psychotropic Phenylalkylamine Derivatives in Biological Matrices by High-Performance Liquid Chromatography with Photodiode-Array Detection«, *Journal of Chromatography* 593: 87–94.

JORALEMON, Donald und Douglas SHARON
1993 *Sorcery and Shamanism: Curanderos and Clients in Northern Peru*, Salt Lake City: University of Utah Press.

POLIA, M. und A. BIANCHI
1991 »Ethnological Evidences and Cultural Patterns of the Use of *Trichocereus pachanoi* B. R. Among Peruvian Curanderos«, *Integration* 1: 65–70.

RÄTSCH, Christian
1994 »Eine bisher nicht beschriebene Zubereitungsform von *Trichocereus pachanoi*«, *Jahrbuch für Ethnomedizin und Bewußtseinsforschung* 4(1995): 267–281.

SHARON, Douglas
1980 *Magier der vier Winde: Der Weg eines peruanischen Schamanen*, Freiburg: Bauer.
1981 »San Pedro-Kaktus: Botanik, Chemie und ritueller Gebrauch in den mittleren Anden«, in: G. VÖLGER (Hg.), *Rausch und Realität*, Bd. 2: 785–800.
2001 »Ethnoarchaeological Evidence for *San Pedro (Trichocereus pachanoi)* Use in Peru«, *Eleusis* N.S. 5: 13–59.

TORRES, Donna und Manuel TORRES
1996 »San Pedro in the Pressure Pot«, *Jahrbuch für Ethnomedizin und Bewußtseinsforschung* 4(1995): 283–284.

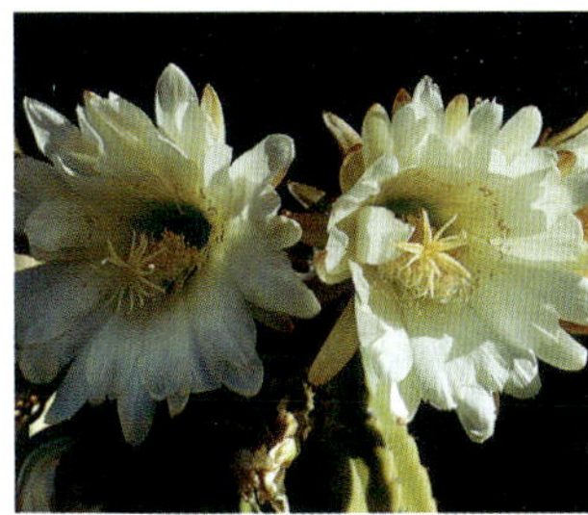

Der blühende San Pedro (*Trichocereus pachanoi*).

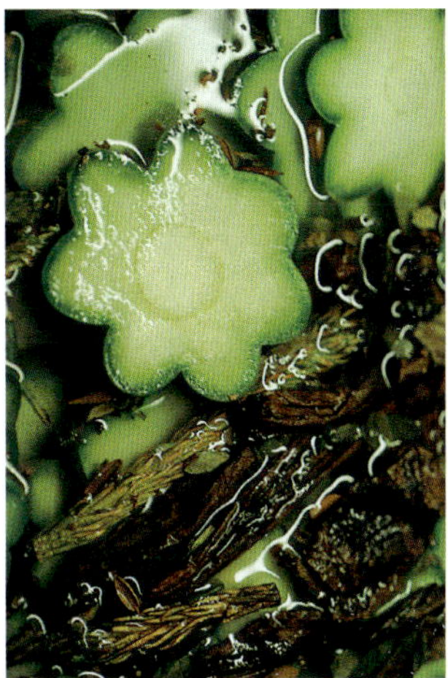

Der San-Pedro-Trank wird in Peru traditionell aus Kaktusscheiben (*Trichocereus pachanoi*), Bärlapp und anderen Kraftpflanzen gekocht. (Foto: cme)

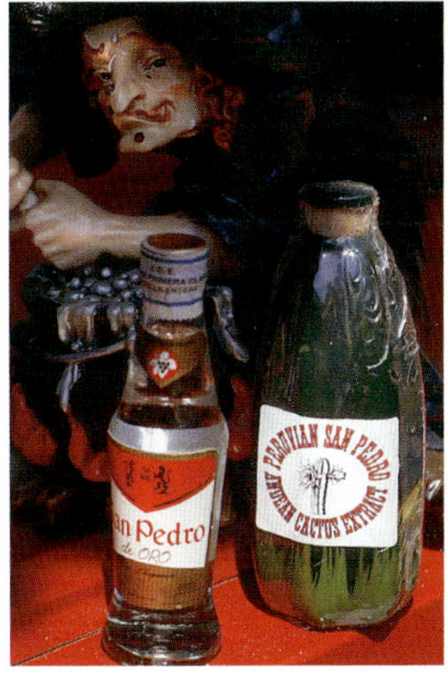

Ein gebrauchsfertiger San-Pedro-Trank (rechts) aus einem holländischen Smartshop; daneben eine Flasche Pisco, der ebenfalls nach dem heiligen Peter benannt wurde. Und hinter allem schwebt die Hexerei ...

»Ein Mann, der seinen Penis mit Safran, Sandelholz und Kampfer salbt, wird den Frauen zum Diadem in ihrem Herzen.« *(Indische Spruchweisheit)*

Sandelholz

Santalum album L., Santalaceae (Sandelgewächse)

Santalum album L. α *myrtifolium* DC.

Andere Namen

Bois de santal (frz.), Chandan, Chandana (skrt.), Sandal, Sandel (engl.), Sandel wood (engl.), Sandelholz, Santal, Srikhand, Weißes Sandelholz, White sandal wood (engl.)

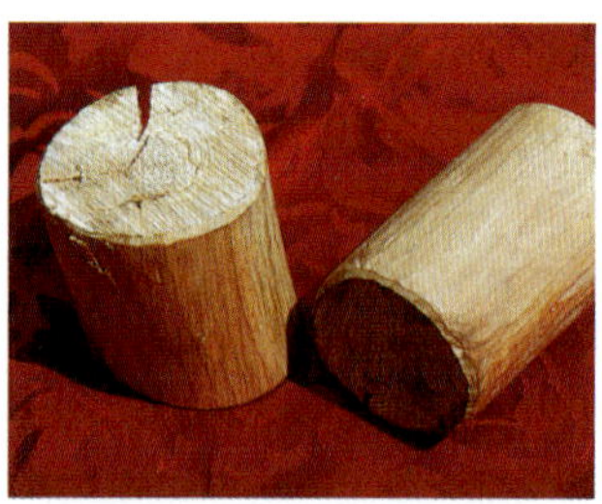

Chandan. Handliche Stücke vom Weißen Sandelholz (*Santalum album*). (Rishikesh, Uttar Pradesh, Indien, 1998)

Das Herzholz des Sandelholzbaumes enthält das begehrte Sandelöl, ein ätherisches Öl, das in Indien seit alter Zeit als Inbegriff des erotischen Duftes gepriesen und geschätzt wird.

Sandelholz ist eine der wichtigsten erotisierenden Zutaten für aphrodisisches **Räucherwerk**: »Die gesamte, ungeheure Produktion von Agarabatti (mit verschiedenen Essenzen und Ölen getränkte Räucherstäbchen) dient in Indien zum großen Teil aphrodisierenden Zwecken« (ROVESTI 1995: 100).

Weißes Sandelholz

Das weiße Sandelholz (*Santalum album*) ist im Yoga dem Wurzelchakra zugeordnet und soll die Kraft besitzen, die Kundalinischlange zu erwecken (vgl. **Saligrame**). Daher ist Sandelholz und -öl im Tantrakult und Yoga von hervorragender Bedeutung (MOOKERJEE 1982*). Denn nur die erweckte Kundalinischlange, die gewöhnlich im Becken des Menschen schläft, kann die Energiezentren des Menschen zum Blühen bringen und schließlich zur Erleuchtung führen: »Sandelholz fördert das Erwachen der Intelligenz. Prabhava dieses Mittels ist es, das dritte Auge zu öffnen, religiöse Andacht und Hingabe zu steigern und die Meditation zu fördern. Sandelholz hilft auch bei der Umwandlung der sexuellen Energie« (LAD und FRAWLEY 1987: 205*).

»Sandelholz ist ein typischer Tempelduft, der häufig zur Meditation verwendet wird. Außerdem ist er ein Vermittler zwischen den Elementen, der aus verschiedensten Komponenten ein Ganzes schafft.« (HUBER und SCHMIDT 1999: 269)

Gebrauch

Das Sandelöl (**ätherische Öle**) wird in der islamischen Sufiheilkunde bei Störungen in den Geschlechtsorganen verordnet (MOINUDDIN 1984: 160*). Es wird auch sehr vielseitig in der Aromatherapie verwendet, etwa als Stimmungsaufheller. Es gilt als erotisierend – sein Duft ähnelt dem männlichen Sexuallockstoff Androstenol (ein **Pheromon**) – und als heilsam bei Erkrankungen der Atemwege. Auch zur Behandlung von Impotenz und Geschlechtskrankheiten wird es genutzt.

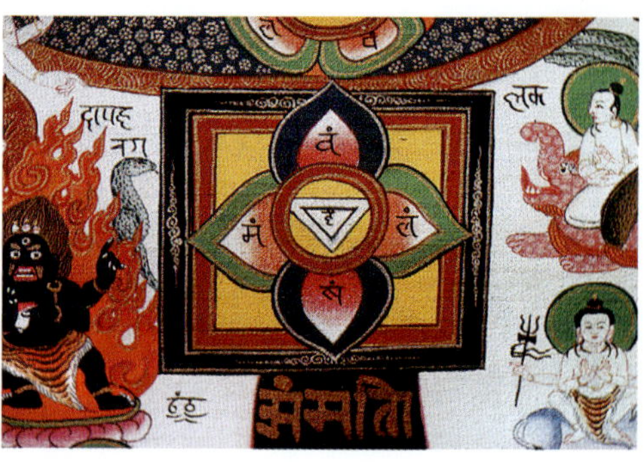

Muladhara chakra, das viereckige Wurzelchakra, das Energiezentrum der Sexualität. Die dort entstehende Sexualenergie kann erotisch ausgelebt werden; lässt man sie zum Herzen steigen, transformiert sie sich zu Liebesenergie. Gelangt diese Energie bis in den Kopf, transformiert sich die Liebesenergie in Erkenntniskraft. (Detail eines tantrischen Samadhi-Thankas, Nepal)

Rezepte

Cintamani, »Kostbares Juwel«

Eine Liebesräucherung (*dhupa*) mit weißem Sandelholz aus dem *Anangaranga* (fol. 12a), einer altindischen Liebeslehre:

»Man verreibe Sandel, kunkuma (Crocus sativus [= **Safran**], vyâdhi (Costus speciosus oder arabicus), schwarze Blume, jala (eine Art Andropogon [**Zypergras**]) und Devadâru (Pinus deodora [**Pinie**]) und mische das mit **Honig**; diese ›cintâmani‹ genannte, höchst bezaubernde Räucherung lässt, richtig angewendet, alle Ziele erreichen« (SCHMIDT 1911: 674*).

Liebesräucherung (nach ROVESTI 1995: 101)

2 Teile Sandelholz	*Santalum album*
1 Teil Vetiverwurzel	*Vetiveria zizanioides*
1 Teil Costuswurzel	*Saussurea lappa*

Die Rohdrogen fein zerkleinern und vermischen. In kleinen Portionen nach und nach ins Räucherbecken auf die glühende Kohle geben.

Sandelöl ist oft ein Bestandteil von aphrodisischen Massageölen[614]: »Einige der ätherischen Öle helfen, sich bei der Massage physisch zu entspannen, in eine sinnliche Stimmung hineinzufinden, und sie wirken zugleich sexuell stimulierend« (TISSERAND 1985: 38).

614 Für erotische Massageöle werden bevorzugt Sandelöl und die **ätherischen Öle** von **Jasmin**, **Ylang-Ylang**, Patschouli, **Rose** und **Muskatellersalbei** verwendet (TISSERAND 1985: 37).

Rezepte für erotische Massageöle

Aphrodisierendes Massageöl
(nach TISSERAND 1985: 38)
10 Tropfen Sandelholzöl
5 Tropfen Rosenöl (vgl. **Rose**)
5 Tropfen Jasminöl (vgl. **Jasmin**)
5 Tropfen Bergamottöl
auf 50 ml pflanzliches Öl (z. B. Jojobaöl) geben.

Öl für eine sinnliche Massage
(nach TISSERAND 1994: 161)
2 Tropfen Sandelholzöl
2 Tropfen Essenz der **Muskatellersalbei**
1 Tropfen **Ylang-Ylang**
1 Tropfen **Rosen**öl oder **Jasmin** (Option)
werden in 30 ml süßem Mandelöl vermischt.

Rotes Sandelholz

Das Rote Sandelholz (Rotsandelholz, Kaliaturholz) stammt von einem botanisch nicht verwandten Baum aus der Familie der Schmetterlingsblütengewächse (*Pterocarpus santalinus* L. f.). Das Holz hat keinen Duft, dafür aber eine schöne rote Farbe, die aus ästhetischen Gründen (Farbholz, Schmuckdroge) Kräutermischungen, **Kräutertees** und **Räucherwerk** zugegeben wird: »Die in Indien wachsende rote Sandel wurde seit Jahrhunderten zu aphrodisischen Räuchermitteln verarbeitet« (KLUGE o. J.: 193*).

Das Rote Sandelholz (Santali lignum rubri, Lignum Santali rubri) enthält hauptsächlich den feinkristallinen charakteristisch roten Farbstoff Santalin (syn. Santalsäure) und einige Abkömmlinge, die aber praktisch keine pharmakologische Wirkung haben (NAGELL 1989).

Inhaltsstoffe

Im Sandelholzöl gibt es eine Substanz, die mit dem menschlichen **Pheromon** Androstenol analog ist und eine ähnliche chemische Struktur wie das Sexual**hormon** Testosteron aufweist. Außerdem enthält das **ätherische Öl** den charakteristisch duftenden Stoff Santalol, daneben Santalen, Santen, Santenon, Santalal und Santalon.

Bezugsquellen

Weißes Sandelholz ist im Räucherstoffhandel, jedoch nicht immer leicht (je nach indischen Liefermöglichkeiten) erhältlich, zum Beispiel bei Isis-Urania® und Elixier®.

Das duftende Sandelholzöl wird im Duftstoffhandel angeboten. Manchmal wird auch das viel billigere ätherische Öl des myrrhenartigen Strauches *Amyris balsamifera* unter dem Namen »Sandelholz« angeboten. Es ist geruchlich schwach und erinnert mehr an die Essenz der **Myrrhe** als an echtes Sandelholz.

Literatur

HUBER, Franz X. J. und Anja SCHMIDT
1999 *Weihrauch, Styrax, Sandelholz: Das Erlebnisbuch des Räucherwerks*, Bern, München, Wien: Scherz/O.W. Barth Verlag.

NAGELL, Astrid
1989 »Sandelholz«, in: Max WICHTL (Hg.), *Teedrogen*, Stuttgart: WVG, S. 422–423.

ROVESTI, Paolo, hrsg. von Susanne FISCHER-RIZZI
1995 *Auf der Suche nach den verlorenen Düften: Eine aromatische Kulturgeschichte*, München: Hugendubel (Irisiana).

TISSERAND, Maggie
1985 *Die Geheimnisse wohlriechender Essenzen*, Haldenwang: Edition Schangrila.
1994 *Aromatherapie for love – Duftende Essenzen und ätherische Öle für die Liebe*, München: Heyne.

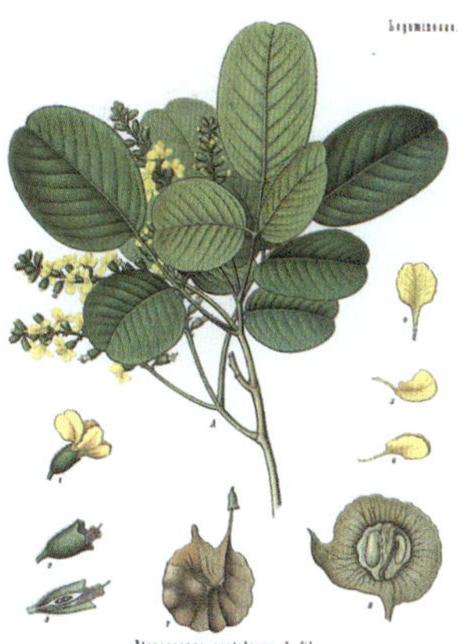

Der Rote Sandelholzbaum (*Pterocarpus santalinus*) liefert eine rote Schmuckdroge zur ästhetischen Aufbesserung von Kräutermischungen. (Tafel aus *Köhler's Medicinal-Pflanzen*, 1887)

Sassafrasbaum

Sassafras albidum (NUTT.) NEES., Lauraceae (Lorbeerbaumgewächse)
syn. *Laurus sassafras* L., *Persea sassafras* SPRENG., *Sassafras officinale* TH. NEES et EBERM., *Sassafras sassafras* (L.) KARST., *Sassafras variifolium* (SALISBURY) O. KUNTZE

Sassafras albidum (NUTT.) NEES var. *albidum*
Sassafras albidum (NUTT.) NEES var. *molle* (RAF.) FERN.

Andere Namen

Ague tree (engl.), Cinnamon wood (engl.), Fenchelholz, Fenchelholzbaum, Laurus sassafras, Nelkenzimtbaum, Pavane, Saloop, Sassafras tree (engl.), Sassafrax, Sassafrax tree, Saxifrax, Sommerlorbeer

Nordamerikanische Indianer schätzten Sassafras als Liebesbaum. Er ist Lieferant für aphrodisische Räucherwerke und Tees. Sassafrasöl hat eine starke pharmakologische Aktivität.

Schon zu präkolumbianischer Zeit tranken nordamerikanische Indianer Abkochungen der Sassafraswurzelrinde als stimulierenden, tonisierenden und heilsamen Tee und als »Frühlings-Tonikum« (MOERMAN 1998: 519*).

Sassafrasholz gehört zu den Zutaten der Kinnikinnick-**Rauchmischungen** der nordamerikanischen Indianer sowie zu den Ingredienzien für aphrodisisches **Räucherwerk**. Bereits 1582 wurde es auch in deutschen Arzneilisten unter den Be-

»Die einzige Art und Weise, um bei der Einnahme von *Sassafras* eine leichte Aphrodisie zu erleben, ist die Verwendung des *Sassafrasöls*, einer hochkonzentrierten Substanz, die den Wirkstoff der Pflanze, Safrol, enthält.« (STARK 1984: 106*)

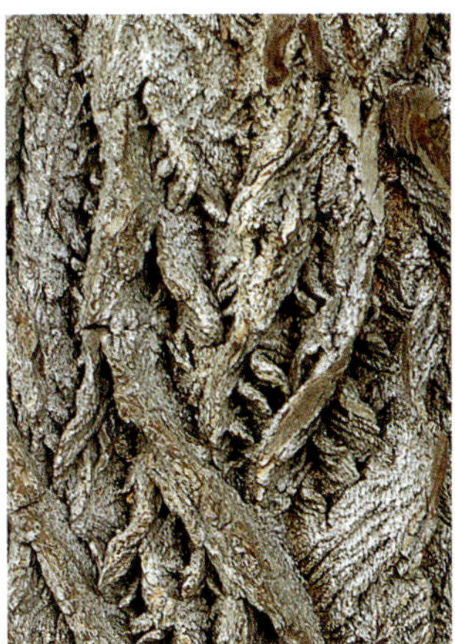

Die Rinde des Sassafrasbaums (*Sassafras albidium* var. *albidium*) enthält reichlich Safrol. (Cambridge, Mass., USA, 1996)

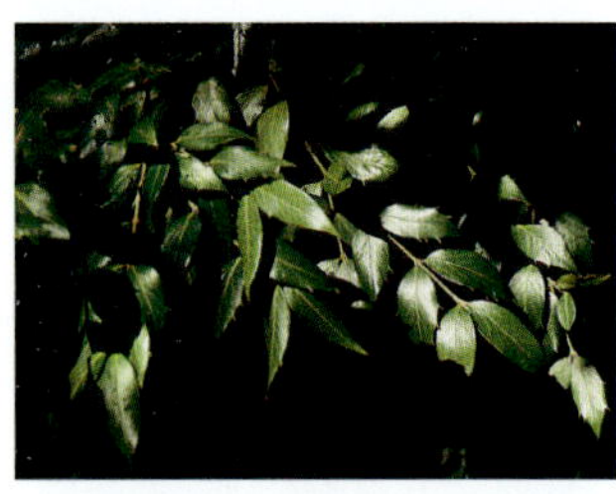

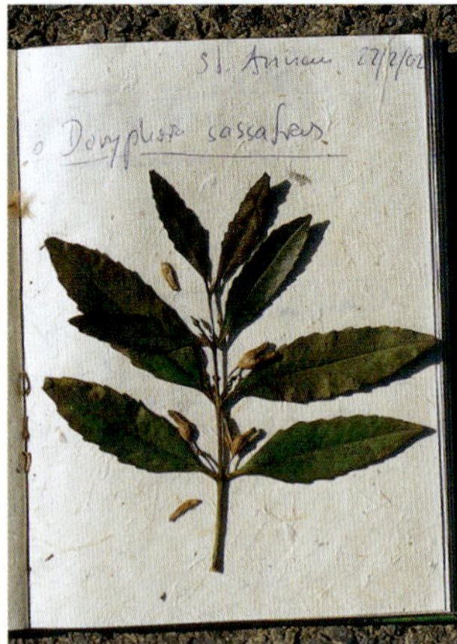

Der australische Sassafras (*Doryphora sassafras*) riecht stark nach Safrol. Botanisch ist er jedoch nicht mit dem nordamerikanischen Sassafrasbaum verwandt. (Mount Annan, New South Wales, Australien, 2/2002)

zeichnungen Lignum pauamum, Lignum Floridum oder Sassafrassum geführt (Schneider 1974 III: 230*).

Gebrauch

Die getrockneten jungen Blätter benutzt man in den Südstaaten als **Gewürz** für die kreolische **Speise** Gumbo.

Das **ätherische Öl** wird als **Tee**gewürz und für aphrodisische **Kräutertees** verwendet. Noch Anfang des vergangenen Jahrhunderts bekam man Sassafrastee mit Milch und Zucker unter dem Namen *Saloop* in London an jeder Ecke zum Frühstück (Grieve 1982: 715*). Dafür werden 30 g der geschnittenen Wurzelrinde mit einem halben Liter kochendem Wasser aufgebrüht.

Als normale Dosis für einen »Blutreinigungstee« werden 2,5 g der geschnittenen Wurzeldroge (Sassafrasholz, Sassafras lignum, Li-gnum Sassafras) genannt. Diese Menge wird mit kochendem Wasser übergossen und nach 10 Minuten abgeseiht (Wichtl 1989). Als Einzelgabe können 5 g Sassafrasholz eingenommen werden (Bertram und Abel 1994: 617).

Sassafrasöl: Dosierung und Wirkung

Der nordamerikanische Sassafrasbaum enthält ein **ätherisches Öl**, das hauptsächlich aus Safrol besteht. Safrol wird im Körper zu psychoaktiven Amphetaminderivaten metabolisiert. Es ist mit **MDMA** oder **Ecstasy** chemisch nahe verwandt und dient als Ausgangssubstanz für die Synthese von MDMA und anderen **Liebesdrogen**.

Als medizinische Dosis von Sassafrasöl gelten mehrmals täglich 1 bis 2 Tropfen, in etwas **Alkohol** gelöst. Als Einzeldosis wird nach *EB6* 0,1 g genannt (Bertram und Abel 1994: 612). Für aphrodisische und psychoaktive Zwecke gelten 100 bis 200 mg des Öls als Anfangsdosis (Gottlieb 1973: 45*). Höhere Dosen von Sassafrasöl wirken stark stimulierend, sexuell erregend, wahrnehmungsverändernd und können tiefe emotionale Empfindungen auslösen. Manchmal wird von **MDMA**-ähnlichen, empathogenen Effekten gesprochen. Bei hohen Dosen werden auch unangenehme Nebenwirkungen angeführt (kalter Schweiß, Verkrampfung der Kaumuskulatur, Nervosität, Unruhe).

Die Dosis sollte nur sehr vorsichtig gesteigert werden! Überdosierungen führen zu Nierenreizungen (Pahlow 1993: 418*). Ein Teelöffel Sassafrasöl bewirkt Erbrechen, erweiterte Pupillen, Stupor und eventuell Kollaps (Grieve 1982: 716*). Das im Öl vorhandene Safrol gilt als krebserzeugend (Bertram und Abel 1994: 612f.).

Inhaltsstoffe

Die Wurzelrinde enthält meist 6 bis 9% **ätherisches Öl** mit dem Hauptanteil Safrol (etwa 80 bis 90%), daneben Campher, Methyleugenol, Estragol, Eugenol, Elemicin, Myristicin, 5-Methoxyeugenol und Apiol (Kamden und Gage 1995). Ansonsten enthält die Wurzelrinde Gerbstoffe (Sassafrid), Gerbstoffrot (ein orangefarbener Farbstoff), Harz, Wachs, Schleim, Zucker und Sitosterol sowie Alkaloide (Aporphin- und Benzylisochinolinderivate, Boldin, Isoboldin, Norboldin, Cinnamolaurin, Norcinnamolaurin, Reticulin) (Bertram und Abel 1994: 614, Chowdhury et al. 1976, Wichtl 1989: 425).

Im Wurzelholz kommen 1 bis 2% ätherisches Öl vor, das zu rund 80% aus Safrol besteht. Die Samen enthalten 60% fettes Öl mit Linol- und Ölsäuren (Bertram und Abel 1994: 611, 616).

Bezugsquellen

Sassafrasöl wurde 1960 in den USA als angeblich krebserzeugend verboten (Kamden und Gage 1995). Weil Sassafrasöl als Vorläufersubstanz zur illegalen Herstellung von **MDMA** gilt, ist es heute weltweit kontrolliert, selbst in geringen Mengen.

Literatur

Bertram, Barbara und Gudrun Abel
1994 »Sassafras«, in: *Hagers Handbuch der pharmazeutischen Praxis* (5. Aufl.), Berlin: Springer, Bd. 6: 610–619.

Chowdhury, Bejoy K., Manohar L. Sethi et al.
1976 »Aporphine and Tetrahydrobenzylisoquinoline Alkaloids in *Sassafras albidum*«, *Phytochemistry* 15: 1803–1804.

Kamden, Donatien Pascal und Douglas A. Gage
1995 »Chemical Composition of Essential Oil from the Root Bark of *Sassafras albidum*«, *Planta Medica* 61: 574–575.

Sethi, Manohar L., G. Subbu Rao et al.
1976 »Identification of Volatile Constituents of *Sassafras albidum* Root Oil«, *Phytochemistry* 15: 1773–1775.

Wichtl, Max
1989 »Sassafrasholz«, in: Max Wichtl (Hg.), *Teedrogen*, Stuttgart: WVG, S. 424–425.

Saturei

Siehe **Bohnenkraut**

Satyrion

Griechisch: »Die [Pflanze des] Satyrn«

Andere Namen

Hasenhode, Herba priapiscus, Leporina, Orchis, Priapiscus, Priapismus[615], Satirion, Satyricon, Satyrium, Satyrpflanze, Stinca, Stingum, Testiculum leporinum (lat. »Hasenhoden«), Ura (kelt.)

Das Satyrion war in der Antike neben der **Alraune** das bekannteste und legendärste Aphrodisiakum. Seine botanische Identität ist ungeklärt.

Satyrn in Mythologie und Kunst

Satyrion ist ein sagenhafter antiker **Liebestrank**, *Satyricon* (*Satirikon*) die erste literarische Satire, ein »römischer Schelmenroman« (Petronius, (um 3–66 u. Z.). Beide Worte haben wohl dieselbe Wurzel: Satyr (Satyros).[616] Das Satyrion war die aphrodisische Nahrung der Satyrn, die damit ihre Spiele treiben konnten.

Die *Satyroi*, die »Satyrspiele«, waren eine »ureigene Schöpfung der Griechen. Kein anderes Volk und keine andere Zeit haben je eine ähnliche Form des Dramas hervorgebracht« (Brommer 1959: 5). Das Satyrspiel war das theatralische Pendant zur Tragödie, dem »Bocksgesang«, dem *tragikos choros*, dem »Chor der Böcke« (vgl. **Bock**).

Die Satyrn sind sagenhafte Gestalten, halb menschlich, halb tierisch, aus der Gefolgschaft des Ekstasegottes Dionysos (vgl. **Wein**). Bei den Satyrspielen verkleideten sich die Schauspieler mit Pferdeohren und Pferdeschweifen, mit Bocksbärten und Lendenschurzen aus Ziegenfell und banden sich einen Phallus um (Werner 1970: 65). Doch vielleicht brauchten einige Spieler gar keine Penisprothese, sondern nur einen kräftigen Trank des Satyrion ... Die Themen der Satyrspiele stammten aus dem Mythenschatz um den Gott Dionysos und hatten mit Sex, Erotik, Rausch, Tanz, Gesang und Ekstase zu tun.

Die lüsternen Satyrn waren auch ein beliebtes erotisches Sujet in der griechischen Vasenmalerei (Brommer 1959, Dierichs 1993*, Hoffmann 1963, Walter 1993), meist dargestellt mit mächtigen Erektionen (Satyriasis)[617], mal beim Liebesspiel mit den tollen Mänaden, mal bei der **Wein**ernte, im Rausch. (Noch heute sieht man sie millionenfach auf der Keramik der griechischen Souvenirindustrie.)

Botanische Identität und Gebrauch

Die Satyrn waren ein Symbol für aphrodisische Lust, männliche Potenz, erotischen Sinnentaumel. Dasselbe erhoffte man sich von ihren Pflanzen. »Satyrion, einige nennen es **Dreiblatt**, (...) muss man in dunklem herben **Wein** trinken (...) auch gebrauchen, wenn man der Frau beiwohnen will, denn man sagt, dass sie beim Beischlaf die Lust reizt« (Dioskurides III, 133).

Dass das Satyrion botanisch nicht bestimmbar ist, deutet darauf hin, dass es sich dabei um ein mythisches Aphrodisiakum, also eine projizierte Wunschvorstellung, handelt. Dennoch deuteten die Gräzisten das Satyrion botanisch als *Aristolochia polyrrhizos*, *Tulipa clusiana* DC. (Liliaceae), *Tulipa gesneriana* L., *Aceras anthropophorum* und *Ophrys anthropophora*, also als Pfeiffenblumen, Tulpen und **Orchideen** (Ohnohr und Ragwurz).

Mehrere Pfeiffenblumen (Aristolochiaceae) sind als Liebesmittel bekannt geworden. In Nordamerika wird die Wurzel von *Aristolochia serpentaria* L. als Aphrodisiakum eingenommen, in Südeuropa *Aristolochia rotunda* L.

Die Wurzelknollen der Orchidee mit dem merkwürdigen Namen Ohnohr (*Aceras anthropophorum* [L.] R. Br. ex Ait. f., Orchidaceae) wurden in Europa als Aphrodisiakum verspeist, ebenso die Wurzel der Ragwurz oder des Kerfstengels (*Ophrys anthropophora*): »Die Pflanze wird heute von den Arabern als Aphrodisiacum benutzt« (Hirschfeld und Linsert 1930: 187*). Oft wird Satyrion auch für ein **Knabenkraut** gehalten.[618]

Dass das Satyrion seinen Namen von den lüsternen Satyrn hat, bezeugt Dioskurides: »Das rote Satyrion, einige nennen es Wasseräpfelchen, das Stärkende, *priapiskos* [= ›Kleiner Priapos‹] oder *morion* [= ›männliches Glied‹; vgl. **Tollkirsche**], einige auch *satyriskos* [= ›kleiner Satyr‹], Saturnshoden, die Römer *molorticulum veneris* [= ›Beischlafglied der Venus‹] (...) wächst an son-

»Wir gingen also auch hinein, und als wir so an den verschiedenen Räumen vorbeigingen, da sahen wir Personen beiderlei Geschlechts ihr Spiel treiben, und zwar so, dass es mir schien, sie hätten alle den Liebestrank Satyrion getrunken.« (Petron, *Satyricon* 6–8)

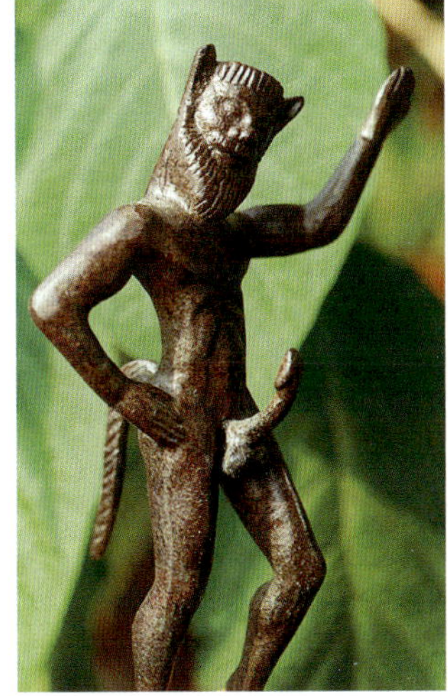

Der lüsterne Satyr gab dem aphrodisischen Satyrion den Namen. (Replik einer antiken Bronzestatuette aus Dodona, zweite Hälfte des 6. Jh. v. u. Z., Athen, Nationalmuseum).

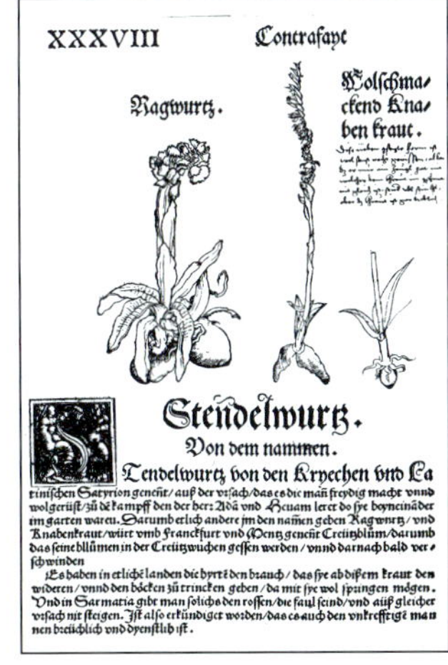

XXXVIII Contrafayt

Ragwurtz.

Wolschmackend Knaben kraut.

Stendelwurtz.

Von dem nammen.

STendelwurtz von den Kryechen vnd Latinischen Satyrion genen̄t/ auß der vrsach/das es die man̄ freydig macht vnnd wolgerüst/zů dē kampff den der herr Adā vnd Heuam leret do sye beyneinander im garten waren. Darumb etlich andere jm den namen geben Ragwurtz/vnd Knabenkraut/würt vmb Franckfurt vnd Mentz genen̄t Creützblům/darumb das seine bllůmen in der Creützwuchen gessen werden/vnnd darnach bald verschwinden

Es haben in etlichē landen die hyrtē den brauch/das sye ab disem kraut den wideren/vnnd den böcken zů trincken geben/da mit sye wol springen mögen. Vnd in Sarmatia gibt man solichs den rossen/die faul seind/vnd auß gleicher vrsach nit steigen. Ist also erkündiget worden/das es auch den vnkrefftigē mannen breüchlich vnd dyenstlich ist.

Die Stendel- oder Ragwurz (*Aceras* sp. oder *Ophrys* sp.) wurde in der frühen Neuzeit mit dem antiken Satyrion identifiziert. (Faksimile aus Brunfels 1532: 38*)

615 Das Wort Priapismus kennen wir heute nur mehr als medizinischen Fachbegriff für eine »unwillkürliche, unkontrollierte Erektion ohne Lustgewinn, ein krankhaftes Phänomen«. »Und schließlich gibt es einen P., der infolge von Intoxikation durch Giftstoffe (Kanthariden [**Spanische Fliegen**]) und andere Aphrodisiaka (Terpentinöl) entsteht« (Bornemann 1984: 435*); vgl. **Papaverin**.

616 In den (oft prüden) humanistischen Wissenschaften ist die Auffassung verbreitet, dass sich unser Wort Satire von lateinisch *lanx satura*, »eine mit vielerlei Früchten gefüllte Schüssel«, in der Bedeutung »Allerlei« oder »Potpourri«, ableite; dabei sind doch die volkstümlichen Satyrspiele des antiken Griechenlands inhaltlich nicht nur derb-erotisch, sondern auch satirisch-komödiantisch (Stoessl 1987, Werner 1970).

617 Satyriasis ist ein »Wort, das die moderne Sexualwissenschaft nicht mehr benutzt. Die Pioniere der Sexologie meinten damit den abnorm gesteigerten männlichen Geschlechtstrieb« (Bornemann 1984: 478*).

618 Schließlich vermutete man sogar, das »Satyricon der Griechen und Römer« sei eine »Bereitung aus männlichen Drüsen«, etwa aus den **Genitalien** des **Bock**s oder Wolfs (Codellas 1934: 519).

»Wenn man bedenkt, dass ein Satyr halb Mensch, halb Bock war, kann eine Paarung zwischen einem Satyr und einem ganzen Menschen nur zur Hälfte Sodomie gewesen sein, sofern nicht allein der Unterleib zählt.« (DEKKERS 1994: 21*)

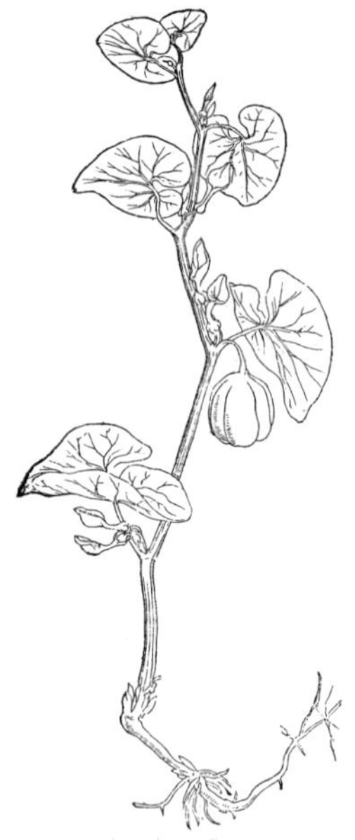

Die Osterluzei oder Pfeiffenblume (*Aristolochia* sp.) wurde mit dem antiken Satyrion identifiziert. (Holzschnitt aus BRUNFELS 1532*)

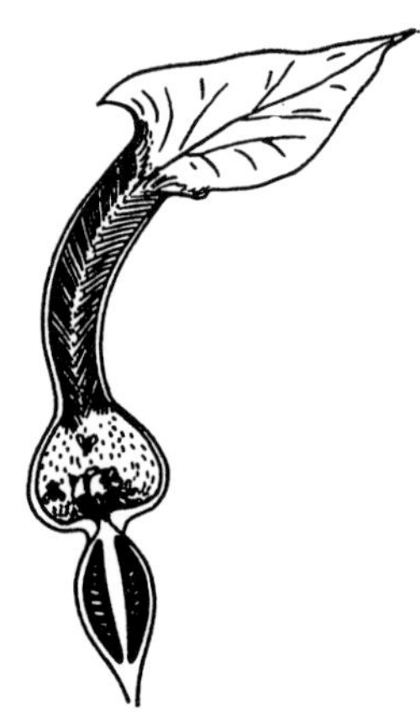

Die Signatur der *Aristolochia* zeigt, warum sie als Satyrion gedeutet wurde. (ENGEL 1966*)

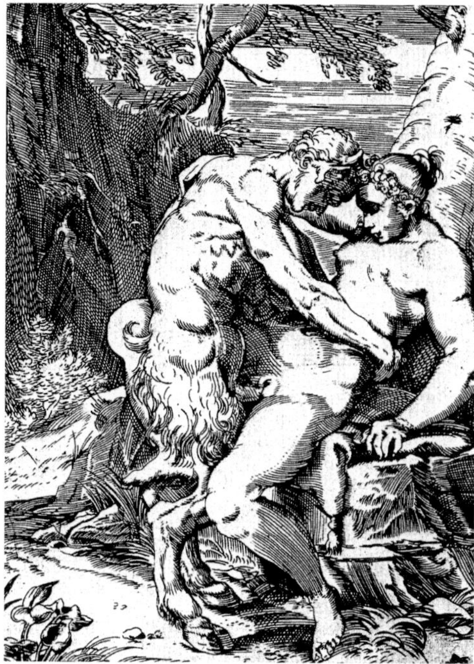

Ein Satyr oder Pan beglückt eine Nackte. (Angostino Carraci, »Satyr paart sich mit Nymphe«, um 1584)

nigen und bergigen Plätzen. Es wird auch erzählt, dass die Wurzel, in der Hand gehalten, zum Liebesgenuss reize, mehr noch, wenn sie mit Wein getrunken wird« (DIOSKURIDES III, 134).

Dieses rote Satyrion wurde botanisch als *Erythronium dens canis, Mithridatia* sp. oder *Fritillaria pyrenaica* gedeutet. Das Liliengewächs *Fritillaria pyrenaica* L. gehört zu den Liebesmitteln. In Südeuropa wird ihre Knolle als Aphrodisiakum gegessen. Auch die Zahnlilie oder der Hundszahn (*Erythronium dens-canis* L., Liliaceae) gehört zu den Venuspflanzen: »Die Magie erwähnt die Wurzelknolle dieser Pflanze als gesuchtes Aphrodisiacum zur Bereitung von Liebestränken. Bei mehreren Völkern des Altaigebietes, z. B. den Sojeten, werden die kleinen hundezahnartigen Wurzeln an Schnüre gereiht und um den Hals als Kollier getragen, als wunder- und zaubermächtiges Amulet geschätzt. Unter bestimmten Beschwörungen abgeteilt und dem Partner, dessen Neigung man erwerben will, um den Hals gehangen, soll es unbedingt Liebe erwecken« (HIRSCHFELD und LINSERT 1930: 177*).

Das Satyrion gehörte noch in der Renaissance in den venerischen Garten der Wollust (CAMPORESI 1991*): »da war der **Phallus** [ein Pilz!] und das Satyrion, bei dem Blüte und Wurzel schamlose Formen darstellt, die **Minze**, die von Natur aus lasziv ist, die Rauke [vgl. **Gemüse**], die die Liebesbegierden aufreizt. Und dort gab es ein Gemisch von anderen Heilkräutern, die bereits am Hang von Lampsakos gepflanzt wurden« (G. MARINO, *L'Adone* VIII).

Pietro Andrea Mattioli kommentiert in seiner italienische Ausgabe des griechischen Kräuterbuches von Dioskurides die Wirkung des Satyrions: »Dies Kraut, das ein Inder gebracht hatte, war wahrhaft wunderbar, um die Liebesbegierden anzuheizen. Denn nicht nur durchs Essen, sondern schon durch die Berührung regte es die Menschen sehr zum Beischlaf an und machte sie so potent, es zu treiben, so oft sie daran Gefallen hatten. Und zwar in der Weise, dass man von denen, die es angewendet hatten, sagen konnte, sie hätten es mehr als zwölf Mal getrieben. So konnte man mehrmals von diesem Inder sagen hören, der einen starken und robusten Körper hatte, er habe es an jenem Tag siebzig Mal getrieben, aber freilich indem er jedes Mal nur wenige Tröpfchen Samen vergossen hatte, der sich gleicherweise in Tröpfchen reinen Blutes verwandelte. Und man sagte, dass sich die Frauen noch mehr als die Männer erhitzten, wenn sie diese Arzenei nehmen.« – Dieser leistungsstarke Inder war wohl ein Meister des Tantra (vgl. **Sandelholz**).

Nach den lateinischen Autoren gab es auch ein *Satyrion galli*, ein »Gallisches Satyrion«, das auf Keltisch *ura* hieß (APULEJUS, *De herb. virt.*, XV) und als *Orchis* oder *Leporina* beschrieben wurde (ISIDOR, *Origines*, XVII, 9, 57). Es ist sehr wahrscheinlich, »dass hinter dem gallischen ›ura‹ der Name eines elbischen Wesens stecken dürfte, das die sexuelle Potenz des Mannes zu steigern imstand gewäsen wäre« (HÖFFLER 1911: 260*).

Literatur

BROMMER, Frank
1959 *Satyrspiele*, Berlin: de Gruyter.

CODELLAS, Pan. S.
1934 »Rejuvenations and Satyricons of Yesterday«, *Annals of Medical History* N.S. 6(6): 510–520.

DÖRPFELD, Wilhelm und Emil REISCH
1966 *Das griechische Theater*, Aalen: Scientia.

HOFFMANN, Herbert
1963 *Griechische Kleinkunst*, Hamburg: Museum für Kunst und Gewerbe.

PETRON [= Petronius Arbiter]
1968 *Satyricon: Ein römischer Schelmenroman*, übersetzt v. Harry C. SCHNUR, Stuttgart: Reclam.

STOESSL, Franz
1987 *Die Vorgeschichte des griechischen Theaters*, Darmstadt: Wissenschaftliche Buchgesellschaft.

WALTER, Hans
1993 *Satyrs Traum: Ein Gang durch die griechische Satyrlandschaft*, München: Deutscher Kunstverlag.

WERNER, Oskar (Hg.)
1970 *Griechische Satyrspiele von Euripides, Sophokles und Aischylos*, Stuttgart: Reclam.

Scaevola

Scaevola taccada (GAERTN.) ROXB., Goodeniaceae (Goodeniengewächse)
syn. *Scaevola sericea* VAHL, *Scaevola koenigii*, *Scaevola frutescens* (MILL.) KRAUSE][619]

Andere Namen

Beach naupaka, Fächerblume, Fan flower, Kopo, Native cabbage (engl.), Naupaka, Naupaka kahakai, Sea lettuce tree (engl. »Meersalatbaum«)

Im Südwestpazifik bereitet man aus den Blättern dieses Strauchs einen aphrodisischen Tee.

Der immergrüne, gefächerte Strauch wird bis zu 1,5 Meter hoch und gedeiht an den tropischen Stränden Ostaustraliens, Hawaiis und vieler Südseeinseln (BLAKE et al. o. J., KRAUSS 1993). Seine Früchte sind kleine, fleischige, blauviolette Beeren.

Auf den Karolineninseln im Südwestpazifik wird ein Tee aus den *Scaevola*-Blättern als Aphrodisiakum getrunken (PERRY und METZGER 1980*).

Die Aborigines nutzten die Pflanze mannigfaltig. Aus ihren Blättern stellten sie Pfeifen zum Rauchen ihres einheimischen Tabaks her. Den aus reifen und erhitzten Früchten gepressten Saft verwendeten sie als Augentropfen bei Augenentzündungen. Der frische Saft diente als Wundmedizin (LASSAK und MCCARTHY 1997: 138*). Auch in Polynesien wird die *Scaevola* oder Naupaka als Wundmedizin sowie für viele weitere Leiden genutzt (WHISTLER 1992b: 110*).

Der immergrüne Strauch *Scaevola taccada*. (Cairns, North Queensland, Australien, 11/1994)

Inhaltsstoffe

Bisher sind keine aktiven Wirkstoffe bekannt. Die Blätter waren bei einem Saponintest positiv. Ansonsten entdeckte man in der Pflanze den Bitterstoff Scaevolin und zwei glykosidische Stoffe von unbekannter Struktur (LASSAK und MCCARTHY 1997: 138*).

Bezugsquellen

Pflanzen erhältlich in der Blumenschule®.

Literatur

BLAKE, Trevor, Don DOWER et al.
o. J. *Goodeniaceae*, Society for Growing Australian Plants, Maroondah Group.

KRAUSS, Beatrice H.
1993 *Plants in Hawaiian Culture*, Honolulu: University of Hawaii Press.

Schachtelhalm

Equisetum spp., Equisetaceae (Schachtelhalmgewächse)

Equisetum arvense L., Ackerschachtelhalm
Equisetum myriochaetum SCHLECHT. et CHAM., Riesenschachtelhalm

Andere Namen

Cola de caballo (span. »Pferdeschwanz«), Horsetail, Kattenstert, Masah kitam (Lakandon »Duftdrüse des Pekari«), Mu-tse (chin.), Pferdeschwanz, Szu-lao-chu (chin.), Tannenkraut, Toadpipe (engl. »Krötenpfeife«), Tuht (Tzeltal), Zinnkraut

Aufgrund seines Wachstums und seiner Signatur gilt der Riesenschachtelhalm in Südmexiko als Potenzmittel.

Die Lakandonen von Naha' (Chiapas, Mexiko) klassifizieren den Riesenschachtelhalm (*Equisetum myriochaetum* SCHLECHT. et CHAM.) als *kuxunha'*, »Wasserpilz«, da die ihnen bekannte Art nur in sumpfigen Niederungen wächst, und nennen ihn *masah kitam*, »Duftdrüse des Pekari«; die Duftdrüse dieser Wildschweinart (*Tayassu angulatum*) verströmt Sexuallockstoffe (**Pheromone**). Kinder spielen auf den auseinander gezogenen Segmenten der langen Stengel wie auf einer Panflöte. Es heißt, wer oft auf den Schachtelhalm-

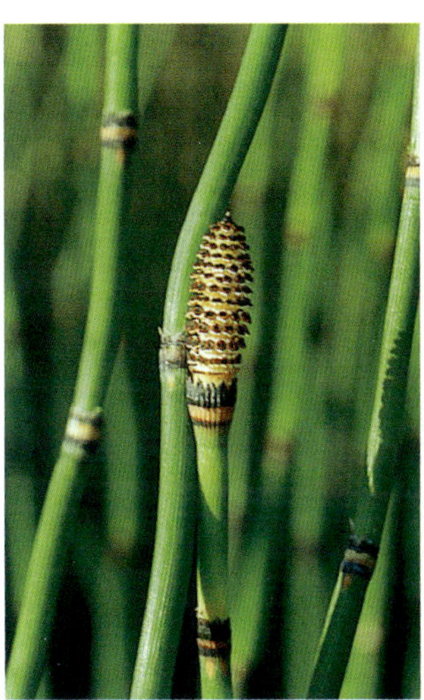

Die keulenförmige Triebspitze des Schachtelhalms (*Equisetum* sp.) hat eine offenkundig phallische Signatur. Er zählt in Nepal zu den **Soma**pflanzen. (Dhulikel Mountain Resort, Nepal, 10/2001)

619 Die botanischen Namen sind möglicherweise nicht korrekt (vgl. BLAKE et al. o. J.).

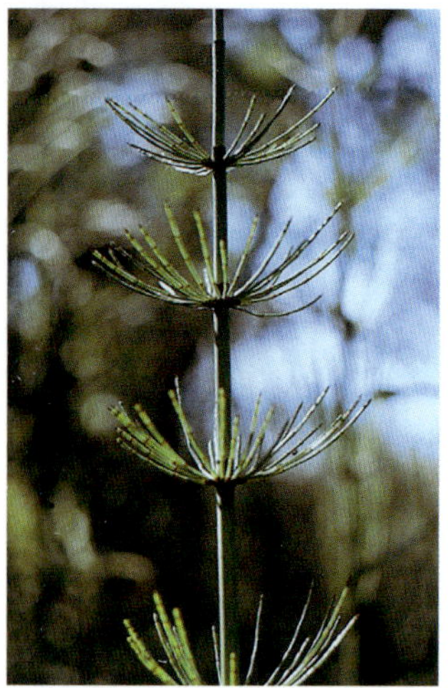

Stengel des Riesenschachtelhalms (*Equisetum myriochaetum*) am Ufer des Sees Naha', dem Wohnort der nördlichen Lakandonen. (Chiapas, Mexiko, 11/1982)

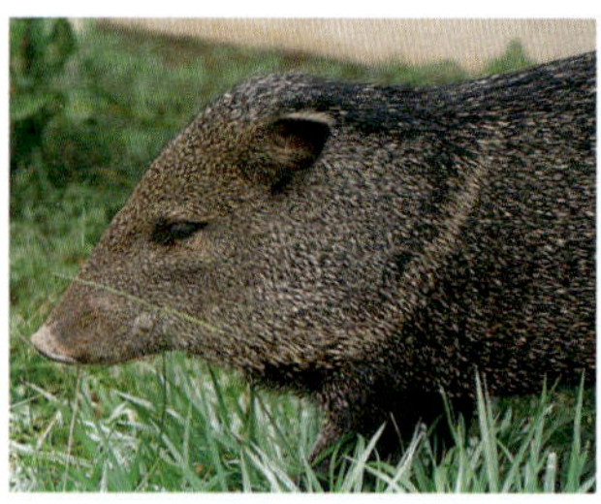

Ein Kitam oder Pekari aus der Selva Lacandona, Chiapas, Mexiko. *Masan kitam*, »Duftdrüse des Pekari«, ist der Lakandonname für den Riesenschachtelhalm (*Equisetum myriochaetum*).

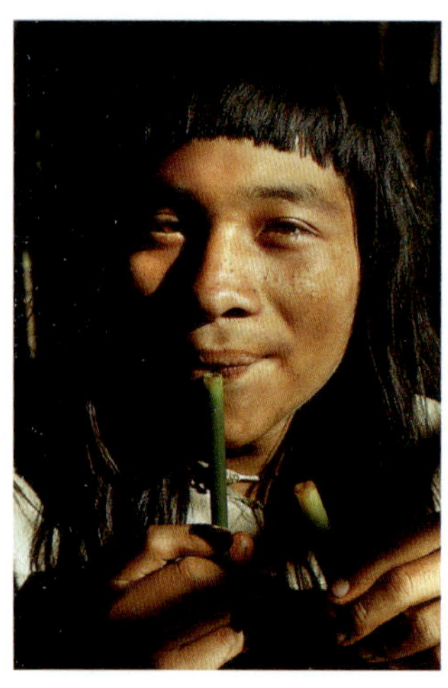

u chulik masan kitam. Ein junger Lakandone spielt auf einem Schachtelhalmsegment Flöte. (Naha', Chiapas, Mexiko, 1982)

segmenten flötet, wird von einem Tapir (*Tapirella bairdi*) heimgesucht und vergewaltigt[620].

Gebrauch

Der Schachtelhalm gehört zu den wichtigen Heilpflanzen der Lakandonen: »Man trinkt ihn wie Tee. Er ist Medizin bei allem, bei Kopfschmerzen, bei Bauchschmerzen; er ist Medizin, mit der man gesund wird. Man tut ihn in heißes Wasser [Aufguss] oder [nimmt ihn] mit kaltem Wasser [Kaltauszug]. Zwei Stengel mit einem halben Kessel oder drei Baumkürbisschalen. Die Lakandonen vom See von Mensäbäk trinken Schachtelhalm(tee), damit ihre Penisse hart werden. Schachtelhalm trinkt man bei Fieber, wenn es keine Medikamente gibt« (RÄTSCH 1993c: 86*). Schachtelhalm wirkt als Aphrodisiakum, indem sich seine Eigenschaft – schnell und gerade emporzuschießen – auf denjenigen überträgt, der einen Tee aus den frischen Stengeln trinkt.

Diese Schachtelhalmart wird auch von den Tzeltalen und Ladinos als Durchfallmedizin benutzt. Die Tzeltalen und Tzotzilen benutzen den Schachtelhalm bei Erkrankungen der Harnorgane (BERLIN et al. 1990: 57*). An mehreren mexikanischen *Equisetum*-Arten wurden phytochemische Untersuchungen durchgeführt. Dabei stellte sich heraus, dass ein Chloroformauszug stark diuretisch wirkt (PÉREZ GUTIÉRREZ et al. 1985).

Inhaltsstoffe

Schachtelhalmkraut (Equiseti herba, Herba Equiseti) enthält etwa 10% mineralische Bestandteile, hauptsächlich Kieselsäure und Kalziumsalze, daneben Flavonoide (Quercetin u. a.) und Alkaloide (CZYGAN 1989).

In allen *Equisetum*-Arten wurden Spuren von Nikotin (vgl. **Stimulanzien, Tabak**) nachgewiesen (ROTH et al. 1994: 321f.*).

Literatur

CZYGAN, Franz-Christian
1989 »Schachtelhalmkraut«, in: Max WICHTL (Hg.), *Teedrogen*, Stuttgart: WVG, S. 426–429.

PÉREZ GUTIÉRREZ, R. M., G. YESCA LAGUNA und Aleksander WALKOWSKI
1985 »Diuretic Activity of Mexican Equisetum«, *Journal of Ethnopharmacology* 14: 269–272.

Schafgarbe

Achillea millefolium L., Compositae (Korbblütler)

Andere Namen

Achillea, Achilleskraut, Achillespflanze, Bauchwehkraut, Feldgarbe, Gandana (skrt.), Garb, Garbenkraut, Gerbel, Gliedkraut, Gollenkraut, Grundheil, Herbe au charpentier (frz. »Zimmermannskraut«; vgl. **Justizia**), I chi kao (chin.), Jungfernkraut, Katzenkraut, Margarethenkraut, Milfoil, Millefeuille (frz. »Tausendblätter«), Millefolium, Schafgarb, Schafripp, Schafrippenkraut, Stratiotes, Tausendblatt, Wundkraut, Yarrow (engl.), Yarrow nosebleed (engl.)

Die Schafgarbe gehört im deutschen Volkstum zu den **Gliedkräutern** (siehe dort), die die Genitalien kräftigen sollen.

Gebrauch

Die Schafgarbe wird in der Volksmedizin bei Hämorrhoidenblutungen und Menstruationsbeschwerden benutzt (WILLUHN 1989) und diente auch dem **Liebeszauber**, vor allem für frisch verheiratete Paare: Sie sollte sieben Jahre Liebe gewähren (WEDECK 1961: 253*). Das aromatische Kraut gehört auch zu den Ingredienzien des **Absinths** und wurde im **Theriak** verarbeitet, außerdem ist es eine Zutat zu **Rauchmischungen** und **Räucherwerk** (CHANDLER et al. 1982).

Im nordamerikanischen Voodookult wird ein Schafgarbentee als Aphrodisiakum getrunken. In New Mexico bereiten die Navahoindianer aus der Western Yarrow, einer amerikanischen Varietät der Schafgarbe (*Achillea millefolium* var. *occidentalis* DC., syn. *Achillea lanulosa*), einen aphrodisischen **Kräutertee**. Sie gilt als Stimulans und Tonikum, als »Lebensmedizin bei geschwächter sexueller Vitalitä« (MOERMAN 1998: 45*).

Schafgarbentee

2 g (entspricht 1½ Teelöffel) des fein geschnittenen Krauts (Millefolii herba, Herba Millefolii) werden mit kochendem Wasser überbrüht und 10 bis 15 Minuten bedeckt stehen gelassen. Anschließend durch ein Teesieb abgießen und nach Belieben mit **Honig** oder Zucker süßen.

Eine »potenzsteigernde Wirkung« sagt man auch der Moschusschafgarbe (*Achillea erba-rotta* ALL. ssp. *moschata* [WULF.] I.B.K. RICHARDS, syn.

620 Vielleicht ist diese Vorstellung ein Relikt aus vorspanischer Zeit. Denn bei den Maya gab es einen rituellen Koitus mit dem Tapirweibchen. Der Tapir (aztek. *tlacaxolutl*) ist gierig nach Aphrodisiaka, denn er frisst leidenschaftlich gerne **Kakao**früchte: »Wenn er seinen Darm entleert, häuft er ganze Kakaobohnen auf, fast die Ladung eines Lasträgers. Die einfachen Leute jagen ihn in den Wäldern, um dort die Kakaobohnen zu finden« (SAHAGUN 1989: 207*).

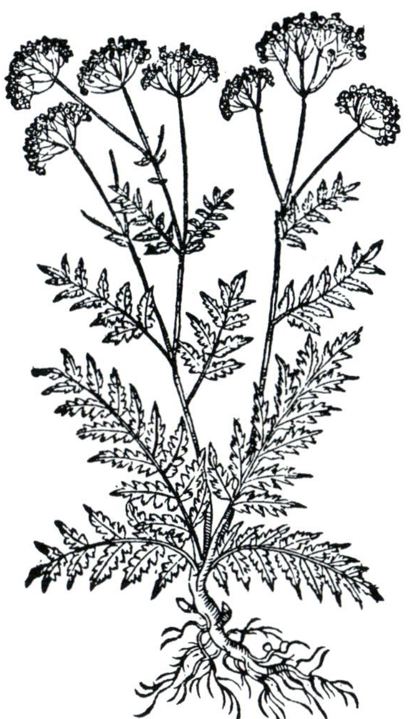

Die Schafgarbe (*Achillea millefolium*) war im Altertum eine Pflanze des Helden Achilles, eine wichtige Wundmedizin und ein Zauberkraut. (Holzschnitt aus MATTHIOLUS 1626: 401*)

Achillea moschata WULF.; vgl. **Moschus**) und der Alpengarbe (*Achillea rupestris* PORTA) nach. Beide enthalten das Alkaloid Achillein (KLUGE o. J.: 165*).

Inhaltsstoffe

In der ganzen Pflanze sind Bitterstoffe, 0,2 bis 1,3% **ätherisches Öl** (mit Thujon; vgl. **Wermut**), 3 bis 4% Tanningerbstoffe, Flavonoide, 0,35% Cumarine (vgl. **Cumarindrogen**), phenolische Säuren (Kaffeesäure, Salicylsäure), stickstoffhaltige Verbindungen (Achillein = Betonicin, Cholin), das Glykosid Prunasin und Mineralien (besonders Kalium) enthalten. Das azulenhaltige ätherische Öl wirkt desinfizierend, entzündungshemmend, und entkrampfend (WILLUHN 1989).

Bezugsquellen

Schafgarbentee bekommt man in Reformhäusern, Kräuterläden, Drogerien und Apotheken.

Literatur

CHANDLER, R. F., S. N. HOOPER und M. J. HARVEY
1982 »Ethnobotany and Phytochemistry of Yarrow, *Achillea millefolium*, Compositae«, *Economic Botany* 36(2): 203–223.

WILLUHN, Günter
1989 »Schafgarbenkraut«, in: Max WICHTL (Hg.), *Teedrogen*, Stuttgart: WVG, S. 430–432.

Schamhafte Sinnpflanze

Mimosa pudica L., Leguminosae (Hülsenfruchtgewächse)

Andere Namen

Chami, Cochiz-xíhuitl (aztek.), Dormilona, Lajjālu (skrt.), Mañjistha (skrt.), Mimose, Namaskari (skrt. von Namaskar, einer Begrüßungsformel), Punyo-sisa (Quechua), Samanga, Samñga (skrt.), Sensitiva (span.), Sensitive plant, Vergüenza (span. »Scham«), Xmuts' (Maya)

Die Signatur und die typische Reaktion der *Mimosa pudica* auf Berührung wird symbolisch auf junge Mädchen übertragen, deren erotische Bereitschaft das Liebesmittel stimulieren soll.

Die aus den südamerikanischen Tropen stammende Schamhafte Sinnpflanze (so die Übersetzung des lateinischen Namens) – auch **Gliedkraut** – ist ein Phänomen der Pflanzenwelt. Bei Berührung falten sich die Fiederblätter augenblicklich zusammen (ähnlich wie auch die **Weinbergschnecke** bei Berührung ihre Stielaugen einzieht). Deshalb hat man sie als »schamhaft« bezeichnet. Da sich die Fiederblätter bald wieder entfalten, sah man darin ein Bild für eingeschüchterte, aber doch liebesbereite junge Mädchen. Daher rührt auch der Glaube an die aphrodisische Wirkung der Pflanze: Die Eigenschaft der Pflanze überträgt sich auf die Trinkerin des Presssaftes. Zuerst zuckt sie zurück, doch dann gibt sie sich bereitwillig hin.

Gebrauch

In Amazonien pressen Frauen die Wurzeln zu Saft und mazerieren in diesem anschließend die Blätter. Sie schmieren sich den Saft zwischen die Brüste und auf die Fusssohlen (vgl. **Henna**), um dadurch, wie sie sagen, starke sexuelle Kräfte zu erhalten (GOTTLIEB 1974: 66*).

Auf den Philippinen gilt *Mimosa pudica* als Aphrodisiakum für frigide Frauen. Dazu werden die gepflückten Blätter gekocht. Sie falten sich beim Pflücken zusammen und entblättern sich beim Kochen wieder. Das Dekokt wird getrunken.

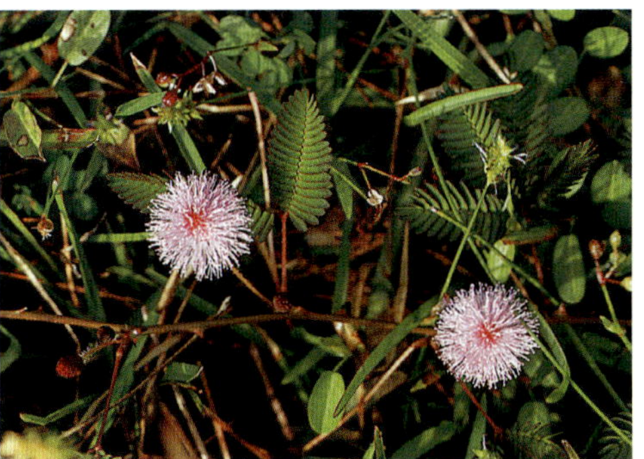

Die Schamhafte Sinnpflanze (*Mimosa pudica*) faltet bei Berührung ihre Fiederblätter ein. In Nepal wird die Wurzel als Aphrodisiakum geschätzt (MANANDHAR 2002: 320*). (Angkor Vat, Kambodscha, 10/2001)

»›Gliedkräuter‹ sind solche Kräuter, welche die Volksmedizin für die ›heimlichen Glieder‹ (Penis oder Vulva) verwendet, sie sollen Gebrechen an heimlichen Orten heilen, die Menstruation fördern oder stillen, Penis und Vulva kräftigen und reizen (...) Die Arten Galium, Silene und selbst der Waldmeister, wie wohl auch die Schafgarbe (*Achillea millefolium*) sind dahin zu rechnen.« (AIGREMONT 1987: II 62*)

Mimosin

Das sich öffnende Blatt gilt als Symbol der empfänglichen Vagina (RÄTSCH 1998: 365*).

Inhaltsstoffe

In der Pflanze ist Norepinephrin enthalten (SCHULTES und RAFFAUF 1990: 246*). Der narkotische Effekt soll durch das Alkaloid Mimosin zustande kommen (WONG 1976: 123*). Im oberirdischen Kraut wurden zwei *C*-Glykosylflavone (2"-*O*-Rhamnosylorientin, 2"-*O*-Rhamnosylisoorientin) nachgewiesen (ENGLERT et al. 1994).

Literatur

ENGLERT, Jürgen, Yulin JIANG, Pierre CABALION, Ali OULAD-ALI und Robert ANTON
1994 »*C*-Glycosylflavones from Aerial Parts of *Mimosa pudica*«, *Planta Medica* 60: 194.

Schierling

Conium maculatum L., Umbelliferae (Doldenblüttler)

»So hab ich auch gesehen/ dass etliche Schirlingwurtzel für Pestnachen gessen haben/ die entweder gestorben/ oder doll unnd unsinnig worden. Ferner gibt es die erfahrung/ wann die Gänse von dem Schirling essen/ fahen sie an zu wüten.« (MATTHIOLUS 1626: 384B*)

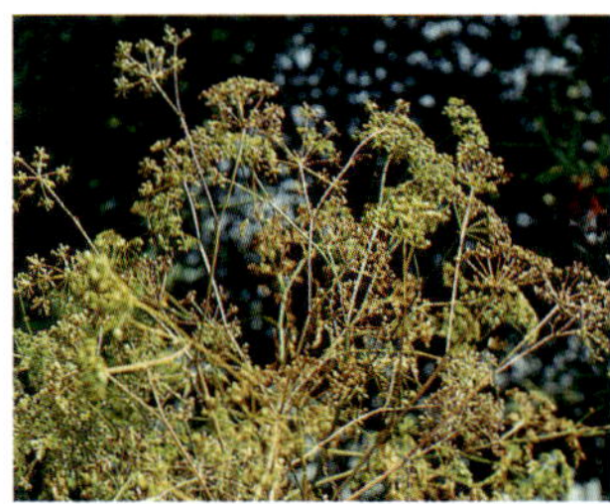

Der Gefleckte Schierling *(Conium maculatum)* gehört zu den gefürchtetsten Gifpflanzen. (Hamburg, Deutschland, 7/1995)

Andere Namen

Abioton (griech. »das Leben nehmend«), Aethusa, Ageomoron (griech. »dumm machend«), Aigynos, Amaurosis (griech. »Schwächung«), Apemphin (ägypt.), Aphron (griech. »wahnsinnig« oder »Schaum«), Apolegusa (»Verzweiflung bringend«), Apseudes (griech. »die Truglose«), Babathy, Bolehlaw (böhm.), Ceguda (span.), Cicuta (lat.), Cingue (frz.), Dardanis, Dolia (»die Tückische«), Fleckenschierling, Gefleckter Schierling, Hemlock (engl.)[621], Herba benedicta, Katapsyxis (griech. »Erkältung«), Katechomenion (griech. »die Waltende«), Koite (griech. »Schlaf«), Koneion (griech.), Kreidion, Paralysis (griech. »Verfall«), Polyanodynos (griech. »viele Schmerzen lindernd«), Schirling, Sucuran (arab.), Timoron (griech. »die Hilfreiche«), Wode-scerne (ahd. »Wotansschierling«), Wütterich, Wuotscerling (ahd. »Wutschierling«)

Der Schierling ist seit dem Altertum eine berühmt-berüchtigte Giftpflanze. Sie war als Mordgift (»Becher des Sokrates«), Betäubungsmittel, Aphrodisiakum sowie Anaphrodisiakum bekannt.

In der Antike machte man kaum einen Unterschied zwischen *philtron* (**Liebestrank**) und *pharmakon* im Sinne von Gift; beides kann in unterschiedlicher Hinsicht das Opfer »vergiften« (KOTTEK 1994: 134f.). Dies trifft wohl besonders für den Schierling zu.

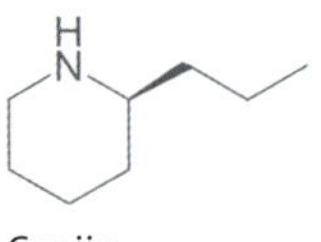

Coniin

Im antiken Griechenland trank man zu aphrodisischen Zwecken **Kräutertees** oder Wurzelsude aus Schierling, möglicherweise in homöopathischen Verdünnungen (vgl. **Homöopathika**), da ihn die antike und mittelalterliche Heilkunde zugleich als ausgezeichnetes Anaphrodisiakum rühmte (AIGREMONT 1987: II 48*). »Das Kraut und die Dolde, fein gestoßen als Umschlag um die Hoden gelegt, helfen gegen Pollutionen, auch lassen sie als Kataplasma die Genitalien erschlaffen. Sie vertreiben ferner die Milch und verhindern ein Größerwerden der jungfräulichen Brüste[622], lassen auch die Hoden der Knaben verkümmern« (DIOSKURIDES IV, 79).

Die anaphrodisische Wirkung des Schierlings machten sich die Hierophanten, die Priester der eleusinischen Mysterien, zunutze (vgl. **Keuschlamm**). Während ihrer Rituale sollten sie keusch bleiben; auch nächtliche oder morgendliche Erektionen waren unerwünscht. Dazu tranken sie Schierlingssaft oder rieben ihre Hoden mit einer Schierlingspaste ein (AIGREMONT 1987: II 48f.*).

Der Schierling war ein **Räucherwerk** gegen Hexerei und Zauberei (WEDECK 1961: 113*). Gleichzeitig galt er wiederum als wesentlicher Bestandteil der **Hexensalben**. Der lothringische Arzt Andrés Laguna (16. Jh.) fand einen Krug mit »Hexensalbe«, dessen Inhalt er analysierte und dabei **Bilsenkraut**, **Alraune** und Schierling feststellte. Er bestrich mit der Salbe eine Frau, die daraufhin in eine Trance fiel.

In Böhmen soll früher ein aphrodisisches **Bier** mit Zusatz von *bolehlaw*, dem Schierling, gebraut worden sein (HANSEN 1981*).

Inhaltsstoffe

Die ganze Pflanze enthält etwa 2% Alkaloide. Die Früchte weisen besonders hohe Konzentrationen bis zu 3,5% auf. Das Hauptalkaloid ist das Coniin (etwa 90% des Gesamtalkaloidgehalts); daneben kommen γ-Conicein, Conhydrin, Pseudoconhydrin und Methylconiin vor (TEUSCHER 1992). Bei Vergiftungen kommt es schnell zu Lähmungserscheinungen, Kälte, Gefühllosigkeit und schließlich Tod durch Atemlähmung (ROTH et al. 1994: 259*).

Coniin hat nikotin- und curareähnliche Wirkungen und lähmt die Muskulatur. Bei hohen Dosierungen tritt der Tod bei vollem Bewusstsein durch Lähmung der Atemmuskulatur ein. Entgegen der antiken Auffassung wird der Schierlingsextrakt weder durch die gesunde noch durch ge-

621 Der bis heute benutzte englische Name *hemlock*, wörtlich »**Hanf**lauch«, erinnert noch an den aphrodisischen Runenzauber *lina laukaR*, »**Leinkraut**-Lauch« (HÖFLER 1990: 95*).

622 Schierlingsextrakt »hat auf die weiblichen Brüste eine spezifisch-atrophirende Wirkung, zerteilt dadurch schnell Knoten« (MICHAELIS 1905: 17*), das heißt, kann auch das Wachstum hemmen.

reizte Haut aufgenommen (GROVER 1965). Als Zutat zu **Hexensalbe**n ist er daher nicht geeignet. Auch ist die Behauptung, der Schierling könne Fluggefühle erzeugen, äußerst zweifelhaft.

Literatur

GROVER, Norman
1965 »Man and Plants Against Pain«, *Economic Botany* 19: 99–111.

KOTTEK, Samuel S.
1994 *Medicine and Hygiene in the Works of Flavius Josephus*, Leiden usw.: E. J. Brill.

TEUSCHER, Eberhard
1992 »Conium«, in: *Hagers Handbuch der pharmazeutischen Praxis* (5. Aufl.), Berlin: Springer, Bd. 4: 970–975.

Schildkröten

Testudinidae, Reptilien

Andere Namen

Aak (Maya), Galana (ital.), Galapago (span.), Scherzbedra (mhd.), Schiltkrott, Testudo, Tortoise (engl.), Tortue (frz.), Tortuga (span.)

Von Produkten der Schildkröte versprachen sich Menschen nicht nur eine willkommene Proteinquelle, sondern auch potenzsteigernde Liebesmittel.

Schildkröten leben in warmen Gebieten der Erde auf dem Land, im Meer und im Süßwasser. Bei Kälte graben sie sich ein und verfallen in Winterstarre. Die Weibchen kommen immer an dieselben Brutplätze zurück und vergraben dort im Sand um die hundert Eier, die durch die Umgebungstemperatur ausgebrütet werden.

Der unterschiedlich geformte und gefärbte Panzer, in den das Tier den Kopf und die Extremitäten zum Schutz zurückziehen kann, zeichnet diese Kriechtiere auf charakteristische Weise aus. Im Wasser bewegen sie sich sehr behende, auf dem Land hingegen sprichwörtlich langsam und mühsam.

Wie Alfred E. Brehm (1829–1884) bemerkte, sind Schildkröten überaus »nützlich«. Ihre Namen zeigen wofür: Im Kochtopf landet die meeresbewohnende bis zu fünfhundert Kilogramm schwere Suppenschildkröte (*Chelone mydas*). Den menschlichen Trieb nach Schmuck und Zierde befriedigt das schön geflammte Schildpatt der Karettschildkröte (*Eretmochelys imbricata*). Die menschliche Gier nach ihrem wohlschmeckenden Fleisch, ihren Eiern, ihrem Öl und anderen »Rohstoffen« zur Stärkung der (vorwiegend männlichen) Potenz brachte viele Arten (die im 17. Jahrhundert noch dicht an dicht ganze Inselgruppen bedeckten) in nur zweihundertfünfzig Jahren weltweit an den Rand ihrer Existenz!

Kein Sympathiezauber

Sympathiezauber können Schildkrötenprodukte ihren Ruf als Aphrodisiaka nicht verdanken! Wer erhoffte sich schon die Übertragung ihrer äußerst schwerfälligen und mühsamen Kopulationsfrequenz auf die eigenen Liebeskünste? Eher beruht der aphrodisische Ruf auf dem pheromonhaltigen **Fleisch** (vgl. **Moschus** im BREHM-Zitat).

Auf den Seychellen wurden wir Zeuge einer Kopulation zwischen Riesenschildkröten. Ein mühsam keuchender Ton schallt durch den Dschungel. Nach einer erheblichen Weile dringt derselbe Laut erneut an unser Ohr. Dann sehen wir die Ursache: Im hohen Gras besteigt ein Riesenschildkrötenhengst ein gelangweilt grasendes Weibchen. Mühsam rudert er auf ihrem glatten Panzer, wackelt bedrohlich, um sich im richtigen Winkel zu halten. Zwischen den 4 bis 5 Stößen, die er bis zur Ejakulation benötigt, verdreht er die Augen und stöhnt deutlich hörbar. Sein sehniger Hals reckt sich aus dem Panzer wie eine mächtige Erektion; vom Paarungsorgan des Krötenhengstes ist nichts zu sehen. Dann fällt er krachend seitlich ins Gras, rudert mit den Extremitäten, kommt wieder auf ihnen zu stehen. Die Schildkrötenstute grast indessen ungerührt weiter.

Gebrauch

Die Genitalien der männlichen Tiere und die Schildkröteneier waren weltweit begehrt als Aphrodisiaka, aphrodisische Speisen oder Zutaten in Liebestränken. »Die wachsartigen, orangeroten Eier der Schildkröte werden in asiatischen Ländern als Aphrodisiakum verwendet. In Afghanistan isst man die Eier und das Fleisch der Schildkröte als sexuelles Stimulans« (STARK 1984: 107*).

In der europäischen Volksmedizin wurden Schildkrötenzubereitungen als Aphrodisiaka, Potenzmittel und Heilmitttel bei Impotenz geschätzt: »Die Schildkrötensuppe der Engländer aus starker Bouillon, Madeira**wein**, Franzbranntwein, spanischem [**Chilipfeffer**] und schwarzem **Pfeffer**, Gewürz**nelken** und dem **Fleisch** und Fett der grünen Seeschildkröte (Testudo mydas) bestehend. Die Wirkung dieser kräftigen Speise soll außerordentlich sein« (OSIANDER 1826: 211*). »*A thing to dream of, not to tell*«, fügt MOST (1843: 20*) hinzu.

Die kreolischen Bewohner der Antilleninsel Guadeloupe grillen und pulverisieren das Geni-

»Wir dürfen die Schildkröten als die nützlichsten aller Kriechtiere bezeichnen, weil wir nicht nur das Fleisch, sondern auch die Eier von fast allen Arten genießen und wohlschmeckend finden. Einzelne freilich riechen so stark nach Moschus, dass wenigstens wir Europäer uns mit den aus ihrem Fleisch bereiteten Gerichten nicht anfreunden können, andere hingegen liefern, wie bekannt, wirklich köstliche Gerichte.« (Brehm in JAHN 1968: 354)

»Die Schildkröte war ein Symbol der Venus.« (WEDECK 1961: 235*)

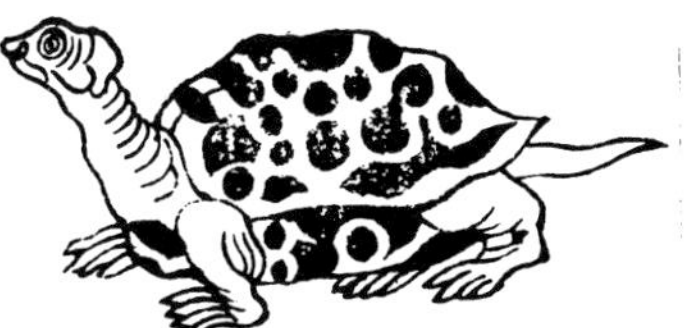

Schildkrötenpanzer *(tai-mao)* gehören zu den traditionellen Heilmitteln der chinesischen Medizin. (Aus dem *Ch'ung-hsiu cheng-ho pen-ts'ao*)

»Das **Blut** von den Schiltkrotten wird zu vielen Gebrechen und Schwachheiten dess Menschen in der Artzney gebraucht.« (LONICERUS 1679: 627*)

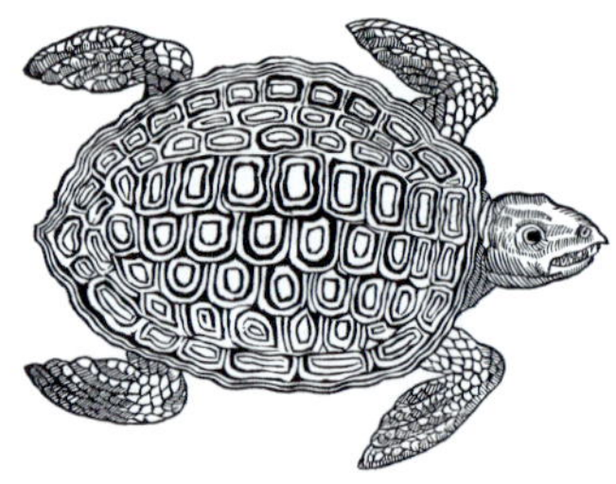

Schildkröten werden überall auf der Welt gegessen und medizinisch verwendet. (Ayuthia, Thailand, 1988)

Die tropische Meeresschildkröte (*Testudo marina*) lieferte begehrte Aphrodisiaka: Fleisch, Genitalien und die Eier. Ihr Fleisch galt in der frühen Neuzeit als sehr gesund und heilsam. Heute gehört sie zu den stark bedrohten Arten. (Holzschnitt aus GESNER 1669: 389*)

tal der männlichen Meeresschildkröte. Zwei Messerspitzen dieses Pulvers fügen sie einem Tee (z. B. aus Citronelle, **Narde**) hinzu. Wer sich für nächtliche Eskapaden zu schwach fühlt, trinkt dreimal täglich eine Tasse.

Eine Art Harz aus dem Panzer (*gui ban*, Testudinis plastorum) der *Chinemys (Gleoclemys) reevesii* GRAY, Testudinidae gehört zu den wichtigsten Zutaten eines taoistischen Aphrodisiakums, eines *yao-jiou* oder **Lenzmittel**s (siehe **Horny goat weed**). In der traditionellen chinesischen Medizin gelten Schildkrötenpanzer (von derselben Art) als Yintonika zur Regeneration und Stärkung der weiblichen Kräfte (REID 1988: 154*). In Ostasien trinkt man bis heute Schildkrötenpanzer pulverisiert, in **Schnaps** eingelegt, als Aphrodisiakum.

Im alten Rom wiederum waren Panzer von Meeresschildkröten ein ähnlich ambivalentes Liebesmittel wie der **Schierling**: »Die Schuppen vom obersten Teil [des Panzers] hemmen, abgeschabt und im Trank gegeben, den Geschlechtstrieb. Dies ist um so merkwürdiger, als das Mehl des ganzen Rückenschildes die Libido anreizen soll« (PLINIUS XXXII, 34)[623].

Bezugsquellen

... sollte es für derlei Liebesmittel (auch **Robben**, **Nashorn**) nicht geben! Die grausamen Methoden, lebenden Tieren ihre begehrten Einzelteile zu entreißen, führten zu weltweiten Protesten von Tier- und Umweltschutzorganisationen wie auch zu massenhaftem Konsumverzicht. Viele Schildkrötenarten stehen unter Artenschutz. Ein- und Ausfuhr ihrer Produkte sind verboten!

Inhaltsstoffe

Schildkröten**fleisch** und **Eier** sind reich an Proteinen, Vitaminen, Spurenelementen und **Phosphor**. Die **Genitalien** enthalten zusätzlich **Hormone** und **Pheromone**. Der Schildkrötenpanzer enthält Kalziumsalze (BENSKY und GAMBLE 1986: 532*).

Literatur

JAHN, Theo

1968 *Der Farbige Brehm*, überarb. und erg. Neuausgabe von Alfred Edmund Brehm, *Das Illustrierte Thierleben* von 1878.

Schlafmohn

Siehe **Mohn**

Schlangen

Reptilia (Kriechtiere)

Andere Namen

Kan (Maya), Nattern, Serpents (frz.), Serpientes (span.), Snakes, Viboras, Vipern, Vipers

Schlangen gelten weltweit als erotische Speisen, als Aphrodisiaka, speziell als Potenzmittel. Sie sind Zutaten zu Liebestränken und Liebeszaubern.

Schlangen zählen nicht erst seit Sigmund Freud zu den phallischen Symbolen. Als stilisierte Wellenlinien verweisen sie bereits in prähistorischen Ritz- und Felszeichnungen auf männliche Potenz und Zeugungskraft. Ihre überaus komplexe Symbolik füllt Bücher. Monotheistische Kulturen stellten die Kriechtiere dem Bösen, Teuflischen und als sündig bewerteten Weiblichen gegenüber. Die »böse Schlange« verführte Eva und bewirkte den Sündenfall.

Polytheistische Kulturen akzeptieren ambivalente Kräfte, ohne sie zu verteufeln. So gelten Schlangen als heilig, als Tiere der Schamanen – ja sogar selbst als Götter und Göttinnen der Fruchtbarkeit (Nagas in Indien und Nepal). Ihre schillernd schöne, sich abstreifende Haut gilt als Regenbogen, als Zeichen von Verjüngung, Erneuerung, Transformation. Die schlanken, geschmeidigen Körper sind Verbindungskanäle in andere Sphären und Welten. Sie bringen Heil und Tod. Sie sind ambivalent, wie alles Wirkliche: Himmelsleitern und Höllenschlünde, Gift und Geilmittel, gefährlich und nützlich.

Gebrauch und Volksglauben

Im Südwesten der USA (Texas, Kansas) wurden »Round ups« zur Dezimierung der Klapperschlangenpopulation zum Männlichkeitskult. Bei diesen Volksfesten, die viele Touristen anziehen, werden Schlangensnacks als Delikatesse serviert (HOPKINS und FREEMAN 1999: 73*).

In Südostasien ist es weit verbreitet, lebende Schlangen zu pressen und den Presssaft als Tonikum und Aphrodisiakum zu trinken. Dazu kann man sich – wie in Thailand sehr beliebt – auf einem Kräutermarkt eine Schlange aussuchen, sie entsaften lassen und den Saft trinken, oder man ersteht – wie es in Japan üblicher ist – den mit Konservierungsstoffen haltbar gemachten Saft in kleinen Fläschchen im Supermarkt oder am Kiosk. In Taipei (Taiwan) nutzt man frisches Schlangenblut und Schlangengalle in verjüngenden Tränken zur Stärkung der Sehkraft, des

623 PLINIUS wies mehrfach darauf hin, dass das Fleisch oder der Saft der abgekochten Schildkröte ein Antidot gegen das Gift des **Salamander**s sei (XXXII, 38).

unteren Rückgrats und der Männlichkeit. Auf dem Flughafen von Saigon kann man eine Halbliterflasche Kobrawein mitsamt Kobra für 40 $ (1998) kaufen; in Hongkong wurde eine grünliche Gallenblasenflüssigkeit zur Steigerung der Libido und Heilung von Impotenz für den stolzen Preis von 1000 $ angeboten (HOPKINS und FREEMAN 1999*). Die gegenteilige Wirkung hat Schlangenfett: »Dagegen ist Schlangenfett sehr gefährlich: es lässt den Penis einschrumpfen, so dass er nie wieder richtig funktioniert« (EBERHARD 1983: 255*).

Auch in Europa waren Natterngerichte noch bis zum 18. Jahrhundert, vor allem in Frankreich, beliebt; man schrieb ihnen eine »segensreiche Wirkung auf Schönheit und Gesundheit zu« (HOPKINS und FREEMAN 1999*). Vipern waren eine wichtige Grundsubstanz von **Theriak**.

So wie man glaubte, der **Krötenstein** entstehe im Kopf der **Kröte**, dachte man auch, im Kopf der Schlangen wachse ein Schlangenstein. Ihm schrieb man die gleichen Eigenschaften zu wie dem Krötenstein (siehe dort). Vipern und Nattern wurden magisch und pharmazeutisch als Liebesmittel verwendet, in **Räucherwerk** und als **Amulette** verarbeitet.

Rezepte für Fruchtbarkeit
(gegen Sterilität, Frigidität, Impotenz; frühe Neuzeit)

»Die Empfängnüss erleichtert sowol die Brüh derer *Vipern*, als die Brühe von der Bärmutter eines Haasen [**Hase**], **Muskat**ennuss, Indianisch Nuss [= **Kokosnuss**], geraspelt Elffenbein [vgl. **Elefant**], Nägelein [= **Nelken**], Zimmet [**Zimt**], Natterwurtz [= *Polygonum* spp.], wenn solche, ehe sie gekocht worden, erst eine Zeitlang über diesen *speclebus* [Penis] gestanden« (PAULLINI 1734: 172*).

»Schlangen-Schmaltz/ Rinder-Gallen Ertzrost [Eisenoxid] unter einander vermischt/ und mit Baumwollen in die Mutter [Gebärmutter] geschoben/ sol die Weiber zur Empfängnüss fördern/ wann ein Permentin Häutlein die Mutter überwächst« (GESNER 1679: V, 14*).

In Indien glaubt man von Kobras, dass »ihr bloßer Anblick Frauen zu Fruchtbarkeit« verhilft (B., Dr. R. 1942). Eine sich majestätisch aufbäumende Kobra ist das materielle Vorbild der geistigen Kundalinienergie (siehe **Saligram**), die als Sexualkraft durch das Rückgrat fließt.

Die bis zu über zwei Meter lange Indische Kobra oder Brillenschlange (*Naja naja* L., syn. *Naja tripudians*, Elapidae; skrt. *nag* oder *nagâ*) hat ein Gift, das besonders auf den Herzmuskel wirkt,

---

Schlangenpflanzen

So wie es Bärenpflanzen gibt (vgl. **Bär**), gibt es auch »Schlangenpflanzen«; einige von ihnen werden als Liebesmittel benutzt:

Schlangenbart	*Ophiopogon japonicus* (L. f.) KER-GAWL. (syn. *Convallaria japonica* L. f.): In Südostasien wird die Wurzel als Aphrodisiakum eingenommen.
Schlangencereus	= Königin der Nacht; siehe **Kakteen**
Schlangenknoblauch	*Allium sativum* L. var. *ophioscordum* (LINK) DÖLL = Echte Rokkenbolle; siehe **Knoblauch**
Schlangenrettich	*Raphanus sativus* L. var. *mougri* HELM; siehe **Rettich**
Schlangenwurzel	siehe dort
Natternkopf	*Echium angustifolium* MILL., Boraginaceae (syn. *Echium sericeum* VAHL): Im Jemen wird der Latex als Aphrodisiakum eingenommen.

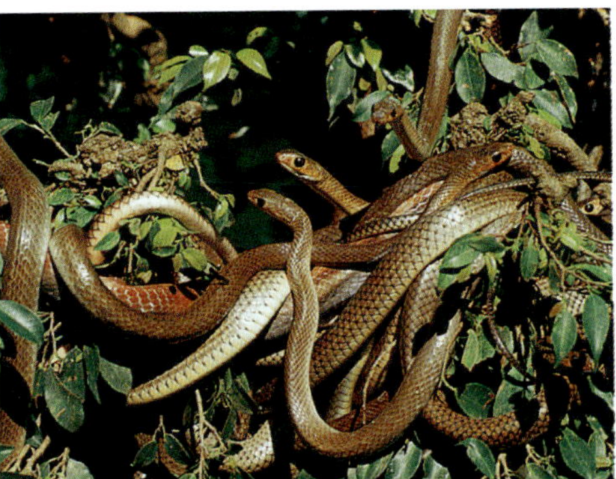

Schlangen werden von alters her weltweit als Aphrodisiaka benutzt. (Chiang Rai, Thailand, 2002)

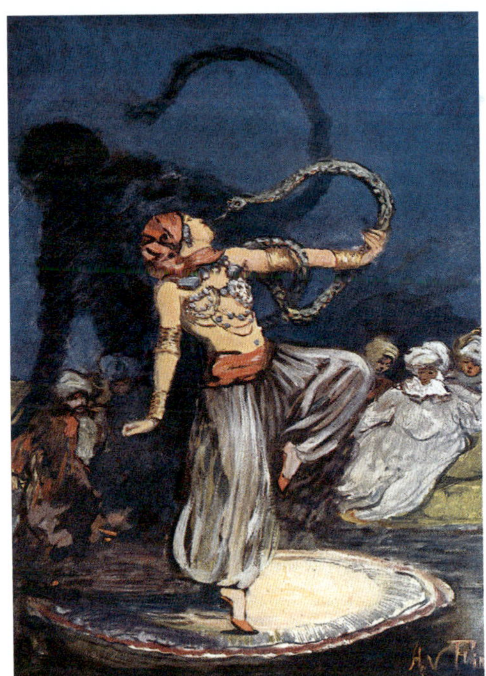

Schlangentanz-Erotik. (»Schlangentanz«, Illustration von A. v. Fink, aus: *Der Junggeselle* Nr. 5, 1925)

»Im arabischen Sprachraum gilt der Genuss von Giftschlangen seit langem als Allheilmittel, das unverwundbar macht, ewige Jugend spendet und einen die Sprache der Tiere verstehen lässt.« (MADEJSKY 1997: 1853)

Schwänze und die hornigen Klappern von Klapperschlangen sind in Lateinamerika, vor allem in Mexiko, Bolivien und Peru, gesuchte Zutaten zu Aphrodisiaka, Liebestränken und Liebeszaubern.

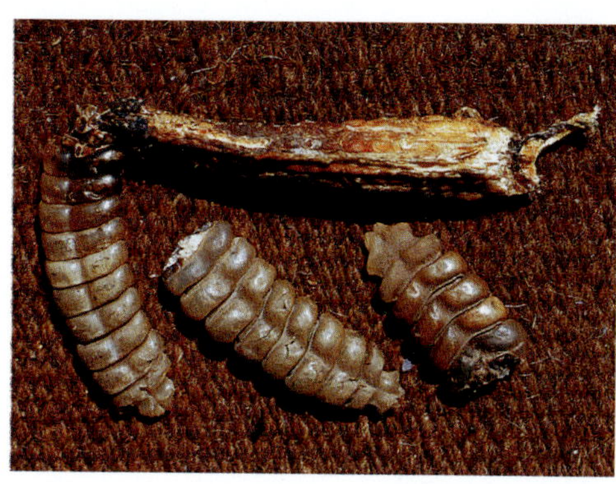

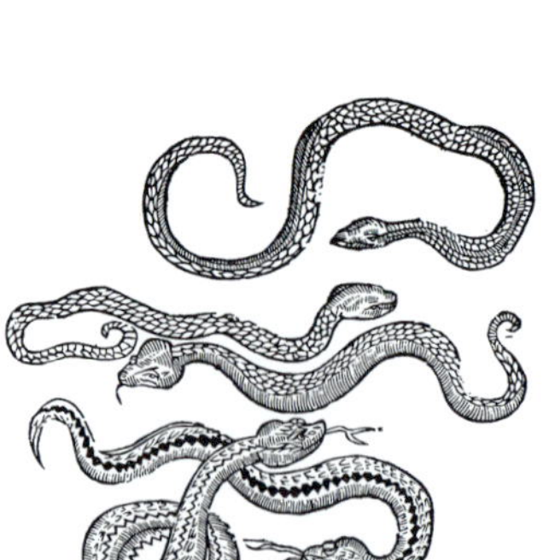

Schlangen, besonders Vipern, gehören seit alter Zeit zu den medizinisch verwendeten Reptilien. (Holzschnitt aus GESNER 1670*)

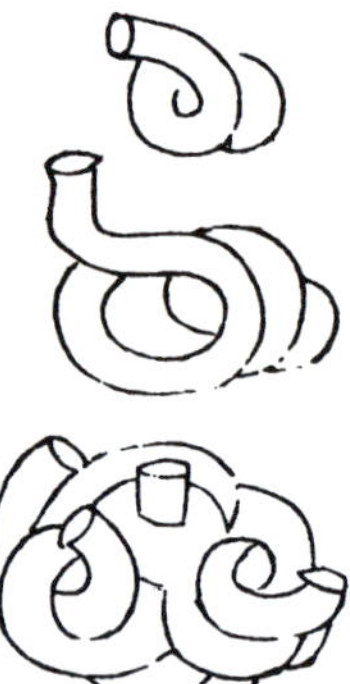

»Steinschlangen«: Gehäuse (Conchylien) von Fossilen oder rezenten Wurmschnecken (*shih-she*). (Aus dem *Ch'ung-hsiu cheng-ho pen-ts'ao*)

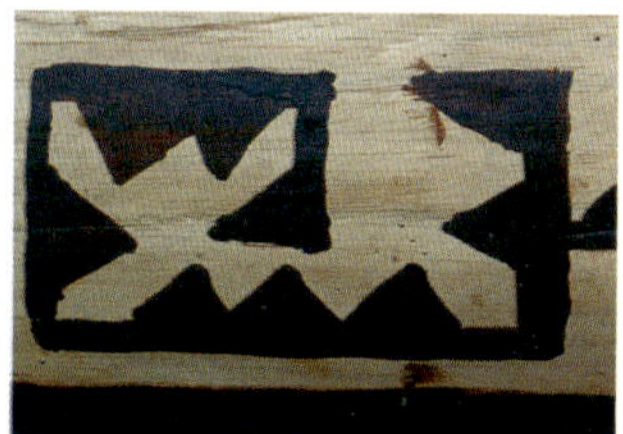

Ayahuasca-Schlangen-Design auf einer Schlitztrommel der Boraindianer. (Iquitos, Amazonien, Peru, 1999)

diesen zunächst erregt, dann total lähmt. Dieses Proteingift zählt zu den stärksten Tiergiften überhaupt: Ein einziges Gramm soll etwa 150 Menschen töten können (MADEJSKY 1997: 1857). Das Kobragift $C_{34}H_{20}O_{52}$ zerstört das Blut; es gilt als Neurotoxin, als Nervengift (WALL 1997). Kobragift ist aber auch ein altbewährtes Heilmittel. Die Verwendung zur Behandlung von Leprösen soll schon auf die medizinische Praxis der pharaonischen Ärzte zurückgehen (HARTLAUB 1940: 370).

Kommentar

Ich habe in Japan oft aphrodisische Schlangentonika getrunken und jedes Mal eine erstaunlich tonisierende und erotisierende Wirkung verspürt. (CR)

Literatur

B., Dr. R.
1942 »Schlangen im indischen Heilaberglauben«, *Ciba Zeitschrift* 8(86): 3027.

EGLI, Hans
1982 *Das Schlangensymbol: Geschichte, Märchen, Mythos*, Olten und Freiburg: Walter.

HARTLAUB, G. F.
1940 »Mythos und Magie der Schlange«, *Atlantis* Heft 10/Oktober 1940: 362–374.

MADEJSKY, Margret
1997 »Schlangen in Mythos und Heilkunst«, *Naturheilpraxis* 11/97: 1852–1858.

WALL, Major F.
1997 *Poisonous Snakes*, Delhi: Pilgrims Book (Reprint).

Schlangenwurzel

Rauvolfia[624] *serpentina* (L.) BENTHAM ex KURZ, Apocynaceae (Hundsgiftgewächse)

Andere Namen

Avalpori, Candamari (nep.), Candamaruva (nep.), Chotachand, Dogrukmi, Patalgorura, Rauwolfia, Rauwolfia root (engl.), Sarpagandha (Hindi), Serpentine root (engl.), Surpentine

Vereinzelte ethnografische Daten belegen den Gebrauch der Schlangenwurzel als Aphrodisiakum.

Der Ruf der *Rauvolfia serpentina* als Aphrodisiakum ist meist durch die immer wieder durch die Literatur geisternde Annahme begründet, die Wurzel enthalte **Yohimbin.**[625] Dennoch finden sich hin und wieder ethnomedizinische Belege für eine Anwendung der Rauwolfia als Liebesmittel.

In Indien kennt man den Gebrauch der Wurzel als Aphrodisiakum. Das mag erstaunen, da die Wurzel beruhigend und nicht erregend wirkt. Doch gerade das gibt vielen Menschen die nötige Musse, um sich auf Erotik und Sex einstellen zu können (vgl. **Baldrian**, **Kava-Kava**, **Passionsblume**). *Rauvolfia serpentina* hat in Indien eine lange Geschichte als Gegengift bei Schlangenbissen. Volksmedizinisch wird sie auch als Abtreibungsmittel, Wurmmittel, bei zu hohem Blutdruck, bei Schwachsinnigkeit, Schlaflosigkeit, Nervosität, Magenverstimmung, Malaria und als Wehenmittel verwendet (JAIN 1991: 153*).

Die pharmazeutisch und ethnomedizinisch bedeutsamsten Arten sind, neben *Rauvolfia serpentina,* vor allem die afrikanische *Rauvolfia vomitoria* AFZEL (syn. *Rauwolfia senegambiae* A. DC.,

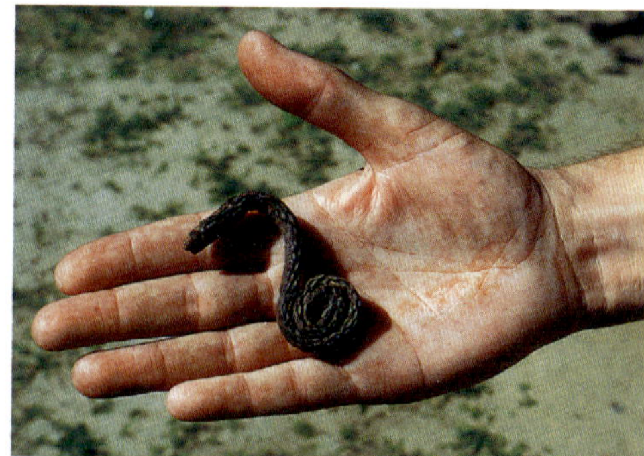

Die »Schlangenwurzel« eines indischen Schlangenbeschwörers (vielleicht von der Rauwolfia oder von *Acorus calamus;* vgl. **Kalmus**). Mit ihrer Hilfe bannt oder hypnotisiert er Kobras. (Varanasi, Uttar Pradesh, Indien, 1995)

624 Alte Schreibweise: *Rauwolfia.*

625 Die *Rauvolfia* oder Schlangenwurzel wird deswegen gelegentlich sogar zu den psychoaktiven Pflanzen gezählt (RÄTSCH 1998: 579*).

Hylacium owariense P. Beauv.) sowie die amerikanische *Rauvolfia tetraphylla* L. (syn. *Rauvolfia canescens* L.) (Morton 1977: 243–257*). Beide enthalten im Gegensatz zu *Rauvolfia serpentina* β-**Yohimbin** (Hofmann 1955, Neuwinger 1998: 128*). Die Wurzel der *Rauvolfia volkensii* wird in Afrika als Aphrodisiakum eingenommen.

Inhaltsstoffe

Obwohl in der Schlangenwurzel Alkaloide vom Yohimbintyp (Corynanthin, Isorauhimbin) vorkommen (Kähler 1970), ist der Hauptwirkstoff jedoch das Alkaloid Reserpin. Es hat in erster Linie Blutdruck senkende und lediglich untergeordnet sedierende Eigenschaften. *Rauvolfia* wirkt somit schlaffördernd (Hänsel und Henkler 1994: 369). Reserpin wirkt anscheinend ähnlich wie Neuroleptika und war wissenschaftlich bei der Aufklärung der Funktion der Monoamine-Neurotransmitter (vgl. **MAO-Hemmer**) bedeutsam (McKenna 1995: 103*).

In *Rauvolfia vomitoria* und *R. canescens* wurden β-**Yohimbin** nachgewiesen (Hofmann 1955, Stoll et al. 1955).

Bezugsquellen

Pflanzen erhältlich in der Blumenschule®.

Literatur

Hänsel, Rudolf und Günter Henkler
1994 »Rauvolfia«, in: *Hagers Handbuch der pharmazeutischen Praxis* (5. Aufl.), Berlin: Springer, Bd. 6: 361–384.
Hofmann, Albert
1955 »β-Yohimbin aus den Wurzeln von *Rauwolfia canescens* L.«, *Helvetica Chimica Acta* 38: 536ff.
Kähler, Hans Joachim und Mitarbeiter
1970 *Rauwolfia Alkaloide: Eine historische, pharmakologische und klinische Studie*, Mannheim: Boehringer.
Rauwolf, Leonhart
1582 *Aigentliche beschreibung der Raiß/ so er vor diser zeit gegen Auffgang inn die Morgenländer ...*, Augsburg (Reprint: Hannover, Giulini Pharma, 1977; mit Beiheft »Leonhart Rauwolff und die Rauwolfia«).
Stoll, Arthur, Albert Hofmann und R. Brunner
1955 »Alkaloide aus den Blättern von *Rauwolfia canescens* L.«, *Helvetica Chimica Acta* 38: 270ff.

»Es gibt kaum eine Heilpflanze, die mehr Aufsehen in der modernen Medizin hervorgerufen hat, als die Rauwolfia.« (Reneé Gicklhorn in Rauwolf 1582/*Beiheft*)

Schnaps

Andere Namen

Aguardiente, Branntwein, Cañaza (span.), Distilled spirit (engl.), Klarer, Licor (span.), Mata caña (span.), Sphenáki (griech.), Spirituose, Spiritus, Weinbrand, Weingeist

Schnaps ist die Bezeichnung für Destillate aus einer vergorenen Maische, die zwischen 38 und 75% **Alkohol** enthalten.

Von manchen Schnäpsen wird behauptet, dass sie eine speziell aphrodisierende Wirkung hätten, wie **Absinth**, **Mescal** und **Tequila**.

Für die Schnapsdestillation werden auch verschiedene aphrodisische Pflanzen als Maischen benutzt: Anis und andere **Gewürze**, **Früchte**, Kartoffeln (siehe **Nachtschattengewächse**), **Palmen** (**Kokosnuss**), **Tollkirschen** und **Wermut** (siehe **Absinth**). Schnaps ist ein gutes Lösungsmittel für Kräuter und Rohdrogen. Die Wirkstoffe oder Extrakte gehen nicht nur in die Lösung über, sondern werden gleichzeitig durch den hohen Alkoholanteil haltbar gemacht. Viele Schnäpse werden aromatisiert, entweder mit Kräuterauszügen oder **ätherische**n **Öle**n (Mayr 1984). Der Kornbrand Aquavit zum Beispiel, das »Wasser des Lebens«, wird mit dem ätherischen Öl des Kümmels (*Carum carvi* L.) versetzt.

Zum Ansetzen mit Schnaps eignen sich viele aphrodisische Pflanzen: **Bois bandé** in Rum, **Hanf** in **Tequila**, **Alraune** oder **Ephedrakraut** in Weinbrand, **Engelstrompete** in weißem Rum (Achtung! Eine *einzige* Blüte *oder* maximal zwei Blätter sind bei oralem Genuss die Höchstdosis!), **Fliegenpilz** in Wodka. Außerdem auch **Damiana**, **Galgant** und andere **Ingwergewächse**, **Ginseng**, **Huito**, **Ingwer**, **Jasmin**, **Sabal**früchte, **Siete Raizes**, **Zimt**.

Auch Tiere (oder Teile von ihnen) werden in Schnaps mazeriert zu **Liebestränke**n: **Gecko**, **Genitalien** vom **Hirsch**, **Hirschhorn**, **Hundertfüßler**, **Schlangen**, **Skorpione**.

»Man darf's ruhig wörtlich nehmen. Es gibt sie nämlich wirklich: die Schnaps-Drosseln. Und auch andere tierische Schluckspechte. Die völlig verrückt nach Alkohol und sonstigen Drogen sind. Allzu menschlich allemal: Offensichtlich sorgt der Rausch auch bei den Tieren für Glücksgefühle.« (Frence 1995: 14)

Literatur

Bosi, Roberto
1995 *I Distillati – Edle Brände: Von der Kunst des Destillierens*, München: Droemer Knaur (Edition Spangenberg).
Braunschweig, Hieronymus
1610 *Ars destillandi oder die rechte Kunst zu Destillieren*, Straßburg.
Frence, Lothar
1995 »Die größten Trunkenbolde des Tierreichs«, *Das Tier* 2/95: 14–17.
Gast, Arbo
1986 *Liköre, Schnäpse und Wein selbstgemacht aus Früchten, Beeren und Kräutern*, München: Heyne.

Höschen, Ulrich

o. J. *Das große Buch der feinen Spirituosen*, Köln: Naumann & Göbel.

Marsteller, Phyllis und Karen Karnchanapee

1980 »The Use of Women in the Advertising of Distilled Spirits«, *Journal of Psychedelic Drugs* 12(1): 1–12.

Mayr, Christoph

1984 *Schnapsfibel: Kräutergeist für Gesunde und Kranke*, Bozen: Athesia.

Pischl, Josef

1996 *Schnapsbrennen*, München: Heyne.

Rose, A. H. (Hg.)

1977 *Alcoholic Beverages*, New York usw.: Academic Press.

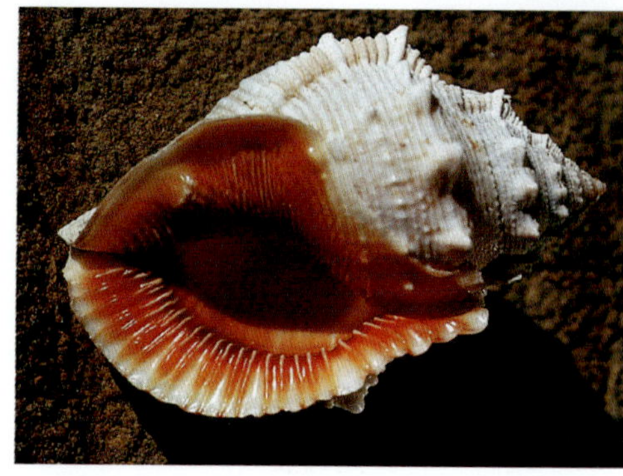

Die Schale (Conchylie) einer afrikanischen Froschschnecke mit Blick auf die vulvaähnliche Mündung: *Bursa crumena* f. *foliata* (Broderip, 1825), Bursidae. (Pemba, Tanzania, Indischer Ozean)

Schnecken

Klasse Gastropoda (Bauchfüßler), Stamm Mollusca (**Mollusken**)

»*Loblied der Schnecke*
Meine Mutter hat mich als Schnecke geboren. Tag und Nacht krieche ich unter fauligem Gras. Edle Menschen, wenn ihr mich liebt, entfernt meinen Büstenhalter [*yêm*, auch Bauchdecke]. Und bitte schwänzelt nicht mit Euren Fingern in meinem weiten Gesäß.« (Ho Xuan-Huong in Huu 1985: 49*)

Andere Namen

Bauchfüßer, Bauchfüßler, Caracoles, Coclea, Gastropoden, Gastropods, Saligkári (griech.), Snails

Näheres siehe unter **Conchylien**, **Mollusken**.

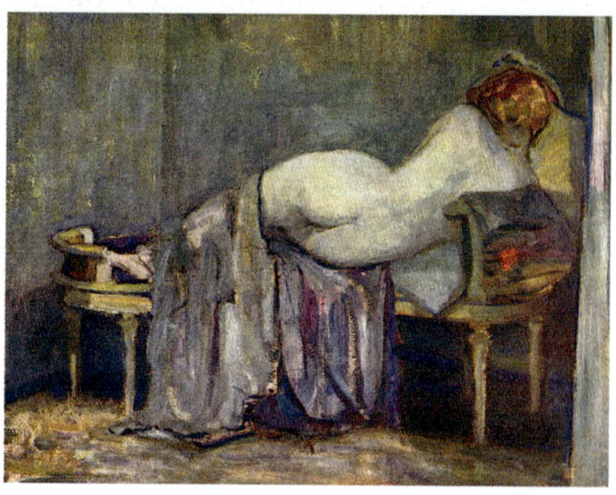

Die Liegende auf dieser Illustration aus den Goldenen Zwanzigern ähnelt in ihrer Gestalt der Mündung einer Meeresschnecke. (»Die Schnecke«, Illustration von A. v. Finck aus: *Der Junggeselle*, Nr. 20, 1924)

Diverse Schneckenarten und ihre Produkte sind als Liebesmittel von Bedeutung.

Die Schnecken oder Gastropoden (= Bauchfüßler) bilden unter den **Mollusken** die größte Klasse mit rund 110 000 Arten. Die meisten davon leben im Meer, etwa 10 000 Arten kommen im Süßwasser vor, und rund 32 000 Arten sind an das Landleben angepasst (vgl. **Nacktschnecken**, **Weinbergschnecke**). Fast alle Arten bilden einteilige Schalen aus, die fast immer spiralig gedreht und/oder getürmt sind (**Conchylien**).

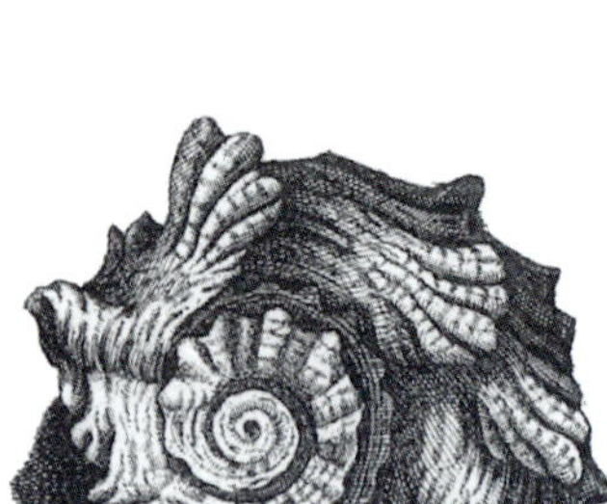

Eine Delfinschnecke (*Angaria delphinus* L., Angariidae) aus dem Indopazifik (Philippinen). (Kupferstich, aus: Frans Valentyn, Wien, 1773)

Der Volksmund benutzt für alle schalentragenden Tiere fälschlich die Bezeichnung Schnecken. Auch in der populären und geisteswissenschaftlichen Literatur werden sie hartnäckig mit **Muscheln** verwechselt (Müller Ebeling 1994). Die begriffliche Abgrenzung der beiden Klassen ist keine zoologische Haarspalterei, sondern einer Verwechslung zwischen Reptilien und Säugetieren vergleichbar!

Als Liebesmittel sind viele Schnecken von Bedeutung: **Flügelschnecken**, **Kaurischnecken**, **Shankha**, wie auch ihre Deckel (**Opercula**, **Onycha**) und ihre **Perlen**. Seit dem Altertum ist »Schnecke« ein erotisches Symbol für eine verführerische Frau. Noch heute spricht man von einer »süßen Schnecke« oder davon, «eine Schnecke anzugraben». Im vulgären Wortschatz bezeichnet »Schnecke« die Vulva oder den Anblick des weiblichen Unterleibes von hinten.

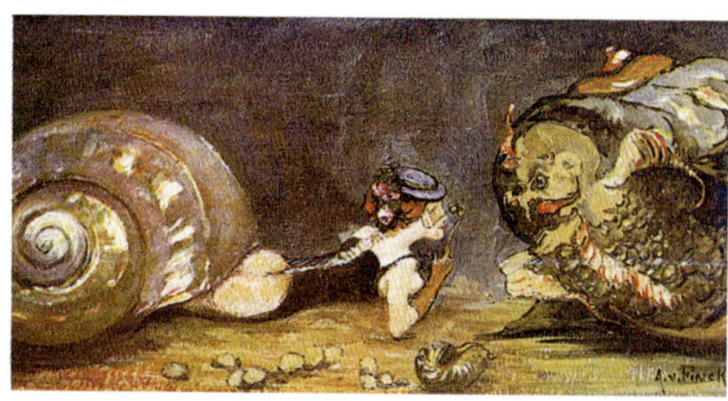

Die Frau als Schneckenleib, der sich aus dem polierten Perlmuttgehäuse der Grünen Turbanschnecke (*Turbo marmoratus* L., Turbinidae) ergießt, um mit einer anderen Schnecke zu flirten. (»Tiefsee-Flirt«, Illustration von Hans Hyan aus: *Der Junggeselle*, 6. Jg., Nr. 28, 1924, S. 9)

»[Auf den Geschlechtstrieb] aufreizend wirken in Salz aufbewahrte Fleischstücke der Flussschnecken (*coclea fluvatiles*).« (Plinius XXXII, 139)

Literatur

Müller-Ebeling, Claudia

1994 »Conchylien im Kunsthandwerk. Zur Materialkunde«, *Weltkunst* 15: 2011–2013.

Schnüffelstoffe

Inhalationen, Inhalents

Schnüffelstoffe sind flüssige Substanzen, die sich bei Raumtemperatur zu Gasen verflüchtigen und inhaliert werden. Sie werden auch zur aphrodisischen Stimulation benutzt.

Zu den Schnüffelstoffen gehören die Inhalationsanästhetika Lachgas (Stickoxydul, N_2O), Äther (Ethyläther, $[C_2H_5]_2O$) und Chloroform (Trichlormethan, $CHCl_3$). Alle drei werden außermedizinisch als Genuss- und Rauschmittel[626] sowie als Liebesmittel inhaliert: »Von Praktikern ist oft darauf hingewiesen worden, dass eine ganze Reihe chemischer Mittel, die zur Vollnarkose oder Lokalanästhesie Verwendung finden, eine mehr oder weniger starke geschlechtliche Reizwirkung hervorrufen« (HIRSCHFELD und LINSERT 1930: 240*). Unter Narkose werden häufig erotisch-sexuelle Bilder wach: »Dass der Inhalt dieser Träume und Halluzinationen vornehmlich ein erotischer ist, ist bei der Macht der Sexualität und der Erotik und ihrer Bedeutung für die Psyche des Menschen naheliegend. Und besonders begreift sich die Häufigkeit der erotischen Phantasien unter dem Einfluss der Narkotika im Hinblick auf die innigen Beziehungen zwischen Sexualsphäre und Hirnzustand. Denn durch Affizierung des Gehirns seitens dieser Mittel wird das zerebrale Sexualzentrum direkt gereizt« (SALINGE 1922).

Chloroform

Bei Chloroformnarkose kommt es oft zu sexuellen Halluzinationen mit starkem Wirklichkeitscharakter. So ist etwa jemand, der unter Narkose halluzinierte, vom Arzt missbraucht worden zu sein, vollständig davon überzeugt, dass sich die Vergewaltigung in der Realität abgespielt hat (vgl. **Rape Drugs**). Chloroform wurde vor allem zu Beginn des 20. Jahrhunderts als Rausch- und Liebesmittel inhaliert, wobei es zu starker Abhängigkeit kam, weshalb man geradezu von einer »Chloroformsucht« sprach (RÖMPP und SCHURZ 1972: 178f.*).

Lachgas

Lachgas (= Stickoxydul, Distickstoff[mon]oxid, N_2O; Lustgas, »Rauschgas«) wurde erstmals 1776 von dem Theologen, Chemiker und Sauerstoffentdecker Joseph Priestley (1733–1804) hergestellt und bereits 1799 von Davy als Narkotikum vorgeschlagen, allerdings erst 1844 als Narkosemittel erfolgreich eingesetzt (MOSCHER o. J., SHEDLIN und WALLECHINSKY 1992). William James war einer der ersten Psychonauten, die mit Lachgas gezielt visionäre, mystische Erfahrungen machten (JAMES 1997: 390f.). Lachgas, das im Volksmund bald »Lustgas« genannt wurde, wurde in der Schwulenszene ähnlich populär wie **Poppers**; Lachgas erleichtert die anale Penetration und verleiht ihr eine speziell aphrodisische Note. Deshalb bezeichnet man Lachgas als »kleinen Bruder des **Ketamin**« (MOSCHER o. J.: 27).

Heutzutage ist die Lachgasinhalation bei Technopartys und Raves (vgl. **Herbal Ecstasy**, **Partydrogen**) wieder in Mode gekommen.

Obwohl die Substanz schon so lange bekannt ist, ist der Wirkungsmechanismus nach wie vor nicht aufgeklärt.

Lösungsmittel

Viele organische Lösungsmittel dienen als Schnüffelstoffe (GLOWA 1988, KEMPER et al. 1999), wie das Terpentinöl (Oleum Terebinthinae), an dem sich vor allem Maler (z. B. Vincent van Gogh) berauschten. Wenn man Terpentinöl einnimmt, hat es starke Reizwirkungen auf die Harnorgane und kann schmerzhafte Erektionen (Priapismus; vgl. **Satyrion**) auslösen (HIRSCHFELD und LINSERT 1930: 255*).

Literatur

GLOWA, John R.
1988 *Inhalents: The Toxic Fumes*, London usw.: Burke.

HUBER, Guido
1955 *Akâça – Der Mystische Raum*, Zürich: Origo Verlag.

JAMES, William
1997 *Die Vielfalt religiöser Erfahrung*, mit einem Vorwort von Peter Sloterdijk, Frankfurt/M. und Leipzig: Insel Verlag.

KEMPER, Wolf-R. et al.
1999 *Schnüffelstoffe – Der »Billigflug« ins Ungewisse*, Hamburg: Jugendamt Wandsbek.

MOSCHER, Richi
o. J. *Gib Gas! Ich will Spaß!? – Die Lachgas Fibel*, Löhrbach: Edition Rauschkunde.

RÄTSCH, Paul
1994 »Angst vor dem Tod?«, *Jahrbuch für Ethnomedizin und Bewußtseinsforschung* 2(1993): 153–155.

SALINGE, L.
1922 »Erotische Reizerscheinungen bei Anwendung von Betäubungsmitteln in der ärztlichen, insbesondere der zahnärztlichen Praxis«, *Zeitschrift für Sexualwissenschaft*, Bd. 8, Bonn.

SHEDLIN, Michael und David WALLECHINSKY (Hg.)
1992 *Laughing Gas*, Berkeley: Ronin Publishing.

»Die Äthernarkose zeigt sehr oft starke Erregungen des Geschlechtsapparates. Das war auch der Grund, weshalb ein französischer Physiologe die Anwendung des Äthers für unzulässig erklärte, ›weil er die Moralität verderbe‹.« (HIRSCHFELD und LINSERT 1930: 241*)

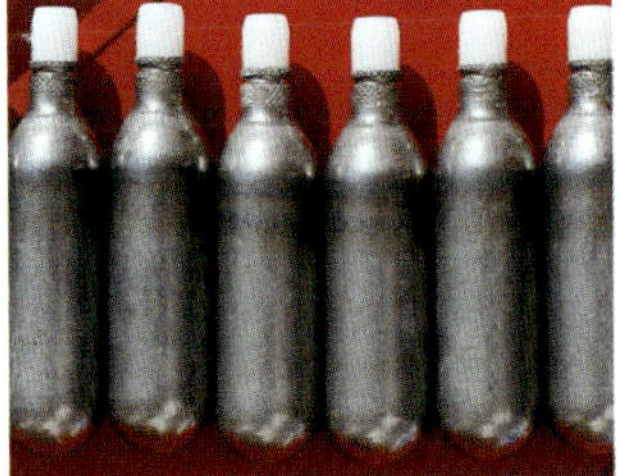

Sahnesyphon-Patronen, gefüllt mit Lachgas.

»Erotische Sensationen und eine manchmal geradezu gewaltig gesteigerte Geschlechtslust sind am häufigsten bei Anwendung des Stickoxyduls beobachtet worden.« (HIRSCHFELD und LINSERT 1930: 244*)

626 Äther hat neben seiner aphrodisischen Bedeutung vor allem als Droge für mystische Erfahrungen einen gezielten Gebrauch hervorgebracht (HUBER 1955, P. RÄTSCH 1994).

Schokolade

Siehe **Kakao**

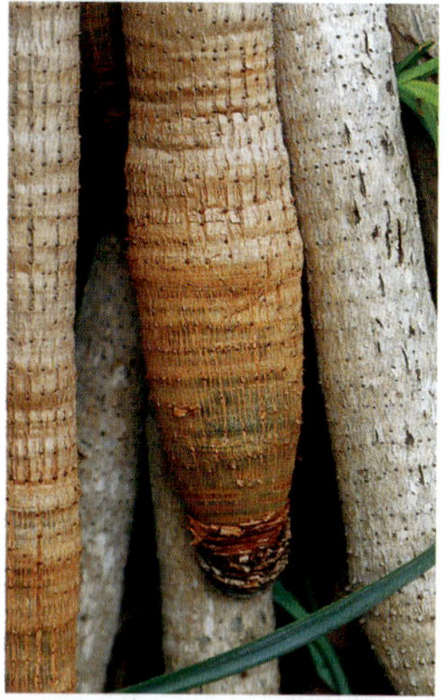

Luftwurzel der Schraubenpinie (*Pandanus* sp.). (Sydney Botanical Garden, Australien, 2002)

Schraubenpinie

Pandanus spp., Pandanaceae (Schraubenbäume)

Pandanus odoratissimus L. (syn. *P. tectorius* auct. non SOLAND. ex PARKINSON)
Pandanus utilis BORY

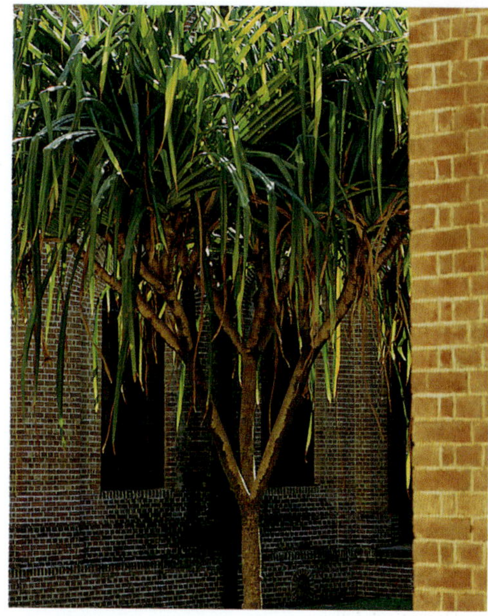

Der Kevada (*Pandanus* sp.) ist im Himalayagebiet ein heiliger Baum, besonders für den elefantenköpfigen Ganesha. Seine Blätter sind Opfergaben für Shiva. (Dhera Dun, Uttar Pradesh, Indien, 4/1998)

Andere Namen

Bai toey hom (Thai), Bali, Bandana (Papua), Daun pandan (malai./indones.), Galeng, Keora, Kerada (nep.), Ketaki, Keura (nep.), Kevada, Kevara, Lam chiak (Thai), Lidikarang, Mane, Pandan (philippin.), Pandane, Pimpim (Réunion), Schraubenbaum, Screwpine, Tâlai (skrt.), Tarika (nep.), Thazha, Vacoa, Vacoa chevron (frz.), Vacoa marron (frz.), Vacois (frz.)

Manche Schraubenpinien haben extrem phallische Blütenstände; sie werden auf Papua-Neuguinea als Potenzmittel benutzt.

Die phallischen Luftwurzeln prädestinieren die Schraubenpinie – auf La Réunion heißt sie lautmalerisch *pimpim* (CADET 1984: 16) – als Liebes- und Potenzmittel wie auch als Dildo[627], das heißt als physisches **Reizmittel**, welches »die sinnlich erregten Inderinnen zur Selbstbefriedigung benutzten (...) die Wurzeln von *Pandanus odoratissimus*« (AIGREMONT 1987: I 133*).

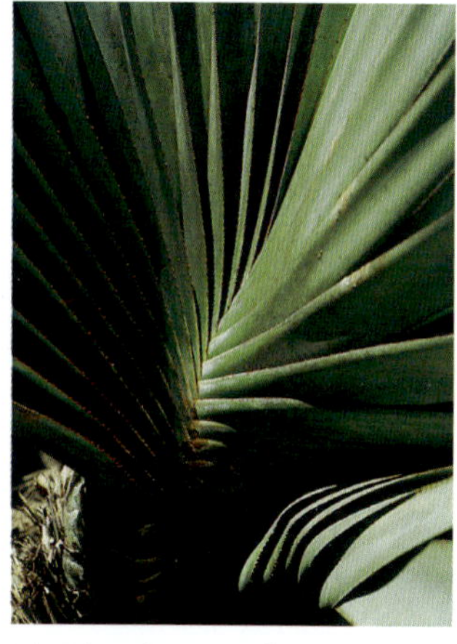

Die Schraubenpinie (*Pandanus* sp.) liefert aromatische Blätter, die vor allem in der thailändischen Küche als Gewürz genutzt werden. (Oahu, Hawaii, USA, 1989)

Gebrauch

Im Dorf Nasingalatu auf Papua-Neuguinea bereitet man die Rinde des *galeng* genannten, 4 bis 5 Meter hohen *Pandanus tectorius* SOLAND. var. *novo-guinensis* mit dem Wasser aus den Blättern einer wilden **Ingwer**art (*Zingiber* sp.) zu einem Trank, um geistig gestörte Personen zu beruhigen (WOODLEY 1991: 111).

In Nepal ist die Schraubenpinie (*Pandanus nepalensis* H. ST. JOHN, syn. *Pandanus furcatus* auct. non. ROXB.) ein heiliger Baum des elefantenköpfigen Hindugottes Ganesha (vgl. **Elefant**, **Rettich**). Die Blätter des Kevada oder Duftenden Schraubenbaums *Pandanus odoratissimus*, der auf Sanskrit *ketaka* heißt, bringt man seinem göttlichen Vater Shiva als Opfergabe dar (MAJUPURIA und JOSHI 1988: 170f.*). Sie werden in der ayurvedischen Medizin als tonisierendes Aphrodisiakum und in der thailändischen Küche häufig als **Gewürz** verwendet (NORMAN 1991: 66*). Auf Hawaii wurde aus den überirdischen Wurzelspitzen mit Zuckerrohrsaft ein Tonikum bereitet (KRAUSS 1981: 6*). In Indien wird aus den reifen Fruchtkolben von *Pandanus odoratissimus* das aphrodisische Kewda-**Parfüm** gewonnen, mit dem unter anderem Rauch**tabak** aromatisiert wird (BÄRTELS 1993: 122*).

Auf den Seychellen werden verschiedene Vacoaarten (*Pandanus hornei* L., *P. utilis* L., *P. seychellarum* L., *P. multispicatus* L.) als Aphrodisiaka genutzt. Aus ihren Wurzelstücken bereitet man zu diesem Zweck Dekokte oder Aufgüsse, die auch als Heilmittel gegen Impotenz gelten. »Man sagt, dass Jungen, die den Aufguss trinken, größer als andere werden. Trinken Erwachsene den Aufguss, wächst ihre Männlichkeit« (MÜLLER-EBELING und RÄTSCH 1989: 72*).

Inhaltsstoffe

Die Blüten von *Pandanus odoratissimus* enthalten ein stimulierendes **ätherisches Öl**, bestehend aus Benzylbenzoat, Benzylacetat, Benzylalkohol, Geranol, Linalool, Guiacol, Phenethylalkohol und Aldehyden (MAJUPURIA und JOSHI 1988: 171*).

Kommentar

Auf den Seychellen tranken wir ein Dekokt aus der Vacoaluftwurzel, verspürten aber keine Wirkung. Vielleicht muss man es regelmäßiger trin-

627 Die Vacoawurzel wird wie die Luftwurzel der Coco marron (*Curculigo seychellensis* GAERTN.) benutzt (vgl. **Pfeffer**).

ken, um etwas zu merken. Optisch wirken die Luftwurzeln der Schraubenpinien aber in der Tat überaus phallisch und stimulieren somit sicherlich erotische Gedanken.

Bezugsquellen

Das Gewürz Pandan bekommt man in Asienläden. Die Luftwurzeln muss man in ihrem Habitat selbst ernten.

Literatur

BAILEY, D.
1971 *List of the Flowering Plants and Ferns of Seychelles with Their Vernacular Names* (3. Aufl.), Seychelles: Government Printer.

CADET, Th.
1984 *Plantes rares ou remarquables des Mascareignes*, Paris: A.C.C.T.

WOODLEY, E. (Hg.)
1991 *Medicinal Plants of Papua New Guinea, Part I: Morobe Province*, Wau Ecology Institute Handbook No. 11.

Schulp

Os Sepiae, Sepiae Os, Ossa Sepiae (Namen der Rohdroge)

Schulpe stammen von *Sepia* spp., Sepiidae (**Kuttelfische**):
Sepia esculenta HOYLE
Sepia subaculeata SASAKI
Sepia latimanus QUOY et GAIMARD (syn. *Sepia hercules* PILSBRY)
Sepia andreana STEENSTRUP
Sepiella maindroni DE ROCHEBRUNE

Andere Namen

Bone of cuttle-fish (engl.), Cuttle fish bone (engl.), Dindîra (skrt.), Dvija, Fischbein, Fishbone (engl.), Hai piao xiao (chin.), Lisân al-bahr (Jemen), Ojôkgol (kor.), Ossa sepiae, Phena (skrt.), Rückenschulp, Saepiae ossa, Samudraphena (skrt.), Sepiaknochen, Tintenfischknochen, Tintenfischschulp, Uzokukotsu (jap.), Vârikapha (skrt.), Vogelstein, Wu-tse-yü (chin.), Wû zéi gu (Mandarin)

Schulpe gehören zu den Substanzen tierischer Herkunft, die gelegentlich als Aphrodisiaka benutzt werden.

Der Schulp ist das poröse Innenskelett oder das **Conchylien**rudiment des **Kuttelfische**s (*Sepia esculenta* HOYLE, *Sepia* spp., *Sepiella maindroni* DE ROCHEBRUNE). Er stabilisiert den Körper des Tintenfischs und erleichtert ihm als eine Art Schwimmer die Bewegung im Wasser. Am Schulpende befindet sich eine scharfe Spitze. Bei ausgestorbenen Tintenfischen (Belemniten) war diese wesentlich länger als bei den heutigen Arten. Diese Spitzen kommen häufig als **Fossilien** vor und werden bezeichnenderweise »Pillersteine« (vgl. **Penis**), **Donnerkeile** oder **Luchssteine** genannt (LÜSCHEN 1968: 185*).

Gebrauch

Schulpe kennen wir als Wetzstein für die Schnäbel der Käfigsittiche. Im Orient werden sie nach wie vor als Aphrodisiaka in den Basaren angeboten (WINNINGTON 1992: 107*).

Schulpe waren früher auch in europäischen Apotheken viel benutzte Rohdrogen (Zahnpulver, Potenzmittel). Heute werden sie medizinisch fast nur noch in der traditionellen chinesischen Medizin verwendet (NAMBA 1980 II: 302f.*) und gelten als Nierentonikum, das bei Impotenz durch Niereninsuffizienz hilfreich sein kann. Schulpe werden auch zur Behandlung von nächtlichen Samenergüssen (Pollutionen) und vorzeitiger Ejakulation ohne sexuelle Erregung benutzt (BENSKY und GAMBLE 1986: 564*). Als Dosis werden 4 bis 10 g der Rohdroge, pulverisiert, angegeben (REID 1988: 157*).

Inhaltsstoffe

Schulpe bestehen vor allem aus Kalziumkarbonat (vgl. **Calcit**), Chitin, Natriumchlorid, Kalziumphosphat (vgl. **Phosphor**), Magnesiumchlorid (BENSKY und GAMBLE 1986: 565*), sind also sehr ähnlich zusammengesetzt wie **Conchylien**.

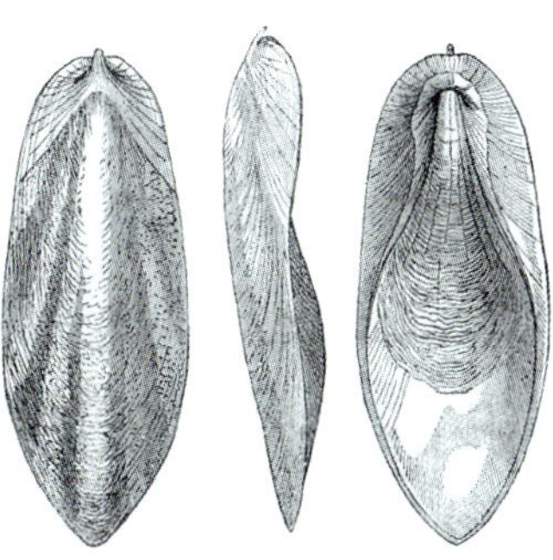

Der Schulp (Os Sepiae) ist eine pharmazeutische Rohdroge. Er stammt aus dem Inneren des Kuttelfischs (*Sepia esculenta*). (Kupferstich aus: *Mem. de l'Ac. R. des Sc.*, 1766, Tafel 27)

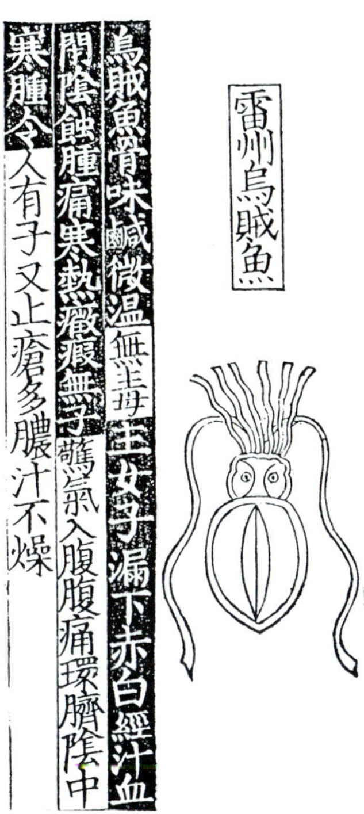

Der Tintenfisch *(wu-tse-yü)* mit seinem Schulp als chinesische Arznei. (Illustration aus dem *Ch'ung-hsiu cheng-ho pen-ts'ao*)

Schwefel

Sulphur

Element, auch ein Mineral

Andere Namen

Amata gegak (nep.), Azufre (span.), Liu huang (chin. »Schwefelgelb«), Mumyôi (jap.), Sulfur, Sulphur, Sulphuricum (lat.), Theion (griech.), Yuwang (kor.)

Als reinigender Dampf gehörte Schwefel in der Antike zum Umfeld der Venus. In China setzte man Schwefeldämpfe zur Verengung der Vulva ein.

Schwefel ist ein Mineral, das in (meist heißen) schwefelhaltigen Mineralquellen grell gelblich auskristallisiert und übel riechende Dämpfe ausströmt. Viele Schwefelquellen wirken heilend

»Lass mit zitternder Hand
Schwefel und Eier sie weihn.«
(OVID, *Ars Amatoria*, V, 329)

Amata gegak, gediegener Schwefel aus dem Himalaya, der in Nepal für Räucherungen, speziell den *bokshi dhup*, den »Hexenweihrauch«, benutzt wird.

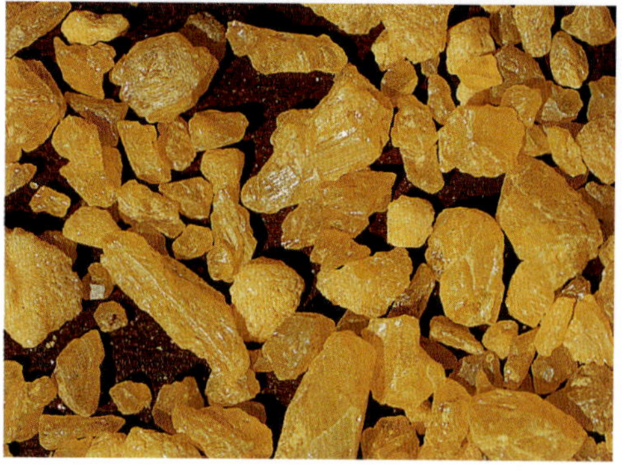

Gediegener Schwefel auf Matrix. (Italien)

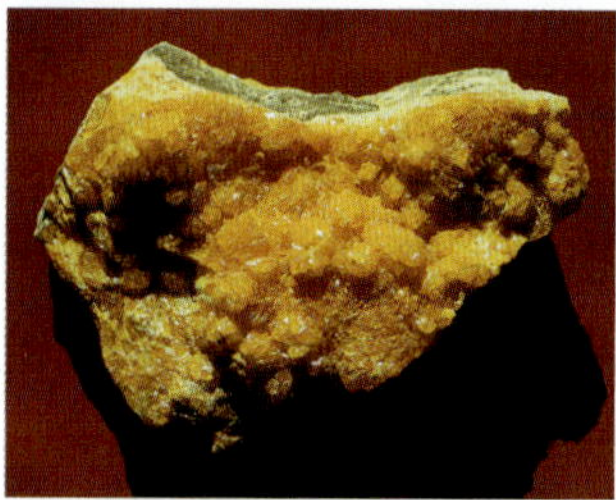

bei Ausschlägen und Hautkrankheiten. Ebenso sind isländische und nordamerikanische Geysire schwefelhaltig.

Mythos

Altgriechisch hieß Schwefel *theion* (= göttlich) und wurde als reinigendes Element mit der Liebesgöttin in Verbindung gebracht. Schon in der Odyssee wurde Schwefel als »Heiler der Übel« bezeichnet. Homer legt dem Helden die Verse in den Mund: »Bringe mir Schwefel, Alte, den Heiler der Übel und Feuer, dass ich die Halle schwefle« (zit. nach SIMON 1990: 221). In Italien, von der Poebene bis nach Lukanien, verehrte man die panitalische Göttin Mefitis, die schon früh mit der römischen Liebesgöttin Venus gleichgesetzt wurde. Man huldigte ihr mit der reinigenden Kraft des Schwefels, der auch zum Räuchern verwendet wurde, und achtete die fruchtbarkeitsfördernde Wirkung von Schwefelquellen (SIMON 1990: 221f.).

Abwehrmassregel in der lappischen Heilkunde:
»Man brannte Schwefel und atmete den Rauch ein sowohl vor als auch nach einem gefährlichen Besuch.« (QVIGSTAD 1932: 94*)

Gebrauch

Der stechende Geruch verbrennenden Schwefels wurde schon früh mit dem Teufel und mit dem Geruch der Hölle assoziiert. Obgleich man im christlichen Abendland Schwefelgeruch mit dämonischen Ausdünstungen in Verbindung brachte, räucherte man ihn gleichzeitig zur Abwehr von Hexen, Teufeln und Krankheiten (vgl. **Räucherwerk**).

In China wird Schwefel als Antidot gegen die »Fünf Gifte« (vgl. **Hundertfüßler**) und als **Lenzmittel** verwendet. Nach geheimnisvollen chinesischen Vorstellungen »zwingt Schwefel die **Schlangen**wesen, welche als Frauen verwandelt waren, sich in ihre wahre Gestalt zurück zu verwandeln (...) Wenn man einer Schwangeren Schwefel auf den Leib reibt, wird ein ungeborenes Mädchen zu einem Jungen« (EBERHARD 1983: 261*). Eine Erklärung für diese »Geschlechtsumwandlung« bietet die traditionelle chinesische Medizin. Dort heißt es, dass Schwefel »das Feuer in der Pforte der Vitalität tonisiert und das Yang stärkt«; er lässt das männliche Yangfeuer lodern. Schwefel wird denn auch als Heilmittel bei Impotenz durch unzureichendes Yang der Nieren verwendet. Dazu wird der Schwefel mit *fu zi*, den präparierten Wurzelknollen des **Eisenhut**s (*Aconitum carmichaeli*), und *rou gui*, der Rinde der **Zimt**kassie (*Cinnamomum cassia*), kombiniert. Bei innerem Gebrauch wird der gepulverte Schwefel in Pillen gedreht; als Dosierung werden 5 *fen* (= 1,8 g) bis 2 *qian* (= 6 g) angegeben. Schwefel ist bei Schwangerschaft kontraindiziert (BENSKY und GAMBLE 643*).

Rezepte

Chinesisches Aphrodisiakum für Frauen
(1 *fen* = 0,36 g)

Schwefel	2 *fen*	
Chu yu	2 *fen*	»ein Kraut«
Moschus	2 *fen*	»Moschusweihrauch«
Muhsing	2 *fen*	»ein Kraut«: *Saussurea lappa* CLARK (vgl. **Räucherwerk**)

Alles pulverisieren, mit Speichel zu einer Kugel kneten und in die **Jade**pforte der Frau einführen (CHOU 1972: 195f.*).

In der chinesischen Liebeslehre *Lehren der Meister* heißt es: »Um die Jadepforte der Frau kleiner zu machen, sei das folgende Rezept empfohlen: Man nehme vier Teile Schwefel und zwei Teile **Petersilie** [alternativ Binsenblüten] als ›Willensverstärker‹. Daraus stelle man einen medizinischen Puder her. Diesen fülle man in einen Seidenbeutel, und wenn man ihn an die Innenseite der Jadepforte hält, wird man erreichen, dass sie sich zusammenzieht« (HEILMANN 1991: 189*).

Ein anderes Rezept verspricht wundersame Verjüngung: »Nimm drei Fingerspitzen voll groben Schwefel und bringe ihn in eine kleine Schüssel voll heißem Wasser. Wenn du die Scheide damit auswäschst, wird sie im Handumdrehen so werden wie die eines zwölf oder dreizehn Jahre alten Mädchens« (HEILMANN 1991: 190*).

Bezugsquellen

Schwefel ist in Drogerien und in Apotheken erhältlich. Gediegener, kristallisierter Schwefel ist über Mineralienfachgeschäfte zu beziehen und auf Mineralienbörsen erhältlich.

Literatur

SIMON, Erika
1990 *Die Götter der Römer*, München: Hirmer.

Schwertlilie

Iris germanica L. var. *florentina* DYKES, Iridaceae (Irisgewächse)
syn. *Iris florentina* auct. vix L.

Iris pallida LAM.
Iris pseudacorus L.

Andere Namen

Adebarsblom (ndl.), Adebarsbrod (ndl.), Ákoron, Benefsig (arab.), Binafsag (Jemen), Dahag (arab.), Deutsche Schwertlilie, Gladiole, Gladiolus, Irida (zypriot.), Iris, Irislilie, Krinos (zypriot.), Orris (engl.), Perunica (slaw.), Po-ho (chin.), Schellenblume (Schellen = Hoden), Schwertel, Stöckeblöme, Swertula, Veilchenwurz[628], Violette (frz.), White flag (engl.), Xiphion

Aus mythischen Gründen gehört die Schwertlilie zum aphrodisischen Reigen, zu den Venusblumen[629], und wird zum Liebeszauber eingesetzt.

Wegen ihrer hodenartig aussehenden Wurzel (vgl. **Knabenkraut**) stand die Iris bei germanischen Stämmen dem Fruchtbarkeits- und Donnergott Donar nahe, wie noch in den niederdeutschen Namen Adebarsblom, »Blume des Donar« (= Storchenblume), und Adebarsbrod, »Speise des Donar«, zu erkennen ist (vgl. **Hauswurz**). Desgleichen hieß sie bei den Südslawen Perunica, die »Pflanze des Perun«, des Gewittergottes (AIGREMONT 1987: II 49*). Deswegen wurde die Blütenpflanze als Fruchtbarkeitsmittel und **Liebeszauber** verwendet.

Blüten sind die Sexualorgane blühender Pflanzen. Daher erscheint es nicht weit hergeholt, wenn die natürliche Gestalt und Anordnung der blaublütigen Iris mit ihrem gelben Inneren an die Vagina mit Schamlippen erinnert.

Mythos und Symbolik

Den Gattungsnamen Iris erhielten die Pflanzen im zweiten vorchristlichen Jahrhundert. Ihre blau, violett, gelb und weiß schimmernden Blüten reflektierten das Farbspektrum des Lichtes und machten sie zur irdischen Vertreterin der Götterbotin Iris, die den Regenbogen beschreitet, um die Erde mit dem Himmel zu verbinden. Auf diesem Wege führte die Göttin die Seelen von Frauen und Mädchen ins Jenseits des Totenreiches. Noch heute pflanzt man in Griechenland auf Frauengräbern Iris an. Die Ambivalenz von Liebe und Tod, Sexualität und Keuschheit brachte auch der griechische Dichter Anakreon im 5. Jahrhundert v. u. Z. zum Ausdruck, indem er die Iris als Symbol verschmähter Liebe bezeichnete.

Die symbolische Verwandtschaft der Iris mit der göttlichen Botschafterin der Antike wurde im Christentum zum Symbol der Reinheit der Gottesmutter Maria umgedeutet, die vom Engel demutsvoll die göttliche Botschaft der unbefleckten Empfängnis entgegennahm.

Gebrauch

Hippokrates führt die Wurzel als Heilmittel gegen sexuelle Beschwerden auf. Ebenso sollte der **Safran**, aus der Familie der Iridaceae, den Geschlechtstrieb junger Männer verstärken. Schon früh erkannte man die Heilkraft der Pflanze und rühmte die in ihrem Wurzelstock enthaltenen Duftstoffe[630]. »Das aus den Wurzeln der *Iris florentina* oder *Iris pallida* wasserdampfdestillierte ätherische Öl kann mit seinem veilchenartigen Duft seelische Blockaden auflösen, die Intuition verstärken und die schöpferischen Kräfte anregen« (VONARBURG 2002: 61).

In China gehören Schwertlilien zu den lebensverlängernden **Lenzmitteln**: »Wer sie isst, verlängert damit sein Leben« (EBERHARD 1983: 178*).

Im nordamerikanischen Voodookult wird die Iriswurzel (*Orris root*) als Liebesmittel angesehen und im **Liebeszauber** benutzt. Sie ist Bestandteil von aphrodisischem **Räucherwerk** (Venusräucherungen) und erotischen Massageölen.

Liebesräucherung der Venus

1 Teil	Veilchenwurzel (= Iridis rhizoma)
4 Teile	**Olibanum**
2 Teile	weißes **Sandelholz**
2 Teile	**Zimt**, besser Zimtkassie
1 Teil	**Moschus**
1 Teil	**Rosen**öl

Die festen Rohdrogen fein zerkleinern und mit Rosenöl und Moschus verkneten. Davon nach und nach kleine Kügelchen auf die Räucherpfanne streuen. Diese aphrodisische Räucherung soll am besten am Freitag (Freias Tag, Venustag) das Schlafzimmer verzaubern.

Japan huldigt von jeher der Iris als Frühlingsbotin. Um sich ihrer schützenden und reinigen-

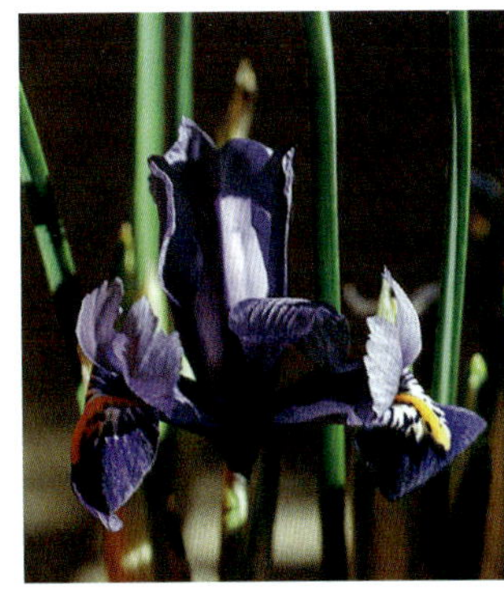

Die Deutsche Schwertlilie (*Iris germanica*).

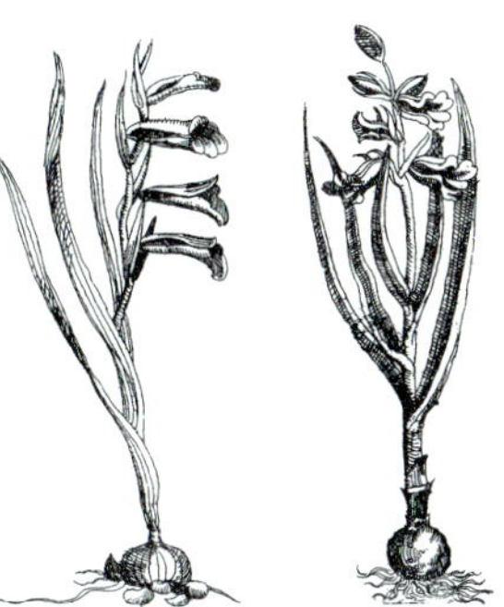

Die Schwertel oder Gladiole der frühen botanischen Werke ist nicht immer eindeutig botanisch zu identifizieren. (Faksimile aus DIOSKURIDES, 1610: 257*)

»Und wenn der Tod eingetreten ist, erscheint die Götterbotin Iris. Sie gleitet die Seelen der Sterblichen auf dem schillernd bunten Regenbogen in die Unterwelt. So farbenfroh wie der Regenbogen sind auch die Blüten der Schwertlilien *(Iris)*.« (GROSS 2001: 211*)

628 Nicht zu verwechseln mit dem Veilchen (*Viola odorata* L., Violaceae; Duftveilchen), die auch Kybeleblume, Priapeion = »Priapusblume« (vgl. **Satyrion**) hieß.
629 Das *ákoron* des DIOSKURIDES (I, 2) und das *acoron* des PLINIUS (XXV, 157) wurde nicht nur als *Iris pseudacorus* L., sondern auch als die **Kalmus** gedeutet.
630 Im Jemen wird das Irisrhizom *'ūd al-binafsag* genannt (SCHOPEN 1983: 121*) und damit zu den angenehmen Geruchsstoffen gerechnet (*'ūd* = **Adlerholz**).

Schwertlilien werden in japanischen Gärten kultisch verehrt. (Meiji-Schrein, Tokyo, Japan, 6/1988)

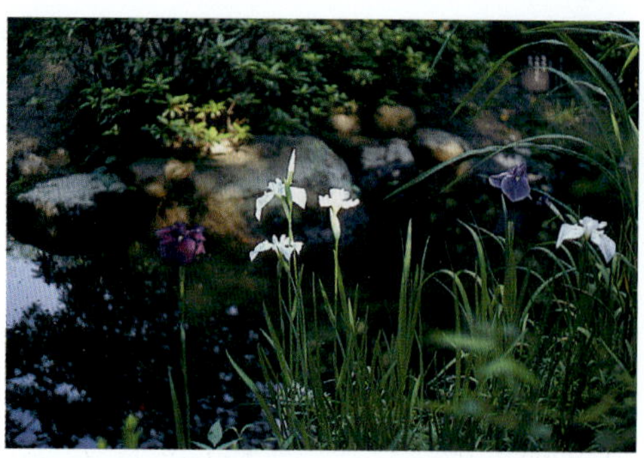

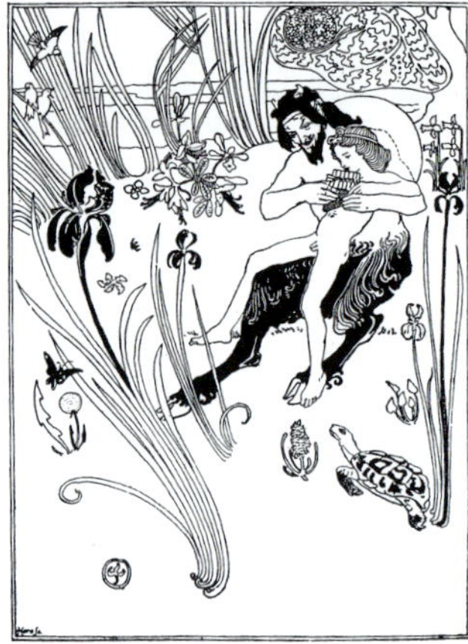

Der Jugendstilkünstler John Duncan stellt der Iris Pan zur Seite. In der griechischen Mythologie verkörpert Pan, halb Bock, halb Mensch, die Triebkräfte der Natur. (Autotypie, 1895)

Sieben Billionen Jahre vor meiner Geburt
war ich eine Schwertlilie.
Unter meinen schimmernden Wurzeln
drehte sich ein andrer Stern.
Auf seinem dunklen Wasser
schwamm
meine blaue Riesenblüte.

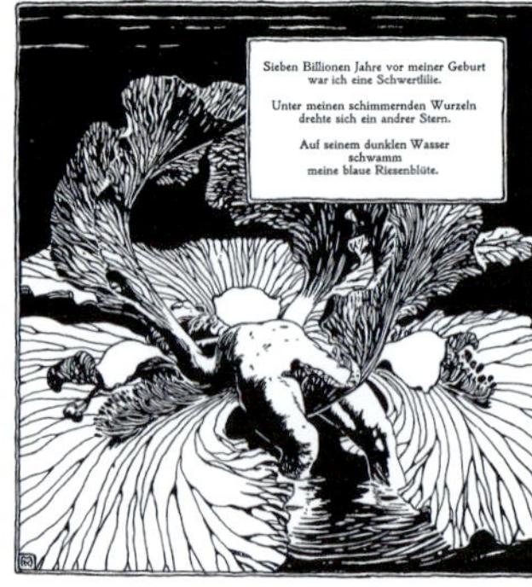

Metamorphose zwischen Weib und wollüstiger Irisblüte. (Koloman Moser, Holzschnitt, erschienen in *Ver Sacrum* 1898)

den Kraft zu versichern, taucht man alljährlich um den 5. Mai in ein Bad mit Irisblüten oder -essenzen. Ihre Blütezeit verlockt zu Prozessionen in Parks und Gärten, wo vornehmlich Männer schweres optisches Geschütz auf sie richten.

Inhaltsstoffe

Das Irisrhizom enthält etwa 0,2% **ätherisches Öl** mit den veilchenartig duftenden Ironen (α-, β- und γ-Iron samt Stereoisomeren), Myristicinsäure (vgl. **Muskat**), aromatische Aldehyde und Ketone, Sequiternene und Naphtalin. Außerdem enthält das Rhizom Flavonoide, Isoflavone (Irilon, Irisolon, Irigenin, Tectoridin, Homotectoridin) und Triterpene (α- und β-Iridermanal und Iridogermanal und C-Glucosylxanthone (Wichtl 1989).

Bezugsquellen

Das getrocknete und zerkleinerte Irisrhizom wird in Drogerien und Apotheken unter dem Namen »Veilchenwurzel« (Iridis rhizoma, Rhizoma Iridis) angeboten.

Literatur

Vonarburg, Bruno
2002 »Schwertlilie: Naturarznei in allen Regenbogenfarben«, *Natürlich* 5/02: 58–61.
Wichtl, Max
1989 »Veilchenwurzel«, in: ders. (Hg.), *Teedrogen*, Stuttgart: WVG, S. 504–506.

Seegurke

Klasse Holothuridea, Stamm Echinodermata (Stachelhäuter)

Andere Namen

Bêche-de-mer (frz.), Cohombro de mar (span.), Cucumis (lat. »Gurke«), Hai-shen (chin. »Meerginseng«), Holothurie, Holoturia (span.), Namako (jap.), Sea cucumber (engl.), Sea ginseng (engl.), Seeginseng, Seewalze

Aufgrund ihrer physischen Eigenschaften und Signatur gelten Seegurken bei den Chinesen als Lenz- und **Reizmittel**.

Die Seegurke ist kein maritimes **Gemüse**, sondern ein Tier, genauer ein Stachelhäuter, verwandt mit **Seeigeln**, Seelilien, Seesternen, Schlangensternen usw. Mit ihren langgestreckten, fünfstrahlig segmentierten Körpern ähneln die Seegurken den Gurken. Ihr Kalkskelett ist reduziert auf so genannte Sklerite (haken- oder ringförmige Kalkkörperchen). Sie sind meist schwarz oder dunkelbraun gefärbt. Nimmt man das Tier aus dem Wasser, saugt es sich so mit Wasser voll, dass man glaubt, einen erigierten Penis in Händen zu halten. Drückt man dann auf den Körper der Seegurke, schießt das Wasser in einem ejakulationsähnlichen Strahl heraus. Diese Naturbeobachtung trug sicherlich zum Ruf der Seegurke als **Lenzmittel** bei.

Gebrauch

Die Seegurke, »die in China zu den begehrtesten Köstlichkeiten zählt, nichtasiatischen Zungen jedoch eine größere Ähnlichkeit zu Gummi offenbart, als unsereins wünschenswert findet, vom Anblick ihrer reizenden Gestalt ganz zu schweigen« (Root 1996: 371*), zählt in China zu den aphrodisischen **Meeresfrüchte**n (vgl. **Nacktschnecken**).

In der chinesischen Küche heißt die Seegurke auch *hai-shen*, »Seeginseng«, und verweist auf eine dem **Ginseng** ähnliche Wirkung; als **Speise** genossen, soll sie die sexuelle Potenz der Männer enorm erhöhen.

Lebende Seegurken nimmt man aus, das heißt, man entfernt die inneren Organe. Anschließend kocht man sie eine Stunde lang in Salzwasser. Dann werden sie gebacken, bis sie nur noch 10% Feuchtigkeit enthalten, nochmals kurz gekocht und schließlich zum Trocknen in die Sonne gelegt. In Form von Chips kann man sie zum **Bier** knabbern. Getrocknete Seegurkenstücke kann man auch zusammen mit Schinken, Schweine- oder Hammel**fleisch** zu einer kräftigenden, aphrodisischen Speise kochen.

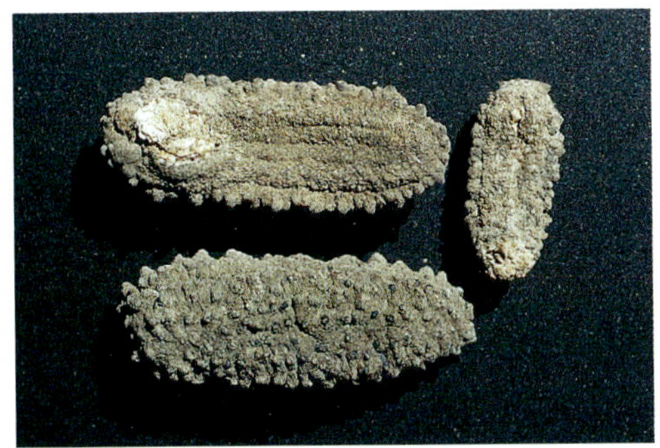

Getrocknete Seegurken gelten als Delikatesse in der chinesischen Küche ebenso wie als aphrodisische Leckerei.

Seegurken liefern auch ein physisches Liebesmittel, ein **Reizmittel** namens *namako-no-wa*, »Seegurken-Ring«. Dazu schneidet man ihren Körper (wie **Kuttelfisch)** in Scheiben beziehungsweise Ringe: »Dieser Reizring wird hinter die Eichel gestreift. Die Juwelpforte muss gut mit Speichel genässt werden, bevor das Glied des Mannes eingeführt wird« (HEILMANN 1991: 58).

Bezugsquellen

Getrocknete Seegurken kann man gelegentlich in Asienläden kaufen. Seegurkengerichte stehen weltweit auf vielen Speisekarten chinesischer Restaurants.

Literatur

HEILMANN, Werner (Hg.)
1991 *Japanische Liebeskunst – Das japanische Kopfkissenbuch*, München: Heyne.

LU, Henry C.
1990 *Chinese Foods for Longevity*, New York: Sterling Publishing.

Seeigel

Klasse Echinoidea, Stamm Echinodermata (Stachelhäuter)

Echinus spp., Echinidae (Seeigel)
Echinus esculentus L., Gemeiner Seeigel

Andere Namen

Echinon thalassion (griech. »Seeigel«), Echinos, Echinus marinus, Sea urchin (engl.)

Fossile und rezente Seeigel zählen zum Zauberschatz der Liebesmittel: kulinarisch, als magische Amulette (Stacheln) wie auch in pharmazeutischen Zubereitungen (aus dem ganzen Tier oder seinen Kalkschalenteilen).

Wie alle Stachelhäuter sind Seeigel anatomisch aus fünf Segmenten aufgebaut. Sie tragen ein mehr oder weniger rundes Kalkgehäuse, das mit Stacheln besetzt ist. Im Inneren befindet sich die »Laterne«, der aus fünf Zähnen aufgebaute Kauapparat. Der Mund ist an der Unterseite, der Anus befindet sich oben oder an der Seite (LEHMANN und HILLMER 1988). Dieses morphologische Gestaltungsprinzip macht die Stachelhäuter (Seeigel, Seesterne, Schlangensterne, Seelilien und **Seegurke**n) zu den ältesten Fünfsternen der Natur. Man vermutete, dass sich aus der Fünfstrahligkeit der Seeigel das *signum druidis*, der Drudenfuß oder das magische Pentagramm, entwickelte (RÄTSCH und GUHR 1989: 147f.*).

Gebrauch

Fossile Seeigel und rezente Stacheln werden seit frühester Zeit als erotische **Amulette**, im Fruchtbarkeits- und **Liebeszauber** verwendet (vgl. **Fossilien**), so etwa in England die *Chalk eggs* (»Kreide-**Eier**«) oder *Snake eggs*, die druidischen »**Schlangen**eier« (RÄTSCH 1990). Die »Grummelsteine« – so nannte man bestimmte Seeigelfossilien – legte man Gebärenden zur Erleichterung der Geburt ins Bett (QUENSTEDT 1929: 290). Im modernen Wiccakult, einer neuheidnischen Bewegung, werden fossile Sanddollars aufgrund ihrer Pentagrammsignatur in geheimen sexualmagischen Ritualen verwendet.

In der Südsee werden die dicken, langen Stacheln des Griffelseeigels (*Heterocentrotus mammilatus*) als Liebeszauber besprochen und begehrten Personen heimlich zugestellt. Als phallusförmige Amulette sollen sie dem Träger Potenz sichern.

Pharmazeutisch verwendete man vor allem die Kalkgehäuse rezenter Seeigel für Pulvis aphrodisiacis und Liebestränke: »Von den gepulverten Stacheln und Schalen der Seeigel *(Echinus)* sagt Steller, dass sie ein treffliches Diureticum seien und venerem [die Geschlechtsorgane] stimulieren« (OSIANDER 1826: 211*).

Kulinarisch gehören Seeigel (*Echinus esculentus* L.) seit dem Altertum zu den begehrtesten **Meeresfrüchte**n und aphrodisischen **Speisen**: »Der Seeigel bietet eine vorzüglich gesunde Spei-

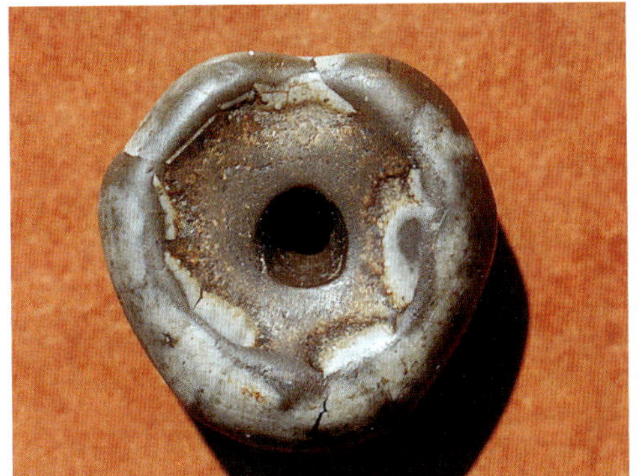

»Seegurken können benutzt werden, um Impotenz zu heilen. Seegurken erhöhen die Yin- und Yang-Energien, regulieren die Menstruation, ernähren den Fötus und erleichtern die Geburt.«
(LU 1990: 86)

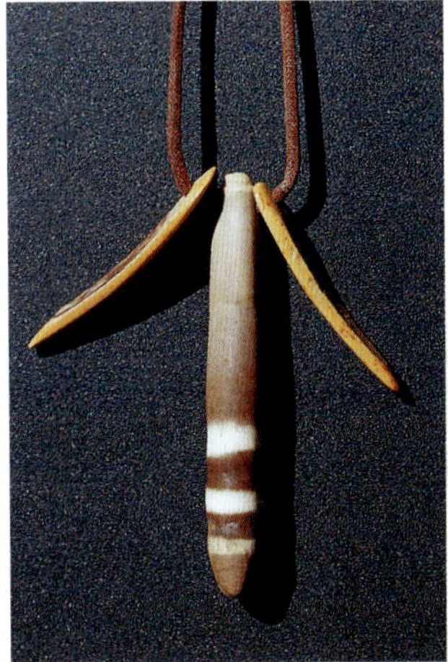

Seeigelstachel (vom Griffelseeigel) als Phallusamulett (mit Kokosnussschalenteilen).

Fossiler Seeigel (*Echinites* sp., Obere Kreide), der in Norddeutschland zu Beginn der Jungsteinzeit als Amulett durchbohrt und getragen wurde. Diese versteinerten Seeigel hatten schon in der Bronzezeit eine große kultische Bedeutung und waren in keltischen Gebieten weit verbreitet.

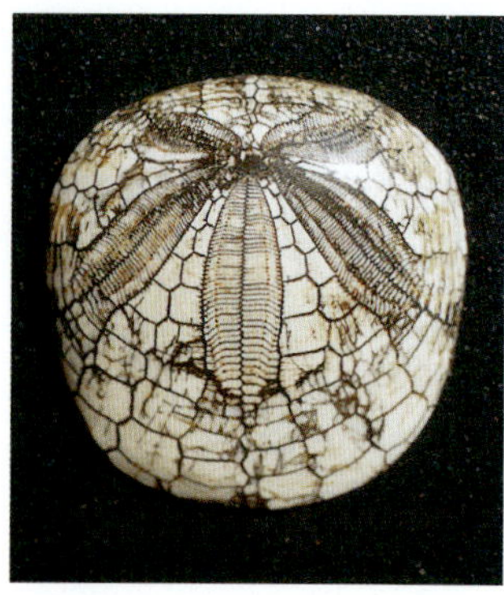

Ein versteinerter Sanddollar (*Encope californicus*) aus dem Pliozän von Sonora (Mexiko). Sein Gehäuse zeigt ein perfektes fünfstrahliges Gestaltungsprinzip. Solche Sanddollars werden in den neoheidnischen Wiccakulten rituell verwendet.

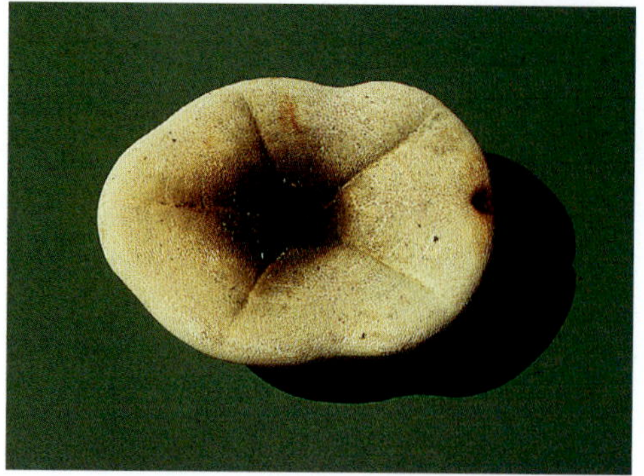

Die Schale eines kalifornischen Seeigels (*Clypeaster rosacea*) dient als Haschisch- und Marihuanapfeife. Man benötigt außer dem Gehäuse nur noch ein kleines Sieb, das in die Mundhöhle der Seeigelschale gelegt wird. Aus der seitlichen Analöffnung wird der Rauch gesogen. Deshalb hat es sich in der Szene eingebürgert, von einem »rituellen Anilingus« zu sprechen (Rätsch 1996).

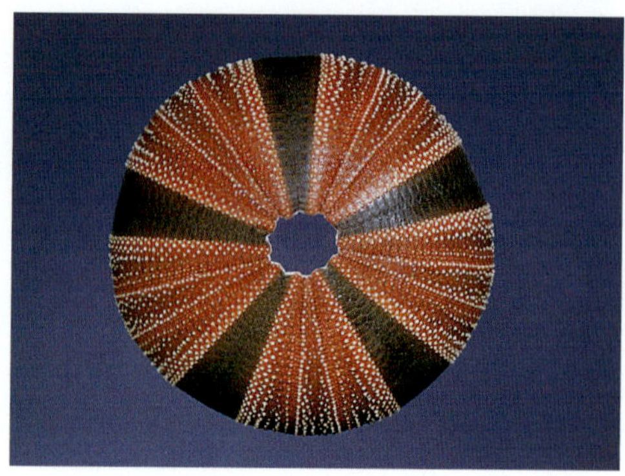

Das farbenfrohe Gehäuse eines rezenten Seeigels von den Philippinen. (Foto: Karl-Christian Lyncker)

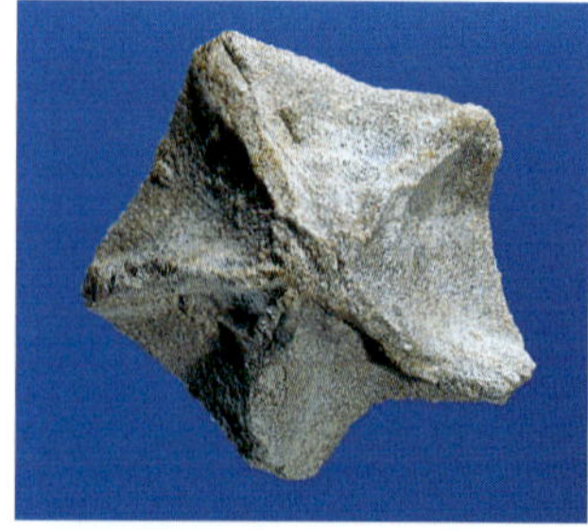

Das fünfstrahlige Prinzip entwickelte sich schon früh in der Erdgeschichte – wie in der fossilen Qualle *Medusites lindströmi* Linnars. (Ausfüllung des Magenraums, Kambrium, Schweden; Foto: Karl-Christian Lyncker)

se und stärkt den geschwächten Magen« (Aelian XIV, 4).

Apicius (1. Jh. u. Z.), der für seine Schlemmerei berühmt-berüchtigt war und zu unserer Vorstellung orgiastischer römischer Gelage (wie in den *Asterix*-Comics karikiert) beigetragen hat, hinterließ auch ein Rezeptbuch (Apicius 1985). Darin beschreibt er die Zubereitung eines Seeigelaphrodisiakums: »Nimm einen neuen Topf und verkoche darin Öl, Fischlake, süßen **Wein**, gestoßenen **Pfeffer**, gib dann die Seeigel hinein, rühre um und lasse sie durchkochen, streue dann Pfeffer über sie und trage sie auf« (Apicius, *De re coquinaria*).

In Japan gehören die Weichteile lebender Seeigel, als köstliche orangebraune Paste auf Eis serviert, bis heute zu den überaus geschätzten aphrodisischen Speisen.

Inhaltsstoffe

Das Seeigelgehäuse besteht, ähnlich wie **Conchylien**, hauptsächlich aus Kalziumkarbonat (vgl. **Calcit**) und Kalziumphosphat (vgl. **Phosphor**).

Seeigelfleisch ist reich an leicht verdaulichen Proteinen, Vitaminen und Mineralstoffen.

Literatur

Apicius

1985 *Das Apicius-Kochbuch aus der römischen Kaiserzeit*, Rostock: VEB Verlag.

Krüger, Fritz J.

1987 »Flint-Seeigel: Steinkerne aus nördlichen Geschieben«, *Fossilien* 4/6: 258–263.

1993 »Anmerkungen zu einem magischen Thema«, *Aufschluss* 44: 349–352.

Lehmann, Ulrich und Gero Hillmer

1988 *Wirbellose Tiere der Vorzeit* (2. Aufl.), Stuttgart: Enke.

Philippsen, H.

1923 »Die versteinerten Seeigel Norddeutschlands und ihre mythologische Bedeutung«, *Kosmos* 20: 324–325.

Quenstedt, Werner

1929 »Fossile Evertebraten in Verwendung als Schmuck, Gerät, Amulett und Verwandtes«, in: F. Pax und W. Arndt (Hg.), *Die Rohstoffe des Tierreichs*, Berlin: Gebr. Bornträger, Bd. 2, 2. Lief., S. 281–293.

Rätsch, Christian

1990 »Was waren die Schlangeneier der Druiden?«, *Club Conchylia Informationen* 22(1–2): 68–70.

1996 »Die Hanfkultur – Eine kulturanthropologische Betrachtung«, *Jahrbuch des Europäischen Collegiums für Bewußtseinsstudien* 1995: 113–146.

Seemaus

Siehe **Würmer**

Seepferdchen

Hippocampus spp., Hippocampaceae

Hippocampus kelloggi Jordan et Snyder
Hippocampus histrix Kaup
Hippocampus kuda Bleeker
Hippocampus japonicus Kaup
Hippocampus trimacullatus Leach

Andere Namen

Haema (kor.), Hai ma (chin. »Meerpferd«), Hippocampus, Hippokamton (griech.), Kaiba (jap.), Sea horse (engl.), Seepferd

Seepferdchen sind meeresbewohnende **Fische**. Sie gehören in Asien zu den wichtigsten **Lenzmitteln** und sind wesentlicher Bestandteil der traditionellen chinesischen Medizin.

Gebrauch

In der Antike gehörte die Asche von Seepferdchen (*Hippocampus antiquorum* Leach, *H. brevirostris* Cuv.) zu den verschönernden **Kosmetika** für Kahlköpfige. Man sah in ihnen wirkungsvolle Haarwuchsmittel (Dioskurides II, 3).

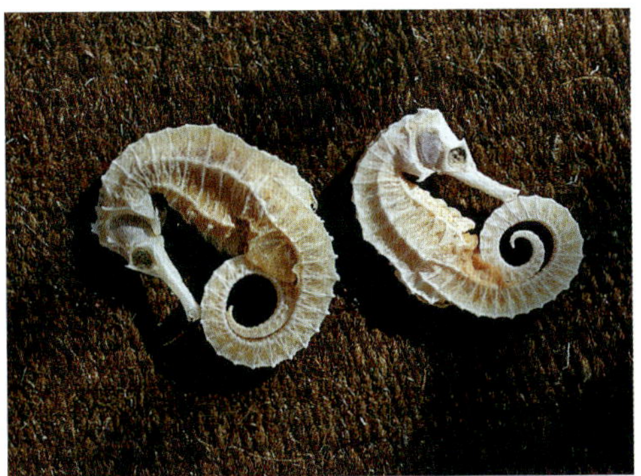

Hai ma. Getrocknete Seepferdchen aus einer chinesischen Apotheke.

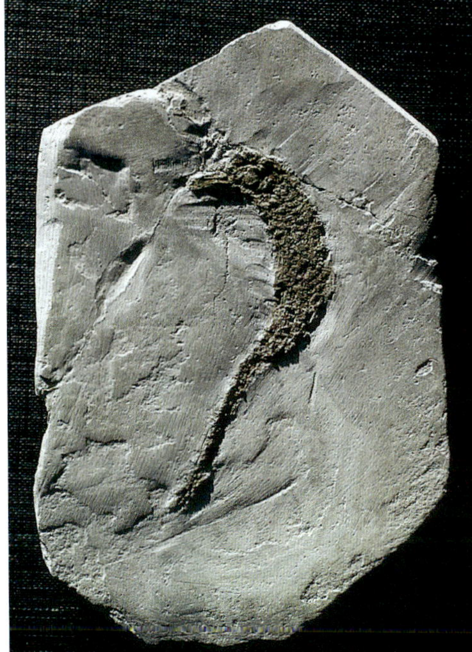

Fossiles Seepferdchen (*Hippocampus* sp.). (Pliozän, Tertiär, Norditalien)

Apotheken boten seit der frühen Neuzeit getrocknete Seepferdchen als Rohdrogen zur Herstellung aphrodisischer Elixiere an. Bis heute sind in Asien, vor allem im chinesischen Kulturkreis, getrocknete Seepferdchen populäre Aphrodisiaka und Pharmazeutika der traditionellen chinesischen Medizin.

Hippocampus coronatus gehört zu den wichtigsten Zutaten eines taoistischen Aphrodisiakums, eines *yao-jiou* oder **Lenzmittel**s (Rezeptur siehe **Horny goat weed**). In der traditionellen chinesischen Medizin heißt es, *hai ma*, das »Meerpferd«, wirke tonisierend auf die Nieren und verstärke das Yang. Die Rohdroge wird bei Impotenz (speziell der durch Niereninsuffizienz bewirkten Impotenz), Inkontinenz und Altersdebilität benutzt. Dazu wird das ganze getrocknete Tier in **Wein** eingelegt und mazeriert. In der chinesisch beeinflussten Naturheilkunde werden alkoholische Seepferdchenextrakte zwecks Stimulation der **Hormon**ausschüttung gegeben (POLUNIN und ROBBINS 1992: 55, 107*).

Ebenso werden getrocknete Tiere in Wasser eingeweicht und als Suppeneinlage mit Schneebeeren (*Symphoricarpos albus* [L.] S. F. BLAKE) geköchelt (HOPKINS und FREEMAN 1999: 114*).

Ein alkoholischer Extrakt aus getrockneten Seepferdchen erhöhte bei Labormäusen das Gewicht des Uterus und der Eierstöcke und übte einen andronergen Effekt auf die Prostata und die Hoden aus (BENSKY und GAMBLE 1986: 514*).

Bezugsquellen

... sollte es nicht geben, da das Seepferdchen durch seinen extensiven Gebrauch in der asiatischen und traditionellen chinesischen Medizin inzwischen zu den gefährdeten Arten gehört!

»Seepferdchen – ein Liebeselixier aus dem Meer: In asiatischen Ländern erfreut sich die pulverisierte Asche des Seepferdchens des Rufes, ein äußerst wirkungsvolles sexuelles Stimulans zus ein, das auch jenen hilft, die an Impotenz leiden.« (STARK 1984: 109*)

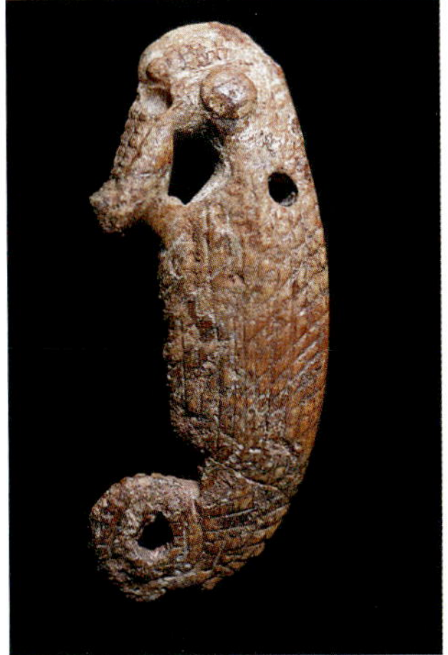

Seepferdchenförmiger Amulettanhänger. (Spondylusschale; Varaguaskultur, Panama, etwa 12. Jh.)

Seerose

Nymphaea spp., Nymphaceae (Seerosen)

Nymphaea caerulea SAVIGNY, Blaue Lotusblume, Blauer Lotus
Nymphaea lotus L., Ägyptische Lotosblume, Weißer Lotus
Nymphaea nouchali BURMAN f. (syn. *Nymphaea stellata* WILLD.)
Nymphaea alba L., Weiße Seerose
Nymphaea stellata WILLD.

Andere Namen

Babitis (kelt.), Lamtam, Lotusblume, Nemphar, Nilotpalam, Nimphea, Nympheia, Seeblatt, Seeblume, Teichrose, Wasserlilie, Wasserrose, Wassertulpe, Wasserwurz, Waterlilly (engl.), Weiherrose

Siehe auch **Lotus.**

Nymphaea – man bedenke auch den Bezug zu Nymphe und Nymphomanie – ist ein ambivalentes Liebesmittel. Es wird sowohl als Aphrodisiakum wie auch als Anaphrodisiakum gepriesen.

Die meisten Seerosen, die man heute in Gärten, Parks und öffentlichen Anlagen sieht, sind Hybriden. Sie wurden ihrer Schönheit und Farbigkeit wegen gezüchtet und tragen keinen Artnamen (SLOCUM und ROBINSON 1996). *Nymphaea* war der griechische Name für die Höhle des Pan und der Nymphen. Sie liegt oberhalb von Delphi. Des Nachts hört man vor der Lustgrotte das

»Ich bin jene reine Lotusblüte,
die hervorging aus dem Lichtglanz, die an der Nase des Re ist.
Ich verbringe meine Zeit
und messe sie zu dem Horus.
Ich bin die reine (Blüte), die hervorging aus dem Feld.« (*Ägyptisches Totenbuch*, Spruch 81 A, 1–5)

»Den Samen, insbesondere denen der weißen Seerose (*Nymphaea alba*), wurden liebesfördernde Kräfte zugeschrieben. Die Blüten galten dagegen als ein Zaubermittel, das die Liebe ›vernichtet‹.« (REGER 1988: 115*)

»Blauer Lotus (Nymphaea cyanea), Staubfäden vom weißen Lotus, Honig und Zucker: wenn der Liebhaber damit den Nabel salbt, kann er lange genießen.« (*Smaradîpikâ* fol. 10a/b; SCHMIDT 1911: 627*)

Aporphin

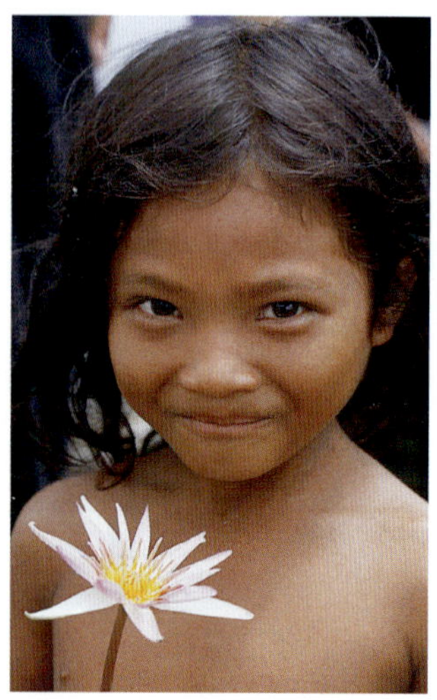

Die wilde Seerose (*Nymphaea nouchali*) ist in Ostasien verbreitet. Sie reckt ihre Blüte gen Himmel wie die **Lotus**blume. (Angkor Vat, Kambodscha, 2001)

Klingeln der Glocken an den Hälsen der Ziegenböcke (vgl. **Bock**).

Aphrodisierende Wirkung

Den alten Ägyptern galt der Blaue Lotus[631] vom Nil als Symbol der Wiedergeburt nach dem Tode und war dem »Grünen Gott« Osiris geweiht. Die Seerose war aber auch die Lieblingsblume der Liebesgöttin Hathor. Ihre köstlich duftende Blüte war ein Symbol der Vulva. Sie wurde oft zusammen mit **Alraune**nfrüchten und **Mohn**blüten dargestellt und wurde wohl als aphrodisisches **Parfüm** und zur Herstellung von **Liebestränken** verwendet. Aufgrund ihrer psychoaktiven Inhaltsstoffe wurde sie auch zur Erzeugung schamanischer Bewusstseinszustände benutzt (EMBODEN 1978, 1989); leider sind die genauen Rezepte verschollen[632]. Der Weiße Lotus vom Nil galt den Ägyptern ebenfalls als liebesanreizend, kräftigend und dämonenabwehrend. Die großen, duftenden Blüten opferten sie den Göttern.

Das kostbare **ätherische Öl** des Blauen Lotus wird heutzutage nur noch im Himalayaraum gewonnen. Die seltene Essenz wird in geruchsneutralem farblosem **Sandel**öl konserviert. Der Duft ist wirklich berauschend. Er lässt eine zauberhafte erotische Atmosphäre entstehen. Leider ein sehr teures Vergnügen.

So wie der Echte **Lotus** (*Nelumbo*) in Asien ein populäres Aphrodisiakum ist, werden auch andere Seerosen als Liebesmittel benutzt. Auf den Seychellen bereitet man aus den Blättern der Nemphar étoile, der »Sternennymphe« (*Nymphaea stellata* WILLD.), einen aphrodisierenden Tee (MÜLLER-EBELING und RÄTSCH 1989: 61*).

Anaphrodisierende Wirkung

Den Griechen hingegen galt der Weiße Lotus (wie auch die ähnliche Weiße Seerose) erstaunlicherweise als »Blume der Keuschheit« und als Anaphrodisiakum. Sie verkörperte zwar eine liebliche Wassernymphe, wurde aber den zur Keuschheit verpflichteten Tempeldienerinnen und Priestern eingeflößt.

Im Rom trug sie zwar den eindeutigen Namen »Herkuleskeule«, galt jedoch ebenfalls als anaphrodisierend. Dazu hieß es: »Den Geschlechtstrieb hebt (...) die Nymphaea Heraclia auf, und zwar für vierzig Tage, wenn man sie nur einmal trinkt; nüchtern getrunken oder als Nahrung zu sich genommen, verhindert sie wollüstige Träume. Auch die Wurzel, auf die Geschlechtsteile gestrichen, hebt nicht nur den Geschlechtstrieb auf, sondern auch den Samenüberfluss; deshalb soll sie Körper und Stimme stärken« (PLINIUS XXVI, 94).

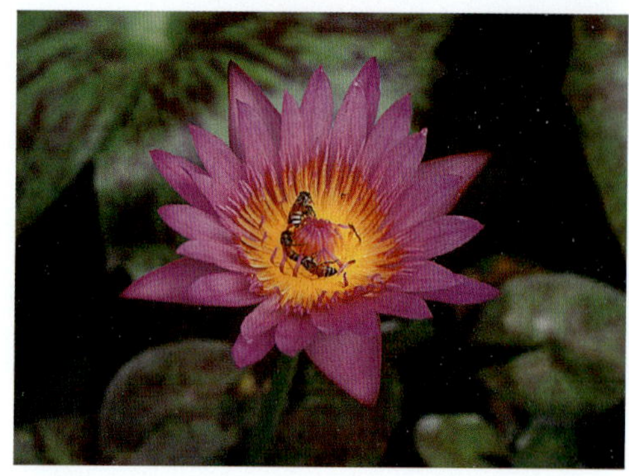

Die asiatische Seerose *Nymphaea stellata*. Seerosen (*Nymphaea* sp.) sind in vielen Kulturen der Welt mit Sinnlichkeit, Naturgeistern (Nymphen) und Anderswelten assoziiert. (Bangkok, Thailand, 1993)

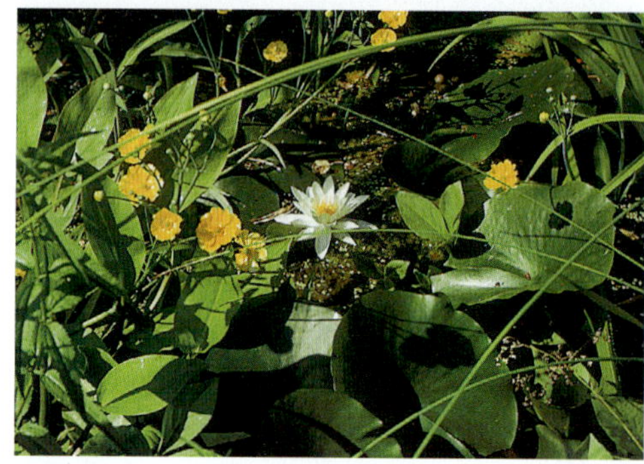

Die Weiße Seerose (*Nymphaea alba*) ziert das Wasser. Die Blüte ist eine verwandelte Nymphe, ein Blumenmädchen. (Hamburg, Deutschland, 1984)

Im Übergang von der Spätantike zum Mittelalter wurde die Weiße Seerose zu einer »Blume der Keuschheit« (vgl. **Madonnenlilie**) und war den Mönchen[633] (vgl. **Keuschlamm**) und Nonnen ein beliebtes Mittel, um die »teuflischen Gelüste« zu unterdrücken.

Dennoch setzte man sie im Mittelalter aber auch als **Liebeszauber** und Liebes**amulett** ein. Die Blüte musste in einer Vollmondnacht mit verstopften Ohren gesammelt werden, sonst würde der Sammler von den betörenden Gesängen der Wassernixen (sprich den antiken Nymphen!) verführt und aus Rache in die Tiefe gezogen werden (SELIGMANN 1996: 253*).

Inhaltsstoffe

In einigen *Nymphaea*-Arten kommt das Alkaloid Aporphin vor (vgl. **Apomorphin**, **Morphin**).

631 Nicht zu verwechseln mit dem Echten **Lotus** (siehe dort).
632 Die *Bild-Zeitung* bezeichnete den Blauen Lotus als das »altägyptische **Viagra**«!
633 »Die Tegernseer Klostermönche (O.-Bayern) führten als Zölibatäre die Seerose im Wappen (13. Jahrhundert)« (HÖFLER 1911: 267*).

In *Nymphaea alba* ist das Alkaloid Nupharin und das Glykosid Nymphalin enthalten.

Literatur

Emboden, William A.

1978 »The Sacred Narcotic Lily of the Nile: Nymphaea caerulea«, *Economic Botany* 32(4): 395–407.

1981 »Transcultural Use of Narcotic Water Lilies in Ancient Egyptian and Maya Drugs Ritual«, *Journal of Ethnopharmacology* 3: 39–83.

1989 »The Sacred Journey in Dynastic Egypt: Shamanistic Trance in the Context of the Narcotic Water Lily and the Mandrake«, *Journal of Psychoactive Drugs* 21(1): 61–75.

1992 »Medicinal Water Lilies«, *Jahrbuch für Ethnomedizin und Bewußtseinsforschung*, 1: 71–88.

Slocum, Perry D. und Peter Robinson

1996 *Water Gardening: Water Lilies and Lotuses*, Portland, Oregon: Timber Press.

Sellerie

Apium graveolens L., Umbelliferae (Doldengewächse); auch Apiaceae

Apium graveolens L. var. *graveolens*, Wilder Sellerie

Nur aus Kultivierung bekannt:

Apium graveolens L. var. *dulce* (Mill.) Pers., Bleichsellerie, Stielsellerie

Apium graveolens L. var. *rapaceum* (Milld.) Gaud., Knollensellerie, Wurzelsellerie

Apium graveolens L. var. *secalinum* Alef., Schnittsellerie

Andere Namen

Ajamoda (skrt.), Ajmoda, Ajwan, Apios, Apium (lat.), Apium hortense (lat.), Celery (engl.), Epfig, Eppich, Eppig, Epple, Erdfeige, Garden celery (engl.), Gartensellerie, Geilwurz, Mark, Merik, Schoppenkraut, Selinon (griech.), Selinon cepæon (griech.), Selinun (lat.), Smallage (engl.), Stehsalat, Suppenkraut, Zamer Eppich, Zella, Zellerie

Samen und Wurzel des Selleries gelten weltweit als Aphrodisiaka. Sie waren auch Zutaten in **Hexensalben** und **Liebesträнken**, in aphrodisischem **Räucherwerk** und erotisierenden Speisen.

Als **Gewürz** und **Gemüse** fehlt Sellerie in keiner Hausmannskost, als Aphrodisiakum fehlt es in kaum einer einschlägigen Publikation. Seine aphrodisischen Qualitäten sind landauf, landab bekannt. Die würzige Wurzel war Gegenstand magischer Bräuche und spielte als wesentliche Ingredienz von **Salben** und Trünken eine Hauptrolle im Hexenwesen, wo sie auch als **Reizmittel**[634] verwendet wurde. Das in Samen und Wurzeln enthaltene ätherische Öl wirkt anregend. Eine Selleriemahlzeit kräftigt den Körper allgemein und macht ihn somit fit für erotische Abenteuer: »In meinen Augen ist es keine Schande, etwas zur körperlichen Regeneration zu tun. Lehnten wir es ab, uns zu regenerieren, müssten wir auf Essen und Trinken ganz verzichten«, ist die lapidar klingende Erklärung der *Liebeskochtopf*-Autoren, die für die stimulierende Wirkung vieler Liebesmittel gilt (Braun und Braun 1986: 84*).

Volksglauben

Der Arzt und Alchemist Giambattista della Porta (1583–1615) stellte in seinem Buch *Magia Naturalis sive de Miraculis Rerum Naturalium* (1589) die Theorie auf, dass die Fluggeräte, auf denen die Hexen zum Sabbat ausritten, mit einer Salbe eingerieben wurde, die hauptsächlich aus Sellerie bestand.[635] Von diesem wohlgesalbten Dildo wurden sie auf ihrer nächtlichen Fahrt so aphrodisiert, dass sie sich bei Ankunft lüstern in die Orgie stürzten.

Verfehlten Hexen- oder Flugsalben ihre Wirkung, konnte man auf den Eppich zurückgreifen: »Zauberer des Mittelalters legten Selleriesamen in ihre Schuhe, um fliegen zu können, aber seit der Erfindung des Flugzeugs ist dieses Verfahren aus der Mode gekommen, doch als Aphrodisiakum für den Mann gilt Sellerie noch heute« (Root 1996: 373*).

In Hinterpommern verheißt eine Selleriewurzel in der Tasche der Braut Eheglück. Die Wenden im Spreewald schützten sich mit dem Merik genannten Sellerie vor der Nachstellung Toter. Als Amulett schützte die Wurzel vor dem bösen Blick (Seligmann 1996: 254*).

Gebrauch

Selleriewurzel ist ein populäres Aphrodisiakum der Volksmedizin: »Aus der Wurzelknolle wird ein Öl gewonnen, das – 6 bis 8 Tropfen mit Wasser vermischt zweimal am Tag genommen – die Nerven stärkt und die verlorene Sexualkraft wieder anregt« (Kölbl 1983: 151*).

In der indischen Volksmedizin gelten die Samen des *ajmoda* (Wilder Sellerie) als Aphrodisiakum (Hutchens 1986: 75*).

»Freu dich, Fritzchen, morgen gibt's Selleriesalat.« *(Aus einem Volkslied)*

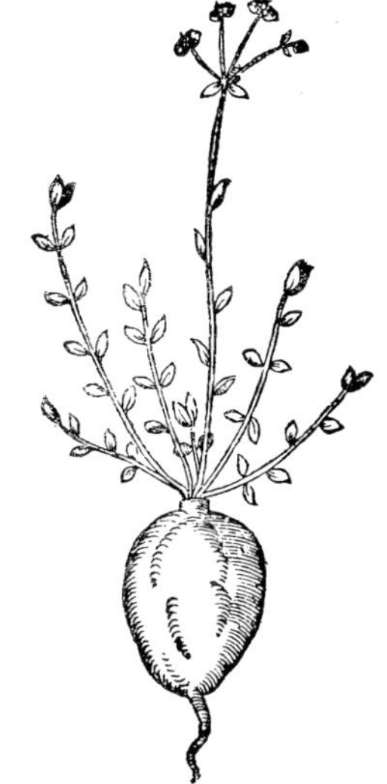

»Eppich.« Der Sellerie (*Apium graveolens*) war in der frühen Neuzeit eine oft genannte Zutat zu den Buhl- und Hexensalben. (Holzschnitt aus Matthiolus 1626: 429*)

»Was man in Sardinien Bauernsellerie nennt, nennen einige *Apium risum* (Lachsellerie), alldieweil man glaubt, dass die, welche es essen, unter Lachen sterben.« (Matthiolus, Kommentar zu Dioskurides 1544: 204*)

634 Ohne Angabe der Quelle führt Reger (1988: 117*) dafür eine Rezeptur mit erhitztem Rettichsaft und Honig an, die auf den Penis geschmiert werden soll, damit dem Ehemann die Liebe seiner Frau gewiss ist und diese nicht auf Abwege gerät.

635 Malizia (2000: 135f.*) führt dazu einige Rezepturen mit Sellerie auf.

»In der Magie gilt die Sellerie besonders in Griechenland als ein glückbringendes Mittel, weshalb sie als Amulet getragen oder in den Zimmern über den Thüren aufgehangen wird. Sie ist auch als Bestandtheil von Liebestincturen und zu Räucherungen im Gebrauche gewesen.« (GESSMAN o. J.: 82*)

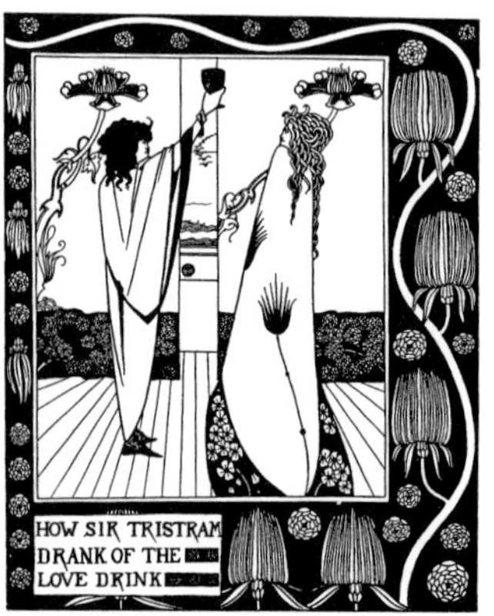

Aubrey Beardsley (1872–1898), »Wie Herr Tristan vom Liebestrank trank« (1893, Druckgrafik, Seite aus *Morte Darthur*).

Rezepte

Selleriefrüchtetee

1 g Selleriefrüchte (ein gestrichener Teelöffel) unmittelbar vor Gebrauch zerquetschen. Mit kochendem Wasser übergießen. Nach 5 bis 10 Minuten abseihen und nach Belieben mit **Honig** oder Zucker süssen.

Auf Guadeloupe (Französische Antillen) diktierten mir (cme) kundige, ältere Frauen mehrere aphrodisierende Rezepte mit Sellerie:

- Ein Liter kochendes Wasser auf drei **Petersilienwurzeln** gießen. Selleriewurzeln darin drei Minuten ziehen lassen. Filtern und zuckern. Alle vier Stunden ein Glas davon trinken.
- Eine Selleriewurzel in drei fingerlange Stücke schneiden, in einen Topf legen und mit einem Liter kochenden Wassers überbrühen. Zudecken und 30 Minuten ziehen lassen. Anschließend mit Honig oder Rohrzucker süßen. Alle vier Stunden ein Glas davon trinken.

Die »Rekonstruktion« eines Liebestranks ...

»Der Kräuterheiler Mességué hält viel vom Sellerie, wenn es darum geht, die Leidenschaft anzufachen. Er grub auch die Rezeptur zum **Liebestrank** von Tristan und Isolde aus und entriss sie so dem Vergessen. Sie bestand aus viel Sellerie, den Hoden eines zweijährigen weißen **Hahn**s, **Alraune**nblüten, **Trüffel**n, einer Languste, schwarzem und rotem **Pfeffer**, Kümmel, Thymian und Lorbeerblättern« (Gewürzmuseum Hamburg/*Hot Spice*, 1999).

... und sein Realitätsgehalt

Irland ist zu kalt für die Alraune. Wurzeln wurden zwar gehandelt, Blüten jedoch nie. Ihr Gebrauch wird in keiner einzigen Quelle genannt. Langusten stammen aus dem Mittelmeer. Der rote Pfeffer (*Schinus molle*) war vor dem 16. Jahrhundert in Europa unbekannt.

Diese angebliche Rekonstruktion sollte daher besser in Vergessenheit versinken. Wer solche Rezepte publiziert und verbreitet, wäre gut beraten, zuvor ihre botanische, historische und geografische Glaubwürdigkeit zu überprüfen!

Inhaltsstoffe

In den Selleriefrüchten[636] (Apii fructus, Fructus Apii) sind etwa 2 bis 3% **ätherisches Öl** mit den Hauptkomponenten Limonen (60%) und Selinen (10%) enthalten; daneben kommen p-Cymen, β-Terpineol, β-Pinen, β-Caryophyllen, α-Santalol, Dihydrocarvon und die Butylphthalide (Sedanolid, Sedaenolid), n-Butylphthalid und Sedanonsäure als Geruchsträger vor. Weiter enthalten sie C-Prenyl-Cumarine (Osthenol, Apigravin, Celerin), Furocumarine und Furocumaringlucoside (Apiumetin, Rutaretin, Nodkatenetin, Celeroin), Flavonoide (Apigenin, Isoquercitrin) sowie Alkaloide unbekannter Struktur (WILLUHN 1989).

Bezugsquellen

Selleriefrüchte (das heißt Samen) gibt es im Apothekenhandel. Selleriesamen sind Bestandteil des »Aphrodite«-Likörs von Elixier®.

Literatur

WILLUHN, Günter
1989 »Selleriefrüchte«, in: Max WICHTL (Hg.), *Teedrogen*, Stuttgart: WVG, S. 445–446.

Senf

Brassica nigra (L.) W.D.J. KOCH, Cruciferae, Schwarzer Senf, Gartensenf
Brassica juncea (L.) CZERN., Indischer Senf, Sareptasenf

Sinapis alba L., Cruciferae, Senf
Sinapis alba L. spp. *alba*, syn. *Brassica hirta* MOENCH, Weißer Senf
Sinapis arvensis L., syn. *Brassica kaber* (DC.) L.C. WHEELER var. *pinnatifida* (STOKES) L.C. WHEELER, Ackersenf

Andere Namen

Mostrich, Moutard (frz.), Mustard (engl.), Sinape (griech.), Sinapi (griech.), Sinapis (lat.)

Wie viele scharfen **Gewürze** wird Senf weltweit als Liebesmittel geschätzt und Liebestränken zugefügt. Senfsamen spielten auch in der Magie eine Rolle.

Die Senfpflanze ist in der Alten Welt vom Mittelmeer bis ins tibetische Hochland heimisch. Man unterscheidet im europäischen Raum nicht nur zwei botanisch verschiedene Senfarten: den weißen Garten- oder Ackersenf (*Sinapis alba* und *Sinapis arvensis*) und den schwarzen Senf (*Brassica nigra*), sondern im Gebrauch auch zwischen Kraut und Samen. Als Liebesmittel gelten die weißen und schwarzen Samen der Senfarten.

Albertus Magnus (um 1200–1280) bezeichnete Senf noch als Gemüse. Wir kennen ihn hingegen eher als Gewürz und verwenden ihn vornehmlich in Form verschiedener breiartiger Rezepturen (vom feinen französischen Dijonsenf

636 In der Pharmazie werden die Sellerie»samen« richtig als Früchte bezeichnet.

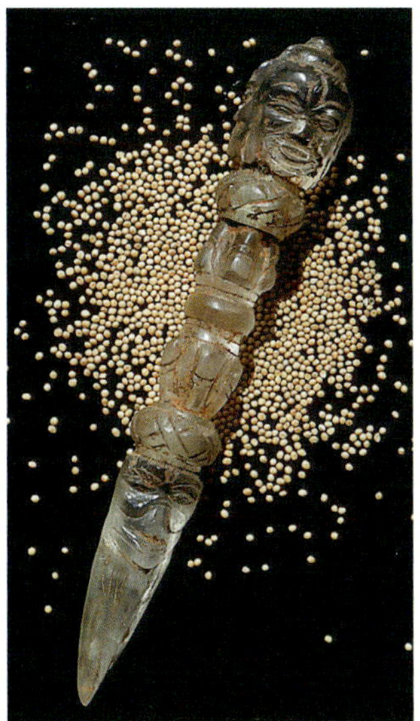

Ein tantrischer Phurba (»Geisterdolch«) aus Bergkristall auf Senfkörnern, die der Dämonenbannung dienen. (Kristall-Phurba, 22 cm; Patan, Kathmandu, Nepal, etwa 1990)

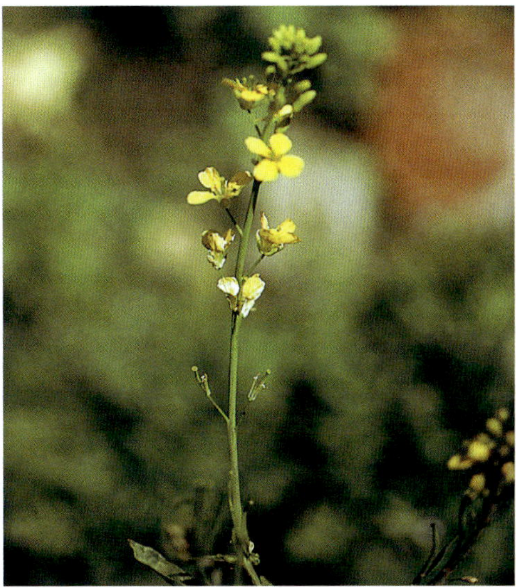

Der *rayo* oder *kaltori* genannte Schwarze Senf (*Brassica nigra*) hat gelbe Blüten. (Kathmandu, Nepal, 1998)

über den süßen bis zum extrascharfen Löwensenf). In der indischen Küche sind Senfkörner Grundbestandteil scharfer Gewürzmischungen.

Trotz der offenkundig phallischen Signalwirkung einer Bockwurst mit Senf ist zu bezweifeln, dass dieser beliebte Imbiss erotisch stimulierende Effekte zeitigt. Auch Eier mit Senfsoße erscheinen in diesem Zusammenhang überaus symbolträchtig; für leichtfüßige Abenteuer liegen sie jedoch allzu schwer im Magen. Unwiderstehlich sinnlich hingegen wirken Senfkörner auf den Tastsinn (vgl. Seite 24), wenn man die Hände in einen Sack voller Senfkörner steckt und die runden, glatten Körner fühlt.[637]

Gebrauch

Die botanischen Angaben und Zuordnungen sind in den Quellen und in der Sekundärliteratur oft verwirrend und nicht immer zweifelsfrei.

Die stimulierenden Samen des Gartensenfs gelten seit dem Altertum als Aphrodisiaka und wurden vielfach zum Würzen von Liebestränken verwendet. »Senf, zumal der sog. französische Senf, in Verbindung mit Knoblauch, Trüffeln usw.« ist ein populäres Aphrodisiakum (OSIANDER 1826: 210*). Johannes Hartlieb (um 1400–1468) meint, Senf erzeuge unkeusche Geilheit: »Es pringt auch die gir der unkewsch« (GALLWITZ 1992: 220*) und belebt die Geschlechtsorgane: »Venerem revocans Eruca morantem« (VIRGIL, *Moret.* V 85). Laut Konrad von Megenberg (1309–1374) wirkt »der wilde Senf (...) diuretisch, als Aphrodisiacum, weil er Erektionen hervorruft«; das Kraut befördert den Milchfluss, allein genossen aber beschwere es den Kopf (zit. nach GALLWITZ 1992: 220*).

Den scharfen Samen sagte man auch dämonenabwehrende Kräfte nach. Zu diesem Zweck werden Senfsamen noch heute im Himalaya bei magischen Riten verwendet.

Inhaltsstoffe

Die Samen des Schwarzen Senfs (Sinapis nigrae semen, Semen Sinapis) enthalten bis zu 30% fettes Öl und Glucosinolate (= Senfölglucoside) sowie 20% Schleim (CZYGAN 1989).

Literatur

CZYGAN, Franz-Christian

1989 »Senfsamen, Schwarze«, in: Max WICHTL (Hg.), *Teedrogen*, Stuttgart: WVG, S. 449–451.

KNIERIEMEN, Heinz und Paul PFYL

2002 »Seinen Senf dazugeben ...«, *Natürlich* 22(10): 58–63.

SESSLER, Hanjo

2001 *Senf, das Kochbuch*, Weil der Stadt: Walter Hädecke Verlag.

Seychellennusspalme

Siehe **Meereskokosnuss**

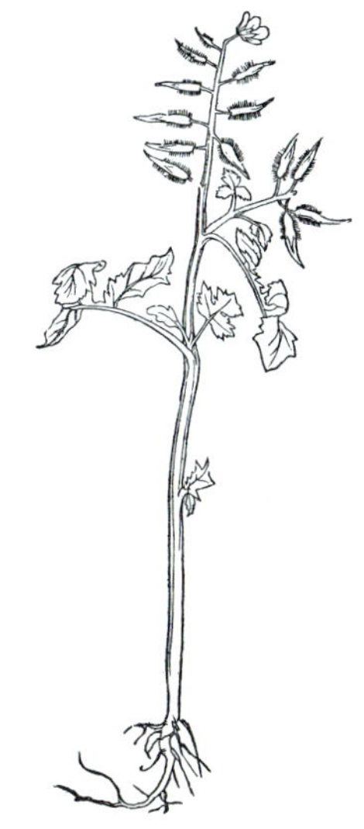

Weißer Senf (*Sinapis alba*). (Holzschnitt aus BRUNFELS 1532*)

SENFKÖRNER

Da sitze ich hier in meinem Büro,
von dem aus ich das ganze HOT SPICE
Gewürzmuseum übersehen kann,
und wundere mich über einige weibliche
Besucher. Sie knien bereits seit mehr als 30
Minuten vor dem Sack mit den Senfkörnern.

Das macht mich schließlich neugierig.
Ich gehe hin und sehe ihnen bei ihrem Tun zu.
Ganz langsam gleiten ihre Hände
in die Senfkörner und ebenso langsam
ziehen sie sie wieder heraus.
Dabei rieseln die Senfkörner durch ihre Finger.
Ein verklärter Seitenblick auf mich und die
Worte:

„Das ist erotisch!“

Ich probiere es auch. Die Hände gleiten in den
Sack mit den Senfkörnern. Langsam ziehe ich sie
wieder heraus. Die Körner rieseln durch meine
gespreizten Finger. Ich kann nur bestätigen:

„Das ist angenehm wohlig!“

*Drückt sich so der kleine Unterschied der
Geschlechter aus?*

Senferotik. (Faksimile einer Informationstafel zur Ausstellung »Afrodisia ‘99« des Gewürzmuseums in Hamburg)

637 Für diese wollüstig sinnliche Offenbarung danken wir den InitiatorInnen einer Ausstellung im Gewürzmuseum der Speicherstadt in Hamburg.

»Ruhm sei dir, heilige Schnecke, sei gesegnet unter allen Göttern, du aus dem Meer geborene, du, die du umfasst wirst von Vishnus Hand! Wir beten die heilige Schnecke an, wir meditieren über sie. Begeistern wir uns in der Freude!« (*Gebet an die Shankha* in Hornell 1914)

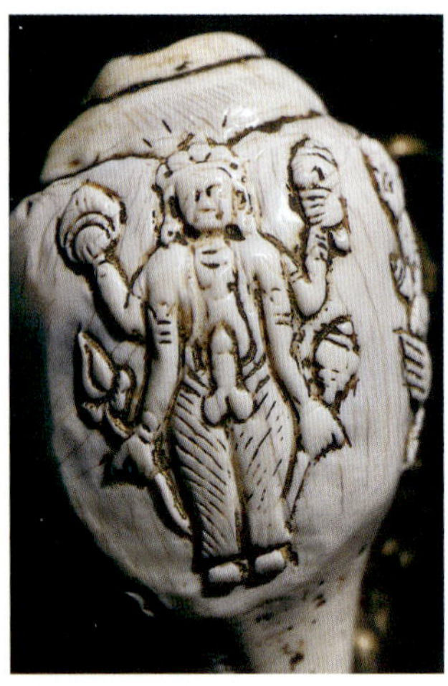

Shankha – ein altes tantrisches Ritualgerät. Dickschaliges Schneckenhaus der *Turbinella pyrum* mit einer eingeschnitzten ithyphallischen Darstellung des Hindugottes Vishnu. Mit dem Schneckenhorn bläst man im buddhistischen und hinduistischen Ritus die guten Geister und sexuellen Kräfte herbei. (Kathmandu, Nepal, frühes 17. Jh.)

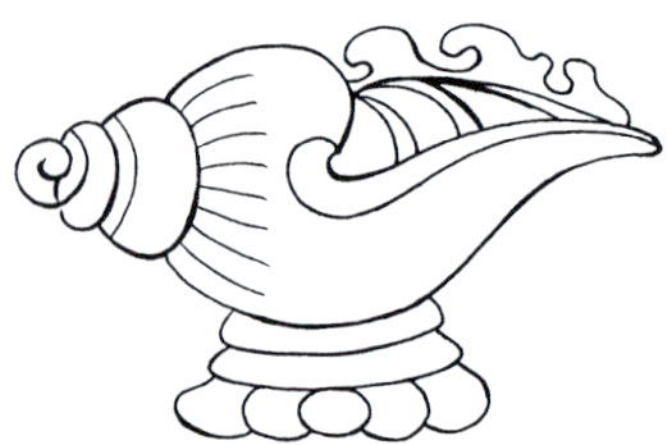

Darstellung einer Dun oder Shankha auf einem tibetischen Holzblockdruck: Das geschlechtliche Symbol wird sehr deutlich.

Shankha

Turbinella pyrum L., Turbinellidae, Turbinellinae (Birnenschnecken)
syn. *Xancus pyrum* Röding 1798, *Turbinella rapa*

Es wurden zwei Formen, Varietäten oder Unterarten beschrieben:
Turbinella pyrum form *napus* Lamarck 1822, Great Indian Chank
Turbinella pyrum fusus Sowerby 1825, Andaman Chank

Andere Namen

Birnenschnecke, Chamarya gai (skrt.), Chandaul (skrt.), Chank (engl.), Chikara (skrt.), Chil (skrt.), Chirya (skrt.), Chital (skrt.), Chuha (skrt.), Conch-shell (engl.), Dîrgha nishvana, Dun (tibet.), Great Indian chank (engl.), Great Indian conch (engl.), Heilige Muschel, Heilige Schnecke, Hindumuschel, Hinduschnecke, Indian chank (engl.), Indian xanc, Jaladhara, Kambu (skrt.), Lakarbagha, Muschelhorn, Sacred chank (engl.), Sacred conch (engl.), Salloo sanp (skrt.), Sank, Sankha (skrt. »Schale«), Sankhanábhi (Shankha-nabhi »die Spindel des Gehäuses«), Sanp (skrt.), Shama (skrt.), Shanca (Hindi »Schale«), Shanka, Tateri (skrt.), Titar (skrt.), Vâjira, Vishnus heilige Muschel, Vishnuschnecke, Xanc, Xanc shell (engl.), Xancus, Xank, Yak (skrt.)

Shankha-pushpi ist kein weiterer Schneckenname, sondern bezeichnet zwei ayurvedisch genutzte Pflanzen: *Convolvulus microphyllus* Sieb. ex Spreng. (Convolvulaceae; siehe **Winden**) oder *Canscora decussata* Schult. et Schult. (Gentianaceae).

Die aus der *Turbinella pyrum* hergestellte Schneckentrompete spielt in tantrischen Kulten (in Indien, Nepal und Tibet) eine zentrale Rolle. Im Kamasutra gilt sie als aphrodisisches Amulett.

Die Shankha (*Turbinella pyrum*)ist das Gehäuse (**Conchylie**) einer Meeresschnecke (*keine* »**Muschel**«!), die im Indischen Ozean, vor allem im Golf von Bengalen, an den Küsten Südindiens und von Sri Lanka, vorkommt. In der Regel ist das Schneckengehäuse rechtsdrehend, nur überaus selten linksgedreht[638] und dann als Liebesmittel besonders begehrt (Cameron o. J.: 104f.*). Die indische Schrift der Liebeskunde, das legendäre *Kamasutra*, erwähnt ein aphrodisisches Shanka-

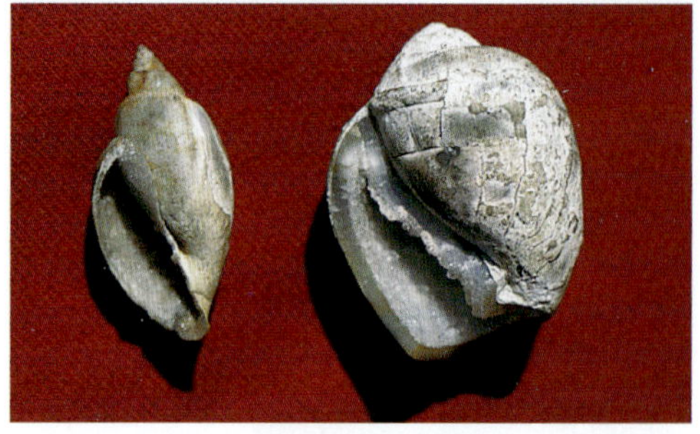

Shankha. Sinistrale Schneckenfossilien aus dem Himalaya. (Genauer Fundort unbekannt; als Amulette auf dem Markt bei Bodnath, Kathmandu, Nepal, erworben)

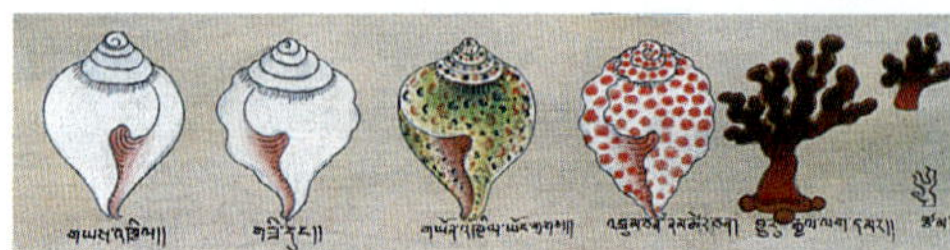

Dun. Heilige Schnecken (skrt. Shankha) auf einem tibetischen Thanka über Mineralstoffe. (Detail; Werkstatt Surendra Bahadur Shahi, Kathmandu, Nepal)

Amulett (wie üblich fälschlich als Muschel bezeichnet): »Das Muschel-Amulett soll aus einer von links nach rechts gewundenen *sankhanábhi*-Muschel hergestellt sein« (Vatsyayana 1984: 270*).

Das hornige **Operculum** der Shankha wird gelegentlich zu aphrodisischem **Räucherwerk** hinzugefügt (vgl. **Onycha**).

Kultische und religiöse Bedeutung

»Von der Seite gesehen, erinnert die Öffnung der Muschel [richtig Schnecke] an das weibliche Geschlechtsorgan, deshalb wird sie bei Fruchtbarkeitskulten verehrt« (Schleberger 1986: 237). Die Shankha verweist auf die weibliche Sexualenergie und auf das Leben, das aus dem Wasser kam. Daher halten sie die ebenfalls Fruchtbarkeit verheißenden Elementargöttinnen des Wassers, die **Schlange**ngöttinnen Nagini, in hinduistischen Steinskulpturen in Händen.

Auf dem indischen Subkontinent, im Himalayaraum und in Zentralasien wird die Shankha als begehrtes Kultobjekt gehandelt und seit Jahrtausenden als heilige Schnecke verehrt. Häufig kostbar in **Gold** und Silber gefasst und mit Türkisen und **Korallen** geschmückt, wird sie als Schneckentrompete verarbeitet und bei religiösen Riten und zur Meditation eingesetzt. Hindus gilt die Shankha als Attribut des Gottes Vishnu.

638 Es soll nur etwa zwanzig echte Gehäuse mit sinistraler Windung in Hindutempeln, Museums- und Privatsammlungen geben (Bürger 1997: 32). Auch gewisse achatisierte, fossile Schnecken aus dem Himalaya – die per se sinistral sind – werden als kostbare Shankhas betrachtet. Weil sie so selten und gesucht sind, werden normale Gehäuse manchmal in einer täuschenden Weise mit Metall beschlagen, um die Illusion eines sinistralen Exemplars zu erzeugen (Lan 1980: 131). Heutzutage wird in Indien und Nepal zunehmend die aus der Karibik importierte, stets linksgewundene Schale der Blitzschnecke (*Busycon contrarium* [Conrad, 1867]) als heilige Shankha verehrt (Panjaabi 1999). Sie ist sehr häufig und billig.

Ihm gilt ihr Ruf bei der Morgenandacht (*puja*). Buddhistische Mönche[639] vertreiben mit ihrem Klang dämonische Kräfte. Der Ton der Schneckentrompete »ist der Grundklang, der grosse Widerhall, hervorgegangen aus dem Bogen des Kosmos« (A.-M. Cocagnac in Bürger 1997: 32); er repräsentiert den Urlaut der Schöpfung Aum/Om.

In gefischten Exemplaren findet man gelegentlich rosa gefärbte **Perlen**.

Shankha-Gehäuse werden (pulverisiert) für Heilmittel verwendet und zu Schmuck verarbeitet[45].

Bezugsquellen

Shankas bekommt man hierzulande im Antiquitätenhandel für Asiatika. In Indien und Nepal werden sie von Devotionalien- und Straßenhändlern angeboten. Wertvolle antike Stücke, kostbar gefasst und mit ornamentalen oder figurativen Gehäuseschnitzereien, bietet: Curio Gallery, Gautam Shakya, P.O. Box 12478, Kathmandu, Nepal.

Literatur

Abbott, R. Tucker
1959 »The Family Vasidae in the Indo-Pacific«, *Indo-Pacific Mollusca* 1(1): 15–32.

Bürger, Alfons
1997 »Das geheimnisvolle ›Muschelhorn‹ – die Trompete Vishnus«, *Club Conchylia Informationen* 29(5–6): 31–35.

Dall, W. H.
1885 »On Turbinella pyrum, Lamarck, and its Dentition«, *Proceedings of United States National Museum* 8: 345–348, plate XIX.

Hornell, James
1914 »The Sacred Chank of India«, *Madras Fisheries Publications*, No.7.

Lan, T. C.
1980 *Rare Shells of Taiwan in Color*, Taipei: T.C. Lan Publisher.

Panjaabi, Ram
1999 »Vishnus heilige Muschel«, *Esotera* 8/99: 88–89.

Schleberger, Eckard
1986 *Die indische Götterwelt: Ein Handbuch der hinduistischen Ikonographie*, Köln: Diederichs.

Vokes, Emily H.
1963 »A Possible Hindu Influence at Teotihuacan«, *American Antiquity* 29(1): 94–95.

Shatavari

Asparagus racemosus Willd., Liliaceae (Asparagaceae/Asparaceae)
syn. *Asparagus volubilis* Buch.-Ham.

Andere Namen

Bahupatrikâ (skrt.), Dvîpisatru (skrt.), Finajaperi (Santal), Gai-sira (Lodha), Kuril (Nepali), Nârâjanî (skrt.), Sahasravirya (skrt.; auch *A. sarmentosa* L.), Satahva, Satamule (nep.), Satamuli (Bengali), Satapadî (skrt.), Satâvarî (skrt.), Satavirya, Satawar (Hindi), Satawax (Lodha), Satmuli, Shaqaqal, Tiang Men Dong, T'ien-men tung (chin.), Varakantakâ, Vari

Diese mit dem **Spargel** verwandte asiatische Pflanze kommt im Himalayaraum vor und ist dort ein berühmtes Aphrodisiakum.

Gebrauch

Das Sanskritwort Shatavari bedeutet »die, die hundert Männer besitzt«, das heißt »die Pflanze mit der Kraft von oder für hundert Männer«. Zu aphrodisischen Zwecken nutzt man ihre Blätter und Wurzeln. Daraus bereitet man einen Ölauszug zur Behandlung von Impotenz und Unfruchtbarkeit (Biswas 1956: 92*).

Shatavari gehört zu den ayurvedischen **Rasayana** mit speziell aphrodisischer Anwendung, es heißt, sie »fördert Liebe und Hingabe« und hilft bei »Schwäche der weiblichen Geschlechtsorgane, allgemeiner sexueller Schwäche, Unfruchtbarkeit, Impotenz« (Lad und Frawley 1987: 252*).

Shatavari gehört zu den Geheimmitteln und **Vajikarana** der indischen Liebeslehren (*Kamasutra, Anangaranga*). So heißt es im *Pañcasâyaka* (fol. 8a): »Man koche shatâvarî-Keime (*Asparagus racemosus*) und Schmalz mit zehnmal so viel, Milch reichlich gezuckert und mit madhu-Fleisch (?)[640] versehen: kein zweites Mittel, die Potenz zu erhöhen, gibt es auf Erde, so kräftig als dieses« (Schmidt 1911: 615*).

Die Oraon, ein Stammesvolk in Nordindien, benutzen ein Wurzeldekokt als Aphrodisiakum (Pal und Jain 1998: 69*). Die Wurzel wird auch in Nepal als Liebesmittel geschätzt (Manandhar 2002: 100*).

»Shatavari ist das wichtigste ayurwedische Verjüngungsmittel für Frauen – ähnlich **Ashwagandha** beim Mann (obgleich beide Mittel eine gewisse Wirkung auf Mann und Frau haben).« (Lad und Frawley 1987: 252*)

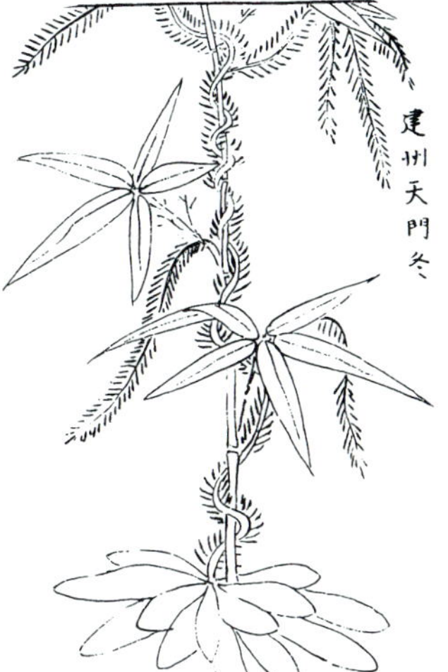

T'ien-men tung (*Asparagus racemosus*). Die mit dem Spargel verwandte Pflanze ist in Asien ein wichtiges Aphrodisiakum. (Aus dem *Shao-hsing pen-ts'ao*)

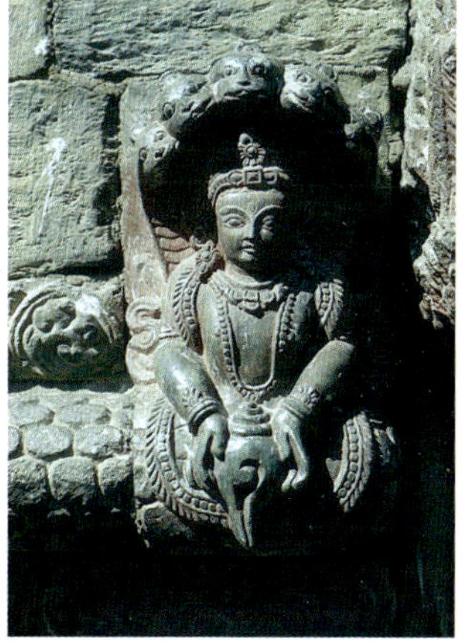

Nagini sind Schlangengöttinnen, die in Nepal und Indien verehrt werden, da sie Wasser und Fruchtbarkeit verheißen. Die Nagini hält eine Meeresschnecke. (Reliefskulptur eines Shivaschreins, Pashupatinath, Kathmandu, Nepal)

639 Dies gilt ebenso für Buddhisten in der Mongolei, Mandschurei, in China, Taiwan, Japan und Thailand (Lan 1980: 127).

640 Die heilige Schnecke der präkolumbianischen Maya ist die mit der Shankha sehr nahe verwandte *Turbinella angulata* Solander in Lightfoot, (syn. *Turbinella scolymoides* Dall, *Xancus angulata*), die Westindische Lampenschnecke oder West Indian Chank. Die bis zu 20 cm große Meeresschnecke ist im Golf von Mexiko und bei den Bahamas beheimatet. Die alten Maya, die Azteken und ihre Vorgänger bewahrten die robusten Schalen in ihren Tempeln und nutzten sie kultisch bei Regenzeremonien (Vokes 1963).

641 Das Sanskrit-Wort *madhu* heißt »**Honig**« und auch »Met«; beide Bedeutungen stehen im Zusammenhang mit dem vedischen **Soma**ritual und der Zubereitung des Sakraltrankes. Das Wort »Fleisch« an dieser Stelle bezieht sich wahrscheinlich auf die fleischigen Stengel der benutzten Somapflanze(n), z.B. des **Ephedrakraut**s, und die Stiele von **Pilze**n. Das Rezept kann daher als eine genauere Beschreibung einer entheogenen Somabereitung gelten.

Die Pflanze hat eine treibende Kraft. Deswegen wird sie nicht nur zur Aktivierung der Sexualität verwendet, sondern auch als Galaktogen, zur Beförderung des Muttermilchflusses. Eine Paste aus den Wurzeln dient auch als Startferment (*ranu, bichimander*) bei der **Bier**herstellung.

Die Lodha stellen aus einer Paste aus den frischen Zweigen des Wilden Indigo (*Tephrosia purpurea* Pers., Fabaceae), einer Wurzelpaste von Satmuli *(Asparagus racemosus)*, einer Wurzelpaste von Anolsingh (*Hemidesmus indicus*)[642] und einem Dekokt aus **Langem Pfeffer** (Verhältnis 5 : 2 :3 : 2) ein Mittel gegen Impotenz her (Pal und Jain 1998: 254*).

Inhaltsstoffe

Die ganze Pflanze enthält vier Saponine (Shatavarin I–IV). In der Wurzel kommen Disaccharide vor. Die frischen Blätter enthalten Diosgenin (Asolkar et al. 1992: 100f.*). Als Dosis der gepulverten Wurzeldroge werden 250 mg bis 1 g angegeben (Lad und Frawley 1987: 252*).

Bezugsquellen

Shatavari gibt es im ayurvedischen Fachhandel; manchmal in spezialisierten Apotheken.

Shatavari-Substitute

Andere indische **Spargel**arten werden genauso wie Shatavari oder als Ersatz dafür benutzt. Die Stengel von Satawar oder Jogilati (*Asparagus adscendens* Roxb.) gelten als Aphrodisiakum und sind Bestandteil des ayurvedischen Medikaments »Geriforte«, das bei Senilität und Erschöpfung als Tonikum gegeben wird (Asolkar et al. 1992: 100f.*, Jain 1991: 29*). Devbadni, Saslanu-ghas und Satavari sind die indischen Namen für eine Varietät (*Asparagus racemosus* var. *javanicus* [Kunth.] Bak.); von dieser Pflanze werden die Wurzeln als Aphrodisiakum verwendet (Jain 1991: 30*).

In China wird die Wurzel von *Asparagus cochinchinensis* (Lour.) Merr. genau wie Shatavari bzw. Tian men dong benutzt und gilt als aphrodisisches Yintonikum. Sie enthält Asparagin, ß-Sitosterol, Smilagenin, 5-Methoxymethylfurfural und Rhamnose (Bensky und Gamble 1986: 520*).

Sibirischer Ginseng

Siehe **Eleutherokokkus**

Sidakräuter

Sida spp. und *Abutilon* spp., Malvaceae (Malvengewächse)

Sida acuta Burm.f., syn. *Sida carpinifolia* Mast., Chichibeh
Sida cordata (Burm.f.) Borss., Jari jhar
Sida cordifolia L., »Herzblättrige Sida«, Indische Sandmalve
Sida rhombifolia L., Sahadeva, Queensland hemp (Queensland-**Hanf**)
Sida rhombifolia L. spp. *rhombifolia* Borss.
Sida spinosa L., Balû (Nepali »**Bär**«)
Abutilon theophrastii Medik., syn. *Sida abutilon* L., *Abutilon avicennae* Gaertn., Atibala
Abutilon indicum (L.) Sweet., Jhapipak, Jhumka, Kanghi

Sidakräuter zählen weltweit zu den stimulierenden Liebesmitteln und sind Bestandteil von Herbal Ecstasy.

Sidakräuter – die Gattung *Sida* L. umfasst rund 200 Arten – kommen in warmen und tropischen Zonen beider Hemisphären vor und werden ethnomedizinisch fast überall als Aphrodisiaka und Stimulanzien benutzt. Einige Arten werden als Ingredienzien von **Herbal Ecstasy**, **Smart Drugs** und aphrodisischen **Rauchmischungen** verwendet.

Als Aphrodisiaka genutzte Sidakräuter:

Sida acuta	Mexiko: Blätter geraucht
Sida cordifolia	Indien: Samen, Kraut gegessen
Sida linifolia	Afrika: gegessen
Sida rhombifolia	Afrika: Blätter gegessen; Mexiko: Blätter geraucht
Sida spinosa	Indien: gegessen; Nepal: balû, »**Bär**«, eine Bärenpflanze: Kraut oder Blüten geraucht
Abutilon indicum	Philippinen: Samen, Wurzel gegessen; Indien: Samen (Jain 1991: 8*)

642 *Hemidesmus indicus* (L.) R. Br. (syn. *H. indicus* Schult.), Periplocaceae (Asclepiadaceae), die Indische Sarsaparille (vgl. **Chaney-root**), Sariva oder Anantaphul ist ein ayurvedisches Heilmittel und wird in Indien als Aphrodisiakum benutzt; dazu wird die Wurzel eingenommen. Die Wurzel enthält ein **ätherisches Öl**; ansonsten wurden in der Pflanze Steroide nachgewiesen (Asolkar et al. 1992: 350*).

Gebrauch

Sidakräuter heißen auf Sanskrit *balâ*, »das, was Kraft verleiht«, und werden im Ayurveda als Tonikum, Verjüngungsmittel und Aphrodisiakum (DASH 1994: 63f.*) eingesetzt: »Bala ist ein Tonikum und **Rasayana** für *Vata*-Störungen aller Art. (...) Sie ist ein verjüngendes, nährendes Mittel und ein Anregungsmittel für das Herz. (...) Eine Abkochung in Milch mit Zucker ergibt ein gutes nährendes Mittel und Aphrodisiakum« (LAD und FRAWLEY 1987: 229*). Die Wurzel der *Sida rhombifolia*, in Milch oder Öl gekocht, wird zur Behandlung von (männlicher) Sterilität eingesetzt (MURTHY und PANDAY 1982: 171*).

Das *Ratirahasya* (fol. 20b), eine altindische Liebeslehre, führt ein Aphrodisiakum aus zwei Sidakräutern, **Shatavari** und **Erdburzeldorn** auf: »Wenn man in der Nacht nâgabalâ (*Uraria lagopodioides* oder *Sida spinosa*) samt balâ (*Sida cordifolia*), ferner shatavari (*Asparagus racemosus*) und vânarî (*Carpopogon pruriens*), goksuraka (*Asteracantha longifolia*) und ksuraka (*Tribulus lanuginosus*) zusammen mit Wasser trinkt, wird man zu einem Athleten der Wollust« (SCHMIDT 1911: 606*).

Die Blätter der auf Maya *chichibeh* (»die Kleine am Weg«) genannten *Sida acuta* und der nah verwandten *Sida rhombifolia* werden an der mexikanischen Golfküste als Aphrodisiakum und **Hanf**ersatz geraucht. Die beiden Arten werden volkstümlich als *el macho*, »Männchen« *(S. rhombifolia)*, und *la hembra*, »Weibchen« *(S. acuta)*, betrachtet (SCHULTES und HOFMANN 1980a: 347*).

Inhaltsstoffe

In der Gattung *Sida* wurden Cryptolepine, **Ephedrin** und Vascinine gefunden; Extrakte sind antimikrobisch gegen *Proteus vulgaris* (GUANATILAKA et al. 1980).

Beim Trocknen verströmt das Kraut von *Sida acuta* und vielen anderen Arten einen starken Waldmeistergeruch (vgl. **Cumarindrogen**). Mehrere Studien an karibischen und philippinischen Pflanzen von *Sida acuta* belegten die Anwesenheit von Asparagin und **Ephedrin** in den Wurzeln (WONG 1976: 132*).

In *Sida rhombifolia* wurden in allen Pflanzenteilen die Alkaloide Cholin, Pseudoephedrin, β-**Phenethylamin**, Vascin, Vascicin, Vascinol und Vascicinon nachgewiesen. Im Stengel kommen die Indolalkaloide Hypaphorin, Hypaphorinmethylester und Cryptolenin vor. In den Blättern sind Spuren eines **ätherischen Öle**s anwesend. In den Samen kommen Sesquiterpene (Gosipol u. a.) vor (ARGUETA et al. 1994: 615*).

Sida cordifolia enthält in der Wurzel 0,053% größtenteils wasserlösliche Alkaloide, Steroide, Betain und Cholin (NEUWINGER 1998: 610*). Zu den Alkaloiden gehören drei **Phenethylamine** (**Ephedrin**, Pseudoephedrin und β-Phenethylamin), zwei carboxylierte Tryptamine (S-[+]-Nβ-methyltryptophanmethylester, Hypaphorin) und drei Chinazolinalkaloide (Vasicin, Vasicinol, Vasicinon) (GHOSAL et al. 1975).

In einer Blätterprobe von *Sida cordifolia* aus dem nordwestlichen Amazonasgebiet in Kolumbien konnten keine Alkaloide nachgewiesen werden (SCHULTES und RAFFAUF 1990: 289*).

Bezugsquellen

Präparate mit Sidakräutern (**Herbal Ecstasy**) gibt es in Smartshops.

Literatur

GHOSAL, S., R. BAILLAY, P. S. CHAUDHAN und R. MEHTA 1975 »Alkaloids of *Sida cordifolia*«, *Phytochemistry* 14: 830–832.

GUANATILAKA, A. A. L., S. SOTHEESWARAN et al. 1980 »Sida«, in: *Planta Medica* 39: 66.

PRAKASH, A., R. K. VARMA und S. GHOSAL 1981 »Alkaloidal Constituents of *Sida acuta*, *S. humilis*, *S. rhombifolia* and *S. spinosa*«, *Planta Medica* 43: 384–388.

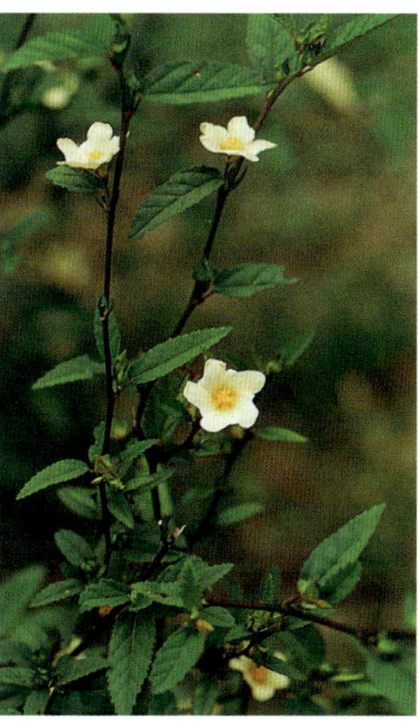

Das Kraut der gelb blühenden *Sida rhombifolia* wird getrocknet geraucht. Die Rohdroge riecht stark nach Heu oder Waldmeister (Cumarin). Die Art kommt auch in Indien vor und wird dort *baka, faradbuti, kherati, kungvi* oder *sarakbuti* genannt (JAIN 1991: 165*). (Maya Mountains, Belize, 8/1996)

Siete Raizes

Andere Namen

Raizes y cortezas (span. »Wurzeln und Rinden«), RC[643], 7 raises, Seven roots (engl.)

Siete Raizes ist im peruanischen Amazonasgebiet als wirksames Liebesmittel auf Alkoholbasis berühmt.

Der spanische Name *siete raizes* bedeutet »sieben **Wurzeln**«. Er bezeichnet einen angesetzten **Schnaps** mit sieben Ingredienzien. Dieser Kräuterschnaps ist im peruanischen Amazonasgebiet in verschiedenen Rezepturen bekannt und ob seiner tonisierenden, aphrodisierenden und potenzsteigernden Wirkung überaus berühmt.

Im brasilianischen Amazonasgebiet verwendet man dafür in der Regel Auszüge aus den Rinden von *Erythroxylum* aff. *vaccinifolium* MART., *Trichilia* sp., *Pouteria* sp., *Protium* sp. (vgl. **Räucherwerk**), **Muira-Puama** und **Ingwer** (VAN DEN BERG 1984: 143).

643 Die Abkürzung RC für *raizes y cortesas* hat eine doppelte Bedeutung: RC bedeutet in Iquitos auch *rompe calzon*, »der die Damenhosen runterzieht«.

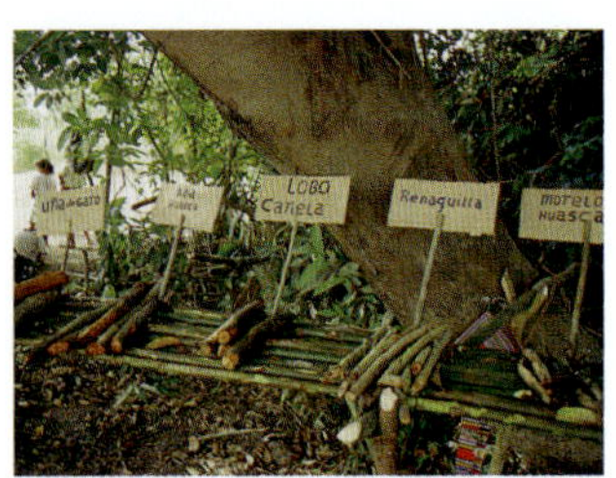

Auslage verschiedener Heilhölzer der Shipibo-*Paleros*. Im peruanischen Amazonas werden heutzutage die meisten Pflanzendrogen als Schnapsauszug verkauft und von indianischen Schamanen, von Mestizo-*Ayahuasqueros*, *vegetalistas* und verschiedenen *curanderos* (»Heilern«) verwendet. (Laguna Yarinacocha, Pucallpa, Amazonien, Peru, 1997)

Baumheilkundige

Im peruanischen Ucayaligebiet gibt es so genannte *paleros* (Baumkundige), die auf den Gebrauch von Rinden und Hölzern der Dschungelbäume spezialisiert sind. Das Wort *palero*, abgeleitet von spanisch *palo*, »Baum«, bedeutet so viel wie »jemand, der mit Bäumen arbeitet«. Diese Spezialisten sind oft in Logging Companies (Holzfällervereinigungen), Sägewerken und anderen holzverarbeitenden Betrieben beschäftigt. Da sie für ihre Arbeit viel Energie und Kraft benötigen, stellen sie aus verschiedenen Rinden und Hölzern (seltener aus **Früchte**n), Schnäpse *(tragos)* her.

Paleros gehören zur Gruppe von *vegetalistas*, »Pflanzenkundigen«, die im Gebrauch von *plantas maestras*, »Meisterpflanzen«, zu Heilzwecken spezialisiert sind (vgl. **Camalonga**). Dazu zählen auch: *ayahuasqueros*, Schamanen, die mit **Ayahuasca** heilen; *tabaqueros*, Schamanen und Heiler, die auf **Tabak** spezialisiert sind; *toeros*, auf **Engelstrompete** (*Brugmansia* spp.) spezialisierte Schamanen und Heiler; *camalongeros*, die mit der botanisch unbestimmten **Camalonga**-Frucht heilen; *catahueros*, die mit dem Harz des *Catahua*-Baumes (*Hura crepitans* L., Euphorbiaceae) heilen (vor allem Geschwüre und Tumore); *perfumeros* – die auf Aromatherapie (vgl. **Ätherische Öle, Parfüm**) spezialisiert sind (Luna und Amaringo 1991: 13).

Die meisten Bäume, die von *paleros* benutzt werden, gelten als Aphrodisiaka – besonders wenn sieben Rohdrogen, zu Siete Raizes kombiniert, mit **Schnaps** ausgezogen werden.

Aus Spänen der meisten dieser Bäume stellen Schamanen *virotes*, kleine magische Pfeile, her. Mit ihnen injizieren sie magisch die Heilkraft des Holzes in den Patienten.

Die wichtigsten von peruanischen Paleros genutzten Baumarten:

Ayahúman	*Couroupita guianensis* Aubl. (vgl. **Jasmin**); ein **Ayahuasca**-zusatz; enthält Indolalkaloide
Chimiqua (= Pama)	*Perebea chimicua*, Moraceae; ein bekanntes Aphrodisiakum (Lamb 1985: 183*)
Chuchuhuasa (= chuchiwasi)	1) *Heisteria pallida* (Olacaceae) 2) *Erythroxylum catuaba* (**Catuaba**)
Chullachaki-caspi	*Byrsonima christianeae* (Malpighiaceae)
Clavohuasca (= cipó cravo)	*Tynanthus* sp. (Bignoniaceae) *Tynanthus panurensis* (Bureau) Sandwith, syn. *Schizopsis panurensis* Bureau *Tynanthus fasciculatus*: in Brasilien wird die Rinde als Aphrodisiakum eingenommen (vgl. **Maca**, **Huanarpo**)
Cumaceba	*Swartzia* sp.
Cumala	*Virola* spp.
Huacapú	*Minquartia guianensis* Aublet (Olacaceae)
Huito (= jagua)	*Genipa americana* L.
Remocaspi	1) *Aspidosperma exelsum* (Apocynaceae) (vgl. **Quebracho**) 2) *Pithecellobium laetum* Benth.[644]

Rezept für Siete Raizes (Amazonien, Peru)
Die sieben Hölzer von:

Chuchuhuasi	1) *Maytenus ebenifolia* Reiss (Celastraceae) 2) *Heisteria pallida* (Olacaceae)[645] 3) *Heisteria* sp.
Clavohuasca	1) *Tynanthus panurensis* (Bur.) Sandwith (Bignoniaceae), syn. *Schizopsis panurensis* Bureau 2) *Tynanthus* sp. (Bignoniaceae) 3) *Mandevilla scabra* (R. et S.) K. Schumann (Apocynaceae)
Cumaceba	*Swartzia* sp. (Leguminosae)[646]
Huacapurana	1) *Voucapoua americana* Aubl. (Leguminosae)[647] 2) *Campsiandra laurifolia* Bentham (Leguminosae)[648] 3) *Lacistema aggregatum*
Mururé	*Brosimopsis obovata*[649]
Uña de gato	*Uncaria tomentosa* (Willd.) DC. (Rubiaceae)[650]
Huito	*Genipa americana* L. (Rubiaceae)

werden zu mehr oder weniger gleichen Teilen in **Schnaps** ausgezogen. Der abgeseihte Extrakt wird mit **Honig** gesüßt und in Flaschen abgefüllt.

644 Die *remo caspi*, *pashaquillo* oder *shimbillo* genannte Art *Pithecellobium laetum* Bentham enthält Alkaloide und wird als **Ayahuasca**additiv verwendet. Eine verwandte Art (*Abarema grandiflora*, syn. *Pithecellobium grandiflorum*) in Australien, dort Fairy paintbrush (»Feenpinsel«) oder Gin's lips genannt, wird von den Männern der Aborigines auf den Körper aufgetragen als Liebesmittel benutzt (ein komplexes psychopheromonales Signal; vgl. **Pheromone**). Genauso wurden die australischen Pflanzen *Denhamia obscura* und *Psychotria fitzalani* in Queensland und New South Wales benutzt (Cribb und Cribb 1981: 176*).

645 In der Art *Heisteria olivae* wurde Scopolamin (vgl. **Nachtschattengewächse**) nachgewiesen (Schultes und Raffauf 1990: 342*).

646 Eine Mazeration der Icoja-Rinde (*Swartzia amplifolia*, *Guatteria* sp. oder *Unonopsis floribunda*) in *aguardiente* (Zuckerrohr**schnaps**) »wirkt als Aphrodisiakum« (Lamb 1985: 189*).

647 In Guayana auch *wah-kah-pu* genannt (Plotkin 1994: 285*).

648 Ein aus dieser Pflanze bereitetes Elixier nimmt man in Iquitos zweimal täglich bei Malaria ein (Schultes und Raffauf 1990: 234*). Die Rinde von *huacapurana* (*Campsiandra laurifolia*) oder *huacapú* dient auch als **Ayahuasca**additiv.

649 Aus der Rinde dieses Baumes gewinnt man das aphrodisische und antisyphilitische *Elixir de morure* (Lamb 1985: 189*).

650 Der Krallendorn, Uña de gato, »Katzenkralle« (*Uncaria tomentosa*), ist ein starker **Immunstimulator** (Elkins 1995, Obregon 1995, Rizzi et al. 1993).

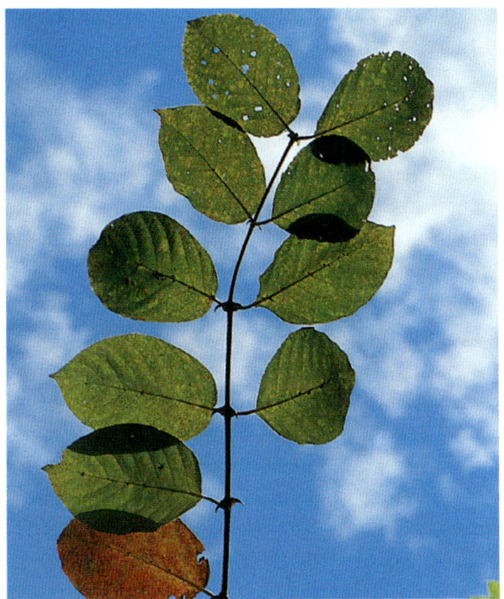

Uña de gato, »Katzenkralle«. Krallendorn (*Uncaria tomentosa*) ist eine der kostbarsten Heilpflanzen der Shipiboschamanen und der amazonischen *paleros*. Er ist ein starker Immunstimulator und ein allgemeines Tonikum.

Siete Raizes eignen sich gut als Ingredienzien aphrodisischer **Cocktails**.

Kommentar

In der Nähe von Pucallpa (Amazonas, Perus) bot uns ein Peruaner Siete Raizes an – aus eigener Herstellung nach gehüteter Familienrezeptur. Jeder von uns genoss zwei Schnapsgläschen vor Ort und erwarb eine oder mehrere Flaschen. Eine davon köpften wir auf dem Weg zur Lodge. Das Getränk schmeckte köstlich würzig, nicht zu herb und nicht zu süß. Bald fühlten wir uns deutlich angeheitert, nicht nur durch den Alkohol. Wir fühlten uns eindeutig erotisiert, stimuliert, erregt! In der Tat ein wahres Liebesmittel! Kaum angekommen, strebten wir alle den Privatgemächern entgegen und schritten zur Tat, dass sich die Balken bogen …

Bezugsquellen

Siete Raizes werden im peruanischen Amazonasgebiet in Tiendas, Bars, Supermärkten, Touristenorten, Dschungellodges, auf Märkten und auch in vielen privaten Haushalten zum Trinken angeboten und verkauft.

Literatur

ELKINS, Rita

1995 *Cat's Claw – Uncaria tomentosa – The Miracle Herb from the Rain Forest of Peru,* Pleasant Grove, UT: Woodland Publ.

LUNA, Luis Eduardo und Pablo AMARINGO

1991 *Ayahuasca Visions,* Berkeley: North Atlantic Books.

OBREGON VILCHES, Lida E.

1995 *Cat's Claw – «Uña de gato», Botanical, Chemical and Pharmacological Studies of Uncaria tomentosa,* Lima: Instituto de Fitoterapia Americano.

RIZZI, Renato et al.

1993 »Mutagenic and Antimutagenic Activities of *Uncaria tomentosa* and Its Extracts«, *Journal of Ethnopharmacology* 38: 63–77.

VAN DEN BERG, Maria Elisabeth

1984 »Ver-o-Peso: The Ethnobotany of an Amazonian Market«, *Advances in Economic Botany* 1: 140–149.

Sifrit

Siehe **Kuckuckswein**

Sildenafil

Siehe **Viagra**

Sinicuiche

Siehe **Yautli**

Skink

Scincus officinalis LAUR., Scincidae (Wühlechsen), Reptilien

»Scincus offic., Stincus marinus (vulgo Stolze Marie) wurde häufig in den Apotheken als Aphrodisiakum verlangt …« (LAMMERT 1869: 152*)

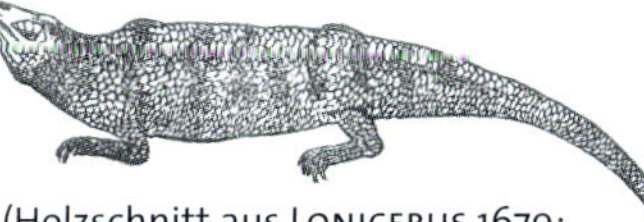

(Holzschnitt aus LONICERUS 1679: 627, 628*)

Andere Namen

Apotheker-Skink, Brochet terrestre (frz.), Croca, Crocodill, Crocodilus, Erdkrokodil, Erdschleiche, Glanzschleiche, Glattechse, Krokódeilos (griech.), Lacerta stincus, Little crocodile (engl.), Mahuiha, Meerstinz, Schinck, Scinc, Scincus, Skígkon (griech.), Skinkus-Eidechse, Stincus marinus (lat.), Stinke-Marie, Stolze Marie, Wühlechse, Wühlschleiche

Der Skink taucht in Rezepturen für Reizmittel und Liebestränke auf und gilt als Alternative für Spanische Fliegen.

Der Skink ist eine Eidechse mit verkümmerten Beinen. Sie sieht schlangenartig aus, wie die Blindschleiche. Er ist in Nordafrika und Arabien verbreitet. In der Antike, wie in der frühen Neuzeit erkannte man im Skink einen **Krokodil**verwandten. Er »ist ein Landkrokodil, eigenartig, und wird in **Kresse** trocken aufbewahrt. Man sagt, dass die Nieren umgebenden Theile desselben, in der Gabe von 1 Drachme [= eine Hand voll] mit **Wein** genommen, die Kraft haben, das Verlangen nach Liebesgenuss mächtig anzuregen, dass aber die Heftigkeit der Lust nachlasse nach dem Genusse von Linsenabkochungen mit **Honig** oder von **Lattich**samen mit Wasser. Er wird auch den Gegengiften zugemischt« (Dioskurides II, 71).

Skink war eine Zutat zum **Theriak** des Mithridates.

Gebrauch

Skinke wurden seit der Antike bis in die frühe Neuzeit (als Morsellenzutat; vgl. **Mannstreu**) benutzt. Noch heute gelten sie im Orient und in Südeuropa als **Reizmittel** in **Liebestränke**n. Manchmal werden sie alternativ zur **Spanische**n **Fliege** oder als Ausweichstoff für diese aufgeführt (Lehmann 1966: 172*).

Der Skink war im Abendland dasselbe wie der **Gecko** im Morgenland: »Vom **Fleisch** des Schinck (*scincus*) sagt man, dass es auf die Erregung der Wollust einen erstaunlichen Einfluss besitze, wenn es in Pulver verwandelt mit süßem **Wein** getrunken wird. Für denselben wird auch eine **Latwerge** hergestellt, die unter dem Namen Diasatyrion[651] bekannt ist. Um eine Erektion zu erreichen, empfiehlt Aelius [Tetrabilis, I, *Disc.* 32f.], das Fleisch aus der Umgebung der Geschlechtsteile zu nehmen. Es ist bekannt, dass die ägyptischen Bauern ihre Echsen nach Kairo brachten, von wo sie über Alexandria nach Venedig und Marseilles befördert wurden. Diese Spezies der Echsen ernährt sich von aromatischen Pflanzen und wurde auch von den Arabern als Aphrodisiakum benutzt« (Davenport 1966: 42*).

Venusküchlein

»Nehmet zu gleichen Teilen Skink, **Hirschschwamm**, Ambergris [**Ambra**], **Muskat**blüte, **Schlangen**pulver und zu gleichen Teilen indische Schokolade [**Kakao**], weißen Zucker, als Füllmittel Hirschschwamm (nach Bedarf), ein paar Tropfen **Zimt**öl und **Nelke**nöl. Mischet es untereinander und machet nach der Kunst Küchlein daraus, welches ihr im männlichen Unvermögen verordnen könnet« (*Großes Vollständiges Universallexikon*, 1732–1754).

Skinke wurden pulverisiert in europäischen Apotheken (Stincus marinus tot.) noch bis ins 19. Jahrhundert als Aphrodisiakum geführt (Kluge o. J.: 194*): »Die besten sind gross, dick und lang, weiß, schwer und unverletzt. Sie sind ein bedeutendes Aphrodisiacum, regen besonders die Geschlechtslust bei jungen Frauenzimmern an und werden daher von liderlichen Bauerknechten zuweilen auf den Apotheken unter dem Namen Stinke-Marie gefordert, um sie heimlich anzuwenden« (Most 1843: 579*).

Inhaltsstoffe

Wahrscheinlich ähnlich wie beim **Gecko** (siehe dort). Da sich Skinke von einer besonderen aromatischen Pflanzendiät ernähren, ist es denkbar, dass die Tiere allerlei Pflanzenwirkstoffe, wie etwa **ätherische Öle** oder Alkaloide, aufgenommen haben. Vielleicht ließe sich dadurch eine pharmakologische Aktivität der getrockneten Echse erklären.

Bezugsquellen

Angeblich soll man noch heute in orientalischen Basaren (z. B. in Kairo) getrocknete Skinke bekommen.

Skolopender

Siehe **Hundertfüßler**, **Würmer**

Skorpion

Buthus martensi Karsch, Buthidae (Skorpionartige), Ordnung Scorpionae, Klasse Arachnidae (Spinnentiere), Stamm Arthropoda (Gliederfüßler)

Andere Namen

Alacrán (span.), Chônhôl (kor.), Escorpión (span.), Hsieh, Landskorpion, Quan xie (chin.), Scorpion, Scorpione (ital.), Scorpius (lat.), Skorpíon (griech.), Xie (chin.), Zenkatsu (jap.)

Wie so oft liegt im Gift die aphrodisische Wirkung – auch beim Skorpion.

Die rund 350 bekannten Skorpionarten leben in trockenen, heißen Regionen. Wie die Spinnen, zu denen sie gehören, besitzen sie vier Beinpaare und zwei Klauen. Ihren gegliederten, mit zwei Giftdrüsen behafteten Schwanz lassen sie nach

651 Ein »Neben-**Satyrion**«.

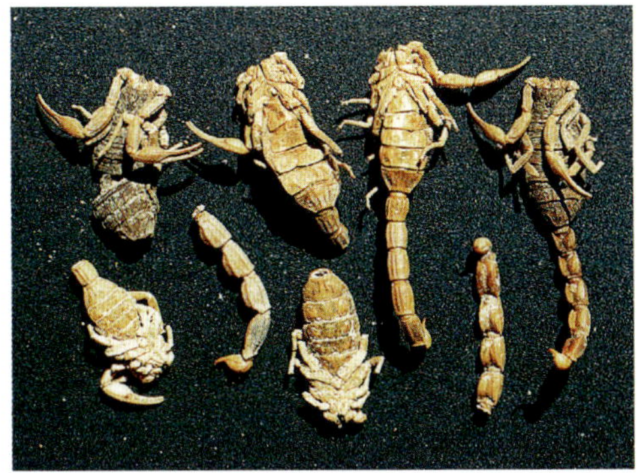

Hsieh. Getrocknete Skorpione (*Buthus martensi*) werden in der chinesischen Medizin pulverisiert eingenommen oder in Schnaps eingelegt getrunken.

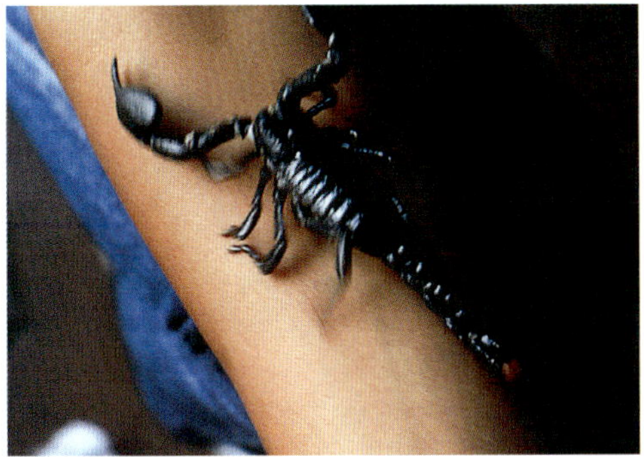

Ein lebender Skorpion, der als Aphrodisiakum verkauft wird. (Yogyakarta, Java, Indonesien, 1988)

vorne schnellen, um ihr Opfer zu töten oder sich zu verteidigen. Nur von etwa fünfzig Arten kann das Gift für den Menschen gefährlich werden.

Der giftige Stachel des Skorpions ist weltweit gefürchtet[652]; doch gerade auf seinem Gift und dem gefürchteten Verhalten des Spinnentiers beruht pharmakologisch und symbolisch seine aphrodisische Wirkung. Der stachelbewehrte Schwanz des Skorpions macht ihn zu einem echten »Stecher« (vulgär für einen sehr potenten Mann). Deshalb werden Skorpione als Aphrodisiaka geschätzt.

Gebrauch

In Ostasien und China sind Skorpione berühmte Aphrodisiaka; sie werden lebend – dies die wirkungsvollere Form – oder getrocknet angeboten. Ihre Lebenskraft und Wirkstoffe gehen in den **Alkohol** über, in den die lebenden Tiere geworfen werden. Meist werden mehrere Skorpione in einer Flasche **Schnaps** mazeriert; mindestens eine Woche, besser drei Monate. Wie viel man von diesem Spezialgetränk zu sich nehmen muss, um eine aphrodisische Wirkung zu verspüren, scheint individuell stark zu variieren. Man sollte nicht vergessen, dass Alkohol selbst eine starke psychotrope Droge ist. Ab einer gewissen Menge Alkohol (dessen Wirkung individuell unterschiedlich wahrgenommen wird) kann die Alkoholwirkung in den Vordergrund treten und sich unter Umständen anaphrodisisch äußern.

Im thailändischen Dorf Baan Niyomchai in der Provinz Lopburi braut man ein Potenzmittel aus Skorpionen, die lebend in gärenden Reis**wein** geworfen werden. Das Getränk soll nicht nur die Lust anregen, sondern auch heilende Wirkung haben (vgl. *Stern* 7/2002: 18–19). Skorpione gelten in der traditionellen chinesischen Medizin als traditionelles Heilmittel; »es wirkt tonisierend auf die Nerven« (Reid 1988: 125*).

Spezielle Restaurants in Singapur bieten in Wein marinierte, frittierte Skorpione als Spezialität an. Asiaten schätzen sie als Snack und bekanntermaßen erotisierende Proteinquelle (Hopkins und Freeman 1999: 154*).

Inhaltsstoffe

Getrocknete Skorpione (*Buthus martensi*) enthalten Buthotoxin (= Katsutoxin), Hydroxylamin, Lecithin (vgl. **Phosphor**), Cholesterol, Stearinsäure, Palmitinsäure, Trimethylamin, Betain und **Taurin** (Namba 1980 II: 258*). Laborversuche zeigten, dass eine Mischung von gleichen Teilen getrockneter Skorpione und **Hundertfüßler**, oral verabreicht, stark entkrampfend bei **Strychnin**vergiftung wirkte, weniger stark bei Nikotin, gar nicht bei **Kokain** (Bensky und Gamble 1986: 612*).

Bezugsquellen

Lebende und getrocknete Skorpione gibt es in Asien auf allen Märkten zu kaufen, die chinesische Heilmittel anbieten.

Skythenlamm

Siehe **Keuschlamm**

»Der rohe, fein zerriebene Landskorpion [*Buthus occitanus* Amor.] aufgelegt ist ein Heilmittel gegen seinen eigenen Stich. Aber auch gebraten wird er zu demselben Zwecke gegessen.« (Dioskurides II, 13)

蠍
蠍味甘辛有毒療諸風癮疹及中風半身不遂
口眼喎斜語澀手足抽掣形緊小者良
出青州者良
今附

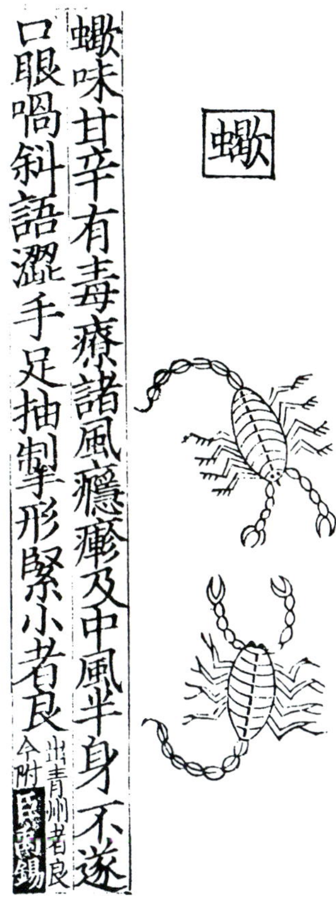

Skorpione *(hsieh)* als Arznei der chinesischen Medizin. (Aus dem *Ch'ung-hsiu cheng-ho pen-ts'ao*)

652 »Die Tiere sind gegen ihr eigenes Gift resistent; offensichtlich vermag die Hämolymphe das Gift zu neutralisieren. Als letzte Möglichkeit – falls spezifisches Antivenin nicht greifbar ist und der Zustand des Opfers hoffnungslos ist – kann man daher die Hämolymphe anstelle von Serum benutzen, wenngleich es hier zu ernsten Nebenreaktionen kommen mag« (Habermehl 1987: 29*). In Mexiko trinkt man gegen Skorpionstiche eine Tasse heißen **Kakao**.

Smart Drugs

Andere Namen

Brain booster (engl.), Brain food, Hirnnahrung, Hirntonika, Intelligenzpillen, Mind food (engl.), Pastillas inteligentes (span.), Smart pills (engl.)

Smart Drugs sind Kombinationspräparate, die das Gehirn stärken, die Intelligenz steigern und auch den Geschlechtstrieb anregen sollen.

Smart Drugs werden in den USA alle möglichen Präparate genannt, die den Konsumenten intelligenter, schlauer, gesünder und leistungsstärker machen sollen. Sie bestehen meist aus tonisierenden Kräutern (wie **Ginseng** und weiteren **Immunstimulanzien**), Stimulanzien (**Ephedrakraut, Ephedrin, Koffein, Guaraná**), Aminosäuren (L-**Arginin**, Tryptophan u. Ä.), **Taurin** und Vitaminen, etwa **Vitamin E** (PELTON und PELTON 1989, POTTER und ORFALI 1993).

Manche Rezepturen sollen nicht nur intelligenter machen, sondern auch aphrodisisch sein. Sie sind oft identisch oder ähnlich wie **Energy Drinks** oder **Herbal Ecstasy** zusammengesetzt und werden von Hackern und Cybernauten als »Designerdrogen für den Geist« benutzt (MARTINEZ und MERÍN 2001).

Sie werden als **Nahrungsergänzungsmittel** vermarktet und enthalten viele als Aphrodisiaka benutzte Pflanzen oder Substanzen, besonders so genannte Gedächtnisdrogen wie **Ginkgo**. Zu den intelligenzsteigernden Substanzen zählen auch andere als Aphrodisiaka bekannte Mittel: **Fo-ti-tieng**, **Ginseng**, Lecithin (siehe **Phosphor**) und **Vasopressin** (HOLLER 1989).

Literatur

HOLLER, Johannes

1989 *Das Neue Gehirn: Gehirntechnologie und Bewusstseinserweiterung*, Südergellersen: Verlag Bruno Martin.

MARTÍNEZ, Jordi und Alex MERÍN

2001 »Pastillas inteligentes – qué son y qué efectos tienen«, *CNR* 53(7/01): 24–33.

PELTON, Ross und Taffy Clarke PELTON

1989 *Mind Food & Smart Pills*, New York usw.: Doubleday.

POTTER, Berverly und Sebastian ORFALI

1993 *Brain Boosters: Foods & Drugs That Make You Smarter*, Berkeley, CA: Ronin Publishing.

Sodomsapfel

Andere Namen

Apfel von Sodom, Osher (arab.), Oscherstrauch, Sodomapfel, Weinstock Sodoms

Es gibt verschiedene botanische Identifizierungen für die biblischen Sodomsäpfel:

Citrullus colocynthis (L.) SCHRAD., Cucurbitaceae (Kürbisgewächse), syn. *Cucumis colocynthis* L., *Colocynthis vulgaris* SCHRAD., Koloquinthe

Calotropis spp., Asclepiadaceae (Äskulapgewächse)

Calotropis gigantea (L.) DRYAND., syn. *Asclepias gigantea* L. (vgl. **Soma**)

Calotropis procera (AIT.) DRYAND., syn. *Asclepias procera* WILLD., A. *heterophylla* DECAISNE

Solanum incanum L., Solanaceae (**Nachtschattengewächse**), Grauer Nachtschatten, Jericho-Tomate[653]

Ein Gewächs heißt noch heute Sodomsapfel: *Solanum sodomaeum* L., Solanaceae

Die als Sodomsapfel gedeuteten Pflanzen haben auch eine Geschichte als Liebesmittel.

Aus dem Namen der biblischen Stadt Sodom wurde das Wort Sodomie gebildet, »ein an sich bedeutungsloses Wort, weil die Bibel in der Legende vom Fall der Städte Sodom und Gomorrha (Gen. 19, 4f.) nicht eindeutig erklärt, welche Sünden die Einwohner begangen hatten« (BORNEMANN 1984: 509f.*). Psychopathologisch bezeichnet Sodomie meist den (als pervers betrachteten) sexuellen Verkehr zwischen Menschen und Tieren (vgl. **Bock**)[654]. Im Englischen bedeutet das Wort jedoch die (heterosexuelle) Analkopulation. Im christlichen Sinne sind beide Sodomien

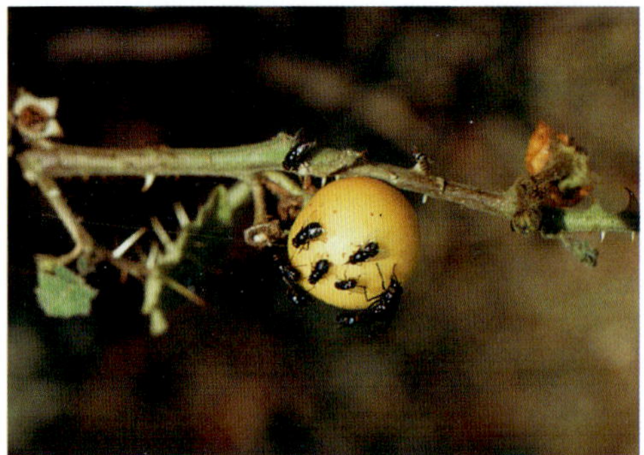

Ein Käferschwarm krabbelt erregt am Sodomsapfel (*Solanum* sp.) herum. (Kathmandu, Nepal, 7/1998)

653 HEPPER hält in seinem Buch *Pflanzenwelt der Bibel*, das von der Deutschen Bibelgesellschaft herausgegeben wurde, diesen Nachschatten für den »Apfel von Sodom« (1992: 55*).

654 »Wenn Jemand den Beischlaf begeht mit einem Viehe, so soll er getödtet werden, und auch das Vieh sollt ihr umbringen. Und wenn ein Weib sich zu irgend einem Viehe thut, sich mit ihm zu begatten, so sollst du das Weib und das Vieh umbringen« (3. Buch Moses 20, 15; vgl. FRIEDREICH 1966: 153–157*).

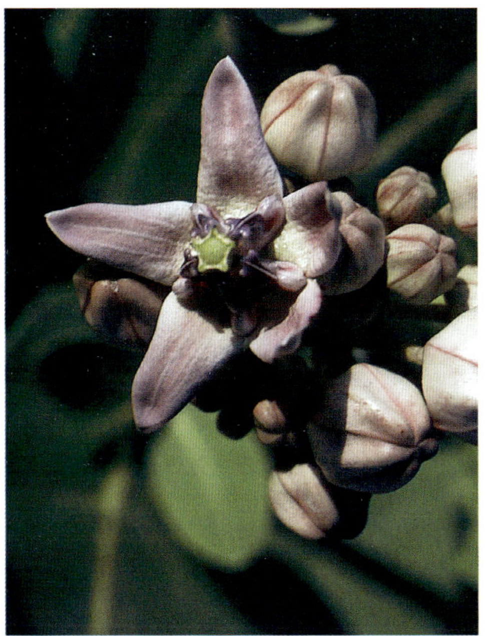

Der Sodomsapfel (*Calotropis procera*) wird in Afrika als aphrodisische Wurzelabkochung getrunken. (Jimbaran, Bali, Indonesien, 7/1988)

perverse Sünden, denn sie dienen der Lust und nicht der Vermehrung. Deshalb ist das Wort Sodomie gleichbedeutend mit barbarischer sexueller Sünde oder bestialischer Verirrung.

Der Sodomsapfel (*Solanum sodomaeum* L.) ist ein bis zu einem Meter hoher, reich verzweigter und bestachelter Strauch. Er kommt überall im Buschwerk und in der Macchia von Spanien über Griechenland bis Lybien vor (KOHLHAUPT 1985: 110). Er bildet runde gelbe Früchte aus – »goldene Äpfel« – wie die **Alraune**. In Südeuropa isst man noch immer die Samen dieses Sodomsapfels als Aphrodisiakum.

Gebrauch

Die beiden Oschersträucher (*Calotropis gigantea* und *Calotropis procera*) sind gut bekannte Aphrodisiaka. *Calotropis gigantea* wird in Indien als Liebesmittel und Entheogen benutzt (vgl. **Soma**). *Calotropis procera* ist in Afrika und im Orient ein sexuelles Stimulans[655]. In Afrika trinkt man einen Sud aus der Wurzel als Aphrodisiakum. Die Wurzeln oder die Wurzelrinde werden fermentiert mit **Honig** bei Syphilis und Gonorrhoe gegeben. Vor allem gilt die Stammrinde »gebietsweise als Aphrodisiakum; den Blüten schreibt man die Kräfte eines Tonikums zu« (NEUWINGER 1998: 225*). Die Stammrinde soll auch den Milchfluss von Kühen erhöhen.

Literatur

JOSEPHUS, Flavius

1994 *Geschichte des Judäischen Krieges* (6. Aufl.), aus dem Griechischen von Heinrich Clementz, Leipzig: Reclam.

KOHLHAUPT, Paula

1985 *Mittelmeer Flora*, Bozen: Athesia.

»Der Apfel von Sodom symbolisiert das verkommene und verfluchte Sodom und Gomorra.« (ZOHARY 1986: 122*)

Soma

»Wir haben Soma getrunken, unsterblich sind wir geworden, gekommen sind wir zum Licht, aufgefunden haben wir die Götter.« (*Rigveda* VIII 48.3)

Andere Namen

Ambrosia, Amrit, Amrita (skrt.), Bolud rtzi (tibet.), Elixier, Haoma (parsisch), Homa, Sauma, Saumya, Som, Sum

Soma ist nicht der Name *einer* Pflanze, sondern ein Begriff für eine Pflanzenzubereitung, die rituell als Entheogen verwendet wurde. Wie alle Entheogene kann auch Soma als Aphrodisiakum wirken.

Die Verehrung von Soma stand im religiösen Zentrum der vedischen Kultur (2. Jahrtausend v. u. Z.), die im Industal blühte. Soma ist zugleich der Name für einen strahlenden Gott, eine psychoaktive Pflanze und einen daraus gepressten Opfertrank. In der vedischen Kultur gab es keine sakrale Architektur. Der Tempel war der menschliche Körper. Und den Göttern opferte man den göttlichen Trank, indem man ihn in den eigenen Tempel schüttete. Die Wirkungen des Göttertranks werden in mehr als hundert Hymnen des Rigveda gepriesen (HILLEBRANDT 1913, THIEME 1964).

Das Quirlen des Ozeans und das Hervorbringen von Soma. (Wandrelief im Tempel von Angkor Vat, Kambodscha, 2001)

Botanische Identität

Leider ging in postvedischer Zeit das Wissen um die botanische Identität der als Soma bezeichneten Pflanze(n) verloren oder wurde unterdrückt (HUMMEL 1959)[656]. Vielleicht ist es auch ein zu gut behütetes Geheimnis. Dennoch erhielten sich vedische Kulte über die Jahrtausende in Indien, Nepal und anderswo.

Da die vedischen Pflanzen nicht mehr bekannt waren, wurden sie durch andere Somapflanzen ersetzt: **Ephedrakraut** (*Ephedra gerardiana*), das heute in Nepal noch *Somalata*, »Somapflanze«, heißt, **Hanf**, **Holzrose**, *Calotropis gigantea* (L.) DRYAND., Asclepiadaceae (vgl. **Sodomsapfel**), **Schachtelhalm**, **Steppenraute**, *Desmodium* spp. u.a. (KARNICK 1996b*, OTT 1994).

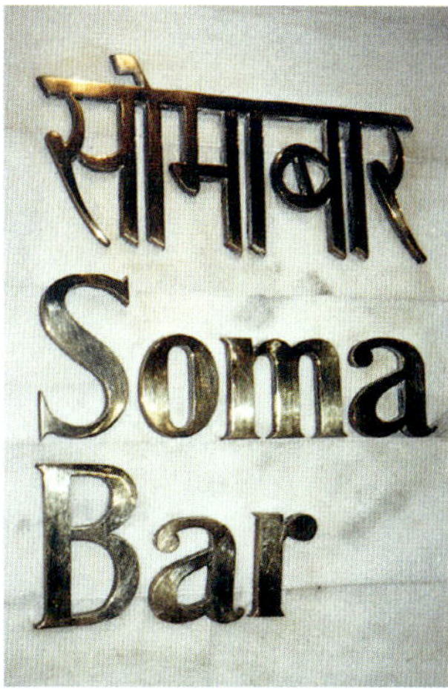

Die »Soma Bar« in einem Hotel am Flughafen von Delhi, Indien. Leider wird dort kein Soma serviert.

655 ZOHARY identifiziert diese Art in seinem Buch *Pflanzen der Bibel* (1986: 122*) als »Apfel von Sodom«.

656 Das vedische Soma wurde schon früh mit dem persischen Haoma (siehe **Steppenraute**) identifiziert (GERSHEVITCH 1974) und mit dem griechischen Ambrosia gleichgesetzt (WOHLBERG 1990).

»Soma heißt der Fürst der Heilkräuter, er hat fünfzehn Blätter, schwindet und nimmt zu wie der Mond.« (*Caraka-Samhita* I, 4/7)

Der Ethnomykologe Gordon Wasson identifizierte die »echte Somapflanze« als **Fliegenpilz**. Er glaubte, dass es *eine* Pflanze gab, die Soma hieß, und führte das Somaritual auf steinzeitliche Schamanenkulte aus Sibirien zurück (WASSON 1968*). In der Tat gibt es im heutigen Indien eine vedische Sekte, die erklärtermaßen den Fliegenpilz als Soma verspeist (vgl. WILSON 1999).

Gebrauch

Soma wurde in den vedischen Schriften als »Fürst der Heilkräuter« und als »Unsterblichkeitstrank« bezeichnet und damit dem ayurvedischen **Rasayana** und **Vajikarana** gleichgestellt (MÜLLER 1954). Folglich galten alle Somapflanzen als lebensverlängernde **Elixiere** und Aphrodisiaka. Das *Atharva-Veda-Samhita* (Buch III) verzeichnet einen Zauberspruch zur Eroberung der Liebe eines Mannes, der über die Soma genannte Pflanze gesprochen wird.

In den altindischen Liebeslehren war Soma ein Bestandteil von **Liebeszauber**n: »Nimm ein Pulver aus Vatala-Blättern, Soma-valli (die Mondpflanze [*Sarcostemma acidum* VOIGT]) und einen Kranz oder Strauß von einem Leichnam. Mische das Pulver mit deinem Kama-salila [Liebessaft = Vaginalsekret] und wirf es auf irgend jemand. Er wird dir mit Sicherheit ergeben sein« (ANANGARANGA 1985: 96*).

Desmodium als Aphrodisiakum und Liebeszauber

Desmodium gangeticum (L.) DC. (syn. *Hedysarum gangeticum* L., Fabaceae; Chapot, Salparni) wird von dem indischen Stammesvolk der Lodha ethnomedizinisch benutzt. Eine *Desmodium*-Wurzelpaste wird mit der Wurzelpaste des *Edel-daru*-Baumes (*Bombax ceiba* L., vgl. **Ceiba**) (Verhältnis 3 : 2) zweimal täglich gegen sexuelle Erschlaffung eingenommen (PAL und JAIN 1998: 114*). In der indischen Volksmedizin wird die ganze Pflanze in Milch als aphrodisisches Tonikum eingenommen (JAIN 1991: 72*).

Die Wurzel von Bhunakra (*Desmodium motorium* [HOUTT.] MERR.) ist in Indien ein **Liebeszauber**, besonders für Verliebte, damit ihre Liebe nicht verfliegt (JAIN 1991: 72*). Wenn ein junger Mann eine Frau begehrt, ohne die Zustimmung seiner Gemeinschaft, kann er sich magisch Liebe erzwingen. Schafft er es, der Begehrten heimlich ein Stück der Wurzel irgendwohin an ihren Körper oder ihre Habseligkeiten zu bringen, wird sie ihm für immer ergeben sein und sich niemals einem anderen zuwenden (PAL und JAIN 1998: 115f.*).

Die ganze Pflanze von *Desmodium gyroides* DC. wird zur Förderung der Empfängnis eingenommen. Aus Pflanzenteilen vom Sarivanstrauch (*Desmodium heterocarpon* [L.] DC.) werden aphrodisische und allgemein kräftigende Tonika hergestellt (JAIN 1991: 72*).

Mehrere *Desmodium* spp. enthalten **DMT**, **Bufotenin** und andere aktive Alkaloide (vgl. **Pusanga**).

Literatur

GERSHEVITCH, Ilya
1974 »An Iranianist's View of the Soma Controversy«, *Mémorial: Jean de Menasce*, 1985: 45–75.

HILLEBRANDT, Alfred
1913 *Lieder des Rgveda*, Göttingen: Vandenhoeck & Ruprecht/Leipzig: J.C. Hinrichs'sche Buchhandlung.

HUMMEL, K.
1959 »Aus welcher Pflanze stellten die arischen Inder den Somatrank her?«, *Mitteilungen der Deutschen Pharmazeutischen Gesellschaft* 29: 57–61.

KASHIKAR, C. G.
1990 *Identification of Soma*, Pune (Indien): Tilak Maharashtra Vidyapeeth (Research Series No.7).

MÜLLER, Reinhold F. G.
1954 »Soma in der altindischen Heilkunde«, in: *Asiatica – Festschrift Friedrich Weller*, Leipzig: Otto Harrassowitz, S. 428–441.

OTT, Jonathan
1994 »La historia de la planta ›Soma‹ después de R. Gordon Wasson«, in: Josep Maria FERICGLA (Hg.), *Plantas, Chamanismo y Estados de Consciencia*, Barcelona: Los Libros de la Liebre de Marzo, S. 117–150.

THIEME, Paul
1964 *Gedichte aus dem Rig-Veda*, Stuttgart: Reclam.

WILSON, Peter Lamborn
1999 *Ploughing the Clouds: The Search for Irish Soma*, San Francisco: City Lights.

WOHLBERG, Joseph
1990 »Haoma-Soma in the World of Ancient Greece«, *Journal of Psychoactive Drugs* 22(3): 333–342.

Sonnenauge

Siehe **Chilcuage**

Sonnenhut

Echinacea angustifolia DC., Compositae (Asteraceae) (Korbblütler)

Echinacea purpurea (L.) MOENCH, syn. *Rudbeckia purpurea* L.

Andere Namen

Black sampson root (engl.), Coneflower (engl.), Echinacea, Echinacee, Ica'hpe hu (Lakota »etwas zum Zerschlagen« [von Krankheiten]), Igelkopf, Inshtogahte-hi (Ponca »Augenwaschpflanze«), Kegelblume, Ksapitahako (Pawnee »Hand zum Wirbeln«), Mika-hi (Omaha »Kammpflanze«), Niggerhead root (engl.), On'glakcapi (Lakota »etwas zum Kämmen«), Saparidu hahts (Pawnee »Pilzmedizin«)

Der Sonnenhut stammt aus den nordamerikanischen Prärien und war eine wichtige Medizin der Indianer für Schlangenbisse und Wunden. Aufgrund der stark immunstimulierenden Aktivität halten manche Europäer den Sonnenhut nicht nur für ein Allheilmittel, sondern auch für ein Aphrodisiakum.

Zur Zeit der Quacksalber, die alle möglichen »Patent-Arzneien« mit wunderbaren Wirkungen unters Volk brachten, pries ein Dr. Snyder den Sonnenhut als ein ausgezeichnetes Heilmittel der Impotenz an (FOSTER 1991: 36). Fast ein Jahrhundert später machte das Ergebnis einer klinischen Studie an 127 Prostatapatienten Furore. Nach nur sieben Tagen der *Echinacea*-Behandlung (täglich ein Tropfen) zeigte sich bei den Patienten eine deutliche Zunahme der Potenz (MINKER 1998: 83).

In Europa wird ein Wurzeltee aus dem Sonnenhut – aber nur aus Wildsammlung[657] – gelegentlich als Aphrodisiakum getrunken (MÜLLER-EBELING und RÄTSCH 1986: 205*). Allerdings sind Teebereitungen aus der Wurzeldroge pharmakologisch fast gar nicht aktiv. Stärker wirken alkoholische Tinkturen oder Trockenextrakte in Dragees. Der Glaube an eine aphrodisische Wirkung von *Echinacea*-Tee beruht auf dem Konzept, dass ein Immunstimulator gesund macht und gesund erhält, und nur der Gesunde wirklich Lust auf Sex haben kann.

Inhaltsstoffe

Die Sonnenhutwurzel (Echinaceae angustifoliae radix, Radix Echinaceae) enthält als Hauptwirkstoffe Polysaccharide (Heteroglykane), Echinacein, Echinolon und Echinacosid; daneben Harz, ein **ätherisches Öl** (mit Humulen u. a.), Fettsäuren, Bitterstoffe, Betain, Phenolsäure, Zucker (Sucrose u. a.) und Polyacetylene (WILLUHN 1989).

Sonnenhut und Echinacin gehören zu den wichtigsten natürlichen **Immunstimulanzien**.

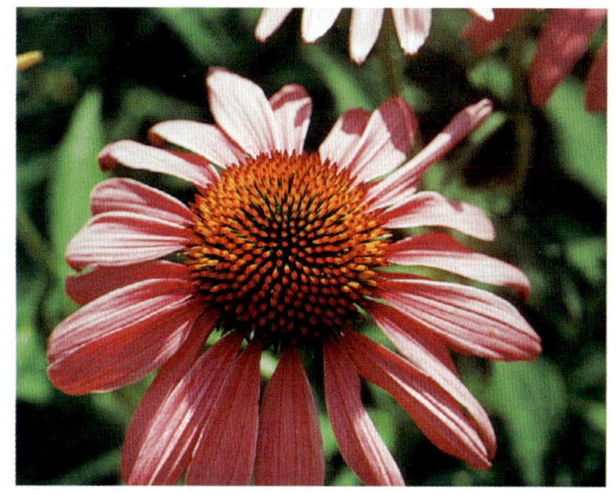

Die Blüte des Sonnenhutes (*Echinacea purpurea*). (Botanischer Garten Hamburg, Deutschland, 7/1995)

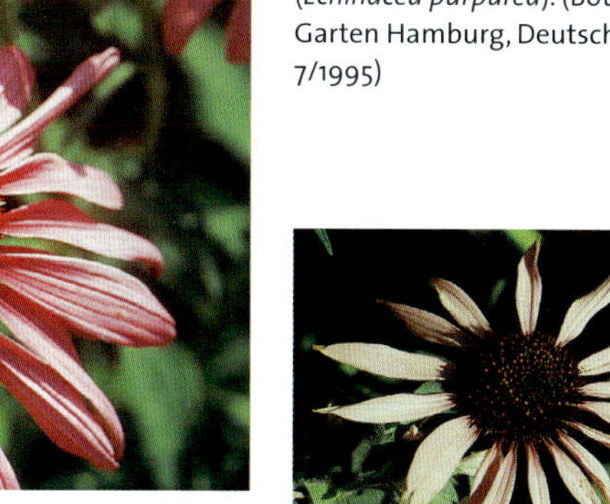

Der Schmalblättrige Sonnenhut (*Echinacea angustifolia*).

Bezugsquellen

Echinacea-Präparate sind in Supermärkten, Drogerien und Apotheken erhältlich, Pflanzen in der Blumenschule®.

Literatur

BAUER, Rudolf und Hildebert WAGNER

1990 *Echinacea: Handbuch für Ärzte, Apotheker und andere Naturwissenschaftler*, Stuttgart: WVG.

FOSTER, Steven

1991 *Echinacea: Nature's Immune Enhancer*, Rochester, Vermont: Healing Arts Press.

KINDSCHER, Kelly

1989 »Ethnobotany of Purple Coneflower (*Echinacea angustifolia*, Asteraceae) and Other *Echinacea* Species«, *Economic Botany* 43(4): 498–507

MINKER, Margaret

1998 *Die Kraft der Heilpflanzen: Echinacea*, München: dtv.

WILLUHN, Günter

1989 »Sonnenhutwurzel«, in: Max WICHTL (Hg.), *Teedrogen*, Stuttgart: WVG, S. 459–461.

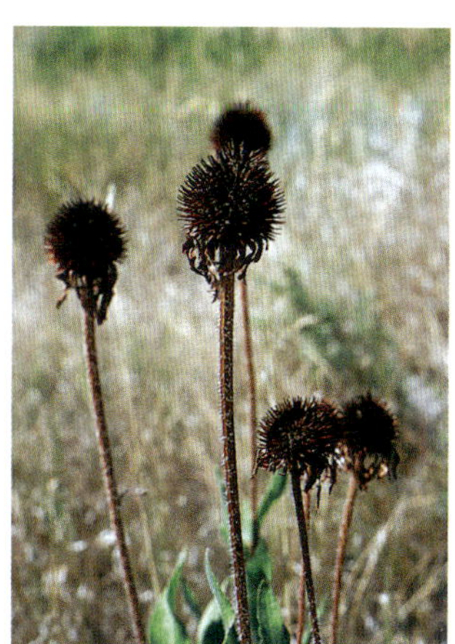

Die vertrockneten Früchte des Sonnenhuts (*Echinacea angustifolia*) sind eine typische Erscheinung in den Prärien Nordamerikas. (Badlands, South Dakota, USA, 8/1990)

657 Im Gegensatz zum weit verbreiteten Irrglauben, dass Wildkräuter besser wirksam seien als angebaute, wurde erwiesen, dass die angebauten Heilpflanzen stets signifikant höhere Wirkstoffkonzentrationen aufweisen als die wild gesammelten Pflanzen derselben Art, besonders bei Echinacea (BAUER und WAGNER 1990). Wildsammlung von Heilpflanzen ist eine ökologische Bedrohung und stellt eine große Ausrottungsgefahr von Wildkräutern dar!

»Wenn der Normalsterbliche an ein Mittel denkt, das angeblich in den Sinnenrausch taumeln lässt, so denkt er an die Spanische Fliege (...). Der einzig vertretbare Gebrauch der Kantharide ist heutzutage ihr tiermedizinischer Einsatz: Um einen lahmen Bullen davon zu überzeugen, dass eine äußerst scheue Jungkuh der Grund seines plötzlichen wallenden Stierblutes ist.« (STARK 1984: 112f.*)

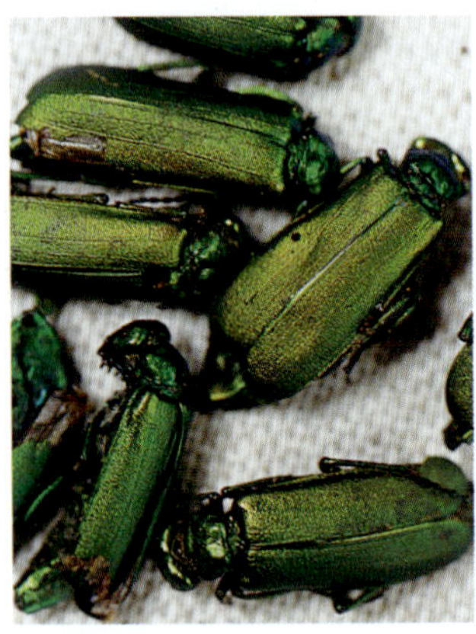

Getrocknete Kanthariden oder Spanische Fliegen (*Lytta vesicatoria*), wie sie als Apothekerdroge vorliegen: »Die Käfer sollen nicht stark beschädigt, besonders nicht von Insektenlarven zerfressen sein und nicht nach Ammoniak und anderen Zersetzungsstoffen riechen (...) Gute Kanthariden geben beim Ausziehen mit Äther etwa 10% eines dicklichen, grünlich-gelben Extraktes mit Cantharidinkristallen« (FRERICHS et al. 1938: 784*). Nicht nur der Verzehr der Kanthariden ist gefährlich: »Ihr Stich erregt noch schlimmere Zufälle, als der Stich von Bienen« (MOST 1843: 663*). (Foto: Margret Madejsky)

»Ein Gramm Kantharidin kann 5000 Menschen krank machen, 20 000 Kaninchen oder 100 Igel. Die tödliche Dosis ist bei einem Gramm: 300 Menschen, 500 Kaninchen oder 15 Igel[659].« (LEUENBERGER 1972: 113*)

Spanische Fliege

Lytta vesicatoria FABRICIUS, Meloidae (Ölkäfer), Coleoptera (Käfer)
syn. *Meloë vesicatorius* L., *Cantharis vesicatoria*

Andere Namen

Abadero (span.), Bienelaus, Blasenkäfer, Blister beetle, Blisterbeetle (engl.), Cantarella verde (ital.), Cantaride (frz.), Canthariden, Dova e kuvet (Hindi), Giftkäfer, Goldwürmlin, Kánthares (griech.), Kantharide, Kuvetba (pers.), Liebesgift, Mouches d'espagne (frz.), Mubehyat (türk.), Musca hispanica, Muschteh (arab.), Mylabris, Ölkäfer, Ölwurm, Pflasterkäfer, Pissekäfer, Schmalzkäfer, Spanish fly (engl.), Ziehkäfer

Spanische Fliegen sind der Inbegriff eines Aphrodisiakums: geheimnisvoll, legendär, verrufen – und lebensgefährlich! Sie galten als Mittel gegen Unfruchtbarkeit, waren Zutat von **Liebestränke**n, **Latwerge**n und sogar von **Gewürz**mischungen.

Die berüchtigte Spanische Fliege ist keine Fliege, sondern ein Käfer[658]. Die metallisch blaugrün glänzenden Käfer kommen in Südeuropa, Ungarn und Südrussland vor. Meist sieht man sie im Mai und Juni auf Holunderbüschen und Ölbaumgewächsen (Olivenbäumen, Eschen). Die spanische Fliege enthält einen Wirkstoff, der auf die Harnorgane eine starke Reizung ausübt. Diese Reizung oder Irritation kann als erotische Erregung erlebt werden. Allerdings hat sie einen entscheidenden Nachteil: Die wirksame Dosis ist ähnlich hoch wie die tödlich giftige! Deshalb starben viele Draufgänger im Augenblick höchster Lust an dem Gift.

Unter den **Insekten** ist dieser kleine Käfer sicherlich das berühmteste Aphrodisiakum. Aus ihm bestehen die berüchtigten Diavolini di Napoli, »Diabolische Bonbons«, Pastilles à la Richelieu und Pastilles galantes, »Galante Pillen« (LEHMANN 1966: 171*). Sie sind Bestandteil zahlloser »Lust-, Geil- und Liebespulver«.

Gebrauch

Im ägyptischen *Papyrus Ebers*, dem ältesten erhaltenen Heilkundebuch, wird erstmals ein Kantharidenpflaster beschrieben, mit dem man den Unterleib einer Gebärenden bepflastert, damit sich das Kind für die Geburt lösen kann (JOACHIM 1890: 173).

Die aus Kanthariden hergestellten medizinischen Blasenpflaster bei Rheumatismus und Arthritis sind wegen ihrer Nebenwirkungen nicht mehr im Gebrauch: »Der örtliche Reiz, der brennende Schmerz, selbst einige in die Blutmasse eingesogene und auf die Genitalien nun stimulirend wirkende Partikeln des giftigen Insects können allgemeine Fieberbewegungen zur Folge haben« (MOST 1843: 575*).

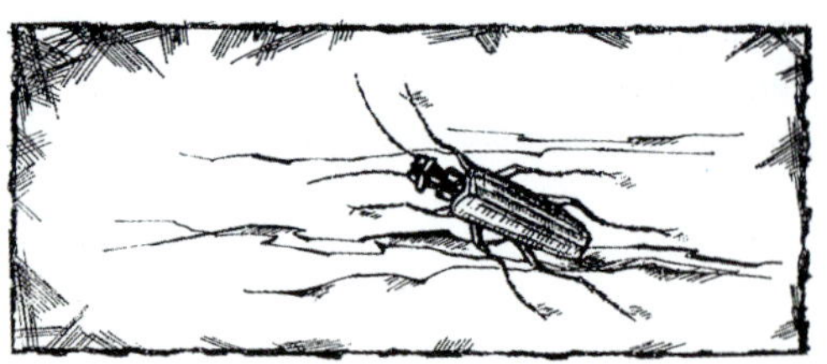

Die berühmte Spanische Fliege ist ein kleiner Käfer. (Nach KARGER-DECKER 1967*)

Die Kantharidenbonbon-Orgie des Marquis de Sade

»Man schreibt aus Marseille, dass der Graf de Sade, der im Jahre 1768 soviel Aufsehen durch seine Verbrechen an einer Dirne machte, an der er angeblich ein neues örtliches Heilmittel erproben wollte, soeben hier ein zuerst amüsantes, später aber durch seine Folgen schreckliches Schauspiel veranstaltet hat. Er gab einen Ball, zu dem er viele Leute eingeladen hatte, und beim Dessert verteilte er sehr schöne Chokoladepastillen [**Kakao**], von denen viele Leute aßen. Denselben waren gepulverte spanische Fliegen beigemischt (...) Alle die davon gegessen hatten, wurden von einer schamlosen Brunst ergriffen und begingen die tollsten Liebesexzesse. Das Fest artete zu einer wilden altrömischen Orgie aus. Die keuschesten Frauen konnten der Mutterwut nicht widerstehen, welche sie verzehrte. Der Marquis de Sade missbrauchte seine Schwägerin, mit der er dann entfloh (...) Mehrere Personen starben an den Folgen der Ekzesse, andere sind noch sehr krank« (aus: *Bachomet's geheime Memoiren, 25. Juli 1772*, zit. nach HIRSCHFELD und LINSERT 1930: 213*).

Marquis de Sade (1740–1814) wurde am 11. September 1772 wegen Sodomie und Vergiftung zum Tode verurteilt, weil er heimlich Frauen Spanische Fliegen als Aphrodisiakum, sozusagen als **Rape Drugs**, gegeben hatte, um sie willig und gefügig zu machen (POLUNIN und ROBBINS 1992: 113*). Ihm zu Ehren nannte man in Frankreich im 18. Jahrhundert Liebes- und Lustpillen aus Spanischen Fliegen *Bonbons à la Marquis de Sade*.

---

658 Er ist 1,5 bis 2,5 cm lang und 4 bis 8 mm breit; durchschnittliches Gewicht 0,08 bis 0,1 Gramm.
659 Igel sind gegen Kantharidin erstaunlich resistent.

Homöopathischer Gebrauch

Sexshops bieten oft Mittel unter dem Namen Spanische Fliege an. Was ihre Anwendung betrifft, sind weder Angst noch lüsterne Erwartungen angebracht – die Produkte sind pharmakologisch unwirksam. Sie enthalten lediglich eine homöopathische Potenz des Wirkstoffs (Potenzen ab D6 aufwärts sind frei verkäuflich).

Folgendes geschieht, wenn *Cantharis vesicatoria* in der Homöopathie gesunden Menschen zwecks Erstellung des Arzneimittelbildes verabreicht wird: »Dieses kräftig wirkende Mittel ruft eine heftige Störung im Sexualbereich hervor, indem es besonders die Urogenitalorgane angreift, ihre Funktionen pervertiert und heftige Entzündungen sowie ein rasendes Delirium, das Tollwutsymptome simuliert, verursacht« (BOERICKE 1992: 190*). Offenbar kamen sie dem Verfasser der *Fibel der Homöopathie* recht »spanisch« vor. Dort findet man den paradoxen Eintrag: »Cantharis (Spanische Fliege) – Heißt Spanische Fliege, weil es von einem russischen Käfer gewonnen wird. Großes Mittel bei Harnblasenentzündung. Ängstlich unruhig. Schneidender brennender Schmerz beim Wasserlassen (...) Geschlechtstrieb bis zur Geilheit erhöht« (REHM 1973: 31). Dies beschreibt nicht die Wirkung des homöopathischen Mittels, sondern das Arzneimittelbild. Will heißen, wer an »Geschlechtstrieb bis zur Geilheit erhöht« leidet, braucht das homöopathische Mittel *Cantharis vesicatoria* oder Spanische Fliege.

Gebrauch mit Haschisch

Mehrere Liebesmittel enthalten sowohl Spanische Fliegen als auch **Hanf**produkte: »Die kinderlose Magyarin isst jeden Freitag [dem Tag der Liebesgöttin Freia/Venus] vor Sonnenuntergang in Eselsmilch gekochte spanische Fliegen und Hanfblumen« (*Handwörterbuch des Deutschen Aberglaubens* 1931).

Marokkaner verbieten ihren Frauen normalerweise den Hanfgenuss mit der Begründung, dass sie unter Hanfeinfluss, jede Scham vergessend, zu ehebrecherischen Nymphomaninnen pervertieren würden (PALGI 1975: 210f.). Männer hingegen erlauben sich den regelmäßigen Genuss des Aphrodisiakums. Zur Verstärkung der aphrodisischen Wirkung werden in Marokko Spanische Fliegen (*Cantharides*) dem Haschisch (siehe **Hanf**) zugesetzt (HARTWICH 1911*).

In Marokko gibt es eine aphrodisische **Latwerge** (Madschun) aus **Honig**, **Eicheln**, **Nüssen**, süßen Mandeln, etwas Butter, Mehl und Sesam, versetzt mit Haschisch und Kantharidenpulver von *Lytta vesicatoria* und der violett gefärbten Art *Lytta sericea* (STERN 1903 II: 251).

Inhaltsstoffe

Die getrocknete Rohdroge (*Cantharides*) enthält etwa 0,5 bis 1% Cantharidin (teils in freier, teils in an Alkali gebundener Form), etwa 12% eines butterartigen Fettes, Harz, Farbstoffe und Mineralstoffe (FRERICHS et al. 1938: I 784*).

Cantharidin (Cantharidinum, Kantharidencampfer) ist das Anhydrid der zweibasischen Cantharidinsäure; Summenformel: $C_{10}H_{12}O_4$. Für den Menschen sind bereits 0,03 g Cantharidin tödlich (RÖMPP und SCHURZ 1972: 346*)[65]. Die toxikologische Literatur dokumentiert sehr viele Todesfälle: »Keine Chronik der Liebe nennt Zahlen, wie viele Männer und Frauen an Liebestränken und Liebespulvern zugrunde gegangen sind. Nur einige Namen berühmter, fremder oder eigener Geilheit zum Opfer gefallener Persönlichkeiten sind überliefert« (KARGER-DECKER 1967: 113*).

Bezugsquellen

Spanische Fliege ist heute als Apothekerdroge obsolet. Es gibt sie nur als **Homöopathika** in Apotheken und in Sexshops. (Pharmakologisch wirksame Zubereitungen dürfen dort nicht verkauft werden.)

Andere Käfer, die wie Kanthariden wirken und gleichmaßen benutzt werden

»Ähnlich, aber schwächer, als die spanischen Fliegen, wirken Coccinella septem punctata. In der Levante gebraucht man statt der spanischen Fliegen Mylabris fasciata« (MOST 1843: 575*). Auch der Rosenkäfer, der in Äthiopien gepulvert gegen Tollwut benutzt wird, enthält Kantharidin (LEUENBERGER 1972: 114*). Südamerikanische Kantharidenarten (*Mylabris oculata* THUNB., *Mylabris cericea* KLEY, *Decavatta lunata* PALLES, *Elicita wahlbergia* FABR., *Cantharis vellata*, *Lytta coelestina*) enthalten 0,32 bis 2,73% Cantharidin (FRERICHS et al. 1938: I 785f.*).

In der traditionellen chinesischen Medizin wird *ban mao*, die Chinesische Kantharide oder Mylabriskäfer (*Mylabris phalerata* PALL. und *Mylabris cichorii* L.), genau wie in Europa die Spanische Fliege, als äußerliches, kreislaufanregendes **Reizmittel** eingesetzt (POLUNIN und ROBBINS 1992: 113*). Die *Mylabris cichorii* L. enthält 0,7 bis 1,3% Kantharidin (KLAUSNITZER 1981: 73). Innerlich wird *ban mao*, mit **Skorpion** und **Hundertfüßler** kombiniert und mit **Zinnober** ummantelt, zur Behandlung chronischer Schmerzen verabreicht (BENSKY und GAMBLE 1986: 654*). In Südostasien verwendet man die Blaue Kantharide (*Lytta gigas* FABR.) gleichermaßen.

»Durch Abkochen und Pulverisieren wird aus diesem hochgradig giftigen Tierchen das immens wirkende Aphrodisiakum gewonnen. Ein Bericht von 1572 sagt: Ein Weib beeidete, ihr Mann hätte nach Anwendung dieses Mittels in der vergangenen Nacht vierzigmal den Beischlaf mit ihr ausgeübt. Der Mann war von dem Mittel noch beim Verhör so erregt, dass er die Untersuchungskommission beschwor, ihn in seinem Wollustgenuss sterben zu lassen; was wunschgemäß kurz darauf geschehen sein soll.« (LEHMANN 1966: 171*)

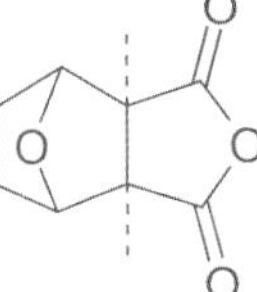

Cantharidin

»Innerlich werden die sehr heftig wirkenden und die Niere schädigenden Kanthariden in verbrecherischer Weise als Liebes- und als Fruchtabtreibungsmittel verwendet.« (HOVORKA und KRONFELD 1908: 232*)

»Eigenartigerweise finden die Canthariden im Orient mit Haschisch gemischt noch heute Verwendung, um dem Haschischrausch eine sexuelle Nuance zu geben.« (GILG und SCHÜRHOFF 1926: 272*)

660 In der Antike wurden Kanthariden anstelle des **Schierling**sbechers als Henkersgift benutzt (LEUENBERGER 1972: 113*).

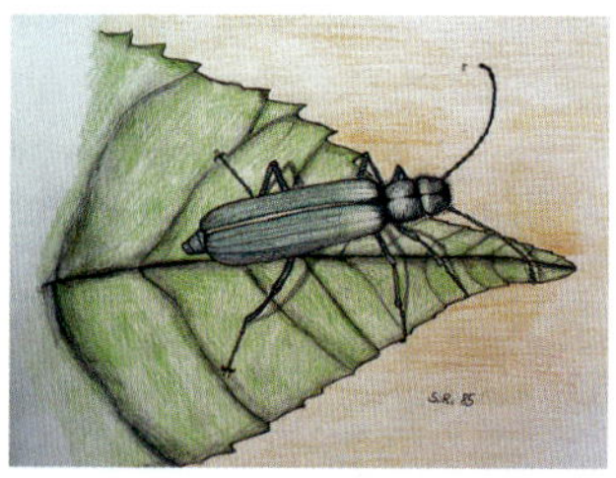

Die Spanische Fliege (*Lytta vesicatoria*). (Zeichnung von Sebastian Rätsch)

In Südamerika werden blasenziehende Hartflügler (*Pseudomeloë* spp.) *uchu-ccaspa*[661], Vaquitas oder Piojo de gallinazo, »Laus des Geiers«, genannt (Escomel 1926): »Und schließlich kann man auch aus ihrer kantharidinen Substanz Nutzen ziehen, denn man verwendet die *Pseudomeloe*-Arten als sexuelles Stimulierungsmittel« (Hargous 1976: 164*). Bei den Aymara beschrieb ein Jesuit den aphrodisischen Gebrauch einer »grünen Fliege«, *hukhi*; wahrscheinlich handelte es sich dabei um ein mit der Spanischen Fliege verwandtes Insekt (La Barre 1951: 174*).

Literatur

Escomel, E.

1926 »Un Pseudo-Meloïde, insecte médicinal du Pérou«, *Bull. Sté. Pathol. Exotique*, Band XIX, No 3.

Joachim, H. (Übersetzer und Hg.)

1890 *Papyrus Ebers: Das älteste Buch über Heilkunde*, Berlin: Georg Reimer.

Klausnitzer, Bernhard

1981 *Wunderwelt der Käfer*, Leipzig: Edition Leipzig.

Palgi, Phyllis

1975 »The Traditional Role and Symbolism of Hashish Among Moroccan Jews in Israel and the Effects of Acculturation«, in: V. Rubin (Hg.), *Cannabis and Culture*, The Hague: Mouton, S. 207–216.

Rehm, E.

1973 *Fibel der Homöopathie* (5. Aufl.), Göppingen: Staufen-Pharma.

Schimitschek, E.

1968 *Insekten in Brauchtum, Kult und Kultur*, Berlin: Handbuch der Zoologie, Bd. 4.

Stenzel, G.

1747 *De cantharidibus quoe aphrodisiaca vocantur medicamentis*, Wittenberg.

Stern, Bernhard

1903 *Medizin, Aberglaube und Geschlechtsleben in der Türkei* (2 Bde.), Berlin: Barsdorf.

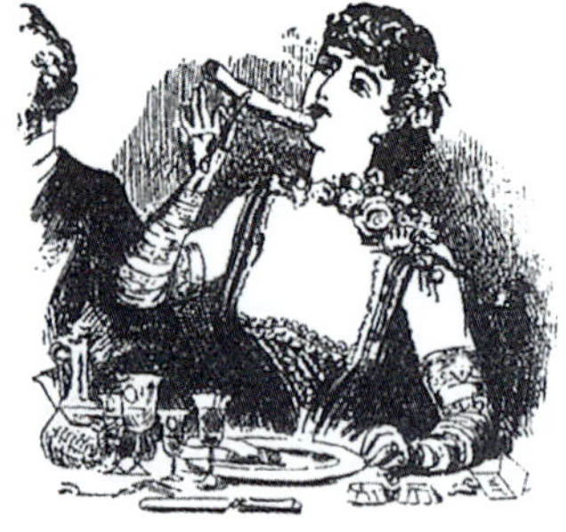

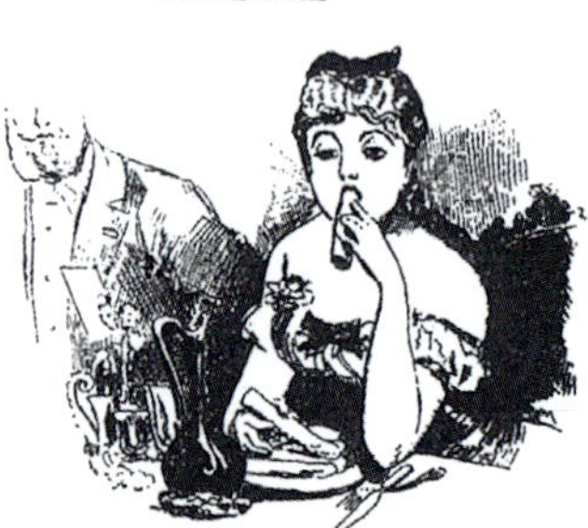

Verfassern von Benimmregeln bereitete der züchtig-gesellschaftsfähige Genuss der phallischen Spargelstangen einige Probleme, was zu Karikaturen reizte. (Oben: *Die Manierliche*, unten: *Die Unbefangene*, aus: *La vie Parisienne* 1885)

Spargel

Asparagus officinalis L., Liliaceae (Liliengewächse)

Andere Namen

Asparago (ital.), Asperge (frz.), Asparges, Asparragos, Aspars, Asperges, Cozalcruijt, Espárrago (span.), Esparagos, Esparge, Halion, Hiyawn (arab.), Hosendall, Hromowe korenij (böhm.), Korallenkraut, Schwammwurz, Spaggen, Sparaggio (ital.), Sparagus, Spargen, Sparsich, Speisespargel, Speragus, Sperge

Comment on Peut aimer Les asperges
Avec Dédain!
Avec Hésitation!
Avec Amour!
Avec Rage!

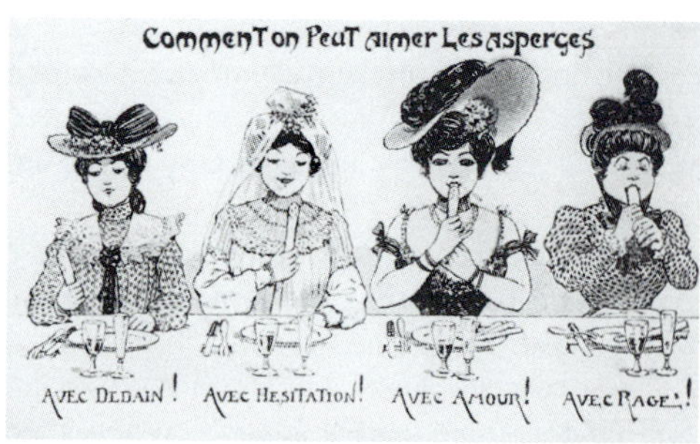

»Wie man den Spargel genießt: wenig, zögernd, verliebt, leidenschaftlich!« (Französische Postkarte, um 1900)

Seinen Ruf als Liebesmittel verdankt der Spargel in erster Linie seinem offensichtlich phallischen Aussehen. Sein Genuss wirkt anregend auf den Unterleib – vor allem diuretisch.

Die Herkunft unseres Kulturspargels liegt im Dunkel der Geschichte. Manche lokalisierten sie in Afrika oder dem östlichen Mittelmeerraum. Bereits die alten Ägypter kultivierten das Gemüse und opferten es ihren Göttern. Auch die Griechen und Römer bauten ihn an. Wie und wann er nach Europa kam, ist ungewiss.

Die Spargelstangen nannte man in der frühen Neuzeit »Teuffels-Trauben« (Matthiolus 1626: 145*). Ihre Form kann zu diesem seltsamen Namen kaum etwas beigetragen haben; eher die ihm unterstellte, zur »Unkeuschheit reizende« Wirkung. In der Tat schreibt Matthiolus: »Spargel in die speis getan, bringt Männern lustige begierd«[662]. Auch Scheik Nefzaui verspricht, dass regelmäßiger Spargelgenuss stark mache zum Beischlaf und man in ihm ein »Reizmittel seiner Liebesgenüsse« finde. Ob sich dies auf die materielle Funktion eines **Reizmittel**s zur physischen sexuellen Stimulation bezieht? Auch in unseren Tagen bleiben pharmakologische Hinweise auf die Wirksamkeit des Gemüses als Liebesmittel vage und allgemein gehalten: »Jedoch dient dieses **Gemüse** ganz allgemein der Gesundheit und fördert damit auch die Fähigkeit zu einem glücklichen Geschlechtsleben« (Reger 1988: 119*).

Wie dem auch immer sei – die symbolträchtige Form der phallischen Spargelstangen kann bei der Handhabung mit Messer und Gabel Kastrationsvorstellungen provozieren und bereitete auch Verfassern von Benimmregeln Unbehagen. Aus diesen folgenträchtigen Gründen sind Spargelstangen – die ohne Licht weiß bleiben und über der Erde grün werden – nicht nur ein beliebtes Saisongemüse; ebenso beliebt sind sie als Gegenstand erotischer Anspielungen und schlüpfriger Witze.

661 Ebenfalls der Name für eine gegrillte **Chilipfeffer**frucht (Hargous 1976: 287*).

662 Dieses Zitat wird Matthiolus immer wieder unterstellt, doch ist es in den vorliegenden Matthiolus-Ausgaben nicht enthalten.

Obszöner Wortschatz (BORNEMANN 1974 I*)

Spargel	Penis »am Spargel lutschen«: fellieren »ausgelutschter Spargel«: schlaffer Penis; Mann, der sich so oft fellieren lässt, dass er impotent wird »grüner Spargel«: kleiner Penis; Kinderpenis »so kann man den Spargel quer essen«: sie hat einen so großen Mund, dass sie einen Penis quer fellieren kann
Spargelkraut	männliches Schamhaar
Spargelkultur	1) Fellatio 2) männliche Homosexualität
Spargellutscher	Fellator
Spargelsuppe	Sperma

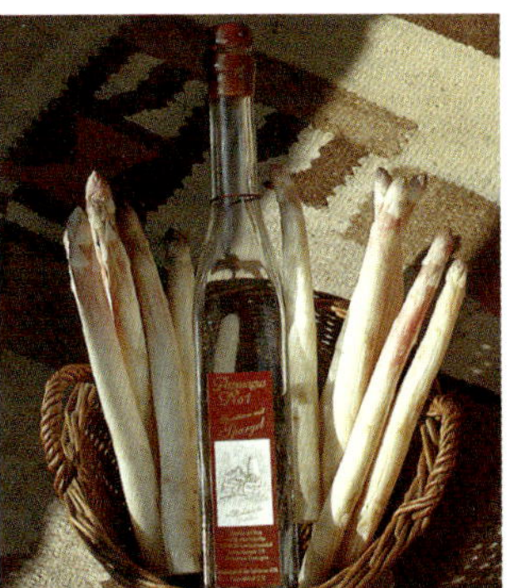

Der phallische Spargel (*Asparagus officinalis*) wird als ein »Luxusgemüse« kultiviert. In den *Geoponika* (10. Jh.) heißt es, dass Widderhörner in den Boden gebracht, das Spargelwachstum begünstigen (XII, 18). (Illustration von M. J. Turpin, aus: CHAUMETON, POIRET, CHAMBERET, *Flore Médicale*, 6 Bde., Paris, 1833–1835)

Gebrauch

Apuleius beschrieb ein Philtron aus Spargel, Krebsschwänzen, Fischlaich, **Tauben**blut und der Zunge des Vogels Jsop. Die Spargelwurzel »als Abkochung getrunken, verhindert die Empfängnis und macht unfruchtbar« (DIOSKURIDES II, 151)[663]. Spargelsamen, mit **Wein** zubereitet, galt in der Volksmedizin als Fruchtbarkeitsmittel (AIGREMONT 1987: I 147*). In Arabien kennt man Spargel, zuerst gekocht, dann mit **Ei**gelb und **Gewürze**n gebraten, als aphrodisische **Speise** (WEDECK 1961: 37*). Inderinnen stellten einen Spargelabsud zur Entfachung der Liebesglut in ihren Männern her (SCHRAMM 1998: 69*).

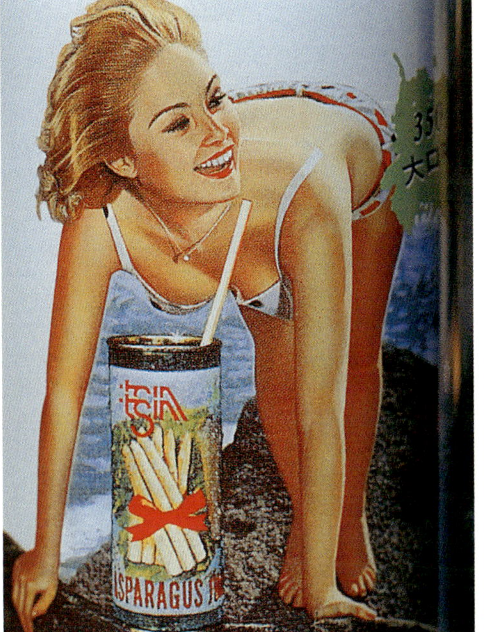

Koreanisches Spargelgetränk in der Dose. Der Aufdruck soll wohl ein Hinweis auf die aphrodisische Qualität des harntreibenden Gemüses sein.

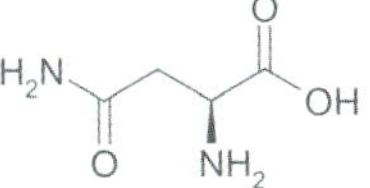

Asparagin

Inhaltsstoffe

Spargel enthält Asparagin (vgl. **Lotus**), L-**Arginin**, Asparagose, Saponine, Flavonoide, Vitamine und Mineralstoffe (PAHLOW 1993: 299*). Asparagin ist ein sehr starkes Diuretikum, von dem verschiedentlich geglaubt wird, dass es auch die Geschlechtsorgane stimuliert. Von ihm rührt auch der typische Spargelgeruch des **Urin**s.

Kommentar

Der Spargelsaison fiebere ich alljährlich entgegen. Für mich sind die zarten, saftigen, knackigen Stangen wirklich das königliche Gemüse. Ein Spargelgericht ist ein sinnlicher Hochgenuss – mit deutlich diuretischen Folgen, die nicht unbedingt zur Liebe stimulieren. (cme)

Spargel ist überhaupt kein aphrodisisches Gemüse. Es gibt nichts Schlimmeres als Sex nach einem Spargelessen. Man verbringt mehr Zeit auf dem Klo als auf dem Lager. Die diuretische Wirkung zerstört jegliche Erotik! (CR)

»Man sagt, der Spargel ernährt und stachelt an zur Lust.« (GERARD 1633: 1112*)

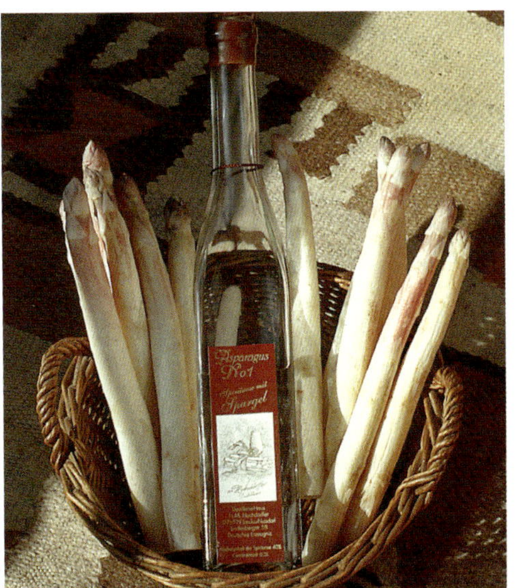

Asparagus No. 1. Spargelschnaps mit frischen weißen Spargeln. (Deutschland, um 1999)

663 In China und Japan isst man die Wurzeln der verwandten Art *Asparagus lucidus* LINDL. als Aphrodisiakum.

»Speed ist die Droge von Kriegen und Krisen.« (AMENDT 1984: 230*)

Speed

Andere Namen

Aufputschmittel, Kampfdrogen, Pep, Pepp, Schnellmacher, Shabu (jap.), Upper, Wachmacher, Weckamine

Für manche ist Speed ein Aphrodisiakum, für andere das Gegenteil. Für viele ist es eine **Partydroge**, für einige eine Arbeitshilfe.

Speed, englisch »Geschwindigkeit«, ist umgangssprachlich ein Sammelbegriff für **Amphetamine** und Weckamine[664], Wachmacher, das heißt für wach machende Stimulanzien, die das Denken und Verhalten auf eine höhere Geschwindigkeit bringen (JOSEPH 2000). Deshalb wird Speed in jeder chemischen Form als Dopingmittel im Sport und als Beschleuniger militärischer Operationen eingesetzt. Zu den berühmtesten Kriegsdrogen dieser Art gehört das Pervitin, der Wachmacher der Nazis (PIEPER 2002).

Chemische Wirkstoffe

Chemisch sind die unter Speed subsummierten Stoffe in erster Linie Amphetamine und deren Derivate; speziell Methedrin beziehungsweise Methamphetamin (Dexedrin, »Ice«): »Methamphetamin ist eine sexuell stimulierende Droge mit zuweilen psychedelischer Wirkung. Derjenige, der sie nimmt, wird in einen angenehmen Trancezustand versetzt, der dem durch **Kokain** ausgelösten ähnelt« (STARK 1984: 83f.*). Auch Fenetyllin-HCl (Captagon) und Methylphenidat (Ritalin), *das* Beruhigungsmittel für hyperaktive Kinder, wird gelegentlich als Speed genommen. **Ephedrin** gilt in der Speedszene als »Hausfrauen-Speed«, da es, verglichen mit richtigem Speed, dem männlichen Amphetamin, nur eine kleine Schwester ist. Aus Pseudoephedrin wird Methcathinon gewonnen, das in den USA in der Szene als *Speed* geraucht wird (GLENNON et al. 1987).

Speedszene

Ein *speed freak* ist eine Person, die zwanghaft **Amphetamine** und ähnliche Substanzen nimmt. Wer zu viel Speed genommen hat, ist ein *speeder*, jemand, der mit seinem Gebrabbel und Gezappel andere verrückt macht. *Speedball* ist die Straßenbezeichnung für Mixturen aus Stimulanzien und Narkotika, aus Uppern und Downern, wie **Kokain** und Heroin, Valium und Amphetamin, Barbituraten und Methedrin (LANDY 1971: 174*). »Pepp« sind die Überreste aus illegalen Speedlaboratorien, der Abfall aus dem Waschküchenlabor: »Zuweilen erfolgen hier Synthetisierungsversuche von Laien anhand von ›Kochrezepten‹; das Synthetisierungsprodukt weist dann gegebenenfalls außer gesundheitlichen Beeinträchtigungen keinerlei Wirkungen auf bzw. beeinhaltet es, falls tatsächlich ›speed‹ synthetisiert wurde, verschiedene – ebenfalls toxische – Syntheserückstände« (GESCHWINDE 1996: 379*).

Speed und andere Aphrodisiaka als Doping

Psychoaktive Substanzen nutzen Sportler und Sportlerinnen seit langem als Dopingmittel (vgl. **Chilitos**); im modernen Wettkampfsport vor allem die Pflanzenwirkstoffe **Ephedrin** und Ephedrinderivate (**Amphetamine**), Kampfer, **Strychnin**, **Kokain**. Selbstverständlich ist der Gebrauch von Dopingmitteln verboten. Er gilt als verwerflich und unsportlich und wird stark geächtet (BERENDONK 1992*). Aber Sportler (oder besser meist ihre Trainer) verhalten sich wie »Kellerschamanen«, die nach immer neuen Methoden suchen, ihre Leistung zu steigern.

Gegenwärtig geistert **Erdburzeldorn** als Dopingmittel durch die Presse. Jüngst wurden Präparate aus der **Kernkeule** (*Cordyceps*) erfolgreich zum Doping benutzt. Der Siegerin konnte der Sieg nicht aberkannt werden, da es sich dabei nicht um ein verbotenes Dopingmittel, sondern um ein **Nahrungsergänzungsmittel** handelte.

Literatur

GLENNON, R., M. YOUSIF, N. NAIMAN und P. KALIX
1987 »Methcathinone, a New and Potent Amphetamine-like Agent«, *Pharmacol. Biochem. Behav.* 26: 547–551.

JOSEPH, Miriam
2000 *Agenda: Speed*, London: Carlton Books.

PIEPER, Werner (Hg.)
2002 *Nazis on Speed: Drogen im 3. Reich* (2 Bde.), Löhrbach: Edition Rauschkunde.

664 »Weckamine« ist ein zusammengesetzter Begriff aus »(auf-)wecken« und dem pharmazeutischen Terminus Methylamphetamine (GESCHWINDE 1996: 375*).

Speisen: das erotische Mahl

Viele Liebesmittel sind zugleich Speisen. Sorgsam ausgewählt und liebevoll zubereitet, werden sie in mehreren Gängen zu einem Liebesmahl komponiert.

Aphrodisische Speisen verkehrten sich ins Gegenteil, würden sie lieblos auf einen Plastikteller geklascht und hastig im Stehen hinuntergeschlungen. Unabdingbar für ein Liebesmahl ist eine stimmungsvolle, kultivierte Atmosphäre, die alle Sinne am Fest der Liebe beteiligt (siehe Seite 21). Der persönlichen Fantasie sind keine Grenzen gesetzt, beim Arrangement der Speisen auf schönem Geschirr, beim Kredenzen von Wein, Champagner oder anregenden Cocktails in den richtigen Gläsern, bei der Dekoration des Tisches mit flackernden Kerzen, bei der Auswahl der entsprechenden Musik – wie auch beim Vor- und Nachspiel: Ein erotisches Mahl ist ein Fest der Sinne, das alle Sinne schärft und verfeinert »für das Köstlichste von allem« (Liebs 1988*) – die Liebeslust.

Speisen für ein Liebesmahl

Viele **Meeresfrüchte**, **Fische**, **Früchte**, **Gemüse**, **Pilze**, **Eier**, **Gewürze**, **Fleisch**sorten, besonders Wild, anregende Getränke (**Wein**, **Champagner**, angesetzte **Schnäpse** oder **Liköre**), spezielle **Cocktails**, **Hanf**spezereien und anderes mehr gelten als Zutaten für die erotische Küche und wurden in unzähligen Rezepten von Meisterköchen und Gourmets variiert. Unübersehbar ist das Angebot von Rezepten für die Liebe und Kochbüchern für das erotische Mahl auf dem Buchmarkt.[665] Man kultiviert das »erotische Mahl«, das zunächst den Genuss am Geschmack, später den an der Liebe stimulieren soll (Kiltz 1983).

Historisch ist der aphrodisische Ruf dieser Nahrungsmittel nicht zuletzt auch durch Erfahrungen des Mangels begründet (Camporesi 1990*). Gemüse und Früchte gab es in den langen kalten Wintern vergangener Jahrhunderte nicht. -Jagdrechte für Fische und Wild hatten nur wenige privilegierte Grundbesitzer. Gewürze waren teuer, selten und ebenfalls nur wenigen vorbehalten – kein Wunder, dass diese wichtigen Vitamin- und Proteinquellen als kräftigend für Leib und Liebe gepriesen wurden!

Für ein erfülltes Sexualleben braucht man einen gesunden[666], starken Körper und einen darauf eingestimmten (»willigen«) Geist. Um beides zu fördern, entwickelte man im Laufe der Geschichte zahllose Spezereien, **Latwergen**, **Elixiere**, Tränke und Pillen. Dabei gibt es auch diätetische Ansätze, die den Nährwert der Nahrung in Bezug auf die Sexualität untersuchten (z. B. Airola 1978, Walker und Walker 1983, Walker 1994).

Die beliebtesten Hauptdarsteller eines Liebesmahles sind **Austern**, **Kaviar**, **Hummer** (wie generell Meeresfrüchte), **Trüffel**n, **Spargel**, **Meerrettich** und **Sellerie**. Sie alle schmecken zweifellos delikat, zergehen auf der Zunge und bescheren das Gefühl von luxuriöser Sinnlichkeit. Spürbar erotisierend wirkt aber eine hierzulande unbekannte erotische Speise, die es wirklich in sich hat: **Fugu**.

Ein aphrodisisches Kaisermahl in Tokyo

Die Menükarte verrät, dass das folgende Menü dem erotischen Mahl der chinesischen Kaisers entspreche und jeder Gang mit einem tonisierenden Aphrodisiakum zubereitet sei:

Das Herz eines **Aal**s in **Gold** ist die Vorspeise. Dann kommt ein Selleriesalat, garniert mit **Kernkeulen**. Gefolgt von Vogelnestersuppe, **Ginseng**huhn und rohen, getrockneten, gegrillten oder gekochten Meeresfrüchten, feinste Krabben, Hummer, Kaviar, **Abalone**n, Austern. Der Hauptgang ist eine hoch bezahlte japanische Spezialität: Kobefleisch – die besten Filetstücke von Rindern, die täglich mehrmals massiert und nur mit Bier und einer bestimmten Körnerdiät gefüttert werden. Als Nachtisch: Grüntee-Eiscreme.

Die 13 Gänge sind geschafft. Mal sehen, wie sich das Mahl körperlich auswirkt. – Angenehm, sehr angenehm. Kein Völlegefühl, kein Magengrimmen, keine Blähungen. Sanft verdaut sich des Kaisers Mahl. Ich fühle mich leicht, entspannt, gekräftigt. Vielleicht auch etwas erotisiert. (CR)

China und Japan

Im chinesischen und japanischen Kulturkreis betrachtet man Speisen nicht nur als Nahrungsmittel. Sie gelten im Einzelnen auch als tonisierende Medizin, Verjüngungs- und **Lenzmittel** (die die Kräfte von Yin und Yang ausgleichen sollen). Dort hat das Wissen, dass Essen einen starken Einfluss auf Lebensqualität und -erwartung hat, eine lange Tradition und bestimmt die Auswahl und Zusammenstellung der täglichen Mahlzei-

»Was helfen Fische, Muscheln, scharfe Gewürze wie Pfeffer, Curry, Paprika, und wie sie alle heißen, was Zwiebeln, Trüffeln, Kaviar, Knoblauch oder Mandeln, wenn es an dem fehlt, was im indischen *Tantra der Liebe* für das Wichtigste angesehen wird: die vollkommene Musse beim Essen, Trinken und Lieben, das Maßhalten und die fürsorgliche Selbstkontrolle als Voraussetzung für den höchsten gegenseitigen Genuss, für das Köstlichste von allem.«
(Liebs 1988: 289*)

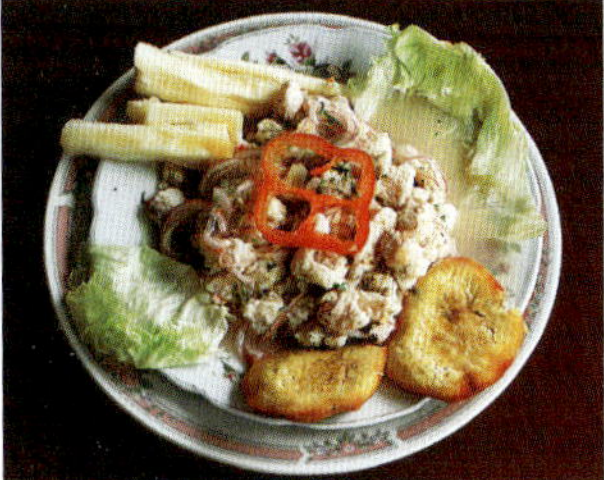

Aphrodisisches Mahl aus Amazonien: Ceviche (roher Flussfisch mit Zwiebeln, Chili und Zitrone) mit Süßkartoffel und Palmenherzen, dekoriert mit frischem Chili. (Iquitos, Amazonien, Peru, 1999)

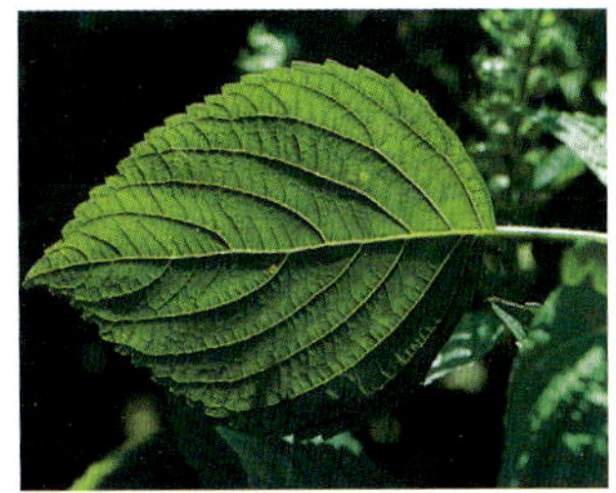

Der Sesam (*Sesamum indicum* L.) gehört zu den aphrodisischen Speisen in Ostasien und Japan. Die Blätter kann man frittiert oder gekocht als Gemüse essen; die Sesamsamen als Gewürz benutzen und das Sesamöl an Salate und Soßen geben. (Songlisan, Südkorea, 1997)

665 Besonders gelungen – auch in optischer und gestalterischer Hinsicht: *Rezepte der Liebe* von Ruth Johnson-Illi 1999 aus dem AT Verlag.
666 Was gesund ist oder krank macht – darüber streiten sich die Gemüter und Ernährungswissenschaftler bis heute. Die Kehrseite gesunder Nahrung untersuchten Pollmer et al. 1998*.

ten in praktisch jedem Haushalt maßgeblich.[667] Manche Nahrungsmittel und Speisen gelten sogar als lebensverlängernd oder gar ewiges Leben schenkend (Lu 1990). Da sich dies naturgemäß schwer überprüfen lässt, bleibt dies, genau betrachtet, eine Wunschvorstellung. Die so genannten lebensverlängernden Speisen werden besonders auch als Liebesmittel geschätzt.

Die Liebeslust befördernde Speisen

In einer alten Schrift zur Japanischen Liebeskunst *(Shijihatte)* findet sich folgende Liste (nach Heilmann 1991: 64):

Vögel:	
Ente (Kamo)	
Wildente (Gan)	
Hühnerfleisch (Kashiwa)	
Ei (Tamago)	**Eier**
Fische:	
Süßwasser-Aal (Unagi)	**Aal**
Meeraal (Hamo)	Aal
Karpfen (Koi)	
Wels (Namazu)	
Schlammbeißer (Dojo)	
Dorsch (Tara)	
Salmon (Shake)	
Walfisch (Kujira)	**Genitalien**
Meeresfrüchte:	
Hummer (Ebi)	**Hummer**
Ohrenmuschel (Awabi)	**Abalone**
Auster (Kaki)	**Auster**
Achtarmiger Seepolyp (Tako)	**Kraken**
Gemüse:	
Artischocken (Yamanoimo)	**Gemüse, Disteln**
Kartoffelart (Nagaimo)	**Nachtschattengewächse**
Japanischer Sumpfpfeffer (Sansho)	
Petersilie (Seri)	
Ginseng (Jinanjo)	
Speisekastanie (Kuri)	
Sesam (Goma)	**Gewürz**
Lotus (Hasu)	**Lotus**
Schwarzwurzel (Gobo)	
Bambussprössling (Takenoku)	**Bambus**
Buchweizen (Soba)	
Rettich (Daikon)	**Rettich**
Schwarze Sojabohne (Kuromane)	**Bohnen**
Algen:	
Riementang (Kombu)	

- Die energetisierenden Tonika unter den Nahrungsmitteln sollen aphrodisierend sein und sogar Impotenz heilen können. Dazu zählen: Rinderleber, Vogelnester, Kirschen, Huhn, **Aal**, **Ginseng**, Klebreis, Honig, Longanfrüchte, **Tauben**fleisch, Kartoffeln, rote und schwarze Datteln, Shiitakepilze, **Kürbis**, Süßkartoffeln, Tofu.
- Als potenzsteigernd gelten **Seegurken**.
- Als Impotenz heilend: Chivesamen, Hirschnieren, Fenugreek, grüne Zwiebelsamen, Pistazien, Aalblut, Balsambirne. Die Samen der **Balsambirne** (Bitter gourd) werden pulverisiert mit Brandy zehn Tage genommen, um Impotenz zu heilen (Lu 1990: 60). 15 g gekochte **Ginkgo**samen in 30 g Wein gegeben und zusammen gekocht, sollen wirksam sein gegen Samenverlust.
- Sexuelle Lust und Kraft sollen erhöhen: **Abalone**n, Krabben, **Hummer** und **Hirsch**nieren.

Literatur

Airola, Paavo O.
1978 *Sex & Nutrition* (3. Aufl.), New York: Charter Books.

Fein, Gertrude (Hg.)
1997 *Das erotische Kochbuch*, Frankfurt/M.: Eichborn.

Heilmann, Werner (Hg.)
1991 *Japanische Liebeskunst – Das japanische Kopfkissenbuch*, München: Heyne.

Hübscher, Angelika
1964 *Genieße mit Casanova: Ein kulinarisch-lukullisches Ess- und Tafelbrevier für Verwöhnte*, Zürich: Werner Classen Verlag.

Johnson-Illi, Ruth
1999 *Rezepte der Liebe: Himmlische Genüsse aus der aphrodisischen Küche*, Aarau: AT Verlag.

Kiltz, Hartmut
1983 *Das erotische Mahl*, Frankfurt/M.: Syndikat.

Lu, Henry C.
1990 *Chinese Foods for Longevity: The Art of Long Life*, New York: Sterling Publishing.

Lüdecke, Barbara
1969 *Die Sexküche: Alte Aphrodisiaka und neue Liebesrezepte*, München: Moewig-Verlag.

Roche, Max de
1991 *Cuisine d'Amour*, Münster: Stedtfeld.

Schramm, Karin
1998 *Erotissimo: verführerische Rezepte aus dem Garten der Aphrodite*, Köln: vgs.

Walker, Morton und Joan Walker
1983 *Sexual Nutrition: The Ultimate Program for Total Sexual Health*, New York: Coward-McCann.

Walker, Morton
1994 *Sexual Nutrition*, Garden City Park, NY: Avery. (Im Prinzip dasselbe Buch wie Walker und Walker 1983.)

667 Die Zubereitung chinesischer Speisen, wie auch ihre Zusammenstellung und Abfolge, unterliegt den »fünf Wandlungsphasen«, die sich an den fünf Elementen orientieren (siehe **Lenzmittel**). Sie bestimmen auch die fünf Geschmacksrichtungen – süß, sauer, bitter, scharf, salzig –, die in unterschiedlicher Gewichtung die Nahrung in den fünf Lebensphasen des Menschen bestimmen (Eberhard 1983: 269f*).

Spitzkegeliger Kahlkopf

Psilocybe semilanceata (FR.) QUÉLET,
Agaricaceae: Strophariaceae (Blätterpilze)
syn. *Agaricus glutinosus* CURTIS, *Agaricus semilanceatus* FRIES, *Coprinarius semilanceatus* FR., *Geophila semilanceata* QUÉL., *Panaeolus semilanceatus* (FR.) LGE.

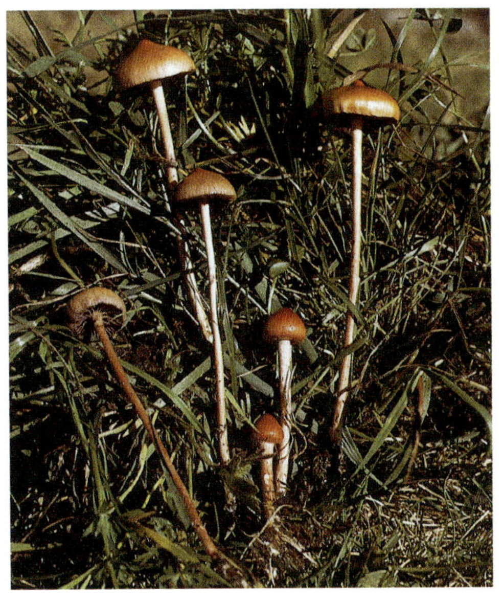

Spitzkegelige Kahlköpfe (*Psilocybe semilanceata*). Als besonders gute Sammelgründe gelten der Schweizer Jura, die österreichischen Alpen, das Val Camonica, die Rhön und Wales (England). (Foto aus: Rose Marie DÄHNCKE, *1200 Pilze*, Aarau: AT Verlag)

Andere Namen

Blue leg (engl.), Glückspilz, Haluzipilz (Schweiz), Kaalkopje (ndl.), Kahlkopf, Kleiner Prinz, Kleines Zwergenmützchen, Lanzenförmiger Düngerling, Liberty cap (engl. »Freiheitsglocke«), Magic mushroom (engl.), Meditationspilz, Narrenschwamm, Paddlestool (engl.), Pilzli, Pixie cap (engl.), Psilo, Psilocybinpilz, Sandy sagerose, Schwammerl (Österreich), Traumpilz, Witch cap (engl.), **Zauberpilz**, Zuckerpuppe von der Wasserkuppe, Zwergenhut, Zwergenmützchen

»Der Kahlköpfige:
So heißt der Penis, weil auf seinem Kopf kein einziges Haar wächst.« (SCHEIK NEFZAUI 1985: 138*)

Der in unseren Breiten heimische psychoaktive Pilz kann – wie alle Entheogene – auch aphrodisisch stimulierend wirken.

Der Spitzkegelige Kahlkopf gehört zu den bei uns heimischen **psilocybinhaltigen Pilze**n (HOFMANN et al. 1963). Der Pilz ist nicht nur in Europa und Amerika heimisch; er wird inzwischen weltweit, sogar in Australien, gefunden. Er gilt als der häufigste und am weitesten verbreitete Pilz der Gattung *Psilocybe*. In der Schweiz ist eine Form heimisch, deren Hüte wie »kleine Zwergenmützchen« aussehen.

Der Kahlkopf wächst bevorzugt auf Wiesen mit alten Dungablagerungen. Er ist im Flachland von Norddeutschland ebenso anzutreffen wie auf Mittelgebirgswiesen oder auf Almen der Alpenländer. Im Wald wurde er bisher nicht gefunden. Er scheint daher eine Art Kulturfolger des Menschen zu sein. Seine Fruchtkörper reifen bereits im Spätsommer und Frühherbst. Ab Ende Juli – und sogar bis Mitte Januar – können Kahlköpfe geerntet werden (SCHWAIGER 1994).

Gebrauch

Die Pilze können frisch verspeist und getrocknet gelagert werden. Gelegentlich werden die getrockneten Pilze pulverisiert und mit Fruchtsäften, **Kakao** oder Schokolade eingenommen. Die Dosierungsangaben liegen bei einer Hand voll frischer oder 1 bis 2,5 g getrockneter Pilze. Spitzkegelige Kahlköpfe gelten in kleineren Dosierungen als anregende Aphrodisiaka. In höheren Dosierungen lösen sie Visionen und ekstatische Erfahrungen aus.

Inhaltsstoffe

Der Spitzkegelige Kahlkopf enthält hohe Konzentrationen an Psilocybin (0,97 bis 1,34%), etwas oder kein Psilocin, ferner Baeocystin (0,33%). Diese Art gehört zu den potentesten **psilocybinhaltigen Pilze**n. Er weist Gesamtalkaloidkonzentrationen von bis zu 1,9% Tryptamine auf (GARTZ 1986). In Schweizer Sammlungen wurden sogar bis zu 2,02% Gesamtalkaloide nachgewiesen (BRENNEISEN und BORNER 1988).

Bezugsquellen

Siehe **Psilocybinhaltige Pilze**.

Literatur

BRENNEISEN, Rudolf und Stefan BORNER
1988 »The Occurence of Tryptamine Derivatives in *Psilocybe semilanceata*«, *Zeitschrift für Naturforschung* 43c: 511–514.

GARTZ, Jochen
1986 »Quantitative Bestimmung der Indolderivate von *Psilocybe semilanceata* (Fr.) Kumm.«, *Biochem. Physiol. Pflanzen* 181: 117–124.

HASENEIER, Martin
1992 »Der Kahlkopf und das kollektive Unbewusste: Einige Anmerkungen zur archetypischen Dimension des Pilzes«, *Integration* 2/3: 5–38.

HAUSNER, Milan und Marta SEMERDZIEVA
1991 »›Acid Heads‹ und ›Kahlköpfe‹ in Forschung und Therapie – Zum Stand der Psycholyse in der Tschechoslowakei«, *Jahrbuch des Europäischen Collegiums für Bewußtseinsstudien* (ECBS): 109–118.

HOFMANN, Albert, Roger HEIM und Hans TSCHERTER
1963 »Présence de la psilocybine dans une espèce européenne d'Agaric, le *Psilocybe semilanceata* Fr. Note (*) de MM.«, in: *Comptes rendus des séances de l'Académie des Sciences* (Paris), t. 257: 10–12.

SCHWAIGER, Saskia
1994 »Schwammerlrausch«, *Profil* Nr. 42 (17.10.94): 88–89.

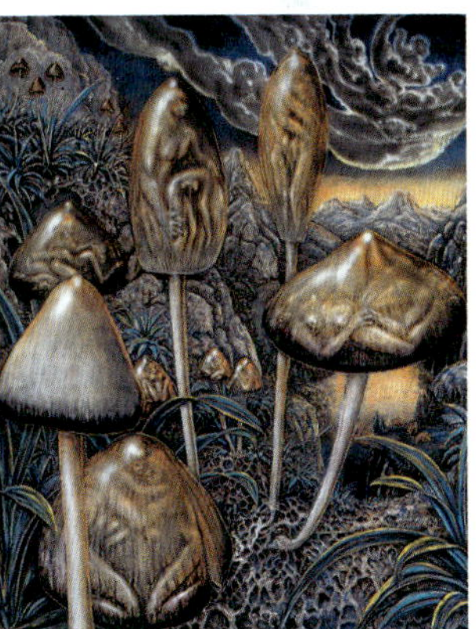

Kalenderblatt zum *Psilocybe semilanceata*. (Von Fred Weidmann, *Magic Mushrooms 2000*, Solothurn: Nachtschatten Verlag)

»Einige College-Studenten haben mal einige Pflanzenteile von *Argemone polyanthemus* getrocknet, um zu sehen, ob sie davon high werden könnten …« (Cutts 1985: 56*)

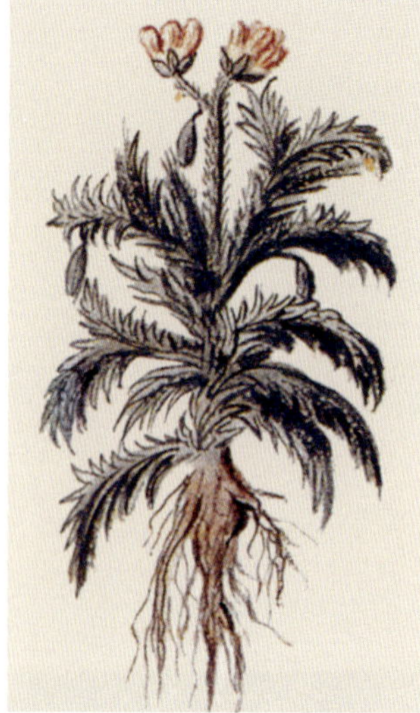

Chillazotl – »Stachel«. Diese botanische Darstellung wird als *Argemone mexicana* oder *Argemone ochroleuca* identifiziert. Laut Text haben die pulverisierten Samen eine reinigende Wirkung. (Illustration aus Navarro 1801: 224*)

»Wir rauchten zu viert [den Stachelmohn] und taten uns damit mehr als einfach nur Gutes an (…) Ich befand mich unter geliebten Menschen. Dieses Gefühl suchte nicht lange nach einem Ausdruck – es fand ihn mit sanfter und doch rasender Geschwindigkeit. Die Augen verloren ihr Ziel, alle anderen Sinne waren aufs Köstlichste erregt. Auch nach der Zeit der Körper verblieben die Sinne noch lange in jenem phantastischen Zustand, der es ihnen verbietet, all jene Obszönitäten wahrzunehmen, die Realitäten zu nennen, wir gewohnt sind.« (Müller-Ebeling und Rätsch 1986: 142f.*)

Stachelmohn

Argemone mexicana L., Papaveraceae (Mohngewächse)

Andere Namen

Bakula janum (Munda), Cardosanto (span. »heilige Distel«), Chicalote, Chicalotesha (Cora), Chillazotl, Donkey thistle (engl.), Fischgemüse, Fischkraut, Hierba loca (span. »verrücktes Kraut«), Mexikanischer Stachelmohn, Nya-dudid (Lodha), Palanti kanta (nep.), Pavot espineux (frz.), Prickly poppy (engl.), Samuitisha (Cora), Satyanasi (nep.), Sundi sapka (Santal), Sungure kanda (nep.), Teufelsfeige, Thakal (nep.), Zèbe dragon (kreol. »Drachenkraut«)

Der psychoaktive Stachelmohn wird in Mittel- und Südamerika wie auch in Indien ob seiner aphrodisierenden und euphorisierenden Effekte geschätzt und als Marihuana- und Opiumersatz verwendet.

Der in der Kolonialzeit auch in Europa eingeführte Stachelmohn galt den Azteken als heilige, fruchtbarkeitsfördernde Pflanze des Regengottes Tlaloc (García 1994, Knab 1995: 67*, Ortiz 1980). Wie der Gott wurde sie zugleich mit Fruchtbarkeit und Tod assoziiert (vgl. **Yauhtli**). Der Regengott herrschte über ein Totenreich, in dem Ertrunkene nach ihrem Tode fortlebten. In einem aztekischen Mythos heißt es: »Alle Giftkräuter werden in der Unterwelt gegessen, und alle, die dahin gehen, essen den Stachelmohn. Kurz, alles, was auf Erden nicht genossen wird, wird in der Unterwelt genossen, und es heißt, dass nichts anderes gegessen werde« (Sahagun/Seler 1927: 302f.*).

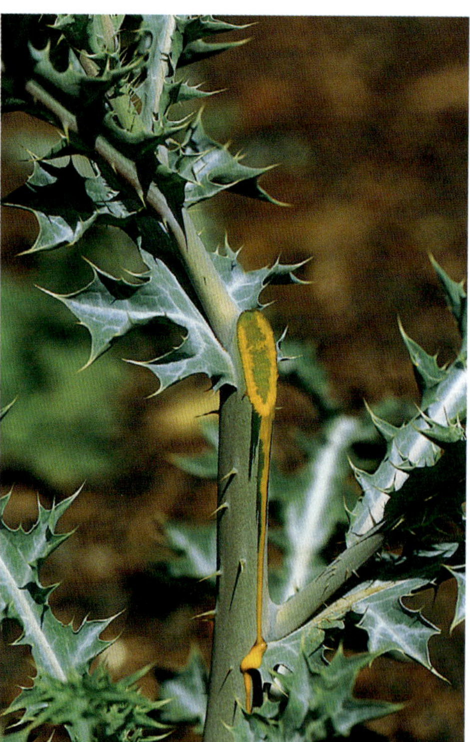

Wird der Stengel des Stachelmohns (*Argemone mexicana*) angeschnitten, quillt gelber Saft heraus. Zu Beginn dieses Jahrhunderts sollen Chinesen in Mexiko aus dem Stachelmohnsaft eine Art Opium gewonnen und als legalen Ersatz für den verbotenen Mohn benutzt haben. (Uttar Pradesh, Indien, 4/1998)

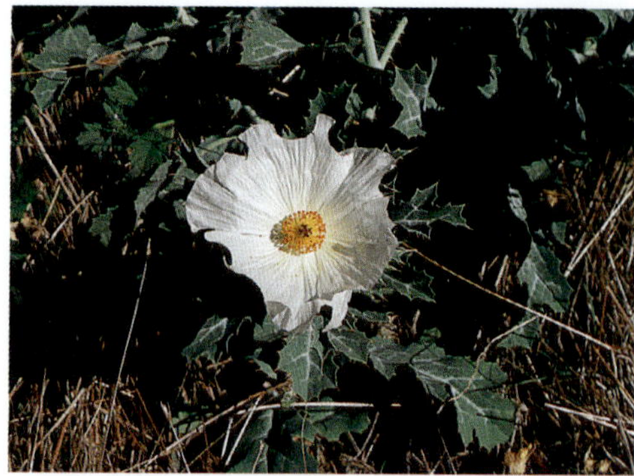

Der weiß blühende Stachelmohn (*Argemone polyanthemos*) in den nordamerikanischen Prärien. Auch er wird als Marihuanaersatz geraucht. (Badlands, South Dakota, USA, 8/1991)

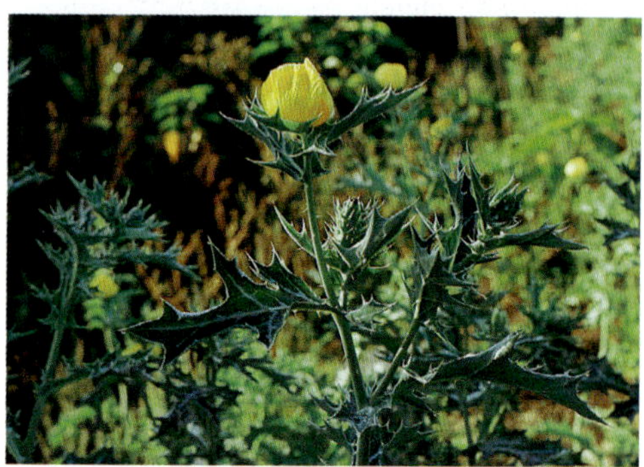

Der Stachelmohn (*Argemone mexicana*) stammt aus Mexiko, hat sich aber bis ins Himalayagebiet verbreitet. Er wird in Nepal und Nordindien ethnobotanisch ganz ähnlich wie in Mittelamerika verwendet. Die getrocknete Pflanze wird als Marihuanaersatz und Aphrodisiakum geraucht. (Kathmandu, Nepal, 1990)

Gebrauch

Die Azteken benutzten den Stachelmohn als Heilpflanze; heutzutage raucht man das getrocknete Kraut in Mexiko als Aphrodisiakum. Die nach Mexiko eingewanderten Chinesen entdeckten eine Methode, wie man aus dem Milchsaft des Stachelmohns ein opiumähnliches Produkt gewinnen kann. In Südamerika kocht man aus dem Stachelmohn, zuammen mit **Maté**, einen aphrodisischen Stärkungstrank.

In Mexiko raucht man heutzutage Stachelmohnblätter wegen ihrer angeblich aphrodisierenden und euphorisierenden Effekte. Die Lodhas in Indien[668] rauchen die getrockneten, pulverisierten Blüten wie **Tabak** als aphrodisisches Narkotikum (PAL und JAIN 1998: 65*).

Das getrocknete Kraut kann pur oder in **Rauchmischungen** geraucht werden. Der aus den Früchten gezapfte Saft wird getrocknet und geraucht (GOTTLIEB 1973: 9*). In Urubamba (Peru) werden die getrockneten Blüten von *gringos* als Marihuanasubstitut geraucht: »(...) die Samen haben einen Cannabis-ähnlichen Effekt und das Kraut, der Saft und die Blüten gelten in vielen Ländern als Narkotika« (OLIVER-BEVER 1982: 30).

Inhaltsstoffe

Der Stachelmohn ist reich an Alkaloiden, in Wurzeln und Stengeln in einer Konzentration von 0,125% (ROTH et al. 1994: 142*). Die ganze Pflanze enthält die Isoquinolinalkaloide (–)-Canadanin, Queilantifolin, Queleritrin, Allocryptatopin, (–)-Tetrahydropalmatin, Reticulin, Sanguinarin, Esculerin, Meta-hydroxy-(–)-estilopin (LARA OCHOA und MARQUEZ ALONSO 1996: 37*). In den Blättern, Stengeln und Samen sind die Alkaloide Berberin und Protropin (Fumarin, Macleyin) enthalten (OLIVER-BEVER 1982: 30). In der Wurzel kommen zusätzlich Coptesin, bis zu 0,099% α-Allocryptopin (= α-Fagarin), Chelerythrin und Dihydrochelerythrin vor. In den Samen sind auch das recht toxische Sanguinarin und Dihydrosanguinarin enthalten (BOSE et al. 1963). In Blättern und Kapseln wurde »Argemonin« isoliert und als *N*-Methylpavin identifiziert (MARTELL et al. 1963).

Immer wieder wurde von einem **Morphin**vorkommen im Stachelmohn berichtet; dies ist aber stark umstritten (BLOHM 1962: 25*).

Bezugsquellen

Stachelmohn ist erhältlich bei Elixier® und in der Blumenschule®.

Literatur

BOSE, B. C., R. VIJAYVARGIYA, A. Q. SAI_ und S. K. SHARMA
1963 »Chemical and Pharmacological Studies of *Argemone mexicana*«, *Journal of Pharmaceutical Sciences* 52: 1172.

GARCÍA RAMOS, Salvador
1994 *Tlaloc: El dios de la lluvia*, México, D. F.: GV Editores.

MARTELL, M. J., T. O. SOINE und L. B. KIER
1963 »The Structure of Argemonine, Identification as (–)-Methylpavine«, *Journal of the American Chemical Society* 85: 1022–1023.

OLIVER-BEVER, B.
1982 »Medicinal Plants in Tropical West Africa«, *Journal of Ethnopharmacology* 5(1): 1–71.

ORTIZ DE MONTELLANO, Bernardo
1980 »Las hierbas de Tláloc«, *Estudios de Cultura Náhuatl* 14: 287–314.

OWNBEY, G.
1961 »The Genus *Argemone* in South America and Hawaii«, *Brittonia* 13: 91–109.

Stalaktiten (und Stalagmiten)

Stalactitum

Andere Namen

É gúan shí (chin. »Gänsehalsstein«)[669], Figurensteine (vgl. **Fossilien**), Gänsehalsstein, Gakan-seki (jap.), Höhlensteine, Stalactites (engl.), Tropfsteine, Yanggisôk (kor.)

Stalaktiten wirken optisch wie Phalli. Sie gelten auf symbolischer Ebene als Liebesmittel.

Speläologen (Höhlenkundler) unterscheiden in Tropfsteinhöhlen prinzipiell zwei Arten von Tropfsteinen: Stalaktiten sind hängende Gebilde, die langsam durch herabtropfende Flüssigkeit von der Höhlendecke nach unten »wachsen«. (Kalkstein-)Gebilde, die durch die am Höhlenboden auftreffenden Tropfen allmählich von unten nach oben »wachsen«, sind Stalagmiten. Zwei zum Verwechseln ähnliche Termini.

Im Mineralreich werden Stalaktiten nicht nur aus gesintertem Kalk gebildet, sondern aus vielen anderen **Mineralien** (Chrysokoll, Schalenblende, Pyrit, Calcedon, Rhodochrosit, Malachit, Cölestin; LIEBER 2001). Pharmazeutisch werden jedoch nur **Calcit**-Tropfsteine benutzt.

Han-shi-Pulver

Stalaktiten waren Basis des berauschenden und aphrodisischen Han-shi oder »Fünf-Mineralien-Pulvers« (auch Wu-shi), wie im alten chinesischen Buch *Ru shi lun*, »Erörterung über Stalaktiten«, nachzulesen ist (SHEN KUO 1997: 127*).

In der traditionellen chinesischen Medizin ist das »Fünf-Mineralien-Pulver« (Han-shi) eine Mischung aus Stalaktiten, Amethyst (siehe **Bergkristall**), **Alaun**, rotem Halloysit (Aluminiumhydrogensilikat) und **Gips** (SHEN KUO 1997: 271*). Es besteht also hauptsächlich aus **Mineralien**, die als Liebesmittel gelten! Außer Mineralien enthielt das legendäre Han-shi-Pulver auch Pflanzenzusätze, unter anderen die Samen der aphrodisischen Vidâri-**Winde** (*Pueraria tuberosa* DC.), **Eisenhut**wurzelknollen und Bai zhu (*Atractylodes*

»Tief unter einer fahlen Natur lag eine Traumlandschaft, ein Traum, entstanden aus so großem Zusammenhang, wie er einem Künstler nicht möglich wäre. Uns werden nie, wie dem Kalk und dem Wasser, eine Million Jahre gewährt, damit wir solche Burgen, Spiralen, Türmchen, Blumen, Pretiosen vollenden konnten. Schnitzwerke der Zeit und der Stille sie alle.«
(Anaïs NIN, *Tagebuch 1941*, zit. nach KEMPE 2001: 55)

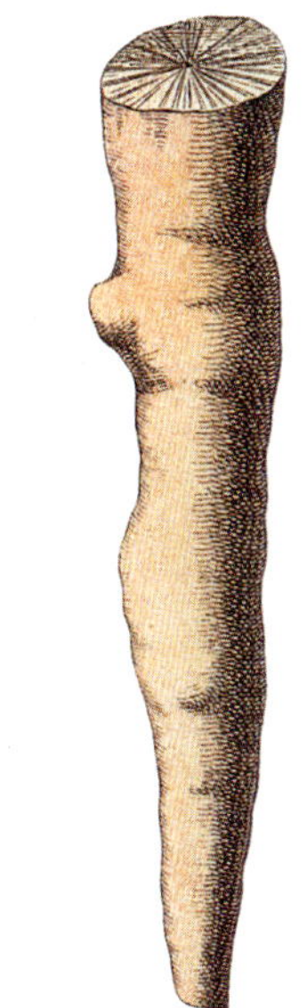

Ein Tropfstein oder Stalaktit. (Aus: *Schubert's Naturgeschichte – Illustrierte Mineralogie*, 1888)

668 In Indien wird der Stachelmohn wegen seiner psychoaktiven Eigenschaften *pharamgi dhattura* genannt und als »Schwester« des **Stechapfel**s (*Datura metel*) betrachtet (WARRIER et al. 1993: 169*).

669 In der traditionellen chinesischen Medizin besteht die Rohdroge É gúan shí (»Gänsehalsstein«) aus fossilen Wurmröhren (*Balanophylla* sp.; vgl. **Fossilien**) oder Kalkstein-Stalaktiten (BENSKY und GAMBLE 1986: 512*).

macrocephala Koidz.). Der Erfinder oder Entdecker dieser lebensverlängernden Droge, Huangfu Mi (215–282 u. Z.), kommentierte: »In jüngster Zeit ergab sich He Yan[670] der Musik und schätzte Sex, und als er die Droge zum ersten Mal einnahm, erlangte sein Bewusstsein zusätzliche Klarheit und seine Körperkräfte wurden allmählich stärker« (Wagner 1981: 321). Der Dichter Su Shi (1036–1101) nannte die Hauptbestandteile des Elixiers: »Es hat mit He Yan begonnen, dass die Leute Stalaktiten mit Aconit [**Eisenhut**] einnahmen und sich hemmungslos dem **Wein** und dem Sex hingaben, um so ihr Leben zu verlängern. He Yan war in seiner Jugend reich und geehrt, wie sollte es einen da erstaunen, dass er das Han-shi-Pulver einnahm, um so seine Begierden zu befriedigen?« (zit. nach Wagner 1981: 321).

Das wirkungsvolle Pulver stand mit Rezepturen der taoistischen Alchemie und der traditionellen chinesischen Medizin in Zusammenhang, wurde aber in erster Linie als aphrodisisches Genussmittel gebraucht. In Kreisen, die ohnehin an Rauschmitteln interessiert waren, wurde es reichlich konsumiert: »Laut Vorschrift des Erfinders Huang-fu Mi musste die Droge mit heißem, erstklassigem Wein eingenommen werden, um ihre Wirkung entfalten zu können. Die damalige Literatur berichtet verschiedentlich von Weingesellschaften, die in Wirklichkeit Drogenparties waren. Die geballte Wirkung von Wein und Droge ließ manchmal die Kontrolle entgleiten« (Majlis 1981: 318).

Han-shi-Pulver wurde offensichtlich im Zusammenhang mit taoistischen Sexualpraktiken und sexualmagischen Übungen eingenommen und galt als ein berauschendes **Lenzmittel**.

Inhaltsstoffe

Rezepturen des oder der Han-shi-Pulver wurden von Yü Chia-hsi (1938) untersucht (leider auf der Grundlage nur ungenauer Angaben): »Das Rezept der Droge liegt vor. Neben verschiedenen Kalziumbestandteilen (Stalaktiten, **Austern**schalen, beides gemahlen) und zahlreichen Kräutern enthält es vor allem auch das giftige Aconit. Leider hat sich noch kein Pharmakologe dieser komplexen Droge angenommen, so dass keine Aussagen über Experimente oder theoretische Wirkungen vorliegen« (Wagner 1981: 321).

Bezugsquellen

Stalaktiten findet man gelegentlich in Mineralienhandlungen oder auf Mineralienmessen.

Literatur

Kempe, Stephan

2001 »Stalaktiten und Stalagmiten«, in: *Höhlengeheimnisse*, München: Mineralientage (Messethemenheft), S. 54–72.

Lieber, Werner

2001 »Stalaktiten im Mineralreich«, in: *Höhlengeheimnisse*, München: Mineralientage (Messethemenheft), S. 40–53.

Majlis, Brigitte

1981 »Alkoholische Getränke im Alten China«, in: *Rausch und Realität* Bd. 1: 314–319.

Needham, Joseph und He Ping-yü

1959 »Elixir Poisoning in Mediaeval China«, *Janus* 48.

Wagner, Rudolf G.

1973 »Lebensstil und Drogen im chinesischen Mittelalter«, *T'oung Pao* 59: 79–178.

1981 »Das Han-shi Pulver – eine ›moderne‹ Droge im mittelalterlichen China«, in: *Rausch und Realität* Bd. 1: 320–323.

Yü Chia-hsi

1938 »Han-shih san k'ao«, in: *Fu-jen hsüeh-chih* 7: 29–63 (auf Chinesisch).

Stechapfel

Datura spp., Solanaceae (**Nachtschattengewächse**)

Datura metel L., Metelapfel, Indischer Stechapfel
Datura stramonium L., Gemeiner Stechapfel
Datura wrightii Regel, Kalifornischer Stechapfel
Datura innoxia Mill., **Toloache**

Andere Namen

(gelten meist für alle *Datura* spp.):

Asthmakraut, Chamico, Cherisha (Cora), Datoura, Devil's apple (engl.), Devil's weed (engl.), Dhatur (nep.), Dhatura (skrt.), Donnerkraut, Hexenkraut, Igelkolben, Jamestown weed (engl.), Jimson weed (engl.), Kreuzkümmel, Rauchapfel, Sauernuss, Schlafkraut, Schweinkraut, Stachelkraut, Stinkweed (engl.), Tatoura (arab.), Tatura, Teufelsapfel, Thorn apple (engl. »Stechapfel«), Tobkraut, **Tollkraut**, **Toloache** (Mexiko), X-tóh-k'ùh (Maya »in Richtung der Götter«), Yerba del diablo (span.), Zigeunerapfel, Zigeunerkraut, Zigeunerschlafkraut, Zornés (zypriot.)

Die zu den psychoaktiven Nachtschattengewächsen zählenden Stechapfelarten sind mit größter Vorsicht zu genießen! Kenntnisreich und vorsichtig gebraucht, können sie auch aphrodisische Wirkung entfalten.

670 Der chinesische Politiker He Yan (Amtszeit von 240–249 u. Z.) gehörte zu den bedeutendsten Philosophen der Wei-Dynastie.

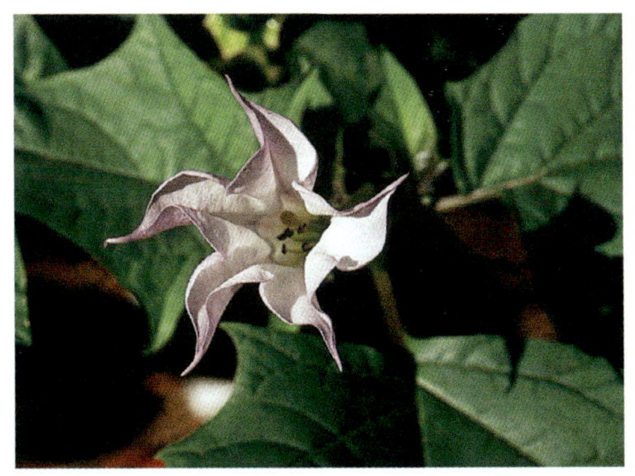

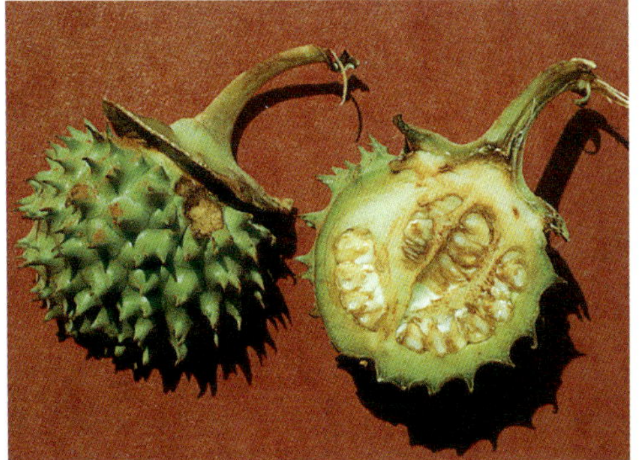

Blick in die Blüte des Gemeinen Stechapfels (*Datura stramonium* var. *tatula*), gezogen aus nepalesischen Samen. (Hamburg, Deutschland, 6/1991)

Die aufgeschnittene Frucht (Metelapfel) des Indischen Stechapfels (*Datura metel*). (Varanasi, Uttar Pradesh, Indien, 10/1995)

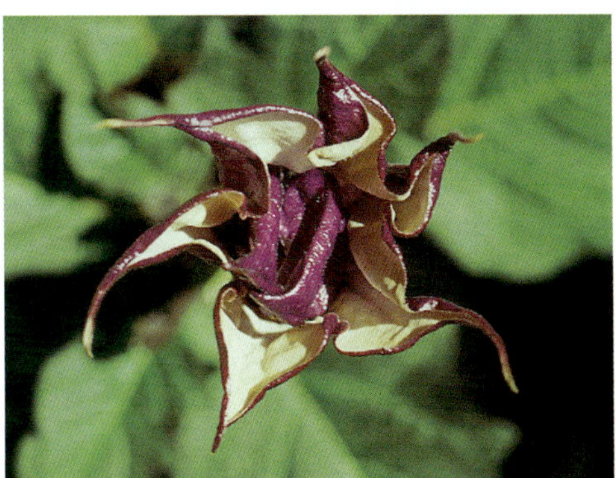

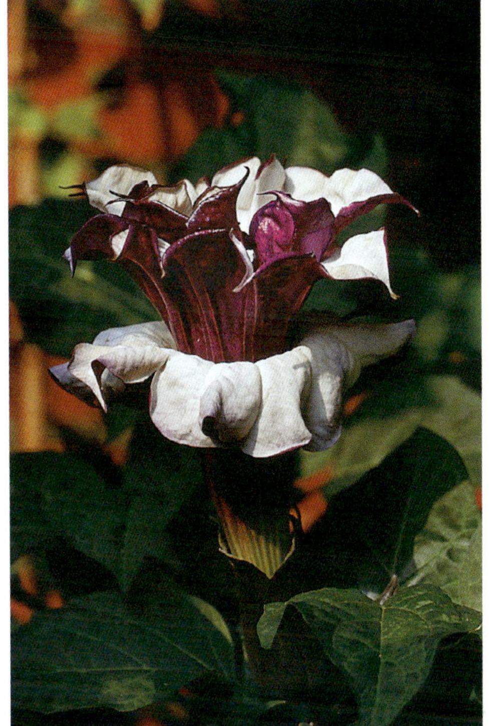

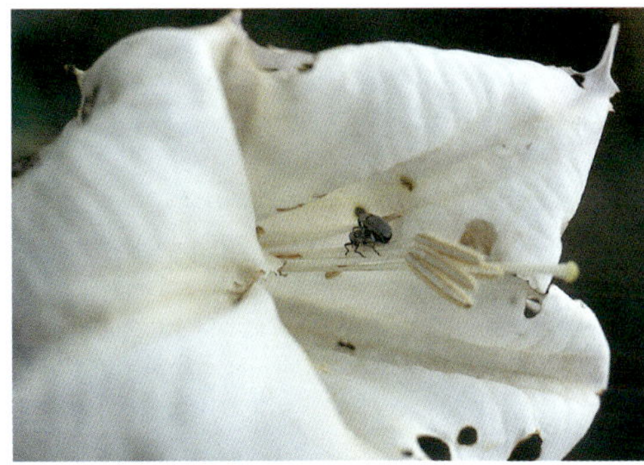

Die Blüte des Indischen Stechapfels (*Datura metel*). Die als Aphrodisiakum benutzte Stechapfelblüte wird dem Shiva-Lingam geopfert. (Hamburg, Deutschland, 6/1999)

Zwei Käfer paaren sich in der Blüte eines Kalifornischen Stechapfels (*Datura wrightii*) – wohl vom Parfüm erotisiert. (Moorpark, Kalifornien, USA, 2/1990)

Die dreifache Trompetenblüte des Indischen Stechapfels (*Datura metel*), eine Signatur sexueller Vereinigung. (Hamburg, Deutschland, 7/2001)

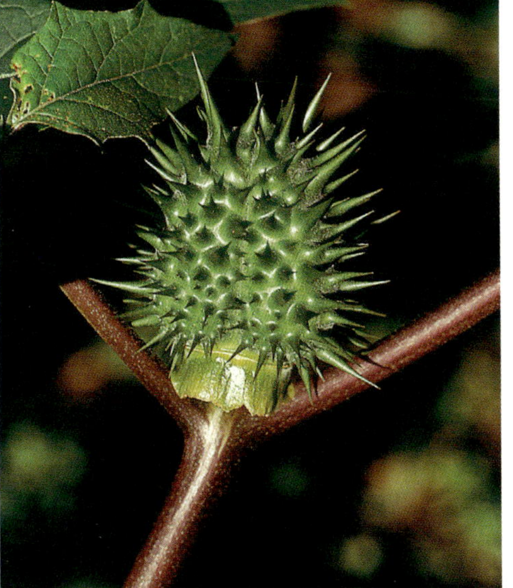

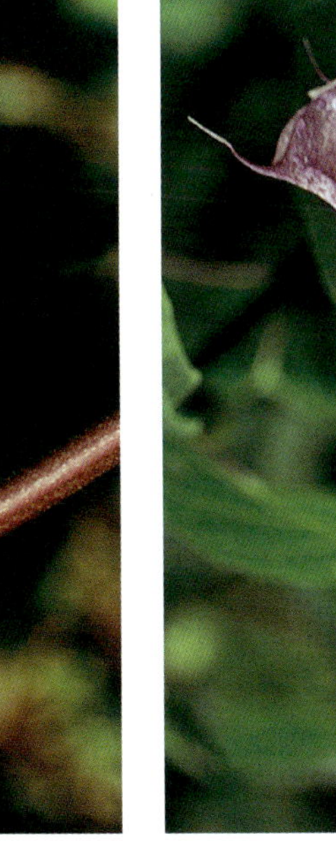

Die immer nach oben stehende Frucht des Stechapfels (*Datura stramonium* var. *ferox*).

Stechapfelblüten stehen immer gerade oder schräg nach oben. Daran kann man den Stechapfel gut von der Engelstrompete, deren Blüten immer schräg oder gerade nach unten hängen, unterscheiden.

»Der Stechapfel wurde mit der Hexerei, der dunklen weiblichen Seite in Verbindung gebracht, sobald er in Europa eingeführt wurde. Daraufhin benutzten die Hexen bald Stechapfelsäfte für ihre Flugsalben.« (Jay 1997: 21*)

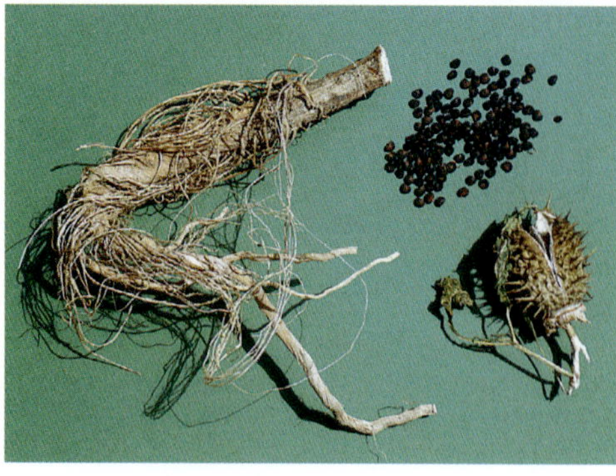

Samen, Frucht und Wurzel des Gemeinen Stechapfels (*Datura stramonium*). Die getrockneten Pflanzenteile werden weltweit als Aphrodisiakum und Asthmamittel geraucht. (Barcelona, Spanien, 2001)

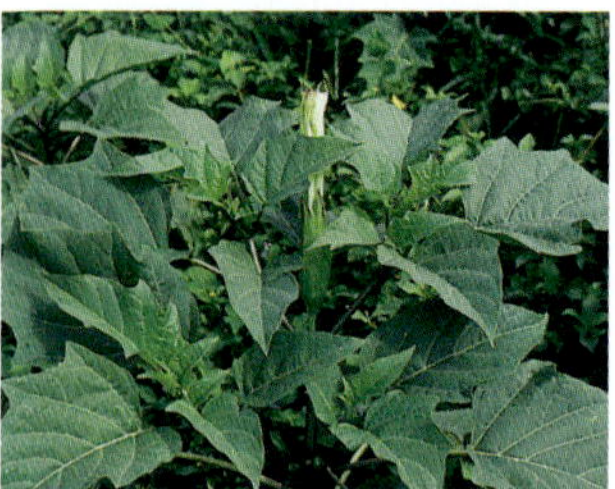

Auf den Philippinen werden die Blätter des Stechapfels (*Datura metel*) als Rauschmittel und Aphrodisiakum geraucht. (Mactan Island, Philippinen, 10/1987)

»Im Daturarausch tanzen und fliegen die Menschen. Völker in allen Erdteilen nehmen Stechapfel zu sich, um den Wahnsinn zu erzeugen. Sie lassen die Kinder davon essen, die ihnen Gold an der Stelle anzeigen, wo sie berauscht niedersinken. Datura verführt Frauen, weissagt, lässt in die Zukunft sehen, denn er verursacht wie Bilsenkraut das Chaos phantastischer Halluzinationen.« (SCHENK 1939: 98*)

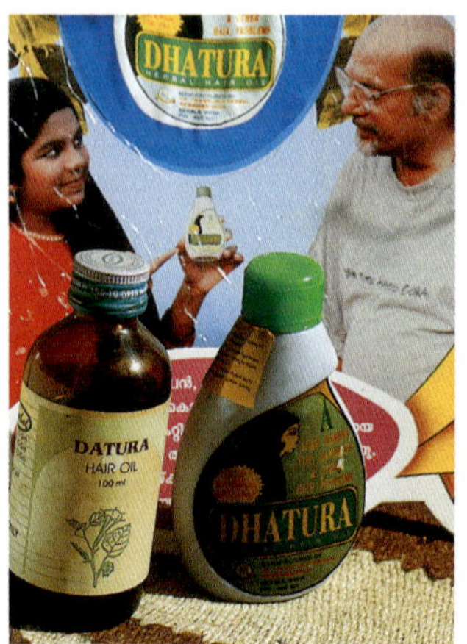

Dhatura. Indische Stechapfelprodukte für kosmetische Zwecke (Haaröl gegen Schuppen).

Fol. Stramonii (Stechapfelblätter).

Das Alkaloïd Daturin übertrifft noch das Atropin an mydriatischer Wirkung. Die Blätter finden bei psychischen Störungen, Melancholie, Manie und besonders bei Asthma in Cigarrettenform vielfache Anwendung. Neben der Mydriasis stellt sich auch oft eine Steigerung des Geschlechtstriebs, Nymphomanie bei Mädchen und Frauen, mehrstündiger Priapismus bei Männern ein. Im 17. Jahrhundert wurden die Samen missbräuchlich oft in den gemahlenen Kaffee oder in den Schnupftabak gemischt, (tabak à l'endormie, poudre aux sorciers), um Jungfrauen zur Prostitution zu bringen.

130) Rp. Tinct. Stramonii
— ferri acet. Rad. aa 4,0
Gi. arab. 30,0
Aq. destill. 200,0
Ds. Stündlich ein Esslöffel. Anhaltender Kopfschmerz.

131) Rp. Tinct. Stramonii 2,5
Aq. Lauroceras. 10,0
Ds. 3mal täglich 20 Tropfen.

132) Rp. Extract. Stramonii
— Opii. ana 0,5
Zinc. oxydat. 8,0
M. fiant P. 40.
Ds. 1—5 Pillen täglich, bis Sehstörungen eintreten (Neuralgien)

133) Rp. Extrakt. Daturae 5,0
Spir. rectif. 50,0
Fol. Tabacc. 100,0
Kalii jodat.
— nitric. aa 5,0
Fiant 100 Cigarretten. (Nervöses Asthma).

Frühe Angaben zur medizinischen Wirkung und Nutzung von *Datura stramonium*. (Faksimile aus MICHAELIS 1905: 61*)

Alle Stechapfelarten besitzen ähnliche Wirkungen. Die zu den Nachtschattengewächsen zählenden Pflanzen enthalten hoch wirksame halluzinogene Tropanalkaloide, die mit größter Vorsicht verwendet werden müssen! Oft vergifteten sich zu draufgängerische Schürzenjäger gefährlich mit dem Götterkraut. Das anfängliche Liebesspiel endete im Delirium mit heftigen Halluzinationen (vgl. **Engelstrompete**).

Gebrauch

Alle Teile der Stechapfelpflanze, frisch oder getrocknet, werden weltweit als Liebesmittel benutzt. Sie werden in **Schnaps** oder **Wein** mazeriert, **Liebestränke**n beigegeben, als **Liebeszauber** verwendet (siehe **Toloache**), in **Latwerge**n verbacken, pur oder in **Rauchmischungen** inhaliert und aphrodisischem **Räucherwerk** zugefügt. Der Stechapfel wird meist als wichtigste Zutat zu den **Hexensalben** genannt. Seine Samen dienen auch als **Amulette** gegen Hexerei, Zauberei und den bösen Blick (SELIGMANN 1996: 257*).

Überall auf der Welt gilt *Datura stramonium* als Aphrodisiakum (GUEVARA 1972: 160) sowie als Mittel gegen Asthma (BAKER 1995). In der frühen Neuzeit wurde *Datura stramonium* zur Bereitung von Liebestränken verwendet und bei psychischen Leiden und anderen Krankheiten empfohlen. Die Samen wurden in Deutschland, Russland und China auch dem **Bier** zugesetzt, um ihm stark narkotische und aphrodisische Eigenschaften zu verleihen (MARZELL 1922: 172*).

Ein magisches Mittel gegen »erloschene Mannheit« (Impotenz), verursacht durch Hexerei

»Nimm das Kraut von Stechäpffeln, thue es in einen neuen Topff und geuß von des Patienten **Urin** dran, koche alles in einem wohlvermachten Hafen bey langsamen Feuer, darnach vergrabs in die Erde an einen unwegsamen Ort. Gemeiniglich geschiehet es, dass die böse Leute nach geschehener Kochung mit grössestem Schmertzen Blut von sich geben müssen, wenigstens empfinden sie sehr hefftige Schmertzen, so lange biß sie den Bezauberten wiederum gesund gemacht haben« (PAULLINI 1734: 158*).

In Indien ist der Metelapfel *(Datura metel)* die »Pflanze der Liebesgötter« und wird – wie sollte es anders sein – als Aphrodisiakum geschätzt. Ein alter Sanskritname lautet *unmata,* »göttlicher Rausch«. Im Himalaya ist der Stechapfel heilig und wird Shiva geweiht. Ihm werden Blüten und Früchte (Meteläpfel) geopfert. Oft werden die getrockneten Blätter, mit **Hanf** vermischt, zu Ehren Shivas geraucht; deshalb wird die Pflanze auch *Shiva shekhara,* »Shivas Krone«, genannt (STORL 2002: 219*). Die Samen werden berauschenden Trünken (**Bhang**) und **Latwergen** (**Orientalische Fröhlichkeitspillen**, Majun) zugesetzt. Ein ayurvedisches Aphrodisiakum wird hergestellt aus zehn Stechapfelsamen, zehn **Pfeffer**körnern, einer Schote **Langem Pfeffer**, alles zerrieben und in **Honig** gemischt.

Chamico, der in Südamerika gebräuchliche Name für den Stechapfel (ssp. *ferox*), leitet sich vom Aymaráwort *chamakani,* »Wahrsager«, ab (GUEVARA 1972: 160). In Peru gilt der Stechapfel als bekanntes Aphrodisiakum wie auch als gefürchtetes Rauschmittel. Der berühmte Botaniker Hipólito Ruiz (1777–1788) vermerkte in seinem Tagebuch: »Der Name Chamico ist überall in Peru sehr gut bekannt, weil die Indianer die Samen in krimineller Weise dazu benutzen, andere damit zu berauschen, wenn sie sich betrogen fühlen oder in irgendwelchen Liebesaffären verwickelt sind. Diese Praktik hat dazu geführt, dass es in Peru einen besonderen Ausdruck gibt: *Está chamicado ó chamicada fulano ó fulana:* ›Der Soundso oder die Soundso ist bestechapfelt‹« (SCHULTES und JARAMILLO-A. 1998:154*; vgl. **Rape Drugs**). Der Name Chamico wird gerne zu *chamizo* verzerrt, womit Spelunken und schlechte Bordelle bezeichnet werden.

In Burma werden die Samen **Curry** zugesetzt, damit er stärker aphrodisisch wirkt (PERRY und METZGER 1980: 391*).

Inhaltsststoffe

Alle *Datura*-Arten enthalten in allen Pflanzenteilen pharmakologisch aktive Tropanalkaloide (Scopolamin, Hyoscyamin, **Atropin**, Cuscohygrin u. a.), im Grunde genommen dieselben Wirkstoffe wie in der **Engelstrompete**, im **Bilsenkraut**, in der **Alraune**, der **Tollkirsche** und dem **Tollkraut**. Die Alkaloidkonzentration ist in den Samen am höchsten, in den Blüten am geringsten. Zur Wirkung siehe **Bilsenkraut** und **Engelstrompete**.

Kommentar

Ein durch Nachtschattengewächse verursachter Rausch ist generell unangenehm. Man leidet stark unter der Austrocknung der Schleimhäute und kann das entstehende Durstgefühl nicht löschen, da es aufgrund peinigender Schluckbeschwerden Mühe bereitet, einen einzigen Tropfen die Kehle hinunter zu befördern. Außerdem ist eine harmlose Menge kaum von einer gefährlichen zu unterscheiden. Ein einziges Blatt, das man mit heißem Wasser zu einem Tee aufbrüht, kann bereits zu viel sein und äußerst unangenehme Halluzinationen bescheren, bei denen man zwischen Wahn und Realität nicht mehr unterscheiden kann. Die Samen der Datura sind so klein, dass drei auf einem kleinen Fingernagel Platz finden – und schon diese Menge kann zu viel sein!

Ein zwanzigjähriger Bekannter berichtete uns von einem Daturaerlebnis mit seiner Clique im Urlaub in Portugal. Als sie am Strand auf eine ausgewachsene Pflanze stießen, kamen sie auf die unselige Idee, sie auszureißen und mit Stumpf und Stiel, mit Blättern, Blüten und Samen zu einem Tee aufzukochen. Alle bis auf einen von ihnen genehmigten sich einen vollen Becher – und gingen auf einen fünftägigen Trip!

Eine Stunde, nachdem sie den Tee getrunken hatten, waren ihre Pupillen schwarz und riesig geweitet und blieben so die ganze Zeit, die Lippen liefen blau an; sie schwitzen und stanken noch Tage später aus allen Poren. Jeder war in seinem persönlichen Wahn gefangen und tagelang nicht mehr ansprechbar. Nur vage konnten sich die Berauschten im Nachhinein an Einzelheiten erinnern. »Ich erinnere mich daran, dass ich dachte, an meiner Zunge zu ersticken, die trocken und dick im Mund anschwoll, und wie peinigend es war, einfach nichts trinken zu können. Ich dachte nur: ›Von diesem Trip kehrst du nie wieder zurück!‹«

Bezugsquellen

Stechapfelpflanzen oder -samen können in jeder Blumenhandlung bezogen werden. Die botanische Bestimmung der einzelnen Arten ist sogar für Experten schwierig.

Literatur

BAKER, John R.

1994 »The Old Woman and Her Gifts: Pharmacological Bases of the Chumash Use of Datura«, *Curare* 17(2): 253–276.

1995 »Nachtschattengewächse in der Behandlung von Asthma: Physiologische und psychologische Aspekte«, *Jahrbuch des Europäischen Collegiums für Bewußtseinstudien* 1993/1994: 137–152.

DIECKHÖFER, K., TH. VOGEL und J. MEYER-LINDENBERG

1971 »*Datura Stramonium* als Rauschmittel«, *Der Nervenarzt* 42(8): 431–437.

GOWDY, J. M.

1972 »Stramonium Intoxication: Review of Symptomatology in 212 Cases«, *Journal of the American Medical Association* 221: 585–587.

GUEVARA, Dario

1972 *Un mundo magico-mitico en la mitad del mundo: Folklore ecuatoriano*, Quito: Impr. Municipal.

KENNEDY, Alison Bailey und Christian RÄTSCH

1985 »Datura: Aphrodisiac?«, *High Frontiers* 2: 20, 25.

LINDEQUIST, Ulrike

1992 »Datura«, in: *Hagers Handbuch der pharmazeutischen Praxis* (5. Aufl.), Berlin: Springer, Bd. 4: 1138–1154.

MUNIZAGA A., Carlos

1960 »Uso actual de *miyaya (Datura stramonium)* por los araucanos de Chile«, *Journal de la Société des Américanistes* 52: 4–43.

SAFFORD, William E.

1922 »Daturas of the Old World and New: An Account of Their Narcotic Properties and Their Use in Oracular and Initiatory Ceremonies«, *Annual Report of the Smithsonian Institution* 1920: 537–567 (13 Abb.).

SIKLOS, Bulcu

1993 »Datura Rituals in the Vajramahabhairava-Tantra«, *Curare* 16: 71–76, 190.

1995 »Flora and Fauna in the Vajramahabhairava-Tantra«, *Jahrbuch für Ethnomedizin und Bewußtseinsforschung* 3(1994): 243–266.

1996 *The Vajrabhairava Tantras: Tibetan and Mongolian Versions, English Translation and Annotations*, Trink, U.K.: The Institute of Buddhist Studies (Buddhica Britannica, S.C. VII).

WEIL, Andrew

1977 »Some Notes on *Datura*«, *Journal of Psychedelic Drugs* 9(2): 165–169.

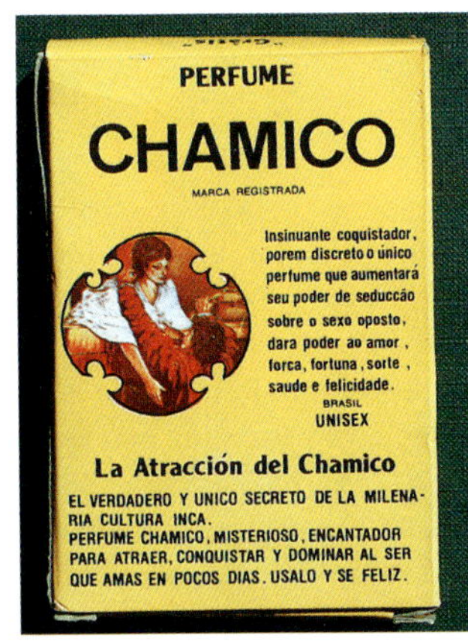

Perfume Chamico®. Dieses amazonische Duftwasser hat seinen Namen vom Stechapfel (*Datura stramonium*), dessen Blütenduft ein gut bekanntes aphrodisierendes Parfüm ist. Das brasilianische Produkt wirbt mit der Reputation des Stechapfels als mächtiger Liebeszauber.

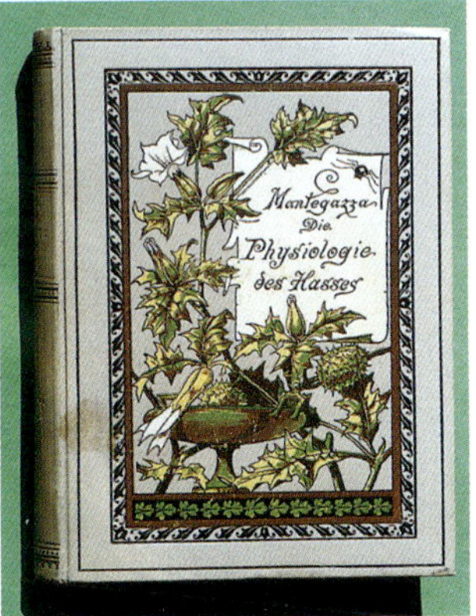

Der Stechapfel (*Datura stramonium*) ziert den Einband des Buches *Die Physiologie des Hasses* von Paul [= Paolo] MANTEGAZZA (Jena: Constenoble, o. J., ca. 1900). Es geht darin nicht um den Stechapfel, sondern um Erscheinungsformen von Hass. Offensichtlich dient der Stechapfel als Symbol dafür. (Ganzleineneinband mit farbiger Prägung)

»Diese heilige Pflanze ist der Inbegriff oder Ausbund der Pflanzenwelt, oder die Urpflanze; sie befasst in sich das Pflanzenreich überhaupt, und ihr Saft stellt alle Nähr- und Heilkräfte dar, die in der Pflanzenwelt enthalten sind. Er ist Symbol von Nahrung und Heilung (...) Soma-Haoma ist also das All-Leben, das vom Himmel kommend die ganze Natur durchpulst und in allen Lebewesen gestalthaft gegenwärtig ist (...) Bei Vollmond, wenn die Schale gefüllt ist mit dem lichten Lebenstrank, trinken die Götter daraus. Davon haben sie ihre Unsterblichkeit, der Inhalt des Mondes ist der Unsterblichkeitstrank, *amrta*, ein Wort verwandt mit Ambrosia.« (Lommel 1949: 213)

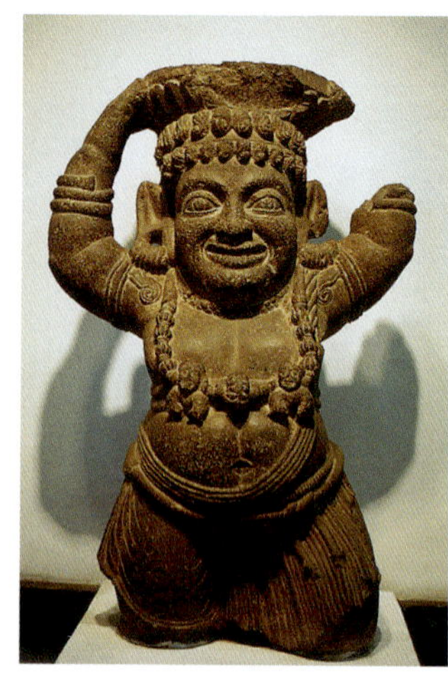

Der kleine, gedrungene, sexuell höchst potente Gott, der in Indien unter dem Namen Vamana bekannt ist, wurde im alten Ägypten als Bes verehrt. Seine heilige Pflanze hieß Besasa, es ist die Steppenraute (*Peganum harmala*). (Nationalmuseum, Delhi, Uttar Pradesh, Indien, 1998)

Steppenraute

Peganum harmala L., Zygophyllaceae (Jochblattgewächse)

Andere Namen

Aspand (kurd.), Besasa (ägypt. »Pflanze des Bes«), Churma, Epnubu (ägypt.), Gandaku, Haoma (pers.), Harmal, Harmal rutbah (arab./Irak), Harmale, Harmalkraut, Harmel, Harmelkraut, Harmelraute, Hermel, Hermelkraut, Hermelraute, Hom (pers.), Kisankur, Moly, Mountain rue (engl.), Paganum, Pegano, Pégano, Peganon, Peganum[671], Sipand (pers.), Syrian rue (engl.), Syrische Raute, Techepak (Ladakhi), Tukhm-i-isfand, Uzarih (türk.), Wilde Raute

Die Steppenraute ist eines der Entheogene, die botanisch mit dem mythischen Soma identifiziert wurden. Als Entheogen kann sie auch aphrodisische Eigenschaften entfalten.

Die Steppenraute war eine der heiligen Pflanzen der alten Parsen. Sie war Bestandteil des heiligen Haoma-Trankes (auch *Hauma*, identisch mit dem indischen *Soma*), der berauschend war und göttliche Inspiration verlieh. Er wurde zum gemeinschaftlichen Stieropfer getrunken. Dieser als Gottheit verehrte Rauschtrank wurde allerdings von Zarathustra (Zoroaster) – der laut Plinius der »Urheber der Magie« war – genauso abgelehnt[672] wie die alten (indoiranischen) Götter, die Personifikationen von Gestirnen, Gewässern und Naturerscheinungen (Feuer) waren. Diese *Daiwas*, »Dämonen, Götzen« sind urverwandt mit den Devas, den Pflanzengeistern der Inder. Der Gott des Rauschtrankes hieß ebenfalls Hauma oder Haoma.

Haoma wird mit Stierfett verrührt zum Unsterblichkeitstrank; die Zauberpflanze gilt als »Todabwehrer« und symbolisiert die Lebenskraft (vgl. **Soma**): Der Name *Besasa* (Dioskurides III, 46) wird gewöhnlich als »Pflanze des Bes« gedeutet. Der zwergenwüchsige Bes war ein missgestalteter Gott mit einem Greisengesicht, der besonders beim ägyptischen Volk beliebt war und als alles Böse abwehrender Schutzgeist verehrt wurde. Sein Bild wurde in Form von kleinen Amuletten an Kopfstützen, Betten, Spiegeln und Schminkgefäßen angebracht. Bes-Figuren wurden mit Steppenrautensamen beräuchert, um die apotropäische, Unheil abwehrende Kraft zu fördern. Noch im modernen Ägypten wird das *Zitel-Harmel* genannte aus den Samen gewonnene Öl als Schutz vor schwarzer Magie und als Aphrodisiakum in allen Kräuterbasaren angeboten.

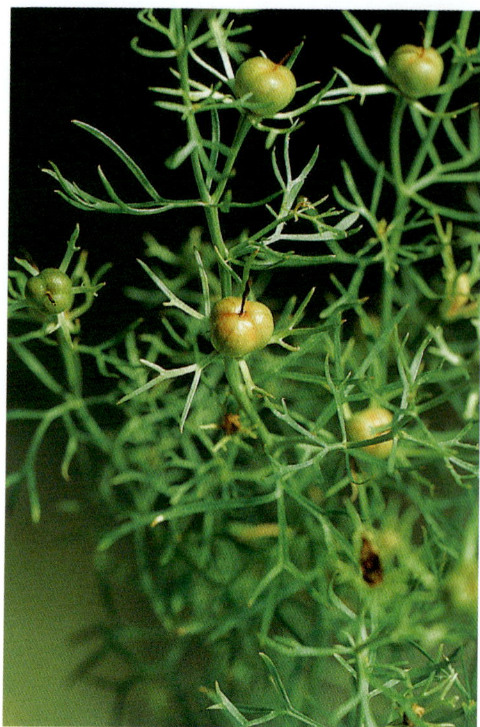

Die Steppenraute (*Peganum harmala*) mit reifen Samenkapseln. (Botanischer Garten, Bern, Schweiz, 8/1996)

Gebrauch

Die weitaus häufigste Verwendung von *Peganum harmala* ist das Räuchern der trockenen Samen, die dazu auf glühende Holz- oder Räucherkohle gestreut werden. Sie werden auch mit anderen Substanzen kombiniert als **Räucherwerk** verwendet. Um die Erotik der Hochzeitsnacht anzufeuern, verbrennt man noch heute in Marokko ein **Räucherwerk** aus Steppenrautensamen, **Alaun** und **Olibanum**. In Klein- und Zentralasien werden volksmedizinisch Zubereitungen der Steppenraute als Aphrodisiaka verwendet.

Die Samen werden auch als Bestandteil von **Rauchmischungen**, etwa mit Haschisch (vgl. **Hanf**), benutzt. In Ladakh werden die Samen auf einer glühend heißen Eisenplatte geröstet und sehr fein zermahlen. Sie werden entweder pur oder mit **Tabak** vermischt geraucht.

671 Das Wort *peganon* oder *Peganum* soll von Pegasus abgeleitet worden sein, dem geflügelten Pferd der antiken Mythologie, das von dem Meeresgott Poseidon und der sterbenden Medusa gezeugt worden war. Es war Symbol künstlerischer Inspiration und Höhenflüge. Ein durchaus passender botanischer Name für ein Kraut, das Einblicke in andere Welten beschert.

672 »Den Rauschtrank (Hauma), den man bei der Mahlzeit genoss, bezeichnet der Prophet [Zoroaster] in heiligem Eifer als ›Harn‹ (Yasna 48,10)« (Merkelbach 1984: 11). – Vielleicht wurde ja tatsächlich wirkstoffähnlicher **Urin** getrunken (vgl. **Pilze, Fliegenpilz**). Vgl. Flattery und Schwartz 1989.

Eine besonders wirksame Zubereitung zum Rauchen wird aus 15 g Samen und dem Saft einer Zitrone gewonnen. Die Samen werden zermahlen mit etwas Wasser und Zitronensaft vorsichtig eingekocht, bis eine Paste entsteht. Diese wird mit Tabak vermischt geraucht und soll berauschende und aphrodisierende Wirkungen haben.

Ethnomedizinischer Gebrauch

Traditionell werden Steppenrautensamen vor allem gynäkologisch genutzt. In der indischen Volksmedizin gelten die Samen als Aphrodisiakum, Asthmamittel und Heilmittel bei Menstruationsbeschwerden; sie werden als **Räucherwerk** verbrannt, um die Geburt zu erleichtern. In Pakistan werden unfruchtbare Frauen und Frauen mit starken Geburts- oder Uterusschmerzen mit den Samen beräuchert. Man bläst ihnen auch den Rauch mit speziellen Pfeifen direkt in die Vagina (GOODMAN und GHAFOOR 1992: 24f.*, HASSAN 1967).

Die Schamanen der Hunza, die im heutigen Pakistan leben, inhalieren den Rauch, um in hellseherische Trance zu verfallen. Sie treten dann mit den wahrsagerischen Feen in einen engen, wollüstig-sexuellen Kontakt (FELMY 1986).

Inhaltsstoffe

Kraut und Samen enthalten die **β-Carboline** Harmin, Harmalin und verwandte Basen, wie Harmalol, Harmidin (AL-SHAMMA et al. 1981, DEGTYAREV et al. 1984). Daneben kommen noch Chinazolinalkaloide mit ähnlicher Struktur vor: (–)-Vasicin, (±)-Vasicin, Vasicinon, Pegalin, Tetrahydroharma, Desoxyvasicinon. Der Alkaloidgehalt in den Samen schwankt zwischen 2 und 6% (ROTH et al. 1994: 548*). Neben den β-Carbolinen enthält das Kraut der Steppenraute ein angenehm duftendes **ätherisches Öl**, das in Massageölen entspannende Wirkung auf die Muskulatur ausübt; sowie Vitamin C und Fettsäuren.

Harmalin und Harmin sind starke **MAO-Hemmer** und haben stimmungsaufhellende, antidepressive Wirkung. Deshalb ist die Steppenraute zur Herstellung von **Ayahuasca**analogen geeignet. Möglicherweise gehen die β-Carboline in den Rauch über. An der Universität von Lawrence, Kansas, wurde nachgewiesen, dass das in den Steppenrautensamen vorhandene Harmin antibiotisch gegen Mikroorganismen (Mikroben) wirkt (AL-SHAMMA et al. 1981).

Bezugsquellen

Pflanzen erhältlich in der Blumenschule®. Die Samen sind frei verkäuflich und über den Samenhandel oder im ethnobotanischen Spezialhandel zu beziehen. Ansonsten liegen keine Bestimmungen vor.

Literatur

AL-SHAMMA, A., S. DRAKE et al.
1981 »Antimicrobial Agents from Higher Plants: Antimicrobial Agents from *Peganum harmala* Seeds«, *Journal of Natural Products* 44(6): 745–747.

BAILEY, C. und A. DANIN
1981 »Bedouin Plant Utilization in Sinai and the Negev«, *Economic Botany* 35: 145–162.

DEGTYAREV, V. A., Y. D. SADYKOV und V. S. AKSENOV
1984 »Alkaloids of *Peganum harmala*«, *Chemistry of Natural Compounds* 20(2): 240–241.

EL-RIFAIE, M.
1980 »*Peganum harmala:* Its Use in Certain Dermatoses«, *International Journal of Dermatology* 19(4): 221–222.

FELMY, Sabine
1986 *Märchen und Sagen aus Hunza*, Köln: Diederichs.

FLATTERY, David S. und Martin SCHWARTZ
1989 *Haoma and Harmaline*, Berkeley: University of California Press.

HASSAN, I.
1967 »Some Folk Uses of *Peganum harmala* in India and Pakistan«, *Economic Botany* 21: 384.

LOMMEL, Herman
1949 »Mithra und das Stieropfer«, *Paideuma* 3(6/7): 207–218.

MERKELBACH, Reinhold
1984 *Mithras*, Königstein/Ts.: Hain.

SCHIPPER, A. und O. H. VOLK
1960 »Beiträge zur Kenntnis der Alkaloide von *Peganum harmala*«, *Deutsche Apotheker-Zeitung* 100: 255–259.

SHAPIRA, Zvia, J. TERKEL et al.
1989 »Abortifacient Potential for the Epigeal Parts of *Peganum harmala*«, *Journal of Ethnopharmacology* 27: 319–325.

VRIES, Herman de
1985 »hermel, harmel, harmal, peganum harmala, die steppenraute, ihr gebrauch in marokko als heilpflanze und psychotherapeutikum«, *Salix* 1(1): 36–40.

»Flink macht der Haomarausch. Welcher Sterbliche den Haoma wie einen jungen Sohn lobt: denen wird sich Haoma bereit stellen, ihre Leiber heilen. Seitdem wächst du hervor auf diesen Gebirgen, der vielartige milchreiche goldfarbige Haoma; deine Arzneien sind mit den Wonnen des Vohu Manah verbunden.« (*Awesta*, Yasna 10)

Stevia

Siehe **Kräutertees**, **Maté**

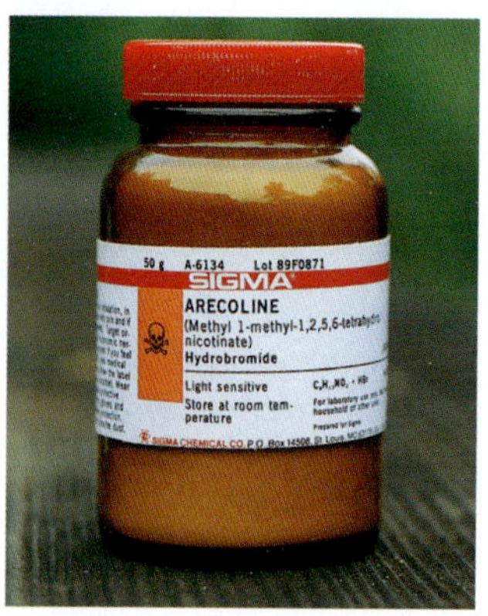

Arecolin als Reinsubstanz (Hydrobromid) aus dem Chemikalienhandel, der stimulierende (Haupt-) Wirkstoff aus der Betelpalme (*Areca catechu*).

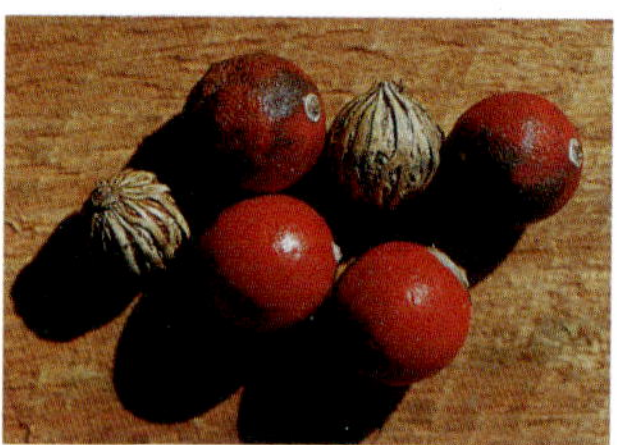
Die Früchte der Pikki oder Bungalow palm genannten *Archontophoenix cunninghamiana* (Arecaceae), die mit der Betelpalme (*Areca catechu*) nah verwandt ist. Sie haben stark arecolinartige Wirkungen. (Nimbin, New South Wales, Australien, 2002)

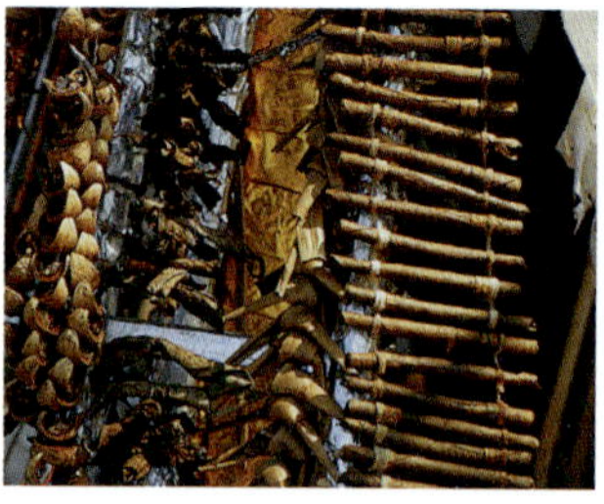
»Entheogene Himmelsleiter.« Opferketten aus Stimulanzien: Betelnüsse, Betelbissen und Blätterzigaretten mit Tabak an einem buddhistischen Heiligtum beim Goldenen Dreieck. (Nordthailand, 2002)

Stimulanzien

Andere Namen

Stimulants, Wachmacher, Uppers

Die psychopharmakologische Klasse der Stimulanzien umfasst wach machende, anregende Wirkstoffe, die in vielen aphrodisischen Pflanzen und Genussmitteln vorkommen.

Dazu gehören vor allem folgende natürliche Substanzen und stimulierende Genussmittel:

Koffein	**Kaffee**, **Kakao**, **Cola**, **Guaraná**, **Maté**, **Tee**
Kokain	**Coca**blätter, Cocatee, Cocabissen aus *Erythroxylum coca*, *E. novogranatense*
Arecolin	**Betel**nuss, Betelbissen, Betelpriem[673] aus *Areca catechu*
Ephedrin	**Ephedrakraut**, **Ma-huang**, **Herbal Ecstasy**, **Sidakräuter** aus *Ephedra sinensis*, *Ephedra* spp., *Sida* spp.
Cathinon[674]	**Kat** aus *Catha edulis*
Nikotin	**Tabak**produkte, **Eclipta** aus *Nicotiana tabacum*, *N. rustica*, *Eclipta alba*

Literatur

Kalix, Peter
1992 »Cathinone, a Natural Amphetamine«, *Pharmacology & Toxicology* 70: 77–86.
Pehek, E., M. Schlechter und B. Yamamoto
1990 »Effects of Cathinone and Amphetamine on the Neurochemistry of Dopamine in Vivo«, *Neuropharmacology* 29: 1171–1176.

Stinkasant

Siehe **Teufelsdreck**

Stinkmorchel

Siehe **Morcheln**

Stranddistel

Eryngium maritimum L., Umbelliferae (Doldengewächse)

Andere Namen

Capitulum carduus (lat. »Distelköpfchen«), Carterae, Cherdan, Chida, **Distel**, Edeldistel, Eryneris, Erynge, Eryngion, Gorginion (griech. »Gorgonenkraut«), Hermion (griech. »spitzer Pfahl, Dorn«), Karyos (griech. »Nuss«), Kotukapeta, Krobysos (ägypt.), Meerdistel, Meeresdistel, Moly, Myrakanthos (griech. »Tausenddorn«), Oreian chloen (griech. »Bergpflanze«), Origanon chlunion (griech. »Wildeber-Dost/Oreganum«), Sea holly (engl.), Sikupnoex, Sisertos

Vor allem auf Zypern wird die fleischige Wurzel der Stranddistel für aphrodisische Zwecke genutzt.

Eine mit der Stranddistel sehr nah verwandte Art heißt auf Deutsch bezeichnenderweise **Mannstreu** oder Männertreu (*Eryngium campestre* L.). Auch sie gilt als Aphrodisiakum und Potenzmittel und hat als Liebesmittel eine besondere Beziehung zu der griechischen Dichterin Sappho von Lesbos (um 630 bis 600 v. u. Z.).

Auf Zypern gibt es viele Pflanzen, die als Aphrodisiaka gelten und mit dem Kult der Aphrodite verbunden sind. Die Stranddistel wächst mitten im Sand, oft sehr nahe am Spülsaum und erinnert so an die Geburt der Göttin. Die dicke, fleischige Wurzel dieser Meeresdistelart war schon im Altertum als Liebesmittel berühmt; sie gilt auf Zypern und in den umliegenden Ländern als »vorzügliches Aphrodisiakum« und als Heilmittel männlicher Impotenz. Bis in jüngste Zeit hinein wurde die kandierte **Wurzel** der Meeresdistel als »wunderbares Aphrodisiakum« weit nach Europa hinein exportiert und vor allem auf Zypern selbst als aphrodisisches Bonbon gelutscht. Aus der Wurzel kocht man einen Tee mit angeblich ebenfalls aphrodisierender Wirkung.

673 Die als Betelsubstitut benutzten Früchte der ostaustralischen **Palme** *Archontophoenix cunnighamiana* (H. Wendl.) H. Wendl. et Drude (syn. *Ptychosperma cunninghamiana* H. Wendl., *Seaforthia elegans* Hook. non R. Br.), Palmae (Arecaceae), enthalten ebenfalls Arecolin oder arecolinartige Alkaloide.

674 Der Hauptwirkstoff Cathinon wird als »natürliches **Amphetamin**« bezeichnet und hat eine dementsprechend ähnliche Wirkung. Das Cathinon agiert mit der Neurochemie von Dopamin und setzt Catecholamine an den Synapsen frei. Es hat dieselben oder doch sehr ähnliche pharmakologische Eigenschaften und dieselbe sympathomimetische Wirkung wie Amphetamin (Kalix 1992, Pehek et al. 1990).

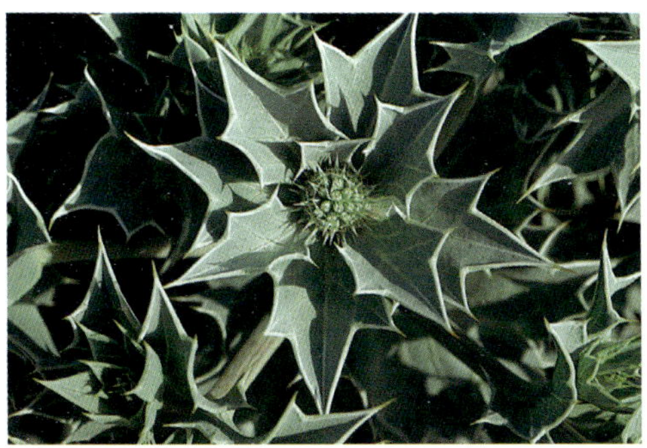

Die Stranddistel (*Eryngium maritinum*) am Meeresstrand von Zypern (1992).

Die Wurzel schmeckt »bittersüß« wie die Liebe. Der Ausdruck der »bittersüßen Liebe« wurde von der Dichterin Sappho geprägt (SONNABEND 2002), die der Sage nach die Wurzel als liebesanregendes Mittel verwendet haben soll. Darüber machte sich der aufgeklärte Römer Plinius lustig: »Stengel und Wurzel werden bei den Griechen auf zweierlei Weise als Speise verwendet, je nachdem man sie nach Belieben kocht oder auch roh isst. Absurd ist, was von ihr erzählt wird: ihre Wurzel weise mit dem einen oder anderen Geschlechtsteil eine Ähnlichkeit auf; sie ist selten zu finden, aber, wenn die männliche Pflanze mit Männern in Berührung kommt, so würde sie betörend; deshalb habe auch Sappho den Phaon[675] aus Lesbos geliebt; darüber haben nicht nur die Magier, sondern auch die Pythagoräer viele Hirngespinste an den Tag gebracht« (PLINIUS XXII, 20).

Gebrauch

Die stacheligen fünfstrahligen Blütenköpfe der Strand- oder Meeresdistel wurden als **Amulette** zum Schutz des Hauses verwendet. Daher auch der Name *gorginion*. Das Gorgonenhaupt (Medusa) war das wichtigste antike Schutzamulett an Tempeln und Heiligtümern. Wer der Gorgo ins Gesicht oder in die Augen blickte, erstarrte zu Stein, wurde also machtlos und dadurch ungefährlich. Der Gebrauch der Meeresdistel als Amulett hat sich im Mittelmeerraum an einigen Orten bis heute gehalten.

Vor allem die Wurzel wurde auch für diverse medizinische Zwecke, besonders in der Frauenheilkunde, genutzt (DIOSKURIDES III, 21).

Inhaltsstoffe

In der fleischigen Wurzel sind Saponine, ätherisches Öl, Gerbstoff, Spuren eines Alkaloids sowie Apfel-, Zitronen-, Malon-, Oxal- und Glykolsäuren enthalten. Die Wirkstoffe haben leicht harntreibende Eigenschaften und eignen sich zur Behandlung von Bronchitis mit zähem Schleim.

Literatur

GEORGIADES, Christos Ch.
1990 *Zyperns Natur: Landschaft – Flora – Fauna*, Nikosia: Ch. Georgiades.

SONNABEND, Holger
2002 »Die griechische Dichterin Sappho: Ein Leben für die Lyrik und die Liebe«, *Damals – Das Magazin für Geschichte und Kultur* 34(6): 56–59.

TREU, Max (Hg.)
1991 *Sappho – Lieder* (8. Aufl.), München und Zürich: Artemis & Winkler.

Strychnin

Strychninum

Summenformel: $C_{21}H_{22}N_2O_2$

Stoffklasse: Indolalkaloide, Strychnosalkaloide

Andere Namen

Estricnina, Stricnina, Strychnine; Strychnidin-10-on; 2,4*a*,5,5*a*,8,15*a*,15*b*,15*c*-Decahydro-4,6-methano-14*H*,16*H*-indolo[3,2,1,*ij*]oxepino-[2,3,4-de] pyrrolo[2,3-*h*]chinolin-14-on

Strychnin zählt zu den gefährlichen Liebesmitteln, die in geringer Menge aphrodisisch, sonst aber tödlich wirken.

Strychnin ist ein Alkaloid aus der Verwandtschaft von **LSD** und **Yohimbin** mit pharmakologischen Eigenschaften, die bei einer penibel genauen und richtigen Dosierung aphrodisisch empfunden werden können: »Auf die Reizwirkung des Strychnins auf den Geschlechtsapparat ist in der Literatur häufig hingewiesen worden. Bei vielen traten prompt Erektionen ein. Die außerordentliche Giftigkeit des Mittels macht es aber zu einem besonders gefährlichen Aphrodisiacum. In der Kriminalität hat deshalb das Strychnin auch in dieser Beziehung schon immer eine gefährliche Rolle gespielt« (HIRSCHFELD und LINSERT 1930: 210*).

Strychnin kommt in zahlreichen *Strychnos*-Arten (Loganiaceae) vor. Die pharmazeutischen Hauptlieferanten sind **Brechnuss** und **Ignatiusbohne** (TEUSCHER 1994; vgl. **Camalonga, Mistel**)[676].

»In einigen Dörfern des Paphos-Destriktes wird den Rindern und Schafen *E.[ryngium]-maritinum*-Wurzel verabreicht, um die Fruchtbarkeit zu fördern.« (GEORGIADES 1990: 35)

»Flink macht der Haomarausch. Welcher Sterbliche den Haoma wie einen jungen Sohn lobt: denen wird sich Haoma bereit stellen, ihre Leiber heilen. Seitdem wächst du hervor auf diesen Gebirgen, der vielartige milchreiche goldfarbige Haoma; deine Arzneien sind mit den Wonnen des Vohu Manah verbunden.« (*Awesta*, Yasna 10)

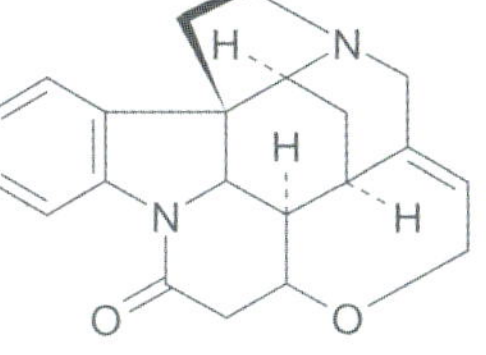

Strychnin

675 »Phaon bekäme gewiss lange zu schlafen, Befehl! Venus im Elfenbeinwagen entführte ihn längst in den Himmel, wenn nicht ihr Ehegemahl ebenfalls Freud an ihm fänd!« (*Ovid: Saphhos Brief an Phaon*, 90f.; TREU 1991: 125).

676 Die Gattung *Strychnos* ist sowohl in der Alten wie in der Neuen Welt in rund zweihundert Arten vertreten. Generell kann man sagen, dass die altweltlichen Arten Alkaloide vom Strychnintyp enthalten, während die Arten der Neuen Welt Wirkstoffe aus der Curaringruppe enthalten (OHIRI 1983, QUETIN-LECLERCQ et al. 1990).

»Strychnin ist ein beliebtes Rattengift und wird auch heute noch dafür benutzt. In den USA gibt es radikale christliche Sekten, die bei ihrem Gottesdienst solches Rattengift als Ordal und Rauschmittel trinken. Der heilige Geist wird die wahrhaft Gläubigen vor dem Tod durch Vergiftung schützen, heißt es. Erstaunlicherweise sind diese Sekten immer noch nicht ausgestorben.« (RÄTSCH 1998: 864*)

Viele dieser Arten werden vermutlich aufgrund ihres Strychningehalts als Aphrodisiaka genutzt.

Strychninnitrat (Stychninum nitricum) war oder ist Bestandteil von **Medikamente**n, die als Aphrodisiaka »missbraucht« wurden (siehe **Yohimbin**). Strychnin spielte auch im Sport eine wichtige Rolle als Dopingmittel (SCHMIDBAUER und VOM SCHEIDT 1984: 289*; vgl. **Speed**).

Pharmakologie und Dosierung

Strychnin wurde 1818 erstmals von Caventou und Pelletier aus der philippinischen **Ignatiusbohne** (*Strychnos ignatii* BERG.) isoliert. Der Name wurde nach dem Gattungsnamen *Strychnos* seiner pflanzlichen Hauptlieferanten gebildet. Das Alkaloid gehört zu den Analeptika, das heißt Substanzen, die in niedrigen Dosierungen gewisse Teile des zentralen Nervensystems aktivieren und in höheren Dosierungen als Krampfgifte wirksam werden: »Milligrammgaben von Strychninnitrat innerlich oder subkutan bewirken Steigerung der Sinnesempfindungen (Gefühl verschärften Sehens, Hörens, Schmeckens, Riechens) und Steigerung der Reflexe« (FÜHNER 1943: 221*). Ähnlich wie **Yohimbin** steigert es die Reflexerregbarkeit des Rückenmarks. Dadurch kann es zu starken Erektionen kommen, aber auch zu Krämpfen und zur Versteifung des gesamten Körpers (FRERICHS et al. 1938: II 793*). Strychnin bindet sich an den Glycinrezeptor. Strychnin ist ein ausgesprochen stabiles Molekül. Bei exhumierten Leichen kann man es noch nach vier Jahren nachweisen (ROTH et al. 1994: 935*).

In niedrigen Dosierungen ist es eindeutig psychoaktiv, ganz ähnlich wie Yohimbin. Als therapeutische Dosis für tonisierende Zwecke werden 1 bis 3 mg angegeben; 5 mg wirken aphrodisisch-psychoaktiv; bei 10 mg können Krämpfe auftreten; über 30 mg können zu Atemnot und heftigen Angstgefühlen führen (NEUWINGER 1994: 527*). Gewöhnlich gelten 100 bis 300 mg als tödliche Dosis für Erwachsene, für Kleinkinder bereits 1 bis 5 mg (ROTH et al. 1994: 935*).

Als Antidot bei Vergiftung beziehungsweise Überdosierung wird Diazepam (Valium®) empfohlen (vgl. HAAS und ZIPF 1949). Auch Kavapyrone und **Kava-Kava**-Auszüge können als Antidote wirksam sein (vgl. **Skorpion**).

Bezugsquellen

Die Substanz kommt als Base, als Strychninhydrochlorid, -nitrat, -phosphat und -sulfat auf den Markt. Alle Formen unterliegen der Gefahrstoffverordnung und fallen unter die Giftklasse I der Schweizer Giftliste: Die Substanz ist aber im Prinzip legal.

Literatur

HAAS, Hans und Hans Friedrich ZIPF
1949 »Über die erregende Wirkung von Barbitursäureabkömmlingen und ihre Beeinflussung durch Strychnin, Pervitin und Cardiazol«, *Archiv für experimentelle Pathologie und Pharmakologie* 206 (5/6): 683–697.

OHIRI, F. C., R. VERPOORTE und A. BAERHEIM SVENDSEN
1983 »The African *Strychnos* Species and Their Alkaloids: A Review«, *Journal of Ethnopharmacology* 9: 167–223.

QUETIN-LECLERCQ, Joëlle, Luc ANGENOT und Norman G. BISSET
1990 »South American *Strychnos* Species: Ethnobotany (Except Curare) and Alkaloid Screening«, *Journal of Ethnopharmacology* 28: 1–52.

TEUSCHER, Eberhard
1994 »Strychnos«, in: *Hagers Handbuch der pharmazeutischen Praxis* (5. Aufl.), Berlin: Springer, Bd. 6: 816–846.

Sultansmedizin

Andere Namen

Electuary (engl.), Haremspillen, Kadinlar için (türk.), Padisah kuvvet macunu, Pastille de sérail (frz.), Sultan's medicine (engl.), Sultan's paste (engl.)

Die legendäre Sultansmedizin besteht aus unzähligen Gewürzen und aphrodisisch gerühmten Zutaten. Sie soll den Körper für Liebesspiele kräftigen.

In den Harems von Konstantinopel gab es ein viel gebrauchtes »Medikament gegen Impotenz«. Es waren Pastillen aus pulverisierten **Hanf**blüten, **Honig**, **Muskat**nuss und **Safran** (STERN 1903 II: 253). Solche und ähnliche Mittel konsumierten die geschwächten Sultane wie auch ihre Bediensteten: »Eunuchen experimentierten auch mit Aphrodisiaka und anderen erotischen Anregungsmitteln. Da sie Kontakt zur Außenwelt hatten, konnten sie sich die verschiedensten Spielzeuge der Liebe beschaffen, darunter künstliche Phalli und andere intime Hilfsmittel. Sie waren außerdem wahre Meister in oralem Sex, und dem Hellebardier zufolge waren Frauen, die vor ihrer Heirat mit Eunuchen verkehrt hatten, in vielen Fällen nicht mit den diesbezüglichen Leistungen ihres Gatten zufrieden. (...) Eunuchen waren offenbar sehr uneigennützige Liebhaber, und da ihre erotischen Leistungen zwar anerkannt, aber nicht an die große Glocke gehängt wurden, wissen wir so wenig über die Art ihrer eigenen Erfüllung. Ihre erogenen Zonen waren die Partie um die Harnöffnung und der Anus« (CROUTIER 1989: 135).

Ebenso berühmt wie Mozarts Oper *Die Entführung aus dem Serail* sind die *Pastilles de sérail*! Sie bestanden noch um 1900 aus Haschisch, **Nelken**, **Moschus**, **Ambra**, **Kokosnuss**flocken, **Honig** und pulverisierten **Perlen** (STERN 1903 II: 254). Die Sultansmedizin wurde meist auf der Basis von **Opium** hergestellt: »In seiner einfachsten Form war es eine klebrige schwarze Masse, die manchmal mit Haschisch und Gewürzen gemischt wurde. Anspruchvollere Konsumenten ließen es mit Ambra, Moschus und anderen Essenzen versetzen. Für besonders wichtige Personen im Palast wurde es unter Zusatz von pulverisierten Perlen, Lapislazuli, Rubinen und Smaragden zu einer Juwelenpaste verarbeitet [vgl. **Mineralien**]. Die Opiumkügelchen des Sultans waren außerdem noch vergoldet. Vermutlich daher rührt der Ursprung des Ausdrucks *altinilaci* – ›eine Pille vergolden‹ –, was im Deutschen am besten mit ›eine bittere Pille versüßen‹ wiederzugeben wäre« (CROUTIER 1989: 55).

Die glorreichen Zeiten der Haremswelt des alten Konstantinopel sind verschwunden, aber die Sultansmedizin findet man heute noch im Basar von Istanbul, dem kleinen Bruder des großen *Suq* in Mekka. »Der *Suq* – das Große Aphrodisiakum (...) Der *Suq* ist, wie die Frau, voller Düfte« (HELLER und MOSBAHI 1993: 191ff.).

Handelswaren

Der *misir çarsi* oder Ägyptischer Basar genannte »kleine *Suq*«, der nach bestimmten Warengruppen angeordnet ist, bietet alle Spezialitäten des Orients (CHARPENTIER 1975). Das Hauptgebäude ist als Gewürzmarkt gut bekannt. Dort werden bereits seit etwa 1650 **Gewürze**, Duftstoffe, Heilpflanzen, Spezereien, **Parfüm**s, **Räucherwerk** und Aphrodisiaka angeboten (GÖKSEN 1993). Die Aphrodisiaka werden heute noch Sultansmedizinen genannt.

Die Trägermasse der Sultansmedizin für Männer besteht aus Traubensaft (vgl. **Wein**), Wasser, Glykose, **Honig**, Zucker, **Vanille** und Zitronensäure. Der Beipackzettel führt eine Liste mit folgenden **Gewürz**extrakten auf (siehe Tabelle).

In der stärkenden aphrodisischen Sultanspaste sind neben den vorgenannten Gewürzen und Kräutern zusätzlich enthalten: **Kokosnuss**, Senna (*Cassia senna* L.), Udihindi (?), Kassienfrüchte (*Cassia fistula* L.), **Süßholz**wurzel, Carob-Bohnen, Macis (**Muskat**), Styrax, Bitterholz (*Quassia amara* L.), **Ambra** grisea, Mastix, **Safran**, **Brennnessel**, Orangenschale, Bienenpollen (vgl. **Insekten**), **Ingwer**, **Piment**, **Fenchel** und **Bockshornklee**.

Gewürze der Sultansmedizin (laut Beipackzettel)

Pimpinella anisum	Anis; Orient: Einnahme der Samen, Tee
Rosmarinus officinalis	**Rosmarin**
Nigella sativa	Schwarzkümmel
Piper longum	**Langer Pfeffer**
Terminalis	**Myrobalanen**
Sinapis nigra	Schwarzer **Senf**
Galanga officinalis	**Galgant**
Piper cubeba	**Kubeben**
Piper nigrum	Schwarzer **Pfeffer**
Caryophyllus	**Nelke**
Thymus serpyllum	Feldthymian
Apium Semen	**Petersilie**nsamen
Coriandrum	**Koriander**
Laurus cinnemomun	**Zimt**
Lepidium Semen	**Kresse**samen
Cyperus esculentus	**Zypergras**
Raphanus Semen	**Rettich**samen
Anthemis pyrethrum	**Bertram**wurzel
Pimienta officinalis	**Piment**
Amomum-zingiber	Java-**Kardamom**en (**Ingwergewächse**) *Amomum compactum* SOLAND. ex MATON (syn. *Amomum cardamomum* ROXB. non L., *Amomum kepulaga* SPRAGUE et BURK.)
Curcuma longa	Gelbwurz, **Kurkuma**, Safranwurz
Zeodar	Zitwerwurzel (*Curcuma zedoaria* [CHRISTM.] ROSC.)

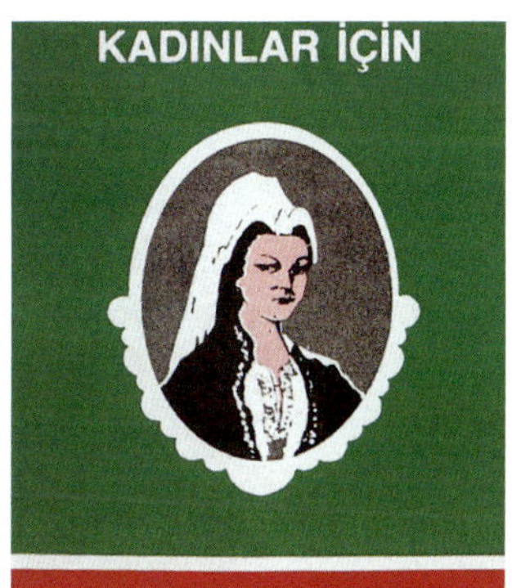

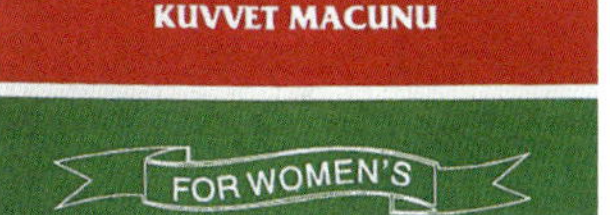

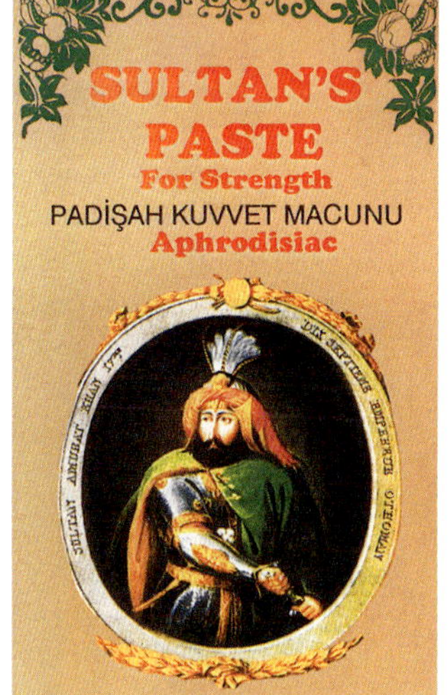

Zwei Sultansmedizinen, links für Frauen, rechts für Männer. (Verpackungen, Istanbul, Türkei, 1993)

»Die Nächte im Harem standen im Zeichen von *keyf* (höchste Erfüllung), der auf dem Genuss von Opiumkügelchen und dem schläfrigen Frieden der gesättigten Sinne beruhte.« (CROUTIER 1989: 56)

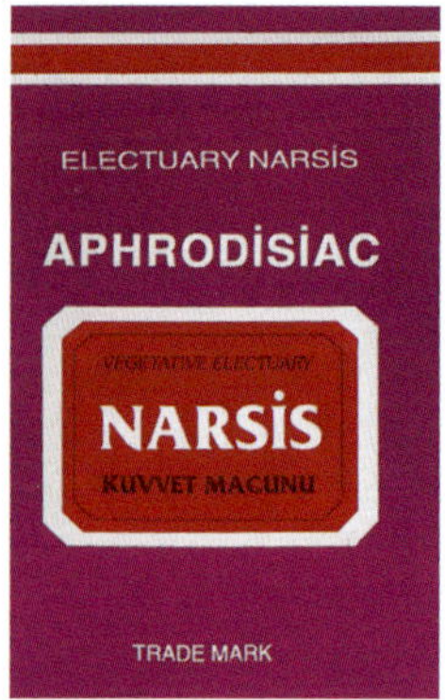

Verpackung einer fertigen Sultansmedizin aus dem Basar von Istanbul, Türkei (um 1992).

Bezugsquellen

Im Ägyptischen Basar (Misir Çarsi) von Istanbul, Türkei, bieten viele Stände verschiedene Sultansmedizinen an. Ebenso zu beziehen beim US-amerikanischen Hersteller oder Vertreiber: Sultan Products, U.S.A., P.O. Box 571, James Port, NY 11947.

Literatur

CHARPENTIER, C. J.
1975 »Three Commercial Sectors: Some Structural Observations in the Bazaar of Istanbul«, *Zeitschrift für Ethnologie* 99(1/2): 224–253.

CROUTIER, Alev Lytle
1989 *Harem: Die Welt hinter dem Schleier*, München: Heyne.

GÖKSEN, Sait
1993 »Misir Çarsisi: A Bazaar That Can Cure Any Ailment«, *Istanbul Airlaines Board Magazine* 11/92: o.S.

HELLER, Erdmute und Hassouna MOSBAHI
1993 *Hinter den Schleiern des Islam: Erotik und Sexualität in der arabischen Kultur*, München: C. H. Beck.

STERN, Bernhard
1903 *Medizin, Aberglaube und Geschlechtsleben in der Türkei* (2 Bde.), Berlin: Barsdorf.

»Lakritze, Lakritze,
die Mädchen ha'm 'ne Ritze.«
(Deutscher Kinderreim)

Süßholz

Glycyrrhiza glabra L., Leguminosae (Schmetterlingsblütler)

Glycyrrhiza glabra L. var. *glandulifera*, Skythisches Süßholz

Andere Namen

Adipson (griech. »die Durststillende«), Bois doux (frz. »süßes Holz«), Cacalia, Dulcis radix (lat. »süße Wurzel«), Gan cao (chin.), Glicirriza, Glykeia (griech.), Glykeraton, Glykyphyton (griech. »süße Pflanze«), Glykyside[667], Homoinomoios, Honigstock, Istami, Jethi madhu (nep.), Kahles Süßholz, Lakritzbaum, Lakritze, Lakritzenwurzel, Leontika, Libyestaso, Licorice, Liquirizia (ital.), Liquorice (engl.), Logorizia, Peenthaomoios, Pontica, Racine de réglisse (frz.), Racine douce (frz. »süße Wurzel«), Réglise (frz.), Regolizia (ital.), Scythice, Skythenwurz, Skythion, Spanisches Süßholz[668], Süßholtz, Süßholzstrauch, Sweet root (engl.), Sylithra, Symphyton, Yashti madhu (skrt.)

Süßholz ist ein orales Aphrodisiakum, denn es wird zum Lutschen, Kauen oder als Priem[669] zubereitet. Weltweit kaut man die süß schmeckenden Wurzeln auch als Liebesmittel.

Das süßliche Holz mit dem charakteristischen Lakritzegeschmack[670] hinterließ seine Wirkung als beliebte Süßigkeit nicht nur im Gaumen, sondern auch in der (vornehmlich erotisch gemünzten) Umgangssprache. »Süßholzgeraspel« bezeichnet das Gespräch frisch Verliebter. Wer »Süßholz raspelt«, möchte das (weibliche) Objekt der Begierde mit plumpen Schmeicheleien herumkriegen.

Als Heilmittel und Ritualdroge hat Süßholz eine lange Geschichte. Schon hethitische Keilschriften erwähnen (ab etwa 1650 v. u. Z.) ein mächtiges Aphrodisiakum aus einem Biergebräu, das Süßholz enthält. Mit ihm lähmt im Mythos die Göttin Istar die alles verschlingende Schlange Hedammu: »Die Göttin braut ein Gemisch aus besonderem Wasser, **Bier** und verschiedenen Drogen: ›Sie schüttete das Aphrodisiakum *assiyatar*, Süßholz und *[parnul]li* in die starken Wasser und *assiyatar*, Sü[ßholz], *parnulli* zerging in den Wassern.‹ Als nun Hedammu nur einen [Trop]fen Bier schluckte, da ergriff den mächtigen Hedammu, nämlich sei[nen] Sinn, [süßer] Schlaf (...)« (HAAS 1977: 143f.).

Auch die Ägypter kannten es schon in pharaonischer Zeit: »Das Süßholz gehört zu den ältesten Drogen. Es findet sich bei den Ägyptern im Magical Papyrus und ist einer der Bestandteile des **Theriak**s. Bei den Indern diente Süßholz beim **Liebeszauber**. Eine Abkochung der Süßholzwurzel wird auch zum Bade Buddhas bei dessen Geburtsfeier am achten Tag des achten Monats benutzt. Am Morgen dieses Festes wird die Statue des Gottes in eine Kufe gesetzt und mittels einer Kelle von den Betenden dreimal mit diesem Tee begossen. Die abtropfende Flüssigkeit wird gesammelt und bildet ein geschätztes Heilmittel« (GILG und SCHÜRHOFF 1926: 127*).

Die oral befriedigenden Qualitäten von Süßholz nutzte man auch bei Wassermangel: »Sie kann auch den Durst löschen, wenn man sie im Munde behält. Die Skythen sollen von dieser Wurzel und Pferdemilch 12 Tage hintereinander leben können« (THEOPHRAST, *H.* pl. 9,13,2). Das Kauen von Süßholzwurzeln soll bei einem Kater nach zu viel **Alkohol** helfen (PAHLOW 1993: 311*).

667 PLINIUS (XXV, 29) schreibt, dass manche gewisse »Päonien« so nennen und führt einen bemerkenswerten Gebrauch an: »Sie hilft auch gegen Gaukeleien der Faune im Schlaf.«

668 Es gibt auch das Römische oder Russische Süßholz (*Glycyrrhiza echinata* L.), das von Südosteuropa über Ungarn bis nach Kleinasien verbreitet ist.

669 Süßholzsaft wird zum Aromatisieren und Befeuchten von **Tabak**blättern für Kautabake benutzt.

670 Das Wort »Lakritze« soll eine Verballhornung des französischen *réglisse* sein (GILD und SCHÜRHOFF 1926: 128*).

Gebrauch

Das *Ratirahasya* (fol. 20b), eine altindische Liebeslehre, führt ein Süßholz-Aphrodisiakum auf: »Wenn man ein *karsa madhuka* (Süßholz) zusammen mit gleich viel Schmelzbutter und **Honig** lutscht und Milch dazu trinkt, bekommt man die höchste Kraft zur Ausführung des Koitus« (SCHMIDT 1911: 606*). In Nepal wird Süßholzwurzel als aphrodisisches Tonikum gekaut und zur Behandlung von Krankheiten im Urogenitalbereich verwendet (SUWAL et al. 1993: 57*). In China und in der traditionellen chinesischen Medizin wird Süßholz »Großvater der chinesischen Kräuter«, »Großer Unterstützer« oder »Großer Entgifter« genannt und vielseitig in Tonika und **Lenzmitteln** gebraucht (TEEGUARDEN 1986: 88*).

Rezept für ein Sexualtonikum

Aus sieben tonisierenden Bestandteilen:

Süßholz *(kan tsao)*	*Glycyrrhiza uralensis* FISCH.
Ho shou wu	*Polygunum multiflorum* THUNB.[671]
Ginseng	*Panax ginseng*
Fu ling	*Poria cocos* (vgl. **Pilze**)
Schizandra	*Schisandra chinensis*
Rehmannia	*Rehmannia glutinosa*
Spargelwurzel	*Asparagus lucidus*

Nimmt man diese Zubereitung über längere Zeit ein, tonisiert sie das Nierensystem und verbessert speziell die sexuellen Funktionen (TEEGUARDEN 1986: 157*).

Im Mittelalter bereitete man eine aphrodisische **Latwerge** aus Süßholzwurzelsaft, **Sandelholz**pulver, **Fenchel**rinde, Gummi Arabicum, weißem **Mohn** oder **Opium** zu, das die Apotheker Diasandalum nannten (GILG und SCHÜRHOFF 1926: 128*). Kaupulver aus Süßholz, **Schwefelblumen**, Sennesblättern, Anis und Zucker soll Blähungen lindern: »dieses vorzüglich schöne Pulver für Hypochondristen, welche so viel mit Leibesverstopfung und Flatulenz [Blähungen] gequält werden« (MOST 1843: 512*).

Bemerkenswerterweise sind es fast ausschließlich Mädchen und Frauen, die Lakritze mögen. Vielleicht liegt das an der hormonellen Aktivität der Süßholzwirkstoffe: »Lakritze enthält das weibliche Sexualhormon Östrogen, und die Legende will, dass eine Frau, welche die Süßholzwurzel kaut, leidenschaftlich in Begierde entbrennt« (STARK 1984: 117*).

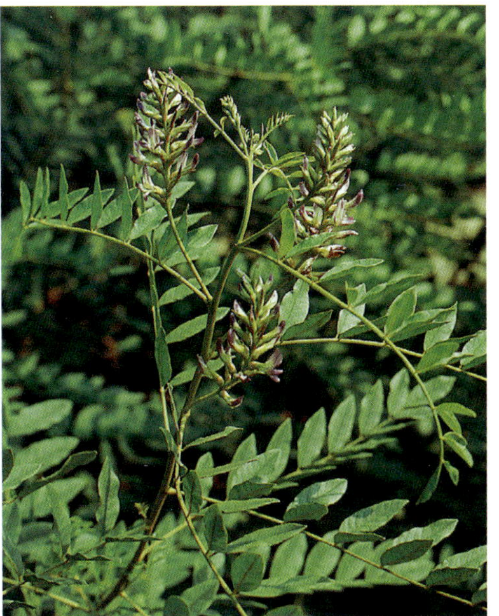

Das Kahle Süßholz (*Glyccyrrhiza glabra*) in Blüte. Das natürliche Verbreitungsgebiet erstreckt sich von Süd- und Osteuropa über Vorderasien bis nach Westsibirien; in Indien ist es eingebürgert. (Hamburg, Deutschland, 6/1999)

Inhaltsstoffe

In der Süßholzwurzel (Liquiritiae radix, Radix Liquiritae) sind 2 bis 15% Triterpensaponine, darunter vor allem Glycyrrhizin und 24-Hydroxyglycyrrhizin, enthalten. Daneben kommen vor: Triterpene und Sterole (β-Amyrin, Onocerin, Sitosterol, Stigmasterol), über dreißig Flavonoide und Isoflavonoide (u. a. Liquiritigenin), Cumöstane, Cumarine (Herniarin, Umbelliferon; vgl. **Cumarindrogen**) und Licobenzofuran (WILLUHN 1989). Glycyrrhizin süßt etwa fünfzigmal stärker als gewöhnlicher Zucker (vgl. **Honig**).

Das chinesische Gan-cao-Süßholz (*Glycyrrhiza uralensis*) enthält in der Wurzel Glycyrrhizin, Liquiritigenin, Isoliquiritigenin, Liquiritin, Neoisoliquiritin, Licuracid, Licoricon, Licoridin, Glycyrol, Isoglycyrol u. a. (PAULUS und DING 1987: 236*).

Literatur

HAAS, Volkert

1977 *Magie und Mythen im Reich der Hethiter*, Bd. I: *Vegetationskulte und Pflanzenmagie*, Hamburg: Merlin.

WILLUHN, Günter

1989 »Süßholzwurzel«, in: Max WICHTL (Hg.), *Teedrogen*, Stuttgart: WVG, S. 479–482.

671 Diese berühmte Droge der traditionellen chinesischen Medizin (Vielblütiger Knöterich) ist eines der meistgebrauchten Sexualtonika und »Kräuter zur Lebensverlängerung« (TEEGUARDEN 1986: 92*).

Der Süßholzstrauch (*Glycyrrhiza glabra*) ist ein wichtiges Mittel in der europäischen Volksmedizin wie auch in der traditionellen chinesischen Medizin. (Holzschnitt aus FUCHS 1545: 107*)

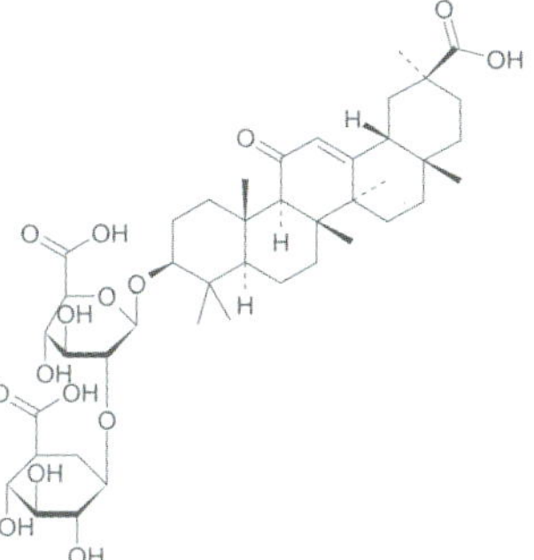

Glycyrrhizin

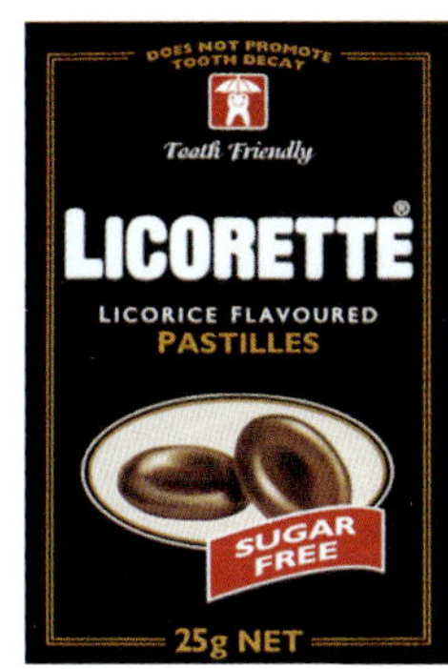

Kaubonbons (Pastillen) aus Süßholz: ein orales Liebesmittel. Neben Süßholzextrakt enthält Licorette® (der Name des australischen Produkts ist eine Anlehnung an die Nicorette, ein pharmazeutisches Nikotinkaugummi, und die Cocarette, eine mit **Kokain** gespickte Zigarette) Akaziengummi, Sorbitol (44%) und Menthol. (Verpackung, Australien 2002)

Süßkartoffel

Siehe **Winden**

Sykomore

Ficus sycomorus L., Moraceae (Feigengewächse, Maulbeergewächse)

»Ein wunderliche eygenschafft hat dieser Baum/ so man in abhawet/ bleibt er fortan grün/ und wirt nimer dürr/ dann man werffe in ins Wasser/ unn so er in dem Wasser am boden ligt/ so dörret er/ und schwimmet alsdann empor.« (MATTHIOLUS 1626: 103*)

Andere Namen

Ägyptische Feige, Ägyptischer Feigenbaum, Eselsfeige, Ficus aegyptia (lat.), Ficus aegypticus (lat.), Ficus pharaonis (lat.), Maulbeerfeige, Maulbeerfeigenbaum, Mumeiz[672] (arab.), Shikmim (hebr.), Shikmoth (hebr.), Sycomorus, Sykamiros (altgriech.)

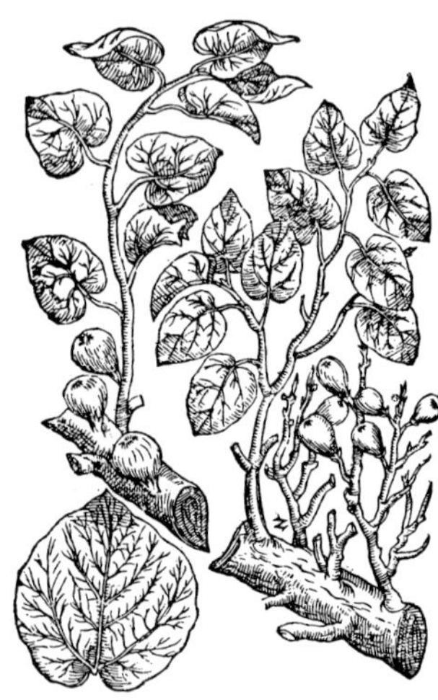

Der Ägyptische Feigenbaum war im Altertum ein rituell bedeutsames Gewächs und Liebesmittel. (Holzschnitt aus MATTHIOLUS 1626: 103*)

Die »wunderliche Eigenschaft« des unverrottbaren, immergrünen Baumes brachte der Sykomore den Ruf als Lebensbaum und Liebesmittel ein.

Der wilde Feigenbaum ist wahrlich biblischen[673] Alters. Vermutlich siedelte er sich im Heiligen Land als Relikt der tropischen Flora des Tertiärs an und hätte dort ohne Kultivierung durch den Menschen nicht bis heute überlebt, da er sich nicht über Samen vermehrt.

Im pharaonischen Ägypten waren Bäume sehr selten und deshalb von besonderer Heiligkeit. Besonders heilig war die Sykomore oder Maulbeerfeige, die mit dem echten **Feige**nbaum nahe verwandt ist; sie galt als der »Baum des alten Ägypten schlechthin«. Obwohl er ursprünglich nicht zur ägyptischen Flora gehörte, wurde er häufig in der pharaonischen Kunst dargestellt und hatte als kosmischer Baum mythische Bedeutung.

Laut dem ägyptischen Mythos soll der Sonnengott Re aus einer Sykomore hervorgegangen sein. Es heißt, die Götter thronten im Osten, in der Krone einer mächtigen Sykomore, von der sie ernährt wurden. Im Westen der Welt, an der Grenze zur Wüste, wohnte in ihr die göttliche Kuh Hathor, die »Herrin der Sykomore«. Dorthin reisten die Verstorbenen, wurden von der Göttin begrüßt und setzten sich in Gestalt von Vögeln (Seelenvögel) in den Zweigen nieder. »Durch Vermittlung des heiligen Baumes kehrten die Geister in den Schoß der göttlichen Welt ewiger Wesenheiten zurück, die sie nur für die Dauer eines Menschenlebens verlassen hatten« (BROSSE 1990: 25*).

»Ich esse unter jener Sykomore der Hathor, meiner Herrin, und ich gebe den Rest davon ihren Tänzerinnen.« (*Totenbuch*, Spruch 52, 14f.; ebenfalls Spruch 189, 15f.)

Vor diesem mythologischen Hintergrund macht es Sinn, dass **Mumie**n für ihre Reise ins Jenseits mit Ketten aus unreifen Sykomorenfrüchten dekoriert wurden. Bei den Gräbern höher gestellter Persönlichkeiten legte man Gärten mit Sykomoren an. Als Baum der Hathor schützte und ernährte der Feigenbaum die Verstorbenen.

Gebrauch

Die Ägypter schätzten die Sykomore als wichtigsten Obstbaum und bedeutenden Nahrungslieferanten. Sie vermehrten den ausladenden, viel verzweigten Baum durch Stecklinge und zogen ihn in großen Pflanzungen. Um die Sykomorenfeigen genießbar zu machen, müssen sie vor der Reife eingeschnitten werden, da die Früchte sonst von einer Gallwespenart befallen werden und verderben. Die medizinischen Texte nennen allerdings sowohl die ungereiften, von Gallwespen befallenen Sykomorenfeigen (altägyptisch *k3.wsw n nh.t*) als auch die geritzten *(nkcw.t n.t nh.t)*.

Die unreifen Feigen wurden zum Austreiben von Würmern verwendet; die reifen, süßen Feigen aß man als leichtes Abführmittel. Die zerquetschten, geritzten Feigen wurden oft als Klistiere gegeben. Den Milchsaft der Rinde trug man zur Behandlung von Wunden auf. Überhaupt wurde die Sykomore medizinisch fast ausschließlich äußerlich zur Wund- und Geschwürbehandlung eingesetzt. Aus der Asche gewann man eine Lauge, die unter anderem zur Behandlung des »kalten Brandes«, den »die Griechen *gangraenam* nennen« (MATTHIOLUS 1626: 103*), verwendet wurde. Sie galt also als Heilmittel gegen das vom Mutterkorn (*Claviceps purpurea*) verursachte Antoniusfeuer.

Der Milchsaft enthält ein nicht näher bestimmtes Eiweiß zersetzendes Ferment.

Literatur

HARLAN, Jack R.
1986 »Lettuce and the Sycomore: Sex and Romance in Ancient Egypt«, *Economic Botany* 40(1): 4–15.

ZOHARY, Michael
1986 *Pflanzen der Bibel*, (2. erw. Aufl.) Stuttgart: Calwer

672 Die Zypriotische Sykomore soll bei den Arabern *mumeiz* geheißen haben (MATTHIOLUS 1626: 103*); möglicherweise hat dieser Name eine Beziehung zum **Mumeo**.

673 In der Bibel tauchen die oben genannten hebräischen Namen siebenmal (nur im Plural) auf (ZOHARY 1986: 68).

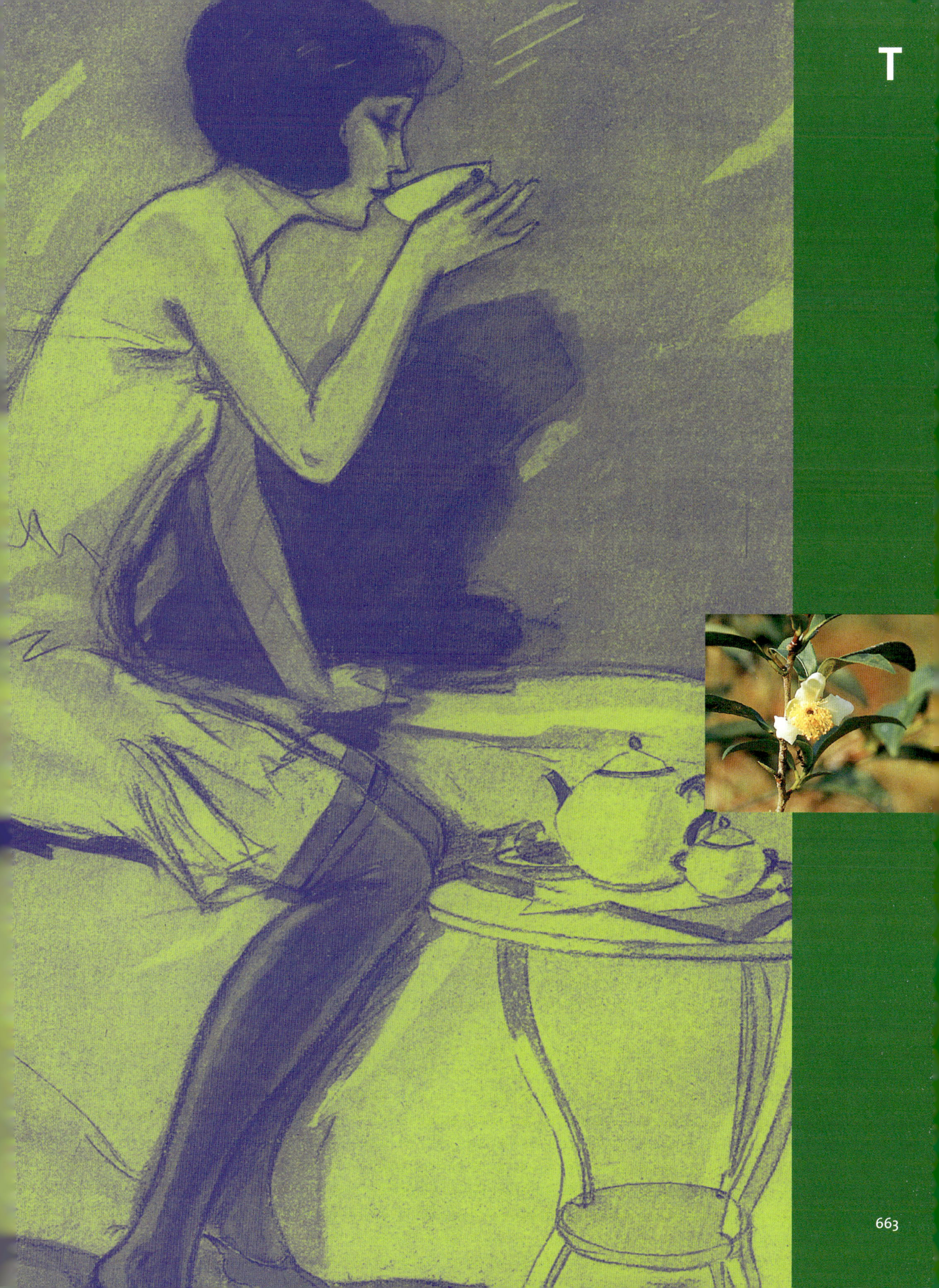

T

»In guten Zeiten war die Zigarette geistiges Johimbin.« (*Der Junggeselle* Nr. 9, 1923, S. 16)

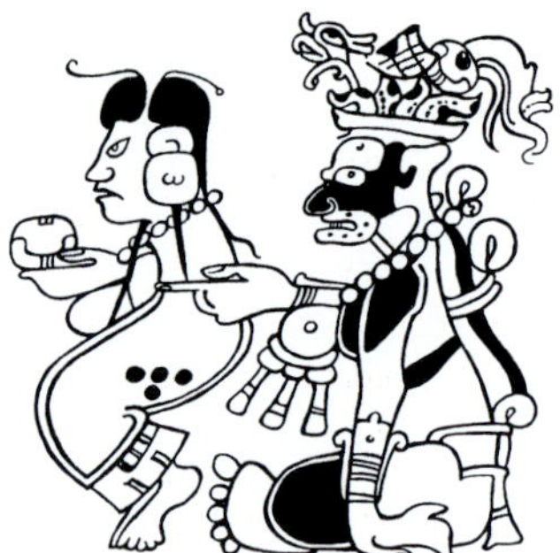

Ein Tabakgott der Maya mit einer jungen Göttin, in erotischer Annäherung. (*Codex Dresdensis* S. 24; nach Rätsch 1994: 103*)

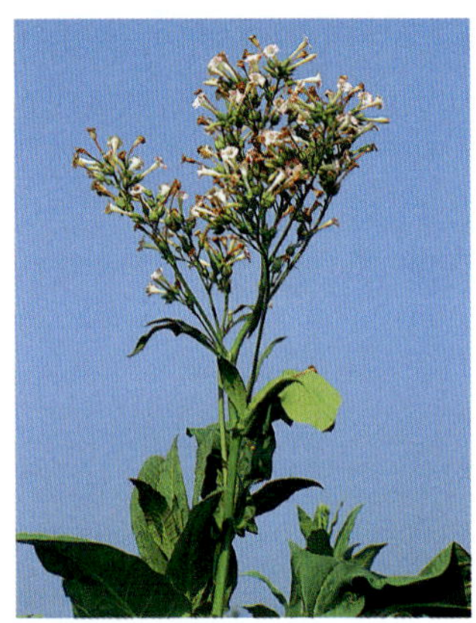

Blühende Tabakpflanze (*Nicotiana tabacum*) in Kultur. (Nähe Chiang Mai, Nordthailand, 2/2002)

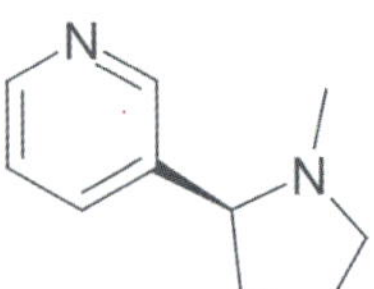

Nikotin

Tabak

Nicotiana spp., Solanaceae (**Nachtschattengewächse**)

Nicotiana rustica L., Bauerntabak
Nicotiana tabacum L., Echter Tabak

Andere Namen

Indianisch Wundtkraut, K'uts (Maya), May (Tzeltal), Mee, Petum, Petun, Picietl, Rauchkraut, Symphytum, Tobacco (span.), Tombak, Yerba sancta (span.), Yerba santa, Yetl

Tabak ist als Genussmittel beliebt, als krebserregender Suchtstoff gefürchtet, kaum bekannt als wichtige Schamanendroge – und verblüffenderweise sogar ein Aphrodisiakum.

Tabak ist eine der weltweit meistgenutzten Pflanzen. Er hat eine herausragende kulturelle Bedeutung und spielt eine wichtige Rolle als Wirtschaftsfaktor. Tabak wurde und wird in zahlreichen Zubereitungen und für viele verschiedene Zwecke verwendet: als Genussmittel, Arznei, Entheogen, Räucherstoff, Insektizid.

Was aber macht ihn zu einem Aphrodisiakum? Nur zu gut ist Nikotin, der Hauptwirkstoff im Tabak, als starkes Anti- oder Anaphrodisiakum und gar Liebestöter bekannt: »Was die Rauchmaterialien anbelangt, so ist ja allgemein bekannt, dass die nikotinhaltigen Tabakfabrikate auf den Geschlechtstrieb herabsetzend einwirken« (Hirschfeld und Linsert 1930: 105*). Doch für Tabak gilt dasselbe wie für viele andere Drogen: Je nach Zubereitung und Dosierung kann er aphrodisisch oder anaphrodisisch genutzt beziehungsweise empfunden werden (vgl. **Homöopathika**, **Keuschlamm**).

Der echte Tabak wurde ursprünglich in Mexiko oder Peru kultiviert und verbreitete sich schon sehr früh in anderen Gebieten (Dressler 1953: 138f.*). Er ging wahrscheinlich nicht aus einer Wildform hervor, sondern entstand durch Kreuzung. Eine Vorläuferform mag *Nicotiana sylvestris* Spegazz. et Comes gewesen sein.

Gebrauch

In Mittel- und Südamerika ist Tabak die wichtigste und meistbenutzte Schamanenpflanze, eine »Pflanze der Götter« (Knab 1995: 160*, Rätsch 2002).

Die Maya von Yucatán, Mexiko, benutzen Tabak nach wie vor nicht nur als Genussmittel und schamanisches Entheogen, sondern auch als aphrodisisches **Räucherwerk**. Bei Potenzproblemen muss sich der Betroffene mit gespreizten Beinen über trockene Tabakblätter (*k'uts*) stellen, die dann abgebrannt werden. Der über seine **Genitalien** streichende Rauch soll dem Erschlafften neue Kraft geben. Die Maya-Schamanen drehen Zigarren aus Tabak- und **Stechapfel-** bzw. **Taloache**blättern (*Datura innoxia*) und rauchen sie für Divinationen und Diagnosen. Diese Rauchmischung gilt ebenso als die Lust steigerndes Aphrodisiakum (siehe **Toloache**).

André Thevet schrieb in seinem Buch *France antarctique* (Anvers, 1558): »Die Christen, die in Brasilien weilten, sind nach dieser Pflanze und ihrem Duft merkwürdig lüstern geworden« (zit. nach Conte Corti 1986: 44).

Tabak kommt als Zutat in manchen aphrodisischen **Rauchmischungen** vor, beispielsweise kombiniert mit **Hanf**, **Opium** oder **Yauhtli**. Die mit Haschisch »parfümierten« ägyptischen Zigaretten gab man in den Wilden Zwanzigern gerne den Damen als Aphrodisiakum zu rauchen (vgl. Richard Riess, »Die parfümierten Zigaretten«, *Der Junggeselle* Nr. 38, 1921, S. 13–14). Und als »Kontaktgift« in der Annäherungs- und Werbephase spielt die Zigarette auch heute noch eine wesentliche Rolle ...

Inhaltsstoffe

Tabak enthält über zweitausend bekannte Substanzen; der Hauptwirkstoff und das »eigentümlich wirksame Prinzip« ist das Nikotin. Nikotin (3-[*N*-Methyl-α-pyrrolidyl-]pyridin) ist ein Alkaloid der Stoffklasse der Pyrrolidinalkaloide. Reines Nikotin ist eine ölige, wasserlösliche Substanz (Nikotinbase). Das Molekül kann wohl aufgrund seiner geringen Größe und guten Löslichkeit schnell und effektiv über die Schleimhäute und sogar über die Körperhaut aufgenommen werden und so rasch in die Blutbahnen und an die entsprechenden Rezeptoren gelangen. Daher empfinden Nichtraucher schon beim ersten Zug aus einer Zigarette ein sofortiges Schwindelgefühl.

Die tödliche Dosis für einen Erwachsenen gibt *Hagers Handbuch der pharmazeutischen Praxis* mit 40 bis 60 mg an. An der Peripherie des Nervensystems verhält sich Nikotin ähnlich wie der

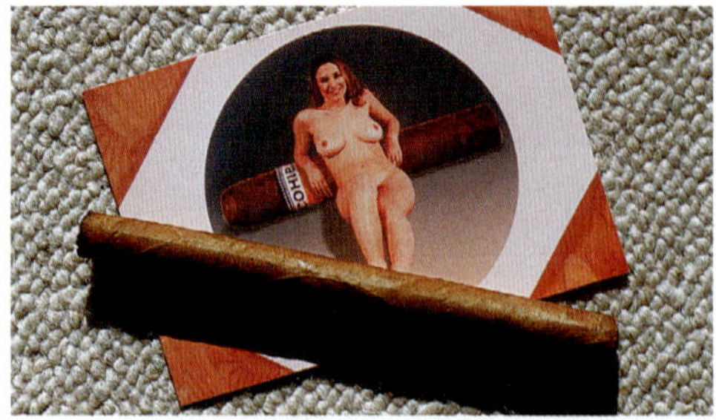

Die Zigarre aus Tabak ist ein deutlich phallisches Symbol, das gerne mit weiblicher Erotik assoziiert wird, hier eine Cohiba, auf die sich eine einladende Nackte stützt. (Fotocollage mit einer kostenlosen Werbe-Postkarte)

Neurotransmitter (Botenstoff) Acetylcholin. Der Tod kann schnell, schon nach weniger als fünf Minuten eintreten!

Kommentar

Eine Pionierstudie stellte fest, dass Gewohnheitsraucher an reinem Nikotin (als Base in Wasser; per Nasenspray appliziert) keinen Gefallen fanden. Dies ist ein Hinweis darauf, dass sie weniger von Nikotin abhängig sind als vielmehr vom oralen Ritus des Rauchens. Reines Nikotin hat bei nasaler Applikation zunächst eine stark stimulierende Wirkung wie **Kokain**, dann treten jedoch (davon abweichend) Übelkeit, Zittern, Schweißausbrüche, Herzrasen, Koordinationsschwierigkeiten auf (Rätsch 2002).

Literatur

Conte Corti, Egon
1986 *Geschichte des Rauchens: »Die trockene Trunkenheit«*, Frankfurt/M.: Insel.

Dunhill, Alfred H.
1973 *The Gentle Art of Smoking*, London: Max Reinhardt.

Rätsch, Christian
2002 *Schamanenpflanze Tabak. Band 1: Kultur und Geschichte des Tabaks in der Neuen Welt*, Solothurn: Nachtschatten Verlag.

Museum der Kulturen (Hg.)
2000 *Starker Tobak: Ein Wunderkraut erobert die Welt*, Basel: Buchverlag der Basler Zeitung.

Wilbert, Johannes
1987 *Tobacco and Shamanism in South America*, New Haven und London: Yale University Press.

Tabernaemontana

Tabernaemontana spp., Apocynaceae (Hundsgiftgewächse)

Tabernaemontana divaricata (L.) Br. ex Roem. et Schult., syn. *Tabernaemontana coronaria*, *Ervatamia coronaria* St.; Tagara, Tagger, Takar, Chandni, Chylau, Crape-jasmine

Tabernaemontana crassa Bentham, syn. *Conopharyngia crassa* (Benth.) Stapf, *Sarcopharyngia crassa* (Benth.) Boit. et Allorge, *Gabunia gentilii* De Wildeman u. a.

Tabernaemontana alba Mill.; Cojón de gato (»Katzenhoden«)

Tabernaemontana sp.; *u nek' tsimin* (Lakandon, »Genital des Tapirs/Pferdes«); Baum in Yaxchilan (Guatemala) mit sehr naturalistisch aussehenden Früchten

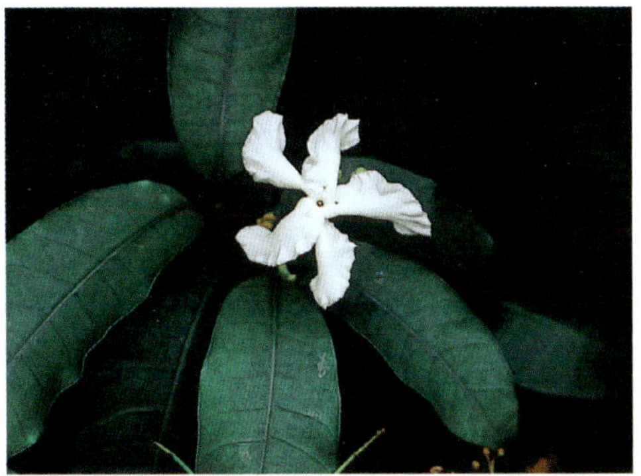

Die weißblühende *Tabernaemontana cerifera* stammt von Neukaledonien. Ihre Blüten sondern einen intensiven jasminartigen Duft ab, eine Art »Liebesparfüm«. (Botanischer Garten, Sydney, New South Wales, Australien, 2/2001)

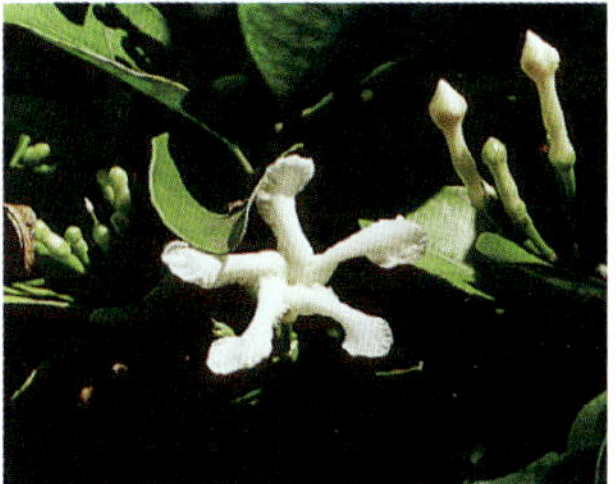

Eine blühende *Tabernaemontana ventricosa* aus dem tropischen Ostafrika. (Botanischer Garten, Sydney, New South Wales, Australien, 2/2001)

Andere Namen

Dog's testicles (engl.), U nek' pek' (Lakandon »Hoden des Hundes«), U nek' tsimin (Lakandon »Hoden des Tapirs«), Äh toon tsimin (Lakandon, »Penis des Tapirs«)

Die suggestive Gestalt der Früchte verschiedener *Tabernaemontana*-Arten – sie sehen meist wie Tierhoden aus – inspirierte weltweit die Namengebung, die sich an den Genitalien verschiedener Säugetiere orientierte. Aufgrund ihrer Signatur, ihrer Duftstoffe und ihrer Wirkstoffe (Indolalkaloide) werden manche *Tabernaemontana*-Arten denn auch als Liebesmittel verwendet.

Die Gattung *Tabernaemontana* umfasst etwa 120 tropische und einige subtropische Arten. Die meisten kommen in tropischen Regenwäldern vor allem Mittel- und Südamerikas sowie Afrikas vor (Schultes 1979). In Afrika werden viele Arten ethnomedizinisch genutzt. Die offensichtliche sexuelle Signatur ihrer Früchte wie auch ihre Duft- und Wirkstoffe (Indolalkaloide) erklären ihren Gebrauch als Liebesmittel.

Gebrauch

Tabernaemontana coffeoides Bojer ex DC. wird in Madagaskar als sexuelles Stimulans verwendet. Sie enthält Voacangin und andere Alkaloide (vgl. **Voacanga**). *Tabernaemontana crassa* wird vielfach genutzt: »Die Igbo in Südost-Nigeria benutzen den Blätterextrakt gegen Fieber, zur Wunddesinfektion, als Tonikum und Aphrodisiakum und zur lokalen Anästhesie bei schmerzhaften orthopädischen Prozeduren, insbesondere Knocheneinrenkung« (Neuwinger 1998: 193*).

Die nach **Jasmin** duftende Tagara[674] (*Tabernaemontana divaricata = T. coronaria*) ist eine wesentliche Ingredienz der in den altindischen Liebeslehren angeführten Liebespulver (*chûrna*). Im *Pañcasâyaka* (fol. 10a) heißt es: »*kustha* (*Costus speciosus* oder *arabicus*) und *utpala* (blaue **Lotus**blüte), das Flügelpaar einer Biene, ferner die Wurzel von *tagara* (*Tabernaemontana coronaria*)

674 Tagara wird gelegentlich auch als *Delphinium brunonianum* Royle oder *Valeriana wallichi* DC. (vgl. **Baldrian**) gedeutet.

und weiße *kâkajanghâ* (*Leea hirta*) [*Leea aequata* L., syn. *Leea hirta* ROXB., Leeaceae]: die Schöne, auf deren Haupt dies pulverisiert getan wird, ist sogleich die Sklavin des Betreffenden; da ist nichts zu verwundern« (SCHMIDT 1911: 669*).

An eine Shankini genannte Schöne richtet sich der folgende Zauberspruch.

Zauberspruch für Shankini

Aus dem *Anangaranga* (fol. 12b)

»Om! Der Betörer bist du! Om! Diese beiden Worte, mit ›svâhâ‹ am Ende, werden von den alten Meistern für den Spruch erklärt, der großes Gelingen verleiht. Man überreiche eine mit diesem Spruch besprochene Wurzel von *tagara* (*Tabernaemontana coronaria*) und ein *srîphala* (die Frucht von *Aegle marmelos*): die *shankhinî* wird dadurch untertan« (SCHMIDT 1911: 685*).

Inhaltsstoffe

In den rund 120 Arten der Familie sind bisher 256 Alkaloide entdeckt worden; viele von ihnen sind **Ibogain**analoge und andere Indolalkaloide. Einige Arten enthalten sogar reines Ibogain. Viele *Tabernaemontana*-Arten enthalten hohe Konzentrationen an diesen Indolalkaloiden, vor allem Tabernanthine, Ibogain und Ibogaminalkaloide (ACHENBACH und RAFFELSBERGER 1980, VAN BEEK et al. 1984). Andere Arten – etwa *Tabernaemontana campestris* (RIZZ.) LEEUWENBERG, syn. *Peschiera campestris* (RIZZ.) RIZZ. – enthalten Voacangin[675], den Hauptwirkstoff in **Voacanga**, und ähnliche Alkaloide (GOWER et al. 1986). Biochemische Studien zeigen, dass die Indolproduktion stark beeinflussbar und modifizierbar ist (DAGNINO et al. 1992).

Viele der Alkaloide wirken stimulierend und aphrodisierend (VAN BECK et al. 1984).

Literatur

ACHENBACH, Hans und Bernd RAFFELSBERGER
1980 »19-Ethoxycoronaridine, a Novel Alkaloid from *Tabernaemontana glandulosa*«, *Phytochemistry* 19: 716–717.

DAGNINO, D., J. SCHRIPSEMA und R. VERPOORTE
1992 »Comparison of Two Cell Lines of *Tabernaemontana divaricata* with Respect to their Indole Alkaloid Biosynthetic and Transformation Capacity«, *Planta Medica* 58, Suppl. 1: A 608.

GOWER, Adriana E., Benedito da S. PEREIRA und Anita J. MARSAIOLI
1986 »Indole Alkaloids from *Peschiera campestris*«, *Phytochemistry* 25(12): 2908–2910.

SCHULTES, Richard Evans
1979 »De Plantis Toxicariis e Mundo Novo Tropicale Commentationes. XIX: Biodynamic Apocynaceous Plants of the Northwest Amazon«, *Journal of Ethnopharmacology* 1: 165–192.

VAN BEEK, T. A., R. VERPOORTE et al.
1984 »*Tabernaemontana* (Apocynaceae): A Review of Its Taxonomy, Phytochemistry, Ethnobotany and Pharmacology«, *Journal of Ethnopharmacology* 10: 1–156.

Tagetes

Siehe **Yauhtli**

Tapir

Siehe **Schachtelhalm**

Taube

Columbidae (Taubenartige), **Vögel**

Andere Namen

Colomba (ital.), Dove (engl.), Paloma (span.), Pigeon (frz.), Turteltaube, Uuk (Lakandon)

In diversen Kulturen gilt Taubenfleisch als kräftigende und auch aphrodisische Speise. Turteltauben sind sprichwörtlich für ihr Balzverhalten.

Auf der Kykladeninsel Delos gibt es ein berühmtes Apollonheiligtum, in welches eine Kultstätte für Dionysos integriert ist[676], Stoibadeion genannt. Dort stehen zwei mächtige viereckige Steinsäulen als Sockel für zwei riesige männliche Genitalien (Phalloi). Auf der Vorderseite der einen Säule (dessen Phallus leider von christlichen Barbaren geköpft wurde) steht eine Taube im Spalier. Die als Liebessymbol bekannte »Turteltaube« verrät hier ihr wahres Gesicht: Hals und Kopf

»Die Taube: Wenn das Glied wieder in den Zustand der Ruhe zurückkehrt, gleicht es einer Taube, die auf ihren Eiern sitzt.« (SCHEIK NEFZAUI 1985: 132*)

675 Voacangin kann *in vitro* zu **Ibogain** metabolisiert werden (OTT 1993: 401*).

676 Wo es ein Apollonheiligtum gibt, muss es auch einen Schrein für Dionysos geben und vice versa. Beide repräsentieren die Ekstase – allerdings auf entgegengesetzte Weise. Apollons Ekstase gilt dem Kopf; er verleiht aber auch die Gabe der Musik. Dionysos hingegen beherrscht die Triebe und den Rausch. Seine Kraft kommt – wie man heute sagt – »aus dem Bauch«. Kopf und Bauch gehören untrennbar zusammen. Die Philosophie hingegen weist beiden Göttern entgegengesetzte Kräfte zu, wenn sie die Vernunft als apollinisch und den Rausch als dionysisch bezeichnet.

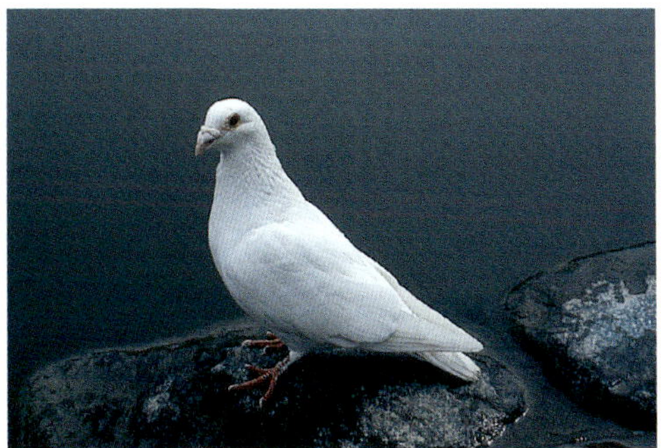

Die weiße Taube war der heilige Vogel der Aphrodite. Deshalb gilt ihr Fleisch, vor allem das Brustfleisch, als Aphrodisiakum.

der Taube bilden einen erigierten Penis (ZAPHIROPOULOU 1993: 32*).

Gebrauch

Taubenfleisch gilt als aphrodisische **Speise**. Ebenso Taubeneier: »Taubeneier sind gute Aphrodisiaka. Genauso helfen alle **Eier**, besonders dann, wenn sie mit **Zwiebeln** oder Rüben gekocht werden« (Maimonides zit. von ROSNER 1974: 75*). Arabische Liebeslehren nennen auch Taubenbrühe als Trägersubstanz für Aphrodisiaka (SCHEIK NEFZAUI 1985: 217*; vgl. **Gewürze**). In indischen Quellen taucht Taubenkot als Bestandteil einer »unwiderstehlich wirkenden« Salbe auf.

Salbe als Liebeszauber

Rezept aus dem *Anangaranga* (fol. 12a)

»Die treffliche Frau, die der Mann genießt, nachdem er den Penis mit gleichen Teilen Taubenkot, Steinsalz und **Honig** gesalbt hat, wird ihm untertan« (SCHMIDT 1911: 671*).

Kommentar

Im Dschungel habe ich oft Tauben erlegt und gegessen. Besonders Taubenbrüstchen schmecken hervorragend. Nach jedem Taubenbraten fühlte ich mich energiegeladen und feurig. Leider war keine Frau in der Nähe. (CR)

Noch in den zwanziger Jahren des vergangenen Jahrhunderts bereiteten Mütter genesenden Kindern Täubchen zu, damit sie wieder zu Kräften kamen. Dies berichtete mir zumindest meine 1923 geborene und im Riesengebirge (Schlesien, heute Polen) aufgewachsene Mutter. Von einer aphrodisierenden Wirkung sprach sie hingegen nicht. (cme)

Taurin

Aminoethansulfonsäure

Formel: $H_2N \cdot CH_2 \cdot CH_2 \cdot SO_3H$

Taurin hat als Aphrodisiakum keine Bedeutung. Dennoch glaubt man neuerdings, dass es aphrodisisch wirke, und mischt es symbolkräftig **Energy Drinks** bei.

Im Organismus entsteht Taurin aus Cystein. Es ist das natürliche Oxidationsprodukt der Aminosäure Cystein. In der Galle ist es als Amid an Cholsäure gebunden und wird Taurocholsäure genannt. Es kommt in fast allen Säugetierarten vor und »spielt eine wichtige Rolle bei der Entwicklung des zentralen Nervensystems (...) wahrscheinlich ist [es] für einige Säuger essentiell, bes[onders] im heranwachsenden Organismus« (RÖMPP).

1824 stellte der Chemiker und Pharmazeut Christian Gottlob Gmelin (1792–1860) Taurin erstmals aus der Ochsengalle her und benannte es nach *Taurus*, »Stier«.

Der Stier wird seit prähistorischer Zeit als Symbol für männliche Zeugungskraft verehrt (siehe Seite 38). Sein Fleisch schätzte man als Steak oder Tatar; seine Hoden (zum Beispiel als Rocky Mountain Oysters zubereitet; siehe **Austern**) als Potenzmittel und Aphrodisiakum.

Taurin wurde auch in **Hundertfüßler**n und **Skorpion**en nachgewiesen. Als Hauptwirkstoff kommt es in der chinesischen Droge *hsieh* (getrocknete Skorpione, *Buthus martensi*) vor (NAMBA 1980 II: 258*).

Vermutlich ist es die Symbolkraft des (zudem wissenschaftlich klingenden) Namens, der Taurin zu einem beliebten und häufigen Zusatz von **Energy Drinks** (siehe dort), **Herbal Ecstasy**, **Nahrungsergänzungsmittel**n und **Smart Drugs** machte. Neuerdings gibt es auch zuckerfreie **Kaffee**bonbons (Espresso plus forte, Caffè Cappucino) mit **Guaraná** und Taurin.

Die Pharmakologie lässt auf keine aphrodisische Wirkung von Taurin schließen!

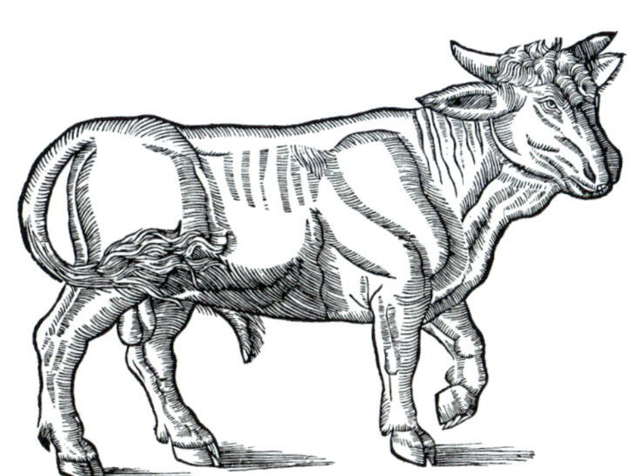

Der Stier (*Taurus*), nach dem die Chemikalie Taurin ihren Namen hat, ist ein uraltes Potenz- und Sexsymbol. (Holzschnitt aus GESNER 1669: 292*)

»Stehend, die Beine gespreizt, betrachte ich die einsame Landschaft.
Ein gewundener Pfad führt zu einem Teehäuschen, das an einem schroffen Felsen klebt,
Ein verfallenes Dach von moderndem Gras.«
(Ho Xuan-Huong in Huu 1985: 18*)

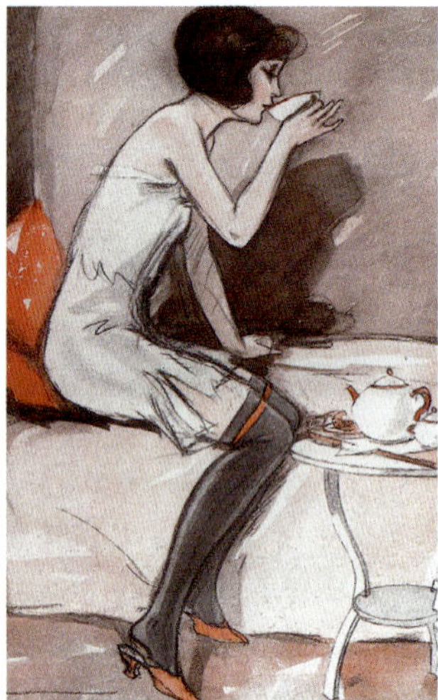

Tee-Erotik. (»Fünf-Uhr-Tee«, Illustration von Seher, aus: *Der Junggeselle* Nr. 20, 1925)

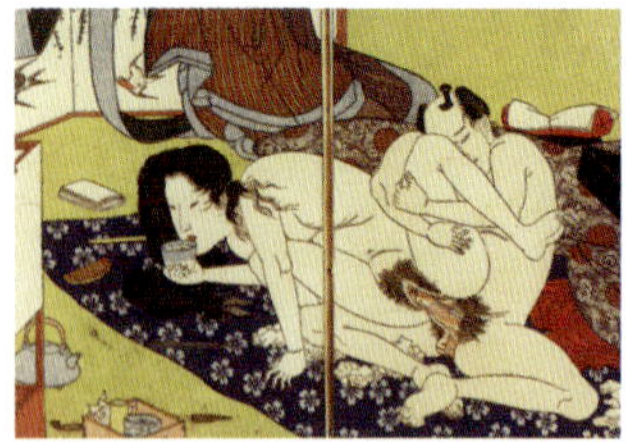

Die Frau trinkt während der Vereinigung eine Schale Tee – um bei Kräften zu bleiben und nicht vom Opium einzuschlafen. Neben den Teeparaphernalia liegt eine lange Opiumpfeife. Sex, Tee und Opium waren im alten Japan eine aphrodisische Einheit. (Farbholzschnitt [Shunga] von Utagawa Kunisada, aus: *(Shunka shûtô) Shiki no nagame*, »Frühling, Sommer, Herbst und Winter: Aussichten auf sinnliche Freuden«, Bd. 2, 8. Abb.)

Tee

Camellia sinensis (L.) O. Kuntze, Theaceae (Teegewächse, Kameliengewächse)
syn. *Thea sinensis* L.

Andere Namen

Arbre à thé (frz. »Teebaum«), Cha, Chai, Cajnoe derevo (russ.), Tè, Tea (engl.), Tea-shrub (engl. »Teestrauch), Thé (frz.), Théier (frz. »Teebaum«)

Tee ist nicht nur ein anregendes Getränk und Genussmittel, sondern inspirierte in den asiatischen Liebeskünsten auch erotische Gefühle.

Der Teestrauch war ursprünglich im Gebiet des Länderdreiecks Südchina, Assam und Kambodscha beheimatet. Heute wird er fast weltweit in tropischen und subtropischen Gebieten angebaut. Die ökonomisch wichtigsten Anbaugebiete sind China, Japan, Indien, Sri Lanka und Indonesien. Zunehmend an Bedeutung gewinnen auch Anbaugebiete in Australien (North Queensland), Natal, Ostafrika (Kenia), Südbrasilien, im Kaukasus und auf den Seychellen (Mahé). Das berühmteste Anbaugebiet ist Darjeeling, das kleine Land im Himalaya, das kulturell zu Nepal gehört, politisch aber ein Protektorat Indiens ist.

Als der Tee nach Europa kam, wurde er zunächst argwöhnisch betrachtet. Doch dauerte es nicht lange, bis seine stimulierende Kraft die Gemüter erfreute. Dennoch war Tee zunächst eine Medizin, ein Stimulans, und wurde – wie alle erregenden Genussmittel – als Aphrodisiakum betrachtet (Marquis und Westphal 1836).

Auch in seinen Herkunftsländern bereitete man das edle Getränk schon immer als Aphrodisiakum (Stark 1984: 109*) zu. In den chinesischen und japanischen Liebeskünsten spielte es eine bedeutende Rolle (Soulié 1983*). *Cha-usu* ist der japanische Name des Teemörsers. Gleichzeitig bezeichnet dieses Wort eine Spielart erotischer Vergnügung: Der Mann liegt auf dem Rücken, die Frau hockt über ihm und klemmt seinen »Teestößel« in ihren »Teemörser«.

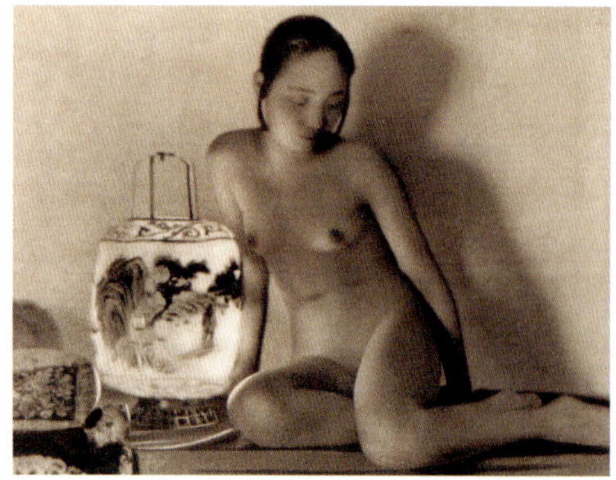

Eine nackte Chinesin mit einer Teekanne. (Foto aus Perckhammer 1928*)

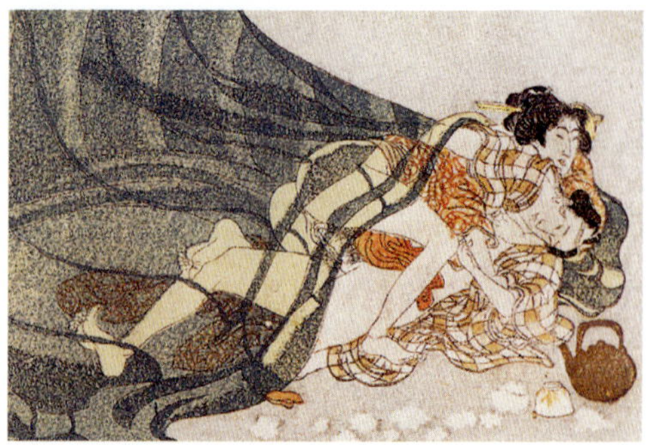

»Liebe unterm Moskitonetz« – auch hier darf der Tee nicht fehlen! (Farbholzschnitt [Shunga] von Katsishika Hokusai, 1760–1849, Einzelblatt, 9,5 x 13,9 cm)

In Japan schreibt man dem »neugeborenen Tee« *(gyokuro)*, der ersten Ernte des Jahres, eine starke Heilkraft zu. Er gilt als Verjüngungsmittel.

Genussmittel – vom Gaumengenuss bis zum Kunstgenuss, vom Rausch bis zum Liebesgenuss – sind eine kulturell definierte Kategorie; der Zweck, einen Genuss zu erleben, bestimmt ihren Gebrauch. Sie sollen eine angenehme, freudvolle Sinneserfahrung bereiten, die wohlige Gefühle auslöst. Tee gehört zu dieser Kategorie und gilt darüber hinaus auch als wertvolles Heilmittel und Mittel zur Erhaltung der Gesundheit.

Überall auf der Welt entstanden Teegebräuche, mit zum Teil stark kultischem und zeremoniellem Charakter (Goetz 1989). In China tranken ihn Taoisten und Buddhisten zur Unterstützung der Meditation wie auch sexueller Praktiken. Daraus entwickelte sich die chinesische Teezeremonie (Blofeld 1986), die ihre Vervollkommnung im japanischen Teekult erfuhr (Okakura und Sen 1997).

Teesorten und Zubereitung

Die bekannten Sorten unterscheiden sich durch die Verarbeitung (Fermentierung, Räucherung) der frischen Teeblätter: schwarzer und brauner Tee wird fermentiert; Oolong geräuchert; grüner Tee bleibt unbehandelt; roter Tee ist weniger stark als Schwarztee fermentiert; weißer Tee ist eine andere Form von Oolong.

Tee wird durch einfaches Aufbrühen der Blätter mit kochendem oder heißem Wasser bereitet. Je nach Sorte lässt man ihn unterschiedlich lange ziehen: Darjeeling nicht länger als eine Minute, stark fermentierte Schwarztees bis zu 3 Minuten, Oolongtees sogar bis zu zehn Minuten. Bei grünem Tee hängt die Dauer von der Qualität ab. Die besten Sorten (etwa japanischer Gyokuro) benötigen nur 30 Sekunden und können mehrfach aufgegossen werden. Schwarzer Tee sollte immer mit sprudelnd kochendem Wasser aufgebrüht werden, feine Grüntees hingegen nur mit Wasser um die 60 bis 70 Grad Celsius. Zieht Tee

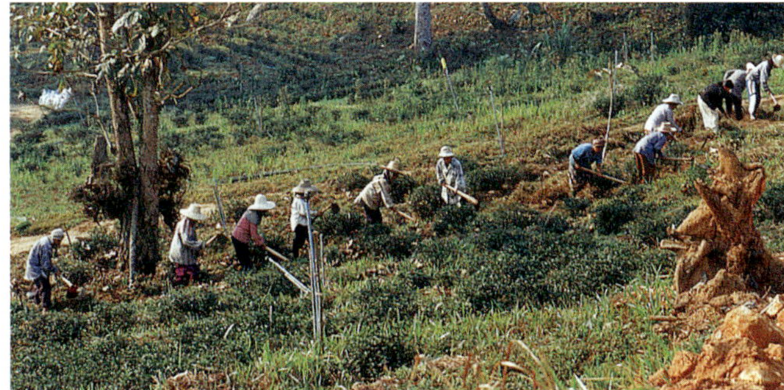

Anbau von Tee (*Camellia sinensis*) bei den Akha in den Bergen von Nordthailand. (Akha Village, Chiang Rai, Thailand, 2002)

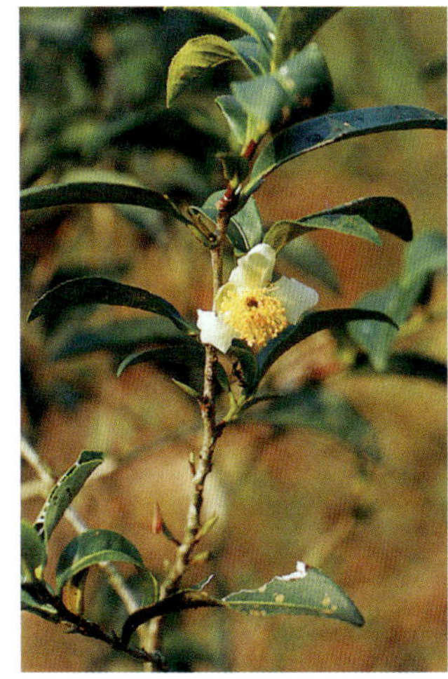

Angebauter Tee (*Camellia sinensis*) in den Bergen von Nordthailand. (Akha Village, Chiang Rai, Thailand, 2/2002)

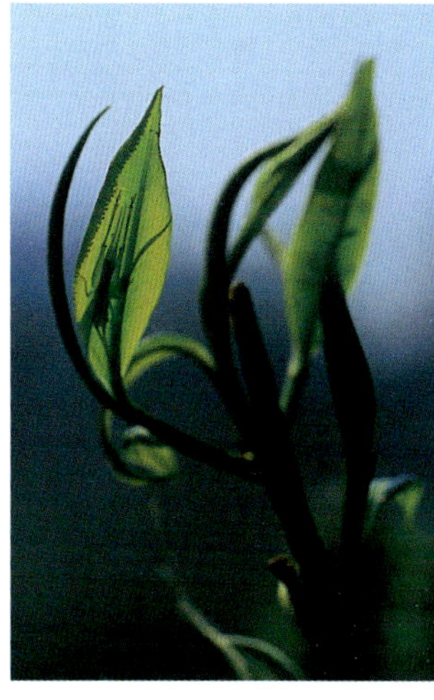

Eine Heuschrecke im Wilden Teestrauch (*Camellia sinensis*). (Akha Village, Chiang Rai, Thailand, 2/2002)

zu lange, lösen sich die bitteren Gerbstoffe: der Tee wird bitter und verliert seine anregende Wirkung.

Medizinische Wirkung

Bevor Tee als Genussmittel seinen Siegeszug durch die Welt antrat, wurde er hauptsächlich medizinisch verwendet. In der traditionellen chinesischen Medizin gilt der »Schaum aus flüssiger **Jade**« als ein ausgezeichnetes Universalmittel. Folgende Eigenschaften wurden dem Tee in der chinesischen Literatur zugeschrieben: Er fördert die Blutzirkulation in allen Teilen des Körpers. Er unterstützt klares Denken und geistige Wachsamkeit, vertreibt Müdigkeit oder Anfälle von Depression, belebt den Geist und bewirkt ein allgemeines Wohlgefühl. Tee fördert die Ausscheidung von **Alkohol** und schädlichen Substanzen, wie Fetten und Nikotin, aus den Organen und verlängert dadurch die Lebenserwartung. Die Chinesen glauben, dass Tee die Widerstandskraft des Körpers gegenüber vielen Krankheiten stärkt, Zahnausfall verhindert, die Haut reinigt und belebt, was zur Erhaltung eines jugendlichen Aussehens beiträgt, den **Urin** reinigt, den Augen wohltut, die Verdauung fördert, Glieder- und Gelenkschmerzen lindert und schädliche Schleimabsonderungen verhindert.

Durch den zum Teil hohen Gehalt an **Koffein** hat Tee eine stark anregende und stimulierende Wirkung, die langsamer anflutet, dafür aber länger anhaltend belebt als **Kaffee**. Die Gerbstoffe wirken stark adstringierend und »gerbend«.

Pharmakologische Studien an Grüntee erwiesen, dass das Nationalgetränk der Japaner antikarzinogene Wirkung hat, den Cholesterinspiegel senkt und der Bildung von Arteriosklerose entgegenwirkt. Der relativ hohe Gehalt an Vitamin P wirkt sich positiv auf Bluthochdruck und Herzkrankheiten aus (Aleíjos 1977, Vijaya et al. 1995; vgl. auch Maity et al. 1995, Oppliger 1996).

Inhaltsstoffe

Teeblätter enthalten je nach Herkunftsort und Fermentierungsprozess 0,9 bis 5% **Koffein** (früher Thein oder Tein genannt), das frei vorkommt oder glykosidartig gebunden vorliegt, 0,05% Theobromin, etwas Theophyllin, Purinderivate sowie 5 bis 27% Gerbstoffe und Chlorophyll (nur im frischen oder unfermentierten Blatt). Daneben kommen Vitamine (A, B_2, C, D, P, Nikotinsäure), Mineralstoffe (wie Mangan) und Kohlenhydrate (Dextrin, Pektin) vor (Teuscher 1992). Außerdem sind Spuren von **ätherischen Ölen** enthalten, die für das Aroma verantwortlich sind. Den höchsten Gehalt an ätherischem Öl hat der so genannte »Flugtee« aus Darjeeling. Das ätherische Öl hat eine ähnlich stimulierende Wirkung wie Koffein, wirkt euphorisierend, andererseits aber auch nervenberuhigend.

Literatur

Aleíjos
1977 *T'u Ch'uan – grüne Wunderdroge Tee*, Wien: Universitätsbuchhandlung W. Braumüller.

Blofeld, John
1986 *Das Tao des Teetrinkens*, Bern, München, Wien: O.W. Barth.

Burgess, Anthony, Alain Stella et al.
1992 *Das Buch vom Tee*, München: Heyne.

Goetz, Adolf
1989 *Teegebräuche in China, Japan, England, Russland und Deutschland*, mit einem Essay »Der Schaum von flüssiger Jade« von C. Rätsch, Berlin: VWB.

Maity, S., J. R. Vedasiromoni und D. K. Ganguly
1995 »Anti-Ulcer Effect of the Hot Water Extract of Black Tea *(Camellia sinensis)*«, *Journal of Ethnopharmacology* 46: 167–174.

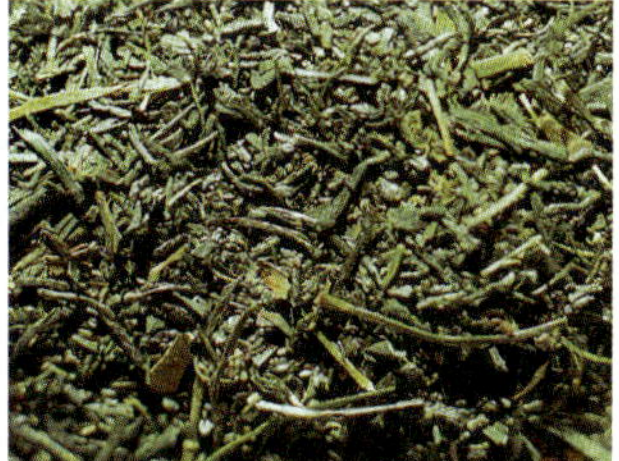
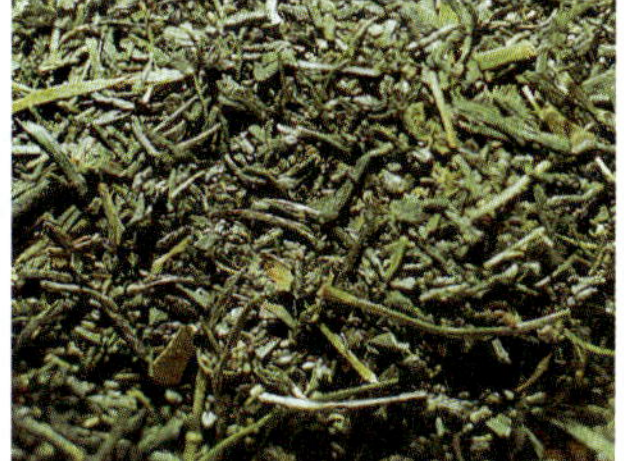

Grüner Tee (*gyokuro*) aus Japan, zum Aufbrühen bereit.

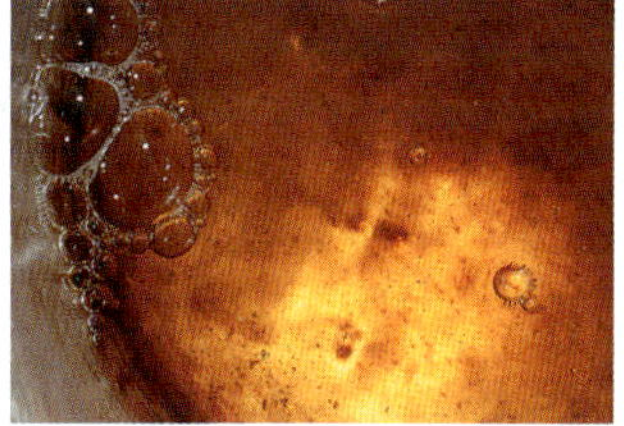

Frisch gebrühter Darjeeling-Flugtee (Jahrgang 2002).

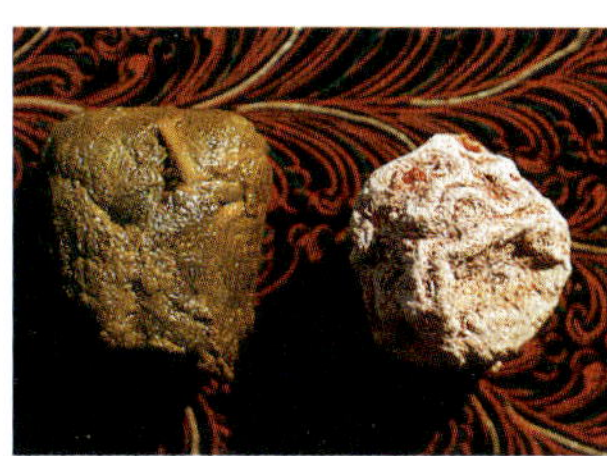

Miang, ein nordthailändischer Teepriem, neben einer getrockneten Pflaume (*Prunus* – Prune – Priem), die dem »Priem« den Namen gab. (Chiang Rai, Nordthailand, 2002)

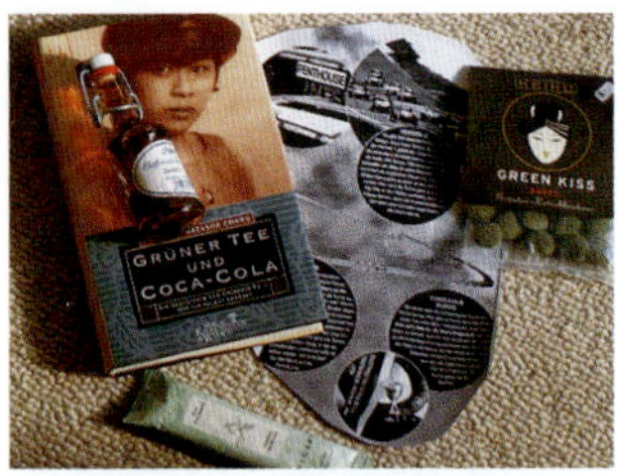

Besonders der Grüne Tee wird mit Erotik, Erregung, Anregung, Lutschen assoziiert. (Verschiedene Teeprodukte)

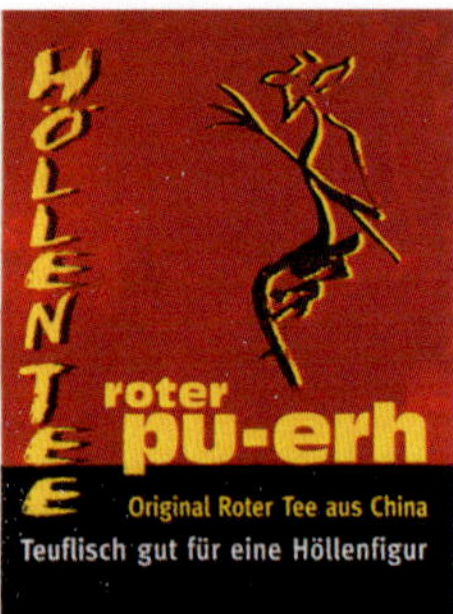

»Höllentee«: Roter Pu-erh soll wohl höllisch heiß und teuflisch geil machen, ist aber nichts anderes als Tee (*Camellia sinensis*). (Verpackung eines Teebeutels, Deutschland, 2000)

»Köstlich schöne Mondgöttin!
Dort erhebt sie sich am Anfang des Waldes
Dort wird sie aufblühen
Dort in der Mitte des Himmels
Wo sie aufgehängt ist
Um ihn darob zu erhellen
Und die Erde und den ganzen Wald!
Nur kommt köstlich-süßer Wind
(Und bringt) den Duft!«
(»Kay-Nicté«, erotisches Lied an die Mondgöttin. Aus dem Maya übersetzt von C. Rätsch)

Marquis, F. und Fr. W. Westphal
1836 *Taschenbuch für Theetrinker oder der Thee in naturhistorischer, culturlicher, merkantilischer, medicinisch-diätetischer und luxuriöser Hinsicht*, Weimar: Voigt.

Okakura, Kakuzo
1979 *Das Buch vom Tee*, Frankfurt/M.: Insel.

Okakura, Kakuzo und Soshitsu Sen
1997 *Ritual der Stille: Die Teezeremonie*, Freiburg, Basel, Wien: Herder.

Oppliger, Peter
1996 *Der Grüne Tee: Genuss und Heilkraft aus der Teepflanze*, Küttigen/Aarau: Midena-Verlag.

Scholz, E. und B. Bertram
1995 »Camellia sinensis (L.) O. Kuntze: Der Teestrauch«, *Zeitschrift für Phytotherapie* 17: 231–246.

Teuscher, Eberhard
1992 »Camellia«, in: *Hagers Handbuch der pharmazeutischen Praxis*, Berlin usw.: Springer, Bd. 4, S. 628–640.

Vijaya, K., S. Ananthan und R. Nalini
1995 »Antibacterial Effect of Theaflavin, Polyphenon 60 *(Camellia sinensis)* and *Euphorbia hirta* on *Shigella* spp. – a Cell Culture Study«, *Journal of Ethnopharmacology* 49: 115–118.

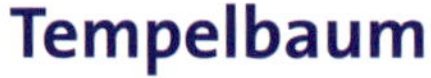

Tempelbaum

Plumeria spp., Apocynaceae (Hundsgiftgewächse)

Plumeria alba L., Weißer Tempelbaum, Sak nikte', Galuchphul
Plumeria rubra L., Roter Tempelbaum, Chak nikte', Gulancha[677]

Andere Namen

Cacaloxuchil, Cacaloxóchitl (aztek.), Campechana, Flor de mayo, Frangipani, Nicté, Nikte' (Maya »Vulva«), Popoyoyo

Der tropische Tempelbaum oder Frangipani stammt von den Antillen und aus Mexiko. Er gehört zu den schönsten **Duftpflanzen** mit aphrodisischer Note und steht mit der Mond- und Liebesgöttin in Zusammenhang.

Der Tempelbaum gedeiht nur in den Tropen. Er heißt Tempelbaum, weil er seiner Schönheit wegen oft bei Tempeln angepflanzt wird.[678] Sein **Parfüm** ist selten und kostbar; es ist wie auch der Baum selbst unter dem Namen *Frangipani* bekannt. Seine angenehm aphrodisische Note inspirierte die Menschen dazu, ihn mit Göttern und Göttinnen – vor allem mit erotischen Gottheiten – zu assoziieren. Dem Wohlgeruch und der Schönheit der Blüten kann sich kaum ein Mensch entziehen.

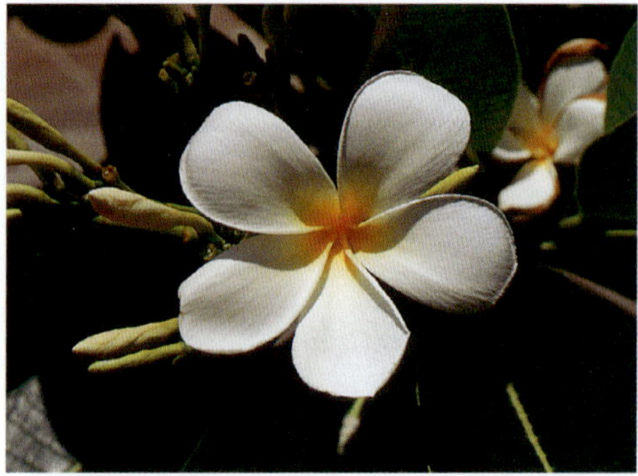

Die Blüte des Weißen Tempelbaums (*Plumeria alba*). (Wat Po, Bangkok, Thailand, 4/1993)

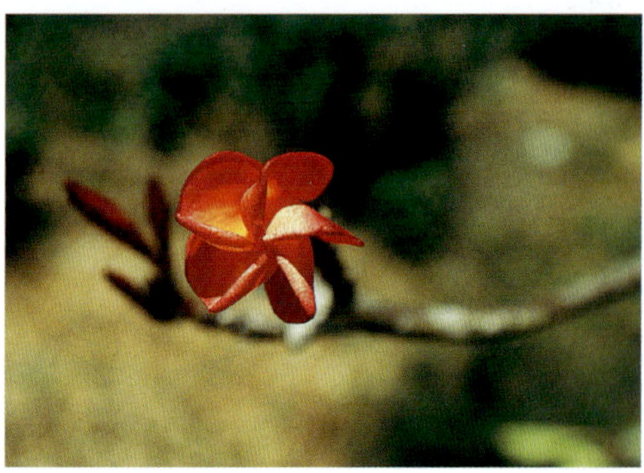

Die Blüte des Roten Tempelbaums (*Plumeria rubra*). (Bali, Indonesien, 9/1987)

Der weiß, gelb, rosa oder rötlich blühende Tempelbaum war eine heilige Pflanze der alten Maya (vgl. **Nachthyazinthe**). Die äußerst köstlich duftenden Blüten waren der Mondgöttin Ix Chel (wörtlich »Regenbogenfrau«), die eine Göttin der Erotik und Heilkunst ist, geweiht und dienten als Opferblumen (Stone 1985). Mit den Blüten führte man auch bei nächtlichen Vollmondritualen einen **Liebeszauber** durch, der an die Mondgöttin gerichtet war. Die Blüten hießen *nicté*, was so viel wie »Vulva« oder »Fleischeslust« bedeutet. Das Ritual wurde in einer Vollmondnacht von einer nackten Frau an einem natürlichen Brunnen ausgeführt. Sie richtete ein erotisches Lied (*Kay-Nicté*; dies kann auch »unzüchtiges Gespräch«, »sexueller Scherz« bedeuten) an die liebliche und erotische Mondgöttin (Barrera Vasquez 1965). Dabei nahm sie die duftenden Blüten und warf sie in ein Gefäß mit Wasser. Das rituell parfümierte Wasser flößte sie dann dem begehrten Mann als **Liebestrank** ein (Rätsch 1994: 229f.).

Diesem Liebeszauber liegt eine Mayamythe zugrunde, die in der Kolonialzeit im *Buch des Jaguarpriesters von Chumayel* aufgezeichnet wur-

677 In Venezuela heißt *Plumeria rubra* L. *amapola*, »**Mohn**, **Opium**« (Blohm 1962: 83*); psychoaktive Wirkungen wurden jedoch nicht berichtet.
678 Nicht zu verwechseln mit dem manchmal Tempelbaum genannten **Ginkgo**.

de: Der Gott Ppizlimtec, der Herr des Gesanges und der Dichtkunst, hatte sich in einen **Kolibri** verwandelt, um tief in die Tempelbaumblüte *(nicté)* eindringen zu können und den »neunschichtigen **Honig**« aus ihr zu saugen. Daraufhin verwandelte sich die Blüte in eine Frau, die der Gott zur Gemahlin nahm (GATES 1932: 89, ROYS 1967: 105).

Es haben sich noch andere erotische Zaubersprüche der Maya erhalten, in denen die Tempelbaumblüte im Mittelpunkt steht, so etwa zur Erzeugung aphrodisischer Trancen (ARZAPALO 1984).

Literatur

ARZAPALO, Ramón

1984 »Der Text für erotische Trances«, *Indiana* 9: 273–281.

BARRERA VASQUEZ, Alfredo

1965 *El Libro de los cantares de Dzitbalche*, Mexiko Stadt: INAH.

GATES, William

1932 »Eras of the Thirteen Gods and the Nine Gods«, *Maya Society Quartely* 1: 78–92.

RÄTSCH, Christian

1994 »Heilige Bäume und halluzinogene Pflanzen«, in: ders. (Hg.), *Chactun – Die Götter der Maya* (2. Aufl.), München: Diederichs (DG), S. 213–236.

ROYS, Ralph L.

1967 *The Book of Chilam Balam of Chumayel*, Norman: University of Oklahoma Press.

STONE, Andrea

1985 »The Moon Goddess at Naj Tunich«, *Mexicon* 7(2): 23–30.

Tequila

Agavenschnaps

Viele Mexikaner und auch andere sagen, dass Tequila erotisch und unter den Schnäpsen der am stärksten aphrodisische sei: »Wenn schon Alkohol, dann Tequila!«

Tequila, das Nationalgetränk der Mexikaner, ist ein Schnaps mit 40-prozentigem **Alkohol**. Er wird, wie **Mescal**, aus Agavenfermenten destilliert. Der selbstgärende Agavensaft war schon in vorspanischer Zeit und danach ein bekanntes Aphrodisiakum (RÄTSCH 1998: 43ff.*).

Schon die Azteken nutzten die Agave, die sie *metl* nannten, vielfältig; aus ihrem vergorenen (aber nicht destillierten) Saft stellten sie *pulque* her, den tausend Jahre alten Vorfahren des Tequila. »*Metl* galt bei den Azteken als ein Geschenk der Götter, und *pulque* hielten sie für deren Blut« (KRETSCHMER 1999: 18). Dem Getränk schrieben sie heilende Kräfte zu und schätzten seine halluzinogene und entspannende Wirkung. Er war ausschließlich rituellen Zwecken sowie Priestern, Adeligen und Kranken vorbehalten.

Herstellung

Der Name Tequila leitet sich von dem aztekischen Wort *tequitl*, »Arbeit, Aufgabe«, oder von dem Verb *tequi*, »schneiden«, ab. Beides bezieht sich auf die bis heute sehr arbeitsintensive Bestellung der Agavenfelder, für die immer noch die menschliche Arbeitskraft benötigt wird (KRETSCHMER 1999: 19). Die acht bis zwölf Jahre alte Pflanze kann nur ein einziges Mal zur Herstellung der Spirituose verwendet werden. Das erntereife und von Blättern befreite Agavenherz wiegt zwischen 80 und 175 Pfund.

Gute Qualitäten von Tequila werden aus dem süßen, selbstgärenden Saft *(aguamiel, pulque, metl)* des *piña* (Zapfen) oder *cabeza* (Herz) genannten Agavenherzens destilliert; schlechte aus den gekochten und gemaischten Blättern. Die beste Qualität wird aus der Blauen Agave (*Agave tequilana* cv. *azul*) bereitet. Darüber hinaus gibt es weiße Tequila und »goldene« Tequila; Letzere ist länger abgelagert.

Die wichtigsten Agavenarten für die Tequilaherstellung:

Agave americana L., »Hundertjährige Aloe«, Teometl

Agave americana L. var. *expansa* (JACOBI) GENTRY, Mescal maguey

Agave salmiana OTTO ex SALM-DYCK, syn. *Agave atrovirens* KARW. var. *salmiana* (OTTO ex SD.) TREL., *Agave atrovirens* TRELEASE und »of authors« (GENTRY 1982: 13), Maguey de Pulque, Metltlacametl

Agave tequilana WEBER, Tequila-Agave, Maguey, Blaue Agave

Agave tequilana WEBER cv. *azul* (»blue variety«), Tequila-Agave, Blaue Agave, Agave azul

---

Tequila wird in vielen mexikanischen Gedichten und Liedern, die meist anzüglich und voller erotischer Anspielungen sind, gepriesen (ARTES DE MÉXICO 1994). Wie **Mescal** wird Tequila viel und gerne mit Sex und Erotik in Verbindung gebracht. Mit der Liebe eines Barkeepers zu einer Frau namens *Margarita* haben auch die vielen Legenden zu tun, die sich seit 1930/40 um die Entstehung des weltweit beliebten gleichnamigen **Cocktails** ranken.

Tequila kann man pur trinken oder aphrodisischen **Cocktails** beimischen. Es gibt unzählige Tequilarezepte, speziell für Margaritas (WALKER und WALKER 1994). Er eignet sich auch gut zum Ausziehen von Kräutern, wie **Damiana** oder **Hanf**.

»Remember girls
And plenty of booze
And my tequila desire«
(LEFAY, *Tequila, Symphony Of The Damned*, Modern Music Records, 1999)

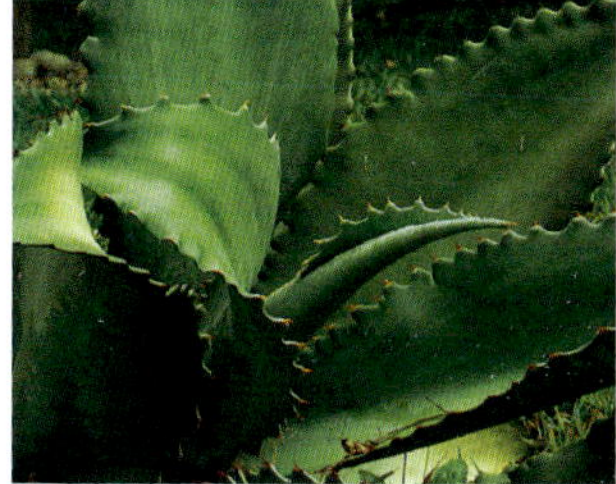

Aus der *Agave salmiana* wird Tequila produziert. (Rancho Ololiuqui, Xalapa, Veracruz, Mexiko, 2/1996)

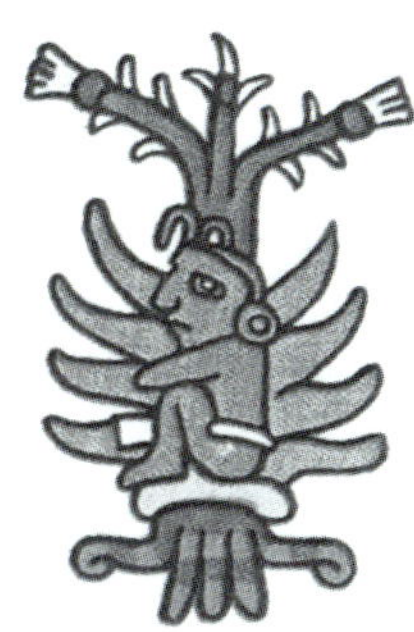

So wie heute Tequila als die »Seele« der Agave angesehen wird, haben schon die altmexikanischen Kulturen im Innern der Pflanze eine Gottheit erkannt. (Detail aus *Codex Nuttall*, Mixtekische Bilderhandschrift, vorspanisch)

»Vermutlich ranken sich um den Tequila mehr Legenden als um die meisten anderen Getränke.« (KRETSCHMER 1999: 12)

»Wie der Kaffee und die Liebe, so ist auch der Tequila unwiderstehlich, verlangend und kraftvoll. Wie der Kaffee und die Liebe, so ist auch Tequila nichts für den Halbherzigen. Seine höchste Gunst erweist er denen, die ihn einladen, ihren Körper mit all seiner Reinheit, Unmittelbarkeit und berauschenden Kraft zu durchfluten. Er ist ein Produkt der allerfeinsten Alchemie, wie der Kaffee und die Liebe – ein Trank für den Eingeweihten, ein Mittel um die Wirklichkeit vom Schein zu scheiden. Tequila schmeckt wie sein Name.« (Vicente Quirarte in Artes de México 1994: 60)

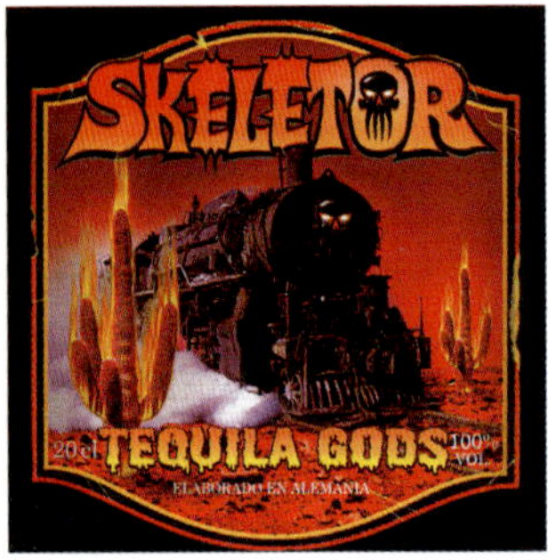

Die deutsche Metal-Band Skeletor besingt auf ihrem Album die *Tequila Gods*, die »Tequila-Götter«. (CD-Cover, SilverHead Records, 2000)

Rezepte

Cocktail »Amore«
2 Teile Tequila gold
1 Teil Curaçao orange

Tequila und Curaçao in ein Becherglas über Eiswürfel oder zerstoßenes Eis gießen und verrühren. Mit einer Orangenscheibe dekorieren und genießen (nach Kretschmer 1999: 151).

Mexikanisches Rezept für eine *Tequila afrodísia*
0,7 l Tequila
3 frische **Hanf**wurzeln
3 frische oder getrocknete Schoten **Chilipfeffer**
1 Prise Salz
etwas Limonensaft

Alle Zutaten in ein Glasgefäß füllen, mit Tequila übergießen. Fest verschlossen für 2 Wochen in die Sonne stellen.

Ein bis zwei Gläschen aphrodisische Tequila vor oder während der erotischen Begegnung trinken.

Literatur

Artes de México
1984 »El Tequila«, *Arte Tradicional de México* 27.
Barrios, Virginia B. de
1984 *A Guide to Tequila, Mezcal and Pulque*, Mexiko Stadt: Minutae Mexicana.
Becerill, Laura et al.
1998 *Guía del tequila*, Mexiko Stadt: Artes de México y del Mundo.
Gentry, Howard Scott
1982 *Agaves of Continental North America*, Tucson: University of Arizona Press.
Kretschmer, Laurence
1999 *Tequila: Die besten Brände, Drinks und Margaritas*, Köln: Könemann
Walker, Ann und Larry Walker
1994 *Tequila*, San Francisco: Chronicle Books.

Tetrodotoxin

Siehe **Fugu**

Teufelsdreck

Ferula asafoetida L., Umbelliferae (Doldengewächse)
syn. *Ferula scorodosma* Benth. et Hook., *Scorodosma foetidum* Bunge., *Ferula fœtida* Regel., *Ferula assa-foetida* L.
Ferula narthex Boiss. (Narthex-Fenchel)
syn. *Narthex asafoetida* Falkoner

Andere Namen

A wei (chin.), Anguzeh (pers.), Asafoetida, Asa foetida, Asant, Bâhlîka, Bhutanasana (skrt. »Dämonen bezwingend«), Hingisch, Hingu (skrt.), Jarana, Kawar, Sassyk karei, Shing kun (tibet.), Steckenkraut, Stink-Asant, Supabhusana

Der Teufelsdreck gilt in Indien und Tibet als Aphrodisiakum und Räucherstoff für medizinisches und rituelles Räucherwerk.

Das knoblauchartig riechende, scharf schmeckende ölige Harz wird einerseits *Excrementa diaboli*, »Teufelsscheiße« und andererseits »Nahrung der Götter« genannt. Asafoetida ist das Gummiharz der Wurzel zweier in Ostiran, Afghanistan (in Salzsteppen) und Kashmir vorkommender *hingu* genannter *Ferula*-Arten. Bei uns ist die Stammpflanze auch unter dem irreführenden Namen »Riesen**fenchel**« bekannt.

In der ayurvedischen Medizin und in der indischen Küche gilt Asafoetida als Verdauungsmittel, da er Agni, das Verdauungsfeuer (= interner Feuergott), von allen bekannten Stoffen am stärksten anregt (Lad 1986: 149*; vgl. **Ingwer**). Als Gewürz verwendet man den Teufelsdreck fast nur in Mischungen mit anderen **Gewürze**n (Asafoetida, **Ingwer**, **Kardamom**, Steinsalz), im **Curry** und zum Würzen von Papadams (dünne Fladen der indischen Küche). Er ist auch ein ayurvedisches Aphrodisiakum (Lad und Frawley 1987: 225*). In Persien gilt Teufelsdreck als Potenzmittel.

Tibeter nennen Asafoetida »eine der drei kostbaren Halter des Lebenswindes« und nutzen es als Medizin für Krankheiten, die durch eine »gestörte Balance der Winde« verursacht werden, wie etwa bei Geisteskrankheiten[679] (Kunzang 1976: 90). Die tibetische Medizin definiert Gesundheit als Gleichgewicht (Harmonie)[680] von Körper, Bewusstsein und Universum wie auch der männlichen und weiblichen Kräfte. Daher trägt ein ausgewogenes und erfülltes Sexualleben zur physischen und geistigen Gesundheit bei. Störungen der Sexualität (wie Impotenz, Frigi-

679 Auch in der europäischen Medizin wurde der Teufelsdreck bei Geistesstörungen verwendet, z. B. Asafoetida, mit **Baldrian**, Pfeffer**minze** und Galbanum als Nervinum antihystericum (Michaelis 1905: 42*).
680 Das Wort Harmonie leitet sich ab von Harmonia, der Tochter der Aphrodite und des Kriegsgottes Ares(!).

dität, Unfruchtbarkeit, Unlust) haben ihre Ursachen im psychischen Bereich. Sie werden durch negative Gefühle wie Hass, Gier, Eifersucht und Ignoranz erzeugt.

Nach tantrischer Auffassung[681] werden derlei mentale Erkrankungen am besten durch sexuelle Praktiken, besonders durch ein gesundes Geschlechtsleben geheilt. Da es psychisch Kranken meist am sexuellen Stimulus und an erotischer Lust fehlt, gelten Aphrodisiaka als Heilmittel. Im Ayurveda, Tantra und in der tibetischen Medizin sind Aphrodisiaka, die »Mittel der Liebesgöttin«, weniger »Scharfmacher« oder »Stehpillen« als vielmehr heilige Heilmittel. Durch ihren sinnvollen Gebrauch kann die Harmonie mit sich selbst, dem Partner und dem Universum wiederhergestellt werden.

Daher ist der Teufelsdreck ein bedeutendes Psychopharmakon der tibetischen Pharmakopöe (vgl. Epstein und Ragbay 1982*). Patienten trinken das leicht übel riechende Harz in Milch oder **Kräutertees** gekocht oder essen das Rhizom (Clifford 1984: 206). Ferner gilt es als Aphrodisiakum und Räucherstoff für medizinisches und rituelles **Räucherwerk**[682].

Gebrauch

In der frühen Neuzeit wurde Asafoetida, mit **Olibanum** vermischt, als Medizin gegen Zahnschmerzen gelutscht, gekaut oder geräuchert. Es wurde auch als Nerventonikum eingesetzt und sogar bei katholischen Teufelsaustreibungen geräuchert. Teufelsdreck hielt man für das beste Räuchermittel zur Bannung von Teufeln, Geistern, Dämonen, Hexen, Zauberern, Druden – also gegen die ganze unselige Schar, die Impotenz und Unfruchtbarkeit bringen kann (Seligmann 1996: 270*).

Als Räucherung hat Asafoetida einen stark knoblauchartigen Geruch, der zwischen verbranntem Gummi und appetitanregendem Gewürz schwankt. Je knoblauchartiger der Geruch, desto reiner der Teufelsdreck. Vielleicht wurde dem Räucherstoff aufgrund seines **Knoblauch**aromas die dämonenabwehrende Kraft zugeschrieben. Diese geruchliche Ambivalenz begründet auch seine eingangs erwähnte gegensätzliche Bewertung.

Inhaltsstoffe

Das ölige Harz besteht aus 24 bis 60% Harz (Asaresin), 60% Ferulasäureester des Asaresitannol, Cumarinen (Umbelliferon), Gummi, bestehend aus Glucuronsäure, Galaktose, Arabinose, Rhamnose, einem zur Gruppe der Disulfide gehörenden **ätherischen Öl** (Oleum Asae foetidae), etwas Vanillin und anderen Bestandteilen.

Mit dem Teufelsdreck verwandte Aphrodisiaka

- Galbanum ist das Harz der Wurzel von *Ferula gummosa* Boiss. (syn. *Ferula galbaniflua* Boiss. et Buhse) aus dem Iran und aus Turkestan: »Dieses Harz persischer *Ferula*-Arten hat als Aphrodisiacum einen ausgedehnten Gebrauch gefunden. Es ist keineswegs so harmlos, wie immer behauptet wird. Bereits 0,3 bis 0,5 Gramm rufen Nebenwirkungen hervor, die sich vor allen Dingen durch recht unangenehme Sehstörungen bemerkbar machen« (Hirschfeld und Linsert 1930: 179*).
- In der Gegend von Beirut soll die wie Galbanum schmeckende Zalouwurzel (Ferula hermonic [sic!], Ferula hermonii) als Aphrodisiakum verwendet worden sein (Hirschfeld und Linsert 1930: 179*, Stark 1984: 138*).
- Die turkestanische Radix Sumbuli (= Bisamwurz) oder Moschuswurzel (*Ferula moschata* [Reinsch] Kozo-Polj., syn. *Ferula sumbul* (Kauffm.) Hook. f., *Euryangium sumbul* Kauffm.) ist »eine wegen ihres starken Moschusgeruches ausgezeichnete, von der Ferulacee Euryangium Sumbul stammende Wurzel, welche in Russland als Excitans bei Delirium tremens und Cholera angewendet wird« (Michaelis 1905: 42*). Sie ist wegen ihres **Moschus**geruchs ein Liebesmittel.

Bezugsquellen

Als wir in den achtziger Jahren an *Isoldens Liebestrank* arbeiteten, war Asafoetida über Nacht in jeder Apotheke erhältlich (Asafoetida war früher offizinell nach DAB 6). Heute kennt kaum ein Apotheker oder eine Apothekerin den Namen, geschweige denn Herkunft und Anwendung der Rohdroge. In Hamburg zumindest war es 2002 unmöglich, sich über den Apothekenhandel etwas Teufelsdreck zu beschaffen. Vielleicht wird man in der Gewürzecke von Indienläden eher fündig. Pflanzen sind erhältlich in der Blumenschule® und in der Staudengärtnerei Gaissmayer®.

Literatur

Clifford, Terry
1984 *Tibetan Buddhist Medicine and Psychiatry*, York Beach, Maine: Samuel Weiser.

»Ich längst verstorben
abgezehrt Skelette
Erkieste mir dich, schlank-
charmante Maid.
Verehrte dir Asant und
Amulette
Und hüllte dich in fesches
Büßerkleid.«
(*Pedantisches Liebeslied*,
Edgar Firn/Daimonides,
1892–1982)

»Innerlich eingenommen, verursacht der Stink-Asant eine eigentümliche Stimulierung des Hirns und des Nervensystems und zudem eine Erregung des Harn- und Geschlechtsapparates; dadurch soll es bei Männern zur erhöhten Geschlechtslust und zur Reizung der Eichel kommen.« (Haerkötter und Haerkötter 1986: 99)

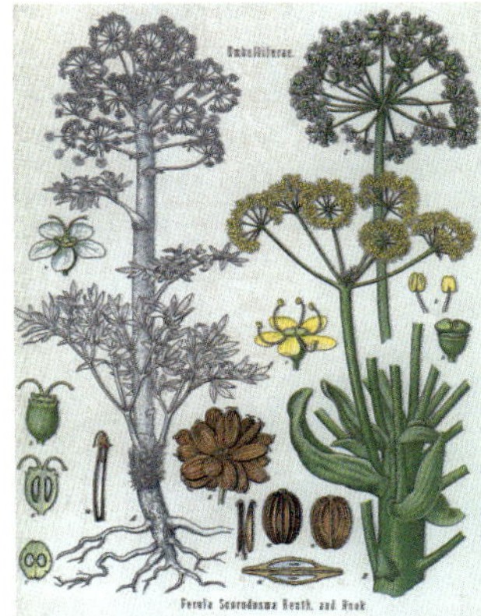

Der Stinkasant (*Ferula asa foetida*, syn. *Ferula scorodosma*) liefert die Rohdroge Asafoetida oder Teufelsdreck. (Tafel aus *Köhler's Medizinal-Pflanzen*, 1887)

681 Tantra ist nicht nur eine indische Praktik und Sexualmagie (die im Westen ausschließlich erotisch rezipiert wird), sondern auch ein philosophisch sublimierter Bestandteil des Vajrayana-Buddhismus.

682 Die tibetischen Bön-Schamanen *(bon-po)* verwenden Asafoetida als Räuchermittel für exorzistische Heilrituale. Sie inhalieren den Rauch und beräuchern den besessenen Kranken, um ihn von einem zerstörerischen Dämon zu befreien.

Haerkötter Gerd und Marlene Haerkötter
1986 *Hexenfurz und Teufelsdreck: Liebes-, Heil- und Giftkräuter*, Frankfurt/M.: Eichborn.
Kunzang, Rinpoche Jampal
1976 *Tibetan Medicine*, Berkeley und Los Angeles: University of California Press.

»Die Doppelgleisigkeit der Medizin führte dazu, dass es auf der einen Seite für die Reichen den komplizierten und sehr kostspieligen ›Theriak‹ gab, der für ein wunderbares Heilmittel bei nahezu allen Gebrechen, also für ein Allheilmittel gehalten wurde, und auf der anderen Seite den ›Theriak der Armen‹, der nur aus Kräutern zusammengesetzt war (...) das große gesundheitliche Vorbeugemittel [war] der Knoblauch, der ›Theriak der Bauern‹ (...).«
(Camporesi 1990: 131*)

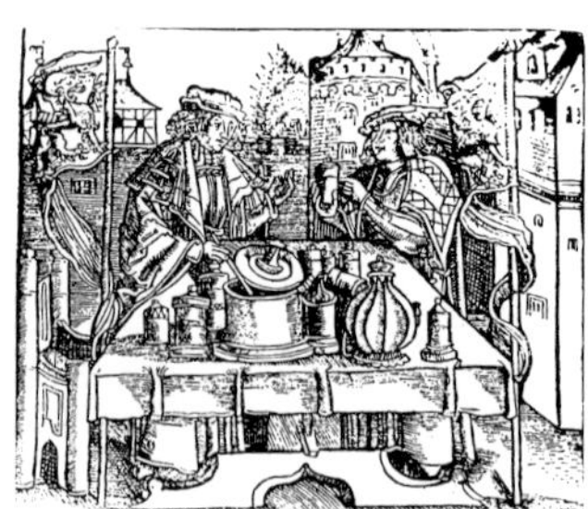

Die öffentliche Theriakbereitung vor (oder hinter) den Burgmauern. (Holzschnitt, um 1500)

Theriak

Andere Namen

Deridek, Electuarium theriaca, Electarium theriacale (lat.), Mithridatium, Taryak (pers.), Theriac (engl.), Theriaca, Theriacum, Theriakos (griech.), Thériaque (frz.), Theodoricon magnum tiriaque, Tyriacke

Theriak ist ein pharmazeutisches Kompositum, das ursprünglich ein universelles Gegengift war, sich im Laufe der Geschichte zu einem Allheilmittel und lebensverlängernden Elixier und schließlich zu einem heimlichen Aphrodisiakum entwickelte. Den aphrodisischen Ruf beförderte vor allem seine Hauptingredienz, das Opium.

Bereits in der Antike wurde die Toxikologie begründet, die Lehre von den Giften oder der Giftigkeit der Substanzen. Wegen der vielen Giftmorde kümmerte sich die Toxikologie in erster Linie um das *antidoton*, das »Gegengift«: »Gegengifte nennen die Ärzte diejenigen wirksamen Heilmittel, welche nicht außen aufgelegt, sondern im Innern des Körpers angewendet werden. Es sind darunter im ganzen drei Arten zu unterscheiden: einige werden gegen tödliche Gifte verabreicht, andere gegen die so genannten giftigen Tiere, dritte helfen bei Leiden, die infolge schlechter Diät entstehen. Einige verheißen Hilfe in allen drei Fällen, wie der so genannte Theriak« (Galen, *De Antidotis* 1).

Der Theriak ist das berühmteste Antidot der Antike und galt als »Wundermittel der Wundermittel« (Watson 1966). Er wurde von Andromachus, dem Leibarzt des Kaisers Nero (37 bis 68 u. Z.), entwickelt. Er enthielt neben **Opium**[683] und Vipernfleisch (siehe **Schlangen**), verschiedene Würzkräuter, Wurzeln, **Honig** und **Wein**.

Der Theriak war zunächst eine Weiterentwicklung des so genannten *Mithridatium*, des Gegengifts des tyrannischen Königs Mithridates von Pontos (132 bis 63 v. u. Z.). Die Rezeptur wurde vom König selbst entwickelt, weil er – wie jeder tyrannische Herrscher und Politiker – wegen seiner öffentlichen Greueltaten in ständiger Angst vor Vergiftungen schwebte.

Nach Celsus (V 23,3) bestand das *Mithridatium* aus Kostwurz (*Costus spesiosus*, vgl. **Räucherwerk**), **Kalmus**, Hartheu, Gummi Arabicum, *Sapapenum*, **Akazien**saft, Illyrischer Iris (**Schwertlilie**), **Kardamom**, Anis, Gallischer **Narde**, Enzianwurzel, getrockneten **Rosen**blättern, **Mohn**saft (= **Opium**), **Petersilie**, **Zimt**kassie, Sil, Taumellolch (siehe **Borrachero**), **Langem Pfeffer**, Storax (= Styrax), Castoreum (**Bibergeil**), Turis, *Hypocistis*-Saft, **Myrrhe**, Opopanax, Malabathronblättern, Blüten der Runden Binse, Terebinthenharz, Galbanum (siehe **Teufelsdreck**), Kretischen Möhrensamen (**Karotte**), **Narde**, Hirtentäschel, Rhabarberwurzel (*Rheum* sp.), **Safran**, **Ingwer** und **Zimt**. In anderen Worten: das Mithridatium bestand hauptsächlich aus aphrodisischen Pflanzen!

Zusammensetzung

Nach Andromachus, Galen und den arabischen Ärzten des Mittelalters gab es zahlreiche Rezepturen für die Herstellung von Theriak. Alle nennen als die wesentlichen Bestandteile **Honig**, **Wein**, Brot (?), Vipernfleisch, **Opium** und **Gewürze**. Die Rezepte für Theriak und Mithridatium wurden später von arabischen Ärzten weiterentwickelt (Steinschneider 1971). Neben etwa sechzig weiteren Ingredienzien war **Opium** immer der Hauptbestandteil. Zu den wichtigeren weiteren Ingredienzien gehörten Theriakwurz (= **Engelwurz**) und Theriakwurzel (= **Baldrian**) sowie **Karotten**samen.

Diese Mischungen fanden ihren Weg bis in die modernen Pharmakopöen (Electuarium theriaca con opii). Aus ihnen entwickelte sich schließlich das »**Elixier** für ein langes Leben« und der tonisierende »Schwedenbitter« (Treben 1980: 60). Beide Rezepturen enthielten zunächst Opium. Erst in der Zeit der Drogenbekämpfung wurde das Opium aus den Rezepten verbannt. Zynische Zungen behaupten, dass damit diesen Elixieren der einzig echte Wirkstoff entzogen wurde.

Bezugsquellen

Im Apothekenhandel gibt es ein Electuarium theriaca sin opii, das heißt einen opiumfreien Theriak.

Literatur

Dick, Uwe
1986 *Theriak: 13 Fügungen*, München: Piper.
Treben, Maria
1980 *Gesundheit aus der Apotheke Gottes*, Steyr: Ennsthaler.
Steinschneider, Moritz
1971 *Die toxikologischen Schriften der Araber*, Hildesheim: Gerstenberg.

683 *Taryak* bedeutet im Persischen sowohl »Gift« als auch »Gegengift« und ist ein Name für **Opium**. Die Opium essenden Türken hießen *theriakis*.

Watson, Gilbert
1966 *Theriac and Mithridatium: A Study in Therapeutics*, London: The Wellcome Historical Medical Library.

Tintenfische

Siehe **Kraken**, **Kuttelfische**, **Schulp**

Tollhonig

Siehe **Honig**

Tollkirsche

Atropa belladonna L., Solanaceae (**Nachtschattengewächse**)
syn. *Mandragora belladonna* nom. nud., *Atropa lethalis* Salisb., *Belladonna baccifera* Lam., *Belladonna trichotoma* Scop.

Atropa belladonna var. *belladonna*: violette Blüten, schwarze Früchte
Atropa belladonna var. *lutea* Döll., syn. *Atropa lutescens* Jacq. ex C.B. Clarke, *Atropa pallida* Bornm., *Atropa belladonna* L. var. *flava* (vielleicht: *Atropa acuminata* Royle ex Lindl.): rein gelb blühend, gelbe Früchte

Andere Namen

Bacca del diavolo (ital. »Teufelsbeere«), Bärenwurz, **Bär**mutz, Banewort (engl.), Beilwurz, Bella donna, Belladonna, Belladonne, Belledame (frz.), Bennedonne, Bockwurz, Bollkraut, Bollwurz, Bollwurzkraut, Bouton noir (frz. »schwarzer Knopf«), Bullkraut, Cerabella, Chrottebeeri (Schweiz), Chrottenblueme (Schweiz »Krötenblume«), Deadly Nightshade (engl.), Deiweilskersche, Dol, Dollkraut, Dolo, Dolone, Dolwurtz, Dulcruyt, Dwale, Dway berry (engl.), English belladonna (engl.), Great morel (engl.), Groote nachtschaed (ndl.), Große Graswurzel, Hexenbeere, Hexenkraut, Höllenkraut, Irrbeere, Jijibe laidour (marokkan.), Judenkernlein, Judenkirsche, Lickwetssn, Mandragora theophrasti (lat.), Mörderbeere, Morel, Morelle furieuse (frz. »wütender Nachtschatten«), Poison black cherry (engl.), Pollwurz, Rasewurz, Rattenbeere, Satanskraut, Saukraut, Schlafapfel, Schlafbeere, Schlafkirsche, Schlafkraut, Schöne Damen, Schöne Frau, Schwarzber, Schwindelbeere, Sleeping nightshade (engl.), Solanum bacca nigra (span.), Solanum lethale, Solatrum mortale, Strignus, Teufelsauge, Teufelsbeere, Teufelsberi, Teufelsgäggele, Teufelsgückle, Teufelskirsche, Tintenbeere, Todeskraut, Tollbeere, Tolle Tüfus-Beeri, Tollkraut, Tüfus-Beeri, Wald Nachtschatt, Waldnachtschaden, Wald-Nacht-Schatten, Waldnachtschatten, Uva lupina (lat. »Wolfsbeere«), Uva versa (lat.), Walkerbaum, Walkerbeere, Wolfsauge, Wolfsbeere, Wolfskirsche, Wutbeere, Wuth-Beer (engl.), Yerva Mora

Die sagenumwobenen Tollkirschen machen geil und verrückt und gelten als Bestandteil von Liebestränken und Hexensalben.

Toll kommt von *doll*, was (auch) »geil« bedeutet; Tollkirschen sind geil machende »Kirschen«. Am geläufigen Namen sind ihre aphrodisischen Qualitäten abzulesen. Ebenso bewirken die stark halluzinogenen Wirkstoffe des sagenumwobenen Gewächses »Tollheit« im Sinne von Verrücktheit. Weniger bekannt ist, dass die Tollkirsche auch ein Nachtdufter ist wie die mit ihr verwandten Nachtschattengewächse **Engelstrompete** und **Stechapfel** (vgl. **Duftpflanzen**). Mit dem Gewächs, das kalkhaltige Böden und Mischwald liebt, sind nach wie vor unheimliche Gefühle verbunden, die sich in den unzähligen Volksnamen spiegeln. Es gibt nicht nur schwarze, sondern auch gelbe Tollkirschen, deren »goldene Äpfel« für sexualmagische Zwecke bevorzugt wurden.

Das Wirkungsprofil der Tollkirsche offenbart sich in ihren Beinamen:

- Atropos, die antike Schicksalsgöttin – ein tödliches Gift
- Belladonna, die schöne Frau – ein Schönheitsmittel[684]
- Walkerbeere, die Zauberpflanze der Walküren – ein »Reisekraut«[685]
- Hexenkraut und Teufelsbeere – ein Halluzinogen
- Waldschaden, ein wilder Dämon, auch eine Halluzination
- Tollkirsche, »doll machende Kirsche« – ein Aphrodisiakum

»Aufgrund der Erzeugung von erotischen Rauschzuständen wurde die Pflanze bereits in der Antike in Form von Liebestränken verabreicht. Es waren insbesondere die Frauen, die sich mit Zauberei und Magie beschäftigten und sich in Liebesdiensten gefällig erwiesen, denn – wie auch schon Theophrast bestätigt – diese sollten für das Sexualleben von Bedeutung sein. Die Menschen wurden selbst wider ihren Willen zur Liebe angetrieben (›Pocula amatoria‹), der Geschlechtstrieb gereizt und die moralische Zügelung gelähmt (›Pocula libidinis‹).« (Schwamm 1988: 265f.)

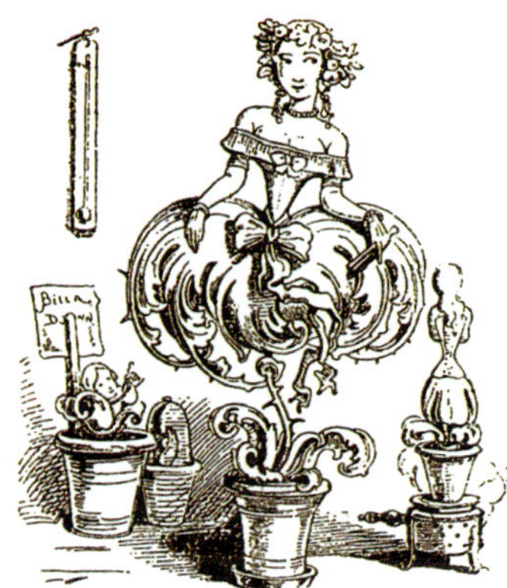

»Moderne Treibhauspflanze: Belladonna«. (Illustration aus: *Die Fliegenden Blätter*, 19. Jh.)

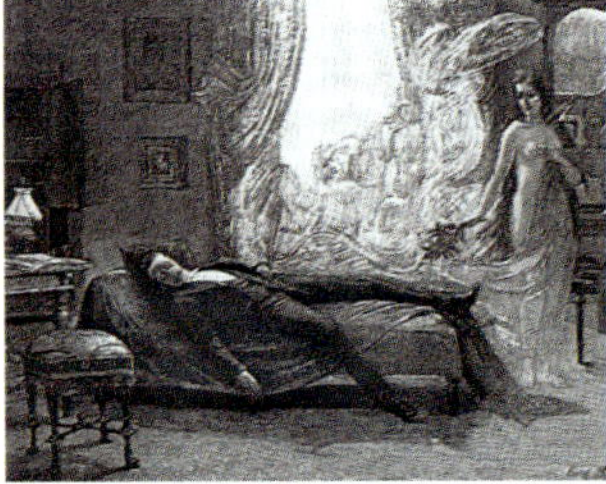

Ein von Tollkirschen Berauschter sieht in Trance die Belladonna, den erotisch-verführerischen Pflanzengeist der Tollkirsche (*Atropa belladonna*). (Erich Brunkal, »Belladonna«, Stich, 19. Jh.)

684 »Schöne Frau ist dem italienischen Bella Donna nachgebildet. Die Italienerinnen benutzten die Giftpflanze als Kosmethicum, sie schminkten sich mit dem rötlichen Safte der Frucht, benutzten das **Atropin**, um große, leuchtende Augen zu erhalten, daher der Name der Pflanze: ›Schöne Frau‹, ›Schöne Dame‹« (Aigremont 1987: II 105*; vgl. **Kosmetika**).
685 »Reisekraut« bedeutet auch Schamanenkraut, da diese archaischen Tranceexperten mit Hilfe von psychoaktiven Pflanzen in andere Welten »reisen«.

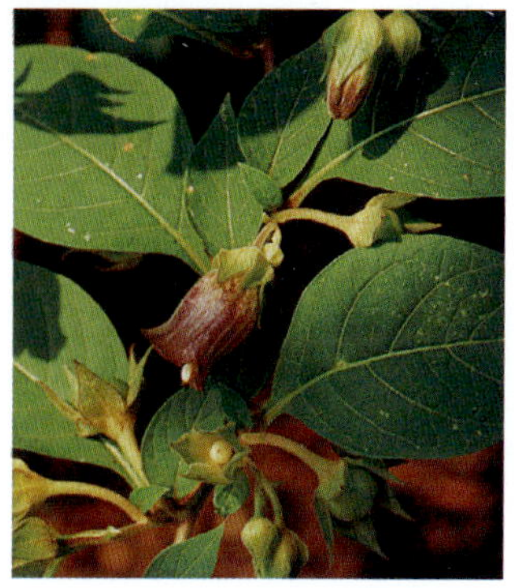

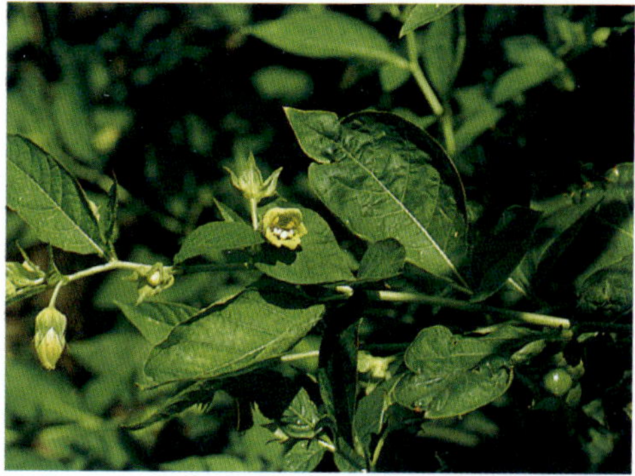

Die gewöhnlich violett blühende Tollkirsche (*Atropa belladonna*; oben links) verströmt nachts einen betörenden Duft. Die gelb blühende Tollkirsche (*Atropa belladonna* var. *lutea*; oben rechts) ist im Verhältnis zur normalen Varietät recht selten. Sie gilt in magischen Zirkeln als die mächtigere Zauberpflanze. (Beide: Hamburg, Deutschland, 6/1997)

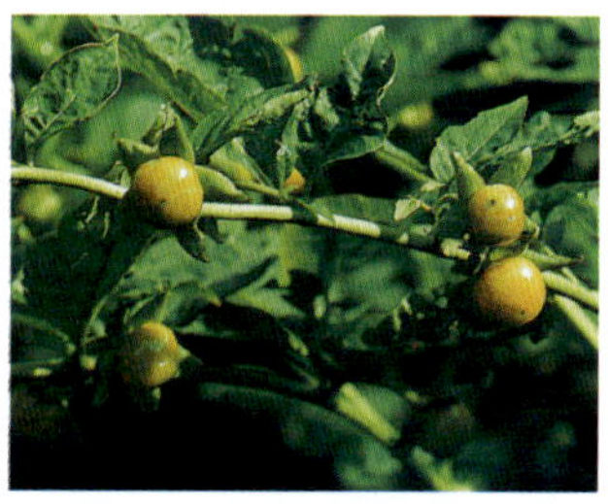

Die reifen Fruchtbeeren der Gelben Tollkirsche (*Atropa belladonna* var. *lutea*). (Hamburg, Deutschland, 1997)

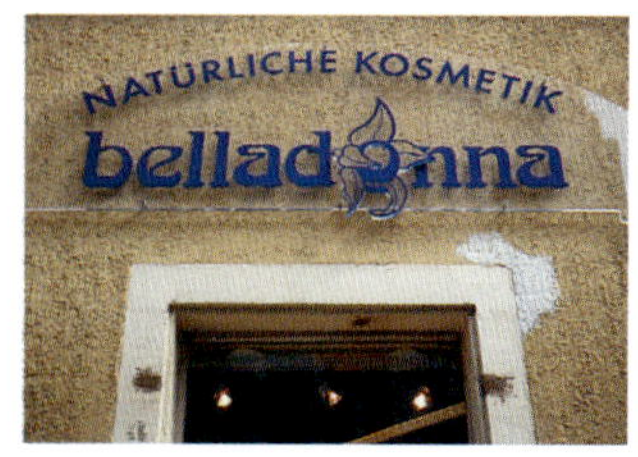

Belladonna, der Name der Tollkirsche als Firmenbezeichnung für ein Fachgeschäft für natürliche Kosmetik. (Freiburg i. B., Deutschland, 1993)

Tollkirschen werden seit langem als Giftpflanzen gefürchtet und als Hexenkraut dämonisiert.[686] In der frühen Neuzeit galten sie als verwerfliche Hexenkräuter, die Hexen zu **Liebestränke**n, »Hexen**bier**« sowie Flug- und **Hexensalben**[687] verarbeiteten. »Ein Absud der Pflanze wird auch zu Liebestränken verwendet« (AIGREMONT 1987: II 96*). Im europäischen Volkstum haben sich Rudimente eines Tollkirschenkults erhalten, der dem der **Alraune** ähnlich war. So wird in Ungarn die Wurzel »in der St.-Georgen-Nacht nackt unter Darbringung eines Brotopfers an einen elbischen Unhold ausgegraben« (HÖFLER 1990: 90*). In Rumänien heißt die Tollkirsche auch »Wolfskirsche«, »Blume des Waldes«, »Dame des Waldes« und »Kaiserin der Kräuter« und wird als Arznei und Aphrodisiakum benutzt.

Vermutlich ist die Tollkirsche identisch mit der in der antiken Literatur *morion* genannten »bei Höhlen wachsenden männlichen Mandragora« (DIOSKURIDES IV, 76; vgl. **Alraune**). *Morion* bedeutet wörtlich »männliches Glied« und weist auf die Verwendung als Tollkraut (mhd. *toll* = geil) hin.

Gebrauch

Tollkirschen wurden seit dem Altertum als Aphrodisiaka benutzt (KLUGE o. J.: 170*). In der antiken Literatur sind nur wenige Hinweise zu finden; Rückschlüsse lassen sich vielleicht aus dem noch in Marokko weit verbreiteten Gebrauch ziehen. Dort bereitet man aus getrockneten Beeren mit wenig Wasser und Zucker einen Tee, der »zu einer guten geistigen Kondition verhelfen« soll. Dieser Tee gilt als besonders gutes Aphrodisiakum für Männer. Weiter heißt es, »dass eine kleine Dosis Belladonna den Verstand kläre und zu intellektuellen Arbeiten befähige« (VENZLAFF 1977: 82*). Ein paar frische Beeren sollen auch die Gedächtnisleistung erhöhen.

Gelegentlich werden die Beeren **Gewürz**mischungen zugefügt. Getrocknete Tollkirschen sind Bestandteil psychoaktiven **Räucherwerk**s und aphrodisischer **Rauchmischungen**.

Dosis und Wirkung

Als medizinische mittlere Einzeldosis (innerlich) der getrockneten und pulverisierten Blätter gelten 0,05 bis 0,1 g (LINDEQUIST 1992: 429). Als therapeutische Dosis des Atropins werden 0,5 bis 2 mg angegeben. Drei bis vier frische Tollkirschen gelten als psychoaktives Aphrodisiakum; 10 bis 20 Kirschen können tödlich wirken. Die Alkaloide bewirken eine sehr starke Austrocknung der Schleimhäute, eine Rötung des Gesichts, Pulsbeschleunigung und Pupillenerweiterung. 30 bis 200 mg der getrockneten Blätter oder 30 bis 120 mg der getrockneten Wurzel sollen geraucht oder oral eine angenehme psychoaktive Dosis ergeben (GOTTLIEB 1973: 5*).

Warnung! Der Gebrauch von Tollkirsche kann extrem gefährlich sein! Von unvorsichtigen Experimenten ist unbedingt Abstand zu nehmen!

Halluzinationen durch Tollkirschen werden meist als bedrohlich, dunkel, dämonisch, teuflisch, höllisch, sehr angstvoll und zutiefst erschreckend beschrieben. Viele Benutzer sprechen von einem »Hieronymus-Bosch-Trip« und sind nicht gewillt, derartige Experimente zu wiederholen (GABEL 1968, ILLMAIER 1996, PESTOLOZZI und CADUFF 1986).

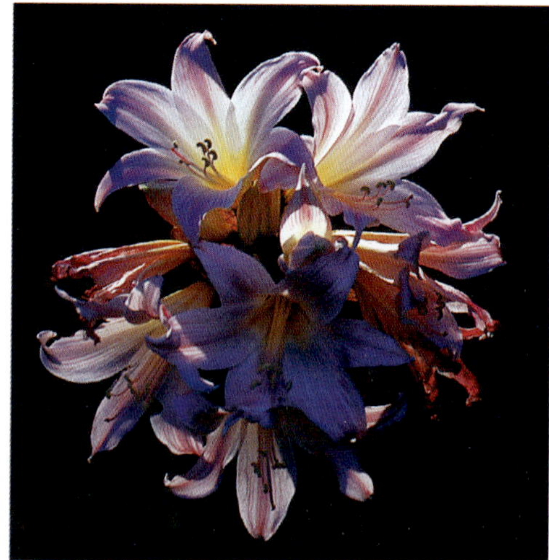

Die prächtig blühende Belladonnalilie (*Amaryllis belladonna* L., Amaryllidaceae) aus Südafrika (Kap) ist nicht mit der Tollkirsche verwandt. Sie trägt aufgrund ihrer Schönheit den gleichen Namen.

686 *Atropa belladonna* wurde sogar als Grund für das Aussterben der Dinosaurier in Erwägung gezogen. Die mächtigen Echsen sollen sich an dem Gewächs vergiftet oder durch Halluzinationen selbst ausgerottet haben.

687 Ein letztes Überbleibsel der äußerlich aufgetragenen Hexensalbe sind die noch immer im Gebrauch befindlichen pharmazeutischen Belladonna-Pflaster zur äußerlichen Applikation bei Körperschmerzen.

Inhaltsstoffe

Die ganze Pflanze enthält zwischen 0,272 und 0,511% Tropanalkaloide, die var. *lutea* nur 0,295% (Lindequist 1992: 424).

In der ganzen Pflanze ist hauptsächlich **Atropin** wie die psychoaktiven Tropanalkaloide Hyoscyamin (vgl. **Bilsenkraut**), Apoatropin und Belladonnin vorhanden. Die Stengel können bis 0,9% Alkaloide enthalten, unreife Früchte bis zu 0,8% und reife 0,1 bis 9,6%, die Samen um 0,4%. In der lebenden Pflanze herrscht (–)-Hyoscyamin vor, das nach der Ernte beim Trocknen und Lagern in **Atropin** übergeht. In den getrockneten Blättern sind 0,2 bis 2%, in der getrockneten Wurzel 0,3 bis 1,2% Alkaloide mit Hyoscyamin als Hauptkomponente (68,7%), Apoatropin als Nebenalkaloid (17,9%) und vielen weiteren Tropanalkaloiden vorhanden (Lindequist 1992: 433).

Bezugsquellen

Pflanzen bieten die Blumenschule® und die Staudengärtnerei Gaissmayer® an; Samen erhältlich bei Elixier®.

Literatur

Erpenbeck, Jenny
2001 »Atropa Bella-Donna«, in: Uwe-Michael Gutzschhahn (Hg.), *Liebe bis aufs Blut: Geschichten über die Eifersucht*, München und Wien: Carl Hanser Verlag, S. 101–116.

Friel, Gunnar und Ralf Bohn
1995 *Atropa belladonna – Arbeiten am Film*, Wien: Passagen Verlag.

Gabel, M. C.
1968 »Purposeful Ingestion of Belladonna for Hallucinatory Effects«, *Journal of Pediatrics* 76: 864–866.

Heltmann, H.
1979 »Morphological and Phytochemical Studies in Atropa Species«, *Planta Medica* 36: 230–231.

Illmaier, Thomas
1996 »Die unerbittlich schöne Frau«, *Grow!* 5/96: 20–23.

Lindequist, Ulrike
1992 »Atropa«, in: *Hagers Handbuch der pharmazeutischen Praxis* (5. Aufl.), Berlin: Springer, Bd. 4: 423–437.

Münch, Burchard Friedrich
1785 *Practische Abhandlung von der Belladonna und ihrer Anwendung*, Göttingen: Dieterich.

Pestolozzi, B. C. und F. Caduff
1986 »Gruppenvergiftung mit Tollkirschentee«, *Schweizerische medizinische Wochenschrift* 116: 924–926.

Rowson, J. M.
1950 »The Pharmacognosy of *Atropa belladonna* Linn.«, *Journal of Pharmacy and Pharmacology* 2: 201–216.

Scherf, Dagmar
1999 *Tollkirschen küßt man nur einmal* (Roman), Bergisch-Gladbach: Bastei Lübbe.

Schwamm, Brigitte
1988 *Atropa belladonna, eine antike Heilpflanze im modernen Arzneischatz*, Stuttgart: Deutscher Apotheker Verlag (Quellen und Studien zur Geschichte der Pharmazie, Bd. 49; ausgezeichnete Bibliografie).

Vonarburg, Bruno
1996 »Die Tollkirsche (1. Teil)«, *Natürlich* 10/96: 61–64.

Wilson, Robert Anton
1984 *Ist Gott eine Droge oder haben wir sie nur falsch verstanden*, Basel: Sphinx.

»Die Perser benutzten als uraltes Mittel den Asant oder Teufelsdreck, mit dem sich die Männer ihr Glied einrieben.«
(Werner 1993: 354*)

Tollkraut

Scopolia spp., Solanaceae (**Nachtschattengewächse**)

»In Litauen war der Extrakt des Rhizoms [vom Krainer Tollkraut] ein beliebtes Mittel, um ›gute Freunde‹ in angenehme Stimmung zu versetzen, was bei reichlicher Dosierung nicht selten ernstliche Erkrankungen und kostspielige gerichtliche Verhandlungen nach sich zog.«
(Wetzel 1936: 26*)

Scopolia carniolica Jacq., syn. *Hyoscyamus scopolia* L., *Scopolina atropoides* Schultes, Krainer Tollkraut
Scopolia anomala (Link et Otto) Airy Shaw, syn. *Scopolia lurida* Dun.
Scopolia carniolicoides C.W. Wu et C. Chen, Chinesisches Tollkraut
Scopolia japonica Maxim., Japanisches Tollkraut

Andere Namen

Altsitzerkraut, Belledonne de hongrois (frz. »ungarische Tollkirsche«), Deewa sales, Durna rope (litauisch »tolle Rübe«), Glockenbilsenkraut, Gotteskraut, Krainer Tollkraut, Matragun (rumän.)[688], Mauda, Maulda, Pikt-rope (engl. »böse Rübe«)[689], Pometis ropes (»pometis-Rübe«), Russian belladonna (engl.), Scopolie, Scopolia (ital.), Skopolia, Skopolie, Tollrübe, Volcic, Walkenbaum[690]

Ähnlich wie die Tollkirsche verwendete man in Osteuropa das Tollkraut als Zusatz von Liebestränken und stimulierendem Räucherwerk.

Das volkstümliche Umfeld und die Anwendung von Tollkraut als Aphrodisiakum entspricht im Wesentlichen denen von **Bilsenkraut** und **Tollkirsche**. Es wird in Osteuropa als aphrodisische Zauberwurzel verwendet wie auch als Zusatz von **Bier**, **Liebestränke**n, **Kräutertee**s und **Räucherwerk**.

688 In Rumänien trägt *Mandragora officinarum*, die **Alraune**, denselben Namen (Führer 1919).
689 Dieser Name wird in Litauen auch für den Wasser**schierling** *(Cicuta virosa)* benutzt (vgl. **Hexensalben**).
690 Walkenbaum heißt »Baum der Walküren« (vgl. **Tollkirsche**). Die *Scopolia*-Wurzel (Walkenbaumwurzel, Radix Scopoliae carniolicae) hat(te) pharmazeutische Bedeutung (Schoen 1963: 92*).

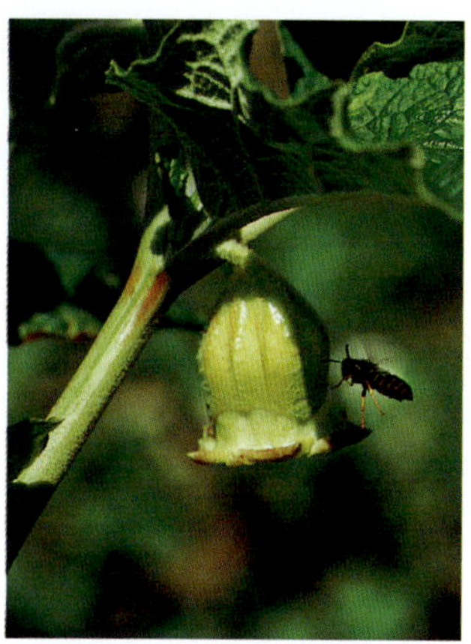

Die glockenförmige Blüte des Asiatischen Tollkrauts (*Scopolia anomala = S. lurida*) zieht eine Wespe magisch an. (Hamburg, Deutschland, 6/1997)

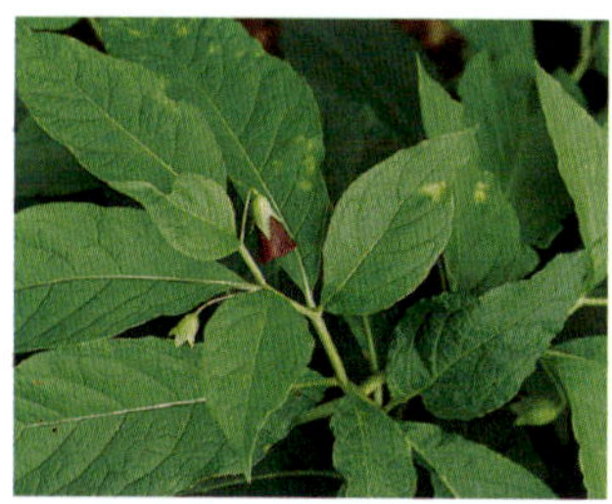

Das blühende Krainer Tollkraut (*Scopolia carniolica*) ähnelt der Tollkirsche (*Atropa belladonna*). (Hamburg, Deutschland, 6/1997)

Gebrauch

In Ostpreußen verwendete man die Tollkrautwurzel als volkstümliches Rauschmittel und Aphrodisiakum. Angeblich sollen Frauen damit junge Männer als willige Liebhaber gewonnen haben. Außerdem machte man sich einen Spaß daraus, anderen etwas von der Wurzel in den **Kaffee** zu tun, um sich über das unsinnig erscheinende Verhalten des Berauschten zu amüsieren (FÜHNER 1919). In Litauen verwendete man die Pflanze zur Behandlung von Rheuma, Gicht, Zahnschmerzen, Koliken, »Paralysis agitans« (d. h. Parkinson-Syndrom), aber auch als Schlafmittel für Kinder, als Aphrodisiakum und zur Abtreibung (FÜHNER 1919: 224).[691]

Das getrocknete, während der Blüte gesammelte Kraut wird pur oder in **Rauchmischungen** geraucht.

Inhaltsstoffe

Die ganze Pflanze enthält halluzinogene Tropanalkaloide (EVANS 1979: 249*). Der Gesamtalkaloidgehalt wird mit durchschnittlich 0,5% angegeben, kann aber zwischen 0,3 und 0,8% schwanken (FÜHNER 1919: 223, ROTH et al. 1994: 648*). Die getrockneten Blätter enthalten 0,19% Hyoscyamin und 0,13% Scopolamin (SCHOLTEN et al. 1989). Die Wurzel enthält rund 0,5% Scopolamin (GELENČIR 1983: 218). Daneben kommen die Alkaloide Cuskohygrin, Tropin, 3α-Tigloyloxytropan und Ψ-Tropin vor. Damit ist die *Scopolia* chemotaxonomisch eng mit dem **Bilsenkraut** verwandt (EVANS 1979: 249*, ZITO und LEARY 1966). Die trockenen Wurzeln können bis zu 1% Alkaloide aufweisen (WAGNER 1985: 172*).

Die ganze Pflanze enthält außer Alkaloiden die Cumarine Scopolin und Scopoletin (siehe **Cumarindrogen**) sowie Chlorogensäure (ROTH et al. 1994: 648*).

Literatur

DAKSKOBLER, Igor

1996 »Hladnikov volčič *(Scopolia carniolica* f. *hladnikiana)* tudi v Zelenem potoku«, *Proteus* 58: 102–103.

FESTI, Francesco

1996 »*Scopolia carniolica* JACQ.«, *Eleusis* 5: 34–45.

FÜHNER, Hermann

1919 »Scopoliawurzel als Gift und Heilmittel bei Litauern und Letten«, *Therapeutische Monatshefte* 33: 221–227.

GELENČIR, Nikola

1983 *Naturheikunde des Balkans*, Steyr: Verlag Wilhem Ennsthaler.

SCHOLTEN, H. J., S. BATTERMAN und J. F. VISSER

1989 »Formation of Hyoscyamine in Cell Cultures of *Scopolia carniolica*«, *Planta Medica* 55: 230.

WEINERT, E.

1972 »Zur Taxonomie und Chorologie der Gattung *Scopolia* Jacq.«, *Feddes Repertorium* 82(10): 617–628.

ZITO, S. W. und J. D. LEARY

1966 »Alkaloids of *Scopolia carniolica*«, *Journal of Pharmaceutical Sciences* 55: 1150–1151.

Toloache

Datura innoxia MILLER, Solanaceae (**Nachtschattengewächse**)[692]
syn. *Datura meteloides* DC. ex DUN., *Datura metel* UCRIA, *Datura metel* L. var. *quinquecuspida* TORR.

Datura innoxia MILL. ssp. *quinquecuspidata*
Datura innoxia MILL. ssp. *lanosa* (BYE)

Andere Namen

A'neglakya (Zuñi), A-neg-la-kia (mazatek.), Chamico, Chànikah, Ch'óxojilghéí (Navajo »verrückt machend«), Ch'óhojilyééh (Navajo), Dekuba (Tarahumara), Devil's weed (engl. »Teufelskraut«), Hehe camóstim (Serí »Pflanze, die Grimassen erzeugt«), Hehe carócot (»Pflanze, die verrückt macht«), Hierba del diablo (mex.), Hierba hedionda (mex.), **Hippomanes**, Hoozhónee yilbéézh (Navajo »Dekokt von Beautyway«), Hyoscyamus de Peru (frz.), Indian apple (engl.), Jamestown weed (engl.), Jimsonweed (engl.), Kâtundami (Pima), Kiéli, Kiéri, Kielitsa (Huichol »schlechte Kieli«), Kí-ki-sow-il (Coahullia), Kusi, Loco weed, Mexikanischer Stechapfel, Nacazcul, Nacazul, Nocuana-patao (zapotek.), Nohoch xtóhk'uh (Maya »Große [Pflanze] in Richtung der Götter«), Ntígíliitshoh (Navajo »große Sonnenblume«), Ñongué blanco, Ooze apple (engl.), Poison lily (engl.), Pomum spinosum (lat.), Rauchapfel, Rikuri, Rikúi, Sacred Datura (engl. »heiliger Stechapfel«), Sape enwoe be (Tewa), Solanum manicum, Stechapfel, Tapate, Tecuyaui (Garigia), Telez-ku, Thorn apple (engl.), Tikúwari (Tarahumara), Tlapa, Tohk'u, Tolguacha, Tolachi, Toloa, Toloache, Toloache grande (span.), Toloachi, Toloatzin (»geneigter Kopf«), Tolochi, Tolohuaxihuitl

691 »Weißer Stechapfel [*Datura metel* var. *alba*] und Schwarzes Tollkraut [*Scopolia anomala*] verstärken die sexuelle Begierde, und zusammen mit Bilsenkraut [*Hyocyamus niger* var. *chinensis*] erleichtern sie Krankheiten, die von winzigen Tierchen erzeugt werden« (ARIS 1992: 67*).

692 Der Speciesnamen *innoxia* bedeutet »harmlos« oder »frei von Gift« (lat. innoxius, »unschädlich«)! (GENAUST 1996: 307*)

(aztek. »geneigtes Kraut«), Tolovachi, Toluache, Toluah (»Geneigtes«), Uchurí (Tarahumara), U'-teaw ko'hanna (Zuni »weiße Blume«), Wichurí, Xtóhk'uh (Maya »in Richtung der Götter«), Yerba del diablo (span. »Teufelskraut«)

Toloache wird bei Indianern (Mexiko, Südwesten der USA) als Liebesmittel und zum Liebeszauber eingesetzt. Wie die anderen Nachtschattengewächse kann sie bei Überdosierungen äußerst unangenehm und gefährlich werden!

Der mexikanische Stechapfel Toloache gehört zu den heiligen Pflanzen der Indianer Mexikos. Schon die alten Azteken und Maya verwendeten die »Götterpflanze« bei Ritualen in der Medizin und im **Liebeszauber**. Als Liebeswerbung und -bezeugung schenken sich yucatekische Maya noch heute eine Toloacheblüte. Beide Partner rauchen die getrockneten Blätter als Aphrodisiakum kurz vor dem Liebesspiel. Die *Datura innoxia* wird in einigen Gebieten in Zentralmexiko als quasi-katholischer Heiler unter dem Namen Santo Toloache in Kirchen verehrt und bei Liebeszauberritualen angerufen.

Datura innoxia ist den Navajo (im Südwesten der USA) eine heilige Pflanze, die wegen ihrer extrem starken Wirksamkeit mit hohem Respekt verehrt und benutzt wird[693]. Bei den Navajo erfolgt das Sammeln des Stechapfels, der rituell als »kleines weißes Haar« angerufen wird, nach einem bestimmten Ritual. Zunächst werden Maispollen über die Pflanze gestreut, dann wird ein Gebet gesprochen.

Die Navajo nehmen kleine Portionen *Datura* zu sich, um sich vor Hexerei zu schützen (Simmons 1980: 154). Andererseits nutzt man die Zauberkraft der Pflanze für positiven und negativen **Liebeszauber** (Hill 1938: 21). Dazu streut man der begehrten Person winzige Mengen von *Datura* unters Essen oder in den Rauch**tabak** (Tierney 1974: 49).

Vier magische Pflanzen, darunter *Datura innoxia*, vermutlich auch **Stachelmohn** und die Locoweeds (*Astragalus* spp.) spielen eine zentrale Rolle in der auf Navajo *ajilee* genannten Zeremonie, die in der ethnografischen Literatur unter den Bezeichnungen *Excess Way*, *Prostitution Way* oder *Frenzy Witchcraft* bekannt ist. *Ajilee* ist der Name für einen Mythos, einen Zaubergesang und ein Ritual, bei dem sich der Ausführende in einen *Datura*-Geist verwandelt und über begehrte Frauen oder Jagdwild Macht gewinnen kann (Haile 1978, Luckert 1978).

Die Costanoan (Südwesten der USA) rauchen die getrockneten Blätter als Halluzinogen. Eine

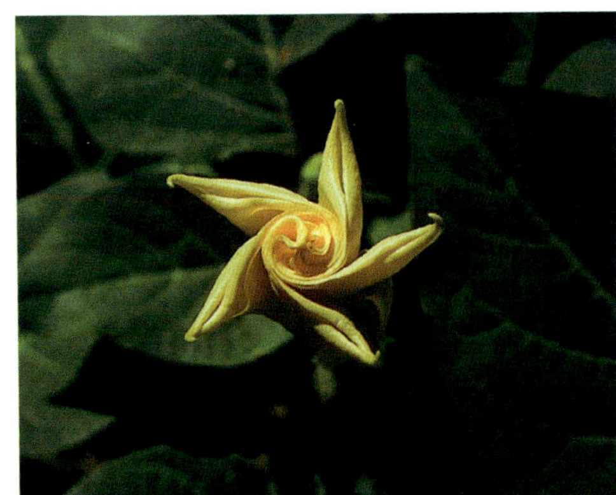

»Liebesmedizin« besteht aus den Samen und **Tabak**, die vermischt bei Ritualen der Liebesmagie geraucht werden (Moerman 1986: 148f.*).

Gebrauch

In der urbanen *brujería* (siehe **Alaun**) spielt Toloache eine wichtige Rolle bei der Bereitung von Zauberpulvern *(verdadero polvo de toloache)*, der Herstellung von aphrodisierenden **Salben** und **Badezusätzen** sowie im **Liebeszauber**.

In der mexikanischen Volksmedizin ist Toloache oder Mexikanischer **Stechapfel** eines der bedeutendsten Aphrodisiaka und Betäubungsmittel. In ländlichen Gebieten reicht man hin und wieder Toloachegebräue bei der Niederkunft, um einen Dämmerschlaf zu erzeugen und die Geburtsschmerzen zu mindern (Heffern 1974: 98*).

Dosierung

Als aphrodisisch wirksame Dosis gelten bis zu vier getrocknete gerauchte Blätter. Beim Rauchen sind Überdosierungen fast ausgeschlossen. Manchmal wird auch ein Tee aus den Blüten (ein bis maximal zwei Blüten pro Person!) oder Blättern (ein bis maximal drei Blätter pro Person!) aufgegossen. Ein Tee aus den Blättern muss sehr vorsichtig dosiert werden! Schon ein großes Blatt kann starke Halluzinationen bewirken. Da die Alkaloidkonzentration stark schwanken kann und die individuelle Reaktion auf die Tropanalkaloide variabel ist, sind kaum genaue Angaben zur Dosierung zu nennen. Bei den Samen gelten 20 bis 30 Stück als stark visionäre oder halluzinogene Dosis. Allerdings können bereits zehn Samen zu extremen Wahrnehmungsveränderungen führen.

Wirkung

Achtung! Zur Wirkung und Dosierung und den damit verbundenen Warnungen siehe **Engelstrompete**, **Stechapfel**, **Tollkirsche**.

693 In der Zeremonie, die unter dem Namen *Beautyway* in der Literatur bekannt geworden ist, nimmt man *Datura*-Zubereitungen zur Erzeugung von Visionen (Brugge 1982: 92).

Estrella de Toloache. Die fünfzipfelige, sich entfaltende Blüte von *Datura innoxia* ist meist noch gelblich gefärbt. Bei den Maya ist der Gebrauch als Aphrodisiakum (Rauchen der getrockneten Blätter) und Liebeszauber (Verschenken der Blüten an die begehrte Person) weit verbreitet.

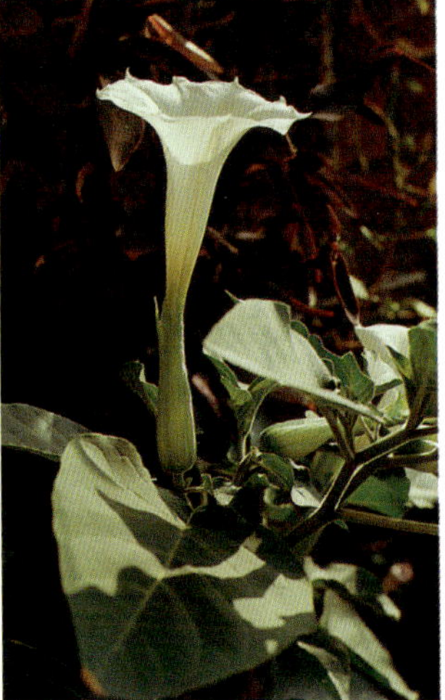

Die trichterförmige Blüte von *Datura innoxia* steht steil nach oben – was man sich auch für den Penis erhofft.

»Dieser Mensch wird dich trinken,
Schenke ihm ein gutes Leben.
Zeig ihm, was er wissen will.«
(Gebet an Toloache)

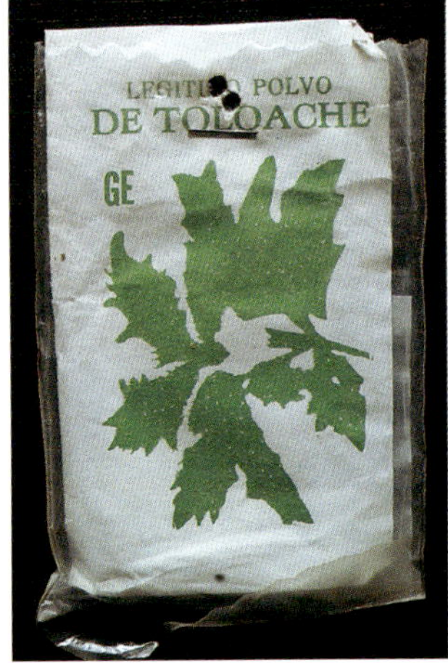

Das Toloache-Pulver von einem mexikanischen Mercado de la brujería. (Mexiko Stadt, 1990)

Xtoh k'uh (*Datura innoxia*). Die Doppeltrompete dient den Maya als Liebeszauber; sie zeigt die Vereinigung eines von der Pflanze verzauberten Liebespaares. (Santa Elena, Yucatán, Mexiko, 12/1983)

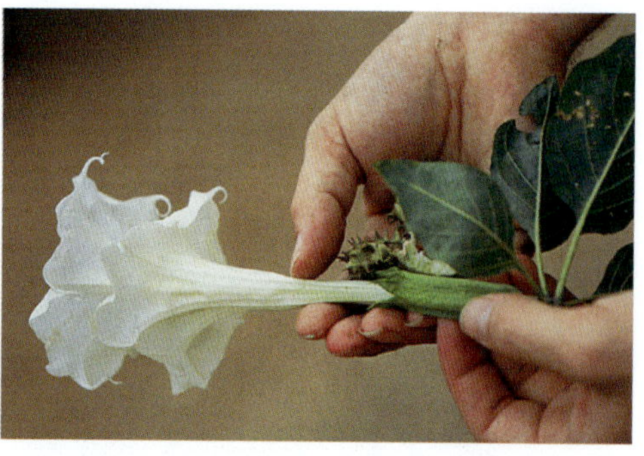

Die Frucht von *Datura innoxia* hängt immer nach unten. (Berkeley, Kalifornien, USA, 8/1984)

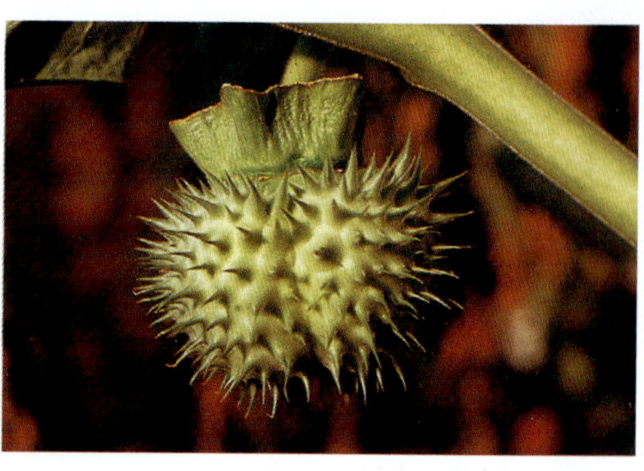

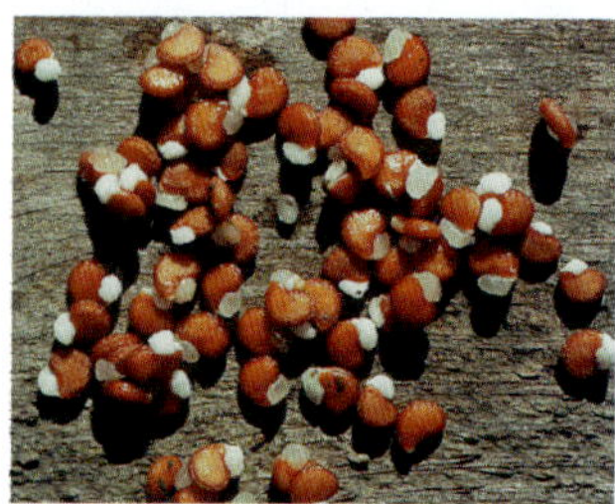

Die Samen von *Datura innoxia* sind gelb-braun. Sie sind eine starke Schamanendroge. Die gegessenen Samen befähigen den Mayaschamanen (*h-mèn*) dazu, zum »Herrn Jaguar« zu reisen, wenn ein Kranker seine Seelen- oder Schutzgeister verloren hat. (Berkeley, Kalifornien, USA, 1984)

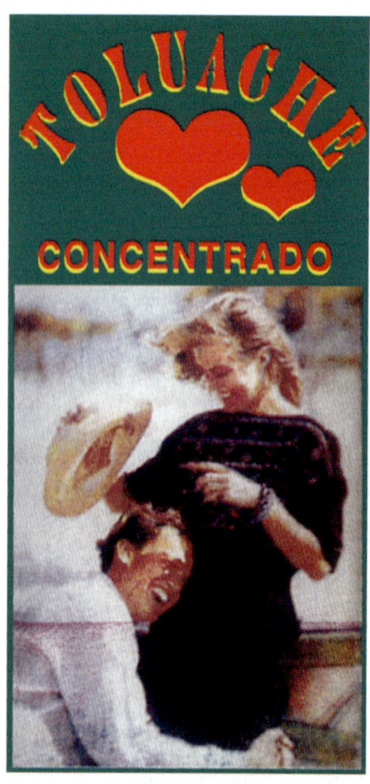

Toluache heißt ein Extrakt aus aphrodisierenden Pflanzen – welche, ist leider nicht angegeben. Wenn man alle drei Tage drei Tropfen davon nimmt, sollen sich aphrodisische Wunder ereignen. (Produkt aus Venezuela, um 2000 erworben)

Die Wirkung von vier Blättern, die gemeinsam von einem Paar geraucht wurden, scheint für *Datura innoxia* typisch zu sein: »Die Haut bekam eine ungeahnte Sensibilität. Ein einfaches leichtes Streicheln wurde zu einem erfüllten zärtlichen Erlebnis. In unseren Unterleibern sammelte sich plötzlich so schnell das Blut, dass es uns nach Vereinigung drängte. Die normalen sexuellen Funktionen waren extrem gesteigert. Jede Form des erotischen Austausches und der sexuellen Aktivitäten waren von besonderer Köstlichkeit. Die Dauer bis zum Orgasmus war viel länger, und der Orgasmus selbst schien sich über Minuten hinauszudehnen. Während der Phase der sexuellen Aktivität waren wir beide angenehm gedankenfrei, enthemmt und sehr auf den Augenblick konzentriert. Die Wirkung hielt die ganze Nacht an, so dass es zu vielen Vereinigungen kam. Am nächsten Morgen, nach einem kurzen Schlaf mit erotischen Träumen (!), erwachten wir mit klarem Bewusstsein, einem sehr wohlig-warmen Gefühl im Körper, immer noch übersensibler Haut und einem trockenen Hals« (Rätsch und Probst 1985: 1139).

Inhaltsstoffe

Die ganze Pflanze ist reich an Tropanalkaloiden. In den oberirdischen Teilen überwiegen Scopolamin (Hauptalkaloid) und Hyoscyamin, in den Blüten kommt als wesentlicher Bestandteil Tyramin vor, in den Stengeln Meteloidin. In der Wurzel sind folgende Alkaloide vorhanden: Hyoscyamin, Scopolamin, Cuskhygrin, 3-Tigloyoxytropan, 3-Hydroxy-6-tigloyloxytriopan, 6-Hydroxyhyoscyamin, 6-Tigloyloxyhyoscyamin und Tropin (Ionkova et al. 1989); nach einer anderen Analyse: Tigloidin, **Atropin**, Pseudotropin, 7-Hydroxy-3:6-ditigloyloxytropan, 3α:6β-Ditigloyloxytropan, Hyoscin und Meteloidin (Evans und Wellendorf 1959).

In den Samen sind insgesamt 0,3% Alkaloide vorhanden (0,09% Scopolamin, 0,21% Hyoscyamin). In den Blättern sind neben den Alkaloiden nach phenolische Verbindungen anwesend (Kaffee- und Cumarsäureester).

Kommentar

In einem Mayadorf stieß ich bei einem Haus auf eine prächtige Toloache mit einer Doppeltrompete und pflückte sie für meine botanische Sammlung. Als eine alte, verschrumpelte Frau aus dem Haus kam, reichte ich ihr die Blüte und fragte, ob es mit der Doppelform etwas Besonderes auf sich habe. Die Alte kicherte erst eine Zeit vor sich hin, bevor sie mir erklärte: »Weißt du, wenn ein Mann einer Frau eine Doppelblüte übergibt, will er mit ihr ins Maisfeld ziehen (...) aber dafür bin ich doch wirklich zu alt!« Da ich wusste, was »ins Maisfeld ziehen« bedeutet (Sex haben), lachten wir nun beide über meinen Patzer. (CR)

Bezugsquellen

In Mexiko werden auf den *Brujería*-Märkten verschiedene Zubereitungen – wie magische Säfte und Zauberpulver, die angeblich aus Toloache bestehen sollen – angeboten. Die chemische Analyse eines *legítimo polvo de toloache* (»rechtmäßiges Toloache-Pulver«) hat ergeben, dass die Probe keine Alkaloide enthält, also nicht aus *Datura* bestehen kann (Hasler 1996).

In Europa sind Topfpflanzen und Samen frei verkäuflich und über den Blumenhandel erhältlich.

Literatur

Brugge, David M.
1982 »Western Navajo Ethnobotanical Notes«, in: D. M. Brugge und Ch. J. Frisbie (Hg.), *Navajo Religion and Culture*, Santa Fe: Museum of New Mexico Press, S. 89–97.

Evans, W. C. und M. Wellendorf
1959 »The Alkaloids of the Roots of *Datura*«, *Journal of the Chemical Society* 1959: 1406–1409.

Ewan, Joseph
1944 »Taxonomic History of the Perennial Southwestern *Datura meteloides*«, *Rhodora* 46(549): 317–323.

Haile, Father Berard
1940 »A Note on the Navaho Visionary«, *American Anthropologist* N. S. 42: 359.
1978 *Love-Magic and Butterfly People: The Slim Curly Version of their Ajelee and Mothway Myths*, Flagstaff, Arizona: Museum of Northern Arizona Press.

Hasler, Felix
1996 *Analytisch-chemische Untersuchung von »Toloache-Pulver«*, Bern: Unveröffentlichter Laborbericht (zitiert in Rätsch 1998: 201*).
Hill, W. W.
1938 »Navajo Use of Jimson Weed«, *New Mexico Anthropologist* 3(2): 19–21.
Ionkova, Iliana, L. Witte und A. W. Alfermann
1989 »Production of Alkaloids by Transformed Root Cultures of *Datura innoxia*«, *Planta Medica* 55: 229–230.
Kluckhohn, Clyde
1967 *Navaho Witchcraft*, Boston: Beacon Press.
Litzinger, William Joseph
1981 »Ceramic Evidence from Prehistoric *Datura* Use in North America«, *Journal of Ethnopharmacology* 4: 57–74.
1994 »Yucateco and Lacandon Maya Knowledge of *Datura* (Solanaceae)«, *Journal of Ethnopharmacology* 42: 133–134.
Luckert, Karl W.
1978 *A Navajo Bringing-Home Ceremony: The Claus Chee Sonny Version of Deerway Ajilee*, Flagstaff, Arizona: Museum of Northern Arizona Press.
Rätsch, Christian
1988 »Tarot und die Maya«, *Ethnologia Americana* 241 (Nr. 112): 1188–1190.
Rätsch, Christian und Heinz Jürgen Probst
1985 »Xtohk'uh: Zur Ethnobotanik der Datura-Arten bei den Maya in Yucatan«, *Ethnologia Americana* 21(2) (Nr. 109): 1137–1140.
Simmons, Marc
1980 *Witchcraft in the Southwest: Spanish and Indian Supernaturalism on the Rio Grande*, Lincoln and London: University of Nebraska Press (Bison Book).
Tierney, Gail D.
1974 »Botany and Witchcraft«, *El Palacio* 80(2): 44–50.
Yarnell, R. A.
1959 »Evidence for Prehistoric Use of Datura«, *El Palacio* 66: 176–178.

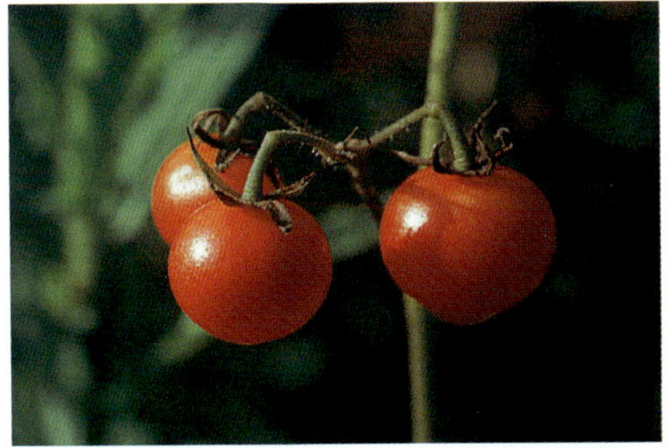

P'aak, Tomatenstrauch in der Selva Lacandona. So etwa sah die früheste kultivierte Tomate aus. (Naha', Chiapas, Mexiko, 9/1981)

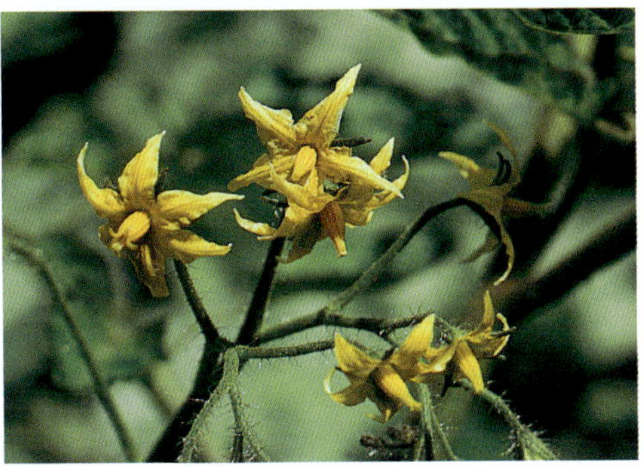

Tomatenstrauch (*Lycopersicon esculentum*) in Blüte. (Hamburg, Deutschland, 7/2000)

Tomate

Lycopersicon spp., Solanaceae (**Nachtschattengewächse**)

Lycopersicon esculentum Mill. nom. cons., syn. *Solanum lycopersicum* L., *Lycopersicon lycopersicum* (L.) Karst. ex Farw.

Andere Namen

Aadi-maxi (Otomí), Bachuga (Cuicatleca), Bethoxi (zapotek.), Goldapfel, Golt Apffel, Jítomate, Mala aurea, Indianerapfel, Liebäpffel, Liebesapfel, Mbaremoxu (Mazahua), Paclshá (totonak.), P'aak (Lakandon), P'ak (Maya), Paradeiser, Paradiesapfel, Pomme d'amour (frz. »Liebesapfel«), Poma amoris (span.), Pomodoro (ital.), Situmal (Nahua), Tomáta (griech), Tomatl, Tumatl, Tumatle, Tuthay (huaxtek.), Xictomatl, Xitomatl (aztek.), Xucúpara (tarask.)

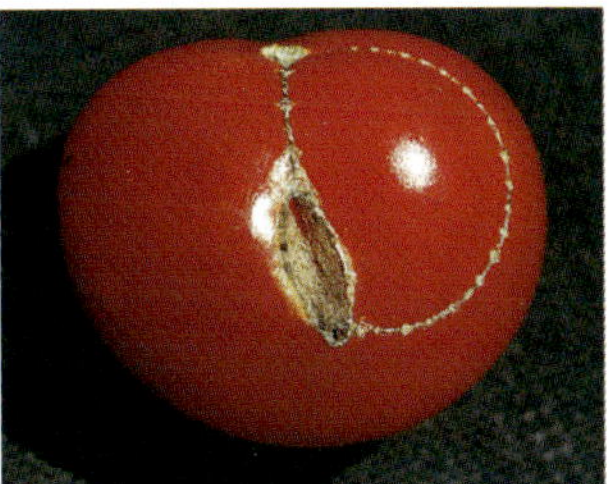

Ein »Liebesapfel« mit Vulva: die Tomate.

Die roten Tomatenfrüchte wurden als »Liebesäpfel« betrachtet und als Aphrodisiakum genossen. Ihr diesbezüglicher Wert beruht allerdings eher auf fabelartigen Vorstellungen über eine einstmals exotische »Frucht«.

Unser Wort Tomate leitet sich von dem aztekischen Namen des Gewächses, *xitomatl*[694], ab. Im obszönen deutschen Wortschatz bedeutet Tomate »Mädchen« oder »Hoden« (Bornemann 1974 I*).

Tomaten kennen wir als **Gemüse** – aber kaum als Liebesmittel. Als die neuweltliche Frucht erstmals nach Europa kam, erkannte man in ihr den »goldenen Apfel der Aphrodite« und nannte sie dementsprechend Liebesapfel. Doch ihren Nutzen mussten die Europäer erst erlernen (Davidson 1992: 5). Heute ist sie alltäglicher Bestandteil unserer Küche, vor allem der mediterranen.

Der Tomate erging es wie vielen »neuen« Heilpflanzen, Genussmitteln, **Gewürze**n und Nahrungspflanzen. Zuerst schillerten in ihnen die magischen Mächte exotischer Welten – die bei der Gewöhnung schnell als Luftblasen zerplatzten: »Tomate, Liebes- oder Paradiesapfel, eine Frucht aus der Familie der Nachtschattengewächse, die folglich lange Zeit in Europa im Ruf

»Die Entdeckung Amerikas führte zu einer Revolution in Ernährung und Kost, die noch nicht zu Ende ist. Tomaten, Chilis und grüne Paprika gingen als erste Welle amerikanischer Würzgemüse um die Welt, aber im indianischen Garten gedeihen noch viele andere Pflanzen, die die Welt vielleicht noch kennen – und genießen lernen wird.« (Weatherford 1995: 139*)

694 Aztekisch *to-matl* von *tolli*, »kleiner Ball«, und *matl*, abgeleitet von *machtli*, »weich« (Reko 1996: 41*).

Poma amoris – Der Liebesapfel ist eine Tomate. (Holzschnitt aus Tabernaemontanus 1731*)

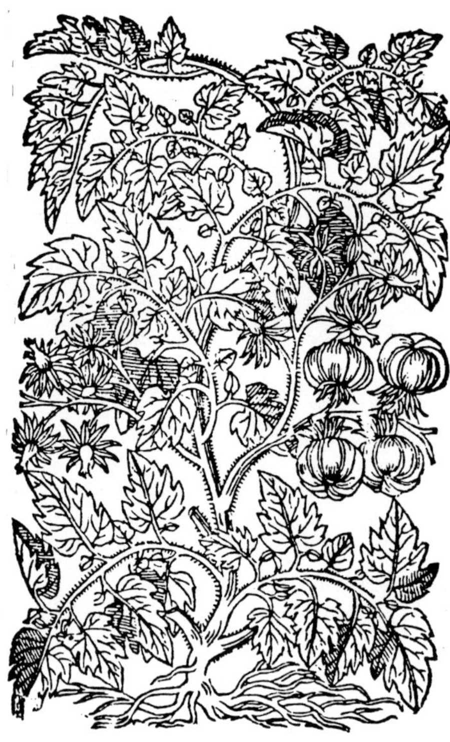

der Giftpflanze stand. Hatten ahnungslose Menschen der Tomate gegenüber möglicherweise den gleichen Irrtum walten lassen wie bei der Kartoffel und statt der Früchte die Blätter gegessen, die in der Tat giftig sind« (Root 1996: 393*)? Dennoch aß man in der frühen Neuzeit in Europa Tomaten als Aphrodisiakum.

Es gibt zahlreiche Sorten und Züchtungen von Tomaten. Die Rezepte für ihre Speisebereitung sind unzählbar (siehe Landis-Sager 2000). Tomatensaft eignet sich auch hervorragend zur Bereitung erotischer **Cocktails** wie Bloody Mary.

Literatur

Davidson, Alan

1992 »Europeans' Wary Encounter with Tomatoes, Potatoes, and Other New World Foods«, in: Nelson Foster und Linda S. Cordell (Hg.), *Chilis to Chocolate: Food the Americas Gave to the World*, Tucson und London: The University of Arizona Press, S. 1–14.

DuBose, Fred

1985 *The Total Tomato*, New York usw.: Harper & Row.

Landis-Sager, Julie

2000 *Tomaten: Die besten Rezepte*, Aarau: AT Verlag.

Triphala

Andere Namen

'Bras-bu gSum-Thang (tibet.), Deh-bhoo soomthung (tibet.), Drei-Früchte-Mischung, Drei Myrobalanen, Three myrobalans, Trifala, Trikatu, Triphalâ (skrt.), Triple fruit (engl.) Decoction, Varâ

In der indischen Tradition gilt die Drei-Früchte-Mischung als Verjüngungsmittel und Aphrodisiakum.

Ein aphrodisisches **Rasayana**, das seit Anbeginn der Ayurveda-Tradition benutzt wird, heißt auf Sanskrit Triphala, »Drei Früchte«, und besteht aus den drei auch einzeln als Aphrodisiaka benutzten **Früchten**:

Amalaki	*Phyllanthus emblica*	**Amala**
Bibhitaki	*Terminalia bellirica*	**Myrobalane**
Haritaki	*Terminalia chebula*	Myrobalane

Gebrauch

Die drei Früchte, auch die »drei Myrobalanen« genannt«, werden getrocknet, pulverisiert und zu gleichen Teilen miteinander vermischt. Sie werden als Pulver in Wasser aufgeschwemmt oder als gepresste Tabletten eingenommen. In der tibetischen Medizin gelten als Tagesdosis 3 bis 5 g des auf ein Drittel eingekochten Dekokts, zweimal täglich eingenommen (Tsarong 1986: 20*). Triphala hat (wie die **Gewürz**mischung Trikatu; vgl. Atal et al. 1981) einen günstigen Einfluss auf alle drei Doshas (*kapha*, *vata* und *pitta*). Es gilt als eines der besten Verjüngungsmittel des Ayurveda und wird bei allgemeinen Schwächezuständen wie auch zur Stärkung und Regulierung der Verdauung eingesetzt.

Für Teezubereitungen werden die drei Grundbestandteile (zu je gleichen Teilen) mit **Guduchi** und **Gewürzen** gemischt.

Die in Indien weithin bekannte Gewürzmischung *Trikatu*, »drei Gewürze«, besteht zu gleichen Teilen aus **Langem Pfeffer**, Schwarzem **Pfeffer** und getrockneten **Ingwer**wurzelstücken. Diese Mischung gilt als eines der wichtigsten ayurvedischen Anregungsmittel (**Rasayana**). *Trikatu* ist ein Verjüngungsmittel für *agni*, das innere Feuer. Wissenschaftliche Untersuchungen erwiesen, dass Trikatu die biologische Verfügbarkeit von Drogen im Stoffwechsel begünstigt, also bei gleichzeitiger Gabe mit anderen Pharmaka die Verteilung und Aufnahme der Wirkstoffe unterstützt (Atel et al. 1981).

Triphala werden auch mit anderen Aphrodisiaka (**Ingwer**, **Kaurischnecken**, **Guduchi**) kombiniert.

»*Triphala* ist das beste Abführmittel und Tonikum für den Darm, und ein weiteres ausgezeichnetes *Rasayana*.« (Lad und Frawley 1987: 241*)

Das »Achte Vajikarana« des Anangaranga

»Nimm Loha-bashma (ein Präparat aus Eisenoxyd), Pulver aus Triphola und **Süßholz**saft. Mische das mit zerlassener Butter und **Honig** und nimm jeden Abend bei Sonnenuntergang davon ein. Du wirst geil wie ein Spatz werden. Der Spatz, wie man weiß, behüpft sein Weibchen zehn- bis zwanzigmal hintereinander« (Burton 1985: 70*).

Bezugsquellen

Triphala in Teebeuteln werden meist unter dem Namen Arogya angeboten. Man bekommt sie im ayurvedischen Handel. Oder direkt aus Nepal (AHI, PO Box 4555, Kathmandu, Nepal, E-Mail: chiuri@seacow.wlink.com.np).

Literatur

Atal, C. K., Usha Zutshi und P. G. Rao
1981 »Scientific evidence on the role of Ayurvedic herbals on bioavailability of drugs«, *Journal of Ethnopharmacology* 4: 229–232.

Tropfstein

Siehe **Stalaktiten**

Trüffel

Tuber spp., Eutuberaceae, Ordnung Tuberales, Klasse Ascomycetes

Tuber aestivum Vitt., Sommertrüffel
Tuber brumale Vitt., Wintertrüffel
Tuber magnatum Pico, syn. *Tuber album* Bulliard, *Tuber griseum* Pers., Weiße Piemont-Trüffel, Magnaten-Trüffel
Tuber melanosporum Vitt., syn. *Tuber nigrum* Bull., Périgord-Trüffel, Schwarze Trüffel
Tuber mesentericum Vitt., Schwarze Gekröse-Trüffel[695]

Andere Namen

Erdapfel, Erdmorchel, Hydron (griech.), Tartoffla (ital.), Tuber, Tubera (lat), Turffla (frz.), Turma de tierra (span.)

Ihr pheromonaler Duftstoff, ihr erlesener Geschmack (wie auch ihr hoher Preis) machen die Trüffel zu einem überaus begehrten kulinarischen Aphrodisiakum.

Trüffeln gehören zu den **Pilzen**, die unterirdische Fruchtkörper ausbilden. Die Weiße ist im Piemont (Italien) heimisch, die Schwarze im Périgord (Frankreich). Da sie dem menschlichen Auge (und unter der Erde auch der Nase) verborgen bleibt, erschnüffeln spezielle Trüffelschweine ihre Vorkommen. Nicht von ungefähr: Die Pheromone der Trüffel sind identisch mit denen von Schwein und Mensch.

Die Schwarze Trüffel gehört zu den teuersten Nahrungsmitteln der Welt. Deshalb nennt man sie auch den »Diamant der Küche«. Sie ist »hoch geschätzt wegen ihrer Kraft, den Geschlechtssinn zu erregen, sie ist definitiv ein Aphrodisiakum« (Davenport 1966: 34*).

In der Antike sah man die Trüffel, die im Herbst nach Regen, Blitz und Donner entstehen, als »Krankheit der Erde« an: »Wie sie entstehen und ob sie Leben haben, weiß man nicht, wohl aber, dass sie zuletzt verfaulen«, verknüpfte Plinius (XIX, 34) Geheimnis mit Binsenweisheit. Lonicerus bezweifelte ihren Nährwert: »sie sind ein Speiß der Leckermäuler und fürwitzigen Leute. Ein gebratene Rübe oder Cappistrunck dafür genossen/ ist viel gesünder« (Lonicerus 1679: 159*).

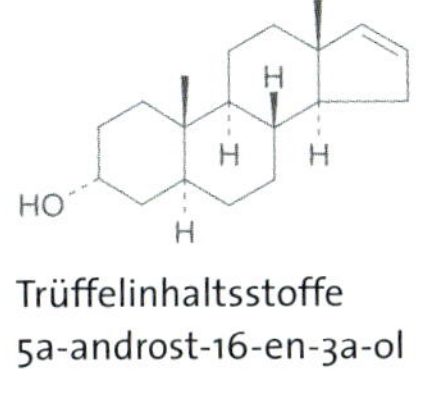

Trüffelinhaltsstoffe
5a-androst-16-en-3a-ol

»Die Trüffel gilt wegen ihres vorzüglichen Nährgehaltes als Aphrodisiacum der Lebemänner. Sie ist besonders in romanischen Ländern sehr geschätzt.« (Aigremont 1987: I. 158*)

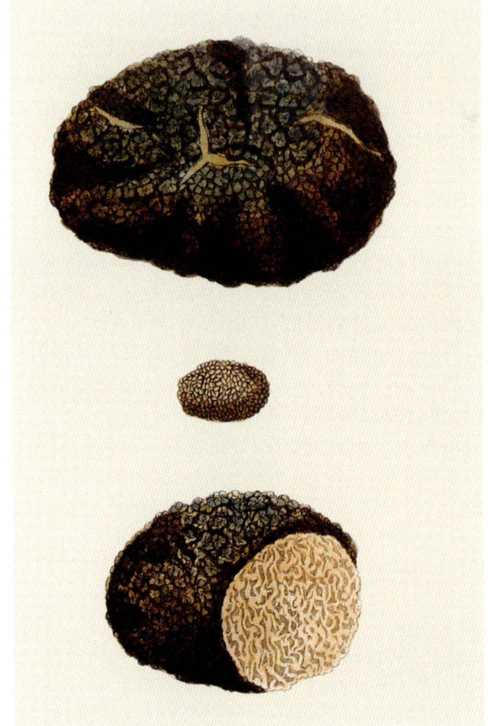

Botanische Darstellung der Schwarzen Trüffel (*Tuber abarium* = *T. nigrum*). (Kolorierter Kupferstich aus: Leopold Trattinick, *Die essbaren Schwämme des Oesterreichischen Kaiserstaates*, Wien 1830)

695 Dies ist die größte, aber kulinarisch am wenigsten begehrte Trüffel. Sie ist bitter im Geschmack und dient meist als Verfälschung echter Trüffel.

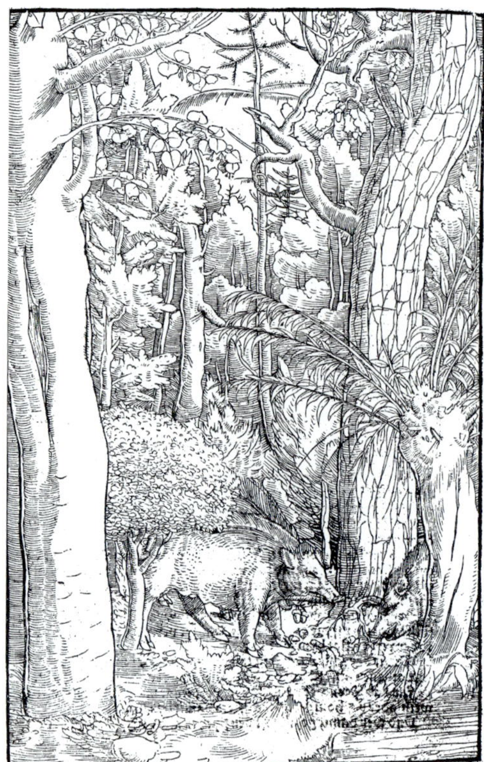

Ein Trüffelschwein auf der Trüffeljagd im Wald. (Holzschnitt aus BRUNFELS 1532*)

»Cabassac wusste, dass die Trüffel keine halluzinogenen Eigenschaften besaß. Ihm war klar, dass sie nicht zu den traumweckenden Drogen gehörte: zu jenen Mitteln und Elixieren, welche die Neuronen des schlafenden Verstandes so makellos manipulierten. Die Macht der Trüffel lag in etwas viel Subtilerem, Raffinierterem. Sie hat in Wirklichkeit überhaupt keinen Einfluss auf das Traumleben. Im Gegenteil, die Trüffel wirkte sich auf den wachen Körper aus, auf die bewussten Gedanken. Sie beruhigte die Sinne mit ihrem warmen, erdfarbenen Aroma, versetzte das ganze Wesen in einen erhöhten Zustand der Empfänglichkeit. Sie schuf weniger den Traum, als dass sie den Boden bereitete (...), aus dem der Traum erwachen konnte. Wenn er die Trüffel verzehrt hatte, wenn sie im Blut kreiste, hatte er das Gefühl, in Vollkommenheit auf die reichen, flackernden Bilder vorbereitet zu sein, die jene Träume bringen mochten.« (SOBIN 2000: 12)

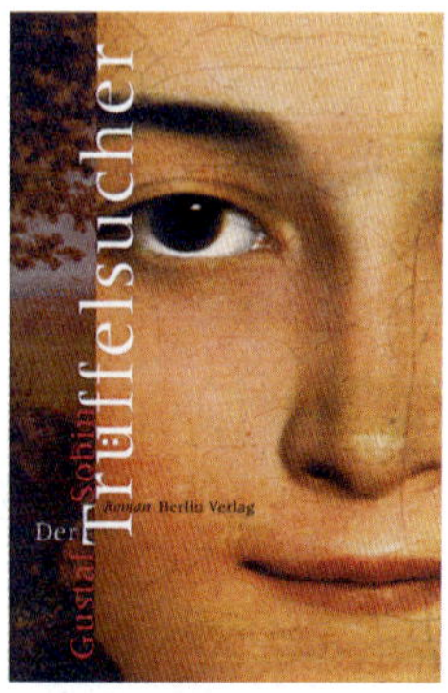

Der Trüffelsucher von Gustaf Sobin, ein aphrodisischer Roman, den Albert Mobilio im *Boston Globe* schwärmerisch als Lesedroge empfahl: »Nehmen Sie dieses sinnliche, leuchtende Buch ein wie eine Droge.«

Andere Bedeutungen des Wortes Trüffel

Schokoladenpralinés haben mit der Trüffel (*Tuber*) außer dem Namen nichts gemein (vgl. **Kakao**), dafür aber mit vulgär-obszöner Metaphorik. Als Synonym für »Anus, Kot« wie auch »Penis, Vulva« ist die Schokoladentrüffel ein koprophiler Leckerbissen (siehe **Exkremente**). Wenn ein Mensch »nach Trüffeln schnüffelt«, ergibt er sich dem Anilingus (BORNEMANN 1974 I*).

Inhaltsstoffe

Die Schwarze Trüffel (*Tuber melanosporum*) enthält das **Pheromon** 5α-androst-16-en-3α-ol (= Androstenol), also den gleichen Sexuallockstoff wie Eber und Mensch (CLAUS et al. 1981).

Eine weniger erfreuliche Nachricht: Trüffeln enthalten »bis zu 16 Gramm Ballaststoffe in 100 Gramm Frischware« (LELLEY 1997: 39). Die unlöslichen Pilzballaststoffe (Cellulose, Hemicellulose und Lignin) können zu unangenehmen Verdauungsproblemen führen. Dies ist allerdings wenig wahrscheinlich, denn wer isst schon 100 Gramm des teuersten Nahrungsmittels?

Literatur

LAATSCH, Hartmut
1991 »Wirkung von Geruch und Geschmack auf die Psyche«, *Jahrbuch des Europäischen Collegiums für Bewußtseinsstudien* 1991: 119–133.

CLAUS, R., H. O. HOPPEN und H. KARG
1981 »The Secret of Truffles: A Steroidal Pheromone?«, *Experientia* 37: 1178–1179.

LELLEY, Jan
1997 *Die Heilkraft der Pilze: Gesund durch Mykotherapie*, Düsseldorf und München: Econ.

SOBIN, Gustaf
2000 *Der Trüffelsucher – Roman*, Berlin: Berlin Verlag.

STATES, Jack S.
1990 *Mushrooms and Truffles of the Southwest*, Tucson: The University of Arizona Press.

Tryptamine

Siehe **Bufotenin**, **DMT**, **LSD**

Tuberose

Siehe **Nachthyazinthe**

Tulsi

Siehe **Basilikum**

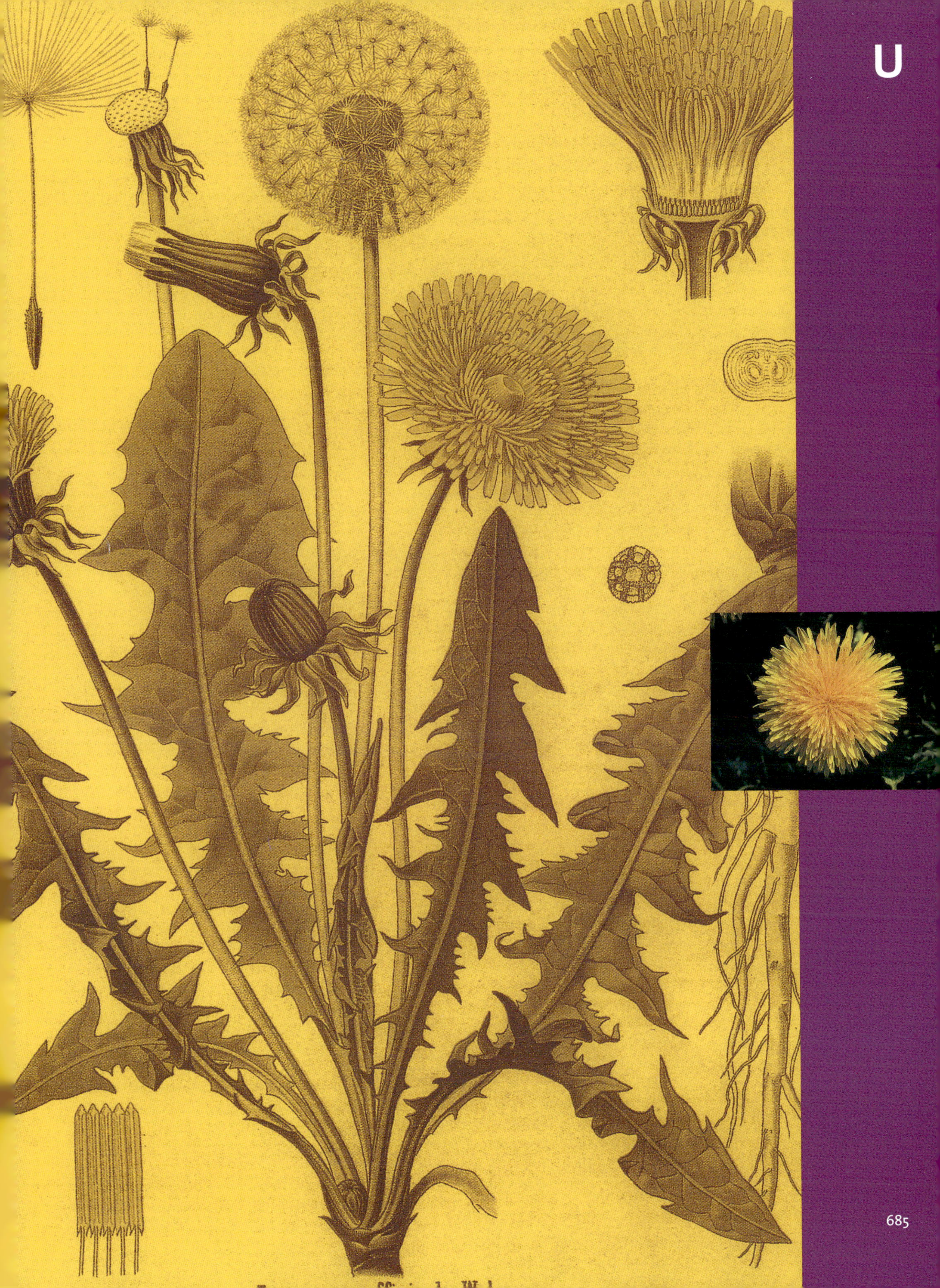

Ud

Siehe: **Adlerholz**

Urin

»Der Menschenurin, der eigne getrunken, hilft gegen den Biss der Viper, gegen tödliche Gifte und gegen beginnende Wassersucht, gegen den Biss des Meerigels [vielleicht ein Steinfisch], des Meerskorpions und des Meerdrachen, wenn er darauf gegossen wird.« (Dioskurides II, 99)

Andere Namen

Harn, Natursekt, Orino (span.), Pie, Pipi, Pisse, Urina (lat.)

Urin kam (und kommt) in vielen kulturellen Kontexten magische Bedeutung zu, weshalb er im Zusammenhang mit Liebesmitteln und Liebeszauber eine Rolle spielt.

Urin (egal, woher er stammt) wurde wie anderen **Exkrementen** magische Bedeutung zugesprochen: Er strömt aus den **Genitalien** ähnlich wie Vaginalsekret und Sperma. Darüber hinaus gibt es einen pharmakologischen Grund für die Verwendung von Urin als Liebesmittel. Harn enthält **Pheromone**, Sexuallockstoffe, die sich in bestimmten Konzentrationen in einem leichten (oder auch penetranten) Moschusgeruch äußern.

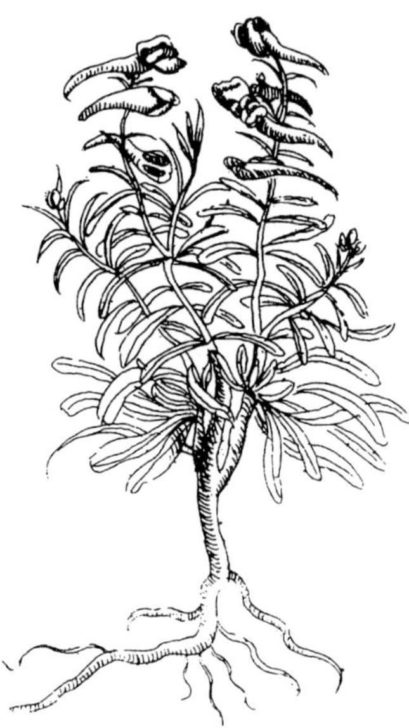

Harnkraut (*Osyris*) hat seinen Namen aufgrund seiner harntreibenden Wirkung. Das Gewächs ist eine wilde Form (»Wilder Flachs«) des als Aphrodisiakum genutzten **Leinkrauts** (*Linum usitatissimum*); es wird botanisch auch als *Osyris alba* L., Santalaceae, gedeutet. (Kupferstich aus Dioskurides 1610: 322*)

Magische Anwendung

Als »Träger der Lebenskraft« ist Urin ein bedeutender Zusatz zu **Liebestränke**n und **Liebeszauber**.

Als Liebeszauber wird der begehrten oder bereits geliebten Person etwas eigener Harn heimlich in ein Getränk (vorzugsweise **Wein**) gemischt. Dadurch soll die begehrte Person in brünstiger Liebe entflammen (Bourke 1913: 450*). Zahllos sind die aphrodisischen und liebesreizenden Rezepturen der »Dreck-Apotheke«, die den Urin von Menschen und allen möglichen Tieren enthalten (Paullini 1734*).

Anders verhält es sich beim »Pisszauber für die Mannheit«, einem Zauber zur Behandlung von Impotenz: »Ist man impotent, so gebe man acht, wenn ein Fohlen zu strahlen anhebt, packe sich selber beim Zumpt [Penis] an, pisse das Fohlen an und spreche dazu: Siehe, ich gebe dir meine Kraft, du aber gib mir deine!« (Bourke 1913: 463*).

In der Antike wurde die erotische Defixion (siehe **Liebeszauber**) häufig mit Urin begangen (Muth 1954: 64ff.; vgl. Graf 1996*). Mit dem eigenen Urin kann eine andere Person gebannt, an einen Ort fixiert werden: »Wenn ich um ihn mit Harn einen Kreis ziehe, wird er nicht wissen, wohin er fliehen soll« (Petronius 57, 3). Genauso kann man eine Art Liebesbannung oder -anbindung per Harn erwirken. Urin wurde auch als »Keuschheitszauber« benutzt, zum Beispiel um einem Partner das Fremdgehen zu unterbinden (Muth 1954: 119). Mit Urin-Defixion kann auch Impotenz erzeugt werden: »Eine im Harn eines Mannes getötete Eidechse [Lacerta] hemmt den Geschlechtstrieb dessen, der ihn gelassen hat; denn die Magier sagen, dass [die Eidechse] zu den Aphrodisiaka gehört« (Plinius XXX, 141). Eine merkwürdige Angabe. Wohl nur ein Zölibatär würde eine Eidechse im eigenen Urin ertrinken lassen, um sie dann als Anaphrodisiakaum einzunehmen. Interessant ist jedoch das Prinzip der Umkehr einer Wirkung durch Beeinflussung von Harn. Wäre die Eidechse auf andere Weise gestorben und dann von einem Mann gegessen worden, würde sie entgegengesetzt eine aphrodisische Wirkung ausüben.

Ein Mittel gegen »erloschene Mannheit« (Impotenz)

»Wenn solcher Zustand von bösen Leuten [= Hexen, Zauberer] seinen Ursprung hat, so nimm des Patienten Urin und koche ihn in einem wohlvermachten Topffe beym Feuer, so wird derjenige, der ihn bezaubert hat, mit grosser Angst befallen werden, sich selbst angeben und die Bezauberung wegnehmen müssen« (Paullini 1734: 158*).

Die magischen Kräfte des Urins äußern sich auch in den Vorstellungen über die Entstehung des **Luchsstein**s; gar göttlich ist der Ursprung des **Kupfer**s (siehe dort). Vielleicht liegt solchen geistigen Vorstellungen die Naturbeobachtung zugrunde, dass Harnstein beim Austrocknen einer Urinlache auskristallisiert.

Auf andere Weise magisch wirkt Urin für manche als physisches **Reizmittel** bei sexuellen Spielarten. Wie das Videoangebot in Videotheken und Sexshops dokumentiert, scheint es viele zu erregen, sich vor, während oder nach dem Akt gegenseitig zu bepinkeln oder Urin, »Natursekt«, wie er im Jargon heißt, zu trinken.

Für manche ist nach eigener Aussage der Genuss des Urins eines Sexualpartners ein starkes, wohl psychologisch wirksames Aphrodisiakum.

Heilmittel

Die »göttliche Fontäne« oder der »steile Strahl«, wie der Urin in Buchtiteln verklausuliert wird, gilt seit Urzeiten als prächtiges Heilmittel mit den verschiedensten Anwendungen (vgl. Thomas 1994).[696] Am populärsten ist die »Eigen-

696 Weit verbreitet ist die äußerliche Anwendung des eigene Urins bei Hautkrankheiten und Wunden.

urintherapie«. Dabei wird der morgendliche Urin aufgefangen und getrunken. Tausende von Menschen, besonders Inder, schwören auf diese Anwendung. Sie soll gesund und jung erhalten, den Körper kräftigen und vor Krankheiten schützen (ähnlich wie **Ginseng**). Diese Eigenurintherapie wird auch bei sexuellen Gebrechen und Schwäche und sogar als Aphrodisiakum empfohlen (KLUGE o. J.: 197*).

Außerdem gibt es noch Spezialrezepte. Man bewahre Urin in einem fest verschlossenen Glas, mit dem Datum des Wasserlassens versehen, lange auf. Je älter, desto geheimnisvoller die Kraft. Nun kann man sich je nach Bedarf zum Beispiel ein paar fünfjährige Urintropfen in den frisch gelassenen Harn geben, um ihn dadurch stärker wirksam zu machen (THOMAS 1994).

Pharmakologie

Das Urintrinken hat vielleicht seinen Ursprung in der schamanischen Praktik, den Urin eines **Fliegenpilz**berauschten zu trinken, um sich die im Urin verbliebenen chemisch reinen Wirkstoffe einzuverleiben (WASSON 1968*).

Dass die Wirkstoffe in den Urin übergehen, ist eindeutig, denn sonst wäre der juristisch zweifelhafte Urintest nicht möglich (vgl. **Haar**). Dabei stellt sich die Frage, wie viel einer eingenommenen Substanz unverändert mit dem Harn wieder ausgeschieden wird (R. 2000). Beim **Fliegenpilz** ist der Quotient recht hoch, ebenso bei **psilocybinhaltigen Pilzen**[697]. Auch bei **LSD** findet sich ein Großteil der eingenommenen Menge, meist schon nach einer halben Stunde, unverändert im Urin.

Viele Substanzen gehen in den Urin über und färben ihn oder geben ihm einen speziellen Geruch. Vitamin B färbt den Urin tiefgelb, Mangos erzeugen ein leuchtendes Indischgelb; Rote Beete geben ihm ihre eigene Farbe. **Kaffee**, besonders griechischer oder türkischer Kaffee, verleiht dem Urin seine unverkennbare Note, **Kokain** einen beißenden, scharfen Geruch. Spargelurin ist legendär!

Diuretika

Viele Pflanzen, die eine Reputation als Aphrodisiaka haben, sind ebenfalls diuretisch, allen voran **Spargel**, ebenso Löwenzahn (*Taraxacum officinale* Web., syn. *Leontodon taraxacum* L., Compositae), der auch unter dem bezeichnenden Namen Bettpisser bekannt ist. In Mitteleuropa werden seine Blätter und Wurzeln als Aphrodisiaka gegessen oder als Tee aufgegossen.

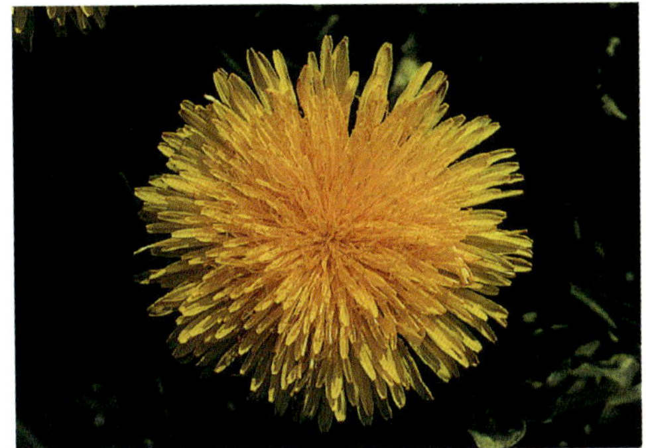

Die gelbe Blüte des »Bettpissers« (*Taraxacum officinale*) hat schon die Farbe des Urins. (Altes Land, bei Hamburg, Deutschland 5/1993)

Inhaltsstoffe

Der Urin des Menschen enthält den Wirkstoff 5α-androst-16-en-3α-ol (= Androstenol), ein **Pheromon**, das auch im Hoden des Ebers produziert wird und in der **Trüffel** vorkommt.

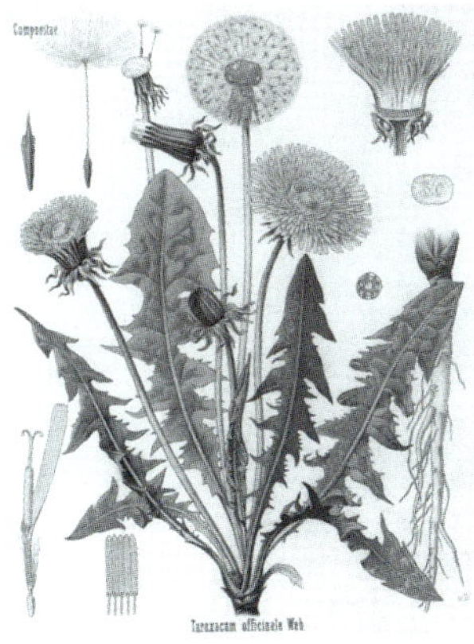

Der Löwenzahn (*Taraxacum officinale*). (Tafel aus: *Köhler's Medizinal-Pfanzen*, 1887)

Literatur

ANONYM.
1978 *Der wohlerfahrene Urin-Doctor, oder Anleitung zum Erkennen aller Krankheiten aus dem Urin und Puls mit Angabe der wichtigsten Heil- und Hausmittel*, Freiburg: Aurum (Reprint von 1851).

MUTH, Robert
1954 *Träger der Lebenskraft: Ausscheidungen des Organismus im Volksglauben der Antike*, Wien: Rudolf M. Rohrer Verlag.

R., M.
2000 »Der Nachweis von Drogenkonsum: Schweiß-, Blut-, Urin- und Haarmineral-Analysetests«, *Hanfblatt* 7(62): 36–41.

RIPPCHEN, Ronald (Hg.)
[1996] *Mein Urin gehört mir*, Löhrbach: Edition Rauschkunde.

THOMAS, Carmen
1994 *Ein ganz besonderer Saft: Urin* (8. Aufl.), Stuttgart: vgs.

697 Von Psilocybin wird rund ein Drittel in Form des pharmakologisch aktiven Metaboliten Psilocin ausgeschieden.

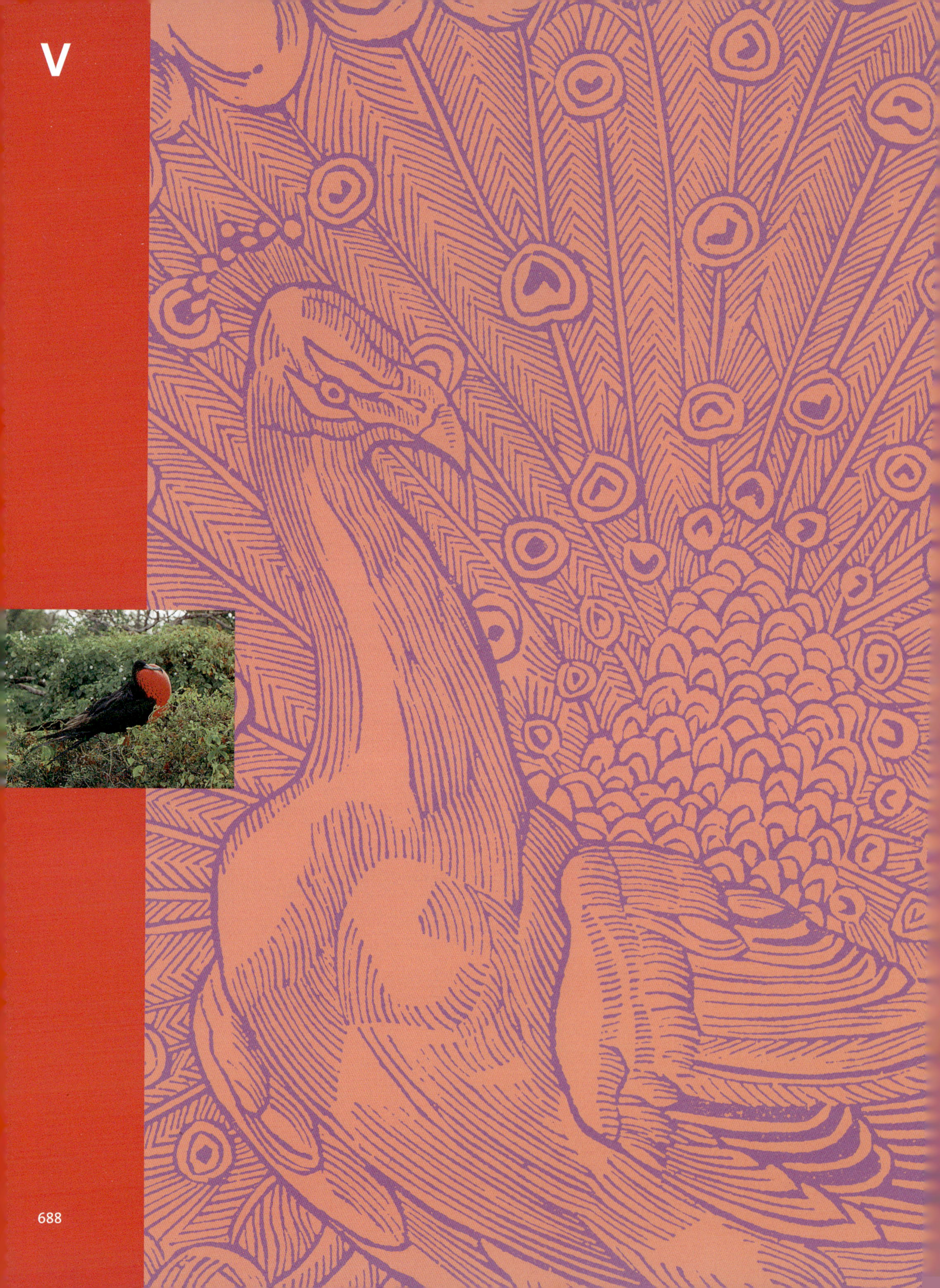

V

Vacoa

Siehe **Schraubenpinien**

Vajikarana

Das Sanskritwort Vajikarana bedeutet zum einen Aphrodisiakum, zum anderen die Therapie mit einem Aphrodisiakum. Im Ayurveda hat es eine pharmazeutische *und* eine therapeutische Bedeutung.

Das Wort leitet sich nicht von *vâji*, »Pferd«, ab, sondern von *vâja*, »Sperma« (SHARMA 1985: 265). »*Vajikarana* wird definiert als ›das, was momentane freudige Erregung erzeugt; eine Therapie, die sexuell sehr stimulierend wirkt und deren Anwendung den Patienten begehrenswert in den Augen des anderen Geschlechts werden lässt; das, was den Samenerguss selbst bei alten Leuten beschleunigt; das, was den Samen fruchtbar macht, so dass Kinder gezeugt werden können; das, was einem Mann Ansehen verschafft, da er zahlreiche Kinder hat, und das, was einen Mann nie sterben lässt, weil er in seinen zahlreichen Nachkommen fortlebt. Kurz: es verleiht ihm Ansehen, Reichtum, Gesundheit und Stärke. Und das, was alle diese vorteilhaften Ergebnisse zeitigt, wird *vajikarana* genannt‹« (THAKKUR 1977: 305*).

Im Ayurveda werden seit der Frühzeit, besonders durch das *Shushrata-Samhita*, Stützen des Systems, acht klinische Bereiche definiert (vgl. SCHARFETTER 1976, WALLNÖFER 1990):

1. *Salya-Tantra,* »Lehre« (Chirurgie, die Entfernung von Fremdkörpern aus dem menschlichen Körper)
2. *Salakya-Tantra,* »Lehre« (Chirurgie)
3. *Kaya-Cikitsa,* »Heilkunde« (allgemeine Körperkrankheiten, nicht an Organe gebunden)
4. *Bhuta-Vidja,* »Wissen« (Dämonenglauben und Exorzismus)
5. *Kamara-Bhritya* (Kinderkrankheiten und Kinderpflege)
6. *Agada-Tantra* (Toxikologie)
7. *Rasayana-Tantra,* »Das Wissen von der Verjüngung«
8. *Vajikarana-Tantra,* »Die Lehre von den Liebesmitteln«

Dem Bereich der allgemein tonisierenden, kräftigenden und gleichermaßen aphrodisierenden Rezepturen *(vajikarana)* wurde schon immer große Aufmerksamkeit geschenkt (BOSE 1981). In jeder Rezeptsammlung finden sich zahlreiche Beispiele (so im *Rudrayamala Tantra* aus dem 8. Jahrhundert und im *Davasita* aus dem 12. Jahrhundert). Meist enthalten die Mittel **Hanf**produkte in reichlicher Dosierung (**Bhang**), oft **Opium**, **Stechapfel**samen (*Datura metel*), **Brechnuss** und viele **Gewürze**; seltener Metalle (Quecksilber), **Mineralien** (Realgar, Auripigment, **Arsen**, **Borax**) und Tierprodukte (**Moschus**, **Kröte**nextrakte) (CHATURVEDI et al. 1981).

Bei der Therapie mit einem Vajikarana wird dem Patienten nicht nur das für ihn geeignete Mittel verordnet, sondern auch eine proteinreiche Diät (**Fische**, **Eier**, Hoden vom **Ziegen**bock, Rebhuhnfleisch, Eier vom **Krokodil**, Butterschmalz) verschrieben (MURTHY und PANDAY 1982: 175*).

Vajikarana
(nach dem *Rudrayamala Tantra*)
Gleiche Teile von:

Vilva	*Aegle marmelos* CORR. (Belfrucht)
Nirgundi	*Vitex negundo* L. (Negundostrauch)[698]
Tulasi	*Ocimum sanctum* L. (Heiliges **Basilikum**)
Durva	*Cynodon dactylon* (L.) PERS. (Bermudagras)

werden mit zwei Teilen *Vijaya* (**Hanf**) vermischt und in Milch aufgeschwemmt getrunken. Die Wirkung macht Menschen »göttergleich und unsterblich« (VETSCHERA und PILLAI 1979: 14).

Es werden aber auch einzelne Stoffe als Vajikarana definiert: **Amala**, **Ashwagandha**, **Hanf**, **Holzrose**, **Juckbohne**, Musalî (*Chlorophytum tuberosum* BAK., Liliaceae), Salam mirsi (*Orchis maculata*; siehe **Knabenkraut**), **Shatavari**, Tabashir (siehe **Bambus**), Vidari (siehe **Winden**) (DASH 1994: 95*, THAKKUR 1977: 311ff.*).

Im Ayurveda, wie in den traditionellen indischen Liebeslehren, wird sehr deutlich zum Ausdruck gebracht, warum man Aphrodisiaka benutzen soll und für wen sie gedacht sind: Sie sind nicht für Kranke, die an einem körperlichen oder seelischen Gebrechen leiden, sondern für Gesunde. Sie halten Körper und Geist gesund, versüßen Lust und Genuss und machen Menschen somit glücklicher. Vor allem sollen sie der wel-

698 Der Negundostrauch, auch *Indrasura*, »Indras Rauschtrank«, genannt, ist nah verwandt mit **Keuschlamm** und gehört zu den **Soma**pflanzen (RÄTSCH 1998: 801*). Der bläulich blühende Negundostrauch heißt auch *krishna nirgundi* und gehört wie *krishna dhatura*, der bläulich blühende **Stechapfel** (*Datura metel*), zu der Gruppe von Substanzen, die unter dem Begriff *siddha* zusammengefasst werden.

kenden Leidenschaft und aufkommenden Langeweile verheirateter Paare vorbeugen. Sie bieten den Benutzern neue Dimensionen von Lust und Liebe. Und mehr noch – sie werden in tantrischen Paarritualen verwendet, bei denen das Göttliche im jeweiligen Gegenüber erkannt und verehrt wird. Die sorgfältige Pflege der natürlichen Lust ist eines der grundlegenden Geheimnisse einer strotzenden Gesundheit.

Literatur

Bose, A. K.
1981 »Aphrodisiacs – A Psychosocial Perspective«, *Indian Journal of History of Science* 16(1): 100–103.

Chaturvedi, G. N., S. K. Tiwari und N. P. Rai
1981 »Medicinal Use of Opium and Cannabis in Medieval India«, *Indian Journal of History of Science* 16(1): 31–35.

Murthy, K. R. Srikanta (Hg.)
1984 *Sarngadhara-Samhita (A Treatise on Ayurveda)*, Varanasi, Delhi: Chaukhamba Orientalia (Jaikrishnadas Ayurveda Series No. 58).

Nadkarni, K. M. [und A. K. Nadkarni (Revision)]
1976 *Indian Materia Medica*, Bombay: Popular Prakashan.

Scharfetter, Christian
1976 »Ayurveda«, *Schweizerische medizinische Wochenschrift* 106: 565–572.

Sharma, Priyavrat V.
1981 »Contributions of Sarngadhara in the Field of Materia medica and Pharmacy«, *Indian Journal of History of Science* 16(1): 3–10.
1985 *Caraka-Samhita – Critical Notes*, Varanasi, Delhi: Chaukambha Orientalia (Jaikrishnadas Ayurveda Series No. 36).

Vetschera, Traude und Alfonso Pillai
1979 »The Use of Hemp and Opium in India«, *Ethnomedizin* 5, 1/2 (1978/79): 11–23.

Wallnöfer, Heinrich
1990 *Ayurveda: Wissenschaft vom langen Leben*, Stuttgart: Verlag Stefanie Nagelschmid (edition hannemann).

Vanille

Vanilla planifolia Andrews, Orchidaceae (**Orchideen**)
syn. *Vanilla fragrans* (Salisb.) Ames

»Diese schotenförmige Kapselfrucht einer schlingenden Orchidee des heißen Amerika gilt als hochgeschätztes Aphrodisiacum. Ihr besonders verdankt die Chocolade ihre anregende Wirkung; neben Vanille sind noch andere Stimulantia wie Zimmet, peruanischer Balsam, Cardamomen ihr beigemischt. Diese die Erektion befördernde Wirkung machte die Chocolade zum Lieblingsgetränk des sinnlich lüsternen Rokokozeitalters.« (Aigremont 1987: II 87*)

Andere Namen

Baynilla, Bukluch (Lakandon »Duftschale«), Canela de cuya, Cashisha (totonakisch), Caxixanath (Nahuatl »geheimnisvolle/tiefgründige Blume«), Cuomecaxot (Nahuatl), Sisbik (Maya), Sisbikak (Maya), Sumi'xa'nat (totonakisch), Tlilixochitl (aztek. »schwarze Blüte«), Tlilxóchitl, Tlixcóchitl, Vainilla, Vanigli (ital.), Vanilla, Vaynilla, Xanath

Die Vanille gehört zu den betörenden Duftpflanzen und Gewürzen. Aus diesem olfaktorischen Grund gilt sie auch als Liebesmittel.

Die zu den **Orchideen** gehörende immergrüne Vanilleranke stammt aus dem mexikanischen Regenwald. Nur dort wächst sie wild. Überall sonst wurde sie als Kulturpflanze eingeführt. Den mexikanischen Indianern war und ist die Vanille heilig. Sie sehen in ihr eine verwandelte schöne, »duftende« Frau. Sie heißt *caxixanath*, »geheimnisvolle oder tiefgründige Blume«, *buk luch*, »Duftschale«, oder *tlilixochitl*, »schwarze Blüte«. Der Duft der Vanille gilt allgemein als aphrodisisches **Parfüm**: »Vanille macht Männer zu Wille!«

»Die Spanier waren von dieser Pflanze sehr angetan und nannten sie wegen ihrer Zierlichkeit und der Form ihrer Früchte *vanilla* – eine Verkleinerung des aus dem Lateinischen abgeleiteten Wortes *vagina*, zu deutsch ›kleine Scheide‹« (Weatherford 1995: 114*).

Allerdings duftet die Vanille, selbst dann, wenn sie reife Früchte trägt, nur sehr selten. Das liegt daran, dass das Vanillin gebunden ist. Erst wenn die Frucht zu fermentieren beginnt, wird es frei und verbreitet sein typisches Aroma.

Die länglichen braunen Früchte stammen aus Kulturen. Sie kommen als Vanillestangen oder Vanilleschoten, verpackt in Glasröhrchen, in den Handel. Da sie sehr aromatisch sind, eignen sie sich zum Würzen und Parfümieren von Getränken (**Schnaps**, **Liköre**) und **Speisen**. Damit sich ihr Aroma optimal entfalten kann, sollten sie vor dem Gebrauch zerkleinert werden.

Gebrauch

Die Vanille wurde zuerst von den Totonaken kultiviert, einem Volk, das entlang der Golfküste (im heutigen mexikanischen Bundesstaat Veracruz) siedelte. Sie entdeckten auch eine Methode zur künstlichen Befruchtung der Vanillepflanzen. In der Natur sorgen stachellose Bienen (vgl. **Honig**) und **Kolibri**s dafür. Die Totonaken nannten die künstliche Befruchtung »die Heirat der Vanille«. Sie schätzten die Vanille als Duftstoff, Medizin und Aphrodisiakum (Rain 1992: 37f.).

Auch die Maya schätzen die Vanille wegen ihres Wohlgeruchs und ihrer aphrodisischen Qualität. Die Frauen benutzen bis heute die Schoten, um ihre Kleidung zu parfümieren und um sich selbst damit eine attraktive Ausstrahlung zu verleihen. Einen potenzsteigernden **Kräutertee** bereiteten sie aus Vanille, den Blättern und Früchten der **Balsambirne**, Teilen der Ch'it-**Palme** und etwas Pfeffer**minze** (Andrews Heath 1979: 53, 95).

Im alten Mexiko war ein aphrodisisches **Kakao**getränk mit reichlich Vanille berühmt.

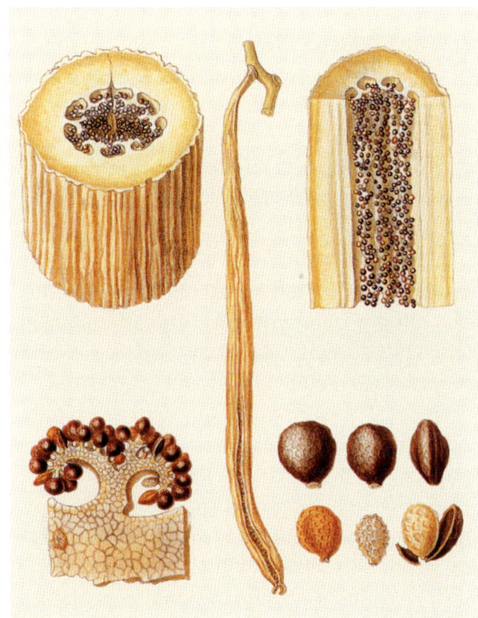

Botanische Darstellung der Vanilleschote (*Vanilla planifolia*). In der köstlich duftenden Pflanze, die seit Urzeiten als Aphrodisiakum verwendet wird, ist der Wirkstoff Vanillin enthalten. Vanillin ist chemisch analog zu den menschlichen Pheromonen oder Sexuallockstoffen (wie der Aromastoff der **Trüffel** *Tuber* sp.). (Lithografie aus: Francis BAUER, *Illustrations of Orchidaceous Plants*, London, 1830–1838)

Heute noch werden Vanilleschoten als Potenzmittel ausgekaut.

In Europa nähte man in vergangenen Jahrhunderten an den Königshöfen und in den Herrscherhäusern Vanillestangen in Stoff, um sie als Duftsäckchen zu verwenden. Sie sollten die erschlafften Glieder wieder mit sexueller Kraft aufladen und den Gestank der ungewaschenen Körper überdecken. Außerdem hieß es, dass der süße Vanilleduft schöne Träume erzeuge. Vanilleschoten wurden auch mit Perubalsam vermischt in Duftkissen genäht, die unter der Bettdecke für erotisches Feuer sorgen sollten (RÄTSCH 1991a: 281*). Man hielt die Vanille selbstverständlich für eine »Venuspflanze« mit den entsprechenden Kräften und schrieb ihr auch eine olfaktorische »Pflanzenbotschaft« zu, nämlich: »Das Leben ist zum Genießen da!« (KRAUS 1993: 119).

Der Duftstoff der Vanille, das Vanillin, ist chemisch mit den **Pheromonen** verwandt, die Menschen bei sexueller Erregung verströmen. Daher rührt auch die erotisch stimulierende Kraft der Vanille. In der Homöopathie wird die Urtinktur als Aphrodisiakum und Hirntonikum eingesetzt.

Inhaltsstoffe

Der charakteristische Duftstoff der Vanille ist das Vanillin (Vanillaldehyd, 4-Hydroxy-3-methoxy-benzaldehy, $C_8H_8O_3$). Es kommt nur in den fermentierten Früchten vor und zwar zwischen 0,75 und bis zu 2,9%. Daneben enthält die Vanille geringe Mengen des verwandten Piperonal und 5,7 bis 21% Fett (bestehend aus den Glyceriden der Ölsäure, Palmitinsäure und Stearinsäure) sowie 0,6% **ätherisches Öl**, 8% Zucker, Weinsäure, Zitronensäure, Apfelsäure, Oxalsäure, Gerbstoff, Schleim und stickstoffhaltige Eiweißstoffe (FRERICHS et al. 1938: II 901*).

Die Vanille enthält auch bedeutende Mengen an Cumarin (MARLES et al. 1987; vgl. **Cumarindrogen**).

Vanillin kommt auch in Benzoe, Perubalsam und Styrax, dem Amerikanischen **Amber**baum vor, also in Harzen, die für aphrodisisches **Räucherwerk** verwendet werden (KLUGE o. J.: 170*).

Bezugsquellen

Die beste Qualität hat die Bourbon-Vanille, denn sie hat die höchste Konzentration an Vanillin. Sie ist in gut sortierten Gewürzabteilungen erhältlich.

Literatur

ANDREWS HEATH DE ZAPATA, Dorothy
1979 *El Libro del Judio o medicina domestico*, Mérida, Yucatán: Apartado 1456.

KRAUS, MICHAEL
1993 *Ätherische Öle für Körper, Geist und Seele*, Gaimersheim: Verlag Simon & Wahl.

MARLES, R. J., C. M. COMPADRE und N. R. FARNSWORTH
1987 »Coumarin in Vanilla Extracts: Its Detection and Significance«, *Economic Botany* 41: 41–47.

RAIN, Patricia
1992 »Vanilla: Nectar of the Gods«, in: Nelson FOSTER und Linda S. CORDELL (Hg.), *Chilis to Chocolate: Food the Amercas Gave to the World*, Tucson und London: The University of Arizona Press, S. 35–45.

REYES COSTILLA, Nora und Martín GONZALEZ DE LA VARA
1993 »Tlilxóchitl: Los usos de la vainilla«, *Arqueología Mexicana* 1(5): 44–48.

WILDEISEN, Annemarie
2001 *Vanille – Gewürz der Göttin*, Aarau: AT Verlag.

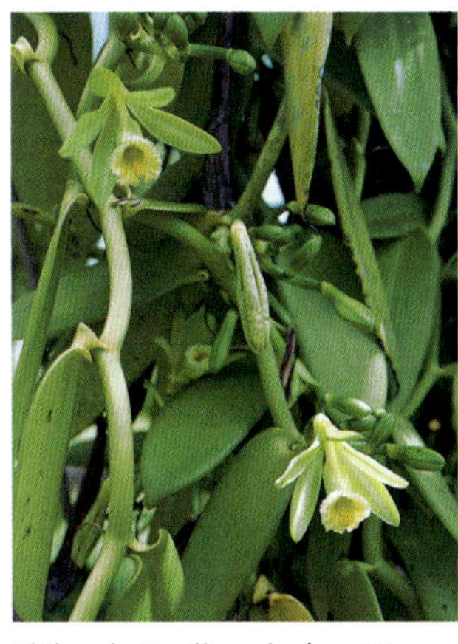

Blühende Vanilleranke (aus WILDEISEN 2001: 6)

»Sehr gern spiele ich mit meiner Frau, wenn ihr Duft Vanille ist.« *(Redewendung der Lakandonenindianer)*

Vasopressin

Summenformel: $C_{46}H_{63}N_{15}O_{12}S_2$

Andere Namen

Adiuretin, Antidiuretin, ADH = Antidiuretisches Hormon, Argipressin, Vasopresina (span.), Vasopressina (ital.), Vasopressine, VP

Im außermedizinischen Gebrauch wird Vasopressin gelegentlich zur Intensivierung des Orgasmus verwendet.

Im Hypophysenhinterlappen (HHL) des Menschen sowie vieler Säugetiere entstehen die **Hormone** Vasopressin und **Oxytocin**, beides Neuropeptide oder »Hypophysenhinterlappenhormone«.

Als pharmazeutisches Nasenspray (Pitressin®, Tonephin®) wird Vasopressin als Antidiuretikum benutzt, da es den Harndrang stark hemmt. Bei medizinischen Studien stellte sich heraus, dass sich bereits nach dreitägiger Vasopressinapplikation bei Patienten die Aufmerksamkeit, die Konzentrationsfähigkeit, die Gedächtnisleistung und die motorischen Reaktionen deutlich verbesserten.

Als dies bekannt wurde, galt Vasopressin in der paramedizinischen Szene sofort als **Smart Drug**. Die Benutzer berichteten schon bald von Problemen beim Urinieren wie auch von aphrodisischen Wirkungen. Es kam das Gerücht auf, dass man sich beim Sex kurz vor dem Orgasmus nur ein paar Vasopressin-Dosen in die Nase jagen müsse, um ein gewaltig intensiviertes, kosmisches Orgasmusgefühl zu erleben. Leider sind die Angaben nur anekdotisch und können wahrscheinlich als legendär eingestuft werden.

Vasopressin und Analoge gehören zu den illegalen Dopingmitteln im Sport (Berendonk 1992: 94*).

Veilchenwurz

Siehe **Schwertlilie**

Venusblume

Siehe **Orchideen**

Venusmuscheln

Veneridae (Venusmuscheln), Bivalvia (Muscheln)

Andere Namen

Concha venerea, Veneriae, Venus Shells

Vgl. auch **Conchylien**, **Kammmuschel**, **Muscheln**, **Perlen**

Venusmuscheln sind nicht nur ihrem Namen nach mit der Liebesgöttin Venus verbunden; ihr Fleisch gilt auch als venerische Speise, das heißt als aphrodisierende kulinarische Köstlichkeit.

Wer je Venusmuscheln auf dem Teller hatte und sich in den Anblick der von zwei symmetrischen Schalen umschlossenen Weichteile vertiefte, bevor die Zunge das angenehm glitschige und salzig-fischig duftende Fleisch umspielte und schließlich den Schlund hinabbeförderte, weiß, warum die griechische und römische Liebesgöttin Patin der zoologischen Taxonomie war.

Venus und Aphrodite in der zoologischen Taxonomie

Die Familie der Veneridae sowie der typische Genus *Venus* wurden von Linné 1758 nach der römischen Liebesgöttin Venus (= Aphrodite) benannt; ebenso ist die Gattung *Venerupis* Lamarck 1818 nach ihr genannt. Da ihr wichtigstes Heiligtum in Paphos (Zypern) lag, wurde Aphrodite oft die »Paphierin« genannt; daher der Gattungsname *Paphia* (in der Familie der Veneridae). Die Gattung *Chione* erhielt ihre Bezeichnung durch Megerle von Mühlfeld 1811 nach dem *Chion*-Wind, der die Venusmuschel an Land trieb. Es gibt sogar eine *Chione paphia* (Linné, 1767).

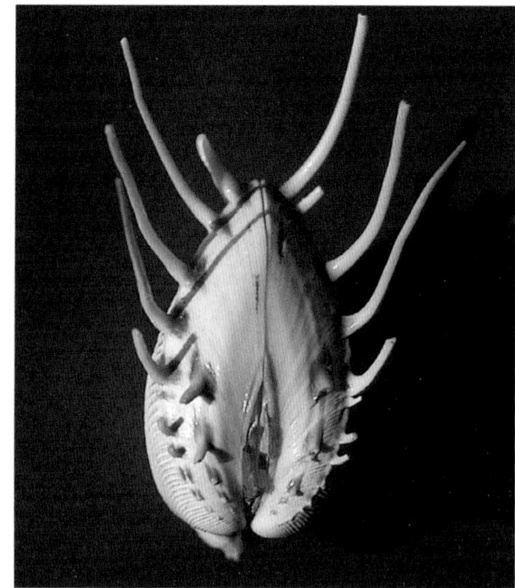

Die »Prostituierte Venus« wird diese Muschel (*Pitar lupanaria* [Lesson, 1830]) aus dem Pazifik Westmexikos genannt.

Die Venusmuschel *Pitar dione* ist nach der griechischen Göttin Dione, die nach manchen Überlieferungen als Mutter der Aphrodite gilt, benannt. Da diese westindische Muschel wie kaum eine andere an die Vulva erinnert, erkannte LINNÉ 1758 in ihr die »Muschel der Aphrodite«.

Die Hetären, Liebesdienerinnen der Göttin, waren Namenspaten der »Prostitute Venus«, einer nahe verwandten pazifischen Art *Pitar lupanaria*. Das Synonym *Hysteroconcha* bedeutet »Gebärmuttermuschel« (vgl. **Muttersteine**).

Die ebenfalls zu den Venusmuscheln (Veneridae) gehörende *Callanaites disjecta* trägt den populären Namen »Venus' Hochzeitskuchen«, im Englischen »Wedding Cake of Venus«.

Als Inbegriff der »Venusmuschel« verewigte Sandro Botticelli (1445–1510) in seinem berühmten Gemälde »Geburt der Venus« (1482) jedoch nicht eine Art aus der Familie Veneridae, sondern die **Kammmuschel**.

Bedeutung als Aphrosisiakum

Als aphrodisische **Speisen** werden Venusmuscheln weltweit geschätzt. Im Prinzip sind alle Arten der Familie Veneridae essbar. In Europa werden vor allem *Venus verrucosa*, *Venus nux*, *Venerupis decassatus* und *Chamelea gallina*, in Südostasien *Venus lamellaris* und in Japan *Meretrix lusoria* und *Tapes litteratus* als venerische Speise bevorzugt. Es sind Geschmack, Konsistenz und der Name der Venusmuscheln, die ihnen unter den Muschelgerichten ein aphrodisisches Flair verleihen.

Verbene

Hinter dem Namen Verbene verbergen sich verschiedene Gewächse aus der Familie der Verbenaceae, die als Aphrodisiaka oder als aromatische Essenzen für aphrodisische Öle benutzt werden.

• Das **Eisenkraut** (siehe dort) wurde im alten Rom *Verbenaca* – von *verbera*, »Ruten« – genannt. Davon leiten sich der Name Verbene, die botanische Gattung *Verbena* L. und der Familienname Verbenaceae ab (GENAUST 1996: 678*). Zu dieser Familie gehört auch der Liebesperlenstrauch (*Callicarpa* spp.).

• Das im Andenraum Südamerikas einheimische Bolivianische Eisenkraut (*Verbena hispida* R. et P.), dort *una apancay*, *walpacayu* (Aymara), *kuli werwena* oder *wallka pa* (Quechua) genannt, wird wie das europäische Eisenkraut für aphrodisische **Kräutertee**s verwendet (BASTIEN 1987: 158*).

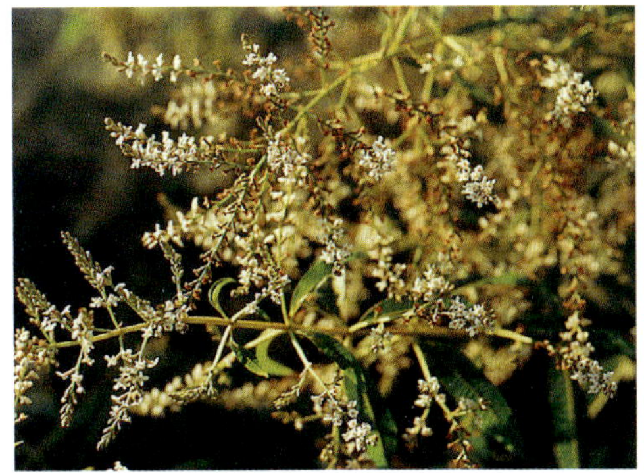

Die Zitronenverbene (*Aloysia triphylla*) stammt aus Südamerika. (Naxos, Griechenland, 9/1994)

• Die Zitronenverbene, das Wohlriechende Eisenkraut (*Aloysia triphylla* [L'HÉRIT.] BRITT., syn. *Lippia citriodora* [ORT. ex PERS.] HBK.), kennen viele Urlauber aus Mittelmeerländern. Sie stammt jedoch aus dem tropischen Amerika und wurde in Europa als Zierstrauch und **Duftpflanze** eingeführt. Auf Kuba wird die Yerba Luisa, »Luisenkraut«, genannte *Aloysia triphylla* als Potenzmittel benutzt (SEOANE GALLO 1984: 453*).

• Die tropische *Phyla nodiflora* (L.) GREENE (syn. *Lippia nodiflora* [L.] MICHAUX., *Lippia repens* SPRENG) heißt in Indien *jalbutti* oder *runkhadi*, bei den Lodha, einem indischen Stammesvolk, *jalapipla*. Die Lodha benutzen *jalapipla* als Aphrodisiakaum für Frauen, um ihr sexuelles Verlangen zu fördern. Dazu essen oder trinken sie ein Gemisch aus einem Wurzeldekokt der Pflanze und einem rohen **Ei** im Verhältnis 3 : 2.

Die benachbarten Santal behandeln nächtliche Pollutionen mit einer Blätterpaste und zerstoßenem schwarzem **Pfeffer** (5 : 3) als eine Art Anaphrodisiakum (PAL und JAIN 1998: 208*).

Mittel für und gegen Pollutionen

Das Wort Pollution leitet sich von lateinisch *polluere*, »besudeln«, ab. Damit sind Spermaergüsse während des Schlafs gemeint: »von der Geschlechtsreife an ist die Traum-Pollution[699] das normale Resultat mangelnden Geschlechtsverkehrs. Sie wird stets von erotischen Träumen begleitet« (BORNEMANN 1984: 431*). In sexuell repressiven Gesellschaften ist die Pollutionsrate höher als anderswo. Sie betrachten die Pollution als »unrein«, »sündig« oder »verwerflich« und suchen den letzten Zufluchtsort der ohnehin unbefriedigten Jungmänner zu unterbinden, und zwar mit einem Pharmakon beziehungsweise

699 »Pollutionsträume sind für die Psychoanalytiker von Interesse, weil hier aus unbekannten Gründen die Traumzensur sehr schwach ist und die tatsächlichen sexuellen Wünsche des Patienten mit großer Deutlichkeit hervortreten« (BORNEMANN 1984: 431*).

Anaphrodisiakum (vgl. **Schierling**, **Schulp**) oder per Moral. »Die Moraltheologie hat vom Mittelalter bis in den Anfang unseres Jahrhundert hinein viel Unheil angerichtet, indem sie die Traum-Pollution nicht nur als schädlich, sondern als sündhaft dargestellt und zahllose Menschen damit in die Neurose getrieben hat« (BORNEMANN 1984: 431f.*).

Freier orientierte Gesellschaften verordnen jungen Männern, die ihren Sexualtrieb ausleben möchten, sogar Aphrodisiaka zur Masturbation. So schmieren sich die Jünglinge der afrikanischen Nandi zur Selbstbefriedigung den Milchsaft des *yeptiringuet* genannten Wolfsmilchgewächses (Euphorbiaceae)[700] als aphrodisisches **Reizmittel** auf die Eichel, die dadurch stärker anschwillt (BRYK 1964: 223f.*). Der Saft hat eine kaustische, brennende und durchblutungsfördernde Wirkung (vgl. **Bertram**, **Chilcuage**).

»Was ist Tierquälerei? – Wenn man einer Schlange Viagra gibt!« (*Deutscher Witz, um 2000*)

Viagra®

Wirkstoff: Sildenafil (als Sildenafilcitrat)

Chemischer Name (nach IUPAC): 1-{[3-(6,7-Dihydro-1-methyl-7-oxo-3-propyl-1*H*-pyrazolo[4,3-*d*]pyrimidin-5-yl)-4-ethoxyphenyl]sulfonyl}-4-methyl-piperazin

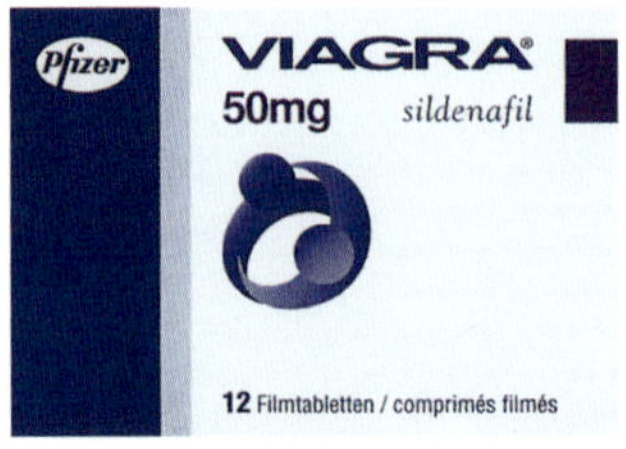

Verpackung der »kleinen Blauen«.

Wirkstoffgruppe: Phosphodiesterase-Typ 5-Inhibitoren

Andere Namen

Die kleine Blaue, Penegra, Stehpille

Dieses Produkt der Pharmaindustrie verhilft mechanisch zu einer stabilen Erektion – nicht unbedingt zu Liebesgefühlen.

Das vulgäre Wort der »Stehpille« gibt es schon lange (BORNEMANN 1974*), die Pille aber erst jetzt: Viagra.[701] Viagra® ist ein mechanisches Werkzeug, das den Erschlafften auferstehen lässt, nichts weiter (BOOLELL et al. 1996). Es ist im wahrsten Sinn des Wortes eine »Stehpille«, aber kein aphrodisisches Liebesmittel, kein Medikament (im Sinne von Heilmittel), sondern lediglich ein »Stärkungsmittel« (vgl. cb, *CO'Med* 1/2001: 115).

Viagra erzeugt bei Männern schnell eine sehr harte, ausdauernde Erektion, jedoch keine aphrodisischen Gefühle. Wenn es daran nicht mangelt, kann die Pille als Unterstützung der Erektion bei erotischen Exzessen sehr nützlich sein: »Es wirkt, indem es bei sexueller Erregung die Entspannung der Blutgefässe in Ihrem Penis unterstützt. Dadurch kann Blut leichter in den Penis fließen und Sie erreichen auf natürliche Weise eine Erektion. Sie sollen Viagra nicht einnehmen, wenn sie nicht an einer erektilen Dysfunktion leiden. Sie sollen Viagra nicht einnehmen, wenn Sie eine Frau sind« (Beipackzettel von Pfizer).

Nebenwirkungen

»Die häufigsten Nebenwirkungen sind Kopfschmerzen und Gesichtsrötung. Seltener berichtet wurden Verdauungsstörungen, Schwindel, verstopfte Nase und Sehstörungen (einschließlich Störungen des Farbensehens, verstärkte Lichtempfindlichkeit oder unscharfes Sehen). (...) Muskelschmerzen können auftreten, wenn Viagra häufiger als einmal täglich eingenommen wird. In seltenen Fällen wurde nach der Einnahme von Viagra über übermäßig lang anhaltende und manchmal schmerzhafte Erektionen berichtet. Wenn Sie eine derartige, mehr als 4 Stunden andauernde Erektion haben, sollten Sie umgehend einen Arzt zu Rate ziehen, da solche Zustände zu einer unheilbaren Penis-Schädigung führen können« (Beipackzettel von Pfizer).

US-amerikanische Medien berichteten von mehr als 200 klinisch dokumentierten Todesfällen – eine wahrhaft fatale Nebenwirkung! Besonders Männer mit schwachen Herzen können an Viagra sterben. Gefährlich ist auch die Kombination von Viagra mit **Nitroglycerin** oder **Poppers** (Amylnitrit).

Pharmakologie

Viagra ist ein Phosphodiesterase-Typ 5-Inhibitor, das heißt ein Stoff, der den Abbau von cGMP hemmt. Das cGMP (zyklisches Guanosinmonophosphat, cyclo-GMP, Guanosin-3',5'-monophosphate) ist ein körpereigener Botenstoff, der die Veränderungen des Blutflusses vor und während

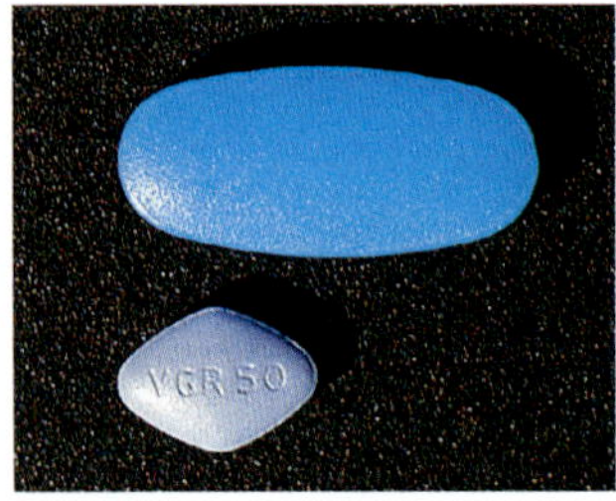

Die »kleine Blaue« mit der »großen Blauen« (Tribulus Complex; vgl. **Erdburzeldorn**)

700 In Afrika werden mehrere Euphorbiaceen als Aphrodisiaka verwendet: *Euphorbia hirta* L. (syn. *Euphorbia pilulifera* L.): »acht Blüten am Tag kauen über drei Tage gilt als Mittel bei sexueller Schwäche und als Aphrodisiakum« (NEUWINGER 1998: 492*). *Flueggea virosa* WILLD. VOIGT (syn. *Phyllanthus polygamus* A. RICH., *Xylphylla obovata* WILLD., *Securinega abbyssinica* A. RICH. u. a.): »Die Gbaya-Kara im Südwesten der zentralafrikanischen Republik trinken das Wurzel-Dekokt kombiniert mit anderen Pflanzen als ein Aphrodisiakum« (NEUWINGER 1998: 507*).

701 Neben »Stehpille« nennt BORNEMANN (1974*) auch die Worte »Eierantrieb« und »Schusterpille« als vulgäre Bezeichnungen für Aphrodisiaka. – »Viagra« klingt wie »wie Agra« (vgl. **Bhang**); Agra ist der Ort in Indien, an dem das Taj Mahal, das größte Monument der Liebe, steht. – Schon in den sechziger Jahren gab es von Pfizer auf dem Vitamin- und Stärkungsmittelmarkt ein Multi-Vitamin-Mineral-Präparat namens *Viterra*, gegen Altersschwächen und -beschwerden (ARNAU 1967a: 242*). War das der Vorläufer des späteren Konzern-Knüllers?

der Erektion reguliert. Das cGMP wird durch ein körpereigenes Enzym wieder abgebaut (Overath 2001). Viagra hemmt diesen Prozess (vgl. **MAO-Hemmer**).

Viagra sollte man eine halbe Stunde vor dem Geschlechtsverkehr nehmen. Die Wirkung tritt rasch ein, manchmal schon nach zehn Minuten. Sie hält je nach Dosierung zwei bis vier Stunden an; es wurde jedoch auch schon von Erektionen berichtet, die zwölf Stunden anhielten.

Viagra kam nicht (nur) aus urologisch-therapeutischen Gründen auf den Markt, sondern im Wesentlichen aus finanziellen. Nach anekdotischen Berichten aus den USA, der Schweiz und der EU wurde, als die Zulassung als Medikament angesichts seiner zum Teil tödlichen Nebenwirkungen zur Diskussion stand, ein überaus verblüffender Grund ins Feld geführt[702]: Man dürfe die potent machende Killerdroge nicht verbieten, um zu verhindern, dass sie zu einer weiteren »Schwarzmarktdroge« werde.

Szenegebrauch

Viagra® ist *das* perfekte **Medikament** für einen nichtmedizinischen »Missbrauch« als Liebesmittel. Denn es wirkt bei Gesunden besser als bei Männern mit Potenzproblemen (aufgrund welcher Ursachen auch immer). Die Medien kürten Viagra zur »Party-Pille des Jahres 2000« (vgl. **Partydrogen**). US-amerikanische Viagra-Enthusiasten gründeten sogar eine so genannte Kirche, *The Church of Viagra*; dabei handelt es sich eher um einen privaten Club, der mit reichlich Viagra ganz unchristliche Orgien feiert.

Gesunde, die temporär impotent machende Substanzen konsumieren (**Amphetamin**, **Ephedrin**, **Ephedrakraut**, **Kokain**, **Speed**), lieben Viagra® – immerhin sorgt es dafür, dass ihr Schwellkörper nach 10 bis 15 Minuten verlässlich anschwillt. Vor allem in der Sado-Maso-Szene wird es aus diesem Grund benutzt.

Viagra-Surrogate

Eine Schweizer Firma in Solothurn/Olten hat als eine Art Parodie Schokoladetabletten namens Visagra® herausgebracht. Es dauerte kaum zwei Monate, und der Pfizer-Konzern ließ den weiteren Vertrieb der Schokoladenbonbons verbieten. (Vgl. Vigaras; siehe auch **Brenndolde.**)

Auf der Suche nach dem echten **Galangan** in Nordthailand, befragten wir den Händler (bei dem wir endlich fündig geworden waren), ob er auch etwas für die Potenz habe. Mit leuchtenden Augen zog er eine kleine Plastiktüte und einen Streifen industriell verpackter hellblauer Filmtabletten unter dem Ladentisch hervor. Das eine sei das beste Pflanzenprodukt, das andere das beste Pharmazeutikum. Ein »natürliches« und ein chemisches Potenzmittel. Die Tabletten waren verpackt wie Viagra® und sahen auch so aus. Anstelle des Aufdrucks Pfizer führten sie den Namen Penegra: ein illegales indisches Produkt mit demselben Wirkstoff Sildenafil.

Das pflanzliche Produkt, Kachay Dam oder Grachaai Dam (eine dunkle forma oder var. von *Boesenbergia rotunda* [L.] Mansf., syn. *Gastrochilus pandurata*, *Kaempferia pandurata*; vgl. **Galangan**; Zingiberaceae), war die in Scheiben geschnittene, fleischige, getrocknete Wurzel der Schwarzen Fingerwurz (vgl. **Ingwergewächse**).

Text des Beipackzettels der Heilpflanze Grachaai Dam (Schwarzer Fingerwurz)

Anwendungshinweise für Grachaai Dam

Diese Heilpflanze wird als Bestandteil von traditionellen thailändischen Heilmedikamenten für die Gesundheit bis ins hohe Alter verwendet. Auf ihre Heilkraft wird bis heute gerne zurückgegriffen.

Anwendungsgebiete:

- erhöht die Libido
- senkt den Blutzuckerspiegel
- wirkt entgiftend
- erhält die Haut jugendlich
- stärkt den Körper

Einnahme

Als Teeaufguss (oder mit Whisky aufgegossen) kann es vor dem Essen oder vor dem Schlafengehen getrunken werden. Nicht während der Schwangerschaft einnehmen.

Bezugsquelle

Bauerngenossenschaft Grachaai Dam in Baan Nam Duang, Bezirk Nam Puang, Kreis Mae Djarin, Provinz Nan, Telefon (++66) 01 783 30 68

Bezugsquellen

Viagra® ist ein verschreibungs- und apothekenpflichtiges Medikament. Es liegt in Form von blauen Filmtabletten à 25 mg, 50 mg oder 100 mg vor.

Auch auf dem Schwarzmarkt und per Internet wird es angeboten – wovor natürlich zu warnen ist, da die Identität teilweise fraglich ist.

Literatur

Boolell, M., S. Gepi-Attee, J. C. Gingell et al.
1996 »Sildenafil, A Novel Oral Therapy for Male Erectile Dysfunction«, *British Journal of Urology* 78: 257–261.

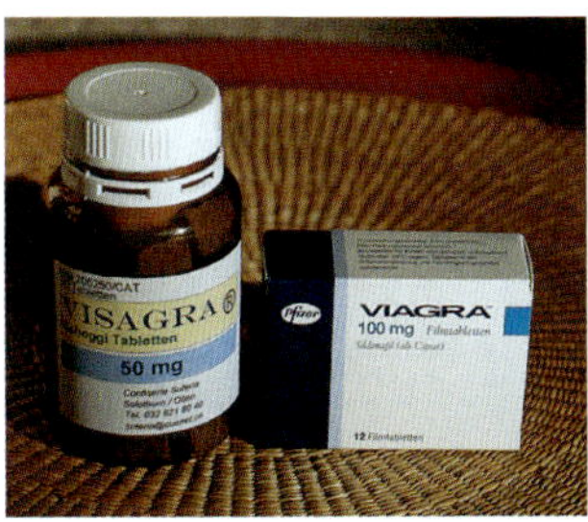

Visagra®, Schokoladetabletten, die als Scherz von einer Confiserie hergestellt wurden. Sie mussten aufgrund schwerster rechtlicher Drohungen seitens Pfizer wieder aus dem Handel genommen werden. Ein humorloser Rechtskampf mit harten Bandagen – nur wegen ein bisschen Schweizer Schokolade.

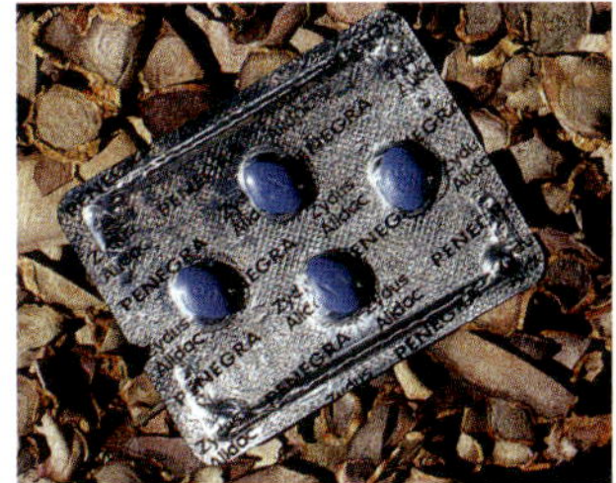

Penegra auf seinem natürlichen Counterpart Kachay Dam. (Chiang Mai, Thailand, 2002)

702 Dieselbe Begründung wird bei der Diskussion um die Legalisierung von **Hanf** gänzlich außer Acht gelassen.

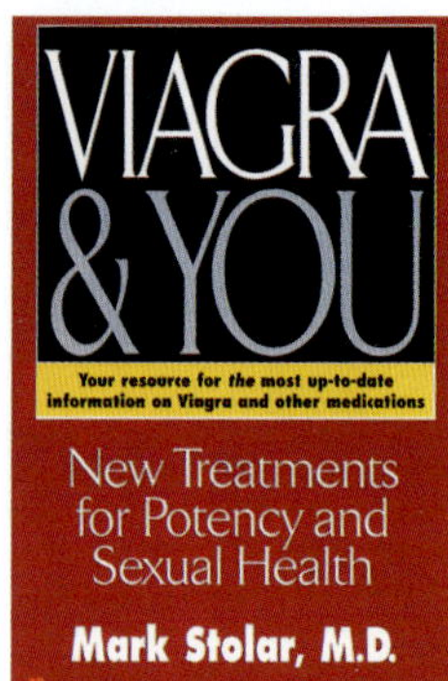

Overath, Angelika
2001 »Kontrollierte Versteifung«, *NZZ Folio* 4: 71.
Stolar, Mark
1999 *Viagra & You: New Treatments for Potency and Sexual Health*, New York: Berkley Books (A CMD Publishing Book).

Vidari-Kanda

Siehe **Ginseng**, **Winden**

Vigaras™, Verpackung. (USA, 1988)

Vigaras™

Dieses pharmazeutische Produkt ist ein US-amerikanisches **Nahrungsergänzungsmittel**, das als naturstoffliche Alternative zu **Viagra**® angepriesen wird. Es soll ein »natürliches« Potenzmittel sein.

Vigaras kommt in Kapseln auf den Markt und besteht (laut Inhaltsangabe) aus folgenden Stoffen:

L-Arginine	
Tribuleis Terrestris (sic!)	**Erdburzeldorn**
Korean Ginseng	**Ginseng** (*Panax ginseng*)
4-Androstene 3-17 dione	ein **Pheromon** (vgl. **Trüffel**)
Ginko Biloba (sic!)	**Ginkgo**
Vitamine A, C, E, B_1, B_6, B_{12}	siehe **Vitamin E**
Thimaine (sic!)	Thiamin
Riboflavin	
Niacin Folate	
Zink	**Zink**
Selen	

Die Komposition erinnert an Rezepturen für **Herbal Ecstasy**, **Smart Drugs** und andere aphrodisische **Nahrungsergänzungsmittel**.

Bezugsquellen

Internet.

Tocopherol

Vilca

Siehe **Epená**, **Espingo**

Vitamin E

α-Tocopherol (und seine Ester), Tocopherole, E-Vitamine

Andere Namen

Antisterilitätsvitamin, E, Fruchtbarkeitsvitamin, Vitamina E, Vitamine E

Vitamin E war eine Modedroge, die als »Sexvitamin« und »Potenzvitamin« durch die Medien geisterte.

Man hat Vitamin E auch »Antisterilitätsvitamin« oder »Fruchtbarkeitsvitamin« genannt. Populär war die Vorstellung, es sei »das spezifische potenzsteigernde Vitamin und als Aufbaustoff für die die Sexualhormonproduktion steuernde Hypophyse unerlässlich« (Kluge o. J.: 198*).

Der US-amerikanische Arzt Dr. Raymond Stark, der sich mit dem Thema Liebesmittel auskennt und ein brauchbares Buch dazu verfasste, warnt vor hohen Erwartungen: »Nehmen Sie bitte nicht an, Vitamin E sei ein Aphrodisiakum. Sollten Sie 1000 i. E. (= internationale Einheiten) des Vitamins schlucken, Ihre Libido würde kaum merklich dadurch verändert. Dieses Vitamin gehört in die Kategorie jener Substanzen, die, über einen längeren Zeitraum eingenommen, die Sexualität eines Individuums positiv beeinflussen können – keinesfalls aber ein unmittelbares Hochgefühl liefern« (Stark 1984: 127*).

Pharmakologie

1920 beobachtete man bei Tierversuchen, dass sterile Laborratten durch Tocopherole wieder empfänglich wurden. Allerdings üben Tocopherole nur auf einige Tierarten diesen Effekt auf die Keimdrüsen aus: »Seit langem dient Vitamin E bei Tieren auch zur Regulierung von Fruchtbarkeitsstörungen. Die Wirksamkeit des Vitamin E bei Störungen der Anlage und Funktion der Fortpflanzungsorgane konnte beim Menschen nicht

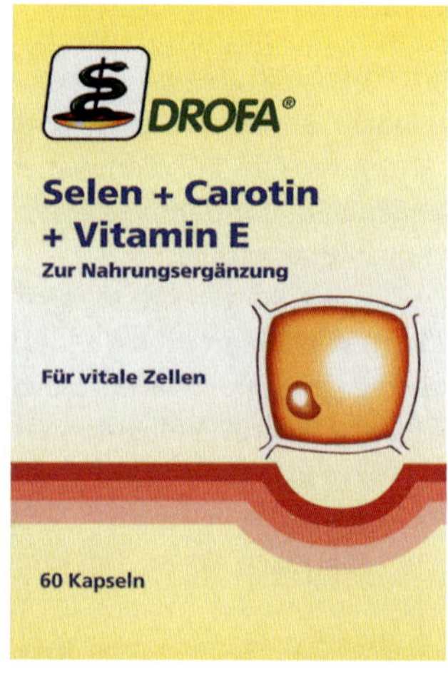

Ein Vitamin-E-Präparat zur Nahrungsergänzung aus dem Supermarkt.

nachgewiesen werden, doch wird Tocopherol bei Abortgefahr, klimakteriellen und gynäkologischen Beschwerden appliziert« (Römpp).

Vitamin E hat einen Einfluss auf den Arachidonsäure-Stoffwechsel und wirkt entzündungshemmend. Nach der Empfehlung der Deutschen Gesellschaft für Ernährung brauchen Kinder 8 mg, Erwachsene 12 mg pro Tag; meist wird eine Zufuhr von 10 bis 30 mg Vitamin E pro Tag empfohlen.

Vitamin E kommt in **Nüssen** (besonders in der Walnuss), in vielen **Gemüsen**, in **Kürbis**samen, Weizenkeimen, Sonnenblumenkernen, in vielen Milchprodukten, in **Algen**, **Horny goat weed**, **Maca** und auch in vielen als Aphrodisiaka benutzten Pflanzen vor.

Die Muttermilch enthält sehr hohe Konzentrationen an Tocopherolen.

Vitamin E oder reines Tocopherol ist ein beliebter Zusatz von **Nahrungsergänzungsmitteln** und **Smart Drugs**.

Bezugsquellen

Vitamin-E-Produkte gibt es in Supermärkten, Drogerien und Apotheken – oder an der Mutterbrust.

Voacanga

Voacanga spp., Apocynaceae (Hundsgiftgewächse)

Voacanga africana Stapf.[703]
Voacanga bracteata Stapf.
Voacanga dregei E. Mey
Voacanga grandiflora (Miq.) Rolfe

Manche afrikanischen *Voacanga*-Arten werden aufgrund ihrer psychoaktiven Wirkung als Aphrodisiaka geschätzt.

Gebrauch

Angeblich werden die Samen der *Voacanga africana* von afrikanischen Zauberern zur Erzeugung von Visionen benutzt. In Westafrika wird die Rinde als Jagddroge und Stimulans verwendet (Schuldes 1995: 77*). Sie gilt ebenfalls als potentes Aphrodisiakum. Die Rinde von *Voacanga bracteata* wird in Gabon benutzt, um davon *high* zu werden (wahrscheinlich als Marihuanasubstitut; vgl. **Hanf**).

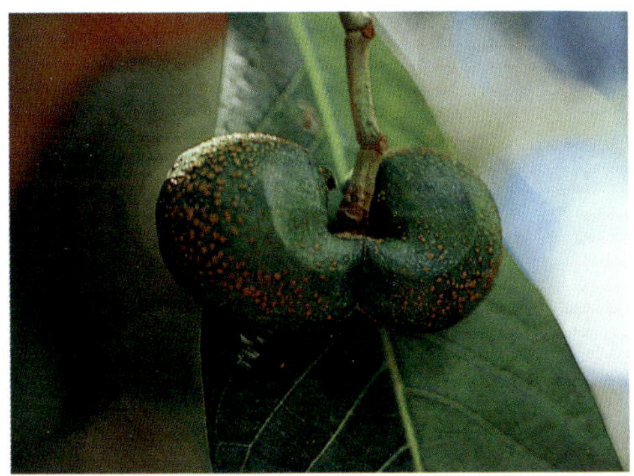

Die Frucht der *Voacanga grandiflora* sieht wie Hoden aus.

Auch *Voacanga dregei* soll halluzinogen wirken (Schultes und Hofmann 1980a: 366*). Die Samen von *Voacanga grandiflora* (Miq.) Rolfe nehmen Zauberer und Kräuterheiler in Westafrika für visionäre Zwecke ein. Details wurden bisher leider nicht bekannt, da das Wissen der Zauberer als Geheimnis gehütet wird (Rätsch 1998: 588f.*).

Andere Hundsgiftgewächse

Die Familie der Hundsgiftgewächse bietet eine ganze Reihe an Liebesmitteln: **Dita** (*Alstonia scholaris* und andere *Alstonia* spp.), *Thevethia* sp. (siehe **Camalonga**), Madagaskar-Immergrün (*Catharanthus roseus*, siehe **Rauchmischungen**), **Schlangenwurzel** (*Rauvolfia serpentina* und andere *Rauvolfia* spp.), **Quebracho**, Clavohuasca (*Mandevilla scabra*, siehe **Siete Raizes**), **Tempelbaum**. Weiter die glykosidhaltige *Acokanthera schimperi* (A. DC.) Schweinfurth (vgl. **Yohimbe**): »Ein 7-Stunden-Mazerat der zerstoßenen Wurzel gilt als kräftiges Aphrodisiakum« (Neuwinger 1998: 63*). In Liberia trinkt man den Latex von *Funtumia* sp. in Wasser als Aphrodisiakum (Neuwinger 1998: 103*). Die Igbo in Nigeria bereiten aus der ganzen Osu-Pflanze (*Picralima nitida* [Stapf] Th. et H. Durand, syn. *Tabernaemontana nitida* Stapf) ein Aphrodisiakum zu. Die Pflanze enthält Alkaloide: Akuammicin, Picralin und andere (Neuwinger 1998: 117*).

Inhaltsstoffe

Die Rinde und Samen des afrikanischen Hundsgiftgewächses *Voacanga africana* enthalten bis zu 10% Indolalkaloide vom Ibogatyp (vgl. **Ibogain**) und sollen stimulierend und halluzinogen sein (Bisset 1985b, Oliver-Bever 1982: 8). Voacamin ist das Hauptalkaloid.

Die Rinde der *Voacanga bracteata* enthält 2,46% Alkaloide (Voacamin, Voacamin-*N*-oxide, 20-epi-Voacorin, Voacangin). Sie sind zwar nahe

703 Die Taxonomie der Gattung ist recht chaotisch. Alleine für *Voacanga africana* werden folgende Synonyme genannt: *Voacanga glabra* Schum., *V. schweinfurthii* var. *parviflora* Schum., *V. magnifolia* Wernham, *V. talbotti* Wern., *V. eketensis* Wern., *V. glaberrima* Wern., *V. africana* var. *glabra* Schum. (Oliver-Bever 1982: 29).

mit den Inhaltsstoffen der **Iboga** (*Tabernanthe iboga*) verwandt, wirken anscheinend aber nur leicht dämpfend (De Smet 1996: 145*, Puiseux et al. 1965).

Die Gattung *Voacanga* enthält offenbar eine Reihe von Alkaloiden (Indole: Ibogamin, Tabernanthin, Voacangin, Ibogalin), die eine aphrodisische und/oder psychoaktive Wirkung haben, wie andere Gattungen (*Tabernaemontana, Tabernanthe, Stemmadenia, Ervatamia, Gabunea*) und Arten der Familie Apocynaceae (siehe **Iboga**, **Tabernaemontana**).

Bezugsquellen

Wurzeln von *Voacanga africana* werden als Räucherstoff (»Pflanzenteile zum Räuchern«) im ethnobotanischen Handel angeboten. Ebenso erhältlich als Tinktur (»Pflanzenextrakt für Analysezwecke«). Samen erhältlich bei Conscious Dreams®, Samen, Wurzel und Extrakt bei Elixier®.

Literatur

Bisset, N. G.

1985a »Phytochemistry and Pharmacology of *Voacanga* Species«, *Agricultural University Wageningen Papers* 85(3): 81–114.

1985b »Uses of *Vaocanga* Species«, *Agricultural University Wageningen Papers* 85(3): 115–122.

Bombardelli, Ezio, Attilio Bonati et al.

1976 »17-*O*-Acetyl-19,20-dihydrovoachalotine, a New Alkaloid from *Voacanga chalotiana*«, *Phytochemistry* 15: 2021–2022.

Oliver-Bever, B.

1982 »Medicinal Plants in Tropical West Africa I: Plants Acting on the Cardiovascular System«, *Journal of Ethnopharmacology* 5(1): 1–71.

Puiseux, F., M. P. Patel, J. M. Rowson und J. Poisson

1965 »Alcaloïdes des *Voacanga: Voacanga africana* Stapf.«, *Annales Pharmaceutiques Françaises* 23: 33–39.

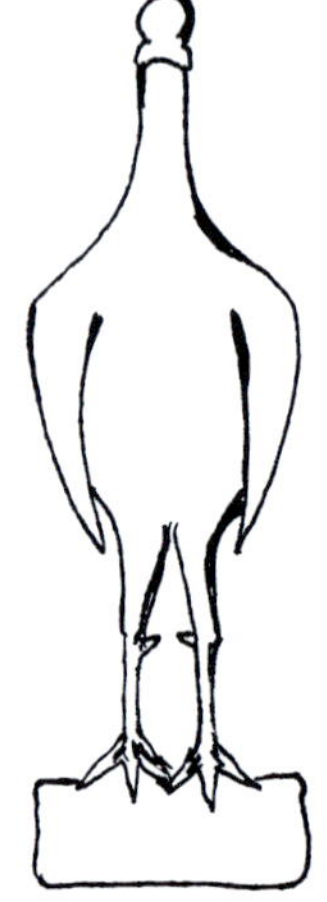

Eine Taube (oder ein Hahn?) als Phallus. Umzeichnung eines griechisch-antiken Sockelreliefs für Phalloi am Dionysostempel (Stoibadeion) von Delos, der Insel des Apollon und der Artemis in der Ägäis (um 300 v. u. Z.).

Vögel

Als Sexual- und Potenzsymbole haben Vögel in der Kulturgeschichte eine große Bedeutung. Die mythische, symbolische Ebene stimulierte auch ihre rituell-magische Bedeutung beim Liebeszauber.

Vögel spielen in der Kulturgeschichte eine wichtige symbolische Rolle. Sie galten seit prähistorischer Zeit als Seelensymbol. Im Schamanismus stellen sie die visionäre Verbindung zu anderen Welten und Bewusstseinsebenen dar (so der Donnervogel nordamerikanischer Indianer oder der **Peyote**vogel *(Anhinga anhinga)*; sie vermitteln zwischen Himmel und Erde, dem Göttlichen und Menschlichen. Von ihrem Erscheinen, ihrer Flugformation und ihren Rufen las man Orakel, Omen und Vorzeichen ab. Je nach kulturellem Hintergrund galten Krähen und Kraniche, Raub- und Singvögel als Weissage- und Auguralvögel. Adler (vgl. **Adlerholz**), Sperber, Falken und andere Raubvögel verkörpern bis heute als Wappentiere die Omnipotenz – das heißt wörtlich die allgewaltige Zeugungskraft! – von Herrschern und Nationen.

Symbolgehalt

Offensichtlich erotischer Natur waren Vögel vor allem in der griechisch-römischen Antike. Der majestätische, weiße Schwan mit seinem langen, phallusartigen Hals inspirierte den Mythos von Zeus, der Leda in Gestalt eines Schwanes begattet. Der Vogel gehörte zu Eros, dem knabenartigen Liebesgott. Im Dionysoskult versah man tönerne und bronzene Nachbildungen von Phalloi mit Flügeln, die als Glücksbringer gehandelt wurden und die göttliche Schöpferkraft der männlichen Sexualität symbolisierten. Im dekadenten Rom wurden diese geflügelten Penisse zu reinen Sexualsymbolen und inspirierten deftigzotige Verse. Römern galt vor allem der Sperling (vgl. **Eclipta**) als Inbegriff der Geilheit. Der Spatz wurde auch von den Griechen »wegen seiner Unermüdlichkeit im Liebesspiel zur Zeit des Frühlings der Aphrodite zugeordnet. (...) Bei Aristophanes ritten die sehnsüchtigen Weiber auf Spatzen von der Akropolis zu ihren Männern hinab« (Gattiker und Gattiker 1989: 97, 100).

Das Balzverhalten vieler Vogelarten übertrug man auf das Werbungsverhalten zwischen Mann und Frau. Die Nestpflege und das Brüten wurde ebenso entsprechend metaphorisch umgesetzt. In den sprichwörtlichen Turtel**taube**n erkennt man Liebesvögel und Friedensbotschafter. Die klappernden Störche auf ihren Nestern galten als Fruchtbarkeitssymbole. Im **Hahn** sieht man weltweit ein Potenzsymbol (siehe **Cocktails**).

Der noch heute in der vulgären Umgangssprache viel verwendete Begriff *vögeln* (für begatten) ist schon in Quellen der Renaissance belegt, etwa beim italienischen Dichter Giovanni Boccaccio (1313–1375). Sigmund Freud, der Vater der Psychoanalyse, interpretierte den Vogel als Sexualsymbol.

In asiatischen Liebeslehren werden diverse Stellungen der sexuellen Vereinigung poetisch nach Vögel benannt. Vogelfedern nutzen Paare im tantrischen Liebesspiel zur erotischen Stimulation.

Gebrauch

Diverse Vögel wurden beziehungsweise werden im **Liebeszauber** und als **Amulett** verwendet

Vögel als asiatische Metaphern für Liebesstellungen

- Chinesisch taoistische Liebeslehren

Aufsteigende Seemöwen	Die Frau liegt auf dem Rücken, der Mann dringt stehend in sie ein.
Flatternder Phönix	Die Frau liegt auf dem Rücken, beide Beine in der Luft.
Kraniche mit Halsvereinigung	Die Frau sitzt auf dem »Jadestengel« des sitzenden Mannes.
Mandarin-Enten	Die Frau liegt auf der Seite, der Mann dringt liegend von hinten ein.
Schwalbenpaar	Die Frau liegt am Rand eines Bettes mit den Beinen nach unten.
Zwei tanzende weibliche Phönixe	Der Mann dringt in eine Frau ein, die auf dem Bauch einer zweiten Frau liegt.

- Indische Liebeslehren

Vogelstellung	Der hockende Mann dringt in eine sitzende Frau mit erhobenen Beinen ein.

(vgl. **Kolibri**). In der frühen Neuzeit waren sie Bestandteile von **Hexensalben** und wurden medizinisch genutzt – so wurden zum Beispiel ihre **Exkremente** in der Dreckapotheke oder zu Aphrodisiaka verarbeitet. Manche Aphrodisiaka sind nach Vögeln benannt (vgl. **Eclipta**, **Kuckuckswein**).

Ihr **Fleisch** gilt als kulinarischer aphrodisischer Genuss (etwa von Papageien, Tauben, Singvögeln, Wachteln, wie natürlich auch das weiße Geflügelfleisch). Ganz besonders wird der Spatz oder Sperling als Aphrodisiakum gerühmt (BUSCHAN 1944). Nicht nur sein Fleisch, sondern auch seine Knochen werden gepulvert in Liebestränken eingenommen (vgl. **Korallen**). Bei GESNER ist zu lesen, dass Spatzenfleisch zur Unkeuschheit reize, und noch im 16. Jahrhundert glaubte man in Frankreich, ihr Fleisch »erzeuge glühende Liebe und sporne zur Unzucht an« (GATTIKER und GATTIKER 1989: 100).

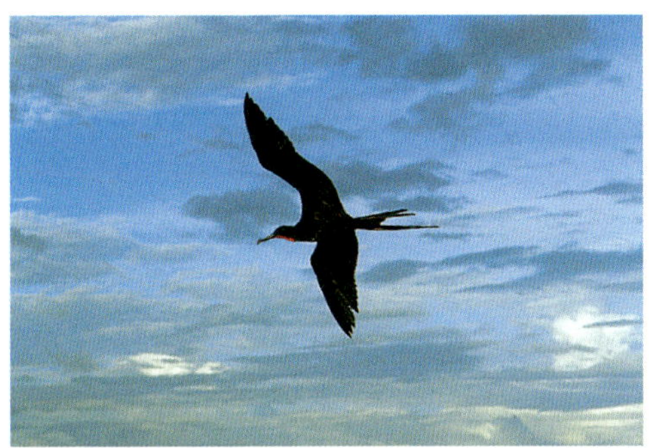

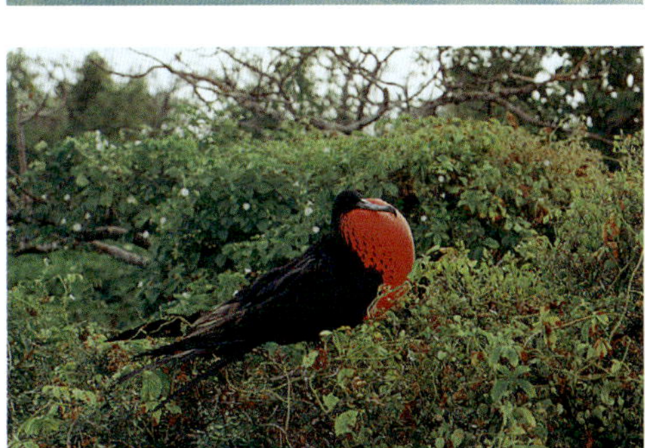

Das Männchen des Fregattevogels (*Fregata magnificens*, Fregatidae), des schnellsten Fliegers unter den Vögeln, plustert gerne seinen roten Kehlsack auf, um seine männliche Potenz zu demonstrieren. Der Kehlsack ist zunächst orangefarben, wird aber zur Brautwerbung knallrot. (Galapagos, Ecuador, 1997)

Sperling (*ma-ch'iao*): »Der ›Hanfvogel‹ soll der sinnlichste aller Vögel sein, darum soll der Genuss seines Fleisches auch die Geschlechtskraft stärken. Er ist das Sinnbild des Penis.« (EBERHARD 1983: 270*)

Vögel, die als Liebesmittel verwendet werden:

Fasan	Phasianinae	Fleisch
Hahn	*Gallus gallus*	Genitalien (Hahn), Magen
Huhn	*Callus gallus*	Eier, Brühe
Kolibri	*Colibri* spp.	getrocknet (Amulett)
Meeresschwalbe	*Hydrobates*	Vogelnestersuppe (Schwalbennester)
Papagei	*Amazonia farinosa*	Fleisch
Pfau	*Pavo cristatus* L.	Kot
Sperling	*Passer domesticus* L.	Fleisch gebraten
Tauben	Columbidae	Fleisch, Eier
Wachteln	*Coturnix coturnix*, Phasianidae	Eier, Suppe, Brüstchen
Wendehals	*Jynx torqilla*	Fleisch
Schnepfe	*Scolopax rusticola* L.	Fleisch
Waldschnepfe	*Gallinago* spp.	Fleisch

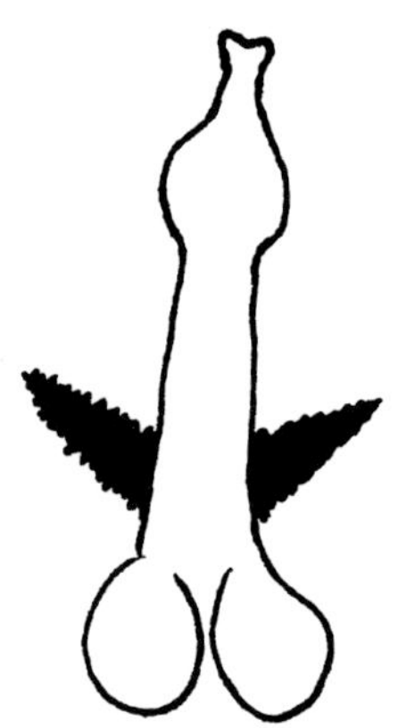

Phallus mit Schamhaar eines Satyrs in Vogelgestalt. (Umzeichnung eines rotfigurigen Kraters, Detail, klassische Antike, Griechenland)

Eine **Salbe** gegen »erloschene Mannheit« (Impotenz)

»Den Schneppenkoth [Schnepfe; vgl. **Exkremente**] rühmet in erloschener Mannheit sonderlich Grüling, und will, man solle ihn mit der Galle von Schnepffen zu einem Brey machen, und damit die Leihel [= Eichel] des männlichen Gliedes salben, werde wundersame Würckung thun« (Paullini 1734: 158*).

In Asien gelten auch die so genannten Vogelnester als Aphrodisiaka. Es handelt sich dabei aber nicht um richtige Vogelnester, sondern um eine Absonderung der Seeschwalben beim Nestbau, die aus den gesammelten Nestern extrahiert werden (Root 1996: 410*). In Japan gelten die künstlichen Vogelnester (*dschinshan*), eine aus **Algen** bereitete Gallertsubstanz, als sexuelles Stimulans (Most 1843: 20f.*).

Kommentar

Völkern im tropischen Regenwald schmeckt Papageienfleisch am besten, wenn die Schwärme bestimmte Urwaldbäume als Futterplatz anfliegen; man kann zum Teil herausschmecken, von welchen Früchten sie sich zuletzt hauptsächlich ernährten. Das Fleisch kann süß, fruchtig, herb, harzig und leicht bitter schmecken. Süß ist es am besten. Laut den Lakandonen gibt das Fleisch dann am meisten Kraft. Mehr noch, es kräftigt nicht nur, sondern versetzt deutlich in eine euphorische Stimmung und macht damit Lust auf Sex. (CR)

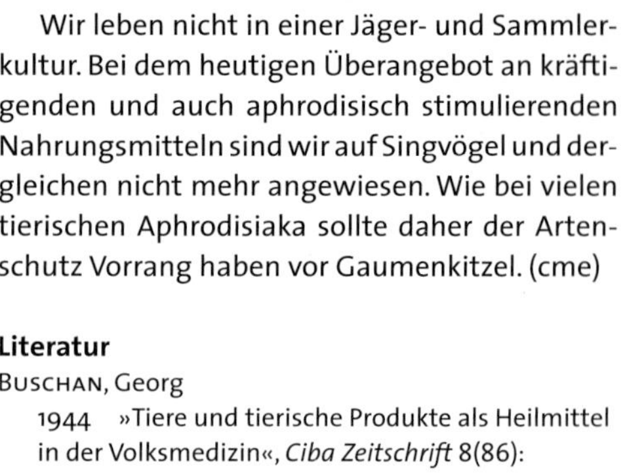

Wir leben nicht in einer Jäger- und Sammlerkultur. Bei dem heutigen Überangebot an kräftigenden und auch aphrodisisch stimulierenden Nahrungsmitteln sind wir auf Singvögel und dergleichen nicht mehr angewiesen. Wie bei vielen tierischen Aphrodisiaka sollte daher der Artenschutz Vorrang haben vor Gaumenkitzel. (cme)

Literatur

Buschan, Georg

1944 »Tiere und tierische Produkte als Heilmittel in der Volksmedizin«, *Ciba Zeitschrift* 8(86): 3019–3022.

Gattiker, Ernst und Luise Gattiker

1989 *Die Vögel im Volksglauben: Eine volkskundliche Sammlung aus verschiedenen europäischen Ländern von der Antike bis heute*, Wiesbaden: Aula-Verlag.

Tyler, Hamilton A.

1991 *Pueblo Birds & Myths*, Flagstaff, Arizona: Northland Publishing.

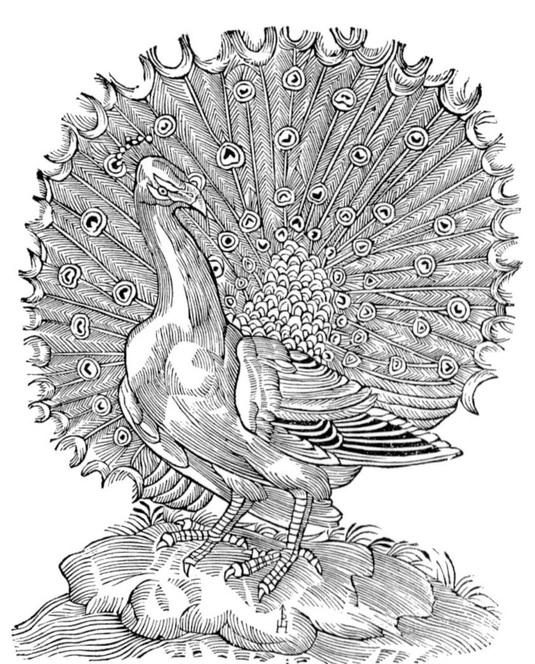

Der Pfau (*Pavo cristatus* L.) ist nicht nur prächtig und ein Symbol der Erleuchtung, sondern liefert auch eine Zutat zu Liebestränken: seinen Kot (»Pfauendreck«). Im Altertum glaubte man, dass das Fleisch des Pfaus unverweslich sei. In Ungarn erzählte man später, »der Pfau habe dem Teufel sein Fleisch und auch seine Füße verkauft, damit er schöne Federn erhalte« (Gattiker und Gattiker1989: 558). (Holzschnitt aus Gesner 1669: 374*)

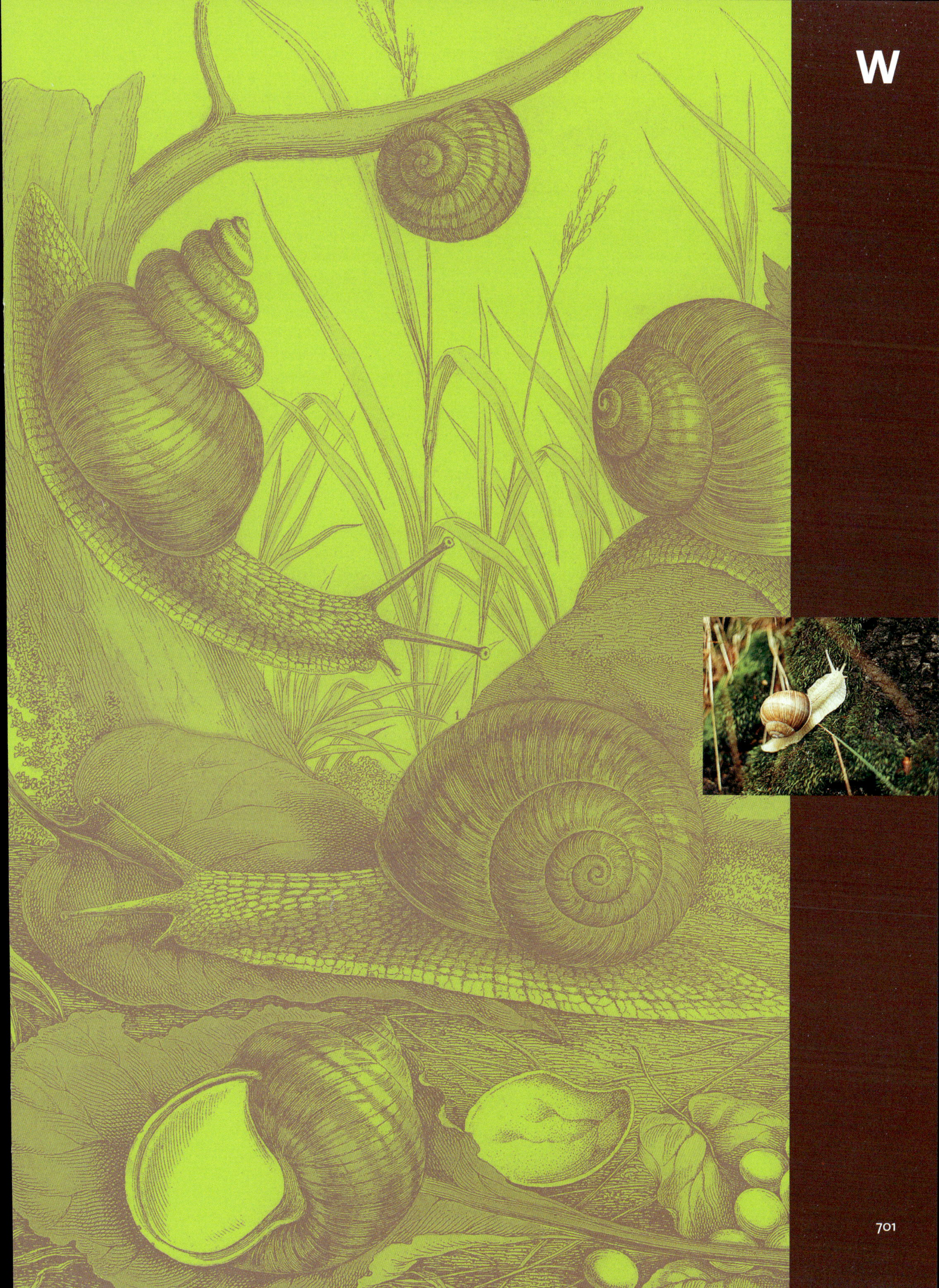

W

Wasserdost

Siehe **Hexensalben**

Wegerich

Plantago spp., Plantaginaceae (Wegerichgewächse)

»Kaum jemand scheint sich daran zu erinnern, dass der Wegerich einst eine der heiligsten Pflanzen war. Selbstverständlich war er Teil der ›Grünen Neune‹, der kultischen Frühlingsspeise, durch die sich die Menschen unserer geographischen Breiten mit den überquellenden Naturkräften des jungen Jahres verbanden.« (STORL 1996: 95)

Andere Namen

Arnoglossa (ital.), Che quian (chin. »vorm Karren«), Heilwegerich, Heilblärer, Herba proserpinacia (lat. »Kraut der Proserpina«), Heufresser, Lämmerzunge, Lügenblatt, Plantain (frz.), Ripplichrut (Schweiz), Schafzunge, Siebenrippe, Snakeweed (engl. »Schlangenkraut«), Waybread (engl.), Wegtritt

Einige Wegericharten erlangten Bedeutung als magisches Liebesmittel und spielten in der Vergangenheit eine Rolle in der Liebesmagie.

Der Breitwegerich (*Plantago major* L.) war eine germanische Zauberpflanze: »Der Wegerich ist die Verkörperung eines elbischen Totengeistes und der Weg, den er ›beherrscht‹, ursprünglich der Hellweg, d. h. der Weg zum Gebiet der Totengöttin Hell, zum Friedhof. Daher verfügte auch der, welcher die Pflanze in seiner Gewalt hatte, über all die übernatürlichen Kräfte, die in ihr verkörpert waren. Sie war ein Heilmittel gegen alle Krankheiten« (SELIGMANN 1996: 280*), auf magischer Ebene auch bei sexuellen Störungen.

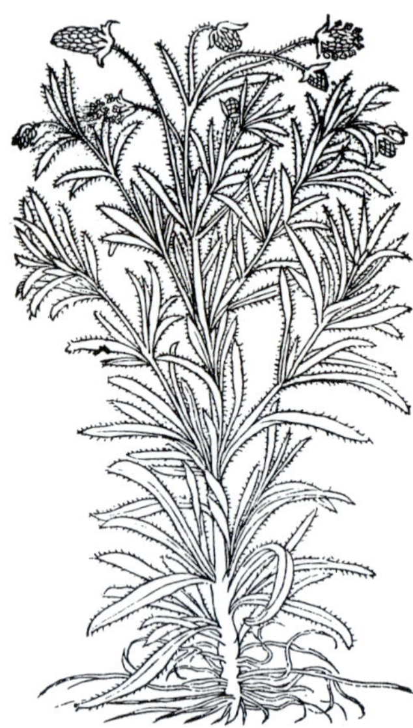

Das Flohsamenkraut oder Sandwegerich (*Plantago afra*) wurde seit der Antike als Zutat für Liebestränke und Hexensalben beschrieben. (Holzschnitt aus FUCHS 1545: 512*)

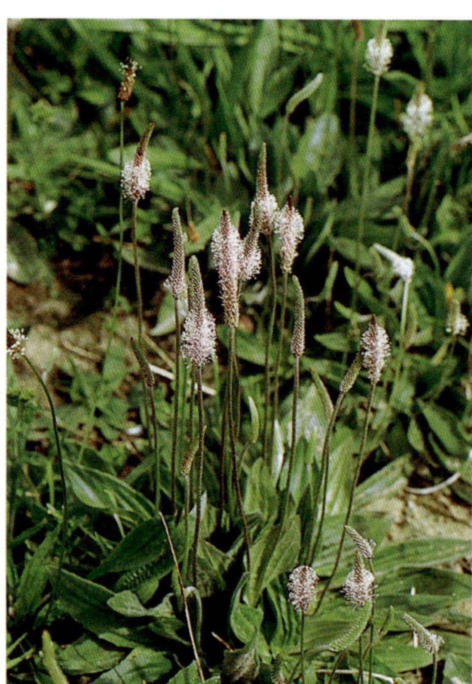

Der Wegerich (*Plantago* sp.) ist eine alte europäische Zauberpflanze, ein römisches Aphrodisiakum und ein chinesisches Lenzmittel.

Astrologisch ist der Wegerich zwar eine »Venus-Pflanze« (z. B. bei CULPEPER o. J.: 273*), jedoch ohne venerische, das heißt auf die Geschlechtsorgane bezogene Wirkung: »Aufgrund der Venus-Natur nahm man im Mittelalter wahrscheinlich Breitwegerichwasser als Mittel gegen angezauberte Liebe« (STORL 1996: 108). Dies empfahl jedenfalls HILDEGARD VON BINGEN: »Und wenn ein Mann und eine Frau **Liebeszauber** isst oder trinkt, dann soll man Wegerichsaft ohne Wasser oder mit Wasser zu trinken geben, und danach nehme er irgendeinen starken Trank, und er wird innerlich gereinigt werden, und nachher wird er sich leichter fühlen« (*Physica* I, 101).

In China hingegen werden die Samen des *che quian* oder Breitwegerich (*Plantago major* L.) als Aphrodisiakum eingenommen (MEYER 1993: 79*): »zur Vermehrung der Spermien und zur Steigerung der Fruchtbarkeit benutzen die Chinesen den Großen Wegerich« (STARK 1984: 161*).

Im alten Rom galt unter den Wegerichgewächsen vor allem das Psyllium, auch Flohkraut oder Flohsamenkraut (*Plantago afra* L., syn. *Plantago psyllium* L.) genannt, als Aphrodisiakum. Den daraus frisch gepressten Saft verwendete man als **Liebestrank** (WEDECK 1961: 97f.*). In der frühen Neuzeit zählten die Samen des Flohkrauts zu den Ingredienzien der **Hexensalben**.

Inhaltsstoffe

Der Wegerich enthält Iridoidglykoside, Kieselsäure, Schleim und Mineralstoffe (WILLUHN 1989).

Literatur

STORL, Wolf-Dieter
1996 *Heilkräuter und Zauberpflanzen zwischen Haustür und Gartentor,* Aarau: AT Verlag.

WILLUHN, Günter
1989 »Spitzwegerichblätter, Spitzwegerichkraut«, in: Max WICHTL (Hg.), *Teedrogen*, Stuttgart: WVG, S. 466–469.

Wegwarte

Cichorium intybus L., Compositae (Korbblütler)

C. intybus var. *foliosum* HEGI, Salatzichorie, Chicorée (nur in Kultur bekannt)
C. intybus var. *intybus*, syn. *C. intybus* var. *sylvestre* VIS., Wilde Zichorie
C. intybus var. *sativum* DC., syn. *C. intybus* ssp. *sativum* (DC.) JANCHEN, Wurzelzichorie, Kaffeezichorie

Cichorium pumilium JACQ., Radki

Andere Namen

Achicoria (span.), Agrioradiko (zypriot.), Begwart, Chicorée sauvage (frz.), Cichorie, Chicory, Cicoria (ital.), Feld-Cichorie, Hindlauf, Pikris (griech.), Radicchio (ital.), Radiki (zypriot.), Rattenwurz, Seris (griech.), Shikorya (arab.), Sireis (arab.), Sonnenwende, Sonnenwirbel, Succory (engl.), Verfluchte Jungfer, Wegeleuchte, Wegleuchte, Wegwart, Wild chicory (engl.), Wilde Endivie, Zichorie

Die Wegwarte wurde in Liebestränken und als Liebeszauber verwendet. Sie gilt auf Zypern als Aphrodisiakum und ansonsten als Tonikum.

Die Wegwarte, bei uns als »Orakelblume« bekannt, markiert mit ihren zart-blauen Blüten die Wege, auf denen in mythischen Zeiten die schlanken Füße der Aphrodite die Insel Zypern betraten. Die Wurzel wird bei Magen- und Darmleiden, Leberbeschwerden und Gallensteinen eingesetzt. Außerdem gilt die *radiki* (»Wurzel«) noch heute auf Zypern als ausgezeichnetes Aphrodisiakum (GEORGIADES 1987: 29).

Im deutschen Volkstum heißt es, die Wegwarte sei einst eine verheiratete Frau gewesen, die lüstern am Wegesrand auf ihren Liebhaber wartete. Wegen ihrer Untreue wurde sie in die blaue Blume verwandelt. Konsequenterweise bereitete man aus diesem Gewächs einen **Liebestrank**, der zur Untreue reizt. Zum **Liebeszauber** muss die Wurzel an einem Karfreitag – Ostern ist das germanische Frühjahrs- und Liebesfest – barfuß und unter Anrufung der Götter ausgegraben werden: »so erweckt sie bei jedem den man mit ihr anrührt, Liebe« (AIGREMONT 1987: II 56*).

Gebrauch

Aus ihren fleischigen Wurzeln stellt man noch heute in ländlichen Gegenden Griechenlands und Ägyptens Zichorienkaffee (frz. *Café aux Indiens, Café aux Chinois*) als **Kaffee**-Ersatz (Muckefuck) her (BOULOS und EL-HADIDI 1989: 29*, KNIERIEMEN 2000). Die Wurzel enthält vor allem Bitterstoffe und Gerbstoffe; deshalb ist die Wegwarte ein bitteres Kräftigungsmittel (Tonikum).

Die frischen jungen Blätter können im Salat genossen werden; sie sind wohltuend für die Leber. Einen kräftigenden Tee gießt man aus Wegwarten-, Pfefferminz- (vgl. **Minze**) und Löwenzahnblättern (vgl. **Urin**) auf. Nebenwirkungen sind nicht zu erwarten (PAHLOW 1993: 334*). Aphrodisische Wirkungen sind wohl auf die allgemein gesunde und tonisierende Wirkung der Pflanze zurückzuführen.

Inhaltsstoffe

Die Wurzel ist reich an Zucker (Fructose) und Inulin, Amylum, Bitterstoffen und Gerbstoffen (PAHLOW 1993: 333*). In der gerösteten Wurzel wurde Harman (vgl. **MAO-Hemmer**) nachgewiesen; außerdem ist sie reich an stickstoffhaltigen Verbindungen (FRERICHS et al. 1938: I 1008*).

Bezugsquellen

Zichorienkaffee gibt es im Supermarkt, die Pflanze in der Blumenschule®.

Literatur

GEORGIADES, Christos Ch.
1987 *Flowers of Cypros, Vol. II: Plants of Medicine*, Nicosia: Ch. Georgiades.

KNIERIEMEN, Heinz
2000 »Zichorien und Muckefuck«, *Natürlich* 10/00: 41–47.

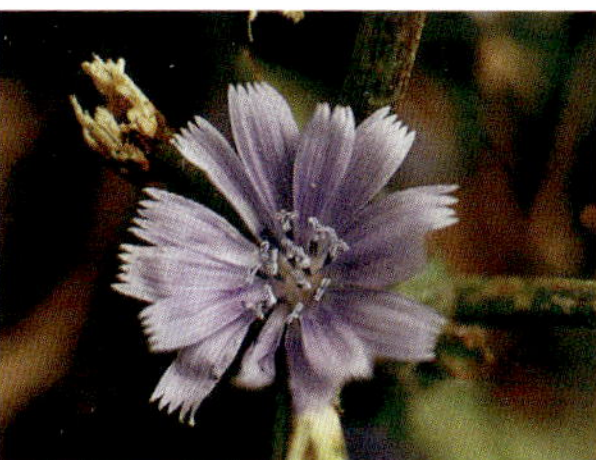

Die Blüte der auf Zypern heimischen Form der Wegwarte (*Cichorium pumilium*), eine Pflanze, die auch bei uns oft an Wegrändern wächst und früher als »Orakelblume« und Schutzamulett verwendet wurde. (Zypern, 5/1992)

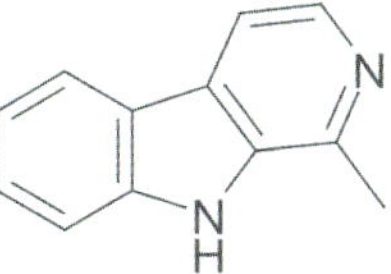

Harman

»Besonders zauberkräftig ist die ›männliche‹ weiße (ausgeblichene) Wegwarte. Wer sie findet, hat Glück, doch muss er sie sogleich an einen Stab festbinden, sonst ist sie am nächsten Morgen verschwunden. Die Wegwartpflanzen sind verzauberte Menschen, und zwar die blauen böse, die weißen gute Leute.« (SELIGMANN 1996: 281*)

Weihrauch

Andere Namen

Encens (frz.), Incense (engl.), Libáni (griech.), Räucherung, Sahumerio, Weyrauch

Siehe auch **Olibanum** und **Räucherwerk**.

Wie alle Düfte kann Weihrauch Erinnerungen transportieren und Gefühle stimulieren, auch erotische.

Das deutsche Wort Weihrauch bedeutet in erster Linie Rauch zum Weihen oder Rauch, der geweiht ist. Im Speziellen ist damit der aromatische Rauch gemeint, der sich beim Verbrennen oder Verglühen eines Räucherstoffs im Raum verbreitet.

Oft wird mit Weihrauch jedes zum Räuchern geeignete Harz bezeichnet. Daneben gibt es den Echten Weihrauch, womit gewöhnlich **Olibanum** gemeint ist, das bedeutendste Räucherharz des Altertums (MARTINETZ et al. 1989, SELLAR und WATT 1997).

»Weihrauch der Jemeniten: Noch heute wird auf dem Gewürzmarkt in Aden *bakhûr' adanî* verkauft, eine Gewürzmischung, die allein den Frauen vorbehalten ist und vornehmlich zur Vorbereitung eines Rendezvous' benutzt wird. Sie besteht aus Muskatblüte, Sandelholz und Aloeholz (...) Diesen Grundzutaten werden Moschuskörner (*Abelmoschus moschatus*, eine Hibiskusart), Rosenwasser und Zucker beigefügt. Das Ganze wird zu einem Pulver zermahlen, mit Rosenwasser befeuchtet und zu kleinen, braunen, ungleichmäßigen Kügelchen geformt.
Der im Originalrezept verwendete echte Moschus ist heute aufgrund des Artenschutzes so gut wie nicht mehr erhältlich.« (FRONTY und DURONSOY 2002: 44*)

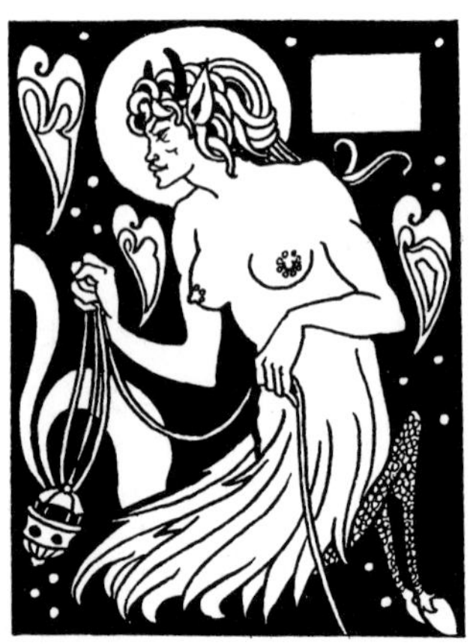

Eine Faunin mit einem Räucherfass. (Illustration von Aubrey Beardsley, 1872–1898, Kapitelanfang aus *Morte Darthur*, Druckgrafik, 1893)

Im modernen Sprachgebrauch ist Weihrauch gleichbedeutend mit Räucherstoff oder **Räucherwerk**. In unserem Kulturkreis verbindet man mit Weihrauch meist den Ritus der katholischen Kirche. Das Räuchern, auch das von Weihrauch, ist aber keine christliche Erfindung, sondern gehörte von jeher weltweit zu allen rituellen Kulten – ob religiös oder erotisch.

Weihrauch war im Kult der Aphrodite sehr bedeutend. Durch Weihrauchopfer sollte die Göttin stimuliert werden, so dass die heiligen Hetären oder Tempeldienerinnen ausreichend Kundschaft bekamen. Gleichermaßen war Weihrauch der ägyptischen Göttin Hathor, der »Herrin der Trunkenheit« heilig.

Mit Weihrauch sind schamanische Anwendungen, magische Systeme, Orakelwesen und religiöse Riten verbunden. Natürlich gibt es auch die Vorstellung, dass Weihrauch erotisiert und aphrodisiert, das Feuer der Liebe lodern lässt und verführerisch wirkt. Hierfür eignet sich besonders der Weihrauch der Aphrodite oder Weihrauch der Venus.

Auch in neotantrischen Kreisen gehört Weihrauch zum olfaktorisch stimulierenden Ambiente.

Aphrodisischer Gebrauch

Aphrodisiakum für den Venustag

»Bevor Sie mit jemandem intim werden wollen, verbrennen Sie freitags am frühen Abend, nachdem Sie sauber gemacht haben, eine der folgenden Weihraucharten: graue **Ambra**, **Ingwer**, **Jasmin**, Kiefer [**Pinie**], Lavendel, **Magnolie**, Mimose, **Moschus**, **Passionsblume**, Patchouli, **Rose**, **Safran**, Tuberose [getrocknete Blüten der **Nachthyazinthe**], **Vanille**, Veilchen [Wurzel der **Schwertlilie**], **Ylang-Ylang** und **Zimt**« (DROESBECKE 1998: 22).

Wie aus dem Räucherrezept für den Venustag deutlich wird, ist Weihrauch eine Sammelbezeichnung für gebrauchsfertige Mischungen. Einige Rezepturen haben sich über recht lange Zeiträume gehalten. Es gibt Weihräuche für verschiedene Zwecke und unterschiedliche Anlässe. Hier interessieren nur die Liebesweihräuche und der Weihrauch der Liebesgöttinnen.

Wirkung

Weihrauch kann auch pharmakologisch wirksam sein, denn rund zwei Drittel der Inhaltsstoffe gehen unverändert in den Rauch über und kön-

---

Rezepte[704]

»Weihrauch der Venus«

Benzoe	2 Teile	vorzugsweise Benzoe-Mandeln
Olibanum	1 Teil	
Weißes **Sandelholz**	1 Teil	
Muskatnuss	½ Teil	
Damianakraut	½ Teil	
Rosenöl	einige Tropfen	

Alle festen Zutaten werden zerkleinert, zerdrückt oder zermahlen und vermischt. Dann wird das Rösenöl darüber geträufelt. Man gibt je nach Lust ein oder zwei Löffel davon (am besten mit einem Perlmuttlöffel) auf die glühende Räucherkohle.

»Weihrauch des Eros«

Olibanum	3 Teile	
Zimtrinde	1 Teil	Zimtkassie
Weißes **Sandelholz**	½ Teil	
Zitwerwurzel	½ Teil	(vgl. **Ingwergewächse**)
Anissamen	1 Prise	(vgl. **Gewürze**)
Kardamom	1 Prise	
Kalmuswurzel	1 Prise	
Roh**opium**	nach Verfügbarkeit	
Hanfblüten	nach Verfügbarkeit	
Ylang-Ylang-Essenz	je nach Gusto	

Alle festen Teile werden zerkleinert und vermischt; das Ganze wird mit dem Ylang-Ylang-Öl zu einer Paste verknetet. Davon werden Kügelchen gedreht und auf die Räucherkohle gegeben. Bei diesem Rezept sollte man mit pharmakologischen Wirkungen rechnen!

Pan-Weihrauch »Lust und Verführung«

»Dem griechischen Gott Pan ist ein besonderer Weihrauch gewidmet, der manchmal auch als Weihrauch der ›Lust und Verführung‹ bezeichnet wird. Die Priester der offiziellen christlichen Kirchen haben diesen Weihrauch sicherlich als ›Teufelswerk‹ verurteilt« (CALAND und CALAND 1992: 80).

2 Teile	Patchouliextrakt
4 Teile	Benzoe
2 Teile	**Myrrhe**
2 Teile	**Moschus**
1 Teil	Olivenöl
1 Teil	**Alraune** (getrocknete Blätter oder Wurzelstückchen)

---

704 MARTINY (1998: 144) empfiehlt für sinnliche Räucherungen als Grundlage eine Mischung aus **Olibanum**, Styrax (vgl. **Amber**), weißes **Sandelholz** und **Zimt**. Die Beimischungen sollen individuell sein.

nen beim Inhalieren über die Schleimhäute aufgenommen und in die Blutbahn gebracht werden.

Wie alle Düfte beschwört auch der Geruch von Weihrauch Erinnerungen und kann emotionale und psychische Wirkungen entfalten (vgl. **ätherische Öle**, **Duftpflanzen**, **Pheromone**, **Räucherwerk**).

Literatur (siehe auch **Myrrhe, Olibanum, Räucherwerk**)

CALAND, Marianne und Patrick CALAND
1992 *Weihrauch & Räucherwerk*, Aitrang: Windpferd.

DROESBEKE, Erna
1998 *Weihrauch*, Amsterdam: Iris Bücher & Mehr.

GROOM, N. St. J.
1981 *Frankincense and Myrrh*, London: Longman.

HOWARD, Michael
1991 *Incense and Candle Burning*, London: Aquarian/Thorsons.

HOWES, F. N.
1949 *Vegetable Gums and Resins*, Waltham: Chronica Botanica.
1950 »Age Old Resins of the Mediterranean Region«, *Economic Botany* 1: 307–316.

KASTER, Heinrich L.
1986 *Die Weihrauchstraße: Handelswege im alten Orient*, Frankfurt/M.: Umschau.

MARTINETZ, Dieter, Karlheinz LOHS und Jörg JANZEN
1989 *Weihrauch und Myrrhe*, Stuttgart: WVG.

MARTINY, Anita
1998 *Räuchern: Kraft durch innere Reinigung*, München: Heyne.

SELLAR, Wanda und Martin WATT
1997 *Weihrauch und Myrrhe: Anwendung in Geschichte und Gegenwart*, München: Knaur.

Wein

Vitis vinifera , Vitaceae (Rebengewächse)

Andere Namen

Oinos (griech.), Vin (frz.), Vino (ital.), Wine (engl.), Woy, Wynn

Siehe auch das Kapitel »Trauben, Rebstock, Wein«, Seite 32.

Mit Wein kann man sich erotisch stimulieren, berauschen oder betrinken. Wie so oft bestimmt die Dosis seine Qualität als Liebesmittel.

Kulturgeschichte

Die alten Griechen machten den Wein als Geschenk ihres ekstatischen Gottes Dionysos unsterblich. Der gekelterte Wein wurde nicht nur dem Gott geopfert, er wurde – oft mit starken Kräutern wie **Alraune**, **Bilsenkraut** und **Zauberpilzen** gewürzt – als **Liebestrank** genossen, aber auch als Rauschdroge missbraucht. Es hieß, der Wein sei die »Seele des Dionysos«, aber auch das »Blut der Erde« und der »Trank der Aphrodite«. Heute genießt vor allem der Schaumwein (**Champagner**, Sekt) den Ruf eines Aphrodisiakums.

Die Weinrebe stammt aus dem Orient und wurde schon sehr früh in Ägypten kultiviert. Die Ägypter hatten eine hohe Weinkultur. Sie stellten verschiedene Arten von Wein her, lagerten ihn nach Lagen und Jahrgängen, schätzten ihn als Getränk und Rauschmittel, verwendeten ihn in der Medizin und opferten ihn den Göttern (LESKO 1978). In einer Grabinschrift im Tal der Königinnen heißt es über die aphrodisische Qualität des Weintrinkens:

»Mein Gatte, mein Bruder,
mein Freund! Werde nicht müde des Essens,
des Trinkens,
des Rausches, der Wollust.«

Wein trank man rituell bei den geheimen und orgiastischen Mysterienfeiern des Dionysos, der bei den Römern mit Bacchus identifiziert wurde (EMBODEN 1977). »Überall wird der Wein, in dem sich das Feuer der Sonne mit dem flüssigen Element verbindet, als das Gegenstück des Brotes angesehen, der Frucht der Erde. Doch wird der Wein im Menschen auf feinere Weise wirksam als das Brot, denn er wird zum Blut, dem Leben selbst. Mehr noch, er ist aufgrund seiner göttlichen Herkunft ein Trank der Unsterblichkeit, verkörpert die Gegenwart des übernatürlichen Lichtes, der göttlichen Liebe im Menschen. Er eröffnet den spirituellen Rausch, der ›ein vollkommenes Vergessen von allem, was auf der Welt besteht‹, erzeugt, um nur noch für das brennende Verlangen Raum zu lassen, den Inniggeliebten wiederzufinden und sich mit ihm zu vereinigen« (BROSSE 1992: 278*).

Gebrauch

Beim Wein, der in geringen Mengen angenehm stimulierende und aphrodisische Wirkungen entfaltet, bei einer Überdosis aber Delirien und Blackouts bewirkt, gilt die paracelsische Binsenweisheit: Alles ist Gift, allein die Dosis macht, ob ein Ding ein Gift oder ein Heilmittel ist (vgl. **Alkohol**). Dies hatten schon die Griechen der Antike erkannt, wie in der Komödie *Dionysos oder Semele* des Dichters EUBULOS (aus dem 4. Jh. v. u. Z.) zu lesen: »Für vernünftige Leute bereite ich nur drei Mischkrüge [mit Wein und Wasser] vor: einen für die Gesundheit, den sie als ersten austrinken; den zweiten für die Liebe und das Vergnügen, und den dritten für den Schlaf. Wenn der geleert ist, gehen die Leute, die man weise nennt,

»Es ist der ewige neue Wein der beseeligenden Liebe, der immerfrische Trank der göttlichen Freude, die des Menschen Auge nie geschaut, sein Ohr nie gehört und sein Herz niemals empfunden hat.« (S. J. Huby, *Verbum salutis* II, S. 372, zit. in FORSTNER 1986: 175)

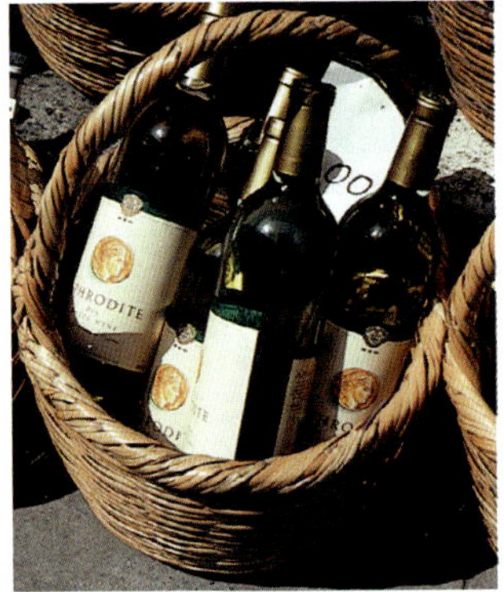

Weinflaschen der Marke »Aphrodite« aus Zypern. Schon die Römer sagten »Venus friert ohne Bacchus«. Der Trank des Weingottes gehörte schon immer zu den Rauschmitteln der Liebesgöttin. (Zypern, 1992)

»Venus barg sich im Wein, Glut war versteckt in der Glut ...« (OVID, *Liebeskunst* I, 244)

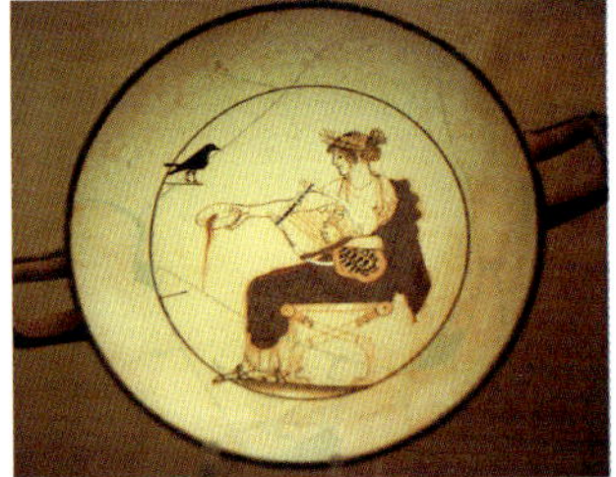

Apollon opfert eine Wein-Libation vor einem Raben. (Antike Trinkschale, bemalt, Delphi, Griechenland)

»Frohsinn, Wonne und Lust bringt Wein, zur rechten Zeit und genügsam getrunken« (Buch J. Sirach, 27f.)

Die »Blumen« des Weines: Aphrodisische Zusätze

Alraune	Antike	Wurzel in Wein
Bertram	Arabien	Blüten und Rinde in Wein
Chrysantheme	China	Blüten in Wein (Sake)
Golddistel (*Scolymus maculatus*)	Antike	Kraut in Wein
Niando	Afrika	Wurzeln in Palmwein
Safran	Südeuropa	Fäden in Wein
Wiesenknöterich (*Polygonum bistorta* L.)[705]	Europa	Wurzel in Wein

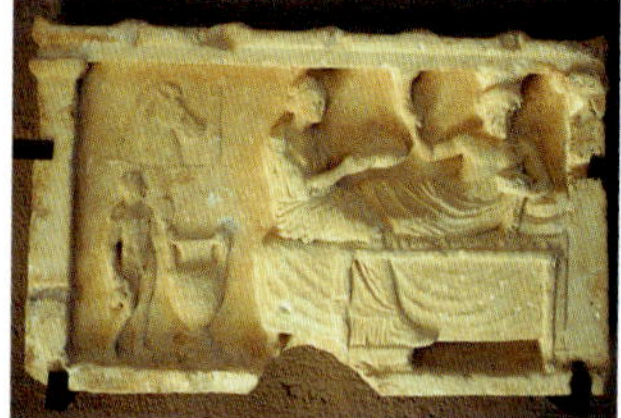

Symposion – das dionysische Trinkgelage. (Relief, Korinth, Peloponnes, Griechenland, Spätantike)

nach Hause. Der vierte Mischkrug gehört nicht mehr mir, sondern zur Maßlosigkeit. Der fünfte ist voll von Schreien; der sechste lässt schwärmen und grölen; der siebente bringt blau geschlagene Augen; der achte ruft den Gerichtsdiener; der neunte ist voll Zorn und Ekel. Der zehnte führt zum Wahnsinn und lässt straucheln. Denn füllt man ihn in ein kleines Gefäß, so schlägt er dem, der es leert, leicht die Beine weg und wirft ihn zu Boden.«

Wein wurde manchmal an sich schon als **Liebestrank** bezeichnet, wie etwa in Donizettis gleichnamiger Oper. Wein ist oft die Grundlage zur Zubereitung von Liebestränken oder dient als Übermittler für **Liebeszauber** (vgl. **Urin**). Im Altertum versetzte man den Wein bereits beim Keltern mit »Blumen«, damit er eine speziell aphrodisische Note erhielt (Ruck 1982). Außerdem eignet sich Wein sehr gut zur Mazeration bestimmter Kräuter (vgl. **Kuckuckswein**).

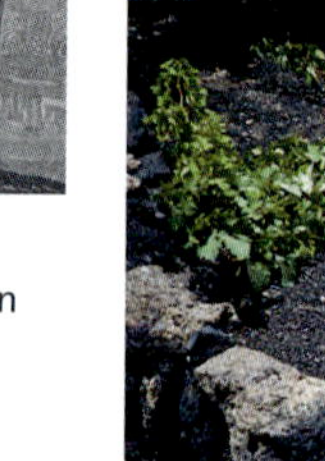

Rotwein-Erotik. (*Im Garten der Armida*, Illustration von John Collier, *Kunstblatt*)

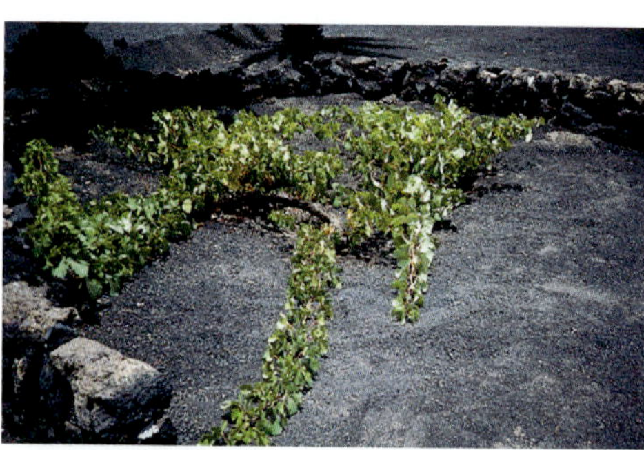

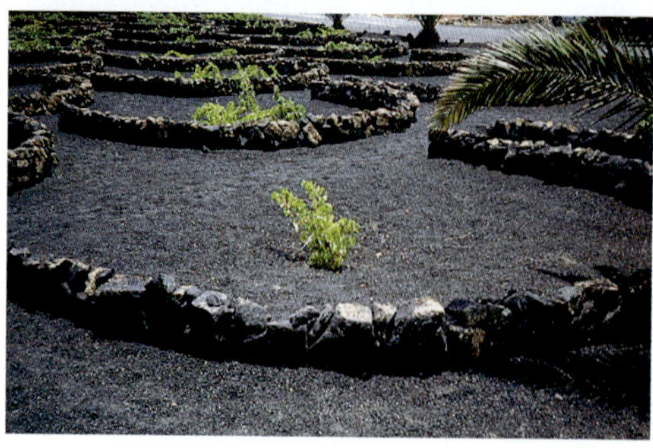

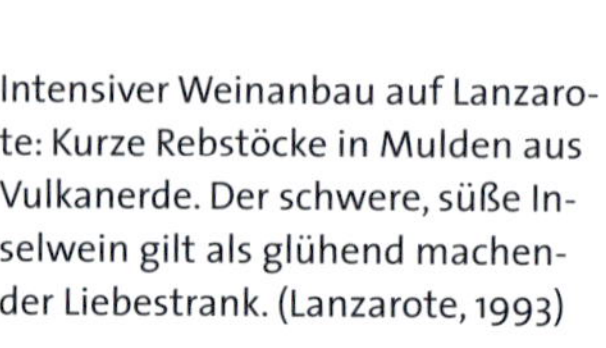

Intensiver Weinanbau auf Lanzarote: Kurze Rebstöcke in Mulden aus Vulkanerde. Der schwere, süße Inselwein gilt als glühend machender Liebestrank. (Lanzarote, 1993)

Inhaltsstoffe

In Rotwein entdeckte man Anandamid, das »Glückshormon«, den endogenen, also körpereigenen Neurotransmitter, der sich an den THC-Rezeptor bindet und die gleiche Funktion hat wie das exogene THC, der Hauptwirkstoff des **Hanfs** (vgl. **Kakao**).

Literatur

Emboden, William A.
1977 »Dionysus as a Shaman and Wine as a Magical Drug«, *Journal of Psychedelic Drugs* 9(3): 187–192.

Hagenow, Gerd
1982 *Aus dem Weingarten der Antike*, Mainz: Philipp von Zabern.

Hamdorf, Friedrich Wilhelm
1986 *Dionysos-Bacchus: Kult und Wandlungen des Weingottes*, München: Callwey.

Hehn, Victor
1992 *Olive, Wein und Feige: Kulturhistorische Skizzen*, Frankfurt/M.: Insel.

Köhnlechner, Manfred
1978 *Heilkräfte des Weines*, München: Knaur.

Lesko, Leonard H.
1978 *King Tut's Wine Cellar*, Berkeley: B. C. Scribe Publications.

Lussi, Kurt
2002 »Charles Baudelaire und ›Der Wein der Liebenden‹«, in: *Quattro. Beilage zum Willisauer Boten* vom 11. 4. 2002: 18–21.

Murray, Oswyn (Hg.)
1990 *Sympotica: A Symposium on the Symposion*, Oxford: Clarendon Press.

Otto, Walter F.
1933 *Dionysos: Mythos und Kultus*, Frankfurt/M.: Vittorio Klostermann.

Ruck, Carl A. P.
1982 »The Wild and the Cultivated: Wine in Euripides' *Bacchae*«, *Journal of Ethnopharmacology* 5: 231–270.

Schultze, Rudolf
1867 *Geschichte des Weins und der Trinkgelage*, Berlin (Sändig Reprint 1984).

Weeber, Karl-Wilhelm
1993 *Die Weinkultur der Römer*, Zürich: Artemis & Winkler.

705 In China nimmt man von *Polygonum multiflorum* Thunb., Polygonaceae die Wurzeln alleine oder in kombinierten **Lenzmittel** ein. Wurzeln und Kraut von *Polygonatum viviparum* L. isst man in China als Aphrodisiaka.

Weinbergschnecke

Helix pomatia L. 1758, Helicidae (Eigentliche Schnirkelschnecken)

Andere Namen

Cochlea terrestris limax (lat.), Deckelschnecke, Escargot (frz.), Grundschneck, Irdische Schnecke, Kriecherschnecke, Roman snail (engl.), Schneck

Weinbergschnecken gelten als aphrodisische Speise. Vermutlich trug auf magisch-symbolischer Ebene sowohl ihr Paarungsverhalten als auch das überdauernde Gehäuse zu ihrem Ruf als Liebesmittel bei.

Die landbewohnenden **Schnecken** hatten seit eh und je eine spezielle Beziehung zum **Wein**; sie leben gerne im Weinberg, daher auch ihr Name. Auch zu ihrem Genuss beim aphrodisischen Mahl trinkt man meist einen kühlen, leichten Weißwein. Als Liebesmittel werden Weinbergschnecken meist als erotische **Speise** genossen. Man nutzte sie auch als Zutat zu **Liebestränke**n.

Weinbergschnecken werden durch hermaphroditische Liebe gezeugt, das heißt, die hermaphroditischen Schnecken befruchten sich gegenseitig in schleimiger Verschmelzung, wie die **Nacktschnecken**. Wegen ihres suggestiven Paarungsverhaltens gelten sie wohl als Liebesmittel.

Die Weinbergschnecke ist seit der Steinzeit ein weibliches Attribut. Ihre Schalen (vgl. **Conchylien**) waren häufig Bestandteil von rituellen Frauenkostümen[706] und den Gewändern von Priesterinnen, die im Dienst einer Liebes- und Fruchtbarkeitsgöttin stehen. Ihre Gehäuse überdauern das Tier und galten daher als Symbol der Wiedergeburt, des sich erneuernden Lebens. Man vermutet sogar, dass die Venus von Willendorf eine Haube, besetzt mit den Schalen von Weinbergschnecken, trägt.

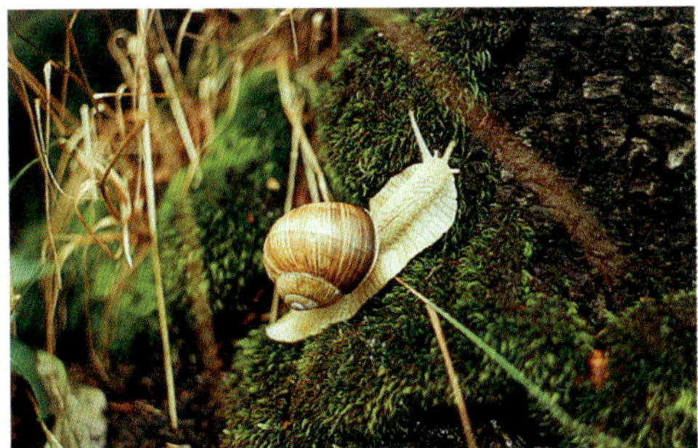

Eine Weinbergschnecke *(Helix pomatia)* mit ausgefahrenen Stielaugen, von denen eins gleichzeitig als Penis fungiert. (Jura, Schweiz, 1998)

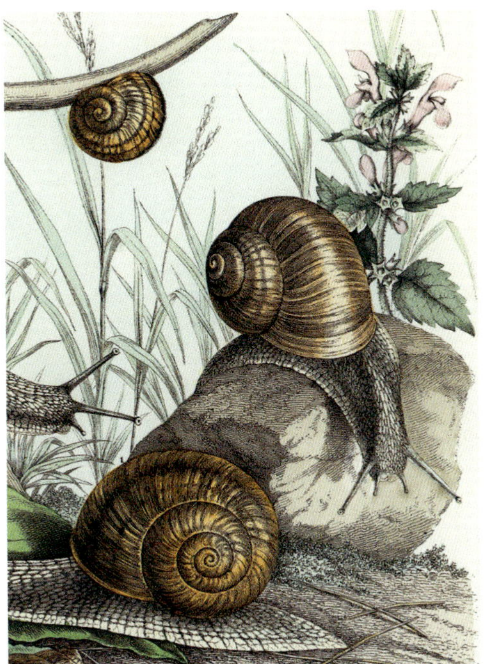

Weinbergschnecken (*Helix pomatia*). (Kolorierter Druck, 1860)

Die Weinbergschnecke inspirierte auch Künstler zu erotischen Kunstwerken.

Inhaltsstoffe

Einen aphrodisischen Wirkstoff hat man bisher in der Weinbergschnecke nicht gefunden, wahrscheinlich hat aber noch niemand zielgerichtet danach gesucht.

Literatur

Kilias, G.

1995 *Die Weinbergschnecke*, Magdeburg: Westarp Wissenschaften (Die Neue Brehm-Bücherei, 563).

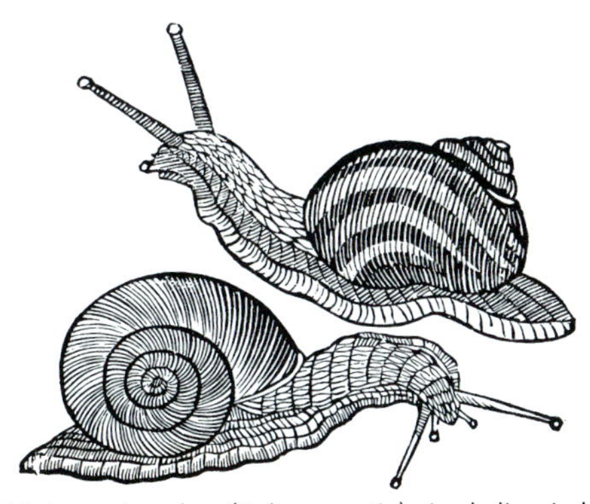

Weinbergschnecken *(Helix pomatia)*, eine kulinarische Spezialität mit aphrodisischem Ruf. (Holzschnitt aus Gesner 1670*)

»Die Liebhaber wollen ihnen zwar allerhand Kräffte zuschreiben, und soll der Gebrauch der Schnecken nicht nur Venerem stimulieren, sondern man will auch denjenigen, der die lebendigen in Frantz-Wein ersauffen lässet und genießet, selbiges Jahr vom Fieber frey halten.« (*Frauenzimmer-Lexicon*, 1715)

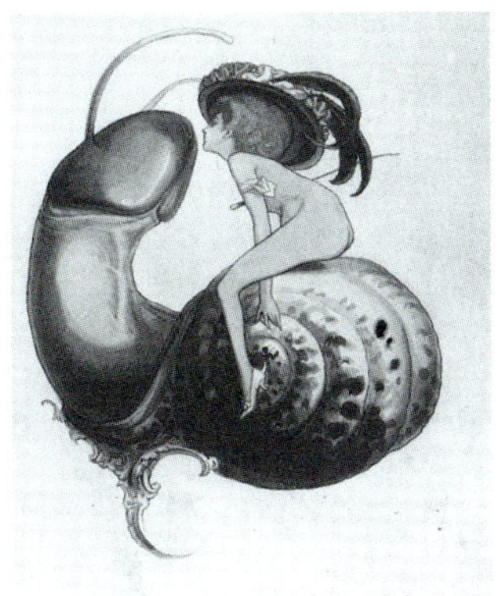

Franz von Bayros (1866–1924), »Der süsse Schneck« (um 1900). (Postkarte Erotic Art Museum, Hamburg, © 1992)

706 Auch in der alemannischen Fasnacht (im Elztal) im Breisgauer Raum gibt es mit Weinbergschnecken besetzte Hauben. Sie werden allerdings von Männern getragen.

»Als Zauberkraut bekannt, soll Wermut bei Liebeskummer helfen und Hexen und Teufel verjagen.« (SCHÖPF 1986: 155*)

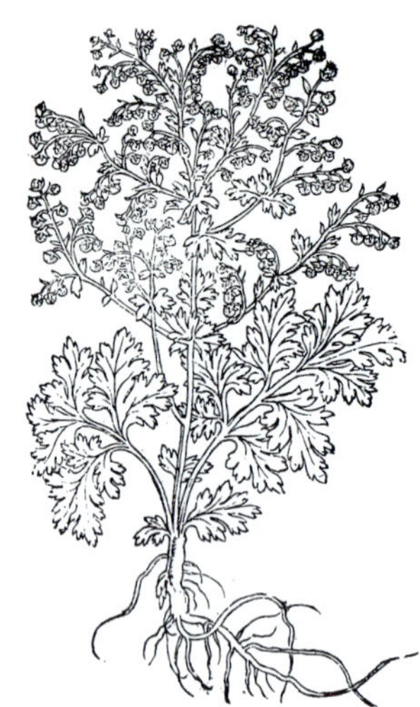

Wermut (*Artemisia absinthium*) ist ein wichtiges Mittel in der europäischen Volksmedizin, speziell in der Ethnogynäkologie. Er diente auch als magischer Schutz vor Behexung, speziell der Russalkinnen (Elfen). (Holzschnitt aus FUCHS 1545: 2*)

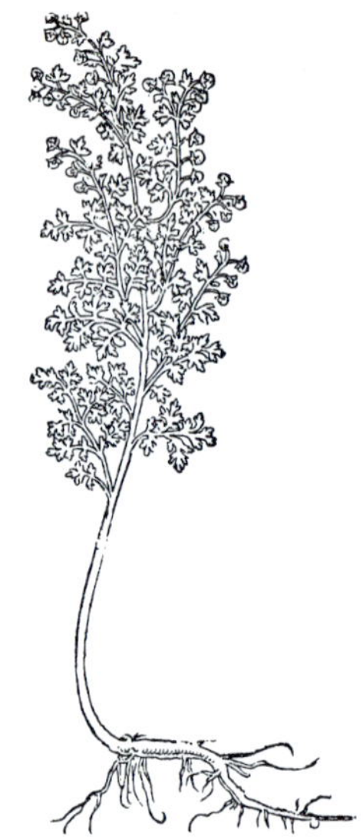

Der Pontische Wermut (*Artemisia pontica* L.) wächst im östlichen Mittelmeerraum und in Kleinasien. Er wurde wie der Gemeine Wermut als Aphrodisiakum, Volksheilmittel und Zutat zum Absinth benutzt. (Holzschnitt aus FUCHS 1545: 3*)

Wermut

Artemisia absinthium L., Compositae (Korbblütler)
syn. *Absinthium majus* GEOFFR., *Absinthium officinale* LAM., *Absinthium vulgare* LAM.

Andere Namen

Absint-alsem (ndl.), Absinth, Absinthe (frz.), Absinthium vulgare (lat.), Absinthkraut, Agenco, Ajenjo, Ajenjo común (span.), Ambrosia (altgriech.), Apsinthos, Artenheil, Assenzio vero (ital.), Bitterals, Bitterer Beifuß, Bitterkraut, Botrys, Bun meje, Common wormwood (engl.), Eberreis, Echter Wermut, Elsenkraut, Gemeiner Wermüt, Gengibre verde (span. »Grüner Ingwer«), Gottvergiss, Grabekraut, Grande absinthe (frz.), Green muse (engl.), Grüne Fee, Heilbitter, Hierba santa (span. »heiliges Kraut«), La fée verte (frz. »Grüne Fee«), Magenraut, Mottenstock, Ölde, Rîhân (arab.), Sage of the glaciers (engl.), Schweizertee, Wermôd (Saxon), Wermuda, Wermuth, Wermutkraut, Wermutpflanze, Wirmat, Wormod (altengl.), Wormod, Wormwood, Wurmkraut, Würmerkraut

Als Liebesmittel hat der Wermut in erster Linie Bedeutung in seiner Zubereitung als Absinth-Schnaps und durch die pharmakologische Wirkung seines ätherischen Öls.

Der Wermut war der Geburtsgöttin Artemis oder Diana heilig und diente in der Antike und im Mittelalter als Abtreibungsmittel (BRØNDEGAARD 1972; vgl. KRUSE 1996). Deshalb wurde auch der **Absinth**, der aus dem Wermut destillierte Schnaps, verboten, weil mit ihm illegale Abtreibungen herbeigeführt wurden. Die Blätter des Wermut dienten früher als bitteres **Bier**gewürz und wurden auch in **Wein** angesetzt. Wermuttee ist in erster Linie ein hervorragendes Magenmittel.

Im Altertum waren besonders der Wermut, der Beifuß (*Artemisia vulgaris* L.) und verwandte Arten (vgl. **Eberraute**) unter dem Namen *Artemisia*, der sich von der Göttin Artemis, der Schwester des Heilgottes Apollon (vgl. **Bilsenkraut**), ableitet, bekannt[707]. Das griechische Wort *artemisisa* bedeutet »Unversehrtheit« – ein Hinweis auf die Unverwundbarkeit der Göttin, die als Herrin der wilden Tiere wie eine Mischung aus Amazone, Hexe und Schamanin wirkt (VERNANT 1988). Artemis wurde im alten Griechenland als Schutzgöttin der Jungfrauen verehrt, im alten Orient als Herrin der Amazonen betrachtet und in der italienischen Renaissance zur Hexengöttin Diana dämonisiert. Im Frühjahr zur Zeit des Vollmonds gab es ekstatisch-orgiastische Feste, die zu Ehren der Göttin gehalten wurden. Dabei verspeiste man die Göttin symbolisch in Form von Wermut und Beifuß: »Aus Lakonien sind uns anlässlich gewisser kultischer Begehungen zu Ehren der Artemis in ihrer Eigenschaft als Göttin des Wachstums und der Fruchtbarkeit obszöne Riten und Tänze, Travestien und Maskenbräuche bezeugt. Männer trugen hässliche Weibermasken, und Frauen banden sich Phallen vor. Zum Kult gehörten auch obszöne Anspielungen und Gesten – kurzum, es herrschte eine orgiastische Atmosphäre von beinahe ›dionysischem‹ Zuschnitt« (GINA 1994: 89). Vermutlich handelte es sich um Mysterien- und Fruchtbarkeitsriten.[708]

Gebrauch

Im Mittelalter galt Wermut besonders als magisches Schutzmittel vor angehexter Impotenz (WEDECK 1961: 252*; vgl. SELIGMANN 1996: 288f.*). Man trank auch ein Krautextrakt als Aphrodisiakum, wie **Kräutertees** aus Feldeberraute (*Artemisia campestris* L.), der **Eberraute** oder aus dem gewöhnlichen Beifuß.[709]

Bis in die Gegenwart erhielten sich in der Innerschweiz einige alkoholische Rezepturen für **Liebestränke** mit Wermut, zum Beispiel der Grünbitter (LUSSI 1998: 93f.).

Grünbitter, ein Innerschweizer Liebestrank

In einen Liter Bauernträsch (bis zu 80%iger **Apfel**- und **Birnen**trester) kommt eine Hand voll der folgenden Kräutermischung:

Spitzwegerich
(*Plantago lanceolata* L.) vgl. **Wegerich**
Brennnessel
(*Urtica dioica* L.)
Pfefferminze
(*Mentha X piperita* L.) vgl. **Minzen**
Wermut
(*Artemisia absinthium*)
Salbei
(*Salvia officinalis* L.) vgl. **Muskatellersalbei**
Aronenkraut

707 Es gab noch eine weitere »Artemispflanze«, die *Artemidion* hieß: der auf Kreta bis heute als Aphrodisiakum verwendete Diptam (*Origanum dictamnus* L., Labiatae). Artemidion trug den schönen Beinamen *Labrum veneris*, »Bad der Venus«, denselben Beinamen wie die Kardendistel (*Dipsacus sylvestris* HUDS., syn. *Dipsacus fullonum* L.; Dipsacaceae; siehe **Disteln**).
708 »Der Gebrauch psychedelischer Artemisia-Zubereitungen – synergistisch kombiniert mit der Einwirkung der Mondkräfte – konnte leicht die ekstatischen und orgiastischen Riten der Artemis hervorrufen« (ALBERT-PUELO 1978: 68).
709 »Die Samen der *Artemisia keiskiana*, einem chinesischem Kraut, besitzen den Ruf, männliche Impotenz und Ausbleiben der Regelblutung (Amenorrhöe) zu heilen« (STARK 1984: 28*).

(*Arum maculatum* L.) vgl. **Drachenwurz**
Zitronenmelisse
(*Melissa officinalis* L.) vgl. **Badezusätze**

Von der Minze, dem Wermut und dem Aronenkraut (= Aronstab) im Verhältnis zu den anderen Kräutern jeweils nur ein »wenig«.

Die Kräuter sollten im Frühling gesammelt und am besten frisch eingelegt werden. Sie bleiben für drei bis vier Wochen im Träsch (Trester). Dann werden sie entfernt. Der Auszug wird mit Zuckerwasser (700 g bis 1 kg Zucker in einem Liter Wasser auflösen) nach persönlichem Geschmack gemischt (LUSSI 1998: 94).

Wermutkraut kann pur oder in **Rauchmischungen** geraucht oder als **Räucherwerk**, etwa als Räucherbündel, geräuchert werden. Das Kraut wirkt beim Rauchen im Vergleich zum **Absinth** sehr milde; es erzeugt nur eine schwache Euphorie.

Inhaltsstoffe

Wermut enthält viele Bitterstoffe (0,15 bis 0,4%; hauptsächlich vom Typ der Sesquiterpenlactone, wie Absinthin) und 0,2 bis 1,5% **ätherisches Öl**, das reich an Thujon ist. Die vier Hauptbestandteile des ätherischen Öls sind (+)-Thujon (= α-Thujon), cis-Epoxyocimen, trans-Sabinylacetat und Chrysanthenylacetat (FROHNE 1989). Wermut bildet verschiedene Chemotypen aus; daher kann die Zusammensetzung des ätherischen Öls stark variieren. Je nach Herkunft des Krauts kann einer der vier Hauptbestandteile dominieren. Dabei herrscht in Höhenlagen bis zu 1000 Meter das (+)-Thujon vor (PROKSCH und WISSINGER-GRÄFENHAHN 1992: 360). Thujon hat eine ähnliche molekulare Symmetrie wie der **Hanf**-Hauptwirkstoff THC. Auch pharmakologisch hat Thujon, das chemisch nahe mit Kampfer und Pinen verwandt ist, eine sehr ähnliche Wirkung wie THC (CASTILLO et al. 1975).

Neben dem ätherischen Öl enthält das Kraut Sesquiterpenlactone, Glykoside des Kämpferols, Gerbstoffe und Quercetin (PROKSCH und WISSINGER-GRÄFENHAHN 1992: 361).

Bezugsquellen

Wermutkraut (Absinthii herba, Herba Absinthii; DAB 9) gibt es im Kräuterhandel und in Apotheken. Das ätherische Öl erhält man im Duftstoffhandel, Wermutkraut und eine Auswahl von Absinthschnäpsen bei Elixier®.

Literatur

ALBERT-PUELO, Michael
1978 »Mythobotany, Pharmacology, and Chemistry of Thujone-Containing Plants and Derivatives«, *Economic Botany* 32: 65–74.

BRØNDEGAARD, V. J.
1972 »Artemisia in der gynäkologischen Volksmedizin«, *Ethnomedizin* II, 1/2: 3–16.

CASTILLO, J.D., M. ANDERSON und G.M RUBBOTON
1975 »Marijuana, Absinthe and the Central Nervous System«, *Nature* 253: 365–366.

FROHNE, Dietrich
1989 »Wermutkraut«, in: Max WICHTL (Hg.), *Teedrogen*, Stuttgart: WVG, S. 528–531.

GINA, Leo Maria
1994 *Heilige Leidenschaften: Mythen, Kulte und Mysterien*, München: Kösel.

KRUSE, Britta-Juliane
1996 *Verborgene Heilkünste: Geschichte der Frauenmedizin im Spätmittelalter*, Berlin und New York: Walter de Gruyter.

LUSSI, Kurt
1998 »Innerschweizer Liebestränke: Eine Sammlung 'vergessener' Rezepte«, *Jahrbuch für Ethnomedizin und Bewußtseinsforschung* 5(1996): 79–97.

PROKSCH, Peter und Ulrike WISSINGER-GRÄFENHAHN
1992 »Artemisia«, in: *Hagers Handbuch der pharmazeutischen Praxis* (5. Aufl.), Berlin: Springer, Bd. 4: 357–377.

VERNANT, Jean-Pierre
1988 *Tod in den Augen – Figuren des Anderen im griechischen Altertum: Artemis und Gorgo*, Frankfurt/M.: Fischer.

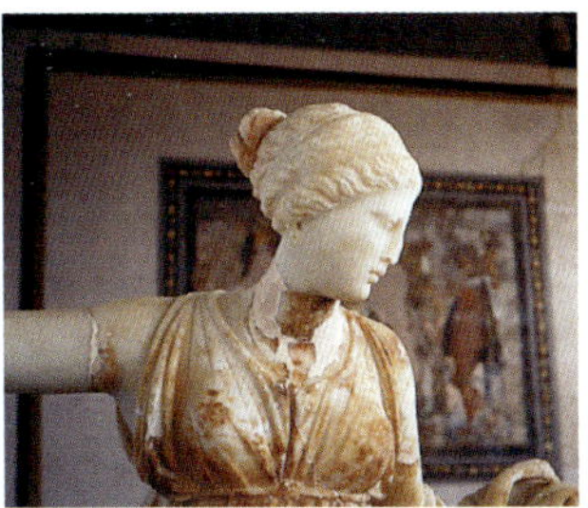

Der Wermut und andere *Artemisia* spp. sind der Geburtsgöttin Artemis, die als Zwillingsschwester von Apollon auf der Kykladeninsel Delos geboren wurde, heilig. (Artemis von Delos, antike Skulptur, 4. Jh. v. u. Z, Museum von Delos, Griechenland)

Winden

Convolvulaceae (Windengewächse)

»Die Sache mit der Nomenklatur ist speziell bei den Convolvulaceen oder Windengewächsen insgesamt etwas kompliziert« (SCHUBERT 1986: 34) – daher folgen die aphrodisisch relevanten Arten im Text.

Viele Windengewächse bilden psychoaktiv wirksame Samen aus, die von Indianern zu schamanischen und aphrodisischen Zwecken geschluckt werden.

Windengewächse aus der Familie Convolvulaceae gibt es auf der ganzen Welt. Sie verzieren mit ihren wunderschönen Blüten die Wege und Waldränder, Strände und Hecken. In der viktorianischen Kunst[710] werden sie mit Erotik und Anderswelten assoziiert. So tanzen Feen unter blühenden Winden (*Calonyction*, *Ipomoea violacea*, *Convolvulus tricolor*) um phallische **Pilze** (MAAS et al. 1997*).

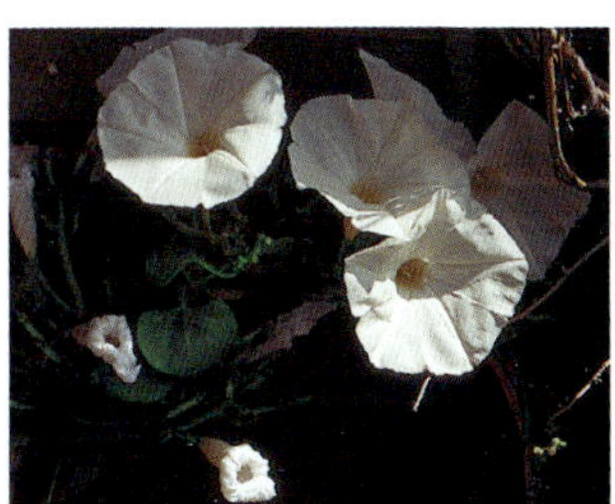

»Perlenpforte«: Die *Pearly Gates* genannte Kultursippe der Prunkwinde *(Ipomoea violacea)* in weißer Blüte. (Ibiza, Spanien, 6/2001)

710 Windengewächse waren »sozusagen altenglischer Volksbesitz«. So wurden *Convolvulus tricolor* und *Convolvulus purpureus* bereits 1629 vom englischen Botaniker James Parkinson eingeführt (SCHUBERT 1986: 34). Aus ihnen entstanden bis heute unzählige Hybride.

Eine Frau in erotischer Bereitschaft, zusammen mit einer Winde (*Ipomoea* sp.). (Farbholzschnitt [Shunga] von Keisai Eisen, aus: *Shunshoku hana no shizuku*, »Triefende Blumen in Frühlingsfarben«, Bd. 2, 1. Abb.)

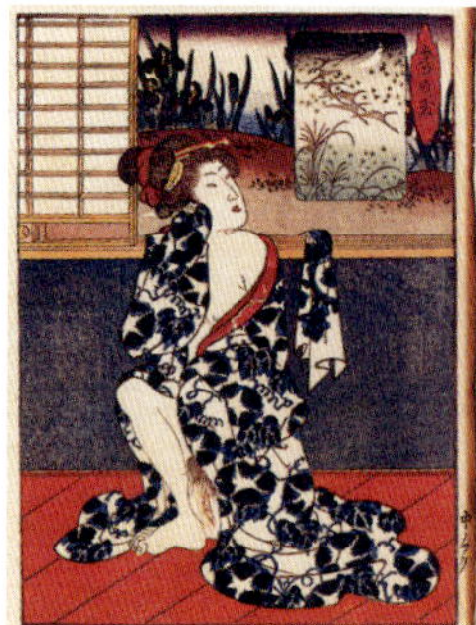

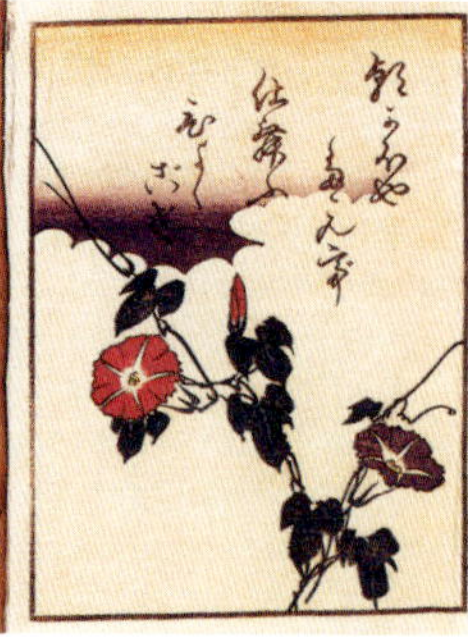

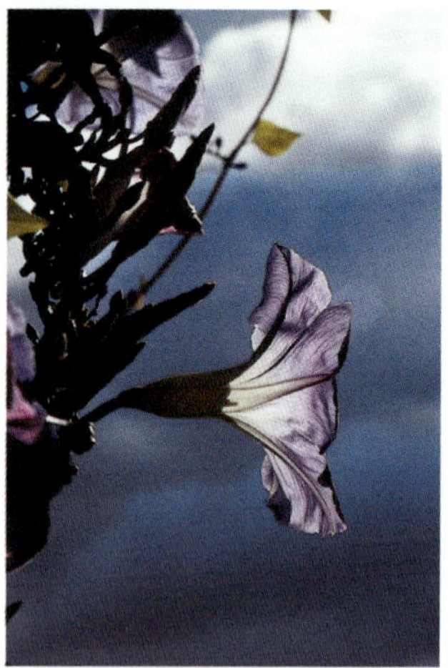

Die *Heavenly Blue* genannte Kultursippe der Prunkwinde (*Ipomoea violacea*) in Blüte. (Hamburg, Deutschland, 7/1993)

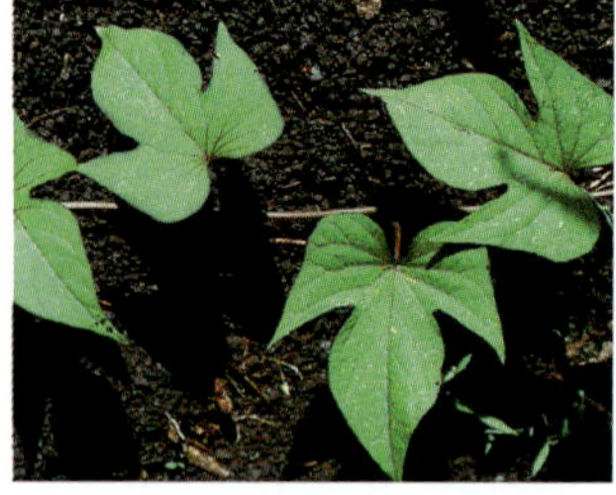

U le' iis. Die Blattranke der Süßkartoffel (*Ipomoea batatas*). (Naha', Chiapas, Mexiko, 9/1981)

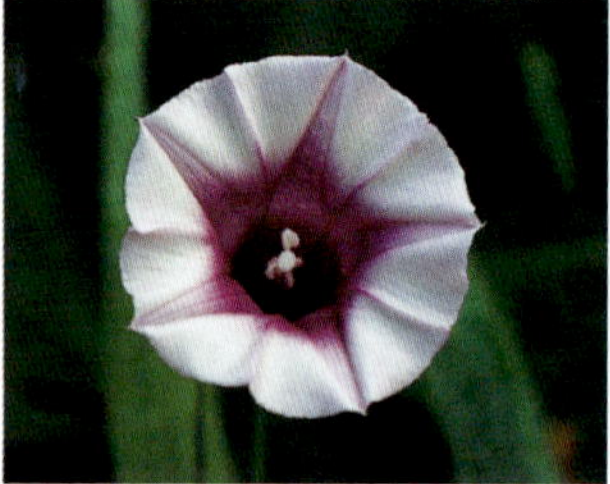

Die Blüte der Süßkartoffel (*Ipomoea batatas*). (Naha', Chiapas, Mexiko, 2/1996)

Manche dieser Winden bilden Samen mit **LSD**-ähnlichen Wirkstoffen aus, so etwa die Hawaiianische **Holzrose** (*Argyreia nervosa*) oder die indische **Lakshmana**-Ranke (*Calonyction muricatum*).

Am berühmtesten sind die mexikanischen Windengewächse, die von alters her von den Indianern als Zaubermittel, Medizin und Aphrodisiaka verwendet werden (Ololiuqui, Tlitlitzin).

Morning Glory (*Ipomoea violacea*)

Die ursprünglich im mexikanischen Regenwald heimische Violette Trichterwinde (*Ipomoea violacea* L., syn. *Ipomoea tricolor, Pharbitis violacea*), auch bekannt unter den Namen Morning Glory, Prunkwinde oder Tlitliltzin (aztekisch »die heiligen Schwarzen [Samen]«), ist zu einer international beliebten Garten- und Kulturpflanze geworden. Es gibt unzählige Züchtungen, Kreuzungen und Variationen, die auch in Deutschland kultiviert werden. Die Samen der unterschiedlichen Varietäten gibt es im Pflanzenhandel.

Die mexikanischen Indianer sehen in den Samen der Morning Glory eine Gottheit, die zu ihnen spricht, wenn sie die Samen essen. Meist schlucken Schamanen oder Seher die kleinen, schwarzen Samen, um in hellsichtige Zustände zu geraten oder mit den Göttern zu kommunizieren. In Mais**bier** trinkt man sie als Aphrodisiaka. Die Samen werden auch in geringerer Menge zur Behandlung von Frauenleiden und gynäkologischen Problemen eingesetzt.

Die Samen müssen vor dem Gebrauch fein zermahlen werden, sonst verlassen sie den Körper ungenutzt wieder. Die Schale ist sehr hart und unverdaulich. 30 bis 100 Samen gelten als aphrodisierend, 300 Samen als schamanische Dosis.

Die Samen enthalten verschiedene, mit **LSD** verwandte Lysergsäurederivate: (+)-Lysergsäureamid, (+)-Isolysergsäureamid, Lysergsäurehydroxyethylamid, Chanoclavin, Elymoclavin und Ergometrin. Die Wirkstoffkonzentration kann je nach Standort der Pflanze und Züchtung erheblich variieren (ROTH et al. 1994: 428*). Der Gehalt an Chanoclavin ist in den noch jungen Samen sehr hoch, nimmt aber bei der Reifung zugunsten von Lysergsäureamid ab (GRÖGER 1963). Die kultivierten Sorten Heavenly Blue, Pearly Gates, Summer Skies, Blue Star, Flying Saucers, Wedding Bells enthalten allesamt psychoaktive Alkaloide (DER MADEROSIAN und YOUNGKEN 1966).

Japanische Winde (*Ipomoea hederacea*)

Die Japanische Winde (*Ipomoea hederacea* JACQ., syn. *Convolvulus hederaceus* var. *beta* L., *C. hederaceus* var. *eta* L., *C. trilobus* MACH., *Ipomoea barbigera* SWEET, *I. coerulea* ROXB., *I. dersertorum* HOUSE, *I. punctata* PERS., *I. scabra* GMEL., *I. triloba* THUNB., *Pharbitis hederacea* [L.] CHOISY.) heißt auf Japanisch *asagau*, »Morgenblume«. Sie wird in Asien als Aphrodisiakum angesehen und taucht deswegen gelegentlich in der erotischen Kunst Japans auf (MARHENKE und MAY 1995: 49*). In Japan gilt diese Winde als »Geschwister« des **Stechapfel**s *(Datura metel)*.

Sie hat behaarte Samenblätter und bildet Kapseln mit 4 bis 6 Samen aus. Die Samen spielen eine gewisse Rolle als pharmazeutische Rohdrogen (Pharbitidis semen, Kaladana) für Kalanaharze. In ihnen wurden Ergotalkaloide nachgewiesen (ABOU-CHAR 1970, VEIT 1993: 535).

In pakistanischen Samen wurden die Alkaloide Lysergol, Chanoclavin, Penniclavin, Isopenniclavin und Elymoclavin gefunden (ASOLKAR et al. 1992: 372*).

Rivea hypocrateriformis

In Indien wird eine mit Ololiuqui nah verwandte Art, *Rivea hypocrateriformis* (DESR.) CHOISY, Guwal-kakri, Kidura, Mustakeerai, Pailwa-arak oder Phang genannt; ihre Blätter werden als Aphrodisiakum in Form eines Dekokts eingenommen (JAIN 1991: 155*).

Die Santal geben Frauen, die an sexueller Schwäche leiden, eine Mischung aus den Dekokten der Ban-pui-Wurzel (*Rivea hypocrateriformis*) und Schwarzem **Pfeffer** (3 : 2) zu trinken. Indische Stammesvölker rauchen die getrockneten, pul-

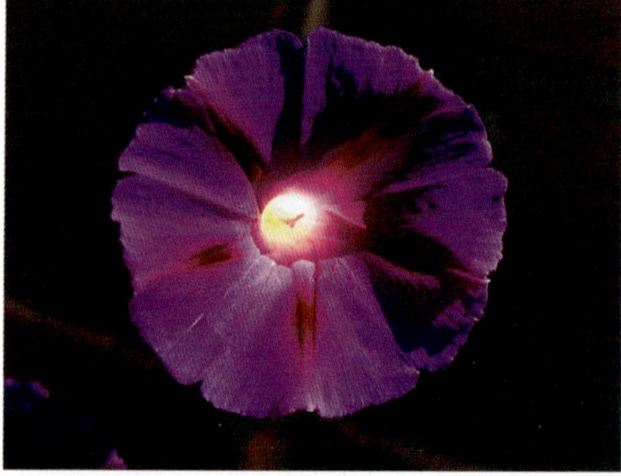

Die Blüte der Morning Glory genannten Winde (*Ipomoea violacea*).

Winden, die als Entheogen und/oder Aphrodisiakum kulturell genutzt werden:

Asagau	*Ipomoea hederacea*	Samen
Ban-pui-Wurzel	*Rivea hypocrateriformis*	Blätter, Wurzel
Borrachera	*Ipomoea carnea*	Samen
Große Holzrose	*Merremmia tuberosa*	Samen[711]
Holzrose	*Argyreia nervosa*	Samen
Lakshmana	*Calonyction muricatum*	Wurzel
Ololiuqui	*Turbina corymbosa*[712]	Samen, **Honig**
Palo Santo	*Ipomoea* spp.	
Prunkwinde	*Ipomoea violacea*	Samen
Shankhapuspi	*Evolvulus alsinoides* L.	Afrika: Latex; Indien: Wurzel[713]
Süßkartoffel	*Ipomoea batatas* L.	Knolle
Vidari	*Ipomoea digitata*[714]	Knollen (vgl. **Ginseng**)
Xkontikin	*Ipomoea* sp.	Samen

Xkontikin, Samenkapsel einer *Ipomoea* sp., die in Yucatán von den Maya als Frauenheilmittel verwendet wird. (Pixoy, Yucatán, Mexiko, 1981)

verisierten Samen zur Erzeugung von Halluzinationen (PAL und JAIN 1998: 223*).

Bezugsquellen

Diverse Windenarten erhältlich bei der Blumenschule®.

Literatur

ABOU-CHAR, C. I.
1970 »Alkaloids of an *Ipomoea* Seed Known as Kaladana in Pakistan«, *Nature* 225: 663.

ALMEIDA FALCÃO, Joaquim Inácio de
1971 »Convolvulaceae do Amazonas«, *Acta Amazônica* 1(1): 15–20.

DER MADEROSIAN, Ara
1967 »Psychotomimetic Indoles in the Convolvulaceae«, *American Journal of Pharmacology* 139: 19–26.

DER MADEROSIAN, Ara H., Anthony M. GUARINO et al.
1964 »A Uterine Stimulant Effect of Extracts of Morning Glory Seeds«, *The Psychedelic Review* 1(3): 317–323.

DER MADEROSIAN, Ara und Herbert W. YOUNGKEN, jr.
1966 »The Distribution of Indole Alkaloids Among Certain Species and Varieties of *Ipomoea, Rivea* and *Convolvulus* (Convolvulacea)«, *Lloydia* 29(1): 35.

GRÖGER, D.
1963 »Über das Vorkommen von Ergolinderivaten in *Ipomoea*-Arten«, *Flora* 153: 373–382.

INOUE, Hiromasa, Natsuki KATO und Ikuzo URITANI
1977 »4-Hydroxydehydromyopororone from Infected *Ipomoea batatas* Root Tissue«, *Phytochemistry* 16: 1063–1065.

HEIM, E., H. HEIMANN und G. LUKACS
1968 »Die psychische Wirkung der mexikanischen Droge ›Ololiuqui‹ am Menschen«, *Psychopharmacologia* (Berl.) 13: 35–48.

HOFMANN, Albert
1961 »Die Wirkstoffe der mexikanischen Zauberdroge Ololiuqui«, *Planta Medica* 9: 354–367.
1963 »The Active Principles of the Seeds of *Rivea corymbosa* and *Ipomoea violacea*«, *Botanical Museum Leaflets, Harvard University* 20: 194–212.
1964 »Mexican Witchcraft Drugs and Their Active Principles«, *Planta Medica* 12: 341–352.
1971 »The Active Principles of the Seeds of *Rivea corymbosa* [L.] HALL F. (Ololiuhqui, Badoh) and *Ipomoea tricolor* CAV. (Badoh Negro)«, in: *Homenaje a Roberto J. Weitlaner*, Mexcio: UNAM, S. 349–357.

HOFMANN, Albert und A. TSCHERTER
1960 »Isolierung von Lysergsäure-Alkaloiden aus der mexikanischen Zauberdroge Ololiuqui (*Rivea corymbosa* [L.] HALL. F.)«, *Experientia* 16: 414.

ISBELL, H. und C. W. GORODETZKY
1966 »Effects of Alkaloids of Ololiuqui in Man«, *Psychopharmacologia* (Berl.) 8: 331–339.

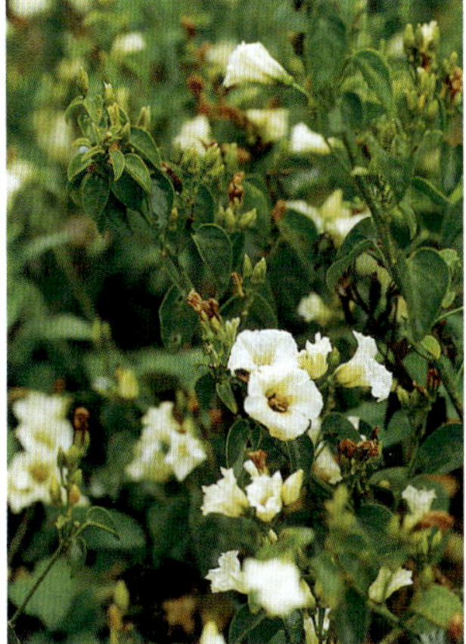

Die blühende Ololiuqui-Winde (*Turbina corymbosa*). Auch der Samen heißt auf Aztekisch Ololiuqui (wörtl. »welches Drehungen verursacht«). Er wird als Aphrodisiakum eingenommen. Der Mayaname *xtabentun* bedeutet »Edelsteinkordel« – dort führt der Same bei Schamanreisen in andere Wirklichkeiten. (Rancho Ololiuqui, Xalapa, Mexiko, 1996)

711 Die Große Holzrose (*Merremia tuberosa* [L.] RENDLE, syn. *Ipomoea tuberosa* L., *Operculina tuberosa* [L.] MEISSN.) ist in Brasilien, Westindien, im tropischen Afrika und Indien verbreitet. Sie wird in der Literatur und vor allem unter den **Ethnobotanika** oft mit der Hawaiianischen **Holzrose** (*Argyreia nervosa*) verwechselt. Zwar gelten die Samen beider Arten als Aphrodisiaka, jedoch nur die der *Argyreia* sind psychedelisch wirksam.

712 *Turbina corymbosa* (L.) RA_NESQUE [syn. *Convolvulus corymbosus* L., *Ipomoea corymbosa* (L.) ROTH, *Rivea corymbosa* (L.) HALL. f.] heißt auch Aguinaldo, Badoh (zapotekisch), Badoh blanco (»weißes Badoh«), Bejuco de San Pedro (»Ranke des hl. Petrus«), Coatlxihuitl (aztekisch »Schlangenkraut«), Coatlxoxouhqui (aztekisch »grüne/blaue Schlange«), Flor de la virgen (span. »Blume der Jungfrau«), Flor de pascua (span. »Osterblume«), Loquetico (»der Verrückte«), Nicuana-laci, Pi-too (zapotekisch), Piule, Weiße Trichterwinde, Xtabentum, Xtabentún oder Yerba de la serpiente (span. »Kraut der **Schlange**«).

713 Die Wurzel gehört zu den ayurvedischen **Vajikarana**, wird aber auch in der indischen Volksmedizin als Aphrodisiakum benutzt (JAIN 1991: 88*); andere Namen: Ankari-phul, Chatpatia, Hirankhuri, Kiriti, Medhya, Sikholi, Varnavilasini, Vishnukrant. Die Pflanze enthält das Alkaloid Evolvin, das ein starker Stimulator des respiratorischen Systems ist und pharmakologisch ähnlich wie Lobelin wirkt (ASOLKAR et al. 1992: 308*).

714 Dieser Name taucht zumeist in der Literatur auf; botanisch richtig: *Ipomoea mauritiana* JACQ. [syn. *Ipomoea digitata* auct. non L., *Ipomoea paniculata* (L.) R. BR.]; im Ayurveda ist sie ein nährendes Tonikum und Aphrodisiakum (LAD und FRAWLEY 1987: 257*).

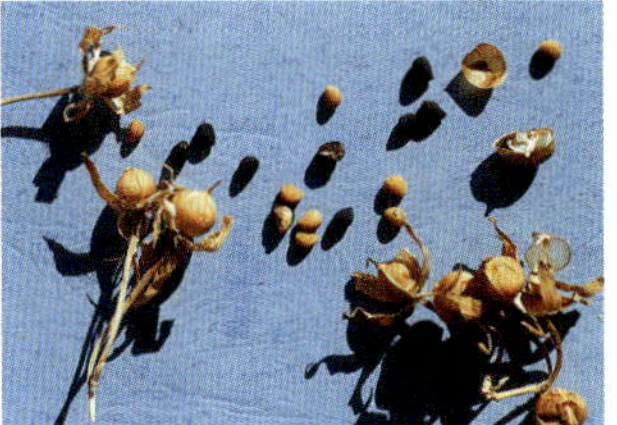

Die schwarzen Samen der auch bei uns kultivierten Winde (*Ipomoea violacea*, Variante ›*Heavenly Blue*‹) enthalten wie die ockerfarbenen Ololiuqui-Samen (*Turbina corymbosa*) LSD-ähnliche psychedelische Wirkstoffe.

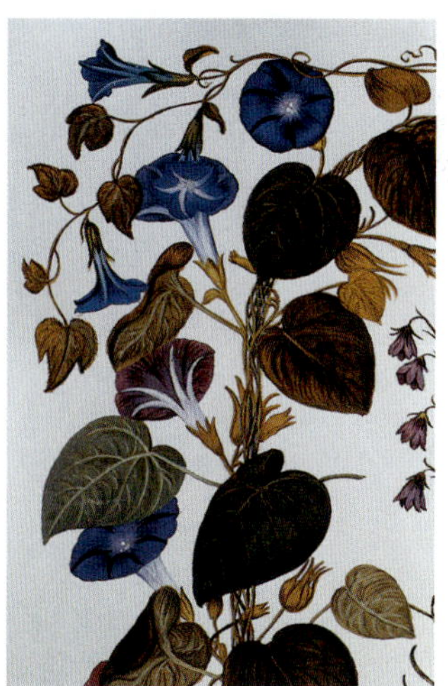

Botanische Darstellung der Prunkwinde (*Ipomoea violacea*). (Tafel aus dem *Hortus Eystettensis*, 1613)

LASCANO, C. et al.
1967 »Estudio fitoquímico de la especie psicotomimética *Ipomoea carnea*«, *Ciencias Naturales* 10: 3–15.

MACDOUGALL, Thomas
1960 »Ipomoea Tricolor: a Hallucinogenic Plant of the Zapotecs«, *Boletín del Centro de Investigaciones Antropológicas de México* 6: 61–65.

OSMOND, Humphrey
1955 »Ololiuhqui: The Ancient Aztec Narcotic«, *Journal of Mental Science* 101: 526–536.

SCHUBERT, Margot
1986 *Blumengarten*, Radolfzell: Mundus.

TYKAC, J.
1985 *Kletterpflanzen und rankende Pflanzen*, Hanau: Werner Dausien.

VEIT, Markus
1993 »Ipomoea«, in: *Hagers Handbuch der pharmazeutischen Praxis*, Berlin: Springer, Bd. 5: 534–550.

WILKINSON, R. E. et al.
1986 »Ergot Alkaloid Contents of *Ipomoea lacunosa*, *I. hederacea*, *I. trichocarpa*, and *I. purpurea* Seeds«, *Canadian Journal of Plant Science* 66: 339–343.

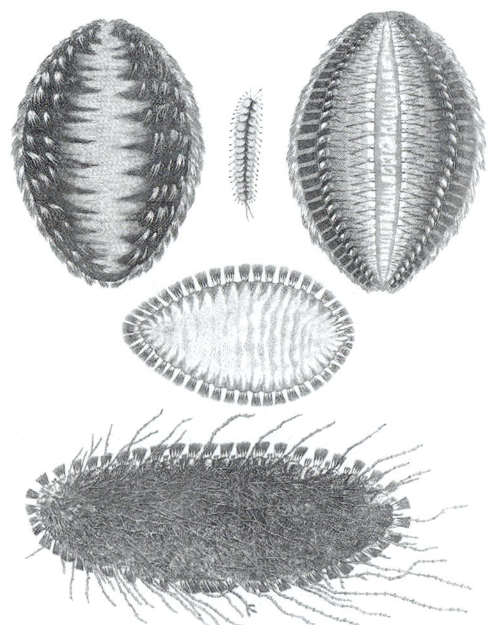

Die Liebesgöttin Aphrodite ist eine Seemaus: Der Ringelwurm *Aphrodita aculeata* lebt im Meer. (Kupferstich von J. Pass, London 1807)

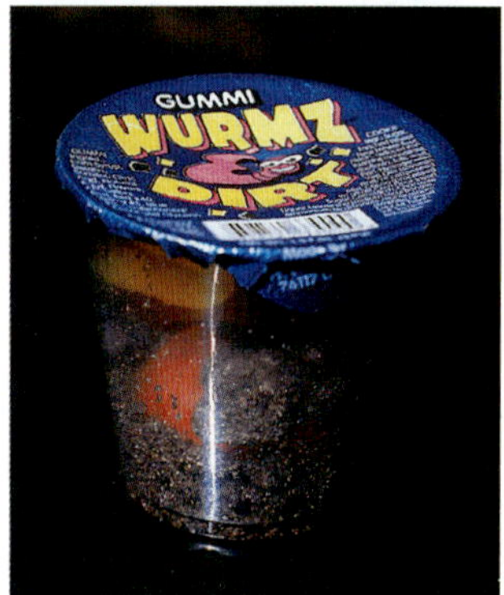

Wurmz Dirt – »Würmerscheiße«: Gummibonbons aus dem Scherzartikelhandel.

Würmer

Lumbricus, Lumbricidae (Würmer)

Seltsamerweise waren Würmer Bestandteil von Liebestränken. Merkwürdig ist auch, dass eine Seemaus mit schillernden Borsten den Namen der Liebesgöttin trägt.

»Wurm« diente früher als Bezeichnung nicht nur für die uns heute bekannten Würmer, sondern auch für **Drachen** (Lindwurm; vgl. **Nashorn**) und **Schlangen**. Zu den wichtigsten aphrodisischen Würmern gehören die **Blutegel** (siehe dort). Aber auch unser Regenwurm, »der wichtigste Wurm der Erde«, diente als Liebesmittel und war in der Vergangenheit magische Zutat zu **Liebestränken**.

Das folgende Rezept aus Guadeloupe (Französische Antillen) wird heutzutage vermutlich weniger die Liebeslust anstacheln.

Karibisches Wurm-Aphrodisiakum

Man mixe zwei Zweige Immergrün mit zwei Regenwürmern, gehacktem Pferdefleisch und einem Eigelb. Salzen, pfeffern, alles gut zerkleinern und miteinander vermischen. Dreimal täglich zwei Esslöffel davon essen.

Das Rezept soll seine potenzstärkende Kraft nur mit den entsprechenden magischen Zeremonien entfalten, die leider Geheimnis der Informantin blieben. (cme)

Seltsamerweise trägt ein zu den Ringelwürmern *(Annelida)* gehörendes, in seiner Erscheinung unverwechselbares Wesen – die Seemaus (auch Meermaus oder Meerraupe)[715] – den wissenschaftlichen Namen *Aphrodita aculeata* L.: »Ihren lateinischen Namen verdankt die Seemaus der griechischen Göttin der Schönheit und Liebe. Er ist eine Anspielung auf die prachtvoll schimmernden Borsten« (STEINBACH 1991: 206). Sie vermitteln einen Eindruck von der Pracht und dem Regenbogenglanz des magischen Gürtels der Aphrodite. Wer diesen Gürtel umgelegt bekommt, ist der Macht der Liebesgöttin ausgeliefert.

Literatur

STEINBACH, Gunter (Hg.)
1991 *Einzeller und Wirbellose*, München: Mosaik.

715 Die Meermaus (*Aphrodite aculeata* L.) wird als der Skolopender (*Sklopéndron*) des DIOSKURIDES (II, 18) gedeutet; vgl. **Hundertfüßler**.

Wurzeln

Die phallische Wurzel steckt in der weiblichen Erde, die sie nährt. Aus ihr beziehen Pflanzen ihre Lebenskraft. Daher gelten insbesondere Wurzeln weltweit als Liebesmittel.

Wurzeln sind die unterirdischen Teile von Pflanzen. Schon im frühen Altertum erkannte man in ihnen den Pflanzenteil, in dem die Lebenskraft sitzt. Deshalb hießen die ersten Kräuterheiler Rhizotomen, »Wurzelschneider«. Um das richtige Graben von Wurzeln entwickelten sich überall auf der Welt Rituale (Storl 2000). Vielen Wurzeln schreibt man seit Urzeiten aphrodisische Kräfte zu, so auch den **Karotte**n, die im Norden schlicht »Wurzeln« heißen (Kreutter 1982). Insbesondere **Alraune** und **Ginseng** gelten als Paradebeispiele aphrodisischer Wurzeln.

Viele Wurzeln dienen als erotische Amulette und **Liebeszauber** (Allermannsharnisch, **Alraune**, Maiapfel, Meisterwurz[716], **Zaunrübe**).

Gebrauch

Im alten China fasste man drei Wurzeln – Shang lu, Ginseng und Alraune – in einer Kategorie zusammen. Mit den Wurzeln von *shang lu* (*Phytolacca acinosa* Roxb. var. *esculenta* Maxim.) behandelt man in der traditionellen chinesischen Medizin Tumore, Ödeme wie auch Bronchitis und nutzt sie als Aphrodisiakum. Diese Wurzel wurde auch als Ersatz für die **Tollkirsche**nwurzel verwendet (Emboden 1986: 164*).

Wurzeln als Liebesmittel in Afrika

Mondia whitei (Hooker f.) Skeels, Periplocaceae, Ubombo, Mulondo
syn. *Tacazzea viridis* A. Chevalier ex Hutch. et Dan., *Clorocodon whitei* Hooker f.

»Die Shambaa in Tansania benutzen die Wurzeln bei Gonorrhoe: in Wasser weichen und das Gefäß schütteln, bis Schaum entsteht. Sie werden auch als Aphrodisiakum und bei Impotenz verwendet. Bei den Haya gilt die Pflanze als Uterus-Stimulans während des Gebärens (...) In Malawi ist das Wurzelpulver ein Aphrodisiakum (...) Auch in Mozambik ist die Wurzel ein Aphrodisiakum (Wurzelpulver in Suppe oder **Bier**)« (Neuwinger 1998: 740*).

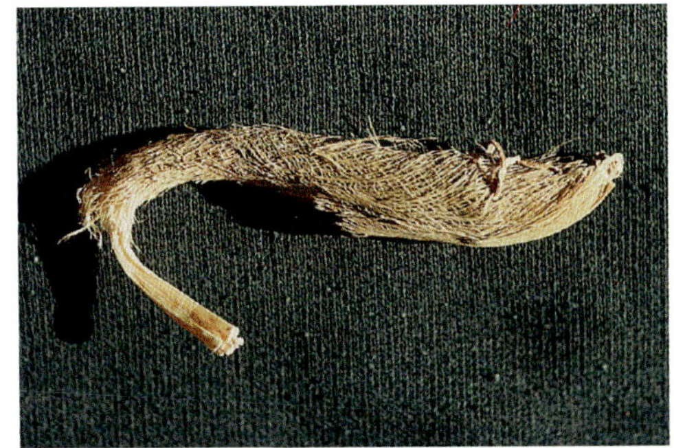

»Radix Mandragorae«, Alraunenwurzel. Unter dieser irreführenden Bezeichnung wurde die getrocknete Wurzel des Allermannsharnisch (*Allium victorialis* L., Liliaceae) in einer Basler Apotheke noch im späten 20. Jahrhundert verkauft. Früher verkauften Quacksalber und fahrende Händler die Wurzel des Zwiebelgewächses oft zu hohen Preisen als »Echte Alraune«.

Der Pflanzensaft von *Mondia whitei* hat einen starken Cumaringeruch (siehe **Cumarindrogen**); »Dilling fand das flüchtige Öl der Wurzeln mit cumarinähnlichen Stoffen pharmakologisch sehr aktiv« (Neuwinger 1998: 740*).

Inhaltsstoffe

Die Wurzeln enthalten rund 0,25% p-Methoxysalicylaldehyd, etwas Saponin, reichlich Glykoside mit 2-Desoxyzuckern, Cardenolide, Glukose, Indolalkaloide.

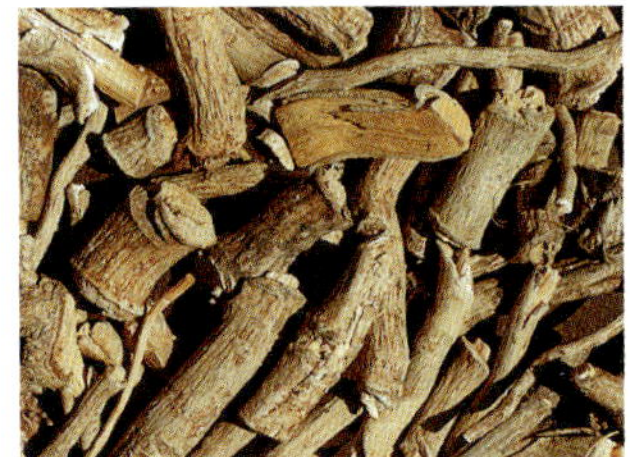

Die Wurzeln des afrikanischen kletternden Halbstrauchs *Mondia whitei* werden als Aphrodisiaka gekaut, pulverisiert geschluckt oder in Bier getrunken.

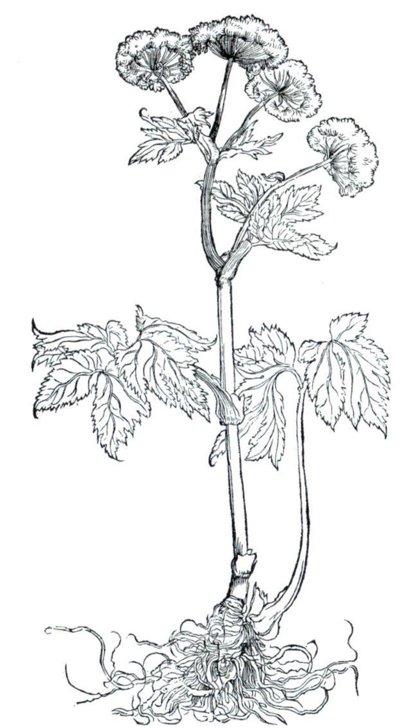

Die Meisterwurz (*Peucedanum ostruthium*) galt früher als der Meister aller Wurzeln. (Holzschnitt aus Brunfels 1532*)

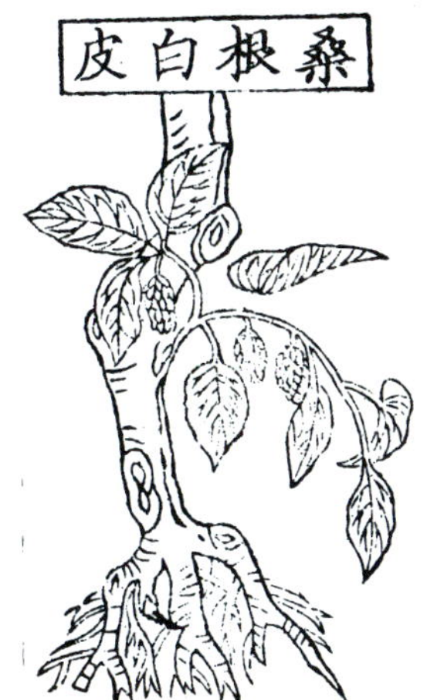

Die Wurzelrinde des Maulbeerbaums *(sang-ken pai-p'i)* als aphrodisische Droge in der traditionellen chinesischen Medizin. (Aus dem *Ch'ung-hsiu cheng-ho pen-ts'ao*)

716 Die Meisterwurz (*Peucedanum ostruthium* [L.] W. D. J. Koch, syn. *Imperatoria ostruthium* L., Umbelliferae) war das berühmte »**Amulett** des Paracelsus« (Vonarburg 2001). Die Japanische Meisterwurz oder Fang-kuei (*Peucedanum japonicum* Thunb.) war ein psychoaktives Zaubermittel (Li 1978). In China wird die verwandte Art *Peucedanum decursivum* (Miq.) Maxim. *qian hu* genannt, wörtl. »vor den Barbaren«. Die Wurzel wird als Aphrodisiakum eingenommen oder als Zutat für Lenzmittel genutzt. Sie enthält Decusin, Nodakenin, Spongesterol, **ätherisches Öl** und Mannitol (Bensky und Gamble 1986: 254f.*).

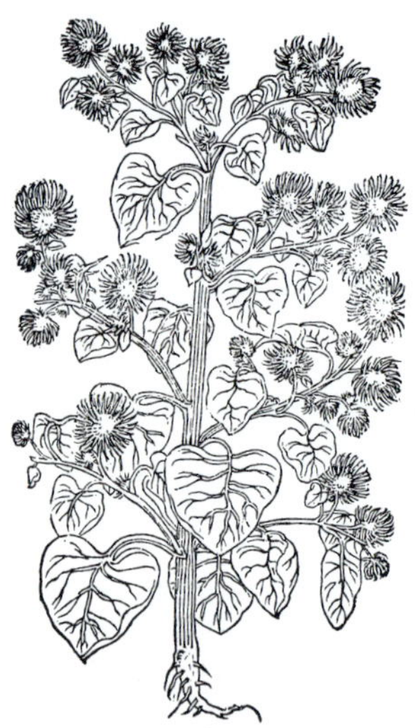

Die Klette (*Arctium lappa*) hat Früchte mit Widerhaken, die wie Kletten an der Kleidung kleben bleiben. So stellt man sich auch die aphrodisierende Wirkung der Klette vor. In Japan werden Klettenwurzeln wie Karotten gekocht und unters Essen gemischt: »Sie macht den Mann stark«! (Holzschnitt aus Fuchs 1545: 41*)

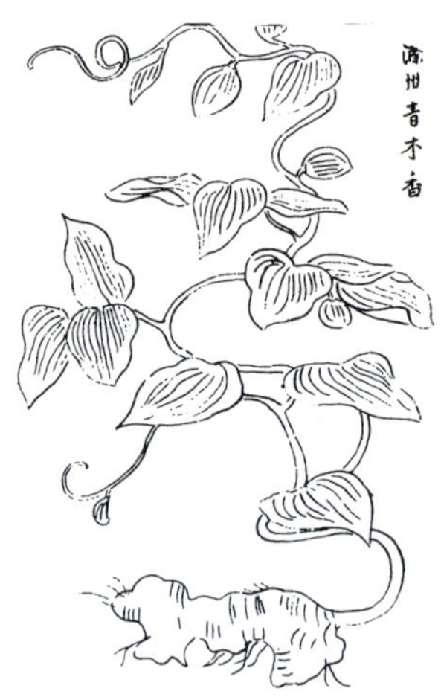

Ch'ing-mu-hsiang. Die Wurzelknolle der Osterluzei (*Aristolochia* sp.) wird in der traditionellen chinesischen Medizin benutzt. (Aus dem *Shao-hsing pen-ts'ao*)

Die Schwarze Nieswurz oder Christrose (*Helleborus niger* L., Ranunculaceae) gehört zu den von altgriechischen Rhizotomen bevorzugten Wurzeln. In Europa aß man früher die Blätter als Aphrodisiakum. (Hamburg, Deutschland, 4/1996)

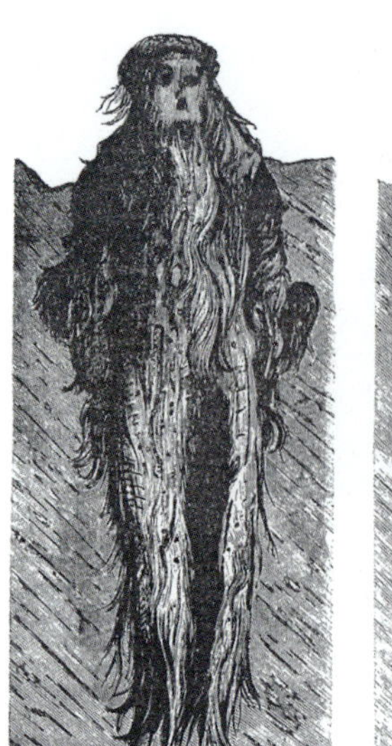

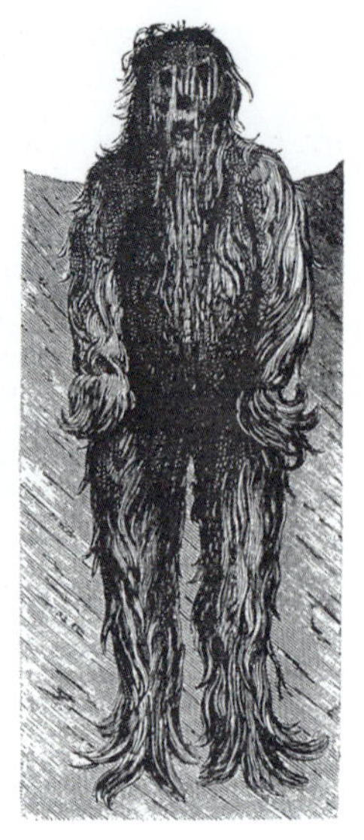

Europäische Zauberwurzeln mit liebesfördernden Eigenschaften: links Siegwurz oder Allermannsharnisch *(Allium victorialis)*, rechts Mandragora oder Alraunwurzel *(Mandragora officinarum)*. (Illustrationen aus Gessmann o. J.: 83, 59*)

Bezugsquellen

Mondia wird im ethnobotanischen Handel angeboten (etwa von Sensatonics®, Berlin).

Viele Wurzeln kaut man als Liebesmittel (wie **Süßholz**). Auf den Antillen sind es die Wurzeln von *Didymopanax morototoni*. In Afrika sind beliebte aphrodisische Kauwurzeln *Guiera senegalensis, Gymnosporia senegalensis, Imperata cylindrica* (L.) Raeusch., Graminae. Dort werden die Wurzeln des Gambia-Mahagoni oder Acajou Cailcedrat (*Khaya senegalensis* [Desr.] A. Juss., Meliaceae) nicht nur gekaut, sondern auch geschluckt.

Manche Wurzeln werden gezuckert oder kandiert als Aphrodisiaka gegessen: **Mannstreu**, **Stranddistel**, Klette (*Arctium lappa* L., syn. *Lappa major* Gaertn., Compositae) und Salomonssiegel (*Polygonatum odoratum* [Mill.] Druce, syn. *Convallaria polygonatum* L., *Polygonatum officinale* All., Liliaceae); »mit Zucker überzogen, reizen sie die unkeuschen Gelüst« (Hirschfeld und Linsert 1930: 171*).

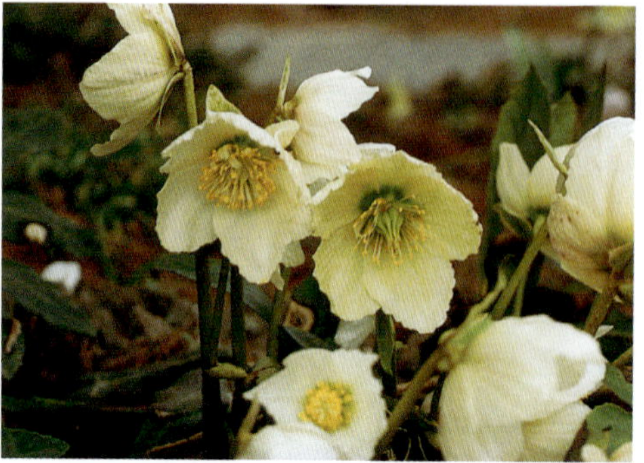

Literatur

Kreutter, Marie-Luise

1982 *Wunderkräfte der Natur*, München: Heyne.

Li, Hui-Lin

1978 »Hallucinogenic Plants in Chinese Herbals«, *Journal of Psychedelic Drugs* 10(1): 17–26.

Storl, Wolf-Dieter

2000 »Die Werkzeuge der Wurzelgräber: Elemente archaischer Pflanzensammelrituale«, in: Franz-Theo Gottwald und Christian Rätsch (Hg.), *Rituale des Heilens*, Aarau: AT Verlag, S. 91–100.

Vonarburg, Bruno

2001 »Meisterwurz, das Amulett von Paracelsus«, *Natürlich* 7/01: 58–61.

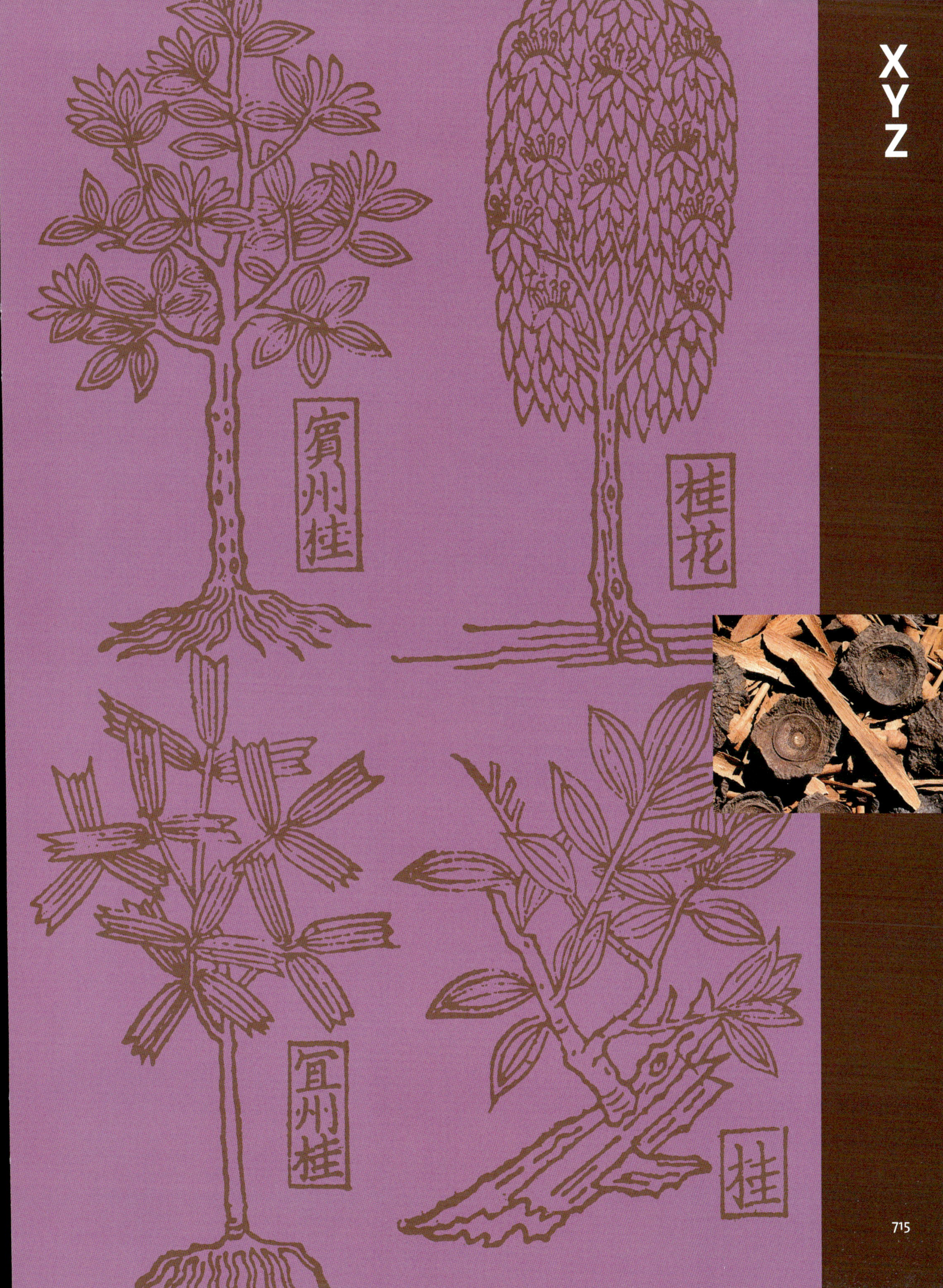
XYZ
賓州桂
桂花
宜州桂
桂

Xanthoxylon

Siehe **Zanthoxylum**

XTC

Siehe **Ecstasy**

Xylopiapfeffer

Siehe **Pfeffer**

Yams

Siehe **Hormone**

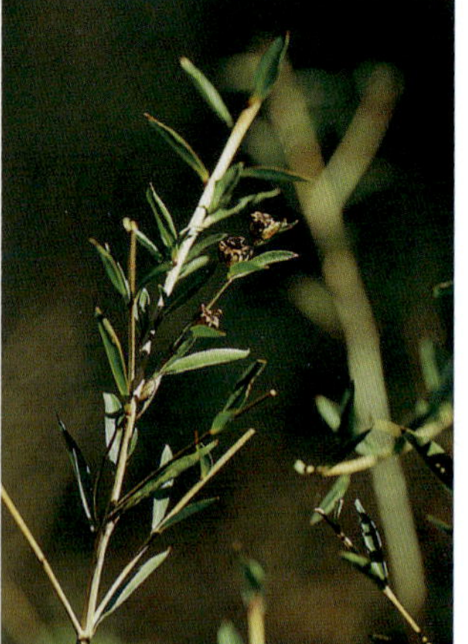

Sinicuiche. Zweig von *Heimia salicifolia*. Das Weiderichgewächs hat in Mexiko vor allem ethnogynäkologische Bedeutung und wird als Liebesmittel mit Yauhtli kombiniert.

Yauhtli

Tagetes lucida Cav., Compositae: Asteraceae (Korbblütler); Tribus Helecieae

Andere Namen

Anisillo, Aniskraut, Hierba anis (span.), Hierba de nubes (span. »Wolkenkraut«), Pericón, Tagète (frz.), Yahutli, Yerbanis, Yyahitl, Yyauhtli

Das kleine Kraut aus der Verwandtschaft der Studentenblume (*Tagetes erecta* L.) hat in Mexiko von alters her rituelle Bedeutung und wird bis heute als erotisches Stimulans genossen.

Der aztekische Name für diese *Tagetes*-Art, die als rituelles Räuchermittel benutzt wurde, lautet *yyauhtli* (andere Schreibweise *yyahitl*); das Wort leitet sich von *ujana*, »Weihrauch, der beim Opfern geräuchert wird«, ab (Siegel et al. 1977: 20). Der Name Yauhtli wird gewöhnlich als »Wolkenpflanze« übersetzt, wobei sich die »Wolken« auf die Wolken am Himmel oder die vom **Räucherwerk**[717] aufsteigenden Rauchschwaden beziehen. Denn der Rauch verbindet die Erde, in der die

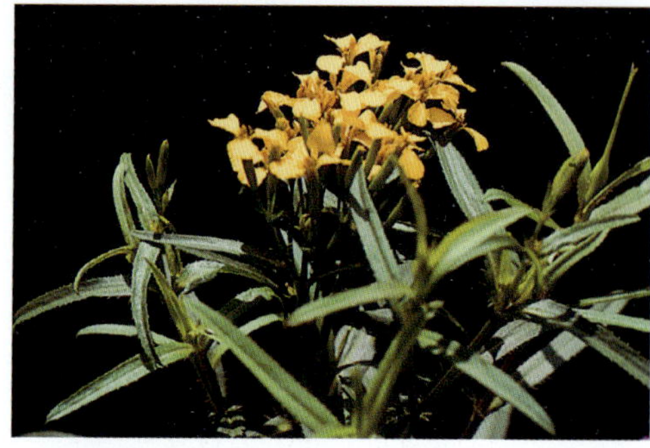

Yauhtli, die Wolkenpflanze. Das blühende Kraut von *Tagetes lucida*. Bündel des getrockneten Krauts werden in Tempeln, Verwaltungsgebäuden und an heiligen Orten als Opfergaben abgelegt.

Pflanze wächst, mit dem Himmel, wohin sie ihre Botschaft an die Götter trägt.

Im heutigen Mexiko wird die Wolkenpflanze gewöhnlich *pericón* genannt. Das Wort leitet sich von *perico* ab. Laut Wörterbuch (*Pons Großwörterbuch für Experten und Universitäten*, 2001, S. 632) hat das Wort vier Bedeutungen: »Sittich«, »Nachttopf«, »(großer) **Spargel**« und »Koks« (= **Kokain**). In Mexiko ist ein *pericón* ein Draufgänger, ein Erotomane und Partylöwe. Dass er von sexuellen Gelüsten angetrieben wird, muss man kaum erwähnen.

Das Kraut *pericón* macht zwar nicht aus jedem Waschlappen einen Hengst, aber zum Sex reizt es allemal. Schon der spanische Arzt Fernando Hernandez schrieb in seinem kolonialzeitlichen Werk über die *Tagetes*, dass sie die geschlechtliche Begierde anreize und die »Verrückten« erleichtere.

Gebrauch

Das Yauhtlikraut wird aufgegossen, ausgekocht oder zu einer Paste verrieben. Auf mexikanischen Märkten werden Bündel des frischen oder getrockneten blühenden Krauts – meist unter dem Namen *pericón* – angeboten; es wird entweder als aromatisches, anisähnliches **Gewürz** zur Speisebereitung (etwa zum Würzen von Maisspeisen), als Heilmittel oder als Ritualpflanze benutzt (Bye und Linaris 1983: 6f.). Zur sexuellen Stimulierung trinkt man einen Tee[718]. Der aromatische Tee (Aufguss eines Bündels) aus *Tagetes lucida* hat nach 2 bis 3 Tassen eine stark stimulierende Wirkung (Neher 1968: 321).

Das getrocknete Yauhtlikraut wird seit vorspanischer Zeit pur oder in **Rauchmischungen** als

717 Die Azteken streuten ein Pulver aus der *yauhtli* genannten *Tagetes lucida* den Kriegsgefangenen, die durch Verbrennen geopfert werden sollten, ins Gesicht, damit sie sich betäubt ihrem Schicksal überließen. Viele mexikanische Indianer verbrennen heute noch das getrocknete Kraut von *Tagetes lucida* als **Räucherstoff** an ihren Hausaltären oder bei öffentlichen Zeremonien (Neher 1968: 322).

718 In Mexiko nimmt man die zerdrückten Blätter oder den aus dem Kraut von *Tagetes erecta* gepressten Saft mit Wasser, Wein oder Pulque (vgl. **Tequila**) vermischt als Aphrodisiakum ein (Neher 1968: 318).

Aphrodisiakum geraucht. Die Blätter und Blüten von Yauhtli werden in Zigaretten aus Maishülsen geraucht. Die Huicholindianer der Sierra Madre (Mexiko) nennen *Tagetes lucida* entweder *tumutsáli* oder seltener *yahutli* und rauchen das getrocknete Kraut pur oder zu gleichen Teilen vermischt mit den Blättern vom Bauern**tabak** (*Nicotiana rustica*). Diese Rauchmischung wird oft im Zusammenhang mit der Einnahme von **Peyote** oder *tesquino* beziehungsweise *nawa* (Mais-**Bier**) oder selbst gebranntem *cí* oder *sotól* (Kaktus**schnaps**; vgl. **Tequila**) geraucht. Diese Kombinationen sollen lebhafte Halluzinationen bewirken (SIEGEL et al. 1977: 20) und können die Effekte von **Stimulanzien** (speziell von **Kokain**) verstärken.

Als Liebesmittel wird Yauhtli gerne mit Sinicuiche (*Heimia salicifolia* [HBK.] LINK et OTTO, Lythraceae) kombiniert (MALONE und ROTHER 1994). So sollen unfruchtbare Frauen ein Bad, bereitet aus Yauhtli, Sinicuiche, **Rosmarin** und Lavendel (*Lavandula angustifolia* MILL.; syn. *Lavandula officinalis* CHAIX), nehmen (vgl. **Badezusätze**). Bleibt eine Frau kinderlos, soll sie Yauhtli als **Kräutertee** trinken, und zwar ausgekocht aus Sinicuiche-Zweigen[719], *cuatecomate* (*Crescentia alata* HBK.) und Maisgriffel (Härchen der Maiskolben).

Inhaltsstoffe

Yauhtli enthält ein stark riechendes **ätherisches Öl**. *Tagetes lucida* und *Tagetes erecta* enthalten salvinorinartige Substanzen, deren Struktur noch nicht ganz aufgeklärt werden konnte. Daneben kommen Thiophenverbindungen, wie α-Terthienyl, vor (ROTH et al. 1994: 689*). Beim Trocknen des Yauhtlikrautes wird ein starker Cumarinduft frei (vgl. **Cumarindrogen**).

Bezugsquellen

In Mexiko auf jedem Markt, im ethnobotanischen Handel als Räucherstoff sowie bei Anbietern wie Sensatonics®. Pflanzen bietet die Blumenschule® an, getrocknete Blätter von *Tagetes lucida* Conscious Dreams®.

Literatur

BYE, Robert A. und Edelmira LINARIS
1983 »The Role of Plants Found in the Mexican Markets and Their Importance in Ethnobotanical Studies«, *Journal of Ethnobiology* 3(1): 1–13.

FERRARO, Matilde
1955 »Las species Argentinas del genero Tagetes«, *Boletín de la Sociedad Argentina de Botánica* 6(1): 30–39.

KAPLAN, Lawrence
1960 »Historical and Ethnobotanical Aspects of Domestication in *Tagetes*«, *Economic Botany* 14: 200–202.

LEMA, William J., James W. BLANKENSHIP und Marvin H. MALONE
1986 »Prostaglandin Synthetase Inhibition by Alkaloids of *Heimia salicifolia*«, *Journal of Ethnopharmacology* 15: 161–167.

MALONE, Marvin H. und Ana ROTHER
1994 »*Heimia salicifolia:* A Phytochemical and Phytopharmacologic Review«, *Journal of Ethnopharmacology* 42: 135–159.

NEHER, Robert Trostle
1968 »The Ethnobotany of Tagetes«, *Economic Botany* 22: 317–325.

SIEGEL, Ron K., P. R. COLLINGS und José L. DIAZ
1977 »On the Use of *Tagetes lucida* and *Nicotiana rustica* as a Huichol Smoking Mixture«, *Economic Botany* 31: 16–23.

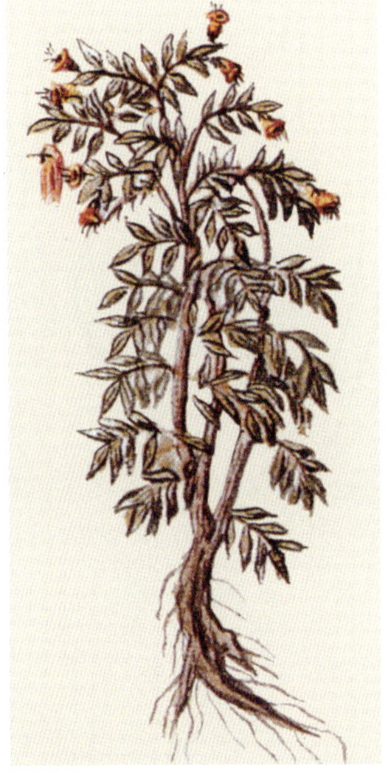

Xonecuilpatli. Diese botanische Darstellung wird aufgrund der gelben Blüten und weidenartigen Blätter als Sinicuiche (*Heimia salicifolia)* identifiziert. Laut dem Text hat die Pflanze eine zusammenziehende Kraft und ist heilsam bei Gicht und schwachen Nerven. Sie hieß auch *micuilpatli.* (Illustration aus NAVARRO 1801: 198)

Yin Yang Huo

Siehe **Horny goat weed**

Yeptiringuet

Siehe **Verbene**

Yeti

Andere Namen

Abominable snowman (engl.), Kümün göregesü (mongol.), Mi rgod (tibet.), Schneemann, Schneemensch, Snowman (engl.), Wild man (engl.), Wilder Mann

Das Fleisch und besonders die Galle des sagenumwobenen Yeti gelten als starkes Aphrodisiakum – gesetzt den Fall, man findet ihn ...

Was ist der Yeti? Eine der großen journalistischen Fragen und eine der größten Fragen der Kryptozoologie (vgl. RÄTSCH und PROBST 1985).

Hier stellt sich jedoch die Frage seiner pharmazeutischen Bedeutung. Da der Yeti in tibetischen und mongolischen Medizinlehren vorkommt, muss es etwas geben, was Yeti genannt wird und tatsächlich als Rohdroge existiert. Wo-

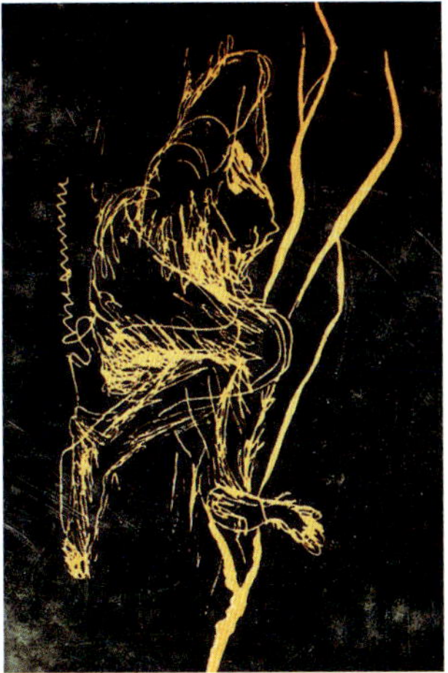

Der Yeti oder »Abscheuliche Schneemensch« auf einer Postkarte aus Nepal.

719 Die *Heimia*-Wirkstoffe haben offenbar einen Einfluss auf das Prostaglandin-**Hormon** (LEMA et al. 1986).

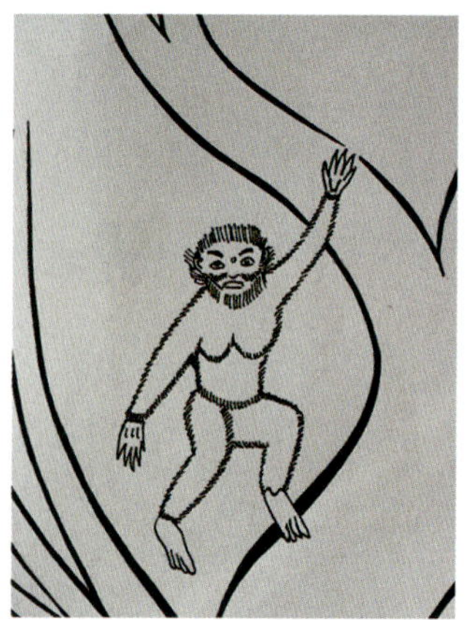

Der Yeti wird in einem mongolischen Buch über Heilmittel als Lieferant aphrodisierender Bestandteile aufgeführt. (Umzeichnung von CR)

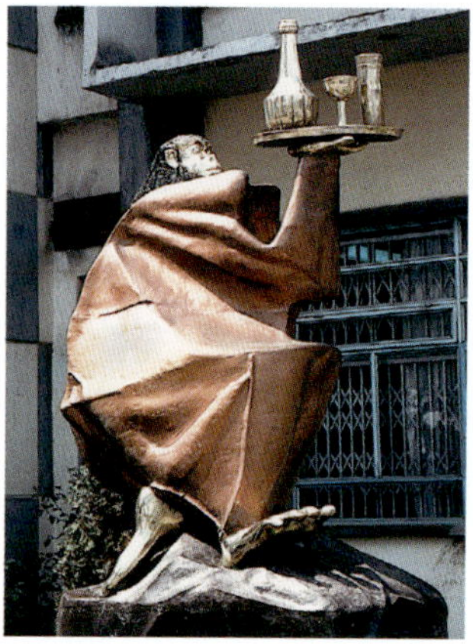

Bronzeskulptur des Yeti mit Serviertablett – Maskottchen der Fluggesellschaft Royal Nepal Airlines in Kathmandu, Nepal.

her aber stammt die Droge? Im tibetisch-mongolischen *Anatomischen Wörterbuch zur Erkennung verschiedener Krankheiten* ist der Yeti abgebildet und beschrieben (VLCEK 1959): »Der Wilde Mann ist ein Wesen aus der Familie der Bären, das in der Nähe der Berge lebt und einem Mann ähnlich sieht. Es hat sehr große Kraft. Sein Fleisch ist ein gutes Mittel gegen böse Geister, die Krankheiten verursachen« (VLCEK et al. 1960: 153).

Der berühmte Bergsteiger Reinhold Messner bestätigt (1998), dass der Yeti ein **Bär** ist. Bärenfleisch gilt als viel versprechendes Aphrodisiakum.

Literatur

MESSNER, Reinhold

1998 *Yeti – Legende und Wirklichkeit*, Frankfurt/M.: S. Fischer.

RÄTSCH, Christian und Heinz PROBST

1985 *Namaste Yeti: Geschichten vom wilden Mann*, München: Knaur.

VLCEK, Emanuel

1959 »Old literary Evidence for the Existence of the ›Snow Man‹ in Tibet and Mongolia«, *Man* 203/204: 133–134, Plate H.

VLCEK, Emanuel, Josef KOLMAS und Pavel POUCHA

1960 »Diagnosis of the ›Wild Man‹ according to Buddhist Literary Sources from Tibet, Mongolia and China«, *Man* 193/194: 153–155.

Ylang-Ylang

Cananga odorata (LAMK.) HOOK. f. et THOMS. (forma *genuina*), Annonaceae (Schuppenapfelgewächse)[720]
syn. *Canangium odoratum* BAILL., *Anona odoratissima*

Cananga odorata var. *fruticosa* (CRAIB) J. SINCL., Kradangngaa songkhlaa

Andere Namen

Cananga, Gra-dang-ngaa-tai, Ilang-Ilang, Kenanga (indones.), Kradanga, Kradang-ngaa-song-khlaa (Thai), Lan tây (vietnames.), Ylang, Ylang-Baum, Ylang-ylang, Ylang-Ylangbaum, Ylang-Ylangpflanze

Ylang-Ylang ist eine Duftpflanze, die zur Herstellung betörend erotischer Parfüms verwendet wird. Ihre Essenz gilt als sexuell stimulierendes Tonikum.

Der Name *Ylang-Ylang* stammt aus dem Tagalot, einer philippinischen Sprache, und bedeutet »Blume der Blumen«.

Das allgemein unter dem Namen Ylang-Ylang bekannte ätherische Öl ist eine der berühmtesten exotischen Essenzen. In Europa wurde Ylang-Ylang erst durch die Pariser Weltausstellung im Jahre 1878 bekannt. Seither erfreut sich das betörende Öl bei uns großer Beliebtheit; die Pflan-

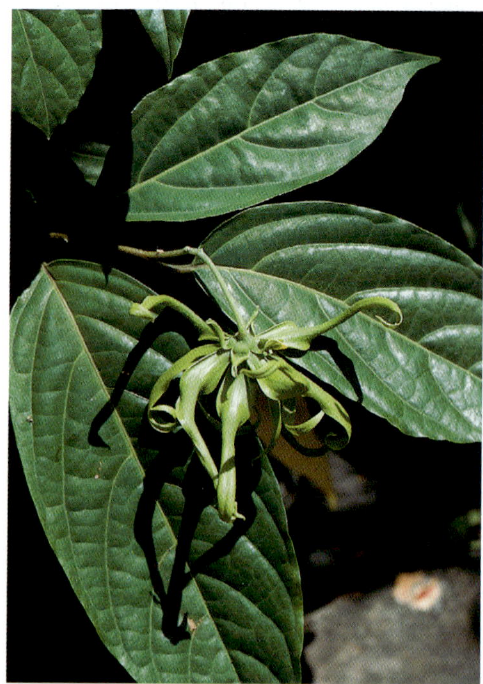

Die Scheinblüte des Ylang-Ylang-Baumes *(Cananga odorata)*. (Thailand, 1992)

720 Früher (fälschlicherweise) den Magnoliengewächsen (Magnoliaceae) zugerechnet.

ze, aus der es gewonnen wird, ist hingegen kaum bekannt. Das Öl wird durch vorsichtige Wasserdampfdestillation gewonnen. 50 kg frische Blüten liefern ein Kilo Ylang-Ylang-Öl.

Der Baum stammt von den Philippinen, dem Inselreich, das den Indischen Ozean mit dem Pazifik verbindet. Von dort hat er sich in alle tropischen Gebiete Südostasiens verbreitet. Heute ist er häufig im malaischen Archipel, auf manchen pazifischen Inseln und in Nordaustralien anzutreffen. Er wird gerne in tropischen Gärten angebaut, weil er schnell wächst und köstlich duftet. Der immergrüne Ylang-Ylang-Baum wird bis 25 m hoch, als Zierpflanze ist er jedoch meist von niedrigerem Wuchs. Er hat große, bis zu 20 cm lange, ledrig glänzende Blätter mit deutlicher Nervenstruktur. Die stark duftenden Blüten sehen mit ihren sechs langen, lanzettförmigen grün-gelblichen Blütenblättern eher wie ungewöhnliche Blätter aus. Der Baum blüht in den Tropen das ganze Jahr über und verströmt großzügig seinen intensiven Geruch.

Gebrauch

In Indonesien dienen die duftenden Blüten als Schmuck bei kultischen Tänzen. Dort parfümiert man auch schwarzen **Tee** mit den frischen Blüten. In Thailand verwendet man die Blüten beziehungsweise deren Essenz traditionell gegen Juckreiz, verdorbenen Magen, Geschwüre, Wechselfieber und andere Krankheiten sowie als sexuell stimulierendes Tonikum (Saralamp et al. 1996: 54f.*).

Ylang-Ylang-Essenz ist auch Zusatz von **Räucherwerk** und vor allem von Räucherstäbchen, etwa von Ya-hom in Thailand und von »Liebes**weihrauch**« in Byron Bay (Australien).

In Indien gilt Ylang-Ylang als »das Lieblingsöl für tantrische Rituale«, denn es soll eine stark aphrodisische Wirkung haben, erotische Gefühle stimulieren und verfeinern. Heute wird es weltweit von Paaren benutzt, die ihre Erotik rituell zelebrieren. Ob das süß riechende Öl schon in alter Zeit für tantrische Zwecke verwendet wurde, ist zwar nicht belegt, aber durchaus denkbar.

Innerlich genommen, hat es eine beruhigende, blutdrucksenkende, aphrodisische und euphorisierende Wirkung. Daher wird es medizinisch bei Schlaflosigkeit, Nervosität, Erektionsstörungen, Menstruationsbeschwerden und hohem Blutdruck eingesetzt.

In der Aromatherapie wird das inhalierte Öl eingesetzt, um Gefühle wie Hass, Eifersucht, Ignoranz, Angst, Depressionen, schlechte Laune, Lustlosigkeit, Zweifel, Unsicherheit zu überwinden. Zu diesem Zweck sollen 1 bis 3 Tropfen dreimal täglich eingenommen werden (Drury und Drury 1989: 94).

Bei Überdosierungen kann es zu Übelkeit, Kopfschmerzen und Berauschung kommen. Allerdings kann eine gewisse Berauschung (unter der Schwelle der unangenehmen Nebenwirkungen) für erotische Ziele nützlich sein.

Rezept für ein aphrodisisches Duftöl

Ein aphrodisisches Duftöl kann man aus gleichen Teilen aus echtem oder »arabischem« **Jasmin**öl, **Sandel**holzöl und Ylang-Ylang-Öl mischen. Diese Mischung eignet sich für erotische Rituale. Man kann sich damit parfümieren (Männer möglichst nicht am Hals und hinter den Ohren, denn da verströmen sie ihr »Naturparfüm«), oder man kann ein paar Tropfen auf die Duftlampe geben.

Inhaltsstoffe

Die Blüten enthalten 1,5 bis 2,5% **ätherisches Öl**, das aus Linalool, Safrol, Eugenol, Geraniol, Pinen, Cadinen und Sesquiterpenen besteht. Neben dem ätherischen Öl sind noch Liriodenin, Anonain, Roemerin, Ushinin, Canangin (= Eupolauridin) und Sampangin enthalten (Ponglux et al. 1987: 59*).

Bezugsquellen

Im Duftstoffhandel, z. B. bei Isis-Urania® und Elixier®.

Literatur

Drury, Nevill und Susan Drury
1989 *Handbuch der heilenden Öle, Aromen und Essenzen*, Durach: Windpferd.

Rätsch, Christian
1996 »Ylang-Ylang, die ›Blume der Blumen‹«, *Dao* 6/96: 68.

Yoco

Siehe **Guaraná**

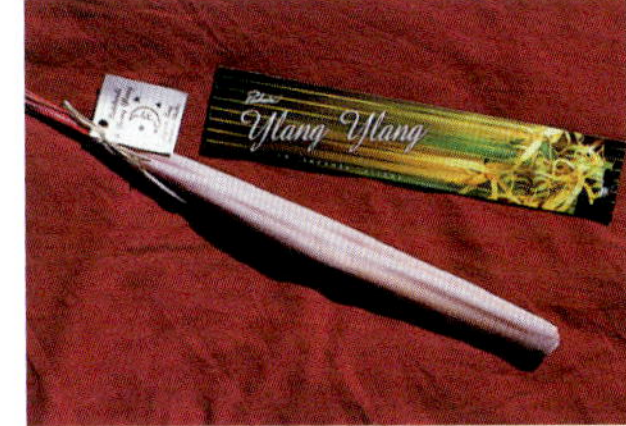

Love Incense, australische Ylang-Ylang-Räucherstäbchen aus »Hippieville« Nimbin.

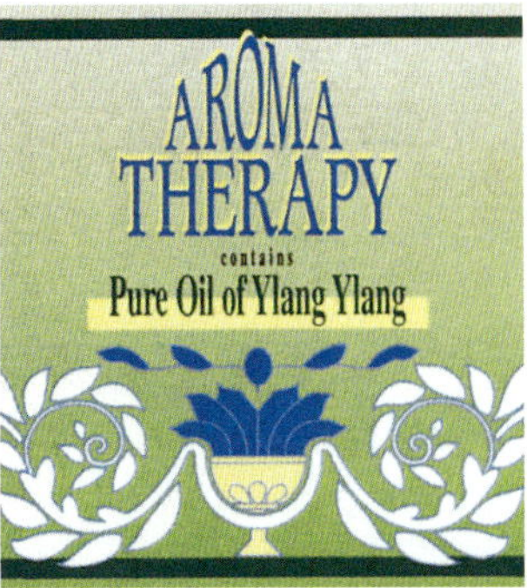

Aromatherapie mit Ylang-Ylang-Essenz: Packung eines pharmazeutischen Dufttopfes, der beim Öffnen die Ylang-Ylang-Essenz in die Luft abgibt.

»Yohimbin ist das einzige pflanzliche Aphrodisiakum, das die normale, aber auch die geschwächte (jedoch vorhandene) Potenz zuverlässig beeinflusst.« (Reger 1988: 136*)

Yohimbe

Pausinystalia yohimba (K. Schum.) Pierre ex Beille, Rubiaceae (Rötegewächse)
syn. *Corynanthe yohimba* K. Schum., *Corynanthe Johimbe* K. Schum., *Corynanthe yohimbe* K. Schum., *Pausinystalia macroceras* Kennedy non (Schum.) Pierre, *Pausinystalia johimbe* (K. Schum.) Pierre ex Beille, *Pausinys-talia yohimbe* Pierre

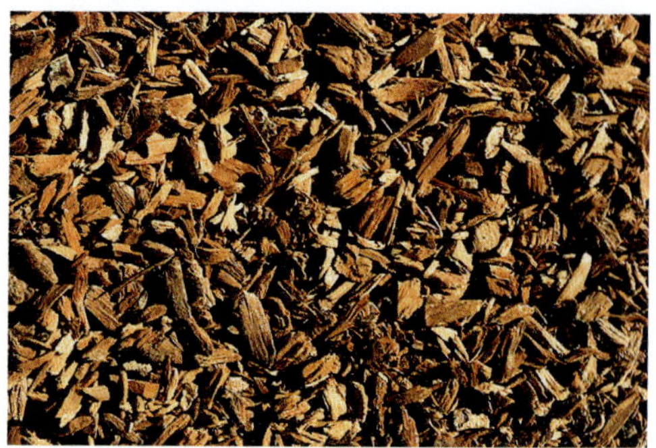

Yohimberinde (Cortex yohimbe) aus dem Apothekenhandel. Die Rinde des afrikanischen Potenzholzbaumes (*Pausinystalia yohimba*) enthält das stark auf die Genitalien wirkende, LSD-ähnliche Alkaloid Yohimbin.

Andere Namen

Johimbe, Liebesbaum, Lustholz, Njumbehoa, Pau de cabinda (portugies.), Potenzbaum, Potenzholz, Potenzrinde, Yohambine (arab.), Yohimba, Yohimbe, Yohimbé (frz.), Yohimbe tree (engl.), Yohimbebaum, Yohimbébaum, Yohimbehe, Yohimbéhé (frz.), Yohimbehon, Yohimbene, Yohimbin, Yohimbinbaum, Yohumbe, Yumbehoa

Yohimbe ist eine der wenigen Pflanzen, die als pharmakologisch wirksames Liebesmittel von der Schulmedizin anerkannt werden.

Der in Westafrika heimische Yohimbebaum heißt in Deutschland auch Liebesbaum oder **Potenzholz**. Er wird in Afrika seit Urgedenken als kräftiges Aphrodisiakum geschätzt und häufig zu diesem Zwecke verwendet. Als deutsche Matrosen Ende des 19. Jahrhunderts in Afrika den einheimischen Gebrauch beobachteten, verbreitete sich das Gerücht von der wunderbaren Wirkung der Potenzrinde schnell in alle Welt.

Seltsamerweise sind die berühmtesten Aphrodisiaka oft die unbekanntesten, dazu zählt auch Yohimbe. Es gibt praktisch keine ethnografischen Berichte über den ethnopharmakologischen Gebrauch von Yohimbe. Alle Berichte stammen aus zweiter oder dritter Hand. Auch fotografische Abbildungen des Baumes fehlen in den Publikationen nahezu gänzlich. Anscheinend gibt es nur *einen einzigen* botanischen Garten auf der Welt, der ein lebendes Exemplar besitzt (den Wünschen der Direktion folgend, werden Name und Ort hier nicht genannt). Von dort gelangte ein Same nach Australien, der geklont in Zellkulturen kleine Yohimbebäumchen hervorbrachte, die wir glücklicherweise fotografieren konnten.

Der Yohimbebaum (*Pausinystalia yohimba*) wird durch Klonen von Zellmaterial aus dem Samenmantel *(tissue culture)* vermehrt. Das Verfahren wurde in Australien entwickelt. Rechts die Yohimbeklone, links Klone vom verwandten Kratombaum (*Mitragyna speciosa*).

Forschungsgeschichte

»In dem Jahrzehnt vor der Wende unseres Jahrhunderts stellte der Leiter einer Faktorei von Woermann, Ludwig Scholz, in Kamerun fest, dass die Häuptlinge zur Erhöhung der Potenz den Aufguss einer bestimmten Rinde zu sich nahmen. Er gab Proben dieser Rinde an Dr. Heilmann, den Inhaber der Chemischen Fabrik Güstrow in Mecklenburg, welcher sie zur chemischen Untersuchung an Dr. Spiegel, Berlin, weitergab. Spiegel fand in der Rinde ein Alkaloid, dem er den Namen ›**Yohimbin**‹ gab. Nach Abschluss seiner Untersuchungen veröffentlichte Spiegel eine Arbeit über seine Ergebnisse, und andererseits meldete Heilmann die Darstellung des Yohimbins nach dem Spiegelschen Verfahren zum Patent an, ohne zu wissen, dass die Publikation Spiegels bevorstand« (Gilg und Schürhoff 1926: 199*).

Zur gleichen Zeit erhielt Professor Thoms in Berlin von einem Hamburger Importhaus Proben, in denen er ebenfalls das Yohimbin fand. Auf dem Begleitzettel zu der Probe stand, dass es sich um einen Baum von 10 bis 15 Metern Höhe handle, der einen Stammdurchmesser von einem Meter habe und der deutschen Eiche ähnlich sehe.

Die botanische Herkunft der yohimbinhaltigen Probe war umstritten. Schumann vermutete, dass es sich um ein Hundsgiftgewächs, vielleicht um eine **Tabernaemontana**, handle. Mehrere Jahre später konnte Gilg aufgrund eines Blatts die Stammpflanze als *Corynanthe* identifizieren. »Während die von Schumann mit *Corynanthe* bezeichneten Arten loculicide Früchte besitzen, stellte Pierre fest, dass die Stammpflanze der Yohimberinde septicide Früchte besitzt, und daher von der Gattung *Corynanthe* abzutrennen ist. Er stellte die neue Gattung *Pausinystalia* auf, so dass nunmehr die Stammpflanze der von den Eingeborenen Kameruns Njumbehoa, Yumbehoa oder Yohimbehe genannten Rinde als *Pausinystalia johimbe* zu bezeichnen ist« (Gilg und Schürhoff 1926: 200*).

Es ist sehr wahrscheinlich, dass es mehrere Stammpflanzen für die »Yohimberinde« gibt, Bäume, die alle Yohimbin, vielleicht in unterschiedlichen Konzentrationen, enthalten.[721] Das

721 Die Rinde zeigt bei mikroskopischer Untersuchung eine starke Ähnlichkeit zur botanisch verwandten peruanischen Chinarinde (*Cinchona officinalis* L., Rubiaceae), der man ebenfalls aphrodisische Wirkungen (auch dem Wirkstoff Chinin) zuschrieb (Hertwig 1952: 68*).

würde erklären, warum so viele Benutzer von der Yohimberinde enttäuscht waren.

Botanik

Der Yohimbebaum ist sehr leicht mit *Pausinystalia macroceras* (K. Schum.) Pierre ex Beille sowie manchen Arten der Gattung *Corynanthe* spp.[722] zu verwechseln. Die Rohdroge wird vermutlich durch die Rinde anderer *Pausinystalia*-Arten und *Corynanthe* spp. verfälscht: »Interessant ist übrigens, dass die Eingeborenen im französischen Kongo die Rinde eines Baumes als Aphrodisiakum benutzten, den sie ›Endun‹ nannten und den Pierre ›Pausinystalia trillesii‹ nannte. Auch diese Rinde enthält Yohimbin; der Baum selbst gehört wahrscheinlich zur Gattung *Corynanthe*« (Hirschfeld und Linsert 1930: 172*).

Der Yohimbebaum (*Pausinystalia yohimba*) kommt in den tropischen Wäldern von Nigeria und Kamerun sowie im Kongo vor (Hutchinson und Dalziel 1963: 112). Der an eine Eiche erinnernde, immergrüne Baum wird bis zu 30 m hoch. Er hat ovale, spitz zulaufende Blätter (7 bis 13 cm lang), büschelige Blütenstände und bildet geflügelte Samen aus. Die helle oder graubraune, 4 bis 8 mm dicke Rinde zeigt Längs- und Querrisse und ist meist stark mit Flechten bewachsen.

Gebrauch

Die Rinde des Yohimbebaumes wurde in Afrika, vor allem von Bantuvölkern, traditionell als Aphrodisiakum verwendet (Miller 1988: 142*). Möglicherweise kannten die alten Ägypter den Baum oder importierten die Rinde über Handelsbeziehungen aus Westafrika. In Kamerun schätzt man diesen Dschungelbaum schon lange als Aphrodisiakum und Stimulans (Dalziel 1937).

»Die kämpferischen Masai in Ostafrika nennen ihre ultraharte Ritual-Droge ›Motoriki‹ oder einfach ›Ol Motori‹, die Suppe. Sie wird aus der Rinde des Yohimbebaums und den Wurzeln der *Acokanthera* [sp.; eine Apocynaceae; siehe **Voacanga**] – die auch ein Pfeilgift liefern – zusammengekocht. Zu den archaischen Drogenritualen gehört fast immer ein Tieropfer. Bei den Masai wird zu solchen Anlässen ein Bulle getötet; sie fangen sein Blut in der geöffneten Wamme auf und mischen es in den fertigen Sud aus Rinde und Wurzelstücken. Der Motoriki-Trank führt zu einem epilepsieähnlichen Starrkrampf, in dem die Morani – die jungen Masai-Krieger – von furchtbaren Schreckensbildern heimgesucht werden, in denen sie Kämpfe mit Dämonen und wilden Tieren austragen. Die Horrorvisionen sind so stark, dass die Berauschten bewacht und festgehalten werden müssen, damit sie nicht sich selbst oder andere verletzen. Dennoch kommt es immer wieder zu Todesfällen durch Amokläufer oder zum Atemstillstand der Vergifteten. Wer diesen Rausch übersteht, hat vor nichts mehr Angst« (Leippe 1997: 21f.).

Yohimbe wird heute vor allem in Nordamerika, aber auch in Europa bei sexualmagischen Riten verwendet, die sich am indischen Tantra und an Techniken verschiedener Okkultisten (Aleister Crowley) orientieren. Miller (1988*) schlägt Yohimbe als Sakrament für eine »heidnische« Hochzeit vor.

Rezepte

Nur die getrocknete Yohimberinde wird benutzt. Sie kann mit **Alkohol** extrahiert (Tinktur) oder als Tee zubereitet werden.

Für einen Tee werden pro Person 6 Teelöffel Yohimberinde mit 500 mg Vitamin C 10 Minuten gekocht, dann schluckweise getrunken (nach Gottlieb 1974: 76*, Miller 1988: 143*).

Ein »starkes Potenzmittel« aus:

Yohimberinde (Cortex Yohimbe) 1 Teelöffel
Ditasamen, zerdrückt ½ Teelöffel
Colanüsse, zerbrochen 1 Teelöffel
Sarsaparillarinde (*Smilax* spp.) 1 Teelöffel

Die Zutaten werden 10 Minuten in Wasser gekocht und als Dekokt schluckweise getrunken (nach Gottlieb 1974: 81*).

Die Rinde wird auch in aphrodisischen **Rauchmischungen** verwendet (Brown und Malone 1978: 20*). In Westafrika diente oder dient sie als Zusatz zu **Iboga**[723].

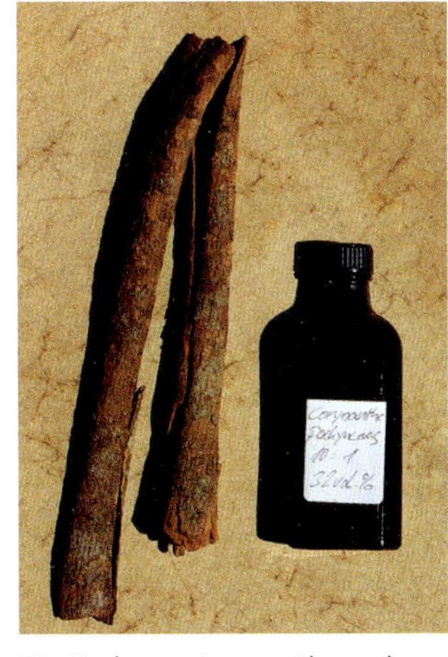

Die Rinde von *Corynanthe pachyceras* (syn. *Pseudocinchona africana* Chev., *Pausinystalia pachyceras* [K. Schum.] DW) samt einer daraus bereiteten Tinktur. Diese Rinde wird im Drogenhandel oft als Cortex Yohimbe oder Yohimberinde geliefert. Sie enthält das Indolalkaloid Yohimbin.

722 Die Gattung *Corynanthe* umfasst 5 bis 6 Arten, ist sehr eng mit *Pausinystalia yohimba* verwandt und wurde oft mit dieser verwechselt. Die kleinen Bäume kommen im tropischen Regenwald von Westafrika vor. Alle bisher untersuchten Arten (*Corynanthe pachyceras* K. Schum., *Corynanthe mayumbensis* [Good] N. Hallé) enthalten Indolalkaloide der Corynanthein-Yohimbin-Gruppe (Chaurasia 1992: 1029). In Westafrika schätzt man die Rinde als Aphrodisiakum (Chaurasia 1992: 1031, Raymond-Hamet 1937): »In der Zentralafrikanischen Republik trinkt man das Mazerat der Zweigrinde [von *Corynanthe pachyceras*] in Palmwein als Aphrodisiakum und als Wachhaltemittel. (...) Im Küstenland der VR Kongo (Mayombe) und in Gabun unterscheiden die Heilkundigen die Rinde nicht von *Pausinystalia*-Rinde (= Yohimbinlieferant); sie verwenden sie ebenfalls als Aphrodisiakum und Wachhaltemittel« (Neuwinger 1998: 781*).

723 »In Afrika lassen die schwarzen Zauberer ihre Jünger, um bei ihnen den Rausch, welcher die großen fetischistischen Einführungen vorbereiten soll, den Johimbe und den **Iboga** trinken. Man lässt den Kandidaten eine große Menge Iboga, sei es in natürlichem Zustande, sei es als Abkochung, einnehmen. Bald danach spannen sich alle seine Nerven in außergewöhnlicher Weise; ein epileptischer Wahnsinn ergreift ihn, währenddessen er unbewusst Worte ausstößt, die, wenn sie von Eingeweihten aufgegriffen werden, einen prophetischen Sinn haben und beweisen, dass der Fetisch in ihnen wohnt« (Rouhier 1986*).

»Yohimbe fördert die Blutzirkulation und hat hormonstimulierende Wirkung. Mit großer Wahrscheinlichkeit erhöht Yohimbe auch die Konzentration von Testosteron (männliches Geschlechtshormon) im Blut. Die nachgewiesene vermehrte Ausschüttung von Dopamin und Noradrenalin wird mit der Steigerung sexueller Lust in Verbindung gebracht. Auch auf den Genuss des Orgasmus hat Yohimbe positive Auswirkungen, weil das Lustzentrum stimuliert wird und die bessere Durchblutung nicht nur zu einer stärkeren Erektion führt, sondern auch die Nervenzellen sensibilisiert. Die Wirkdauer beträgt etwa zwei bis vier Stunden.« (KLERINGS und SCHMAAL 2002: 113*)

Medizinischer Gebrauch

Yohimbehaltige Präparate werden auch in der modernen Phytotherapie und westlichen Medizin zur Behandlung von Frigidität und Impotenz benutzt. Als »Stimulans für die Sexualorgane« werden als Dosis 10 Tropfen einer 1%igen Lösung genannt (BOERICKE 1992: 803*). Yohimbeextrakte werden auch in der Tiermedizin verwendet (PAHLOW 1993: 484*). In der Homöopathie gilt »Yohimbinum« als alternatives Mittel zu *Nuphar luteum*. Es »erregt die Sexualorgane, wirkt auf das Zentralnervensystem und das Atemzentrum. Ist in physiologischen Dosen ein Aphrodisiakum, aber bei allen akuten und chronischen Entzündungen der Bauchorgane kontraindiziert. Homöopathisch sollte es bei kongestiven Zuständen der Sexualorgane helfen können. Verursacht Hyperämie der Milchdrüsen und stimuliert die Milchbildung« (BOERICKE 1992: 802*).

Yohimbeextrakte werden in der pharmazeutischen Industrie zur Herstellung von Aphrodisiaka oder **Medikamente**n zur Behandlung von Impotenz verwendet. Dazu werden sie unter anderem mit **Atropin**, **Damiana**, **Brechnuss**, **Ignatiusbohne** oder **Muira-Puama** kombiniert.

Überdosierungen mit Yohimberinde können sehr unangenehm sein (SACHA RUNA und LADY SANNA 1995).

Inhaltsstoffe

Die Rinde (Cortex Yohimbe, Yohimbe cortex, Yohimbehe cortex, Yohimberinde, Yohimbeherinde, Potenzrinde) enthält als Hauptwirkstoff Yohimbin.

Die Stammrinde enthält bei Bäumen, die älter als 15 bis 20 Jahre sind, 2 bis 15% Indolalkaloide: **Yohimbin**, α-Yohimbin (= Corynanthidin, Isoyohimbin, Mesoyohimbin, Rauwolscin), β-Yohimbin (= Amsonin), Yohimbinin, Corynanthin (= Rauhimbin), Corynanthein, Dihydrocorynanthein, Alloyohimbin (= Dihydroyohimbin), Pseudoyohimbin, Tetrahydromethylcorynanthein und Ajmalicin (OLIVER-BEVER 1982: 39; PARIS und LETOUZEY 1960, POISSON 1964, ROTH et al. 1994: 544*).

Der durchschnittliche Gehalt an Yohimbin in der Handelsware (Cortex Yohimbe) liegt zwischen 1,67 und 3,4% (ROTH et al. 1994: 545*).[724] Neben den Alkaloiden enthält die Rinde Gerbsäure und einen Farbstoff (PAHLOW 1993: 484*).

Die Rinde (Pseudocinchonae africanae cortex) von *Corynanthe pachyceras* (syn. *Corynanthe macroceras* K. SCHUM., *Pausinystalia pachyceras* [K. SCHUM.] DE WILD., *Pseudocinchona africana* A. CHEV. ex E. PERROT, *Pseudocinchona pachyceras* [K. SCHUM.] A. CHEV.) enthält rund 5,8% Indolalkaloide, darunter Corynanthin (= Rauhimbin), Corynanthidin (= α-Yohimbin), Corynanthein, Dihydrocorynanthein, Corynantheidin, Corynoxein, Corynoxin und β-**Yohimbin**. Die Rinde wird im pharmazeutischen Handel oft zur Verfälschung oder als Ersatz für die echte Yohimberinde (von *Pausinystalia yohimba*) verwendet (CHAURASIA 1992, NEUWINGER 1998: 781*).

Bezugsquellen

Die Rinde (Cortex yohimbe) ist frei verkäuflich (zum Beispiel bei Conscious Dreams® und Elixier®), während das reine Alkaloid verschreibungspflichtig ist. In den USA sind pharmazeutische Extrakte aus der Yohimberinde, oft in einer Tinktur zusammen mit **Sabal**früchten, frei verkäuflich und werden in *Health Food Stores* angeboten.

Im deutschsprachigen Raum ist Yohimberinde (Cortex Yohimbe) über den Apothekenhandel zu beziehen. Dort gibt es zudem eine Reihe von Fertigpräparaten, die Extrakte der Potenzrinde enthalten.

Literatur

AMRAIN, Karl
1907 »Die Stärkung männlicher Kraft«, *Anthropophyteia* 4: 291–293.

CHAURASIA, Neera
1992 »Corynanthe«, in: *Hagers Handbuch der pharmazeutischen Praxis* (5. Aufl.), Berlin: Springer, Bd. 4: 1029–1032.

DALZIEL, J. M.
1937 *The Useful Plants of West Tropical Africa*, London: Crown Agents.

GILG, E. und K. SCHUMANN
1901 »Über die Stammpflanze der Johimberinde«, *Notizblatt des Königl. botanischen Gartens und Museums zu Berlin* 3(25): 92–97.

GOUTAREL, R., M. M. JANOT, R. MIRZA und V. PRELOG
1953 »Über das reine Corynanthein«, *Helvetica Chimica Acta* 36: 337–340.

HUTCHINSON, J. und J. M. DALZIEL
1963 *Flora of West Tropical Africa* (Second Edition), Volume 2, London: Crown Agents for Oversea Governments and Administrations.

KARRER, P., R. SCHWYZER und A. FLAM
1952 »Die Konstitution des Corynantheins und Dihydrocorynantheins«, *Helvetica Chimica Acta* 35: 851–862.

LEIPPE, Peter
1997 *Gegenwelt Rauschgift: Kulturen und ihre Drogen*, Köln: vgs.

OLIVER-BEVER, B.
1982 »Medicinal Plants in Tropical West Africa«, *Journal of Ethnopharmacology* 5(1): 1–71.

PARIS, R. und R. LETOUZEY
1960 »Répartition des alcaloïdes chez le *Johimbe*«, *Journal d'Agriculture Tropicale et de Botanique Appliquée* 7: 256.

724 Die Rinde der deutschen Vorkriegszeit enthielt 1,2% Yohimbin (GILG und SCHÜRHOFF 1926: 200*).

Poisson, J.
1964 »Recherches récentes sur les alcaloïdes de Pseudocinchona et du *Yohimbe*«, *Annales de Chimie (Paris)* 9: 99–121.
Raymond-Hamet
1937 »Über die Wirkungen von Corynanthin auf die männlichen Genitalfunktionen«, *Archiv für Pharmakologie und experimentelle Pathologie* 184: 680–685.
Sacha Runa und Lady Sanna
1995 »Yohimbe-Rinde – Überdosis«, *Entheogene* 5: 12–13.

Yohimbin

Summenformel: $C_{21}H_{26}N_2O_3$

Stoffklasse: Aspidosperma-Alkaloide, Indolalkaloide

Andere Namen

Aphrodin, Corymbin, Corynin, Hydroergotocin, Johimbin, Quebrachin, Quebrachina, Yohimbina, Yohimbine, Yohimbinum, Yohimvetol

Yohimbin ist der extrahierte Wirkstoff des Yohimbebaums. Es ist das einzige von der Schulmedizin anerkannte Aphrodisiakum.

Yohimbin wurde erstmals im 19. Jahrhundert aus der **Yohimbe**rinde von *Pausinystalia yohimba* extrahiert und beschrieben[725]. Es ist aber auch ein typisches Alkaloid in Pflanzen der Familie der Apocynaceae (vgl. **Voacanga**). In *Alstonia angustifolia* ist es sogar das Hauptalkaloid (1%). Außerdem kommt es in einigen Arten der Gattung *Rauvolfia*, besonders in der afrikanischen *Rauvolfia macrophylla* Stapf, vor (Timmins und Court 1974).

Pharmakologie

Früher zählte man Yohimbin zu den **MAO-Hemmer**n, was aus heutiger Sicht wohl nicht mehr zutrifft. Es ist lediglich ein α-adrenerger Blocker und stimuliert dadurch die Ausschüttung von Noradrenalin an den Nervenenden, wodurch es im Schwellkörper frei wird und zur Erektion führt (Wren 1988: 292*): »Als Sympathicolyticum erweitert es peripher die Gefäße und senkt den Blutdruck. Die Wirkung als Aphrodisiacum wird mit einer Blutgefäßerweiterung der Genitalorgane und mit erhöhter Refelxerregbarkeit im Sakralmark erklärt« (Roth et al. 1994: 545*).

Sowohl die **Yohimbe**-Rindenextrakte als auch das reine Alkaloid (als Yohimbin-Hydrochlorid) verabreichte man Ratten und Mäusen und konnte im Labor erhöhte Kopulationsfrequenz und gesteigerte Erektionsgeschwindigkeit beobachten. Gewohnt, von der Ratte auf den Menschen zu schließen, waren Wissenschaftler davon überzeugt, das erste »echte« Aphrodisiakum gefunden zu haben. Noch heute ist laut dem *Deutschen Arzneimittelbuch* Yohimbin – natürlich ein verschreibungspflichtiges Medikament – das einzige von der Schulmedizin anerkannte Aphrodisiakum. Die moderne Neurochemie konnte sogar den genauen Wirkungsmechanismus aufdecken. Yohimbin wirkt im Nervensystem wie ein Neurotransmitter (chemischer Botenstoff). Er setzt sich im so genannten Sakralmark (ein Bereich der Wirbelsäule) an die Rezeptoren der Sexualzentren, die mit den primären Geschlechtsorganen verbunden sind. Dadurch kommt es bei Männern zu harten und dauerhaften Erektionen, bei Frauen zu einer wollüstigen Erregung der Klitoris.

Wirkung

»Nach Borelli[726] steht Yohimbin heute als wissenschaftlich und praktisch bestfundiertes Mittel in der Reihe der Aphrodisiaka an erster Stelle. Sein Anwendungsgebiet ergibt sich aus der Definition der Aphrodisiaka, das heißt, es regt die normale oder geschwächte, »aber noch vorhandene Potenz an«, kommentiert der Apotheker Prof. L. S. Dereskey in seinem Buch *Liebe aus der Apotheke* (1988: 189*). Dort gilt es auf den insgesamt 220 Seiten als das einzige Aphrodisiakum!

Die aphrodisierende und potenzsteigernde Wirkung ebenso wie die therapeutische Wirksamkeit bei Impotenz wurden in mehreren klinischen Doppelblindstudien (mit Afrodex®) bewiesen (Buffum 1982, Miller 1968, Sobotka 1969)[727]. Auch in der Tiermedizin ist Yohimbin ein erfolgreiches Aphrodisiakum: »Hier bewährt es sich vor allem bei der ›Deckfaulheit‹ der Hengste und Stiere, ja, der vermehrte Blutandrang zu den Unterleibsorganen soll sich z.B. bei Kühen in einer vermehrten Milchproduktion bemerkbar machen« (Gilg und Schürhoff 1926: 200*).

Aufgrund dieser Studien ist Yohimbin-HCl auch als spezifisches Medikament zur Behand-

Yohimbin

»Hast du Yohimbin im Haus
Bleibt bei dir der Hausfreund aus.
Doch alles Yohimbin ist Mist
Wenn's der Hausfreund selber frisst!« (Dr. Schlechter †)

»Yohimbin wirkt sowohl als Stimulans des zentralen Nervensystems wie auch als mildes Halluzinogen. (...) Die erste Wirkung besteht in einer lethargieähnlichen Gliederschwäche und unbestimmten Unruhe, ähnlich den Anfangswirkungen des LSD. Kalte und warme Schauer laufen den Rücken auf und ab, begleitet von einem leichten Schwindelgefühl und Übelkeit. (...) Danach kommt es zu einem entspannten, etwas rauschähnlichen Gefühl in Kopf und Körper, das mit leichten auditiven und oder visuellen Halluzinationen einhergeht. Daraufhin erreicht es die Spinalganglien, was die Erektion der Geschlechtsorgane bewirkt. Diese Wirkung hält zwei bis vier Stunden an.« (Miller 1988: 143*)

725 »Die Gewinnung des Yohimbins aus der Yohimberinde ist relativ einfach, indem die Rinde nach vorheriger Alkalisierung durch Äther oder Benzol extrahiert wird, und aus dieser Lösung durch alkoholische Salzsäure das handelsübliche Yohimbinum hydrochloricum ausgefällt und durch mehrmaliges Umkristallisieren gereinigt wird« (Gilg und Schürhoff 1926: 202*).
726 Leider keine genaueren Literaturangaben dazu bekannt.
727 Manchmal werden diese Ergebnisse angezweifelt: »Immerhin konnte der Verfasser im Tierversuch eine Zunahme der Kopulationsfrequenz und der Penisdurchblutung nach Yohimbin-Praemedikation nachweisen« (Weyers 1982: 64).

Yohimbinhaltige Pflanzen

Stammpflanze	Vorkommen
Alstonia spp.	
Alstonia angustifolia	Alte Welt
Alstonia scholaris (**Dita**)	Südostasien
Aspidosperma quebracho-blanco (**Quebracho**)	Südamerika
Corynanthe spp.	Afrika
Mitragyna stipulosa (vgl. **Kratom**)	Afrika
Pausinystalia yohimba	Westafrika
Pausinystalia trillesii	Westafrika
Rauvolfia spp.	
R. macrophylla STAPF	Afrika
R. volkensii	Afrika
R. serpentina BENTH. (**Schlangenwurzel**)	Indien
Vinca spp.	Afrika

»Yohimbin wirkt sehr kommunikativ und erotisierend ... Ein entspanntes, rauschähnliches Körpergefühl und warme, angenehme Schauder im Bereich der Wirbelsäule treten auf, aber keine Halluzinationen. Sexuelle Erregung und eine leichte Veränderung der Wahrnehmung (primär in erotischer Hinsicht) werden erlebt ... Die Halbwertzeit liegt bei ein bis zwei Stunden.« (KLERINGS und SCHMAAL 2002: 49*)

lung der Potenzschwäche (sexuelle Neurasthenie) zugelassen. Die Dosierung ist dreimal täglich 5 bis 10 mg kurmäßig über 3 bis 4 Wochen einnehmen. Bei höheren Einzelgaben (15 bis 25 mg) kommt es zu psychoaktiven Wirkungen, die in gewisser Weise an **LSD** erinnern, aber weitaus weniger emotional ablaufen, und bei denen mehr die körperlichen Phänomene (sexuelle Lust, erotisches Vergnügen, Genusssteigerung) im Vordergrund stehen. Überdosierungen können unangenehm werden, sind anscheinend aber nicht besonders gefährlich: »Ein großer Vorzug des Yohimbins scheint seine Ungiftigkeit zu sein. Es ist in der Literatur ein Fall bekannt, dass ein Chemiker fast die 1000fache Dosis, nämlich etwa 1,8 g, eingenommen hatte; er wurde hierdurch für einige Stunden bewusstlos und erholte sich dann aber sofort wieder, sodass er bereits nach neun Stunden wieder als gesund aus dem Krankenhaus entlassen werden konnte. Die Wirkung des Mittels machte sich auch während der Bewusstlosigkeit durch einen starken Priapismus geltend« (GILG und SCHÜRHOFF 1926: 202*).

»Yohimbin ist relativ unbedenklich, mit nur geringfügigen Nebenwirkungen bei sachgerechter Dosierung verbunden. Die ihm zugeschriebenen Eigenschaften wurden bisher allerdings nur durch wenige wissenschaftliche Untersuchungen belegt. Fest steht, dass der Wirkstoff bei männlichen Ratten die sexuelle Erregtheit und Paarungsfähigkeit steigert. Ob bei Männern die gleichen Wirkungen erzielt werden, ist unklar. Zumindest scheint er das sexuelle Verlangen des Mannes nicht zu beeinträchtigen, sondern die Erektions- und Ejakulationsfähigkeit zu steigern, was, im Falle einer physisch bedingten Impotenz, einen Versuch wert sein dürfte« (WEIL 1991: 425).

Ein hochwirksames Potenzmittel wird aus Yohimbin und anderen Substanzen gemischt (nach GOTTLIEB 1974: 81*):

Yohimbin-HCl	5 mg
Methyltestosteron	5 mg (vgl. **Hormone**)
Pemolin	25 mg
Strychninsulfat	2 mg

Kommentar

Man sollte Yohimbin-HCl nur nach Absprache mit einem Arzt einnehmen und sich an die vorgeschriebene Dosierung halten. Basierend auf vielen Erfahrungsberichten liegt die aphrodisische Dosierung bei 5 bis 20 mg; etwa eine Stunde vor dem erotischen Abenteuer einzunehmen.

Achtung! Yohimbin hat Wechselwirkungen mit anderen Psychopharmaka (ROTH et al. 1994: 544*). Die Kombination mit **Kokain**[728] kann unangenehm und sogar gefährlich sein! Anscheinend wird die Kokainwirkung ungünstig verstärkt. Deshalb wird Yohimbin-HCl auch als »unfeines« Streckmittel von Straßenkoks missbraucht. Über Wechselwirkungen mit **Viagra** ist noch nichts bekannt geworden; aber man sollte sich davor hüten!

Bezugsquellen

Das Alkaloid liegt als Yohimbinhydrochlorid vor. Es ist ein verschreibungspflichtiges Medikament.

Literatur

BETZ, Joseph M. und Kevin D. WHITE
1995 »Gas Chromatographic Determination of Yohimbine in Commercial Yohimbe Products«, *Journal of AOAC International* 78(5): 1189–1194.

BUFFUM, John
1982 »Pharmacosexology: The Effects of Drugs on Sexual Function – A Review«, *Journal of Psychoactive Drugs* 14(1-2): 5–44.

DE SMET, Peter A. G. M.
1997 »Yohimbe Alkaloids – General Discussion«, in: P. DE SMET, K. KELLER, R. HÄNSEL und R. F. CHANDLER (Hg.), *Adverse Effects of Herbal Drugs*, Bd. 3, Berlin: Springer, S. 181–214.

FINCH, N. und W. I. TAYLOR
1962 »Oxidative Transformation of Indole Alkaloids. 1: Preparation of Oxindoles from Yohimbine«, *Journal of the American Chemical Society* 84: 3871–3877.

728 »Yohimbin besitzt aber noch eine andere sehr wertvolle Eigenschaft (...) die Wirkung als Anaestheticum. Das Yohimbin erweist sich hier als dem **Kokain** ziemlich gleichwertig, und es ist sehr interessant, dass das Kokain ebenfalls sexuelle Regungen auslöst« (GILG und SCHÜRHOFF 1926: 201*).

HOFMANN, Albert
1954 »Die Isolierung weiterer Alkaloide aus *Rauwolfia serpentina* Benth.«, *Helvetica Chimica Acta* 37: 849–865.
KUHLMANN, Heide
1999 »Yohimbin: Potenzkraft vom Äquator«, *Pharmazeutische Zeitung* 144(47): 11–16 (3837–3842).
LAMBERT, G. A., W. J. LANG, E. FRIEDMAN, E. MELLER und S. GERSHON
1978 »Pharmacological and Biochemical Properties of Isomeric Yohimbine Alkaloids«, *European Journal of Pharmacology* 49: 39–48.
LEARY, Timothy
1985 »Auf der Suche nach dem wahren Aphrodisiakum und Elektronischer Sex«, *Sphinx Magazin* 35.
[MERCK, E.]
1915 »Yohimbin«, in: *E. Merck's Jahresbericht* (28. Jg., 1914), Darmstadt: Merck, S. 476–477.
MILLER, W. W.
1968 »Afrodex in the Treatment of Male Impotence: A Double-Blind Cross-Over Study«, *Current Therapeutic Research* 10: 354–359.
PARIS, R. und R. LETOUZEY
1959 »Variations de Teneur en Alcaloïdes des Écorces de *Pausinystalia yohimbe* (K. Schum.) ex Pierre (Rubiacées)«, *Journal d'Agriculture Tropicale et de Botanique Appliquée* 4: 31–33.
1960 »Répartition des Alcaloïdes dans le Yohimbe (Pausinystalia yohimbe (K. Schum.) ex Pierre (Rubiacées)«, *Journal d'Agriculture Tropicale et de Botanique Appliquée* 7: 256–258.
POISSON, J.
1964 »Recherches recents sur les alcaloides du Pseudocinchona et du Yohimbine«, *Ann. Chim.* 9: 99–121.
ROWLAND, D. L., K. KALLAN und A. K. SLOB
1997 »Yohimbine, Erectile Capacity, and Sexual Response in Men«, *Archives of Sexual Behaviour* 26: 49–62.
SOBOTKA J. J.
1969 »An Evaluation of Afrodex in the Management of Male Impotency: A Double-Blind Cross-Over Study«, *Current Therapeutic Research* 11: 87–94.
THIES, Peter W.
1986 »Yohimbin – Ein Paradigmenopfer der Medizin«, *Pharmazie in unserer Zeit* 15(2): 53–56.
TIMMINS, Peter und William E. COURT
1974 »Alkaloids of *Rauwolfia macrophylla*«, *Phytochemistry* 13: 281–282.
WEIL, Andrew
1991 *Natürliche Gesundheit – natürliche Medizin*, Hamburg: Ernst Kabel Verlag.
WEYERS, Wolfgang
1982 *Die Empfehlung in der Selbstmedikation*, Heusenstamm: Keppler Verlag.

Zacatechichi

Calea zacatechichi SCHL., Compositae (Korbblütler)[729]
syn. *Aschenbornia heteropoda* SCHAUER, *Calea rugosa* HEMSLEY, *Calea ternifolia* KUNTH var. *ternifolia*, *Calydermos rugosus* DECANDOLLE

Andere Namen

Aguapatli, Ahuapátli, Amula, Atanasia amarga, Aztekengras, Aztekisches Traumgras, Bejuco chismuyo, Betónica, Chapote, Chichicxihuitl (Nahuatl »bitteres Kraut«), Chichixihuitl, Cochitzapotl, Dream herb (engl. »Traumkraut«), Falso simonillo, Hierba amarga (span.), Hoja madre (span. »Blatt der Mutter«), Iztactzapotl, Jaral, Jaralillo, Juralillo, Mala hierba (span), Matasano, Oaxaqueña (»die aus Oaxaca«), Paiston, Poop taam ujts, Prodigiosa, Pux lat'em (huaxtekisch), Sacachichic, Sacatechichi, Simonillo, Techichic, Tepetlachichixihuitl (Nahuatl »bitteres Kraut der Berge«), Thle-pelacano, Thle-pela-kano (Chontal »Blatt Gottes«), Traumgras, Tsuleek' ethem (Tzeltal »Waschbären-Luftröhre«), Tzikin, Tzicinil, Xikin (Maya »**Taube**nkraut«), Xtsikinil, Yerba amarga (Castillano »bitteres Kraut«), Zacachichi, Zacate amargo (mex. »bitteres Gras«), Zacate de perro (mex. »Hundegras«), Zacatechi

In Mexiko bereitet man aus Zacatechichi einen aphrodisischen Kräutertee zu und nutzt das bittere Gras zur Trauminduktion.

Der Name Zacatechichi stammt aus dem Náhuatl, der Sprache der Azteken, und heißt wörtlich »bitteres Gras«. In der Tat ist das Gras bitter, und zwar sehr bitter, sodass es beim »Genuss« gar keine erotischen Gefühle vermittelt. Dennoch empfiehlt man in Mexiko einen Tee aus dem bitteren Gras als Aphrodisiakum.

Die botanische Identität von Zacatechichi ist ungeklärt, wie aus einer der wichtigsten historischen Quellen zur mexikanischen Ethnobotanik, der *Historia Natural o Jardín Americano* des Franzikaners Juan NAVARRO (1801), hervorgeht.

Gebrauch

In Mexiko bereitet man aus Zacatechichi einen aphrodisischen Kräutertee zu. Aus der getrockneten Droge stellt man einen Tee – entweder eine Infusion oder ein Dekokt – her. Die getrockneten Blätter und Stengel können in Pfeifen oder Zigaretten geraucht werden. Manche Probanden berichten, dass sie beim Rauchen eines *Calea*-Joints marihuanaähnliche Wirkungen (vgl. **Hanf**) verspüren (MACDOUGALL 1968: 105). Zur In-

»Die Blätter der *Calea zacatechichi*, eines mexikanischen Strauches, sind als mildes sexuelles Stimulans und als halluzinogene Droge benutzt worden.« (STARK 1984: 138*)

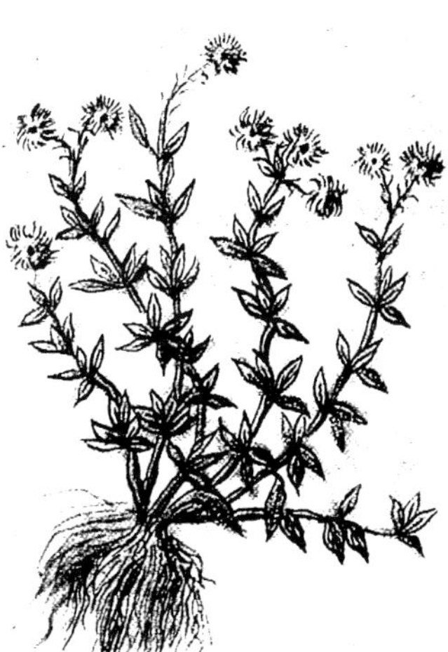

Zacachichic. Diese botanische Beschreibung lässt eindeutig auf *Calea zacatechichi* schließen, besonders die Anmerkung, dass diese Pflanze unter wilden Apfelbäumen gedeiht. Dennoch wird sie als *Conyza filaginoides* DC. identifiziert. Laut dem Text wurde die Brechen erregende Wurzel gegen Cholera empfohlen. (Illustration aus NAVARRO 1801: 218*)

729 Mehrere Varietäten wurden beschrieben (FLORES 1977: 12ff.).

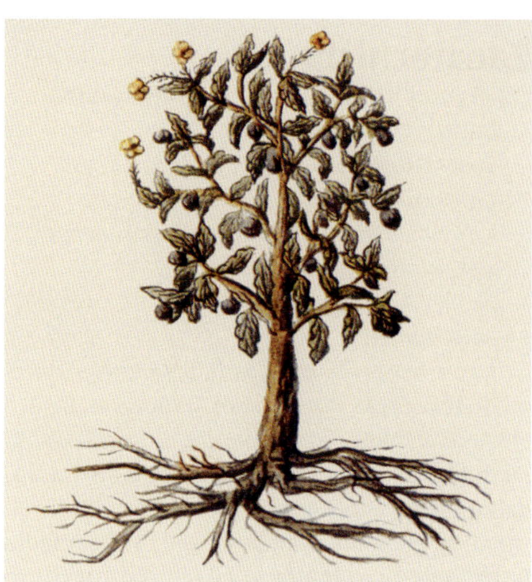

Ahuapátli de Tilantongo. Diese botanische Darstellung wird als *Calea zacatechichi* identifiziert, obwohl sie der Pflanze gar nicht ähnelt. Laut dem Text wurde die Pflanze gegen Brüche, Herzschmerzen und Cholera benutzt. (Illustration aus NAVARRO 1801: 193)

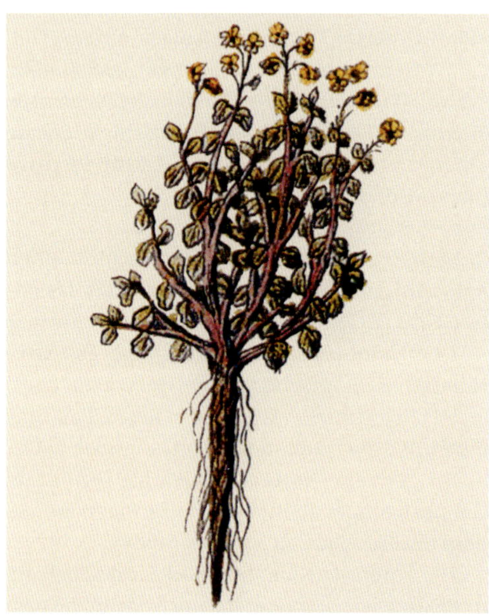

Ahuapátli de Yacapichtlan. Diese botanische Darstellung wird als *Calea zacatechichi* identifiziert. Laut dem Text wurde die Wurzel gegen Läuse, Bauchschmerzen, Koliken und Nierenkrankheiten benutzt. (Illustration aus NAVARRO 1801: 204)

duktion erotischer Träume legt man manchmal das frische Kraut als »Duftkissen« unter das Kopfkissen (vgl. **Duftpflanzen**).[730]

Das Kraut wird in Mexiko volksmedizinisch nicht nur als Potenzmittel und Stimulans verwendet, sondern auch als Abführ- und Fiebermittel sowie bei Menstruationsbeschwerden (ARGUETA V. et al. 1994: 1407*, JIU 1966: 252*). Volksmedizinisch werden insgesamt 10 g des getrockneten Krauts, als Tee aufgebrüht, täglich dreimal getrunken (SCHULTES 1970: 49*). Der Tee gilt als appetitanregend (sobald der bittere Geschmack im Mund verschwunden ist), magenstärkend und heilsam bei Durchfallerkrankungen (MAYAGOITIA et al. 1986: 230).

Inhaltsstoffe

Das Kraut enthält einen widerlich schmeckenden Bitterstoffkomplex, bestehend aus mehreren Sesquiterpen-Lactonen: Germacranolide (1β-acetoxy-Zacatechinolid, 1-oxo-Zacatechinolid), Germacren 7, Caleicin I und II, Caleocromen A und B, Calein A und B, Zexbrevin und Analoge, Budlein A und Analoge (ARGUETA V. et al. 1994: 251*, BOHLMANN und ZGERO 1977, MAYAGOITIA et al. 1986: 231). Außerdem wurden die Flavone Acacetin, *O*-methyl-Acacetin nachgewiesen. Es soll auch ein Alkaloid von unbekannter Struktur anwesend sein, das mild psychoaktive und zentral betäubende Effekte hat.

Bezugsquellen

Das Kraut wird als Zacatechichi, *Dream herb* oder Traumkraut im ethnobotanischen Handel angeboten (zum Beispiel bei Conscious Dreams®). Samen bei Elixier®, Pflanzen in der Blumenschule®.

Literatur

BOHLMANN, Ferdinand und Christa ZGERO
1977 »Neue Germacrolide aus *Calea zacatechichi*«, *Phytochemistry* 16: 1065–1068.

FLORES, Manuel
1977 *An Ethnobotanical Investigation of Calea zacatechichi*, Cambridge, Mass: Havard University, Senior honors thesis.

GÖPFERT, Roland
1999 »Calea zaccatechichi«, *Hanf!* Mai 99: 53.

MACDOUGALL, Thomas
1968 »*Calea zacatechichi:* A Composite with Psychic Properties?«, *Garden Journal* 18: 105.

MARTINEZ, Mariano, Baldomero ESQUIVEL und Alfredo ORTEGA
1987 »Two Caleines from *Calea zacatechichi*«, *Phytochemistry* 26(7): 2104–2106.

MAYAGOITIA, Lílian, José DIAZ und Carlos M. CONTRERAS
1986 »Psychopharmacologic Analysis of an Alleged Oneirogenic Plant: *Calea zacatechichi*«, *Journal of Ethnopharmacology* 18(3): 229–243.

730 Die in Oaxaca lebenden Chontalindianer benutzen Zacatechichi, um Visionen und hellsichtige traumähnliche Zustände zu erzeugen. Diese Form der Divination wurde als »Oneiromantik« (Wahrsagen durch den Traum) beschrieben. Als wirksame Dosis geben die Chontalheiler »eine Hand voll des getrockneten Krautes« (ca. 60 g) an (FLORES 1977).

Zanthoxylum

Zanthoxylum spp., Rutaceae
syn. *Xanthoxylum*

Zanthoxylum bungeanum MAXIM., Szechuanpfeffer, Timbur
Zanthoxylum fagara (L.) SAG., Palo Mulatto, Chakah
Zanthoxylum fraxineum WILLD., syn. *Zanthoxylum americanum* auct. non MILL., Zahnwehholz
Zanthoxylum gilletii (DE WILDEMANN) WATERMAN, syn. *Zanthoxylum macrophyllum* OLIVER, *Fagara gilletii* DW., *Fagara tessmannii* ENGLER, Bolongo
Zanthoxylum oxyphyllum EDGEW., Szechuanpfeffer, Timbur
Zanthoxylum simulans HANCE, Gelbholz

Bei uns kennt man Zanthoxylum entweder als altes Haumittel bei Zahnschmerzen – daher der Name Zahnwehholz – oder als Szechuanpfeffer aus dem Gewürzhandel (vgl. **Pfeffer**). Einige *Zanthoxylum*-Arten werden als Liebesmittel benutzt.

Die in Mexiko *palo mulato* genannte Art wird als sexuelles Stimulans, als allgemeines Tonikum (meist in **Elixiere**n) und Heilmittel von Syphilis benutzt (MARTÍNEZ 1994: 238f.*). Der Name *palo mulato*, »Mulattenbaum«, ist eine sexuelle Anspielung auf die Potenz der Farbigen.

In Afrika wird eine *Zanthoxylum*-Art (»Xanthoxylum senegalense«) als aphrodisisches **Räucherwerk** genutzt. Ein anderes afrikanisches Liebesmittel ist Bolongo (*Zanthoxylum gilletii*): »In Kongo wird eine Mischung der Rinde mit Kolanüssen [**Cola**] und Maniguette-**Pfeffer** als Aphrodisiakum empfohlen« (NEUWINGER 1998: 818*).

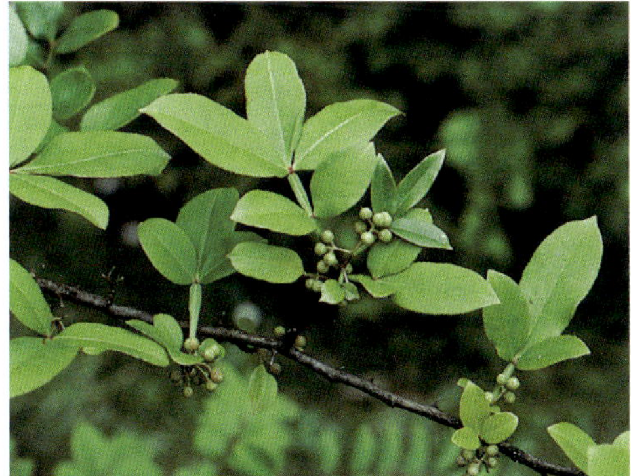

Der Gelbholzstrauch (*Zanthoxylum simulans*) aus China ist einer der Lieferanten des Szechuanpfeffers.

In Asien zählt der Szechuanpfeffer (*Zanthoxylum bungeanum*, *Z. oxyphyllum*, *Z. simulans*) zu den aphrodisischen **Gewürze**n. Von *Zanthoxylum piperitum* nimmt man in Südostasien die Blätter und Samen als Aphrodisiakum ein.

Zauberpilze

»Die *moksha*-Medizin [= Zauberpilze] vermag euch bloß eine Folge seliger Einblicke, die eine oder andre Stunde der Erleuchtung und befreienden Gnade zu schenken. An euch ist es, ob ihr mit dieser Gnade zusammenwirken und euch jene Gelegenheiten zunutze machen wollt.« (HUXLEY 1984*)

Andere Namen

Hongos magicos (span.), Hongos maravillosos (span.), Magic mushrooms (engl.), Mexikanische Zauberpilze, Moksha-Medizin, Tenkech (Chol), Teonanacatl (aztek. »Fleisch der Götter«)

Wie alle psilocybinhaltigen Pilze gehören die Zauberpilze zu den psychedelischen Liebesmitteln.

Mit dem Namen Zauberpilze bezeichnet man im Allgemeinen **psilocybinhaltige Pilze**, im engeren Sinne den Teonanacatl oder Mexikanischen Zauberpilz (*Psilocybe mexicana*)[731] sowie den im internationalen Jargon *magic mushroom* genannten Kubanischen Düngerling (*Stropharia cubensis* = *Psilocybe cubensis*).

Der berühmte Kubanische Düngerling (*Psilocybe cubensis*), auf Englisch auch *Golden cap* (»Goldkappe«) genannt, stammt anscheinend aus Afrika und hat sich in der Gefolgschaft von Rindern und Menschen in alle Welt, vor allem in subtropische und tropische Gebiete, verbreitet. Der Pilz wurde in Kuba entdeckt – daher sein Name *cubensis*. Sein Gebrauch wurde in den fünfziger Jahren erstmals bei mexikanischen Indianern beobachtet. Sie nahmen den Pilz ein, um Visionen von der gewöhnlich unsichtbaren Welt zu erhalten, wahrsagen und heilen zu können. Legendär in der Pilzgenießerszene sind die *hongos* oder *tenkech* von Palenque im tropischen Mexiko. Auch die *magic mushrooms* oder *hed keequai* von der thailändischen Insel Koh Samui zogen schon Tausende von Pilzpilgern an, für die die verzaubernde Wirkung psychedelischer Pilze ein ausgesprochen erotisches Erlebnis ist.

Bezugsquellen und Rechtslage

Siehe **Psilocybinhaltige Pilze**.

Dosis und Wirkung

Zauberpilze (*Psilocybe* spp.) werden frisch oder getrocknet gegessen. Als aphrodisische Dosis von *Psilocybe cubensis* gelten 1 bis 3 g der

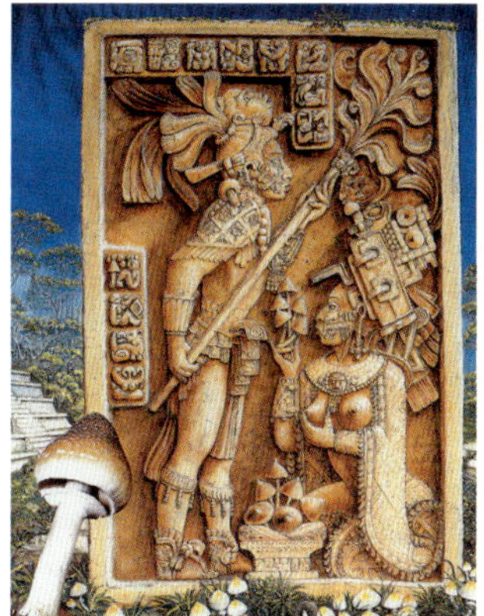

Kalenderblatt zu *Psilocybe cubensis* von Fred Weidmann. (*Magic Mushrooms 2000*, Solothurn: Nachtschatten Verlag)

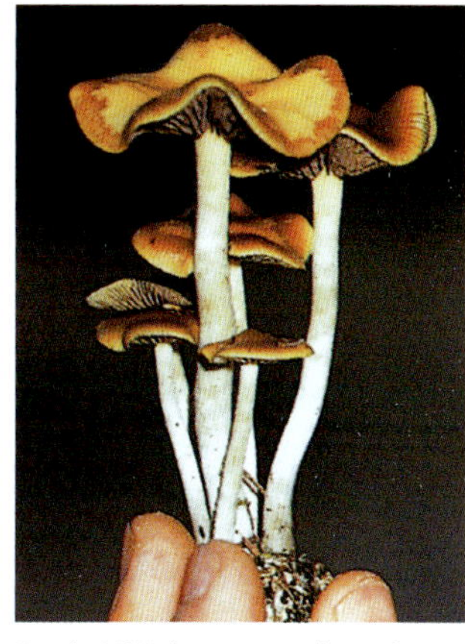

Der in Mitteleuropa und Nordamerika heimische Zauberpilz *Psilocybe cyanescens* kann stark erotisierend wirken und Visionen auslösen.

731 Aus dieser Art wurden erstmals das Psilocybin und Psilocin isoliert (HOFMANN 1964); vgl. **Psilocybinhaltige Pilze**.

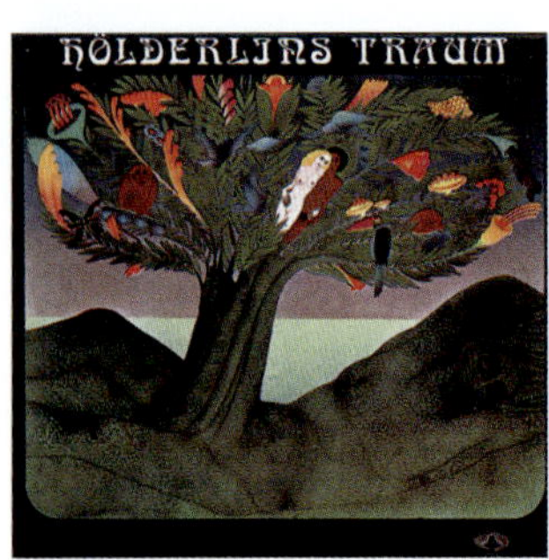

Ein Träumender, vielleicht vom Pilz berauscht, auf den seine geschlossenen Augen schielen, erlebt, wie sich seine morgendliche Erektion in den Baum des Lebens und der Liebe verwandelt: Eine Ejakulation, die zu neuem Leben erblüht! (LP-Cover der deutschen Krautrock-Band Hölderlin, *Hölderlins Traum*, etwa 1971, als CD by ZYX® Music; »Krautrock« nennt man die von deutschen »Sauerkrauts« unter Einfluss von »Kraut«, Hanf, entstandene Rockmusik.)

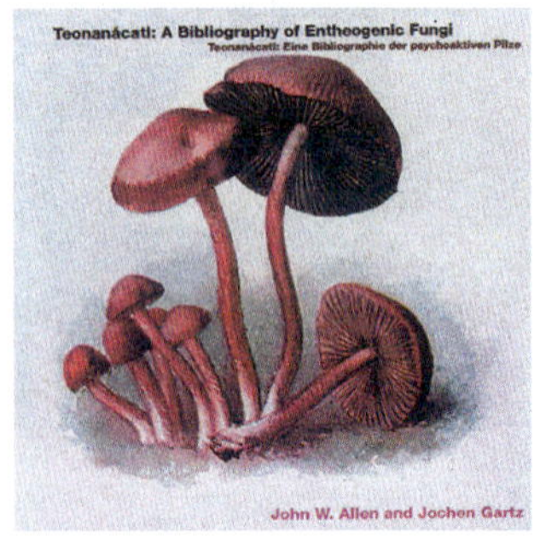

Eine Bibliografie über psychoaktive Pilze mit über 2400 Einträgen auf CD-ROM (ALLEN und GARTZ 2001).

getrockneten Pilze; 3 bis 5 g lösen psychedelische Visionen aus. Bei *Psilocybe cyanescens* sind 0,3 g eine aphrodisische, 1 g eine psychedelische Dosis. Viele Pilzesser sind von den kosmischen Visionen überwältigt und berichten von einer universellen Liebe für das andere Geschlecht, für die Natur, für Tiere und Pflanzen, vor allem aber für die Pilze selbst.

Literatur

ALLEN, John W. und Jochen GARTZ
2001 *Teonanácatl – A Bibliography of Entheogenic Fungi*, CD-ROM, Kassel: Treibhaus (www.treibhaus.de). (Über 2400 Literaturstellen, mit rund 1600 Anmerkungen und über 500 Farbfotos.)

FURST, Peter T.
1992 *Mushrooms: Psychedelic Fungi*, New York: Chelsea House.

GARTZ, Jochen
1993 *Narrenschwämme: Psychotrope Pilze in Europa*, Genf/Neu-Allschwil: Editions Heuwinkel.

HEIM, Roger und R. Gordon WASSON
1958 »Les champignons hallucinogènes du Mexique«, *Archives du Muséum National d'Histoire Naturelle*, Septième Série, Tome VI, Paris.

HOFMANN, Albert
1964 »Die Erforschung der mexikanischen Zauberpilze und das Problem ihrer Wirkstoffe«, *Basler Stadtbuch* 1964: 141–156.
1993 »Maria Sabina und die heiligen Pilze«, in: C. RÄTSCH (Hg.), *Naturverehrung und Heilkunst*, Südergellersen: Verlag Bruno Martin, S. 213–222.

HUXLEY, Aldous
1984 *Eiland – Roman*, München und Zürich: Piper.

LIGGENSTORFER, Roger und Christian RÄTSCH (Hg.)
1996 *María Sabina – Botin der heiligen Pilze: Vom traditionellen Schamanentum zur weltweiten Pilzkultur*, Solothurn: Nachtschatten Verlag (Edition Rauschkunde) (= *Pilze der Götter*, Aarau: AT Verlag, 1998).

RÄTSCH, Christian
1993 »Halluzinogene Pilze und unsere Ahnen«, in: R. RIPPCHEN (Hg.), *Zauberpilze*, Löhrbach, Werner Pieper's MedienXperimente, S. 21–24.

RIPPCHEN, Ronald (Hg.)
[1993] *Zauberpilze*, Löhrbach: Werner Pieper's Medienexperimente und Solothurn: Nachtschatten Verlag (Joint Venture; Der Grüne Zweig 155).

SUPPRIAN, T., U. FREY, R. SUPPRIAN, M. RÖSLER und K. WANKE
2001 »Über den Gebrauch psychoaktiver Pilze als Rauschmittel«, *Fortschr. Neurol. Psychiatrie* 2001; 69: 597–602.

Zaunrübe

Bryonia alba L., Cucurbitaceae (Kürbisgewächse)
syn. *Vitis alba* nom nud.

Bryonia cretica L. ssp. *dioica* (JACQ.) TUTIN, syn. *Bryonia dioica* JACQ.

Andere Namen

Brionia (ital.), Bryone (frz.), Bryony (engl.), Falsche **Alraune**, Faselwurz, Fiselwurz, Gichtrübe, Heckenranke, Heckenrübe, Heggerank, Heilige Beere, Hundskürbis, Hundsrübe, Körfchenwurzel, Körfgeswurzel, Kürbiswurzel, Ragwurz, Rossrübe, Scheißrübe, Scheißwurz, Teufelsrübe, Wilder **Kürbis**, Zaunranke

Die Wurzel der Zaunrübe gilt als die »Alraune der armen Leute« und genießt daher fälschlich den Ruf eines Aphrodisiakums.

Die Zaunrübe ist eine übel riechende und bittere Giftwurzel. Auch wenn manche Volksnamen, wie Faselwurz, Fiselwurz und Ragwurz, eindeutig erotisch sind – Fasel, Fisel und Rag sind vulgäre Ausdrücke für Penis oder **Phallus** –, scheint dabei die pharmakologische Wirkung (sie wirkt als Laxativum) nicht mitzuspielen: »Andererseits wurde die Zaunrübe als Antaphrodisiacum wegen ihrer Kraft zu purgieren (›Scheißrübe‹, ›Scheißwurz‹) benutzt, auch als Mittel gegen heimlich eingegebene Liebestränke, ferner auch als Verhinderungsmittel der Schwangerschaft und als Abtreibemittel« (AIGREMONT 1987: II 58*). Gelegentlich verwendete man die getrocknete Wurzel in Mitteleuropa als Liebesamulett (DAHL 1985): Sie soll auch Liebe erwecken als ›Körfchenwurzel‹, das die Liebenden symbolisch verketten sollte« (HÖFLER 1990: 105*, JANTZEN 1980: 18*). »Man legte Scheibchen der Wurzel in die Schuhe, um Zuneigung zu erwecken, und hing die Reben oder Stengel der Pflanze im Haus auf zum Schutz gegen das Gewitter« (SELIGMANN 1996: 291*).

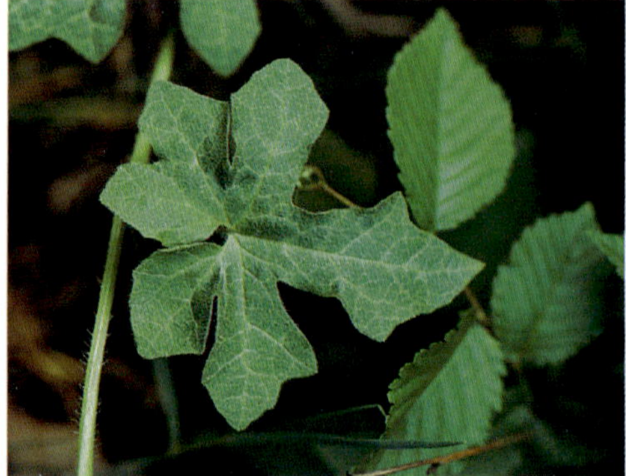

Das Blatt der Zaunrübe (*Bryonia alba*).

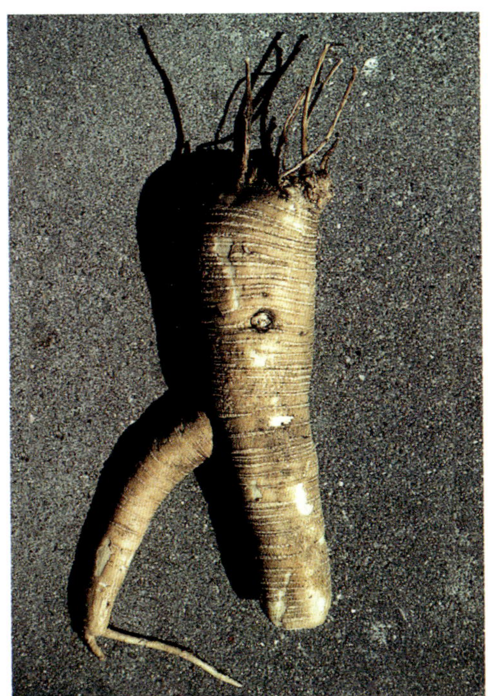

Die fleischige Wurzel der Zaunrübe (*Bryonia alba*), frisch gegraben. Sie diente früher als Surrogat der echten Alraune. (Teichwiesen, Hamburg, Deutschland, 1980)

Dosis und Wirkung

Die Zaunrübe ist eine starke Giftpflanze: »40 Beeren gelten für Erwachsene und 15 Beeren für Kinder als tödliche Dosis, nach 6 bis 8 Beeren traten Vergiftungserscheinungen auf« (Roth et al. 1994: 176*). Ähnliches gilt für die Wurzel. Man sollte also besser von ihr Abstand nehmen!

Inhaltsstoffe

Die toxischen Hauptwirkstoffe in der Wurzel und in den Beeren sind Bryonidin und Bryonin.

In der Roten Zaunrübe (*Bryonia dioica*) kommen giftige Curcubitacine hinzu (Hylands und Mansour 1982).

Bezugsquellen

Die Pflanze bekommt man in der Blumenschule® und in der Staudengärtnerei Gaissmayer®.

Literatur

Dahl, Jürgen

1985 »Die Zauberwurzel der kleinen Leute ...«, *Natur* 6/85: 83–84.

Hylands, Peter J. und El-Sayed S. Mansour

1982 »A Revision of the Structure of Cucurbitacin S from *Bryonia dioica*«, *Phytochemistry* 21(11): 2703–2707.

Zibet

Vicerra civetta L., Viverridae/Felidae (Katzen), Carnivora, Säugetiere
syn. *Viverra zibetha* L.

Viverricula indica Demarest, Small Indian Civet, Rasse

Andere Namen

Civet, Civvet, Felis zibethi (lat.), Indian civet (engl.), Kasturi, Moschus, Sili, Zibeth, Zibeth-Katz, Zik

Zibet gehört zu den wichtigsten animalischen Duftstoffen, die in der richtigen Dosis aphrodisisch wirken.

Zibet gehört zusammen mit **Ambra**, **Bibergeil** und **Moschus** zu den aphrodisischen Duftstoffen aus dem Tierreich, die auf Menschen offensichtlich wie **Pheromone** wirken. Da die Wirkung von Pheromonen bei geringsten Mengen eintritt, wirken die animalischen Duftstoffe auch nur sehr sparsam in Liebesmitteln dosiert. Sie sind eigentlich immer nur Zusätze, sozusagen das Tüpfchen auf dem i-Punkt. Zibet wird als Zusatz für erotische **Parfüms**, aphrodisisches **Räucherwerk** und **Liebestränke** verwendet.

Die indische Zibetkatze (*Viverricula indica*) lässt sich leicht zähmen und als Haustier halten. Ein wahrlich lukratives Haustier, denn man kann ihm regelmäßig etwas Zibet aus den Duftdrüsen abdrücken und als Rohdroge für **Parfüm**s und Aphrodisiaka verkaufen (Shrestha 1997: 100*).

Wegen der großen internationalen Nachfrage wurden die Wildbestände in Indien und Nepal fast ausgerottet (Shrestha 1997: 99f.*). Doch bevor die Zibetkatze der menschlichen Gier zum Opfer fiel, kamen Züchter auf die Idee, sie in Farmen zu halten: »In Äthiopien habe ich einige Hundert dieser Schleichkatzen für die Regierung gezüchtet; die übelriechende Ausscheidung von beißendem Geruch ist, stark verdünnt, ein unerlässliches Fixativ für die feine Parfümherstellung und außerdem ein ausgezeichnetes Aphrodisiakum, durch die politischen Ereignisse am Horn von Afrika immer seltener zu erhalten« (Rovesti 1995: 102).

Inhaltsstoffe

In Zibet ist der Hauptwirkstoff das zyklische Keton Zibeton (Summenformel: $C_{17}H_{30}O$), das als **Pheromon** auf das Weibchen wirkt (Seth et al. 1975). Zibeton ist chemisch analog zu Muscon, dem Hauptwirkstoff aus dem **Moschus**.

»Zibeth ist nit allein ein köstlicher und annehmlicher Geruch/ welcher zuum Lusten in unterschiedliche wolriechende Sachen gebraucht wird/ sondern wird auch zu vielen Kranckheiten in der Artzney hoch gehalten.« (Gesner 1669: 245*)

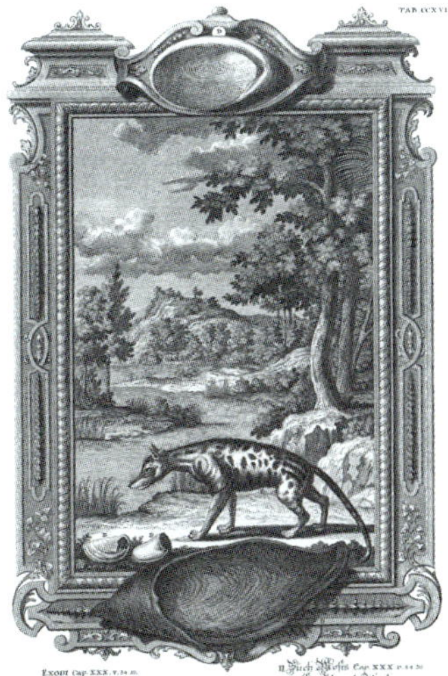

»See-Nagel und Zibeth«. Auf der Tafel sind verschiedene Opercula (**Onycha**, Räucherklauen) samt einer Zibetkatze (*Vicerra civetta*) abgebildet und mit »*Unguis odoratus. Moschus*. See-Nagel, Zibeth.« untertitelt. Diese Zusammenstellung soll offensichtlich die olfaktorische Verwandtschaft des Geruchs von Räucherklauen und Zibet aufzeigen. Die Übersetzung von **Moschus** als »Zibeth« zeigt die Verwandtschaft dieser beiden tierischen Geruchsstoffe. (Kupferstich von G. D. Heüman zu *Exodus* 30, V, 34, 35 in der Scheuchzer-Bibel[732], um 1680)

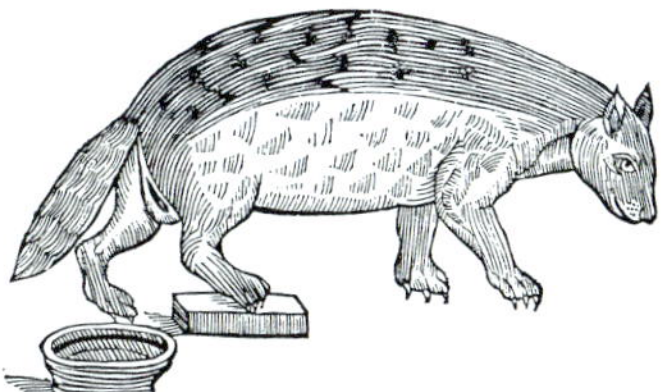

Die Zibetkatze mit einer Schüssel zum Auffangen ihres Sekrets. (Holzschnitt aus Gesner, *Thier-Buch*, 1699*)

732 Die so genannte Scheuchzer-Bibel (um 1680) war im Stil der deutscher Volksbibeln mit Kupferstichen illustriert und gehörte zu der Gruppe der mehrsprachigen *Polyglotten-Bibeln* (vgl. Bellot 1986). Die Illustrationen waren eine wichtige Erweiterung des lutherischen Abbildungskanons.

Literatur

Bellot, Josef

1986 »Die Bibel«, in: Hans Adolf Halbey (Hg.), *Museum der Bücher*, Dortmund: Harenberg, S. 15–58.

Rovesti, Paolo, hrsg. von Susanne Fischer-Rizzi

1995 *Auf der Suche nach den verlorenen Düften: Eine aromatische Kulturgeschichte*, München: Hugendubel (Irisiana).

Seth, S. D., et al.

1975 *Pharmacodynamics of Musk*, New Delhi: Central Council for Research in Indian Medicine and Homoeopathy.

Ziege

Capra ibex f. *domestica* L., Bovidae, Ordnung Perissodactyla (Unpaarhufer)

Andere Namen

Cabra (span.), Goat (engl.), Hirco, Zicke

Wie der **Bock** gilt die Ziege als Sexualsymbol. Aus ihrem Fleisch und ihrem Schmalz werden Liebesmittel hergestellt.

Vornehmlich galt die erotische Aufmerksamkeit dem Ziegenbock. Die **Hörner**, das **Fleisch** und vor allem auch die Ziegenmilch werden als Aphrodisiaka genutzt. Ein Milchzickleinbraten gilt als vorzügliche **Speise** für ein aphrodisisches Mahl.

Wie der Bock galt die Ziege im Mittelalter als Teufelstier. Eine zickige Frau wirkt eher abstoßend denn erotisierend.

Gebrauch

Die altindische Liebeslehre *Ratirahasya* (fol. 20b) führt ein Ziegenaphrodisiakum an: »Fünfzig pala Ziegenschmalz, verbunden mit doppelt so viel Zucker, mit einem Viertel **Honig** versehen, das mit Wasser gekocht, durch langes Rühren zubereitet und daraus mit einem Viertel Weizenmehl einen warmen Brei hergestellt: Wer den isst, besiegt Tag für Tag die im Kampfe des Liebesgottes übermütige Schar der Jungfrauen« (Schmidt 1911: 606*).

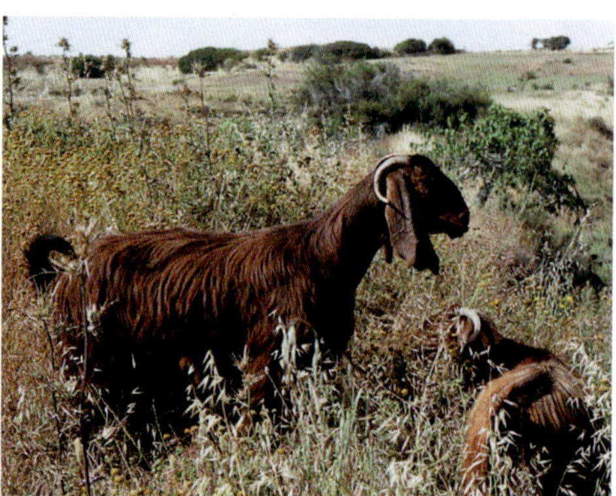

Ziege mit Zicklein. (Zypern, 1992)

Auch das *Kamasutra* hat ein Ziegenaphrodisiakum zu bieten: »Ein Trank von gezuckerter, mit den Hoden von **Bock** und Widder zubereiteter Milch – so heißt in den Lehrsätzen der Liebe von Vâtsyâyana ein Rezept für die Erhöhung der Potenz« (Schmidt 1911: 604*).

Zikade

Cicada sp., Cicadidae (Zikadenfamilie, Singzikaden)

Cryptotympana atrata Fabr., syn. *Cryptotympana pustulata*

Andere Namen

Chan tui (chin.), Cycad, Semi (jap.), Sentai, Sônse (kor.)

Zikaden gelten als Aphrodisiaka und spielen auf metaphorischer Ebene in altchinesischen Liebeslehren eine Rolle.

Zikaden sind **Insekten**, die in Asien ihrer zirpenden Laute wegen in Käfigen gehalten werden.

»Festhaftende Zikade« heißt eine Stellung in den altchinesischen Liebeslehren: »Die Frau solle sich hinknien und ihren Oberkörper gerade nach vorn strecken. Der Mann kniet sich hinter sie und dringt mit seinem ›**Jade**stab‹ tief ein. Er hebt ihre Hinterbacken leicht an, um an ihre rote Perle anzutippen, wobei er Bewegungen ausführt, die zeitgleich im Wechsel mit den Zahlen sechs und neun übereinstimmen. Die Frau wird von Erregung ergriffen, und ihre Säfte fließen. Innerhalb ihrer ›Jadegrotte‹ verspürt sie heftiges Zucken, und so öffnet sie sich weit. Wenn die Frau ihren Höhepunkt erreicht hat, hört er auf« (nach Heilmann 1991: 33*).

Gebrauch

Die P'ang-chiang-Zikade (*Cicada plebeja* Scop., *Cicada* spp.), getrocknet und pulverisiert, wird in China als Aphrodisiakum eingenommen und zu **Lenzmittel**n verarbeitet (vgl. **Hirschhorn**). Zum selben Zweck werden auch die Zikadenpanzer verwendet, jedoch gelten sie als weniger wirksam.

In der traditionellen chinesischen Medizin ist die Rohdroge *chan tui* der abgehäutete Larvenpanzer (Periostracum Cicadae). Er soll fiebersenkend und krampflösend wirken (Reid 1988: 87*).

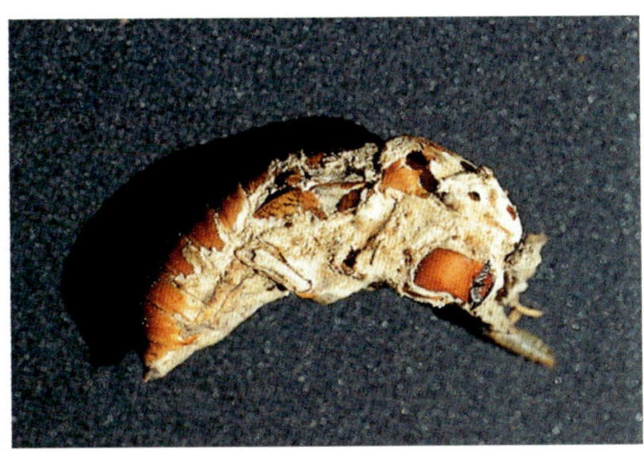

Getrocknete Zikadenlarven werden in der traditionellen chinesischen Medizin benutzt.

Inhaltsstoffe

Der Zikadenpanzer enthält Chitin und Chlorin. Klinische Tests zeigten, dass ein Auszug aus Zikadenpanzern gegen Krämpfe, ausgelöst durch Überdosierungen von **Strychnin**, **Kokain** und Nikotin, wirkt (BENSKY und GAMBLE 1986: 55*).

Bezugsquellen

Zikadenpanzer findet man in zikadenreichen Gebieten an Baumstämmen.

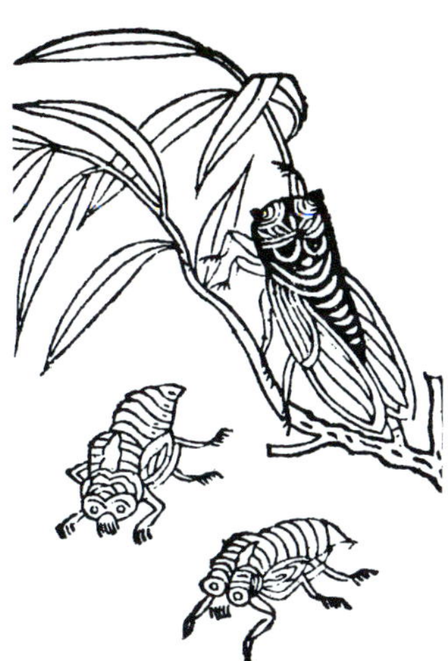

Zikaden *(tse-shan)* gehören zu den medizinisch bevorzugten Insekten. (Aus dem *Ch'ung-hsiu cheng-ho pen-ts'ao*)

Festhaftende Zikade. (Kalligrafische Darstellung, China, Mittelalter, Buchillustration)

Zimt

Cinnamomum spp., Lauraceae (Lorbeergewächse)

Cinnamomum verum PERSL., syn. *Cinnamomum zeylanicum* BLUME, Ceylonzimtbaum, Echter Zimt

Cinnamomum aromaticum FR. NEES, syn. *Cinnamomum cassia* BLUME, *Laurus cassia* C.G. NEES, *Laurus cinnamomum* ANDR., Zimtkassie, Chinesischer Zimt

Andere Namen

Canela, Canelo, Cannelle (frz.), Cinnamon (engl.), Darchini (arab.), Kaneel, Kanel kui (chin.), Zimmet

Zimt wird vielfältig aphrodisisch eingesetzt: als Gewürz, Räucherwerk, Reizmittel und Badezusatz.

Im Altertum gehörte Zimt zu den bekanntesten und am häufigsten benutzten **Gewürze**n und Aromastoffen. Obwohl den Griechen der Zimtbaum nicht bekannt war, kursierten gewisse Legenden über seine Herkunft. Man glaubte, dass der Zimtbaum in Arabien wachse. In der Bibel taucht der Zimt mehrfach unter dem Wort *kinnamon* auf und wird als Duft- und Räucherstoff genannt. Noch PLINIUS berichtet, der Zimt stamme aus der »Gegend, wo Vater Liber [= Bacchus-Dionysos] erzogen worden sei« (XII 42,85). Den Zimt »erntet man nur, wenn es die Gottheit gestattet; einige sehen in ihm Jupiter, jene [Einwohner des Zimtlandes] nennen ihn Assabinus« (XII 42,89).

Bei der Eroberung Südamerikas nannte der Konquistador Francisco Pizarro das Dschungelgebiet östlich der ecuadorianischen Andenkette *país de la canela*, »Zimtland«, weil dort viele nach Zimt duftende Bäume wuchsen. Der Inkaherrscher Atahualpa übergab dem Spanier bei einer offiziellen Begegnung die nach Zimt duftenden Blütenkelche des *Espingo*- oder *Ishpingo*-Baumes als kostbares Geschenk (NARANJO et al. 1981: 233). Bis heute heißt in Ecuador und Peru der Amerikanische Zimtbaum (*Ocotea quixos* LAM., syn. *Nectandra cinnamomoides* NEES, Lauraceae) *ishpino* oder **Espingo** (NARANJO et al. 1981).[733]

Gebrauch

Im Okkultismus wurde Zimt als Tonikum und Aphrodisiakum geräuchert, denn dieser Stoff stand unter dem Zeichen der Venus (vgl. **Räu-**

»Zimt gilt als Gewürz für einen potenzanregenden Speisezettel.« (KLUGE o. J.: 199*)

1-Nitro-2-phenylethan

Cinnamaldehyd

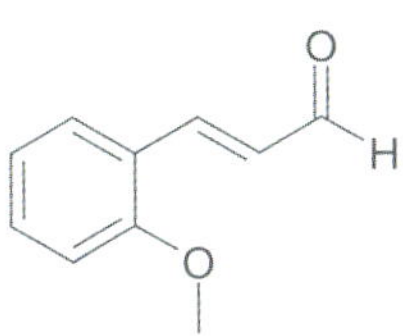

O-Methoxycinnamaldehyd

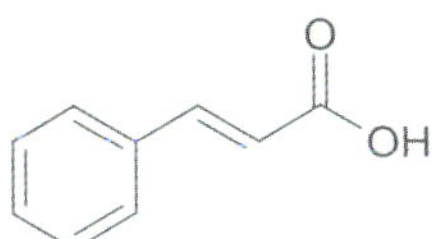

Zimtsäure

Methylcinnamat

733 In den Blütenkelchen von *Ocotea quixos* sind die Duftstoffe Cinnamaldehyd, *O*-Methoxycinnamaldehyd, Zimtsäure und Methylcinnamat für den Zimtgeruch verantwortlich (NARANJO et al. 1981).

Verschiedene Zimtbäume *(kuei)* in einem alten chinesischen Kräuterbuch. *(Ch'ung-hsiu cheng-ho pen-ts'ao)*

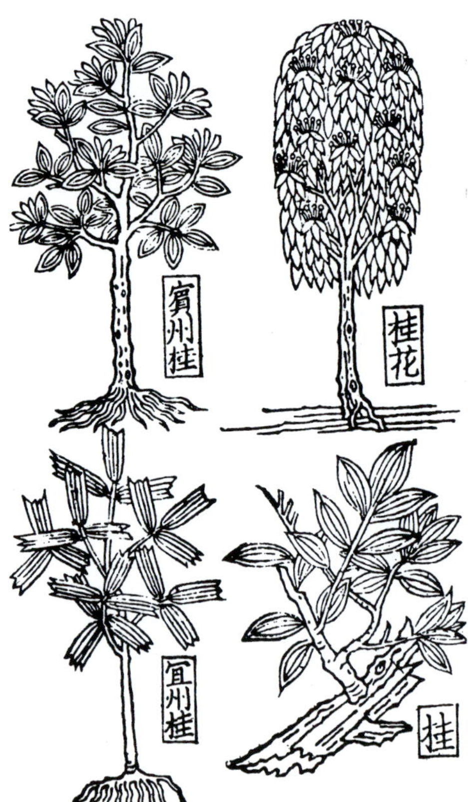

»Zimt ist ein gutes Mittel zur Entgiftung und schafft Frische, stärkt das Gewebe und erhöht dessen Spannkraft.« (Lad 1986: 152*)

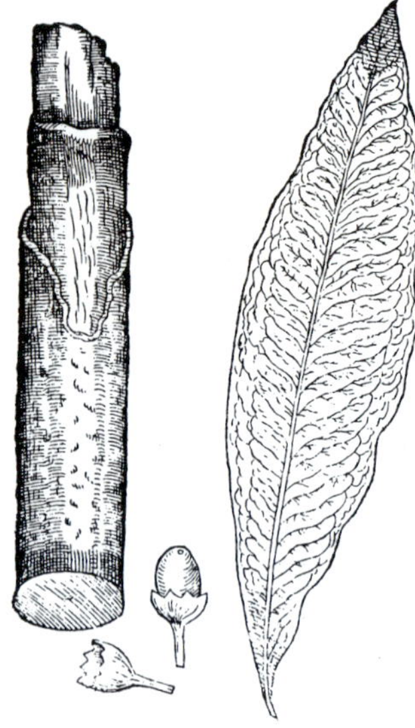

Der Zimt ist seit dem Altertum ein beliebtes Gewürz und Liebesmittel. (Holzschnitt aus Matthiolus 1626: 12*)

cherwerk, **Weihrauch**). In den dreißiger Jahren rauchte man Caneel-Zigaretten wie Marihuana-Joints (vgl. **Hanf**); sie sollen Ähnliches bewirkt haben (Roth et al. 1994: 235*).

Zimtöl wird als äußerliches **Reizmittel** auf den Penis geschmiert. Es wird auch in erotisierenden **Badezusätze**n, in Liebesölen und in der Aromatherapie verwendet.

Die Zimtkassie wird in China mit dem **Hase**n assoziiert. Er sitzt im Mond und hält einen Kassienzweig; »den Zimtzweig brechen und den Drachen besteigen« bedeutet die geschlechtliche Vereinigung (Eberhard 1983: 313*). Zimtkassie wird natürlich als Aphrodisiakum angesehen.

Auch andere Arten der Gattung *Cinnamomum* werden in Asien als Gewürze, Räucherwerk und sexuelle Stimulanzien geschätzt. In Nepal ist der Tamalazimt ein beliebtes Gewürz, das zu den **Curry**zutaten gehört. In Südostasien wird die Rinde von *Cinnamomum loureiroi* als Aphrodisiakum gekaut oder eingenommen (Perry und Metzger 1980*).

In der Neuen Welt gibt es eine ganze Reihe von Pflanzen, die nach Zimt duften und deswegen von den Spaniern als *canela* oder *canelo* bezeichnet wurden. Viele dieser Pflanzen haben in der Neuen Welt eine ähnliche Bedeutung wie der Zimt in der Alten. Auch sie dienen zum Würzen von Speisen und als Zutaten zu verschiedenen Liebesmitteln.

Zimtduft

Der Duft des Zimts ist so charakteristisch, dass er mit keinem anderen Duftstoff verwechselt werden kann. Deshalb ist er in Pflanzen, die **ätherische Öle** mit der charakteristischen Duftnote ausbilden, leicht zu bemerken. Folgende Substanzen finden sich in allen nach Zimt riechenden Pflanzen und sind für den typischen Duft verantwortlich: 1-Nitro-2-phenylethan, Cinnamaldehyd, *O*-Methoxycinnamaldehyd, Zimtsäure und Methylcinnamat (Naranjo et al. 1981).

Inhaltsstoffe

Zimtrinde (Cortex Cinnamomi ceylanici) enthält 0,5 bis 2,5% **ätherisches Öl** mit 65 bis 80% Zimtaldehyd, daneben Furfurol, Caryophyllen, Phellandren, Pinen, Cymol und Eugenol, sowie Schleim- und Gerbstoff (Czygan 1989). Das Zimtöl wirkt erregend auf Nerven, Muskeln und das kardiovaskuläre System.

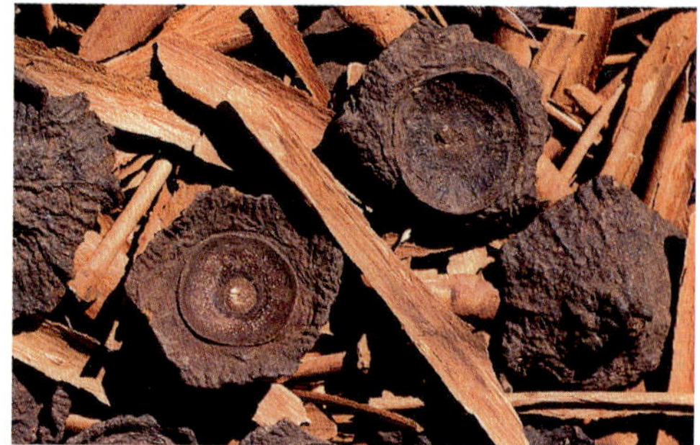

Die Rohdroge *Canella alba* aus der Karibik; sie duftet wie der altweltliche Zimt.

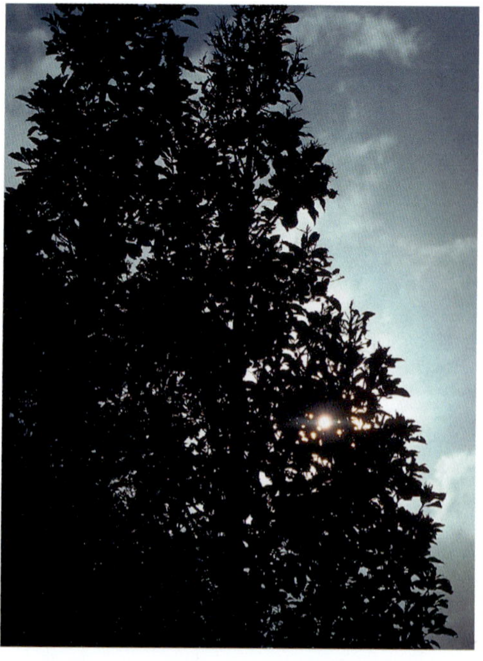

Canelo (*Drimys winteri*), der schamanische Weltenbaum der Mapucheindianer. (Valdivia, Südchile, 6/1996)

Bezugsquellen

Zimtstangen sind in jeder Gewürzabteilung zu finden. Zimtöl ist überall im Duftstoffhandel erhältlich (z. B. bei Spinnrad®). Chinesische Zimtrinde ist Bestandteil des Sensatonics®-Likörs »Edena«.

Literatur

CZYGAN, Franz-Christian

1989 »Zimtrinde«, in: Max WICHTL (Hg.), *Teedrogen*, Stuttgart: WVG, S. 535–537.

FOCK-HENG, Philip A.

1965 »Cinnamon of the Seychelles«, *Economic Botany*, 19: 257–261,

GOTTLIEB, O. R. und M. T. MAGALHÃES

1959 »Occurence of 1-Nitro-2-phenylethane in *Ocotea pretiosa* and *Aniba canelilla*«, *Journal of Organic Chemistry* 24: 2070.

1960 »Essential Oil of the Bark and Wood of *Aniba canelilla*«, *Perfumery and Essential Oil Record* 51: 69–70.

GOTTLIEB, O. R., M. FINEBERG und M. T. MAGALHÃES

1962 »Physiological Varieties of *Ocotea pretiosa*. IV: Further Data on Nitrophenylethane-containing Specimens«, *Perfumery and Essential Oil Record* 53: 299–301.

NARANJO, Plutarco, Anake KIJJOA, Astréa M. GIESBRECHT und Otto R. GOTTLIEB

1981 »*Ocotea quixos*, American Cinnamon«, *Journal of Ethnopharmacology* 4: 233–236.

SCHOLZ, Heinz

1997 »Zimt beruhigt den Darm und hebt die Stimmung«, *Natürlich* 17(12): 44–49.

Zinkoxyd (Zinc. oxydat.)

Ein Bestandtheil der älteren antiepileptischen Mittel, in Verbindung mit Bilsenkraut in den Pil. Meglini enthalten, wirkt beruhigend bei schmerzhaften und convulsivischen Nervenleiden, auch als Opium minerale der Alten bezeichnet. Bei Epilepsie mit geschlechtlichen Aufregungen Z. lacticum, wird länger vertragen als Bromkalium, dem es sehr nahe steht. Das Zinc. ferrocyanat. besonders gegen nervöse Magenleiden bewährt.

29) Rp. Zinc. oxydat. 0,1.
Pulvr. fol. Bellad. 0,01.
— rad. Valer. 0,5.
D. dos. X.
Ds. 2—3 mal tägl. ein Pulver. (**Epilepsie und Eclampsie.**

30) Rfi. Zinc. oxydat. 3,0.
Pulvr. et Extr. Glyc. qu. sat. ut. f. Pil. 60.
Ds. 3 mal tägl. eine Pille auf 5—10 steigend (**Epilepsie.**)

31) Rp. Zinc. oxyd.
Extract. Hyos.
— Valerian. ana 2,0.
Rad. Althae. qu. sat. ut. fiant. Pil. 40.
Ds. 2—3 mal tägl. eine Pille. Meglin'sche Pillen. (**Epilepsie und Veitstanz.**)

32) Rp. Zinc. ferrocyanat. 0,03.
Magnes. ust. 0,25
Pulvr. cort. Cinnam. 0,5.
Mf. P. D. dos. x.
Ds. 4 st. ein Pulver (**Nervöses Magenleiden.**)

Frühe Angaben zur medizinischen Wirkung und Nutzung von Zinkoxid. (Faksimile aus MICHAELIS 1905: 61*)

Zink

Zincum, Element

Zink kommt in vielen **Mineralien** vor und gehört zu den wichtigsten Spurenelementen im menschlichen Organismus. Es ist wichtig für die sexuellen Funktionen. Dennoch müssen Zinksalze nicht notwendigerweise Aphrodisiaka sein.

Seit langem hat Zink den Ruf, ein Aphrodisiakum zu sein, weil es als Spurenelement wichtige Funktionen für die Sexualorgane erfüllt (SCHMIDT-TESCH 2002: 46ff.). Deshalb kamen zahlreiche zinkhaltige **Nahrungsergänzungsmittel** mit Zinksalzen auf den Markt.

Zinkmangel kann zu Zwergenwuchs, sexueller Unterentwicklung, Sterilität, Unfruchtbarkeit und Prostatakrebs führen. Offensichtlich ist Zink maßgeblich beteiligt an der Spermienproduktion, dem weiblichen Reproduktionszyklus und am Sexualtrieb. »Es scheint so, dass – innerhalb genetischer Grenzen – eine direkte Beziehung zwischen der Zinkmenge in unserem Körper und fast jedem sexuellen Aspekt sowie sexueller Entwicklung besteht« (ASHMEAD 2002: 16).

Bei medizinischen Studien stellte sich heraus, dass eine gesunde und eine erkrankte Prostata sehr unterschiedliche Zinkwerte aufweisen. Deshalb wird Männern »in den besten Jahren« empfohlen, sich mit ausreichend Zink zu versorgen (NULL und KAHN 1976: 147*).

Zink nimmt man durch die Nahrung auf; die geeignetsten Nahrungsmittel sind Vollkornprodukte, Weizenbrot, Weizenkleie, **Bier**hefe, **Austern**, **Eier**, **Zwiebel**n; herausragend ist der Gehalt in Sonnenblumenkernen und **Kürbis**kernen.

»Zink, als Spurenelement, ist von spezifischer Bedeutung für den Sex. Man benötigt es für gesunde Sexualorgane, besonders für die Prostata des Mannes. Eine hohe Zinkkonzentration findet sich im Sperma und Samenfluss sowie in der Prostata.« (NULL und KAHN 1976: 147*)

Literatur

ASHMEAD, De Wayne

2002 »Zink ist das sexy Mineral«, *Higher Nature* Frühjahr/Sommerausgabe: 16.

SCHMIDT-TESCH, S.

2002 *Zink – Spurenelement für ihr Leben* (4. Aufl.), Frankfurt/M.: Deutsche Gesundheitshilfe e.V.

»Zinnober als einzig ungiftige Quecksilberverbindung und die chemischen Vorgänge während der Herstellung dieser Substanz haben wahrscheinlich sehr früh das Interesse experimentierender Magier gefunden.« (UNSCHULD 1973: 23f.*)

Zinnober

Quecksilbersulfid

Chemische Formel: HgS

Andere Namen

Cinnabaris, Cinnabarit, Cinobre (frz.), Drachenblut, Kinnabari (griech.), Kinnabarit, Mennig[734], Mercurius, Merkurblende, Minig, Minion, Minium[735], Sängärf (pers.), Schwefelquecksilber, Sublimat, Tan-sha (chin.), Zinober, Zhu sha

Zinnober gilt in China als Lenzmittel. Die rote Farbe symbolisiert die Lebensenergie und Liebeskraft. Es gehört allerdings zu den gefährlichen Liebesmitteln.

Zinnober ist ein natürlich vorkommendes Quecksilbermineral und wird meist Merkurblende, aber auch »**Drachenblut**« genannt.[736]

Zinnober gilt seit alter Zeit in verschiedenen Systemen der Alchemie, vor allem in der taoistischen und ayurvedischen Alchemie, aber auch bei Paracelsus als ein besonderes Tonikum, Unsterblichkeitselixier oder **Rasayana** und **Vajikarana**.

In China ist Zinnober (chin. *tan-sha* oder *zhu sha*) ein wirksames, »den Geist beruhigendes« Heilmittel gegen Alpträume und Hysterie, also eine Art Dämonenbanner im schamanischen Sinne. Aber auch ein **Lenzmittel**.

Pulverisierter Zinnober wurde in China früher manchmal als Zusatz von Schnupf**tabak** benutzt, vielleicht aus alchemischen Gründen, oder sogar pur als Aphrodisiakum geschnupft. »Das ist nicht so ungeheuerlich, wie es auf den ersten Blick aussieht, denn der unlösliche Zinnober dürfte kaum irgendeine Wirkung haben« (HARTWICH 1911: 106*).

Nur der durch Schmelzen, durch die »Kraft des Feuers« raffinierte, transformierte Zinnober wirkt tödlich giftig, wenn man das frei gewordene Quecksilber schluckt. Im Umkehrschluss folgerte man daraus: »Wenn es also in umgewandelter Form einen Menschen töten kann, dann sollte ihm auch eine für den Menschen lebenserhaltende Kraft innewohnen. Nur ist die Technik der entsprechenden Zubereitung noch nicht bekannt. Daraus lässt sich folgern, dass man die Möglichkeit, ein Unsterblicher zu werden und zum Himmel aufzusteigen, nicht negieren kann. Andererseits kann man aber nicht umhin, vor dem Gebrauch von Zinnober zu warnen« (SHEN KUO 1997: 161*)!

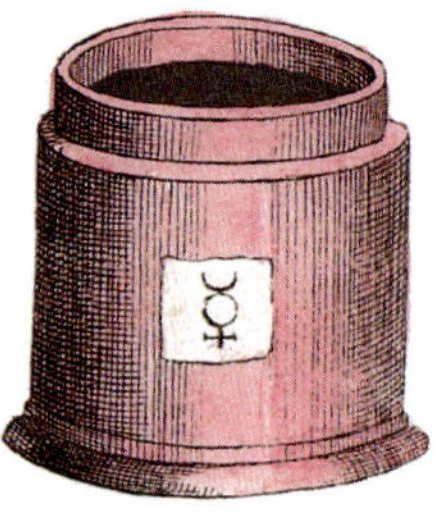
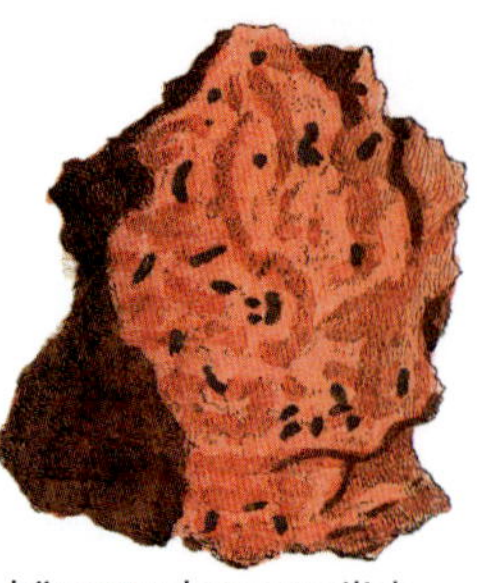

Quecksilber und Zinnober gehören zu den arzneilich genutzten Mineralien. (Handkolorierte Radierung, 19. Jh.)

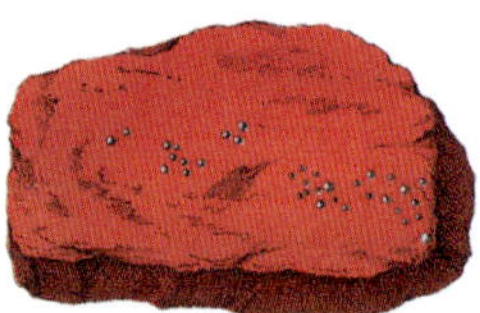
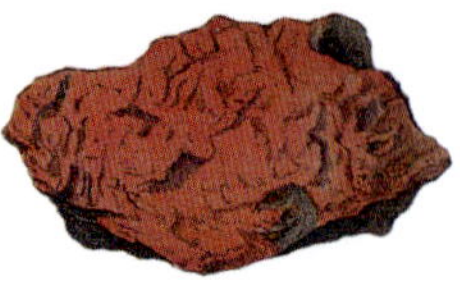

Zinnober als natürliches Mineral. (Aus *Schubert's Naturgeschichte – Illustrierte Mineralogie*, 1888)

Kommentar

Zinnober ist sicherlich eines der gefährlicheren Liebesmittel, dessen Anwendung man den unsterblich gewordenen Taoisten überlassen sollte!

Zucker

Siehe **Kräutertees**

734 Bezeichnet heute das künstlich erzeugte rote Bleioxid.

735 Eine Miniatur ist ursprünglich »das mit minium (= Zinnober) gemalte Bildchen« (LÜSCHEN 1968: 348*); *minium* geht auf griech. *minion* zurück.

736 DIOSKURIDES (V, 109) beschreibt zwei Arten des Kinnabari, das rote ist das pflanzliche **Drachenblut**, das *kinnabari minion* ist das mineralische Zinnober; das heißt, in alten Rezepten, in denen *kinnabari* (in irgendeiner Schreibform) vorkommt, ist daher jeweils fraglich, ob es sich um Drachenblut oder Schwefelquecksilber handelt!

Zwiebel und Zwiebelgewächse

Allium cepa L., Liliaceae (Zwiebelgewächse)

Andere Namen

Basal (arab.), Cebolla (span.), Cipolla (ital.), Küchenzwiebel, Oignon (frz.), Onion (engl.)

Verwandte Zwiebelgewächse:
Allium ursinum L., **Bärlauch**
Allium sativum L., **Knoblauch**
Allium fistulosum L., Winterzwiebel, Wildform unbekannt
Allium porrum L., Porree, Lauch, Winterlauch, Breitlauch
Allium victorialis L., Allermannsharnisch (vgl. **Wurzeln**)
Urginea maritima (L.) BAK., Liliaceae, syn. *Scilla maritima* L., *Drimia maritima* (L.) STEARN, *Urginea scilla* STEINH., Meerzwiebel

Es fällt schwer zu glauben, dass Zwiebeln, die einen unangenehmen Geruch haben und beim Schälen in die Augen stechen, ein Liebesmittel sein sollen. Vielleicht beförderte aber gerade die Reizwirkung den Glauben, mit der Zwiebel auch den Stachel der Liebe reizen zu können.

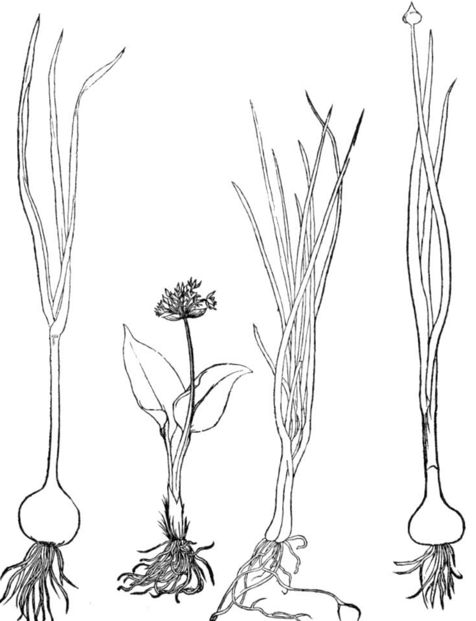

Zwiebelgewächse (*Allium* spp.): Knoblauch, Wilder Knoblauch, Lauch (Porree), Zwiebel. (Holzschnitte aus BRUNFELS 1532*)

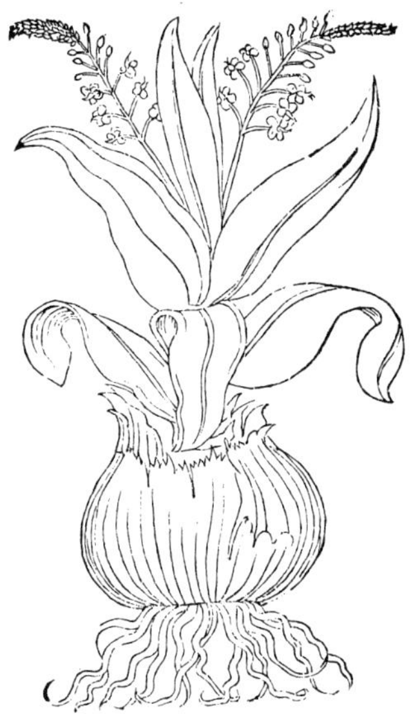

Die Meerzwiebel (*Urginea maritima*) soll nach Auffassung einiger Gelehrter das sagenhafte Zauberkraut Moly gewesen sein. Moly war ein göttliches Allheilmittel und wurde in der Odyssee des Homer besungen. (Holzschnitt aus FUCHS 1545: 453*)

In allen Kompendien über Liebesmittel ist die Zwiebel aufgeführt. Allerdings wird nirgends erklärt, warum sie aphrodisisch wirkt. »Man nahm die Zwiebel gegen Husten, Hämorrhoiden, Wassersucht und Spulwürmer und unterstellte ihr eine aphrodisierende Wirkung« (MAUTNER und KÜLLENBERG 1989: 114). Laut der Literatur bereitet man aus der Zwiebel **Liebestränke** und nutzt sie als **Gewürz** für aphrodisische Speisen. In China isst man die Samen der Winterzwiebel (*Allium fistulosum* L.) als Aphrodisiakum.

Der Allermannsharnisch (*Allium victorialis* L.) ist mit **Bärlauch**, **Knoblauch** und Zwiebel verwandt. Man nannte ihn auch Siegwurz[737], da er – wie man hoffte – alle Krankheit, alle Not und Plage besiegen könne. Die süßlich schmeckende, leicht nach Veilchen duftende Wurzel hatte eine eigene Geschichte als aphrodisische Zauberwurzel, wurde aber auch als »Falsche **Alraune**« bekannt.

»Gladiolus segetum. Diese Abart des in Deutschland bekannten und früher als Wund- und Zaubermittel verwendeten Siegwurz oder Allermannsharnisch kommt in Südeuropa vor und gilt als Aphrodisiacum.« (HIRSCHFELD und LINSERT 1930: 179*)

Inhaltsstoffe

Die Zwiebel enthält ein **ätherisches Öl** (Lauchöl) mit verschiedenen Dialkylsulfiden und Dialkylsulfoxiden; sie sind es, die das Wasser in die Augen treiben.

»Zwiebeln fördern die Verdauung und regen die sexuelle Energie an. Sie sind ein Rajas-Nahrungsmittel, und daher denjenigen, die sexuelle Enthaltsamkeit als spirituelle Disziplin üben, nicht zu empfehlen.« (LAD 1986: 159*)

Literatur

LANDIS-SAGER, Julie
2001 *Zwiebeln: Die besten Rezepte*, Aarau: AT Verlag.
MAUTNER, Uli und Bernd KÜLLENBERG
1989 *Arzneigewürze*, Wiesbaden: Jopp.

737 Früher wie auch heute noch wurde die Gladiole (*Gladiolus communis* L., Iridaceae) Siegwurz genannt (ZANDER). Auch sie sollte wundersame Heilkräfte bergen.

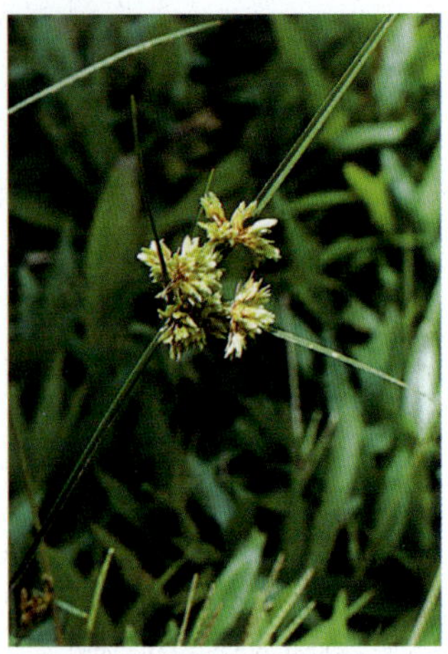

Piri-Piri (*Cyperus* sp.), ein blühendes Zypergras. (Ucayali, Peru, 2/1999)

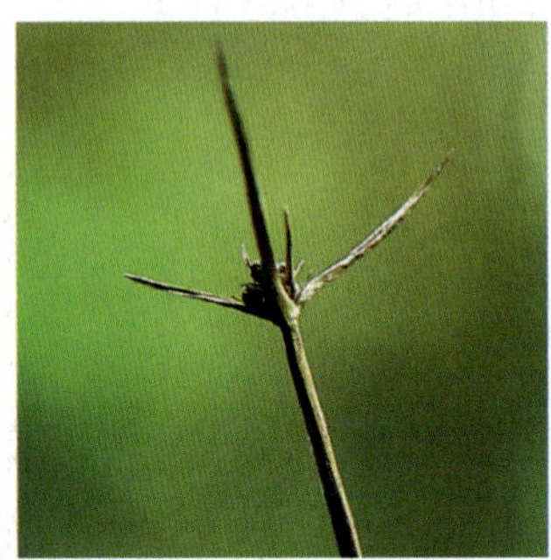

Piri-Piri (*Cyperus* sp.), für das amazonische *Agua florida* aus der Knolle gezogen.

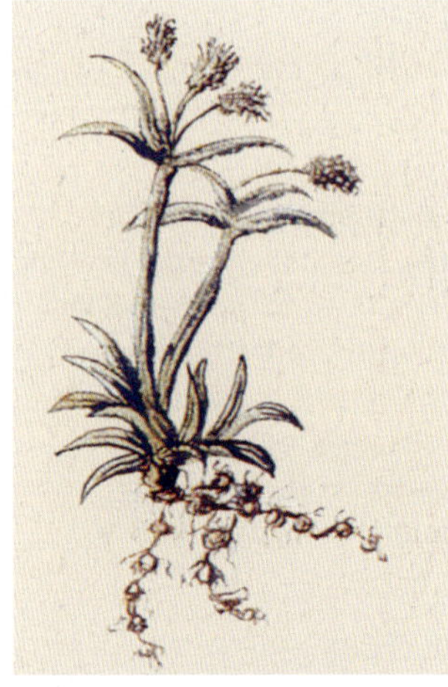

Apoyomatli. Das amerikanische Zypergras (*Cyperus articulatus*) gehört zu den **Borracheros**, den »Trunkenmachern«. Die Spanier nennen die Wurzel *galange*. Pulverisiert ist sie ein gutes Magentonikum und hilft bei Seitenstichen. (Aus NAVARRO 1801, fol. 178*)

Zypergras

Cyperus spp., Cyperaceae (Zypergräser, Nussgräser)

Cyperus articulatus L., Borrachera, Dies
Cyperus esculentus L., Erdmantel, Chufa, Habb el'aziz
Cyperus rotundus L., Nussgras, Galganwurzel (vgl. **Galangan**)

Andere Namen

Ciperum, Cyperon (griech.), Cyperum (lat.), Cyperus (lat.), Dies (arab.), Habb el'aziz, Kyprion (griech.)[738], Kypros (griech.)[739], Nussgrass, Nut grass (engl.), Piri-Piri, Souchet (frz.), Wilder Galgan

Zypergras-Arten gehören weltweit zu den Liebesmitteln und Tonika. Vielen ist ein betörender Duft eigen.

Der Name Zypergras leitet sich nicht, wie man vermuten könnte, von der Insel Zypern ab, sondern von griechisch *kypeiron*, »Wasserpflanze mit aromatischem Duft« (GENAUST 1996: 195*). Auch wenn das Gras nicht von Aphrodites Insel stammt, gehört es doch zu den Aphrodisiaka.

Gebrauch

Habb el'aziz (*Cyperus esculentus*) ist ein berühmtes ägyptisches Aphrodisiakum und **Räucherwerk** (MIKHAIL 1982: 66). Noch heute gelten die Knollen in der ägyptischen Volksmedizin als Stimulanzien, Aphrodisiaka und Tonika und werden medizinisch als Magen- und Darmmittel sowie zur Beruhigung eingenommen (BOULOS 1983, BOULOS und EL-HADIDI 1989: 63*, TÄCKHOLM und DRAR 1950). In Afrika werden die frischen, zerquetschten Knollen in Milch gerührt traditionell als Liebesmittel getrunken.

Ebenso gilt *Cyperus articulatus*, im heutigen Ägypten *dies* genannt, als aphrodisische **Duftpflanze**. Schon in alter Zeit verwendete man dort die Wurzelknollen zum Parfümieren der Kleidung und des eigenen Körpers (BOULOS und EL-HADIDI 1989: 59*).

In China gehört *xiang fu*, wörtlich »aromatische Anhaftung« (*Cyperus rotundus* L.), zu den sexuellen Tonika und Zutaten zu **Lenzmittel**n. So bestehen Li Shih Chens »Aphrodisierende Pillen« aus pulverisierten Zypergrasknollen und pulverisierten *Fu-ling*-Fruchtkörpern (siehe **Pilze**), verrieben mit **Honig** (TEEGUARDEN 1986: 152*).

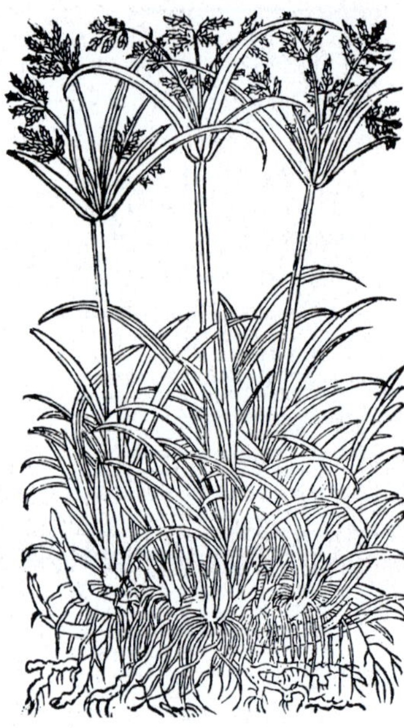

Zypergras (*Cyperus rotundus*) nannte man früher »Wilder Galgan« und brachte es so mit dem Galgant (*Alpinia* spp.) in Verbindung. Seinem aromatischen Wurzelstock schrieb man ähnlich anfeuernde, aphrodisierende Kräfte zu. (Holzschnitt aus FUCHS 1545: 255*)

In der Neuen Welt, in Amazonien, spielen die Piri-Piri genannten Zypergräser vor allem als Duftstoffe für aphrodisisches **Parfüm** und als Zusatz zu **Liebestränken** und **Liebeszauber** eine Rolle.

Inhaltsstoffe

Alle Zypergräser sind reich an verschiedenen zusammengesetzten **ätherischen Ölen.**[740]

Bezugsquellen

Zypergraspflanzen bietet die Blumenschule® an.

Literatur

BOULOS, Loutfy
1983 *Medicinal Plants of North Africa*, Algonac, Michigan: Reference Publications.

MIKHAIL, Mounir Abdel Nour
1982 »Chufa Habb el'Aziz – Cyperus esculentus L.«, in: Abdallah ADLY (Hg.), *The History of Medicinal and Aromatic Plants*, Karachi: Hamdard Foundation Press Pakistan, S. 60–66.

TÄCKHOLM, V. und M. DRAR
1950 *Flora of Egypt*, Kairo: Bulletin d. Faculty of Science, Cairo University.

738 Als Kyprion wurde auch der **Wegerich** gedeutet (GENAUST 1996: 195*).
739 Als Kypros wurde auch der **Henna**strauch gedeutet (GENAUST 1996: 195*).
740 Auch die ähnlich duftende Simse (*Scirpus kysoor* ROXB.) gehört in die Familie der Cyperaceae. In Indien verwendet man die Wurzel der *kashur* genannten Art als Aphrodisiakum.

Anhang

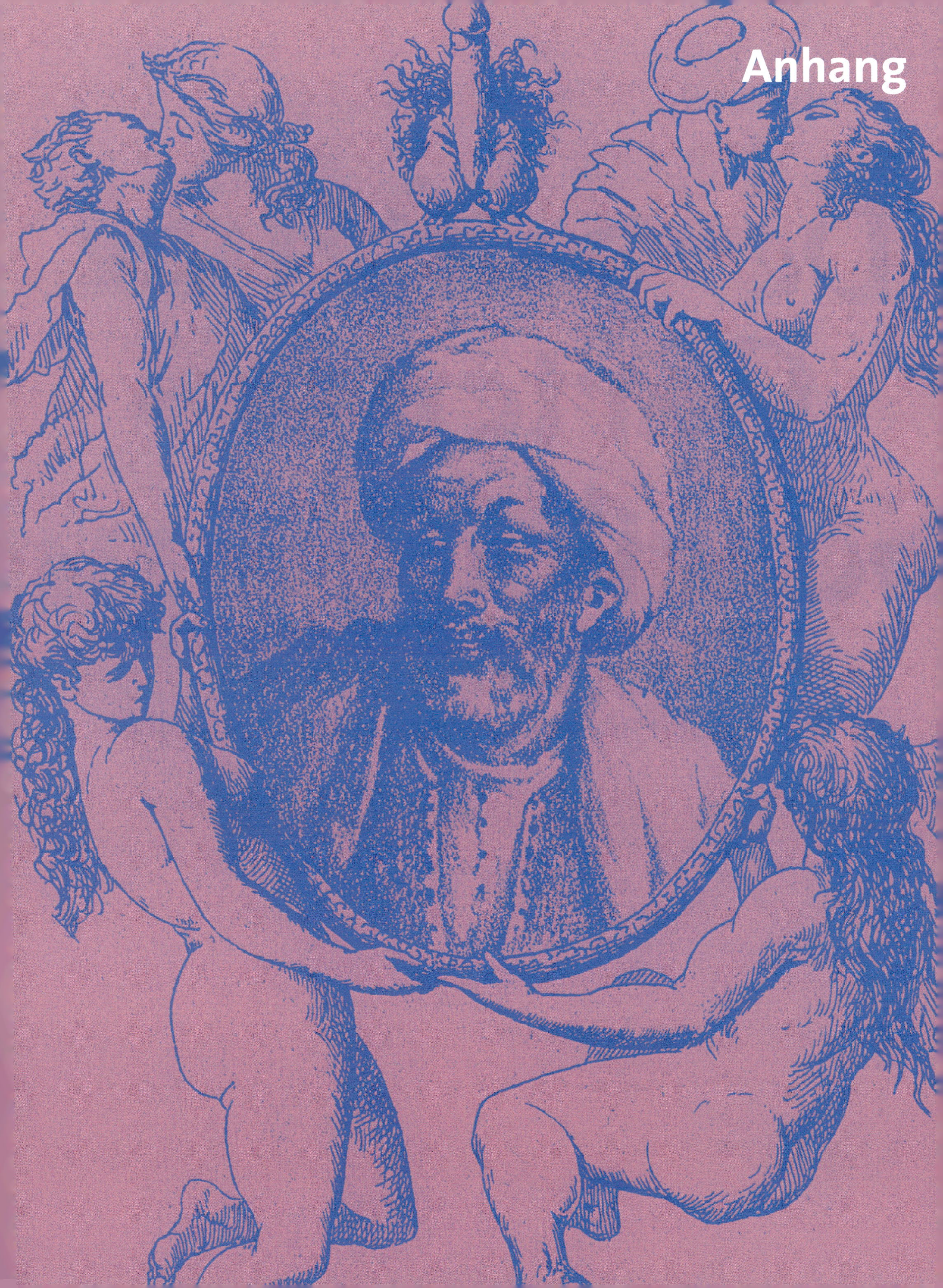

Buchgeschichte zum Thema Aphrodisiaka und Liebesmittel

Seit Anbeginn der Buchgeschichte werden Aphrodisiaka und Liebesmittel (Tränke, Speisen, Räucherwerk, Duftstoffe, Kosmetika, Bäder, Zauber) sowohl in der Dichtung als auch in Sachbüchern erwähnt. Es finden sich Informationen darüber in Keilschrifttexten, Papyri, antiker Literatur (Griechisch, Latein), asiatischen Liebeslehren und Pharmakopöen, mittelalterlichen Handschriften, in den Kräuterbüchern der »Väter der Botanik« sowie in gedruckten Werken speziell zu diesem Thema. Nachfolgend die wichtigsten Werke in chronologischer Folge.

Es soll einen altägyptischen Papyros gegeben haben, der nur »Liebesmittel« beschrieb: das *Buch der Aphrodisiaca*. Leider ist das Schriftstück nicht zu lokalisieren.

Die *Ars Amatoria Libri Tres* des Ovid (= Publius Ovidius Naso, 43 v. u. Z.–18 u. Z.), die berühmteste »Liebeskunst« der Antike, erzählt nicht nur von den sexuellen Freuden, der Kunst der Verführung und des Beischlafs, sondern bietet auch einen lyrischen Streifzug durch die Liebesmittel und Aphrodisiaka, ihre Vorzüge und Nachteile.

Das *Satyricon* des Petronius (1. Jh. u. Z.) ist zwar ein Roman, aber auch eine der frühesten Quellen für die Anwendung von Aphrodisiaka, Liebes- und Reizmitteln: Genannt werden Satyrion, ungemischter Wein, Lederdildos, Pfeffer, Öle, Kressesamen, Stabwurz/Eberwurz und Bohnenkraut.

Der griechische Arzt Pedanios Dioskurides (1. Jh. u. Z.) war einer der Väter der modernen Wissenschaft. Er hat mit seiner *Arzneimittellehre* oder *Materia Medica* die umfangreichste Pharmakopöe und das erste pharmazeutische Standardwerk hinterlassen.

Das Kamasutra, die »Liebeslehre«, des indischen Gelehrten und Eremiten Vátsyáyana Mallanága stammt aus dem 4. Jh. u. Z. Der Sanskrittext wurde erstmals 1883 ins Englische übersetzt und dadurch im Westen bekannt (u. a. durch Frank Wedekind). Richard Schmidt legte 1897 die erste deutsche Übersetzung vor, die heute noch die Grundlage der meisten deutschen Ausgaben ist. Die erste komplette, ungekürzte Übersetzung ins Englische wurde 1994 von Alain Daniélou vorgelegt. Das *Kamasutra* enthält einen Abschnitt über die Geheimlehre (*Aupanishadika*); darin werden die damals bekannten und benutzten Aphrodisiaka aufgelistet und erklärt (siehe Vatsyayana).

Scheik Umar ibn Muhammed al-Nefzawi schrieb vermutlich zwischen 1394 und 1433 in arabischer Sprache die Liebeslehre *Al-Raud Al-Atir*, die später unter den Titeln *Jardin Parfumé*, *The Perfumed Garden* oder *Der duftende Garten* bekannt wurde.

Kalyana Malla schrieb um 1500 für Lad Khan, den Sohn eines Lodifürsten, der im Guharat, Westindien, herrschte, das *Ananga-Ranga*, eine hinduistische Liebeslehre für Ehepaare. Sie wurde zwischen 1870 und 1873 von Sir Richard Burton und F. F. Arbuthnot ins Englische übersetzt (Burton o. J.*, 1985*). Die auszugsweise erste deutsche Übersetzung wurde von Schmidt 1911 publiziert; »brisante« Textstellen wurden dabei nicht auf Deutsch, sondern auf Lateinisch wiedergegeben!

Das arabische Manuskript von Scheik Umar ibn Muhammed al-Nefzawi (siehe oben) wird 1850 von einem »Baron R.« ins Französische übersetzt und unter dem Titel *Cheikh Nefzaoui* 1876 in einer Auflage von 35 Exemplaren gedruckt (*Jardin Parfumé*, zitiert als Scheik Nefzaui 1985*). 1886 erscheint eine englische Übersetzung von Sir Richard Burton (1821–1890), der durch seine Übersetzung der *Arabian Nights* (Tausendundeine Nacht) berühmt wurde, als Privatdruck in London und Benares (Varanasi) (Burton 1964*, 1989*). Im *Duftenden Garten* sind eine Reihe von Rezepten für Aphrodisiaka, Penisvergrößerungsmittel, stimulierende Latwergen, erotische Kosmetika, Mittel zur Verengung der Vagina und Fruchtbarkeitsförderer angeführt (Kapitel 13 bis 19).

Die erste umfangreiche Abhandlung über Aphrodisiaka, *Aphrodisiacs and Anti-Aphrodisiacs* von John Davenport (1781–1877), erschien 1873 als Privatdruck in London (im Buch verzeichnetes Erscheinungsjahr: 1869). Heute besser bekannt unter dem Titel *Aphrodisiacs and Love Stimulants* (Davenport 1966*).

1907/1910 verfasste Dr. Aigremont (Pseudonym) vermutlich das erste umfangreichere deutschsprachige Werk über Aphrodisiaka aus dem Pflanzenreich: *Volkserotik und Pflanzenwelt, Erster Band* und *Volkserotik und Pflanzenwelt, Zweiter Band* (vgl. Aigremont 1987*).

1930 publizieren Magnus Hirschfeld und Richard Linsert in Berlin ihr umfangreiches Buch *Liebesmittel: Eine Darstellung der geschlechtlichen Reizmittel »Aphrodisiaca«*. Hirschfeld war Leiter des dortigen Sexualwissenschaftlichen Instituts; das Institut wie auch die meisten Exemplare des Buches wurden von den Nazis zerstört. Das Buch ist ein erster Versuch, Aphrodisiaka und Liebesmittel aus der Pflanzenwelt, dem Tierreich und der pharmazeutischen Chemie zu ordnen und einen Gesamtüberblick zu schaffen.

Leo Latscher, *Spezial-Kodex für Aphrodisiaca und Regenerationsmittel sowie Präparate für die Neurotherapie und verwandte Gebiete*, 1938 in Wien im Verlag des Verfassers gedruckt.

Nach einem Publikationstief in den vierziger Jahren erscheinen in den Fünfzigern sporadisch kleinere Abhandlungen in deutscher Sprache (Hertwig 1952*, Lehmann 1955*, Bergmark 1958*). 1961 und 1963 erscheinen in den USA die ersten größeren lexikalischen Aufbereitungen von Harry E. Wedeck, *Dictionary of Aphrodisiacs*, New York: Philosophical Library. (Es folgen weitere Titel: Gifford 1964*, Karger-Decker 1967*, Lüdecke 1969*). In den siebziger Jahren schlägt sich die «sexuelle Revolution» in zahlreichen deutschen und vor allem US-amerikanischen Publikationen zum Thema nieder (Kluge o J., Wilson 1972 (= 1990*), Gottlieb 1974*, Null 1976*, Selden 1979*). In den achtziger und neunziger Jahren erhöht sich die Publikationsflut nahezu unübersehbar und schließt historische, pharmakologische, botanische und magische Aspekte ein. Es erscheinen zahlreiche Rezeptbücher (u. a. von Lechthaler 1994* und Dodd Esq. 1996/97*) wie auch Ausführungen zu synthetischen Liebesdrogen und «Dopern und Blockern der Liebe» (u. a. Dereskey 1988*). Seit Ende der neunziger Jahre und Beginn des neuen Jahrtausends widmen sich wiederholt Ratgeber (z. B. Pütz 2002*) und Anleitungen für Liebesrituale und Aromatherapie dem Thema.

Bei den folgenden Werken handelt es sich um übergreifende und allgemeine Literatur zum Thema. Sie sind im Lexikon mit * gekennzeichnet und finden sich nicht in den Literaturangaben der einzelnen Monografien. Diese Bibliografie ist zum Teil kommentiert.

Die »Klassiker« (DIOSKURIDES, PLINIUS, OVID usw.) sind in der üblichen Form zitiert.

RÖMPP und ZANDER sind ohne weitere Angaben zitiert:

RÖMPP, *Chemielexikon* (9. Aufl., hrsg. von J. FALBE und M. REGITZ), Stuttgart und New York: Thieme, 1995.

ENCKE, Fritz, Günther BUCHHEIM und Siegmund SEYBOLD, *Zander – Handwörterbuch der Pflanzennamen*, 15. Auflage, Stuttgart: Ulmer, 1995. [= ZANDER]

A

ABRAHAM, Hartwig und Inge THINNES
1995 *Hexenkraut und Zaubertrank*, Greifenberg: Urs Freund.

ADLY, Abdallah (Hg.)
1982 *The History of Medicinal and Aromatic Plants*, Karachi, Pakistan: Hamdard Foundation Press.

ADOVASIO, J. M. und G. F. FRY
1976 »Prehistoric Psychotropic Drug Use in Northeastern Mexico and Trans-Pecos Texas«, *Economic Botany* 30: 94–96.

AERO, Rita
1980 *The Complete Book of Longevity*, New York: Perigee Books.

AGUILAR, Abigail, Arturo ARGUETA und Leticia CANO (Hg.)
1994 *Flora medicinal indígena de México* (3 Bde.), México, D. F.: INI.

AGUILAR CONTRERAS, Abigail und Carlos ZOLLA
1982 *Plantas tóxicas de México*, México, D. F.: IMSS.

AGUILERA, Carmen
1985 *Flora y fauna mexicana: Mitoligía y tradiciones*, México, D. F.: Editorial Everest Mexicana.

AGUIRRE BELTRÁN, Gonzalo
1963 *Medicina y magia*, México, D. F.: INI.

AIGREMONT, Dr. (Pseudonym)
1987 *Volkserotik und Pflanzenwelt*, Berlin: EXpress Edition (Reprint der beiden Bände von 1907/1910 in einer Ausgabe).

AKENDENGUÉ, B.
1992 »Medicinal Plants Used by the Fang Traditional Healers in Equatorial Guinea«, *Journal of Ethnopharmacology* 37: 165–173.

ALCORN, Janis B.
1984 *Huastec Mayan Ethnobotany*, Austin: University of Texas Press.

ALIOTTA, Giovanni, Danielle PIOMELLI und Antonio POLLIO
1994 »Le piante narcotiche e psicotrope in Plinio e Dioscoride«, *Annali dei Musei Civici de Revereto* 9(1993): 99–114.

ALLARDICE, Pamela
1989 *Aphrodisiacs and Love Magic: The Mystic Lure of Love Charms*, Bridport: Prism Press.

ALLENDE, Isabel
1998 *Aphrodite: Eine Feier der Sinne*, Reinbek: Rowohlt. (Originalausgabe: *Afrodita: Cuentos, Recetas y Otros Afrodisíacos*, Barcelona, 1997.)

ALBERTS, Andreas und Peter MULLEN
2000 *Psychoaktive Pflanzen, Pilze und Tiere: Von Fliegenpilz und Teufelsbeere – Bestimmung, Wirkung, Verwendung*, Stuttgart: Kosmos.

ALTMANN, Horst
1980 *Giftplanzen – Gifttiere*, München: BLV.

ALTSCHUL, Siri von Reis (siehe auch VON REIS und LIPP)
1973 *Drugs and Foods from Little-Known Plants: Notes in Harvard University Herbaria*, Cambridge, Mass.: Harvard University Press.

ALVEAR, Silvio Luis Haro
1971 *Shamanismo y farmacopea en el reino de Quito*, Quito: Instituto Ecuatoriana de Ciencias Naturales (Contribución 75).

AMBASTA, Shri S. P. (Hg.)
1994 *The Useful Plants of India*, New Delhi: Publications & Information Directorate.

AMBERGER-LAHRMANN, M. und D. SCHMÄHL (Hg.)
1993 *Gifte: Geschichte der Toxikologie*, Wiesbaden: Fourier.

AMENDT, Günter
1984 *SuchtProfitSucht*, Frankfurt/M.: Zweitausendeins.

AMORÍN, J.L.
1974 *Plantas de la flora argentina relacionadas con alucinógenos americanos*, Buenos Aires: Publicaciones de la Academia Argentina de Farmacia y Bioquímica No. 1.

ANAGNOSTOU, Sabine
2001 »Ethnomedizinische Aspekte jesuitischer Missionstätigkeit in Spanisch-Amerika«, *Zeitschrift für Phytotherapie* 22: 229–235.

ANANGARANGA
1985 *Ananga-Ranga: Orientalische Liebeslehre*, ungekürzte Übersetzung von BURTON o. J., München: Goldmann.

ANDERSON, Edward F.
1993 *Plants and People of the Golden Triangle: Ethnobotany of the Hill Tribes of Northern Thailand*, Portland, Oregon: Dioscorides Press.

ANDOH, Anthony
1986 *The Science and Romance of Selected Herbs Used in Medicine and Religious Ceremony*, San Francisco: North Scale Institute.

ANDREWS, J. Richard und Ross HASSIG
1984 *Treatise on the Heathen Superstitions by Hernando Ruiz de Alarcón*, Norman und London: University of Oklahoma Press.

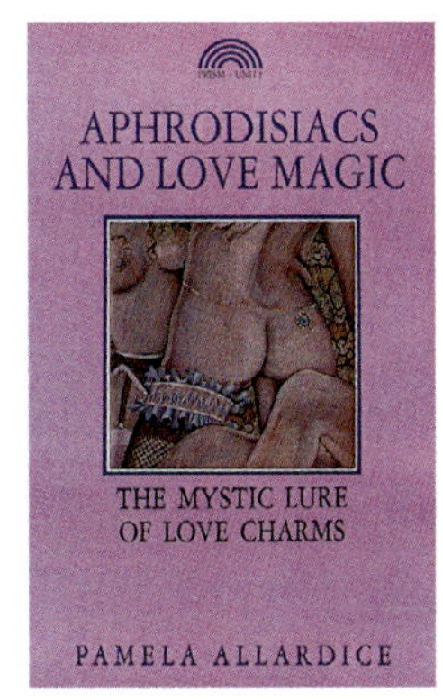

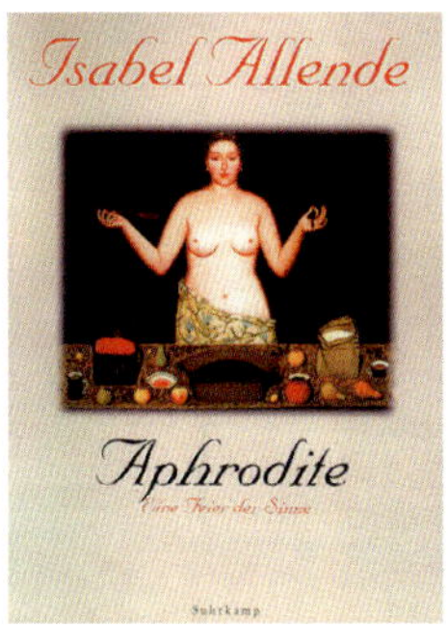

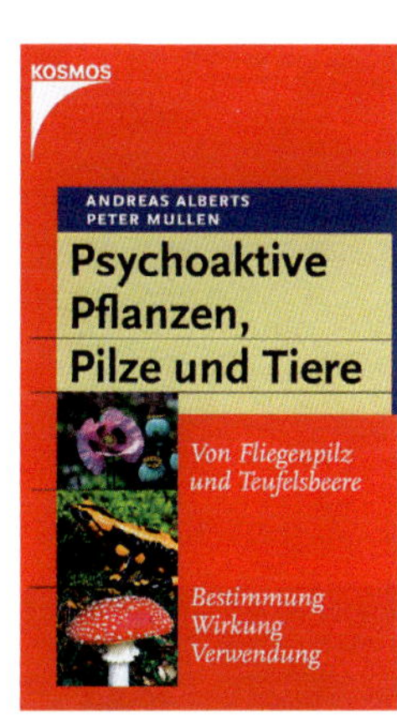

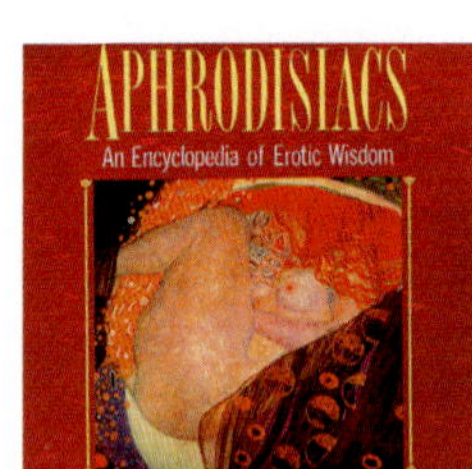

Andritzky, Walter
1987 »Die Volksheiler in Peru während der spanisch-kolonialen Inquisition«, *Anthropos* 82: 543–566.
1989 *Schamanismus und rituelles Heilen im Alten Peru* (2 Bde.), Berlin: Clemens Zerling.
1995 »Sakrale Heilpflanze, Kreativität und Kultur: indigene Malerei, Gold- und Keramikkunst in Peru und Kolumbien«, *Curare* 18(2): 373–393.

Andritzky, Walter und Stefan Trebes
1996 »Vision, Kreativität, Heilung: Das konstruktive Potential sakraler Heilpflanzen in der Industriegesellschaft«, *Jahrbuch für Transkulturelle Medizin und Psychotherapie* 6(1995): 381–408.

Anonym
1927 *Ergänzungswerk zur Sittengeschichte des Lasters*, Leipzig und Berlin: Verlag für Kulturforschung.

Anonym
1990 *Aphrodisiacs: An Encyclopedia of Erotic Wisdom*, London: Hamlyn.

Anonym
1999 *A Glossary of Ayurveda, Tibetan and Unani Medicines*, Delhi: Sri Satguru Publications.

Ansoms, Stan
1993 *Oude en nieuwe Drugs* (2. Aufl.), Leuven: Davidsfonds.

Anzeneder, Robert, Mario Miyagawa und Gisela Rödl-Linder
1993 *Pflanzenführer Tropisches Lateinamerika*, Pforzheim: Goldstadtverlag.

Arenas, P.
1987 »Medicine and Magic Among the Maka Indians of the Paraguayan Chaco«, *Journal of Ethnopharmacology* 21: 279–295.

Arenas, P. und R. Moreno Azorero
1977 »Plants Used as Means of Abortion, Contraception, Sterilization and Fecundation by Paraguayan Indigenous People«, *Economic Botany* 31: 302–306.

Arends, G.
1935 *Volkstümliche Namen der Arzneimittel, Drogen, Heilkräuter und Chemikalien* (12. Aufl.), Berlin: Julius Springer.

Arévalo Valera, Guillermo
1994 *Medicina indígena Shipibo – Conibo: Las plantas medicinales y su beneficio en la salud*, Lima: Edición Aidesep.

Argueta Villamar, Arturo, Leticia M. Cano Asseleih und María Elena Rodarte (Hg.)
1994 *Atlas de las plantas de la medicina tradicional mexicana* (3 Bde.), Mexico City: INI.

Aris, Anthony (Hg.)
1992 *Tibetan Medical Paintings* (2 Bde.), London: Serindia Publications.

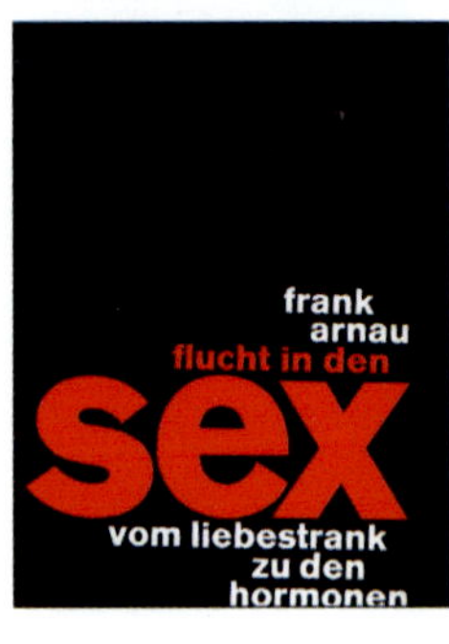

Arnau, Frank
1967a *Flucht in den Sex: Vom Liebestrank zu den Hormonen*, München: Rütten & Loening Verlag.
1967b *Rauschgift: Träume auf dem Regenbogen*, Luzern und Frankfurt/M.: C.J. Bucher.

Arriaga, Pablo José de
1992 *Eure Götter werden getötet: ›Ausrottung des Götzendienstes in Peru‹ (1621)*, hrsg. von Karl A. Wipf, Darmstadt: Wissenschaftliche Buchgesellschaft.

Arvigo, Rosita und Michael Balick
1994 *Die Medizin des Regenwaldes: Heilkraft der Maya-Medizin – Die 100 heilenden Kräuter von Belize*, Aitrang: Windpferd.

Asolkar, L. V., K. K. Kakkar und O J. Chakre
1992 *Second Supplement to Glossary of Indian Medicinal Plants with Active Principles. Part I (A–K) (1965–1981)*, New Delhi: CSIR.

Assi, Laurent Aké und Sita Guinko
1991 *Plants Used in Traditional Medicine in West Africa*, Basel: Editions Roche.

Atkinson, E. T.
1989 *Economic Botany of the Himalayan Regions*, New Delhi: Cosmo Publications.

Avila B., Alejandro de
1992 »Plants in Contemporary Mixtec Ritual: *Juncus, Nicotiana, Datura*, and *Solandra*«, *Journal of Ethnobiology* 12(2): 237–238.

Ayensu, Edward S.
1978 *Medicinal Plants of West Africa*, Algonac, Michigan: Reference Publications.

Axton, Joe E. (Autor) mit Jeremy Bigwood und Jonathan Ott (Hg.)
1984 *Hallucinogens: A Comprehensive Guide for Laymen and Professionals* (2. Aufl.), Tempe, AZ: Do It Now Foundation.

B

Balée, William
1994 *Footprints of the Forest: Ka'apor Ethnobotany – the Historical Ecology of Plant Utilization by an Amazonian People*, New York: Columbia University Press.

Banerjee, Sures Chandra
1980 *Flora and Fauna in Sanskrit Literature*, Kalkutta: Naya Prokash.

Bärtels, Andreas
1993 *Farbatlas Tropenpflanzen: Zier- und Nutzpflanzen* (3. Aufl.), Stuttgart: Ulmer.

Barr, Andy (Hg./Project Manager)
1990 *Traditional Bush Medicines: An Aboriginal Pharmacopoeia*, Northern Territory of Australia [Publishing].

Barrera Marin, Alfredo, Alfredo Barrera Vazquez und Rosa María Lopez Franco
1976 *Nomenclatura etnobotanica maya: Una interpretación taxonómica*, México, D.F.: INAH/SEP (Colleción Científica 36).

Barrows, David Prescott
1967 *The Ethno-Botany of the Coahuilla Indians of Southern California*, Banning, CA: Malki Museum Press (Reprint von 1900).

Bartels, Max
1893 *Die Medicin der Naturvölker*, Leipzig: Th. Grieben's Verlag.

Bastien, Joseph W.
1987 *Healers of the Andes: Kallawaya Herbalists and Their Medicinal Plants*, Salt Lake City: University of Utah Press.

Bauereiss, Erwin (Hg.)
1995 *Heimische Pflanzen der Götter: Ein Handbuch für Hexen und Zauberer*, Markt Erlbach: Raymond Martin Verlag.

Baumann, Hellmut
1982 *Die griechische Pflanzenwelt in Mythos, Kunst und Literatur*, München: Hirmer.

Beckmann, Dieter und Barbara Beckmann
1990 *Alraune, Beifuß und andere Hexenkräuter*, Frankfurt/M., New York: Campus.

Beiderbeck, Rolf und Bernd Knoop
1978 *Buchers Bestiarium: Berichte aus der Tierwelt der Alten*, Luzern und Frankfurt/M.: Verlag C. J. Bucher.

Beijing Medical College
1985 *Dictionary of Traditional Chinese Medicine*, Sidney, London, Boston: George Allen & Unwin.

Bensky, Dan und Randall Barolet
1990 *Chinese Herbal Medicine – Formulas & Strategies*, Seattle: Eastland Press.

Bensky, Dan und Arthur Gamble
1986 *Chinese Herbal Medicine – Materia Medica*, Seattle: Eastland Press.

Berendes, Julius
1891 *Die Pharmacie bei den alten Culturvölkern*, Halle: Tausch & Grosse.

Berendonk, Brigitte
1992 *Doping – Von der Forschung zum Betrug*, Reinbek: Rowohlt.

Bergmark, Matts
1958 *Lust und Leid durch Drogen: Aberglaube und Wissenschaft in der Geschichte der Drogen*, Stuttgart: Wissenschaftliche Verlagsgesellschaft.

Berlin, Brent, Dennis E. Breedlove und Peter H. Raven
1974 *Principles of Tzeltal Plant Classification*, New York und London: Academic Press.

Berlin, Brent, Eliois Ann Berlin, Dennis Breedlove, Thomas Duncan, Victor M. Jara Astorga, Robert M. Laughlin und Teresa Velasco Castañeda [= PROCOMITH, A. C.]
1990 *La Herbolaria Médica Tzeltal-Tzotzil en los Altos de Chiapas*, Tuxtla Gutierrez: Gobierno de Chiapas.

Bibra, Baron Ernst von
1855 *Die narkotischen Genußmittel und der Mensch*, Nürnberg: Verlag von Wilhelm Schmid (Reprint: Leipzig, Reprint-Verlag, 1995).
1995 *Plant Intoxicants: A Classic Text on the Use of Mind-Altering Plants*, übers. von Hedwig Schleiffer, Vorwort Martin Haseneier, wissenschaftliche Anmerkungen Jonathan Ott, Rochester, Vermont: Healing Arts.

Biedermann, Hans
1972 *Medicina Magica*, Graz: Akademische Druck- und Verlagsanstalt.
1984 *Höhlenkunst der Eiszeit*, Köln: DuMont.

Bindon, Peter
1998 *Useful Bush Plants*, Perth: Western Australian Museum.

Biswas, K.
1956 *Common Medicinal Plants of Darjeeling and the Sikkim Himalayas*, Alipore: West Begal Government Press.

Blankenburg, Wera von
1975 *Heilige und dämonische Tiere: Die Symbolsprache der deutschen Ornamentik im frühen Mittelalter* (2. Aufl.), Köln: Wienand.

Bloch, Iwan
1907 »Der Geruchsinn in der Vita sexualis«, *Anthropophyteia* 4: 245–260.
1933 *Anthropological Studies in the Strange Sexual Practices of All Races in All Ages*, New York: Anthropological Press (Privatdruck).

Blohm, Henrik
1962 *Poisonous Plants of Venezuela*, Cambridge, Mass.: Harvard University Press.

Bock, H. Hieronymus
1577 *Kreütterbuch*, Straßburg: Josiam Rihel.

Bock, Michael
2002 *The Psychoactive Flora and Fauna of Australia*, Melbourne: Unveröffentlichtes Manuskript.

Bodeit, Friderun (Illustrationen von Volker Wendt)
1995 *Gruppensex: Erotische Rezepte von Birne, Bauch, Kohl und Klössen*, Leipzig: Sachsenbuch.

Boericke, William
1992 *Handbuch der homöopathischen Materia medica*, Heidelberg: Haug.

Boessneck, Joachim
1988 *Die Tierwelt des Alten Ägypten*, München: Beck.

Bolz, Annette
1992 *Sex im Gehirn: Neurophysiologische Prozesse in der Sexualität*, Südergellersen: Verlag Bruno Martin.

Borgeaud, Philippe
1988 *The Cult of Pan in Ancient Greece*, Chicago, London: The University of Chicago Press.

Bornemann, Ernest
1974 *Sex im Volksmund: Der obszöne Wortschatz der Deutschen* (2 Bde.), Reinbek: Rowohlt.
1984 *Lexikon der Sexualität*, Herrsching: Pawlak.

Boulos, Loutfy und M. Nabil el-Hadidi
1989 *The Weed Flora of Egypt* (2. Aufl.), Kairo: The American University in Cairo Press.

Bourke, John Gregory
1913 *Der Unrat in Sitte, Brauch, Glauben und Gewohnheitsrecht der Völker*, übers. und neubearbeitet v. Friedrich S. Krauss und H. Ihm; Geleitwort v. Sigmund Freud, Leipzig: Ethnologischer Verlag (Reprint: Frankfurt/M., Eichborn, 1996).

Bown, Deni
2000 *Aroids: Plants of the Arum Family* (2. Aufl.), Portland, Oregon: Timber Press.

Brandenburg, Dietrich
1973 *Medizinisches in Tausendundeiner Nacht*, Stuttgart: Fink.

Braun, Johanna und Günter Braun
1986 *Kleiner Liebeskochtopf nebst erprobten Rezepten* (3. Aufl.), Berlin [DDR]: Eulenspiegel Verlag.

Brelet-Rueff, Claudine
1975 *Medécines traditionnelles sacrées*, Paris: CELT.

Bremness, Lesley
1994 *Kräuter, Gewürze und Heilpflanzen*, Ravensburg: Ravensburger Buchverlag.

Brier, Robert
1984 *Zauber und Magie im alten Ägypten*, München: Heyne.

Brøndegaard, V. J.
1985 *Ethnobotanik*, Berlin: Mensch und Leben.

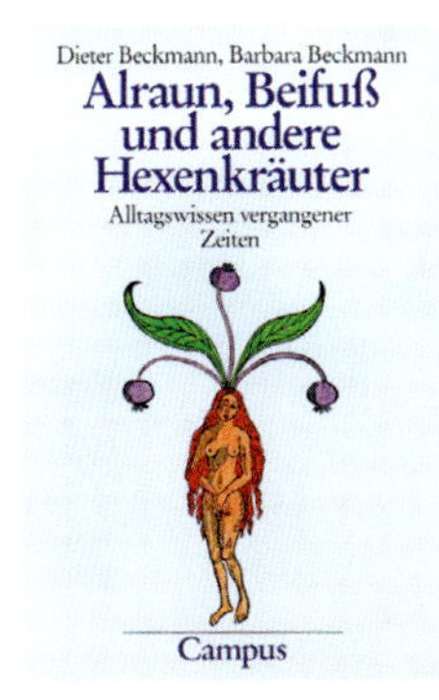

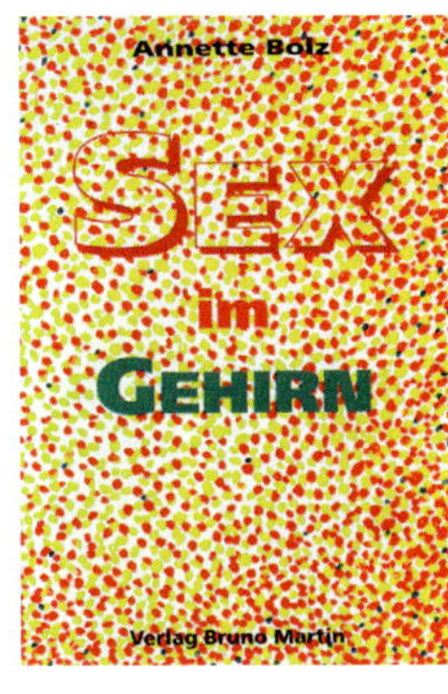

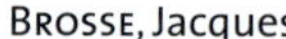

Brosse, Jacques

1990 *Mythologie der Bäume,* Olten, Freiburg: Walter-Verlag.

1992 *Magie der Pflanzen,* Olten, Freiburg: Walter-Verlag.

Brown, John K. und Marvin H. Malone

1978 »›Legal Highs‹ – Constituents, Activity, Toxicology, and Herbal Folklore«, *Clinical Toxicology* 12(1): 1–31.

Browner, C. H.

1985 »Plants Used for Reproductive Health in Oaxaca«, *Economic Botany* 39(4): 482–504.

Brunnfeltz, Otho (= Brunfels)

1532 *Kreüterbuch*, Straßburg: Schotten.

Bryk, Felix

1964 *Voodoo-Eros: Ethnological Studies in the Sex-Life of the African Aborigines*, New York: United Book Guild.

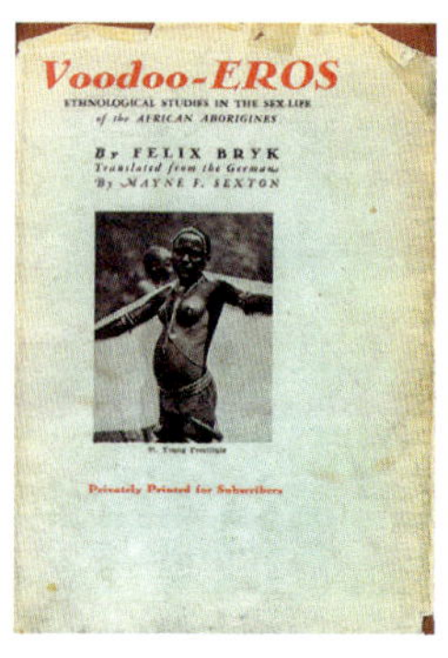

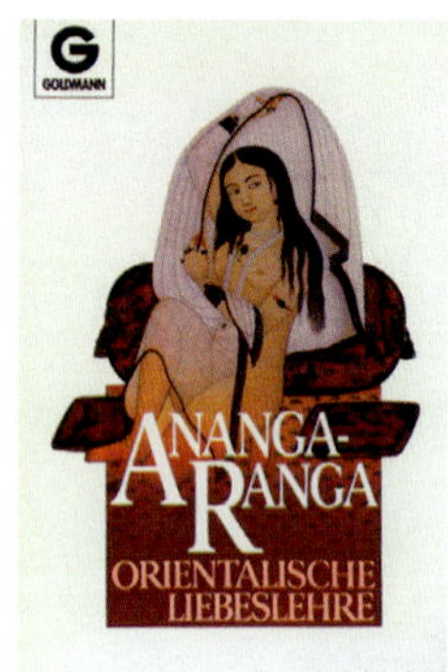

Burroughs, William S.

1962 *The Naked Lunch*, Nachwort von Terry Southern, Wiesbaden: Limes Verlag.

1963 *Junkie: Bekenntnisse eines unbekehrten Rauschgiftsüchtigen*, Wiesbaden: Limes Verlag.

1999 *Naked Lunch*, Reinbek: Rowohlt.

Burton, Sir Richard F.

o. J. *The Hindu Art of Love: The Classic Companion to the Kama Sutra*, New York: Castle Books.

1964 *The Perfumed Garden of the Shaykh Nefzawi*, Einleitung von Alan Hull Walton, New York: Gramercy Publishing Company.

1985 *Ananga-Ranga: Orientalische Liebeslehre*, ungekürzte Übersetzung von Burton o. J., München: Goldmann.

1989 *The Perfumed Garden, The First Illustrated Edition*, Einleitung von Charles Fowkes, Rochester, Vermont: Park Street Press (vgl. Scheik Nefzaui).

Bye, Robert A.

1979 »Hallucinogenic Plants of the Tarahumara«, *Journal of Ethnopharmacology* 1: 23–48.

C

Cameron, Roderick

o. J. *Muscheln: Erlesene Liebhabereien*, Frankfurt/M.: Ariel Verlag.

Camporesi, Piero

1990 *Das Brot der Träume: Hunger und Halluzinazionen im vorindustriellen Europa*, Frankfurt/New York: Campus.

1991 *Geheimnisse der Venus: Aphrodisiaka vergangener Zeiten*, Frankfurt/New York: Campus (Original: *I balsami di Venere*, 1989).

Carl, Helmut

1995 *Die Deutschen Pflanzen- und Tiernamen: Deutung und sprachliche Ordnung*, Wiesbaden: Quelle & Meyer Verlag (Reprint von 1957).

Carneiro Martins, José Evandro

1989 *Plantas medicinais de uso na Amazônia* (2. Aufl.), Belém: Cultural CEJUP.

Carroll-Spillecke, M. (Hg.)

1992 *Der Garten von der Antike bis zum Mittelalter,* Mainz: Philipp von Zabern.

Carvajal, P. A.

1980 *Plantas que curan y plantas que matan* (3. Aufl.), Mexiko Stadt: Editores Mexicanos Unidos.

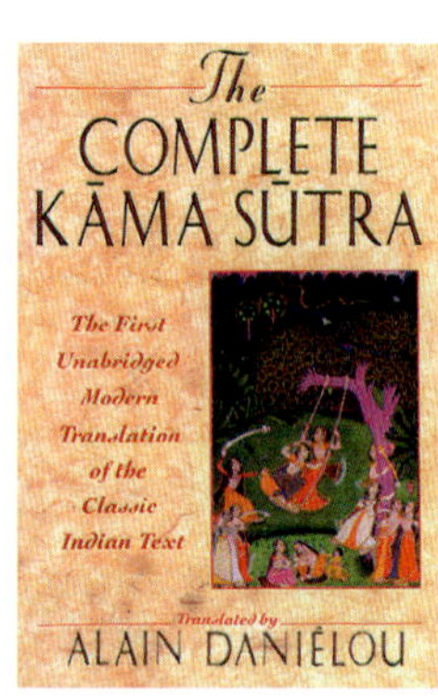

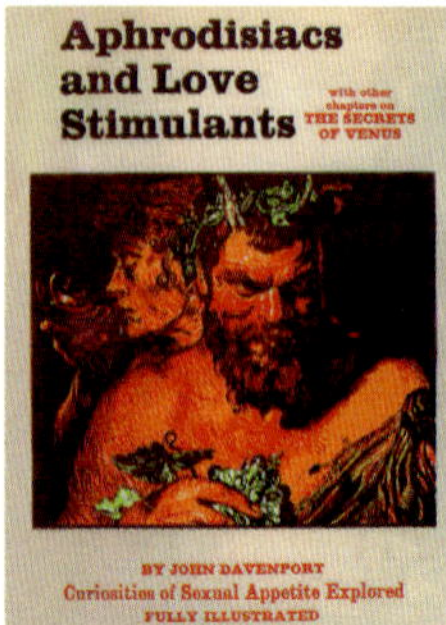

Chan, Elisabeth

1998 *Tropical Plants of Thailand & SE Asia*, Bangkok: Asia Books.

Cheers, Gordon (Hg.)

1998 *Botanica*, Köln: Könemann.

Chia, Mantak und Michael Winn

1984 *Taoist Secrets of Love: Cultivating Male Sexual Energy*, New York: Auroa Press.

Chou, Eric

1972 *The Dragon and The Phoenix: The Book of Chinese Love And Sex*, New York: Bantam.

Cipolla, Carlo M.

1992 *Allegro ma non troppo,* Frankfurt/M.: Fischer.

Clark, Anne

1975 *Beasts and Bawdy*, London: Deut.

Connell, Charles

1966 *Aphrodisiaca in Your Garden*, New York: Award.

Cooper, J. C.

1984 *Chinese Alchemy*, Wellingborough: Aquarian Press.

Cosman, Madeleine Pelner

1983 »A Feast for Aesculapius: Historical Diets for Asthma and Sexual Pleasure«, *Annual Review of Nutrition* 3: 1–33.

Cranach, Diana von

1981 »Drogen im alten Ägypten«, in: G. Völger (Hg.), *Rausch und Realität,* Köln: Rautenstrauch-Joest-Museum, Bd. 1, S. 266–269.

Cribb, A. B. und J. W. Cribb

1981 *Wild Medicine in Australia*, Sydney: Collins.

Culpeper, Nicholas [1616–1654]

o. J. *Culpeper's Complete Herbal*, London: W. Foulsham & Co.

Currier, Richard L.

1966 »The Hot-Cold Syndroms and Symbolic Balance in Mexican and Spanish-American Folk Medicine«, *Ethnology* 5: 251–263.

Cutts, Gretchen S.

1985 *Potions, Portions, Poisons: How Indians and Prisoners Used Wild Plants for Food and Medicine*, Estes Park, CO: Rocky Mountain Nature Association.

D

D'Andrea, Jeanne

1982 *Ancient Herbs,* Malibu, CA: The J. Paul Getty Museum.

Daniélou, Alain

1991 *The Myths and Gods of India*, Rochester, Vermont: Inner Traditions.

1992 *Gods of Love and Ecstasy: The Traditions of Shiva and Dionysus,* Rochester, Vermont: Inner Traditions.

1994 *The Complete Kama Sutra,* Rochester, Vermont: Park Street Press.

Dash, Vaidya Bhagwan

1994 *Materia Medica of Ayurveda, Based on Madanapâla's Nighantu*, Neu Delhi: B. Jain Publihers.

Davenport, John (1781–1877)

1966 *Aphrodisiacs and Love Stimulants ...*, hrsg. v. Alan H. Walton, New York: Lyle Stuart.

Davías, Oréstes
1998 *Aphrodisiaca*, Athen: Trochalia (auf Griechisch).

Davis, Nigel
1987 *Liebe, Lust und Leidenschaft: Kulturgeschichte der Sexualität*, Reinbek: Rowohlt.

De Cleene, Marcel und Marier Claire Lejeune
2000 *Compendium van rituelle Planten in Europa* (2. Aufl.), Gent: Uiteverij Stichting Mens en Kultuur.

De la Garza, Mercedes
1995 *Aves sagradas de los mayas*, Mexico City: UNAM.

De Lucca D., Manuel und Jaime Zalles A.
1992 *Flora medicinal boliviana: Diccionario Enciclopédico*, La Paz und Cochabamba: Editorial Los Amigos del Libro.

de Ropp, Robert S.
1969 *Sex Energy: The Sexual Force in Man and Animals*, New York: Delta Book.

de Smet, Peter A. G. M.
1985 *Ritual Enemas and Snuffs in the Americas*, Amsterdam: CEDLA (Latin America Studies 33).
1995 »Considerations in the Multidisciplinary Approach to the Study of Ritual Hallucinogenic Plants«, in: Richard Evans Schultes und Siri von Reis (Hg.), *Ethnobotany: Evolution of a Discipline*, Portland, Oregon: Dioscorides Press, S. 369–383.

Dekkers, Midas
1994 *Geliebtes Tier: Die Geschichte einer innigen Beziehung*, München, Wien: Hanser.

Denkow, Wesselin
1992 *Gifte der Natur*, Steyr: Ennsthaler.

Denninger, Henri Staerns
1930 »A History of Substances Known as Aphrodisiacs«, *Annals of Medical History*, N. S. 2(4): 383–393.

Dereskey, L.S.
1988 *Liebe aus der Apotheke: Von Dopern und Blockern des Sexuallebens*, Genf: Ariston Verlag.

Detienne, Marcel
1977 *The Gardens of Adonis*, New Jersey: Humanities Press.
1992 *Dionysos: Göttliche Wildheit*, Frankfurt, New York: Campus (Edition Pandora).

Dibble, Charles E. und Arthur J. O. Anderson
1963 [Sahagun], *Florentine Codex, Book 11 – Earthly Things*, Santa Fe: The University of Utah.

Dierbach, Johann Heinrich
1833 *Flora Mythologica oder Pflanzenkunde in Bezug auf Mythologie und Symbolik der Griechen und Römer*, Schaan/Liechtenstein: Sändig Reprint (1981).

Dierichs, Angelika
1993 *Erotik in der Kunst Griechenlands*, Mainz: Philipp von Zabern.

Dimbleby, Geoffrey
1978 *Plants and Archaeology*, London usw.: Paladin.

Dioskurides (andere Schreibweisen: Dioscoridis, Dioscuride, Dioskorides), Pedanios
1544 *Libri cinque della historia et materia medicinale tradotti in lingua volgare italiana da M. Pietro Andrea Matthiolo sanese medico ...*, Venedig: Nicolò de Bascarini. (Mit vielen Ergänzungen und Kommentaren von Matthiolus.)
1610 *Kreutterbuch*, bearbeitete Übersetzung von Ioannes Danzius durch Peter Uffenbach, Frankfurt/M.: Conrad Corthons.
1902 *Arzneimittellehre*, übersetzt und kommentiert v. J. Berendes, Stuttgart: Enke (Reprint: Schaan/Liechtenstein, Sändig Reprint Verlag, 1983).

Dittrich, Bernd
1988 *Duftpflanzen*, München: BLV.

Dodd Esq., W. Craig
1997 *Aphrodisiaka: Elixiere und Rezepte für die Liebe*, München: ars Edition (Original: *Aphrodisiacs*, 1996).

Dörfelt, Heinrich (Hg.)
1989 *Lexikon der Mykologie*, Stuttgart, New York: Gustav Fischer Verlag.

Douglas, Nik und Penny Slinger
1979 *Sexual Secrets: The Alchemy of Ecstasy*, New York: Destiny.
1989 *Liebe & Erotik: In den Malereien Indiens und Nepals*, Basel: Sphinx.
1990 *Liebe & Erotik: In der Malerei Chinas und Japans*, Basel: Sphinx.

Douval, H. E.
1955 *Magie und Toxikologie*, Freiburg: Hermann Bauer Verlag.

Dover, Kenneth J.
1983 *Homosexualität in der griechischen Antike*, München: C. H. Beck.

Dreck-Apotheke
o. J. *Neu-vermehrte, heylsame Dreck-Apotheke ...*, Frankfurt/M.: Friedrich Knochen und Sohn, 1714 (Reprint: Frankfurt/M., Govi-Verlag, Pharmazeutischer Verlag, 1986).

Dressler, Robert L.
1953 »The Pre-Columbian Cultivated Plants of Mexico«, *Botanical Museum Leaflets* 16(6): 115–172, Plate XX.

Druden, Sirene, Friederun Pleterski (Hg.) und Renate Habiger
1998 *Verzaubern und Verführen: Die kleine Hexenküche für zwei*, Wien: Verlag Christian Brandstätter (Edition Grüne Erde).

Duca, Lo
1977 *Die Geschichte der Erotik*, Wiesbaden: Verlag Fourier und Fertig.

Duerr, Hans Peter
1978 *Traumzeit*, Frankfurt/M.: Syndikat.

Duke, James A.
1975 »Ethnobotanical Observations on the Cuna Indians«, *Economic Botany* 29: 278–293.

Duke, James A. und Rodolfo Vasquez
1994 *Amazonian Ethnobotanical Dictionary*, Boca Raton FL: CRC Press.

Dunmire, William W. und Gail D. Tierney
1997 *Wild Plants and Native Peoples of the Four Corners*, Santa Fe: Museum of New Mexico Press.

Dunwich, Gerina
1997 *Liebeszauber: Verführen durch Aromen, Riten, Liebestränke*, Niederhausen/Ts.: Falken.

DuQuesne, Terence und Julian Reeves
1982 *A Handbook of Psychoactive Medicines*, London usw.: Quartet Books.

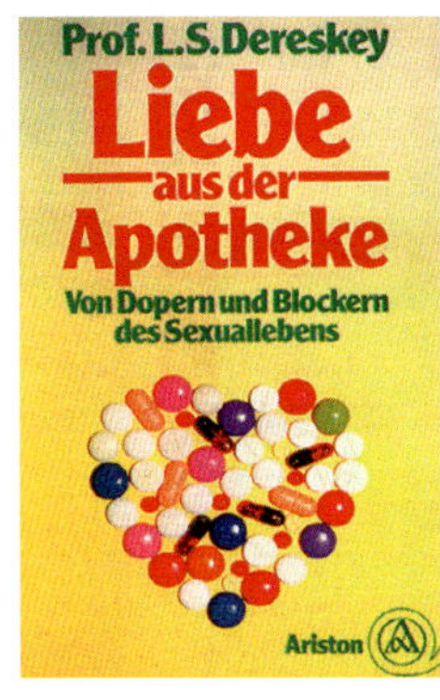

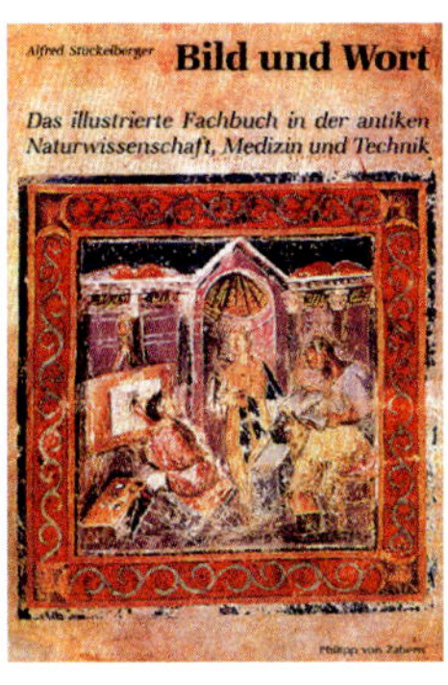

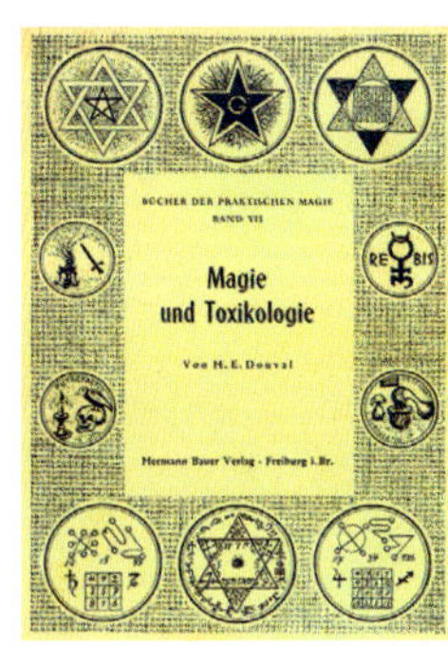

DURDEN-SMITH, Jo und Diane de SIMONE
1983 *Sex and the Brain*, London und Sydney: Pan Books.

E

EBELING, Erich
1925 »Liebeszauber im alten Orient«, in: *Mitteilungen der altorientalischen Gesellschaft*, Bd. 1, Heft 1.

EBERHARD, Wolfram
1983 *Lexikon chinesischer Symbole*, Köln: Diederichs.

EDWARDES, Allen und R. E. L. MASTERS
1963 *The Cradle of Erotica*, New York: The Julian Press.

ELIADE, Mircea
1986 *Ewige Bilder und Sinnbilder: Über die magisch-religiöse Symbolik*, Frankfurt/M.: Insel.

ELMORE, Francis H.
1944 *Ethnobotany of the Navajo*, Santa Fe: University of Mexico Press.

EMBODEN, William
1974 *Bizarre Plants*, New York: Macmillan.
1976 »Plant Hypnotics Among the North American Indians«, in: Wayland D. HAND (Hg.), *American Folk Medicine: A Symposium*, Berkeley usw.: University of California Press, S. 159–167.
1979 *Narcotic Plants* (überarb. Neuaufl.), New York: Macmillan.
1995 »Art and Artifact as Ethnobotanical Tools in the Ancient Near East with Emphasis on Psychoactive Plants«, in: Richard Evans SCHULTES und Siri VON REIS (Hg.), *Ethnobotany: Evolution of a Discipline*, Portland, Oregon: Dioscorides Press, S. 93–107.

EMMART, E. W.
1937 »Herb Medicine of the Aztecs«, *Journal of the American Pharmaceutical Association* 26: 42–45.
1940 *The Badianus Manuscript*, Baltimore: The Johns Hopkins Press.

ENGEL, Fritz-Martin
1966 *Flora Magica: Geheimnis und Wesen der Pflanzen*, München: Keysersche Verlagsbuchhandlung.
1978 *Zauberpflanzen – Pflanzenzauber*, Hannover: Landbuch-Verlag.
1982 *Die Giftküche der Natur*, Hannover: Landbuch-Verlag.

EPSTEIN, Mark und Lobsang RABGAY
1982 »Mind and Mental Disorders in Tibetan Medicine«, *Tibetan Medicine* 5: 66–82.

ESTES, J. Worth
1989 *The Medical Skills of Ancient Egypt*, Canton, MA: Science History Publications.

EVANS, Arthur
1988 *The God of Ecstasy: Sex-Roles and the Madness of Dionysos*, New York: St. Martin's Press.

EVANS, W. C.
1979 »Tropane Alkaloids of the Solanaceae«, in: J. G. HAWKES, R. N. LESTER und A. D. SKELDING (Hg.), *The Biology and Taxonomy of the Solanaceae*, London: Academic Press, S. 241–254.

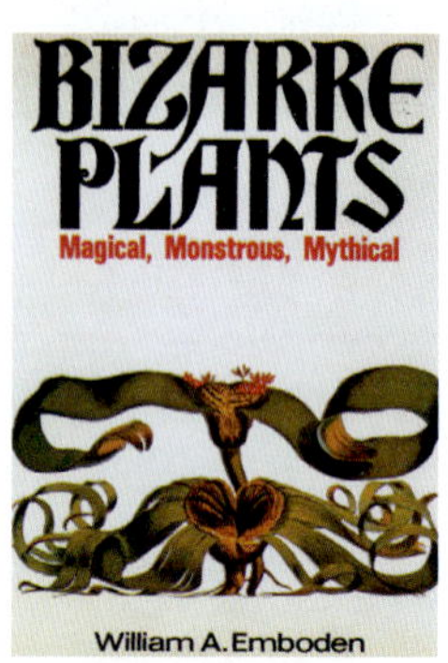

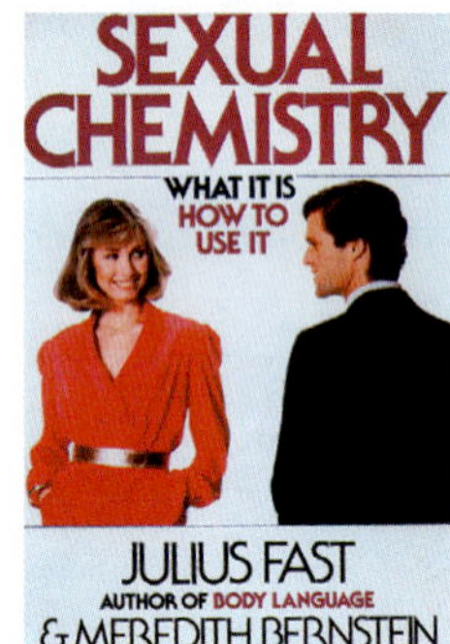

F

FAST, Julius und Meredith BERNSTEIN
1983 *Sexual Chemistry: What it Is, How to Use it*, New York: M. Evans and Company.

FAZZIOLI, Edoardo
1989 *Des Kaisers Apotheke*, Bergisch-Gladbach: Gustav Lübbe.

FESTI, Francesco und Giovanni ALIOTTA
1990 »Piante psicotrope spontanee o coltivate in Italia«, *Annali dei Musei Civici di Rovereto* 5(1989): 135–166.

FISCHER, Georg und Erich KRUG
1984 *Heilkräuter und Arzneipflanzen* (7. Aufl.), Heidelberg: Haug.

FISCHER-RIZZI, Susanne
1989 *Himmlische Düfte: Aromatherapie*, München: Hugendubel (Neuauflage: Aarau: AT Verlag, 2002).

FISCHMAN, Walter I. und Frank Z. WARREN
1981 *Chinas Geheimnis der Liebeskraft*, München: Heyne.

FITZGERALD, Thomas K. (Hg.)
1977 *Nutrition and Anthropology in Action*, Amsterdam: van Gorcum.

FLEURENTIN, Jacques und Jean-Marie PELT
1982 »Repertory of Drugs and Medicinal Plants of Yemen«, *Journal of Ethnopharmacology* 6: 85–108.

FOSTER, Nelson und Linda S. CORDELL (Hg.)
1992 *Chilies to Chocolate: Food the Americas Gave the World*, Tucson, London: University of Arizona Press

FOSTER, Steven und James A. DUKE
1990 *Eastern/Central Medicinal Plants*, Boston, New York: Houghton Mifflin Co. (Peterson Field Guide).

FRERICHS, G., G. ARENDS und H. ZÖRNIG (Hg.)
1938 *Hagers Handbuch der pharmazeutischen Praxis* (3 Bde.), Berlin: J. Springer.

FRIEDREICH, J. B.
1966 *Zur Bibel: Naturhistorische, anthropologische und medicinische Fragmente*, Bad Reichenhall: Antiquariat Rudolf Kleinert (Reprint von 1848).

FRISBIE, Charlotte J.
1987 *Navajo Medicine Bundles or Jish*, Albuquerque: University of New Mexico Press.

FROHNE, Dietrich und Hans Jürgen PFÄNDER
1997 *Giftpflanzen* (4. Aufl.), Stuttgart: WVG.

FRONTY, Laura (Text) und Yves DURONSOY (Fotografie)
2002 *Paradies der Düfte*, Weil der Stadt: Hädecke Verlag.

FU Weikang
1985 *Traditional Chinese Medicine and Pharmacology*, Beijing: Foreign Languages Press.

FUCHS, Eduard
1909 *Illustrierte Sittengeschichte vom Mittelalter bis zur Gegenwart: Renaissance*, München: Albert Langen Verlag für Literatur und Kunst.

FUCHS, Leonhart
1543 *Kreütterbuch*, Basel: Michael Isingrin.
1545 *Laebliche abbildung und contrafaytung aller kreüter*, Basel: Michel Isingrin.

FÜHNER, Hermann
1925 »Solanazeen als Berauschungsmittel: Eine historisch-ethnologische Studie«, *Archiv für experimentelle Pathologie und Pharmakologie* 111: 281–294.
1943 *Medizinische Toxikologie*, Leipzig: Georg Thieme.
FÜRSTAUER, Johanna
o. J. *Eros im Alten Orient*, Wiesbaden: R. Löwit.
FURST, Peter T.
1972 (Hg.), *Flesh of the Gods*, New York: Praeger.
1974 »Hallucinogens in Precolumbian Art«, in: Mary Elizabeth KING und Idris R. TRAYLOR, Jr. (Hg.), *Art and Environment in Native America*, The Museum of Texas Tech, Texas Tech University (Lubbock), Special Publication, No. 7.
1976 *Hallucinogens and Culture*, Novato, CA: Chandler & Sharp (5. Aufl., 1988).
1990 (Hg.), *Flesh of the Gods*, (veränderte Neuausgabe), Prospect Heights, Illinois: Waveland Press.
1995 »›This Little Book of Herbs‹: Psychoactive Plants as Therapeutic Agents in the Badianus Manuscript of 1552«, in: Richard Evans SCHULTES und Siri VON REIS (Hg.), *Ethnobotany: Evolution of a Discipline*, Portland, Oregon: Dioscorides Press, S. 108–130.

G

GALLAND, Jean-Pierre und Carolin WENZEL
1992 *Cannabis, Alcool, Heroïne ... Drogues état des lieux*, Paris: Editions de l'Alhambra.
GALLWITZ, Esther
1992 *Kleiner Kräutergarten: Kräuter und Blumen bei den Alten*, Frankfurt/M.: Insel.
GANDHI, Maneka und Yasmin SINGH
1989 *Brahma's Hair: Mythology of Indian Plants*, Calcutta: Rupa.
GANSLMAYR, Herbert und Alexandros PISTOFIDIS (Hg.)
1987 *Aphrodites Schwestern: 9000 Jahre Kultur Zyperns*, Frankfurt/M.: Eichborn (Übersee-Museum Bremen, Katalog).
GARCIA DA ORTA
1987 *Colloquies on the Simple and Drugs of India*, Delhi: Sri Satguru Publications.
GARTZ, Jochen (Hg.)
1999 *Halluzinogene in historischen Schriften: Eine Anthologie von 1913–1968*, Solothurn: Nachtschatten Verlag.
GARZA, Mercedes de la
1990 *Sueños y alucinación en el mundo náhuatl y maya*, México, D. F.: UNAM.
GATTEY, Charles Neilson
1986 *Excess in Food, Drink and Sex*, London: Harrap.
GAWIN, Frank H.
1978 »Drugs and Eros: Reflections on Aphrodisiacs«, *Journal of Psychedelic Drugs* 10(3): 227–236.
GEBHARTD, Heinrich
1940 *Grundriss der Pharmakologie, Toxikologie (Wehr-Toxikologie und Arznei-Verordnungslehre)*, 10., verbesserte Aufl., München: Rudolf Müller & Steinicke.
GEDÜN CHÖPEL
1992 *Tibetan Arts of Love*, eingeleitet und übersetzt von Jeffrey Hopkins, Ithaca, New York: Snow Lion Publications.
GEERDES, Thomas
1993 *Faszination der Lust*, Rastatt: Neff.
GELPKE, Rudolf
1975 *Drogen und Seelenerweiterung* (4. Aufl.), München: Kindler.
1995 *Vom Rausch im Orient und Okzident* (2. Aufl.), mit einem neuen Nachwort von Michael Klett, Stuttgart: Klett-Cotta.
GENAUST, Helmut
1996 *Etymologisches Wörterbuch der botanischen Pflanzenamen* (3. Aufl.), Basel usw.: Birkhäuser.
GERARD, John
1633 *The Herbal or General History of Plants*, revid. und erweitert von Thomas Johnson, London: Norton & Whitaker.
GERBER, Albert B.
1981 *The Book of Sex Lists*, Secaucus, NJ: Lyle Stuart.
GERMER, Renate
1979 *Untersuchung über Arzneimittelpflanzen im Alten Ägypten*, Hamburg: Diss. MS.
1985 *Flora des pharaonischen Ägypten*, Mainz: Philipp von Zabern.
1986 *Die Pflanzen des Alten Ägypten*, Berlin: Verlag Botanisches Museum.
1988 *Katalog der altägyptischen Pflanzenreste der Berliner Museen*, Wiesbaden: Otto Harrassowitz (Ägyptologische Abhandlungen, Bd. 47).
GESCHWINDE, Thomas
1996 *Rauschdrogen: Marktformen und Wirkungsweisen* (3., erw. Aufl.), Berlin usw.: Springer-Verlag.
GESNER, Conrad
1669 *Thierbuch*, Frankfurt/M.: Wilhelm Serlin (Reprint: Schlütersche Verlagsanstalt, 1995).
1669 *Vogelbuch*, Frankfurt/M.: Wilhelm Serlin (Reprint: Schlütersche Verlagsanstalt, 1995).
1670 *Fischbuch*, Frankfurt/M.: Wilhelm Serlin (Reprint: Schlütersche Verlagsanstalt, 1981).
GESSMANN, G.[ustav] W. [1860–1924]
1922 *Die Pflanze im Zauberglauben und in der spagyrischen (okkulten) Heilkunst: Katechismus der Zauberbotanik mit einem Anhang über Pflanzensymbolik* (2., ergänzte und erweiterte Auflage), Berlin: Siegismund.
o. J. *Die Pflanze im Zauberglauben*, Den Haag: J. J. Couvreur (Reprint).
GIANI, Leo Maria
1994 *In heiliger Leidenschaft: Mythen, Kulte und Mysterien*, München: Kösel.
GIESE, Claudius Cristobal
1989 *«Curanderos»: Traditionelle Heiler in Nord-Peru (Küste und Hochland)*, Hohenschäftlarn: Klaus Renner Verlag (Münchner Beiträge zur Amerikanistik, Bd. 20).
GIFFORD, Edward S.
1964 *Liebeszauber*, Stuttgart: Steingrüben Verlag.

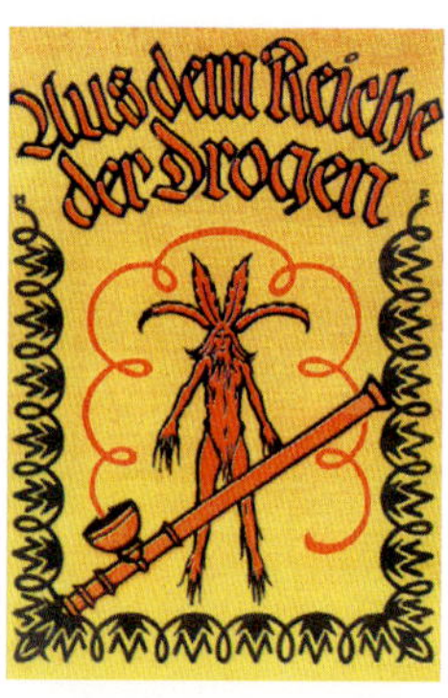

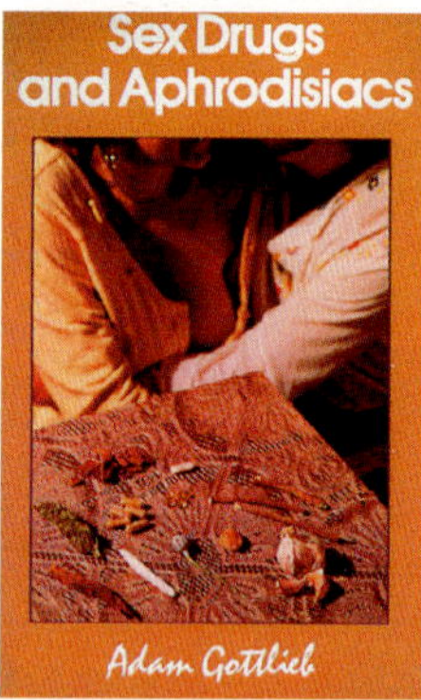

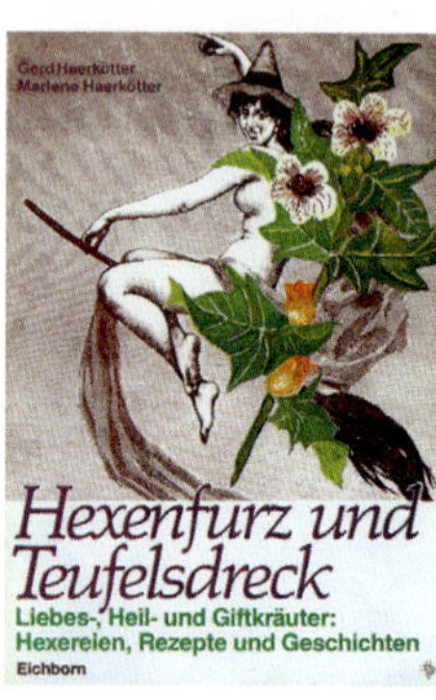

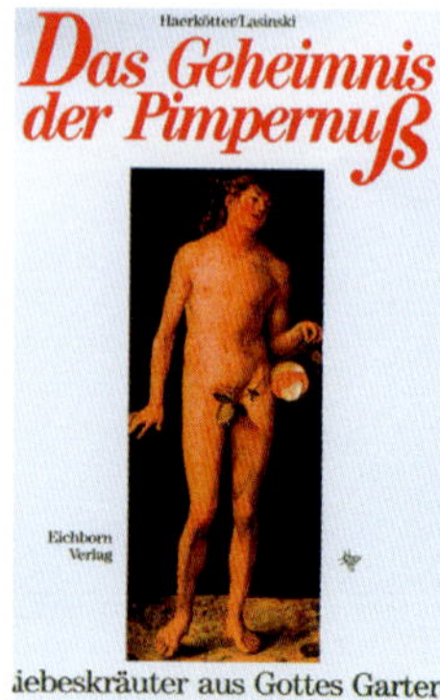

GILG, E. und P. N. SCHÜRHOFF
1926 *Aus dem Reiche der Drogen: Geschichtliche, kulturgeschichtliche und botanische Betrachtungen über wichtigere Drogen*, Dresden: Schwarzbeck-Verlag.

GIMLETTE, John D.
1981 *Malay Poisons and Charm Cures*, Kuala Lumpur: Oxford University Press in Asia.

GOLDBERG, B. Z.
1974 *The Sacred Fire: A History of Sex in Ritual, Religion & Human Behavior*, Secaucus, NJ: The Citadel Press.

GOLOWIN, Sergius
1971 »Psychedelische Volkskunde«, *Antaios* 12: 590–604.
1973 *Die Magie der verbotenen Märchen: Von Hexendrogen und Feenkräutern*, Hamburg: Merlin Verlag.

GOLTZ, Dietlinde
1972 »Studien zur Geschichte der Mineralnamen in Pharmazie, Chemie und Medizin von den Anfängen bis Paracelsus«, *Sudhoffs Archiv*, Beiheft 14, Wiesbaden: Steiner.
1974 »Studien zur altorientalischen und griechischen Heilkunde: Therapie – Arzneizubereitung – Rezeptstruktur«, *Sudhoffs Archiv*, Beiheft 16, Wiesbaden: Steiner.

GOODMAN, Steven M. und Abdul GHAFOOR
1992 »The Ethnobotany of Southern Balochistan, Pakistan, with Particular Reference to Medicinal Plants«, *Fieldiana* (Botany) N. S. 31: 1–84.

GOTTLIEB, Adam
1973 *Legal Highs*, Manhatten Beach, CA: 20th Century Alchemist.
1974 *Sex Drugs and Aphrodisiacs*, Manhatten Beach, CA: 20th Century Alchemist.

GRAF, Alfred Byrd
1992 *Tropica: Color Cyclopedia of Exotic Plants and Trees* (4. Aufl.), East Rutherford, N.J.: Roehrs Co.

GRAF, Fritz
1996 *Gottesnähe und Schadenzauber: Die Magie in der griechisch-römischen Antike*, München: C. H. Beck.

GRANDJOT, Werner
1991 *Führer durch das Pflanzenreich der Mittelmeerländer*, München: Bruckmann.

GREWENING, Meinrad Maria (Hg.)
1996 *Mysterium Wein: Die Götter, der Wein und die Kunst*, Speyer: Verlag Gerd Hatje.

GRIEVE, M.
1982 *A Modern Herbal*, New York: Dover (2 Bde.).

GRIFFITH, F. Ll. und Herbert THOMPSON
1974 *The Leyden Papyrus: An Egyptian Magical Book*, New York: Dover.

GRIGSON, Geoffrey
1978 *Aphrodite: Göttin der Liebe*, Bergisch-Gladbach: Gustav Lübbe Verlag.

GROSS, Elvira
2001 *Pflanzennamen und ihre Bedeutung*, Köln: DuMont.

GROVER, Norman
1965 »Man and Plants Against Pain«, *Economic Botany* 19: 99–111.

GUERRA, Francisco
1990 *La medicina precolombina*, [Madrid]: ICI.

GUNTHER, Erna
1988 *Ethnobotany of Western Washington: The Knowledge and Use of Indiginous Plants by Native Americans* (überarb. Aufl.), Seattle und London: University of Washington Press.

GUPTA, Shakti M.
1991 *Plant Myths and Traditions in India* (2. überarb. Aufl.), New Delhi: Munshiram Manoharlal Publishers.

H

HAACK, Harald
1984 *Yin und Yang: Bilder aus chinesischen Hochzeitsbüchern*, Dortmund: Harenberg.

HABERMEHL, Gerhard G.
1987 *Gift-Tiere und ihre Waffen*, Berlin usw.: Springer.

HABERMEHL, Gerhard und Petra ZIEMER
1999 *Mitteleuropäische Giftpflanzen und ihre Wirkstoffe* (2. Aufl.), Berlin usw.: Springer.

HAERKÖTTER, Gerd und Marlene HAERKÖTTER
1986 *Hexenfurz und Teufelsdreck: Liebes-, Heil- und Giftkräuter: Hexereien, Rezepte und Geschichten*, Frankfurt/M.: Eichborn.

HAERKÖTTER, Gerd und Thomas LASINSKI
1989 *Das Geheimnis der Pimpernuß: Das große Buch der Liebespflanzen*, Frankfurt/M.: Eichborn.

HANCARVILLE (= Pierre-François HUGUES)
1906 *Denkmäler des Geheimkults der römischen Damen: Fortsetzung der Bilder aus dem Privatleben der römischen Caesaren*, gedruckt für Alfred Semerau und seine Freunde, Reprint: Dortmund: Harenberg, 2. Aufl. 1979 (französische Originalausgabe: Capri, 1784).

HANSEN, Harold A.
1981 *Der Hexengarten*, München: Trikont-Dianus.

HARGOUS, Sabine
1976 *Beschwörer der Seelen: Das magische Universum der südamerikanischen Indianer*, Basel: Sphinx.

HARTWICH, Carl
1911 *Die menschlichen Genußmittel*, Leipzig: Tauchnitz.

HEFFERN, Richard
1974 *Secrets of Mind-Altering Plants of Mexico*, New York: Pyramid.

HEILMANN, Peter
1984 *Das Kräuterbuch der Elisabeth Blackwell*, Dortmund: Harenberg.

HEILMANN, Werner (Hg.)
1991 *Fang-ching-shu – Die chinesische Liebeskunst*, München: Heyne.

HELFRICH, Klaus
1972 »Sexualität und Repression in der Kultur der Maya«, *Baessler-Archiv* N. F. 20: 139–171.

HENGLEIN, Martin
1985 *Die heilende Kraft der Wohlgerüche und Essenzen*, München: Schönbergers.

HENGSTL, Joachim, G. HÄGE und H. KÜHNERT (Hg.)
1978 *Griechische Papyri aus Ägypten: Zeugnisse des öffentlichen und privaten Lebens*, München: Heimeran.

HEPPER, F. Nigel
1992 *Pflanzenwelt der Bibel*, Stuttgart: Deutsche Bibelgesellschaft.
HERNANDEZ, Francisco
1942/46 *Historia de las plantas de Nueva España* (3 Bde.), México, D.F.: Imprenta Universitaria.
HERTWIG, H.
1952 *Liebespflanzen – Liebestränke*, Regensburg, Wien: Verlag für Sexualliteratur.
HEUBNER, Wolfgang
1952 *Genuss und Betäubung durch chemische Mittel*, Wiesbaden: Verlag für angewandte Wissenschaften.
HEYDEN, Doris
1985 *Mitologia y simbolismo de la flora en el México prehispanico*, México, D.F.: UNAM.
HICKMAN, James C. (Hg.)
1993 *The Jepson Manual: Higher Plants of California*, Berkeley: University of California Press.
HILDEGARD VON BINGEN
1991 *Heilkraft der Natur: »Physica«*, Augsburg: Pattloch.
HIRSCHFELD, Magnus und Richard LINSERT
1930 *Liebesmittel: Eine Darstellung der geschlechtlichen Reizmittel »Aphrodisiaca«*, Berlin: Man Verlag.
HIRSCHHORN, Howard H.
1982 »Natural Substances in Currently Available Chinese Herbal and Patent Medicines«, *Journal of Ethnopharmacology* 6: 109–119.
HLAVA, Bohumir und Dagmar LANSKA
1977 *Lexikon der Küchen- und Gewürzkräuter*, Herrsching: Pawlak.
HÖFLER, Max
1911 »Volksmedizinische Botanik der Kelten«, *Archiv für Geschichte der Medizin* 5(1/2): 1–35 und 5(4/5): 241–279.
1990 *Volksmedizinische Botanik der Germanen*, Berlin: VWB (Reprint von 1908).
1994 *Volksmedizin und Aberglaube in Oberbayern, Gegenwart und Vergangenheit*, Vaduz/Liechtenstein: Sändig Reprint (von 1888).
HÖHLE, Sigi, Claudia MÜLLER-EBELING, Christian RÄTSCH und Ossi URCHS
1986 *Rausch und Erkenntnis*, München: Knaur.
HOFFMANN, Angela
1979 *Aphrodisiaka (Gedichte)*, Hannover: Postscriptum/USB.
HOFMANN, Albert
1979 *LSD – mein Sorgenkind*, Stuttgart: Klett-Cotta.
1986 *Einsichten – Ausblicke*, Basel: Sphinx.
1995 »Medicinal Chemistry's Debt to Ethnobotany«, in: Richard Evans SCHULTES und Siri VON REIS (Hg.), *Ethnobotany: Evolution of a Discipline*, Portland, Oregon: Dioscorides Press, S. 311–319.
HONYCHURCH, Penelope N.
1987 *Caribbean Wild Plants & Their Uses*, London und Basingstoke: Macmillan Publishers (Mcaribbean).
HOOPER, David
1937 *Useful Plants and Drugs of Iran and Iraq*, Chicago: Field Museum of Natural History (Botanical Series IX, 3).
HOPKINS, Jerry (Text) und Michael FREEMAN (Fotos)
1999 *Strange Food – Skurrile Spezialitäten: Insekten, Quallen und andere Köstlichkeiten*, Frechen: Komet MA Service.
HOPPE, Heinz A.
1943 *Drogenkunde* (3. Aufl.), Hamburg: Friederichsen, de Gruyter & Co.
HOUGHTON, P. J. und J. MANBY
1985 »Medicinal Plants of the Mapuche«, *Journal of Ethnopharmacology* 13(1): 89–103.
HOVORKA, O. v. und A. KRONFELD
1908 *Vergleichende Volksmedizin*, Stuttgart: Strecker & Schröder.
HSU, Hong-yen (Hg.)
1986 *Oriental Materia Medica: A Concise Guide*, Longbeach, CA: Oriental Healing Arts Institute.
HSU, Hong-yen und Douglas H. EASER
1982 *For Woman Only: Chinese Herbal Formulas*, [Taiwan]: Oriental Healing Arts Institute.
HSU, Hong-yen und William G. PEACHER
1982 *Chinese Herb Medicine and Therapy* (überarb. Aufl.), Los Angeles: Oriental Healing Arts Institute of USA.
HUBINGER TOKARNIA, Carlos, Jürgen DÖBEREINER und Marlene FREITAS DA SILVA
1979 *Plantas tóxicas da Amazônia a Bovinos e outros herbívoros*, Manaus: Instituto Nacional de Pesquisas da Amazônia (INPA).
HULTKRANTZ, Åke
1994 *Schamanische Heilkunst*, München: Diederichs.
HUNNIUS, Curt
1975 *Pharmazeutisches Wörterbuch* (5. Aufl.), Berlin, New York: Walter de Gruyter.
HUTCHENS, Alma R.
1986 *Indian Herbology of North America* (12. Aufl.), Windsor, Ontario: MERCO.
HUU, Tien
1985 *Augen lachen – Lippen blühen: Erotische Lyrik aus Vietnam*, München: Simon & Magiera.
1987 *Liebe im Reisfeld: Die erotische Kochkunst Asiens*, Nördlingen: Simon & Magiera.
HYSLOP, Jon und Paul RATCLIFFE
1989 *A Folk Herbal*, Oxford: Radiation Publications.

I

INABA, Darryl S. und William E. COHEN
1993 *Uppers, Downers, All Arounders: Physical and Mental Effects of Psychoactive Drugs* (2. Aufl.), Ashland/OR: CNS Productions.

J

JACOB, Irene und Walter (Hg.)
1993 *The Healing Past: Pharmaceuticals in the Biblical and Rabbinic World*, Leiden: Brill.
JACQUAT, Christiane
1990 *Plants from the Markets of Thailand*, Bangkok: Editions Duang Kamol.
JAIN, S. K.
1965 »Medicinal Plant Lore of the Tribals of Bastar«, *Economic Botany* 19: 236–250.
1991 *Dictionary of Indian Folk Medicine and Ethnobotany*, New Delhi: Deep Publications.

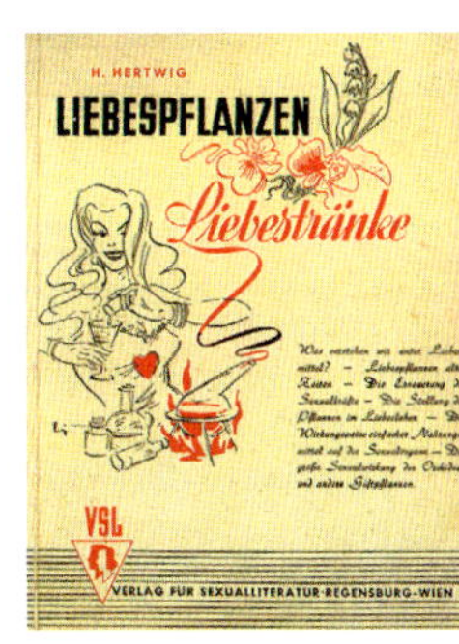

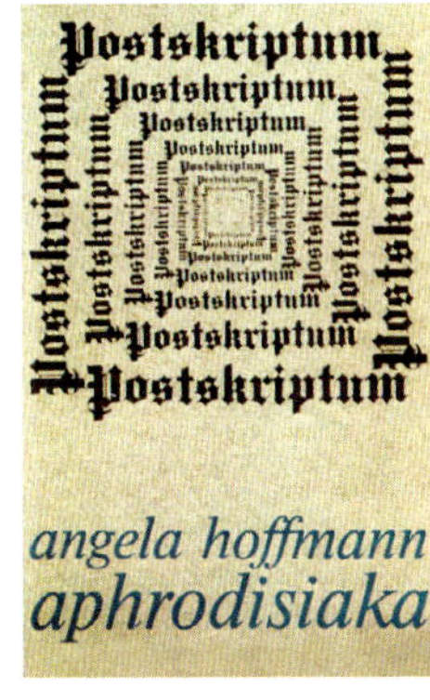

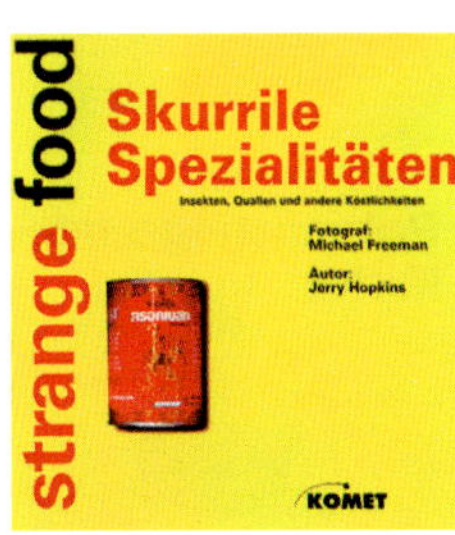

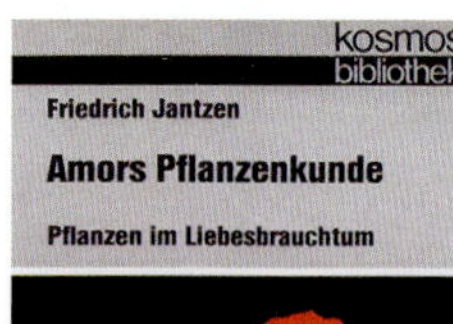

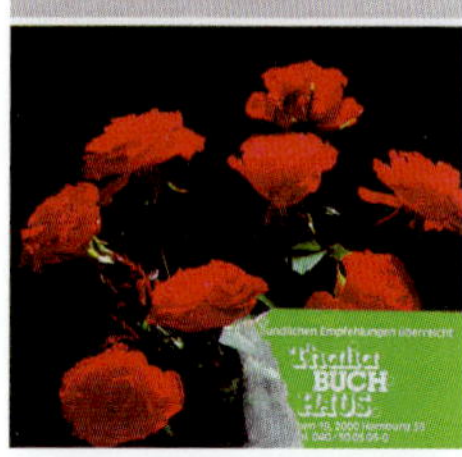

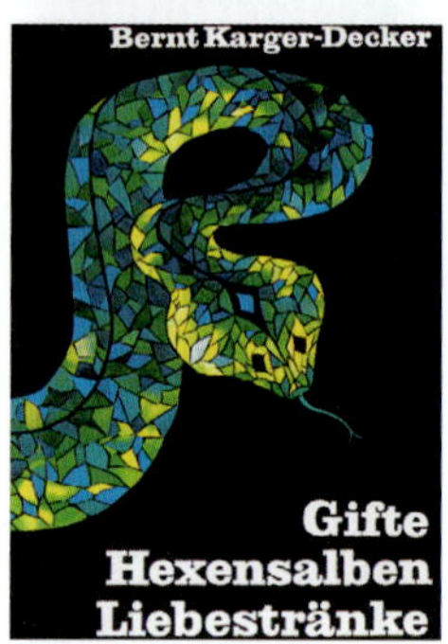

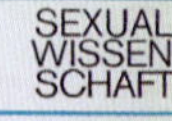

VALENTIN KLUGE
Potenzsteigernde Mittel

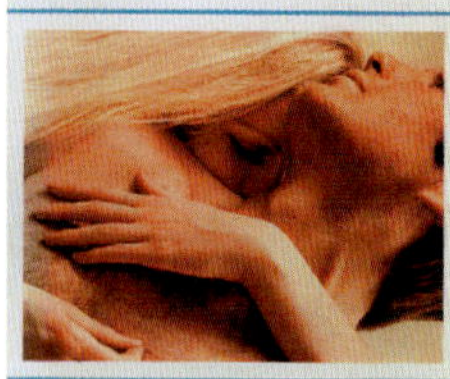

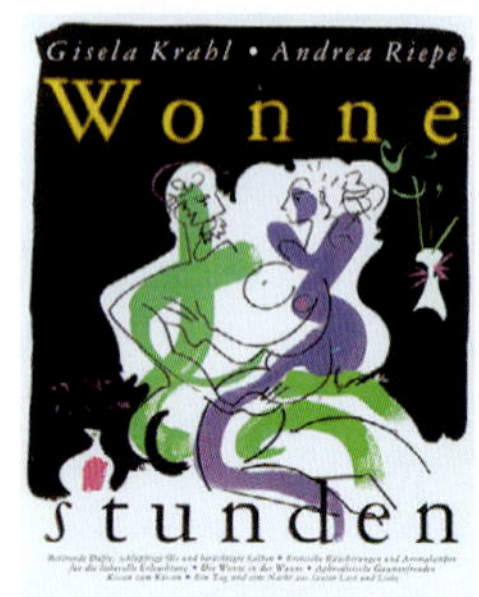

JAIN, S. K. und Namita DAM (NEE GOON)
1979 »Some Ethnobotanical Notes from Northeastern India«, *Economic Botany* 33(1): 52–56.

JAIN, S. K., V. RANJAN, E. L. S. SIKARWAR und A. SAKLANI
1994 »Botanical Distribution of Psychoactive Plants in Indian«, *Ethnobotany* 6: 65–75.

JANSSEN, Hilke (Hg.), et al.
1997 *Plantas Psicoactivas*, Castellar de la Frontera: Castellarte.

JANTZEN, Friedrich
1980 *Amors Pflanzenkunde: Pflanzen im Liebesbrauchtum*, Stuttgart: Kosmos.

JAY, Roni
1997 *Sacred Flowers: Creating a Heavenly Garden*, Hammersmith: Thorsons (Harper Collins).

JIU, James
1966 »A Survey of Some Medicinal Plants of Mexico for Selected Biological Activities«, *Lloydia* 29(3): 250–259.

JOHNSON, Kirk
1990 »The Herbal Love Potions«, *East West* Februar 1990: 44–47.

JOHNSTON, James F.
1854/55 *Die Chemie des täglichen Lebens* (2 Bde.), Berlin: Verlag von Franz Duncker (deutsche Ausgabe von JOHNSTON 1853/1855, *The Chemistry of Common Life*, New York: D. Appleton & Co.).

JONES, Hardin B. und Helen C. JONES
1978 *Sensual Drugs: Deprivation and Rehabilitation of the Mind,* Cambridge usw.: Cambridge University Press.

JULLIAN, Philippe
1971 *Mythen und Phantasmen in der Kunst des fin de siècle*, Berlin: Rembrandt Verlag.

K

KAMBOJ, V. P. und B. N. DHAWAN
1982 »Research on Plants for Fertility Regulation in India«, *Journal of Ethnopharmacology* 6(2): 191–226.

KARGER-DECKER, Bernt (wissenschaftliche Mitarbeit: Peter OEHME)
1967 *Gifte, Hexensalben, Liebestränke*, Leipzig: Koehler & Amelang.
2001 *Die Geschichte der Medizin: Von der Antike bis zur Gegenwart*, Düsseldorf: Patmos/ Albatros.

KARNICK, C. R.
1996a *Pharmacology of Ayurvedic Medicinal Plants*, Delhi: Sri Satguru Publications, A Division of Indian Books Centre (Indian Medical Science Series No. 47).
1996b *Ayurvedic Narcotic Medicinal Plants*, Delhi: Sri Satguru Publications, A Division of Indian Books Centre (Indian Medical Science Series No. 48).

KENT, Saul
1974 *Future Sex*, New York: Warner Paperback.

KEYS, John D.
1976 *Chinese Herbs: Their Botany, Chemistry, and Pharmacodynamics*, Rutland, Vermont und Tokyo: Charles E. Tuttle Company.

KINDSCHER, Kelly
1992 *Medicinal Wild Plants of the Prairie: An Ethnobotanical Guide*, Lawrence: University of Kansas Press.

KLERINGS, Mona und Ingo SCHMAAL [jugend hilft jugend e.V.]
2002 *Im Rausch mit der Natur: Naturdrogen*, Hamburg: Edition Nautilus/Verlag Lutz Schulenburg.

KLUGE, Heidelore
1988 *Zaubertränke und Hexenküche: Die geheimen Rezepte und Tinkturen der weisen Frauen*, München: Heyne.

KLUGE, Valentin
o. J. *Potenzsteigernde Mittel*, München: Lichtenberg Verlag [ca. 1969/70].

KNAB, Timothy J.
1995 *A War of Witches: A Journey into the Underworld of the Contemporary Aztecs*, San Francisco: Harper (dt. *Der Weg der Curanderos: Eine Reise in die Geisterwelt Mexikos*, München: Goldmann, 1997).

KNIGHT, Nick (Fotos) und Sandra KNAPP (Text)
1997 *Flora*, München: Büchergilde Gutenberg.

KÖLBL, Konrad
1983 *Kölbl's Kräuterfibel* (20. Aufl.), Grünwald: Reprint-Verlag Konrad Kölbl.

KÖRNER, Harald Hans
1994 *Beck'sche Kurz-Kommentare, Bd. 37: Betäubungsmittelgesetz – Arzneimittelgesetz* (4., neubearb. Aufl.), München: C. H. Beck.

KOTSCHENREUTHER, Hellmut
1976 *Das Reich der Drogen und Gifte*, Berlin: Safari Verlag.

KOTTEK, Samuel S.
1994 *Medicine and Hygiene in the Works of Flavius Josephus,* Leiden usw.: E. J. Brill.

KRAHL, Gisela und Andrea RIEPE
1990 *Wonnestunden,* Reinbek: Wunderlich.

KRAMER, Peter D.
1995 *Glück auf Rezept: Der unheimliche Erfolg der Glückspille Fluctin*, München: Kösel.

KRAMMER, Hanns
o. J. *Das entblößte Frauenzimmer: Die Geschichte des Dekolletés*, Gütersloh Signum (sm).

KRÄUTERMANN, Valentino
1725 *Der Curieuse und vernünfftige Zauber-Arzt*, Frankfurt und Leipzig: E. L. Riedt.

KRAUSS, Beatrice H.
1981 *Native Plants Used as Medicine in Hawaii*, Honolulu: Lyon Arboretum, University of Hawaii at Manoa.

KRAUSS, Friedrich S.
1906 »Altperuanische Grabgefässe mit erotischen Gestalten«, *Anthropophyteia* 3: 420–424.

KREUTER, Marie-Luise
1982 *Wunderkräfte der Natur: Von Alraunen, Ginseng und anderen Wunderwurzeln*, München: Heyne.

KROCHMAL, Arnold und Connie KROCHMAL
1984 *A Field Guide to Medicinal Plants*, New York: Times Books.

KRONFELD, Moritz
1981 *Donnerwurz und Mäuseaugen*, Berlin: Zerling (Reprint).

KRUG, Antje
1993 *Heilkunst und Heilkult: Medizin in der Antike,* München: C. H. Beck.
KRUMBACH, Helmut
1996 »Moral y sexualidad en las culturas de la antigua América«, *Quetzal* 17: 9–12.
KÜTTNER, Michael
[2000] *Der Geist aus der Flasche: Psychedelische Handlungselemente in den Märchen der Brüder Grimm*, Löhrbach: Edition Rauschkunde.
KURZ, Isolde
1890 *Phantasien und Märchen*, Stuttgart und Berlin: J.G. Cotta'sche Buchhandlung, Nachfolger.

L

LA BARRE, Weston
1951 »Aymara Biologicals and Other Medicines«, *Journal of American Folklore* 64(252): 171–178.
1954 *The Human Animal*, Chicago: The University of Chicago Press.
1972 »Hallucinogens and the Shamanic Origins of Religion«, in: Peter T. FURST (Hg.), *Flesh of the Gods*, New York: Praeger, S. 261–278.
1979 *The Peyote Cult*, Norman: University of Oklahoma Press.
LAD, Vasant
1986 *Das Ayurweda Heilbuch*, Haldenwang: Edition Schangrila.
LAD, Vasant und David FRAWLEY
1987 *Die Ayurweda Pflanzen-Heilkunde*, Haldenwang: Edition Schangrila.
LAFITAU, Joseph-François
1987 *Die Sitten der amerikanischen Wilden, im Vergleich zu den Sitten der Frühzeit*, hrsg. v. Helmut REIM (Reprint von 1752/1753), Weinheim: Acta Humaniora, VCH.
LAGARDE, Gilles
1982 *Als die Fotographie den Sex entdeckte*, München: Heyne.
LAMB, F. Bruce
1985 *Rio Tigre and Beyond: The Amazon Jungle Medicine of Manuel Córdova*, Berkeley: North Atlantic Books.
LAMMERT, Dr. G.
1869 *Volksmedizin und medizinischer Aberglaube in Bayern*, Würzburg (Neudruck: Verlagsbuchhandlung Johannes Sonntag, Regensburg 1981).
LANDY, Eugene E.
1971 *The Underground Dictionary*, New York: Simon & Schuster.
LANGLOTZ, Ernst
1954 *Aphrodite in den Gärten*, Heidelberg: Winter.
LANOUX, Armand
1968 *Amour 1900: Paris im Brennspiegel einer faszinierenden Jahreszahl*, München: Heyne.
LARA OCHOA, Francisco und Carmen MARQUEZ ALONSO
1996 *Plantas medicinales de México: Composición, usos y actividad biológica*, México, D. F.: UNAM.
LARCO HOYLE, Rafael
1998 *Arte erótico en el antiguo Perú*, Lima: Museo Arqueológico Rafael Larco Herrera.
LASSAK, Erich V. und Tara MCCARTHY
1997 *Australian Medicinal Plants*, Kew, Victoria: Reed.
LATSCHER, Leo
1938 *Spezial-Kodex für Aphrodisiaca und Regenerationsmittel sowie Präparate für die Neurotherapie und verwandte Gebiete*, Wien: Verlag des Verfassers.
LAUFER, Heinrich
1991 *Tibetische Medizin*, Ulm: Fabri Verlag (Reprint von 1900).
LEARY, Timothy
1982 *Politik der Ekstase*, Linden: Volksverlag.
1986 *Denn sie wussten was sie tun: Eine Rückblende*, Basel: Sphinx.
1990 *The Politics of Ecstasy* (Revised Edition), Berkeley: Ronin Publishing.
o. J. *Über die Kriminalisierung des Natürlichen*, Löhrbach: Werner Pieper's Medienexperimente (Der Grüne Zweig 138).
LEBECK, Robert
1981 *Potztausend, die Liebe*, Düsseldorf: Harenberg.
LECHTHALER, Ernst
1994 *Drinks der Aphrodite: Anregend und erotisierend: Mit und ohne Alkohol*, o. O.: Hädecke.
LEE Je-Ma und CHOI Seung-Hoon
1996 *Longevity and Life Preservation In Oriental Medicine*, Seoul: Kyung Hee University Press.
LEHMANN, Friedrich R.
1955 *Rezepte der Liebesmittel*, Heidenheim: Erich Hoffmann Verlag.
1966 *Rezepte der Liebesmittel: Eine Kulturgeschichte der Liebe* (3., stark vermehrte Aufl.), Heidenheim: Erich Hoffmann Verlag.
LENZ, Harald Othmar
1966a *Botanik der Griechen und Römer*, Vaduz: Sändig Reprint (von 1859).
1966b *Mineralogie der alten Griechen und Römer*, Vaduz: Sändig-Reprint (von 1861).
1987 *Zoologie der alten Griechen und Römer*, Vaduz, Liechtenstein: Sändig Reprint (von 1856).
LEROI-GOURHAN, André
1981 *Die Religionen der Vorgeschichte*, Frankfurt/M.: Suhrkamp.
LEUENBERGER, Hans
1972 *Gesund durch Gift: Neue Wege zu langem Leben*, Stuttgart: Deutsche Verlags-Anstalt.
LEUNG, Albert Y.
1995 *Chinesische Heilkräuter* (4. Aufl.), München: Diederichs.
LEWIN, Louis
1920 *Die Gifte in der Weltgeschichte*, Berlin: Julius Springer.
1924 *Phantastica: Die Betäubenden und erregenden Genussmittel*, Berlin: Georg Stilke.
1925 *Die Fruchtabtreibung durch Gifte und andere Mittel: Ein Handbuch für Ärzte, Juristen, Politiker, Nationalökonomen*, Berlin: Georg Stilke.
1927 *Phantastica: Die Betäubenden und erregenden Genussmittel. Für Ärzte und Nichtärzte* (2., erw. Aufl.), Berlin: Georg Stilke.

1980/1 *Phantastica: Die Betäubenden und erregenden Genussmittel* (2. Aufl.), Linden: Volksverlag (Reprint von 1927, Vorwort von Hans-Georg Behr).
1984 *Die Pfeilgifte*, Hildesheim: Gerstenberg (Reprint von 1923).
1992 *Gifte und Vergiftungen: Lehrbuch der Toxikologie* (6. Aufl.), Heidelberg: Haug.

Li, Ning-hon (Hg.)
1981–1986 *Chinese Medicinal Herbs of Hong Kong* (5 Bde.), Hongkong: Chinese Medical Research Institute.

Liebs, Elke
1988 *Das Köstlichste von allem: Von der Lust am Essen und dem Hunger nach Liebe*, Zürich: Kreuz Verlag.

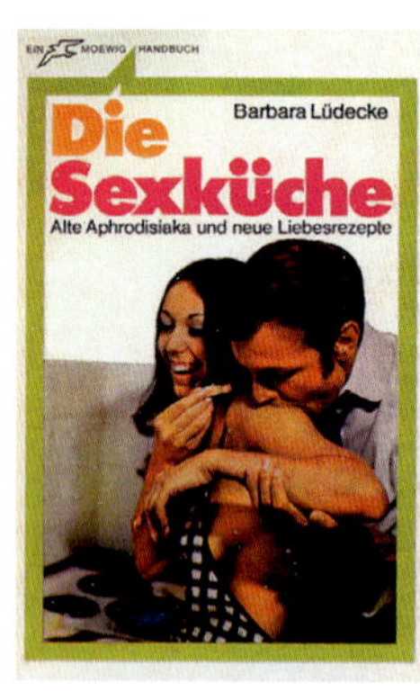

Löhrer, Frank
1997 *Biogene Suchtmittel*, Aachen: AFT, Ariadne-Fach-Verlag.

Lonicerus, Adamus
1679 *Kreuterbuch*, Franckfurt: Matthius Wagner.

Lu, Henry C.
1991 *Legendary Chinese Healing Herbs*, New York: Sterling Publishing.

Luck, Georg
1962 *Hexen und Zauberei in der Römischen Dichtung*. Zürich: Artemis.
1990 *Magie und andere Geheimlehren in der Antike*. Stuttgart: Kröner.

Lüdecke, Barbara
1969 *Die Sexküche: Alte Aphrodisiaka und neue Liebesrezepte*, München: Moewig-Verlag.

Lüschen, Hans
1968 *Die Namen der Steine*, Thun und München: Ott Verlag.

Ludwig, Otto
1982 *Im Thüringer Kräutergarten: Von Heilkräutern, Hexen und Buckelapothekern*, Gütersloh: Prisma Verlag.

Lurker, Manfred
1987 *Lexikon der Götter und Symbole der alten Ägypter*, Bern usw.: Scherz.

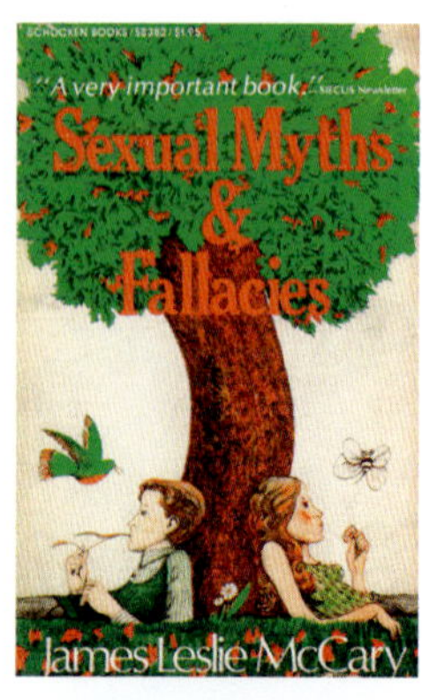

Lussi, Kurt
2002 »Charles Baudelaire und ›Der Wein der Liebenden‹«, in: *Quattro, Beilage zum Willisauer Boten* vom 11. 4. 2002: 18–21.
2002 *Im Reich der Geister und tanzenden Hexen: Jenseitsvorstellungen, Dämonen und Zauberglaube*, Aarau: AT Verlag.

M

Maas, Jeremy, Pamela White Trimpe, Charlotte Gere et al.
1997 *Victorian Fairy Painting*, London: Merrell Holberton Publishers.

McCary, James Leslie
1975 *Sexual Myths and Fallacies*, New York: Schocken Books.

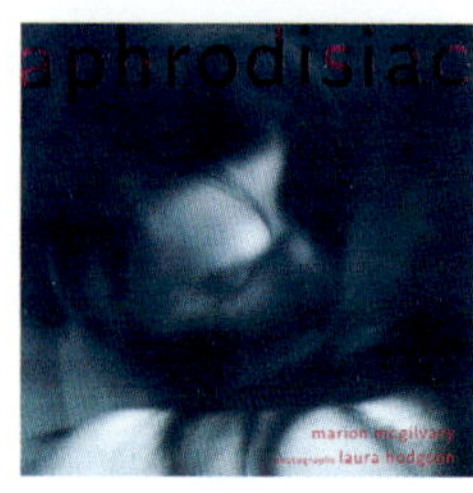

McClure, Susan A. und W. Hardy Eshbaugh
1983 »Love Potions of Andros Island, Bahamas«, *Journal of Ethnobiology* 3(2): 149–156.

McGilvary, Marion und Laura Hodgson
1998 *Aphrodisiac*, London: Kyle Cathie Limited.

McKenna, Dennis
1995 »Bitter Brews and Other Abominations: The Uses and Abuses of Some Little-Known Hallucinogenic Plants«, *Integration* 5: 99–104.

McKenna, Terence
[1996] *Die Speisen der Götter: Die Suche nach dem Baum der Erkenntnis*, Löhrbach: Werner Pieper's MedienXperimente (Edition Rauschkunde).

McKenna, Terence und Werner Pieper
[1993] *Die süsseste Sucht: Ist Zucker eine Killerdroge?*, Löhrbach: Werner Pieper's MedienXperimente/Solothurn: Nachtschatten Verlag (Der Grüne Zweig 163).

Macmillan, H. F.
1991 *Tropical Planting and Gardening* (6. Aufl.), Kuala Lumpur: Malayan Nature Society.

Majupuria, Trilok Chandra
1991 *Sacred Animals of Nepal and Indian*, Lalitpur: M. Devi.

Majupuria, Trilok Chandra und D. P. Joshi
1988 *Religious and Useful Plants of Nepal and India*, Lalitpur: Gupta.

Malizia, Enrico
2000 *Das Hexenrezeptbuch*, München: Goldmann.

Malizia, Enrico und Hilde Ponti
2001 *Hexenrezepte für Liebe und Verführung: 100 raffinierte Gerichte aus der Tradition der weisen Frauen*, München: Goldmann.

Manandhar, Narayan P.
1980 *Medicinal Plants of Nepali Himalaya*, Kathmandu: Ratna Pustak Bhandar.
2002 *Plants and People of Nepal*, Portland, Oregon: Timber Press.

Mandel, Gabriele
1983 *Islamische Erotik*, Freiburg i. Ü.: Liber.

Mangin, Arthur
1869 *Les Poisons*, Tours: Alfred Mame et Fils, Editeurs.

Manniche, Lise
1988 *Liebe und Sexualität im alten Ägypten*, Zürich, München: Artemis.
1989 *An Ancient Egyptian Herbal*, London: British Museum.

Mantegazza, Paul [= Paolo]
1928 *Die Physiologie des Genusses*, Leipzig: Zenith-Verlag.

Marhenke, Dorit und Ekkehard May
1995 *Shunga: Erotic Art in Japan*, Heidelberg: Edition Braus.

Marsh, Jan
1996 *The Pre-Raphaelites: Their Lives in Letters and Diaries*, London: Collins & Brown.

Martin, Laura C.
1993 *The Folklore of Birds*, Old Saybrook, Connecticut: The Globe Pequot Press.

Martinetz, Dieter
1994 *Rauschdrogen und Stimulantien: Geschichte – Fakten – Trends*, Leipzig, Jena, Berlin: Urania.

Martinetz, Dieter, Karlheinz Lohs und Jörg Janzen
1989 *Weihrauch und Myrrhe*, Stuttgart: WVG.

Martínez, Maximino
1987 *Catálogo de nombres vulgares y científicos de plantas mexicanas*, México, D.F.: Fondo de Cultura Económica.

1994 *Las plantas medicinales de México* (6. Aufl.), México, D.F.: Ediciones Botas.

Martini, F. C.
1977 *Pianti medicamentosi e rituali magico-religiosi in Plinio*, Roma: Bulzoni.

Marzahn, Christian
1994 *Bene Tibi – Über Genuß und Geist*, Bremen: Edition Temmen.

Marzell, Heinrich
1922 *Die heimische Pflanzenwelt im Volksbrauch und Volksglauben*, Leipzig: Hirzel.
1926 *Alte Heilkräuter*, Jena: Eugen Diederichs.
1935 *Volksbotanik: Die Pflanze im Deutschen Brauchtum*, Berlin: Verlag Enckehaus.
1964 *Zauberpflanzen – Hexentränke*, Stuttgart: Kosmos.

Matossian, Mary K.
1989 *Poisons of the Past*, New Haven, London: Yale University Press.

Matthiolus, Pierandrea
1626 *Kreutterbuch*, Frankfurt/M.: J. Fischers Erben.

Mau, Felicitas
2002 »Glück auf Rezept«, *Max* 10/02: 30–38.

Mautner, Uli und Bernd Küllenberg
1989 *Arzneigewürze*, Wiesbaden: Jopp.

Mayes, Vernon O. und Barbara Bayless Lacy
1989 *Nanise': A Navajo Herbal*, Tsaile, Arizona: Navajo Community College Press.

Mercatante, Anthony
1980 *Der magische Garten*. Zürich: Schweizer Verlagshaus.

Mergen, Armand
1963 *Sexualforschung: Stichwort und Bild* (2 Bde.), Hamburg: Verlag für Kulturforschung.

Metzner, Ralph
1994 *Der Brunnen der Erinnerung*, Braunschweig: Aurum.

Meyer, Clarence (Hg.)
1993 *Herbal Aphrodisiacs from World Sources* (erw. Aufl.), Glenwood, Illinois: Meyerbooks (1. Aufl. 1986).

Michaelis, Dr. med.
1905 *Alte und neue Heilmittel für schwache und kranke Nerven*, Berlin: J. Singer.

Miller, Richard Alan
1985 *The Magical & Ritual Use of Aphrodisiacs*, New York: Destiny.
1988 *Liebestrank und Ritual: Aphrodisiaka und die Kunst des Liebens*, Basel: Sphinx.

Millspaugh, Charles F.
1974 *American Medicinal Plants*, New York: Dover (Reprint von 1892, Originaltitel: *Medicinal Plants*).

Mitton, Mervyn
1984 *Herbal Remedies: Sexual Problems*, London usw.: Foulsham.

Moerman, Daniel E.
1982 *Geraniums for the Iroquois: A Field Guide to American Indian Medicinal Plants*, Algonac, Michigan: Reference Publications.
1986 *Medicinal Plants of Native America* (2 Bde.), Ann Arbor: University of Michigan Museum of Anthropology (Technical Reports, No. 19; Research Reports in Ethnobotany, Contribution 2).
1998 *Native American Ethnobotany*, Portland, Oregon: Timber Press.

Moinuddin, Shaykh Hakim Abu Abdulla Ghulam
1984 *Die Heilkunst der Sufis: Grundsätze und Praktiken*, Freiburg: Bauer.

Mösbach, Ernesto Wilhelm de
1992 *Botanica indígena de Chile* (hrsg. von Carlos Aldunate und Carolina Villagran), Santiago: Museo Chileno de Arte Precolombino.

Moldenke, Harold N. und Alma L. Moldenke
1986 *Plants of the Bible*, New York: Dover.

Mookerjee, Ajit
1971 *Tantra asana*, Basel: Basilius Presse.
1982 *Kundalini – The Arousal of the Inner Energy*, New York: Destiny.

Mookerjee, Ajit und Madhu Khanna
1990 *Die Welt des Tantra*, München: Heyne.

Morgenthaler, John und Dan Joy
1995 *Better Sex Through Chemistry: A Guide to the New Prosexual Drugs*, Petaluma, CA: Smart Publications.

Morton, Julia F.
1977 *Major Medicinal Plants: Botany, Culture and Uses*, Springfield, Illinois: Charles C. Thomas.
1981 *Atlas of Medicinal Plants of Middle America*, Springfield, Illinois: Charles C. Thomas.
1995 *Plants Poisonous to People in Florida and Other Warm Areas* (3. Aufl.), Miami: Hallmark Press.

Most, Georg Friedrich
1843 *Encyclopädie der gesammten Volksmedicin*, Graz: Akademische Druck- u. Verlagsanstalt (Reprint 1973).

Mount_eld, David
1982 *Erotische Kunst der Antike*, Bayreuth: Gondrom.

Müller-Ebeling, Claudia
1994 »Kunst im Rausch«, *Esotera* 4/94: 90–95.
2002 »Sex, Spirit, and Psychedelics: The Art of Ecstasy«, *Maps* 12(1): 34–35.

Müller-Ebeling, Claudia und Christian Rätsch
1986 *Isoldens Liebestrank: Aphrodsiaka in Geschichte und Gegenwart*, München: Kindler (Taschenbuchausgabe: Knaur, 1989).
1989 *Heilpflanzen der Seychellen*, Berlin: VWB.
1993 *Le Guide Mondial des Aphrodisiaques*, Levallois-Perret: Editions Manya. (Leicht veränderte französische Übersetzung von *Isoldens Liebestrank*.)
1995 *Isoldens Liebestrank*, Tokyo: Daisan Shokan. (Japanische Übersetzung, aber mit deutschem Titel.)
1997 »Die Pflanzen der Lust«, *Natürlich* 17(5): 6–14.
1998 *Isoldens Liebestrank*, Taipei: China Times Publishing. (Chinesische Übersetzung, aber mit deutschem Titel.)

Müller-Ebeling, Claudia, Christian Rätsch und Surendra Bahadur Shahi
2000 *Schamanismus und Tantra in Nepal*, Aarau: AT Verlag.

Müller-Ebeling, Claudia, Christian Rätsch und Wolf-Dieter Storl
1998 *Hexenmedizin: Die Wiederentdeckung einer verbotenen Heilkunst*, Aarau: AT Verlag.

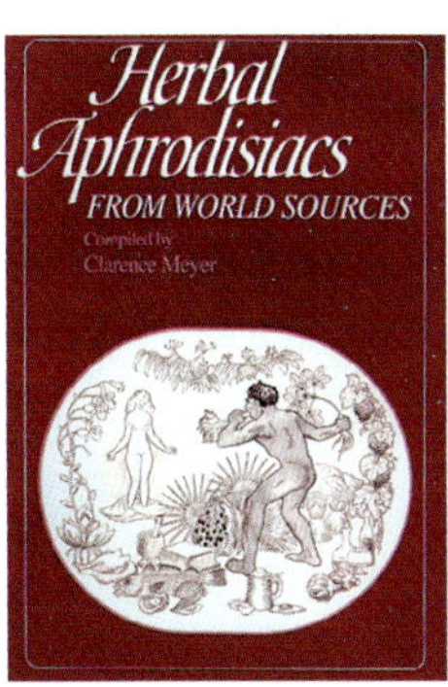

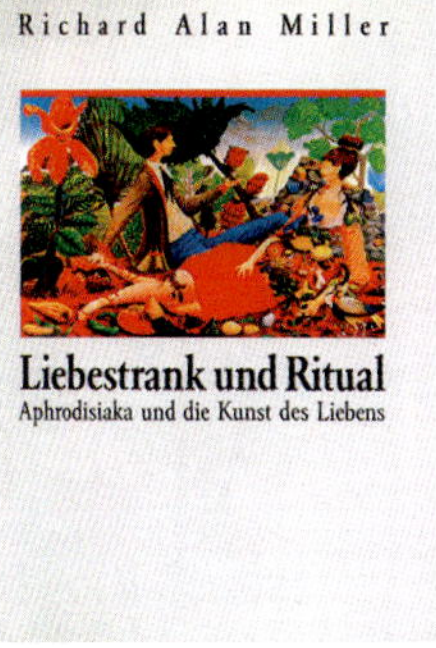

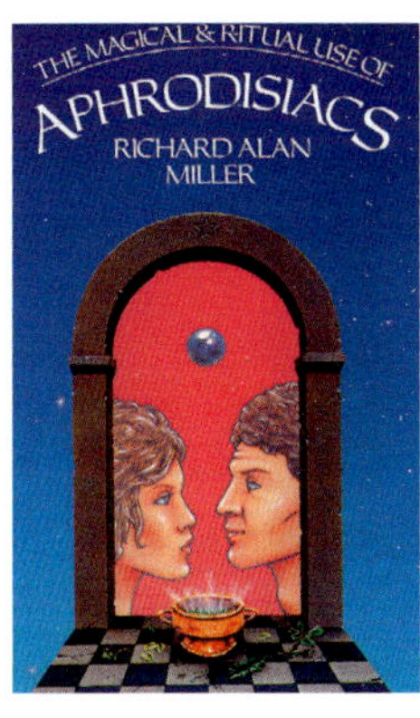

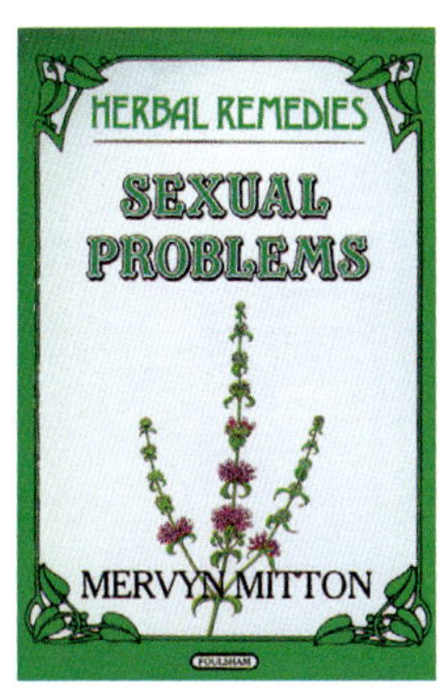

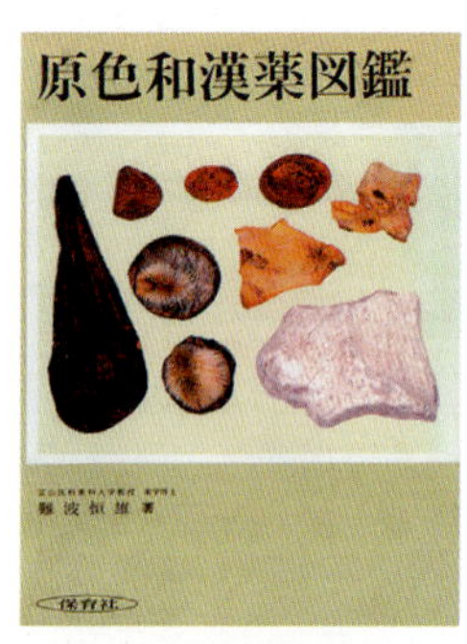

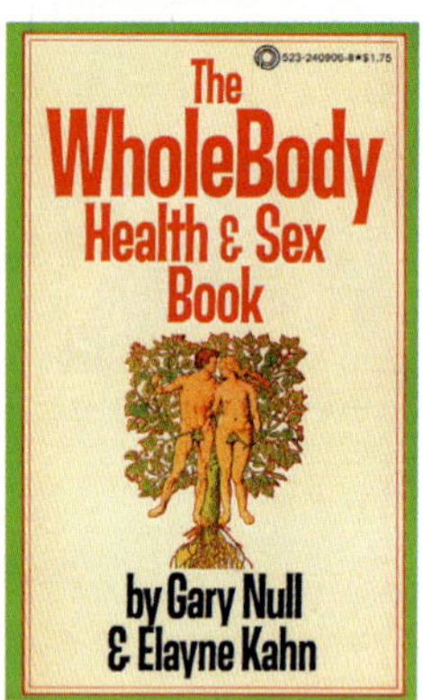

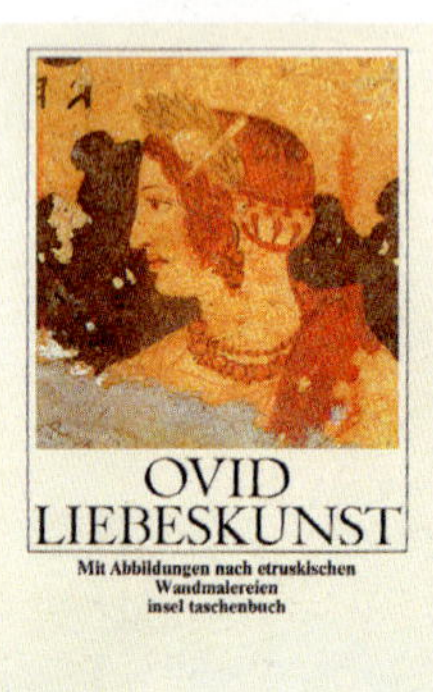

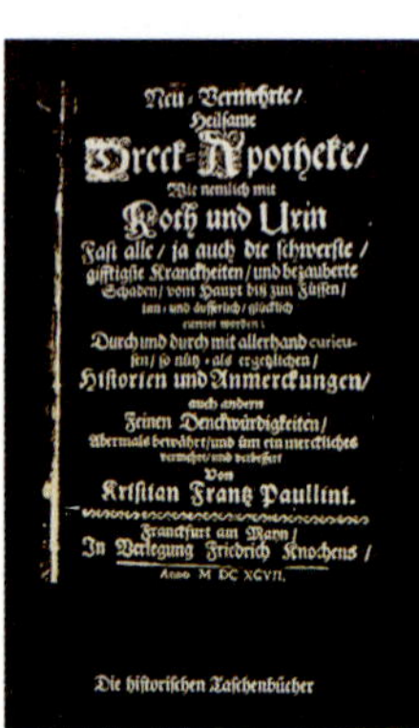

Murthy, N. Anjneya und D. P. Pandey
1982 *Ayurvedic Cure for Common Diseases*, Delhi: Orient Paperbacks.

N

Namba, Tsuneo
1980 *Colored Illustrations of Wakan-Yaku (The Crude Drugs in Japan, China and the Neighbouring Countries)*, 2 Bde., Osaka: Hoikusha Publishing Co. (in Japanisch).

Nadkarni, K. M. [und A. K. Nadkarni (Revision)]
1976 *Indian Materia Medica*, Bombay: Popular Prakashan.

Naranjo, Claudio
1969 »Psychotherapeutic Possibilities of New Fantasy-Enhancing Drugs«, *Clinical Toxicology* 2(2): 209–224.
1979 *Die Reise zum Ich: Psychotherapie mit heilenden Drogen,* Frankfurt/M.: Fischer TB.

Nauwald, Nana
2002 *Bärenkraft und Jaguarmedizin: Die bewusstseinsöffenenden Techniken der Schamanen*, Aarau: AT Verlag.

Navarro, Fray Juan
1801 Manuskript, Faksimile 1992 [Seitenangaben = fol.].
1992 *Historia natural o Jardín Americano (Manuscrito de 1801)*, Mexico City: UNAM.

Navchoo, Irshad A. und G. M. Buth
1989 »Medicinal System of Ladakh, India«, *Journal of Ethnopharmacology* 26: 137–146.
1990 »Ethnobotany of Ladakh, India: Beverages, Narcotics, Foods«, *Economic Botany* 44(3): 318–321.

Nerciat, Andréa de
1988 *Les Aphrodites oder Die Abenteuer einer erotischen Geheimgesellschaft*, Nördlingen: Greno (Reprint; französische Originalausgabe 1793).

Neumann, Erich
1987 *Die Grosse Mutter: Eine Phänomenologie der weiblichen Gestaltungen des Unbewussten*, Olten und Freiburg: Walter-Verlag.

Neuwinger, Hans Dieter
1994 *Afrikanische Arzneipflanzen und Jagdgifte: Chemie, Pharmakologie, Toxikologie*, Stuttgart: Wissenschaftliche Verlagsgesellschaft.
1998 *Afrikanische Arzneipflanzen und Jagdgifte: Chemie, Pharmakologie, Toxikologie* (2., erw. Aufl.), Stuttgart: Wissenschaftliche Verlagsgesellschaft.

Newman, Lucille F.
1979 »Ophelia's Herbal«, *Economic Botany* 33(2): 227–232.

Norman, Jill
1991 *Das grosse Buch der Gewürze* (5. Aufl., 1998), Aarau, Stuttgart: AT Verlag.

Null, Gary und Elayne Kahn
1976 *The Whole Body Health and Sex Book*, New York: Pinnacle Books.

O

Oblitas Poblete, Enrique
1992 *Plantas Medicinales en Bolivia: Farmacopea Callawaya* (2. Aufl.), Cochabamba, La Paz: Editorial los Amigos del Libro.

Ortiz de Montellano, Bernard R.
1990 *Aztec Medicine, Health, and Nutrition*, New Brunswick, London: Rutgers University Press.

Osiander, Johann Friedrich
1826 *Volksarzneimittel und einfache, nichtpharmazeutische Heilmittel gegen Krankheiten des Menschen*, Heidelberg: Haug (Reprint).

Otero Aira, Luis
o. J. *Las plantas alucinógenas* (3. Aufl.), Barcelona: Editorial Paidotribo.

Ott, Jonathan
1979 *Hallucinogenic Plants of North America (Revised Edition)*, Berkeley: Wingbow Press.
1985 *Chocolate Addict*, Vashon, WA: Natural Products Co.
1993 *Pharmacotheon*, Kennewick, WA: Natural Productions Co.
1994 *Ayahuasca Analogues: Pangæan Entheogens*, Kennewick, WA: Natural Products Co.
1995 *The Age of Entheogens & The Angels' Dictionary*, Kennewick, WA: Natural Products Co.
1996 *Pharmacotheon (Second Edition Densified)*, Kennewick, WA: Natural Productions Co.
1997 *Pharmacophilia or The Natural Paradises*, Kennewick, WA: Natural Products Co.
2001 *Shamanic Snuffs or Entheogenic Errhines*, Solothurn: Entheobotanica.
2002 »Pharmaka, Philtres, and Pheromones: Getting High and Getting Off«, *Maps* 12(1): 26–32.

Ouensanga, Christian
1983 *Plantes medicinales et remèdes créoles, Tome I: Plantes médicinales, Tome II: Remèdes créoles*, Paris: Éditions Désormeaux.

Ovid [= Publius Ovidius Naso]
1976 *Liebeskunst (Ars Amatoria Libri Tres)*, nach der Übers. v. W. Hertzberg, bearb. v. Franz Burger-München, Frankfurt/M.: Insel.

P

Paczensky, Gert von und Anna Dünnebier
1999 *Kulturgeschichte des Essens und Trinkens*, München: Orbis Verlag.

Pahlow, Mannfried
1993 *Das große Buch der Heilpflanzen* (überarb. Neuausgabe), München: Gräfe und Unzer.

Pal, D. C. und S. K. Jain
1998 *Tribal Medicine*, Kalkutta: Naya Prokash.

Pandey, Gyanendra
2000 *Medicinal Plants of Himalaya, Volume Second*, Delhi: Sri Satguru Publications, Indian Books Centre.

Papajorgis, Kostis
1993 *Der Rausch: Ein philosophischer Aperitif*, Stuttgart: Klett-Cotta.

Paullini, Kristian Franz
1734 *Heylsame Dreck-Apothecke*, Frankfurt/M.: Friedrich Daniel Knoch.

Paulus, Ernst und Ding Yu-he
1987 *Handbuch der traditionellen chinesischen Heilpflanzen*, Heidelberg: Haug.

Pausanias
1986/87 *Reisen in Griechenland* (Gesamtausgabe in drei Bänden), Zürich und München: Artemis Verlag.

PELT, Jean-Marie
1983a *Pflanzenmedizin,* Düsseldorf und Wien: Econ.
1983b *Drogues et plantes magiques,* Paris: Fayard.

PENDELL, Dale
1995 *Pharmako/Poeia: Plant Powers, Poisons, and Herbcraft,* San Francisco: Mercury House.

PERCKHAMMER, Heinz von
1928 *Edle Nacktheit in China,* Berlin: Eigenbrödler-Verlag.

PERRY, Lily M. und Judith METZGER
1980 *Medicinal Plants of East and Southeast Asia*, Cambridge, London: MIT Press.

PESCIO, Claudio
1980 *Arte y erotismo en Pompeya*, Florenz: Bonechi-Edizioni «Il Turismo».

PETERS, Herman
1891 *Aus pharmazeutischer Vorzeit in Wort und Bild*, Berlin: Julius Springer (Sändig-Reprint, Vaduz, 1972).

PETRON [= PETRONIUS]
1960 *Das Gastmahl des Trimalchio*, übers. v. Georg DORMIGER, München: Goldmann.
1968 *Satyricon: Ein römischer Schelmenroman*, übers. v. Harry C. Schnur, Stuttgart: Reclam.

PICHIENSUNTHTHORN, Chayan (Hg.)
2001 *Traditionelle Medizin in Thailand,* Bangkok: Amarin (auf Thai).

PLINIUS, C. Secundus d. Ä.
1979 *Naturkunde: Buch IV, Zoologie: Wassertiere,* (hrsg. und übers. von Roderich König in Zusammenarbeit mit Gerhard Winkler), München: Heimeran.

PLOTKIN, Mark J.
1994 *Der Schatz der Wayana: Abenteuer bei den Schamanen im Amazonas-Regenwald*, Bern, München, Wien: Scherz Verlag.

POLLAK, Kurt
1978 *Die Heilkunst der frühen Hochkulturen*, Wiesbaden: Löwit.

POLLMER, Udo, Andrea FOCK, Ulrike GONDER und Karin HAUG
1998 *Prost Mahlzeit! Krank durch gesunde Ernährung* (5. Aufl.), Köln: Kiepenheuer & Witsch.

POLUNIN, Miriam und Christopher ROBBINS
1992 *The Natural Pharmacy*, New York: Collier Books/Macmillan.

PONGLUX, Dhavadee, Sumphan WONGSERIPIPATANA et al.
1987 *Medicinal Plants*, Bangkok: Princess Congress I.

PRAHN, Hermann
1922 *Pflanzennamen* (3. Aufl.), Berlin: Schnetter & Dr. Lindemeyer.

PREISENDANZ, Karl
1973 *Papyri Graecae magicae: Die griechischen Zauberpapyri,* Stuttgart: Teubner.

PRIESNER, Claus und Karin FIGALA (Hg.)
1998 *Alchemie – Lexikon einer hermetischen Wissenschaft*, München: C. H. Beck.

PRINZHORN, Hans
1928 »Entrückung durch Rauschgift«, *Zeitschrift für Parapsychologie* 55(1): 1–11.

PÜTZ, Jean, Sabine FRICKE, Ellen NORTEN und Stefanie SCHMID-ALTRINGER
2002 *Liebeslust und Liebesleid: Intimbereich ohne Tabus*, Köln: vgs (Hobbythek).

Q

QVIGSTAD, J.
1932 *Lappische Heilkunde*, Oslo usw.: H. Aschenhoug, Instituttet for Sammenlignende Kulturforskning (Serie B: Skrifter XX).

R

RÄTSCH, Christian
1988 *Lexikon der Zauberpflanzen aus ethnologischer Sicht*, Graz: ADEVA.
1990 *Pflanzen der Liebe*, Bern: Hallwag (ab 2. Aufl., 1995: Aarau: AT Verlag).
1991a *Indianische Heilkräuter* (2., verb. Aufl.), München: Diederichs.
1991b *Von den Wurzeln der Kultur,* Basel: Sphinx.
1992 »Setting – Der Ort der psychedelischen Erfahrung im ethnographischen Kontext«, *Jahrbuch des Europäischen Collegiums für Bewußtseinsstudien* 1992: 123–132.
1993a »Mysterien der Aphrodite«, in: C. RÄTSCH (Hg.), *Naturverehrung und Heilkunst*, Südergellersen: Verlag Bruno Martin, S. 191–210.
1993b »Zur Ethnologie veränderter Bewußtseinszustände«, in: A. DITTRICH et al. (Hg.), *Welten des Bewußtseins*, Berlin: VWB, Bd. 1: 21–45.
1993c »Ts'ak: Die Heilpflanzen der Lakandonen«, *Jahrbuch für Ethnomedizin und Bewußtseinsforschung* 2: 43–93
1994 »Der Met der Begeisterung und die Zauberpflanzen der Germanen«, in: Ralph METZNER, *Der Brunnen der Erinnerung*, Braunschweig: Aurum, S. 231–249.
1995a *Heilkräuter der Antike in Ägypten, Griechenland und Rom*, München: Diederichs.
1995b *Pflanzen der Venus,* Hamburg: Ellert & Richter.
1995c *Pflanzen der Liebe,* Aarau: AT Verlag.
1996 *Räucherstoffe: Der Atem des Drachens*, Aarau: AT Verlag (2., erweiterte Aufl. 1999).
1997 *Die Steine der Schamanen: Kristalle, Fossilien und die Landschaften des Bewußtseins*, München: Diederichs.
1998 *Enzyklopädie der psychoaktiven Pflanzen*, Aarau: AT Verlag, Stuttgart: Wissenschaftliche Verlagsgesellschaft (6., erw. und korr. Aufl. 2002).
2000 »Aphrodisiaka – Die Mysterien der Aphrodite«, in: Franz-Theo GOTTWALD und Christian RÄTSCH (Hg.), *Rituale des Heilens*, Aarau: AT Verlag, S. 139–151.
2001 »Symposion, Rausch im Reigen«, *Sterz – Zeitschrift für Literatur, Kunst und Kulturpolitik* 88: 18–19.
2002 »Los primeros cazadores de plantas, *Cáñamo,* Sonderausgabe 2002: *Psiconautas ilustres*, S. 36–46.

RÄTSCH, Christian und Andreas GUHR
1989 *Lexikon der Zaubersteine aus ethnologischer Sicht,* Graz: Akademische Druck- u. Verlagsanstalt (ADEVA).

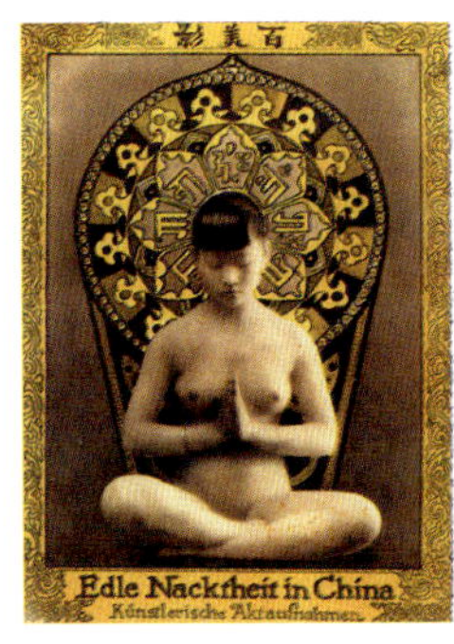

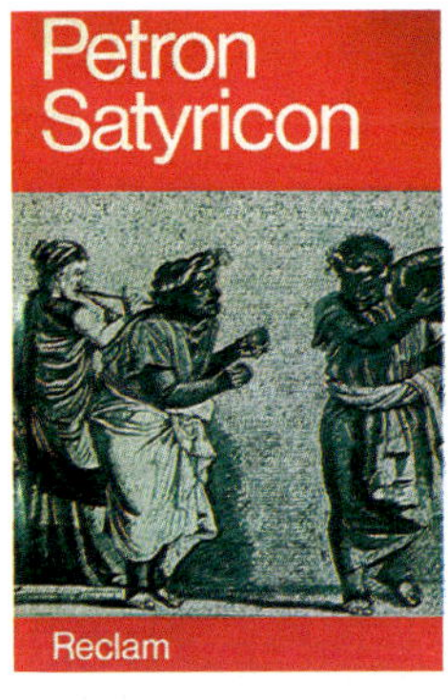

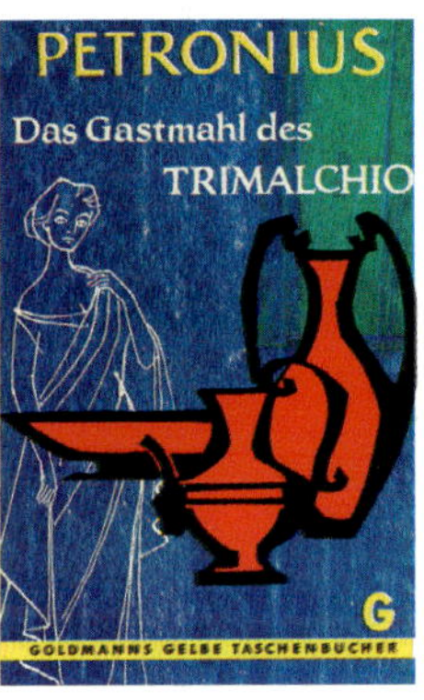

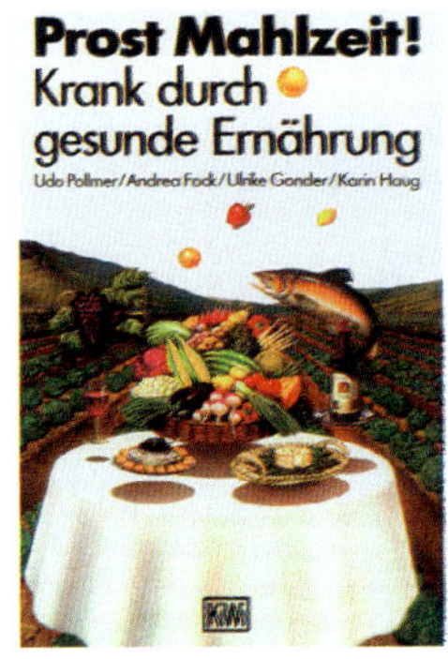

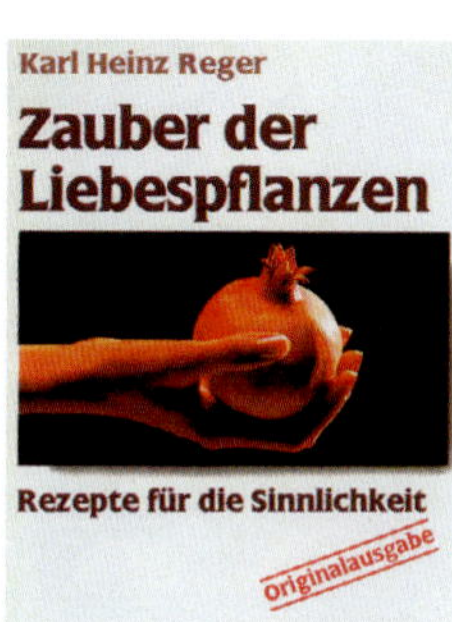

RÄTSCH, Christian und Heinz J. PROBST
1983 »Kräuter zur Familienplanung«, *Sexualmedizin* 12(4): 173–176.

RAHNER, Hugo
1957 *Griechische Mythen in christlicher Deutung*, Zürich: Rhein-Verlag.

RANDOLPH, Pascal Beverly
1992 *Magia Sexualis: Die sexualmagischen Lehren der Bruderschaft von Eulis*, Wien: Edition Ananael.

READ, Bernard E.
1976 *Chinese Materia Medica*, Taipei: Southern Materials Center.
1977 *Chinese Materia Medica* (Bd. 2), Taipei: Southern Materials Center.

REGER, Karl Heinz
1988 *Zauber der Liebespflanzen: Rezepte für die Sinnlichkeit*, Düsseldorf: Econ.

REICHEL-DOLMATOFF, Gerardo
1971 *Amazonian Cosmos: The Sexual and Religious Symbolism of the Tukano Indians*, Chicago und London: The University of Chicago Press.
1975 *The Shaman and the Jaguar: A Study of Narcotic Drugs Among the Indians of Columbia*, Philadelphia: Temple University Press.
1978 *Beyond the Milky Way: Hallucinatory Imagery of the Tukano Indians*, Los Angeles: UCLA Latin American Center Publications.
1981 »Brain and Mind in Desana Shamanism«, *Journal of Latin American Lore* 7(1): 73–98.
1985 *Basketry as Metaphor: Arts and Crafts of the Desana Indians of the Northwest Amazon*, Los Angeles Museum of Cultural History.
1987 *Shamanism and Art of the Eastern Tukanoan Indians*, Leiden: Brill (Iconography of Religions IX,1).
1996a *The Forest Within: The World-View of the Tukano Amazonian Indians*, Totnes, Devon: Green Books.
1996b *Das schamanische Universum: Schamanismus, Bewußtseins und Ökologie in Südamerika*, München: Diederichs.

REID, Daniel P.
1988 *Chinesische Naturheilkunde*, Wien: Orac.
1989 *The Tao of Health, Sex, and Longevity*, New York: Simon & Schuster.
1990 »The Ultimate Aphrodisiac: A Taoist Torrid Tonic«, *East West*, Februar 1990: 48–49, 84.

REINSBERG, Carola
1989 *Ehe, Hetärentum und Knabenliebe im antiken Griechenland*, München: C. H. Beck.

REISER
2001 *Sex Doping*, Kiel: Achter Bahn AG.

REKO, Blas Pablo
1996 *On Aztec Botanical Names* (Übers., Einführung und Index: Jonathan OTT), Berlin: VWB.

REKO, Victor A.
1936 *Magische Gifte: Rausch- und Betäubungsmittel der neuen Welt*, Stuttgart: Enke.
1938 *Magische Gifte: Rausch- und Betäubungsmittel der neuen Welt* (2. überarb. Aufl.), Stuttgart: Enke (Reprint Berlin: EXpress Edition 1987, VWB 1996).

RENFREW, Jane M.
1973 *Palaeoethnobotany*, New York: Columbia University Press.

RIMMEL, Eugene
1985 *Das Buch des Parfums*, Dreieich: Hesse & Becker (Reprint von 1864).

RIX, Martyn
1989 *The Art of Botanical Illustration*, London: Bracken Books.

RODOLPHE, Jean
1968 *Mit den Fünf Sinnen*, Hanau/Mainz: Verlag Karl Schustek.

RÖMPP, Hermann
1950 *Chemische Zaubertränke* (5. Aufl.), Stuttgart: Kosmos-Franckh'sche Verlagshandlung (erste Aufl. 1939).

RÖMPP, Hermann und Josef SCHURZ
1972 *Chemische Zaubertränke* (7., völlig neubearb. und erw. Aufl.), Stuttgart: Kosmos-Franckh'sche Verlagshandlung.

ROMÉ, Lucienne und Jésus ROMÉ
1982 *Erotische Kunst der Naturvölker*, Freiburg i. Ü.: Liber.

ROOT, Waverley
1996 *Wachtel, Trüffel, Schokolade: Die Enzyklopädie der kulinarischen Köstlichkeiten*, München: Goldmann (btb).

ROSNER, Fred
1974 *Sex, Ethics in the Writings of Moses Maimonides*, New York: Block.

ROSNER, Erhard
1989 *Medizingeschichte Japans*, Leiden usw.: E. J. Brill (Handbuch der Orientalistik V, III, 5).

ROTH, Hermann J. und Helmut FENNER
1988 *Pharmazeutische Chemie III: Arzneistoffe*, Stuttgart, New York: Thieme.

ROTH, Lutz, Max DAUNDERER und Kurt KORMANN
1994 *Giftpflanzen – Pflanzengifte* (4. überarb. und wesentlich erw. Aufl.), Landsberg, München: Ecomed.

ROYS, Ralph L.
1973 *The Book of Chilam Balam of Chumayel*, Norman: University of Oklahoma Press.
1976 *The Ethno-Botany of the Maya*, neue Einleitung und ergänzende Bibliografie von Sheila Cosminsky, Philadelphia: ISHI Reprint.

RUCK, Carl A. P., Jeremy BIGWOOD, Danny STAPLES, Jonathan OTT und R. Gordon WASSON
1979 »Entheogens«, *Journal of Psychedelic Drugs* 11(1–2): 145–146.

RUFER, Marc
1995 *Glückspillen: Ecstasy, Prozac und das Comeback der Psychopharmaka*, München: Knaur.

S

SAHAGUN, Fray Bernardino de
1989 *Aus der Welt der Azteken*, Frankfurt/M.: Insel.

SAHAGUN/SELER, Eduard
1927 *Einige ausgewählte Kapitel aus dem Geschichtswerke des Fray Bernardino de Sahagun*, Stuttgart: Strecker und Schröder.

SAMORINI, Giorgio
1998 *Halluzinogene im Mythos: Vom Ursprung psychoaktiver Pflanzen*, Vorwort von Christian Rätsch, Solothurn: Nachtschatten Verlag.

2001 »Interview mit Giorgio Samorini«, *HANF! Magazin* 7(7): 5–6.
2002 *Liebestolle Katzen und berauschte Kühe: Vom Drogenkonsum der Tiere*, Aarau: AT Verlag.

Sandra und Arno Frank Eser
2002 *Liebeszauber: Hexenrezepte für romantische Gefühle, Sex und erfüllte Liebe*, München: Goldmann.

Santos Biloni, José
1990 *Arboles autoctonos argentinos*, Buenos Aires: Editora Argentina.

Saralamp, Promjit, Wongsatit Chuakul, Rungravi Temsiririrkkul und Terry Clayton
1996 *Medicinal Plants in Thailand, Volume I*, Bangkok: Department of Pharmaceutical Botany, Faculty of Pharmacy, Mahidol University.

Savinelli, Alfred
2002 *Plants of Power: Native American Ceremony and the Use of Sacred Plants* (2. Aufl.), Summertown, Tennessee: Native Voices.

Schall, Paul
1965 *Zaubermedizin im alten China?*, Stuttgart: J. Fink Verlag.

Scheik Nefzaui [= Scheik Umar ibn Muhammed al-Nefzawi oder Cheikh Nefzaoui]
1876 *Jardin Parfume* [*Al-Raud Al-Atir*], Frankreich (Auflage von 35 Exemplaren!).
1964 *The Perfumed Garden of the Shaykh Nefzawi*, Einleitung von Alan Hull Walton, New York: Gramercy Publishing Company.
1985 *Der Duftende Garten des Scheik Nefzaui: Orientalische Liebeslehre*, ungekürzte Ausgabe, bearb. von Heinrich Conrad, München: Goldmann.
1989 *The Perfumed Garden, The First Illustrated Edition*, Einleitung von Charles Fowkes, Rochester, Vermont: Park Street Press (mit erotischen Miniaturen aus der Mughalzeit; vgl. Burton, Sir Richard F.).

Schendel, Gordon
1968 *Medicine in Mexico: From Aztec Herbs to Betatrons*, Austin und London: University of Texas Press.

Schenk, Gustav
1937 *Aron oder das tropische Feuer*, Bilder und Zeichnungen von Grethe Jürgens, Hannover: Adolf Sponholtz Verlag (4.–8. Tausend, Oktober 1947).
1939 *Schatten der Nacht: Die Macht des Giftes in der Welt*, Hannover: Adolf Sponholtz Verlag (56.–67. Tausend, Februar 1948; Reprint: Nachtschatten Verlag, Solothurn, 2002).
1954 *Das Buch der Gifte*, Berlin: Safari-Verlag.

Schipperges, Heinrich
1990 *Der Garten der Gesundheit: Medizin im Mittelalter*, München: dtv.

Schivelbusch, Wolfgang
1983 *Das Paradies, der Geschmack und die Vernunft: Eine Geschichte der Genußmittel*, Frankfurt/M. usw: Ullstein.

Schleis, Richard
o. J. *Patli Amatl – Ein Medizinbuch der Azteken*, Hamburg: Dagmar Drewes Verlag (ca. 2000/2001).

Schmeda-Hirschmann, Guillermo
1993 »Magic and Medicinal Plants of the Ayoreos of the Chaco Boreal (Paraguay)«, *Journal of Ethnopharmacology* 39: 105–111.

Schmidbauer, Wolfgang und Jürgen vom Scheidt
1984 *Handbuch der Rauschdrogen*, Frankfurt/M.: Fischer.

Schmidt, Richard
1911 *Beiträge zur indischen Erotik: Das Liebesleben des Sanskritvolkes* (2. Aufl.), Berlin: Hermann Barsdorf Verlag.

Schmidt-Semisch, Henning
1992 *Drogen als Genußmittel*, München: AG SPAK.

Schmiedeberg, O.
1918 »Über die Pharmaka in der Ilias und Odyssee«, *Schriften der wissenschaftlichen Gesellschaft in Straßburg* 36.

Schmitz, Oscar A. .
2002 *Haschisch – Erzählungen*, o. O.: Edition Gutenberg.

Schmitz, Rudolf und Franz-Josef Kuhlen
1989 »Schmerz- und Betäubungsmittel vor 1600«, *Pharmazie in unserer Zeit* 18(1): 11–19.

Schneebeli-Graf, Ruth
1991 *Zierpflanzen Chinas*, Frankfurt/M.: Umschau.
1992 *Nutz- und Heilpflanzen Chinas*, Frankfurt/M.: Umschau.

Schneider, Georg
1990 *Arzneidrogen*, Mannheim usw.: BI Wissenschaftsverlag.

Schneider, Ernst
1993 »Arzneipflanzen der Neuen Welt – 500 Jahre Entdeckung Amerikas«, *Pharmazie in unserer Zeit* 22(1): 15–24

Schneider, Wolfgang
1974 *Lexikon der Arzneimittelgeschichte*, Bd. V/1–3: *Pflanzliche Drogen*, Frankfurt/M.: Govi-Verlag/Pharmazeutischer Verlag.

Schneyder, Werner
1993 *Das Drogenlexikon* (erw. Ausg.), Rudolstadt und Gipf-Oberfrick: Greifenverlag.

Schoen, Ernest
1963 *Nomina popularia plantarum medicinalium*, [Schweiz]: Galenica.

Schönmayr, Sab und Martin Kessel
1999 *Lexikon der Lustmittel*, Frankfurt/M.: Eichborn.

Schöpf, Hans
1986 *Zauberkräuter*, Graz: ADEVA.
1988 *Fabeltiere*, Graz: ADEVA.
2001 *Volksmagie: Vom Beschwören, Heilen und Liebe zaubern*, Graz, Wien, Köln: STYRIA.

Scholz, Dieter und Dagmar Eigner
1983 »Zur Kenntnis der natürlichen Halluzinogene«, *Pharmazie in unserer Zeit* 12(3): 74–79.

Schopen, Armin
1983 *Traditionelle Heilmittel in Jemen*, Wiesbaden: Franz Steiner Verlag.

Schramm, Karin
1998 *Erotissimo: verführerische Rezepte aus dem Garten der Aphrodite*, Köln: vgs.

Schröder, D. Johann
1685 *Höchstkostbarer Artzeney-Schatz*, Jena: Johann Hoffmann (Reprint 1963 by Konrad Kölbl, München).

Schröder, Rudolf
1991 *Kaffee, Tee und Kardamom: Tropische Genussmittel und Gewürze*, Stuttgart: Ulmer.

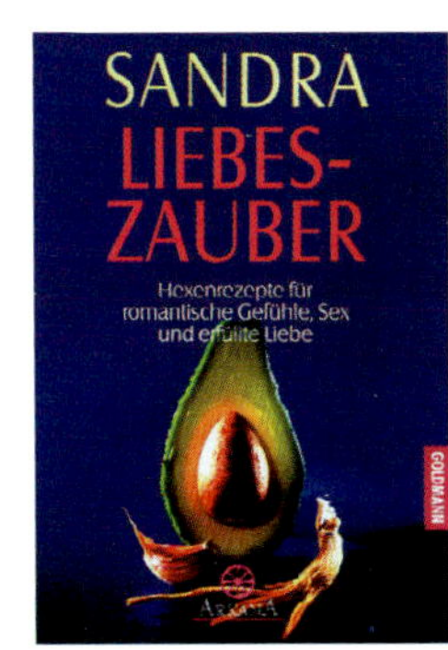

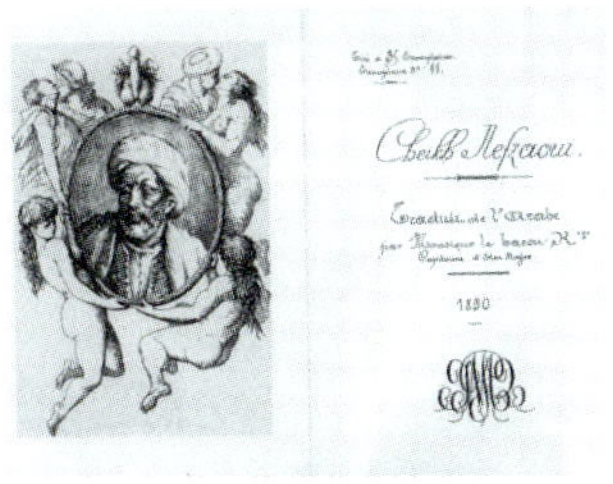

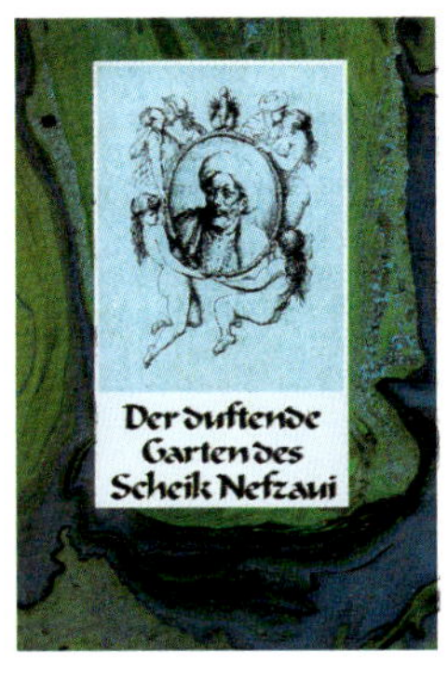

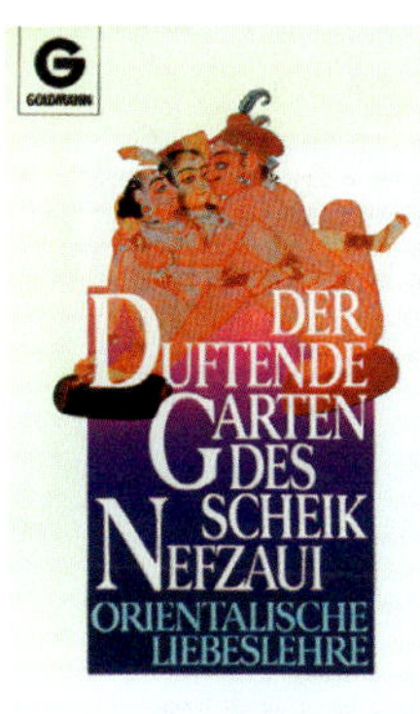

Schuldes, Bert Marco
[1995] *Psychoaktive Pflanzen,* 2. verbesserte und ergänzte Aufl., Löhrbach: MedienXperimente & Solothurn: Nachtschatten Verlag (Der Grüne Zweig 164).

Schultes, Richard E.
1955 »Plantae Colombianae XIII: De Plantis Principaliter Colombiae Amazonicae Notae Diversae Significantes«, *Botanical Museum Leaflets* 17(3): 65–100.
1960 »Trapping Our Heritage of Ethnobotanical Lore«, *Economic Botany* 14(4): 257–262.
1963 »Hallucinogenic Plants of the New World«, *The Harvard Review* 1(4): 18–32.
1965 »Ein halbes Jahrhundert Ethnobotanik amerikanischer Halluzinogene«, *Planta Medica* 13: 125–157.
1966 »The Search for New Natural Hallucinogens«, *Lloydia* 29(4): 293–308.
1967 »The Place of Ethnobotany in the Ethnopharmacologic Search for Psychotomimetic Drugs«, in: Daniel H. Efron (Hg.), *Ethnopharmacologic Search for Psychoactive Drugs*, Washington, D.C.: U.S. Dept. of Health, Education, and Welfare, S. 33–57.
1969 »Hallucinogens of Plant Origin«, *Science* 163: 245–254.
1970a »The Botanical and Chemical Distribution of Hallucinogens«, *Annual Review of Plant Physiology* 21: 571–594.
1970b »The New World Indians and Their Hallucinogenic Plants«, *Bulletin of the Morris Arboretum* 21: 3–4.
1970c »The Plant Kingdom and Hallucinogens«, *Bulletin on Narcotics* 22(1): 25–51.
1972 »De Plantis Toxicariis e Mundo Novo Tropicale Commentationes X: New Data on the Malpighiaceous Narcotics of South American«, *Botanical Museum Leafleats* 23(3): 137–147.
1976 *Hallucinogenic Plants*, Racine, Wisconsin: Western.
1977a »Mexico and Columbia: Two Major Centres of Aboriginal Use of Hallucinogens«, *Journal of Psychedelic Drugs* 9(2): 173–176.
1977b »De Plantis Toxicariis e Mundo Novo Tropicale Commentationes XVI: Miscellaneous Notes on Biodynamic Plants of South American«, *Botanical Museum Leafleats* 25(4): 109–130.
1978a »De Plantis Toxicariis e Mundo Novo Tropicale Commentationes XXIII: Notes on Biodynamic Plants of Aboriginal Use in the Northwestern Amazonia«, *Botanical Museum Leafleats* 26(5): 177–197.
1978b »De Plantis Toxicariis e Mundo Novo Tropicale Commentationes XXIII: Ethnopharmacological Notes from Northern South American«, *Botanical Museum Leafleats* 26(6): 225–236.
1979a »Hallucinogenic Plants: Their Earliest Botanical Descriptions«, *Journal of Psychedelic Drugs* 11(1–2): 13–24.
1979b »Solanaceous Hallucinogens and Their Role in the Development of New World Cultures«, in: J. G. Hawkes, R. N. Lester und A. D. Skelding (Hg.), *The Biology and Taxonomy of the Solanaceae*, London: Academic Press, S. 137–160.
1979c »Evolution of the Identification of the Major South American Narcotic Plants«, *Journal of Psychedelic Drugs* 11(1–2): 119–134.
1980 »Ruiz as an Ethnopharmacologist in Peru and Chile«, *Botanical Museum Leaflets* 28(1): 87–122.
1981 »De Plantis Toxicariis e Mundo Novo Tropicale Commentationes XXVI: Ethnopharmacological Notes on the Flora of Northwestern South American«, *Botanical Museum Leafleats* 28(1): 1–45.
1983a »De Plantis Toxicariis e Mundo Novo Tropicale Commentationes XXXII: Notes, Primarily of Field Tests and Native Nomenclature, on Biodynamic Plants of the Northwest Amazon«, *Botanical Museum Leaflets* 29(3): 251–272.
1983b »De Plantis Toxicariis e Mundo Novo Tropicale Commentationes XXXIII: Ethnobotanical, Floristic and Nomenclatural Notes on Plants of the Northwest Amazon«, *Botanical Museum Leaflets* 29(4): 343–365.
1983c »Richard Spruce: An Early Ethnobotanist and Explorer of the Northwest Amazon and Northern Andes«, *Journal of Ethnobiology* 3(2): 139–147.
1988 *Where the Gods Reign: Plants and Peoples of the Colombian Amazon*, Oracle, Arizona: Synergetic Press.
1993 »Plants in Treating Senile Dementia in the Northwest Amazon«, *Journal of Ethnopharmacology* 38: 129–135.
1995 »Antiquity of the Use of New World Hallucinogens«, *Integration* 5: 9–18.

Schultes, Richard E. und Norman R. Farnsworth
1982 »Ethnomedical, Botanical and Phytochemical Aspects of Natural Hallucinogens«, *Botanical Museum Leaflets* 28(2): 123–214.

Schultes, Richard E. und Albert Hofmann
1973 *The Botany and Chemistry of Hallucinogens*, Vorwort von Heinrich Klüver, Springfield, Ill.: Charles C. Thomas.
1979 *Plants of the Gods*, Maidenhead, England: McGraw-Hill Books Company (UK) Limited.
1980a *The Botany and Chemistry of Hallucinogens* (2. Aufl.), Springfield, Ill.: Charles C. Thomas.
1980b *Pflanzen der Götter: Die magischen Kräfte der Rausch- und Giftgewächse*, Bern, Stuttgart: Hallwag Verlag.

Schultes, Richard E., Albert Hofmann und Christian Rätsch
1998 *Pflanzen der Götter: Die magischen Kräfte der bewusstseinserweiternden Gewächse* (Revidierte Ausgabe), Aarau: AT Verlag.

Schultes, Richard Evans und María José Nemry von Thenen de Jaramillo-Arango
1998 *The Journals of Hipólito Ruiz: Spanish Botanist in Peru and Chile 1777–1788*, Portland, Oregon: Timber Press.

Schultes, Richard Evans und Robert F. Raffauf
1986 »De Plantis Toxicariis e Mundo Novo Tropicale Commentationes XXXVII: Miscellaneous Notes on Medicinal and Toxic Plants of the Northwest Amazon«, *Botanical Museum Leaflets* 30(4): 255–285.

1990 *The Healing Forest: Medicinal and Toxic Plants of the Northwest Amazonia*, Portland, Oregon: Dioscorides Press.
1991 »3. De Plantis Toxicariis e Mundo Novo Tropicale Commentationes XXXVI: Phytochemical and Ethnopharmacological Notes on the Solanaceae of the Northwest Amazon«, in: Hawkes, Lester, Nee und Estrada (Hg.), *Solanaceae III: Taxonomy, Chemistry, Evolution*, London: Royal Botanic Gardens Kew and Linnean Society, S. 25–49.
1992 *Vine of the Soul: Medicine Men, their Plants and Rituals in the Colombian Amazonia*. Oracle, Arizona: Synergetic Press.

Schultes, Richard E. und Siri von Reis (Hg.)
1995 *Ethnobotany: Evolution of a Discipline*, Portland, Oregon: Dioscorides Press.

Schultes, Richard Evans und Michael Winkelman
1996 »The Principal American Hallucinogenic Plants and Their Bioactive and Therapeutic Properties«, *Jahrbuch für Transkulturelle Medizin und Psychotherapie* 6(1995): 205–239.

Schurz, Josef
1969 *Vom Bilsenkraut zum LSD*, Stuttgart: Kosmos.

Seidemann, Johannes
1993 *Würzmittel-Lexikon*, Hamburg: Behr's Verlag.

Seitz, R.
2002 »Aromatherapie, Aromapflege, Aromakultur«, *Deutsche Apotheker Zeitung* 142(31): 55–56.

Selden, Gary
1979 *Aphrodisia*, New York: Dutton.

Seligmann, Siegfried
1996 *Die magischen Heil- und Schutzmittel aus der belebten Natur: Das Pflanzenreich*, aus dem Nachlass bearb. und hrsg. v. Jürgen Zwernemann, Berlin: Reimer.

Seoane Gallo, José
1984 *El folclor medico de Cuba*, Havana: Editorial de Ciencias Sociales.

Serpieri, Paolo Eleuteri
1999 *Aphrodisia*, München: Verlag Schreiber & Leser.

Sharon, Douglas
1980 *Magier der vier Winde: Der Weg eines peruanischen Schamanen*, Freiburg: Bauer.

Shen Kuo
1997 *Pinselunterhaltungen am Traumbach: Das gesamte Wissen des Alten China*, übers. und kommentiert v. Konrad Herrmann, München: Diederichs.

Shrestha, Tej Kumar
1997 *Mammals of Nepal*, Kathmandu: Bimala Shrestha.

Shulgin, Alexander T.
1969 »Psychotomimetic Agents Related to the Catecholamines«, *Journal of Psychedelic Drugs* 2(2): 14–19.
1992 *Controlled Substances: Chemical and Legal Guide to Federal Drug Laws* (2. Aufl.), Berkeley: Ronin
[1993] *Drogenpolitik: Zur schleichenden Entmündigung des Bürgers*, Löhrbach: Medien-Xperimente (Der Grüne Zweig 160).
1995 *Cactus species Tabulation*, unveröffentlichtes Ms.

Shulgin, Alexander und Ann Shulgin
1991 *PIHKAL: A Chemical Love Story*, Berkeley: Transform Press.
1997 *TIHKAL*, Berkeley: Transform Press.

Sibly, E.
1988 *A Herbal of Foreign Plants being a Supplement to Culpeper's British Herbal*, Lampeter/Dyfed: Llanerch Enterprises (Reprint von 1821).

Siegel, Ronald K.
1976 »Herbal Intoxicants«, *Journal of the American Medical Association* 236(5): 473–476.
1981 »Inside Castaneda's Pharmacy«, *Journal of Psychoactive Drugs* 13(4): 325–332.
1989 *Intoxication*, New York: E.P. Dutton.
1995a *Rauschdrogen: Sehnsucht nach dem Künstlichen Paradies*. Frankfurt/M.: Eichborn.
1995b *Halluzinationen: Expedition in eine andere Wirklichkeit*. Frankfurt/M.: Eichborn.

Siegel, Ron K., P. R. Collings und José L. Diaz
1977 »On the Use of *Tagetes lucida* and *Nicotiana rustica* as a Huichol Smoking Mixture«, *Economic Botany* 31: 16–23.

Simmons, Marc
1980 *Witchcraft in the Southwest: Spanish and Indian Supernaturalism on the Rio Grande*. Lincoln, London: University of Nebraska Press (Bison Book).

Simon, Erika
1959 *Die Geburt der Aphrodite*, Berlin: de Gruyter.
1969 *Die Götter der Griechen*, München: Hirmer.
1990 *Die Götter der Römer*, München: Hirmer.

Snyder, Solomon H.
1989 *Chemie der Psyche: Drogenwirkungen im Gehirn*. Heidelberg usw.: Spektrum.

Solomon, David und George Andrews (Hg.)
1973 *Drugs and Sexuality*, [St. Albans:] Panther (Anthologie zum Thema, von alter Dichtung bis zu moderner Literatur).

Soulié, Bernhard
1983 *Japanische Erotik*, Freiburg i. Ü.: Liber.

Spitta, Heinrich
1892 *Die Schlaf- und Traumzustände der menschlichen Seele mit besonderer Berücksichtigung ihres Verhältnisses zu den psychischen Alienationen* (2., stark vermehrte Aufl.), Freiburg i. B.: J. C. B. Mohr (erste Aufl., 1877).

Spode, Hasso
1993 *Die Macht der Trunkenheit: Kultur und Sozialgeschichte des Alkohols in Deutschland*, Opladen: Leske + Budrich.
1994 »Die Entstehung der Suchtgesellschaft«, *Traverse* 1/94: 23–37.

Stafford, Peter
1971 *Psychedelic Baby Reaches Puberty*, New York: Delta.
1980 *Enzyklopädie der psychedelischen Drogen*, Linden: Volksverlag.
1992 *Psychedelics Encyclopedia* (3., erw. Aufl.), Berkeley: Ronin.

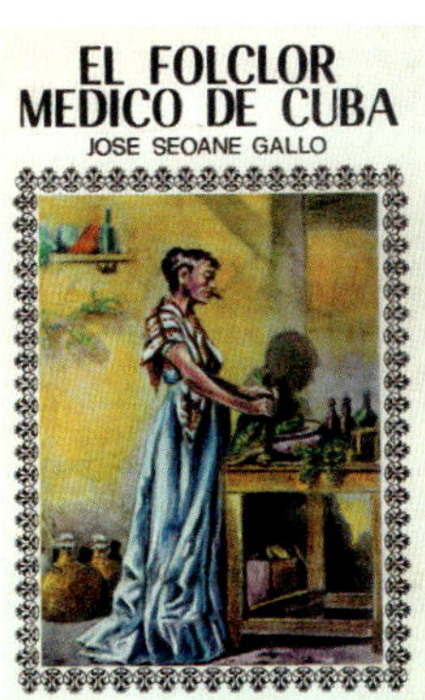

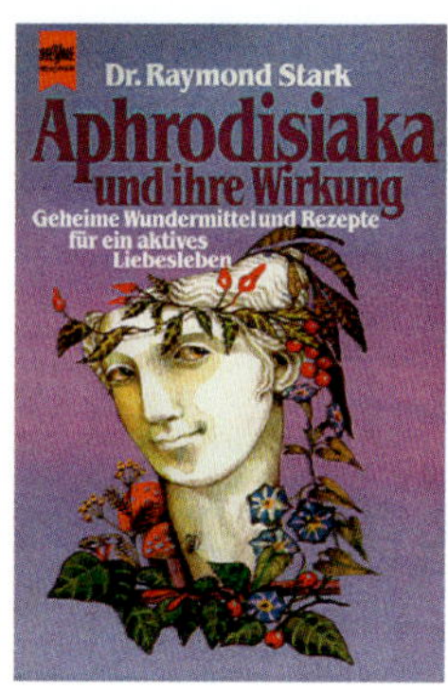

STAINTON, Adam (siehe auch POLUNIN und STAINTON 1985)
1988 *Flowers of the Himalaya: A Supplement*, Delhi: Oxford University Press.

STARK, Raymond
1984 *Aphrodisiaka und ihre Wirkung*, München: Heyne. (Die in der originalen US-Ausgabe abgedruckte Bibliografie fehlt in der deutschen Taschenbuchausgabe.)

STARY, Frantisek
1983 *Giftpflanzen*, Hanau: Dausien.

STEVENSON, Matilda Coxe
1993 *The Zuñi Indians and Their Uses of Plants*, New York: Dover.

STOFFLER, Hans-Dieter
1978 *Der Hortulus des Walahfried Strabo: Aus dem Kräutergarten des Klosters Reichenau*. Sigmaringen: Jan Thorbecke Verlag.

STOKES, Naomi M.
2002 *Die Maskentänzerin – Roman*, Bergisch-Gladbach: Bastei Lübbe.

STORL, Wolf-Dieter
1988 *Feuer und Asche – Dunkel und Licht: Shiva – Urbild des Menschen*, Freiburg i. B.: Bauer.
1993 *Von Heilkräutern und Pflanzengottheiten*, Braunschweig: Aurum.
1996a »Heilkräuter: Komplexität des Lebendigen«, *Natürlich*16(5): 6–14.
1996b *Kräuterkunde*, Braunschweig: Aurum.
1997 *Pflanzendevas – Die Göttin und ihre Pflanzenengel*, Aarau: AT Verlag.
2000 *Pflanzen der Kelten*, Aarau: AT Verlag.
2002 *Shiva: Der wilde, gütige Gott*, Burgrain: KOHA-Verlag.

STRASSER, W.
1993 *Pflanzen des ostägäischen Raumes*, Thun: Ott.

STRICKMAN, Michel
1979 »On the Alchemy of T'ao Hung-ching«, in: Holmes WELCH und Anna SEIDEL (Hg.), *Facets of Taoism*, New Haven and London: Yale University Press, S. 123–192.

STRÖTER-BENDER, Jutta
1994 *Liebesgöttinnen: Von der Großen Mutter zum Hollywoodstar*, Köln: DuMont.

STÜCKELBERGER, Alfred
1994 *Bild und Wort: Das illustrierte Fachbuch in der antiken Naturwissenschaft, Medizin und Technik*, Mainz: Philipp von Zabern.

SUMNER, Judith
2001 *The Natural History of Medicinal Plants* (3. Aufl.), Portland, Oregon: Timber Press.

SUN, Ying
o. J. *Chinesische Heilpflanzen als Arzneidrogen in deutschsprachigen Quellen der Herzog August Bibliothek*, Schaper & Brümer Publikation.

SUWAL, P. N., *et al.*
1993 *Medicinal Plants of Nepal*, Kathmandu: Bulletin of the Department of Medicinal Plants No. 3.

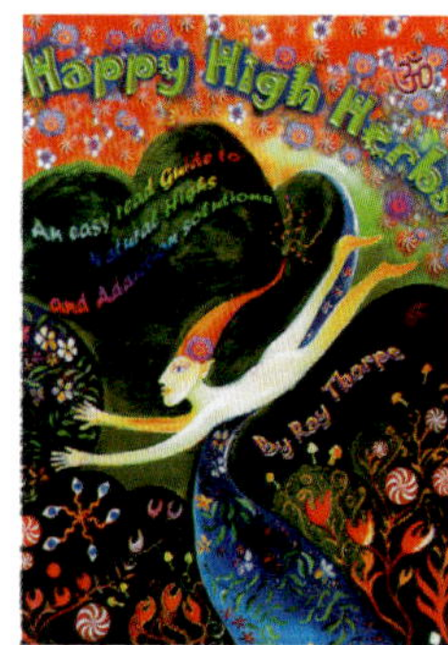

T

TABERNÆMONTANUS, Jacobus Theodorus
1731 *Neu Vollkommen Kräuter-Buch*, vermehrt von Caspar und Hieronymus BAUHINIUS, Basel: Verlag Johann Ludwig König.

TABOR, Edward
1970 »Plant Poisons in Shakespeare«, *Economic Botany* 24(1): 81–94.

TALALAJ, J. und S. TALALAJ
1994 *The Strangest Human Sex Ceremonies and Customs*, Melbourne: Hill of Content.

TANNAHILL, Reay
1982 *Sex in History*, New York: Scarborough Book.

TAUGWALDER, Hannes
2001 »Sind Liebe, Sex und Erotik im Alter ein Thema?«, *Natürlich* 21(12): 23.

TAYLOR, Renee
1968 *Hunza Health Secrets*, New York: Award Books.

TEEGUARDEN, Ron
1986 *Chinese Tonic Herbs* (2. Aufl.), Tokyo und New York: Japan Publications.

TELESKO, Werner
2001 *Die Weisheit der Natur: Heilkraft und Symbolik der Pflanzen und Tiere im Mittelalter*, München, London, New York: Prestel.

THAKKUR, Chandrasekhar G.
1977 *Ayurveda: Die indische Heil- und Lebenskunst*, Freiburg: Hermann Bauer Verlag.

THOMAS, Benjamin
2000 »Piante psicoattive usate in Papua Nuova Guinea/Psychoactive Plant Use in Papua New Guinea«, *Eleusis* N.S. 4: 151–165.

THOMAS, Klaus
1970 *Die künstlich gesteuerte Seele*, Stuttgart: Enke.

THOMAS, P.
1983 *Secrets of Sorcery, Spells and Pleasure Cults of India*, Bombay: Taraporevala.

THOMPSON, R. Campbell
1949 *A Dictionary of Assyrian Botany*, London: British Academy.

THOMS, Hermann
1929 *Betäubungsmittel und Rauschgifte: Ihre Gewinnung, Eigenschaften und ihre Gefahren*, Berlin und Wien: Urban & Schwarzenberg.

THORPE, Ray
2001 *Happy High Herbs*, Ringwood, Victoria: POSSIBILITY.COM.

THORWALD, Jürgen
1985 *Macht und Geheimnis der frühen Ärzte*, München: Knaur.

TICHY, William
1977 *Poisons, Antidotes & Anecdotes*, New York: Sterling Publishing.

TIERNEY, Gail D.
1974 »Botany and Witchcraft«, *El Palacio* 80(2): 44–50.

TIMBROOK, Jan
1990 »Ethnobotany of Chumash Indians, California Based on Collections by John P. Harrington«, *Economic Botany* 44(2): 236–253.

TIZIAN, Monica
1999 *Aphrodisiaka – Mittel der Verführung*, München: Heyne (ohne Quellenangaben und Angaben zur Autorin).

TORRES, Constantino Manuel
2001 »Shamanic Inebriants in South American Archaeology: Recent Investigations«, *Eleusis* N. S. 5: 3–12.

TOWLE, Margaret A.
1961 *The Ethnobotany of Pre-Columbian Peru,* New York: Viking Fund Publications in Anthropology, No. 30.
TOYNBEE, J. M. C.
1983 *Tierwelt der Antike,* Mainz: Philipp von Zabern.
TREW, Christoph Jakob
1981 *Erlesene Pflanzen,* Dortmund: Harenberg.
TSARONG, Tsewang J.
1986 *Handbook of Traditional Tibetan Drugs,* Kalimpong: Tibetan Medical Publications.
1991 »Tibetan Psychopharmacology«, *Integration* 1: 43–60.
1994 *Tibetan Medicinal Plants,* Kalimpong: Tibetan Medical Publications.
TURNER, Nacy J. und Adam F. SZCZAWINSKI
1992 *Common Poisonous Plants and Mushrooms of North America,* Portland, Oregon: Timber Press.
TYLER, Varro E.
1993 *The Honest Herbal* (3. Aufl.), New York usw.: Pharmaceutical Products Press.

U

UDAPA, K. N. und S. N. TRIPATHI
1983 *Natürliche Heilkräfte* (2. Aufl.), Eltville: Rheingauer Verlagsgesellschaft.
UHE, George
1974 »Medicinal Plants of Samoa«, *Economic Botany* 28: 1–30.
UNSCHULD, Paul Ulrich
1973 *Pen-ts'ao: 2000 Jahre traditionelle pharmazeutische Literatur Chinas,* München: Heinz Moos Verlag.
USCÁTEGUI M., Nestor
1959 »The Present Distribution of Narcotics and Stimulants Amongst the Indian Tribes of Colombia«, *Botanical Museum Leaflets* 18(6): 273–304.
USTERI, A.
1926 *Pflanzenmärchen und -sagen* (2. Aufl.), Basel: Rudolf Seering.

V

VALETTE, Simone
1990 »Die Pharmakologie im alten Ägypten«, in: R. TOELLNER (Hg.), *Illustrierte Geschichte der Medizin,* Bd. 1, S. 463–479, Salzburg: Andreas & Andreas.
VAN GULIK, R. H.
1974 *Sexual Life in Ancient China,* Leiden: Brill.
VAN WYK, Ben-Erik, Bosch VAN OUDTSHOORN und Nigel GERICKE
1997 *Medicinal Plants of South Africa,* Pretoria: Briza Publications.
VANDERHAM, Maria (Hg.)
1991 *Heilkräuter-Kalender 1991 – Liebeskräuter,* Trier: Editions trèves.
[VATSYAYANA]
1983 *Das Kamasutra: Erotische Miniaturen aus Indien,* Auswahl und Text von Marc de Smedt, aus dem Französischen, Freiburg i. Ü., Genf: Liber.
1984 *Das Kamasutram: Orientalische Liebeslehre,* nach der Übers. v. Richard Schmidt, bearb. v. Ludwig Knoll, München: Goldmann.
1989 *Kamasutra: Die Geheimnisse orientalischer Liebeskunst,* nach der Übers. v. Sir Richard Burton und F. F. Arbuthnot, hrsg. v. Charles Fowkes, Niedernhausen: Bassermann (inklusive *Anangaranga* und *Der Duftende Garten des Scheik Nefzaui*).
1994 *The Complete Kama Sutra: The First Unabridged Modern Translation of the Classic Indian Text,* übers. v. Alan Daniélou, Rochester, Vermont: Park Street Press.
VENZLAFF, Helga
1977 *Der marokkanische Drogenhändler und seine Ware,* Wiesbaden: Franz Steiner.
VESTAL, Paul A.
1952 *Ethnobotany of the Ramah Navaho,* Peabody Museum Papers Vol. XL, No. 4, Cambridge Harvard University.
VICKERS, William T. und Timothy PLOWMAN
1984 »Useful Plants of the Siona and Secoya Indians of Eastern Ecuador«, *Fieldiana* (Botany) N.S. No. 15.
VILLOLDO, Alberto und Erik JENDRESEN
1993 *Die Macht der vier Winde: Eine Reise ins Reich der Schamanen,* Reinbek: Rowohlt.
VOLBEHR, Klaus
o. J. *Arznei aus dem Meere vom 17. Jahrhundert bis heute,* Bremerhaven: Nordwestdeutscher Verlag Dietzen & Co.
VOLKAN, Kevin
1994 *Dancing among the Maenads: The Psychology of Compulsive Drug Use,* New York usw.: Peter Lang.
VON CANITZ, Hanne-Lore
1973 *Droge und Sexualität: Eine Fallstudie,* München: Piper.
VON REIS, Siri und Frank J. LIPP, Jr.
1982 *New Plant Sources for Drugs and Foods from The New York Botanical Garden Herbarium,* Cambridge und London: Harvard University Press.
VRIES, Herman de
1984 *natural relations I – die marokkanische sammlung,* Nürnberg: Institut für moderne Kunst/Stuttgart: Galerie d+c mueller-roth.
1989 *natural relations,* Nürnberg: Verlag für moderne Kunst.
VRISSIMTZIS, Nikolaos A.
1997 *Liebe, Sex und Ehe im antiken Griechenland,* Agia Paraskevi: Selbstverlag (ISBN 960-90162-4-3).

W

WAAL, M. de
1988 *Medicinal Herbs in the Bible,* York Beach, Maine: Samuel Weiser.
WAGNER, Hildebert
1970 *Rauschgift-Drogen* (2. Aufl.), Berlin usw.: Springer.
1985 *Pharmazeutische Biologie 2: Drogen und ihre Inhaltsstoffe,* Stuttgart, New York: G. Fischer.

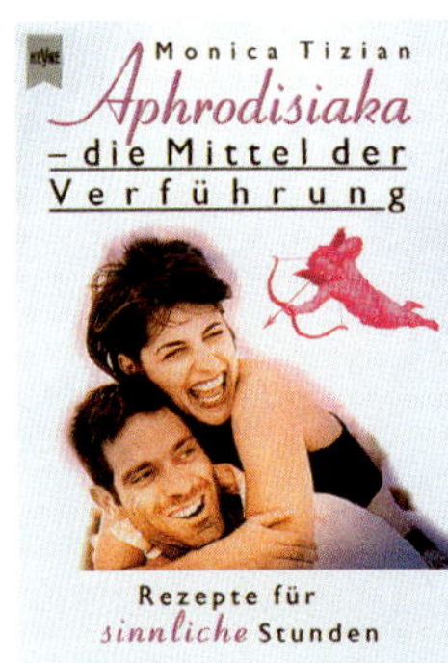

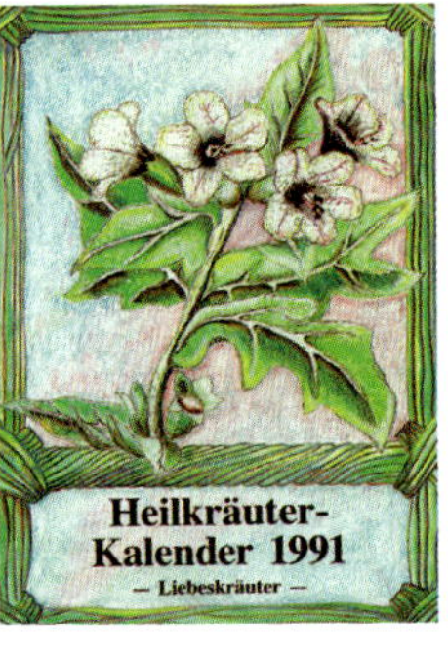

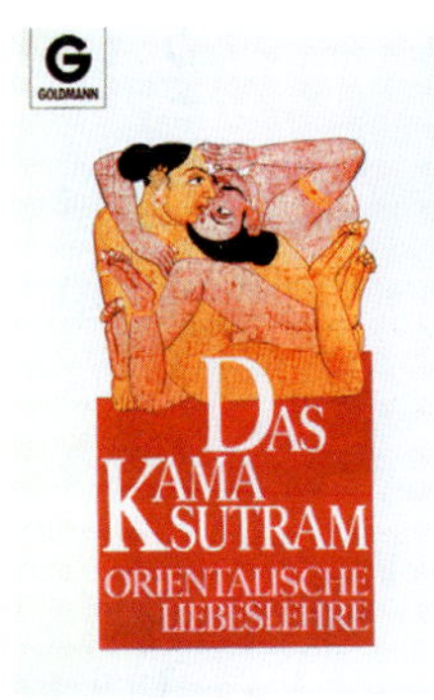

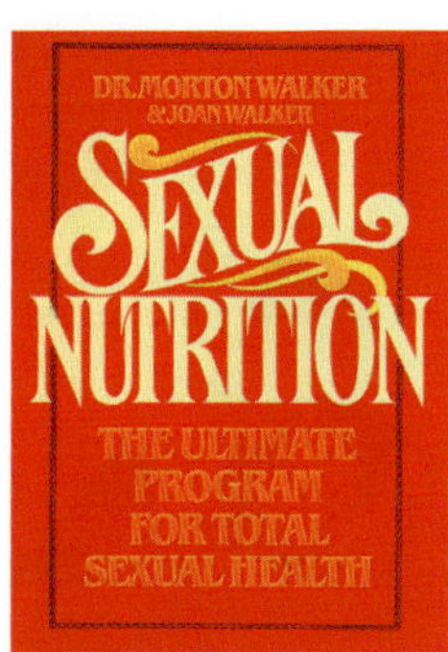

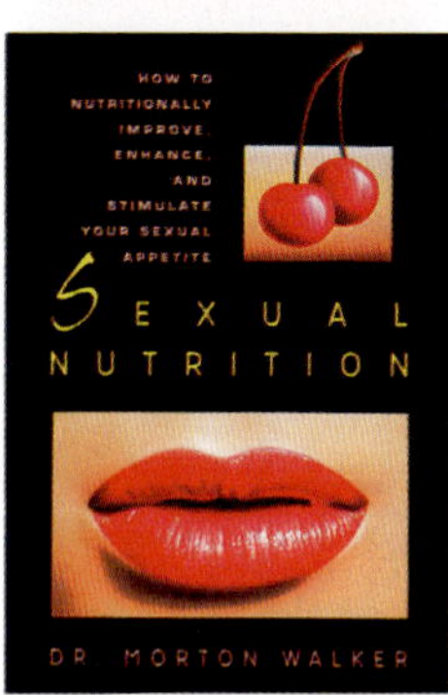

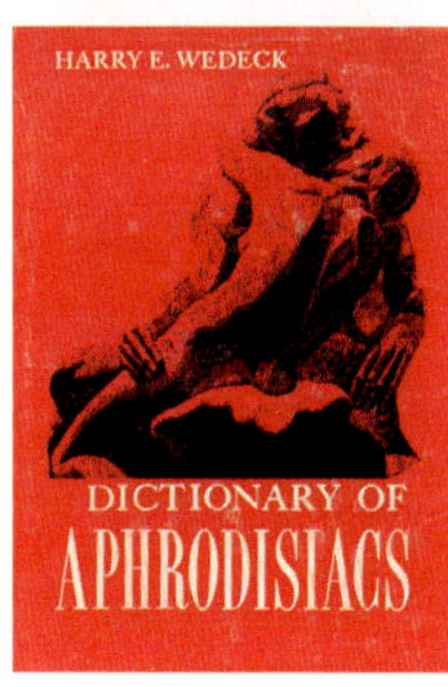

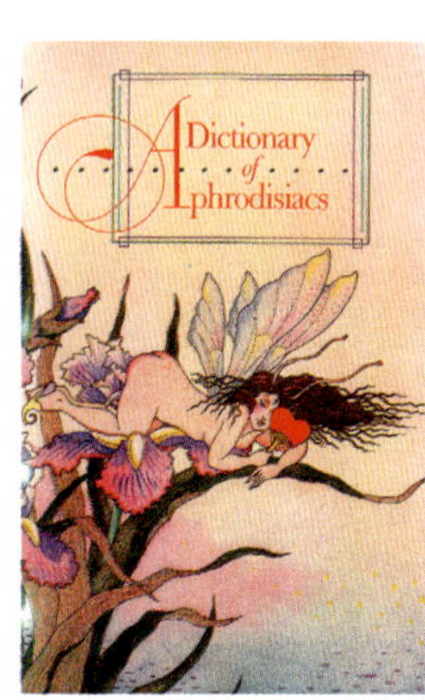

Walker, Morton

1994 *Sexual Nutrition*, Garden City Park, NY: Avery. (Im Prinzip dasselbe wie Walker und Walker 1983.)

Walker, Morton und Joan Walker

1983 *Sexual Nutrition: The Ultimate Program for Total Sexual Health*, New York: Coward-McCann.

Walker, Winifred

1964 *All the Plants of the Bible*, London: Lutterworth.

Wallnöfer, Heinrich

1991 *Die vergessene Heilkunst der Azteken*, Stuttgart: Naglschmid.

Walton, Alan Hull

1958 *Aphrodisiacs: From Legend to Prescription*, Westport, Connecticut: Associated Booksellers.

Ware, James R. (Hg.)

1981 *Alchemy, Medicine and Religion in the China of A.D. 320: The Nei P'ien of Ko Hung*, New York: Dover.

Warren, William

1998 *Tropical Flowers of Thailand*, Bangkok: Asia Books.

Warrier, P. K., V. P K. Nambar und C. Ramankutty (Hg.)

1993ff. *Indian Medicinal Plants: A Compendium of 500 Species* (5 Bde.), Madras: Orient Longman.

Wasson, R. Gordon

1968 *Soma: Divine Mushroom of Immortality*, New York: Harcourt Brace Jovanovich.

1971 »Ololiuqui and the Other Hallucinogens of Mexico«, in: *Homenaje a Roberto J. Weitlaner*, Mexcio: UNAM, S. 329–348.

1973 »The Role of ›Flowers‹ in Nahuatl Culture: A Suggested Interpretation«, *Botanical Museum Leaflets* 23(8): 305–324.

Watts, Laura J.

2000 *Love Charms: Spells of Enchantment to Entice and Keep a Lover*, London: Southwater.

Weatherford, Jack

1995 *Das Erbe der Indianer: Wie die Neue Welt Europa verändert hat*, München: Diederichs.

Wedeck, Harry E.

1961 *Dictionary of Aphrodisiacs*, New York: Philosophical Library (Neuausgabe 1989).

1963 *Love Potions Through the Ages: A Study of Amatory Devices and Mores*, New York: Philosophical Library.

Wee Yeow Chin und Hsuan Keng

1992 *An Illustrated Dictionary of Chinese Medicinal Herbs*, Sebastopol, CA: CRCS Publications.

Weil, Andrew

1980 *The Marriage of the Sun and Moon: A Quest for Unity in Consciousness*, Boston: Houghton-Miflin.

1986 *The Natural Mind: An Investigation of Drugs and the Higher Consciousness*, Revised Edition, Boston: Houghton-Miflin.

1993 »Was uns gesund macht«, in: C. Rätsch (Hg.), *Naturverehrung und Heilkunst*, Südergellersen: Bruno Martin, S. 223–240.

1995 *Spontanheilung*, Vorwort von Rüdiger Dahlke. München: C. Bertelsmann.

2000 *Drogen und höheres Bewusstsein*, Aarau: AT Verlag.

Weil, Andrew und Winifred Rosen

1983 *From Chocolate to Morphine*, Boston: Houghton-Miflin.

Weiler, Peter

2000 *Das westliche Kamasutra*, München: Heyne.

Wellmann, Klaus F.

1978 »North American Indian Rock Art and Hallucinogenic Drugs«, *Journal of the American Medical Association* 239: 1524–1527.

1979 *A Survey of North American Indian Rock Art*, Graz: Akademische Druck- und Verlagsanstalt.

Werner, Helmut

1991 *Lexikon der Esoterik*, Wiesbaden: Fourier.

1993 *Die Magie der Zauberpflanzen, Edelsteine, Duftstoffe und Farben*, München: Droemer-Knaur.

Westendorf, Wolfhart

1992 *Erwachen der Heilkunst: Die Medizin im Alten Ägypten*, Zürich: Artemis & Winkler.

Westermeyer, Joseph

1988 »The Pursuit of Intoxication: Our 100 Century-Old Romance with Psychoactive Substances«, *American Journal of Drug and Alcohol Abuse* 14(2): 175–187.

Westrich, Lolo

1989 *California Herbal Remedies*, Houston, Texas: Gulf Publ. Co.

Wetzel, Karl

1936 *Giftpflanzen unserer Heimat*, Leipzig: J. J. Weber.

Weustenfeld, Wilfried

1995 *Zauberkräuter von A–Z: Heilende und mystische Wirkung*, München: Verlag Peter Erd.

Whistler, W. Arthur

1992a *Tongan Herbal Medicine*, Honolulu: University of Hawaii Press.

1992b *Polynesian Herbal Medicine*, Hawaii: National Tropical Botanical Gardens.

Wichtl, Max (Hg.)

1989 *Teedrogen* (2. Aufl.), Stuttgart: VWG.

Wieshammer, Rainer-Maria

1995 *Der 5. Sinn: Düfte als unheimliche Verführer*, Rott am Inn: F/O/L/T/Y/S Edition.

Wille, Katja

[2000] *GEIL! Erotik und Drogen*, Löhrbach: Werner Pieper's MedienXperimente (Edition Rauschkunde).

Willerding, Ulrich

1970 »Vor- und frühgeschichtliche Kulturpflanzenfunde in Mitteleuropa«, *Neue Ausgrabungen und Forschungen in Niedersachsen* 5: 288–375.

Williams, Brandy

1990 *Ecstatic Ritual: Practical Sex Magic*, Bridport: Prism Press.

Wilson, Robert Anton

1990 *Sex and Drugs*, Phoenix, AZ: New Falcon Publications (frühere Ausgaben: 1973 und 1984).

Wilson, R. T. und Woldo Gebre Mariam

1979 »Medicine and Magic in Central Tigre: A Contribution to the Ethnobotany of the Ethiopian Plateau«, *Economic Botany* 33(1): 29–34.

WINNINGTON, Ursula
1992 *Aphrodites Gaben*, Berlin: Eulenspiegel.
WLISLOCKI, Heinrich von
1891 *Volksglaube und religiöser Brauch der Zigeuner*, Münster: Aschendorffsche Buchhandlung.
WOLTERS, Bruno
1994 *Drogen, Pfeilgift und Indianermedizin: Arzneipflanzen aus Südamerika*, Greifenberg: Verlag Urs Freund.
1996 *Agave bis Zaubernuss: Heilpflanzen der Indianer Nord- und Mittelamerikas*, Greifenberg: Verlag Urs Freund.
WONG, Wesley
1976 »Some Folk Medicinal Plants from Trinidad«, *Economic Botany* 30: 103–142.
WREN, R.C.
1988 *Potter's New Cyclopaedia of Botanical Drugs and Preparations* (vollst. überarb.), Saffron Walden, Essex: The C.W. Daniel Co.
WUTITANMAWËD, Wuti
1997 *Enzyklopädie der traditionellen Thai-Heilpflanzen*, Bangkok: Mr. Prasit Santiwattana Publishing (auf Thai).

X
XIE Zhufan und HUANG Xiaokai (Hg.)
1985 *Dictionary of Traditional Chinese Medicine*, Sydney, London, Boston: George Allen & Unwin.

Z
ZALEWSKI, C. L.
1990 *Herbs in Magic and Alchemy: Techniques from Ancient Herbal Lore*, Bridport, Dorset: Prism Press.
ZANDER, Robert
1994 *Handwörterbuch der Pflanzennamen* (15. Aufl.), Stuttgart: Ulmer.
ZAPHIROPOULOU, Photini
1993 *Delos: Denkmäler und Museum*, Athen: Krene Verlag.
ZEHENTBAUER, Josef
1991 *Chemie für die Seele*, Frankfurt/M.: Zweitausendeins.
1992 *Körpereigene Drogen*, München, Zürich: Artemis & Winkler.
ZELTNER, Renate
1988 *Aphrodisiaka en vogue*, München: Mosaik Verlag.
ZIMMER, Heinrich
1984 *Indische Mythen und Symbole*, Köln: Diederichs.
ZIMMERER, E. W.
1896 *Kräutersegen*, Donauwörth: Auer.
ZINBERG, Norman E.
1984 *Drug, Set, and Setting: The Basis for Controlled Intoxicant Use*, New Haven, London: Yale University Press.
ZOHARY, Michael
1986 *Pflanzen der Bibel* (2., erw. Aufl.), Stuttgart: Calwer.

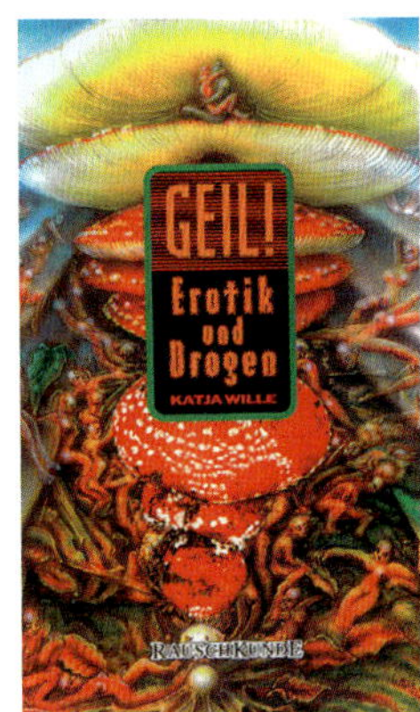

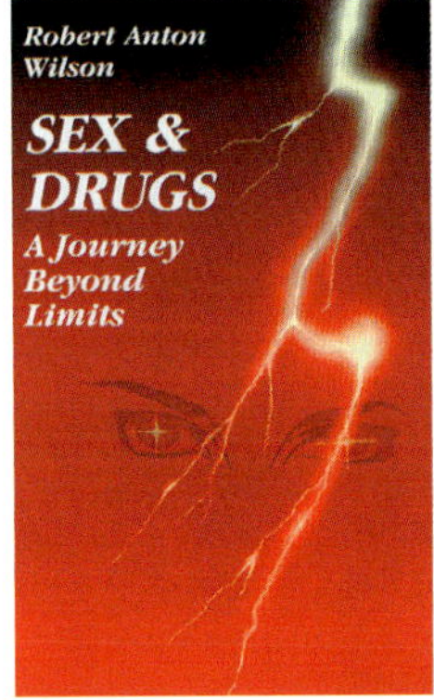

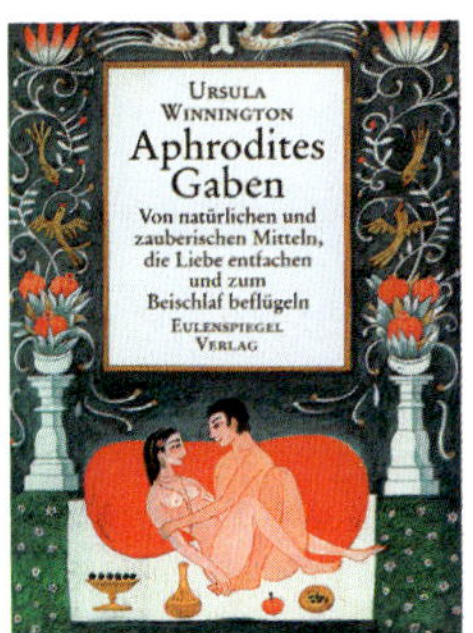

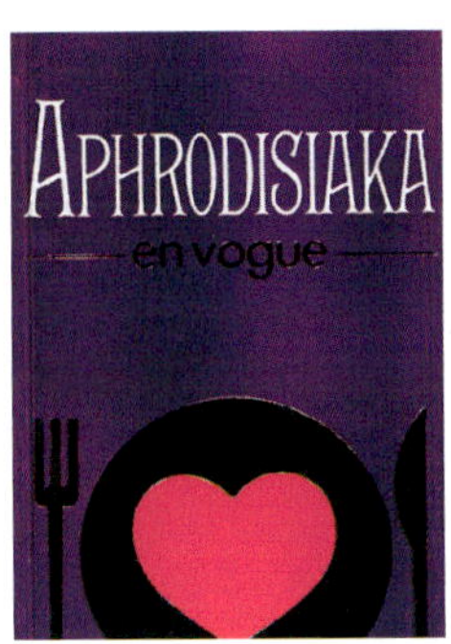

Bezugsquellen

Blumenschule ®
Augsburger Str. 62
D-86965 Schongau
Tel. 0049-8861-7373
Fax 0049-8861-1272
E-Mail: info@blumenschule.de

Botanical Preservation Corps®
Rob Montgomery
P.O. Box 24125
Penticton BC
Canada V2A 8L9
E-Mail: bioassay@yahoo.com

Conscious Dreams®
Schinkelkade 59–61
NL-1075 VL Amsterdam
Tel. 0031-20-470 77 44
Fax 0031-20-470 76 16
E-Mail: codreams@xs4all.nl
www.consciousdreams.org

Elixier®
Lychner Str. 5
D-10437 Berlin
Tel./Fax 0049-30-442 60 57
www.elixier.de

Fungi Perfecti®
P.O. Box 7634
USA-Olympia WA 98507
Fax 001-360-426 9377
E-Mail: mycomedia@aol.com
www.fungi.com

Mineralienzentrum®
Andreas Guhr
Steintwiete 11
D-20459 Hamburg
Fax 0049-40-369 00 310
www.mineralienzentrum.de

Primavera Life®
Am Fichtenholz 5
D-87477 Sulzberg
Fax 0049-8376-808 39

Sensatonics®
Lohmühlenstr. 65
D-12435 Berlin
Fax 0049-30-533 388 671
www.sensatonics.de

Shaman Australis®
E-Mail: shaman@shaman-australis.com
www.shaman-australis.com

Staudengärtnerei Dieter Gaissmayer®
Jungviehweide 3
D-89257 Illertissen
Fax 0049-7303-421 81

Isis-Urania®
Aroma-Breeze-Duftkultur
U. Werner-Larsen
Ottostr. 25
D-29640 Schneverdingen
Fax 0049-5193-50754
www.isis-urania.de

Autoren

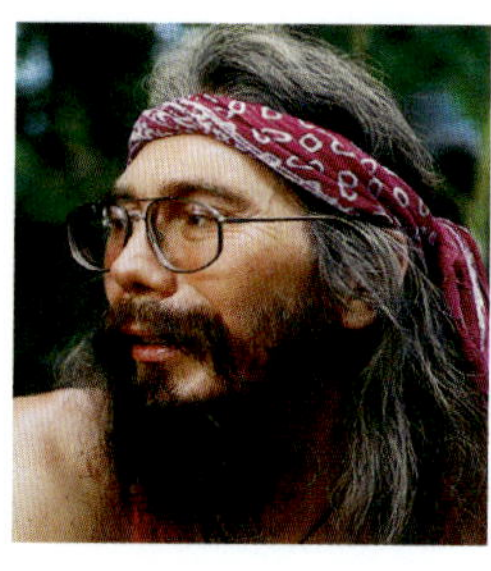

Dr. phil. Christian Rätsch
Altamerikanist, Ethnopharmakologe und Ethnobotaniker. Feldforschungen weltweit, insbesondere im Regenwaldgebiet und im Himalaya. Herausgeber, Referent und Autor zahlreicher Bücher, u. a. des großen Standardwerks »Enzyklopädie der psychoaktiven Pflanzen«, erschienen im AT Verlag.

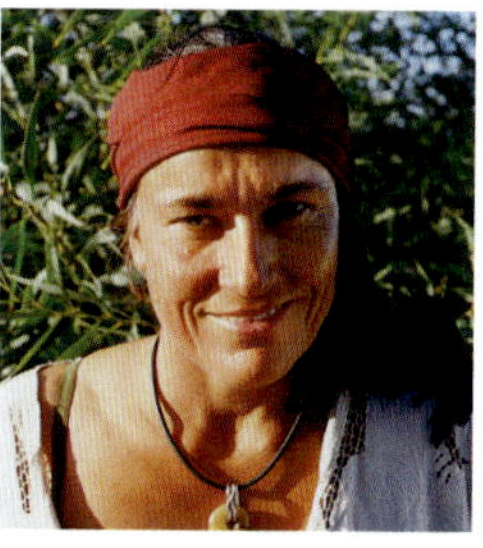

Dr. phil. Claudia Müller-Ebeling
Kunsthistorikerin und Ethnologin. Feldforschung in der Karibik, auf den Seychellen und vor allem in Nepal. Zahlreiche kunsthistorische Publikationen. Sie lebt als freischaffende Kunsthistorikerin, Autorin, Lektorin und Übersetzerin in Hamburg.

Danksagung

»Die Einsicht oder Ansicht, dass das Vollkommene
unerreichbar und die Wissenschaft Stückwerk ist,
darf niemand daran hindern, doch stets weiterzubauen
und eben doch das Mögliche zu erreichen.«
Hermann HESSE[741]

Der Recherchehintergrund für dieses Lexikon liegt länger zurück als das konkrete Buchprojekt. Viele Menschen waren direkt oder indirekt daran beteiligt. Ihre Unterstützung bereicherte unsere Schaffenskraft. Maßgebliche Personen, die ungenannt blieben, mögen uns verzeihen.

Paul und Lore Rätsch sowie Albert und Anita Hofmann möchten wir an erster Stelle danken: Ihr seid uns ein leuchtendes Beispiel dafür, dass den Höhenrausch der Liebe nur genießen kann, wer gemeinsam durch Täler wanderte – und zwar bis ins so genannte hohe Alter!

Berthold Schiede, Stephan Rätsch und Sebastian Rätsch danken wir für das besondere Geschenk geschwisterlicher Verbundenheit. Das kostbare Gut beständiger Freundschaft teilen mit uns: Klaus Narwark und Claudia Röseler, Nazifa und Khalid Qazi, Uli und Paul Grossman, Andreas Moser, Klaus Schuffels sowie Conny und Hartwig Kopp. Danke für Euren Beistand aus der Ferne – auch unserer sei Euch sicher!

Unseren publizistischen Geburtshelfern – dem AT-Verlagsleiter Urs Hunziker (und seiner Frau Dorothea), der Lektorin Monika Schmidhofer und dem Buchhersteller Adrian Pabst – möchten wir für die gewohnt professionelle Begleitung und Realisierung danken: Ohne Euren Einsatz, Eure Überstunden und schlaflosen Nächte hätte dieses Lexikon nicht das Licht der Welt erblickt!

1986 ebnete oder festigte unser *Liebestrank* auf der Buchmesse Frankfurt die bis heute meist inspirierende und freundschaftliche Zusammenarbeit mit: Roger Liggenstorfer, Agnes Tschudin, Dieter Hagenbach, Werner Pieper, Michael Günther und Franz-Theo Gottwald. Engagierten Magazinredakteuren sind wir für Aufträge für Artikel zum Thema Liebesmittel verbunden, speziell Ernesto Blume, Mike Barten, Jörg auf dem Hövel, Conny Schönfelder, Mathias Bröckers und Maggie Hall.

Inhaltlich schulden wir Michael Schlichting unseren ganz speziellen Dank. Von seinen medizinischen Fachkenntnissen profitiert das Lexikon deutlich. Für sachkundige Gespräche und Hinweise, freundschaftliche Unterstützung und Einblicke in Höhen und Tiefen sind wir unseren Freunden und Freundinnen, Kollegen und Kolleginnen dankbar: in Deutschland und in der Schweiz: Nana Nauwald, Bruno Martin und Anupama Grell; Peter Hess, Patrizia Ochsner, Stefan Trebes (Danke für die Rettung per Post!), Christian Beck und Christian Steup (für die chemischen Formeln) sowie anderen uns verbundenen Mitgliedern des Europäischen Collegiums für Bewußtseinsstudien (ECBS), ebenso Gerald Steinke und Naikan. In Australien: Torsten Wiedemann und Daniel, Steffen und dem Briten Piers Gibbon, Erik van Keulen und Des Tramacchi. In Mexiko Jonathan Ott und den Lakandonen; in Peru Guillermo Arévalo und den Shipibo, Boa und Joel. In den USA unserem wahren »Elder« Ralph Metzner, Donna und Manolo Torres, Robin Lloyd und Karen B. Song. In Kanada Rob Montgomery. In Griechenland Oréstes Davias.

Für spezielle Funde sind wir folgenden »Spürnasen« dankbar: der bibliophilen, Achim Zubke; der grafischen, Siegfried Stockhecke (Le Boquiniste, Hamburg/Volksdorf); den kriminologischen, Wolf-R. Kemper und Sebastian Scheerer; der journalistischen, Constanze Elsner; der mineralogischen, Jochen Schlüter; der sinologischen, Wolfram Eberhardt †; den mykologischen, Gastón Guzmán und Paul Stamets (FUNGI PERFECTI®).

Bei unserer Suche nach Liebesmitteln verdanken wir: Klaus und Becki Passan exquisite Conchylien; Ursel Bühring Heilpflanzen; Dieter Kienholz Bois bandé aus Trinidad, Ulrich Neumann interessante Gespräche; Margret Madejski und Olaf Rippe Fotos von Bibergeil, Moschusdrüse und Spanischer Fliege, Queen Mu und R. U. Sirius Informationen zu Kröten; Gary Martin Fotos; Thomas Joseph Brown und Alison Davidson Velvet Antler; Michael Bock Informationen zu Akazien und Clemens Luhmann »Clitoridensalat«. Außerdem halfen uns mit Wort und Bild weiter: Kurt Lussi, Heinz Knieriemen, John Baker, Fred Weidmann, Wolf-Dieter Storl, Anusati Thumm und Yogapada.

Für tatkräftige Unterstützung danken wir unseren Rettern in der Not: Alex Choinka und Kristin Biering, Karl-Christian Lyncker, Ralf und Whan Kürschner, Janine Warmbier und Bernd Warmbier sowie unserer Nachbarin Frau Mannhardt für die Pflege unserer Pflanzen.

Einblicke in die Welt der Düfte, Räucherungen und Elixiere verdanken wir Ashisha Werner, Werner Larsen, Heike Hess und den Jungs von Elixier und Sensatonics®.

Wie fruchtbar sich Geschäftsbeziehungen und Freundschaft auf vielen Ebenen ergänzen können, bestätigt unsere beglückende Zusammenarbeit: in Amsterdam mit Hans van den Hurk, Arno Adelaars und Iris Freie (nicht zu vergessen deren Partner- und Partnerinnen); in Deutschland mit Christine Gottschalk-Batschkus und Andreas Reimers; in Nepal mit Surendra B. Shahi, Pradip Kumar Rajbhandari, Gautam und Moti Shakya Mohan Rai, Parvati Rai, Myingmar Sherpa, Indra Doj Gurung und ihren Familien.

Und wie immer danken wir den Musikern und Bands, deren Sounds uns besonders in der letzten Schreibphase begleitete und ermutigte. Unter anderen Mark Nauseef, Dreamtheater, Steve Vai und Joe Satriani, Arthur Brown oder *The Crazy World of Friedrich Nietzsche*, Frank Zappa und den Grandmothers, John Kay und Steppenwolf, Robert Plant, David Bowie, Deep Purple, Therion, Miles Davis sowie ethnischen und klassischen Hörgenüssen.

741 In einem Brief an Reinhard Buchwald, 1912; zit. nach Hermann HESSE, *Die Antwort bist du selbst: Briefe an junge Menschen*, hrsg. v. Volker MICHELS, Frankfurt/M.: Insel, S. 44.

Index

B

D

E

H

I

J

K

L

M

N

O

P

T

U

Z